U0725860

新生儿外科学
Newborn Surgery

第 4 版

主　编　Prem Puri

主　译　舒　强　钭金法

译　者（以姓氏笔画为序）

丁浙玉	马　东	王　展	王　鹏	王金湖	王恒友	韦　佳
牛小芬	方　舒	申雷霆	田阳帆	田红娟	史　波	付　勇
毕　静	吕成杰	刘　佳	刘智聪	严杨艳	杨　帆	杨思思
沈志鹏	张书豪	陈　扬	陈　锐	陈青江	陈晓慰	罗文娟
赵冬艳	赵晓霞	胡书奇	胡瑶琴	茹　伟	钟晓辉	钭金法
俞建根	宣笑笑	秦　琪	徐　彬	翁建彬	高　跃	高志刚
高佳芳	唐达星	诸林峰	黄　婷	黄文昶	黄寿奖	章露尹
韩一江	舒　强	童　凡	赖登明	蔡凌浩	管忠海	谭　征

人民卫生出版社
·北京·

版权所有，侵权必究！

Newborn Surgery 4th Edition / by Prem Puri / ISNB: 978-1-4822-4770-1

Copyright © 2018 by Taylor & Francis Group LLC

Authorized translation from the English language edition published by CRC Press, a member of the Taylor & Francis Group LLC; All rights reserved; 本书原版由 Taylor & Francis 出版集团旗下，CRC 出版公司出版，并经其授权翻译出版。版权所有，侵权必究。

People's Medical Publishing House is authorized to publish and distribute exclusively the Chinese (Simplified Characters) language edition. This edition is authorized for sale throughout Mainland of China. No part of the publication may be reproduced or distributed by any means, or stored in a database or retrieval system, without the prior written permission of the publisher. 本书中文简体翻译版授权由人民卫生出版社独家出版并限在中国大陆地区销售。未经出版者书面许可，不得以任何方式复制或发行本书的任何部分。

Copies of this book sold without a Taylor & Francis sticker on the cover are unauthorized and illegal. 本书封面贴有 Taylor & Francis 公司防伪标签，无标签者不得销售。

图书在版编目（CIP）数据

新生儿外科学 /（美）普雷姆·普里（Prem Puri）
主编；舒强，钭金法主译. -- 北京：人民卫生出版社，
2025. 6. -- ISBN 978-7-117-37387-6

Ⅰ. R726

中国国家版本馆 CIP 数据核字第 2025E13233 号

| 人卫智网 | www.ipmph.com | 医学教育、学术、考试、健康，购书智慧智能综合服务平台 |
| 人卫官网 | www.pmph.com | 人卫官方资讯发布平台 |

图字：01-2019-4407 号

新生儿外科学
Xinsheng'er Waike Xue

主　　译：舒　强　钭金法
出版发行：人民卫生出版社（中继线 010-59780011）
地　　址：北京市朝阳区潘家园南里 19 号
邮　　编：100021
E - mail：pmph @ pmph.com
购书热线：010-59787592　010-59787584　010-65264830
印　　刷：北京盛通数码印刷有限公司
经　　销：新华书店
开　　本：787×1092　1/16　　印张：78
字　　数：1897 千字
版　　次：2025 年 6 月第 1 版
印　　次：2025 年 6 月第 1 次印刷
标准书号：ISBN 978-7-117-37387-6
定　　价：498.00 元

打击盗版举报电话：010-59787491　E-mail：WQ @ pmph.com
质量问题联系电话：010-59787234　E-mail：zhiliang @ pmph.com
数字融合服务电话：4001118166　E-mail：zengzhi @ pmph.com

编者名单

N. Scott Adzick
Center for Fetal Diagnosis and Treatment
Children's Hospital of Philadelphia
Philadelphia, Pennsylvania

Alessandro de Alarcón
Division of Pediatric Otolaryngology
Cincinnati Children's Hospital Medical Center
Cincinnati, Ohio

Adam C. Alder
Department of Pediatric Surgery
Children's Medical Center
UT Southwestern
Dallas, Texas

Lee W. T. Alkureishi
Division of Plastic Surgery
Northshore University Health System
Chicago, Illinois

Richard G. Azizkhan
Department of Pediatric Thoracic and General Surgery
Hemangioma and Vascular Malformation Center
Cincinnati Children's Hospital Medical Center
Cincinnati, Ohio
and
Omaha Children's Hospital and Medical Center
Omaha, Nebraska

Maria Marcela Bailez
Surgical Department
Garrahans Childrens Hospital
Buenos Aires, Argentina

Bruce S. Bauer
Division of Plastic Surgery
Northshore University Health System
Chicago, Illinois

Spencer W. Beasley
Christchurch School of Medicine
University of Otago
and
Department of Paediatric Surgery
Christchurch Hospital
Canterbury District Health Board
Christchurch, New Zealand

Lorenzo Biassoni
Great Ormond Street Hospital for Children NHS
Foundation Trust
London, United Kingdom

Benjamin O. Bierbach
German Paediatric Heart Center Sankt Augustin
Department of Paediatric Cardiothoracic Surgery
Asklepios Children's Hospital
Sankt Augustin, Germany

Andrea Bischoff
International Center for Colorectal Care
Colorado Children's Hospital
Division of Pediatric Surgery
Department of Surgery
University of Colorado
Aurora, Colorado

Carlos E. Blanco
National Maternity Hospital
Dublin, Ireland

Jose Boix-Ochoa
Autonomous University of Barcelona
Barcelona, Spain

Steven W. Bruch
University of Michigan
Section of Pediatric Surgery
C.S. Mott Children's Hospital
Ann Arbor, Michigan

Christoph Bührer
Department of Neonatology
Charité - Universitätsmedizin Berlin
Berlin, Germany

David M. Burge
Department of Paediatric Surgery and Urology
Southampton Children's Hospital
Southampton, United Kingdom

Paolo Caione
Division of Pediatric Urology
Bambino Gesù Children's Hospital
Rome, Italy

Casey M. Calkins
Department of Pediatric
General and Thoracic Surgery
Children's Hospital of Wisconsin
Milwaukee, Wisconsin

Donna A. Caniano
Department of Surgery
Ohio State University College of Medicine
and
Nationwide Children's Hospital
Columbus, Ohio

Robert Carachi
Department of Surgical Paediatrics
Royal Hospital for Children
Glasgow, United Kingdom

Alonso Carrasco Jr.
Department of Pediatric Urology
Children's Hospital Colorado
Aurora, Colorado

Salvatore Cascio
Department of Paediatric Surgery and Urology
Temple Street Children's University Hospital
Dublin, Ireland

Boris Chertin
Department of Pediatric Urology
Shaare Zedek Medical Center
Hebrew University-Hadassah Medical School
Jerusalem, Israel

Emily R. Christison-Lagay
Yale School of Medicine
and
Yale-New Haven Children's Hospital
New Haven, Connecticut

Joseph Chukwu
Locum Consultant Community Paediatrician
Queen Mary's Hospital
Kent, United Kingdom

Guido Ciprandi
Deparment of Pediatric Surgery
Bambino Gesù Children Hospital
Institute of Scientific Research
Rome, Italy

Paolo de Coppi
Specialist Neonatal and Paediatric Surgery Unit
Great Ormond Street Hospital
and
UCL Great Ormond Street Institute of Child Health
London, United Kingdom

Martin T. Corbally
Department of Surgery
Royal College of Surgeons of Ireland–Medical
University of Bahrain
Adilya, Bahrain
and
King Hamad University Hospital
Al Sayh, Bahrain
and
Children's Hospital Number 2
Ho Chi Minh City, Vietnam
and
Muhimbili National Hospital
Dar es Salaam, Tanzania

Sharon Cox
Division of Paediatric Surgery
University of Cape Town
and
Red Cross War Memorial Children's Hospital
Cape Town, South Africa

Suzanne Crowe
Our Lady's Children's Hospital, Crumlin
Dublin, Ireland

Sam J. Daniel
Department of Pediatric Surgery and Otolaryngology
McGill University
Montreal Children's Hospital
Montreal, Quebec, Canada

Mark Davenport
Department of Paediatric Surgery
King's College Hospital
Denmark Hill, London, United Kingdom

Andrew M. Davidoff
Department of Surgery
St. Jude Children's Research Hospital
and
Departments of Surgery, Pediatrics, and Pathology
and Laboratory Medicine
College of Medicine
University of Tennessee
Memphis, Tennessee

Dawn Deacy
Our Lady's Hospital for Sick Children
Dublin, Ireland

Belinda Hsi Dickie
Department of Pediatric Thoracic and General Surgery
Hemangioma and Vascular Malformation Center
Cincinnati Children's Hospital Medical Center
Cincinnati, Ohio
and
Department of Surgery
Boston Children's Hospital
Boston, Massachusetts

Jens Dingemann
Center of Pediatric Surgery
Hannover Medical School and Bult Children's Hospital
Hannover, Germany

Jonathan Durell
Department of Paediatric Surgery and Urology
Southampton Children's Hospital
Southampton, United Kingdom

Simon Eaton
Department of Paediatric Surgery
UCL Great Ormond Street Institute of Child Health
London, United Kingdom

Yousef El-Gohary
Department of Surgery
Division of Pediatric Surgery
Stony Brook Children's Hospital
and
Stony Brook University Medical Center
Stony Brook, New York

Jack S. Elder
Division of Pediatric Urology
MassGeneral Hospital for Children
Boston, Massachusetts

Brian Eley
Department of Paediatrics and Child Health
University of Cape Town
and
Red Cross War Memorial Children's Hospital
Cape Town, South Africa

Nicholas Eustace
Department of Anaesthesia and Intensive Care Medicine
Temple Street Children's University Hospital
Dublin, Ireland

Mary E. Fallat
Hiram C. Polk Jr. Department of Surgery
Norton Children's Hospital
University of Louisville
Louisville, Kentucky

Benjamin A. Farber
Pediatric Service
Department of Surgery
Memorial Sloan Kettering Cancer Center
New York, New York

Israel Fernandez-Pineda
Department of Surgery
St. Jude Children's Research Hospital
University of Tennessee
Memphis, Tennessee

Steven J. Fishman
Department of Surgery
Boston Children's Hospital
Boston, Massachusetts

David S. Foley
University of Louisville School of Medicine
Louisville, Kentucky

Henri R. Ford
Division of Pediatric Surgery
Children's Hospital Los Angeles
Los Angeles, California

Joseph Fusco
Division of Pediatric Surgery
Department of Surgery
Children's Hospital of Pittsburgh
Pittsburgh, Pennsylvania

Jeffrey W. Gander
Center for Adolescent Bariatric Surgery
Division of Pediatric Surgery
Morgan Stanley Children's Hospital of New York
Presbyterian/Columbia University Medical Center
New York, New York

Michael W. L. Gauderer
University of South Carolina
Columbia, South Carolina
and
School of Medicine Greenville
Greenville, South Carolina

Christopher P. Gayer
Division of Pediatric Surgery
Children's Hospital Los Angeles
Los Angeles, California

John P. Gearhart
Division of Pediatric Urology
Johns Hopkins Brady Urological Institute
Baltimore, Maryland

Keith E. Georgeson
Providence Pediatric Surgery Center
Spokane, Washington, DC

John Gillick
Department of Paediatric Surgery
Temple Street Children's University Hospital
Dublin, Ireland

George K. Gittes
Division of Pediatric Surgery
Department of Surgery
Children's Hospital of Pittsburgh
Pittsburgh, Pennsylvania

Jacqueline J. Glover
Department of Pediatrics
and
Center for Bioethics and Humanities
University of Colorado, Anschutz Medical Campus
Aurora, Colorado

Jamie Golden
Division of Pediatric Surgery
Children's Hospital Los Angeles
Los Angeles, California

Winifred A. Gorman
National Maternity Hospital
Dublin, Ireland

Jan-Hendrik Gosemann
Department of Pediatric Surgery
University of Leipzig
Leipzig, Germany

Andrew Green
Department of Clinical Genetics
Our Lady's Children's Hospital, Crumlin
and
School of Medicine and Medical Science
University College Dublin
Dublin, Ireland

Arin K. Greene
Department of Plastic Surgery
Boston Children's Hospital
Boston, Massachusetts

Tracy C. Grikscheit
Division of Pediatric Surgery
Children's Hospital Los Angeles
Los Angeles, California

Devendra K. Gupta
Department of Pediatric Surgery
All India Institute of Medical Sciences
New Delhi, India

Piotr Hajduk
Department of Paediatric Surgery
Our Lady's Children's Hospital, Crumlin
Dublin, Ireland

Yoshinori Hamada
Department of Surgery
Kansai Medical University
Hirakata, Japan

Philip J. Hammond
Department of Paediatric Surgery
Royal Hospital for Sick Children
Edinburgh, United Kingdom

William J. Hammond
Pediatric Service
Department of Surgery
Memorial Sloan Kettering Cancer Center
New York, New York

Christopher Hart
German Paediatric Heart Center Sankt Augustin
Department of Paediatric Cardiology
Asklepios Children's Hospital
Sankt Augustin, Germany

Roisin Hayes
Department of Radiology
Our Lady's Childrens Hospital, Crumlin
Dublin, Ireland

Melanie Hiorns
Radiology Department
Great Ormond Street Hospital for Children NHS
Foundation Trust
University College London
London, United Kingdom

Michael E. Höllwarth
Department of Paediatric and Adolescent Surgery
Medical University of Graz
Graz, Austria

Mark A. Hughes
Department of Clinical Neurosciences
Little France, Edinburgh, Scotland

Manuela Hunziker
Department of Pediatric Surgery
University Children's Hospital
Zurich, Switzerland

John M. Hutson
Department of Paediatrics
University of Melbourne
and
Department of Urology
The Royal Children's Hospital
and
Douglas Stephens Surgical Research Group
Murdoch Children's Research Institute
Parkville, Victoria, Australia

Aranka Ifert
Department of Dentistry
Goethe University Frankfurt
Frankfurt am Main, Germany

Michele Innocenzi
Division of Pediatric Urology
Bambino Gesù Children's Hospital
Rome, Italy

Vincenzo Jasonni
Giannina Gaslini Institute
and
University of Genoa
Genoa, Italy

Edwin C. Jesudason
NHS Lothian
Astley Ainslie Hospital
Edinburgh, Scotland

Paul R. V. Johnson
Nuffield Department of Surgical Sciences
University of Oxford
and
Department of Paediatric Surgery
Children's Hospital
Oxford, United Kingdom

Jonathan F. Kalisvaart
Providence Sacred Heart Children's Hospital
Spokane, Washington

Jothy Kandasamy
Department of Clinical Neurosciences
Little France, Edinburgh, Scotland

Frederick M. Karrer
University of Colorado School of Medicine
Children's Hospital Colorado
Aurora, Colorado

Richard Keijzer
Division of Pediatric Surgery
Department of Surgery
University of Manitoba
and
Department of Pediatrics and Child Health and Children's
Hospital Research Institute of Manitoba
University of Manitoba
Winnipeg, Manitoba, Canada

J. Kelleher
Department of Radiology
Our Lady's Childrens Hospital, Crumlin
Dublin, Ireland

Emily A. Kieran
Department of Neonatology
National Maternity Hospital
and
National Children's Research Centre
and
School of Medicine and Medical Science
University College Dublin
Dublin, Ireland

Andrew J. Kirsch
Department of Urology
Children's Healthcare of Atlanta
Atlanta, Georgia

Dietrich Kluth
Research Laboratory
Department of Pediatric Surgery
University Hospital Leipzig
Leipzig, Germany

Shannon M. Koehler
Division of Pediatric Surgery
Children's Hospital of Wisconsin
Milwaukee, Wisconsin

Hiroyuki Koga
Department of Pediatric General and Urogenital Surgery
Juntendo University School of Medicine
Tokyo, Japan

Martin Koyle
University of Toronto
and
Women's Auxiliary Chair in Urology & Regenerative
Medicine
The Hospital for Sick Children
Toronto, Ontario, Canada

Jeyanthi Kulasegarah
Department of Otolaryngology
Starship Children's Hospital
Auckland, New Zealand

Balazs Kutasy
Department of Pediatric Surgery
Karolinska University Hospital
Stockholm, Sweden

Kokila Lakhoo
Children's Hospital Oxford
John Radcliffe Hospital
University of Oxford
Oxford, United Kingdom

Ganapathy Lakshmanadass
Department of Paediatric Surgery
National Children's Hospital
Dublin, Ireland

Wolfgang Lambrecht
Department of Pediatric Surgery
University Hospital Hamburg
Hamburg, Germany

Jacob C. Langer
University of Toronto and Pediatric Surgeon
Hospital for Sick Children
Toronto, Ontario, Canada

Hanmin Lee
Department of Surgery
School of Medicine
University of California
San Francisco, California

Maggie K. Lee
Department of Neurosurgery,
The Walton Centre Foundation Trust
Liverpool, United Kingdom

Malcolm A. Lewis
Department of Paediatric Nephrology
Temple Street Children's University Hospital
Dublin, Ireland

Thom Lobe
Beneveda Medical Group
Beverly Hills, California

Paul D. Losty
Division of Child Health
Institute of Translational Medicine
Alder Hey Children's Hospital NHS Foundation Trust
University of Liverpool
Liverpool, United Kingdom

Conor L. Mallucci
Department of Neurosurgery
Alder Hey Childrens NHS Foundation Trust
Liverpool, United Kingdom

Andrea M. Malone
Our Lady's Children's Hospital, Crumlin
Dublin, Ireland

Leopoldo Martinez
Department of Pediatric Surgery
Hospital Universitario La Paz
Universidad Autonoma de Madrid
Madrid, Spain

Praveen Mathur
Department of Pediatric Surgery
SMS Medical College
Jaipur, Rajasthan, India

Girolamo Mattioli
Giannina Gaslini Institute
and
University of Genoa
Genoa, Italy

Judith Meehan
Tallaght Hospital
Trinity College Dublin
Dublin, Ireland

Roman Metzger
Department of Pediatric Surgery
University of Leipzig
Leipzig, Germany
and
Department of Pediatrics and
Adolescent Medicine
Salzburg County Hospital
Salzburg, Austria

William Middlesworth
Department of Surgery
Division of Pediatric Surgery
Morgan Stanley Children's Hospital
of New York-Presbyterian
Columbia University Medical Center
New York, New York

Alastair J. W. Millar
Division of Paediatric Surgery
University of Cape Town
and
Red Cross War Memorial Children's Hospital
Cape Town, South Africa

Robert K. Minkes
Division of Pediatric Surgery
Children's Medical Center Plano
Department of Surgery
UT Southwestern
Plano, Texas

S. Ali Mirjalili
Anatomy and Medical Imaging Department
Faculty of Medical and Health Sciences
University of Auckland
Auckland, New Zealand

Hideshi Miyakita
Department of Urology
Tokai University School of Medicine
Oiso Hospital
Oiso, Japan

Eleanor J. Molloy
Paediatrics and Child Health
Trinity College Dublin
The University of Dublin
Dublin, Ireland

Sam W. Moore
Department of Surgery/Paediatric Surgery
Faculty of Medicine and Health Sciences
University of Stellenbosch
Cape Town, South Africa

Alan E. Mortell
Department of Paediatric Surgery
Our Lady's Children's Hospital, Crumlin
and
Temple Street Children's University Hospital
Dublin, Ireland

Oliver J. Muensterer
Pediatric Surgery
University Medicine Mainz
Johannes Gutenberg University
Mainz, Germany

Azad S. Najmaldin
Leeds Teaching Hospitals
Leeds, United Kingdom

Masaki Nio
Department of Pediatric Surgery
Tohoku University Graduate School of Medicine
Sendai, Japan

Alp Numanoglu
Division of Paediatric Surgery
University of Cape Town
and
Red Cross War Memorial Children's Hospital
Cape Town, South Africa

Kay O'Brien
Department of Anaesthesia and Intensive Care Medicine
Temple Street Children's University Hospital
Dublin, Ireland

Brendan R. O'Connor
Department of Paediatric Surgery
Our Lady's Children's Hospital, Crumlin
Dublin, Ireland

Colm P. F. O'Donnell
Department of Neonatology
National Maternity Hospital
and
National Children's Research Centre
and
School of Medicine and Medical Science
University College Dublin
Dublin, Ireland

Fiona O'Hare
Department of Neonatology
National Maternity Hospital
Dublin, Ireland

Keith T. Oldham
Division of Pediatric Surgery
Medical College of Wisconsin
and
Children's Hospital of Wisconsin
Milwaukee, Wisconsin

Murwan Omer
Coombe Women's and Infants' University Hospital
Discipline of Paediatrics
Trinity College Dublin
Dublin, Ireland

Benjamin Padilla
Department of Surgery
School of Medicine
University of California
San Francisco, California

Konstantinos Papadakis
Harvard Medical School
and
Boston Children's Hospital
Boston, Masachusetts

Stephanie C. Papillon
Division of Pediatric Surgery
Children's Hospital Los Angeles
Los Angeles, California

Dakshesh H. Parikh
Department of Paediatric Surgery
Birmingham Women's and Children's
NHS Foundation Trust
Birmingham, United Kingdom

David A. Partrick
University of Colorado School of Medicine
Children's Hospital Colorado
Aurora, Colorado

Jose L. Peiró
Cincinnati Fetal Center
Pediatric General and Thoracic Surgery Division
Cincinnati Children's Hospital Medical Center (CCHMC)
Cincinnati, Ohio

Alberto Peña
International Center for Colorectal Care
Colorado Children's Hospital
and
Division of Pediatric Surgery
Department of Surgery
University of Colorado
Aurora, Colorado

Agostino Pierro
Division of General and Thoracic Surgery
Hospital for Sick Children
Toronto, Ontario, Canada

Rachael L. Polis
Norton Children's Gynecology
Louisville, Kentucky

Alessio Pini Prato
Department of Paediatric Surgery
Children Hospital
AON SS Antonio e Biagio e Cesare Arrigo
Alessandria, Italy

Kevin C. Pringle
Department of Obstetrics and Gynaecology
University of Otago
Wellington, New Zealand

Prem Puri
Newman Clinical Research Professor
and
Conway Institute of Biomolecular and Biomedical
Research
University College Dublin
and
Beacon Hospital
Dublin, Ireland

Michael P. La Quaglia
Pediatric Service
Department of Surgery
Memorial Sloan Kettering Cancer Center
New York, New York

John Mark Redmond
Our Lady's Children's' Hospital, Crumlin
and
Mater Misericordiae University Hospital
Dublin, Ireland

Denis J. Reen
Conway Institute of Biomolecular and Biomedical
Research
University College Dublin
Dublin, Ireland

Massimo Rivosecchi
Department of Pediatric Surgery
Bambino Gesù Children Hospital
Institute of Scientific Research
Rome, Italy

Jonathan P. Roach
University of Colorado School of Medicine
Children's Hospital Colorado
Aurora, Colorado

Ian H. W. Robinson
Department of Radiology
Temple Street Children's University Hospital
Dublin, Ireland

Udo Rolle
Department of Paediatric Surgery and Paediatric Urology
University Hospital of the Goethe-University Frankfurt
Frankfurt am Main, Germany

John D. Russell
Department of Otolaryngology
Our Lady's Children's Hospital, Crumlin
Dublin, Ireland

Elke Ruttenstock
Department of Pediatric Surgery
The Hospital for Sick Children
Toronto, Ontario, Canada

Frederick C. Ryckman
Cincinnati Children's Hospital
Cincinnati, Ohio

Beth A. Rymeski
Cincinnati Children's Hospital
Cincinnati, Ohio

Mira Sadadcharam
Department of Paediatric Otolaryngology
Royal Manchester Children's Hospital
Manchester, United Kingdom

Robert Sader
Frankfurt Oral Regenerative Medicine (FORM)
Clinic for Maxillofacial and Plastic Surgery
Johann Wolfgang Goethe University

Hideyuki Sasaki
Department of Pediatric Surgery
Tohoku University Graduate School of Medicine
Sendai, Japan

Amulya K. Saxena
Department of Pediatric Surgery
Chelsea and Westminster Hospital NHS Fdn Trust
Imperial College London
London, United Kingdom

Robert C. Shamberger
Harvard Medical School
and
Boston Children's Hospital
Boston, Masachusetts

Shilpa Sharma
Department of Pediatric Surgery
All India Institute of Medical Sciences
New Delhi, India

Stephen J. Shochat
Department of Surgery
St. Jude Children's Research Hospital
Memphis, Tennessee
and
Department of Surgery
Stanford University Medical Center
Standford, California

Scott S. Short
Division of Pediatric Surgery
Children's Hospital Los Angeles
Los Angeles, California

Michael Singh
Department of Paediatric Surgery
Birmingham Women's and Children's
NHS Foundation Trust
Birmingham, United Kingdom

Owen P. Smith
University College Dublin
and
Our Lady's Children's Hospital, Crumlin
Dublin, Ireland

CWN Spearman
University of Cape Town
and
Red Cross War Memorial Children's Hospital
Cape Town, South Africa

Thambipillai Sri Paran
Department of Pediatric Surgery
Our Lady's Children's Hospital
Dublin, Ireland

Charles J. H. Stolar
Columbia University
Division of Pediatric Surgery
College of Physicians and Surgeons
Morgan Stanley Children's Hospital/Columbia University
Medical Center
New York, New York

Mark D. Stringer
Departments of Paediatric Surgery and Child Health
Wellington Hospital
University of Otago
Wellington, New Zealand

Peter P. Stuhldreher
Division of Pediatric Urology
Johns Hopkins Brady Urological Institute
Baltimore, Maryland

Yechiel Sweed
Department of Pediatric Surgery
Galilee Medical Center
Nahariya, Israel
and
Faculty of Medicine in the Galilee
Bar Ilan University
Safed, Israel

Tomoaki Taguchi
Department of Pediatric Surgery
Graduate School of Medical Sciences
Kyushu University
Fukuoka, Japan

Yoshiaki Takahashi
Department of Pediatric Surgery
Graduate School of Medical Sciences
Kyushu University
Fukuoka, Japan

Paul K. H. Tam
Department of Surgery
The University of Hong Kong
Queen Mary Hospital
Hong Kong, China

Farhan Tareen
Department of Paediatric Surgery
Our Lady's Children's Hospital, Crumlin
and
Temple Street Children's University Hospital
Dublin, Ireland

David F. M. Thomas
Leeds Teaching Hospitals
and
University of Leeds
Leeds, United Kingdom

Christian Tomuschat
National Children's Research Centre
Our Lady's Children's Hospital
Dublin, Ireland

Juan A. Tovar
Department of Pediatric Surgery
Hospital Universitario La Paz
Universidad Autonoma de Madrid
Madrid, Spain

Benno Ure
Department of Pediatric Surgery
Hannover Medical School
Hannover, Germany

Vijaya M. Vemulakonda
Department of Pediatric Urology
Children's Hospital Colorado
Aurora, Colorado

Rohit Umesh Verma
Department of Otolaryngology
Manchester Royal Infirmary
Manchester, United Kingdom

Eduardo Villamor
Department of Pediatrics
Maastricht University Medical Center (MUMC+)
School for Oncology and Developmental Biology (GROW)
Maastricht, Netherlands

Motoshi Wada
Department of Pediatric Surgery
Tohoku University Graduate School of Medicine
Sendai, Japan

Miho Watanabe
Department of Pediatric Thoracic and General Surgery
Hemangioma and Vascular Malformation Center
Cincinnati Children's Hospital Medical Center
Cincinnati, Ohio

Tomas Wester
Unit of Pediatric Surgery
Karolinska University Hospital
Karolinska Institutet
Stockholm, Sweden

Chad Wiesenauer
Hiram C. Polk Jr. Department of Surgery
Norton Children's Hospital
University of Louisville
Louisville, Kentucky

Duncan T. Wilcox
Department of Pediatric Urology
Children's Hospital Colorado
Aurora, Colorado

Kenneth K. Y. Wong
Department of Surgery
The University of Hong Kong
Queen Mary Hospital
Hong Kong, China

Atsuyuki Yamataka
Department of Pediatric General and Urogenital Surgery
Juntendo University School of Medicine
Tokyo, Japan

Iain Yardley
Evelina London Children's Hospital
London, United Kingdom
and
WHO Service Delivery and Safety
Geneva, Switzerland

George G. Youngson
Department of Paediatric Surgery
Royal Aberdeen Children's Hospital
Aberdeen, Scotland

Alon Yulevich
Department of Pediatric Surgery
Galilee Medical Center
Nahariya, Israel
and
Faculty of Medicine in the Galilee
Bar Ilan University
Safed, Israel

Jessica A. Zagory
Division of Pediatric Surgery
Children's Hospital Los Angeles
Los Angeles, California

Augusto Zani
Division of General and Thoracic Surgery
Hospital for Sick Children
Toronto, Ontario, Canada

Faisal Zawawi
Division of Pediatric Otolaryngology
McGill University
Montreal, Quebec, Canada

Julia Zimmer
National Children's Research Centre
Our Lady's Children's Hospital, Crumlin
Dublin, Ireland
and
Department of Paediatric Surgery
Hannover Medical School
Hannover, Germany

Christoph Zoeller
Department of Pediatric Surgery
Hannover Medical School
Hannover, Germany

序

新生寓意希望与活力，也蕴含微弱与艰难。

新生儿外科作为医学领域中至关重要的一支，肩负着守护新生生命起始健康的重任，诊治过程如履薄冰，每一个决策、每一项操作都关乎生死存亡，关乎未来成长轨迹。一本专业且精准的新生儿外科学书籍，便如同航海者的罗盘，为医护人员指引方向。

新生儿并非成人简单的缩小版本，小儿外科本就与成人外科大相径庭，小儿身体处于生长发育动态变化中，器官稚嫩、代偿能力有限，对手术耐受性、术后恢复需求独具特性。而新生儿外科更是小儿外科里独树一帜的精细学科，从早产儿细微脆弱的生理基础，到新生儿独特的疾病表现，都决定其在诊断标准、手术技巧、围手术期管理等诸多方面，与普通小儿外科存在显著差别，需要专科化、精细化的知识体系支撑。

这部新生儿外科学翻译著作亮点斐然，堪称领域翘楚。它以空前的全面性，将新生儿外科各系统疾病逐一剖析，不遗余力。不仅深挖新生儿、早产儿在病理生理学上的幽微奥秘，还将视野拓宽至蓬勃发展的胎儿医学前沿，让读者知晓生命孕育全程与新生儿外科的紧密关联；更紧跟时代步伐，详述微创手术这一创伤最小化手段在新生儿救治中的应用，以及新兴组织工程学为复杂病例带来的新希望，集萃学科当前智慧结晶。

本书读者范围广泛，于医学生而言，是开启新生儿外科知识大门的钥匙，搭建系统认知框架，助力其在专业学习路上稳步迈进；于初涉新生儿外科的住院医师而言，是成长路上的良师益友，归纳各类病症处理常规，助力其成长为独当一面的临床能手；于经验丰富的专家而言，也是持续进步的阶梯、点亮智慧的明灯，汇聚前沿动态和关键进展，助力其汲取灵感，探索创新疗法，推动学科临床实践持续升级，为新生儿健康福祉注入源源不断动力，诚愿此书成为新生儿外科领域的经典基石。

郑珊森

2025 年 2 月 27 日

第 4 版前言

新生儿手术已经达到了较高的复杂程度，现在被认为是小儿外科的一个独立学科。对各种新生儿疾病病理生理更全面的了解，新生儿专业麻醉和重症监护的进步，以及包括微创手术在内的新手术技术的引入，大大提高了新生儿手术的生存率。再生医学和组织工程领域的最新进展为未来提供基于干细胞的构建体以修复某些出生缺陷提供了希望。

自该书第 3 版出版（2011 年）以来，已经过去了 6 年。《新生儿外科学》第 4 版经过彻底修订和更新，包含来自五大洲的 194 位撰稿人的 112 章。该版有 9 个关于关键主题的新章节，包括围产期生理学、早产儿的特殊风险、肠内营养、患者安全、组织工程和干细胞研究、HIV 感染者的手术治疗、喉喘鸣、小肠和大肠的造口以及自发性肠穿孔。每一章均由各自领域的国际知名领导者撰写。

本书对那些对专责新生儿的临床工作者来说值得一读。它对新生儿疾病的病理生理学和手术管理提供了权威、全面和完整的说明。本书专为小儿外科医师、小儿外科实习生、小儿泌尿科医师，以及想要寻求有关新生儿手术的更多详细信息的新生儿科和儿科医师设计。我衷心希望读者能发现本书是管理新生儿外科疾病的有用参考。

我要最诚挚地感谢来自世界各地的所有撰稿人，感谢他们为编写本书付出宝贵的时间和出色的工作。我还要感谢 Julia Zimmer 博士和 Hiroki Nakamura 博士，感谢他们帮助校对本书。感谢 CRC 出版社的编辑人员，特别是 Miranda Bromage 女士，感谢他们在本书编写和出版过程中提供的所有帮助。

Prem Puri
2017 年

第 3 版前言

自该书第 2 版（2003 年出版）以来，已经过去了八年。在过去十年中，在新生儿外科疾病的理解和治疗方面取得了重大进展。产前诊断、成像、重症监护和微创手术的进步改变了新生儿的手术实践。《新生儿外科学》第 3 版经过广泛修订，包含了来自世界五大洲的 160 位撰稿人的 105 章。本版包含许多新章节，考虑到新生儿手术的最新进展。新章节包括以下内容：围产期生理学，新生儿临床解剖学，出生缺陷流行病学，胎儿畸形的产前咨询，新生儿脓毒症，肝移植，先天性袋状结肠，巨膀胱 - 小结肠 - 肠蠕动不良综合征，以及泌尿系统感染。每一章都由各自领域的世界级专家撰写。

该教材对新生儿各种病理生理学和治疗进行了权威、全面、完整的说明。这本书对于所有专责新生儿的医师来说都值得一读。它特别适用于小儿外科实习生、小儿外科医师、对小儿外科感兴趣的普通外科医师，以及寻求有关新生儿手术状况更详细信息的新生儿科医师和儿科医师。

我要最诚挚地感谢所有撰稿人为本书所做的出色工作。我还要感谢 Vanessa Woods 女士和 Lisa Kelly 女士娴熟的秘书工作。感谢 G. P. Seth 博士逐字逐句地认真阅读了整本书的校样。感谢 Hodder Arnold 的编辑人员，特别是 Stephen Clausard 先生，感谢他们在本书的编写和出版过程中提供的帮助。

Prem Puri
2011 年

第 2 版前言

《新生儿外科学》第 2 版已进行了广泛修订。考虑到先天性畸形新生儿护理方面的最新发展，增加了许多新的章节。该版本由来自世界五大洲的 121 位撰稿人撰写的 97 章组成，对新生儿的各种手术状况进行了权威、全面和完整的描述。每一章均由各领域权威专家撰写。

21 世纪的新生儿外科要求其从业者详细了解和理解出生缺陷的复杂性，以及手术技术的最高标准。在这本书中，我们仍然强调了对新生儿先天性疾病的手术技术的全面描述。本书面向小儿外科实习生、小儿外科医师、对小儿外科感兴趣的普通外科医师，以及寻求新生儿外科疾病更详细信息的新生儿科医师和儿科医师。

我要最诚挚地感谢所有撰稿人为本书所做的出色工作。我还要感谢 Karen Alfred 夫人和 Ann Brennan 女士的帮助，并感谢 Hodder Arnold 工作人员在本书编写和出版期间提供的帮助。

Prem Puri
2003 年

第 1 版前言

过去的 30 年中，新生儿外科已经从一个默默无闻的亚专科发展成为小儿外科的重要组成部分。围产期诊断、影像学检查、新生儿复苏、重症监护和手术技术的重大进步从根本上改变了先天性畸形新生儿的治疗和管理。胚胎学研究为先天性畸形的发生发展提供了有价值的新见解，而产前诊断的进步正在对治疗方法产生重大影响。术前和术后对患病新生儿的监测技术变得更加复杂，现在更加强调手术新生儿的生理、营养和免疫状态。本书全面介绍了所有这些方面的内容，同时广泛介绍了新生儿手术的相关进展。现代新生儿手术需要详细了解新生儿问题的复杂性。外科医师在治疗新生儿先天性疾病时遇到的挑战包括各个方面，如临床研究进展、实验室诊断、影像和创新手术技术等等。在本书中，对各种情况下的手术技术进行了全面描述。每位撰稿人都在各自代表的主题上提供了权威、全面和完整的阐述。本书共 90 章，主要面向小儿外科实习生、资深小儿外科医师、对小儿外科感兴趣的普通外科医师和新生儿科医师。

我非常感谢所有作者付出大量的时间和精力对本书所作的贡献。感谢 Maurice De Cogan 先生的艺术贡献，Dave Cullen 先生的摄影，以及 Ann Brennan 女士和 Deirdre O'Driscoll 女士娴熟的秘书工作。最后，我要感谢编辑人员，特别是 Butterworth-Heinemann 杂志社的 Susan Devlin 女士，感谢他们在本书编写和出版过程中提供的帮助。

Prem Puri
1996 年

目 录

18

第一部分

总　论

畸形胚胎学

Dietrich Kluth　Wolfgang Lambrecht　Christoph Bührer　Roman Metzger

引言

新生儿先天性畸形的发病率大约为 3%[1]，在没有手术干预的情况下，这些婴儿中的三分之一会因为无法适应子宫外生存条件而死亡[1-2]。这意味着在德国这样一个国家，每年有近 6 000 名儿童因出生时患有畸形而危及生命。

由于产前诊断技术的发展、先进的手术技术和术后重症监护，大多数患有致命畸形的婴儿可以在新生儿期通过手术得到救治，然而，其中一部分患儿尽管初次手术很成功，但是手术并发症率仍然居高不下而导致需要再次手术和住院[2]，这种情况在许多非致命性畸形（例如尿道下裂或腭裂）的患儿中也非常多见。

某些畸形如先天性膈疝（congenital diaphragmatic hernia，CDH）或合并严重缺陷的病死率仍然很高。因此，先天性畸形是目前新生儿死亡的主要原因。在美国，21% 的新生儿死亡与先天性畸形有关[3]。

这些数据可能并没有真实地反映出先天性畸形实际发病率的增加。所观察到的死亡率变化更可能是现代西方发达国家重症监护医学进步的结果，在这些国家中，新生儿（包括患有出生缺陷的新生儿）的存活机会更高。另一方面，这些统计学变化表明，先天性畸形的理论仍然落后于相关领域的临床研究进展，因此，仍然需要更多的努力来弥补这个婴儿头号杀手，也就是先天性畸形理论和临床研究间的差距。当致畸因子可以避免时，明确致畸因子可以减少畸形的发生，而病原学研究可以帮助研发治疗方法，由此可见，畸形的治疗和预防都十分依赖于基础胚胎学研究。

胚胎学概论与畸形胚胎学基础

尽管有大量研究，但许多人类先天性异常的胚胎学基础仍无定论。原因如下：①缺乏研究材料（正常和异常胚胎）；②各类技术问题（难以解读的连续切片，缺乏可解读的三维空间结构重建）；③关于正常和异常胚胎学的错误解读和 / 或过时理论。

好在目前已有一些动物模型能够支持不同的胚胎学领域进行高级胚胎研究，尤其在肛门直肠畸形的研究中，已有一些能够直接应用的动物模型。此外，最近出版的一本人类胚胎的扫描电子显微镜（scanning electron microscopy，SEM）图谱为正常人类胚胎学研究提供了丰富详实的信息[4]。

目前胚胎学本身的各个领域仍然缺乏恰当的、描述准确的研究结论，这就导致许多典型的畸形仍未被阐明，也使得小儿外科医师对胚胎正常和异常的发育背景仍然感到困惑。

如上面提到的错误解读和 / 或过时的理论，Haeckel 的"生物发生规律"[5]就是一个例子。根据该理论，人类胚胎在其个体发育（个体发生）中概括了在所有生命形式（系统发生）中观察到的形态。这意味着，在其发育过程中，可以看到一个先进的物种正在经历以更原始物种的成年生物为代表的阶段[5]。这一理论仍然对胚胎器官的命名产生影响，并可以很好地解释为什么人类胚胎有像成鸟一样的"泄殖腔"和像成鱼一样的"鳃裂"。

另一个非常普遍的错误观念是，畸形实际上代表正常胚胎学的"冻结"阶段[6]。这导致我们对正常胚胎学的理解更多是源于对畸形胚胎的病理解剖观察，而不是正常胚胎学的研究。把"肠道旋转"作为正常胚胎发育过程中一个步骤的理论，正是这种错误观念的一个完美例证。

"畸形"一词的定义

新生儿在出生后可能会出现各种与正常形态相差程度不同的情况：从没有任何临床意义的微小偏差，到引起器官或整个机体出现严重功能缺陷的重大器官功能不全。

在评估畸形是否危险而需要手术矫正时，功能障碍的程度是起决定性作用的。这意味着在提到"畸形"一词时，功能障碍其实是最重要的。不同程度的畸形可以是有害的、中性的，甚至是有益的，否则，进化不会出现。出现有益偏差的例子是人的长寿综合征，这些人的血清胆固醇水平异常低。但是，有些即使是很少或几乎没有功能障碍的异常可能仍然需要手术矫正，比如冠状沟或阴茎头部的尿道下裂，因为这些患者会面临社会歧视的危险。

先天性畸形的病因学

在大多数情况下，先天性畸形的病因仍不清楚。表1.1列出了几种可能的病因。

在大约20%的病例中，病因可以确认为遗传因素（基因突变和染色体疾病）[1-2,7]。10%的病例可以证明是环境原因引起的[1-2]。在70%的病例中，导致疾病的因素仍然不清楚。

表1.1　先天性畸形的病因

遗传异常	20%
环境因素	10%
病因不明	70%

环境因素

在胚胎发生过程中，已知有大量的因素可能干扰器官系统的正常发育。大多数情况下，人们对这种干扰的潜在机制了解甚少。很有特点的是，在器官发生过程中，胚胎的不同器官对致畸因子的高度敏感性出现在不同的时期。这些高度敏感性的阶段被称为"决定性致畸期"[8]。某些综合征的典型表现可以通过胚胎发育过程中这些阶段的重叠来解释。

1983年，Shepard[2]出版了一份疑似致畸因子的目录。已知超过900种因素可以在实验动物身上产生先天性畸形。30种因素已被证明对人类有致畸作用。致畸因子可被分为四类（表1.2）。

表1.2　引起先天性畸形的致畸因子

物理因素（辐射，热，机械因素）
传染因素（病毒，螺旋体，寄生虫）
化学品和药品（沙利度胺，除草醚）
环境因素（激素，维生素缺乏症）
母体、遗传和染色体疾病
多因素遗传

资料来源：Nadler HL. Teratology. In: Welch KJ, Randolph JG, Ravitch MM, O'Neill JA, Rowe MJ (editors). *Pediatric Surgery*. 4th Edition. Chicago: Year Book Medical Publishers, 1986: 11-3.

病毒感染（尤其是风疹和疱疹[1]）以及辐射[1]的致畸作用已被证实。母体代谢缺陷和必要营养物质的缺乏也可导致畸形。在给予大鼠和小鼠无维生素A[9]和无维生素B$_2$饮食后[10]，可观察到不同的先天性畸形，包括膈疝、食管闭锁、气管食管瘘。同样，激素的不当使用也可能会引起子宫内发育不良[11]。

四氯二苯并二噁英（tetrachlor-diphenyl-dioxin）或沙利度胺等工业化学品和药品的致畸作用导致了悲剧。20世纪60年代初，沙利度胺被作为一种"安全"的药物在女性中使用，许多婴儿出生时患有肢体发育异常[7,12-13]，一些儿童还出现了食管闭锁、十二指肠闭锁和肛门闭锁。数据表明，致畸因子不会导致新的畸形缺陷,而是增加了偶发性的缺陷,这给确定沙利度胺为罪魁祸首带来了困难。在 70% 病因不明的先天性畸形中,有相当一部分可能是由尚未确定的环境因素引起的。在大鼠模型中,除草剂硝基苯酚(2,4- 二氯苯基 - 对硝基苯基醚)已被证明可诱发 CDH,心脏异常和肾积水[14-18]。1978 年,Thompson 等[19] 描述了抗癌药物多柔比星对大鼠和兔子的致畸作用。最近,Diez-Pardo 等[20] 重新描述了该模型,并强调了其作为前肠畸形模型的潜能。如今,多柔比星通常被用来构建 VACTERL 模型(V= 椎骨,A= 肛门直肠,C= 心脏,T= 气管,E= 食管,R= 肾脏,L= 肢体)[21-22]。因此,可以通过致畸因子在动物中诱导出典型的畸形(例如食管与肠闭锁、肠重复畸形和其他畸形)相应模型。

遗传因素

大约 20% 的先天性畸形是源于遗传。大多数可手术矫正的畸形与染色体疾病有关,例如 21 三体、13 三体或 18 三体,或者是多因素遗传[23],再发风险很小。多因素遗传的假设基于一个事实,即在几乎所有的重大畸形中都观察到了相似的发生率[1]。在动物中,也观察到某些畸形的遗传现象[24-27]。

胚胎学和动物模型

在过去的二十多年中,许多动物模型被开发出来,它们不仅有可能帮助我们更好地理解畸形胚胎的形态,也有可能帮助我们更好地理解正常胚胎的形态。这些动物模型可以分为以下四个亚组。

手术模型

在过去,鸡是研究胚胎学过程的重要外科手术模型。由于鸡胚易获得,用途广和价格低,因此鸡是进行实验研究的理想模型。它已被胚胎学家广泛使用,尤其是在上皮 / 间充质相互作用领域[27-30]。小儿外科医师利用

该模型研究了肠闭锁[31-32]、腹裂[33]、先天性巨结肠[34] 相关的形态学过程。捷克胚胎学家 Lemez[35] 利用鸡胚诱导气管发育不全并伴有气管食管瘘。

除了这些纯胚胎模型外,还存在大量的胎儿模型。然而,这些模型主要用于证明胎儿干预的可行性[36]。

化学模型

大量的化学物质会影响人类和动物的正常发育。以下是目前最重要的致畸化学物质:多柔比星[19-20]、阿维 A 酯[37-38]、维 A 酸[39-41]、乙烯硫脲(ethylenethiourea)[42-44]、除草醚(nitrofen)[15-16,18]。

模型 1~4 用于研究食管、肠和肛门直肠闭锁的胚胎学,模型 5 用于研究膈肌、肺、心脏和肾脏的畸形(肾积水)。

基因模型

在过去,已经有许多基因模式动物被开发出来并用于胚胎学研究。这些动物可能是自发突变的产物,也可能是遗传操作的结果,主要在小鼠(转基因小鼠)中发生。

1. 自发模型:SD 小鼠模型[25,27]。
2. 遗传模型:肛门闭锁的猪模型[24,26]。
3. "基因敲除"模型[45-47]。

转基因动物模型的数量正在快速增长。这些模型对于小儿外科医师而言是至关重要的,这些模型会导致前肠和后肠的异常。对 Shh(sonic hedgehog,Shh)因子通路的干扰被证明是非常有效的方法。有两种方法可以干扰这一通路:①靶向删除 Shh 因子[45-46];②删除三个转录因子 Gli1、Gli2 和 Gli3 中的一个[46-47]。

在前肠中,Shh 的靶向敲除导致纯合子 Shh-/- 突变小鼠出现食管闭锁 / 狭窄、气管食管瘘和气管 / 肺异常[45]。在后肠中,Shh-/- 导致"一穴肛"[46]。而 Gli2 突变小鼠表现出"经典"的肛门直肠畸形,而 Gli3 突变小鼠表现出较轻的畸形,如肛门狭窄[46-47]。有趣的是,

Gli2 突变小鼠胚胎的形态与杂合子 SD 小鼠胚胎相似，而 Shh 缺失突变小鼠胚胎的形态与纯合子 SD 小鼠胚胎相似。用多柔比星干预后，Shh 正常的前肠发育模式也发生了改变[48]。

病毒模型

利用病毒感染产生畸形的动物模型对小儿外科医师很重要，但这种动物模型罕见。一种肝外胆道闭锁（extra hepatic biliary atresia，EHBA）小鼠模型中，新生的 Balb/c 小鼠感染了恒河猴轮状病毒 A 组[49]。结果，观察到在患有此病的新生小鼠全部出现了 EHBA 表现。然而，这个模型并不是一个模拟胚胎发育异常的模型。但它强调了一种可能性，即畸形不是由胚胎疾病引起的，而是由胎儿甚至出生后的事件引起的。

关于胚胎学和动物模型的这一部分进一步强调了正常动物胚胎研究的重要性。当前有关人类胚胎学的教科书中的许多信息都来自对不同物种动物所做的研究，其中许多已过时。但是，用来模拟先天性畸形的转基因小鼠的广泛使用使得正常小鼠的各种器官系统的形态学研究显得尤为迫切。否则，会很难解释遗传信息缺失的影响[50]。

畸形胚胎学

正常胚胎形成过程的紊乱将导致器官畸形。这一点在 1901 年由 Spemann[51] 首先通过实验证明，将法螺卵子的切除部分与同一卵子的其他部分建立紧密联系后，法螺胚胎中产生了多余器官。Spemann 和 Mangold[5] 用"诱导"一词来描述这一观察结果。他们发现，胚胎的某些部位显然能够控制其他部位的胚胎发育。这些控制部分被称为"组织者"[5]，影响过程本身被称为"诱导"。

该领域的许多科学家认为，"诱导"可以作为胚胎发育分级控制的基本原则。然而，不断丰富的研究对原则进行了必要的修改，最终成为一个非常复杂的组织者和诱导物的

模型。诱导物质的性质仍然不清楚，尝试分离目前被称为"形态基因"的诱导物质也没有成功[52]。在某些实验中，不仅活细胞可以诱导发育，而且死亡和变性的物质也可以诱导发育[5]。

早期胚胎器官形成的一个关键过程是上皮层的内陷。这种内陷发生之前出现了上皮层的增厚[53]，即基板形成。上皮层增厚本身是由基板单个细胞的伸长引起的，这一过程可以在上皮形态发生中有详细的研究[54]。在神经板形成、视神经和晶状体板的形成以及包括肺、甲状腺和胰腺在内的大多数上皮间充质器官的发育过程中，也观察到了同样的发育过程。从这些观察结果可以得出的结论是，大多数上皮细胞在胚胎发育的早期阶段表现一致。

现在人们普遍认为早期胚胎器官对变化特别敏感。因此，研究人员对早期胚胎器官的形成越来越感兴趣。

1985 年，Ettersohn[55] 指出，大多数内陷是局部机械力的结果。他重点研究了可能导致基板形成和内陷的三种可能机制：通过细胞黏附改变细胞形态，微丝介导的细胞形态发生变化，细胞生长与分裂。

在下面的部分中，我们将讨论这些机制。

最近，人们报道了一种用于确定细胞黏附分子（cell adhesion molecules，CAMs）在体内胚胎发生过程中功能的致畸方法[56]：将能产生抗禽整合素复合物的单克隆抗体的小鼠杂交瘤细胞移植到 2 或 3 日龄的鸡胚中，在植入部位，可以观察到局部肌肉发育不全。这是一个利用胚胎的免疫不成熟来对细胞黏附分子在器官发育中作用进行功能性研究的例子。近年来，一些针对不同物种细胞黏附分子的单克隆抗体已经问世，并且已经通过生物化学和 cDNA 克隆的方法阐明了结合分子的结构。从功能上讲，黏附分子可分为三个家族：①细胞黏附分子（CAMs），介导对其他细胞的特异性且大多数为瞬时性的识别；②底物黏附分子（substrate adhesion molecules，SAMs），

是细胞附着于细胞外基质蛋白所必需的；③细胞连接分子（cell-junctional molecules，CJMs），见于紧密连接和缝隙连接处。CJMs 在已建立的组织内对代谢信号传导起重要作用，而CAMs 和 SAMs 对于组织学上不同结构的形成是必需的，同时介导单个细胞的定向迁移。在 CAMs 和 SAMs 中，生物化学方法上至少已鉴定出三个家族：整合素[57]、免疫球蛋白超家族成员和 LEC-CAMs[58]。整合素是由一条较大的 α 链组成的异二聚体分子，α 链以钙依赖的方式与一条较小的 β 链相连。通常情况下，可能会发现一条给定的 α 链与各种链相关联，但是最近发现了 β 链的混杂程度。在功能上，整合素家族的成员以 SAMs（对玻连蛋白、胶原蛋白、纤连蛋白、补体成分或其他细胞间基质蛋白的黏附）或 CAMs（通过相应的细胞表面靶分子直接黏附于其他细胞）的形式存在。例如，细胞表面带有整合素蛋白LFA-1 的细胞与表达 ICAM-1 或 ICAM-2 的细胞结合，后两者都是免疫球蛋白超家族的成员[59-60]。其他在形态发生过程中起重要作用的免疫球蛋白超家族成员包括肝脏 CAM（L-CAM）[61]和神经 CAM（N-CAM）[62-63]。两者均显示出同质聚集，即 N-CAM 用作 N-CAM的靶向结构，L-CAM 用作 L-CAM 的靶向结构，但是不存在交叉反应。在鸟类胚胎发育过程中，L-CAM 和 N-CAM 分别在表皮或中胚层细胞上互斥表达。当将基板与 L-CAM抗体一起孵育时，基本只会干扰表皮细胞之间的接触[64]。然而，周围中胚层的结构随后发生了变化，提示表皮细胞和中胚层细胞之间存在诱导信号回路。第三组黏附分子被称为 LEC-CAMs，表明其胞外部分由凝集素结构域、表皮生长因子（epidermal growth factor，EGF）样结构域和补体调节蛋白重复结构域组成。凝集素结构域被认为含有活性中心；小鼠同源物介导的与白细胞黏附分子 1（leukocyte adhesion molecule 1，LAM-1）[65]的结合可被甘露糖 -6- 磷酸或其聚合物阻断[66]。通过给予相应的碳水化合物，在实验室培育

凝集素依赖性器官是可能的，但迄今为止，几乎没有相关的报道。

细胞形状主要由形成细胞骨架的微管维持。此外，还存在着肌动蛋白等对细胞运动至关重要的收缩因子，即所谓的微丝。这些结构被认为是基板形成和内陷过程中必不可少的[67]。微丝介导的细胞形态改变是基于肌动蛋白可以通过收缩改变细胞形态这一观点。这些细丝中的大多数都位于上皮细胞的顶端。细胞层的每个细胞中的这些细丝通过收缩会导致整个细胞层的折叠增加[67-68]，最终导致内陷。然而，这种模型的一个缺点是，没有明显的理由可以解释为何细胞顶端的收缩会引起细胞的伸长[55]。

细胞增殖可能是上皮间充质器官形态发生的重要因素。在这些器官的形态发生过程中，可以观察到反复的内陷，这可能与细胞的增殖有关[69]。胚胎中上皮细胞生长和增殖的控制方式尚不清楚。然而，人们认为，周围的间质可能调节上皮层内陷的时间和位置。Goldin 和 Opperman[28]提出间充质细胞可能分泌 EGF，从而刺激上皮细胞增殖和反复内陷。将 5 日龄雏鸡胚胎气管上皮在浸有 EGF的琼脂培养时，在这些部位诱导形成了多余的芽。新生小鼠接受 EGF 和相关肽转化生长因子 -β（transforming growth factor-β，TGF-β）注射已被证明可导致眼睑提早睁开[70]。因此，实验室中的生理刺激可诱导晚期器官发育的复杂变化。有趣的是，EGF 是体外许多上皮细胞的促分裂原，且不会影响大多数间充质细胞。已经证明各种各样的细胞在其细胞表面上存在 EGF/TGF-β 的受体，该受体由细胞原癌基因 c-erbB 编码。已知该受体的结构改变会导致不受控制的增殖并最终导致恶性转化。EGF 局部分泌时，可能会为机体相关的细胞提供形成复杂器官所需的适当的开和关信号。其他多肽，例如血小板源生长因子或转化生长因子 -α（transforming growth factor-α，TGF-α），似乎以拮抗的方式起作用，因为它们刺激了间充质细胞的增殖[71-72]。在

确定的实验条件下，TGF-α 已被证明是成骨细胞的促分裂原，同时又是上皮和内皮细胞增殖的有效抑制剂。然而，胚胎成纤维细胞也可被 TGF-α 抑制[73]。TGF-α 是一种强大的成纤维细胞趋化剂，可增强这些细胞产生胶原蛋白和纤连蛋白的能力。然而，关于这些因素在胚胎的正常和病理发育过程中的作用的数据很少。未来使用克隆基因的原位杂交、转基因动物的制备以及将重组蛋白直接应用到胚胎各个部位等的研究可能会为可溶性细胞因子介导的信号传导途径提供一些启示。

周围的间充质可能会限制上皮芽的扩张[74]，迫使上皮层以特有的方式折叠。如果对正在生长的细胞层进行横向扩展的限制，则细胞分裂产生的"有丝分裂压力"将导致细胞伸长而后使"拥挤"的细胞板内陷。这不一定意味着细胞在内陷区域的分裂速度要比周围区域快，其主要效应仍是细胞侧向扩张受阻所致[28,30]。在早期的胸腺原基，其细胞增殖计数实际上低于周围的上皮组织[75]。Steding[29]和 Jacob[30] 已经通过实验证明，侧向扩张的限制可能是上皮层增厚和内陷的原因所在。在他们的实验中，侧向扩展的限制是由放置在小鸡胚胎上皮上的一个微小的银环实现的。

病理胚胎学的示例

我们的研究重点是前肠、肛门直肠和膈肌畸形的胚胎学。我们通过扫描电子显微镜（SEM）研究了所有相关胚胎器官的正常发育情况[76-82]。此外，我们使用了两种啮齿动物模型来研究肛门直肠畸形和膈肌畸形。由于缺乏详细的数据支持，关于这些畸形的病因学概念在过去一直存在争议。

前肠畸形的胚胎学

原始前肠向腹侧气管和背侧食管的分化被认为是一个分隔过程的结果[83]。据推测，前肠侧壁出现侧脊，沿头尾方向中线融合，从而

形成气管食管隔。Rosenthal[84] 和 Smith[85] 已经详细描述了这种分隔理论，但是其他人[86-87]无法验证气管食管隔形成对前肠分化的重要性，而单独提出呼吸道仅是肺芽沿着尾侧方向进一步发展形成的。

我们利用 SEM 研究了鸡胚前肠的发育过程[76-77]。在这项研究中，我们无法证明气管食管隔的形成（图 1.1）。一系列分阶段鸡胚的 SEM 照片表明，原始前肠的分化可很好地通过一个被称为"气管食管间隙"的前肠区域的"缩小"过程来解释（图 1.2）。这种缩小是由原始前肠中形成的褶皱系统引起的。它们彼此靠近但不融合（图 1.2）。

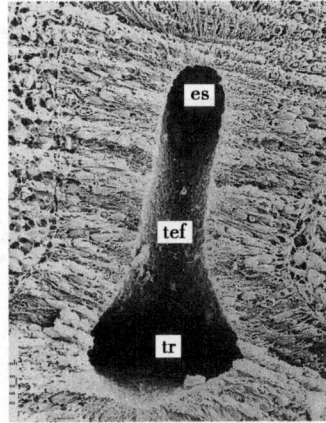

图 1.1 鸡胚（约 3.5 天）前肠上皮内层的 SEM 照片。从头侧看。在底部气管（tr）和顶部食管（es）之间，气管食管褶皱（tef）的顶端是可识别的。未发现侧脊或融合征象

基于这些观察，畸形的发展可以用褶皱的形成或其发育移位的紊乱来解释。

①食管闭锁伴瘘管形成（图 1.3a）：前肠背褶向腹部弯曲得太厉害，导致喉的下降被阻塞。因此，气管食管间隙部分未分开且仍停留在腹侧。由于位于腹侧位置，它便分化成气管。

②气管闭锁伴瘘管形成（图 1.3b）：前肠腹侧畸形。褶皱的发育移位受到干扰，气管食管间隙向背侧方向移位而分化为食管。

③喉气管食管裂隙（图 1.3c）：褶皱的错误生长导致原始气管食管间隙的持续存在。

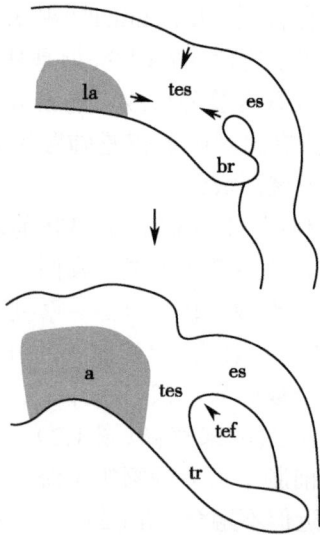

图 1.2　前肠发育示意图。气管食管间隙（tes）随皱褶的发育移位（箭头）而缩小。气管食管褶皱（tef）顶端由短箭头标记（比较图 1.1）。es，食管。la，喉原基。br，支气管。tr，气管

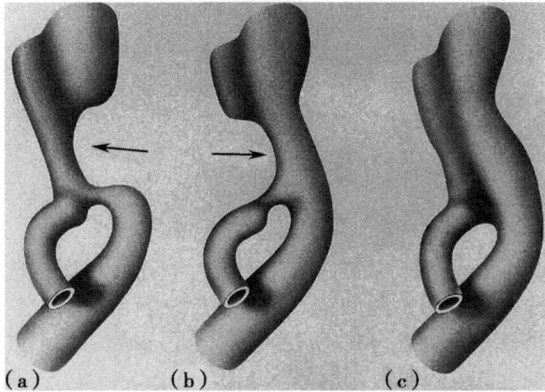

图 1.3　典型前肠畸形的发病机理示意图（详见正文）。（a）食管闭锁伴瘘管形成。（b）气管闭锁伴瘘管形成。（c）喉气管食管裂隙。箭头指示发育中的前肠可能变形的部位

近期研究表明，将多柔比星注射到妊娠大鼠的腹腔内可诱导胎儿食管闭锁和气管食管瘘的发生[19-20]，根据给药天数的不同，剂量可能在 1.5~2.0mg/kg 之间变化。在大多数报告中，最理想的剂量是在妊娠第 6~9 天给予 1.75mg/kg。在过去的 20 年中，人们对多柔比星模型进行了深入研究，在 1997 年至 2017 年期间发表了超过 90 多篇的报告[88]。在该

模型中，不仅可以观察到前肠畸形，而且可以观察到非典型畸形模式，通常将其归纳为"VATER"或"VACTERL"关联征[21-22]。因此，该模型不仅适用于前肠畸形的研究，而且适用于后肠畸形和中肠畸形的研究。

膈肌的发育

在过去，提出了几种理论来解释后外侧膈肌缺损的出现：①胸腹隔膜发育不良引起的缺陷[89-90]；②腰肋三角和胸腹膜管（pleuroperitoneal canal，PPC）的肌化失败，导致膈肌出现"薄弱"部分[89,91]；③肠管在后外侧部分（胸腹裂孔）对膈肌产生挤压[92]；④管道仍开放的情况下肠管过早返回腹腔[89,91]；⑤PPC中的肺异常滞留，阻碍了 PPC 的正常闭合[93]；⑥早期肺和肝后间充质的异常发育，导致 PPC未闭合[18]。

在这些理论中，胸腹隔膜未能融合连接横膈是最常见的解释膈疝的假设。然而，通过使用 SEM 技术[78]，我们无法证明胸腹隔膜对于所谓的 PPC 闭合的重要性（图 1.4）。

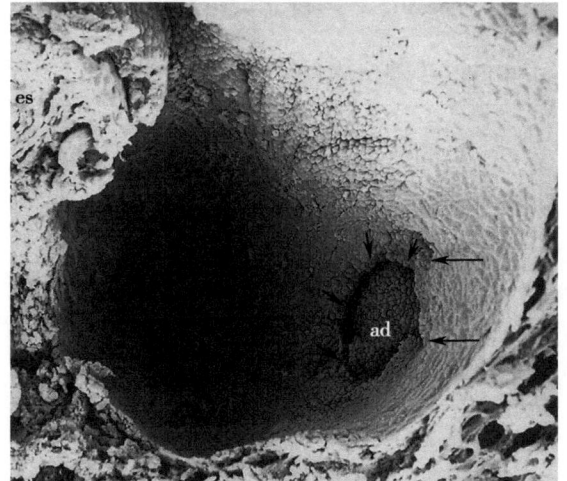

图 1.4　大鼠胚胎（约 16.5 天大）内右胸膜囊的 SEM 照片。从头端看，所谓的胸腹膜管（PPC）几乎是封闭的。短箭头指向 PPC 的边缘。在腹部深处，可见右肾上腺（ad）。长箭头指向所谓的胸腹隔膜的边缘，它对管道闭合的作用很小。es，食管

如前所述，大多数作者认为延迟或抑制膈肌闭合会导致膈肌出现足够宽度的缺损，从而使肠管疝入胎儿胸腔。然而，这种假设并不是胚胎学观察的结果，而是解剖/病理结果推导的结果。在一系列正常阶段胚胎中，我们测量了胸腹隔膜开口的宽度和肠袢的横径[82]，基于这些测量，我们估计单个胚胎肠袢疝入胎儿胸膜腔至少需要 450μm 大小的开口。但在我们的所有胚胎中，观察到的胸腹隔膜开口大小均没有达到适当的尺寸。这意味着延迟或抑制 PPC 的闭合不会导致如此大的膈肌缺损，肠管通过这些开口疝入胸腔是不可能的。因此，所提出的关于 CDH 发病机制的理论尚缺乏胚胎学证据。此外，此过程的发生时间假设也同样值得怀疑[79-80]。

最近，人们已经开发了一种以除草醚（nitrofen）作为致畸因子的膈疝动物模型[14-18]。在这些实验中，CDH 在新生动物中的发生的比例相当高[15-16]。大多数膈疝发生与肺发育不良有关。我们使用电子显微镜对该模型的膈肌缺损发育进行了详细的描述[79-82]。我们的结果如下。

膈肌缺损出现的时间

Iritani[18] 最早注意到除草醚引起的小鼠膈疝并不是由胸腹隔膜开口的闭合不全引起的，而是由所谓的肝后间充质板（posthepatic mesenchymal plate，PHMP）发育不良引起的。在我们对大鼠的研究中，在第 13 天（图 1.5 左侧）和第 14 天（图 1.5 右侧）可以清楚地观察到膈肌原基发育异常的证据[79,82]。在所有受影响的胚胎中，PHMP 都过短，而该年龄组相当于 4~5 周大的人类胚胎[79]。

膈肌缺损的位置

在我们的 SEM 研究中，观察到的缺陷位于 PHMP 中（图 1.5）。我们确定了两种不同类型的缺陷：大的"背侧"缺陷和小的"中央"缺陷[79]。大的缺陷延伸到胸腹隔膜开口区域。在这些情况下，胸腹隔膜开口的关闭通常因

肝脏大量向胸腔内生长而受到影响（图 1.6 和图 1.7）。正常胸腹隔膜开口在妊娠 16 或 17 天关闭，如果缺损较小，该缺损往往与胸腹隔膜开口保持隔开。所以，在我们患有 CDH 的胚胎模型中，膈肌缺损区域是一个与膈肌中胸腹膜"管"所在的位置分隔开的不同部分。因此，我们的结论是胸腹隔膜开口并不是膈肌缺损的前兆。

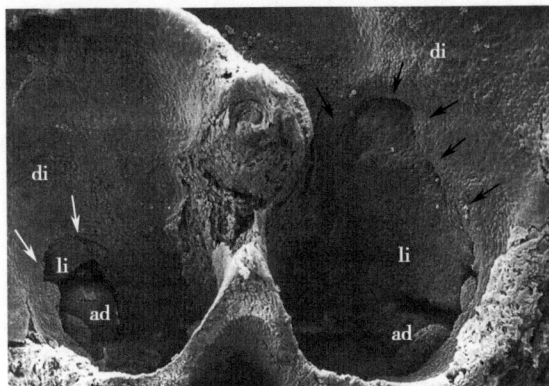

图 1.5 妊娠第 11 天暴露于除草醚的大鼠胚胎的胸膜囊头端视图。胚胎约 15 天大，注意右侧膈肌原基的大缺陷，黑色箭头指向缺损的边缘，部分肝脏（li, liver）未被覆盖。左侧膈肌原基正常。注意这一侧的胸腹隔膜开口的头端边缘的位置较低（白色箭头）。ad，肾上腺。di，膈肌原基

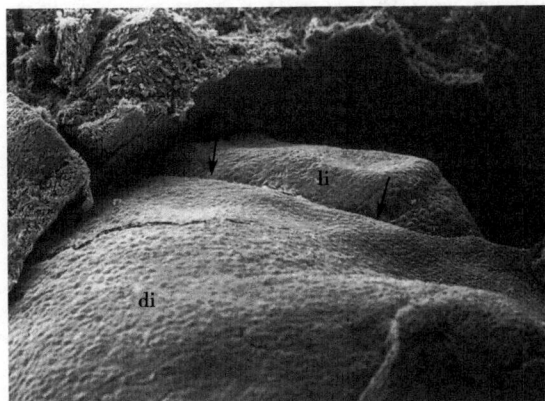

图 1.6 肝脏（li）经膈肌缺损部位突入胸腔。箭头指向缺陷的边缘。妊娠第 11 天暴露于除草醚的大鼠胚胎（约 16 天大）。di，膈肌原基

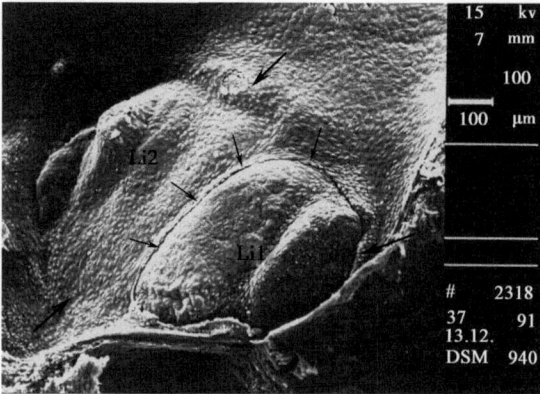

图 1.7 妊娠第 11 天暴露于除草醚后大鼠胚胎右侧胸膜囊的 SEM 照片。胚胎大约 15.5 天大。注意右侧背侧膈肌的大缺损（大箭头）。胸腹膜管（PPC）的关闭受到肝脏向内生长的影响（小箭头）。Li1 = 肝脏通过 PPC 生长。Li1 + Li2 = 肝脏通过膈肌缺损生长

肺为何发育不良

在 14 天大的胚胎出现膈肌缺损后不久，肝脏通过膈肌缺损进入胸腔（图 1.6）。这表明，从那时起，肺的可用胸腔空间减少，肺的进一步生长受到阻碍。在接下来的阶段，多达三分之二的胸腔可被肝脏占据（图 1.7）。仅在发育晚期（21 天和新生儿）的胚胎和胎儿中发现了突入胸腔的肠管。在这些情况下，当肠管进入胸腔时，肺已经处于发育不良的状态[79]。

基于这些观察，我们得出结论：早期肝脏通过膈肌缺损向胸腔内生长是 CDH 肺发育不良的关键发病机制。这表明生长受限不是胎儿肺部受压的结果，而是胚胎中器官生长竞争的结果：生长速度比肺快的肝脏减少了胸廓中可用的空间。如果剩下的空间太小，就会导致肺发育不良。

胚胎泄殖腔的发育

泄殖腔发育的概论

畸形术语的命名有时令人困惑。如前所述，人们坚信人类胚胎在发育过程中会经历一个有"泄殖腔"的阶段。这一信念基于 Haeckel 的"生物发生律"[5]。根据这一理论，人类胚胎在其个体发育（个体发生）过程中再现了所有生命形式中观察到的形态（系统发生）。这是指高级物种的发育过程经历了以更原始物种的成年生物为代表的多个阶段。这个理论仍然对胚胎器官的命名有着影响。

关于"正常泄殖腔发育"的文献

在文献中，已经提出了几种理论来解释"泄殖腔"向背侧肛门直肠和腹侧泌尿生殖窦的分化。对于许多作者而言，这种分化是由隔膜形成的，该隔膜从头端向尾端发展，从而将泄殖腔在冠状面分隔开。这种分化过程的异常被认为是"泄殖腔"异常的原因，如"泄殖腔存留"和肛门直肠畸形。

然而，关于隔膜形成的机制还没有定论。有些作者[94-95]相信从头端向下生长的间质形成单褶而向下将泌尿生殖部分与直肠部分分开，但其他一些研究者[96]认为侧脊出现在泄殖腔腔内，并沿着中线进行性融合，从而形成隔膜。在最近的一篇论文[97]中，人们对分隔的整个过程提出了质疑。

个人观察

我们的小组使用 SEM 技术研究了大鼠和 SD 小鼠胚胎的泄殖腔发育。SD 小鼠是家鼠的一种自发突变，其特征是尾巴短（图 1.8）。这些小鼠的纯合子或杂合子后代表现出骨骼、泌尿生殖器和肛门直肠畸形[25,28]。因此，这些动物是研究肛门直肠畸形发展的理想动物。

正常的"泄殖腔"胚胎学（大鼠）

就像在鸡胚的前肠中一样，在大鼠正常泄殖腔发育过程中，两侧泄殖腔隔正中融合的迹象未能得到证实。然而，与 van der Putte[97] 相反的是，我们认为尿直肠褶的向下生长是存在的，尽管它可能与"泄殖腔"畸形的形成无关。

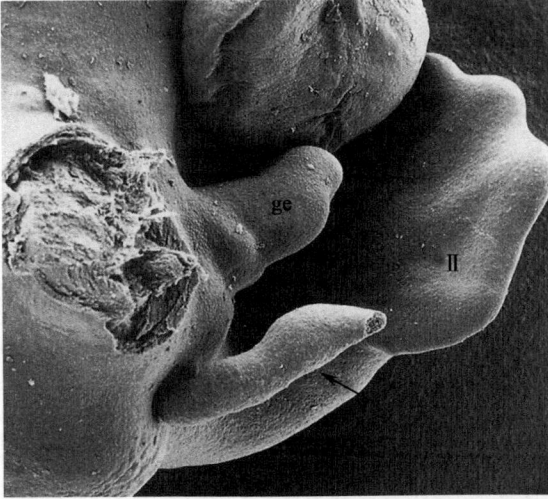

图1.8 SD 小鼠胚胎（大约 13 天大）的特征性短尾巴（箭头）。Ⅱ，左下肢。ge，生殖器结节（异常）

异常的"泄殖腔"胚胎学（SD 小鼠）

如 SD 小鼠胚胎中所示，"泄殖腔"畸形是由早期泄殖腔膜原基发育不当引起的 [98-99]。我们对 SD 小鼠异常"泄殖腔"发育的研究得出以下结果：①肛门直肠畸形的发病机理的基础是泄殖腔膜过短；②泄殖腔膜原基太短，导致"泄殖腔"原基发育不良，其背侧部分缺失（图 1.9）；③在畸形的"泄殖腔"中，尿直肠褶向尾部移位受到损害，因此后肠仍与尿道部分异常相通，此开口为真正的异位，并将发展为直肠 - 尿生殖道瘘（图 1.10）。

有趣的是，在所有使用的动物模型中观察到的肛门直肠畸形的形态都非常相似，而与畸形胚胎的来源（自发突变、化学诱导与转基因模型）无关。

对"泄殖腔"一词的批判

必须注意的是，"泄殖腔"一词不仅用于描述人类胚胎中的过渡器官系统，还用于描述人类女性新生儿中的先天性异常以及鸟类的正常器官 [99]。

这可能导致错误的结论，即这三个解剖实体的形态相似，但事实并非如此。尽管名称相同，但胚胎的"泄殖腔"在形态上与患有

肛门直肠畸形的女性新生儿中的"泄殖腔"完全不同。这些雌性"泄殖腔"在形态上也与鸟类的泄殖腔完全不同 [100]。

主要区别是肛门的存在与否和位置：①在正常胚胎的"泄殖腔"中，未来的肛门区始终存在；②在人类的"泄殖腔畸形"中，肛门总是

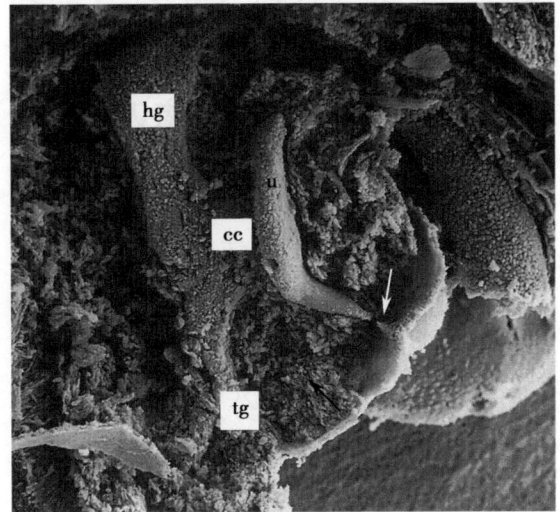

图1.9 SD 小鼠胚胎的泄殖腔畸形（约 11 天大）。通过显微解剖去除周围的间充质。在泄殖腔内胚层的基底层上查看。泄殖腔已失去与生殖器外胚层的连接（白色箭头）。泄殖腔的背面部分缺失（黑色箭头）。尾肠（tg）和后肠（hg）发育不全。这种畸形泄殖腔的形成是因为在早期胚胎发生过程中泄殖腔膜的原基太短（详见正文）。cc，泄殖腔的其余部分。u，脐尿管

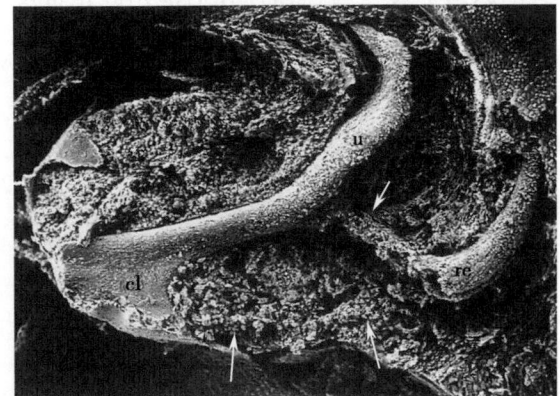

图1.10 SD 小鼠胚胎（约 13 天大）的泄殖腔畸形。脐尿管（u）和直肠（re）接近正常。泄殖腔的背侧部分缺失（白色长箭头）。白色短箭头指向将来的瘘管形成区域。cl，泄殖腔的腹侧部分有短泄殖腔膜

缺失的；③鸟类的"泄殖腔"是直肠的一部分，因此鸟类的肛门总是存在的。

此外，胚胎"泄殖腔"一词的真实定义显然是缺失的。在许多论文和教科书中，这一概念被女性新生儿一出生就有所谓"泄殖腔"先天畸形的表现所定义。这些表现被定义为"直肠、一个或两个阴道和尿道汇聚成一个共同通道"的缺陷[101]。

人们认为它们代表了在发育的早期阶段出现的畸形[101]。因此，许多作者认为这些畸形是"持续性的泄殖腔"[101]。

然而，最近对小鼠阴道发育的观察[102]表明，阴道的发育及其向下生长发生在尿道和肛门直肠完全分离后。因此，上述定义中的"泄殖腔"在正常胚胎中并不存在。

如何解释被称为"泄殖腔"的女性畸形？我们认为，这种畸形发展分为两个步骤：①发生肛门直肠畸形，如上所述；②尿道与肛门直肠之间的异常连接阻碍了阴道的向下生长（图1.10）。

尿道下裂

许多研究者[103-106]认为尿道是在尿生殖膜解离后，成对的尿生殖褶融合而形成的。这一过程受影响后，人们认为会导致不同形式的尿道下裂[106]。然而，在对泄殖腔正常发育的研究中[107]，让我们感到困惑的是，在大鼠胚胎中没有观察到泄殖腔膜的泌尿生殖部分的解离（图1.11）。这一发现使我们对通常认为的尿道下裂形成的概念提出了质疑。我们发现：①在大鼠胚胎形成期间，尿道始终以中空器官的形式存在，并且始终与生殖器尖端接触；②最初存在双尿道原基，雄性和雌性大鼠的尿道的分化开始于胚胎的第18.5天。此外，我们并没有发现可以证明泄殖腔膜的泌尿生殖部分的解离，以及会阴部两侧侧壁部分的融合的相关证据。

我们认为，在尿道下裂复合体的形成过程中，不止一种胚胎学机制在起作用。中等

程度缺陷（例如阴茎和腺体形态）表明生殖器发育停滞（图1.12）。它们保留了相当于胚胎20天大的形态。因此，阴茎是畸形的主要器官，而不是尿道。

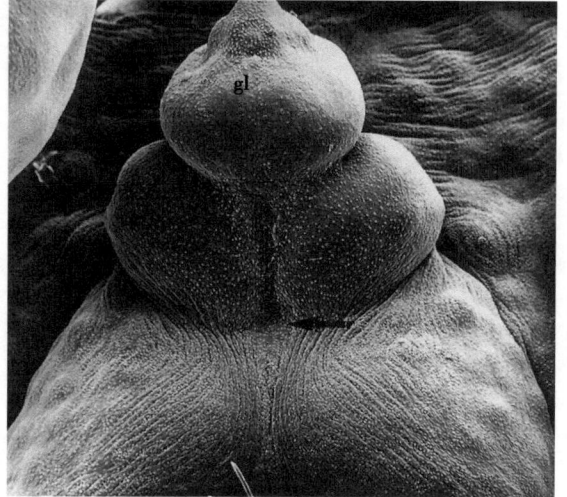

图1.11 正常雌性大鼠胚胎（约18.5天大）的生殖器。箭头指向女性尿道未来的开口。没有泄殖腔膜解离的迹象。gl, 阴茎头

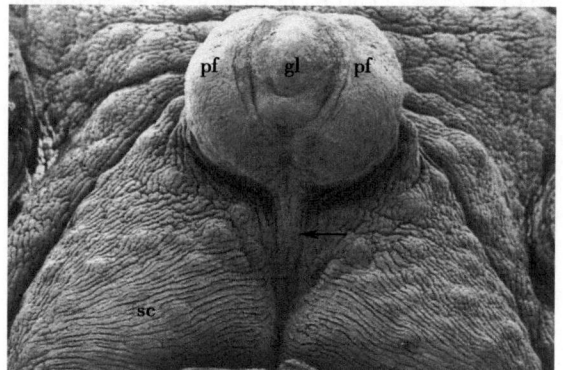

图1.12 正常雄性大鼠胚胎（约20天大）的生殖器。箭头指向此阶段的阴茎缝。泄殖腔膜的泌尿生殖部分未见解离。值得注意的是，与尿道下裂的临床表现图片相似。gl, 阴茎头。pf, 包皮褶皱。sc, 阴囊

会阴型和阴囊型尿道下裂与前面讨论的类型不同。这些形态中有明显的女性化迹象，提示我们面对的是女性尿道。这种畸形复合体的形成可以认为是胚胎未分化阶段的持续，该结构可以在18.5天大的大鼠胚胎中见到[104]。

结论

　　尽管实验胚胎学有着悠久的历史，但我们对先天性畸形的病因和发病机制知之甚少。几十年来，各种假说层出不穷，而支持它们的数据却少之又少。现在，生物学的巨大进步正在为该领域的研究提供强大的研究工具，例如重组 DNA 和杂交瘤技术。未来的研究将密切监测胚胎发生过程中基因是如何打开和关闭，并确定时空干扰与随后的畸形之间的关系。胚胎细胞中化学性或病毒性致畸因子的靶点结构还有待鉴定。最后，对宫内协调生长机制的更好理解将扩展到相关应用领域，例如更好地理解伤口愈合和癌细胞增殖的机制。

（方舒　译　舒强　审校）

参考文献

1. Nadler HL. Teratology. In: Welch KJ, Randolph JG, Ravitch MM, O'Neill JA, Rowe MJ (eds). *Pediatric Surgery*, 4th edn. Chicago: Year Book Medical Publishers, 1986: 11–3.
2. Shepard TH. *Catalogue of Teratogenic Agents*, 4th edn. Baltimore: Johns Hopkins Press, 1983.
3. United States National Center for Health Statistics. Monthly Vital Statistics Report, Vol. 31. No. 5. Birth, marriages, divorces, and deaths for May 1982. Hyattsville, MD: Public Health Service, 1982: 1–10.
4. Steding G. *The Anatomy of the Human Embryo. A Scanning Electron-Microscopic Atlas.* Basel: Karger, 2009.
5. Gilbert SF. *Developmental Biology,* 7th edn, Chapter 23. Sunderland, MA: Sinauer Associates, 2003.
6. Schwalbe E. *Die Morphologie der Missbildungen des Menschen und derTiere. 1. Teil Allgemeine Mißbildungslehre (Teratologie)*. Jena, Germany: Gustav Fischer, 1906: 143–4.
7. McCredie J, Loewenthal J. Pathogenesis of congenital malformations. *Am J Surg* 1978; 135: 293–7.
8. Spemann, Mangold, cited by Starck D. *Embryologie.* Stuttgart: Thieme, 1975: 135–63.
9. Warkany J, Roth CB, Wilson JG. Multiple congenital malformations: A consideration of etiological factors. *Pediatrics* 1948; 1: 462–71.
10. Kalter H. Congenital malformations induced by riboflavin deficiency in strains of inbred mice. *Pediatrics* 1959; 23: 222–30.
11. Kalter H. The inheritance of susceptibility to the teratogenic action of cortisone in mice. *Genetics* 1954; 39: 185.
12. Lenz W. Fragen aus der Praxis. *Dtsch Med Wochenschr* 1961; 86: 25–55.
13. Ministry of Health Reports on Public Health and Medical Subjects No. 112. *Deformities Caused by Thalidomide.* London: HMSO, 1964.
14. Ambrose AM, Larson PS, Borcelleca JF, Blackwell Smith Jr R, Hennigar Jr GR. Toxicological studies on 2,4-dichlorophenyl-P-nitrophenyl ether. *Toxicol Appl Pharmacol* 1971; 19: 263–75.
15. Tenbrinck R, Tibboel D, Gaillard JLJ, Kluth D, Bos AP, Lachmann B, Molenaar JC. Experimentally induced congenital diaphragmatic hernia in rats. *J Pediatr Surg* 1990; 25: 426–9.
16. Kluth D, Kangha R, Reich P, Tenbrinck R, Tibboel D, Lambrecht W. Nitrofen-induced diaphragmatic hernia in rats—An animal model. *J Pediatr Surg* 1990; 25: 850–4.
17. Costlow RD, Manson JM. The heart and diaphragm: Target organs in the neonatal death induced by nitrofen (2,4-dichloro-phenyl-P-nitrophenyl ether). *Toxicology* 1981; 20: 209–27.
18. Iritani L. Experimental study on embryogenesis of congenital diaphragmatic hernia. *Anat Embryol* 1984; 169: 133–9.
19. Thompson DJ, Molello JA, Strebing RJ, Dyke IL. Teratogenicity of Adriamycin and daunomycin in the rat and rabbit. *Teratology* 1978; 17: 151–8.
20. Diez-Pardo JA, Baoquan Q, Navarro C, Tovar JA. A new rodent experimental model of esophageal atresia and tracheoesophageal fistula: Preliminary report. *J Pediatr Surg* 1996; 31: 498–502.
21. Beasley SW, Diez-Pardo J, Qi BQ, Tovar JA, Xia HM. The contribution of the Adriamycin-induced rat model of the VATER association to our understanding of congenital abnormalities and their embryogenesis. *Pediatr Surg Int* 2000; 16: 465–72.
22. Orford JE, Cass DT. Dose response relationship between Adriamycin and birth defects in a rat model of VATER association. *J Pediatr Surg* 1999; 34: 392–8.
23. Rosenbaum KN. Genetics and dysmorphology. In: Welch KJ, Randolph MM, Ravitch MM, O'Neill JA, Rowe MJ (eds). *Pediatric Surgery*, 4th edn. Chicago: Year Book Medical Publishers, 1986: 3–11.
24. van der Putte SCJ, Neeteson FA. The pathogenesis of hereditary congenital malformations in the pig. *Acta Morphol Neerl Scand* 1984; 22: 17–40.
25. Kluth D, Lambrecht W, Reich P, Buehrer C. SD mice—An animal model for complex anorectal malformations. *Eur J Pediatr Surg* 1991; 1: 183–8.
26. Lambrecht W, Lierse W. The internal sphincter in anorectal malformations: Morphologic investigations in neonatal pigs. *J Pediatr Surg* 1987; 22: 1160–8.
27. Dunn LC, Gluecksohn-Schoenheimer S, Bryson V. A new mutation in the mouse affecting spinal column and urogenital system. *J Hered* 1940; 31: 343–8.
28. Goldin GV, Opperman LA. Induction of super-

numerary tracheal buds and the stimulation of DNA synthesis in the embryonic chick lung and trachea by epidermal growth factor. *J Embryol Exp Morphol* 1980; 60: 235–43.

29. Steding G. Ursachen der embryonalen Epithelverdickung. *Acta Anat* 1967; 68: 37–67.

30. Jacob HJ. Experimente zur Entstehung entodermaler Organanlagen. Untersuchungen an explantierten Hühnerembryonen. *Anat Anzeiger* 1971; 128: 271–8.

31. Molenaar JC, Tibboel D. The pathogenesis of atresias of the small bowel and colon. *S Afr J Surg* 1982; 20: 87–95.

32. Schoenberg RA, Kluth D. Experimental small bowel obstruction in chick embryos: Effects on the developing enteric nervous system. *J Pediatr Surg* 2002; 37: 735–40.

33. Aktuǧ T, Hoşgör M, Akgür FM, Olguner M, Kargi A, Tibboel D. End-results of experimental gastroschisis created by abdominal wall versus umbilical cord defect. *Pediatr Surg Int* 1997; 12: 583–6.

34. Meijers JH, van der Sanden MP, Tibboel D, van der Kamp AW, Luider TM, Molenaar JC. Colonization characteristics of enteric neural crest cells: Embryological aspects of Hirschsprung's disease. *J Pediatr Surg* 1992; 27: 811–4.

35. Lemez L. Sites for experimental production of tracheal and/or oesophageal malformations in 4-day-old chick embryos. *Folia Morphol (Praha)* 1980; 28: 52–5.

36. Harrison MR, Jester JA, Ross NA. Correction of congenital diaphragmatic hernia in utero. I. The model: Intrathoracic balloon produces fatal pulmonary hypoplasia. *Surgery* 1980 Jul; 88(1): 174–82.

37. Kubota Y, Shimotake T, Yanagihara J, Iwai N. Development of anorectal malformations using etretinate. *J Pediatr Surg* 1998; 33: 127–9.

38. Liu Y, Sugiyama F, Yagami K, Ohkawa H. Sharing of the same embryogenic pathway in anorectal malformations and anterior sacral myelomeningocele formation. *Pediatr Surg Int* 2003; 19: 152–6.

39. Bitoh Y, Shimotake T, Sasaki Y, Iwai N. Development of the pelvic floor muscles of murine embryos with anorectal malformations. *J Pediatr Surg* 2002; 37: 224–7.

40. Hashimoto R, Nagaya M, Ishiguro Y, Inouye M, Aoyama H, Futaki S, Murata Y. Relationship of the fistulas to the rectum and genitourinary tract in mouse fetuses with high anorectal malformations induced by all-trans retinoic acid. *Pediatr Surg Int* 2002; 18: 723–7.

41. Sasaki Y, Iwai N, Tsuda T, Kimura O. Sonic hedgehog and bone morphogenetic protein 4 expressions in the hindgut region of murine embryos with anorectal malformations. *J Pediatr Surg* 2004; 39: 170–3.

42. Arana J, Villanueva A, Guarch R, Aldazabal P, Barriola M. Anorectal atresia. An experimental model in the rat. *Eur J Pediatr Surg* 2001; 11: 192–5.

43. Qi BQ, Beasley SW, Frizelle FA. Clarification of the processes that lead to anorectal malformations in the ETU-induced rat model of imperforate anus. *J Pediatr Surg* 2002; 37: 1305–12.

44. Yuan ZW, Lui VC, Tam PK. Deficient motor innervation of the sphincter mechanism in fetal rats with anorectal malformation: A quantitative study by fluorogold retrograde tracing. *J Pediatr Surg* 2003; 38: 1383–8.

45. Litingtung Y, Lei L, Westphal H, Chiang C. Sonic hedgehog is essential to foregut development. *Nat Genet* 1998 Sep; 20(1): 58–61.

46. Kim J, Kim P, Hui CC. The VACTERL association: Lessons from the Sonic hedgehog pathway. *Clin Genet* 2001; 59: 306–15.

47. Mo R, Kim JH, Zhang J, Chiang C, Hui CC, Kim PC. Anorectal malformations caused by defects in sonic hedgehog signaling. *Am J Pathol* 2001; 159: 765–74.

48. Arsic D, Cameron V, Ellmers L, Quan QB, Keenan J, Beasley S. Adriamycin disruption of the Shh-Gli pathway is associated with abnormalities of foregut development. *J Pediatr Surg* 2004; 39: 1747–53.

49. Petersen C, Biermanns D, Kuske M, Schäkel K, Meyer-Junghänel L, Mildenberger H. New aspects in a murine model for extrahepatic biliary atresia. *J Pediatr Surg* 1997; 32: 1190–5.

50. Fiegel HC, Rolle U, Metzger R, Geyer C, Till H, Kluth D. The testicular descent in the rat: A scanning electron microscopic study. *Pediatr Surg Int* 2010; 26: 643–7.

51. Spemann H. Entwicklungsphysiologische Studien am Tritonei. ROIIX. *Arch Entw Mech* 1901; 12: 224–64.

52. Murray JD, Maini PK. A new approach to the generation of pattern and form in embryology. *Sri Progr Oxf* 1986; 70: 539–53.

53. Gudernatsch JF. Concerning the mechanisms and direction of embryonic folding. *Anat Rec* 1913; 7: 411–31.

54. Oster G, Alberich P. Evolution and bifurcation of developmental programmes. *Evolution* 1982; 36: 444–59.

55. Ettersohn CA. Mechanisms of epithelial invagination. *Q Rev Biol* 1985; 60: 289–307.

56. Jaffredo T, Horwitz AF, Buck CA, Rong PM, Dieterlen-Lievre F. Myoblast migration specifically inhibited in the chick embryo by grafted CSAT hybridoma cells secreting an anti-integrin antibody. *Development* 1988; 103: 431–46.

57. Ruoslahti E, Pierschbacher MD. 7 New perspectives in cell adhesions: RDG and integrins. *Science* 198; 238: 491–7.

58. Stoolman LM. Adhesion molecules controlling lymphocyte migration. *Cell* 1989; 56: 907–10.

59. Simmons D, Makgoba MW, Seed B. ICAM, an adhesion ligand for LFA-1, is homologous to the neural cell adhesion molecule NCAM. *Nature* 1988; 331: 624–7.

60. Staunton DE, Dustin L, Springer TA. Functional cloning of ICAM-2, a cell adhesion ligand for LFA-1 homologous to ICAM-1. *Nature* 1989; 339: 61–4.

61. Gallin WJ, Sorkin C, Edelman GM, Cunningham BA. Sequence analysis of a cDNA clone encoding the liver cell adhesion molecule, L-CAM. *Proc Natl Acad Sci USA* 1987 May; 84(9): 2808–12.

62. Edelman GM. Morphoregulatory molecules.

Biochemistry 1988; 27: 3533–43.

63. Rutishauser U, Acheson A, Hall AK, Mann DM, Sunshine J. The neural cell adhesion molecule (NCAM) as a regulator of cell-cell interactions. *Science* 1988; 240: 53–7.

64. Edelman GM. Topobiology. *Sci Amer* 1989; May: 44–52.

65. Tedder TF, Isaacs CM, Ernst TJ, Demetri GD, Adler DA, Disteche CM. Isolation and chromosomal localisation of cDNAs encoding a novel human lymphocyte cell surface molecule, LAM-1. *J Exp Med* 1989; 170: 123–33.

66. Yednock TA, Rosen D. Lymphocyte homing. *Adv Immunol* 1989; 44: 313–78.

67. Spooner BS. Microfilaments, microtubules, and extra-cellular materials in morphogenesis. *BioScience* 1975; 25: 440–51.

68. Baker PC, Schroeder TE. Cytoplasmatic filaments and morphogenetic movement in the amphibian neural tube. *Dev Biol* 1967; 15: 432–50.

69. Alescio T, DiMichele M. Relationship of epithelial growth to mitotic rate in mouse embryonic lung developing in vitro. *Embryol Exp Morphol* 1968; 19: 227–37.

70. Smith JM, Sporn MB, Roberts AB, Derynck R, Winkler ME, Gregory H. Human transforming growth factor-alpha causes precocious eyelid opening in newborn mice. *Nature* 1985; 315: 515–6.

71. Sporn MB, Roberts AB, Wakefield LM, Assoian RK. Transforming growth factor-beta: Biological function and chemical structure. *Science* 1986; 233: 532–4.

72. Sporn MB, Roberts AB, Wakefield LM, de Crombrugghe B. Some recent advances in the chemistry and biology of transforming growth factor-beta. *J Cell Biol* 1987; 105: 1039–45.

73. Anzano MA, Roberts AB, Sporn MB. Anchor-age-independent growth of primary rat embryo cells is induced by platelet-derived growth factor and inhibited by type-beta transforming growth factor. *J Cell Physiol* 1986; 126: 312–8.

74. Nogawa H. Determination of the curvature of epithelial cell mass by mesenchyme in branching morphogenesis of mouse salivary gland. *J Embryol Exp Morphol* 1983; 73: 221–32.

75. Smuts MS, Hilfer SR, Searls RL. Patterns of cellular proliferation during thyroid organogenesis. *J Embryol Exp Morphol* 1978; 48: 269–86.

76. Kluth D, Steding G, Seidl W. The embryology of foregut malformations. *J Pediatr Surg* 1987; 22: 389–93.

77. Kluth D, Habenicht R. The embryology of usual and unusual types of oesophageal atresia. *Pediatr Surg Int* 1987; 1: 223–7.

78. Kluth D, Petersen C, Zimmermann HJ, Mulhaus K. The embryology of congenital diaphragmatic hernia. In: Puri P (ed). *Congenital Diaphragmatic Hernia: Modern Problems in Pediatrics*, Vol. 24. Basel: Karger, 1989: 7–21.

79. Kluth D, Tenbrinck R, v. Ekesparre M, Kangah R, Reich P, Brandsma A, Tibboel D, Lambrecht W. The natural history of congenital diaphragmatic hernia in pulmonary hypoplasia in the embryo. *J Pediatr Surg* 1993; 28: 456–63.

80. Kluth D, Tander B, v. Ekesparre M, Tibboel D, Lambrecht W. Congenital diaphragmatic hernia: The impact of embryological studies. *Pediatr Surg Int* 1995; 10: 16–22.

81. Kluth D, Losty PD, Schnitzer JJ, Lambrecht W, Donahoe PK. Toward understanding the developmental anatomy of congenital diaphragmatic hernia. *Clin Perinatol* 1996; 23: 655–69.

82. Kluth D, Keijzer R, Hertl M, Tibboel D. Embryology of congenital diaphragmatic hernia. *Semin Pediatr Surg* 1996; 5: 224–33.

83. His W. Zur Bildungsgeschichte der Lungen beim menschlichen Embryo. *Arch Anat Entwickl Gesch* 1887; 89–106.

84. Rosenthal AH. Congenital atresia of the esophagus with tracheo esophageal fistula: Report of eight cases. *Arch Pathol* 1931; 12: 756–72.

85. Smith EL. The early development of the trachea and the esophagus in relation to atresia of the esophagus and tracheo-oesophageal fistula. *Contrib Embyol Carneg Inst* 1957; 36:41–57.

86. Zaw Tun HA. The tracheo-esophageal septum—Fact or fantasy? *Acta Anat* 1982; 114: 1–21.

87. O'Rahilly R, Muller F. Chevalier Jackson Lecture. Respiratory and alimentary relations in staged human embryos. New embryological data and congenital anomalies. *Ann Otol Rhinol Laryngol* 1984; 93: 421–9.

88. Medline recherché, http://www.ncbi.nlm.nih.gov /PubMed/.

89. Gray SW, Skandalakis JE. *Embryology for Surgeons*. Philadelphia: Saunders, 1972: 359–85.

90. Grosser O, Ortmann R. *Grundriß der Entwicklungsgeschichte des Menschen*, 7th edn. Berlin: Springer, 1970: 124–7.

91. Holder RM, Ashcraft KW. Congenital diaphragmatic hernia. In: Ravitch MM, Welch KJ, Benson CD, Aberdeen E, Randolph JG (eds). *Pediatric Surgery*, 3rd edn, Vol. 1. Chicago: Year Book Medical Publishers, 1979: 432–45.

92. Bremer JL. The diaphragm and diaphragmatic hernia. *Arch Pathol* 1943; 36: 539–49.

93. Gattone VH II, Morse DE. A scanning electron microscopic study on the pathogenesis of the posterolateral diaphragmatic hernia. *J Submicrosc Cytol* 1982; 14: 483–90.

94. Tourneux F. Sur le premiers developpements du cloaque du tubercle genitale et de l'anus chez l'embryon moutons, avec quelques remarques concernant le developpement des glandes prostatiques. *J Anat Physiol* 1888; 24: 503–17.

95. DeVries P, Friedland GW. The staged sequential development of the anus and rectum in human embryos and fetuses. *J Pediatr Surg* 1974; 9: 755–69.

96. Retterer E. Sur l'origin et de l'evolution de la region ano-génitale des mammiferes. *J Anat Physiol* 1890; 26: 126–216.

97. van der Putte SCJ. Normal and abnormal develop-
    ment of the anorectum. *J Pediatr Surg* 1986; 21:
    434–40.

98. Kluth D, Hillen M, Lambrecht W. The principles
    of normal and abnormal hindgut development.
    J Pediatr Surg 1995; 30: 1143–7.

99. Kluth D, Lambrecht W. Current concepts in the
    embryology of anorectal malformations. *Semin
    Pediatr Surg* 1997; 6: 180–6.

100. Salomon FV, Krautwald-Junghanns M. Die Anatomie
    der Vögel. In: Geyer H, Gille U, Salomon FV (eds).
    Anatomie für die Tiermedizin, 3rd edn, Chapter 13.
    Stuttgart: Enke, 2015.

101. Holschneider AM, Scharbatke H. Persistent
    cloaca—Clinical aspects. In: Holschneider
    AM, Hutson J (eds). *Anorectal Malformation in
    Children*, Chapter 10. Heidelberg: Springer, 2006:
    2001.

102. Drews U. Helper function of the Wolffian ducts and
    role of androgens in the development of the vagina.
    Sex Dev 2007: 100–10.

103. Felix W. Die Entwicklung der Harn-und
    Geschlechtsorgane. In: Keibel F, Mall FP (eds).
    *Handbuch der Entwicklungsgeschichte des
    Menschen*, Vol. 2. Leipzig: Hirzel, 1911: 92–5.

104. Spaulding MH. The development of the external
    genitalia in the human embryo. *Contrib Embryol
    Carneg* 1921; 13: 67–88.

105. Glenister TW. A correlation of the normal and abnor-
    mal development of the penile urethra and of the
    intraabdominal wall. *J Urol* 1958; 30: 117–26.

106. Gray SW, Skandalakis JE. *Embryology for Surgeons*.
    Philadelphia: Saunders, 1972: 595–631.

107. Kluth D, Lambrecht W, Reich P. Pathogenesis
    hypospadias—More questions than answers.
    J Pediatr Surg 1988; 23: 1095–101.

围产期生理学

Carlos E. Blanco　Eduardo Villamor

引言

为了成功地完成向宫外生活的转变，呼吸系统必须足够发达以保证有足够的肺泡交换面积，且需要持续提供呼吸活动的动力，同时，循环系统应该开始灌注肺，而不是胎盘。

本章将讨论胎儿预备出生的机制，出生时的过渡以及对空气呼吸的成功适应。本章将回顾呼吸系统，呼吸驱动与化学感受器的作用，以及包括胎儿循环及其出生时的变化在内的循环系统。

胎儿循环及其出生时的转变

胎儿循环的特征是肺血管阻力（pulmonary vascular resistance，PVR）高，体循环血管阻力（systemic vascular resistance，SVR）低，并且存在额外的低阻力血管床（即胎盘床）以及通过卵圆孔和动脉导管从右向左地分流[1]。流向肺、全身器官和胎盘的血液分布是由局部血管阻力决定的。胎盘血管床约接收 40%~50% 的总心室输出量，而肺接收不到 10% 的心室输出量。为应对胎儿低氧血症，心输出量和静脉回流的分布发生变化，以努力维持灌注并将氧气输送至心脏、大脑和肾上腺等重要器官[2-3]。在母体和胎儿同时缺氧时，未被送入胎盘以进行氧合作用的全身静脉血所占的百分比降低了，而脐静脉血对胎儿心输出量的贡献比例增加[2-3]。

人们普遍认为，胎盘是一个被动的器官，其血液的流动仅取决于连接其与胎儿之间的

脐动脉与脐静脉之间的压力差[4-5]。然而，新的证据表明，胎儿胎盘循环中血管张力的调节对于维持足够的血液供应是很重要的，它可以使母胎气体和溶质交换成为可能[4-6]。由于胎儿胎盘血管缺乏自主神经支配，对血管张力的控制主要受循环和 / 或局部释放的血管活性物质以及流量或氧张力等物理因素的影响[7]。因此，已经证实了胎儿胎盘动静脉的收缩和舒张是对一些激动剂和物理刺激的反应。此外，胎儿胎盘脉管系统表现出某种形式的血流匹配，类似于缺氧性肺血管收缩。这种被称为缺氧性胎儿胎盘血管收缩[6,8-9]的机制使血流转移到母体血流灌注更好的胎盘区域，就像缺氧性肺血管收缩将肺血流转移到肺部通气更好的区域[9-11]。

通过夹住脐带将婴儿与胎盘分开，婴儿需要在出生后几分钟内迅速切换到肺换气状态。这种转换不仅涉及通气的气道和肺的气体交换区域，也包括很重要的胎儿心血管系统的重组[12]。由于肺承担呼吸功能，肺循环经历了一个惊人的转变，其特征是肺血流量立即增加 8~10 倍，PVR 持续下降[13-16]。出生后 PVR 的下降和 SVR 的上升导致胎儿的循环关系的逆转。此外，当脐带被夹住时，肺血流量必须具有取代脐静脉回流的能力，并作为左心室前负荷的主要来源[12]。通过肺静脉回流到心脏的血液增加了左心房的压力，使其高于右心房，从而导致卵圆孔的功能性关闭。当动脉导管仍处于开放状态，通过动脉导管的血流将变为从左到右的分流，但是正常情况下动脉导管通常在出生后 48 小时内实

现功能性闭合。由于卵圆孔和动脉导管仅在功能上闭合，并且肺循环对血管收缩刺激物质非常敏感，因此新生儿循环模式很容易恢复到胎儿循环模式。在下文中，我们将更详细地分析在胎儿和产后过渡期间发生的不同循环事件。

静脉导管关闭

静脉导管是脐静脉与下腔静脉之间的连接通路，可使高度含氧和营养丰富的脐静脉血绕过肝脏并迅速到达中央循环[1]。大部分从下腔静脉回流的血经卵圆孔进入左心房再进入左心室，分布于冠状动脉和脑循环。供应心脏、大脑、头部和颈部的血液的氧分压（partial pressure of oxygen, PO$_2$）比降主动脉中的血液的 PO$_2$ 高 4~5mmHg（1mmHg=0.133kPa）。尽管与动脉导管相比，静脉导管受到的关注较少，但目前已普遍认为它在调节胎儿循环方面起着重要作用。血管的流入处于主动控制中，且在缺氧或脐带血流减少时，一种瞬间的血管扩张的补偿机制增加了通过静脉导管的含氧血流量[17]。静脉导管的缺失与胎儿畸形和不良结局的高发生率相关，包括相关畸形、染色体畸变、子宫内心力衰竭和门静脉的缺失[18]。静脉导管的功能性闭合和随后的解剖性闭合在出生后的几周内完成。然而，几乎所有新生儿的静脉导管在出生后的一段时间内都保持开放状态，并且血流量有重要变化。早产儿静脉导管闭合更晚，静脉导管未闭可能与氨解毒、凝血和血清总胆汁酸浓度的改变有关[19]。

卵圆孔的关闭

从解剖学上讲，卵圆孔由第一房间隔和第二房间隔的重叠部分组成。在胎儿时期，卵圆孔起到单向阀的作用，允许持续的右向左分流[20]。出生后，随着肺血流量的急剧增加，左心房压力升高并超过右心房压力，推动第一房间隔向右，使其与第二房间隔相紧靠，关闭卵圆孔的瓣阀。随后，第一房间隔与第二房间隔相互融合，完成对心房的分隔。但是，在 20%~25% 的情况下，不完全融合会导致瓣阀持续存在，从而使卵圆孔处于开放状态[20]。一般情况下，卵圆孔未闭的个体从未被鉴定出来过，因为他们没有任何临床症状。然而，人们对卵圆孔未闭的评估和治疗越来越感兴趣，而卵圆孔未闭与各种病理情况有关，例如隐源性卒中，减压病，直立性低氧血症综合征和偏头痛[21]。

PVR 下降

尽管胎儿和新生儿的肺循环调节受到许多相互作用和信号通路的影响，但适应氧气（O$_2$）变化的能力可能是最相关的[22]。胎儿的肺持续暴露在低氧张力下，从而引起剧烈的缺氧性肺血管收缩[14,23-24]。这种低氧的生理水平可以维持胎儿的循环类型，也可以促进正常的血管生长。但是，缺氧程度的增加会导致异常的信号传导和血管重构[14,23-24]。

出生时，随着呼吸的开始，PVR 急剧下降，肺血流量增加，整个右心室输出都进入肺，因为它们承担着气体交换的功能。出生后肺循环的血流动力学变化受多种机械因素和血管活性物质复杂而协调地调节。这些机制不仅与 PVR 产后立即下降有关，而且有助于维持新生儿和成人的低 PVR。除了氧张力增加外，其他一些机制也有助于出生时 PVR 的正常下降，包括肺内气液界面的建立、肺的节律性扩张和剪切应力[13-14,25]。这些物理刺激中至少有部分是通过产生血管活性物质起作用的。血管扩张剂，尤其是一氧化氮（NO）和前列腺素 I$_2$（prostaglandin I$_2$, PGI$_2$）的释放增加，血管收缩剂如血小板活化因子（platelet activating factor, PAF）或内皮素 -1（endothelin-1, ET-1）的释放减少，以及它们的信号通路的改变，都是 PVR 下降的重要原因[13,16,26-27]。正常情况下，肺动脉压在出生后 24 小时内降至全身压力的一半，然后在 2~6 周内逐渐下降至成人水平[28]。因此，肺循环的转变过程并不局限于宫外生活的最初时刻,而是一直持续几周[28]。

刚出生时肺循环未能完成正常的转变会导致新生儿持续性肺动脉高压（persistent pulmonary hypertension of the newborn, PPHN），这是各种新生儿心肺疾病的临床综合征,其特征是出生后 PVR 持续升高,导致血液通过动脉导管和卵圆孔从右向左分流并引起严重的低氧血症[14,16]。PPHN 是一种病理生理现象,发生在多种病因中,种类多样。这些范围从围产期损害所致的短暂可逆性肺动脉高压到不可逆的固定肺结构畸形。与 PPHN 相关的疾病可分为三类[13,15]：①适应不良,指血管结构可能正常但血管反应性异常；②过度的肌肉化,即平滑肌细胞厚度增加,肌肉向远端延伸至通常为非肌肉性的血管；③发育不足,其中肺发育不良与肺动脉数量减少有关。PPHN 既可以作为主要疾病,也可以继发于其他肺部或肺外疾病,是心肺功能衰竭的重要原因,并在新生儿重症监护病房中占一定病死率[13,15]。对围产期肺循环调节方面了解得越多,越有助于我们开发 PPHN 的新疗法,如 NO 吸入,PGI_2 吸入,西地那非抑制 5 型磷酸二酯酶对 cGMP 的降解,米力农抑制 cAMP 的降解,以及波生坦对 ET-1 的抑制作用[27]。

动脉导管的关闭

动脉导管与周围的脉管系统的区别在于,其胚胎学来源为左第六主动脉弓,有迁移的神经嵴细胞,以及对氧分压的高度敏感性[29]。低氧张力、高水平的循环前列腺素 E_2（prostaglandin E_2, PGE_2）、局部产生的 PGE_2 和 PGI_2 是维持宫内动脉导管持续开放的主要因素[30-32]。

传统上,动脉导管关闭的过程分为两个连续步骤：功能性关闭和结构性关闭。但是,这些步骤是重叠的,并且可能共享病因[33]。若干事件促进足月儿动脉导管的收缩：动脉 PO_2 的增加,导管腔内的血压降低（由于产后 PVR 降低）,循环中的 PGE_2 降低（由于胎盘前列腺素的产生减少以及肺部前列腺素的清除增加）,以及导管壁中 PGE_2 受体数量的减少[30-31,34]。动脉导管结构性关闭与功能性关闭交织在一起,这可能包含多达四种不同的影响机制,具体取决于物种[33]：①内膜垫的形成[30,33]；②沿狭窄管腔的血液湍流引起的机械性诱发因素[33]；③壁内缺氧,抑制局部 PGE_2 和 NO 的产生并诱导生长因子的产生[30,33]；④血小板与血管壁的相互作用,类似血栓前表型[35]。

展望

尽管我们在理解围产期循环转变的规律方面取得了进展,但很多事情还是未知。在过去的二十年中积累的证据表明,许多血管活性剂（例如 NO、ET-1、前列腺素、PAF 和活性氧）的产生和作用的改变均与促进血管重构和增强血管反应性密切相关,从而导致 PPHN。然而,我们对遗传和分子水平上的肺循环发育规律了解很少[26]。此外,涉及肺血管系统中不同细胞类型的多种信号通路之间的交互作用需要我们去更好地了解[26]。

在出生前 3 天内的动脉导管未闭（patent ductus arteriosus, PDA）是健康足月儿和早产儿的生理分流。相比之下,出生后动脉导管闭合失败是早产的常见并发症[32]。即使动脉导管收缩,早产的动脉导管也经常无法适应深度缺氧和解剖重塑,因此很容易重新开放[34]。早产儿 PDA 与脑室内出血、坏死性小肠结肠炎、支气管肺发育不良等重要疾病相关。然而,关于 PDA 是否为真正的诱因,仍存在着激烈的争论[36]。此外,尚不清楚预防性和／或对症性 PDA 治疗是否对临床结果有实质性改善[37]。因此,早产儿 PDA 的意义、评估和管理方面仍存在不确定性和争议,这导致临床实践中存在很大的异质性。目前有大量的证据表明,在早产儿出生后的头两周内,无论是药物还是外科手术,早期常规治疗以诱导动脉导管闭合并不能改善其远期疗效。对于在出生后 2 周内明确定义为高危婴儿或年龄较大的 PDA 婴儿,选择性地诱导导管关闭的作用仍不确定，还需要进一步研究[38]。未来对 PDA 的靶向治疗或者预防工作，都要基于对其发病机制和发展的进一步深入研究[36]。

胎儿心脏和循环系统的不成熟，再加上肺不成熟，给早产儿的护理带来了许多挑战。鉴于早产儿在胎儿循环成熟之前就开始了宫外生活，因此极早产儿表现出许多胎儿心血管系统的功能和结构特征[39]。因此，由于心肌的不成熟，早产儿可能无法适应 SVR 的突然升高。这可能会对前负荷、后负荷、收缩能力、心率、心输出量和全身血流量产生不利影响，从而导致低血压甚至休克[39-40]。由于收缩因子比例降低、钙释放改变、肌钙蛋白功能改变、β- 肾上腺素受体数量减少和交感神经支配减少，不成熟的心肌会发生收缩能力受损[39]。当分娩宫缩导致缺氧时，心肌受到的损害更大，尤其是合并酸中毒时[39-40]。了解循环生理学的发展可以帮助临床医师处理循环衰竭的极早产儿[39]。延迟脐带夹闭，限制医源性失血，合理地使用扩容药和正性肌力药物治疗低血压，以及更保守的 PDA 治疗方法，这些都是当前新生儿学的建议和标准。但是仍然有大量的研究需要我们去做，尤其是针对极低出生体重人群的分层研究[40]。

呼吸系统

胎儿呼吸运动

周期性的非空气子宫内呼吸模式必须在出生时改变为连续的空气呼吸模式。这种变化发生在夹住脐带、肺部完全灌注、温度变化、行为状态变化、新陈代谢增加、中枢神经系统传入增加、前列腺素水平变化以及与出生时刻相关的许多其他变化之后。

子宫内类似呼吸的活动在妊娠早期就存在，是脑干呼吸神经元节律性激活的结果[41-42]；然而，这些呼吸运动在胎儿气体交换中没有任何作用。这些呼吸神经元的传出活动激活呼吸运动神经元和肌肉，主要是膈肌，从而产生了胸膜腔负压。在胎羊中，已描述了妊娠 38 天（足月为 147 天）膈肌痉挛和妊娠 40 天时膈肌的节律性运动[43]。大约在妊娠 50 天时，对羔羊子宫内胎羊的记录显示出两种类型的膈肌电活动，一种为无收缩模式的放电，另一种为有收缩的爆发性放电[44]。在人类胎儿中，从妊娠的第 10~12 周开始可以观察到胎儿胸廓运动[45]。

在胎羊的妊娠后期（75~110 天），膈肌开始周期性运动。在这个年龄，它们通常与颈项肌肉活动和快速眼球运动有关[46-47]。妊娠 108~120 天时，胎儿呼吸运动（fetal breathing movement, FBM）进入更复杂的状态，与快速眼球运动和颈项肌肉活动的存在密切相关[46-49]。在这个时候，脑电图活动——通常被称为皮层电活动（electrocortical activity, ECoG）——仍然没有显示出任何分化的迹象。然而，在妊娠 120~125 天时，ECoG 表现出明显的分化，分为低电压高频活动[13~30Hz；低电压皮层电活动（low-voltage electrocortical activity, LVECoG）]和高电压低频活动[3~9Hz；高电压皮层电活动（high-voltage electrocortical activity, HVECoG）][46,50-52]。在这个胎龄，呼吸运动迅速且不规则，频率为 0.1~4Hz，幅度为 3~5mmHg，并且产生少量气管液运动（＜1mL）[53]。羔羊胎儿中现在有两种明确定义的胎儿行为状态：LVECoG 期间没有颈项肌肉活动，但存在快速眼球运动和 FBM。在 LVECoG 状态下，多突触脊髓反射也受到相对抑制[54]。在 HVECoG 期间，没有眼球运动或 FBM，但存在颈项肌肉活动并且多突触反射更强[54]。ECoG 状态与 FBM 之间的联系意味着在 LVECoG 期间促进（甚至刺激）呼吸活动和 / 或在 HVECoG 期间抑制呼吸活动。在 LVECoG 期间，皮质和皮质下结构（包括脑干网状结构）中存在更多的神经活动。这种易化状态可以增加对强刺激的敏感性，例如动脉二氧化碳（CO_2）的水平，并产生呼吸输出。这一假设得到了以下观察的支持，也就是说，即使在 LVECoG 状态下，胎儿低碳酸血症期间也没有呼吸运动[55]。按照这一思路，在HVECoG 期间不存在 FBM 可能是由于去易化作用，如成年人在安静睡眠中脑电图出现慢波一样[56-57]。其他证据也表明，HVECoG 期间，存在对呼吸活动的积极抑制作用，因为在胎羊中，将脑干在丘脑水平切断后，FBM 和 ECoG 分离[58]。此外，FBM 对高碳酸血症的反应仅限于完整未受损胎儿的 LVECoG 活动，但在双侧脑桥发生小的病变后，高碳酸血症可使 LVECoG 和 HVECoG 均产生持续的呼吸[59]。这种抑制作用的机制、起源和位置尚不清楚，但是已知它是主要起源，并且可以在子宫内和出生呼吸变得连续时被覆盖。

胎儿呼吸运动的控制

Barcroft[60] 的工作提出了这样一个概念，即抑制机制从较高的中心开始，参与了胎儿的呼吸暂停。在妊娠的后半期，这种抑制性控制得到发展。这项工作还表明，低氧血症对 FBM 的抑制作用在妊娠早期没有出现，而下降的抑制过程在后期出现。虽然在HVECoG 和缺氧中对 FBM 的抑制涉及抑制过程的下降，但它们不一定利用相同的神经机制。Barcroft 采用了与 Lumsden[61] 类似的脑干横断技术，以显示高于脑桥水平的神经结构对 FBM 没有明显的控制作用。这些研究由 Dawes 及其同事[62] 进行了扩展，他们在长期使用的晚期妊娠胎羊中采用了横断技术。他们发现，中脑上部 / 下丘脑尾端横断导致 FBM，这是偶发性的，但与 ECoG 无关。这些 FBM 仍被缺氧抑制。这清楚地表明，在HVECoG 中介导 FBM 抑制作用的过程与在低氧条件下产生抑制作用的过程不同。通过侧脑桥 / 中脑尾侧横断产生的 FBM 几乎连续发生并且不受缺氧抑制。脑桥上部在缺氧时对胎儿呼吸运动的抑制引人关注[63]。

这些脑干研究中出现的关键问题之一是抑制机制的下降能否抑制外周化学感受器的输入。一旦确定外周化学感受器在子宫内有活性并对自然刺激（例如缺氧或高碳酸血症）作出反应，就不再需要将适度的低氧抑制FBM 作为髓质直接被压制的效果。横断和病变研究的结果表明，脑干损伤后的缺氧过程中会发生 FBM 刺激，好像外周化学感受器的刺激作用没有被掩盖。对这一想法的直接证实来自 Johnston 和 Gluckman[64] 的研究，他们进行了两个阶段的手术。首先，将病变像以前一样放置在脑干中，以防止缺氧时 FBM 的抑制或提供明显的刺激。然后，在第二次手术中通过化学神经溶解术防止了这种情况。

抑制过程的性质（乃至位置）尚不清楚。因为这种抑制作用甚至发生在化学感受器去除的胎儿中[65]，所以很明显，所涉及的神经元没有收到来自化学感受器的兴奋性输入。因此，它们本身可能是化学感受器，或从其他对缺氧敏感的细胞（例如在延髓腹外侧中）接受输入[66]。神经活动整体表现为化学感受器，因为化学感受器兴奋性药物阿米三嗪模拟了这种缺氧在抑制 FBM 中的作用，而不考虑外周化学感受器的完整性[67]。从上面的讨论可以看出，仅当病变置于侧脑桥时，药物对外周化学感受器的刺激作用才变得明显[68]。

子宫内的外周化学感受器功能

外周化学感受器对呼吸产生影响的理念可以追溯到 50 多年前进行的实验，这些实验表明，从腹内取出的妊娠中期的动物胎儿的呼吸会被缺氧或氰化物刺激[69]。在妊娠晚期，缺氧和 HVECoG 对胎儿脑干引起的呼吸抑制作用下降。也许是对这些过程的兴趣日益浓厚，科学界忽视了早期观察的含义。人们普遍认为，颈动脉化学感受器在子宫内是静止的，在出生时可能由于交感神经活动的增加而被激活。此外，当绵羊和人类胎儿在妊娠后期的正常胎儿动脉血 PO_2 约为 3kPa（25mmHg）时，如果化学感受器发挥功能，它们会受到强烈刺激，并会不断产生强大的反射效果。尽管已经证明脑干横断消除了对呼吸的抑制作用[60,62]，并在缺氧时刺激了呼吸活动，但情况显然不是这样。因此，必须重新探索子宫内的动脉化学感受器功能问题。结果发现，胎羊的正常动脉 PO_2 均自发地激活颈动脉[70]和主动脉[71]化学感受器，并且如果 PO_2 下降或 PCO_2 上升，它们的放电量会增加。这些发现有几个非常重要的含义。首先很明显，外周化学感受器在某些情况下能够刺激胎儿的呼吸，但是这种刺激性输入与来自较高中心的、通常占主导地位的抑制性输入之间的平衡决定了胎儿呼吸的特征。其次，它使人们重新关注了颈动脉化学感受器在引发对缺氧的心血管反射中所起的作用[72-73]。最后，观察到胎儿外周化学感受器在正常胎儿动脉 PO_2 处自发放电（约 5Hz），这清楚地表明出生时 PO_2 的升高会使它们沉默。然后，它们对 PO_2 的敏感性会过渡到出生后的成人水平，这引起了人们对这种复位机制的研究[74-75]。

药理控制

前列腺素对 FBM 和出生后的呼吸运动产生强大影响。PGE_2 降低了 FBM 的发生率[76]，而甲氯芬那酸和吲哚美辛作为前列腺素合成的抑制剂则增加了 FBM 的发生[77-79]。前列腺素的作用似乎很重要，因为它与外周化学感受器无关[80]，并且甲氯芬那酸的重要调控机制会刺激 FBM 的发生[81-82]。同样的效果也发生在出生后的小羔羊身上，随着出生后 PGE_2 产生减少，甲氯芬那酸和吲哚美辛的作用增加，羔羊开始呼吸[83-84]。然而，出生前后发生的 PGE_2 浓度变化不能直接对出生前立即出现的 FBM 减少[79,85]或产后持续呼吸的发作单独发挥作用[86]。众所周知，乙醇降低 FBM 发生率的作用[87]不是由前列腺素[88]介导的，而是由腺苷介导的[89]。

Bennet 等[90]表明，大剂量的促甲状腺激素释放激素（thyroid releasing hormone，TRH）可以诱导 FBM 的发生。TRH 可能作用于呼吸神经元，但是其生理意义尚不清楚。胆碱能激动剂毛果芸香碱和 5- 羟色胺（5-hydroxytryptamine，5-HT）前体 L-5- 羟色氨酸（L-5-hydroxytryptophane，L-5-HTP）的作用也可能是这样[91-92]。这些药物均会刺激 FBM，但毛果芸香碱诱导 LVECoG 发生，而 L-5-HTP 诱导 HVECoG 发生。这再次强调了 FBM 和 LVECoG 之间的巧合关联而非因果关系。5-HT 与控制成年绵羊的神经机制有关，但尚不清楚胎儿的作用部位。阿片类药物对 FBM 有影响[93]，但尚未确定其作用的生理学定位。

妊娠晚期胎盘高水平的黄体酮合成使胎儿暴露于高浓度的黄体酮及其代谢物中。黄体酮可以影响胎儿的行为，正常的黄体酮分泌会抑制胎儿的觉醒[94-95]。

最后，FBM 的显著特征之一是，FBM 在分娩前 24~48 小时停止，其机制尚不清楚。Kitterman 等[77]排除了血浆 PGE_2 升高的可能，Parkes 等[96]表明，如果阻止了血浆黄体酮水平的下降，则分娩前的 FBM 停止不会发生。

与 FBM 相关的肺生长

胎儿呼吸运动是胎儿肺生长和成熟所必需的。通过抵抗肺回缩力，FBM 有助于维持肺部扩张，而众所周知，这对于胎儿肺的正常生长和结构成熟至关重要。FBM 引起胸腔大小复杂而多变的变化，这些会引起肺部形状的细微变化，会刺激肺部生长。FBM 的长期缺失或损伤可能导致平均肺扩张水平降低，从而导致肺发育不良[97]。此外，静态扩张降低了稳定状态下 SP-A 和 SP-B mRNA 的水平。整个肺部周期性拉伸将 SP-B 和 SP-A 的表达增加了两倍至四倍，并增强了 3H- 胆碱掺入饱和磷脂酰胆碱的能力[98]。

出生时的变化

出生时，新生儿呼吸活动必须连续进行，以实现其气体交换功能。脐带闭塞后，新生儿 ECoG 仍在低电压状态和高电压状态之间循环，这似乎与胎儿状态相同。LVECoG 活性与颈项肌肉活动缺乏、快速眼球运动和多突触反射的抑制有关，而 HVECoG 与颈项肌肉活动存在、快速眼球运动缺乏和多突触反射的增强

有关 [99]。然而，尽管出生后的 HVECoG 状态似乎与胎儿状态相似，但仍存在呼吸活动。

对出生时持续呼吸的建立机制的研究分为两大类：①试图在子宫内诱导持续呼吸；②在模仿出生的情况下持续呼吸的建立。

众所周知，代谢性酸中毒期间持续呼吸 [100-101]、前列腺素合成酶抑制剂 [77-78,82]、5-羟色氨酸 [102-103]、儿茶酚胺 [103]、毛果芸香碱 [91]、促甲状腺激素释放激素 [104]、促肾上腺皮质激素释放因子 [90]、胎儿中枢或外周降温 [105-106]，以及中枢神经系统内的改变已被证明可以克服 HVECoG 对 FBM 的抑制作用。这些实验表明，FBM 可以通过多种机制的运行而变得连续，这些机制包括 HVECoG 期间的去抑制作用、刺激性和抑制性神经调质之间的平衡变化、觉醒能力的提高，以及化学感受器敏感性的改变 [107]。

旨在观察脐带闭塞后呼吸活动变化的实验产生了两个主要假设：

①胎儿-胎盘循环的中断导致激素或神经调质的消失，这些激素或神经调质在胎儿时期（通过中枢神经系统）发挥持续的紧张性抑制作用，这使得胎儿在出生后可以持续呼吸 [108-111]。有报道表明，源自胎盘组织的前列腺素可抑制胎儿的呼吸活动 [112]。虽然这是一个可能的解释，但还没有证明这种物质是负责 FBM 的 ECoG 调制的。研究表明，山羊胎儿在体外培养系统中维持超过 24 小时的呼吸运动是间歇性的，这表明间歇性呼吸运动是胎儿固有的，与胎盘来源的因素无关 [113]。

②呼吸活动取决于宫内和出生时动脉血二氧化碳分压（$PaCO_2$）的水平 [55]。众所周知，在低碳酸血症期间，胎儿和新生儿的呼吸运动都会减少 [55,106,108]。高碳酸血症会刺激呼吸活动，但在子宫中，安静睡眠期间这种活动会被抑制。然而，这种抑制作用在外侧脑桥病变 [59] 或高碳酸血症合并降温时可以被忽略 [106]。这可能是因为中枢和 / 或外周化学感受器对 CO_2 敏感性的变化，或出生时传入的增加导致中枢抑制和兴奋机制之间的平衡发生变化。在该假设中，从化学感受器和温度感受器到中枢神经系统（central nervous system，CNS）的传入变化和 / 或 CNS 对这些传入的敏感性的变化，在从胎儿呼吸到新生儿呼吸的转变中都是很重要的。出生时血浆胎盘神经调质水平的变化可能有助于出生后呼吸运动的维持。

出生后呼吸

人们已经对新生儿脑干调节呼吸机制进行了研究，在短暂的化学感受器介导的刺激之后，缺氧也会抑制呼吸。因此，类似于胎儿的抑制过程，出生后的缺氧也导致了通气抑制。脑干经侧脑桥横断确实消除了继发的通气下降 [114]，在侧脑桥中设置病变也有同样变化 [115]。但是，这些研究未发现任何明确的神经元介导作用。研究人员将注意力集中在位于中脑脑桥上方的红核。横断面研究显示，无论是侧脑桥还是中脑尾部都有相关结构，因此，红核可能受到了影响。在新生家兔中，电刺激红核对呼吸输出有较强的抑制作用，双侧红核病变可在不影响心血管反应的同时，抑制缺氧时的呼吸输出。红核中的神经元参与这一作用的证据来自对谷氨酸盐的化学刺激也会抑制呼吸输出的观察 [116]。有趣的是，这些细胞的传出通路，即红核脊髓束，恰好在脑桥腹外侧区域，也是 Gluckman 和 Johnston [63] 在胎儿研究中损伤的区域。

对红核的观察引起人们的兴趣，因为在出生后的生活中，它与 REM 睡眠中的肌张力低下姿势有关。这种肌张力低下也发生在胎儿中 [70]，但在那个时候，它与 FBM 的存在有关，而不是与 FBM 的缺失有关。这也再次说明，行为相关和低氧诱导的 FBM 抑制机制似乎是不同的。另外，在出生后尚未对与睡眠和唤醒相关的脑干网状结构及相关核进行大量研究。在一项研究中，Moore 等 [117] 报告说，将蓝斑核冷却几度足以减少神经元活动，但没有传导动作电位，从而防止了新生羔羊缺氧时的继发性通气下降。蓝斑核被证实会引起新生儿出生时的觉醒[118]。也有报道称，大脑中像丘脑一样高的结构与缺氧时呼吸的下行抑制有关[119]。

虽然急性缺氧对 FBM 的影响已得到广泛研究，但长期低氧血症的影响却大不相同。在 6~12 小时内，FBM 像 ECoG 的循环一样恢复到控制水平[120]。研究表明，外周化学感受器对于子宫血流减少引起的持续性低氧期间 FBM 的恢复是必需的，但涉及的机制尚不清楚[121]。

结论和未来方向

胎儿期存在自主呼吸运动，这对胎儿肺的正常发育起到重要作用。在妊娠早期，它们似乎代表呼吸中枢的自由活动，不受外周机制控制，但可能依赖于紧张性 CO_2 驱动。睡眠状态的成熟会发挥强大的脑干抑制机制来控制这种活动。

胎儿呼吸活动存在于正常生理胎儿中，可以通过超声进行无创监测。因此，超声监测可用于判断胎儿的健康状况。最近的一项 Cochrane 系统综述并不支持它在检测高危胎儿的生物学资料中的有效性[122]。然而，监测胎儿呼吸活动可用于预测早产[123]。此外，有限的信息表明了在母亲进行体育锻炼期间监测胎儿呼吸和身体活动的有效性。我们期待有更多的研究来评估和确定母亲的体力活动对发育中的胎儿的作用强度[124]。

出生显然涉及一些不可逆的过程，向宫外持续呼吸的转变就是其中之一。然而，呼吸仍然与新生儿的行为和睡眠状态有关，就像在胎儿中一样，显然，从妊娠晚期到产后早期，某些控制过程是连续的。在这些过程中，一些机制在出生后相对缓慢地成熟，例如化学感受器对低氧敏感性的重新设置，以及低氧对呼吸的下行抑制作用的影响逐渐减弱。了解这些影响对预防婴儿猝死综合征和新生儿（特别是早产儿）护理至关重要。

（方舒 译 舒强 审校）

参考文献

1. Dzialowski EM, Sirsat T, van der Sterren S, Villamor E. Prenatal cardiovascular shunts in amniotic vertebrates. *Respir Physiol Neurobiol* 2011; 178(1): 66–74.
2. Reuss ML, Rudolph AM. Distribution and recirculation of umbilical and systemic venous blood flow in fetal lambs during hypoxia. *J Dev Physiol* 1980; 2(1–2): 71–84.
3. Noori S, Friedlich PS, Seri I. Pathophysiology of shock in the fetus and neonate. In: Polin RA, Fox WW, Abman SH (eds). *Fetal and Neonatal Physiology*. Philadelphia: Saunders, 2004: 772–781.
4. Talbert D, Sebire NJ. The dynamic placenta: I. Hypothetical model of a placental mechanism matching local fetal blood flow to local intervillus oxygen delivery. *Med Hypotheses* 2004; 62(4): 511–9.
5. Sebire NJ, Talbert D. The role of intraplacental vascular smooth muscle in the dynamic placenta: A conceptual framework for understanding uteroplacental disease. *Med Hypotheses* 2002; 58(4): 347–51.
6. Cooper EJ, Wareing M, Greenwood SL, Baker PN. Oxygen tension and normalisation pressure modulate nifedipine-sensitive relaxation of human placental chorionic plate arteries. *Placenta* 2006; 27(4–5): 402–10.
7. Khong TY, Tee JH, Kelly AJ. Absence of innervation of the uteroplacental arteries in normal and abnormal human pregnancies. *Gynecol Obstet Invest* 1997; 43(2): 89–93.
8. Hampl V, Bibova J, Stranak Z, Wu X, Michelakis ED, Hashimoto K, Archer SL. Hypoxic fetoplacental vasoconstriction in humans is mediated by potassium channel inhibition. *Am J Physiol* 2002; 283(6): H2440–9.
9. Weir E, Lopez-Barneo J, Buckler K, SL A. Acute oxygen-sensing mechanisms. *N Engl J Med* 2005; 353(19): 2042–55.
10. Aaronson PI, Robertson TP, Knock GA, Becker S, Lewis TH, Snetkov V, Ward J PT. Hypoxic pulmonary vasoconstriction: Mechanisms and controversies. *J Physiol* 2006; 570(Pt 1): 53–8.
11. Russell MJ, Dombkowski RA, Olson KR. Effects of hypoxia on vertebrate blood vessels. *J Exp Zool Part A Ecol Genet Physiol* 2008; 309A(2): 55–63.
12. Hooper SB, Te Pas AB, Lang J, van Vonderen JJ, Roehr CC, Kluckow M, Gill AW, Wallace EM, Polglase GR. Cardiovascular transition at birth: A physiological sequence. *Pediatr Res* 2015; 77: 608–14.
13. Abman SH. Abnormal vasoreactivity in the pathophysiology of persistent pulmonary hypertension of the newborn. *Pediatr Rev/Am Acad Pediatr* 1999; 20(11): e103–9.
14. Abman SH, Stevens T. Perinatal pulmonary vasoregulation: Implications for the pathophysiology and treatment of neonatal pulmonary hypertension. In: Haddad G, Lister G (eds). *Tissue Oxygen Deprivation: Developmental, Molecular and*

Integrative Function. New York: Marcel Dekker, 1996, 367–432.

15. Kinsella JP, Abman SH. Recent developments in the pathophysiology and treatment of persistent pulmonary hypertension of the newborn. *J Pediatr* 1995; 126(6): 853–64.

16. Ziegler JW, Ivy DD, Kinsella JP, Abman SH. The role of nitric oxide, endothelin, and prostaglandins in the transition of the pulmonary circulation. *Clin Perinatol* 1995; 22(2): 387–403.

17. Kiserud T, Ozaki T, Nishina H, Rodeck C, Hanson MA. Effect of NO, phenylephrine, and hypoxemia on ductus venosus diameter in fetal sheep. *Am J Physiol* 2000; 279(3): H1166–71.

18. Contratti G, Banzi C, Ghi T, Perolo A, Pilu G, Visentin A. Absence of the ductus venosus: Report of 10 new cases and review of the literature. *Ultrasound Obstet Gynecol* 2001; 18(6): 605–9.

19. Murayama K, Nagasaka H, Tate K, Ohsone Y, Kanazawa M, Kobayashi K, Kohno Y, Takayanagi M. Significant correlations between the flow volume of patent ductus venosus and early neonatal liver function: Possible involvement of patent ductus venosus in postnatal liver function. *Arch Dis Child Fetal Neonatal Ed* 2006; 91(3): F175–9.

20. Sommer RJ, Hijazi ZM, Rhodes JF, Jr. Pathophysiology of congenital heart disease in the adult: Part I: Shunt lesions. *Circulation* 2008; 117(8): 1090–9.

21. Cruz-Gonzalez I, Solis J, Kiernan TJ, Yan BP, Lam YY, Palacios IF. Clinical manifestation and current management of patent foramen ovale. *Exp Rev Cardiovasc Ther* 2009; 7(8): 1011–22.

22. Ward JP. Oxygen sensors in context. *Biochim Biophys Acta* 2008; 1777(1): 1–14.

23. Abman SH, Accurso FJ, Wilkening RB, Meschia G. Persistent fetal pulmonary hypoperfusion after acute hypoxia. *Am J Physiol* 1987; 253(4 Pt 2): H941–8.

24. Blanco CE, Martin CB, Rankin J, Landauer M, Phernetton T. Changes in fetal organ flow during intrauterine mechanical ventilation with or without oxygen. *J Dev Physiol* 1988; 10(1): 53–62.

25. Abman SH, Chatfield BA, Rodman DM, Hall SL, McMurtry IF. Maturational changes in endothelium-derived relaxing factor activity of ovine pulmonary arteries in vitro. *Am J Physiol* 1991; 260(4 Pt 1): L280–5.

26. Shaul PW. Regulation of vasodilator synthesis during lung development. *Early Hum Dev* 1999; 54(3): 271–94.

27. Gao Y, Raj JU. Regulation of the pulmonary circulation in the fetus and newborn. *Physiol Rev* 2010; 90(4): 1291–335.

28. Haworth SG, Hislop AA. Lung development—The effects of chronic hypoxia. *Semin Neonatol* 2003; 8(1): 1–8.

29. Reese J. Death, dying, and exhaustion in the ductus arteriosus: Prerequisites for permanent closure. *Am J Physiol Regul Integr Comp Physiol* 2006; 290(2): R357–8.

30. Clyman RI. Mechanisms regulating the ductus arteriosus. *Biol Neonate* 2006; 89(4): 330–5.

31. Bouayad A, Hou X, Varma DR, Clyman RI, Fouron J-C, Chemtob S. Cyclooxygenase isoforms and prostaglandin E2 receptors in the ductus arteriosus. *Curr Ther Res* 2002; 63(10): 669–81.

32. Smith GC. The pharmacology of the ductus arteriosus. *Pharmacol Rev* 1998; 50(1): 35–58.

33. Coceani F, Baragatti B. Mechanisms for ductus arteriosus closure. *Semin Perinatol* 2012; 36(2): 92–7.

34. Clyman RI. Mechanisms regulating closure of the ductus arteriosus. In: Polin RA, Fox WW, Abman SH (eds). *Fetal and Neonatal Physiology*. Philadelphia: Saunders, 2004, 743–8.

35. Echtler K, Stark K, Lorenz M, Kerstan S, Walch A, Jennen L et al. Platelets contribute to postnatal occlusion of the ductus arteriosus. *Nat Med* 2010; 16(1): 75–82.

36. Stoller JZ, DeMauro SB, Dagle JM, Reese J. Current perspectives on pathobiology of the ductus arteriosus. *J Clin Exp Cardiolog* 2012; S8: 001.

37. Hamrick SE, Hansmann G. Patent ductus arteriosus of the preterm infant. *Pediatrics* 2010; 125(5): 1020–30.

38. Benitz WE, Committee on Fetus and Newborn. Patent ductus arteriosus in preterm infants. *Pediatrics* 2016; 137(1): 1–6.

39. Finnemore A, Groves A. Physiology of the fetal and transitional circulation. *Semin Fetal Neonatal Med* 2015; 20: 210–6.

40. Evans K. Cardiovascular transition of the extremely premature infant and challenges to maintain hemodynamic stability. *J Perinatal Neonatal Nurs* 2016; 30(1): 68–72.

41. Bystrzycka E, Nail B, Purves MJ. Central and peripheral neural respiratory activity in the mature sheep fetus and newborn lamb. *Respir Physiol* 1975; 25: 199–215.

42. Bahoric A, Chernick V. Electrical activity of phrenic nerve and diaphragm in utero. *J Appl Physiol* 1975; 39: 513–8.

43. Barcroft J. *Researches on Pre-natal Life*. Illinois: Charles C Thomas, 1946: 261–6.

44. Cooke IRC, Berger PH. Precursor of respiratory pattern in the early gestation mammalian fetus. *Brain Res* 1990; 522: 333–6.

45. Vries de JIP, Visser GHA, Prechtl HFR. The emergence of fetal behavior 1. Qualitative aspects. *Early Hum Develop* 1982; 7: 301–22.

46. Clewlow R, Dawes GS, Johnston BM, Walker DW. Changes in breathing, electrocortical and muscle activity in unanaesthetized fetal lambs with age. *J Physiol* 1983; 341: 463–76.

47. Ioffe S, Jansen AH, Chernick V. Maturation of spontaneous fetal diaphragmatic activity and fetal response to hypercapnia and hypoxemia. *J Appl Physiol* 1987; 62: 609–22.

48. Bowes G, Adamson TM, Ritchie BC, Dowling M, Wilkinson MH, Maloney JE. Development of patterns of respiratory activity in unanaesthetized fetal sheep in utero. *J Appl Physiol* 1981; 50: 693–700.

49. Szeto HH, Cheng PY, Decena JA, Wu DL, Cheng Y,

Dwyer G. Developmental changes in continuity and stability of breathing in the fetal lamb. *Am J Physiol* 1992; 262: R452–8.

50. Dawes GS, Fox HE, Leduc BM, Liggins GC, Richards RT. Respiratory movements and rapid eye movements sleep in the fetal lamb. *J Physiol Lond* 1972; 220(1): 119–43.

51. Szeto HH, Vo TDH, Dwyer G, Dogramajian ME, Cox MJ, Senger G. The ontogeny of fetal lamb electrocortical activity: A power spectral analysis. *Am J Obstet Gynecol* 1985; 153: 462–6.

52. Szeto HH. Spectral edge frequency as a simple quantitative measure of maturation of electrocortical activity. *Pediatr Res* 1990; 27: 289–92.

53. Harding R, Bocking AD, Sigger JN. Influence of upper respiratory tract on liquid flow to and from fetal lungs. *J Physiol* 1986; 61: 68–71.

54. Blanco CE, Dawes GS, Walker DW. Effects of hypoxia on polysynaptic hind-limb reflexes of unanaesthetized fetal and new-born lambs. *J Physiol* 1983; 39: 453–4.

55. Kuipers IM, Maertzdorf WJ, De Jong DS, Hanson MA, Blanco CE. Effects of mild hypocapnia on fetal breathing and behavior in unanaesthetized normoxic fetal lambs. *J Appl Physiol* 1994; 76: 1476–80.

56. Steriade M, Contreras D, Amzica F. Synchronized sleep oscillations and their paroxysmal developments. *TINS* 1994; 17: 199–208.

57. Phillipson EA, Bowes G, Townsend ER, Duffin J, Cooper JD. Carotid chemoreceptors in ventilatory response to changes in venous CO_2 load. *J Appl Physiol* 1981; 51: 1398–403.

58. Dawes GS, Gardner WN, Johnston BM, Walker DW. Breathing in fetal lambs: The effects of brain stem section. *J Physiol* 1983; 335: 535–53.

59. Johnston BM, Gluckman PD. Lateral pontine lesion affects central chemosensitivity in unanaesthetized fetal lambs. *J Physiol* 1989; 67: 1113–8.

60. Barcroft J. *The Brain and Its Environment.* New Haven: Yale University Press, 1938: 44.

61. Lumsden T. Observations on the respiratory centers. *J Physiol* 1923; 57: 354–67.

62. Dawes GS. The central control of fetal breathing and skeletal muscle movements. *J Physiol* 1984; 346: 1–18.

63. Gluckman PD, Johnston BM. Lesions in the upper lateral pons abolish the hypoxic depression of breathing in unanaesthetized fetal lambs in utero. *J Physiol* 1987; 382: 373–83.

64. Johnston BM, Gluckman PD. Peripheral chemoreceptors respond to hypoxia in pontine-lesioned fetal lambs in utero. *J Appl Physiol* 1993; 75(3): 1027–34.

65. Moore PJ, Parkes MJ, Nijhuis JG, Hanson MA. The incidence of breathing movements in fetal sheep in normoxia and hypoxia after peripheral chemodenervation and brain stem transection. *J Dev Physiol* 1989; 11: 147–51.

66. Nolan PC, Dillon GH, Waldrop TG. Central hypoxic chemoreceptors in the ventrolateral medulla and caudal hypothalamus. *Adv Exp Med Biol* 1995; 393: 261–6.

67. Moore PJ, Hanson MA, Parkes MJ. Almitrine inhibits breathing movements in fetal sheep. *J Dev Physiol* 1989; 11(5): 277–81.

68. Johnston BM, Moore PJ, Bennet L, Hanson MA, Gluckman PD. Almitrine mimics hypoxia in fetal sheep with lateral pontine lesions. *J Appl Physiol* 1990; 69: 1330–5.

69. Hanson MA. Peripheral chemoreceptor function before and after birth. In: Johnston BM, Gluckman P (eds). *Respiratory Control and Lung Development in the Fetus and Newborn.* Perinatology Press, Ithaca, NY, 1986: 311–30.

70. Blanco CE, Dawes GS, Hanson MA, McCooke HB. The response to hypoxia of arterial chemoreceptors in fetal sheep and newborn lambs. *J Physiol* 1984; 351: 25–37.

71. Blanco CE, Dawes GS, Hanson MA, McCooke HB. The arterial chemoreceptors in fetal sheep and new-born lambs. *J Physiol* 1982; 330: 38 pp.

72. Bartelds B, Van Bel F, Teitel DF, Rudolph AM. Carotid, not aortic, chemoreceptors mediate the fetal cardiovascular response to acute hypoxemia in lambs. *Pediatr Res* 1993; 34(1): 51–5.

73. Giussani DA, Spencer JAD, Moore PJ, Bennet L, Hanson MA. Afferent and efferent components of the cardiovascular reflex responses to acute hypoxia in term fetal sheep. *J Physiol* 1993; 461: 431–49.

74. Blanco CE, Hanson MA, McCoocke HB. Effects on carotid chemoreceptor resetting of pulmonary ventilation in the fetal lamb in utero. *J Dev Physiol* 1988; 10: 167–74.

75. Kumar P, Hanson MA. Re-setting of the hypoxic sensitivity of aortic chemoreceptors in the newborn lamb. *J Dev Physiol* 1989; 11: 199–206.

76. Kitterman JA, Liggins GC, Fewell JE, Tooley WH. Inhibition of breathing movements in fetal sheep by Prostaglandins. *J Appl Physiol* 1983 Mar 1; 54: 687–92.

77. Kitterman JA, Liggins GC, Clements JA, Tooley WH. Stimulation of breathing movements in fetal sheep by inhibitors of prostaglandin synthesis. *J Dev Physiol* 1979; 1: 453–66.

78. Wallen LD, Murai DT, Clyman RI, Lee CH, Mauray FE, Kitterman JA. Regulation of breathing movements in fetal sheep by prostaglandin E_2. *J Appl Physiol* 1986; 60: 526–31.

79. Patrick J, Challis JRG, Cross J. Effects of maternal indomethacin administration on fetal breathing movements in sheep. *J Dev Physiol* 1987; 9: 295–300.

80. Murai DT, Wallen LD, Lee CC, Clyman RI, Mauray F, Kitterman JA. Effects of prostaglandins in fetal breathing do not involve peripheral chemoreceptors. *J Appl Physiol* 1987; 62: 271–7.

81. Koos BJ. Central effects on breathing in fetal sheep of sodium meclofenamate. *J Physiol* 1982; 330: 50–1.

82. Koos BJ. Central stimulation of breathing movements in fetal lambs by prostaglandin synthetase

inhibitors. *J Physiol* 1985; 362: 455–66.

83. Guerra FA, Savich RD, Clyman RI, Kitterman JA. Meclofenamate increases ventilation in lambs. *J Dev Physiol* 1988;11:1-6.

84. Long WA. Prostaglandins and control of breathing in newborn piglets. *J Appl Physiol* 1988; 64: 409–18.

85. Wallen LD, Murai DT, Clyman RI, Lee CH, Mauray FE, Kitterman JA. Effects of meclofenamate on breathing movements in fetal sheep before delivery. *J Appl Physiol* 1988; 64: 759–66.

86. Lee DS, Choy P, Davi M, Caces R, Gibson D, Hasan SU, Cates D, Rigatto H. Decrease in plasma prostaglandin E_2 is not essential for the establishment of continuous breathing at birth in sheep. *J Dev Physiol* 1989; 12(3): 145–51.

87. Smith GN, Brien JF, Homan J, Carmichael L, Treissman D, Patrick J. Effect of ethanol on ovine fetal and maternal plasma prostaglandin E^2 concentrations and fetal breathing movements. *J Dev Physiol* 1990; 14: 23–8.

88. Smith GN, Brien JF, Homan J, Carmichael L, Patrick J. Indomethacin reversal of ethanol-induced suppression of ovine fetal breathing movements and relationship to prostaglandin E2. *J Dev Physiol* 1990; 14: 29–35.

89. Watson CS, White SE, Homan JH, Kimura KA, Brien JF, Fraher L, Challis JRG, Bocking AD. Increase cerebral extracellular adenosine and decreased PGE2 during ethanol-induced inhibition of FBM. *J Appl Physiol* 1999; 86: 1410–20.

90. Bennet L, Johnston BM, Vale WW, Gluckman PD. The effects of corticotrophin-releasing factor and two antagonists on breathing movements in fetal sheep. *J Physiol* 1990; 421: 1–11.

91. Hanson MA, Moore PJ, Nijhuis JG, Parkes MJ. Effects of pilocarpine on breathing movements in normal, chemodenervated and brain stem-transected fetal sheep. *J Physiol* 1988; 400: 415–24.

92. Fletcher DJ, Hanson MA, Moore PJ, Nijhuis JG, Parkes MJ. Stimulation of breathing movements by L-5-hydroxytryptophan in fetal sheep during normoxia and hypoxia. *J Physiol* 1988; 404: 575–89.

93. Hasan SU, Lee DS, Gibson DA, Nowaczyk BJ, Cates DB, Sitar DS, Pinsky C, Rigatto H. Effect of morphine on breathing and behavior in fetal sheep. *J Appl Physiol* 1988; 64: 2058–65.

94. Crossley KJ, Nicol MB, Hirst JJ, Walker DW, Thorburn GD. Suppression of arousal by progesterone in fetal sheep. *Reprod Fertil Dev* 1997; 9: 767–73.

95. Nicol MB, Hirst JJ, Walker D, Thorburn GD. Effect of alteration of maternal plasma progesterone concentrations on fetal behavioural state during late gestation. *J Endocrinol* 1997; 152: 379–86.

96. Parkes MJ, Moore PJ, Hanson MA. The effects of inhibition of 3-B hydroxysteroid dehydrogenase activity in sheep fetuses in utero. *Proc Soc Study Fetal Physiol Cairn* 1988; 58.

97. Inanlou MR, Baguma-Nibasheka M, Kablar B. The role of fetal breathing-like movements in lung organogen-esis. *Histol Histopathol* 2005 Oct; 20(4): 1261–6.

98. Sanchez-Esteban J, Tsai SW, Sang J, Qin J, Torday JS, Rubin LP. Effects of mechanical forces on lung-specific gene expression. *Am J Med Sci* 1998; 316: 200–4.

99. Blanco CE, Dawes GS, Walker DW. Effects of hypoxia on polysynaptic hind-limb reflexes in new-born lambs before and after carotid denervation. *J Physiol* 1983; 339: 467–74.

100. Molteni RA, Melmed MH, Sheldon RE, Jones MD, Meschia G. Induction of fetal breathing by metabolic acidemia and its effects on blood flow to the respiratory muscles. *Am J Obstet Gynecol* 1980; 136: 609–20.

101. Hohimer AR, Bissonnette JM. Effects of metabolic acidosis on fetal breathing movements in utero. *Respir Physiol* 1981; 43: 99–106.

102. Quilligan EJ, Clewlow F, Johnston BM, Walker DW. Effects of 5-hydroxytryptophan on electrocortical activity and breathing movements of fetal sheep. *Am J Obstet Gynecol* 1981; 141: 271–5.

103. Jansen AH, Ioffe S, Chernick V. Stimulation of fetal breathing activity by beta-adrenergic mechanisms. *J Appl Physiol* 1986; 60: 1938–45.

104. Bennet L, Gluckman PD, Johnston BM. The effects of corticotrophin-releasing hormone on breathing movements and electrocortical activity of the fetal sheep. *J Physiol* 1988; 23: 72–5.

105. Gluckman PD, Gunn TR, Johnston BM. The effect of cooling on breathing and shivering in unanaesthetized fetal lambs in utero. *J Physiol* 1983; 343: 495–506.

106. Kuipers IM, Maertzdorf EJ, De Jong DS, Hanson MA, Blanco CE. Initiation and maintenance of continuous breathing at birth. *Pediatr Res* 1997; 42: 163–8.

107. Lagercrantz H, Pequignot JM, Hertzberg T, Holgert H, Ringstedt T. Birth-related changes of expression and turnover of some neuroactive agents and respiratory control. *Biol Neonate* 1994; 65: 145–8.

108. Adamson SL, Richardson, Homan J. Initiation of pulmonary gas exchange by fetal sheep in utero. *J Appl Physiol* 1987; 62: 989–98.

109. Boddy K, Dawes GS, Fisher R, Pinter S, Robinson JS. Foetal respiratory movements, electrocortical activity and cardiovascular responses to hypoxaemia and hypercapnia in sheep. *J Physiol* 1974; 243: 599–618.

110. Adamson SL, Kuipers IM, Olson DM. Umbilical cord occlusion stimulates breathing independent of blood gases and pH. *J Appl Physiol* 1991; 70: 1796–809.

111. Sawa R, Asakura H, Power G. Changes in plasma adenosine during simulated birth of fetal sheep. *J Appl Physiol* 1991; 70: 1524–28.

112. Alvaro RE, Hasan SU, Chemtob S, Qurashi M, Al-Saif S, Rigatto H. Prostaglandins are responsible for the inhibition of breathing observed with a placental extract in fetal sheep. *Respir Physiol Neurobiol Physiol* 2004 Nov 30; 144(1): 35–44.

113. Kozuma S, Nishina H, Unno N, Kagawa H, Kikuchi A, Fujii T, Baba K, Okai T, Kuwabara Y, Taketani Y. Goat fetuses disconnected from the placenta, but reconnected to an artificial placenta, display intermit-

tent breathing movements. *Biol Neonate* 1999; 75: 388–97.

114. Martin-Body RL. Brain transections demonstrate the central origin of hypoxic ventilatory depression in carotid body-denervated rats. *J Physiol* 1988; 407: 41–52.

115. Martin-Body RL, Johnston BM. Central origin of the hypoxic depression of breathing in the young rabbit. *Respir Physiol* 1988; 71: 25–32.

116. Ackland GL, Noble R, Hanson MA. Red nucleus inhibits breathing during hypoxia in neonates. *Respir Physiol* 1997; 110(2–3): 251–60.

117. Moore PJ, Ackland GL, Hanson MA. Unilateral cooling in the region of locus coeruleus blocks the fall in respiratory output during hypoxia in anaesthetized neonatal sheep. *Exp Physiol* 1996; 81: 983–94.

118. Lagercrantz H. Stress, arousal and gene activation at birth. *Pediatr Res* 1996; 11: 214–8.

119. Chau AF, Matsurura M, Koos B. Glutamate receptors in the thalamus stimulate breathing and modulate sleep state in fetal sheep. *J Soc Gynecol Invest* 1996; 3(2): 252A/388.

120. Bocking AD, Harding R. Effects of reduced uterine blood flow on electrocortical activity, breathing and skeletal muscle activity in fetal sheep. *Am J Obstet Gynecol* 1986; 154: 655–62.

121. Stein P, White SE, Homan J, Blocking AD. Altered fetal cardiovascular responses to prolonged hypoxia after sinoaortic denervation. *Am J Physiol* 1999, 276: R340–46.

122. Lalor JG, Fawole B, Alfirevic Z, Devane D. Biophysical profile for fetal assessment in high risk pregnancies. *Cochrane Database Syst Rev* 2008 Jan 23; (1): CD000038.

123. Honest H, Bachmann LM, Sengupta R, Gupta JK, Kleijnen J, Khan KS. Accuracy of absence of fetal breathing movements in predicting preterm birth: A systematic review. *Ultrasound Obstet Gynecol* 2004 Jul; 24(1): 94–100.

124. Sussman D, Lye SJ, and Wells GD. Impact of maternal physical activity on fetal breathing and body movements. A review. *Early Human Dev* 2016, March; 94: 53–6.

新生儿临床解剖学

Mark D. Stringer　S. Ali Mirjalili

引言

一个刚出生的婴儿在达到成熟时身高增加了3倍，体重增加了20倍。在这个过程中，结构的大小和位置发生变化。在胎儿发育过程中至关重要的某些物质消失了，大多数仍持续存在，但在不同年龄段以不同的速度增长。因此，新生儿的解剖结构与成人不同就不足为奇了。其中一些差异对小儿外科医师尤其重要（表3.1和图3.1）。本章总结了新生儿的应用解剖学，强调了与成人临床相关且不同的方面。

生长和比例

生长可以被定义为"一个生物或其任何部分从最初阶段到成熟的渐进发展，包括随之而来的体积增大"[1]。它包括大小和质量的变化，包括细胞分裂、分化和凋亡等过程。生长可以是成比例的，但往往是有差异的。例如，足月新生儿的头部约占其体长的25%和体表面积的20%。在成人中，这些数字分别约为13%和9%（图3.2）。同样，新生儿的骨盆和下肢也相对较小[2]。体表面积与体重的比值随着年龄的增长而下降，新生儿的表面积约为$0.25m^2$，而成人的表面积为$1.73m^2$。因此，新生儿更容易遭受热量损失。

足月新生儿从头顶到脚后跟的平均长度为48~50cm，体重为2.7~3.8kg。其中75%~80%是水，15%~28%是脂肪[3]。到1岁时，人体总水分已下降到体重的60%左右。

表3.1　新生儿与成人的主要解剖学差异

心血管系统	刚从胎儿循环转变
	心脏比较大
	先天性心脏缺陷的可能性
	胸部X线检查发现明显的胸腺阴影
呼吸系统	鼻呼吸
	短颈高喉
	哺乳时呼吸的能力
	声门下是气道最狭窄的部分
	高顺应性的胸壁
	呼吸更加依赖膈肌
腹部	相对较宽的腹部
	腹股沟管短
	腹股沟疝和睾丸未降的倾向
	腹腔内少量脂肪
	肝脏比例大
	小肠和大肠的放射学差异小
	小盆腔
	腹腔内膀胱与子宫
	肾上腺比例大
肌肉骨骼系统	成比例的大头、小骨盆和下肢
	开放性囟门
	面部和下颌骨相对发育不全
	水平咽鼓管
	无脊柱弯曲（骶骨微弯曲除外）
	缺乏大多数次级骨化中心
	浅髋臼
	臀肌相对较小
神经系统	相对较大的大脑，充满神经元
	轴突的髓鞘化不完全
	按比例增大的脑室
	脊髓终止水平较低
皮肤	可变的皮下脂肪（一些褐色脂肪）
	皮肤薄，不成熟的出汗机制
	更大的体表面积与体重比
	头部占体表面积的20%

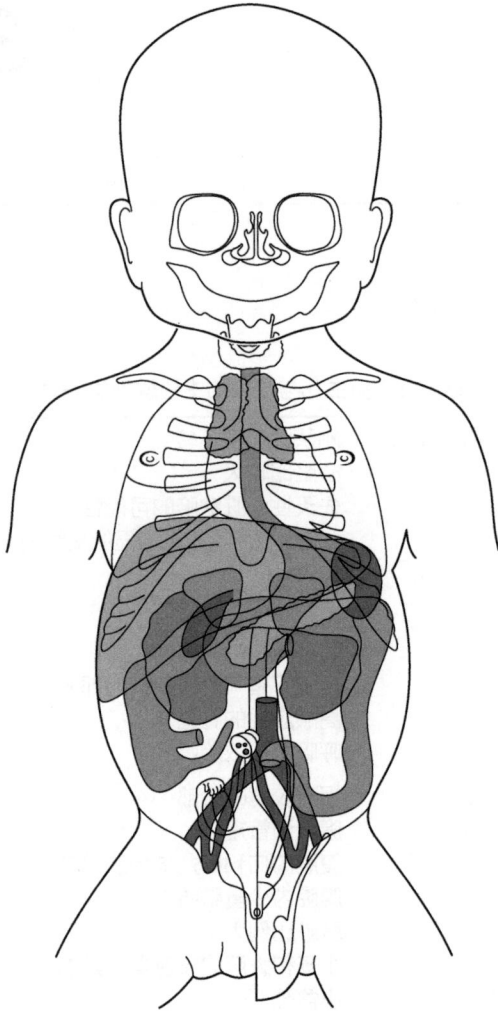

图 3.1 图解说明了新生儿内脏的相对比例（改编自 Crelin ES. *Functional Anatomy of the Newborn*. New Haven：Yale University Press，1973，p. 75）

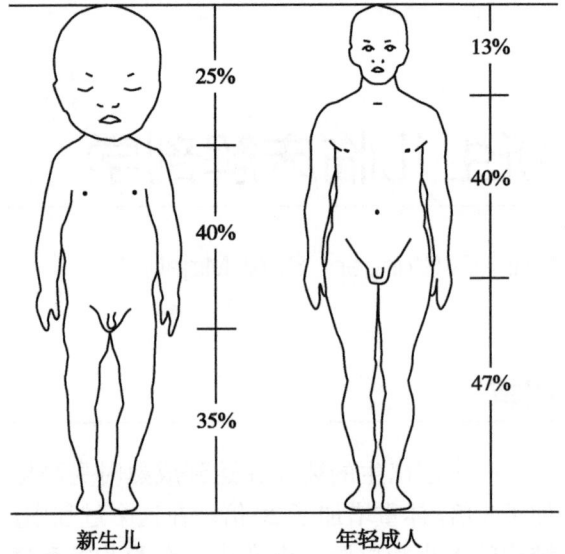

图 3.2 新生儿与成人的头部、躯干和下肢的相对比例（改编自 Diméglio A. Growth in pediatric orthopaedics. In Morrissy RT，Weinstein SL. *Lovell and Winter's Pediatric Orthopaedics*. 6th edn. Lippincott Williams and Wilkins，2006，Vol 1，p. 40）

心血管系统

出生后循环系统变化

在胎儿中，富氧血通过脐静脉从胎盘输送到位于肝脐隐窝内的门静脉左支（图 3.3）。静脉导管起源于门静脉左支的后侧，正好位于脐静脉开口的对面，并在肝左叶和尾状叶之间穿过，在进入下腔静脉（inferior vena cava，IVC）附近终止于肝左静脉。富含氧的血液，由 IVC 开口前缘进入右心房的瓣膜引导，通过卵圆孔流至左心房。从胎儿上腔静脉和冠状窦返回的低氧血液优先被引导至右心室。在妊娠晚期，由于动脉导管将血液从肺动脉干分流到主动脉弓，也就是左锁骨下动脉起始处的远端，因此只有大约 20% 的胎儿心输出量到达肺[4-5]。足月时，动脉导管从肺动脉干开始，长约 8~12mm，宽约 4~5mm；相比之下，胸主动脉直径约为 5~6mm[3]。动脉导管壁富含平滑肌纤维。在胎儿体内，导管的通畅由局部产生的前列腺素维持，前列腺素抑制肌肉对氧气的反应性收缩。

出生时肺膨胀，由于机械作用和氧气引起的肺血管舒张，肺血管阻力下降。动脉导管开始闭合，肺血流量增加。左心房静脉回流增加，导致左心房压力升高。右心房压力下降是由于脐静脉阻塞导致静脉回流减少。这些心房压力的变化迫使房间隔的下缘压扁并随后黏附在卵圆窝的边缘，从而导致卵圆孔的功能性闭合。永久性闭合常会在出生后的第一年内形成。

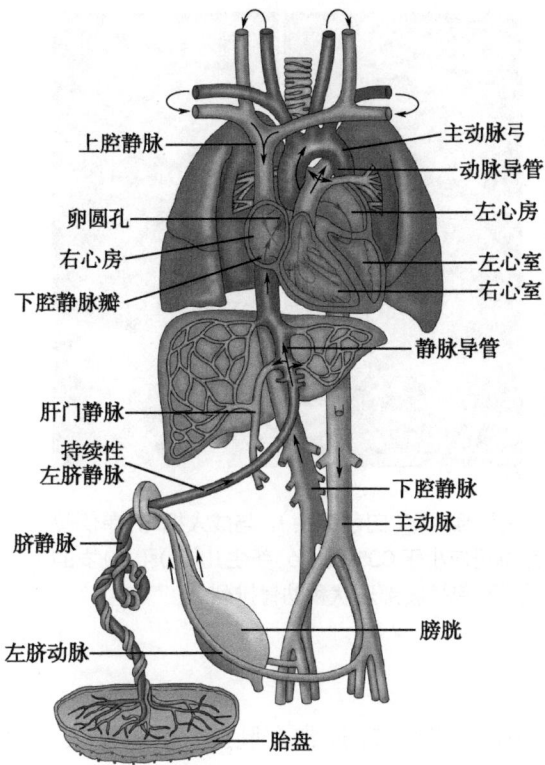

图 3.3 胎儿循环

因此，要使心血管系统适应新生儿生活，就必须功能性关闭三个胎儿导管。

- 卵圆孔　多达 25% 的人原发房间隔与卵圆窝边缘不完全融合[6]，导致小的潜在房内通道，即卵圆孔未闭（patent foramen ovale，PFO）。通常，由于开口的瓣状布置和不同的心房压力，因此不会产生任何后果。但是，PFO 与异常栓塞（通过心脏各腔室之间的异常通路，静脉栓子从静脉系统通过卵圆孔进入左心，引起全身性动脉栓塞，例如栓塞性卒中）和潜水减压病增加的风险相关[7]，不过这种情况非常少见。卵圆孔关闭后，在胎儿中突出的下腔静脉瓣膜变得脆弱或消失。

- 动脉导管　在没有先天性心脏病的足月新生儿中，动脉导管在出生后立即闭合。导管内的平滑肌收缩诱发最初的功能性关闭，可能是由以下几种机制介导的：动脉血氧浓度升高，内源性前列腺素 E_2 合

成的抑制，血浆儿茶酚胺和神经信号传导。另外，全身血管阻力增加（由于缺乏胎盘循环）和肺血管阻力降低，导致导管血流逆转。超过 90% 的足月婴儿在 3 天内完成功能性关闭[8]。结构性关闭的发生更为缓慢，留下连接左肺动脉起端和主动脉弓下侧的纤维韧带。持续性导管分流经常发生在呼吸窘迫的早产儿[4]。

- 静脉导管　静脉导管的自发性闭合在出生后立即开始[9]，通常在新生儿约 17 天时就完成[10-11]。有先天性心脏病时闭合可能会暂时延迟，这可能是静脉压力升高造成的。在成人中，残留的静脉韧带在裂隙内延伸，将肝脏的解剖学左叶和尾状叶分开。静脉导管持续性通畅是罕见的，以男孩较多见，并且可能引起长期问题，例如肝性脑病[12]。

心脏

在足月新生儿中，通过多普勒研究测得的心输出量约为 250mL/（kg·min），第一周的平均收缩压为 70~80mmHg（早产儿更低），心率在分娩后数小时内稳定至 120~140 次 /min。随着肺循环的建立，心室肌层厚度的变化反映出心脏右侧做功减少而左侧做功增加。在出生时，两个心室的平均壁厚约为 5mm，而在成人中，左心室的厚度约为右心室的 3 倍[3]。新生儿心脏相对于胸腔和肺部较大，因此，与成人相比，它在胸部 X 线片上占据的肺野比例更大（图 3.4[13]）。

先天性心脏病占所有发育异常的四分之一（每 1 000 例活产中有 8 例[4]），包括右位心（孤立或部分内脏逆位）、异构现象和结构性缺陷（间隔缺损、房室或心室动脉连接异常和瓣膜异常）。室间隔缺损是最常见的，膜性缺损比室间隔肌性缺损更常见。真正的房间隔缺损是在第一房间隔和 / 或房室心内膜垫无法正常发育时发生的。主动脉缩窄常被认为是先天性心脏病的表现之一。通常，主动脉近节段在左锁骨下动脉起始点的远端会出现

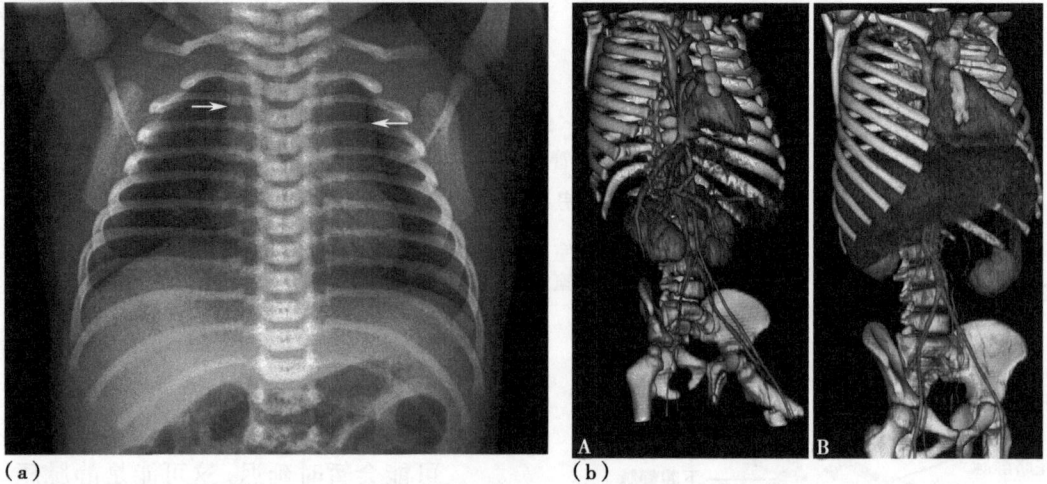

图 3.4 （a）新生儿仰卧前后位胸片。注意明显的上纵隔胸腺阴影（白色箭头）。与成人相比，单侧膈相对平坦，肋骨较平，心脏也相对较大（尽管横向心胸比例仍应小于 60%）。（b）新生儿（A）和 10 岁的儿童（B）的三维重建 CT 扫描，显示出骨骼解剖结构的差异，包括胸部形状和肋骨排列

狭窄或闭塞，但导管前（包括主动脉弓及其分支）甚至导管后缩窄也可能发生。

放置新生儿中心静脉导管时，通常应使中心静脉导管尖端位于胸部 X 线片上的上腔静脉 / 右心房交界处，以减少严重的心房穿孔和心脏压塞的风险，虽然发生概率很小[14]。

脐血管

正常的脐带包含两条厚壁的脐动脉，在 12 点钟位置附近有一条较大但薄壁的脐静脉。单条脐动脉与其他先天性异常的风险增加有关，特别是肾、脊椎、心血管和肛门直肠畸形[15]，早产、生长受限和围产期死亡的风险亦增加[16-17]。但是，一般不建议对有孤立的单条脐动脉的婴儿进行常规染色体核型分析和肾脏超声检查[16,18]。

出生时，随着脐带温度的下降和血流动力学的变化，脐血管会迅速收缩。脐动脉的闭锁是由于"霍博肯折叠"，即由斜或横束成肌纤维细胞产生的沿脐动脉长度的收缩环[19]。目前已经发现许多与脐血管收缩相关的介质，包括缓激肽和内皮素 -1，其中一些在脐带内局部产生。出生后，闭锁的脐动脉成为成对的脐内侧韧带，通常在肚脐下方的前腹壁腹膜下可见。每条脐动脉的近端仍为膀胱上动脉。脐静脉的腹内段变成了肝圆韧带。正常情况下，脐尿管在出生前就已退化，仅留下纤维性的脐正中韧带。

脐动脉和静脉可在出生后 24~48 小时内插入导管，为复苏、血管内监测、输液、输血和肠外营养提供血管通路[20]。脐静脉置入导管尖端的理想位置是在 IVC 中，就在右心房下方。脐动脉导管的尖端通常位于膈肌上方，但位于动脉导管下方（"高"位置相当于 T_6~T_9 椎体水平）。有时，导管尖端位于肾脏和肠系膜下动脉的起点下方，但位于主动脉权上方（在 L_3~L_4 椎体水平的"低"位置）。

动脉

新生儿股动脉在髂前上棘和耻骨结节之间可触及[21]。因此，比起成人，它在更外侧，表面标记位于髂前上棘和耻骨联合的中间[3]。肾动脉在新生儿中的椎体水平高于成人，但最近的研究表明，在两个年龄组中，肾动脉都在 L_1 水平附近[22-23]。主动脉权在 L_4 的上缘而不是下缘。

中心静脉

与成人一样，左右头臂静脉是由同侧胸锁关节后面的颈内静脉和锁骨下静脉结合形成的，而上腔静脉与右心房之间的连接点最常见于右第四肋软骨之后[24-25]。左头臂静脉的水平比成人高，并且有可能在气管切开术中因颈部伸长而受损。

呼吸系统

上呼吸道

相比成人，新生儿头大、颈短、脸小、下颌骨小、舌大[26-27]。舌头的整个表面都在口腔内，而成人的后三分之一在口咽内。新生儿是专性鼻呼吸者，直到大约 4 个月大时才开始用嘴巴呼吸。所有这些特征都易导致上呼吸道梗阻。

新生儿鼻咽部平滑地向后向下弯曲，与口咽部连接，而不是像成人那样几乎成直角[27]（图 3.5）。舌骨和喉位于颈部的高处。因此，新生儿会厌的上缘延伸至软腭，鼻咽部与喉部直接相连。这使得婴儿在吮吸时能够呼

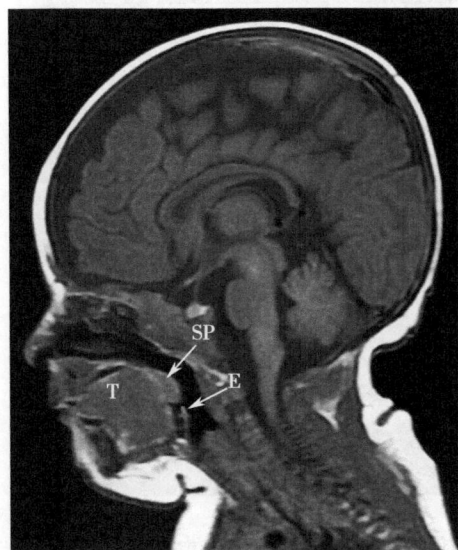

图 3.5　新生儿上呼吸道的矢状磁共振影像。T，舌头。SP，软腭。E，会厌（由 Professor Terry Doyle 提供）

吸。摄取的液体经梨状窝向会厌侧面通过。尽管吞咽和呼吸的协调不成熟，但喉部的高位置降低了误吸的风险。

喉的位置越靠前，就越容易使用直叶喉镜插管。婴儿上呼吸道的最窄部分（足月新生儿约 3.5mm）是在环状软骨水平的声门下区，而不是像成人一样在声带。随着婴儿的成长，喉部下降，会厌与软腭失去接触。喉形状和大小的性别差异在 3 岁左右才开始出现[26]。

气管和支气管树

气管很短，足月新生儿的长度约为 4~5cm[28]，早产儿的长度仅为 2~3cm，这使得气管导管的定位至关重要。气管的尖端通常位于锁骨之间，在隆突上方 1~2cm，与 T_1 椎体相对应。与成人一样，气管起始部分位于第六颈椎水平，但分叉部相对较高，位于 T_3/T_4 处（成人为 T_4/T_5）。气管富含弹性组织[29]，容易变形。右主支气管比左主支气管更宽、更陡，而隆突更可能位于中线的左侧。吸入的异物更容易进入右肺[30]。

支气管树在胎儿期第 16 周发育。此后，传导气道的尺寸增大，但数量不变[31]。出生后的肺部生长主要是由肺泡发育引起的。婴儿期肺容积迅速增加。大多数肺泡是在 2 岁前形成的，此后只有尺寸的增大[32-33]。在婴儿第一次呼吸之前，终末细支气管和肺泡充满了液体，液体大部分是在肺中产生的。剖宫产分娩的新生婴儿的肺部积液比阴道分娩后的积液更多。为了使肺泡充分扩张，必须降低肺泡表面张力。这是通过Ⅱ型肺泡细胞释放表面活性物质实现的。表面活性物质还可以防止肺泡在呼气时塌陷，这解释了为什么表面活性物质产生不足的极早产儿会出现呼吸窘迫。肺血管重塑在出生后立即开始，以减少肺血管阻力。

胸部和呼吸机制

新生儿胸部呈锥形，胸廓更圆（图 3.4）。与成人的胸壁和肺顺应性相似不同，新生儿的

胸壁顺应性是肺的 5 倍之多 [3]。因此，胸壁很容易变形，这在呼吸窘迫时很容易表现出来。

足月新生儿的呼吸频率为 40~44 次 /min。肋骨更加水平，对胸部扩张的作用更小。婴儿主要依靠腹式呼吸。膈肌在婴儿出生时相对平坦（图 3.4），并随着生长而呈圆顶状。膈肌收缩倾向于将肋骨向内拉，伴随腹部向外运动，这是新生儿的正常表现（胸腹矛盾呼吸）。新生儿的呼吸做功比成人大，而早产儿则更大。

新生儿胸腺很大（最宽为 5cm，最厚为 1cm），但出生时大小可变。这是胸部 X 线检查的主要特征（图 3.4）。腺体覆盖气管、大血管（尤其是左头臂静脉）和心脏的前上表面。出生一年后，它的血管逐渐减少，而淋巴组织逐渐被脂肪取代。

腹壁和胃肠道

腹腔和盆腔

新生儿腹部相对较宽且突出，这是因为膈肌较平且盆腔较小。新生儿肋缘与髂嵴的

距离成比例增大（图 3.4）。由于这些原因，脐上横切口提供了良好的手术路径。腹直肌在上腹部可能相对分的较开，这将随着生长变化。新生儿的腹股沟管很短，男孩的长度约为 10~15mm [34-36]，这将随生长延长。

与成人相比，新生儿的真骨盆较小，横切面更圆，方向更水平，骶曲不那么明显。由于没有腰椎前凸和椎旁沟不发达，腹膜腔在前后较浅。膀胱、卵巢和子宫都部分位于腹腔内，直肠占据了大部分的真骨盆（图 3.6）。大网膜为膜状，较脆弱，很少延伸到脐部以下。新生儿在肠系膜和内脏周围的脂肪较少。

胃肠道

足月时，新生儿食管从环状软骨到膈肌长约 8~10cm [26]。上下食管括约肌分别延伸约 1cm [37]。食管下括约肌的压力在出生后的一两个月内特别低。上消化道最狭窄的部分是环咽肌与上食管的融合处，这是留置鼻胃管时容易导致食管穿孔的潜在部位 [38]。

胃的前表面与肝左叶重叠，后者几乎延伸至脾。足月新生儿的胃容量为 30~35mL，但到第四周达到 100mL。胃排空相对缓慢，

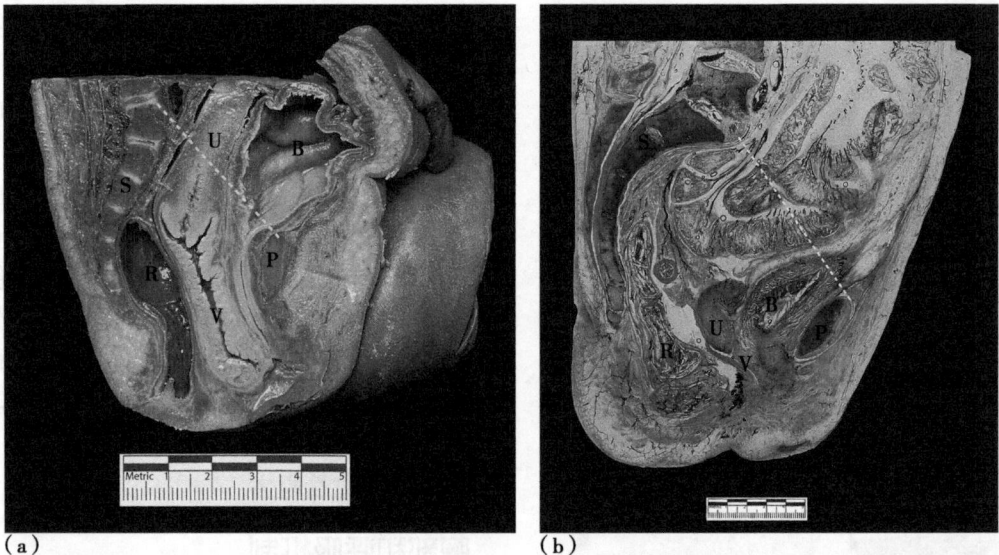

(a)　　　　(b)

图 3.6　塑化新生儿（a）和成年女性（b）骨盆中线矢状切面。注意膀胱（B）和子宫（U）的相对位置，骶骨（S）的弯曲，以及骨盆的角度 [骶骨岬和耻骨（P）之间的虚线]。V，阴道。R，直肠（由 the W.D. Trotter Anatomy Museum，University of Otago 提供）

并且在最初的几周内协调不佳。由于腹腔的形状，新生儿的小肠更加水平地分布。足月时沿新生儿肠系膜边界测量时，从十二指肠空肠曲至回盲部的小肠的平均长度约为160cm[39]，而在尸检进行测量时则明显更长[40]。在正常婴儿中，十二指肠空肠曲位于中间线的左侧，尽管其水平是可变的，但通常位于L_1椎骨的水平[41]。肠系膜上动脉通常位于肠系膜上静脉的左侧。这种血管关系在肠旋转不良的患者中常常是异常的，不过在一些健康的个体中也可以看到这些血管的方向异常，而在肠旋转不良的患者中有时可能存在正常的血管关系[42]。

从回盲肠交界处到直肠上端的结肠平均长度在足月儿体内为33cm[39]。新生儿盲肠、升结肠和降结肠均成比例地短于成人，而横结肠、乙状结肠和直肠相应地长于成人。盲肠逐渐变细至具有较大口径的比例较大的阑尾。肛管有明确的肛柱和突出的肛窦[43]。这些肛窦内的淤滞被认为是肛周脓肿的原因，尤其是在男性婴儿[44]。

新生儿小肠几乎没有环状襞，并且新生儿结肠没有结肠袋。这使得在腹部平片上很难区分小肠和大肠。它们的相对位置（中心与周围）和直径是一个参考，但是可能需要进行造影才能准确地区分大小肠。

肝脏和脾

足月新生儿肝脏重约120g，约占体重的4%（成人为2%）。它的重量在出生后第一年就增加了一倍以上。相对较大的肝脏占据了上腹部的大部分空间。其下缘在肋缘下1~2cm。早产儿的肝脏特别脆弱，并且容易受伤（例如受到腹部牵开器的伤害）。新生儿胆囊多为肝内型，胆囊底可能不延伸至肝缘以下。

新生儿脾的前端通常在左肋缘下可触及。在90%以上的新生儿病例中，胰腺尾部通常在脾门处与脾接触，这一比例高于成人[45]。在尸体解剖时发现，大约14%的胎儿和新生儿具有副脾，而只有10%的成人有副脾[46]。

泌尿生殖系统

泌尿生殖系统异常是最常见的先天性畸形之一，因此了解新生儿的正常解剖结构尤为重要。

肾脏和肾上腺

刚出生时，新生儿肾脏的长度为4~5cm，而成人肾脏的平均长度为11cm。胎儿肾分叶在出生时仍然存在。肾单位由肾小体和肾小管组成，肾小体具有与血浆过滤有关的中央肾小球，肾小管选择性重吸收滤液而产生尿液。刚出生时，新生儿每个肾脏的皮质中约有100万个肾小体。之后，皮质肾单位的质量增加，但没有产生新的肾单位。新生儿（尤其是早产儿）的肾小球滤过率（glomerular filtration rate，GFR）较低，但是在足月儿，GFR在2周龄时翻倍，并在1~2年后达到成人的GFR（每1.73m² 为120mL/min）[47]。

肾上腺在出生时相对较大，皮质相对较厚。新生儿两个肾上腺平均为9g，而成人为7~12g。在新生儿期两个腺体均会逐渐缩小。

膀胱和输尿管

刚出生时，膀胱大部分位于腹腔内（图3.6），其顶点位于耻骨和脐之间，并处于未充盈状态。因此，耻骨上膀胱穿刺引流和手动排尿相对容易。到出生后第6年，膀胱才达到成人骨盆的位置[3]。输尿管膀胱段（壁内和黏膜下部分）在10~12岁时从新生儿约0.5cm的长度增至1.3cm（成人值）。异常短的黏膜下隧道易导致膀胱输尿管反流（vesicoureteric reflux，VUR），这种类型的VUR往往随生长自行消退[48]。

生殖器和生殖道

胎儿在子宫内约6个月大时，睾丸与腹股沟深环相邻，通过睾丸引带与发育中的阴囊相连。尽管睾丸起源于腹膜后结构，但在腹部"下降"期间，它被悬挂在腹膜腔内的短系膜（睾丸系膜）上[49]。睾丸经腹股沟下降至阴囊的过程发生在受孕后的 25~35 周。在这个阶段，它被卷入延伸的腹膜憩室，即鞘突，随后鞘突关闭，仅在睾丸周围留下鞘膜。在足月儿中，大约 4% 的男孩患有隐睾，这个数字在早产儿中要高得多。到婴儿 3 个月大时，隐睾的患病率已降至 1.5%。鞘突关闭的时机和过程都是不确定的[50]。外科研究表明，在前两个月中，患有单侧腹股沟疝的婴儿的对侧腹股沟探查中约有 60% 的婴儿存在鞘突未闭，2 岁后下降到约 40%。尸检研究表明，在大约 80% 的新生儿中，鞘突是开放状态的，而在成人中，鞘突未闭这一比例减少到大约 15%~30%。患有隐睾的男孩的未闭率更高。

出生时前列腺和精囊发育良好。阴茎和阴囊相对较大，阴囊基底较宽，壁较厚。包皮在子宫内开始与龟头分离，但在出生时通常只有部分缩回。

女婴的卵巢位于髂窝的下部，在幼儿时期，随着骨盆的加深，卵巢向下进入骨盆内的卵巢窝。出生时，卵巢相对较大，含有完整的初级卵母细胞，每个卵母细胞周围有一层卵泡细胞，形成原始卵泡。据估计，在女性胎儿体内约有 700 万枚卵母细胞，但只有 100 万枚在出生时存留下来，到青春期时，这一数字将进一步减少至约 4 万枚。

在足月儿中，子宫长约 3~5cm，子宫颈占其长度的三分之二或更多（图 3.6）。女性新生儿的阴蒂和阴唇相对较突出，而阴道长约 3cm，壁相对较厚，有肉质处女膜。在母体激素撤退后，子宫和阴道会缩小。

肌肉骨骼系统

颅和面

颅骨穹窿由膜内成骨形成，面部骨骼由神经嵴膜骨衍生，颅底及部分骨咽弓衍生物（例如舌骨、听小骨）由软骨内成骨形成[3]。在出生时，额骨和顶骨的边缘能够相互滑动。在出生后的头两天，常常可以明显地触摸到拱顶的骨头。然而，骨缝线持续隆起可能提示颅缝早闭。冠状缝的生长主要负责额骨和枕骨的扩张。如果双侧过早融合会导致短头畸形，单侧早融合可导致斜形头。额缝和矢状缝的生长增加了颅骨的宽度，额缝大约在 18 个月大时融合，而矢状缝在青春期融合。过早融合可导致矢状缝早闭（舟状头畸形），这是颅缝早闭最常见的表现形式。早产儿的头部往往长而薄（长头畸形），这是由出生后的重力成形引起的，而不是由于过早的颅缝融合。

在几个颅骨穹窿骨相交的地方形成了囟门。最主要的两个囟门是前囟和后囟。前囟覆盖在上矢状静脉窦的上方，位于额缝和矢状缝交界处（前囟点），而后囟位于矢状缝和人字缝交界处（人字点）[51]。出生时婴儿的前囟大小变化很大。如果前囟过大，可能预示着先天性甲状腺功能减退症、颅内压升高或骨骼疾病[52]。前囟闭合的时机也是不确定的，但 95% 的儿童的前囟在 2 岁之前就闭合了[53]，后囟在生后两个月闭合[54]。

出生后颅骨穹窿的生长伴随着面部骨骼和下颌骨的不成比例的生长（图 3.7）。刚出生时，骨性外耳道未发育，乳突也不存在。因此，从茎乳孔出来的面神经很容易受到损伤（例如受到产钳的伤害）。刚出生时，下颌骨的两半由纤维软骨联合结合在一起，此纤维联合在幼儿期融合。下颌支与下颌体呈钝角。随着牙齿的萌出以及咀嚼肌和下巴肌肉的发育，下颌骨的形状也随之改变。

上颌窦和筛窦在出生时即存在，但蝶窦未发育完全，额窦尚未出现[26]。咽鼓管几乎呈水平位置，从而增加了中耳疾病发生的风险。在儿童时期，咽鼓管变得更加垂直。硬腭很短，只有轻微的拱起，并有横向的褶皱，这有助于哺乳。鼻泪管是将泪液从结膜囊流到鼻腔下鼻道的管道，它在出生时相对较短且较宽，但可因不完全管道化而被阻塞，阻塞容易导致流泪过多、分泌物增多及感染。

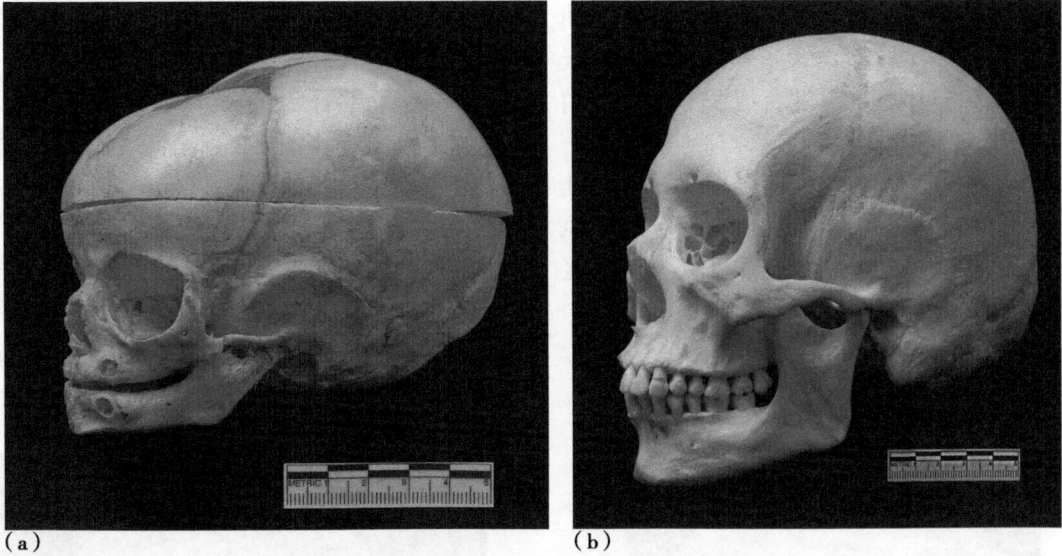

（a） （b）

图 3.7 新生儿（a）和成年男性（b）颅骨的比较。注意新生儿相对较小的脸和下颌骨，以及其颅骨穹窿缝线和前囟。乳突在出生时尚未发育（由 the W.D. Trotter Anatomy Museum，University of Otago 提供）

脊柱、骨盆和四肢

新生儿的脊柱除了轻微骶曲外没有固定的曲率。出生后，胸曲先发展，然后，随着婴儿学会控制其头部、坐姿、站立和行走，腰曲和颈曲发展，这有助于在行走时保持躯干的重心。骶岬"下降"并变得更加突出。造血发生在胎儿的肝脏、脾和骨髓中，但在出生后主要局限于椎骨、肋骨、胸骨、近端长骨和颅骨板障的骨髓中。

在人类骨骼的大约 800 个骨化中心中，刚出生时只有超过一半的骨化中心出现。这些包括大多数次级骨化中心（图 3.8）。刚出生时，软骨很丰富，腕骨没有骨化中心。出生时长骨中唯一的次级骨化中心存在于股骨髁和胫骨髁中，有时存在于肱骨头中[26]。髂嵴、髋臼底和坐骨结节均为软骨。

髋臼在出生时相对较大且较浅，在髂骨、坐骨和耻骨之间有一个特征性的 Y 形三叉软骨骺板。新生儿股骨头近三分之一位于髋臼外，使髋关节更容易脱臼。每 100 例活产婴儿中就有 1 例受到髋关节发育不良的影响，在女婴中更为常见。新生儿股骨颈短，股骨

干笔直。在婴儿早期，近端股骨生长板位于关节内，因此股骨近端干骺端的感染可能导致脓毒性关节炎。新生儿的下肢肌肉相对欠

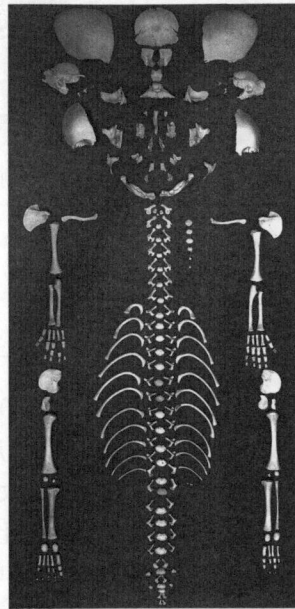

图 3.8 新生儿的骨骼。出生时没有腕骨，髋部有单独的骨化中心，长骨中除股骨下端和胫骨上端外没有次生骨化中心。标本由 J.H. Scott 教授于 1895 年制备（由 the W.D. Trotter Anatomy Museum，University of Otago 提供）

发达,臀肌质量较小。大腿倾向于外展、弯曲和外旋,膝盖弯曲,而足背屈和内翻。在先天性马蹄内翻足中,距骨发育受损,导致足内翻、内旋和前足内收。

新生儿椎体后部骨化不全使骶尾部裂孔难以触诊,从而增加了新生儿骶管麻醉的风险(图 3.9)[55]。因此,在对新生儿实施麻醉区域阻滞时建议使用超声引导。超声的另一个优势是能够显示硬膜囊的终端(通常在 S_2 处,但有一些在 S_3 处),它与骶角的距离是可变的。

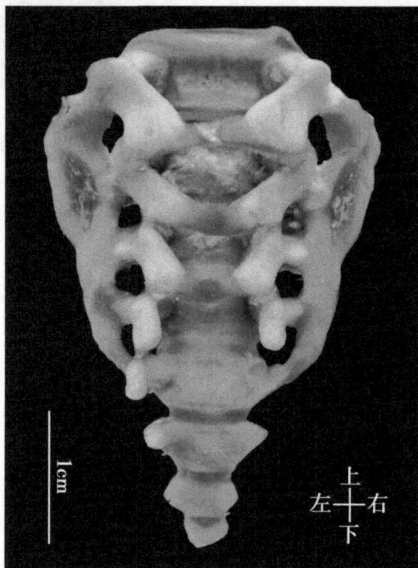

图 3.9 　来自新生儿的骶骨,显示了背侧椎体软骨的发育、骨化和对称的可变性

神经系统

足月儿大脑的重量在 300~400g,约占体重的 10%(成人占 2%)[26]。在出生后第一年,大脑的生长特别快,能达到成人大脑体积的75%。神经元的数量在出生时就已经确定,大脑的生长是由于神经元体积的增大、神经元连接的进一步发展、神经胶质与血管的增生以及轴突的髓鞘形成引起的。髓鞘形成在出生后头 6 个月达到高峰,但一直持续到成熟期[3]。出生时,尽管新生儿中央沟稍向前,脑室成比例地比成人更大些,但其脑沟和脑

回的排列与成人相似(图 3.10)。足月儿平均头围为 34cm。

新生儿的脊髓终端(脊髓圆锥)位于 L_2 椎骨的中间水平,而成人的脊髓终端位于 L_1 的下缘[56]。解剖学上的变化意味着在某些婴儿中,脊髓圆锥可能低至 L_3 水平。如果脊髓超声扫描发现脊髓圆锥异常低或不能移动,则应排除脊髓栓系的可能性。髂嵴上平面(即经两侧髂嵴最高点的平面)略高(L_3/L_4,而非 L_4)。新生儿的腰椎穿刺部位不应该在这个水平之上。

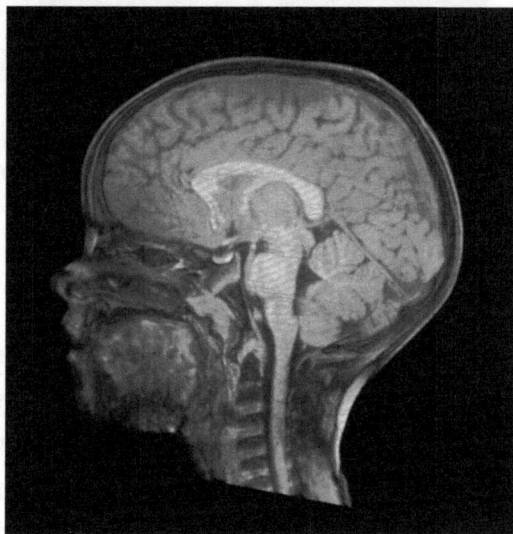

图 3.10 　MRI 矢状扫描图显示婴儿头部的容积

皮肤和皮下组织

体脂在妊娠约 34 周时在胎儿体内沉积,在合适的宫内营养下,体脂会逐渐增加至足月。足底脂肪垫给新生儿一个扁平足的外观。褐色脂肪是一种改良的脂肪组织,主要集中在颈后、肩胛间区和肾旁区域。它是由具有线粒体的脂肪细胞组成,脂肪细胞中的线粒体具有丰富的线粒体嵴以供产热。然而,新生儿调节体温的能力未发育完善。

在刚出生时,女孩和男孩的乳房组织发育相似。由于母体激素的影响,可能会出现乳房变大,甚至导致少量液体的分泌(新生儿

乳）。在从腋窝延伸到腹股沟的乳腺嵴（乳线）上可以发现多余的乳头。

新生儿的皮肤相对较薄，但能否看到外周静脉，很大程度上取决于皮下组织的厚度。外周静脉插管的常见部位包括手、足背弓静脉、手腕、肘窝、紧靠内踝前面或膝盖内侧后方的大隐静脉，以及耳前的颞浅静脉。隐静脉、头静脉和贵要静脉也用于经皮穿刺置管。

（方舒 译 舒强 审校）

参考文献

1. Sinclair D, Dangerfield P. *Human Growth after Birth*, 6th edn. Oxford: Oxford Medical Publications, 1998.
2. Diméglio A. Growth in pediatric orthopaedics. In: Morrissy RT, Weinstein SL (eds). *Lovell and Winter's Pediatric Orthopaedics*, 6th edn, Vol 1. Philadelphia: Lippincott Williams and Wilkins, 2006: 35–65.
3. Standring S (ed). *Gray's Anatomy*, 40th edn. Philadelphia: Elsevier, 2008.
4. Archer LN. Cardiovascular disease. In: Rennie JM (ed). *Roberton's Textbook of Neonatology*, 4th edn. London: Elsevier Limited, 2005: 619–60.
5. Rasanen J, Wood DC, Weiner S, Ludomirski A, Huhta JC. Role of the pulmonary circulation in the distribution of human fetal cardiac output during the second half of pregnancy. *Circulation* 1996; 94: 1068–73.
6. Hagen PT, Scholz DG, Edwards WD. Incidence and size of patent foramen ovale during the first 10 decades of life: An autopsy study of 965 normal hearts. *Mayo Clin Proc* 1984; 59: 17–20.
7. Holmes DR, Cohen HA, Ruiz C. Patent foramen ovale, systemic embolization, and closure. *Curr Probl Cardiol* 2009; 34: 483–530.
8. Evans NJ, Archer LN. Postnatal circulatory adaptation in healthy term and preterm neonates. *Arch Dis Child* 1990; 65: 24–6.
9. Meyer WW, Lind J. The ductus venosus and the mechanism of its closure. *Arch Dis Child* 1966; 41: 597–605.
10. Loberant N, Barak M, Gaitini D, Herskovits M, Ben-Elisha M, Roguin N. Closure of the ductus venosus in neonates: Findings on real-time gray-scale, color-flow Doppler, and duplex Doppler sonography. *Am J Roentgenol* 1992; 159: 1083–5.
11. Fugelseth D, Lindemann R, Liestol K, Kiserud T, Langslet A. Ultrasonographic study of ductus venosus in healthy neonates. *Arch Dis Child* 1997; 77: F131–4.
12. Stringer MD. The clinical anatomy of congenital portosystemic venous shunts. *Clin Anat* 2008; 21: 147–57.
13. Arthur R. The neonatal chest x-ray. *Paed Resp Rev* 2001; 2: 311–23.
14. Wariyar UK, Hallworth D. *Review of Four Neonatal Deaths due to Cardiac Tamponade Associated with the Presence of a Central Venous Catheter*. London, UK: Department of Health, 2001.
15. Martínez-Frías ML, Bermejo E, Rodríguez-Pinilla E, Prieto D, ECEMC Working Group. Does single umbilical artery (SUA) predict any type of congenital defect? Clinical–epidemiological analysis of a large consecutive series of malformed infants. *Am J Med Genet A* 2008; 146A: 15–25.
16. Mu SC, Lin CH, Chen YL, Sung TC, Bai CH, Jow GM. The perinatal outcomes of asymptomatic isolated single umbilical artery in full-term neonates. *Pediatr Neonatol* 2008; 49: 230–3.
17. Murphy-Kaulbeck L, Dodds L, Joseph KS, Van den Hof M. Single umbilical artery risk factors and pregnancy outcomes. *Obstet Gynecol* 2010; 116: 843–50.
18. Deshpande SA, Jog S, Watson H, Gornall A. Do babies with isolated single umbilical artery need routine postnatal renal ultrasonography? *Arch Dis Child Fetal Neonatal Ed* 2009; 94: F265–7.
19. Röckelein G, Kobras G, Becker V. Physiological and pathological morphology of the umbilical and placental circulation. *Pathol Res Pract* 1990; 186: 187–96.
20. Anderson J, Leonard D, Braner DAV, Lai S, Tegtmeyer K. Umbilical vascular catheterization. *N Engl J Med* 2008; 359: e18.
21. Van Schoor AN, Bosman M, Bosenberg A. Femoral nerve blocks: A comparison of neonatal and adult anatomy. 17th Congress of the International Federation of Associations of Anatomists, Cape Town, South Africa, August 2009.
22. Subramaniam H, Taghavi K, Mirjalili SA. A reappraisal of pediatric abdominal surface anatomy utilizing in vivo cross-sectional imaging. *Clin Anat* 2016; 29: 197–203.
23. Mirjalili SA, McFadden SL, Buckenham T, Stringer MD. A reappraisal of adult abdominal surface anatomy. *Clin Anat* 2012; 25: 844–50.
24. Mirjalili SA, Hale SJ, Buckenham T, Wilson B, Stringer MD. A reappraisal of adult thoracic surface anatomy. *Clin Anat* 2012; 25: 827–34.
25. Tarr GP, Pak N, Taghavi K, Iwan T, Dumble C, Davies-Payne D, Mirjalili SA. Defining the surface anatomy of the central venous system in children. *Clin Anat* 2016; 29: 157–64.
26. Crelin ES. *Functional Anatomy of the Newborn*. New Haven: Yale University Press, 1973.
27. Bosma JF. *Anatomy of the Infant Head*, 1st edn. Baltimore: The Johns Hopkins University Press, 1986: 321–79.
28. Sirisopana M, Saint-Martin C, Wang NN, Manoukian J, Nguyen LH, Brown KA. Novel measurements of the length of the subglottic airway in infants and young children. *Anesth Analg* 2013; 117: 462–70.
29. Kamel KS, Beckert LE, Stringer MD. Novel insights

into the elastic and muscular components of the human trachea. *Clin Anat* 2009; 22: 689–97.

30. Tahir N, Ramsden WH, Stringer MD. Tracheobronchial anatomy and the distribution of inhaled foreign bodies in children. *Eur J Pediatr* 2009; 168: 289–95.

31. Jeffery PK. The development of large and small airways. *Am J Respir Crit Care Med* 1998; 157: S174–80.

32. Thurlbeck WM. Postnatal human lung growth. *Thorax* 1982; 37: 564–71.

33. Hislop AA. Airway and blood vessel interaction during lung development. *J Anat* 2002; 201: 325–34.

34. Parnis SJ, Roberts JP, Hutson JM. Anatomical landmarks of the inguinal canal in prepubescent children. *ANZ J Surg* 1997; 67: 335–7.

35. Vergnes P, Midy D, Bondonny JM, Cabanie H. Anatomical basis of inguinal surgery in children. *Anat Clin* 1985; 7: 257–65.

36. Taghavi K, Geneta vP, Mirjalili SA. The pediatric inguinal canal: Systematic review of the embryology and surface anatomy. *Clin Anat* 2016; 29: 204–10.

37. Gupta A, Jadcherla SR. The relationship between somatic growth and in vivo esophageal segmental and sphincteric growth in human neonates. *J Pediatr Gastroenterol Nutr* 2006; 43: 35–41.

38. Gander JW, Berdon WE, Cowles RA. Iatrogenic esophageal perforation in children. *Pediatr Surg Int* 2009; 25: 395–401.

39. Struijs MC, Diamond IR, de Silva N, Wales PW. Establishing norms for intestinal length in children. *J Pediatr Surg* 2009; 44: 933–8.

40. Weaver LT, Austin S, Cole TJ. Small intestinal length: A factor essential for gut adaptation. *Gut* 1991; 32: 1321–3.

41. Koch C, Taghavi K, Hamill J, Mirjalili SA. Redefining the projectional and clinical anatomy of the duodenojejunal flexure in children. *Clin Anat* 2016; 29: 175–82.

42. Dufour D, Delaet MH, Dassonville M, Cadranel S, Perlmutter N. Midgut malrotation, the reliability of sonographic diagnosis. *Pediatr Radiol* 1992; 22: 21–3.

43. Shafik A. A new concept of the anatomy of the anal sphincter mechanism and the physiology of defecation. *Dis Colon Rect* 1980; 23: 170–9.

44. Nix P, Stringer MD. Perianal sepsis in children. *Br J Surg* 1997; 84: 819–21.

45. Üngör B, Malas MA, Sulak O, Albay S. Development of spleen during the fetal period. *Surg Radiol Anat* 2007; 29: 543–50.

46. Cahalane SF, Kiesselbach N. The significance of the accessory spleen. *J Pathol* 1970; 100: 139–44.

47. Lissauer T, Clayden G. *Illustrated Textbook of Paediatrics*, 3rd edn. London: Mosby Elsevier, 2007.

48. Godley ML, Ransley PG. Vesicoureteral reflux: Pathophysiology and experimental studies. In: Gearhart JP, Rink RC, Mouriquand PDE (eds). *Pediatric Urology*, 2nd edn. Philadelphia: Saunders, Elsevier, 2010: 283–300.

49. Lopez-Marambio FA, Hutson JM. The relationship between the testis and tunica vaginalis changes with age. *J Pediatr Surg* 2015; 50: 2075–77.

50. Godbole PP, Stringer MD. Patent processus vaginalis. In: Gearhart JP, Rink RC, Mouriquand PDE (eds). *Pediatric Urology*, 2nd edn. Philadelphia: Saunders, Elsevier, 2010: 577–84.

51. Sundaresan M, Wright M, Price AB. Anatomy and development of the fontanelle. *Arch Dis Child* 1990; 65: 386–7.

52. Davies DP, Ansari BM, Cooke TJ. Anterior fontanelle size in the neonate. *Arch Dis Child* 1975; 50: 81–3.

53. Acheson RM, Jefferson E. Some observations on the closure of the anterior fontanelle. *Arch Dis Child* 1954; 29: 196–8.

54. Bickley LS, Szilagyi PG. *Bates' Guide to Physical Examination and History Taking*, 10th edn, Chapter 18. Philadelphia: Wolters Kluwer Health, 2009: 743–96.

55. Mirjalili SA, Taghavi K, Frawley G, Craw S. Should we abandon landmark-based technique for caudal anesthesia in neonates and infants? *Paediatr Anaesth* 2015; 25: 511–6.

56. Van Schoor AN, Bosman MC, Bosenberg AT. Descriptive study of the differences in the level of the conus medullaris in four different age groups. *Clin Anat* 2015; 28: 638–44.

出生缺陷流行病学

Edwin C. Jesudason

出生缺陷有助于定义小儿外科

在 20 世纪中叶，出生缺陷的手术推动了小儿外科专业的开创和发展。在这一时期，对食管闭锁或先天性膈疝（congenital diaphragmatic hernia，CDH）成功地进行了开创性的手术，使这些患儿得以存活下来。随着肠外营养等创新技术的出现，外科手术、护理和麻醉专业技术的集中发展和整合，许多以前有致命性异常缺陷的患儿能够获得较高的存活率。此外，对于某些高病死率和 / 或发病率的缺陷，胎儿外科代表了一种有希望的试验性的方法，可以进一步减少出生缺陷的危害。鉴于这些进展，人们很容易会认为出生缺陷的问题似乎已基本上得到解决。

出生缺陷仍然是婴儿死亡和长期残疾的重要原因

感染性疾病治疗的巨大进展使出生缺陷成为婴儿死亡的主要原因。在拥有健全医疗保健体系的国家以及婴儿死亡率已经降到千分之五以下的任何地区都是如此 [1]。对某些出生缺陷的预防是可能的：通过有效的孕产妇免疫治疗计划可以消除先天性风疹综合征 [2]；而如果未进行叶酸预防，某些神经管畸形仍容易继续发生 [3-4]。但是，对于许多缺陷而言，预防并非总是可能、可行或有效的。流行病学的挑战从寨卡病毒暴发这样的新问题扩展到解释常见缺陷如腹裂的患病率变化 [5-6]（图 4.1）。出生缺陷不仅会导致婴儿死亡，还

会导致早产和慢性残疾。儿科服务往往侧重于针对出生缺陷的围产期治疗，但是很显然，我们必须更加充分地考虑长期生存者的需求。例如，向独立成人期的过渡带来的特殊挑战。尽管有一定的理由将此归因于患者及其家庭，但儿科专家和成人专家往往在各自领域独立发展，缺乏有意义的互相合作。结果是，儿童和青少年通常被圈定在儿童服务范围内，后来又被推到一个似乎脱节的陌生的成人领域。小儿外科医师很可能需要做更多的工作来解决这一转变，并通过更多地关

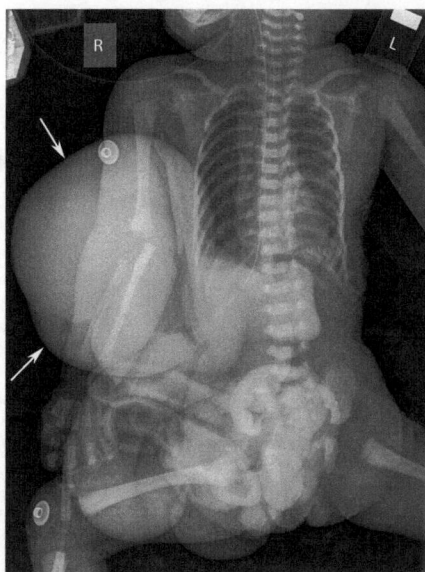

图 4.1　腹裂出生缺陷的患病率可能会发生变化。来自出生缺陷登记处的数据表明腹裂的患病率增加。腹裂的严重程度是否增加还有待观察。在这个严重且与众不同的例子中，除了肠道外，肝脏（箭头）位于新生儿腹部之外。此外，胸部变窄。这个孩子刚出生就需要机械通气

注患者的预后和恩格尔的生物 - 心理 - 社会医学模式来满足生存者的需求。

出生缺陷流行病学和畸形学

和新生儿外科学一样，畸形学和出生缺陷流行病学真正起源于 20 世纪中叶。关键的历史发展包括对先天性风疹综合征（临床眼科检查中注意到的）的认识和沙利度胺灾难性事件（用于治疗孕产妇早孕反应的沙利度胺引起海豹肢畸形和其他缺陷）的认识[7-8]。这些事件分别说明了产前感染和药物接触的严重后果，强调了对出生缺陷进行规范化监测的必要性。这具有非常重要的目的性，包括疾病暴发的预警、潜在原因的识别、新生儿服务的计划、产前咨询的指导以及结果的比较（作为最佳实践的指南）[9]。

出生缺陷的原因仍然是复杂且不确定的

在考虑出生缺陷监测方法之前，有必要确定出生缺陷的发育生物学基础[10]。出生缺陷的原因可以包括亲代的因素、胎儿的因素和环境的因素。实际上，它们常常会重叠。例如，祖父母的行为（或暴露）可能会产生表观遗传修饰，这些修饰只在发育中的胎儿身上表现出来。

亲代因素的一个常见例子是产妇年龄对唐氏综合征患病率的影响[11]。或者说，诸如糖尿病之类的产妇疾病是出生缺陷形成的公认的危险因素[12]。父亲年龄和 / 或暴露的作用更难以量化[13]。胎儿因素包括与遗传有关的先天性代谢缺陷，例如引起先天性肾上腺皮质增生症的性别发育异常，18 三体综合征等染色体病变。环境因素包括产前药物暴露（酒精、吸烟、毒品、沙利度胺、丙戊酸盐、苯妥英钠、华法林等）以及宫内感染（例如弓形虫病、风疹、巨细胞病毒、寨卡病毒）[14-16]。体外受精和单精子卵细胞质内注射等辅助生殖

技术对出生缺陷患病率的影响很难评估[17]。辅助妊娠的异常率较高，这一点需要与混杂因素平衡，例如多胎妊娠率的增加和可能导致需要辅助生殖的亲代差异。导致出生缺陷的环境因素还可能包括内分泌干扰：有些雌激素化合物被认为会导致男性胎儿性发育异常（例如尿道下裂）以及成年男性精子质量的损害[16]。鉴于归因上的困难，更简单的方式是承认只有少数出生缺陷是由简单的遗传或环境原因引起的，其余似乎是多因素起源。在这种情况下，考虑出生缺陷原因是基因与环境之间复杂相互作用的结果是有帮助的。因此，在易感性的多态性背景下，脊柱裂病例可能是由微量营养素缺乏引起的[18]。同样，致畸药物可能与药物基因组学倾向性相互作用，这可以解释为什么仅某些妊娠会受到影响[19]。除了考虑更复杂的因果关系外，简单的概率仍然可能发挥主要作用（类似于辐射生物学中提到的随机性效应）[20]。

出生缺陷通常出现在（但不限于）早期妊娠

发育生物学家认为，存在一个细胞和组织对特定的生长和转录因子做出适当反应的特定发育时期，称之为能力窗口[21]。与此类似，非特异性的致畸刺激因素影响器官系统形成的时机也不成比例，发育中的器官也具有特定的时间窗。在早期妊娠，器官形态发生占主导地位，而之后的妊娠期则以器官生长和成熟为主。因此，对致畸因子的敏感性在妊娠早期最高。因此，在这一时期孕妇应避免药物治疗。从目前理论上讲，早孕反应在早期妊娠达到高峰，这有助于减少在最脆弱的时期内潜在的致畸因子的摄入。虽然早期妊娠畸形模型似乎适用于许多出生缺陷，但某些异常是后期胎儿事件的结果，如羊膜带形成、肠套叠或血管意外。腹裂和肠闭锁在这后一类[22-24]。事实上，脐膨出和腹裂在相关异常（以及预后）方面的差异可以通过它

们在发育中起源的时间不同来解释。脐膨出被认为是一种胚胎病变，同时还伴有其他系统中器官形成的病变，例如心脏。相反，腹裂被认为是由孤立的胎儿血管意外（例如相关的肠道闭锁）引起的，因此缺乏肠外表现。当然，另一种观点认为，肠闭锁很少是由胎儿意外（例如肠套叠）引起的，而更容易理解为肠系膜血管发育的失败[25]。

十二指肠闭锁和小肠闭锁之间的差异同样可以理解为起因和病因不同的结果。十二指肠闭锁在历史上被解释为管腔再通的胚胎性失败。尽管这一"核心"理论与最近的动物研究相矛盾，但十二指肠闭锁与其他缺陷（例如心脏损害、食管闭锁和唐氏综合征）之间的联系支持了这种畸形的胚胎起源[26-27]。小肠闭锁通常在胎儿期继发于肠系膜血管闭塞[28]。

胚胎病变在胎儿发育后期伴随有害的连锁反应。根据实验模型，推测脊柱裂的神经后遗症不仅是由于神经管闭合失败，还由于随后的神经基板暴露于羊水[29]。同样，CDH中的肺发育不良可能在CDH发生之前就以胚胎病变的形式出现，只是因内脏疝压迫而使病变加重[30]。在这样的情况下，胎儿时期的病理学是进展的，产前手术矫正是一个合乎逻辑的建议，以应对难治性死亡率和并发症率的挑战[31]。

出生缺陷流行病学分类

出生缺陷流行病学包括按类型登记异常。目前，诸如欧洲先天性异常监测（European Surveillance of Congenital Anomalies，EUROCAT）之类的出生缺陷登记系统采用了基于器官系统（表4.1），特定诊断和国际疾病分类代码（表4.2）的分类方案。注册管理机构互相分享收集数据或就某些方面达成共识，如排除没有严重和/或长期后遗症的轻微异常（例如隐睾症或先天性鞘膜积液），或者是CDH的肠固定异常以何种形式登记，从而加强了合作。尽管目前通过结构异常（例如CDH、食管闭锁）或明确的诊断（例如唐氏综合征）对异常进行分类，但将来很可能可以通过基因型而不是仅根据解剖学对异常进行分类。这种区别可能在预后和治疗上很重要。例如，在患有贝-维综合征的背景下，脐膨出与遗传印记紊乱导致的低血糖、肢体肥大以及肿瘤风险增加等额外危险有关[32]。因此，解剖学缺陷（脐疝）变得不如遗传学及其多系统后遗症重要。同样，据推测，脊柱裂亚群可能是由于潜在的基因/酶的变异而对叶酸产生抗性[18,33]。

表4.1 2008—2012年按EUROCAT分类的出生畸形患病率

器官系统	10 000例出生中活产+胎儿死亡+终止妊娠
共计	260
先天性心脏病	82
肢体	41
染色体	39
泌尿	34
神经系统	25
生殖器	22
消化系统	19
唇腭裂	14
腹壁缺损	6.5
遗传综合征+微缺失	5.0
呼吸	4.1
眼	4.2
耳,脸,颈部	2.0
致畸综合征	1.4

注: 每个类别的患病率包括有染色体病变的病例和来自完全EUROCAT成员的登记处的病例。

拥有分类系统只是任务的一部分。提示和分类在实践中可能会有所不同。当专家具有对出生缺陷进行诊断和分类的资源时，这种针对出生缺陷流行病学的方法似乎是目前可用的最佳方法[34]。但是，即使是一些北美

表 4.2   与小儿外科手术相关的出生畸形患病率
（2008—2012 年），按拥有 EUROCAT
正式注册机构的诊断分组

异常	10 000 例出生中活产 + 胎儿死亡 + 终止妊娠
唐氏综合征	23
尿道下裂	18
先天性肾盂积水	11
18 三体综合征	5.4
脊柱裂	4.9
肛门直肠畸形	3.2
脐膨出	3.1
膈疝	2.8
腹裂	2.8
食管闭锁 / 气管食管瘘	2.6
十二指肠闭锁 / 狭窄	1.4
先天性巨结肠	1.3
双侧肾不发育	1.2
先天性囊性腺瘤样畸形	1.1
肠闭锁 / 狭窄	0.92
后尿道瓣膜 / 梨状腹	0.89
膀胱外翻 / 尿道上裂	0.71
内脏反位	0.68
两性畸形	0.67
羊膜带	0.51
胆道闭锁	0.31
连体双胎	0.18

注：每个类别的发病率包括染色体病变的病例。这些是出生患病率（包括胎儿死亡 / 终止妊娠），而不是儿科外科病房的患病率。

注册管理机构临床医师也缺乏对观察到的出生缺陷进行分类 / 分配的信息。这种遗漏对数据质量的影响尚待确定。在中国的一些农村地区，专家通过照片记录来指导畸形病例的分类，该系统不仅可以使登记系统发挥作用，还可以让专家进行远程图像评估后再分配疑难病例 [35]。此外，这些照片还可能使分类者针对其他注册机构的判断进行校准。

死产的定义影响出生缺陷的计数

每当缺陷的分类不统一或不直接时，出生缺陷流行病学就变得困难。然而，对出生缺陷的计数也是一个挑战。这项任务由于在确定病例（例如资源不足）、死产的定义以及产前诊断和终止妊娠的影响等方面的实际障碍而变得复杂。

出生缺陷患病率的记录是出生缺陷流行病学的核心内容。为了解释大量自然流产妊娠中不可知的缺陷发生率，流行病学家测量了确定的出生队列中缺陷的患病率，也就是活产和死产缺陷病例的数量占所有出生（活产和死产）的比例。该定义依赖于人为区分的流产与死产。EUROCAT 的建议是，将妊娠 20 周之前的自然妊娠终止计为流产（并且不会算入出生缺陷患病率），而妊娠 20 周及以后的自然流产被算作死产（并纳入流行率统计）。尽管有这些指导原则，不同国家还是建立了不同的界限（例如 24 或 28 周，甚至体重 500g）。显然，为了避免严重低估总体患病率，需要对产前出生缺陷进行一些估算 [36]。然而，死产的划分起点使事情变得复杂。与使用 20 周的注册管理机构相比，使用较晚的妊娠截止标准的国家可能会低估出生缺陷的患病率。因此，规则上的微小变化可能导致出生缺陷患病率人为的巨大差异。

尽管收集数据需要死产的定义，但从生物学的角度来看，严格的分界（无论是 20 周或更晚）也显得武断。考虑一种假想的产前医学疗法，它可以减少特定出生缺陷的患病率。当异常现象很少发生时（大多数情况下），可能很难确定观察到的患病率降低究竟是由于畸形较少，还是由于促进了受影响的早期妊娠流产（例如，在第 20 周或其他确定的界限以前）。后一种现象称为"terathanasia"，用于解释补充叶酸如何影响神经管缺损的患病率 [37]。

产前诊断：出生缺陷流行病学的最大挑战？

出生缺陷的分类和死产的定义使出生缺陷监测变得复杂。但是，产前诊断的影响可以说更为重要。产前诊断（特别是非特异性超声筛查）通过多种方式混淆了出生缺陷监测：

①产前诊断通过诊断可能在产前死亡（未被统计在内的）或可能在新生儿期以后表现出来的出生缺陷患者（如果有的话），可增加评估队列中对出生缺陷的识别。比如产前鉴定囊性肺病变，有些可能永远不会被诊断出来（自发消退或无症状地持续存在），其他人可能会在以后表现出来（超出出生缺陷登记册的范围）。

②产前诊断改变了产前管理并导致妊娠终止（或胎儿干预），这影响了被统计的出生缺陷数量。大多数登记机构都试图保存因胎儿缺陷而终止妊娠的相关数据，但当法律禁止终止妊娠时，这些数据很难找到。

③产前诊断可能不准确且未经核实。终止妊娠后的病理学检查可能不完整或不存在，但推定的"诊断"已包括在出生缺陷统计中。

④进行产前超声检查的临床资源和专业技术因区域而异（从而妨碍了对出生缺陷患病率的国际比较）。

综上所述，一旦死胎的随意定义被强加，以及广泛存在的产前影像促使终止妊娠及前期"隐匿"的出生缺陷"病例"的识别，那么，为出生缺陷监测统计活产和死胎病例这一看似简单的任务就充满了困难。

考虑到数据收集方面的这些挑战，流行病学家可以通过比较各种监测数据库得到帮助。许多欧洲注册管理机构已被纳入 EUROCAT 计划。同样，其他几个注册管理机构也将接入世界卫生组织（World Health Organization，WHO）提供的出生缺陷监测数据。他们的出生缺陷图集是在公共域名上可获取的一个有趣的出版物。最重要的是，阅读和仔细考虑 EUROCAT 和 WHO 在数据上给出的警告是

有意义的。他们的警告不仅突显了前面各节中讨论的问题，而且还暗示了目前在出生缺陷报告方面资源和专业知识不足的挑战，这反过来又损害了数据的准确性，并可能有助于解释为何对现有发现采取的行动不足。这些研究更加揭示了英国出生缺陷报告中存在逻辑不足[38]。

儿科外科医师通常将注意力集中在其机构的出生缺陷系列上

小型的机构内研究是小儿外科医师报告的主要形式。但是，有几项研究表明，机构内研究容易产生偏倚[39-41]。事实上，这些研究面临着比基于人口的登记更广泛的问题。确定性仍然是一个特殊问题。例如，产前诊断、终止妊娠或转移前死亡都可能给人留下这样的印象——该机构正在改善其治疗结局，而实际上，这是由外部变化造成的。此外，外科医师试图对疾病的严重程度进行分层，以表明他们（良好的）治疗结果不仅仅是低风险病例的产物（图 4.2）。但是，使用干预的频率来对出生缺陷人群的严重程度进行分层可能会产生误导。例如，在 CDH 中，决定修补和 / 或使用体外膜氧合（extracorporeal membrane oxygenation，ECMO）和 / 或一氧化氮的决定可能更多地被归因于机构治疗方案而非病例之间的病理生理学差异。

出生缺陷的"全生命周期"方法

鉴于上述警示，小儿外科可以在哪些方面取得进展？产前影像学的进展可能会改善产前预后和胎儿治疗的病例选择[42]。但是更好的影像学检查也可能会发现更多具有重大意义的"缺陷"。为了帮助家庭权衡这些发现，儿外科医师需要及时了解出生缺陷流行病学并与其他专科合作。如果小儿外科手术遵循流行病学，广泛采用"全生命周期"研究来评估手术纠正出生缺陷的长期影响，可能

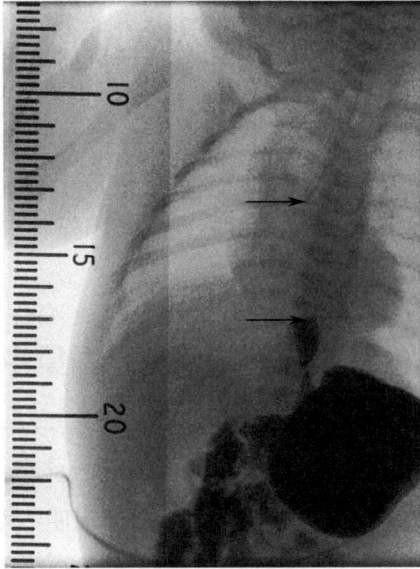

图 4.2　出生缺陷登记和疾病严重程度。出生缺陷登记通常不区分畸形的严重程度（尽管这提示不同治疗的优先级和结局测量方法）。该 X 线检查显示"单纯"食管闭锁（EA），显示了向下的口胃管头端位置（上方箭头）和远端回流显影的盲端（下方箭头）。作者在患儿 7 周龄时用一期 Bax 空肠间置术治疗，尽管需要非常不同的处理方法，但该异常就像更常见的伴有远端瘘管的食管闭锁一样被登记

会获得更好的效果。拥抱生命历程的方法意味着，与小儿肿瘤一样，进一步的思考和培训可以集中在青少年和成年（teenage and young adult，TYA）存活者的需求上。小儿外科也可以采用生物 - 心理 - 社会模型和创造性地解决问题的方法，例如创伤康复。这些努力可能有助于团队在过渡期治疗出现障碍之前就提出问题。它也可能允许使用非手术、非药理学的方法来解决这些问题。

（方舒 译　钭金法 审校）

参考文献

1. Carmona RH. The global challenges of birth defects and disabilities. *Lancet* 2005; 366(9492): 1142–4.
2. Condon RJ, Bower C. Rubella vaccination and congenital-rubella syndrome in Western-Australia. *Med J Austr* 1993; 158(6): 379–82.
3. Stockley L, Lund V. Use of folic acid supplements, particularly by low-income and young women: A series of systematic reviews to inform public health policy in the UK. *Public Health Nutr* 2008; 11(8): 807–21.
4. Wald N. Prevention of neural-tube defects—Results of the Medical-Research-Council Vitamin Study. *Lancet* 1991; 338(8760): 131–7.
5. Kilby MD. The incidence of gastroschisis—Is increasing in the UK, particularly among babies of young mothers. *Br Med J* 2006; 332(7536): 250–1.
6. Tan KH, Kilby MD, Whittle MJ, Beattie BR, Booth IW, Botting BJ. Congenital anterior abdominal wall defects in England and Wales 1987–93: Retrospective analysis of OPCS data. *Br Med J* 1996; 313(7062): 903–6.
7. Monif GRG, Avery GB, Korones SB, Sever JL. Postmortem isolation of rubella virus from 3 children with rubella-syndrome defects. *Lancet* 1965; 1(7388): 723–4.
8. Taussig HB. Thalidomide and phocomelia. *Pediatrics* 1962; 30(4): 654.
9. Khoury MJ. Epidemiology of birth defects. *Epidemiol Rev* 1989: 244–8.
10. Donnai D, Read AP. How clinicians add to knowledge of development. *Lancet* 2003; 362(9382): 477–84.
11. Hay S, Barbano H. Independent Effects of maternal age and birth-order on incidence of selected congenital malformations. *Teratology* 1972; 6(3): 271.
12. Becerra JE, Khoury MJ, Cordero JF, Erickson JD. Diabetes-mellitus during pregnancy and the risks for specific birth-defects—A population-based case–control study. *Pediatrics* 1990; 85(1): 1–9.
13. Yang Q, Wen SW, Leader A, Chen XK, Lipson J, Walker M. Paternal age and birth defects: How strong is the association? *Hum Reprod* 2007; 22(3): 696–701.
14. Ernhart CB, Sokol RJ, Martier S, Moron P, Nadler D, Ager JW, Wolf A. Alcohol teratogenicity in the human—A detailed assessment of specificity, critical period, and threshold. *Am J Obstet Gynecol* 1987; 156(1): 33–9.
15. Ardinger HH, Atkin JF, Blackston RD, Elsas LJ, Clarren SK, Livingstone S, Flannery DB et al. Verification of the fetal valproate syndrome phenotype. *Am J Med Genet* 1988; 29(1): 171–85.
16. Colborn T, Saal FSV, Soto AM. Developmental effects of endocrine-disrupting chemicals in wildlife and humans. *Environ Health Perspect* 1993; 101(5): 378–84.
17. Hansen M, Kurinczuk JJ, Bower C, Webb S. The risk of major birth defects after intracytoplasmic sperm injection and in vitro fertilization. *N Engl J Med* 2002; 346(10): 725–30.
18. Brody LC, Conley M, Cox C, Kirke PN, McKeever MP, Mills JL, Molloy AM et al. A polymorphism, R653Q, in the trifunctional enzyme methylenetetrahydrofolate dehydrogenase/methenyltetrahydrofolate cyclohydrolase/formyltetrahydrofolate synthetase is a maternal genetic risk factor for neural tube

defects: Report of the birth defects research group. *Am J Hum Genet* 2002; 71(5): 1207–15.

19. Leeder JS, Mitchell AA. Application of pharmacogenomic strategies to the study of drug-induced birth defects. *Clin Pharmacol Ther* 2007; 81(4): 595–9.

20. Whitaker SY, Tran HT, Portier CJ. Development of a biologically-based controlled growth and differentiation model for developmental toxicology. *J Math Biol* 2003; 46(1): 1–16.

21. Kim J, Wu HH, Lander AD, Lyons KM, Matzuk MM, Calof AL. GDF11 controls the timing of progenitor cell competence in developing retina. *Science* 2005; 308(5730): 1927–30.

22. Curry JI, McKinney P, Thornton JG, Stringer MD. The aetiology of gastroschisis. *Br J Obstetr Gynaecol* 2000; 107(11): 1339–46.

23. Feldkamp ML, Carey JC, Sadler TW. Development of gastroschisis: Review of hypotheses, a novel hypothesis, and implications for research. *Am J Med Genet A* 2007; 143A(7): 639–52.

24. Byron-Scott R, Haan E, Chan A, Bower C, Scott H, Clark K. A population-based study of abdominal wall defects in South Australia and Western Australia. *Paediatr Perinat Epidemiol* 1998; 12(2): 136–51.

25. Shorter NA, Georges A, Perenyi A, Garrow E. A proposed classification system for familial intestinal atresia and its relevance to the understanding of the etiology of jejunoileal atresia. *J Pediatr Surg* 2006; 41(11): 1822–25.

26. Cheng W, Tam PKH. Murine duodenum does not go through a "solid core" stage in its embryological development. *Eur J Pediatr Surg* 1998; 8(4): 212–5.

27. Meio IB, Siviero I, Ferrante SMR, Carvalho JJ. Morphologic study of embryonic development of rat duodenum through a computerized three-dimensional reconstruction: Critical analysis of solid core theory. *Pediatr Surg Int* 2008; 24(5): 561–5.

28. Koga Y, Hayashida Y, Ikeda K, Inokuchi K, Hashimoto N. Intestinal atresia in fetal dogs produced by localized ligation of mesenteric vessels. *J Pediatr Surg* 1975; 10(6): 949–53.

29. Stiefel D, Meuli M. Scanning electron microscopy of fetal murine myelomeningocele reveals growth and development of the spinal cord in early gestation and neural tissue destruction around birth. *J Pediatr Surg* 2007; 42(9): 1561–5.

30. Jesudason EC. Challenging embryological theories on congenital diaphragmatic hernia: Future therapeutic implications for paediatric surgery. *Ann R Coll Surg Engl* 2002; 84(4): 252–9.

31. Jancelewicz T, Harrison MR. A history of fetal surgery. *Clin Perinatol* 2009; 36(2): 227.

32. Reik W, Walter J. Genomic imprinting: Parental influence on the genome. *Nat Rev Genet* 2001; 2(1): 21–32.

33. Pitkin RM. Folate and neural tube defects. *Am J Clin Nutr* 2007; 85(1): 285S–8S.

34. Lin AE, Forrester MB, Cunniff C, Higgins CA, Anderka M. Clinician reviewers in birth defects surveillance programs: Survey of the National Birth Defects Prevention Network. *Birth Defects Res A Clin Mol Teratol* 2006; 76(11): 781–6.

35. Li S, Moore CA, Li Z, Berry RJ, Gindler J, Hong SX, Liu Y et al. A population-based birth defects surveillance system in the People's Republic of China. *Paediatr Perinat Epidemiol* 2003; 17(3): 287–93.

36. Duke CW, Correa A, Romitti PA, Martin J, Kirby RS. Challenges and priorities for surveillance of stillbirths: A report on two workshops. *Public Health Rep* 2009; 124(5): 652–9.

37. Hook EB, Czeizel AE. Can terathanasia explain the protective effect of folic-acid supplementation on birth defects? *Lancet* 1997; 350(9076): 513–5.

38. Boyd PA, Armstrong B, Dolk H, Botting B, Pattenden S, Abramsky L, Rankin J, Vrijheid M, Wellesley D. Congenital anomaly surveillance in England—Ascertainment deficiencies in the national system. *Br Med J* 2005; 330(7481): 27–29.

39. Mah VK, Zamakhshary M, Mah DY, Cameron B, Bass J, Bohn D, Scott L, Himidan S, Walker M, Kim PC. Absolute vs relative improvements in congenital diaphragmatic hernia survival: What happened to "hidden mortality". *J Pediatr Surg* 2009; 44(5): 877–82.

40. Scott L, Mah D, Cameron B, Grace N, Bass J, Panaeru D, Masiokos P, Bohn D, Wales P, Kim PCW. Apparent truth about congenital diaphragmatic hernia: A population-based database is needed to establish benchmarking for clinical outcomes for CDH. *J Pediatr Surg* 2004; 39(5): 661–5.

41. Harrison MR, Bjordal RI, Langmark F, Knutrud O. Congenital diaphragmatic hernia—Hidden mortality. *J Pediatr Surg* 1978; 13(3): 227–30.

42. Joe BN, Vahidi K, Zektzer A, Chen MH, Clifton MS, Butler T, Keshari K, Kurhanewicz J, Coakley F, Swanson MG. H-1 HR-MAS spectroscopy for quantitative measurement of choline concentration in amniotic fluid as a marker of fetal lung maturity: Inter-and intraobserver reproducibility study. *J Magn Reson Imaging* 2008; 28(6): 1540–5.

外科疾病的产前诊断

N. Scott Adzick

引言

产前诊断在过去二十年中经历了爆炸式发展。这种快速发展的主要动力来自产前超声的广泛应用。在孕期转院和计划分娩后，在子宫内诊断的大多数畸形可通过适当的外科治疗得到最佳的处理。产前诊断会对分娩的时间（表 5.1）和分娩的方式（表 5.2）造成影响，在某些情况下可能需要选择终止妊娠。在极少数的情况下，甚至可以开展各种形式的宫内治疗（表 5.3）。

产前诊断对先天性膈疝（CDH）、双侧肾积水、骶尾部畸胎瘤（sacrococcygeal teratoma，SCT）和水囊状淋巴管瘤等病变有"隐性死亡"的定义。在出生后的评估和治疗中，这些病变有明显的偏倚倾向。在进行准确诊断前，最严重的胎儿已经宫内死亡或出生后立即死亡。因此，产前发现的这种情况可能比产后诊断的预后更糟糕 [1]。多学科诊疗和非指导性产前咨询是对大多数先天性畸形进行适当

产前管理的关键。患者的围产期管理涉及不同的学科，包括产科、超声科、新生儿科、遗传学、小儿外科和儿科。使用团队方法来管理是非常重要的，通过这种方式还可以充分地交换信息和经验。

在本章中，我们将讨论新生儿外科疾病的产前诊断。首先，简要总结目前可用的诊断方法。然后对器官系统产前诊断进行综述。

表 5.1　可能导致早产的缺陷

| 梗阻性肾积水 |
| 腹裂或脐膨出破裂 |
| 肠缺血和坏死（继发于扭转、胎粪性肠梗阻等） |
| 水肿的骶尾部畸胎瘤 |

表 5.2　可能需要剖宫产的缺陷

| 脊髓脊膜膨出 |
| 巨大脐膨出 |
| 大型骶尾部畸胎瘤 |
| 巨大颈部肿块或肺部病变（需要子宫外产时治疗） |

表 5.3　可接受胎儿手术治疗的部分疾病

畸形	对发育的影响	宫内治疗
先天性膈疝	肺发育不良，肺动脉高压	气管阻塞和释放
先天性囊性腺瘤样畸形或支气管肺隔离症	肺发育不良，胸腔积液	胸腔羊膜腔分流，肺叶切除，孕妇使用激素
骶尾部畸胎瘤	大量动静脉分流、胎盘水肿、水肿	切除
尿道阻塞	肾积水、肾发育不良、肺发育不良	膀胱羊膜腔分流（V-A 分流）、激光消融后尿道瓣膜
脊髓脊膜膨出	脊髓损伤、瘫痪	修复缺损

超声

超声检测几乎已成为所有妊娠的常规产前评估。对于有危险因素的孕妇（例如年龄35 岁以上、糖尿病、分娩过解剖或染色体异常的孩子）和孕妇血清甲胎蛋白（maternal serum alpha fetoprotein, MSAFP）升高的情况，超声检查尤为重要。在早期妊娠和中期妊娠，大多数缺陷可以由熟练的超声医师准确诊断。在早期妊娠，颈项透明层测量是染色体异常的独立标记，灵敏度约为 60%[2]。该异常可在妊娠10~15 周经阴道超声检测，从而为高危妊娠提供早期测试。颈背带增厚也可能是先天性心脏病的一个标志[3]，提示胎儿可能是高危胎儿，需要进一步胎儿超声心动图检查。重要的一点是，超声是由操作者决定的，获得的信息的范围和可靠性与超声医师的技能和经验成正比。

磁共振成像

由于胎儿运动导致图像质量差，磁共振成像（magnetic resonance imaging, MRI）所需的长获取时间一直不利于胎儿成像。用传统的自旋回波技术获得图像需要胎儿镇静或麻痹[4]。随着超快扫描技术的发展，胎儿运动引起的伪影几乎被消除了[5]。虽然胎儿 MRI 最常用于评估胎儿中枢神经系统，但获得横断面成像的能力使其在许多小儿外科疾病的诊断中成为超声的重要辅助手段，包括 CDH 肺尺寸的测定及颈部肿块气道解剖的评价。这项技术目前是我们机构所提到的胎儿产前评估的重要组成部分，并大大提高了诊断和治疗胎儿畸形的能力。

羊膜腔穿刺术

1966 年，Steele 和 Berg[6] 从羊膜腔穿刺术中首次报道胎儿细胞的培养和核型分析。从那时起，羊膜穿刺术就成为通过染色体分型检测胎儿染色体异常的金标准。这项技术通常在妊娠 15~16 周进行，而且胎儿受伤或流产的风险很低。早期羊膜穿刺术（妊娠 11~12 周）的尝试因流产率较高、增加医源性胎儿畸形的风险、穿刺术的渗漏风险增加等并发症而复杂化[7]。因此，最可靠的早期妊娠诊断方法仍然是绒毛活检术（chorionic villus sampling, CVS）。除了使用核型分析筛选最常见的染色体异常外，现代序列分析和微阵列技术也提高了检测小缺失或重复的能力，可以发现在核型分析中不明显的重复片段[8]。

绒毛活检术

绒毛活检术（CVS）可在妊娠 10~14 周对叶状绒毛膜进行活组织检查。无论是经宫颈入路还是经腹入路，都可以在超声引导下进行。所获得的细胞可以进行各种检测，包括核型、微阵列或酶活性。由于绒毛细胞有丝分裂率高，染色体核型结果可在 24 小时内获得。缺点包括母体蜕膜污染或胎盘滋养层细胞的遗传嵌合体引起的诊断错误。如果由经验丰富的操作者进行手术，其导致的流产率相当于中期羊膜腔穿刺术。

生化标记

通过生化标记的技术对母体血液和羊水进行筛选，可以检测胎儿疾病的各种生化标记物。目前，大约三分之二的美国妇女接受了唐氏综合征和其他染色体异常的"三重检测"，其中包括血清甲胎蛋白、人绒毛膜促性腺激素（human chorionic gonadotropin，hCG）和未结合雌三醇[9]。这种筛查是在孕中期的早期阶段进行的，唐氏综合征的检出率为69%，假阳性率为 5%[10]。血清筛查阳性结果表明需要羊膜腔穿刺术进行染色体分析。

经皮脐带血取样

脐静脉血也可用于确定核型以及诊断各

种代谢和血液系统疾病。在大约妊娠 18 周，该操作在超声引导下进行。核型结果可在 24~48 小时内获得。在各大系列报道中，该操作的死亡率为 1%~2%，并随着穿刺操作时间和穿刺次数的增加而升高[11-13]。

母体循环中的胎儿细胞

自从荧光激活细胞分选技术出现以来，人们对检测母血中的胎儿细胞或无细胞核酸用于诊断的研究越来越感兴趣[14]。虽然母血循环中完整细胞的数量有限，但利用实时聚合酶链反应扩增胎儿无细胞核酸的方法在早期产前诊断中的作用越来越大[15]。胎儿 DNA 可在 9 周前检测到，并随胎龄增长而增加[16]。该方法可用于早期妊娠的性别测定（如果发现 Y 染色体序列，则胎儿为男性；如果不是，则认为是女性），因此有助于检测出 X 连锁的异常染色体。胎儿 Rh 因子也可以准确测定，如果胎儿也是阴性的，可以避免对 Rh 同为阴性的母亲进行不必要的治疗。在未来，它可能扩展到检测父系遗传的单基因突变。非侵入性产前检查已成为产前诊断非整倍体的常规筛查方法。

特殊外科病变的产前诊断

颈部肿块

产前诊断和外科治疗可以挽救气道阻塞胎儿的生命。胎儿气道阻塞可能是由于颈部畸胎瘤或水囊状淋巴管瘤等病变对气道的压迫，也可能是由于呼吸道本身的缺陷，如先天性高位气道阻塞综合征（congenital high airway obstruction syndrome，CHAOS）。导致气道阻塞的巨大先天性颈部肿块曾带来了大量的围产期死亡[17]，但是子宫外产时处理的出现[18-19]，通过在分娩期间开放胎儿气道，使呼吸道的急诊手术转变为择期的处理方案，大大改善了治疗效果（图 5.1）。

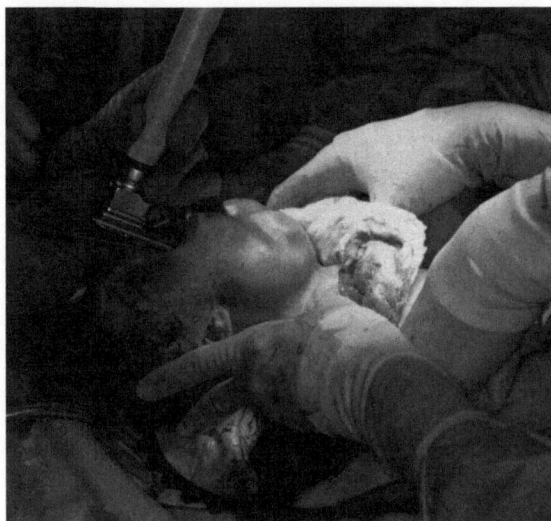

图 5.1　巨大颈部肿块的子宫外产时处理

宫内诊断的水囊状淋巴管瘤是一种严重的弥漫性淋巴管发育异常，常与胎儿水肿、羊水过多和其他异常相关[20]。染色体异常很常见（总体上占 62%），最常见的是特纳综合征[21]。产前诊断颈部淋巴管瘤一般分为两组：在中期妊娠诊断的颈部淋巴管瘤通常位于颈后三角，有较高的合并畸形发病率，而且预后很差[22]；在晚期妊娠诊断的往往是孤立的病变，通常不会导致胎儿水肿。在淋巴管瘤的胎儿中，胎儿水肿[17]、胎儿非整倍体核型、瘤体内存在隔膜[23]都是预后不良的征兆。核型正常、瘤体内无隔膜、无胎儿水肿则是预后良好的表现[24]。因此，通过一系列检查来评估和监测胎儿的发育是非常重要的。

颈部畸胎瘤通常是单侧、不对称的病变，边界清晰。它们偶尔也会是多发的具有实性和囊性成分的不规则肿块。大多数畸胎瘤含有钙化灶。一些巨大的颈部畸胎瘤也可能伴有严重的肺发育不良及其伴随的疾病，这种可能性应在产前咨询时强调[25]。MRI 是超声评估巨大颈部肿块时非常有用的辅助手段，可以很好地显示肿块与气道的关系，为子宫外产时处理做准备[26]。T_1 加权图像有助于鉴别畸胎瘤和淋巴管瘤[27]。

最初为 CDH 患者移除气管塞而设计的

子宫外产时处理 [18] 已被证明能挽救许多巨大颈部肿块的胎儿的生命 [19,28-29]。该方案包括使用子宫缝合装置进行母体子宫切开术,并在保持胎儿胎盘支持的同时开放胎儿气道。为了防止子宫在手术过程中收缩,需要给予母亲吸入麻醉药和镇痛药,通过 FDA 分类 I 级的特殊装置向子宫内持续注入温盐水,使胎儿只分娩出头和肩膀。在胎儿手上连接脉搏血氧饱和度仪以监测心率和氧饱和度,然后进行直接喉镜检查,如果条件允许,可以进行气管插管。如果不能用这种方法固定气道,则插入硬支气管镜。如果气道开放仍然不成功,可以进行气管切开术。在固定气道后,给早产儿施用表面活性物质,将脐带夹紧,并将婴儿带到邻近的手术室进行复苏和可能的颈部肿块治疗。在我们最近对子宫外产时处理方案的审查中,建立可靠的气道是非常有效的。

子宫外产时处理方案在一系列有血流动力学异常的胎儿围产期复苏中也很有用,如肺部巨大肿块[子宫外产时处理用于先天性囊性腺瘤样畸形(congenital cystic adenomatoid malformation,CCAM)切除][30]、CHAOS[31]、严重先天性心脏病伴 CDH[子宫外产时处理用于体外膜氧合(ECMO)][32],甚至用于只有一个心脏的胸廓相连的双胞胎 [33]。子宫外产时处理最关键的部分是深度吸入麻醉,它最大限度地保证子宫胎盘的血流量而避免胎儿缺氧。因此,它与剖宫产不同;如果手术组和麻醉组之间没有很好的协调,则可能导致产妇大量失血 [34]。

骶尾部畸胎瘤

骶尾部畸胎瘤(SCT)是最常见的新生儿肿瘤,在新生儿中发生率为 1/(35 000~40 000)[35]。美国儿科外科部根据不同的预后将 SCT 分为以下四型 [36]:1 型为外生型肿瘤,最多只有很少一部分位于骶前,预后最好;2 型肿瘤以外生型为主,盆腔内有很大一部分;3 型病变以

盆腔内病变为主,外生部分很少;4 型病变完全是盆腔内和腹部病变。后者由于很难早期诊断,有时手术很难完整切除,因此预后最差。而且由于诊断的延迟,在确诊时往往是恶性的。总体来说,产前诊断的 SCT 比在出生时诊断的 SCT 预后更差。

在产前超声检查中,SCT 表现为由骶尾部混合性的囊实性病变。肿瘤常伴有钙化。由于胎儿髋骨有声影,超声并不总是能确定肿瘤最主要的部位。快速胎儿 MRI 可确定盆腔内肿瘤的大小、椎管受累和出血情况 [37-38](图 5.2)。以实性为主和血流丰富的 SCT 胎儿发生胎儿水肿的风险较高 [39-40]。高心输出量型心力衰竭是大量血液流向肿瘤的血流动力学效应的结果 [41-42],肿瘤出血引起贫血加重。在严重情况下,胎盘水肿的孕妇会发展为"镜像综合征",表现为严重的子痫前期状态,伴有呕吐、高血压、蛋白尿和水肿。这种现象可能是水肿的胎盘释放血管活性物质导致的。与其他胎儿肿块一样,胎儿水肿是一个严重的征兆,在没有进行干预的情况下,其病死率几乎为 100%[43-44]。

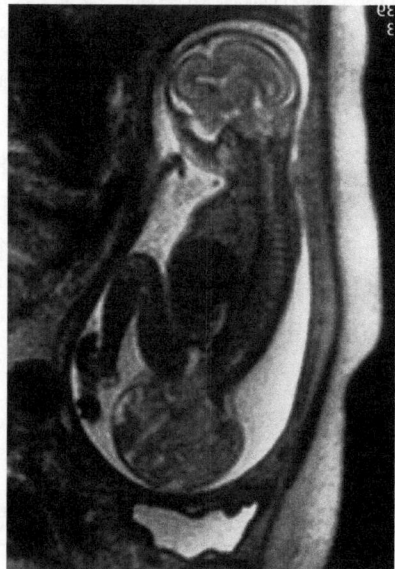

图 5.2 巨大骶尾部畸胎瘤的 MRI

因此,预测哪些 SCT 胎儿出现水肿的风险最高,是产前管理中的关键问题。用超声、

MRI 和胎儿超声心动图在产前进行充分的评估有非常重要的意义。2003 年至 2006 年，在费城儿童医院所见的 23 例病例[45]中观察到，肿瘤生长过快（>150cm³/周）的一组胎儿具有更高的产前病死率。联合心输出量（心输出量总和）与肿瘤生长速度相关，心输出量>600mL/（kg·min）的胎儿，并发症率较高。肿块的实性成分是一个重要的预后因子：当实性肿瘤体积与头部体积标准化对比时，比率小于 1 的胎儿全部存活，比率>1 的胎儿病死率高达 61%[46]。此外，也有一种基于 SCT 大小、生长和血流分布的类似分类方案[47]。

　　SCT 的产前干预包括囊肿抽吸（对于囊性成分为主的患者）、羊水减量（对于重度、有症状的羊水过多，AFI>35）、羊水灌注（用于膀胱出口梗阻者，以便放置膀胱羊膜腔分流），或开放性胎儿手术切除肿块。开放性胎儿手术仅在发生高输出量型心力衰竭、瘤体快速生长的 I 型病变时考虑，且需在妊娠 20~30 周实施。自 1997 年第一例胎儿 SCT 手术成功报告以来[48]，我们又报道了另 7 例，其中 5 例存活[49]。值得注意的是，胎儿手术切除的目的是减小体积和中断"盗血"，完整切除是在出生后进行的。据报道，微创产前干预，如激光血管消融、射频消融和酒精硬化等方法对胎儿水肿的治疗几乎均未取得成功，因此这些方法应该放弃[50]。在超过 28 周且即将进展为胎儿水肿时，应考虑紧急分娩并立即进行产后切除。在我们发表的两个系列研究中的围产期死亡率为 43%（19/44）[45]，显示了本病的严重程度。

先天性胸部病变

先天性囊性腺瘤样畸形和支气管肺隔离症

　　先天性囊性腺瘤样畸形（CCAM）是以肺囊性病变为特征的一系列疾病[51]。病变直径 5mm 以上为大囊泡型病变，可能是孤立性囊肿，并可生长到几厘米（图 5.3）。小囊泡型病变为直径小于 5mm 的囊性病变。产前超声通常能分辨大囊泡型中的单个囊肿，而小囊泡型病变通常表现为肺实性肿块[52]。支气管肺隔离症（bronchopulmonary sequestration, BPS）是一种非功能性的异常肺肿块，通常有独立血供。这两个病变可能是相关的，据报道有许多混杂性病变具有 CCAM 样结构和体循环血供[53-54]。其中一些病变可能在胎儿期内缩小[55]，但产后评估仍有必要，残留病灶必须切除[56]，这是因为有肺部感染的风险以及转变为胸膜肺母细胞瘤等肿瘤的风险。

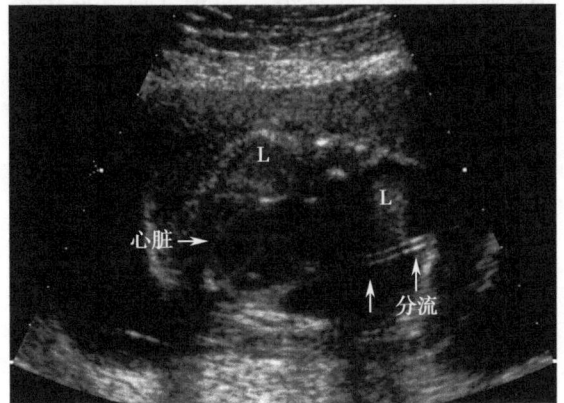

图 5.3　胸腔羊膜腔分流术后大面积 CCAM 的超声图像。L, 肺

　　MRI 有助于区分正常肺和异常肺[57]。在 CCAM 中，囊肿的数目和大小可以通过 T_2 加权图像上的信号强度来评估。MRI 还可以发现来自周边肺组织的 BPS，因为它具有高信号强度和均匀的外观[57]。彩色多普勒超声对滋养血管的显示更为准确。在超声不明确的情况下，MRI 也可能有助于正确诊断。在一项涉及超声和 MRI 检查的 18 例肺部病变中，多发性胸部病变被超声检查误诊为 CCAM，包括 CDH、气管闭锁、肺发育不良、神经肠源性囊肿、支气管狭窄和 BPS[57]。MRI 有助于明确这些病例的正确诊断，因此对围产期管理来说至关重要。

　　胸部肿块较大的胎儿常常伴有羊水过多。这可能是由于胸部肿块引起的食管压迫降低了胎儿吞咽羊水的能力[58]。在 CCAM 的胎儿中,最重要的预后指标是胎儿水肿的发展。水肿继发于腔静脉阻塞或极度纵隔移位造成的心脏压迫[59]。从经验来看,胎儿水肿的发展预示着预后严重,死亡率为100%[58],所以说评估哪些是胎儿水肿的危险因素十分重要。CCAM体积与头围之比(CCAM volume ratio,CVR)是一个重要的预后指标。CVR大于1.6的胎儿更有可能发生胎儿水肿[60]。另外,要认识到CCAM在中期妊娠有一个预期的病变生长期,在此之后,肿块通常相对于胎儿变得更小。因此,应多次连续测量CVR。肺叶外BPS的胎儿也可发展为胸腔积液。

对于大囊泡型CCAM伴优势囊肿的胎儿,或大量胸腔积液引起肺发育不良的胎儿,胸腔羊膜腔分流术可能是拯救生命的方法。在19例高危且接受产前分流中的胎儿中[61],胸腔积液组的生存率为67%(6/9),CCAM组为70%(7/10),平均分娩胎龄为33周。也有报告提出,如果在妊娠20周前放置分流,则胸壁异常的风险会增加[62]。

胎儿有较大的小囊泡型CCAM(不适合分流)和胎儿水肿的迹象是非常严重的。妊娠32周后,终止妊娠并立即切除是最佳的处理方法。事实上,由于继发于纵隔移位的围产期循环衰竭的风险很高,并且无法通气,我们目前正在进行一种胎盘支持下的子宫外产时处理方案[30]。此外,对于严重的患儿,子宫外产时处理下的ECMO策略也是备选方案[63]。对于有胎儿水肿的<32周胎儿,可在选择的中心进行开放性胎儿开胸肿块切除术。在费城儿童医院,我们已经进行了27例子宫内妊娠21~31周伴有胎儿水肿的胎儿肺病变切除术[52],有18名健康存活者,在手术后1~2周内这些患儿的胎儿水肿好转。共有9例宫内死亡,其中术中死亡6例。术中血流动力学的改变继发于心输出量的急性变化,因此我们采用了一种持续的术中心脏监测方法,即开胸前胎儿液体复苏及阿托品的应用[64]。Grethel等[65]在旧金山加利福尼亚大学(University of California,San Francisco)也曾报道过类似的经验,在这种情况下,有胎儿水肿的开放性肿块切除术使得30人中的15人得以存活。尽管已经报道了诸如胸腔内γ刀激光疗法之类的微创方法[66],但是由于技术的局限性,微创方式可能导致邻近正常肺和肋骨的损伤。因此在动物模型实现之前,这些技术是应该被禁止的。

在CCAM的产前管理中,孕妇使用类固醇以逆转胎儿水肿是一项令人兴奋的新发展。最初报道的3个伴发水肿的患儿全部存活[67]。费城儿童医院的经验也有积极提示[68]:11例CCAM胎儿(10例小囊泡型,1例大囊泡型)孕妇接受了倍他米松治疗,所有5例水肿胎儿均存活,7例CVR>1.6的胎儿存活(历史对照组中病死率分别为100%和56%)。只有1例仍需胎儿介入,1例因肿块大而需子宫外产时处理支持下切除,其余没有并发症的9例接受阴道分娩并进行产后切除。类固醇的作用不能简单地归因于CCAM的大小或生长速度的减少,因为这些患者病变的生长速率不同,并且其生长过程本身具有平台期[56,69-71]。CCAM基本生物学特征的进一步研究,以了解类固醇如何影响肺泡成熟或水肿,是一些实验室研究的热点。我们目前对32周前伴有胎儿水肿小囊泡型CCAM的治疗原则是给予类固醇并密切监测,如果胎儿水肿不能缓解,则可以采用开放肺叶切除术。

先天性膈疝

子宫内腹部脏器进入胸腔最常见的原因是胸腹隔膜不能正常融合。左侧受影响的概率是右侧的5倍。超声诊断标准包括:腹内脏器突入胸腔,上腹部解剖异常,纵隔向病变对侧移位,严重时伴有羊水过多。肺发育不良的程度与疝形成的时间、膈肌缺损的大小和疝入脏器的数量成正比。尽管早期的印象是CDH很少与其他严重的先天性肺部病变有关联,但最近的报道指出,10%~50%的病例合并有其他重大畸形,包括染色体异常和心脏畸形。

在心脏的四腔水平上,横向超声扫描胸

腔，发现腹部内容物是诊断 CDH 所必需的。在右侧缺损的情况下，胸部出现肝脏，尤其是胆囊，使得诊断更加明确。MRI 在确定肝脏在 CDH 中的位置（在膈肌上方或下方）方面具有优势，这具有重要的预后意义[72-73]（图 5.4）。由于肺发育不良程度是一个重要的预后指标，使 MRI 成为一个更具优势的检查手段，能够更准确地判断肺发育不良和测量对侧肺脏体积以及肝脏突出的程度[74-76]。

左侧 CDH 的最佳预测指标是右侧肺与头围之比（lung to head circumference ratio, LHR），其定义为右肺区域面积（在心脏四腔水平测量得到的右肺面积）除以头围[77]（图 5.5）。LHR 对生存率的预测作用已得到前瞻性验证[78]，并在多中心试验中得到证实[79]。肝脏的位置是独立的预后指标。例如，我们发现，胸腔内肝（"肝向上"）的胎儿比肝脏下降的胎儿可能更需要 ECMO（80% vs. 25%），死亡率也更高（45% vs. 93%）[80]。在妊娠期间，随着胎龄变化，正常肺容积与头围之比也随之变化，因此另一种常用的方法是将 LHR 进行胎龄标准化校正，即通过实测值与预测值对比，获得一个"观察对预期"比值（observed to expected, O/E）。LHR 的 O/E < 25% 的 CDH 胎儿生存率为 15%，而 LHR 的 O/E > 45% 的胎儿生存率良好[81]。右侧 CDH 有较高的产前并发症，如羊水过多、胎膜早破和早产[82]。

现在已经认识到，重度 CDH 患儿往往死于肺动脉高压（比肺发育不良更严重），这促使人们测量该指标以便指导产前咨询与管理。胎儿超声心动图可用于测量肺动脉内径[83-84]、舒张早期峰值血流速度[85]，以及肺动脉对母体高氧的反应性[86]。

在过去的二十年中，子宫内治疗 CDH 的策略经历了许多变化，目前的方法是使用经皮胎儿镜气管球囊置入术（fetoscopically placed balloon, FETO）来阻断气管，并在分娩前移除并解除梗阻[87-88]。这种方法的原理基础是认识到胎儿气管阻塞导致肺内液体排出减少而出现代偿性肺部生长，这已在 CDH 的

羔羊模型中得到证实[89]。考虑到肺生长的胚胎学特点，早期妊娠的闭塞可以在肺发育假腺体形成期之前促进更可靠的肺生长。气管阻塞后胎儿的临床结局在羔羊模型[90]和最初的临床报告[91-92]中都是有利的。虽然随后的随机临床试验比较了产前气管阻塞（使用夹子或球囊，但没有撤除阻塞），但没有显示出该治疗的优势[93]，这可能是由于入选标准过于宽松（LHR < 1.4）和早产，后者仍然是胎儿手术的软肋。此外，封堵的撤除可能会带来

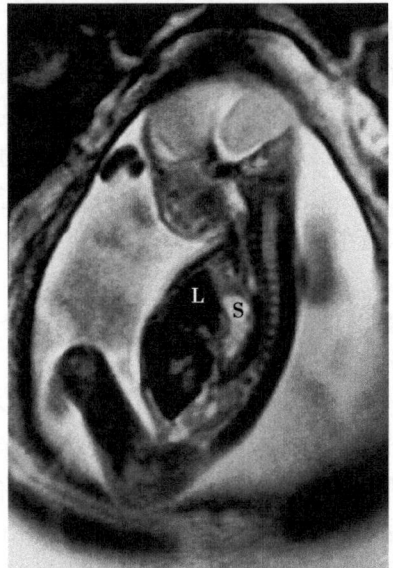

图 5.4 CDH 的 MRI。显示胸腔的肝脏（L）和胃（S）

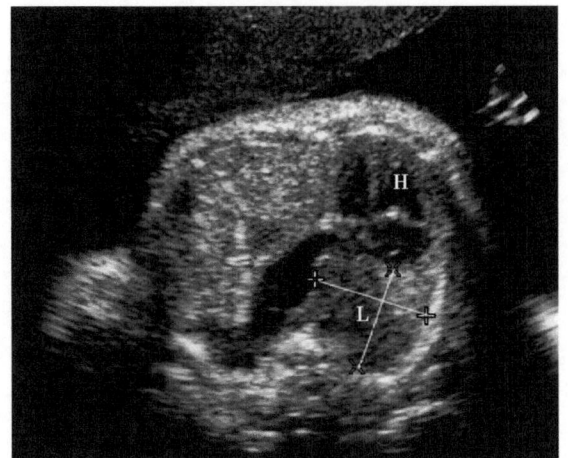

图 5.5 心脏（H）横向四腔水平的 CDH 超声显示用于右肺（L）LHR 的测量

更多的好处。欧洲的经验表明，对胎儿阻塞和撤除是相当有利的。Jani 等[94] 报告了 24 例胎儿（LHR<1，肝脏上移），在 26~28 周时进行了 FETO 治疗，其中 12 例在 34 周时撤除了阻塞，12 例通过子宫外产时处理方案分娩。出院总体生存率为 50%（在子宫内撤除组 83%，子宫外产时处理分娩组 33%），而相同疾病严重程度的历史对照组生存率为 9%。分娩时平均胎龄为 33.5 周，28 周时仍有 17% 的患者出现胎膜早破，32 周时为 33%。欧洲正在进行一项前瞻性随机试验（TOTAL 试验）。

胃肠道病变

食管和肠闭锁

食管闭锁通常在产前超声诊断时会发现胃泡过小或不存在，以及羊水过多，但是超声检查对食管闭锁没有特异性[95]。在 63% 的病例中，食管闭锁患儿伴有解剖和染色体异常[96]，最常见的是 18 三体综合征和 VACTERL（脊椎异常、肛门闭锁、心脏异常、气管食管瘘、肾不发育和肢体缺陷）。

十二指肠闭锁在产前超声有特征性的"双泡"征，这是由于胃和近端十二指肠扩张。合并畸形的发生率很高（在最近的队列研究中有 57% 是唐氏综合征和心内膜垫缺损）[97]。Hemming 和 Rankin[98] 在最近的回顾性研究中报告，25% 有染色体异常，25% 有其他结构异常。

产前超声可以发现许多肠道异常（肠管扩张、腹水、囊性肿块、蠕动亢进、羊水过多），但是没有一个可以准确预测产后结局。肠梗阻患者常发现肠管内径增大（尤其是在晚期妊娠）、蠕动亢进或羊水过多，但是超声对诊断大肠异常的敏感性要比小肠低得多[99]。尽管低水平的 MSAFP 可能是肛门闭锁的标志[100]，但由于大肠在子宫内的主要作用是储存大便而没有其他生理功能，因此该区域发育异常（例如肛门闭锁或先天性巨结肠）一般难以发现。小肠梗阻可能与囊性纤维化有关，因此，所有这些胎儿应在围产期评估这种疾病的可能。

腹壁缺损

脐膨出是腹部脏器在妊娠第 10 周未能回到腹部所致[101]。其特点是有一层半透明的囊膜，它由羊膜、腹膜和华通胶组成，腹腔内脏器通过腹壁缺损疝入囊内。缺损位于中线，通常位于脐带插入点附近。超声可以显示内脏，有时还可以发现肝脏疝入囊内，也可能存在腹水。脐膨出容易伴发染色体和其他结构异常（例如心脏和肾脏畸形，染色体异常，包括贝 - 维综合征和 Cantrell 五联症）。除了详细的超声检查和超声心动图外，还应对胎儿染色体核型进行检查[102]。脐膨出作为 OEIS 综合征（脐膨出、膀胱外翻、肛门闭锁和脊柱异常）的一部分[103]，虽然少见，但往往需要多次手术，而且并发症率相当高。巨型脐膨出（肝脏膨出为主或缺损 >5cm）的患者恢复时间长，容易伴有呼吸困难和喂养困难等长期并发症[104]。

腹裂多为孤立性病变，往往为右脐旁缺陷[102]。脱出的肠管没有膜覆盖，在产前超声上，肠管呈自由漂浮状态。由于肠管长期暴露于羊水中，肠管可能出现增厚（图 5.6）。肠管扩张可能见于肠梗阻，这是继发于肠闭锁或者肠管自较小的腹壁缺损膨出，发生率约为 8%~10%[105-106]。肠损伤的病理生理可能是由于羊水暴露和肠道受压，后者导致缺血和静脉栓塞。在晚期妊娠的腹裂胎儿死亡率约 5%[107]，因此，一旦诊断，需要进行仔细和连续的监测。多数婴儿伴有宫内发育迟缓，70% 的婴儿出生时低于第 50 百分位数（考虑到腹腔容量因腹壁缺损而变得很小，该数据基于产前测量而可能被高估）[102]。

基于产前超声检查结果预测腹裂胎儿的临床结局仍是一个挑战。对腹裂婴儿进行分析后总结了两种腹裂类型：单纯型（孤立性腹裂，病死率很低）和复杂型[伴有肠闭锁、肠穿

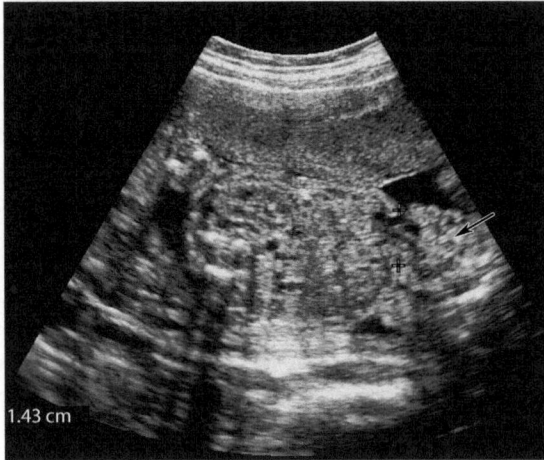

图 5.6 腹裂胎儿的超声检查中十字标记显示腹壁缺损，箭头指示膨出腹腔外的肠管

孔、肠扭转或肠坏死，有较高的病死率（一参考文献为 28%[108]，另一参考文献为 8.7%[109]）。因此，必须制定产前诊断标准，以预测产后结局。此外，分娩的时间选择一直具有争议：预防子宫内肠损伤的重要性必须与这些婴儿早产带来的风险相平衡，因为其中许多婴儿是小于胎龄儿。为了解决这一问题，可以对超声特点和生化特性进行综合分析。羊水用于诊断胎儿窘迫的标记物（例如胎粪[110]和 β- 内啡肽[111]）可能具有判断预后的意义，但目前未在临床实践中使用。许多研究小组对肠壁增厚和肠系膜血流等超声特征进行了研究，以此作为可能的预后指标。我们最近回顾了 2000 年至 2007 年间在费城儿童医院发现的 64 例腹裂[112]，其中 53 例为单纯型，11 例为复杂型（17%）。宫内死亡 3 例（胎儿 2 例，终止妊娠 1 例），围产期总死亡率为 9%。研究发现，产前超声检查并不能预测产后的任何指标（单纯型或复杂型，一期修复或用 silo 袋分期手术，住院时间，术后肠道喂养时间，等等）。

剖宫产是否能保护暴露的肠管免受分娩过程中进一步的损害这一疑问已被研究但并未显示任何益处[113-114]。因此，除非是巨大的脐膨出，因肝破裂和难产的风险必须剖宫产，其他腹壁缺损胎儿可以经阴道分娩。产前转运能否改善预后这一问题（因为产后运输过

程可能使暴露的肠管出现持续的缺血和损伤）同样有相关研究但也未发现有改善作用[115]。我们目前的管理策略是利用系列超声密切监测胎儿宫内窘迫迹象并计划足月分娩，并在出生后一期或 silo 分期手术关闭腹壁缺损。

肾脏异常的初步诊断

产前诊断的胎儿肾积水是一组病因广泛、预后不同的疾病[116]。肾积水的超声表现包括肾盂和肾盏扩张，伴有或不伴有膀胱和输尿管的扩张（取决于肾积水的病因）（图 5.7）。胎儿泌尿外科协会确定了严重程度逐级增加的四个等级：1 级仅为肾盂分离，4 级为肾盂肾盏严重扩张，伴有肾实质变薄[117]。此外，也有学者建议采用肾盂前后直径 > 10mm 作为胎儿的预测指标，这些胎儿需要进一步产后干预[118]。产前肾积水的鉴别诊断包括肾盂输尿管连接部梗阻（ureteropelvic junction obstruction, UPJO）、多囊肾、原发性梗阻性巨输尿管、输尿管囊肿、异位输尿管和后尿道瓣膜（posterior urethral valve, PUV）[119]。严重的双侧肾积水会导致羊水过少及胎儿发育小于胎龄。羊水过少时，超声诊断可能很困难，MRI 可能有助于确定肾积水的病因[5]。

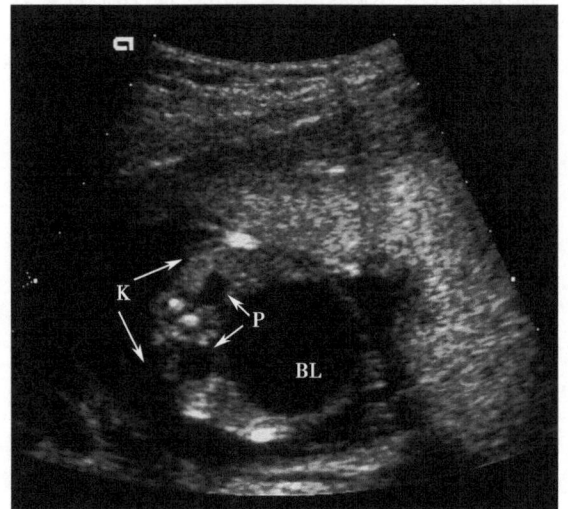

图 5.7 肾积水超声显示扩大的膀胱（BL）、受压的肾实质（K）和扩张的肾盂（P）

上尿路梗阻

产前肾积水最常见的原因是肾盂输尿管连接部梗阻(UPJO)。如果是单侧病变[120]且肾盂直径 < 10mm，往往预后良好[121]。在一项大型病例随访研究中发现，80% 在 3 岁时恢复正常，17% 在出生时已经表现正常，这表明该病有自愈的倾向[122]。只有 17% 需要手术治疗。产前诊断的肾积水需要在出生时和 1 月龄时进行超声检查和随访。如果发现任何异常，应该做排尿期膀胱尿道造影和利尿肾图检查[123]。

下尿路梗阻

下尿路梗阻(lower urinary tract obstruction, LUTO)最常见的原因是后尿道瓣膜(PUV)；此外，也见于梨状腹综合征和尿道闭锁[124]。胎儿尿道梗阻并发症率和死亡率的最重要的影响因素是羊水过少所致的肺发育不良[125]。对于 PUV 患者，产前诊断的患儿预后与产后诊断的患儿相比更差，前者肾衰竭和暂时性肺衰竭的发生率为 64%，而后者为 33%[126]。系列的胎儿尿液分析可为该组胎儿提供预后信息。间隔 48~72 小时，分三次通过膀胱穿刺收集胎儿尿液，检测尿液中钠离子、氯离子、钙离子、渗透压、β_2 微球蛋白及总蛋白以评估肾功能。在这种检测方案中，最后的样本反映了胎儿最近的尿液特征，如果离子浓度、蛋白含量和渗透压都下降的话，提示预后可能较好[124]。

产前干预的理论是基于绵羊的疾病模型。在这种疾病模型中，胎羊的膀胱出口梗阻会造成肺发育不良和肾发育不良以及双侧输尿管梗阻性病变[127]。矫治梗阻可使肺恢复正常生长[128]。胎儿尿路梗阻性疾病的产前治疗仅对有羊水过少、膀胱扩张和双侧肾积水(无其他异常)的男性胎儿有效，经过持续的膀胱引流都可以得到改善[129]。而在女性胎儿，LUTO 通常是复杂的泄殖腔异常的一部分，胎儿期干预通常并没有益处。男性胎儿可考虑膀胱羊膜腔分流(V-A 分流)[130]，另外胎儿镜检查和瓣膜切开等也有报道[131]。

虽然在羊水过少胎儿实施分流术在技术上很有挑战性，但据报道，对严格筛选的胎儿患者实施这项技术是有益的，有 43% 的患者出生后 2 年肾功能恢复正常[132]。我们报道了 18 例 V-A 分流，包括 PUV(7 例)、梨状腹综合征(7 例)和尿道闭锁(4 例)[133]。8 例患儿肾功能良好，4 例轻度肾功能不全，6 例需要血液透析与后续移植。8 例患儿出现呼吸道问题，9 例出现反复尿路感染。虽然短期结果在不同的报道中不尽相同[120]，但最近的一项荟萃分析[134]表明，在预后较差的胎儿组中，宫内分流组的生存率较单独产后治疗组高。然而，分流组的患者仍然会死于肺发育不良和肾衰竭。欧洲的一项前瞻性随机试验(PLUTO)表明：在患者招募方面存在很大的困难，虽然 V-A 分流生存率较高，但有些存活者的肾功能仍低于理想水平[135]。

脊髓脊膜突出

脊髓脊膜膨出(myelomeningocele, MMC)是一种神经管缺陷，其特征是脊髓和脊膜通过椎弓缺损突出，是脊柱裂最常见的类型，每年每 2 000 个新生儿有 1 个发现存在脊柱裂。75%~80% 的 MMC 胎儿可以在妊娠 16 周的母体血清学检测时发现[136]。如果发现 MSAFP 明显升高，则进行羊膜穿刺术以评估羊水甲胎蛋白(AFP)和乙酰胆碱酯酶来明确诊断[137]。超声特征包括"柠檬"征和"香蕉"征，分别为 MMC 继发的扇形额骨和异常的小脑半球前曲率[138]。大多数 MMC 胎儿都伴有小脑扁桃体下疝畸形，其特征是胎儿 MRI 表现为小脑蚓部向下移位，小脑和中脑经枕骨大孔疝出。超声最早可在 18 周确诊，不但可以确定 MMC 缺损部位，还可以评估肢体功能以及是否存在小脑扁桃体下疝畸形(图 5.8)。

通过对绵羊 MMC 模型进行产前修复，证实了胎儿手术修复 MMC 的益处[139-141]，这为第一个对非致死性疾病进行胎儿期手术提供了一个令人信服的理由。胎儿手术修复的目的是防止暴露的脊髓受到化学和机械损伤，以解除常常伴发的后脑疝，并减少产后脑室-腹腔分流术的需求，为缺损修复后的神经提供再生的可能。我们首次报道开放性修复胎儿MMC，结果显示了神经功能的改善[142]并矫治了小脑扁桃体下疝畸形（图5.9）。对接受子宫内修复患者进行的长期分析显示，胎儿手术能使脑室-腹腔分流的需求减少[143-144]，并改善脑干功能[145]和神经发育[146]。MMC多中心研究（MOMS试验）证明了产前修复的诸多益处，例如减少脑室-腹腔分流率和改善运动功能[147]。

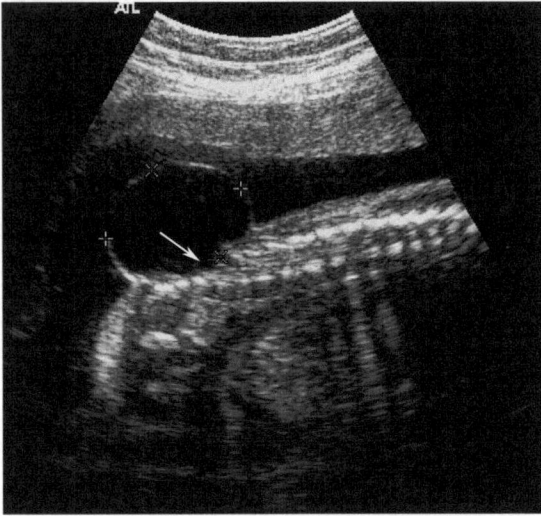

图 5.8　超声显示 MMC 胎儿的脊柱缺损（箭头）上方的囊袋（十字标记）

结论

产前超声使得子宫内诊断的小儿外科疾病数量迅速增加。对异常胎儿的系列产前超声检查使我们认识到这些疾病的病理生理过程以及相关的预后，并以此制订治疗方案。由于先天性异常往往关联发生，因此，当发现一种异常时，进行仔细的超声评估和核型分析是很重要的。

通过对先天性缺陷动物模型的研究，以及对一些患者产前产后的仔细评估，已确定某些异常胎儿可从产前干预中获益。在大多数情况下，这些胎儿因疾病的自然病程无法在孕期存活。产前诊断和监测方面的进展，以及对治疗结果的持续重新评估，无疑会调整我们目前处理这些先天性异常的方式。在未来，小儿外科医师将有机会继续开发这个令人兴奋的领域。

（蔡凌浩　译　黄寿奖　审校）

参考文献

1. Harrison MR, Bjordal RI, Langmark F, Knutrud O. Congenital diaphragmatic hernia: The hidden mortality. *J Pediatr Surg* 1978; 13: 227–30.
2. Taipale P, Hiilesmaa V, Salonen R, Ylostalo P. Increased nuchal translucency as a marker for fetal chromosomal defects [see comments]. *N Engl J Med* 1997; 337: 1654–8.
3. Hyett J, Perdu M, Sharland G, Snijders R, Nicolaides KH. Using fetal nuchal translucency to screen for major congenital cardiac defects at 10–14 weeks of gestation: Population based cohort study [see comments]. *BMJ* 1999; 318: 81–5.
4. Daffos F, Forestier F, Mac Aleese J, Aufrant C, Mandelbrot L, Cabanis EA, Iba-Zizen MT, Alfonso JM, Tamraz J. Fetal curarization for prenatal magnetic resonance imaging. *Prenat Diagn* 1988; 8: 312–4.

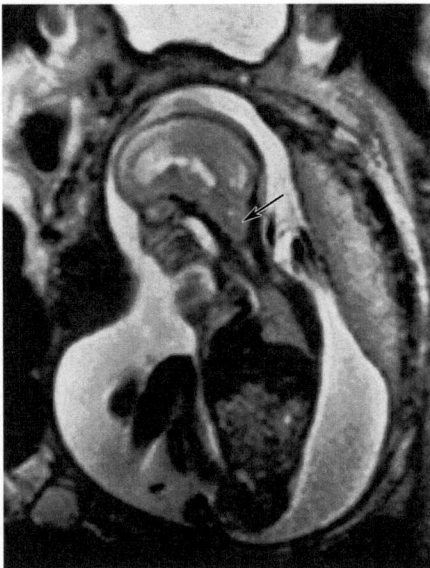

图 5.9　MRI 显示 MMC 胎儿的后脑疝（箭头）

5. Hubbard AM, Harty MP, States LJ. A new tool for prenatal diagnosis: Ultrafast fetal MRI. *Semin Perinatol* 1999; 23: 437–47.

6. Steele MW, Breg WR, Jr. Chromosome analysis of human amniotic-fluid cells. *Lancet* 1966; 1: 383–5.

7. Delisle MF, Wilson RD. First trimester prenatal diagnosis: Amniocentesis. *Semin Perinatol* 1999; 23: 414–23.

8. Wapner RJ, Martin CL, Levy B, Ballif BC, Eng CM, Zachary JM, Savage M et al. Chromosomal microarray versus karyotyping for prenatal diagnosis. *N Engl J Med* 2012; 367: 2175–84.

9. Canick JA, Kellner LH. First trimester screening for aneuploidy: Serum biochemical markers. *Semin Perinatol* 1999; 23: 359–68.

10. Wald NJ, Kennard A, Hackshaw A, McGuire A. Antenatal screening for Down's syndrome [published erratum appears in J Med Screen 1998;5(2):110 and 1998;5(3):166]. *J Med Screen* 1997; 4: 181–246.

11. Duchatel F, Oury JF, Mennesson B, Muray JM. Complications of diagnostic ultrasound-guided percutaneous umbilical blood sampling: Analysis of a series of 341 cases and review of the literature. *Eur J Obstet Gynecol Reprod Biol* 1993; 52: 95–104.

12. Hickok DE, Mills M. Percutaneous umbilical blood sampling: Results from a multicenter collaborative registry. The Western Collaborative Perinatal Group. *Am J Obstet Gynecol* 1992; 166: 1614–7; discussion 7–8.

13. Boulot P, Deschamps F, Lefort G, Sarda P, Mares P, Hedon B, Laffargue F, Viala JL. Pure fetal blood samples obtained by cordocentesis: Technical aspects of 322 cases. *Prenat Diagn* 1990; 10: 93–100.

14. Herzenberg LA, Bianchi DW, Schroder J, Cann HM, Iverson GM. Fetal cells in the blood of pregnant women: Detection and enrichment by fluorescence-activated cell sorting. *Proc Natl Acad Sci USA* 1979; 76: 1453–5.

15. Maron JL, Bianchi DW. Prenatal diagnosis using cell-free nucleic acids in maternal body fluids: A decade of progress. *Am J Med Genet C Semin Med Genet* 2007; 145C: 5–17.

16. Guibert J, Benachi A, Grebille AG, Ernault P, Zorn JR, Costa JM. Kinetics of SRY gene appearance in maternal serum: Detection by real time PCR in early pregnancy after assisted reproductive technique. *Hum Reprod* 2003; 18: 1733–6.

17. Langer JC, Fitzgerald PG, Desa D, Filly RA, Golbus MS, Adzick NS, Harrison MR. Cervical cystic hygroma in the fetus: Clinical spectrum and outcome. *J Pediatr Surg* 1990; 25: 58–61; discussion 61–2.

18. Mychaliska GB, Bealer JF, Graf JL, Rosen MA, Adzick NS, Harrison MR. Operating on placental support: The ex utero intrapartum treatment procedure. *J Pediatr Surg* 1997; 32: 227–30; discussion 30–1.

19. Liechty KW, Crombleholme TM, Flake AW, Morgan MA, Kurth CD, Hubbard AM, Adzick NS. Intrapartum airway management for giant fetal neck masses: The EXIT (ex utero intrapartum treatment) procedure. *Am J Obstet Gynecol* 1997; 177: 870–4.

20. Liechty KW, Crombleholme TM. Management of fetal airway obstruction. *Semin Perinatol* 1999; 23: 496–506.

21. Descamps P, Jourdain O, Paillet C, Toutain A, Guichet A, Pourcelot D, Gold F, Castiel M, Body G. Etiology, prognosis and management of nuchal cystic hygroma: 25 new cases and literature review. *Eur J Obstet Gynecol Reprod Biol* 1997; 71: 3–10.

22. Gallagher PG, Mahoney MJ, Gosche JR. Cystic hygroma in the fetus and newborn. *Semin Perinatol* 1999; 23: 341–56.

23. Brumfield CG, Wenstrom KD, Davis RO, Owen J, Cosper P. Second-trimester cystic hygroma: Prognosis of septated and nonseptated lesions. *Obstet Gynecol* 1996; 88: 979–82.

24. Nadel A, Bromley B, Benacerraf BR. Nuchal thickening or cystic hygromas in first- and early second-trimester fetuses: Prognosis and outcome. *Obstet Gynecol* 1993; 82: 43–8.

25. Liechty KW, Hedrick HL, Hubbard AM, Johnson MP, Wilson RD, Ruchelli ED, Howell LJ, Crombleholme TM, Flake AW, Adzick NS. Severe pulmonary hypoplasia associated with giant cervical teratomas. *J Pediatr Surg* 2006; 41: 230–3.

26. Hubbard AM, Crombleholme TM, Adzick NS. Prenatal MRI evaluation of giant neck masses in preparation for the fetal EXIT procedure. *Am J Perinatol* 1998; 15: 253–7.

27. Hubbard AM, Harty P. Prenatal magnetic resonance imaging of fetal anomalies. *Semin Roentgenol* 1999; 34: 41–7.

28. Laje P, Johnson MP, Howell LJ, Bebbington MW, Hedrick HL, Flake AW, Adzick NS. Ex utero intrapartum treatment (EXIT) in the management of giant cervical teratomas. *J Pediatr Surg* 2012; 47: 1208–16.

29. Hirose S, Farmer DL, Lee H, Nobuhara KK, Harrison MR. The ex utero intrapartum treatment procedure: Looking back at the EXIT. *J Pediatr Surg* 2004; 39: 375–80; discussion 380.

30. Hedrick HL, Flake AW, Crombleholme TM, Howell LJ, Johnson MP, Wilson RD, Adzick NS. The ex utero intrapartum therapy procedure for high-risk fetal lung lesions. *J Pediatr Surg* 2005; 40: 1038–43; discussion 1044.

31. Crombleholme TM, Sylvester K, Flake AW, Adzick NS. Salvage of a fetus with congenital high airway obstruction syndrome by ex utero intrapartum treatment (EXIT) procedure. *Fetal Diagn Ther* 2000; 15: 280–2.

32. Kunisaki SM, Barnewolt CE, Estroff JA, Myers LB, Fauza DO, Wilkins-Haug LE, Grable IA et al. Ex utero intrapartum treatment with extracorporeal membrane oxygenation for severe congenital diaphragmatic hernia. *J Pediatr Surg* 2007; 42: 98–104; discussion 104–6.

33. Mackenzie TC, Crombleholme TM, Johnson MP, Schnaufer L, Flake AW, Hedrick HL, Howell LJ, Adzick NS. The natural history of prenatally diagnosed conjoined twins. *J Pediatr Surg* 2002; 37: 303–9.

34. Butwick A, Aleshi P, Yamout I. Obstetric hemorrhage during an EXIT procedure for severe fetal airway obstruction. *Can J Anaesth* 2009; 56: 437–42.
35. Flake AW. Fetal sacrococcygeal teratoma. *Semin Pediatr Surg* 1993; 2: 113–20.
36. Altman RP, Randolph JG, Lilly JR. Sacrococcygeal teratoma: American Academy of Pediatrics Surgical Section Survey—1973. *J Pediatr Surg* 1974; 9: 389–98.
37. Danzer E, Hubbard AM, Hedrick HL, Johnson MP, Wilson RD, Howell LJ, Flake AW, Adzick NS. Diagnosis and characterization of fetal sacrococcygeal teratoma with prenatal MRI. *AJR Am J Roentgenol* 2006; 187: W350–6.
38. Kirkinen P, Partanen K, Merikanto J, Ryynanen M, Haring P, Heinonen K. Ultrasonic and magnetic resonance imaging of fetal sacrococcygeal teratoma. *Acta Obstet Gynecol Scand* 1997; 76: 917–22.
39. Westerburg B, Feldstein VA, Sandberg PL, Lopoo JB, Harrison MR, Albanese CT. Sonographic prognostic factors in fetuses with sacrococcygeal teratoma. *J Pediatr Surg* 2000; 35: 322–5; discussion 325–6.
40. Holterman AX, Filiatrault D, Lallier M, Youssef S. The natural history of sacrococcygeal teratomas diagnosed through routine obstetric sonogram: A single institution experience. *J Pediatr Surg* 1998; 33: 899–903.
41. Bond SJ, Harrison MR, Schmidt KG, Silverman NH, Flake AW, Slotnick RN, Anderson RL, Warsof SL, Dyson DC. Death due to high-output cardiac failure in fetal sacrococcygeal teratoma. *J Pediatr Surg* 1990; 25: 1287–91.
42. Schmidt KG, Silverman NH, Harison MR, Callen PW. High-output cardiac failure in fetuses with large sacrococcygeal teratoma: Diagnosis by echocardiography and Doppler ultrasound. *J Pediatr* 1989; 114: 1023–8.
43. Chisholm CA, Heider AL, Kuller JA, von Allmen D, McMahon MJ, Chescheir NC. Prenatal diagnosis and perinatal management of fetal sacrococcygeal teratoma. *Am J Perinatol* 1999; 16: 47–50.
44. Bullard KM, Harrison MR. Before the horse is out of the barn: Fetal surgery for hydrops. *Semin Perinatol* 1995; 19: 462–73.
45. Wilson RD, Hedrick H, Flake AW, Johnson MP, Bebbington MW, Mann S, Rychik J, Liechty K, Adzick NS. Sacrococcygeal teratomas: Prenatal surveillance, growth and pregnancy outcome. *Fetal Diagn Ther* 2009; 25: 15–20.
46. Sy ED, Filly RA, Cheong ML, Clifton MS, Cortes RA, Ohashi S, Takifuji K et al. Prognostic role of tumor-head volume ratio in fetal sacrococcygeal teratoma. *Fetal Diagn Ther* 2009; 26: 75–80.
47. Benachi A, Durin L, Maurer SV, Aubry MC, Parat S, Herlicoviez M, Nihoul-Fekete C, Dumez Y, Dommergues M. Prenatally diagnosed sacrococcygeal teratoma: A prognostic classification. *J Pediatr Surg* 2006; 41: 1517–21.
48. Adzick NS, Crombleholme TM, Morgan MA, Quinn TM. A rapidly growing fetal teratoma. *Lancet* 1997; 349: 538.
49. Hedrick HL, Flake AW, Crombleholme TM, Howell LJ, Johnson MP, Wilson RD, Adzick NS. Sacrococcygeal teratoma: Prenatal assessment, fetal intervention, and outcome. *J Pediatr Surg* 2004; 39: 430–8; discussion 430–8.
50. Makin EC, Hyett J, Ade-Ajayi N, Patel S, Nicolaides K, Davenport M. Outcome of antenatally diagnosed sacrococcygeal teratomas: Single-center experience (1993–2004). *J Pediatr Surg* 2006; 41: 388–93.
51. Stocker JT, Madewell JE, Drake RM. Congenital cystic adenomatoid malformation of the lung. Classification and morphologic spectrum. *Hum Pathol* 1977; 8: 155–71.
52. Adzick NS. Management of fetal lung lesions. *Clin Perinatol* 2009; 36: 363–76, x.
53. Cass DL, Crombleholme TM, Howell LJ, Stafford PW, Ruchelli ED, Adzick NS. Cystic lung lesions with systemic arterial blood supply: A hybrid of congenital cystic adenomatoid malformation and bronchopulmonary sequestration. *J Pediatr Surg* 1997; 32: 986–90.
54. Conran RM, Stocker JT. Extralobar sequestration with frequently associated congenital cystic adenomatoid malformation, type 2: Report of 50 cases. *Pediatr Dev Pathol* 1999; 2: 454–63.
55. Hedrick MH, Jennings RW, MacGillivray TE, Rice HE, Flake AW, Adzick NS, Harrison MR. Chronic fetal vascular access. *Lancet* 1993; 342: 1086–7.
56. Winters WD, Effmann EL, Nghiem HV, Nyberg DA. Disappearing fetal lung masses: Importance of postnatal imaging studies. *Pediatr Radiol* 1997; 27: 535–9.
57. Hubbard AM, Adzick NS, Crombleholme TM, Coleman BG, Howell LJ, Haselgrove JC, Mahboubi S. Congenital chest lesions: Diagnosis and characterization with prenatal MR imaging. *Radiology* 1999; 212: 43–8.
58. Adzick NS, Harrison MR, Crombleholme TM, Flake AW, Howell LJ. Fetal lung lesions: Management and outcome. *Am J Obstet Gynecol* 1998; 179: 884–9.
59. Rice HE, Estes JM, Hedrick MH, Bealer JF, Harrison MR, Adzick NS. Congenital cystic adenomatoid malformation: A sheep model of fetal hydrops. *J Pediatr Surg* 1994; 29: 692–6.
60. Crombleholme TM, Coleman B, Hedrick H, Liechty K, Howell L, Flake AW, Johnson M, Adzick NS. Cystic adenomatoid malformation volume ratio predicts outcome in prenatally diagnosed cystic adenomatoid malformation of the lung. *J Pediatr Surg* 2002; 37: 331–8.
61. Wilson RD, Baxter JK, Johnson MP, King M, Kasperski S, Crombleholme TM, Flake AW, Hedrick HL, Howell LJ, Adzick NS. Thoracoamniotic shunts: Fetal treatment of pleural effusions and congenital cystic adenomatoid malformations. *Fetal Diagn Ther* 2004; 19: 413–20.
62. Merchant AM, Peranteau W, Wilson RD, Johnson MP, Bebbington MW, Hedrick HL, Flake AW, Adzick NS. Postnatal chest wall deformities after fetal thoracoamniotic shunting for congenital cystic adeno-

matoid malformation. *Fetal Diagn Ther* 2007; 22: 435–9.

63. Kunisaki SM, Fauza DO, Barnewolt CE, Estroff JA, Myers LB, Bulich LA, Wong G et al. Ex utero intrapartum treatment with placement on extracorporeal membrane oxygenation for fetal thoracic masses. *J Pediatr Surg* 2007; 42: 420–5.

64. Keswani SG, Crombleholme TM, Rychik J, Tian Z, Mackenzie TC, Johnson MP, Wilson RD et al. Impact of continuous intraoperative monitoring on outcomes in open fetal surgery. *Fetal Diagn Ther* 2005; 20: 316–20.

65. Grethel EJ, Wagner AJ, Clifton MS, Cortes RA, Farmer DL, Harrison MR, Nobuhara KK, Lee H. Fetal intervention for mass lesions and hydrops improves outcome: A 15-year experience. *J Pediatr Surg* 2007; 42: 117–23.

66. Bruner JP, Jarnagin BK, Reinisch L. Percutaneous laser ablation of fetal congenital cystic adenomatoid malformation: Too little, too late? *Fetal Diagn Ther* 2000; 15: 359–63.

67. Tsao K, Hawgood S, Vu L, Hirose S, Sydorak R, Albanese CT, Farmer DL, Harrison MR, Lee H. Resolution of hydrops fetalis in congenital cystic adenomatoid malformation after prenatal steroid therapy. *J Pediatr Surg* 2003; 38: 508–10.

68. Peranteau WH, Wilson RD, Liechty KW, Johnson MP, Bebbington MW, Hedrick HL, Flake AW, Adzick NS. Effect of maternal betamethasone administration on prenatal congenital cystic adenomatoid malformation growth and fetal survival. *Fetal Diagn Ther* 2007; 22: 365–71.

69. Kunisaki SM, Barnewolt CE, Estroff JA, Ward VL, Nemes LP, Fauza DO, Jennings RW. Large fetal congenital cystic adenomatoid malformations: Growth trends and patient survival. *J Pediatr Surg* 2007; 42: 404–10.

70. MacGillivray TE, Harrison MR, Goldstein RB, Adzick NS. Disappearing fetal lung lesions. *J Pediatr Surg* 1993; 28: 1321–4; discussion 1324–5.

71. Morris LM, Lim FY, Livingston JC, Polzin WJ, Crombleholme TM. High-risk fetal congenital pulmonary airway malformations have a variable response to steroids. *J Pediatr Surg* 2009; 44: 60–5.

72. Hubbard AM, Crombleholme TM, Adzick NS, Coleman BG, Howell LJ, Meyer JS, Flake AW. Prenatal MRI evaluation of congenital diaphragmatic hernia. *Am J Perinatol* 1999; 16: 407–13.

73. Hubbard AM, Adzick NS, Crombleholme TM, Haselgrove JC. Left-sided congenital diaphragmatic hernia: Value of prenatal MR imaging in preparation for fetal surgery. *Radiology* 1997; 203: 636–40.

74. Jani J, Cannie M, Sonigo P, Robert Y, Moreno O, Benachi A, Vaast P, Gratacos E, Nicolaides KH, Deprest J. Value of prenatal magnetic resonance imaging in the prediction of postnatal outcome in fetuses with diaphragmatic hernia. *Ultrasound Obstet Gynecol* 2008; 32: 793–9.

75. Walsh DS, Hubbard AM, Olutoye OO, Howell LJ, Crombleholme TM, Flake AW, Johnson MP, Adzick NS. Assessment of fetal lung volumes and liver herniation with magnetic resonance imaging in congenital diaphragmatic hernia. *Am J Obstet Gynecol* 2000; 183: 1067–9.

76. Williams G, Coakley FV, Qayyum A, Farmer DL, Joe BN, Filly RA. Fetal relative lung volume: Quantification by using prenatal MR imaging lung volumetry. *Radiology* 2004; 233: 457–62.

77. Metkus AP, Filly RA, Stringer MD, Harrison MR, Adzick NS. Sonographic predictors of survival in fetal diaphragmatic hernia. *J Pediatr Surg* 1996; 31: 148–51; discussion 51–2.

78. Lipshutz GS, Albanese CT, Feldstein VA, Jennings RW, Housley HT, Beech R, Farrell JA, Harrison MR. Prospective analysis of lung-to-head ratio predicts survival for patients with prenatally diagnosed congenital diaphragmatic hernia. *J Pediatr Surg* 1997; 32: 1634–6.

79. Jani J, Keller RL, Benachi A, Nicolaides KH, Favre R, Gratacos E, Laudy J et al. Prenatal prediction of survival in isolated left-sided diaphragmatic hernia. *Ultrasound Obstet Gynecol* 2006; 27: 18–22.

80. Hedrick HL, Danzer E, Merchant A, Bebbington MW, Zhao H, Flake AW, Johnson MP et al. Liver position and lung-to-head ratio for prediction of extracorporeal membrane oxygenation and survival in isolated left congenital diaphragmatic hernia. *Am J Obstet Gynecol* 2007; 197: 422.e1–4.

81. Jani JC, Peralta CF, Ruano R, Benachi A, Done E, Nicolaides KH, Deprest JA. Comparison of fetal lung area to head circumference ratio with lung volume in the prediction of postnatal outcome in diaphragmatic hernia. *Ultrasound Obstet Gynecol* 2007; 30: 850–4.

82. Hedrick HL, Crombleholme TM, Flake AW, Nance ML, von Allmen D, Howell LJ, Johnson MP, Wilson RD, Adzick NS. Right congenital diaphragmatic hernia: Prenatal assessment and outcome. *J Pediatr Surg* 2004; 39: 319–23; discussion 319–23.

83. Sokol J, Bohn D, Lacro RV, Ryan G, Stephens D, Rabinovitch M, Smallhorn J, Hornberger LK. Fetal pulmonary artery diameters and their association with lung hypoplasia and postnatal outcome in congenital diaphragmatic hernia. *Am J Obstet Gynecol* 2002; 186: 1085–90.

84. Sokol J, Shimizu N, Bohn D, Doherty D, Ryan G, Hornberger LK. Fetal pulmonary artery diameter measurements as a predictor of morbidity in antenatally diagnosed congenital diaphragmatic hernia: A prospective study. *Am J Obstet Gynecol* 2006; 195: 470–7.

85. Moreno-Alvarez O, Hernandez-Andrade E, Oros D, Jani J, Deprest J, Gratacos E. Association between intrapulmonary arterial Doppler parameters and degree of lung growth as measured by lung-to-head ratio in fetuses with congenital diaphragmatic hernia. *Ultrasound Obstet Gynecol* 2008; 31: 164–70.

86. Broth RE, Wood DC, Rasanen J, Sabogal JC, Komwilaisak R, Weiner S, Berghella V. Prenatal prediction of lethal pulmonary hypoplasia: The hyperoxygenation test for pulmonary artery reactivity. *Am*

J Obstet Gynecol 2002; 187: 940–5.

87. Deprest JA, Gratacos E, Nicolaides K, Done E, Van Mieghem T, Gucciardo L, Claus F et al. Changing perspectives on the perinatal management of isolated congenital diaphragmatic hernia in Europe. *Clin Perinatol* 2009; 36: 329–47, ix.

88. Jelin E, Lee H. Tracheal occlusion for fetal congenital diaphragmatic hernia: The US experience. *Clin Perinatol* 2009; 36: 349–61, ix.

89. DiFiore JW, Fauza DO, Slavin R, Peters CA, Fackler JC, Wilson JM. Experimental fetal tracheal ligation reverses the structural and physiological effects of pulmonary hypoplasia in congenital diaphragmatic hernia. *J Pediatr Surg* 1994; 29: 248–56; discussion 256–7.

90. Davey MG, Hooper SB, Tester ML, Johns DP, Harding R. Respiratory function in lambs after in utero treatment of lung hypoplasia by tracheal obstruction. *J Appl Physiol* 1999; 87: 2296–304.

91. Flake AW, Crombleholme TM, Johnson MP, Howell LJ, Adzick NS. Treatment of severe congenital diaphragmatic hernia by fetal tracheal occlusion: Clinical experience with fifteen cases. *Am J Obstet Gynecol* 2000; 183: 1059–66.

92. Harrison MR, Mychaliska GB, Albanese CT, Jennings RW, Farrell JA, Hawgood S, Sandberg P, Levine AH, Lobo E, Filly RA. Correction of congenital diaphragmatic hernia in utero IX: Fetuses with poor prognosis (liver herniation and low lung-to-head ratio) can be saved by fetoscopic temporary tracheal occlusion. *J Pediatr Surg* 1998; 33: 1017–22; discussion 1022–3.

93. Harrison MR, Keller RL, Hawgood SB, Kitterman JA, Sandberg PL, Farmer DL, Lee H, Filly RA, Farrell JA, Albanese CT. A randomized trial of fetal endoscopic tracheal occlusion for severe fetal congenital diaphragmatic hernia. *N Engl J Med* 2003; 349: 1916–24.

94. Jani J, Gratacos E, Greenough A, Pieró JL, Benachi A, Harrison M, Nicolaïdes K, Deprest J; FETO Task Group. Percutaneous fetal endoscopic tracheal occlusion (FETO) for severe left-sided congenital diaphragmatic hernia. *Clin Obstet Gynecol* 2005; 48: 910–22.

95. Stringer MD, McKenna KM, Goldstein RB, Filly RA, Adzick NS, Harrison MR. Prenatal diagnosis of esophageal atresia. *J Pediatr Surg* 1995; 30: 1258–63.

96. Sparey C, Jawaheer G, Barrett AM, Robson SC. Esophageal atresia in the Northern Region Congenital Anomaly Survey, 1985–1997: Prenatal diagnosis and outcome. *Am J Obstet Gynecol* 2000; 182: 427–31.

97. Choudhry MS, Rahman N, Boyd P, Lakhoo K. Duodenal atresia: Associated anomalies, prenatal diagnosis and outcome. *Pediatr Surg Int* 2009; 25: 727–30.

98. Hemming V, Rankin J. Small intestinal atresia in a defined population: Occurrence, prenatal diagnosis and survival. *Prenat Diagn* 2007; 27: 1205–11.

99. Corteville JE, Gray DL, Langer JC. Bowel abnormalities in the fetus—Correlation of prenatal ultrasonographic findings with outcome. *Am J Obstet Gynecol* 1996; 175: 724–9.

100. Van Rijn M, Christaens GC, Hagenaars AM, Visser GH. Maternal serum alpha-fetoprotein in fetal anal atresia and other gastro-intestinal obstructions [see comments]. *Prenat Diagn* 1998; 18: 914–21.

101. Langer JC. Gastroschisis and omphalocele. *Semin Pediatr Surg* 1996; 5: 124–8.

102. Wilson RD, Johnson MP. Congenital abdominal wall defects: An update. *Fetal Diagn Ther* 2004; 19: 385–98.

103. Tiblad E, Wilson RD, Carr M, Flake AW, Hedrick H, Johnson MP, Bebbington MW, Mann S, Adzick NS. OEIS sequence—A rare congenital anomaly with prenatal evaluation and postnatal outcome in six cases. *Prenat Diagn* 2008; 28: 141–7.

104. Biard JM, Wilson RD, Johnson MP, Hedrick HL, Schwarz U, Flake AW, Crombleholme TM, Adzick NS. Prenatally diagnosed giant omphaloceles: Short- and long-term outcomes. *Prenat Diagn* 2004; 24: 434–9.

105. Langer JC, Adzick NS, Filly RA, Golbus MS, deLorimier AA, Harrison MR. Gastrointestinal tract obstruction in the fetus. *Arch Surg* 1989; 124: 1183–6; discussion 1187.

106. Crombleholme TM, Harrison MR, Golbus MS, Longaker MT, Langer JC, Callen PW, Anderson RL, Goldstein RB, Filly RA. Fetal intervention in obstructive uropathy: Prognostic indicators and efficacy of intervention. *Am J Obstet Gynecol* 1990; 162: 1239–44.

107. Crawford RA, Ryan G, Wright VM, Rodeck CH. The importance of serial biophysical assessment of fetal wellbeing in gastroschisis. *Br J Obstet Gynaecol* 1992; 99: 899–902.

108. Molik KA, Gingalewski CA, West KW, Rescorla FJ, Scherer LR, Engum SA, Grosfeld JL. Gastroschisis: A plea for risk categorization. *J Pediatr Surg* 2001; 36: 51–5.

109. Abdullah F, Arnold MA, Nabaweesi R, Fischer AC, Colombani PM, Anderson KD, Lau H, Chang DC. Gastroschisis in the United States 1988–2003: Analysis and risk categorization of 4344 patients. *J Perinatol* 2007; 27: 50–5.

110. Api A, Olguner M, Hakguder G, Ates O, Ozer E, Akgur FM. Intestinal damage in gastroschisis correlates with the concentration of intraamniotic meconium. *J Pediatr Surg* 2001; 36: 1811–5.

111. Mahieu-Caputo D, Muller F, Jouvet P, Thalabard JC, Jouannic JM, Nihoul-Fékété C, Dumez Y, Dommergues M. Amniotic fluid beta-endorphin: A prognostic marker for gastroschisis? *J Pediatr Surg* 2002; 37: 1602–6.

112. Badillo AT, Hedrick HL, Wilson RD, Danzer E, Bebbington MW, Johnson MP, Liechty KW, Flake AW, Adzick NS. Prenatal ultrasonographic gastrointestinal abnormalities in fetuses with gastroschisis do not correlate with postnatal outcomes. *J Pediatr Surg* 2008; 43: 647–53.

113. How HY, Harris BJ, Pietrantoni M, Evans JC,

Dutton S, Khoury J, Siddiqi TA. Is vaginal delivery preferable to elective cesarean delivery in fetuses with a known ventral wall defect? *Am J Obstet Gynecol* 2000; 182: 1527–34.

114. Segel SY, Marder SJ, Parry S, Macones GA. Fetal abdominal wall defects and mode of delivery: A systematic review. *Obstet Gynecol* 2001; 98: 867–73.

115. Murphy FL, Mazlan TA, Tarheen F, Corbally MT, Puri P. Gastroschisis and exomphalos in Ireland 1998–2004. Does antenatal diagnosis impact on outcome? *Pediatr Surg Int* 2007; 23: 1059–63.

116. Yiee J, Wilcox D. Management of fetal hydronephrosis. *Pediatr Nephrol* 2008; 23: 347–53.

117. Fernbach SK, Maizels M, Conway JJ. Ultrasound grading of hydronephrosis: Introduction to the system used by the Society for Fetal Urology. *Pediatr Radiol* 1993; 23: 478–80.

118. Wollenberg A, Neuhaus TJ, Willi UV, Wisser J. Outcome of fetal renal pelvic dilatation diagnosed during the third trimester. *Ultrasound Obstet Gynecol* 2005; 25: 483–8.

119. Elder JS. Antenatal hydronephrosis. Fetal and neonatal management. *Pediatr Clin North Am* 1997; 44: 1299–321.

120. Coplen DE. Prenatal intervention for hydronephrosis. *J Urol* 1997; 157: 2270–7.

121. Fasolato V, Poloniato A, Bianchi C, Spagnolo D, Valsecchi L, Ferrari A, Paesano P, Del Maschio A. Feto-neonatal ultrasonography to detect renal abnormalities: Evaluation of 1-year screening program. *Am J Perinatol* 1998; 15: 161–4.

122. Kitagawa H, Pringle KC, Stone P, Flower J, Murakami N, Robinson R. Postnatal follow-up of hydronephrosis detected by prenatal ultrasound: The natural history. *Fetal Diagn Ther* 1998; 13: 19–25.

123. Johnson MP, Freedman AL. Fetal uropathy. *Curr Opin Obstet Gynecol* 1999; 11: 185–94.

124. Wu S, Johnson MP. Fetal lower urinary tract obstruction. *Clin Perinatol* 2009; 36: 377–90, x.

125. Nakayama DK, Harrison MR, de Lorimier AA. Prognosis of posterior urethral valves presenting at birth. *J Pediatr Surg* 1986; 21: 43–5.

126. Reinberg Y, de Castano I, Gonzalez R. Prognosis for patients with prenatally diagnosed posterior urethral valves. *J Urol* 1992; 148: 125–6.

127. Harrison MR, Ross N, Noall R, de Lorimier AA. Correction of congenital hydronephrosis in utero. I. The model: Fetal urethral obstruction produces hydronephrosis and pulmonary hypoplasia in fetal lambs. *J Pediatr Surg* 1983; 18: 247–56.

128. Harrison MR, Golbus MS, Filly RA, Callen PW, Katz M, de Lorimier AA, Rosen M, Jonsen AR. Fetal surgery for congenital hydronephrosis. *N Engl J Med* 1982; 306: 591–3.

129. Walsh DS, Johnson MP. Fetal interventions for obstructive uropathy. *Semin Perinatol* 1999; 23: 484–95.

130. Quintero RA, Johnson MP, Romero R, Smith C, Arias F, Guevara-Zuloaga F, Cotton DB, Evans MI. In-utero percutaneous cystoscopy in the management of fetal lower obstructive uropathy. *Lancet* 1995; 346: 537–40.

131. Clifton MS, Harrison MR, Ball R, Lee H. Fetoscopic transuterine release of posterior urethral valves: A new technique. *Fetal Diagn Ther* 2008; 23: 89–94.

132. Freedman AL, Johnson MP, Smith CA, Gonzalez R, Evans MI. Long-term outcome in children after antenatal intervention for obstructive uropathies [see comments]. *Lancet* 1999; 354: 374–7.

133. Biard JM, Johnson MP, Carr MC, Wilson RD, Hedrick HL, Pavlock C, Adzick NS. Long-term outcomes in children treated by prenatal vesicoamniotic shunting for lower urinary tract obstruction. *Obstet Gynecol* 2005; 106: 503–8.

134. Clark TJ, Martin WL, Divakaran TG, Whittle MJ, Kilby MD, Khan KS. Prenatal bladder drainage in the management of fetal lower urinary tract obstruction: A systematic review and meta-analysis. *Obstet Gynecol* 2003; 102: 367–82.

135. Morris RK, Malin GL, Quinlan-Jones E, Middleton LJ, Hemming K, Burke D, Daniels JP et al. Percutaneous vesicoamniotic shunting versus conservative management for fetal lower urinary tract obstruction (PLUTO): A randomized trial. *Lancet* 2013; 382: 1496–506.

136. Platt LD, Feuchtbaum L, Filly R, Lustig L, Simon M, Cunningham GC. The California Maternal Serum alpha-Fetoprotein Screening Program: The role of ultrasonography in the detection of spina bifida. *Am J Obstet Gynecol* 1992; 166: 1328–9.

137. Olutoye OO, Adzick NS. Fetal surgery for myelomeningocele. *Semin Perinatol* 1999; 23: 462–73.

138. Van den Hof MC, Nicolaides KH, Campbell J, Campbell S. Evaluation of the lemon and banana signs in one hundred thirty fetuses with open spina bifida. *Am J Obstet Gynecol* 1990; 162: 322–7.

139. Bouchard S, Davey MG, Rintoul NE, Walsh DS, Rorke LB, Adzick NS. Correction of hindbrain herniation and anatomy of the vermis after in utero repair of myelomeningocele in sheep. *J Pediatr Surg* 2003; 38: 451–8; discussion 451–8.

140. Meuli M, Meuli-Simmen C, Hutchins GM, Yingling CD, Hoffman KM, Harrison MR, Adzick NS. In utero surgery rescues neurological function at birth in sheep with spina bifida. *Nat Med* 1995; 1: 342–7.

141. Yoshizawa J, Sbragia L, Paek BW, Sydorak RM, Yamazaki Y, Harrison MR, Farmer DL. Fetal surgery for repair of myelomeningocele allows normal development of anal sphincter muscles in sheep. *Pediatr Surg Int* 2004; 20: 14–8.

142. Adzick NS, Sutton LN, Crombleholme TM, Flake AW. Successful fetal surgery for spina bifida [letter] [see comments]. *Lancet* 1998; 352: 1675–6.

143. Farmer DL, von Koch CS, Peacock WJ, Danielpour M, Gupta N, Lee H, Harrison MR. In utero repair of myelomeningocele: Experimental pathophysiology, initial clinical experience, and outcomes. *Arch Surg* 2003; 138: 872–8.

144. Tulipan N, Sutton LN, Bruner JP, Cohen BM, Johnson

M, Adzick NS. The effect of intrauterine myelomenin-gocele repair on the incidence of shunt-dependent hydrocephalus. *Pediatr Neurosurg* 2003; 38: 27–33.

145. Danzer E, Finkel RS, Rintoul NE, Bebbington MW, Schwartz ES, Zarnow DM, Adzick NS, Johnson MP. Reversal of hindbrain herniation after maternal–fetal surgery for myelomeningocele subsequently impacts on brain stem function. *Neuropediatrics* 2008; 39: 359–62.

146. Johnson MP, Gerdes M, Rintoul N, Pasquariello P, Melchionni J, Sutton LN, Adzick NS. Maternal–fetal surgery for myelomeningocele: Neurodevelopmental outcomes at 2 years of age. *Am J Obstet Gynecol* 2006; 194: 1145–50; discussion 1150–2.

147. Adzick NS, Thom EA, Spong CY, Brock JW 3rd, Burrows PK, Johnson MP, Howell LJ et al. A randomized trial of prenatal versus postnatal repair of myelomeningocele. *N Engl J Med* 2011; 364: 993–1004.

胎儿畸形的产前咨询

Kokila Lakhoo

引言

一旦在产前检查中诊断出结构异常,通常需要向小儿外科医师进行咨询。目前向儿科外科医师转诊的原因也包括了围产期的相关情况。外科矫正先天性畸形的专家可能会通过改变分娩的地点来对产前诊断的畸形进行产后立即治疗,从而对这些畸形的围产期管理产生有利的影响。改变分娩方式以防止难产或出血:早期分娩以防止持续的胎儿器官损害,或在子宫内治疗以防止、尽量减少或逆转由结构性缺陷造成的器官损伤。最近的文献证实产前外科会诊产生了有利的影响:在 37% 的病例中产前外科会诊对分娩地点产生了影响,在 6.8% 的病例中改变了分娩方式,在 3.6% 的病例中逆转了终止妊娠的决定,在 4.5% 的病例中干预了早期分娩。

参与产前咨询的小儿外科医师必须熟悉结构畸形产前和产后的自然病程之间的差异。复杂胎儿畸形的诊断和处理需要一个多学科小组,包括产科医师、新生儿学家、遗传学家、儿科医师、小儿外科医师及少数情况下其他专家,以具备处理所有母亲和胎儿结构性缺陷的诊断等复杂问题的专业知识。该小组应能向未来的父母提供有关胎儿结局、可能的干预措施、适当的环境、分娩的时间和方式以及产后结局的预期等相关信息。小儿外科顾问在该团队中的作用是提供关于结构异常的产前和产后自然病史的信息、其手术管理以及长期结局。

先天性畸形

先天性畸形是围产儿死亡和发病的主要原因之一。单一的重大出生缺陷影响 3% 的新生儿,0.7% 的婴儿有多重缺陷。由于大多数人自发流产,产前隐性死亡率较高。尽管围产期护理有所改善,但严重的出生缺陷仍占新生儿期间所有死亡病例的 20%,在婴儿期和儿童时期重症并发症率甚至更高。先天性畸形的主要原因是染色体异常、基因突变、多因素异常和致畸剂。

产前诊断

产前诊断显著提高了我们对可手术矫正的先天性畸形的认识。它使我们能够影响婴儿的分娩,提供产前外科治疗,并讨论在严重障碍或致命情况下是否选择终止妊娠。产前诊断还定义了一些病变的子宫内死亡率,例如膈疝和骶尾部畸胎瘤(SCT),从而可以估计真正的结局。产前超声自 30 年前首次使用以来已大有改善,可以更好地提供筛查程序和更准确地评估胎儿异常。现在可以在早期妊娠(例如胎儿颈部扫描组合测试)(图 6.1)或中期妊娠(例如四重血液测试)中提供唐氏综合征的筛查。超声检查良好的分辨率和不断增加的诊断经验,使该项目检测成为我们筛查的软标记,这一方面增加了胎儿异常的检出率,另一方面也增加了假阳性率。

常规的超声筛查发现异常,同时合并妊娠糖尿病、高血压、遗传病、甲胎蛋白(AFP)升高等情况均属于高危类型。对于高危妊娠可进一步行侵入性检查，如羊膜腔穿刺术或绒毛活检术（CVS）。超声难以确定的结构异常（例如后脑损害或羊水过少）在超快速磁共振成像（MRI）中能更好地成像。如今选择方法的增多及诊断方法的日益成熟，既可以帮助现在的父母解决这些难题，也使他们比以往任何时候都要面对更多的信息、选择和决定。这里我们概述了一些常用的检测和筛查方法。

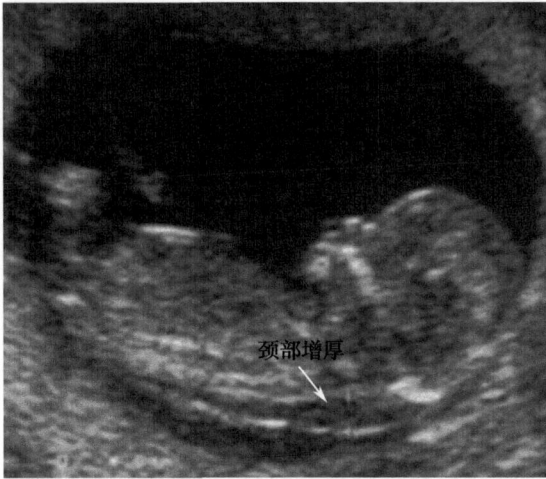

图6.1　颈部增厚

超声检查

在英格兰和威尔士，我们在妊娠 18~20 周时常规进行超声筛查，以此作为产前筛查的一部分。高龄的孕妇通常会接受筛查，但也被提供额外的侵入性检查。如果有染色体异常的危险因素，如 AFP 水平升高、遗传病史和染色体异常家族史或单绒毛膜双胎，在早期妊娠会进行早期筛查。膈疝等异常可早在妊娠 11 周就被发现。早期妊娠筛查对于明确怀孕日期和确定多胎妊娠的绒毛特性也是有用的。

最近，胎儿颈后透明层厚度（nuchal translucency，NT）测量已成为染色体异常（灵敏度为 60%）、结构异常（特别是心脏缺陷）的独立标志，并成为一些罕见基因综合征的重要检测手段。在妊娠 11~14 周测量胎儿颈后的面积（图 6.1）。这些异常引起这种 NT 短暂解

剖变化的机制尚不清楚。尽管在 11~14 周筛查可以看到一些异常，但大多数是在 18~20 周筛查时才发现的。有些异常（例如腹裂）比其他异常（例如心脏异常）有更高的检出率。

如果 NT 测量值增加，但核型正常，提示心脏异常的风险更高，这些高危胎儿可能会被送去进行胎儿超声心动图检查，产前超声心动图的评估能力优于常规筛查。在羊膜腔穿刺术、CVS 和分流术等侵入性技术的实施过程中，超声的监测是必不可少的。还有一些异常，如气管食管瘘（tracheoesophageal fistula，TOF）、肠闭锁、膈疝、脑积水，往往在妊娠后期出现，因此在常规的第 18 周筛查中不能发现。

总的来说，约 60% 的结构性缺陷能在产前检测到，但根据缺陷不同，检测率从 0（单纯性腭裂）到接近 100%（腹裂）不等。真正的诊断错误是罕见的，但确实发生了假阳性诊断。有些是由于产前的自然转归，但大多数是由于我们的软标记。

超声的软标记是在产前筛查中发现的一些变化，它们有时很难界定，例如肠管回声增强，肾积水，颈项增厚。这些会引起超声医师的焦虑，因为这一发现可能是短暂的，没有病理相关性变化，然而也可能是一些重大畸形的指标，如染色体异常、囊性纤维化（肠管回声异常）、唐氏综合征（颈部增厚），或肾脏异常（肾积水）。一旦检测到软标记，报告或者进一步侵入性检查是产科医师面临的两难问题。报告这些软标记提高了检出率，但同时付出了高假阳性率的代价。

超声被常规用于产前筛查，所获得信息的可靠性取决于进行扫描的超声医师的专业性和经验。在最近的一项研究中，产时发现的先天性异常有 64% 在产前检查中被诊断出来，0.5% 的病例选择终止妊娠。

微创技术

胎儿细胞游离 DNA

母体循环中胎儿细胞游离 DNA（cell-free

fetal DNA，cffDNA）的鉴定引发了研究的热点，目的是开发更安全、微创的产前诊断。它以胎盘为基础，在妊娠 4 周就可检测到，并在分娩后迅速清除。cffDNA 大部分来源于母体，只有 3%~6% 来源于胎儿。而 cffDNA 分离困难决定了该技术应用的重点是检测母亲体内不应该存在的遗传物质，例如 Y 染色体序列。在英国，使用 cffDNA 进行胎儿 Rh-D 分型目前几乎完全取代了侵入性胎儿血型测定试验。

着床前胚胎遗传学诊断

对于已知携带遗传病的夫妇来说，侵入性产前诊断和潜在的终止妊娠过程可能令人痛苦。植入前遗传学诊断（preimplantation genetic diagnosis，PGD）涉及胚胎的体外受精（in vitro fertilization，IVF），然后在第八细胞期取样。基因分析是在同一天进行的，只有未受影响的胚胎会被移植到子宫内。PGD 对于患有遗传病的家庭来说是非常有希望的，但也带来了许多法律和伦理上的挑战，比如使用它来产生人类白细胞抗原（human leukocyte antigen，HLA）相容的"救世主兄妹"。

侵入性诊断试验

羊膜腔穿刺术和绒毛活检术（CVS）是两种最常见的侵入性诊断检查。

羊膜腔穿刺术

羊膜腔穿刺术通常用于检测染色体异常，较少情况下用于分子或代谢研究。通常在妊娠 15 周后进行该操作，因为此时胎儿损伤或流产的风险较低（0.5%~1%）。全核型分析大约需要 2 周，但是使用荧光原位杂交（fluorescence in situ hybridization，FISH）或聚合酶链反应（polymerase chain reaction，PCR）等较新的快速技术能在 2~3 天内完成特定项目检测（通常用于 21 三体、18 三体和 13 三体）。

绒毛活检术

CVS 是早期妊娠最可靠的诊断方法，可在妊娠 10~14 周进行。这项检测包括在超声引导下对绒毛进行活检。其导致流产的风险约为 1%~2%。所获得的样品可以进行各种测试，包括全核型、快速核型分析（FISH-PCR）、酶分析或分子研究。染色体核型分析的时间大约是 1~2 周，FISH 和 PCR 只要 2~3 天。

产前孕妇血清筛查

随着荧光激活细胞分选法（fluorescence-activated cell sorting，FACS）的出现，目前对检测母血循环的胎儿细胞进行诊断的兴趣越来越大。妊娠羊水中 AFP 水平明显升高合并开放性神经管缺陷（neural tube defect，NTD）使该项检查运用更加广泛。然而，随着超声诊断准确性的提高，仅为鉴定 NTD 而对孕妇血清 AFP 进行筛查是不必要的。比较常用的孕妇血清筛查试验是三重试验（hCG、AFP、雌激素），并结合颈后透明带筛查。

胎儿血液取样

许多情况下，CVS 快速核型分析、羊水 FISH 和 PCR 已经取代了胎儿血液取样（fetal blood sampling，FBS）。然而，血液系统疾病和一些病毒感染的诊断和治疗仍然需要 FBS。如果需要的话，最好是在妊娠 18 周后经超声引导进行穿刺采血取样，而不是采用更具侵入性的胎儿镜技术。据报道，这一操作的胎儿死亡率为 1%~2%。

胎儿外科

胎儿外科指对仍处在胎盘循环中的胎儿进行先天性结构异常的手术干预，包括简单的囊肿抽吸到开放性胎儿外科手术。胎儿手术是为了防止胎儿宫内死亡或出生后早期死亡，或防止永久性不可逆器官损害。这些手术的受益必须与母亲和胎儿的风险相平衡。开放性胎儿外科手术涉及子宫切开术以及胎儿的开放性手术，在北美更为普遍。欧洲的胎儿干预中心更常采用微创胎儿镜手术。微创技术，例如 SCT 的血管消融、后尿道瓣膜（PUV）

的胎儿镜消融、先天性膈疝（CDH）的气管阻塞等正处于临床试验阶段。然而，目前对双胎输血综合征的激光消融已经非常成熟。

遗传诊断

产前对遗传异常的检测越来越多，特别是在高危妊娠中。先前未诊断的疾病，如囊性纤维化、贝-维综合征、先天性巨结肠、镰状细胞贫血等，可在侵入性检查后及时在产前发现，并在早期妊娠提供遗传咨询和评估。

今后的发展

产前诊断和检测的目标是 100% 的准确性，且没有胎儿流产或损伤及产妇风险。在英国，目前已制定了使用超声和生化组合试验的全国计划来改进唐氏综合征的筛查。关于染色体异常新标记的研究也正在进行中。胎儿鼻骨就是一个例子，它可能有助于发现婴儿染色体异常。

Rh 溶血的治疗有望通过从母血检测 cffDNA 确定胎儿血型。寻找母血中的胎儿成分是一个令人兴奋和不断扩大的研究领域，研究者一直在努力尝试该技术。快速检测技术与传统的核型分析技术相比仍有争议。

超声三维成像可能对诊断和评估面部畸形（例如唇腭裂）有重要作用。MRI 可能有助于更好地界定常规产前检查难以观察的一些病变，如骶前畸胎瘤、伴羊水过少的 PUV 以及后脑病变。

特殊外科情况

先天性膈疝

每 3 000 名活产婴儿中有 1 名患有 CDH，这种高风险疾病的管理对新生儿和小儿外科医师提出了挑战（图 6.2）。如果把终止妊娠和宫内死亡都包括在内，其死亡率非常高（超过 60%）。肺发育不良和肺动脉高压是新生儿死亡的主要原因。30%~40% 伴有相关异常并提示预后不良（生存率小于 10%）。

在英国，大多数 CDH 是在妊娠 20 周的检查中诊断出来的，检出率接近 60%，也有在 11 周就发现的报道。MRI 在准确鉴别 CDH 与囊性肺病变方面具有重要作用，并可测量胎儿肺体积，并作为预测预后的指标。心脏异常（20%），13 三体和 18 三体异常（20%）以及泌尿、胃肠道和神经系统异常（33%）可与 CDH 伴发，应通过胎儿超声心动图、羊膜腔穿刺术和详细检查来排除。伴有相关异常、早期发现、胸部肝脏、羊水过多和胎儿肺与头围之比（LHR）小于 1 等因素与预后不良有关。

使用观察对预期肺与头围之比（O/E LHR）可以获得更高的预测连续性和准确性。采用 O/E LHR 是因为发现在晚期妊娠肺的生长速度是头部的四倍。O/E LHR（采用胎儿心脏四腔水平的胸腔横截面乘以健侧肺垂直于该横截面的最大直径）能减少单纯采用 LHR 的误判。与正常胎儿相比，CDH 胎儿的 O/E LHR 更低，而死于 CDH 婴儿的 O/E LHR 更低于存活胎儿。

过去二十年里，CDH 的胎儿手术在这些预后不良的患儿中仍然令人失望。不过，胎儿气管阻塞介入治疗（FETO）的有益疗效仍需在随机对照研究中验证。欧洲正在进行的一项试验旨在招收严重发育不全（O/E LHR < 25%）的患者，并将一半病例随机化入组胎儿 FETO

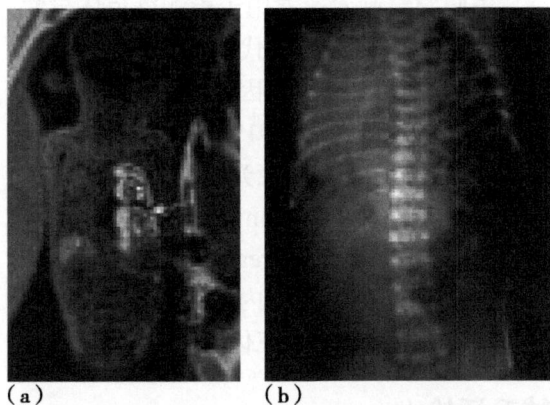

(a)　　　　　　(b)

图 6.2　产前 MRI（a）和产后 X 线片（b）显示的左侧先天性膈疝

治疗组,该试验的缩写为 TOTAL(Tracheal Occlusion to Accelerate Lung Growth)。

使用产前类固醇治疗 CDH 的效果在临床上尚未确定。建议选择一个专门的中心分娩,但剖宫产并不能提高疗效。

产后管理的目的是通过引入高频振荡通气(high frequency oscillation ventilation, HFOV)或允许的高碳酸血症来减少对发育不良的肺造成气压伤,并且用一氧化氮治疗重度肺动脉高压。在 2002 年的 Cochrane ECMO 研究中,没有明确的结论认为体外膜氧合对 CDH 有明显的益处。

CDH 手术不再是急诊手术模式。大多数儿科手术中心采用稳定后的延迟修复术。使用经腹入路的一期修复在 60%~70% 的患者中得以实现,其余的需要人工补片。据报道,在存活患者中,50% 伴发脓毒症或膈疝复发并需要再次手术修复。

肺囊性病变

先天性囊性腺瘤样畸形(CCAM)、支气管肺隔离症(BPS)或具有这两种特征的"混合"病变是产前检查发现的常见肺囊性病变(图 6.3 和图 6.4)。较少见的肺异常包括支气管囊肿、先天性肺叶性肺气肿和支气管闭锁。先天性肺囊性病变是罕见的异常,发病率为 1/(10 000~35 000)。

妊娠 18~20 周常规检查对肺囊肿的产前

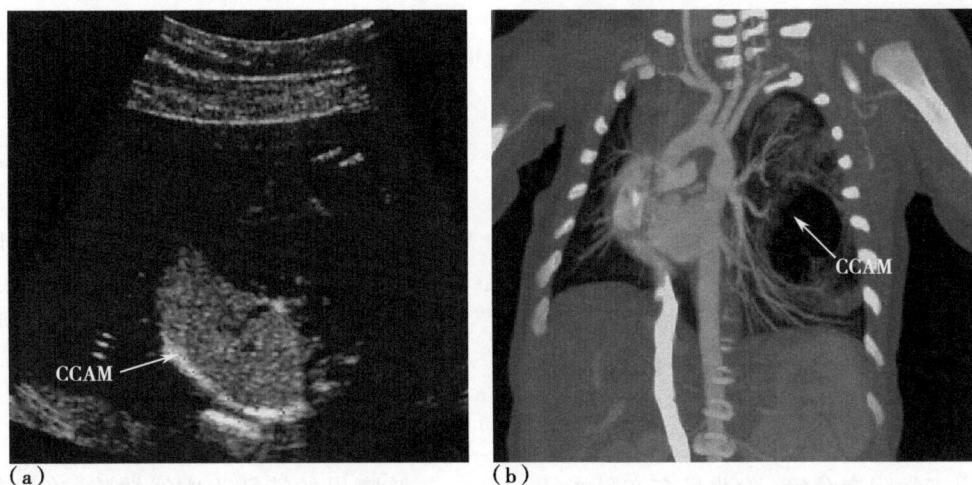

(a)   (b)

图6.3 CCAM 的产前诊断(a)和左上叶大型 CCAM 的重建 CT 扫描(b)

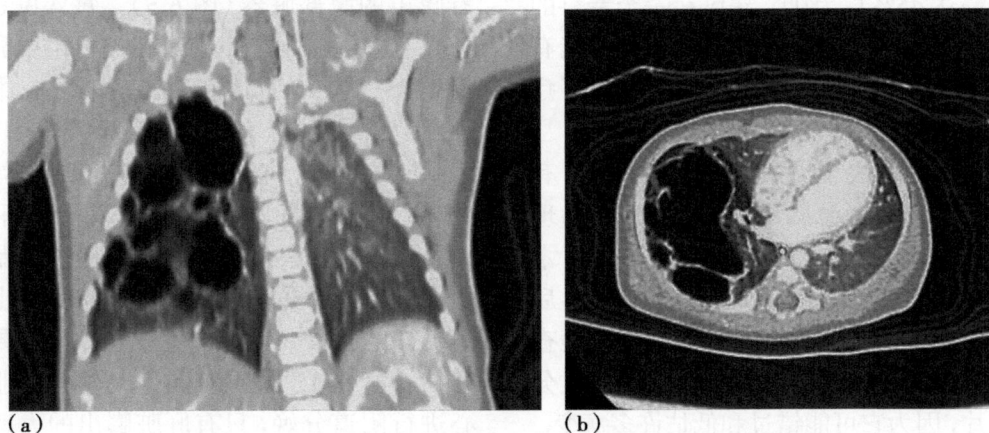

(a)   (b)

图6.4 右上叶 CCAM 的冠状面(a)及横断面(b)胸部扫描

检出率几乎为 100%。这些病变大部分很容易与 CDH 区分开来，然而，超声对 CCAM 或 BPS 的鉴别不够准确且超声特征与组织学相关性较弱。尽管 MRI 不是常规使用，它能更好地对这种情况进行鉴别，但仍报道了 11% 的误判。

双侧病变和胎儿水肿（5%）是预后不良的指标，而纵隔移位、羊水过多和早期发现并不是预后不良的征兆。在没有终止妊娠的情况下，产前诊断囊性肺病的自然死亡占 28%。囊性肺病变可自发消退，但产后完全消退是罕见的，产前诊断的病变出现明显自发"消失"应谨慎解释，因为这些病例中近一半需要后期手术。

用超声对产前探测到的病变进行连续密切监测，以检测病变的大小、位置、体积、血液供应和对胎儿的危害。如果囊性腺瘤样畸形容积比超过 1.6，预测胎儿水肿的风险增加 80%；如果容积比小于 1.6，预测胎儿生存率达 94%，胎儿水肿发生率在 3% 以下。

只有 10% 的情况需要对胎儿进行干预，包括简单穿刺术、胸腔羊膜腔分流术、经皮激光消融术或胎儿外科手术切除。据报道，孕妇服用类固醇对某些 CCAM 有益，但其作用机制尚不清楚。孤立性肺囊性病变中的大囊性病变和胎儿水肿是胎儿干预的唯一真正指征。

建议正常阴道分娩，除非另有产科指征。大病变在出生后不久就会出现症状（在某些系列中高达 45%）。因此，建议在一个专科的中心分娩。较小的病变在出生时不太可能有症状，可以在当地分娩后再在儿科手术医疗机构进行随访。

产后管理取决于出生时的临床状况。有症状的患儿需要紧急胸部 X 线检查，更为理想的是 CT 检查评估（图 6.2），然后进行手术切除。在无症状病例中，产后检查包括出生后 1 个月内的胸部 CT 扫描，即使是在产前检查中发现已经自行好转的患儿。注意不应过分依赖平片，因为它可能错过和低估许多病变。

手术切除产后无症状性病变仍有争议，有些中心选择保守治疗。治疗无症状患者的方法已经在一些中心开展，通常在出生后 1 个月内进行 CT 扫描，然后因感染和恶变的固有风险常在 6 个月之前手术。据报道，这些手术治疗的无症状肺部病变的成功率超过 95%。

先天性高位气道阻塞综合征（CHAOS）通常由喉闭锁或气管阻塞引起，可在 17 周左右发现。由于缺乏交通，液体积聚在气管支气管树中。超声表现为特征性的双侧巨大扩张、均匀充血的肺，膈肌膨出和心脏压迫。这会使人联想到一个小心脏被巨大的肺所包围。在某些情况下，彩色多普勒可以显示胎儿呼吸运动时气道流动的缺失现象。CHAOS 通常是孤立的，但可能是 Fraser 综合征的特征。产前 CHAOS 的病程取决于阻塞的严重程度。在绝大多数情况下，这种情况是致命的。

腹壁缺损

胎儿腹壁缺损包括腹裂、脐膨出、膀胱外翻、泄殖腔外翻和体蒂综合征。最常见的缺陷是腹裂和脐膨出，但这些都是不同的腹壁缺损，病因不明，预后有争议。由于孕妇血清 APF 水平升高或超声扫描异常，在中期妊娠可能会注意到它们的存在。

脐膨出

脐膨出的特征为中线缺陷，在脐带的插入点处，有一个由羊膜和腹膜组成的囊，含有膨出的腹部脏器（图 6.5）。每 4 000 名活产婴儿中约有 1 名发病。相关的主要异常包括 13 三体、18 三体和 21 三体，贝 - 维综合征（巨舌、肢体巨大、脐膨出），Cantrell 五联症（胸骨、心包、心脏、腹壁和膈肌异常）。在 60%~70% 的病例中发现心脏、胃肠道和肾脏异常。因此，除了详细的超声检查和胎儿超声心动图外，核型分析对于产前筛查也是必不可少的。胎儿期一般不予干预。如果不考虑终止妊娠，建议在有新生儿外科专业的中心进行阴道分娩，只有肝脏膨出的大型脐膨出才推荐剖宫产以减少损伤。

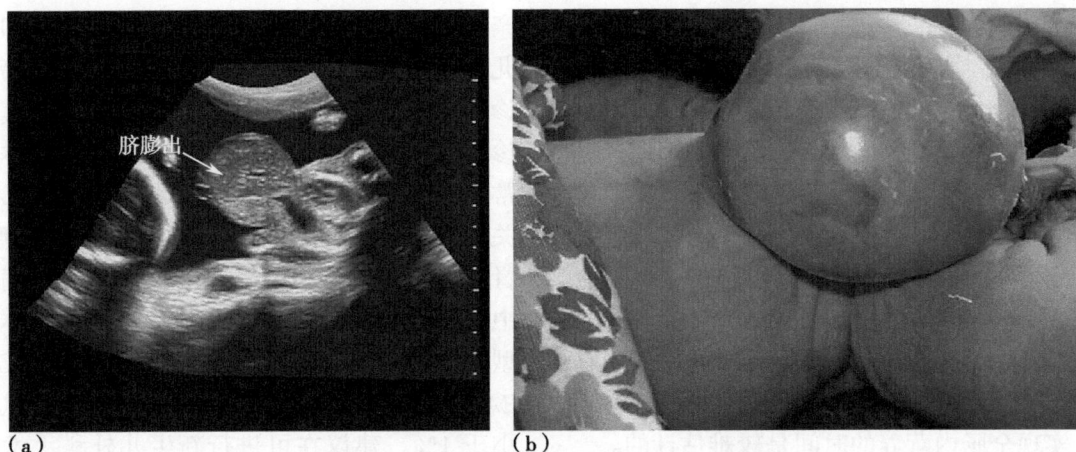

图6.5 产前(a)和出生后(b)的脐膨出图像

手术修复包括一期修复或大型缺损的分期修复。在少数伴有严重的肺发育不良或复杂的心脏异常的情况下,可使脐膨出囊膜保持完整,并使其缓慢上皮化以利于后期手术修复。产后并发症率为 5%~10%。肠旋转不良和粘连性肠梗阻会导致脐膨出患儿的死亡。然而,这些儿童中的大多数都能活下来并正常生活。

腹裂

腹裂是一种孤立的病变,通常发生在脐带缺损的右侧,腹部内容物直接进入羊膜腔(图 6.6)。近年来发病率已从每 10 000 名新生儿 1.66 例增加到 4.6 例,主要发生在年轻母亲中,她们通常不到 20 岁。仅 5%~24% 的患者有伴发畸形,最常见的伴发畸形是肠闭锁。产前检查发现率为 100%,肠道自由漂浮在羊水中。由于肠袢长期暴露在羊水中受到刺激,因此肠管水肿增厚,管壁大量纤维素膜形成。当肠管脱出继发肠梗阻或肠缺血导致肠闭锁时,可见肠管明显扩张(图 6.6)。

根据产前超声结果预测腹裂胎儿的预后仍然是一个挑战。有证据表明,超声对生长的监测、脐动脉多普勒和肠道直径的测量有助于早期发现并发症,并有助于改善死亡率。然而,最近对产前肠扩张的结果进行了系统回顾,发现在死亡率、肠切除、喂养时间或住院时间方面没有差异。为了减少晚期妊娠的胎儿死亡,需要对肠梗阻的进展进行连续的超声检查。建议 37 周左右,在有新生儿外科

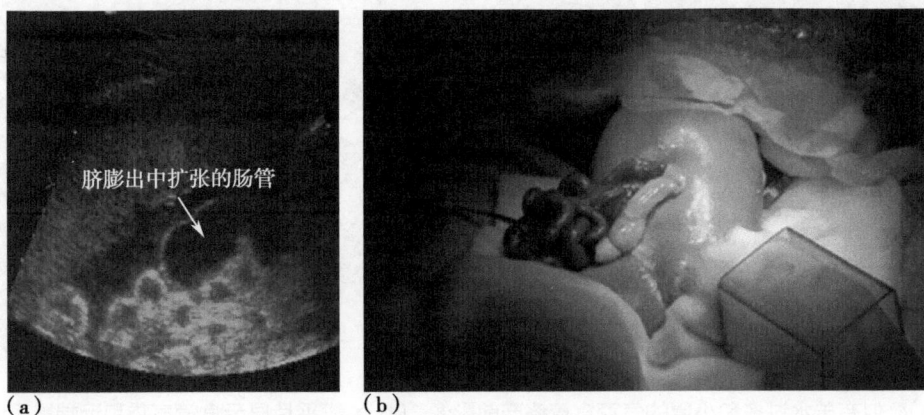

图6.6 腹裂的产前(a)和产后(b)影像

专科的中心进行分娩。

最近一项研究通过随机对照试验对选择性早产提出了挑战。剖宫产分娩并不比正常阴道途径分娩更有优势。尽管努力计划择期分娩，50% 的病例因出现胎儿窘迫而需要紧急剖宫产。

产后手术的方法包括传统的一期闭合术，无麻醉的肠复位术，采用改良或传统 silo 袋的复位术。伴发肠闭锁的病例可行一期吻合术或造瘘分期手术。由于长期肠道运动障碍，实现全肠内营养的时间是较难估计的。

腹裂的远期疗效取决于肠道的情况。在简单的病例中，超过 90% 预后良好。活产婴儿的病死率为 5%，另有 5% 患有短肠综合征，10% 需要手术治疗粘连性肠梗阻。在胎儿咨询过程中，需经常提到晚期妊娠胎儿死亡。

气管食管瘘与食管闭锁

对气管食管瘘（TOF）/ 食管闭锁（esophageal atresia，EA）的修复是衡量小儿外科医师技能从实习生成长为独立外科医师的标志（图 6.7）。据估计，每 3 000 名新生儿中就有 1 人患有此病。在产前，这种情况可能是因母亲羊水过多和在 20 周的超声筛查异常（即胎儿没有胃泡）而发现的。TOF/EA 的产前筛查诊断率小于 42%，阳性预测值为 56%。其他诊断线索由伴发异常提供，如染色体三体异常（13 三体、18 三体和 21 三体）、VACTERAL 关联症（脊椎、肛门直肠、心脏、气管食管、肾、四肢）。这些相关异常在 50% 以上的病例中存在，并使预后恶化。因此，产前染色体核型分析是必要的。十二指肠闭锁可能与 TOF/EA 共存。单纯 TOF/EA 再次妊娠发病的风险小于 1%。建议在可进行新生儿外科手术的专科中心进行分娩。

产后手术处理取决于患儿的体重和状况，食管盲端之间的距离，以及相关的异常。食管一期修补是治疗首选，如果不能实现，则采用上端食管盲袋护理和胃造口术，或采用胃 / 结肠代食管术。相关的畸形也需要评估和处理。

长期治疗结果主要取决于围产期管理的提高以及食管和气管本身的结构和功能缺陷程度。在幼年时期，50% 的病例生长发育低于 25% 百分位，三分之二的患儿有呼吸道症状，胃食管反流的发生率为 50%。与伴有相

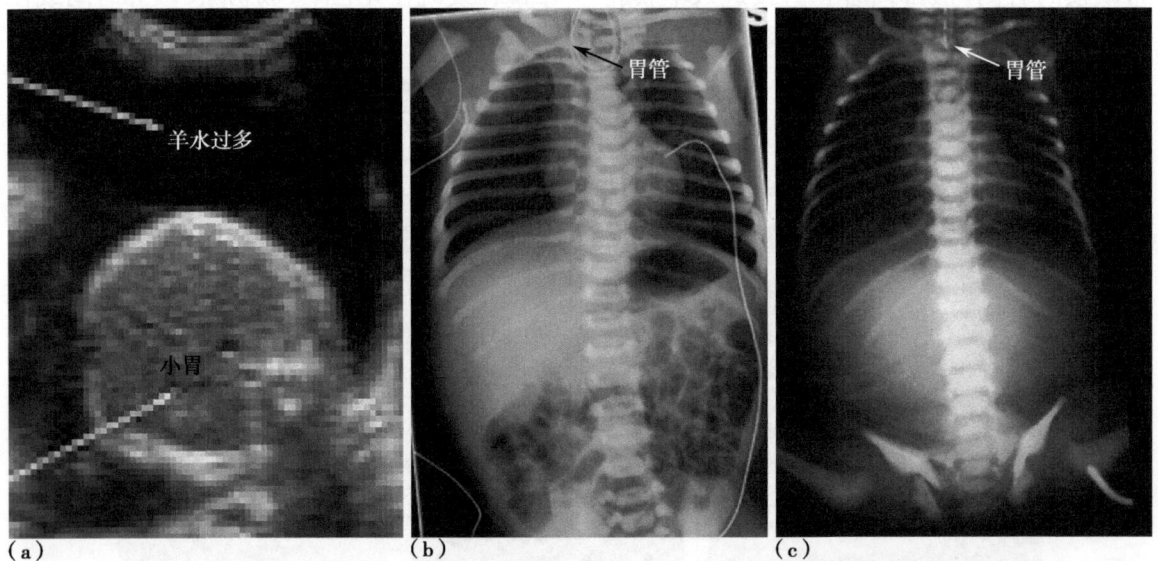

图 6.7 （a）疑似有羊水过多和小胃的气管食管瘘产前影像。（b）X 线平片显示食管盲袋和远端胃肠道气体，证实食管闭锁伴气管食管瘘。（c）X 线平片显示食管盲袋，腹部无气体，证实单纯性食管闭锁

关畸形和延迟修复的患者相比，单纯 TOF/EA 并成功进行一期修复的患儿的生活质量优于其他有伴发畸形的患儿。

胃肠道病变

产前超声检查显示肠管扩张（长度 >15mm，直径 >7mm）提示肠梗阻。

十二指肠闭锁在产前检查中具有特征性的"双泡"征，是胃和十二指肠近端同时扩张所致。在羊水过多和"双泡"征同时存在的情况下，中期妊娠畸形筛查检出率为 100%，然而，晚期妊娠的异常可能仅因羊水过多而发现或者有时根本无法发现。约 50% 的病例存在相关异常，最显著的是，21 三体在 30% 的病例中存在，20% 存在心脏异常，以及 VACTERAL 关联症（脊椎、肛门直肠、心脏、气管食管、肾和四肢）。

每 5 000 例活产发生 1 例十二指肠闭锁。产后生存率大于 95%，其余 5% 的死亡与伴发畸形、低出生体重、早产等相关。肠内喂养的暂时性延迟是由于胃和十二指肠扩张引起运动障碍。

在产前检查中可以见到很多肠道异常（肠扩张、腹水、囊性肿块、蠕动亢进、羊水过多和肠回声增强）。然而，没有一个可以绝对地预测产后结局。肠梗阻患者经常发现肠管扩张（尤其是在晚期妊娠）（图 6.8）、羊水过多和蠕动亢进，但超声诊断结肠异常的敏感性要比小肠低得多，这是因为大肠主要是一个储存容器，在子宫内没有生理功能，因此该区域的异常（例如肛门直肠畸形或先天性巨结肠）是很难发现的。肠管扩张和肠回声增强可能与囊性纤维化相关。因此，所有此类胎儿在产后都应接受仔细评估。产前诊断的小肠闭锁并不一定意味着预后较差，相反，其生存率能达到 95%~100%。

腹腔囊肿

腹部囊性病变在产前超声检查中并不少见。囊性肿块可能是正常的结构变异，也可能是需要出生后手术的疾病。尽管设备越来越先进，但有些先天性异常在超声检查中的假阳性率很高，尤其是胎儿腹部囊性肿块，常难以准确诊断。除肾源性囊肿外，鉴别诊断包括卵巢囊肿、肠重复畸形囊肿、胎粪假性囊肿、肠系膜囊肿和胆总管囊肿。较少见的诊断包括叶外型肺隔离症、胰腺囊肿、脾囊肿、输尿管囊肿和肾上腺囊肿。几乎所有的囊肿都是良性的，许多囊肿是自限性的。然而，这些囊肿会给准父母带来高度的焦虑，特别是

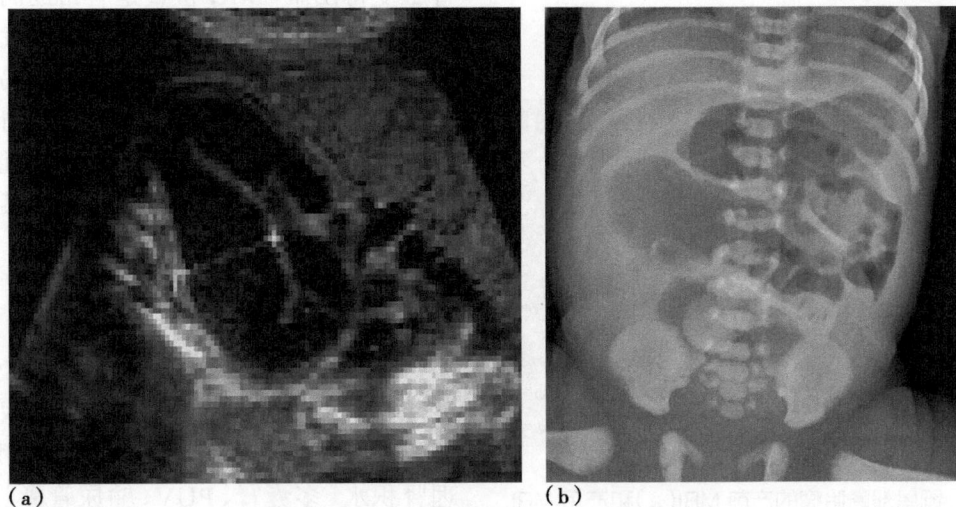

(a)　　　　　　　　　　(b)

图6.8 肠闭锁的产前（a）和产后（b）影像

可疑的肾上腺囊肿。由适当的小组定期进行产前咨询和胎儿咨询可以降低父母的焦虑程度。胎儿干预的作用很小，而诊断准确性大于 90%。在所有产前诊断的囊肿中，30% 的病例出现了消退，40% 的病例将接受手术干预。产后影像学检查是必要的（图 6.9）。

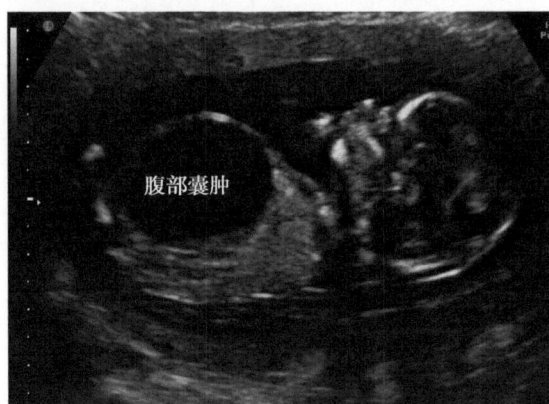

图 6.9 产前非特异性囊肿在产后完全消退

骶尾部畸胎瘤

骶尾部畸胎瘤（SCT）是最常见的新生儿肿瘤，每 35 000~40 000 名新生儿中有 1 例（图 6.10）。共分为四种类型：

- 1 型：外生型伴小型骶前肿块
- 2 型：外生型伴有较大的骶前肿块
- 3 型：肿瘤以骶前为主，外生部分较小
- 4 型：完全骶前型

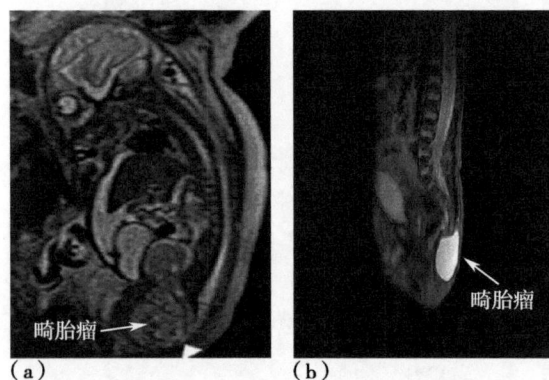

图 6.10 骶尾部畸胎瘤的产前 MRI（a）和产后 MRI（b）影像

4 型因诊断延迟和恶性程度高而预后最差。超声是诊断的有力工具，然而，胎儿 MRI 能更好地分析盆腔内成分。SCT 是一种高血流的肿瘤，胎儿可能会因高心输出量而心衰、贫血，最终导致水肿，出现以上情况时，死亡率几乎为 100%。在有胎儿水肿的 SCT 患者中，已经进行了胎儿手术切除肿瘤或切除供血血管的治疗尝试。剖宫产可用于大型肿瘤患者，以避免分娩时出血的危险。1 型和 2 型病变手术后的结局良好，而 3 型和 4 型肿瘤可能存在泌尿系统和肠道问题，预后较差。长期随访 AFP 和连续盆腔超声检查是必需的，以排除复发。

肾脏异常

泌尿生殖系统异常是围产期最常见的疾病之一，几乎占所有产前诊断异常的 20%。产前超声筛查的常规使用使这些情况能早期发现，并可以进行管理策略的制定，包括旨在保护肾功能的胎儿干预。两个主要问题是膀胱出口梗阻的介入指征和肾积水时婴儿期早期肾盂成形术的治疗指征。

产前对扩张尿路的评估是基于连续超声检查以及尿电解质的测量。超声检查可测量肾盂，评估肾实质，以及检测皮质是否有囊肿。在严重疾病中，缺乏羊水可能会使评估肾脏变得困难，MRI 检查是有帮助的。羊水过少提示肾功能较差，如果伴发肺发育不良则提示预后不良。泌尿生殖道畸形易与许多其他先天性畸形并存，应在适当的情况下进行羊膜腔穿刺术。据估计，3% 的婴儿会有泌尿生殖系统异常，其中一半将需要某种形式的外科治疗。

上尿路梗阻

产前肾积水的发病率为 0.6%~0.65%。先天性肾积水的最常见原因是肾盂输尿管连接部梗阻（UPJO），其他包括暂时性肾积水、生理肾积水、多囊肾、PUV、输尿管囊肿、异位输尿管等。产前发现的肾盂直径 <10mm 的

单侧肾积水的预后良好。在出生时有 20% 的肾积水出现自发消退，而 3 岁时约 80% 的患者出现肾积水自发消退。只有 17% 的产前诊断的肾积水需要手术治疗。产前诊断的肾积水需要在出生时和出生后一个月进行超声检查，如果怀疑有异常，则需进一步进行影像学和核素扫描检查评估。

下尿路梗阻

后尿道瓣膜（PUV）是男孩下尿路梗阻最常见的原因，男性的患病率为 1/（2 000~4 000）（图 6.11）。产前超声发现双侧肾积水并伴有膀胱增厚和羊水减少可以怀疑是 PUV。连续胎尿分析可提供肾功能的预后信息。PUV 患者的产前诊断是预后不良的征兆，肾衰竭和短暂性肺衰竭的发生率为 64%，而生后确诊的患者中该发生率为 33%。继发于羊水过少的肺发育不良很大程度上决定了胎儿尿道梗阻的并发症发生率和死亡率。胎儿干预措施（例如膀胱羊膜腔分流或胎儿膀胱镜消融术）的结果仍在临床评估中，且需要进行多中心临床试验。

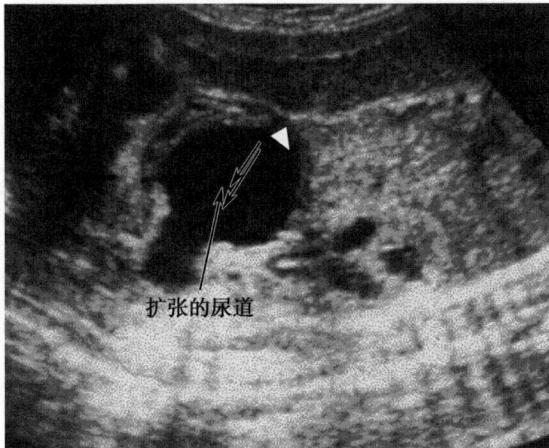

图 6.11 后尿道瓣膜的锁孔征

产后处理包括超声诊断、经耻骨上或经尿道膀胱引流术、尿道造影等。PUV 一期消融、膀胱造口术和输尿管造口术都是可选择的产后手术方式。这种疾病的总体预后是不佳的。

结论

产前诊断已逐渐拓展了小儿外科手术的边界。在产科医师、遗传学家、新生儿和小儿外科医师的共同努力下，对于可以外科矫正的畸形患儿，产前就可以制订相应的计划。产前咨询的关键是了解特定疾病的产前自然史、产前诊断的局限性、相关伴发异常的检测、胎儿干预计划的风险和指征，以及产后结局。产前咨询是小儿外科实践的重要组成部分，应确保它是未来小儿外科医师的培训计划中的组成部分。

（牛小芬 译 钭金法 审校）

进一步阅读

1. Collins S, Impey L. Prenatal diagnosis: Types and techniques. EHD 2012; 88(1): 3–8.
2. Brock DJH, Sutcliffe RG. Alpha-fetoprotein in the antenatal diagnosis of anencephaly and spina bifida. Lancet 1972; 2:197–9.
3. Lakhoo K (Guest ed). Neonatal surgical conditions. In: Mallouf E (ed). Best Practice Guidelines (EHD), 2014; 90: 917–50.
4. Chevalier RL. Perinatal obstructive nephropathy. *Semin Perinatol* 2004; 28: 124–31.
5. Gajewska-Knapik K, Impey L. Congenital lung lesions: Prenatal diagnosis and intervention. *Semin Paediatr Surg* 2015; 24(4): 156–9.
6. Holmes N. Management of Posterior Urethral Valves. Up to Date December 2015.
7. Puri A, Grover VP, Agarwala S, Mitra DK, Bhatnagar V. Initial surgical treatment as a determinant of bladder dysfunction in posterior urethral valves. *Pediatr Surg Int* 2002; 18: 438–43.
8. Sudhakaran N, Sothinathan U, Patel S. Fetal surgery. *EHD* 2012; 88(1): 15–9.
9. Tailor J, Roy PG, Hitchcock R, Grant H, Johnson P, Joseph VT, Lakhoo K. Long term functional outcome of sacrococcygeal teratoma in a UK regional centre (1993–2006). *Pediatr Hematol Oncol* 2009 Mar; 31(3): 183–6.
10. Thakkar HS, Bradshaw C, Impey L, Lakhoo K. Postnatal outcomes of antenatally diagnosed intraabdominal cysts: A 22-year single-institution series. *Pediatr Surg Int* 2015; 31(2) :187–90.

胎儿和产伤

Prem Puri   Piotr Hajduk

胎儿创伤

妊娠期创伤是导致产妇和新生儿并发症率和死亡率的主要原因[1-4]。大约 40 年前，孕妇受到意外伤害的发生率估计有 6%~8%。这一数字现在可能更大，因为当今社会中由孕妇主导的更积极的生活方式可能会增加她们受伤的风险。当一名孕妇遭受重大创伤时，有两个生命处于危险之中。胎儿的存活主要取决于母亲的生存[5]，但偶然情况下产妇受伤害的程度与胎儿的伤害程度无关[1,6-7]。

创伤性孕妇的治疗原则与未怀孕的患者相同，但复苏的措施需要适当地调整，应考虑到妊娠的解剖学和生理改变[8]。在处理产妇创伤时，按照加强创伤生命支持的建议，应首先考虑确保母亲的生命安全。

对胎儿的评估是母亲二次评估的一部分，应与产科医师一起进行，因为胎龄超过 24 周时，如果紧急分娩，胎儿是有可能存活的。

对胎儿的评估包括以下几个方面：最后一次月经期的日期，测量宫底高度，检查子宫收缩和压痛，胎动和胎儿心率。重要的部分是阴道检查羊水或出血的情况。

胎儿窘迫会发生在任何时候，且可以没有任何预兆。应持续监测胎儿，利用超声多普勒心脏检查以确保对胎儿宫内窘迫进行早期识别。胎儿窘迫的症状包括：心动过缓（<110 次 /min），子宫收缩时胎儿心率加速异常，子宫收缩间期胎儿心率晚期减速。

在钝性妊娠期创伤中，胎盘早剥是导致产妇死亡的主要原因[9-10]。在少数情况下，轻微的孕妇创伤会破坏胎盘"生命线"出现胎盘早剥，从而导致胎儿窘迫和随后的胎儿死亡[6]。胎盘早剥的临床表现包括阴道出血、腹痛、腹部压痛、宫底高度增高、母体低血容量性休克和胎儿窘迫。虽然胎盘早剥的经典表现包括阴道出血和腹痛，但有些创伤性早剥的病例却没有这些症状，并且胎儿窘迫可能不会在几个小时内发生。

在面临严重甚至致命的产妇创伤时，胎儿仍然被认为是可能挽救的。有报道，在产妇死亡前有许多正常新生儿的分娩[11-12]。如果发现及时，创伤后的胎儿损伤是可以治疗的。枪伤或刺伤等穿透性创伤虽然罕见[6]，但通常伤害明显，并必须进行适当的手术干预（图 7.1a 和图 7.1b）。虽然大多数穿透性胎儿创伤对胎儿是致命的，但也有一些胎儿被挽救的报道[13]。相比之下，在产妇钝性伤后的可手术治疗的胎儿损伤可能不易被识别，而这些损伤则更为常见。因此，人们可能认识到，在妊娠 24 周之后，胎盘早剥、胎儿窘迫或可治疗的危及生命的胎儿损伤，或者有明显的产妇死亡威胁的情况下，剖宫产可用于挽救胎儿。

小儿外科医师应与产科医师和新生儿医师一起参与孕产妇创伤后分娩的孕妇和新生儿的评估和管理工作。孕妇应在创伤后住院以接受适当的评估和胎儿监护，以期减少与创伤有关的胎儿死亡。小儿外科医师必须熟悉儿科创伤的治疗，必须能够治疗创伤性孕妇和胎儿，特别是胎儿有损伤的情况。

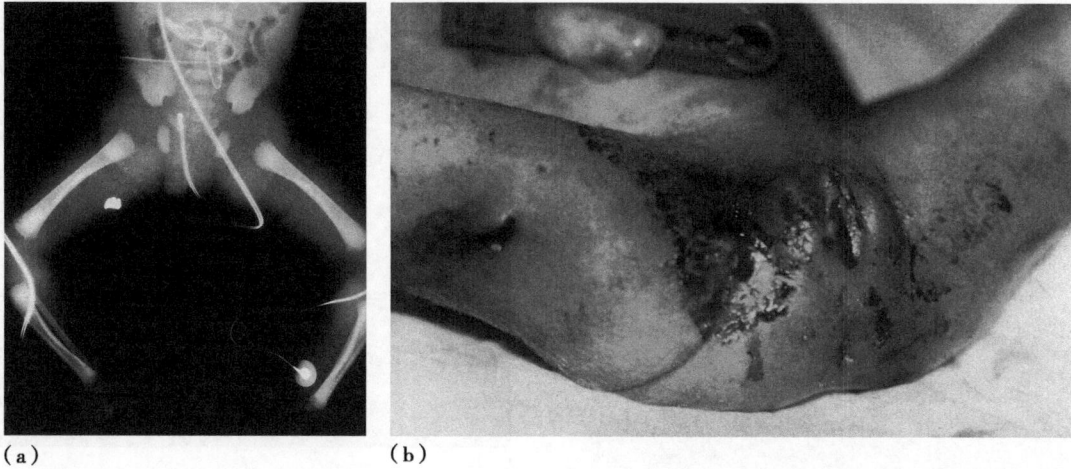

图7.1 （a）一名腹部意外中枪伤母亲所生的新生儿X线片。注意右大腿处有金属片。（b）同一婴儿的临床照片显示右大腿上的射入性伤口

产伤

　　产伤被定义为在分娩期间发生的由机械力量造成出血、水肿、组织破坏或器官功能改变的相关伤害。随着产科技术的改进，剖宫产在潜在难产中应用频率的逐渐增加，产钳使用的减少，利用胎儿心率和测定酸碱状态来监测胎儿在分娩时的情况，都使近年来产伤的发生率有所下降[15]。此外，产前超声的使用使人们能够及早发现可能造成产伤的危险因素，包括胎儿大小和位置以及异常增大的胎儿器官或肿块。然而，产伤仍会发生，这是临床医师面临的一个重要问题。据报告，每1 000名活产婴儿中有2~8人受到产伤[16-17]。

　　产伤通常与异常的挤压或牵引力相关，并伴随胎儿异常的表现。导致产伤的因素包括初产妇、头盆不称、难产、早产、产程延长、巨大儿、胎位异常、产钳应用、暴力牵拉[14,16-17]。臀位的新生儿是产伤最大的危险因素。

产伤类型

头部损伤

先锋头

　　先锋头是一种弥漫性水肿，少数是头皮出血性肿胀，浅层至骨膜，继发于先露部位在长时间分娩中受压。通常先锋头不需要治疗，肿胀会在一周左右自行消失。少数情况下，软组织出血会导致需输血纠正的贫血或高胆红素血症[18]。

头皮血肿

　　头皮血肿是一种骨膜下的血液聚集，最常见于顶叶区域，边界清晰，为周围的骨缝线（图7.2）。在10%~25%的头皮血肿中，合并颅骨骨折，通常是线形骨折[19]。头皮血肿形成的确切机制尚不清楚。在分娩过程中，胎儿颅骨在长时间分娩过程中反复受母体骨盆的振动影响，以及分娩过程中使用产钳和真空抽吸器造成的机械创伤都是头皮血肿形成的重要因素。有报道认为头皮血肿有产前及宫内相关的起源，Petrikovsky等[20]在对16 292例胎儿进行全面的超声检查中发现了7例产前确诊的胎儿头皮血肿，胎膜早破被认为是一个相关因素。

　　大多数头皮血肿在几周内自行消退。由于存在感染的风险，禁止对血肿进行抽吸。血肿引流和抗生素治疗仅适用于少数的头皮血肿合并感染病例[17]。少数患儿会出现严重并发症，如贫血、黄疸、脓肿、败血症、脑膜

炎、骨髓炎、弥散性血管内凝血、休克合并急性出血，据报道，颅骨凹陷骨折与头皮血肿有关[14,21-22]。需要密切关注患儿是否出现上述并发症。

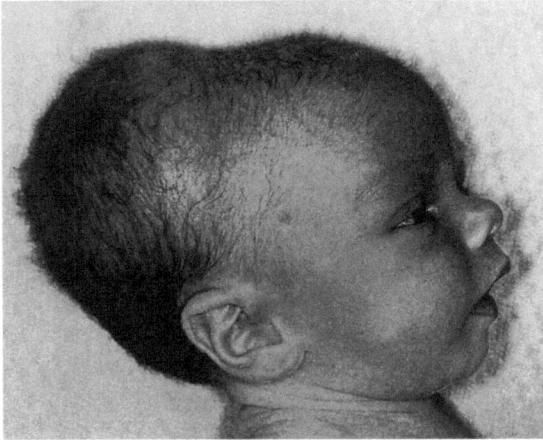

图7.2　巨大头皮血肿

颅骨骨折

大多数颅骨骨折是线形的，与头皮血肿有关，通常累及顶骨（图7.3a）。线形骨折不需要特殊治疗，但当婴儿达到2~4月龄时，应复查颅骨X线片，以排除与软脑膜囊肿相关的"颅骨生长性骨折"（图7.3b）。如果颅骨线形骨折导致了硬脑膜损伤撕裂，则在少数情况下会发生软脑膜囊肿，可能会导致脑膜膨出和脑疝。这需要外科干预以避免进行性脑损害[23]。

颅骨骨折最常见的原因是胎儿头部受压或产钳助娩（图7.4）。在没有异常神经系统体征的婴儿中，保守治疗即可自发消退[24]。本文介绍了几种非手术治疗新生儿颅骨凹陷骨折的方法，包括智能控制的吸乳器或真空抽吸器抽吸。当深度大于2cm时[25]，应考虑神经外科解剖骨折复位。颅骨凹陷骨折的手术治疗指征包括[24]：①脑内骨碎片的影像学依据；②神经功能缺损；③颅内压升高；④闭合手法复位失败。

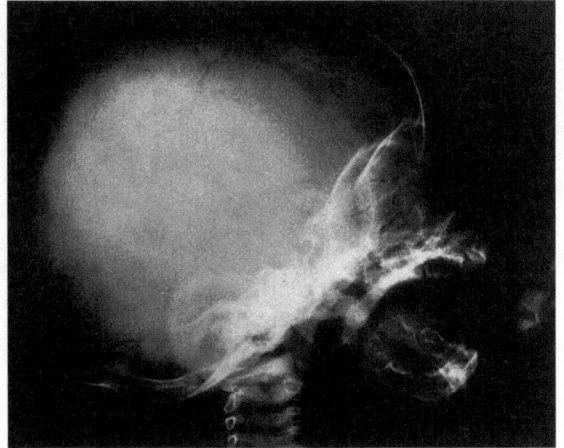

（a）

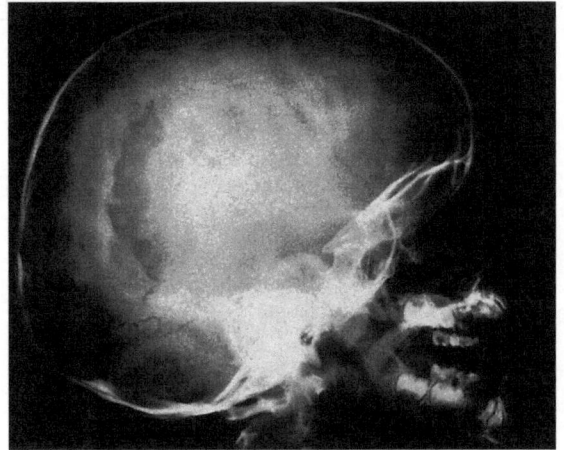

（b）

图7.3　（a）出生时左顶骨的线形骨折。（b）3年后，患者左顶部出现搏动性肿块。X线检查显示了软脑膜囊肿所致的大范围骨缺损

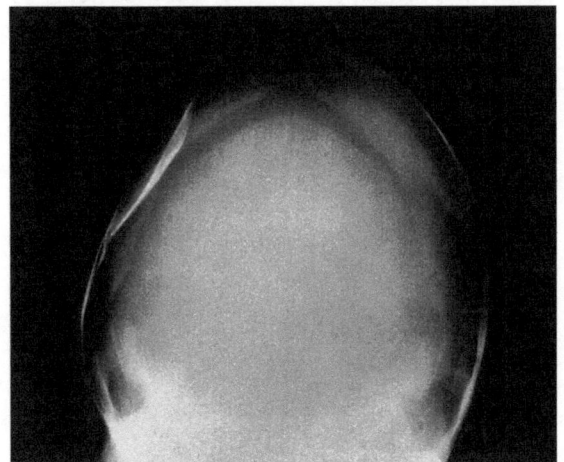

图7.4　产钳导致右顶骨凹陷骨折

颅内出血

产伤后的颅内出血可发生在硬膜外隙、蛛网膜下腔、硬膜下隙或脑内。

新生儿的硬膜外出血罕见，通常与器械辅助的阴道分娩有关。线形骨折伴硬膜下出血的大多数病例可能合并头皮血肿。与成人一样，症状可能延迟出现。经典的颞骨骨折会造成脑膜中动脉撕裂，但新生儿硬膜外出血也可能是由静脉窦或静脉损伤引起的。新生儿硬膜外出血的治疗取决于及时的识别，通常需要外科干预[26]。

蛛网膜下腔出血是新生儿出生后最常见的创伤性颅内出血。蛛网膜下腔出血可经腰椎穿刺及 CT 证实。在绝大多数病例中，创伤性蛛网膜下腔出血是良性的，不需要任何治疗。偶尔，它可能导致交通性脑积水。硬膜下出血是大脑静脉破裂导致的硬膜下隙出血，由新生儿在分娩过程中过度塑形造成。大多数硬膜下血肿是幕下和双侧的，但偶尔也会在颅后窝。导致硬膜下血肿发生的主要因素包括：巨大儿[19]、臀位分娩[27]、初产妇产钳辅助[28]。新生儿硬膜下出血的临床特征可包括面色苍白、呕吐、易怒、癫痫、瞳孔不等大、嗜睡、肌张力降低、哭声尖、囟门紧张和视网膜出血。经硬膜下抽吸、CT 扫描（图 7.5）或磁共振成像（MRI）可证实诊断[29]。虽然超声是诊断早产儿生发基质出血的标准做法[30]，但在诊断蛛网膜下或硬膜下隙周围病变方面，不如 CT 扫描准确[31]。MRI 对颅内出血具有较高的敏感性，并且由于没有电离辐射，在评估产伤方面比 CT 有优势，尤其是评估新生儿[32-33]。治疗包括使用 20 号针头从前囟侧缘进针反复抽吸硬膜下隙。在大多数情况下，可以反复地进行硬膜下抽吸。极少情况下，顽固性硬膜下积液可以采用硬膜剥离或硬膜下分流治疗。

脑出血

创伤性脑出血是新生儿最不常见的颅内出血[19]。临床表现为颅内压升高。可通过超

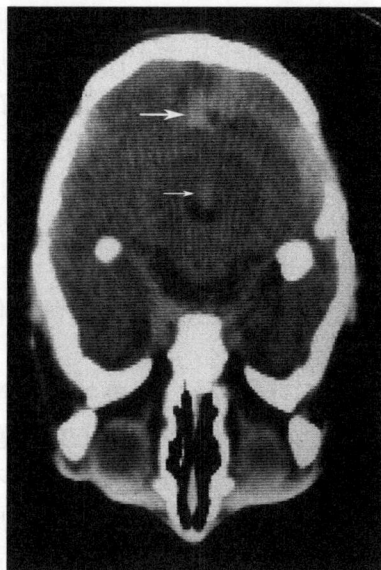

图 7.5　新生儿在没有静脉对比剂的情况下进行脑部 CT 扫描，显示蛛网膜下腔出血（大白色箭头）和第四脑室底部出血（小白色箭头）

声、CT 扫描或 MRI 来做出诊断，并可以通过反复检查来监测病情恶化或并发症。

脊髓损伤

出生时脊髓损伤的发生率很难确定，因为大多数新生儿的出生后检查不包括脊髓检查[34]。新生儿脊髓损伤大多是因为臀位分娩时胎儿颈部明显过伸。在报告的脊髓损伤中，大约 75% 发生在臀位经阴道娩出的婴儿[35]。其他易感因素包括早产、肩难产、宫内缺氧和急产[36]。据报道，分娩时胎儿脊柱用加压钳缓解肩难产时，易导致下胸部脊髓损伤[37]。在臀位分娩后脊髓损伤的部位通常在下颈部和上胸部区域，而顶先露的损伤通常位于上颈或中颈水平[19]。这类损伤通常是由脐带的拉伸引起的，而不是由压迫引起的。造成脊髓损伤的最常见的机制是头部还在盆腔时，胎儿躯干受到过度的纵向牵引[38]。相对于脊椎骨折或脱位或两者同时存在，脊髓相对缺乏弹性而导致横断。

脊髓损伤的临床表现可分为以下四组[21,39]，视损害的严重程度而定：①出现死胎或在出

生后立即死亡，常常是因为高位颈或脑干损伤；②因呼吸抑制和并发症而在出生后不久死亡，通常是因为上、中颈损伤；③在新生儿时期患有弛缓性瘫痪的长期存活者，在随后的几个月中继续发展为痉挛和反射亢进；④神经症状轻微或痉挛程度最低，通常被归类为脑性瘫痪[40]。

这些患者中的症状是部分脊髓损伤或脑缺氧所致。

如果怀疑脊髓损伤，标准检查诊断程序包括普通 X 线检查、CT 平扫或 CT 脊髓造影，这些有时难以确定病变程度。MRI 具有良好的清晰度和低的并发症率，是评价临床可疑脊髓病损的最佳诊断工具[41]。脊髓超声也是一种诊断外伤性脊髓损伤的较好的影像学检查方法[42]。

脊髓损伤的治疗是支持性的，包括理疗、支架、泌尿外科、骨科和心理护理。外科手术对这类损伤的患者几乎没有什么益处。因此应高度重视新生儿脊髓损伤的预防。

周围神经损伤

新生儿周围神经损伤通常是由分娩过程中过度牵引或直接压迫神经引起的。最常受累的神经是臂丛、面神经和膈神经。

臂丛损伤

随着产科技术的进步，近年来分娩相关臂丛损伤的发生率显著下降。每 1 000 名活产婴儿中有 0.4~4 人发生分娩性臂丛神经损伤（又称"产瘫"）[43]，通常是牵拉臂丛所致。所有病变均发生在锁骨水平以上的臂丛，病变程度从单纯性神经失用（按 Sunderland 分级[44] 为 I 级）到伴有根部撕脱的完全性神经损伤（分级为 V 级）。围产期危险因素包括巨大儿、多胎妊娠、产瘫孕产史、产程延长、臀位分娩、难产助产（胎头吸引或产钳）、肩难产和 / 或婴儿窒息[45-47]。虽然臂丛损伤的机械性因素是公认的，但剖宫产并不能避免产瘫的可能性[43]。

根据损伤部位的不同，臂丛损伤可分为三种主要类型：

①Erb 麻痹是由于第五和第六颈神经根损伤，是目前为止最常见的损伤类型。受影响的上肢在肩部内收、内旋，在肘部伸展和旋前，手和腕部屈曲，呈典型的"小费手"（waiter's tip）姿势（图 7.6）。患侧莫罗反射、肱二头肌反射和重拨反射缺失，抓握反射完好无损。这些临床表现是三角肌、冈上肌、冈下肌、肱桡肌和旋后短肌麻痹的结果。

②Klumpke 麻痹是由于第八颈神经根和第一胸神经根损伤，单纯该处损伤是极为罕见的。手的固有肌肉受累，腕和手指屈曲受到影响，抓握反射消失。第一胸神经根颈交感神经损伤可能导致同侧霍纳综合征。

③全臂丛损伤导致手臂松弛，无汗，感觉消失和腱反射消失。

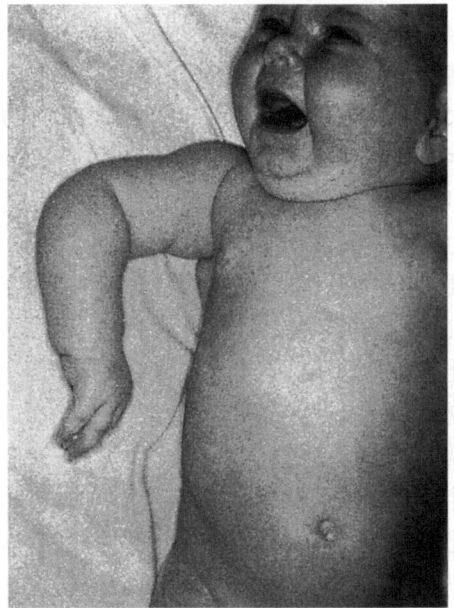

图 7.6　Erb 麻痹，右臂特征性畸形

鉴别诊断包括：锁骨或肱骨骨折、肱骨近端骨骺分离和肩关节脱位。这些损伤可同时发生于臂丛麻痹或膈神经麻痹。应行胸部、肩部、上臂和锁骨的 X 线检查。肌电图检查

在新生儿或婴儿中难以完成，目前在臂丛损伤的诊断中作用有限，但是它在术前评估中有一定作用，可以确定损伤程度、部位及预后评估。颈椎的 MRI 或 CT 脊髓造影有较高的术前诊断价值 [48-50]。

建议对臂丛损伤的儿童进行连续的体格检查，这对于早期康复和确定是否需要额外的治疗或外科手术是非常必要的。应评估被动活动范围和肌力。评估婴儿要通过观察自主活动和评估反射（莫罗反射、非对称紧张性颈反射和对称紧张性颈反射）来评价其功能。大多数作者都认为臂丛神经病变常常是暂时性的，75%~95% 的病例可以完全康复 [51-53]。最近的研究报告，这一比例较低，为 66%，有 20%~30% 的病例存在后遗症，10%~15% 的病例发生了重大功能变化 [45,52,54]。全瘫和霍纳综合征的出现是导致预后不良的主要因素 [50]。治疗的主要原则是维持受影响关节的运动。治疗应在创伤后延迟 2 周开始，在创伤后早期制动有可能自愈。在前 2 周内，手臂必须内收到胸前，同时必须防止肩部的外展和外旋位，因为臂丛在这个位置上承受相当大的张力。在其他关节，应当小心地进行被动理疗。此后，肩部、肘部、腕关节和手部小关节等必须开展一系列温和运动。

Erb 麻痹的患者预后优于 Klumpke 麻痹的患儿，且这两组患儿的预后均优于全臂丛损伤患儿预后。大部分 Erb 瘫痪的患儿可实现部分或完全康复 [55]。只有当肱二头肌在 3 月龄内没有恢复时，才建议手术探查和修复臂丛损伤。术前行肌电图、MRI 或 CT 脊髓造影 [48,50]。显微外科技术的进步和腓肠神经移植修复损伤神经丛的技术，显著提高了功能恢复 [48,56-57]。最近合成的胶原神经导管在短段臂丛神经修复方面显示出了很好的效果 [58]。与传统的自体移植相比，合成移植物的优点在于减少了供体部位的并发症发生率，增加了可供移植材料的数量，以及为近端节段产生的神经生长因子输送到远端提供了直接的导管。

面神经损伤

继发于产伤的面神经麻痹通常是单侧的，最常见的是神经外周部分受压，或在茎乳孔边缘附近，或是神经横穿下颌支的地方。损伤的机制通常是产钳造成的直接损伤，或者侧脸和神经受骶岬的压迫。受伤的婴儿表现为前额皱纹消失或减少，眼睛持续睁开，鼻唇沟变浅，患侧嘴角变平（图 7.7）。由于大多数与出生有关的面瘫患儿在 1 个月内能自行恢复，因此采用保守治疗 [17,47]。初期治疗为每 4 小时滴注甲基纤维素以保护角膜上皮并避免其干燥。少数情况下，需要对肌电图和神经电图确诊的面神经损伤或退行性变化进行手术干预，如神经松解术或神经移植 [59]。

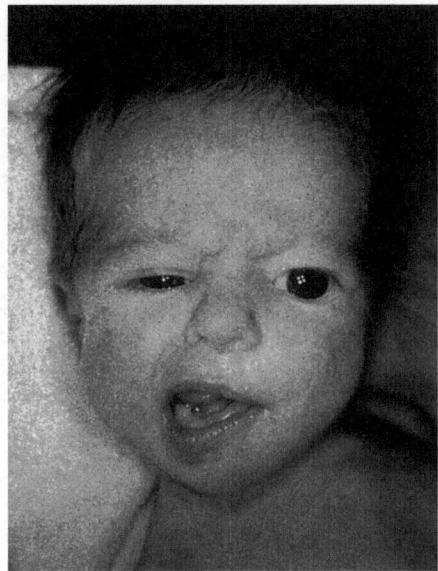

图 7.7 产钳助产后的患儿左侧面神经麻痹。注意左侧鼻唇沟变平，典型的口角歪斜和左眼睁大

膈神经损伤

新生儿膈肌麻痹的原因是形成膈神经的第四和第五颈神经根拉伸或撕脱。膈神经损伤最常见的原因是臀位分娩。损伤以单侧为主，右侧占 80%，双侧膈肌麻痹是罕见的。大约 78% 的出生相关膈神经损伤伴有臂丛损伤 [60-63]。

膈肌麻痹的临床特征是非特异性的,包括呼吸窘迫、呼吸过速、发绀和复发性肺不张或肺炎。胸部 X 线检查显示,患侧膈肌比健侧约高两个肋间隙(图 7.8a)。X 线透视可以明确诊断,表现为膈肌固定或在吸气时异常上升而构成矛盾运动。实时超声也可用于诊断膈神经麻痹,并可在监护病房对非常年幼的婴儿进行检查(图 7.8b)。

初期的支持性治疗通常包括机械通气、吸氧、胸部理疗、抗生素和鼻胃管喂养以防止生长发育不良并确保体重增加。有些患者有严重或进行性呼吸窘迫,可采用持续气道正压通气(continuous positive airway pressure, CPAP)[61-62]。

大多数患有膈肌麻痹的婴儿可在保守治疗后完全康复(图 7.8c)。

如果机械通气 2 周或治疗 3 个月后膈神经麻痹持续存在,则可能需要手术。然而,最近的一项研究发现,在 1~2 个月大的时候,自行恢复是有限的,早期的外科治疗是必要的,

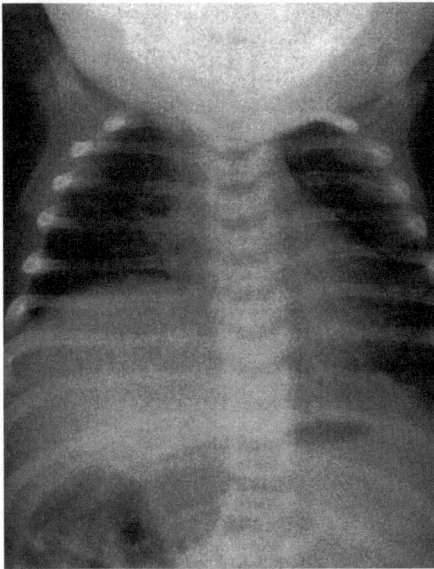

(a)

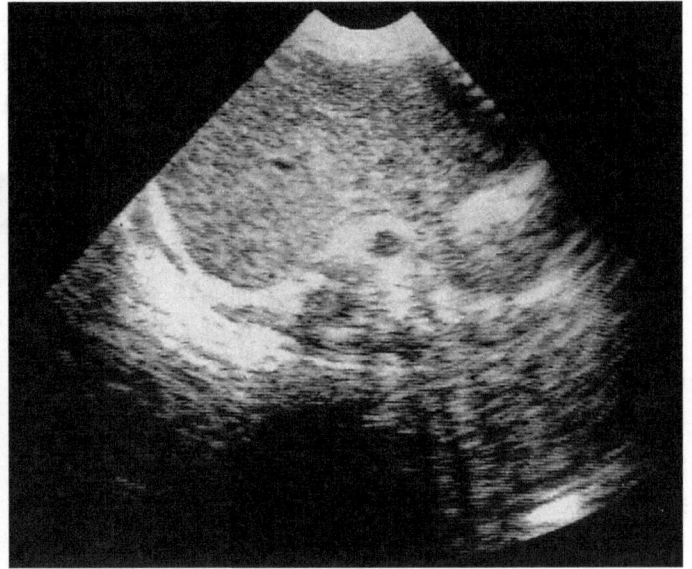

(b)

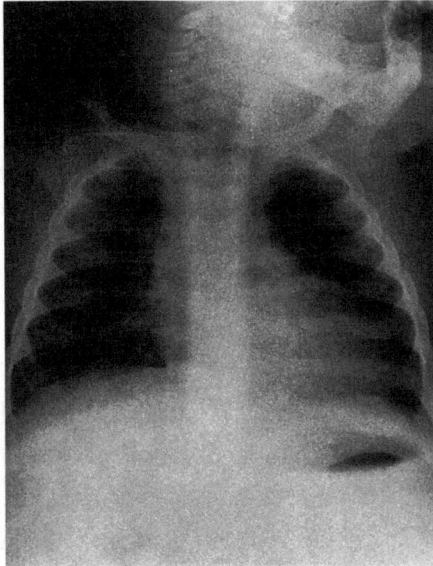

(c)

图 7.8　膈神经麻痹。(a)胸片显示右膈抬高。(b)横向实时声像图显示左膈区因呼吸运动而模糊。右膈无移动且沿着肝表面,轮廓清晰。(c)经保守治疗 3 个月后胸片显示右膈正常

可以彻底解决呼吸衰竭问题，并为随后的肺发育提供足够的空间[61-63]。所采用的手术包括经胸腔镜或开放性膈肌折叠术，或膈肌切开和替换[64]。

腹部损伤

涉及腹腔器官的产伤是相对罕见的。最常涉及的器官是肝、脾、肾上腺和肾。

肝

肝是分娩过程中最容易受损的腹部器官。影响因素包括臀位分娩、合并肝肿大、巨大儿、凝血功能异常[17]。出生相关肝损伤的可能机制：①胸部受压及肝韧带牵拉，导致肝实质撕裂；②外力直接作用于肝，导致肝包膜下出血或肝破裂。

肝外伤常表现为肝包膜下出血，而不是肝实质破裂。婴儿的包膜下出血通常在出生的头3天无异常临床表现。当包膜破裂导致血液渗出到腹腔，随后即出现突然的循环衰竭、腹胀和血细胞比容快速下降。若鞘突未闭，可出现阴囊血肿，提示腹腔出血。原发性肝破裂的患者立即发生腹腔大出血，出现严重休克和腹胀。腹部X线检查通常对诊断作用不大，但可显示腹部均匀不透明，提示腹腔内有游离液体。腹部超声可确诊，并有助于鉴别肝实体瘤和未破裂的包膜下出血。只有在患者血流动力学稳定时，才推荐进行CT扫描（图7.9a至图7.9d）。紧急治疗包括输血以恢复血容量，识别和纠正任何凝血功能障碍。随后是急诊经腹手术，清除血肿，用缝合线或纤维蛋白胶修复裂伤[65]。

脾

新生儿脾破裂的发生率明显低于肝破裂。损伤的易感因素和机制与肝破裂相似。虽然脾肿大增加了风险，但绝大多数脾损伤发生在正常大小的脾[66]。其主要表现为血容量不足和腹胀。腹部X线片可显示腹腔内有游离液体。建议采用超声、腹部和盆腔CT检查来明确诊断。

在大多数病例中，保守治疗小儿脾损伤是首选的治疗方法。这包括连续的生命体征监测、血细胞比容监测和体格检查，并根据需要进行输血。血流动力学不稳定的新生儿通常伴有急性大量出血，可能需要探查手术。近年来，考虑到脾切除后有严重感染的风险，主张脾修补术。由于脾实质的存在可以防止脾切除术后凶险性感染（overwhelming postsplenectomy infection，OPSI）[67-68]，因此外科医师都应尽最大努力保存尽可能多的受损脾。纤维蛋白胶修复、脾缝合术和部分脾切除术是首选的手术方法[17,69-71]。提倡这种保守的手术方法不仅是因为OPSI，也是因为动物实验已证实部分脾切除术后脾没有再生能力[72]。

肾上腺

新生儿肾上腺出血常见于难产和产程延长所致的创伤性分娩。其他因素包括窒息、早产、胎盘出血、新生儿出血性疾病、败血症、肾静脉血栓形成、血管增多和先天性梅毒[73-78]。超过70%的病例累及右侧肾上腺，5%~10%的病例累及双侧[79-80]。临床表现随出血程度不同而不同。典型的肾上腺出血通常出现在出生到出生后的前四天，表现为腹部包块伴有发热及黄疸或贫血[78]。鉴别诊断包括肾上腺囊肿、神经母细胞瘤和肾母细胞瘤。新生儿肾上腺出血的诊断可结合超声和CT检查。超声显示肾上腺肿块，最初是强回声，随后可能是囊肿样结构的改变，提示血凝块碎裂（图7.10a和图7.10b）。出血后2~4周的腹部X线片可见肾上腺"边缘"钙化[73,81]。

在腹膜后出血的患者中，治疗包括输血、密切观察和超声检查随访。小儿腹腔大出血的手术方式包括经腹手术、血肿清除、出血点结扎或肾上腺切除术。必须记住，局部病灶可能是神经母细胞瘤[82-83]，应该做活检。随后出现继发肾上腺脓肿的情况并不常见。如果出现局部脓肿，应行经皮超声引导下穿刺引流或手术探查。

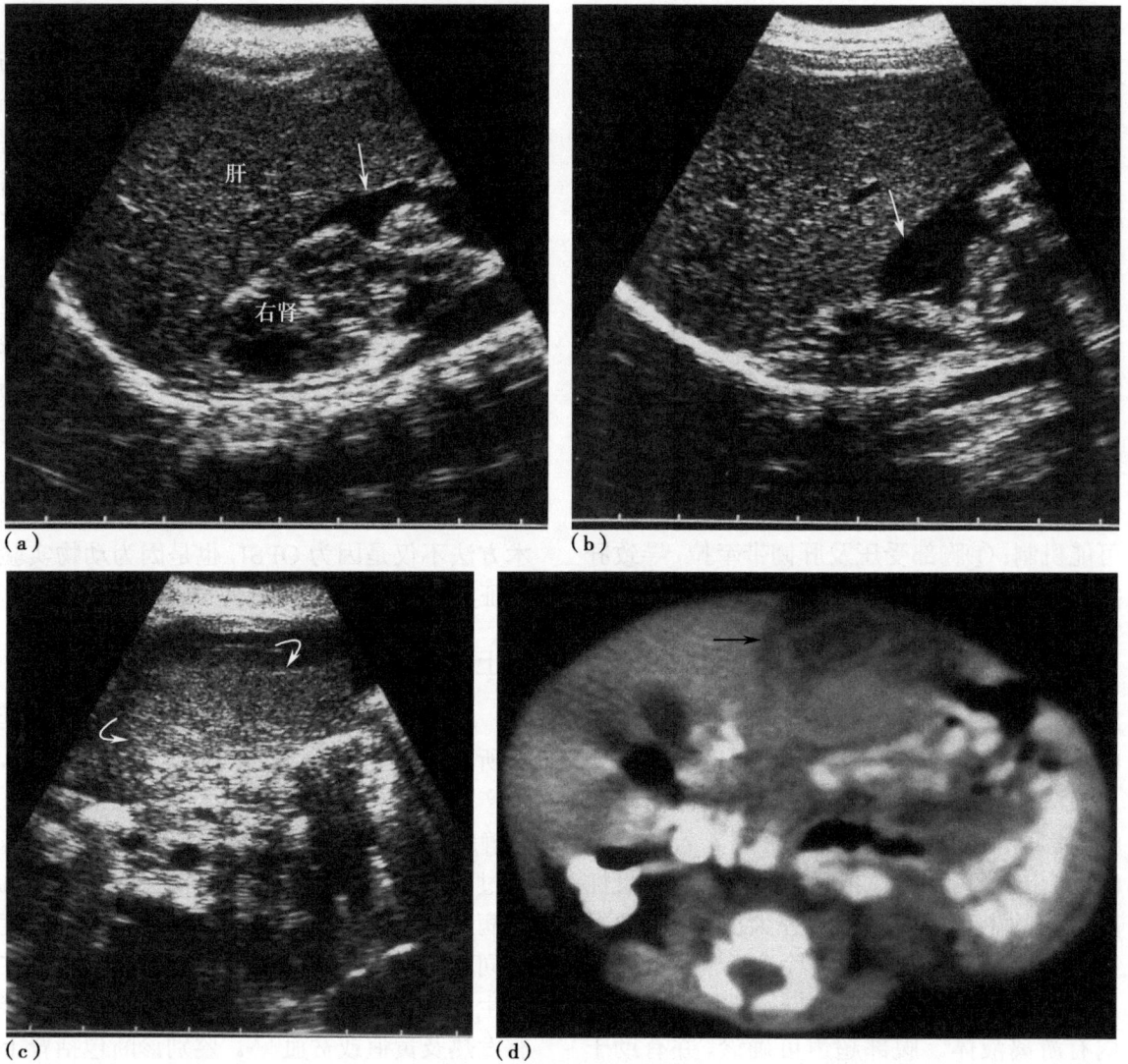

图 7.9 产后出现腹胀的新生儿。(a和b)在36小时的超声扫描显示,右肾前方和肝右叶下方之间有新鲜出血(白色箭),呈弱回声。(c)肝左叶扫描显示局部裂伤(弯曲的箭头)伴出血,回声增加。(d)CT 证实左叶裂伤(黑色箭头)

肾

与分娩有关的创伤很少见。新生儿肾破裂通常与潜在的先天性异常有关[84],表现为血尿和肾包块。CT是评估肾损伤的首选。肾超声可显示肾破裂(图 7.11)或腹水,它在随访阶段中起着重要的作用。尽量采用保守治疗,只有在严重出血或肾实质或肾盂完全破裂的情况下,才需要经腹手术,并在必要时纠正合并的先天性异常。

骨损伤

产伤引起的骨折几乎总是累及锁骨、肱骨或股骨。骨骺分离通常包括上、下肢骨骨骺和股骨上端骨骺。产伤引起的脱位是罕见的。

锁骨骨折

锁骨骨折是新生儿最常见的骨折,通常发生在巨大儿、臀位分娩和肩先露难产[85]。大部分骨折均为青枝骨折,出现在锁骨的中间

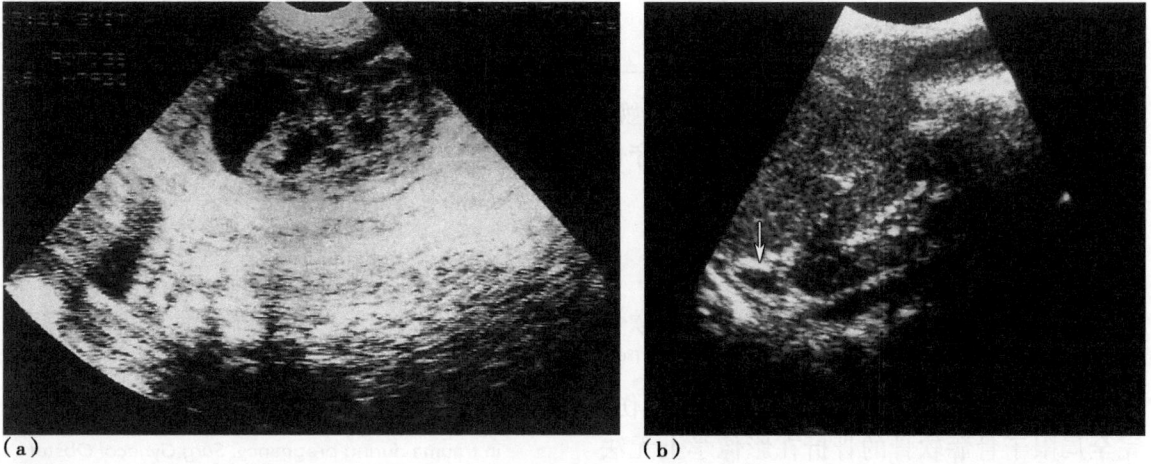

图7.10 （a）右肾上腺低回声包块代表一名出生窒息的婴儿发生右肾上腺出血。（b）1个月后进行扫描，显示血肿几乎被清除了。小型残余低回声区（白色箭头）持续存在

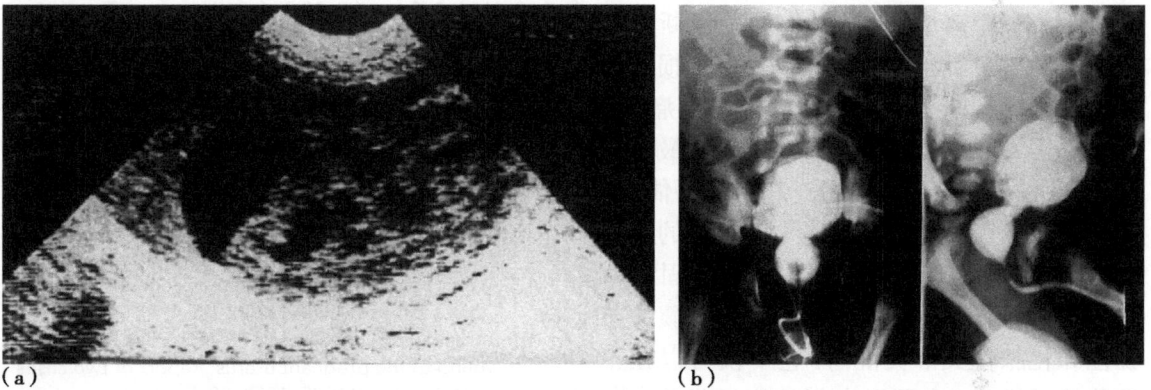

图7.11 （a）超声纵向切面显示右肾上极一无回声区，为肾包膜内破裂。（b）排尿期膀胱造影证实为后尿道瓣膜

三分之一，但偶见完全性断裂（图7.12）。未移位的骨折不需要治疗。有明显移位的骨折应该用8字形绷带固定。预后通常是很好的。

肱骨骨折

肱骨骨折通常发生在肱骨干的中间三分之一处，可出现横行骨折或螺旋形骨折。通常是青枝骨折，但偶尔可出现完全性骨折伴断端重叠。骨折最常见的机制被认为是臀位伸臂的牵引和肩先露腋窝牵引。治疗包括将手臂贴在胸口固定。骨折通常在3周内完全愈合。

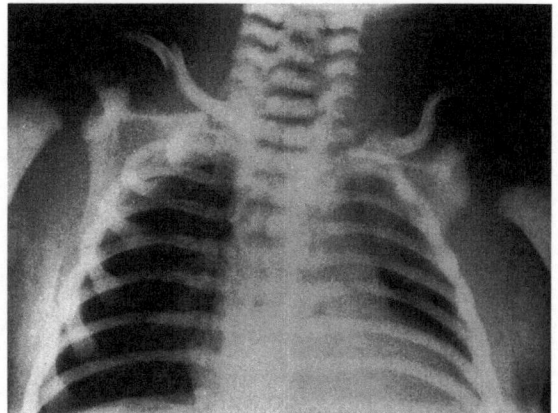

图7.12 右锁骨骨折。产钳助产后锁骨典型的中三分之一骨折

股骨骨折

股骨干骨折通常发生在中间三分之一，并且是横行骨折。损伤通常发生在臀位分娩。X线检查总是能显示骨折断端重叠。治疗包括牵引3~4周。股骨骨折的预后较好。

骨骺分离

骨骺分离或骨骺骨折发生于产生骨骺软骨细胞的生发层。最常见的原因是臀位分娩[86]。肱骨近端骺板骨折是最常见的骨骺软骨损伤。完全局限于骨骺软骨的骨折在影像学上无法显示。然而，在许多情况下，骨折延伸穿过干骺端的一部分，分离出细小的骨碎片。这个碎片附着在骨骺上，如果骨骺没有发生移位，碎片可能是骨折的唯一影像学证据。肱骨干骺端距关节距离增加，也可作为骺板断裂的标志。1~2周后可看到骨痂，这证实了损伤的性质。早期诊断主要基于被动活动疼痛、肿胀和邻近关节活动受限等临床表现。最近的报道表明，骨骺分离可以通过超声来评估，而不用关节镜[86-87]。肱骨近端骨骺骨折的治疗包括肘部屈曲90°，并将上肢贴于胸壁固定。

股骨近端骨骺分离有时与先天性髋关节脱位和化脓性关节炎混淆，它不仅可以在正常分娩后发生，也可以在剖宫产后发生[88]。股骨近端骨骺骨折的治疗包括牵引和石膏固定2个月。

生殖器创伤

臀位分娩是导致外生殖器组织损伤的最常见原因。阴囊或大阴唇可能出现水肿、瘀斑和血肿。一般不需要治疗，水肿在24~48小时内可自行消退，瘀斑在4~5天内可自发褪色。

如果鞘突受伤，鞘膜腔内充满血液，就会形成一个血肿。鉴别诊断应包括新生儿睾丸扭转和鞘膜积液[89-90]。据报道，臀位分娩过程中出现的医源性阴囊损伤可导致生育功能丧失[91]。

（牛小芬 译 黄寿奖 审校）

参考文献

1. Schiff MA, Holt VL, Daling JR. Maternal and infant outcomes after injury during pregnancy in Washington State from 1989 to 1997. *J Trauma* 2002; 53(5): 939–45.
2. Shah KH et al. Trauma in pregnancy: Maternal and fetal outcomes. *J Trauma* 1998; 45(1): 83–6.
3. Weiss HB, Songer TJ, Fabio A. Fetal deaths related to maternal injury. *JAMA* 2001; 286(15): 1863–8.
4. Murphy DJ et al. A cohort study of maternal and neonatal morbidity in relation to use of sequential instruments at operative vaginal delivery. *Eur J Obstet Gynecol Reprod Biol*, 2011; 28: 41–5.
5. Hoff WS et al. Maternal predictors of fetal demise in trauma during pregnancy. *Surg Gynecol Obstet* 1991; 172(3): 175–80.
6. Farmer DL et al. Fetal trauma: Relation to maternal injury. *J Pediatr Surg* 1990; 25(7): 711–4.
7. El Kady D et al. Trauma during pregnancy: An analysis of maternal and fetal outcomes in a large population. *Am J Obstetr Gynecol* 2004; 190(6): 1661–8.
8. Nash P, Driscoll P. ABC of major trauma. Trauma in pregnancy. *BMJ* 1990; 301(6758): 974–6.
9. Oxford CM, Ludmir J. Trauma in pregnancy. *Clin Obstetr Gynecol* 2009; 52(4): 611–29.
10. Curet MJ et al. Predictors of outcome in trauma during pregnancy: Identification of patients who can be monitored for less than 6 hours. *J Trauma* 2000; 49(1): 18–25.
11. Ciuil ID, Talucci RC, Schwab CW. Abdominal trauma. *J Trauma* 1988; 28: 708–10.
12. Arthur RK. Postmortem cesarean section. *Am J Obstet Gynecol* 1978; 132(2): 175–9.
13. Buchsbaum HJ, Staples Jr PP. Self-inflicted gunshot wound to the pregnant uterus: Report of two cases. *Obstet Gynecol* 1985; 65(3): 32–5.
14. Curran JS. Birth-associated injury. *Clin Perinatol* 1981; 8(1): 111–29.
15. Levine MG et al. Birth trauma: Incidence and predisposing factors. *Obstet Gynecol* 1984; 63(6): 792–5.
16. Berle P. Incidence of birth injuries to newborn infants in relation to birth weight. An analysis of the Hessen perinatal study. *Geburtshilfe Frauenheilkd* 1995; 55(1): 23–7.
17. Schullinger JN. Birth trauma. *Pediatr Clin North Am* 1993; 40(6): 1351–8.
18. Murphy WJ. Birth trauma. In: Cloherty JP, Stark A (eds) *Manual of Neonatal Care*, 2nd edn. Boston: Little, Brown, 1985: 251–5.
19. Painter MJ, Bergman I. Obstetrical trauma to the neonatal central and peripheral nervous system. *Semin Perinatol* 1982; 6(1): 89–104.
20. Petrikovsky BM et al. Cephalhematoma and caput succedaneum: Do they always occur in labor? *Am J Obstet Gynecol* 1998; 179(4): 906–8.
21. Zelson C, Lee SJ, Pearl M. The incidence of skull fractures underlying cephalhaematomas in newborn infants. *J Pediatr* 1974; 85: 371–3.

22. Raffensperger JG (ed). Trauma in neonate. In: *Swenson's Pedriatic Surgery*, 5th edn. Norwalk: Appleton and Lange, 1990: 339–42.

23. Kingsley D, Till K, Hoare R. Growing fractures of the skull. *J Neurol Neurosurg Psychiatr* 1978; 41(4): 312–8.

24. Loeser JD, Kilburn HL, Jolley T. Management of depressed skull fracture in the newborn. *J Neurosurg* 1976; 44(1): 62–4.

25. Hung K-L, Liao H-T, Huang J-S. Rational management of simple depressed skull fractures in infants. *J Neurosurg Pediatr* 2005; 103(1): 69–72.

26. Reichard R. Birth injury of the cranium and central nervous system. *Brain Pathol* 2008; 18(4): 565–70.

27. Abroms IF et al. Cervical cord injuries secondary to hyperextension of the head in breech presentations. *Obstet Gynecol* 1973; 41(3): 369–78.

28. O'Driscoll K et al. Traumatic intracranial haemorrhage in firstborn infants and delivery with obstetric forceps. *Br J Obstet Gynaecol* 1981; 88(6): 577–81.

29. Barnes PD. Neuroimaging and the timing of fetal and neonatal brain injury. *J Perinatol* 2001; 21(1): 44–60.

30. Huang C-C, Shen E-Y. Tentorial subdural hemorrhage in term newborns: Ultrasonographic diagnosis and clinical correlates. *Pediatr Neurol* 1991; 7(3): 171–7.

31. Gupta SN, Kechli AM, Kanamalla US. Intracranial hemorrhage in term newborns: Management and outcomes. *Pediatr Neurol* 2009; 40(1): 1–12.

32. Rooks VJ et al. Prevalence and evolution of intracranial hemorrhage in asymptomatic term infants. *AJNR Am J Neuroradiol* 2008; 29(6): 1082–9.

33. Looney CB et al. Intracranial hemorrhage in asymptomatic neonates: Prevalence on mr images and relationship to obstetric and neonatal risk factors 1. *Radiology* 2007; 242(2): 535–41.

34. Bucher HU et al. Birth injury to the spinal cord. *Helv Paediatr Acta* 1979; 34(6): 517–27.

35. Byers RK. Spinal-cord injuries during birth. *Dev Med Child Neurol* 1975; 17(1): 103–10.

36. De Sousa SW, Davis JA. Spinal cord damage in a newborn infant. *Arch Dis Child* 1974; 49: 70–1.

37. Hankins GDV. Lower thoracic spinal cord injury—A severe complication of shoulder dystocia. *Am J Perinatol* 1998; 15(07): 443–4.

38. Tan KL. Elevation of congenital depressed fractures of the skull by the vacuum extractor. *Acta Paediatr Scand* 1974; 63(4): 562–4.

39. Koch BM, Eng GM. Neonatal spinal cord injury. *Arch Phys Med Rehabil* 1979; 60(8): 378–81.

40. Nelson KB, Ellenberg JH. Obstetric complications as risk factors for cerebral palsy or seizure disorders. *J Am Med Assoc* 1984; 251: 1843–8.

41. Mills JF et al. Upper cervical spinal cord injury in neonates: The use of magnetic resonance imaging. *J Pediatr* 2001; 138(1): 105–8.

42. Filippigh P et al. Sonographic evaluation of traumatic spinal cord lesions in the newborn infant. *Pediatr Radiol* 1994; 24(4): 245–7.

43. Foad SL, Mehlman CT, Ying J. The epidemiology of neonatal brachial plexus palsy in the United States. *J Bone Joint Surg Am* 2008; 90(6): 1258–64.

44. Sunderland, S (ed). *Nerves and Nerve Injuries*, vol. 133. Edinburgh: Churchill Livingstone, 1978.

45. Hoeksma AF et al. Neurological recovery in obstetric brachial plexus injuries: An historical cohort study. *Dev Med Child Neurol* 2004; 46(2): 76–83.

46. Water PM. Obstetric brachial plexus injuries: Evaluation and management. *Am Acad Orthop Surg* 1997; 5: 205–14.

47. Eng GM. Neuromuscular diseases., In: Avery GB (ed). *Neonatalogy*. Philadelphia: JB Lippincott, 1980: 987–92.

48. Hunt D. Surgical management of brachial plexus birth injuries. *Dev Med Child Neurol* 1988; 30(6): 824–8.

49. Kwast O. Electrophysiological assessment of maturation of regenerating motor nerve fibres in infants with brachial plexus palsy. *Dev Med Child Neurol* 1989; 31(1): 56–65.

50. Abid A. Brachial plexus birth palsy: Management during the first year of life. *Orthop Traumatol Surg Res* 2016; 102(1 Suppl): S125–32.

51. Greenwald AG, Schute PC, Shiveley JL. Brachial plexus birth palsy: A 10-year report on the incidence and prognosis. *J Pediatr Orthop* 1984; 4(6): 689–92.

52. Pondaag W et al. Natural history of obstetric brachial plexus palsy: A systematic review. *Dev Med Child Neurol* 2004; 46(2): 138–44.

53. Michelow BJ et al. The natural history of obstetrical brachil plexus palsy. *Plast Reconstruct Surg* 1994; 93(4): 675–80.

54. Jackson ST, Hoffer MM, Parrish N. Brachial-plexus palsy in the newborn. *J Bone Joint Surg* 1988; 70(8): 1217–20.

55. Donn SM, Faix RG. Long-term prognosis for the infant with severe birth trauma. *Clin Perinatol* 1983; 10(2): 507–20.

56. Laurent JP, Lee RT. Topical review: Birth-related upper brachial plexus injuries in infants: Operative and nonoperative approaches. *J Child Neurol* 1994; 9(2): 111–7.

57. Piatt Jr JH. Neurosurgical management of birth injuries of the brachial plexus. *Neurosurg Clin N Am* 1991; 2(1): 175–85.

58. Ashley WW, Weatherly T, Park TS. Collagen nerve guides for surgical repair of brachial plexus birth injury. *J Neurosurg Pediatr* 2006; 105(6): 452–6.

59. Kornblut AD. Facial nerve injuries in children. *Ear Nose Throat J* 1977; 56(9): 369–76.

60. Shiohama T et al. Phrenic nerve palsy associated with birth trauma—Case reports and a literature review. *Brain Dev* 2013; 35(4): 363–6.

61. Bowerson M, Nelson VS, Yang LJS. Diaphragmatic paralysis associated with neonatal brachial plexus palsy. *Pediatr Neurol* 2010; 42(3): 234–6.

62. Stramrood Claire AI et al. Neonatal phrenic nerve injury due to traumatic delivery. *J Perinat Med* 2009; 37(3): 293–6.

63. de Vries TS, Koens BL, Vos A. Surgical treatment of diaphragmatic eventration caused by phrenic nerve

injury in the newborn. *J Pediatr Surg* 1998; 33(4): 602–5.

64. Bowen TE, Zajtchuk R, Albus RA. Diaphragmatic paralysis managed by diaphragmatic replacement. *Ann Thorac Surg* 1982; 33(2): 184–8.

65. Blocker SH, Ternberg JL. Traumatic liver laceration in the newborn: Repair with fibrin glue. *J Pediatr Surg* 1986; 21(4): 369–71.

66. Gresham EL. Birth trauma. *Pediatr Clin North Am* 1975; 22(2): 317–28.

67. Van Wyck DB et al. Critical splenic mass for survival from experimental pneumococcemia. *J Surg Res* 1980; 28(1): 14–7.

68. Coil Jr JA et al. Pulmonary infection in splenectomized mice: Protection by splenic remnant. *J Surg Res* 1980; 28(1): 18–22.

69. Matsuyama S, Suzuki N, Nagamachi Y. Rupture of the spleen in the newborn: Treatment without splenectomy. *J Pediatr Surg* 1976; 11(1): 115–6.

70. Chryss C, Aaron WS. Successful treatment of rupture of normal spleen in newborn. *Am J Dis Child* 1980; 134(4): 418–9.

71. Bickler S et al. Nonoperative management of newborn splenic injury: A case report. *J Pediatr Surg* 2000; 35(3): 500–1.

72. Bar-Maor JA, Sweed Y, Shoshany G. Does the spleen regenerate after partial splenectomy in the dog? *J Pediatr Surg* 1988; 23(2): 128–9.

73. Mittelstaedt CA et al. The sonographic diagnosis of neonatal adrenal hemorrhage. *Radiology* 1979; 131(2): 453–7.

74. Eklöf O et al. Perinatal haemorrhagic necrosis of the adrenal gland. A clinical and radiological evaluation of 24 consecutive cases. *Pediatr Radiol* 1975; 24(4): 31–6.

75. Khuri FJ et al. Adrenal hemorrhage in neonates: Report of 5 cases and review of the literature. *J Urol* 1980; 124(5): 684–7.

76. Pery M, Kaftori JK, Bar-Maor JA. Sonography for diagnosis and follow-up of neonatal adrenal hemorrhage. *J Clin Ultrasound* 1981; 9(7): 397–401.

77. Lebowitz JM, Belman AB. Simultaneous idiopathic adrenal hemorrhage and renal vein thrombosis in the newborn. *J Urol* 1983; 129(3): 574–6.

78. Cheves H et al. Adrenal hemorrhage with incomplete rotation of the colon leading to early duodenal obstruction: Case report and review of the literature. *J Pediatr Surg* 1989; 24(3): 300–2.

79. Gross M, Kottmeier PK, Waterhouse K. Diagnosis and treatment of neonatal adrenal hemorrhage. *J Pediatr Surg* 1967; 2(4): 308–12.

80. Pond GD, Haber K. Echography: A new approach to the diagnosis of adrenal hemorrhage of the newborn. *J Can Assoc Radiol* 1976; 27(1): 40–4.

81. Brill P, Krasna I, Aaron H. An early rim sign in neonatal adrenal hemorrhage. *Am J Roentgenol* 1976; 127(2): 289–91.

82. Murthy TV, Irving IM, Lister J. Massive adrenal hemorrhage in neonatal neuroblastoma. *J Pediatr Surg* 1978; 13(1): 31–4.

83. Croitoru DP, Sinsky AB, Laberge JM. Cystic neuroblastoma. *J Pediatr Surg* 1992; 27(10): 1320–1.

84. Cromie WJ. Genitourinary injuries in the neonate. Perinatal care. *Clin Pediatr (Phila)* 1979; 18(5): 292–3, 295.

85. Hsu T-Y et al. Neonatal clavicular fracture: Clinical analysis of incidence, predisposing factors, diagnosis, and outcome. *Am J Perinatol* 2002; 19(01): 017, 022.

86. Zeiger M, Dorr U, Schulz RD. Sonography of slipped humeral epiphysis due to birth injury. *Pediatr Radiol* 1987; 17: 425–6.

87. Broker FH, Burbach T. Ultrasonic diagnosis of separation of the proximal humeral epiphysis in the newborn. *J Bone Joint Surg* 1990; 72A: 187–91.

88. Prevot J, Lascombes P, Blanquart D. Geburtstraumatische epiphysenlosung des proximalen femurs 4 falle. *Z Kinerchir* 1989; 44: 289–92.

89. Finan BF, Redman JF. Neonatal genital trauma. *Urology* 1985; 25(5): 532–3.

90. Diamond DA et al. Neonatal scrotal haematoma: Mimicker of neonatal testicular torsion. *BJU Int* 2003; 91(7): 675–7.

91. Samuel G. Castration at birth. *Br Med J* 1988; 297: 1313–4.

新生儿转运

Prem Puri　Julia Zimmer

引言

新生儿出生缺陷手术的成功不仅取决于小儿外科医师的手术水平,同时也取决于多学科团队的配合,包括新生儿/小儿内科医师、麻醉科医师、放射科医师、病理学专家、生物检验专家、护士及其他相关人员之间的配合。

儿科转运团队是新生儿或儿科监护室的一个延伸,能够为患儿提供远距离转运,并在转运至区域医疗中心的途中提供高级监护支持[1]。在这些区域医疗中心重症监护室,需要配备专科设备和有经验的医护人员,从而对重症新生儿进行有效和高效的治疗[2]。过去二十年,新生儿转运在理论、能力和运送方式上都有了显著的提升[3-4],因此,合并有出生缺陷的新生儿可以被安全地转运至这些中心,有些转运甚至跨越了相当远的距离。

产前转运

目前的共识认为,对母婴最好和最安全的转运方法是产前转运至专业的围产中心[2]。多个研究表明胎内转运适用于高危胎儿,特别是极早产、极低出生体重儿和伴有危及生命、需要手术治疗的新生儿[5-9]。体温过低仍是新生儿转运亟待解决的一个主要问题,它会影响新生儿预后,而且转运后体温过低是病死率的一个独立预测因素[10-11]。

转运前管理

病情不稳定时转运新生儿会增加其发病率和死亡率。转运金标准仍然是病情相对稳定并能够耐受转运[8]。而无论其病情是否稳定,转运途中病情一旦发生恶化,就会增加新生儿早期的死亡率[10]。因此,设定转运前的预警指标和制定管理的细节能提高转运的安全系数。在转运环境嘈杂无序、诊治措施有限时会诱发很多潜在的问题[12]。转运前所有患儿都必须接受恰当的治疗[2,8]。转运小组应携带转运所需的所有药物、液体和设备(表8.1)[13]。

表8.1　新生儿转运设备

转运箱/温暖的环境
监测心电图、血压、脉搏血氧饱和度、温度
输液泵
复苏药物和设备
复苏皮囊和面罩、便携式供氧机、呼吸机、口咽导气管、气管导管等呼吸支持设备
便携式一氧化氮罐
胸腔引流装置
装有患儿及家长所有相关资料的文件袋
地图/导航系统
移动通信设备

气道管理

确保患儿气道通畅、氧合良好,转运过程中维持有效的通气。如果转运前患儿存在呼吸衰竭的风险,应在转运前给予气管插管[12],

转运途中紧急气管插管往往存在困难及风险。除了颅底骨折、鼻塞或严重凝血功能障碍，均应行鼻插管[13]。所有插管患儿均需定期气管内吸引。

体温调控

要重视体温调控。体温过低会导致新生儿代谢率增加，葡萄糖代谢和氧耗增加，随后出现酸中毒，顽固的酸中毒会导致持续的肺动脉高压[7]。新生儿不能通过寒战产热，其产热机制仅限于褐色脂肪的代谢和外周血管收缩[11,14]。新生儿核心温度低于 36.4℃（97.5℉）会增加死亡率[11]。在预热的救护车中使用转运保温箱使患儿核心温度高于 36.5℃，可避免以上不良后果[11]。体温过低也可以是感染的一个征象，必要时需要进一步检查以明确诊断并应用抗生素治疗[14]。体温高于 37℃（98.6℉）与围产期的抑制和缺氧性脑损伤有关，因此也应避免体温过高[14]。

循环

很多需要手术的新生儿存在水、电解质和蛋白质的异常丢失，因此必须建立两条安全可靠的静脉通路进行输液，及时纠正这些情况，以防低血容量和休克的发生，必要时使用儿茶酚胺类药物[5,7,12]。对可能出现液体丢失过多的患儿，应留置导尿并密切监测尿量。

新生儿转运前均需插入一根合适的鼻胃管，以防呕吐和误吸。鼻胃管应固定妥当，保持开放引流或连接负压吸引，应经常抽吸鼻胃管以防堵塞[12]。同时定期监测血糖并维持在正常水平[7]。

病历数据

转运患儿时应同时带上患儿的病历数据，包括病历复印件、完整的医疗记录、X 线 / 超声检查、实验室报告和护理文档（尿量、排便情况、护眼情况、肝炎疫苗接种、血型和其他用药情况等）。是否使用维生素 K 也应该有明确的记录。有感染风险的患儿应该预防

性使用广谱抗生素。同时携带父母签字的手术知情同意书（如果父母未结婚，由母亲签署），并提供一个可联系的电话号码，以便手术医师能够向父母解释患儿目前病情和手术情况。产妇血样与脐带血标本应进行交叉配血，同时附上产科记录（包括完整的孕产史和分娩记录）。

转运团队

新生儿转运人员需要经过专业的转运培训[15-16]。是否派遣转运团队需要根据患儿病情及其所处环境决定。团队成员的组成因医院而异。理想情况下，转运团队由一名新生儿 / 儿科转运医师和训练有素的新生儿护士组成，具有预判特定疾病及相关潜在风险的能力[7]。转运团队应该熟悉所有设备及其功能，具备特定条件下诊治患儿的经验。还可选择高级新生儿护理人员来进行转运，他们的转运能力与儿科见习医师相当[16]。有些医疗机构会成立一支专业的护理转运小组，他们在转运重症新生儿、操作设备及引导医师等方面有丰富的经验[17]。然而，最近的 Cochrane 分析显示，没有可信的随机试验文献证据能够支持新生儿转运专家对新生儿的并发症发生率和死亡率有影响[18]。

转运交通工具

转运交通工具的选择取决于转运的距离、地理环境、天气状况、地面交通情况、可供使用的交通工具、转运团队的规模、患儿的疾病情况和对速度的需求[2]。转运相关因素可能导致病情的恶化，如是否耐受转运、病情稳定时间和转运方式等[19-23]。

转运可以使用各种交通工具，包括地面救护车、直升机和固定翼飞机。空中转运有几个缺点，其中一个主要的缺点是，必须安排单独的地面转运，以便在机场和医院之间转运婴儿。如果接收机构和转运机构都有直升机

着陆点,则不需要安排。飞机振动对患儿不会产生危害,但可能会使导管和连接线脱落,对转运监测设备也会产生不利影响[24]。直升机转运中的噪声、振动和光线使病情监测困难[7-8]。固定翼飞机也存在这些问题,噪声和振动可能会给患儿带来痛苦和不适,这会导致患儿病情恶化。因此,应尽可能减少这些情况的发生[24]。应给转运保温箱和保温箱中的患儿系好安全带,从而应对飞机颠簸。此外,飞机上的空间有限,会给气道管理带来困难[7-8]。

高海拔可能对新生儿有害[25]。海拔升高,氧分压降低,氧气在肺泡中弥散困难,导致患儿血氧饱和度降低。为了维持稳定的氧合,可能需要较高的氧浓度。此外,气压随着高度的升高而减小,气体的体积增加,体腔内的空气膨胀,对肺功能产生巨大的影响[7]。小的不明显的空气逸出也会造成危险,特别是在气胸、气腹或体内积气时[24]。因此,如果条件允许,确保所有的积气能被通畅引流,这点尤为重要。

光线、噪声、振动的影响以及空间缺乏会导致临床评估受限,因此转运过程必须对患儿进行实时监测,包括无创或有创动脉血压、脉搏、血氧饱和度、心电图(electrocardiogram,ECG)、核心温度,以及中心静脉压和颅内压的监测。要确保监护仪和注射泵在电池状态下能正常运行[5]。携带适当的气道通气设备(加压复苏皮囊、面罩、口咽导气管、喉镜、各种型号的无带囊新生儿气管导管、加湿器、吸氧设备、氧气供应等),以及静脉注射用品、骨髓穿刺针、胸腔引流管、脐带导管和急救药品[7]。

由于空中转运与地面转运的性质不同,转运人员必须接受针对特定环境和可能遇到的具体问题的培训,包括后勤(着陆点)、空中环境和安全问题[16]。

转运保温箱

转运保温箱的标准按照国际标准制定[26-27]。目前可用的便携式保温箱(图8.1)是专门为转运新生儿设计和配备的[28]。转运箱必须具备保温性、可视性和可操作性,能够在不同的环境条件下保持特定的温度(例如 −15~28℃)[26]。转运箱里必须配备一个前襟翼以供装卸,保证在危急情况下医务人员能抢救患儿[26]。电池电量应可以支撑保温箱转运途中的正常运行,同时必须配备充电器。指南规定,电池的电量应足以在 15℃(59℉)的环境温度下工作至少 90 分钟[26]。应配备心肺监护仪、脉搏血氧饱和度仪、注射泵、氧气分析仪、氧气与空气储存瓶、双层玻璃壁和减震轮[7]。在转运病危新生儿和早产儿时,可能需要机械通气,在这种情况下,转运箱应配备呼吸机。呼吸机通气是时间控制、压力限定模式,同时也具备常频通气和持续气道正压通气(CPAP)模式[26]。要确保保温箱内新生儿的安全,要谨记其体型瘦小、肌张力低下、早产儿皮肤敏感等特点[29]。

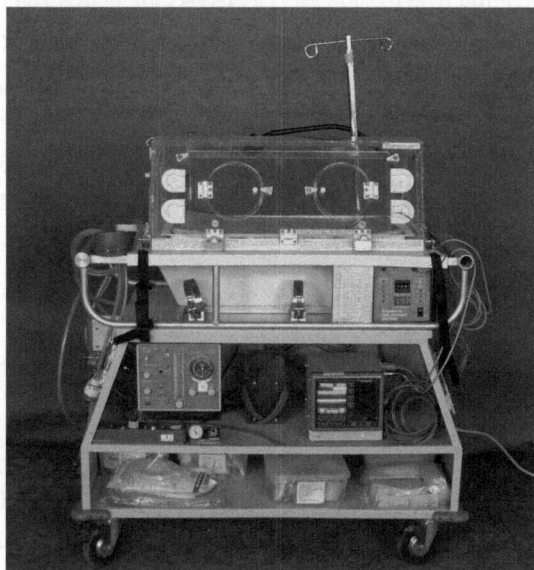

图8.1　便携式保温箱

转运程序

理想的转运并不容易,它取决于转运和接收中心前期有效的沟通,患儿转运前的病情稳定,以及能在转运过程中提供特殊治疗和护理[12]。通常患儿需要转运是匆忙的决定，沟通不充分会增加本可预防的风险，如呕吐、误吸、体温过低、血容量不足和气道阻塞等[6]。多数情况下，不良事件都是由计划和准备不充分造成的。理想情况下，由上级医师或护士沟通转运事项，如转运中心儿科主任或儿科顾问和接收中心的外科主任或小儿外科顾问之间的电话沟通[30]。

转运过程中以家庭为中心的关爱尤其重要[31-32]，父母的陪伴使患儿情感获益的同时减少了父母的焦虑[32]。

接收中心

转运后护理对于改善新生儿结局至关重要。到达接收中心后，转运小组应向重症监护病房工作人员简要报告孕产史、新生儿复苏史和转运过程中遇到的问题[7]。如有必要，陪同的儿科医师应与外科医师、新生儿/儿科医师、麻醉医师一起核对患儿及所有病历资料。应让所有参与诊疗的医务人员认识患儿的父母，并以简洁明了的语言向其父母解释各种诊疗方案，避免他们的疑虑和恐惧，在必要时及时更新知情同意书，并随后预约血样检测和影像学检查。

特殊疾病

腹裂

腹裂患儿缺乏腹膜/羊膜的覆盖而导致内脏暴露，发生体温过低、液体丢失、休克和感染的风险较高。因此，应将患儿放置在辐射床供暖的保温箱里。因脐部缺损小，易发生肠扭转、肠坏死和肠梗阻。为防止液体丢失和体温过低，产后应立即开始治疗（表 8.2）。必要时进行气管插管，液体复苏要足量（最小剂量为 $120mL \cdot kg^{-1} \cdot d^{-1}$）以纠正大量水、电解质和蛋白质的丢失。监测心率、平均动脉压和血糖。使用维生素 K 和广谱抗生素（氨苄

西林、庆大霉素和甲硝唑）以减少暴露肠道的污染。放置鼻胃管进行肠道减压和预防吸入性肺炎。放置导尿管进行膀胱减压和尿量监测。多数情况下，可用温热的无菌生理盐水纱布包裹暴露的内脏，然后用干燥的无菌纱布包裹整个腹部。尽管湿纱布冷却后可能会导致体温过低，但如果用干纱布包裹，干燥后会粘连在肠管表面，在去除时会造成肠道浆肌层损伤[33]。更为理想的情况是，将膨出的腹腔内容物放置在无菌透明塑料袋或 silo 袋内（图 8.2）。条件有限时，可把肠道固定在腹部的中央，然后用保鲜膜包裹暴露的肠道，并放在婴儿身上[34]。这些措施最大限度减少了

表 8.2 保持腹壁缺损新生儿转运前的稳定

温暖的环境
评估呼吸状态
胃管
用保鲜膜包裹腹裂患儿的缺损部位
用干纱布包裹脐膨出患儿的膨出囊
静脉补液、纠正脱水
抗生素
维生素 K
导尿管

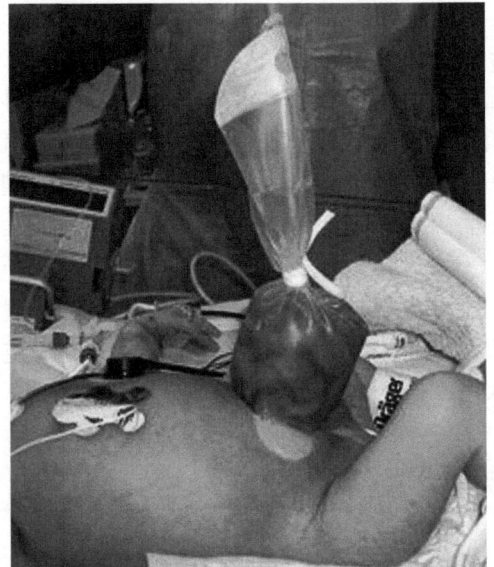

图 8.2 腹腔内容物置于 silo 袋内

暴露内脏的热量丢失和创伤。婴儿的体位对于预防肠缺血非常重要，患儿仰卧位时，肠道位于身体一侧，如果肠系膜上动脉发生扭转，则会导致肠缺血，因此最佳体位是右侧卧位，此时肠系膜上动脉会比较直，不易扭转。

脐膨出

与其他腹壁缺损一样，新生儿脐膨出的初始治疗也是液体复苏。首先，需要稳定呼吸状况，避免膨出囊膜破裂和感染，并尽量减少热量丢失[34]，迅速放置鼻胃管减轻胃肠道压力。同时尽快开始静脉补液、广谱抗生素和维生素 K 应用。检查膨出囊以确保囊膜无破损[35]，将膨出囊稳定在腹部中央，以防血管扭转，并用干燥、无菌且防粘连的敷料覆盖，以防止脏器损伤和热量丢失。如果囊袋破裂，则处理方法同腹裂[35]。

皮埃尔·罗班综合征

皮埃尔·罗班综合征的婴儿容易发生吞咽困难和窒息。应使婴儿处于俯卧位以防止其舌根堵塞气道，并同时置入口咽导气管[6]。

鼻后孔闭锁

新生儿鼻后孔闭锁会导致间歇性缺氧。应使用适当大小的口咽导气管并固定以保持口腔的持续开放[12]。同时必须确保没有因口咽导气管插入过深进入食管而发生气道阻塞。在急诊室中，使用喉罩进行成功通气的案例也有报道[36]。

脊髓脊膜膨出

脊髓脊膜膨出的患儿应保持俯卧位，以避免脊髓创伤和脊髓压力增加。使用无菌温盐水浸泡的敷料覆盖患处，并包裹在婴儿身上，防止膨出部位干燥和裂开。如果囊袋破裂、脑脊液漏出，或脊膜开放，应用聚维酮碘或氯己定浸泡纱布覆盖，并使用广谱抗生素，同时避免粪便污染病变部位[7]。在转运前、中、后，必须仔细观察和记录神经功能，包括评估感觉运动水平以及脑积水程度[7]。

膀胱外翻

出生时，应将脐带紧贴腹壁根部结扎，避免脐带夹造成膀胱黏膜机械损伤[5,37]。用保鲜膜覆盖病变处并避免黏膜粘在衣服或尿布上，使脆弱的膀胱黏膜和周围环境之间形成一道屏障，以防止损伤暴露的膀胱黏膜和膀胱壁。每次更换尿布时，用温无菌生理盐水冲洗膀胱表面，去除残留尿液、黏液和碎屑[37]。尽早开始预防性使用抗生素。

泄殖腔外翻

诊疗同"脐膨出"一节。

食管闭锁伴气管食管瘘

大多数食管闭锁（EA）婴儿出生后不久即会出现症状，如流涎过多、咳嗽或第一次喂养出现窒息。一旦怀疑食管闭锁，应该将婴儿转运至区域治疗中心进行进一步的检查和手术。有些婴儿需要气管内插管和机械通气，存在瘘管的婴儿风险相对较高，机械通气效果常因瘘管的存在而受影响。因此，气管导管的前端应位于隆突近端、瘘管远端，如果瘘管紧挨着隆突，可以用 Fogarty 导管暂时封堵瘘管[38]。但是，最为关键的仍是紧急转运和结扎瘘管。

通常，应细心护理食管闭锁患儿，避免其哭闹以减少误吸和腹胀的风险，从而减少呼吸窘迫[5]。此外，应保证患儿在任何时候都有充足的氧供，并保持环境温暖。转运过程中，保持患儿头部稍微抬高（30°）或采取俯卧位或右侧卧位，这可以防止胃内容物通过瘘管返流，并减少呼吸做功和改善氧合[5]。将 Replogle 导管放置在食管近端盲袋中，并连接间歇或持续的低负压吸引，以排空食管上部盲端并防止唾液聚积。转运期间应经常冲洗这些双腔导管以避免黏液堵塞。通过静脉输液补充电解质和丢失的食管分泌液，使用广谱抗生素预防感染，并在转运前注射维生素 K。

先天性膈疝

新生儿医师和麻醉医师首要的救治目标是在转运危重患儿至救治中心之前维持其生命体征的稳定（表8.3）。一旦诊断，必须立即放置鼻胃管进行胃肠减压，防止肺被进一步压缩。若先天性膈疝在产前诊断，则多数中心会在患儿出生后直接进行气管插管和机械通气，这有助于维持心肺功能，避免低氧血症和高碳酸血症[39]。

表8.3　保持先天性膈疝新生儿转运前的稳定

保持温暖环境
鼻胃管
插管和通气
静脉补液
动脉血气
抗生素
维生素K

充分镇静、肌肉松弛和保护性通气可减少发育不良肺的气压伤。面罩通气会引起胃膨胀并进一步损害呼吸功能，应当避免。为了避免肺动脉高压，建议使用低压高氧浓度的过度通气模式，纠正酸中毒，预防体温和代谢的应激反应[7]。常频通气无效时，需要采用高频振荡通气，其基本原理是利用小潮气量和气体弥散运动，降低气道剪切力和减少气压伤[40]。由于转运呼吸机通常没有高频振荡通气模式，转运期间临床医师需要转换为标准通气模式[41]。

动脉血二氧化碳分压（$PaCO_2$）和氧合指数可作为评价先天性膈疝管理的指标[39,42-43]，简化的血气公式（PaO_2-$PaCO_2$）可以预测患儿生后是否有使用体外膜氧合（ECMO）的指征或死亡风险[44]。

需要密切关注静脉输液、新鲜冰冻血浆（fresh frozen plasma，FFP）和儿茶酚胺类药物的使用，以保持体内液体平衡，维持充足的外周灌注，同时避免肺循环的超负荷[40]。建议预防性使用抗生素，并给予维生素K。脐静脉通路既可以用于抽取混合静脉血气样本，亦可经肝进入右心房监测中心静脉压。脐动脉导管可以监测动脉导管后的血压和血气情况。到达转诊中心时可置入右桡动脉导管，以监测动脉导管前血气，如果动脉导管前血气提示pH≥7.2且血氧饱和度为85%~90%，这是可接受的[39]。如果在转运过程中发生气胸，患儿的病情会急剧恶化，因此必须备好胸腔引流设备，以备在关键时刻挽救生命[7]。

在过去的几十年里，体外生命支持在新生儿心肺功能衰竭的应用中日渐增多。先天性膈疝病危患儿在机械通气无效且符合使用标准的情况下可以使用ECMO进行抢救治疗。ECMO能够提供部分氧合功能并排出二氧化碳，因此，可根据患肺的机械通气和气体交换特性调整呼吸参数设置[45]。尽管ECMO在先天性膈疝病危患儿中普遍使用，但Cochrane的回顾研究发现ECMO的益处并不明确[46]。其他研究也显示ECMO不能提高先天性膈疝患儿的生存率[47-48]。

由于可提供ECMO的医疗机构数量有限，因此将危重新生儿转运到这些医疗机构需要特殊的服务。移动式ECMO系统可以有效地稳定危重新生儿病情并将其转运到ECMO中心[49]。一氧化氮吸入会导致内源性一氧化氮产生减少，因此在先天性膈疝患儿中的应用价值仍有争议[40,50]。研究表明，一氧化氮吸入可迅速地短期改善某些患儿的氧合，这可能有助于稳定转运患儿的病情，并使其有机会接受ECMO治疗，但一氧化氮吸入并不减少患儿对ECMO的需求[39,51]。

肠梗阻

肠梗阻可由多种情况导致，如旋转不良、消化道重复畸形、肠闭锁、坏死性小肠结肠炎、先天性巨结肠、胎粪性肠梗阻、肛门直肠畸形。主要治疗目标是减轻胃肠道压力以防误吸，准确评估和纠正液体丢失，并尽量减少热量丢失。必须放置鼻胃管来减轻腹胀，并定期抽吸和保持引流通畅。静脉滴注等渗晶体液和胶体液以纠正酸碱平衡紊乱，补充肠道丢失量[33]，且必须根据患儿的病情变化每6~8小时进行一次评估和调整，并预防性使用广谱抗生素。

坏死性小肠结肠炎

患有坏死性小肠结肠炎的新生儿通常在坏疽性肠穿孔导致气腹或腹膜炎而需要手术或病情进行性恶化时才需要转运[12]。通常病情危重的患儿同时合并脓毒症和休克。转运前需要及时进行复苏，包括晶体液、胶体液或血液制品的使用，以纠正酸中毒，而且通常需要间歇正压通气和正性肌力药的支持[5]，同时需要密切监测血压和血糖。其他治疗措施包括放置和固定鼻胃管，并在转运前与转运中定期抽吸，同时使用覆盖革兰氏阳性菌、革兰氏阴性菌和厌氧菌的广谱抗生素[33]。

结论

在过去的二十年中，高危新生儿的诊治发生了巨大的变化。患有严重先天性畸形的新生儿在转运之前和转运期间需要有经验的专业人员进行评估和诊治。转运前高危新生儿的病情稳定与围产期发病率和死亡率的降低有关，儿科转运小组在转运这些患儿至区域儿科诊治中心过程中起着至关重要的作用。转运需要外科治疗的新生儿的总体目标是将患儿转运到专科中心过程中提供加强监护病房（intensive care unit，ICU）式的诊疗服务。

（牛小芬 译　黄寿奖 审校）

参考文献

1. Ajizian SJ, Nakagawa TA. Interfacility transport of the critically ill pediatric patient. *Chest* 2007; 132: 1361–67.
2. Messner H. Neonatal transport: A review of the current evidence. *Early Hum Dev* 2011; 87 Suppl 1: S77.
3. Ratnavel N. Safety and governance issues for neonatal transport services. *Early Hum Dev* 2009; 85: 483–6.
4. Moss SJ, Embleton ND, Fenton AC. Towards safer neonatal transfer: The importance of critical incident review. *Arch Dis Child* 2005; 90: 729–32.
5. McHugh P SM. Transport of sick infants and children. In: Atwell JD (ed). *Paediatric Surgery*. London, New York: Arnold; Oxford University Press, 1998: 73–89.
6. Harris BA, JR, Wirtschafter DD, Huddleston JF, Perlis HW. In utero versus neonatal transportation of high-risk perinates: A comparison. *Obstet Gynecol* 1981; 57: 496–9.
7. Paxton JM. Transport of the surgical neonate. *J Perinat Neonatal Nurs* 1990; 3: 43–9.
8. Pieper CH, Smith J, Kirsten GF, Malan P. The transport of neonates to an intensive care unit. *S Afr Med J* 1994; 84: 801–3.
9. Chien LY, Whyte R, Aziz K, Thiessen P, Matthew D, Lee SK. Improved outcome of preterm infants when delivered in tertiary care centers. *Obstet Gynecol* 2001; 98: 247–52.
10. Goldsmit G, Rabasa C, Rodriguez S, Aguirre Y, Valdes M, Pretz D et al. Risk factors associated to clinical deterioration during the transport of sick newborn infants. *Arch Argent Pediatr* 2012; 110: 304–9.
11. McCall EM, Alderdice FA, Halliday HL, Jenkins JG, Vohra S. Interventions to prevent hypothermia at birth in preterm and/or low birthweight infants. *Cochrane Database Syst Rev* 2008:CD004210.
12. Lloyd DA. Transfer of the surgical newborn infant. *Semin Neonatol* 1996; 1: 241–8.
13. Macrae DJ. Paediatric intensive care transport. *Arch Dis Child* 1994; 71: 175–8.
14. Gillick J, Puri P. Pre-operative management and vascular access. In: Puri P, Höllwarth ME (eds). *Pediatric Surgery: Diagnosis and Management*. Berlin, Heidelberg: Springer, 2009: 27–38.
15. Orr RA, Felmet KA, Han Y, McCloskey KA, Dragotta MA, Bills DM et al. Pediatric specialized transport teams are associated with improved outcomes. *Pediatrics* 2009; 124: 40–8.
16. Fenton AC, Leslie A. Who should staff neonatal transport teams? *Early Hum Dev* 2009; 85: 487–90.
17. Leslie AJ, Stephenson TJ. Audit of neonatal intensive care transport—Closing the loop. *Acta Paediatr* 1997; 86: 1253–6.
18. Chang ASM, Berry A, Jones LJ, Sivasangari S. Specialist teams for neonatal transport to neonatal intensive care units for prevention of morbidity and mortality. *Cochrane Database Syst Rev* 2015; 10: CD007485.
19. Qiu J, Wu X, Xiao Z, Hu X, Quan X, Zhu Y. Investigation of the status of interhospital transport of critically ill pediatric patients. *World J Pediatr* 2015; 11: 67–73.
20. Borrows EL, Lutman DH, Montgomery MA, Petros AJ, Ramnarayan P. Effect of patient- and team-related factors on stabilization time during pediatric intensive care transport. *Pediatr Crit Care Med* 2010; 11: 451–6.
21. Abdel-Latif ME, Berry A. Analysis of the retrieval

times of a centralised transport service, New South Wales, Australia. *Arch Dis Child* 2009; 94: 282–6.

22. Ramnarayan P, Thiru K, Parslow RC, Harrison DA, Draper ES, Rowan KM. Effect of specialist retrieval teams on outcomes in children admitted to paediatric intensive care units in England and Wales: A retrospective cohort study. *Lancet* 2010; 376: 698–704.

23. Ramnarayan P. Measuring the performance of an inter-hospital transport service. *Arch Dis Child* 2009; 94: 414–6.

24. Gajendragadkar G, Boyd JA, Potter DW, Mellen BG, Hahn GD, Shenai JP. Mechanical vibration in neonatal transport: A randomized study of different mattresses. *J Perinatol* 2000; 20: 307–10.

25. Jackson L, Skeoch CH. Setting up a neonatal transport service: Air transport. *Early Hum Dev* 2009; 85: 477–81.

26. Koch J. Transport incubator equipment. *Semin Neonatol* 1999; 4:241–5.

27. International Electrotechnical Commission (IEC). IEC 60601-2-19, IEC 60601-2-20. *Particular Requirements for the Basic Safety and Essential Performance of Infant Incubators*, 2nd edn. 2009, accessible via https://webstore.iec.ch/publication/2622 and https://webstore.iec.ch/publication/2626.

28. Donn SM, Faix RG, Gates MR. Neonatal transport. *Curr Probl Pediatr* 1985; 15: 1–65.

29. Kempley ST, Ratnavel N, Fellows T. Vehicles and equipment for land-based neonatal transport. *Early Hum Dev* 2009; 85: 491–5.

30. Driver C, Robinson C, De Caluwe D et al. The quality of inter-hospital transfer of the surgical neonate. *Today's Emerg* 2000; 6: 102–5.

31. Mullaney DM, Edwards WH, DeGrazia M. Family-centered care during acute neonatal transport. *Adv Neonatal Care* 2014; 14 Suppl 5: S16–23.

32. Joyce CN, Libertin R, Bigham MT. Family-centered care in pediatric critical care transport. *Air Med J* 2015; 34: 32–6.

33. Das UG, Leuthner SR. Preparing the neonate for transport. *Pediatr Clin North Am* 2004; 51: 581–98, vii.

34. Gamba P, Midrio P. Abdominal wall defects: Prenatal diagnosis, newborn management, and long-term outcomes. *Semin Pediatr Surg* 2014; 23: 283–90.

35. Ledbetter DJ. Gastroschisis and omphalocele. *Surg Clin North Am* 2006; 86: 249–60, vii.

36. Trevisanuto D, Verghese C, Doglioni N, Ferrarese P, Zanardo V. Laryngeal mask airway for the inter-hospital transport of neonates. *Pediatrics* 2005; 115: e109–11.

37. Metcalfe PD, Schwarz RD. Bladder exstrophy: Neonatal care and surgical approaches. *J Wound Ostomy Continence Nurs* 2004; 31: 284–92.

38. Alberti D, Boroni G, Corasaniti L, Torri F. Esophageal atresia: Pre and post-operative management. *J Matern Fetal Neonatal Med* 2011; 24 Suppl 1: 4–6.

39. McHoney M. Congenital diaphragmatic hernia, management in the newborn. *Pediatr Surg Int* 2015; 31: 1005–13.

40. Davis CF, Sabharwal AJ. Management of congenital diaphragmatic hernia. *Arch Dis Child Fetal Neonatal Ed* 1998; 79: F1–3.

41. Fenton AC, Leslie A, Skeoch CH. Optimising neonatal transfer. *Arch Dis Child Fetal Neonatal Ed* 2004; 89: F215–9.

42. Salas AA, Bhat R, Dabrowska K, Leadford A, Anderson S, Harmon CM et al. The value of Pa(CO$_2$) in relation to outcome in congenital diaphragmatic hernia. *Am J Perinatol* 2014; 31: 939–46.

43. Ruttenstock E, Wright N, Barrena S, Krickhahn A, Castellani C, Desai AP et al. Best oxygenation index on day 1: A reliable marker for outcome and survival in infants with congenital diaphragmatic hernia. *Eur J Pediatr Surg* 2015; 25:3–8.

44. Park HW, Lee BS, Lim G, Choi Y, Kim EA, Kim K. A simplified formula using early blood gas analysis can predict survival outcomes and the requirements for extracorporeal membrane oxygenation in congenital diaphragmatic hernia. *J Korean Med Sci* 2013; 28: 924–8.

45. Lewandowski K. Extracorporeal membrane oxygenation for severe acute respiratory failure. *Crit Care* 2000; 4: 156–68.

46. Mugford M, Elbourne D, Field D. Extracorporeal membrane oxygenation for severe respiratory failure in newborn infants. *Cochrane Database Syst Rev* 2008: CD001340.

47. Davis PJ, Firmin RK, Manktelow B, Goldman AP, Davis CF, Smith JH et al. Long-term outcome following extracorporeal membrane oxygenation for congenital diaphragmatic hernia: The UK experience. *J Pediatr* 2004; 144: 309–15.

48. Morini F, Goldman A, Pierro A. Extracorporeal membrane oxygenation in infants with congenital diaphragmatic hernia: A systematic review of the evidence. *Eur J Pediatr Surg* 2006; 16: 385–91.

49. Cornish JD, Carter JM, Gerstmann DR, Null DM, JR. Extracorporeal membrane oxygenation as a means of stabilizing and transporting high risk neonates. *ASAIO Trans* 1991; 37: 564–8.

50. Tiryaki S, Ozcan C, Erdener A. Initial oxygenation response to inhaled nitric oxide predicts improved outcome in congenital diaphragmatic hernia. *Drugs R D* 2014; 14: 215–9.

51. Oliveira CA, Troster EJ, Pereira CR. Inhaled nitric oxide in the management of persistent pulmonary hypertension of the newborn: A meta-analysis. *Rev Hosp Clin Fac Med Sao Paulo* 2000; 55: 145–54.

早产儿的特殊风险

Emily A. Kieran　Colm P. F. O'Donnel

引言

全球早产儿（即孕周 < 37 周）在新生儿中的占比为 5%~18%，这一比例在发达国家为 7%~12%[1-2]，其中在英国约为 10%，而在美国这个比例达到了 12%[2]。世界卫生组织根据胎龄将早产儿分为三个亚类：胎龄 < 28 周的为超早产儿，胎龄在 28~31+6 周的为极早产儿，胎龄 32~37 周出生的为中晚期早产儿[1]。在发达国家，早产是新生儿死亡的主要原因，同时早产儿的总体发病率和远期不良预后的风险远高于足月儿[3-4]。超早产儿的风险最高。早产儿出生时胎龄越大，其无远期并发症的生存率则越高[5]。在过去几十年中，超早产儿的护理进展提高了其生存率。已发表的数据显示，这些婴儿的治疗效果也有所改善。然而，尽管医学不断进步，但更小胎龄婴儿的存活导致目前早产儿整体的治疗效果仍然较差，其中有很高比例的患儿都存在远期神经发育方面的问题[5-7]。导致早产的原因各有不同，有些是自发早产，而有些则是危及母亲（例如先兆子痫）或胎儿（例如胎盘功能不全而导致胎儿生长受限）的产科因素所致的妊娠提前终止。发达国家计划分娩的早产儿比发展中国家多，并呈增加态势。这可能是由于对母体和胎儿风险防范能力的提高，也可能是早产儿的治疗效果得到改善，早产不再意味着"死刑"。

早产儿的体形和外观与足月儿不同，因为胎儿在子宫内生长的主要时期是在妊娠的晚期（28~37 周）。出生体重是最常用于表示婴儿体型大小和记录其成长的指标，还可以用来分类（低出生体重 < 2 500g，极低出生体重 < 1 500g，超低出生体重 < 1 000g）[8]。

早产儿各器官系统发育不成熟，出生后既需要适应宫外环境，也要确保本应在晚期妊娠宫内发育成熟的器官和系统继续发育。早产儿在新生儿重症监护室（neonatal intensive care unit，NICU）接受治疗的过程中可能会面临影响各个系统的问题和挑战。

概况

通常，早产儿出生后需立即给予生命支持，分娩室中应配备儿科团队。所需的工作人员数量和经验取决于胎龄、出生体重和胎儿数量。早产儿数量越多，胎龄越小或多胎，往往需要更多有经验的医护人员。

早产儿由于出生体重低、体表面积相对较大、皮肤娇嫩纤薄、产热的褐色脂肪少，更容易出现热量丢失和体温过低。与年龄较大的儿童和成人相比，新生儿含水量高。早产儿的皮肤娇嫩纤薄，容易因蒸发而丢失水分，因此通常将超早产儿生后立即置于辐射热源下，并置于聚乙烯（食品级透明塑料）袋或包裹中，以最大程度地减少蒸发性热量丢失。在 NICU，需要在中性温度环境下（最好在提前预热的封闭的保温箱中）进行早产儿的护理，直到早产儿在室温下能维持自身温度时，才可以在开放的新生儿床位中进行护理。超早产儿易丢失水分，保温箱中应保持一定的湿度，以最大程度地减少水分蒸发，只有在需要进行中心静脉置管术等需要更多空间的操作时，才可以选择在热辐射的开放床位上进行。

与足月儿相比，早产儿，特别是胎儿生长受限的极低体重儿发生低血糖的风险增加，因此，应当在进入 NICU 时检查其血糖水平，并尽快进行含糖溶液静脉输注，以维持血糖水平在可接受的范围内，理想目标是 2.6mmol 以上。未纠正的有症状的低血糖症可能导致远期神经发育异常。

呼吸系统

呼吸窘迫综合征

呼吸窘迫综合征（respiratory distress syndrome, RDS）是早产儿最常见的呼吸系统异常。由于在低氧性呼吸衰竭导致死亡的早产儿肺病理活检标本中发现了特征性的炎性渗出物（透明膜），RDS 最初被称为透明膜病（hyaline membrane disease, HMD）。RDS 是肺结构发育不成熟和肺表面活性物质的产生和功能缺陷共同导致的。肺泡发育和肺表面活性物质的产生从妊娠 23 周开始，一直持续到儿童早期。胎龄越小，患 RDS 的风险越高，病情可能越严重。

生后最初几个小时内 RDS 的临床体征即可出现，48~72 小时后病情恶化。在这段时间内婴儿可能会因肺发育不成熟而死亡，也可能逐渐减轻好转。RDS 典型的临床特征是呼吸过速（> 60 次 /min），呼气相喘鸣，胸骨上窝、锁骨上窝和肋间隙出现三凹征，鼻翼扇动，发绀和低血氧饱和度。呼吸暂停和心动过缓可能会进一步加重以上症状。早产儿肺的结构和功能发育不成熟，使婴儿肺内液体清除困难，难以维持肺的潮气量和功能残气量以进行有效的气体交换，这会导致广泛性肺不张和胸片特征性改变（弥漫性毛玻璃样改变和支气管充气征）。

在过去 40 年中，RDS 的预防和管理取得了重大进展。给有早产风险的孕妇肌内注射皮质类固醇可降低早产儿呼吸系统疾病的病死率和严重程度[9-11]。1980 年以来，给氧、持续气道正压通气（CPAP）和机械通气等呼吸支持开始广泛使用。外源性表面活性物质应用对早产儿治疗来说是一个巨大的进步，因为它降低了 RDS 婴儿的病死率和呼吸道疾病的发病率[18-23]。对早产儿有创和无创通气治疗的认知和方法的改进同样改善了治疗效果[12-17]。

气胸

早产儿气胸与死亡率的增加和肺部疾病的严重程度以及其他远期并发症的发生率有关。气胸的主要诱因是 RDS。与 RDS 相似，早产儿发生气胸的风险更高，胎龄小于 29 周的婴儿气胸发生率大约是 7%[16-17,24]。气胸的临床表现为呼吸窘迫的加剧和需氧量的增加。血气分析结果可显示低氧、高碳酸血症和呼吸性酸中毒，患侧呼吸音可降低，并且在查体时发现胸壁运动不对称。可以通过胸部 X 线检查或在紧急情况下使用冷光源对胸部进行透视检查来诊断。病情稳定婴儿出现少量气胸时可自行吸收，但多数大量气胸，尤其是那些出现中线移位的张力性气胸，都需通过放置胸腔引流管或穿刺针排气进行治疗。

肺出血

据报道，在合并有 RDS 的早产儿中 3%~7% 的患儿会发生肺出血——血液直接渗入肺实质，它与早产儿的死亡率和并发症发生率显著相关[22,24]。其典型表现是，患儿气道及口腔或气管导管（在机械通气下）出现新鲜血液。肺出血的原因目前并不明确[23,25]。目前认为可能与出生最初几天肺血管中异常又快速的血流变化有关，相关因素包括 RDS，有创机械通气，动脉导管未闭（patent ductus arteriosus, PDA）和凝血功能异常。当接受肺表面活性物质作为预防性治疗时，早产儿肺出血的发生率显著增加，但当接受表面活性物质作为 RDS 的治疗时,肺出血发生率并没有增加[26-27]。肺出血尚无可靠的治疗方法,常用的策略包括增加机械通气期间平均气道压(例如较高的呼气末正压、高频振荡通气)和关闭 PDA。

支气管肺发育不良和慢性肺部疾病

慢性呼吸功能不全是早产儿死亡的主要原因,并与存活患儿的神经发育不良有关。支气管肺发育不良(bronchopulmonary dysplasia,BPD)一词最初用于描述呼吸衰竭导致死亡的早产儿的肺组织学表现。随着早产儿生存率的提高,BPD 被用于描述胸部 X 线片上有特征性变化且在出生后 28 天内需要氧气支持的婴儿。越来越多的早产儿存活后提示,相比于 34 周胎龄出生的婴儿,24 周胎龄出生的婴儿在生后 28 天内的发育完全不同。因此,早产儿慢性肺部疾病(chronic lung disease,CLD)的定义为校正胎龄满 36 周仍需吸氧支持的情况[22]。超早产儿和极低体重儿患 BPD 的风险最高,同时当极低体重儿的校正胎龄满 36 周时,有 25%~30% 仍需要氧气支持。BPD 是由多种因素共同导致的,最常见于患有严重的 RDS 且需要长时间的机械通气和较高的氧浓度支持的婴儿。BPD 的不良结局包括长期氧气治疗甚至居家氧疗,喂养困难而需要长期鼻饲 / 胃造口术喂养,能量损耗增加及随之而来的生长缓慢和营养不良,呼吸道感染的易感性增加,尤其是对呼吸道合胞病毒(respiratory syncytial virus,RSV)引起的细支气管炎易感性增加。

早产儿呼吸暂停

早产儿呼吸暂停是新生儿周期性呼吸模式的一种极端情况,其特征表现是呼吸暂停(通常持续 10~20 秒以上),并伴有心动过缓和血氧饱和度下降。通常见于胎龄小于 32 周的婴儿。多数呼吸暂停发作是短暂的,但是应避免伴有心动过缓和血氧饱和度降低的长时间发作,因为这两者都会增加远期神经发育问题的风险。治疗包括轻柔的抚摸刺激,有压力或无压力补充的经鼻持续气道正压通气,以及使用甲基黄嘌呤,咖啡因或茶碱。咖啡因已被证明可以降低 BPD 的发生率[28]。

心血管系统

血压

目前,对于早产儿的体循环压力的正常范围及血压偏低的最佳治疗方法几乎没有共识[29-30]。超低出生体重儿在出生后的 24 小时内,血压通常会自发升高。早产儿正常血压范围通常定义为,有创动脉血压监测所得的平均动脉压大于或等于胎龄周数。临床医师也应考虑其他临床征象,包括器官和组织灌注情况,例如毛细血管充盈时间、尿量和实验室检查指标(例如乳酸)。对于确定为低血压的婴儿,通常会使用扩容液体(例如生理盐水)和血管活性药物(例如多巴胺、多巴酚丁胺、肾上腺素),有时还会使用类固醇(例如氢化可的松)进行治疗。各医疗中心是否治疗低血压的比例差异很大。

动脉导管未闭

动脉导管是连接胎儿肺动脉和降主动脉的血管。出生后的几天,婴儿逐渐适应宫外生活,导管关闭。如果无法关闭,则导致肺动脉和主动脉之间存在持续的分流。超早产儿患 PDA 的风险最大,其临床表现取决于开放导管的血流量和方向。出生后的最初几天,当肺循环压力降低而体循环压力升高时,导管内血液会从左到右(从体循环到肺循环)分流。PDA 的临床体征包括听诊时出现全收缩期杂音,触诊可及外周血管搏动征,脉压大(收缩压和舒张压测量值之间存在较大差值)。可通过超声心动图确诊 PDA。如果左向右分流增加,这将导致肺部血管超负荷和肺动脉高压,以及体循环血流量减少,引起包括大脑在内的其他器官灌注不足的情况,需要引起警惕。随着时间的推移,大多数 PDA 自发关闭。但是,如果认为 PDA 可能导致严重损害,可以选择治疗。前列腺素合成抑制剂吲哚美辛和布洛芬可用于治疗已知的 PDA 或预防 PDA[31-34]。在某些早产儿中,PDA 会导致严重问题,例如需要机械通气支持,则可通过左侧胸切开术对 PDA 进行手术结扎。

先天性心脏病

与足月出生的婴儿相似,早产儿有先天性心脏结构缺陷的风险。与患有类似病变的足月儿相比,需要手术干预的早产儿的预后明显更差,这是因为他们的体型较小,进行手术修复的技术难度较大。这些婴儿通常需要护理喂养至一般情况稳定才能尝试进行外科手术矫正,而且早产儿的手术死亡率和并发症发生率要高于接受类似手术的足月儿。

中枢神经系统

脑室内出血

脑室内出血(intraventricular hemorrhage, IVH)是早产最常见的神经系统并发症,并且与神经系统远期不良结局的风险增加有关。可以在出生后的前几天和进入 NICU 期间,通过颅骨超声对 IVH 进行诊断和监测。IVH 是由生发基质(未成熟大脑的尾状核周围的小毛细血管网)出血渗入周围脑室系统引起的。妊娠 32 周时生发基质消失[2],因此,越是极低胎龄早产儿,越有可能发生 IVH,尤其是重度 IVH。通常,IVH 病情在出生后的 72 小时内发生。IVH 通常分为 I 到 IV 级[35],I~II 级 IVH 通常指脑室中可见少量血液,III 级 IVH 通常是指脑室内血液引起了脑室扩张,而 IV 级则意味着血液在脑实质中可见。胎龄 30 周之前出生的婴儿中有 10%~20% 患此病[36]。IVH 最严重的并发症见于 III~IV 级 IVH 出血,包括出血后的脑室扩张(posthemorrhagic ventricular dilatation, PHVD)及其引起的脑积水,如出现脑积水则需要植入脑室引流装置或行脑室 - 腹腔分流术。据报道,出生体重在 501~1 500g 的婴儿中 III 级和 IV 级[35] IVH 的发生率为 6.4%[5]。这些并发症的出现,特别是累及双侧的出血,往往提示预后较差,并伴有较高的病死率和脑瘫发生率,而且即使存活也会伴发明显的学习困难[6-7,36]。但是,预后因胎龄而异,I~II 级 IVH 并不提示预后不佳。

囊性脑室周围白质软化症

囊性脑室周围白质软化症(periventricular leukomalacia, PVL)是指超声检查表现为脑室周围白质空洞性改变(囊肿)的一种脑损伤。PVL 病因多样,包括宫内压力、脑血流减少、缺氧、酸中毒、炎症和感染。在 NICU 中,体重小和病情重的婴儿患 PVL 风险最高。与 IVH 不同,PVL 通常在致病因素出现三周或更长时间后通过超声检查被发现。随着病情进展,脑室周围病变会形成单个或多个囊性区域,即囊性 PVL。与 IVH 相似,PVL 婴儿有很高的发病率和长期神经发育并发症的风险[6-7,37],而广泛的双侧囊性 PVL 强烈预示严重运动障碍。

早产儿视网膜病变

妊娠 30~32 周后,胎儿视网膜开始出现血管增殖。早产儿,尤其是在妊娠 30 周之前出生的,在按孕期计算 32 周之后血管异常增殖的风险增加。如果不予检查,这会引起视网膜瘢痕形成、视力减弱,甚至最终导致视网膜脱离,这是 20 世纪 50 年代和 60 年代的早产儿流行性失明的原因。极低胎龄早产和长时间暴露于高浓度的氧气支持治疗会增加早产儿视网膜病变(retinopathy of prematurity, ROP)的风险。目前,由于常规定期眼科筛查以及对确诊 ROP 的婴儿进行了有效的治疗(激光光凝和玻璃体内注射抗血管内皮生长因子),早产儿失明并不常见。

胃肠道系统

喂养和营养状况

像所有新生婴儿一样，早产儿在出生的最初几天会体重减轻。在晚期妊娠，子宫内的胎儿每周增加约 100~150g，而早产儿的能量消耗比在子宫内要高得多，因此，与足月儿相比，他们通常需要更长的时间才能重新恢复出生时体重。由于他们的生长迅速，并且对能量的需求很高，因此给早产儿足够的能量和营养来满足需求尤为重要。新生婴儿的最佳喂养方法是肠内营养。但是，早产儿在出生后的头几天只能承受较低的喂养量，并且在出生后的前一两个星期内，喂养量只能逐渐缓慢地增加。为了确保他们获得足够的液体和营养，超早产儿在建立肠内喂养的同时，通常也会接受肠外营养（parenteral nutrition，PN）。早产儿通常无法协调吸吮和吞咽反射，即使能够协调，他们也常常在经口喂养量达到足量前就出现吃奶疲倦，因此，早产儿需要全部或部分鼻/口胃管喂养至校正胎龄达到约 33~35 周。

坏死性小肠结肠炎

坏死性小肠结肠炎（necrotizing enterocolitis，NEC）是早产儿最常见且最严重的胃肠道疾病，它极大增加了早产儿的死亡率和并发症发生率 [2,38-41]。NEC 主要是早产儿疾病，但是某些情况下，例如出现围产期窒息，合并需要手术治疗的先天性心脏病以及患有结构性胃肠道疾病（例如先天性巨结肠）等特定风险因素，足月儿也可能罹患此病 [8]。据报道，极低出生体重儿中 NEC 的发生率为 5%~11%，并且，像其他早产并发症一样，早产儿的胎龄越低，风险越大（<26 周出生的婴儿风险升至 14%，大于 32 周出生的婴儿风险下降到 1%）[2,5,8,24,42-43]。

典型的 NEC 在出生后的第 2~3 周出现，但是对于患有 NEC 的超早产儿来说，经过出生后相对稳定的第一个月后仍然出现急性恶化的情况也并不罕见。NEC 发作的相关体征包括腹胀和压痛，并可伴有腹壁皮肤色斑，出现胆汁性呕吐物或胆汁性胃肠减压引流液，以及大便伴有新鲜出血，其他临床症状表现与脓毒症相关，如呼吸暂停与心动过缓、心动过速、低血压、体温不稳定、灌注不良和休克。

NEC 的确切病因仍然未知，然而，多种风险因素被认为是相关的，包括胎儿生长受限和宫内或产后胃肠道血液供应减少。接受配方奶喂养的早产儿患 NEC 的风险增加，而母乳有利于预防 NEC 的发生。本病的发生过程始于肠壁炎症，并发展为组织坏死，最终进展为肠穿孔。病变范围可能局限于肠壁的某一区域，但在较重的病例中累及广泛，胃肠道的任何部位都可能被累及，但回肠末端、盲肠和升结肠是常见的病变部位。根据临床表现以及腹部平片影像学特征可进行诊断。腹部平片的异常表现包括肠管扩张，肠壁增厚和壁内积气（肠壁囊样积气），同时门静脉可出现积气，如果发生穿孔则可见游离气体。

治疗 NEC 应首先停止肠内营养，并开始使用广谱抗生素，以覆盖革兰氏阳性菌和革兰氏阴性菌。如果发生肠穿孔，则应考虑手术干预 [38,44-45]。一项小型随机对照研究显示，行腹腔引流的 NEC 穿孔早产儿与行剖腹探查手术治疗的患儿短期疗效无显著差异 [45]。NEC 的长期并发症包括生长缓慢、体重不增和神经发育落后 [40-41]。患 NEC 的婴儿康复后，仍面临肠狭窄和相关性肠梗阻的风险。

自发性肠穿孔

自发性肠穿孔对超早产儿影响极大。通常，它的发病要早于 NEC 相关的肠穿孔，常发生在出生后第一周内婴儿建立肠内营养之前。治疗上与 NEC 相关的穿孔相似。

腹股沟疝

腹股沟疝在早产儿中很常见，据报道在所有≤32 周的婴儿中发生率达 9%，出生体

重 <1 500g 的婴儿发生率达 11%，出生体重 <1 000g 的婴儿为 17%[8,46]。男孩发病率高于女孩，可以是单侧的，也可以是双侧的。早产儿发病率较高，这是由于腹部肌肉薄弱以及与 BPD 和呼吸支持相关的长期高腹内压的共同作用。发生嵌顿的风险很高，因此，一旦婴儿稳定并适合麻醉，应及时修复腹股沟疝。要密切监测腹股沟疝的绞窄征兆，并就嵌顿疝的征兆和症状对父母进行宣教，一旦发现发生嵌顿，应立即到小儿外科就诊。

脐疝

早产儿发生脐疝的风险要高于足月儿。与腹股沟疝相似，脐疝在超早产儿和 BPD 婴儿中更为常见。脐疝的嵌顿很罕见，通常出生后一年内慢慢痊愈。

感染

与足月儿相比，早产儿发生脓毒症的风险增加。早发型脓毒症（early-onset sepsis，EOS）（生后 72 小时内）或迟发型脓毒症（late-onset sepsis，LOS）（生后 72 小时及以后）均增加了婴儿的死亡率和并发症率。EOS 最常见的致病菌是 B 组链球菌和大肠菌群（例如大肠埃希菌），而 LOS 主要是由皮肤的微生物（例如凝固酶阴性葡萄球菌）引起的。中心静脉导管、外周静脉或动脉导管、气管导管和胸腔引流管等留置都会增加感染的风险。因此，仅在绝对必需时才置入，并应尽快将其取出。在早产儿进行任何有创手术时，应遵循严格的无菌技术，并密切监测皮肤的破损迹象。

其他

高胆红素血症

早产儿在出生后第一周非常容易发生高未结合胆红素血症，应进行光疗，因为长期高水平的胆红素具有神经毒性。需要接受治疗的临界值因婴儿的胎龄而异，较小的婴儿需要更早进行治疗。目前有与胎龄对应的需要光疗的胆红素水平参考图[47]。

水电解质

超早产儿，尤其是胎龄少于 27 周的婴儿，在出生后的最初几天有进展成威胁生命的电解质紊乱的风险。尤其值得关注的是超低出生体重儿的血清钾水平，因为高钾血症会引起心律失常，特别是在低血钙的情况下。

贫血

新生儿的血容量约为 80mL/kg。早产儿可能需要输血以治疗急性失血（例如肺出血），但更常见的是反复采血导致的医源性贫血而接受输血治疗。典型的早产儿贫血发生于生后的几周到几个月，这是红细胞生成减少和寿命缩短，以及身体快速生长导致红细胞需求增加共同导致的。

（蔡凌浩 译 舒强 审校）

参考文献

1. World Health Organization; Preterm birth. Fact sheet N° 363, November 2012. http://www.who.int /mediacentre/factsheets/fs363/en/.
2. Lissauer T, Fanaroff AA. *Neonatology at a Glance*, 2nd edn. Wiley-Blackwell Press, Hoboken, NJ, 2011.
3. Bhutta AT, Cleves MA, Casey PH, Cradock MM, Anand KJ. Cognitive and behavioural outcomes of school aged children who were born preterm: A meta-analysis. *JAMA* 2002; 288: 728–37.
4. Marlow N, Wolke D, Bracewell MA, Samara M. Neurologic and developmental disability at six years of age after extremely preterm birth. *N Engl J Med* 2005; 352: 9–19.
5. Horbar JD, Carpenter JH, Badger GJ, Kenny MJ, Soll RF, Morrow KA, Buzas JS. Mortality and neonatal morbidity among infants 501–1500 grams from 2000 to 2009. *Pediatrics* 2012; 129: 1019–26.
6. Costeloe KL, Hennessy EM, Haider S, Stacey F, Marlow N, Draper ES. Short term outcomes after extreme preterm birth in England: Comparison of two birth cohorts in 1995 and 2006 (the EPICure studies). *BMJ* 2012; 345: e7976.
7. Moore T, Hennessy EM, Myles J, Johnson SJ, Draper ES, Costeloe KL, Marlow N. Neurological and developmental outcome in extremely preterm children

born in England in 1995 and 2006: The EPICure studies. *BMJ* 2012; 345: e7961

8. Rennie JM. *Rennie and Roberton's Textbook of Neonatology*, 5th edn. Churchill Livingstone Elsevier, London, 2012.

9. Liggins GC, Howie RN. A controlled trial of antepartum glucocorticoid treatment for prevention of the respiratory distress syndrome in premature infants. *Pediatrics* 1972; 50: 515–25.

10. Papageorglou AN, Desgranges MF, Masson M, Colle E, Shatz R, Gelfand MN. The antenatal use of betamethasone in the prevention of respiratory distress syndrome: A controlled double-blind study. *Pediatrics* 1979; 63: 73–9.

11. Gamsu HR, Mullinger BM, Donnai P, Dash CH. Antenatal administration of betamethasone to prevent respiratory distress syndrome in preterm infants: Report of a UK multicentre trial. *Br J Obstet Gynaecol* 1989; 96: 401–10.

12. Chernick V. Continuous distending pressure in hyaline membrane disease: Of devices, disadvantages, and a daring study. *Pediatrics* 1973; 52: 114–5.

13. Cox JMR, Boehm JJ, Millare EA. Individual nasal masks and intranasal tubes: A non-invasive neonatal technique for the delivery of continuous positive airway pressure (CPAP). *Anaesthesia* 1974; 29: 597–600.

14. Kattwinkel J, Fleming D, Cha CC, Fanaroff AA, Klaus MH. A device for administration of continuous positive airway pressure by the nasal route. *Pediatrics* 1973; 52: 131–4.

15. Rhodes PG, Hall RT. Continuous positive airway pressure delivered by face mask in infants with the idiopathic respiratory distress syndrome: A controlled study. *Pediatrics* 1973; 52: 1–5.

16. Morley CJ, Davis PG, Doyle LW, Brion LP, Hascoet JM, Carlin JB; COIN Trial Investigators. Nasal CPAP or intubation at birth for very preterm infants. *N Engl J Med* 2008; 358: 700–8.

17. SUPPORT Study Group. Early CPAP versus surfactant in extremely preterm infants. *N Engl J Med* 2010; 362: 1970–9.

18. Fujiwara T, Maeta H, Chida S, Morita T, Watabe Y, Abe T. Artificial surfactant therapy in hyaline-membrane disease. *Lancet* 1980; 1: 55–9.

19. Hallman M, Merritt TA, Jarvenpaa A-L et al. Exogenous human surfactant for treatment of severe respiratory distress syndrome: A randomized prospective clinical trial. *J Pediatr* 1985; 106: 963–9.

20. Enhorring G, Shennan A, Possmayer F, Dunn M, Chen CP, Milligan J. Prevention of neonatal respiratory distress syndrome by tracheal instillation of surfactant: A randomized clinical trial. *Pediatrics* 1985; 76: 145–53.

21. Shapiro DL, Notter RH, Morin FC III et al. Double-blind, randomised trial of a calf lung surfactant extract administered at birth to very premature infants for prevention of RDS. *Pediatrics* 1985; 76: 593–9.

22. Jobe AH. Pulmonary surfactant therapy. *N Engl J Med* 1993; 328: 861–8.

23. Wiswell TE. Expanded uses of surfactant therapy. *Clin Perinatol* 2001; 28: 695–711.

24. Stoll BJ, Hansen NI, Bell EF et al. Neonatal outcomes of extremely preterm infants from the NICHD Neonatal Research Network. *Pediatrics* 2010; 126: 443–56.

25. Papworth S, Cartlidge PHT. Pulmonary haemorrhage. *Curr Paediatr* 2001; 11: 167–71.

26. Aziz A, Ohlsson A. Surfactant for pulmonary haemorrhage in Neonates. *Cochrane Database Syst Rev* 2012; 7: CD005254.

27. Soll R, Ozek E. Multiple versus single doses of exogenous surfactant for the prevention or treatment of neonatal respiratory distress syndrome. *Cochrane Database Syst Rev* 2009; 1: CD000141.

28. Schmidt B, Roberts R, Davis P et al. Caffeine therapy for apnea of prematurity. *N Engl J Med* 2006; 354:2112–20.

29. Dempsey EM, Barrington KJ. Treating hypotension in the preterm infant: When and with what: A critical and systematic review. *J Perinatol* 2007; 27: 469–78.

30. Dempsey EM, Barrington KJ. Diagnostic criteria and therapeutic interventions for the hypotensive very low birth weight infant. *J Perinatol* 2006; 26: 677–81.

31. Ohlsson A, Walia R, Shah SS. Ibuprofen for the treatment of patient ductus arteriosus in preterm and/or low birth weight infants. *Cochrane Database Syst Rev* 2013; CD003481.

32. Van Overmeire B, Follens I, Hartmann S, Cretan WL, Van Acker KJ. Treatment of patient ductus arteriosus with ibuprofen. *Arch Dis Child Fetal Neonatal ED* 1997; 76: 179–84.

33. Ment LR, Ehrenkranz RA, Duncan CC et al. Low-dose indomethacin and prevention of intraventricular hemorrhage: A multicenter randomised controlled trial. *Pediatrics* 1994; 93: 543–50.

34. Schmidt B, Davis P, Moddemann D et al. Long-term effects of indomethacin prophylaxis in extremely-low-birth-weight infants. *N Engl J Med* 2001; 344: 1966–72.

35. Papile LA, Burstein J, Burstein R, Koffler H. Incidence and evolution of subependymal and intraventricular haemorrhage: A study of infants with birthweights less than 1500 gm. *J Pediatrics* 1978; 92: 529–34.

36. Adams Chapman I, Hansen NI, Stoll BJ et al. Neurodevelopmental outcome of ELBW infants with posthemorrhagic hydrocephalus requiring shunt insertion. *Pediatrics* 2008; 121: e1167–77.

37. Dyet LE, Kennea N, Counsell SJ et al. Natural history of brain lesions in extremely preterm infants studied with serial magnetic resonance imaging from birth and neurodevelopmental assessment. *Pediatrics* 2006; 118: 536–48.

38. Neu J, Walker WA. Necrotizing enterocolitis. *N Engl J Med* 2011; 364: 255–64.

39. Fitzgibbons SC, Ching Y, Yu D et al. Mortality of necrotizing enterocolitis expressed by birth weight categories. *J Pediatr Surg* 2009; 44: 1072–5.

40. Rees CM, Pierro A, Eaton S. Neurodevelopmental

outcomes of neonates with medically and surgically treated necrotising enterocolitis. *Arch Dls Child Fetal Neonatal Ed* 2007; 92: F193–8.

41. Hintz SR, Kendrick DE, Stoll BJ et al. Neurodevelopmental and growth outcomes of extremely low birth weight infants after necrotising enterocolitis. *Pediatrics* 2005; 115: 696–703.

42. Rees CM, Eaton S, Pierro A. National prospective surveillance study of necrotizing enterocolitis in neonatal intensive care units. *J Pediatr Surg* 2010; 45: 1391–7.

43. Yee WH, Soraisham AS, Shah VS, Aziz K, Yoon W, Lee SK; the Canadian Neonatal Network. Incidence and timing of presentation of necrotizing enterocolitis in preterm infants. *Pediatrics* 2012; 129: e298–304.

44. Rees CM, Hall NJ, Eaton S, Pierro A. Surgical strategies for necrotising enterocolitis: A survey of practice in the United Kingdom. *Arch Dls Child Fetal Neonatal Ed* 2005; 90: F152–5.

45. Moss RL, Dimmitt RA, Barnhart DC et al. Laparotomy versus peritoneal drainage for necrotizing enterocolitis and perforation. *N Engl J Med* 2006; 354: 2225–34.

46. Kumar VH, Clive J, Rosenkrantz TS, Bourque MD, Hussain N. Inguinal hernia in preterm infants (≤32 weeks gestation). *Pediatr Surg Int* 2002; 18: 147–52.

47. National Institute for Health and Clinical Excellence, 2010. Neonatal Jaundice. Clinical Guideline 98. http://www.nice.org.uk/CG98.

术前评估

John Gillick　Dawn Deacy　Prem Puri

引言

目前许多先天缺陷可在产前发现，胎儿期即可开始进行术前评估。在一些国家，如果宫内诊断胎儿存在产后威胁生命的严重畸形，家属可以选择终止妊娠。对患儿父母来说，小儿外科医师在产前告知相关信息、提供专业建议及咨询、参与治疗决策是极为重要的[1]。产前诊断的主要目标是通过宫内转运到合适的医疗中心、依据畸形特征选择最佳分娩时机及分娩方式等策略，提高产前诊治水平。多数大型儿科机构经常进行产科、新生儿和小儿外科的多学科会诊，这无疑会改善患儿出生后的疗效，但各学科之间的有效沟通仍至关重要。近年来，先天性畸形的产前干预已有大量报道。胎儿手术是否成功因情况而异，例如，脊髓脊膜膨出的胎儿手术能减少脑室分流以及改善30月龄时的运动能力[2]；后尿道瓣膜的膀胱羊膜腔分流术效果并不如想象中理想[3]，但可以明确的是胎儿外科手术将持续存在，并可能扩大应用范围[4-5]。然而，目前几乎所有先天性畸形都能在生后得到成功矫治。

过去二十年，产前诊断方法和技术取得了重大进展。这些方法包括羊膜腔穿刺、羊膜腔造影、胎儿镜检查、绒毛活检和超声检查。超声可以对胎儿的解剖结构进行直接成像，是一种可保证母胎安全的非侵入性技术[6]。筛查技术的发展以及各种筛查方法的综合应用（例如对唐氏综合征[7]的血清、尿液和超声的筛查研究）提高了产前筛查的有效性和安全性。然而，需要强调的是，超声检查结果的可靠性有赖于检查者的技术和经验。例如，对于羊水过多的胎儿需鉴别十二指肠梗阻与空肠梗阻，因为十二指肠梗阻与唐氏综合征有关，需要进一步的基因检测，而空肠梗阻则不需要。

实时超声检查可提供胎儿畸形、运动以及其他生命体征（例如呼吸运动和心率变异度）等重要信息，这些信息同样可以指导产后诊治[8-9]，连续超声检查对于随访胎儿病情进展或消退十分有用。所有这些重要信息是对先天性畸形新生儿进行术前评估不可或缺的一部分（图 10.1 和图 10.2）。

患有先天性畸形的新生儿通常需要急诊手术，而且还可能合并其他多种病情。此外，他们正在经历一个重要的生理和发育的转变，宫内到宫外环境的急剧变化。外科手术和麻醉会干扰正常的血液循环、通气、体温、

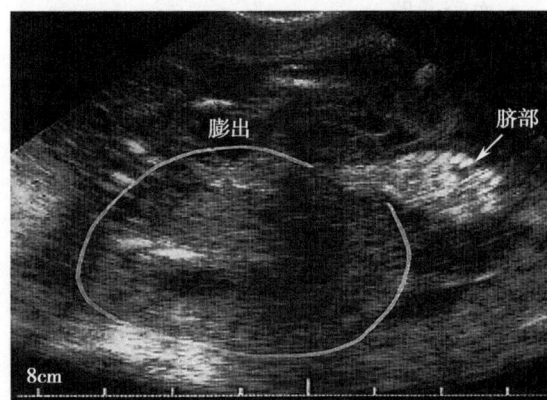

图 10.1 经阴道超声示 15 周脐膨出（箭头）胎儿，肠袢经腹壁缺损膨出

105

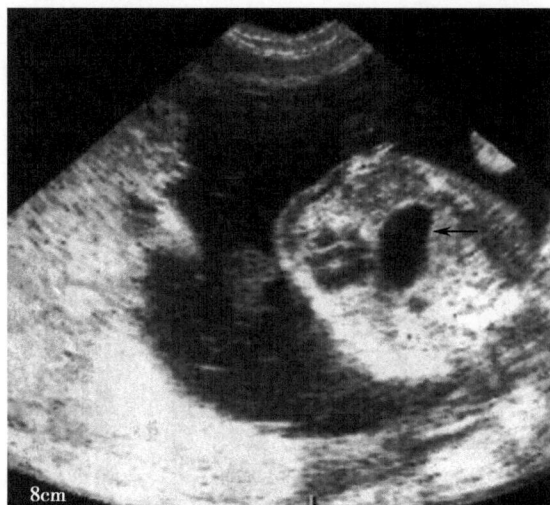

图10.2 经阴道超声示 16 周膈疝胎儿。扩张的胃（箭头）出现在靠近心脏的左胸

体液和新陈代谢的平衡，从而影响这种转变。为了完善术前准备，新生儿医师、小儿外科医师和儿科麻醉医师之间需要密切合作。

所有接受手术的新生儿必须进行仔细的术前评估，尤其要注意以下几点：

- 病史和体格检查
- 体温维持
- 呼吸功能
- 心血管功能
- 代谢功能
- 凝血功能异常
- 实验室检查
- 血管通路
- 水电解质平衡及新陈代谢

病史和体格检查

由于很多畸形（例如膈疝、脐膨出、腹裂、骶尾部畸胎瘤等）在产前就已经明确诊断，因此新生儿的病史采集应该从分娩前数月开始。有报道表明，小儿外科医师在产前父母咨询中的作用越来越重要[10-11]。不仅解剖和结构性畸形的诊断十分重要，代谢异常或染色体畸变的诊断显得更为重要，因为这些诊断需要在产前或者生后立即明确。

产前诊断可以帮助预测产程中可能出现的问题，例如，新生儿医师对确诊唐氏综合征的婴儿会进行相关畸形的评估（例如十二指肠闭锁和先天性心脏病）。相反，儿科医师也会根据产前发现的特定畸形对婴儿进行相关染色体异常的筛查[7]。

近年来，胎儿超声的发展是产前筛查发现胎儿解剖结构畸形最重要的进展。经验丰富的超声医师可以利用这种成像模式检测各种胎儿问题，并指导预后[12]。可以检测的畸形包括小的畸形到大的结构缺陷。然而，这种解剖学上的产前诊断只是协助诊治的工具之一，如果有精确且有据可查的家族史，则会更多地考虑遗传病相关解剖畸形的风险。其他情况下，仅在羊水过多时提示先天性畸形的可能性。

大多数有先天性畸形的婴儿可采用阴道自然分娩，对是否择期剖宫产或提前娩出腹壁缺损的婴儿仍存在分歧，一些学者认为其益处有限[13]，另一些则认为可以改善手术疗效[14]。但是某些畸形，如连体双胎[15]、巨大的脐膨出、骶尾部巨大畸胎瘤或大型水囊状淋巴管瘤，通常需要剖宫产。

在患儿出生后，必须评估患儿的早产程度（这是体格检查的一部分），并确定先天性畸形的具体类型，因为这与重要的麻醉和术后并发症有关。正常足月儿的胎龄≥37 周且体重 >2 500g。出生体重 <2 500g 的婴儿称为低体重儿，低体重可以是因为出生太早（早产，即出生胎龄 <37 周）或者是宫内生长异常（发育迟缓）。小于胎龄儿是指出生体重小于同年龄婴儿体重第 10 百分位数的婴儿。当然，发育迟缓和早产可以并存。

早产儿的主要特征如下：

- 头围在第 50 百分位数以下
- 皮肤薄，呈半透明
- 耳廓柔软、可塑形
- 无乳房组织
- 足底褶皱缺失

- 阴囊扁平、睾丸未降，女性阴唇相对增大

早产儿的生理和临床特征如下：

- 呼吸暂停
- 心动过缓
- 体温过低
- 脓毒症
- 透明膜病
- 高氧所致的失明和肺损伤
- 动脉导管未闭

尽管小于胎龄儿的体重偏低，其身长和头围却接近体重正常的同龄婴儿。这些婴儿年龄更大且更成熟。他们的临床生理特征如下：

- 新陈代谢率更高
- 低血糖
- 体温不稳定
- 红细胞增多症
- 胎粪吸入综合征风险增加

与这些差异相关的三个重要的观察发现：①低体重儿的死亡率是正常体重婴儿的 10 倍；②超过 75% 的总体围产期死亡率与低体重儿的临床病情有关；③低体重儿的解剖畸形发生率高于足月儿[16]。

体温维持

新生儿的体温范围及平均值均低于先前所述，事实上，体温≤36.3℃大多数都属于正常范围内[17]。新生儿（尤其是早产儿）体表面积/体重比值高、皮下脂肪层薄和中性温度高，因此体温稳定性差。新生儿容易通过传导、对流、辐射和蒸发丢失热量，其中辐射是主要的散热机制。新生儿不会通过寒战产热，其产热机制仅限于非寒战的褐色脂肪代谢产热[18]，寒冷刺激会导致新生儿代谢率和氧耗增加，并消耗热量来维持体温，如果这种情况长期存在，会导致有限的能量储备耗竭，易出现体温过低和死亡率增加。体温过低也可能提示感染，必要时要进行评估和抗生素治疗[19]。

新生儿疾病（尤其是早产相关疾病）使体温维持更加困难，典型例子是脐膨出和腹裂患儿。Muraji 等[20]发现 23 例腹裂新生儿中，有 7 例存在入院时体温过低（31~35.4℃），体温过低是最严重的术前问题[20]。为了减少热量丢失，必须利用保温箱来控制温度，以便对病重的新生儿进行护理，这些保温箱可以有效地维持婴儿体温，但不利于对危重患儿进行及时的观察和复苏，而辐射床是维持婴儿体温更加常用且有效的方法，它通过婴儿皮肤的温度探头自动调温，同时还提供可视化及电子监测，且便于护理及医疗操作。最近，有研究在探索塑料薄膜、帽子和温湿气体在维持中性体温方面的价值[21]。此外，应避免体温过高，因为它与围产期呼吸抑制和生后短期内不良结局相关。

必须依据每个患儿的情况，将环境温度保持在合适的中性温度范围附近，因为氧耗增加与皮肤-环境温度之间的梯度成正比[22]。出生后 12 天内的低体重儿中性温度为 34~35℃，而生后 6 周时为 31~32℃。出生体重 2 000~3 000g 的婴儿出生时中性温度为 31~34℃，生后 12 天时则为 29~31℃。保温箱可以监测并保持箱内环境温度在中性温度，也可以使用自动控制系统通过患儿皮肤探头监测体温来调控保温箱内温度。足月儿的正常皮肤温度为 36.2℃，但是过多的衣物包被、周边环境温度等外界因素会影响体温，此外，体温还存在昼夜变化和季节性变化[17]。因此，控制新生儿（尤其是先天性畸形患儿）的环境温度，对治疗效果至关重要。

呼吸功能

对所有接受手术的新生儿进行呼吸功能评估是必不可少的。呼吸窘迫的主要临床特征是躁动、呼吸过速、喘鸣音、鼻翼扇动、三凹征和发绀。当胎儿气道和肺存在解剖异常时，有时在产房中即可出现上述症状并需要紧急干预[23]。表 10.1 罗列了一些常见的产

表 10.1 产后呼吸窘迫的处理方法

症状	产前和围产期的关联因素	临床表现	胸部影像学表现[a]	初始治疗
呼吸窘迫综合征（RDS）	早产儿，肺不成熟，窒息，妊娠糖尿病，男性	出生后呼吸窘迫加重，呼吸过速，喘鸣音，肋间吸气性凹陷或鼻翼扇动	弥漫性斑片影，支气管充气征	吸氧，辅助通气
气漏综合征				
气胸	RDS，胎粪吸入综合征，气管插管复苏，膈疝，辅助通气	急性发作的胸骨凹陷，呼吸过速，发绀，心尖搏动移位	胸膜内空气，纵隔移位，不同程度肺门对称性肺萎陷	吸氧、针吸气、胸腔引流。当出现肺组织大量漏气时，可能需要额外的导管
膈疝	羊水过多	通常为出生后不久出现的突发性呼吸窘迫，呼吸困难，发绀，舟状腹，心音移位，单侧胸部呼吸音减弱（通常为左胸）	半侧胸部出现肠型，纵隔移位伴对侧肺受压，腹内肠气稀少或消失	经鼻胃减压术，气管插管和机械通气
肺异常				
叶性肺气肿	偶尔伴有先天性心脏和大血管畸形	伴有呼吸困难和发绀的快速进行性呼吸窘迫，患侧呼吸音减弱或消失，纵隔移位	患侧肺叶过度通气，常为左肺上叶（肺透亮度增加）。纵隔可能移位	必须开胸行肺叶切除术。麻醉诱导期间，在胸腔打开前，机械通气压力应尽可能低
先天性囊性腺瘤样畸形（CCAM）	胎儿水肿，羊水过多，肺发育不良，纵隔移位，Ⅱ型相关的异常包括梨状腹综合征和漏斗胸。25% 婴儿出现死产	通常在出生后数小时内出现如上述表现的严重呼吸窘迫	胸部 X 线片显示均质团块或多囊性病变，纵隔移位。胃的位置正常可帮助 CCAM 与膈疝鉴别	开胸肺叶切除术
食管闭锁伴气管食管瘘	羊水过多，相关畸形（脊椎、肛门、心脏、气管食管、肾、肢体，即 VACTERL 关联症），鼻咽唾液过多	轻度呼吸窘迫，早期胸部听诊正常，在常见的病例中可能出现进行性腹胀	颈部或上纵隔出现广泛的充气囊腔，注意右肺上叶是否有误吸。可以在盲端中看到卷曲的不透射线的鼻胃管。腹部通常显示小肠过度充气	头抬高 45° 或俯卧位作为患儿体位。在盲端近端放置 Replogle 管进行连续抽吸。抗生素治疗，评估相关先天性畸形
气道异常				
鼻后孔闭锁和咽上病变	无	静息时发绀，哭闹时全身粉红，导管无法通过鼻孔，上呼吸道杂音	无	放置口咽导气管

[a] 建议对出现呼吸窘迫的新生儿进行胸腹联合 X 线检查。胃内不透射线的鼻胃管在诊断和治疗中都有重要作用。

时并发呼吸窘迫的疾病，包括膈疝、叶性肺气肿、气胸、食管闭锁伴或不伴气管食管瘘、先天性气道阻塞、先天性囊性腺瘤样畸形、胎粪吸入综合征和吸入性肺炎。需注意患儿可能合并多种疾病。

如果存在呼吸功能不全的任何症状或体征，应在复苏后立即行胸部 X 线检查以明确原因。为了给呼吸窘迫的患儿定位食管、胃和肠腔气体并避免误诊，可以置入一根可显影的鼻胃管进行胸腹联合摄片[24]，例如，膈疝可能被误诊为囊性腺瘤样畸形。血气分析对呼吸窘迫的诊治至关重要，动脉血氧分压和二氧化碳分压分别代表氧合和通气情况，新生儿反复动脉采血可以通过脐动脉置管及桡动脉、肱动脉或胫后动脉穿刺实现，从而监测氧合与通气情况[25]，也可以采用经皮氧饱和度或脉搏血氧饱和度仪进行无创监测[26]。呼吸窘迫患儿必须同时监测动脉血 pH，因为酸中毒会导致新生儿肺动脉收缩和心肌抑制，而呼吸性碱中毒会导致心输出量下降，脑血流量减少，氧合血红蛋白解离减少，以及气道阻力增加伴肺顺应性降低[27]。

呼吸衰竭是新生儿死亡的首要原因，高频通气、肺表面活性物质、吸入性一氧化氮（inhaled nitric oxide，iNO）和体外膜氧合（ECMO）的应用可以改善一些新生儿的生存率[28-31]。ECMO 为可逆性肺损伤和 / 或心功能不全的患儿提供长期心肺支持，它是难治性呼吸衰竭患儿公认的标准治疗方法，通常考虑 ECMO 治疗的患儿需满足胎龄在 34 周或以上或体重超过 2 000g，颅内出血在 2 级以下，无明显的凝血功能障碍，且机械通气时间少于 7~10 天。目前对新生儿应用 ECMO 的风险和受益仍在不断更新中[32]。

近年来，吸入性一氧化氮（iNO）等其他治疗方式的改进使 ECMO 的应用减少[32]。最近，一种允许性高碳酸血症的通气策略已在临床应用，但其长期获益仍需进一步证实[33]，这种通气策略注重通过测定导管前血氧饱和度来指导治疗并避免容积伤 / 气压伤 / 氧中毒，通过给氧来维持导管前血氧饱和度＞90%（PO_2＞60mmHg），相应的 PCO_2 低于 60mmHg，pH 高于 7.2，该策略的重要特征是尽量减少肌肉松弛药的使用，因为肌肉松弛不仅抑制患儿自主呼吸，也容易导致组织水肿，从而加速肺损伤[34]。

表面活性物质常用于呼吸窘迫综合征（RDS）的新生儿，对其他肺部疾病可能也有作用，如胎粪吸入综合征、新生儿肺炎、类似成人的急性呼吸窘迫综合征（acute respiratory distress syndrome，ARDS）和先天性膈疝（CDH），因为它可以提高肺泡的稳定性，减少肺不张和水肿形成，总体上使呼吸做功减少[31]。

iNO 可用于治疗新生儿持续性肺动脉高压（persistent pulmonary hypertension of the newborn，PPHN），它可以降低肺血管阻力以减少肺外分流，同时选择性作用于微循环以改善通气血流比例。但是 iNO 对早产儿的益处尚不明确，因此需谨慎使用。高频振荡通气（high frequency oscillation ventilation，HFOV）常用于患有严重肺部疾病的新生儿，它可以保持肺复张状态并减少肺损伤[30,35]，HFOV 在新生儿（尤其是超早产儿）中是否优于常规通气，还需要进一步研究[36]。

总之，特定新生儿的通气策略取决于临床、影像及血气结果。

心血管功能

婴儿血循环在生后从胎儿循环迅速过渡到新生儿循环，在生后几个小时内动脉导管通常可以实现功能性闭合，而 2~3 周才出现解剖性闭合[37]。出生以前，肺小动脉的肌层相对厚且管腔呈收缩状态，而第一次呼吸时，由于肺组织扩张、血管松弛以及氧气吸入导致的血管舒张作用，全肺阻力迅速下降。但是，在生后最初几周内，因为肌性肺小动脉仍有显著的收缩能力，任何收缩性的因素（例如缺氧）均可导致肺动脉高压的快速再现[23]。

合并先天性心脏病使先天性畸形新生儿

的治疗更加复杂，患儿刚出生时，识别心脏疾病可能尤其困难，因为心脏杂音在初次体检时可能无法识别，但在生后几小时、几天或几周后可以变得响亮而被发现[38]。需要手术的新生儿应进行全面的心血管和胸部 X 线检查，详细记录有无发绀、呼吸窘迫、心脏杂音、外周血管搏动征或充血性心力衰竭，一旦怀疑有心脏畸形，应由儿童心脏病专家全面检查。近年来，产前使用无创超声技术可对心脏畸形进行准确的解剖学诊断[8]。

代谢功能

酸碱平衡

体液缓冲系统、肾功能和肺功能是维持体液酸碱平衡的三个主要机制。大多数新生儿可以适应宫外生活，维持正常的酸碱平衡，但是，RDS、脓毒症、先天性肾脏疾病和胃肠道疾病等可以导致严重的酸碱平衡紊乱。酸碱平衡紊乱可分为代谢性酸中毒、代谢性碱中毒、呼吸性酸中毒和呼吸性碱中毒，应识别需要手术的新生儿酸碱失衡类型，如代谢性或呼吸性问题（单一或混合性酸碱平衡紊乱），并进行针对性治疗以及时纠正酸碱平衡紊乱[39]。通常，酸碱失衡由动脉血气和 pH 来评估，并在术前予以纠正。

低血糖

生后早期，患儿维持葡萄糖稳态的机制尚未完善，这使新生儿（特别是早产儿）容易发生低血糖和高血糖。胎儿期葡萄糖供应几乎全部来自母体，只有极少部分来源于胎儿糖异生，而在产后，有限的肝糖原储备被迅速耗竭，血糖水平则取决于婴儿的糖异生能力、糖原储备和能量消耗。从糖代谢的角度来看，新生儿被认为是介于胎儿期完全依赖与成年期完全独立之间的过渡[40]。

表 10.2 列举了新生儿发生低血糖风险的因素，有三种机制会导致新生儿发生低血糖：

糖原储备有限，高胰岛素血症，以及葡萄糖生成减少[41]。早产儿和低体重儿（特别是小于胎龄儿）易出现产后代谢紊乱和激素分泌失衡，所以更容易发生低血糖和高血糖[40,42]，而手术应激和喂养困难可能会使病情进一步恶化。有趣的是，新生儿在同类手术中由手术应激导致的能量消耗比成人小得多[43]。

表 10.2   低血糖的分类

糖原储存有限
早产儿
产前应激
糖原贮积病
高胰岛素血症
糖尿病母亲婴儿
胰岛细胞增生症 / 胰岛腺瘤
贝 - 维综合征
胎儿红细胞增多症 / 换血
母体用药
葡萄糖生成减少
小于胎龄儿
罕见的先天缺陷

资料来源：Ogata ES, Carbohydrate metabolism in the fetus and neonate and altered glucoregulation, *Pediatr Clin North Am* 1986; 33: 25-45。

低血糖指的是生后 3 天内足月儿血糖 <1.6mmol/L，低体重儿血糖 <1.1mmol/L；生后 3 天之后血糖 <2.2mmol/L。

低血糖可无临床症状或仅有非特异性体征，如表情淡漠、呼吸暂停、哭声微弱或尖锐、发绀、肌张力低下、体温过低、震颤和抽搐，需要与其他代谢紊乱或脓毒症相鉴别。必须预防可能出现的低血糖以防止脑损伤。

给需要手术的新生儿输注 10% 葡萄糖，并控制速度在 75~100mg/（kg·d），每 4~6 小时进行指尖血糖或血清血糖的监测，以维持血糖水平在 2.5mmol/L 以上，有症状的新生儿应立即给予 50% 葡萄糖 1~2mL/kg 静脉推注，后续给予 10%~15% 葡萄糖以 80~100mL/（kg·d）的速度静脉输注。

低钙血症

低钙血症通常被定义为血清钙值 <1.8mmol/L，然而，也有一些接受血液置换的新生儿或需要碳酸氢盐治疗的手术患儿总血清钙水平没有显著降低，但临床出现低钙血症的症状，这时其离子钙水平可能较低。

低钙血症通常发生在生后最初几天，生后 48 小时内血清钙水平降至最低。新生儿低钙血症最常见的原因包括钙的储存减少和肾的磷酸盐排泄减少。低体重儿的风险更大，尤其是早产儿或伴有妊娠或分娩并发症的婴儿。低钙血症一般无症状或伴有非特异性症状，如紧张不安、肌肉抽搐、呕吐、发绀和抽搐。10% 葡萄糖酸钙 75mg/（kg·d）可以有效治疗无症状性低钙血症，而每日的常规治疗中添加适当的葡萄糖酸钙可以预防低钙血症。有症状的低钙血症需要给予 10% 葡萄糖酸钙静脉缓慢推注（低体重儿 6mL、足月儿 10mL），同时监测心率以防止推注速度过快。血钙应维持在 2.0~2.63mmol/L（8~10.5mg/dL）之间。

低镁血症

低镁血症可能与新生儿肠道钙丢失过多和小于胎龄儿低钙血症有关。如果补钙治疗无反应，则应检测血镁水平。每 4 小时给予低血镁者 50% 硫酸镁 0.2mL/kg 静脉输注，直到血镁恢复正常水平（0.7~1.0mmol/L）。

高胆红素血症

新生儿黄疸是新生儿期常见的生理问题，可发生于 60% 的足月儿和 80% 的早产儿[44]。由于红细胞寿命短，胆红素生成增加而葡萄糖醛酰基转移酶系统不成熟，不能有效地合成结合胆红素，导致一过性生理性黄疸。生后 3~4 天达高峰，7 天恢复正常，胆红素水平不超过 170mmol/L。

新生儿高胆红素血症病理基础可以是严重的脓毒症、Rh 和 ABO 血型不相容以及先天性溶血性贫血等。新生儿溶血性黄疸通常发生在生后 24 小时内，而前述的生理性黄疸则在生后 2~5 天达高峰。延长高胆红素血症的其他原因（包括手术相关原因）如下：胆道梗阻、肝功能障碍和上消化道梗阻。早期手术对于胆道闭锁获得良好的短期和长期疗效至关重要[45]，故肝外胆道梗阻应尽早诊断。新生儿高胆红素血症（未结合胆红素水平高）的主要问题是导致核黄疸（胆红素在大脑中沉积），引起脑损伤。

黄疸的诱因包括：低蛋白血症（循环中的胆红素与白蛋白结合）、体温过低、酸中毒、低血糖、缺氧、热卡不足以及某些药物的使用（例如庆大霉素、地高辛、呋塞米）。当血清胆红素浓度达到可能发生核黄疸的水平时，必须积极治疗高胆红素血症。另外，还需考虑胎龄，因为早产儿即使没有高胆红素血症也会发生核黄疸。除外严重的溶血，对大多数患儿来说，光疗是治疗高胆红素血症的安全有效的方法。当血清间接胆红素水平在早期快速超过 340mmol/L 时，常提示溶血并需进行血液置换。

凝血功能异常

应在术前进行新生儿凝血功能异常的诊断和治疗。由于新生儿缺乏维生素 K，为了防止新生儿出现低凝血酶原血症和出血性疾病，术前均应给予 1mg 维生素 K 静脉或肌内注射。伴有严重脓毒症的新生儿（例如患坏死性小肠结肠炎的新生儿）可能会发生弥漫性血管内凝血（disseminated intravascular coagulation，DIC）伴继发性血小板缺乏，对于这类患者，术前应给予新鲜冰冻血浆、新鲜全血或浓缩血小板。

出血一直是新生儿 ECMO 相关的主要风险之一[46]。考虑到严重静脉血栓的风险，应用 ECMO 时应谨慎使用止血药和抗血小板药[47]。肝素化管路的广泛使用减少了某些需要 ECMO 治疗患儿（例如脑出血或先天性膈疝）全身化的肝素用量[48]。

早产儿接受 iNO 治疗有增加脑室内出血（IVH）风险，因为 iNO 会延长出血时间和抑制血小板聚集。

实验室检查

需要手术的新生儿入院时应抽血进行各种检查，包括血细胞计数、血清钠、钾与氯化物、尿素、钙、镁、葡萄糖、胆红素以及血型和交叉配血。监测血气和 pH，以评估体内酸碱平衡和气体交换状态。实验室微量检测方法的应用使检测血样最小化。有窒息史的婴儿可能存在凝血功能异常，术前应重新评估[49]。新生儿脓毒症可导致弥漫性血管内凝血（DIC）和严重的血小板减少，当血小板计数 $< 50 \times 10^9/L$，术前需输注血小板，疑有脓毒症时，应及时进行血培养。

血管通路

大多数手术新生儿不能在术中和术后早期进行喂养。因此，必须给这些患儿建立静脉通路。随着 22~24G 静脉留置针的普及，即使是早产儿也可以进行静脉置管，最常用的静脉通路部位是头皮静脉、手背静脉以及腕部的掌面。随着静脉穿刺技术和设备的改进，现在基本都能提供满意的静脉通路来管理静脉输液。

床旁经外周静脉穿刺的中心静脉导管（peripherally inserted central venous catheter，PICC）可获得长期的静脉通路，而不需要全身麻醉。可以由专职护理人员成功置入[50]，并提供长期静脉通路，减少血栓栓塞并发症。为尽可能减少并发症，重点是确保导管尖端位于中心静脉[51]。

可以通过脐静脉、颈内静脉、锁骨下静脉和股静脉置入中心静脉导管（central venous catheter，CVC）来评估血容量和心功能。一般使用 Seldinger 技术置入导管，术中一般必须开放这类中心静脉通路，CVC 也是麻醉医师的基本监测手段，有时需要在术前完成置管，这在液体复苏、药物使用和中心静脉压监测方面十分有用。更高级的静脉通路则是隧道式中心静脉置管（通常是 Hickman 或 Broviac），常置于新生儿颈部或腹股沟静脉。PICC 和隧道式中心静脉置管在有效性和并发症方面相当，但如果留置时间超过 2 周，则隧道式中心静脉置管更具优势[52]。然而，中心静脉置管也并非没有风险，据报道，使用中心静脉置管的新生儿脓毒症发生率约为 28%[53]，大多数的导管相关血流感染对抗生素治疗和/或拔除导管等措施有效[54]。

危重新生儿需要动脉置管，尤其是那些术中可能导致明显的体液再分布和血流动力学不稳定或存在基础性心肺疾病的患儿，动脉置管可以监测血流动力学和生化指标，尤其适用于术中。首选右桡动脉置管，用以抽取导管前血样监测氧分压。如有患儿已行脐动脉置管，严格用来监测血压和采血是安全的，不可用于给药。

因为这些新生儿经常需要转运，所以必须妥善固定这些动静脉置管，否则重新置管会相当困难。

紧急情况下，可通过骨髓腔穿刺作为暂时的血管通路[55]。

水电解质平衡及新陈代谢

肠外液体和电解质需求的估算是管理有外科情况的新生儿的重要组成部分。液体评估不当（尤其是对早产儿和低体重儿）可能会导致许多严重的并发症[56]。液体摄入不足可能会导致脱水、低血压、灌注不良伴酸中毒、高钠血症和心血管衰竭。补液过多可导致肺水肿、充血性心力衰竭、PDA 重新开放、支气管肺发育不良和脑室内出血。

为了准确制订新生儿水电解质的治疗方案，必须了解正常的人体"水"的消耗以及婴儿液体和其所携带物质丢失的途径。胎龄 16 周时，总体水（total body water，TBW）约占体重的 90%，而细胞外和细胞内的水分别约占体重的 65% 和 25%[57]，足月时比例分别为 45% 和 30%，这表明在从胎儿到新生儿的发育过程中，水分从细胞外转入到细胞内；相对地，TBW 和细胞外液随着胎龄的增加而减少[57]。小于胎龄儿比正常胎龄儿有更多的 TBW[58]。

非常小的早产儿含水量超过体重的 85%，而足月儿这一比例为 75%。TBW 在生后最初数月迅速下降，12 月龄时下降至体重的 65%，之后保持相对稳定[59]。细胞外和细胞内液体量也随着生长发育而变化，详见表 10.3。

表 10.3 生长发育中总体水和各部分液体含量的变化
单位：%

年龄	总体水占体重的比例	细胞外液占体重的比例	细胞内液占体重的比例
早产儿	75~80	—	—
新生儿	70~75	45	35
3 个月	70	35	35
1 岁	60	27	40~45
青春期			
男性	60	20	40~45
女性	55	18	40

输液治疗的目的是：①维持重要脏器功能所需的基本液体需求；②纠正体液缺失和异常丢失；③维持生长发育所需的液体量。

维持正常的体液需求通常包括水和电解质，这些水和电解质通常通过不显性丢失、汗水、尿液和粪便等方式丢失。必须计算各种损失量来确定需要补充的液体量。不显性失水是指呼吸和皮肤蒸发的水分丢失。呼吸系统呼出的气体水分丢失约占 30%，其余（约70%）则通过皮肤蒸发[59]。

已知许多因素会影响不显性失水量，包括婴儿的环境（环境湿度和温度[22]）、新陈代谢率[60]、呼吸频率、胎龄、体型大小、体表面积、发热，以及热辐射和光疗的使用[61]。出生时体重不足 1 500g 的新生儿的不显性丢失可能是足月儿的三倍[62]。Faranhoff 及其同事发现，体重 <1 250g 的婴儿不显性丢失为 60~120mL/(kg·d)[63]，其中影响婴儿不显性丢失的主要因素是婴儿的胎龄和环境的相对湿度[64]。最近有报道，在极低体重儿的皮肤上立即应用半透性聚氨酯膜（Tegaderm）减少了出生后体液丢失和电解质紊乱，从而减轻了肺部病情并降低了死亡率，显著改善了临床疗效[65]。

呼吸系统失水大约为 5mL/(kg·d)，而插管和使用呼吸机的婴儿通过呼吸的失水可以忽略不计。除非患有囊性纤维化、严重充血性心力衰竭或处于高温环境中，新生儿汗液流失的水分通常可忽略不计。粪便中的水分丢失为 5~20mL/(kg·d)。

新生儿肾功能、尿量以及尿液浓度

肾是调节体液和电解质平衡的最终途径。尿量取决于水的摄入量，排泄物中溶质的量以及肾的最大浓缩稀释能力。新生儿的肾功能随年龄的增长而变化，应该根据年龄动态评估，与足月儿相比，胎龄 <34 周的早产儿肾小球滤过率（glomerular filtration rate，GFR）下降，肾小管排泄功能不成熟，胎龄在 34~37 周的早产儿与足月儿相似，生后肾功能快速成熟，且在生后早期迅速建立肾小球 - 肾小管平衡[66]。然而，随访超早产儿至学龄期，发现其 GFR 较同龄足月儿仍低，这可能是产后肾单位的发育不全所致[67]。

足月新生儿可将尿液稀释至渗透压 30~50mmol/L，在产后一个月可将其浓缩至 550mmol/L。每代谢 100 卡（1cal=4.19J），包括内源性的组织代谢产物和外源性摄入的蛋白质和电解质，尿液中溶质大约为 10~20mmol。在此肾溶质负荷范围内，每代谢 100 卡，50~80mL 的尿液浓度为 125~400mmol/L。如果补液不足，则尿量减少，尿液浓度增加；如果补液过多，则尿量增加，尿液浓度下降。合适的尿量为 2mL/(kg·h)，保持尿渗透压在 250~290mmol/kg（尿比重 1.009~1.012），对于大龄婴儿和儿童,尿量维持 1~2mL/(kg·h) 及渗透压在 280~300mmol/kg 提示体内水分充足。

准确测量尿量和浓度对危重婴儿和儿童的管理至关重要,尤其是对需要手术、组织广泛破坏或接受高渗液体输注的婴儿,这些情况下,推荐准确收集和记录尿量。

外科手术新生儿的血清电解质和新陈代谢

新生儿对外科手术创伤的电解质和新陈代谢反应必须在生后患儿对子宫外环境正常新陈代谢反应的前提下进行评估。健康新生儿生后的电解质、氮、水和热量代谢成分变化见表 10.4[68]。

表 10.4　健康新生儿新陈代谢和电解质变化[a]

可变因素	阶段 I	阶段 II	阶段 III
年龄	1~3 天	3~6 天	6~7 天
摄入	摄入少量母乳	母乳摄入量有所增加	持续摄入母乳
体重	下降	开始上升	上升
K+ 代谢	负平衡	正平衡[b]	正平衡
Na+ 代谢	负平衡	正平衡	正平衡
Cl- 代谢	负平衡	正平衡	正平衡
H2O 代谢	负平衡	负平衡	±平衡[c]
尿量	较少	增加	出入平衡
氮平衡	负平衡	正平衡	正平衡
热量代谢	负平衡	积极过渡[d]	正平衡

资料来源: Wilkinson et al., Metabolic changes in the newborn, *Lancet* 1962; 1(7237): 983-7.

[a] 研究对象包括 10 名男性新生儿,其中 5 名健康,5 名伴有不同程度的胎儿窘迫。

[b] 对于出生 3~6 天的新生儿,钾可能是代谢变化最敏感的指标。钾平衡首次变为正值的时间在不同新生儿变化很大。

[c] 可能是轻度正平衡或者略轻度负平衡。

[d] 正在向正平衡过渡。早产儿的三个阶段持续时间均更长,且变化更大。

新生儿能量供应从胎儿期的胎盘葡萄糖供应过渡到了脂肪产能模式。正常足月儿通过代谢平衡和激素改变完成产能模式的过渡。早产儿和发育迟缓的婴儿胰岛素分泌异常,生酮作用受损[42]。脓毒症或手术创伤的新生儿通过蛋白质的合成 / 分解进行组织修复。新生儿氧耗和能量消耗在术后 12~24 小时恢复到基础水平[43]。这与成人外科手术中的情况大不相同。

表 10.5 描述了新生儿常见手术的液体和电解质紊乱、机制及其治疗方案。

术前管理

术前管理对手术成功和术后恢复正常功能至关重要。部分患儿术后存在钠潴留[69],通常是因为外科疾病引起术前脱水及低血容量,造成相对性钠潴留。因为术前禁饮,给予肠外液体以改善低血容量和钠潴留,一些患儿需要在术前进行补液治疗以恢复其细胞外液容量。通过脉搏、血压、毛细血管充盈时间、核心温度、皮肤温度、尿量、尿比重和尿钠评估血容量是否充足。除重要体征外,还应准确记录体重(尤其存在体重增减时)、电解质、钙和血气分析结果。一旦发现异常,积极对症处理。

对于手术新生儿,大量蛋白质和液体转移到外周组织或潜在腔隙,如腹腔或胸腔。这些所谓的第三间隙丢失很难量化,而液体补充不足会导致低血容量和休克,常见于腹膜炎(例如坏死性小肠结肠炎、内脏穿孔)和其他先天性畸形(例如腹裂和脐膨出)。蛋白质和液体丢失时需要输注新鲜冰冻血浆、5%白蛋白、红细胞、全血或人工胶体。巨结肠伴小肠结肠炎或其他肠梗阻时会导致大量液体和电解质丢失、低血容量、低钠血症、代谢性酸中毒和低钾血症。肠梗阻后继发严重的小肠结肠炎,伴随大量液体进入肠腔,为确保良好的疗效,术前必须充分补液。输注适量的等渗晶体液和胶体液以维持术中稳态[70]。胶体液优于晶体液是根据成人临床实践得出的结果,在儿科实践中尚未得到证实。

表 10.5 新生儿常见手术中液体和电解质紊乱

诊断	液体和电解质紊乱	机制	治疗
气管食管瘘	轻度脱水	分泌物丢失，摄入缺乏	补充糖盐水
幽门狭窄	低钠血症 脱水，低钾血症，低氯血症，代谢性碱中毒	胃分泌物、氢离子、钾和氯化物的丢失	补充糖盐水和氯化钾
幽门闭锁 腹膜炎 坏死性小肠结肠炎	严重脱水	液体转移到第三间隙，粪便或呕吐物中钠丢失，低血压伴周围灌注不良	快速扩容
内脏穿孔	低钠血症 代谢性酸中毒 高钾，高尿素氮		血或血液制品 糖盐水
高位肠梗阻 十二指肠闭锁	轻中度脱水	胃和十二指肠液体(氢离子、氯化物和碳酸氢盐)流失	糖盐水和氯化钾
肠旋转不良	体温过低，低氯，低钙		
中肠扭转 低位肠梗阻 回肠闭锁	脱水，低钠血症，代谢性酸中毒，低钾血症	液体渗入肠腔；小肠结肠炎	视情况给予糖盐水、血浆和血液制品
先天性巨结肠 肛门闭锁 腹壁缺损 脐膨出 腹裂	严重脱水，代谢性酸中毒，低钠血症	腹裂时肠壁血清渗出；鼻胃管抽出大量胆汁；低灌注	血浆、白蛋白、乳酸林格液

十二指肠梗阻、幽门狭窄、肠扭转或旋转不良引起胃幽门梗阻，出现慢性呕吐，引起胃内容物以及氢离子和氯离子的慢性丢失，导致低氯性碱中毒，进而导致低钾血症。通过肾的代偿调节，保氢排钾。胃幽门梗阻的术前处理包括补液和输注氯化钠、氯化钾纠正潜在的低氯性碱中毒(表 10.5)。术前代谢内环境纠正可明显改善手术疗效。体液中的电解质含量详见表 10.6。电解质丢失的原因多样，须及时纠正，维持平衡。

双侧阻塞性尿毒症常表现为严重的电解质代谢和酸碱调节异常。根据病变的严重程度，患儿可出现脱水、液体超负荷、高钠血症、低钠血症、高钾血症、肾小管酸中毒和伴有不同程度肾衰竭的氮质血症。失水失盐性肾病患儿需要补充盐和水分。稀释能力不足和肾衰竭的患儿需要限制液体输注。肾小管性酸中毒患儿需要补充碳酸氢盐，视情况补充钾离子。

液体管理

基于对失水病因的考虑，对于不经口喂养的婴儿，每 100 卡代谢的平均补液量分别为 40mL 补充不显性失水，50~80mL 补充尿量的丢失，5mL 补充粪便中水分的丢失，故一般情况下每 100 卡代谢的补液总量为 100~125mL/d。低体重儿由于不可预知的损失增加而需要补充更多的液体。体重不足 1 000g 的新生儿液体需要量为 160mL/(kg·d)，而体重超过 1 000g 的新生儿可能需要 110~130mL/(kg·d)。早产儿液体摄入 >170mL/(kg·d)会增加充血性心力衰竭、动脉导管未闭和坏死性小肠结肠炎的风险。

表10.6 体液中的电解质含量[a]

体液	Na+	K+	Cl-	HCO3-
胃液	20~80	5~30	100~140	0
胰液	120~140	5~15	90~120	110
胆汁	130~160	5~15	80~120	40
小肠液	100~140	5~25	90~135	30
回肠造口术	45~135	3~15	20~115	13~100
腹泻	10~90	10~80	10~110	15~50
汗水				
正常	10~30	3~10	10~35	0
囊性纤维化病	50~130	5~25	50~110	0

资料来源：Chesney RW and Zelikovic I, Pre- and post-operative fluid management in infancy, *Pediatr Rev* 1989; 11: 153-8。

[a] 以mmol/L为单位。

持续的体重监测可有效指导婴儿全身血容量的估算。超过24h的波动主要与液体的丢失或摄入过多有关，1g体重大约等于1mL水。如果不考虑衣服、覆盖物和管路的重量变化，以及体重秤未按时校准，体重的监测则会出错。

评估每位手术新生儿的液体状态对治疗效果至关重要，最好通过体重、尿量、尿浓度、血细胞比容和血清总蛋白来评估。估算血清电解质、尿素、血糖和渗透压可以很好地预测液体状态。

（刘智聪 译　胡瑶琴 审校）

参考文献

1. Benachi A, Sarnacki S. Prenatal counselling and the role of the paediatric surgeon. *Semin Pediatr Surg* 2014; 23(5): 240–3.
2. Adzick NS, Thom EA, Spong CY, Brock JW, 3rd, Burrows PK, Johnson MP et al. A randomized trial of prenatal versus postnatal repair of myelomeningocele. *N Engl J Med* 2011; 364(11): 993–1004.
3. Morris RK, Malin GL, Quinlan-Jones E, Middleton LJ, Diwakar L, Hemming K et al. The percutaneous shunting in lower urinary tract obstruction (PLUTO) study and randomised controlled trial: Evaluation of the effectiveness, cost-effectiveness and acceptability of percutaneous vesicoamniotic shunting for lower urinary tract obstruction. *Health Technol Assess* (Winchester, England) 2013; 17(59): 1–232.
4. Vrecenak JD, Flake AW. Fetal surgical intervention: Progress and perspectives. *Pediatr Surg Int* 2013; 29(5):407–17.
5. Wenstrom KD, Carr SR. Fetal surgery: Principles, indications, and evidence. *Obstetr Gynecol* 2014; 124(4): 817–35.
6. Torloni MR, Vedmedovska N, Merialdi M, Betran AP, Allen T, Gonzalez R et al. Safety of ultrasonography in pregnancy: WHO systematic review of the literature and meta-analysis. *Ultrasound Obstetr Gynecol* 2009; 33(5): 599–608.
7. Wald NJ, Rodeck C, Hackshaw AK, Rudnicka A. SURUSS in perspective. *Semin Perinatol* 2005; 29(4): 225–35.
8. Donofrio MT, Skurow-Todd K, Berger JT, McCarter R, Fulgium A, Krishnan A et al. Risk-stratified postnatal care of newborns with congenital heart disease determined by fetal echocardiography. *J Am Soc Echocardiogr* 2015; 28(11): 1339–49.
9. Holland BJ, Myers JA, Woods CR, Jr. Prenatal diagnosis of critical congenital heart disease reduces risk of death from cardiovascular compromise prior to planned neonatal cardiac surgery: A meta-analysis. *Ultrasound Obstetr Gynecol* 2015; 45(6): 631–8.
10. Lakhoo K. Fetal counselling for surgical conditions. *Early Hum Dev* 2012; 88(1): 9–13.
11. Patel P, Farley J, Impey L, Lakhoo K. Evaluation of a fetomaternal–surgical clinic for prenatal counselling of surgical anomalies. *Pediatr Surg Int* 2008; 24(4): 391–4.
12. Policiano C, Djokovic D, Carvalho R, Monteiro C, Melo MA, Graca LM. Ultrasound antenatal detection of urinary tract anomalies in the last decade: Outcome and prognosis. *J Matern Fetal Neonatal Med* 2015; 28(8): 959–63.

10　术前评估　**117**

13. Al-Kaff A, MacDonald SC, Kent N, Burrows J, Skarsgard ED, Hutcheon JA. Delivery planning for pregnancies with gastroschisis: Findings from a prospective national registry. *Am J Obstetr Gynecol* 2015; 213(4): 557.e1–8.

14. Baud D, Lausman A, Alfaraj MA, Seaward G, Kingdom J, Windrim R et al. Expectant management compared with elective delivery at 37 weeks for gastroschisis. *Obstetr Gynecol* 2013; 121(5): 990–8.

15. O'Brien P, Nugent M, Khalil A. Prenatal diagnosis and obstetric management. *Semin Pediatr Surg* 2015; 24(5): 203–6.

16. Cook R. The low birth weight baby In: Lister J, Irving I (eds). *Neonatal Surgery*, 3rd edn. London: Butterworths, 1990: 77–88.

17. Takayama JI, Teng W, Uyemoto J, Newman TB, Pantell RH. Body temperature of newborns: What is normal? *Clin Pediatr* 2000; 39(9): 503–10.

18. Power G, Blood A. Thermoregulation. In: Polin R, Fox W, Abman S (eds). *Fetal and Neonatal Physiology*. 1, 4th edn. Philadelphia: Elsevier, 2011: 615–24.

19. Laptook AR, Salhab W, Bhaskar B. Admission temperature of low birth weight infants: Predictors and associated morbidities. *Pediatrics* 2007; 119(3): e643–9.

20. Muraji T, Tsugawa C, Nishijima E, Tanano H, Matsumoto Y, Kimura K. Gastroschisis: A 17-year experience. *J Pediatr Surg* 1989; 24(4): 343–5.

21. Chitty H, Wyllie J. Importance of maintaining the newly born temperature in the normal range from delivery to admission. *Semin Fetal Neonatal Med* 2013; 18(6): 362–8.

22. Hey EN. The relation between environmental temperature and oxygen consumption in the new-born baby. *J Physiol* 1969; 200(3): 589–603.

23. Avery GB, MacDonald MG, Seshia MMK, Mullett MD (eds). *Avery's Neonatology: Pathophysiology & Management of the Newborn*, 7th edn. Philadelphia: Lippincott Williams & Wilkins, 2015.

24. Walker J, Cudmore RE. Respiratory problems and cystic adenomatoid malformation of lung. *Arch Dis Child* 1990; 65(7 Spec No): 649–50.

25. Askin DF. Interpretation of neonatal blood gases, Part I: Physiology and acid–base homeostasis. *Neonatal Netw* 1997; 16(5): 17–21.

26. Perlman JM, Wyllie J, Kattwinkel J, Atkins DL, Chameides L, Goldsmith JP et al. Neonatal resuscitation: 2010 International Consensus on Cardiopulmonary Resuscitation and Emergency Cardiovascular Care Science with Treatment Recommendations. *Pediatrics* 2010; 126(5): e1319–44.

27. Philippart AI, Sarnaik AP, Belenky WM. Respiratory support in pediatric surgery. *Surg Clin North Am* 1980; 60(6): 1519–32.

28. Shetty S, Greenough A. Neonatal ventilation strategies and long-term respiratory outcomes. *Early Hum Dev* 2014; 90(11): 735–9.

29. Mugford M, Elbourne D, Field D. Extracorporeal membrane oxygenation for severe respiratory failure in newborn infants. *Cochrane Database Syst Rev* 2008(3): Cd001340.

30. Cole FS, Alleyne C, Barks JD, Boyle RJ, Carroll JL, Dokken D et al. NIH Consensus Development Conference statement: Inhaled nitric-oxide therapy for premature infants. *Pediatrics* 2011; 127(2): 363–9.

31. McCabe AJ, Wilcox DT, Holm BA, Glick PL. Surfactant—A review for pediatric surgeons. *J Pediatr Surg* 2000; 35(12): 1687–700.

32. Gray BW, Shaffer AW, Mychaliska GB. Advances in neonatal extracorporeal support: The role of extra-corporeal membrane oxygenation and the artificial placenta. *Clin Perinatol* 2012; 39(2): 311–29.

33. Ryu J, Haddad G, Carlo WA. Clinical effectiveness and safety of permissive hypercapnia. *Clin Perinatol* 2012; 39(3): 603–12.

34. Taguchi T. Current progress in neonatal surgery. *Surg Today* 2008; 38(5): 379–89.

35. Askie LM, Ballard RA, Cutter GR, Dani C, Elbourne D, Field D et al. Inhaled nitric oxide in preterm infants: An individual-patient data meta-analysis of randomized trials. *Pediatrics* 2011; 128(4): 729–39.

36. Cools F, Offringa M, Askie LM. Elective high frequency oscillatory ventilation versus conventional ventilation for acute pulmonary dysfunction in pre-term infants. *Cochrane Database Syst Rev* 2015; 3: Cd000104.

37. Heymann MA, Rudolph AM. Control of the ductus arteriosus. *Physiol Rev* 1975; 55(1): 62–78.

38. McNamara DG. Value and limitations of auscultation in the management of congenital heart disease. *Pediatr Clin North Am* 1990; 37(1): 93–113.

39. Askin DF. Interpretation of neonatal blood gases, Part II: Disorders of acid–base balance. *Neonatal Netw* 1997; 16(6): 23–9.

40. Cowett RM, Farrag HM. Selected principles of perinatal–neonatal glucose metabolism. *Semin Neonatol* 2004; 9(1): 37–47.

41. Ogata ES. Carbohydrate metabolism in the fetus and neonate and altered glucoregulation. Pediatr Clin North Am 1986; 33: 25–45.

42. Ogilvy-Stuart AL, Beardsall K. Management of hyperglycaemia in the preterm infant. *Arch Dis Child Fetal Neonatal Ed* 2010; 95(2): F126–31.

43. Pierro A, Eaton S. Metabolism and nutrition in the surgical neonate. *Semin Pediatr Surg* 2008; 17(4): 276–84.

44. Namasivayam A, Carlo W. Jaundice and hyperbili-rubinemia in the newborn. In: Kliegman R, Stanton B, St. Geme J, Schor F, Behrman R (eds). *Nelson Textbook of Pediatrics*, 19th edn. Philadelphia: Saunders, 2011: 603–12.

45. Lin JS, Chen SC, Lu CL, Lee HC, Yeung CY, Chan WT. Reduction of the ages at diagnosis and operation of biliary atresia in Taiwan: A 15-year population-based cohort study. *World J Gastroenterol* 2015; 21(46): 13080–6.

46. Sell LL, Cullen ML, Whittlesey GC, Yedlin ST, Philippart AI, Bedard MP et al. Hemorrhagic complications during extracorporeal membrane oxygenation: Prevention and treatment. *J Pediatr Surg* 1986;

21(12): 1087–91.

47. Saini A, Spinella PC. Management of anticoagulation and hemostasis for pediatric extracorporeal membrane oxygenation. *Clin Lab Med* 2014; 34(3): 655–73.

48. Lawson DS, Lawson AF, Walczak R, McRobb C, McDermott P, Shearer IR et al. North American neonatal extracorporeal membrane oxygenation (ECMO) devices and team roles: 2008 survey results of Extracorporeal Life Support Organization (ELSO) centers. *J Extra-corp Technol* 2008; 40(3): 166–74.

49. Del Vecchio A. Evaluation and management of thrombocytopenic neonates in the intensive care unit. *Early Hum Dev* 2014; 90 Suppl 2: S51–5.

50. Sharpe E, Pettit J, Ellsbury DL. A national survey of neonatal peripherally inserted central catheter (PICC) practices. *Adv Neonatal Care* 2013; 13(1): 55–74.

51. Jumani K, Advani S, Reich NG, Gosey L, Milstone AM. Risk factors for peripherally inserted central venous catheter complications in children. *JAMA Pediatr* 2013; 167(5): 429–35.

52. Milstone AM, Reich NG, Advani S, Yuan G, Bryant K, Coffin SE et al. Catheter dwell time and CLABSIs in neonates with PICCs: A multicenter cohort study. *Pediatrics* 2013; 132(6): e1609–15.

53. Freeman JJ, Gadepalli SK, Siddiqui SM, Jarboe MD, Hirschl RB. Improving central line infection rates in the neonatal intensive care unit: Effect of hospital location, site of insertion, and implementation of catheter-associated bloodstream infection protocols. *J Pediatr Surg* 2015; 50(5): 860–3.

54. Benjamin DK, Jr., Miller W, Garges H, Benjamin DK, McKinney RE, Jr., Cotton M et al. Bacteremia, central catheters, and neonates: When to pull the line. *Pediatrics* 2001; 107(6): 1272–6.

55. Kissoon N, Orr RA, Carcillo JA. Updated American College of Critical Care Medicine—Pediatric advanced life support guidelines for management of pediatric and neonatal septic shock: Relevance to the emergency care clinician. *Pediatr Emerg Care* 2010; 26(11): 867–9.

56. Oh W. Fluid and electrolyte management of very low birth weight infants. *Pediatr Neonatol* 2012; 53(6): 329–33.

57. Friis-Hansen B. Water distribution in the foetus and newborn infant. *Acta Paediatr Scand* 1983; 305: 7–11.

58. Meio MD, Sichieri R, Soares FV, Moreira ME. Total body water in small- and appropriate-for-gestational age newborns. *J Perinat Med* 2008; 36(4): 354–8.

59. Statter MB. Fluids and electrolytes in infants and children. *Semin Pediatr Surg* 1992; 1(3): 208–11.

60. Roy RN, Sinclair JC. Hydration of the low birth-weight infant. *Clin Perinatol* 1975; 2(2): 393–417.

61. Engle WD, Baumgart S, Schwartz JG, Fox WW, Polin RA. Insensible water loss in the critically III neonate. Combined effect of radiant-warmer power and phototherapy. *Am J Dis Child* 1981; 135(6): 516–20.

62. Bell EF, Gray JC, Weinstein MR, Oh W. The effects of thermal environment on heat balance and insensible water loss in low-birth-weight infants. *J Pediatr* 1980; 96(3 Pt 1): 452–9.

64. Fanaroff AA, Wald M, Gruber HS, Klaus MH. Insensible water loss in low birth weight infants. *Pediatrics* 1972; 50(2): 236–45.

65. Hammarlund K, Sedin G, Stromberg B. Transepidermal water loss in newborn infants. VIII. Relation to gestational age and post-natal age in appropriate and small for gestational age infants. *Acta Paediatr Scand* 1983; 72(5): 721–8.

66. Bhandari V, Brodsky N, Porat R. Improved outcome of extremely low birth weight infants with Tegaderm application to skin. *J Perinatol* 2005; 25(4): 276–81.

67. Shaffer SE, Norman ME. Renal function and renal failure in the newborn. *Clin Perinatol* 1989; 16(1): 199–218.

67. Rodriguez-Soriano J, Aguirre M, Oliveros R, Vallo A. Long-term renal follow-up of extremely low birth weight infants. *Pediatr Nephrol* 2005; 20(5): 579–84.

68. Wilkinson AW, Stevens LH, Hughes EA. Metabolic changes in the newborn. *Lancet* 1962; 1(7237): 983–7.

69. Winters RW. *The Body Fluids in Pediatrics: Medical, Surgical, and Neonatal Disorders of Acid–Base Status, Hydration, and Oxygenation*, 1st edn. Boston: Little, 1973.

70. National Clinical Guideline Centre. *IV Fluids in Children: Intravenous Fluid Therapy in Children and Young People in Hospital*. London: National Institute for Health and Care Excellence (UK), December 2015.

11

麻 醉

Nicholas Eustace   Kay O'Brien

在过去的 80 年，为需要手术的新生儿提供麻醉已经发展到公认的亚专科地位。危重症早产儿术后生存率的提高很大程度上也归功于麻醉管理的进步。高效的团队合作同等重要，新生儿手术的成功取决于外科医师、麻醉医师、新生儿科医师以及护理和辅助医疗人员之间的紧密合作。因此，在手术室内外，相关医务人员都应该熟悉使用基本技术来维持患儿良好的生理环境，同时确保合适的麻醉。本章将阐述术前评估与准备、麻醉设备、麻醉药物与技术的选择（参考新生儿药理学）、麻醉诱导与气管插管、麻醉维持与拮抗、围手术期监护与液体治疗、先天性畸形的麻醉并发症和早产儿手术的特殊性。

术前准备及评估

许多新生儿手术都是急诊，事先无法进行充分评估和纠正。术前麻醉管理的基础是对病史的详细了解以及全面的体格检查，还需考虑特殊的手术步骤及其可能的出血量、监测需求和术后管理。

病史

虽然许多患儿生后几小时就需接受手术，但麻醉医师访视时已从父母以及医疗和护理团队获得很多麻醉管理的相关信息。早产对麻醉管理至关重要，须准确评估胎龄（详见后文）。血压与心率的变化（例如心动过缓）、体重、液体摄入与丢失、实验室检查、X线检查以及呼吸支持或呼吸暂停的信息有助

于麻醉方案的选择、术中预案及术后管理的完善。了解最近的和目前的药物治疗也非常重要。

体格检查

麻醉医师应该对患儿的整体状况进行简要评估，然后对身体各系统进行仔细评估。准确记录新生儿体重。通过皮肤弹性、前囟张力和肝脏大小来判断液体过多或血容量不足。外周血管收缩表明血容量不足或酸中毒。呼吸衰竭的体征包括鼻翼扇动、呼吸过速、胸骨凹陷、呻吟或呼吸暂停。仔细评估气道解剖，提前预估有无困难插管，同时评估是否合并其他相关先天性畸形，特别是在检查心血管系统时（三分之一的食管闭锁患儿合并有先天性心脏病）。对于需要神经外科手术麻醉的婴儿，术前应对其神经系统进行准确评估。最后，进一步评估患儿是否存在开放静脉困难，术后是否需要完全肠外营养以及需要留置中心静脉。

实验室检查

实验室检查至少包括全血细胞计数、血尿素氮与血电解质、血糖、血钙以及凝血功能。动脉血气检测 pH、氧分压（PO_2）和二氧化碳分压（PCO_2）以及碳酸氢盐。术前血红蛋白水平至少为 120g/L，如果低于该值，麻醉和手术前应输注浓缩红细胞。脱水、血容量不足、低血糖、低钙血症、低钾血症或高钾血症都应予以纠正。pH、PO_2、PCO_2 和体温都应在正常范围内。

术前用药

新生儿术前不需要使用镇静药。但是，许多儿科麻醉医师建议使用抗胆碱药以减少分泌物并防止心动过缓。阿托品是使用最广泛的药物，于麻醉诱导前静脉注射，剂量为0.02mg/kg。

患儿转运至手术室之前，麻醉医师应确认以下内容：

- 禁食至少 2 小时（除非静脉输液，否则禁食不宜过久）
- 交叉配血（需要时）
- 术前已肌内注射 0.5~1mg 的维生素 K（防止维生素 K 依赖性凝血因子缺乏）
- 胃肠减压（尤其存在肠梗阻）

应当估算血容量、最大允许失血量和液体维持量。如果预计需要多条血管通路（例如中心静脉压或直接动脉压监测），建议转运到手术室之前在 ICU 建立这些通路，因为在 ICU 更容易维持患儿体温。重要的是必须根据急诊程度评估患儿的整体健康状况，需要麻醉医师、外科医师和其他相关医务人员进行会诊。如果认为转移到手术室的过程可能出现不可接受的危险，如某些危重儿和低体重儿，在 ICU 内进行手术可能更为有利[1-2]。

转运至手术室

新生儿转运至手术室的这段时间并非没有危险。由经验丰富的医师和护士转运且距离手术室近，那么转运风险相对较小。患儿应在带有顶置加热器的转运箱或保温箱中转运，以减少热量损失。使用电池供电的输液泵和便携式呼吸设备继续任何正在进行的治疗（例如静脉输液或药物输注、呼吸支持）。转运过程中持续监测。

手术室和麻醉设备

新生儿麻醉主要是为需要手术的婴儿提供镇静、镇痛、生命支持、严密监测和适当的手术条件。必须有合适的手术室环境和麻醉设备。患儿最大的热量丢失发生在转运到手术室至划皮前的这段时间，应采取措施将其风险和程度降到最低。患儿到达手术室之前，通风良好的手术室室温应加热到 24℃ 或 25℃。患儿一旦被抱离转运箱或保温箱，应将其放在已加热至 40℃ 的水或充气床垫上，并盖以塑料膜和毯子。如果头顶有辐射加热器，则应设置为保持 36℃ 的皮肤温度。在此关键时期，维持体温的其他措施包括加温加湿麻醉气体、加温静脉输液和消毒液。

呼吸系统

新生儿的麻醉回路应轻巧，气道阻力和无效腔量小，能够对吸入气体进行加温加湿，可提供自主呼吸、辅助呼吸及控制呼吸模式。麻醉回路最初是由 Philip Ayre[3] 设计的 T 形零件系统，后来经 Rees[4] 修改，目前仍在临床应用，但圆形系统现在更为普遍。连接器和管路还应使气流阻力和无效腔量最小化。

新生儿麻醉期间使用的气管导管大多由聚氯乙烯制成。必须了解合适的气管导管型号和插管深度，且须在临床上得到验证。气管导管合适时，最粗部分可以轻松通过声门及声门下，且在正压通气时产生轻微漏气。指南指出体重 1kg 的新生儿，牙龈至气管中段的长度为 7cm，体重每增加 1kg，则插管深度增加 1cm[5]。气管导管过粗会损伤气管壁，插管过深则导致支气管插管。可以使用带囊气管导管（Kimberly-Clarke 设计的 Microcuff），但必须使用其推荐的型号[6]。一旦直视确认并通过双肺听诊确认合适位置，应用胶带牢固地将其固定以防意外拔管。应考虑再次对头部进行固定，以防其转动。面罩仅适于短期使用，同时应提供良好的贴合和较小的无效腔。除非鼻后孔闭锁，不推荐使用口咽导气管。口咽导气管能够固定气管导管并防止其侧向运动。

婴儿喉罩通气道（laryngeal mask airway，LMA）相关的气道并发症发生率高[7]。但是，在某些情况下 LMA 也相当有用，尤其在困难气管插管时[8-9]。

喉镜

由于婴儿气道的解剖特点，大多数麻醉医师喜欢使用直喉镜将会厌从后向前挑起，以便插管。米勒 0 号和 1 号直喉镜片适用于大多数情况。最近研究表明 GlideScope 等可视喉镜可用于新生儿[10]。

机械通气

多数婴儿和儿童都可以使用标准的成人呼吸机进行呼吸，但前提是该呼吸机的内部顺应性较低，并配有小儿呼吸管路。呼吸机应能提供小的潮气量和快的呼吸频率，并具有可调节的吸气流速和吸呼气时间比，以尽可能降低气道峰压[11]。压力控制通气能最大程度地减少肺气压伤而被广泛应用。呼吸机回路的吸气侧应装有温控加湿器。呼吸机或麻醉回路应具备输送空气 - 氧气混合气的能力。

监护设备

婴儿需要全套监护设备。

麻醉药物和麻醉方式的选择

新生儿能感知疼痛，即使妊娠 28 周出生的婴儿也会对手术应激产生严重且有害的反应[12]。因此，所有手术新生儿均须接受合适的麻醉。所使用的麻醉药物与大龄儿童和成人类似。但是，新生儿对这些强效麻醉药物的反应在许多方面与老年患者不同。这些差异对于安全地进行新生儿麻醉至关重要，并且还会影响麻醉药物和麻醉方式的选择。全身麻醉药对发育中的大脑可能产生神经毒性，这一问题近年来备受关注。毫无疑问，除非有明确的手术指征，否则任何择期手术均应推迟[13-14]。

吸入药物

空气或氧化亚氮、氧气和挥发性气体的吸入诱导麻醉仍然普遍。在不抑制呼吸的前提下，吸入诱导可提供较快的麻醉诱导和麻醉效果。原因包括较高的心输出量、较大的肺泡通气量、较小的功能残气量以及相对体表面积较大的血容量[15-16]。强效吸入药物均会导致剂量相关的呼吸抑制[17]，这对新生儿而言需要重视，因为通常新生儿对缺氧的反应是通气不足。预防手术刺激所需的最低肺泡有效浓度（minimal alveolar concentration, MAC）随年龄而变化。

氟烷

多年来，氟烷作为吸入诱导麻醉药，广泛应用于婴幼儿。氟烷麻醉诱导平稳，对气道无刺激性。因其会导致血流动力学不稳定，已被其他药物所取代，很多国家已不再使用。

异氟烷

异氟烷血气溶解系数低，但诱导不如氟烷快及平稳。在大龄儿童中，异氟烷诱导与缺氧发作事件相关。诱导前使用镇静药或高浓度异氟烷均可降低这些不良反应，但在手术新生儿中仍是相对禁忌。即使是早产儿，异氟烷也能维持其收缩压在正常范围[18]。与氟烷不同，异氟烷不会增加心肌对循环中儿茶酚胺的敏感性。异氟烷能显著增强非去极化类肌松药的作用，可以降低其使用剂量。异氟烷体内生物降解少，恢复迅速。总之，异氟烷适用于麻醉维持，但在吸入诱导方面作用有限。

恩氟烷

恩氟烷刺激性强，吸入麻醉诱导不满意，故较少用于新生儿和儿科麻醉。

地氟烷

地氟烷有气道刺激性，不适于儿科麻醉诱导。但其苏醒迅速，快于其他吸入麻醉药，推荐用于维持容易呼吸暂停和呼吸抑制的早产儿麻醉[19]。

七氟烷

目前七氟烷已取代氟烷用于新生儿和儿童的麻醉诱导。与其他新的吸入麻醉药相比，七氟烷气道刺激性小，心血管稳定性好[20]。七氟烷诱导时间与氟烷相近[21]。在行腹股沟手术的婴儿中，使用七氟烷术后苏醒较地氟烷慢，但术后呼吸事件无差异。高浓度的七氟烷麻醉诱导与癫痫样脑电图有关[22]。在大龄儿童中使用七氟烷可能出现术后谵妄[23]。

氧化亚氮

与氧气单独合用时，氧化亚氮无法提供合适的麻醉。作为其他强效吸入麻醉药的载体，氧化亚氮可降低其所需浓度并最大程度降低心血管抑制作用。动物研究表明，氧化亚氮能引起肺血管收缩，导致新生儿右向左分流增加，但临床工作中并非如此[24]。氧化亚氮会引起轻度的呼吸循环抑制。在新生儿麻醉中使用氧化亚氮受限是因为其在血中的溶解度是氮气的数倍，气体吸入和扩散后，体内密闭空腔容积增大。由此可见，该药物不宜用于先天性膈疝、叶性肺气肿或肠梗阻的婴儿。

静脉麻醉药

硫喷妥钠

70 多年来，虽然有很多其他高级麻醉药，多数临床医师仍然认为硫喷妥钠是婴儿静脉麻醉诱导的首选药物。14 天以内新生儿的诱导半数有效量（3.4mg/kg）低于其他大龄婴儿。

丙泊酚

丙泊酚是一种高亲脂性短效麻醉药，起效快，作用时间短。目前在许多国家和地区仍未被用于新生儿。尽管如此，丙泊酚仍被越来越多地用于新生儿麻醉诱导。新生儿丙泊酚的体内清除速度较年长儿慢，因此一定程度上意味着恢复时间更长[25]。一项对婴儿的随机研究发现，与吗啡、阿托品和琥珀胆碱合用相比，单独使用丙泊酚插管更为有效[26]。目前丙泊酚已成功用于幽门狭窄的麻醉管理[27]。

氯胺酮

与其他麻醉药相比，氯胺酮心血管稳定性更好[28]。但其在 1 岁以内婴儿中的体内代谢明显减慢。此外，氯胺酮具有长效镇痛作用，并可以通过肌内注射给药。

神经肌肉阻滞药

琥珀胆碱

琥珀胆碱起效快（30s），作用时间短。与成人（1mg/kg）相比，新生儿要达到相同的肌松效果需要相对较高的剂量（2mg/kg）。这是因为新生儿的细胞外液多，药物分布容积大。琥珀胆碱由血浆假性胆碱酯酶代谢，该酶在生后前 6 个月血浆中水平低，但其活性足以代谢该药，恢复时间与成人相似（约 4min）。小婴儿使用琥珀胆碱副作用多，包括心动过缓、高钾血症、药物相关的恶性高热，使用时应重新评估。尽管如此，该药目前仍然广泛用于新生儿[29]。

非去极化类肌松药

普遍认为新生儿对非去极化类肌松药更为敏感，但最新研究表明，要达到相同的肌松效果，所需剂量与成人相当。血浆浓度低（可能是由于神经肌肉接头发育不成熟）是药物在相对较大的细胞外液中分布所致。与成人相比，血浆结合蛋白在决定非去极化类肌松药的剂量需求中的作用大。因此需谨慎确定剂量，减少副作用，在新生儿中需缓慢给药。指南建议使用周围神经刺激器监测肌松[30]。

阿曲库铵和维库溴铵

之所以提及这两种药物，是因为它们的作用持续时间介于琥珀胆碱和早期的非去极化类肌松药（例如泮库溴铵）之间，并且具有较强的心血管稳定性。此外，阿曲库铵代谢只受 pH 和体温影响而不依赖肝肾代谢。阿曲库铵的推荐初始剂量为 0.3~0.5mg/kg，而维库溴铵为 0.05~0.1mg/kg。尽管阿曲库铵的输注存在个体差异，但两种药物因其药代动力学特征，均适合连续静脉输注。

Nightingale 发现阿曲库铵用于生后 3 天内的婴儿时作用持续时间更长[31]。研究表明阿曲库铵在婴儿、大龄儿童和成人中的剂量 - 反应曲线相似，而婴儿的肌松消退时间更短[32]。组胺释放偶见于成人，儿科患者罕见。

另一方面，与大龄儿童和成人相比，婴儿使用维库溴铵后肌松消退时间更长。故在婴儿中，维库溴铵应被视为长效肌松药[33]。

米库氯铵

米库氯铵是一种短效的非去极化类肌松药，可被血浆假性胆碱酯酶快速水解。在低龄儿童中，米库氯铵肌松消退快[34]。相比琥珀胆碱，米库氯铵无法快速达到令人满意的插管条件，但其严重副作用的发生率低。

罗库溴铵和舒更葡糖钠

罗库溴铵是类似于维库溴铵的神经肌肉阻滞药，是氨基类固醇家族成员，其优点类似于琥珀胆碱，起效快速，无副作用。作用持续时间类似于维库溴铵。提供最佳插管条件的推荐剂量为 0.3~1mg/kg[35]。目前普遍认为，罗库溴铵在新生儿中的作用持续时间比在大龄儿童中更长[36]。

舒更葡糖钠是一种选择性肌松药拮抗剂，可以发挥特异性逆转氨基类固醇肌肉松弛药的作用。它可以包裹罗库溴铵，与其形成紧密的复合物，阻止肌肉松弛药作用于受体，其逆转罗库溴铵所致肌肉松弛作用的剂量为 2~4mg/kg[37]。目前尚无用于新生儿的相关数据。

镇痛

毫无疑问，新生儿会感知疼痛并作出反应，因此需要有效管理术中及术后疼痛，最大程度减少生理和行为异常，以改善近期和远期预后[38]。尽管存在呼吸抑制等不良反应，阿片类药物（最常见的是吗啡）仍然是治疗新生儿和婴儿术后严重疼痛的最佳药物。必须注意的是，与大龄儿童相比，新生儿对阿片类药物需求少[39]。其原因包括肝药酶系统不成熟导致结合障碍和葡萄糖苷酸排泄障碍，以及婴儿对这些药物的血脑屏障通透性更高。

因此，新生儿麻醉时应调整剂量，保障患儿安全。静脉注射吗啡（0.05~0.1mg/kg）和芬太尼（0.005~0.02mg/kg）是使用最广泛的两种用法，后者血流动力学稳定。目前，新生儿麻醉中已经成功使用超短效阿片类药物，但使用瑞芬太尼的经验仍然有限。

在需要机械通气和重症监护的婴儿的术后镇痛中，静脉应用吗啡仍然很受欢迎。吗啡的给药方案多样，包括连续输注、间断推注和护士控制镇痛（nurse-controlled analgesia，NCA）。连续输注速度通常为 0.01~0.03mg/（kg·h），但必须始终使用最低有效剂量。NCA 通过与患者自控镇痛（patient-controlled analgesia，PCA）相同类型的泵以规定的速度和剂量间隔输送[40]。偶尔会使用背景剂量药物，但它们可能会增加非机械通气患儿呼吸抑制的风险。在用最后一剂阿片类药物后，24 小时内仍需持续进行呼吸监测。不适或疼痛未经有效治疗或过度治疗均可能产生严重的远期影响。

联合镇痛方案可以充分镇痛，降低阿片类药物使用剂量的同时减少其副作用，因此有较好的应用前景。有研究证明，阿片类药物可与对乙酰氨基酚联合应用[41]。非甾体抗炎药并未广泛用于婴儿镇痛[42]。目前，没有证据支持新型阿片类药物（例如曲马多）可作为辅助治疗方法[43]。可待因曾用于轻中度疼痛，但由于存在呼吸抑制的风险，目前已基本停止并不再建议使用。

对乙酰氨基酚普遍用于轻中度疼痛。直肠和静脉给药的药代动力学特征已十分明确[44-45]。谨记药物剂量以防过量风险。

局部麻醉

局部麻醉或区域麻醉技术（例如硬膜外阻滞、鞘内阻滞、周围神经阻滞、腹横肌平面阻滞、伤口浸润等）可为婴儿提供术中及术后镇痛[46-47]，对高风险的早产儿尤为适用。超声辅助可准确识别解剖结构，有助于精准注射局部麻醉药[48]。

麻醉诱导和气管插管

大多数儿科麻醉医师主张，插管前应对婴儿进行麻醉诱导并给予肌肉松弛药。诱导技术取决于婴儿的年龄、大小与生理状况，反流风险，以及麻醉医师的经验。在大多数情况下，诱导后使用肌肉松弛药。也可使用吸入诱导。无论哪种情况均应事先建立静脉通道，诱导前进行短暂的预充氧。

最好将婴儿头后仰至寰枕关节再行插管。喉镜片从右侧嘴角插入，舌头推向左侧。向前推进喉镜，即可看见。新生儿会厌长且软，应从后向前挑起，以利于暴露喉部。如果暴露困难，可用左手小指轻按喉头以改善声门的暴露。使用无损伤且较硬的助插导丝有助于插管。插管后，应仔细听诊双肺呼吸音是否对称，并牢固固定气管导管。

如果需要术后机械通气，则考虑使用经鼻插管而不是经口插管。经鼻插管钳不易在小婴儿口腔中操作，弯曲颈部通常有助于经鼻插管。

麻醉维持

由于婴儿呼吸系统脆弱，长麻醉时间不宜靠自主呼吸。机械通气有助于气体交换，并解放麻醉医师的双手。使用合适的呼吸机，可设置为压力或容积控制模式，呼吸频率为 30~40 次/min，吸气时间约为 0.6s。容积控制模式的潮气量约为 8~10mL/kg。应对吸入气体进行加温加湿，防止损伤呼吸道黏膜，同时最大程度减少热量散失。手控通气可快速检测气道阻塞或脱管，在胸外科手术中特别有用。

新生儿维持麻醉最常用的吸入麻醉药是异氟烷和七氟烷，通常与 50% 的空气和氧气混合，辅以少量的肌松药。尽量使用最低的吸入氧浓度。

拮抗及拔管

如果使用吸入麻醉药维持麻醉，则应在手术结束前不久停用。术毕，新斯的明（0.06mg/kg）或依酚氯铵（1mg/kg）与阿托品（0.02~0.03mg/kg）或格隆溴铵（0.01mg/kg）联合使用可拮抗残余肌松。如果术中使用罗库溴铵，可用舒更葡糖钠拮抗。继续控制通气，按需调整氧浓度，直到恢复自主呼吸。如果存在明显分泌物，行气管导管吸引，常规轻吸鼻腔。婴儿必须完全清醒且自主呼吸规律后才能拔管。在大多数情况下，能快速拮抗神经肌肉阻滞，自主呼吸迅速恢复。注意纠正体温过低、酸中毒或低血糖。

监护

与其他年龄段相比，麻醉后新生儿的临床状况可能会毫无预警地迅速恶化。认真而持续的监护至关重要。尽管没有任何一种机器能够完全替代麻醉医师，但仍有许多设备可以提供有用的信息，而这些信息仅通过临床手段不能完全收集到。特定情况下采用的监测方法取决于婴儿的生理和手术步骤。

诱导前需准备以下物品（实际上，这被视为新生儿麻醉的基本监测）：

- 心电图（ECG）
- 血压袖带
- 核心温度探头
- 脉搏血氧饱和度仪（导管前、后）
- 呼气末二氧化碳监测仪

大部分接受麻醉和手术的新生儿需要进行监测。特殊监测因手术患儿而异。

呼吸系统

若条件允许，应连续观察胸廓抬动。机械通气时，必须监测气道压和流量。通过脉搏血氧饱和度、呼出麻醉药浓度和呼气末二氧化碳连续监测氧合与气体交换。大手术的危重患儿必须进行动态血气分析。

心血管功能

新生儿的心血管储备功能低，吸入高浓度麻醉药易发生低血压，故血压监测至关重要。大多数情况下采用自动示波法监测无创血压，但低血压时结果不可靠。袖带宽度约 4 厘米为宜。

如果婴儿的生理或手术类型需要连续监测血压，可行动脉置管有创血压监测。

先天性心脏病及预期会大量失血（和血浆置换）的婴儿，需行中心静脉压监测。右颈内静脉通常最容易置管，可用超声辅助置管。

液体平衡

术中液体管理的目的是在手术应激和麻醉药物改变正常的生理功能时，通过补液保持体内液体动态平衡，以维持适当的血容量、心输出量，并向组织输送氧气。新生儿生理需要量差异大，5 天以上的婴儿约为 4mL/(kg·h)。术前体液充足，麻醉前予生理需要量输注即可。补液成分根据婴儿的成熟度、术前电解质和葡萄糖水平调整。当存在低钠血症以及与高血糖相关的问题时，需谨慎使用 10% 葡萄糖 [49]。计算体液平衡时，必须考虑麻醉手术期间稀释药物的液体量。

新生儿手术失血失液多且很难测量。前者的最佳测量方法是使用小容量的吸引瓶、手术纱布干燥前进行称重，以及连续监测血红蛋白。长时间的手术应定期监测血清电解质和血糖。通过导尿管监测尿量。第三间隙丢失量可以通过 3~5mL/(kg·h) 的乳酸林格液补充。

若预期出血量超过循环血容量的 5%~10%，使用 5% 白蛋白或等渗晶体液进行补充。出生时血细胞比容高，大多数新生儿手术几乎不需要输注红细胞。如果需要，应使用新鲜血液制品。通过监测血压、心率、中心静脉压、酸中毒和尿量来评估血容量。

特殊手术的麻醉

食管闭锁

一旦诊断食管闭锁（伴或不伴瘘管），应使用 Replogle 管或类似的胃管连续吸引盲端上方。若吸入性肺炎未改善，则手术应延期 [50]。

由于相关先天性心脏病的发生率高，术前需进行超声心动图检查评估心脏。部分中心在开胸手术前进行支气管镜检查，这可能会影响后续治疗 [51]。与其他新生儿手术相似，应特别注意气管导管的位置，导管尖端应位于隆突上方，且在瘘口下方。手术操作可能会导致呼吸或心脏功能下降，须严密监测。部分患儿术毕即可拔管。

先天性膈疝

以前先天性膈疝是小儿外科急重症手术之一，但是现在认为在改善气体交换、维持血流动力学稳定之前应推迟手术 [52]。

气管插管前应避免使用面罩加压皮囊进行正压通气，以防疝内的内脏扩张引起进一步的肺压迫。同样避免使用氧化亚氮。合理的麻醉技术包括控制通气、芬太尼 0.01~0.02mg/kg、中效肌肉松弛药和按需调整氧浓度。谨慎使用挥发性麻醉药。保持尽可能低的气道压。如果术前需要高频振荡或一氧化氮吸入等高级通气方式，术中可继续使用 [53]。大多数患儿术后需要机械通气、镇静、肌松以及处理肺动脉高压。

肠梗阻

新生儿肠梗阻约占所有外科手术的 35%。麻醉关注点为，术前需纠正液体与电解质紊乱、腹胀（易引起呼吸窘迫）以及反流和吸入性肺炎的风险。胃肠减压后，建议在预给氧、硫喷妥钠或丙泊酚和琥珀胆碱、轻柔的环状软骨按压下行快速顺序诱导。继以常规方式麻醉。

脐膨出和腹裂

脐膨出与中线缺损（尤其是心脏异常）相关，因此需要术前超声心动图检查。而腹裂患儿并非如此。麻醉关注点包括肠外露引起的热量和液体丢失，以及腹壁缺损闭合后可能导致的膈肌上抬，这会影响呼吸功能。尽量减少热量散失。液体需要量远较正常新生儿大。至少需摄入 25% 的胶体液以维持血浆渗透压。通常，腹裂可在使用 silo 袋进行分期手术后关闭。麻醉医师可通过评估呼吸困难程度向外科医师建议是否关闭。部分患儿术后（尤其在腹裂修补术后）需要机械通气。需要分期修复的巨大脐膨出患儿，需要行气管切开和长期机械通气。

先天性肺叶性肺气肿

先天性肺叶性肺气肿在新生儿期可引起严重的呼吸窘迫。肺叶切除术的麻醉诱导应尽可能平稳，如果患儿挣扎用力吸气，大量气体将积聚于病损肺[54]。氧化亚氮会增加气体积聚，故应禁用。由于存在气胸风险，控制通气需谨慎。

脊髓脊膜膨出

如果膨出大，则术中可能出现较多的热量和液体丢失，应密切监测。俯卧位手术时，在胸部和骨盆予以衬垫，避免腹部受压。术后需监测呼吸暂停和颅内压升高等情况。

早产儿的特殊注意事项

出生缺陷在早产儿更加常见，经常需要手术干预。早产儿器官和酶系统发育不成熟，麻醉及手术管理中需关注细节以提高生存率。早产儿体表面积大且皮下脂肪少，导致体温维持较足月儿困难，因此保持合适的中性环境至关重要。早产儿极易发生呼吸肌疲劳，机械通气、持续胎儿循环和氧依赖的肺损伤会加剧呼吸肌疲劳。早产儿对外源性维生素 K 的反应不如足月儿，其出血风险相对更高。由于红细胞生成减少、红细胞寿命短和医源性原因（例如频繁采血），早产儿易发生贫血。早产儿的液体和电解质的管理相对困难，因为早产儿的不感蒸发量大，容易发生低血糖和低钙血症，肾功能和心血管系统耐受液体负荷能力差。

术前有突发性呼吸暂停史的早产儿在麻醉恢复期间更易发生危及生命的呼吸暂停。纠正胎龄 60 周以内的早产儿接受麻醉和手术时，术后需至少进行 12 小时的呼吸监测，以防呼吸暂停相关并发症[55]。

（田阳帆 译　胡瑶琴 审校）

参考文献

1. Besag FMC, Singh MP, Whitelaw AGL. Surgery of the ill, extremely low birth weight infant: Should transfer to the operating theatre be avoided? *Acta Paediatr Scand* 1998; 73: 594–5.
2. Frawley G, Bayley G, Chondros P. Laparotomy for necrotizing enterocolitis: Intensive care nursery compared with operating theatre. *J Paediatr Child Health* 1999; 35: 291–5.
3. Ayre P. Endotracheal anaesthesia for babies with special reference to hare-lip and cleft palate operations. *Anesth Analg* 1937; 16: 330–3.
4. Rees GJ. Neonatal anaesthesia. *Br Med Bull* 1958; 14: 38–41.
5. Tochen ML. Orotracheal intubation in the newborn infant: A method for determining depth of tube insertion. *J Pediatr* 1979; 95: 1050–1.
6. Litman RS, Maxwell LG. Cuffed versus uncuffed endotracheal tubes in pediatric anaesthesia: The debate should finally end. *Anaesthesiology* 2013; 118: 500–1.
7. Harnett M, Kinirons B, Heffernan A et al. Airway complications in infants: Comparison of laryngeal mask airway and the facemask–oral airway. *Can J Anaesth* 2000; 47: 315–8.
8. Bahk J-H, Choi I-H. Tracheal tube insertion through laryngeal mask airway in paediatric patients. *Paediatr Anaesth* 1999; 9: 95–6.
9. Ellis DS, Potluri PK, O'Flaherty JE, Baum VC. Difficult

airway management in the neonate: A simple method of intubating through a laryngeal mask airway. *Paediatr Anaesth* 1999; 9: 460–2.

10. Fiadjoe JE, Gurnaney H, Dalesio N et al. A prospective randomized equivalence trial of the GlideScope Cobalt® video laryngoscope to traditional direct laryngoscopy in neonates and infants. *Anesthesiology* 2012; 116: 622–8.

11. Walker I, Lockie J. In Sumner E, Hatch DJ (eds). *Paediatric Anaesthesia.* London: Arnold, 2000: 174.

12. Anand KJS, Hickey PR.Pain and its effects in the human neonate and fetus. *N Engl J Med* 1987; 317: 1321–9.

13. Sinner B, Becke K, Engelhard K. General anaesthetics and the developing brain: An overview. *Anaesthesia* 2014; 69: 1009–22.

14. Sanders RD, Davidson A. Anesthetic-induced neurotoxicity of the neonate: Time for clinical guidelines? *Pediatr Anesth* 2009; 19: 1141–6.

15. Salanitre E, Rackow H. The pulmonary exchange of nitrous oxide and halothane in infants. *Anesthesiology* 1969; 30: 388–94.

16. Steward DJ, Creighton RE. The uptake and excretion of nitrous oxide in the newborn. *Can Anaesth Soc J* 1978; 25: 215–7.

17. Hatch D, Fletcher M. Anaesthesia and the ventilatory system in infants and young children. *Br J Anaesth* 1992; 68: 398–410.

18. Warde D, Nagi H, Raftery S. Respiratory complications and hypoxic episodes during inhalation induction with isoflurance in children. *Br J Anaesth* 1991; 66: 327–30.

19. Wolf AR, Lawson RA, Dryden CM, Davies FW. Recovery after desflurane anaesthesia in the infant: Comparison with isoflurane. *Br J Anaesth* 1996; 76: 362–4.

20. O'Brien K, Robinson DN, Morton NS. Induction and emergence in infants less than 60 weeks postconceptual age: Comparison of thiopental, halothane, sevoflurane and desflurane. *Br J Anaesth* 1998; 80: 456–9.

21. Sale SM, Read JA, Stoddart PA, Wolf AR. Prospective comparison of sevoflurane and desflurane in formerly premature infants undergoing inguinal herniotomy. *Br J Anaesth* 2006; 96: 774–8.

22. Constant I, Seeman R, Murat I. Sevoflurane and epileptiform EEG changes. *Pediatr Anesth* 2005; 15: 266–74.

23. Gordana P, Vlajkovic MD, Sindjelic RP. Emergence delirium in children: Many questions, few answers. *Anesth Analg* 2007; 104: 84–91.

24. Hickey PR, Hansen DD, Stafford M et al. Pulmonary and systemic haemodynamic effects of nitrous oxide in infants with normal and raised pulmonary vascular resistance. *Anesthesiology* 1986; 65: 374–8.

25. Allegaert K. Is Propofol the perfect hypnotic agent for procedural sedation in neonates? *Curr Clin Pharmacol* 2009; 4: 84–6.

26. Ghanta S, Abdel-Latif ME, Lui K et al. Propofol compared with morphine, atropine, and suxamethonium regimen as induction agents for neonatal endotra-cheal intubation: A randomized trial. *Pediatrics* 2007; 119: 1248–55.

27. Dubois MC, Troje C, Martin C et al. Anesthesia in the management of pyloric stenosis. Evaluation of the combination of propofol-halogenated anesthetics. *Ann Fr Anesth Réanim* 1993; 12: 566–70.

28. Friesen RH, Henry DB. Cardiovascular changes in preterm neonates receiving isoflurane, halothane, fentanyl and ketamine. *Anesthesiology* 1986; 64: 238–42.

29. Rawicz M, Brandom BW, Wolf A. The place of suxamethonium in pediatric anesthesia. *Pediatr Anesth* 2009; 19: 561–70.

30. Driessen JJ, Robertson EN, Booij LH. Acceleromyography in neonates and small infants: Baseline calibration and recovery of the responses after neuromuscular blockade with rocuronium. *Eur J Anaesthesiol* 2005; 22: 11–5.

31. Nightingale DA Use of atracurium in neonatal anaesthesia. *Br J Anaesth* 1986; 58 (Suppl 1): 32–36S.

32. Brandom BW, Woelfel SK, Cook DR et al. Clinical pharmacology atracurium in infants. *Anesth Analg* 1984; 63: 309–12.

33. Fisher DM, Miller RD. Neuromuscular effects of vecuronium (ORG NC45) in infants and children during N_2O, halothane anesthesia. *Anesthesiology* 1983; 58: 519–25.

34. Brandom BW, Meretoja OA, Simhi E et al. Age related variability in the effects of mivacurium in paediatric surgical patients. *Can J Anaesth* 1998; 45: 410–6.

35. Cheng CA, Aun CS, Gin T. Comparison of rocuronium and suxamethonium for rapid tracheal intubation in children. *Paediatr Anaesth* 2002; 12: 140–5.

36. Driessen JJ, Robertson EN, Van Egmond J, Booij LH. The time-course of action and recovery of rocuronium 0.3 mg × kg$(^{-1})$ in infants and children during halothane anaesthesia measured with acceleromyography. *Paediatr Anaesth* 2000; 10: 493–7.

37. Walker Suellen M. Neonatal pain. *Pediatr Anesth* 2014; 24(1): 39–48.

38. Taylor J, Liley A, Anderson BJ. The relationship between age and morphine infusion rate in children. *Pediatr Anesth* 2013; 23(1): 40–4.

39. Howard RF, Lloyd-Thomas A, Thomas M et al. Nurse-controlled analgesia (NCA) following major surgery in 10,000 patients in a children's hospital. *Pediatr Anesth* 2010; 20(2): 126–34.

40. Ceelie I, de Wildt SN, van Dijk M et al. Effects of intravenous paracetamol on postoperative morphine requirements in neonates and infants undergoing major noncardiac surgery: A randomized controlled trial. *JAMA* 2013; 309(2): 149–54.

41. Use of nonsteroidal anti-inflammatory drugs in infants. A survey of members of the Association of Paediatric Anaesthetists of Great Britain and Ireland. *Pediatr Anesth* 2007; 17: 183–94.

42. Olischar M, Palmer GM, Orsini F et al. The addition of tramadol to the standard iv acetaminophen

and morphine infusion for postoperative analgesia in neonates offers no clinical benefit: A randomized controlled trial. *Pediatr Anesth* 2014; 24(11): 1149–57.

43. Hansen TG, O'Brien K, Morton NS, Rasmussen SN. Plasma paracetamol concentrations and pharmacokinetics following rectal administration in neonates and young infants. *Acta Anaesthesiol Scand* 1999; 43(8): 855–9.

44. Allegaert K, Palmer GM, Anderson BJ. The pharmacokinetics of intravenous paracetamol in neonates: Size matters most. *Arch Dis Chil* 2011; 96(6): 575–80.

45. Davidson AJ, Morton NS, Arnup SJ et al. Apnoea after awake regional and general anesthesia in infants: The general anesthesia compared to spinal anesthesia study—Comparing apnoea and neurodevelopmental outcomes, a randomized control trial. *Anesthesiology* 2015; 123(1): 38–54.

46. Jones LT, Craven PD, Lakkundi A, Foster JP et al. Regional (spinal, epidural, caudal) versus general anaesthesia in preterm infants undergoing inguinal herniorrhaphy in early infancy. *Cochrane Database Syst Rev* 2015; 6: CD003669.

47. Tirmizi H. Spinal anesthesia in infants: Recent developments. *Curr Opin Anaesthesiol* 2015; 28(3): 333–8.

48. Leelanukrom R, Cunliffe M. Intraoperative fluid and glucose management in children. *Paediatr Anaesth* 2000; 10: 353–9.

49. Bush GH, Steward DJ. Can persistent cerebral damage be caused by hyperglycaemia? *Paediatr Anaesth* 1995; 5: 385–7.

50. Spitz L, Kiely E, Brereton RJ. Esophageal atresia: Five year experience with 148 cases. *J Pediatr Surg* 1987; 22: 103–8.

51. Kosloske AN, Jewell PF, Cartwright KC. Crucial bronchoscopic findings in esophageal atresia and tracheoesophageal fistula. *J Pediatr Surg* 1988; 23: 466–70.

52. Langer JC, Filler RM, Bohn DJ et al. Timing of surgery for congenital diaphragmatic hernia: Is emergency operation necessary? *J Pediatr Surg* 1988; 23: 731–4.

53. Bouchut J-C, Dubois R, Moussa M et al. High frequency oscillatory ventilation during repair of neonatal congenital diaphragmatic hernia. *Paediatr Anaesth* 2000; 10: 377–9.

54. Cote CJ. The anesthetic management of congenital lobar emphysema. *Anesthesiology* 1978; 49: 296–8.

55. Kurth CD, Spritzer AR, Broennle AM, Downes JJ. Postoperative apnea in preterm infants. *Anesthesiology* 1987: 66: 486–8.

术后管理

Suzanne Crowe

引言

近年来，危重症新生儿的围手术期管理有了新进展。新的外科技术和设备的应用促进了更小婴儿挑战性手术的开展[1-2]。新的麻醉方式，尤其是局部麻醉，以及快速代谢药物（例如地氟烷和瑞芬太尼）的应用，也加速了这一进展[3-5]。更多的早产儿和低体重儿的手术增加了对术后重症监护的需求[6]。生后可替代性的心肺支持、一氧化氮（NO）吸入和高频振荡通气（high frequency oscillation ventilation，HFOV），为危重新生儿的存活提供了更多支持。

早产儿和足月儿之间生理性和药理性的差异直接影响了其对手术和术后恢复的适应能力。生后前 10 天，肺血管阻力（pulmonary vascular resistance，PVR）升高，导致动脉导管右向左分流的可能性增加，尤其在缺氧或代谢性酸中毒时。此外凝血系统也存在明显差异，这是由于出生时血浆凝血因子水平和活性较低，生后若干月才逐渐升高。新生儿（尤其是早产儿）总体水较多，且生后最初几天肾小球滤过率（GFR）低。体温调节机制未发育完全，因此需要相应支持。新生儿心肌较薄，导致心脏每搏输出量相对固定，因此需要通过增加心率来增加心输出量。通常，通过激素释放和代谢调控对手术产生应激反应，而在新生儿，这一反应也有变化，因此这对心血管系统监测、生命支持、镇静和镇痛等均有影响。本章重点介绍新生儿术后的生理特征及相应的术后管理。

呼吸道管理

新生儿功能性呼吸储备少，这意味着他们对呼吸需求变化的代偿能力有限。而心脏、肾、神经、免疫和血液等所有其他系统的改变都能直接影响呼吸功能，这些改变的出现能快速改变呼吸需求和功能，患病的新生儿可能难以代偿。新生儿肺和胸壁顺应性低，细支气管和肺泡相对不成熟，导致呼吸肌易疲劳。呼吸中枢尚未发育成熟，一旦患病容易发生呼吸暂停。大的腹部或胸部外科手术会对呼吸系统产生严重影响，术后容易发生呼吸衰竭。腹裂和先天性膈疝等畸形修补术会导致腹内压升高、膈肌上抬和肺顺应性降低。新生儿正常潮气量略大于闭合容积，关腹引起的潮气量下降可导致肺泡萎陷和气体交换面积减少。肺不张会导致低氧血症、高碳酸血症和呼吸性酸中毒。肺血管床对 pH 变化敏感，呼吸性酸中毒会增加肺循环阻力，损害右心功能。术后呼吸支持可以减少此类心肺功能恶化的发生[7]。手术越复杂，时间越长，输血越多，需要呼吸支持的概率越高，在早产儿和合并其他先天性畸形的新生儿中更为常见。局部麻醉中局部麻醉药的有效使用减少了术后阿片类药物的应用，使得术后可以早期拔管。

通气支持

正压通气

新生儿重症监护室（NICU）和儿科重症

监护室（pediatric intensive care unit，PICU）的呼吸机可以满足大手术术后儿童的呼吸支持需求。空氧混合气体以 50psi（1psi=6.89kPa）的压力管道供应。微处理器控制吸气阀和呼气阀，气体输出前可进行加温加湿处理。呼气阀控制每次呼吸的呼气末正压（positive end-expiratory pressure，PEEP）水平。从完全指令通气到同步支持通气和自主压力支持通气，有多种通气模式可供选择。这些通气模式使得新生儿可以获得合适的呼吸支持，使儿童呼吸机相关的肺损伤较前减少[8]。

手术新生儿通常使用时间循环限压通气模式。预先设定的压力被定义为吸气峰压（peak inspiratory pressure，PIP），考虑到肺的顺应性和气道阻力，选择该压力来提供足够的潮气量。若为术后通气过程不出现并发症的患儿，PIP 通常为 15~20cmH$_2$O（1cmH$_2$O=98Pa）。如果肺水肿导致肺顺应性降低或胸腔顺应性降低，气道阻力上升，则可能需要显著增加 PIP。为防止呼气末肺泡塌陷，呼气末气道压（自主呼吸时通常为零）可能需要增加至 5~10cmH$_2$O。呼吸机的通气频率与二氧化碳的排出有关，通常为 28~36 次/min。

患者触发通气和同步通气

同步患者触发通气在新生儿中有很多优点。婴儿在压力支持下协调自主呼吸，减少了镇静和肌松药的需求。由于药物代谢和肾脏排泄的不成熟，肌松药的作用时间可能会延长。呼吸机应用吸气气流触发模式，触发患儿吸气并提供压力或容积支持。操作者可以调节触发器的灵敏度，允许呼吸机的吸气阀提前开放。这既可以在压力或容积控制模式下触发，例如压力支持通气（pressure support ventilation，PSV）或同步间歇指令通气（synchronous intermittent mandatory ventilation，SIMV），也可以完全独立地在持续气道正压通气（continuous positive airway pressure，CPAP）模式下完成。患者产生的触发通气可以在通气期间维持自身呼吸肌功能，有利于

脱机。在呼吸衰竭的新生儿（常常是患肺部疾病的早产儿）中进行了不同通气模式的比较[9-10]。这些随机对照试验表明，患者触发的同步通气模式可以减少漏气并缩短呼吸机通气时间[11-12]。表 12.1 总结了呼吸支持的术语和最常见的通气模式。

高频振荡通气

对肺膨胀时限制峰压的重要性认识日益加深，使得高频振荡通气（HFOV）广泛使用[13-14]。这种通气模式募集肺泡参与气体交换，在持续的膨胀压力下保持肺泡开放。有时将其称为"开放肺"方法。二氧化碳的排出通过调节振荡频率和幅度来控制，而氧合则通过调节平均气道压和吸入氧浓度（FiO$_2$）来实现[15]。肺容量的募集和稳定取决于压力和时间[16]。1996 年，HFOV 与常规通气对比的前瞻性随机试验采用了明确定义的肺募集方案，所有患者均接受表面活性物质的治疗，发现住院时间缩短、慢性肺疾病的发生率降低[17]。尽早开始 HFOV（而非肺损伤后）可以改善预后，在早产儿中尤其如此[14,17]。表 12.2 总结了 HFOV 和高频喷射通气（high frequency jet ventilation，HFJV）的一些相关特征。

肺保护通气

气管插管和通气的主要目的是维持血气分析中的氧气、二氧化碳和 pH 在正常范围。然而，由于正压通气的缺点，维持正常的血气结果比较困难。高膨胀压可以增加二氧化碳排出，同时会导致呼吸机相关肺损伤（包括肺实质和肺血管）[18]。动物模型提示呼吸机诱发的肺损伤表现为肺水肿、透明膜形成和肺上皮细胞损伤；肺膨胀压 30cmH$_2$O 时即可产生肺损伤。保护性肺通气指肺内压力限定和允许性高碳酸血症，常用于早产肺和发育不良肺的患儿中[19]。越来越多的证据表明，低碳酸血症会减少颅内血流，对发育中的新生儿大脑可能是有害的。综合以上考虑，不再采用过度通气作为关闭动脉导管的策略。新生

表 12.1 常用的通气模式和术语

术语	描述	评估
容积通气或容积控制通气	预设 VT。患者不能触发呼吸机，VT 不变，吸气峰压可能改变	常用于成人和大龄儿童，在低龄儿童中尽量少漏气也同样有效
压力通气或压力控制通气	预设压力。患者不能触发呼吸机。吸气峰压不变，VT 可能改变	常用于婴儿。也多用于成人 ARDS 患者预防呼吸机诱发的肺损伤
持续气道正压通气	使用呼气末正压、非机械通气的自主呼吸模式。经供气阀给予高气流量	最先用于有肺部疾病的早产儿。现在普遍作为拔管前的辅助通气模式
辅助控制通气	设置最小的呼吸频率和 VT（或者压力）。患者吸气频率可能增快	撤机常用通气模式
辅助通气	辅助患者每次呼吸均达到呼吸机设定的容积和压力	常用作压力支持通气
间歇指令通气或同步间歇指令通气	由呼吸机触发、限制和循环机器诱发的呼吸	不常用
高频正压通气	普通呼吸机以 >60 次/min 的呼吸频率给予正压通气	通常用于严重缺氧呼吸衰竭（例如 MAS、IRDS）的患儿
无创通气（双水平气道正压通气）	通过鼻腔和面罩提供正压通气。通常用于预选的吸气正压和呼气正压的双水平装置	越来越多用于肺部疾病较轻的患者和早产儿。避免气管插管和呼吸机相关性肺炎
神经调节辅助通气	通过检测膈肌电活动来施行正压通气。可能通过气管导管或面罩进行通气	舒适的撤机模式。提高患者与呼吸机同步性，减少镇静药使用

注：ARDS，急性呼吸窘迫综合征；IRDS，婴儿呼吸窘迫综合征；MAS，胎粪吸入综合征；VT，潮气量。

表 12.2 高频呼吸机特性

特征	高频振荡通气	高频喷射通气
频率	180~900 次/min	100~600 次/min
潮气量	高频通气（>10Hz）时使用最低的潮气量，潮气量与通气频率成反比	潮气量 2~5mL/kg
呼气	主动	被动
气体运动	扩散	扩散加整体流动
适应证	用于肺顺应性降低的肺部疾病（MAS，IRDS），作为一种膨肺的策略，也被广泛用于先天性膈疝	IRDS，MAS，支气管胸膜瘘

注：Hz，赫兹；IRDS，婴儿呼吸窘迫综合征；MAS，胎粪吸入综合征。

儿期早期应用表面活性物质和 CPAP 可以降低早产儿呼吸窘迫综合征的严重程度[20-21]。

呼吸机参数的设置

新生儿通气模式的选择取决于其入住 PICU/NICU 时的状况，以及已知的病理生理，如巨大的气管食管瘘。目的是使用最低 FiO_2 与气道压，维持气体交换在正常范围（PaO_2 为 8~12kPa，PCO_2 为 5~6.5kPa）。在无肺部疾病时正常的气体交换容易维持，但是在先天性或获得性胸部和/或腹部异常的情况下可能需要采取进一步的通气策略。如果婴儿的肺顺应性正常且气道压在预设范围内，则其 PIP 为 10~20cmH_2O，呼吸频率为 25~35 次/min，FiO_2 为 0.21~0.35，PEEP 为 3~5cmH_2O。在第一个小时内应进行胸部 X 线检查以确保最佳的肺膨胀，并进行血气分析防止过度换气。

呼吸监测

血气监测：监测术后呼吸功能需要监测气体交换。最可靠和准确的方法是从动脉血样本中测量 PaO_2，$PaCO_2$ 和 pH。有创监测最常见部位是新生儿的脐动脉和较大婴儿的桡动脉或足背动脉。新生儿右桡动脉血样监测为导管前的数值，其他部位的结果则为导管后数值。在某些情况下，左锁骨下动脉位于动脉导管旁，故其测量值与右桡动脉的结果相近。重症新生儿需要经常采样进行血气分析，而现在的自动血气分析仪的样本量不到 0.2mL，因此减少了输血的需求。在没有直接动脉通路的情况下，灌注良好区域的毛细血管也可用于采样进行血气分析。

无创氧合和 CO_2 监测：脉搏血氧饱和度仪可以可靠且准确地测量氧饱和度和心率。在动脉血氧饱和度低于 70% 以及低心输出量导致外周低灌注时，其检测值与实际测量之间一致性不佳。传感器的位置很重要，因为探头对光伪影很敏感。它能对气道分泌物吸引和通气变化等干预做出迅速反应，因此在 ICU 和手术室中非常有用。由于氧离解曲线的特性，氧饱和度测量无法准确反映高浓度的 PaO_2 水平（> 95mmHg）。氧和二氧化碳的经皮探头也在使用，尤其在早产儿中。两种探头都可以将皮肤加热到 41~44℃，加快皮肤血流。有时应使用动脉血气确认气体交换间接监测结果的准确性。仔细维护、校准和应用探头，以获得更高的准确性。由于加热元件可能会损伤皮肤，因此必须每 4~6 小时旋转一次探头位置。呼气末二氧化碳监测或二氧化碳描记法（使用红外测量二氧化碳），在每次呼气末对二氧化碳进行连续的间接评估，是大多数 ICU 使用的标准监护方法。在存在肺部疾病的情况下，呼气末二氧化碳测量值与血液中 PCO_2 之间的差值会增加，而作为监测标准的呼气末二氧化碳有效

性会下降。因为连接器相对较大，所以增加无效腔量。

PICU 插管患儿的监护

气管导管（endotracheal tube，ETT）的大小和位置：除非先天性鼻部畸形或鼻部受伤导致无法插管，新生儿通常使用经鼻插管而非经口插管。经鼻 ETT 可以为患儿提供更大的舒适度和安全性，更易耐管、减少镇静药的使用，并且可以提供更方便的口腔护理。ETT 可以安全地固定在鼻面部，减少意外拔管的可能性。大龄儿童经口插管在大部分通气过程中也是令人满意的，但通常首选经鼻插管。ETT 的型号根据体重和年龄而定（表 12.3）。深度是尖端在胸部 X 线片上 T_3、T_4 之间。如果导管尖端低于此位置，ETT 可能会进入右主支气管，从而导致右肺上叶萎陷和 / 或左肺萎陷。这可能是许多本可避免的并发症的一个原因。气管插管或重新调整 ETT 位置后，需要拍胸部平片以验证其位置的正确性。ETT 的近端应远离鼻孔，使连接器不会压迫鼻孔，避免压力相关的皮肤或软骨压迫。

表 12.3　气管导管型号选择

年龄	气管导管内径 /mm
早产儿	2.0~2.5
足月儿	3.0~3.5
1 个月	3.5
1~6 个月	3.5~4.0
1 岁	4.5

低压带囊 ETT 越来越多地应用于婴儿，因为它们对 ETT 周围的漏气的管理更加有益，分泌物不能自由通过导管周围进入支气管，减少了呼吸机相关性肺炎的发生。使用不带囊 ETT 时，大量漏气使通气极为困难。这一点在术后最初需要高压通气期间尤其重要。像 2.5#、3.0# 这种小号 ETT 容易被分泌物堵

塞，常规吸引是保持 ETT 通畅和通气效果的关键。吸引可能很危险，尤其对婴儿和早产儿，即使细致护理也会导致缺氧和心动过缓。预给氧后再吸引减少了此类并发症的发生。

气管内吸引可用于改良支气管肺泡灌洗，并提取肺泡分泌物样品进行微生物检查。如果临床上怀疑有感染，可以获取有关培养的生物学信息并指导进一步治疗。

所有呼吸机同时具备通气与加湿功能。加湿在婴儿的体温管理和预防呼吸机相关性肺炎中起着重要的作用。稀薄的分泌物更容易从支气管中吸出；黏稠的分泌物容易滞留，导致堵塞和肺不张。加湿器的目标是在 37℃ 的温度下向 ETT 输送完全饱和的气体。当拔除 ETT、停止呼吸机支持时，可能需要继续补充氧气和 / 或无创通气等支持方式——这些通气方式也需要加湿。

新生儿低氧性呼吸衰竭的管理

新生儿生后不久可能会出现低氧性呼吸衰竭。必须迅速排除心脏原因。最常见的原因是新生儿持续性肺动脉高压（PPHN）。如果肺血管床暴露于缺氧或酸中毒的环境，如胎粪吸入、气道阻塞或脓毒症时，PPHN 进展迅速。此类新生儿需要新生儿或儿科重症监护，并给予 HFOV 支持 [22]。由于肺血管床阻力高、右心泵功能相对不足，通常需要使用正性肌力药提供足够的灌注压。如果右心衰竭，左心室功能也会受损，并可能继发严重的全身低血压和器官灌注不足。

一氧化氮

重症婴儿通常需要吸入性 NO 与 HFOV 同时使用 [23]。NO 可以舒张肺血管内皮，逆转肺动脉高压。吸入给药时，NO 从肺泡迅速扩散到内皮细胞和血管平滑肌，刺激鸟苷酸环化酶产生环鸟苷酸（cyclic guanosine monophosphate，cGMP）。一系列的随机对照试验表明，

吸入性 NO 可以改善 PPHN 足月新生儿的氧合并减少对体外膜氧合（ECMO）的需求 [24-26]。虽然效果理想，但并非所有新生儿都有同样效果。无广泛实质性肺病变的右向左分流的婴儿效果更好。如果存在继发于胎粪吸入或发育不良导致的广泛性肺疾病，则可能不会发生相同程度的逆转。

两种磷酸二酯酶抑制剂，双嘧达莫和西地那非，已成功地用于治疗与吸入性 NO 戒断相关的反弹性肺动脉高压 [27]。对吸入性 NO 无效的 PPHN 婴儿，持续使用西地那非是有效的 [28]。两种抑制剂可联合用于严重缺氧患儿，如先天性膈疝患儿。

表面活性物质替代治疗

新生儿医学的重要进展是合成和使用表面活性物质治疗早产儿肺部疾病。预防性治疗适用于疑似 / 确诊早产儿肺疾病 [29]。与肺保护性通气结合使用可降低漏气和死亡率 [30-31]。天然表面活性物质可能包含具有抗炎特性的其他蛋白质。在其他诊断性研究中进行了试验，但没有相同的阳性结果。临床试验表明，胎粪吸入的婴儿使用表面活性物质可减少其对 ECMO 的需求 [32]。

撤机

尽快减少对通气支持的依赖是避免通气并发症的关键。停用干扰呼吸肌功能的药物（即肌肉松弛药）以及少量阿片类药物，对于维持膈肌和肋间肌的功能至关重要。可以通过多种不同的方式逐步减少呼吸机的支持，通常是降低压力支持和减少呼吸频率。随着自主呼吸强度和频率的提高，患者将从压力支持 /CPAP 的模式转入完全自主呼吸模式。当压力支持达到生理水平，即 5~7cmH$_2$O，所需的 PEEP 为 3~5cmH$_2$O，氧浓度小于 40% 时，则可以考虑拔管。但拔管需综合评估患儿的整体状况。如果使用带套囊的 ETT，则需先放气，确认 ETT 周围存在漏气。最近，采用神

经调节辅助通气（neurally adjusted ventilatory assist，NAVA）作为脱机通气模式。在触发辅助呼吸时，患儿可保持清醒、舒适。在呼吸周期早期呼吸机可感知膈肌的电活动，辅助呼吸与膈肌的活动成正比。这使婴儿可以在接受辅助呼吸时改变每次呼吸的大小和频率。

术后镇静和镇痛

新生儿需要镇静和镇痛以确保安全和舒适的外科手术管理，这一观念已深入人心。有效缓解疼痛可降低早产儿对手术的应激反应，并减少高血压和脑室内出血[33]。镇痛可维持血糖稳态，降低气道压并减少内源性儿茶酚胺释放[34]。新生儿重症监护室中最常用的阿片类药物是芬太尼、吗啡和瑞芬太尼[35]。苯二氮䓬类是一种镇静辅助药，常用的是咪达唑仑或劳拉西泮。表12.4总结了以上药物。近年来，区域麻醉技术的兴起减少了对阿片类镇痛药物的需求[36]。手术室内超声引导下行区域阻滞，并通过留置导管持续输注左布比卡因。

新生儿血流动力学支持

心输出量是心率与每搏输出量的乘积，心输出量的增加取决于心率的增加或改变每搏出量的能力。每搏输出量受静脉回流（前负荷）、心室输出阻力（后负荷）和心肌收缩能力的影响。新生儿心肌发育相对不成熟，几乎没有增加每搏出量的能力。因此，心输出量很大程度上取决于心率。通过增加心率来代偿每搏输出量的下降。低血压是一个晚期的体征，血压不能通过心率增加和血管收缩来代偿，所以失代偿似乎是突然发生的。心输出量可以根据心率、血压、尿量和皮肤/核心温度梯度等临床参数进行估算。将这些参数与血气分析相结合，如果血样是从中心静脉采集，可以检测血乳酸和混合静脉血氧饱和度，以检查问题所在。中心静脉压（central venous pressure，CVP）的测量有助于评估右心房压和前负荷。

中心静脉通路可以通过新生儿的颈内静脉、锁骨下静脉或股静脉建立。中心静脉置管在很小的婴儿中具有技术挑战性，而目前超声已成为指导中心静脉置管的标准方法之一。用22G或24G套管行桡动脉、胫后动脉、

表12.4　新生儿常用的麻醉和镇痛药物

药物	类别	评价	常用剂量
吗啡	麻醉药	具有良好的镇静镇痛作用。新生儿有蓄积效应。撤药反应	机械通气患者20~30μg/（kg·h）
芬太尼	短效麻醉药	强效的短效麻醉药，通常用于机械通气患者操作镇静	起始剂量1~2μg/（kg·h）；输注剂量0.5~2μg/（kg·h）
咪达唑仑	短效苯二氮䓬类药	通过起始剂量或持续输注作为镇静药物	持续静脉输注剂量1~4μg/（kg·min）；起始剂量0.1~0.2mg/kg
劳拉西泮	苯二氮䓬类药	较咪达唑仑更长效，强效抗惊厥	癫痫患者0.05mg/kg，i.v.
氯胺酮	分离麻醉药，i.v.或i.m.	良好的镇痛药，用于操作镇静或麻醉，拟交感作用，使血压升高	分离麻醉起始剂量1~2mg/kg，i.v.
对乙酰氨基酚	环氧合酶抑制剂，可用于口腔或直肠准备	对轻微的手术性疼痛和退热都有效	每次剂量10~15mg/kg
蔗糖	刺激内源性阿片类物质	用于操作镇痛	足月儿2mL，p.o.

注：i.m.，肌内注射；i.v.，静脉注射；p.o.，口服。

足背动脉或股动脉置管,便于直接动脉压测量和获取血气分析样本以监测电解质和酸碱平衡。分娩后进行脐静脉和脐动脉置管,可在生后短时间内使用。如果置管位置不当,可能会导致肾脏或肠道缺血。

对有临床休克体征的婴儿的治疗重点是通过增加容量(10~20mL/kg 晶体液或胶体液)来增加前负荷,然后重新评估临床表现,通常需要进一步的液体输注。如果增加前负荷不能改善组织灌注,则可能需要血管活性药物来支持器官灌注。

新生儿血管活性药物治疗

血管活性药物会引起血管舒张或收缩。由于对心肌细胞的直接作用,一些药物还会使心肌收缩能力增加。通过改变组织的氧供、心率、心脏充盈压、后负荷和收缩能力等影响心肌做功并增加耗氧。图 12.1 解释了输液和正性肌力药对新生儿心输出量的影响。理想药物是在增加收缩能力同时能够降低后负荷,同时使心率变化最小。这种药物目前尚不存在,因此复合用药可最大限度地增加全身灌

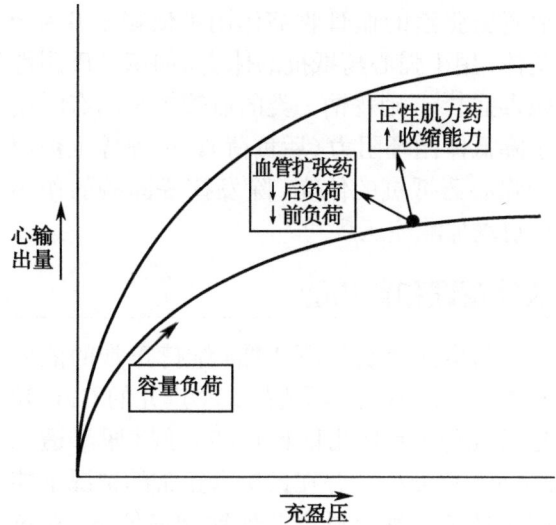

图 12.1 增加右心房充盈压、血管扩张药和正性肌力药对心输出量的影响(Frank-Starling 曲线)

注并减少副作用。很少有研究关注正性肌力药及其在新生儿中的作用,大多数研究集中在正性肌力药对婴儿心脏术后的作用[37-38]。

表 12.5 总结了目前使用的血管活性药物及其作用。通常,β 或 α 受体激动剂(例如去甲肾上腺素或肾上腺素)与磷酸二酯酶抑制剂(例如米力农或依诺昔酮)组合使用[39-41]。

表 12.5　用于血流动力学支持的血管活性药物

药物	作用部位	剂量	
多巴胺	兴奋心肌 β_1 受体;大剂量兴奋外周 α 受体;间接释放去甲肾上腺素;通过肾脏多巴胺受体使肾血管舒张	1~10μg/(kg·min)兴奋 β 受体 10~20μg/(kg·min)兴奋 α 和 β 受体 >20μg/(kg·min)兴奋 α 受体	
多巴酚丁胺	兴奋心肌 β_1 受体;对外周 α 和 β_2 受体作用较小	5~15μg/(kg·min)	
肾上腺素	兴奋心肌 β_1 受体;兴奋外周 α 和 β_2 受体	0.01~0.1μg/(kg·min)	
去甲肾上腺素	主要兴奋 α 受体;强效血管收缩药;正性肌力作用较小	0.01~0.1μg/(kg·min)	
米力农	磷酸二酯酶抑制剂;通过增加 cGMP 发挥作用;扩血管和正性肌力作用	0.33~1μg/(kg·min)	
血管升压素	作用于血管上的 V_1 受体	0.002~0.000 4μg/(kg·min)	基本通过 cAMP;对心率没有影响

注:cAMP,环腺苷酸;cGMP,环鸟苷酸。

血管紧张素的血管收缩作用不依赖于 β 和 α 受体,用于强心药抵抗的休克,如革兰氏阴性脓毒症[42]。硝普钠一类的血管扩张药有时用于降低体循环阻力(后负荷)。类固醇也被用于强心药抵抗的休克,除发挥醛固酮的作用外可增加灌注压[43-44]。

液体管理和肾功能

新生儿肾功能不成熟,维持正常的液体和电解质稳态是一项挑战。早产儿的 GFR 较足月儿低,足月儿稀释功能较好(尿渗透压 30~50mOsm/L),并在钠摄入正常的情况下能够维持钠平衡。早产儿保钠功能低下,对抗利尿激素(antidiuretic hormone,ADH)的作用相对不敏感,特殊情况下(例如脱水)尿浓缩能力降低。新生儿细胞外液比例高,因而其药代动力学有所不同。新生儿的体液平衡取决于液体丢失(蒸发、肾、胃肠道)与维持器官灌注和生长所需的摄入量之间的平衡。生后第一天,非机械通气足月儿的液体需求为 60mL/(kg·d),生后第 7 天则增至 100~150mL/(kg·d)。补液通常用 0.9% 或 0.45% 的盐水和 5%~10% 的葡萄糖。由于鼻胃管吸引、肠瘘或造瘘口引起的胃肠道丢失量常被低估,应精确计算,予以补充。

体液对手术的应激反应包括 ADH 和皮质醇的释放增加。麻醉药、阿片类药物和正压通气也会增加 ADH 的释放,导致水潴留、尿液浓缩。用低渗溶液进行输液会进一步导致游离水的增加而引起低钠血症[45-46]。对于静脉输液患儿,应每日评估液体需求量和电解质水平。处于机械通气的新生儿,由于呼吸机的气体加湿功能减少了肺的不感蒸发,每日液体摄入量可减少至正常的 70%。

尿量在 1mL/(kg·h) 以上,表明充足的前负荷和器官灌注。由于 ADH 升高,术后可能出现少尿。但持续性少尿或无尿可能为肾前性、肾后性或肾性肾损伤所致,需要进一步治疗。肾前性肾衰竭通常与体液丢失或液体复苏不足所致的肾血流减少有关。

20mL/kg 的晶体液或胶体液输注可恢复循环血容量和肾脏灌注。如果仍旧无尿,则需进一步输液。肾性肾衰竭虽罕见,但更为严重,难以管理,其病因可能为先天性肾脏异常(囊性肾或肾发育不良)、术中长时间的肾脏缺血或肾血管异常。吲哚美辛、非甾体抗炎药和氨基糖苷类等药物亦可引起肾性肾损害。尿液分析中发现红细胞、管型或蛋白质,并伴有高尿钠,则很可能是肾性肾疾病而非肾前性肾衰竭。肾衰竭的治疗重点在于消除病因、限制液体摄入和治疗高钾血症。腹膜透析有助于肾功能的恢复[47]。由于没有合适的设备以及全身肝素化可能发生的风险,连续血液滤过的肾脏替代疗法不常规用于新生儿。

体温管理和代谢

温度:为了保持正常的体温,新生儿必须在热量丢失和产热之间取得平衡。新生儿体表面积大,容易通过传导、对流、蒸发和辐射迅速散失热量。新生儿通过褐色脂肪和葡萄糖产热来提升体温的能力有限。早产儿容易出现寒冷导致的代谢性酸中毒、低血糖、氧耗增加和体重减轻,保温能力更差。重症新生儿需要在温暖的环境中进行护理,以免受冷刺激的影响。如果血流动力学稳定,则可将婴儿置于 32~36℃ 的保温箱中,避免传导和对流引起的热量丢失。如果需要在保温箱外护理婴儿,则需使用辐射床或辐射台。

代谢:新生儿的葡萄糖代谢不成熟,糖原储备少(早产儿肝糖原储备不足或因儿茶酚胺应激衰竭而耗尽)或糖尿病母亲胰岛素分泌过多,容易发生低血糖。宫内发育迟缓的患儿由于糖异生减少,也容易发生低血糖。新生儿低血糖未得到及时识别和治疗,会导致癫痫和脑损伤。未行喂养的新生儿需要输注 10% 的葡萄糖。定期血糖监测为常规护理的一部分。为了维持血糖水平在正常范围(2~6mmol),有时需要使用胰高血糖素和糖皮质激素。如果接受葡萄糖输注或完全肠外营养的患儿突然停止输液,可能因体内胰岛素水平的升高出现反跳性低血糖。

低钙血症在新生儿期很常见，尤其是在重症新生儿、糖尿病母亲婴儿以及接受大量输血的患儿。总血清钙不能准确反映血中离子钙的水平。新生儿心肌对血清钙水平的变化非常敏感，因此循环钙水平降低会导致癫痫、呼吸暂停和低心输出量。由于钙对周围静脉和组织刺激大，必须通过中心静脉来进行钙输注。

（田阳帆 译　胡瑶琴 审校）

参考文献

1. Smithers CJ, Hamilton TE, Manfredi MA, Rhein L, Ngo P, Gallagher D et al. Categorization and repair of recurrent and acquired tracheoesophageal fistulae occurring after esophageal atresia repair. *J Pediatr Surg* 2016 Aug 31 pii; S0022-3468(16)30288-3.
2. Nose S, Sasaki T, Saka R, Minagawa K, Okuyama H. A sutureless technique using cyanoacrylate adhesives when creating a stoma for extremely low birth weight infants. *Springer Plus* 2016 Feb 27;5:189 eCollection 2016-10-3.
3. Davidson AJ, Morton NS, Arnup SJ, de Graaff JC, Disma N, Withington DE et al. Apnoea after awake regional and general anesthesia in infants: The general anesthesia compared to spinal anaesthesia study—Comparing apnoea and neurodevelopmental outcomes, a randomized controlled trial. *Anesthesiology* 2015 Jul; 123(1):38–54.
4. Sale SM, Read JA, Stoddart PA, Wolf AR. Prospective comparison of sevoflurane and desflurane in formerly premature infants undergoing inguinal herniotomy. *Br J Anaesth* 2006 Jun; 96(6): 774–8.
5. Sammartino M, Garra R, Sbaraglia F, De Riso M, Continolo N, Papacci P. Experience of remifentanil in extremely low-birth-weight babies undergoing laparotomy. *Pediatr Neonatol* 2011 Jun; 52(3): 176–9.
6. Eicher C, Seitz G, Bevot A, Moll M, Goelz R, Arand J et al. Surgical management of extremely low birth weight infants with neonatal bowel perforation: A single-centre experience and a review of the literature. *Neonatology* 2012; 101(4): 285–92.
7. Greenough A, Dimitriou G, Prendergast M, Milner AD. Synchronised mechanical ventilation for respiratory support in newborn infants. *Cochrane Database Syst Rev* 2008(1): CD000456.
8. Dassieu G, Brochard L, Benani M, Avenel S, Danan C. Continuous gas insufflation in preterm infants with hyaline membrane disease. A prospective randomised trial. *Am J Respir Crit Care Med* 2000; 162(3 Pt 1): 826–31.
9. Davis P, Henderson-Smart D. Post-extubation prophylactic nasal continuous positive airway pressure in preterm infants: A systematic review and meta-analysis. *J Paediatr Child Health* 1999; 35(4): 367–71.
10. Kamper J, Wulff K, Larsen C, Lindequist S. Early treatment with nasal continuous positive airway pressure in very low birth weight infants. *Acta Paediatr* 1993; 82(2): 193–7.
11. Courtney SE, Barrington KJ. Continuous positive airway pressure and non-invasive ventilation. *Clin Perinatol* 2007 Mar; 34(1): 73–92.
12. Robertson NJ, Hamilton PA. Randomised trial of elective continuous positive airway pressure (CPAP) compared with rescue CPAP after extubation. *Arch Dis Child Fetal Neonatal Ed* 1998; 79(1): F58–60.
13. Clark RH, Yoder BA, Sell MS. Prospective randomised comparison of high request oscillation and conventional ventilation in candidates for extracorporeal membrane oxygenation. *J Pediatr* 1994; 124(3): 447–54.
14. Thome U, Kossel H, Lipowsky G, Porz F, Furste HO, Genzel-Boroviczeny O et al. Randomised comparison of high frequency ventilation with high rate intermittent positive pressure ventilation in preterm infants with respiratory failure. *J Pediatr* 1999; 135(1): 39–46.
15. Courtney SE, Durand DJ, Asselin JM, Hudak ML, Aschner JL, Shoemaker CT. High frequency oscillatory ventilation vs. conventional mechanical ventilation former low birth weight infants. *N Engl J Med* 2002 Aug 29; 347(9): 643–52.
16. Johnson AH, Peacock JL, Greenough A, Marlow N, Limb ES, Marston L et al. High frequency oscillatory ventilation for the prevention of chronic lung disease of prematurity. *N Engl J Med* 2002 Aug 29; 347(9): 633–42.
17. Gerstmann DR, Minton SD, Stoddard RA, Meredith KS, Monaco F, Bertrand JM et al. The Provo Multicenter early high frequency oscillatory ventilation trial: Improved pulmonary and clinical outcome in respiratory distress syndrome. *Pediatrics* 1996; 98: 1044–57.
18. Miguet D, Claris O, Lapillonne A, Bakr A, Chappuis JP, Salle BL. Preoperative stabilisation using high frequency oscillatory ventilation in the management of congenital diaphragmatic hernia. *Crit Care Med* 1994; 22(9 Suppl): S77–82.
19. Rimensberger PC, Pache JC, McKerlie C, Frndova H, Cox PN. Lung recruitment and lung volume maintenance: A strategy for improving oxygenation and preventing lung injury during both conventional mechanical ventilation and high frequency oscillation. *Intensive Care Med* 2000; 26(6): 745–55.
20. Verder H, Albertsen P, Ebbesen F, Greisen G, Robertson B, Bertelsen A et al. Nasal continuous positive airway pressure and early surfactant therapy for respiratory distress syndrome in newborns of less than 30 weeks gestation. *Pediatrics* 1999; 103(2): E24.

21. Verder H, Robertson B, Greisen G, Ebbesen F, Albertsen P, Lundstrom K, Jacobsen T. Surfactant therapy and nasal continuous positive airway pressure for newborns with respiratory distress syndrome. Danish-Swedish Multicenter Study Group. *N Engl J Med* 1994; 331(16): 1051–5.

22. Carter JM, Gerstmann DR, Clark RH. High frequency oscillatory ventilation and extra corporeal membrane oxygenation for the treatment of acute neonatal respiratory failure. *Pediatrics* 1990; 85: 159–64.

23. Davidson D, Barefield ES, Kattwinkel J, Dudell G, Damask M, Straube R et al. Inhaled nitric oxide for the early treatment of persistent pulmonary hypertension of the term newborn: A randomised, double-masked, placebo-controlled, dose-response, multi-centre study. *Paediatrics* 1998; 101(3): 325–34.

24. Kinsella JP, Walsh WF, Bose CL, Gerstmann DR, Labella JJ, Sardesai S et al. Inhaled nitric oxide in premature neonates with severe hypoxaemic respiratory failure: A randomised controlled trial. *Lancet* 1999; 354(9184): 1061–5.

25. The Neonatal Inhaled Nitric Oxide Study Group. Inhaled nitric oxide in full-term and nearly full-term infants with hypoxic respiratory failure. *N Engl J Med* 1997 Feb 27; 336(9): 597–604.

26. Christou H, Van Marter LJ, Wessel DL, Allred EN, Kane JW, Thompson JE et al. Inhaled nitric oxide reduces the need for extracorporeal membrane oxygenation in infants with persistent pulmonary hypertension of the newborn. *Crit Care Med* 2000; 28(11): 3722–7.

27. Atz AM, Wessel DL. Sildenafil ameliorates effects of inhaled nitric oxide withdrawal. *Anesthesiology* 1999; 91(1): 307–10.

28. Steinhorn PH, Kinsella JP, Pierce C, Butrous G, Dilleen M, Oakes M, Wessel DL. Intravenous sildenafil in the treatment of neonates with persistent pulmonary hypertension. *J Pediatr* 2009 Dec; 155(6): 841–7.

29. Engle WA. Surfactant replacement therapy for respiratory distress in the preterm and term neonate. *Pediatrics* 2008 Feb; 121(2): 419–32.

30. Lotze A, Mitchell BR, Bulas DI, Zola EM, Shalwitz RA, Gunkel JH. Multicenter study of surfactant (beractant) use in the treatment of term infants with severe respiratory failure. Survanta in Term Infants Study Group. *J Pediatr* 1998; 132(1): 40–7.

31. Boloker J, Bateman DA, Wung JT, Stolar CJ. Congenital diaphragmatic hernia in 120 infants treated consecutively with permissive hyper apnoea/spontaneous respiration/elective repair. *J Pediatr Surg* 2002 Mar; 37(3): 357–66.

32. El Shahed AI, Dargaville P, Ohlsson A, Soll RF. Surfactant for meconium aspiration syndrome in full term/near term infants. *Cochrane Database Syst Rev* 2007(3): CD002054.

33. Anand KJ, Hansen DD, Hickey PR. Hormonal-metabolic stress responses in neonates undergoing cardiac surgery. *Anaesthesiology* 1990; 73(4): 661–70.

34. Anand KJ, Hall RW. Pharmacological therapy for analgesia and sedation in the newborn. *Arch Dis Child Fetal Neonatal Ed* 2006 Nov; 91(6): F448–53.

35. Hall RW, Anand KJS. Pain management in newborns. *Clin Perinatol* 2014 Dec; 41(4): 895–924.

36. Walker SM. Neonatal pain. *Paediatr Anaesth* 2014 Jan; 24(1): 39–48.

37. Subhedar NV, Shaw NJ. Dopamine versus dobutamine for hypotensive preterm infants. *Cochrane Database Syst Rev* 2003(3): CD001242.

38. Valverde E, Pellicer A, Madero R, Elorza D, Quero J, Cabanas F. Dopamine versus epinephrine for cardiovascular support in low birth weight infants: Analysis of systemic effects and neonatal clinical outcomes. *Pediatrics* 2006 Jun; 117(6): e1213–22.

39. Brierley J, Carcillo JA, Choong K, Cornell T, DeCaen A, Deymann A et al. Clinical practice parameters for hemodynamic support of pediatric and neonatal septic shock: 2007 update from American College of Critical Care Medicine. *Crit Care Med* 2009 Feb; 37(2): 666–88.

40. Chang AC, Atz AM, Wernovsky G, Burke RP, Wessel DL. Milrinone: Systemic and pulmonary hemodynamic effects in neonates after cardiac surgery. *Crit Care Med* 1995 Nov; 23(11): 1907–14.

41. Hoffman TM, Wernovsky G, Atz AM, Kulik TJ, Nelson DP, Chang AC et al. Efficacy and safety of milrinone in preventing low cardiac output syndrome in infants and children after corrective surgery for congenital heart disease. *Circulation* 2003 Feb 25; 107(7): 996–1002.

42. Choong K, Bohn D, Fraser DD, Gaboury I, Hutchison JS, Joffe AR et al. Vasopressin in Pediatrics vasodilatory shock: A multicenter randomised controlled trial. *Am J Respir Crit Care Med* 2009 Oct 1; 180(7): 632–9.

43. Higgins S, Friedlich P, Seri I. Hydrocortisone for hypotension and vasopressin dependence in preterm neonates: A meta-analysis. *J Perinatol* 2010 Jun; 30(6): 373–8.

44. Subhedar NV, Duffy K, Ibrahim H. Corticosteroids for treating hypotension in preterm infants. *Cochrane Database Syst Rev* 2007(1): CD003662.

45. Choong K, Kho ME, Menon K, Bohn D. Hypotonic versus isotonic saline in hospitalised children: A systematic review. *Arch Dis Child* 2006 Oct; 91(10): 828–35.

46. Montanana PA, Modesto i Alapont V, Ocon AP, Lopez PO, Lopez Prats JL, Toledo Parreno JD. The use of isotonic fluid as maintenance therapy prevents iatrogenic hyponatraemia in pediatrics: A randomised, controlled open study. *Pediatr Crit Care Med* 2008 Nov; 9(6): 589–97.

47. Gouyon JB, Guignard JP. Management of acute renal failure in newborns. *Pediatr Nephrol* 2000; 14(10–11): 1037–44.

13

新生儿水电解质平衡

Judith Meehan　Joseph Chukwu　Winifred A. Gorman　Eleanor J. Molloy

引言

　　婴儿出生后从子宫液态环境转换到了湿度低的气态环境中。足月儿和早产儿与大龄儿童和成人的体液分布和电解质变化不同，尤其是在产后过渡阶段。

胎儿和新生儿的体液分布

　　在整个妊娠期间，胎儿的身体成分会逐渐变化。孕期胎儿的蛋白质和脂肪含量逐渐增加。早产儿含水量高，生后第一周体重下降

10%~15%。出生体重 1kg（大约妊娠 28 周）的胎儿体内水分约占体重的 80%。足月儿含水量约占体重的 75%，3 月龄时（5kg）为 60%[1-3]。早产儿中小于胎龄儿的含水量较高，胎龄为 25~30 周的小于胎龄儿为 90%，而适于胎龄儿为 84%[4]。妊娠 23 周的早产儿含水量为 90%，包括 60% 的细胞外液（extracellular fluid，ECF）和 30% 的细胞内液（图 13.1）。

　　胎儿和新生儿的细胞内液与其体重成比例增加。孕早期极不成熟的胎儿细胞内液约占体重的 25%，出生时增加到 35%，到 3 个月大时增加到 40%。脂肪含量从胎儿早期的

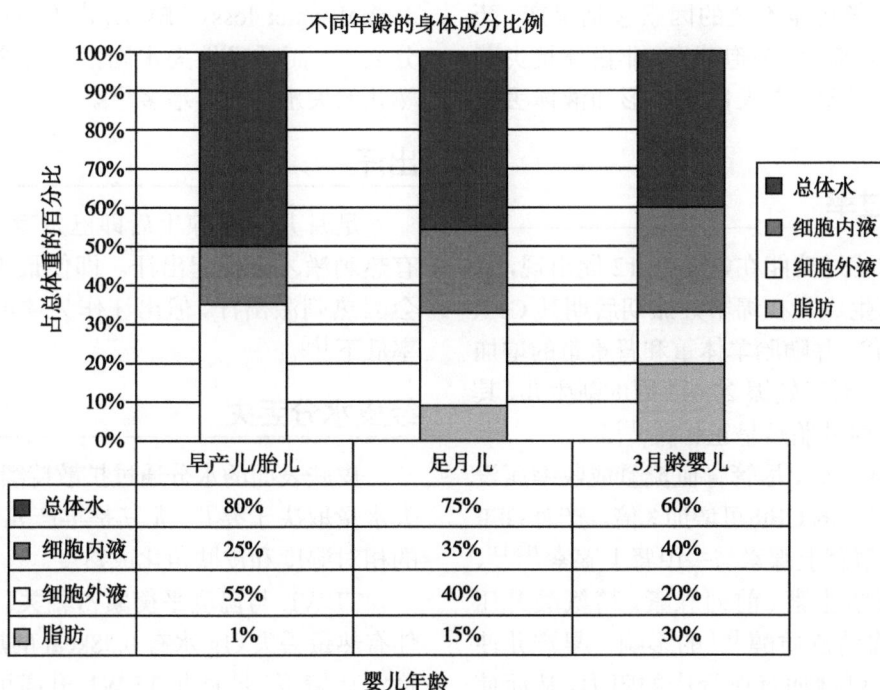

不同年龄的身体成分比例

	早产儿/胎儿	足月儿	3月龄婴儿
■ 总体水	80%	75%	60%
■ 细胞内液	25%	35%	40%
□ 细胞外液	55%	40%	20%
■ 脂肪	1%	15%	30%

婴儿年龄

图 13.1 不同年龄的体液 / 脂肪构成

约 1% 增加到出生时的 15% 和 3 个月大时的 30%[1]。脂肪中水含量低。低脂肪含量的小于胎龄儿比适于胎龄儿含水量高。

生后功能调节

肾血流量

在妊娠 8 周时出现功能性肾单位，以离心的方式从近髓肾单位开始发育。妊娠 34 周肾小球发育完全。妊娠 24~44 周，来自 T_{12} 和 L_2 之间的主动脉的肾血流供应逐渐增加。由于肾动脉为终末动脉，肾容易受缺血影响，不推荐在 T_{12}~L_3 之间进行脐动脉置管[5-6]。

宫内肾血流量和肾小球滤过率（GFR）随着胎龄的增加而增加。而 GFR 的增加加速了肾单位的发育。胎儿肾血管阻力高，限制了宫内肾血流和肾小球滤过。胎儿期流至肾的心输出量约为 2%~3%[5-7]，生后第一周增加至 6%，而在生后一个月时增长至将近 15%~18%。在成年人中，肾血流量占心输出量的 20%~25%。胎儿时期肾血流量低是由于肾血管阻力高。导致新生儿肾功能不全的因素包括早产、药物治疗（庆大霉素、头孢菌素、非甾体抗炎药和呋塞米）、缺氧、先天性肾畸形和液体丢失过多。

肾小球滤过率

肾小球滤过功能在妊娠 9~12 周出现，并有助于羊水生成。在绵羊妊娠期后期其 GFR 增加了 2.5 倍，并随胎羊体重和肾重量的增加而增加[8-10]。对于妊娠 27~43 周的新生儿，其 GFR 与出生时的胎龄呈正相关[11]。

生后 24 小时，尽管肾血流量或收缩压没有增加，足月儿的 GFR 可增加 3 倍。产时 GFR 的变化受血清肾上腺素与去甲肾上腺素[12-13]、肾素 - 血管紧张素、前列腺素、精氨酸升压素[14-16] 和血清皮质醇[17] 的影响。早产儿使用吲哚美辛可增加肾血管床的阻力，从而使肾灌注减少[18]。这些激素单独或联合作用可降低肾小球血管阻力、募集肾皮质浅表肾单位，从而影响肾小球滤过。

液体平衡

肾远曲小管和髓袢升支发育较早。液体超负荷时，足月儿和早产儿均可将其尿液稀释至 50~70mOsm/kg。肾稀释能力较强，但 GFR 低限制了尿液排出。足月儿和早产儿的肾髓质渗透压低，限制了髓袢的尿液浓缩功能[19-20]。足月儿尿液最高浓缩为 600~700mOsm/L，低于大龄儿童或成人的 1 200mOsm/L。因此，早产儿和足月儿对体液不足或超负荷均不耐受，必须准确评估液体需求量[21]。

生理性等渗脱水主要发生在 ECF，可于生后立即发生，并伴有体重减轻。小胎龄儿体重减轻更多，持续时间更长。

不显性失水

不显性失水是皮肤和肺的不显性蒸发而导致的连续水分丢失。总液体需要量的估算包括不显性失水[22]。经皮水分丢失（transepidermal water loss，TEWL）占不显性失水的三分之二，而呼吸性失水则占三分之一。不成熟儿的失水量明显增多[23]。

出汗

足月儿的汗腺生后即已发育成熟，但只有热刺激才会引起出汗。即使最不成熟儿也会因热刺激出汗，但出汗作为体温调节的效率低下[24]。

经皮水分丢失

皮肤表面的水分通过扩散持续蒸发[25-26]，失水量取决于婴儿（尤其是早产儿）周围环境的相对湿度和皮肤角化成熟度。

TEWL 与温度平衡紧密相关。TEWL 均伴有热量丢失（1g 水有 0.58kcal 的热量丢失）。稳定环境下，足月儿 TEWL 升高可导致热量损失达 70cal/（kg·d）（早产儿热量摄入的一半以上）。由于体表面积大，皮肤屏障功能不成熟，早产儿胎龄越小，TEWL 越大。产后皮肤受损可使 TEWL 增加，如皮肤上用于监测的粘贴胶带。另外，用 TEWL 体现的新生儿期皮肤屏障功能障碍可以预测 2 岁时的食物过敏情况，这支持过敏原经皮致敏的概念[27]。

此外，防水塑料膜或塑料袋包裹患儿可显著降低手术患儿的 TEWL[28]。无论胎龄大小，生后皮肤都会成熟，对水的渗透性都会下降。然而，超早产儿的皮肤成熟度非常缓慢，生后 28 天的 ECF 丢失量高于足月儿[29-30]。TEWL 在生后前 7 天逐渐降低，在母亲接受产前激素治疗的新生儿 TEWL 降低更明显。但是，Jain 等未能证明产前类固醇对早产儿的经皮热量损失有减轻作用[31-33]。尽量增加保温箱湿度可以降低 TEWL[34]。如果环境湿度高于 90%，1kg 以下的婴儿失水量可降至 <40mL/（kg·d）[35]。

呼吸系统中的水分丢失

足月儿呼吸道的水分丢失占不显性失水的 39%。上呼吸道中吸入气体完全湿化，部分水分随同气体呼出而排出。呼吸过速会增加水分丢失。空气的相对湿度也会产生一定的影响，湿度越高，水分丢失越少，需要补充的液体就越少。机械通气的婴儿可以通过吸入加湿气体，减少呼吸道三分之一的水分丢失[36]。

液体及电解质管理

对于 NICU 内不能经口喂养的新生儿，需要严格管理体液和电解质平衡。手术本身的复杂性导致患儿经肠道或肾水电解质的额外丢失，可能导致需要手术的早产儿额外的液体管理困难。制订维持性液体方案时，必须考虑可能影响液体需求量的所有因素。调整液体和电解质治疗指南的方案，达到个体化治疗目的。表 13.1 和表 13.2 列出了可用的指南及适当的调整[37]。1.5kg 以下的早产儿应在生后头几个小时即开始完全肠外营养以优化营养，一旦条件许可给予母乳喂养。新生儿肠内外营养的进一步讨论不在本章范围之内。

表 13.1 新生儿的液体需求

单位: mL/kg

时间	液体量	液体类型
婴儿在保育箱内		
第 1 天	60	10% 葡萄糖 /TPN
第 2 天	80	10% 葡萄糖 /TPN 中加入电解质液
第 3 天	100	电解质液 /10% 葡萄糖 /TPN
第 4 天	120	电解质液 /10% 葡萄糖 /TPN
第 5 天	150	电解质液 /10% 葡萄糖 /TPN
婴儿在辐射床上		
第 1 天	80	10% 葡萄糖 /TPN（ 出生体重 <1 500g，则给予 5% 葡萄糖 ）
第 2 天	100	10% 葡萄糖 /TPN 中加入电解质液
第 3 天	120	电解质液 /10% 葡萄糖 /TPN
第 4 天	140	电解质液 /10% 葡萄糖 /TPN
第 5 天	150	电解质液 /10% 葡萄糖 /TPN

注: 限制液体——三分之二的正常生理需要量。极低体重儿通常需要更高的初始输液率和频繁评估血清电解质、尿量和体重。TPN，全静脉营养。

表 13.2 维持性电解质疗法

电解质	剂量 /（kg·d）
钠	2~4mmol
钾	1~3mmol
钙	10% 葡萄糖酸钙 5~10mL（或钙 1.125~2.25mmol）

以下情况液体需求量可能会增加：

● 体重小于 1.5kg 的低体重儿。极低体重儿不显性失水多，对游离水的需求增加。
● 光疗。光疗会导致不显性失水量增加。

因此，每使用一个光疗单元灯，对于 1.5kg 以上的婴儿，应增加液体摄入量 10mL/(kg·d)；而对于 1.5kg 以下的婴儿，应增加液体摄入量 20mL/(kg·d)[38-39]。

- 辐射床。与暖箱相比，在辐射床上进行护理会使不感蒸发的液体丢失量增加 0.94mL/(kg·h)[40]。塑料毯（而非隔热罩）可以防止这种水分丢失[40-42]。早产儿推荐使用加湿的保温箱。
- 多尿性肾衰竭（尤其是妊娠 < 26 周的婴儿）。定期监测体重和血清电解质以调整维持液。

在以下情况下，可能需要减少维持液治疗量：

- ADH 分泌不当
- 充血性心力衰竭
- 少尿性肾衰竭
- 动脉导管未闭

动脉导管未闭（PDA）的保守治疗需要限制液体摄入，为 120mL/(kg·d)[43]。早产儿的 PDA 自行关闭率较高（可达 100%），保守治疗包括限制液体摄入［130mL/(kg·d)］和通气调整（减少吸气时间和增加呼气末峰压）[44]。PDA 的药物和手术治疗的细节不在本章范围。

新生儿液体需要量根据体重、尿量、尿比重、尿渗透压、血清钠、肌酐、血尿素氮和血渗透压来评估。正常尿量为 2~4mL/(kg·h)。生后 24 小时内，尿量极少，甚至无尿。体液潴留或水肿等疾病的恢复期可能会出现多尿。生后 4~5 天，生理性脱水可达体重的 10%。利尿剂可通过减少 ECF 来控制体内总液体量。早产儿体内的总液体量高于足月儿。补液补钠后因为液体丢失，仍会存在钠的负平衡。

液体摄入过多［> 170mL/(kg·d)］会增加症状性动脉导管开放的风险[45]。液体摄入过多和 / 或高钠输注也可能增加短期和长期呼吸系统并发症及慢性肺疾病的发生率[46-47]。

体内钠的调节

正常血清钠为 135~140mmol/L，主要由肾调控。新生儿排钠能力受限于 GFR，较成人相比更低且随胎龄的降低而降低[48-50]。相较于足月儿，早产儿钠排泄分数高[48]。产后加速了肾小管钠的重吸收，而 GFR 的成熟与孕晚期胎龄有关。Al-Danhan 等[48-49]证明，30 周以内的早产儿至少需要 5mmol/(kg·d) 的钠来维持正常的血清钠，而 30~35 周的早产儿则需要 4mmol/(kg·d)。

极早产儿肠道钠的重吸收低，并随着胎龄的增加而增加[49]。重症监护的新生儿的静脉给药、支气管灌洗液和导管冲洗液中均含有大量的液体和钠，通常容易被忽视。极低体重儿尤易发生高钠血症，这会产生不良后果[51]。

产前糖皮质激素可诱导肾小管功能成熟，同时促进生后早期排钠和利尿[31]。随机对照试验表明，早期钠盐摄入增加高钠血症的风险，特别是 TEWL 高且补液受限时，生理性 ECF 的丢失会导致呼吸道疾病的增加。营养摄入充足的极早产儿存在慢性钠消耗的风险，至少需要摄入钠 4mmol/(kg·d)，若产前未使用糖皮质激素，则需要量还要增加[52-56]。

抗利尿激素的肾调节反应

胎儿垂体从妊娠 12 周开始分泌抗利尿激素（antidiuretic hormone，ADH）。阵痛和分娩与脐带血中 ADH 分泌增加有关。足月儿和早产儿均能够对刺激产生适当的 ADH 反应。尽管新生儿中的 ADH 水平与成人相似，但由于肾髓质中较低的浓度梯度会降低其有效性和 ADH 受体的数量，因此 ADH 的抗利尿作用减弱。过量的 ADH 会导致尿量减少和低钠血症[14,57]。

新生儿 ADH 分泌过多或不当的因素包括出生窒息、手术、缺氧、严重的肺部疾病、正压通气、颅内出血和气胸。ADH 分泌失调综合征（syndrome of inappropriate secretion of ADH，SIADH）会导致体重增加、低钠血症和少尿。SIADH 可通过低血清渗透压、高 / 正常尿渗透压、高尿钠引起的低钠血症来诊断，尽管血清钠低，但由于尿中钠的持续排泄而导致尿钠升高。通常没有液体耗竭的迹象。需要指出的是，SIADH患儿的肾、肾上腺和甲状腺功能通常是正常的。管理上除缓解根本病因外，还需限制液体摄入[58]。

钠离子平衡

生后24小时内不需要补钠，在此期间尿液和尿钠排出较少。当体重下降约占出生体重的5%~10%或产后利尿时，应补充2~4mmol/(kg·d)的钠。

低钠血症定义为$Na^+ < 130mmol/L$，可能在以下情况发生：

- 实验室误差。
- ADH分泌过多，尿量减少导致稀释性低钠血症。
- 超早产儿或多尿性肾衰竭导致肾小管内钠的大量丢失。
- 充血性心力衰竭伴稀释性低钠血症。
- 通过肾小管排钠的利尿治疗。
- 肾上腺皮质功能低下：先天性艾迪生病、脓毒症休克伴肾上腺衰竭、嗜盐肾上腺皮质综合征。
- 母体低钠血症[59]。
- 高血糖或高血脂导致的低钠血症。
- 早产儿钠摄入不足伴肾排钠过多。
- 水或葡萄糖溶液等无电解质溶液摄入过多。
- 先天性综合征，例如巴特综合征，是由肾重吸收钠功能障碍导致的一种基因缺陷病。肾素和醛固酮升高，尿钠丢失过多同时钾丢失增加。

高钠血症定义为$Na^+ > 145mmol/L$，可能在以下情况发生：

- 实验室误差。
- 不显性失水大，无法完全代偿。
- 多尿，无法代偿。
- 母体高钠血症。
- ADH缺乏症。
- 静脉补钠过多（极少发生）。
- 代谢性酸中毒的患儿过量使用碳酸氢钠。

早产儿高钠血症和血清钠波动与早期严重脑室内出血（IVH）有关[60-61]，钠摄入量的增加是极低体重儿IVH的危险因素。高钠摄入与IVH的关联程度和传统公认的危险因素（例如气胸）相似。

钾离子平衡

细胞内离子主要是钾离子。生后第一天不需要补钾。此后，需摄入1~3mmol/(kg·d)的钾以补充丢失量，维持正常血钾水平3.5~5.8mmol/L（表13.2）。肾功能不全的患儿和极低体重儿排钾能力受限，须谨慎补钾。由于钾从细胞内转移到细胞外，有30%~50%出生体重1kg以下的婴儿早期可能发生非少尿性高钾血症。缺氧、代谢性酸中毒、分解代谢应激和少尿会加剧高钾血症。高钾血症可能导致致命的心律失常[8,62-65]。

高钾血症为未溶血的样本中血清$K^+ > 6mmol/L$，当$>6.5mmol/L$或ECG发生变化时须引起关注。早期T波高尖，随后出现QRS波增宽、心动过缓、心动过速、室上性心动过速、室性心动过速和心室颤动。

高钾血症可能在以下情况发生：

- 实验室误差或溶血。
- 严重代谢性酸中毒：pH每降低0.1，血清钾增加0.6mmol/L。
- 组织细胞坏死，细胞内钾释放，如神经细胞释放钾，IVH、创伤或手术红细胞破坏释放钾。
- 急性肾衰竭。
- 无肾衰竭的极低体重儿。
- 未使用产前糖皮质激素的极低体重儿。
- 脓毒症/休克或先天性肾上腺增生导致急性肾上腺衰竭，引起肾上腺功能不全。
- 严重的溶血性贫血。

高钾血症的管理见图13.2。

- 生后第一天，避免静脉补钾。
- 胎龄不足28周的婴儿应记录出生后12~48小时的血清钾。血气分析提示钾水平逐渐升高。生后48~72小时内，应每12小时进行1次血钾测定。

- 通过脐动脉置管、外周动脉置管、动脉穿刺或通畅的静脉获取血样。
- 非溶血性动脉/静脉血样中血清 $K^+ \geq$ 7mmol/L 和/或血清 $K^+ \leq$ 7mmol/L 伴 ECG 改变，应开始治疗高钾血症。
- ECG 变化包括 T 波高尖、PR 间期延长、P 波变小/消失、QRS 波增宽和心脏停搏。

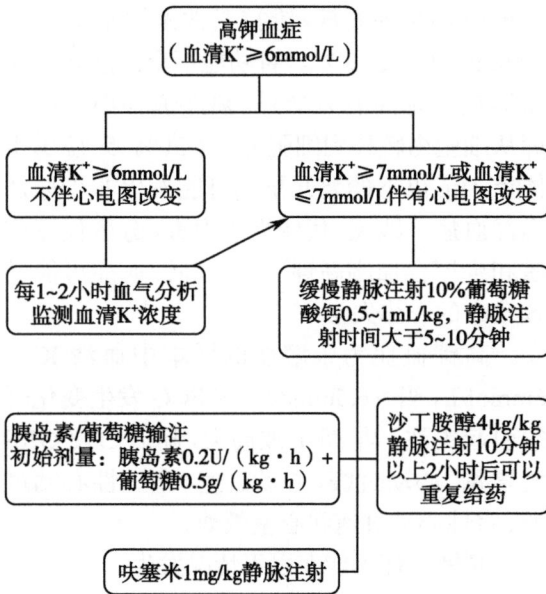

图 13.2 高钾血症的管理

早产儿非少尿性高钾血症的治疗旨在降低高钾血症的心律失常，使钾重新转移至细胞内或从体内清除[66]。如果存在酸中毒，应对因治疗。不建议使用碳酸氢钠。不推荐使用离子交换树脂，因其会引起肠梗阻和穿孔。最近对新生儿非少尿性高钾血症干预措施的队列研究发现，小样本研究证据质量不高，并没有为临床使用提供有力的证据。对于早产儿高钾血症，联合使用胰岛素和葡萄糖优于经直肠阳离子树脂交换治疗。联合使用胰岛素和葡萄糖以及沙丁胺醇吸入的做法有待进一步研究。其他非少尿性高钾血症的潜在有效干预措施（利尿剂、换血、腹膜透析和钙）尚未经过随机对照试验验证[67]。

低钾血症的原因

低钾血症，即血清钾 < 3.5mmol/L，可能见于以下几种情况：

- 实验室误差。
- 碱中毒通过改变细胞内钾含量降低血清钾，但不降低总钾水平。
- 多尿性肾衰竭。
- 呕吐、腹泻或液体积聚在第三间隙，如肠梗阻扩张肠瓣中。
- 利尿。
- 摄入不足。
- 经鼻胃管引流液体而未补充合适的液体。
- 巴特综合征所导致的钾消耗。

低钾血症易导致心律失常、麻痹性肠梗阻、尿潴留和呼吸肌麻痹。因此，必须维持钾平衡。pH 可影响血清钾水平，碱中毒会将钾离子（主要是细胞外钾离子）转移到细胞内，而酸中毒具有相反的作用，高钾血症和低钾血症都会对机体产生不利影响。

酸碱平衡

新生儿 pH 正常值与成人相似，而 PCO_2 和碳酸氢盐均略低于成人[58-59]。肺和肾在维持酸碱平衡中都起着重要作用。肺将新陈代谢形成的挥发性酸以 CO_2 排出。呼吸衰竭将导致二氧化碳蓄积和呼吸性酸中毒。

代谢性酸中毒

正常肾对碳酸氢盐的调节有至关重要的作用。成熟儿碳酸氢盐约为 25mmol/L，但早产儿的阈值较低[68]。肾在代谢产生的非挥发性酸（主要是含硫氨基酸）的排泄中也起着重要作用。

代谢性酸中毒的原因

- 围产期窒息
- 严重低血压伴组织低灌注
- 急性肾衰竭

- 急性腹泻和脱水
- 回肠液体丢失过多
- 蛋白质摄入过多,如肠外营养氨基酸摄入
- 先天性代谢缺陷(例如有机酸血症)
- 脓毒症

急性代谢性酸中毒在重症新生儿中很常见。需要对因治疗。4.2% 碳酸氢钠稀释 1 倍可用于重度酸中毒患儿,用量为 1~2mmol/kg。目前尚无随机对照试验的证据支持这种用法在新生儿复苏中可常规使用[69]。碳酸氢钠对新生儿并发症率和死亡率的影响尚不确切。静脉注射碳酸氢钠纠正代谢性酸中毒的价值存在争议[70]。尽管碳酸氢钠可以纠正低血压休克患儿的酸中毒,但不能纠正低血压和提高灌注,故不建议在新生儿复苏时使用[71]。输注碳酸氢钠有潜在的副作用。同时严重酸中毒的渗透压改变会抑制心肌功能。除了脑血流量下降和 IVH 风险增加,还会出现细胞内酸中毒。除非其他治疗无效(包括适当的通气)的长期酸中毒,否则不建议使用碳酸氢钠。

代谢性碱中毒的原因

持续呕吐会导致低氯性碱中毒和体内钾耗竭。未经治疗的幽门狭窄或上消化道梗阻可能会发生这种情况。给予补液、生理盐水和钾进行纠正。经补液和电解质补充后,代谢性碱中毒能自行纠正。慢性呼吸性酸中毒(例如在慢性肺疾病中)可能会导致肾在较高的阈值上重新调节碳酸氢钠的水平,直到 pH 正常。此类患儿碳酸氢盐通常大于 30mmol/L。为降低慢性肺疾病的发生,可以使用允许性高碳酸血症或控制通气策略来限制机械通气过高的压力或容量造成的损伤[72]。

血糖稳态

葡萄糖是大脑代谢最重要的底物,虽然可以使用酮、甘油和乳酸盐,但持续的葡萄糖供应对于正常的神经功能至关重要[73-74]。胎儿血糖与孕妇血糖相同,因为葡萄糖是通过胎盘被动转运的方式进入胎儿循环。

低血糖

足月儿生后血糖立即降至 2.5mmol/L(45mg/dL)。分娩后,激素反应(胰高血糖素、生长激素、甲状腺素)和经口喂养,即使在无静脉补液时,也可使血糖维持在正常范围内。新生儿低血糖的定义尚无共识[73-74]。血糖水平在 2.5~7.2mmol/L(45~130mg/dL)之间是安全的。症状性低血糖会导致发绀、呼吸暂停、嗜睡、抽搐或昏迷。血糖反映的是连续性的机体状态,导致脑损伤的低血糖并非某一特定测量值[71,75]。然而,在无缺氧缺血性脑病证据的症状性低血糖(血糖中位数为 1mmol/L)患儿中,18 个月时脑部 MRI 提示,94% 的患者有脑白质损伤,64% 的患者有神经发育损伤[76]。

手术新生儿低血糖最常见的原因是呕吐或液体摄入不足。其他因素包括早产、败血症、体温过低或糖尿病母亲婴儿的高胰岛素血症。贝-维综合征的婴儿通常存在脐膨出,伴有胰岛素水平升高和严重的低血糖。

有风险的患儿应用便携式血糖仪监测血糖。血糖低于 2~2.5mmol/L 时,酌情给予喂食或静脉推注 10% 葡萄糖。治疗(例如静脉补糖治疗)前,应通过实验室检查确认明显存在低血糖,因为低血糖时所有筛查方法都不完全准确。

高血糖

血糖 > 14mmol/L(250mg/dL)可能会导致高渗状态,伴有尿糖、渗透性利尿和脱水。在胎龄少于 32 周的患儿,血浆渗透压升高增加了颅内出血的风险。高血糖常见于极低体重儿,该类患儿因不显性失水而接受大量补液且葡萄糖代谢能力有限。高血糖也可能是由于胰岛细胞产生胰岛素原能力受限,持续外源性葡萄糖输注时,因胰岛素抵抗不能抑制内源性葡萄糖生成[77-78]。故需输注小剂量胰岛素以纠正顽固性高血糖[77]。相较于低体重儿,极低体重儿需要的胰岛素剂量更大,时

间更长。高血糖与胰岛 β 细胞产生胰岛素原的能力受限、部分胰岛素抵抗以及葡萄糖输注而不能抑制肝葡萄糖生成有关。外源性胰岛素输注可部分减少早产儿的内源性葡萄糖生成，谨慎使用被证明是有效和安全的[77]。

由于有限的糖原与脂肪储备，胰岛素抵抗和相对胰岛素缺乏，早产儿在经历最初的低血糖后，通常会发展成高血糖。高血糖与早产儿的发病率和死亡率增加有关，但最佳血糖控制方法以及最佳血糖水平尚需进一步研究。生后第 1 周，80% 的婴儿血糖水平 >8mmol/L，其中 32% 的婴儿在 10% 以上的时间中血糖高于 10mmol/L。高血糖的独立危险因素包括早产、体型小、使用正性肌力药、脂质输注和脓毒症。在欧洲新生儿胰岛素治疗（NIRTURE）试验中，葡萄糖输注速度与高血糖风险之间缺乏关联[79]。该研究纳入了多中心研究中随机分配的 195 名极低体重儿，以连续输注胰岛素 0.05U/（kg·h）及 20% 的葡萄糖，在第 1~7 天进行 194 例新生儿的标准护理。对于极低体重儿，早期胰岛素治疗降低高血糖的同时增加低血糖的发生，几乎没有临床益处[80]。早产儿使用胰岛素和预防高血糖能影响免疫功能、脂质代谢、生长发育和 IGF-1 的产生，能改善短期临床疗效，如早产儿视网膜病变[78]。

钙稳态

钙在许多生理过程中起着关键作用，包括酶的激活与抑制、细胞内代谢调控、激素的分泌与调控、凝血功能、肌肉收缩和神经传递。体内 99% 的钙分布在骨骼中，为其提供结构支撑。ECF 和软组织中只有约 1%[81]。ECF 的钙分为三个部分：30%~50% 与蛋白质结合，主要是白蛋白；5%~15% 与柠檬酸盐、乳酸、碳酸氢盐和无机离子络合；5%~15% 离子化，这是钙的代谢活性部分。以 mg/dL 表示的钙浓度除以 4 可换算成摩尔单位（例如，10mg/dL 换算成 2.5mmol/L）[37,82-84]。如果白蛋白低，则血清总钙下降，但离子钙不变。以下公式可以根据白蛋白水平校正血清钙：校

正钙 = 0.8 ×（白蛋白正常值 − 新生儿白蛋白值）+ 血清钙。

氢离子与钙竞争白蛋白结合位点。酸中毒会增加血清钙，而不会影响总钙水平。产前钙经胎盘逆浓度梯度主动转运至胎儿，故在妊娠后三个月的最后阶段和生后即刻出现高钙血症。足月儿的脐带血钙约为 2.75mmol/L[83]，在生后 24~48 小时内下降，最低为 1.8~2.1mmol/L。此后，钙逐渐回升至大龄儿童的平均值。早产儿血清钙下降速度快。代谢性骨病在胎龄小于 28 周的超早产儿尤为常见，原因是营养物质（维生素 D、钙和磷酸盐）供应不足，长时间的肠外营养和制动。主要表现为生后 10~16 周骨矿物质密度降低，伴或不伴其他特征的佝偻病骨质减少。

低钙血症

低钙血症的定义是足月儿的总钙 <2.0mmol/L，早产儿 <1.7mmol/L。新生儿的正常血清离子钙为 1~1.5mmol/L[83-85]。

低钙血症的原因

- 糖尿病母亲婴儿
- 窒息
- 脓毒症
- 迪格奥尔格综合征/22q11.2 缺失综合征
- 利尿剂，尤其是呋塞米
- 低镁血症
- 孕期甲状旁腺功能亢进
- 早产
- 维生素 D 缺乏症

临床表现

大多数低钙血症是无症状的。发生时的症状包括惊跳和抽搐、Q-T$_c$ 间隔超过 0.4 秒。

治疗

早期无症状低钙血症不需要治疗。静脉输液患儿可予葡萄糖酸钙维持。Brown 等[86]

指出，积极纠正早产儿的血清钙至正常可能无效，甚至有害。因此，生后第1周血清钙应维持在2.0mmol/L。

有症状的低钙血症应缓慢输注葡萄糖酸钙（10% 葡萄糖酸钙 5mL 即 1.1mmol 或 45mg 钙离子）。钙渗出会导致周围皮肤和皮下组织严重灼伤，故应谨慎输注。有症状的低钙血症才需紧急治疗，其症状包括紧张不安、抽搐、嗜睡、喂养困难和呕吐[10% 葡萄糖酸钙 1~2mL 缓慢推注（1.1mmol 即 45mg 钙离子）]。血清钙＞1.8mmol/L 时往往无症状，＜1.5mmol/L 时症状常见。若患儿存在无症状性低钙血症，可以口服 Sandoz 钙 2.5mL [50mg/（kg·d）]，与食物共服。补钙无效的症状性低钙血症可能同时存在低镁血症。需静脉或肌内注射 50% 硫酸镁[87]。

围手术期管理

新生儿围手术期液体及电解质

Heird 和 Winters[88] 总结了正常新生儿在生后最初几周的代谢反应。存在畸形（特别是胃肠道畸形）的手术新生儿，术前可能伴有多种电解质紊乱[88-90]；胃肠道梗阻未被及时识别并伴有呕吐的患儿可能发生脱水（表 13.3）。

上消化道梗阻（例如幽门狭窄）会导致胃酸及少量的钠和钾的丢失。肾保氢排钾排钠，碳酸氢盐也随之排出，尿 pH 呈碱性。

之后钠、钾消耗。随着钠和钾丢失的增加，储备减少，肾不再排泄钠钾及碳酸氢盐。钠钾潴留及氢离子丢失，反而引起严重的代谢性低氯性碱中毒。由于体内贮存离子耗竭，必须使用足量的含氯化钠和氯化钾的液体进行纠正。低位肠梗阻，例如先天性巨结肠或其他梗阻性肠病，可能在扩张的肠腔中积聚大量的液体和电解质，导致脱水伴低钠血症、低钾血症和代谢性酸中毒。

在坏死性小肠结肠炎、腹膜炎或脓毒症休克的患儿，腹腔、胸腔及组织间隙等第三间隙液体丢失，导致低蛋白血症和明显的间质水肿。另外，这些患儿需要机械通气、镇静和肌松。肌松引起的制动会加重周围组织水肿。随之出现脱水、低蛋白血症和低钠血症。

术前应根据体重、脉搏、血压、毛细血管充盈时间、血尿素氮、电解质、尿量、尿比重和尿电解质评估液体量。

术中管理

术中要特别注意液体和电解质的平衡，包括血压、脉搏和体温。重大手术需要监测有创血压和中心静脉压。还需监测尿量，通过血气和脉搏血氧饱和度监测氧合和通气情况。

液体和热量经暴露的腹膜丢失，应维持

表 13.3　体液的电解质构成

体液	电解质（mEq/L）				
	Na$^+$	K$^+$	Cl$^-$	HCO$_3^-$	pH
胃	70	5~15	120	0	1
胰腺	140	5	50~100	100	9
胆汁	130	5	100	40	8
回肠造口术	130	15~20	120	25~30	8
腹泻	50	35	40	50	＞7

资料来源：Wait RB, Kahng Ku: Fluids and electrolytes and acid-base balance. In Greenfield LJ, Mulholland MW, Oldham KKT et al.(eds): *Surgery*, *Scientific Principles and Practice*. Philadelphia, JB Lippincott Co., 1993, p. 223; Pitkin RM, *Clin. Perinatol* 1983 Oct; 10（3）: 575-92; Namgun GR et al. Disorders of calcium and phosphorous metabolism in infants and children 1988: 253-271.

手术室室温，尽量减少液体和热量丢失。急性失血时应及时输血[89]。

术后管理

术前和术中管理妥当，术后也可能脱水。低血压患儿可能发生短暂性肾衰竭伴少尿，应予限制性输液和纠正电解质紊乱。疼痛和/或通气不足会引起 ADH 分泌失调，导致液体潴留和低钠血症。避免液体超负荷，以防液体潴留和低钠血症。适当的通气可纠正呼吸性酸中毒。持续性低血压、低氧或组织坏死（即严重的坏死性小肠结肠炎）术后可发生代谢性酸中毒。对因治疗并给予碳酸氢钠。定期补充含钾的生理盐水以补充鼻胃管吸引或引流导致的液体丢失。如果是小肠的液体丢失，建议补充少量碳酸氢盐。如果呼吸道引起大量液体丢失，计算丢失液中的电解质含量有助于调整治疗（表 13.3）[87-88]。

新生儿术后可出现氮的丢失。因此，若不能及时开奶，应及早考虑肠外营养。

脓毒症休克的液体和电解质平衡

许多外科疾病易导致脓毒症和休克，包括坏死性小肠结肠炎，合并小肠结肠炎的先天性巨结肠和肠扭转。如果是早产儿，低血压脓毒症的风险更高。休克是急性心血管功能障碍的一个阶段，氧气和营养的输送不能满足组织的代谢需求。内毒素可能是脓毒症休克的常见病因[91-92]。

氧气、葡萄糖和脂肪酸等代谢底物在体内的利用受损，导致多器官衰竭。毛细血管通透性增加、液体和蛋白质渗漏到组织液，导致组织水肿、低蛋白血症和低血容量。肺动脉高压随之出现明显的肺水肿，伴有严重的呼吸窘迫。心肌抑制导致心输出量减少。

临床表现

新生儿细菌性脓毒症具有暴发性和致命性，护理人员和医务人员需高度警惕。有时病情变化微妙，很少出现"发绀"，这时只有经验丰富的护士或医师才能及时辨别。脓毒症的早期体征包括嗜睡、烦躁、呼吸暂停、体温波动、C 反应蛋白升高以及未成熟中性粒细胞比例增加。

治疗

必须通过快速输注晶体液和胶体液来纠正休克，以补充血容量。20~60 分钟内输注生理盐水 10~20mL/kg[88]。使用正性肌力药来增加心输出量，多巴胺可改善心肌收缩能力 $[5\sim20\mu g/(kg\cdot min)]$。小剂量 $[<5\mu g/(kg\cdot min)]$ 会增加肾和肠道的血供，而高剂量则有相反的效果。替代药物有多巴酚丁胺、米力农或异丙肾上腺素。严重低血压和心肌抑制的患儿可能仅对输注肾上腺素或去甲肾上腺素有反应。对于大剂量正性肌力药和容量治疗无效的顽固性低血压，可给予应激剂量的氢化可的松。糖皮质激素可快速纠正低血压，而不会增加自发性肠穿孔、Ⅲ~Ⅳ级 IVH、脑白质软化和脓毒症（细菌性或真菌性）的风险。高钾血症由少尿和组织分解代谢引起，低钠血症则由体内液体过多和 ADH 分泌失调引起。

在液体扩容作为支持疗法（fluid expansion as supportive therapy，FEAST）的试验中，Maitland 等将 3 141 名 60 日龄以上的高热和灌注不良患儿随机分为三组，在乌干达、肯尼亚或坦桑尼亚六个地方医院入院时，分别给予 5% 白蛋白 20~40mL/kg、生理盐水和空白对照。所有儿童均接受了维持液和指南建议的治疗。主要终点是 48 小时死亡率。白蛋白推注组和生理盐水推注组的 48 小时死亡率分别为 10.6% 和 10.5%，对照组为 7.3%。4 周死亡率分别为 12.2%、12.0% 和 8.7%。大多数死亡（87%）发生在 24 小时之内。在 2011 年 1 月的临时数据审查中，通过纳入 2 995 名患儿的数据显示，液体推注无明显益处，数据和安全监控委员会建议停止招募患儿。作者未能证明液体复苏有利，即便本研究中患儿的许多基础特征被认为是液体治疗的重要标准[93]。

这些结果不一定直接适用于发达国家，但建议对于液体复苏应采取更谨慎的态度。

急性肾衰竭

急性肾衰竭常见于需要手术的重症新生儿。肾前性因素包括严重脱水、低血压、腹胀或脓毒症。它可能是由先天性严重内源性肾疾病引起的，也可能是尿液收集系统（例如尿道瓣膜）的严重阻塞所致[92,94]。

肾前性肾衰竭是手术新生儿最常见的急性肾衰竭方式，通常由于失血、脓毒症、严重的坏死性小肠结肠炎或肠梗阻，大量液体进入扩张的肠腔而引起严重低血压，导致肾灌注严重不足。

脐膨出和腹裂关腹后会使腹部内容物受压，导致心输出量下降、低血压、肠缺血、静脉受压及术后肾衰竭。有限的数据表明，胃内压 > 20mmHg 或中心静脉压增加 4mmHg 时需要分期手术修复[95]。肠腔暴露在空气中会导致不显性失水大量增加，围手术期的第三间隙液体增加，腹壁缺损的新生儿术前液体需要量大大增加，这些情况也导致了血容量不足、肾灌注不足和术后肾衰竭。

如果肾静脉或肾动脉血栓双侧同时发生，可能与急性肾衰竭有关。应尽早进行积极补液以恢复正常血压，调节补液和维持电解质平衡以利于肾功能恢复。必要时行腹膜透析直到肾功能恢复。恢复期伴随多尿，需持续关注大量的水、钾和钠经肾排泄。

梗阻和先天性畸形引起的肾衰竭与宫外生活不相容的严重、不可逆性肾疾病有关。关注的重点首先是及时、合理地积极治疗。肾衰竭的进一步治疗不在本章讨论范围之内。

结论

胎儿分娩后，身体成分以及体液和电解质平衡便发生了显著变化，早产儿更为明显。手术新生儿还会有额外的液体丢失和电解质紊乱。进一步的研究和液体管理对预防高钠血症、高血糖和低钠血症以及不良的神经发育后遗症至关重要。

（田阳帆 译　胡瑶琴 审校）

参考文献

1. Friis-Hansen B. Water distribution in the foetus and newborn infant. *Acta Paediatr Scand Suppl* 1983; 305:7–11.
2. Costarino A, Baumgart S. (1986) Modern fluid and electrolyte management of the critically ill premature infant. *Pediatr Clin North Am* 1986 Feb; 33(1):153–78.
3. Ziegler EE, O'Donnell AM, Nelson SE, Fomon SJ. Body composition of the reference fetus. *Growth* 1976 Dec; 40(4):329–41.
4. Hartnoll G, Betremieux P, Modi N. Body water content of extremely preterm infants at birth. *Arch Dis Child Fetal Neonatal Ed* Jul 2000; 83(1):F56–9.
5. Robillard JE, Namamura KT, Matherne GP, Jose PA. Renal hemodynamics and functional adjustments to postnatal life. *Semi Perinatal* 1988 Apr; 12(2):143–50.
6. Fletcher M, Mhaira G, McDonald MG, Avery GB (eds). *Atlas of Procedures in Neonatology*. Philadelphia: Lippincott, 1983.
7. Rudolph AM, Heymann MA. Circulatory changes during growth in the fetal lamb. *Circ Res* 1970 Mar; 26(3):289–99.
8. Robillard JE. Renal function during fetal life. In: Barrett TM, Ellis ED, Harmon WE (eds). *Pediatric Nephrology*, 4th edn. Baltimore: Lippincott and Williams and Wilkins, 1999:Chapter 1, 23.
9. Robillard JE, Kulvinskas C, Sessions C, Burmeister L, Smith FG Jr. Maturational changes in the fetal glomerular filtration rate. *Am J Obstet Gynecol* 1975 Jul1; 122(5):601–6.
10. Nakamura KT, Matherne GP, McWeeney OJ, Smith BA, Robillard JE. Renal Haemodynamics and functional changes during the transition from fetal to newborn life in sheep. *Pediatr Res* 1987 Mar; 2(3):229–34.
11. Coulthard MG. Maturation of glomerular filtration in preterm and mature babies. *Early Hum Dev* 1985 Sep; 11(3–4):281–92.
12. Wilkins BH. Renal function in sick very low birth weight infants: 1. Glomerular filtration rate. *Arch Dis Child* 1992 Oct; 67(10 spec No):1140–5.
13. Siegal SR. Hormonal and renal interaction in body fluid regulation in the newborn infant. *Clin Perinatol* 1982 Oct; 9(3):535–7.
14. Ervin MG. Perinatal fluid and electrolyte regulation: Role of arginine vasopressin. *Semin Perinatol* 1988 Apr; 12(2):134–42.
15. Stegner HRH, Commetz JC. The role of arginine vasopressin in the regulation of water metabolism in

premature infants in the first days of life. *Horm Res* 1987; 28(1):30–6.

16. Aperia A, Broberger O, Elinder G. Herin P, Zetterstrom R. Postnatal development of renal function in preterm and full term infants. *Acta Paediatr Scand* 1981 Mar; 70(2):183–7.

17. Hill KJ, Lumbers ER. The effect of cortisol on fetal renal function. *J Austral, Perinatal Soc Proc, 3rd Congress* 1985:137.

18. van Bel F, Guit GL, Schipper J, van de Bor M, Baan J. Indomethacin-induced changes in renal blood flow velocity waveform in premature infants investigated with color Doppler imaging. *J Pediatr* 1991 Apr; 118(4(pt 1)):621–6.

19. Apeira A, Broberger O, Herin, P, Thodenius K, Zetterstrom R. Postnatal control of water and electrolyte homeostasis in preterm and full term infants. *Acta Paediatr Scand Suppl* 1983; 305:61–5.

20. Gallini F, Maggio L, Romagnoli C, Marrocco G, Tortorolo G. Progression of renal function in preterm neonates with gestational age less than or equal to 32 weeks. *Pediatr Nephrol* 2000 Nov; 15(1–2):119–24.

21. Kavvadia V, Greenough A, Dimitriou G, Forsling ML. Randomized trial of two levels of fluid input in the perinatal period—Effect on fluid balance, electrolyte and metabolic disturbances in ventilated VLBW infants. *Acta Paediatr* 2000 Feb; 89(2):237–41.

22. Hey EN, Katz G. Evaporative water loss in the newborn baby. *J Physiol* 1969 Feb; 200(3):605–19.

23. Chiou YB, Blume-Peytavi U. Stratum corneum maturation. A review of neonatal skin function. *Skin Pharmacol Physiol* Mar–Apr 2004;17(2):57–66.

24. Harpin VA, Rutter N. Sweating in preterm babies. *J Peds* 1982 Apr; 100(4):614–9.

25. Fanaroff AA, Wald M, Gruber HS, Kalus MH. Insensible water loss in low birth weight infants. *Pedriatrics* 1972 Aug; 50(2):236–45.

26. Harpin VA, Rutter N. Barrier properties of the newborn infant's skin. *J Pediatr* 1983 Mar; 102(3):419–25.

27. Kelleher MM, Dunn-Galvin A, Gray C1, Murray DM, Kiely M, Kenny L, McLean WH, Irvine AD, Hourihane JO. Skin barrier impairment at birth predicts food allergy at 2 years of age. *J Allergy Clin Immunol* 2016 Feb 25; pii:S0091–6749(16)00113–5.

28. Marc I, Rowe MI, Taylor M. Transepidermal water loss in the infant surgical patient. *J Pediatr Surg* 1981 Dec; 16(6):878–81.

29. Rutter N, Hull D. Water loss from the skin of term and pre term babies. *Arch Dis Child* 1979 Nov; 54(11):858–68.

30. Agren J, Sjors G, Sedin G. Transepidermal water loss in infants born at 24 and 25 weeks of gestation. *Acta Paediatr* 1998 Nov; 87(11):85–90.

31. Omar SA, DeCristofaro JD, Agarwal BI, La Gamma EF. Effects of prenatal steroids on water and sodium homeostasis in extremely low birth weight neonates, *Pediatrics* 1999 Sep; 104(3 pt 1):482–8.

32. Jain A, Rutter N. Cartlidge PH. Influence of antenatal steroids and sex on maturation of the epidermal barrier in the preterm infant. *Arch Dis Child Fetal Neonatal Ed* 2000 Sep; 83(2):F112–6.

33. Hammarlund K, Sedin G. Transepidermal water loss in newborn infants: III. Relation to gestational age. *Acta Paediatr Scand* 1979 Nov; 68(6):795–801.

34. Hartnoll G. (2003) Basic principles and practical steps in the management of fluid balance in the newborn. *Semin Neonatol* 2003 Aug; 8(4):307–13.

35. Takahashi N, Hoshi J, Nishida H. Water balance, electrolyte and acid base balance in extremely premature infants. *Acta Paediatr Jpn* 1994 Jun; 36(3):250–5.

36. Sosulski R, Polin RA, Baumgart S. Respiratory water loss and heat balance in intubated infants receiving humidified air. *J Pediatr* 1983 Aug; 103(2):307–10.

37. Simmons, CF Jr. Fluid and electrolyte management. In: Cloherty JP, Stark AR (eds). *Manual of Neonatal Care*. Philadelphia: Lippincott-Raven, 1988:Chapter 9, 87–100.

38. William OH, Karecki H. Phototherapy and insensible water loss in the newborn infant. *Am J Dis Child* 1972; 124:230–2.

39. Bell EF, Neidich GA, Cashore WJ, Oh W. Combined effect of radiant warmer and phototherapy on insensible water loss in low birth weight infants. *J Pediatr* 1979 May; 94(5):810–3.

40. Flenady VJ, Woodgate PG. Radiant warmers versus incubators for regulating body temperature in newborn infants. *Cochrane Database Syst Rev* 2003; (4):CD000435.

41. Meyer MP, Payton MJ, Salmon A, Hitchinson C, de Klerk A. A clinical comparison of radiant warmer and incubator care for preterm infants from birth to 1800 grams. *Pediatrics* 2001 Aug; 108(2):395–401.

42. Baumgart S. Reduction of oxygen consumption, insensible water loss, and radiant heat demand with use of a plastic blanket for low birth weight infants under radiant warmers. *Pediatrics* 1984 Dec; 74(6):1022–8.

43. Yu VYH. Patent ductus arteriosus in the preterm infant. *Early Hum Dev* 1993 Nov 1; 35(1):l–14.

44. Vanhaesebrouck S, Zonnenberg I, Vandervoort P, Bruneel E, Van Hoestenberghe M, Theyskens C. Conservative treatment for patent ductus arteriosus in the preterm. *Arch Dis Child Fetal Neonatal Ed* 2007 Jul; 92(4):F244–7. Epub 2007 Jan 9.

45. Bell EF, Warburton D, Stonestreet BS, Oh W. Effect of fluid administration on the development of symptomatic patent ductus arteriosus and congestive heart failure in premature infants. *N Engl J Med* 1980 Mar 13; 302(11):598–604.

46. Brown E, Start A, Sosenko I, Lawson EE, Avery ME. Bronchopulmonary dysplasia: Possible relationships to pulmonary edema. *J Pediatr* 1978 Jun; 92(6):982–4.

47. Stephens BE, Gargus RA, Walden RV, Mance M, Nye J, McKinley L, Tucker R, Vohr BR. Fluid regimens in the first week of life may increase risk of patent ductus arteriosus in extremely low birth weight infants. *J Perinatol* 2008 Feb; 28(2):123–8. Epub 2007 Nov 29.

48. Al-Danhan J, Haycock GB, Chantler C, Stimmler L. Sodium homeostasis in term and preterm neonates: I. Renal aspects. *Arch Dis Child* 1983 May;

58(5):335–42.

49. Al-Danhan J, Haycock GB, Chantler C, Stimmler L. Sodium homeostasis in term and preterm neonates: III. Effects of salt supplementation. *Arch Dis Child* 1984 Oct; 59(10):945–50.

50. Tulassay T, Rascher W, Seyberth H, Lang R, Toth M, Sulyok E. Role of atrial natriuretic peptide and sodium homeostasis in premature infants. *J Paediatr* 1986 Dec; 109(6):1023–7.

51. Noble-Jamieson CM, Kuzmin P, Airede KI. Hidden sources of fluid and sodium intake in ill newborns. *Arch Dis Child* 1986 July; 61(7):695–6.

52. Haycock GB. The influence of sodium on growth in infancy. *Pediatr Nephrol* 1993 Dec; 7(6):871–5.

53. Schaffer SG, Meade VM. Sodium balance and extra-cellular volume regulation in very low birth weight infants. *J Pediatr* 1989 Aug; 115(2):285–90.

54. Hartnoll G, Betremieux P, Modi N. Randomised controlled trial of postnatal sodium supplementa-tion on body composition in 25–30 week gestation infants. *Arch Dis Child Fetal Neonatal Ed* 2000 Jan; 82(1):F24–8.

55. Costarino AT, Gruskay JA, Corcoran L, Polin RA, Baumgart S. Sodium restriction versus daily mainte-nance replacement in very low birth weight prema-ture neonates: A randomised, blind therapeutic trial. *J Pediatr* 1992 Jan; 120(1):99–106.

56. Modi N. Hyponatraemia in the newborn. *Arch Dis Child Fetal Neonatal Ed* 1998 Mar; 78(2):F81–4.

57. Rees L, Brook CG, Shaw JC, Forsling ML. Hyponatraemia in the first week of life in preterm infants. Part I Arginine vasopressin secretion. *Arch Dis Child* 1984 May: 59(5):414–22.

58. Weinberg JA, Weitzman RE, Zakauddin S, Leake RD. Inappropriate secretion of antidiuretic hormone in a premature infant. *J Pediatr* 1977 Jan; 90(1):111–4.

59. Singhi S, Chookang E, Kalghatgi S. Iatrogenic neona-tal and maternal hyponatraemia following oxytocin and aqueous glucose infusion during labour. *Br J Obstet Gynaecol* 1985 Apr; 92(4):356–63.

60. Lim WH, Lien R, Chiang MC, Fu RH, Lin JJ, Chu SM, Hsu JF, Yang PH. Hypernatremia and grade III/IV intraventricular hemorrhage among extremely low birth weight infants. *J Perinatol* 2011 Mar; 31(3):193–8.

61. Barnette AR, Myers BJ, Berg CS, Inder TE. Sodium intake and intraventricular hemorrhage in the pre-term infant. *Ann Neurol* 2010 Jun; 67(6):817–23.

62. Lorenz JM, Kleinman A, Markarian K. Potassium metabolism in extremely low birth weight infants in the first week of life. *J Pediatr* 1997 Jul; 131(1 pt 1):81–6.

63. Sato K, Kondo T, Iwao H, Honda S, Ueda K. Internal potassium shift in premature infant: Cause of nonoliguric hyperkalaemia. *J Pediatr* 1995 Jan; 126(1):109–13.

64. Stefano JL, Norman ME, Morales MC, Goplerud JM, Ishra OP, Delivoria-Papadopoulos M. Decreased erythrocyte Na+, K+—ATPase activ-ity associated with cellular potassium loss in extremely low birth weight infants with nono-

loguric hyperkalemia. *J Pediatr* 1993 Feb; 122(2):277–81.

65. Kluckow M, Evans N. Low systemic blood flow and hyperkalemia in preterm infants. *J Pediatr* 2001 Apr; 139(2):227–32.

66. O'Hare FM, Molloy EJ. What is the best treatment for hyperkalaemia in a preterm infant? *Arch Dis Child* 2008 Feb; 93(2):174–6.

67. Vemgal P, Ohlsson A. Interventions for non-oliguric hyperkalaemia in preterm neonates. *Cochrane Database Syst Rev* 2012 May 16; 5:CD005257.

68. Ramiro-Tolentino SB, Markarian K, Kleinman LI. Renal bicarbonate excretion in extremely low birth weight infants. *Pediatrics* 1996 Aug; 98(2):256–61.

69. Kapadia VS, Wyckoff MH. Drugs during delivery room resuscitation—What, when and why? *Semin Fetal Neonatal Med* 2013 Dec; 18(6):357–61.

70. Berg CS, Barnette AR, Myers BJ, Shimony MK, Barton AW, Inder TE. Sodium bicarbonate admin-istration and outcome in preterm infants. *J Pediatr* 2010 Oct; 157(4):684–7.

71. Burchfield DJ. Medication use in neonatal resuscita-tion. *Clin Perinatol* 1999 Sep; 26(3):683–91.

72. Varughese M, Patole S, Shama A, Whithall J. Permissive hypercapnia in neonates: The case of the good, the bad, and the ugly. *Pediatr Pulmonol* 2002 Jan; 33(1):56–64.

73. Koh TH, Eyre JA, Aynsley-Green A. Neonatal hypoglycaemia—The controversy regarding defini-tion. *Arch Dis Child* 1988 Nov; 63(11):1386–8.

74. Cornblath M, Hawdon J, William A, Aynsley-Green A, Ward-Platt M, Schwartz R, Kalhan S. Controversies regarding definition of neonatal hypoglycemia: Suggested operational thresholds. *Pediatrics* 2000; 105(5):1141–114.

75. Koh TH, Aynsley-Green A, Tarbit M, Eyre JA. Neural dysfunction during hypoglycaemia. *Arch Dis Child* 1988 Nov; 63(11):1353–8.

76. Burns CM, Rutherford MA, Boardman JP, Cowan FM. Patterns of cerebral injury and neurodevelopmental outcomes after symptomatic neonatal hypoglycae-mia. *Pediatrics* 2008 Jul; 122(1):65–74.

77. Mitanchez D. Glucose regulation in preterm new-born infants. *Horm. Res.* 2007; 68(6):265–71. Epub 2007 Jun 20.

78. Beardsall K, Dunger D. Insulin therapy in preterm newborns. *Early Hum Dev* 2008 Dec; 84(12):839–42. Epub 2008 Oct 10.

79. Beardsall K, Vanhaesebrouck S, Ogilvy-Stuart AL, Vanhole C, Palmer CR, Ong K, van Weissenbruch M, Midgley P, Thompson M, Thio M, Cornette L, Ossuetta I, Iglesias I, Theyskens C, de Jong M, Gill B, Ahluwalia JS, de Zegher F, Dunger DB. Prevalence and determinants of hyperglycemia in very low birth weight infants: Cohort analyses of the NIRTURE study. *J Pediatr* 2010 Nov; 157(5):715–9.e1–3.

80. Beardsall K, Vanhaesebrouck S, Ogilvy-Stuart AL, Vanhole C, Palmer CR, van Weissenbruch M, Midgley P, Thompson M, Thio M, Cornette L, Ossuetta I, Iglesias I, Theyskens C, de Jong M,

Ahluwalia JS, de Zegher F, Dunger DB. Early insulin therapy in very-low-birth-weight infants. *N Engl J Med* 2008 Oct 30; 359(18):1873–84.

81. Bozzetti V, Tagliabue P. Metabolic bone disease in preterm newborn: An update on nutritional issues. *Ital J Pediatr* 2009 Jul 14; 35(1):20.

82. Scott SM, Ladenson JH, Aguanna JJ, Walgate J, Hillmann LS. Effect of calcium therapy in the sick premature infant with early neonatal hypocalcemia. *J Pediatr* 1984 May; 104(5):747–51.

83. Pitkin RM. Endocrine regulation of calcium homeo-statis during pregnancy. *Clin Perinatol* 1983 Oct; 10(3):575–92.

84. Namgun GR, Bainbridge R, Cruz MR, Tsang RC. Disorders of calcium and phosphorus metabolism in infants and children. 1988; 12:253–71.

85. Solden SJ, Hicks JM. *Pediatric Reference Ranges*. Washington: AA Press, 1995:39.

86. Brown DR, Steranka BH, Taylor FH. Treatment of early-onset neonatal hypocalcemia. Effects on serum calcium and ionized calcium. *Am J Dis Child* 1981 Jan; 135(1):24–8.

87. Tsang RC. Calcium, phosphorous and magnesium metabolism. In: Polin RA, Fox WA (eds). *Fetal and Neonatal Physiology*. Philadelphia: Saunders, 1992.

88. Heird WC, Winters R. The body fluids in paediatrics. In: Winters R (ed). *Fluid Therapy for the Pediatric Surgical Patient*. Boston: Little Brown, 1973.

89. Rice HE, Caty MG, Glick PL. Fluid therapy for the pediatric surgical patient. *Pediatr Clin North Am* 1998 Aug; 45(4):719–27.

90. Wait RB, Kahng KU. Fluids and electrolytes and acid-base balance. In: Greenfield LJ, Mulholland MW, Oldham KT. et al (eds). *Surgery Scientific Principles and Practice*. Philadelphia: JB Lippincott Co., 1993:23.

91. Butt W. Septic shock. *Pediatr. Clin North Am* 2001 Jun; 48(3):601–19, viii.

92. Toth-Heyn P, Drukker A, Guignard JP. The stressed neonatal kidney: From pathophysiology to clinical management of neonatal vasomotor nephropathy. *Pediatr Nephrol* 2000 Mar; 14(3):227–39.

93. Maitland K, Kiguli S, Opoka R, Engoru C, Olupot-Olupot P, Akech S, Nyeko R, Mtove G, Reyburn H, Lang T, Brent B, Evans JA, Tibenderana JK, Crawley J, Russell EC, Levin M, Babiker AG, Gibb DM. FEAST Trial Group. Mortality after fluid bolus in African children with shock. *N Engl J Med* 2011; 364:2483–95. doi: 10.1056/NEJMoa1101549.

94. Gouyon JB, Guignard JP. Management of acute renal failure in newborns. *Pediatr Nephrol* 2000 Sep; 14(10–11):1037–44.

95. Yaster M, Scherer TL, Stone MM, Maxwell LG, Schleien CL, Wetzel R, Buck JR, Nichols D, Colombani P, Dudgeon DL et al. Prediction of successful primary closure of congenital abdominal wall defects using intraoperative measurements. *J Pediatr Surg* 1989 Dec; 24(12):1217–20.

营　养

Simon Eaton　Agostino Pierro

引言

新生儿的营养不仅是为了维持正常的新陈代谢，而且是生长发育所必需的。足月儿在出生后的前6个月以25~30g/d的速度增长，到5月龄时体重增加一倍。新生儿期不仅是整个生物体生命的"关键时期"，而且是每个器官（特别是大脑）发育的最重要时期。因此，营养不良不仅会影响短期发育，也可能成为增加精神和身体发育迟缓风险的一个长期危险因素。除了增加组织质量所必需的成分外，提供足够的营养物质来提高适当的免疫反应也是非常重要的，因为感染和脓毒症会影响身体生长和神经系统发育[1]。因此，早期干预和适当的人工营养支持是至关重要的。

最佳的营养途径是经口肠内喂养，如果不能耐受足量的经口喂养，则需要人工肠内喂养或肠外营养（parenteral nutrition, PN）。喂养途径的基本原则是使用最安全的生理途径：经胃喂养优于空肠喂养，肠内营养优于PN，等等。各项研究均强调了新生儿外科尽早开始肠内营养的重要性。少量肠内喂养对免疫系统，感染率和肝功能均有较大益处。

生长监测

人工肠内营养和PN都是营养干预措施，因此应评估营养结果以确定这些干预措施的有效性。评估应使用适当的国家级图表（例如，英国皇家儿科和儿童健康学院以及美国疾病控制和预防中心提供的图表）纵向监测所有儿科手术患者，尤其是接受人工营养支持的患儿的生长情况。在没有相应图表的情况下，应使用世界卫生组织提供的图表。

新生儿的身体成分和能量需求

新生儿较成人有更快的生长速度和更高的能量消耗，但却只有较低的能量储备，因此不能忍受长时间的饥饿。新生儿的身体成分较成人也大不相同：总体水从妊娠24~25周时的87%，足月时的71%，到成年时的50%不等[2]（图14.1）。体液量的下降也反映出体内能量需求的增加。静息能量消耗（resting energy expenditure, REE）[以kcal/(kg·d)为单位]与非蛋白质能量储备（kcal/kg）之间的比率可估算出婴儿的能量储备。妊娠24~25周能量储备仅能维持约2天，足月儿随着糖原和脂肪储存的增加而增加至约20天[2]（图14.1），而在成人中超过了50天，因此出生后的极低体重儿和超低体重儿急需足够的热量。事实证明，对极低体重儿早期进行PN是有益的[3]，但对于早产儿应如何"积极"进行营养干预尚存争议。足月新生儿的内源脂肪含量较高（约600g），因此短时间的营养不良可以耐受。但在临床中应尽快提供足够的营养以满足基本需求，并促进生长发育。尽管手术或创伤后的成人能量需求增加，但没有强有力的证据表明脓毒症或手术后的新生儿应额外增加能量供应[4]。肠内喂养总能量需求：超低体重儿（<1 000g）早产儿为130~150kcal/(kg·d)[5]，足月儿为100~120kcal/(kg·d)，10岁儿童为30~60kcal/(kg·d)，20岁为40kcal/(kg·d)[6]。

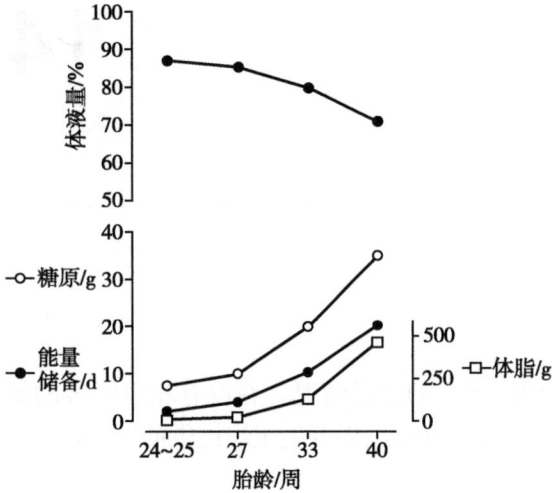

图14.1　不同胎龄婴儿的体液量及能量储备

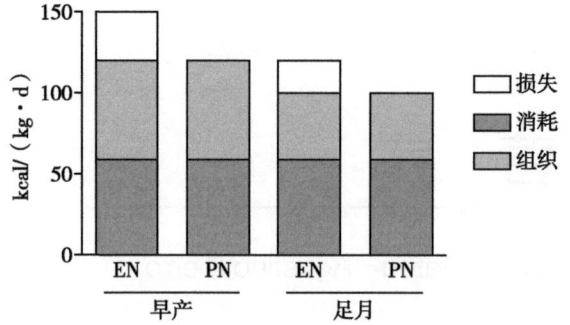

图14.2　早产儿和足月儿的肠内与肠外营养的能量代谢分布。"消耗"包括基础代谢率、活动、组织生长以及体温调节所消耗的能量。"组织"是实际存储在新生组织中的能量。"损失"包括粪便等的损失 [Data from Koletzko B et al., Guidelines on Paediatric Parenteral Nutrition of the European Society of Paediatric Gastroenterology, Hepatology and Nutrition (ESPGHAN)and the European Society for Clinical Nutrition and Metabolism(ESPEN), supported by the European Society of Paediatric Research(ESPR), J Pediatr Gastroenterol Nutr, 2005, 41 Suppl 2, S1-S87. Tsang RC et al., *Nutrition of the Preterm Infant*: *Scientific Basis and Practical Guidelines*, 2nd ed., 2005]

一个婴儿所需的热量为 100~120kcal/（kg·d），其中 40~70kcal/（kg·d）用来维持新陈代谢，50~70kcal/（kg·d）用来促进生长（组织合成和能量存储），最多 20kcal/（kg·d）用来弥补排泄物的能量损失。完全肠外营养（TPN）的新生儿不会有排泄物中的能量损失，且在保温箱中的新生儿不需要额外能量维持体温，所以所需热量相对降低［早产儿 110~120kcal/（kg·d），足月儿 90~100kcal/（kg·d）］[4]。如图 14.2 所示。但应强调的是，新生儿能量需求差异很大。有较多的公式可以计算婴儿和儿童的 REE，从而估算其能量需求。最常用的公式是世界卫生组织（WHO）[6]，Schofield 公式 [7]，以及 Harris-Benedict 公式 [8]。但这些公式都是基于体重、身高和 / 或年龄，并基于对经口喂养耐受的计算，没有考虑到需要人工营养支持的婴儿的异常生理和 / 或病理状况。成人在创伤、手术、烧伤或严重感染后的 REE 显著增加，但在婴儿并非如此，关于该方面的研究也比较少。有人认为重症、呼吸机支持的早产儿 [9]、坏死性小肠结肠炎（necrotizing enterocolitis，NEC）的新生儿 [10]，以及手术婴儿（有或无体外膜氧合）[11] 的 REE 值与健康新生儿相似，也有人认为新生儿患有脓毒症时的 REE 增加 [12]，并且 REE 需求程度与新生儿脓毒症的严重程度相关 [13]。另一项关于新生儿手术后反应的研究发现，手术后 4 小时的 REE 出现一个短暂的峰值，并在术后 12~24 小时内恢复到基线 [14]。因此，没有明确的证据证明脓毒症或手术新生儿需提供更多的能量 [4]。

REE 与健康婴儿的生长速度成正比，并且急性应激期生长会受到阻碍。对成人手术患者的研究表明，手术会引起蛋白质代谢的显著变化，包括术后蛋白质降解增加，负氮平衡增加以及肌肉蛋白质合成减少。但是，在进行大手术的婴幼儿中似乎没有发生全身蛋白通量、蛋白质合成、氨基酸氧化或蛋白质降解的变化 [15]。我们推测婴幼儿利用了生长发育所需蛋白质和能量进行组织修复，从而避免了成人中能量消耗和分解代谢的总体增加。

手术婴幼儿的营养问题并不罕见。真正的营养挑战并不在于手术本身，而在于患者的临床状况，例如小于胎龄早产儿的胎儿生长受限，因 NEC 而进行大量肠切除的婴儿，以及肠闭锁、肠旋转不良、中肠扭转、胎粪性肠梗阻或腹裂手术后出现肠蠕动障碍的婴儿。

由于新生儿的能量和蛋白质储存有限，无论疾病的严重程度或器官衰竭的程度如何，都应保持营养充足，尤其是在新生儿时期。婴儿和儿童需要营养以维持蛋白质状态以及生长和伤口愈合。因此危重病和脓毒症期间的营养支持是儿科面临的一大挑战。Keshen 等 [16] 表明，通过体外生命支持并进行 PN 的新生儿处于高代谢和蛋白质分解代谢状态。这些作者建议提供额外的蛋白质和非蛋白质能量，以减少净蛋白质损失。

关于婴儿脓毒症时的代谢反应的知识目前很有限。重症婴儿是否代谢异常，已有的研究和报道有相互矛盾的内容 [11,17-18]。然而，大多数研究表明，脓毒症婴儿并不会变得代谢过度 [19-20]（图 14.3），患 NEC 的脓毒症新生儿的全身蛋白质更新、合成和分解代谢均未见任何增加 [10]。矛盾的数据可能是不同程度脓毒症婴儿在不同时间进行测量的结果 [21]。

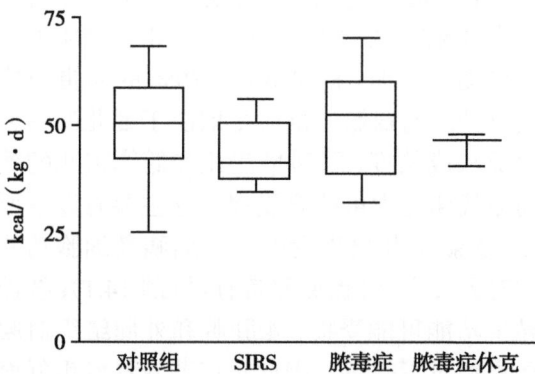

图 14.3 重症患儿和对照组的静息能量消耗。用间接测热法测量全身炎症反应综合征（SIRS）、脓毒症、脓毒症休克和对照组的婴儿和儿童。结果用中位数、范围和四分位间距表示。组间之间没有显著差异 [50]

从这些研究来看，婴儿的代谢率和对手术、应激和脓毒症的反应与成人不同。因此，针对成人的营养建议不能适用于新生儿人群。新生儿会将蛋白质合成的产物，从用于

生长转为组织修复。这可以解释在患有严重疾病或脓毒症的婴儿中，通常会观察到生长迟缓的现象。在该领域还需要进一步研究新生儿和儿童对创伤和脓毒症的代谢反应，探讨营养与免疫力之间的关系，以设计最合适的饮食。

肠外营养

适应证

当无法进行肠内喂养、肠内营养不足或肠内营养有危害时，应使用 PN。但应在最短的时间内给予 PN，并在允许的范围内增加肠内营养的比例。足月儿的能量储备可以耐受 3~4 天无肠内营养，而早产儿的能量储备较小，常需早期应用 PN。

在小儿外科手术中最常见的适应证是由先天性畸形引起的肠梗阻，各种疾病都可能会影响 PN 应用的时间。尽管大部分接受手术的新生儿（例如腹裂）都需要 PN 的应用，但在一些先天性疾病中，PN 的应用具有争议性。例如十二指肠闭锁，许多外科医师会常规应用 PN，而一些外科医师则优先经吻合口营养管来进行肠内喂养 [22]。除先天性肠梗阻外，PN 也应用于术后肠梗阻、NEC、短肠综合征、胃肠道疾病和呼吸道疾病合并症者。

静脉通路

外周静脉使用渗透压超过 600mOsm 的溶液容易导致静脉炎，因此超低体重儿无法通过外周静脉给予足够的能量，并且外周静脉仅用于短期的少量营养补充。在新生儿中，脐带血管可作为中心静脉提供 PN，但是如果使用经脐导管超过 5 天（动脉）或 14 天（静脉），并发症的风险会增加 [4]。中心静脉导管可以直接经皮及皮下隧道放置在深静脉中，也可以使用经外周静脉穿刺的中心静脉导管（peripherally inserted central venous catheter，PICC）。尽管作者已通过系统回顾比较

了经皮中心静脉导管和外周静脉给予 PN 的结果，但仍没有足够的证据提出正式建议[23]。对于导管的穿刺和管理应遵循欧洲儿科胃肠病学、肝病学和营养学学会（European Society for Paediatric Gastroenterology Hepatology and Nutrition，ESPGHAN）/欧洲肠外肠内营养学会（European Society of Parenteral and Enteral Nutrition，ESPEN）指南[4]。

PN 的组成

　　PN 的组成包括碳水化合物、脂肪、蛋白质、电解质、维生素、微量元素和水。TPN 所需的热量由碳水化合物和脂质提供。蛋白质不作为热量的来源，因为与碳水化合物和脂肪的氧化相比，蛋白质分解代谢产生能量是利用率较低的代谢过程，而碳水化合物和脂肪能以较低的代谢成本产生更多的能量。因此，理想的 TPN 方案应提供足够的氨基酸促进蛋白质的转化和组织生长，并提供足够的热量以最大程度地减少蛋白质氧化所产生的能量。

液体需求

　　如前所述，体重与水的比例随着出生年龄的增长而降低（图 14.1）。此外，细胞外液的比例也从妊娠 26 周时的 65% 降低至足月时的40%，到儿童期进一步下降至 20%[24]。这会导致出生后的前几天体重减轻。任何不能经口喂养的新生儿都会丢失体液和电解质，丢失途径包括尿液、粪便、汗液以及从肺和皮肤的蒸发损失。对于极低体重儿或超早产儿，经皮肤的失水会更多［高达 80~100mL/（kg·d）[24]。这是由于他们的体表面积相对于体重而言非常大，表皮非常薄且具有渗透性，皮下脂肪少，而且总体水和细胞外液量的占比很大[24]。由于早产儿肾脏的尿液浓缩能力有限，因此需要大量的液体来代替高强度的肾脏排泄。在新生儿外科中，胃引流和胃肠道造口造成的大量体液流失的现象并不罕见，光疗也可能增加丢失量。为了减少体液丢失，新生儿

需使用双层保温箱，并置于相对较高的湿度下，对气管插管的新生儿使用温暖的加湿空气，并用不渗透的床单包裹身体。但是，补液过多也会导致并发症，如肺水肿。对于动脉导管未闭、肾功能不全和慢性肺疾病的新生儿需要进行液体限制。最近有一份报告强调了许多接受 PN 的新生儿体液管理不当[25]。液体限制或需要大量应用其他药物可能会导致 PN 营养成分少于目前的建议水平。一项荟萃分析显示，尽管充足的液体可以减少早产儿出生后第一天的体重下降，但却显著增加了婴儿的死亡风险，以及动脉导管未闭和 NEC 的发生率[26]。因此，推荐新生儿的液体摄入量为 60~80mL/（kg·d）（对于出生后第一天的早产儿）和 140~170mL/（kg·d）（对于处于稳定生长阶段的新生儿）[4]。因此，不应该实施"一刀切"的补液方案，在新生儿的前几周内，应强制监测体重、尿量和电解质，并重新评估并制订液体方案。

能量来源

　　碳水化合物和脂肪是饮食中的主要能量来源，也是 PN 中能量的重要来源。葡萄糖是人体细胞的主要能量来源，也是 PN 中的主要能量来源，提供 60%~70% 的非蛋白质热量[4]。葡萄糖的供应量取决于婴儿的临床状况和成熟度，因为早产儿和低体重儿的葡萄糖代谢能力可能会受损。这主要有以下原因：①新生儿出生后的前 2 周胰岛细胞功能相对无反应；②糖原储备有限（图 14.1）；③糖异生功能可能受损；④肝脏和外周组织对胰岛素相对不敏感。因此早产儿容易发生低血糖和高血糖。目前，根据新生儿低血糖的定义，葡萄糖的输注速度应至少能使血糖保持在 2.6mmol/L 以上[27]。由于新生儿的内源性葡萄糖代谢率约为 5mg/（kg·min），应将其视为可能避免低血糖的最低输注速率[4]。随着葡萄糖耐量的增加，葡萄糖输注速率也可以增加。但是，当葡萄糖摄入量超过代谢需要，就会发生碳水化合物向脂肪的转化（脂肪生

成）。该过程有两个潜在风险：肝脏中新合成的脂肪积聚，以及由 CO_2 产生增加引起的呼吸性酸中毒加重。此外，超低体重儿的高血糖是导致迟发性脓毒症、死亡或发展为晚期 NEC 的危险因素。高血糖在 PN 应用时经常发生，特别是在输入的葡萄糖浓度增加时，但是大多数患者会在数小时内产生足够的内源性胰岛素以代谢碳水化合物负荷。高血糖也可能是即将感染的迹象，并且与 NEC 的发展有关。对出现症状的高血糖的治疗通常是降低输注速度，有时也对葡萄糖耐量不佳的超低体重儿使用外源性胰岛素来降低血糖。血糖浓度的迅速升高往往预示着 NEC 的发展，而 NEC 患儿的高血糖发生率高，并且出现高血糖时往往又预示着较差的预后[28]。低血糖通常是突然中断输注含高葡萄糖浓度的液体引起的。

脂肪可以提供较高的能量（9kcal/g），等渗性替代葡萄糖作为 PN 的能量来源，还可以防止必需脂肪酸的缺乏，并促进脂溶性维生素的吸收。葡萄糖和脂质的混合输注比葡萄糖单独输注具有更高的代谢优势，因为它降低了代谢速率并提高了能量利用效率[4]。碳水化合物和脂质的输注速率与净脂肪沉积或氧化密切相关（图 14.4）。当摄入的葡萄糖热

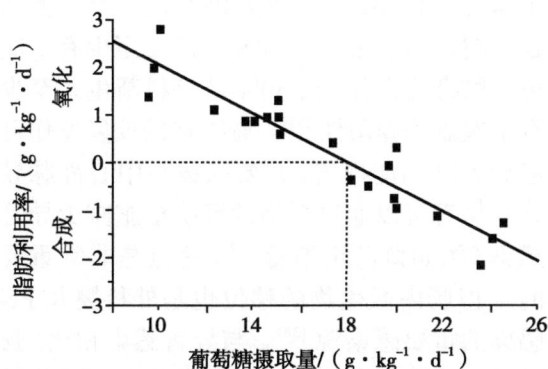

图 14.4　葡萄糖摄取量与脂肪利用率之间的线性关系（$r = -0.9$，$P < 0.0001$）。当葡萄糖摄入量超过 $18g/(kg \cdot d)$ 时，脂肪会显著生成（From Pierro A et al., Utilisation of intravenous fat in the surgical newborn infant, *Proc Nutr Soc*, 1993, 52, 237A）

量超过 $18g/(kg \cdot d)$（即 REE）时，无论脂肪摄入量如何，净脂肪氧化作用都是最小的，并且会发生净脂肪合成[29]。然而，新生儿的脂质利用通常很低且无法预测，因此，脂肪应用需缓慢增加，尤其是在早产儿中[4]。

从历史上看，小儿 PN 中最先应用也是最常用的脂肪乳剂是大豆油，其中的脂质以长链甘油三酯（long-chain triglyceride，LCT）的形式存在。当用中链甘油三酯（medium-chain triglyceride，MCT）部分替代 LCT 时，可以增加脂肪净氧化而不增加代谢率[30]。MCT/LCT 混合物可以改善必需脂肪酸的状况（通过保护必需脂肪酸免受氧化）。在过去的十年中，含不同比例 MCT 的脂肪乳剂被引入临床，包括单不饱和甘油三酯（即橄榄油）或 Ω-3 多不饱和甘油三酯（即鱼油）。这些已在早产儿和外科婴儿中进行了几项小规模研究。这些新型脂质的使用因不同地区之间的许可差异以及许可范围内的最大给药率而变得复杂。然而，使用新型脂质的主要目的是预防或治疗胆汁淤积。这将在"肝脏相关并发症"部分进行讨论。

高剂量的脂质或意外快速注入脂质可能导致脂质过载综合征，其特征是急性发热伴黄疸，凝血功能异常和呼吸系统疾病。因此脂质通常需缓慢增加，并密切监测甘油三酯水平[4]。据报道，早产儿在静脉输注脂肪过程中，储存的脂肪乳剂会发生过氧化作用并产生自由基[31]。然而，自由基产生的程度与脂质氧化速率有关，因为已有研究表明，PN 中碳水化合物与脂肪比率的降低将导致给予的脂肪氧化增加和自由基介导的脂质过氧化物形成减少[32]。

氨基酸

与健康的成人处于零氮平衡状态相反，婴儿和儿童需要处于正氮平衡状态才能实现良好的生长发育。单独输注葡萄糖治疗的早产儿会很快损失蛋白质（每天的体内蛋白质含量为 1%~2%），因此如果无法实施肠内营

养，PN 应至少提供 1~1.5g/（kg·d）的氨基酸。婴儿能够有效地保留氮，在经口喂养或经静脉补充均可保留高达 80% 的可代谢蛋白质摄入量[33]。蛋白质代谢和机体蛋白质的积累取决于蛋白质和能量的摄入，因此，在能量摄入超过 70kcal/（kg·d）的前提下，早产儿氮保留的主要决定因素是氨基酸摄入量[33]。足月儿 PN 中氨基酸的需求量在 2.5 至 3.0g/kg 之间才可以增加体内蛋白质[33]。PN 中高氨基酸浓度的患者容易发生氮质血症、高氨血症以及代谢性酸中毒的相关并发症[33]，但给予氨基酸 2~3g/kg 的患儿不易发生这些并发症[33]。在严重营养不良或有其他丢失（例如空肠、回肠造口术）的患者中，蛋白质需求量更高。PN 的氮源是氨基酸的混合物，并且有专门为新生儿配制的混合物。但是，对于足月儿和早产儿的理想氨基酸组成尚不确定。除了成人的必需氨基酸外，组氨酸被认为是婴儿的必需氨基酸，以下氨基酸均被认为是新生儿的"条件必需氨基酸"：精氨酸、半胱氨酸、谷氨酰胺、牛磺酸和酪氨酸。

谷氨酰胺因较差的稳定性而被排除在 PN 氨基酸混合物外，它现在可以作为二肽添加。谷氨酰胺对于免疫系统和肠道具有重要作用，是机体各器官之间必不可少的氮载体。据推测，PN 的婴儿补充谷氨酰胺将减少感染的发生率，并缩短达到全肠内喂养的时间。一项针对外科手术婴儿的随机对照试验（randomized controlled trial，RCT）[34] 发现，肠外补充谷氨酰胺对肠通透性或氮平衡没有显著影响，这项研究无法检测出临床结局的差异，例如脓毒症的发生率或 PN 的持续时间。大型多中心 RCT 表明，尽管谷氨酰胺没有减少达到全肠内喂养的时间或整个 PN 期间的脓毒症发生率，但确实显著降低了无任何肠内营养期间的脓毒症发生率[35]。

矿物质、维生素和微量元素

矿物质、维生素和微量元素作为营养组成部分很重要，也可以作为辅助因子或酶的组成部分，提供充足的供应对成长中的新生儿很重要。铁、钙、磷和镁都应适当供应以促进生长和发育，但是，如果供应超过需求或代谢受损，可能会导致其他问题。另外，由于溶液缺乏稳定性或与其他成分不相容，足量应用也可能有问题。因此，长期的 PN 中通常只补充铁[4]，而钙和磷酸盐的补充则取决于 PN 混合物中的溶解度。维生素和微量元素在维持人体的抗氧化防御能力中起着非常重要的作用[4]，维生素 C 与维生素 E，硒（用于谷胱甘肽过氧化物酶），铜、锌与锰（均用于超氧化物歧化酶），铬，碘和钼都需添加到 PN 中。但是，对于这些维生素和微量元素，没有明确的需求量。尽管有证据表明补充硒可能是有益的，但硒的具体需求量因地理位置不同而有很大差异，因此很难提出全球性建议[36]。建议如果 PN 的持续时间少于 4 周，则微量元素中只添加锌[4]。目前还没有具体的证据表明每个人需要多少维生素，建议是继续使用现有的维生素混合剂，这些混合剂不会对大多数儿童造成毒性或导致缺乏[4]。

PN 相关并发症

PN 感染并发症

尽管 PN 的管理有了显著改善，包括建立了营养支持小组，但感染仍然是一个主要问题。超过 50% 的接受 PN 的患儿至少有 1 次可疑脓毒症发作，约 30% 的外科新生儿至少有 1 次血培养阳性[35]。脓毒症的反复发作可能导致肝功能损害，并要求拔除中心静脉导管。尽管可以通过严格的预防措施减少导管感染（例如氯己定消毒[37]，这点是非常重要的），但肠内微生物的移位也是外科婴儿 PN 感染的重要感染源[38]。与导管感染相比，肠道微生物感染发生的时间明显晚于预计的导管相关感染[39]。支持这种假设的依据主要是：宿主防御系统的逐步减弱[40] 和 / 或肠道通透性增加可能使肠内微生物在长时间 PN 应用后发生移位。

机械性并发症

与静脉营养有关的机械并发症并不罕见。表 14.1 列出了文献报道的机械性并发症。外渗是外周 PN 的常见并发症。不幸的是，即使是低渗透压的溶液也会损害周围静脉，导致炎症和渗出，从而导致组织坏死和感染。静脉导管可能因血栓、钙沉淀或脂质沉积而堵塞。婴儿中心静脉置管头端的理想位置仍存在争议。一些作者认为心房是理想位置，因为这样可以减少导管功能障碍的机会；而另一些人则认为将其放置在上腔静脉中可以减少穿孔的风险。当前的 ESPGHAN/ESPEN 建议是导管尖端位于心房外 [4]，但是由于这两种方法的并发症罕见（尽管可能危及生命），因此 RCT 缺乏证据。

表 14.1　PN 相关机械性并发症

营养液外渗
中心静脉管堵塞
中心静脉管移位
输注管破裂
右心房血栓
心脏压塞（右心房或下腔静脉穿孔）

肝脏相关并发症

与 PN 相关的肝胆并发症仍然很严重，并且经常危及生命。新生儿 PN 最常见的肝胆并发症是胆汁淤积。如果胆汁淤积不加以治疗，可能会发生肠衰竭相关性肝脏疾病（intestinal failure-associated liver disease，IFALD），这可能导致需要肝移植甚至死亡。英国儿科胃肠病学、肝脏病学和营养学会对 IFALD 的定义如下：

- 1 型早期 IFALD：碱性磷酸酶（alkaline phosphatase，ALP）和 γ- 谷氨酰转移酶（γ-glutamyl transferase，γGT）的升高至少持续 6 周，并超过参考范围上限的 1.5 倍
- 2 型中期 IFALD：与 1 型一样，ALP 和 γGT 升高，总胆红素升高（> 50μmol/L），并且结合胆红素至少占 50%
- 3 型晚期 IFALD：ALP 升高，总胆红素升高伴晚期肝病的临床体征

1 型是可逆的。如果肠内营养增加，PN 减少并防止导管相关脓毒症的反复发作，则 2 型也是可逆的。IFALD 的发生率取决于 PN 应用时间的长短，在接受长期 PN 的婴儿中，50% 以上会发生 IFALD [42]。这种并发症的发生率似乎正在降低，但这可能与更积极地过渡到肠内喂养而不是改善静脉营养有关。多种临床因素与 PN 相关性胆汁淤积的发生有关，包括早产、低出生体重、PN 持续时间长、肠肝循环不成熟、肠道菌群、败血症、无法实施肠内营养、肠切除导致的短肠综合征以及开腹手术的次数等。除了超低体重儿的影响以及 PN 的持续时间外，腹裂或空肠闭锁而应用 PN 的婴儿似乎有额外的风险。PN 相关性胆汁淤积在早产儿中的发生率高于儿童和成人。这可能是与新生儿胆汁分泌系统的不成熟有关，包括胆汁池小、胆汁合成能力差和肠道浓度低等。PN 相关性胆汁淤积和 IFALD 的诊断为排他性诊断，尚无任何特异性标记物。因此，正在应用或应用过 PN 的胆汁淤积（结合胆红素 > 2.0mg/dL）的婴儿必须进行适当的诊断评估，以排除其他原因引起的胆汁淤积，例如细菌与病毒感染，代谢性疾病（例如 α_1- 抗胰蛋白酶缺乏症，酪氨酸血症）和先天性异常（例如阿拉日耶综合征，胆道闭锁，胆总管囊肿）。

PN 相关性胆汁淤积的病因尚不明确。可能的原因包括 PN 成分的毒性、肠内营养不足、营养物质无脉冲性供给以及个体因素、感染和脓毒症。尤其是 PN 的脂质成分，现在许多单位使用替代的脂质管理策略（请参阅"肝脏相关并发症"一节）。除了脂质管理外，通过多学科团队对这些患者进行细致的管理是有益的 [43]。肠管延长术，例如连续横向肠成形术（serial transverse enteroplasty，STEP）或纵向肠延长术，可能有助于过渡到肠内营养 [44]。而在那些晚期肝病且没有肠道自主性的患者

中，可以考虑移植。

肠外营养相关性淤胆（parenteral nutrition-associated cholestasis，PNAC）和 IFALD 主要与大豆油的使用有关，但其他因素也被认为相关。大豆油主要包含 Ω-6 脂肪酸，与 Ω-3 脂肪酸相比被认为具有促炎性。此外，大豆脂质乳剂中植物固醇的含量相对较高，并且推测植物固醇的积累会引起 PNAC/IFALD[45]。因此，近年来，人们十分关注在外科婴儿和儿童的 PN 中采用护肝的脂质管理策略来预防或逆转胆汁淤积。目前有几种方法已经被采用：

①减少脂质的使用量。这也可以通过限制脂质的时间（数小时或数天）来实现。但这可能会因能量不足而发生生长不良。

②使用 Omegaven，这是一种 10% 鱼油的脂肪乳剂。鱼油中的 Ω-3 脂肪酸含量较高，而植物固醇的含量较低，因此建议对长期使用 PN 的外科患儿使用鱼油来逆转胆汁淤积[46]。但是，由于 Omegaven 缺乏 Ω-6 脂肪酸，使用 Omegaven 作为唯一脂质来源可能会导致必需脂肪缺乏，也可能导致生长不良，因此 Omegaven 的剂量限制为 1.0g/（kg·d）[而大豆油脂质乳剂为 3g/（kg·d）]。

③使用包含 LCT 和 MCT 混合物的脂质乳剂。优点是增加了脂肪的利用率[30]，最大用量为 3g/（kg·d），并减少了植物固醇和 Ω-6 脂肪酸，同时确保了充足的必需脂肪酸。

④使用混合脂质乳剂，例如 SMOF，它是大豆油、中链甘油三酯、橄榄油和鱼油的混合物[47]。其优点是降低植物固醇和 Ω-6 脂肪酸的含量，增加脂肪的利用，释放 Ω-3 脂肪酸，并且使用量高达 3g/（kg·d）。

尽管有这些不同的方法，但由于该领域缺乏 RCT，因此缺乏支持任何脂质管理策略的证据。由于各单位已经使用了多种替代的脂质管理策略，因此难以设计和实施高质量的 RCT。在 PNAC/IFALD 发生后继续给患儿应用高剂量的大豆类脂肪乳剂是否符合伦理学也值得怀疑，因此很难确定合适的对照组。

肠内营养

由于食物特殊动力作用和粪便中丢失的能量（图 14.2），肠内营养的婴儿的能量需求大于静脉营养需求。

喂养途径

新生儿无法经口喂养的替代喂养途径包括鼻胃管或口胃管、鼻空肠管、胃造口管或空肠造口管。经胃喂养通常比经肠喂养更可取，因为它可使消化过程更为自然，可以发挥唾液和胃酶的作用以及胃酸的抗菌作用。另外，经胃喂养可耐受较大的渗透压和容量，同时较少发生腹泻和倾倒综合征。因此，经幽门喂养通常仅限于：不能耐受鼻胃管或口胃管喂养的婴儿，误吸的风险较大的婴儿，有胃饲的解剖禁忌证（例如小胃）的婴儿。新生儿主要经鼻呼吸，因此在早产儿中，经口胃管喂养可能比鼻胃管喂养更为可取。然而，鼻胃管更容易固定，不容易移位。对于经胃管喂养时间超过 6~8 周的婴儿，建议进行胃造口术，以减少重复插入鼻胃管或口胃管的不良口腔刺激。可以使用开放式、内窥镜或腹腔镜方法插入胃造口导管。在患有严重胃食管反流的婴儿中，建议胃底折叠术加胃造口管或放置空肠造口管。对于患有胃食管反流的早产儿，可以在透视下插入鼻空肠管进行肠内喂养。鼻空肠喂养可以最大程度地减少胃食道反流发生及其后果。但是，这些管容易移位到胃中。定期分析吸出液中的 pH 对于监控管的正确位置至关重要。可以通过现有的胃造口将空肠营养管插入，或者通过开腹或腹腔镜直接建立空肠营养管。

肠内营养物质的选择

母乳具有特定的抗感染活性，有助于胃肠道发育和神经系统发育，是最理想的肠内营养物质。当无法获得母乳时，可以使用配方奶，这些配方是为足月儿或专为早产儿设计的。如果持续存在吸收不良，应选取特殊配方。当存在乳糖不耐受，出现含乳糖的稀便时，可使用不含乳糖的配方。对于脂肪吸收不良的患儿，应使用包含 MCT 的配方。当短肠综合征或 NEC 中严重黏膜损伤导致严重吸收不良时，可以采用要素（游离氨基酸）或半要素（包含二肽和三肽的蛋白水解物）配方。半要素配方的优点是渗透压较低，吸收性好，口感更好。NEC 的婴儿恢复中可能面临严重且持久的吸收不良，这是因为这些婴儿已经切除了部分小肠，而剩余的肠管可能在开始喂养时尚未完全愈合。喂养可能会引起再发 NEC，因此应谨慎喂养。但是，目前没有证据给出患有 NEC 的婴儿重新肠内喂养的开始时间[48]。对于持续性严重吸收不良，可能需要采用模块化饮食。葡萄糖、氨基酸和 MCT 制剂是分开提供的，首先是氨基酸溶液，然后耐受的情况下添加葡萄糖和脂肪。此外，还添加矿物质、微量元素和维生素。这些溶液的渗透压较高，如果给予的速度太快，可能会导致腹泻、腹痛和低血糖等倾倒综合征。因此，要从稀溶液开始，然后慢慢增加每个成分的浓度和体积。这可能需要几个星期，在此期间婴儿需要 PN 支持。

肠内营养的管理

肠内营养可以采用间歇性喂养，连续性喂养或两者结合的形式。间歇性喂养的生理性更强，可刺激肠蠕动、胆汁酸的肠肝循环和胆囊收缩[49]。连续性肠内喂养会导致婴儿胆囊增大，不能收缩。恢复间歇性肠内喂养后即可观察到胆囊收缩，并且胆囊容量在 4 天后恢复。因此，喂养方式对肝外胆管的运动有重要影响。间歇性喂养不需要喂养泵，比连续性喂养易于管理。间歇性喂养一般每次持续 15~20 分钟，通常每 3 小时喂一次；足月儿可耐受 4 小时不进食而不会发生低血糖。在早产儿或手术后不久的新生儿中，偶尔每 2 小时喂一次。如果不能耐受间歇性喂养，例如胃食管反流的情况下，应在 24 小时内通过输液泵给予连续性喂养。这种喂养方式适用于患有胃食管反流、胃排空延迟或肠道吸收不良的婴儿。由于没有胃的储存，空肠管喂养的婴儿更耐受连续性而不是间歇性喂养。

管饲肠内营养相关并发症

管饲肠内营养并发症较 PN 少。并发症可能是机械性的，包括管道堵塞、管道移位或迁移，以及肠穿孔。虽然管饲肠内营养的感染风险低于 PN，但不应忽略。其他胃肠道并发症包括胃食管反流伴吸入性肺炎、倾倒综合征和腹泻。在开腹手术中插入空肠造口管可能导致肠梗阻。高渗性配方的使用与 NEC、脱水以及乳凝块引起的肠梗阻有关。

在外科婴儿中，肠内喂养通常会导致呕吐，喂养中断，热量摄入不足，在罕见情况下还会导致 NEC。对于先天性消化道畸形的婴儿，由于胃肠减压和肠蠕动障碍，通常在术后一段时间不能肠内喂养。因此，首先通过 TPN 提供适量的营养摄入。当肠蠕动和吸收改善时，再慢慢增加肠内喂养。随着肠内营养逐渐增加，再逐渐减少 PN 量。从 TPN 到全肠内喂养的过渡时间可能会很长。大量的胃肠减压引流通常会促使临床医师和外科医师不进行肠内营养。但是，即使在营养价值不确定的情况下，也应尽早在这些患者中进行少量肠内喂养。少量肠内喂养可能增强某些免疫功能。Okada 等[50]研究表明，少量肠内喂养可改善机体对凝固酶阴性葡萄球菌的杀菌活性，并改善 TPN 期间异常细胞因子反应。在 PN 患者中实行少量肠内喂养后，对凝固酶阴性葡萄球菌的杀菌活性增加与肠内喂养的持续时间显著相关。这意味着刺激胃肠道可以调节新生儿的免疫功能，预防细菌感染。

结论和未来方向

外科婴儿和儿童的营养因生长发育而复杂化。营养不足或不均衡可能导致这些孩子未来出现问题，我们需要早期关注和改善营养供应，以优化治疗结果和提高其生存率。

尽管通过多学科管理等方法，营养护理方面取得了进步，但脓毒症和胆汁淤积等并发症仍然相对多见。未来的研究应致力于人工营养支持的并发症的预防和治疗。

（赵晓霞　译　钭金法　审校）

参考文献

1. Stoll BJ, Hansen NI, Adams-Chapman I et al. Neurodevelopmental and growth impairment among extremely low-birth-weight infants with neonatal infection. *JAMA* 2004; 292: 2357–65.

2. Denne SC, Poindexter BB, Leitch CA, Ernst JA, Lemons PK, Lemons JA. Nutrition and metabolism in the high-risk neonate. In: Martin RJ, Fanarof AA, Walsh MC (eds). *Fanaroff and Martin's Neonatal–Perinatal Medicine*, 8th edn. Philadeplhia, PA: Mosby-Elsevier, 2006: 661–93.

3. Wilson DC, Cairns P, Halliday HL et al. Randomised controlled trial of an aggressive nutritional regimen in sick very low birthweight infants. *Arch DisChild Fetal Neonatal Ed* 1997; 77: F4–11.

4. Koletzko B, Goulet O, Hunt J et al. Guidelines on paediatric parenteral nutrition of the European Society of Paediatric Gastroenterology, Hepatology and Nutrition (ESPGHAN) and the European Society for Clinical Nutrition and Metabolism (ESPEN), supported by the European Society of Paediatric Research (ESPR). *J Pediatr Gastroenterol Nutr* 2005; 41 Suppl 2: S1–87.

5. Tsang RC, Uauy R, Koletzko B, Zlotkin SH. *Nutrition of the Preterm Infant: Scientific Basis and Practical Guidelines*, 2nd edn. Cincinnati, OH: Digital Educational Publishing, Inc. 2005.

6. FAO/WHO/UNU. *Human Energy Requirements: Report of a Joint FAO/WHO/UNU Expert Consultation*, Rome, Italy: FAO, 2004: 1–96.

7. Schofield WN. Predicting basal metabolic rate, new standards and review of previous work. *Hum Nutr Clin Nutr* 1985; 39 Suppl 1: 5–41.

8. Harris JA, Benedict FG. *A Biometric Study of Basal Metabolism in Man*. Washington, DC: Carnegie Institute of Washington. 1919.

9. Garza JJ, Shew SB, Keshen TH et al. Energy expenditure in ill premature neonates. *J Pediatr Surg* 2002; 37: 289–93.

10. Powis MR, Smith K, Rennie M et al. Characteristics of protein and energy metabolism in neonates with necrotizing enterocolitis—A pilot study. *J Pediatr Surg* 1999; 34: 5–10.

11. Jaksic T, Shew SB, Keshen TH et al. Do critically ill surgical neonates have increased energy expenditure? *J Pediatr Surg* 2001; 36: 63–7.

12. Bauer J, Hentschel R, Linderkamp O. Effect of sepsis syndrome on neonatal oxygen consumption and energy expenditure. *Pediatrics* 2002; 110: art-e69.

13. Mrozek JD, Georgieff MK, Blazar BR et al. Effect of sepsis syndrome on neonatal protein and energy metabolism. *J Perinatol* 2000; 20: 96–100.

14. Jones MO, Pierro A, Hammond P et al. The metabolic response to operative stress in infants. *J Pediatr Surg* 1993; 28: 1258–62.

15. Powis MR, Smith K, Rennie M et al. Effect of major abdominal operations on energy and protein metabolism in infants and children. *J Pediatr Surg* 1998; 33: 49–53.

16. Keshen TH, Miller RG, Jahoor F et al. Stable isotopic quantitation of protein metabolism and energy expenditure in neonates on- and post-extracorporeal life support. *J Pediatr Surg* 1997; 32: 958–62.

17. Chwals WJ, Lally KP, Woolley MM et al. Measured energy expenditure in critically ill infants and young children. *J Surg Res* 1988; 44: 467–72.

18. Coss-Bu JA, Klish WJ, Walding D et al. Energy metabolism, nitrogen balance, and substrate utilization in critically ill children. *Am J Clin Nutr* 2001; 74: 664–9.

19. Turi RA, Petros A, Eaton S et al. Energy metabolism of infants and children with systemic inflammatory response syndrome and sepsis. *Ann Surg* 2001; 233: 581–7.

20. Taylor RM, Cheeseman P, Preedy VR et al. Can energy expenditure be predicted in critically ill children? *Pediatr Crit Care Med* 2003; 4: 176–80.

21. Skillman HE, Wischmeyer PE. Nutrition therapy in critically ill infants and children. *J Parent Enteral Nutr* 2008; 32: 520–34.

22. Bishay M, Lakshminarayanan B, Arnaud A et al. The role of parenteral nutrition following surgery for duodenal atresia or stenosis. *Pediatr Surg Int* 2013; 29: 191–5.

23. Ainsworth SB, Clerihew L, McGuire W. Percutaneous central venous catheters versus peripheral cannulae for delivery of parenteral nutrition in neonates. *Cochrane Database Syst Rev* 2007: CD004219.

24. Modi N. Fluid and electrolyte balance. In: Rennie JM (ed). *Roberton's Textbook of Neonatology*, 4th edn. London, United Kingdom: Elsevier Churchill Livingstone, 2005: 335–54.

25. NCEPOD. A mixed bag: An enquiry into the care of hospital patients receiving parenteral nutrition. In: Stewart JAD et al. (eds). London: National Confidential Enquiry into Patient Outcome and Death, 2010.

26. Bell EF, Acarregui MJ. Restricted versus liberal water intake for preventing morbidity and mortality in preterm infants. *Cochrane Database Syst Rev* 2001: CD000503.

27. Cornblath M, Hawdon JM, Williams AF et al. Controversies regarding definition of neonatal hypoglycemia: suggested operational thresholds. *Pediatrics* 2000; 105: 1141–5.

28. Hall NJ, Peters M, Eaton S et al. Hyperglycemia is associated with increased morbidity and mortality rates in neonates with necrotizing enterocolitis.

J Pediatr Surg 2004; 39: 898–901.

29. Pierro A, Jones MO, Hammond P, Nunn A, Lloyd DA. Utilisation of intravenous fat in the surgical newborn infant. *Proc Nutr Soc* 1993; 52: 237A.

30. Donnell SC, Lloyd DA, Eaton S et al. The metabolic response to intravenous medium-chain triglycerides in infants after surgery. *J Pediatr* 2002; 141: 689–94.

31. Pitkanen O, Hallman M, Andersson S. Generation of free-radicals in lipid emulsion used in parenteral-nutrition. *Pediatr Res* 1991; 29: 56–9.

32. Basu R, Muller DPR, Eaton S et al. Lipid peroxidation can be reduced in infants on total parenteral nutrition by promoting fat utilisation. *J Pediatr Surg* 1999; 34: 255–9.

33. Zlotkin SH, Bryan MH, Anderson GH. Intravenous nitrogen and energy intakes required to duplicate in utero nitrogen accretion in prematurely born human infants. *J Pediatr* 1981; 99: 115–20.

34. Albers MJ, Steyerberg EW, Hazebroek FW et al. Glutamine supplementation of parenteral nutrition does not improve intestinal permeability, nitrogen balance, or outcome in newborns and infants undergoing digestive-tract surgery: Results from a double-blind, randomized, controlled trial. *Ann Surg* 2005; 241: 599–606.

35. Ong EGP, Eaton S, Wade AM et al. Randomized clinical trial of glutamine-supplemented versus standard parenteral nutrition in infants with surgical gastrointestinal disease. *Br J Surg* 2012; 99: 929–38.

36. Darlow BA, Austin NC. Selenium supplementation to prevent short-term morbidity in preterm neonates. *Cochrane Database Syst Rev* 2003: CD003312.

37. Bishay M, Retrosi G, Horn V et al. Chlorhexidine antisepsis significantly reduces the incidence of sepsis and septicemia during parenteral nutrition in surgical infants. *J Pediatr Surg* 2011; 46: 1064–9.

38. Pierro A, van Saene HKF, Donnell SC et al. Microbial translocation in neonates and infants receiving long-term parenteral-nutrition. *Arch Surg* 1996; 131: 176–9.

39. Bishay M, Retrosi G, Horn V et al. Septicaemia due to enteric organisms is a later event in surgical infants requiring parenteral nutrition. *Eur J Pediatr Surg* 2012; 22: 50–3.

40. Okada Y, Klein NJ, van Saene HK et al. Bactericidal activity against coagulase-negative staphylococci is impaired in infants receiving long-term parenteral nutrition. *Ann Surg* 2000; 231: 276–81.

41. Wilkins CE, Emmerson AJB. Extravasation injuries on regional neonatal units. *Arch Dis Child* 2004; 89: F274–5.

42. Lauriti G, Zani A, Aufieri R et al. Incidence, prevention, and treatment of parenteral nutrition–associated cholestasis and intestinal failure–associated liver disease in infants and children: A systematic review. *J Parenter Enteral Nutr* 2014; 38: 70–85.

43. Bishay M, Pichler J, Horn V et al. Intestinal failure–associated liver disease in surgical infants requiring long-term parenteral nutrition. *J Pediatr Surg* 2012; 47: 359–62.

44. Sudan D, Thompson J, Botha J et al. Comparison of intestinal lengthening procedures for patients with short bowel syndrome. *Ann Surg* 2007; 246: 593–601.

45. Clayton PT, Bowron A, Mills KA et al. Phytosterolemia in children with parenteral nutrition-associated cholestatic liver disease. *Gastroenterology* 1993; 105: 1806–13.

46. Puder M, Valim C, Meisel JA et al. Parenteral fish oil improves outcomes in patients with parenteral nutrition–associated liver injury. *Ann Surg* 2009; 250: 395–402.

47. Goulet O, Antebi H, Wolf C et al. A new intravenous fat emulsion containing soybean oil, medium-chain triglycerides, olive oil, and fish oil: A single-center, double-blind randomized study on efficacy and safety in pediatric patients receiving home parenteral nutrition. *J Parenter Enteral Nutr* 2010; 34: 485–95.

48. Bohnhorst B, Muller S, Dordelmann M et al. Early feeding after necrotizing enterocolitis in preterm infants. *J Pediatr* 2003; 143: 484–7.

49. Jawaheer G, Pierro A, Lloyd D et al. Gall-bladder contractility in neonates—Effects of parenteral and enteral feeding. *Arch Dis Child* 1995; 72: F200–2.

50. Okada Y, Klein N, van Saene HK et al. Small volumes of enteral feedings normalise immune function in infants receiving parenteral nutrition. *J Pediatr Surg* 1998; 33: 16–9.

肠内营养

Michael W. L. Gauderer   Julia Zimmer

引言

充足的营养对于确保新生儿和婴儿的健康、良好的生长发育，以及疾病恢复或手术后的康复至关重要。肠内和肠外营养均可用于提供患者的热量需求。肠内营养可以通过管饲途径（鼻胃管 / 鼻十二指肠管 / 鼻空肠管，口胃 / 肠管），胃造口或空肠造口来提供。

胃造口术是最古老且沿用至今的腹部手术之一，并且在新生儿各种手术的处理中起着重要作用 [1-6]，该手术常用于喂养和胃肠减压。几十年来，胃造口术有了显著的进步。目前方法包括开腹手术（或"开放式"）技术（例如 Stamm 手术）或微创手术，包括经皮内镜胃造口术（percutaneous endoscopic gastrostomy，PEG），放射介入引导下胃造口术（interventional-radiologic guided gastrostomy，IRG），腹腔镜辅助胃造口术（laparoscopically assisted gastrostomy，LAP），以及腹腔镜辅助的经皮内镜胃造口术（laparoscopically assisted percutaneous endoscopic gastrostomy，LA-PEG）[7]。幽门后（十二指肠或空肠）或胃空肠管也可以施行肠内营养 [8]。最佳的肠造口术方案选择必须依据患者的疾病和习惯，以及护理人员的经验。诸如荧光透视引导或电磁体之类的新技术允许在没有射线的情况下将导管放置在小肠中。

根据临床情况和患者的舒适度，可以选择各种各样的肠造口设备，包括传统的（长）管型或皮肤水平的设备（纽扣或气囊型）。

目前，胃造口术不仅用于先天性消化道疾病和巨大腹壁缺损疾病，也越来越多地应用于没有外科情况的婴儿和儿童，例如，继发于中枢神经系统损害的吞咽困难。这些患者往往是由于积极的新生儿复苏和技术进步而存活下来。

适应证

在婴儿中，三种主要适应证是长期喂养、减压或两种方式的结合。其他适应证包括食管灌洗术和给药。

鼻胃管与胃造口术

由于新型的 5 号和 8 号婴儿营养管具有高度的生物相容性，并可以长时间保持光滑柔软，因此即使最小的早产儿通常也可以很好地耐受。一般而言，如果预期的肠内营养时间长达 1~2 个月，则应首选鼻饲管喂养。当超过此喂养时间时，相应鼻咽部感染和胃食管反流的并发症相对增加。当胃部进食或药物治疗预计持续数月以上时，应考虑进行胃造口术。

鼻胃减压管与胃造口术

当放置到合适的胃内位置并且定期行管道冲洗后，鼻胃或口胃管通常比胃造口管能更有效地减压。新型的 8 号或 10 号管可以耐受数周之久。在新生儿进行长达 3~4 周的胃减压时，建议选择 38~51cm（10~20 英寸）长的 8 号单腔管。较长的管子容易堵塞，从而导致置管无效。通常来说，大多数可用的 8

号管是为喂养而设计的，只有两个孔。因此，应增加适当大小的孔。但是，必须注意孔不要太大，以免弯折。这些 8 号管应直接或通过一个短连接管连接到防漏的开放容器上并定期冲洗，不能直接对单腔管进行抽吸。最初设计用于抽吸食管闭锁患者唾液的双腔（通风）导管往往太硬，例如 10F Replogle 管，因此更容易引起其他问题。另外，如果阻塞通气管腔并进行抽吸，则黏膜会被吸入孔中，从而导致损伤并使导管失效。

在进行新生儿肠内置管之前，需要解决和阐明一些基本问题，以确定最佳的肠内营养方法：①儿童当下疾病的病因；②预期需要时长；③解剖或生理有无异常；④最有效的检查是什么，为什么？

结合以往经验，鼻胃 / 鼻空肠管大多只适合短期使用（1~3 个月）。如果长期使用（超过 3 个月），建议行胃造口术。如果需要行胃旁路术，则胃造口术中应放置空肠延长管或行空肠造口术。

新生儿外科手术中胃造口术

食管异常

胃造口术曾被认为是治疗食管闭锁的重要手段，但现在已不再作为常规手段使用。大量分析结果表明，不使用胃造口术的食管 - 食管吻合术是安全的 [9]，而且实际上有助于降低胃食管反流的发生率 [10]。无瘘管的食管闭锁修补困难或风险较大而需进行分期手术时，以及患儿可能出现影响进食的相关异常时，则需进行胃造口术。胃造口除用于减压或喂养，也可用于处理吻合口相关并发症，如渗漏或狭窄。

十二指肠梗阻

先天性十二指肠梗阻通常会出现十二指肠近端扩张、蠕动差和胃扩张。完全肠外营养和鼻胃管减压通常对术后管理有效。但是，

如果预期需要长期行胃肠减压，有效的替代方法是在胃造口导管旁边放置一根细橡胶导管，并放入空肠近端 [1,11]（图 15.1）。尽管有时很难放置和维护这些导管，但这种简单且历史悠久的技术可以减少或消除对肠外营养的需要。

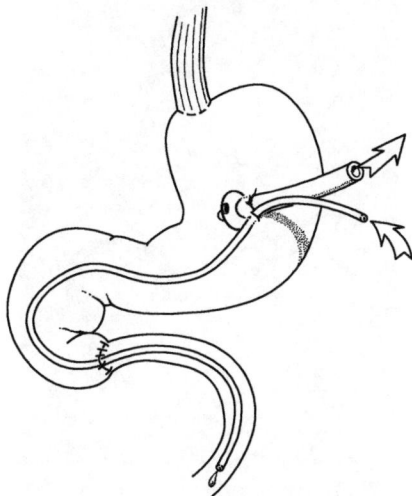

图 15.1　传统的胃减压结合空肠内喂养，应用在新生儿十二指肠闭锁术后

巨大腹壁缺损

长时间的肠梗阻主要发生在腹裂修补后及其他巨大腹壁缺损术后。尽管减压性胃造口术不是常规做法，但对于有腹裂和伴有相关肠闭锁的患者，特别是需要长期连续性喂养的患者有帮助。

短肠综合征

失去了超过 50% 小肠的婴儿，其胃肠道生理功能会发生较大变化。初期的胃分泌过多可能需要长时间的减压引流。当剩余的肠道发生适应性变化时，就需要连续肠内喂养。由于此过程可能相当漫长，因此需要通过胃造口术进行喂养。

其他外科手术

在任何预期会出现长期肠梗阻或部分梗阻的新生儿或婴儿疾病（例如复发性粘连性

肠梗阻，复杂的胎粪性肠梗阻，累及小肠的先天性巨结肠），或需要采用复杂的喂养方式（例如肠淋巴管扩张），这时胃造口术更方便管理。胃造口术对某些腹外手术患儿也有帮助（图 15.2）。

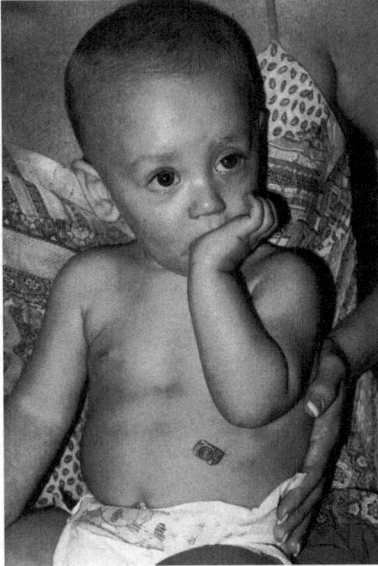

图 15.2　10 个月大的婴儿，出生后不久因左颈部巨大神经母细胞瘤而出现呼吸窘迫。病变于出生后第 2 天完全切除。然而，广泛的解剖导致吞咽困难。在 4 周时放置了一个经皮内镜胃造口术，并开始了吞咽治疗。逐渐恢复正常喂养，这张照片拍摄的几周后，胃造口被移除。唯一残留的副作用是左侧霍纳综合征

"非手术"病理状态

随着无法进行吞咽的小儿患者的数量不断增加，外科医师进行胃造口术的操作需求也在上升。婴儿的主要适应证是继发于中枢神经系统病变的吞咽困难，以及其他异常的吞咽、额外喂养补充、大量药物使用和慢性吸收不良综合征。由于神经系统受损的儿童除了吞咽困难外，还经常有前肠动力不全和胃食管反流，因此有时会在胃造口术时加入抗反流术。对于神经功能受损的儿童，在胃造口管置入后，发生病理性胃食管反流的风险增加，由于存在矛盾的结果，同时进行抗反流手术的建议存在争议 [12-13]。最近的一项

Cochrane 分析对究竟是单纯胃造口术还是胃造口加胃底折叠术仍有争议，目前还没有足够的试验可供比较 [14]。

通常，神经系统受损和长期依赖呼吸机的婴儿和儿童，胃造口术和胃空肠造口术术后并发症发生率和死亡率都很高 [15-16]。

胃造口术的优缺点

直接入胃通道为外科医师提供了宝贵的围手术期气体或液体的引流，以及可靠的长期间歇性或连续性营养供给或两者结合。如前所述，在术后早期，鼻胃管的引流往往比胃造口效果好。然而，胃造口术可以避免长期鼻胃或口胃管的需要，以及放置和维护相关的并发症。与鼻胃管相比，胃造口术对经口喂养的干扰更少。与空肠造口术相比，胃造口术更为可取，因为空肠造口术不接近生理状态，更容易发生机械并发症 [1]。

新生儿胃造口术的缺点包括需要开腹或不开腹的手术干预，手术并不总是那么简单，特别是当孩子有先天畸形时；胃造口术还可能会干扰胃排空，并增加胃食管反流的发生率 [1,10]。人们还认识到鼻胃管和胃造口术均可促进细菌在胃中的定植。胃造口术，以及任何放置在婴儿中的肠内导管，都存在一系列的早期和晚期并发症 [1,7,17-21]。

空肠造口术的明显优势是绕开胃，胃空肠管可以消除胃食管反流患者的手术需求 [22]。

但同时，胃空肠管很难放置和维护，并且需要频繁更换，通常每 3 个月更换一次 [8]。它们提供的生理营养较少，因为通常持续喂养而不是顿喂。已经发现空肠造口术有更多的并发症，例如内疝和肠扭转（后者特别见于 Roux-en-Y 空肠造口术或 Bianchi 描述的绕过胃的"分离"术）。胃空肠管置入后的并发症已有报道，包括持续性反流、移位和肠穿孔 [21]。

胃空肠和空肠接口的设计与胃造口术接口相同，但还有一个较长的空肠远端管组件 [8]。现在，最小的胃空肠接口是 14 号接口，这对

于需要空肠喂养和胃减压的较小儿童非常有用[8]。空肠接口（没有胃腔）用于只需要空肠喂养而不需要胃内喂养的儿童[8]。

技术

胃造口术有多种方法，这些技术及其许多变化基于三个基本原则：

①导管从胃前壁形成浆膜层的通道。将该导管放置在胃中时，像在 Witzel 技术中那样平行于浆膜，或者在 Stamm 或 Kader 入路中垂直方向[1,23]。

②从胃壁全层构造一个通道，通向皮肤表面。然后插入导管间歇喂养。本文介绍了几种不同结构的胃壁固定瓣[1,23]。

③经皮技术，即在不开腹的情况下，引入的导管在不使用特殊紧固件的情况下将胃壁和腹壁固定[1,23]。

Stamm 技术是新生儿中应用最广泛的胃造口术，既可以作为单独的干预措施，也可以与其他腹部手术结合使用。它可以用于任何体重的儿童，甚至可以用在最小的胃中（例如，患有食管闭锁无瘘的新生儿）。标准胃造口术置管可以在局部麻醉下施行，当然全身麻醉是优选的，因为需要腹壁松弛。手术时间通常很短，当通道愈合后，该造口适合扩张器或导丝通过。

第一个不需要开腹的胃造口术是 PEG，最初是为高危患儿开发的。示意图（图 15.9 至图 15.12）代表了"拉"式 PEG 的最初步骤[24]。它已被用于体重仅 2.5kg 的新生儿，通常用于长期肠内喂养[4,25-27]。尽管不需要放松腹壁，但在该年龄组患儿一般采用气管内麻醉，以防止在内镜检查时气道受到压迫。该手术时间非常短，并且没有术后肠梗阻，没有出血或伤口破裂的可能，并且对胃的后续干预（例如胃底折叠术）的影响也很小。和其他纯粹的内窥镜技术相比，它的主要缺点是无法看到胃和腹壁之间的空间。通过腹腔镜辅助可以克服这一缺点[28-29]。尽管在典型的 PEG 中，

最初使用的是长造瘘管，但也可以使用皮肤平面的造口装置[30-31]。

另外还有几种不用开腹的胃造口术，其中大多数方法适用于新生儿。其中一个是经皮内窥镜"推"式技术，该技术借助针头展开的胃锚或 T 型紧固件进行，并采用 Seldinger 导丝引入方法，再进行渐进性扩张，然后插入一根长管或皮肤水平的胃造口装置[32]。介入放射科医师也采用了类似的方法，发现即使很小的胃也适用这种方法[33-35]。

在过去的几十年中，又引入了腹腔镜辅助的微创方法。这些本质上是上述方法的扩展，显著增加了新生儿外科医师可利用技术的选择[36-38]。

不同技术的疗效、结果和并发症的比较研究不断发表，确定了 LAP 是目前的首选方法[7,16-17,39-42]。

本节介绍了一种应用最广泛的腹腔镜辅助下胃造口术（图 15.13 至图 15.15）。对于有腹壁解剖结构异常或难以实行上述技术的婴儿，开发了一种采用微小开腹和 PEG 结合的混合手术[43]。

STAMM 胃造口术

将患儿放在手术台上，背后垫一个软被单。可插入鼻胃管进行减压并帮助识别胃的位置。在左上腹直肌上做一个小的横切口（图 15.3）。该切口不能太高而导致导管太靠近肋缘，也不能太低而碰到结肠和小肠。也可以选择短的垂直切口，但切口往往不选择腹白线区域，因为此处腹壁最薄。横向切开筋膜层，拉开或者切开腹直肌。当不能立即看到胃时，顺着大网膜的向下牵引很容易看到横结肠和胃。

胃造口术在婴儿胃前壁的位置选择是至关重要的，多选择在幽门和食管之间的位置（图 15.4）。该部位不应太高，这会影响到未来可能使用的胃底折叠术；也不能太低，因为在胃窦水平上的造口容易导致导管渗漏和幽门

梗阻。为了避免影响胃起搏器，并最大限度地降低胃结肠瘘的可能性，不应将造瘘管放置在离胃大弯太近的地方。在造口处用两根缝合线（4-0 丝线）将胃前壁提起，并确保不钩到后壁（图 15.4 至图 15.7）。放置一根紧缩的荷包线（4-0 合成的可吸收线）（图 15.4 至图 15.6）。在荷包缝合的中心胃造口，通过胃的浆膜和肌层。

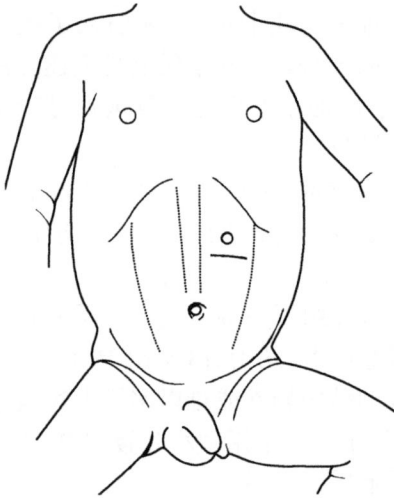

图 15.3   胃造口术切口和导管出口部位，另一种选择是垂直短切口

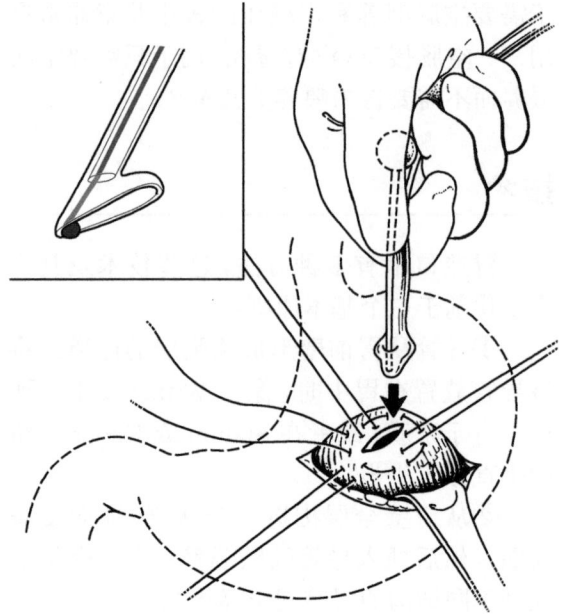

图 15.5   使用简单的探针引入 de Pezzer 导管。插图显示了 PEG 型导管的插入[23]

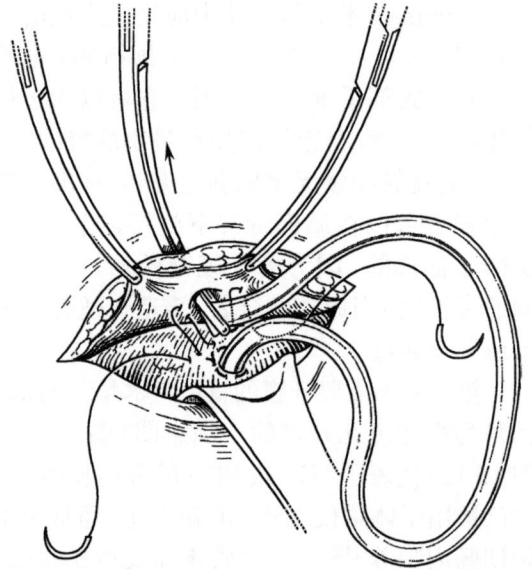

图 15.6   荷包缝合打结后，将胃壁用连续单层缝合固定在腹前壁。造瘘导管通过切口穿出[23]

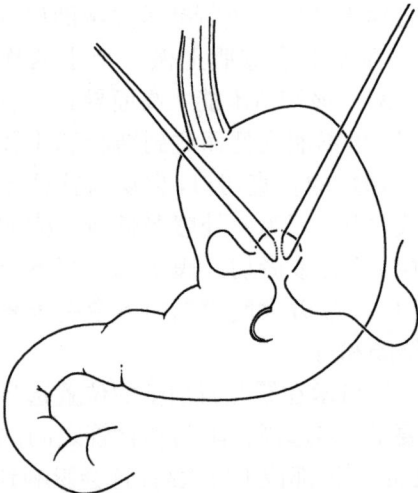

图 15.4   胃前壁的切开部位。用牵引线和荷包线进行牵引

用止血钳探查以确认进入胃腔。对于新生儿，我们更喜欢使用 12~14 号蘑菇形导管（de Pezzer）。导管的蘑菇头被一根短穿刺针引导，以允许无创伤地将其引入胃中（图 15.5）。将导管荷包缝合固定在胃壁上（图 15.6）。其

他合适的导管是 Malecot 或 T 型管，但两者都具有容易脱落的缺点。但是，如果胃很小，则短 T 型管非常有用。这也是婴儿空肠造口的首选导管。我们避免使用 Foley 或球囊型导管，因为主要管腔较小，而球囊占据了更多的胃内空间。长的球囊型导管可能破裂，也更有可能向远端移行到小肠。在手术中也可以使用皮肤型的造口装置（按钮型或气囊型），而不是传统的长管型[23]。造瘘管的出口位置应经腹直肌中段，约在开腹切口上方或下方1~2cm（图 15.3，图 15.6 至图 15.8）。尽管一些外科医师通过腹部切口将导管取出，但在这种情况下可能发生更复杂的切口并发症[1]。一旦选择了出口部位，胃前壁用四个等距缝合线固定在腹前壁，或者如图所示，用双针 4-0合成线连续缝合[27]（图 15.6 和 15.7）。通过注入和回抽生理盐水测试导管位置。轻柔牵拉导管，确保其胃内位置维持不变。

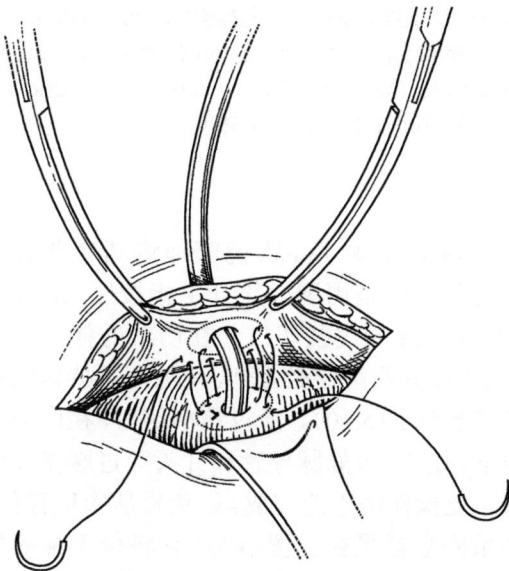

图 15.7 连续的单层缝合线在前方打结。这可以将胃 360° 固定在腹前壁上并确保密封性[23]

用 4-0 可吸收线连续缝合腹直肌后鞘，腹直肌前鞘也用相同材料缝合线间断缝合。皮下用 5-0 或 6-0 合成的可吸收线间断或连续缝合，胶带牵拉覆盖切口（图 15.8）。造瘘管用两根 3-0 或 4-0 合成线固定。1 周后拆线，

并放置一个小横杆以防止远端导管迁移。术后头几天不使用封闭敷料。在胃壁和腹壁之间建立牢固的粘连之后，可以将长管转换为纽扣型造瘘管。

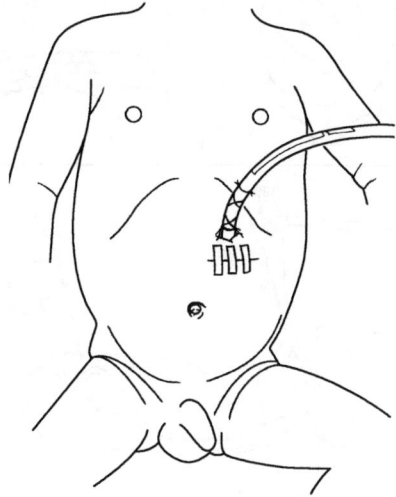

图 15.8 手术过程。几天后拆除固定缝合线，并放置小横杆以防止远端导管移位。另一种选择是放置一个"按钮"或气球型皮肤装置，而不是一根长管[23]

经皮内镜胃造口术

如最初所述，PEG 技术[24]适用于新生儿和小婴儿[27]。但是，该手术必须非常精确且具有内窥镜检查技巧。PEG 包含四个基本元素：①胃镜下呼气使胃向腹前壁转移（图 15.9）；②在将胃紧贴腹壁的情况下，直接在内镜引导下将套管经皮插入胃腔（图 15.10）；③该套管作为引入导丝的通道，导丝随后用胃镜从患者的嘴中抽出（图 15.11），这样就建立了一条通道；④将具有锥形末端的 PEG 导管连接到导丝的口腔末端，并以逆行方式拉动，直到其处于最终位置，同时将胃牢固地固定在腹壁上（图 15.12）。

尽管原来 PEG 技术有多种变化类型[1,24,28-32]的导管，但仍然要求操作者必须谨慎，因为其中大多数不适合婴儿使用。我们采用 16 号（或更小）的硅橡胶小儿 PEG 导管。而更大、更硬的导管，或坚硬、不可折叠的内固定器的导管，很容易撕裂婴儿的食管。

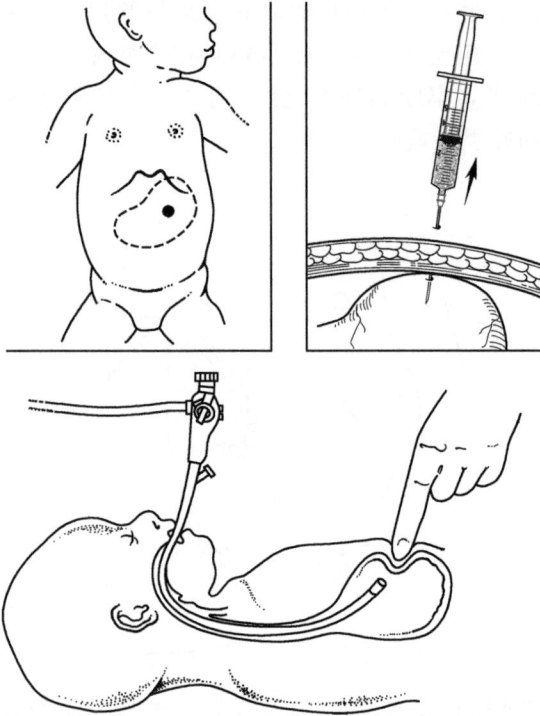

图 15.9   经皮内镜胃造口术（PEG）。通过内窥镜注入的空气使胃接近腹壁，并使结肠移位。手指按压拟胃造口位置，这通常对应于透照最亮的区域。透射光和清晰可见的胃前壁压痕是关键。如果没有这些，应该采用开放或腹腔镜技术。将长效局部麻醉药注射到预定的 PEG 位点。逐渐向前推进针头，持续保持负压抽吸，只有当针头进入胃腔时才能抽吸到气体（From Gauderer M, Gastrostomy, in Spitz L and Coran AG, editors, *Operative Pediatric Surgery*, 6th ed., London: Hodder Arnold, 2006, 330-55）

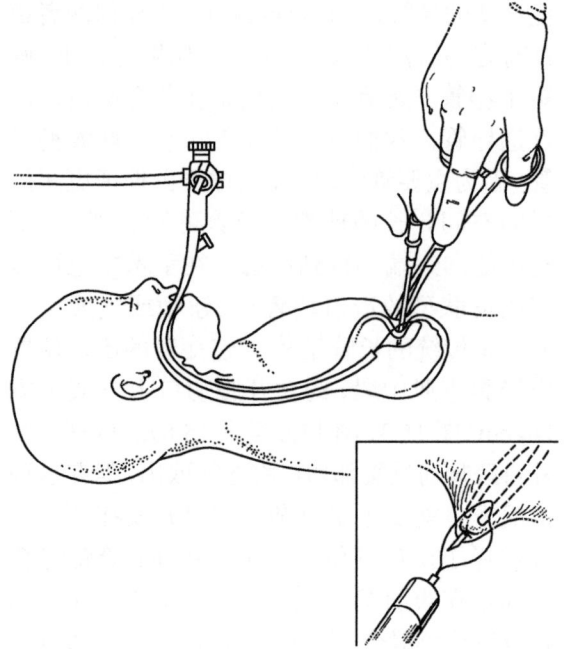

图 15.10   在皮肤上取小切口，并应用血管钳维持胃内压痕。内镜医师将圈套器放置在压痕周围；将套管插入血管钳的略微展开的尖头之间，然后穿过腹壁和胃壁推入开放的圈套器中（From Gauderer M, Gastrostomy, in Spitz L and Coran AG, editors, *Operative Pediatric Surgery*, 6th ed., London: Hodder Arnold, 2006, 330-55）

预防性静脉使用单剂广谱抗生素。在整个手术过程中，孩子保持仰卧位，消毒腹部并铺无菌巾。可用最小的小儿胃镜进行胃镜检查。将内窥镜插入并缓慢推入胃中，此时可从左上象限腹壁看到光线。放置胃镜后，吹气使胃扩张，将胃贴在腹前壁上，使结肠向下移位。当房间的灯光变暗时，胃部轮廓清晰可见，尤其是在小婴儿。

如图 15.9 所示，首选的胃造口位置在左侧腹直肌的中部上方。在此部位用手指施加压力，内镜医师将看到胃前壁上的突起（看到压痕是安全放置经皮内镜胃造口导管的最重要因素）。然后，内镜医师将圈套器置于胃前壁的内陷周围。松开手指按压，局部做 0.5~0.7cm 的皮肤切口。在切口处伸入一个止血钳，其头端略微张开，稍加压维持胃内丘样突起（图 15.10）。通过该小切口，在内镜直视下，用 16 号静脉导管和针头穿过腹壁和胃壁。此操作需迅速完成，以免胃从腹壁移位。如果圈套器最初位置恰当，它将位于穿入的套管周围。用一条长的单丝合成缝合线或塑料包裹的钢导丝穿过套管进入胃内，并用圈套器抓住（图 15.11）。如果圈套困难，可以使用活检钳或鳄鱼钳夹住。撤回胃镜和圈套器后，将缝合线从患者口中取出（图 15.11）。然后将先前选择的 PEG 导管连接到患者口外的导线上，导线和导管均涂上水溶性润滑剂。通过导线或导丝的牵引拉动导管，使其穿过

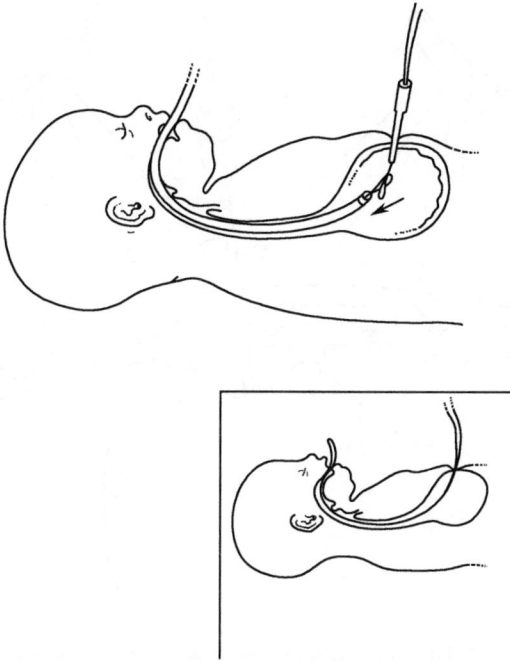

图 15.11 插入导管，取出穿刺针。圈套器抓住导管并经口拉出。圈套器可以用鳄鱼钳或活检钳替代（From Gauderer M, Gastrostomy, in Spitz L and Coran AG, editors, *Operative Pediatric Surgery*, 6th ed., London: Hodder Arnold, 2006, 330-55）

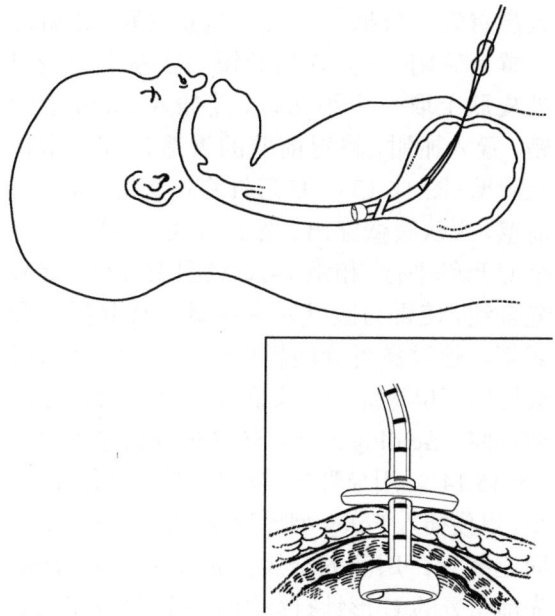

图 15.12 适当大小的 PEG 导管连接于经口拉出的导丝，牵拉导丝引导 PEG 导管通过婴儿的食管和胃，然后穿过胃壁和腹壁。插图显示了手术结束时导管的位置（From Gauderer M, Gastrostomy, in Spitz L and Coran AG, editors, *Operative Pediatric Surgery*, 6th ed., London: Hodder Arnold, 2006, 330-55）

口腔、食管、胃和腹壁（图 15.12）。重新置入胃镜来判断导管位置。虽然从理论上讲不需要内窥镜再检查，但我们认为它可以提高手术的安全性。

继续对导管进行牵引，直到内部导管固定器或"圆顶"接触胃黏膜为止（图 15.12）。导管上的标记线有助于确定导管的最终位置。然后组合腹壁外固定装置（图 15.12）。应避免腹壁外按钮的压力过大而导致腹壁坏死，并最终导致导管脱出。锥形导管的末端被切除并连接一个连接器。胶带可用于临时固定导管。尽管该导管可以立即使用，但我们会在头 24 小时内仅作为置管引流，在手术后的第二天才开始进行管饲喂养。该导管可以随时通过外部端口阀将导管转换为皮肤平面装置。用按钮式或气囊式皮肤置管代替 PEG 导管，宜等到胃和腹壁之间建立牢固的粘连后再做。这可能需要 1~3 个月或更长时间。

微创胃造口术

儿科胃造口技术的最新进展是 20 世纪 90 年代推出的小儿腹腔镜胃造口术，结合了微创 PEG 置入的优势和开放性手术的安全。据报道有两种手术方式，LAP 和 LA-PEG[7,28,44-51]。

腹腔镜辅助胃造口术

腹腔镜直视扩大了胃造口术的选择范围[31-36,52]。目前已经有多种此类的方法。除了视频引导的 PEG 外，另外两种最常用的方法是对 Stamm 技术的改进和对推入式 PEG 的改进[49,51]。我们之所以更推荐后者，是因为要在胃前壁荷包缝合，必须将套管针部位充分扩大。但这可能会使造口部位容易泄漏。为了暂时将胃固定在腹壁上，可以采用不同的方法，如 T 形紧固件和 U 形缝合。在左上腹选择最适合胃造口的部位并标记，插入鼻胃管。根据儿童大小建立气腹，在脐部放置套管鞘，并置入腹腔镜。在左上腹造口处皮肤上取一个小切口，并插入 5mm 套管鞘，置入抓钳，将胃前壁的胃造口部位牵拉至腹壁（图 15.13）。U 形针穿过腹壁，穿过胃前壁，再从腹壁穿出。第二个 U 形针与第一个 U 形针平行，相距 1~2cm（图 15.13）。提起缝合线，使胃与腹壁紧密接触。移除抓钳和套管。通过鼻胃管向胃中注入空气，并通过套管鞘部位将穿刺针头插入两个 U 形针之间的胃腔。Seldinger 型导丝穿过针头进入胃中（图 15.14）。用导管在导丝上扩张至所需的大小，以便插入 Foley 型导管或球囊型皮肤平面固定装置。用薄的金属扩张器加固导管轴。先前留置的 U 形针打结固定在造口按钮的翼片上（图 15.15）。如果放置长管，则需使用一对支撑。必须注意避免打结过紧。

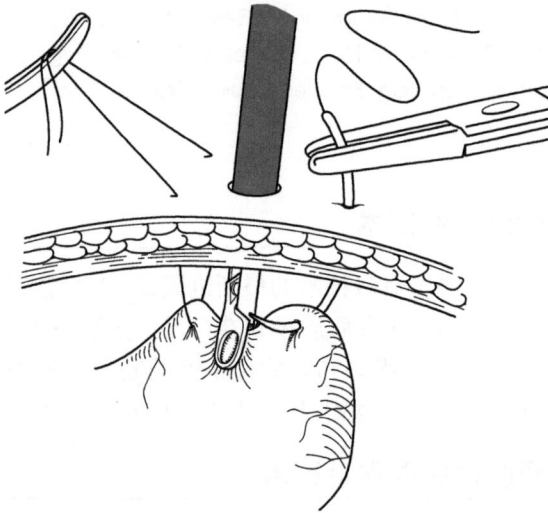

图 15.13 腹腔镜辅助胃造口术。建立气腹并在胃造口处插入套管鞘后，置入抓钳，并提起胃前壁。两根缝合线按图示方式缝合固定（From Gauderer M, Gastrostomy, in Spitz L and Coran AG, editors, *Operative Pediatric Surgery*, 6th ed., London: Hodder Arnold, 2006, 330-55）

在过去的几十年中，各个工作组不断改进了 LAP 程序，例如单孔或两孔技术或微创策略 [42,44-45,50,53]。Kawahara 等 [53] 已经证明单孔腹腔镜辅助胃造口术是可行的。Patel 和他

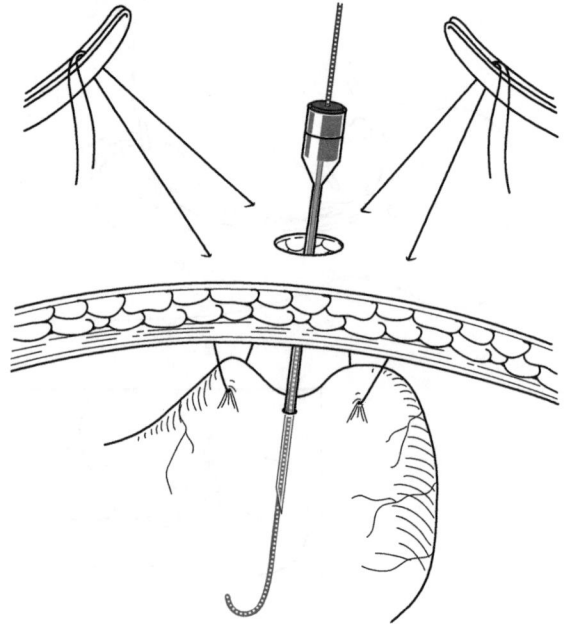

图 15.14 通过鼻胃管向胃中注入空气，并通过套管鞘口将穿刺针插入两个 U 形针之间的胃腔。Seldinger 型导丝穿过针头进入胃。导管在导丝上扩张至可插入 Foley 型导管、球囊型皮肤平面固定装置或其他短小型造口装置所需的尺寸（From Gauderer M, Gastrostomy, in Spitz L and Coran AG, editors, *Operative Pediatric Surgery*, 6th ed., London: Hodder Arnold, 2006, 330-55）

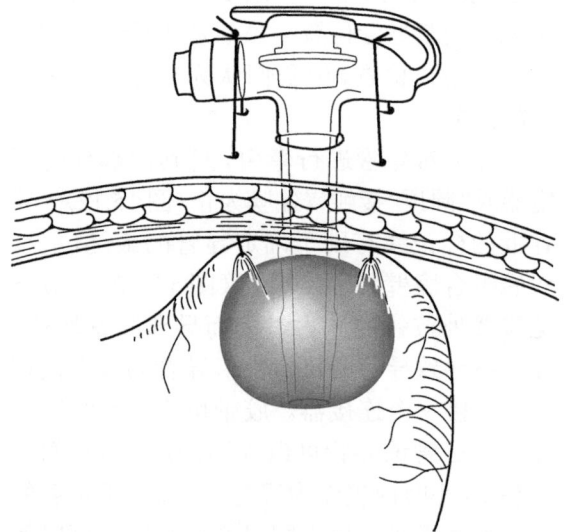

图 15.15 已装置好气球型"按钮"，并将先前留置的 U 形针打结固定在造口装置的翼片上（From Gauderer M, Gastrostomy, in Spitz L and Coran AG, editors, *Operative Pediatric Surgery*, 6th ed., London: Hodder Arnold, 2006, 330-55）

的同事[45]开发了一种改良的两孔 LAP 方法，该方法采用了 Seldinger 技术，对大疱性表皮松解症患儿进行连续扩张，并通过剥开的鞘插入导管。

Turial 等[50]引入了微型腹腔镜辅助胃造口术，在脐部置入一个直径 1.7mm 或 1.9mm 的 0 度镜，并在胃的造口位置上取一个 5mm 的切口以放置导管。抓住胃并将其拖出腹腔，打开胃造口，然后放置球囊胃造口管。

几位作者还对缝合技术进行了改进，例如，用连续的双 U 形缝合线代替单个 U 形缝合线[54]，皮下放置可吸收的固定缝合线[55]，或通过腹腔镜放置的缝合线将胃固定到腹壁上[56]。

腹腔镜辅助经皮内镜入路

为了实现手术部位的最佳可视化，LAP 与传统 PEG 技术结合使用。各个工作组也在此过程中制定并调整了不同的实施策略[49,57-60]。

胃镜进入胃内后，通过脐部小切口置腹腔镜鞘（气腹压力取决于患者的年龄）。置入腹腔镜后，在胃造口部位做皮肤切口。在胃镜和腹腔镜的直视下，取腹壁上行胃造口的部位入针，将 T 形紧固件缝针穿入被吹起的胃腔。抽去针芯，套管留在原处，然后将导丝置入胃腔。在直视下，将合适尺寸的扩张器 - 平行鞘通过该导丝穿入胃腔，然后移除导丝和扩张器（Seldinger 技术）。再将合适尺寸的带纽扣装置穿入平行鞘，然后移除平行鞘，再用水（通常 3~5mL）充满球囊。将缝合线向外拉并在皮下打结，将胃造口纽扣留在缝合线中央。用胃镜和腹腔镜检查确保胃造口管位置准确。撤离胃镜、腹腔镜，移除腹腔镜穿刺鞘，排气后用可吸收线缝合小切口（该技术源自 Livingston 等[49]以及 Hassan 和 Pimpalwar[59]）。

另一种方法是，除了脐部切口外，另外做两个小切口置入腹腔镜手术器械[60]。另有作者建议在腹腔镜视野下，通过大针穿过皮肤和腹壁缝入胃腔，再依次穿出腹壁，做 2 个 U 形缝合[57]。在这两个针之间穿刺并放入导丝，然后放一个扩张器和按钮导管。最后将 U 形缝合线打结固定在棉垫上，把胃固定在腹壁上[57]。

胃造口术并发症

尽管胃造口术通常被认为是一种"简单"的手术，并且通常安排给外科的住院医师，但仍有较大早期和晚期并发症的风险，尤其是在新生儿中。

手术技术相关的并发症

胃从腹壁上分离

这种严重的并发症通常发生在胃造口术早期导管重新插入后，在胃壁和腹壁之间发生牢固的粘连之前。但是，它也可以在此后的任何时间发生。在尝试更换移位的导管时，胃被推离腹壁。这种移位导致气孔部分或完全分离。如果延迟发现问题，可能会导致严重的腹膜炎，甚至导致死亡[1-3,6,20,26]。为避免这种情况和其他机械问题，尤其是采用开放式 Stamm 型技术时，必须将胃牢固地固定在腹前壁上，并将导管固定在皮肤上。在早期移出或移除导管时，可以轻柔地探测管道并插入细的 Foley 导管。随后必须在透视下注射不透射线的对比剂，以确保胃管在胃内的位置并且没有腹膜内漏出。如果对导管的位置有任何疑问，则必须立即进行探查。

切口裂开和腹壁疝

这些问题通常是技术性的，其发生率和死亡率都很高[1,3,6]。大切口的渗漏可能危及生命[6]。通过使用适当的小切口并通过切口对侧将导管取出，可以最大程度地减少此类事故的发生。由于没有开腹手术，因此进行 PEG 或 LAP 不会发生这些并发症。

出血

大出血在儿外科病例系列[3,5]中已经有报道,通常与导管置入时止血不充分有关。轻柔牵拉导管可以控制出血,但也可能需要再次手术[20]。

感染

这种并发症可发生在任何类型的胃造口术中[1,5-6,20,26,61]。尽管通常局限于皮肤和皮下组织,但也可能累及腹壁全层。在进行 PEG 或 LAP 之后,感染较少见,通常可以通过预防性使用抗生素和仅做比管径稍大的皮肤切口来避免。

胃后壁损伤

胃后壁受损或穿孔不仅会发生在最初的手术过程中[62],在随后的导管更换过程中也可能会发生[1]。置入导管后,应注入空气或生理盐水以测试导管的位置和通畅性。

其他器官损伤

在开放性手术过程中,不正确使用牵开器或其他器械可能会损伤肝和脾。扩张的结肠可能会被误认为胃,特别是在腹部肠管粘连而活动受限的患者中。

胃结肠瘘

尽管胃结肠瘘在任何胃造口术中都可能发生,但 PEG 更易发生这种并发症[1]。但是,采用适当的技术可以避免这种并发症。在 PEG 中,强调适当的胃充气,结肠向下推移,以及确定腹前壁凹痕的重要性。但另一方面,必须避免过度通气,因为这会扭曲局部解剖结构,包括结肠的位置。此外,充满气的小肠将使结肠移位并使其在胃和腹壁之间移动。

造口护理相关的并发症

皮肤糜烂和念珠菌病

除了局部肉芽组织增生外,皮肤糜烂和念珠菌病是最常见的问题,通常与渗漏和敷料堵塞有关。最好避免使用任何封堵措施[1],

始终保持该部位开放和干燥。除念珠菌病治疗外,应避免使用药膏和其他溶液。如果导管留置时间较长,可以用小的外部横杆固定。

管道堵塞

每次喂养后必须用水冲洗导管,以防止阻塞。在新生儿中,冲洗量应减少,并应增加液体摄入量。

喂养不当的管理

谨慎而缓慢地给予适当的营养物质,这可防止代谢异常以及腹泻和过度反流。

延迟重新置入导管

胃造瘘导管意外脱落是很普遍的,尤其是长管。在通道堵塞之前必须更换导管,这一般要在数小时内完成,除非瘘管完全成熟并且衬有上皮。仔细扩张通道通常能成功置入。在营养管伸入空肠的胃造口术中,可能会发生导管从空肠向胃内移位,这通常需要在 X 线(透视)或内窥镜引导下重新放置定位。

导管重新置入过程中的损伤

不正确的导管再置入会损伤胰腺、肝或脾,特别是使用长细针或其他创伤性器械穿入时。鉴于这些器官与腹壁的距离较近,因此幼儿更容易出现这种并发症。最不易造成损伤的方法是轻柔插入并对准贲门或胃底。

导管相关并发症

肉芽组织

这是胃造口术最常见的问题。通常肉芽组织形成缓慢,少量的硝酸银可以治愈。但是,如果忽略这种情况,肉芽组织将易导致渗漏,出血和慢性分泌。如肉芽组织过度生长,需行切除和烧灼。一旦发生窦道上皮化,肉芽组织的生长将停止。我们发现,抗真菌药和类固醇制剂结合的乳膏有助于最大程度地减少这种肉芽组织的形成。

渗漏

胃造口装置使用规范时，持续渗漏并不常见[1,6]。然而，造瘘口过大容易导致局部皮肤糜烂、导管移位脱出、代谢失衡甚至死亡可能[1,6]。造瘘管太粗或太硬、造瘘管的反复旋转活动是导致胃造口增大引起渗漏最常见的原因[1]。通过切口造瘘或带有较细导丝的造瘘导管更容易出现此问题。渗漏首先要处理肉芽组织，并放置较小、较软的导管以避免旋转运动。在少数情况下，必须进行再次手术或造口重定位。

内部移位

长造瘘导管远端移位会引起高位肠梗阻[1,6]，它在任何胃导管中都可能发生，特别是在球囊型导管中尤为常见。

外部移位

外部固定装置过紧可能导致 PEG 导管、蘑菇头或球囊的内横梁嵌入胃和腹壁内[1]。由此产生的所谓"包埋综合征"（buried bumper syndrome，BBS），为 PEG 管的内部固定装置（保险杠）沿着造口通道从胃中移出一段可变距离，导致胃和 PEG 管尖端之间的通畅性完全或部分丧失[16,63]。保险杠可能停留在胃黏膜和皮肤表面之间的任何地方，这常见于典型的刚性或半刚性固定装置[63]。

常见的表现是导管流量受限、渗漏、导管缺乏往复运动和脓肿的形成。这时，导管应取出并更换，通过给导管足够的"间隙"，即可以一点一点地来回运动，以避免这个问题。但是，由于新生儿的腹壁薄，BBS 在新生儿中非常少见。由于按钮型的皮肤平面固定装置的发展，BBS 的问题明显减少。

食管和小肠穿孔

Foley 型导管的球囊可能在食管[64]或小肠[65]中意外膨胀，导致壁破裂。

顽固性胃瘘

在长期的胃造口术后，将形成一个上皮衬里的通道。虽然大多数瘘口在几天后会自动关闭，但如果引流液在几周后仍持续存在，则应行瘘管切除[1]。

预防

上一节中描述了很多并发症，这在新生儿组中尤其危险。大多数常见的胃造口护理相关的问题都可以通过在放置期间和后续随访中对细节的仔细关注来预防[26]。使用皮肤平面的装置，例如胃造口术按钮[1]、球囊型皮肤平面装置，或从外部放置的端口阀，已大大减少了旧的长造瘘导管相关的最常见问题。现在的许多技术，无论是开放式，内镜还是腹腔镜辅助，都可以选择放置这些耐受性良好的皮肤平面装置（图 15.16 和图 15.17）。如上一节所述，空肠造口和胃空肠管更容易发生并发症。胃空肠按钮过大可能会导致较小的儿童发生幽门梗阻[8]。

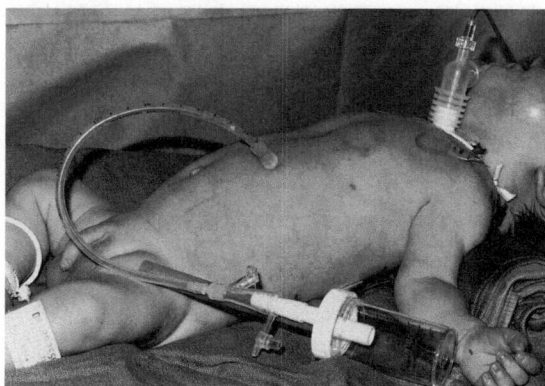

图 15.16 4 个月大患儿，体重 3.5kg，吞咽不良伴严重的支气管肺发育不良，实施经皮内镜胃造口术和气管造口术。这个婴儿为 29 周早产儿，出生后至出生所在医院新生儿科住院治疗。PEG 后不使用缝合线，并且将导管连接到小的透明塑料开关上。24 小时后，检查外部固定并给予适当松开以适应伤口水肿。然后开始喂养。注意为确保儿童气管切开安全的气管牵引缝合线和腹股沟疝的手术疤痕[From Ferguson DR et al., Placement of a feeding button（"one-step button"）as the initial procedure, *Am J Gastroenterol*, 1993；88：501-04]

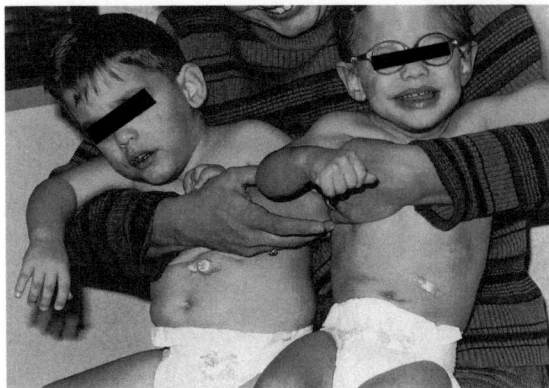

图 **15.17** 两个有复杂新生儿疾病的早产儿。两者都通过胃造口术进行喂养和药物治疗。左边的孩子有一个球囊型皮肤平面装置，右边的孩子有一个低位的胃造口按钮

结论

　　尽管胃造口术是一个基本且相对简单的手术，但外科医师在对新生儿进行其他主要干预时，必须仔细权衡其优缺点。迄今为止，空肠造口术在新生儿和婴儿的营养中仅起很小的作用。如果将胃造口术用于长期肠内喂养，则不仅应仔细考虑某些新生儿患者经常遇到的伦理问题，还应仔细考虑这些肠内喂养的持续时间、潜在的并发症以及胃食管反流的问题。这些孩子受益于团队合作，包括新生儿科医师、小儿外科医师、小儿胃肠病学家、主要护士和营养师。在管理的不同阶段，父母或照顾者应成为决策过程中不可或缺的一部分。长期随访是必不可少的。无论胃造口术作为辅助手段还是作为喂养的主要目的，都应尽可能地努力恢复经口喂养。

（赵晓霞 译　钭金法 审校）

参考文献

1. Gauderer MW, Stellato TA. Gastrostomies: Evolution, techniques, indications, and complications. *Curr Probl Surg* 1986; 23: 657–719.
2. Meeker IA, Snyder WH. Gastrostomy for the newborn surgical patient: A report of 140 cases. *Arch Dis Child* 1962; 37: 159–66.
3. Meier H, Willital GH. Gastrostomy in the newborn—Indication, technique, complications (author's transl). *Z Kinderchir* 1981; 34: 82–6.
4. Srinivasan R, Irvine T, Dalzell M. Indications for percutaneous endoscopic gastrostomy and procedure-related outcome. *J Pediatr Gastroenterol Nutr* 2009; 49: 584–8.
5. Vengusamy S, Pildes RS, Raffensperger JF, Levine HD, Cornblath M. A controlled study of feeding gastrostomy in low birth weight infants. *Pediatrics* 1969; 43: 815–20.
6. Haws EB, Sieber WK, Kiesewetter WB. Complications of tube gastrostomy in infants and children. 15-year review of 240 cases. *Ann Surg* 1966; 164:284–90.
7. Baker L, Beres AL, Baird R. A systematic review and meta-analysis of gastrostomy insertion techniques in children. *J Pediatr Surg* 2015; 50: 718–25.
8. Vermilyea S, Goh VL. Enteral feedings in children: Sorting out tubes, buttons, and formulas. *Nutr Clin Pract* 2016; 31: 59–67.
9. Louhimo I, Lindahl H. Esophageal atresia: Primary results of 500 consecutively treated patients. *J Pediatr Surg* 1983; 18: 217–29.
10. Spitz L, Kiely E, Brereton RJ. Esophageal atresia: Five year experience with 148 cases. *J Pediatr Surg* 1987; 22: 103–8.
11. Coln D. Simultaneous drainage gastrostomy and feeding jejunostomy in the newborn. *Surg Gynecol Obstet* 1977; 145: 594–95.
12. Barnhart DC. Gastroesophageal reflux disease in children. *Semin Pediatr Surg* 2016; 25: 212–18.
13. Kakade M, Coyle D, McDowell DT, Gillick J. Percutaneous endoscopic gastrostomy (PEG) does not worsen vomiting in children. *Pediatr Surg Int* 2015; 31: 557–62.
14. Gantasala S, Sullivan PB, Thomas AG. Gastrostomy feeding versus oral feeding alone for children with cerebral palsy. *Cochrane Database Syst Rev* 2013: CD003943.
15. Chatwin M, Bush A, Macrae DJ, Clarke SA, Simonds AK. Risk management protocol for gastrostomy and jejunostomy insertion in ventilator dependent infants. *Neuromuscul Disord* 2013; 23: 289–97.
16. Liu R, Jiwane A, Varjavandi A, Kennedy A, Henry G, Dilley A et al. Comparison of percutaneous endoscopic, laparoscopic and open gastrostomy insertion in children. *Pediatr Surg Int* 2013; 29: 613–21.
17. Landisch RM, Colwell RC, Densmore JC. Infant gastrostomy outcomes: The cost of complications. *J Pediatr Surg* 2016; 51: 1976–82.
18. Adams SD, Baker D, Takhar A, Beattie RM, Stanton MP. Complication of percutaneous endoscopic gastrostomy. *Arch Dis Child* 2014; 99: 788.
19. Naiditch JA, Lautz T, Barsness KA. Postoperative complications in children undergoing gastrostomy tube placement. *J Laparoendosc Adv Surg Tech A* 2010; 20: 781–5.
20. Friedman JN, Ahmed S, Connolly B, Chait P, Mahant S. Complications associated with image-guided gas-

trostomy and gastrojejunostomy tubes in children. *Pediatrics* 2004; 114: 458–61.

21. Campwala I, Perrone E, Yanni G, Shah M, Gollin G. Complications of gastrojejunal feeding tubes in children. *J Surg Res* 2015; 199: 67–71.

22. Axelrod D, Kazmerski K, Iyer K. Pediatric enteral nutrition. *JPEN J Parenter Enteral Nutr* 2006; 30: S21–6.

23. Gauderer M. Gastrostomy. In: Spitz L, Coran AG, (eds). *Operative Pediatric Surgery*, 6th edn. London: Hodder Arnold, 2006: 330–55.

24. Gauderer MW, Ponsky JL, Izant RJ, JR. Gastrostomy without laparotomy: A percutaneous endoscopic technique. *J Pediatr Surg* 1980; 15: 872–5.

25. Lalanne A, Gottrand F, Salleron J, Puybasset-Jonquez AL, Guimber D, Turck D et al. Long-term outcome of children receiving percutaneous endoscopic gastrostomy feeding. *J Pediatr Gastroenterol Nutr* 2014; 59: 172–6.

26. Beres A, Bratu I, Laberge J-M. Attention to small details: Big deal for gastrostomies. *Semin Pediatr Surg* 2009; 18: 87–92.

27. Wilson L, Oliva-Hemker M. Percutaneous endoscopic gastrostomy in small medically complex infants. *Endoscopy* 2001; 33: 433–6.

28. Stringel G, Geller ER, Lowenheim MS. Laparoscopic-assisted percutaneous endoscopic gastrostomy. *J Pediatr Surg* 1995; 30: 1209–10.

29. Croaker GD, Najmaldin AS. Laparoscopically assisted percutaneous endoscopic gastrostomy. *Pediatr Surg Int* 1997; 12: 130–1.

30. Ferguson DR, Harig JM, Kozarek RA, Kelsey PB, Picha GJ. Placement of a feeding button ("one-step button") as the initial procedure. *Am J Gastroenterol* 1993; 88: 501–4.

31. Novotny NM, Vegeler RC, Breckler FD, Rescorla FJ. Percutaneous endoscopic gastrostomy buttons in children: Superior to tubes. *J Pediatr Surg* 2009; 44: 1193–6.

32. Robertson FM, Crombleholme TM, La Latchaw, Jacir NN. Modification of the "push" technique for percutaneous endoscopic gastrostomy in infants and children. *J Am Coll Surg* 1996; 182: 215–8.

33. Am Cahill, Kaye RD, Fitz CR, Towbin RB. "Push–pull" gastrostomy: A new technique for percutaneous gastrostomy tube insertion in the neonate and young infant. *Pediatr Radiol* 2001; 31: 550–4.

34. Aziz D, Chait P, Kreichman F, Langer JC. Image-guided percutaneous gastrostomy in neonates with esophageal atresia. *J Pediatr Surg* 2004; 39: 1648–50.

35. Chait PG, Weinberg J, Connolly BL, Pencharz P, Richards H, Clift JE et al. Retrograde percutaneous gastrostomy and gastrojejunostomy in 505 children: A 4 1/2-year experience. *Radiology* 1996; 201: 691–5.

36. Humphrey GM, Najmaldin A. Laparoscopic gastrostomy in children. *Pediatr Surg Int* 1997; 12: 501–4.

37. Jones VS, La Hei ER, Shun A. Laparoscopic gastrostomy: The preferred method of gastrostomy in children. *Pediatr Surg Int* 2007; 23: 1085–9.

38. Rothenberg SS, Bealer JF, Chang JH. Primary laparoscopic placement of gastrostomy buttons for feeding tubes. A safer and simpler technique. *Surg Endosc* 1999; 13: 995–7.

39. Merli L, Marco EA de, Fedele C, Mason EJ, Taddei A, Paradiso FV et al. Gastrostomy placement in children: Percutaneous endoscopic gastrostomy or laparoscopic gastrostomy? *Surg Laparosc Endosc Percutan Tech* 2016; 26: 381–4.

40. Franken J, Mauritz FA, Suksamanapun N, Hulsker CCC, van der Zee DC, van Herwaarden-Lindeboom MYA. Efficacy and adverse events of laparoscopic gastrostomy placement in children: Results of a large cohort study. *Surg Endosc* 2015; 29: 1545–52.

41. Petrosyan M, Am Khalafallah, Franklin AL, Doan T, Kane TD. Laparoscopic gastrostomy is superior to percutaneous endoscopic gastrostomy tube placement in children less than 5 years of age. *J Laparoendosc Adv Surg Tech A* 2016; 26: 570–3.

42. Akay B, Capizzani TR, Am Lee, Drongowski RA, Geiger JD, Hirschl RB et al. Gastrostomy tube placement in infants and children: Is there a preferred technique? *J Pediatr Surg* 2010; 45: 1147–52.

43. Gauderer MW. Experience with a hybrid, minimally invasive gastrostomy for children with abnormal epigastric anatomy. *J Pediatr Surg* 2008; 43: 2178–81.

44. Baker L, Emil S, Baird R. A comparison of techniques for laparoscopic gastrostomy placement in children. *J Surg Res* 2013; 184: 392–6.

45. Patel K, Wells J, Jones R, Browne F, Moss C, Parikh D. Use of a novel laparoscopic gastrostomy technique in children with severe epidermolysis bullosa. *J Pediatr Gastroenterol Nutr* 2014; 58: 621–3.

46. Am Thaker, Sedarat A. Laparoscopic-assisted percutaneous endoscopic gastrostomy. *Curr Gastroenterol Rep* 2016; 18: 46.

47. Zamakhshary M, Jamal M, Blair GK, Murphy JJ, Webber EM, Skarsgard ED. Laparoscopic vs percutaneous endoscopic gastrostomy tube insertion: A new pediatric gold standard? *J Pediatr Surg* 2005; 40: 859–62.

48. Georgeson KE. Laparoscopic fundoplication and gastrostomy. *Semin Laparosc Surg* 1998; 5: 25–30.

49. Livingston MH, Pepe D, Jones S, Butter A, Merritt NH. Laparoscopic-assisted percutaneous endoscopic gastrostomy: Insertion of a skin-level device using a tear-away sheath. *Can J Surg* 2015; 58: 264–68.

50. Turial S, Schwind M, Engel V, Kohl M, Goldinger B, Schier F. Microlaparoscopic-assisted gastrostomy in children: Early experiences with our technique. *J Laparoendosc Adv Surg Tech A* 2009; 19 Suppl 1: S229–31.

51. Vasseur MS, Reinberg O. Laparoscopic technique to perform a true Stamm gastrostomy in children. *J Pediatr Surg* 2015; 50: 1797–800.

52. Georgeson KE. Laparoscopic gastrostomy and fundoplication. *Pediatr Ann* 1993; 22: 675–7.

53. Kawahara H, Kubota A, Okuyama H, Shimizu Y,

Watanabe T, Tani G et al. One-trocar laparoscopy-aided gastrostomy in handicapped children. *J Pediatr Surg* 2006; 41: 2076–80.

54. Backman T, Sjovie H, Kullendorff C-M, Arnbjornsson E. Continuous double U-stitch gastrostomy in children. *Eur J Pediatr Surg* 2010; 20: 14–7.

55. Antonoff MB, Hess DJ, Saltzman DA, Acton RD. Modified approach to laparoscopic gastrostomy tube placement minimizes complications. *Pediatr Surg Int* 2009; 25: 349–53.

56. Villalona GA, Mckee MA, Diefenbach KA. Modified laparoscopic gastrostomy technique reduces gastrostomy tract dehiscence. *J Laparoendosc Adv Surg Tech A* 2011; 21: 355–9.

57. Nixdorff N, Diluciano J, Ponsky T, Chwals W, Parry R, Boulanger S. The endoscopic U-stitch technique for primary button placement: An institution's experience. *Surg Endosc* 2010; 24: 1200–3.

58. Idowu O, Driggs XA, Kim S. Laparoscopically assisted antegrade percutaneous endoscopic gastrostomy. *J Pediatr Surg* 2010; 45: 277–9.

59. Hassan SF, Pimpalwar AP. Modified laparoendo-scopic gastrostomy tube (LEGT) placement. *Pediatr Surg Int* 2011; 27: 1249–54.

60. Smitherman S, Pimpalwar A. Laparoendoscopic gastrostomy tube placement: Our all-in-one technique. *J Laparoendosc Adv Surg Tech A* 2009; 19: 119–23.

61. Goldin AB, Heiss KF, Hall M, Rothstein DH, Minneci PC, Blakely ML et al. Emergency department visits and readmissions among children after gastrostomy tube placement. *J Pediatr* 2016; 174: 139–145.e2.

62. Tomicic JT, Luks FI, Shalon L, Tracy TF. Laparoscopic gastrostomy in infants and children. *Eur J Pediatr Surg* 2002; 12: 107–10.

63. Cyrany J, Rejchrt S, Kopacova M, Bures J. Buried bumper syndrome: A complication of percutaneous endoscopic gastrostomy. *World J Gastroenterol* 2016; 22: 618–27.

64. Abrams LD, Kiely EM. Oesophageal rupture due to gastrostomy catheter. *Z Kinderchir* 1981; 33: 274–5.

65. Ballinger W2, McLaughlin ED, Baranski EJ. Jejunal overlay closure of duodenum in the newborn: Lateral duodenal tear caused by gastrostomy tube. *Surgery* 1966; 59: 450–4.

小肠和大肠的造口

Andrea Bischoff   Alberto Peña

引言

肠造口是小儿外科常用的手术方法,尤其适用于先天性肛门直肠畸形和坏死性小肠结肠炎的外科治疗,亦常应用于先天性巨结肠。其手术目的是暂时性粪便改流,可分为完全性改流(分离式造口)和部分性改流(袢式造口)。

在肛门直肠畸形的治疗中,结肠造口的目的略有不同。由于超过85%的肛门直肠畸形患儿远端与泌尿生殖道相连通,结肠造口既要实现胃肠减压的目的,又需完全改道以避免泌尿道粪便污染。为达到以上目标,我们建议造口术在左下腹进行,行分离式造口(图16.1)。近端瘘口用降结肠的最远端,利用其与后腹壁和侧腹壁的连接,有助于避免造瘘口肠管脱垂。结肠造口术须为下一次根治手术留有足够的远端结肠(乙状结肠)。近端瘘口应为完整肠管,位于由左侧肋弓、脐和髂嵴组成的三角形中心,方便结肠造口袋粘贴于腹部平坦面。远端瘘口须与近端瘘口充分分离,以确保粘贴独立的造口袋而不覆盖黏膜瘘。此外,黏膜瘘应该做得非常小且平坦(图16.1和图16.2),因为它只用于灌洗远端肠管以及向内注入对比剂(将来术前造影检查以明确畸形解剖结构)[1],有助于避免乙状结肠远端肠管脱垂。

结肠造口术的一个重要步骤是用生理盐水冲洗远端肠管,直到完全清除胎粪。远端胎粪的残余可导致泌尿道污染和感染。

在我们工作的儿童结直肠中心,经常接诊外院行结肠造口术后的肛门直肠畸形患儿,这些患儿为行根治手术转至我院[2]。因此,我们得以接触大量各式各样的造口术。这让我们了解到不同类型手术的优缺点,最常见的并发症和相关的处理,以及采取何种策略以避免它们。

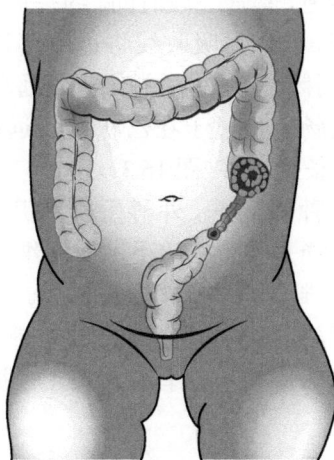

图16.1 降结肠造口及黏膜瘘

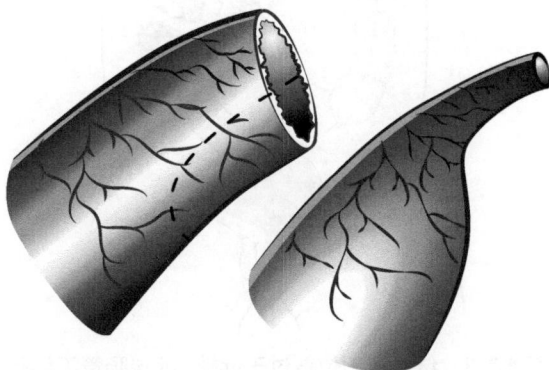

图16.2 远端瘘口小而平,有助于避免脱垂

最常见的错误

瘘口位置错误

此类错误常呈以下几种形式。

①近端和远端瘘口相距太近。

在这种情况下，结肠造口袋将覆盖两个瘘口，粪便易于从近端结肠流入远端结肠。这可导致一些患者遭受反复的尿路感染。此外，造口袋可能难以粘贴在皮肤上。这个问题的处理包括提早进行根治手术，以及再次手术分离造瘘口。

处理方式的选择取决于具体的临床情况。如果外科医师决定提早行根治手术，须警惕粪便流入重建的肛门而增加感染的风险。为了避免此类情况，外科医师可以在术前清洁整个胃肠道，禁食一段时间（约一周）并给予肠外营养，或用可吸收线将远端瘘口荷包缝合，暂时封闭，避免术后粪便流入远端。

②结肠造口过于在乙状结肠远端，使得结肠远端长度不够（图16.3）。

在这种情况下，外科医师有几种选择。第一种选择是在行根治手术时回纳远端瘘口（黏膜瘘），封闭成一个 Hartman 袋。有时这段肠管过短，使将来的结肠吻合术非常困难，因为吻合术将不得不在骨盆深处、膀胱后方进

行。第二种选择是在根治手术的同时关闭结肠造口，然后下拉直肠，但是患者将失去结肠造口的保护。因此，我们建议术前清洁整个胃肠道，禁食 7~10 天，并给予肠外营养。第三种选择是关闭结肠造口，下拉直肠，在近端做一个新的结肠造口引流粪便，以保护会阴。

肛门直肠畸形患者治疗中有一点尤为重要，就是要尽量保留远端直肠，避免直接使用造瘘口近端肠管下拖行根治手术。直肠切除意味着切除了人类天然贮存粪便的场所，导致排便频繁，甚至产生腹泻倾向。这会严重干扰排便训练，原本有排便控制力的患者也会出现大便失禁。

③瘘口倒置（图16.4）。

功能性瘘口（近端瘘口）与黏膜瘘的位置对换，近端肠管误做黏膜造口，瘘口偏小可导致肠梗阻，需要再次手术。此外，黏膜瘘（远端瘘口）被误置在高处，将影响将来根治手术。

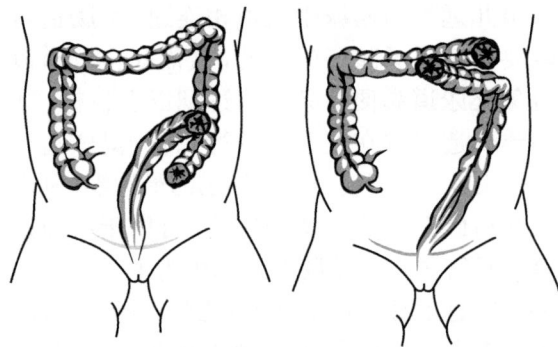

图16.4　瘘口倒置

④乙状结肠造口位于上腹部（图16.5）。

这种情况下，外科医师本计划做横结肠造口术，在上腹部行切口，误把乙状结肠拉出造口，这会严重影响下次的根治手术。在行横结肠造口时，外科医师必须谨记新生儿的乙状结肠相对扩张和游离，甚至可达横膈。当发现这个错误时，在根治手术前，结肠造口必须移到下腹部。

诊断瘘口位置错误的最佳检查是远端结肠造影，这是肛门直肠畸形根治前的常规检查。

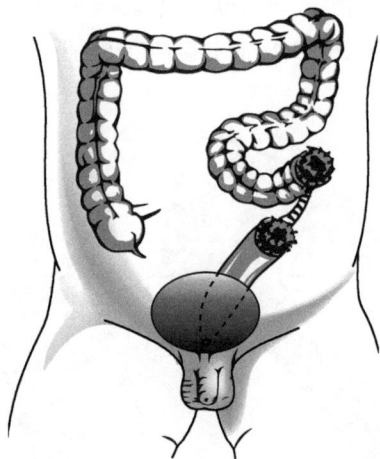

图16.3　结肠造口位置过于远端，远端肠管不够行根治手术

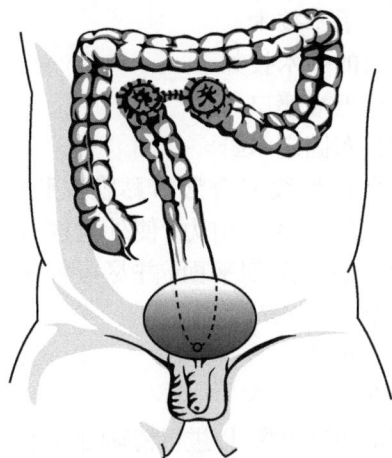

图 16.5 右上腹横结肠造口术误行为右上腹乙状结肠造口术

脱垂

结肠造口第二常见的并发症是肠管脱垂，严重时甚至可能导致肠管缺血坏死。大部分的脱垂是可以通过在固定的结肠附近做造口来避免的。如果结肠造口必须做在游离的肠段，我们建议将肠管在距离瘘口 6~7cm 处固定在腹前壁。图 16.6 中，可见在旋转良好的结肠中游离和固定的肠段，即可知晓易于脱垂并需要固定至腹壁的节段。

当患者已出现显著的脱垂，我们建议手术修复。我们的策略是在脱垂的肠管内填塞大量浸泡过聚维酮碘的纱布，轻柔地回纳脱垂。然后触诊腹部，感觉与肠内填塞的纱布相对应的肿块。然后在触诊的肿块上方做一个横向切口，通常距离造瘘口约 5cm，切开皮肤、皮下组织、肌肉、腱膜和腹膜。填满纱布的肠管很容易辨认。腹膜和腱膜用可吸收线间断缝合，须每针缝到肠壁（但不缝到纱布），将其固定于腹壁，即可避免脱垂。使用这项技术时，无须触碰造瘘口。

狭窄

狭窄的发生率比预期的要高，患者可能会出现梗阻的症状。当打开造口时，我们特别建议为功能性肠管留有足够的空间，使其不被筋膜压迫。换句话说，我们尤其要避免简单的穿刺来造口，而是要切除一块环状皮肤、腱膜、肌肉和腹膜。多数狭窄的瘘口扩张效果不佳，需要再次手术。

回缩

回缩是由于技术错误，是可以预防的。急性早期回缩属于外科急症。晚期回缩可能造成瘘口管理困难，难以粘贴造口袋。回缩需再次手术，将造瘘口移出高于皮面。

泄殖腔外翻的造口

关于泄殖腔外翻的患者的造口应单独讨论 [3-4]。常误认为是患者的结肠过短导致泄殖

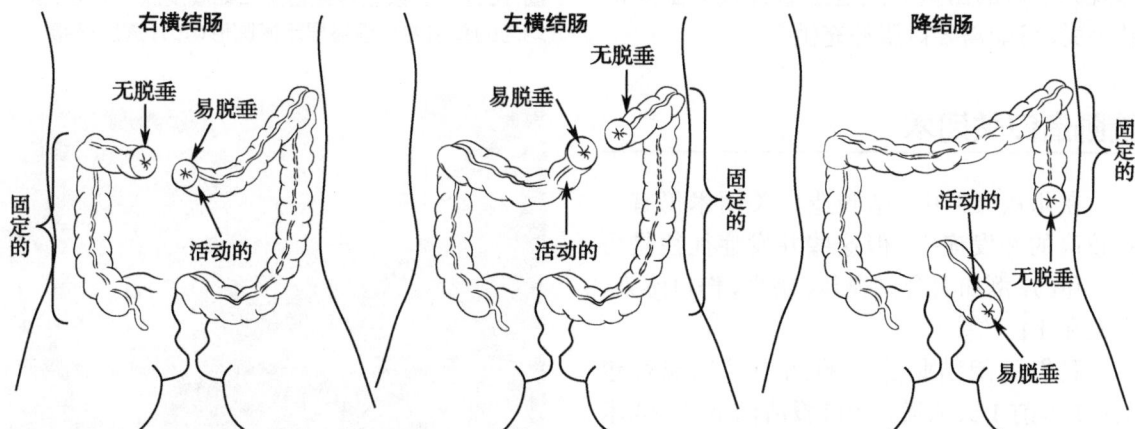

图 16.6 右侧横结肠造口（远端结肠瘘口易脱出），左侧横结肠造口（近端结肠瘘口易脱出），降结肠造口（远端结肠瘘口易脱出）

腔外翻。因而，许多外科医师在出生后即对患儿进行回肠造口术，使结肠远端附着于泌尿道或干脆丢弃。然而，结肠对于这些患者而言价值重大，结肠可形成固体的粪便，并使患者将来有机会行结肠肛门成形术[4]。保留每一段结肠至关重要。也就是说，这些患者必须接受真正的结肠造口术。这些小段的肠管会随着时间推移而生长。此做法的另一个优势是，这些患者相较于回肠造口的患者更易于管理。我们曾为一些在其他机构诊治的患者进行了再次手术，为其纳入留在远端失去功能的结肠，我们称之为"营救手术"，它包括关闭回肠造口，分离结肠与尿路，实行真正的结肠造口术[5]。

留下与尿路连接的远端结肠会导致尿液重吸收，甚至形成严重的高氯性酸中毒。

回肠造口术

需要特别评述的是回肠造口术，常见于全结肠型神经节细胞缺乏症和坏死性小肠结肠炎的治疗[6]。由定义可见，回肠造口术总是施行在肠的可活动部分，脱垂的风险非常高。因此，我们建议在瘘口近端6~7cm处将肠管固定在腹前壁上。所有其他结肠造口的并发症都可发生在回肠造口。与回肠造口术相关的其他特殊问题包括可能出现的电解质紊乱。患者需要保持容量充足，家长需要密切观察造口的出量。这些患者往往有显著的钠丢失，可能需要口服补充钠。

结肠造口关闭术

在儿童人群中，结肠造口关闭术仍有一些较高的并发症率，但这些并发症往往是可以避免的，例如吻合口裂开、狭窄、伤口感染、出血和死亡[7-23]。

我们关闭结肠造口的围手术期流程包括：①术前1天入院；②口服清洁液体；③术前24小时重复生理盐水灌洗近端造口；④麻醉诱导时静脉使用抗生素，并维持48小时；

⑤细致的手术技术。

细致的手术技如下：
- 填塞近端瘘口
- 塑料布固定术野
- 用多根丝线缝合瘘口黏膜皮肤交界处，提供均匀的牵引力，使外科医师可以识别正确的解剖平面，并尽可能保持靠近肠壁（图16.7）
- 小心止血
- 强调避免污染
- 清洁瘘口边缘，以进行精确的吻合（图16.8）
- 用6-0可吸收缝线进行双层端对端吻合（图16.9）
- 用大量生理盐水冲洗腹膜腔，随后清洗多层腹壁
- 逐层关腹以避免无效腔和血肿
- 用皮肤黏合剂保护切口（图16.10）

在术后护理中，无需使用鼻胃管，如果患者没有胀气或恶心，则术后第一天可口服清

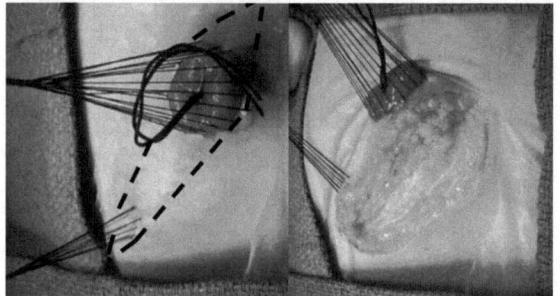

图16.7　多条丝线缝合瘘口黏膜皮肤交界处，提供均匀的牵引力。虚线显示椭圆形切口，逐层开腹

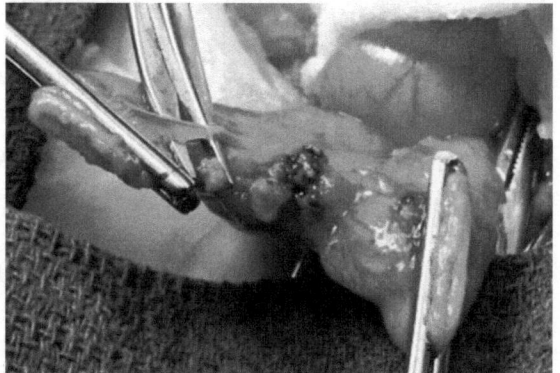

图16.8　清洗吻合口边缘，准备吻合

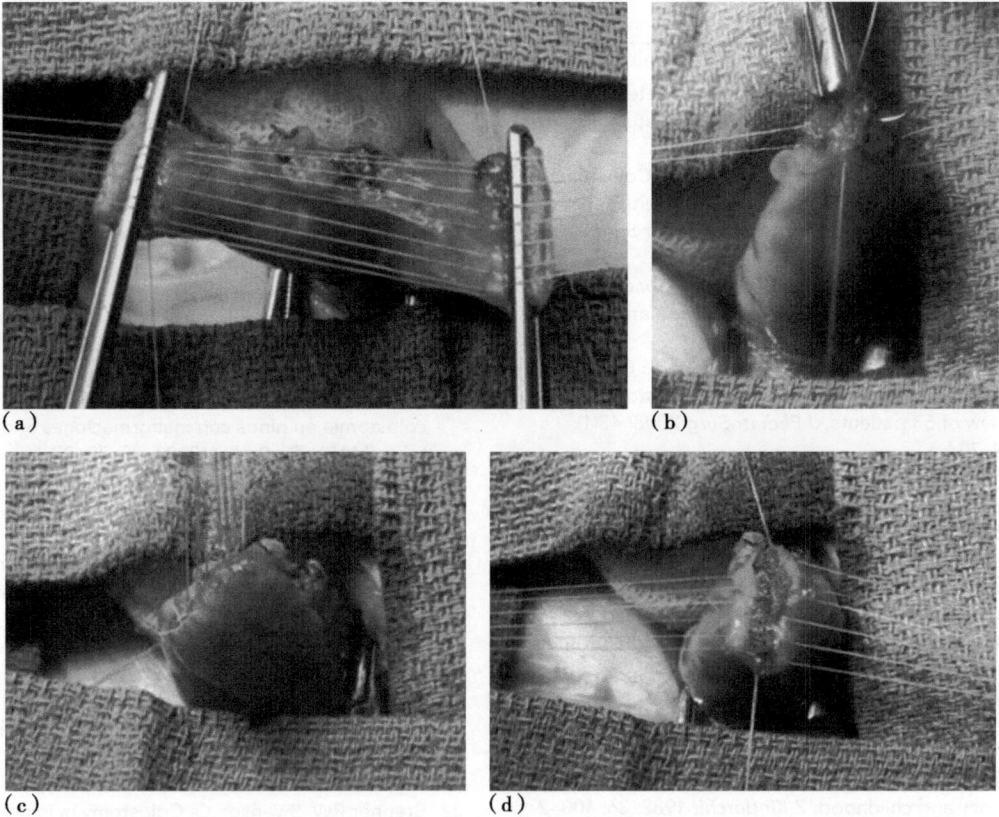

图16.9 双层吻合:(a)后壁外层;(b)后壁内层;(c)前壁内层;(d)前壁外层

洁液体。大部分患者可以在手术后的第二天或第三天出院回家。

如果近端和远端瘘口大小差异超过 5:1,远端瘘口直径小于 1cm,结肠造口闭合将面临严峻的技术挑战。为此,我们使用与结肠闭锁病例相同的技术。该技术包括端侧吻合,加吻合口近端约 5~10cm 的窗式造口(图16.11)。在手术后的最初几天,可见大量粪便从窗中流出,但最终窗口流出会逐渐减少,通过下游肠管的粪便量增加,直到窗口关闭,吻合有效,细小的结肠逐渐生长。

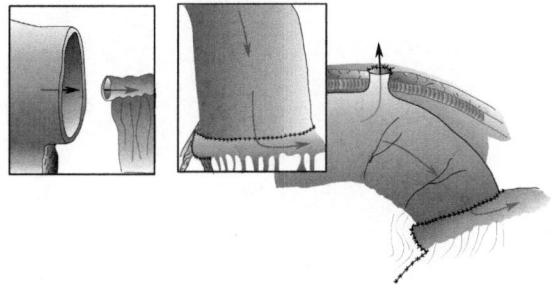

图16.11 瘘口大小差异超过 5:1 的端侧吻合,吻合口近端约 5~10cm 行窗式造口

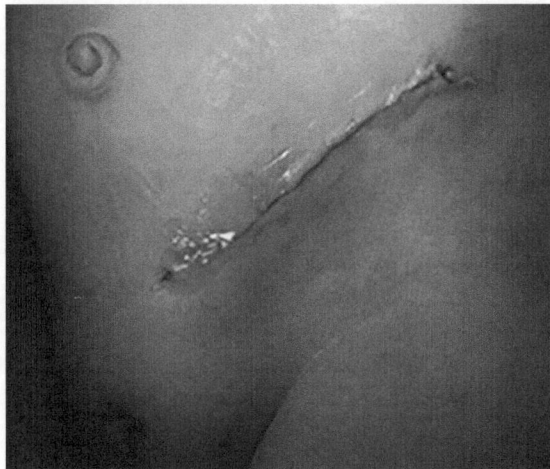

图16.10 缝合切口,用皮肤黏合剂保护

(刘智聪 译 黄寿奖 审校)

参考文献

1. Gross GW, Woflson PJ, Peña A. Augmented-pressure colostogram in imperforate anus with fistula. *Pediatr Radiol* 1991; 21(8): 560–2.
2. Peña A, Migotto-Krieger M, Levitt MA. Colostomy in anorectal malformations: A procedure with serious but preventable complications. *J Pediatr Surg* 2006; 41: 748–56.
3. Soffer SZ, Rosen NG, Hong AR et al. Cloacal exstrophy: A unified management plan. *J Pediatr Surg* 2000; 35(6): 932–7.
4. Levitt MA, Mak GA, Falcone RA, Peña A: Cloacal exstrophy—Pull through or permanent stoma? A review of 53 patients. *J Pediatr Surg* 2008; 43(1): 164–70.
5. Bischoff A, Brisighelli G, Levitt MA, Pema A. The "rescue operation" for patients with cleacal exstrophy and its variants. *Pediatr Sung Imt* 2014; 30: 723–7.
6. Bischoff A, Levitt MA, Peña A. Total colonic aganglionosis: A surgical challenge. How to avoid complications? *Pediatr Surg Int* 2011; 27(10): 1047–52.
7. Kiely EM, Sparnon AL. Stoma closure in infants and children. *Pediatr Surg Int* 1987; 2: 95–7.
8. Millar AJK, Lakhoo K, Rode H et al. Bowel stomas in infants and children. A 5 year audit of 203 patients. *S Afr J Chir* 1993; 3: 110–3.
9. Rees BI, Thomas DFM, Negam M. Colostomies in infancy and childhood. *Z Kinderchir* 1982; 36: 100–2.
10. Ekenze SO, Agugua-Obianyo NEN, Amah CC. Colostomy for large bowel anomalies in children: A case controlled study. *Int J Surg* 2007; 5: 273–7.
11. Mollitt DL, Malangoni MA, Ballantine TVN et al. Colostomy complications in children. An analysis of 146 cases. *Arch Surg* 1980; 115: 445–58.
12. Uba AF, Chirdan LB. Colostomy complications in children. *Ann Afr Med* 2003; 2: 9–12.
13. Steinau G, Ruhl KM, Hornchen H et al. Enterostomy complications in infancy and childhood. *Langenbeck's Arch Surg* 2001; 386: 346–9.
14. Das S. Extraperitoneal closure of colostomy in children. *J Indian Med Assoc* 1991; 89: 253–5.
15. Chandramouli B, Srinivasan K, Jagdish S et al. Morbidity and mortality of colostomy and its closure in children. *J Pediatr Surg* 2004; 39: 596–9.
16. Miyano G, Yanai T, Okazaki T et al. Laparoscopy-assisted stoma closure. *J Laparoendosc Adv Surg Tech A* 2007; 17: 395–8.
17. Figueroa M, Bailez M, Solana J. Morbilidad de la colostomia en ninos con malformaciones anorrectales (MAR). *Cir Pediatr* 2007; 20: 79–82.
18. Nour S, Beck J, Stringer MD. Colostomy complications in infants and children. *Ann R Coll Surg Engl* 1996; 78: 526–30.
19. Dobe CO, Gbobo LI. Childhood colostomy and its complications in Lagos. *East Central Afr J Surg* 2001; 6: 25–9.
20. Macmahon RA, Cohen SJ, Eckstein HB. Colostomies in infancy and childhood. *Arch Dis Childh* 1963; 38: 114–7.
21. Rickwood AMK, Hemlatha V, Brooman P. Closure of colostomy in infants and children. *Br J Surg* 1979; 66: 273–4.
22. Brenner RW, Swenson O. Colostomy in infants and children. *Surg Gynecol Obstet* 1967; 124: 1239–44.
23. Bischoff A, Levitt MA, Lawal TA et al. Colostomy closure: How to avoid complications. *Pediatr Surg Int* 2010; 26: 1087–92.

新生儿血管通路

Beth A. Rymeski   Frederick C. Ryckman

引言

　　虽然需要全面复苏的新生儿只占了总体的一小部分，但全世界大量的新生儿出生确保了充足的新生儿重症监护设施处于技术的前沿。监护、通气支持、血管通路和维持核心体温等方面的进步对新生儿生存率的大幅提高至关重要 [1]。在侵入性监测和静脉营养方面，微型化和材料方面的创新以及血管通路的新途径，对新生儿学家来说是至关重要的。有创监测包括持续的血压测量和获取动脉血的能力，从而获取最新的血气分析，用于通气支持。更小的导管尺寸和经外周中心静脉通路使新生儿医师能够充分利用血液制品、电解质、药物和营养，特别是对那些不能长期耐受肠内营养的新生儿。随着医疗设备的进步和技术的改进，这项过去只适用于重症监护病房中较大的婴儿的技术，现在能够让更小和更虚弱的新生儿同样受益。

动脉置管

　　几十年来，对动脉系统的侵入性检查一直是监测危重患者的主要手段。短期动脉通路的使用，避免了用于监测通气的变化的足跟穿刺或困难动脉穿刺等血液气体分析手段。持续的血压监测有利于在使用支持性血管活性药物的情况下做出及时的判断，也可以用于抽取血液进行检测，从而避免频繁的静脉穿刺。大多数导管可以通过床边经皮穿刺技术放置。

维护

　　动脉系统内的导管特别容易形成血栓，从而影响其日常护理。持续输注平衡的生理盐水和肝素（1U/mL），每小时至少 0.5mL，可用于所有动脉血管，有助于确保通路通畅。液体的类型可以根据临床情况改变。每次抽血 5 秒后，用 0.5mL 生理盐水冲洗动脉导管，以免阻塞。

　　血压监测装置由三通阀连接，方便抽血，确保无菌。换能器水平放置于中心静脉水平（位于第四肋间隙、胸廓前后径的一半）。在初始设置时，换能器在这个位置，在每一次换挡以及换能器的位置改变时，系统的零点都在这个位置。由于微血栓或系统内的机械干扰，波形可能会减弱。波形出现衰减后，检查所有连接，评估管路中系统内的空气（这往往会使实际压力读数趋于平缓），然后对导管进行冲洗。必要时可以重新放置婴儿或导管，并固定肢体。

　　应将导管固定到位，以确保稳定性和安全性。透明敷料（例如 Tegaderm 或 Opsite）方便检查穿刺部位，同时保持无菌。检查连接、导管、缝线，并定期记录它们的状态，以确保它们完好无损。静脉输液每 24 小时更换一次，使用无菌技术每 72 小时更换一次输液管。换能器也每 72 小时更换一次。每 2 小时记录一次颜色、脉搏、毛细血管充盈和温度的护理评估，并且在放置导管后按照指示进行 X 线检查，记录留置导管（即脐动脉置管）的位置。

并发症

大多数外周动脉置管的并发症是由血栓栓塞事件或血管痉挛引起的[2-3]。治疗方法是在第一次出现远端发白症状时立即拔除导管。进一步的治疗包括使用肝素或组织型纤溶酶原激活物(tissue plasminogen activator, tPA),在罕见的情况下,如果肢体组织生存能力受损,应手术清除血凝块。感染是罕见的动脉导管并发症,具体措施如前所述。

脐动脉导管(umbilical artery catheter, UAC)有较高的血栓栓塞风险,尤其是当它们处于较低位置时(L_3~L_5)[4]。感染的发生率与中心静脉导管(central venous catheter, CVC)相似[3]。我们倾向于在放置后 5 天内移除这些导管,以预防这些问题。研究还表明,没有证据提示预防性抗生素对导管放置有利[5]。

脐动脉置管

通常,转到有手术能力的新生儿重症监护室(NICU)的新生儿已经在转诊医院放置了脐动脉置管。尽管这不是大多数儿科医师的常规流程,但是这项技能是对危重新生儿进行侵入式监测的宝贵手段。

任意一条脐动脉均可以置管,以持续监测血压或频繁测量动脉血气(用于呼吸机管理)。在紧急情况下,复苏液体和药物可以通过这些套管输送,但最好是通过静脉注射,本章后面会讨论。脐膨出、脐炎、脐带异常、坏死性小肠结肠炎、腹膜炎或下肢血管病变的婴儿禁用 UAC。

置管技术

应该使用标准图表来确定导管置入长度,标准图表利用肩至脐部的长度以厘米作单位估计导管的长度[6],也可以使用出生体重(birth weight, BW)来估计导管的期望位置(高 T_6~T_9,低 L_3~L_5),如 Shukla 和 Ferrara 所描述的[7]。

低位脐动脉置管长度(cm)= BW(kg)+ 7
高位脐动脉置管长度(cm)= 3 × BW(kg)+ 9

由于这在极低体重儿中可能不准确,Wright 等[8] 建议,对于低于 1 500g 的婴儿采用高位,使用的公式为脐动脉置管长度(cm)= 4 × BW(kg)+ 7。我们通常试图将 UAC 置于较高的位置,这在理论上降低并发症率[4]。在所有病例中,均在术前使用腹部 X 线检查以确定导管位置(图 17.1)。

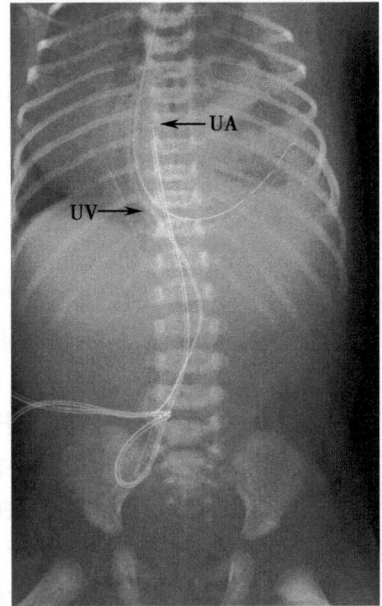

图 17.1　高位脐动脉置管(UA)和脐静脉置管(UV)在理想位置的 X 线片

标准的脐部置管导管型号为 3.5Fr(早产)到 5Fr(足月)。婴儿通常被放置在一个保温辐射床,医师穿戴标准的消毒装备。脐部残端和周围腹部皮肤完成标准的术前准备并铺巾。导管放置还需要一个器械包,包括镊子、止血钳、持针器等。在进入导管时,应准备适当的液体注入导管。我们一般用 1/4 张溶液与肝素(1U/mL)混合来保证通路开放。导管插入前应用无菌盐水冲洗。抓住脐带残端,小心地把残端切开,确保足够的残端长度,便于操作。识别出一根脐动脉——静脉通常是大而壁薄的,动脉是小而壁厚的,通常有两根动脉——用止血钳或镊子轻轻扩张。然后用事先冲洗过的 3.5Fr（小于 2kg 的婴儿）或 5Fr（大于 2kg 的婴儿）导管，轻柔地牵拉脐带残端暴露管腔。当导管进入动脉时，常遇到血液回流现象。然后将导管推进到需要的位置，并通过脐带缝合固定。在无菌条件下用 X 线检查确认位置，以便操作。然后将所需的液体和测量装置通过三通阀或三通管固定到导管上。

脐动脉置管的替代方法

有时，脐带太短或太干，不易置管。此时可以通过脐下切口和钝性剥离皮下组织探查脐动脉，一旦接触到脐动脉，可通过丝线或长期可吸收缝线牵引近远端。切开动脉前壁，置入导管。将远端牵引线缝合固定在动脉和导管上。切口间断缝合并用无菌敷料覆盖。

桡动脉置管

最常见的外周动脉通路是桡动脉。它提供了一个理想的通路，因为它具有一致的解剖关系和侧支血流，并且易于护理和维护。大多数桡动脉置管可以经皮放置，这有助于保持无菌和允许潜在的再次置管。在极少数情况下，需要通过切开技术直接置入动脉。

置管技术

手的侧支循环应在桡动脉或尺动脉置管前进行评估（Allen 试验）并记录。手指或手发白或发绀时不应进行穿刺置管。桡动脉可在桡骨茎突内侧沿腕近端触及。婴儿的前臂置于臂板上，手腕向后弯曲约 30°~45°（图 17.2）。然后进行手腕准备，以无菌方式覆盖。可以使用局部麻醉药，但有时会使桡动脉搏动变模糊，一般应避免使用。将 22Fr 或 24Fr 针头导管以大约 20°角插入，直到在其针座内看到回血。然后，在拔出针头的同时，将导管尖端轻轻推入血管。如果遇到阻力，使用小导丝

（Cook 0.015 定芯导丝）引导，方便置入。再将 T 形接头和塞子连接到导管上，并冲洗以确保通畅。然后缝合固定，并盖上透明的敷料。用超声引导识别桡动脉和显像动脉中的针头，这有助于受过超声训练者进行操作置管。

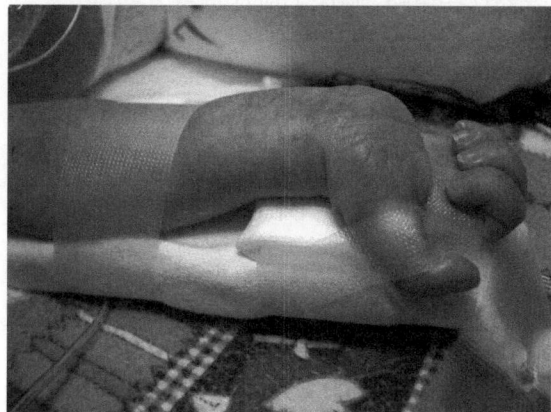

图 17.2　桡动脉导管定位

如果需要切开入路，可以在最强脉搏点附近做一个小的横向切口。为了充分暴露，通常必须行平行血管的解剖。一旦暴露，较为保险的做法是使用丝线或长期可吸收缝线进行近端和远端牵引。再用 22Fr 或 24Fr 导管经皮穿刺，轻柔牵引远端方便控制。导丝（Cook 0.015 固定芯导丝）在这种情况下也很有用，可以在近心处获得血液后引导导管。通常不需要为防止回血将远端血管封闭，并且可在手术后将固定用的缝线移除。间断缝合皮肤，将导管缝合到皮肤固定。然后将导管包扎并以前面描述的方式接入。

足动脉置管

第二个常用的动脉置管部位是胫后动脉和足背动脉。这些部位存在侧支血管并且易于维护。可通过经皮或切开的方式进行。内踝后胫后动脉的解剖关系为外科手术提供了一个方便的部位。插入的技术类似于桡动脉置管技术。然后以类似的方式固定。

腋动脉和股动脉置管

这些位置通常是为紧急情况保留的,例如,周围动脉脉搏微弱而无法置入时。因其存在血管痉挛和栓塞的高风险,且侧支血流量较少,所以不常规使用。如果紧急情况下需要这些通路,临床上应尽早将其拔除。

可以在手臂伸展情况下,通过腋动脉经皮入路。导管放置一般不需要导丝。股动脉的通路也可以通过经皮途径到达腹股沟韧带以下。导丝通常用于确保髂动脉内的正确位置。它们的安全性和外周通路类似。

静脉置管

给新生儿建立静脉通路的技术已有几十年,这使得新生儿医师和外科医师能够以一致的血管通路来提供危重患儿的护理。新的导管材料,包括塑料和硅酮,允许小口径装置和最小静脉插管。通过 24Fr 导管脐静脉置管,可以很容易地在新生儿床边获得临时的外周通路。然而,这种途径是暂时的,仍然需要中心静脉通路以提供长期的静脉营养或血管活性药物滴注。

包括经外周静脉穿刺的中心静脉导管(简称"外周中心静脉导管")(PICC)在内的较新的方法目前是新生儿重症监护中心静脉置管的主要方法。床边导管置入技术,以及费用降低和插入时间缩短,显著地减少了婴儿对脐静脉置管的需要。但仍会出现 PICC 管道无法放置的情况,诸如尺寸不足以满足患者的所有需求,或是紧急情况下的复苏,这些都要求更高效的中心静脉通道。对于小儿外科医师来说,熟练掌握所有这些通路模式是非常必要的。

维护

许多医院已经建立了指定的中心静脉通路团队来管理 CVC 的日常护理。专门的护理团队与熟悉护理规程和要求的护理人员相结合,对于 CVC 日常护理的一致性至关重要。

脐静脉导管(umbilical vein catheter, UVC)的护理方式与前面描述的 UAC 类似。液体保持在最低 1.0mL/h,以确保管道通畅。管道以类似的方式冲洗,导管的长度和位置在最初放置后用 X 线片记录下来(理想的放置位置是在下腔静脉和右心房的交界处),床边护士每次换班时核查导管长度。每小时检查一次,床边备有压迫止血材料以防接头意外断开。所有液体和管道的护理方式与 UAC 相似。无论是 UAC 还是 UVC 的终止都是由医师、执业护士或合格的床边护士进行的。在有力的按压下,止血只需 3~5 分钟。

经皮导管和隧道式置管的护理方式相似。通过中心、顶盖或管汇进入 CVC 之前,要用 2%的葡萄糖酸氯己定和异丙醇进行 30 秒擦洗和 30 秒风干。不使用的端口的肝素量取决于静脉大小。我们使用生物辅料保护膜(Ethicon)来覆盖和包围 CVC 的所有穿刺点。这种膜每 7 天更换一次,除非穿刺部位出现红斑或敷料破损。对于 1 000g 以下的新生儿,应谨慎使用这种生物膜,因为有报道称接触性皮炎的发生率为 15%,而在≥1 000g 新生儿中,发生率为 1.5%[9]。使用聚维酮碘擦洗 60 秒来清洁。新的生物膜和透明封堵敷料(Tegaderm 或 Opsite)在皮肤完全干燥后使用。所有 CVC 每小时检查一次,由床边护士记录。每次换班,护士都要记录任何一条置管的位置、皮肤的完整性、局部发红或硬化、导管在穿刺孔的位置、敷料的封闭性、肢体的变化以及任何疼痛或不适的部位。虽然不常见,但在紧急情况下可以进行骨髓穿刺,留置后 24 小时内即取出。聚维酮碘纱布包围穿刺点周围,每 2~3 小时或纱布干燥时更换一次。要特别注意肢体的血流动力学状态和任何的筋膜室综合征的征象。

并发症

与中心静脉置管相关的并发症有很多,但大多数可以通过细致的置入技术和精心的护理来避免。气胸、乳糜胸、肺损伤、错位、血管穿孔，这些只是最初放置时可能出现的众多问题中的一小部分[10]。心律失常的发生可能是由心内膜的刺激引起的，这些患者的导管位于上腔静脉/右心房交界处的下方。在大多数情况下，在放置锁骨下静脉或颈静脉通路时使用 X 射线透视检查可以避免这种情况。使用 Dacron 袖扣固定时，通路松脱比较少见。

鉴于新生儿血管纤细，新生儿容易在 CVC 导管尖端附近发生血栓形成。即使持续输注肝素，高达 30% 的新生儿有某种形式的血栓形成[11-12]。大多数血栓是无症状的，通常表现为不能冲洗或难以从 CVC 中抽出血液。tPA 可用于清除导管尖端的血凝块。这通常比较有效且对于稳定的血栓可以重复进行。若超声检查显示血凝块的持续积聚，可能需要移除通路。有几篇论文记录了有腹部疾病情况下的婴儿血栓形成率增加，特别是下肢 PICC 置入的腹裂患者[13-14]。在这些患者中，应考虑仅放置上肢或颈静脉置管。除非放置和保持这些通路相对困难，且产生症状，否则不应移除这些通路。新生儿在移除通路后很少需要肝素治疗[15]。

不论是何种中心静脉置管，感染都是最常见的并发症。新生儿的中心静脉通路相关血流感染（central line-associated blood stream infection，CLABSI）发生率高达 29%，且年龄越小风险越高[12,16]。感染发生率的差异可以归结于患者人口基数以及操作准则的不同。CLABSI 在过去的 10 年里受到了很多关注，这导致了感染发生率的显著下降。特别是创建护理包来进行标准化护理和实施最佳实践政策，这已被证明可以降低 CLABSI 发生率，甚至在高危婴儿中也是如此[17]。凝固酶阴性葡萄球菌仍然是引起中心静脉感染和菌血症的最常见原因。许多其他细菌，包括革兰氏阴性菌、厌氧菌和念珠菌，可引起导管感染，特别是在术后新生儿。虽然许多作者主张使用抗生素治疗以清除中心静脉感染，但在难治性病例中，可能需要清除与感染相关的异

物（CVC）。在菌血症的抗生素治疗过程中，PICC 通路可以作为一个桥梁来替代更持久的通路。插入部位感染一般可单独使用抗生素治疗，除非有菌血症的记录，否则不需要拔除导管。通过仔细指导这些导管的放置和维护，感染发生率可以达到一个非常低的水平。

外周中心静脉导管

在大多数新生儿病房中，集中放置的通路主要是 PICC 通路。经过专门训练的护理人员、放射科医师或小儿外科医师可以在床边快速放置这些管道，几乎不需要镇静。导管由硅树脂或聚氨酯制成，尺寸小至 1.9Fr。相比之下，最小的手术放置管通常为 2.7Fr 导管。这种小尺寸导管允许安置在体重低于 500g 的新生儿身上[18]。早先的 PICC 置入都需配合 X 射线透视检查，而现在 X 射线透视检查一般只适用于那些多次尝试床边放置失败的婴儿。

置管技术

在整个过程中保持无菌技术。选择合适的部位（肘前、隐静脉或头皮静脉）后，用 2U/mL 的肝素化盐水冲洗导管。然后测量导管的长度。在该部位进行术前准备和使用无菌操作，并使用止血带。利用超声对目标静脉进行识别，然后将导针组插入目标静脉，并以血液回流确认位置。然后导管通过导入器以 1cm 的增量进入预先测量的长度。可以用生理盐水冲洗导管以方便插入。一旦达到了所需的长度，就将血液抽吸出来，然后用肝素化盐水冲洗这条通路。松开分离针，放置固定装置，并用透明敷料覆盖。以胸片证实导管尖端的位置。

脐静脉置管

大部分的 UVC 在转院前由新生儿医师放置。脐静脉置管可用于紧急药物给药、液体复苏、输血，并可作为较长期的中心静脉通

路。并发症与其他中心静脉置管相似，但增加了肝脏和心脏感染并发症的风险[3]。UVC的最佳位置是在下腔静脉/右心房交界处的顶端。心律失常可随 UVC 顶端放置在心脏内而发生，这是插入过程中最常见的并发症。已报道过心脏穿孔、心脏压塞以及随后死亡的病例，这与插入过深相关[19]。门静脉高压是由于导管进入门静脉系统，并导致肝外门静脉血栓形成。

置管技术

UVC 的放置与前面描述的 UAC 相似。使用 3.5Fr 或 5Fr 导管进入单脐静脉。导管缓慢推进至血液回流点以上 1~2cm 处（一般足月儿仅推进约 5cm）。X 线片能较好地确定导管在膈肌水平的位置（图 17.1）。导管的维持与 UAC 类似。

在紧急情况下，新生儿在手术室中也可以通过脐上切口，沿腹壁切开和插管静脉获得通道。这一般仅适用于脐静脉封闭前几天。

经皮置管

可将多个经皮部位用于 CVC 置入，包括颈内静脉，锁骨下静脉和股静脉。尽管在紧急情况下可以在床边行此类置管，但更安全的做法是在手术室内全身麻醉的情况下，配合超声或 X 射线透视放置。超声引导下放置 CVC 的技术对颈内静脉特别适用，并且在任何年龄段都有效[20]。这种放置技术提高了安全性，因而很快被确立为最佳标准做法。我们在手术室中充分利用透视技术协助中心静脉置管。这不仅有助于确认放置位置，还可以通过 Seldinger 技术扩张血管，并将导管推进到正确位置，实现直视导管。

置管技术

通过导丝（Seldinger）技术，经皮放置中心静脉导管。患者仰卧在手术台上，在婴儿的肩膀下放置一个小的毛巾卷，使其颈部与

头部中线伸展。颈部和胸部两边都按标准样式做好准备并垂下。然后将患者置于头低足高位。两个标准的婴儿尺寸 Broviac 导管分别为 2.7Fr 和 4.2Fr 单腔导管（Bard, Salt Lake City, Utah, USA）。也可使用 4Fr 双腔导管（Cook, Arrow）。考虑到双腔导管的大小，婴儿至少 4.5kg 重。标准导管穿刺包括导针、导丝和带扩张器的导管套。在颈内静脉入路中，静脉位于胸锁乳突肌的胸骨和锁骨头的顶端。超声引导在鉴别静脉方面特别有效。一旦进入静脉并放置导丝，就可以利用透视技术来确定位置。我们更倾向于在透视下将扩张鞘穿过导丝并测量导管的适当长度。然后取出扩张器和导丝，将导管经皮放置到位。导管的最终位置用 X 射线透视法确定。然后用生物贴片和透明、封闭的敷料覆盖。同样的技术也可用于经皮股静脉置管。超声引导可使锁骨下静脉通路置管更加容易，但由于锁骨的位置，该技术较难操作。一般来说，锁骨中角和胸骨切迹的标志用于锁骨下静脉穿刺，透视方法类似。

股静脉也可以在床边使用 24Fr 导管进入。小导丝（Cook 0.015 固定核心导丝）通过这个鞘很容易。可以在导线上放置一个更粗的血管导管，以便于在临时中心导管装置中放置更粗的导丝。腹部 X 线片可以确定具体位置。

外周静脉切开

随着 PICC 通路的显著增加，外周静脉切开术的应用显著减少。现在看来，这些方法只适合那些不可能采用经皮方法的婴儿。常见的切开部位有面静脉、颈外静脉、颈内静脉和大隐静脉。由于良好的护理和无菌技术，感染发生率与经皮穿刺插管相当。

置管技术

大隐静脉走行沿路多点可选作介入口。最远处的一处就在内踝的上方。本点不适合长期置管，也不是其中心静脉置管位置。大

隐静脉在股三角水平流入股静脉，是中心静脉置管的一个方便的接入点。将婴儿置于仰卧位，并在骨盆下放置卷好的毛巾，以便于暴露。在腹股沟进行消毒铺巾。导管的长度从切口起至稍高于脐处（髂静脉／下腔静脉交界处）（图 17.3）。超声有助于识别血管，协助静脉切开定位。

横切口位于腹股沟皱褶下方、腹股沟韧带下方。用止血钳沿着血管的预期路径轻柔地解剖，直到发现大隐静脉为止。然后挑起静脉，通过 5-0 丝线固定近端和远端。至少暴露 1cm 的静脉，以便于插管。抬高远端固定结扎线，使血管紧张。然后使用 24Fr 的穿刺导管进入血管，边拔出针头边推进导管（图 17.3）。必须小心避免穿过静脉的后壁。然后将小导丝（Cook 0.015 固定核心导丝）推进到血管导管中，放置一个 22Fr 的留置针，这种留置针内径较大，可以容纳大多数 3Fr 或 4Fr 导丝通过。然后将导管推进，并将近端缝线系紧以固定导管和血管。如果有明显的出血，可以远端结扎或缝扎。随后以常规方式关闭切口，并按前面描述的方式调整导管位置。

中心静脉切开

常见的面静脉或颈内静脉颈部切开途径可用于新生儿。这个过程可以在 NICU 的床边进行，X 线片可以确认置管位置。通常，右颈部有利于颈静脉直接引流到上腔静脉。垫高婴儿的肩膀，将其头部转向左侧，沿着胸锁乳突肌的前缘做一个横切口，切口位于下颌角和锁骨连线的下三分之一。暴露胸锁乳突肌，并横向牵开以暴露血管。识别颈内静脉，游离面部常见静脉支。如果常见的面静脉不能使用（太小、解剖学异常等等），那么可以使用颈内静脉。用丝线或长期可吸收缝线在靶静脉近端和远端的牵引固定。远端结扎，在静脉前壁上做一个小切口。静脉钳可能有助于更好地暴露血管腔。导管应根据患者的身体情况进行测量，并按照常规的技术进行，然后通过静脉切开引入导管并推进。以斜角的方式切断导管的尖端，这可能有助于该过程。近端可轻轻固定在血管和导管周围，注意不要堵塞小管腔。应做 X 线检查以确定导管尖端的位置，导管应能抽出血液并容易冲洗。颈外静脉插管也常被使用，但血管连接锁骨下静脉的角度可能使小导管难以通过。然后缝合切口，导管按本章前面所述的常规无菌方式包扎。

骨髓腔穿刺装置

在创伤或紧急复苏期间，静脉系统可能因低血容量和休克而崩溃。在这些情况下建立静

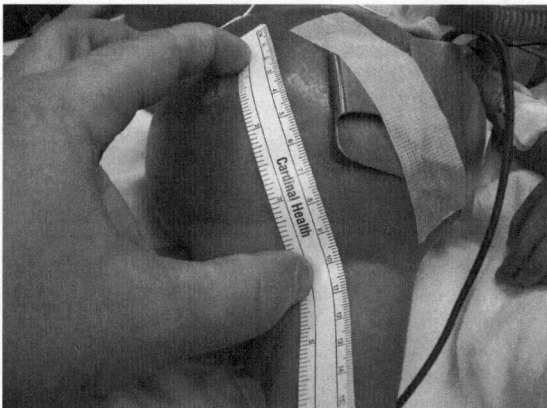

（a）

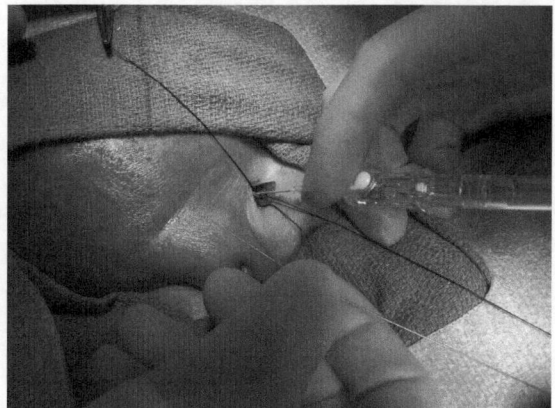

（b）

图 17.3（a）测量大隐静脉切开中线长度。（b）24Fr 血管导管进入大隐静脉

脉通路是具有挑战性和耗时的工作。一种快速简单的替代方法是骨髓腔穿刺。这些穿刺装置有多种尺寸，最小的尺寸为 1.8mm×15mm。其穿刺禁忌证包括骨折、缺乏标志、拟穿刺部位感染，以及先前肢体内固定。这些穿刺装置已经经历了许多演变，并且并发症发生率非常低（<1%）[1]。EZ-IO 系统（Vidacare，San Antonio，Texas，USA）即使在新生儿中也可以快速、稳定地应用。

穿刺技术

对于 3~39kg 的婴儿，可以有效使用 15G 的小针系统（图 17.4）。两个最常见的插入点是胫骨近端，位于胫骨粗隆下方，另一较少见的插入点是肱骨头水平的肱骨处。在无菌准备完毕并无菌纱布覆盖后，可在预定的穿刺部位行局部麻醉。将针插入穿刺系统，取下针帽。针和穿刺器应该与骨成 90°角。然后将针头压入皮肤，直到针头接触到骨（确保至少 5mm 的导管此时仍然可见）。通过对穿刺装置施加温和、稳定的向下压力，穿透骨皮质。一旦有突然的突破或弹出感，表明进入髓质。取出穿刺器，用至少 5mL 生理盐水冲洗导管。如果导管冲洗良好，可以使用液体和药物[21]。在穿刺周围放置敷料，并根据需要进行更换。装置应在 24 小时内取出，以避免并发症，如骨髓炎和筋膜室综合征。

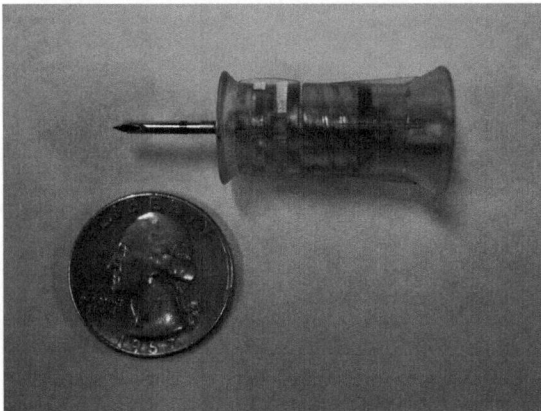

图 17.4 15G 骨内针（Vidacare，San Antonio，Texas，USA）

结论

由于重症监护室内管理着较小的危重新生儿，可靠的血管通路是必要的。技术的改进、导管的微型化和新材料的开发为早产儿和新生儿的稳定通路和更好的护理提供了可能。随着这些导管的不断发展，更新和更安全的技术将随之诞生。

（宣笑笑 译 黄寿奖 审校）

参考文献

1. Perlman, J et al. The International Liaison Committee on Resuscitation (ILCOR) consensus on science with treatment recommendations for pediatric and neonatal patients: Neonatal resuscitation. *Pediatrics* 2006; 117(5): e978–88.
2. Ramachandarappa A, Jain L. Iatrogenic disorders in modern neonatology: A focus on safety and quality of care. *Clin Perinatol* 2008; 35: 1–34.
3. Hermansen MC, Hermansen MG. Intravascular catheter complications in the neonatal intensive care unit. *Clin Perinatol* 2005; 32: 141–56.
4. Barrington KJ. Umbilical artery catheters in the newborn: Effects of position of the catheter tip. *Cochrane Database Syst Rev* 2000; (2): CD000505.
5. Inglis GD, Jardine LA, Davies MW. Prophylactic antibiotics to reduce morbidity and mortality in neonates with umbilical artery catheters. *Cochrane Database Syst Rev* 2007; (4): CD004697.
6. John Hopkins Hospital, Custer JW, Rau, RE. *The Harriet Lane Handbook: A Manual for Pediatric House Officers*, 18th edn. Philadelphia, PA: Elsevier Mosby, 2009.
7. Skukla H, Ferrara A. Rapid estimation of insertional length of umbilical catheters in newborns. *Am J Dis Child* 1986; 140: 786–8.
8. Wright IMR, Owers M. Wagner M. The umbilical arterial catheter: A formula for improved positioning in the very low birth weight infant. *Pediatr Crit Care Med* 2008; 9(5): 498–501.
9. Garland JS, Alex CP, Mueller CD et al. A randomized trial comparing povidone–iodine to a chlorhexidine gluconate–impregnated dressing for prevention of central venous catheter infections in neonates. *Pediatrics* 2001; 107(6): 1431–6.
10. Citak A, Karabocuoglu M, Ucsel R et al. Central venous catheters in pediatric patients—Subclavian approach as the first choice. *Pediatr Int* 202; 44(1): 83–6.
11. Shah PS, Kalyn A, Satodia P et al. A randomized, controlled trial of heparin versus placebo infusion to prolong the usability of peripherally placed percutaneous central venous catheters (PCVCs) in neonates: The HIP (Heparin Infusion for PCVC) study. *Pediatrics*

2007; 119(1): e284–91.

12. Ramasethu J. Complications of vascular catheters in the neonatal intensive care unit. *Clin Perinatol* 2008; 35: 199–222.

13. Ma M, Garingo A, Jensen AR et al. Complication risks associated with lower versus upper extremity peripherally inserted central venous catheters in neonates with gastroschisis. *J Pediatr Surg* 2015; 50(4): 556–8.

14. Kisa P, Ting J, Callejas A et al. Major thrombotic complications with lower limb PICCs in surgical neonates. *J Pediatr Surg* 2015; 50(5): 786–9.

15. Ramasethu J. Management of vascular thrombosis and spasm in the newborn. *NeoReviews* 2005; 6: e298–311.

16. Klein MD, Rood K, Graham P. Central venous catheter sepsis in surgical newborns. *Pediatr Surg Int* 2003; 19: 529–32.

17. Wang W, Zhao C, Ji Q et al. Prevention of peripherally inserted central line–associated blood stream infections in very low-birth-weight infants by using a central line bundle guideline with a standard checklist: A case control study. *BMC Pediatr* 2015: 18; 15: 69.

18. Crowley JJ, Pereira JK, Harris LS et al. Peripherally inserted central catheters: Experience in 523 children. *Radiology* 1997; 204: 617–21.

19. Nowlen TT, Rosenthal GL, Johnson GL et al. Pericardial effusion and tamponade in infants with central catheters. *Pediatrics* 2002; 110: 137–42.

20. Arul GS, Lewis N, Bromley P, Bennett J. Ultrasound-guided percutaneous insertion of Hickman line in children. Prospective study of 500 consecutive procedures. *J Pediatr Surg* 2009; 44: 1371–6.

21. Vidacare. EZ-IO intraosseous infusion system directions for use. 2006.

新生儿放射学

J. Kelleher   Ian H. W. Robinson   Roisin Hayes

引言

在过去的十年中，外科技术、麻醉技术和重症监护技术的重大发展促进和改善了对患病新生儿的护理。所有的成像方法在复杂性上都达到了一个新的高度，侵入性和介入性放射学技术的适用范围也大大增加。这些进步对儿科放射学提出了更高的要求，必须配备充足的人员、资金和设备来跟上这些发展的步伐。由于现有的研究方法过多，必须有效和合理地利用传统的放射学和新的高技术的成像设施。应采取一系列更合理的手段，从最简单和最不具侵入性的方法开始，并在可能的情况下尽量减少电离辐射的暴露。在任何时候，我们都应始终将"尽可能合理地降低"（as low as reasonably achievable，ALARA）原则放在首位。尽量使用这种方法提供诊断，并避免更复杂、更具有侵入性和更昂贵的方法，即使这些手段已经是现成的。应避免从不同的影像学方法中获得重复的信息，这不会改善对患者的管理。

传统的 X 射线摄影

在外科新生儿评估中，X 线检查通常是第一个也是最有用的检查。X 线检查应在保持婴儿体温和采取限制辐射照射措施的同时，以最低限度的处理来获得所需的信息。仅应获得与婴儿的临床问题相关的信息（图 18.1）。不要常规进行胸部侧位检查。

检查室的温度应保持在 80℉（27℃）左右，

将婴儿从保温箱的温暖环境中取出的时间尽可能短。新一代"长颈鹿"形恒温箱的使用大大方便了对脆弱的新生儿的检查。

高频发生器、附加的波束过滤和数字图像接收器都有助于减少婴儿的辐射[1]。光束应该对准，只覆盖相关区域，并使用铅屏蔽保护性腺。如果要反复检查胸部和纵隔，应考虑使用甲状腺屏蔽。良好的放射线技术对制

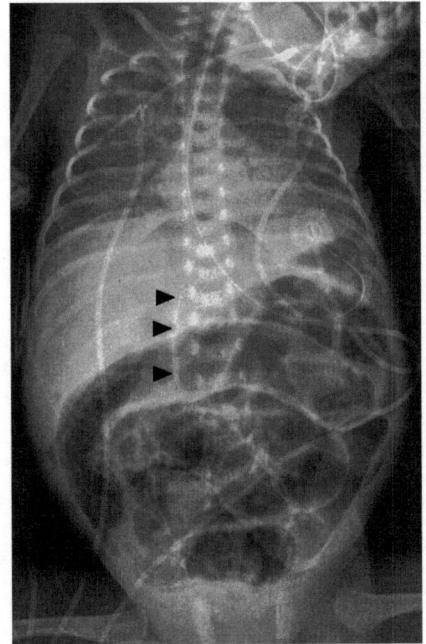

图 18.1 仰卧位胸腹部 X 线平片。早产儿胸腹部仰卧位 X 线片显示肝脏异常透明，腹腔内游离气体清晰勾画出镰状韧带（箭头）。由于穿孔的诊断已经完成，在这种情况下不需要进行立位 X 线检查。同样明显的是肠壁内积气提示的坏死性小肠结肠炎和弥漫性颗粒性肺实质混浊伴支气管充气征，这是表面活性物质缺乏的典型表现

作高质量的 X 光片至关重要,从而避免了反复照射对婴儿造成的过量照射和额外干扰 [2]。应有训练有素和经验丰富的放射技术人员,以确保维持这些高标准。

移动检查

近年来,对便携式射线检查的需求有了很大的增长。需要反复检查血管通路导管和气管导管的位置,严重呼吸问题的婴儿可能需要频繁检查通气 [3]。移动 X 射线机已经变得更小、更易操作、曝光时间更短,为特殊或重症监护室的保温箱内婴儿的检查提供了方便。

在婴儿的保温箱中,利用水平光束对胸部或腹部进行侧卧位检查是很容易的。它们在显示气腹和评估肠内液体水平方面非常有用(图 18.2)。腹部的平卧侧位片完全可以确认或排除气腹,不需要婴儿在培养箱中重新定位即可获得(图 18.3a 至图 18.3c)。不应再要求立位摄片。

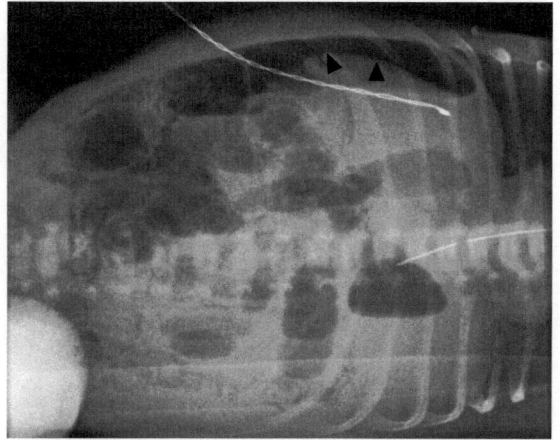

图 18.2 左侧卧位。新生儿坏死性小肠结肠炎穿孔的 X 线表现。游离的腹腔内气体,勾勒出肝脏的轮廓(箭头)。与坏死性小肠结肠炎相关的肠壁内气体也被证实。卧位 X 射线在检查肠管气 - 液平面方面也很有用

在操作时,应制订适当的方案,最大限度地获取信息,同时尽量减少对婴儿的干扰和增加痛苦。

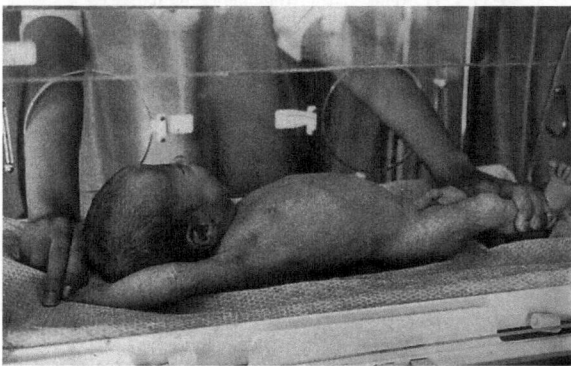

(a)

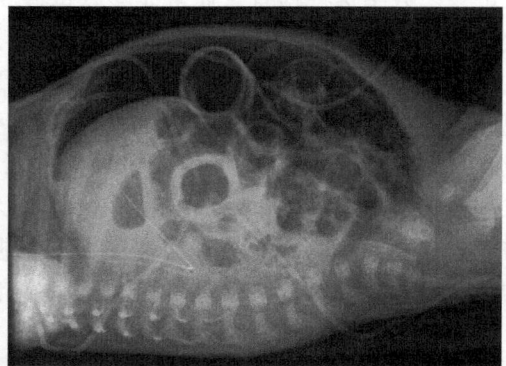

(b)

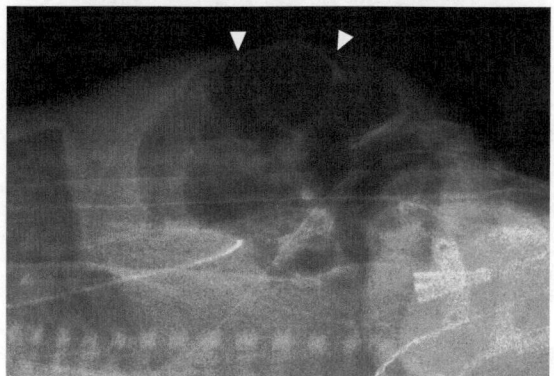

(c)

图 18.3 (a)仰卧位,婴儿置于水平波束曝光保育箱中。(b)仰卧位,大量游离气体。在仰卧位,大量的腹腔内游离气体清晰地勾勒出膈肌、肝脏和肠袢。(c)仰卧位,少量游离气体。即使是少量的气体也可以在仰卧位上检测到,它勾勒出腹前壁和邻近的肠管,如本例(箭头),或肝脏前面

我们以前对肛门直肠畸形进行侧向 X 射线摄片的做法是，将婴儿从保育箱中取出，并在进行摄片时提腿将其倒立。这样不但对婴儿有一定的创伤，还难以获得一个良好、真实、方向正确的侧位片。改进的方法是臀部抬高，拍摄俯卧位侧位片。可以让婴儿舒适地保持这个姿势一段时间，以确保气体勾勒出直肠盲端界限（图 18.4a 和图 18.4b）。

X 射线透视检查

对于新生儿的检查，透视检查室应该是温暖的，有氧气和抽吸出口。床边备有一辆装备齐全的抢救车。操作应该迅速而小心。在开始任何侵入性或介入性操作之前，应确保良好的静脉通道。放射科医师要专注于解决呈现出的临床问题，并相应地调整研究。

近年来，计算机数字透视检查技术的发展使得辐射暴露的可能性显著降低，动态透视造影检查的速度更快，并极大地改善了图像记录。数字透视检查仪通常能够以每秒 30 帧的速度快速曝光检查。这不仅在研究吞咽机制或气道方面非常有用，也在存储和查看视频循环功能方面体现了更高的性能。使用减速脉冲透视检查法大大减少了辐射剂量。末尾图像储存功能允许保存相关图像，而无需额外辐射。大多数新生儿可以在没有格栅的情况下进行筛查，从而进一步减少辐射剂

量。现代装置提供图像增强、处理和数字减影功能，这对血管造影起了很大的帮助[4]。

非离子水溶性对比剂可用于儿童的所有血管检查。这种对比剂也可以用于胃肠道检查。它们能显示出清晰的解剖学轮廓，即使怀疑其渗入纵隔或腹膜腔或胃肠道梗阻，仍可以安全使用。即使发生肺部误吸，可能会导致某种程度的肺水肿，它们的耐受性也很好。如果进行稀释，则可以获得等渗溶液，以提高气道耐受性。如果怀疑是气管食管瘘，可以在近端食管中插入一根鼻饲管，在透视下通过该管注入非离子对比剂，如图 18.5 所示。

传统的离子对比剂，如 30% 的 Urografin（Bayer）更便宜，适用于膀胱尿道造影（图 18.6）。所有的婴儿在排尿性膀胱尿道造影（micturating cystourography，MCUG）时都应该使用适当的抗生素，以减少感染的风险。对比剂应加温至体温，并可用无菌水稀释。用 5F 或 6F 的导管给婴儿导尿。男性在排尿性造影时必须显示尿道的侧位图，以排除后尿道瓣膜的存在，并将曝光时间控制在最低限度。

超声

这种相对价廉和广泛使用的检查方式已经改变了新生儿影像诊断模式。它没有电离辐射，可便携，以及可以进行连续重复检查，因此特别适合新生儿患者。在早产儿或重症

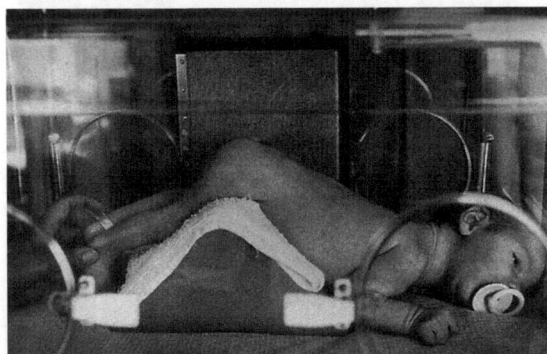
（a）

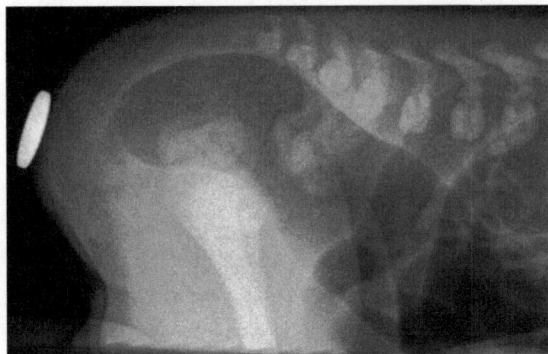
（b）

图 18.4 （a）直肠侧位片。新生儿肛门闭锁，于保育箱内俯卧位，提臀水平侧位照射观察。（b）直肠侧位片。直肠侧位 X 线片显示直肠盲端界限。也可以对骶骨进行评估

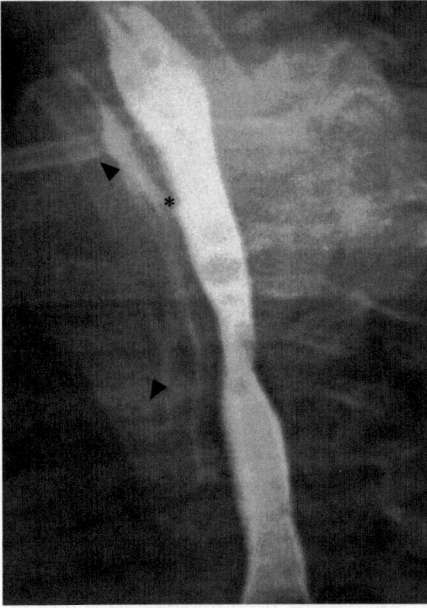

图 18.5 H 型气管食管瘘。水溶性对比剂充满食管并通过 H 型瘘管（星号）进入气管（箭头）

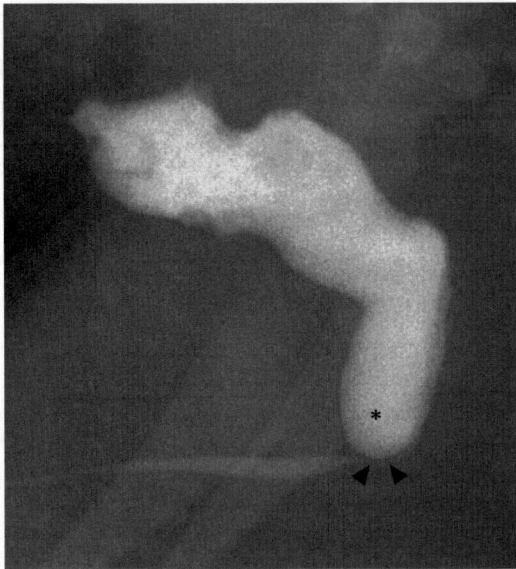

图 18.6 膀胱尿道造影。一个男婴排尿时膀胱和尿道的侧面图。膀胱外形异常，后尿道明显扩张（星号）。可见后尿道瓣膜的薄充盈缺损（箭头）

婴儿中，超声检查的表现令人满意，无需将婴儿从保育箱中取出。最低限度处理和维持体温的原则同样适用。检查应迅速而有效地进行，以达到诊断的目的，不能为了产生"完美

的图像"而延长或重复检查。

先天性结构异常在产前检查中被诊断的频率越来越高。许多先天性脑部畸形和脊柱畸形很容易被发现[5]。产前发现囊性腺瘤样畸形、肾囊性病或肠梗阻等异常提示新生儿科医师要进行仔细的产后评估。

产前检查发现腹壁缺损，如脐膨出、腹裂或膈疝，可以安排产妇在主要的小儿外科中心或附近分娩。如果在子宫内发现严重的气道问题，可以计划进行产时子宫外手术治疗（EXIT 手术）。产前介入技术可以在超声的指导下进行，例如，在阻塞的尿道中插入支架或引流管。

对任何科室来说，颅内超声现在是新生儿患者不可或缺的检查[6]。使用高频换能器可以获得极好的细节图像。脑室内出血（intraventricular hemorrhage，IVH）或脊髓脊膜膨出继发脑积水可被准确诊断和分级。系列检查有助于患者分流的需要。然而，如果脑积水的原因不明显，那么有必要行进一步的磁共振成像（magnetic resonance imaging，MRI）检查。超声最重要的贡献之一是对 IVH 的诊断和分级。在有相应危险的婴儿中，可以早期诊断微小的病变。如果 IVH 严重，IVH 的发现会影响对先天性畸形新生儿进行手术的决定（图 18.7）。

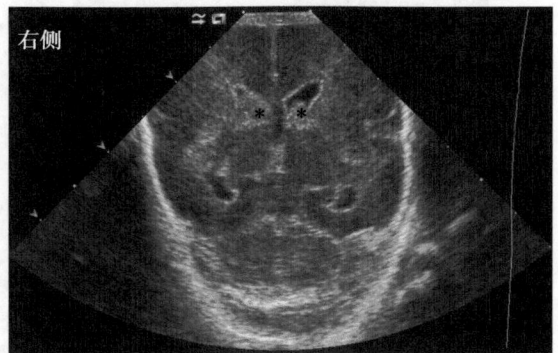

图 18.7 颅内超声。一个早产新生儿的冠状面超声图像。双侧脑室可见出血灶（星号）。脑室壁呈强回声，右侧脑室周围实质内回声增强，与梗死相一致，提示该侧Ⅳ级脑室内出血。注意早产儿典型的相对较差的脑沟形成

超声越来越多地被用来评估可疑的婴儿脊髓异常。超声可广泛地显示椎管内正常或异常的解剖结构，并可对 4 个月以下婴儿的病理情况作出高度准确的判定 [7]。某些情况下能够避免使用 MRI（图 18.8）。

超声在颈部及纵隔肿块病变的诊断中起着重要的作用。它可以定位、评估病灶与周围结构的关系，特别有利于区分病灶是囊性还是实性病变（图 18.9a 和图 18.9b）。实时超声对膈神经麻痹的诊断非常有用。

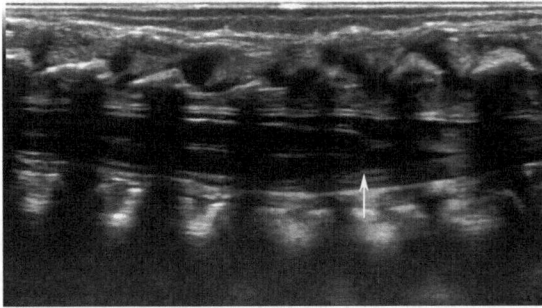

图 18.8 脊柱超声。这清楚地描述了脊髓（箭）的异常楔形截断，这是尾端退化的典型表现，在新生儿中表现为肛门直肠畸形和腰骶发育不良

腹部超声检查常用于新生儿肾疾病的诊断或排除。局限于肾的病变包括多囊性肾发育不良、多囊肾病和肾积水。后者可能是由于肾盂输尿管或输尿管膀胱水平梗阻或严重的反流。男性可能与后尿道瓣膜有关。所有这些情况都可以很容易地诊断出来，梗阻和肾损害的严重程度也可以评估。肾常涉及复杂的综合征，如 VACTERL 综合征。肾发育异常疾病谱涵盖很广，从简单的肾发育不全到复杂的交叉异位肾和重复肾。

超声已被公认为是婴儿幽门狭窄的最佳诊断工具。据报道，幽门狭窄在出生后前 2 周是罕见的，所以标准的超声测量手段可能对这个年龄患者群体无效 [8]。

在评估新生儿腹部肿块病变时，超声是首选的检查方法。它可以鉴别肿块来源，并有助于鉴别病变囊性和实性。图 18.10 为新生儿肾上腺出血的典型囊性表现。相比之下，图 18.11 显示为坚实的肾上腺肿块，证实为神经母细胞瘤 4S 期。如果不能作出明确的诊断，它至少应该对下一步合乎逻辑的检查作出明确的指示。

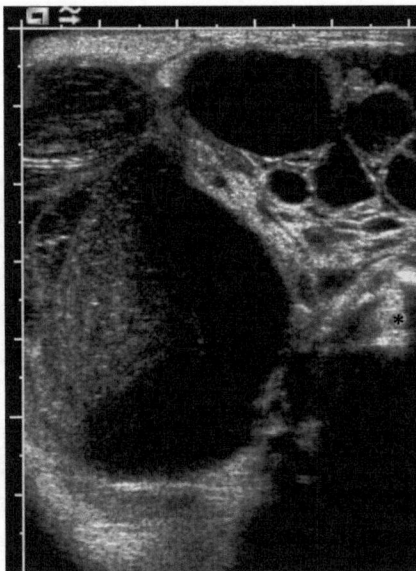

(a)

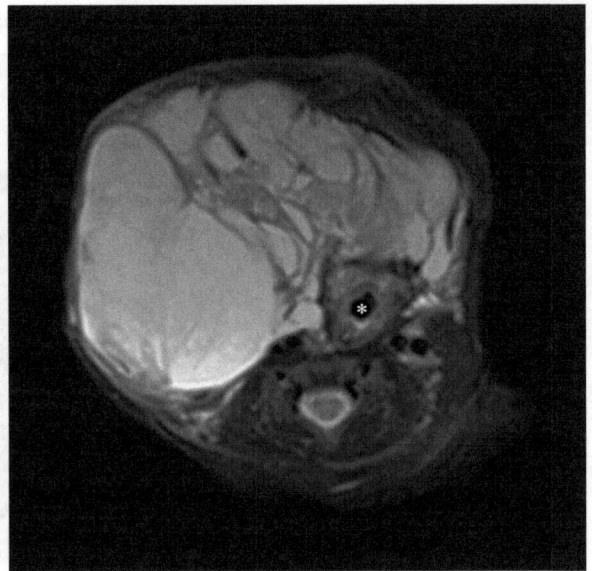

(b)

图 18.9 （a）颈部超声，水囊状淋巴管瘤。（b）磁共振成像（MRI）。超声和 MRI 是互补的模式。例如，超声具有优越的空间分辨率，能够检测到薄的间隔。然而，MRI 可以更准确地评估病变的整体范围及其与邻近结构的关系。在本例中，气管在超声和 MRI 上都可见（星号）

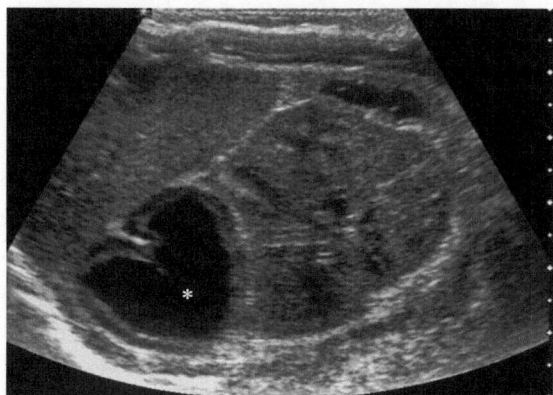

图 18.10 肾上腺出血的超声表现。肾上腺囊性增大,典型的肾上腺出血(星号)

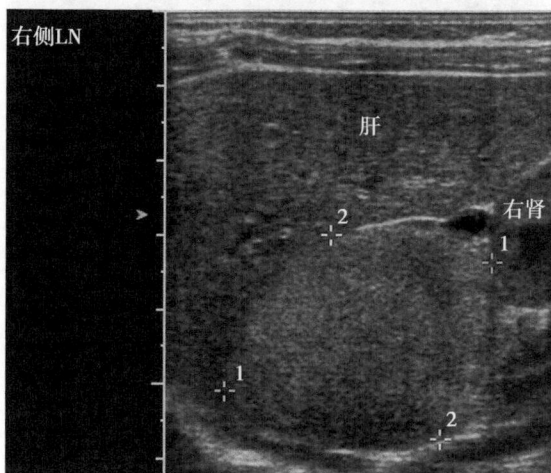

图 18.11 超声诊断肾上腺神经母细胞瘤。此肾上腺肿块明显为实性,是典型的神经母细胞瘤

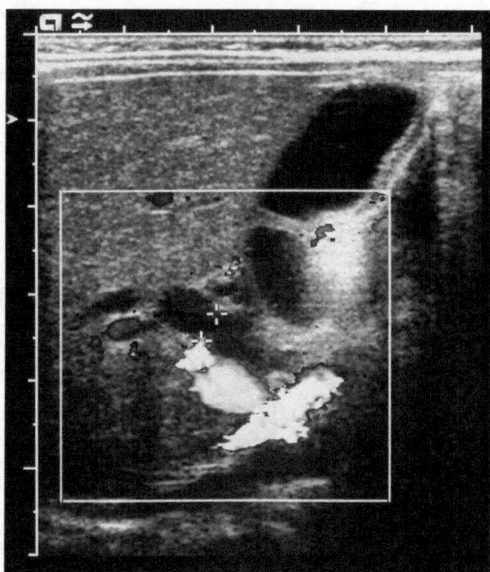

图 18.12 超声胆管扩张。超声显示胆总管扩张(卡尺)。在这种情况下,彩色多普勒成像常被用来识别胆管和血管结构

核医学

随着超声、计算机体层成像(computed tomography,CT)和磁共振成像(MRI)的巨大发展,放射性核素检查在新生儿期的作用非常有限。通常需要功能性检测而不是形态学检查。可以评估总肾功能和单肾功能,但由于功能不成熟,新生儿成像的可靠性低于较大的婴儿或儿童。锝 -99m- 巯乙甘肽用于评估梗阻,锝 -99m- 二巯基丁二酸(dimercapto-succinic acid,DMSA)用于静态成像和显示功能正常的肾实质。这两种方法都可以对相对肾功能进行评估。排泄性 / 静脉尿路造影在现代新生儿影像学中作用不大。

肝胆动态闪烁显像在检查新生儿黄疸方面非常有用,可以鉴别胆道闭锁。在扫描前 3~5 天,婴儿被给予苯巴比妥,每天 5mg/kg,分两次使用,以诱导肝酶活性。锝 -99m 标记的美洛芬宁(Choletec)容易被肝脏摄取,因此在婴儿中更为适用。扫描通常可以鉴别胆道闭锁和新生儿肝炎(图 18.13)。如果胆道通

在新生儿黄疸中,超声在确定胆道解剖结构中起关键作用。可诊断胆总管囊肿并排除胆道闭锁。它可以显示或排除胆道系统的扩张(图 18.12)。放射性核素显像可发挥补充作用。

包括彩色多普勒在内的多普勒的发展也取得了长足的进步,得到了广泛的应用。这种技术极大地帮助了动静脉置管的操作。它可以准确地绘制腹部肿块或其他部位动静脉畸形的血管解剖,能够对肝血管结构进行非侵入性成像。

畅,应在 60 分钟内在肠内检测到同位素。

梅克尔憩室(Meckel diverticulum)虽然不常见,但在新生儿期可出现便血。它可以在锝闪烁图像上清晰显示(图 18.14)。

同位素骨扫描在诊断新生儿骨髓炎和 / 或

感染性关节炎方面非常不可靠,很少使用,超声和 MRI 对此更为敏感。

患有先天性甲状腺功能减退症和正常位置甲状腺缺失的婴儿可以使用锝 -99m 进行扫描,寻找异位甲状腺或舌位甲状腺(图 18.15)。

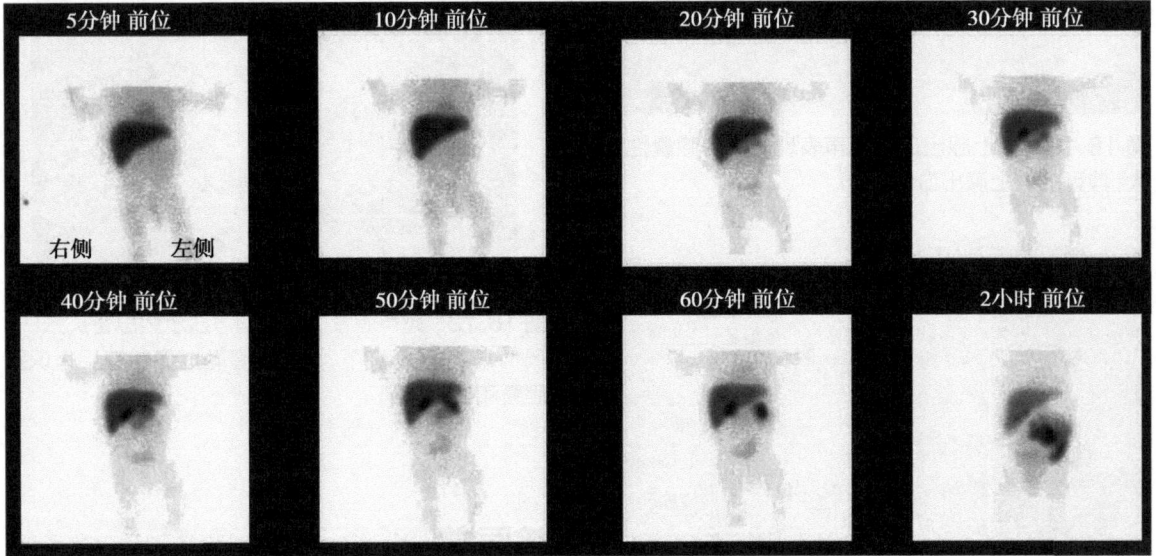

图 18.13　肝胆动态闪烁显像。放射性同位素迅速出现在肝脏内。在这项检查中,放射性同位素被迅速排入胆囊(20 分钟)和小肠近端(30 分钟)。延迟 2 小时的图像显示,放射性同位素主要通过肝脏并出现在小肠内

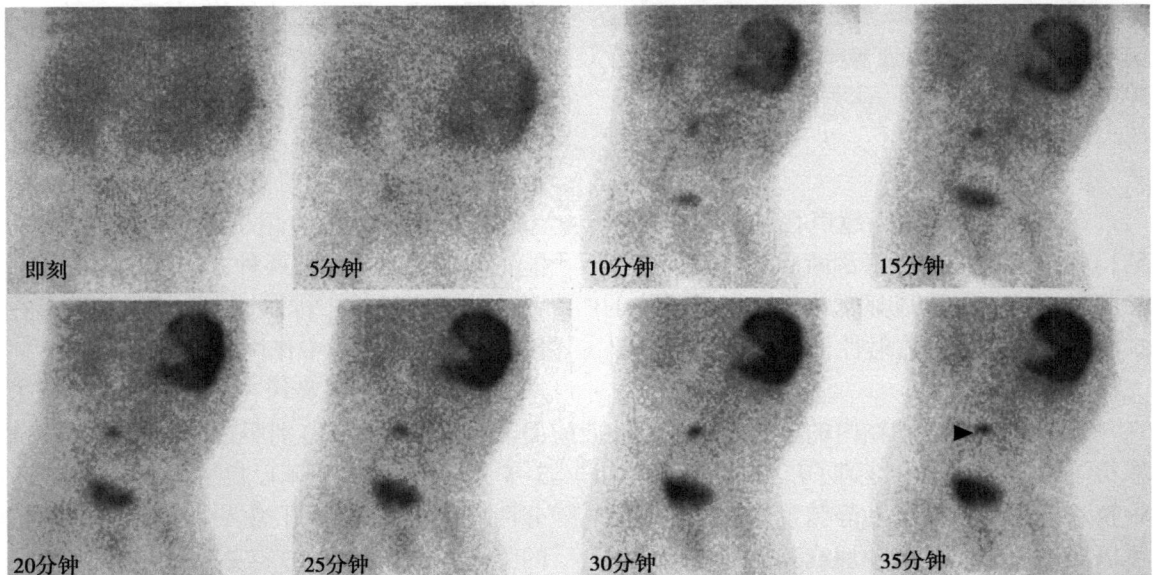

图 18.14　梅克尔憩室扫描。放射性同位素在梅克尔憩室(箭头)内被胃黏膜吸收。注意胃黏膜的正常摄取。还要注意膀胱内放射性同位素,它由肾排出

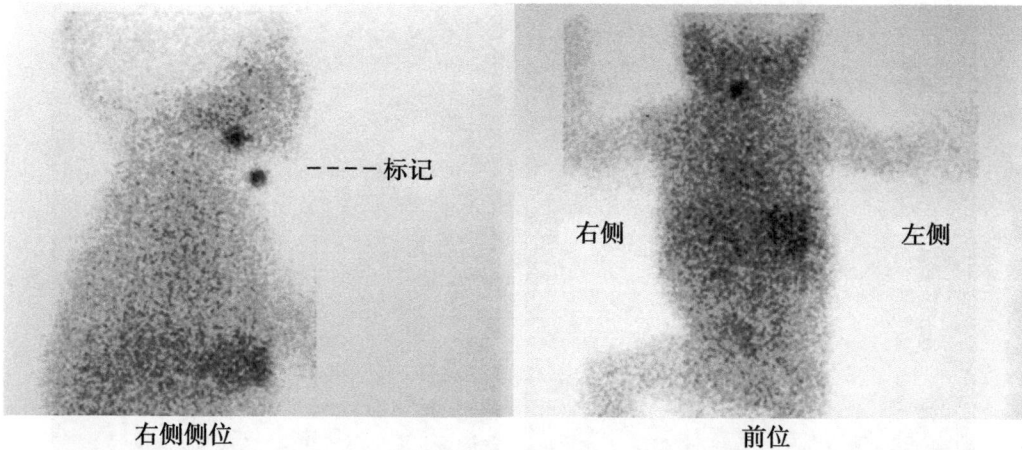

图18.15 舌位甲状腺。放射性同位素在位于舌底部的甲状腺组织中积累。可以通过颏和胸骨上切迹标志确定它的位置。从前后位来看，与正常甲状腺的典型双叶外观不同，舌位甲状腺呈圆形

计算机体层成像

CT在儿科仍然是一种成熟和重要的成像方式，但在新生儿中的应用相对有限，而超声和MRI在新生儿中有很多优势。虽然CT可用于评估胸部结构异常，如先天性囊性腺瘤样畸形和先天性肺叶性肺气肿（congenital lobar emphysema, CLE），但CT评估新生儿腹部的有效性明显受到腹内脂肪缺乏的限制。当超声无法提供诊断时，腹部MRI通常比CT更有用。尽管在儿科都可以进行现代CT扫描，但是辐射剂量仍然是一个主要问题[9]。对于其他方法不能提供足够信息的特定适应证，新生儿应保留CT检查。这包括可疑头部外伤的头颅CT扫描，先天性感染颅内钙化的排除和严重鼻后孔闭锁相关的骨异常评估（图18.16）。在所有情况下，必须按照ALARA原则制订减少辐射剂量的方案[10]。

磁共振成像

日益普遍的MRI检查改变了新生儿放射学的格局。由于便携性等因素，超声仍是新生儿脑和脊髓成像的主要方法，而MRI则用于鉴别复杂的畸形，并提供重要的功能和预

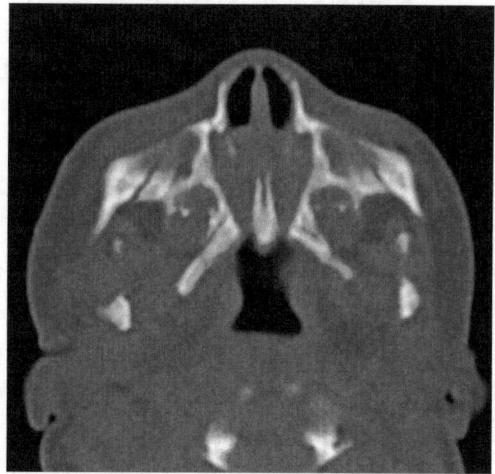

图18.16 鼻后孔闭锁的计算机体层成像（CT）。CT是评估鼻后孔骨狭窄的最佳方法。本例中，双侧鼻后孔严重狭窄，合并双侧鼻后孔闭锁

后信息。缺血缺氧性脑损伤是新生儿期常见的严重疾病。无论何种类型的缺氧损伤，其影像学表现都与胎儿的妊娠成熟度有关。早产儿大脑缺氧损伤主要影响生发基质和脑室周围白质，在足月婴儿，则是皮层组织和基底神经节受损（图18.17）。磁共振成像弥散加权成像（diffusion-weighted imaging, DWI）和光谱学是诊断新生儿缺血缺氧性脑损伤的首选方法[11]。

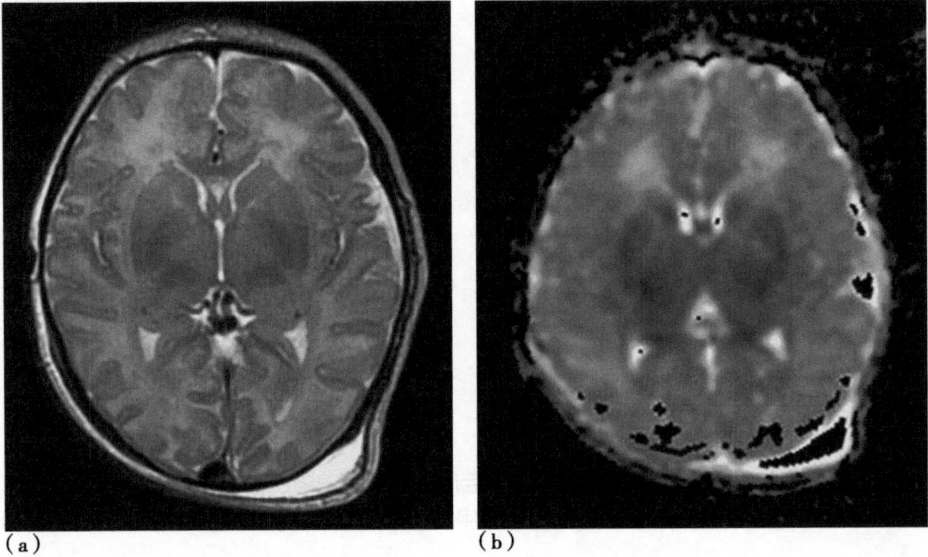

（a）　　　　　　　　　　　（b）

图 18.17　缺血缺氧性脑损伤 MRI。（a）轴向 T$_2$。（b）来自弥散加权成像（DWI）调整扩散系数（ADC）图。新生儿的信号异常在 T$_1$ 和 T$_2$ 影像上通常很细微，并且受妊娠时间影响。DWI 有助于判断异常的程度。在这个足月婴儿中，基底神经节内存在广泛的限制性弥散（ADC 上的低信号），与严重的缺血缺氧性损伤相一致

在中枢神经系统之外，MRI 的使用也在增加。在颈部和纵隔肿块病变的评估中，它提供了精美的解剖细节。在多个平面上成像的能力有助于手术计划。虽然在腹部主要使用超声，MRI 越来越多地被用于评估复杂的肿块，在胆道检查方面与超声进行互补（胆管磁共振成像），并评估肾（磁共振尿路造影）。然而，它的使用仍然受到诸如成本、可用性和运动伪影等因素的限制，特别是检查前需要镇静或麻醉。

MRI 技术的最新进展使胎儿成像安全准确。胎儿 MRI 已成为产前超声的有力辅助手段[12]。它在进一步评价复杂的颅内异常中起着重要的作用。它越来越多地用于产前评估复杂的胸腹先天性异常，如先天性膈疝（CDH），在评估相关肺发育不良的严重程度时，使用肺容积测量可以在预测胎儿结局方面很有用。这些信息为妊娠期和分娩后的管理决策提供了依据。图 18.18 为矢状面 MRI 扫描，显示右侧 CDH，胎儿肝脏部分位于右半胸内。图 18.19 显示胎儿颈部有一个巨大的水

囊状淋巴管瘤。评估病变的范围（特别是肿块与气道的关系）可以为 EXIT 制订计划[13]。

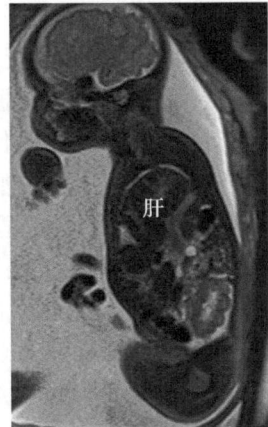

图 18.18　右侧 CDH 的胎儿 MRI。矢状面 T$_2$ 加权图像显示右半胸的肝脏

介入技术

近年来，在儿科以及成人放射学实践中，介入手术的数量、范围和复杂性已经急剧增

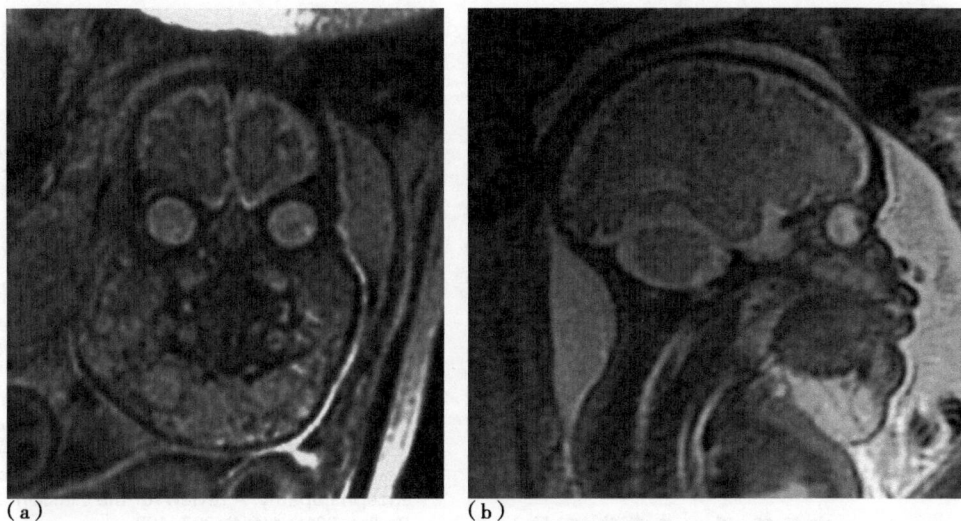

（a） （b）

图 18.19 胎儿 MRI。胎儿有一个大的水囊状淋巴管瘤，累及口腔底部。冠状面和矢状面 T_2 加权图像显示了这个高信号肿块的范围，以及它与气道的关系，并有利于择期 EXIT 手术方案的制订

加。住院时间可以缩短，患者的预后也得到改善，因此介入手术往往比传统的手术更具成本效益。在胃肠道中，肠套叠的水压灌肠或空气灌肠是一种公认的技术。但是，这在新生儿中是一种罕见的情况。对于胎粪性肠梗阻，应用泛影葡胺灌肠的非手术治疗已经普遍应用（图 18.20）。然而，可能的并发症（例如肠扭转、腹膜炎和穿孔）必须在灌肠前排除。透视室需要保持温暖，婴儿充分补液，并有一条有效的静脉通路。作者提倡使用稀释的泛影葡胺、一份对比剂、两份水，以减少黏膜损伤的风险。如果婴儿的情况允许，可以在一段时间内多次尝试。

在全世界的主要中心，使用球囊导管扩张法治疗新生儿食管闭锁修复后的食管狭窄现已被普遍接受。球囊导管扩张相较于探条扩展的优点在于扩展过程中剪切力和径向力的显著降低。

球囊导管扩张用于治疗坏死性小肠结肠炎继发的结肠狭窄是另一种有用但使用较少的介入性手术。在 X 射线透视下，经皮胃造口术和空肠营养管放置是更好的实用技术。

在尿路梗阻中，经皮肾造瘘术是广泛应用的治疗方法，应在超声的指导下进行。可以使用单刺技术或改进的 Seldinger 方法，并留置一根猪尾型导管。

超声、X 射线透视或 CT 引导下的器官或病变的经皮穿刺活检以及脓肿或囊肿的抽吸或引流都是介入医师的工作。必须考虑到婴儿的累积辐射，一般选择超声作为成像方式[14]。

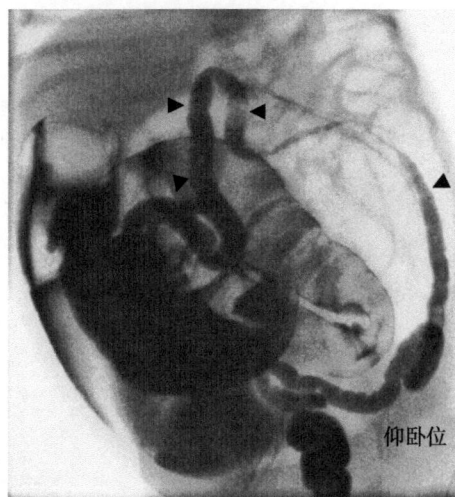

仰卧位

图 18.20 胎粪性肠梗阻。对比剂灌肠。对比剂在回流到明显扩张的远端小肠袢之前，显示结肠细小（箭头）。扩张肠管内的充盈缺损是由胎粪堵塞引起的

在极低体重儿中，经血管通路手术是最常见的路径，但可能产生并发症[15]。

结论

影像科和儿科放射科在新生儿患者管理中的作用日益重要。影像科和放射科的医师应该作为团队的重要成员参与医疗活动。通过所有医务人员的联合会诊，可以避免不必要的成像检查，防止重复检查，从而有助于降低成本。应用适当的成像技术也将有助于减少婴儿的不适和并发症发生率。

（宣笑笑 译　黄寿奖 审校）

参考文献

1. Willis CE. Optimizing digital radiography of children. *Eur J Radiol* 2009; 72: 266–73.
2. Gyll C, Blake NS. *Paediatric diagnostic imaging.* London: Heinemann, 1986: 44–62.
3. Narla LD, Hom M, Lofland GK, Moskowitz WB. Evaluation of umbilical catheter and tube placement in premature infants. *Radiographics* 1991; 11: 849–63.
4. Frush DP. Radiation safety. *Pediatr Radiol* 2009; 39(Suppl. 3): 385–90.
5. Pajkrt E, Chitty L. Prenatal sonographic diagnosis of congenital anomalies. In: De Bruyn R (ed). *Pediatric ultrasound: How, why and when.* London: Churchill Livingstone, 2005: 15–38.
6. Teele RL. Cranial ultrasonography. In: Hilton SVW, Edwards DK (eds). *Practical pediatric radiology.* Philadelphia: Saunders, 2006: 183–244.
7. Unsinn KM, Geley T, Freund MC, Gassner I. US of the spinal cord in newborns: Spectrum of normal findings, variants, congenital anomalies, and acquired diseases. *Radiographics* 2000; 20: 923–38.
8. Demian M, Nguyen S, Emil S. Early pyloric stenosis: A case control study. *Pediatr Surg Int* 2009; [epub ahead of print].
9. Rice HE, Frush DP, Farmer D et al. Review of radiation risks from computed tomography: Essentials for the pediatric surgeon. *J Pediatr Surg* 2007; 42: 603–7.
10. Goske MJ, Applegate KE, Boylan J et al. The Image Gently campaign: Working together to change practice. *AJR Am J Roentgenol* 2008; 190: 273–4.
11. Douglas-Escobar M, Weiss MD. Hypoxic-ischemic encephalopathy: A review for the clinician. *JAMA Pediatr* 2015; 169(4): 397–403.
12. Griffiths PD, Bradburn M, Campbell MJ et al. Use of MRI in the diagnosis of fetal brain abnormalities in utero (MERIDIAN): A multicentre, prospective, cohort study. *Lancet* 2017; 389(10068): 538–46.
13. Walz PC, Schroeder JW Jr. Prenatal diagnosis of obstructive head and neck masses and perinatal airway management: The ex utero intrapartum treatment procedure. *Otolaryngol Clin North Am* 2015; 48(1): 191–207.
14. Sidhu M, Coley BD, Goske MJ et al. Image Gently, Step Lightly: Increasing radiation dose awareness in pediatric interventional radiology. *Pediatr Radiol* 2009; 39: 1135–8.
15. Laffan EE, McNamara PJ, Amaral J et al. Review of interventional procedures in the very low birth-weight infant (B1.5 kg): Complications, lessons learned and current practice. *Pediatr Radiol* 2009; 39: 781–90.

19

新生儿免疫系统

Judith Meehan　Murwan Omer　Fiona O'Hare　Denis J. Reen　Eleanor J. Molloy

引言

先天性免疫系统是抵御感染的第一道防线，当病原体突破宿主的天然屏障时，免疫系统就会被激活[1]（图19.1）。先天性免疫系统是在脊椎动物和无脊椎动物分离之前形成的，是大多数多细胞生物的初次免疫应答[2]。它是由可溶性因子（补体系统、急性反应蛋白和细胞因子）和免疫细胞（单核细胞、巨噬细胞、中性粒细胞、树突状细胞和自然杀伤细胞）组成。先天性免疫系统的系统性调节对于防止微生物过度生长或减少炎症反应导致的组织损伤、血管塌陷和多器官衰竭是至关重要的。新生儿免疫的研究主要集中在脐带血上，由于可用的血量较少，在新生儿出生后的血样中缺乏详细的机理研究。近期芯片测序和多重分析在内的微样本分析的最新发展，使得新生儿早期免疫发育的研究有了快速的进展。

固有免疫细胞表面表达的模式识别受体能够识别入侵的微生物，该受体识别多种微生物病原体共同的结构，被称为病原体相关分子模式（pathogen associated molecular pattern，PAMP）。这些物质包括内毒素[脂多糖（lipopolysaccharide，LPS）]、肽聚糖、脂磷壁酸、脂肽、鞭毛蛋白、甘露聚糖和病毒RNA，这些物质对微生物的生存至关重要，不会发生重大突变。模式识别受体在进化上是保守的，不识别任何自我结构。任何与自配体结合的受体都可能导致表达这种受体的机体死亡。因此，当唯一可用的识别系统是先天性免疫系统时，可以防止自身免疫病[3]。

当PAMP与模式识别受体结合时，多个细胞内信号通路被激活，从而激活转录因子（NF-κB，AP-1，Fos，Jun）。这些转录因子控制免疫应答基因的表达和许多效应分子的释放，如细胞因子。细胞因子是一种化学介质，在调控入侵病原体的固有免疫应答和适应性免疫应答中起着重要作用[4]。

获得性免疫系统是更后期才发展起来的，它建立在系统发育较早的先天性免疫系统调控和辅助的基础上。适应性免疫的主要介质是高度进化的淋巴细胞，它们表达大量的重组受体、免疫球蛋白（immunoglobulin，Ig）和T细胞受体（T-cell receptor，TCR）。它们可以识别任何可能与宿主接触的病原体。这种反应需要几天到几周才能达到最佳状态。新生儿通过母亲来源的IgG穿过胎盘获得被动免疫。可转移的母体免疫记忆对胎儿、新生儿和婴儿的生存至关重要。此外，可转移的母体免疫减弱了感染，并允许微生物在最佳条件下激发儿童免疫系统。这为出生后6个月的婴儿提供了保护，在此期间，新生儿适应性免疫也逐渐形成[5]。

有假说认为，在生命早期接触环境中的过敏原可以通过增强免疫系统活动来降低过敏的风险。相反，在生命早期相对清洁的环境会使免疫系统产生变态反应。该假说可以解释为何过敏性疾病发病率上升，如在农场或农村地区的过敏发病率较低（可能是由于接触细菌较多）；在三个或三个以上同胞兄弟姐妹的大家庭中，较年幼的孩子发生变态反应的可能性较低（可能是由于反复接触感染）；

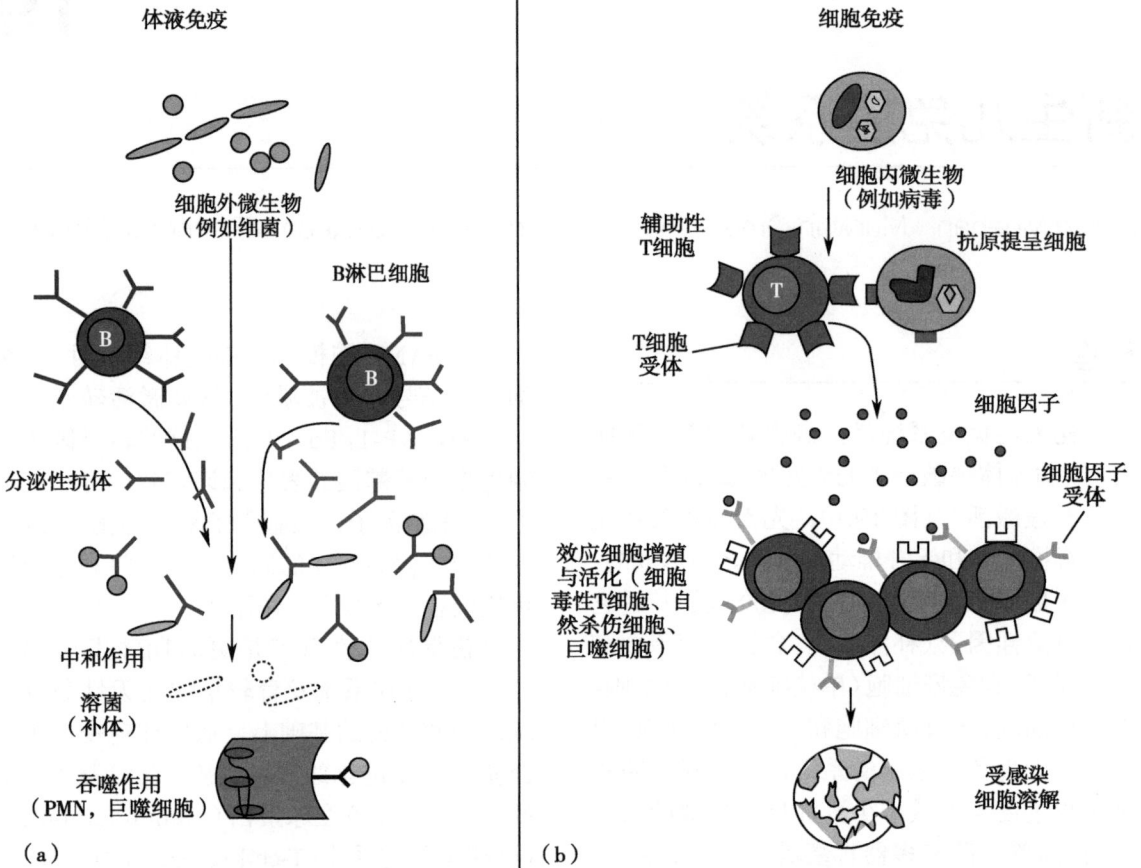

图 19.1   免疫功能：体液免疫和细胞免疫。体液免疫由 B 淋巴细胞介导，B 淋巴细胞产生可溶性抗体蛋白。这些抗体可以直接中和细胞外微生物（a）或激活补体、中性粒细胞和巨噬细胞来杀死微生物（b）。细胞免疫是由 T 淋巴细胞介导的。细胞毒性 T 细胞直接溶解病原体。辅助性 T 细胞产生细胞因子，刺激其他免疫细胞清除微生物

在接受日托的儿童中，哮喘和喘息的发病率较低（更多地暴露于感染）。然而，该假说不能解释城市地区贫穷的非裔美国人较高的过敏性哮喘发病率[6,7]。

新生儿脓毒症和炎症的临床预后

死亡和远期并发症是新生儿细菌感染的常见不良后果。在重症监护的新生儿中，感染率为 25%~50%，死亡率在过去 20 年间为 15%~20%[8-9]。细菌致病机制的不断变化是这一类患儿脓毒症易感性的原因，也反映了中性粒细胞减少的患者的致病模式[10]。与成人脓毒症时白细胞增多正好相反，严重的新生儿脓毒症通常进展为中性粒细胞减少[11]。这可能是由于中性粒细胞贮存较少和新生儿（特别是早产儿）祖细胞生产能力受限[12]。

越来越多的证据表明，脓毒症和炎症在围产期脑损伤的发病机制中起重要作用。在早产儿中，脓毒症与较差的神经发育结果相关[13]。此外，充分的证据表明，脑性瘫痪与足月儿的孕产妇围产期感染有关[14]。在回顾分析 3 岁脑性瘫痪患儿的新生儿凝血块时，也发现促炎性细胞因子升高[15]。活化的白细胞和感染在新生儿脑损伤的发病机制中起一定的作用[16]。严重窒息时血脑屏障的严重破坏

可能会加剧神经元损伤,促使活化的免疫细胞和细胞因子浸润[17]。

新生儿固有免疫

因为新生儿在子宫内缺乏抗原的接触,所以出生后最初依赖先天性免疫系统,而适应性免疫应答缺陷[7]。宫内环境通常是无菌的,出生后向富含外来抗原的外部环境的过渡开始于皮肤和肠道的微生物定植。胎儿被认为是免疫较为幼稚的,在子宫内以免疫豁免的状态存在,从而避免母体免疫细胞的排斥反应。子宫内防御系统在很大程度上是未知的,但最近有证据提示胎儿有强大的先天性免疫系统[18]。胎脂是一种覆盖足月婴儿皮肤的乳白色物质,它的抗菌特性也得到了认可,特别是抗菌肽的存在,包括 α 防御素和炎症介质[19-20]。随着适应性免疫的进化,抗菌肽可能是新生儿体内的一种补充机制[21]。新生儿具有良好的免疫能力,但主要为 Th2 型免疫耐受,而非 Th1 型的微生物感染防御[22]。Th1 反应被胎盘产物(例如孕激素)、前列腺素 E_2 和细胞因子(例如 IL-4、IL-10)所抑制[23-25]。

单核细胞

单核 / 巨噬细胞在免疫应答中的关键作用在于其辅佐细胞以及调节体液免疫和细胞免疫的功能。人类脐带血中单核细胞的比例几乎是成人血液的三倍,在生命的最初几周,单核细胞的水平会发生重大变化。新生儿巨噬细胞对细胞内微生物的抵抗能力较差。新生儿单核细胞在密度上表现出明显的异质性。这种密度上的异质性反映在新生儿单核细胞不同亚群的功能反应上[26]。新生儿单核细胞中密度最大的细胞群具有辅助抗体产生的功能,而抑制功能则存在于密度较小的细胞群中[27]。新生儿单核细胞比成人单核细胞Ⅱ型分子表达更低,这可能与新生儿分泌显著水平的 IFN-γ 的能力被选择性弱化有

关[28]。新生儿单核细胞在各种感染的独特易感性中的确切作用仍然是未来研究的一个具有挑战性的领域。树突状细胞是初始 T 细胞对抗原最敏感的主要抗原提呈细胞(antigen-presenting cell,APC)。新生树突状细胞已被证明缺乏 IL-12(p35)的表达,而 IL-12 是 Th1 型 T 细胞反应的关键调节因子[29]。

固有免疫应答依赖于细胞膜受体[Toll 样受体(Toll-like receptor,TLR)]和细胞内受体[Nod 样受体(Nod-like receptor,NLR)]来探测入侵微生物。在感知危险信号时,某些 NLR 还可以通过形成称为炎性小体(inflammasome)的大型多蛋白复合物来激活 IL-1β[144]。炎性小体描述了在固有免疫应答中起主要作用的胱天蛋白酶激活的复合物[145]。NLRP3 炎症复合体包含 NLRP3(NLR 家族,含有 3 个吡啶结构域),ASC(含有胱天蛋白酶募集结构域的凋亡相关斑点样蛋白)和 1 型胱天蛋白酶原[146]。

Sharma 等[150] 证明了在妊娠早期控制人单核细胞产生 IL-1β 的至关重要的强相关性发育机制。而早产儿脐带血单核细胞激活 1 型胱天蛋白酶能力有限,早产新生儿分泌 IL-1β 的能力产后两周内与成人水平持平,这表明这些应答机制在出生后快速成熟[147-148,150]。

中性粒细胞

中性粒细胞在微生物感染的防御中起关键作用,这种细胞的缺陷可能是新生儿严重细菌感染的原因。新生儿出生时中性粒细胞功能受损也与新生儿感染性疾病有关[11]。随着细胞黏附和吞噬作用的分子基础的研究进展,我们对中性粒细胞在新生儿防御系统中的作用有了更深入的了解,包括许多体外异常,如趋化性降低、白细胞黏附、灭菌作用和氧化代谢降低[30-31]。这些新生儿中性粒细胞功能大多在脐带血细胞中也被发现了,然而脐带血中含有未成熟的细胞,因此在解读数据时必须谨慎。免疫荧光法检测的脐带血单核细胞氧化代谢功能在出生后 12~36 小时被

抑制[32]。细胞骨架肌动蛋白聚合在新生儿中也有改变[33]。

新生儿中性粒细胞黏附减少，至少部分是由于黏附糖蛋白表达减少或中性粒细胞质膜中纤连蛋白含量减少[34]。在新生儿中也发现了体液免疫缺陷，这可能有助于解释新生儿中性粒细胞趋化因子水平的降低。这些改变的体液因子包括补体成分和纤连蛋白水平的降低[35-36]。

新生儿中性粒细胞表现为正常吞噬调理颗粒和不需要调理的颗粒。中性粒细胞对抗体或补体包裹的微生物吞噬作用的调节主要反映在受体的表达上，包括 Fc 受体（与抗体结合）和补体受体（与补体结合）。在新生儿脐带血中，这些受体的水平与成人中性粒细胞相似[37-39]。与成人中性粒细胞相比，新生儿中性粒细胞的 Fc 受体的表达水平在体外刺激如 f-met-leu-phe（FMLP）下明显上调[33]。

与成人相比，新生儿中性粒细胞功能较弱[40]，且凋亡（程序性细胞死亡）延迟[41-42]。此外，新生儿中性粒细胞对 LPS 的应答改变，这可能进一步增加该人群对脓毒症的易感性[43-44]。与成人相比，粒细胞集落刺激因子（granulocyte colony stimulating factor，GCSF）和粒细胞巨噬细胞集落刺激因子（granulocyte-macrophage colony stimulating factor，GM-CSF）对新生儿中性粒细胞的影响有所不同，GCSF 可提高中性粒细胞存活率，而 GM-CSF 可增强细胞功能[45]。

中性粒细胞胞外捕网（neutrophil extracellular trap，NET）是细胞外 DNA、染色质和抗菌蛋白的网状结构，它们介导细胞外微生物的杀伤，并被认为是由还原型烟酰胺腺嘌呤二核苷酸磷酸（reduced nicotinamide adenine dinucleotide phosphate，NADPH）氧化酶产生的活性氧（reactive oxygen species，ROS）信号形成的一种独特的死亡途径。足月儿和早产儿的中性粒细胞在被炎性激动剂激活时无法形成 NET，这与健康成人的白细胞形成的细胞外细菌杀伤力不足相反[46]。

炎症反应综合征

脓毒症患者抗炎治疗失败的原因可能是脓毒症的进展在各阶段的表现均不同（图 19.2）。脓毒症初期的特征是炎症介质的大量增加，但随着脓毒症持续，转变为免疫抑制状态[47-48]。如果最初的感染足够严重，可以促发强烈的促炎反应，并导致大规模的全身炎症反应综合征（systemic inflammatory response syndrome，SIRS）和机体平衡的破坏[49]。如果感染持续时间过长，炎症的缓解就阻断了，由中性粒细胞释放的 ROS 和蛋白酶的集中释放，可能对健康组织造成严重损害[50-51]。继而机体产生不适当的大规模代偿性抗炎症反应综合征（compensatory anti-inflammatory response syndrome，CARS），并导致组织损伤。

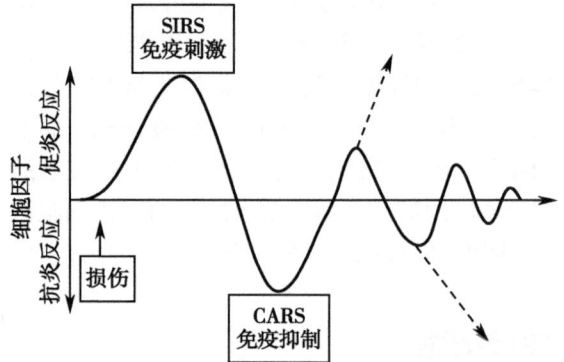

图 19.2 促炎反应和抗炎反应。这些反应最终平衡，产生内稳态和恢复。如果一种或另一种反应占优势，可能增加发病率和死亡率。SIRS，全身炎症反应综合征。CARS，代偿性抗炎症反应综合征

如果发生这种情况，机体可能出现"免疫麻痹"状态，易感性增加。当严重的炎症持续存在，则出现终末阶段，最终导致多器官功能障碍综合征和死亡。脓毒症的辅助免疫治疗试图平衡这些反应和恢复机体平衡[52]。然而，判断患者处于脓毒症的哪一个阶段仍然十分困难，因此阻碍了适当的免疫治疗的实施。抗炎治疗可能会增加死亡率。在盲肠结扎穿孔的小鼠脓毒症模型中，使用白细胞介素受体拮抗剂预处理的小鼠死亡率增加[53]。

胎儿炎症反应（fetal inflammatory response, FIRS）和新生儿炎症反应（neonatal inflammatory response, NIRS）已有研究描述。IL-6 可作为新生儿感染死亡的独立危险因素[54]。早产儿感染后 IL-6、IL-10 和 TNF-α 浓度升高。IL-10/TNF-α 和 IL-6/IL-10 比例升高表示严重感染。短暂升高的 IL-10 或 IL-10/TNF-α 水平并非总是与预后不良有关[55]。

Toll 样受体

TLR 是微生物相关分子与宿主免疫防御启动之间的关键连接。TLR-4 是跨膜脂多糖（LPS）受体，介导机体对常见的革兰氏阴性菌的固有免疫应答。新生儿具有与成人白细胞 TLR 相当的能力，介导 Th17 和 Th2 型免疫应答，促进机体抵御细胞外病原体的感染[56]。但是新生儿 Th1 型反应低，而 Th1 型反应促进了细胞内病原体的防御。TLR-4、TLR-2、CD14 在新生儿免疫细胞中升高，与成人相比，在使用 TLR-4 拮抗剂后新生儿的细胞因子的释放降低更显著[57]。在感染时，病原体与 TLR-4 和 CD14 结合并诱导细胞因子释放，从而诱发炎症反应。新生儿 IL-10 和 TNF-α 的释放不仅取决于 LPS 与 CD14/TLR-4 的结合，还取决于与 CD14 相关的另一 TLR 的结合[58]。在新生儿脓毒症过程中，TLR-2 有差异表达，而 TLR-4 无差异[59]。尽管有很多研究报道在新生儿单核细胞中 MyD88 对 LPS 的应答水平下降，但对新生儿中性粒细胞的研究却很少[60]。Wynn 等[61] 最近的研究表明，TLR-4 激动剂预处理可提高多种菌感染脓毒症患者的生存率。TLR-4 激动剂预处理可增强腹膜中性粒细胞募集，增加氧化产物的产生。TLR-7/8 激动作用也增强了腹膜中性粒细胞募集，增强了吞噬能力。然而，这些结果与获得性免疫系统和 I 型干扰素信号无关[61]。分娩上调了脐带血中单核细胞的 TLR-2 和 TLR-4 的水平，这表明分娩对正常新生儿可能具有免疫学意义[62]。利用 TLR 信号增强固有免疫功能可能是未来新生儿脓毒症的一种潜在的辅助治疗方法。

黏膜免疫、人乳及坏死性小肠结肠炎

虽然胎儿的肠道被认为是无菌的，但最近的研究表明，许多早产儿暴露的羊水中存在微生物，即使没有破膜史或绒毛膜羊膜炎病史[63]。在阴道分娩和随后的母乳喂养期间，母体阴道和粪便中菌群定植到婴儿肠道。经阴道分娩的婴儿与经剖宫产的婴儿的粪便微生物谱显示，后者的婴儿在 2 个月前未出现拟杆菌的定植，而 6 个月时的拟杆菌定植是经阴道分娩婴儿的一半[64]。抗生素的使用、喂养方式（人乳或配方）、生产方式（阴道或剖宫产）、婴儿直接皮肤接触、新生儿重症监护室各种操作（例如处于保温箱与辐射床）都有改变肠道微生物群的潜力[65]。对肠道致病微生物的反应中，炎症因子可增加屏障通透性，促进细菌异位，从而导致 SIRS 和多器官衰竭[66]。

坏死性小肠结肠炎（necrotizing enterocolitis, NEC）是新生儿最具破坏性的疾病之一，与肠道完整性丧失和免疫功能障碍有关。NEC 还具有 TLR-4 信号转导增强和肠细胞增殖减少的特点，具体机制不明[67]。延迟的细菌共生肠道定植在重症监护的早产儿中很常见，而且往往导致强毒性菌种定植。这异常上调了 TLR-4，并与 NF-κB 的激活有关，促进炎症基因的转录，增加另一种有效的促炎调节因子诱导型一氧化氮合酶的浓度[68]。在实验性 NEC 中，小肠 TLR（尤其是 TLR-2 和 TLR-4）和细胞因子表达增加先于组织学损伤[69]。

人乳喂养与超低体重儿出生后 2 周内发生 NEC 或死亡的风险降低之间存在剂量相关性[70]。人乳通过特异性和差异性地调节 TLR 介导的反应来影响新生儿的微生物识别[71]。新鲜的人乳中含有多种免疫保护因子，如免疫球蛋白、乳铁蛋白、中性粒细胞、淋巴细胞、溶菌酶、抑制 PAF 的 PAF 乙酰水解酶等。人乳也被认为可以促进肠道内乳酸杆菌的定植。人乳库的人乳功效尚不明确，因为冷冻和巴氏灭菌会减少细胞成分和免疫球蛋白。

新生儿适应性免疫应答

获得性免疫系统由 B 细胞、T 细胞及其产物组成。T 细胞或淋巴细胞克隆各有一个独特的 TCR，该 TCR 可识别外来或自身蛋白质的肽，肽结合在分子复合物中，与其他细胞表面的主要组织相容性复合体（major histocompatibility complex，MHC）蛋白结合。根据 T 细胞中不同分化抗原（cluster differentiation，CD）的表达，将 T 细胞分为不同的亚群。细胞毒性 T 细胞表达 CD8，对杀死病毒感染的细胞很重要。辅助性 T 细胞表达 CD4，通过分泌细胞因子和向 CD8＋细胞 /B 细胞提供共刺激信号协调机体免疫应答。

充分的免疫应答的基础在于免疫系统的单个细胞对环境中无数抗原的识别和反应能力。多能干细胞的造血系统是所有主要细胞类型的来源，它们参与免疫应答。这些细胞包括各种淋巴细胞亚群、巨噬细胞、自然杀伤细胞（简称"NK 细胞"）、单核细胞和多形核白细胞。这些细胞参与一个复杂的细胞相互作用调控网络，构成免疫应答，其功能是消除自身异常分子和细胞，并保护宿主免受微生物攻击（图 19.3）。

淋巴细胞的发育有两条不同的途径，导致了两种主要的淋巴细胞群的产生，即 T 细胞和 B 细胞，它们具有非常不同的生物效应功能。胸腺是 T 细胞发育的场所，T 细胞负责一系列的效应功能，统称为细胞介导免疫。细胞免疫的范围从释放可溶性因子（例如细胞因子），调节免疫系统所有细胞的活动，到直接控制细胞毒性淋巴细胞对病毒或肿瘤细胞的作用。而 B 淋巴细胞的效应作用较受限制，只能合成和分泌免疫球蛋白类的体液抗体，如 IgG、IgA、IgM、IgD 和 IgE[72]。在人体内，B 淋巴细胞的合成部位是骨髓。

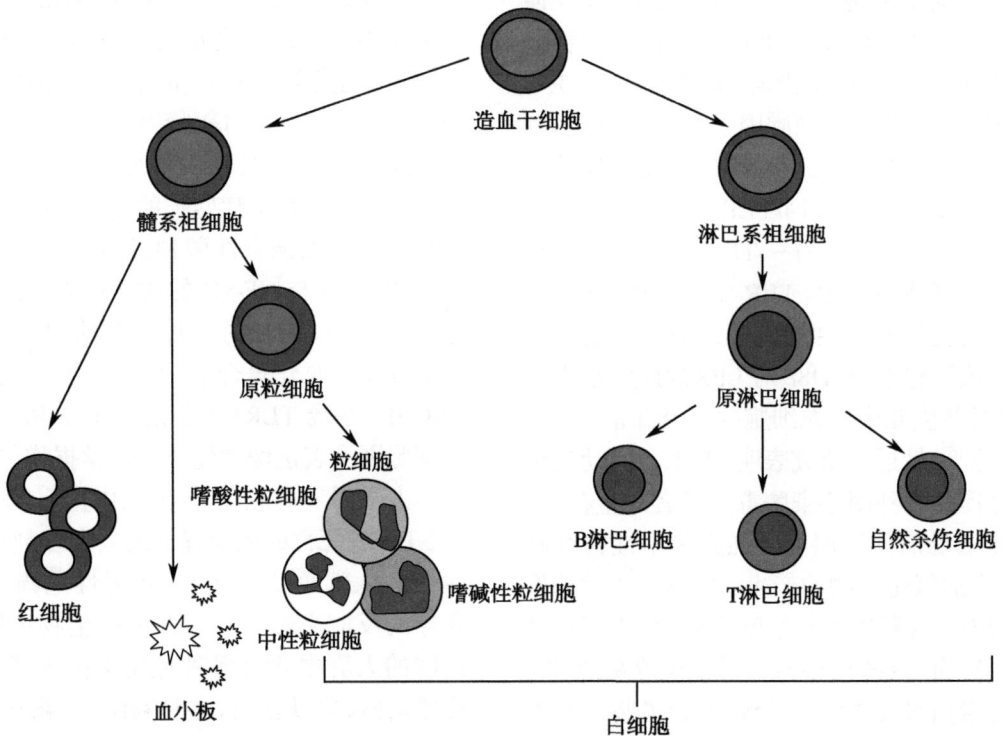

图 19.3 血细胞发育。随着时间的推移，从骨髓中释放出来的造血干细胞会发育成成熟的血细胞。造血干细胞可能变成髓系祖细胞或淋巴系祖细胞。髓系祖细胞可以进一步分化为红细胞、白细胞或血小板。淋巴系祖细胞成为原淋巴细胞，然后分化成下列淋巴细胞类型之一：B 淋巴细胞、T 淋巴细胞或自然杀伤细胞

免疫系统细胞介导的不同调控和效应功能代表了细胞群的能力，这些能力可通过细胞表面抗原的不同表达模式来识别。利用单克隆抗体试剂来识别不同细胞类型的谱系、分化阶段、激活阶段和效应功能，对我们了解免疫系统中不同细胞类型的异质性程度有很大帮助。这种细胞类型的异质性构成了国际白细胞分型分类系统的基础，该系统利用单克隆抗体识别特定的细胞表面标记，以定义单个白细胞亚群[73]。表 19.1 描述了用于识别新生儿免疫效应细胞类型的较广泛使用的抗原。

现在已经证实，T 淋巴细胞不识别任何病原体上的天然抗原，而是与自身主要组织相容性复合体（MHC）或 I 类分子（HLA-A、HLA-B、HLA-C）或 II 类分子（HLA-DR）结合形成的抗原相结合[74-75]。外来抗原的这一重要处理过程是由一组 APC（包括巨噬细胞、树突状细胞、库普弗细胞和一些 B 细胞）中的一个完成的。因此，这些辅助细胞的正常功能与特异性效应细胞（例如 T 淋巴细胞）的功能一样，对于充分的免疫应答至关重要。当抗原定位并被 APC 处理后，APC、T 细胞和 B 细胞之间开始复杂地相互作用，最终形成 T 细胞和 B 细胞的特异性免疫记忆，并产生抗体。虽然 B 细胞可以被抗原直接激活，但在实验条件下，T 细胞的伴随激活对抗原特异性 B 细胞的克隆扩增是必需的，从而产生长寿命记忆 B 细胞和免疫球蛋白分泌的浆细胞[76-77]。尽管新生儿与环境的接触很急骤，但他们不能很容易地提升 1 型辅助性 T 细胞（T helper type 1 cell，Th1）的抗菌和抗病毒反应。相反，它们表现出向 Th2 免疫应答倾斜，Th2 反应与免疫调节功能一起被认为可以限制可能的炎症损伤，同时允许共生菌在肠道内定植。然而，上述的共同能力细胞在 T 细胞中占比较小。

T 细胞应答

文献中有几项研究对新生儿循环淋巴细胞的成熟阶段提出了质疑。然而，脐带血中 T 细胞功能的一些参数已被证明是正常的，或

与健康的年长儿童相似，包括 T 淋巴细胞的数量和比例，淋巴细胞对丝裂原的反应，以及分泌某些细胞因子（例如 IL-2）[78-80]。然而有报道称，其他新生儿细胞免疫功能受到抑制。这些包括植物血凝素（phytohemagglutinin，PHA）诱导的细胞毒性，淋巴毒素的产生以及降低的 cAMP 水平[81-83]。区别新生 T 细胞和其他不同发育阶段的 T 细胞的一点是它们刚刚从胸腺迁出，离开胸腺的时间不长。

表 19.1　识别新生儿白细胞亚型的细胞表面抗原

抗原	功能
T 细胞	
CD2	LFA-3 受体（黏附）
CD3	与细胞受体相关
CD4	II 型受体和 HIV 受体
CD5	共刺激
CD7	未知
CD8	I 型受体
B 细胞	
CD19	信号传导
CD20	未知
CD21	C3d 补体受体和 EBV 受体（CR2）
CD72	CD5 配体
NK 细胞	
CD16	IgG 受体（FcRIII）
CD56	N-CAM 的异构体
CD94	未知
髓 / 单核细胞	
CD14	未知
CD15	未知
CD32	IgG 受体（FcRII）
CD35	C3b 补体受体（CR1）

淋巴细胞表型

据报道，多达 25% 的脐带血淋巴细胞同时表达 CD4 辅助性 T 细胞和 CD8 抑制性 T 细胞表面标记物[84]。这种双阳性表型的细胞

在胸腺中很常见，它们被认为是成熟的辅助性T细胞和抑制性T细胞的前体。然而，最近有研究人员使用更灵敏的流式细胞术的分析研究脐带血样本未能检测到CD4/CD8双标记细胞的存在[85]。其他未成熟细胞标记在新生儿T细胞上能够检测到。CD38抗原是未成熟胸腺来源的T细胞和活化的淋巴细胞的标志，存在于大多数新生脐带血淋巴细胞上[86]。这种胸腺细胞样膜表型可在体外受胸腺激素的调节[87]。除了CD38胸腺细胞相关抗原外，人脐带血还含有异常表型的T细胞，包括花生凝集素阳性/CD8阳性，以及一些CD3阳性和CD1a阳性的淋巴细胞[88]。像CD38一样，CD1a是早期胸腺细胞中的一种标记物[88]。CD1a阳性细胞尤其存在于早产和产前应激的婴儿中[89]。虽然新生儿有足够数量的CD4辅助性T细胞，但脐带血T细胞缺乏帮助抗体产生的能力，可能是细胞因子产生水平不足[90-91]。这种功能缺陷的细胞功能活动同样反映在其他表型标记上。90%以上的脐带血T细胞携带CD45RA+"原始"细胞表型标记物，而50%的成人T细胞表达CD45RA+[86]。相比之下，只有不到10%的脐带血淋巴细胞表达CD45RA"记忆"T细胞标记物，而在成人T细胞中表达水平为50%[92]。新生儿细胞中CD45RA+/CD45RA、CD4阳性T细胞与成人细胞比例的这种主要失衡可能有助于解释新生儿细胞与成人淋巴细胞之间的一些功能差异。

人类新生儿T细胞的主要效应功能是生产IL-8（CXCL8），这种因子可能激活抗菌的中性粒细胞和γδT细胞。CXCL8的产生受到与T细胞相衔接的抗原受体的促进，这些T细胞与产生Th1、Th2、Th17细胞因子的少数细胞不同，会受到TLR信号的共刺激。这存在于早产儿，特别是那些有新生儿感染和严重疾病的早产儿[151]。然而，在成人中很少发现产生CXCL8的T细胞，在新生小鼠中的这类细胞也没有明显的同等功能。CXCL8的产生反驳了人们普遍持有的观点，即早期的T

淋巴细胞本质上是抗炎的，这对免疫监测、免疫干预（包括免疫接种）和免疫病理学都有意义。这也突出了成人、脐带和新生儿免疫功能的本质差异。需要进一步研究新生儿T细胞与成人相比在功能活性和表型上存在差异的调节因素，并使用实际的新生儿出生后样本，而不是脐带血，以便更全面地了解相关的机制。

B细胞应答

与成人相比，新生儿产生抗体的能力在数量和质量上都显著降低。新生儿的B淋巴细胞分化为产生免疫球蛋白的细胞的能力较差[93-94]。控制新生儿B细胞免疫能力这一方面的机制尚不清楚。许多研究集中于脐带血淋巴细胞在丝裂原作用下终末分化为产生IgG、IgA、IgM的浆细胞的能力。然而，B细胞分化出现延迟，这导致浆细胞产量下降，抗体分泌明显减少，以及限制了分泌IgM亚型抗体[95]。与成人B细胞不同，脐带血B淋巴细胞与丝裂原单独共培养，或与被杀死的金黄色葡萄球菌Cowan 1单独共培养时，通常无法分化成免疫球蛋白噬菌斑形成细胞[96]。然而，这两种刺激似乎有协同作用，在脐带血B细胞中诱导出明显的体外噬菌斑形成反应。

IgG和IgA抗体合成的相对不足不能归因于前体B细胞的缺乏，因为在表面带有这些免疫球蛋白类的淋巴细胞存在于胎儿和脐带血B细胞中[97-98]。合成IgG或IgA的能力受损被认为是脐带血B细胞不成熟所致，因为它们被多克隆激活物（例如商陆丝裂原、LPS或EB病毒）激活后产生中等或较低的IgM，而不产生IgA、IgG或IgE。然而，T细胞不成熟是脐带血B细胞免疫球蛋白同型产生受限的一个重要因素，这一问题必须加以考虑[99-100]。存在IL-4的培养中，脐带血单核细胞在体外产生正常水平的IgE，这表明B细胞转换成IgE生成细胞的能力已经成熟[99]。观察到的缺陷可能与脐带血T细胞不能产生可检测到的 IL-4 有关，IL-4 已被证明在体内和体外都负责诱导 IgE 合成 [100]。新生儿 T 细胞帮助浆细胞向 IgG 和 IgA 生成细胞的同型转化不足，IgG 和 IgA 抗体的应答比 IgM 反应更依赖于 T 细胞的帮助。在一系列实验中，将成人 T 细胞和新生儿 T 细胞与成人或新生儿 B 细胞共培养，成人 T 细胞的加入大大增强了新生儿单核细胞受商陆丝裂原驱动的反应，包括 IgG 和 IgA 反应 [94,101]。然而，与成人的非 T 细胞共培养时，脐带血 T 细胞并没有显示出 B 细胞分化的增强。从总体上看，这些数据可能表明新生儿存在 T 细胞功能缺陷以及 B 细胞功能缺陷。当然，新生儿淋巴细胞的抑制性 T 细胞活性，甚至新生儿单核细胞的抑制活性增强也可能导致免疫球蛋白产生的缺陷。新生儿还拥有大量 CD5 阳性的 B 细胞，这些细胞只在自身免疫病患者中常见 [94]。在新生儿中，这些细胞似乎只表达活化抗原 4F2 和 CD25[102]。然而，这些活化的 CD5 阳性 B 淋巴细胞的意义尚不清楚。这些细胞的一个特殊功能是产生天然的多特异性自身抗体 [103]。这些细胞在新生儿中的作用可能是对新兴的 B 细胞特异性的影响。与足月儿相比，早产儿容易感染病毒，这与 γδ 细胞上 TLR-3 和 TLR-7 表达受损有关，并且他们未能通过同时发生的 TCR 和 TLR 激动剂来优化细胞因子的产生 [104]。

免疫球蛋白

一些研究人员已经注意到，在早产儿和足月儿中存在生理性的低丙种球蛋白血症。新生儿的 IgA 和 IgM 水平较低，因为这些免疫球蛋白穿过胎盘的能力较差 [105]。此外，所有的 IgG 亚型在胎盘中的转移并不均等，尤其是 IgG2 和 IgG4 亚型，因此在新生儿体内的水平也相对较低 [54]。由于大多数与化脓性细菌荚膜多糖抗原共谱的抗体都包含在 IgG2 亚群和 IgM 亚群中，因此新生儿对化脓性细菌感染的反应是一致的。即使在严重的脓毒症期间，新生儿也不会产生特异性抗体 [57,106]。抗体产生的这种损伤似乎继发于 B 淋巴细胞向分泌免疫球蛋白的浆细胞分化能力的缺陷和 T 淋巴细胞介导的抗体合成能力的缺陷。婴儿对大多数细菌荚膜多糖的抗体应答有明显的局限性 [107]。这一限制阻止了 Hib 多糖疫苗对婴儿的成功免疫，幸运的是，这可以通过使用具有免疫原性的结合疫苗来绕过这一限制 [108-109]。

细胞因子

免疫系统的主要分子组成是免疫球蛋白、细胞因子、急性期蛋白和补体系统。"细胞因子"一词用来描述一组具有强大免疫调节作用的肽，这些肽由免疫系统的单个细胞产生和利用，它们相互沟通并控制它们所处的环境。表 19.2 列出了一些主要的特征细胞因子。

细胞因子在控制局部和全身免疫应答、炎症和造血调节方面具有重要作用 [110-111]。它们最重要的功能似乎是在局部水平上，以旁分泌的方式调节相邻细胞的行为，或以自分泌的方式调节分泌它们的细胞的行为 [111-112]。此外，细胞因子可能产生内分泌样活动，作用于远处的器官或组织，特别是 TNF-α、IL-1、IL-6[113]。细胞因子具有重要的生物学活性，具有重要的临床意义，如刺激抗菌功能、促进创面愈合、骨髓动员等 [114-115]。由于这些肽具有多种多样的生物学功能，因此，过度或长时间地分泌这些肽可能对宿主有害。具体来说，异常分泌的细胞因子，如 TNF-α 和 IL-1，被认为是导致脓毒症休克和恶病质的慢性疾病的血流动力学变化的原因 [116-117]。重组 DNA 技术可产生几乎无限量的细胞因子，以及特异性拮抗剂（例如可溶性细胞因子受体和 IL-1 受体拮抗剂），为这些分子带来了新的令人兴奋的治疗潜力。

慢性肺疾病可能与中性粒细胞介导的固有免疫应答向 T 淋巴细胞介导的适应性免疫

表 19.2   细胞因子

名称	主要的细胞来源	主要作用的细胞
IL-1α、IL-1β	巨噬细胞，成纤维细胞，内皮细胞	胸腺细胞，内皮细胞，中性粒细胞，T 细胞，B 细胞
IL-2	T 细胞	T 细胞，B 细胞
IL-3	T 细胞	多能干细胞
IL-4	辅助性 T 细胞	T 细胞，B 细胞，肥大细胞，巨噬细胞
IL-5	辅助性 T 细胞	B 细胞，嗜酸性粒细胞
IL-6	成纤维细胞	B 细胞，成纤维细胞，肝细胞
IL-7	基质细胞	B 细胞
IL-8	巨噬细胞	中性粒细胞
IL-10	T 细胞，活化的单核细胞	T 细胞亚群，巨噬细胞
IL-12	巨噬细胞	T 细胞，NK 细胞
IL-13	辅助性 T 细胞	B 细胞
TNF	巨噬细胞，成纤维细胞	许多细胞类型
TNF	T 细胞	许多细胞类型
IFN	巨噬细胞，成纤维细胞	许多细胞类型
IFN	成纤维细胞	许多细胞类型
IFN	T 细胞、NK 细胞	巨噬细胞，T 细胞，B 细胞
TGF	T 细胞，巨噬细胞，血小板	许多细胞类型
GM-CSF	T 细胞，内皮细胞	多能干细胞

应答过渡过程中的损伤有关。美国国家儿童健康与人类发展研究所的新生儿研究网络招募了 1 062 名超低体重儿，其中 606 名婴儿患有慢性肺病或死亡。在整合所有的模型结果后，支气管肺发育不良 / 死亡与较高浓度的 IL-1β、IL-6、IL-8、IL-10、γ 干扰素，较低浓度的 IL-17 调节激活、正常 T 细胞的表达和分泌，以及 TNF-β 有关[118]。

免疫调节

新生儿（尤其是早产儿）很容易患脓毒症。妊娠 32 周后，免疫球蛋白从母体经胎盘转移到胎儿体内，内源性生产开始于婴儿几个月大时。静脉注射免疫球蛋白（intravenous immunoglobulin，IVIG）可提供与细胞表面受体结合的 IgG，提供调理作用，激活补体，促进抗体依赖性细胞毒性，以及改善中性粒细胞化学发光。足月新生儿的特异性抗体少，缺乏调理素[39,119-120]。而早产儿有严重的低丙种球蛋白血症[121]和补体活性不足[122-123]。

从理论上讲，IVIG 可以降低感染的发病率。对小型试验的荟萃分析表明，IVIG 可能降低新生儿死亡率，但 Cochrane 综述不建议对院内感染进行常规预防或对已证实或疑似感染进行此类治疗[124-125]。国际新生儿免疫治疗研究（International Neonatal Immunotherapy Study，INIS）是一项国际多中心随机对照试验（randomized controlled trial，RCT），研究非特异性 IVIG 和抗生素在怀疑或证实脓毒症的婴儿中的应用。该研究旨在证实或推翻 IVIG 降低死亡率和主要发病率的假设[126]。在 9 个国家的 113 家医院，疑似或证实严重感染而接受抗生素治疗的婴儿（$n = 3\,493$）被纳入试验，并随机分配注射多价 IgG 或匹配安慰剂 48 小时。接受 IVIG 治疗的 1 759 名婴儿中的 686 名（39%）和接受安慰剂治疗的 1 734 名婴儿中的 677 名（39%）（相对危险度为 1.00，95% 置信区间为 0.92~1.08）死亡和 2 年内重大残疾率并无显著性差异。同样，继发性结局也没有显著差异，包括继发性脓毒症发作在内。IVIG 治疗对怀疑或已证实的新生儿脓毒症的预后无影响[141]。

最近更新的 Cochrane 综述包括了 9 个研究项目，共 3 973 个婴儿。结果显示，给予怀疑或证实感染的新生儿 IVIG 治疗，住院期间患儿死亡率没有降低，以及 2 岁时死亡或重大残疾发生率也没有降低，因此 IVIG 治疗在这种情况下是不推荐的[153-154]。

患有乳糜胸的婴儿在术后（尤其是心胸外科手术后）出现长时间的大量乳糜流失，具有更大的继发性免疫缺陷。尽管这方面的详细研究很少，但这一组患者经常使用免疫球蛋白治疗，而 Hoskote 等[152]并未发现使用 IVIG 后感染结局有任何差异。

集落刺激因子和其他免疫调节剂

新生儿在脓毒症时常常出现中性粒细胞减少，因此对这一人群中 GCSF 和 GM-CSF 的应用效果进行了研究。临床试验的 Cochrane 荟萃分析发现，集落刺激因子用于脓毒症的预防或治疗时，结果没有明显改善[127]。

一项通过预防性给予 GM-CSF 以减少全身性脓毒症的国际多中心 RCT 涵盖了 280 例 31 周以下的早产儿。每天预防性应用 10μg/kg 的 GM-CSF，3~12 天后中性粒细胞计数比对照组多。中性粒细胞缺乏的婴儿的无脓毒症生存期、经历一次或多次培养阳性脓毒症发作或存活出院均无显著差异。GM-CSF 能迅速纠正早产儿和生长受限新生儿的中性粒细胞减少症。即使大量预防性使用 GM-CSF 和纠正中性粒细胞减少症，也不能减少脓毒症或死亡率[128]。近期有研究报道了一个关于粒细胞减少的小于 32 周早产儿的多中心、随机、双盲、安慰剂对照试验，在感染 4 周的新生儿中预防性使用 GCSF，患儿的生存率与对照组相比没有显著差异[129]。但是，活化的白细胞可能介导新生儿脑损伤。与 GCSF 不同，GM-CSF 能刺激新生儿中性粒细胞的活化，并延长中性粒细胞的存活时间[45]。在预防性使用 GM-CSF 的 2 年或 5 年后，结果显示神经发育或健康结果没有改善[142]。这组婴儿在妊娠期的发育评分低于预期。GM-CSF 的 2 年组的呼吸结果变得更差，而这也被复刻到了 5 年组[155]。

2003 年 Cochrane 报道了一项新生儿脓毒症中集落刺激因子的回顾性研究，包括对 257 名婴儿的 7 项治疗研究和对 359 名婴儿的 3 项预防性研究。有限的数据表明，当全身性感染伴有严重中性粒细胞减少，集落刺激因子治疗可能降低病死率。应通过招募足够的有重大死亡风险的感染婴儿，行充分有力的试验作进一步研究。然而，最近还没有相关试验更新[127]。重组人活化蛋白 C（activated protein C，APC）降低了脓毒症患者的病死率（绝对值降低 6.1%），每 16 例患者多挽救 1 条生命[130]。RESOLVE（研究儿童严重脓毒症和器官功能障碍：一个全球视角）试验评估了该药在严重脓毒症儿童中的安全性、药代动力学和药效动力学[131]。患者从足月新生儿至 18 岁不等，药代动力学大致相似，研究 D- 二聚体水平，其他凝血参数和出血发生率的作用，不过样本中革兰氏阴性脓毒症偏多。

己酮可可碱是一种磷酸二酯酶抑制剂和免疫调节剂。Pammi 等最近更新了己酮可可碱治疗新生儿脓毒症和 NEC 的 Cochrane 综述。其中包括 6 个试验和 416 名参与者，发现了低质量的证据，表明它可以成为抗生素的辅助治疗，用于新生儿脓毒症和降低病死率，且没有任何副作用[156]。

乳铁蛋白是人初乳和乳汁的正常组成部分，可增强宿主防御，对早产儿脓毒症和 NEC 的预防可能有效。最近的综述包括 4 个 RCT，研究表明，无论是否使用益生菌，预防性口服乳铁蛋白均可减少早产儿迟发型脓毒症、NEC Ⅱ期或者更晚期的发生，且无不良反应。正在进行的乳铁蛋白试验将提供 6 000 多名早产儿的证据，并可能阐明最佳给药方案，乳铁蛋白类型（人或牛）和长期结果。

益生元和益生菌

益生元是一种独特的寡糖，不被吸收，但有利于益生菌（双歧杆菌和乳酸生产菌）的定植。益生菌的使用已被证明可以减少轮状病毒引起的腹泻，减轻对牛奶蛋白质过敏、特应性皮炎和一些炎性肠病的持续时间和严重程度。益生菌（在一项研究中发现了婴儿双歧杆菌、唾液链球菌和两歧双歧杆菌，在另一项研究中发现嗜酸乳杆菌和婴儿双歧杆菌）可以相对降低 NEC、迟发型脓毒症的发病风险和死亡率[131-132]。一项益生菌两歧双歧杆菌和嗜酸乳杆菌的多中心、双盲 RCT 显示，研究组的 NEC 发病率低于对照组，但是脓毒症在研究组中更为常见[133]，但在多变量分析中，这种差异并不显著，而且所有受感染的患者在使用益生菌的情况下都没有出现脓毒症。在免疫抑制的婴儿中使用益生菌引起了持续的关注，因为有报道称，患有短肠综合征的早产儿在接受这种益生菌的同时出现了乳杆菌血症[134]。在成人中，另一项关于益生菌减少胰腺炎感染的多中心、双盲 RCT 显示，病死率增加了两倍多，而感染没有减少[135-136]。此外，益生菌的使用在远期的免疫调节、免疫系统疾病的发展（例如胰岛素抵抗，糖尿病，肥胖症和癌症）和神经发育结局方面的长期影响未知，特别是对早产儿而言。在最近的一项多中心、随机对照的 3 期研究中，早产儿益生菌研究合作组（PIPS 试验）从英格兰东南部的 24 家医院招募了 23~30 周出生 48 小时内的婴儿。通过最小化算法随机程序将婴儿随机分配（1∶1）到益生菌组或安慰剂组。益生菌干预为双歧杆菌 BBG-001，稀释在婴儿配方奶粉中，肠内给药，每日剂量为 8.2~9.2 lgCFU。安慰剂是单独稀释的婴儿配方奶粉。盲法分配临床医师和家庭，主要结局为 NEC（Bell 2 期或 3 期）、出生后 72 小时以上血培养阳性脓毒症以及出院前死亡。

从 2010 年 7 月 1 日至 2013 年 7 月 31 日，共招募了 1 315 例婴儿，其中 654 例分配给了益生菌组，661 例分配给了安慰剂组。随机分配后，有五名婴儿撤回了同意书；因此，对益生菌组进行了 650 次分析，对安慰剂组进行了 660 次分析。益生菌组和安慰剂组之间的主要结局发生率没有显著差异。益生菌组有 61 例婴儿（9%）患 NEC，而安慰剂组有 66 例婴儿（9%）（校正风险比为 0.93，95% 置信区间为 0.68~1.27）。益生菌组 73 例婴儿（11%）患有脓毒症，而安慰剂组 77 例（12%）（0.97，0.73~1.29）。益生菌组有 54 例（8%）出院前死亡，而安慰剂组有 56 例（9%）（0.93，0.67~1.30）。没有报告益生菌相关的不良事件[143]。

在 PIPS 试验之前的最新 Cochrane 评价包括 24 个试验，其结论是，肠内补充益生菌可预防早产儿的严重 NEC 以及各种因素导致的死亡率。他们坚决支持做出实践上的改变[157]。但是，有必要进行比较研究，以评估最有效的制剂、时机和治疗时间。鉴于 PIPS 试验的负面结果，这尤其有效。

新生儿免疫缺陷病

新生儿中有许多形式的原发性免疫缺陷，并且有几个临床情况已被详细描述，我们将在本章提及其中两个。迪格奥尔格综合征（DiGeorge syndrome，DGS）通常指发生在染色体 22q11.2 区域的半合性微缺失，其特征为心脏异常、胸腺发育不全、低钙血症三联症。该综合征包括范围广泛的先天性缺陷，其发病率为四千分之一，这些缺陷的严重程度各不相同，尤其是在免疫缺陷程度方面。只有不到 1% 的患者有严重的免疫缺陷，但是早期识别对于预防和治疗威胁生命的感染以及计划免疫功能重建至关重要。免疫功能低下的 DGS 患者表现为 T 细胞数量大幅减少（$<50\times10^6$/L），T 细胞功能下降（通过淋巴细胞增殖试验，例如丝裂原测定），并且常常伴随着低 Ig 水平。这些患者需要完整的细胞介导免疫系统以根除自身发展为弥散性、致命性感染的高风险，例如巨细胞病毒，腺病毒或卡氏肺孢菌（以前称为卡氏肺孢子虫）感染。移植物抗宿主病也可能是经胎盘转移和母体 T 细胞的植入引起的，从而导致其他形式的移植物抗宿主病中常见的皮疹和腹泻[137]。

重症联合免疫缺陷病（severe combined immunodeficiency，SCID）是一种在 T 淋巴细胞和 B 淋巴细胞系统中都存在的原发性免疫缺陷，导致生命的最初几个月内受到严重感染。由于早期诊断改善了结局并且促进了骨髓移植，新生儿 SCID 筛查工作也正在进展为先导试验[138]。新生儿持续的淋巴细胞减少或白细胞减少和复发性感染需要在考虑免疫学和感染性疾病的情况下进一步调查。

新生儿自身炎症性疾病

cryopyrin 蛋白相关周期综合征（cryopyrin-associated periodic syndrome，CAPS）是一种自身炎症性疾病。较轻的形式包括家族性寒冷性自身炎症综合征和 Muckle-Wells 综合征，而最严重的形式是新生儿多系统炎性疾病（neonatal-onset multisystem inflammatory disease，NOMID），也称为慢性婴儿神经皮肤关节综合征[159]。CAPS 是编码 NLRP3 的基因功能获得突变的结果，NLRP3 是炎性小体的一个关键组成部分，它促进了 IL-1β 的过度分泌[149]。

NOMID 本质上是一种临床诊断，遗传诊断证实了大约 60% 的患者存在 NLRP3 种系错义突变，而其余 40% 患者中达 2/3 存在体细胞嵌合现象。NOMID 的特征是持续性炎症和组织损伤，主要影响神经系统、眼、皮肤和关节。患者在出生后几周内出现荨麻疹性皮疹，随后出现反复发作的发热、关节病和慢性无菌性脑膜炎、颅内压升高、脑萎缩、精神发育迟缓和癫痫等神经症状。其他临床表现包括肝脾肿大、眼部炎症、进行性听力损害、骨过度生长和矮小[159-163]。

关于 NOMID 患者的研究表明，IL-1β 的过量产生在促进炎症介导的器官损伤以及 IL-1 拮抗在随后的症状缓解和预防终末器官损伤中有作用[149,158]。

结论

胎儿和新生儿的免疫系统在许多方面与年龄较大的儿童和成人不同。虽然这些异常的分子和细胞基础在本章的描述中得到了一部分解释，但仍然较不清楚。目前正在进行的关于新生儿免疫功能不全的生物学基础的研究，将极有助于对接受手术的免疫缺陷新生儿进行更有针对性和选择性的免疫干预治疗。

设计新的药物来中和微生物产物或阻断它们与免疫细胞上特定受体的相互作用是一个有吸引力的概念[139]。潜在的目标包括 LPS 结合蛋白、CD14、TLR-4 和 MD-2（这些用于革兰氏阴性脓毒症），以及 CD14、TLR-2 和 TLR-6（这些用于革兰氏阳性脓毒症）。抗 CD14 的单克隆抗体目前正在 II 期研究评估中。一些细胞内信号分子（例如 MyD88 和丝裂原激活蛋白激酶）是其他可能的治疗靶点。然而，对固有免疫至关重要的分子失活可能是有害的，Tlr4 基因突变的小鼠对细菌脓毒症的敏感性增加就证明了这一点[140]。因此，仔细识别与高死亡率相关的严重感染患者是十分重要的。

（宣笑笑 译 赖登明 审校）

参考文献

1. Janeway Jr CA, Medzhitov R. Innate immune recognition. *Annu Rev Immunol* 2002; 20:197–216.

2. Kimbrell DA, Beutler B. The evolution and genetics of innate immunity. *Nat Rev Genet* 2001 Apr; 2(4):256–67.

3. Janeway CA. How the immune system works to protect the host from infection: A personal view. *Proc Natl Acad Sci USA* 2001; 98:7461–8.

4. Calandra T. Pathogenesis of septic shock: Implications for prevention and treatment. *J Chemother* 2001; 13:173–80.

5. Zinkernagel RM. Maternal Antibodies, Childhood Infections, and Autoimmune Diseases. *N Engl J Med* 2001; 345:1331–5.

6. Vassallo MF, Walker WA. Neonatal microbial flora and disease outcome. *Nestle Nutr Workshop Ser Pediatr Program* 2008; 61:211–24.

7. Levy O. Innate immunity of the newborn: Basic mechanisms and clinical correlates. *Nat Rev Immunol* 2007 May; 7(5):379–90.

8. Stoll BJ, Hansen N, Fanaroff AA, Wright LL,Carlo WA, Ehrenkranz RA, Lemons JA, Donovan EF, Stark AR, Tyson JE, Oh W, Bauer CR, Korones SB, Shankaran S, Laptook AR, Stevenson DK, Papile LA, Poole WK. Changes in pathogens causing early-onset sepsis in very-low-birth-weight infants. *NEJM* 2002; 347(4):240–7.

9. Fanaroff AA, Martin RJ. *Neonatal-Perinatal Medicine: Diseases of the fetus and infant*, 7th edn. St Louis: Mosby, 2002; 407.

10. Stoll BJ, Gordon T, Korones SB et al. Early-onset sepsis in very low birth weight neonates: A report from the National Institutes of Child Health and Human Development Neonatal Research Network. *J Pediatr* 1996; 129:72–80.

11. Cairo MS. Neonatal neutrophil host defense. Prospects for immunologic enhancement during neonatal sepsis. *Am J Dis Child* 1989 Jan; 143(1):40–6.

12. Carr R, Huizinga TW. Low soluble FcRIII receptor demonstrates reduced neutrophil reserves in preterm neonates. *Arch Dis Child Fetal Neonatal Ed* 2000 Sep; 83(2):F160.

13. Stoll BJ, Hansen NI, Adams-Chapman I, Fanaroff AA, Hintz SR, Vohr B, Higgins RD. National Institute of Child Health and Human Development Neonatal Research Network. Neurodevelopmental and growth impairment among extremely low-birth-weight infants with neonatal infection. *JAMA* 2004 Nov 17; 292(19):2357–65.

14. Nelson KB, Willoughby RE. Infection, inflammation and cerebral palsy. *Curr Opin Neurol* 2000; 13:133–9.

15. Nelson KB, Dambrosia JM, Grether JK, Phillips TM. Neonatal cytokines and coagulation factors in children with cerebral palsy. *Ann Neurol* 1998; 44(4):665–75.

16. Dammann O, Durum S, Leviton A. Do white cells matter in white matter damage? *Trends Neurosci* 2001 Jun; 24(6):320–4.

17. Kumar A, Mittal R, Khanna HD, Basu S. Free radical injury and blood brain barrier permeability in hypoxic-ischaemic encephalopathy. *Pediatrics* 2008 Sep; 122(3):e722–7.

18. Zasloff M. Vernix, the newborn and innate defense. *Pediatr Res* 2003; 53:203–4.

19. Yoshio H, Tollin M, Gudmundsson GH, Lagercrantz H, Jornvall H, Marchini G, Agerbeth B. Antimicrobial polypeptides of human vernix caseosa and amniotic fluid: Implications for the newborn innate defense. *Pediatr Res* 2003; 53:211–6.

20. Davis JR, Miller HS, Feng JD. Vernix caseosa peritonitis: Report of two cases with antenatal onset. *Am J Clin Pathol* 1998; 109:320–3.

21. Dorschner RA, Lin KH, Murakami M, Gallo RL. Neonatal skin in mice and humans expresses increased levels of antimicrobial peptides: Innate immunity during development of the adaptive response. *Pediatr Res* 2003 Apr; 53(4):566–72.

22. Morein B, Abusugra I, Blomqvist G. Immunity in neonates. *Vet Immunol Immunopathol* 2002; 87:207–13.

23. Wegmann TG, Lin H, Guilbert L, Mosmann TR. Bidirectional cytokine interactions in the maternal-fetal relationship is successful pregnancy a TH2 phenomenon? *Immunol Today* 1993; 14:353–6.

24. Sacks GP, Studena K, Sargent K, Redman CW. Normal pregnancy and preeclampsia both produce inflammatory changes in peripheral blood leukocytes akin to those of sepsis. *Am J Obstet Gynecol* 1998; 179(1):80–6.

25. Rukavina D, Pdack ER. Abundant perforin expression at the maternal-fetal interface: Guarding the semiallogeneic transplant? *Immunol Today* 2000; 21:160–3.

26. Mills EL. Mononuclear phagocyte in the newborn: Their relation to the state of relative immunodeficiency. *Am J Pediatr Haematol Oncol* 1983; 5:189–98.

27. Khansari N, Fuiderberg HH. Functional heterogeneity of human cord blood monocytes. *Scand J Immunol* 1984; 19:337–42.

28. Byson YJ, Winter HS, Gardm SE et al. Deficiency of immune interferon production by leukocytes of normal newborns. *Cell Immunol* 1980; 58:191–206.

29. Sztein MB, Steeg PS, Stiehm R et al. Modulation of human cord blood monocyte DR antigen expression in vitro by lymphokines and interferons. In: Oppenheim JJ, Cohen S (eds). *Interleukins, Lymphokines and Cytokines*. New York: Academic Press, 1983:299–305.

30. Beltas S, Goetza B, Spere CP. Decreased adherence, chemotaxis and phagocytic activities of neutrophils from pre-term neonates. *Acta Paediatr Scand* 1990; 79:1031–8.

31. Anderson DC, Huges BJ, Edwards MS et al. Impaired chemotaxigenesis by Type III group B streptococci in neonatal sera: Relationship to diminished concentration of specific anticapsular antibody and abnormalities. *Pediatr Res* 1983; 17:496–520.

32. Miels EI, Thompson T, Bjorksten B et al. The chemiluminescence response and bactericidal activity of polymorphonuclear neutrophils from newborns and their mothers. *Paediatrics* 1979; 63:429–34.

33. Hilmo A, Howard TH. F-actin content of neonate and adult neutrophils. *Blood* 1987; 69:429–949.

34. Anderson DC, Becker-Freeman KL, Herdt, B. Abnormal stimulated adherence of neonatal granulocytes: Impaired induction of surface Mac-1 by chemotactic factors and secretagogues. *Blood* 1987; 70:740–50.

35. Thonson U, Trudsson L, Gustavis B. Complement components in 100 newborns and their mothers determined by electro-immunoassays. *Acta Path Microbiol Scand Immunol C* 1983; 91:148–50.

36. Gerdes JS, Douglas SD, Kolski GB et al. Decreased fibronectin biosynthesis by human cord blood mono-nuclear phagocyte in vitro. *J Leuk Biol* 1984; 34:91–9.

37. Fleit HB. Fc and complement receptor (CR1 and CR3) expression on neonatal human polymorphonuclear leukocytes. *Biol Neonate* 1989; 55:156–63.

38. Smith JB, Cambell EE, Ludomirsky A et al. Expression of the complement receptors CR1 and CR3 and the type III Fcγ receptor on neutrophils from newborn infants and from newborn infants and from fetuses with Rh disease. *Pediatr Res* 1990; 28:120–6.

39. Carr R. Neutrophil production and function in newborn infants. *Br J Haematol* 2000; 110:18–28.

40. Koenig JM, Stegner JJ, Schmeck AC, Saxonhouse MA, Kenigsberg LE. Neonatal neutrophils with prolonged survival exhibit enhanced inflammatory and cytotoxic responsiveness. *Pediatr Res* 2005; 57:424–9.

41. Luo D, Schowengerdt KO Jr, Stegner JJ, May WS Jr, Koenig JM. Decreased functional caspase-3 expression in umbilical cord blood neutrophils is linked to delayed apoptosis. *Pediatr Res* 2003; 53:859–64.

42. Molloy EJ, O'Neill AJ, Grantham J, Sheridan-Pereira M, Fitzpatrick JM, Webb DW, Watson RWG. Labour prolongs neonatal neutrophil survival and increases lipopolysaccharide responsiveness. *Pediatr Res* 2004 Jul; 56(1):99–103.

43. Henneke P, Osmers I, Bauer K, Lamping N, Versmold HT, Schumann RR. Impaired CD14-dependent and independent response of polymorphonuclear leukocytes in preterm infants. *J Perinat Med* 2003; 31(2):176–83.

44. Bonner S, Yan SR, Byers DM, Bortolussi R. Activation of extracellular signal-related protein kinases 1 and 2 of the mitogen-activated protein kinase family by lipopolysaccharide requires plasma in neutrophils from adults and newborns. *Infect Immun* 2001 May; 69(5):3143–9.

45. Molloy EJ, O'Neill AJ, Grantham J, Sheridan-Pereira M, Fitzpatrick JM, Webb DW, Watson RWG. Granulocyte colony stimulating factor and granulo-cyte macrophage stimulating factor have differential effects on neonatal and adult neutrophil function and survival in vivo and in vitro. *Pediatr Res* 2005 Jun; 57(6):806–12.

46. Yost CC, Cody MJ, Harris ES, Thornton NL, McInturff AM, Martinez ML, Chandler NB, Rodesch CK, Albertine KH, Petti CA, Weyrich AS, Zimmerman GA. Impaired neutrophil extracellular trap (NET) formation: A novel innate immune deficiency of human neonates. *Blood* 2009 Jun 18; 113(25):6419–27.

47. Lederer JA, Rodrick ML, Mannick JA. The effects of injury on the adaptive immune response. *Shock* 1999; 11:153–9.

48. Oberholzer A, Oberholzer C, Moldawer LL. Sepsis syndromes: Understanding the role of innate and acquired immunity. *Shock* 2001; 16:83–96.

49. Pinsky MR. Sepsis: A pro- and anti-inflammatory disequilibrium syndrome. *Contrib Nephrol* 2001; 132:354–66.

50. Jiminez MF, Watson RW, Parodo J, Evans D, Foster D, Steinburg M, Rotstein OD, Marshall JC. Dysregulated expression of neutrophil apoptosis in the systemic inflammatory response syndrome. *Arch Surg* 1997; 132(12):1263–9.

51. Clark RA. The human neutrophil respiratory burst oxidase. *J Infect Dis* 1990; 161:1140–7.

52. Bone RC. Sir Isaac Newton, sepsis, SIRS, and CARS. *Crit Care Med* 1996 Jul; 24(7):1125–8.

53. Gomez R, Romero R, Ghezzi F, Yoon BH, Mazor M, Berry SM. The fetal inflammatory response. *Am J J Obstet Gynecol* 1998; 179:194–202.

54. Ashare A, Powers LS, Butler NS, Doershug KC, Monick MM, Hunnunhake GW. Anti-inflammatory response is associated with mortality and severity of infection in sepsis. *Am J Physiol Lung Cell Mol Physiol* 2005; 288:L633–40.

55. Ng PC, Li K, Wong RP, Chui K, Wong E, Li G, Fok TF. Proinflammatory and anti-inflammatory cyto-kine responses in preterm infants with systemic infections. *Arch Dis Child Fetal Neonatal Ed* 2003; 88:F209–13.

56. Medzhitov R, Janeway CA. Innate immunity: Impact on adaptive immune response. *Curr Opin Immunol* 1997; 9:4–9.

57. Kollmann TR, Crabtree J, Rein-Weston A, Blimkie D, Thommai F, Wang XY, Lavoie PM, Furlong J, Fortuno ES 3rd, Hajjar AM, Hawkins NR, Self SG, Wilson CB. Neonatal innate TLR-mediated responses are distinct from those of adults. *J Immunol* 2009 Dec 1; 183(11):7150–60.

58. Levy E, Xanthou G, Petrakou E, Zacharioudaki V, Tsatsanis C, Fotopoulos S, Xanthou M. Distinct roles of TLR4 and CD14 in LPS-induced inflamma-tory responses of neonates. *Pediatr Res* 2009 Aug; 66(2):179–84.

59. Viemann D, Dubbel G, Schleifenbaum S, Harms E, Sorg C, Roth J. Expression of toll-like receptors in neonatal sepsis. *Pediatr Res* 2005; 58:654–9.

60. Yan SR, Byers DM, Bortolussi R. Role of protein kinase p53/56lyn in diminished lipopolysaccharide priming of formylleucyl-phenylalanine-induced superoxide production in human newborn neutro-phils. *Infect Immun* 2004; 72:6455–62.

61. Wynn JL, Scumpia PO, Winfield RD, Delano MJ, Kelly-Scumpia K, Barker T, Ungaro R, Levy O, Moldawer LL. Defective innate immunity predis-poses murine neonates to poor sepsis outcome but is reversed by TLR agonists. *Blood* 2008 Sep 1; 112(5):1750–8.

62. DiGiulio DB, Romero R, Amogan HP et al. Microbial prevalence, diversity and abundance in amniotic fluid during preterm labor: A molecular and culture-based

investigation. *PLoS One* 2008; 3:e3056.

63. Biasucci G, Benenati B, Morelli L, Bessi E, Boehm G. Cesarean delivery may affect the early bio-diversity of intestinal bacteria. *J Nutr* 2008; 138:1796S–800S.

64. Shen CM, Lin SC, Niu DM, Kou YR. Labour increases the surface expression of two Toll-like receptors in the cord blood monocytes of healthy term new-borns. *Acta Paediatr* 2009 Jun; 98(6):959–62.

65. Nathan J, Neu J. Necrotising enterocolitis: Relationship to innate immunity, clinical features, and strategies for prevention. *NeoReviews* 2006; 7;e143–50.

66. Sharma R, Young C, Mshvildadze M, Neu J. Intestinal microbiota: Does it play a role in diseases of the neonate? *NeoReviews* 2009; 10;e166–79.

67. Sodhi CP, Shi XH, Richardson WM, Grant ZS, Shapiro RA, Prindle T Jr, Branca M, Russo A, Gribar SC, Ma C, Hackam DJ. Toll-like receptor-4 inhibits entero-cyte proliferation via impaired beta-catenin signaling in necrotizing enterocolitis. *Gastroenterology* 2009 Sep 26. [Epub ahead of print]

68. Leaphart CL, Cavallo J, Gribar SC et al. A critical role for TLR4 in the pathogenesis of necrotizing entero-colitis by modulating intestinal injury and repair. *J Immunol* 20071; 179:4808–20.

69. Liu Y, Zhu L, Fatheree NY, Liu X, Pacheco SE, Tatevian N, Rhoads JM. Changes in intestinal Toll-like receptors and cytokines precede histological injury in a rat model of necrotizing enterocolitis. *Am J Physiol Gastrointest Liver Physiol* 2009 Sep; 297(3):G442–50.

70. Meinzen-Derr J, Poindexter B, Wrage L, Morrow AL, Stoll B, Donovan EF. Role of human milk in extremely low birth weight infants' risk of necrotizing enteroco-litis or death. *J Perinatol* 2009 Jan; 29(1):57–62.

71. LeBouder E, Rey-Nores JE, Rushmere NK, Grigorov M, Lawn SD, Affolter M, Griffin GE, Ferrara P, Schiffrin EJ, Morgan BP, Labeta MO. Soluble forms of Toll-like receptor (TLR)2 capable of modulating TLR2 signaling are present in human plasma and breast milk. *J Immunol* 2003; 171:6680–9.

72. Myers CD. Role of B-cell antigen processing and pre-sentation in the humoral immune response. *FASEB J* 1991; 5:2547–53.

73. Schlossman ST, Boumsell L, Gilks W et al. *Leukocyte Typing V.* Oxford: Oxford University Press, 1995.

74. Meuer SC, Schlossman SG, Reinherz EL. Clonal analysis of human cytotoxic T lymphocytes: T4+ and T8+ effector T-cells recognise products of different major histo-compatibility complex regions. *Proc Natl Acad Sci USA* 1982; 79:4395–9.

75. Germain RN. The ins and outs of antigen presenta-tion. *Nature* 1986; 322:687–9.

76. Melchers F, Anderson J, Curbel CM et al. Regulation of B lymphocyte replication and maturation. *J Cell Biochem* 1982; 19:315–21.

77. Singer A, Hodes RJ. Mechanisms of T-cell–B-cell interaction. *Ann Rev Immunol* 1983; 1:211–42.

78. Tosato G, Magrath IT, Koski IR, Dooley NJ, Blaese RM. B-cell differentiation and immunoregulatory T-cell function in human cord blood lymphocytes. *J Clin Invest* 1980; 66:383–8.

79. Puri P, Blacke P, Ren DJ. Lymphocyte transformation after surgery in the neonate. *J Paediatr Surg* 1980; 15:175–7.

80. Hayward AR, Kurnick J. Newborn T-cell suppres-sion: Early appearance, maintenance in culture and lack of growth factor suppression. *J Immunol* 1981; 125:50–3.

81. Lubens RG, Gard SE, Soderberg-Warner M, Stiehm R. Lectin dependent T lymphocytes and natural killer cytotoxic deficiencies in human newborn. *Cell Immunol* 1982; 74:40–3.

82. Eife RF, Eife G, August CS et al. Lymphotoxin production and blast cell transformation by cord blood lymphocytes: Dissociated lymphocyte function in newborn infants. *Cell Immunol* 1974; 14:435–9.

83. Gupta S, Shwartz SA, Good RA. Subpopulation of human T-cell lymphocytes. VII cellular basis of con-canavalin A induced T-cell mediated suppression of immunoglobulin production by B-lymphocytes from normal humans. *Cell Immunol* 1978; 44:242–9.

84. Foa R, Giubellino M, Fierro M et al. Immature T-Lymphocytes in human cord blood identified by monoclonal antibodies: A model for the study of the differentiation pathway of T-cells in humans. *Cell Immunol* 1984; 89:194–201.

85. Reason DC, Ebiasawaaa M, Saito H et al. Human cord blood lymphocytes do not simultaneously express CD4 and CD8 cell surface markers. *Biol Neonate* 1990; 58:87–90.

86. Clement LT, Vink PE, Bradley GE. Novel immu-noregulatory functions of phenotypically distinct subpopulations of CD4+ cells in the human neonate. *J Immunol* 1990; 145:102–8.

87. Gerli R, Bertotto A, Spinozzi F et al. Thymic modu-lation of CD38 (T10) antigen on human cord blood lymphocytes. *Clin Immunol Immunopathol* 1987; 45:323.

88. Maccario R, Ferrari FA, Ciana S et al. Receptors for peanut agglutinin on a high percentage of human cord blood lymphocytes: Phenotype characterisa-tion of peanut positive cells. *Thymus* 1981; 2:239.

89. Meccario R, Nespoli IO, Mingrat G et al. Lymphocyte subpopulations in the neonate: Identification of an immature subset of OKT8-positive, OKT3-negative cells. *J Immunol* 1983; 130:1129–32.

90. Splawski JB, Lipsky PE. Cytokine regulation of immu-noglobulin secretion by neonatal lymphocytes. *J Clin Invest* 1991; 88:967–77.

91. Watson W, Oen K, Ramdahin R et al. Immunoglobulin and cytokine production by neona-tal lymphocytes. *Clin Exp Immunol* 1991; 83:169–74.

92. Erkeller-Yuuksel FM, Deneys V, Yuksel B et al. Age-related changes in human blood lymphocyte subpopulation. *J Pediatr* 1992; 120:216–22.

93. Wu LYF, Blanco A, Cooper MA et al. Ontogeny of B lymphocyte differentiation induced by poke-

weed mitogen. *Clin Immunol Immunopathol* 1976; 5:208–17.

94. Hayward AR, Lawton AR. Induction of plasma cell differentiation of human fetal lymphocytes: Evidence for functional immaturity of T and B cell. *J Immunol* 1977; 115:1213.

95. Bird AG, Britton S. A new approach to the study of B lymphocyte function using an indirect B cell activator. *Immunol Rev* 1984; 45:41.

96. Miller KM, Pittart WB, Sorenson RU. Cord blood B cell differentiation: Synergistic effect of pokeweed mitogen and *Staphylococcus aureus* on in vitro differentiation of B cells from human neonates. *Clin Exp Immunol* 1984; 56:415.

97. Andersson U, Bird AG, Britton S et al. Humoral and cellular immunity in humans studies at the cell level from birth to 2 years of age. *Immunol Rev* 1981; 57:5.

98. Durandy A, Fisher A, Griscelli C. Active suppression of B lymphocyte maturation by two different unborn T lymphocyte subsets. *J Immunol* 1979; 123:2646.

99. Pastorelli G, Rousset F, Pene J et al. Cord blood B-cells are mature in their capacity to switch to IgE producing cells in response to interleukin-4 in vitro. *Clin Exp Immunol* 1990; 82:114–9.

100. Finkelman SD, Katona IM, Urban JF et al. IL4 is required to generate and sustain in vivo IgE responses. *J Immunol* 1988; 141:2335–41.

101. Clough JD, Mims LH, Strober W. Deficient IgA antibody responses to arsanilic acid bovine serum albumin (BSA) in neonatally thymectomised rabbits. *J Immunol* 1971; 107:1624–9.

102. Durandy A, Thuillier S, Forbveille M et al. Phenotypic and functional characteristics of human newborns B-lymphocytes. *J Immunol* 1990; 144:60–5.

103. Raveche ES. Possible immunoregulatory role for CD5+B cells. *Clin Immunol Immunopathol* 1990; 56:135–50.

104. Gibbons DL, Haque SF, Silberzahn T, Hamilton K, Langford C, Ellis P, Carr R, Hayday AC. Neonates harbour highly active gammadelta T cells with selective impairments in preterm infants. *Eur J Immunol* 2009 Jul; 39(7):1794–806.

105. Cates KL, Rowe JC, Ballow M. The premature infant as a comprised host. *Curr Probl Pediatr* 1983; 13:5–63.

106. Rijkers GT, Sanders EA, Breukels MA, Zegers BJ. Infant B cell responses to polysaccharide determinants. *Vaccine* 1998; 16:1396–4000.

107. Holmes SJ, Granoff DM. The biology of *Haemophilus influenzae* type b vaccination failure. *J Infect Dis* 1992; 165 Suppl A:S121–8.

108. Eskola J, Ward J, Dagan R, Goldblatt D, Zepp F, Fiegrist CA. Combined vaccination of *Haemophilus influenzae* type b conjugate and diphtheria-tetanus-pertussis containing acellular pertussis. *Lancet* 1999; 354:2063–8.

109. Goriely S, Vincart B, Stordeur P, Vekemans J, Willems F, Goldman M, De Wit D. Deficient IL-12 (p35) gene expression by dendritic cells derived from neonatal monocytes. *J Immunol* 2001; 166:2141–6.

110. Hamblin AS. *Lymphokines*. Oxford: IRL Press, 1988.

111. Whicker JT, Evans SW. Cytokines in disease. *Clin Chem* 1990; 36/7:1269–81.

112. Lucas C, Bald LN, Fandly BM et al. The autocrine production of transforming growth factor during lymphocyte activation: A study with a monoclonal antibody based ELISA. *J Immunol* 1990; 145:1415–22.

113. Nijsten MW, de Groot ER, ten Duis HJ et al. Serum levels of interleukin-6 and acute phase responses. *Lancet* 1987; 2:921.

114. Fong Y, Moldawer L, Shires GT et al. The biological characteristics of cytokines and their implication in surgery injury. *Surg Gynec Obstet* 1990; 170:363–78.

115. Leary AG, Ikeubuchi K, Hirai T. Synergism between interleukin-6 and interleukin-3 in supporting proliferation of human hematopoietic stem cells: Comparison with interleukin-1a. *Blood* 1988; 71:1759–63.

116. Beytler B, Mylsark IW, Cerami A. Passive immunisation against cachectin/tumor necrosis factor protects mice from the lethal effect of endotoxin. *Science* 1985; 229:869–71.

117. Schoham S, Davernne D, Cady AB et al. Recombinant tumor necrosis factor and interleukin-1 enhance slow-wave sleep. *Am J Phys* 1987; 253:142–9.

118. Ambalavanan N, Carlo WA, D'Angio CT, McDonald SA, Das A, Schendel D, Thorsen P, Higgins RD. Eunice Kennedy Shriver National Institute of Child Health and Human Development Neonatal Research Network. Cytokines associated with bronchopulmonary dysplasia or death in extremely low birth weight infants. *Pediatrics* 2009 Apr; 123(4):1132–41.

119. Geelen SPM, Fleer A, Bezemer AC, Gerards LJ, Rijkers GT, Verhoef J. Deficiencies in opsonic defense to pneumococci in the human newborn despite adequate levels of complement and specific IgG antibodies. *Pediatr Res* 1990; 27:514–8.

120. Drossou V, Kanakoudi F, Diamanti E, Tzimouli V, Konstantinidis T, Germenis A, Kremenopoulos G, Katsougiannopoulos V. Concentrations of main serum opsonins in early infancy. *Arch Dis Child* 1995; 72:F172–5.

121. Ballow M, Cates KL, Rowe JC, Goetz C, Desbonnet C. Development of the immune system in very low birth weight (less than 1500 g) premature infants: Concentrations of plasma immunoglobulins and patterns of infection. *Pediatr Res* 1986; 20:899–904.

122. Kovar I, Ajina NS, Hurley R. Serum complement and gestational age. *J Obstet Gynaecol* 1983; 3:182–6.

123. Notarangelo LD, Chirico G, Chiara A, Colombo A, Rondini G, Plebani A, Martini A, Ugazio AG. Activity of classical and alternative pathways of complement in preterm and small for gestational age infants. *Pediatr Res* 1984; 18:281–5.

124. Ohlsson A, Lacy JB. Intravenous immunoglobulin

for suspected or subsequently proven infection in neonates. *Cochrane Database Syst Rev* 2004; (1):CD001239.

125. Ohlsson A, Lacy JB. Intravenous immunoglobulin for preventing infection in preterm and/or low-birth-weight infants. *Cochrane Database Syst Rev* 2004; (1):CD000361.

126. INIS Study Collaborative Group. The INIS Study. International Neonatal Immunotherapy Study: Non-specific intravenous immunoglobulin therapy for suspected or proven neonatal sepsis. An international, placebo controlled, multicentre randomised trial. *BMC Pregnancy Childbirth* 2008 Dec 8; 8(1):52.

127. Carr R, Modi N, Dore C. G-CSF and GM-CSF for treating or preventing neonatal infections. *Cochrane Database Syst Rev* 2003; (3):CD003066.

128. Carr R, Brocklehurst P, Doré CJ, Modi N. Granulocyte-macrophage colony stimulating factor administered as prophylaxis for reduction of sepsis in extremely preterm, small for gestational age neonates (the PROGRAMS trial): A single-blind, multicentre, randomised controlled trial. *Lancet* 2009; 373;226–33.

129. Kuhn P, Messer J, Paupe A, Espagne S, Kacet N, Mouchnino G, Klosowski S, Krim G, Lescure S, Le Bouedec S, Meyer P, Astruc D. A multicenter, randomized, placebo-controlled trial of prophylactic recombinant granulocyte-colony stimulating factor in preterm neonates with neutropenia. *J Pediatr* 2009; 155(3):324–30.e1.

130. Bernard GR, Ely EW, Wright TJ, Fraiz J, Stasek JE Jr, Russell JA, Mayers I, Rosenfeld BA, Morris PE, Yan SB, Helterbrand JD. Safety and dose relationship of recombinant human activated protein C for coagulopathy in severe sepsis. *Crit Care Med* 2001 Nov; 29(11):2051–9.

131. Nadel S, Goldstein B, Williams MD, Dalton H, Peters M, Macias WL, Abd-Allah SA, Levy H, Angle R, Wang D, Sundin DP, Giroir B. Researching Severe Sepsis and Organ Dysfunction in Children: A Global Perspective (RESOLVE) Study Group. Drotrecogin alfa (activated) in children with severe sepsis: A multicentre phase III randomised controlled trial. *Lancet* 2007 Mar 10; 369(9564):836–43.

132. Neu J. Perinatal and neonatal manipulation of the intestinal microbiome: A note of caution. *Nutr Rev* 2007; 65:282–285.

133. Parracho H, McCartney AL, Gibson GR. Probiotics and prebiotics in infant nutrition. *Proc Nutr Soc* 2007; 66:405–411.

134. Lin HC, Hsu CH, Chen HL et al. Oral probiotics prevent necrotizing enterocolitis in very low birth weight preterm infants: A multicenter, randomized, controlled trial. *Pediatrics* 2008; 122: 693–700.

135. Kunz AN, Noel JM, Fairchok MP. Two cases of *Lactobacillus* bacteremia during probiotic treatment of short gut syndrome. *J Pediatr Gastroenterol Nutr* 2004; 38:457–8.

136. Besselink MG, van Santvoort HC, Buskens E et al. Acute Pancreatitis Work Group Netherland. Probiotic prophylaxis in patients with predicted severe acute pancreatitis: A randomised, double-blind, placebo-controlled trial. *Lancet* 2008; 23:1651–9.

137. Bobey-Wright NAM, Tcheurekdjian H, Wara D, Lewis DB. Immunologic aspects of DiGeorge syndrome. *NeoReviews* Oct 2005; 6:e471–8.

138. Puck JM. Neonatal screening for severe combined immune deficiency. *Curr Opin Allergy Clin Immunol* 2007 Dec; 7(6):522–7.

139. Wynn JL, Neu J, Moldawer LL, Levy O. Potential of immunomodulatory agents for prevention and treatment of neonatal sepsis. *J Perinatol* 2009 Feb; 29(2):79–88.

140. Poltorak A, Smirnova I, He X, Liu MY, Van Huffel C, McNally O, Birdwell D, Alejos E, Silva M, Du X, Thompson P, Chan EK, Ledesma J, Roe B, Clifton S, Vogel SN, Beutler B. Genetic and physical mapping of the Lps locus: Identification of the toll-4 receptor as a candidate gene in the critical region. *Blood Cells Mol Dis* 1998 Sep; 24(3):340–55.

141. Brocklehurst P et al. Treatment of neonatal sepsis with intravenous immune globulin. The INIS Collaborative Group. *New Engl J Med* 2011 Sep 29; 365(13):1201–11.

142. Marlow N, Morris T, Brocklehurst P et al. A randomized trial of granulocyte-macrophage colony-stimulating factor for neonatal sepsis: Outcomes at 2 years. *Arch Dis Child Fetal Neonatal Ed* 2013; 98:F46–53.

143. Costeloe K et al. on behalf of The Probiotics in Preterm Infants Study Collaborative Group. *Bifidobacterium breve* BBG-001 in very preterm infants: A randomised controlled phase 3 trial. *Lancet* Vol(10019):649–60.

144. Martinon F, Mayor A, Tschopp J. The inflammasomes: Guardians of the body. *Annu Rev Immunol* 2009; 27:229–65.

145. Martinon F, Burns K, Tschopp J. The inflammasome: A molecular platform triggering activation of inflammatory caspases and processing of proIL-beta. *Mol Cell* 2002; 10:417–26.

146. Ozaki E, Campbell M, Doyle SL. Targeting the NLRP3 inflammasome in chronic inflammatory diseases: Current perspectives. *J Inflamm Res* 2015; 8:15–27.

147. Karmakar M, Katsnelson M, Malak HA et al. Neutrophil IL-1β processing induced by pneumolysin is mediated by the NLRP3/ASC inflammasome and caspase-1 activation and is dependent on K+ efflux. *J Immunol Baltim Md 1950* 2015; 194:1763–75.

148. Mankan AK, Dau T, Jenne D, Hornung V. The NLRP3/ASC/caspase-1 axis regulates IL-1β processing in neutrophils. *Eur J Immunol* 2012; 42:710–17.

149. Yu JR, Leslie KS. Cryopyrin-associated periodic syndrome: An update on diagnosis and treatment response. *Curr Allergy Asthma Rep* 2010;

11:12–2.

150. Sharma AA, Jen R, Kan B, Sharma A et al. Impaired NLRP3 inflammasome activity during fetal development regulates IL-1β production in human monocytes. *Eur J Immunol* 2015; 45:238–49.

151. Gibbons D, Fleming P, Virasami A, Michel ML, Sebire NJ, Costeloe K, Carr R, Klein N, Hayday A. Interleukin-8 (CXCL8) production is a signatory T cell effector function of human newborn infants. *Nat Med* 2014 Oct; 20(10):1206–10.

152. Hoskote AU1, Ramaiah RN, Cale CM, Hartley JC, Brown KL. Role of immunoglobulin supplementation for secondary immunodeficiency associated with chylothorax after pediatric cardiothoracic surgery. *Pediatr Crit Care Med* 2012 Sep; 13(5):535–41.

153. Ohlsson A1, Lacy JB. Intravenous immunoglobulin for suspected or proven infection in neonates. *Cochrane Database Syst Rev* 2015 Mar 27; 3:CD001239.

154. Pammi M, Haque KN. Pentoxifylline for treatment of sepsis and necrotizing enterocolitis in neonates. *Cochrane Database Syst Rev* 2015 Mar 9; 3:CD004205.

155. Marlow N, Morris T, Brocklehurst P, Carr R, Cowan F, Patel N, Petrou S, Redshaw M, Modi N, Doré CJ. A randomised trial of granulocyte-macrophage colony-stimulating factor for neonatal sepsis: Childhood outcomes at 5 years. *Arch Dis Child Fetal Neonatal Ed* 2015 Jul; 100(4):F320–6.

156. Pammi M, Abrams SA. Oral lactoferrin for the prevention of sepsis and necrotizing enterocolitis in preterm infants. *Cochrane Database Syst Rev.* 2015 Feb 20; 2:CD007137.

157. AlFaleh K, Anabrees J. Probiotics for prevention of necrotizing enterocolitis in preterm infants. *Cochrane Database Syst Rev* 2014 Apr 10; 4:CD005496.

158. Goldbach-Mansky R, Dailey NJ, Canna SW et al. Neonatal-onset multisystem inflammatory disease responsive to interleukin-1beta inhibition. *N Engl J Med* 2006; 355:581–92.

159. Goldbach-Mansky R. Current status of understanding the pathogenesis and management of patients with NOMID/CINCA. *Curr Rheumatol Rep* 2011; 13:123–31.

160. Almeida de Jesus A1, Goldbach-Mansky R. Monogenic autoinflammatory diseases: Concept and clinical manifestations. *Clin Immunol* 2013 Jun; 147(3):155–74.

161. Tanaka N, Izawa K, Saito MK, Sakuma M, Oshima K, Ohara O, Nishikomori R, Morimoto T, Kambe N, Goldbach-Mansky R, Aksentijevich I, de Saint Basile G, Neven B, van Gijn M, Frenkel J, Aróstegui JI, Yagüe J, Merino R, Ibañez M, Pontillo A, Takada H, Imagawa T, Kawai T, Yasumi T, Nakahata T, Heike T. High incidence of NLRP3 somatic mosaicism in patients with chronic infantile neurologic, cutaneous, articular syndrome: Results of an International Multicenter Collaborative Study. *Arthritis Rheum* 2011 Nov; 63(11):3625–32.

162. Izawa KI, Hijikata A, Tanaka N, Kawai T, Saito MK, Goldbach-Mansky R, Aksentijevich I, Yasumi T, Nakahata T, Heike T, Nishikomori R, Ohara O. Detection of base substitution-type somatic mosaicism of the NLRP3 gene with >99.9% statistical confidence by massively parallel sequencing. *DNA Res* 2012; 19(2):1–10.

163. Wilson SP, Cassel SL. Inflammasome mediated autoinflammatory disorders. *Postgrad Med* 2010 Sep; 122(5):125–33.

新生儿脓毒症

Jamie Golden　　Jessica A. Zagory　　Christopher P. Gayer　　Tracy C. Grikscheit
Henri R. Ford

引言

　　新生儿脓毒症仍然是世界上最常见的死亡原因之一。虽然脓毒症的病死率有所下降，但 2015 年全世界仍有 40 多万新生儿死于脓毒症和感染 [1]。在随访中发现，新生儿时期有过感染史的婴儿较无感染史的婴儿发生神经系统发育不良的概率更高。神经系统发育不良包括脑性瘫痪、视力差、精神运动发育迟缓、反映心理发展指数的 Bayley 婴儿发展量表 Ⅱ 得分低、大脑发育受损等 [2]。本章将讲述新生儿脓毒症的定义、流行病学、病理生理学、诊断、治疗和结局。

定义和分类

　　脓毒症在成人患者的定义为革兰氏阴性菌感染导致的发热、低血压、组织灌注不良等，最终发展为多器官衰竭。临床研究表明，感染、毒素、严重组织坏死和开放性烧伤创面均可表现出这些体征和症状。因此，全身炎症反应综合征（systemic inflammatory response syndrome，SIRS）被引入来描述一系列的炎症症状，包括发热、心动过速、呼吸过速和白细胞计数异常。许多促炎和抗炎细胞因子和激素已经被证实与 SIRS 反应有关。有学者把各种细胞因子反应模式与特定的临床体征和症状进行了分组。除了 SIRS 外，也与代偿性抗炎症反应综合征（compensatory anti-inflam-matory response syndrome，CARS）或失代偿性炎症反应综合征（mixed anti-inflammatory response syndrome，MARS）[3-4] 相关 [5]（图 20.1）。

　　直到最近，脓毒症被定义为病原体感染后导致的 SIRS 反应。严重的脓毒症定义为脓毒症伴随器官功能障碍及组织低灌注，脓毒症休克定义为充足的液体复苏后仍持续存在的组织低灌注 [6]。在儿科患者中，这些定义取决于与年龄相关的症状体征和白细胞的临界值。在近期的"关于脓毒症和脓毒症休克的第三次国际共识定义"中重新定义了脓毒症。脓毒症现在被定义为"由宿主对感染的反应失调引起的危及生命的器官功能障碍"。这里包含了"严重脓毒症"的含义 [7]。该指南在 2016 年出版，不涵盖新生儿（图 20.2）。

　　新生儿脓毒症发生在出生后 28 天内或早产儿修正胎龄后的 4 周内 [8]。新生儿脓毒症分两类：早发型脓毒症（early onset sepsis，EOS）和迟发型脓毒症（late onset sepsis，LOS）。出生后 72 小时内发展的脓毒症为 EOS，出生后 72 小时至 28 天内发展的脓毒症为 LOS。EOS 和 LOS 有不同的病因、诱因及病原体。

　　诊断脓毒症有很多指标。临床医师根据以下标准可初步诊断脓毒症，并指导后续的检查和抗生素应用，记录病情变化，分析病程进展。早期的指标是 Rochester 标准 [9-10]。该指标可评估 3 月龄内健康足月儿严重的细菌感染和脓毒症的高风险。然而 Rochester 标准既不能定义脓毒症，也不能用于复杂围产期或早产儿的管理 [11]。大规模的儿科数据库总结出与成人指标平行的儿童指标 [12]，可用于脓毒症结果

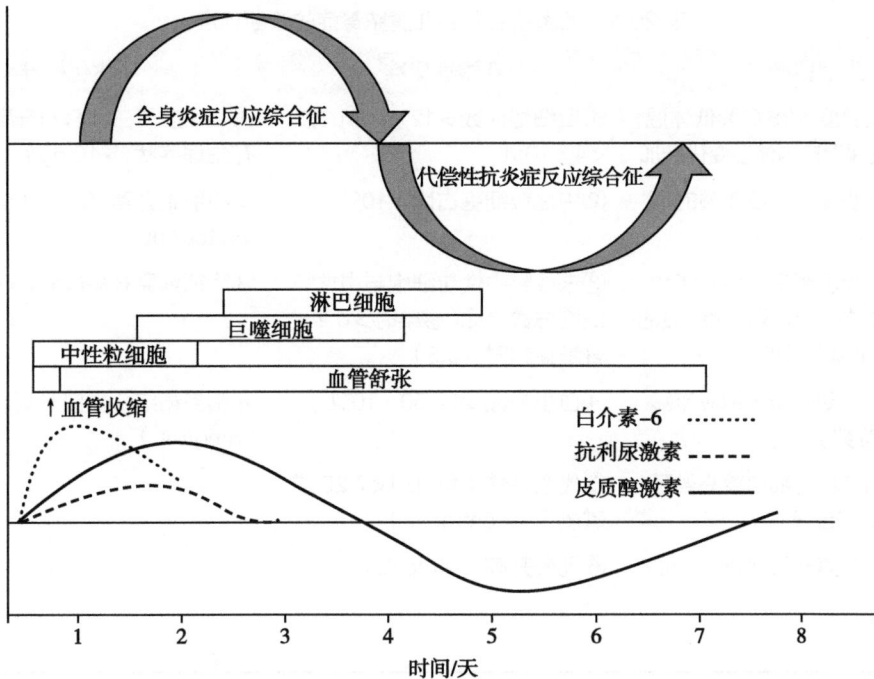

图 20.1 脓毒症时全身炎症反应综合征(SIRS)和代偿性抗炎症反应综合征(CARS)的阶段可被预测。这些数据并不全面,但可代表各个阶段变化最明显的辅助检查指标

分析,但仍不适用于新生儿。此外,有些标准在严格意义上是生化标准[13]而不是临床标准,与经典的"骨"标准形成对比[14-15]。表 20.1 列举了可用于新生儿脓毒症诊断的指标[16-19]。

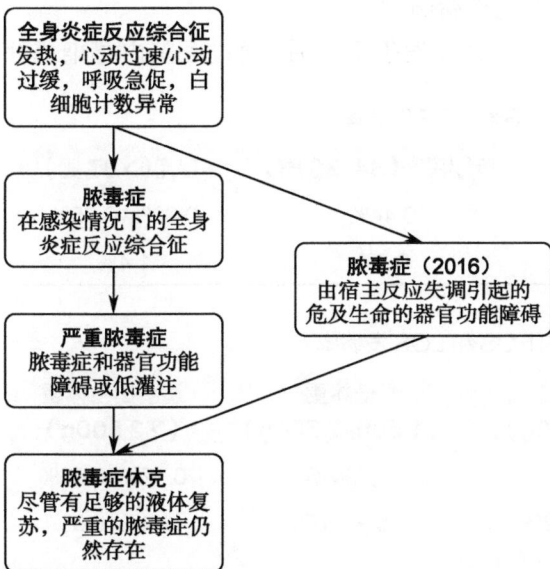

图 20.2 新生儿炎症反应的分类,包括脓毒症的最新定义

流行病学

新生儿学的进步使早产儿和极低体重儿存活下来,这也是新生儿脓毒症的发病率近年来有所增加的重要原因。感染率因地理区域、可获得的卫生资源及母婴风险因素而异[20]。全球大约 75% 的新生儿死亡发生在出生后的第 1 周,大多数发生在缺乏资源、就诊条件有限以及卫生条件差的中低收入国家[21-22]。最近新生儿脓毒症的发病率为每 1 000 例存活胎儿中 1~170 例发病,10 名患脓毒症的新生儿中就有 4 例死亡或者遗留严重残疾,包括严重的神经发育障碍[23-24]。

新生儿脓毒症的发生率与胎龄、出生体重相关(表 20.2 和表 20.3)。EOS 和 LOS 的发生率随胎龄的降低而增加,在早产儿和超早产儿发生率最高[25]。出生体重是相对于胎龄定义的,是很多结局的独立风险因素,包括新生儿脓毒症。然而,与年龄相关的出生体重是一个混杂变量。出生体重与脓毒症发

表 20.1　危重新生儿和儿童脓毒症的诊断标准

生理标准	实验室标准	生化标准
①发热（直肠温度＞38℃）、低体温（＜35.6℃）或保温箱内体温变化增加	①白细胞计数＞12×10⁹/L 或＜4×10⁹/L	①C 反应蛋白（CRP）升高（＞3mg/mL 有生理症状，＞10mg/mL 无症状）
②心动过速（心率＞相应年龄的第95 百分位数）	②中性粒细胞占比＞10%	②白细胞介素 -6 升高（IL-6＞44.4pg/mL）
③呼吸过速（呼吸频率＞相应年龄的第95 百分位数）或伴心动过缓的呼吸暂停事件频率增加	③未成熟中性粒细胞与中性粒细胞总数之比（感染时＞0.2，骨髓耗竭时＞0.8）	③降钙素原升高（PCT＞6.1ng/mL）
④低血压（平均动脉压＜相应年龄的第5 百分位数）	④血小板减少（＜50×10⁹/L）	④脂多糖结合蛋白升高（LBP＞25mg/mL）
⑤外周灌注不良（毛细血管充盈延迟或中心 - 周围温度差）	⑤代谢性酸中毒（pH＜7.25 或碱剩余＜-5mmol/L）	
⑥少尿[出生后第一天尿量＜1mL/（kg·h）]	⑥乳酸升高（＞4mol/L）	
⑦喂养不当		

病率的关系也有报道（表 20.3 和表 20.4）。然而，出生体重并不能反映宫内体重增长的变化。对于胎龄较小的胎儿来说，其宫内体重增长曲线比适龄胎儿波动更小。宫内生长曲线的下降提示母体 - 胎儿感染时的胎盘功能不全或胎儿需求增加。因此，异常的生长曲线往往被认为与产前感染有关。

新生儿脓毒症的流行病学在 EOS 和 LOS 之间有差异。EOS 常在分娩前或分娩期间因母体的感染而获得，包括血行传播、绒毛膜羊膜炎、分娩期间直接接触、经呼吸道吸入、经食管吞咽摄入等。最常见的病原体来自母体阴道菌群。据估计，EOS 发病率为 1‰~2‰，在住院新生儿中为 9‰，其病死率在足月新生儿中为 3%，在极低体重新生儿中为 16%[26-29]。在美国，每年大约有 3 300 例 EOS 病例和 400 例死亡病例[20]。

LOS 发生于产后，通过医院内感染或社

表 20.2　按胎龄划分的 EOS 和 LOS 发病率

	超早产（23~27 周）	早产（＜37 周）	晚期早产（34~36 周）	足月（＞37 周）
EOS	无报道	0.56%	0.44%	0.02%~0.35%
LOS	22%~48%	16%	6.3%	1.4%

表 20.3　按出生体重划分的 EOS 和 LOS 发病率

	超低体重（＜1 000g）	极低体重（1 000~1 500g）	低体重（1 500~2 500g）	适龄出生体重（＞2 500g）
EOS	无报道	0.19%~0.59%	无报道	0.12%~0.66%
LOS	平均22%~33%（750~1 000g 为 38%，500~750g 为 48%）	平均16%~22%（1 250~1 500g 为 7%，1 000~1 250g 为 18%）	5%~16%	1.4%~5.6%

注：本表不考虑大于胎龄儿。

表 20.4　新生儿重症监护室的全国监测及
医院内感染率

医院内感染类型	PPN	NNIS
BSI/1000 CVC 置管日	未报道	8.6%
<1 000g	12.8%	9.1%
>1 000g	4.7%	4.1%
VAP/1000 通气日	未报道	2.5%
<1 000g	4.9%	1.5%
>1 500g	1.1%	1.4%
全部 PNA/1000 住院日	12.9%	未报道
UTI/1000 住院日	8.6%	未报道

注：PPN，儿科预防网络；NNIS，国家医院内感染监测；BSI，血流感染；CVC，中心静脉导管；VAP，呼吸机相关性肺炎；PNA，肺炎；UT I，尿路感染。

区感染途径获得[30]。LOS 比 EOS 更常见，据报告 LOS 在新生儿中发病率高达 30%，占新生儿重症监护室（NICU）的 7%[29]。医院内感染导致的脓毒症在全国发病率为 1.4%，NICU 获得性脓毒症的发病率从 5% 到 30% 不等，取决于医疗单位的诊断水平[31]。LOS 是 NICU 发病率和死亡率的主要原因之一[32]。LOS 与 NICU 常用的留置导管有关，包括中心静脉导管、气管导管和尿管（表 20.4）[33]。此外，极低体重儿 LOS 发病率高（16%~30%，患儿体重 <1 000g 时增至近 50%），并且最有可能出现感染[29]。

危险因素

　　新生儿脓毒症的危险因素可分为产妇因素和新生儿因素（表 20.5）。产妇因素与 EOS 的相关性更大，可以分为三类：感染、定植和危险因素[26]。感染定义为经实验室证实的具有围产期发热等临床症状的细菌感染。定植的特点是生殖道细菌培养阳性（例如 B 族链球菌），伴或不伴感染症状，并且可能与 2% 的侵入性疾病发生相关[20]。危险因素包括早产（<37 周）、胎膜延迟破裂（>18 小时），可能导

表 20.5　新生儿脓毒症的危险因素

分类	EOS	LOS
孕产妇危险因素	● 细菌感染 ● GBS 定植 ● 围产期发热 ● 早产 ● 胎膜延迟破裂（>18 小时） ● 社会经济地位低	● 早产 ● 低出生体重
新生儿危险因素	● 早产	● 极低体重儿 ● 新生儿黄疸 ● 脑室内出血 ● 早产儿 ● 入住 NICU ● 留置导管 ● 侵入性操作
医院内危险因素		● 入住 ICU ● 缺乏肠内营养 ● 缺乏母乳喂养 ● 肠外营养 ● 肠道手术或病理状态 ● 长时间使用广谱抗生素

致感染风险增加。社会经济地位低或 B 族链球菌（group B streptococcus，GBS）阳性产检史也与 EOS 密切相关。除早产和低出生体重外，产妇因素被认为对 LOS 没有很大影响[34]。

　　新生儿因素更为常见，包括极低出生体重、新生儿黄疸、脑室内出血、早产、留置导管和侵入性手术[30]。固有免疫应答改变、从母体被动获得的免疫球蛋白缺乏、男性、Apgar 评分低、新生儿窘迫、贫血、体温过低和代谢紊乱也被认为是新生儿脓毒症的危险因素[30]。

　　新生儿医院内感染的危险因素包括重症监护病房环境、缺乏肠内营养、缺乏母乳、留置导管、肠外营养以及肠道手术。此外，广谱抗生素的长期使用可能导致条件性致病菌或耐药病原体的传播[8]。医院内新生儿有真菌感染风险，如念珠菌病。此类患儿感染的危险因素包括出生体重低（<1 500g）、肠外营

养、留置导管、缺乏肠内营养、机械通气、H_2受体拮抗剂、剖腹探查术、腹膜透析和使用广谱抗生素或产前使用抗生素[8]。

病理生理学、病原体和生物标志物

脓毒症最新的定义为由宿主对感染的反应失调引起的危及生命的器官功能障碍[7]。因此,脓毒症既与细菌毒力相关,也与宿主防御系统失调相关。

细菌毒力是指病原体黏附上皮细胞,通过基底膜侵入宿主组织,逃避宿主防御机制的能力。微生物通过细菌菌毛结合或黏附在宿主结构蛋白上,利用细胞整合素内化[35]。然后细菌使用不同的酶和毒素来中和胞内一系列细胞因子介导的化学反应,包括透明质酸酶、胶原酶、卵磷脂酶、蛋白酶、内毒素(例如脂多糖)和外毒素。

已经发现了许多引起新生儿脓毒症的病原体。大肠杆菌和 GBS 是 EOS 最常见的致病菌。其他常见的致病菌包括:其他族群链球菌、金黄色葡萄球菌、肠球菌、革兰氏阴性肠杆菌、流感嗜血杆菌和单核细胞性李斯特菌[36]。病毒感染也是 EOS 的病因,包括单纯疱疹病毒、肠道病毒和副流感病毒。真菌很少诱发 EOS,念珠菌是最常见的致病菌[36]。LOS 最常由革兰氏阳性菌(70%)引起,其次是革兰氏阴性菌(25%)和真菌(5%)。LOS 的病原体包括凝固酶阴性链球菌(42%)、金黄色葡萄球菌(10%)、肠球菌(9%)、GBS(5%)、大肠杆菌(8%)、克雷伯菌(5%)、肠杆菌(5%)和假单胞菌(3%)。

新生儿免疫系统与儿童和成人的免疫系统有很大的不同。婴儿的免疫系统是相对不成熟的,从胎儿过渡到新生儿时期经历了免疫抑制。婴儿的免疫包含固有免疫和获得性免疫,均可以产生体液免疫和细胞免疫(图 20.3)。然而,适应性免疫应答需要在分娩后 5~7 天达到成熟[30],而正常的补体水平和调理素水平要到 6 个月后才会出现[37]。适应性体液系

统依赖于母亲在产前通过胎盘转移和产后通过初乳及母乳提供的抗体。细胞的先天性和获得性免疫机制早在妊娠 13 周就存在,而白细胞在近 30 周时大量出现[38]。

新生儿时期皮肤和黏膜的屏障功能弱,在静脉注射、气管插管和留置导管等操作时更容易感染[36]。婴儿的肠道屏障脆弱,致病菌易定植,从而导致肠道脓毒症。新生儿肠道蠕动功能差,酸性消化液分泌少,保护性黏液分泌以及分泌型 IgA 少,疏松的组织使细菌能从胃肠道转移到正常无菌组织[22]。经阴道分娩的新生儿受母体粪便和阴道菌群影响,而剖宫产分娩的新生儿则受皮肤菌群和医院内感染影响。重症监护病房的新生儿医院内感染的病原体往往有耐药性,这说明环境对细菌菌群、定植方式和肠源性脓毒症的易感性作用明显[22]。此外,新生儿的脑膜和血脑屏障等内部屏障都是不成熟的,菌血症时致病菌易移位[39]。

细菌入侵并激活宿主免疫反应,导致全身炎症以及各种炎症介质的产生,包括细胞因子、趋化因子、急性期蛋白、黏附因子、补体和细胞表面标记物[40]。细胞因子在新生儿脓

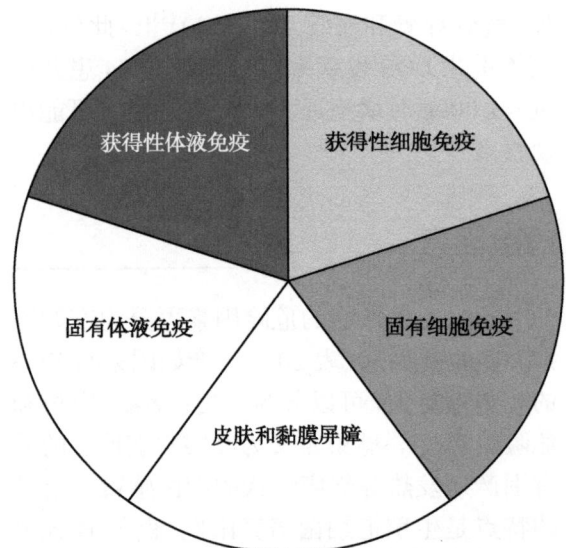

图 20.3　新生儿防御体系的五个组成部分:皮肤黏膜屏障、固有和获得性体液免疫、固有和获得性细胞免疫

毒症中起着重要作用,可以是促炎作用,也可以是抗炎作用。促炎细胞因子(例如 TNF-α、INF-γ、IL-1β、IL-6、IL-8)诱导全身炎症反应,有利于免疫细胞的迁移和激活。促炎反应可被抗炎细胞因子(例如 IL-10、TGF-β 和 IL-4)拮抗[40]。在急性期 C 反应蛋白(C reactive protein,CRP)和降钙素原也与新生儿脓毒症相关。IL-6 使 CRP 水平在 6~8 小时内升高[41]。CRP 可作为新生儿感染的特异性和晚期生物标志物,但 CRP 也可在非感染性炎症状态下升高。降钙素原在感染后 4~6 小时由单核细胞和肝细胞产生[42]。降钙素原在新生儿脓毒症诊断中具有较高的诊断准确率,对 LOS 诊断的特异性和敏感性较 EOS 更高[42]。

诊断和检验

新生儿脓毒症初始症状不典型,而实验室检查的诊断准确性有限。早产儿感染最初的症状通常是呼吸暂停、心动过缓、发绀、嗜睡和呼吸困难。足月儿表现为呼吸道症状[36]。婴儿可能出现体温过高(>37.8℃)或体温过低(<36℃)、喂养不耐受或腹胀[8]。查体时应评估声调、姿势、活动、肤色、皮肤变化、呼吸过速和毛细血管充盈。心动过速是一个非特异性的表现,而心动过缓往往提示严重的脓毒症。脑膜炎时患儿哭声音调高、运动异常、角弓反张和囟门紧张[8]。

疑诊脓毒症时应获得详细病史,以评估可能感染的病原体和危险因素。英国皇家妇产科医师协会和英国国家卫生与临床优化研究所(National Institute for Health and Care Excellence,NICE)发布了关于预防新生儿脓毒症的指南,用于指导疑似脓毒症时的进一步检查和处理。2012 年更新的指南中包含了诊断脓毒症的"红旗"指标以及"非红旗"风险因素(表 20.6)。"红旗"指标包括母亲的肠外抗生素使用史,多胎妊娠中另一位新生儿疑诊或确诊脓毒症,出生后呼吸窘迫超过 4 小时,癫痫,足月儿机械通气,以及休克的迹象[43]。

虽然有生理、实验室和生化标准来帮助诊断脓毒症(表 20.1),但阳性血培养结果是金标准[44]。部分患儿有脓毒症症状但血培养结果为阴性,被认为是"临床脓毒症"[24]。诊断脓毒症的辅助检查包括白细胞计数、血培养、尿液培养和腰椎穿刺(简称"腰穿")、急性期反应物和影像学检查等(图 20.4)。

培养

血培养检测细菌时至少采集 1mL 血液。25% 的脓毒症婴儿血培养结果菌落计数低,采集足量的血液进行培养产生阳性结果的可能性翻倍。采集时通常从外周静脉抽血,脐动脉导管内取样越来越普遍[36,45]。通常在 48 小时内血培养结果报阳性[8]。

EOS 诊断时不采集尿液送检,因为阳性培养结果可能是由于肾脏的血行传播[36,45]。尿液培养应在较大的婴儿采集未受污染的尿液标本,最好是经皮耻骨上膀胱穿刺获得无污染尿液。

体表培养和胃抽出物对脓毒症的评价价值有限。在新生儿出生后不久和气管插管后即刻吸痰送检可能有价值[8,36,45]。

腰椎穿刺

腰穿获得脑脊液(cerebrospinal fluid,CSF)在脑膜炎的诊断中具有重要的意义,但目前仍存在争议。健康婴儿脑膜炎的发生率较低,但菌血症患者的脑膜炎发病率高达 23%。并且,38% 的脑膜炎婴儿血培养为阴性[45]。如果婴儿心肺功能差、前囟紧张或凸起、血小板减少或腰穿部位存在感染,腰穿应延迟或取消[36]。

新生儿脑脊液实验室检查指标存在争议。早产儿脑脊液参数水平与年龄有关并不断变化。送检时间超过 2 小时对检验结果影响很大。脓毒症腰穿阳性结果包括白细胞升高、葡萄糖浓度降低、蛋白质水平升高[45]。

影像学检查

胸部 X 线检查可能有助于评估肺炎,以

表 20.6　危险因素和临床指标

	红旗信号	非红旗信号
风险因素	• 分娩时或出生前后 24 小时内因证实或怀疑细菌感染而给予母亲肠外抗生素（不包括预防性抗生素） • 多胎妊娠中另一名婴儿怀疑或证实感染	• 侵袭性 GBS 感染的妊娠史 • 母亲 GBS 定植或菌尿或当前妊娠中的感染 • 产前胎膜破裂 • 自然分娩后早产（<37 周妊娠） • 早产怀疑或证实胎膜破裂超过 18 小时
临床指标	• 出生后呼吸窘迫＞4 小时 • 癫痫 • 足月儿需要机械通气 • 休克	• 肌张力、行为或反应改变 • 喂养困难或不耐受 • 心率异常 • 呼吸窘迫、呼吸暂停或缺氧的迹象 • 出生后 24 小时内出现黄疸 • 新生儿脑病征象 • 需要心肺复苏 • 早产儿需机械通气 • 持续性肺动脉高压 • 环境因素无法解释的体温异常 • 凝血功能障碍（出血，血小板减少，INR＞2） • 出生后少尿持续时间超过 24 小时 • 低血糖／高血糖 • 代谢性酸中毒 • 局部感染症状

资料来源：NICE Clinical Guidelines for Neonatal Infection, Excellence NifHac. Neonatal Infection: antibiotics for prevention and treatment 2012。

注：红旗信号被认为是脓毒症的强烈提示。INR 为国际标准化比值。

及解剖原因所致的呼吸窘迫。腹部 X 线检查可用于评估腹腔内脓毒症的病因，如新生儿坏死性小肠结肠炎肠壁积气。

血液检测结果

白细胞计数、中性粒细胞计数或未成熟中性粒细胞与总中性粒细胞的比值（I/T 比例）对新生儿脓毒症的阳性预测准确率较低[36]。中性粒细胞减少可能对新生儿脓毒症更有特异性，因为新生儿中性粒细胞下降的情况少（孕妇妊娠高血压、窒息和溶血性疾病）。而中性粒细胞计数又因分娩类型、胎龄、取样点和海拔高度而异[45]。I/T 比例对新生儿脓毒症的阳性预测值很低，但阴性预测值很高，可在 50% 的未感染婴儿中升高[36,45]。

血小板减少在新生儿脓毒症中很常见，

既不敏感，也不特异，往往是脓毒症的晚期指标，对评估治疗反应没有帮助[36,45]。

急性期反应物及生物标志物

急性期反应物和生物标志物可用于新生儿脓毒症的评价，CRP 和降钙素原最常用。CRP 水平通常在感染后 6~8 小时内升高，24 小时达到高峰。24~48 小时内 CRP 升高的阳性预测值最高，出生后 8~24 小时和出生 24 小时后的两项正常 CRP 值阴性预测率均为 99.7%[36,45-46]。降钙素原在新生儿脓毒症中也是常被检测的，对感染更为特异和敏感[8]。降钙素原由单核细胞和肝细胞分泌，在感染后 12 小时达到高峰[36,45]。相比 EOS，降钙素原对 LOS 有更高的敏感性和特异性[42]。

没有一种生物标志物可以单独用来诊断

疑诊脓毒症

血培养，尿常规，全血细胞计数，C反应蛋白，生化，乳酸，体格检查，影像学检查

控制传染源　广谱抗生素

无休克 → 复查全血细胞计数，C反应蛋白，影像学检查 → 抗生素继续使用

休克 → 液体复苏10~20ml/kg　确保足够的静脉通路　考虑动脉通路　考虑插管

培养阴性 → 无脓毒症 → 停用抗生素

培养阳性 → 脓毒症不伴休克 → 血培养，尿常规（清除率），全血细胞计数，C反应蛋白，乳酸结果复查 → 根据培养结果调整抗生素持续该抗生素7~14天 → 必要时进一步检查脓毒症的原因

改善灌注 → 培养阴性 → 全身炎症反应综合征（培养阴性的脓毒症）→ 进一步实验室评估调查休克的其他原因 → 7~14天的经验性抗生素应用

改善灌注 → 培养阳性 → 脓毒症休克 → 血培养，尿常规（清除率）持续的全血细胞计数，C反应蛋白，乳酸监测 → 根据培养结果调整抗生素在耐受的情况下完成7~14天的抗生素应用

持续休克 → 见图20.5复苏

诊断或疑似诊断
通过实验室或生化标记分析、影像学或超声心动图进行评估
干预
临床或实验室结果

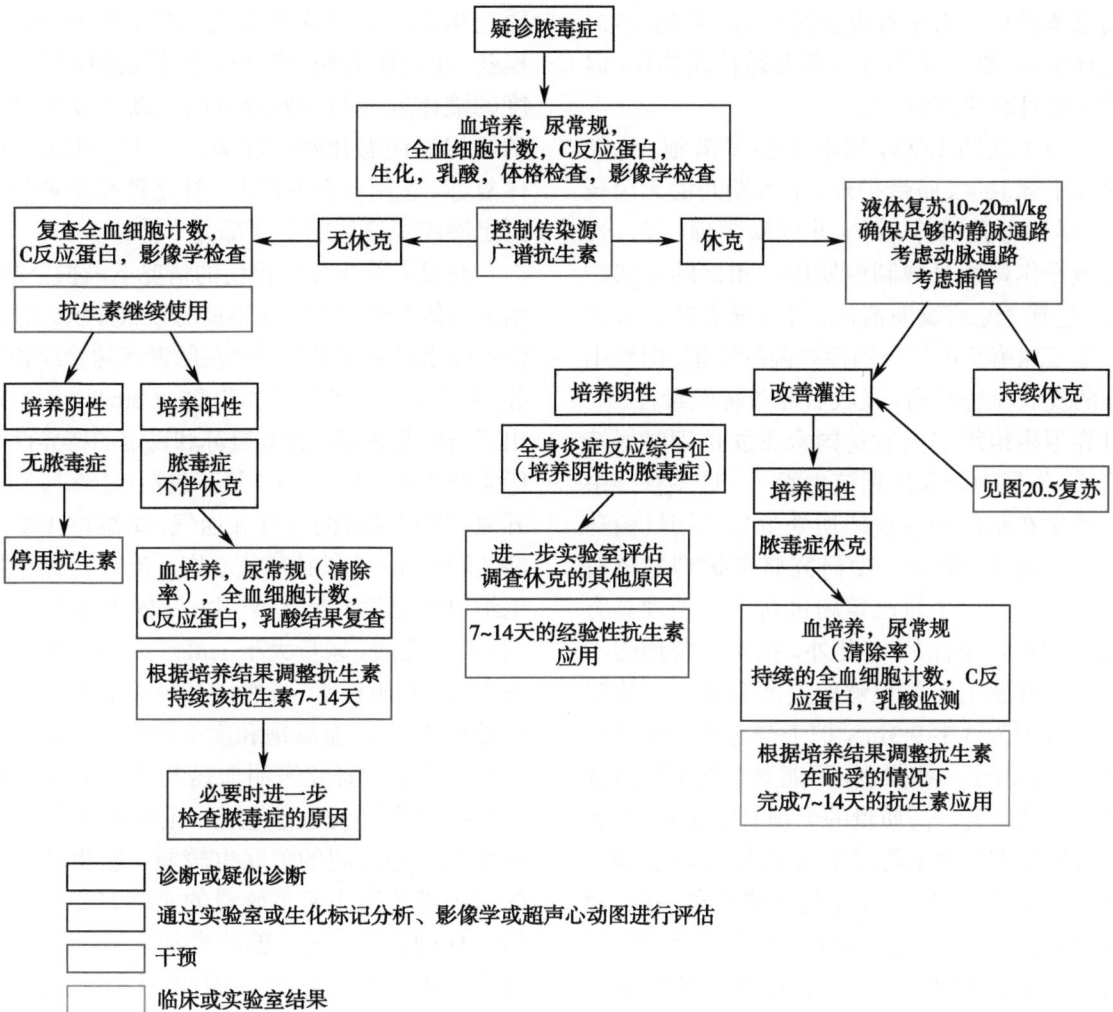

图20.4　脓毒症诊疗流程

新生儿脓毒症。一项研究评估了 13 项脓毒症的临床症状和实验室指标，发现其中最大阳性预测值为 31.3%[24]。结合新生儿脓毒症相关的生物标志物，可以提高诊断的准确性。而 CRP、IL-6、血清淀粉酶 A、IL-8、降钙素原和肿瘤坏死因子 -α（TNF-α）等生物标志物诊断脓毒症的效用价值是不一致的，目前没有确诊脓毒症的参考标准[42,47-48]。

管理

预防措施

　　新生儿脓毒症的发病率和病死率很高，应从预防入手。目前，在脓毒症的围产期预防以及新生儿产后早期管理方面取得了重大进展。最重要的预防策略是实施产前筛查和 GBS 感染产后抗生素使用。1996 年，美国疾病控制和预防中心发布了关于预防围产期 GBS 感染的指导方针。2010 年修订的指导方针提出，针对有 GBS 感染婴儿生育史或有 GBS 定植阳性病史的孕妇，在其妊娠 35~37 周时进行阴道和直肠 GBS 筛查，尿液中分离出 GBS 的孕妇产前使用抗生素。指南建议分娩前 GBS 筛查情况不明者、小于 37 周分娩者、破膜时间延长者（>18 小时）、产后体温升高者（>38℃）、分娩前核酸扩增试验阳性者，产前应使用抗生素[49]。推荐抗生素有青霉素

或氨苄西林。对于青霉素过敏者，头孢唑啉、克林霉素、红霉素和万古霉素是替代选择，但均未经过对照试验[49]。

为了预防 LOS，采取了很多措施，比如加强手部卫生、脐带护理、手术期间的无菌技术、早期母乳喂养、新生儿皮肤护理、侵入性针械操作熟练且限制性使用。积极的皮肤护理，包括 3% 六氯酚清洁，可以显著减少金黄色葡萄球菌及革兰氏阳性球菌的定植，但新生儿的皮肤渗透性高，吸收后导致神经毒性[50]。世界卫生组织建议发达国家皮肤护理时保持干燥，发展中国家使用抗生素[51]，许多医疗中心经常在脐部和包皮环切处少量使用抗菌药物。事实上，最近一项研究脐带护理的随机对照试验显示了氯己定粉进行干燥护理具有优越性和安全性[52]。此外，托儿所内预防细菌定植和感染需要足够的空间和人员。建议空间范围为 $3.3{\sim}9.3m^2$，护士与患者比例 1:4 到 1:1。出于一些限制，不能对个别干预措施进行好的研究。高质量的干预研究表明，实施综合感染控制技术可降低医院内感染的风险。这包括保持手部卫生、穿戴隔离衣和手套、侵入性器械管理、消毒设备和防疫技术[53-54]。尽管这些环境管理方案取得了成功，但对安置于通风口的新生儿[55]、有中心静脉置管的新生儿[56]、脐带未脱落的新生儿[55]是否可以预防性使用抗生素目前还缺乏循证医学证据。还可以给予乳铁蛋白和益生菌补充剂预防医院内感染[20]。

治疗

新生儿脓毒症的治疗包括支持治疗、感染源控制和使用适当的抗生素。跟随复苏指南，成人和儿童脓毒症的发病率和病死率有了显著改善[57]（图 20.5）。然而新生儿复苏的"目标"并不像成人那样明确[58]。出生后，新生儿需要补液支持过渡到宫外环境[59]。在这个过渡期和新生儿早期，许多血流动力学参数（例如血压）没有明确的"正常"值[60]。此外，不成熟的心血管和内分泌系统可能会削弱新生儿适应性应激能力，需要给予血管升压药、正性肌力药、钙和激素替代治疗[61]。过度的液体复苏与动脉导管的重新开放和潜在的组织灌注恶化密切相关[62]。尽管如此，液体复苏、应用血管升压药、补充钙和激素是达到足够组织灌注的重要部分[63-64]。

在没有终末器官损伤的情况下，往往没有明确的休克或组织灌注不良的临床症状。脓毒症治疗指南涵盖了儿科严重脓毒症的管理和治疗，但没有区分新生儿和儿童。Carcillo 等[65]提出了新生儿脓毒症休克复苏和稳定的特异性临床实践参数（表 20.7）。复苏包括：①保持气道开放，达到足够的氧气和通气；②维持正常的灌注和血压；③维持阈值心率。治疗目标包括毛细血管充盈不足 2 秒、中心和外周血压无差别、四肢温暖、尿量大于 $1mL/(kg \cdot h)$、精神状态正常、血压正常、导管前和导管后血氧饱和度差小于 5%、血氧饱和度 >95%[66]。通过对治疗的评估，研究表明血压与组织灌注之间没有关联[67]。皮肤颜色[68]、毛细血管充盈[69]和组织灌注之间的关联也较弱。新生儿显著的组织灌注减少有可测量的实验室和生化指标。代谢性酸中毒、碱缺失和血清乳酸可作为灌注不良的标志[70]。因此，上述实验室指标和尿量可作为复苏的指标。

在复苏过程中，需要评估插管和血管通路。在第一个小时内，输液量为 10mL/kg，最多可给予 60mL/kg，以达到正常的灌注和血压。可能需要使用血管活性药，选择血管升压药时应注意肺血管阻力，存在新生儿持续性肺动脉高压时尽早予以支持[66]。最常用的肾上腺素药物包括多巴胺、多巴酚丁胺和肾上腺素。米力农是一种常用的磷酸二酯酶抑制剂。由于新生儿中 α- 肾上腺素受体和 β- 肾上腺素受体的比例不同，对于 α 特异性药物的作用存在争议，在老年患者中经常使用去氧肾上腺素或去甲肾上腺素。然而，一项针对去甲肾上腺素的前瞻性试验显示，液体复苏和血管升压药对改善休克新生儿的组织灌注效果不好[71]。另外有研究显示，血管升

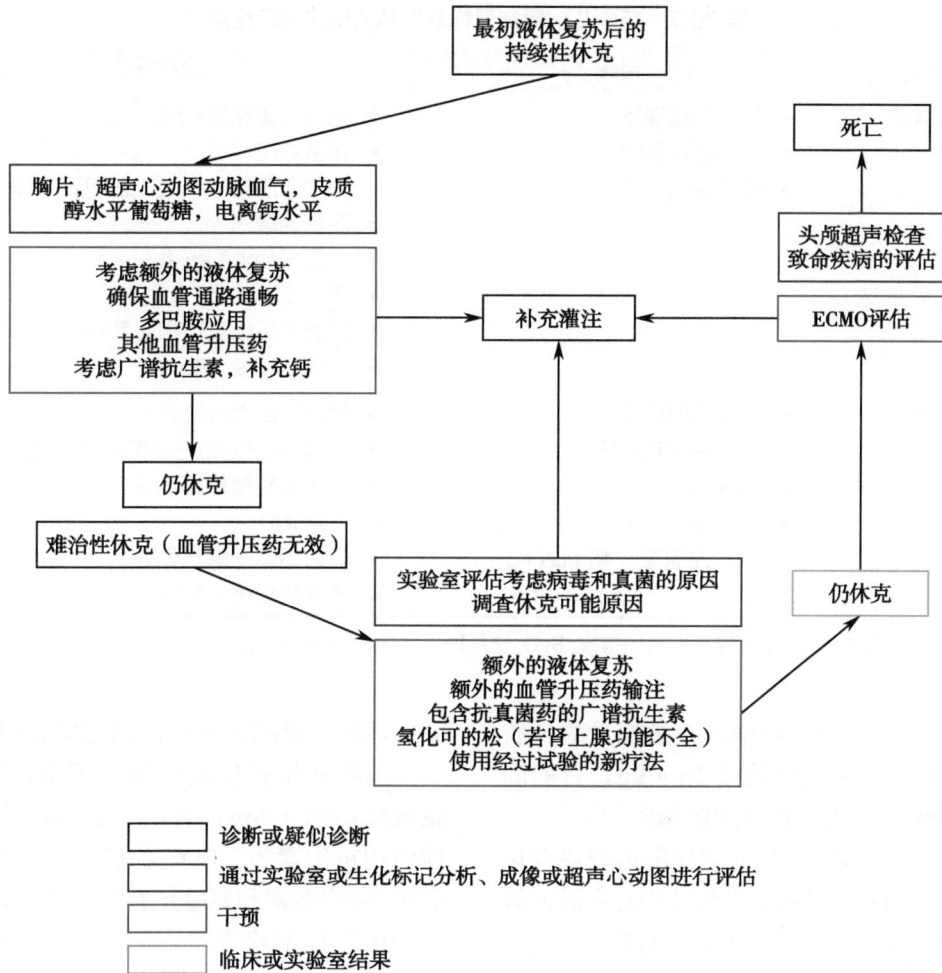

图20.5 休克治疗流程

压素[72]和特利加压素[73]用于治疗新生儿难治性休克是有效且相对安全的。关于各类休克的最佳升压药还在讨论中,目前的新生儿指南通常倾向于首选多巴胺而不是多巴酚丁胺作为血管升压药,而肾上腺素则是治疗多巴胺难治性休克的一种救援药物[61]。由于新生儿肌节不成熟,钙储备少[74],这导致心肌收缩和小动脉收缩时受血钙水平影响较大。氯化钙以及各种其他形式的钙替代物,在儿科和麻醉界得到了大力提倡[75],但在脓毒症休克时钙注射安全性和静脉通道问题还没有得到研究。多数医院更倾向于在静脉输液和肠外营养中添加钙,以及静脉注射维生素 D 以维持正常范围内的钙。

有证据支持内分泌替代疗法在新生儿休克治疗中的应用[76]。尽管没有足够的证据支持经验性糖皮质激素的使用[77-78],测定血清皮质醇浓度和肾上腺绝对及相对功能不全,可以确定哪些新生儿将受益于氢化可的松替代疗法[79]。糖皮质激素有两种主要的作用途径:基因组途径和非基因组途径。晚期效应,如 IL-2 的产生和分泌的改变,是由于白细胞基因调控的改变。早期非基因组途径作用是休克时内分泌的替代效应。糖皮质激素以一种非基因组途径、快速的方式防止肾上腺素受体胞吞作用,并下调导致快速耐受自身和外源性肾上腺素升压物质的二级信号通路[76]。氢化可的松治疗通常起效快速(数分

表 20.7 新生儿脓毒症目标及复苏与稳定治疗终点

阶段	目标	治疗终点
初次复苏 （第一个小时）	● 维持气道通畅 ● 维持循环稳定 ● 维持阈值心率	● 毛细血管充盈≤2 秒 ● 正常脉压 ● 外周血压与中央血压之间无差异 ● 四肢温暖 ● 尿量 > 1mL/（kg·h） ● 正常精神状态 ● 导管前后血氧饱和度差异 < 5% ● 血氧饱和度 > 95%
稳定状态	● 维持阈值心率 ● 维持灌注和血压 ● $ScvO_2$ > 70% ● CI > 3.3L/（min·m²） ● SVC 血流量 > 40mL/（kg·min）	● 保持初始复苏终点 ● 无右向左分流、三尖瓣反流或右心室衰竭 ● 正常葡萄糖和钙水平 ● 正常 INR ● 正常阴离子隙与乳酸 ● 液体超负荷 < 10%

注: $ScvO_2$, 中心静脉血氧饱和度; CI, 心脏指数; SVC, 上腔静脉; INR, 国际标准化比值。

钟到数小时）[80]，只需调整为应激剂量的皮质醇，或每 6 小时氢化可的松 1mg/kg。目前尚无关于新生儿氢化可的松治疗的指南[81]。

第一个小时后，新生儿稳定的治疗终点包括维持最初的复苏目标以及维持中心静脉血氧饱和度（$ScvO_2$）大于 70%、正常葡萄糖和钙离子水平、上腔静脉血流量大于 40mL/（kg·min）、心脏指数大于 3.3L/（min·m²）、INR 正常、阴离子隙正常、乳酸正常、液体超负荷小于 10%并且没有左右分流、三尖瓣反流或右心室衰竭。对于难治性休克、心包积液、气胸、失血、肾上腺功能减退、甲状腺功能减退、先天性代谢缺陷或心脏病，应按上述方法再次进行评估和治疗。以上措施均无效后，应考虑应用体外膜氧合（extracorporeal membrane oxygenation, ECMO）[65-66]。

感染源控制对于新生儿脓毒症的治疗至关重要。EOS 最常见的方式是上行感染或经胎盘传播，而 LOS 常与留置导管、呼吸机相关性肺炎或泌尿道感染有关。对于 EOS，感染源控制包括夹紧和切断脐带。对于 LOS，感染源控制应包括临床上尽早移除导管和拔管。还应评估患者的其他感染原因，并对感染或坏死的组织采取积极的感染源控制。

选择初始抗生素可能很困难，应在考虑脓毒症后的 1 小时内进行血培养，并应经验性使用抗生素[6]。EOS 的流行病学持续快速变化，而青霉素和氨基糖苷类抗生素似乎是最佳的围产期治疗方法，整合单个中心耐药谱和持续监测是治疗 LOS 所必要的。此外，革兰氏阴性和革兰氏阳性脓毒症的减少导致厌氧菌、真菌和病毒性脓毒症的上升。随机试验中没有足够的证据支持在新生儿可疑 LOS 的初始治疗中采用哪种特殊的抗生素治疗方案[82]。尽管不同种类青霉素（例如抗假单胞菌青霉素或 β 内酰胺酶抑制剂）以及氨基糖苷类抗生素之间的低交叉耐药性有助于个体单位制定广谱用药策略，耐甲氧西林金黄色葡萄球菌（methicillin resistant staphylococcus aureus, MRSA）的感染增加和耐多药革兰氏阴性菌的感染使广谱抗生素成为最佳的选择。初始治疗时，在高度定植 MRSA 的病房中越来越多地使用万古霉素，由于念珠菌的感染增加，也越来越多地同时使用抗真菌药[83]。预防性使用[84]，以及初始使用抗真菌治疗均有随机对照试验支持[85-86]。

根据血培养结果，可以安全和适当地将最初的抗生素治疗范围缩小到所鉴定的病原体。根据病原体的不同，治疗时间从 10 天到 14 天不等，而脑膜炎的治疗时间通常更长。应根据治疗或并发症（包括脓肿、骨髓炎或心内膜炎）的情况来调整疗程[36]。对于新生儿脓毒症血培养阴性的婴儿，应根据临床病程和延长抗生素治疗的风险来确定抗生素疗程[45]。对抗生素治疗的监测，应重复进行血培养和实验室检查以记录细菌清除情况。评估炎症标志物的趋势来确定对抗生素治疗的反应，并尽早对康复的新生儿停用抗生素[42]。目标抗生素和生物标志物还需要进一步研究以指导治疗时间。

新疗法和预防策略

已经提出了用于治疗新生儿脓毒症的几种新疗法。静脉注射免疫球蛋白（intravenous immunoglobulin, IVIG）因其增强依赖抗体的细胞毒性和改善中性粒白细胞功能以补充免疫系统的潜力而受到重视。一个由 113 家医院组成的国际研究小组对 10 项对照试验进行了 Cochrane 审查，发现使用 IVIG 对发病率或死亡率无影响[20]。同时对新生儿脓毒症中的重组粒细胞集落刺激因子进行了评估，发现对疾病严重程度、发病率和死亡率没有影响[36,87]。己酮可可碱是一种改善微循环并降低 TNF-α 水平的药物，已在培养阳性的新生儿脓毒症中进行了研究，可能具有提高生存率的潜力[20,88]，但仍需要在大型多中心试验中进行评估。

多重耐药性和机会性感染

产妇 GBS 的产前预防性抗生素使用显著降低了 GBS 引起的垂直传播和 EOS 发病率[89]。然而，预防性使用广谱抗生素引起病原菌发生变化，增加了非 GBS 的大肠杆菌导致 EOS 的概率[23]。革兰氏阴性脓毒症与新生儿疾病严重程度和死亡增加有关，并引起人们对广泛使用抗生素进行最佳预防和治疗方法的关注[34,89]。

有研究表明，使用头孢噻肟常规治疗 EOS 可使耐药性迅速发展和耐药率增加[45,90]。因此，对于革兰氏阴性菌引起脑膜炎的婴儿，应限制使用头孢噻肟[91]。

念珠菌感染是重症监护病房中最常见的真菌感染。在极低体重新生儿中，念珠菌感染占所有 NICU 入院的 1%~4%，约占医院脓毒症的 10%[92-94]。但是，念珠菌定植并不一定会导致侵袭性感染。Manzoni 等[95]的回顾性研究发现，在单个机构中，有 32% 的极低体重新生儿发生了定植。该研究中侵袭性真菌感染的年龄中位数为 21 天。新生儿研究网络前瞻性地收集了体重 <1 000g 的新生儿的数据，以研究 NICU 中存在念珠菌病的超低体重新生儿的危险因素、病因和结局[93]。他们发现有 7% 的超低体重新生儿发生了侵袭性念珠菌病，其生存率达 68%。白念珠菌和近平滑念珠菌是最常见的病原体，在血液感染和脑膜炎中的死亡率相似，其中白念珠菌的病死率增加为 42%，而总体病死率为 20%。此外，发现出生体重为 401~750g 的新生儿，使用第三代头孢菌素会增加患念珠菌病的风险，而肠内喂养似乎具有保护作用[93]。在定植患者中与侵袭性真菌感染相关的其他因素包括中心静脉导管定植、多处定植、低出生体重、早产、吸氧天数、胃内容物培养阳性、气管内培养阳性、气管插管和存在细菌性脓毒症[95]。

病毒性脓毒症

尽管缺乏临床指标，但在评估细菌性脓毒症过程中，越来越多地发现病毒性感染[96-97]。VIRIoN-I 研究前瞻性评估了呼吸道病毒感染的发生率，发现 NICU 脓毒症中有 6% 的病毒感染。96 名被诊断患有呼吸道病毒的婴儿住院时间更长，常被诊断为支气管肺发育不良（bronchopulmonary dysplasia, BPD）[97]。新生儿病毒感染包括冠状病毒、肠病毒、人间质肺病毒、流感病毒、副流感病毒、呼吸道合胞病毒、鼻病毒、单纯疱疹病毒、柯萨奇病毒、埃可病毒、巨细胞病毒、人类免疫缺陷病毒、水痘 - 带状疱疹病毒、风疹病毒[28,36]。抗病毒药（例如阿昔洛韦、更昔洛韦和奥司他韦）可被用于治疗新生儿感染，并改善了与病毒感染有关的发病率和病死率[28,36]。

结局

新生儿脓毒症及其相关的死亡率正在下降[1]，但可能与长期预后不良相关。这些疾病包括脑性瘫痪、视力障碍、精神运动发育迟缓、Bayley 婴儿发展量表得分低、神经发育总体欠佳和生长受限[2,20]。早产儿反复感染是早产儿进行性白质损伤的已知危险因素，这可能与新生儿脓毒症后不良神经发育后遗症有关[98]。暴露于绒毛膜羊膜炎和随后 EOS 的早产儿会增加 BPD 的发病率，导致慢性肺疾病和发育不良。脓毒症引起的心内膜炎和血栓形成可引起罕见的并发症，例如肺栓塞、瓣膜损伤和感染性血栓栓塞[36]。

结论

新生儿脓毒症仍然是长期发病和死亡的主要原因。随着脓毒症的预防、诊断和治疗的发展，流行病学和细菌学使脓毒症的最佳治疗成为一个不断发展的过程[6]。持续评估当前的治疗指南以及制定新生儿脓毒症的预防、诊断和治疗措施至关重要。

（章露尹 译　赖登明 审校）

参考文献

1. The World Health Organization Global Health Observatory Data Repository: World Health Organization; 2015 [cited 2015 February 24]. Available from: http://apps.who.int/gho/data/view.main.CM1002015WORLD-CH12?lang=en.
2. Stoll BJ, Hansen NI, Adams-Chapman I, Fanaroff AA, Hintz SR, Vohr B et al. Neurodevelopmental and growth impairment among extremely low-birth-weight infants with neonatal infection. *JAMA* 2004; 292(19):2357–65.
3. Rivers E, Nguyen B, Havstad S, Ressler J, Muzzin A, Knoblich B et al. Early goal-directed therapy in the treatment of severe sepsis and septic shock. *N Engl J Med* 2001; 345(19):1368–77.
4. Otero RM, Nguyen HB, Huang DT, Gaieski DF, Goyal M, Gunnerson KJ et al. Early goal-directed therapy in severe sepsis and septic shock revisited: Concepts, controversies, and contemporary findings. *Chest* 2006; 130(5):1579–95.
5. Rivers EP, Kruse JA, Jacobsen G, Shah K, Loomba M, Otero R et al. The influence of early hemodynamic optimization on biomarker patterns of severe sepsis and septic shock. *Crit Care Med* 2007; 35(9):2016–24.
6. Dellinger RP, Levy MM, Rhodes A, Annane D, Gerlach H, Opal SM et al. Surviving Sepsis Campaign: International guidelines for management of severe sepsis and septic shock, 2012. *Intensive Care Med* 2013; 39(2):165–228.
7. Singer M, Deutschman CS, Seymour CW, Shankar-Hari M, Annane D, Bauer M et al. The Third International Consensus Definitions for Sepsis and Septic Shock (Sepsis-3). *JAMA* 2016; 315(8):801–10.
8. Bedford Russell AR. Neonatal sepsis. *Paediatr Child Health* 2015; 21(6):265–9.
9. Dagan R, Powell KR, Hall CB, Menegus MA. Identification of infants unlikely to have serious bacterial infection although hospitalized for suspected sepsis. *J Pediatr* 1985; 107(6):855–60.
10. Jaskiewicz JA, McCarthy CA, Richardson AC, White KC, Fisher DJ, Dagan R et al. Febrile infants at low risk for serious bacterial infection—An appraisal of the Rochester criteria and implications for management. Febrile Infant Collaborative Study Group. *Pediatrics* 1994; 94(3):390–6.
11. Bachur RG, Harper MB. Predictive model for serious bacterial infections among infants younger than 3 months of age. *Pediatrics* 2001; 108(2):311–6.
12. Goldstein B, Giroir B, Randolph A, Sepsis ICCoP. International pediatric sepsis consensus conference: Definitions for sepsis and organ dysfunction in pediatrics. *Pediatr Crit Care Med* 2005; 6(1):2–8.
13. Groselj-Grenc M, Ihan A, Pavcnik-Arnol M, Kopitar AN, Gmeiner-Stopar T, Derganc M. Neutrophil and monocyte CD64 indexes, lipopolysaccharide-binding protein, procalcitonin and C-reactive protein in sepsis of critically ill neonates and children. *Intensive Care Med* 2009; 35(11):1950–8.
14. Bone RC. The sepsis syndrome. Definition and general approach to management. *Clin Chest Med* 1996; 17(2):175–81.
15. Bone RC, Balk RA, Cerra FB, Dellinger RP, Fein AM, Knaus WA et al. Definitions for sepsis and organ failure and guidelines for the use of innovative therapies in sepsis. The ACCP/SCCM Consensus Conference Committee. American College of Chest Physicians/Society of Critical Care Medicine. *Chest* 1992; 101(6):1644–55.

16. Levy MM, Fink MP, Marshall JC, Abraham E, Angus D, Cook D et al. 2001 SCCM/ESICM/ACCP/ATS/SIS International Sepsis Definitions Conference. *Intensive Care Med* 2003; 29(4):530–8.

17. Prinsen JH, Baranski E, Posch H, Tober K, Gerstmeyer A. Interleukin-6 as diagnostic marker for neonatal sepsis: Determination of Access IL-6 cutoff for newborns. *Clin Lab* 2008; 54(5–6):179–83.

18. Enguix A, Rey C, Concha A, Medina A, Coto D, Diéguez MA. Comparison of procalcitonin with C-reactive protein and serum amyloid for the early diagnosis of bacterial sepsis in critically ill neonates and children. *Intensive Care Med* 2001; 27(1):211–5.

19. Pavcnik-Arnol M, Hojker S, Derganc M. Lipopolysaccharide-binding protein, lipopolysaccharide, and soluble CD14 in sepsis of critically ill neonates and children. *Intensive Care Med* 2007; 33(6):1025–32.

20. Shane AL, Stoll BJ. Neonatal sepsis: Progress towards improved outcomes. *J Infect* 2014; 68 Suppl 1:S24–32.

21. Lawn JE, Cousens S, Zupan J, Team LNSS. 4 million neonatal deaths: When? Where? Why? *Lancet* 2005; 365(9462):891–900.

22. Basu S. Neonatal sepsis: The gut connection. *Eur J Clin Microbiol Infect Dis* 2015; 34(2):215–22.

23. Shah BA, Padbury JF. Neonatal sepsis: An old problem with new insights. *Virulence* 2014; 5(1):170–8.

24. Wynn JL. Defining neonatal sepsis. *Curr Opin Pediatr* 2016 Apr; 28(2):135–40.

25. Raju TN, Higgins RD, Stark AR, Leveno KJ. Optimizing care and outcome for late-preterm (near-term) infants: A summary of the workshop sponsored by the National Institute of Child Health and Human Development. *Pediatrics* 2006; 118(3):1207–14.

26. Chan GJ, Lee AC, Baqui AH, Tan J, Black RE. Risk of early-onset neonatal infection with maternal infection or colonization: A global systematic review and meta-analysis. *PLoS Med* 2013; 10(8):e1001502.

27. Jiang Z, Ye GY. 1:4 matched case-control study on influential factor of early onset neonatal sepsis. *Eur Rev Med Pharmacol Sci* 2013; 17(18):2460–6.

28. Santos RP, Tristram D. A practical guide to the diagnosis, treatment, and prevention of neonatal infections. *Pediatr Clin North Am* 2015; 62(2):491–508.

29. Bedford Russell AR, Kumar R. Early onset neonatal sepsis: Diagnostic dilemmas and practical management. *Arch Dis Child Fetal Neonatal Ed* 2015; 100(4):F350–4.

30. Cortese F, Scicchitano P, Gesualdo M, Filaninno A, De Giorgi E, Schettini F et al. Early and late infections in newborns: Where do we stand? A review. *Pediatr Neonatol* 2016 Aug; 57(4):265–73.

31. Yancey MK, Duff P, Kubilis P, Clark P, Frentzen BH. Risk factors for neonatal sepsis. *Obstet Gynecol* 1996; 87(2):188–94.

32. Srinivasan L, Kirpalani H, Cotten CM. Elucidating the role of genomics in neonatal sepsis. *Semin Perinatol* 2015; 39(8):611–6.

33. Banerjee SN, Grohskopf LA, Sinkowitz-Cochran RL, Jarvis WR, System NNIS, Network PP. Incidence of pediatric and neonatal intensive care unit-acquired infections. *Infect Control Hosp Epidemiol*. 2006; 27(6):561–70.

34. Stoll BJ, Hansen N, Fanaroff AA, Wright LL, Carlo WA, Ehrenkranz RA et al. Changes in pathogens causing early-onset sepsis in very-low-birth-weight infants. *N Engl J Med* 2002; 347(4):240–7.

35. Westerlund B, Korhonen TK. Bacterial proteins binding to the mammalian extracellular matrix. *Mol Microbiol* 1993; 9(4):687–94.

36. Simonsen KA, Anderson-Berry AL, Delair SF, Davies HD. Early-onset neonatal sepsis. *Clin Microbiol Rev* 2014; 27(1):21–47.

37. Kenzel S, Henneke P. The innate immune system and its relevance to neonatal sepsis. *Curr Opin Infect Dis* 2006; 19(3):264–70.

38. Fadel S, Sarzotti M. Cellular immune responses in neonates. *Int Rev Immunol* 2000; 19(2–3):173–93.

39. Stoll BJ, Hansen N, Fanaroff AA, Wright LL, Carlo WA, Ehrenkranz RA et al. To tap or not to tap: High likelihood of meningitis without sepsis among very low birth weight infants. *Pediatrics* 2004; 113(5):1181–6.

40. Machado JR, Soave DF, da Silva MV, de Menezes LB, Etchebehere RM, Monteiro ML et al. Neonatal sepsis and inflammatory mediators. *Mediators Inflamm* 2014; 2014:269681.

41. Fjalstad JW, Stensvold HJ, Bergseng H, Simonsen GS, Salvesen B, Rønnestad AE et al. Early-onset sepsis and antibiotic exposure in term infants: A nationwide population-based study in Norway. *Pediatr Infect Dis J* 2016; 35(1):1–6.

42. Deleon C, Shattuck K, Sunil JK. Biomarkers in neonatal sepsis. *NeoReviews* 2015; 16(5):e297–e308.

43. Excellence NIfHaC. Neonatal Infection: Antibiotics for prevention and treatment 2012 [cited 2016 February 20]. Available from: https://www.nice.org.uk/guidance/cg149.

44. Wynn JL, Wong HR, Shanley TP, Bizzarro MJ, Saiman L, Polin RA. Time for a neonatal-specific consensus definition for sepsis. *Pediatr Crit Care Med* 2014; 15(6):523–8.

45. Polin RA, Newborn CoFa. Management of neonates with suspected or proven early-onset bacterial sepsis. *Pediatrics* 2012; 129(5):1006–15.

46. Benitz WE, Wynn JL, Polin RA. Reappraisal of guidelines for management of neonates with suspected early-onset sepsis. *J Pediatr* 2015; 166(4):1070–4.

47. Hedegaard SS, Wisborg K, Hvas AM. Diagnostic utility of biomarkers for neonatal sepsis—A systematic review. *Infect Dis (Lond)* 2015; 47(3):117–24.

48. Albrich WC, Harbarth S. Pros and cons of using biomarkers versus clinical decisions in start and stop decisions for antibiotics in the critical care setting. *Intensive Care Med* 2015; 41(10):1739–51.

49. Prevention CfDCa. Prevention of Perinatal Group B Streptococcal Disease Revised Guidelines Morbidity and Mortality Weekly Report2010 [cited 2016 February 20]. Available from: http://www.cdc.gov/mmwr/pdf/rr/rr5910.pdf.

50. Shuman RM, Leech RW, Alvord EC. Neurotoxicity of hexachlorophene in humans. II. A clinicopathologi-

cal study of 46 premature infants. *Arch Neurol* 1975; 32(5):320–5.

51. Zupan J, Garner P, Omari AA. Topical umbilical cord care at birth. *Cochrane Database Syst Rev* 2004; (3):CD001057.

52. Kapellen TM, Gebauer CM, Brosteanu O, Labitzke B, Vogtmann C, Kiess W. Higher rate of cord-related adverse events in neonates with dry umbilical cord care compared to chlorhexidine powder. Results of a randomized controlled study to compare efficacy and safety of chlorhexidine powder versus dry care in umbilical cord care of the newborn. *Neonatology* 2009; 96(1):13–8.

53. Lachman P, Yuen S. Using care bundles to prevent infection in neonatal and paediatric ICUs. *Curr Opin Infect Dis* 2009; 22(3):224–8.

54. Gardner SL. Sepsis in the neonate. *Crit Care Nurs Clin North Am* 2009; 21(1):121–41, vii.

55. Inglis GD, Jardine LA, Davies MW. Prophylactic antibiotics to reduce morbidity and mortality in ventilated newborn infants. *Cochrane Database Syst Rev* 2007; (3):CD004338.

56. Jardine LA, Inglis GD, Davies MW. Prophylactic systemic antibiotics to reduce morbidity and mortality in neonates with central venous catheters. *Cochrane Database Syst Rev* 2008; (1):CD006179.

57. Levy MM, Dellinger RP, Townsend SR, Linde-Zwirble WT, Marshall JC, Bion J et al. The Surviving Sepsis Campaign: Results of an international guideline-based performance improvement program targeting severe sepsis. *Crit Care Med* 2010; 38(2):367–74.

58. Seri I, Noori S. Diagnosis and treatment of neonatal hypotension outside the transitional period. *Early Hum Dev* 2005; 81(5):405–11.

59. Avery GB, MacDonald MG, Seshia MMK, Mullett MD. *Avery's Neonatology Pathophysiology and Management of the Newborn*, 5th edn. Philadelphia: Lippincott, Williams, and Wilkins, 2005.

60. Evans N. Assessment and support of the preterm circulation. *Early Hum Dev* 2006; 82(12):803–10.

61. Seri I. Inotrope, lusitrope, and pressor use in neonates. *J Perinatol* 2005; 25 Suppl 2:S28–30.

62. Weiss H, Cooper B, Brook M, Schlueter M, Clyman R. Factors determining reopening of the ductus arteriosus after successful clinical closure with indomethacin. *J Pediatr* 1995; 127(3):466–71.

63. Schmaltz C. Hypotension and shock in the preterm neonate. *Adv Neonatal Care* 2009; 9(4):156–62.

64. Seri I. Circulatory support of the sick preterm infant. *Semin Neonatol* 2001; 6(1):85–95.

65. Carcillo JA, Fields AI, Força-Tarefa Cd. [Clinical practice parameters for hemodynamic support of pediatric and neonatal patients in septic shock]. *J Pediatr (Rio J)* 2002; 78(6):449–66.

66. Carcillo JA. A synopsis of 2007 ACCM clinical practice parameters for hemodynamic support of term newborn and infant septic shock. *Early Hum Dev* 2014; 90 Suppl 1:S45–7.

67. Osborn DA, Evans N, Kluckow M. Clinical detection of low upper body blood flow in very premature infants using blood pressure, capillary refill time, and central-peripheral temperature difference. *Arch Dis Child Fetal Neonatal Ed* 2004; 89(2):F168–73.

68. De Felice C, Flori ML, Pellegrino M, Toti P, Stanghellini E, Molinu A et al. Predictive value of skin color for illness severity in the high-risk newborn. *Pediatr Res* 2002; 51(1):100–5.

69. Miletin J, Pichova K, Dempsey EM. Bedside detection of low systemic flow in the very low birth weight infant on day 1 of life. *Eur J Pediatr* 2009; 168(7):809–13.

70. Dempsey EM, Barrington KJ. Evaluation and treatment of hypotension in the preterm infant. *Clin Perinatol* 2009; 36(1):75–85.

71. Tourneux P, Rakza T, Abazine A, Krim G, Storme L. Noradrenaline for management of septic shock refractory to fluid loading and dopamine or dobutamine in full-term newborn infants. *Acta Paediatr* 2008; 97(2):177–80.

72. Meyer S, Gottschling S, Baghai A, Wurm D, Gortner L. Arginine-vasopressin in catecholamine-refractory septic versus non-septic shock in extremely low birth weight infants with acute renal injury. *Crit Care* 2006; 10(3):R71.

73. Filippi L, Poggi C, Serafini L, Fiorini P. Terlipressin as rescue treatment of refractory shock in a neonate. *Acta Paediatr* 2008; 97(4):500–2.

74. Fisher DJ, Towbin J. Maturation of the heart. *Clin Perinatol* 1988; 15(3):421–46.

75. Forsythe RM, Wessel CB, Billiar TR, Angus DC, Rosengart MR. Parenteral calcium for intensive care unit patients. *Cochrane Database Syst Rev* 2008; (4):CD006163.

76. Seri I. Hydrocortisone and vasopressor-resistant shock in preterm neonates. *Pediatrics* 2006; 117(2):516–8.

77. Efird MM, Heerens AT, Gordon PV, Bose CL, Young DA. A randomized-controlled trial of prophylactic hydrocortisone supplementation for the prevention of hypotension in extremely low birth weight infants. *J Perinatol* 2005; 25(2):119–24.

78. Subhedar NV, Duffy K, Ibrahim H. Corticosteroids for treating hypotension in preterm infants. *Cochrane Database Syst Rev* 2007; (1):CD003662.

79. Masumoto K, Kusuda S, Aoyagi H, Tamura Y, Obonai T, Yamasaki C et al. Comparison of serum cortisol concentrations in preterm infants with or without late-onset circulatory collapse due to adrenal insufficiency of prematurity. *Pediatr Res* 2008; 63(6):686–90.

80. Krediet T, van der Ent K. Rapid increase of blood pressure after low dose hydrocortisone in low birth weight neonates with hypotension refractory to high doses of cardiac inotropes. *Pediatr Res* 1998; 38:210.

81. Fernandez EF, Watterberg KL. Relative adrenal insufficiency in the preterm and term infant. *J Perinatol* 2009; 29 Suppl 2:S44–9.

82. Gordon A, Jeffery HE. Antibiotic regimens for suspected late onset sepsis in newborn infants. *Cochrane Database Syst Rev* 2005; (3):CD004501.

83. Fanos V, Cuzzolin L, Atzei A, Testa M. Antibiotics and antifungals in neonatal intensive care units: A review. *J Chemother* 2007; 19(1):5–20.

84. Manzoni P, Stolfi I, Pugni L, Decembrino L, Magnani C, Vetrano G et al. A multicenter, randomized trial of prophylactic fluconazole in preterm neonates. *N Engl J Med* 2007; 356(24):2483–95.

85. Driessen M, Ellis JB, Cooper PA, Wainer S, Muwazi F, Hahn D et al. Fluconazole vs. amphotericin B for the treatment of neonatal fungal septicemia: A prospective randomized trial. *Pediatr Infect Dis J* 1996; 15(12):1107–12.

86. Frattarelli DA, Reed MD, Giacoia GP, Aranda JV. Antifungals in systemic neonatal candidiasis. *Drugs* 2004; 64(9):949–68.

87. Marlow N, Morris T, Brocklehurst P, Carr R, Cowan F, Patel N et al. A randomised trial of granulocyte-macrophage colony-stimulating factor for neonatal sepsis: Childhood outcomes at 5 years. *Arch Dis Child Fetal Neonatal Ed* 2015; 100(4):F320–6.

88. Shabaan AE, Nasef N, Shouman B, Nour I, Mesbah A, Abdel-Hady H. Pentoxifylline therapy for late-onset sepsis in preterm infants: A randomized controlled trial. *Pediatr Infect Dis J* 2015; 34(6):e143–8.

89. Stoll BJ, Hansen NI, Sanchez PJ, Faix RG, Poindexter BB, Van Meurs KP et al. Early onset neonatal sepsis: The burden of group B Streptococcal and E. coli disease continues. *Pediatrics* 2011; 127(5):817–26.

90. Bryan CS, John JF, Jr., Pai MS, Austin TL. Gentamicin vs cefotaxime for therapy of neonatal sepsis. Relationship to drug resistance. *Am J Dis Child (1960)* 1985; 139(11):1086–9.

91. Begue P, Floret D, Mallet E, Raynaud EJ, Safran C, Sarlangues J et al. Pharmacokinetics and clinical evaluation of cefotaxime in children suffering with purulent meningitis. *J Antimicrob Chemother* 1984; 14 Suppl B:161–5.

92. Stoll BJ, Hansen N, Fanaroff AA, Wright LL, Carlo WA, Ehrenkranz RA et al. Late-onset sepsis in very low birth weight neonates: The experience of the NICHD Neonatal Research Network. *Pediatrics* 2002; 110(2 Pt 1):285–91.

93. Benjamin DK, Jr., Stoll BJ, Fanaroff AA, McDonald SA, Oh W, Higgins RD et al. Neonatal candidiasis among extremely low birth weight infants: Risk factors, mortality rates, and neurodevelopmental outcomes at 18 to 22 months. *Pediatrics* 2006; 117(1):84–92.

94. Botero-Calderon L, Benjamin DK Jr, Cohen-Wolkowiez M. Advances in the treatment of invasive neonatal candidiasis. *Expert Opin Pharmacother* 2015; 16(7):1035–48.

95. Manzoni P, Farina D, Leonessa M, d'Oulx EA, Galletto P, Mostert M et al. Risk factors for progression to invasive fungal infection in preterm neonates with fungal colonization. *Pediatrics* 2006;118(6):2359–64.

96. Ronchi A, Michelow IC, Chapin KC, Bliss JM, Pugni L, Mosca F et al. Viral respiratory tract infections in the neonatal intensive care unit: The VIRIoN-I study. *J Pediatr* 2014; 165(4):690–6.

97. Bennett NJ, Tabarani CM, Bartholoma NM, Wang D, Huang D, Riddell SW et al. Unrecognized viral respiratory tract infections in premature infants during their birth hospitalization: A prospective surveillance study in two neonatal intensive care units. *J Pediatr* 2012; 161(5):814–8.

98. Glass HC, Bonifacio SL, Chau V, Glidden D, Poskitt K, Barkovich AJ et al. Recurrent postnatal infections are associated with progressive white matter injury in premature infants. *Pediatrics* 2008; 122(2):299–305.

新生儿血液病

Andrea M. Malone　Owen P. Smith

引言

　　胎儿和新生儿的造血作用在新生儿适应新的生理环境的过程中处于不断变化的状态。在此期间,由于遗传缺陷、不成熟或应激等原因,血液学的问题容易出现,给新生儿科医师和血液科医师在诊断和治疗方面带来巨大的挑战。分子技术的进步使我们能够从细胞机制的层面对造血系统的某些疾病进行深入研究阐释。希望本章能够帮助读者对新生儿期出现的主要血液病,特别是对涉及血小板、白细胞、红细胞和凝血因子等的血液病有个大致的了解。

血小板

　　胎儿血小板的正常计数范围和成人相似,为 $(150\sim400)\times10^9/L$。血小板减少症指的是血小板计数低于 $150\times10^9/L$ 的情况,也是新生儿期最常见的血液异常,在随机选择的新生儿中报告的发生率约为 0.1%~0.2%,在重症监护病房的幼儿中报告的发生率则高达 35%[1-3]。血小板计数随出生后年龄的增加而增加,血小板减少症发生于约 30% 的小于胎龄儿[4]。严重的血小板减少症(血小板计数低于 $50\times10^9/L$)在健康的新生儿群体中并不常见,但新生儿重症监护室中的新生儿群体中发生率约为 2.4%~5%[5]。新生儿血小板减少症的鉴别诊断与大龄儿童的血小板减少症相似,包括遗传性疾病以及产前和围产期的病理生理事件导致的其他疾病。虽然实验室中的大部分自动化设备都能够对血小板凝块进行检测,但仍需要通过对血涂片进行目视检查的方式确认低血小板计数是否真实,然后才可以进行后续的检查。血小板凝集引起的假性血小板减少症与出血倾向无关,并不需要治疗。这种对血小板减少症进行检查的方法仅限于个体婴儿和母亲。对婴儿的整体状况进行评估是非常重要的,因为患有血小板减少症的健康新生儿一般都存在免疫或遗传病因,而伴有肝脾肿大、肿块占位、血管瘤和先天性异常等则是由完全不同的因素导致的。诊断要取得详细的孕产史记录,并应当重点关注出血问题、高血压和药物摄入等,同时也要注意病毒感染或结缔组织疾病等。血小板减少症的诱因大致可以分为两类:血小板破坏增多和血小板生成减少。偶尔会出现两种机制同时存在的现象。

破坏增多

　　血小板破坏增多的现象多见于新生儿群体。其中包括了免疫介导的血小板破坏或消耗。

自身免疫性血小板减少症

　　这种疾病多见于临床上较为健康的足月新生儿,主要是患有免疫性血小板减少性紫癜(immune thrombocytopenic purpura,ITP)、系统性红斑狼疮和甲状腺功能减退症等自身免疫病的母亲自身抗体的被动转移所导致[6]。在母亲患有 ITP 的新生儿群体中报告的发生率约为 10%。通常情况下参考母亲的病历即可进行诊断。这种情况下的发病率和死亡率都极低，因为新生儿的血小板计数很少低于 50×10^9/L。血小板计数通常在出生第 2 天和第 5 天达到最低点，因此，受影响的婴儿在此时期内应当进行特别护理。新生儿血小板减少症最为严重的并发症是颅内出血，但这种并发症很少发生在自身免疫性血小板减少症新生儿群体中 [7]，并且与分娩方式关系不大 [8]。有症状的婴儿可以通过静脉注射免疫球蛋白（intravenous immunoglobulin, IVIG）的方式进行有效的治疗。血小板输注仅限于治疗出血或严重血小板减少症。

新生儿同种免疫性血小板减少症

新生儿同种免疫性血小板减少症（neonatal alloimmune thrombocytopenia, NAIT）是一种常见于胎儿和新生儿的血小板减少症。这种婴儿母亲对父系遗传的胎儿血小板抗原发生过敏，其母亲形成一种 IgG 抗体，穿过胎盘并破坏胎儿血小板。和新生儿溶血病（与 NAIT 类似）相比，NAIT 可能在首次妊娠过程中出现。其新生儿发病率在 0.05%~1% 之间 [9]。NAIT 通常作为一种单独的血小板减少症在出生时健康的新生儿中出现。最严重的并发症是颅内出血，受影响的新生儿中的发生率为 10%~20%[10]。同种免疫性血小板减少症患者发生严重的血小板减少症和颅内出血的风险高于自身免疫性血小板减少症患者。为了确认 NAIT，诊断需要判定父母之间的血小板抗原不相容性和针对该抗原的母源抗体。最常见的相关抗原是 HPA-1a。其主要的治疗方法是进行供体匹配的并符合新生儿需求的抗原阴性血小板和 IVIG。初始评估应包含头颅超声，对颅内出血进行诊断。血小板减少症一般在 3~6 周内消退。NAIT 极有可能在后续妊娠过程中复发，并且下一个出生的婴儿血小板减少症一般会更加严重。

外周消耗

导致血小板减少症的血小板破坏增多也有可能与外周血小板消耗增加有关。

脾功能亢进

脾破坏消耗血小板，这是一种较不常见的新生儿血小板减少症的病因。这种情况通常还伴随脾肿大的症状。其他的病变还包括溶血性贫血、先天性病毒感染、先天性肝炎和门静脉血栓形成等。治疗主要针对病因，血小板输注通常作为辅助手段使用。

Kasabach-Merritt 现象

Kasabach-Merritt 综合征是一种巨大海绵状血管瘤与弥散性血管内凝血（disseminated intravascular coagulation, DIC）共同发生的症状。Kasabach-Merritt 综合征有关的血管瘤通常是卡波西血管内皮瘤（kaposiform hemangioendothelioma, KHE），而不是幼年儿童中常见的婴儿型血管瘤。KHE 病灶最常见于躯干、腹膜后和四肢近端等部位，较少发生在颈颜面区域。和其他肿瘤一样，KHE 的发生与脉管系统形成新血管（血管生成）有关，这个过程受几种促血管生成和抗血管生成的分子调控。由于其肿瘤往往较大且本身为浸润型，此类患者出血、气道阻塞和充血性心力衰竭等并发症的发生率也并不低。消耗性凝血功能障碍的发生率大约为 25%，其症状大都较轻，并且能够得到良好的代偿。幸运的是，其中的大部分案例都发生了肿瘤的自发性消退。

在过去的三十余年中，对于这种可危及生命病变的医疗手段包括：单独使用皮质类固醇或搭配长春新碱和 / 或干扰素 -α 使用等，同时还会谨慎使用血液制品和凝血因子浓缩物等进行辅助治疗。由于血小板在肿瘤生长过程中的重要作用，即便患者存在严重血小板减少症和凝血功能障碍，研究人员使用抗血小板药对血小板进行处理并降低血小板输注，使用抗血小板药搭配长春新碱的治疗获得了良好的效果 [11]。

血栓形成

血小板减少症也可能是患者血液高凝性

和伴随而来的血小板消耗引起。血小板计数低可能是新生儿动脉或静脉血栓形成的体现。

2B 型血管性血友病

在这种类型的血管性血友病（von Willebrand disease，vWD）患者中，结构异常的血管性血友病因子（von Willebrand factor，vWF）对于血小板表面的糖蛋白 1b 受体的亲和力增加，这导致血小板聚集和血小板减少[12]。

生成减少

血小板产生减少导致的新生儿血小板减少症包括遗传性疾病和骨髓浸润或抑制相关的疾病。

先天性骨髓造血衰竭综合征

先天性骨髓造血衰竭综合征（inherited bone marrow failure syndrome，IBMFS）是一种罕见但在临床上具有重要意义的新生儿血液病。其中很多患儿都有多种并发症高风险，包括癌症，因此需要对其进行明确的判定。有些 IBMFS 患者可能在新生儿期出现血细胞减少的现象，其他患者则只出现先天性结构异常，以后逐渐进展为全血细胞减少。

血小板减少伴桡骨缺如（thrombocytopenia with absent radii，TAR）是一种通常在出生时就能够诊断的罕见的常染色体隐性遗传病，因为其中的大部分患者都患有血小板减少症，并且具有双侧无桡骨的体征。其他的骨骼异常还包括尺骨、手指，下肢异常较为少见。TAR 和范科尼贫血（Fanconi anemia，FA）有几点不同之处：桡骨缺失但拇指存在，血小板是唯一减少的血细胞，进展为再生障碍性贫血和白血病的案例较为罕见[13]。大部分患有 TAR 的儿童在出生后前 6 个月都有严重的血小板减少症和反复大出血。TAR 的基因直到近期才被了解。新一代测序技术已经揭示 TAR 患者从其父母中的一位继承了存在缺失的染色体 1q21.1，并从另一位继承了 *RBM8A* 基因的单核苷酸变异，从而遵循常染色体遗传模式进行遗传。主要的治疗方法是在必要时谨慎输注单供体血小板浓缩液，并进行骨科干预以获得上肢的功能性改善。血小板减少症随时间会逐渐改善[14]。

先天性无巨核细胞血小板减少症（congenital amegakaryocytic thrombocytopenia，CAMT）是一种极度罕见的新生儿和幼儿常染色体隐性遗传病。在所有的 IBMFS 中，这是最有可能在新生儿期出现的疾病。受影响的新生儿并未发生身体异常现象。血小板减少症不是免疫性疾病，通常非常严重，并且会继发全血细胞减少。这种情况是编码血小板生成素（thrombopoietin，TPO）受体的 *c-MPL* 基因发生变异所致。治疗方法主要是对症治疗，如血小板输注，出血患者则多使用抗纤溶治疗。就目前而言，CAMT 的有效疗法只有造血干细胞移植（hematopoietic stem cell transplantation，HSCT）[14]。

范科尼贫血

FA 是一种 DNA 修复中的遗传缺陷导致的染色体不稳定疾病。婴儿期极少出现骨髓造血衰竭。其主要特征是身体异常（常见的有身材矮小、色素过多或色素沉着不足、上肢和拇指异常等）、骨髓造血衰竭以及恶性肿瘤风险增加。通常在十岁前就会出现进行性全血细胞减少的骨髓造血衰竭。血小板减少症通常是最早出现的血细胞减少，但极少在新生儿期出现。诊断 FA 依靠淋巴细胞染色体断裂试验：外周血淋巴细胞用 DNA 交联因子（即丝裂霉素 C 或双环氧丁烷）刺激后，淋巴细胞出现染色体断裂增加，则可提示诊断。近期基因组技术的进步，包括新一代测序和全外显子监测技术等，都加速了我们对基因的了解。第一种导致 FA 的基因变异早在二十多年前就已经被发现，目前已知能够导致 FA 的基因已经达到了 16 种。FA 的基因异常都是以常染色体隐性方式遗传的，不过 *FANCB* 基因中的致病变异除外，这种是 X 连锁遗传[15]。对新生儿的 FA 进行治疗需要的是多学科配合的团队方法。HSCT 是针对 FA 的血液学临床症状唯一有效的治疗方法。

遗传性血小板疾病

遗传性血小板减少症包含多种血小板数量减少的疾病。在绝大多数患者中，血小板计数仅发生轻度至中度的下降，因此一般不会发生严重的自发性出血。但自发性出血却是巨血小板综合征（Bernard-Soulier syndrome，BSS）和威斯科特 - 奥尔德里奇综合征（Wiskott-Aldrich syndrome，WAS）的显著临床症状。免疫介导的血小板减少症是血小板计数较低的儿童的主要鉴别诊断，因此需要对病情进行准确的判断，防止误用免疫抑制剂（例如皮质类固醇）等无用的甚至是危险的方法[12]。

巨血小板综合征

BSS 是血小板功能和数量均发生异常的常染色体隐性遗传病。该疾病表现为中度到重度的血小板减少症，其血涂片上的血小板十分"巨大"，并且患者会出现出血症状。在实验室测试中，血小板无法与瑞斯托菌素发生聚集。其分子缺陷导致血小板膜上的 vWF 受体发生缺失或功能失效。在 BSS 的新生儿中，如果出现出血或血小板严重减少，则需要输注血小板，从而防止自发性出血[16]。

血小板型血管性血友病

这是常染色体显性遗传病，其特征为轻度间歇性血小板减少症，轻度出血，缺乏高分子量 vWF 多聚体，以及瑞斯托霉素诱导的血小板聚集增加。这种疾病可以与 2B 型血管性血友病进行区分，后者的变异发生在 vWF 中，而这种患者的血小板在正常血浆中发生了自发性聚集[12]。

2B 型血管性血友病

在这种类型的血管性血友病患者中，结构异常的 vWF 对血小板表面的糖蛋白 1b 受体的亲和力增加。这将导致血小板聚集，以及血小板减少。其在临床和生物化学上都与血小板型血管性血友病相似。如果低浓度瑞斯托霉素会引起血小板凝集增强，则可诊断为 2B 型血管性血友病[12]。

蒙特里尔血小板综合征

这种综合征的表现包括血小板减少症、血小板变大、自发性血小板聚集以及对凝血酶诱导的聚集的反应降低等。和 BSS 的区别在于，它是常染色体显性遗传病，并且会对瑞斯托霉素产生正常的血小板反应[12]。

灰色血小板综合征

灰色血小板综合征是一种极为罕见的轻度出血性疾病，可通过常染色体进行显性和隐性遗传，其表现为患者的血小板无法存储 α 颗粒蛋白[17]。血小板减少症症状较轻，血小板较大并且缺少 α 颗粒蛋白，使得血小板在血涂片上表现为灰色。

Paris-Trousseau 综合征

这是一种常染色体显性遗传综合征，表现为轻度血小板减少症，轻度出血倾向，血小板亚群中有巨大 α 颗粒，骨髓微小巨核细胞，含有对产生巨核细胞至关重要的 *FLI1* 基因的染色体 11q 缺失[18]。此外，还有其他多种先天性异常，包括精神发育迟缓、心脏异常和颅面异常等。

威斯科特 - 奥尔德里奇综合征

WAS 为 X 连锁隐性遗传病，表现为中度到重度的血小板减少症、湿疹和易感染等。WAS 患者的血小板通常都较小。患者容易因严重感染、淋巴系统恶性肿瘤或出血等，在 10 岁左右死亡。此类患者在生后两年内较易发生出血事件[12]。

WAS 变体（X 连锁血小板减少症）

这是一种 X 连锁遗传的异质性血小板减少症。WAS 变体患者的血小板减少症一般较为轻微，因此不需要治疗。

眼皮肤白化病——赫曼斯基-普德拉克综合征和白细胞异常色素减退综合征

眼皮肤白化病指的是一系列以皮肤、头发和眼睛的色素沉着降低或缺失为表现的遗传性疾病。其中大部分患者都仅存在血小板贮存池缺陷，也有少部分患者会伴随血小板计数较低的现象。

赫曼斯基-普德拉克综合征是一种常染色体隐性遗传病，表现为眼皮肤白化病和血小板致密颗粒缺陷。这种疾病的出血倾向较轻微，通常会伴随血小板功能缺陷，但并不会出现血小板减少症。

和赫曼斯基-普德拉克综合征一样，白细胞异常色素减退综合征也是一种常染色体隐性疾病，表现为血小板致密颗粒缺陷及相应的部分眼皮肤白化病等。这种综合征的特征还包括中性粒细胞减少和周围神经病等。血小板减少症通常在该疾病的加速进展期出现，该进展期内还会发生全血细胞减少、肝脾肿大、淋巴结病和大量组织发生淋巴样细胞浸润等症状[12]。

肌球蛋白重链9相关的血小板减少综合征

梅-黑异常（May-Hegglin anomaly, MHA）、Fechtner 综合征、塞巴斯提安综合征和爱泼斯坦综合征都是表现为巨大血小板的常染色体显性遗传病[19]。血小板减少症较轻微，出血较少见且极少危及生命。血涂片上通常可以看到颗粒细胞内有 Döhle 状包裹体。此类疾病还可能伴随感觉神经性耳聋、肾小球肾炎和白内障等。部分患者血小板功能正常，但部分患者血小板功能发生缺陷。

先天性感染

血小板减少症可能与先天性病毒感染有关，如风疹病毒、疱疹病毒、肠病毒、人类免疫缺陷病毒和巨细胞病毒等。此类情况通常不会引起严重的血小板减少症，因此只有发生严重的血小板减少症或活动性出血时，才需要通过血小板输注的方式进行治疗干预，也可以进行手术干预[20]。

新生儿感染

迟发性血小板减少症通常是由新生儿获得性感染引起的。革兰氏阴性菌引起的脓毒症会引发严重的血小板减少症。

坏死性小肠结肠炎

坏死性小肠结肠炎（necrotizing enterocolitis, NEC）是一种常见且严重的胃肠道疾病，主要对早产儿产生影响。90% 患有 NEC 的新生儿都会发生迟发性血小板减少症，并且其症状通常较为严重且伴随出血[21]。

其他疾病和原因

新生儿血小板减少症的其他相关因素包括出生窒息，孕妇妊娠高血压，孕妇用药，DIC，溶血性尿毒症综合征等原发性微血管病性溶血性贫血，与唐氏综合征（Down syndrome, DS）有关的短暂髓系造血异常（见下文）、21 三体、18 三体和 13 三体综合征，噬血细胞性淋巴组织细胞增生症（hemophagocytic lymphohistiocytosis, HLH），石骨症，先天性白血病或神经母细胞瘤骨髓浸润，以及先天性代谢缺陷。

凝血系统发育

新生儿和婴儿的止血系统发育十分迅速，几个月、几周甚至几天都会发生发育性的变化[22]。新生儿中许多凝血因子的血浆水平都比年龄较大的儿童和成人低[23]。足月儿和早产儿出生时大多数凝血因子水平较低，如所有的接触活化因子（因子 XII、因子 XI、激肽释放酶原和高分子量激肽原）和维生素 K 依赖性凝血因子（因子 II、因子 VII、因子 IX、因子 X）等。在早产儿体内，这些水平甚至会更低。天然抗凝剂的水平在出生时也都较低，包括抗凝血酶、蛋白 S 和蛋白 C 等。足月新生儿血浆中的因子Ⅴ、因子Ⅷ以及纤维蛋白原的水平与成人大体相同。和凝血系统一样，新生儿体内以纤溶酶原为主要蛋白质的纤维蛋白溶解系统，在生理上来说也是未成熟的[24]。组织型纤溶酶原激活物和纤溶酶原激活物抑制物水平升高也体现了新生儿体内纤溶活性降低。

虽然会存在多种凝血因素的缺陷，但健康新生儿的止血功能仍旧是正常的。尽管通常以"不成熟"进行描述，但实际上新生儿的止血系统在功能上是较为平衡的，并不存在凝血功能障碍或血栓形成的倾向。

遗传性出血性疾病

因子Ⅷ和因子Ⅸ的缺陷通常分别被称为血友病A和血友病B。在男性新生儿中，它们的发生率分别为0.02%（因子Ⅷ）和0.005%（因子Ⅸ）。这两种疾病属于X连锁遗传，因此女性只是这种缺陷的携带者，而带有这种异常基因的男性则会患上这种疾病。患有血友病的人群根据血浆凝血因子的活性进行分类：严重（<1%），中度（<5%）或轻度（>5%）。如果存在血友病的家族史，新生儿通常需要通过脐带血采样的方式进行及早诊断。对新生儿重度或中度血友病A进行诊断的方法十分简单。但对轻度血友病的诊断却十分困难，因为分娩中的应激会导致因子Ⅷ的活动出现上升。如果疑似存在轻度因子Ⅷ缺陷，应当在出生后6~12个月进行重复检查。但30%的血友病A和血友病B是由于新生突变，并且大部分的此类新生儿都是在一般儿科条件下进行护理，因此需要较长的时间才能够确诊。血友病A和血友病B在临床上是无法区分的。在疾病较为严重的情况下，其表型特征为血液渗入关节和软组织。在新生儿中，出血可能表现为术后出血或颅内出血。因子Ⅷ和因子Ⅸ基因都已经于20年前完成了序列测定和克隆，因此现在我们已经可以采用重组凝血因子浓缩物的方法对这种疾病进行治疗[25]。

中度和重度血友病A与血友病B的出血并发症会在出生后（特别是儿童进行包皮环切后）表现出来。患有重度血友病的新生儿发生颅内出血的概率预计在1%~4%之间[26-27]。出血严重程度和类型均与循环血浆Ⅷ:C的绝对水平有关，达到止血的最低有效水平在血友病A患者约为25%~30%，在血友病B患者则为20%~25%。严重缺乏（<1%）的患者通常会出现反复的自发性出血。虽然肌肉出血是目前为止最为常见的临床事件，但其他自发性出血症状也经常发生，并且会危及生命。充分而快速的因子补充疗法是目前对急性和疑似急性（术前）出血进行成功治疗的方法。充分止血所需的因子浓度水平取决于出血的具体类型[28]。

血管性血友病

vWD是最常见的遗传性出血疾病，约有1%的人深受其害，并且这种疾病以常染色体显性或隐性模式进行遗传。出血症状主要表现为皮肤黏膜出血。根据vWF的定量水平或功能不同，vWD可以分为三类：1型、2型和3型。2型还可以分为4个亚型：2A，2B，2M和2N。即便同一家庭的成员也可能存在明显的表型异质性。大部分的患者都属于1型vWD，3型vWD最为罕见，但因其vWF几乎完全失能，因此其出血表型也最为严重。通常来说，只有3型或部分2型vWD患者在新生儿期出现出血现象[29]。手术后或创伤后也可能会出现出血现象。出血渗入关节的现象较为罕见，通常仅见于严重的3型患者。vWD的诊断主要包括三种实验室方法：①对血浆中的vWF进行量化测量；②对vWF的活性以及其结合至血小板的能力进行检测；③因子Ⅷ活性。此外，还可以通过高分子量多聚体分析对2型变种进行区分[25]。

患有vWD的新生儿出血的治疗手段通常是含有vWF的血浆衍生因子Ⅷ产品。去氨加压素可以用于刺激内源性vWF释放，但这种方法存在低钠血症和随后癫痫发作的风险,特别是对于幼儿而言[28],因此并不推荐对新生儿使用这种方法。

其他凝血因子缺乏症

目前已知所有凝血因子缺乏的症状。但需要指出的是,有血友病 A 的患者人数远高于其他所有类型的患者。这些较为少见的凝血因子缺乏症的特征包括各种出血倾向以及常染色体隐性遗传等[25,28]。

获得性出血性疾病

获得性凝血功能障碍远比遗传性疾病常见,并且通常与多种凝血因子缺乏症有关。

噬血细胞性淋巴组织细胞增生症

HLH 是一种见于幼儿和儿童的罕见综合征,患者呈现出由病理性免疫活化所导致的高炎症状态。HLH 有可能是家族性疾病,也有可能是获得性疾病,并且与感染、恶性肿瘤或风湿病有关。其常见的临床特征包括发热、脾肿大、血细胞减少症、高甘油三酯血症、低纤维蛋白原血症、高铁蛋白血症、淋巴结病变、皮疹、黄疸和水肿等。铁蛋白升高至 > 10 000μg/L 时,对 HLH 具有高度敏感性和特异性[30]。虽然这种疾病在所有年龄组都发生,但在新生儿群体中较为罕见。在出生后 1 个月内诊断 HLH 的群体中,有 45% 的患者存在明确的遗传缺陷[31]。因此,对于疑似患有 HLH 的新生儿,需要进行 UNC13D 基因和穿孔素基因(PRF1 基因)的突变分析。早期确认和治疗对于预防疾病进展十分重要。基于依托泊苷的化疗方案搭配环孢素和皮质类固醇等免疫调节药物能够实现症状缓解。但目前对家族性 HLH 患者唯一可以治愈的方法只有 HSCT[31]。

维生素 K

维生素 K 对于因子Ⅱ、因子Ⅶ、因子Ⅸ和因子Ⅹ以及天然抗凝剂蛋白 C 和蛋白 S 的合成十分重要,并且对于凝血因子发挥其功能所需要的 γ 羧化也十分重要。维生素 K 本身可以重复利用,当这个过程受到华法林的阻断时,维生素 K 依赖性因子的合成量就会出现不足。

维生素 K 缺乏症出血

维生素 K 缺乏症出血(vitamin K deficiency bleeding, VKDB)可以分为早期型、常见型和晚期型。早期型 VKDB 发生的原因是胎盘传递的孕妇抗惊厥药、维生素 K 拮抗剂(华法林)和用于治疗肺结核的药物等干扰了维生素 K 的代谢。此种疾病通常在出生后 24 小时内表现出来,并且会导致头颅血肿、颅内出血或脐残端出血等症状[32]。常见型 VKDB 通常在出生后第 2~7 天出现,会引起维生素 K 依赖性因子合成减少。新生儿出现维生素 K 缺乏症的病因具有多因素性,包括储量下降、肝功能不成熟、肠道细菌合成的维生素 K 缺乏和母乳中的维生素 K 含量低等。晚期型 VKDB 也是由母乳中的维生素 K 含量不足引起的,并且几乎仅见于母乳喂养的新生儿。VKDB 的诊断评估十分简单,凝血酶原时间(prothrombin time, PT)延长,并且活化部分凝血活酶时间(activated partial thromboplastin time, APTT)也总是延长的。通常 PT 的延长更明显,与 APTT 延长不成比例。应对 VKDB 最有效的方法是预防,所有的新生儿在出生时都应当摄入维生素 K。但已知有葡萄糖 -6- 磷酸脱氢酶(glucose-6-phosphate dehydrogenase, G6PD)缺乏症家族病史的患儿除外,因为很多此类患者都会出现明显的溶血症状。在因 VKDB 而出现明显出血症状的患儿中,可以肠外使用维生素 K、血浆或凝血酶原复合物对出血进行控制[25]。

肝病

肝负责大多数促凝和抗凝因子以及刺激血小板产生的 TPO 的合成。肝功能不良会对新生儿的凝血系统产生严重的影响,破坏凝血和抗凝的平衡。肝衰竭的实验室异常可以通过 PT、APTT 延长，D- 二聚体升高，纤维蛋白原减少以及血小板计数减少等现象进行判定。此外，此类患者还会出现循环血小板功能缺陷。肝衰竭导致的出血治疗非常困难，因为输注大量血浆有液体超负荷和血栓形成的风险。为纠正凝血功能障碍，可以补充维生素 K 和新鲜冰冻血浆，进行血小板输注。在某些情况下，也可以使用重组凝血因子Ⅶa和凝血酶原复合物浓缩物等浓缩因子。但需要注意的是，此类浓缩物会带来血栓形成的风险。

体外循环生命支持系统

与心肺转流术和体外膜氧合相关的凝血功能障碍是由多种因素导致的，其中包括直接接触激活途径、纤溶途径、组织因子活化途径以及获得性血小板功能缺陷等[28]。

先天性心脏病

大部分患有先天性心脏病的儿童都存在凝血功能异常。但在患有发绀性心脏病伴红细胞增多症的儿童中，PT/APTT 的上升可能是标本问题引起的不真实结果，因为当血细胞比容超过 60% 时，血浆抗凝比会发生变化[28]。

血栓形成状态

胎儿和新生儿产生凝血酶的效能较低，因此血栓性疾病在新生儿群体中较为罕见，并且通常都是由获得性血栓形成状态或促进凝血的遗传基因缺陷所导致的。出现此疾病的儿童可能面临生命危险，并且可能会伴随严重的后遗症，如截肢、器官功能障碍和静脉炎后综合征等。发生此类血栓形成事件的峰值年龄是新生儿期，在区域医疗中心儿科监护室通常都会使用血管置管。早产儿发生血栓形成的风险比年长的儿童更大。在出凝血的精确平衡被扰乱时，特别是在血管置管和

败血症的影响之下，发生血栓栓塞的风险将会显著增加。

获得性问题

中心静脉置管

中心静脉导管为新生儿重症监护管理带来了革命性的变化。但由此导致的血栓形成成为主要的并发症。使用中心静脉导管的新生儿中有 10% 会出现这种情况，但大部分都是无症状性的[33]。其代表性表现是导管不通畅或肢体肿胀等。在病情允许时，与血栓有关的中心静脉导管或脐静脉导管都应当予以移除。如果血栓形成具有症状性，则需要进行一定期限的抗凝治疗[34]。需要注意的是，虽然较不常见，儿童确实有因静脉血栓栓塞而发生死亡的先例。因此必须要及早对此类儿童进行检查和充分治疗。

肾动脉和肾静脉血栓形成

新生儿期的肾动脉血栓形成和脐动脉置管（umbilical artery catheter，UAC）有关。UAC 相关的血栓形成风险因素包括缺氧、血液高黏滞、脓毒症、UAC 置入时间较长、输液含钙、高渗盐水、脐动脉口径较小以及 UAC 位置较低等。这种疾病很难诊断，可能表现出的临床特征有高血压和心力衰竭等。此外血栓还有可能延伸到其他血管床，如主动脉等。近期的临床指南建议使用高位 UAC 的方式降低血栓风险。根据其临床表现的严重程度，UAC 血栓的治疗方法包括导管拔出、支持治疗、抗凝、纤溶治疗以及手术等[35]。新生儿期肾静脉血栓形成（renal vein thrombosis，RVT）比肾动脉血栓形成更加常见。这与围产期窒息、脱水、脓毒症、低血压、发绀性心脏病、红细胞增多症、母亲罹患糖尿病以及留置脐静脉导管等诸多因素有关。最常见的特征是明显的肋腹肿胀、血尿和血小板减少症等。通常超声检查可以发现肾肿大，可伴或不伴静脉血栓形成的迹象。在此情况下，抗凝剂和

溶栓剂的使用仍需要进行评估。RVT 的治疗并没有经过随机对照试验。若为单侧 RVT，且没有肾功能不全或血凝块延伸进入下腔静脉，则抗凝治疗和密切监测支持治疗都是可以的 [34]。RVT 的急性并发症包括血凝块延伸、肾上腺出血和急性肾衰竭等。该病的新生儿生存率高达 80%，恢复后的肾功能可正常，或存在全身性高血压、慢性肾功能不全等。

获得性蛋白质 C/S 缺乏症

新生儿发生的暴发性紫癜很少危及生命，主要表现为 DIC 和出血性皮肤坏死 [36]。受影响的幼儿在出生第一天会出现瘀斑、动静脉血栓广泛形成、DIC 以及蛋白 C 或蛋白 S 的水平极低等症状。这种疾病的产生可能是遗传性原因，也可能是由于继发性蛋白 C 途径异常。在诸如脑膜炎球菌脓毒症中，可能会导致继发性蛋白 C 缺乏。尽早确认和使用蛋白 C 替代治疗对于预防严重并发症和减少死亡率至关重要。

获得性抗凝血酶缺乏症

抗凝血酶具有抑制凝血的作用。肝素能够增强其活性。严重的先天性抗凝血酶缺乏症是罕见的常染色体隐性遗传病，在新生儿阶段和幼儿早期阶段容易出现血栓形成的现象。获得性抗凝血酶缺乏症与 DIC 和微血管病性溶血性贫血（即溶血性尿毒症综合征）等多种疾病有关。抗凝血酶浓缩物可被用于该疾病急性期阶段的治疗。

其他疾病和原因

与新生儿血栓形成有关的因素还包括 NEC、呼吸窘迫综合征、肝素诱导的血小板减少症 / 血栓形成综合征（新生儿群体极为罕见）、抗磷脂抗体、体外膜氧合、溶血性尿毒症综合征和出生窒息等。

遗传性血栓形成状态

蛋白 C 通道遗传缺陷是发生遗传性血栓形成的主要原因 [37]。

蛋白 C 和蛋白 S 缺乏症

遗传性蛋白 C 和蛋白 S 缺乏症（纯合或复合杂合）与出生时或出生后若干个月内出现的静脉血栓栓塞高风险有关。最初的临床表现通常是皮肤紫癜，主要出现在四肢，在某些情况下还可能会出现广泛大血管血栓形成现象。最优选的治疗方案包括因子替换（蛋白 C 缺乏症使用蛋白 C 浓缩物，蛋白 S 缺乏症使用新鲜冰冻血浆）和急性期肝素治疗以及长期口服抗凝药等。

抗凝血酶缺乏症

纯合抗凝血酶缺乏症极其少见并且致命。新生儿的抗凝血酶缺乏症的表现包括出生时心肌梗死、主动脉血栓形成、矢状窦血栓形成以及脑血栓形成等。

其他遗传性易栓症

其他几种遗传基因缺陷也与凝血倾向的升高有关，最常见的有活化蛋白 C 抗性、因子 V 莱登突变、因子 II 基因变体（凝血酶原 *G20210A* 基因）和高同型半胱氨酸血症等。

管理

该年龄组治疗的主要目的是预防血凝块进展，防止终末器官损害。由于血栓形成的触发因素（例如留置导管）通常是暂时性的，因此复发的概率通常较低。对单个患儿进行治疗时，必须要对抗凝治疗的风险和治疗的益处进行平衡。对幼儿和儿童使用抗凝剂的指征在过去的 20 年中随着体外膜氧合、心肺转流术、血液透析以及动静脉置管技术的重大进展发生了巨大的变化。抗凝剂的选择取决于抗凝的持续时间和肾衰竭等合并症的具体情况。在急性阶段，普通肝素或低分子量肝素（low molecular weight heparin, LMWH）都可以使用。普通肝素的好处在于其具有可逆性且成本较低。不过由于其药代动力学反应无法准确预测,因此需要进行频繁的监测,并需要专门的中心静脉通道。而 LMWH 是皮下给药,因此需要较少的实验室监测和剂量调整。不过,使用 LMWH 时,必须采用 Xa 抗因子测定的方法对其抗凝血作用进行监测。需要注意的是,由于幼儿和儿童的凝血系统通常正处于不断成熟的过程,因此肝素的抗凝血作用无法进行准确的预测,应当根据年龄酌情使用。

新生儿很少进行手术取出血栓,因为其血管较小,并且发生了血栓形成的新生儿体征在临床上并不稳定。

关于新型口服抗凝药阿加曲班、比伐芦定(两种直接凝血酶抑制剂)和利伐沙班(Xa 因子抑制剂)等方面,目前的证据不足以支持在发生血栓形成的新生儿中常规使用这类药物[34]。

贫血

在出生之后,所有新生儿的血红蛋白(hemoglobin,Hb)都会下降,从而导致不同程度的贫血。在出生后 8~10 周还会发生 Hb 浓度的渐进式下降。对于健康的足月新生儿,贫血并没有相应的临床症状和体征,这被称为"生理性贫血",是出生和向宫外生活过渡的生理过程。生理性贫血发生的原因是氧气来源由胎盘变成了肺,新生儿首次呼吸时动脉血氧饱和度增加,出生后血流发生重新分配,以及红细胞生成素(erythropoietin,EPO)产生的下调引起的红细胞生成的变化[38]。当 Hb 的水平低于"生理性贫血"范围时,则会出现病理性贫血。虽然新生儿期发生的大多数贫血都是获得性的,但这一时期也存在很多由 Hb、红细胞膜和酶等的基因缺陷而导致的遗传性疾病。无论是获得性贫血还是遗传性贫血,都可能在其他原因进行检查的过程中偶然发现血细胞异常,往往伴有非特异性表现:苍白、呼吸过速、心动过速、发育停滞、黄疸、脾肿大或出血等。如果贫血是由溶血导致的,则必然会出现黄疸症状。和血小板减

少症一样,发生新生儿贫血的原因既可能是红细胞产生减少,也可能是红细胞破坏增多。

获得性贫血

同种免疫性溶血性贫血

胎儿和新生儿溶血病(hemolytic disease of the fetus and newborn,HDFN)是母体抗体对胎儿红细胞产生免疫介导的破坏所导致的,这种抗体产生的原因是表达父源性红细胞抗原的胎儿红细胞因致敏事件(例如胎母输血综合征)进入了母体循环。该疾病是由母体 IgG 同种抗体经胎盘的方式进行介导。临床上可以较不显著,也可以出现严重影响,胎儿可发生贫血、黄疸、胸腔积液、心包积液、水肿和腹水等。Rh 血型系统的 D 抗原(RhD)是已经确定的最常见的 HDFN 抗原刺激[39]。HDFN 相关的其他同种抗体还有抗 c 和抗 Kell 抗体,这两种成分会导致携带 c 和 Kell 抗原的胎儿发生溶血。同种抗体可能因输血或妊娠期间的同种免疫等方式获得。在欧洲血统妊娠中,RhD 阴性母亲有 0.9% 的概率会产下 RhD 阳性的胎儿。在首次妊娠时,在没有进行预防的情况下,此类母亲中有 15% 会对 RhD 发生免疫,有 0.7% 的胎儿会受到 HDFN 的影响[39]。HDFN 的诊断包括对母亲和幼儿进行血型遗传检测,并测定母体同种抗体,Coombs 试验阳性即可确诊。在病情较为严重的情况下还会出现血小板减少症。抗 D 免疫球蛋白预防已经在极大程度上降低了 D 抗体和抗 D 介导的 HDFN 的患病率。

HDFN 也可能是 ABO 血型不合引起。不过该趋势与 Rh 不合相比较为少见且严重程度也较低一些。这种症状主要影响的是 O 型血母亲产下的 A 型或 B 型血新生儿。在这种情况下,Hb 一般都较为正常。

自身免疫性溶血性贫血

这是一种罕见的新生儿贫血诱因,其发生原因是母亲产生的自身抗体对胎儿红细胞

抗原产生作用，这种溶血与继发于母亲 ITP 的新生儿血小板减少症相似。

婴儿固缩细胞增多症

新生儿溶血病一般有多种常见诱因（Rh 血型不合、ABO 血型不合、红细胞酶和膜缺陷等），本章将在后文做详细讨论。婴儿固缩细胞增多症是一种较为罕见的诱因。这种症状会导致早期新生儿黄疸，并伴短暂的溶血性贫血。其名称是根据外周血涂片上观察到的红细胞（固缩红细胞）外观进行命名的。其诱因尚不清楚，但目前猜测为家族性因素，并会在一定的情况下发生。其触发是受环境影响还是内在因素导致目前尚未确定。其治疗手段大多是支持疗法（包括光疗和输注红细胞），在出生后 4~6 个月一般能自愈 [40]。

失血

失血是早产儿发生贫血的最常见诱因。在大多数情况下，这种贫血是医源性的，主要是频繁抽血导致。失血会发生在围产期，包括胎母输血综合征、双胎输血综合征、脐带破裂或胎盘异常出血，或头颅血肿、颅内出血、胃肠道出血或腹膜后出血等。

早产儿贫血

早产儿贫血（anemia of prematurity，AOP）是正常生理性贫血恶化后的症状。几乎所有的早产儿都存在贫血的现象，其原因有多种。早产儿的 EPO 水平较低，其部分原因在于肝，因为肝是 EPO 生产的主要场所。肝对于组织缺氧刺激 EPO 产生的敏感性低于肾。在胎儿从低氧子宫内环境过渡到富氧的产后环境的过程中，EPO 的产生量会发生下调。新生儿的 EPO 清除率更高，同时早产儿比足月儿更快的生长速度也是引起 AOP 的内源性因素之一。引起 AOP 的外在因素包括频繁抽血导致的医源性失血、营养不良、炎症、感染和慢性疾病等 [41]。治疗的目的在于维持足够的组织氧供应。在失血或休克的情况下，输血是恢复患者血容量的良好方法。在其他情况下进行输血决策时，就需要考虑到新生儿的临床表现和生理需求以及实验室参数等 [41]。可以通过以下措施减少输血：限制婴儿抽血，早产儿应用叶酸和铁，适当使用 EPO，以及遵守输血指南。

管理方法

只有重度或中度新生儿贫血需要进行输血，其输血决策应当根据临床表现以及 Hb，并依照专科的指南进行 [42]。新生儿溶血病（hemolytic disease of newborn，HDN）基本上都会消退，不过时间上可能需要 1~2 个月之久。在出生后的数周内，溶血过程可能较为迅速，在此情况下如果出现高胆红素血症，则新生儿需要进行光疗以预防核黄疸。失血所致的婴儿固缩细胞增多症和新生儿贫血也可能需要输血。

遗传性贫血

如果贫血是由溶血导致的，则必然会出现黄疸症状。如果溶血过程由红细胞膜缺陷继发，则形状异常的红细胞从外周循环中去除，黄疸通常会伴有轻度至中度的脾肿大。黄疸也常见于患有遗传性红细胞酶缺乏症的新生儿，该疾病也会导致红细胞发生严重的损伤。除重度地中海贫血和血红蛋白 H（hemoglobin H，HbH）疾病以外，大多数的血红蛋白病并不会引起新生儿黄疸 [43]。

红细胞膜缺陷

这种疾病在新生儿期较难诊断，特别是最常见的遗传性球形红细胞增多症（hereditary spherocytosis，HS），此时在血涂片上可以见到大量的球形红细胞，与 ABO 血型不合的溶血性贫血时的红细胞形态很难区别。球形红细胞也见于消耗性凝血功能障碍、新生儿窒息、胎盘功能不全等新生儿期患儿中。HS 阳性家族史有助于证实诊断，因为这一年龄组渗透脆性试验并不可靠，需要等到婴儿 6~12 个月才可进行试验。它主要是一种常染色体显性遗传病。

遗传性椭圆形红细胞增多症也是由结构蛋白的缺陷引起的常染色体显性遗传病，会导致红细胞呈现椭圆形。椭圆形红细胞不稳定且不可变形，因此被网状内皮系统溶血消灭。外周血涂片上见到椭圆形红细胞即可明确诊断。

血红蛋白病

此类是新生儿贫血的较不常见诱因。由于珠蛋白链的合成在胎儿晚期和出生期间处于不断变化的状态，血红蛋白病的诊断在新生儿期是非常困难的。

能够引起新生儿贫血的血红蛋白病包括所有四个 α 珠蛋白基因均缺失的纯合性 α 地中海贫血（血红蛋白巴氏胎儿水肿）和三个调节性 α 珠蛋白基因缺失的 HbH 疾病。在镰状细胞综合征中，新生儿的 Hb 是较为正常的[43]。

红细胞酶缺乏症

此疾病在新生儿期的诊断十分容易。G6PD 缺乏症是一种 X 连锁隐性遗传病。G6PD 主要是保护红细胞免受自由基损害，其缺陷会导致损伤因子发生积累，进而导致溶血。在持续黄疸或严重黄疸时应进行 G6PD 检测，除非能够找到其他明确的病因。

丙酮酸激酶（pyruvate kinase，PK）是红细胞内的一种酶，其作用是产生能量。PK 缺陷会导致红细胞提前死亡。这是一种常染色体隐性遗传病。可以通过检查红细胞酶水平的方式进行诊断。如果发生未知原因的积液、原因不明的溶血性贫血以及存在家族史，则需进行 PK 检查[43]。

先天性纯红细胞再生障碍

先天性纯红细胞再生障碍常见于新生儿群体，并会伴随纯红细胞发育不全引起的大细胞性贫血。这种疾病经常会引起网织红细胞减少。大约一半的患病新生儿都存在各种先天性异常。这是一种常染色体显性遗传，其首个致病基因 RPS19 发现于 15 年前。到现在已经确定了核糖体基因中的 13 个突变。红细胞输注是主要的治疗方法，但应当注意监测铁元素状态，以避免内脏铁过载。也可以考虑采用 HSCT 进行治疗[14]。

其他疾病和原因

其他遗传情况也可能导致新生儿出现贫血症状，其中包括 Pearson 综合征、先天性红细胞生成异常性贫血、奥瑟综合征和石骨症等。新生儿的先天性感染（例如细小病毒感染）和获得性营养缺乏症（例如铁、铜、叶酸、维生素 B_{12}、维生素 B_6、维生素 A、维生素 C 和维生素 E 缺乏症等），都会导致红细胞生成减少[44]。

新生儿期的红细胞增多症

1%~5% 的新生儿会出现红细胞增多症。这种疾病常见于小于胎龄儿、大于胎龄儿，母亲患有糖尿病、脐带夹闭延迟、双胎输血综合征受血者和染色体疾病的新生儿。

中性粒细胞

中性粒细胞减少症可能在中性粒细胞产生减少、破坏增加或两种机制兼有的情况下发生。先天性中性粒细胞减少症的特征是体质缺陷导致的慢性中性粒细胞减少症。新生儿中性粒细胞减少症最常见的相关因素有孕妇高血压、脓毒症、双胎输血综合征、同种免疫以及溶血性疾病等。

同种免疫性中性粒细胞减少症

和 HDFN 一样，同种免疫性中性粒细胞减少症也是母体抗中性粒细胞抗体经胎盘传递进入胎儿体内，对中性粒细胞上的父源性抗原进行攻击所引起的。对于面容健康但患有持续的中性粒细胞减少症的新生儿，可以从免疫介导的病因进行考虑。该病可以通过对母亲和幼儿的抗中性粒细胞抗体进行检测来诊断。对母亲和父亲进行人类中性粒细胞抗原基因分型即可确诊[45]。一般出生三个月后中性粒细胞减少症逐渐好转，预后一般都较好。这种疾病的治疗方式仍待讨论，粒细胞集落刺激因子（granulocyte colony-stimulating factor，G-CSF）、IVIG、皮质类固醇和抗生素等都有使用的先例。

自身免疫性中性粒细胞减少症

新生儿自身免疫性中性粒细胞减少症的发生原因是母体已有的抗中性粒细胞抗体传递到了胎儿体内。母体系统性红斑狼疮等自身免疫的情况下会发生这种症状。

新生儿自身免疫性中性粒细胞减少症

这是一种短期性的自身免疫现象，由新生儿自身的免疫系统产生抗中性粒细胞抗体所致。

其他疾病和原因

还有一些情况也会引起新生儿出现中性粒细胞减少症。对于病情较重的新生儿，脓毒症应当作为鉴别诊断的一部分。NEC 也会导致中性粒细胞减少症。铜缺乏症一般见于患有短肠综合征并依赖于肠外营养的新生儿。先天性骨髓造血衰竭综合征极少在新生儿早期表现出来，但如果存在其他表型异常，则可能较早出现。男婴心肌病和骨骼肌病相关的中性粒细胞减少症多见于巴思综合征患者。先天性代谢缺陷一般在出生后第一周后期以及一周之后出现。某些药物（噻嗪类、β内酰胺类抗生素）也与新生儿中性粒细胞减少症有关[46]。

重度先天性中性粒细胞减少症

重度先天性中性粒细胞减少症（severe congenital neutropenia，SCN）是一种异质性疾病，其表现包括严重的中性粒细胞减少症、骨髓髓样祖细胞成熟停滞和反复细菌感染等。骨髓活检并经基因检测即可诊断。最初由 Kostmann 描述为常染色体隐性遗传病，后续的基因研究拓宽了 SCN 遗传的疾病谱。50%~60% 的患病人群都存在常染色体显性、X 连锁或偶发突变，病变基因为中性粒细胞弹性蛋白酶基因 ELA2（ELANE）。目前所知的能够导致 SCN 的其他突变基因还包括 HAX1，G6PC3，WAS，GFI1 和 JAGN1 基因[14]。在引入现代化的治疗方法之前，SCN 具有很高的致死率。G-CSF 是这种疾病的标准治疗方法，但其长期使用存在发生骨髓增生异常综合征或白血病的风险。对于 G-CSF 治疗无效的少数患者，可以使用 HSCT 的方法进行治疗[14]。

施 - 戴综合征

施 - 戴综合征（Shwachman-Diamond syndrome，SDS）通常表现为单独的中性粒细胞减少症，最终可能进展为骨髓造血衰竭。其特征为胰腺外分泌功能不全，导致新生儿在出生后的最初几个月出现吸收不良和脂肪泻的症状。新生儿会出现生长迟缓、频繁细菌感染以及发育停滞等现象，同时还存在干骺端变宽和骨质疏松等病理性骨骼异常。SDS 的血液学特征较为多变，但通常最初表现为严重的间歇性中性粒细胞减少症。其遗传方式为常染色体隐性遗传，95% 的患者都在 SDS 基因上存在胚系突变。治疗方法主要是基于受影响的器官系统采取多学科疗法[14]。

唐氏综合征新生儿的血液病

唐氏综合征（DS）是最常见的新生儿染色体异常疾病。患此疾病的新生儿人群出现了多种血液学异常现象。患有 DS 的新生儿中，分别有 80%、66% 和 34% 的新生儿存在中性粒细胞增多症、血小板减少症和红细胞增多症[47]。

一般而言，这些异常都较为轻微，临床过程都表现为良性，并且会发生自发性好转。

短暂性骨髓增生异常（transient myeloproliferative disorder，TMD）是一种仅见于 DS 患

者或存在 T21 嵌合型患者的疾病，其定义为出生三个月以内的 DS 患儿的外周血形态学检测中发现原始细胞。通常而言，这种现象常见于出生后的第一周，并在出生后的 6 个月内发生自发性消退。大约 10% 的 DS 新生儿会出现这种现象。TMD 在胎儿和新生儿中的表现形式较多，从轻度疾病到伴随胸腔积液和心包积液的弥漫性白血病浸润以及暴发性肝纤维化等都有发现。但 TMD 通常只以外周循环中原始细胞的形式被发现，而不存在任何临床症状。新生儿会因肝衰竭、心力衰竭、脓毒症、出血、血液高黏滞和 DIC 而死亡。所有的 TMD 原始细胞都存在 X 连锁的 *GATA-1* 基因突变。如果排除 DS，则可以进行 TMD 检查，因为这种疾病会发生在嵌合型 21 三体群体中。大部分的 TMD 新生儿都不需要治疗。若存在危及生命的进展迹象，如肝衰竭、肾衰竭和 / 或心力衰竭，可以通过小剂量阿糖胞苷给药的方式进行改善。

　　TMD 在新生儿期的判定非常重要，因为其中 20%~30% 的患者都会在后期进展为急性髓系白血病[48]。

（章露尹 译　赖登明 审校）

参考文献

1. Castle V, Andrew M, Kelton J et al. Frequency and mechanism of neonatal thrombocytopenia. *J Pediatr* 1986; 108:749–55.
2. Mehta P, Vasa R, Neumann L et al. Thrombocytopenia in the high risk infant. *J Pediatr* 1980; 97:791–4.
3. Sainio S, Jarvenpaa AL, Renlund M et al. Thrombocytopenia in term infants: A population-based study. *Obstet Gynecol* 2000; 95:441–6.
4. Christensen RD, Baer VL, Henry E et al. Thrombocytopenia in small-for-gestational-age infants. *Pediatrics* 2015; 136(2):e361–70.
5. Baer VL, Lambert DK, Henry E, Christensen RD. Severe thrombocytopenia in the NICU. *Pediatrics* 2009; 124:e1095.
6. Cohen DL, Baglin TP. Assessment and management of immune thrombocytopaenia in pregnancy and in neonates. *Arch Dis Child* 1195; 72:71–5.
7. Burrows RF, Kelton JG. Pregnancy in patients with idiopathic thrombocytopenic purpura: Assessing the risks for the infant at delivery. *Obstet Gynecol Surv* 1993; 48(12):781–8.
8. Cines DB, Bussel JB. How I treat idiopathic thrombocytopenic purpura (ITP). *Blood* 2005; 106(7): 2244–51.
9. Kjeldsen-Kragh J, Killie MK, Tompter G et al. A screening and intervention programme aimed to reduce mortality and serious morbidity associated with severe neonatal alloimmune thrombocytopenia. *Blood* 2007; 110:833–9.
10. Bussel JB, Zabusky MR, Berkowitz RL et al. Fetal alloimmune thrombocytopenia. *N Engl J Med* 1997; 337:22.
11. O'Rafferty C, O'Regan GM, Irvine AD et al. Recent advances in the pathobiology and management of Kasabach–Merritt phenomenon. *Br J Haematol* 2015; 171(1):38–51.
12. Smith OP. Inherited and congenital thrombocytopenia. In: Arceci RJ, Hann IM, Smith OP (eds). *Pediatric Hematology*, 3rd edn. Massachusetts: Blackwell Publishing, 2006:507–26.
13. Geddis AE. Inherited thrombocytopenia: Congenital amegakaryocytic thrombocytopenia and thrombocytopenia with absent radii. *Semin Hematol* 2006; 43(3):196–203.
14. Khincha PP, Savage SA. Neonatal manifestations of inherited bone marrow failure syndromes. *Semin Fetal Neonatal Med* 2016; 21:57–65.
15. Alter BP, Kupfer G. In: Pagon RA, Adam MP, Ardinger HH et al. (eds). *Fanconi Anemia Gene Reviews*. Seattle: University of Washington, Feb 2013.
16. Bolton-Maggs PH, Chalmers EA, Collins PW et al. A review of inherited platelet disorders with guidelines for their management on behalf of the UKHCDO. *Br J Haematol* 2006; 135:603–33.
17. Nurden AT, Nurden P. The gray platelet syndrome: Clinical spectrum of the disease. *Blood Rev* 2007; 21:21–36.
18. Raslova H, Komura E, Le Couedic JP et al. FLI1 monoallelic expression combined with its hemizygous loss underlies Paris-Trousseau/Jacobsen thrombopenia. *J Clin Invest* 2004; 114:77–84.
19. Drachman JG. Inherited thrombocytopenia: When a low platelet count does not mean ITP. *Blood* 2004; 103:390–8.
20. Beutler E. Platelet transfusion, the 20,000/microL trigger. *Blood* 1993; 81:1411–2.
21. Kenton AB, O'Donovan D, Cass DL et al. Severe thrombocytopenia predicts outcome in neonates with necrotizing enterocolitis. *J Perinatol* 2005; 25:14–20.
22. Andrew M, Paes B, Milner R et al. Development of the human coagulation system in the full-term infant. *Blood* 1987; 70:165–72.
23. Attard C, Van Der Straaten T, Karlaftis V et al. Developmental hemostasis: Age-specific differences in the levels of hemostatic proteins. *J Thromb Haemost* 2013; 11:1850–4.
24. Parmar N, Albisetti M, Berry LR et al. The fibrinolytic system in newborns and children. *Clin Lab* 2006; 52(3–4):115–24.
25. Jaffray J, Young G, Ko Richard H et al. The bleed-

ing newborn: A review of presentation, diagnosis, and management. *Semin Fetal Neonatal Med* 2016; 21:44–49.

26. Kulkarni R, Soucie JM, Lusher J et al. Sites of initial bleeding episodes, mode of delivery and age of diagnosis in babies with haemophilia diagnosed before the age of 2 years: Report from the disease control and prevention's (CDC) universal data collection project. *Haemophilia* 2009; 15:1281–90.

27. Richards M, Lavigne LG, Combescure C et al. Neonatal bleeding in haemophilia: A European cohort study. *Br J Haematol* 2012; 156(3):374–82.

28. Smith OP. Secondary haemostatic disorders. In: Smith OP, Hann IM (eds). *Essential Paediatric Haematology*, 1st edn. London: Martin Dunitz, 2002:96–115.

29. Donner M, Holmberg L, Nilsson IM. Type IIB von Willebrand's disease with probable autosomal recessive inheritance and presenting as thrombocytopenia in infancy. *Br J Haematol* 1987; 66:349–54.

30. Allen CE, Yu X, Kozinetz CA et al. Highly elevated ferritin levels and the diagnosis of hemophagocytic lymphohistiocytosis. *Pediatr Blood Cancer* 2008; 50:1227–35.

31. Jordan MB, Allen CE, Weitzman S et al. How I treat hemophagocytic lymphohistiocytosis. *Blood* 2011; 118:4041–52.

32. Sutor AH. Vitamin K deficiency bleeding in infants and children. *Semin Thromb Hemost* 1995; 21:317–29.

33. Haddad H, Lee KS, Higgins A et al. Routine surveillance ultrasound for the management of central venous catheters in neonates. *J Pediatr* 2014; 164:118.

34. Monagle P, Chan AK, Goldenberg NA et al. Antithrombotic therapy in neonates and children: Antithrombotic Therapy and Prevention of Thrombosis, 9th edn: American College of Chest Physicians Evidence-Based Clinical Practice Guidelines. *Chest* 2012; 141:e737S.

35. Saxonhouse MA, Burchfield DJ. The evaluation and management of postnatal thrombosis. *J Perinatol* 2009; 29:467–78.

36. Price VE, Ledingham DL, Krumpel A et al. Diagnosis and management of neonatal purpura fulminans. *Semin Fetal Neonatal Med* 2011; 16:318.

37. Aiach M, Borgel D, Gaussem P et al. Protein C and protein S deficiencies. *Semin Hematol* 1997; 34:205–16.

38. Bifano EM, Smith F, Borer J. Relationship between determinants of oxygen delivery and respiratory abnormalities in preterm infants and anemia. *J Pediatr* 1992; 120:292–7.

39. Ross ME, Waldron PE, Cashore WJ, de Alarcon PA. Erythrocyte disorders. In: de Alarcón PA, Werner EJ, Christensen RD (eds). *Neonatal Hematology*, 2nd edn. New York; Cambridge University Press, 2013:65–90.

40. El Nabouch M, Rakotoharinandrasana I, Ndayikeza A et al. Infantile pyknocytosis, a rare cause of hemolytic anemia in newborns: Report of two cases in twin girls and literature overview. *Clin Case Rep* 2015; 3(7):535–8.

41. Colombatti R, Sainati L, Trevisanuto D. Anemia and transfusion in the neonate. *Semin Fetal Neonatal Med* 2016; 21:2–9.

42. Venkatesh V, Khan R, Curley A et al. How we decide when a neonate needs a transfusion. *Br J Haematol* 2013; 160:421–33.

43. Aher S, Malwatkar K, Kadam S. Neonatal anemia. *Blood Rev* 2008; 13:239–47.

44. Gallagher PG, Ehrenkranz RA. Nutritional anemia in infancy. *Clin Perinatol* 1995; 22(3):671–92.

45. Maheshwari A. Neutropenia in the newborn. *Curr Opin Hematol* 2014; 21(1):43–9.

46. Nittala S, Subbarao GC, Masheshwari A. Evaluation of neutropenia and neutrophilia in preterm infants. *J Matern Fetal Neonatal Med* 2012; 25(0 5): 100–3.

47. Choi JK. Hematopoietic disorders in Down syndrome. *Int J Clin Exp Pathol* 2008; 1:387–95.

48. Roy A, Roberts I, Vyas P. Biology and management of transient abnormal myelopoiesis (TAM) in children with Down syndrome. *Semin Fetal Neonatal Med* 2012; 17:196–201.

遗传学在新生儿外科中的应用

Andrew Green

基因的性质和结构

遗传学被传统定义为一门生物变异学科已有 100 多年的历史。人类遗传学占据了遗传学领域很大的一部分内容，但遗传学的基本规律都是共通的，对包括人类在内的所有物种都适用。孟德尔十九世纪进行的研究最初看起来似乎和人类毫无关系，但直到后来人们才意识到了其研究的重要意义。遗传学的很多规律都是通过研究较小的生物获得的，例如细菌、酵母和果蝇等。细胞分裂、发育和分化等基础遗传机制在很多不同物种间遵循同样规律。因此我们很难将人类遗传学单独割裂出来，大量从低等生物研究中获得的信息是可以与人类疾病共享的。这些信息极大地促进了我们对人类发展和人类疾病机制的理解。未来这些基础科学研究将继续为人类遗传病研究作出显著贡献。本章将重点阐述遗传学基础知识，描述现阶段有助于新生儿疾病诊断的遗传学检测类型，并介绍出生缺陷的诊断方法。

所有物种遗传的基本单位都是基因。基因概念的出现远在基因与核酸的关系被揭示之前。基因被认为是一种稳定的可遗传物质，能够使生物个体具有特定的表型。这种物质由特定种族的上一代传递给下一代，而个体基因的不同特点决定了其表型的不同特点。下文将要讨论的显性性状和隐性性状早在基因的分子遗传学机制被人们了解之前就已经被学者从遗传方式的研究中推断出来了。

一个基因也可以看作是具有特定长度的

脱氧核糖核酸（deoxyribonucleic acid，DNA），它能够对特定的功能进行编码，这些功能大多数情况下是以蛋白质合成的方式实现。同时这也是一个稳定的可遗传单位。生物体中的每一个细胞，不论其功能是什么，都拥有该生物的一整套基因，但只有其中的一部分基因处于活跃状态。DNA 以双螺旋的形态存在于生物体每一个细胞的细胞核中（图 22.1）。

每一条双螺旋链都具有由磷酸和脱氧核糖分子交替构成的骨架，核糖分子分别和磷

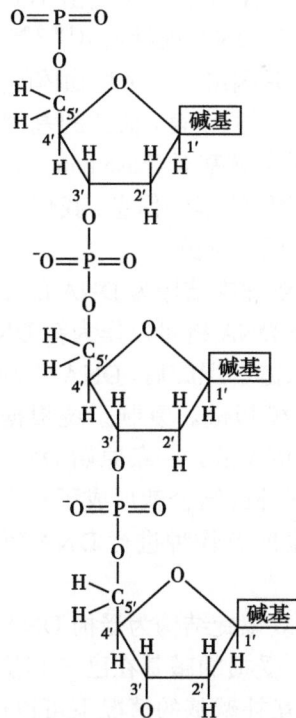

图 22.1 DNA 的单链结构。脱氧核糖和磷酸基团连接起来，形成 DNA 的磷酸核糖骨架

酸基团的 5′ 和 3′ 羟基相连。与核糖分子相连并位于双螺旋内部的是四种含氮核酸碱基中的一种。其中的两种碱基，即腺嘌呤（A）和鸟嘌呤（G）属于嘌呤，另外还有两种较小的嘧啶，分别是胞嘧啶（C）和胸腺嘧啶（T）。A 和 T 碱基通过氢键进行配对，G 和 C 碱基也通过类似的氢键进行配对（图 22.2）。双螺旋的双链结构通过双螺旋上对侧链条上的 A-T 或 G-C 配对碱基固定在一起。DNA 链只能够从 5′（左旋）至 3′（右旋）沿一个方向进行读取。DNA 的双链彼此互补，其中一条链的序列可以通过另一条链进行预测。如果一条链的序列是 5′-CAGCGTA-3′，则另一条链的对应序列就是 5′-TACGCTG-3′。因此双链序列如下：

5′-CAGCGTA-3′

3′-GTCGCAT-5′

　　双螺旋结构的简单特性使 DNA 具有多种重要功能。

　　第一，DNA 链中可以存储大量的信息。如果一个 DNA 分子的长度由 100 万个碱基构成，则这条 DNA 就拥有 $4^{1\,000\,000}$ 种可能的排序方式。基因组是一个生物体的完整 DNA 序列。对于人类而言，估计的基因组大小大约为 3×10^9 个碱基对（base pair, bp）。人类基因组含有大量的编码信息，我们现在只了解了其中很少的一部分。

　　第二，双螺旋结构为 DNA 的复制提供了框架。一条 DNA 链可以作为新 DNA 链合成的模板。双链解螺旋后，DNA 复制酶可以接触到 DNA 模板链。复制系统根据这个模板合成新的 DNA 链。一条原始 DNA 链和一条新合成的互补链结合就形成了一个新的双螺旋链。这是所有物种进行 DNA 复制的基本机制。

　　第三，双螺旋结构为受损 DNA 的修复提供了基础。受损的碱基在已知其位于另一条 DNA 链上互补碱基的情况下可以进行替换。磷酸核糖骨架的损伤也可以利用对侧 DNA 链作为模板进行修复。

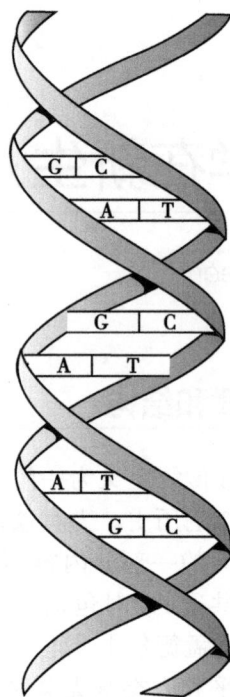

图 22.2   DNA 的双螺旋结构。两条脱氧核糖和磷酸基团单链通过嘌呤和嘧啶配对形成双螺旋

DNA 中的遗传信息

　　人类基因组中大约有 90% 的 DNA 都不参与功能编码。只有 10% 的 DNA 以基因的形式容纳了编码信息。简单来说，DNA 中容纳的遗传代码会转录为一种分子，即信使 RNA（messenger RNA, mRNA）。mRNA 随后被翻译为具有功能的蛋白质，从而实现由特定 DNA 编码特定功能的过程。

　　一个基因具有多种不同的要素（图 22.3）。基因的主要部分可以分为称为"外显子"的编码区和称为"内含子"的非编码区。在（5′）第一个外显子之前有一个启动子区，其作用是指示进行基因转录的起始位置。一个基因可以有多个启动子，不同组织中启动子选择性表达不同。换句话说，启动子具有组织特异性。5′ 端除了启动子外，还有增强子和抑制子，它们能够增加或降低基因转录的水平。并不是所有的 mRNA 都对蛋白质进行编码，

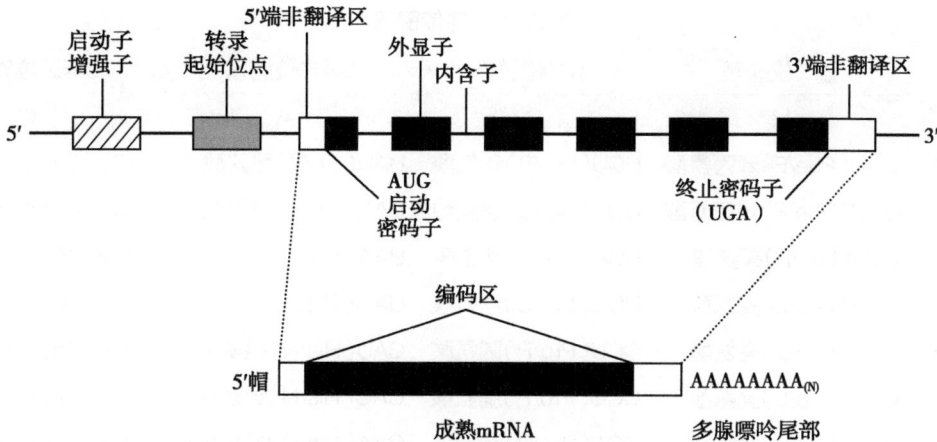

图 22.3 基因结构

有一些外显子编码的 mRNA 并不会直接对蛋白质进行编码。这些区域称为"非翻译区"，一般位于 mRNA 的起始（5'）或末端（3'）位置。

表达 DNA 编码需要使用 mRNA。RNA 可以分为多种不同的类型，其中 mRNA 是 DNA 解码过程中最重要的一种 RNA。RNA 和 DNA 有三个方面的差异。第一，RNA 的主糖链由核糖而非脱氧核糖构成。第二，mRNA 为单链，更加不稳定。第三，在 mRNA 中使用的是尿嘧啶（U）而非胸腺嘧啶（T），其他三种碱基则与 DNA 相同。

大部分基因中的 DNA 编码表达为蛋白质，蛋白质是由单个氨基酸的结构单元组成的肽。每一个氨基酸都由三个 DNA 碱基进行编码，这三个碱基就组成一个"密码子"。某些氨基酸可以具有多个密码子（表 22.1）。通过这种方式，一个基因中的一系列 DNA 密码子就可以对完整的蛋白质进行编码。对氨基酸进行编码的 mRNA 密码子和 DNA 密码子是完全相同的，但其中尿嘧啶（U）替换了胸腺嘧啶（T）。从 DNA 模板合成蛋白质的过程有严格的控制机制。

一个基因想要解码成蛋白质，首先需要 DNA 被转录为 mRNA。RNA 聚合酶利用 DNA 双链的一条链（有义链）合成一条互补的 mRNA 链。mRNA 的转录从基因第一个外显子的 5' 末端开始，到 3' 外显子的末端结束。中间的内含子也包含在其中，称为"前 mRNA"。内含子 RNA 序列被剪接并添加 3' 多腺嘌呤尾，从而形成成熟的 mRNA。成熟的 mRNA 随后从细胞核转移到核糖体中，作为模板制造蛋白质。成熟的 mRNA 具有 5' 和 3'"非翻译区"。

蛋白质合成并不是从 mRNA 的 5' 末端开始，而是从对蛋氨酸进行编码的 5' 端 AUG 密码子开始。蛋白质翻译在第一个终止密码子（通常是 UGA）处停止（图 22.3）。在核糖体中，氨基酸特异性的 RNA 分子称为转移 RNA（transfer RNA，tRNA），它会与特定氨基酸的游离分子发生结合。这种结合是通过 tRNA 中的反密码子实现的，tRNA 与对应氨基酸进行编码的 mRNA 成互补关系。利用这种反密码子，tRNA 能够与对应于其氨基酸的 mRNA 密码子发生结合。通过这种复杂的机制，氨基酸就添加到了不断增长的肽链上，并最终形成成熟的蛋白质（图 22.4）。mRNA 的 5' 末端与蛋白质的 NH_2（氨基末端）相对应，而 mRNA 的 3' 末端则与蛋白质的 COOH（羧基末端）相对应。高等动物的很多蛋白质都在翻译完成后通过添加磷酸酯或脂质基团的方式进行修饰。

表 22.1　遗传密码

| | | 第二位碱基 | 第二位碱基 | 第二位碱基 | 第二位碱基 |
		U	C	A	G
第一位碱基	U	UUU（Phe/F）苯丙氨酸	UCU（Ser/S）丝氨酸	UAU（Tyr/Y）酪氨酸	UGU（Cys/C）半胱氨酸
		UUC（Phe/F）苯丙氨酸	UCC（Ser/S）丝氨酸	UAC（Tyr/Y）酪氨酸	UGC（Cys/C）半胱氨酸
		UUA（Leu/L）亮氨酸	UCA（Ser/S）丝氨酸	UAA（终止）	UGA（终止）
		UUG（Leu/L）亮氨酸	UCG（Ser/S）丝氨酸	UAG（终止）	UGG（Trp/W）色氨酸
第一位碱基	C	CUU（Leu/L）亮氨酸	CCU（Pro/P）脯氨酸	CAU（His/H）组氨酸	CGU（Arg/R）精氨酸
		CUC（Leu/L）亮氨酸	CCC（Pro/P）脯氨酸	CAC（His/H）组氨酸	CGC（Arg/R）精氨酸
		CUA（Leu/L）亮氨酸	CCA（Pro/P）脯氨酸	CAA（Gln/Q）谷氨酰胺	CGA（Arg/R）精氨酸
		CUG（Leu/L）亮氨酸	CCG（Pro/P）脯氨酸	CAG（Gln/Q）谷氨酰胺	CGG（Arg/R）精氨酸
第一位碱基	A	AUU（Ile/I）异亮氨酸	ACU（Thr/T）苏氨酸	AAU（Asn/N）天冬酰胺	AGU（Ser/S）丝氨酸
		AUC（Ile/I）异亮氨酸	ACC（Thr/T）苏氨酸	AAC（Asn/N）天冬酰胺	AGC（Ser/S）丝氨酸
		AUA（Ile/I）异亮氨酸	ACA（Thr/T）苏氨酸	AAA（Lys/K）赖氨酸	AGA（Arg/R）精氨酸
		AUG（Met/M）甲硫氨酸（起始）	ACG（Thr/T）苏氨酸	AAG（Lys/K）赖氨酸	AGG（Arg/R）精氨酸
第一位碱基	G	GUU（Val/V）缬氨酸	GCU（Ala/A）丙氨酸	GAU（Asp/D）天冬氨酸	GGU（Gly/G）甘氨酸
		GUC（Val/V）缬氨酸	GCC（Ala/A）丙氨酸	GAC（Asp/D）天冬氨酸	GGC（Gly/G）甘氨酸
		GUA（Val/V）缬氨酸	GCA（Ala/A）丙氨酸	GAA（Glu/E）谷氨酸	GGA（Gly/G）甘氨酸
		GUG（Val/V）缬氨酸	GCG（Ala/A）丙氨酸	GAG（Glu/E）谷氨酸	GGG（Gly/G）甘氨酸

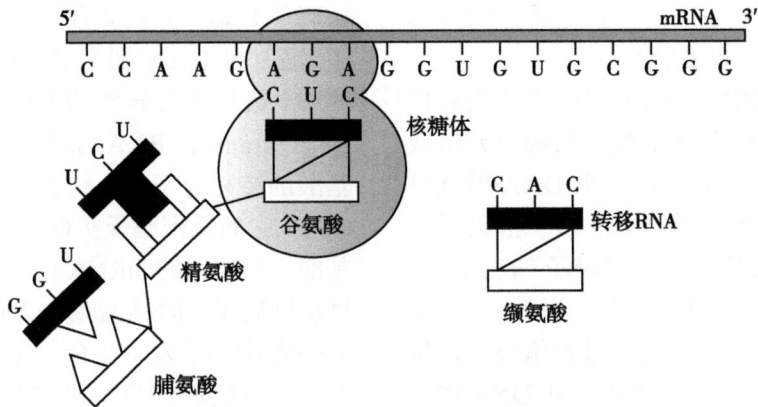

图 22.4　mRNA 合成蛋白质过程

染色体和细胞分裂

为了将 DNA 中的大量信息携带至各个细胞核，必须对其进行压缩。DNA 的第一次卷曲是以双螺旋的形式进行的。带负电的DNA 双螺旋结构与 8 个带正电的组蛋白构成的核心紧密结合并缠绕 1.65 周，形成核小体。添加另一个组蛋白就可以完成 DNA 围绕组蛋白核心的第二次缠绕，就形成了一条染色体。这些单位进行堆叠并形成大约 300nm 长的环状结构。随后这种结构发生堆叠、压缩和折叠，形成250nm宽的纤维。这些纤维随后发生卷曲，形成染色单体。两条姐妹染色单体构成一条染色体，并带有一个着丝粒。着丝粒将染色体中的染色单体划分成一条短臂"p"和一条长臂"q"。

非性染色体称为常染色体。人类是二倍体生物，即每个常染色体具有两套拷贝。非性细胞中正常的人类染色体组数为46条，含有22对常染色体和2条性染色体。女性拥有两条X染色体，男性则分别有一条X染色体和一条Y染色体。一对常染色体中的每一条染色体所含的遗传信息完全相同。女性的两条X染色体包含的遗传信息也相同。男性的X染色体和Y染色体中只有部分基因是相同的，而Y染色体中包含了一些与男性特有的遗传信息相关的基因。正常人类细胞中期核型见图22.5。

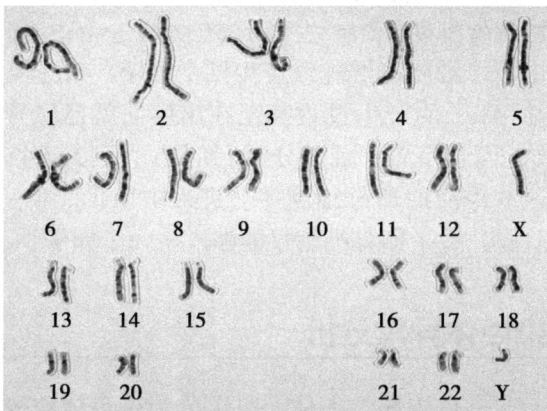

图22.5 正常男性核型

参与配子生产的细胞称为生殖细胞，其他细胞则称为体细胞。体细胞中细胞分裂和复制的过程称为有丝分裂。在这一过程中，亲代细胞会分裂产生两个在遗传和形态上都相同的子代细胞。这一过程使得一个受精卵能够逐步发展成为一个完整的个体，同时这一过程也是人体细胞实现更新的途径。遗传变异则是发生在这一过程中的自发突变的结果。

有丝分裂是细胞周期中的一个较短的时

期（图22.6）。在开始细胞分裂过程（M期）之前，细胞处于有丝分裂间期，这一时期又分为DNA复制、染色体延长以及静止等不同阶段。在发生有丝分裂之后，非分裂细胞进入休止期（G0），分裂细胞则开始新的细胞周期并进入G1期。进入G1期后，细胞开始生长，并开始复制自身DNA（S期）。S期之后细胞进入G2期，这是一个休止期，为细胞分裂作准备，随后细胞进入M期。

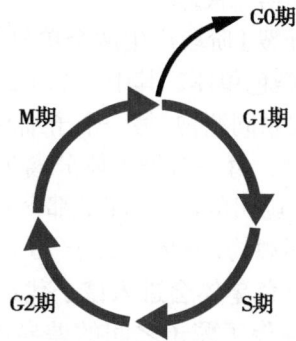

图22.6 细胞周期

M期又可以分为不同的阶段（前期，中期，后期，末期和胞质分裂），并且会发生染色体与微管蛋白、微管之间的相互作用。有丝分裂纺锤体由微管和相关的蛋白质构成。在中期，聚集的染色单体沿细胞赤道平面排列。在后期，纺锤体小管由细胞各极的中心粒延伸至染色体着丝粒。小管向中心移动时，染色单体被牵引向细胞的相反两极运动。着丝粒发生分裂和姐妹染色单体向细胞两极发生分离的时期称为后期。在末期，染色单体到达分裂细胞的相对两极。核被膜发生变形，进一步完成有丝分裂，细胞质也开始重新分配。细胞分裂通过胞质分裂的方式完成，在此过程中亲代细胞会完全分裂为两个相同的子代细胞。

减数分裂是产生配子（精子或卵母细胞）时进行的一种特殊的细胞分裂过程。配子是单倍体，每个染色体只有一套，因此共有23条染色体。在受精过程中，两个单倍体配子形成一个新的二倍体细胞。在亲代细胞中，单倍体配子的形成需要专门的二倍体生殖细胞（初级卵母细胞和初级精母细胞）在减数分裂Ⅰ和减数分裂Ⅱ这两个阶段内进行两次连续分裂。对于男性，这两次分裂将产生四个精子。对于女性，减数分裂Ⅰ产生一个次级卵母细胞和一个小的极体。减数分裂Ⅰ一般会持续数年，在胎儿时就停滞于第一阶段，直到青春期减数分裂Ⅰ才完成。随后次级卵母细胞在减数分裂Ⅱ阶段进行分裂，产生较大的成熟卵细胞和第二极体。

减数分裂Ⅰ阶段产生两个单倍体子细胞，各含23条染色单体。其中一个子细胞中含有染色体的父系同源物，另一个子细胞中则含有母系同源物。每一对染色体分离为染色单体的过程都是随机的，每个配子都含有来自父系或母系的同源物，具体取决于23对染色体中的哪一个染色单体会进入该子代细胞。这种独立分配确保了配子之间的差异性，因此也确保了兄弟姐妹之间的差异性。不仅如此，遗传物质从一种染色单体交换到另一种染色单体也是有可能发生的现象。在一次减数分裂过程中，每个染色体大约会发生一或两次交换。这一过程进一步促进了遗传多样性。

减数分裂Ⅰ的第一阶段（即前期Ⅰ）与有丝分裂的前期相似。同源染色体彼此进行对齐。这一过程会发生染色单体之间的重组以及父系与母系同源物的重组，从而实现遗传物质交换。中期Ⅰ阶段，同源染色体沿着赤道板彼此相对排列。后期Ⅰ阶段，这些姐妹染色体相互分开，向相反的细胞两极运动。在此过程中，每一个染色体中的姐妹染色单体保持紧缩状态。末期Ⅰ阶段，核被膜形成，对两组独立的染色体进行包裹。在随后的胞质分裂过程中，两个核周围的细胞质发生分配，形成两个不同的单倍体子细胞，每个子细胞只有一组染色体（23条染色体）。子代细胞染色体无法进行完全分离的现象称为不分离，其表现为后代的染色体发生非整倍性异常。不分离事件的发生率与产妇年龄的增加直接相关，并且是唐氏综合征（21三体综合征）或爱德华综合征（18三体综合征）等染色体综合征的常见诱因。

减数分裂Ⅱ阶段与单倍体子细胞的有丝分裂较为相似。染色单体在前期Ⅱ阶段再次发生聚集，并在中期Ⅱ阶段沿细胞分裂轴进行排列。随后染色单体发生分离，并在后期Ⅱ阶段到达细胞的相对两极。染色单体在末期Ⅱ阶段延伸成较长的细链状形态。减数分裂Ⅱ阶段末尾发生胞质分裂，从而产生代表前体配子的四个新子代细胞。

对于男性，所有的四个细胞都是完全相同的前体精原细胞。对于女性，虽然四个子代细胞之间的遗传物质的分配是均等的，但胞质分裂Ⅰ和胞质分裂Ⅱ两个阶段的细胞质分配是不均等的。在减数分裂Ⅰ阶段，这种分配会产生一个初级卵母细胞和较小的极体，而在减数分裂Ⅱ阶段，这种分配则会产生一个次级卵母细胞和三个极体。这些极体通常无法受精，并且一般会发生自发性凋亡。男性从青春期开始产生精子，在男性一生中，每个精母细胞能够连续产生四个配子。对于女性，卵子的产生过程甚至在出生前就已经开始，但会停滞于减数分裂Ⅰ阶段，直到青春期这些停滞的卵母细胞才会进入中期Ⅱ的第一阶段。每个卵母细胞仅能够产生一个卵子。

染色体异常分析

染色体异常大体上可以分为染色体数异常和正常数量的染色体发生重排。如果重要的遗传物质增加或丢失，或某些调控区域遗传物质发生移动，则可能出现临床问题。

染色体数异常相对常见，但还有许多类型尚未被发现，因为这些异常可能会导致流产。三倍体（69条染色体）和四倍体（92条染色体）是导致流产相对更加常见的原因。染色体三体综合征，即多出一条额外的染色体（47条染色体），也是流产的常见原因。有一些三体综合征并不危及生命，最常见的有21三体综合征（唐氏综合征）、13三体综合征（帕托综合征)和 18 三体综合征(爱德华综合征)等。三体综合征最常见的诱因是常染色体在卵母细胞减数分裂过程中发生不分离事件。在发生不分离事件时,染色体不发生分离,导致一个卵母细胞中多出一条额外的染色体,而另外的配子中则没有该染色体(缺对染色体)。不分离事件的发生率会随孕妇年龄的增加而升高。男性也会发生不分离事件,但极少得到可存活的后代。

因此,具有多余染色体的卵母细胞受精后就会得到存在特定三体的胚胎。相反,缺对染色体卵母细胞发生受精则会导致胚胎存在染色单体,这种胚胎一般都无法存活。

染色体重排有很多种类型,其中最为常见的类型见图 22.7。染色体倒位指染色体的一部分发生了 180° 旋转。臂间倒位(涉及着丝粒)和臂内倒位(不穿过着丝粒)通常为平衡性,不会损失任何遗传物质。这些类型的染色体异常可以遗传,但不会产生任何表型效应。发生臂内倒位时产下的婴儿具有不平衡核型的风险较低,但是如果是涉及着丝粒

的倒位,这种风险就比较高。插入、成倍、缺失、等臂染色体和环形染色体通常都具有非整倍体性且会伴有明显的临床异常表现。

相互易位指染色体一条臂上的遗传物质与另一染色体一条臂上的遗传物质发生交换。相互易位通常较为平衡,并不会产生临床效应,但这种易位的携带者的后代却存在染色体数量不平衡的风险。不平衡相互易位的携带者可能表现出严重的临床表型。

罗伯逊易位是一种特殊的染色体易位类型,发生易位的染色体短臂非常短,仅含有少量的遗传信息,称为近端着丝粒染色体(13,14,15,21 和 22)。在发生罗伯逊易位的情况下,近端着丝粒染色体的两条长臂发生缠绕,对应的两条短臂发生丢失。罗伯逊易位是人类最常见的染色体易位之一,其最常见的易位发生在 13 号和 14 号染色体之间。平衡的罗伯逊易位并不直接使携带者出现临床症状,但会使其后代产生严重的症状。涉及 14号和 21 号染色体的罗伯逊易位见图 22.8。21号染色体发生罗伯逊易位的携带者的后代患

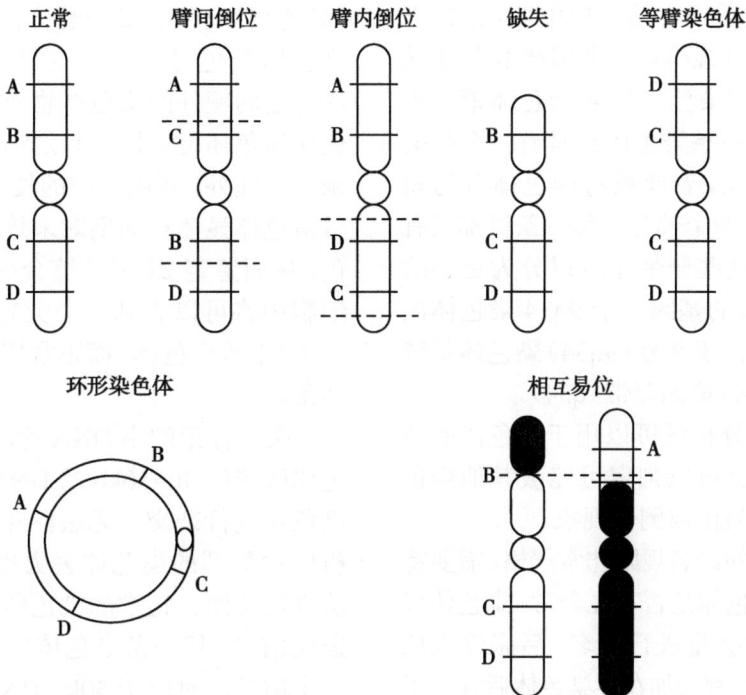

图 22.7 不同类型的染色体异常。A~D 代表染色体上的位点

有唐氏综合征的风险显著升高，因为这种易位会产生不平衡产物。13 号染色体的罗伯逊易位的携带者的后代患有帕托综合征的风险也更高。

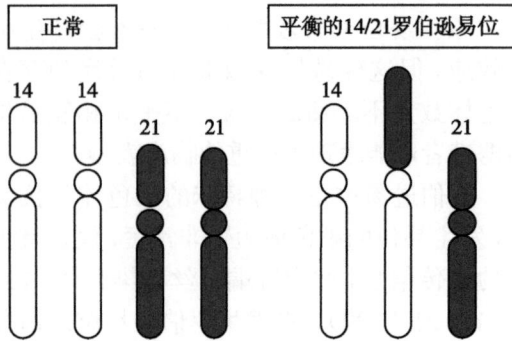

| 正常 | 平衡的14/21罗伯逊易位 |

图 22.8　罗伯逊易位

染色体分析通常包含染色体数量和结构的检查。检查方式主要有两种：染色体核型分析或基于微阵列的比较基因组杂交（comparative genomic hybridization，CGH）技术。

作为染色体核型分析的一部分，对培养中的分裂细胞进行检查。这些细胞通常是淋巴细胞（使用肝素锂采集）、羊水细胞或成纤维细胞。细胞停滞于有丝分裂中期，进行染色后染色体便于目视检查。常用技术为 G 显带法（使用吉姆萨染色），使各染色体带有正负分带特征。每一条染色体都具有一个收缩结构，称为着丝粒，着丝粒将染色体分为短臂（p）和长臂（q）两个部分。每一条臂都具有多条突出分带，这些分带还可以分为更小的亚带。ABO 血型的基因位于 9q34 染色体区域。因此该基因位于 9 号（9q34）染色体长臂（q34）第三区（q34）第四亚带（q34）。

染色体核型分析既可以用于染色体的结构和数量分析，也可以判定可能被其他染色体检查所忽略的易位或倒位现象。

染色体分析的命名规则非常严格，需要特别注意。无论染色体是否存在异常，染色体核型首先以染色体数量进行命名，后跟性染色体。任何异常结果都添加在性染色体后方。正常的染色体核型报告：46,XY。存在不分离唐

氏综合征的男性的染色体核型为 47,XY,+21，表示多出了一条 21 号染色体。在 14 号和 21 号染色体发生罗伯逊易位的情况下，亲代的遗传物质是平衡的，14p 和 21p 的丢失不会产生显著影响，而 14q 和 21q 会发生融合，导致仅存在 45 条染色体。其染色体核型报告为 45,XX,t（14;21）。其后代存在不平衡易位和唐氏综合征的风险。上述情况下后代拥有 46 条染色体，但其染色体中含有三拷贝 21q，从而导致唐氏综合征。存在这种重排的男性后代的染色体核型报告为 46,XY，der（14;21），+21。

不过，基因重组技术使我们现在能够通过新型染色体技术将荧光标记的 DNA 片段和被检测染色体的 DNA 进行杂交，再通过标准化的流程在载玻片上进行染色体分析。在这种情况下，载玻片上的染色体可以使用荧光显微镜进行直接观察，或使用计算机生成的杂交图像进行间接观察。该技术称为荧光原位杂交（fluorescence in situ hybridization，FISH）。能够利用该技术获得的信息取决于和染色体制片杂交的 DNA 片段的来源。只含有来自一条染色体的 DNA 的整条染色体"显色剂"已经有商业化产品了。例如，整条染色体显色可以用于鉴定无法通过 G 显带法判定的额外的染色体物质的来源。整条染色体显色还可以用于判定细微的复杂易位的来源。此外，利用当前的技术还可以使用 21 号染色体显色在间期对未培养的细胞进行染色，从而鉴定 21 三体综合征。进行染色后，细胞中将可以看到三个荧光位点，表示存在三条 21 号染色体，而正常情况下只能够看到两条。

荧光标记的小 DNA 片段（对应于特定染色体区域的 40~50kb 的 DNA）也可以和中期染色体进行杂交。无法在常规细胞遗传学分析中检测到的染色体丢失也可以使用 FISH 法进行检测。正常的染色体组型会产生两个杂交信号：每一条染色体的相同部分各产生一个信号。对应于 50kb DNA 片段的染色体片段发生了缺失的亚显微染色体缺失型只会

发出一个杂交信号。例如 22q11 染色体的亚显微缺失,这种情况常见于迪格奥尔格综合征患者,并且只能够通过染色体 FISH 分析进行鉴定。

基于微阵列的比较基因组杂交技术

基于微阵列的比较基因组杂交(CGH)技术已成为染色体异常诊断中越来越重要的手段。在此分析过程中,对应于成千上万个可识别 DNA 片段的探针添加到硅胶或玻璃载片上(微阵列)。患者 DNA 和参照 DNA 样本进行差异化标记,并添加到这个微阵列中。通过比较探针与患者 DNA 之间杂交的比例和探针与参照基因组之间杂交的比例,判定遗传物质的丢失或增多。这种基因阵列技术可以同时对数千个位点进行分析,其染色体分析分辨率至少是传统的 G 显带染色体分析方法的 100 倍。CGH 有时也称为"分子核型"法。基因阵列技术能够对此前未进行鉴定诊断的新生儿中 20%~25% 的群体的致病性染色体异常进行鉴定。基因阵列技术的一个弊端在于经常会找到意义未明的拷贝数变异,而目前我们对于这种变异在疾病发病机理中作用的了解是十分有限的。基因阵列技术目前在越来越多的遗传学细胞诊断实验室中得到了使用。这种技术可能将在今后的数年内取代当前标准的 G 显带染色体分析方法。

单核苷酸多态性(single nucleotide polymorphism,SNP)指的是 DNA 的单个碱基对发生的变化,是最常见的一种人类变异,每 300 个碱基就有一个碱基具有这种特征。人类基因组中包含了数以百万计的 SNP,这方面的知识可以应用到 SNP 微阵列的开发方面。在这种情况下,分析的是患者 DNA 与已知 SNP 上的不同等位基因的探针之间发生的杂交改变。SNP 微阵列技术相对于传统微阵列技术的优势在于,它能够对单亲二倍体进行检测。在单亲二倍体中,子代染色体的两个副本只来自一个亲本。

遗传模式

单基因疾病的主要遗传方式有如下三种:常染色体显性遗传、常染色体隐性遗传和 X 连锁隐性遗传。其他较为罕见的遗传方式还有 X 连锁显性遗传和线粒体遗传,以及遗传印记异常导致的疾病等。由于 DNA 中的不稳定因素的遗传导致的异常,现在正被越来越多地认识到(见下文)。

常染色体显性遗传

常染色体显性遗传病的特征是疾病直接由亲代遗传给子代,此类疾病最明显的特点是可以发生男传男的现象(图 22.9)。

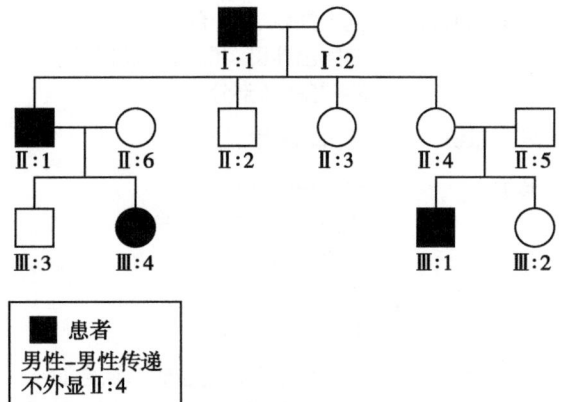

图 22.9 常染色体显性遗传

常染色体显性遗传病患者在该疾病对应的 2 个等位基因之一发生了变异。常染色体显性遗传病患者的后代从其亲代遗传该致病变异的概率为 50%。

常染色体显性遗传病有很多种,包括 1 型和 2 型神经纤维瘤病、家族性腺瘤性息肉病、强直性肌营养不良以及亨廷顿病等。常染色体显性遗传病在表达和外显率方面通常是可变的。外显率指的是携带特定变异个体出现相应表型的概率,而表现度则是指个体出现表型的严重程度。例如,1 型神经纤维瘤病是一种常染色体显性遗传病,在 1 型神经纤维瘤病基因发生变异时,患病个体几乎都出现了该病表型。这就是说这种疾病具有几乎完全的外显率。不过不同的人发生这种情况的方式有所不同，有些人只表现出轻微的皮肤病变，而有些人则会出现严重的脑内并发症。这就表明这种疾病的表现度是非常多变的。与之对比，在携带了视网膜母细胞瘤的这种罕见遗传形式的单基因变异的患者群体中，只有 80% 的患者会患上肿瘤。这种情况下的外显率为 80%，但这种变异基因的表现度是一致的，即罹患视网膜母细胞瘤。

常染色体显性遗传病并不常见于新生儿外科实践活动中。较为常见的情况见表 22.2。

表 22.2　新生儿外科实践中的常染色体显性遗传病

受影响的系统	疾病
胃肠道系统	先天性巨结肠（部分） 脐膨出伴贝 - 维综合征（部分） 幽门狭窄（部分）
泌尿系统	膀胱输尿管反流
骨骼	斯蒂克勒综合征 大多数颅缝早闭综合征 软骨发育不全 成骨不全 肢体缺失（部分）
心血管系统	遗传性心血管上肢畸形综合征 努南综合征 22q11 微缺失综合征
其他	视网膜母细胞瘤

常染色体隐性遗传

当一名儿童被诊断为常染色体隐性遗传病时，这意味着与此疾病对应的两个等位基因都发生了变异。一般而言，在这种情况下，患儿从其父母处各继承一个变异的等位基因，即其父母都是这种疾病的携带者，各具有一个正常的和一个变异的等位基因。常染色体隐性遗传病的携带者通常不会罹患这种疾病，因为其正常基因弥补了变异等位基因所缺失的功能。患儿的四名祖父母中有两人也是携带者，并且该儿童的很多亲属都可能是未检出的携带者（图 22.10）。在大多数情况下，常染色体隐性遗传病的携带者并不会致病。

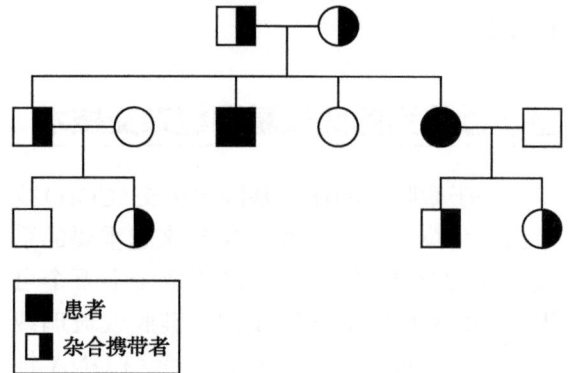

图 22.10　常染色体隐性遗传

如果父母都是相同基因变异的携带者，则其子女患有该疾病的概率为 25%。健康兄弟姐妹的后代患这种疾病的概率取决于其伴侣是否为该疾病的携带者。常染色体隐性遗传病的所有子女都成为该疾病的携带者。其子女是否患该疾病取决于其伴侣是否为该疾病的携带者。

常染色体隐性遗传病在新生儿临床中较为常见，这种疾病的自然病史取决于所见的群体。每一个地区的人群都有其特有的隐性遗传病，该地区出现这种疾病携带者的概率也是最高的。例如，囊性纤维化是一种在西欧非常常见的常染色体隐性遗传病，而镰状细胞贫血则是西非地区最常见的常染色体隐性遗传病。较常见的常染色体隐性遗传病包括囊性纤维化、镰状细胞贫血、黏多糖贮积症、β- 珠蛋白生成障碍性贫血、脊髓性肌萎缩以及先天性肾上腺皮质增生症等（表 22.3）。产前诊断可以对多种此类疾病进行诊断。

X 连锁隐性遗传

X 连锁隐性遗传病几乎只会对男性产生影响，女性只是这一类疾病的携带者（图 22.11）。此类疾病的经典例子是血友病 A、血友病 B、进行性假肥大性肌营养不良以及黏多糖贮积症 II 型等。

表22.3 新生儿外科实践中的常染色体隐性遗传病

系统	疾病
新陈代谢	囊性纤维化
	α1- 抗胰蛋白酶缺乏症
骨骼系统	短肋多指综合征
	Jeune 综合征
	罗伯特综合征
泌尿生殖器系统	婴儿多囊肾
	梅克尔 - 格鲁贝尔综合征
内分泌系统	先天性肾上腺皮质增生症

表22.4 新生儿外科实践中的 X 连锁隐性遗传病

系统	疾病
神经系统	脑积水伴导水管狭窄(部分患儿)
血液系统	血友病
骨骼系统	遗传性牙釉质发育不全
内分泌系统	雄激素不敏感综合征
新陈代谢	肾上腺脑白质营养不良

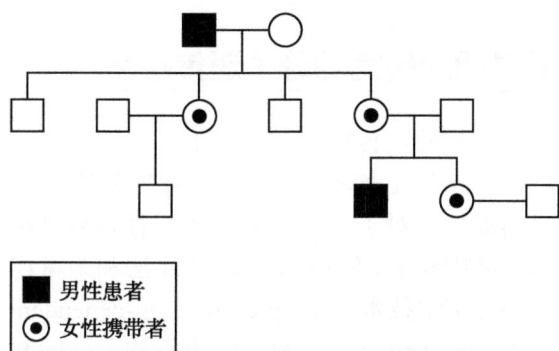

图 22.11 X连锁隐性遗传

男性 X 连锁隐性遗传病患者的女儿都是携带者。男性 X 连锁隐性遗传病患者的儿子均是正常人,因为儿子遗传的是 Y 染色体而非 X 染色体。如果一名女性是 X 连锁隐性遗传病的携带者,那么她的儿子患有该疾病的概率为 50%,她的女儿是该疾病携带者的概率为 50%,部分 X 连锁隐性遗传病会具有相对较高的突变率,其男性患者可能并不具有家族史。患有进行性假肥大性肌营养不良的男孩大约三分之一是新发变异所致。产前诊断能够对多种 X 连锁隐性遗传病进行诊断。新生儿常见的 X 连锁隐性遗传病见表22.4。

多基因遗传

很多先天性疾病并没有确切的遗传类型,可以按多基因或寡基因遗传方式进行分类,即该疾病由多个基因的共同作用产生。较为常见的是唇裂伴腭裂,这种疾病通常不具有家族史。不过同卵双胎同时发生腭裂的概率较高,表明这种疾病具有遗传倾向。神经管缺陷也具有类似的特征,这类疾病是由环境和遗传因素共同作用产生的。

其他遗传形式

还有一些更为罕见的遗传形式,包括 X 连锁显性遗传等。在 X 连锁显性遗传的情况下,女性尽管拥有另一条正常的 X 染色体也可能患病。这一类情况很难和常染色体显性遗传进行区分,但女性受到的影响更加轻微,且不存在男传男的现象。X 连锁显性遗传的一个例子是低磷酸盐血症性佝偻病。

线粒体遗传病是一种罕见的遗传形式。线粒体中的大部分蛋白质都是由核基因编码的,但线粒体中也含有其自身的 18kb 基因组,并且该基因组也随细胞发生复制。线粒体基因组进行独立复制,并且其复制频率比核基因组复制频率频繁得多。多种重要的线粒体蛋白质都是由线粒体基因组编码的。线粒体是唯一一种通过卵母细胞而非精子进行遗传的结构。因此,如果线粒体基因组发生了变异,则只会通过女性传递给后代,男性和女性后代都会受到影响。患病男性的后代并不会遗传其线粒体基因变异。患有线粒体遗传病的儿童通常会出现各种不同的症状,包括肌痉挛发作、急性酸中毒、肌无力、耳聋或糖尿病等。线粒体基因组中很多点突变和缺失都会使患者出现多种症状,包括线粒体脑肌病伴高乳酸血症和卒中样发作(mitochondrial encepha-lomyopathy with lactic acidosis and stroke-like episode，MELAS），或肌阵挛性癫痫伴破碎红纤维综合征（myoclonic epilepsy associated with ragged red fiber，MERRF）。还有更加复杂的情况，莱伯遗传性视神经病变是一种由线粒体基因突变引起的线粒体遗传病，但它却表现为 X 连锁隐性遗传模式。

还有一些疾病会表现出"遗传印记"的现象。印记基因在有丝分裂期间被标记，从而表明该基因是从哪一位亲代处继承而来的。某些基因的表达不仅要求具有两个该基因的拷贝，还要求分别从父母处各继承一个基因拷贝。某些基因也可能根据传递该基因的亲代（即由父亲传递或由母亲传递）的不同而发生沉默的现象。其中一个较好的例子是 15q 染色体发生微缺失的变异，这种变异的表达取决于发生缺失的是哪一条 15 号染色体。如果这种缺失来自正常父亲，则儿童将出现普拉德 - 威利综合征（Prader-Willi syndrome）。如果这种缺失来自正常母亲，则儿童将会出现完全不同的症状，即快乐木偶综合征。因此 15 号染色体上的该基因就属于印记基因。此外，如果儿童拥有两条母系 15 号染色体（母系单亲二倍体），但无父系拷贝，则儿童将出现普拉德 - 威利综合征。其他会表现出印记效应的疾病还包括拉塞尔 - 西尔弗综合征（Russell-Silver syndrome）、贝 - 维综合征（Beckwith-Wiedemann syndrome）以及较为罕见的短暂性新生儿糖尿病等。

遗传病中较为少见的分子机制是遗传不稳定的三碱基重复序列。在特定基因中，表型正常的个体拥有特定基因的一定数量的 DNA 三碱基重复序列（例如 20 个 CAG 重复序列）。在这种情况下，基因的功能表现正常，其子女也拥有相同数量的该基因重复序列。而受影响个体基因中三碱基重复序列的数量增加（例如有 100 个拷贝重复），而其子女则更加严重，例如增加到 200 个重复序列。拷贝数量增加可能会产生非功能性蛋白产物，或导致 mRNA 在细胞内发生毒性聚积，这具体取决于三碱基重复序列的数量和位置。这种分子遗传机制存在遗传相关性，具有遗传早现现象，即病情一代比一代更加严重。最极端的案例是先天性强直性肌营养不良，其受影响较为轻微的母亲产下的幼儿可能会出现极其严重的症状。在这种情况下，母亲发生的三碱基重复数目较少，如 150 次，而其子女发生的重复序列就可能达到数百次。

这一分子机制是脆性 X 染色体综合征、亨廷顿病、弗里德赖希共济失调、多种形式的脊髓小脑性共济失调等的发病原因，可能还会引起多种其他疾病。

单基因遗传病的分子遗传检测

当前的遗传检测技术正在飞速发展，并且检测费用更加容易承受，就如摩尔定律所说的那样。对于一种广为人知并且容易鉴别的单基因疾病，使用 Sanger 测序法和多重连接探针扩增技术（multiplex ligation-dependent probe amplification，MLPA）进行靶向性的基因分析就能够检测出致病基因的信息，例如可以对单侧视网膜母细胞瘤儿童进行 *RB1* 基因分析等。但另有一些疾病，由于其致病基因变异本身的特性，需要更加专业化地测试。例如 1 型神经纤维瘤病一般是通过临床手段进行诊断的，但如果需要进行分子诊断，使用 Sanger 测序法和 MLPA 只能够检测出 70% 的突变位点。因为这些检测方式仅针对 *NF1* 基因的编码区，而很多 *NF1* 突变都位于内含子区。使用 RNA 测序的方法对这些区域进行分析能够提高检测率。

一些疾病可能存在可识别的临床表型，但通常具有遗传异质性。例如，努南综合征最常见的病因是 *PTPN11* 基因突变，但也有可能由 *SOS1*、*RAF1* 和 *RIT1* 等基因突变引起。在这种情况下，就需要对多个基因进行测序。不过现在可以使用下一代测序手段实现这一点，可以对多个基因同时进行测序。这种方法具有诸多优势，例如周转时间更短、技术上更加便捷等。但这种方法也可能检出多于一个基因的无义突变位点，与临床表型不存在直接相关性的基因变异位点也有可能被检测出来。这就为检测信息的解读带来了极大的挑战。使用这种技术可以同时对数百个基因进行检测，但最有效的方法是只对与临床表型有关的基因进行针对性的分析。针对性的方法能够限制不具有临床结果的变异被"偶然"发现的数量。该方法会在判定基因是否具有致病性方面产生极大的工作量。

目前基因检测技术的发展已经使得我们能够同时对所有已知基因的所有编码区进行完整的外显子组测序。不仅如此，所有的非编码区和编码区都可以作为完整基因组测序的一部分进行测序。完整的外显子组测序平均能够检测到 40 000~60 000 个变异。这个时候就需要用生物学信息知识对检测结果进行过滤，只留下目标基因相关的信息。对于这种数据的解读很大程度上取决于过滤可用信息所采用的标准，因此就需要针对表型和

家族中该疾病的遗传形式进行细致的检查，从而产生有意义且有效的检查结果。

其他的实验室测试方法也可以对单基因疾病进行检测，但会花费大量的时间。用于检测镰状细胞贫血和珠蛋白生成障碍性贫血的血红蛋白电泳分析以及用于检测泰 - 萨克斯病的酶活性分析都是对患病家系进行临床诊断的有效方法。不过，现在越来越多基于 DNA 的检测方法可以对单基因疾病进行诊断和预测。

分子遗传分析中常用的两种技术分别是聚合酶链反应（polymerase chain reaction，PCR）和 DNA 印迹法。PCR 技术使用少量的 DNA 模板对特定的遗传区域进行大规模的扩增（图 22.12）。进行扩增的区域的 DNA 序列必须是已知的，从而便于设计和制作对应于该区域的单链 DNA（寡核苷酸引物）。将引物加到 DNA 模板中，同时还添加热稳定的 DNA 聚合酶以及游离核苷酸（A、C、T、G）。对混合物

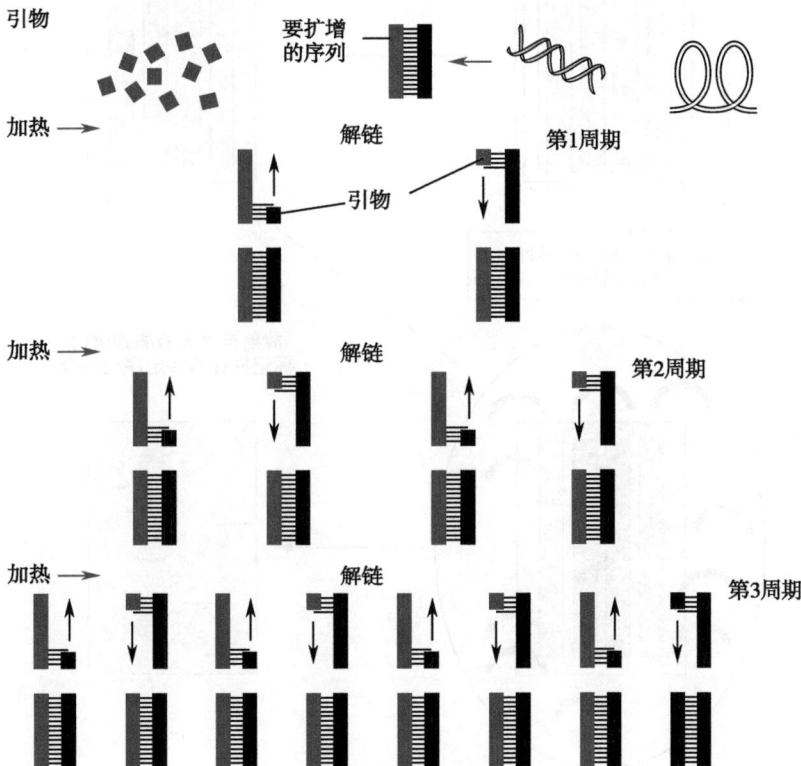

图 22.12 聚合酶链反应

进行加热，使模板 DNA 的两条 DNA 链发生分离，然后进行冷却。在 DNA 冷却过程中，寡核苷酸结合到模板序列上，并由聚合酶进行延伸。于是就得到了模板 DNA 的新副本。这一过程大约耗时 30~40 分钟，目标序列的数量会发生极大的增加。

通过 PCR 技术获得的 DNA 能够通过不同的方式对序列中的异常进行检测。如果测试针对的是已知的序列异常，如常见的囊性纤维化 *Phe508del* 基因上的 3 碱基对缺失，则 PCR 产物可以使用特异性寡核苷酸引物进行分析，或使用 DNA 限制性内切酶进行检验。如果针对的是未知的 DNA 突变，如遗传性乳腺癌和卵巢癌突变，则利用 PCR 技术获得的大量 DNA 片段就可以使用半自动 DNA 分析仪进行序列测定。

DNA 印迹法耗时更为长久，因为需要使用 DNA 限制性内切酶对更大量的 DNA 进行消化。被消化的 DNA 随后使用琼脂糖凝胶进行电泳，随后 DNA 转移（印记）并固定至薄膜上。固定的 DNA 随后与特异的被分析基因的标签 DNA 探针进行杂交，DNA 会与探针发生结合，从而判定"基因型"（图 22.13）。该测试通常被 PCR 技术所取代。

不同分子遗传检测对于临床诊断的参考价值各有不同。有一些分子遗传检测能够对已知的致病性 DNA 突变进行检测并提供诊断，甚至无须了解该患者的临床状态。例如，使用 PCR 技术对囊性纤维化患者的两个等位基因 *Phe508del*（CFTR）同时缺失进行检测，

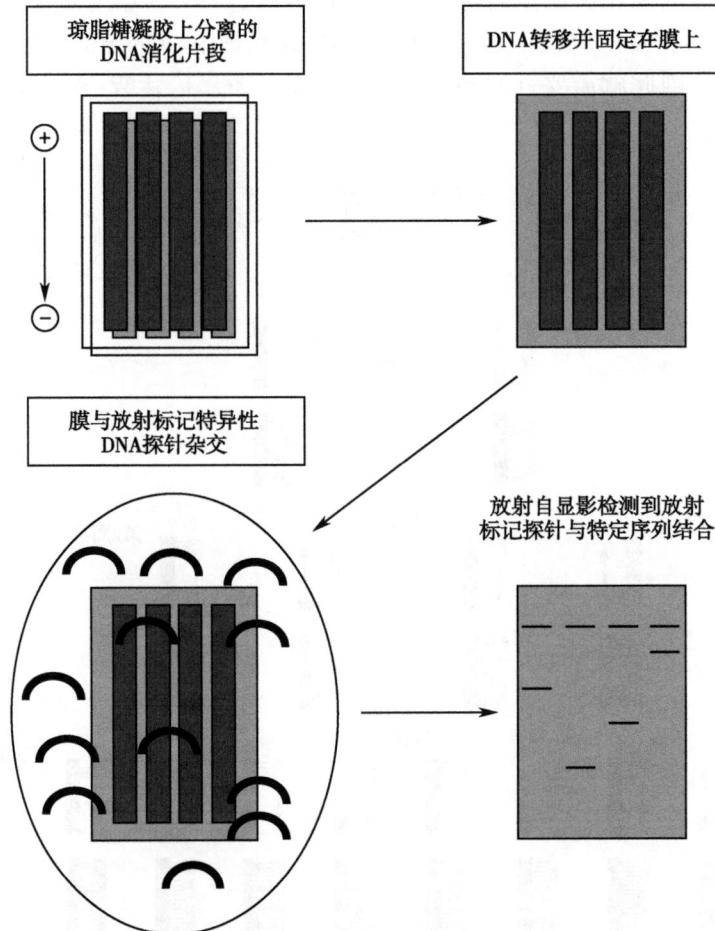

图 22.13　DNA 印迹法和杂交过程

就能够直接对囊性纤维化进行诊断。这种直接的突变测试可以在致病突变已经确定的情况下，用于对特定疾病的致病基因进行检测。同样，PCR测试也能够对绝大多数患有脊髓性肌萎缩的儿童5q染色体上SMN基因两个位点上的外显子7和8的缺失进行检测。患有先天性强直性肌营养不良的幼儿DNA的印迹分析表明，19号染色体上的肌钙蛋白激酶基因中的序列发生了大量的三体重复，参见上文"其他遗传形式"部分的介绍。

在其他情况下，分子遗传检测则可以在不确认的情况下对疾病进行指向性诊断。例如，具有囊性纤维化疑似病史的单个Phe508del基因变异会增加该儿童患病的风险。

在某些情况下，无论是基因未知还是已知少见的相关突变致病基因，都可以对其家族进行基因跟踪研究，从而预测该家族中的个体受影响的风险。这种方法称为家系连锁分析法。这种研究需要对多名家庭成员进行详细的临床检查，从而判定其是否受到影响。在个体临床表型较为明确的情况下，同时获取其DNA样本。

家系连锁分析利用的是同一基因在不同个体可能存在正常变异的特性。某些遗传区域会在个体之间表现出较大的差异性，该区域的DNA能够检测到各种变异，就称之为具有多态性。多态性标记的每一个变体都称为一个等位基因。目前已经有了数千种多态性标记，涵盖了人类基因组的绝大部分区域，这些标记都与已知基因紧密相关。多态性DNA标记可以分为多种类型，包括具有多种不同数量的特异性DNA剪切酶识别位点的标记，以及限制性片段长度多态性（restriction fragment length polymorphism，RFLP）标记。其他能够对重复单元串联重复数目进行检测的标记则称为微卫星标记。

如果多态性标记的两个等位基因可以进行区分，能够判断该染色体的两个副本的来源，则该标记对该个体而言就是有意义的。如果一个基因的位置为已知但未发现该基因，

则位于该基因任一侧的信息标记就会随该基因的任意副本进行遗传。这可以用于预测儿童的临床状态。

如果家族中患病成员身上发现了一种等位基因，这在家族健康成员中没有，则个体中该等位基因的存在或缺失都能够对其患病风险进行预测。常染色体隐性遗传病的连锁分析示例见图22.14。这种方式的连锁分析通常用于X连锁隐性遗传病（例如进行性假肥大性肌营养不良）的家族，以预测一名女性是否为携带者。这种连锁分析还可以用于产前诊断。

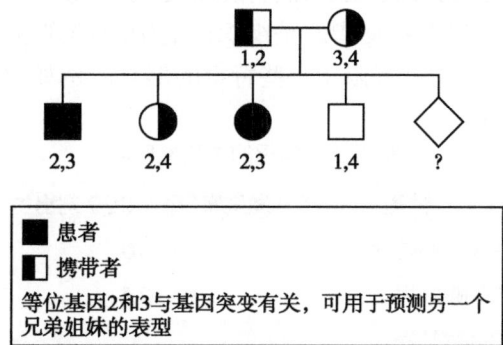

图22.14　一种常染色体隐性遗传病的连锁分析

连锁分析比直接的突变测试更容易出现误差。这是因为个体的临床状态难以评估，并且多态性标记之间还有发生合并的可能性。不过，随着分子遗传学的快速发展，越来越多的变异都在不同的基因中被发现，而连锁分析也逐渐被直接的突变测试所取代了。

畸形综合征的临床遗传学方法

定义

每40名儿童就有1名（2.5%）存在显著的先天性异常，而20%~25%的围产期和儿童期死亡都是由先天性异常引起的。只有少数的先天性异常属于特定遗传综合征的一部分。常见的先天性异常与近似发生率见表22.5。

认识到遗传或综合征与先天性异常之间存在关联的可能性对于患者的治疗和向患者

家庭提供建议等方面都十分重要。研究人员通过合适的定义对多种不同形式的异常进行了区分。

发育中断可定义为器官正常发育受到干扰中断而发生的器官发育异常,例如由羊膜带引起的手指残缺和肢体缺失等。

变形可定义为正常发育器官受到外部干扰而发生的器官结构畸形,例如由慢性羊水过少或羊膜腔渗漏导致的马蹄内翻足。

畸形可被定义为正常发育器官受到内因作用而发生的器官结构异常。较为常见的例子是先天性心脏病、唇腭裂以及神经管缺陷等。

发育不良指的是组织内的细胞排列组合异常,通常局限于某些特定的器官。例如,软

表 22.5　常见的先天性异常

种类	发生率(每1 000例出生)
先天性心脏病	10
室间隔缺损	2.5
房间隔缺损	1
动脉导管未闭	1
法洛四联症	1
中枢神经系统	10
无脑畸形	1
脑水肿	1
脑过小	1
腰骶部脊柱裂	2
消化道疾病	4
唇腭裂	1.5
膈疝	0.5
食管闭锁	0.3
肛门闭锁	0.2
四肢	2
横向肢体缺失	0.2
泌尿生殖系统疾病	4
双侧肾不发育	2
多囊肾(婴儿型)	0.02
膀胱外翻	0.03

骨发育不全就是 *FGFR3* 基因突变所导致的先天骨骼发育不良。大部分的发育不良都是单基因疾病。

序列征可被定义为由单一事件引发的一系列异常。波特序列征就是一个典型的例子。波特序列征(图 22.15)通常包含肺发育不全、羊水过少、足畸形、腭裂以及眼距过宽等多种异常症状。所有的这些异常都是由胎儿不能产尿引起的。波特序列征和产尿失能的诱因可能是后尿道瓣膜、肾发育不良或多囊肾、肾不发育等,这些疾病原因可能为遗传性、非遗传性或染色体病变。皮埃尔·罗班序列征是一种包含腭裂、小颌畸形和舌后坠等症状的疾病,可能诱因至少有 30 种。因此序列征并不是由单一诱因或遗传模式导致的。

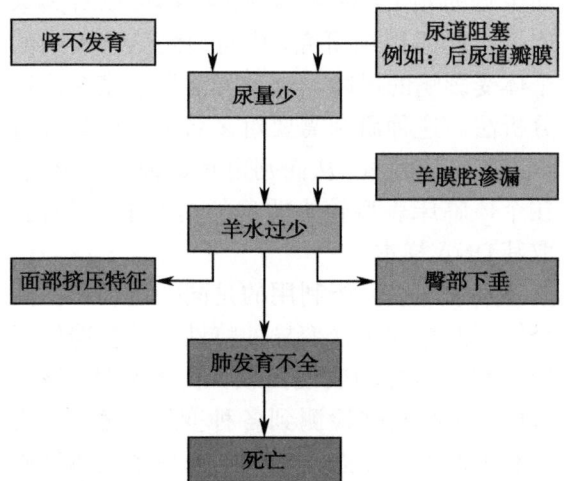

图 22.15　波特序列征

关联征可被定义为一系列异常,但不属于序列征,其发生概率更高,此系列异常通常没有确切的起因,不能预测。例子包括 VATER(椎骨异常、肛门异常、气管食管瘘以及桡骨异常或肾异常)。VATER 并没有明确的诱因,但偶尔见于 22q11 染色体微缺失人群,并且与范科尼贫血存在一定的相似性。

综合征指的是包含一系列症状和体征的症候群,通常有已知的诱因。应当避免随意或扩大使用"综合征"的定义去描述异常症状。该术语可以包含染色体疾病(例如唐氏

综合征）或单基因疾病（例如 van der Woude
综合征）等。

诊断方法

当幼儿出生即出现先天性异常时，需要
对幼儿进行多方面的检查。首先是详细询问
家族史，不仅要参考同种先天性异常病史，
还要查看其他异常病史。家族史必须包含流
产、死胎以及新生儿死亡方面的记录。此外
还需要在孕妇身上结合可能的胚胎学时间窗
等情况寻找有无致畸因素。致畸因素包括药
物、毒品、孕产妇糖尿病以及长期的孕产妇体
温过高等。

如果患儿出现先天性异常表现，则需要
进行仔细的检查，确认其是否有其他较为轻
微的异常或面部畸形等，比如检查脊髓脊膜
膨出的幼儿是否存在脑积水的症状。如果存
在多于一种畸形或显著的畸形学症状，则需
要进行染色体分析，因为染色体非整倍体是
导致多种畸形的常见原因。此外还要咨询临
床遗传学专家的建议，从而帮助确诊，同时也
要向其父母询问其他家庭成员是否发生过类
似的症状。

先天性异常的诊断方法见图 22.16。变
形与发育中断需要提前予以排除。如果畸形
的类型符合有关序列征的描述，则应当检查

导致该序列征的原因。如果畸形不符合有关
序列征的描述，则可以进行综合征或关联症
分析。如果诊断为综合征，需判断其病因是
否为染色体疾病、单基因疾病或环境因素（畸
形因素）。

大部分的先天性异常是多基因或多因素
导致的，并且大部分都是独立发生的（非综合
征）。先天性异常的诱因见表 22.6，其中 50%
没有明确的诱因。对先天性异常患儿的父母
及家庭成员进行致病原因的溯源是必要的，
这有助于进一步诊断分析。

表 22.6　先天性异常诱因

类型	发病率
遗传	
染色体	6%
单基因	7.5%
多基因	20%~30%
环境因素	
药物，感染，产妇疾病	5%~10%
不明病因	50%
总共	100%

本章旨在对新生儿外科实践中的基因学
概念和原理进行介绍，不可视为对于综合征
的全面回顾。更多详细信息见参考文献。

推荐阅读

Watson JD, Hopkins NH, Roberts JW, Steitz JA, Weiner AM. *Molecular Biology of the Gene*, 5th edn. Menlo Park, CA: Benjamin Cummings Publishing Company, 1993.

Strachan T, Read AP. *Human Molecular Genetics*. Oxford: BIOS Publishers, 1996.

Lewin B. *Genes V*. Oxford: Oxford University Press, 1994.

Connor M, Ferguson-Smith M. *Essential Medical Genetics*, 5th edn. Oxford: Blackwell Scientific, 1997.

Mueller RF, Young ID. *Emery's Elements of Medical Genetics*, 10th edn. Edinburgh: Churchill Livingstone, 2001.

Online Mendelian Inheritance in Man. A list of genetic disorders and the latest genetic developments for each condition. Website http://www3.ncbi.nlm.nih.gov/Omim.

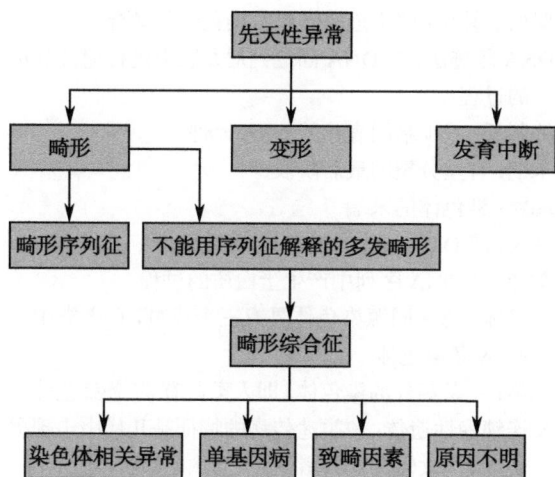

图 22.16　先天性异常的诊断方法

词汇表

基因 3′ 末端:脱氧核糖的第三个羟基上的键

基因 5′ 末端:脱氧核糖的第五个羟基上的键

近端着丝粒染色体:一种只在长臂上有遗传物质的染色体,即 13、14、15、21 和 22 号染色体

等位基因:基因或 DNA 标记的遗传变异

非整倍性:染色体物质的过剩或缺乏

反密码子:结合特定氨基酸的转移 RNA 的一种元件

常染色体显性遗传:该类遗传病的特征是通过几代人遗传,男性之间的遗传,任何患者的孩子有 50:50 的风险

常染色体隐性遗传:该类遗传病的特征是如果父母都是携带者,有 1:4 的发病风险,同一代中有几个患病成员

碱基对:双链 DNA 的配对碱基

着丝粒:参与染色体复制的染色体元件,作为染色体上的一种缢痕而存在

染色单体:在有丝分裂前发现的凝聚染色体

密码子:编码氨基酸的 DNA 的三个碱基对元件

二倍体:每个细胞有两套染色体

DNA 标记:与特定基因或染色体片段相对应的 DNA 片段

增强子:参与增加基因转录的 DNA 元件

外显子:转录为 mRNA 的基因的一部分

表现度:表达基因缺陷在临床上表现出来的方式

FISH:荧光原位杂交,是一种新的强大的技术,研究特定的染色体或染色体区域

配子:生殖细胞,包括精子或卵母细胞

遗传印记:判断父系或母系基因的标记

单倍体:每个细胞(例如精子或卵母细胞)染色体的一个拷贝的补充

单体型:一种 DNA 标记的等位基因模式,代表一个染色体区域的两个拷贝之一

组蛋白:在染色体折叠中起重要作用的一种 DNA 结合蛋白

间期:有丝分裂的阶段,该阶段染色体被拉长

内含子:基因在外显子之间不转录成 mRNA 的部分

等臂染色体:由正常染色体的两条长臂或两条短臂组成的异常染色体

染色体组型:一种细胞类型的染色体的分析

连锁分析:利用多态 DNA 标记在一个家庭中进行基因跟踪研究

减数分裂:细胞分裂成单倍体生殖细胞的过程

中期:有丝分裂的阶段,该阶段染色体非常凝集,易于分析

微卫星标记:一种 DNA 标记,可检测 DNA 中一个匿名短重复单元的数量变化

小卫星标记:一种 DNA 标记,用于检测 DNA 中某一匿名中等重复单元的数量变化

有丝分裂:细胞分裂的正常过程,产生两个二倍体的细胞

不分离:减数分裂的失败,在一个配子中产生一个染色体的两个拷贝,而在另一个配子中没有一个染色体拷贝

核小体:组蛋白和 DNA 区段的结合

寡核苷酸引物:特定序列的合成单链 DNA

臂内倒位:染色体物质在染色体一臂内的重排

PCR:聚合酶链反应,是一种从少量靶序列中产生大量特异性 DNA 的方法

外显率:个体携带某种基因突变而显示预期表型的百分比

臂间倒位:围绕着染色体着丝粒的染色体物质的重排

启动子:激活基因转录所必需的基因元件

前期:细胞周期的一个阶段,染色体在中期之前发生凝集

相互易位:不同染色体之间染色体片段的交换

限制性内切酶:一种在特定的短 DNA 序列上切割双链 DNA 的酶

限制性片段长度多态性:同一基因的两个拷贝之间的遗传变异,其中一个基因可能有一个限制性内切酶识别位点的拷贝,另一个有两个拷贝。这种变异可以用 PCR 或 DNA 印迹法检测

核糖体:mRNA 被转化为蛋白质的细胞器

环形染色体:一种异常染色体,其中长臂和短臂的尖端融合在一起

罗伯逊易位:两个近端着丝粒染色体的融合

DNA 印迹法:将 DNA 固定到尼龙膜上进行遗传分析的过程

抑制子:减少基因表达的 DNA 元件

末期:有丝分裂的最后阶段

端粒:染色体的末端

转录:将 DNA 转化为 mRNA 的过程

翻译:从 DNA 序列中产生蛋白质的过程

三倍体:每一同源染色体具有三个成员,在人类中共有 69 条染色体

三体:一条额外的染色体,即人类共有 47 条染色体

X 连锁隐性遗传:该类遗传病的特征是几代中出现男性患者,女性为携带者

(章露尹 译 童凡 审校)

新生儿手术中的伦理思考

Donna A. Caniano　Jacqueline J. Glover

引言

在临床中，小儿外科医师经常会遇到涉及道德选择的临床情况，例如：①与早产儿父母谈话，该患儿患坏死性小肠结肠炎穿孔，腹腔穿刺引流后情况不稳定；②为胎儿先天性膈疝（congenital diaphragmatic hernia，CDH）高风险的孕妇及其配偶提供产前咨询；③决定是否参加治疗腹裂的前瞻性临床试验。

本章以三个临床案例为中心，第一个案例是关于小儿外科医师在临床决策过程中，涉及伦理与父母的愿望相冲突的问题。第二个案例描述关于母亲和患儿的不确定性。第三个案例讲述专业职责的实践。

作者提出了一套准则并收集整理了所有相关信息的过程，包括婴儿的医疗和外科状况，以及父母的相关文化和宗教价值观。这一信息的全部内容将应用最佳利益伦理标准确立，还要尊重和承认文化在家长和外科医师决定中的作用。

案例学习 23.1

患儿 MS，21 天，胎龄 25 周早产，出生体重 575g。他正在使用早产配方奶进行喂养。婴儿在 21 日龄时突然出现腹胀，出现喂养不耐受和便血。请小儿外科医师紧急会诊。X 线片显示弥漫性肺炎。患儿皮肤花斑，酸中毒和血压低。实验室指标中白细胞计数为 $2×10^9/L$，血红蛋白为 7mg%，血小板计数为 $6×10^9/L$。输注红细胞和血小板。根据血培养结果三联抗生素抗感染。获得家属同意后行床旁腹腔引流。引流 12 小时后，

患儿生命体征仍不稳定，呼吸状况恶化。建议剖腹探查手术，但家属拒绝了手术。

患儿的父母是持学生签证在美国的尼日利亚人。他们还有另外两个健康的孩子，分别为 3 岁和 5 岁，并计划在 3 个月内返回尼日利亚。他们每天到医院询问患儿病情，用英语沟通。他们询问患儿的情况，想要了解患儿的病情，预后以及治疗方法。他们希望自己的孩子恢复健康，但强烈反对全肠外营养（total parenteral nutrition，TPN），因为尼日利亚的医院没有技术支持 TPN。

他们了解患儿的病情严重程度，且对患儿可能死亡的结果有了心理准备。他们同意目前所有的诊疗措施，因为他们认为这将挽救患儿的生命。但是依赖医疗技术的生活太繁重了。他们期望患儿一旦离开医院，就能正常生活。他们明确表示打算返回尼日利亚，那里没有继续维持患儿生命的医疗技术，例如 TPN 和专门的营养配方。此外，当他们回到尼日利亚后，将无法获得儿科专家的帮助。此时儿科医师应该怎么做？MS 的最佳治疗方案是什么？在这种情况下，文化的作用是什么？文化应该怎样影响决策？

伦理决策指南

当父母可接受的日后生活质量和儿科医师认为患儿治疗可获得的最大利益之间存在分歧时，通常会出现伦理困境。作者发现以下问题对于与父母展开坦诚的对话很有用。这些问题仅供参考。每位小儿外科医师应根据实际情况调整问题：①您对宝宝目前的状况有什么了解？②您的宝宝的疾病对您的家人有什么影响？③对宝宝的护理最重要的是什么？④您最害怕的是什么？您想避免什么？

⑤您家人的力量和支持来源是什么？

儿科医师可以通过有组织的过程来帮助确保他们的伦理判断是可靠的[1]。伦理文献中提供了多种版本，但通常都包含以下内容：

①确定决策者。父母是否参与其中？是否有非父母的法定监护人？父母有能力作出决定吗？谁是管床医师？

②收集相关的医疗资料。诊断是什么？预后如何？是否需要其他辅助检查来进一步证明？是否需要从其他临床医师那里收集必要的信息？

③从所有相关方获取价值数据。父母、其他家庭成员和医师之间的价值观是否存在冲突？冲突的缘由已经确定了吗？

④拟定可用的治疗方案。对于每个方案，治愈或改善的可能性是什么？不良影响的风险有哪些？专业上可接受的最低治疗水平是多少？

⑤评估可能的治疗方案并提出建议。根据各方的价值观来为你的选择辩护。

⑥达成一致决议。各方都阐明自己的观点了吗？更多的事实性信息有助于解决任何争端吗？调解员（道德顾问、道德委员会或其他可信赖的第三方）会有帮助吗？

适用于新生儿手术的最佳利益标准

由于新生儿和婴儿无法根据自己的个人价值观来决定使用合适的治疗方法，儿科将伦理学的核心问题定为："什么是该婴儿的最大利益？"答案需要一个独特而复杂的道德框架，其中要结合是谁作出决定以及决策的适合性。在美国，父母被认为是他们孩子的合适决策者[1]。父母和儿科医师必须共同努力，作出符合婴儿最大利益的决策[2-3]。"最大利益"一词旨在婴儿获取的最大利益，采取特殊干预措施平衡该婴儿的利益和负担[4]。

在美国主流医学文化中，"最大利益"一词的出现是为了从婴儿的角度出发评估治疗的益处和负担。为了尽可能客观，仅考虑与婴儿状况和/或治疗相关的直接痛苦，并结合维持生命的益处。这是一项非常严格的标准，该标准考虑到有效的治疗和符合婴儿的最大利益，除非婴儿濒临死亡、医学上禁忌使用该治疗方式，或者婴儿生命维持要比早逝更糟。对"最佳利益"的狭隘理解的一个核心特征包括，以儿童为中心，排除一个患病婴儿的生活对其他人的负面影响，包括父母、兄弟姐妹和社会。

第二个关键特征是它强调婴儿的痛苦体验。除了评估婴儿所经历的痛苦有困难外，该最佳利益标准不能适用于新生儿和神经功能缺陷严重的婴儿。例如，对外界刺激没有反应的婴儿不能体验疼痛，因此不能像有意识的婴儿那样承受沉重的痛苦。

一些伦理学家恰当地指出，没有痛苦并不是唯一与道德相关的特征[5]。一个相关的潜在标准是一个最佳利益标准的必要补充。在没有人际关系能力的情况下维持生活，即使生活本身并不繁重，在道德上也不是必需的。正如无法解除的痛苦的存在会妨碍人们获得那些使生活有价值的基本的人类福利一样，缺乏基本的人类心智能力也会使生活缺乏同样基本的人类福利[6]。

扩大对最佳利益的理解必须考虑到几个相互竞争的道德价值观。一种价值观是尊重家庭自主或自决。家庭应该有独立于他人对家庭福利做出重要选择的自由。与其说家庭有权利为其婴儿作出重要决定，不如说家庭有责任作出决定并提供必要的财政和其他支持。家庭是一个基本的照料单位，它本身具有价值，而且对于实现照顾儿童的社会目标具有工具价值。既然家庭被认为爱他们的孩子，并希望为他们做最好的事情，他们就有独特的权利来作决定。同时，家庭也不得不承担医疗保健决策的后果[7]。

在一个非常真实的意义上，家庭的利益是与新生儿或婴儿的利益相联系的[8]。把婴儿和家庭的利益完全分开的企图是人为的，会削弱而不是增进对婴儿健康的理解。我们可以理解"最佳利益标准"是如何在新生儿处于危险时发展起来的,在这种情况下存在很大的不确定性,没有人与婴儿有长期的关系。人们所追求的客观性之所以容易理解,只是因为婴儿对所有人都是陌生人。然而,即使是在新生儿的案例中,大多数作者也认为父母应该是主要的决策者[9]。如果家庭利益无关紧要,就很难理解这种假设。考虑到这种有利于父母决策的推定,以及大多数婴儿对父母并不陌生的事实,最高利益标准包括对以儿童为中心决定的更全面理解,该决定是由一个在生活中给予婴儿爱与关怀的家庭作出的。

此外,在家庭之外寻找婴儿的最佳利益有几个负面的后果。首先让父母之间产生矛盾。切断父母之间的讨论和计划,而不是加以改进。在家庭中可能不会轻易谈及所面临的困难,重要的需求可能得不到满足。各方不应寻求人为的"最佳"利益,而应认识到促进婴儿福利这一复杂目标,且在努力过程中家庭成员之间需要相互依赖。把家庭排除在以儿童为中心的概念之外,就是把婴儿降至一个生理有机体,同时健康只是一个病理生理功能。

另一个与尊重家庭决策相矛盾的价值观是尊重职业操守。由于最佳利益还包含对婴儿独特医疗利益的重要关注,因此,专业判断在描述和评估卫生保健干预措施的利益和负担方面起着重要作用[10]。小儿外科医师对作为患者的婴儿负有独立的义务,即促进他们的健康并保护他们免受伤害。他们有促进生命和生活质量,并避免诸如杀戮、过早死亡、痛苦和苦难等伤害的职业义务。然而,即使是基于所谓的医学事实,这些决定也是一个复杂的混合体,包括婴儿的未来选择是什么样子的,这些未来获得的可能性有多大,以及婴儿必须忍受怎样的痛苦才能实现。一个婴儿目前的利益是免于不必要的负担,这需与未来所有的利益相权衡[11]。

第三个重要的价值观是不歧视[12]。我们如何理解一个孩子的兴趣,他人如何评价他们?社会欠孩子们什么?婴儿不仅属于他们的家庭,而且他们也是社会成员。社会有义务保护其中最脆弱的群体,特别是在他们容易受到家庭忽视和虐待的情况下。所有的婴儿都应该得到医疗保障,无论他们的家庭为他们作出的选择什么。

公正原则还有另一个重要组成部分,即与最佳利益的高度个人主义解释直接冲突。实际上,最佳利益标准是一种试图将决定狭隘地集中在患者本人以避开医疗资源的公平分配这一更大的问题,但这是不可能的。家庭和社会努力考虑他们欠每个孩子什么,但也要考虑什么对这个孩子和所有的孩子是公平的。家庭和社会中的时间、精力、服务和金钱的资源是有限的。每个人都必须考虑到选择对其他人的资源可获得性的影响。毫无疑问,分配公平问题是家庭、专业人员和社区必须面对的最困难的道德问题之一。但如果在决策过程中忽视分配公平问题,这个问题就永远无法得到解决。作者认为,最好是在各级别而不是在病床边作出分配决定,例如制订保险计划和政府政策。但是这些决定最终会对床边护理产生影响,并且不能被忽视。

拓展最佳利益标准是根据家长、小儿外科医师和整个社会的价值观,去平衡医疗干预的利益和负担。显然,所描述的模式代表了它在美国主流医学文化中的应用。首先,其他文化和国家可能对家庭的含义有不同的理解,除了父母之外,还必然包括其他人。也许其他人,如家庭长者,是被指定为决策者的人。其次,这种特殊的模式是基于西方的观念,即知情同意和尊重患者的自主权(自我决定),以及在儿科病例中家庭的重要性。在其他文化和国家,家庭可能根本不把自己视为决策者的角色,而只是按照医师的指示行事。此外,其他文化和国家可能会强调其他核心价值,如对大家庭和社区的责任,而不是自主权(自我决定)。最后,所描述的模式假设了某种主要在发达国家可以获得的方式。对生活质量的关注在发达国家和发展中国家是不同的,在发达国家关注的可能是挽救患者生命的技术导致的生活质量下降,而在发展中国家,生活质量下降可能主要是由于无法获得基本卫生保健服务或缺乏先进技术来支持患有慢性疾病的婴儿。

文化在决策中的作用

所阐述的最佳利益的伦理概念在很大程度上取决于作者本人在美国医学文化中的经历。以 MS 为例,我们不得不重视和尊重文化差异。他的父母和医师都在努力履行他们作为好父母和好医师的职责。但他们对自己角色的看法完全不同。正是文化为我们每个人提供了观察世界的镜头。

文化是个人作为特定社会的成员而继承的一套准则(无论是明确的还是隐含的),文化告诉他们如何看待世界,如何在情感上体验世界以及如何与他人相处,体验超自然力量或神灵,体验自然环境。文化也为他们提供了一种传递符号、语言、艺术和仪式的方式。在某种程度上,文化可以被视为一面传承的"镜子",通过文化,人感知和理解他们所居住的世界,并学习如何在其中生活。在任何社会中成长都是一种文化熏陶,通过这种熏陶,个人慢慢地获得了社会的文化"镜子"。没有这种对世界的共同看法,任何人类群体的凝聚力和连续性都是不可能的[13]。

从这个定义可以明显看出,没有办法从文化的角度来讨论最佳利益。因此,我们所有的讨论在某种程度上都是跨文化的。对最佳利益的狭隘解释代表了美国的观点,也许主要是美国强大的医疗和法律文化。

一位尼日利亚人类学家在评论这个案例时可能会指出,美国有几个独特的文化特征。美国人倾向于认为没有什么比死亡更糟糕——至少对孩子和年轻人来说是这样。儿童应被视为小成年人——首先是个体,其次才是家庭或社会的成员,基本上独立于家庭而不是依赖家庭。他们成长并最终做出自己选择的权利是首要的。美国文化是非常注重行为的。美国也痴迷于技术的发展和感知的力量。技术和知识是最基本的需求物。

但核心问题并不是我们是否从文化视角出发,而是我们是否能判断一些视角比其他的更好。这就提出了文化相对性的伦理难题。文化相对性是指:①所有的道德判断都与它们产生的文化有关;②不同文化的道德判断存在显著差异;③没有办法对不同文化的道德判断进行排序[14]。

受人尊敬的医学伦理学家 Edmund Pellegrino 认为文化在医学和伦理决策中是必不可少的,人类有一些特征,可以根据这些特征来判断文化[15]。可以说,有一些普遍的特征是所有文化都应该或都会接受的。举一个例子,道德社会必须允许民主进步而不被压迫[16]。哲学家 Sara Ruddick 指出,无论在哪一种文化中以何种形式存在,三种普遍的母亲的利益都是适用的,包括保存、生长和可接受性[17]。其他伦理学家认为,我们承诺容忍文化多样性的基础是普遍的道德原则[18-19]。例如,如果没有一些尊重人的原则,就没有理由去容忍文化差异。

文化视角对伦理学家尤其重要,他们支持在伦理分析中包含背景和关系,对在临床环境中工作的人也是如此。如 Carl Elliot 所写,"伦理是一个社会的习俗、礼仪、传统、制度——所有这些概念构成了一个社会的成员与世界打交道的方式。如果我们忘记了这一点,我们有离开这个有真实道德体验的世界而进入道德小说世界的危险——一种简化的、假想的创造,这与其说是为了解决实际困难,不如说是为了方便思考[20]"。

作者希望支持将文化作为一个重要特征的伦理分析,但也承认普遍伦理原则的应用的作用。就像作者 Pellegrino 承认,有一些基于人性的伦理原则适用于所有人。文化对于理解这些原则的含义以及如何将它们应用于冲突各方来说是必要的。在尊重文化差异的同时,也要承认文化差异是有限度的。重要的是所感知到的危害程度，一些文化行为可能构成对基本人权的侵犯。将伦理决策过程应用于案例 1，并特别关注其跨文化特征，是很有用的。

在这个案例中，这个家庭显然重视他们儿子的生活和他的生活质量。他们也重视这个婴儿的生活对其他孩子的影响，整个家庭的生活，以及他们返回国家的计划。他们接受了最初使用技术来照顾他们的早产儿，希望能生出一个"正常"的婴儿，将来不再依赖医疗技术。他们很清楚，依赖 TPN、专门的营养管理和肠移植的计划在他们的国家文化和宗教的背景下是不可接受的。

对于小儿外科医师和医疗团队的其他成员来说，保护这个婴儿的生命是一个目标，但他的生活质量也是一个考虑因素。小儿外科医师可以在剖腹探查过程中评估坏死性小肠结肠炎的严重程度，病变肠的范围，估计 MS 术后肠功能的恢复情况是否需要长时间 TPN。

在这种情况下，基本上有三种选择。第一种选择是，小儿外科医师可以继续竭尽全力挽救婴儿的生命。这包括外科手术，尽可能长时间使用 TPN，以及所有维持 MS 生命的努力，包括肠移植的可能性。这很可能包括去法院强迫父母同意手术，并指定一名监护人为 MS 作出决策。这一选择可能导致父母的权利永久丧失而由国家负责这个婴儿。在第二种选择中，小儿外科医师在手术中尽可能留下更多的肠管而不需要长期的 TPN 和肠移植。如果没有足够长的有功能的肠管，MS 将得到术后护理并允许死亡。如果剩下足够长的肠管，术后予以适当的护理。如果剩余肠管长度不明确，可以适当地进行 TPN 支持。当明确肠功能不正常时便停止 TPN 支持。第三种选择是不进行手术。可以维持患儿目前的支持以查看肠功能是否会恢复，或者用合理的护理方式促进患儿的死亡速度，而不是延长死亡过程。

作者认为，第一种选择超出了道德正当性的范围，不应该被推荐。该患儿患有严重

的疾病，死亡率和并发症发生率都很高。对 MS 不采取治疗并不符合医疗忽视的标准。坚持治疗的最有力的论据是，这个婴儿是社会的一员，而不仅是其家庭的一员。如果家庭不愿意或不能照顾好他们的孩子，"我们"就会介入。但是这个"我们"是谁呢？如果没有这样的社会支持，或者在更广泛的社会范围未能履行这一责任，社会对家庭选择的干涉就要减少。

在这种情况下，尼日利亚社会不会对父母的选择进行干涉。尼日利亚社会认为自己没有能力或义务为 MS 提供这些服务。但 MS 和他的家人是美国社会的一员吗？因为他们住在美国，所以可以认为他们是美国社会的一员。然而他们正计划返回尼日利亚。基于社会义务必须治疗的争论似乎因他们返回尼日利亚而减弱。

但即使他们留下来，我们会提供必要的支持吗？他们能留下来吗？由于该家庭的学生签证没有续签，或由于他们的外国身份限制了他们获得医疗和社会服务，这种社会义务的争论点也在弱化。只有拯救孩子的生命才算作履行社会义务，这似乎极大地扭曲了社会的概念。

但是最后需要提到的是，难道我们不能履行我们的社会责任，把孩子留在这里，让别人收养吗？那么他将会成为我们社会的正式成员，而先前提出的担忧将不再适用。这样的行动可以清楚地表明，我们认为父母的唯一适当选择是努力挽救婴儿的生命。做出任何其他的选择都是扮演坏父母的角色而应该被剥夺父母的角色。然而，他们真的是糟糕的父母吗？这样的判断显然是人们对父母角色规范化的过度而未能将文化考虑在内。从父母的文化角度来看，好的父母不会选择手术而好的医师也不会选择。这不是尼日利亚的医疗标准。

但是文化应该如何影响小儿外科医师的考虑呢？显然，在医学和父母至上的大背景下，这是不能轻易忽略的。同时我们不应该

空口谈论文化观点,只有当它符合我们自己的价值框架时,我们才会接受不寻常和外来的东西。举个例子,这个家庭只有在婴儿死亡率高得多的情况下才能根据他们的文化价值观做出选择。最后,对不同文化的尊重不能简单地成为某种终极王牌。自动服从任何基于文化差异的选择是忽视我们自己文化的核心价值。如果我们忽视了自己的文化价值观,那就违背了对文化多样性的尊重。谈判和妥协的尝试是可取的。

作者认为小儿外科医师应该建议在第二种情况下进行手术,如果可能的话挽救婴儿,如果合适的话让婴儿顺应自然死亡,如果必要的话给予 TPN 支持。但是,如果父母不能接受,医师应该尊重父母不做手术的决定,继续实施护理计划,目的是让婴儿舒适,直到他好转或死亡。医师凭自身核心价值观作出对该患者治疗的决定应该得到尊重。

第二种选择得到了医护人员和家庭价值观的支持。手术可以挽救婴儿的生命,这是各方都重视的,但前提是其生活质量被家庭所接受。如果需要进行 TPN 支持,一些卫生保健专业人员可能会对这个选项有疑问。很难确定 TPN 应该持续多长时间。这一艰难的沟通必须考虑到什么是医疗上可行的,什么是家庭所能接受的。而且,许多人认为不开始治疗(停止)和停止治疗(退出)是有区别的。虽然这种区别对心理影响很大,但在美国道德上或法律上都是无效的 [21]。如果卫生保健专业人员和父母基于利益和负担的平衡有充分的理由不开始治疗,那么一旦治疗开始,他们同样也可以停止治疗。不开始治疗和停止医学及外科治疗的划分是存在潜在危险的。有时,不给予干预治疗的选择是因为担心一旦开始治疗就无法停止。

有人认为,营养支持和补液与其他医疗干预措施(例如呼吸机和透析)不同,这些干预措施是特别的且在伦理上可以被保留或者取消。根据这种观点,营养支持和补液是常规措施,且符合道德需求。试图将干预措施

分类而不考虑其在个别患者护理中的应用是错误的。诸如抗生素之类的常规治疗以及补液和营养支持可能会对部分患儿造成额外的负担,并且可能在道德上被放弃(保留或撤回)[22-23]。许多医师和父母对于喂养的重要性具有特殊的价值观,认为肠内营养和 TPN 在道德上等同于用奶瓶或母乳喂养或与人共餐。然而 TPN 不能与婴儿喂养或家庭共餐相提并论,它们有很多区别。当通过医疗手段补液和营养时,必须按照用于评估任何医疗干预的相同原则进行评估。必须在仔细评估可能的收益和负担比例的基础上作出决定。对于这个家庭,TPN 是一种负担,这不仅因为它有频繁感染的风险,有可能发展成肝脏疾病,还因为技术喂养在他们的文化中的意义,以及对整个家庭的经济和社会负担。美国的卫生保健团队无法为他们或他们的原籍国分配稀缺的医疗资源。

案例学习 23.2

一名 35 岁的孕妇目前正在进行产前咨询,在妊娠 18 周时她的胎儿被诊断出患有 CDH。她和丈夫一起去看医师,丈夫是一名电工。他们有一个健康的两岁女孩,她在一家生活辅助机构做兼职护士助理。他们说希望孕育四个孩子。他们的儿子患 CDH 的风险很高,肝脏向上,而且观察到的肺头围比小于 25% 预期值。虽然经济来源有限,也没有住在附近的亲属,这对悲痛欲绝的夫妇仍希望尽所能地拯救他们的孩子。儿科医师在产前咨询时应遵循哪些道德义务?儿科医师是否应该告知这对夫妇,在 1 600 公里外的小儿治疗中心可以进行胎儿镜下气管腔内堵塞术(fetoscopic endoluminal tracheal occlusion,FETO)临床试验?

在大多数发达国家,在妊娠第 18 周左右通过高分辨率超声诊断胎儿结构性异常是常规产检的一部分。胎儿畸形的鉴定通常会促使准父母转诊至小儿外科医师,咨询治疗和预后。但是,产前外科咨询不同于小儿外科医师与先天性异常患儿父母之间的沟通互动,在后一种情况下,决策的重点在于对已出生

婴儿的手术干预。在产前外科会诊中，如果胎儿足月，就可以计划出生后的诊疗计划[24]。小儿外科医师的独特作用可以被描述为既是胎儿的专家顾问又是未来父母的专家顾问。此外，针对危及生命的疾病（CHD）和严重但非危及生命的疾病（脊髓脊膜膨出）的胎儿的干预措施增加了产前手术咨询的复杂程度。小儿外科医师和准父母之间的接触不再局限于对畸形、产后治疗、预后和预期生活质量的解释。讨论所有有效的产前干预，包括胎儿手术，也应在咨询的范围内。

产前外科咨询的道德准则基于遗传咨询领域，该领域于 20 世纪 60 年代后期发展，可以对人类染色体进行核型分析，并确定遗传病（例如囊性纤维化和镰状细胞贫血）的携带者。从历史上看，遗传咨询医师尽力做到无指导性和支持性，使患者 / 服务者可以完全自由地进行决策[25]。但作者认为在产前咨询过程中，保持中立无法涵盖儿科医师的全部职业道德义务。准父母期望小儿外科医师能就胎儿的下一步管理向他们提供专业的建议。不这样做可以被视为是对专业职责的放弃。

产前外科会诊的另一个特点是儿科医师需要承认孕妇有自主决定妊娠的权利，包括妊娠的继续或终止。在我们的案例研究中，该孕妇打算继续妊娠，表示希望尽一切可能取得成功。正如 Chervenak 和 McCullough 所指出的，赋予她孩子患者的身份（尽管未出生）[26]。因此，儿科医师对胎儿具有基于福利的义务，但对孕妇是基于福利和自主的义务。当孕妇进行产前手术干预时，必须考虑到这种紧密联系的母胎伦理关系。

还必须记住，患有严重先天性异常的胎儿的准父母会带着悲伤来进行产前咨询，以哀悼预期中"完美的婴儿"的失去。正如备受尊敬的内科医师 Eric Cassel 所说，"减轻痛苦是医学的根本目标[27]。"虽然西方社会的大多数人非常信任先进的医疗和外科技术，但准父母们也希望儿科医师能了解他们的痛苦。在产前咨询时，他们想要的不仅仅是专业技术，他们希望分享他们的心情，他们想象的未来被一个患病孩子的现实所取代，希望能有人理解他们的焦虑。

在产前干预的过程中不应忘记公正的伦理原则。司法要求所有医师在分配医疗服务以及小儿外科医师提供手术治疗时，均应以公平公正的方式行事。在包括美国在内的许多国家，来自社会和经济贫困背景的孕妇更有可能获得和使用有限的最佳产前服务。有限的数据描述了孕妇的社会经济、种族和文化背景，这些孕妇被转介进行产前外科咨询并进行胎儿治疗。我们可以假设，由于美国和其他发达国家的小儿治疗中心位于几个主要的大都市地区，经济实力有限和家庭 / 社会支持系统有限的孕妇很少有可行的产前干预方案。对于社会和一个小儿外科医师来说，我们应该同时关注贫困、教育程度有限和其他社会障碍对先天性畸形胎儿未来福利的影响。除了对 CDH 婴儿进行常规手术治疗外，儿科医师还应告知准父母 FETO 的产前干预措施，因为他们的胎儿可能是这种手术的候选者。向准父母提供此信息会引起其他道德问题，因为目前儿科手术界尚无指南以指导 CDH 产前咨询期间哪些信息是必需的。Brown 等[28]强调了他们对脊髓脊膜膨出产前咨询信息缺乏标准化的担忧，脊髓脊膜膨出是另一种可以选择产前修复的胎儿畸形。他们提醒，在缺乏标准化的咨询信息的情况下，无意间咨询偏见可能会影响孕妇对胎儿治疗作出充分知情决定的能力。偏见可能会扩展到更大的社区范围，大多数准父母都没有意识到产前诊断为高危 CDH 的婴儿在美国主要的儿科中心产后治疗的差异（例如产时子宫外手术治疗或体外膜氧合、手术修复的时机、体外膜氧合的持续时间等）。

作者支持一个道德框架，其中包括针对儿科医师的标准化指南，为 CDH 高风险胎儿的准父母提供的咨询，以及可以选择的干预措施。该指南将包括全方位的治疗方案（产前和产后），预期结果，当地医院的生存率和发病率统计数据，长期并发症以及在小儿医学中心进行临床试验和治疗的可能性。该信息资源支持小儿外科医师坚持仁慈和自主的道德义务，支持正义的道德义务，并允许每位孕妇／准父母在不考虑其社会经济、文化和种族背景的情况下更好地作出明智的决定。在这个案例中，作者支持完全告知所有可能的治疗方法，包括转至小儿医学治疗中心进行可能的产前干预。

案例学习 23.3

您被邀请参加一项新的前瞻性多中心随机临床试验研究腹裂的治疗。随机分配到实验组的小儿外科医师必须遵守标准化的治疗方案，包括放置 silo 袋，腹壁缝合方式以及严格的喂养时间表。随机分配到对照组的小儿外科医师将使用他们惯用的手术方式和喂养管理方式。研究的主要目的是达到完全肠内喂养或母乳喂养所需要的住院时间和年龄（以天为单位）。次要目的是使用呼吸机的天数、肠外营养的天数、使用抗生素的天数、菌血症和总住院费用。小儿外科医师是否有参与这项研究试验的道德义务？

小儿外科的所有重大进步都是在没有专业监督的情况下，通过发展新手术方式和治疗方法或对现有手术方式进行适当修改完成的。在先天性异常相对不常见的领域，每位儿科医师都可以自由选择首选手术方式或管理计划。手术创新在历史上没有重要的事先调查。当一个患者在尝试"新手术技术"成功后往往会得到一连串的采取相同方式治疗的患者，并在专业会议上分享给同行们。新技术能否实现普及性取决于几个方面，包括同行认为更好的技术的需求，创新者的声誉，易复制性以及其他外科医师进行手术时的结果。如果新技术或新疗法的早期结果令人满意，那么在进入公认的实践领域之前，通常会在专业会议上进行大量演讲和发表同行评审的文章。而手术创新既是必要的，也可能阻碍最佳治疗和手术的发展，除非经过仔细调查，否则会无意中对患者造成伤害。

如何最好地管理一个患有腹裂的婴儿，小儿外科医师应该考虑他或她进入临床试验的道德义务吗？据 Lusk 等[29] 报告，在不同儿科医疗中心之间甚至同一机构内的儿科医师之间，对于腹裂婴儿的手术和医疗管理存在很大的差异。他们还观察到，小儿外科医师对腹裂的最佳处理没有共识。在当前对患者安全和医疗保健费用更加关注的时代，对患有腹裂的婴儿来说，没有明确结果益处的治疗可变性支持前瞻性临床研究。

平衡两种或两种以上替代方法时，关于哪种治疗方法效果最好具有不确定性[30]。在小儿外科医师的个人层面上，平衡可能被扭曲，因为缺乏以前的调查和对照，往往认为自身首选的外科和／或治疗方法优于其他方法。临床平衡提供了一种更具包容性的观点，在小儿外科专业领域中关于腹裂的最佳管理方案仍有不确定性，这种不确定性涉及竞争性治疗和／或手术的优点。引用临床平衡的好处是，它允许一个小儿外科医师对他或她喜欢的治疗方式保持强烈的偏好，并且仍然同意在最佳治疗和／或操作的专业内有合理的不确定性。

小儿外科专业组织是否希望其成员参与临床研究试验？美国小儿外科协会章程中的医学伦理原则列出了下列义务："成员应努力……通过不断的实践获得新的医疗和外科知识，以造福患者……会员应认识到有责任参加有益于社会的活动[31]。"

Nwomeh 和 Caniano[32] 指出小儿外科医师在参加前瞻性临床试验方面具有独特的优势，原因如下：①单纯腹裂的解剖结构异常和病理生理是相对统一的；②主流儿童医院有几名小儿外科医师为临床调查提供机构支持；③达到治疗腹裂的最佳社区平衡；④历史上小儿外科手术参与前瞻性临床试验（例如治疗肾母细胞瘤和其他恶性肿瘤）可带来重大患者受益；⑤大量患者参与的前瞻性临床试验很可能会发现错误或效果不佳的治疗结果。

任何研究试验都应符合 Emanuel 及其同

事[33] 提出的伦理要求：社会或科学价值、科学性、研究对象选择的公平性、风险效益比、独立研究、知情同意、尊重潜在的和已注册的受试者。

由于婴儿是一个特殊的弱势群体，因此建议采取其他措施以改善对儿科研究参与者的保护[34]。这些措施包括数据和安全监督委员会，监控以验证父母已签署知情同意书（没有强迫或不适当的参与动机）。

尽管与我们的研究案例无关，但由于越来越多的研究是跨国合作的，因此最后一个问题涉及在发展中国家进行研究的特殊保护的必要性。Emanuel 等[35] 提出了第八条原则——合作伙伴关系，并将其添加到上述要求中。该原则强调研究人员、卫生政策制定者和社区之间发展合作伙伴关系。该原则认识到尊重社区的价值观、文化、传统和社会习俗的重要性。最重要的是，该原则旨在确保被招募的参与者和群体从研究的实施和结果中受益。

总结

在本章中，我们致力于解决涉及小儿外科医师道德选择的三种现实案例。

第一个案例强调了在新生儿决策中使用最佳利益标准的重要性，同时尊重婴儿在其父母和家庭文化环境中的地位。

第二个案例讨论了小儿外科医师在产前咨询期间保持慈善、自主和公正的道德义务。

最后的案例提出小儿外科医师需参与临床研究，从而使他们未来的患者从中受益。

（刘智聪 译 舒强 审校）

参考文献

1. Glover JJ, Caniano DA. Ethical issues in treating infants with very low birth weight. *Sem Pediatr Surg* 2000; 9: 56–62.
2. President's Commission for the Study of Ethical Problems in Medicine and Biomedical and Behavioral Research. Deciding to Forego Life-Sustaining Treatment, 1983, 197–229.
3. American Academy of Pediatrics Committee on Bioethics. Ethics and the care of critically ill infants and children. *Pediatr* 1996; 98: 149–52.
4. The Hastings Center Research Project on the care of imperiled newborns. *Hastings Center Report* 1987; 17: 5–32.
5. McCormick R. To save or let die: The dilemma of modern medicine. *JAMA* 1974; 29: 172–6.
6. Arras JD. Toward an ethic of ambiguity. *Hastings Center Report* 1984; 14: 25–33.
7. American Academy of Pediatrics Committee on Hospital Care, Institute for Family-Centered Care. Family-centered care and the pediatrician's role. *Pediatr* 2003; 12: 691–6.
8. Nelson JL. Taking families seriously. *Hastings Center Report* 1992; 22: 6–12.
9. Ruddick W. Questions parents should resist. In: Kopelman LM, Moskop JC (eds). *Children and Health Care: Moral and Social Issues*. Dordrecht: Kluwer Academic Publishers, 1989: 221–9.
10. Baylis F, Caniano DA. Medical ethics and the pediatric surgeon. In: Oldham KT, Colombani PM, Foglia RP (eds). *Surgery of Infants and Children*. Philadelphia: Lipincott-Raven, 1997: 281–388.
11. Buchanan A, Brock D. *Deciding for Others: The Ethics of Surrogate Decision Making*. Cambridge: Cambridge University Press, 1989: 83–135.
12. Wilkinson D, Savulescu J. Disability, discrimination and death: Is it justified to ration life saving treatment for disabled newborn infants? *Monash Bioethics Rev* 2014; 32: 43–62.
13. Helman CG. *Culture, Health and Illness*. London: Wright Publishing, 1990: 2–3.
14. Garcia J. African-American perspectives, cultural relativism, and normative issues: Some conceptual questions. In: Flack HE, Pellegrino ED (eds). *African-American Perspectives in Biomedical Ethics*. Washington, DC: Georgetown University Press, 1992: 11–66.
15. Pellegrino ED. Intersections of western biomedical ethics. In: Pellegrino ED, Corsi PMP (eds). *Transcultural Dimensions in Medical Ethics*. Frederick, Maryland: University Publishing Group, 1992: 13–19.
16. Sherwin SL. *No Longer Patient: Feminist Ethics and Health Care*. Philadelphia: Temple University Press, 1992: 248–9.
17. Ruddick S. Maternal thinking. In: Trebilcot J (ed). *Mothering: Essays in Feminist Theory*. Totowa, New Jersey: Rowan & Allanheld, 1983: 213–30.
18. Beauchamp T. Response to Garcia. In: Flack HE, Pellegrino ED (eds). *African-American Perspectives in Biomedical Ethics*. Washington, DC: Georgetown University Press, 1992: 67–8.
19. Macklin R. Ethical relativism in a multicultural society. *Kennedy Instit of Ethics J* 1998; 8: 1–22.
20. Elliot C. Where ethics comes from and what to do about it. *Hastings Center Report* 1989; 22: 28–35.
21. American Academy of Pediatrics Committee on Bioethics. Guidelines on foregoing life-sustaining

medical treatment. *Pediatr* 1994; 93: 532–6.

22. Nelson LJ, Rushton CH, Cranford RE, Nelson RM, Glover JJ, Truog RD. Forgoing medically provided nutrition and hydration in pediatric patients. *J Law Med Ethics* 1995; 23: 33–46.

23. American Academy of Pediatrics Clinical Report. Diekema DJ, Botkin J, Committee on Bioethics. Forgoing medically provided nutrition and hydration. *Pediatr* 2009: 124: 813–22.

24. Caniano DA, Baylis F. Ethical considerations in prenatal surgical consultation. *Pediatr Surg Int* 1999; 15: 303–9.

25. Sorenson JR. Genetic counseling: Values that have mattered. In: Bartels DM. Leroy BS, Caplan Al (eds). *Prescribing Our Future: Ethical Challenges in Genetic Counseling*. New York: De Gruyter, 1993: 3–14.

26. Chervenak FA, McCullough LB. Ethics of fetal surgery. *Clin Perinatol* 2009; 237–246.

27. Cassell E. *The Nature of Suffering and the Goals of Medicine*. New York: Oxford University Press, 1991: 249.

28. Brown SD, Feudtner C, Truog RD. Prenatal decision-making for myelomeningocele: Can we minimize bias and variability? *Pediatr* 2015; 136: 409–11.

29. Lusk LA, Brown EG, Overcash RT, Grogan TR, Keller RL, Kim JH, Poulian FR, Shew SB, Uy C, DeUgarte DA. Multi-institutional practice patterns and outcomes in uncomplicated gastroschisis: A report from the University of California Fetal consortium (UfC). *J Pediatr Surg* 2014; 49: 1782–6.

30. Freedman B. Equipoise and the ethics of clinical research. *N Engl J Med* 1987; 317: 141–5.

31. Bylaws of the American Pediatric Surgical Association. Principles of medical ethics. http://www.eapsa.org. Accessed February 2, 2016.

32. Nwomeh B, Caniano DA. Emerging ethical issues in pediatric surgery. *Pediatr Surg Int* 2011; 27: 555–62.

33. Emanuel EJ, Wendler D, Grady C. What makes clinical research ethical? *JAMA* 2000; 283: 2701–11.

34. Flotte TR, Frentzen B, Humphries MR, Rosenbloom AL. Recent developments in the protection of pediatric research subjects. *J Pediatr* 2006; 149: 285–6.

35. Emanuel EJ, Wendler D, Killen J, Grady C. What makes clinical research in developing countries ethical? The benchmarks of ethical research. *J Infect Dis* 2004; 189: 930–7.

24

患者安全

Iain Yardley

引言

20世纪90年代间，医学界逐渐认识到患者在护理过程中受伤害。这个结论源于多个高影响力的研究[1-2]与报告[3-4]。报告中呈现的数据令人震惊：十分之一的患者在住院期间经历不良事件[3]；护理中产生并发症导致死亡的人数相当于每周坠毁一架客机[4]。患者受到损害的潜在途径多种多样，从不可思议的事件，例如手术部位错误甚至手术患者错误[5]，或误给予患者大剂量药物[6]，到不明显、可能被忽视的事件，例如导尿管感染和术后伤口感染[3-4]。

安全护理的概念很难被定义，只能被归分为无危险护理，即世界卫生组织（World Health Organization，WHO）所定义的"预防患者健康护理中出现的错误和不良影响[7]"。我们不可能完全避免不良事件定义中所有事件的发生，例如手术部位感染，但是我们可以降低该种事件发生的概率[8]。因此患者安全的重点在于减少并逐渐消除护理过程中潜在但可避免的危害。

人们意识到健康护理是一项重要任务，其中存在对患者造成损害的显著风险，患者安全的概念便得到快速发展，主流媒体、决策者和专家们都对该问题高度重视，并积极处理。降低患者护理过程中的风险被定为首要任务。由于缺乏系统性提升医疗保健安全性的经验，早期患者安全相关的工作者将目光投向其他高危行业，最典型的是航空业，该行业有令人惊艳的安全记录，为随后医疗保健在提升自身安全性方面提供了灵感与建议。一些概念和想法在其他领域成功实施后被引入医疗领域，例如使用核对清单[9]、报告和学习系统[10]。自20世纪90年代起，患者安全逐渐发展成为一个专业，有大量投入资源、专业术语（表24.1），以及专门研究它的科学期刊。

那些致力于提高患者安全的工作者很早就意识到传统的医疗模式——个体模式，即个体对自己的行为负责，如果出现问题，自身承担责任——是有缺陷的。人们认为，漠不关心或粗心大意的人（在绝大多数情况下）不是造成安全事故的原因。这些事故的发生源于患者健康护理系统的缺陷[11]。与其尝试改变个人行为，不如改变并加强健康护理系统，这更能提升健康护理的安全性。

系统思维

系统方法论是大部分患者安全工作中存在的普遍规律。方法论中较为著名的是Reason[12]的"瑞士奶酪模型"。该模型中，一个组织的多层防御由瑞士奶酪片来代表。例如，在新生儿病房开药时，用于确保婴儿接受正确药物剂量的保护层如下：医师处方详细说明，药师处方核对，给药护士核对后并配药，以及护士或其同事给药。然而这些保护层并不是无懈可击。它们包含漏洞或者潜在错误，使得错误可通过系统到达患者，造成危害。

举个关于药物处方的例子，医师在写处方时可能因为产房中的紧急情况而分心（一个潜在过失），然后开了10倍预期剂量的药物

表 24.1　患者安全专业术语

患者安全术语	定义
患者安全事故	已经导致或有可能导致患者经历不良结果的任何情况
不良结果	任何医疗护理的最终结果是次优的情况
不良事件	任何与医疗护理相关的不良结果相关的事件。不良事件不一定与错误相关。例如，尽管采取了一切适当的措施，手术部位感染仍然发生
过失	导致非预期的结果的行为。这些可能是不当行为，例如，开了错误剂量的抗生素导致肾损害，或者是疏忽，例如，没有开合适的抗生素预防，增加了手术部位感染的风险
潜在过失	使不利事件更有可能发生的系统，例如人员编制不足导致工作人员过度工作和疲劳，更有可能出错。这可以被描述为"等待发生的事故"
主动过失	在医疗护理系统和患者之间发生的一种不正确的行为，其影响通常很快就会显现出来。主动过失几乎总是与一个或多个潜在过失相关联
危机事故	一个特别重要的事件（通常是负面的）。研究危机事故有助于预防未来的不良事件。这是报告和学习系统背后的原则
报告和学习系统	一个研究事故、吸取教训，并采取措施，以减少其复发的可能性的系统
本因分析	一种事故调查技术，旨在发现事故发生背后的因素，而不是关注个人行为
侥幸免错	一个有潜在可能导致患者损害的安全事件，但未发生，或是运气好，或者它在损害患者前就被发现了。研究"侥幸免错"和研究不良结果的事件一样具有意义
杜绝事件	一份严重患者安全事故清单，若有安全系统支持，这些事故本可以避免。杜绝事件指在错误的患者或身体部位进行手术，植入错误的外科植入物，以及术后体腔内物品残留
警告事件	一个特别惊人或严重的患者安全事故，暗示该事件发生所在的组织有重大的系统问题。杜绝事件通常被认为是警告事件
瑞士奶酪模型	安全的概念模型。该模型的基础是，任何组织都有抵御伤害的防御层，其中任何一层都可以防止伤害到达患者。然而，所有这些防御层都是不完美的，存在漏洞，就像瑞士奶酪一样。只有当这些孔连成一条线时，伤害才能穿透系统的防御并到达患者
个人途径	一种处理患者安全事故的方式，它关注个人行为，并试图通过培训、提醒或谴责来改变个人行为以避免未来的事件
系统途径	一种处理患者安全事故的方式，它承认个体容易犯错。预防伤害更有效的方式是升级个体工作的系统来预防或发现这些错误，而不是试图创造永不犯错的完美员工
个体影响因子	研究个体如何与环境相互作用的领域。这种方法对患者安全研究产生重大影响
安全文化	一种组织属性，在这种属性中，人们意识到相关活动的危险性，安全在组织的所有级别都处于优先级

（主动过失）。那天，产房药师生病请假，并且没有其他药师顶替，因此在给药之前处方未进行核对检查（另一个潜在过失）。配药护士通常有一个计算器去检验核对药物剂量，但那天电池没电了，计算器不能使用（第三个潜在过失）。配药护士了解信任处方医师，他／

她没有重复计算药物剂量就按照医师处方配药（一个主动过失）。第二个核对药物的护士是下级护士，她不想质疑上级（最后一个潜在过失），因此她未计算药物剂量就签了处方（一个主动过失），给新生儿送去了一个致命剂量的药物。其中任何一层防御都可以识别错误并阻止其到达患者。只有当几个潜在和主动过失同时出现时，奶酪上的洞才会连起来，使得患者受害（图24.1）。

系统思维在患者安全上的应用基于该认知：不管是有意或是疏忽，主动过失会不可避免地发生。试图通过改变个人行为来消除这些错误的方式，例如教育或者提醒，很可能会失败。相反，系统方法着眼于提升检测错误方法的数量（提升奶酪层数）并使这些防御尽可能坚固（使奶酪上的洞更小）。在给出的例子中，如果对该错误采取个人途径的方式解决，对事故的处理就是斥责或惩罚这位开处方的医师。然而，这位医师并非故意写下过量的药物剂量，因为他不知道或者已经忘记了这是不正确的。这是一个过失，所以告诉他不要再次发生同样的事情是不可能预防再次发生的。一个用来避免类似过失的系统途径认识到这一点以及其他许多变性，措施包括：额外雇用医师，以避免分娩病房的紧急情况分散在新生儿病房工作的医师的注意力；在药剂科内部制定交叉覆盖制度，请病假者离开时仍有人在该区域负责；在所有药物配置区提供太阳能计算器；对护理人员进行团队培训，以消除等级制度，并允许下级在核对药物时对上级质疑。

推行基于患者安全的系统思维的路上有许多障碍。最艰难的一点可能是卫生健康专业需要变革文化，从传统的个体责任制转变为系统途径。其他障碍是基于系统途径需要更多的时间和资源来确定事件根本原因和展开减少复发风险的行动。在给出的案例中，简单地惩戒医师要比执行系统途径更快、更简单、更低成本。

手术相关的安全问题

与其他类型的安全事故相比，外科手术中的不良事故通常更显著，因此受到更多的关注。这是因为外科手术是一个定义明确、界限清晰的事件，而在患者护理的其他阶段，例如建立正确诊断，发生在一个不确切的时间点。

有三类明确的手术安全事故被称为杜绝事件。这些事件可通过建立安全制度来预防，所以这些不应该发生的事件如果发生，是不用辩解和无法宽恕的。但如果这些事件真的发生了，这意味着这个机构在患者安全方

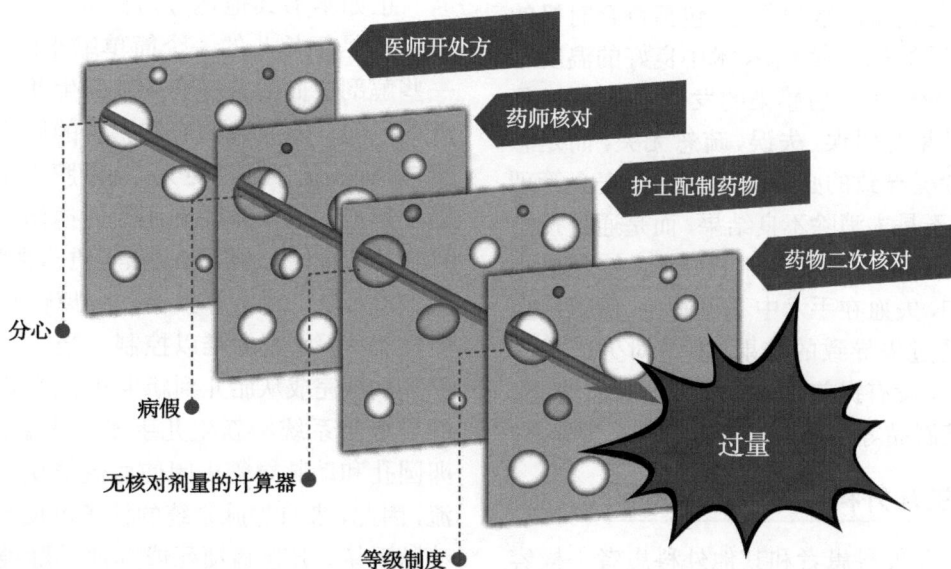

图 24.1 组织防御中的"瑞士奶酪模型"（Adapted from Reason J., Human Error, Cambridge University Press, Cambridge, UK, 1990）

面的流程和制度有着严重漏洞[13]。与手术安全相关的应该杜绝的事件包括手术对象或部位错误、植入物错误、手术中遗留物品在患者体内[14]。尽管被称作杜绝事件，但这些事件仍发生在医疗行为中，且发生率没有下降趋势[15]。人们很难理解一个称职尽责的医护人员会发生这么荒唐的错误，但是手术室里手术的流程确实很复杂，有着很多机会产生过失，无论这个医护人员多么称职尽责[16]。举个例子，左腹股沟疝修补术时，外科医师需要通过不少于 8 个心理步骤才能完全地将自己理解中的"左侧"转换为一个仰卧位患者的左侧腹股沟，然后在正确的一侧进行操作[17]。在任意一个步骤发生错误都可能导致手术在错误的一侧进行。

除了这些明确定义的过失，在医疗护理很多精细、易遗漏的方面患者仍有可能受伤害。这些方面包括术前、术中和术后，术前包括诊断延迟，术中包括未注意或阻止患者的体温降至正常下限以下，术后包括手术部位的感染。找到不良结果的单一原因往往不可能，因为提供的医护服务很复杂，影响因素很多。正如术后感染一样，没有一个单一的失误、错误、疏忽能解释这个不良结果。准确地说，这是诸多因素的联合，包括符合时机的手术、合适的抗生素预防、术中良好的温度管理，从而减少了术后感染的发生[18]。不过很多不良结果与错误、失误、疏忽无关，而是患者身体状况导致的必然结果。患者安全管理的目的，不是去消除不良结果，而是通过预防措施去避免可以预防的不良结果，使之最小化。例如，失血在手术中不可避免，所以出血不一定是过失导致的结果，但是对失血没有心理准备、没有提前开放足够的静脉通路、未准备血液制品等都是可以预防的潜在过失。

针对新生儿外科手术的安全问题

新生儿外科患者和其他外科患者一样容易发生危险，但这类患者有一些独特属性，增加了他们在护理过程中受伤的易感性。

体型

新生儿外科患者的体型往往比其余外科患者小，有时候是极小[19]，导致多方面风险的增加。首先，体型上的减小增加体表面积与体重的比值，意味着新生儿较年龄更大的患者会更快地损失热量，更可能发生体温过低及伴随的并发症。体型小也代表新生儿比其他患者身体更脆弱，更可能受到包括骨折在内的医源性损伤，尤其是转运过程中[20]。在新生儿外科手术中，重症患儿插管是危险因素之一，例如插鼻胃管时食管穿孔的风险、插尿管时膀胱穿孔的风险[21-22]。开通输送重要药物和液体的血管通路和监护新生儿的生命状况也更具挑战。细小脆弱的静脉使外渗损伤成为一个重要的风险，而新生儿血管通路所必需的细孔导管更易发生堵塞，需要经常更换[23]。较小的循环血容量也意味着很少的失血就可能对新生儿的循环系统造成打击。最后，在新生儿手术中，患儿的体型小使手术对技术的要求更高，挑战也更大，也增加了术口裂开、吻合口瘘等手术并发症的风险[24]。

解剖

正如本书其他地方讨论的，新生儿的解剖并不是年长儿的一个简单缩小的复制品，一些解剖层面的差异会导致新生儿手术时额外的风险。新生儿的肝和膀胱的体积相对于身体来说，比年长儿更大，在剖腹手术或腹腔镜中有更大的概率受到医源性损伤。相较于年长儿，新生儿的肝包膜和实质非常脆弱，加上右心压力增加，肝损伤和分离性出血的可能性更大，且更加难以控制。当一个孩子的循环系统完成从胎儿到新生儿的适应，他/她的心血管系统给新生儿手术带来新的风险。卵圆孔和动脉导管未闭使血流能从右向左分流，因此，来自静脉系统的栓子可反常地进入动脉系统，引起脑梗死或其他动脉梗死。当合并脐静脉未闭，腹腔镜检查时的气体栓子可能会导致严重的伤害[25]。

不成熟的器官系统

新生儿的器官系统绝大多数都不成熟，尤其是早产儿，这使医护工作更具挑战和危险[19]。早产儿的肺没有充分发育成熟，需要呼吸支持，这就要求在手术期间有更精细的管理和监护。在一些特殊的新生儿手术状况下，特别是膈疝，务必要采取明确的措施来预防对患儿不成熟的肺的医源性损伤[26]。新生儿的皮肤较年长儿的皮肤更容易透过，所以细菌的侵袭和随之产生的脓毒症就更容易发生，通过皮肤的水分和热量的流失也更多[27]。因此需要给新生儿在手术前后的皮肤护理更多的关注，以减少患儿的伤害和风险。新生儿的肾也是不成熟的，浓缩尿液的功能尤为弱，这给体液平衡带来挑战。在新生儿期间，胎儿血红蛋白会逐渐转变为成人血红蛋白，过程中会产生副产物胆红素，而这些胆红素给肝带来负荷，造成黄疸。黄疸的管理是新生儿医疗实践中常规的一部分，但要确保它不会因为同时手术问题而被忽视[28]。新生儿常有血糖问题，这需要更加完善的监护和治疗去预防严重的并发症[29]。对需要手术的新生儿患者，手术带来的压力和手术前后长时间的禁食是很普遍的，这要求血糖监护更加准确以预防伤害。新生儿的大脑也是很不成熟的，尤其是早产儿，这会增加患者直接或间接受损的风险。直接风险来自大脑血管的脆弱性，易导致脑室内或脑室周围出血，甚至发展为脑瘫[30]。因此血压和循环的良好监护是至关重要的，尤其是手术期间。间接风险来自孩子无法和照顾者交流，无法告诉医师自己的症状是什么，使准确的诊断和及时的治疗更加艰难。新生儿也无法确认他们即将接受何种手术，这可能会增加手术部位错误的风险。

问题的尖锐性

很多新生儿外科患者的情况非常紧急，需要急诊手术介入，如腹裂和坏死性小肠结肠炎穿孔。即使经过专业的产前诊断，但是分娩的时机往往无法预测。同样，坏死性小肠结肠炎穿孔的患儿可能在白天或晚上的任意时间病情恶化，急需手术干预。新生儿外科问题的尖锐性会使手术需要在非正常工作时间进行。这就会加重医务工作者的疲劳，影响他们技术发挥和决策执行[31]。在正常工作时间以外行急诊手术或难度大的手术时，工作者也会因为更难获取支持和协助而感到无助。

合并症

尽管部分新生儿外科患者只有单个病情需要手术纠正，但是很多患儿属于互相关联的复杂情况，尤其是早产儿。像前面提过的早产儿肺的不成熟，此外还有先天性心脏病伴随VACTERL（V 脊椎，A 肛肠，C 心脏，T 气管，E 食管，R 肾，L 四肢）畸形或其他中线异常、脐疝等。这都需要精细、协调、多学科协助的管理，这些合并症通常不是新生儿外科患者结局的主要决定因素[32]。

医疗系统的局限

医疗系统的设计往往不完全适配于围手术期的新生儿护理需求，这主要是因为医疗系统会更合理地把重心放在更普遍、更广泛的需求，而不是这些相对较少的情况。新生儿外科专家聚集于专业化的医疗中心，这迫使新生儿在没有明确诊断的情况下就得从出生地转移到这些专业化的医疗中心，而医疗机构间的转运增加了护理延迟、转运过程中受到伤害的风险[20]。医院里使用的患者信息系统常常包含患者的名字，对于未取名的新生儿来说，记录为"宝宝"显然是不合适的。这会增加患者身份识别错误、患者手术错误的可能性[33]。新生儿手术量不大，这导致针对相关手术的专业设备市场局限，除了有限的几个制造商，其余厂家并没有生产针对较小患者的专业化器械。这造成成人手术器械在新生儿手术中使用的窘况，增加患者受损风险[34]。

增加安全性的措施

正如前面提到过的,在越来越多的证据基础上,患者安全已经成为权威专业。但是很不幸,患者安全工作在小儿外科手术中极少被推行,更不用说新生儿外科了。这使得小儿外科医师只能依赖于其他外科学科的经验教训。现在有很多调查手术安全事故发生原因的报告发表,但讲述减少这类事件发生的成功经验却很少。关键的手术安全干预措施包括核对表、事故报告、非技术技能的训练。

核对表

核对表被飞行员使用多年,他们使用核对表去确保航程中关键步骤的正确实施,例如即将起飞或降落阶段。飞行员确保关键步骤正确实施的要求和医疗程序中保证安全相关步骤准确进行的要求是一致的 [35]。手术中可以被明确定义的事件正好可以成为核对表上需要去展开的事项。手术核对表有一些类型,2003 年的联合委员会普遍议定书(the Joint Commission's Universal Protocol)是第一个汇总的标准安全步骤的文件 [36]。2008 年 WHO 发布的手术安全核对表,是安全手术拯救生命项目的核心亮点 [37](图 24.2)。这个项目汇集了国际上手术、麻醉和系统安全领域的专家,以共同提升全世界手术患者的安全性。他们的工作建立在先前的经验(例如普遍议定书)上,并不断推进。WHO 将手术安全核对表的 17 个项目分配在 3 个部分中,包括麻醉诱导前、手术部位切开前、患者离开手术室前(图 24.2)。一个针对使用此核对表的不同医疗机构的多中心试验的数据展示了手术患者较核对表使用之前死亡率和发病率的巨大下降 [38]。而这种下降的趋势在之前其他几个小研究中也被证实,包括一个随机对照研究 [39]。一个自外科患者入院起的扩大版核对表也被表明能够降低手术的死亡率和并发症发生率 [40]。在非手术方面,另一项研究表明在重症监护病房中开放中心静脉时通过使用核对表可几乎消除导管相关血流感染 [41]。

新生儿手术安全核对表的改编

伴随手术安全核对表的 WHO 指南鼓励根据实际情况去改编、调整核对表(但不能移除项目,因为它们都被认为是进行安全手术的必要步骤)[37]。对于新生儿手术安全核对表的有效改编应包括以下内容:确保手术室内有足够的保暖措施,因为新生儿在手术期间很容易丢失热量;争取机会检查任何相关的并发症,如先天性心脏病,这可能会影响手术;核对患者需要的血液及血液制品在手术期间能被快速获取;确保患者离开手术室前已完成所有血管通路的净化和冲洗,以预防之后的麻醉管理失误。

在早期研究中,手术安全核对表的成功初步燃起了快速、简单、低价解决许多患者安全问题的希望。然而,临床试验以外的研究结果却不很一致,认为某些使用人员对核对表的理解有限 [42],且结果的改善不一定与核对表的使用有关 [43]。关于 WHO 的核对表和核查清单的进一步研究显示,复杂的社会和文化因素与核对表本身有着一样的重要性 [44-45]。这在团队成员,尤其是外科医师,在日常实践中抵抗使用核对表中展现得很清楚 [42,46]。成功将核对表的使用植根于机构的日常规范中,需要重大的文化上的改变,甚至需要花费数年的时间去完成 [47]。政策制定者对使用核对表的中央指令,不太可能使核对表很快得到有效使用 [48-49]。我们需要一个更加全面的核对表和使用它的环境,并长期推行。将整个手术团队一起培训的核对表执行项目显示,这在实现核对表的使用和减少死亡率方面更加成功 [50]。

报告和学习

另一个从航空业引入医疗领域的概念是,如果患者安全事故确实发生了且被鉴定完成,那这个教训的价值在于可以去学习这个案例,去杜绝相似不良事件的再次发生 [3,51]。报告和学习系统的目的和 Donaldson 的"橙色电

手术安全核对表

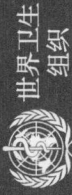

世界卫生组织 | 患者安全 促进医疗安全的世界联盟

麻醉诱导前
（至少要护士、麻醉医师核对）

患者是否已经确认其身份、手术部位和名称、是否已签署手术同意书？
- □ 是

是否已标记手术部位？
- □ 是
- □ 不适用

麻醉机和麻醉药品是否核对完毕？
- □ 是

是否给患者进行血氧饱和度检测，该仪器运转是否正常？
- □ 是

患者是否有
既往过敏史？
- □ 否
- □ 是

是否存在气道困难或误吸的风险？
- □ 否
- □ 是，手术设备/辅助人员已就位

是否存在失血量>500ml（儿童>7ml/kg）的风险？
- □ 否
- □ 是，已建立两条经脉通道/保留中央静脉导管，已备好液体

切开皮肤前
（护士、麻醉医师、手术医师核对）

- □ 确认团队所有成员已自我介绍姓名和职称

- □ 确认患者姓名、手术名称和手术部位

手术前60分钟内，是否给患者注射了预防性抗生素？
- □ 是
- □ 不适用

预期的关键事件
手术医师：
- □ 手术的关键步骤是什么？
- □ 手术需要多长时间？
- □ 预计的手术失血量是多少？

麻醉医师：
- □ 患者有无特殊注意事项？

护理团队：
- □ 消毒（包括消毒指示带结果）是否完成？
- □ 设备有无问题？有无其他的注意事项？

是否已展示必须的影像资料？
- □ 是
- □ 不适用

患者离开手术室前
（护士、麻醉医师、手术医师核对）

护士口头确认：
- □ 手术名称
- □ 清点完毕手术器械、敷料和针头
- □ 标记手术标本（大声朗读标本标签，包括患者姓名）
- □ 是否存在需要解决的设备问题

手术医师、麻醉医师和护士：
- □ 手术后，该患者在康复、治疗方面的特别注意事项？

© WHO, 2009

1/2009修订

本核对表并非面面俱到，鼓励对本表做出补充和修改以适应当地情况。

图 24.2 WHO手术安全核对表（Reprinted with permission from World Health Organization Patient Safety, *WHO Guidelines for Safe Surgery 2009: Safe Surgery Saves Lives*, Geneva: WHO Press, 2009, 98）

线"类比相似[52]。这里航空业的例子是，如果明确一次飞机事故的原因是一种特定的电线，那使用这种电线的所有飞机不会再航行，除非这种问题电线被替换。这个可以被医疗领域复制的想法能使一些事故不再复发，这是非常吸引人的。

能够鉴别并预防安全事故再发的理论、机制有很多潜在的好处，这使得全世界范围内都在努力建立很多安全事故的报告系统。其中一个值得注意的是 2004 年由英国国民卫生服务制度（National Health Service，NHS）建立的国际报告和学习系统[53]。在过去的一段时间内，这个系统已经收集了许多安全事故的上报，发表了很多报告、忠告性通知和警告[54]。不幸的是，目前显示这对于患者安全的影响极其微弱，往往有被报道过的相似事件被重复上报[55]。缺少影响力的原因是多样的，包括报告的数量超过了可供调查和分析的资源，事件的复杂性和相互影响的因素的数量，与航空业相比缺乏整个系统文化观念方面的改变[56]。很多医疗安全事故并不是仅通过如换电线一样单纯的技术手段能解决的。相反，这需要复杂的系统干预去减少事故再次发生的可能性，这从单一的事件中很难概括出来。

尽管有这些限制条件和局限性，报告和学习系统在促进患者安全中仍起着重要的作用。提升工作人员关于患者安全的意识、报告的水平是一个重要的课题，而有效性与组织内积极宣传安全文化相关[57]。报告收集、调查和执行方式的改进可能会促进报告和学习成为一种提高医疗保健安全性的有力工具[56]。

非技术技能

传统外科手术训练关注于手术技术层面的练习。练习者需要接触过与他们的练习相关的足够数量的病例，特别是在如新生儿外科这种主要处理一系列罕见情况的学科中，这一点尤为重要。他们被要求去掌握明确的程序化的技能，如组织剥离、肠吻合术等。他们参加的强制性考核检测的是病理学、解剖学、生理学相关的知识及在临床场景中的应用。

不可否认，对于一个成功的外科手术实践，这些都很重要，但是有一种共识慢慢形成，那就是安全的临床实践也要求外科医师具有至关重要的认知能力和人际交往技能[58]。这些能力和技能被称为非技术技能，且可以分为 4 类：态势感知、决策能力、沟通与团队合作、领导能力[59-60]。

态势感知

态势感知与一个人收集、理解已知信息的能力息息相关，他 / 她需要感知这些信息去预测事情的发展趋势。在外科实践中，从病史采集，体格检查，辅助检查，到得出诊断，再到给出可行的手术治疗方案，这些都是庞大信息的来源。而且即使是手术期间，仍有许多需要评估、处理的信息会被传递到手术者，包括手术中发现的小肠的情况、血压的下降及来自麻醉医师的关于患者心肺状况的信息。手术者在接收、处理新信息、改进下一步计划的同时，依旧能够专注于手上的操作任务，这是一项非常重要的能力。

决策能力

优秀的态势感知能力能给下一步良好的决策奠定基础。决策就是要求外科医师使用态势感知下获得的信息去分析、考虑可供选择的选项，然后挑选一个最合适的方案并执行它。而在信息不断更新的手术过程中，决策能力将更加重要。态势感知和决策能力两项技能共同发展，能够使外科医师更加恰当、正确地处理临床病例。举个例子，给一个婴儿做手术时，就需要面临选择：是尝试肠吻合，还是尝试肠造瘘？一个让人安心的外科医师需要拥有态势感知能力，去评估手术期间的新发现、患儿的状况与能力，发挥决策能力，选择正确道路。

沟通与团队合作

在诊治一个新生儿外科患者的所有阶段

中，良好的沟通是一个至关重要的非技术技能。外科医师必须和各种角色的人群打交道，包括患儿的家属、相关的医护人员、麻醉人员、手术室工作人员和手术助手等。在很多安全事故中，沟通不流畅往往是共同的原因之一，尤其是发生在手术进行期间的安全事故[61-62]，所以良好的沟通能力是一项必须掌握的技能。现在有好几种沟通模式都能促进信息的交流和团队内的互相理解[63-64]。总之，团队内有效沟通最关键的是确保每个成员有疑虑时能畅所欲言[65]。这就要求外科医师去打破传统的等级观念，使自己能够接受来自各个层面的批判性的信息。WHO 手术安全核对表要求所有团队的成员进行自我介绍，包括姓名、岗位等，这就是手术室中一种简单的促进开放性沟通交流的方式。

领导能力

非技术技能的最后一类为领导能力，它建立在态势感知、决策能力、沟通能力的基础上。一个高效的外科医师必然是医护团队的领导者，对患者的全面诊治、护理负有道义上的责任。这就需要他 / 她能够设立并维持一些标准、规范，督促他人去达到目标，并且以身作则，即使工作压力很大。

总结和结论

遗憾的是，即使在患者安全方面做了很多工作，对自然意外事故的认识也更加深入，但是总体来说，在提供医疗卫生服务的过程中与安全相关的损害事件的发生仍未明显减少[66]。目前一些干预措施仍被强有力地证明能够改善外科实践中的安全性，包括使用前面所述的手术安全核对表，这在团队训练过程中尤为重要[67]。向上级审计报告手术完成时间与减少不良事件发生、减少手术并发症的发生是有关联性的，这也是手术原则的要求。

每一个外科医师在进行每一次新生儿手术时，都有责任去保护患者的安全，而为了达到这个目的，外科医师应该做到以下几个方面：①确保手术在一个有着完善的设备、人员、支持保障服务的高度专业化的环境下进行；②积极使用各项措施去促进患者安全，包括报告和学习系统、安全核对表；③参与核心资料的收集过程；④参加非技术技能的培训，这能够完善他们的技术能力；⑤鼓励和维持团队内开放性交流；⑥认清自身能力，并勇于承认不足，仅在自己的极限能力范围内实践。

（高佳芳 译　舒强 审校）

参考文献

1. Brennan AT, Leape LL, Laird NM, Hebert L, Localio AR, Lawthers AG, Newhouse JP, Weiler PC, Hiatt HH. Incidence of adverse events and negligence in hospitalized patients—Results of the Harvard Medical Practice Study I. *N Engl J Med* 1991; 324: 370–6.
2. Leape LL, Brennan AT, Laird N, Lawthers AG, Localio AR, Barnes BA, Hebert L, Newhouse JP, Weiler PC, Hiatt H. The nature of adverse events in hospitalized patients—Results of the Harvard Medical Practice Study II. *N Engl J Med* 1991; 324: 377–84.
3. Department of Health. *An Organisation with a Memory: Report of an Expert Group on Learning from Adverse Events in the NHS Chaired by the Chief Medical Officer.* The Stationary Office, UK, 2000.
4. Institute of Medicine. *To Err Is Human: Building a Safer Health System.* USA: National Academy of Sciences, 1999.
5. Kwaan MR, Studdert DM, Zinner MJ, Gawande AA. Incidence, patterns and prevention of wrong site surgery. *Arch Surg* 2006; 141: 353–8.
6. Kaushal R, Bates DW, Landrigan C, McKenna KJ, Clapp MD, Federico F, Goldmann DA. Medication errors and adverse drug events in pediatric inpatients. *JAMA.* 2001; 285: 2114–20.
7. World Health Organization. *Patient Safety.* Available at http://www.euro.who.int/en/health-topics/Health-systems/patient-safety. Accessed March 8, 2016.
8. Fifty Fifth World Health Assembly. *WHA55.18 Quality of care: Patient Safety.* WHO, 2002. Available at http://apps.who.int/gb/archive/pdf_files/WHA55/ewha5518.pdf. Accessed March 8, 2016.
9. Borchard A, Schwappach DLB, Barbir A, Bezzola P. A systematic review of the effectiveness, compliance, and critical factors for implementation of safety checklists in surgery. *Ann Surg* 2012; 256: 925–33.
10. Shaw R, Drever F, Hughes H, Osborn S, Williams S. Adverse events and near miss reporting in the NHS. *Qual Saf Health Care* 2005; 14: 279–83.
11. Reason J. Human error: Models and management. *BMJ* 2000; 320: 768–70.

12. Reason J. *Human Error*. Cambridge University Press, Cambridge, UK, 1990.

13. Lembitz A, Clarke TJ. Clarifying "never events" and introducing "always events". *Patient Saf Surg* 2009; 3: 26.

14. Care Quality Commission. *Never Events*. Available at http://www.cqc.org.uk/content/never-events. Accessed March 8, 2016.

15. Mehtsun WT, Ibrahim AM, Diener-West M, Pronovost PJ, Makary MA. Surgical never events in the United States. *Surgery* 2013; 152: 465–72.

16. Dyer C. Doctors go on trial for manslaughter after removing wrong kidney. *BMJ* 2002; 324: 1476.

17. Seiden SC, Barach P. Wrong-side/wrong-site, wrong-procedure, and wrong-patient adverse events: Are they preventable? *Arch Surg* 2006; 141:931–9.

18. Wick EC, Hobson DB, Bennett JL, Demski R, Maragakis L, Gearhart SL, Efron J, Berenholtz SM, Makary MA. Implementation of a surgical comprehensive unit-based safety program to reduce surgical site infections. *J Am Coll Surg* 2012; 215: 193–200.

19. Committee on Understanding Premature Birth and Assuring Healthy Outcomes; Behrman RE, Butler AS (eds). *Preterm Birth: Causes, Consequences, and Prevention*. USA: National Academies Press, 2007. Available at http://www.ncbi.nlm.nih.gov/books /NBK11385/. Accessed March 8, 2016.

20. Madar RJ, Milligan DWA. Neonatal transport: Safety and security. *Arch Dis Child Fetal Neonatal Ed* 1994; 71: F147–8.

21. Gander JW, Berdon WE, Cowles RA. Iatrogenic esophageal perforation in children. *Pediatr Surg Int* 2009; 25: 395–401.

22. Basha M, Mersal MSA, Saedi SA, Williamson Balfe J. Urinary bladder perforation in a premature infant with Down syndrome. *Pediatr Nephrol* 2003; 18: 1189–90.

23. Wilkins CE, Emmerson AJB. Extravasation injuries on regional neonatal units. *Arch Dis Child Fetal Neonatal Ed* 2004; 89: F2745.

24. Chittmittrapap S, Spitz L, Kiely EM, Brereton RJ. Anastomotic leakage following surgery for esophageal atresia. *J Pediatr Surg* 1992; 27: 29–32.

25. Kudsi OY, Jones SA, Brenn BR. Carbon dioxide embolism in a 3-week-old neonate during laparoscopic pyloromyotomy: A case report. *J Pediatr Surg* 2009; 44: 842–5.

26. Logan JW, Cotten CM, Goldberg RN, Clark RH. Mechanical ventilation strategies in the management of congenital diaphragmatic hernia. *Semin Pediatr Surg* 2007; 16: 115–25.

27. Shwayder T, Akland T. Neonatal skin barrier: Structure, function, and disorders. *Dermatol Ther* 2005; 18: 87–103.

28. Bates D, Larizgoitia I, Prasopa-Plaizier N, Jha AK. Global priorities for patient safety research. *BMJ* 2009; 338: b1775.

29. Sweet CB, Grayson S, Polak M. Management strategies for neonatal hypoglycemia. *J Pediatr Pharmacol Ther* 2013; 18: 199–208.

30. Linder N, Haskin O, Levit O, Klinger G, Prince T, Naor N, Turner P, Karmazyn B, Sirota L. Risk factors for intraventricular hemorrhage in very low birth weight premature infants: A retrospective case-control study. *Pediatrics* 2003; 111: e590–5.

31. Hull L, Arora S, Aggarwal R, Darzi A, Vincent C, Sevdalis N. The impact of nontechnical skills on technical performance in surgery: A systematic review. *J Am Coll Surg* 2012; 214: 214–30.

32. Samangaya RA, Murphy F, McGlory S, Zaidi T, Gillham J, Morabito A. Outcomes of antenatally diagnosed exomphalos. *Arch Dis Child Fetal Neonatal Ed* 2011; 96: Fa73.

33. Racine A, Southern W, Rai A, Berger M, Reissman S, Parakkattu V, Chacko B, Adelman J, Aschner J, Schechter C, Angert R, Weiss J. Use of temporary names for newborns and associated risks. *Pediatrics* 2015; 136: 327–33.

34. Taylor SP, Sato TT, Balcom AH, Groth T, Hoffman GM. Gas analysis using Raman spectroscopy demonstrates the presence of intraperitoneal air (nitrogen and oxygen) in a cohort of children undergoing pediatric laparoscopic surgery. *Anesth Analg* 2015; 120: 349–54.

35. Kao LS, Thomas EJ. Navigating towards improved surgical safety using aviation-based strategies. *J Surg Res* 2008; 145: 327–35.

36. JCAHO's universal protocol released to widespread endorsement. *Jt Comm Perspect* 2004; 24: 1–4.

37. World Health Organisation Patient Safety. *WHO Guidelines for Safe Surgery 2009: Safe Surgery Saves Lives*. Geneva: WHO Press, 2009: 98. Available at http://apps.who.int/iris/bitstr eam/10665/44185/1/9789241598552_eng.pdf. Accessed March 8, 2016.

38. Haynes AB, Weiser TG, Berry WR, Lipsitz SR, Breizat A-HS, Dellinger EP, Herbosa T, Joseph S, Kibatala PL, Lapitan MCM, Merry AF,Moorthy K, Reznick RK, Taylor B, Gawande AA. A surgical safety checklist to reduce morbidity and mortality in a global population. *N Engl J Med* 2009; 360: 491–9.

39. Haugen AS, Søfteland E, Almeland SK, Sevdalis N, Vonen B, Eide G, Nortvedt MW Harthug S. Effect of the World Health Organization checklist on patient outcomes: A stepped wedge cluster randomized controlled trial. *Ann Surg* 2014; 261: 821–8.

40. de Vries EN, Prins HA, Crolla RMPH, den Outer AJ, van Andel G, Helden SH, Schlack WS, van Putten MA, Gouma DJ, Dijkgraaf MGW, Smorenburg SM, Boermeeste MA. Effect of a comprehensive surgical safety system on patient outcomes. *N Engl J Med* 2010; 363: 1928–37.

41. Pronovost P, Needham D, Berenholtz S, David Sinopoli D, Cosgrove S, Sexton B, Hyzy R, Welsh R, Roth G, Bander J, Kepros J, Goeschel C. An intervention to decrease catheter-related bloodstream infections in the ICU. *N Eng J Med* 2006; 355: 2725–32.

42. Pickering SP, Robertson ER, Griffin D, Hadi M,

Morgan LJ, Catchpole KC, New S, Collins G, McCulloch P. Compliance and use of the World Health Organization checklist in UK operating theatres. *Br J Surg* 2013; 100: 1664–70.

43. Yuan CT, Walsh D, Tomarken JL, Alpern R, Shakpeh J, Bradley EH. Incorporating the World Health Organization Surgical Safety checklist into practice at two hospitals in Liberia. *Jt Comm J Qual Pt Saf* 2012; 38: 254–60.

44. Bosk CL, Dixon-Woods M, Goeschel CA, Pronovost PJ. Reality check for checklists. *Lancet* 2009; 374: 444–5.

45. Russ SJ, Sevdalis N, Moorthy K, Mayer EK, Rout S, Caris J, Mansell J, Davies R, Vincent C, Darzi A. A qualitative evaluation of the barriers and facilitators toward implementation of the WHO surgical safety checklist across hospitals in England: Lessons from the "Surgical Checklist Implementation Project". *Ann Surg* 2015; 261: 81–91.

46. Conley DM, Singer SJ, Edmondson L, Berry WR, Gawande AA. Effective surgery checklist implementation. *J Am Coll Surg* 2011; 212: 873–9.

47. Leitch J. The Healthcare Quality Strategy for the NHS in Scotland. Paper presented at the International Society for Quality in Healthcare 30th International Conference, Edinburgh, October 2013.

48. Urbach DR, Govindarajan A, Saskin R, Wilton AS, Baxter NN. Introduction of surgical safety checklists in Ontario, Canada. *N Engl J Med* 2014; 370: 1029–38.

49. van Klei WA, Hoff RG, van Aarnhem EE, Simmermacher RK, Regli LP, Kappen TH, van Wolfswinkel L, Kalkman CJ, Buhre WF, Peelen LM. Effects of the introduction of the WHO Surgical Safety Checklist on in-hospital mortality: A cohort study. *Ann Surg* 2012; 255: 44–9.

50. Neily J, Mills PD, Young-Xu Y, Carney BT, West P, Berger DH, Mazzia LM, Paull DE, Bagian JP. Association between implementation of a medical team training program and surgical mortality. *JAMA* 2010; 304: 1693–700.

51. Barach P, Small SD. Reporting and preventing medical mishaps: Lessons from non-medical near miss reporting systems. *BMJ* 2000; 320: 759–63.

52. Donaldson L. When will health care pass the orange-wire test? *Lancet* 2004; 364: 1567–8.

53. Katikireddi V. National reporting system for medical errors is launched. *BMJ* 2004; 328: 481.

54. Panesar SS, Cleary K, Sheikh A. Reflections on the National Patient Safety Agency's database of medical errors. *J R Soc Med* 2009; 102: 256–8.

55. Yardley IE, Donaldson LJ. Patient safety matters: Reducing the risks of nasogastric tubes. *Clin Med* 2010; 10: 228–30.

56. Macrae C. The problem with reporting and learning. *BMJ Qual Saf* 2016; 25: 71–5.

57. Snijders C, Kollen BJ, van Lingen RA, Fetter WPF, Molendijk H. Which aspects of safety culture predict incident reporting behavior in neonatal intensive care units? A multilevel analysis. *Crit Care Med* 2009; 37: 61–7.

58. Yule S, Flin R, Paterson-Brown S, Maran N. Non-technical skills for surgeons: A review of the literature. *Surgery* 2006; 139: 140–9.

59. Yule S, Flin R, Maran N, Rowley D, Youngson G, Duncan J, Paterson-Brown S. Development and evaluation of the NOTSS behaviour rating system for intraoperative surgery (2003–2008). In: Flin R, Mitchell L (eds). *Safer Surgery*. CRC Press, Abdingdon, UK, 2009: 7–26.

60. Youngson G. Nontechnical skills in pediatric surgery: Factors influencing operative performance. *J Ped Surg* 2016; 51: 226–30.

61. Greenberg CL, Regenbogen SE, Studdart DM, Lipsitz SR, Rogers SO, Zinner MJ, Gawande AA. Patterns of communication breakdowns resulting in injury to surgical patients. *J Am Coll Surg* 2007; 204: 533–40.

62. Lingard L, Espin S, Whyte S, Regehr G, Baker GR, Reznick R, Bohnen J, Orser B, Doran D, Grober E. Communication failures in the operating room: An observational classification of recurrent types and effects. *Qual Saf Health Care* 2004; 13: 330–4.

63. Haig KM, Sutton S, Whittington J. SBAR: A shared mental model for improving communication between clinicians. *Jt Comm J Qual Pat Saf* 2006; 32: 167–75.

64. Amato-Vealey EJ, Barba MP, Vealey RJ. Hand-off communication: A requisite for perioperative patient safety. *AORN J* 2008; 88: 763–74.

65. Edmondson A. Speaking up in the operating room: How team leaders promote learning in interdisciplinary action teams. *J Manag Stud* 2003; 40: 1419–52.

66. Wachter RM. Patient safety at ten: Unmistakable progress, troubling gaps. *Health Affairs* 2010; 29: 165–73.

67. Howell A-M, Panesar SS, Burns EM, Donaldson LJ, Darzi A. Reducing the burden of surgical harm: A systematic review of the interventions used to reduce adverse events in surgery. *Ann Surg* 2014; 259: 630–41.

新生儿微创手术

Richard Keijzer   Oliver J. Muensterer   Keith E. Georgeson

引言

约 50 年前，妇科医师发表了第一篇有关成人微创手术的报告。但由于当时的可视化和仪器的局限性，微创手术主要用于诊断性操作。20 世纪 80 年代末，芯片相机的出现使得外科医师及其助手能够边看屏幕，边实施手术，而不用再凑近镜筒去探查。腔镜器械的发展使得外科医师能够实施各种腹腔镜手术，包括阑尾切除术、胆囊切除术、胃底折叠术，甚至其他更高级的手术。然而，由于缺乏合适尺寸的器械、内窥镜和 trocar，微创手术在儿科的普及比成人要晚许多，特别是新生儿。近年来，随着器械发展，变得更小、更短、更耐用，以及光学设备的改进，小儿外科医师才能为幼儿甚至新生儿进行更复杂的内窥镜手术[1]。

本章将回顾新生儿微创手术目前的情况，并对该领域未来的发展进行了展望。

胸腔镜

第一例儿童胸腔镜手术的文章发表于 30 年前[2]。儿童中最常实施的胸腔镜手术是肺原发性和转移性病变的组织活检（Karpelowsky 发表了相关综述[3]）。随着手术经验的累积和器械的完善，小儿外科界开始接受更复杂精细的手术，例如肺切除术，以及伴或不伴气管食管瘘（tracheoesophageal fistula，TEF）的食管闭锁（esophageal atresia，EA）的修复。与开胸手术相比，胸腔镜手术的潜在优势是不损伤肌肉，降低神经损伤的风险，并且减少远期继发性脊柱侧凸的发生[3]。

生理学和麻醉问题

20 世纪 60 年代初，自动二氧化碳充气技术的引入为内窥镜手术创造了必要的工作域。在大多数胸腔镜手术病例中，用 1L/min 的低流量二氧化碳（CO_2）温和充气，可产生最大 4~5mmHg 的压力，可使肺受到足够的压缩，器械可达到胸腔内大部分结构。单肺通气在成人胸腔镜手术中易于建立和应用，但在幼儿和新生儿中很少有必要。新生儿的单肺通气的方法非常有限。需要在同侧主支气管中置入小号 Fogarty 球囊导管，轻柔充气球囊，以阻止该侧肺的气体交换[4]。随着人工气胸的建立，患者生理指标可能会发生改变，因此外科医师和麻醉医师之间必须保持良好的沟通。如果预料到这些情况，可增加通气频率以降低呼气末 CO_2 分压，补充容量以增加静脉回流[5]。CO_2 栓塞尽管在成人患者中多见，但在儿科患者中却极少发生。

诊断性胸腔镜和肺部病变活检或切除术

随着计算机体层成像（computerized tomography，CT）和磁共振成像（magnetic resonance imaging，MRI）等诊断成像技术的分辨率的提高，以及三维空间重建水平的提高，胸腔镜几乎不再单纯用于胸腔内解剖评估。但良好的可视化效果和优越的手术路径，使胸腔镜活检术已经取代了绝大部分的开胸活检手术。实际上，肺活检和肺部病变切除术是新生儿中最常实施的胸腔镜手术。在许多情况下，小的肺部病变很容易被识别出来，并用 Roeder 环（Endoloop, Ethicon San Angelo，得克萨斯州，美国）将其从正常肺组织分离。用 Roeder 环紧紧套住病变的基底，即可将病变组织切除，并通过套管取出。对于较大的儿童，可以使用切割闭合器切断病变的肺组织。较大的肺部病变，如先天性囊性腺瘤样畸形和先天性肺叶性肺气肿，应根据肺叶或肺段解剖进行切除。在大多数情况下，需要识别肺切除部分的专有血管和支气管，使用如内镜吻合器或 Enseal 等脉管凝闭设备将血管分开[6]。支气管可用吻合钉、缝合或吻合夹。我们建议术后在原套管的位置留置胸腔引流管 24 小时，但留置与否取决于外科医师。

纵隔

胸腔镜对纵隔肿块如先天性食管囊肿、支气管囊肿和叶外型肺隔离症是非常有用的。由于视频图像可被放大，邻近解剖结构可视化非常出色（图 25.1），方便手术操作与判断。

在先天性食管囊肿切除术中，由于囊肿和食管间存在共同壁，常需要切开食管。因此，应采用间断可吸收缝线闭合或加固食管缺损。为减少食管损伤的风险，需在食管内放置扩张器或内窥镜。

动脉导管未闭闭合术和主动脉固定术

第一篇有关胸腔镜下关闭动脉导管未闭（patent ductus arteriosus, PDA）的报道在 1990 年代初[7]。技术和器械的改进，使得为出生体重低至 1 500g 的新生儿安全地进行胸腔镜 PDA 闭合术成为可能。但是，胸腔镜手术存在潜在并发症，而开胸 PDA 结扎术既安全又效果显著，使胸腔镜和介入在世界上均未能被广泛接受。

气管软化症是一种由气管壁过软引起呼气时管腔塌陷的疾病，通常是一种良性、自限性疾病，随着婴儿的生长发育会逐步改善。在某些情况下，特别是合并了食管闭锁等其他胸腔内病变时，由于气体交换受限，应进行固定术矫治气管软化症。通过食管造影或血管造影排除血管原因（例如血管环或血管悬吊）造成的喘鸣非常重要。排除所有其他的病因后，固定术选取前正中线和腋前线上呈三角形的位置入腔镜和操作器械，用三次间断缝合将主动脉固定到胸骨[8]。

食管闭锁

由于新生儿胸腔内空间非常有限，以及近端囊袋和远端瘘之间可靠吻合的技术难度，胸腔镜下修复 TEF 和 EA 被认为是儿科最具有技术挑战性的微创手术之一。因此，胸腔镜术后并发症主要来自吻合术，例如吻合口瘘和吻合口狭窄[9]。支持者认为胸腔镜手术的解剖视野优越，而开胸手术存在远期并发症，如胸廓不对称、脊柱侧凸，以及神经损伤导致的翼状肩胛畸形[10]。最近的一项关于开胸手术和胸腔镜手术对 TEF 或 EA 进行修复的随机对照临床研究，关注在修补术中胸腔镜对患者血气的影响，并建议进一步评估[11]。在 EA 和 TEF 修复术前，用超声心动图确定主动脉弓位置，并从对侧进入胸腔达到食管。患者侧卧位，轻微俯卧位，使肺在重力作用下远离后纵隔。一般放置三个 trocar，呈三角形分布，必要时增加一个 trocar。在大多数病例中，分离奇静脉，在瘘口上方打开胸膜。瘘口可缝合结扎或夹闭，游离两食管盲端至刚好吻合的长度，然后进行吻合术（图 25.1a 至图 25.1d）。

先天性膈疝

与 TEF 修补术不同的是，先天性膈疝（最常见的是胸腹裂孔疝）的微创修补术在小儿外科术式中越来越多见。尽管胸腔镜和腹腔镜的联合修补术的第一篇报道近乎只是传闻，且手术对象是年龄较大的婴儿或儿童，但是目前胸腔镜修补术的适应证已逐步转为新生儿的先天性膈疝[12]。甚至用贴片修补缺损的膈肌也有很好的疗效[13]。

最新的研究表明，经常实施该手术操作

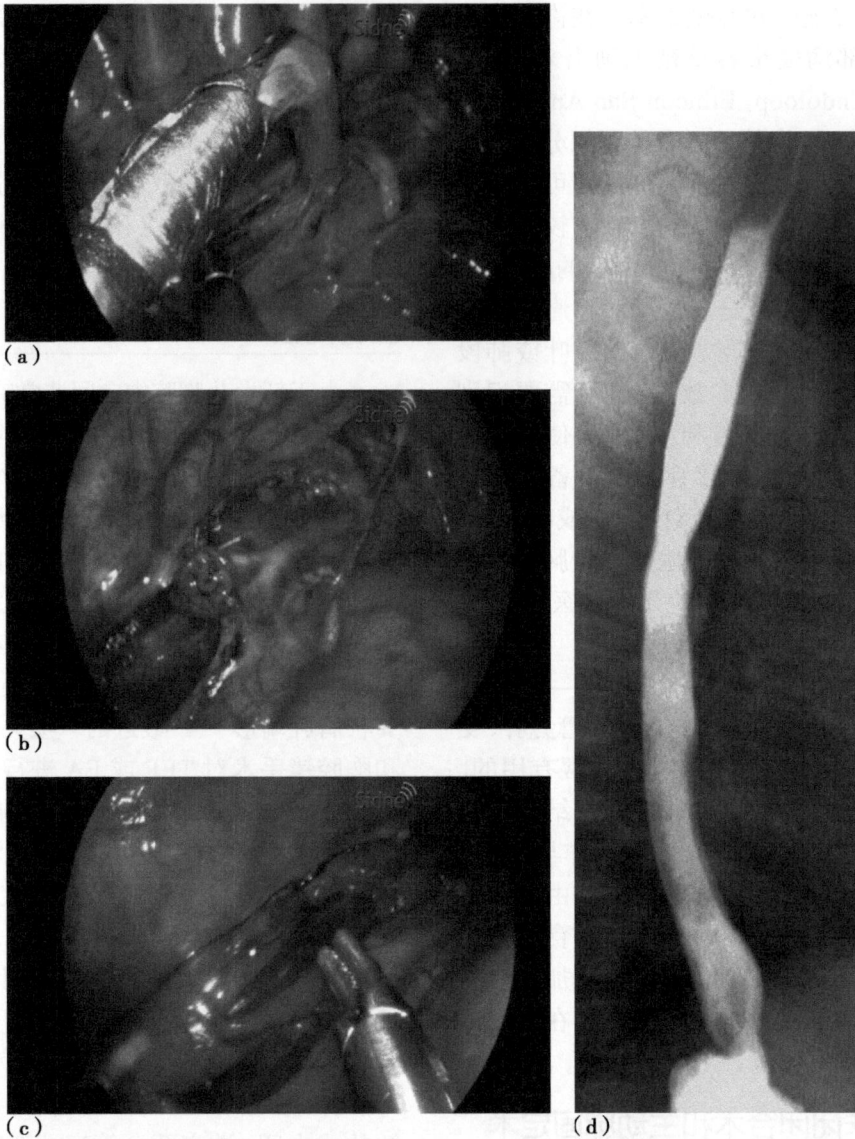

图 25.1　食管闭锁合并远端气管食管瘘的手术。(a)胸腔镜下找到瘘口切除。(b)结扎游离。(c)插入鼻胃管,对断端进行吻合。(d)手术效果可与开胸手术媲美

的小儿外科医师会有比较良好的手术效果。上述有关胸腔镜下修复 TEF/EA 的随机对照临床研究中建议:胸腔镜修复先天性膈疝不使用 CO_2 充气建立人工气胸,CO_2 人工气胸会导致持续性严重高碳酸血症和酸中毒[11]。由于伴有持续性肺动脉高压和肺发育不良,不同程度的并发症均会影响机械通气时间和住院时间,这些都会影响对比开胸手术和微创手术优劣的各项指标。

对于修补先天性膈疝,胸腔镜手术通常优于单纯的腹腔镜手术。在某些病例中,我们同时使用胸腔镜和腹腔镜,这有助于内脏解剖复位,并可避免缝合过程中对腹腔器官的损伤。患者于病灶对侧卧位,腋下三角形定位置入 trocar。最外侧的缝合线张力最大,在下胸部行小切口,穿过肋骨缝合有助于完整并牢固地关闭膈肌缺损。图 25.2 阐明了膈疝修复的标准流程。

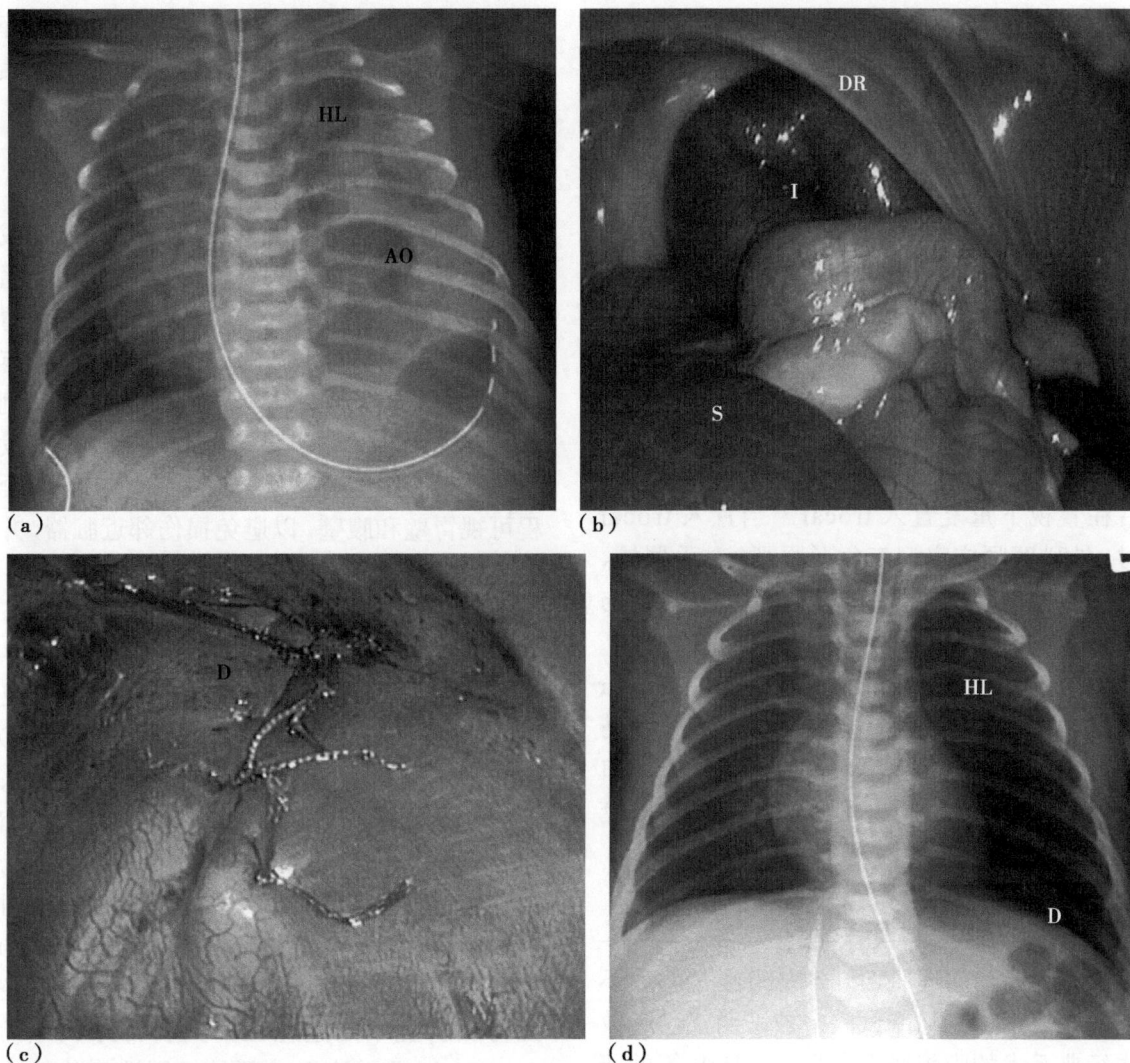

图 25.2 先天性膈疝的修复。(a)左侧先天性膈疝术前胸部X线片。(b)术中胸腔镜视野下通过膈肌缺损疝入胸腔的腹部器官(肠和脾)。(c)间断缝合修补膈肌缺损。(d)术后胸部X线片。注意胸腔上部发育不良的肺和重建后的膈穹隆。AO,腹部器官。D,膈肌。DR,膈肌边缘。HL,肺发育不良。I,肠。S,脾

腹腔镜

气腹的生理学

虽然胸腔内 CO_2 充入可能会引起生理学上的改变,但腹腔内的 CO_2 充入营造人工气腹在大多数新生儿患者中耐受性良好。尽管如此,仍需将 CO_2 的压力和流速保持在确保操作空间和视野前提下的最低水平。新生儿手术的流速通常保持在 1~2L/min,维持压力

6~8mmHg。婴儿的扩散屏障功能不全,腹膜吸收表面积与体重之比较大,使得 CO_2 更易被吸收到血流中,容易产生高碳酸血症和呼吸性酸中毒,但增加术中每分通气量常可降低 CO_2 分压[5]。

腹内压增高的潜在副作用包括下腔静脉受压导致静脉回流减少,膈肌上抬导致肺不张,但肺不张只有在术后恢复自主呼吸以后持续存在才有临床意义。这些患者中可能需要长时间的正压通气,使萎陷的肺泡重新扩张。

腹部入路的建立

　　没有证据表明，在儿童手术中进入腹腔时用 Veress 针技术或 Hasson 技术是最安全的。只要遵守安全基本原则，很少有包括大血管在内的腹腔内容物的损伤。与成人一样，新生儿腹腔镜手术的腹部入路通常以脐为穿刺点。脐在与脐带分离后，可能成为潜在的感染窗口，因此一些外科医师更喜欢在脐的上方或下方开口。局部麻醉后在脐部褶皱处垂直切开皮肤，我们喜欢通过小的先天性脐疝放置 5mm 放射状 trocar 进入腹部，随后在直视下重复置入 trocar。当置入 trocar 时，外科医师应牢记三角形原则：左手器械、镜头和右手器械形成三角形，使目标器官与外科医师和镜头在同一轴线上。

　　在新生儿和幼儿的腹腔镜手术中，trocar 的移位是主要麻烦问题[14]。为防止这种情况，我们用 5mm 放射状 trocar 通过较小切口来起到固定作用。非扩张 trocar 可用橡胶套包裹，并用丝线缝合固定在皮肤上。

幽门环肌切开术

　　腹腔镜幽门环肌切开术是近年来为数不多的在大型随机临床试验中被证明优于开放式经典手术的腹腔镜手术之一。Hall 等的研究认为两者都是安全的，但腹腔镜组术后恢复到完全肠内喂养的时间更短。因此，作者建议腔镜经验足够的医疗机构应推行腹腔镜幽门环肌切开术。有趣的是，由于在中期分析中腹腔镜组治疗效益显著，数据监测和伦理委员会停止了这项试验。但另一项前瞻性随机试验的结论认为，腹腔镜手术并不能影响恢复时间或并发症发生率[15]。然而，腹腔镜术后疼痛轻、呕吐少，且与传统的右上腹切口相比具有美容优势。

　　尽管腹腔镜操作与经验技巧相关，早期研究中的部分患者可能会出现幽门环肌切开不完全，但最近的随机对照临床试验未能体现出这一差异[16]。综上所述，相较于开腹手术，腹腔镜幽门环肌切开术的术后不适感降低，恢复更快，住院时间缩短，切口也更加美观[17]。近期已出现单孔腹腔镜手术[18]。

胃造瘘

　　在婴儿和儿童中，通过胃造瘘提供全部或部分营养的做法非常常见。许多医疗机构通过经皮内镜胃造瘘术留置营养管。在食管胃十二指肠镜的引导下经皮胃穿刺，并放置带有按钮装置的胃造瘘管，这项手术的并发症（例如肠穿孔）发生率较高[19]。因此，本中心开发了单孔腹腔镜下胃造瘘管置入术[20]。手术全程可视胃壁和腹壁，以避免损伤邻近脏器，并且可安装胃造瘘按钮装置，易于护理操作。

胃底折叠术

　　腹腔镜胃底折叠术治疗症状性胃食管反流病（gastroesophageal reflux disease，GERD）一经推出便广为接受。由于术中视野良好、术后效果美观、患者疼痛感减少、住院时间缩短、疗效显著、死亡率低等优点，该手术成为治疗 GERD 的标准式式。最近的一项随机对照试验表明，腹腔镜胃底折叠术治疗 GERD 复发率更高[21]。在我们的临床实践中，腹腔镜胃底折叠术的适应证为内科治疗失败的 GERD，以及无论经口还是经胃造瘘均不能耐受按顿喂养。前述中在腹腔镜下进行的胃造瘘术可以保证造瘘在胃前部的满意位置，靠近胃大弯、胃底和胃窦之间下三分之二处。如需为这些患者行腹腔镜胃底折叠术，操作较为容易。在食管下段、胃食管交界处行 360° 环绕，同时尽可能少地剥离裂孔，以降低手术失败率。

腹股沟疝

　　腹股沟疝修补术是新生儿中最常见的手术之一。该手术涉及经皮或经腹的腹膜缝合，关闭腹股沟内环。随机对照试验表明，腹腔镜双侧腹股沟疝修补术快于开放性手术，若为单侧手术，则两者无差异[22]。两种手术之间复发率无差异。因此，根据现有文献无法做出推荐，仍需进一步的前瞻性比较研究。

直肠内拖出

一旦经活检证实先天性巨结肠，新生儿期一期腹腔镜下行根治术是目前大多数小儿外科医师认为的标准治疗方法[23]。一项系统评价和荟萃分析对比了腹腔镜和经肛门的先天性巨结肠根治术，在小肠结肠炎的发生率、大小便失禁或便秘的发生率等方面未发现两者有明显的差异[24]。该手术需用到三至四个经腹切口，可采用三角结构，也可同样采取单一脐部切口的腹腔镜手术[25]。形态上辨认移行区，腹腔镜下取肠浆肌层组织进行活检。存在直肠乙状结肠移行区的患者，可使用电凝钩阻断腹腔内无神经节细胞肠管的血供。对于长段型巨结肠患者，保留边缘动脉的血管时应尽可能靠近端，从而无张力下拉结肠形成新直肠。经肛门使用直肠肌鞘内游离直肠，在齿状线上方 0.5cm 进行吻合。在新生儿的报道中也有腔镜辅助下 Duhamel 和 Swenson 先天性巨结肠根治术的成功方法。该手术与单纯的会阴入路术式相比有很多优点。很重要的一点是，移行区可在切除病变肠管之前得到组织学证实。此外，游离结肠有助于保持正常肛门直肠角度，这对今后控制排便至关重要。

利用类似原理，我们开发了矫治中位或高位肛门直肠畸形（anorectal malformation, ARM）的微创手术：腹腔镜辅助肛门直肠成形术（laparoscopically assisted anorectoplasty, LAARP）。利用腹腔镜从内部暴露盆底肌，分离并切除远端结肠和瘘口，使用电神经刺激辨认肌复合体，在内窥镜灯的透照辅助下将可扩张 trocar 置入肌复合体组织[26]。在经会阴手术和腹腔镜手术的对照研究中，两者术后肛门功能和排便控制类似[27]。

肠旋转不良

肠不完全旋转或旋转不良，导致十二指肠和回肠末端的错位、不固定，从而易发生中肠扭转。腹腔镜手术与开腹手术原理类似，将扭转肠管逆时针旋转复位，从幽门起向远端松解 Ladd 索带，直到肠系膜根部变宽处；将十二指肠和空肠置于腹腔右侧，盲肠可以放置到腹部的左侧，通常顺带切除阑尾。一项大型系列对照研究对比了开腹手术和腹腔镜手术结果，开腹术后小肠梗阻发生率高，并发症多，住院时间长，但肠扭转的复发风险无明显差异[28]。

十二指肠闭锁

更小的腹腔镜器械让小儿外科医师能够完成更精密的手术，例如十二指肠闭锁修复术。第一例腹腔镜十二指肠闭锁修复术的报道在 21 世纪初。采用体内缝合行与开腹手术类似的菱形吻合。我们倾向于后壁连续缝合，前壁间断缝合。目前此类手术只有少数报道，且并发症较多。因此，此手术应留给经验非常丰富的小儿外科医师，且一旦出现状况随时转为开腹手术。

胆道疾病

关于腹腔镜胆总管囊肿切除术已有大量文献发表，手术结果优良，可与开腹手术相媲美。其手术原理也与开腹手术类似，右上腹经腹牵拉胆囊以便于解剖。切除囊肿后，可以在体内或通过脐部切口将近端小肠移出，建立一个鲁氏 Y 形的肠袢。用体内缝合技术将鲁氏肠袢和近端胆总管进行吻合（图 25.3a 至图 25.3d）。

尽管腹腔镜和机器人辅助 Kasai 手术已有机构开展并且报道，但失败率明显高于开腹手术，且原因不明[25]。2007 年在布宜诺斯艾利斯举行的国际小儿内镜外科学会（International Pediatric Endosurgery Group, IPEG）会议上进行了投票，同意当下仅在质控良好的研究中进行微创性 Kasai 手术。最近的荟萃分析也证实了这一建议[29]。

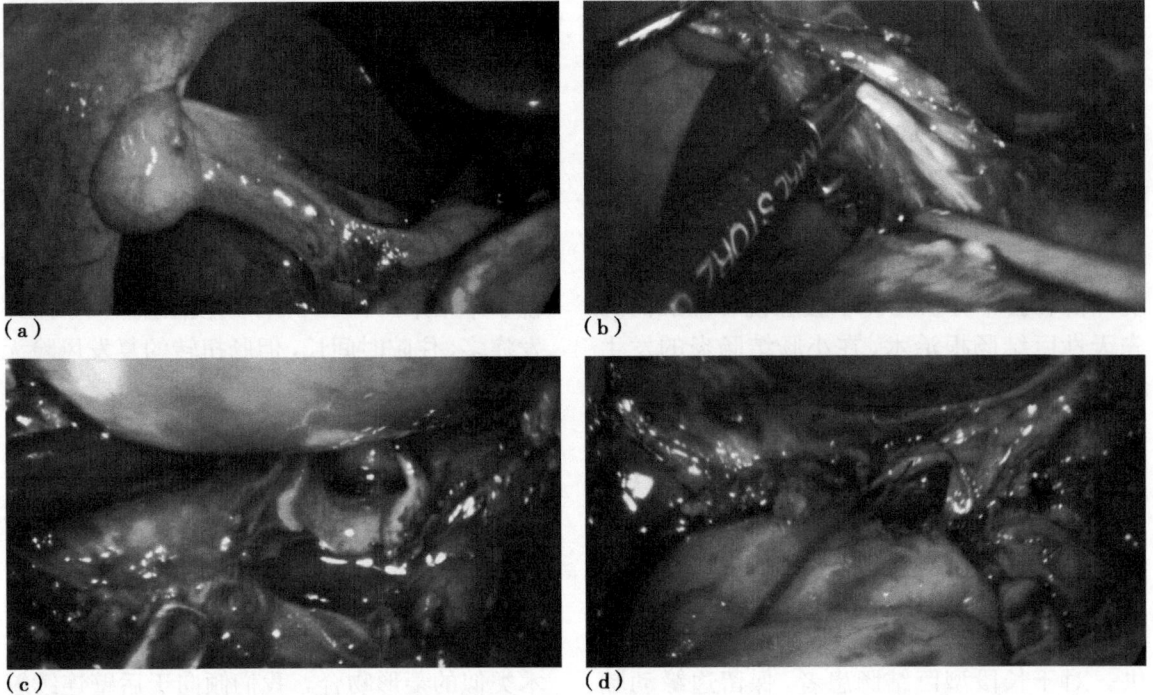

图 25.3　Ⅰ型胆总管囊肿切除。(a)经腹缝合牵拉胆囊,暴露下方胆总管。(b)胆总管近端横切开口。(c)切除囊肿。(d)制备鲁氏Y形肠袢,进行肠胆管吻合

盆腔病变

随着产前超声筛查技术发展,小儿外科医师能够见到更多的新生儿卵巢囊肿患者。超声图像表现复杂、直径超过 4cm 无法自行消退的囊肿需要外科手术探查,首选腹腔镜手术 [30]。术前应检测血清甲胎蛋白(alpha-fetoprotein,AFP)和 β- 人绒毛膜促性腺激素(beta-human chorionic gonadotropin,β-HCG)水平,手术中遵循无瘤原则。良性单纯性囊肿可细针抽吸后从 trocar 孔取出。其他病变可用内镜袋从脐部取出,或另在耻骨联合上方做 Pfannenstiel 型切口取出。

另一种可应用腹腔镜辅助经盆腔 / 经腹手术治疗的盆腔病变是骶尾部畸胎瘤 [31-32]。超过 50% 的肿瘤有体内的部分,腹腔镜的放大视野有利于切除操作。用腔镜控制骶前静脉,从周围结构中游离出肿瘤的体内部分 [33]。必须严格遵守无瘤原则操作。

未来方向

在不到 25 年的时间内,微创手术已成为很多小儿外科医师的主要术式,许多开放性手术由微创手术所取代,或由腹腔镜辅助。微创领域的最新进展让创伤更小,如经自然腔道内镜手术(natural orifice transluminal endoscopic surgery,NOTES)或单孔小儿腔镜手术(single-incision pediatric endosurgery,SIPES),为小儿外科带来难以想象的革命性的进步。虽然近期已有关于成人 NOTES(经阴道胆囊切除术)的第一个大型研究发表,NOTES 仍存在严峻的技术挑战,要将其作为手术入路仍十分困难。

相反,SIPES 逐渐流行起来,也有一系列关于阑尾切除术、胆囊切除术、脾切除术和幽门肌切开术等手术的文章发表(Bax 和 van der Zee[33],Kozlov 等 [34] 和 Zhang 等 [35] 发表相关综述)。经脐置入腔镜和手术器械,可从另一部位辅以 2mm 抓钳,我们已完成 300 余例

SIPES，包括阑尾切除手术，胃底折叠术，胆囊切除术，脾切除术，幽门肌切开术以及巨结肠根治术[36]（图 25.4）。但经验表明，由于缺乏三角形结构、手术器械易碰撞、术野受限等因素，SIPES 对技术的要求更高。与腹腔镜手术相比，SIPES 的相关并发症、术后恢复、住院时间、术后疼痛等指标仍需进一步的随机临床试验结果，暂不宜广泛应用。

结论

新生儿微创手术已成为现代小儿外科领域的主流发展方向。尽管相关临床对照试验的数量不多，但越来越多的文献表明其在术后恢复、疼痛和美容效果等方面的优势。近年来手术器械成本逐渐下降，且微创手术住院时间缩短，总体花费与开腹基本持平。最

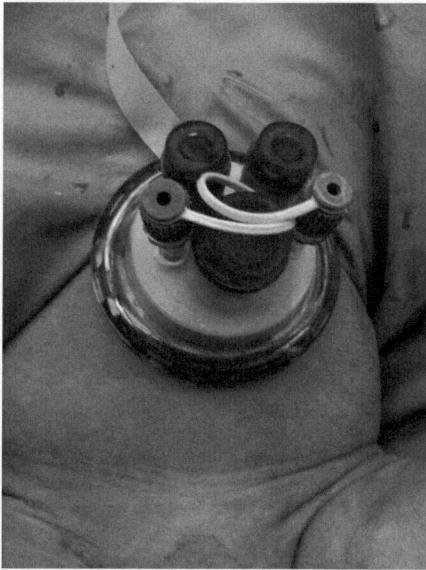
（a）

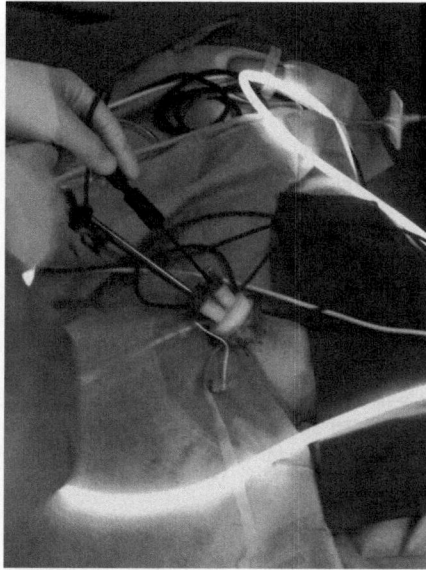
（b）

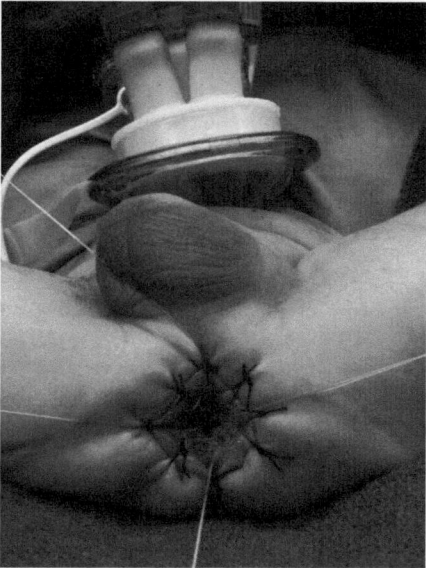
（c）

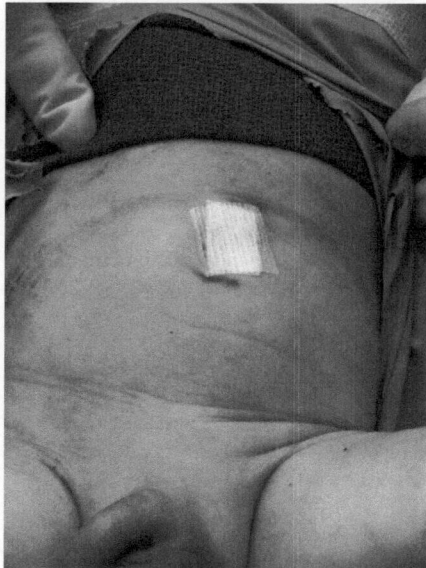
（d）

图 25.4 单孔小儿腔镜手术（SIPES）巨结肠根治术。（a）脐部单个切口。（b）腹腔内手术。（c）肛门部手术。（d）术后脐部无明显手术疤痕

终，可能大部分新生儿外科疾病都可通过腔
镜手术来矫治。

（刘智聪　译　高志刚　审校）

参考文献

1. Blinman T, Ponsky T. Pediatric minimally invasive surgery: Laparoscopy and thoracoscopy in infants and children. *Pediatrics* 2012; 130: 539–49.
2. Rodgers BM, Moazam F, Talbert JL. Thoracoscopy in children. *Ann Surg* 1979; 189: 176–80.
3. Karpelowsky J. Paediatric thoracoscopic surgery. *Paediatr Respir Rev* 2012; 13: 244–51.
4. Rothenberg SS. Thoracoscopic repair of tracheo-esophageal fistula in newborns. *J Pediatr Surg* 2002; 37: 869–72.
5. Means LJ, Green MC, Bilal R. Anesthesia for minimally invasive surgery. *Semin Pediatr Surg* 2004; 13: 181–7.
6. Rothenberg SS et al. Two decades of experience with thoracoscopic lobectomy in infants and children: Standardizing techniques for advanced thoracoscopic surgery. *J Laparoendosc Adv Surg Tech A* 2015; 25: 423–8.
7. Rothenberg SS, Chang JH, Toews WH, Washington RL. Thoracoscopic closure of patent ductus arteriosus: A less traumatic and more cost-effective technique. *J Pediatr Surg* 1995; 30: 1057–60.
8. van der Zee DC, Straver M. Thoracoscopic aortopexy for tracheomalacia. *World J Surg* 2015; 39: 158–64.
9. Holcomb GW 3rd et al. Thoracsocopic repair of esophageal atresia and tracheoesophageal fistula: A multi-institutional analysis. *Ann Surg* 2005; 242: 422–8.
10. Dingemann C, Ure BM. Minimally invasive repair of esophageal atresia: An update. *Eur J Pediatr Surg* 2013; 23: 198–203.
11. Bishay M et al. Hypercapnia and acidosis during open and thoracoscopic repair of congenital diaphragmatic hernia and esophageal atresia: Results of a pilot randomized controlled trial. *Ann Surg* 2013; 258: 895–900.
12. Lansdale N, Alam S, Losty PD, Jesudason EC. Neonatal endosurgical congenital diaphragmatic hernia repair: A systematic review and meta-analysis. *Ann Surg* 2010; 252: 20–6.
13. Keijzer R et al. Thoracoscopic repair in congenital diaphragmatic hernia: Patching is safe and reduces the recurrence rate. *J Pediatr Surg* 2010; 45: 953–7.
14. Bax NM, van der Zee DC. Trocar fixation during endoscopic surgery in infants and children. *Surg Endosc* 1998; 12: 181–2.
15. St Peter SD et al. Open versus laparoscopic pyloromyotomy for pyloric stenosis: A prospective, randomized trial. *Ann Surg* 2006; 244: 363–70.
16. Handu AT et al. Laparoscopic pyloromyotomy: Lessons learnt in our first 101 cases. *J Indian Assoc Pediatr Surg* 2014; 19: 213–7.
17. Oomen MWN, Hoekstra LT, Bakx R, Ubbink DT, Heij HA. Open versus laparoscopic pyloromyotomy for hypertrophic pyloric stenosis: A systematic review and meta-analysis focusing on major complications. *Surg Endosc* 2012; 26: 2104–10.
18. Muensterer OJ et al. Single-incision laparoscopic pyloromyotomy: Initial experience. *Surg Endosc* 2010; 24: 1589–93.
19. Baker L, Beres AL, Baird R. A systematic review and meta-analysis of gastrostomy insertion techniques in children. *J Pediatr Surg* 2015; 50: 718–25.
20. Collins JB, Georgeson KE, Vicente Y, Hardin WD. Comparison of open and laparoscopic gastrostomy and fundoplication in 120 patients. *J Pediatr Surg* 1995; 30: 1065–70.
21. Fyhn TJ et al. Randomized controlled trial of laparoscopic and open nissen fundoplication in children. *Ann Surg* 2015; 261: 1061–7.
22. Esposito C et al. Laparoscopic versus open inguinal hernia repair in pediatric patients: A systematic review. *J Laparoendosc Adv Surg Tech A* 2014; 24: 811–8.
23. Georgeson KE et al. Primary laparoscopic-assisted endorectal colon pull-through for Hirschsprung's disease: A new gold standard. *Ann Surg* 1999; 229: 678–82.
24. Thomson D et al. Laparoscopic assistance for primary transanal pull-through in Hirschsprung's disease: A systematic review and meta-analysis. *BMJ Open* 2015; 5: e006063.
25. Muensterer OJ, Chong A, Hansen EN, Georgeson KE. Single-incision laparoscopic endorectal pull-through (SILEP) for hirschsprung disease. *J Gastrointest Surg* 2010; 14: 1950–4.
26. Georgeson KE, Inge TH, Albanese CT. Laparoscopic assisted anorectal pull-through for high imperforate anus—A new technique. *J Pediatr Surg* 2000; 35: 927–30.
27. Yang J et al. Comparison of clinical outcomes and anorectal manometry in patients with congenital anorectal malformations treated with posterior sagittal anorectoplasty and laparoscopically assisted anorectal pull through. *J Pediatr Surg* 2009; 44: 2380–3.
28. Ooms N, Matthyssens LEM, Draaisma JMt, de Blaauw I, Wijnen MHWA. Laparoscopic treatment of intestinal malrotation in children. *Eur J Pediatr Surg* 2016; 26: 376–81, doi:10.1055/s-0035-1554914.
29. Lishuang M et al. Laparoscopic portoenterostomy versus open portoenterostomy for the treatment of biliary atresia: A systematic review and meta-analysis of comparative studies. *Pediatr Surg Int* 2015; 31: 261–9.
30. Hermans AJ et al. Diagnosis and treatment of adnexal masses in children and adolescents. *Obstet Gynecol* 2015; 125: 611–5.
31. NMABax, van der Zee DC. The laparoscopic approach to sacrococcygeal teratomas. *Surg Endosc* 2004; 18: 128–30.

32. Lee KH et al. Laparoscopic-assisted excision of sacrococcygeal teratoma in children. *J Laparoendosc Adv Surg Tech A* 2008; 18: 296–301.

33. Bax KN, van der Zee DC. Laparoscopic ligation of the median sacral artery before excision of type I sacrococcygeal teratomas. *J Pediatr Surg* 2005; 40: 885.

34. Kozlov Y et al. Single-incision pediatric endosurgery in newborns and infants. *World J Clin Pediatr* 2015; 4: 55–65.

35. Zhang Z et al. Systematic review and meta-analysis of single-incision versus conventional laparoscopic appendectomy in children. *J Pediatr Surg* 2015; 50: 1600–9.

36. Hansen EN, Muensterer OJ, Georgeson KE, Harmon CM. Single-incision pediatric endosurgery: Lessons learned from our first 224 laparoendoscopic single-site procedures in children. *Pediatr Surg Int* 2011; 27: 643–8.

胎儿手术

Hanmin Lee　Benjamin Padilla

引言

出生缺陷一直是人们的关注焦点。正如 Samuel Taylor Coleridge 所述,"人出生前的 9 个月的历史,其过程和发生的事件要远比之后数十年要有趣和重要得多。"在过去的 40 年中,随着影像学和采样技术提高,出生缺陷的诊断水平大幅提高,更早,也更准确。对外科医师处理胎儿畸形的需求越来越多。在本章中,我们介绍了胎儿手术的一般原则,胎儿手术入路方法,适合胎儿期手术干预的疾病,以及对胎儿手术未来发展的简要讨论。

一般原则

胎儿手术会给胎儿和母亲都带来风险,尤其对母亲健康无益,母亲还会面临患病和死亡的风险,但未出生的孩子可能会得到好处。我们最大的责任是保护母亲。因此,只有在有生命危险或严重衰竭性疾病,而且胎儿手术通过动物模型研究被证实可靠、能改善预后的时候,才会考虑胎儿手术。

多学科介入对于胎儿手术的成功是至关重要的。手术团队由围产期医师、麻醉医师、放射科医师、心脏科医师、新生儿科医师、神经科医师、遗传学家和小儿外科医师组成。在加利福尼亚大学旧金山分校(University of California,San Francisco,UCSF),所有胎儿转诊都会在每周的会议上讨论,回顾影像学检查。此外,每个病例的社会和伦理层面都需要仔细权衡。有专门的胎儿治疗监督委员会,审查所有的胎儿干预措施,兼顾质量控制和伦理审查。

从 1982 年的第一例起 [1],在 UCSF 实施的胎儿手术至今无一例发生术后孕妇死亡 [2]。尽管技术上已有所进步,但胎膜早破和早产仍然是胎儿手术的致命弱点,导致妊娠 25~35 周的早产 [3]。多孔胎儿镜腔镜手术也未能显著降低早产的风险,腔镜打孔处的胎膜常常破裂 [2]。宫缩抑制剂引发的肺水肿是孕妇最常见的并发症。胎儿、胎盘、子宫壁或孕妇腹壁出血并且需要输血治疗虽不常见,但也是一个严重的问题。其他并发症还有绒毛膜羊膜炎、肺栓塞和深静脉血栓 [4]。重要的是,胎儿手术不会对母亲未来的生育能力造成不利的影响 [5]。但为避免子宫破裂,分娩时需行剖宫产术。

产前诊断

胎儿超声是产前诊断的基石,也是任何胎儿干预的基础。常规形态检查通常在中期妊娠的 18~20 周进行。实时超声可识别先天性畸形,并检测胎心率、胎盘血流以及是否存在胎儿水肿。MRI 对胎儿大脑、脊柱和身体的高分辨率成像应用越来越多。因为很多综合征都合并先天性心脏病,胎儿超声心动图也是一项重要的检查方法,先天性心脏病也是多数胎儿手术的禁忌证(图 26.1)。

羊膜腔穿刺术可进行核型分析和 DNA 诊断,是诊断基因缺陷和遗传病最广泛使用的方法。其操作是安全的,但要到中期妊娠才可

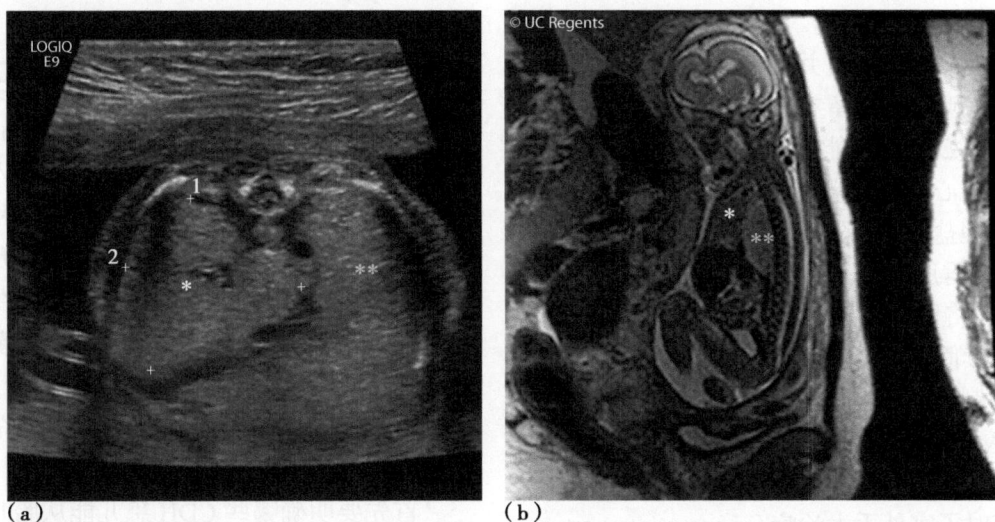

图 26.1 产前诊断的先天性囊性腺瘤样畸形。(a)胎儿超声。(b)胎儿MRI。* 先天性囊性腺瘤样畸形。** 正常肺

以检查。妊娠 10~13 周之间可行绒毛活检，但流产风险较高[6]。为避免流产的风险，目前已开发了一系列无创性产前筛查。无创性产前诊断的一个重大突破是可以从孕母血液中分离出非细胞性 DNA，并利用聚合酶链反应（PCR）技术对特定染色体序列进行分析[7]，可检测 21 三体、18 三体或 13 三体综合征等染色体遗传病，以及胎儿性别。此外微阵列可获得更多的胎儿遗传信息。

胎儿手术入路

胎儿手术入路一般有三种：经皮入路、微创胎儿镜和开放性子宫切开术。术前术中行超声检查，以明确解剖位置，胎儿和胎盘的位置，并术中监测胎心率和脐带血流。由于经皮入路和胎儿镜手术不直接暴露胎儿和子宫，超声检查尤为重要。

产妇通常取仰卧位，左侧向下，以减少下腔静脉的压迫。根据手术需要对产妇行局部麻醉、蛛网膜下腔阻滞、硬膜外麻醉或全身麻醉。对胎儿进行手术操作时，肌内注射阿片类药物和非去极化类肌松药对胎儿进行麻醉[8-9]。

经皮入路手术在超声引导下，产妇皮肤做小切口。实时超声是观察胎儿和产妇的唯一视野。囊性结构、腹腔积液、膀胱或胸腔积液可吸出，或置分流管引流至羊膜腔。此外，射频消融（radiofrequency ablation，RFA）探头可进入羊膜腔，治疗双胎妊娠的各种并发症。为使产妇的并发症发生率降至最低，胎儿手术的探针直径约为 1.5~2mm[10-11]。胎儿的心脏瓣膜成形术也需要超声引导[12]。

胎儿镜手术需要 3~4mm 的 trocar，容纳一个 3mm 的胎儿镜和一个 1mm 的操作通道。超声检查定位子宫"窗口"，即子宫内无胎盘附着的部分，由此可减少产妇出血、胎盘早剥和胎儿并发症的风险。当仅需使用胎儿镜时，可仅在产妇腹部做一个 3mm 的皮肤切口，进入子宫，无需开腹。有时羊水不够清晰，较小的胎儿镜无法获得良好的图像，可用温热的晶体溶液进行羊膜腔置换，以改善视野[13]。胎儿开腹手术需全身麻醉，术前应用吲哚美辛和大剂量吸入药物以维持子宫松弛状态[8-9]。腹部低位做横向切口暴露子宫。用超声定位胎盘位置。后置胎盘可从子宫前壁切开，而前置胎盘需要将子宫抬起离开腹腔，从子宫后壁切开。切口应距离胎盘边缘至少

5cm，以防止胎盘早剥。使用特殊设计的可吸收子宫吻合钉，止血并封闭子宫膜。不推荐使用金属吻合器，留在子宫壁的金属钉以后会影响产妇的生育能力[14]。用连续脉搏血氧仪和超声心动图监测胎儿，羊膜腔内持续注入温生理盐水，以防体温过低和脐带血管受压，仅暴露胎儿的手术部位即可。胎儿手术完成后，将胎儿放回子宫，更换羊水，用可吸收线连续间断缝合关闭子宫。术后常规使用宫缩抑制剂，并监测孕妇的宫缩情况。监测胎心率，每日监测超声心动图以排除动脉导管收缩和右心衰竭。

产时子宫外手术治疗（ex utero intrapartum treatment，EXIT）可看作胎儿治疗和产后治疗之间的桥梁。母亲和胎儿同时麻醉，切开子宫并止血。子宫完全松弛，防止胎盘早剥，且不夹闭脐带。保留胎儿循环，胎儿继续接受胎盘供应，直到气道安全建立（图26.2）。目前，EXIT手术可用于解除气道梗阻、气管插管、气道修复、气管切开、颈部大型肿瘤切除和紧急ECMO置管[15]。

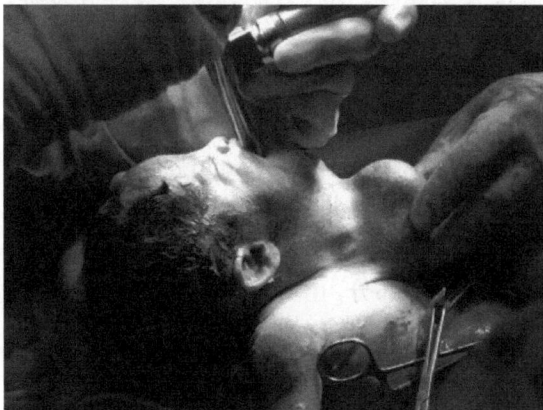

图26.2 颈部大肿块的胎儿，经EXIT手术切开子宫后行胎儿喉镜

可实施胎儿手术的疾病

表26.1列举了目前胎儿手术的应用。几乎所有的胎儿治疗都可能致死，值得关注的例外是脊髓脊膜膨出（myelomeningocele，MMC）。

先天性膈疝

尽管新生儿呼吸支持已有进步，但在美国，先天性膈疝（congenital diaphragmatic hernia，CDH）的生存率仍仅为60%~70%。疝入胸腔的脏器影响肺发育，导致肺发育不良和肺动脉高压[16-17]。有假说认为胎儿手术可允许促进肺发育，改善出生后的生存率[18]。在一个羊胎模型中，在晚期妊娠用胸腔内气囊或建立膈疝压迫肺部，会导致致命的肺发育不良。此外，去除压迫性病变可以使肺得到充分生长和发育，从而提高出生时的生存率[19]。

首先要明确哪些CDH患儿能从胎儿手术中获益最多。用胎儿超声对CDH临床严重程度进行分级，肝疝入胸腔是CDH最重要的预后因素。根据临床经验，无肝疝入的CDH胎儿的生存率为100%，肝疝入者仅为56%[20-21]。用肺头比（lung-to-head ratio，LHR）将有肝疝入的胎儿临床严重程度作进一步分级。LHR的计算方法为：心脏心房水平对侧肺的面积除以头围。LHR值与肝疝入胎儿的生存率统计学相关：LHR大于1.35，生存率为100%；LHR在0.6~1.35之间，生存率为61%；LHR小于0.6，生存率为0[21]。子宫内膈疝修补术是胎儿手术治疗CDH的初步尝试。尽管通过开放性子宫切开术修复CDH是可行的，但易引发早产[22]，胎儿生存率未能提高。治疗的方向转为促进子宫内胎肺生长发育。发现先天性高位气道阻塞导致胎儿肺增生后[23]，一系列动物试验证明，气管阻塞导致气道内分泌的液体积累从而导致肺生长[24]。已有一些初步研究，通过开放性和胎儿镜手术在子宫内放置阻塞性夹，检查外源性气管阻塞的效果。气管阻塞组在出生时需要通过EXIT手术移除夹子。通过这项小型研究，我们发现在重度CDH的胎儿中，胎儿镜气管闭塞术与开放性气管闭塞术或标准的产后治疗相比，更能提高胎儿生存率[25]。2003年，美国国立卫生研究院（National Institutes of Health，NIH）赞助了一项试验，比较了严重CDH病例在胎儿镜

表 26.1　目前适合胎儿干预的胎儿疾病

疾病	自然病程	胎儿干预
尿路梗阻（尿道瓣膜）	肾衰竭,肺发育不良	经皮膀胱羊膜腔分流术
先天性囊性腺瘤样畸形	水肿,死亡	激素,胸腔羊膜腔分流术,开胸肺叶切除术
先天性膈疝	肺发育不良,肺动脉高压	暂时的胎儿镜下气管球囊闭塞
骶尾部畸胎瘤	水肿,死亡	开放性切除术,血管阻断（RFA,无水酒精注射术）
双胎输血综合征 a	水肿,死亡,幸存者神经损伤	胎儿镜下胎盘血管激光消融术
无心双胎/畸形双胎	死亡,幸存者神经损伤	脐带闭塞/分割,RFA
心脏瓣膜阻塞	心脏发育不全	球囊瓣膜成形术
先天性高位气道阻塞综合征	水肿,死亡	胎儿镜下气管成形术,EXIT
颈部畸胎瘤	水肿,死亡	开放性切除术,EXIT
脊髓脊膜膨出	脑水肿,瘫痪,神经源性肠道/膀胱	开放性修补术

a 尚在大型前瞻性随机对照临床试验研究的胎儿手术。

下气管阻塞与标准产后治疗的效果。试验结果显示,气管阻塞组和标准产后治疗组的生存率均为 75%,无显著差异[26]。但产后治疗组的生存率显著高于历史的对照组。尽管这项研究没有显示产前和产后干预之间生存率的差异,但试验结果证明了随机对照试验对论证新型胎儿外科手术是有巨大意义的。

气管闭塞技术发展迅速,从气管夹发展到经皮、经胎儿镜放置,并可取回可拆卸的气囊。在子宫内取出气囊,就不需要进行 EXIT 手术。后续数据显示,短期可逆的气管阻塞可能比长期阻塞效果更好。目前已有动物模型证明,短期可逆的气管阻塞有益于胎儿肺部发育。此外,长期的气管阻塞会损害分泌表面活性物质的II型肺泡细胞[27]。在欧洲,短期气管阻塞治疗患有 CDH 的胎儿,生存率达 50%。但是,标准产后治疗组的生存率仅为 15%[28]。欧洲正在进行一项前瞻性随机试验,以对比短期气管阻塞与标准产后治疗,而美国正在测试该器材的安全性和可行性。目前,我们的团队可以为肝疝入胸腔且 LHR 低于 1.0 的患儿提供可逆的胎儿气管阻塞术,因为这些患者未经治疗的死亡率超过 60%。我

们在妊娠 24~26 周行第一次手术,并在 32~34 周移除球囊。

肿瘤

胎儿肿瘤很少见,通常是良性的,绝大部分最好在产后治疗。但是,巨大的肿瘤会压迫静脉,导致回流障碍,动静脉分流导致高心输出量性心力衰竭,最终胎儿非免疫性水肿。水肿的表现包括羊水过多、胎盘肥大、胎儿皮肤或头皮水肿,以及胸膜、心包和腹腔积液。如果不经治疗,胎儿水肿的结局是死亡。因此,必须经胎儿手术切除肿瘤[29]。

先天性囊性腺瘤样畸形

先天性囊性腺瘤样畸形（congenital cystic adenomatoid malformation, CCAM）,又称为先天性肺气道畸形,其特征是呼吸性细支气管过度生长,伴囊肿形成[30]。尽管大多数 CCAM 可以在出生后治疗,但巨大的 CCAM 可能会导致胎儿水肿,甚至死亡。CCAM 的大小是胎儿水肿发生的最重要的危险因素[31]。最常用于预测胎儿水肿的方法是测量 CCAM 容积比（CCAM volume ratio, CVR）。CRV 的公

式是,超声测量出病变的三个最长径线,乘以0.52 再除以头围。Crombleholme 等[32] 的研究表明,CVR≥1.6,胎儿水肿的可能性增加。

与大囊性 CCAM 相比,微囊性 CCAM 的病程变化更可预测。微囊性 CCAM 会逐渐变大,在妊娠 26~28 周停止生长。而大囊性 CCAM 可能会因液体迅速积聚而突然增大。因此,微囊性 CCAM 的患者需密切随访到妊娠 26~28 周,之后可适当延长超声检查的间隔,而大囊性 CCAM 在整个妊娠期间都需要密切随访[31,33]。

产前诊断的 CCAM 的管理和治疗也在逐渐发展。伴有水肿的 CCAM 患儿,如胎龄足够大,应分娩并在新生儿期接受切除手术。如胎龄过小不能分娩,可通过胸腔羊膜腔分流来逆转胎儿水肿[34]。针吸引流的效果较差,液体会再次快速积聚。胎儿肺叶切除术用于治疗微囊性 CCAM 伴水肿,可逆转胎儿水肿,但易引发早产[35]。产妇应用类固醇激素,可以成功治疗较大的微囊性 CCAM 伴水肿的胎儿。这是 UCSF 的偶然发现,他们为准备行胎儿肺叶切除术的产妇应用类固醇激素,以增加胎肺的成熟度,但在之后的胎儿超声检查却发现水肿已缓解[36]。已有一些前瞻性研究证实了类固醇治疗大型微囊性 CCAM 的效果[37]。但大囊性 CCAM 对类固醇激素无反应,必要时只能行胸腔羊膜腔分流术或胎儿手术(图 26.3)。

骶尾部畸胎瘤

骶尾部畸胎瘤(sacrococcygeal teratoma, SCT)是一种罕见的肿瘤,但现在产前检查中,越来越多的 SCT 被诊断出来,其产前自然病程也得到了更多了解。和 CCAM 类似,患有 SCT 的胎儿可并发胎儿水肿,甚至死亡。SCT 可迅速增长,巨大的 SCT 甚至增速超过胎儿自身,导致血液分流,严重时出现高心输出量性心力衰竭和非免疫性水肿。肿瘤偶有自发性出血,血液进入宫腔或积聚在肿瘤内部,引起胎儿贫血和低血容量。患有大型

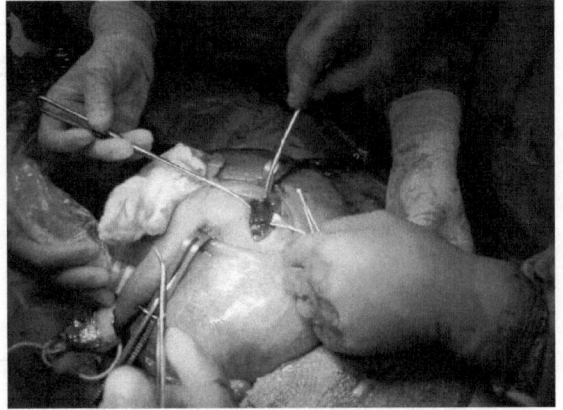

图 26.3　对患有 CCAM 的胎儿进行开胸手术。注意只暴露右胸部和手臂,用于开胸手术和血氧饱和度测定,胎儿身体其余部位仍位于子宫内

SCT 的胎儿有其他潜在问题,如难产和早产。如果未进行产前诊断,分娩会非常困难,产伤会导致出血或肿瘤破裂。因此对于大的 SCT 的胎儿,大多数临床医师会建议剖宫产。因此,产前诊断和谨慎的分娩计划对患有 SCT 的胎儿至关重要。

肿瘤的形态、血管[38]、生长速率[39] 以及肿瘤体积与胎儿体重之比(tumor volume-to-fetal weight ratio, TFR)[40] 等指标,均被认为是预后的因素。胎儿水肿和预后不良的最灵敏指标是实体肿瘤形态和 TFR > 0.12[40]。如果在母体发生 Mirror 综合征(子痫)之前,对患有 SCT 伴水肿的患儿进行手术治疗,可逆转病理生理学改变。

在 UCSF 接受治疗的 15 例患有 SCT 伴水肿的胎儿中,有 5 例存活(33%),5 例在新生儿期死亡,5 例宫内死亡。胎儿手术干预中最常见的方法是切开子宫后进行肿瘤切除术或减瘤术[40]。以囊性为主的病变可通过经皮穿刺引流或分流来治疗。尝试注射酒精或RFA 消融肿瘤的结果喜忧参半[41]。

双胎妊娠异常

同卵双胎可有各自单独的胎盘(双绒毛膜)或共享一个胎盘(单绒毛膜)。单绒毛膜

双胎可能因占有的胎盘和血流不均等而出现生长发育不均衡，甚至引起严重异常，如双胎输血综合征（twin-twin transfusion syndrome，TTTS）或双胎反向动脉灌注序列征（twin reversed arterial perfusion sequence，TRAP）。单绒毛膜双胎妊娠的并发症是转诊至胎儿治疗中心的最常见原因[42]。

双胎输血综合征

单绒毛膜双胎的脐动静脉在胎盘表面相连通。通常，双胎的血流相对平衡。血液流向其中一个胎儿便发生 TTTS，大约 10% 的单绒毛膜双胎妊娠会发生这种情况[42]。无论"供者"还是"受者"都可能会发生血流动力学改变。供者因低血容量而发生大脑和肾损伤。相反，受者因高血容量而出现心力衰竭和水肿。供者羊水过少，体重较轻；受者羊水过多，体重较重。疾病晚期表现为羊水量进行性不均，完全缺乏羊水的供者甚至会被"卡"在羊膜囊中，受者心脏的恶化则标志着致命性预后。未经治疗的 TTTS 双胎死亡率为 80%~90%。此外，如果双胎之一死亡，另一个会由于胎盘和死胎积液、栓塞而发生神经损伤[43]。TTTS 以往的标准治疗是羊膜囊内连续大量抽液，以降低早产风险。国际羊膜腔穿刺术登记系统显示其生存率为 58%，但存活胎儿有 18%~26% 并发明显神经系统疾病和心脏病。此外，连续性羊膜腔穿刺术并不会提高严重 TTTS 患儿的生存率[44]。TTTS 治疗的金标准手术是双胎间血管连接的胎儿镜激光消融术，可以非选择性地烧蚀双胎之间的所有血管连接，也可以选择性地烧蚀致病区域。手术使用 3~4mm 带有可冲洗及激光侧通道的胎儿镜。欧洲的一项关于重度 TTTS 患者羊膜腔穿刺术与选择性激光消融术的大型前瞻性试验，比较了两种手术双胎中至少存活一个的发生率。但这项研究在很早就停止了，因为激光治疗具有明显的生存优势：单胎生存率分别为 76% 和 51%，双胎生存率分别为 36% 和 26%[45]。

双胎反向动脉灌注序列征

双胎反向动脉灌注序列征（TRAP）是一种罕见的单绒毛膜双胎疾病，其特征是双胎中结构正常的一胎向无心无头的另一胎"泵血"。随着无心无头胎的生长发育，泵血胎会出现高心输出量性心力衰竭和积液。由于无心胎的血液流动性特征是逆向的，因此用 TRAP 来命名这种异常。TRAP 的自然病程中，泵血胎死于水肿的概率在 50% 以上[46]，其水肿的发生风险随着无心胎相对质量的增加而增高。通常，证实泵血胎水肿存在时，或者无心胎的估计重量相当于泵血胎的 50% 以上时，我们应进行干预。

要分离两个胎儿血管供应需要多项技术：开放性手术并剖宫产，胎儿镜结扎术，双极电灼术，超声刀分割术，热凝术和激光凝固术[47]。在 UCSF，采用超声引导下经皮穿刺，RFA 设备凝结无心胎腹部的脐带根部。TRAP 妊娠 18~24 周进行射频消融的患者，平均胎龄为 36 周时分娩的生存率达到 92%[48]。

脊髓脊膜膨出

MMC 或脊柱裂的特征是神经管开放，椎管内容物暴露。MMC 可以发生在脊柱的任何地方，但最常见于腰椎或颈椎层面。并发症包括运动和躯体感觉异常的神经系统疾病，并且自主神经系统受损，肠道和膀胱功能紊乱。最后，几乎所有 MMC 患者都发展为后脑的 Arnold-Chiari Ⅱ畸形，导致非交通性脑积水，大多数将需要脑室腹膜分流术治疗。与前述需要胎儿干预的疾病不同，MMC 胎儿的围产期病死率低。尽管可在出生后修复缺陷，神经系统异常的发病率仍然很高，约 30% 的患者在成年之前死亡[49]。对 MMC 进行胎儿干预的理论基础是"两次打击"假说，第一次打击是原始神经管缺损导致椎管开放，第二次打击是暴露在子宫内的神经元的直接损伤[50-51]，而通过胎儿手术可能改善第二次打击。胎儿 MMC 的动物模型证明了这一假说，表明子宫内 MMC 修复改善了神经末梢的功能，并逆转了 Arnold-Chiari Ⅱ畸形[52]。

　　这些动物研究促进了对人类胎儿的初步研究。MMC 是第一个进行胎儿手术的非致命异常[53]（图 26.4）。胎儿早期尝试修复 MMC 有望逆转 Arnold-Chiari Ⅱ畸形，并可能减少脑室腹膜分流的需要[54]。NIH 赞助了一项多中心随机试验（对 MMC 的研究），比较了妊娠 19~26 周时的胎儿 MMC 修复与出生后修复。该试验的成功取决于全国所有胎儿中心的合作，而试验范围外胎儿 MMC 的修复被暂停。该试验的目标：①与标准的出生后修复相比，确定胎儿 MMC 修复是否提高生存率，或改善 1 年内脑室腹膜分流的需求率；②确定胎儿 MMC 修复是否改善 30 月龄时的运动能力和认知功能。由于胎儿手术的优越性，这项研究很早就叫停了。胎儿 MMC 修复减少了 1 年时因脑水肿而进行的脑室腹膜分流的需要（胎儿组为 40%，出生后组为 82%，$P < 0.01$），并改善了 30 月龄时包括行走能力在内的运动功能（胎儿组为 42%，产后组为 21%，$P < 0.01$）。接受产前治疗的胎儿的平均胎龄为 34.1 周，并有 13% 的胎儿在妊娠 30 周前出生[55]。

未来

　　对干预胎儿缺陷的共同要求仍然是：①实验室工作明确病理生理过程；②仔细研究疾病的自然病程；③能够选择可从产前治疗获益的胎儿。

干细胞与基因治疗

　　目前，产前疾病的基因治疗仍在实验中，关于一些特定疾病的治疗正在进行积极研究。用干细胞和 / 或病毒介导的宫内基因治疗，可能阻止妊娠期疾病的进展。胎儿免疫是一个逐渐发育的过程，在妊娠 15 周之前，胎儿处于前免疫状态。因此，子宫内移植可以避免排斥反应和移植物抗宿主反应。

　　宫内遗传病治疗存在一些具体问题，包括诊断时机、治疗时机、干细胞或基因的递送、干细胞来源以及治疗的持久性。随着绒毛取样的出现，遗传病可以在早期妊娠进行诊断。利用胎儿无免疫状态，使胎儿更容易接受外源基因或细胞，治疗时机非常重要[56]。一些研究者利用造血干细胞（hematopoietic stem cell，HSC）作为载体，试图诱导嵌合来治疗疾病。还有一些研究，用逆转录病毒载体将遗传物质嵌入动物胎儿。该方法减少了产生嵌合体所需的干细胞数量。其他方法包括使用母体干细胞或遗传物质，一些研究已经证明，母体细胞在胎儿早期存在交叉传递。目前在研究的疾病包括血液系统、免疫系统、代谢系统和神经系统异常[57]。迄今为止，只

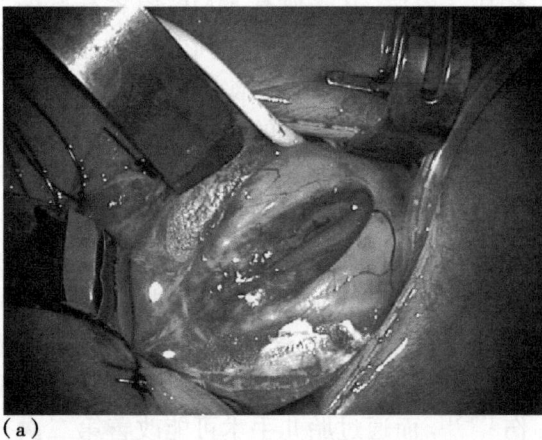

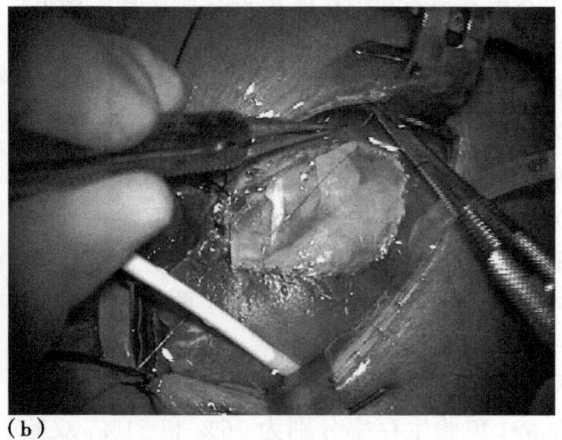

(a)　　　　　　　　　　　　　　(b)

图 26.4　胎儿脊髓脊膜膨出修复。（a）MMC 修复前。（b）用贴片覆盖皮肤缺损治疗 MMC

有在重症联合免疫缺陷病中，HSC 能在宫内持久存活。子宫内基因治疗和干细胞治疗尚处于起步阶段，但仍是当下研究热点 [58]。

总结

胎儿外科手术已经从研究性的治疗方法发展为公认的治疗方式。其发展也证明了严谨研究流程的强大：确定临床需求，了解实验室病理生理学，记录自然病史，以及减少侵入性操作的要求。通过这些努力，曾经围产期病死率非常高的疾病因胎儿早期手术而获得了生存率的提高。此外，NIH 资助的前瞻性试验证实了胎儿手术在 TTTS 和 MMC 等疾病上的价值，而 CDH 等疾病的宫内治疗仍在研究中。研究的新领域包括组织工程，干细胞治疗和基因治疗。产妇的安全始终是最重要的，母亲的风险应降至最低。

许多人为胎儿治疗和诊断的发展和成功作出了贡献。多学科团队协作对于胎儿治疗方案的成功至关重要。同样需要感谢患者及其家属对这项事业的重大贡献，这些勇敢的家庭是真正的先驱者，没有他们，胎儿治疗就不会成功。

（杨思思 译 钭金法 审校）

参考文献

1. Harrison MR et al. Fetal surgery for congenital hydronephrosis. *N Engl J Med* 1982; 306(10): 591–3.
2. Golombek K et al. Maternal morbidity after maternal–fetal surgery. *Am J Obstet Gynecol* 2006; 194(3): 834–9.
3. Cortes RA, Farmer DL. Recent advances in fetal surgery. *Semin Perinatol* 2004; 28: 199–211.
4. Wu D, Ball RH. The maternal side of maternal–fetal surgery. *Clin Perinatol* 2009; 36: 247–53.
5. Farrell JA et al. Maternal fertility is not affected by fetal surgery. *Fetal Diagn Ther* 1999; 14(3): 190–2.
6. Akolekar R et al. Procedure-related risk of miscarriage following amniocentesis and chorionic villus sampling: A systematic review and meta-analysis. *Ultrasound Obstet Gynecol* 2015; 45(1): 16–26.
7. Wataganara T, Bianchi DW. Fetal cell-free nucleic acids in the maternal circulation: New clinical applications. *Ann NY Acad Sci* 2004; 1022: 90–9.
8. Rosen MA. Anesthesia for fetal procedures and surgery. *Yonsei Med J* 2001; 42(6): 669–80.
9. De Buck F, Deprest J, Van de Velde M. Anesthesia for fetal surgery. *Curr Opin Anaesthesiol* 2008; 21(3): 293–7.
10. Sydorak RM et al. Fetoscopic treatment for discordant twins. *J Pediatr Surg* 2002; 37(12): 1736–9.
11. Lee H et al. Efficacy of radiofrequency ablation for twin-reversed arterial perfusion sequence. *Am J Obstet Gynecol* 2007; 196(5): 459 e1–4.
12. Danzer E et al. Minimal access fetal surgery. *Eur J Obstet Genecol Reprod Biol* 2003; May 1; 108(1): 3–13.
13. Freud LR et al. Fetal aortic valvuloplasty for evolving hypoplastic left heart syndrome: Postnatal outcomes of the first 100 patients. *Circulation* 2014; 19(8): 638–45.
14. Adzick NS et al. Fetal surgery in the primate. III. Maternal outcome after fetal surgery. *J Pediatr Surg* 1986; 21(6): 477–80.
15. Hirose S et al. The ex utero intrapartum treatment procedure: Looking back at the EXIT. *J Pediatr Surg* 2004; 39: 375–80.
16. Logan JW et al. Congenital diaphragmatic hernia: A systematic review and summary of best-evidence practice strategies. *J Perinatol* 2007; 27(9): 535–49.
17. Moya FR, Lally KP. Evidence-based management of infants with congenital diaphragmatic hernia. *Semin Perinatol* 2005; 29(2): 112–7.
18. Adzick NS et al. Experimental studies on prenatal treatment of congenital anomalies. *Br J Hosp Med* 1985; 34(3): 154–9.
19. Adzick NS et al. Correction of congenital diaphragmatic hernia in utero. IV. An early gestational fetal lamb model for pulmonary vascular morphometric analysis. *J Pediatr Surg* 1985; 20(6): 673–80.
20. Albanese CT et al. Fetal liver position and perinatal outcome for congenital diaphragmatic hernia. *Prenat Diagn* 1998; 18: 1138–42.
21. Metkus AP et al. Sonographic predictors of survival in fetal diaphragmatic hernia. *J Pediatr Surg* 1996; 31(1): 148–51; discussion 151–2.
22. Harrison MR et al. Correction of congenital diaphragmatic hernia in utero. VII A prospective trial. *J Pediatr Surg* 1997; 32: 1637–42.
23. Hedrick MH et al. Congenital high airway obstruction syndrome (CHAOS): A potential for perinatal intervention. *J Pediatr Surg* 1994; 29(2): 271–4.
24. DiFiore JW et al. Experimental fetal tracheal ligation reverses the structural and physiological effects of pulmonary hypoplasia in congenital diaphragmatic hernia. *J Pediatr Surg* 1994; 29(2): 248–56; discussion 256–7.
25. Hedrick MH et al. Plug the lung until it grows (PLUG): A new method to treat congenital diaphragmatic hernia in utero. *J Pediatr Surg* 1994; 29(5): 612–7.
26. Harrison MR et al. A randomized trial of fetal endoscopic tracheal occlusion for severe fetal congenital diaphragmatic hernia. *N Engl J Med* 2003; 349(20): 1916–24.
27. Cannie MM et al. Evidence and patterns in lung

response after fetal tracheal occlusion: Clinical controlled study. *Radiology* 2009; Aug; 252(2): 526–33.

28. Jani JC et al. Severe diaphragmatic hernia treated by fetal endoscopic tracheal occlusion. *Ultrasound Obstet Gynecol* 2009; 34(3): 304–10.

29. Grethel EJ et al. Fetal intervention for mass lesions and hydrops improves outcome: A 15-year experience. *J Pediatr Surg* 2007; 42: 117.

30. Adzick NS et al. Fetal cystic adenomatoid malformation: Prenatal diagnosis and natural history. *J Pediatr Surg* 1985; 20(5): 483–8.

31. Kunisaki SM et al. Large fetal congenital cystic adenomatoid malformations: Growth trends and patient survival. *J Pediatr Surg* 2007; 42(2): 404–10.

32. Crombleholme TM et al. Cystic adenomatoid malformation volume ratio predicts outcome in prenatally diagnosed cystic adenomatoid malformation of the lung. *J Pediatr Surg* 2002; 37(3): 331–8.

33. Miller JA, Corteville JE, Langer JC. Congenital cystic adenomatoid malformation in the fetus: Natural history and predictors of outcome. *J Pediatr Surg* 1996; 31(6): 805–8.

34. Wilson RD et al. Thoracoamniotic shunts: Fetal treatment of pleural effusions and congenital cystic adenomatoid malformations. *Fetal Diagn Ther* 2004; 19(5): 413–20.

35. Adzick NS et al. Fetal surgery for cystic adenomatoid malformation of the lung. *J Pediatr Surg* 1993; 28(6): 806–12.

36. Tsao K et al. Resolution of hydrops fetalis in congenital cystic adenomatoid malformation after prenatal steroid therapy. *J Pediatr Surg* 2003; 38(3): 508–10.

37. Curran PF et al. Prenatal steroids for microcystic congenital cystic adenomatoid malformations. *J Pediatr Surg* 2010; 45: 145–50.

38. Westerburg B et al. Sonographic prognostic factors in fetuses with sacrococcygeal teratoma. *J Pediatr Surg* 2000; 35(2): 322–5; discussion 325–6.

39. Hedrick HL et al. Sacrococcygeal teratoma: Prenatal assessment, fetal intervention, and outcome. *J Pediatr Surg* 2004; 39(3): 430–8; discussion 430–8.

40. Shue E et al. Tumor metrics and morphology predict poor prognosis in prenatally diagnosed sacrococcygeal teratoma: A 25-year experience at a single institution. *J Pediatr Surg* 2013; 48(6): 1225–31.

41. Van Mieghem T et al. Minimally invasive therapy for fetal sacrococcygeal teratoma: Case series and systematic review of the literature. *Ultrasound Obstet Gynecol* 2014; 43(6): 611–9.

42. Sebire NJ et al. The hidden mortality of monochorionic twin pregnancies. *Br J Obstet Gynaecol* 1997; 104(10): 1203–7.

43. Berghella V, Kaufmann M. Natural history of twin–twin transfusion syndrome. *J Reprod Med* 2001; 46(5): 480–4.

44. Roberts D et al. Interventions for the treatment of twin–twin transfusion syndrome. *Cochrane Database Syst Rev* 2008; (1): CD002073

45. Senat MV et al. Endoscopic laser surgery versus serial amnioreduction for severe twin-to-twin transfusion syndrome. *N Engl J Med* 2004; 351(2): 136–44.

46. Van Allen MI, Smith DW, Shepard TH. Twin reversed arterial perfusion (TRAP) sequence: A study of 14 twin pregnancies with acardius. *Semin Perinatol* 1983; 7(4): 285–93.

47. Tsao K et al. Selective reduction of acardiac twin by radiofrequency ablation. *Am J Obstet Gynecol* 2002; 187: 635–40.

48. Lee H et al. Efficacy of radiofrequency ablation for twin reversed arterial perfusion sequence. *Am J Obstet Gynecol* 2007; 196: 459.e1–e4.

49. Hirose S et al. Fetal surgery for myelomeningocele. *Clin Perinatol* 2009; 36(2): 431–8, xi.

50. Heffez DS et al. The paralysis associated with myelomeningocele: Clinical and experimental data implicating a preventable spinal cord injury. *Neurosurgery* 1990; 26(6): 987–92.

51. Meuli M et al. Creation of myelomeningocele in utero: A model of functional damage from spinal cord exposure in fetal sheep. *J Pediatr Surg* 1995; 30(7): 1028–32; discussion 1032–3.

52. Meuli M et al. In utero repair of experimental myelomeningocele saves neurological function at birth. *J Pediatr Surg* 1996; 31(3): 397–402.

53. Adzick NS et al. Successful fetal surgery for spina bifida. *Lancet* 1998; 352: 1675–6.

54. Farmer DL et al. In utero repair of myelomeningocele: Experimental pathophysiology, initial clinical experience, and outcomes. *Arch Surg* 2003; 138(8): 872–8.

55. Adzick NS et al. A randomized trial of prenatal vs postnatal repair of myelomeningocele. *N Engl J Med* 2011; 364: 993–1004.

56. MacKenzie TC. Fetal surgical conditions and the unraveling of maternal–fetal tolerance. *J Pediatr Surg* 2016; 51(2): 197–9.

57. Wagner AM, Schoeberlein A, Surbek D. Fetal gene therapy: Opportunities and risks. *Adv Drug Deliv Rev* 2009; 61(10): 813–21.

58. Nijagal A et al. In utero hematopoietic cell transplantation for the treatment of congenital anomalies. *Clin Perinatol* 2012; 39(2): 301–10.

组织工程和干细胞研究

Paolo De Coppi

引言

需要手术治疗的先天性或获得性疾病，是导致婴幼儿致死致残的主要原因。在这些复杂病情中，由于缺乏生物相容性组织，需要使用合成假体材料去替代受损器官或组织。除了感染风险，使用合成材料的主要缺点在于移位和疾病复发的风险。此外，当使用合成高分子材料时，会发生异物反应和植入物排斥。利用活细胞来再生天然组织以修复并重建受损组织和器官是再生医学的主要目的。组织工程和细胞移植相结合造就了新的领域，从而成为替代受损器官或组织的可能策略。迄今为止，多数注意力都集中在退化性疾病上，例如帕金森病或阿尔茨海默病，而对先天性疾病的治疗很少。但是，干细胞生物学和再生医学策略的发展，可能会产生修复或替换受损器官和系统的新方法，甚至是在胎儿发育阶段。因此，儿科患者可以从这个新领域的进展中受益。要产生一种新的有功能的器官结构，局部环境、营养和代谢产物等一些变量都是至关重要的。在组织工程学的背景下，这些变量主要取决于提供的三维结构，学术名是"支架"[1]。支架可以是合成的或天然的。天然支架本质上具有生物活性，但缺乏机械强度。合成支架缺乏生物活性，但机械强度高，可以定制宏观结构和微观结构，具有增强细胞生长和器官生长的潜力[2]。支架最终可能是组织工程的专有工具，现已经进行了一些尝试来产生整个器官，例如，使用具有血管通道的结构来确保足够的血管供应网络，从而生成一个肝[3]。再生医学的重大发展是由于发现了可以分离并在体外扩增的细胞。干细胞（stem cell, SC）是具有多向分化潜能、自我更新能力的细胞，在体内能够分化产生多种特定组织类型的成熟细胞[4]。在人和动物中，SC 有三种主要来源：胚胎，胎儿和成体组织。成体干细胞的细胞再生能力有限，这也说明其在组织工程应用中的局限性，因为在这些组织工程中需要大量细胞[5]。在许多成年哺乳动物组织中可以发现 SC，如骨髓、骨骼肌、皮肤和脂肪组织，它们产生并补充因衰老或损伤而丢失的细胞[6-10]。相反，胚胎来源的 SC 不仅具有自我增殖和自我替换的能力，还具有形成任何细胞类型的潜力[11-12]。胚胎干细胞（embryonic stem cell, ESC）来源于着床前胚胎的内部细胞团，它们是全能干细胞，在实验产生的嵌合体中证明了胚系传递[13-14]。最近，研究者们从羊水中提取了具有中等分化潜能的 SC（胎儿干细胞）[15]，并用不同条件对细胞进行重编程诱导形成成体干细胞，这意味着 ESC 的多能性能够保持[16]。本章将会提供 SC 的最新进展，并简要介绍它们在再生医学中的可能应用，以及最近的临床转化内容，尤其是在儿科手术领域。

干细胞

胚胎干细胞

ESC 来源于胚泡期的内细胞团[17]。ESC 具有多能性，在发育过程中会产生三个主要胚层（外胚层，内胚层和中胚层）的所有衍生物。因此，它们具有发展为体内大多数细胞类型的潜力[13,18-19]。ESC 的研究始于 20 世纪 50 年代的畸胎瘤细胞研究，随后在 1981 年，使用培养基（成纤维细胞饲养层和血清）衍生源自胚泡内细胞团的第一个小鼠胚胎干细胞系。1998 年，当 Thomson 等[13,20-21]首次分离出人胚胎干细胞（human embryonic stem cell，hESC）时，这一领域有了进一步的发展。现已为小鼠胚胎干细胞（mouse embryonic stem cell，mESC）和 hESC 开发了最佳的培养条件，以评估和维持其增殖能力和分化能力。mESC 在明胶层上生长，需要有白细胞抑制因子，而 hESC 在小鼠胚胎成纤维细胞的饲养层上生长，并且需要成纤维细胞生长因子（fibroblast growth factor，FGF）[18]。hESC 维持多能性需要不同的转录因子，例如 Oct-4，Nanog 和 SOX2，这些转录因子对于抑制分化基因至关重要[22]。细胞表面抗原中最常用于鉴定 hESC 的是糖脂干细胞胚胎抗原 -3（glycolipids stem cells embryonic antigen-3，SSEA3）和糖脂干细胞胚胎抗原 -4（glycolipids stem cells embryonic antigen-4，SSEA4）以及硫酸角质素抗原 Tra-1-60 和 Tra-1-81[9]。ESC 可用于产生组织，也可被用作"细胞模型"来研究一系列人类疾病，并测试新药的功效和毒性[23]（图 27.1）。ESC 具有多能性，需要特定信号才能正确分化，如果在缺乏确定信号之前进行体内注射，会产生许多不同类型的细胞，从而形成畸胎瘤。迄今为止，它们的效力以及与它们的同种异体起源相关的困难限制了其可能的临床应用[24]。特别是在 hESC 需从人类胚胎提取且胚胎被随后破坏后，围绕 SC 研究的政治辩论突然爆发。最近，研究人员发明了在不破坏胚胎的情况下产生胚胎干细胞系的可能性，方法是从胚胎发育的早期阶段获得细胞，而又不损害胚胎的未来发育[25-27]。此外，近几年来，ESC 已被用作组织分化的模型，且已经建造出 ESC 分化形成的原始器官。了解终末分化所需的信号在确定谱系特异性转录因子方面很重

要，它可以潜在地用于基因工程和终末分化多能干细胞，从而增加了产生功能分化组织的机会。

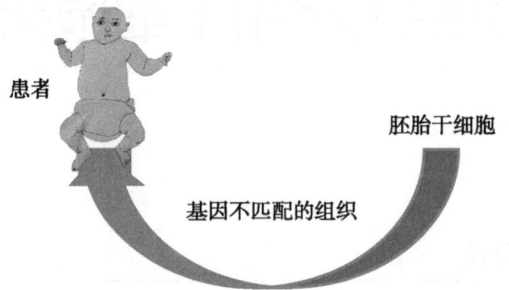

图 27.1　胚胎干细胞（ESC）可以源于受精卵的培养，并分化为成熟的特定组织，但该组织不能与受者相匹配，因此 ESC 移植仍需进行免疫抑制

体细胞核移植

体细胞核移植（somatic cell nuclear transfer，SCNT）也已被用于制造患者特定的 SC，并避免了与异体组织产生排异的问题。该程序需要去除卵母细胞核，然后用来自患者体细胞的核替换。Briggs 和 King[28]最早报道了 SCNT 技术，几年后，用该技术获得了第一只脊椎动物（青蛙）[29]。由此产生的细胞，遗传上与供者相同，不会产生排斥反应。SCNT 可能有以下三个用途：①繁殖，维持生命延续，胚胎的产生（1996 年的一个著名的例子，利用这项技术从体细胞中衍生出的第一个哺乳动物多莉羊[30]）；②治疗，产生胚泡，用于衍生出 SC；③研究和再生医学。首先，这在科学上和伦理上会受到谴责。其次，对未来的 ESC 治疗具有重要影响，它允许生产非免疫原性胚胎干细胞系。再次，这些细胞可以先被储存，之后用于未来医疗状况下的治疗。最后，产生自体组织，这些自体组织可用于天生具有复杂畸形的儿童，但组织活性以及在体外何处生产患者特异性细胞是一个问题。使用 SCNT 衍生的 ESC 将具有与捐赠原始遗传物质的患者相同的遗传背景，并且所产生的组织在之后的移植中不会产生排斥反应。实际上，ESC 具有高度可塑性的优势，可以促进

心、肝和肾等复杂器官的体外工程改造[31-33]。然而，除了伦理学考虑，该技术效率低下（这导致细胞产量损失高）和人卵母细胞供应不足是导致该技术受限的重要因素[34]。

诱导性多能干细胞

由于 hESC 研究的主要缺陷是它们的免疫原性，因此开发一种从自体组织产生 SC 的方法将是十分有利的。诱导性多能干细胞（induced pluripotent stem cell, iPS 细胞）的生成，是由 Yamanaka 等在 2006 年首先提出的[35]。它同时避免了免疫学和伦理学方面的问题（图 27.2）。iPS 细胞可以由非多能细胞（通常为成体体细胞）通过多种基因序列的强制表达而形成，例如 Oct4（POU5F1），转录因子 Sox2，c-Myc 原癌基因蛋白和 Klf4（Krueppel 样因子 4）。2007 年，成功从人类成纤维细胞中获得了 iPS 细胞，使用 Oct3/4，Sox2、Klf4 和 c-Myc 进行逆转录病毒转染，并使用 *OCT4*、*SOX2*、*NANOG* 以及不同的 *LIN28* 基因等，进行慢病毒系统转染，提高转化效率[36-37]。为了获得 iPS 细胞，利用病毒转染系统将基因随机插入宿主基因组，这引起了人们把这些 iPS 细胞作为潜在治疗方法的担忧，因为它可能增加肿瘤形成的风险[38]。为了克服这些危险，一些研究使用腺病毒将四种序列导入小鼠体细胞的 DNA 中，因为腺病毒不会将它的任何一种基因结合到目标宿主的基因上，消除了肿瘤的危险[39]。在那以后，Yamanaka 等证明，重编程可以通过质粒来完成，尽管效率低，但不需要任何病毒转染系统[38]。iPS 细胞与 hESC 形态相似，表达典型 hESC 特异性细胞表面抗原和基因，可以在体外生成多个细胞系，并在免疫功能低下的小鼠体内注射形成畸胎瘤。重编程成人成纤维细胞的效率一直很低（<0.1%）。然而，由于重编程基因克隆可以持续利用现有的基因组合进行再编程和扩增，因此对于实际应用来说，重编程效率低本身并不是问题，除非重编程选择了可在得到的 iPS 细胞系中稳定增殖的异常遗传

或表观遗传事件[40]。最近，Jaenisch 领导的小组发现了一个从患者的体细胞中获得 iPS 细胞的绝佳方法，该方法无须使用 Cre 重组酶可切除的慢病毒。重编程的 iPS 细胞的效率很高，原病毒载体整合次数少，并且细胞维持的基因表达比人 iPS 更接近于 hESC，这些细胞随后分化为多巴胺能神经元，证明帕金森病患者来源的 iPS 细胞并不需要病毒重编程因子[41]。有趣的是，最近在外科界已经证明了从人类多能干细胞中获得和分离肠神经系统（enteric nervous system, ENS）前体细胞的可能性，并且它们进一步分化为功能性肠神经元的能力也被证实[42]。体外衍生的 ENS 前体细胞能够在发育中的鸡胚中定向迁移，并能在成年小鼠结肠中广泛定植[43]。此外，iPS 细胞可以从胎儿细胞直接生成，而无需任何遗传学操纵。最近，我们描述了 iPS 细胞可以很容易地在添加了组蛋白脱乙酰酶抑制剂丙戊酸的 hESC 培养基的基质胶上从早期妊娠的羊膜干细胞衍生而来[44]。由于其胎儿来源，羊水干细胞（amniotic fluid stem cell, AFSC）（见下文）可能是患者特异性多能细胞的细胞库以及药物筛选中应用的理想选择。

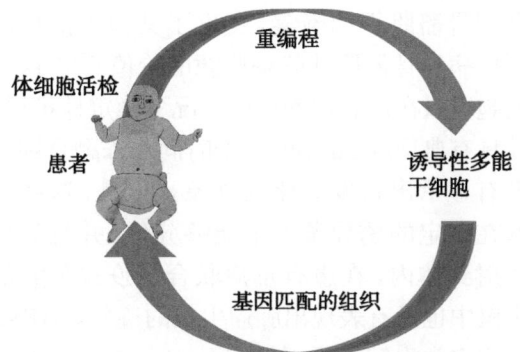

图 27.2 现在可以通过重编程成体细胞获得 iPS 细胞。它会产生基因匹配的组织，但是在重编程过程中对细胞进行遗传操作可能会致畸

胎儿干细胞

胎儿干细胞可能是治疗的理想细胞来源（图 27.2），它们像 ESC 一样，具有可塑性且易

于扩增，并且与成年细胞相同，争议较少且没有致瘤性，同时可以在自体环境中发育，这一点尤为重要，因为在先天性畸形的情况下，修复组织的匮乏常使外科治疗变得复杂。通常在这种情况下，人工材料是重建的唯一选择，但其并发症发生率很高。最近，胎儿组织工程学已成为一个有前景的概念，尤其是出生缺陷外科手术治疗方面。可以在妊娠期间，经过体外获取、培养和处理多余的或有目的获得的胎儿细胞，用来进行移植材料的组织工程培养并最终用于产后的畸形重建与矫治。实际上，在产前诊断出结构缺陷的情况时，已有可能在侵入性采样时获得同源细胞，例如绒毛活检，脐带穿刺术或羊膜腔穿刺术。羊水采样是产前/新生儿应用的理想选择，具有以下优点：相对容易操作，母婴风险低，而且它是被广泛接受的产前诊断方法。AFSC 约占人类羊膜穿刺标本培养物中所有细胞的 1%，可用于产前遗传学诊断，这些细胞可使用 c-Kit（CD117）进行免疫选择纯化[41]。AFSC 被称为广泛多能干细胞，可以分化为脂肪系、成骨系、成肌系、内皮系、神经源和肝源性谱系，包括所有胚芽层[15,45-50]（图 27.3 和图 27.4）。与间质细胞不同，AFSC 显示出移植造血能力[51]，且能稳定地整合到骨骼肌干细胞龛，突出了其作为治疗肌肉疾病和骨骼肌缺陷细胞源的价值[52]。这组细胞可以在没有饲养层的情况下稳定地扩增，并具有典型的 36 小时倍增时间。未融合细胞没有显示出自发分化的迹象。但是，这些细胞在特定的诱导条件下能够分化，并且如果注射到体内，在患有重症联合免疫缺陷病的小鼠中也没有表现出肿瘤生长的迹象。AFSC 对许多常由间充质干细胞（mesenchymal stem cell, MSC）表达但不由 ESC 表达的表面标记呈阳性，例如 CD29，CD44（透明质酸受体），CD73，CD90 和 CD105（内皮联蛋白）[53]。人类 AFSC 对 SSEA4 也有阳性表达，这是由以前使用过的 ESC 表达的，并且 >90% 的细胞表达转录因子 Oct4，后者与 ESC 和胚胎生殖细胞的未分化状态及多能性维持有关[15,54]。

早期妊娠的 AFSC 在不使用任何遗传操作的情况下也能实现完全重编程[44]。先天性单基因遗传病理论上可以通过基因细胞联合疗法予以纠正，而 AFSC 可以用作治疗这类疾病的载体（图 27.3）。按照这种方法，可以分离出 AFSC，识别并纠正缺陷，并将细胞注射回供者，避免胎儿和母体体细胞的免疫排斥。另外，在结构异常的情况下，AFSC 可以扩展并用于建造缺失的组织/器官（图 27.4）。源自羊水的 MSC 已用于大型动物模型中修复

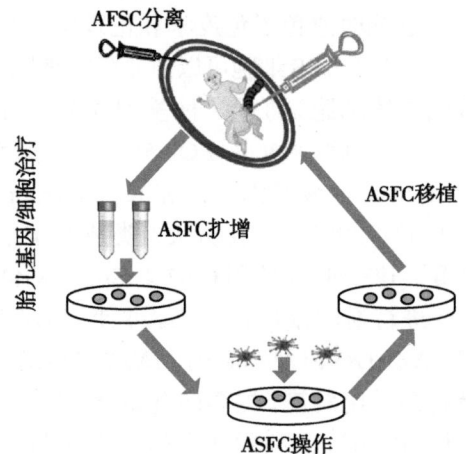

图 27.3　羊水干细胞（AFSC）可用于同一个人的子宫内细胞或细胞/基因治疗，因此可以克服免疫学问题，并且比成体干细胞更具有潜力

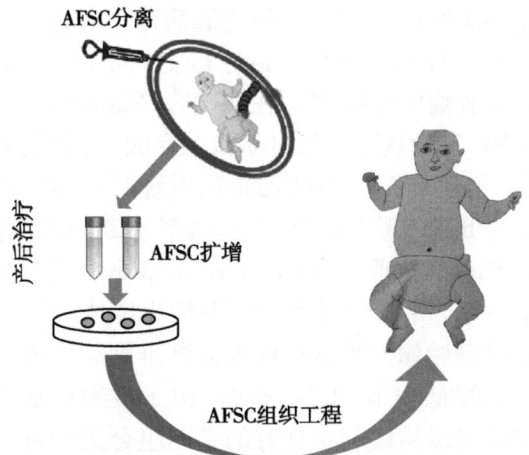

图 27.4　羊水干细胞（AFSC）可用于自体组织工程以进行产后移植，因此可以克服免疫学问题，并且比成体干细胞更具有潜力

手术造成的膈肌缺损[55]，并且使用间质羊膜建造膈肌腱移植物已获得了临床前验证，可能很快成为临床现实[56]。

成体干细胞

在干细胞频谱的最末端，我们的 SC 在出生后持续存在，它们的分化 / 成熟程度更高，并且被分类为多能干细胞或单能干细胞（图 27.5）。传统上，造血干细胞（hematopoietic stem cell，HSC）具有 25 年的成功使用历史，对于血液 / 肿瘤疾病，进行骨髓和脐带血 HSC 移植是一种常用的治疗手段。根据 Friedenstein 等[57]的初步研究，其他细胞（被定义为 MSC）因其单层培养的生长能力与 HSC 不同，从而被区分开并进一步研究。MSC 是成纤维细胞样的多能干细胞，在体外可分化为成骨（骨），成软骨（软骨）和成脂（骨髓基质）谱系[6,58]。第一次对这些细胞的存在提出假设是在接受过骨髓移植患者的活检组织（骨骼肌，皮肤，心脏，甚至大脑）显示出供者细胞移植时。迄今为止，已经从胎儿和出生后婴儿的血液、肝、骨髓、羊水、肺、胰腺、牙髓和骨膜中分离出了 MSC[59-64]，也可以从脐带血、脐带胶质和胎盘中分离出。这些以前被认为是"生物废物"，而如今已成为 MSC 分离中最有意思的部分[65-67]。国际细胞治疗协会定义 MSC 的三个主要标准[68]：①细胞在标准培养条件下必须保持塑料贴附；②超过 95% 的 MSC 细胞群表达 CD73（胞外 5′- 核苷酸酶），CD90（Thy-1），CD105（SH2 或 MCAM 或内皮联蛋白），LNGFR（低亲和力神经生长因子受体），CD166（ALCAM 蛋白），CD146（P1H12），CD29 和 CD106（血管细胞黏附分子 -1），以及 > 98% MSC 对造血细胞表面抗原应呈阴性，包括 CD45（一种泛白细胞标记物），CD34（原始造血祖细胞和内皮细胞的标记物），CD11b 或 CD14（单核细胞的标记物），CD19 或 CD79a（B 细胞的标记物）和人类白细胞抗原（HLA II 类）；③当放置在适当的诱导 / 分化培养基中，MSC 能够分化为成骨细胞，成软骨细胞和脂肪细胞。成体干细胞或祖细胞已应用于临床，不仅对膀胱、尿道等尿路结构进行构造，还有血管、角膜、食管上皮、支气管和气管。此外，MSC 已经在多种临床疾病患儿的试验性细胞治疗中得到应用，例如先天性代谢缺陷（异染性脑白质营养不良，黏多糖贮积症 I H 型，婴儿低磷血症），成骨不全和移植物抗宿主病（graft-versus-host disease，GVHD）[69-73]。然而，MSC 的寿命有限，并且在体外培养时会衰老。这是影响治疗的主要问题，因为无论采用何种分离方法，原代分离获得的 MSC 数量不足以在任何下游的临床环境中实现应用。体外扩增会影响细胞的生物学特性，并且由于体外细胞培养的适应性，MSC 的表型和基因表达会产生显著的变化。尽管与 ESC 相比，MSC 被认为是更安全的来源，但对其未来的临床应用，仍需进行仔细研究（图 27.5）。

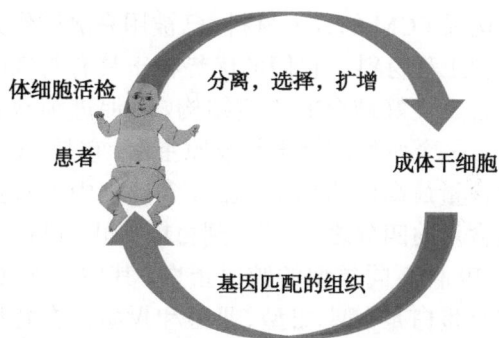

图 27.5 成体干细胞在临床应用中相对安全，但其扩增和分化仍然受限

支架

为了开发用来替代缺失或受损组织的组织工程构造，需要适当结合细胞工程学和材料科学。脱细胞支架可用来种植细胞并促进细胞生长，因此材料科学非常关注脱细胞支架的生产。支架必须满足的一般属性：①不导致宿主产生免疫应答的生物相容性；②在适当的时间内进行生物降解，使细胞充分生长而不

会产生有害的降解产物；③与组织生长相适应的机械性能，在早期阶段提供大量的三维支持，而不会阻碍后期细胞外基质（extracellular matrix，ECM）的产生。

更多特定的支架属性是为了重建 ECM 的非机械属性。这些特性包括通过整合素受体介导的细胞黏附的调控[74]，以及通过生长因子和细胞因子对细胞存活和增殖的促进[75]。此外，ECM 被认为与机械化学转导有关，例如种植在相应的仿宿主组织弹性的基质上时，MSC 分化为神经元、肌细胞和成骨细胞[76]。迄今为止，用于组织工程的材料通常分为三类：天然材料（例如胶原蛋白和弹性蛋白），合成材料 [例如聚乳酸（polylactic acid，PLA），聚乙醇酸（polyglycolic acid，PGA）和 PLA-PGA 共聚物]，以及天然脱细胞支架。

天然材料

天然存在的大分子组成材料，尤其是那些构成 ECM 的分子材料，已被用来测试作为组织工程材料。它们的优势在于具有与细胞整合素良好结合的特定结构，可促进细胞黏附。一个典型的例子是胶原蛋白，它是 ECM 中含量最高的蛋白质，在许多动物中占总蛋白含量的四分之一[77]。到目前为止，已确定出 29 种不同类型的胶原蛋白，其中 90% 的胶原蛋白是 I 型、II 型、III 型和 IV 型。在脊椎动物中，总蛋白质中约 22% 是 I 型胶原蛋白，而在血管组织（例如主动脉）的胶原蛋白中 80%~90% 为 I 型或 III 型[2]。从动物和人体组织中提取的胶原蛋白具有良好的细胞黏附和增殖功能[78]，且其炎症反应和免疫应答较弱[79]，因此已被广泛使用。基于胶原的支架的机械性能（包括吸收率在内）可能会根据孔隙率、纤维方向和交联条件改变。例如，市售的胶原蛋白可与 1- 乙基 -3-（3- 二甲基氨基丙基）碳二亚胺盐酸盐和 N- 羟基磺基琥珀酰亚胺交联，并在纳米图案化的聚二甲基硅氧烷（poly-dimethylsiloxane，PDMS）表面凝胶化[80-81]。弹性蛋白是另一种 ECM 蛋白，主要存在于血管，占动脉 ECM 含量的很大一部分。它不仅为动脉提供弹性的特性，而且具有抗血栓形成的特性[82]。弹性蛋白支架可由重组人弹性蛋白在大肠杆菌中生长并纯化得来[83-84]。为了优化内环境，可以组合使用多个 ECM 成分。例如，在血管组织工程中，含有胶原蛋白和弹性蛋白的管状支架的产生，使平滑肌细胞（smooth muscle cell，SMC）能够按照纤维的方向排列[85-87]。

合成材料

合成材料在其他医学领域用作生物材料后，人们发现它也可用于组织工程，其优点在于制造成本低廉，可根据所需尺寸形成各种形状（可以很好控制的微观结构和纳米结构），可被制成不同机械属性，可重复制造。基于所有这些原因，合成高分子材料应该是临床使用的最佳选择。然而，在实验室中复制人类的组织和器官的结构和组成显然是非常困难的，因为人体是经历了数百万年进化的结果。目前已使用了一些合成高分子材料，例如聚酯聚合物，已经被用作缝合线和骨科固定剂（例如骨螺钉、髓内针和螺钉）[88]。这些支架的优点与降解有关，降解通过酯键的水解发生，其速率取决于支架的各种特性，包括结晶度，分子量和孔隙率。尽管有一些研究表明，聚酯易于分解成小颗粒[89]或产生与酸降解相关的毒性[90]而可能存在一些问题，但聚酯目前广泛应用于临床，可以证实其生物相容性。常用的可生物降解的合成高分子材料是聚乙醇酸（PGA）。其降解产物乙醇酸是一种天然代谢产物，因此容易代谢且没有毒性作用，并且已经用作可吸收缝合线的材料。PGA 是一种具有高结晶度的聚酯，因此是一种缺乏弹性、很脆的材料[91]。制成网时，其降解速度也很快，为 6~8 周[92]。Cao 等[93]的文章报道，用 NaOH 预处理时，在 37℃，5% CO_2，pH 7.4 的磷酸盐缓冲液（phosphate buffered saline，PBS）中，PGA 网在 8 周内损失 40% 的质量。同一小组在生物反应器中的 PGA 网上培养了 SMC，在 8 周内 PGA 网几乎完全消失，并且产生了胶原蛋白等的 ECM 成分[94]。聚乳酸（PLA）是一种半结晶聚合物，具有与 PGA 相似的降解速率。和 PGA 一样，PLA 是食品药品管理局（Food and Drug Administration，FDA）批准的为数不多可用于临床的可生物降解聚合物。因为左旋形式优先代谢，所以它常以左旋形式[左旋聚乳酸（L-polylactic acid，PLLA）]使用。Lu 等[95] 从兔外周血中分离出内皮生长晕细胞，并将其种植在电纺 PLLA 支架上，细胞在排列好的纤维上呈优势生长。聚己内酯（polycaprolactone，PCL）是另一种半结晶聚酯，但降解时间比 PLA 长得多。作为一种均聚物，它的降解时间可长达 2~3 年[88]。PCL 含有大量的邻苯二酚基团，这使其具有很强的黏合特性，因此通过聚（多巴胺）涂层加入邻苯二酚基团可能会增加细胞黏附[96]。与未涂层和明胶涂层相比，涂有聚（多巴胺）的 PCL 显示，人脐静脉内皮细胞在表面聚集数量增加。其他研究组的涂层方法有胶原蛋白、丝心蛋白或壳聚糖涂层[98] 的电纺 PCL[97]，或基于纤维蛋白涂层的 PCL[99]。虽然电纺仍是制造 PCL[100] 和其他支架的一种非常流行的技术，但制造与 ECM 纤维具有相似几何形状的纳米纤维的相关技术正在开发中，例如喷射涂抹[101]。当要对大量组织进行组织工程再造时，合成材料存在血流供应的问题，因为没有固有支架设计是材料附着到血管树的方法。在这些情况下，重要的机械性能（例如孔隙率）变得很重要，这会影响细胞能动性和血管形成[102]。

天然脱细胞基质

天然脱细胞基质来自人类或动物的器官，经过去除细胞和免疫原性物质的处理，从而产生天然的支架，并保持其原始结构。脱细胞后，无论有无细胞接种，这些支架可被植入，用于完整器官的再生或组织修复。该技术的优点包括保存 ECM（这有利于细胞发育），以及宏观结构和微观结构。宏观结构对于器官

三维结构的重建和血管树的保持是非常重要的，血管树有利于细胞、营养物质的输送和废物清除。微观结构对于保持组织的机械性能和孔隙率具有重要的价值，而合适的组织结构和孔隙率将有利于细胞接种和生长。由于 ECM 成分在物种间得以保留[103]，因此消除了免疫应答[104-105]。脱细胞过程可通过多种方式进行，包括机械、化学和酶促方法。目的是在保留 ECM 完整性和成分的同时，去除细胞材料。据报道，机械方法（例如速冻、直接加压和超声处理）会破坏 ECM[106]。用于脱细胞的主要化学方法包括离子去污剂[例如十二烷基硫酸钠（sodium dodecyl sulfate，SDS）和脱氧胆酸钠]，非离子去污剂（例如 Triton X-100），以及两性离子去污剂，例如 3-[（3-胆酰胺丙基）二乙胺]丙磺酸（CHAPS）。我们在肠道和膀胱脱细胞的经验表明，在保留 ECM 结构和胶原/糖胺聚糖（glycosaminoglycan，GAG）含量的同时去除细胞材料，milliQ 水、脱氧胆酸钠和 DNA 酶的组合优于 Triton X-100[105]。比较每种方法的优点不在本篇综述的阐述范围内，并且在查看这些方法时，应以组织特定的方式进行检查。与合成支架相比，它们具有不产生毒性降解产物或不引起炎症的优势，这对于预防狭窄很重要[106]。目前有个天然脱细胞组织成功应用于临床的例子，从哺乳动物小肠中收获的小肠黏膜下层（small intestinal submucosa，SIS），用过氧乙酸处理，然后使用抗生素或放射性灭菌。除了保留 ECM 结构，GAG 和胶原蛋白之外，SIS 还含有生长因子，例如血管内皮生长因子（vascular endothelial growth factor，VEGF）[107]，FGF-2 和肿瘤生长因子 -β（tumor growth factor-β，TGF-β）[108]。VEGF 刺激组织的血管生成，而 TGF-β 具有免疫调节特性，抑制辅助性 T 细胞反应，减少炎症反应或免疫反应[109]。这些特性共同为组织生长和血管形成提供了环境，同时保持了足够的机械强度，直到产生内源性 ECM 产物为止。SIS 的临床用途包括各种类型的疝修补术[110-112]，肛瘘修补术[113] 和硬

脑膜修复术[114]。临床上用于组织修复的需要，类似的材料已经经过检验并使用，包括羊膜组织、尸体筋膜和脱细胞真皮（自 1995 年以来就用于Ⅲ度烧伤[115]）。据报道，在临床前和临床研究中都使用了脱细胞食管支架，其效果良好[116-117]。在一些研究中可见固有肌层的再生[118]。Badylak 等[117]对 5 例浅表型癌患者进行内镜下黏膜下切除术后，将 SIS 板片铺在食管的原始表面上。随访 4~24 个月，通过内镜活检和组织学表征可知，支架促进了生理重塑。虽然仍存在狭窄，但仅在 SIS 以外的区域存在，这提示支架输送技术需要改进。实际上，当使用 SIS 完全覆盖食管颈部的 3cm×5cm 的黏膜缺损时，没有狭窄或其他并发症，并且在第 4 周内镜检查时显示支架良好整合[119]。假设脱细胞食管组织保留化学和结构的信号，以指导宿主细胞的适当迁移和分化，这种方式不太可能发生在食管以外组织的支架（例如 SIS）中。Ozeki 等[120]通过成年大鼠食管脱细胞比较了两种方法，一种是基于脱氧胆酸盐，另一种是基于 Triton X-100，并使用常规组织学和生物相容性分别评估了所得组织。与用 Triton X-100 处理的相比，用脱氧胆酸盐处理的具有更好的机械性能，较好的 ECM 维持和较低的 DNA 含量。Bhrany 等[121]发现了 0.5% SDS 和 Triton X-100 的组合，可以有效地脱细胞，尽管通过膨胀压力研究发现其抗张强度有所降低。

细胞源性 ECM 支架

某些研究没有采用组织脱细胞以获得用于细胞接种的血管 ECM 的方法，而是采用了培养血管细胞以产生血管 ECM 然后脱细胞的方法。细胞可以是同种异体或异种细胞，并且可以在生产上进行更大程度的控制，从而提高了可重复性。将组织工程设备从实验室带到临床，这是生产质量管理规范（good manufacture practice，GMP）的重要因素，是必不可少的。成纤维细胞会产生大量的 ECM，自体的 SMC 可能无法做到[122]，这取决于患者的年龄、病史和提取部位[123]。耶鲁大学的 Niklason 小组已从猪、犬类或人类身上取得了 SMC，将它们放在支架上，或在仿生生物反应器中放置 10 周，然后用去污剂使支架脱细胞。支架可接种细胞或直接植入。

组织工程

为了产生一种新的功能性器官样结构，内环境、能量和代谢产物等几个变量至关重要。过去几年，使用相对简单的支架的操作在临床上取得了重大进展。Atala 等[124]于 2006 年研究了 7 例脊髓脊膜膨出患儿，这些患儿年龄在 4~19 岁，有高血压或顺应性较弱的膀胱，他们成功地移植了构造的膀胱组织。膀胱活检之后培养出尿路上皮和肌细胞，然后将其种到可生物降解的膀胱状支架上，该支架是由胶原蛋白或胶原蛋白合成物与 PGA 制成的。大约在 7 周后，将自体膀胱构建物植入并包裹在网膜中，这取得了良好的长期效果（平均 46 个月）[124]。同一小组在 2011 年描述了他们对五个男孩的研究，在 2004 年至 2007 年之间，使用接种自体细胞的管状化尿道进行尿道重建，这些自体细胞的功能维持长达 6 年[125]。Macchiarini 等[126]在 2008 年在脱细胞的人类气管上接种了自体上皮细胞和 MSC 来源的软骨细胞，并为一名 30 岁患有末期支气管软化的妇女成功进行了左主支气管移植。该组织工程改造的左主支气管在术后四个月时功能正常且没有排斥。我们最近报道了使用类似的方法制作的基于干细胞气管并完成了第一个气管置换术的孩子，术后 2 年的随访中，该孩子的气管仍保持良好功能结果[127]（图 27.6）。有趣的是，这例病例中的气管支架在细胞种植后立即进行了移植而未经过生物反应器的调节，而是通过系统性粒细胞集落刺激因子和重组人促红素（与局部重组人促红素和转化生长因子 -β 相关）促进 SC 的移植。然而，在一名患有肝外门静脉阻塞的 10 岁女孩中，在血管移植前，内

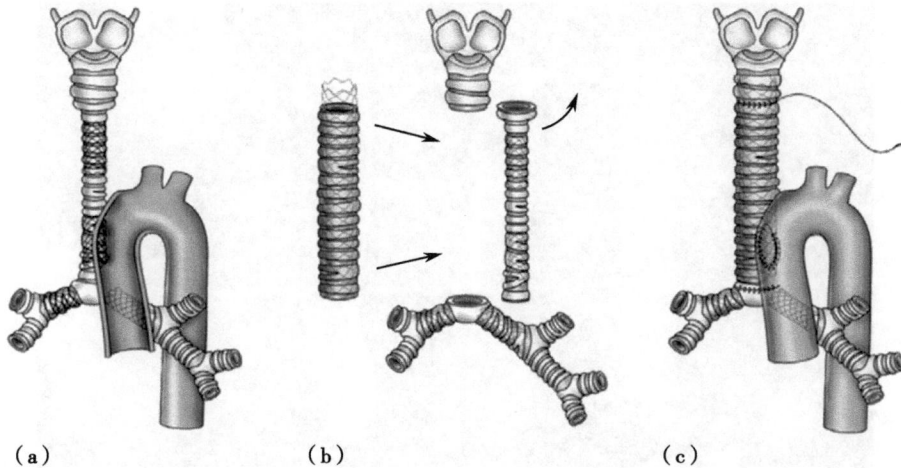

图 27.6 2010 年大奥蒙德街医院进行组织工程气管移植的示意图。术中发现患者气道狭窄严重，狭窄气道中可见多个支架，且其中一个支架破入升主动脉（a），手术将旧的同种异体气管去除，并进行了组织工程气管移植（b），主动脉缺损用牛心包补片封闭并修补（c）（From Elliott, M. J. et al., *Lancet*, 380, 994-1000, 2012）

皮细胞和平滑肌细胞由受者的骨髓分化而来并接种到脱细胞的供者髂静脉上[128]。起初的移植是很成功，但一年后需要进行第二次组织工程管道对原先的移植物进行替换以恢复门脉血流。脱细胞的组织可能并不总是最好的。2001 年，在一个患有右心单心室和肺动脉闭锁的 4 岁女性患儿（在 3 岁时接受了 Fontan 手术）进行了自体细胞种植，且经编织 PGA 增强的 PCL-PLA 共聚物（重量比为 1∶1）移植来矫治右中肺动脉的完全闭塞。在种植细胞 10 天后，移植物成功被植入且无任何术后并发症，并且在术后 7 个月内，患者情况良好，其胸片中没有展现移植血管闭塞或动脉瘤改变的证据[129]。

最近，一名 36 岁的男性患有远端气管和支气管复发性原发癌，接受了切除手术及定制生物人工纳米复合材料气道重建，该复合材料事先接种了自体骨髓单核细胞并经过生物反应器中 36 小时的培养[130]。肝、肾等更复杂的器官，可能需要更多时间才能最终应用于治疗。Atala 研究组描述了一种用于肝和肾的灌注脱细胞技术，该技术可用于制备脱细胞器官支架并用于器官再生[131]。Uygun 等[132-133]报道了一种成功将大鼠肝脱细胞和利用大鼠

原代肝细胞再细胞化的方法，该方法展现了有效的肝功能，而且这些经过生物工程处理的肝异位移植至动物体内可存活长达 8 小时。脱细胞化的技术由 Ott 等率先在心脏中使用[134]，该研究表明，不仅灌注脱细胞系统可以生成完整的脏器支架，新生大鼠心肌细胞（通过透壁注射）和内皮细胞（通过主动脉注射）也可以产生可收缩的结构。使用类似的方法，还可以通过在大鼠肺 ECM 上种植肺上皮和血管内皮来再生肺[135]。除了其他未能满足的临床需求，肠道构建尤为突出，这是因为肠移植的临床结局相对较差。然而，尽管肠道生物工程领域的开创性研究可以追溯到 20 世纪 80 年代[136]，但实验研究过程中遇到的巨大局限性和障碍极大地挫伤了这方面研究的期冀。造成这种停滞的主要原因可以归结为肠道解剖结构的复杂性以及肠道功能的多样性。Vacanti 研究组的报道显示，啮齿类动物的类器官单位播种在非织造 PGA 纤维上并植入已经切除了 85% 天然肠管的大鼠体内后，可以部分替代肠道功能[137-139]。生物构建的肠结构也成功地移植到了猪体内[140]（图 27.7），但是这种技术是无效的，因为它需要数厘米的肠道来获得足够数量的类器官单元，从而使仅仅几厘

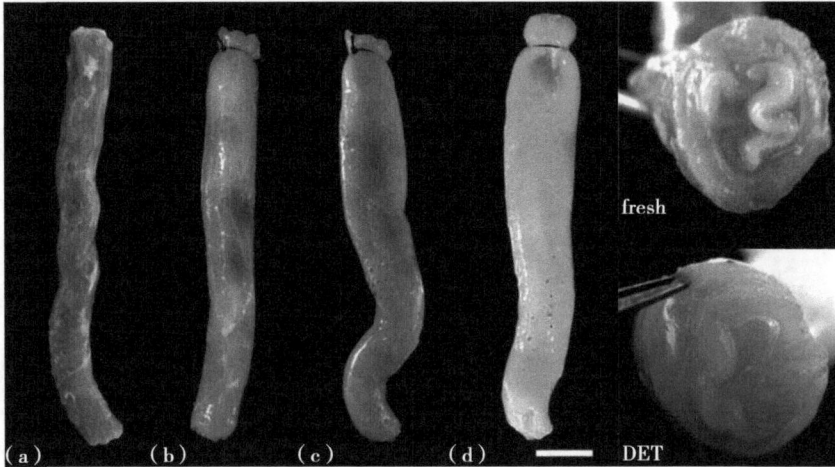

图 27.7 用去污剂酶处理（DET）对猪的食管进行脱细胞（a 至 d）。在第 0（a），1（b），2（c）和 3（d）周期的脱细胞过程中食管的大体观。如方法中所述，对食管内腔进行持续液体灌注。经处理的食管壁样品逐渐比新鲜组织（fresh）更透明化。比例尺，14mm（From Totonelli, G.et al., *Pediatric Surgery International* 29, 87-95, 2013）

米的组织工程肠道重新布满细胞[141]。位于隐窝底部并表达 Lgr5 的肠道干细胞[20,142]，已被证明能够在体外没有任何间质龛的条件下构建隐窝 - 绒毛结构[143]。由于这些细胞可以在培养中扩增，因此它们可以代表肠道生物工程的理想祖细胞来源。尽管这仅是产生功能齐全的器官这一最终目标的第一步，但脱细胞基质可能有助于理解复杂器官的功能结构，并可能是移植道路中间的探索，因为某些肠道结构可能难以人工模拟[104]。这些障碍可以通过制备具有临床可用的尺寸、形状和结构完整性的三维血管化的细胞构建体来克服。最近，发表了第一份有关集成式组织器官打印机的报告，该打印机可以制造任何形状的稳定的人类组织结构。通过将临床成像数据展现为解剖缺陷的计算机模型，并将该模型转换为控制打印机喷嘴运动的程序，从而将细胞分配到不同的位置上，并将可生物降解的聚合物和水凝胶打印成正确的形状[144]。作者可以使用这种集成组织器官打印机（integrated tissue-organ printer，ITOP）技术制造下颌骨、颅骨、软骨和骨骼肌，从而显示 ITOP 的功能。ITOP 未来可能用于生产供人类使用的组织，并制造更复杂的组织和实体器官。

结论

我们经历着医学界非常激动人心的时刻。组织器官再生将彻底改变疾病的治疗方式。我们期待针对畸形和器官移植的手术方法的演变，以及使用自体定制的功能性组织进行畸形矫正的全新方法。

（杨思思 译 高志刚 审校）

参考文献

1. Placzek MR et al. Stem cell bioprocessing: Fundamentals and principles. *J R Soc Interface/ The Royal Society* 2009; 6:209–32, doi:10.1098 /rsif.2008.0442.
2. Safinia L, Datan N, Hohse M, Mantalaris A, Bismarck A. Towards a methodology for the effective surface modification of porous polymer scaffolds. *Biomaterials* 2005; 26:7537–47, doi:10.1016/j .biomaterials.2005.05.078.
3. Carraro A et al. In vitro analysis of a hepatic device with intrinsic microvascular-based channels. *Biomed Microdevices* 2008; 10:795–805, doi:10.1007 /s10544-008-9194-3.
4. Nagy RD et al. Stem cell transplantation as a therapeutic approach to organ failure. *J Surg Res* 2005; 129:152–60, doi:10.1016/j.jss.2005.04.016.
5. Jiang Y et al. Pluripotency of mesenchymal stem cells derived from adult marrow. *Nature* 2002; 418:41–9, doi:10.1038/nature00870.

6. Pittenger MF et al. Multilineage potential of adult human mesenchymal stem cells. *Science* 1999; 284:143–147.

7. McKinney-Freeman SL et al. Muscle-derived hematopoietic stem cells are hematopoietic in origin. *Proc Natl Acad Sci USA* 2002; 99:1341–6, doi:10.1073 /pnas.032438799.

8. Schwartz RE et al. Multipotent adult progenitor cells from bone marrow differentiate into functional hepatocyte-like cells. *J Clin Investig* 2002; 109:1291–302, doi:10.1172/JCI15182 .

9. LaBarge MA, Blau HM. Biological progression from adult bone marrow to mononucleate muscle stem cell to multinucleate muscle fiber in response to injury. *Cell* 2002; 111:589–601.

10. Ferrari G et al. Muscle regeneration by bone marrow-derived myogenic progenitors. *Science* 1998; 279:1528–30.

11. Shamblott MJ et al. Human embryonic germ cell derivatives express a broad range of developmentally distinct markers and proliferate extensively in vitro. *Proc Natl Acad Sci USA* 2001; 98:113–8, doi:10.1073/pnas.021537998.

12. Kofidis T et al. Myocardial restoration with embryonic stem cell bioartificial tissue transplantation. *J Heart Lung Transplant* 2005; 24:737–44, doi:10.1016/j.healun.2004.03.023.

13. Thomson JA et al. Embryonic stem cell lines derived from human blastocysts. *Science* 1998; 282:1145–7.

14. Markel TA et al. Stem cells as a potential future treatment of pediatric intestinal disorders. *J Pediatr Surg* 2008; 43:1953–63, doi:10.1016/j .jpedsurg.2008.06.019.

15. De Coppi P et al. Isolation of amniotic stem cell lines with potential for therapy. *Nat Biotechnol* 2007; 25:100–6, doi:10.1038/nbt1274.

16. Takahashi K, Yamanaka S. Induction of pluripotent stem cells from mouse embryonic and adult fibroblast cultures by defined factors. *Cell* 2006; 126:663–76, doi:10.1016/j.cell.2006.07.024.

17. Odorico JS, Kaufman DS, Thomson JA. Multilineage differentiation from human embryonic stem cell lines. *Stem Cells* 2001; 19:193–204, doi:10.1634 /stemcells.19-3-193).

18. Amit M, Shariki C, Margulets V, Itskovitz-Eldor J. Feeder layer- and serum-free culture of human embryonic stem cells. *Biol Reprod* 2004; 70:837–45, doi:10.1095/biolreprod.103.021147.

19. Richards M, Fong CY, Chan WK, Wong PC, Bongso A. Human feeders support prolonged undifferentiated growth of human inner cell masses and embryonic stem cells. *Nat Biotechnol* 2002; 20:933–6, doi:10.1038/ nbt726.

20. Evans GS, Flint N, Somers AS, Eyden B, Potten CS. The development of a method for the preparation of rat intestinal epithelial cell primary cultures. *J Cell Sci* 1992; 101(Pt 1):219–31.

21. Martin GR. Isolation of a pluripotent cell line from early mouse embryos cultured in medium conditioned by teratocarcinoma stem cells. *Proc Natl Acad Sci USA* 1981; 78:7634–8.

22. Fong H, Hohenstein KA, Donovan PJ. Regulation of self-renewal and pluripotency by Sox2 in human embryonic stem cells. *Stem Cells* 2008; 26:1931–8, doi:10.1634/stemcells.2007-1002.

23. Lott JP, Savulescu J. Towards a global human embryonic stem cell bank. *Am J Bioeth* 2007; 7:37–44, doi:10.1080/15265160701462426.

24. Hipp J, Atala A. Sources of stem cells for regenerative medicine. *Stem Cell Rev* 2008; 4:3–11, doi:10.1007/s12015-008-9010-8.

25. Klimanskaya I, Chung Y, Becker S, Lu SJ, Lanza R. Human embryonic stem cell lines derived from single blastomeres. *Nature* 2006; 444:481–5, doi:10.1038 /nature05142.

26. Chung Y et al. Embryonic and extraembryonic stem cell lines derived from single mouse blastomeres. *Nature* 2006; 439:216–9, doi:10.1038 /nature04277.

27. Deb KD, Sarda K. Human embryonic stem cells: Preclinical perspectives. *J Transl Med* 2008; 6:7, doi:10.1186/1479-5876-6-7.

28. Briggs R, King TJ. Transplantation of living nuclei from blastula cells into enucleated frogs' eggs. *Proc Natl Acad Sci USA* 1952; 38:455–463.

29. Gurdon JB, Laskey RA. The transplantation of nuclei from single cultured cells into enucleate frogs' eggs. *J Embryol Exp Morphol* 1970; 24:227–48.

30. Campbell KH, McWhir J, Ritchie WA, Wilmut I. Sheep cloned by nuclear transfer from a cultured cell line. *Nature* 1996; 380:64–6, doi:10.1038/380064a0.

31. Franco D, Moreno N, Ruiz-Lozano P. Non-resident stem cell populations in regenerative cardiac medicine. *Cell Mol Life Sci* 2007; 64:683–91, doi:10.1007 /s00018-007-6521-4.

32. Dalgetty DM, Medine CN, Iredale JP, Hay DC. Progress and future challenges in stem cell-derived liver technologies. *Ame J Physiol Gastrointest Liver Physiol* 2009; 297:G241–8, doi:10.1152 /ajpgi.00138.2009.

33. Anglani F et al. In search of adult renal stem cells. *J Cell Mol Med* 2004; 8:474–87.

34. Lerou PH et al. Human embryonic stem cell derivation from poor-quality embryos. *Nat Biotechnol* 2008; 26:212–4, doi:10.1038/nbt1378.

35. Yu J et al. Induced pluripotent stem cell lines derived from human somatic cells. *Science* 2007; 318:1917–20, doi:10.1126/science.1151526.

36. Takahashi K et al. Induction of pluripotent stem cells from adult human fibroblasts by defined factors. *Cell* 2007; 131:861–72, doi:10.1016/j .cell.2007.11.019.

37. Okita K, Nakagawa M, Hyenjong H, Ichisaka T, Yamanaka S. Generation of mouse induced pluripotent stem cells without viral vectors. *Science* 2008; 322:949–53, doi:10.1126/science.1164270.

38. Meissner A, Wernig M, Jaenisch R. Direct reprogramming of genetically unmodified fibroblasts

into pluripotent stem cells. *Nat Biotechnol* 2007; 25:1177–81, doi:10.1038/nbt1335.

39. Yu J, Thomson JA. Pluripotent stem cell lines. *Genes Dev* 2008; 22:1987–97, doi:10.1101/gad.1689808.

40. Zsebo KM et al. Stem cell factor is encoded at the SI locus of the mouse and is the ligand for the c-kit tyrosine kinase receptor. *Cell* 1990; 63:213–24.

41. Burns AJ, Goldstein AM, Newgreen DF et al. White paper on guidelines concerning enteric nervous system stem cell therapy for enteric neuropathies. *Dev Biol* 2016; 417:229–251.

42. Fattahi F et al. Deriving human ENS lineages for cell therapy and drug discovery in Hirschsprung disease. *Nature* 2016; 531:105–9, doi:10.1038/nature16951.

43. Moschidou D et al. Valproic acid confers functional pluripotency to human amniotic fluid stem cells in a transgene-free approach. *Mol Ther* 2012; 20(10):1953–67, doi:10.1038/mt.2012.117.

44. Bollini S et al. In vitro and in vivo cardiomyogenic differentiation of amniotic fluid stem cells. *Stem Cell Rev* 2011; 7:364–80, doi:10.1007/ s12015-010-9200-z.

45. Decembrini S et al. Comparative analysis of the retinal potential of embryonic stem cells and amniotic fluid-derived stem cells. *Stem Cells Dev* 2011; 20:851–63, doi:10.1089/scd.2010.0291.

46. Bollini S et al. Amniotic fluid stem cells are cardioprotective following acute myocardial infarction. *Stem Cells Dev* 2011; 20:1985–94, doi:10.1089 /scd.2010.0424.

47. Chiavegato A et al. Human amniotic fluid-derived stem cells are rejected after transplantation in the myocardium of normal, ischemic, immuno-suppressed or immuno-deficient rat. *J Mol Cell Cardiol* 2007; 42:746–59, doi:10.1016/j .yjmcc.2006.12.008.

48. Rota C et al. Human amniotic fluid stem cell preconditioning improves their regenerative potential. *Stem Cells Dev* 2012; 21:1911–23, doi:10.1089 /scd.2011.0333.

49. De Coppi P et al. Amniotic fluid and bone marrow derived mesenchymal stem cells can be converted to smooth muscle cells in the cryo-injured rat bladder and prevent compensatory hypertrophy of surviving smooth muscle cells. *J Urol* 2007; 177:369–76, doi:10.1016/j.juro.2006.09.103.

50. Ditadi A et al. Human and murine amniotic fluid c-Kit+Lin- cells display hematopoietic activity. *Blood* 2009; 113:3953–60, doi:10.1182 /blood-2008-10-182105.

51. Piccoli M et al. Amniotic fluid stem cells restore the muscle cell niche in a HSA-Cre, Smn(F7/F7) mouse model. *Stem Cells* 2012; 30:1675–84, doi:10.1002 /stem.1134.

52. Cananzi M, Atala A, De Coppi P. Stem cells derived from amniotic fluid: New potentials in regenerative medicine. *Reprod Biomed Online* 2009; 18 Suppl 1:17–27.

53. Pan GJ, Chang ZY, Scholer HR, Pei D. Stem cell pluripotency and transcription factor Oct4. *Cell Res* 2002; 12:321–9, doi:10.1038/sj.cr.7290134.

54. Fuchs JR et al. Diaphragmatic reconstruction with autologous tendon engineered from mesenchymal amniocytes. *J Pediatr Surg* 2004; 39:834–8; discussion 834–838.

55. Turner CG et al. Preclinical regulatory validation of an engineered diaphragmatic tendon made with amniotic mesenchymal stem cells. *J Pediatr Surg* 2011; 46:57–61, doi:10.1016/j .jpedsurg.2010.09.063.

56. Friedenstein AJ, Petrakova KV, Kurolesova AI, Frolova GP. Heterotopic of bone marrow. Analysis of precursor cells for osteogenic and hematopoietic tissues. *Transplantation* 1968; 6:230–47.

57. Friedenstein AJ et al. Precursors for fibroblasts in different populations of hematopoietic cells as detected by the in vitro colony assay method. *Exp Hematol* 1974; 2:83–92.

58. Campagnoli C et al. Identification of mesenchymal stem/progenitor cells in human first-trimester fetal blood, liver, and bone marrow. *Blood* 2001; 98:2396–402.

59. In't Anker PS et al. Amniotic fluid as a novel source of mesenchymal stem cells for therapeutic transplantation. *Blood* 2003; 102:1548–9, doi:10.1182 /blood-2003-04-1291.

60. Tsai MS, Lee JL, Chang YJ, Hwang SM. Isolation of human multipotent mesenchymal stem cells from second-trimester amniotic fluid using a novel two-stage culture protocol. *Hum Reprod* 2004; 19:1450–6, doi:10.1093/humrep/deh279.

61. Fan CG et al. Characterization and neural differentiation of fetal lung mesenchymal stem cells. *Cell Transplant* 2005; 14:311–21.

62. Waddington RJ, Youde SJ, Lee CP, Sloan AJ. Isolation of distinct progenitor stem cell populations from dental pulp. *Cells Tissues Organs* 2009; 189:268–74, doi:10.1159/000151447.

63. Eyckmans J, Luyten FP. Species specificity of ectopic bone formation using periosteum-derived mesenchymal progenitor cells. *Tissue Eng* 2006; 12:2203–13, doi:10.1089/ten.2006.12.2203.

64. Erices A, Conget P, Minguell JJ. Mesenchymal progenitor cells in human umbilical cord blood. *Br J Haematol* 2000; 109:235–42.

65. Romanov YA, Svintsitskaya VA, Smirnov VN. Searching for alternative sources of postnatal human mesenchymal stem cells: Candidate MSC-like cells from umbilical cord. *Stem Cells* 2003; 21:105–10, doi:10.1634/stemcells.21-1-105.

66. Igura K et al. Isolation and characterization of mesenchymal progenitor cells from chorionic villi of human placenta. *Cytotherapy* 2004; 6: 543–53.

67. Horwitz EM et al. Clarification of the nomenclature for MSC: The International Society for Cellular Therapy position statement. *Cytotherapy* 2005; 7:393–5, doi:10.1080/14653240500319234.

68. Horwitz EM et al. Isolated allogeneic bone marrow-derived mesenchymal cells engraft and stimulate growth in children with osteogenesis imper-

fecta: Implications for cell therapy of bone. *Proc Natl Acad Sci USA* 2002; 99:8932–7, doi:10.1073 /pnas.132252399.

69. Horwitz EM et al. Transplantability and therapeutic effects of bone marrow-derived mesenchymal cells in children with osteogenesis imperfecta. *Nat Med* 1999; 5:309–13, doi:10.1038/6529.

70. Koc ON et al. Allogeneic mesenchymal stem cell infusion for treatment of metachromatic leukodys-trophy (MLD) and Hurler syndrome (MPS-IH). *Bone Marrow Transplant* 2002; 30:215–22, doi:10.1038 /sj.bmt.1703650.

71. Whyte MP et al. Marrow cell transplantation for infantile hypophosphatasia. *J Bone Miner Res* 2003; 18:624–36, doi:10.1359/jbmr.2003.18.4.624.

72. Le Blanc K et al. Fetal mesenchymal stem-cell engraftment in bone after in utero transplantation in a patient with severe osteogenesis imperfecta. *Transplantation* 2005; 79:1607–14.

73. Giancotti FG, Ruoslahti E. Integrin signaling. *Science* 1999; 285:1028–32.

74. Hynes RO. The extracellular matrix: Not just pretty fibrils. *Science* 2009; 326:1216–9, doi:10.1126 /science.1176009.

75. Engler AJ, Sen S, Sweeney HL, Discher DE. Matrix elasticity directs stem cell lineage specification. *Cell* 2006; 126:677–89, doi:10.1016/j.cell.2006.06.044.

76. Bailey AJ. The nature of collagen. In: Florkin M, Stotz EH (eds). *Comprehensive Biochemistry*. New York: Elsevier, 1968:297–424.

77. Staatz WD et al. Identification of a tetrapeptide recognition sequence for the alpha 2 beta 1 integrin in collagen. *J Biol Chem* 1991; 266:7363–7.

78. DeLustro F, Condell RA, Nguyen MA, McPherson JM. A comparative study of the biologic and immunologic response to medical devices derived from dermal collagen. *J Biomed Mater Res* 1986; 20:109–20, doi:10.1002/jbm.820200110.

79. Zorlutuna P, Elsheikh A, Hasirci V. Nanopatterning of collagen scaffolds improve the mechanical properties of tissue engineered vascular grafts. *Biomacromolecules* 2009; 10:814–21, doi:10.1021 /bm801307y.

80. Zorlutuna P, Vadgama P, Hasirci V. Both sides nanopatterned tubular collagen scaffolds as tissue-engineered vascular grafts. *J Tissue Eng Regen Med* 2010; 4:628–37, doi:10.1002/term.278.

81. Waterhouse A, Wise SG, Ng MK, Weiss AS. Elastin as a nonthrombogenic biomaterial. *Tissue Eng Part B, Rev* 2011; 17:93–9, doi:10.1089/ten. TEB.2010.0432.

82. Bozzini S et al. Enzymatic cross-linking of human recombiat elastin (HELP) as biomimetic approach in vascular tissue engineering. *J Mater Sci Mater Med* 2011; 22:2641–50, doi:10.1007/s10856-011-4451-z.

83. McKenna KA et al. Mechanical property character-ization of electrospun recombinant human tropo-elastin for vascular graft biomaterials. *Acta Biomater* 2012; 8:225–33, doi:10.1016/j.actbio.2011.08.001.

84. Koens MJ et al. Controlled fabrication of triple layered and molecularly defined collagen/elastin vascular grafts resembling the native blood ves-sel. *Acta Biomater* 2010; 6:4666–74, doi:10.1016/j .actbio.2010.06.038.

85. Caves JM et al. The use of microfiber composites of elastin-like protein matrix reinforced with syn-thetic collagen in the design of vascular grafts. *Biomaterials* 2010; 31:7175–82, doi:10.1016/j .biomaterials.2010.05.014.

86. Kumar VA et al. Collagen-based substrates with tun-able strength for soft tissue engineering. *Biomater Sci* 2013; 1, doi:10.1039/C3BM60129C.

87. Gunatillake PA, Adhikari R. Biodegradable synthetic polymers for tissue engineering. *Eur Cell Mater* 2003; 5:1–16; discussion 16.

88. Verheyen CC, de Wijn JR, van Blitterswijk CA, Rozing PM, de Groot K. Examination of efferent lymph nodes after 2 years of transcortical implantation of poly(L-lactide) containing plugs: A case report. *J Biomed Mater Res* 1993; 27:1115–8, doi:10.1002 /jbm.820270817.

89. Taylor MS, Daniels AU, Andriano KP, Heller J. Six bioabsorbable polymers: In vitro acute toxicity of accumulated degradation products. *J Appl Biomater* 1994; 5:151–7, doi:10.1002/jab.770050208.

90. Hajiali H, Shahgasempour S, Naimi-Jamal MR, Peirovi H. Electrospun PGA/gelatin nanofibrous scaffolds and their potential application in vascu-lar tissue engineering. *Int J Nanomedicine* 2011; 6:2133–41, doi:10.2147/IJN.S24312.

91. Kakisis JD, Liapis CD, Breuer C, Sumpio BE. Artificial blood vessel: The Holy Grail of peripheral vascular surgery. *J Vasc Surg* 2005; 41:349–54, doi:10.1016/j .jvs.2004.12.026.

92. Cao Y et al. Forty-year journey of angiogen-esis translational research. *Sci Transl Med* 2011; 3:114rv113, doi:10.1126/scitranslmed.3003149.

93. Huang AH, Niklason LE. Engineering biological-based vascular grafts using a pulsatile bioreactor. *J Vis Exp* 2011; (52), doi:10.3791/2646.

94. Lu H, Feng Z, Gu Z, Liu C. Growth of outgrowth endothelial cells on aligned PLLA nanofibrous scaf-folds. *J Mater Sci Mater Med* 2009; 20:1937–44, doi:10.1007/s10856-009-3744-y.

95. Ku SH, Park CB. Human endothelial cell growth on mussel-inspired nanofiber scaffold for vascular tissue engineering. *Biomaterials* 2010; 31:9431–7, doi:10.1016/j.biomaterials.2010.08.071.

96. Tillman BW et al. The in vivo stability of electros-pun polycaprolactone-collagen scaffolds in vascu-lar reconstruction. *Biomaterials* 2009; 30:583–8, doi:10.1016/j.biomaterials.2008.10.006.

97. Zhao J et al. Development of nanofibrous scaf-folds for vascular tissue engineering. *Int J Biol Macromol* 2013; 56:106–13, doi:10.1016/j .ijbiomac.2013.01.027.

98. Mathews A, Colombus S, Krishnan VK, Krishnan LK. Vascular tissue construction on poly(epsilon-caprolactone) scaffolds by dynamic endothe-lial cell seeding: Effect of pore size. *J Tissue*

Eng Regen Med 2012; 6:451–61, doi:10.1002/term.449.

99. Fioretta ES, Simonet M, Smits AI, Baaijens FP, Bouten CV. Differential response of endothelial and endothelial colony forming cells on electrospun scaffolds with distinct microfiber diameters. *Biomacromolecules* 2014; 15:821–9, doi:10.1021/bm4016418.

100. Sohier J, Corre P, Perret C, Pilet P, Weiss P. Novel and simple alternative to create nanofibrillar matrices of interest for tissue engineering. *Tissue Eng. Part C, Methods* 2014; 20:285–96, doi:10.1089/ten.TEC.2013.0147.

101. Brauker JH et al. Neovascularization of synthetic membranes directed by membrane microarchitecture. *J Biomed Mater Res* 1995; 29:1517–24, doi:10.1002/jbm.820291208.

102. Bernard MP et al. Structure of a cDNA for the pro alpha 2 chain of human type I procollagen. Comparison with chick cDNA for pro alpha 2(I) identifies structurally conserved features of the protein and the gene. *Biochemistry* 1983; 22:1139–45.

103. Totonelli G et al. A rat decellularized small bowel scaffold that preserves villus-crypt architecture for intestinal regeneration. *Biomaterials* 2012; 33:3401–10, doi:10.1016/j.biomaterials.2012.01.012.

104. Totonelli G et al. Detergent enzymatic treatment for the development of a natural acellular matrix for oesophageal regeneration. *Pediatr Surg Int* 2013; 29:87–95, doi:10.1007/s00383-012-3194-3.

105. Gilbert TW, Sellaro TL, Badylak SF. Decellularization of tissues and organs. *Biomaterials* 2006; 27:3675–83, doi:10.1016/j.biomaterials.2006.02.014.

106. Hodde JP, Record RD, Liang HA, Badylak SF. Vascular endothelial growth factor in porcine-derived extracellular matrix. *Endothelium* 2001; 8:11–24.

107. Voytik-Harbin SL, Brightman AO, Kraine MR, Waisner B, Badylak SF. Identification of extractable growth factors from small intestinal submucosa. *J Cell Biochem* 1997; 67:478–91.

108. Palmer EM et al. Human helper T cell activation and differentiation is suppressed by porcine small intestinal submucosa. *Tissue Eng* 2002; 8:893–900, doi:10.1089/10763270260424259.

109. Oelschlager BK et al. Biologic prosthesis reduces recurrence after laparoscopic paraesophageal hernia repair: A multicenter, prospective, randomized trial. *Ann Surg* 2006; 244:481–90, doi:10.1097/01.sla.0000237759.42831.03.

110. Helton WS et al. Short-term outcomes with small intestinal submucosa for ventral abdominal hernia. *Arch Surg* 2005; 140:549–60; discussion 560–42, doi:10.1001/archsurg.140.6.549.

111. Franklin ME Jr et al. The use of porcine small intestinal submucosa as a prosthetic material for laparoscopic hernia repair in infected and potentially contaminated fields: Long-term follow-up. *Surg Endosc* 2008; 22:1941–6, doi:10.1007/s00464-008-0005-y.

112. Champagne BJ et al. Efficacy of anal fistula plug in closure of cryptoglandular fistulas: Long-term follow-up. *Dis Colon Rectum* 2006; 49:1817–21, doi:10.1007/s10350-006-0755-3.

113. Bejjani GK, Zabramski J, Durasis Study Group. Safety and efficacy of the porcine small intestinal submucosa dural substitute: Results of a prospective multicenter study and literature review. *J Neurosurg* 2007; 106:1028–33, doi:10.3171/jns.2007.106.6.1028.

114. Wainwright DJ. Use of an acellular allograft dermal matrix (AlloDerm) in the management of full-thickness burns. *Burns* 1995; 21:243–8.

115. Badylak S, Meurling S, Chen M, Spievack A, Simmons-Byrd A. Resorbable bioscaffold for esophageal repair in a dog model. *J Pediatr Surg* 2000; 35:1097–103, doi:10.1053/jpsu.2000.7834.

116. Badylak SF et al. Esophageal preservation in five male patients after endoscopic inner-layer circumferential resection in the setting of superficial cancer: A regenerative medicine approach with a biologic scaffold. *Tissue Eng Part A* 2011; 17:1643–50, doi:10.1089/ten.TEA.2010.0739.

117. Nieponice A, Gilbert TW, Badylak SF. Reinforcement of esophageal anastomoses with an extracellular matrix scaffold in a canine model. *Ann Thorac Surg* 2006; 82:2050–8, doi:10.1016/j.athoracsur.2006.06.036.

118. Clough A, Ball J, Smith GS, Leibman S. Porcine small intestine submucosa matrix (Surgisis) for esophageal perforation. *Ann Thorac Surg* 2011; 91:e15–6, doi:10.1016/j.athoracsur.2010.10.011.

119. Ozeki M et al. Evaluation of decellularized esophagus as a scaffold for cultured esophageal epithelial cells. *J Biomed Mater Res Part A* 2006; 79:771–8, doi:10.1002/jbm.a.30885.

120. Bhrany AD et al. Development of an esophagus acellular matrix tissue scaffold. *Tissue Eng* 2006; 12:319–30, doi:10.1089/ten.2006.12.319.

121. Gui L et al. Development of novel biodegradable polymer scaffolds for vascular tissue engineering. *Tissue Eng Part A* 2011; 17:1191–200, doi:10.1089/ten.TEA.2010.0508.

122. Dahl SL et al. Readily available tissue-engineered vascular grafts. *Sci Transl Med* 3, 68ra69, doi:10.1126/scitranslmed.3001426.

123. Atala A, Bauer SB, Soker S, Yoo JJ, Retik AB. Tissue-engineered autologous bladders for patients needing cystoplasty. *Lancet* 2006; 367:1241–6, doi:10.1016/S0140-6736(06)68438-9.

124. Raya-Rivera A et al. Tissue-engineered autologous urethras for patients who need reconstruction: An observational study. *Lancet* 2011; 377:1175–82, doi:10.1016/S0140-6736(10)62354-9.

125. Macchiarini P et al. Clinical transplantation of a tissue-engineered airway. *Lancet* 2008; 372:2023–30, doi:10.1016/S0140-6736(08)61598-6.

126. Elliott MJ et al. Stem-cell-based, tissue engineered tracheal replacement in a child: A 2-year follow-up study. *Lancet* 2012; 380(9846):994–1000, doi:10.1016

/S0140-6736(12)60737-5.

127. Olausson M et al. Transplantation of an allogeneic vein bioengineered with autologous stem cells: A proof-of-concept study. *Lancet* 2012; 380:230–7, doi:10.1016/S0140-6736(12)60633-3.

128. Shin'oka T, Imai Y, Ikada Y. Transplantation of a tissue-engineered pulmonary artery. *New Engl J Med* 2001; 344:532–3, doi:10.1056/NEJM200102153440717.

129. Jungebluth P et al. Tracheobronchial transplantation with a stem-cell-seeded bioartificial nanocomposite: A proof-of-concept study. *Lancet* 2011; 378:1997–2004, doi:10.1016/S0140-6736(11)61715-7.

130. Baptista PM et al. The use of whole organ decellularization for the generation of a vascularized liver organoid. *Hepatology* 2011; 53:604–17, doi:10.1002/hep.24067.

131. Uygun BE et al. Organ reengineering through development of a transplantable recellularized liver graft using decellularized liver matrix. *Nat Med* 2010; 16:814–20, doi:10.1038/nm.2170.

132. Uygun BE et al. Decellularization and recellularization of whole livers. *J Vis Exp* 2011; (48), doi:10.3791/2394.

133. Ott HC et al. Perfusion-decellularized matrix: Using nature's platform to engineer a bioartificial heart. *Nat Med* 2008; 14:213–21, doi:10.1038/nm1684.

134. Ott HC et al. Regeneration and orthotopic transplantation of a bioartificial lung. *Nat Med.* 2010; 16:927–33, doi:10.1038/nm.2193.

135. Vacanti JP et al. Selective cell transplantation using bioabsorbable artificial polymers as matrices. *J Pediatr Surg* 1988; 23:3–9.

136. Choi RS, Vacanti JP. Preliminary studies of tissue-engineered intestine using isolated epithelial organoid units on tubular synthetic biodegradable scaffolds. *Transplant Proc* 1997; 29:848–51.

137. Kim SS et al. Regenerative signals for tissue-engineered small intestine. *Transplant Proc* 1999; 31:657–60.

138. Grikscheit TC et al. Tissue-engineered small intestine improves recovery after massive small bowel resection. *Ann Surgery* 2004; 240:748–54.

139. Sala FG, Kunisaki SM, Ochoa ER, Vacanti J, Grikscheit TC. Tissue-engineered small intestine and stomach form from autologous tissue in a preclinical large animal model. *J Surg Res* 2009; 156:205–12, doi:10.1016/j.jss.2009.03.062.

140. Dunn JC. Is the tissue-engineered intestine clinically viable? *Nat Clin Pract Gastroenterol Hepatol* 2008; 5:366–7, doi:10.1038/ncpgasthep1151.

141. Li L, Clevers H. Coexistence of quiescent and active adult stem cells in mammals. *Science* 2010; 327:542–5, doi:10.1126/science.1180794.

142. Barker N et al. Identification of stem cells in small intestine and colon by marker gene Lgr5. *Nature* 2007; 449:1003–7, doi:10.1038/nature06196.

143. Kang HW et al. A 3D bioprinting system to produce human-scale tissue constructs with structural integrity. *Nat Biotechnol* 2016; 34:312–9, doi:10.1038/nbt.3413.

HIV 感染者的手术治疗

Alastair J. W. Millar　Brian Eley　Sharon Cox

引言

小儿人类免疫缺陷病毒（human immuno-deficiency virus，HIV）感染主要发生在非洲撒哈拉以南地区（sub-Saharan Africa，SSA）。居住于 SSA 的 15 岁以下儿童中，大约有 230 万 HIV 感染者，占全世界 260 万 HIV 感染儿童的 88%[1-2]。15 岁以下 HIV 感染儿童中，超过 90% 通过母婴传播，HIV 可在产前、分娩或母乳喂养这三个时期传播。预防母婴传播（prevention of mother-to-child transmission，PMTCT）干预计划，可以大大降低传播风险，该计划是在妊娠和母乳喂养期间，对所有感染 HIV 的妇女进行抗逆转录病毒疗法（antire-troviral therapy，ART），并在新生婴儿出生后的 6~12 周内，也对他们采取预防性的 ART[3-4]。2015 年，世界卫生组织建议所有感染 HIV 的孕妇和哺乳期妇女开始终生 ART[5-6]。扩大 PMTCT 干预计划的覆盖范围已取得了实质性进展。2014 年底，全世界 73% 感染 HIV 的孕妇和哺乳期妇女正在接受抗逆转录病毒药物治疗来预防母婴传播[1]。尽管在预防小儿 HIV 感染方面取得了进展，但许多感染 HIV 或暴露于 HIV 但未感染（HIV-exposed but unin-fected，HEU）的儿童可能仍需要进行外科手术，原因如下：①非 HIV 相关疾病威胁生命的紧急情况；② HIV 相关并发症或疾病的紧急情况；③非紧急情况，但需手术辅助 HIV 相关诊断；④儿童常规的择期手术。

大多数关于 HIV 感染患者手术预后的研究是关于成人的[7-10]。这些研究结果并不一致，但有几项研究表明，HIV 感染极少甚至不会导致患者相关疾病发病率或病死率的增加。相比之下，有关 HIV 感染儿童的手术情况和预后的信息则十分有限。

如果 HIV 感染儿童患有威胁生命的疾病，迫切需要手术治疗，就没有时间进行术前纠正合并症（例如营养不良），或进行 ART。但是，对于合并感染的患儿，可以开始适当的围手术期抗生素治疗。

外科手术也常常协助 HIV 相关的病理诊断或并发症诊断。大多数手术都有时间对疾病和合并感染进行术前治疗，并开始复方磺胺甲噁唑预防感染和 ART[8-9,11]。

目前，越来越多的 HIV 感染儿童需要常规性的择期外科手术治疗。在考虑手术时机和需求时，应考虑这些儿童的健康状况和预期寿命。如果可以推迟手术，则可以术前治疗合并症，如营养不良和合并感染，可以进行复方磺胺甲噁唑的预防性用药和 ART。术前 ART 2~3 个月或更长时间，将有效抑制病毒复制，使 HIV 相关的免疫缺陷得到部分逆转，有助于治愈疾病并降低术后感染的风险，从而改善手术总体效果。

与 HIV 感染相关的手术问题主要分为四大类（表 28.1）：①需要引流或清创的组织或器官特异性感染；②胃肠道疾病和并发症；③会阴部感染；④恶性肿瘤。

感染

大约 90% 的 HIV 感染儿童会患上黏膜皮

表 28.1 HIV 感染儿童的临床症状、病因 / 鉴别诊断和手术适应证

类型	临床症状	病因 / 鉴别诊断	手术适应证
外科感染	脓肿 坏死性筋膜炎 血流感染	金黄色葡萄球菌 链球菌属 念珠菌属 单纯疱疹病毒（HSV） 巨细胞病毒（CMV） 结核病（TB） 传染性软疣 革兰氏阴性菌，如假单胞菌	引流脓液 去除坏死组织 获得药敏试验结果直接进行抗生素治疗
食管疾病	食管炎 食管狭窄	念珠菌属 巨细胞病毒（CMV） 单纯疱疹病毒（HSV） 特发性溃疡（HIV 相关） 恶性肿瘤，如卡波西肉瘤 非 HIV 相关病原体 胃食管反流	根据造影明确狭窄 内镜下取活检，明确组织学和进行培养
腹内疾病	胃肠道出血 胃肠道穿孔 胃肠道梗阻	巨细胞病毒（CMV） 结核病（TB） 鸟分枝杆菌 - 胞内念珠菌种 恶性肿瘤，如非霍奇金淋巴瘤	内镜诊断消化道出血 穿孔和梗阻需要手术
会阴部疾病	肛瘘 湿疣 直肠阴道瘘 直肠尿道瘘	巨细胞病毒（CMV） 人乳头状瘤病毒	结肠造口术治疗直肠阴道瘘或直肠尿道瘘伴脓毒症 冷冻或激光治疗湿疣
恶性肿瘤	取决于肿瘤的部位和大小	非霍奇金淋巴瘤 卡波西肉瘤 平滑肌肉瘤	活检 手术切除

肤病，可能是感染性的，也可能是非感染性的[11]。HIV 感染有症状的儿童发生软组织感染的概率更高（图 28.1）。HIV 感染者的皮肤症状提示潜在的免疫功能状态。细菌性皮肤感染多为复发性，在非典型部位发病或由非典型微生物引起[12]（图 28.2）。引起皮肤感染最常见的微生物是金黄色葡萄球菌和链球菌。这些通常表现为蜂窝组织炎、脓肿、丹毒、疖（偶有传播性）、持续性和复发性毛囊炎，以及脓疱疮。脓性肌炎的报道也越来越多，这可能与金黄色葡萄球菌定植的风险增加有关。革兰氏阴性菌也会引起严重的深层皮肤感染，尤其是假单胞菌，它可能会引起皮肤症状，包括

坏疽性深脓疱病和丘疹样皮疹，常见于会阴部[13]。致命性毛霉菌感染可产生类似特征[14]（图 28.3a 至图 28.3c）。

目前细菌性皮肤感染的管理原则都是针对未暴露于 HIV 的儿童，包括适当的抗生素和必要时手术引流或清创术。由于免疫受损的患者可能无法产生有效地控制感染的系统性反应，对快速传播的感染或坏死性筋膜炎必须保持高度警惕[15]。

传染性软疣（图 28.4）是一种常见的由 DNA 痘病毒引起的病毒感染，发病率高，且外观与未暴露于 HIV 患者相同，但往往更广泛和更易复发，通常发生在面部和颈部[16]。

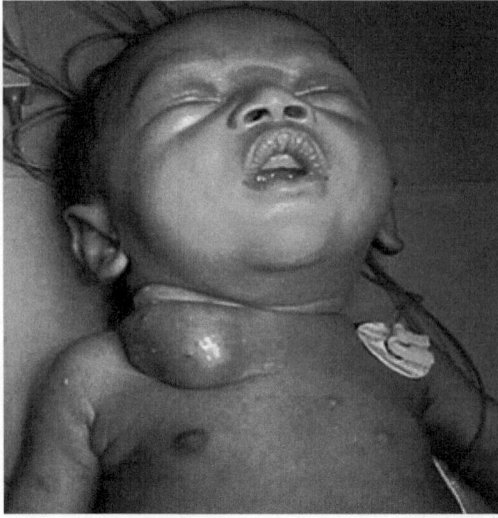

图 28.1 广泛性化脓性颈淋巴结炎，伴有多处前胸壁和上肢软组织脓肿

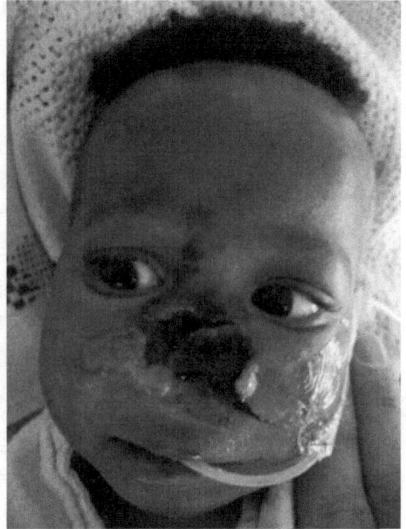

图 28.2 走马疳（坏疽性口炎）坏死性面部软组织感染

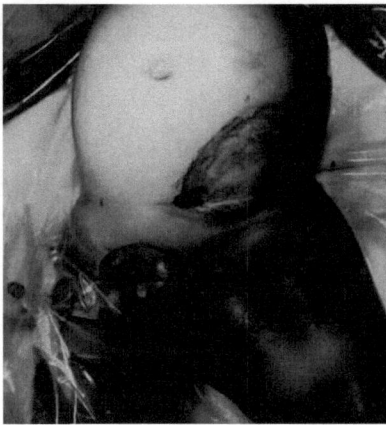

（a）

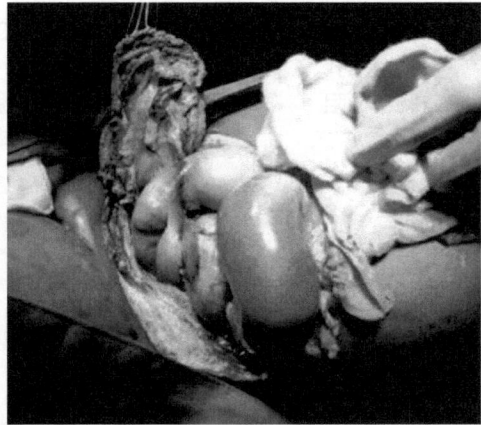

（b）

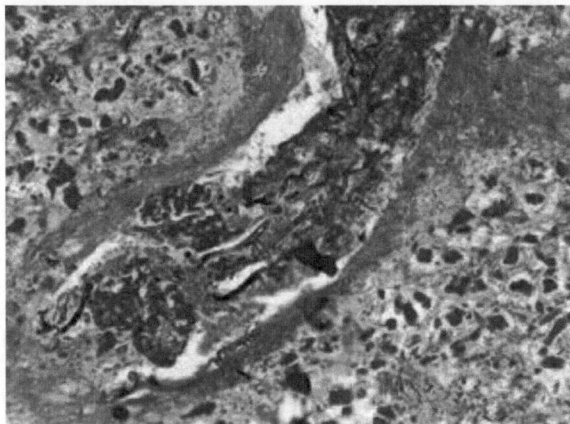

（c）

图 28.3 毛霉菌病。（a）急性快速扩散的腹前壁软组织感染，股血管和腹壁下血管血栓形成。（b）手术切除的腹壁和肠坏死。（c）从切除组织的组织学上可以看出，毛霉菌病分支菌丝广泛侵入血管

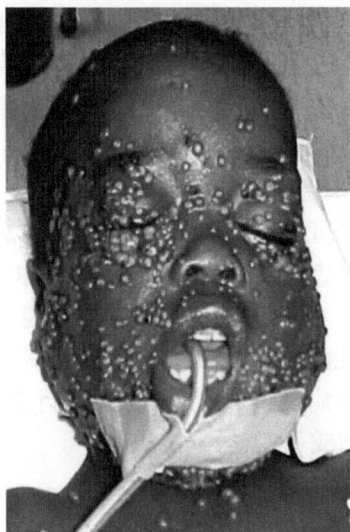

图 28.4 HIV 患儿的面部布满传染性软疣

出生后不久接种卡介苗（bacillus Calmette-Guérin，BCG）进行免疫，是中低收入国家广泛采取的措施。通常在右上臂肱三头肌进行皮内注射疫苗，接种后常发生并发症[17]。在具有免疫能力的健康婴儿中，接种部位和同侧腋窝淋巴结可能会发生局部反应。在感染了 HIV 的儿童中，可能会发生局部溃疡或脓肿，同侧腋窝淋巴结化脓性病变，伴有或不伴有瘘管形成（图 28.5a 和图 28.5b），以及会发生弥漫性 BCG 感染，尤其是 ART 导致的免疫重建炎症综合征[18]。南非的研究表明，6% 的 HIV 感染儿童在开始 ART 后平均 34 天会出现 BCG 并发症，而 1% 会发生弥漫性 BCG 感染[19-20]。疫苗部位和局部淋巴结肿大治疗疗程较长，但通常无特殊干预也可自发好转。也可能需要脓肿引流或手术切除。弥漫性 BCG 感染可通过联合抗分枝杆菌疗法治疗[19,21]。

胃肠道疾病

食管炎是感染 HIV 儿童的常见疾病，可能导致长期不适和营养不良，患儿坚持接受 ART，但发病率和死亡率仍在上升[22]。在感染 HIV 的儿童中，食管症状的发生率仅次于腹泻[22]。食管疾病可能预示着长期预后不佳，因为它反映出严重的 HIV 免疫缺陷。机会性感染是食管疾病的主要原因。大多数食管炎的病因治疗成功率通常较高，尤其是 ART，可改善生活质量[23]。

食管疾病的鉴别诊断包括以下内容：

①食管炎或溃疡。感染性病因常见，最常见的是念珠菌，其次是巨细胞病毒（cytomegalovirus，CMV），单纯疱疹病毒和特发性感染性溃疡。由于症状的重叠，内镜和活检可从病理上进行鉴别[23]。抗病毒药和抗真菌药的数量不断增加，有助于更有针对性地治疗。

②食管狭窄。未治疗的或广泛形成的溃

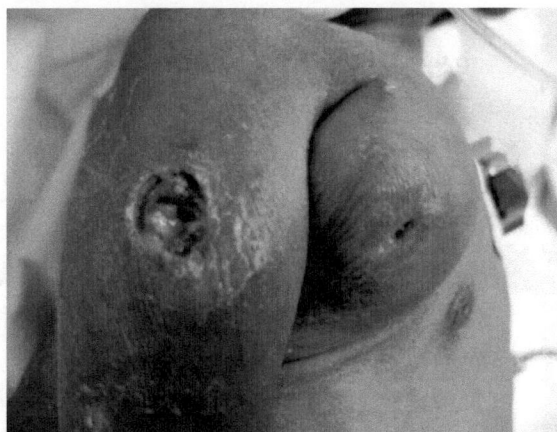

（a）

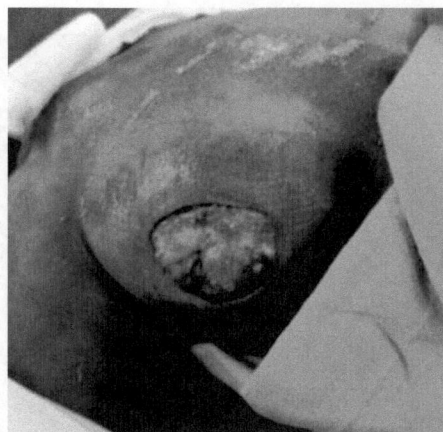

（b）

图 28.5 播散性卡介苗病。（a）在 BCG 部位溃疡，手术切开的淋巴结脓肿。（b）需进行刮除术的炎症性溃疡

痪最终可形成狭窄,约 10% 的患者发生狭窄。狭窄很难治疗,因为食管对扩张反应很差,可能需要食管置换手术 [24]。

腹内疾病

对于有腹内症状且需要手术治疗的儿童,其诊断和治疗十分具有挑战性。由于潜在的免疫抑制、免疫低下和抗生素的使用,局部症状和体征常具误导性。源自胃肠道出血、扩张、梗阻、穿孔的腹痛和压痛,是 HIV 感染儿童腹内疾病的最常见临床症状 [25]。

胃肠道出血是重要病因,可以由机会性感染(CMV 或念珠菌感染)、与 HIV 相关恶性肿瘤(卡波西肉瘤、平滑肌肉瘤或淋巴瘤)引起或与 HIV 感染无关 [26]。胃肠道出血也可能是 CMV 结肠炎、结核病(tuberculosis,TB)、恶性肿瘤或特发性结肠溃疡所致。由于鉴别诊断的范围广,因此需要通过内镜发现出血来源 [27]。腹胀可继发于慢性腹泻,肠梗阻。肠梗阻的原因有很多,包括炎症和感染等,其中以 TB 为主。较不常见的是继发于淋巴瘤或卡波西肉瘤的肿瘤性梗阻,可能是肿瘤侵袭性肠渗出或局部疾病和肠套叠引起的 [28]。在新生儿中,ART 的使用可造成功能性肠梗阻。

胃肠道穿孔可能继发于 CMV 感染(图 28.6),TB 或淋巴瘤。慢性腹泻的婴儿可能因肠穿孔而发展为腹膜炎 [29]。HIV 感染和 HEU

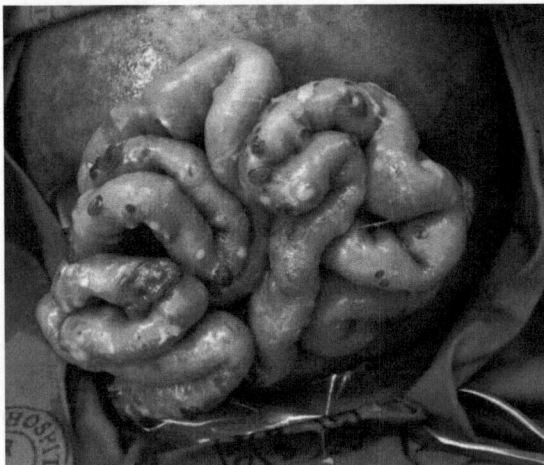

图 28.6 HIV 感染的儿童因 CMV 感染多发小肠穿孔

的新生儿伴坏死性小肠结肠炎时,死亡率可能比正常的婴儿高,且更容易发展为全身性疾病 [30]。新生儿期以外的婴幼儿可能出现急性胃肠炎伴休克,并发展为坏死性小肠结肠炎,导致大小肠广泛性坏死。

腹痛可能由疾病或手术引起。感染和肿瘤可能会表现为腹痛。然而,在 ART 方案中使用的核苷逆转录酶抑制剂,可能会导致胰腺炎或乳酸性酸中毒,从而引起腹痛。因此必须对疼痛的 HIV 感染患儿进行全面检查,寻找药物或手术诱因。

会阴部疾病

感染 HIV 的儿童易发生直肠周围脓肿和肛瘘。几例关于直肠阴道瘘和直肠尿道瘘的报告表明其脓毒症的发生率增加 [29,31-32]。治疗包括清创术和抗生素,偶尔辅以近端结肠造口术。据报道,直接修复的效果较差,但在开始 ART 之前效果可能较好。

肛门湿疣在儿童中很少见,但在 HIV 患儿中发病率增加,且表现为广泛和 / 或复发性病变。肛门湿疣可能与性虐待有关。在多数情况下,可以通过冷冻疗法,电凝法或在全身麻醉下的 CO_2 激光消融术治疗肛门湿疣,手术时应注意不要涉及整个肛周,以避免肛门狭窄。如果病变广泛,则需要分阶段进行 [33]。

恶性肿瘤

HIV 患儿患恶性肿瘤的风险更高,肿瘤占艾滋病定义事件的 2%[34]。艾滋病定义事件包括卡波西肉瘤(图 28.7),非霍奇金淋巴瘤(non-Hodgkin lymphoma,NHL)和宫颈癌 [35]。尽管平滑肌肉瘤和平滑肌瘤在 HIV 患者中发病率较高,但不属于艾滋病定义事件。由于人类疱疹病毒 8 型感染在非洲非常普遍,促进卡波西肉瘤的发生,因此卡波西肉瘤是非洲 HIV 感染者中最常见的恶性肿瘤。NHL 是非洲第二常见的 HIV 相关恶性肿瘤,也是世界其他地区最常见的 HIV 相关恶性肿瘤。EB 病毒（Epstein-Barr virus，EBV）感染通常早于 NHL。南非最近的一项研究表明，卡波西肉瘤和 NHL 是 HIV 患儿中最常见的恶性肿瘤。此外，经 ART 后，癌症风险会降低，但随着年龄和免疫缺陷程度的增加而增加[36]。恶性肿瘤的治疗采用 ART、化疗和放疗的联合疗法。手术通常局限于组织活检或并发症的治疗。

偶发的实体肿瘤必须进行治疗，手术方式与未感染 HIV 的儿童一样，且在对实体肿瘤是否有转移扩散进行探查时，应考虑同时存在的疾病，特别是 TB[34]。据报道，原发性肿瘤患者合并感染的死亡率更高。患有 HIV 合并恶性肿瘤的儿童应尽快接受 ART。广泛应用 ART 可延长预期寿命，但可能会导致实体器官恶性肿瘤的发病率增加[37-38]。

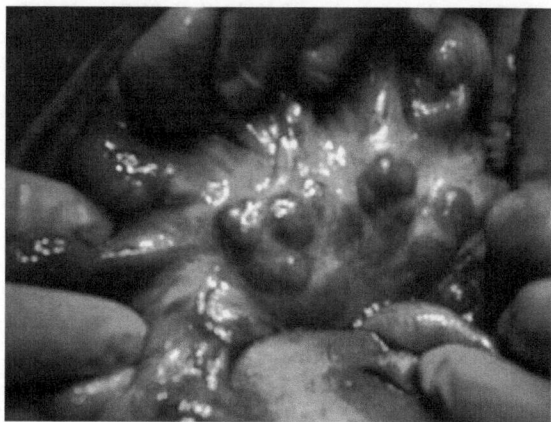

图 28.7 卡波西肉瘤累及肠系膜，在患儿中表现为肠套叠

小儿 HIV 感染的医学方面及其对手术的影响

感染 HIV 的儿童无论在社区或医院都有很高的细菌感染的风险。与非 HIV 感染患儿相比，HIV 患儿的感染可能更严重，病程耗时更长或有更严重的后果。细菌感染可涉及任何系统，或出现血流感染。感染可能是由多种细菌或耐药菌引起的，这对围手术期预防性抗生素的选择有很大影响[39-40]。

肺储备量减少和肺部并发症的增加，是大手术中令人关注的问题[39]。HIV 患儿的肺部并发症发生率很高，可以是感染性或非感染性的。HIV 患儿的呼吸道感染可能会累及上呼吸道或下呼吸道，从而影响麻醉期间的气道管理[41]。扁桃体肿大会导致上呼吸道梗阻，增加气管插管难度。HIV 感染儿童的慢性肺病发病率增加会影响麻醉管理和围手术期管理[42]。最后，感染风险的增加可能导致医院获得性肺炎，使术后病程复杂化。

在中低收入国家，HIV 感染儿童易患 TB。用于治疗肺结核的利福平，与针对其他疾病的治疗药物（包括抗逆转录病毒药物）之间，存在药物的相互作用，这给用药带来挑战，可能会影响药物选择，包括需要手术的儿童的麻醉药和镇痛药[5]。

HIV 感染的血液症状包括贫血，中性粒细胞减少，淋巴细胞减少和血小板减少[3,43]。贫血已被确认是 HIV 进展和死亡的重要独立危险因素。严重的血小板减少和贫血会导致晚期疾病发生和预后不良。血小板减少会导致出血，需要补充血液制品，这使手术过程变得复杂，导致围手术期并发症增加。

胃肠道功能障碍包括腹泻、恶心、呕吐、吞咽困难或吞咽痛，在 HIV 患儿中发生率较高。腹部手术可能会导致术后肠梗阻。肠梗阻与先前存在的肠道功能障碍同时存在，使术后的液体管理和喂养更加困难。此外，在气道器械或鼻胃管插入过程中胃肠道容易受到创伤，继发吞咽痛和吞咽困难，导致出血或穿孔。

营养不良是小儿 HIV 感染最常见和最严重的并发症之一，增加了发病率和病死率。南部非洲一些国家关于约 18 000 例 HIV 患儿的统计数据表明，患儿在开始 ART 时体重不足占 50%，发育不良占 66%，消瘦占 16%[44]。营养不良是手术不良后果的独立危险因素。

HIV 患儿有发生代谢并发症的风险，其

中一些可能是 HIV 感染或 ART 之后的并发症。在 HIV 患儿的整体管理中(包括围手术期在内),必须考虑此类并发症对手术和麻醉的影响[41-42]。

HIV 患儿的术后疼痛控制可能具有挑战性。为了适当地控制疼痛,可能需要联合用药,因此可能会增加正在接受 ART 或其他药物治疗的儿童体内药物相互作用的可能性[45]。

HIV 感染儿童的手术预后

很少有关于 HIV 感染儿童手术预后的前瞻性数据[46-47]。首次关于 HIV 感染儿童手术预后的报道很简短,重点是手术流程和医疗感染的风险。随后,一些系列病例报告了有关 HIV 感染儿童特异性的手术条件,但并未描述手术的结果或并发症,不过据报道,新生儿组术后死亡率高达 30%。这些报道的患儿大多数没有接受 ART。

已经发表的一些病例报告或一系列病例手术,引起人们对伤口愈合不良和并发症的担忧[46,48-49]。最近一项研究针对接受微创手术(minimally invasive surgery, MIS)诊断和治疗的 48 名 HIV 患儿,其结论是,MIS 可能是 HIV 感染儿童进行手术的安全术式,但是某些常规手术(例如胃底折叠术)会更加困难,并且易发生并发症[50]。2009 年,一项有关 HIV 感染儿童和 HIV 暴露儿童接受手术的最大样本系列研究完成并发表,但该报告的重点是疾病的临床表现,仅指出发病率较高。此外,该研究没有设置对照组[51]。目前仅有一项前瞻性队列研究比较了 HIV 患儿和 HIV 未感染儿童的结局,该研究指出,HIV 感染是导致儿童术后并发症的最重要风险因素,风险高出近 12 倍。死亡率和住院时间也显著增加[2]。

影响术后并发症的因素

有几个因素可能会影响 HIV 患儿术后并发症的发生率[2,52]。ART 降低了病死率和发病率,改善了生活质量,并且减慢了病程进展[53-54]。它抑制病毒复制,降低血浆 HIV 载量,逆转 CD4 细胞损耗,改善整体免疫功能,以及降低感染和 HIV 相关恶性肿瘤的风险。有两项关于成人的研究,探索 ART 是否为手术并发症的独立预测因素。在两项研究中,术前至少 2~3 个月给予患者三种药物进行 ART。两项研究均未发现 ART 可降低术后并发症。同样,在儿科研究中,未发现短期围手术期 ART 对降低术后并发症风险有统计学意义。因此,择期手术前接受短期 ART 似乎并不明智[55]。然而,较长时间的术前 ART 是否能提高手术结果,尤其是免疫恢复程度,都还没有经过严格和科学的评估。

一项评估研究表明,在接受了肛门直肠手术的 HIV 感染成人患者中,只有 40% 的患者的伤口在术后 3 个月内完全恢复。当 CD4 细胞绝对计数小于 $50 \times 10^6/L$ 时,伤口愈合明显延迟。然而,HIV 感染的临床阶段、患者年龄和血清白蛋白浓度都不是伤口愈合的重要指标[56]。另一项评估研究了 HIV 感染成人接受侵入性操作或外科手术的结局,其中术前白细胞总计数、术后 CD4 细胞绝对计数和术后血浆病毒载量与死亡率相关,且术后 CD4 细胞计数是术后感染和其他并发症的独立预测因素,CD4 细胞百分比降低是感染以外的其他并发症的独立预测因素[57]。

只有一项儿科研究评估了 HIV 患儿术后并发症的预测因素。尽管这项研究受到样本量的限制,并且晚期 HIV 患儿的比例很高,但研究发现,年龄不到 1 岁和大手术是术后并发症的预测因素。营养不良,HIV 感染的临床分期,ART 和手术类型与术后并发症无关[55]。

暴露于 HIV 但未感染的儿童

PMTCT 干预计划成功的结果是,目前世界上有大量的 HEU 婴儿和儿童,主要位于中低收入国家。与未暴露于 HIV 的儿童相比,HEU 的婴幼儿的发病率和死亡率增加,主

要是因为感染 [30,58]。最近的一项研究表明，HEU 儿童住院的可能性是普通儿童的两倍，主要是因侵袭性肺炎球菌感染，而与未暴露于 HIV 的儿童相比，小于 6 个月的儿童在侵袭性肺炎球菌感染时的死亡率更高 [59]。HEU 婴儿感染风险增加的原因是多方面的，包括在 HIV 感染的家庭出生有关的不利社会因素，母乳喂养时间缩短，以及营养不良的高风险。此外，据报道，HEU 婴儿有一系列免疫学改变，这使他们容易发生各种感染 [60]。感染易感性增加，可能会增加术后并发症的风险，营养不良也可能影响术后结果，增加感染的风险和伤口愈合延迟。在一项前瞻性研究中，我们注意到，与未暴露于 HIV 的儿童相比，HEU 儿童发生术后并发症和死亡的风险更高，但这种风险低于 HIV 患儿 [30]。

结论

　　HIV 患儿可能会出现 HIV 感染所特有的疾病和常见的外科疾病。无论他们是否感染了 HIV，暴露于 HIV 增加所有儿童术后并发症和死亡的风险。但是，HIV 患者发生并发症的风险要高得多。这些发现似乎与择期手术或急诊手术无关，在大型外科手术后，不良结局的风险更高。早期接受 ART 可降低 HIV 感染婴儿和儿童的死亡率。但是，需要进行进一步的研究以优化手术前 ART 的持续时间。

（杨思思 译　高志刚 审校）

参考文献

1. UNAIDS. How AIDS changed everything. MDG6: 15 years, 15 kessons of hope from the AIDS response, 2015. Available from http://www.unaids.org/sites/default/files/media_asset/MDG6Report_en.pdf
2. Karpelowsky JS et al. Comparison of in-hospital morbidity and mortality in HIV-infected and uninfected children after surgery. Pediatr Surg Int 2012; 28(10): 1007–14.
3. Eley BS et al. A prospective, cross-sectional study of anaemia and peripheral iron status in antiretroviral naive, HIV-1 infected children in Cape Town, South Africa. BMC Infect Dis 2002; 2: 3.
4. World Health Organization. Consolidated guidelines on the use of antiretroviral drugs for treating and preventing HIV infection: Recommendations for a public health approach, June 2013. Available from http://apps.who.int/iris/bitstream/10665/85321/1/9789241505727_eng.pdf?ua=1
5. World Health Organization. Antiretroviral therapy of HIV infection in infants and children: Towards universal access. Recommendations for a public health approach, 2010 revision. January 12, 2011. Available from http://whqlibdoc.who.int/publications/2010/9789241599801_eng.pdf
6. World Health Organization Guideline on when to start antiretroviral therapy and on pre-exposure prophylaxis for HIV, September 2015. Available from http://apps.who.int/iris/bitstream/10665/186275/1/9789241509565_eng.pdf?ua=1
7. Yii MK, Saunder A, Scott DF. Abdominal surgery in HIV/AIDS patients: Indications, operative management, pathology and outcome. Aust N Z J Surg 1995; 65(5): 320–6.
8. Shelburne SA et al. Incidence and risk factors for immune reconstitution inflammatory syndrome during highly active antiretroviral therapy. AIDS 2005; 19(4): 399–406.
9. Madiba TE, Muckart DJ, Thomson SR. Human immunodeficiency disease: How should it affect surgical decision making? World J Surg 2009; 33(5): 899–909.
10. Horberg MA et al. Surgical outcomes in human immunodeficiency virus-infected patients in the era of highly active antiretroviral therapy. Arch Surg 2006; 141(12): 1238–45.
11. Stefanaki C, Stratigos AJ, Stratigos JD. Skin manifestations of HIV-1 infection in children. Clin Dermatol 2002; 20(1): 74–86.
12. Prose NS. Cutaneous manifestations of HIV infection in children. Dermatol Clin 1991; 9(3): 543–50.
13. Flores G, Stavola JJ, Noel GJ. Bacteremia due to Pseudomonas aeruginosa in children with AIDS. Clin Infect Dis 1993; 16(5): 706–8.
14. Machoki S, Mugambia AT, Coxa S, Pillayb K, Numanoglua AJWMaA. Disseminated mucormycosis and necrotizing fasciitisin immune-compromised patients: Two case reports. Ann Ped Surg 2015; 11: 35–7.
15. Pijnenburg MW, Cotton MF. Necrotising fasciitis in an HIV-1-infected infant. S Afr Med J 2001; 91(6): 500–1.
16. Prose NS. Cutaneous manifestations of pediatric HIV infection. Pediatr Dermatol 1992; 9(4): 326–8.
17. Alexander A, Rode H. Adverse reactions to the bacillus Calmette–Guerin vaccine in HIV-positive infants. J Pediatr Surg 2007; 42(3): 549–52.
18. Puthanakit T et al. Immune reconstitution syndrome from nontuberculous mycobacterial infection after initiation of antiretroviral therapy in children with HIV infection. Pediatr Infect Dis J 2006; 25(7): 645–8.
19. Nuttall JJ et al. Bacillus Calmette–Guerin (BCG) vaccine-induced complications in children treated

with highly active antiretroviral therapy. *Int J Infect Dis* 2008; 12(6): e99–105.

20. Hesseling AC et al. Disseminated bacille Calmette–Guerin disease in HIV-infected South African infants. *Bull World Health Organ* 2009; 87(7): 505–11.

21. Hesseling AC et al. Bacille Calmette–Guerin vaccine-induced disease in HIV-infected and HIV-uninfected children. *Clin Infect Dis* 2006; 42(4): 548–58.

22. Fantry L. Gastrointestinal infections in the immuno-compromised host. *Curr Opin Gastroenterol* 2003; 19(1): 37–41.

23. Cooke ML, Goddard EA, Brown RA. Endoscopy findings in HIV-infected children from sub-Saharan Africa. *J Trop Pediatr* 2009; 55(4): 238–43.

24. Issa RA et al. Esophagectomy in a patient with AIDS. *Dis Esophagus* 2004; 17(3): 270–2.

25. Bowley DM et al. Surgeons are failing to recognize children with HIV infection. *J Pediatr Surg* 2007; 42(2): 431–4.

26. Balderas V, Spechler SJ. Upper gastrointestinal bleeding in a patient with AIDS. *Nat Clin Pract Gastroenterol Hepatol* 2006; 3(6): 349–53, quiz following 353.

27. Zanolla G et al. Massive lower gastrointestinal hemorrhage caused by CMV disease as a presentation of HIV in an infant. *Pediatr Surg Int* 2001; 17(1): 65–7.

28. Cairncross LL et al. Kaposi sarcoma in children with HIV: A clinical series from Red Cross Children's Hospital. *J Pediatr Surg* 2009; 44(2): 373–6.

29. Kahn E. Gastrointestinal manifestations in pediatric AIDS. *Pediatr Pathol Lab Med* 1997; 17(2): 171–208.

30. Karpelowsky JS et al. Outcome of HIV-exposed uninfected children undergoing surgery. *BMC Pediatr* 2011; 11: 69.

31. Wiersma R. HIV-positive African children with rectal fistulae. *J Pediatr Surg* 2003; 38(1): 62–4; discussion 62–4.

32. Banieghbal B, Fonseca J. Acquired rectovaginal fistulae in South Africa. *Arch Dis Child* 1997; 77(1): 94.

33. Johnson PJ, Mirzai TH, Bentz ML. Carbon dioxide laser ablation of anogenital condyloma acuminata in pediatric patients. *Ann Plast Surg* 1997; 39(6): 578–82.

34. Hadley GP, Naude F. Malignant solid tumour, HIV infection and tuberculosis in children: An unholy triad. *Pediatr Surg Int* 2009; 25(8): 697–701.

35. Stefan DC et al. Infection with human immunodeficiency virus-1 (HIV) among children with cancer in South Africa. *Pediatr Blood Cancer* 2011; 56(1): 77–9.

36. Bohlius J et al. Incidence of AIDS-defining and other cancers in HIV-infected children on South Africa: Record linkage study. *Pediatr Infect Dis J*, 2016; 35(6): e164–70.

37. Caselli D et al. Human immunodeficiency virus–related cancer in children: Incidence and treatment outcome—Report of the Italian Register. *J Clin Oncol* 2000; 18(22): 3854–61.

38. Biggar RJ, Frisch M, Goedert JJ. Risk of cancer in children with AIDS. AIDS–Cancer Match Registry Study Group. *JAMA* 2000; 284(2): 205–9.

39. Zar HJ. Pneumonia in HIV-infected and HIV-uninfected children in developing countries: Epidemiology, clinical features, and management. *Curr Opin Pulm Med* 2004; 10(3): 176–82.

40. George R et al. Pulmonary infections in HIV-positive children. *Pediatr Radiol* 2009; 39(6): 545–54.

41. Bosenberg AT. Pediatric anesthesia in developing countries. *Curr Opin Anaesthesiol* 2007; 20(3): 204–10.

42. Leelanukrom R, Pancharoen C. Anesthesia in HIV-infected children. *Paediatr Anaesth* 2007; 17(6): 509–19.

43. Calis JC et al. HIV-associated anemia in children: A systematic review from a global perspective. *AIDS* 2008; 22(10): 1099–112.

44. Gsponer T et al. Variability of growth in children starting antiretroviral treatment in southern Africa. *Pediatrics* 2012; 130(4): e966–77.

45. Abuzaitoun OR, Hanson IC. Organ-specific manifestations of HIV disease in children. *Pediatr Clin North Am* 2000; 47(1): 109–25.

46. Nelson L, Fried M, Stewart K. HIV-infected patients: The risks of surgery. *J Perioper Pract* 2009; 19(1): 24–30.

47. Mattioli G et al. Risk management in pediatric surgery. *Pediatr Surg Int* 2009; 25(8): 683–90.

48. Kleinhaus S et al. The management of surgery in infants and children with the acquired immune deficiency syndrome. *J Pediatr Surg* 1985; 20(5): 497–8.

49. Beaver BL et al. Surgical intervention in children with human immunodeficiency virus infection. *J Pediatr Surg* 1990; 25(1): 79–82; discussion 82–4.

50. Banieghbal B. Minimally invasive surgery for children with HIV/AIDS. *J Laparoendosc Adv Surg Tech A* 2009; 19(1): 97–101.

51. Karpelowsky JS et al. Outcomes of human immunodeficiency virus-infected and -exposed children undergoing surgery—A prospective study. *J Pediatr Surg* 2009; 44(4): 681–7.

52. Desfrere L et al. Increased incidence of necrotizing enterocolitis in premature infants born to HIV-positive mothers. *AIDS* 2005; 19(14): 1487–93.

53. Violari A et al. Early antiretroviral therapy and mortality among HIV-infected infants. *N Engl J Med* 2008; 359(21): 2233–44.

54. Davies MA et al. Outcomes of the South African National Antiretroviral Treatment Programme for children: The IeDEA Southern Africa collaboration. *S Afr Med J* 2009; 99(10): 730–7.

55. Karpelowsky JS et al. Predictors of postoperative complications in HIV-infected children undergoing surgery. *J Pediatr Surg* 2011; 46(4): 674–8.

56. Lord RV. Anorectal surgery in patients infected with human immunodeficiency virus: Factors associated with delayed wound healing. *Ann Surg* 1997; 226(1): 92–9.

57. Tran HS et al. Predictors of operative outcome in patients with human immunodeficiency virus infection and acquired immunodeficiency syndrome. *Am J Surg* 2000; 180(3): 228–33.

58. Slogrove AL, Cotton MF, Esser MM. Severe infections in HIV-exposed uninfected infants: Clinical evidence of immunodeficiency. *J Trop Pediatr* 2010; 56(2): 75–81.

59. von Mollendorf C et al. Increased risk for and mortality from invasive pneumococcal disease in HIV-exposed but uninfected infants aged <1 year in South Africa, 2009–2013. *Clin Infect Dis* 2015; 60(9): 1346–56.

60. Mofenson LM. Editorial commentary: New challenges in the elimination of pediatric HIV infection: The expanding population of HIV-exposed but uninfected children. *Clin Infect Dis* 2015; 60(9): 1357–60.

肝 移 植

Alastair J. W. Millar　　Cwn Spearman

引言

历史

　　婴儿肝脏疾病的高死亡率是促进肝移植发展的主要因素之一，个体化手术方案极大地促进了肝移植技术的进步。1963 年，Starzl[1]为一位三岁的胆道闭锁患儿施行了首例人类肝移植手术，这位患儿最终因无法耐受手术去世。直到 4 年后，他才"成功"通过肝移植让一位患有肝脏恶性肿瘤的 18 个月大女婴存活了 400 天。这位患儿最终死于肿瘤播散转移。此后 10 年间，肝移植后 1 年死亡率一直高约 50%，直到 1980 年环孢素的发现才使生存率显著增加。1983 年 6 月，在美国国家卫生研究院合作发展会议上，肝移植被正式列为治疗终末期肝病的有效方法。10 年后，一种更有效的钙调磷酸酶抑制药他克莫司问世，进一步推动了肝移植的发展。这些技术包括减体积肝移植[2]、劈离式肝移植[3]和活体肝移植[4]。

　　过去 40 年间，我们在患者选择、器官保存、外科技术、麻醉管理、术前及术后护理、免疫抑制剂改良以及免疫抑制患者管理上的进步显著改善了肝移植患儿的预后，并且适应证越来越广[5]（表 29.1）。

　　新生儿血色素沉积症和胆道闭锁导致的肝衰竭是导致婴儿肝移植的最常见病因。

　　目前器官共享联合网络的儿童 Kaplan-Meier 生存曲线预测患儿和移植物的 1 年生存率分别为 86%~93% 和 78%~87%，5 年生存率分别为 77%~86% 和 63%~75%，10 年生存率分别为 75% 和 61%。

　　根据器官移植受者年龄的不同，生存曲线表也有所变化：1 年总体生存率和移植物生存率在 1 岁以下受者分别为 89% 和 81%，1~5 岁受者分别为 86% 和 78%，6~10 岁受者分别为 91% 和 84%，11~17 岁受者分别为 93% 和 87%。5 年总体生存率和移植物生存率在 1 岁以下受者分别为 78% 和 63%，1~5 岁受者分别为 77% 和 67%，6~10 岁受者分别为 86% 和 75%，11~17 岁受者分别为 81% 和 67%[5-6]。

　　保证移植受者良好的生活质量应当成为移植疗效标准，但从某种程度上讲，这又依赖于移植前健康状况，尤其是慢性肝功能损伤和胆汁淤积导致神经发育迟滞的营养不良患儿。生存期最长的一例肝移植患者，在术后 46 年仍旧维持健康的状态。目前，器官供者严重短缺阻碍了移植的发展。此外，免疫抑制治疗的长期副作用、经济因素以及一些伦理问题仍然存在。现在人们关注的焦点已经从最初的移植后生存率转移到了移植后远期生活质量上。我们通过极具创新的方式解决了器官短缺的问题，减体积肝移植甚至减至单段肝叶、将肝脏劈离成两个功能单位分别提供给两位受者以及使用活体亲属供者和无心跳供者的肝脏等技术得到了越来越多的应用。

适应证

　　在婴儿和儿童死因中，肝脏疾病通常是被低估的。这可能是因为过去大部分儿童肝脏疾病会导致病情急剧恶化，甚至死亡。在发达国家和发展中国家，儿童肝移植已被确立为儿童终末期慢性肝病和急性或者亚急性肝衰竭的常规治疗手段（表29.1）。几乎所有的儿童肝脏疾病都会因肝细胞衰竭而加重。这包括由代谢因素、有毒物质、病毒感染和慢性器质性疾病导致的急性或者亚急性肝衰竭，其中以胆道闭锁、胆道发育不良、自身免疫性肝炎、病毒性肝炎和一些代谢性疾病最常见[5]。甲型和乙型肝炎疫苗的广泛使用显著降低了急性肝衰竭发生率。部分代谢性疾病表现为肝细胞性，另外一些代谢性疾病可以有更广泛的全身系统性表现，比如酪氨酸血症、肝豆状核变性、高糖蛋白血症、糖原贮积症和原发性高草酸尿症。产前母亲静脉注射免疫球蛋白、血浆置换和新生儿静脉注射免疫球蛋白，这些新疗法在新生儿血色素沉积症导致的急性肝衰竭中的应用，降低了这一类患儿的肝移植需求[7-8]。

在Ⅰ型原发性高草酸尿症婴儿中，先期进行肝移植的创新性疗法可能可以避免后期的肾移植[9]。

婴儿型血管内皮瘤是一种肝移植的少见指征，在类固醇和普萘洛尔药物治疗、外科手术切除、肝动脉结扎或者栓塞均失败时可考虑，其预后仍然比较乐观[10]。

有良好呼吸储备功能的囊性纤维化患儿出现早发性进行性肝脏疾病可能需要单独肝移植治疗。

在需要长期全肠外营养的婴儿中，有40%~60%的患儿会出现肠衰竭相关性肝脏疾病（intestinal failure-associated liver disease，IFALD）。患儿如能耐受手术，单独肝移植可能是挽救短肠综合征和IFALD患儿生命的一个选择。修订后的单独肝移植标准包括进行性IFALD，无回盲瓣的50cm功能性肠段或者存在回盲瓣的30cm功能性肠段，50%能量经肠道摄入能耐受4周并生长良好。肠道运动功能障碍儿童都需要进行肝肠联合移植的评估，除非运动障碍已经解决并且很少有感染。

完全肠适应可能还需要非移植手术的帮助，但远期生存率仍然高于50%[11]。

表29.1 儿童肝移植手术适应证

代谢性疾病（先天性代谢异常）
（a）α1-抗胰蛋白酶缺乏症
（b）酪氨酸血症
（c）糖原贮积症Ⅲ型和Ⅳ型
（d）肝豆状核变性
（e）新生儿血色素沉积症
（f）高胆固醇血症
（g）囊性纤维化
（h）高草酸尿症（先发或者合并肾移植）
（i）血友病A、血友病B
（j）蛋白C缺乏症
（k）克纳综合征
（l）尿素循环缺陷

急性和慢性肝炎
（a）暴发性肝衰竭（由病毒、毒素或者药物引起）
（b）慢性肝炎（乙型肝炎、丙型肝炎等；毒素、自身免疫、特发性）

肝内胆汁淤积
（a）新生儿肝炎
（b）先天性肝内胆管发育不良征
（c）胆管发育不良
（d）家族性胆汁淤积
（e）原发性硬化性胆管炎

胆道梗阻性疾病
（a）胆道闭锁
（b）胆总管囊肿合并肝硬化

肿瘤
（a）肝母细胞瘤
（b）肝细胞癌
（c）肉瘤
（d）血管内皮瘤

其他
（a）隐源性肝硬化
（b）先天性肝纤维化
（c）卡罗利病
（d）巴德-基亚里综合征
（e）长期肠外营养引起的肝硬化

评估

一般来说，所有慢性肝病出现终末期肝病并发症或急性肝衰竭出现明确指标提示预后不良时，肝移植应被视为一种治疗选择。

事实上肝移植的禁忌证很少（表29.2）。这些禁忌证包括无法控制的全身性细菌、病毒或者真菌感染，肝外恶性肿瘤，发绀型肺动静脉分流合并肺动脉高压，活动性慢性乙型肝炎，抗病毒治疗无法控制的 HIV 感染／获得性免疫缺陷综合征（acquired immunodeficiency syndrome，AIDS），以及其他影响远期生活质量的严重心肺或者神经系统疾病。在一定程度上，这些都是相对禁忌证。心理社会因素可能是不适合肝移植的原因之一。父

表 29.2　肝移植禁忌证

- 贫穷的社会经济环境（没有电力和自来水），需要社会工作者评估
- 药物和医疗随访依从性差的病史，需要社会工作者评估
- 无法获得持续的医疗护理，移植物功能和免疫抑制药物水平监测
- 严重的心肺疾病
- 联合移植无法纠正合并的其他终末期器官衰竭
- 严重的多系统性线粒体疾病
- 不可逆的严重神经功能损伤
- 无法控制的脓毒症
- AIDS，需要特殊评估和使用高效抗逆转录病毒治疗控制感染
- 乙肝病毒感染（除非用乙型肝炎免疫球蛋白或者抗病毒药预防）
- 肝外恶性肿瘤（除了化疗敏感的肝母细胞瘤合并孤立性肺转移）
- 米兰标准以外的肝细胞癌
- 胆管癌

相对禁忌证

- 门静脉血栓形成（广泛内脏静脉血栓形成）
- 既往广泛上腹部手术
- 噬血细胞性淋巴组织细胞增生症
- 父母患有危及生命的疾病，除非其他有合适的人员能够长期照料儿童移植患者

母药物滥用、严重的精神问题和术前治疗依从性差等情况均需经过慎重考虑。在发展中国家，社会经济因素比如卫生状况差和缺乏完善的医疗随访通常是移植的禁忌证。

依从性在患有急性肝衰竭患儿的家庭中更难预测，因为从发病到作出肝移植决定的时间非常短。较好的依从性是活体肝移植后获得良好预后的因素之一，因为供者和受者之间的联系和责任非常重要。

近年来，肝移植手术效果明显改善，因此慢性肝病患儿的肝脏合成功能受损将成为早期肝移植的指征，包括凝血酶原时间延长、血清胆固醇水平降低和血清低白蛋白水平。临床指标包括出现腹水、硬化剂／套扎治疗无法控制的食管静脉曲张出血和对营养支持反应差。急性肝衰竭患儿出现脑病、低血糖症、凝血酶原时间大于 50 秒以及 V 因子水平低于 20% 的应考虑进行肝移植，否则几乎所有这类患儿均会死亡。

所有患儿需要初步明确诊断、严格医学评估、营养复苏，并积极治疗肝脏疾病、门静脉高压以及营养不良相关并发症（表 29.3 和表 29.4）。我们需要对免疫状态进行复评，并完善甲型肝炎病毒和乙型肝炎病毒（hepatitis B virus，HBV）、流感嗜血杆菌、肺炎球菌、水痘、脑膜炎球菌和人乳头瘤病毒疫苗的免疫接种。移植后禁忌接种减毒活疫苗，因此移植前进行接种非常重要。若接受血型相同或者血型相容供者的器官，移植受者的术后长期生存率明显高于接受血型不相容供者器官的受者，但是近期报道指出在血型不相容的供受者之间进行移植也有非常好的预后，尤其是 1 岁以下患儿[12]。如需紧急移植，也可考虑 ABO 血型不符者的供肝。还有一些特殊的策略可以减少血型不相容导致的潜在不良免疫后果，包括使用 CD20 单克隆抗体、静脉注射免疫球蛋白和血浆置换[13]。

根据儿童终末期肝病（pediatric end-stage liver disease，PELD）（12 岁以下）或者终末期肝病模型（model for end-stage liver disease，

表 29.3　肝移植候选人调查

A. 完整的病史和体格检查	
B. 血液检查	全血计数，凝血状况，血型和组织分型，血清生化和肝功能检测
C. 放射	胸腹部 X 线检查，手腕和长骨 X 线检查
D. 影像	超声多普勒检测门静脉大小和血流以及异常解剖；增强 CT 或者磁共振血管造影明确有无血管畸形
E. 肾功能	尿常规、生化以及肌酐清除率
F. 心肺功能	全面评估，尤其是临床有明显的肝肺综合征症状
G. 血清学	甲、乙、丙型肝炎，CMV，EBV，HSV，HIV，麻疹和水痘
H. 感染筛查	尿液、痰液、血液、粪便、腹水和鼻咽拭子培养；口腔检查
I. 营养评估	微量元素：铁、锌、硒、锰、维生素 A 和 E 水平
J. 发育评估	
K. 心理社会评估	

表 29.4　移植前患者评估

- 确认移植指征
- 明确肝脏疾病和营养状况的严重性
- 考虑移植的替代治疗
- 识别和治疗活动性感染
- 识别术前需要纠正的心脏畸形
- 确保及时更新免疫接种，尤其活疫苗（麻疹和水痘）是移植后的禁忌证
- 口腔护理
- 评估心理社会经济因素和后勤保障因素

对父母和医疗护理人员进行以下教育和忠告

- 移植前等待时间以及等待期间可能出现死亡
- 移植相关的手术风险，尤其是技术相关并发症，如血管血栓形成和胆道并发症
- 移植后的排斥反应，免疫抑制治疗的风险，恶性肿瘤以及疾病复发

MELD）（12 岁以上）评分表，慢性肝病患儿应优先进行肝移植。急性肝衰竭患儿被列为 UNOS 状态 1a 期（这包括 18 岁以下儿童出现严重肝衰竭、原发性移植物无功能、肝动脉血栓形成、急性失代偿性肝豆状核变性以及非转移性肝母细胞瘤）。在 ICU 的慢性肝病（PELD 评分 >25 分）患儿至少出现以下一项为 1b 期：使用呼吸机，24 小时内至少输注 30ml/kg 浓缩红细胞纠正消化道出血，需要透析的肾衰竭，格拉斯哥昏迷评分 <10 分。

幼龄（<6 个月），肌酐清除率低（<90mL/1.73m^2），移植前住院史，移植前机械通气，再次移植以及因胆汁淤积以外的其他原因接受移植的患儿，其生存率低[14]。移植物丢失的预测指标包括：移植物类型（劈离式移植物和减体积移植物）、供者年龄 <5 个月、热缺血时间延长和肝移植指征为暴发性肝衰竭[15]。

外科技术

供者器官的匹配度和功能难以预测。边缘供肝因其极低的功能不良或者无功能发生率而受到越来越多的使用。年龄限制范围逐渐拓宽。然而，年龄小于 45 岁并且在 ICU 住院时间短（小于 3 天）、对正性肌力支持的要求低、肝功能正常或者几乎正常是首选的稳定供者，这类移植术后功能损伤预期发生率 <5%。肝活检有助于诊断可疑脂肪变性。大多数中心都不会使用脂肪浸润超过 50% 的肝脏。有必要对供者进行以下的病毒筛查：乙型肝炎（乙型肝炎表面抗原、抗 HBV IgG 核心抗体和核酸检测），丙型肝炎（丙型肝炎抗体和核酸检测），巨细胞病毒 IgG 抗体，EB 病毒 IgG 抗体和 HIV 筛查（HIV 抗原抗体检测和核酸检测）。由于丙肝病毒普遍易传染，因此丙肝病毒阳性供者的肝脏只能提供给丙肝病毒阳性受者。

过去 40 年间，供肝获取、受者肝切除和移植的外科技术不断发展[15-17]。大部分供肝获取都是多器官获取过程的一部分，其中包含了肾脏、肝脏、心脏或者心肺、小肠和胰腺

等各种不同组合。威斯康星液和康斯特液作为移植器官的保存液得到广泛应用[18]。

两种主要的技术就是精细解剖和切除技术,或者说是 Starzl 认为的快速处理技术[17,19]。

心脏死亡后进行肾移植已经是比较成熟的技术了,但是最近为了进一步扩大供者库,这项技术已经应用于其他器官移植了。心脏性死亡的概念可能更易被人们接受,且能增加潜在供者的人数。尽管仍有许多逻辑性问题需要克服,但是使用"超速"技术并且保持冷缺血和热缺血时间在最低限度,即使是肝段移植也能保证较好的移植物功能[20]。

移植物需要有适当的大小来提供足够的功能,但是又不能太大而影响腹腔。移植物大小应大于体重的 0.8%(正常约 2%),即约为标准肝脏体积的 40%。更小体积的移植物会出现小体积综合征导致移植失败,从而造成患者的不良预后。

移植受者手术开始后,移植肝脏预估冷缺血时间应小于 12 小时。尽管既往有更长冷缺血时间的记录,但是胆汁淤积和移植物失功的发生率也相应升高。

行劈离式肝移植时需要仔细解剖移植物,也就是说,当肝脏被分成两个单位提供给移植受者时,必须决定哪个肝门结构要和哪部分移植物相匹配。由于胆道解剖变异较多,因此建议进行便携式胆道造影来明确胆管解剖结构。根据个人喜好,许多中心倾向于保留右半部分移植物的完整结构(包括胆管、门静脉和肝动脉),而将左外侧节段移植物像活体肝移植那样提供给儿童患者。当行减体积肝移植时,通常需要切除尾状叶。肝组织分离可使用标准的血管钳钳夹或者双极电凝加钛夹和 / 或缝合与结扎技术处理血管和胆道。超声分离器(超声乳化技术)、Ligasure 或者超声刀也可应用于肝实质分离。随后在肝脏切缘喷涂两层组织胶。如果要保留移植受者的下腔静脉,我们只要小心地将病变肝脏自下腔静脉剥下来,当病变肝脏去除以后,再将分离尾状叶后遗留的肝静脉小渗漏区域分别缝合起来。随

后将肝静脉之间的静脉桥分离开,为供肝准备好下腔静脉。这为肝静脉 - 腔静脉吻合创造了较宽的吻合口。下腔静脉末端也应切开 1~2cm,为背驮式移植物提供三角形入口[21]。

考虑到减体积肝移植需要将肝脏逆时针旋转 60°,因此移植应该从吻合腔静脉上端开始。劈离式移植和活体肝段移植可能需要原位移植,同时为了避免肝静脉和腔静脉吻合处扭转和不使用插入移植物的情况下进行血管吻合,使用了许多固定移植物的技术。在完成吻合之前,通过门静脉用受者的血液、生理盐水或者胶体溶液冲洗掉肝脏内的保护液。门静脉预留合适的尺寸和长度是非常重要的,并且需要无张力吻合。如果移植受者的静脉过于狭窄并且有硬化,需要间置供者髂静脉[17]。同样,如果在进行动脉吻合时受者的血管太小或者供者动脉太短,则将移植物间置于腹主动脉或者肾下腹主动脉上。在儿童供者中,胆管被修短呈铲状,以便使胆管切缘获得良好的血供及较宽的吻合口。对于减体积移植物或者各种大小的移植物,通常用可吸收缝线进行 Roux-en-Y 胆管空肠吻合术[5]。

在部分儿童病例中,对于有正常肝外胆道系统的移植受者进行全肝移植,或者短肠综合征患儿进行单独肝移植时,可用胆管 - 胆管重建胆道。可选择放置支架或者 T 管,但有证据表明应用后可增加胆道并发症的发生率,因而较少使用。

劈离式肝移植和活体供肝

在劈离式肝移植中,整个供者器官被分成两个功能部分。第二段和第三段肝脏用于婴儿移植,右半肝则用于成人移植。通过去除第二段肝脏可进一步缩小移植物体积,或者,去除第三段肝脏后用第二段肝脏作为移植物。选用第三段肝脏作为移植物的缺点在于其前后径较大,很难适应婴儿的腹腔[22](图 29.1)。由 Strong 首创的左外叶活体亲属移植已成为一种广泛应用的获取移植肝的方法,以解决

供者严重短缺的问题，尤其是在有文化和宗教禁忌，人们不愿意接受机械通气下仍旧有心跳的脑死亡供者的国家。在移植受者出现终末期肝病以前进行有计划的手术具有明显优势，我们可以获得高质量的移植物，并且缩短缺血时间。活体供肝也增加了移植名单上其他等待患者获得捐赠器官的可能性。供者唯一的获益是在心理方面，肝移植术后他们并发症的发生率约为 10%（包括切口脓毒症、疝、胆漏和粘连性肠梗阻）。在日本的一个移植中心，尽管超过 1 000 例移植手术均未出现供者死亡，但仍有报道指出供者死亡率约为 0.2%[23]。随着移植手术的广泛开展，一些似乎合理的伦理问题也慢慢显现，成人与成人之间移植的并发症发生率和死亡率越来越高，但是成人和儿童之间移植的并发症发生率和死亡率很低。供者首先应自愿接受临床和心理上的全面筛查，并且在移植开始前的任何时候都有权决定退出移植手术 [24-25]。但在面对暴发性肝衰竭的患者时，这个过程必须加快。由

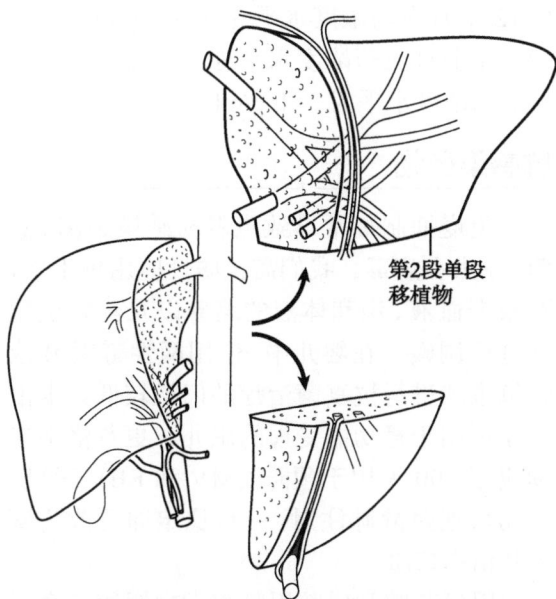

图 29.1 活体供肝或劈裂肝的左外侧肝段，通过切除第三段肝脏来进一步缩小肝脏体积进行单段肝移植 [From Oliveira P, Biliary complications after paediatric liver transplantation, *Pediatr Transplant* 2010 May; 14（3）: 437-8.]

于肝内胆管解剖存在诸多变异，因此有必要行胆道造影。血管造影是可取而非必需的。磁共振成像已经淘汰了介入放射成像技术。

药物治疗

免疫抑制剂

目前还没有标准的免疫抑制剂治疗方案，治疗方案的选择通常由费用决定，尤其是在资源匮乏国家，诱导剂、他克莫司、吗替麦考酚酯的成本往往令人望而却步。

除了预防急性和慢性排斥反应，免疫抑制治疗方案还应能够提高患者生活质量并帮助患者免除严重的远期副作用。钙调磷酸酶抑制药仍旧是免疫抑制的重要基础，其中他克莫司是首选药物 [26]。他克莫司可以减少急性和慢性排斥反应 [27-28]，降低高血压和高脂血症的发生率，并且不会引起多毛症和牙龈增生 [27,29]。

诱导免疫抑制治疗方案通常是联合钙调磷酸酶抑制药（环孢素或者他克莫司）和类固醇，以及多种抗代谢药（硫唑嘌呤或吗替麦考酚酯）。以他克莫司或者环孢素单药维持治疗为目标，并尝试在 3~6 个月内停用类固醇，但是停用类固醇后有新发自身免疫性肝炎的风险 [30-31]。如果需要使用类固醇，应采用低剂量隔日使用类固醇来促进生长，因为在低龄儿童中身材矮小是类固醇的重要副作用 [32]。

器官获取和移植网络（Organ Procurement and Transplant Network，OPTN）/ 移植受者科学登记处（Scientific Registry of Transplant Recipients，SRTR）2014 年年报指出，北美地区最常用的首选免疫抑制剂是他克莫司（94.8%）、类固醇（82.1%）和吗替麦考酚酯（39.7%）。只有 31.8% 的患儿接受诱导治疗（18.3% 为 IL-2 受体拮抗剂，13.5% 为 T 细胞耗竭剂）。有 1.4% 的移植受者在移植手术时接受了哺乳动物雷帕霉素靶蛋白（mammalian target of rapamycin，mTOR）抑制剂的靶向治疗，但是

这一比例在移植后一年上升到了 8.2%。尽管有长期的副作用,55% 移植受者在术后 1 年仍接受类固醇维持治疗[6]。

环孢素和他克莫司均可导致肾功能下降 30%,并且高达 5% 的儿童移植患者会出现慢性肾衰竭[33]。保护肾功能的 IL-2 受体拮抗剂方案经常作为诱导治疗和吗替麦考酚酯联合使用,能推迟移植前肾功能不全时钙调磷酸酶抑制药的早期应用,应用低剂量他克莫司也能更快地停用甚至避免使用类固醇[34-38]。

西罗莫司作为 mTOR 抑制剂也已经应用于保护肾功能和免疫救援的方案[39],但是它具有潜在的肝毒性,可引起蛋白尿,并增加血清甘油三酯水平。其他副作用包括伤口延迟愈合和肝动脉血栓形成,因此不建议移植后早期应用。西罗莫司免疫抑制治疗可能对移植后出现淋巴增殖性疾病和肝母细胞瘤的患儿有益[40]。依维莫司尚未注册用于儿童肝移植术后治疗用药。

术后护理

术后患者需要严密监测,并且通常需要 24~48 小时的辅助通气。定期复查肝脏彩色多普勒超声明确血管是否通畅以及胆管是否扩张。

急性术后高血压在儿童移植患者中几乎普遍存在,并且有 25% 的受者会持续存在。发病初期通常口服氨氯地平控制血压。随后应用适量的血管紧张素转换酶抑制药和 β 受体阻滞剂。隔日服用 3mg/kg 阿司匹林可预防动脉血栓形成,并使用质子泵抑制剂保护胃黏膜。

建议早期肠内喂养并补充维生素,如果术后禁食超过 48 小时,应及时提供肠外营养。术后常有磷酸盐和镁缺乏,几乎所有患者都需要替代治疗。

如果血清肝酶活性增加或者胆红素水平升高,则需要借助 Menghini 技术[Hepafix 针(Braun),直径 1.4mm]进行肝活检,除非超声上已见到胆道扩张。肝活检常规需检测病毒和细菌。

排斥反应通常发生在移植术后前几周,表现为发热、精神萎靡、移植物触痛和稀便,根据临床、生化和组织学的改变可诊断。根据 Banff 量表确定的组织学标准(淋巴细胞为主的门脉浸润、胆管损伤和内皮炎),可对排斥反应进行分级[41]。

对术后早期急性细胞性排斥反应的处理依靠诱导免疫抑制治疗方案,但在应用以他克莫司为基础的方案并接受 IL-2 受体拮抗剂诱导治疗的患儿中这个问题较少。使用吗替麦考酚酯替代硫唑嘌呤时,确保合适的他克莫司血药浓度水平(10~15ng/ml)非常重要。如果排斥反应持续存在,可静脉注射甲泼尼龙进行冲击治疗,但是在目前的免疫抑制治疗中很少需要这种方法。患者需要使用四剂甲泼尼龙(10mg/kg),头三剂每天连续给药,在治疗开始后第五天给予第四剂。IL-2 受体拮抗剂和 T 细胞耗竭剂则很少应用于类固醇抵抗性排斥反应。一旦排斥反应得到控制并且肝功能指标恢复正常,就应该停用类固醇,并降低他克莫司剂量至低浓度维持,术后 6~12 个月血药浓度水平为 5~10ng/ml,术后 13~24 个月血药浓度水平为 3~8ng/ml,两年后血药浓度水平为 2~4ng/ml。

抗感染药物

免疫抑制剂常导致患者易感染细菌、真菌、原虫和病毒。我们需预防性应用抗生素,并根据血液、痰和体液的培养以及药物敏感性进行调整。在婴儿中,使用两性霉素 B 或者氟康唑进行抗真菌治疗的门槛较低。卡泊芬净可用于肾功能受损的患儿。更昔洛韦连续应用 100 天用于预防 CMV 和 EBV 感染,最初可通过静脉注射,一旦稳定即可改为缬更昔洛韦口服。

甲氧苄啶和磺胺甲噁唑常规服用 6 个月用于预防肺孢子虫,并且可在强化免疫抑制治疗时重新开始应用。只有在抗结核治疗引起暴发性肝衰竭需要进行肝移植,并且术前患有结核病或密切接触家庭成员有结核病时，才给予抗结核预防治疗。

一线抗结核治疗（异烟肼、利福平、乙胺丁醇和吡嗪酰胺）可用于移植物功能正常的患儿，由于这些药物具有肝毒性，因此需要定期检测肝功能指标。由于利福平可诱导细胞色素 P450 系统，导致药物代谢增加，因此监测他克莫司和环孢素水平非常重要。他克莫司或环孢素剂量应在抗结核治疗开始前经验性地提升 30%。

手术并发症

手术并发症可通过精细的技术降到最低 [5,20]（表 29.5）。并发症可分为早期并发症和晚期并发症。胆道并发症仍然是目前比较严重的问题，其总体发生率为 10%~20%，特别是活体左外侧段肝移植 [42]。当有任何疑虑时，我们可以采取比较积极主动的术后管理办法，即借助多普勒超声扫描和 CT 或者磁共振血管造影密切监测血管是否通畅。放射介入技术已经成功应用于胆道狭窄和门静脉狭窄这两个晚期并发症中。小体积综合征是一种常见的临床症状，是指移植肝脏大小无法满足移植受者的功能需求，除外其他导致移植物失功的原因。移植物体积小于标准肝脏体积的 35%，或者移植物与移植受者体重比小于 0.8% 即为小体积。肝衰竭出现在移植后第一周末，表现为凝血功能障碍、腹水、胆汁淤积以及脑病并伴有肺和肾功能异常。潜在的病理生理机制非常复杂，但通常伴门静脉高血流量（通常每 100g 移植物血流量 > 250mL/min），并且任何肝静脉流出道梗阻均会导致病情加重。组织学表现为明显充血，肝血窦和门静脉扩张，散在坏死灶和严重的细胞剥脱伴嗜中性粒细胞浸润。规避小体积综合征的策略包括避免小体积移植、缩短缺血时间和控制门静脉血流。在移植时结扎脾动脉，或者移植后早期行脾动脉栓塞可有效降低门静脉高压及改善预后 [43-45]。各种类型的部分门静脉减压手术已经在实验和小部分临床试验中进行了尝试。减少内脏血流的药物治疗包括生

表 29.5　常见术后问题总结

胆管

（a）狭窄或梗阻

（b）吻合口瘘，通常与肝动脉血栓形成相关

（c）胆管炎

排斥反应

（a）急性

（b）慢性（胆管消失综合征）

感染——细菌、病毒（CMV，EBV，带状疱疹病毒，乙肝病毒），真菌（念珠菌，曲霉菌），寄生虫（肺孢子虫）

（a）腹部（肝周和肝内脓肿）

（b）胆道系统

（c）肺

（d）活化病毒

（e）胃肠道

（f）导管相关（静脉导管，导尿管）

血管（血栓形成，狭窄）

（a）肝动脉

（b）门静脉

（c）下腔静脉（肝上和肝下）

（d）肝门静脉（左外侧段移植物），巴德 - 基亚里综合征复发

肾功能不全

（a）钙调磷酸酶抑制药诱导或者其他药物诱导的损伤

（b）肾小管坏死引起的低灌注

（c）既往已存在的疾病（肝肾综合征）

（d）高血压

其他

（a）脑病（环孢素，他克莫司，高血压，代谢因素）

（b）肠穿孔（类固醇，透热疗法，缺氧）

（c）膈肌瘫痪 / 麻痹

（d）消化道出血（消化性溃疡，静脉曲张）

（e）肥胖（类固醇）

（f）其他药物副作用

长抑素输注和普萘洛尔。门脉内输注前列腺素 E_1 和血栓烷 A_2 也有应用 [46]。

医疗随访和晚期并发症

大多数患者可在移植手术后 1 周内从重

症监护病房转出[5,20]。多数感染是可以预防的。但是如果患者需要过度的免疫抑制来治疗持续的免疫排斥反应，他 / 她将不可避免地发生一些机会性感染。

在这种情况下，不仅需要针对病原体进行特异性治疗，而且还得减少免疫抑制剂治疗。CMV 和 EBV 的监控最好采用针对病毒的定量聚合酶链反应（polymerase chain reaction，PCR）进行测定。

移植后淋巴增殖性疾病（post transplant lymphoproliferative disorder，PTLD）可出现在移植后几周至几年间，其平均发病时间为 9 个月。PTLD 的风险和免疫抑制强度（肝移植受者中为 5%~7%）以及移植前 EBV 状态相关。定期进行 EBV 的 PCR 检测和适当减少免疫抑制治疗可降低 PTLD 风险[47]。其典型症状最初表现为急性膜性扁桃体炎和相关颈部淋巴结病，并且抗生素治疗无效。然而，这种疾病还可能广泛扩散，常累及胃肠道和中枢神经系统。治疗策略包括减少免疫抑制治疗，可能需要完全停药并进行化疗、抗 CD20 单克隆抗体和过继免疫治疗，特别是单克隆 PTLD[48]。死亡率从 20% 到 70% 不等，甚至有可能更高。首先预防性静脉应用更昔洛韦，随后口服 3 个月缬更昔洛韦，这样能有效抑制 EBV 活化，多数情况下 PTLD 是由 EBV 诱发的。

在没有预防乙型肝炎的前提下，新发乙型肝炎的比例与使用乙型肝炎 IgG 核心抗体阳性供者肝脏密切相关，其中在未免疫 HBV 的个体中为 58%，在既往接种疫苗个体中为 18%，在孤立性抗 HBV IgG 核心抗体阳性个体中为 14%，在自然免疫的个体中为 4%（乙型肝炎表面抗体和抗 HBV IgG 核心抗体阳性）[49]。终身服用拉米夫定被认为是使用乙型肝炎 IgG 核心抗体阳性供者肝脏后预防新发乙型肝炎的最有效的方式[50]。

如果儿童因乙型肝炎接受移植，那么建议预防性应用乙型肝炎高免疫球蛋白（hepatitis B hyperimmunoglobulin，HBIG）和对耐药性具有高遗传屏障的抗病毒药，比如替诺福韦或恩替卡韦。恩替卡韦建议 2~11 岁儿童使用，替诺福韦则建议≥12 岁且体重至少为 35kg 的儿童使用。拉米夫定仅应用于年龄小于 2 岁儿童。关于静脉注射或肌内注射 HBIG 的持续时间、剂量和给药方式尚无共识，但应终身给予抗病毒药以预防慢性肝炎的复发，否则复发不可避免[51]。

移植患儿通常有高血压，在移植后一段时间内需接受抗高血压治疗。慢性肝病合并胆汁淤积的患者不可避免会有一定程度的肾功能损害。此外，患者还需额外负担环孢素和他克莫司这类远期对肾功能产生严重损伤的肾毒性免疫抑制药物。保护肾脏策略在免疫抑制中的重要性越来越明显，因为 4%~5% 的长期生存者都出现了药物相关的肾衰竭而需要肾脏替代治疗。与其他器官移植相比，肝脏慢性排斥反应是一种不可逆的现象，它主要表现为肝内和胆管内的排斥反应而非血管排斥反应。这种排斥反应通常表现为胆管基底层破坏伴随胆管消失综合征进展。相比于环孢素（发生率达 10%），以他克莫司为基础的免疫抑制方案引起肾衰竭的发生率较低。晚期慢性排斥反应可伴有累及大动脉的血管病。

再移植

再移植率有所改善，OPTN/SRTR 报道指出 2012—2014 年间再移植率低至 8.8%[6]。早期适应证包括原发性移植物无功能，早期肝动脉血栓形成和难治性急性细胞性排斥反应，慢性胆管消失性排斥反应。尽管再移植患者的身体状况比较差，但是从技术上讲，早期再移植的创伤相比于初次移植要小得多。预后很大程度上取决于再移植的指征，技术原因引起的再移植预后非常好，但是排斥反应和感染引起的再移植预后就要差得多了。而接受了第三次甚至第四次再移植后，预后就非常差，并且这些干预措施的有效性和伦理性也受到质疑。

长期生存和生活质量

在最好的医疗中心，患者术后 1 年生存率已经达到了 95%，预计 10 年生存率为 70%~75%[5-6]。急性肝衰竭的移植患者预后较差，其高死亡率通常和脑部并发症以及多器官衰竭相关。总体来说，移植后可以实现较高的生活质量，并且大部分儿童可完全康复[52-53]。

然而，越来越多的证据表明，长时间胆汁淤积性黄疸和营养不良可能对婴儿有远期影响，尽管患儿身体完全康复，但是常表现出严重的认知功能障碍（早期学校教育中表现为学习困难和注意力缺陷）[54]。

如果减少类固醇使用、隔日服用或者停用，那么肝移植术后的追赶性生长就会得到改善[32]。但是停用类固醇会增加慢性排斥反应或者新发肝炎的风险[30-31,55]。和其他免疫抑制患者一样，移植术后患者肿瘤发生率明显提高（12% 为皮肤癌和其他恶性肿瘤）[56]。高血压、钙调磷酸酶抑制药和抗生素毒性常加重肾功能损伤，超过 25% 的患者在移植术后 10 年出现慢性肾衰竭[57]。

组织纤维化现象越来越受到关注，并且这个现象与移植时的一些因素密切相关（冷缺血时间，低龄，供者与受者的体重比，采用部分移植），而非免疫或者感染因素造成[58]。

在一个关于远期预后的研讨会上，以下因素被认为需要进一步研究：与长期免疫抑制并发症相关的风险因素，开发诱导免疫耐受的方案，确定能反映临床免疫抑制水平的生物学标志，开发测量健康状况的仪器，识别肝移植术前及术后阻碍生长发育和智力发育的危险因素，明确影响青少年不依从性和医疗过渡的障碍和促进因素[59]。

青少年

青少年移植受者的不依从性（约 20%）尤其值得关注[60]。这些青少年移植受者除了要处理常见的问题，比如自主性，酒精、娱乐性药物和性等来自同辈的压力，他们还要考虑免疫抑制、定期医疗检测和严格药物治疗方案带来的美容方面的副反应，以及严格依从药物治疗[61]。这些问题常发生在青少年转变为成人的过程中。重要的是要积极让青少年参与决策，讨论性行为、妊娠风险以及适当的避孕措施等问题。有计划地帮助不依从的青少年过渡到成人阶段是很有必要的，因为移植物丢失通常发生在此期间。年龄中位数为 18.6 岁的肝移植青少年接受成人过渡服务后能够获得较好的远期预后[62]。

与年长儿肝移植相比，婴儿期接受肝移植可降低青春期不依从的发生率。一项研究表明，使用手机短信可减少青少年的不依从性[63]。

结论

详细的计划、充足的人员准备、卫生专业人员之间良好的团队合作以及扎实的技术基础是成功开展儿童肝移植项目的前提。外科技术、麻醉技术和高级别医疗护理也必不可少。移植受者的大小仅在使移植物适合受者腹腔大小时才重要，但远期预后都非常好。

接受肝移植的患者是终身制患者，需要得到移植医疗和手术团队的永久治疗承诺，而不是一出院就终止服务。由于大多数移植患者的居住地都远离移植中心，因此与转诊的医疗护理人员建立一个有效的共享护理计划是非常重要的。

每年每 100 万儿童中约有 1~2 名需要接受肝移植手术。因此，移植手术应集中在有儿童外科以及医学专家的特定医疗中心。供者器官短缺的问题仍会继续存在，任何终末期肝病患儿均不应该被剥夺接受合适治疗的机会。

为任何需要肝移植的婴儿或者儿童提供生存机会时，我们必须要面对这些挑战。我们的最终目标是帮助患儿恢复健康，让他/她成长为一个有生产力的健康成人，能够为社

会贡献自己的力量并最终开发出他／她自己
所有的人类潜能。

（罗文娟　译　陈青江　审校）

参考文献

1. Starzl TE. *The Puzzle People: Memoirs of a Transplant Surgeon.* Pittsburgh: University of Pittsburgh Press, 1992. ISBN 0-8229-3714-X.

2. Bismuth H, Houssain D. Reduced-sized orthotopic liver graft in hepatic transplantation in children. *Surgery* 1984; 95(3): 367–70.

3. Pichlmayr R, Ringe B, Gubernatis G et al. [Transplantation of a donor liver to 2 recipients (splitting transplantation)—A new method in the further development of segmental liver transplantation]. *Langenbeck's Arch Chir* 1988; 373(2): 127–30.

4. Strong RW, Lynch SV, Ong TH et al. Successful liver transplantation from a living donor to her son. *N Engl J Med* 1990; 322(21): 1505–7.

5. Spada M, Riva S, Maggiore G et al. Pediatric liver transplantation. *World J Gastroenterol* 2009; 15(6): 648–74.

6. Kim WR, Lake JR, Smith JM et al. Liver. *Am J Transplant* 2016 Jan; 16 Suppl 2: 69–98.

7. Rand EB, Karpen SJ, Kelly S et al. Treatment of neonatal hemochromatosis with exchange transfusion and intravenous immunoglobulin. *J Pediatr* 2009; 155(4): 566–71.

8. Whitington PF, Kelly S. Outcome of pregnancies at risk for neonatal hemochromatosis is improved by treatment with high-dose intravenous immunoglobulin. *Pediatrics* 2008; 121(6): e1615–21.

9. Malla I, Lysy PA, Godefroid N et al. Two-step transplantation for primary hyperoxaluria: Cadaveric liver followed by living donor related kidney transplantation. *Pediatr Transplant* 2009; 13(6): 782–4.

10. Grabhorn E, Richter A, Fischer L et al. Neonates with severe infantile hepatic hemangioendothelioma: Limitations of liver transplantation. *Pediatr Transplant* 2009; 13(5): 560–4.

11. Dell-Olio D, Beath S, de Ville de Goyez J et al. Isolated liver transplant in infants with short bowel syndrome: Insights into outcomes and prognostic factors. *J Pediatr Gastroenterol Nutr* 2009; 48(3): 334–40.

12. Gelas T, McKiernan PJ, Kelly DA et al. ABO-incompatible pediatric liver transplantation in very small recipients: Birmingham's experience. *Pediatr Transplant* 2011 Nov; 15(7): 706–11.

13. Ikegami T, Taketomi A, Soejima Y et al. Rituximab, IVIG, and plasma exchange without graft local infusion treatment: A new protocol in ABO incompatible living donor liver transplantation. *Transplantation* 2009; 88(3): 303–7.

14. McDiarmid SV, Anand R, Lindblad AS, The SPLIT Research Group. *Studies of Pediatric Liver Transplantation (SPLIT) Annual Report.* Rockville, MD: SPLIT, 2004: 1–27.

15. Diamond IR, Fecteau A, Millis JM et al. Impact of graft type on outcome in pediatric liver transplantation: A report from Studies of Pediatric Liver Transplantation (SPLIT). *Ann Surg* 2007; 246(2): 301–10.

16. Christophi C. A comparison of standard and rapid infusion methods of liver preservation during multi-organ procurement. *Aust N Z J Surg* 1991; 61(9): 692–4.

17. de Ville de Goyet J, Reding J, Hausleithner V et al. Standardized quick en bloc technique for procurement of cadaveric liver grafts for pediatric liver transplantation. *Transpl Int* 1995; 8(4): 280–5.

18. Feng L, Zhao N, Yao X et al. Histidine–tryptophan–ketoglutarate solution vs. University of Wisconsin solution for liver transplantation: A systematic review. *Liver Transpl* 2007; 13(8): 1125–36.

19. Miller CM. Rapid flush technique for donor hepatectomy: Safety and efficacy of an improved method of liver recovery for transplantation. *Transplant Proc* 1988; 20(1): 948–50.

20. Hackl C, Schlitt HJ, Melter M et al. Current developments in pediatric liver transplantation. *World J Hepatol* 2015; 7(11): 1509–20.

21. Emond JC, Heffron TG, Whitington PF, Broelsch CE. Reconstruction of the hepatic vein in reduced size hepatic transplantation. *Surg Gynecol Obstet*, 1993; 176(1): 11–7.

22. de Santibanes E, McCormack L, Mattera J et al. Partial left lateral segment transplant from a living donor. *Liver Transpl* 2000; 6(1): 108–12.

23. Tanaka K, Kiuchi T. Living-donor liver transplantation in the new decade: Perspective from the twentieth to the twenty-first century. *J Hepatobiliary Pancreat Surg* 2002; 9(2): 218–22.

24. Krenn CG, Faybik P, Hetz H. Living-related liver transplantation: Implication for the anaesthetist. *Curr Opin Anaesthesiol* 2004; 17(3): 285–90.

25. Baker A, Dhawan A, Devlin J et al. Assessment of potential donors for living related liver transplantation. *Br J Surg* 1999; 86(2): 200–5.

26. McDiarmid SV, Anand R, Martz K et al. A multivariate analysis of pre-, peri-, and post-transplant factors affecting outcome after pediatric liver transplantation. *Ann Surg* 2011; 254(1): 145–54.

27. Kelly D, Jara P, Rodeck B et al. Tacrolimus and steroids versus ciclosporin microemulsion, steroids, and azathioprine in children undergoing liver transplantation: Randomised European multicentre trial. *Lancet* 2004; 364(9439): 1054–61.

28. Kelly D. Safety and efficacy of tacrolimus in pediatric liver recipients. *Pediatr Transplant* 2011; 15(1): 19–24.

29. Post DJ, Douglas DD, Mulligan DC. Immunosuppression in liver transplantation. *Liver Transpl* 2005; 11(11): 1307–14.

30. Kerkar N, Hadzic N, Davies ET et al. De-novo autoimmune hepatitis after liver transplantation. *Lancet* 1988; 351: 409–13.

31. Andries S, Casamayou L, Sempoux C et al. Posttransplant immune hepatitis in pediatric liver transplant recipients: Incidence and maintenance therapy with azathioprine. *Transplantation* 2001; 72:

267–72.

32. Kelly DA. Posttransplant growth failure in children. *Liver Transplant Surg* 1997; 3: S32–9 (Suppl 1).

33. Kelly DA. Current issues in pediatric transplantation. *Pediatr Transplant* 2006; 10: 712–20.

34. Arora N, McKiernan PJ, Beath SV et al. Concomitant basiliximab with low-dose calcineurin inhibitors in children post-liver transplantation. *Pediatr Transplant* 2002; 6(3): 214–8.

35. Reding R, Gras J, Sokal E et al. Steroid-free liver transplantation in children. *Lancet* 2003; 362(9401): 2068–70.

36. Reding R, Bourdeaux C, Gras J et al. The paediatric liver transplantation program at the Universite catholique de Louvain. *Acta Gastroenterol Belg* 2004; 67(2): 176–8.

37. Spada M, Petz W, Bertani A et al. Randomized trial of basiliximab induction versus steroid therapy in pediatric liver allograft recipients under tacrolimus immunosuppression. *Am J Transplant* 2006; 6(8): 1913–21.

38. Evans HM, McKiernan PJ, Kelly DA. Mycophenolate mofetil for renal dysfunction after pediatric liver transplantation. *Transplantation* 2005; 79(11): 1575–80.

39. Basso MS, Subramaniam P, Tredger M et al. Sirolimus as renal and immunological rescue agent in pediatric liver transplant recipients. *Pediatr Transplant* 2011; 15(7): 722–7.

40. Jiménez-Rivera C, Avitzur Y, Fecteau AH et al. Sirolimus for pediatric liver transplant recipients with post-transplant lymphoproliferative disease and hepatoblastoma. *Pediatr Transplant* 2004; 8(3): 243–8.

41. Hubscher S. Diagnosis and grading of liver allograft rejection: A European perspective. *Transplant Proc* 1996; 28(1): 504–7.

42. Oliveira P. Biliary complications after paediatric liver transplantation. *Pediatr Transplant* 2010 May; 14(3): 437–8.

43. Gruttadauria S, Mandala L, Miraglia R et al. Successful treatment of small for size syndrome in adult to adult living related liver transplantation: Single centre series. *Clin Transplant* 2007; 21(6): 761–6.

44. Umeda Y, Yagi T, Sadamori H et al. Preoperative proximal splenic artery embolization: A safe and efficacious portal decompression technique that improves the outcome of live donor liver transplantation. *Transplant Int* 2007; 20(11): 947–55.

45. Noujaim HM, Mayer D, Buckles JA et al. Techniques for and outcome of liver transplantation in neonates and infants weighing up to 5 kilograms. *J Pediatr Surg* 2002; 37(2): 159–64.

46. Suehiro T, Shimada M, Kishikawa K et al. Effect of intraportal infusion to improve small for size graft injury in living donor adult liver transplantation. *Transpl Int* 2005; 18(8): 923–8.

47. Lee TC, Savoldo B, Barshes NR et al. Use of cytokine polymorphisms and Epstein–Barr virus viral load to predict development of post-transplant lympho-proliferative disorder in paediatric liver transplant recipients. *Clin Transplant* 2006; 20(3): 389–93.

48. Choquet S, Leblond V, Herbrecht R et al. Efficacy and safety of rituximab in B-cell post-transplantation lymphoproliferative disorders: Results of a prospective multicenter phase 2 study. *Blood* 2006; 107(8): 3053–7.

49. Skagen CL, Jou JH, Said A. Risk of de novo hepatitis in liver recipients from hepatitis-B core antibody-positive grafts—A systematic analysis. *Clin Transplant* 2011; 25(3): E243–9.

50. Huprikar S, Danziger-Isakov L, Ahn J et al. Solid organ transplantation from hepatitis B virus-positive donors: Consensus guidelines for recipient management. *Am J Transplant* 2015 May; 15(5): 1162–72.

51. Wong TCL, Fung JYY, Mau Lo C. Prevention of recurrent hepatitis B infection after liver transplantation. *Hepatobil Pancreat Dis Int* 2013; 12: 465–72.

52. Duffy JP, Kao K, Ko CY et al. Long-term patient outcome and quality of life after liver transplantation: Analysis of 20-year survivors. *Ann Surg* 2010; 252(4): 652–61.

53. Avitzur Y, De Luca E, Cantos M et al. Health status ten years after pediatric liver transplantation—Looking beyond the graft. *Transplantation* 2004; 78(4): 566–73.

54. Gilmour S, Adkins R, Liddell GA et al. Assessment of psychoeducational outcomes after pediatric liver transplant. *Am J Transplant* 2009; 9(2): 294–300.

55. Evans HM, Kelly DA, McKiernan PJ et al. Progressive histological damage in liver allografts following pediatric liver transplantation. *Hepatology* 2006; 43(5): 1109–17.

56. Haagsma EB, Hagens VE, Schaapveld M et al. Increased cancer risk after liver transplantation: A population-based study. *J Hepatol* 2001; 34(1): 84–91.

57. Harambat J, Ranchin B, Dubourg L et al. Renal function in pediatric liver transplantation: A long-term follow-up study. *Transplantation* 2008; 86(8): 1028–34.

58. Scheenstra R, Peeters PM, Verkade HJ et al. Graft fibrosis after pediatric liver transplantation: Ten years of follow-up. *Hepatology* 2009; 49(3): 880–6.

59. Bucuvalas JC, Alonso E, Magee JC et al. Improving long-term outcomes after liver transplantation in children. *Am J Transplant* 2008; 8(12): 2506–13.

60. Falkenstein K, Flyn L, Kirkpatrick B et al. Noncompliance in children post-liver transplant. Who are the culprits? *Pediatr Transplant* 2004; 8(3): 233–6.

61. Wright J, Elwell L, McDonagh JE et al. 'It's hard but you've just gotta get on with it'—The experiences of growing-up with a liver transplant. *Psychol Health* 2015; 30(10): 1129–45.

62. Sagar N, Leithead JA, Lloyd C et al. Pediatric liver transplant recipients who undergo transfer to the adult healthcare service have good long-term outcomes. *Am J Transplant* 2015; 15(7): 1864–73.

63. Miloh T, Annunviato R, Arnon R et al. Improved adherence and outcomes for pediatric liver transplant recipients by using text messaging. *Pediatrics* 2009; 124(5): e844–50.

头 和 颈

鼻后孔闭锁

Mira Sadadcharam   John D. Russell

引言

鼻后孔闭锁是一种典型的先天性缺陷，其特征是鼻后孔阻塞，通常是被骨或软组织阻塞，继发于胎儿发育期间鼻窝的再通失败（图 30.1）。1755 年 Johann George Roederer 首次报道了这种缺陷，1854 年 Adolf Otto 将其描述为腭骨的解剖畸形 [1]。单侧或双侧发病。双侧鼻后孔闭锁，常表现为新生儿期的一种气道急症，因为新生儿只能用鼻呼吸。典型的临床表现是，当患儿开始哭闹时，呼吸困难就会缓解，因为患儿经口呼吸而绕过了阻塞的鼻后孔。单侧鼻后孔闭锁，往往在出生后数月甚至数年才被发现。治疗可分为紧急处理和择期手术，主要是对缺陷的外科修复。自 1854年 Carl Emmert 第一次成功地施行了经鼻矫正术起，手术技术不断改进，从经上颌骨、经鼻中隔、经腭骨和唇下鼻内入路发展到现代内镜技术。尽管目前内镜手术是治疗这一类疾病的"金标准"，但如何更好地管理这类患者，尤其在术后局部辅助药物的使用和术后支架植入的使用和维持时间方面，仍存在争议 [2]。

流行病学

鼻后孔闭锁在活产婴儿的发生率大约为 1/8 000~1/5 000。单侧与双侧发病比为 2:1，在单侧病例中右侧更易受累。该病未发现有种族相关性，但研究发现，发病婴儿中女婴与男婴的比例大约为 2.2:1 [3]。此外，尽管与母亲年龄和胎次之间并不存在相关性，但双胞胎的发病率有轻度的升高。大约 50% 的患者有其他相关的先天性畸形，在双侧闭锁的患者中这一比例上升到大约 75% [4]。闭锁板可能为混合性、骨性或膜性。以往的报道中，90% 为骨性狭窄，10% 为膜性狭窄，但现代影像学提示 70% 为骨性 / 膜性混合狭窄，30% 为单纯骨性狭窄 [5]。相关综合征包括：CHARGE 综合征（眼畸形、心脏畸形、鼻后孔闭锁、生长和智力发育迟缓、生殖器发育不全、耳畸形），克鲁宗综合征（遗传性家族性颅面骨发育不全），迪格奥尔格综合征（胸腺发育不全），羊膜带综合征，胎儿酒精综合征，以及特雷彻·柯林斯综合征（下颌骨颜面发育不全）。

胚胎学与病因

人类的面部和颅骨结构的发育发生在妊娠前 12 周。鼻后孔在第 4~11 周之间发育 [6]。妊娠第 4 周时，鼻的发生开始于鼻窝的形成。

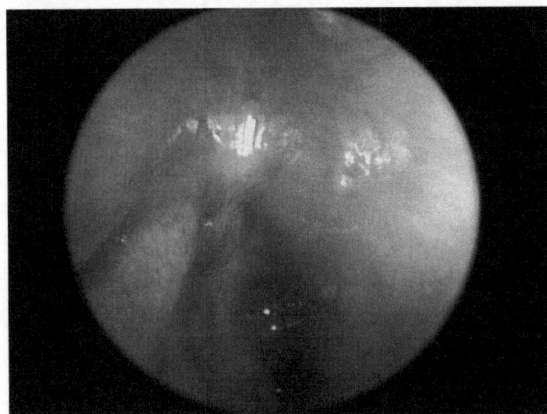

图 30.1 经鼻观察右侧鼻后孔闭锁的内镜视图

大约妊娠第 5 周时,鼻窝加深并内陷到外围的间质中,形成鼻囊,并通过口鼻膜与原始口腔分隔。大约妊娠第 8 周时,口鼻膜破裂形成一个鼻腔,而原始的鼻后孔就在鼻腔和鼻咽的交界处。到妊娠第 10 周末,鼻中隔和发育中的上腭融合,原始的鼻后孔不断变化并被向后推。在这个阶段,鼻后孔被称为次级鼻后孔。在正常胎儿中,次级鼻后孔是通畅的,允许在鼻腔前部和鼻咽深部之间有一个功能性的通畅气道[6]。而在鼻后孔闭锁中,异常情况比较复杂,不仅仅表现为覆盖鼻后孔的阻塞膜。鼻腔外侧壁和翼突内侧板也构成了阻塞的一部分,需要在手术修复时加以处理[7]。闭锁板向上是蝶骨体的下表面,外侧是翼突内侧板,内侧是犁骨,向下是腭骨的水平部。

在过去的二十年里,对于鼻后孔闭锁的病因研究主要有四种理论:①口咽膜持续存在;②中胚层在鼻 - 鼻后孔区形成粘连的异常存在或位置异常;③Hochstetter 鼻颊膜异常持续存在;④神经嵴细胞迁移及随后的中胚层流动方向错误。

目前,人们认为神经嵴细胞迁移及随后的中胚层流动方向错误这一理论提供了最有力的证据。在胚胎发生过程中,神经板边缘的外胚层产生神经嵴细胞。这些细胞随后迁移去形成面部和部分颅骨的骨骼和结缔组织框架。神经嵴细胞缺失与面部额鼻部分的缺陷有关。此外,在鼻后孔闭锁中,神经嵴细胞异常迁移模式还被发现与上颌骨后突和内脏弓衍生物有关[8]。在服用高剂量维生素 A 的母亲的后代中发现了颅面部异常伴间充质损伤和细胞破坏,这些变化与胚胎早期神经嵴细胞的迁移途径有关。

鼻后孔闭锁的环境危险因素尚未得到很好的研究。母亲的行为,包括妊娠期间的生活方式和营养摄入,对胎儿的发育和结局起着重要作用。育龄妇女可能会暴露于香烟、酒精、咖啡因、营养不良和药物中,每一种都与出生缺陷有关。Barbero 等[9]提出,产前使用抗甲状腺药物,如甲巯咪唑和卡比马唑,与鼻后孔闭锁有关。此外,Lee 等[10]评估了连续和确切的婴儿 T_4 水平与非综合征性鼻后孔闭锁的相关性,提出了低度的甲状腺激素水平在鼻后孔闭锁发生中的作用。他们进一步指出,新生儿低 T_4 水平可能被用作衡量风险的指标。约 30% 的鼻后孔闭锁与 CHARGE 综合征有关[11]。所有诊断为鼻后孔闭锁的患者都应进行完善的系统检查,从而判断有无 CHARGE 综合征的其他特征。

临床表现

鼻后孔闭锁的临床表现取决于单侧还是双侧异常,以及是否存在其他合并症。双侧鼻后孔闭锁的患儿在出生时表现为气道急症,因为新生儿在出生后的前 6 周只能用鼻呼吸。体格检查常能发现鼻腔内骨性和 / 或膜性阻塞,喘鸣音,胸廓凹陷,矛盾发绀(因哭泣而皮肤发绀缓解)。一旦发现双侧鼻后孔闭锁,需立即行气道支持,包括插入口咽导气管(Guedel),使用 McGovern 奶嘴(奶瓶中的奶嘴末端开放以便呼吸),甚至在一开始就需要插管。一旦气道得以确保,就必须考虑鉴别诊断,包括梨状孔狭窄和严重的新生儿鼻炎。随后的检查应以明确诊断和评估是否存在相关合并症为重点。

新生儿期常规鼻导管检查可发现单侧鼻后孔闭锁。然而,如果检查过程中导管在鼻腔中卷起,则可能要等到患儿出现单侧鼻塞(镜子没有起雾)和伴随单侧恶臭脓涕时才能诊断出鼻后孔闭锁。

放射学检查

传统的鼻腔填充对比剂行仰卧位平片已被 CT 所取代。鼻旁窦和颅底 CT 被认为是首选检查方法。理想情况下,应该在扫描前先吸鼻,因为稠厚的黏液很难与膜性闭锁板区分开来。薄层(1~2mm)的轴位图像可以很好地观察有无阻塞,同时也需要冠状位重建来定位术中的标志物。CT 有助于准确地描绘鼻腔阻塞的位置、方位（前、后）、偏侧性（单侧、双侧）和组织学特征（骨性、膜性或混合性）。在应用 CT 之前，鼻后孔闭锁病例的组织学分布估计为 90% 骨性和 10% 膜性[12]。而最近的 CT 和组织病理检查显示，鼻后孔闭锁中约 30% 是纯骨性，70% 是混合性（膜性和骨性），没有纯膜性的病例[13-14]。

治疗

鼻后孔闭锁的治疗目的是重建气道的通畅性，同时避免对周围组织结构的进一步损害，并在有限的住院期间进行短期干预。之前提到，双侧鼻后孔闭锁的婴儿至少需要口咽导气管来进行气道支持。需要小心地将这些设备贴在适当的位置，也需要使用口胃管进行喂养，直到手术修复的最佳时机。双侧鼻后孔闭锁患者应尽早（甚至在出生后的第一周）进行外科修复。早期手术的唯一禁忌证是存在相关合并症，例如，CHARGE 综合征患者存在心脏畸形。单侧鼻后孔闭锁的儿童一般可以等到 1 岁，此时全身麻醉的风险已经降低。如果单侧鼻后孔闭锁的患者有明显的呼吸困难，则需要早期干预。

自 1854 年 Carl Emmert 首次报道鼻后孔闭锁修复术以来，许多外科技术已被报道。最初应用尿道扩张器经鼻行闭锁板盲穿，然而，这项技术现在已经被使用动力系统的内镜切除术所取代[1]。

内镜切除术

这种方法是大部分医师的首选，因为它提供了很好的手术视野。先插入戴维氏开口器（Boyle-Davis），将 Vicryl 缝线穿过腭垂，并夹住，使软腭收缩。用 4mm 的 120°内镜通过口腔进入鼻咽部，从而获得闭锁鼻后孔的后表面图像（图 30.2）。用 1∶10 000 肾上腺素减轻鼻腔充血，把 1% 利多卡因和 1∶200 000 肾上腺素注射入闭锁板。如果存在膜性闭锁，闭

锁的膜性成分可以被小的吸引导管或尿道扩张器穿破。通过经口的 120°内镜可以观察到被穿破的闭锁板（图 30.3）。然后，高年资医师可以使用鼻窦球囊进行进一步的非创伤性扩张。之后将钻头伸入鼻腔直达鼻咽部。他们使用一种特殊的钻头（Medtronic），它的轴上有一个保护套，可以避免损伤鼻腔。钻孔范围向中间直到犁骨，侧面直到翼板。然后用背咬钳进入鼻咽部，将犁骨的后半部分取出。这样在后部形成一个共同的腔，从而将再狭窄的概率降到最低。术后即刻使用倍氯米松滴眼液以减少水肿。术后 6 周，患儿被选择性地带回手术室，用显微吸切器清除所有可见的肉芽组织，对出现再狭窄的部分进行扩张。

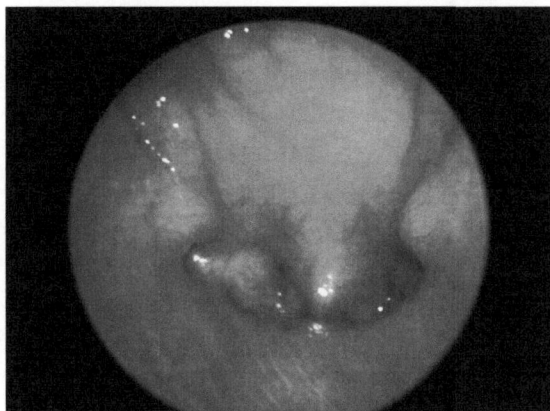

图 30.2　用 120°内镜从鼻咽部观察鼻后孔闭锁的视图

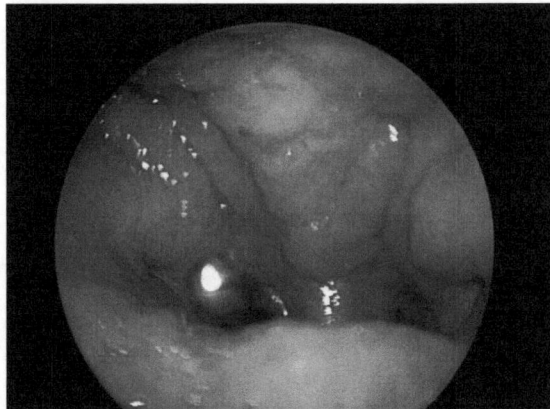

图 30.3　用 120°内镜从鼻咽部观察尿道扩张器穿过闭锁板的视图

进一步的显微吸切和扩张通常需要多个步骤，在一个大的系列报告中，平均需要4.9个步骤[12]。大量的内镜技术的变化被报道[1]。最常见的变化是使用4mm（或新生儿2.7mm）0°广角镜的完全经鼻入路。我们发现单纯使用经鼻入路在同一鼻腔内使用两种器械存在困难，尤其是在新生儿可用空间有限的情况下。另外，一些外科医师也提倡使用黏膜保留皮瓣技术来促进上皮化[13-14]。然而，作者的经验是，这些皮瓣在新生儿鼻腔的有限空间内很难发挥作用，而且通常很难最终实现。CT导航系统现在广泛应用于小儿鼻内镜手术[15]。虽然不是强制性的，如果可行，我们还是提倡尽量使用。

经腭切除术

经腭入路是治疗鼻后孔畸形的第一种入路，可以提供良好的手术视野。在内镜技术出现之前，经腭入路联合单纯盲扩术一直是手术修复的主要手段。在这个过程中，于距牙弓5mm的硬腭上做一个U形切口。将以后部为基底的骨膜下皮瓣抬高以进入鼻咽部。在外侧闭锁板钻孔前到达并取出犁骨下部。这项技术在小鼻咽和低颅底的患者中仍然有用，例如患有特雷彻·柯林斯综合征的婴儿，或者内镜手术失败的患者。与内镜技术相比，经腭入路有更高的并发症发生率，潜在的并发症包括术后疼痛、腭瘘和面中部生长减少（导致腭部高度隆起和相关的牙齿畸形），发生率约为50%[5]。

手术辅助物

支架

术后支架的使用仍存有争议。文献中主要的争论在于手术结束放入支架是否能改善预后。常使用经皮气切导管和气管插管导管作为支架。使用支架时，最佳的维持时间尚不清楚，文献报道范围为24小时至12周[1]。

作为支架植入的支持者，Friedman等回顾了46例鼻后孔闭锁，发现植入支架超过12周的儿童预后良好（定义为需要较少的手术次数）[16]。2004年，Gujrathi等[17]对52例植入支架平均时间12周的患者进行了研究。他们发现52名患者中只有2名（3.8%）需要再次手术。尽管如此，支架并不是没有潜在的副作用，有文献报道存在外鼻、鼻中隔和腭部坏死的风险[17]。此外，支架可能被分泌物堵塞，需要父母和护理人员定期进行冲洗和抽吸。一些支架植入的反对者对支架的疗效提出了质疑，他们认为支架会引起明显的异物反应，从而导致更多的肉芽组织增生和疤痕形成。Schoem[18]在一项对13名没有放支架的患者的研究中证明了这一点，其中4名受试者不需要进一步的手术，9名受试者只需要一次额外的手术。最近在2013年，Llorente等[19]在没有放置支架病例的研究中得到了相似的结果，在27个月的随访中，他们的受试者均改善了通气。

丝裂霉素

除支架外，抗肿瘤药物丝裂霉素也被用于辅助治疗，以减少狭窄。丝裂霉素是一种氨基糖苷类药物，由链霉菌产生。它的作用机制是抑制成纤维细胞的生长和增殖，这有助于尽可能地减少肉芽组织的生长。这种药物已经在头颈外科的其他领域广泛使用。使用方法通常是滴在棉球上，在鼻腔里敷上几分钟，以达到需要的效果。Holland和McGuirt[20]的研究表明使用该药物获得了良好的效果。研究包括8例试验对象和15例对照对象，主要观察指标是初次手术后所需的扩张次数。他们发现与对照组相比，丝裂霉素辅助治疗的患者需要的扩张次数明显减少。

结论

当新生儿或较大儿童出现鼻/上呼吸道阻塞或呼吸窘迫的症状时，必须考虑单侧或双侧鼻后孔闭锁的可能。如果明确患儿存在鼻后孔闭锁，医师必须检查是否存在相关综合征的其他异常。如果证实双侧鼻后孔闭锁，应

将其作为气道紧急情况进行处理，并在考虑
手术干预之前采取适当措施确保气道通畅。

在进行外科治疗时，必须考虑到最有效
的方法和可能的辅助手段，以给患者最好的
结果。对于新生儿鼻后孔闭锁的治疗，已经
有一系列的外科技术（包括辅助疗法）存在。

是否出现再狭窄是术后观察的主要指
标，并作为是否需要再次手术的依据。文献
报告的内镜切除术后需要再次手术的比例从
0 到 36% 不等[1,11]。对于在新生儿期因双侧
闭锁接受手术并有胃食管反流的患者，更可
能出现再狭窄。如果没有相关的面部异常，
手术时体重较大（>2.3kg），支架尺寸较大，则
可能预示着良好的结果[21-22]。一项长期研究
表明，在儿童时期接受双侧鼻后孔闭锁修复
的患者，成年后可能出现中度的嗅觉减退[23]。

迄今为止，对于鼻后孔闭锁的最佳治疗
方案，以及具有争议的问题（例如术后支架置
入的作用），仍没有随机对照试验来确证。不
幸的是，由于鼻后孔闭锁总体上比较罕见，这
种缺乏证据的情况很可能不会改变，而治疗
指南将继续以个人报告和病例系列为基础。

（陈晓慰 译 付勇 审校）

参考文献

1. Ramsden JD, Campisi P, Forte V. Choanal atresia and choanal stenosis. *Otolaryngol Clin North Am* 2009; 42(2): 339–52, x.
2. Corrales CE, Koltai PJ. Choanal atresia: Current concepts and controversies. *Curr Opin Otolaryngol Head Neck Surg* 2009; 17(6): 466–70.
3. Michalski AM, Richardson SD, Browne ML et al. Sex ratios among infants with birth defects, National Birth Defects Prevention Study, 1997–2009. *Am J Med Genet A* 2015 May; 167A (5): 1071–81.
4. Keller JL, Kacker A. Choanal atresia, CHARGE association, and congenital nasal stenosis. *Otolaryngol Clin North Am* 2000; 33(6): 1343–51, viii.
5. Brown OE, Pownell P, Manning SC. Choanal atresia: A new anatomic classification and clinical management applications. *Laryngoscope* 1996; 106(1 Pt 1): 97–101.
6. Dunham ME, Miller RP. Bilateral choanal atresia associated with malformation of the anterior skull base: Embryogenesis and clinical implications. *Ann Otol Rhinol Laryngol* 1992 Nov; 101(11): 916–9.
7. Hasegawa M, Oku T, Tanaka H et al. Evaluation of CT in the diagnosis of congenital choanal atresia. *J Laryngol Otol* 1983; 97(11): 1013–5.
8. Johnston MC. The neural crest in abnormalities of the face and brain. *Birth Defects Orig Artic Ser* 1975; 11(7): 1–18.
9. Barbero P, Valdez R, Rodríguez H et al. Choanal atresia associated with maternal hyperthyroidism treated with methimazole: A case–control study. *Am J Med Genet A* 2008 Sep 15; 146A(18): 2390–5.
10. Lee LJ, Canfield MA, Hashmi SS et al. Association between thyroxine levels at birth and choanal atresia or stenosis among infants in Texas, 2004–2007. *Birth Defects Res A Clin Mol Teratol* 2012 Nov; 94(11): 951–4.
11. Hengerer AS, Brickman TM, Jeyakumar A. Choanal atresia: Embryologic analysis and evolution of treatment, a 30-year experience. *Laryngoscope* 2008; 118(5): 862–6.
12. Samadi DS, Shah UK, Handler SD. Choanal atresia: A twenty-year review of medical comorbidities and surgical outcomes. *Laryngoscope* 2003; 113(2): 254–8.
13. Dedo HH. Transnasal mucosal flap rotation technique for repair of posterior choanal atresia. *Otolaryngol Head Neck Surg* 2001; 124(6): 674–82.
14. Nour YA, Foad H. Swinging door flap technique for endoscopic transseptal repair of bilateral choanal atresia. *Eur Arch Otorhinolaryngol* 2008; 265(11): 1341–7.
15. Benoit MM, Silvera VM, Nichollas R et al. Image guidance systems for minimally invasive sinus and skull base surgery in children. *Int J Pediatr Otorhinolaryngol* 2009; 73(10): 1452–7.
16. Friedman, NR, Mitchell RB, Bailey CM et al. Management and outcome of choanal atresia correction. *Int J Pediatr Otorhinolaryngol* 2000; 52: 45–51.
17. Gujrathi, CS, Daniel SJ, James AL, Forte V. Management of bilateral choanal atresia in the neonate: An institutional review. *Int J Pediatr Otorhinolaryngol* 2004; 68: 399–407.
18. Schoem SR. Transnasal endoscopic repair of choanal atresia: Why stent. *Otolaryngol Head Neck Surg* 2004; 131: 362–6.
19. Llorente JL, Lopez F, Morato M, Suarez V. Endoscopic treatment of choanal atresia. *Acta Otorrinolaringol Esp* 2013; 64: 389–95.
20. Holland BW, McGuirt WF. Surgical management of choanal atresia: Improved outcome using mitomycin. *Arch Otolaryngol Head Neck Surg* 2001; 127: 1375–80.
21. Kubba H, Bennett A, Bailey CM. An update on choanal atresia surgery at Great Ormond Street Hospital for Children: Preliminary results with Mitomycin C and the KTP laser. *Int J Pediatr Otorhinolaryngol* 2004; 68(7): 939–45.
22. Teissier N, Kaguelidou F, Couloigner V et al. Predictive factors for success after transnasal endoscopic treatment of choanal atresia. *Arch Otolaryngol Head Neck Surg* 2008; 134(1): 57–61.
23. Leclerc JE, Leclerc JT, Bernier K. Choanal atresia: Long-term follow-up with objective evaluation of nasal airway and olfaction. *Otolaryngol Head Neck Surg* 2008; 138(1): 43–9.

皮埃尔·罗班综合征

Udo Rolle   Aranka Ifert   Robert Sader

引言

该病最初以法国牙科医师皮埃尔·罗班（Pierre Robin）（1867—1950）的名字命名。他在第一篇论文中描述了这类以小颌畸形（最初称为"下颌骨营养不良"），舌后坠和呼吸窘迫为特征的疾病[1]。在后来的文章中，皮埃尔·罗班将腭裂也增加到其临床特征中[2]。在此之前，也有小颌畸形、腭裂和舌后坠三联症导致呼吸困难和发绀的文献报道[3-5]。皮埃尔·罗班添加了"舌后坠"一词，以便更好地表达舌体向后倾斜并引起咽部阻塞的特征。

该病的传统名称曾是"皮埃尔·罗班综合征"，但在 1975 年后，发生了一系列疾病分类学上的改变，包括罗班异常[6]，罗班畸形复合体[7]，皮埃尔·罗班序列征（Pierre Robin sequence, PRS）[8]。

医学术语"序列征"主要用于体现三个主要症状依次发展的假说，但现在尚不能明确三个症状出现的顺序是什么。传统假说指出，下颌畸形会导致上颚异常（腭裂）和随后的气道阻塞[9]。虽然动物实验的结果支持这一传统假说[10]，但实际临床功能治疗的结果却支持与之相反的假说：舌体错位会导致下颌生长方式的改变[11-13]。

病因学与病理生理学

目前，最公认的病因学假说是下颌骨发育不全或异常发育，在胎龄约 7~11 周时使舌体在鼻咽内异常高位[14]。其他假说包括口咽肌肉的缺乏或子宫内下颌骨受压等[15]。在下颌骨不良发育过程中，由于下颌骨生长缓慢或下颌骨严重后位，无法下降的舌体阻碍了腭板融合。下颌骨损害性增长的原因尚不确定，可能是多种病因造成的，报道的可能的原因包括：①由多种因素引起的位置或力学的改变，例如羊水过少；②固有的下颌发育不全，例如许多先天性畸形综合征；③神经或神经肌肉异常，例如强直性肌营养不良或关节挛缩；④结缔组织疾病，例如拉森综合征。

一个合理的假说是，多种因素可能导致下颌骨持续发育不良，并最终导致出生后的表现[16]。由于下颌骨异常有多种原因，故不能将 PRS 视为某种特定疾病。临床上要区分是孤立性 PRS，还是 PRS 是已被认识的综合征的一种表现，或是多个异常综合征的一种表现，抑或是未被认识的综合征的一种表现。

遗传学与发病率

PRS 在双胞胎中发病率很高。此外，此类患者的家庭成员中唇腭裂的发生率较高[17]。腭裂与 2q 和 4p 缺失以及 3p，3q，7q，78q，10p，14q，16p 和 22q 重复有关。小颌畸形与 4p，4q，6q 和 11q 的缺失以及 10q 和 18q 的重复有关。

在不同的研究报道中，孤立性 PRS 的病例数所占比例不同，从 40% 到 74% 不等[18]。女性病例较多，男女之比为 2:3[16]，这个比例与儿童腭裂男女比例相当[19]。

最常见的 PRS 综合征是斯蒂克勒综合征

（占所有病例的 20%~25%）和腭心面综合征（占所有病例的 15%）。Nager 综合征，先天性脊椎骨骺发育不良和其他公认的综合征构成了其余的 PRS 综合征的病例。

临床病理的严重程度和持续存在可能与损害的性质有关，正因如此，"有症状"和"无症状"的小颌畸形的预后存在差异[20]。

据报道，活产中 PRS 的发病率从 1/30 000 到 1/2 000 不等[21]。最高的发病率是由美国报道（1/3 120），其次是德国（1/8 060），英国（1/8 500）和丹麦（1/14 000）[15]。出生时患病率的差异主要是对疾病定义的差异，数据收集的时间段以及数据收集方法不同造成的[15]。关于 PRS 的产前诊断以及严重程度的预测，目前还没有良好的手段[22]。

临床特征（2015 年新分类）

PRS 包含三个基本特征：①小颌或下颌后缩；②舌后坠，通常伴有气道阻塞；③腭裂（通常为 U 形，但也可能为 V 形）。

值得注意的是，只能在大约 80% 的 PRS 患者中看到腭裂[9]。

其中气道阻塞需要及早和适当地处理，因为它可能导致缺氧、肺源性心脏病、生长发育迟缓和脑损伤。一般而言，综合征性的病例比非综合征性的病例更严重，预后更差。

通常，非综合征性 PRS 患者有下颌骨追赶性生长的可能。

气道管理

舌后坠引起的气道阻塞可在出生时或出生后立即发生，但也有可能需要更长的时间（最多 3 周）才能显现出来[23]。大多数新生儿表现为孤立性 PRS，而非综合征性。后者通常表现出更多的临床问题，如气道问题和喂养困难。PRS 的气道阻塞是由于舌体后移使咽旁间隙变窄或完全阻塞。这种气道阻塞可能是间歇性的。PRS 的大多数并发症和不良结局

与延迟或不适当的气道治疗直接相关[24]。因此，即使在仅有轻微缺陷的患者，也需要特别警惕气道问题。上呼吸道梗阻的典型临床症状是呼吸费力，喘鸣，发绀或呼吸暂停。在没有症状的儿童中，窒息发作、进食过程中出现发绀或反复吸入事件也可能是由间歇性气道问题引起的。

PRS 婴儿也可能患有会厌短小或会厌卷曲，喉软化和 / 或节段性气管狭窄，因此可能需要进行鼻内窥镜检查和支气管镜检查来评估。

每个有气道阻塞症状的患儿都应俯卧位头朝一侧来护理。头部应保持在水平位置，以防舌后坠或胃食管反流。通常，受气道阻塞影响的儿童可以在这个位置经口喂食。如有持续的气道问题加重，需要进一步干预。

鼻咽导气管

由于舌后坠，需要鼻咽导气管来绕过口咽部和阻塞部位。将普通气管导管修整为适当长度，并通过鼻腔插入，固定在适当的位置，这种建立鼻咽导气管的方法是重症监护室内一种非常有效的临时气道管理形式。通常，放置鼻咽导气管的患者不能回家，因为导管的移位会导致严重的气道阻塞。

气管导管

如果鼻咽导气管建立不成功或在复苏或麻醉过程中，气管插管可提供短期的气道支持。

舌唇粘连术

一般来说，这项技术要求将舌体缝合到下唇上。在患儿生长发育后，舌唇粘连部分便可以剪断。这项技术的有效性仍然是有争议的。

舌唇粘连术是将舌牵拉缝合到下颌骨颏部。由于下颌骨相对较软，很难实现永久性的效果。因此，该技术也一直存在争议。

气管切开术

如果可能，应避免气管切开术，只有在所

有其他技术均失败的情况下才采用气管切开术。应该由熟悉婴儿气道且技术熟练的外科医师进行。气管切开后需要密切的气管监测，但可以经口喂养。通常在一年内，在患儿的气道阻塞解决后可以将气管切开套管移除。

下颌骨牵引成骨术

牵引成骨术是一项相对较新的技术。下颌骨需要在两侧下颌角附近离断，用专用的设备每天将这两部分牵引分离大约1.5~2mm。通过使用这项技术，下颌骨在2~3周内逐渐伸长。下颌骨牵引时机可以选择新生儿期，这样可以防止气管切开，也可在稍晚阶段，以便拔除气管切开套管。

牵引成骨术是近5~10年应用的新技术。因此，尚缺乏这项技术的长期随访结果。但对于严重的非综合征性PRS病例和综合征性PRS病例，应选择牵引成骨术，因为在大多数非综合征性PRS病例中，下颌骨会发生生理性快速生长的情况。

舌体定位与腭部刺激

在过去的十年间，正畸医师开发了一种新的非手术技术，该技术在大多数情况下保证了足够的气道空间，从而治疗下颌骨发育不良。用一块类似于腭裂新生儿的喂养板，该板有一个短的倒刺样结构以钩住会厌（图31.1）。有时需要进行内镜检查以避免刺激会厌。为了做到这一点，要将舌体向前放置，并保持气道通畅。此外，通过对舌体的功能性刺激，下颌骨在接下来的几个月内开始生长，在约6个月大进行腭部闭合时，下颌骨将变得非常正常（图31.2）。同时需要喂养支持，但一些病例仍存在问题[25]。

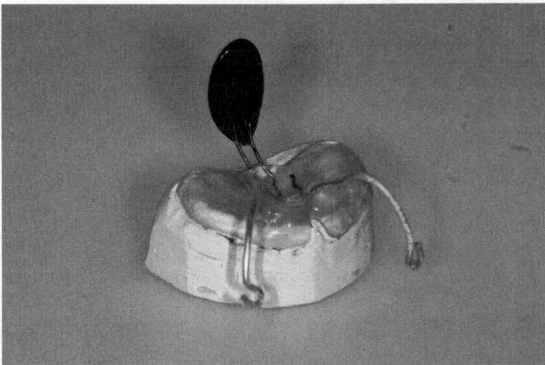

（a）

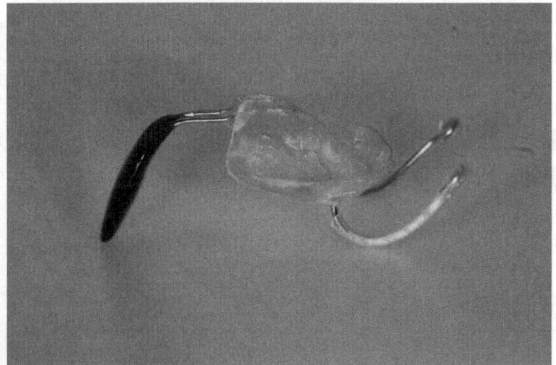

（b）

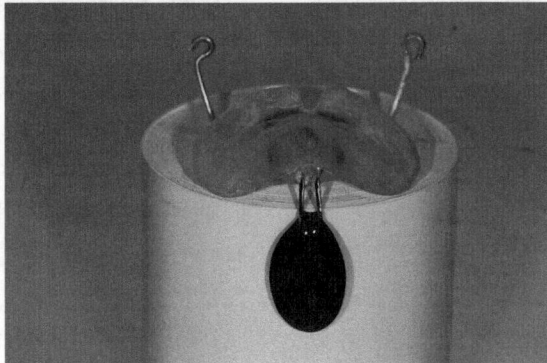

（c）

图31.1 刺激板

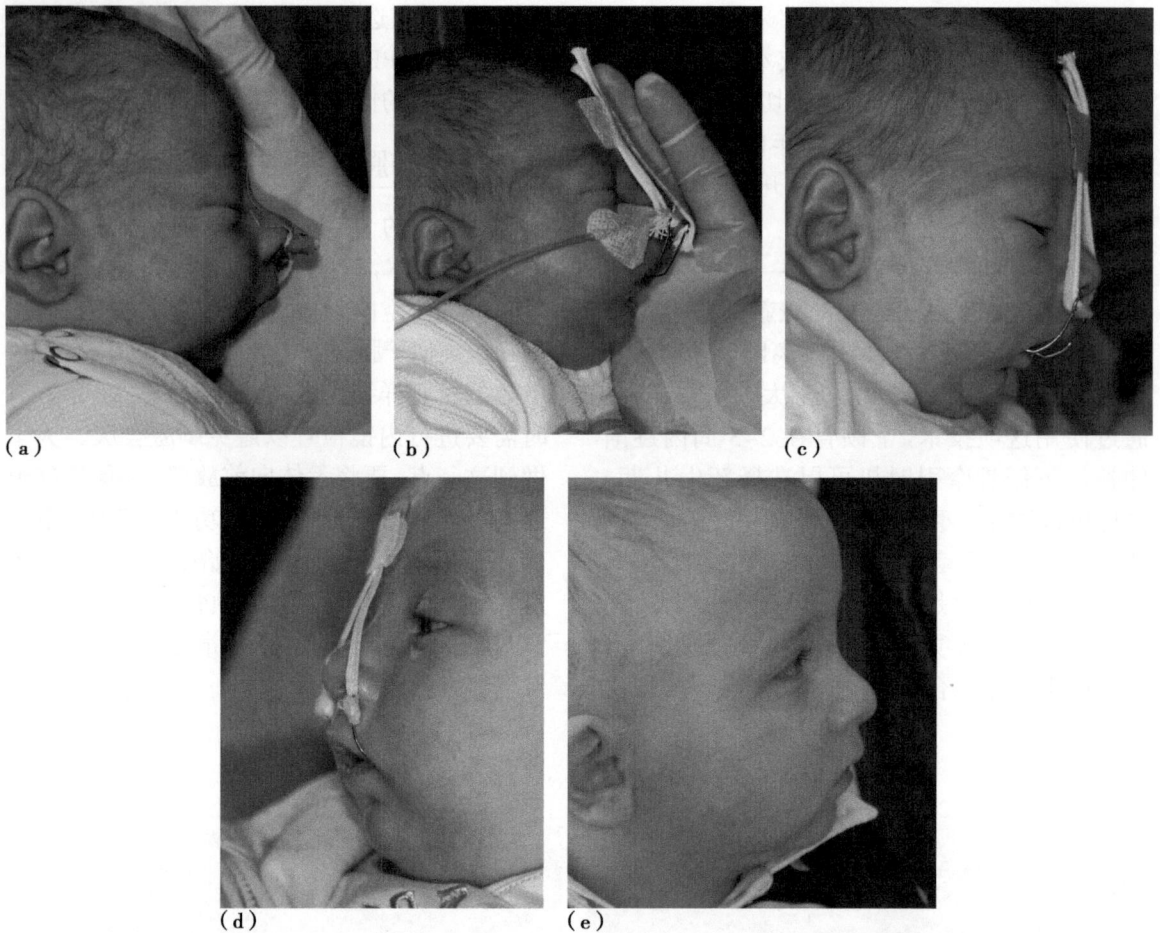

图 31.2 （a）插入刺激板之前的 PRS 患者。（b）戴上刺激板的 PRS 患者。（c）用刺激板治疗 2 个月后的 PRS 患者。（d）用刺激板治疗 4 个月后的 PRS 患者。（e）8 个月大时腭裂闭合后的 PRS 患者

无创通气

越来越多的证据表明，无创呼吸支持可以改善 PRS 婴儿严重上呼吸道梗阻的呼吸方式和呼吸情况。因此，可以减少必要的气管切开术的比例。一些作者认为这是一线治疗方法 [26]。

营养管理

患有 PRS 的儿童有 38%~62% 存在不同程度的喂养困难 [27]。初始治疗包括将患儿处于头部略微抬高的俯卧位，进行奶瓶喂养。这种喂养方法适用于下颌骨能快速生长的儿童。

如果上述方式效果不理想，可临时使用鼻管饲喂养改善营养状况。如果仍不能成功喂食，可能需要进行胃造口术，在患儿能够经口喂食后再将其去除。

患有 PRS 的婴儿需要摄取足够的热量，这一点已经达成共识。重要的是要实现下颌骨的最大生长速度，因为气道问题的解决与下颌骨的生长直接相关。直到最近，呼吸功增加才被视作卡路里消耗的重要组成部分。有必要为这些儿童提供婴儿正常热量需求的几倍的热量，以补偿最多 10 倍的呼吸功。因此，如果摄入了最大的营养摄入量仍未增重，这表明需要更积极的气道管理。喂养失败的病例可以尝试全肠外营养，但如果对其他方

面进行了正确的管理，则几乎不需要。

另外，有研究表明，PRS 患儿发生胃食管反流的可能性更高，甚至可能需要经验性反流治疗来改善呼吸和喂养情况。

腭裂

至少 80% 的 PRS 患者存在腭裂。腭裂通常是在婴儿时期修复的。腭板可用于改善腭裂患者的喂养。该板还可以通过向前移动来校正舌体的位置。在单纯软腭裂的患者中，腭板对喂养没有积极作用，但可以改善舌体位置并刺激下颌骨生长。为了增强这种效果，可根据卡斯蒂略 - 莫拉莱斯（Castillo-Morales）的要求，调节腭板进行前部刺激[28]。

各个中心的手术方案各不相同，腭裂闭合不仅用不同的技术（例如 Langenbeck，Furlow，Wardill）来完成，而且在不同的年龄阶段（从4 个月到 36 个月不等）进行手术也有差异。

目前认为，早期手术将为腭部功能正常和言语发展提供更好的机会。

小颌 / 下颌后缩

对小颌的功能性治疗的首次描述是使用正畸板实现对下颌骨生长的刺激。直到今天，还不清楚这种刺激后下颌骨的生长潜力是否足以达到正常尺寸。然而，对 5 岁前患者的体格检查结果进行统计后发现，与正常人群相比，下颌骨几乎无法恢复生长[29]。一项回顾性纵向研究通过对美国 PRS 和软腭裂患者颅面骨和侧位摄像照片进行比较发现，下颌骨仅获得部分追赶性生长，并且在成人中，上颌骨、下颌骨短小和呼吸道狭窄情况仍持续存在[30]。在芬兰人群中进行的研究显示出相同的结果[31]。在出生后的前 2 年，下颌骨的生长明显增加，但从未达到正常的颅面尺寸。在青年期，即使患者的侧貌因覆盖的软组织掩盖而显得不那么下颌后缩，或者患者的牙齿显示出中性咬合，但头颅摄影仍表现为下颌后缩和下颌骨的尾 - 背旋转。因此，按照现有的知识，PRS 患儿的小颌畸形只能通过生长发育达到部分调节。通常情况下，儿童时期正畸治疗是非常必要的。对于严重的病例，下颌骨的外科治疗与颏成形术相结合的效果也是肯定的。

骨骼异常

约 11%~21% 的 PRS 儿童存在肢体缺陷[18]。常见的有马蹄内翻足、并指、手指短或缺失、长骨发育不良。还包括枕骨 - 寰枢关节不稳，所以强调需要非常有经验的临床医师对这类患者进行插管。有疑似骨骼问题的儿童应寻求骨科和放射科医师的帮助。罕见的神经肌肉缺陷也可能发生，因此下颌骨正常生长，但舌后坠的情况仍持续存在[11]。

耳部异常

耳部畸形的发生率为 10.5%，包括听觉缺陷和耳廓形状异常。其中一个主要的问题是中耳的反复感染，这种情况在腭裂患者也很常见，主要原因是咽鼓管功能紊乱。因此，必须在出生后进行听力筛查，之后必须调节中耳腔的功能，必要时可能需放置通气管[32]。

心血管异常

高达 20% 的 PRS 婴儿存在固有的心脏缺陷[33]。常见的是间隔缺损，但也可能发生更复杂的病变。应对 PRS 婴儿常规进行详尽的心血管检查，特别注意的是，气道困难可能加重心脏状况[34]。

眼部异常

视网膜脱离和小颌是斯蒂克勒综合征的部分表现[35]，但非综合征性 PRS 患儿中也有10% 患有眼部缺陷，如斜视，上睑下垂和小眼畸形。更严重的缺陷（例如白内障和先天性青光眼）也有报道，所以建议所有患者均请眼科医师会诊[36]。

鼻塞

PRS 极少伴发鼻后孔闭锁[37]，但鼻后孔闭锁可能使不会经口呼吸的婴儿呼吸困难情况加重。重要的是确保鼻腔通畅，尤其是在一个鼻孔已经用于鼻胃饲管时，鼻后孔阻塞本身也可导致舌后坠，其后果与 PRS 相同[38]。

结论和未来方向

在孤立性 PRS 中，长期预后与症状出现时的治疗效果直接相关。营养充足时，下颌骨的生长将达到正常或接近正常比例，舌后坠得以解决。迄今为止，对于 PRS 婴儿，首选非手术治疗[39]。

先前有文献报道，PRS 患者有较高的精神发育迟缓的发生率，目前认为这是未被认识的缺氧所致，在良好的气道管理下，这种并发症并不常见。

未确诊的缺氧也可能导致肺血管收缩，从而导致肺动脉高压和肺源性心脏病。某些 PRS 患者的猝死可能是由此问题引起。若胸部 X 线检查时存在心脏肥大，医师应注意有无低氧情况的出现，并立即采取适当措施。

尽管呼吸道通畅程度随着生长发育得到改善，但仍有阻塞的可能，特别是在进行插管或腭裂修补等侵入性手术后[40]。一些儿童在睡眠期间可能会发生气道阻塞，导致偶尔的呼吸暂停，这存在潜在的危险[41]。下颌骨发育不全的程度可能会持续数年，导致牙齿错合畸形，需要牙科治疗[42]。

PRS 婴儿的总死亡率约为 25%。大多数死亡病例都发生在伴有相关异常的儿童中，特别是伴有心脏缺陷或具有两种或两种以上器官异常的潜在综合征的儿童[43]。为患儿的父母提供咨询时，必须考虑这些情况。在良好的医疗和护理条件下，孤立性 PRS 的儿童预后良好[44]。

（毕静 译　付勇 审校）

参考文献

1. Robin P. La chute de la base de la langue consideree comme une nouvelle cause de gene dans larespiration naso-pharyngienne. *Bull Acad Med Paris* 1923; 89: 37–41.
2. Robin P. Glossoptosis due to atresia and hypotrophy of the mandible. *Am J Dis Child* 1934; 48: 541–7.
3. St. Hilaire H. Sphenocephalus. *Philos Anat* 1822; 2: 97–8.
4. Fairbairn P. Suffocation in an infant from retraction of the base of the tongue, connected with defect of the frenum. *Month J Med Sci* 1846; 6: 280–1.
5. Shukowsky WP. Zur aetiologie des stridor inspiratorius congenitus. *Jahrb Kinderheilk* 1911; 73: 459–74.
6. Hanson JW, Smith DW. U-shaped palatal defect in the Robin anomalad: Developmental and clinical relevance. *J Pediatr* 1975; 87: 30–3.
7. Cohen MM. Syndromes with cleft lip and cleft palate. *Cleft Palate J* 1978; 15: 306–28.
8. Smith DW. *Recognizable Patterns of Human Malformation*, 3rd edn. Philadelphia: WB Saunders, 1982.
9. Sadewitz VL. Robin sequence: Changes in thinking leading to changes in patient care. *Cleft Palate Craniofac J* 1992; 29(3): 236–53.
10. Schubert J, Jahn H, Berginski M. Experimental aspects of the pathogenesis of Robin sequence. *Cleft Palate Craniofac J* 2005; 42: 372–6.
11. Carey JC, Fineman RM, Ziter FA. The Robin sequence as a consequence of malformation, dysplasia, and neuromuscular syndromes. *J Pediatr* 1982; 101: 858–64.
12. Bacher M, Bacher U, Göz G, Pham T, Cornelius CP, Speer CP, Goelz R, Arand J, Wendling F, Buchner, P, Bacher A: Three-dimensional computer morphometry of the maxilla and face in infants with Pierre Robin sequence—A comparative study. *Cleft Palate-Craniofac J* 2000; 37: 292–302.
13. Ludwig B, Glasl B, Sader R, Schopf P. Conservative orthodontic primary care of four newborns with the Pierre–Robin sequence triad. *J Orofac Orthoped* 2007; 68: 56–61.
14. Tan TY, Kilpatrick N, Farlie PG. Developmental and genetic perspectives on Pierre Robin sequence. *Am J Med Genet C* 2013; 163C: 295–305.
15. Cote A, Fanous A, Almajed A, Lacroix Y. Pierre Robin sequence: Review of diagnostic and treatment challenges. *Int J Pediatr Otorhinolaryng* 2015; 79: 451–64.
16. Pashayan HM, Lewis MB. Clinical experience with the Robin sequence. *Cleft Palate J* 1984; 21: 270–6.
17. Gangopadhyay N, Mendoonca DA, Woo AS. Pierre Robin sequence. *Sem Plast Surg* 2012; 26: 76–82.

18. Williams AJ, Williams MA, Walker CA, Bush PG. The Robin anomalad (Pierre Robin syndrome)—A follow up study. *Arch Dis Child* 1981; 45: 663–8.
19. Elliot M, Studen-Pavlovich D, Ranalli DN. Prevalence of selected pediatric conditions in children with Pierre Robin syndrome. *Pediatr Dent* 1995; 17: 106–11.
20. Cohen MM Jr. Robin sequences and complexes: Causal heterogeneity and pathogenetic/phenotypic variability. *Am J Med Genet* 1999; 84: 311–15.
21. Bush PG, Williams AJ. Incidence of the Robin anomalad (Pierre Robin syndrome). *Br J Plast Surg* 1983; 36: 434–7.
22. Lind K, Aubry MC, Belarbi N, Chalouhi C, Couly G, Benachi A, Lyonnet S, Abadie V. Prenatal diagnosis of Pierre Robin sequence: Accuracy and ability to predict phenotype and functional severity. *Prenat Diagn* 2015; 35: 853–8.
23. Ogborn MR, Pemberton PJ. Late development of airway obstruction in the Robin anomalad (Pierre Robin syndrome) in the newborn. *Aust Paediatr J* 1985; 21: 199–200.
24. Myer CM, Reed JM, Cotton RT, Willging JP, Shott SR. Airway management in Pierre Robin sequence. *Otolaryngol Head Neck Surg* 1998; 118: 630–5.
25. Brosch S, Flaig S, Bacher M, Michels L, de Maddalena H, Reinert S and Mauz P. The influence of the Tübingen soft palate plate and early cleft closure on swallowing and Eustachian tube function in children with Pierre Robin sequence. *HNO* 2006; 54: 756–60.
26. Leboulanger N, Picard A, Soupre V, Aubertin G, Denoyelle F, Galliani E, Roger G, Garabedian EN, Fauroux B. Physiologic and clinical benefits of noninvasive ventilation in infants with Pierre Robin sequence. *Pediatrics* 2010; 126: e1056–63.
27. Evans KN, Sie KC, Hopper RA, Glass RP, Hing AV, Cunningham ML. Robin Sequence. From diagnosis to development of an effective management plan. *Pediatrics* 2011; 127: 936–48.
28. Hohoff A, Ehmer U. Short-term and Long-term results after early treatment with the Castillo Morales stimulating plate—A longitudinal study. *J Orofac Orthop* 1999; 60: 2–12.
29. Daskalogiannakis J, Ross RB, Tompson BD. The mandibular catch-up growth controversy in Pierre Robin sequence. *Am J Orthod Dentofacial Orthop* 2001; 120: 280–5.
30. Figueroa AA, Glupker TJ, Fitz MG, BeGole EA. Mandible, tongue, and airway in Pierre Robin sequence: A longitudinal cephalometric study. *Cleft Palate-Craniofac J* 1991; 28: 425–34.
31. Laitinen SH, Heliövaara A, Ranta, RE. Craniofacial morphology in young adults with the Pierre Robin sequence and isolated cleft palate. *Acta Odontol Scand* 1997; 55: 223–8.
32. Handžić J, Ćuk V, Rišavi R, Katić V, Katušić D, Bagatin M, Štajner-Katušić S, Gortan D. Pierre Robin syndrome: Characteristics of hearing loss, effect of age on hearing level and possibilities in therapy planning. *J Laryngol Otol* 1996; 110: 830–5.
33. Pearl W. Congenital heart disease in the Pierre Robin syndrome. *Pediatr Cardiol* 1982; 2: 307–9.
34. Dykes EH, Raine PAM, Arthur DS, Drainer IK, Young DG. Pierre Robin syndrome and pulmonary hypertension. *J Pediatr Surg* 1985; 20: 49–52.
35. Opitz JM, France T, Herrman J, Spranger JW. The Stickler syndrome. *N Eng J Med* 1972; 286: 546–7.
36. Smith JL, Stowe FR. The Pierre Robin syndrome (glossoptosis, micrognathia, cleft palate). *Pediatrics* 1961; 27: 128–33.
37. Borovik HR, Kveton JF. Pierre Robin syndrome combined with unilateral choanal atresia. *Otolaryngol Head Neck Surg* 1987; 96: 67–70.
38. Cozzi F, Pierro A. Glossoptosis-apnoea syndrome in infancy. *Pediatrics* 1985; 75: 836–43.
39. Maas C, Poets CF. Initial treatment and early weight gain of children with Robin sequence in Germany: A prospective, epidemiological study. *Arch Dis Child Fetal Neonatal Ed* 2014; 99: F491–4.
40. Hatch DJ. Anaesthesia for paediatric surgery. In: Summer E, Hatch DJ (eds). *Textbook of Paediatric Anaesthesia Practice.* London: Baillière Tindall, 1989: 275–304.
41. Frohberg U, Lange RT. Surgical treatment of Robin sequence and sleep apnea syndrome: Case report and review of the literature. *J Oral Maxillofac Surg* 1993; 51: 1274–7.
42. Sheffield LJ, Reiss JA, Strohm K, Gilding M. A genetic follow-up study of 64 patients with the Pierre Robin complex. *Am J Med Genet* 1987; 28: 25–36.
43. Costa MA, Tu MM, Murage KP, Tholpady SS, Engle WA, Flores RL. Robin Sequence: Mortality, cause of death and clinical outcomes. *PRS J* 2014; 134 (4): 738–45.
44. Bull MJ, Givan DC, Sadove AM, Bixler D, Hearn D. Improved outcome in Pierre Robin sequence: Effect of multidisciplinary management. *Pediatrics* 1990; 86: 294–301.

32

巨 舌

Thambipillai Sri Paran   George G. Youngson

引言

巨舌（初始的状态）是指休息时舌体位于牙齿外或婴儿状态下的牙槽嵴[1]。当舌体本身正常，但由于下颌骨较小而舌体相对突出时，就会出现假性舌突[2]。

病因学

原发性巨舌可由舌内病变引起，如淋巴管瘤、血管瘤、皮样囊肿，或染色体异常、甲状腺功能减退、淀粉样变等全身相关疾病，也可能是特发性的。继发性巨舌是由口腔内毗邻舌体的病变引起，如肿瘤（横纹肌肉瘤）、神经纤维瘤、甲状舌管囊肿、舌异位甲状腺、舌下囊肿或肌炎。巨舌是贝 - 维综合征最常见的特征之一，以脐膨出或脐疝为特征，伴有脏器肿大、

巨人症或肢端肥大和低血糖[3]。同时在子宫内发现和口内、舌内、肠内相同的囊肿[4-6]。

病理学

组织学特征取决于原发的疾病。除了上述情况外，巨舌还见于宫内发育迟缓、短暂性糖尿病和巨舌三联症[7]。它也见于多种综合征，包括 Behmel、Hurler、Laband 和 Tollner 综合征。

表现

淋巴管瘤是新生儿期出现巨舌的最常见原因（图 32.1），当伴随贝 - 维综合征[8]和之前讨论的口腔内囊性病变时，产前超声有助于诊断。自身症状会很明显，可伴有呼吸声粗，喂养困难和流涎。当喂养困难明显时，通常表现

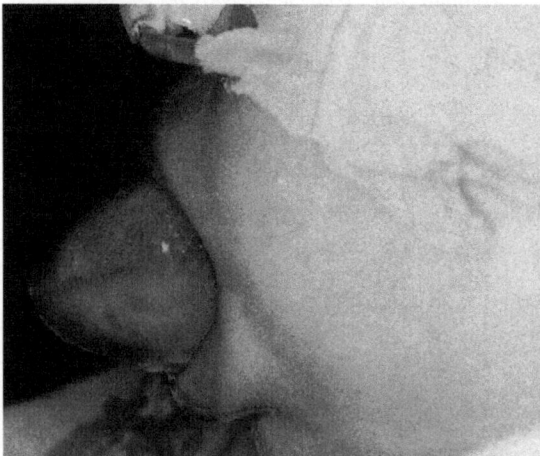
（a）

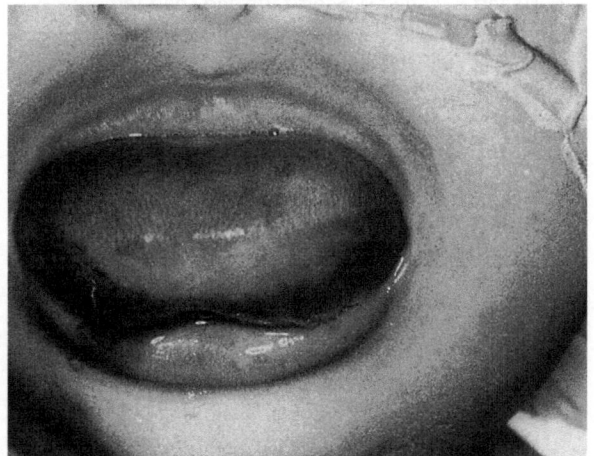
（b）

图 32.1　4 周大的婴儿因舌部淋巴管瘤阻塞口腔

为身高体重不增加。继发于淋巴管瘤的巨舌可导致舌表面疣状病变，常伴有溃疡及浆液渗出。

如果新生儿期病变未被发现或治疗，在婴儿期或儿童期则会导致更严重的临床症状，如舌淋巴管瘤，并伴随出现次级创伤。这可能导致病灶内出血和／或脓毒症（通常是乙型溶血性链球菌引起的蜂窝织炎）。在这种情况下，突然增大的病灶可能危及气道，造成危及生命的紧急情况，需要气管切开和胃造口术，直到进行舌缩小术（图 32.2）。如果治疗不及时，会发展成长期的牙齿生长，包括前牙突，前牙开合，以及下颌支与下颌骨之间的角度增加[9]。患儿会出现言语及发音障碍，由于在有限的口腔内，舌体增大，不适当的舌体运动会妨碍辅音的表达。当存在淋巴管瘤时，很难出现巨舌回退，因此不建议保守治疗。

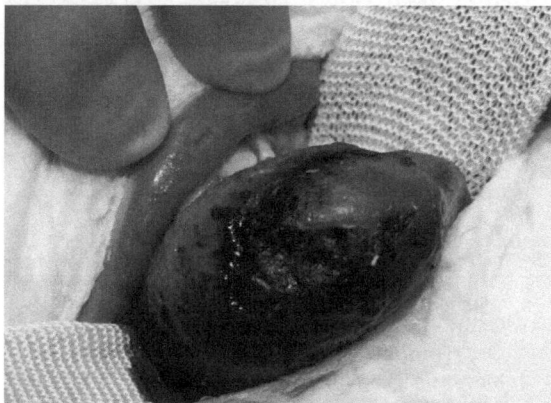

图 32.2　舌淋巴管瘤病灶内出血导致呼吸道阻塞

诊断

对继发性巨舌的原因进行全面的体格检查，包括甲状腺功能检测、超声心动图和核型分析。磁共振成像可以详细描述舌体累及的范围，特别是当受影响的舌体组织临床上表现不明显时。

治疗

轻度的巨舌见于大多数贝 - 维综合征和较小的口腔病变，不需要特殊处理。当与全身性疾病（例如甲状腺功能减退）有关时，应进行原发病治疗。中度增大时可以通过取侧卧位或俯卧位护理婴儿来辅助气道和流涎。包括营养师、言语治疗师和儿科牙医在内的综合治疗方法是有效的。

然而，当严重巨舌伴气道并发症出现时，需要麻醉师或耳鼻喉专科医师的早期介入。可能需要通过气管切开固定气道，并通过胃造口术开始喂养。活检很少被应用，一般在切除的标本上可获得组织病理。然而，针对舌内囊性病变的针吸活检术可能是一种暂时有效的办法，但需要通过产前或产后影像学检查排除血管异常。

血管内光凝[10]和舌异常血管栓塞[11]在某些儿童的治疗中是有效的。激素治疗可能对于早期急性呼吸道阻塞具有暂时缓解作用。在后期会出现由舌炎和／或舌损伤引起的脓毒症，需要以青霉素类为基础的抗生素治疗。最好在 7 月龄前进行舌部分切除术，为舌头的康复运动提供最佳的机会，并可避免并发症，如舌炎、出血、继发性言语障碍和颌面部畸形[12]。然而，为了减少不必要的并发症，最好避免在新生儿期进行手术。

手术

舌部分切除术是主要的治疗方法，包括中央楔形切除，周围楔形切除，或经口和颈联合入路治疗巨大的浸润性淋巴管瘤[13]。

减少舌体的目的是使舌体可以在口腔内正常地运动，并可以说话和吞咽。这些事实表明，手术应该保守，反复的锥形切除比单纯的切除多余组织更可取。这些操作需要严密止血，包括应用止血带，或钇铝石榴子石（yttrium aluminium garnet，YAG）激光、CO_2 激光[14]或超声刀。我们推荐前面描述的 V 形前舌切除术[15-16]。

鼻插管或气管切开术可以保护呼吸道。头部放置在一硅胶环中，延伸颈部，在舌尖处缝合一针牵引,舌根处两侧各缝一针并用硅胶侧绑,作为止血/牵引缝线,提供必要的牵引力(图 32.3)。这三根缝线牵拉提供必要的暴露,充分止血以进行舌体中央楔形切除。切除通常不应延伸至舌的外三分之一处,即插入舌的外部肌肉处。切口的外侧缘从前牙龈水平延伸至舌尖,舌处于静息位,切口呈斜面,切除的组织多为腹侧组织,而不是背侧组织。这样重建了舌体中间的自然凹面(图 32.4)。直针是很有用的辅助工具,可用于创建斜面。舌动脉结扎,在中线处结合黏膜和几毫米的肌肉进行舌瓣修复(图 32.5)。

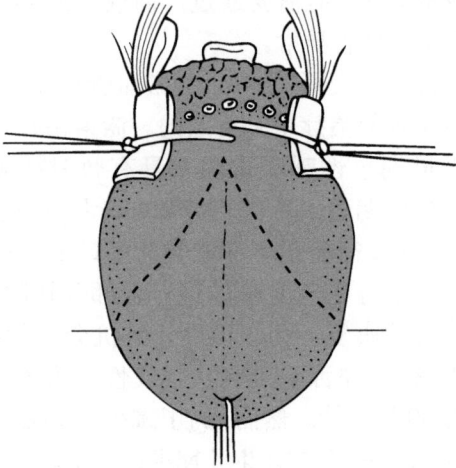

图 32.3 在进行舌部分切除术时,牵引线可以很好地暴露并止血

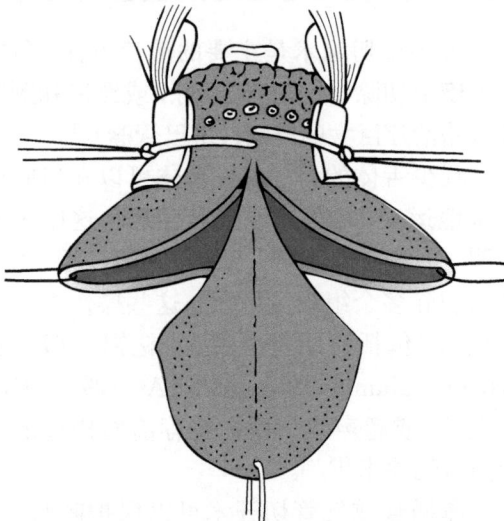

图 32.4 楔形切除舌背侧及腹侧组织

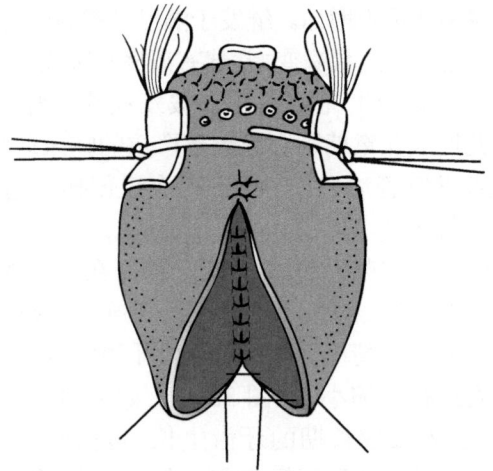

图 32.5 保留的舌体侧面部分在中线位置汇合

如果预期需要较长时间的喂养,则应给予经皮胃造口术。术后应继续使用抗生素,以预防口底脓毒症。用氯己定或含盐漱口液保持口腔卫生。如有需要,应给予适当的气管切开护理,并安排二次正畸和语言治疗,定期随访。

(严杨艳 译 付勇 审校)

参考文献

1. Gupta OP. Congenital macroglossia. *Arch Otolaryngol* 1971; 98: 378–83.
2. Murthy P, Laing M. Macroglossia. *Br Med J* 1994; 309: 1387.
3. Vogel JE, Mulliken JB, Kaban LB. Macroglossia: A review of the condition and a new classification. *Plast Reconstruct Surg* 1986; 78: 715–23.
4. Chen MK, Gross E, Lobe TE. Perinatal management of enteric duplication cyst of the tongue. *Am J Perinatol* 1997; 14: 161–3.
5. Eaton D, Billings K, Timmons C, Botth T, Biavati MJ. Congenital foregut duplication cyst of the anterior tongue. *Arch Otolaryngol Head Neck Surg* 2001; 127: 1484–7.
6. Surana R, Losty P, Fitzgerald R. Heterotopic gastric cyst of the tongue in a newborn. *Eur J Pediatr Surg* 1993; 3: 110–1.
7. Dacou-Voutetakis C, Anagnostakis D, Xanthou M. Macroglossia, Transient neonatal diabetes mellitus and intrauterine growth failure. A new distinct entity. *Pediatrics* 1975; 55: 127–31.
8. Harker CP, Winter T, Mack L. Prenatal diagnosis of Beckwith–Wiedemann syndrome. *Am J Radiol* 1997; 168: 520–2.

9. Rizer FM, Scheckter GL, Richardson MA. Macroglossia: Aetiological considerations and management techniques. *Int J Pediatr Otorhinolarygol* 1985; 81: 225–36.

10. Chang CJ, Fisher DM, Chen YR. Intralesional photo-coagulation of vascular anomalies of the tongue. *Br J Plast Surg* 1999; 52: 178–81.

11. Slaba S, Herbreteau D, Jhaveri HS et al. Therapeutic approach to arterio-venous malformations of the tongue. *Eur Radiol* 1998; 8: 280–5.

12. Shafer AD. Primary macroglossia. *Clin Pediatr* 1968; 7: 357–65.

13. Dinerman WS, Myers EN. Lymphangiomatous macroglossia. *Laryngoscope* 1976; 86: 291–6.

14. Yilmaz N, Mercan H, Karaman E, Kaytaz A. Tongue reduction in Beckwith–Wiedemann syndrome with CO_2 laser. *J Craniofac Surg* 2009; 20: 1202–3.

15. Upadhyaya P, Upadhyaya P. Partial glossectomy for macroglossia. *J Pediatr Surg* 1986; 21: 457.

16. Davalbhakta A, Lamberty BGH. Technique for uniform reduction of macroglossia. *Br J Plast Surg* 2000; 53: 294–7.

婴幼儿气管切开术

Jeyanthi Kulasegarah Thom Lobe John D. Russell

引言

随着医学治疗方法和技术的进步，气管切开术的适应证也在不断地变化。在 20 世纪 80 年代早期，因上呼吸道感染而实施气管切开术是比较常见的[1]。而在 20 世纪八九十年代，随着抵抗流感嗜血杆菌、白喉棒状杆菌疫苗的应用以及重症监护室（ICU）的发展，气管切开术在感染性疾病中的应用减少了[2]。有几个系列研究记录了过去十年中儿童气管切开术适应证的变化。研究发现气管切开术的适应证有着地区的差异。在英国，三大系列丛书都曾报道过需要长期的人工通气是气管切开术的常见适应证[3-5]。法国[6]、新加坡[7]、西班牙[8]的研究也提到了气管切开术是为了维持通气和呼吸机依赖的情况。然而，一些医学中心的报告提出，气管切开术最常见的适应证是解除上呼吸道梗阻（后天或先天性原因导致），而不是感染。来自新西兰的 Mahadevan 和其同事[9]总结了 1987 年至 2003 年的临床经验，发现上呼吸道梗阻是气管切开术最常见的适应证。美国[10]、加拿大[11]和瑞士[12]最近的研究也发现，上呼吸道梗阻是最常见的气管切开术适应证。

本章将讨论婴幼儿气管切开术的适应证、气管切开套管插入的技术和套管的护理。

气管切开术适应证

新生儿和婴儿气管切开术的适应证大致可分为三类：①需要长期机械通气；②上呼吸道梗阻（先天性或后天性）；③需要吸引性肺灌洗的神经系统患者[2,6,9,12-13]（表 33.1）。

患有需要长期机械通气的疾病（例如早产儿支气管肺发育不良，以及直接或间接导致呼吸衰竭的先天性神经、肺和心血管异常）的患儿，建议行气管切开术，进而控制肺部相关疾病。也有一种趋势是，患者存在较复杂的医疗问题，并且可以维持长期生存，这些患者通常需要气管切开术来进行长期的机械通气[3-4]。

由先天性或获得性病变引起的气道阻塞是气管切开术的适应证。气道发育不成熟表

表 33.1　气管切开术适应证

种类		适应证
需要长期机械通气	呼吸系统疾病	支气管肺发育不良
		肺炎
		限制性肺疾病
	心脏疾病	先天性心脏病
	神经肌肉疾	脊髓性肌萎缩
		重症肌无力
	中枢神经系统疾病	脑病
		颅内出血
		癫痫持续状态
		脑干肿瘤
		吉兰 - 巴雷综合征
		Ondine 综合征
		Silvermann 综合征
	其他	脓毒症
		创伤

续表

种类		适应证
上呼吸道梗阻	颅面畸形	下颌骨发育不全
		皮埃尔·罗班综合征
		克鲁宗综合征
		CHARGE 综合征
		特雷彻·柯林斯综合征
		阿佩尔综合征
		Freeman-Sheldon 综合征
	鼻 / 鼻后的空间	鼻后孔闭锁 / 狭窄
	喉	喉闭锁
		喉裂
		喉狭窄
		声门下狭窄
	气管 / 支气管	气管软化 / 支气管软化
		气管狭窄
		气管闭锁
	双侧喉返神经麻痹	小脑扁桃体下疝畸形
		脑瘤
		长期插管
	肿瘤(气道/头颈)	巨大的颈部畸胎瘤
		喉气管血管瘤
		颈面血管瘤
		淋巴血管瘤
肺部灌洗	外伤	头颅 / 颈部 / 椎骨
	神经系统疾病伴误吸	
	慢性吸入综合征	

来源：Ozmen, S. et al., Pediatric tracheotomies: A 37-year experience in 282 children, *Int J Pediatr Otorhinolaryngol* 2009, 73, 959-961. Butnaru, C.S. et al., Tracheotomy in children: Evolution in indications, *Int J Pediatr Otorhinolaryngol* 2006, 70, 115-119. Mahadevan, M. et al., Pediatric tracheotomy: 17 year review, *Int J Pediatr Otorhinolaryngol* 2007, 71, 1829-1835. de Trey, L. et al., Pediatric tracheotomy: A 30-year experi-ence, *J Pediatr Surg* 2013, 48, 1470-1475. Davis, G.M., Tracheostomy in children, *Paediatr Respir Rev* 2006, 7 Suppl 1, S206-209.

注：CHARGE，眼部缺损，心脏缺陷，鼻孔闭锁，生长和 / 或发育迟缓，生殖器和泌尿系统异常，耳朵异常和耳聋。

现为喉软化、气管软化或两者的结合。其他一些特殊的病例（例如先天性气道狭窄或气管发育不全）也是适应证。在那些发育不全的病例中，紧急的气管切开重建远端的通气是必要的。然而，通常情况下，这些患者可以使用面罩进行通气。现在的技术允许在床边对这些气道狭窄的婴儿行支气管镜检查，以便在将婴儿送往手术室之前，做出风险评估。

有时，婴儿期的肿瘤处理，如颈部畸胎瘤或肉瘤，也需要进行气管切开术。更常见的情况是，颈部血管瘤或淋巴管瘤会压迫气道，以致需要气管切开维持稳定的气道。先天性高气道阻塞的婴儿通常在子宫内便被诊断出来，因此可以进行产时子宫外手术治疗（EXIT）。这种情况下，需要在母胎循环还未截断的情况下进行气管切开术[14]。

有几种需要气管切开术的后天获得性疾病，包括感染、喉乳头状瘤病、神经肌肉衰竭、慢性误吸和声门下狭窄。

其他相关疾病包括先天性或后天性声带麻痹，这通常是由于中枢神经系统缺陷；膈神经损伤，可能和难产有关；喉返神经损伤，可能发生在动脉导管未闭结扎后。

有些颅面异常的患者，如鼻后孔闭锁和皮埃尔·罗班综合征，可能需要气管切开术。

外伤的情况很少需要进行气管切开术。需要气管切开术的外伤可能与产伤、儿童虐待、烧伤或意外事故有关。

在很多文献中提出，大多数需要气管切开术的患者年龄在 1 岁以下[3,8-9,11-12]。

术前评估

虽然气管切开术最初是作为急性呼吸道问题的一种紧急操作而发展起来的，但在大多数情况下，需要气管切开术的婴幼儿已经有了经口气管导管。这时气管切开前需要直接喉镜检查和支气管镜检查来评估气道。

对新生儿和婴儿进行气道评估，特别是新生儿重症监护室（NICU）内有复杂畸形的患者，例如极早产，复杂的综合征，心脏异常或神经系统缺陷。需要一个多学科团队（multi-disciplinary team，MDT）——小儿耳鼻咽喉科、呼吸科、新生儿科、重症监护科、小儿外科、心胸外科、神经科，以及气管切开护理专家、语言治疗师、营养学家，应在进行气管切开术前与患者的父母或监护人会面并讨论临床情况，必要时对治疗方案作出适当的调整。MDT 还为家属或监护人提供了一个讨论手术的风险和获益的机会，同时告知家属和护理人员如何实施手术，以及患者的短期和长期治疗目标。越来越多的文献表明，MDT 方法在临床效果和国家卫生保健系统的成本效益方面都是最好的[15-16]。

如果一个婴儿没有经口气管插管，但是考虑气管切开术，这样的手术之前，需要进行更直接的评估。可以根据经皮监测的二氧化碳分压来评估该患儿维持氧合和气道通气的程度。

外科医师应明确患儿的凝血情况、血红蛋白水平和电解质情况。还要评估患者的营养状况，营养不良几乎会使婴儿的任何状况复杂化。一些胃食管反流患者如治疗后仍持续发生误吸，可能需要进行气管切开术，以防止严重的肺部后果。

选择合适的气管切开插管的管径，是气管切开术的关键。目前有大量不同型号的新生儿和儿童气管切开插管可供选择，可根据各种具体的临床要求选择[17]。气管切开插管的最佳大小取决于手术的临床适应证、气道的大小和患者的年龄。小儿气管切开插管的尺寸设计以内径（inner diameter，ID）为依据。新生儿的气管切开插管在 ID 和外径（outer diameter，OD）上与小儿相似，但长度较短。

确定合适的气管切开插管有几种方法。伦敦大奥蒙德街儿童医院的 Tweedie 等[17] 制作了一个尺寸表，以指导气管切开术前合适的插管选择。Behl 和 Watt[18] 提出了一种计算儿童气管切开插管尺寸的简便方法：

$$ID(mm) = (年龄/3) + 3.5$$

$$OD(mm) = (年龄/3) + 5.5$$

气管切开插管的 ID 和 OD 也与患者的体重密切相关：

$$ID(mm) = 体重(kg) \times 0.08 + 3.1$$
$$OD(mm) = 体重(kg) \times 0.1 + 4.7$$

技术

婴儿仰卧在手术台上，头部要足够朝向手术台的边缘，这样外科医师可以方便地接触婴儿的颈部，麻醉医师也可以在手术过程中接触到患者以操作气管导管。

这些病例应在全身麻醉下进行，除非婴儿病情严重到无法耐受药物。即便如此，当外科医师暴露和操纵气管时，麻醉医师仍应保持对气道的控制。

患者的心肺状况应在整个过程中进行监测，包括心率，血压。如果可以的话，使用一个脉搏血氧饱和度仪来评估婴儿的氧合情况。在整个手术过程中，旁边应当有一个硬质支气管镜备用，以防需要支气管镜操作和控制气道。

如果婴儿没有接受过喉镜检查和支气管镜检查，则在气管切开术前进行诊断性检查以确诊相关诊断，并确保气管腔能毫无困难地接受气管切开术。特殊病例，比如在严重的气管软化患者气道内置入支架的气管切开术，可以通过支气管镜检查来确定所建议的插管长度，这可能需要特别的安排。在某些情况下，需要使用经颈部切口放置的普通气管导管，并将其固定在颈部皮肤上，直到这个临时气管切开插管可以用特制的器械替换为止。

将婴儿放在手术台上时，头部应充分向后伸展，使颈部充分暴露。有时，尽管尽了最大的努力，过胖的婴儿还是很难暴露整个颈部。婴儿的肩膀下应该放一个垫肩，以便充分暴露颈部和正确定位气管（图 33.1）。

经口的气管导管应控制好，既不能提前脱出，也要让麻醉医师在适当的时间方便地取出导管。这意味着固定气管导管的胶带应

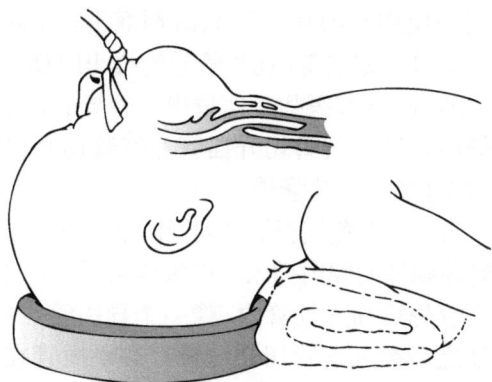

图 33.1 婴幼儿气管切开术时的体位图示。在患儿肩下垫一个圆筒状的垫肩，使肩膀抬高；头部后仰，使得颈部过度伸展，用一个甜甜圈形状的支撑物垫在后脑勺位置

该事先松开，并且由麻醉医师一直看护。如果有鼻饲胃管，应将胃管取下，以免影响气管导管操作。

当婴儿手术体位放置好，同时各项监护机器连接好后。开始消毒和铺巾。从下唇到乳头下方的整个颈部都应该进行适当的手术消毒准备并覆盖。最好的在头部安置支架，使手术巾可以悬垂下来，不会遮挡麻醉医师对患者的操作。

一旦准备好并铺巾覆盖好，外科医师应该仔细地触诊婴儿的颈部，以确定气管的位置。外科医师必须记住，婴儿的气管是可移动和可压缩的，可能很难摸到。麻醉医师可以从上方抖动气管导管来辅助定位。

最好使用皮肤横切口。在下颈折痕处做切口，大约是在胸骨上切迹上方一指的位置。如果切口太低，就会进入胸腔，且气管插管的位置过低。首先用手术刀划开皮肤，然后使用双极电刀加深切口，注意不要烫伤皮肤。这个切口穿过皮下筋膜和颈阔肌，这在婴儿中很薄。切除一块皮下脂肪，缩短气管切开的通路，并使带状肌暴露得更好。在切口的两端插入两个直角牵开器，这有助于更好地暴露手术视野。

接下来，用两个非创伤性镊子夹住颈前筋膜的中间线两边，然后在中间线垂直打开

它。扩大延伸这个切口，切口向下延伸到胸骨上切迹，向上延伸到甲状腺下极。

对于紧靠颈前筋膜下方的带状肌，也在中线处分隔。通常，在这个路径中解剖几乎没有血管。偶尔，外科医师会遇到一些穿过中线的小血管，如果遇到进行烧灼和分割就可以了。

分离肌肉后，将两个牵开器放置在肌肉边缘深处，轻轻地向外侧牵拉，以更好地暴露下面的气管。有时需要充分分离气管旁肌肉，使牵开器的钩子可以勾进去，更好地暴露空间。气管应该十分明显，如果没有明显看到气管，麻醉医师应操作气管导管，同时外科医师行触诊，这样将有助于确定气管的位置。

打开预选的气管切开套管，将其外径与已经暴露的气管进行目视检查，判断其大小是否合适。如果最初的选择不合适，那么应该选择更合适的气管切开套管。轻轻地在气管中线划开气管前筋膜，使用电刀凝固气管表面中线处的所有微小血管。同样，牵引器的钩子应该深入气管两侧的切口，从而更好地暴露气管。

使用 4-0 Prolene 线缝合气管前中线两侧（图 33.2），每条缝合线都包含一个或两个气管环。这些缝合线不在气管壁上打结，而是在缝合线的末端系上一个结，留线长度为 6~8cm。在手术结束时，将这些缝合线牢固地粘在胸壁上，在术后紧急情况下这可以用来确定气管切口的位置。这些缝合线也可用于撑开气管切口的边缘，以便于手术时放置气管切开插管。

大多数三级医学中心，采用这种成熟的缝合技术。在气管前壁和皮肤之间放置缝合线，这可以加快窦道的形成，并可以降低气管切开插管意外脱出和肉芽组织形成的风险[19-20]。

外科医师在这个时候要求麻醉医师松开气管导管并准备好随时取出。用 11 号刀片沿着之前做好的气管前壁的划痕在气管壁作垂直切口（图 33.3）。一般第 2 或第 3 气管环需要切开，常常是切开第 2、第 3、第 4 气管环。

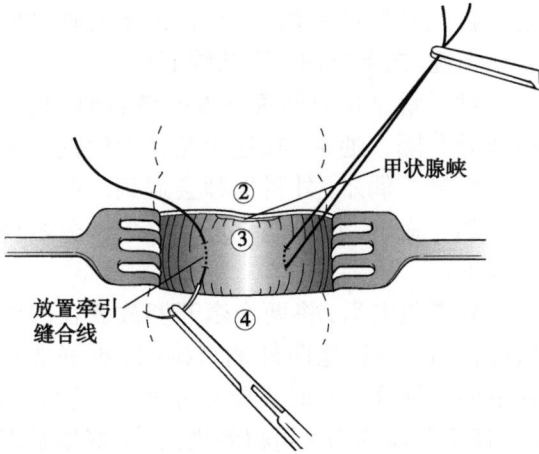

图 33.2　在气管切开前，可以在第三气管环两侧各放置一条牵引缝合线以稳定气管。缝合线以松散的环状系住固定，然后贴在前胸壁上。缝合线放置 4 天，以预防术后意外脱环

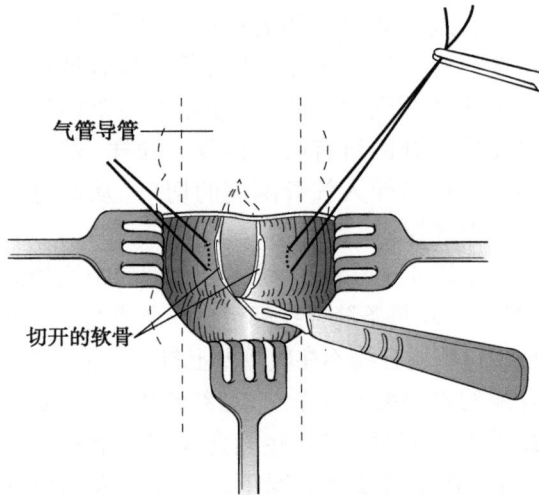

图 33.3　在第 2~3 气管环中线行垂直切口。切口必须足够长，这样可以避免气管软骨过度压迫气管导管。如果过度压迫，导管可能因压力变形，气管软骨可能发生重塑吸收

很少需要将甲状腺峡部分开来定位气管切开的位置。在一些医学中心，使用横向气管切口代替垂直切口[21]。应该避免摘除气管环，因为这可能会导致气管畸形。同样地，除非是局部狭窄或畸形，否则应避免切除气管壁。

如果血液或分泌物干扰了外科医师对气管腔的观察，应使用吸引器。气管切开插管

的尖端使用水溶性外科润滑剂润滑，放置在气管切口上方准备，在气管导管拔出时插入。

随后，麻醉医师迅速拔出气管导管，清除气管内痰液。气管切开插管经气管切开口插入，尾部朝向气管隆嵴。

另一种避免气管切开插管插错的方法是在导管顶端外的腔内插入一根吸痰管（图 33.4），吸痰管先行插入气管内，像一个导引管一样，引导之后插入气管切开插管。如果插管在手术后脱落，这项技术也很有用。

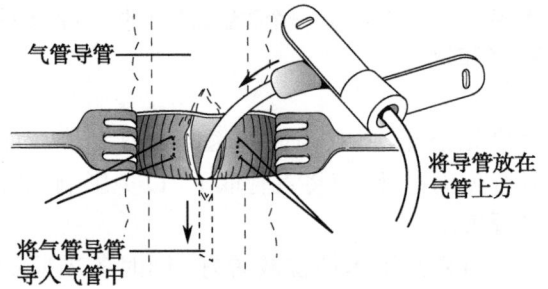

图 33.4　将气管套管插入气管内是一个比较有技巧的过程，首先需要将气管套管放置在气管切开口的头端，将一个吸引器管穿过气管套管，再插入气管内，最后将气管套管沿着吸引器管的引导，推入气管内。这种方法比使用闭孔器更安全，闭孔器的短端有时会从气管切开口滑出，使气管套管从气管前方插入纵隔内

如果气管切开套管不能很容易地插入气管内，则应将其取出，并将气管导管移至气管切口之外，以保证通气不受影响。这种情况可能是因为术前评估的气管大小和气管切开套管不符合，气管直径评估过大，在这种情况下，应选择小一号的套管。

气管切开套管插进气管后，应取出套管内的封闭管或吸痰管，麻醉医师应将呼吸机软管从气管导管上断开并连接到气管切开套管上。之后，麻醉医师给患者做几次深的通气，通过听诊器听诊肺部，以确认气管切开套管在正确的位置，且婴儿可以实现满意的通气。纤维支气管镜可以用来确认气管切开套管的位置。如果气管切开套管的直径合适，但是长度过长，例如管子尖端靠在隆嵴上，应

把小儿管换成更短的婴儿管。一旦充分的通气得到确认，气管导管就可以完全取出。

气管切开套管连接到呼吸机上后，套管两侧的翼就需要固定在患者身上。可以不通过带子系在患儿颈部，而是通过缝合线把它们缝在患儿皮肤上。

对于每一个翼，使用 3-0 缝合线（或其他相似缝合线），缝合线先缝合在颈部的皮肤上，然后缝合翼的上边缘的套管（介于中线和翼之间），再通过翼的下沿，最后穿刺皮肤。当缝合线扎紧时，皮肤会被拉到气管套管的翼上，通常会覆盖住翼。缝合线缝合后，两翼将牢固地固定在颈部皮肤上。

之前放置在气管前壁的两根缝合线，需要牢固地固定在胸壁上，以确保在需要重新插管的紧急情况下，气管切开套管的末端可以方便地到达气管内（图 33.5）。

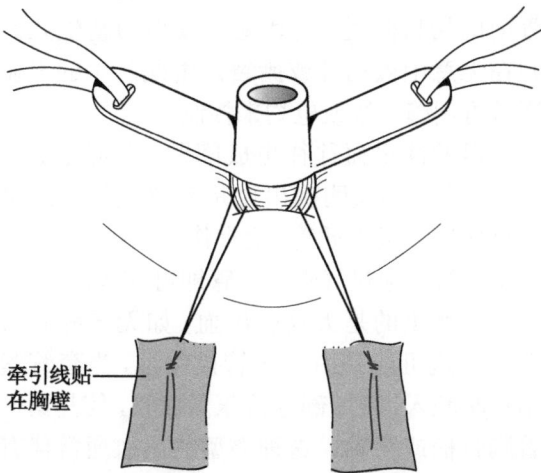

牵引线贴在胸壁

图 33.5 防止意外脱管是外科医师的责任。牵引缝合线应该贴在胸腔前壁 4 天，以防意外情况下需要更换插管

最后，棉织带或绳子（通常与气管切开套管配套使用）穿过翼尾的孔，系在颈部，以进一步固定套管。这个应该绑在颈后。用简单的纱布敷料以及外用抗生素软膏覆盖颈部切口。

把刚刚做完气管切开术的婴儿送入 ICU 观察一段时间，以备紧急情况发生。

围手术期管理

如果患者颈部的皮肤感染了细菌或真菌，在进行任何手术之前都应该清除这些细菌或真菌，除非是为了挽救婴儿的生命而行紧急气管切开。

对于颈部又短又胖的患儿，有必要充分暴露颈部，使其充分伸展，以便清除由长期潮湿引起的皮肤感染或破损。简单地将婴儿的颈部暴露在空气中保持干燥通常就足以解决任何问题。

气管切开套管固定好后，应立即将患者颈部下方的垫肩取出来，并在患者转到 ICU 前复查胸片。套管的尖端与隆嵴保持足够距离，这一点很重要，以确保套管的顶端是通畅的，在操作患者的颈部时不会堵塞。

患儿床头需要放置一个提醒卡片，用来提醒耳鼻咽喉头颈外科医师或气管造口护理专家。内容包括气管切开套管的类型和大小，插入的深度，适当抽吸管道内痰液，以及其他的气道问题，如喉镜检查的时间，估计第一次换管的日期。

刚做完的气管切开口应保留在原位，直到第一次换管为止。换管的时间在不同的医学中心不相同，时间从 3 天到 7 天不等[22-23]。每天至少更换一次无菌纱布，用 0.9% 生理盐水浸泡后清洁皮肤。

适当的湿化是防止气管造口管内结皮的必要条件，使用适当大小的吸引导管轻柔地吸痰，并坚持精确的深度测量，以防止套管摩擦引起的气管黏膜损伤。吸引导管有精确的插入长度分级。

固定气管造口的缝合线应保持不变，直到第一次换管。外科医师与气管造口护理专家一起合作更换第一次的气管造口管。气管切口边缘的缝合线也应该留到第一次换管。

如果患者异常焦躁，或者呼吸机插管太过沉重，很可能会导致套管脱出，那么适当的镇静会有所帮助，直到伤口成熟到可以更安全地重新插入套管为止。

先将套管松开,棉织的颈带松解后,将套管取下更换。如果要用特制的气管造口套管替换暂时性气管导管,则应按照前面所述的方法插入新的套管。

家庭教育及照顾

出院时,患者应带一个急救箱回家,应配有必要的设备(备用气管切开套管、呼吸球囊),以及意外脱位或紧急换管时所需的其他用品,并且该急救箱应始终伴随患儿身边。父母和监护人在出院前接受基础生命支持(basic life support,BLS)或心肺复苏(cardiopulmonary resuscitation,CPR)的教育,熟悉紧急情况(主要是气管导管堵塞和气管导管移位)的处理方法。

气管切开套管用棉织带固定在颈部,每天更换一次,必要时每天更换两次。为防止气管切开套管意外脱出,要求两人一起更换棉织带。在出院前,家长和监护人不仅要接受如何更换气管切开套管棉织带的培训,还要接受如何清洁气管切开套管的管口和颈部切口的培训。这对于确保气管造口管周围的皮肤和颈部没有受到损伤是很重要的。

在小儿气管切开护理中准确地吸痰是至关重要的,当有明确的迹象表明通畅性或患者的通气功能受损时才推荐使用。家长或监护人学习吸痰技术,并在家里备用。他们还应该知道如何在吸痰的同时使用移动气囊打气。

如果没有连接通气装置或其他加湿装置,则应在气管切开套管上安装空气过滤器和加湿装置,无论是热湿交换装置(heat moisture exchange,HME)还是适当大小的瑞典鼻都可以。当然,家庭成员或监护人必须知道如何使用和排除故障,以防在使用所选设备(特别是套管及其附件)时出现问题。

气管切开换管只能由训练有素和有能力的工作人员进行[24],根据使用的管的类型,计划每周或每月更换一次。

在家人熟悉并适应新设备之前,安排家庭护理通常是有帮助的,尤其是第一次在家里进行更换气管切开套管时。

并发症

气管切开术的潜在并发症见表 33.2,与成人相比,儿科患者的发病率和死亡率更高,尤其是早产儿[25-26]。在几个病例系列中,已公布的并发症发生率从 19% 到 57% 不等,而与潜在医疗条件相关的总死亡率从 10% 到 21% 不等,与气管切开术相关的死亡率为 0.9%~3.2%[2-3,6,8-9,11-12,26-27]。气胸是一种潜在的手术并发症,因为在婴儿中,肺的顶端延伸到颈部的根部,如果外科医师在手术过程中未能停留在颈部的中线,就有可能破坏肺组织。

出血是一种罕见的并发症,可以在手术时发生或迟发性发生。术中出血可通过电灼或血管结扎等方法控制。甲状腺有时位于气管前的切口附近(尤其见于较小的新生儿),并在无意中被切开或撕裂。由此产生的出血通常可用缝合线或电灼来控制。

迟发性出血往往更成问题,也可能更严重。首先,必须明确出血是来自气管腔还是来自切口。吸出插管,检查伤口,使用可弯曲的支气管镜穿过气管造口管即可完成。

更严重的是大动脉出血,如无名静脉或动脉。这可能是由于血管被侵蚀,当套管紧贴在胸腔入口时,部分挤压了血管,使其紧贴着胸骨柄或锁骨。这种类型的出血通常伴有所谓的先兆出血,出血开始时很快,但随后停止,通常需要到手术室修复受损的血管。

除了出血外,套管还会移位。为了避免这种并发症,必须使用前面介绍的技术来固定套管。即便如此,尽管尽了最大的努力,缝合线还是会松脱,或者其中一个塑料翼会撕裂,导致套管脱落。术后应将婴儿留在 ICU,如果套管脱落,会立即被发现。术后立即更换套管可能是一个危险的考验,在理想的情况下,应该由熟悉套管插入的人来做。如果有外科医师或重症监护医师,其中一人应更换套管并重新固定装置。

迷走神经损伤可能发生，或者更有可能发生喉返神经损伤。如果由精通婴儿颈部解剖，又有很多临床经验的外科医师操作，这种损伤应该是罕见的。

虽然可能性不大，但也可能在气管切开时误插入食管。如果气管向外侧缩回，脱离视野，误进入食管，就会发生这种情况。如果发生这种情况，应首先修补食管，并在适当的位置留一个引流管。然后可以正确地插入气管切开套管。

感染是一种罕见的并发症，应根据培养结果使用适当的抗菌药物治疗。

气管内肉芽组织的形成可能是由于气管切开套管顶端对气管壁的慢性摩擦刺激或护理时气管反复吸痰。肉芽组织常在造口处形成。可以是皮肤层面的外生，也可以是腔内的。门诊就诊时，皮肤的外生肉芽组织应用硝酸银烧灼，如果有反复的出血或感染，则大约需要每月进行一次。

如果肉芽组织在气管切开后很快形成，通常可以让它存在，直到拔除气管套管为止。只有当肉芽组织大到干扰常规的气切套管更换或引起明显的出血时，才应考虑在拔除套管之前将其移除。

套管顶端肉芽组织可能造成阻塞，有时导致"球形阀"效应，空气被截留，通气困难。可以通过将一个可弯曲的支气管镜穿过套管，观察套管尖端以外的气管腔来诊断。如果这种诊断性操作的结果不清楚，可能需要硬质支气管镜检查。

气管造口管阻塞可以通过适当的导管护理来预防。这是早产儿和新生儿中比较常见的问题，发生率高达72%；1岁及以上儿童的发生率为14%，发生率较低[13]。气管壁塌陷、气管狭窄和气管软化是气管切开术的其他长期潜在并发症。在拔管前，患者应接受气道评估以排除这些潜在的并发症。如果气管造口管已经放置了很长一段时间，在拔除套管后，有一个风险是气管造口没有完全关闭，留下一个气管皮肤瘘。在等待一段合适的时间后可以通过手术关闭。

表33.2 气管切开术的并发症

术中并发症	出血
	喉返神经损伤
	气管后壁撕裂
	气胸
	食管损伤
	气管套管不通气
	假性通道
	心脏停搏，死亡
术后早期并发症	意外脱管
	呼吸停止
	无法更换气管套管
	气管切口裂开
	皮肤溃烂
	套管通气不畅
	气管切口的出血
	气胸
	纵隔气肿
长期并发症	气管切开口肉芽形成
	气管皮肤瘘
	气管切口的感染/蜂窝织炎
	声门下狭窄
	气管切口塌陷
	气管切口出血
	气管炎
	气管软化
	脱管
	气管套管阻塞

来源：Ozmen, S. et al., Pediatric tracheotomies: A 37-year experience in 282 children, *Int J Pediatr Otorhinolaryngol* 2009, 73, 959-961. Douglas, C.M. et al., Paediatric tracheostomy—An 11 year experience at a Scottish paediatric tertiary referral centre, *Int J Pediatr Otorhinolaryngol* 2015, 79, 1673-1676. Mahadevan, M. et al., Pediatric tracheotomy: 17 year review, *Int J Pediatr Otorhinolaryngol* 2007, 71, 1829-1835. Davis, G.M., Tracheostomy in children, *Paediatr Respir Rev* 2006, 7 Suppl 1, S206-209. Carr, M.M. et al., Complications in pediatric tracheostomies, *Laryngoscope* 2001, 111, 1925-1928.

特殊情况

有时,存在需要仔细思考和处理的特殊情况。气管狭窄就是一例。简单的获得性声门下狭窄可以通过手术操作处理,但需要考虑气管导管的大小选择。一个小的气管导管很难触诊,因此,手术中定位气管可能是困难的。

对于严重狭窄的气道,面罩通气可能是保持通气的唯一方法。这种病例最困难的部分是在没有气管导管的情况下定位气管。

对于远端气管狭窄的患者,气管切开是不合适的。虽然超出了本章讨论的范围,但如果怀疑有远端气管狭窄的可能,则应仔细检查以确诊。通常,胸部平片不能很好地诊断。可能需要计算机体层成像(computerized tomography,CT)或支气管镜检查来确认。当婴儿因远端气管狭窄而难以通气时,常规的气管切开套管是不合适的,可能影响之后的气管重建。

对于可能需要进行先天性心脏病手术的患者,如果预期最终需要进行气管切开术,最好在进行气管切开术之前完成心脏手术。否则,胸骨切口太靠近气管造口,心脏感染的风险大大增加。

拔管

拔管通常提前很长时间去准备,其时机主要取决于气管切开术的适应证。以下情况下考虑拔管:①潜在的气道异常已经解决;②气道随生长发育已经自然扩张;③通过外科手术治疗气道狭窄。

在世界各地不同的儿科单位中,拔管的方案略有不同,这里介绍的方案见图33.6。

严重声门下狭窄的患者可在重建喉气管或切除环状软骨气管时进行气管切开术。这种情况拔管的时间取决于外科医师,可以在4~6个月到2年之间的任何时间拔管,或者更晚。

在因气管软化而行气管切开术的患者中,

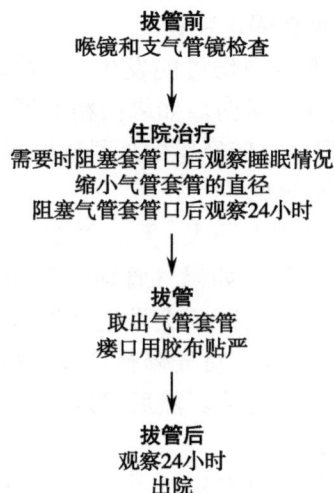

拔管前
喉镜和支气管镜检查

↓

住院治疗
需要时阻塞套管口后观察睡眠情况
缩小气管套管的直径
阻塞气管套管口后观察24小时

↓

拔管
取出气管套管
瘘口用胶布贴严

↓

拔管后
观察24小时
出院

图33.6 拔管的流程

在婴儿1岁之前尝试拔管是不常见的。婴儿应定期接受支气管镜检查,以评估软化状况。一旦气道足够成熟,能够保持通畅,就可以尝试拔管。

第一步是确保气道是成熟的,没有任何潜在的阻塞病变,如肉芽组织。最好完成硬质支气管镜检查。任何残留的气管软化或肉芽组织都要记录下来,并根据需要处理。

在尝试拔管时,把患者带到手术室,伸展颈部,按照前面描述的位置插入套管,并进行支气管镜检查。为了评估是否存在软化,患者不应给予肌肉松弛药,麻醉应浅。这是为了确定患者自主呼吸时气道是否保持通畅。

管子拔除后,应摘除支气管镜和垫肩,观察患者是否有任何呼吸困难,如严重的胸壁凹陷或缺氧,这些提示需要继续进行气管切开。如果患者呼吸顺畅,则应将患者完全唤醒,并允许其在密切观察的病房中康复。

通常让这些患者在医院过夜,如果有任何问题,住院时间更长,以确保不再需要进行气管切开术。

取出气管切开套管后,在气管造口上固定一层平铺的凡士林纱布,使其封堵。应指导护理人员或家长如何更换这种敷料,直至造口完全闭合。

有时,我们会遇到造口不能自然闭合的

情况。如果造口在几个月后仍然开放，则可以在门诊手术中关闭造口。通常只需简单切除造口，在气管前缝合一层或者两层即可。较大的持续性开口可能需要自皮肤到气管前的锥形切除，从而进行适当的修复。这可能需要住院。

如果患者在离开手术室后，变得呼吸疲劳或表现出其他呼吸窘迫的迹象，可以移除敷料，并重新插入套管。如果需要，可以插入更小的套管。这一技术常可使患者逐渐脱掉小管，直到脱管成功。

如果脱管后需要重新进行气管切开术，则应在手术室进行。虽然这通常需要气管导管，但有些患者可能不希望插入气管导管。这避免了气道刺激和防止再狭窄。在这种情况下，外科医师可以在造口周围注射局部麻醉药，用 Hegar 扩张器扩张造口（也可以用 11 号手术刀开一个小切口），然后重新插入大小合适的套管。只有在麻醉医师能够保持呼吸道通畅的情况下，才能进行这种操作。

根据几个系列报道，儿童脱管的失败率从 5% 到 21.4% 不等 [9,12,28-29]。

（刘佳 译 付勇 审校）

参考文献

1. Prescott CA, Vanlierde MJ. Tracheostomy in children—The Red Cross War Memorial Children's Hospital experience 1980–1985. *Int J Pediatr Otorhinolaryngol* 1989; 17: 97–107.
2. Ozmen S, Ozmen OA, Unal OF. Pediatric tracheotomies: A 37-year experience in 282 children. *Int J Pediatr Otorhinolaryngol* 2009; 73: 959–61.
3. Douglas CM, Poole-Cowley J, Morrissey S, Kubba H, Clement WA Wynne D. Paediatric tracheostomy—An 11 year experience at a Scottish paediatric tertiary referral centre. *Int J Pediatr Otorhinolaryngol* 2015; 79: 1673–6.
4. Corbett HJ, Mann KS, Mitra I, Jesudason EC, Losty PD, Clarke RW. Tracheostomy—A 10-year experience from a UK pediatric surgical center. *J Pediatr Surg* 2007; 42: 1251–4.
5. Hadfield PJ, Lloyd-Faulconbridge RV, Almeyda J, Albert DM, Bailey CM. The changing indications for paediatric tracheostomy. *Int J Pediatr Otorhinolaryngol* 2003; 67: 7–10.
6. Butnaru CS, Colreavy MP, Ayari S, Froehlich P.

7. Ang AH, Chua DY, Pang KP, Tan HK. Pediatric tracheotomies in an Asian population: The Singapore experience. *Otolaryngol Head Neck Surg* 2005; 133: 246–50.
8. Perez-Ruiz E, Caro P, Perez-Frias J, Cols M, Barrio I, Torrent A, Garcia MA, Asensio O, Pastor MD, Luna C et al. Paediatric patients with a tracheostomy: A multicentre epidemiological study. *Eur Respir J* 2012; 40: 1502–7.
9. Mahadevan, M, Barber C, Salkeld L, Douglas G, Mills N. Pediatric tracheotomy: 17 year review. *Int J Pediatr Otorhinolaryngol* 2007; 71: 1829–35.
10. Lawrason A, Kavanagh K. Pediatric tracheotomy: Are the indications changing? *Int J Pediatr Otorhinolaryngol* 2013; 77: 922–5.
11. Ogilvie LN, Kozak JK, Chiu S, Adderley RJ, Kozak FK. Changes in pediatric tracheostomy 1982–2011: A Canadian tertiary children's hospital review. *J Pediatr Surg* 2014; 49: 1549–53.
12. de Trey L, Niedermann E, Ghelfi D, Gerber A, Gysin C. Pediatric tracheotomy: A 30-year experience. *J Pediatr Surg* 2013; 48: 1470–5.
13. Davis GM. Tracheostomy in children. *Paediatr Respir Rev* 2006, 7 Suppl 1: S206–9.
14. Abraham RJ, Sau A, Maxwell D. A review of the EXIT (Ex utero Intrapartum Treatment) procedure. *J Obstetr Gynaecol* 2010; 30: 1–5.
15. Kocyildirim E, Kanani M, Roebuck D, Wallis C, McLaren C, Noctor C, Pigott N, Mok Q, Hartley B, Dunne C et al. Long-segment tracheal stenosis: Slide tracheoplasty and a multidisciplinary approach improve outcomes and reduce costs. *J Thorac Cardiovasc Surg* 2004; 128: 876–82.
16. Torre M, Carlucci M, Avanzini S, Jasonni V, Monnier P, Tarantino V, D'Agostino R, Vallarino R, Della Rocca M, Moscatelli A et al. Gaslini's tracheal team: Preliminary experience after one year of paediatric airway reconstructive surgery. *Ital J Pediatr* 2011; 37: 51.
17. Tweedie DJ, Skilbeck CJ, Cochrane LA, Cooke J, Wyatt ME. Choosing a paediatric tracheostomy tube: An update on current practice. *J Laryngol Otol* 2008; 122: 161–9.
18. Behl S, Watt JW. Prediction of tracheostomy tube size for paediatric long-term ventilation: An audit of children with spinal cord injury. *Br J Anaesth* 2005; 94: 88–91.
19. Park JY, Suskind DL, Prater D, Muntz HR, Lusk RP. Maturation of the pediatric tracheostomy stoma: Effect on complications. *Ann Otol Rhinol Laryngol* 1999; 108: 1115–9.
20. Craig MF, Bajaj Y, Hartley BE. Maturation sutures for the paediatric tracheostomy—An extra safety measure. *J Laryngol Otol* 2005; 119: 985–7.
21. Song JJ, Choi IJ, Chang H, Kim DW, Chang HW, Park GH, Kim MS, Sung MW, Hah JH. Pediatric tracheostomy revisited: A nine-year experience using horizontal intercartilaginous incision. *Laryngoscope* 2015; 125: 485–92.

22. Van Buren NC, Narasimhan ER, Curtis JL, Muntz HR, Meier JD. Pediatric tracheostomy: Timing of the first tube change. *Ann Otol Rhinol Laryngol* 2015; 124: 374–7.

23. Mitchell RB, Hussey HM, Setzen G, Jacobs IN, Nussenbaum B, Dawson C, Brown CA, 3rd Brandt C, Deakins K, Hartnick C et al. Clinical consensus statement: Tracheostomy care. *Otolaryngol Head Neck Surg* 2013; 148: 6–20.

24. Roberts FE Consensus among physiotherapists in the united kingdom on the use of normal saline instillation prior to endotracheal suction: A Delphi study. *Physiother Can* 2009; 61: 107–15.

25. Kenna MA, Reilly JS, Stool SE. Tracheotomy in the preterm infant. *Ann Otol Rhinol Laryngol* 1987; 96: 68–71.

26. Wetmore RF, Handler SD, Potsic WP. Pediatric tracheostomy. Experience during the past decade. *Ann Otol Rhinol Laryngol* 1982; 91: 628–32.

27. Carr MM, Poje CP, Kingston L, Kielma D, Heard C. Complications in pediatric tracheostomies. *Laryngoscope* 2001; 111: 1925–8.

28. Prickett KK, Sobol SE. Inpatient observation for elective decannulation of pediatric patients with tracheostomy. *JAMA Otolaryngol Head Neck Surg* 2015; 141: 120–5.

29. Leung R, Berkowitz RG. Decannulation and outcome following pediatric tracheostomy. *Ann Otol Rhinol Laryngol* 2005; 114: 743–8.

先天性颈部囊肿及瘘管

Yousef El-Gohary   Joseph Fusco   George K. Gittes

引言

小儿外科医师经常在婴幼儿患者中遇到临床表现有趣的颈部肿块。有些通过采集病史及体格检查即可做出诊断，如甲状舌管囊肿。其他疾病则需要更全面的检查以准确诊断和治疗。绝大多数颈部肿块是良性的，也有极少数是恶性的[1]。先天性颈部囊肿或瘘管常常是由未被完全吸收或未能发育成熟的残留胚胎组织形成。为了正确处理和成功切除这些囊肿和瘘管，小儿外科医师必须掌握相关胚胎学起源知识及详尽的颈部解剖学知识。甲状舌管囊肿是临床上最常见的先天性颈部肿块，其次是鳃裂畸形和皮样囊肿[2]。我们将在本章讨论颈部胚胎学，并简要回顾常见的颈部囊肿和瘘管疾病及其处理。

胚胎学

在胚胎早期阶段，由内胚层衍生而来的原始肠管，分为前肠、中肠和后肠，而每个肠管根据位置规格会相应产生专门区域[3]。前肠包括咽（鳃）器，从口咽膜延伸至肝芽的起点。

咽器由弓、囊和裂隙组成，最终形成头颈部的各种肌肉、神经、骨骼和软骨，见图 34.1 和表 34.1。咽（鳃）弓有六对，每一对有各自的神经和动脉供应的中胚层构成核心，并被外胚层和内胚层所包围。第二咽弓的中胚层形成第二弓并向尾部生长，与第三和第四弓重叠，并在此过程中覆盖第二、第三和第四咽部裂隙，形成暂时性颈窦，该颈窦最终会消失（图 34.2）。第一鳃裂形成外耳道，第五弓消失。正是第二、第三和第四鳃裂的这些外

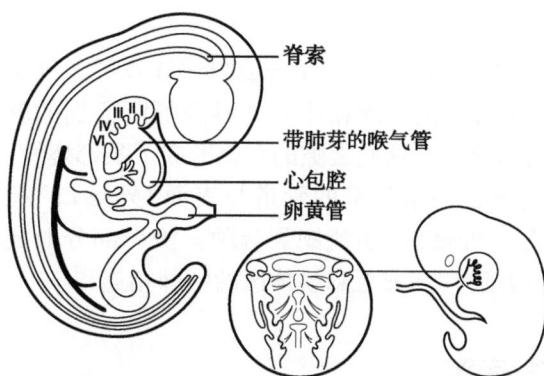

图 34.1 咽弓的胚胎示意图（Ⅰ~Ⅵ）

表 34.1 咽弓的衍生物总结

咽弓	肌肉	神经	软骨、骨、韧带
Ⅰ	咀嚼肌	三叉神经下颌支	锤骨、砧骨、蝶下颌韧带
Ⅱ	面肌和头皮肌肉	面神经	镫骨、茎突、茎突韧带、舌骨小角和舌骨上部
Ⅲ	茎突咽肌	舌咽神经	舌骨大角和舌骨下部
Ⅳ	环甲肌	迷走神经喉上支	甲状软骨
Ⅵ	喉内在肌	迷走神经喉返支	除甲状软骨外的所有喉软骨

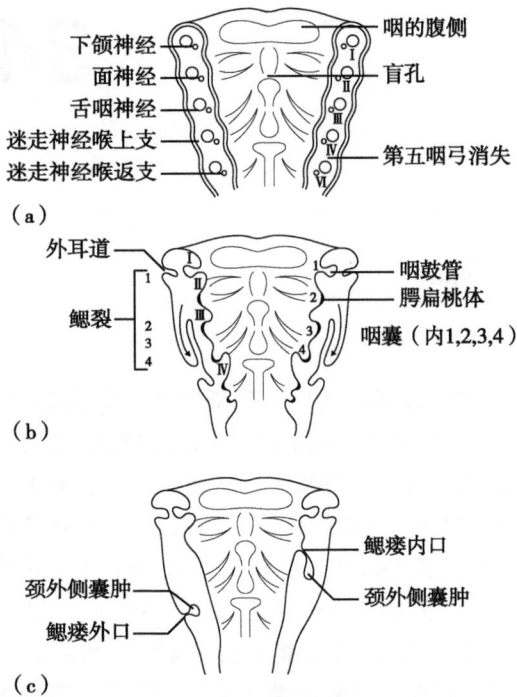

图 34.2 咽弓的神经供应示意图（Ⅰ~Ⅵ）。（a，b）第二咽弓的中胚层向下生长，在此过程中埋入第二、第三、第四鳃裂。（c）这些鳃裂的不完全闭合导致鳃裂畸形的形成，如鳃裂囊肿或瘘管

胚层部分的不完全闭合或阻塞导致了各种颈部畸形，包括现在小儿外科医师所遇到的软骨残余[4]。这些裂隙的残余形成了颈部瘘管，其通过一条狭窄的管道与表面"外瘘口"相连，"外瘘口"引流鳃裂囊肿。极少部分形成"内瘘口"与靠近扁桃体区的咽部相连[5]。

发病率

鳃裂和瘘管约占儿童颈部肿物的 23%[6]。"80 原则"常适用于成人，即成人中 80% 的非甲状腺颈部肿块是肿瘤，而这些肿块中 80% 是恶性的。而儿童的颈部肿块有 90% 的概率是良性的。

鳃裂畸形

第一鳃裂畸形在所有鳃裂畸形中的占比

不到 10%[7]。它们的表现形式多种多样，表现为窦、瘘管或囊肿，位于外耳道底和下颌下区域之间[8]（图 34.3）。临床表现可以是持续的耳脓性分泌物，耳前腮腺区肿胀，或舌骨上方颈部瘘管。然而，这些临床表现常常与感染有关，最初治疗通常是用一个疗程的抗生素或不必要的反复切开脓肿引流[7,9]。鳃裂畸形中面神经位置常变异，手术中需要小心细致的操作以避免导致面神经麻痹[10]。有文献报道，39 例第一鳃裂手术患者中，6 例出现暂时性面神经麻痹，仅 1 例（2.5%）出现面神经永久性损伤[11]。第一鳃裂常与腮腺密切相关，因而其诊断具有挑战性。当检查到外耳道口瘘管，同时发现肿胀的腮腺或颈侧肿块，常提示为第一鳃裂。术前磁共振成像（MRI）可以评估畸形的范围，特别是在腮腺区域，高分辨率计算机体层成像（CT）显示其与外耳道和中耳的确切关系[11]。选择完整手术切除时，通常还需行腮腺浅表切除术，同时小心保留好面神经。术前将亚甲蓝注入瘘管以标记，便于切除。反复感染或既往外科干预均会增加手术的概率[12]。这也是术前进行充分的检查准备非常重要的原因。

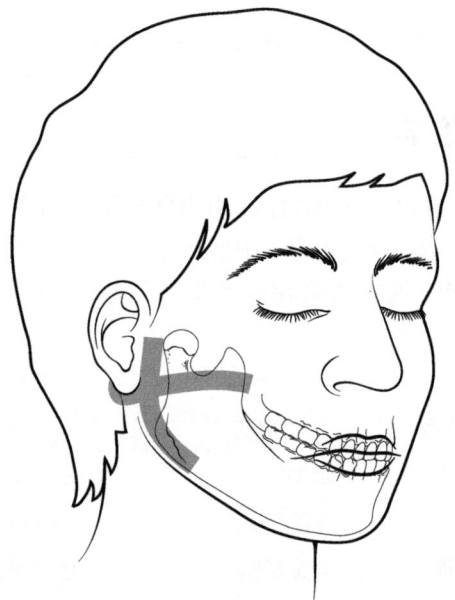

图 34.3 面部的阴影区域代表了第一鳃裂异常通常所在的位置

第二鳃裂畸形是最常见的（95%）[13]，通常以窦、瘘管或囊肿的形式出现在胸锁乳突肌的前缘，通常在上三分之二和下三分之一的肌肉交界处。瘘管常深至颈阔肌，并沿着颈鞘的颈外动脉和颈内动脉之间走行，在舌下神经和舌咽神经上方，最后终止在扁桃体窝附近[8]（图 34.4）。深部瘘管或窦通常需要两到三个"阶梯状切口"或 McFee 切口才能完整切除整个窦道。然而，大多数畸形表现为囊肿[14]，很少表现为全瘘管[13]。

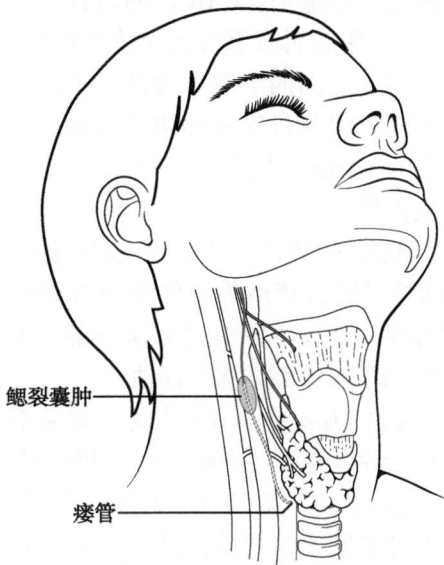

图 34.4 第二鳃裂囊肿和瘘管穿行于颈内外动脉之间，位于Ⅸ和Ⅻ神经上方，终止于扁桃体窝附近

Bailey[15] 描述了四种类型的鳃裂囊肿。1 型位于颈阔肌和颈筋膜下，胸锁乳突肌前方。2 型是最常见的，其特征是位于大血管上，可能与颈内静脉粘连。3 型位于颈内动脉和颈外动脉之间，并延伸至咽外侧壁。4 型位于咽壁。

微创手术包括硬化治疗[16-17]和内镜下切除术[18]，其研究前景广阔。但手术完全切除仍是一个治疗选择，复发是最常见的术后并发症。在一个 208 例的病例研究中，有手术干预史的患者中 21% 复发，有感染史的患者中 14% 复发，无感染及手术史的患者中复发率为 3%[19]。

第三、第四鳃裂畸形少见，分别占鳃裂畸形的 2%~8% 和 1%~2%[7,20]。临床和影像学上均很难区分这两种类型，因为这两种类型瘘管都是从梨状窝开始，于气管旁或甲状腺区域结束。其中 97% 的第三、第四鳃裂畸形位于左侧[19]。虽然这两种鳃裂畸形罕见，但它们可影响呼吸，导致严重后果，临床表现为急性喉喘鸣[21-22]或急性甲状腺炎[23-24]。诊断常具有挑战性，因这些囊肿常需要反复切开引流，易被误诊为简单的脓肿。普通平片可通过显示囊内的空气或液平帮助区分鳃裂畸形与其他类型儿童颈部肿块。鳃裂瘘管的咽口可以用纤维鼻咽镜或诊断性钡餐造影来观察确定[25]。文献报道，在 43 例急性化脓性甲状腺炎患者中，近 88% 的患者存在梨状窝瘘[24]。因此，对任何急性甲状腺炎患者，都应考虑存在第三或第四鳃裂畸形为其潜在发病原因，并据此进行相应检查。唯一鉴别第三、第四鳃裂的方法是通过外科手术解剖，这同时也是一种治疗方法，需要保证瘘管被完全切除，以避免复发。可通过显示瘘管与喉返神经和喉上神经之间的关系来鉴别二者。第四鳃裂瘘管走行低于喉上神经（第四弓），高于喉返神经（第六弓）。而第三鳃裂瘘管走行常高于喉上神经（第四弓）。声带麻痹也是手术的一个潜在并发症。

CT 和 MRI 是评估鳃裂囊肿范围和深度的首选影像学检查方法[26]。

近期一些病例报告提倡内镜辅助下手术切除，这些病例创口更美观[27]，尤其是第三和第四鳃裂畸形的复发率与传统术式几乎相同[28-29]。手术入路包括腋窝入路、耳后入路、枕后入路和经颈入路。Teng 等[27]报道了 24 例行鳃裂切除术的患者，其中 8 例采用经颈部内镜入路，使用 4mm 内镜，平均皮肤切口大小为 (2.1 ± 0.2) cm，而标准开放入路切口大小为 (4.1 ± 1.5) cm。这 8 例患者中有 2 例出现耳大神经和下颌缘神经暂时性麻痹[27]。

甲状舌管囊肿和瘘管

甲状舌管畸形是最常见的颈部先天性畸

形，约占儿童颈部肿物的 70%[30]。它们是甲状腺组织从盲孔到甲状腺窝的胚胎迁移的残迹。它们通常临床上表现为可触及的、无压痛的颈部中线肿块，随吞咽或舌部活动而上下活动（图 34.5）。值得注意的是，有 10%~24% 的甲状舌管囊肿位于两侧，通常为左侧[31]。

超声检查是首选的影像学检查，尤其是需要查看正常甲状腺的存在并排除甲状腺异位时[32]。文献报道异位甲状腺被误诊为甲状舌管囊肿的发生率为 1%~2%[33]。Sistrunk 术式是目前采用的主要术式，是将瘘管剥离至舌骨（包括舌骨中段），复发率最低为 3% 左右[32,34]。甲状舌管囊肿的病理检查结果很少为恶性肿瘤（1%）[33,35]，而恶性肿瘤中大部分（80%）为乳头状腺癌[36-37]。

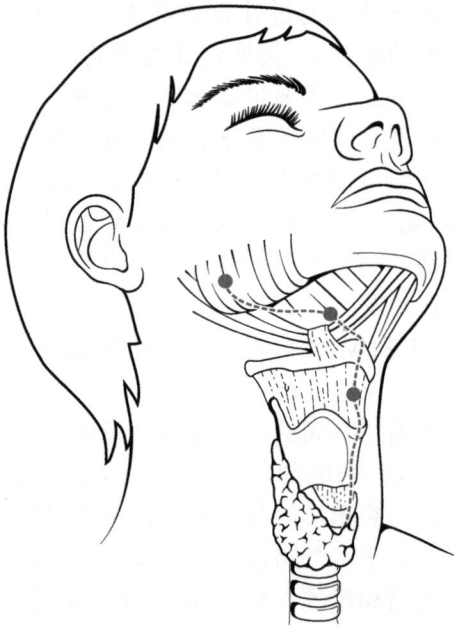

图 34.5 甲状舌管瘘管示意图

先天性颈正中裂

先天性颈正中裂（congenital midline cervical cleft，CMCC）是一种罕见的发育异常，不同患者严重程度各异，正中裂的长度与宽度也不同[38]。此病的胚胎学起源尚未完全阐明，

目前认为是第一或第二鳃弓的中胚层在中线融合失败的结果[39]。此病尚未发现家族遗传模式。常在患者出生后不久即发现，其共同的特征包括中线裂或萎缩缺损的皮肤、病变尾侧可分泌黏液的窦道、皮下纤维条索和病变头侧的乳头样突起结节[40]。通常在颈部中线的下颌骨至胸骨上切迹的任意位置上有一不同长度的皮下纤维条索。此病有时还可合并甲状舌管囊肿和支气管囊肿。以颈中线窦为表现的 CMCC 可根据瘘管的方向与甲状舌管囊肿的窦道鉴别。CMCC 的窦管通常是位于尾侧，而甲状舌管囊肿的窦管是位于头侧。正是这两者之间的区别导致其手术方式有很大的不同。甲状舌管囊肿切除需要切除至舌骨中部（Sistrunk 术式），而 CMCC 手术范围不涉及舌骨[40]。

CMCC 的诊断主要依靠临床表现及体征，也可以通过超声等影像学检查来评估甲状腺和舌骨，以排除其他相关异常。CT 或 MRI 可用于颈深部结构的评估。

CMCC 需要手术完整切除，如果不及时治疗将会导致瘢痕性皮肤挛缩，限制颈部的伸展，出现蹼状颈。建议在患儿 10~12 周龄时，在病变处皮肤挛缩之前行手术切除[41]。据报道，单纯性线性缝合可导致肥厚性瘢痕及颈挛缩复发[42]。因此，阶梯交错式 Z 形皮瓣延长式手术切口是治疗 CMCC 的首选术式，因为与线性切口相比，它提供了更好的美容效果，并延长了前颈部皮肤，有助于预防挛缩复发[40]。根据所选择的 Z 形切口角度，30°、45° 或 60° 的角度将分别使长度增加 25%、50% 和 75%。Z 形角度越小，皮瓣尖端坏死的风险越大，而角度过大会导致皮瓣旋转困难[40]（图 34.6）。

皮样囊肿

颈部皮样囊肿是良性肿瘤，由于相似的临床表现和位置，常被误诊为甲状舌管囊肿。皮样囊肿起源于外胚层和中胚层，是由于第一和第二鳃弓中线融合过程中上皮细胞滞留

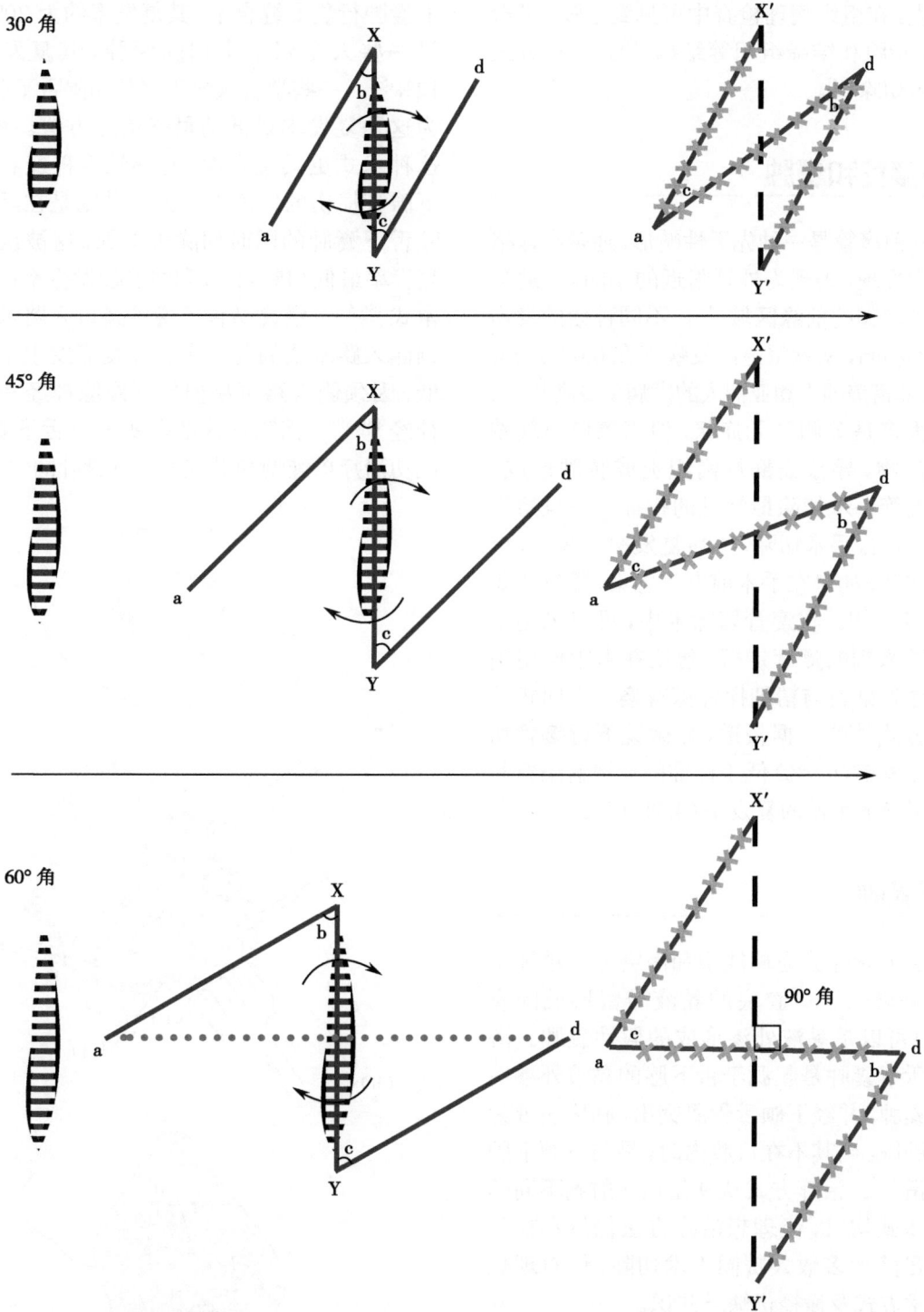

图 34.6 Z 形切口需做两个相反的三角形移位皮瓣，同步旋转以填补中心缺损。Z 形侧边长度与中央组织缺损长度相当。根据所需的长度选择 30°~60° 不同角度。对于 2cm 以下的病变可只做一个 Z 形皮瓣，也可以做多个 Z 形皮瓣串联排列，这样可使侧边缩短以避免边缘注射麻醉。中心缺损（X-Y）通过翻转至皮瓣参考点（a-d）使切口延长（X'-Y'）

而产生,在组织病理检查中可见到毛囊、平滑肌、皮脂腺和结缔组织等结构[43]。治疗方式为手术切除[44]。

耳前瘘管和囊肿

耳前瘘管是一种先天性畸形,通常在体格检查中发现,表现为外耳附近的小凹点,通常位于耳轮脚的前缘区域[45]。不同种族的发病率各不相同,文献报道的发病率在0.02%~5%之间,非裔美国人和亚洲人的发病率更高[46-49]。它们大多是单侧且无症状,但当瘘口出现脓性分泌物,导致面部蜂窝织炎或脓肿形成,即为瘘管手术切除最常见的指征。一旦感染控制即可行手术切除,术后复发率在3.7%至36%之间,如果在手术前发生感染,复发率要高得多[49-51]。在瘘管切除术中,可以采用不同方法来判断瘘管走行,建议在术中使用瘘管口注射染料与精细探针探查瘘管走向相结合的方式[47,49]。据报道,显微镜下行瘘管切除的复发率(0.9%)低于标准的亚甲蓝染料和探针引导下手术的复发率(4.3%)[52]。

舌下囊肿

舌下囊肿分为单纯型和潜突型。单纯型可以是局限于口腔底的黏液滞留形成的囊肿,也可以是黏液外渗形成的假性囊肿。潜突型舌下囊肿是起源于舌下腺的黏液外渗性假性囊肿,并经下颌舌骨肌突出,临床表现为颈部肿胀,当其不在口腔内时,易与下颌下肿物混淆[53]。治疗方式从硬化剂注射到不同的切除术式均可,但理想治疗方法仍然存在争议。虽然大多数人赞同手术切除,但对理想的手术方式及途径仍缺乏共识。

研究报告显示,向单纯型和潜突型舌下囊肿注射OK-432(一种与青霉素共孵育的低毒性化脓性链球菌的混合物)的治疗成功率分别为74%和100%,但这是多次注射之后的结果[54-55]。如图34.7所示,大多数人主张口腔舌

下囊肿行袋形缝合术,其复发率约为20%[56]。另一些人主张手术切除囊肿,其复发率为12%[56]。一些学者倾向于完整切除舌下腺,认为这是复发率最低的最终治疗方法。然而,这种术式更具侵入性,有导致舌神经和下颌下腺管损伤的低概率。另一种则是在经口切除舌下囊肿的同时切除舌下腺,这被认为是复发率最低(1%~2%)和并发症发生率最低的术式[56-57]。潜突型舌下囊肿经口入路术式较颈侧入路术式的复发率和并发症发生率均更低,因颈侧入路更易损伤下颌缘神经和舌下神经[58-59]。消除该病的源头——舌下腺,是成功治疗单纯型和潜突型舌下囊肿的关键。

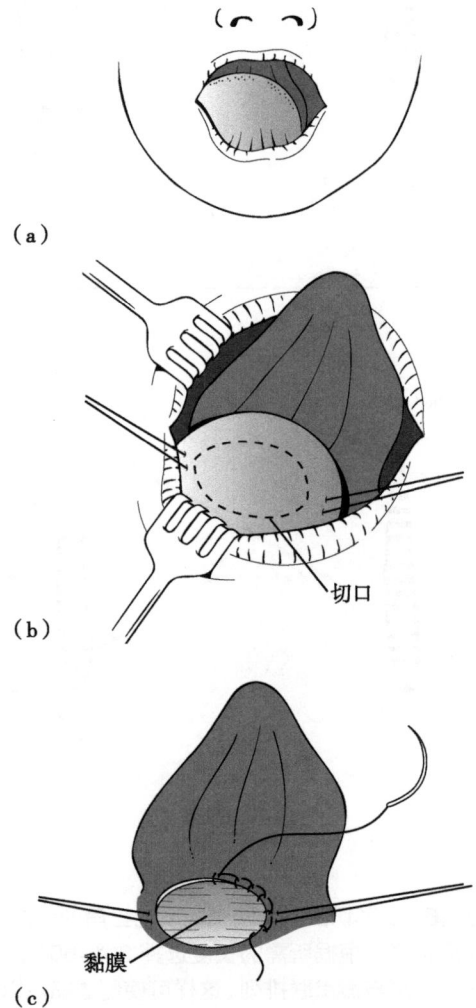

图34.7 (a)口腔底部的大舌下囊肿。(b)切口示意。(c)4-0针连续缝合完成袋形缝合术

水囊状淋巴管瘤（囊性淋巴管瘤）

水囊状淋巴管瘤或囊性淋巴管瘤是淋巴系统的非恶性囊性（单房或多房）畸形，主要发生在颈面区，多位于左侧，每 6 000 个新生婴儿中有 1 个患病[60]。起病位置可以在腋窝、纵隔、腹膜后，但很少发生在四肢，肿块大小不一，可从直径几厘米到填满大部分胸腔的巨大肿块[61-62]。

"hygroma"这个词来源于希腊语，意思是潮湿的或水样的肿瘤。水囊状淋巴管瘤具有均质性。其囊液通常是透明的或为琥珀色，极少数是出血性[62]，将囊液抽吸后肿块很少能自行吸收，通常还导致囊液迅速再积累。淋巴管瘤可在出生时出现或在之后获得，大多数（80%~90%）在 2 岁时出现[63-64]。

目前认为淋巴管瘤的产生是由于淋巴管不能与静脉系统相通，伴随原始胚胎淋巴组织非正常生长和 / 或隔离[65]。淋巴管瘤常按组织学分为三种类型：由小的薄壁淋巴管组成毛细血管性淋巴管瘤或单纯性淋巴管瘤，由较大的有外膜的淋巴管组成的海绵状淋巴管瘤，以及由较大的肉眼可见的淋巴管腔组成的囊性淋巴管瘤（水囊状淋巴管瘤）[66-67]。CD31（血小板内皮细胞黏附分子 -1），是小血管内皮标志物，对组织进行 CD31 免疫组化染色可帮助确诊。

由于其特征性的临床表现（质软、可压缩、可透光的肿块），通过病史和体格检查就可以做出诊断。在 168 例淋巴管瘤患者中，41%仅通过体格检查确诊。超声检查也可辅助诊断，鉴别肿块的囊实性。CT 或 MRI 可以显示病变的全部范围及其与周围结构的关系[63,68]。水囊状淋巴管瘤的影像学表现为充满液体的多分隔的厚壁囊性肿块[61]。

淋巴管瘤目前没有恶化的报道，外科治疗可选择完整手术切除。一般建议切除肿物，因其有生长的潜力，如果长在颈面区域，可能会压迫气道，还影响外观，而且肿块局部可反复发炎——这也并不会让肿块消退[69]。

吸除囊液可紧急减压。肿块浸润后，想要完整的手术切除比较困难。手术切除后仍可能复发，有报道，12% 的患者颈部病变完全切除后复发[63]，也有些同时伴有淋巴管炎和蜂窝组织炎，而炎症可能导致脓毒症，因此需要静脉注射抗生素。对于手术切除后复发的患者，建议最初治疗方法是观察和等待，因为据报道多达 12% 的患者术后出现了自发性消退。其他替代治疗包括腔内注射博来霉素或 OK-432，以及氩束消融和激光治疗，报道的注射治疗有效率为 55%~60%[70-71]。当病变弥漫复杂或涉及重要结构而手术难以完全切除时，联合使用替代治疗可能有效[72-74]。

斜颈

斜颈或"胸锁乳突肌瘤"是由胸锁乳突肌缩短引起的，可导致颈部活动受限和颅面畸形。"torticollis"（斜颈）这个词来源于两个拉丁词根，一个是 tortus，意思是扭曲，另一个是 collum，意思是脖子[75]。斜颈是除髋关节发育异常和足内翻外最常见的先天性肌肉骨骼异常，发生率为 0.3%~2%[75-77]。尽管人们对其病因提出了各种各样的理论假设，如产时创伤、宫内畸形、感染性肌炎和筋膜室综合征，但确切的病因尚未确定[75]。临床上常通过体格检查触诊到胸锁乳突肌内坚固的梭形肿块来确诊。超声检查是影像确诊方式，肿块通常比肌肉回声低[78]。这种肌肉的单侧收缩导致头部向患侧倾斜，面部向另一侧旋转，出现如图 34.8 所示体征。因此，这可能导致歪头畸形，并表现出面部不对称。物理治疗是主要的治疗方式，超过 95% 的患者在物理治疗后颈部可被动旋转[79]。物理治疗是将婴儿置于仰卧位，通过轻柔、均匀和持续的运动，使受影响的肌肉伸展到一个过度矫正的位置。头部远离患侧向前弯曲，下巴向患侧旋转。对于 3 个月的保守治疗仍反应不佳的患儿，也有人选择注射肉毒毒素放松肌肉来辅助物理治疗[80]。1 岁后保守治疗无效者可能需要手术干预。手术方式包括胸锁乳突肌单头、双头松解术，胸骨头 Z 形延长成形术，经腋窝内镜胸锁乳突肌松解术，以及胸锁乳突肌切除术。经腋窝的皮下内镜下入路是近期发展起来的，可以避免颈部瘢痕影响外观[81]。以上治疗方法的总体效果都很好。

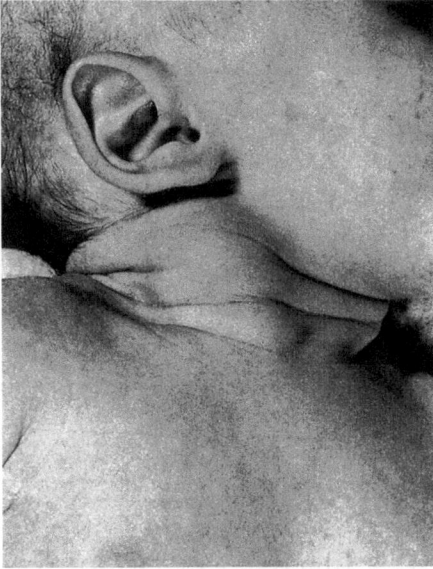

图 34.8　3 周龄婴儿右胸锁乳突肌瘤（右斜颈）

（陈扬 译　付勇 审校）

参考文献

1. Good GM, Isaacson G. Hodgkin's disease simulating a pediatric thyroglossal duct cyst. *Am J Otolaryngol* 2000; 21: 277–80.
2. LaRiviere CA, Waldhausen JH. Congenital cervical cysts, sinuses, and fistulae in pediatric surgery. *Surg Clin North Am* 2012; 92: 583–97, viii.
3. Grapin-Botton A. Antero-posterior patterning of the vertebrate digestive tract: 40 years after Nicole Le Douarin's PhD thesis. *Int J Dev Biol* 2005; 49: 335–47.
4. Bajaj Y, Tweedie D, Ifeacho S et al. Surgical technique for excision of first branchial cleft anomalies: How we do it. *Clin Otolaryngol* 2011; 36: 371–4.
5. Gaddikeri S, Vattoth S, Gaddikeri RS et al. Congenital cystic neck masses: Embryology and imaging appearances, with clinicopathological correlation. *Curr Probl Diagn Radiol* 2014; 43: 55–67.
6. Moussatos GH, Baffes TG. Cervical masses in infants and children. *Pediatrics* 1963; 32: 251–6.
7. Ford GR, Balakrishnan A, Evans JN, Bailey CM. Branchial cleft and pouch anomalies. *J Laryngol Otol* 1992; 106: 137–43.
8. Bajaj Y, Ifeacho S, Tweedie D et al. Branchial anomalies in children. *Int J Pediatr Otorhinolaryngol* 2011; 75: 1020–3.
9. Finn DG, Buchalter IH, Sarti E et al. First branchial cleft cysts: Clinical update. *Laryngoscope* 1987; 97: 136–40.
10. Chen Z, Wang Z, Dai C. An effective surgical technique for the excision of first branchial cleft fistula: Make-inside-exposed method by tract incision. *Eur Arch Otorhinolaryngol* 2010; 267: 267–71.
11. Triglia JM, Nicollas R, Ducroz V et al. First branchial cleft anomalies: A study of 39 cases and a review of the literature. *Arch Otolaryngol Head Neck Surg* 1998; 124: 291–5.
12. Chan KC, Chao WC, Wu CM. Surgical management of first branchial cleft anomaly presenting as infected retroauricular mass using a microscopic dissection technique. *Am J Otolaryngol* 2012; 33: 20–5.
13. Ang AH, Pang KP, Tan LK. Complete branchial fistula. Case report and review of the literature. *Ann Otol Rhinol Laryngol* 2001; 110: 1077–9.
14. Brown RL, Azizkhan RG. Pediatric head and neck lesions. *Pediatr Clin North Am* 1998; 45: 889–905.
15. Bailey H. *Branchial Cysts and Other Essays on Surgical Subjects in the Facio-cervical Region.* London: Lewis, 1929.
16. Kim MG, Lee NH, Ban JH et al. Sclerotherapy of branchial cleft cysts using OK-432. *Otolaryngol Head Neck Surg* 2009; 141: 329–34.
17. Roh JL, Sung MW, Hyun Kim K, Il Park C. Treatment of branchial cleft cyst with intracystic injection of OK-432. *Acta Otolaryngol* 2006; 126: 510–4.
18. Chen LS, Sun W, Wu PN et al. Endoscope-assisted versus conventional second branchial cleft cyst resection. *Surg Endosc* 2012; 26: 1397–402.
19. Houck J. Excision of branchial cysts. *Operat Tech Otolaryngol* 2005; 16: 213–22.
20. Choi SS, Zalzal GH. Branchial anomalies: A review of 52 cases. *Laryngoscope* 1995; 105: 909–13.
21. Rosenfeld RM, Biller HF. Fourth branchial pouch sinus: Diagnosis and treatment. *Otolaryngol Head Neck Surg* 1991; 105: 44–50.
22. Chin AC, Radhakrishnan J, Slatton D, Geissler G. Congenital cysts of the third and fourth pharyngeal pouches or pyriform sinus cysts. *J Pediatr Surg* 2000; 35: 1252–5.
23. Narcy P, Aumont-Grosskopf C, Bobin S, Manac'h Y. Fistulae of the fourth endobranchial pouch. *Int J Pediatr Otorhinolaryngol* 1988; 16: 157–65.
24. Miyauchi A, Matsuzuka F, Kuma K, Takai S. Piriform sinus fistula: An underlying abnormality common in patients with acute suppurative thyroiditis. *World J Surg* 1990; 14: 400–5.
25. Tyler D, Effmann E, Shorter N. Pyriform sinus cyst and fistula in the newborn: The value of endoscopic cannulation. *J Pediatr Surg* 1992; 27: 1500–1.
26. LaPlante JK, Pierson NS, Hedlund GL. Common pediatric head and neck congenital/developmental anomalies. *Radiol Clin North Am* 2015; 53: 181–96.

27. Teng SE, Paul BC, Brumm JD et al. Endoscope-assisted approach to excision of branchial cleft cysts. *Laryngoscope* 2016; 126(6): 1339–42.
28. Nicoucar K, Giger R, Jaecklin T et al. Management of congenital third branchial arch anomalies: A systematic review. *Otolaryngol Head Neck Surg* 2010; 142: 21–8 e22.
29. Nicoucar K, Giger R, Pope HG, Jr. et al. Management of congenital fourth branchial arch anomalies: A review and analysis of published cases. *J Pediatr Surg* 2009; 44: 1432–9.
30. Foley DS, Fallat ME. Thyroglossal duct and other congenital midline cervical anomalies. *Semin Pediatr Surg* 2006; 15: 70–5.
31. Pollock WF, Stevenson EO. Cysts and sinuses of the thyroglossal duct. *Am J Surg* 1966; 112: 225–32.
32. Kepertis C, Anastasiadis K, Lambropoulos V et al. Diagnostic and surgical approach of thyroglossal duct cyst in children: Ten years data review. *J Clin Diagn Res* 2015; 9: PC13–5.
33. Allard RH. The thyroglossal cyst. *Head Neck Surg* 1982; 5: 134–46.
34. Sistrunk WE. The surgical treatment of cysts of the thyroglossal tract. *Ann Surg* 1920; 71: 121–2.
35. Kennedy TL, Whitaker M, Wadih G. Thyroglossal duct carcinoma: A rational approach to management. *Laryngoscope* 1998; 108: 1154–8.
36. Boswell WC, Zoller M, Williams JS et al. Thyroglossal duct carcinoma. *Am Surg* 1994; 60: 650–5.
37. Van Vuuren PA, Balm AJ, Gregor RT et al. Carcinoma arising in thyroglossal remnants. *Clin Otolaryngol Allied Sci* 1994; 19: 509–15.
38. Ercocen AR, Yilmaz S, Aker H. Congenital midline cervical cleft: Case report and review. *J Oral Maxillofac Surg* 2002; 60: 580–5.
39. Minami RT, Pletcher J, Dakin RL. Midline cervical cleft. A case report. *J Maxillofac Surg* 1980; 8: 65–8.
40. McInnes CW, Benson AD, Verchere CG et al. Management of congenital midline cervical cleft. *J Craniofac Surg* 2012; 23: e36–8.
41. Cochran CS, DeFatta RJ, Brenski AC. Congenital midline cervical cleft: A practical approach to Z-plasty closure. *Int J Pediatr Otorhinolaryngol* 2006; 70: 553–9.
42. Maschka DA, Clemons JE, Janis JF. Congenital midline cervical cleft. Case report and review. *Ann Otol Rhinol Laryngol* 1995; 104: 808–11.
43. Cunningham MJ. The management of congenital neck masses. *Am J Otolaryngol* 1992; 13: 78–92.
44. Ro EY, Thomas RM, Isaacson GC. Giant dermoid cyst of the neck can mimic a cystic hygroma: Using MRI to differentiate cystic neck lesions. *Int J Pediatr Otorhinolaryngol* 2007; 71: 653–8.
45. Shim HS, Ko YI, Kim MC et al. A simple and reproducible surgical technique for the management of preauricular sinuses. *Otolaryngol Head Neck Surg* 2013; 149: 399–401.
46. Moll M. Congenital earpits or auricular sinuses. *Apmis* 1991; 99: 96–8.
47. Chami RG, Apesos J. Treatment of asymptomatic preauricular sinuses: Challenging conventional wis-dom. *Ann Plast Surg* 1989; 23: 406–11.
48. Emery PJ, Salama NY. Congenital pre-auricular sinus. A study of 31 cases seen over a ten year period. *Int J Pediatr Otorhinolaryngol* 1981; 3: 205–12.
49. Gur E, Yeung A, Al-Azzawi M, Thomson H. The excised preauricular sinus in 14 years of experience: Is there a problem? *Plast Reconstr Surg* 1998; 102: 1405–8.
50. Yeo SW, Jun BC, Park SN et al. The preauricular sinus: Factors contributing to recurrence after surgery. *Am J Otolaryngol* 2006; 27: 396–400.
51. Gohary A, Rangecroft L, Cook RC. Congenital auricular and preauricular sinuses in childhood. *Z Kinderchir* 1983; 38: 81–2.
52. Gan EC, Anicete R, Tan HK, Balakrishnan A. Preauricular sinuses in the pediatric population: Techniques and recurrence rates. *Int J Pediatr Otorhinolaryngol* 2013; 77: 372–8.
53. Seo JH, Park JJ, Kim HY et al. Surgical management of intraoral ranulas in children: An analysis of 17 pediatric cases. *Int J Pediatr Otorhinolaryngol* 2009; 74: 202–5.
54. Roh JL. Primary treatment of ranula with intracystic injection of OK-432. *Laryngoscope* 2006; 116: 169–72.
55. Fukase S, Ohta N, Inamura K, Aoyagi M. Treatment of ranula with intracystic injection of the streptococcal preparation OK-432. *Ann Otol Rhinol Laryngol* 2003; 112: 214–20.
56. Patel MR, Deal AM, Shockley WW. Oral and plunging ranulas: What is the most effective treatment? *Laryngoscope* 2009; 119: 1501–9.
57. Huang SF, Liao CT, Chin SC, Chen IH. Transoral approach for plunging ranula—10-year experience. *Laryngoscope* 120: 53–7.
58. Hidaka H, Oshima T, Kakehata S et al. Two cases of plunging ranula managed by the intraoral approach. *Tohoku J Exp Med* 2003; 200: 59–65.
59. Zhao YF, Jia J, Jia Y. Complications associated with surgical management of ranulas. *J Oral Maxillofac Surg* 2005; 63: 51–4.
60. Gedikbasi A, Gul A, Sargin A, Ceylan Y. Cystic hygroma and lymphangioma: Associated findings, perinatal outcome and prognostic factors in live-born infants. *Arch Gynecol Obstet* 2007; 276: 491–8.
61. Carpenter CT, Pitcher JD, Jr., Davis BJ et al. Cystic hygroma of the arm: A case report and review of the literature. *Skeletal Radiol* 1996; 25: 201–4.
62. Kostopoulos GK, Fessatidis JT, Hevas AL et al. Mediastinal cystic hygroma: Report of a case with review of the literature. *Eur J Cardiothorac Surg* 1993; 7: 166–7.
63. Alqahtani A, Nguyen LT, Flageole H et al. 25 years' experience with lymphangiomas in children. *J Pediatr Surg* 1999; 34: 1164–8.
64. Hunt I, Eaton D, Dalal P et al. Minimally invasive excision of a mediastinal cystic lymphangioma. *Can J Surg* 2009; 52: E201–2.
65. Brown LR, Reiman HM, Rosenow EC 3rd et al.

Intrathoracic lymphangioma. *Mayo Clin Proc* 1986; 61: 882–92.

66. Limmer S, Krokowski M, Kujath P. Pulmonary lymphangioma. *Ann Thorac Surg* 2008; 85: 336–9.

67. Weiss SW, Goldblum JR, Enzinger FM. *Enzinger and Weiss' Soft Tissue Tumors*. Philadelphia, PA: Mosby Elsevier, 2008.

68. Pui MH, Li ZP, Chen W, Chen JH. Lymphangioma: Imaging diagnosis. *Australas Radiol* 1997; 41: 324–8.

69. Hancock BJ, St-Vil D, Luks FI et al. Complications of lymphangiomas in children. *J Pediatr Surg* 1992; 27: 220–4; discussion 224–6.

70. Fujino A, Moriya Y, Morikawa Y et al. A role of cytokines in OK-432 injection therapy for cystic lymphangioma: An approach to the mechanism. *J Pediatr Surg* 2003; 38: 1806–9.

71. Okada A, Kubota A, Fukuzawa M et al. Injection of bleomycin as a primary therapy of cystic lymphangioma. *J Pediatr Surg* 1992; 27: 440–3.

72. Schmidt B, Schimpl G, Hollwarth ME. OK-432 therapy of lymphangiomas in children. *Eur J Pediatr* 1996; 155: 649–52.

73. Papsin BC, Evans JN. Isolated laryngeal lymphangioma: A rare cause of airway obstruction in infants. *J Laryngol Otol* 1996; 110: 969–72.

74. Rothenberg SS, Pokorny WJ. Use of argon beam ablation and sclerotherapy in the treatment of a case of life-threatening total abdominal lymphangiomatosis. *J Pediatr Surg* 1994; 29: 322–3.

75. Lee IJ, Lim SY, Song HS, Park MC. Complete tight fibrous band release and resection in congenital muscular torticollis. *J Plast Reconstr Aesthet Surg* 2009; 63(6): 947–53.

76. Do TT. Congenital muscular torticollis: Current concepts and review of treatment. *Curr Opin Pediatr* 2006; 18: 26–9.

77. Dudkiewicz I, Ganel A, Blankstein A. Congenital muscular torticollis in infants: Ultrasound-assisted diagnosis and evaluation. *J Pediatr Orthop* 2005; 25: 812–4.

78. Chan YL, Cheng JC, Metreweli C. Ultrasonography of congenital muscular torticollis. *Pediatr Radiol* 1992; 22: 356–60.

79. Cheng JC, Wong MW, Tang SP et al. Clinical determinants of the outcome of manual stretching in the treatment of congenital muscular torticollis in infants. A prospective study of eight hundred and twenty-one cases. *J Bone Joint Surg Am* 2001; 83-A: 679–87.

80. Collins A, Jankovic J. Botulinum toxin injection for congenital muscular torticollis presenting in children and adults. *Neurology* 2006; 67: 1083–5.

81. Dutta S, Albanese CT. Transaxillary subcutaneous endoscopic release of the sternocleidomastoid muscle for treatment of persistent torticollis. *J Pediatr Surg* 2008; 43: 447–50.

35

喉 喘 鸣

Sam J. Daniel　Faisal Zawawi

引言

喉喘鸣是指气流通过部分阻塞气道所产生的异常嘈杂声。喘鸣的程度取决于管腔阻塞情况，而喘鸣的类型则取决于阻塞的位置。

喉喘鸣可以分为吸气性，呼气性和混合性。吸气性喉喘鸣通常是由声门上的阻塞（声带水平以上）引起的，而呼气性喉喘鸣则是由气管和支气管阻塞引起的。在这些水平通常是一个动态的阻塞，常引起单一的喉喘鸣。在声门和声门下，这个阻塞平面比较固定，可引起双向的喉喘鸣。

新生儿出现喉喘鸣有很多原因。按部位可分为声门上型、声门型、声门下型和气管型，根据引起气道阻塞的疾病又可以分为先天性、感染性、肿瘤性等（表35.1）。

表35.1　新生儿气道阻塞的病因分析

先天因素	喉软化，声门下狭窄，喉囊肿，喉狭窄/喉蹼，声带麻痹，声门下囊肿，气管狭窄，完整气管环，气管软化症，血管畸形，胸腺肿瘤
感染	急性会厌炎（罕见）、血管性水肿、喉气管支气管炎、细菌性气管炎
肿瘤	血管瘤，复发性呼吸道乳头状瘤，甲状腺和纵隔肿瘤
其他	继发性声带麻痹（瘢痕），异物，插管后外伤

在本章中，我们将对最常见和最重要的鉴别诊断进行综述。

声门上疾病

喉软化

喉软化是新生儿喘鸣的最常见原因。它通常是由于神经肌肉张力不成熟和/或喉部软骨软化。典型的喉软化在出生后6~8周才出现症状[1-2]，这是因为在出生时，吸气压力不足以使声门上的未成熟结构塌陷。随着患儿成长，肺部逐渐成熟，可产生足够大的压力，可以克服声门上软骨的力量[3]。

根据解剖或严重程度的不同，喉软化可分为不同类型。喉软化的解剖学特征是楔状软骨和小角软骨塌陷，会厌吸气后移位，杓状会厌襞过短，长管状会厌（omega型）[3-10]。症状严重时，声带可窥不见。

喉软化的临床表现为喉喘鸣，常在仰卧位、哭闹或者进食时出现。出现如下危险症状时，呼吸道专家应及时进行评估：呼吸暂停，呼吸急促，发绀，尽管用了抑酸药物和改变食物类型，仍出现喂养困难，发育不良，体重下降，吸入性肺炎，以及肺源性心脏病。胃食管反流病（gastroesophageal reflux disease，GERD）与喉软化密切相关[11]。在评估喉软化严重程度及治疗方式时，应仔细寻找GERD的症状，包括进食后弓背，吐痰，反复呕吐。

确诊该疾病需进行全面的检查，包括对清醒的儿童进行纤维喉镜检查。体格检查的结果往往根据病情的严重程度而有所不同。呼吸暂停，呼吸急促，发绀，胸骨上窝凹陷都提示严重的阻塞。在纤维喉镜检查中，应记

389

录喉软化的特征以及胃食管反流的特征[12]。

喉软化通常在患儿 12~18 个月大时自愈。在轻中度病例中，通常只需要药物治疗和积极的 GERD 治疗来控制患者的症状。然而，严重的喉软化可导致发育不良、呼吸暂停、发绀和 / 或肺源性心脏病，此时需要积极的手术治疗。

声门上成形术是首选的手术。它可以解决各种因素引起的声门上塌陷或梗阻。通常需要对杓状会厌襞进行松解，有时候需要同时修整楔状软骨多余的黏膜[13]。在某些情况下，会厌成形术是必要的，可使会厌向前，并附在舌根或舌骨上。少数情况下需要气管切开术。

在声门上成形术后，需要密切关注患儿的呼吸和进食情况。气道通畅后可能会增加过度通气或误吸的风险。

喉囊肿

先天性喉囊肿在婴儿中很罕见。婴儿通常表现为上呼吸道梗阻症状。喉囊肿可以是喉外型（会厌囊肿）或喉内型（声门区囊肿）[14]。

会厌囊肿为单房性囊肿，位于会厌舌面。该病被认为是黏液腺堵塞或发育畸形所致。婴儿的会厌囊肿表现为声门上气道阻塞的症状，类似于喉软化。纤维喉镜通常能诊断这些囊肿。因此，清晰的喉镜检查在评估患儿喉部异常时是很重要的。几乎所有的会厌囊肿患儿都可以通过内镜手术治疗。囊肿的完全切除通常是可行的，特别是在年龄较大的儿童，但如果全切除难以完成，则可以对囊肿进行开窗术。

先天性声门区囊肿是一种罕见的异常，一般是由囊肿的开口阻塞引起，它们形成异常的球形凸出，囊内充满了黏液，并且没有开口通到喉腔[14]。

声门区囊肿分为前部囊肿和侧边囊肿。前部囊肿在真、假声带中间生长，并且向内侧和后方扩大，突出到喉腔。侧边囊肿在后外方延展，导致假声带和杓状会厌襞扩张。这些囊肿的生长受到甲状软骨的限制，但可能通过甲状舌骨膜向外侧延伸，形成颈部肿块。因此，声门区囊肿的类型也可分为甲状软骨平面内（1 型）和甲状软骨平面外（2 型），2 型进一步分为内胚层成分（2a）或内胚层和中胚层成分（2b）[15]。

声门区囊肿在出生时表现为吸气喘鸣和呼吸窘迫，也可能表现为虚弱或无声的哭泣和吞咽困难。当较大的囊肿突入喉腔中，纤维喉镜检查可以很好地观察到整个喉部情况。在保证气道通畅的前提下可进行影像学检查，以明确囊肿的范围及指导后续诊治[14-18]。

甲状软骨平面内囊肿通常在内镜下切除。甲状软骨平面外囊肿通常需要颈外切开入路，例如通过切开甲状舌骨膜或者通过甲状腺侧面探寻囊肿。术前通过横断面影像学详细评估，有助于减少复发的风险[14-18]。

声门及声门下病变

声带麻痹

声带麻痹有多种原因。其中包括外伤原因，如胸部和心脏手术中的损伤，分娩时可能导致神经牵拉损伤，或气管插管造成的损伤。其他重要的原因是神经系统疾病，如脑积水和小脑扁桃体下疝畸形[19-22]。

声带麻痹有两种不同的表现形式。在单侧声带麻痹，患儿经常表现为呛咳及声音嘶哑，这些患者中的喉喘鸣可能合并其他疾病，例如喉软化。而双侧声带麻痹的婴儿可能会出现单相（仅吸气）或双相的喉鸣音，并有强烈的哭声[19-22]。

体格检查是诊断这些疾病的关键，患者清醒状态下的纤维喉镜检查是诊断的金标准。尽管如此，有时候找到原因还是很困难的，这是由于空气通过声带的伯努利效应也可以引起声带运动。检查困难的其他原因包括喉软化时声门上结构可以遮盖声带活动的情况。

一旦声带麻痹被诊断出来，就应该进行头部到胸部的横断面影像学检查，观察喉返神经的完整走行。应评估患者的吞咽功能。如出现双侧声带麻痹，必须评估患者的通气功能。根据病情的严重程度，可能需要全夜进行血氧饱和度和多导睡眠图检测检查。

尽管喉肌电图（laryngeal electromyogram，LEMG）的检测对于新生儿来说具有很大的挑战性，但它可以提供鉴别声带麻痹和声带固定的有用信息[23]。

一些声带麻痹的原因是完全可逆的。当小脑扁桃体下疝畸形减压后声带麻痹可恢复正常。在一些特发性患者中，需要密切观察病情变化，到2~3岁可能逐渐恢复。有一部分声带麻痹的患儿恢复时间会延迟，导致该疾病的恢复情况存在可变性[19-21,24-26]。

如果声带麻痹的患者不能自主呼吸，通常需要行气管切开术[24]。最近，新的研究已经观察到喉肌局部肉毒毒素注射可以使声门扩开几毫米，这可以避免气管切开术[27]。

对于双侧声带麻痹的患儿，有几种方法可以帮助开放声门。这些方法大多不可逆，一般不在病变早期进行，常在声带麻痹几年后自行恢复可能性不大时进行。这些方法包括声带侧方化、声带后方切除、杓状软骨切除、球囊扩张的前、后环状软骨术等手术，可以帮助双侧声带不活动的儿童[19,21-22,27-35]。

声门狭窄

声门狭窄是指声带水平的管腔变窄，狭窄包括纤维化，瘢痕挛缩。狭窄的原因（无论是前部或后部）可以是先天性或后天性的，以后者多见。后天性原因可以是创伤后、感染、炎症或医源性。在插管超过10天的患者中，发生声门狭窄的风险约为15%。进一步增加狭窄的风险因素包括创伤性插管，多次拔管和再插管，气管导管过大，GERD，以及感染[36]。

先天性喉蹼是胚胎发育过程中喉完全再通失败导致。发病率占喉部异常的5%，其中75%发生在声带水平[37]。发生在声带前部的喉蹼，可进行基因检测排除综合征，特别是腭心面综合征[38]。

声门间蹼的典型表现为气道阻塞症状，混合性喉喘鸣，声音嘶哑，偶尔有失音。大多数先天性声门间蹼位于声带前方。

纤维喉镜可以很好地诊断声门间蹼。这些患者应该完善硬质支气管镜检查，以进一步评估气道，特别是确定蹼的厚度，并排除其他气道异常。Cohen分类法根据声门间蹼的严重程度对其进行分类。1级是指蹼很薄，覆盖小于35%的声门且没有向声门下延伸。2级是指声门狭窄程度为35%~50%，部分蹼向声门下扩张。3级是指50%~75%的声门受累，伴声门下扩张（可能是软骨性的），4级是指声门狭窄超过75%，声门下软骨受累，蹼较厚。

对于声门狭窄的患儿，治疗方案要根据气道阻塞的严重程度。1级和2级的患儿通常要观察到3岁再决定是否手术[36-37,39]。3级和4级的婴儿通常有呼吸困难，需要更紧急的气道干预，这可能包括临时气管切开术。

几种手术方法可以修复喉蹼。手术方式的选择根据患儿的临床表现、狭窄程度以及外科医师的喜好而定。颈部开放性手术包括喉部正中切开术，切断喉蹼，并放置一个支撑材料。内镜下手术也可以使用，包括切断喉蹼，并且使用各种类型的黏膜皮瓣覆盖创口，以减少再狭窄的风险。Dedo和Lichtenberger研究并阐述了一种手术方法：使用特殊的喉内-喉外针架，在内镜下切断喉蹼并放置支撑材料[37,39-42]。

最常见的术后并发症是再狭窄，因此，对这些婴儿进行密切的随访跟踪，以及时发现再狭窄的症状和体征[40]。

声门下狭窄

声门下是指从声带下表面延伸到环状软骨下缘。它是婴儿气道最窄的区域，在足月新生儿中通常只有4.5~7mm。早产儿声门下的直径约为3~4mm。声门下狭窄包括先天性和获得性，以后者更多见。由于新生儿重症监护室的发展，早产儿的存活率明显升高，而早产儿因早发性肺病需要延长通气和插管时间。大多数是由长期插管、喉外伤或气道手术引起的医源性声门下损害。发生声门下狭窄的危险因素包括反复插管、使用大的气管导管、气管炎和患者插管时感染。

先天性声门下狭窄是一种排除性诊断，可能的发生机制是气管腔再通异常[43]。可分为两种类型。第一种是软骨型，常出现在环状软骨，即椭圆形环状软骨，导致声门下管腔比正常管腔窄。另一种是膜性的，有一个很薄的软组织使管腔变窄[44-45]。

声门下狭窄的患儿表现为混合性喉喘鸣和呼吸窘迫。另一个表现是拔管失败，表现为拔管时呼吸费力和喘鸣。声门下狭窄较轻时，可表现为犬吠样咳嗽和反复喘息[46]。

在评估这些患者时，除了窒息、喂养情况、反流和发育不良外，还需要获得更加全面的病史，特别是早产史、合并症和插管病史[46]。

对患儿的全面检查可以明确梗阻的程度。混合性喉喘鸣是声门下狭窄的典型表现。呼吸费力或浅快表明患儿呼吸即将失代偿[46]。

在仅有声门下狭窄的患者中，纤维喉镜检查喉腔结构常表现为正常，在特别严重的情况下，可以看到声门下狭窄。如果纤维喉镜检查没有诊断出声门下狭窄，建议不要越过声门进行检查，因为这可能会导致喉痉挛，甚至危及生命[46]。

声门下狭窄诊断和评估的金标准是在全身麻醉下进行硬质支气管镜检查。同时也可以明确有无继发性气道损伤和声门下畸形。要完成该检查，需要先进行气道直径的评估。系列的气管插管可以根据 Myer-Cotton 系统来完成。这种方法可以根据年龄选择合适大小的气管导管。插管并确认位置后，进行漏气测试。如果放置的气管导管能够承受正常的泄漏压力（10~25cmH$_2$O），那么气管导管可以与预期的适合年龄的气管导管尺寸相当。如果在小于 10cmH$_2$O 下发现泄漏，则认为该管太细，需增加一个尺寸重复该步骤。当发现泄漏不存在或在高于 25cmH$_2$O 时出现，则认为管子过粗，并用较细的管子重复试验。合适的气管导管应该存在一个 10~25cmH$_2$O 的空气泄漏。然后将其大小与 Myer-Cotton 尺度进行比较，以确定内腔的狭窄程度。根据该分级系统，1 级是指管腔狭窄不到 50%，2 级是指管腔狭窄为 51%~70%，3 级是指管腔狭窄为 71%~99%，4 级管腔不需要检测（完全阻塞）[47]。在这些情况下，很少需要 CT 或 MRI 横断面成像来诊断声门下狭窄，但这些检查有助于量化狭窄节段的长度，特别是在 3 级或 4 级声门下狭窄。

声门下狭窄患儿的治疗取决于狭窄的临床表现、症状和严重程度。在症状轻微的情况下，观察和控制 GERD 就足够了。

在声门下狭窄导致拔管失败的患者中，治疗方案包括前环状软骨切开术。

为了使患儿成为该手术入选者，他们必须满足一定的标准，以改善手术的结果并获益（表 35.2）。手术包括将环状软骨向前切开，并放置一个更大的气管导管支撑气道。在某些情况下，如果环状软骨切开后的间隙超过 3mm，则使用甲状软骨移植。患儿在 5~7 天后拔管[48]。

表 35.2　新生儿前环状软骨切开的手术指征

因喉部原因拔管失败 2 次或 2 次以上
体重 > 1 500g
无需机械通气 > 10d
FiO$_2$ < 30%
无充血性心力衰竭 > 1 个月
无急性呼吸道疾病
无需降压药 > 10d

手术入路取决于手术节段的水平和长度，声带的受累程度，声带的活动度，吞咽评估和其他并发症。手术方式可以是内镜下或开放性的。内镜入路（例如球囊扩张和激光治疗）通常用于 1 级和 2 级狭窄，3 级和 4 级狭窄需要开放入路[49]。选择包括喉气管成形

术联合肋骨移植（前、后或同时）或环气管切除吻合术[44,46,50]。

气管疾病

无论是先天性还是后天性的气管病变，都可以根据患者的临床表现、内镜检查结果和组织学特征分为三类。这些类型包括气管内的病变、气管外的病变和后天性气管病变[51]。

先天性气管病变是指气管软骨发育不良，气管环异常或膜性闭锁导致管腔狭窄的病变。外在病变包括血管走行异常（异常无名动脉）。后天性气管疾病发生于慢性气管感染、长时间插管或炎症状态，如复发性多软骨炎[52-53]。

气管软化症

气管软化症的特征是气管软骨变软，后壁变宽，气道内径变窄。在哭闹、进食、咳嗽时，气道内气流增加[51,53-54]，气管塌陷变得更加明显。气管软化症可与多种气道缺陷（例如气管食管瘘和喉裂）、心血管缺陷、发育迟缓和GERD有关[51,53-54]。

患者可表现为呼气性喉喘鸣（有时可能为双相喘鸣）。在剧烈呼吸时，气管后壁向前移动，有时甚至触及前壁，导致气道管腔变窄。随着婴儿的生长，由于呼吸运动增加，症状逐渐加重。

原发性气管软化症是一种罕见的气管环疾病，而继发性气管软化症更常见，是因为持续的外压导致软骨无力。继发性气管软化症的常见原因包括血管压迫，例如双主动脉弓或无名动脉压迫，并伴有气管食管瘘。即使在血管修复后，由于软骨的慢性变化（硬化或瘢痕），软骨可能在很多年内都不会恢复正常的形态。

诊断气管软化症的金标准是使用纤维支气管镜检查。其他有用的检查包括气道荧光造影和硬质支气管镜检查（使用霍普金斯镜或非常小的支气管镜）。支气管镜检查必须在患者自发通气的情况下进行，否则可能出现误诊，采用辅助正压通气，气管会被撑开，或呼吸暂停时呼吸驱动力下降，气管软化严重程度降低。

气管软化症通常是自限性的，当患儿2~3岁时，随气道直径的增长可以消除症状[55-56]。因此，治疗的目的是预防气管软化症的并发症，如肺不张。在严重的情况下，需要采取持续气道正压通气（continuous positive airway pressure，CPAP），直到婴儿气管软化症状好转[53]。此外，在某些情况下需要进行气管切开术，从而将CPAP输送到远端气道。

当涉及血管压迫气道时，主动脉固定术可用来减轻气管的压力，减少气管软化症的影响[53,56-57]。气道内植入支架是另一种方法，但有许多并发症，包括肉芽组织形成、异物反应和挤压气道，如果病因是血管压迫气道，则可能致命。因此，在选择气道内支架植入时要谨慎[58-59]。

血管畸形

在这些疾病中，患儿出生时气管是正常的。然而，由于一个大血管的外在压迫，气管壁可发生变形，血管畸形是由鳃弓发育异常引起的。这种畸形很少见，常常合并心脏畸形。血管畸形包括主动脉位置异常、分支异常、主动脉弓中断或肺动脉起源异常。

根据气道受压迫的程度可有不同的临床症状。临床表现可从无症状到严重危及生命的呼吸窘迫。常见症状包括反复肺炎、喘鸣、吞咽困难和咳嗽。有时，这些患儿会过度伸展颈部来伸展气管，使气道直径扩大。患者还可能出现急性危及生命事件，反射性呼吸暂停或发绀[60-61]。

支气管镜检查怀疑有气道压迫时，可以通过超声心动图、MRI或CT扫描来明确诊断。此外，血管造影可能有助于诊断[62-64]。

最常见的血管畸形是异常无名动脉压迫气管前壁[65]。第二常见的是双主动脉弓。这种畸形导致双重压迫——气管前壁和食管后壁。其他畸形包括肺动脉吊带，其中左肺动脉穿过气管和食管,导致右主支气管和远端支气管压迫。异常的右锁骨下动脉,也被称为卢索里亚动脉(arteria lusoria),是右锁骨下动脉作为第四支(而不是主动脉弓的第一支)出现的一种情况。在80%的病例中,它通过食管后壁达右侧。它与右侧非喉返神经有关[66]。

这些病例的治疗取决于患者的气道和吞咽困难症状。如果病情不严重,可以观察,但如果病情严重,可以行主动脉固定术、主动脉弓分断或血管改道术以减轻压迫。

完整气管环

妊娠8周后可出现气管环畸形。包括气管软骨向后融合,气管无后壁和典型的C形环。这是一种很少见的情况,占喉气管狭窄的不到1%。这种畸形可能涉及整个气管[67]。

患者出现呼吸困难、呼吸费力、混合性或呼气性喉喘鸣(取决于气管畸形的位置和长度)。在气管狭窄程度小于50%的患者中,症状可能是轻微的,也可能是无症状的[68]。

胸部X线检查可显示气管狭窄的大致位置。包括CT和MRI在内的其他放射学检查,对于寻找相关疾病(例如肺动脉吊带)是有帮助的。诊断的金标准仍然是硬质支气管镜检查,它可以测量狭窄段的长度[67-68]。

症状轻的患儿可以通过控制GERD和呼吸系统疾病进行治疗。更严重的病例通常需要手术治疗。根据症状、狭窄程度和狭窄节段的位置不同,手术选择也不同。对于短节段气管畸形可选择内镜入路,使用激光、扩张器,或支架植入术进行治疗[69]。开放性手术适用于无法完成内镜入路手术,气管严重狭窄,畸形长度较长的病例[67,70-72]。对于狭窄严重的短节段病例,一期切除吻合术是一个很好的选择。对于较长的气管段畸形,采用同种异体或心包移植物进行气管成形术被认为是一种经典技术,但由于并发症风险高,目前使用较少。相反,滑动式气管成形术是目前大多数气道外科医师治疗长段完整气管环的首选方法。在这些手术中,体外膜氧合可能是必要的,尤其是在儿童长段或远端气管狭窄[70-72]。

气管闭锁和不发育

这是一种罕见的气道畸形,通常致命。气管可以完全缺失(不发育),或严重发育不良(闭锁)。这意味着肺和喉之间缺失交通。因此,只有存在另一种空气进入肺部的方式时新生儿才能存活,例如支气管食管瘘。可以考虑手术修复,但总的来说,预后很差[73-74]。

(徐彬 译 付勇 审校)

参考文献

1. Erickson B, Cooper T, El-Hakim H. Factors associated with the morphological type of laryngomalacia and prognostic value for surgical outcomes. *JAMA Otolaryngol Head Neck Surg* 2014; 140: 927–33.
2. Cooper T, Benoit M, Erickson B, El-Hakim H. Primary Presentations of Laryngomalacia. *JAMA Otolaryngol Head Neck Surg* 2014; 140: 521–6.
3. Kay DJ, Goldsmith AJ. Laryngomalacia: A classification system and surgical treatment strategy. *Ear Nose Throat J* 2006; 85: 328–31, 336.
4. Shah UK, Wetmore RF. Laryngomalacia: A proposed classification form. *Int J Pediatr Otorhinolaryngol* 1998; 46: 21–6.
5. Walner DL, Cotton RT, Willging JP, Bove KE, Toriumi DM. Model for evaluating the effect of growth factors on the larynx. *Otolaryngol Head Neck Surg* 1999; 120: 78–83.
6. Olney DR, Greinwald JH, Jr., Smith RJ, Bauman NM. Laryngomalacia and its treatment. *Laryngoscope* 1999; 109: 1770–5.
7. Holinger LD, Konior RJ. Surgical management of severe laryngomalacia. *Laryngoscope* 1989; 99: 136–42.
8. McSwiney PF, Cavanagh NP, Languth P. Outcome in congenital stridor (laryngomalacia). *Arch Dis Child* 1977; 52: 215–8.
9. Roger G, Denoyelle F, Triglia JM, Garabedian EN. Severe laryngomalacia: Surgical indications and results in 115 patients. *Laryngoscope* 1995; 105: 1111–7.
10. Lee KS, Chen BN, Yang CC, Chen YC. CO_2 laser supraglottoplasty for severe laryngomalacia: A study of symptomatic improvement. *Int J Pediatr Otorhinolaryngol* 2007; 71: 889–95.
11. Giannoni C, Sulek M, Friedman EM, Duncan NO, 3rd. Gastroesophageal reflux association with laryngomalacia: A prospective study. *Int J Pediatr Otorhinolaryngol* 1998; 43: 11–20.
12. van der Heijden M, Dikkers FG, Halmos GB. The groningen laryngomalacia classification system—

Based on systematic review and dynamic airway changes. *Pediatr Pulmonol* 2015; 50: 1368–73.

13. Thompson DM. Laryngomalacia: Factors that influence disease severity and outcomes of management. *Curr Opin Otolaryngol Head Neck Surg* 2010; 18: 564–70.

14. DeSanto LW, Devine KD, Weiland LH. Cysts of the larynx—Classification. *Laryngoscope* 1970; 80: 145–76.

15. Forte V, Fuoco G, James A. A new classification system for congenital laryngeal cysts. *Laryngoscope* 2004; 114: 1123–7.

16. Abramson AL, Zielinski B. Congenital laryngeal saccular cyst of the newborn. *Laryngoscope* 1984; 94: 1580–2.

17. Booth JB, Birck HG. Operative treatment and postoperative management of saccular cyst and laryngocele. *Arch Otolaryngol* 1981; 107: 500–2.

18. Holinger LD, Barnes DR, Smid LJ, Holinger PH. Laryngocele and saccular cysts. *Ann Otol Rhinol Laryngol* 1978; 87: 675–85.

19. Cohen SR, Geller KA, Birns JW, Thompson JW. Laryngeal paralysis in children: A long-term retrospective study. *Ann Otol Rhinol Laryngol* 1982; 91: 417–24.

20. Emery PJ, Fearon B. Vocal cord palsy in pediatric practice: A review of 71 cases. *Int J Pediatr Otorhinolaryngol* 1984; 8: 147–54.

21. Gentile RD, Miller RH, Woodson GE. Vocal cord paralysis in children 1 year of age and younger. *Ann Otol Rhinol Laryngol* 1986; 95: 622–5.

22. Rosin DF, Handler SD, Potsic WP, Wetmore RF, Tom LW. Vocal cord paralysis in children. *Laryngoscope* 1990; 100: 1174–9.

23. Berkowitz RG. Laryngeal electromyography findings in idiopathic congenital bilateral vocal cord paralysis. *Ann Otol Rhinol Laryngol* 1996; 105: 207–12.

24. Murty GE, Shinkwin C, Gibbin KP. Bilateral vocal fold paralysis in infants: Tracheostomy or not? *J Laryngol Otol* 1994; 108: 329–31.

25. Zbar RI, Chen AH, Behrendt DM, Bell EF, Smith RJ. Incidence of vocal fold paralysis in infants undergoing ligation of patent ductus arteriosus. *Ann Thorac Surg* 1996; 61: 814–6.

26. Zbar RI, Smith RJ. Vocal fold paralysis in infants twelve months of age and younger. *Otolaryngol Head Neck Surg* 1996; 114: 18–21.

27. Daniel SJ, Cardona I. Cricothyroid onabotulinum toxin A injection to avert tracheostomy in bilateral vocal fold paralysis. *JAMA Otolaryngol Head Neck Surg* 2014; 140: 867–9.

28. Dennis DP, Kashima H. Carbon dioxide laser posterior cordectomy for treatment of bilateral vocal cord paralysis. *Ann Otol Rhinol Laryngol* 1989; 98: 930–4.

29. Laccourreye O, Paz Escovar MI, Gerhardt J, Hans S, Biacabe B, Brasnu D. CO_2 laser endoscopic posterior partial transverse cordotomy for bilateral paralysis of the vocal fold. *Laryngoscope* 1999; 109: 415–8.

30. Ossoff RH, Sisson GA, Duncavage JA, Moselle HI, Andrews PE, McMillan WG. Endoscopic laser arytenoidectomy for the treatment of bilateral vocal cord paralysis. *Laryngoscope* 1984; 94: 1293–7.

31. Eckel HE, Thumfart M, Wassermann K, Vossing M, Thumfart WF. Cordectomy versus arytenoidectomy in the management of bilateral vocal cord paralysis. *Ann Otol Rhinol Laryngol* 1994; 103: 852–7.

32. Eckel HE, Sittel C. [Morphometric studies at the level of the glottis as a principle in larynx enlarging microlaryngoscopic surgical procedures in bilateral recurrent nerve paralysis]. *Laryngo-rhino-otologie* 1994; 73: 417–22.

33. Su WF, Liu SC, Tang WS, Yang MC, Lin YY, Huang TT. Suture lateralization in patients with bilateral vocal fold paralysis. *J Voice* 2014; 28: 644–51.

34. Sztano B, Szakacs L, Madani S et al. Comparison of endoscopic techniques designed for posterior glottic stenosis—A cadaver morphometric study. *Laryngoscope* 2014; 124: 705–10.

35. Helmus C. Microsurgical thyrotomy and arytenoidectomy for bilateral recurrent laryngeal nerve paralysis. *Laryngoscope* 1972; 82: 491–503.

36. Sittel C. Pathologies of the larynx and trachea in childhood. *GMS Curr Topics Otorhinolaryngol Head Neck Surg* 2014; 13: Doc09.

37. Cohen SR. Congenital glottic webs in children. A retrospective review of 51 patients. *Ann Otol Rhinol Laryngol Suppl* 1985; 121: 2–16.

38. Miyamoto RC, Cotton RT, Rope AF et al. Association of anterior glottic webs with velocardiofacial syndrome (chromosome 22q11.2 deletion). *Otolaryngol Head Neck Surg* 2004; 130: 415–7.

39. Dedo HH, Sooy CD. Endoscopic laser repair of posterior glottic, subglottic and tracheal stenosis by division or micro-trapdoor flap. *Laryngoscope* 1984; 94: 445–50.

40. Lichtenberger G, Toohill RJ. New keel fixing technique for endoscopic repair of anterior commissure webs. *Laryngoscope* 1994; 104: 771–4.

41. Montgomery WW. Posterior and complete laryngeal (glottic) stenosis. *Arch Otolaryngol* 1973; 98: 170–5.

42. Zalzal GH. Posterior glottic fixation in children. *Ann Otol Rhinol Laryngol* 1993; 102: 680–6.

43. Walander A. The mechanism of origin of congenital malformations of the larynx. *Acta Oto-laryngol* 1955; 45: 426–32.

44. Fearon B, Cotton R. Surgical correction of subglottic stenosis of the larynx. Preliminary report of an experimental surgical technique. *Ann Otol Rhinol Laryngol* 1972; 81: 508–13.

45. Tucker GF, Ossoff RH, Newman AN, Holinger LD. Histopathology of congenital subglottic stenosis. *Laryngoscope* 1979; 89: 866–77.

46. Cotton RT. Management of subglottic stenosis. *Otolaryngol Clin North Am* 2000; 33: 111–30.

47. Myer CM, 3rd, O'Connor DM, Cotton RT. Proposed grading system for subglottic stenosis based on endotracheal tube sizes. *Ann Otol Rhinol Laryngol*

1994; 103: 319–23.

48. Silver FM, Myer CM, 3rd, Cotton RT. Anterior cricoid split. Update 1991. *Am J Otolaryngol* 1991; 12: 343–6.

49. Rutter MJ, Cohen AP, de Alarcon A. Endoscopic airway management in children. *Curr Opin Otolaryngol Head Neck Surg* 2008; 16: 525–9.

50. Rutter MJ, Hartley BE, Cotton RT. Cricotracheal resection in children. *Arch Otolaryngol Head Neck Surg* 2001; 127: 289–92.

51. Beasley SW, Qi BQ. Understanding tracheomalacia. *J Paediatr Child Health* 1998; 34: 209–10.

52. Berrocal T, Madrid C, Novo S, Gutierrez J, Arjonilla A, Gomez-Leon N. Congenital anomalies of the tracheobronchial tree, lung, and mediastinum: Embryology, radiology, and pathology. *Radiographics* 2004; 24: e17.

53. Carden KA, Boiselle PM, Waltz DA, Ernst A. Tracheomalacia and tracheobronchomalacia in children and adults: An in-depth review. *Chest* 2005; 127: 984–1005.

54. Gaissert HA, Burns J. The compromised airway: Tumors, strictures, and tracheomalacia. *Surg Clin North Am* 2010; 90: 1065–89.

55. McNamara VM, Crabbe DC. Tracheomalacia. *Paediatr Respir Rev* 2004; 5: 147–54.

56. Anton-Pacheco JL, Garcia-Hernandez G, Villafruela MA. The management of tracheobronchial obstruction in children. *Minerva Pediatr* 2009; 61: 39–52.

57. Kikuchi S, Kashino R, Hirama T, Kobayashi H, Abe T. Successful treatment of tracheomalacia associated with esophageal atresia without a tracheoesophageal fistula by aortopexy: Report of a case. *Surg Today* 1999; 29: 344–6.

58. Collard P, Freitag L, Reynaert MS, Rodenstein DO, Francis C. Respiratory failure due to tracheobronchomalacia. *Thorax* 1996; 51: 224–6.

59. Fayon M, Donato L, de Blic J et al. French experience of silicone tracheobronchial stenting in children. *Pediatr Pulmonol* 2005; 39: 21–7.

60. Boogaard R, Huijsmans SH, Pijnenburg MW, Tiddens HA, de Jongste JC, Merkus PJ. Tracheomalacia and bronchomalacia in children: Incidence and patient characteristics. *Chest* 2005; 128: 3391–7.

61. Sanchez MO, Greer MC, Masters IB, Chang AB. A comparison of fluoroscopic airway screening with flexible bronchoscopy for diagnosing tracheomalacia. *Pediatr Pulmonol* 2012; 47: 63–7.

62. Humphrey C, Duncan K, Fletcher S. Decade of experience with vascular rings at a single institution. *Pediatrics* 2006; 117: e903–8.

63. Baroni RH, Ashiku S, Boiselle PM. Dynamic CT evaluation of the central airways in patients undergoing tracheoplasty for tracheobronchomalacia. *AJR Am J Roentgenol* 2005; 184: 1444–9.

64. Baroni RH, Feller-Kopman D, Nishino M et al. Tracheobronchomalacia: Comparison between end-expiratory and dynamic expiratory CT for evaluation of central airway collapse. *Radiology* 2005; 235: 635–41.

65. Mahboubi S, Harty MP, Hubbard AM, Meyer JS. Innominate artery compression of the trachea in infants. *Int J Pediatr Otorhinolaryngol* 1996; 35: 197–205.

66. Atay Y, Engin C, Posacioglu H et al. Surgical approaches to the aberrant right subclavian artery. *Tex Heart Inst J* 2006; 33: 477–481.

67. Ho AS, Koltai PJ. Pediatric tracheal stenosis. *Otolaryngol Clin North Am* 2008; 41: 999–1021, x.

68. Rutter MJ, Willging JP, Cotton RT. Nonoperative management of complete tracheal rings. *Arch Otolaryngol Head Neck Surg* 2004; 130: 450–2.

69. Gotway MB, Golden JA, LaBerge JM et al. Benign tracheobronchial stenoses: Changes in short-term and long-term pulmonary function testing after expandable metallic stent placement. *J Comput Assist Tomogr* 2002; 26: 564–72.

70. Cunningham MJ, Eavey RD, Vlahakes GJ, Grillo HC. Slide tracheoplasty for long-segment tracheal stenosis. *Arch Otolaryngol Head Neck Surg* 1998; 124: 98–103.

71. Gallagher TQ, Hartnick CJ. Slide tracheoplasty. *Adv Oto-rhino-laryngol* 2012; 73: 58–62.

72. Rutter MJ, Cotton RT, Azizkhan RG, Manning PB. Slide tracheoplasty for the management of complete tracheal rings. *J Pediatr Surg* 2003; 38: 928–34.

73. Ergun S, Tewfik T, Daniel S. Tracheal agenesis: A rare but fatal congenital anomaly. *McGill J Med* 2011; 13: 10.

74. Lange P, Fishman JM, Elliott MJ, De Coppi P, Birchall MA. What can regenerative medicine offer for infants with laryngotracheal agenesis? *Otolaryngol Head Neck Surg* 2011; 145: 544–50.

胸 部

先天性胸壁畸形

Konstantinos Papadakis　Robert C. Shamberger

引言

先天性胸壁畸形是多种类型畸形的总称，包括大量完全性和非完全性的胸壁缺损：胸心异位、胸腹异位（Cantrell 五联症）以及胸骨裂。最常见的是肋骨畸形，包括漏斗胸、鸡胸以及 Poland 综合征。窒息性胸廓发育不良（Jeune 综合征）和脊柱胸廓发育不良（Jarcho-Levin 综合征）是外科面临的最大挑战。

心脏异位

1671—1672 年，Stensen[1] 发表了第一篇关于胸骨裂导致心脏外露的文章。后来 Weese[2] 和 Todd[3] 分别在 1818 年和 1836 年提出了这种疾病的分类。

这种疾病主要根据心脏位置分类[2-3]：颈型（3%）、颈胸型、胸型（60%）、胸腹型（7%）、腹型（30%）。颈型的心脏异位，心脏在颈部下段膨出，同时合并其他严重的胎儿畸形，此类患儿往往不能存活。

胸型心脏异位包括新生儿心脏完全暴露于胸廓外，心尖指向头侧。异位心脏缺少心包壁层和完整的皮肤，通过胸骨裂向外膨出，可能与单纯的上腹部脐膨出或上腹部缺损有关。胸型心脏异位必须与胸骨裂区分开，胸骨裂患儿心脏位于胸廓内原位，有正常的皮肤覆盖，并且在解剖学上是正常的。

在胸腹型异位心脏（也被称为 Cantrell 五联症），心脏被皮肤或脐膨出膜状物覆盖。它包括一系列畸形：脐上腹壁中线缺损、胸骨下部缺损、前膈肌缺损（横膈缺损）、膈心包缺损、先天性心内缺损。胸腹型心脏异位可能不合并所有这五个畸形，也可能部分出现[4]。先前对关于心脏异位的文献进行了系统的回顾，与胸型心脏异位不同，胸腹型心脏异位的心脏有皮肤覆盖，没有严重的心尖移位[5]。

心脏异位可通过妊娠早期超声检查诊断，有利于产前准备[6-7]。通过宫腔内检查可以综合已有心脏畸形和其他畸形，为父母提供胎儿预后情况。

心脏异位的原因目前尚不清楚，可能和 18 三体综合征[8-10]、三倍体以及 X 染色体遗传有关，100 万例活产新生儿中有 5.5~7.9 例发病。

胸型心脏异位

胸型心脏异位指心脏裸露在胸壁外跳动（图 36.1）。心脏异位可通过手术治疗[11-12]，但远期效果受固有心脏畸形以及心脏发生异

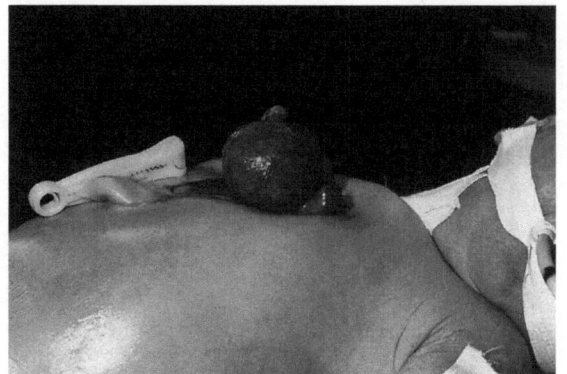

图 36.1 胸心异位患儿。心脏位于胸腔前面，心尖朝头侧

常旋转后心尖指向头侧的影响[13]。1975年，Koop报道首次成功修复心脏异位，Saxena[14]也报道了同样的结果。对一名出生5小时的婴儿用皮瓣覆盖其正常心脏，并对膈前附件进行固定。在患儿7个月大时，用涤纶和丙烯酸树脂材质的马莱克斯网片扩大胸骨裂并闭合皮肤。皮瓣坏死影响术后恢复，发生感染的假体材料需要取出。患者的长期存活率情况[15]：Lillehei（Hornberger等[16]）报道合并法洛四联症型肺动脉瓣闭锁心脏畸形的心脏异位患者，通过手术治疗成功。对于胸型心脏异位合并没有正常皮肤覆盖的脐膨出患者，处理较困难。这一类患者由于缺乏足够的皮肤和腹壁来覆盖缺损区域，目前没有存活患者。在治疗成功的案例中，患者心脏周围建立部分前胸腔，而避免尝试将心脏放回胸腔内原位[16-18]（表36.1）。

为了成功治疗新生儿胸型心脏异位，必须早期明确合并的先天性心脏畸形。超声心动图检查和MRI产前检查往往比产后超声检查更成功，产后超声检查受心脏的直接运动和空气的干扰。对于产前检查不能确诊的患者，需要行心导管造影检查。如果心脏畸形可以纠正，婴儿应立即进行手术治疗，并对心脏进行封闭保护。假体材料的使用增加患者脓毒症发生率和死亡率，尤其是在心脏修复中使用假体材料时。

胸腹型心脏异位（Cantrell五联症）

1958年，Cantrell等[19]报道了一系列先天性综合征的特点：脐上腹壁中线缺损、胸骨下部缺损、前膈缺损、膈心包缺损、先天性心内缺损（图36.2）。对所有文献总结发现[5]，胸腹型心脏异位可能不完全合并这五个畸形，也可能部分出现[4,20]。1798年，Wilson[21]准确描述了这种情况；1896年，Arndt[22]首次尝试手术治疗胸腹型心脏移位；1912年Weiting[23]首次治疗成功。1953年Major[24]回顾报告了这些畸形，1958年Cantrell[19]也报道了这些还未被命名的畸形。这些畸形的发病机制尚不清楚，可能和X染色体隐性遗传有关，也可能和13号染色体、18号染色体、21号染色体有关，也可能和颅后窝畸形、血管瘤、动脉病变、心脏畸形/主动脉缩窄和眼部畸形（PHACES综合征）有关[25]。各种病因包括病毒感染、母亲滥用β-氨基丙腈和吸入氯[26-27]。10万例活产中不到1例发病，男性发病率更高（2∶1），然而女性患者症状更明显。由于表达的多样性，Toyama[4]建议对这类畸形细分类：1级，5种缺陷均存在；2级，可能存在四种畸形（包括心内和腹壁畸形）；3级，不完全表达。孕早期的二维和三维超声检查对父母产前咨询有帮助[28-30]。

胸腹型心脏异位的治疗成功需要从产前诊断到分期治疗的多种手段参与。对于高位脐膨出和低位胸骨裂患者，需要在新生儿期进行干预[31]（图36.3）。采用分期处理、中厚皮片移植、尸体皮片移植或人工材料修复缺损皮肤，以防止液体丢失、心脏干燥或心脏损伤。随后采取干预措施逐渐将心脏缩小到适

表36.1 心脏异位成功修复

作者	时间	心脏病变	胸骨闭合方法
Koop	1975	无	出生后5小时用皮瓣闭合胸骨，丙烯酸树脂应用于胸骨裂7个月患者（Saxena[14]）
Dobell等[17]	1982	无	围产期一期皮肤封闭，二期自体肋骨移植修复
Amato等[18]	1988	无	皮瓣活动；膈肌下移；Gortex膜覆盖皮肤的缺损。患儿存活，但在11个月大时死于误吸
Lillehei	1996	法洛四联症	围产期皮瓣闭合术（Hornberger等[16]）；出生第4天完成Blalock-Taussig分流术，2岁时完全修复，无修复组织覆盖

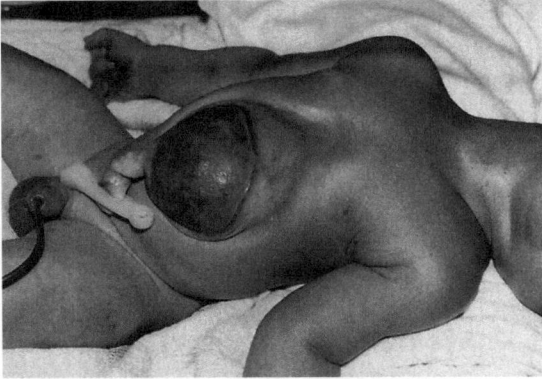

图 36.2 Cantrell 五联症。下胸腔膨大，并伴有一个较大的上腹壁脐膨出。横膈和心包下部缺失（From Welch K., Chest Wall Deformities, Pediatr Surg 1980, Eds. Holder TM and Ashcraft, KW: 162-82. By permission of W.B. Saunders Co., Philadelphia）

合解剖位置的大小。建议采用多种手术方式来调整心脏的大小，这些手术包括部分或全部胸腺切除、修复缺损膈肌、折叠单侧膈或者分离肋软骨。有些人甚至主张左肺下叶切除以更好地调整左侧胸腔心脏容积。在所有的手术中，注意避免术中大血管扭转和膈神经的损伤。其他方法包括使用异体材料，如制造一种像肋骨一样的甲基丙烯酸甲酯支柱支撑肋骨和胸廓的发育。

胸骨裂

胸骨裂是胸骨各部分融合失败导致的畸形。其病因尚不清楚，目前对小鼠胸骨裂模

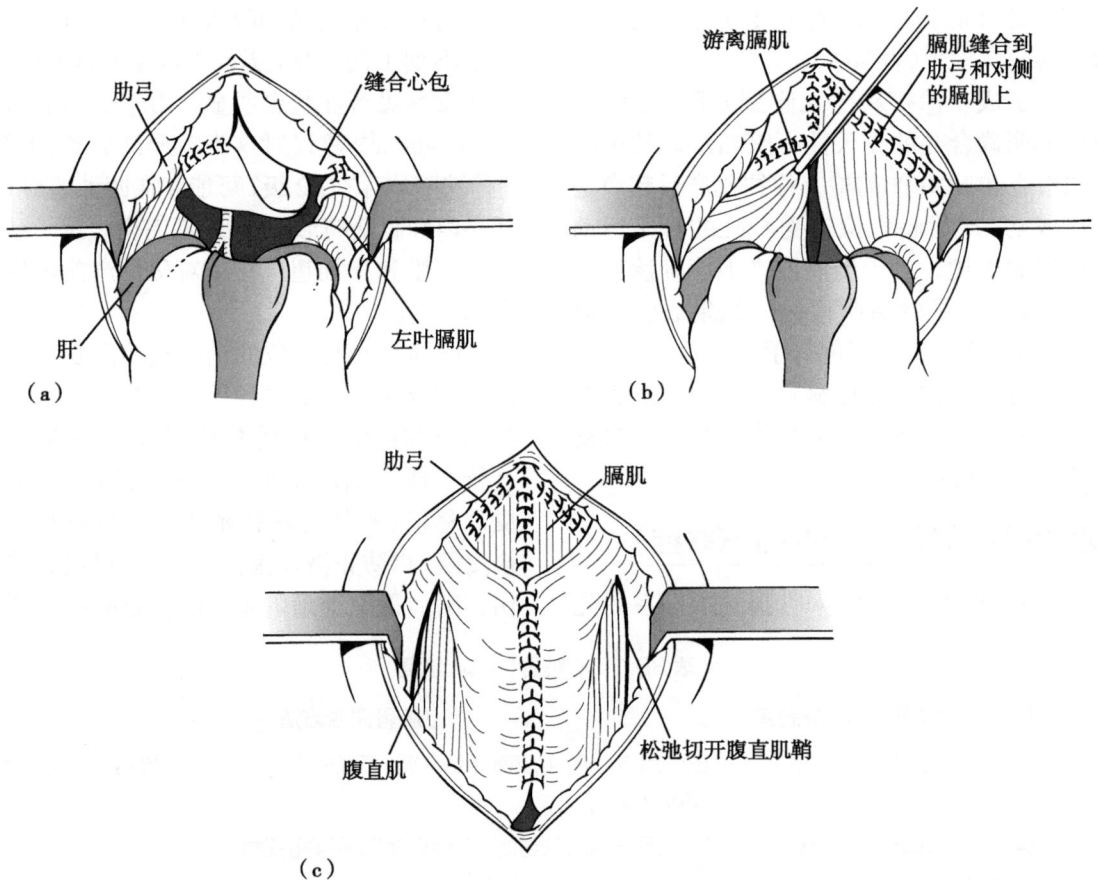

图 36.3 （a）对腔静脉进行侧方和下方的适当剥离后封闭心包。膈肌的左右背叶被广泛分开，显露。镰状韧带分裂后，肝脏向下收缩。（b）膈肌角从两侧发育，并向内侧移位。它们被缝合在一起并连接到肋弓上。（c）膈肌闭合后重建镰状韧带。通过直肌前鞘向前延伸至中线继续闭合。外侧切口松弛容易出血。顶叶修复可在心脏矫正时进行。可能需要假体材料来封闭修复的腹部假体

型的研究发现，*Hoxb* 基因表达缺陷可能导致胸骨裂的发生 [32]。胸骨裂可能是妊娠第 8 周间充质板融合失败造成的，胸骨部分裂开或完全裂开。没有家族遗传倾向。与饮酒和甲钴胺缺乏有关，女性发病率略高于男性，胸骨裂可并发颈面部血管瘤（血管增生）和 PHACES 综合征 [33-34]。

文献报道显示，胸骨裂患者往往胸骨分离，缺损上方中线位置有皮肤覆盖，胸膜包膜完整，膈肌正常。脐膨出与此畸形无关，患者哭闹或 Valsalva 动作时胸骨裂表现明显（图 36.4），平时一般不引起其他症状。其中 46 例患者为上部胸骨裂，33 例患者为上部至剑突间胸骨裂，23 例患者全胸骨裂开 [5]。胸骨下段裂开患者 5 例。手术治疗 69 例患者，25 例患者一期修复。婴幼儿患者未合并先天性心脏病。

大多数作者建议在新生儿期处理完其他畸形后再处理胸骨裂畸形 [35-36]（图 36.5）。最近研究表明 [37]，一期闭合和假体材料治疗胸骨裂没有区别。没有复发或延迟愈合的报告。在年龄大的患者中，Sabiston 报道 [38] 采用多个斜向滑动软骨切除器切除软骨，保留完整软骨膜重构前胸壁。后来其他作者也报道了类似手术方法 [39]。这种手术方式适用于胸壁顺应性差、胸壁缺损范围广的年长婴幼儿患者。胸骨闭合采用肋弓 [40]、反向胸骨板或假体材料，如 Marlex、Teflon 或腓肠肌 [41]

网状物，但是这些材料无法用来及时修复婴儿型胸骨裂。

Shamberger 和 Welch[5] 回顾分析他们在美国马萨诸塞州波士顿儿童医院治疗胸骨畸形患者的经历。共 16 例胸骨畸形患者，5 例心脏移位患者，8 例胸腹型心脏异位患者，3 例胸骨裂患者。胸型心脏异位患者无存活病例。8 例胸腹型心脏异位患者中 5 例患者死亡。3 例胸骨裂患者治疗成功。

漏斗胸

漏斗胸是胸骨和下部肋软骨凹陷引起的一类疾病。漏斗胸一般在出生后一年内被发现（约占 86%），很多新生儿在出生时即被发现 [42]。胸骨和肋骨的畸形变化多样，但胸骨凹陷通常发生在第二肋软骨下方。第一肋软骨和第二肋软骨的轮廓通常正常，而第三肋软骨至第七肋软骨与胸骨连接处向后弯曲，新生儿骨化部分肋软骨形态正常。在婴幼儿期，由于肋软骨柔韧性高，患儿在剧烈呼吸或哭闹时漏斗胸更明显。漏斗胸可能自行消失，也可能在 3 岁以后加重。2 岁以前不适宜手术治疗。通常在患者胸壁发育完全之后再进行手术治疗，以免造成胸部发育不良。

每 300~400 例活产婴儿中出现 1 例漏斗胸 [43]，其病因尚不清楚，37% 的患者家族中存在前胸壁畸形患者 [42]。15% 的脊柱侧弯患

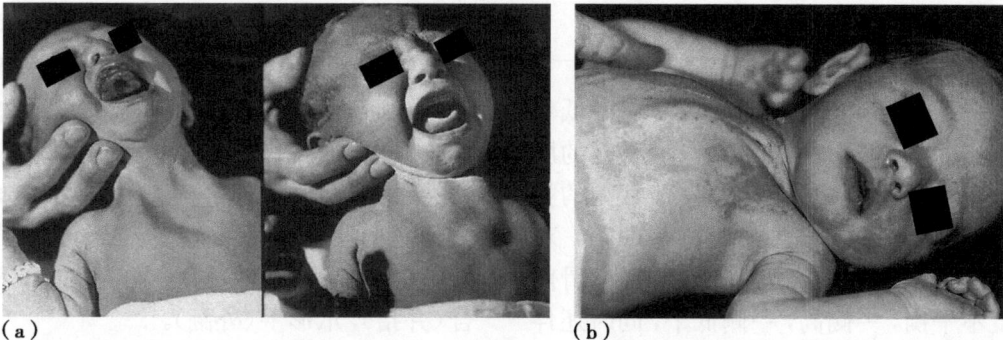

图 36.4 新生儿胸骨裂。（a）剧烈哭闹时出现缺陷处的回缩，吸气（左）、呼气或 Valsalva 动作（右）时突出。（b）修复后，胸骨形态正常

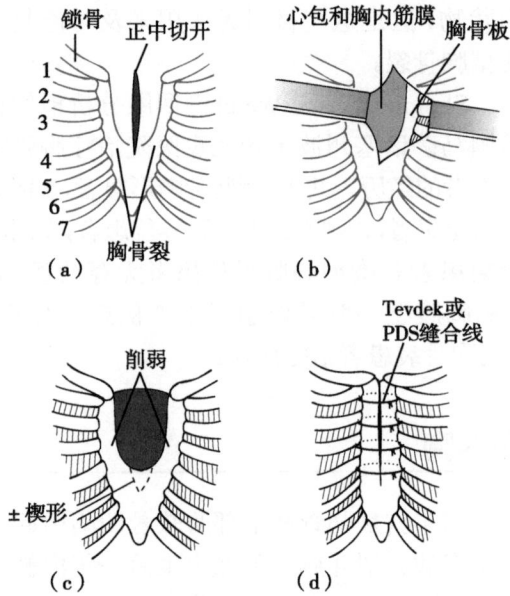

图 36.5 （a）胸骨裂的修复最好行纵向切口延长缺损的长度。（b）在胸骨板皮下组织的正下方，可以见到胸骨板外侧的胸肌。下面有胸内筋膜和心包。（c）通过钝性剥离将胸骨筋膜从胸骨板后方剥离，以便安全放置缝合线。切除下方的楔形软骨有助于接近胸骨板。由于胸壁的柔软性，手术最好在新生儿期进行。（d）用 2-0 Tevdek 或 PDS 线缝合缺损（With kind permission from Springer Science + Business Media：Pediatr Surg Int，Sternal Defects，5，1992，156-64，Shamberger R. and Welch K.）

者合并漏斗胸，通常是非对称型漏斗胸，但是在婴儿时期不易被察觉。马方综合征患者更容易合并胸壁畸形，畸形程度往往很重，并伴有脊柱侧弯。

鸡胸

鸡胸是一种胸骨前凸畸形，发病率低于漏斗胸，占胸壁畸形的 16%[44]。一系列的胸骨前凸畸形通常分为四种类型，最常见的类型是胸骨前凸伴肋软骨对称性向后凹陷。鸡胸 II 型为非对称性畸形，胸骨和两侧肋软骨前凸程度不平衡，一侧高，一侧低平，同时还伴有胸骨向一侧旋转。鸡胸 III 型为"混合性"病变，胸骨柄前凸型，胸骨上段向前凸起，中下

部凹陷，远端有反折向前，从侧面看胸骨呈 Z 形。鸡胸 IV 型是最不常见的类型，为"倒鸽"或云雀样畸形，胸骨抬高型，胸骨本身是平直的，但是胸骨末端抬举过高，两侧肋软骨对称向中心靠拢内陷，对心肺造成一定的挤压。

鸡胸的病因尚不清楚，鸡胸患者肋软骨过度生长，胸骨向前屈曲和前凸，与漏斗胸一样，鸡胸也有一定的家族遗传倾向，可能与基因有关。最近研究发现[44]，26% 的患者有家族病史，12% 患者家族中有脊柱侧弯畸形病史。鸡胸男性发病率高于女性（4∶1）。只有"鸽型"鸡胸合并先天性心脏病，占总病例数的 18%[45]。

与漏斗胸患者不同，鸡胸患者外观畸形表现更迟。一项近期研究发现[44]，只有 1/6 患者在出生后 1 年内发现有鸡胸，大约有一半的患者在 11 岁左右，即青春期迅速发育阶段，才出现鸡胸。鸡胸在刚出生的时候可能不明显，在青春期加重。由于鸡胸在出生时不明显，并且肋软骨存在易变性，很少在 2 岁以前手术，最好在青少年早期进行手术治疗。支撑背带对于大部分鸡胸患者有效，可以避免手术干预。

Poland 综合征

1841 年，Poland[46] 描述了先天性胸大肌和胸小肌缺陷疾病，并伴有先天性并趾畸形。这是一种复合畸形，包括胸壁和乳房畸形，以及严重的同侧手和手臂畸形。Flores[47] 报道一例 Poland-Möbius 变异患者合并右位心和面瘫。胸部受累的范围从胸骨顶端的胸大肌和胸小肌开始，到第 2~4 肋软骨的胸壁部分完全缺损，通常称为第二至第四肋骨综合征。女性常出现乳腺受累，从轻度的乳房发育不全到完全没有乳房和乳头。Poland 认为手部畸形也很常见，包括发育不全（短指），手指融合（并指），爪形手（外翻）。

Poland 综合征在出生时就存在，发病率约 1/32 000~1/30 000[48]，原因目前尚不清楚，

但是它影响整个肢体和胸壁在胚胎时期的发育。由于 Poland 综合征患者缺失潜在的乳腺芽和乳房发育不良，乳头向上移位，因此在出生时乳房畸形就能被发现。男性发病率是女性的 3 倍左右，右侧多发；女性两侧发病率无区别。从家族性来看，无论男女，左右侧发病无差别。Jeune 等[49]研究发现 41 例患者中有 10 例需进行胸壁重建术，但均未在婴儿时期手术。

胸廓相关的胸部畸形

先天性胸廓营养不良（Jeune 畸形）

1954 年，Jeune 首先描述了一对兄妹患有胸骨缩窄僵硬并且多个肋骨畸形[50]。这种综合征又被称为窒息性胸廓发育不良（asphyxiating thoracic dysplasia, ATD）和胸廓 - 骨盆 - 指骨营养不良[51]。这是一种罕见的常染色体隐性遗传病[52-53]。其他表现包括侏儒症合并短肋骨以及肢体短小，肋骨和骨盆有影像学改变。与肾脏、肝脏、胰腺、视网膜畸形有关[54]。这种综合征有不同的骨骼表现，影像学上显示

不同程度的畸形。其最突出的特征是狭窄的"钟形"胸壁和腹部隆起。胸壁在横断面和矢状面都很窄，由于肋骨处于水平位，呼吸时胸廓运动小（图 36.6）。肋骨短而宽，分开的肋软骨连接处很少到达腋前线。肋软骨丰富且不规则，呈佝偻病串珠状。镜下显示肋软骨连接处软骨内骨化紊乱，发育缓慢，导致肋骨长度受限。

该病临床表现不同，肺组织一定程度受累，因此患儿存活率不同[55]。肺发育不良是由胸廓受限引起，这可能是婴儿期死亡的原因。最常见的表现是胸部扩张受限引起的通气不足，新生儿发病率为 1/130 000~1/100 000[56]。有文章报告产前超声诊断胎儿 Jeune 综合征[57-58]，对尸体的病理学研究显示[59]肺组织不同程度地发育，在大多数病例中，支气管发育正常，肺泡不同程度减少。

很多外科方法尝试治疗这种疾病。手术的主要目的是扩大胸廓容积和改善肺膨胀功能。Barnes、Karjoo 和 Mustard 等报道了早期手术干预 Jeune 综合征[40,60-61]。早期手术通过切开胸骨来扩大胸廓，胸骨通过移植材料分开。移植材料采用自体组织，如肋骨或髂骨，

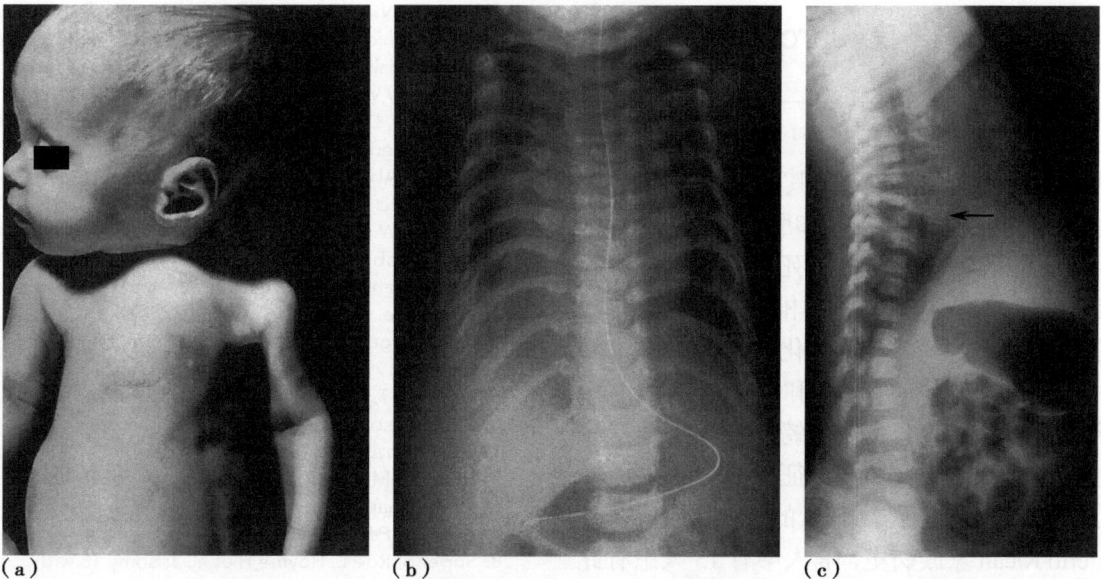

(a) (b) (c)

图 36.6 窒息性胸廓发育不良（Jeune 综合征）婴儿胸片。（a）胸部较小。（b）正位片显示短而水平的肋骨和狭窄的胸部，肺容积有限。（c）侧位片显示肋骨末端位于腋中线，箭指示肋软骨连接异常

或者采用合成材料包括甲基丙烯酸甲酯、不锈钢丝。许多文献报道肺通气功能改善，但随着时间推移，胸廓发育异常导致患者再次发生呼吸窘迫[62-63]。1995 年，Davis 等[64]报道了一种治疗 ATD 的新的侧胸扩张（lateral thoracic expansion，LTE）技术，术后 3 周有新的胸骨形成。LTE 已经成功应用于一例早产的新生儿[65]，但目前还没有长期随访报告。

Campbell 等[66]报道了一种垂直可延长的人工钛肋骨（vertical expandable prosthetic titanium rib，VEPTR）手术，可应用于各种"胸廓发育不良综合征"患者。钛肋骨固定在肋骨和 / 或脊柱横突上，通过一系列外科手术逐渐延长钛肋骨来扩大胸腔。CT 扫描证实术后胸廓容积增加，但术后肺功能改善情况尚不清楚。只有少部分 Jeune 综合征患者行 VEPTR 手术[67]。在一项研究中[68]，9% 经历 VEPTR 手术的患者是 Jeune 综合征患者，所有患者在术后 2 年内死亡，其中 2 例患者死于呼吸系统并发症，1 例死于肾衰竭，1 例死于肝衰竭。手术治疗的预后与新生儿的肺实质损害程度有关。呼吸衰竭是 2 岁以下婴儿最常见的死亡原因，肾衰竭是 3~10 岁患者最常见的死亡原因[69]。

脊柱胸廓发育不良（Jarcho-Levin 综合征）

脊柱胸廓发育不良[70]是一种常染色体隐性遗传的退行性病变，其特征是肢体短小性侏儒症，合并多处椎体和肋骨畸形，肋骨呈蟹状（图 36.7）。婴儿早期死于呼吸衰竭和肺炎。患者有多个交替的半椎体，影响大多数的胸椎和腰椎。半椎体骨化中心很少越过中线，多发的肋骨后部融合和明显的胸椎缩短导致胸部影像学上表现为螃蟹样外观。三分之一的 Jarcho-Levin 综合征患者合并先天性心脏病和肾脏畸形。最早的相关报道[71]是 Puerto Rican 家族病史，18 人中有 15 人患有此类疾病，这些患者骨骼外形正常。可通过超声检查进行产前诊断[72]。胸壁畸形继发于脊柱畸形，这导致后部的肋骨近似于封闭状态。VEPTR 手术已经成功应用于治疗这种病死率很高的疾病[73]。由于胸廓发育不全综合征引起患者呼吸衰竭，这种疾病的死亡率接近50%，大多数婴幼儿在 15 个月以内死亡[74]。尽管合并严重的限制性呼吸功能障碍，成人的存活率较婴幼儿高，原因尚不清楚[75]。

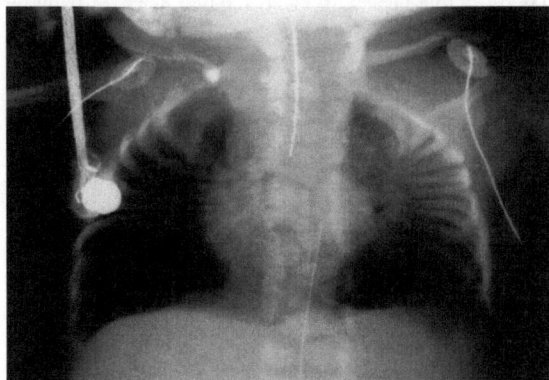

图 36.7　脊柱胸廓发育不良（Jarcho-Levin 综合征）。严重的脊柱异常，有多个半椎体和近距离后伸向前的蟹状肋骨

（高跃 译　俞建根 审校）

参考文献

1. Stensen N. In: Bartholin T (ed). *Acta Medica et philosophica Hafniencia.* 1: 202–3, 1671–2. Reprinted in Stenonsis, Nicolai: *Opera Philosphica* 2: 49–53, edited by Vilhelm Maar, Copenhagen, 1910

2. Weese C. Des cordis ectopia. Inaugural dissertation. Starck, Berlin, 1818.

3. Todd R. Abnormal conditions of the heart. *Cyclopaed Anat Physiol* 1836; 2: 630–47.

4. Toyama W. Combined congenital defects of the anterior abdominal wall, sternum, diaphragm, pericardium and heart: A case report and review of the syndrome. *Pediatrics* 1972; 50: 778–86.

5. Shamberger R, Welch K. Sternal defects. *Pediatr Surg Int* 1992; 5: 156–64.

6. Tongson T, Wanapirak C, Sirivatanapa P et al. Prenatal sonographic diagnosis of ectopia cordis. *J Clin Ultrasound* 1999; 27: 440–5.

7. Harrison M, Filly R, Stanger P et al. Prenatal diagnosis and management of omphalocele and ectopia cordis. *J Pediatr* 1982; 17: 64–6.

8. Soper S, Roe L, Hoyme H et al. Trisomy 18 with ectopia cordis, omphalocele and ventricular septal defect: Case report. *Pediatr Pathol* 1986; 5: 481–3.

9. Bick D, Markowitz R, Horwich A. Trisomy 18 associ-

ated with ectopia cordis and occipital meningocele. *Am J Med Gent* 1988; 80: 805.

10. Fox J, Gloster E, Mirchandani R. Trisomy 18 with Cantrell pentalogy on a stillborn infant. *Am J Med Gent* 1988; 31: 391–4.

11. Ley E, Roth J, Kim K et al. Successful repair of ectopia cordis using alloplastic materials: 10 year follow-up. *Plast Reconstr Surg* 2004; 114: 1519–22.

12. Samir K, Ghez O, Metras D et al. Ectopia cordis, a successful single stage repair thoracoabdominal repair. *Interact Cardiovasc Thorac Surg* 2003; 2(4): 611–3.

13. Humpl T, Huggan P, Hornberger L et al. Presentation and outcomes of ectopia cordis. *Can J Cardiol* 1999; 15: 1353–7.

14. Saxena N. Ectopia cordis child surviving; prosthesis fails. *Pediatr News* 1976; 10: 3.

15. Van Praagh R, Weinberg P, Smith S et al. Malpositions of the heart. In: Adams FH Emmanouilides GC, Riememschneider TA (eds). *Moss's Heart Disease in Infants, Children, and Adolescents*, 4th edn. Baltimore: Williams and Wilkins, 1989: 530–80.

16. Hornberger L, Colan S, Lock J et al. Outcome of patients with ectopia cordis and significant intracardiac defects. *Circulation* 1996; 94: 1132–7.

17. Dobell A, Williams H, Long R. Staged repair of ectopia cordis. *J Pediatr Surg* 1982; 17: 353–8.

18. Amato J, Cotroneo J, Gladiere R. Repair of complete extopia corids (film). Presented at American College of Surgeons, Clinical Congress. Chicago, October 23–28, 1988.

19. Cantrell J, Haller J, Ravitch M. A syndrome of congenital defects involving the abdominal wall, sternum, diaphragm, pericardium, and heart. *Surg Gynecol Obstet* 1958; 107: 602–14.

20. Kaul B, Sheikh F, Zamora I et al. 5, 4, 3, 2, 1: Embryologic variants of pentalogy of Cantrell. *J Surg Res* 2015; 199: 141–8.

21. Wilson J. A description of a very unusual formation of the human heart. *Phil Trans Roy Soc Lond* 1798; Part II: 346–56.

22. Arndt C. Nabelschnurbruch mit Herzhernie: Operation durch Laparotomie mit Todlichem Ausgang. *Centralbl Gynakol* 1896 (20): 632–3.

23. Weiting K. Eine operative behandelte Hermissbildung. *Dtsch Z Chir* 1912; 114: 293–5.

24. Major J. Thoracoabdominal ectopia cordis. *J Thorac Surg* 1953; 26: 309–17.

25. Lopez-Gutierrez J. PHACES syndrome and ectopia cordis. *Interact Cardiovasc Thorac Surg* 2011; 12: 642–4.

26. Barrow M, Willis L. Ectopia cordis (ectocardia) and gastroschisis induced in rates by maternal administration of lathyrogen, betaaminopropionitrile (BAPN). *Am Heart J* 1972; 83: 518–26.

27. Sosa M. Pentologia de Cantrell con malformaciones multiples y asociada a inhalacion de cloro. *Ultrason Med* 1994; 10: 27–33.

28. Bognoni V, Quartuccio A, Quartuccio A. First-trimester sonographic diagnosis of Cantrell's pental-ogy with exencephaly. *J Clin Ultrasound* 1999; 27: 276–8.

29. Ergenoglu M, Yeniel A, Peker N et al. Prenatal diagnosis of Cantrell pentology in first trimester screening: Case report and review of literature. *J Turk Ger Gynecologic Assoc* 2012; 13: 145–8.

30. Peer D, Moroder W, Delluca A. Prenatal diagnosis of pentalogy of Cantrell combined with exencephaly and amniotic band syndrome. *Ultraschall Med* 1993; 1494: 94–5.

31. Welch K. Chest wall deformities. In: Holder TM, Ashcraft, KW (eds). *Pediatric Surgery*. Philadelphia, WB Saunders, 1980: 162–82.

32. Forzano F, Daubeney P, White S. Midline raphe, sternal cleft and other midline abnormalities: A new dominant syndrome? *Am J Med Gent* 2005; 135A: 9–12.

33. Frieden I, Reese V, Cohen D. PHACE syndrome. The association of posterior fossa brain malformations, hemangiomas, arterial anomalies, coarctation of the aorta and cardiac defects and eye abnormalities. *Arch Dermatol* 1996; 132: 307–11.

34. James P, McGaughran J. Complete overlap of PHACE syndrome and sternal malformation–vascular dysplasia association. *Am J Med Gent* 2002; 110: 78–84.

35. Daum R, Zachariou Z. Total and superior sternal clefts in newborns: A simple technique for surgical correction. *J Pediatr* 1999; 34: 408–11.

36. Domini M, Cupaioli M, Rossi F et al. Bifid sternum: Neonatal surgical treatment. *Ann Thorac Surg* 2000; 69: 267–9.

37. Torre M, Rapuzzi G, Carlucci M. Phenotypic spectrum and management of sternal cleft: Literature review and presentation of a new series. *Eur J Cardiothorac Surg* 2012; 41: 4–9.

38. Sabiston D. The surgical management of congenital bifid sternum with partial ectopia cordis. *J Thorac Surg* 1958; 35: 118–22.

39. Muthialu N. Primary repair of sternal cleft in infancy using combined periosteal flap and sliding osteo-chondroplasty. *Interact Cardiovasc Thorac Surg* 2013; 16(6): 923–5.

40. Elsayed H, Soliman S. Reversed autogenous sternal plate flaps for treatment of sternal clefts: A novel technique. *J Pediatr Surg* 2015; 50: 1991–4.

41. Oliveira C, Zamakhshary M, Alfadda T et al. An innovative method of pediatric chest wall reconstruction using Surgisis and swinging rib technique. *J Ped Surg* 2012; 47: 867–73.

42. Shamberger R, Welch K. Surgical correction of pectus excavatum. *J Pediatr Surg* 1988; 23: 615–22.

43. Ravitch M (ed). Pectus excavatum. In Ravitch MM (ed). *Congenital Deformities of the Chest Wall and Their Operative Correction*. Philadelphia, WB Saunders, 1977: 78–205.

44. Shamberger R, Welch K, Sanders S. Mitral valve prolapse associated with pectus excavatum. *J Pediatr* 1987; 111(3): 404–7.

45. Lees R, Caldicott W. Sternal anomalies and congenital heart disease. *Am J Roentgenol* 1975; 124:423–7.

46. Poland A. Deficiency of the pectoral muscles. *Guy's Hosp Rep* 1841; 6 :191–3.

47. Flores A, Ross J, Tullius T, Jr. A unique variant of Poland–Mobius syndrome with dextrocardia and a 3q23 gain. *J Perinat* 2013; 33: 572–3.

48. McGillivray B, Lowry R. Poland syndrome in British Columbia: Incidence and reproductive experience of affected persons. *Am J Med Gent* 1977; 1: 65–74.

49. Shamberger R, Welch K, Upton J, III. Surgical treatment of thoracic deformity in Poland's syndrome. *J Pediatr Surg* 1989; 24: 760–6.

50. Jeune M, Beraud C, Carron R. Asphyxiating thoracic dystrophy with familial characteristics. *Arch Fr Pediatr* 1955; 12(8): 886–91.

51. Langer L. Thoracic–pelvis–phalangeal dystrophy: asphyxiating thoracic dystrohy of the newborn infantile thoracic dystrophy. *Radiol* 1968; 91:447–56.

52. Tahernia A, Stamps P. 'Jeune syndrome' (asphyxiating thoracic dystrophy): Report of a case, a review of the literature, and an editor's commentary. *Clin Pediatr* 1977; 16: 903–8.

53. Morgan N, Bacchelli C, Gissen P et al. A locus for asphyxiating thoracic dystrophy, ATD, maps to chromosome 15q13. *J Med Genet* 2003; 40(6): 431–5.

54. Oberklaid F, Danks D, Mayne V et al. Asphyxiating thoracic dysplasia: Clinical, radiological, and pathological information on 10 patients. *Arch Dis Child* 1977; 52: 758–65.

55. Kozlowski K, Masel J. As[hyxiating thoracic dystrophy without respiratory disease: Report of two cases of the latent form. *Pediatr Radiol* 1976; 5: 30–3.

56. Phillips J, van Aalst J. Jeune's syndrome (asphyxiating thoracic dystrophy): Congenital and acquired. *Semin Pediatr Surg* 2008; 17: 167–72.

57. Den Hollander N, Robben S, Hoogeboom A et al. Early prenatal sonographic diagnosis and follow-up of Jeune syndrome. *Ultrasound Obstet Gynecol* 2001; 18(4): 378–83.

58. Chen C, Lin S, Liu F et al. Prenatal diagnosis of asphyxiating thoracic dysplasia (Jeune syndrome). *Am J Perinatol* 1996; 13(8): 495–8.

59. Williams A, Vawter G, Reid L. Lung structure in asphyxiating thoracic dystrophy. *Arch Pathol Lab Med* 1984; 108: 658–61.

60. Barnes N, Hull D, Milner A et al. Chest reconstruction in thoracic dystrophy. *Arch Dis Child* 1971; 46: 833–7.

61. Karjoo M, Koop C, Cornfield D et al. Pancreatic exocrine deficiency associated with asphyxiating thoracic dystrophy. *Arch Dis Child* 1973; 48: 143–6.

62. Todd D, Tinguely S, Norberg W. A thoracic expansion technique for Jeune's asphyxiating thoracic dystrophy. *J Pediatr Surg* 1986; 21: 161–3.

63. Aronson D, VanNierop J, Taminiau A et al. Homologous bone graft for expansion thoracoplasty in Jeune's asphyxiating thoracic dystrophy. *J Pediatr Surg* 1999; 34: 500–3.

64. Davis J, Long F, Adler B et al. Lateral thoracic expansion for Jeune syndrome: Evidence of rib healing and new bone formation. *Ann Thorac Surg* 2004; 77(2): 445–8.

65. Andrade C, Cardoso P, Felicetti JC. Lateral thoracic expansion in a preterm baby with asphyxiating thoracic dystrophy. *Thorac Cardiovasc Surg* 2011; 59(1): 56–8.

66. Campbell R, Jr., Smith M, Mayes T et al. The effect of opening wedge thoracostomy on thoracic insufficiency syndrome associated with fused ribs and congenital scoliosis. *J Bone Joint Surg* 2004; 86A(8): 1659–74.

67. Waldhausen J, Redding G, Song K. Vertical expandable prosthetic titanium rib for thoracic insufficiency syndrome: A new method to treat an old problem. *J Pediatr Surg* 2007; 42(1): 76–80.

68. Betz R, Mulcahey M, Ramirez N et al. Mortality and life-threatening events after vertical expandable prosthetic titanium rib surgery in children with hypoplastic chest wall deformity. *J Ped Orthoped* 2008; 28(8): 850–3.

69. Keppler-Noreuil K, Adam M, Welch J et al. Clinical insights gained from eight new cases and review of reported cases with Jeune syndrome (asphyxiating thoracic dystrophy). *Am J Med Gent A* 2011; 155: 1021–32.

70. Jarcho S, Levin P. Hereditary malformation of the vertebral bodies. *Bull Johns Hopkins Hosp* 1938; 62: 216–26.

71. Heilbronner D, Renshaw T. Spondylothoracic dysplasia. *J Bone Joint Surg* 1984; 66A: 302–3.

72. Basaran A, Deren O, Onderoglu L. Prenatal diagnosis of Jarcho–Levin syndrome in combination with inguinoscrotal hernia. *Am J Perinatol* 2010; 27(3): 189–92.

73. Odehouri-Koudou T, Yaokreh R, Tembely S et al. Sporadic occurrence of Jarcho–Levin syndrome in an Ivorian newborn. *Case Rep Orthop* 2013; Article 129625.

74. Roberts A, Conner A, Tolmie J et al. Spondylothoracic and spondylocostal dysostosis: Hereditary forms of spinal deformity. *J Bone Joint Surg* 1988; 70B: 123–6.

75. Campbell R, Jr. Spine deformities in rare congenital syndromes: Clinical issues. *Spine* 2009; 34(17): 1815–27.

新生儿纵隔肿块

Israel Fernandez-Pineda　Stephen J. Shochat

新生儿纵隔肿块是一种变化多样的先天性和肿瘤性疾病，临床表现多样，治疗有一定难度。然而，尽管这种疾病有很多类型，根据肿块的位置术前经常可以进行明确的诊断。尽管很多纵隔肿块宫内生长，产前超声显示明显，但是仍然建议随访观察，除非胎儿病情严重。产前干预指征包括肿块压迫食管导致羊水过多，压迫纵隔淋巴管、静脉、心脏导致水肿和心力衰竭，压迫肺导致患儿出生后肺发育不良和呼吸衰竭。

鉴别诊断

如果将纵隔分为三个部分（图 37.1），新生儿期和婴幼儿期的纵隔肿块的鉴别诊断将会简单化。纵隔分类：前纵隔位于心脏和肺前面，包含胸腺、前纵隔淋巴结、极少数在胸骨后延伸的甲状腺和甲状旁腺；中纵隔包括气管、支气管、纵隔淋巴结、心脏和大血管；

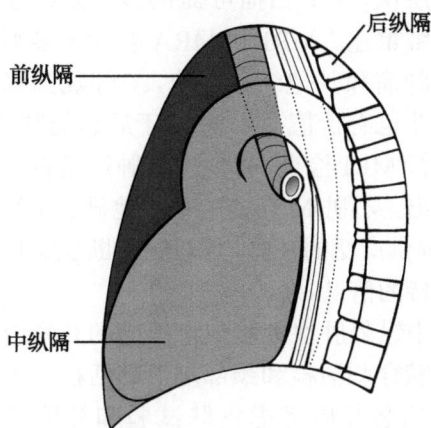

图 37.1　纵隔分区

后纵隔位于心脏和肺之后，包含食管和肋间交感神经。前纵隔肿块包括突出的胸腺、异位胸腺、胸腺囊肿/增生/肿瘤、畸胎瘤、淋巴管畸形、脂肪瘤和淋巴瘤。中纵隔肿块包括先天性血管疾病，如双主动脉弓、支气管囊肿、先天性食管囊肿、神经源性囊肿、淋巴瘤和纵隔淋巴肉芽肿性感染。后纵隔肿块包括神经源性肿瘤、未分化肉瘤、先天性前肠重复畸形和叶外型肺隔离症。

患者确诊时的年龄特别重要，因为某些肿块主要在婴儿期常见，另一些肿块主要在年长儿常见。在新生儿和 2 岁以下儿童中，最常见的肿块是后纵隔神经源性肿瘤。除此之外，胸腺增生和支气管囊肿主要见于 2 岁以下儿童，各种类型的淋巴瘤是 2 岁以上儿童最常见的纵隔肿块。

新生儿和婴幼儿纵隔肿块症状和体征各不相同：

- 急性呼吸窘迫
- 发热
- 咳嗽
- 气短
- 哮喘
- 宫颈腺病
- 上腔静脉综合征
- 霍纳综合征
- 无症状

2 岁以下婴幼儿经常出现气管压迫（图 37.2）和急性呼吸窘迫症状。这是因为婴儿的气管支气管树更细、更软、更易变形，同时他们没有固定的纵隔，导致纵隔肿块能引起纵隔明

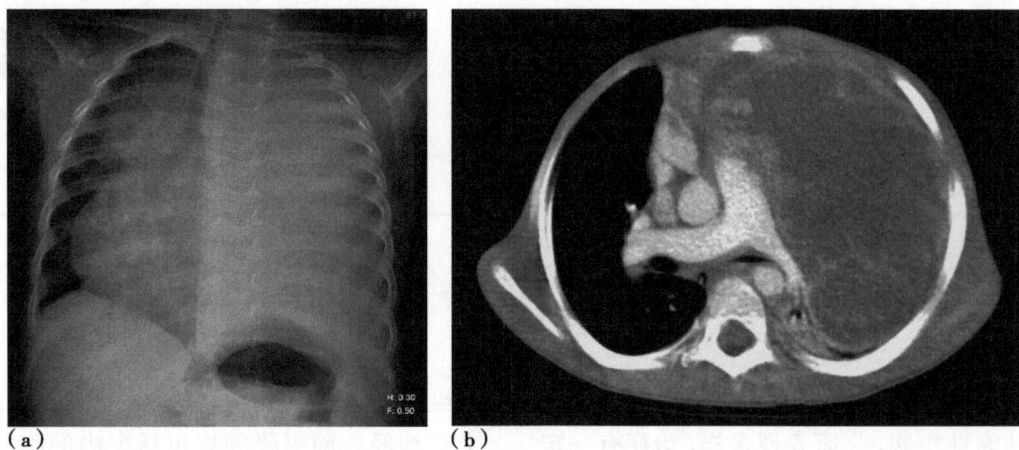

图 37.2　纵隔生殖细胞瘤伴气道压迫、移位:(a)正位胸片;(b)横断位 CT 扫描

显移位进而压迫对侧胸腔。年龄大的患者表现为发热、咳嗽、气短。上腔静脉阻塞在儿童少见,但也偶尔可见。婴幼儿后纵隔神经源性肿瘤可以见到霍纳综合征。无临床症状的纵隔肿块可见于各年龄阶段儿童,经常在胸部 X 线检查中发现患者轻度上呼吸道感染,或者偶然发现与后纵隔神经源性肿瘤表现症状无关的纵隔肿块。

诊断

　　系统诊断新生儿纵隔肿块是必要的,可能包括:

- 前、后位胸片,侧位胸片
- 吞钡实验
- 超声(US)
- CT
- MRI
- 磁共振血管成像(MRA)
- 骨髓淋巴结活检
- 皮肤检测——补体结合试验
- 血清标记物——甲胎蛋白(AFP),人绒毛膜促性腺激素(HCG)
- 尿儿茶酚胺
- 间碘苄胍(MIBG)

　　纵隔肿块的影像学诊断目的包括明确肿块的性质和在纵隔的位置,明确范围,以及提

供鉴别诊断。这个年龄阶段前后位胸片和侧位胸片对于确定肿瘤位置最有诊断价值。新生儿或婴幼儿脊柱畸形合并纵隔肿块患者需高度怀疑神经源性或肠源性囊肿,这种疾病与脑膜相通。后纵隔肿块内含有钙化灶提示神经源性肿瘤,前纵隔畸胎瘤常有钙化和囊性区。在怀疑肠源性和支气管源性囊肿的病例,食管造影有一定价值。前后位和侧位胸片对肿块的定位对这个年龄阶段纵隔肿块的诊断是有益的。胸部超声检查对新生儿和 12个月以下婴儿有很高诊断价值,未钙化的胸骨和肋骨为超声检查提供了足够的窗口来诊断前纵隔肿块,如胸腺肿瘤。超声心动图检查明确心脏和大血管病变。CT 检查用于复杂纵隔肿块诊断,同时为术前切除肿块提供解剖层次。CT 扫描可提供多平面成像重建和三维重建。MRI 和 MRA 有助于鉴别血管源性肿瘤和其他纵隔肿块,对怀疑胸腺增生的婴儿也有价值,此外,对于后纵隔肿块,应考虑行 MRI 检查,以便发现肿瘤是否向椎体内突出。心脏 MRI 能够很好地显示组织学特性,提供广泛的视野,可以为诊断疾病提供一些独特的信息。

　　中纵隔肿块和疑似淋巴瘤的儿童应考虑行骨髓穿刺活检和颈部淋巴结活检。中纵隔肿块的婴儿应考虑皮肤试验和补体结合滴度,以排除肉芽肿性炎症。如果儿童前纵隔

肿块疑为恶性生殖细胞肿瘤，应检测 AFP 和 HCG 水平。对于婴幼儿后纵隔肿块患者，尿儿茶酚胺既可用于神经母细胞瘤诊断，又可用于术后随访评估。

前纵隔肿块

前纵隔肿块占新生儿纵隔肿块的绝大多数，胸腺增生是最常见的前纵隔肿块（图 37.3）。胸腺增生的诊断通常并不困难，胸部 X 线检查常有特征性"帆"样改变。目前，超声检查有助于诊断胸腺增生，对于诊断困难病例可以考虑行超声检查。如果通过胸部 X 线检查和超声不能明确诊断，需要进一步行 CT 或 MRI 检查。大多数新生儿时期和 2 岁以下儿童的生殖细胞肿瘤为良性畸胎瘤（图 37.4）。CT 和

MRI 典型表现为包膜完整，囊实性肿块内包含脂肪和不规则钙化灶。这些肿瘤易发生远处转移而不是侵犯邻近器官，常采用后外侧切口手术切除肿瘤。淋巴管畸形（图 37.5）也可见于新生儿和婴幼儿，但常发生于颈部或

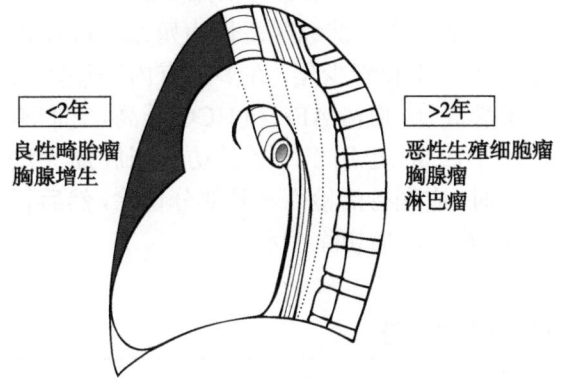

图 37.3 前纵隔

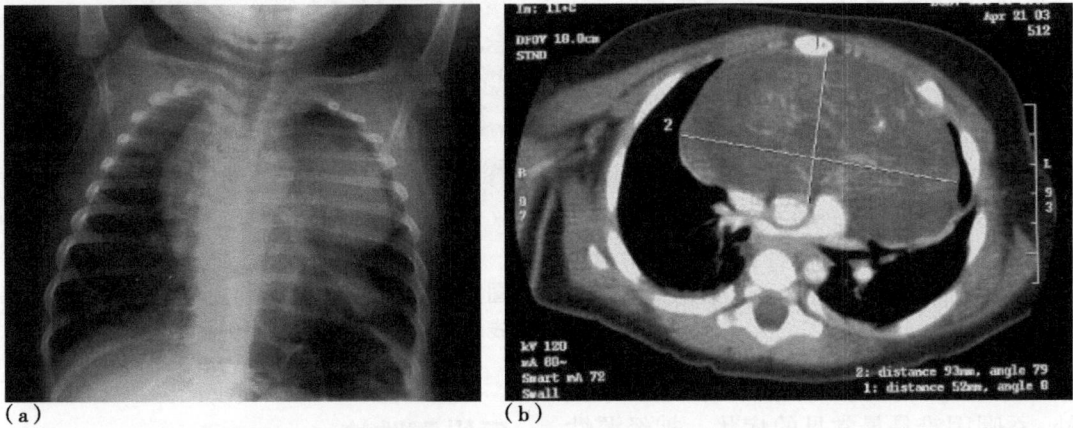

图 37.4 前纵隔畸胎瘤：(a)正位胸部X线片；(b)横断位CT扫描

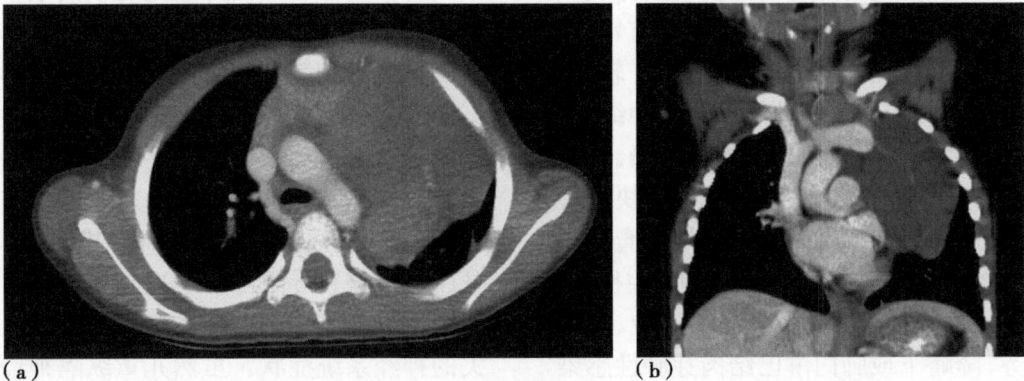

图 37.5 前纵隔淋巴管畸形：(a)横断位CT扫描；(b)冠状位CT扫描

腋下，因此，诊断并不困难。这个位置的淋巴管畸形可引起新生儿气道阻塞。产时子宫外处理（EXIT方案）包括保证胎儿胎盘循环的情况下部分娩出胎儿，进而通过喉镜检查、支气管镜检查、气管切开术或外科干预处理梗阻气道。EXIT方案也可以用于新生儿颈胸肿瘤产前检查。前纵隔恶性生殖细胞肿瘤常见于年长儿和青少年，许多含有内胚层窦或卵黄囊成分，血清AFP和HCG升高，它们不仅用于诊断，也用于术后随访。当肿瘤无法切除时，应先行活检而不是部分切除，然后行化疗，再行肿瘤切除手术。

中纵隔肿块

　　纵隔前肠重复囊肿是一种胚胎前肠发育畸形引起的先天性疾病，临床少见，可以分为三种类型：支气管囊肿，先天性食管囊肿，神经源性肠囊肿。支气管囊肿可出现在任何年龄段，最常见于婴幼儿和2岁以下儿童的中纵隔肿块（图37.6）。通常位于隆嵴下区域，常伴有特征性的呼吸症状（呼吸时气管下段梗阻）。常规胸部X线检查比较难以诊断，但在吞钡实验时会出现特征性的食管移位（图37.7）。支气管囊肿偶尔与膜部气管紧密相连，如果是这种情况，一小部分囊肿会残留在气管上。先天性食管囊肿常位于食管壁上三分之一处，吞咽困难是最常见的症状。神经源性肠囊肿比较少见，病变范围在中纵隔和后纵隔。神经源性肠囊肿最初可能和食管病变有关，并且会引起吞咽困难，也可能含有胃黏膜组织，导致消化性溃疡、穿孔和出血。较大囊肿可出现腹胀和肠重复畸形。儿童中纵隔淋巴结肿大最常见的原因是肿瘤或感染。淋巴瘤是2岁以上儿童最常见的中纵隔肿块，新生儿或婴幼儿少见。如果高度怀疑淋巴瘤，应尽量使用侵袭性小的诊断方法，包括胸腔积液检查、骨髓穿刺检查或外周淋巴结活检。偶见气管旁、隆嵴下或肺门淋巴结肉芽肿性感染，可通过皮肤检测和补体结合滴度来诊断。

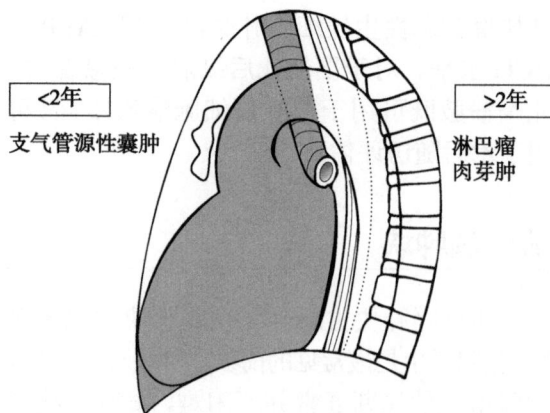

图37.6　中纵隔

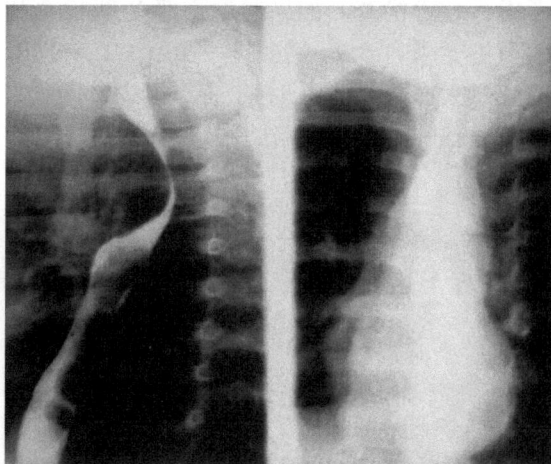

图37.7　支气管源性囊肿伴食管移位。正常胸部X线片

后纵隔肿块

　　后纵隔神经源性肿瘤是后纵隔最常见的肿块，也是新生儿最常见的肿块（图37.8）。纵隔神经母细胞瘤与腹腔内肿瘤生物学特性不同。多数纵隔神经母细胞瘤为局限性肿瘤或低分化肿瘤，手术治疗效果好。这些肿瘤通常无临床症状，往往因为其他疾病在行胸部X线检查时被发现。在部分患者中，气管受压迫或偏移导致呼吸窘迫是显著特点。胸部神经母细胞瘤突向椎体可出现脊髓压迫相关的神经系统症状。虽然儿童纵隔神经母细胞瘤的治疗是尽可能地切除病灶，但并不是

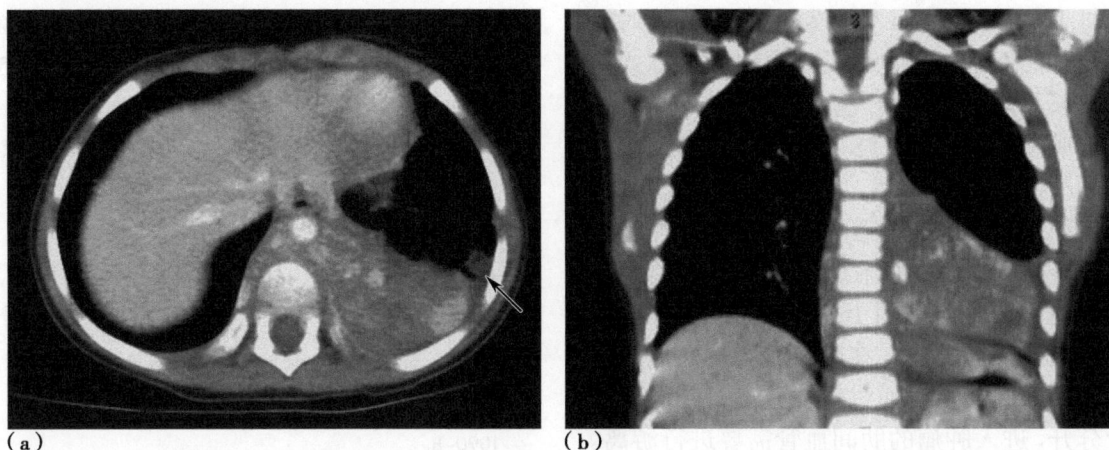

图 37.8   左侧后纵隔神经母细胞瘤:(a)横断位 CT 扫描;(b)冠状位 CT 扫描

将胸壁一起切除。在罕见的巨大纵隔神经母细胞瘤患者中,不能够手术根治性切除的肿瘤,需先行穿刺活检,然后行化疗,再行手术切除。虽然这种情况少见,但组织诊断通常可以通过经皮穿刺或胸腔镜手术来避免传统开胸手术。对于转移性神经母细胞瘤,预后较差。

儿童神经母细胞瘤临床表现变化多样。高位胸部和颈部肿瘤可合并霍纳综合征(单侧上眼睑下垂、肌病、脱水症)。胸腔巨大肿瘤可引起腔静脉综合征。椎体旁肿瘤可凸入椎体神经孔,引起神经系统症状。

婴儿纵隔肿块的麻醉处理

巨大纵隔肿块患者诱导全身麻醉时出现呼吸抑制是常见的并发症,在术前评估中需充分考虑。新生儿和幼龄儿童气道细,易被压缩,这显著增加了气道阻力,甚至出现气管狭窄。此外,这个年龄阶段的患者纵隔肿块位置不固定,大的纵隔肿块很容易压迫支气管、上腔静脉或者右心室流出道,导致纵隔移位。由于血管压力增大,心输出量可能减少。麻醉诱导引起肺功能残余量降低、肺活量降低和肺回缩力增加。这些改变随着麻醉深度增加而增大,当患者从自主通气变为正压通气时,气管会发生狭窄。所有这些全身麻醉引起的改变都可能对纵隔肿块患者产生严重的伤害。

纵隔肿块手术时,避免麻醉并发症最好的办法是对上述问题的认识和可能出现的气道问题的预测。患者应进行非常彻底的放射学评估,CT 检查对确定气管横截面积有一定价值。术前评估完成后,可根据手术方式选择合适的麻醉方式。在手术治疗或活检之前,患者可能需要术前放疗、皮质类固醇治疗或化疗。对于年长儿童,可以在局部麻醉下行活检。年龄较小的儿童和婴儿可以采用局部麻醉下针吸活检。对于良性肿瘤患者,将气管导管放置在阻塞部位以下进行单肺通气麻醉是有益的,偶尔通气需要硬质支气管镜的辅助。虽然部分患者需要体外循环或体外膜氧合,但大部分患者不需要。对于高度怀疑纵隔肿块患者,仔细的术前评估,多学科的会诊(由外科医师、麻醉医师、放射科医师、血液科 / 肿瘤科医师以及病理科医师组成)可以最大程度地降低麻醉的风险。

纵隔神经母细胞瘤手术治疗

后纵隔神经母细胞瘤切除传统上是采用后外侧切口进行手术。近年来,电视胸腔镜外科手术(video-assisted thoracic surgery, VATS)(图 37.9)越来越多地被小儿外科医师使用,使得手术时间缩短、术后疼痛减轻、住院时间缩短，手术变得更加美观。两种手术方式治疗效果相同。单肺通气有利于外科手术切除纵隔肿块。在行 VATS 时，通入的二氧化碳有利于手术视野暴露，减少肺的影响。将肺部组织向中线推，暴露出胸膜包裹的肿瘤和交感神经干，对肿瘤附近淋巴结受累情况进行评估。在肿瘤周围 1cm 左右切开胸膜，胸膜和筋膜移向肿瘤。在胸内筋膜表面形成解剖层面。此时可以通过锐性分离将肿瘤与肋骨分开，进入肿瘤的肋间血管需要进行游离。如果肿瘤向前增生较多，右侧奇静脉也需要游离。注意避免损伤第一胸神经，第一胸神经横向穿过第一肋骨连接臂丛神经。肋间上动脉通常在第一胸神经和交感干之间下降。其他通入肿瘤的肋间神经需要被离断。

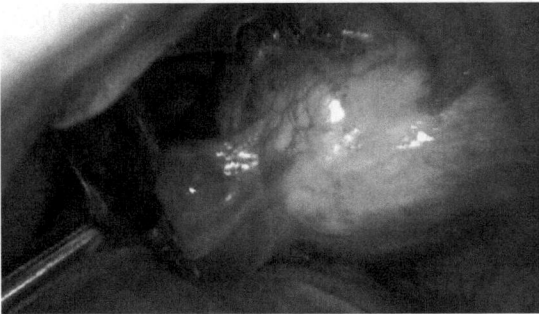

图 37.9　胸腔镜下后纵隔神经母细胞瘤

　　根据肿瘤向外延伸的程度，需要切除上纵隔的主要结构，很可能是食管和迷走神经，但如果是巨大肿瘤，气管很可能受累，在食管内放置一个粗的鼻胃管有助于避免损伤食管。在左侧，需要注意保护胸导管、主动脉弓（有锁骨下支和颈动脉支）以及迷走神经。

　　现有技术可以从椎体上切除肿瘤，伸入椎体内孔的肿瘤应尽量彻底清除。钛夹有助于减少小血管出血，同时对以后 CT 检查没有影响，也可以对残余肿瘤位置标记，方便后续放疗。如果怀疑淋巴结转移，需要进行活检（分期）。

（高跃　译　俞建根　审校）

进一步阅读

Anghelescu DL, Burgoyne LL, Liu T, Li CS, Pui CH, Hudson MM, Furman WL, Sandlund JT. Clinical and diagnostic imaging findings predict anesthetic complications in children presenting with malignant mediastinal masses. *Paediatr Anaesth* 2007 November; 17(11): 1090–8.

Cass DL, Olutoye OO, Cassady CI, Zamora IJ, Ivey RT, Ayres NA, Olutoye OA, Lee TC. EXIT-to-resection for fetuses with large lung masses and persistent mediastinal compression near birth. *J Pediatr Surg* 2013; 48: 138–44.

Grosfeld JL, Skinner MA, Rescorla FJ, West KW, Scherer LR 3rd. Mediastinal tumors in children: Experience with 196 cases. *Ann Surg Oncol* 1994; 1: 121–7.

Hammer GB. Anaesthetic management for the child with a mediastinal mass. *Pediatr Anesthest* 2004; 14: 95–7.

Kang CH, Kim YT, Jeon SH, Sung SW, Kim JH. Surgical treatment of malignant mediastinal neurogenic tumors in children. *Eur J Cardiothorac Surg* 2007 April; 31(4): 725–30.

Lee EY. Evaluation of non-vascular mediastinal masses in infants and children: An evidence-based practical approach. *Pediatr Radiol* 2009; 39 Suppl 2: S184–90.

Malek MM, Mollen KP, Kane TD, Shah SR, Irwin C. Thoracic neuroblastoma: A retrospective review of our institutional experience with comparison of the thoracoscopic and open approaches to resection. *J Pediatr Surg* 2010; 45: 1622–6.

Patel R, Lim RP, Saric M, Nayar A, Babb J, Ettel M, Axel L, Srichai MB. Diagnostic performance of cardiac magnetic resonance imaging and echocardiography in evaluation of cardiac and paracardiac masses. *Am J Cardiol* 2016 Jan 1, 117(1): 135–40.

Perger L, Lee EY, Shamberger RC. Management of children and adolescents with a critical airway due to compression by an anterior mediastinal mass. *J Pediatr Surg* 2008 November; 43(911): 1990–7.

Saenz NC. Posterior mediastinal neurogenic tumors in infants and children. *Semin Pediatr Surg* 1999; 8: 78–84.

Williams HJ, Alton HM. Imaging of paediatric mediastinal abnormalities. *Paediatr Respir Rev* 2003; 4: 55–66.

Wright CD. Mediastinal tumors and cysts in the pediatric population. *Thorac Surg Clin* 2009 February; 19(1): 47–61, vi.

先天性气道畸形

Alessandro De Alarcón   Richard G. Azizkhan

引言

　　先天性气道畸形是发生在不同解剖层面的一系列气道畸形的总称。阻塞部位和阻塞严重程度不同，临床表现也不同。由于小儿气道解剖结构特殊性，气道症状容易迅速恶化，危及生命。早发现、早诊断和及时治疗很重要。本章的目的是概述从喉到远端支气管的先天性畸形，简要描述患者评估、临床症状和目前治疗策略。

评估

病史

　　患儿呼吸受限首先要全面回顾患儿的呼吸道症状。临床医师应综合考虑可能导致呼吸道症状的原因，并询问患者父母症状持续的时间和进展情况。还要考虑吞咽和喂养问题，患儿哭的性质以及异物吸入的可能性。此外，需要注意有无气管插管病史、外伤史或既往心脏病手术史。这些信息都有助于明确病因，影响治疗方案。

症状和体征

　　轻度气道损害可出现较轻的症状，如易怒、不安和喂养困难。气道梗阻严重的患者呼吸时常出现胸骨上部和肋间向内凹陷、呼吸过速、嗜睡和发绀。喘鸣音是气流通过部分阻塞的喉或气管发生湍流而产生的声音，可在呼气相或吸气相出现，也可双相出现。

吸气时的喘鸣音常提示胸外气道梗阻，呼气时的喘鸣音常提示胸内气道梗阻。吸气和呼气时均出现喘鸣音提示声门或声门下位置病变。喘鸣音的位置以及它和呼吸循环的关系对于疾病鉴别诊断和患者评估有重要价值。需要注意的是，喘鸣音的程度不一定反映气道梗阻的严重程度，很小的喘鸣音也能够反映气道受损的情况。

　　由于喘鸣音是气道中的湍流产生的，因此在气管插管或气管切开术后的儿童中少见。如果气管切开术后儿童出现喘鸣音，需要特别注意是否有气管远端或气管插管内部梗阻，或者气管套管不在气管内。

诊断

内镜检查

　　鉴于 17% 的儿童患者有气道病损，有必要评估整个气道，气道评估最关键的部分是内镜检查。患者单次麻醉后连续进行三种内镜检查：纤维支气管镜支气管肺泡灌洗（bronchoalveolar lavage，BAL），显微喉镜和硬质支气管镜检查，以及食管十二指肠镜活检。内镜评估的目的是明确影响气道重建的病理和相关危险因素。

纤维支气管镜检查

　　纤维支气管镜检查相比硬质支气管镜检查有几个优点。它能够明确导致气道梗阻的一些特定部位，而硬质支气管镜无法发现。更确切地说，纤维支气管镜检查能够更好地评估喉软化、气管软化和支气管软化等疾病。可评估远端支气管的情况，如血管受压、支气管扩张症和通过 BAL 评估呼吸情况。

显微喉镜和硬质支气管镜检查

显微喉镜和硬质支气管镜检查的主要目的是确定喉至隆嵴之间气道梗阻部位。注意声门上部有无梗阻，可能发生喉软化和声门上狭窄。然后评估声带水平确定后部声门狭窄、前声门网和喉裂。如果在吞咽或者声音评估时通过光纤内窥镜发现声门固定不动，应触诊环杓关节确定关节是否固定。

硬质支气管镜检查将霍普金斯杆望远镜和硬质支气管镜连接起来使用。对声门下部进行初步评估。如果出现声门下狭窄，根据 Myer-Cotton 标准分类[1]，使用合适的气管导管。此外，评估声门下部梗阻的长度和距离声带的位置。如果进行气管切开，需要评估声门上部，考虑是否存在气道上部凹陷、肉芽肿、气管瘘和气管高位切口可能。评估隆嵴水平以上的气管情况，探索病理学机制，包括气管狭窄、完整气管环、气管食管瘘、气管食管瘘囊、血管受压，以及气管软化。

食管十二指肠镜检查

上消化道的评估对未来手术治疗至关重要。上消化道疾病可能引起喉气管炎症，导致喉部容易发炎。在这种情况下，伤口愈合不良和瘢痕更易出现。两种消化道疾病可引起喉部炎症：胃食管反流（gastroesophageal reflux，GER）和嗜酸性食管炎（eosinophilic esophagitis，EE）。对于高度怀疑 GER 患者，需要进行客观评估，因为 GER 对后续治疗会产生负面影响。EE 通过食管活检确诊。进行外科手术重建可治疗喉部炎症，手术风险低。

由于高达 45% 的先天性气道梗阻儿童会伴有明显的非气道畸形，需要对患儿进行全面的评估。影像学有助于疾病诊断和治疗。CT 和 MRI 能够快速、精确地评估气管狭窄的范围和气管移位情况，也能够同时发现纵隔和肺部的畸形。此外，磁共振血管成像有助于评估纵隔大血管（例如血管环、肺动脉吊带）与气道的关系。新的软件可以实现三维重建，有助于外科手术方案的制订。超声心动图对明确心脏疾病有重要价值，心脏疾病大多伴有大血管畸形。对患者吞咽功能的研究，有助于评估患者食管活动、食管蠕动情况以及一些影响气道的纵隔病变。光纤内窥镜吞咽检查用来评估吞咽功能和结构的异常，明确喉、咽、会厌及近端食管功能问题。

先天性喉畸形

喉软化

喉软化是最常见的先天性喉畸形，也是新生儿喉喘鸣最常见的原因[2]。喉软化一般在出生后不久或数天内诊断。平时症状不明显，但通常因进食、哭闹或仰卧位而加重。大约 50% 的儿童在出生后 6 个月内喘息加重。部分严重喉软化儿童可能出现很多症状，包括呼吸暂停、发绀、严重呼吸凹陷和喂养困难。也有很多患者发生明显胃食管反流。在一些更严重的患者中，肺、心脏出现疾病。关于喉软化婴儿继发性气道病变的发生率报道各不相同，有些作者报道发生率高达 50%[3]和 64%[4]。

尽管 50% 的喉软化儿童在出生 6 个月内出现严重的临床表现，喉软化通常在 1 岁以后缓解。当疾病比较严重的时候，需要进行外科干预。

大多数喉软化患者是通过经鼻软性显微喉镜检查确诊。疾病的病理学机制包括短杓状会厌襞伴楔状软骨脱垂。由于伯努利效应，吸气时可见声门上部塌陷，常可见反流性喉炎（图 38.1）。在一些患者中，可以看到紧密卷曲的会厌。

是否手术介入主要根据患者临床症状严重程度而不是内镜下喉部的外观而定。如果患者出现严重症状，声门上成形术（也叫保护

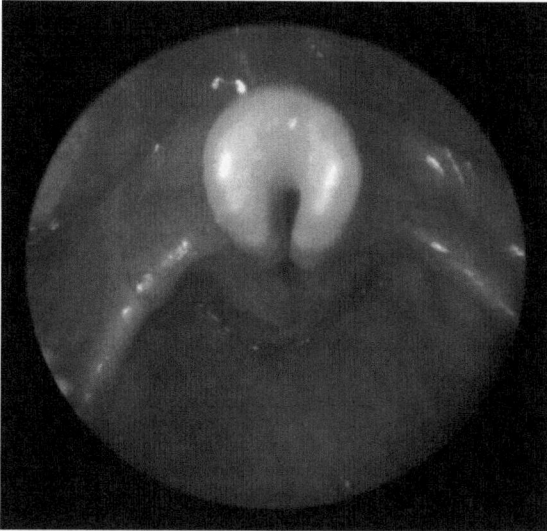

图 38.1 婴儿喉软化的内窥镜视图，显示在吸气时声门上结构部分塌陷

会厌成形术）是首选手术方案，手术成功率达 94%[5-7]。分开两个杓状会厌襞，切除一至两个楔状软骨。如果单独分开杓状会厌襞，术后不需气管插管。患者应在重症监护室观察一整夜。使用 H_2 受体拮抗剂或质子泵抑制剂进行抗反流治疗有助于减轻喉部水肿，这对合并气道损伤的患者尤其重要，因为气道损伤合并 GER 的发生率比较高。气道病变、神经系统病变和喉水肿也会对手术结果造成负面影响[8]。有时候新生儿术后喉部症状良好也会出现持续性梗阻症状，这些新生儿可能存在神经系统疾病，随着年龄增长逐渐加重，这一类患者更可能需要进行气管切开术。

喉蹼

喉蹼是胚胎早期声门再通障碍所致。再通开始于后壁再到前壁，在一些严重的患者，此时可能发生完全的喉闭锁。少数患者声门前部的蹼可能是再通过程中唯一的残余物。声门蹼通常在前壁增厚并向外侧边缘变薄。60% 的蹼患者合并先天性畸形，声门前部蹼与腭心面综合征关系密切[9]。

尽管蹼会出现在声门上、喉和声门下部区域，可能发生在前壁，也可能发生在后壁，

声门前壁蹼最常见。部分喉前壁蹼像纱一样薄。但声门下蹼比较厚，通常与声门部"帆"样结构有关，压迫声门下管腔。患者有不同程度的气道受压，表现为异常哭闹、失声或者呼吸窘迫。薄的蹼可能不易被发现，当新生儿气管插管的时候导致蹼破裂，进而被治愈。

厚的蹼需要进行开放性手术重建前部的连接或放置声门支架[10]。大约 40% 的患者因厚的蹼需要进行气管切开术。

声门下狭窄

声门下狭窄是一种声门下管腔狭窄畸形。可能是先天性的，也可能是后天性的，后天性声门下狭窄更常见，通常是新生儿期长时间插管造成的。先天性声门下狭窄可能是由发育过程中喉腔不能再通引起的，是一系列胚胎发育障碍所致，包括喉闭锁、喉狭窄和蹼，可能作为一种独立的畸形存在，也可能和其他先天性畸形同时存在，如头部和颈部畸形、染色体异常（喉部短小的唐氏综合征患者）。在婴幼儿早期，当环状软骨水平的管腔直径≤3mm 时，则认为存在声门下狭窄；在足月新生儿，当环状软骨水平的管腔直径≤4mm时，可诊断为声门下狭窄。

声门下狭窄的程度不同，根据 Myer-Cotton 系统分类（表 38.1），轻度声门下狭窄（不到 50% 的梗阻）的患者易出现反复上呼吸道感染，常被误诊为哮吼。在年龄小的儿童中，梗阻常发生在真声带下 2~3mm 处[11]。严重狭

表 38.1 Myer-Cotton 系统分类

分类	气道梗阻程度	
	最轻	**最严重**
I 级	无梗阻	50% 梗阻
II 级	51% 梗阻	70% 梗阻
III 级	71% 梗阻	99% 梗阻
IV 级	未检测到管腔	

来源: Myer CM III et al., Proposed grading system for subglottic stenosis based on endotracheal tube sizes, Ann Otol Rhinol Laryngol 1994; 103: 319-323.

窄（71%～99% 的梗阻）的患者可能出现急性气管压迫症状，需要在分娩时进行气管插管或气管切开术（图 38.2）。然而，这些新生儿可能在数周或数月内没有临床症状——即便是梗阻达到Ⅲ级（71%～99% 的梗阻）的患者。当患者出现喘鸣时，首先发生于吸气相。当声门下狭窄加重时，喘鸣在吸气相和呼气相都会出现。

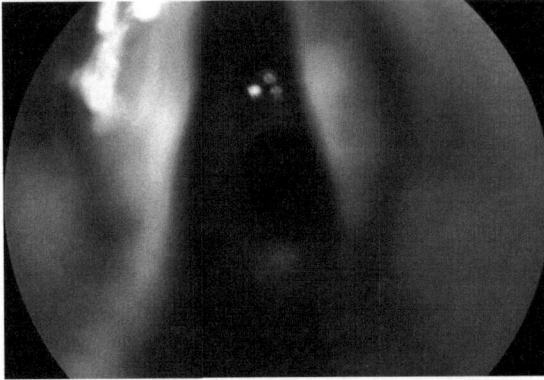

图 38.2　有临床症状的声门下严重狭窄的新生儿

没有气管插管的患者通过影像学检查评估气道狭窄的程度和范围。胸部 X 线检查、吸气相和呼气相颈部软组织片以及透视检查对于动态观察喉和气管有一定价值。对气道进行高千伏摄片能够明确声门下狭窄患者出现陡峻形态和气管狭窄表现。气管狭窄通常是由完整气管环引起，在硬性内窥镜检查时可能对患者造成生命危险。

内窥镜检查是诊断声门下狭窄的金标准。有必要运用软性和硬性内窥镜来进行气道评估。需要对喉内进行精确评估和声门下狭窄分级。软性内窥镜可以提供咽下气道和喉气道动态信息，硬性内窥镜可以评估整个喉气管支气管气道。瘢痕、肉芽组织、黏膜下增生可引起狭窄，先天性环状软骨畸形患者的声门下狭窄与环状软骨正常者不同，但是精确评估需要内窥镜检查联合气管导管或支气管镜检查。

轻至中度（Ⅰ级或Ⅱ级）的声门下狭窄患者，先天性声门下狭窄随年龄增长而改善。程度轻的声门下狭窄患者可能从内窥镜治疗中获益。内窥镜治疗包括放射状切开狭窄处、喉扩张、局部应用或注射类固醇激素[12]。不到 50% 的患者需要进行气管切开。更严重的声门下狭窄患者需要进行气道重建。利用肋软骨修补气管进行喉气管重建的治疗效果稳定[13-14]。肋软骨移植物可以放置在环状软骨板的前面或后面，或者前面后面同时放置。这些可以是一期手术完成[15-16]，也可分期手术，手术中需要放置支架和气管切开[17]。对于严重声门下狭窄患者来说，环气管切开比气道重建的拔管率高[18-19]，但是环气管切开术手术要求高，手术并发症风险高。手术治疗效果取决于 GER、EE 和轻度气道感染的治疗。

声门下血管瘤

婴儿血管瘤是最常见的血管肿瘤，北美白人婴儿发病率 1/10[20]，女性发病率是男性 3 倍。良性血管瘤有增生期和消退期。消退期一般发生在 12～18 月龄，在 10 岁以内完全消退。

血管瘤通常发生在皮肤，但是也可发生在全身任何器官或部位。气管支气管血管瘤通常发生在声门下部。50% 以上的声门下血管瘤患儿合并皮肤血管瘤。皮肤血管瘤患者也应怀疑是否存在声门下血管瘤。65% 以上的高危患者血管瘤呈胡须样分布[21]，或者与 PHACE 综合征关系密切，PHACE 综合征的特征为颅后窝畸形，颈面部血管瘤呈斑片状或节段性，心脏和主动脉弓畸形，眼畸形[22-23]。

在声门下血管瘤增生过程中，气道情况会逐渐恶化。临床症状包括吸气相和呼气相喘鸣音伴呼吸塌陷。气道梗阻程度与患者体位、哭闹有关，两者导致静脉压力增高，血管充血。当气道梗阻严重时，可能出现呼吸暂停、发绀，濒死发作。

根据病史和硬质支气管镜检查结果明确诊断，尽管有影像学检查结果（增强磁共振图像），很少能够显示声门下血管瘤的范围。血管瘤可能是非对称型，被平滑肌覆盖（图 38.3）。由于出血的风险，血管瘤不建议行活检术。大

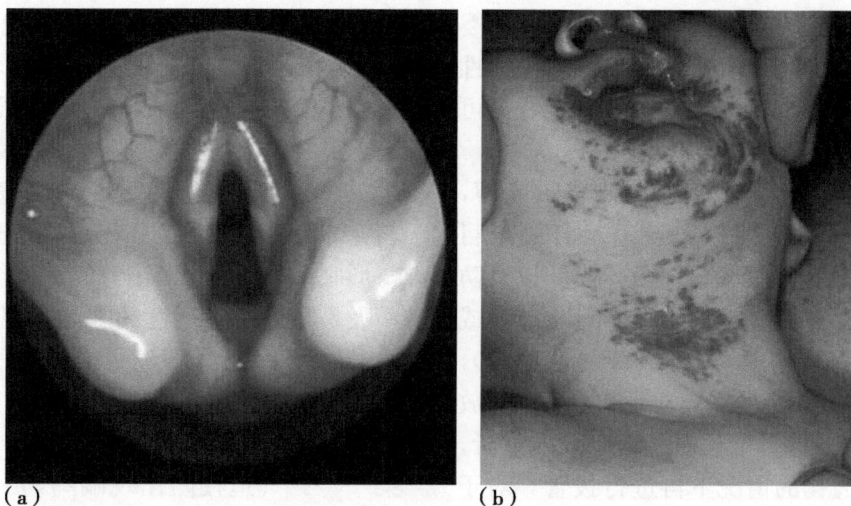

图38.3 （a）声门下血管瘤的内窥镜视图。（b）胡须状分布的婴儿血管瘤

多数患者需要治疗，需要采用多种方法联合治疗。

根据患者气道梗阻严重程度以及临床医师经验，现在早期治疗大多采用全身类固醇激素治疗，最近应用一种非选择性β受体阻滞剂普萘洛尔来治疗。2008年，《新英格兰医学杂志》报道了一篇文章：Leaute-Labreze等[24]报道了一名患有巨大婴儿血管瘤的儿童，在采用普萘洛尔治疗肥厚型心肌病几天后发现血管瘤迅速消退。随后出现了大量的相关研究和报告[25-30]。普萘洛尔治疗血管瘤对药理学和外科治疗方式产生重大影响[31-32]。

声带麻痹

声带麻痹是引起新生儿喘鸣音的第二大原因，可能是先天性的，也可能是后天性的[33]。先天性声带麻痹一般表现为双侧性。虽然是特发性疾病，但有时也见于中枢神经系统病变的儿童，例如脑干病变。尽管大多数双侧声带麻痹患者存在明显气道压迫，但他们发音清楚，呼吸不受影响。

获得性声带麻痹通常是由医源性喉返神经损伤引起。由于左侧喉返神经的长度和走行特点，左侧喉返神经比右侧喉返神经更容易受损伤，因此获得性声带麻痹通常影响左侧喉返神经。造成获得性声带麻痹的危险因素包括动脉导管未闭修补术、Norwood心脏修补术、食管手术和食管气管瘘修补术。在大龄儿童中，甲状腺手术也是危险因素。与双侧声带麻痹儿童不同，大多数单侧声带麻痹患者的气道尚可，但是发音异常，这些患者误吸的风险增加。

声带麻痹的诊断采用患者清醒状态下经鼻纤维喉镜或频闪喉镜检查。确诊为声带麻痹患者，需要综合多种因素制定治疗策略。获得性声带麻痹患者（无论是单侧还是双侧）可能在神经损伤几个月后恢复，但只有在手术中神经被牵拉或受压的病例可自行恢复。

对于单侧声带麻痹儿童，可先随访观察，临时注射使声带向中间靠拢，以及进行语言和声音疗法。根据家族史决定合适的治疗方案，如何恢复正常的声音以及改善换气情况。无论采用何种治疗方案，患儿应至少观察1年以上再进行永久性干预治疗。如果声带麻痹持续存在，会出现功能性损伤，可以采用颈袢再支配术长期干预治疗、永久性中度喉镜成形术或长期注射治疗。应根据患者年龄和临床症状决定治疗策略。中度喉成形术最好在青春期后进行。

双侧声带麻痹患者可能合并其他疾病，

治疗这些疾病可逆转声带麻痹。但 90% 的婴幼儿最终需要行气管切开术。50% 的先天性特异性双侧声带麻痹患者在 1 岁内有自愈可能 [34]，手术往往推迟到 1 岁以后进行。

部分患者需要手术治疗双侧声带麻痹，目前没有统一的治疗方案。手术有两个目的：维持发音的同时保证通畅的气道，以及防止误吸。外科治疗包括激光切断术，部分或全部杓状软骨切除术（内镜或开放性手术），发声过程偏侧化和后环状软骨移植术（开放性或内镜手术）[35-37]。对于气管切开的患者，在确保气道通畅的情况下再进行拔管。对于非气管切开的儿童，可以进行一期手术。获得性双侧声带麻痹一般不能自愈，通常比原发性声带麻痹治疗效果差。这一类患者可能需要多次手术治疗才能拔管。这些手术治疗的患者，拔管后喘息时需要进行持续气道正压通气或者高流量鼻腔通气。患儿进食前需要通过可视吞咽检查评估有无误吸风险。在术后几周内，患者出现误吸的风险增加，尤其是进食流质饮食。

喉后裂

喉后裂是一种罕见的先天性畸形，是喉气管沟在胚胎发育过程中融合障碍所致。根据累及气管和/或喉的部位分为四种类型 [38]（图 38.4）。患者常合并其他畸形，影响气道。相关的气道畸形包括气管软化、气管食管瘘（20%）、喉软化、声带麻痹、声门下狭窄和无名动脉压迫。相关的非气道症状包括肛门生殖器畸形、唇腭裂、先天性心脏畸形和 GER，见于大部分患儿。Opitz-Frias 综合征最常见，特征是眼距宽、肛门生殖器畸形以及喉后裂 [39]。

喉后裂诊断比较困难，临床表现不典型。Ⅰ型和Ⅱ型喉后裂临床表现不明显，常和其他畸形临床表现相似，比如 GER。尽管如此，误吸是喉后裂特征性的临床表现。对于严重的喉后裂患者，误吸时可能出现呼吸暂停、发绀，甚至肺炎。轻度喉后裂患者，误吸时临床症状表现为窒息、短暂性发绀和反复肺部感染 [11,39]。气道梗阻出现喘鸣，可能和喉后裂边缘残余黏膜或狭窄环有关。气管软化严重的患者，尤其是合并气管食管瘘患者，气道容易受压迫，对照性吞咽研究可以提示误吸，硬质喉镜和支气管镜检查对于明确诊断是必需的。注意对舌骨间区域进行检查，以确定是否存在喉后裂。

对于有临床症状且不合并其他严重畸形的喉后裂患者，应尽早行喉后裂修补术，防止发生慢性误吸造成长期肺损害。根据气管畸形的程度，需要先进行气管切开术和胃造口术。由于 GER 发生率高，通常在喉后裂修补术前行胃底折叠术。大多数Ⅰ型和Ⅱ型喉后裂患者可通过内镜手术修复，延伸至颈段和胸段气管的喉后裂常需要开放性手术治疗，建议采用经胸入路，在保护喉返神经的同时充分暴露视野，建议采用双层闭合裂口，如果需要，可以移植。Ⅳ型喉后裂的裂口长，延伸

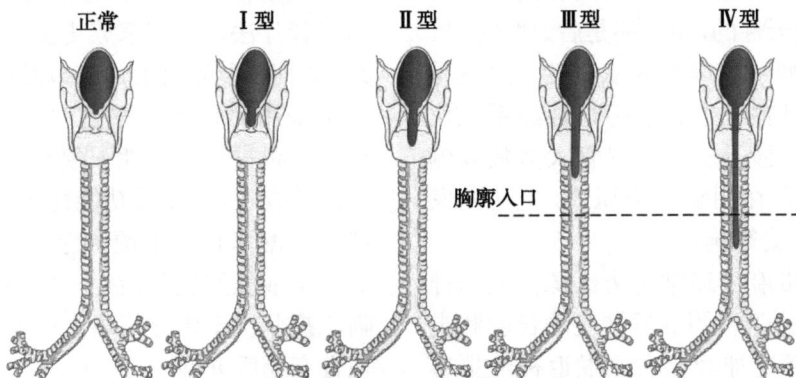

图 38.4 喉后裂分类

到隆嵴或更远,常伴有多种先天性畸形,治疗比较困难,容易发生吻合口瘘[39]。有文献报道手术治疗成功率50%~90%,与裂口严重程度和合并畸形有关。但Alarcon等[40]最近报道合并其他气道畸形的喉后裂手术成功率大于90%。

喉闭锁

先天性高位气道阻塞综合征

先天性高位气道阻塞综合征(congenital high airway obstruction syndrome,CHAOS)是一种罕见的、危及生命的疾病,可在产前诊断,喉和气管完全或几乎完全阻塞,胎儿肺内液体无法排出,导致肺过度膨胀。肺过度膨胀压迫横膈。

这种类型的气道阻塞由多种原因引起,包括喉闭锁、喉蹼、气管闭锁和喉囊肿[41]。气管闭锁也可以作为孤立性疾病存在,常与泌尿生殖系统畸形、脊柱畸形、心脏畸形有关,也和脑积水、气管支气管瘘、食管闭锁、气管食管瘘以及并指畸形有关。无论是何种病因引起,患者会出现相应的临床表现和高位气道阻塞反应。产前超声检查出现肺部弥漫性和增强性回声,气道扩张、横膈扁平或外翻,伴有胎儿腹水和非免疫性水肿(图38.5),这种胎儿有宫内死亡的风险,整个孕期到分娩死亡风险大大增加。尽管超声提示高位气道阻塞,MRI在明确气道阻塞程度和位置上更具有优势,为气道管理提供方案[42]。这些胎儿都需要产时子宫外处理(EXIT)分娩[43]。手术中需要维持胎盘循环,同时在胎儿娩出时固定气道[41],通过内镜检查或气管切开固定气道。

对于新生儿高位气道梗阻,首要的是固定和维持气道。这些患者往往病情严重,需要长期重症监护和通气支持治疗。当患者心肺功能稳定,排除其他畸形后,手术之前需要进行仔细的内镜检查。目前对于气道重建的观点不一,气道重建的最佳时间目前没有统一意见。尽管气管功能可以被重建,但语言功能不能完全恢复。

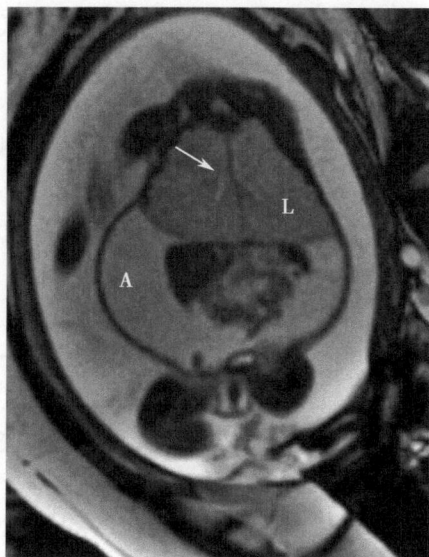

图38.5 妊娠27周胎儿超声检查结果与先天性高位气道梗阻诊断一致:回声性肿块增大(L)、气道扩张(白色箭头)、横膈扁平或外翻、腹水(A)、积液(Courtesy of Timothy Crombleholme,MD,Denver,Colorado)

妊娠中期的诊断常与围产期预后不良关系密切。在没有胎儿水肿或其他异常的情况下,妊娠晚期出现高位气道梗阻的胎儿气道未完全梗阻,胎儿更容易存活。

气管和支气管异常

气管发育不全和气管闭锁

气管发育不全是一种罕见的发育畸形,病死率高。若得到产前诊断,且仅近端气管发生闭锁,少数胎儿通过EXIT手术或气道重建可幸存。在其他类型的气管发育不全中,整个气管闭锁,支气管从食管脱离,新生儿出生时出现严重的呼吸窘迫,可能通过气管食管交通支进行通气。婴儿可暂时通过食管插管进行通气,但不能持续很久。如果气管和食管之间没有交通支,就会导致CHAOS[41]。

气管狭窄和气管蹼

气管狭窄包括一系列罕见的气管畸形,气管会出现不同程度和长度的狭窄,从很薄的气管蹼到严重的肺段狭窄，影响整个气道。

气管蹼

气管蹼累及气管内的软组织造成狭窄。气管蹼可能是膜状的，也可能是厚的、较硬的组织。患者常见的临床表现是吸气相和呼气相喘鸣，也可能出现呼气性喘息，临床表现与狭窄严重程度有关。薄的气管蹼可以通过液体静压球囊扩张术治疗，治疗相对容易。对于较厚的气管蹼，如果没有合并软骨发育不良，常需要激光切除治疗[43]，主要是 CO_2 激光或磷酸氧钛钾激光用于近端气道病变。远端气道病损主要采用可视光缆磷酸氧钛钾激光治疗。对于 1cm 以上的气管蹼或气道软骨发生结构畸形的儿童，手术主要采用分段气管切除或滑动气道成形术。

软骨环发育不良

软骨环发育不良是一种罕见的畸形，气管软骨出现小部分缺损。气管其余部分不受影响，一般不合并其他畸形，治疗包括分段气管切除、滑动气道成形术[44]。

气管软骨套

气管软骨套畸形是一种罕见疾病，分离的软骨被融合的软骨柱替代，有些有膜覆盖，有些没有。常见于有颅缝早闭的综合征，包括 Pfeiffer 综合征、阿佩尔综合征、克鲁宗综合征和戈尔登哈尔综合征[45-47]。新生儿常表现为呼吸系统症状。早期发病的患者常出现急性呼吸系统症状，包括呼吸时喘鸣音伴呼吸窘迫、咳嗽以及反复呼吸道感染。由于患者气管僵硬，气道清除分泌物机制受损。

内镜下可以观察到气道前壁表面光滑，但后壁表面可能正常、狭窄或缺损。CT 和 MRI 对明确病变程度有一定价值。气管切开术可以作为一种姑息性治疗方法。某些患者可以随访观察。如果需要手术治疗，滑动气管切开术是治疗的金标准[48]。

完整气管环

完整气管环是最常见的先天性气管狭窄疾病，发病率低，当气管或气管和支气管同时出现狭窄时，有一定的致死率。异常气管软骨形成完整气管环（图 38.6），超过 50% 的婴幼儿气管出现节段性狭窄。完整气管环临床表现多样，在围产期婴儿，可引起呼吸窘迫导致死亡，对于年龄较大儿童，完整气管环可能没有明显症状。大多数婴幼儿在出生后几个月内表现为呼吸功能恶化，临床表现为喘鸣、呼吸塌陷、咳嗽和反复哭闹，也可能出现不典型持续性喘息、干啰音，甚至猝死。80% 以上完整气管环

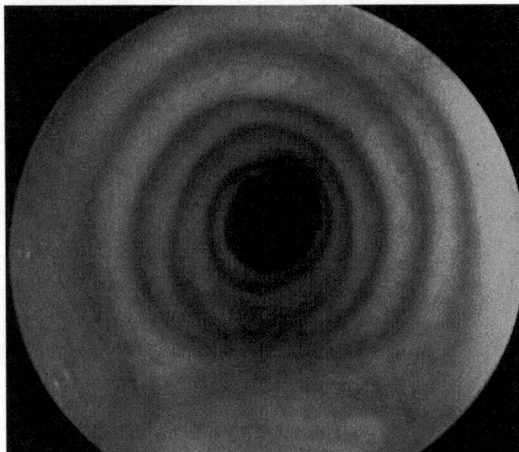
（a）

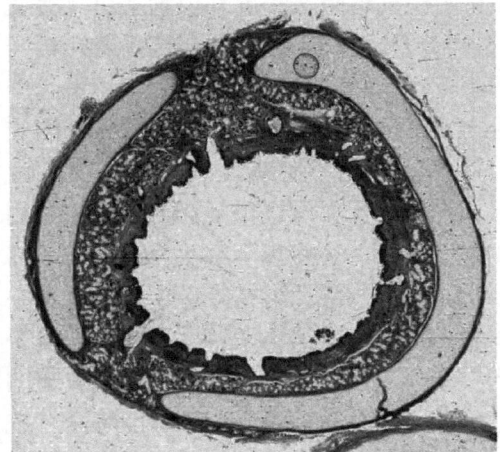
（b）

图 38.6　先天性气管狭窄。（a）完整气管环的内窥镜视图。（b）组织学显示软骨环为环状

儿童常合并多种其他先天性疾病[11]，50% 患者合并先天性心脏畸形，伴或不伴大血管畸形。

有些患者进行气管插管后出现黏膜的急性水肿和炎症，加剧呼吸窘迫症状，气管梗阻后出现呼吸道感染症状可能引起患者死亡。对于出现完整气管环的婴幼儿或儿童，即使是 1mm 的肿胀也可能造成气管横截面积明显减少，这能够解释某些伴有气管狭窄的患者急性炎症状态下病情迅速恶化的状态。

完整气管环需要进行及时诊断和评估，确定气管支气管的异常。高千伏气道摄片能够显示狭窄位置，但气管支气管镜能够精确显示狭窄的位置和程度。支气管镜检查需谨慎，支气管镜可能造成狭窄部位水肿，导致气道狭窄加重，检查时尽量采用细的支气管镜[11]。CT 检查能够快速和精确地测量气管狭窄的程度、长度以及移位程度。气道三维重建可清晰观察气管与大血管的关系，对确定手术方案有帮助，而且，通过新的软件可以获得虚拟的支气管图像，这有利于对远端气道梗阻的评估（图 38.7）。MRI 评估气道与纵隔大血管的关系是有价值的。超声检查主要用于评估患者有无合并心脏缺陷，明确有无肺动脉吊带。

约 10% 的合并完整气管环的患者临床症状比较轻，无需手术治疗，需要进行长期随访观察[49]。大多数患者需要进行气道重建术[49]。修复气道的同时需治疗合并畸形，如肺动脉吊带或血管环。以往首选补片修复，现在无论短段或长段狭窄主要采用滑动气管成形术[50]

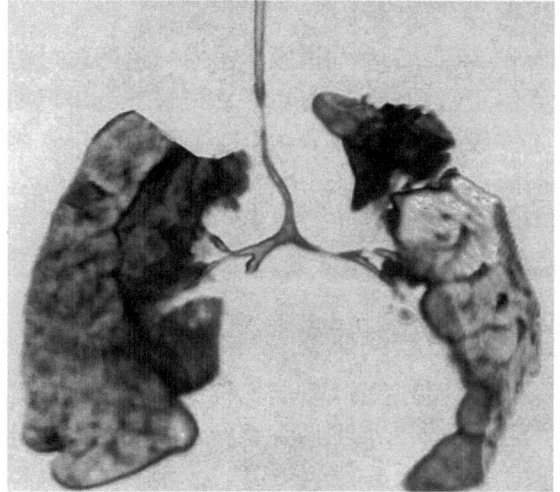

图 38.7 三维重建计算机体层成像（CT）显示先天性气管狭窄患者的气管解剖结构，大部分气管存在狭窄

（图 38.8），这种手术方式并发症发生率低，适用于所有类型的完整气管环。滑动气管成形术都使用自体气管组织，将气管横切为两个相等的部分，切开气管下半段的前壁和上半段的后壁，用 5-0 丝线和可吸收线吻合。术后交叉缝合的气管横截面积增加 4 倍，长度减少一半，通过的气流增加 16 倍。

患者术后需气管插管 1~2 天，有些肺实质病变患者需要更长时间。在围手术期，应注意避免气管导管移位或脱落，最大限度地减少对新建气道的损伤，经鼻气管插管更稳定。术后需要对患者持续监测，内镜清除肉芽组织阻塞。在拔管前，需要通过纤维支气管镜对患者重建气道的完整性和通畅性进行

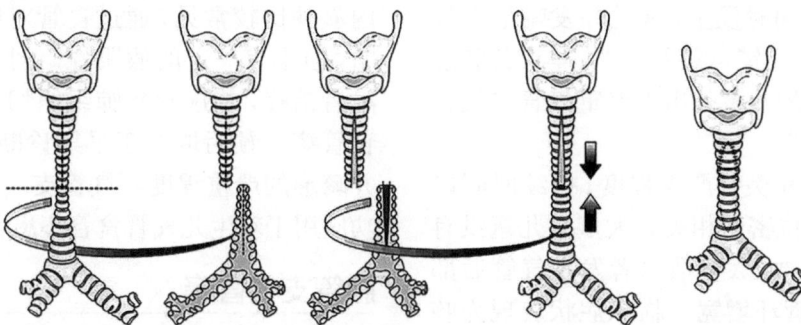

图 38.8 滑动气管成形术。在气管狭窄的中点处横断气管。气管近端和远端松动后，切开头侧气管后部和尾侧气管段前部。然后将两段气管重叠并斜缝在一起

评估,确保患者安全。

尽管行滑动气道成形术后气道形态可能类似于图 38.8,但这并不意味着气道出现梗阻。气道在术后 1 年内会重新塑形为正常的椭圆形。根据经验,患者长期存活率为 90%,心脏病等严重合并症是导致患者死亡的主要原因,而不是气道并发症。

气管憩室和气管支气管

气管憩室和气管支气管是相对比较常见的胚胎早期气管胚芽发育异常。气管憩室类似于支气管,虽然起源于气管,但其末端是盲端或与一个未发育的肺相连。气管支气管最常累及右上叶支气管,可能与孤立的肺段或右上叶的顶端部分相连。这两种畸形常与其他气管、食管和肺疾病同时发生,主要通过内镜检查确诊,大多数患者无临床症状,不需要治疗。新生儿期可能出现肺炎和呼吸窘迫症状。这些症状与支气管狭窄或其他肺畸形密切相关。通过肺叶或支气管切除手术可以治愈。

气管憩室最常见的病因为医源性,在气管食管瘘术后,小部分食管残存在气管内。残存的组织可以通过内镜切除[51-53]。

气管软化

气管软化是气管或支气管整体结构软化性疾病,气道软骨环缺乏呼吸时避免气道塌陷所需的硬性支撑。软化可能是局部的,也可能在整个气道中广泛存在。气管软化是最常见的先天性气道畸形,可能单独出现,也可能和其他畸形同时发生,常见并发畸形有气管食管瘘、食管闭锁,喉后裂[54]。早产儿和患有慢性肺疾病的儿童是出现严重气管支气管软化的高危人群。

临床症状和疾病严重程度、持续时间以及气管软化部位密切相关。大多数儿童没有症状或症状轻微,大多数患者发生气管后部软化,伴有气管环增宽。临床症状表现为咳嗽,喘鸣,喘息,烦躁时呼吸窘迫和发绀。部分患者常被误诊为过敏性哮喘,支气管扩张

剂治疗无效。主要通过患者自发呼吸时行支气管镜检查确诊,这能够动态观察气管的扭曲和受压情况。临床症状轻微的患者常在 3 岁内缓解,随访观察即可。症状不断加重的患者需要药物或手术干预[54]。部分患者可以通过经鼻持续气道正压通气改善症状。

气管部分病变可以通过内镜下或开放性主动脉固定术、甲状腺切除术、胸骨后主动脉升支悬吊术治疗[55]。弥漫性病变需要长期气管切开联合正压通气治疗。对于保守治疗无效或不适合手术治疗的患者,可以放置气管内支架治疗,这种方法可能会出现严重的并发症,比如支架脱落、支架移位,罕见情况下会出现支架侵蚀到大血管。去除支架时可能引起气管撕裂或大出血。

气管食管瘘

孤立的气管和食管之间通过支气管连接很少见,女性发病率高于男性(2:1),常伴有心脏、泌尿生殖系统、脊柱和膈肌疾病。气管食管瘘被认为是由食管中增生的肺胚芽发育而来,异位支气管导致肺下叶充气最常见,整个主支气管和肺也可能受影响。对于肺隔离症患者,肺血管发育畸形,主动脉供应异常肺组织的动脉,静脉血回流入体静脉或肺静脉。

支气管引流不充分常导致反复肺部感染和肺实质损害[56]。尽管有些患者反复发生肺炎和持续影像学异常,但是直到青少年或成人都没有被确诊。尽管肺段影像学表现因肺部塌陷、实变、空洞的影响而不同,但肺实质内囊肿比较常见,通过食管对照研究明确诊断,但也有一定的假阴性。对于非新生儿期患者治疗,首选异常肺组织切除和闭合气管食管瘘。预后取决于早期诊断、治疗以及合并畸形的严重程度。气管支气管重建术已成功应用于新生儿气管食管瘘患者[57]。

胆管支气管瘘

先天性胆管支气管瘘是一种呼吸器官和胆道异常连接的疾病,这是一种很罕见的发育

异常，被认为起始于远端气管或主支气管。到目前为止，英文文献中关于这种疾病只有 25 例报道[58]。也有报道指出它与其他前肠畸形有关[59]。患者临床表现包括反复肺炎、呼吸困难和发育不良，经常在新生儿早期就开始出现症状。然而，最重要的临床表现是出现胆汁染色的痰液。症状严重程度主要取决于从肝左叶流出的胆汁是否引流到十二指肠内，还是仅通过胆管支气管瘘引流出[59-61]。通过支气管镜或内镜行胰胆管造影（endoscopic retrograde cholangiopancreatography，ERCP）确诊。然而，2008 年有一例采用胸腹部增强 CT 确诊胆管支气管瘘的报道。手术切除瘘管是治疗这种疾病的唯一有效方法。

支气管囊肿

支气管囊肿是胚胎发育过程中一部分肺芽独立发育造成的。囊肿壁常含有纤维成分和残留的软骨，内壁由纤毛柱状上皮组成[62]。囊肿扩大导致气道受压，婴幼儿最常见的症状是呼吸窘迫，也可能出现咳嗽、喘息或胸痛症状。胸部平片可以提示存在支气管囊肿，CT 或 MRI 可以明确诊断（图 38.9a）。患者可以通过开放性手术或胸腔镜手术切除囊肿（图 38.9b）[63-64]。

支气管闭锁与支气管发育不全

支气管闭锁

局部支气管闭锁是一种少见的疾病。闭锁的支气管阻碍分泌物和气体从远端肺流向主支气管，这种情况和叶性肺气肿或纵隔肿块相似[65]。患儿刚出生的时候，病变的肺能够储存液体，然而，当空气通过 Kohn 孔进入病变部位时，最终此部分肺叶或肺段的气道压力会升高。分泌物聚集在闭锁近端，导致黏液囊肿的形成[66]。肺气肿可能引起肺不张，患者出现气喘或喘鸣音。胸部 X 线平片可显示肺门肿块，可见过度通气的肺包绕的放射状固体通道。胸部 CT 扫描可见中心型黏液囊肿，并和支气管囊肿或肺气肿鉴别。患者在初期可能没有临床表现，但随着分泌物在肺内储留，可能导致严重肺炎，手术切除病变的肺可恢复肺正常功能。

支气管发育不全

支气管发育不全发病率比气管发育不全常见，与气管发育不全不同，支气管发育不全伴随终生。根据解剖分类，分为肺叶、支气管和肺实质发育不全。严重情况下可能出现全肺及其支气管、肺血管发育不全[65]，也可能有

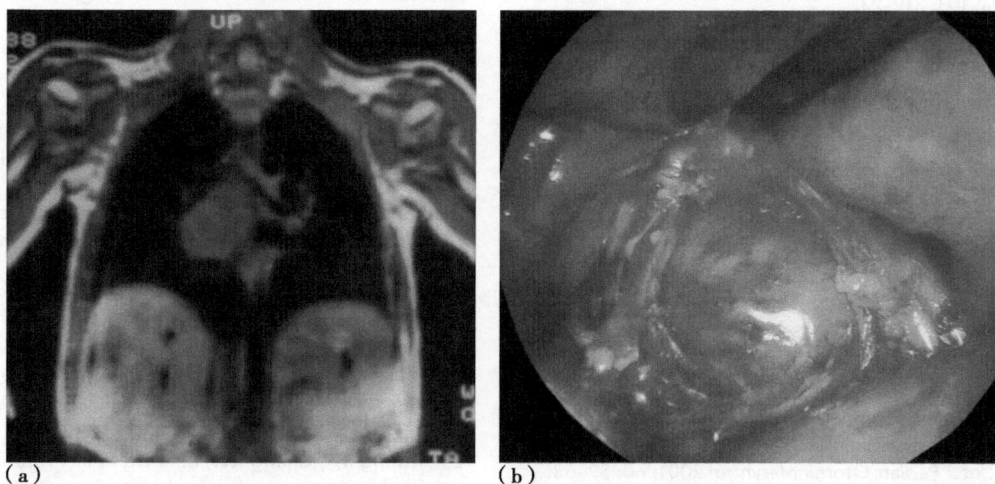

（a）　　　　　　　　　　　　　　　　（b）

图 38.9　（a）MRI 显示右主支气管下方有一个大的右侧支气管囊肿。（b）支气管囊肿的胸腔镜视图。胸膜壁层在切除过程中被打开

部分支气管和肺发育不全。与大多数气管畸形一样，支气管发育不全可能合并其他先天性畸形，常见的畸形包括骨骼、心血管、胃肠道和泌尿生殖系统畸形。可通过胸部 X 线检查和气管镜进行诊断，大多数患者不需要手术治疗，这种疾病需要与其他需要治疗的气道疾病相鉴别（例如肿瘤压迫导致气管狭窄或管腔外阻塞）。

支气管狭窄

单独的先天性支气管狭窄少见，支气管狭窄的原因包括血管压迫、心脏压迫、先天性囊肿压迫以及软骨软组织狭窄。临床症状和治疗方法因症状严重程度以及病变部位而不同。手术治疗包括气管切除和滑动气管成形术 [67-68]。获得性支气管狭窄比先天性支气管狭窄常见，是经历长期气管插管和呼吸支持治疗患儿发病和死亡的主要原因。大多数获得性支气管狭窄患者可通过内镜下球囊扩张或激光切除治疗。

（高跃 译 俞建根 审校）

参考文献

1. Myer CM III, O'Connor DM, Cotton RT. Proposed grading system for subglottic stenosis based on endotracheal tube sizes. *Ann Otol Rhinol Laryngol* 1994; 103: 319–23.
2. Thompson DM. Abnormal sensorimotor integrative function of the larynx in congenital laryngomalacia: A new theory of etiology. *Laryngoscope* 2007; 117: 1–33.
3. Dickson JM, Richter GT, Meinzen-Derr J et al. Secondary airway lesions in infants with laryngomalacia. *Ann Otol Rhinol Laryngol* 2009; 118: 37–43.
4. Cohen SR, Eavey RD, Desmond MS et al. Endoscopy and tracheotomy in the neonatal period: A 10-year review, 1967–1976. *Ann Otol Rhinol Laryngol* 1977; 86: 577–83.
5. Richter GT, Thompson DM. The surgical management of laryngomalacia. *Otolaryngol Clin N Am* 2008; 41: 837–64.
6. Loke D, Ghosh S, Panarese A et al. Endoscopic division of the aryepiglottic folds in severe laryngomalacia. *Int J Pediatr Otorhinolaryngol* 2001; 60: 59–63.
7. Martin JE, Howarth KE, Khodaei I et al. Aryepiglottoplasty for laryngomalacia: The Alder Hey experience. *J Laryngol Otol* 2005; 119: 958–60.
8. Schroeder JW, Bhandarkar ND, Holinger LD. Synchronous airway lesions and outcomes in infants with severe laryngomalacia requiring supraglottoplasty. *Arch Otolaryngol Head Neck Surg* 2009; 135: 647–51.
9. Miyamoto RC, Cotton RT, Rope AF et al. Association of anterior glottic webs with velocardiofacial syndrome (chromosome 22q11.2 deletion). *Otolaryngol Head Neck Surg* 2004; 130: 415–7.
10. Wyatt ME, Hartlley BE. Laryngotracheal reconstruction in congenital laryngeal webs and atresias. *Otolaryngol Head Neck Surg* 2005; 132: 232–8.
11. Rutter MJ. Evaluation and management of upper airway disorders in children. *Semin Pediatr Surg* 2006; 15: 116–23.
12. Monnier P, George M, Monod ML et al. The role of the CO_2 laser in the management of laryngotracheal stenosis: A survey of 100 cases. *Eur Arch Otorhinolaryngol* 2005; 262: 602–8.
13. Cotton RT, Gray SC, Miller RP. Update of the Cincinnati experience in pediatric laryngotracheal reconstruction. *Laryngoscope* 1989; 99: 1111–6.
14. Santos D, Mitchell R. The history of pediatric airway reconstruction. *Laryngoscope* 2010; 120: 815–20.
15. White DR, Bravo M, Vijayasekaran S et al. Laryngotracheoplasty as an alternative to tracheotomy in infants younger than 6 months. *Arch Otolaryngol Head Neck Surg* 2009; 135: 445–7.
16. de Alarcon A, Rutter MJ. Revision pediatric laryngotracheal reconstruction. *Otolaryngol Clin N Am* 2008; 41: 959–80.
17. Monnier P. Airway stenting with the LT-Mold™: Experience in 30 pediatric cases. *Int J Pediatr Otorhinolaryngol* 2007; 71: 1351–9.
18. White DR, Cotton RT, Bean JA et al. Pediatric cricotracheal resection: Surgical outcomes and risk factor analysis. *Arch Otolaryngol Head Neck Surg* 2005; 131: 896–9.
19. Rutter MJ, Hartley BE, Cotton RT. Cricotracheal resection in children. *Arch Otolaryngol Head Neck Surg* 2011; 127: 289–92.
20. Mulliken JB, Fishman SJ, Burrows PE. Vascular anomalies. *Curr Probl Surg* 2000; 37: 517–84.
21. Orlow SJ, Isakoff MS, Blei F. Increased risk of symptomatic hemangiomas of the airway in association with cutaneous hemangiomas in a "beard" distribution. *J Pediatr* 1997; 131: 643–6.
22. Perkins JA, Duke W, Chen E et al. Emerging concepts in airway infantile hemangioma assessment and management. *Otolaryngol Head Neck Surg* 2009; 141: 207–12.
23. O-Lee TJ, Messner A. Subglottic hemangioma. *Otolaryngol Clin N Am* 2008; 41: 903–11.
24. Léaute-Labrèze C, Dumas de la Roque E, Hubiche T et al. Propranolol for severe hemangiomas of infancy. *N Engl J Med* 2008; 358: 2649–51.
25. Truong MT, Chang KW, Berk DR et al. Propranolol for the treatment of a life-threatening subglottic and mediastinal infantile hemangioma. *J Pediatr* 2010; 156: 335–8.

26. Jephson CG, Manunza F, Syed S et al. Successful treatment of isolated subglottic haemangioma with propranolol alone. *Int J Pediatr Otorhinolaryngol* 2009; 73: 1821–3.

27. Denoyelle F, Leboulanger N, Enjolras O et al. Role of propranolol in the therapeutic strategy of infantile laryngotracheal haemangioma. *Int J Pediatr Otorhinolaryngol* 2009; 73: 1168–72.

28. Fuchsmann C, Quintal MC, Giguere C et al. Propranolol as first-line treatment of head and neck hemangiomas. *Arch Otolaryngol Head Neck Surg* 2011; 137: 471–8.

29. Raol N, Metry D, Edmonds J et al. Propranolol for the treatment of subglottic hemangiomas. *Int J Pediatr Otorhinolaryngol* 2011; 75: 1510–4.

30. Leboulanger N, Fayoux P, Teissier N et al. Propranolol in the therapeutic strategy of infantile laryngotracheal hemangioma: A preliminary retrospective study of French experience. *Int J Pediatr Otorhinolaryngol* 2010; 74: 1254–7.

31. Bajaj Y, Kapoor K, Ifeacho S et al. Great Ormond Street Hospital treatment guidelines for use of propranolol in infantile isolated subglottic haemangioma. *J Laryngol Otol* 2013; 127: 295–8.

32. Elluru RG, Friess MR, Richter GT et al. Multicenter evaluation of the effectiveness of systemic propranolol in the treatment of airway hemangiomas. *Otolaryngol Head Neck Surg* 2015; 153: 452–60.

33. Hartnick CJ, Brigger MT, Willging JP et al. Surgery for pediatric vocal cord paralysis: A retrospective review. *Ann Otol Rhinol Laryngol* 2003; 112: 1–6.

34. Miyamoto RC, Parikh SR, Gellad W et al. Bilateral congenital vocal cord paralysis: A 16-year institutional review. *Otolaryngol Head Neck Surg* 2005; 133: 241–5.

35. Sipp JA, Kerschner JE, Braune N et al. Vocal fold medialization in children. *Arch Otolaryngol Head Neck Surg* 2007; 133: 767–71.

36. Chen EY, Inglis AF Jr. Bilateral vocal cord paralysis. *Otolaryngol Clin N Am* 2008; 41: 889–901.

37. Gerber ME, Modi VK, Ward RF et al. Endoscopic posterior cricoid split and costal cartilage graft placement in children. *Otolaryngol Head Neck Surg* 2013; 148: 494–502.

38. Benjamin B, Inglis A. Minor congenital laryngeal clefts: Diagnosis and classification. *Ann Otol Rhinol Laryngol* 1989; 98: 417–20.

39. Rutter MJ, Azizkhan RG. Posterior laryngeal cleft. In: Ziegler M, Azizkhan RG, Weber T, von Allmen D (eds). *Operative Pediatric Surgery*, 2nd edn, Chapter 21. New York: McGraw-Hill, 2014.

40. de Alarcón A, Osborn AJ, Tabangin ME et al. Laryngotracheal cleft repair in children with complex airway anomalies. *JAMA Otolaryngol Head Neck Surg* 2015; 141: 828–33.

41. Marwan A, Crombleholme TM. The EXIT procedure: Principles, pitfalls, and progress. *Semin Pediatr Surg* 2006; 15: 107–15.

42. Mong A, Johnson AM, Kramer SS et al. Congenital high airway obstruction syndrome: MR/US findings, effect on management, and outcome. *Pediatr Radiol* 2008; 38: 1171–9.

43. Azizkhan RG, Lacey SR, Wood RE. Acquired symptomatic bronchial stenosis in infants: Successful management using an argon laser. *J Pediatr Surg* 1990; 25: 19–24.

44. Manning PB, Rutter MJ, Lisec A et al. One slide fits all: The versatility of slide tracheoplasty with cardiopulmonary bypass support for airway reconstruction in children. *J Thorac Cardiovasc Surg* 2011; 141: 155–61.

45. Davis S, Bove KE, Wells TR et al. Tracheal cartilaginous sleeve. *Pediatr Pathol* 1992; 12: 349–64.

46. Hockstein NG, McDonald-McGinn D, Zackai E et al. Tracheal anomalies in Pfeiffer syndrome. *Arch Otolaryngol Head Neck Surg* 2004; 130: 1298–302.

47. Elloy MD, Cochrane LA, Wyatt M. Tracheal cartilaginous sleeve with cricoid cartilage involvement in Pfeiffer syndrome. *J Craniofac Surg* 2006; 17: 272–4.

48. Rutter MJ, de Alarcon A, Manning PB. Tracheal anomalies and reconstruction. In: da Cruz E, Ivy D, Jaggers J (eds). *Pediatric and Congenital Cardiology, Cardiac Surgery and Intensive Care*, Chapter 166. London: Springer-Verlag, 2014.

49. Rutter MJ, Willging JP, Cotton RT. Nonoperative management of complete tracheal rings. *Arch Otolaryngol Head Neck Surg* 2004; 130: 450–2.

50. Rutter MJ, Cotton RT, Azizkhan RG et al. Slide tracheoplasty for the management of complete tracheal rings. *J Pediatr Surg* 2003; 38: 928–34.

51. Cheng ATL, Gazali N. Acquired tracheal diverticulum following repair of tracheo-oesophageal fistula: Endoscopic management. *Int J Pediatr Otorhinolaryngol* 2008; 72: 1269–74.

52. Shah AR, Lazar EL, Atlas AB. Tracheal diverticula after tracheoesophageal fistula repair: Case series and review of the literature. *J Pediatr Surg* 2009; 44: 2107–11.

53. Johnson LB, Cotton RT, Rutter MJ. Management of symptomatic tracheal pouches. *Int J Pediatr Otorhinolaryngol* 2007; 71: 527–31.

54. McNamara VM, Crabbe DC. Tracheomalacia. *Paediatr Respir Rev* 2004; 5: 147–54.

55. Perger L, Kim HB, Jaksic T et al. Thoracoscopic aortopexy for treatment of tracheomalacia in infants and children. *J Laparoendosc Adv Surg Tech* 2009; 19 Suppl 1: S-249–254.

56. Tsugawa J, Tsugawa C, Satoh S et al. Communicating bronchopulmonary foregut malformation: Particular emphasis on concomitant congenital tracheobronchial stenosis. *Pediatr Surg Int* 2005; 21: 932–5.

57. Revillon MY, Salakos C, DeBlic J et al. Successful bronchotracheal reconstruction in esophageal bronchus: Two case reports. *J Pediatr Surg* 1997; 32: 739–42.

58. Chawla SC, Jha P, Breiman R et al. Congenital tracheobiliary fistula diagnosed with contrast-enhanced CT and 3-D reformation. *Pediatr Radiol* 2008; 38: 999–1002.

59. DiFiore JW, Alexander F. Congenital bronchobiliary fistula in association with right-sided congenital diaphragmatic hernia. *J Pediatr Surg* 2002; 37: 1208–9.

60. Tommasoni N, Gamba PG, Midrio P et al. Congenital tracheobiliary fistula. *Pediatr Pulmonol* 2000; 30: 149–52.

61. Egrari S, Krishnamoorthy M, Yee CA et al. Congenital bronchobiliary fistula: Diagnosis and postoperative surveillance with HIDA scan. *J Pediatr Surg* 1996; 31: 785–6.

62. Stocker JT. Cystic lung disease in infants and children. *Fetal Pediatr Pathol* 2009; 28: 155–84.

63. Koontz CS, Oliva V, Gow KW et al. Video-assisted thoracoscopic surgical excision of cystic lung disease in children. *J Pediatr Surg* 2005; 40: 835–7.

64. Hirose S, Clifton MS, Bratton B et al. Thoracoscopic resection of foregut duplication cysts. *J Laparoendosc Adv Surg Tech* 2006; 16: 526–9.

65. Morikawa N, Kuroda T, Honna T. Congenital bronchial atresia in infants and children. *J Pediatr Surg* 2005; 40: 1822–6.

66. Peranteau WH, Merchant AM, Hedrick HL et al. Prenatal course and postnatal management of peripheral bronchial atresia: Association with congenital cystic adenomatoid malformation of the lung. *Fetal Diagn Ther* 2008; 24: 190–6.

67. Antón-Pacheco JL, Galletti L, Cabezali D et al. Management of bilateral congenital bronchial stenosis in an infant. *J Pediatr Surg* 2007; 42: E1–3.

68. Grillo HC, Wright CD, Vlahakes G et al. Management of congenital tracheal stenosis by means of slide tracheoplasty or resection and reconstruction, with long term follow up of growth after slide tracheoplasty. *J Thorac Cardiovasc Surg* 2002; 123: 145–52.

血管环

Benjamin O. Bierbach   John Mark Redmond   Christopher Hart

引言

血管环是主动脉弓和大血管发育早期出现的先天性畸形，发病率低。临床症状主要与血管环包绕的结构有关，即气管和食管。

定义和发展史

血管环是一种少见的先天性畸形，结构异常的主动脉弓和相关血管包绕食管和气管，形成一个完整的压迫环。还有一些与主动脉弓相关的血管异常，并没有形成完整的环，但也和血管环划分为一类，因为它们压迫食管和气管产生和血管环相似的临床症状。通常情况下，肺动脉吊带也属于血管环，但它不完全包绕气管和食管，但对它们有压迫症状。本章将讨论完整和非完整血管环以及肺动脉吊带。

1737 年首次发现血管环，被 Hommel[1] 称为双主动脉弓。1794 年，Bayford 对一位多年来有吞咽困难死于饥饿的妇女尸检后发现食管后右锁骨下动脉。1932 年 Maude Abbott 报告了 5 例双主动脉弓患者，提出此类患者需要外科手术治疗。

Robert Gross[2] 在他的报告中首先使用"血管环"这一概念来描述双主动脉弓首次成功分离。

Potts 和 Holinger 首次成功修复了一名 5 个月大的喘息、间歇性呼吸困难以及发绀的肺动脉吊带患者[3]。这种畸形首次在 7 个月大的严重呼吸窘迫患儿尸检中发现[4]。

尽管无名动脉压迫综合征和肺动脉吊带并非完整的血管环，它们也被归为典型的血管环，因为患者的临床表现、诊断和外科治疗相似。

发病率

血管环是少见的畸形，占所有先天性心脏畸形的 1% 以下，男女发病率相同。没有地理区域或种族区别。一些血管环与其他心脏缺陷有关，也可能是孤立的畸形。

双主动脉弓和右位主动脉弓伴左位动脉韧带是最常见的两种完整血管环，占 85%~95%。另外两种完整血管环少见（<1%），包括右位主动脉弓伴镜像分支和左位动脉韧带，左主动脉弓伴食管后右锁骨下动脉，右降主动脉，右动脉韧带。

其余血管环由有临床症状但无完整血管环的畸形组成，包括无名动脉异常、右锁骨下动脉异常伴左位主动脉弓和左动脉韧带。

异常的左肺动脉或肺动脉吊带约占 10%，虽然与主动脉弓及其分支无关，但同起源于第六鳃弓异常发育，并产生一个完整的环。这种畸形患者有 10%~15% 合并心脏畸形。

胚胎学

1922 年，Congdon[5] 报告了关于人主动脉弓胚胎发育研究进展。Edward[6] 描述了双主动脉弓系统和双侧动脉导管模型（图 39.1）。

血管环是涉及胚胎时期主动脉弓不同退

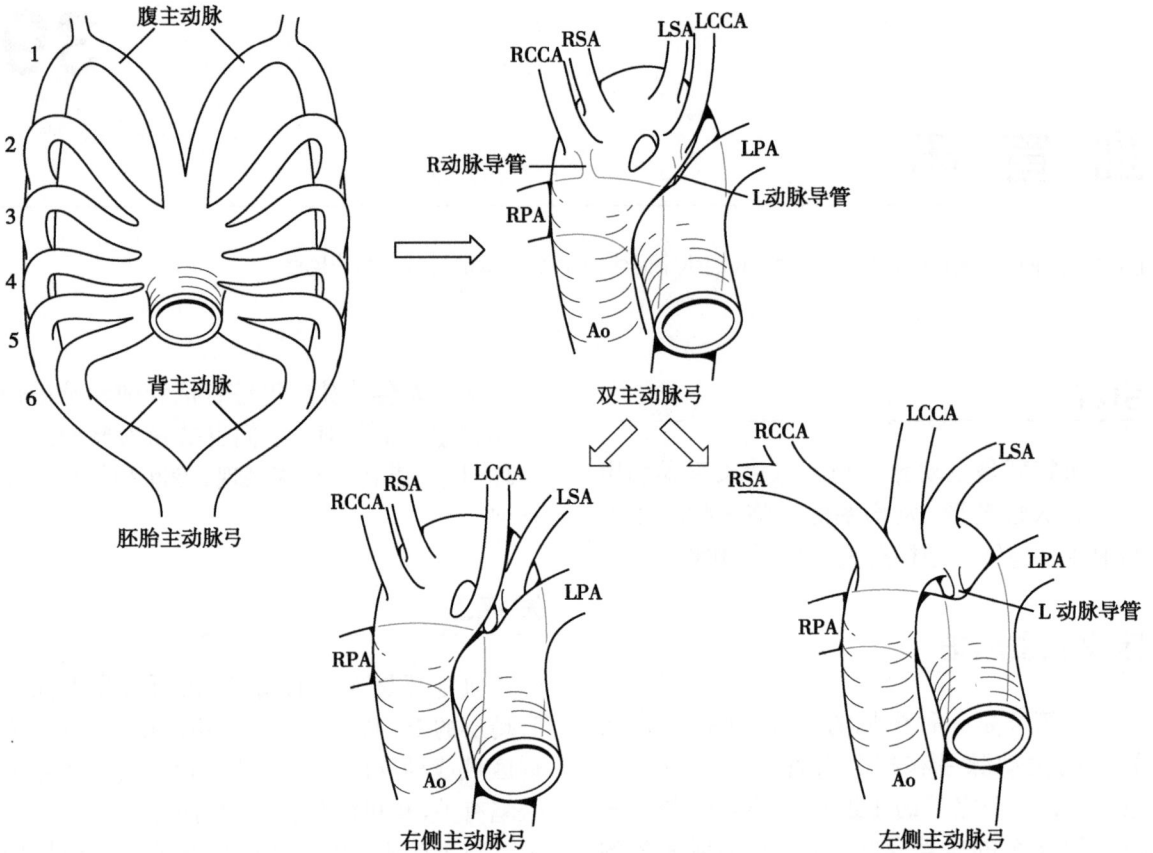

图 39.1 胚胎主动脉弓图。六对主动脉弓最初发展在背主动脉和腹主动脉之间。第一、第二和第五弓完全退化。保留或退化原始主动脉弓的不同节段会导致双主动脉弓，右主动脉弓，或者正常的左主动脉弓。Ao，主动脉。LCCA、RCCA，左、右颈总动脉。LPA、RPA，左、右肺动脉。LSA、RSA，左、右锁骨下动脉

化的一组先天性畸形。近期的文献报道提示 22q11 染色体缺失与主动脉弓发育异常和先天性心脏畸形有密切关系。在胚胎期主动脉弓的发育和原始的六对弓发育有关。胚胎进行程序性细胞死亡（凋亡）来去除残迹或不需要的部分。在人类胚胎时期多发的弓是最好的例子，反映了我们的祖先通过鳃呼吸提供氧供。在人类的进化过程中它们短暂地存在，在肺循环的发育和心脏建立关系后，它们部分或完全消失，只有一小部分保留。如果不必要的部分仍旧存在，就会产生血管环。

在宫内发育的第 21 天左右，左或右背侧成对主动脉弓最终发育为降主动脉，由一到六对弓最后发育成主动脉弓。

在胚胎发育的这个时期，多种血管环可能产生。第一弓和第二弓自行吸收，第三弓形成颈动脉，左侧第四弓形成主动脉弓远端和主动脉弓峡部。如果右侧第四弓退化，左侧第四弓存在，就会形成主动脉弓包绕左侧前后纵隔的气管和食管。如果左侧第四弓退化，就会形成右位主动脉弓。在这种情况下，主动脉在前后纵隔右侧通过气管和食管。

第四弓近端的分隔产生升主动脉。右背侧的动脉最终形成右锁骨下动脉，第一弓、第二弓、第五弓的退化形成了经典的 Edwards 双主动脉弓。

Stewart 等[7] 总结了病理、胚胎学和 X 线摄影与主动脉弓畸形病变的关系。

分型

按发病率列出不同血管畸形：双主动脉弓、右位主动脉弓、肺动脉吊带、左位主动脉弓相关的血管环、颈部主动脉。

双主动脉弓

双主动脉弓是一种左、右动脉弓均异常的血管畸形，可为以下一种（图 39.2）：①双侧主动脉弓均开放；②单侧动脉弓发育不全（左侧为主）；③单侧动脉弓闭锁（左侧为主）。

双侧主动脉弓是连续的左右侧胚胎第四鳃弓将主动脉干囊的动脉弓与各自的背主动脉连接起来。升主动脉在食管前分叉，每条动脉弓向气管或食管的左侧或右侧延伸，两条动脉弓中较大的一条从食管后方经过，与另一条动脉弓在后纵隔相连，形成降主动脉。这样就形成了一个完整的血管环。值得一提的是，右侧喉返神经必须经过右侧主动脉弓，而不是右锁骨下动脉周围。双主动脉弓很少并发先天性心脏病，如果有的话，最常见的是法洛四联症和大血管转位。

右主动脉弓

那些左第四鳃弓退化而右鳃弓发育正常的患者，会发生右主动脉弓（图 39.3），发病率低于 1/100 000，常合并其他畸形。约 30% 的法洛四联症患者伴有右主动脉弓，右主动脉弓和左动脉弓的畸变改变了左锁骨下动脉和动脉导管的起源。部分可形成血管环。

右主动脉弓合并左锁骨下动脉及左动脉韧带畸形

在这种畸形患者，右主动脉弓首先发出左颈总动脉分支，气管前部走行，然后发出右颈总动脉分支，再发出右锁骨下动脉分支，最后是左锁骨下动脉分支，左锁骨下动脉走行于锁骨后部并从它的底部发出动脉韧带。动脉韧带连接左锁骨下动脉与左肺动脉，或降主动脉与左肺动脉。升主动脉前部包绕气管和食管，主动脉弓在右侧，降主动脉在后部，动脉韧带和左肺动脉在左侧（图 39.3b 和图 39.3c）。10% 的患者合并心脏畸形。

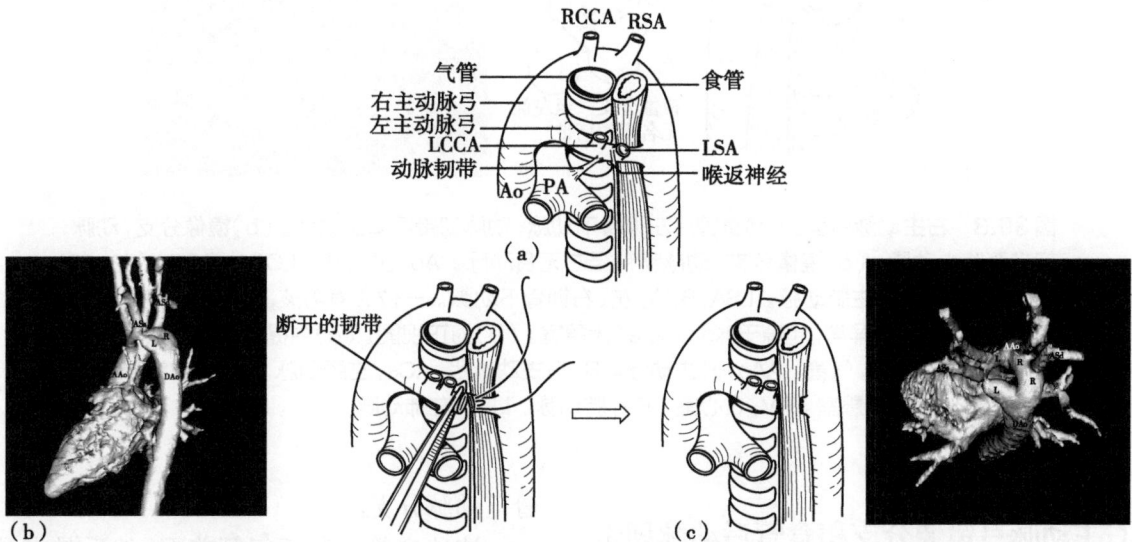

图 39.2 （a）双主动脉弓的划分。右主动脉弓在双主动脉弓中占优势。左小动脉弓分为两个血管夹。残根过度闭合。Ao，主动脉。LCCA、RCCA，左、右颈总动脉。PA，肺动脉。LSA、RSA，左、右锁骨下动脉。（b,c）一位 4 岁男孩，双主动脉弓压迫气管，MRI 增强扫描的三维图像提供了左侧视图（b）和头颅视图（c）。中断环，双弓成环。AAo，升主动脉。DAo，降主动脉。R，右主动脉弓。L，左主动脉弓。ASs，左锁骨下动脉。ASd，右锁骨下动脉

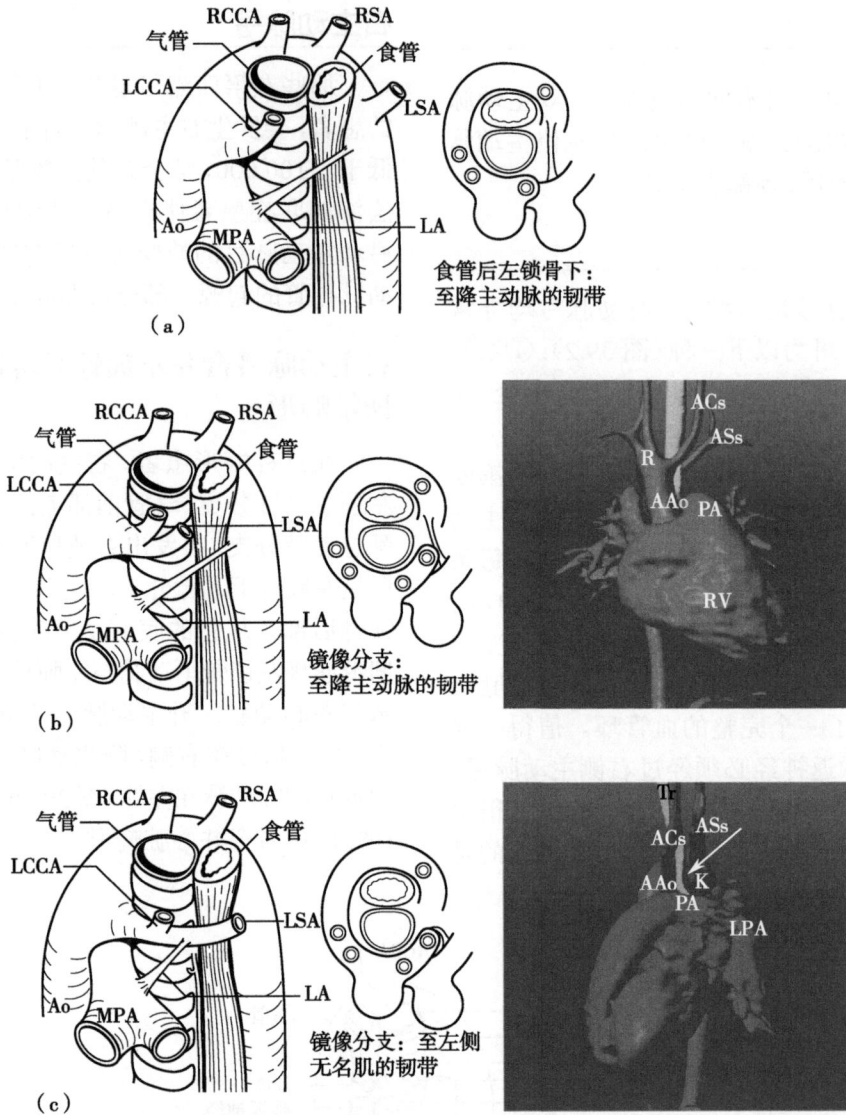

图 39.3 右主动脉弓型。(a)食管后左锁骨下动脉,动脉韧带至降主动脉。(b)镜像分支,动脉韧带至降主动脉。(c)镜像分支,动脉韧带至左无名动脉。Ao,主动脉。LCCA、RCCA,左、右颈总动脉。MPA,主肺动脉。LSA、RSA,左、右锁骨下动脉。一位2岁男孩,右主动脉弓压迫气管,左锁骨下动脉异常,起源于Kommerell大憩室。(b)为正视图。(c)中提供了左侧视图。箭指示气管压缩。Tr,气管。AAo,升主动脉。R,右主动脉弓。ACs,左颈动脉。ASs,左锁骨下动脉。K,Kommerell憩室。RV,右心室。PA,肺动脉。LPA,左肺动脉

右主动脉弓镜像分支和食管后动脉韧带

右主动脉弓镜像分支和食管后动脉韧带仅发生在远端第四动脉弓有部分吸收的患者。第一个起源于右动脉弓的头臂血管是左无名动脉,左无名动脉发出左颈动脉和左锁骨下动脉分支。

这些血管走行于气管前面,然后是右颈动脉和右锁骨下动脉。动脉韧带是动脉弓发出的最后分支,起始于Kommerell憩室,是第四动脉弓未退化完全的部分,位于右动脉弓和前降主动脉的交界处。动脉韧带从食管的

左侧走行，从食管后侧经过，然后绕到食管前部与左肺动脉相连形成一个完整的血管环。

在右主动脉弓分支患者中，动脉韧带从无名动脉或左锁骨下动脉走行至左肺动脉最常见。这些患者不存在完整的血管环，但重要的是此种类型的血管环患者 90% 以上合并心脏畸形。

肺动脉吊带

通常情况下，左肺动脉直接起源于右肺动脉，向左经过气管和食管之间[8]（图 39.4）。动脉韧带从右肺动脉后部经过，从肺总动脉向上经过主动脉弓下表面，从而在气管（而不是食管）周围形成一个血管环，左肺动脉相对发育不全。相反，右肺动脉管腔比正常大，像主肺动脉的直接延伸。左肺动脉管腔小可能是既往左肺动脉移植到肺总动脉时吻合口并发症发生率高的原因。

肺动脉吊带常合并气管和支气管软骨的畸形和发育不全。大多数患者在出生后 1 个月内出现症状。呼吸症状以严重气管压迫症状为主。超过 50% 的婴儿有严重的气管支气管畸形，如气管后部膜状组织缺如，气管软化、狭窄、蹼，或者完整气管环。虽然完整气

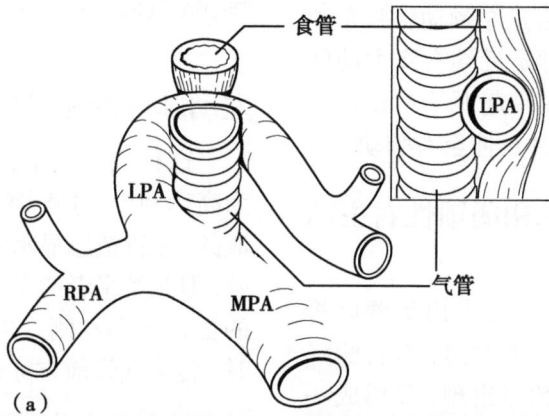

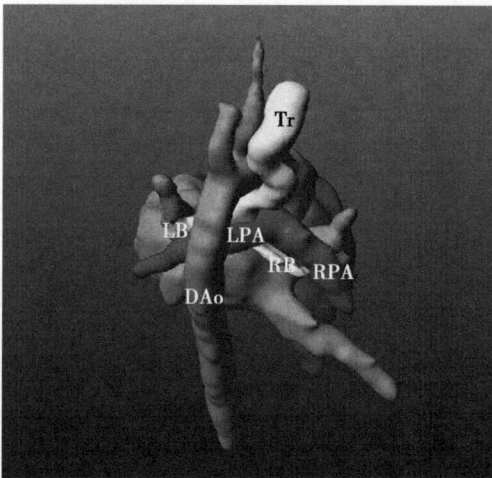

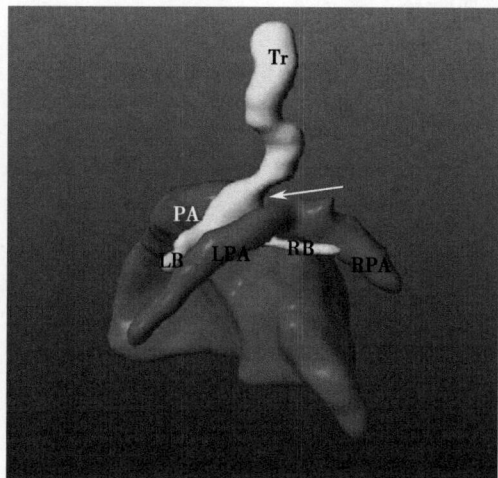

图 39.4 （a-c)肺动脉吊带。MPA、LPA、RPA，主动脉、左肺动脉、右肺动脉。插图为食管前压侧视图。2 岁男性新生儿，3D 渲染图像的对比增强 MRI 显示严重的气管 / 支气管压迫和空气滞留的肺吊带。（b）为所有血管结构的后视图。（c）为肺动脉的后视图。箭头指示气管和右支气管受压。Tr，气管（气道）。LB，左支气管。RB，右支气管。DAo，降主动脉。PA，肺动脉。LPA，左肺动脉。RPA，右肺动脉

管环并不意味着狭窄程度高，但是气管通常更狭窄。完整气管环大多局限在肺动脉吊带经过的气管周围，虽然在部分病例可能整个气管都由完整的环状软骨组成，严重的狭窄可累及隆嵴，并延伸至一个或两个主支气管，20%的患者合并心脏畸形。

左位动脉弓合并血管环

两种少见的完整血管环出现在左位动脉弓，并且都与右侧降主动脉相关。

左动脉弓伴右降主动脉以及右动脉韧带

左动脉弓发出的第一个分支是右颈总动脉，从气管前方经过，然后是左颈动脉和左锁骨下动脉。右锁骨下动脉是近端右降主动脉的一个远端分支。动脉韧带起源于右锁骨下动脉基底部或附近憩室，并延伸至右肺动脉。

左动脉弓、右降主动脉和闭锁性右主动脉弓

正常情况下，左侧动脉弓发出头臂血管分支。左动脉弓从食管后方穿过，与右侧降主动脉相连。右闭锁动脉弓出现，并形成一个完整血管环。

左主动脉弓和左动脉韧带伴食管后右锁骨下动脉

左主动脉弓和左动脉韧带伴食管后右锁骨下动脉是最常见的血管弓畸形，发病率约0.5%（图39.5）。在此类患者，右锁骨下动脉并非与右侧颈动脉共同起源，而是起源于降主动脉的头臂血管分支，并沿食管后方到达终点（图39.5），这种患者的右锁骨下动脉称为卢索里亚动脉（arteria lusoria）。动脉韧带正常位于左侧。如果存在右动脉韧带，而不是左侧动脉韧带，患者从异常的右锁骨下动脉基底部向右肺动脉走行，形成一个完整的血管环。然而这些患者不存在真正的血管环。大多数患者有症状，部分患者偶尔也会出现吞咽困难。

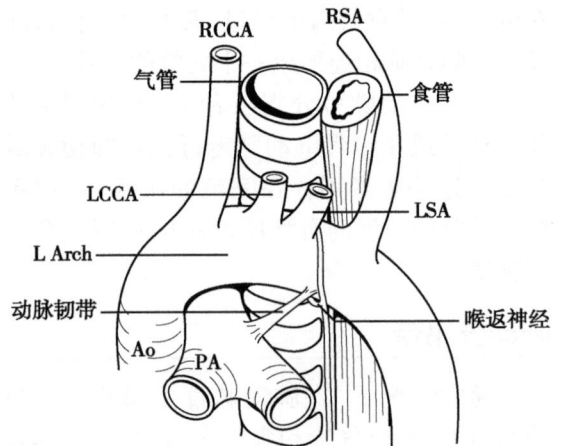

图39.5 左主动脉弓，右锁骨下动脉异常压迫食管。Ao，主动脉。LCCA、RCCA，左、右颈总动脉。PA，肺动脉。LSA、RSA，左、右锁骨下动脉

左动脉弓合并起源异常的无名动脉

这种畸形目前尚存在争议（图39.6），因为高达90%的患者气管压迫是由无名动脉造成的，血管造影显示无名动脉正常来源于主动脉，但此类患者的无名动脉似乎起源于动脉弓的更远端和左侧。当无名动脉从左向右走行时，会从气管前方穿过，造成对气管的压迫。

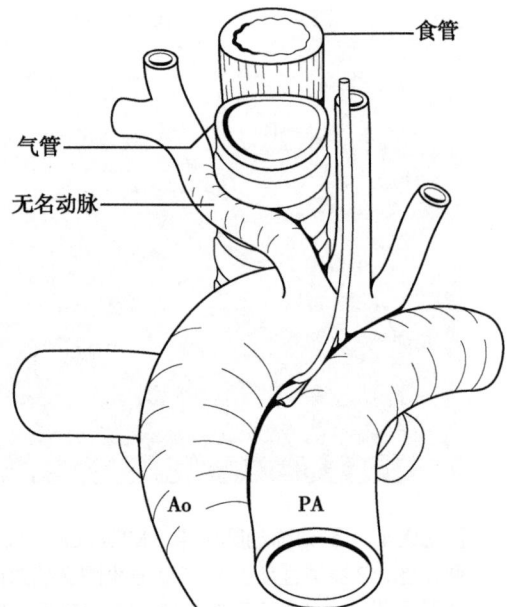

图39.6 气管前无名动脉受压。Ao，主动脉。PA，肺动脉

颈部主动脉

这是一种比较少见的畸形，主动脉发出分支到颈部左侧或右侧，在锁骨上区域形成有搏动的血管。根据动脉弓的位置（同侧或对侧）以及头颈血管来源进行分型[9]。

临床研究

临床症状与畸形的性质以及血管环的松紧程度相关。大多数有血管环的患儿在出生的几个月内出现临床症状，在出生后一年内通常需要手术治疗[10]。血管环的典型特征是"犬吠样"咳嗽。此外，在吸气和呼气时都能听到嘈杂的呼吸音，而在哮喘患者中，这种声音主要在呼气末出现。血管环患者都容易反复发生呼吸道感染。

对于双主动脉弓患者，如果双主动脉弓都存在，血管环压迫症状明显，患者在出生后的最初几周就会出现双相喘鸣音。如果动脉弓发育不全或闭锁，血管环相对松弛，一般在患者3~6个月时出现症状。双主动脉弓患者很少在成人期出现症状。患有双主动脉弓的儿童通常身材矮小、发育不良、头后仰，反复发生重度的呼吸道感染。

肺动脉吊带和/或完整的血管环儿童常常出现严重的呼吸窘迫症状，需要紧急插管和通气。

无名动脉压迫综合征的患儿初始症状常为呼吸暂停。

患儿常常出现喂养困难，尤其是固体食物，随着年龄的增大，容易出现吞咽困难，胃食管反流伴进食疼痛或恐惧也比较常见，患者出现发绀症状，被称为明显危及生命事件或死亡发作，急性呼吸暂停或呼吸道阻塞常伴发发绀。

此类患者体格检查可能正常，部分患者可能出现咳嗽、呼吸困难、流涎或吞咽困难。患儿可能因呼吸窘迫而出现进食困难，并且可能出现危及生命的呼吸暂停和发绀。

心脏检查在大多数患者是正常的，肺部检查不一定会有肺炎的征象。

合并的综合征及非心血管状况

约20%的双侧主动脉弓患者伴有22q11染色体缺失。22q11染色体缺失导致迪格奥尔格综合征、腭心面综合征以及动脉干异常面容综合征，它们常被统称为CATCH-22综合征和22q11染色体缺失综合征。升主动脉双弓患者的临床表现各不相同，这可能和22q11染色体缺失有关，22q11缺乏也可能出现其他临床表现，包括腭部畸形、喉气管畸形、语言和学习能力落后、特征面部体征、低钙血症、T细胞介导免疫功能异常和神经系统缺陷等。

部分双主动脉弓患者伴发脊柱、肛门、心脏、气管、食管、肾脏、肢体缺陷（VACTERL综合征），心脏缺陷、先天性鼻后孔闭锁、生殖器以及耳部发育迟缓（CHARGE综合征）。双主动脉弓患者可能出现其他染色体异常，如21三体综合征和其他综合征。

食管闭锁是双主动脉弓主要的非心脏畸形的特征表现，食管闭锁常发现于双主动脉弓之前，如果漏诊双主动脉弓，会使食管闭锁的修补变得复杂。

另一种与血管环相关的非心脏畸形是先天性喉蹼，临床症状和体征与血管环相同，因此，如果血管环修复后的患者出现持续的喘鸣音或上呼吸道梗阻，特别是22q11染色体缺失患者，应评估其是否存在先天性喉蹼。

诊断

实验室检查

没有相关实验室检查诊断这种疾病。

胸部X线检查

患者常出现呼吸困难症状，因此胸部X线检查是最常用的和首选的检查方法。普通胸片可以观察主动脉弓的位置，通过胸片明确右主动脉弓伴有呼吸道畸形、呼吸窘迫或吞咽困难的儿童，应高度警惕血管环的可能。双主动脉弓患者位置常不确定，对有症状的患儿伴有这些发现需高度怀疑主动脉弓的畸形。其他影像学检查表现为气管受压、肺过度膨胀或部分肺叶不张，右肺过度膨胀是左肺动脉畸形的特殊临床表现。通常胸部 X 线检查对血管环的诊断敏感性低。

食管吞钡试验

普遍认为，吞钡试验是诊断血管环最重要的检查，诊断准确率高。但近年来，CT 和 MRI 检查已经取代吞钡试验，成为诊断血管环的主要检查手段。

双主动脉弓（图 39.7）对食管双侧和后部产生压迫症状，无论食管是否蠕动，食管压迫症状始终存在。右侧压迫较左侧重，食管后部压迫面通常比较宽，方向向下，从右向左。在患有右锁骨下动脉畸形的患者，食管后段有一个从左向右上倾斜的后部缺损，此类患者后部缺损没有双主动脉弓那样宽。相反，左主动脉弓和异常锁骨下动脉的患者，出现

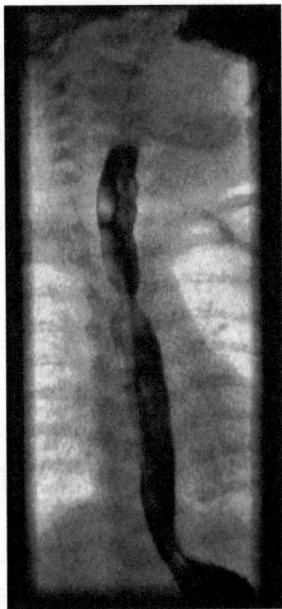

图 39.7　双主动脉弓患者吞钡试验前后投影图

斜向充盈缺损。有经验的放射科医师通常能根据食管压迹区分双主动脉弓和食管后锁骨下动脉[11]。

单纯食管前部凹陷是左肺动脉畸形或肺动脉吊带的典型表现，此类患者不存在食管后压迫。在无名动脉位置异常导致气管压迫的患者中，食管是正常的。

超声心动图和彩色多普勒超声

超声心动图已经越来越多地应用于诊断血管环，有报道称许多中心已采用超声心动图代替心肺血管造影来诊断左肺动脉异常。它是诊断合并先天性心脏缺陷的必要检查方法。但这种检查仍有一定的局限性，对于像动脉韧带或动脉弓这种无腔血管，没有血流通过，很难通过超声心动图来诊断。此外，超声心动图很难明确受压部位及其与血管环畸形的关系，尤其是对超声经验不足的检查者。

CT、MRI 和 DSA

CT、MRI 以及 DSA 能够显示血管、气管、支气管和食管的位置及其相互之间的关系。这些检查能够提供所有相关结构的精确定位。MRI 能够取代血管造影。所有这些检查都有一定的局限性。CT 和 DSA 检查将患者暴露于辐射，需要静脉造影，MRI 检查需要患者保持绝对安静。有些不能配合的患儿需要使用镇静药，对于年龄小的存在气道压迫的患者有特别的风险，这些检查费用较高。

主动脉造影和心导管检查

以前，主动脉造影可用来诊断血管弓畸形，现在通常采用超声心动图、CT、MRI 检查。然而，也有报道称主动脉造影能够发现一些罕见的动脉弓畸形[12]。在使用其他无创检查方法不能确诊的情况下，可以通过心导管造影进一步明确诊断。当超声心动图不能确诊时，心导管检查能为合并的心脏畸形提供更有价值的信息。

支气管镜检查

支气管镜检查能够评估患者的气道梗阻或压迫情况，是气管狭窄的必要检查方法，很少用于完整血管环类型的诊断。由于支气管镜检查有一定的风险，并且增加患者的负担，一般不用支气管镜检查，诊断完整血管环应当首选其他检查方法。

出现血管环的患者，血管搏动时容易对气管产生压迫。患儿出现血管环对气管的压迫症状，并不代表出现气道梗阻，患者可以进行支气管镜检查。当无名动脉位置异常时，在气管前壁可观察到受压部位明显的血管搏动。Kommerell 憩室可以在膜部气管产生一个搏动性的气管梗阻。

手术治疗指征

有呼吸道或食管压迫症状的血管环患者，均需要手术切除血管环。

药物治疗

目前尚无明确有效的药物治疗血管环。术前应该给予患者足够的营养支持以及呼吸道护理，同时治疗呼吸道感染。手术应尽早进行，因为切断血管环有助于清除呼吸道分泌物。

手术治疗

对于出现临床症状的血管环，手术是目前唯一的治疗方案（表 39.1）。血管环患者在确诊后就应立即进行手术，特别是有喘鸣、呼吸暂停或其他呼吸窘迫症状的患者，延迟手术可能出现严重并发症。对于大多数患者，首选左胸切开入路，左肺动脉吊带的患者既往也是采用左胸切开入路治疗。近期，有报道称采用正中胸骨切开术联合体外循环可获得更好的远期治疗效果。较少见的一些与左动脉弓和右降主动脉相关的血管环应采取右胸切开术治疗。全身麻醉采用单腔经鼻气管

插管或经口气管插管，主要用于年龄偏小的患者，同时监测双侧桡动脉、股动脉以及四肢的血氧饱和度。

表 39.1　外科治疗

双主动脉弓
左侧第四肋间开胸，保留肌肉
切断汇入降主动脉的两个弓中较小的一个弓
保留头部和颈动脉的血流
结扎和切断动脉韧带
保持胸膜开放

右主动脉弓伴有左侧动脉韧带
左侧第四肋间开胸，保留肌肉
结扎和切断动脉韧带
切除存在的 Kommerell 憩室，并将左锁骨下动脉
　　移植到左颈总动脉
溶解粘连带
保持胸膜开放

肺动脉吊带
胸骨正中切口
持续的体外循环
把左肺动脉从右肺动脉起源处切断
修补右肺动脉缺损
在气管前方将左肺动脉种植到主肺动脉
气管滑动成形治疗气管狭窄

无名动脉压迫综合征
经第三或第四肋间右前外侧切口进胸（也可左侧
　　开胸）
切除右侧胸腺
无名动脉悬吊到胸骨后
术后支气管镜检查

切断双主动脉弓

传统开胸手术

双主动脉弓的手术入路是在第四肋间进入，肌肉被保留下来，可以观察到血管环的组成。然后打开覆盖在血管环的胸膜，对血管环进行仔细分离，明确周围所有血管结构（图 39.8a）。对于右侧或后部的血管环，不需要离断，但对于明显偏小的血管环，需要进行

离断。在此类患者，近端降主动脉应向前部延伸，形成与右动脉弓交通的区域。

手术治疗的目的是在不影响头部血流的情况下，将主动脉弓中较小的动脉弓离断。较合适的切断位置是在降主动脉与血管环的连接处，可能出现小的分支或闭锁的动脉弓。手术时应注意避免损伤喉返神经和迷走神经。在动脉弓离断前，应先夹闭动脉弓，请麻醉师观察左右桡动脉和颈动脉搏动情况。用不可吸收缝线缝合动脉弓的断端，对离断的动脉弓单纯结扎可能出现结扎线脱落，导致血管大出血。离断的动脉弓残端一般间隔1.5~2.0cm，会缩入后纵隔内，止血尤为重要。手术时需将食管周围离断区域的粘连完全清除（图39.8b）。

不建议关闭纵隔胸膜，以避免瘢痕对食管或器官的压迫。关胸不放置胸腔引流管，关胸时通过一根小的吸引管排气。血管环导致气管支气管软化伴呼吸喘鸣的患儿在血管环切断后1年内症状消失。

电视胸腔镜辅助治疗

很多机构建议电视胸腔镜辅助治疗作为血管环的首选手术方案，除非患者存在双主动脉弓未闭[13-15]。

患者采用单腔经鼻气管插管，右侧卧位。在胸壁后外侧做四个小切口，从内侧到外侧分别放一个抓钳，一个肺牵引器，一个电视胸腔镜，一个L形电凝钩。通过从下部向中间压缩膨胀的左肺上叶来暴露视野。在锁骨下动脉上方切开纵隔胸膜，锁骨下动脉通向其他血管环。将血管环从食管及其周围组织中分离出来，可以看到完整的血管环和韧带。用夹子夹住血管环和韧带之间，在中间离断。游离食管上的纤维带。在胸腔镜直视下放置小的胸腔引流管，缝合切口[13,16]。

右主动脉弓

右主动脉弓的外科治疗包括离断动脉导管或动脉韧带。通常不需要离断左锁骨下动脉来缓解气管压迫症状。左锁骨下动脉畸形和Kommerell憩室[17]可能对气管产生严重的压迫症状。Backer等[18-21]建议首选憩室切除并将左锁骨下动脉接入左颈动脉内[22]。通过左侧开胸在第四肋间入路，保留周围肌肉组织。替代方案：Kommerell憩室手术可经正中胸骨切开入路。在离断血管和动脉韧带后，患者需要进行抗凝治疗。术中注意粘连松解，保护喉返神经和膈神经。采用侧壁钳夹住Kommerell憩室基底部，在离断之前用

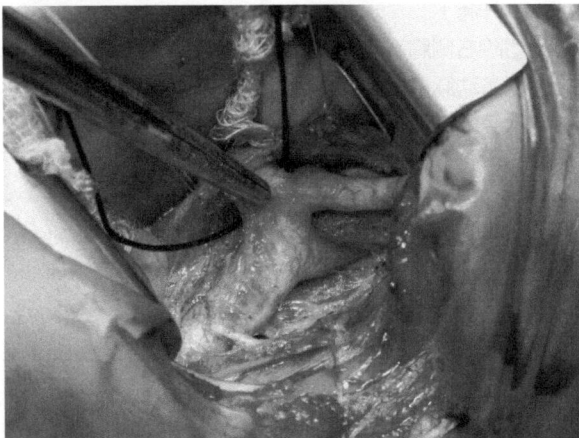
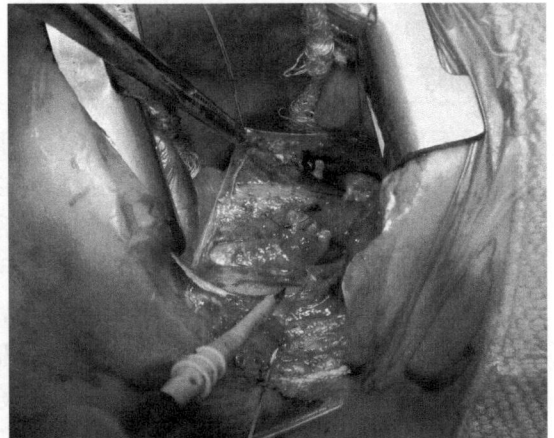

（a） （b）

图39.8 双主动脉弓患者后外侧开胸术后夹层手术中拍摄的手术照片。打开壁胸膜，解剖血管结构。双主动脉弓是通过前弓与降主动脉连接处的横缝和交叉缝来划分的。仅主动脉部分仍可见。注意前主动脉弓两个残端之间的间隙

血管钳夹闭锁骨下动脉的远端。切除憩室，连续缝合憩室基底部。然后把左锁骨下动脉吻合到左颈动脉，通过胸骨正中切口更容易进行操作。

肺动脉吊带

尽管 1953 年开始 Potts 等[3]已经采用左侧开胸入路进行左肺动脉再植入，然后将左肺动脉连接左侧肺主动脉，Hiller 和 Maclean 等[23]也有类似报道，但目前首选正中胸骨切开入路进行手术治疗，在体外循环下将左肺动脉种植到肺总动脉的左侧，而且不需使用侧壁钳和主动脉阻断。Kirkli 和 Barrat-Boyes[24]认为如果需要进行气管修复，可以后期治疗，或者在体外循环下进行气管修复，将左肺动脉剥离至肺门，并将其移至气管前方。根据气管狭窄的程度和位置采用不同的治疗方法。近年来，出现了很多手术方式，包括端端吻合[25-26]，各种形式的气管成形术[27-28]，同种异体气管移植[29-30]，滑动气管成形术[31-36]。大多数治疗中心目前主流采用滑动气管成形术。

关于这些手术方法的回顾不在本章节讨论范围之内，可以阅读相关文献[20-21,35-40]。

左主动脉弓和无名动脉起源异常

对于这种畸形需要对胸骨后方的无名动脉悬吊行手术治疗。可以经左侧或右侧入路[41-42]。切除入路侧的胸腺，打开心包的同时注意保护膈神经。升主动脉或无名动脉通过 2~3 针间断缝合于胸骨后部。然后进行支气管镜检查明确气管情况，为了减轻气管的压迫症状，不能离断大血管和气管之间的解剖结构，在缝合血管时施加的张力被转移到气管前壁。

有些作者主张通过胸骨正中切口分离无名动脉，然后将无名动脉重新移植到主动脉右前的正常位置[43]。这种技术牺牲了对气管前壁的主动悬吊机制。另外，它可能产生脑血管意外的风险，但 Grimmer 等[44]报道长时间的随访研究中未发现有脑血管损伤。

结果

传统开胸手术

芝加哥儿童纪念医院的 Backer 等报道过血管畸形引起气管压迫症状的病例，是最大的报告之一，1989 年在美国发表[10]，2005 年更新[19]，作者统计了 204 例婴儿和儿童，平均年龄 13 个月，均为气管食管梗阻手术后患者。其中 113 例患者存在血管环，61 例患者存在双主动脉弓，52 例患者存在右位动脉弓和左位韧带。手术死亡率 4.9%，晚期死亡率 3.4%。此后 28 年内没有患者死亡。平均随访时间 8.5 年，92% 的患者无临床症状。

1994 年，来自西班牙马德里的 Cordovilla Zurdo 等[45]发表了一篇文章，他们统计了同一家医院的 43 例患者，住院死亡 1 例，远期死亡 1 例。平均随访时间 11 年，90% 的患者无症状。类似的，来自美国佐治亚州亚特兰大的 Anand 等[46]统计了 1977—1990 年行血管环或肺动脉吊带手术的患者 44 例，3 例患者在修复复杂畸形后发生心力衰竭死亡。

进一步的研究结果表明手术死亡率低，远期治疗效果好。仅部分患者在合并复杂心脏疾病时有死亡风险[47-50]。

电视胸腔镜辅助治疗

到目前为止，只有少数文献报道了胸腔镜下血管环离断治疗效果[13-16]，这些文献没有死亡报告。然而，ICU 住院天数及总住院天数和传统开胸手术没有明显差异。这种手术方式有一定的局限性，而且手术时间更长。电视胸腔镜辅助技术仅适用于血管环需完全切除的患者。

肺动脉吊带和气管修复

来自英国伦敦大奥蒙德街儿童医院的 Kocyildirim，发表了一篇研究报告，34 例长段气管狭窄的患者（21 例为肺动脉吊带患者），手术均采用体外循环，在气管多学科团队成

立之前,19 例患者中的 15 例实施了心包修补
气管成形术。12 例患者行悬吊式心包补片气
管成形术,2 例(17%)患者术后晚期死亡,3 例
未完全悬吊的患者中 2 例(67%)早期死亡。
4 例患者采用自体气管移植技术,2 例(50%)
术后早期死亡。气管多学科团队成立后,在
2001—2004 年,15 例患者接受气管成形术,2
例患者术后早期死亡。ICU 和普通病房的住
院费用与住院时间都大大降低[51]。

美国芝加哥儿童纪念医院的 Backer 报
告,有 28 例患儿因长段气管狭窄行心包气管
成形术。7 例患者因气管支气管狭窄残留或
复发需再次手术或支架植入治疗。术后 2~6
个月复查,2 例患者需再次行心包修补气管
成形术,4 例患者行肋软骨移植。其中 2 例患
者需要用 Palmaz 钢丝可扩张支架治疗,1 例
患者需要放置支架。1 例软骨移植患者 1 年
后死亡。作者总结需再次气管成形手术的三
个危险因素:首次手术年龄偏小,合并肺动脉
吊带或右上叶支气管桥。此类治疗困难的患
者,可能选择重复心包气管成形术、自体软骨
移植术以及可扩张的钢丝支架治疗[52-53],中
期治疗效果良好。

结论和未来方向

目前,先天性血管畸形引起的气管或食
管梗阻患者,治疗并发症发生率和死亡率极
低。传统手术仍是治疗金标准,包括开胸或
正中胸骨切开术。微创治疗已经取得很大进
步,但微创技术仍需进一步发展,从而促进其
更广泛的应用。

(史波 译　舒强 审校)

参考文献

1. Hommel TW. On irregularities of the pulmonary artery, arch of the aorta and primary branches of the arch with an attempt to illustrate their mode of origin by a reference to development. *Br Foreign Medico-Chirurg Rev* 1962; 30: 173.
2. Gross R. Surgical relief for tracheal obstruction from a vascular ring. *N Engl J Med* 1945; 233: 586–90.
3. Potts WJ, Holinger PH, Rosenblum AH. Anomalous left pulmonary artery causing obstruction to right main bronchus: Report of a case. *J Am Med Assoc* 1954; 155: 1409–11.
4. Glavecke H, Döhle W. Über eine seltene angeborene Anomalie der Pulmonalarterie. *München Med Wochenschr* 1897; 44: 950.
5. Congdon E. Transformation of the aortic arch system during the development of the human embryo. *Contrib Embryol* 1922; 14: 47.
6. Edwards J. Anomalies of the derivates of the aortic arch system. *Med Clin North Am* 1948; 32: 925.
7. Stewart J, Kincaid O, Edwards J. *An Atlas of Vascular Rings and Related Malformations of the Aortic Arch System.* Springfield, Illinois: Charles C. Thomas Publisher, 1964.
8. Wolman I. Congenital stenosis of the trachea. *Am J Dis Child* 1941; 61:1263.
9. Haughton VM, Fellows KE, Rosenbaum AE. The cervical aortic arches. *Radiology* 1975; 114: 675–81.
10. Backer CL, Ilbawi MN, Idriss FS, DeLeon SY. Vascular anomalies causing tracheoesophageal compression. Review of experience in children. *J Thorac Cardiovasc Surg* 1989; 97: 725–31.
11. Neuauser E. The roentgen diagnosis of double aortic arch and other anomalies of the great vessels. *Am J Roentgenol* 1946; 56: 1.
12. Singh GK, Greenberg SB, Balsara RK. Diagnostic dilemma: Left aortic arch with right descending aorta— A rare vascular ring. *Pediatr Cardiol* 1997; 18: 45–8.
13. Burke RP, Rosenfeld HM, Wernovsky G, Jonas RA. Video-assisted thoracoscopic vascular ring division in infants and children. *J Am Coll Cardiol* 1995; 25: 943–7.
14. Koontz CS, Bhatia A, Forbess J, Wulkan ML. Video-assisted thoracoscopic division of vascular rings in pediatric patients. *Am J Surg* 2005; 71: 289–91.
15. Kogon BE, Forbess JM, Wulkan ML, Kirshbom PM, Kanter KR. Video-assisted thoracoscopic surgery: Is it a superior technique for the division of vascular rings in children? *Congenit Heart Dis* 2007; 2: 130–3.
16. Burke RP, Wernovsky G, van der Velde M, Hansen D, Castaneda AR. Video-assisted thoracoscopic surgery for congenital heart disease. *J Thorac Cardiovasc Surg* 1995; 109: 499–507; discussion 508.
17. Kommerell B. Verlagerung durch eine abnorm verlaufende Arteria subclavia dextra (Arteria lusoria). *Fortschritte Gebiet Röntgenstr* 1936; 54: 590.
18. Backer CL, Hillman N, Mavroudis C, Holinger LD. Resection of Kommerell's diverticulum and left subclavian artery transfer for recurrent symptoms after vascular ring division. *Eur J Cardiothorac Surg* 2002; 22: 64–69.
19. Backer CL, Mavroudis C, Rigsby CK, Holinger LD. Trends in vascular ring surgery. *J Thorac Cardiovasc Surg* 2005; 129: 1339–47.

20. Backer CL, Hyde MR, Wurlitzer KC, Rastatter JC, Rigsby CK. Primary resection of Kommerell diverticulum and left subclavian artery transfer. *Ann Thorac Surg* 2012; 94: 1612–8.

21. Backer CL, Russell HM, Kaushal S, Rastatter JC, Rigsby CK, Holinger LD. Pulmonary artery sling: Current results with cardiopulmonary bypass. *J Thorac Cardiovasc Surg* 2012; 143: 144–51.

22. Shinkawa T, Greenberg SB, Jaquiss RDB, Imamura M. Primary translocation of aberrant left subclavian artery for children with symptomatic vascular ring. *Ann Thorac Surg* 2012; 93: 1262–5.

23. Hiller HG, Maclean AD. Pulmonary artery ring. *Acta Radiol* 1957; 48: 434–8.

24. Kirklin J, Barratt-Boyes B. *Cardiac Surgery*. Hoboken: John Wiley, 1986.

25. Jonas RA, Spevak PJ, McGill T, Castaneda AR. Pulmonary artery sling: Primary repair by tracheal resection in infancy. *J Thorac Cardiovasc Surg* 1989; 97: 548–50.

26. Cotter CS, Jones DT, Nuss RC, Jonas R. Management of distal tracheal stenosis. *Arch Otolaryngol Head Neck Surg* 1999; 125: 325–8.

27. Bando K, Turrentine MW, Sun K, Sharp TG, Matt B, Karmazyn B, Heifetz SA, Stevens J, Kesler KA, Brown JW. Anterior pericardial tracheoplasty for congenital tracheal stenosis: Intermediate to long-term outcomes. *Ann Thorac Surg* 1996; 62: 981–9.

28. Idriss FS, DeLeon SY, Ilbawi MN, Gerson CR, Tucker GF, Holinger L. Tracheoplasty with pericardial patch for extensive tracheal stenosis in infants and children. *J Thorac Cardiovasc Surg* 1984; 88: 527–36.

29. Schlosshauer B. Zur Verhütung und Behandlung von Kehlkopf- und Luftröhrenstenosen im Kindesalter. *HNO* 1975; 23: 342–4.

30. Herberhold C, Stein M, von Falkenhausen M. Langzeitresultate von Homograftrekonstruktionen der Trachea im Kindesalter. *Laryngorhinootologie* 1999; 78: 692–6.

31. Grillo HC. Slide tracheoplasty for long-segment congenital tracheal stenosis. *Ann Thorac Surg* 1994; 58: 613–9; discussion 619–21.

32. Tsang V, Murday A, Gillbe C, Goldstraw P. Slide tracheoplasty for congenital funnel-shaped tracheal stenosis. *Ann Thorac Surg* 1989; 48: 632–5.

33. Dayan SH, Dunham ME, Backer CL, Mavroudis C, Holinger LD. Slide tracheoplasty in the management of congenital tracheal stenosis. *Ann Otol Rhinol Laryngol* 1997; 106: 914–9.

34. Elliott M, Hartley BE, Wallis C, Roebuck D. Slide tracheoplasty. *Curr Opin Otolaryngol Head Neck Surg* 2008; 16: 75–82.

35. Beierlein W, Elliott MJ. Variations in the technique of slide tracheoplasty to repair complex forms of long-segment congenital tracheal stenosis. *Ann Thorac Surg* 2006; 82: 1540–2.

36. Elliott M, Roebuck D, Noctor C, McLaren C, Hartley B, Mok Q, Dunne C, Pigott N, Patel C, Patel A, Wallis C. The management of congenital tracheal stenosis. *Int J Pediatr Otorhinolaryngol* 2003; 67 Supplement 1: S183–92.

37. Backer CL, Mavroudis C, Gerber ME, Holinger LD. Tracheal surgery in children: An 18-year review of four techniques. *Eur J Cardiothorac Surg* 2001; 19: 777–84.

38. Manning PB, Rutter MJ, Lisec A, Gupta R, Marino BS. One slide fits all: The versatility of slide tracheoplasty with cardiopulmonary bypass support for airway reconstruction in children. *J Thorac Cardiovasc Surg* 2011; 141:155–61.

39. Yong MS, d'Udekem Y, Brizard CP, Robertson T, Robertson CF, Weintraub R, Konstantinov IE. Surgical management of pulmonary artery sling in children. *J Thorac Cardiovasc Surg* 2013; 145: 1033–9.

40. Butler CR, Speggiorin S, Rijnberg FM, Roebuck DJ, Muthialu N, Hewitt RJ, Elliott MJ. Outcomes of slide tracheoplasty in 101 children: A 17-year single-center experience. *J Thorac Cardiovasc Surg* 2014; 147: 1783–9.

41. Gross RE, Neuhauser EB. Compression of the trachea by an anomalous innominate artery; An operation for its relief. *Am J Dis Child* 1948; 75: 570–574.

42. Moes CA, Izukawa T, Trusler GA. Innominate artery compression of the trachea. *Arch Otolaryngol* 1975; 101: 733–8.

43. Hawkins JA, Bailey WW, Clark SM. Innominate artery compression of the trachea. Treatment by reimplantation of the innominate artery. *J Thorac Cardiovasc Surg* 1992; 103: 678–82.

44. Grimmer JF, Herway S, Hawkins JA, Park AH, Kouretas PC. Long-term results of innominate artery reimplantation for tracheal compression. *Arch Otolaryngol Head Neck Surg* 2009; 135: 80–4.

45. Cordovilla Zurdo G, Cabo Salvador J, Sanz Galeote E, Moreno Granados F, Alvarez Diaz F. Anillos vasculares de origen aortico: Experiencia quirurgica en 43 casos. *Rev Esp Cardiol* 1994; 47: 468–75.

46. Anand R, Dooley KJ, Williams WH, Vincent RN. Follow-up of surgical correction of vascular anomalies causing tracheobronchial compression. *Pediatr Cardiol* 1994; 15: 58–61.

47. Ruzmetov M, Vijay P, Rodefeld MD, Turrentine MW, Brown JW. Follow-up of surgical correction of aortic arch anomalies causing tracheoesophageal compression: A 38-year single institution experience. *J Pediatr Surg* 2009; 44: 1328–32.

48. Sebening C, Jakob H, Tochtermann U, Lange R, Vahl CF, Bodegom P, Szabo G, Fleischer F, Schmidt K, Zilow E, Springer W, Ulmer HE, Hagl S. Vascular tracheobronchial compression syndromes— Experience in surgical treatment and literature review. *Thorac Cardiovasc Surg* 2000; 48: 164–74.

49. Yilmaz M, Ozkan M, Dogan R, Demircin M, Ersoy U, Boke E, Pasaoglu I. Vascular anomalies causing tracheoesophageal compression: A 20-year experience in diagnosis and management. *Heart Surg Forum* 2003; 6: 149–52.

50. van Son JA, Julsrud PR, Hagler DJ, Sim EK, Pairolero PC, Puga FJ, Schaff HV, Danielson GK. Surgical treatment of vascular rings: The Mayo Clinic experience. *Mayo Clin Proc* 1993; 68: 1056–63.

51. Kocyildirim E, Kanani M, Roebuck D, Wallis C, McLaren C, Noctor C, Pigott N, Mok Q, Hartley B, Dunne C, Uppal S, Elliott MJ. Long-segment tracheal stenosis: Slide tracheoplasty and a multidisciplinary approach improve outcomes and reduce costs. *J Thorac Cardiovasc Surg* 2004; 128: 876–82.

52. Backer CL, Mavroudis C, Dunham ME, Holinger LD. Reoperation after pericardial patch tracheoplasty. *J Pediatr Surg* 1997; 32: 1108–11; discussion 1111–2.

53. Backer CL, Mavroudis C, Dunham ME, Holinger L. Intermediate-term results of the free tracheal autograft for long segment congenital tracheal stenosis. *J Pediatr Surg* 2000; 35: 813–8; discussion 818–9.

40

肺部空气泄漏

Prem Puri   Jens Dingeman

引言

肺部空气泄漏包含危及新生儿生命的急诊，如间质性肺气肿（pulmonary interstitial emphysema, PIE）、纵隔气肿、气胸以及心包积气[1-4]。近年来，新生儿肺部空气泄漏的发生率逐渐增加，这可能是因为越来越多伴有呼吸窘迫的危重患者通过机械通气支持存活下来，之后出现了这种并发症[5]。肺部空气泄漏原因大都相似，与肺泡通气不均、气体潴留以及肺压差大有明显关系。末端肺泡破裂导致空气逸入肺间质，引起PIE。空气沿着肺门和肺门的肺血管鞘流入纵隔、胸膜和心包[6]。部分学者认为，胸膜下出血破裂后，空气直接进入胸膜腔[7]，罕见肺部空气泄漏的终末期出现空气栓塞。

间质性肺气肿

间质性肺气肿主要见于呼吸窘迫综合征（respiratory distress syndrome, RDS）需要辅助通气的早产儿[8]。偶尔在进行心肺复苏后，空气可能沿着血管鞘进入肺间质内。PIE压迫影响肺通气，降低肺灌注，引起二氧化碳（CO_2）潴留和低氧血症。

早产儿和低体重儿增加，PIE发生率也增加。有文献报道，303例低体重儿中有20例出现PIE[9]，也有一些文献报道PIE发生率高达32%和42%[10-11]。

表现和诊断

PIE可能为弥漫性，也可能为局限性。弥漫性肺气肿患者胸部X线表现和气胸类似[12]。胸部X线检查是诊断PIE的方法。影像学表现为肺门部出现过度膨胀和多发性囊性病变（图40.1）。对疑似的新生儿要每天进行胸部X线检查以早期确诊。在病变后期，可能出现大的肺泡。局限性PIE可能被误诊为囊性腺瘤样畸形。

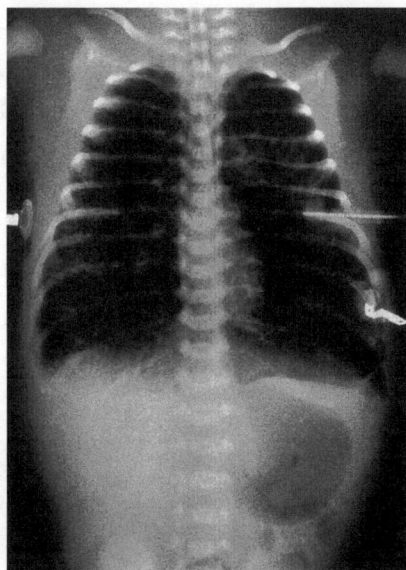

图40.1 婴儿体重1 200g，需要长时间正压通气治疗透明膜病。肺严重过度充气，在本片中可见弥漫性囊性变。注意扩张的肺的填塞效应导致的狭窄的心影。左上区域可见少量气胸，已置入左胸引流管

治疗

弥漫性或局限性PIE使气道管理变得困难，需采用不同的治疗策略来避免PIE的产生。保持安全的最小通气压力，同时维持血气平

稳，$PaO_2>6\sim7kPa$，$pH>7.25$，$PaCO_2<8kPa$[13]。

弥漫性 PIE 没有特殊的手术治疗方案。高频正压通气（high frequency positive pressure ventilation, HFPPV）和触发通气在减少肺漏气和缩短机械通气时间方面有一定的价值[13]。预防性应用肺表面活性物质已被证明可以改善早产儿 PIE 的预后[14]。如果 PIE 发生在单侧或比较局限，可以通过选择性气管插管到达部分或完全肺不张的肺段[15-16]，或将肺过度膨胀患儿始终置于侧卧位[17]。

肺减压和人工气胸可用于保守治疗失败的患者，能够清除肺间质内气体，重新引流气胸后，患者很快可以停止辅助通气[18]。

对于保守治疗或介入治疗失败的患者，可以采用手术治疗，局限性 PIE 患者可通过非典型的肺楔形切除[19]和肺叶切除治疗[20]。

预后

据报道，弥漫性 PIE 病死率在 24%~60%[9,21]，新生儿数据在死亡或存活的婴儿之间没有明显差异。然而，在通气第一天，存活的患者最大吸气峰压和吸入气氧浓度（FiO_2）显著降低[21]。

在有 RDS 的新生儿患者中，如果出生体重低于 1 600g、出生后 48 小时双侧 PIE、第一天需要的 FiO_2 大于 0.6，那么 PIE 几乎是致命的。出生的第一天高吸气压力容易引起致命的 PIE，临界值是 $26cmH_2O$[22]。这些标准有助于筛选出对新生儿更有益的新的通气模式。在早产儿中，表面活性物质的应用能够显著降低 PIE 病死率[14]。在存活的患者中，弥漫性 PIE 大大增加了支气管肺发育不良的发生率，导致早产儿出现远期的 RDS[12]。

纵隔气肿

当 PIE 患者肺间质中的空气迁移到纵隔时，就会发展为纵隔气肿。也存在无任何机械通气或肺部疾病史的自发性纵隔气肿的报道[23]。如果纵隔气体少，一般无明显症状。大量纵隔积气会引起呼吸窘迫[23]，心音减弱，胸骨出现弯曲。

纵隔气肿通过胸部 X 线检查进行诊断。正位片可以显示空气抬升胸腺产生的特征性"天使翅膀"样表现（图 40.2a），也有描述为类似于"三角帆"。胸部侧位片能清楚显示前纵隔的透亮区（图 40.2b）。超声也可用于诊断纵隔气肿。有报道称[24]，超声检查在某些方面优于 X 线检查，如果临床怀疑纵隔气肿且在胸部 X 线无典型表现，可行超声检查。

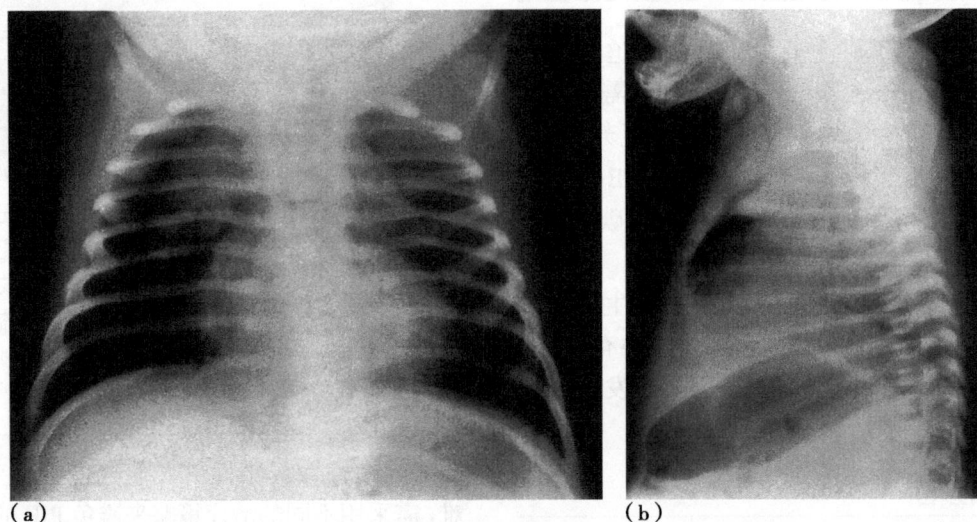

（a）　　　　　　　　　　　　　（b）

图 40.2　纵隔气肿。（a）正位视图显示典型的"天使翅膀"征。（b）侧视图显示前纵隔有气体

心后纵隔气肿与外漏的表现密切相关，如 PIE、气胸、颈部软组织气肿以及气腹等。张力性纵隔积气也可造成左心室流入道梗阻，有症状的纵隔气肿可在超声引导下进行前纵隔穿刺治疗[25]。有文献报道，一例张力性纵隔积气早产儿，在细针穿刺抽气失败后，在超声引导下将胸腔引流管插入前纵隔治疗成功。对于无症状的患者，纵隔积气可自发吸收，不需要治疗。

气胸

新生儿时期气胸的发生率远高于其他任何时期，有症状的气胸在活产婴儿中发生率为 0.08%[26]，出生体重低于 1 500g 的患儿占 5%~7%[27-28]。双侧气胸约 20%[29]。新生儿气胸主要见于透明膜病、胎粪吸入综合征、肺发育不良以及出生后需要心肺复苏的新生儿[29-31]。

对于需要辅助通气的早产儿，会出现吸气峰压高、FiO_2 低、肺出血和高碳酸血症，而风险降低与高呼气末正压通气相关[32]。

报道称，有呼吸困难需要辅助通气的新生儿气胸总发生率高达 34%[33]。深部气管插管内吸痰[34] 以及其他医源性支气管穿孔也可造成气胸。少数自发性气胸与先天性囊性腺瘤样畸形[35] 有一定关系，早期自发性气胸和肺静脉干闭锁[36] 有一定关系。利物浦新生儿外科中心外科治疗气胸和 / 或纵隔气肿的病例包括合并肾脏异常、淋巴结肿大、血管吊带以及自发性食管穿孔的患者。其中一半以上的患者病因不明[37]。

临床表现和诊断

患儿呼吸困难，病情突然恶化时，应怀疑有气胸。呼吸急促是共同症状，常伴有鼾声、胸部吸气相凹陷和发绀。单侧气胸表现为心脏被移向健侧，呼吸音减弱或消失，患侧叩诊过清音。张力性气胸患者最初表现为动脉血压降低、呼吸暂停和心动过缓。

大量气胸可通过高放射剂量胸透诊断[38]，优点是能够快速诊断和治疗危及生命的大量气胸。诊断的金标准是胸部 X 线检查，通过辨别肺胸膜线能够很容易地诊断婴儿大量气胸。肺胸膜线最容易在肺顶部和肺肋面观察到（图 40.3）。其他重要的观察是纵隔发生移位以及肺标志性影像学表现消失。少量气胸较难识别，在此类患者，侧卧位胸部 X 线检查有助于显示空气上升到半胸的外侧或内侧（图 40.4）。部分情况下大叶性肺气肿、先天性囊性腺瘤样畸形或先天性膈疝和气胸在胸部 X 线影像学表现上类似[12]。

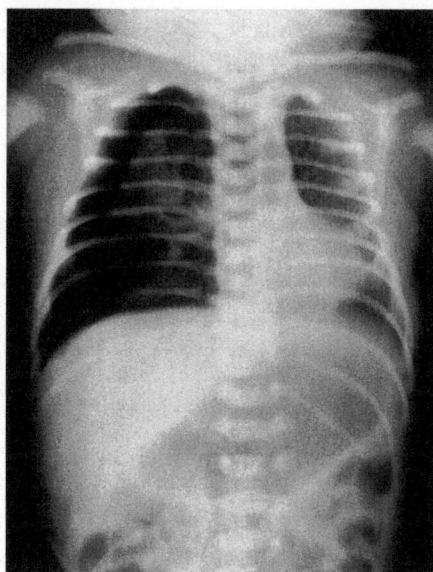

图 40.3 1 例透明膜病婴儿发生右气胸合并 PIE。注意右肺周围透亮，无肺纹理。纵隔向左移位，表明有张力

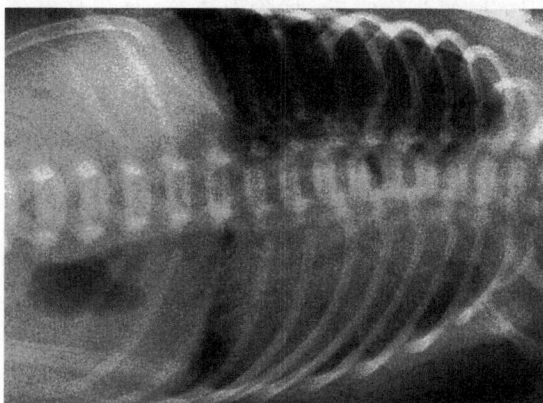

图 40.4 侧卧位显示少量气胸，右侧隆起

治疗

无症状的少量气胸只需在 NICU 密切观察[39]，辅助通气是为了呼吸压力保持在较低的可接受范围内，包括使用患者触发通气和 HFPPV[13]，类似于辅助治疗婴儿神经肌肉麻痹[40]。以下情况下气胸需要引流治疗：

- 胸部 X 线检查提示张力性气胸
- 出现心肺症状
- 需要间歇正压通气，即便是没有症状的患儿

为避免肺损伤，新生儿在进行胸腔引流或穿刺抽气时，应暂时与呼吸机断开连接[41]。

如果危重新生儿出现张力性气胸，应先穿刺抽气挽救生命，再行胸腔穿刺引流术，可使用蝶阀（18G）或静脉输液管连接三通管和 20mL 注射器来减压。穿刺抽气点是锁骨中线第二肋间，穿刺针斜行穿过肌肉，避免穿刺针拔出后气体再次进入胸腔。一般一次穿刺抽气即可缓解症状，但这些婴儿需要进行密切观察，定期复查胸部 X 线片，因为随访的患者中绝大多数患者都需要行胸腔穿刺置管。

大多数患者需要行胸腔引流术。在局部麻醉下，在锁骨中线第二肋间或腋中线第六肋间插入胸腔引流管（10~14Fr 规格）。引流管末端置于胸骨前后方，利于引流[42]。新生儿患者置管部位不需要进行荷包缝合，切口周围采用防水胶水封闭，防止漏气。固定胸腔引流管，连接水封瓶，负压 5~10cmH$_2$O 吸引。肺复张稳定后，拔除引流管，如果怀疑气胸复发，复查胸部 X 线片明确诊断。

传统的胸腔引流并不能完全避免并发症，这种操作可能发生肺穿孔[41]或膈神经损伤，与胸腔内胸腔引流管末端位置异常有关[43]。

猪尾型胸腔引流管可用于预防医源性胸腔内器官损伤[44]。然而，即便这种导管是软性材料制成，也可能造成早产儿肺损伤[45]。另一种方法是插入普通 18G 静脉导管，这种方法能快速、安全、有效地引流新生儿气胸。对于大多数患者，胸腔引流管连接负压水封

瓶治疗气胸是足够的。Heimlich 阀门有一定的临床价值，但增加了系统的阻力，尤其是当液体积聚在阀门中时[46]。

预后

无肺部疾病的气胸患者一般预后良好。病死率随出生体重变化，一般来说，有 RDS 但没有空气泄漏的患者病死率翻倍[12]。在出生 24 小时内发生气胸的一组婴儿病例中，总病死率 52%[47]。病死率与婴儿出生体重成反比，出生体重 <1kg 的婴儿病死率为 53%[48]。在气胸合并动脉性低血压的新生儿，3 级或 4 级脑室内出血的发生率为 89%；在气胸合并正常血压的患者，脑室内出血发生率为 10%[49]。这可能会对神经系统产生损害。通气参数有助于评估预后。FiO$_2$ 低于 70% 和呼气末正压（Positive End-Expiratory Pressure，PEEP）≤6cmH$_2$O 的患者预后良好。CO$_2$ 潴留和合并心包积气、PIE 是一个预后不良的信号[47]。

心包积气

心包积气是最少见的肺部空气泄漏。然而近年来，作为通气治疗的并发症，心包积气越来越多见。高频通气呼吸支持的患儿容易出现心包积气[50]。也有报道称经鼻持续正压通气、产钳分娩以及轻度窒息后足月新生儿出现心包积气。心包积气的病因尚不清楚，可能是由于 PIE，继发于肺泡破裂，气体进入纵隔，然后进入心包区域压迫大血管。

心包积气可能有症状，也可能没有症状。无症状心包积气患儿无需治疗。有症状的心包积气患者表现为心脏压塞，即心动过缓，心音消失，发绀，低血压，也可能出现心电图电轴和 / 或电压的变化。传统影像学表现为连续的空气条带，提示心脏轮廓，并且条带没有超出大血管水平（图 40.5）。90% 的患者会合并其他情况，如 PIE 和气胸。对于大部分心脏压塞患者可采用心包穿刺术治疗。然而，少数心包积气患者穿刺术效果不佳，需放置

心包引流管持续引流气体。

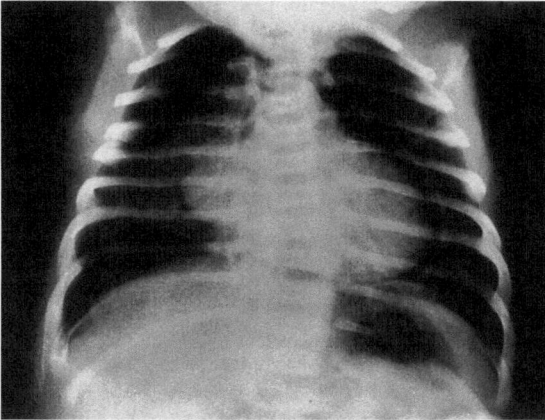

图 40.5 合并胎粪吸入的 2 天足月婴儿心包积气，同时注意右气胸

心包积气可能被其他肺部空气泄漏掩盖，如果初始明显积气部位的引流不能改善婴儿的心肺情况，需考虑心包积气可能 [3]。新生儿心包积气病死率高，尤其是早产儿 [3,12]。

（钟晓辉 译 舒强 审校）

参考文献

1. Jassal MS, Benson JE, Mogayzel PJ Jr. Spontaneous resolution of diffuse persistent pulmonary interstitial emphysema. *Pediatr Pulmonol* 2008 Jun; 43(6): 615–9. Review.
2. Katar S, Devecioğlu C, Kervancioğlu M, Ulkü R. Symptomatic spontaneous pneumothorax in term newborns. *Pediatr Surg Int* 2006 Sep; 22(9): 755–8. Epub 2006 Aug 3.
3. Cools B, Plaskie K, Van de Vijver K, Suys B. Unsuccessful resuscitation of a preterm infant due to a pneumothorax and a masked tension pneumopericardium. *Resuscitation* 2008 Aug; 78(2): 236–9. Epub 2008 May 15.
4. Lawal TA, Glüer S, Reismann M, Dördelmann M, Schirg E, Ure B. Spontaneous neonatal pneumomediastinum: The "spinnaker sail" sign. *Eur J Pediatr Surg* 2009 Feb; 19(1): 50–2. Epub 2008 Jun 17.
5. Hosono S, Ohno T, Kimoto H, Shimizu M, Harada K. Morbidity and mortality of infants born at the threshold of viability: Ten years' experience in a single neonatal intensive care unit, 1991–2000. *Pediatr Int* 2006 Feb; 48(1): 33–9.
6. Macklin CC. Transport of air along sheaths of pulmonic blood vessels from alveoli to mediastinum, clinical applications. *Arch Int Med* 1939; 64: 913–26.
7. Plenat F, Vert P, Didier F, Andre M. Pulmonary interstitial emphysema. *Clin Perinatol* 1978; 5: 351–75.
8. Miller JD, Carlo WA. Pulmonary complications of mechanical ventilation in neonates. *Clin Perinatol* 2008 Mar; 35(1): 273–81, x–xi.
9. Lerman-Sagie T, Davidson S, Wielunsky E. Pulmonary interstitial emphysema in low birth weight infants: Characteristics of survivors. *Acta Paediatr Hung* 1990; 30: 383–9.
10. Hart SM, McNair M, Gamsu HR, Price JF. Pulmonary interstitial emphysema in very low birth weight infants. *Arch Dis Child* 1983; 58: 612–15.
11. Yu VYK, Wong PY, Bajuk B, Symonowicz W. Pulmonary air leak in extremely low birth weight infants. *Arch Dis Child* 1986; 61: 239–41.
12. Greenough A, Milner AD. Acute respiratory disease. In: Rennie JM (ed) *Rennie and Robertson's Textbook of Neonatology*, 5th edn. London: Churchill Livingstone, 2012.
13. Greenough A, Dimitriou G, Prendergast M, Milner AD. Synchronized mechanical ventilation for respiratory support in newborn infants. *Cochrane Database Syst Rev* 2008 Jan 23; (1): CD000456.
14. Soll R, Ozek E. Prophylactic protein free synthetic surfactant for preventing morbidity and mortality in preterm infants. *Cochrane Database Syst Rev* 2010 Jan 20; (1): CD001079.
15. Chalak LF, Kaiser JR, Arrington RW. Resolution of pulmonary interstitial emphysema following selective left main stem intubation in a premature newborn: An old procedure revisited. *Paediatr Anaesth* 2007 Feb; 17(2): 183–6.
16. O'Donovan D, Wearden M, Adams J. Unilateral pulmonary interstitial emphysema following pneumonia in a preterm infant successfully treated with prolonged selective bronchial intubation. *Am J Perinatol* 1999; 16(7): 327–31.
17. Cohen RS, Smith DW, Stevenson DK, Moskowitz PS, Graham CB. Lateral decubitus position as therapy for persistent pulmonary interstitial emphysema in neonates: A preliminary report. *J Pediatr* 1984; 104: 441–3.
18. Dördelmann M, Schirg E, Poets CF, Ure B, Glüer S, Bohnhorst B. Therapeutic lung puncture for diffuse unilateral pulmonary interstitial emphysema in preterm infants. *Eur J Pediatr Surg* 2008 Aug; 18(4): 233–6. Epub 2008 Aug 14.
19. Messineo A, Fusaro F, Mognato G, Sabatti M, D'Amore ES, Guglielmi M. Lung volume reduction surgery in lieu of pneumonectomy in an infant with severe unilateral pulmonary interstitial emphysema. *Pediatr Pulmonol* 2001 May; 31(5): 389–93.
20. Matta R, Matta J, Hage P, Nassif Y, Mansour N, Diab N. Diffuse persistent interstitial pulmonary emphysema treated by lobectomy. *Ann Thorac Surg* 2011 Oct; 92(4): e73–5.
21. Greenough A, Dixon AD, Roberton NRC. Pulmonary interstitial emphysema. *Arch Dis Child* 1984; 59: 1046–51.

22. Morisot C, Kacet N, Bouchez MC, Rouland V, Dobos JP, Gremillet C, Lequien P. Risk factors for fatal pulmonary interstitial emphysema in neonates. *Eur J Pediatr* 1990; 149(7): 493–5.

23. Hauri-Hohl A, Baenziger O, Frey B. Pneumomediastinum in the neonatal and paediatric intensive care unit. *Eur J Pediatr* 2008 Apr; 167(4): 415–8. Epub 2007 May 30.

24. Megremis S, Stefanaki S, Tsekoura T, Tsilimigaki A. Spontaneous pneumomediastinum in a child: Sonographic detection in a case with minimal findings on chest radiography. *J Ultrasound Med* 2008 Feb; 27(2): 303–6.

25. Mohamed IS, Lee YH, Yamout SZ, Fakir S, Reynolds AM. Ultrasound guided percutaneous relief of tension pneumomediastinum in a 1-day-old newborn. *Arch Dis Child Fetal Neonatal Ed* 2007 Nov; 92(6): F458.

26. Trevisanuto D, Doglioni N, Ferrarese P, Vedovato S, Cosmi E, Zanardo V. Neonatal pneumothorax: Comparison between neonatal transfers and inborn infants. *J Perinat Med* 2005; 33(5): 449–54.

27. Fanaroff AA, Stoll BJ, Wright LL et al. Trends in neonatal morbidity and mortality for very low birth weight infants. *Am J Obstet Gynecol* 2007; 196(2): e1–e8.

28. Horbar JD, Carpenter JH, Buzas J et al. Collaborative quality improvement to promote evidence based surfactant for preterm infants: A cluster randomized trial. *BMJ* 2004; 329(7473):1004.

29. Sahn SA, Heffner JE. Spontaneous pneumothorax. *N Eng J Med* 2000; 342(12): 868–74.

30. Esme H, Doğru O, Eren S, Korkmaz M, Solak O. The factors affecting persistent pneumothorax and mortality in neonatal pneumothorax. *Turk J Pediatr.* 2008 May–Jun; 50(3): 242–6.

31. Basu S, Kumar A, Gupta AK. Complications associated with neonatal resuscitation. *Resuscitation* 2009 Jan; 80(1): 4–5.

32. Klinger G, Ish-Hurwitz S, Osovsky M, Sirota L, Linder N. Risk factors for pneumothorax in very low birth weight infants. *Pediatr Crit Care Med* 2008 Jul; 9(4): 398–402.

33. Madansky DL, Lawson EE, Chernick V, Taeusch HW Jr. Pneumothorax and other forms of pulmonary air leak in newborns. *Am Rev Respir Dis* 1979; 120(4): 729–37.

34. Thakur A, Buchmiller T, Atkinson J. Bronchial perforation after closed-tube endotracheal suction. *J Pediatr Surg* 2000 Sep; 35(9): 1353–5.

35. Laberge JM, Puligandla P, Flageole H. Asymptomatic congenital lung malformations. *Semin Pediatr Surg* 2005 Feb; 14(1): 16–33.

36. Sharda JK, Kurlandsky LE, Lacina SJ, Radecki LL. Spontaneous pneumothorax in common pulmonary vein atresia. *J Perinatol* 1990; 10(1): 70–4.

37. Irving IM. Neonatal Surgery. Malformations and acquired lesions of lungs, pleura and mediastinum. In: Lister J, Irving IM (eds). *Neonatal Surgery*, 3rd edn. London: Butterworths, 1990: 259–78.

38. Kulrus LR, Bednarek FJ, Wyman ML, Roloff DW, Borer RC. Diagnosis of pneumothorax or pneumo-mediastinum in the neonate by transillumination. *Pediatrics* 1975; 56: 355–60.

39. Litmanovitz I, Carlo WA. Expectant management of pneumothorax in ventilated neonates. *Pediatrics.* 2008 Nov; 122(5): e975–9. Epub 2008 Oct 13.

40. Cools F, Offringa M. Neuromuscular paralysis for newborn infants receiving mechanical ventilation. *Cochrane Database Syst Rev* 2005 Apr 18; (2): CD002773.

41. Moessinger AC, Driscoll JM Jr, Wigger HJ. High incidence of lung perforation by chest tube in neonatal pneumothorax. *J Pediatr* 1978; 92: 635–7.

42. Allen RW, Jung AL, Lester PD. Effectiveness of chest tube evacuation of pneumothorax in neonates. *J Pediatr* 1981; 99: 629–34.

43. Odita JC, Khan AS, Dincsoy M, Kayyali M, Masoud A, Ammari A. Neonatal phrenic nerve paralysis resulting from intercostal drainage of pneumothorax. *Pediatr Radiol* 1992; 22(5): 379–81.

44. Cates LA. Pigtail catheters used in the treatment of pneumothoraces in the neonate. *Adv Neonat Care* 2009 Feb; 9(1): 7–16. Review.

45. Brooker RW, Booth GR, DeMello DE, Keenan WJ. Unsuspected transection of lung by pigtail catheter in a premature infant. *J Perinatol* 2007 Mar; 27(3): 190–2.

46. Bakker JC, Liem M, Wijnands JB, Karsdon J, Berger HM. Neonatal pneumothorax drainage systems: In vitro evaluation. *Eur J Pediatr* 1989; 149(1): 58–61.

47. Mandal AK, Yamini S, Bean X. Arterial blood gas and expiratory pressure monitoring in infants with pneumothorax: Prognostic predictability. *J Natl Med Assoc* 1990; 82(1): 33–7.

48. Greenough A, Robertson NRC. Morbidity and survival in neonates ventilated for respiratory distress syndrome. *Br Med J* 1985; 290: 597–600.

49. Mehrabani D, Gowen CW Jr, Kopelman AE. Association of pneumothorax and hypotension with intraventricular haemorrhage. *Arch Dis Child* 1991; 66(1 Spec No): 48–51.

50. Neal RC, Beck DE, Smith VC, Null DM. Neonatal pneumopericardium with high frequency ventilation. *Ann Thorac Surg* 1989; 47(2): 274–7.

新生儿乳糜胸及其他胸腔积液

Miho Watanabe   Belinda Hsi Dickie   Richard G. Azizkhan

引言

新生儿和儿童的胸腔积液可表现为无症状的少量胸腔积液,也可导致肺实质受压和/或纵隔移位危及生命。

据统计,新生儿胸腔积液很少见,发生率为(5.5~220)/10 000。在胎儿和新生儿中,最常见的先天性胸腔积液是乳糜胸,它是乳糜从胸导管渗漏到胸膜腔引起的疾病。新生儿获得性胸腔积液最常见的病因是医源性(心脏或胸外科手术导致)[1-3]。对于年龄大的患儿,脓胸导致肺炎伴有周围炎症渗出是积液的首要原因,其次是充血性心力衰竭和恶性肿瘤[4-6]。胸腔积液早期诊断很重要,可以提供合适的治疗和降低病死率。

本章介绍胸腔积液和乳糜胸的病理生理学,胸膜和淋巴系统的解剖学及胚胎学,并回顾新生儿胸腔积液,特别是乳糜胸方面的综述,以及胎儿胸腔积液、血胸和脓胸方面的综述,为治疗提供依据。

病理生理学

通常情况下,胸腔内含有少量液体(0.3mL/kg)[7]。胸腔积液可以润滑胸膜,使肺活动平滑,还可以维持肺的表面张力,保持与胸壁的适当距离。液体不断地从壁胸膜穿过进入胸膜腔,被脏胸膜吸收[8],然后通过胸导管进入淋巴系统[9]。胸腔内液体通过循环中的有效渗透压和胸腔淋巴管中的负压维持平衡。最近,关于液体平衡的其他假说认为,胸腔内液体量能够被壁胸膜间皮细胞活跃的新陈代谢系统控制和吸收[10-11]。估计胸腔积液的周转率为0.15kg/h,循环过程中任何一个环节被打断都可能使胸腔内的液体大大增加。因此当滤过率和淋巴清除率之间的平衡被打破,就会造成胸腔积液,这可见于全身毛细血管或静脉压增加,感染或炎症导致毛细血管通透性增加,血浆胶体渗透压降低,胸腔内负压增加,淋巴回流梗阻,淋巴系统的梗阻或受损等疾病中。

乳糜液是卵磷脂和乳糜微粒的混合物。乳糜微粒(乳化脂肪球)从小肠吸收,与来自骨盆和下肢的淋巴液混合后,集中传导,然后通过胸导管流入静脉系统。出生时,乳糜是透明的,呈稻草色,进行母乳喂养后不久,乳糜微粒使乳糜变成乳白色。乳糜液量由摄入的奶量决定。100mL乳糜液的脂肪含量为0.4~4.0g,甘油三酯含量>500mg。乳糜淋巴细胞计数高(80%~100%),以T细胞为主[12]。乳糜中的蛋白质及电解质与血浆中的类似,乳糜液每日丢失量约为血容量的1.7倍,可能导致低钠血症、低蛋白血症、代谢性酸中毒和淋巴细胞减少[13]。

解剖学

淋巴系统是单向循环系统,它将细胞外的液体、淋巴和乳糜从外周组织转移到锁骨下静脉而不是心脏。淋巴在乳糜池汇聚,经胸导管到达静脉系统,胸导管在后纵隔内向上走行于奇静脉和降主动脉之间,然后在第五胸椎处向左穿过，继续向上进入食管左侧的颈部，在颈内静脉和锁骨下静脉混合后流入静脉系统。在胸腔内的胸导管，主要接收来自两侧壁胸膜的淋巴液。来自后纵隔、左肺及其胸膜的淋巴管分支汇聚形成左纵隔支气管干，然后流入胸导管或直接汇入大静脉中。也有一些潜在的淋巴管-静脉交通网，在胸导管损伤或阻塞时起代偿作用。

胸导管是一个单管腔结构，其胚胎学研究表明存在解剖性变异和先天性畸形的潜能，可能出现不同的淋巴静脉吻合的解剖关系。淋巴管变异和副淋巴管的存在可以解释未涉及胸导管的外科手术患者出现乳糜胸。后纵隔内淋巴管损伤可出现单侧或双侧乳糜胸，胸导管内的张力增加导致乳糜流入胸腔。横膈和 T_5 之间的胸导管破裂通常产生右侧乳糜胸，T_5 以上出现左侧乳糜胸。在 T_5 的中线位置或弥漫性的淋巴管损伤，可能出现双侧乳糜胸。

胚胎学

淋巴系统在胚胎第 5 周末开始发育，比心血管系统发育晚 2 周。一种假说认为，淋巴管发育由邻近静脉内皮细胞的憩室而来，从而建立以内皮细胞作为淋巴系统内膜的原始结构[14]。在胚胎发育 4~9 周，6 个原发淋巴囊内的静脉内皮细胞发育为淋巴管，局部扩张——2 个颈内淋巴囊，2 个髂淋巴囊、1 个腹膜后淋巴囊、1 个腹膜后淋巴囊背侧乳糜池。这些淋巴囊通入组织中形成颈静脉淋巴囊、髂淋巴囊、腹膜后淋巴囊和胸骨后囊。在妊娠第三个月左右，除乳糜池外的淋巴囊发育为淋巴结群。

病因

23%~32% 的新生儿胸腔积液是先天性的。胸腔积液的主要原因是乳糜胸，其他原因包括胎儿水肿、先天性畸形和遗传畸形等[3,15]。

先天性乳糜胸

乳糜胸可发生在宫内或新生儿期，男性发病率是女性的 2 倍，60% 的患者出现右侧乳糜胸[16]，先天性乳糜胸可能是先天性淋巴系统或胸导管畸形引起，导致乳糜液流入胸腔内[17]。畸形可能是胸导管闭锁或先天性瘘管，因为周围淋巴管无法与主淋巴管网相通。先天性乳糜胸还可能出现其他先天性畸形（76%）、染色体异常（21 三体综合征）（12%）和其他综合征（努南综合征，特纳综合征）（6%）[3]。新生儿先天性乳糜胸通常发生在双侧，Apgar 评分低，有时需要立即进行胸腔引流。

先天性胸腔积液和相关疾病

先天性胸腔积液与胎儿水肿、其他先天性畸形或遗传变异有关[3]。

胎儿水肿是两个或两个以上胎儿器官中液体的异常积聚，包括腹水、胸腔积液、心包积液和皮肤水肿。其根本原因是间质液体产生和淋巴回流不平衡。胎儿水肿的原因包括胎儿免疫性水肿（血型不合导致的胎儿同种免疫），以及胎儿非免疫性水肿（主要原因是心血管疾病和淋巴系统发育不良，其次为胸部疾病、血液系统疾病、双胎妊娠、感染、遗传综合征和染色体异常）。非免疫性水肿比免疫性水肿更常见。目前胸腔积液的病理机制尚不完全清楚，可能与多种因素导致的体液循环失调有关。胸腔积液可能为乳糜性、渗出性或漏出性。合并先天性畸形或遗传缺陷的胸腔积液大多数是渗出性的，也可能是乳糜性的。

获得性胸腔积液

医源性获得性胸腔积液

获得性胸腔积液主要来自医源性损伤、手术或胸部创伤（61%~74%）。最近研究表明，术后乳糜胸发生率从不高于 1% 到现在的 2.5%~4.7%[18-20]，这可能是手术的复杂性增加以及手术后较早进食造成。主动脉弓相关手术，如动脉导管未闭、主动脉缩窄、血管环和其他先天性心血管畸形，可能造成医源性损伤[20-21]，行食管修补或先天性膈疝修补术的患者，也可能出现医源性损伤[22-23]。医源性损伤导致的胸腔积液以乳糜胸为主（占65%）。医源性获得性胸腔积液也可能是锁骨下静脉或颈内静脉插管，和/或继发于先前的心导管检查、胸腔置管引流或创伤导致的上腔静脉阻塞造成。医源性获得性胸腔积液常为单侧，位于左侧。

非医源性获得性胸腔积液

非医源性获得性胸腔积液的病因包括脓胸、上腔静脉综合征、低血容量、心力衰竭和肾衰竭。关于受虐待儿童腹部损伤导致乳糜胸的报道罕见[24-25]。有时很难确定非医源性获得性胸腔积液的病因。

临床表现

胸腔积液的临床表现非常广泛，与积液量、肺的受压程度和纵隔的移位程度有关。典型的临床症状和体征是呼吸急促、呼吸困难、胸壁吸气相凹陷和发绀。查体可能出现患侧呼吸音减弱，心、纵隔向健侧移位。较大的儿童壁胸膜刺激可能出现胸痛症状，也可能出现胸腹壁（肋间神经）或肩膀（膈神经）的疼痛。

对于先天性胸腔积液患者，呼吸窘迫可在出生后不久或出生后2周内任何时间出现。手术导致的获得性胸腔积液在术后1~25天均可能出现。胸导管损伤出现胸腔积液的时间最短（5~7天），腔静脉压升高和腔静脉血栓形成导致的胸腔积液出现时间最长（10~14天）。乳糜液在渗入胸膜腔之前可能在纵隔中积聚几天。

短期内乳糜液的大量丢失可能造成营养不良、代谢性酸中毒、脓毒症和肾衰竭。大量蛋白质和淋巴细胞的丢失引起淋巴细胞减少和低丙种球蛋白血症，导致免疫缺陷和细胞免疫反应异常。

诊断

影像学

胸部X线表现为典型的单侧或双侧模糊，可能出现肺部受压，单侧胸腔积液可能出现纵隔移位（图41.1）。然而，早产儿影像学诊断可能比较困难，因为大多数早产儿出生后已经有明显的肺部疾病，而胸部X线片显示的可能是增厚的实变区域，而不是大龄儿童常见的胸腔积液分层。

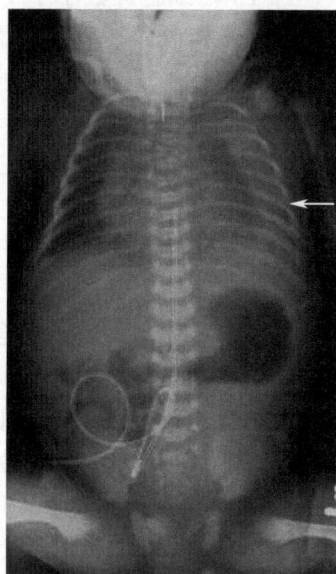

图41.1　胎儿双侧胸腔积液的影像学表现。新生儿单侧胸腔积液（箭）X线片（正位图），显示左侧中度胸腔积液，合并轻度纵隔移位

在新生儿和儿童，超声检查是诊断胸腔积液的可靠方法。产前超声诊断胸腔积液的阳性率越来越高。

其他影像学检查有一定的价值，如CT、淋巴管造影术和淋巴造影术。淋巴管造影术包括向淋巴系统注射对比剂，然后观察淋巴液的流动情况，同步CT或MRI检查能够更好地了解淋巴系统解剖和明确梗阻或泄漏的部位。淋巴造影术是在皮内或皮下注射放射性核素（常用的是99m-锝）而使淋巴网络显影的技术。

实验室检查

胸腔积液的实验室检查有助于诊断胸腔积液的病因，并区分胸腔积液的类型[漏出液、渗出液、乳糜胸、肺气肿、血胸、全肠外营养（total parenteral nutrition，TPN）渗漏]。胸腔积液可通过胸腔穿刺或放置胸腔引流管排出。胸腔积液需要进行实验室检查，包括显微镜检查液体特征和细胞计数、胸腔积液生化检查、细胞学检查、革兰氏染色、细菌或真菌培养。正常胸腔积液呈透明，pH 为 7.60~7.64，蛋白含量小于 1~2g/L，白细胞计数小于 $1 \times 10^9/L$，葡萄糖含量与血浆相似，乳酸脱氢酶（lactate dehydrogenase，LDH）小于血浆含量的 50%。

乳糜胸的特点是白细胞绝对计数 $> 1 \times 10^9/L$，淋巴细胞含量 > 80%，甘油三酯含量 > 110mg/dL。如果是母乳喂养的患儿，总蛋白和白蛋白水平也可能升高（低于血清水平），比重 > 1.012，总脂肪含量升高[26-27]。未经母乳喂养的患儿，乳糜胸的脂肪含量比较低，并且液体不是典型的乳白色。

脓胸是渗出性脓性积液，总白细胞计数 $> 5 \times 10^9/L$，以多形核细胞为主。血胸的定义是血细胞比容超过 50%，但液体中有血可诊断为创伤性血胸。少数文献报道 TPN 患者出现漏液导致胸腔积液，这种积液白细胞数降低，葡萄糖和钾浓度升高。渗出液总蛋白含量 < 3.0g/dL，胸膜蛋白与血清蛋白比值 < 0.5，总白细胞计数 $< 1 \times 10^9/L$，以单核细胞为主。漏出液总蛋白 > 3.0g/dL，胸膜蛋白与血清蛋白比值 > 0.5，LDH > 200IU/L，或胸膜蛋白与血清蛋白比值 > 0.6。

治疗

一般处理原则

由于新生儿胸腔积液会出现一系列紊乱，伴有不同的临床情况，因此治疗方法各不相同。对于新生儿胸腔积液[3,15,28]，治疗效果不明确，也没有与治疗相关的前瞻性临床研究或随机试验。目前，新生儿胸腔积液治疗无统一标准，尽管有两项关于小儿乳糜胸临床治疗指南[27,29]，但对于手术时机的选择和手术方案仍有争议。也有一些新药出现，但这些药物的作用还有待进一步观察。

尽管新生儿和儿童胸腔积液原因不同，但目前认为治疗应以非手术治疗为主，采用药物治疗几天到几周不等。关键问题以及仍未解决的问题是对新生儿胸腔积液的早期发现，药物治疗比早期手术治疗适用范围更广[19]。

非手术治疗胸腔积液的主要原则包括如下[29]（图 41.2）：

①早期抽液或持续抽液

②饮食调整

③使用药物减少积液产生（生长抑素，奥曲肽）

④使用 OK-432 和多西环素等药物引起胸膜粘连

⑤潜在病因的治疗

⑥支持治疗，如通气、营养等

⑦预防和治疗并发症

非手术治疗

诊断性胸腔穿刺可以立即缓解呼吸困难症状，如果患者已经出现呼吸受累表现和 / 或积液将会持续产生和聚集，则应进行胸腔引流术，保证肺充分膨胀。乳糜胸的患者需要进行充分引流，如果患者需要反复抽液，应放置胸腔引流管，这能够降低气胸和感染的风险。放置胸腔引流管后，患者需要预防性应用抗生素，因为许多新生儿由于后天性淋巴细胞减少出现获得性免疫缺陷。

最初非手术治疗主要是充分引流和营养支持，使用中链甘油三酯（medium-chain triglyceride，MCT）进行肠内喂养（高蛋白和无脂肪），以降低胸导管中乳糜液的量，待患者自愈。MCT 有 6~12 个碳的主链，可以直接吸收脂肪，不需要经过淋巴管，相反，超过 60% 的摄入脂肪通过胸导管进入血液。一些研究者

新生儿乳糜胸

　　　无症状的，病情稳定　　　　　　　　　有症状的，渐进性渗出

监测临床症状
或者
复查X线

－胸腔穿刺术
－必要时放置胸腔引流管并持续引流
－必要时吸氧或机械通气
－分析胸腔积液
－对潜在疾病的治疗（如有指示）

高蛋白中链甘油三酯　失败→全肠外营养　失败→生长抑素奥曲肽　失败→选择手术
　　　　　←成功　　　　　　←成功　　　　　　←成功

医源性
乳糜胸

双侧乳糜胸
上腔静脉梗阻
先天性淋巴扩张症

胸腔镜下胸腔导管结扎术/
应用纤维蛋白

胸腔－腹腔分流术

胸膜粘连术和壁胸膜切除术
直接切开结扎渗漏部位

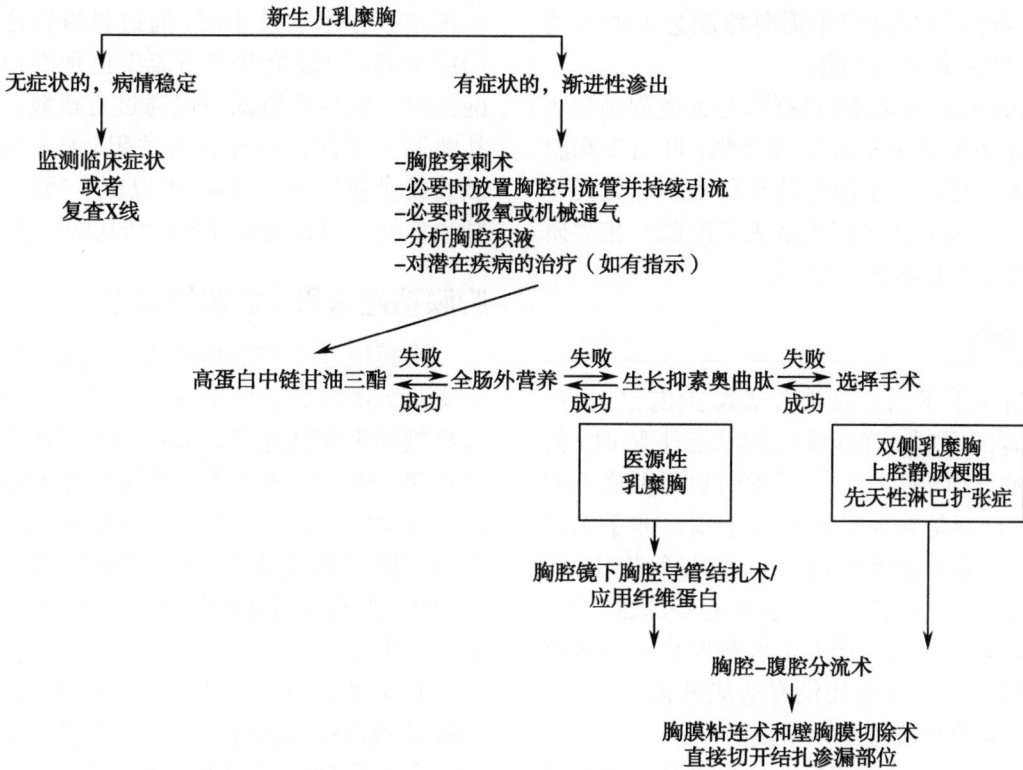

图41.2 新生儿胸腔积液的处理原则

发现，MCT 和 TPN 治疗的患者在引流的持续时间和引流量方面没有区别[30]。在一些严重的患者，可能需要 TPN 或两种方式结合治疗。当上腔静脉血栓形成的患者出现乳糜胸时，白蛋白、γ-球蛋白和纤维蛋白原以及脂溶性维生素可能被重置。大多数先天性和医源性乳糜胸患者通过非手术治疗（例如大量 MCT 的饮食和/或 TPN），病情可自行消退。

　　生长抑素（somatostatin，SST）和奥曲肽（octreotide，OCT）是有争议的治疗方案，适用于非手术治疗无效的先天性和医源性乳糜胸。越来越多的研究表明，SST 和 OCT 有利于持续性的先天性和术后乳糜胸的治疗[31]。SST 是一种多肽，主要抑制多种激素（例如生长激素、胰岛素）的释放和淋巴液的分泌。OCT 是一种合成的长效 SST 类似物，具有类似于 SST 的抑制分泌作用，可能直接作用于内脏循环的 SST 受体来减少淋巴液的产生。OCT 还能减少胃、胰腺和胆道的分泌物，从而减少胸导管内液体的量和蛋白质含量，因为胸导管的淋巴管流量取决于内脏的血管张力和胃的蠕动情况。目前研究表明，OCT 的耐受性比较好。SST 通常经静脉输注[204μg/（kg·d），平均治疗时间 9.5 天]。OCT 可通过静脉[68μg/（kg·d），持续时间 7 天]或皮下注射[40μg/（kg·d），持续时间 17 天]输入[31]。也有其他的给药方式[31-32]，如 OCT 起始剂量 0.5μg/（kg·h），逐渐增加到 10~12μg/（kg·h）。输注 SST 或 OCT 后 3~6 天，淋巴液开始减少。SST 或 OCT 治疗能缩短重症监护治疗时间，减少胸腔穿刺的次数，减少液体输注和血浆输注量，因此能降低感染的风险。目前还没有研究证明最优的给药途径、剂量、治疗时间和停止治疗的时间[33]。因此目前还没有这些药物治疗的数据。SST 和 OCT 治疗都被认为是安全的，伴有潜在的不良反应，包括胆石症、肝功能损害、肾功能损害、短暂的葡萄糖不耐受、甲状腺功能减退和坏死性小肠结肠

炎。因此，治疗过程中需要检测患者的肝功能、血糖和甲状腺功能。

OK-432（A 族溶链球菌）是人类起源的 A 族链球菌经冻干培养的混合物，可用于胸膜粘连术。现在用于治疗胎儿乳糜胸和先天性 SST/OCT 耐药患者以及成人乳糜胸。相关研究主要来自日本研究中心。

手术治疗

当非手术治疗不能显著减少淋巴引流，或患者的呼吸、营养或代谢状态下降时，需要手术干预（图 41.2）。手术时机目前尚不明确，但目标是在发病前进行干预。非手术治疗失败可能是医源性的，包括胸导管损伤、大量淋巴泄漏、腔静脉阻塞或中心静脉压升高。先天性乳糜胸与早产儿上腔静脉血栓形成有关。虽然对手术时间没有达成共识，但很多人建议对高危患者早期干预。

关于非手术治疗失败的患者是否需要手术和手术方式的选择，不同文献存在很大差异，与研究的人群、患者和患者的临床状态有关。有几种不同的手术方式，也可以不同手术方式联合进行，包括胸导管结扎术（开胸术或胸腔镜手术）、胸膜粘连术（机械性和化学性）、胸膜切除术和胸腔 - 腹腔分流术。

胸导管结扎术

胸导管结扎术是最常见的外科治疗方法。如果能在术中确定乳糜漏的部位，进行胸导管结扎术是明确和有效的，可以通过开胸术或胸腔镜手术进行。电视胸腔镜手术的使用越来越广泛，手术视野广，能清晰观察纵隔结构，手术中可以在裂孔处或胸膜缺损处的胸导管上使用夹子，胸腔镜手术有助于机械或化学方法进行胸膜粘连术和应用纤维蛋白胶。虽然胸腔镜有很多优点，但受限于婴儿的大小和肺部状况。此外，在大量乳糜液渗出的情况下，胸腔镜下视野可能不清楚。并发症发生率较低[34-35]。

无论何种手术入路，观察乳糜漏部位比较困难。在术前几小时，通过鼻胃管注入乳油或牛奶，通过给淋巴引流染色帮助识别渗漏部位。胸导管泄漏可以通过直接缝合或结扎泄漏上下部位的导管来关闭，如果胸导管破裂或泄漏部位不明确，可以在主动脉、奇静脉和食管之间邻近脊柱部位结扎胸导管。

胸膜粘连术和壁胸膜切除术

胸膜粘连术和壁胸膜切除术用于治疗部分胸膜乳糜漏。胸腔镜下直接刺激部分胸膜行机械性胸膜粘连术。采用胸腔引流管注射硬化剂（四环素、滑石粉、聚维酮碘、OK-432）进行化学性胸膜粘连术。20 世纪 80 年代，壁胸膜切除术被成功用于治疗胸腔积液，现在很少用，因为这可能增加肺淋巴水肿、纤维化和进一步肺损害。

有文献报道，在动脉导管未闭结扎后应用纤维蛋白成功治疗一个 3.5 个月大的婴儿和一个体重 600g 的早产儿乳糜胸[36]。

胸腔 - 腹腔分流术

1983 年，Azizkhan 等[37] 首次使用胸腔 - 腹腔分流术治疗 5 例呼吸机依赖婴儿持续性乳糜胸，于是它成为一种外科治疗选择。该手术避免了高危婴儿进行复杂手术的风险，是一种安全、高效、易于操作的手术方式。胸腔 - 腹腔分流术将乳糜液从胸腔引流到腹腔，但需要手动调节分流管压力[37]。在术后早期，泵腔每小时压缩 50~100 次来完全清除胸腔内的乳糜液。随着患者临床症状的改善，泵腔压缩频率逐渐降低。胸腔积液在 2~3 周内消退。由于纤维蛋白和蛋白质在泵中的积累，泵腔在工作几周后可能出现功能障碍。泵置入手术创伤小，较适用于短期应用患者。此外，在同时出现胸腔积液和腹水的患者，需要胸腔 - 腹腔分流和腹腔 - 静脉分流联合治疗。

结局

一般来说，大多数新生儿胸腔积液预后

良好，但积水的新生儿除外，病死率53%。报道称淋巴发育不良导致的积水患者预后好。患者死亡与合并的疾病有关，如肺发育不全、多器官衰竭或脓毒症，而与胸腔积液无关。与先天性原发性胸腔积液相比，医源性获得性胸腔积液的新生儿肠外营养、氧疗、利尿剂应用、机械通气时间更长，新生儿重症监护室（NICU）住院时间更长。近年来，血白蛋白被认为是新生儿胸腔积液预后的重要指标[15]。

胎儿胸腔积液

胎儿胸腔积液是一种罕见的疾病，发病率为1/15 000~1/7 300[2]。过去的十年，随着胎儿超声的广泛应用，胎儿胸腔积液发病率增加。胎儿胸腔积液可通过产前超声诊断，表现为胸腔内肺周围形成单侧或双侧无回声区（图41.3）。胸腔积液可能独立存在，也可能和其他疾病同时出现。

临床进展不同，有些患者可能自愈，有些可能进展为胎儿水肿，甚至围产期死亡。如果胸腔积液导致胸腔内压力增加，引起心输出量减少、羊水过多和肺发育不全，可能引起胎儿心力衰竭，出现胎儿宫内死亡、早产或新生儿死亡。胎儿胸腔积液通常在妊娠期21~24周出现。9%~22%的胎儿在妊娠中期可能消退。与新生儿胸腔积液相比，胎儿胸腔积液病死率高。出现持续进展胸腔积液的胎儿总生存率为22%~53%。染色体异常、胎儿水肿、胸腔积液诊断早、大量胸腔积液以及双侧病变的患者病死率高[2,38-39]。

胎儿胸腔积液的诊断包括胎儿超声、胎儿MRI、胎儿超声心动图、核型分析、孕产妇血细胞计数、抗体分型以及弓形虫病原体检测。其他病原体包括风疹病毒、巨细胞病毒、单纯疱疹病毒和细小病毒B19。

胎儿胸腔积液治疗存在很大争议，目前还没有合适的治疗方法，可以对围产期出现复发或死亡高风险的患者进行产前干预（图41.4）。

目前胎儿胸腔积液的治疗包括使用20G腰椎穿刺针抽出胸腔积液，抽液后复发的患者行胸腔-羊膜腔分流术，以及胎儿胸膜腔内注射OK-432硬化剂。有文献报道，胎儿胸腔积液的不同治疗方案总生存率在60%~65%。

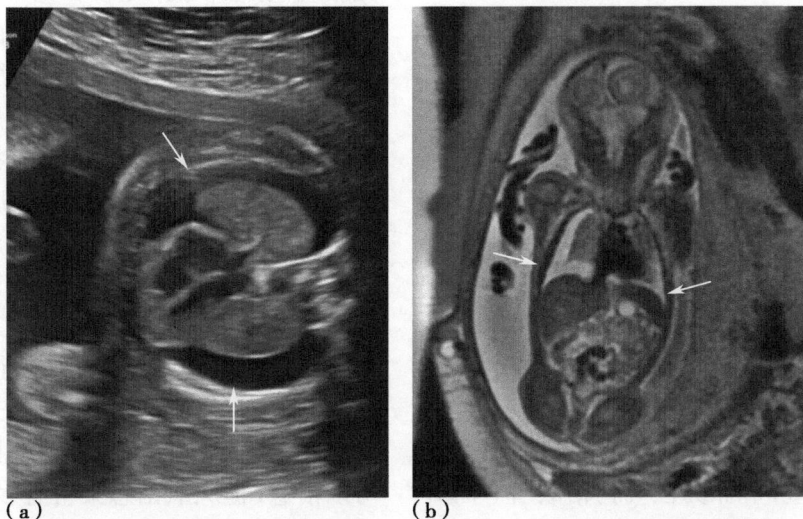

(a)　　　　　　　　　　(b)

图41.3 胎儿双侧胸腔积液的影像学表现。（a）胎儿胸部的超声横切面显示，胎儿在妊娠22周时出现双侧胸腔积液（箭）。（b）胎儿的MRI冠状面显示，胎儿在妊娠25周时胸部有双侧胸腔积液（箭）。双侧胸腔积液时，肺部分受压。心胸腺轮廓保持在正常位置，没有纵隔移位。而且，也没有水肿的迹象

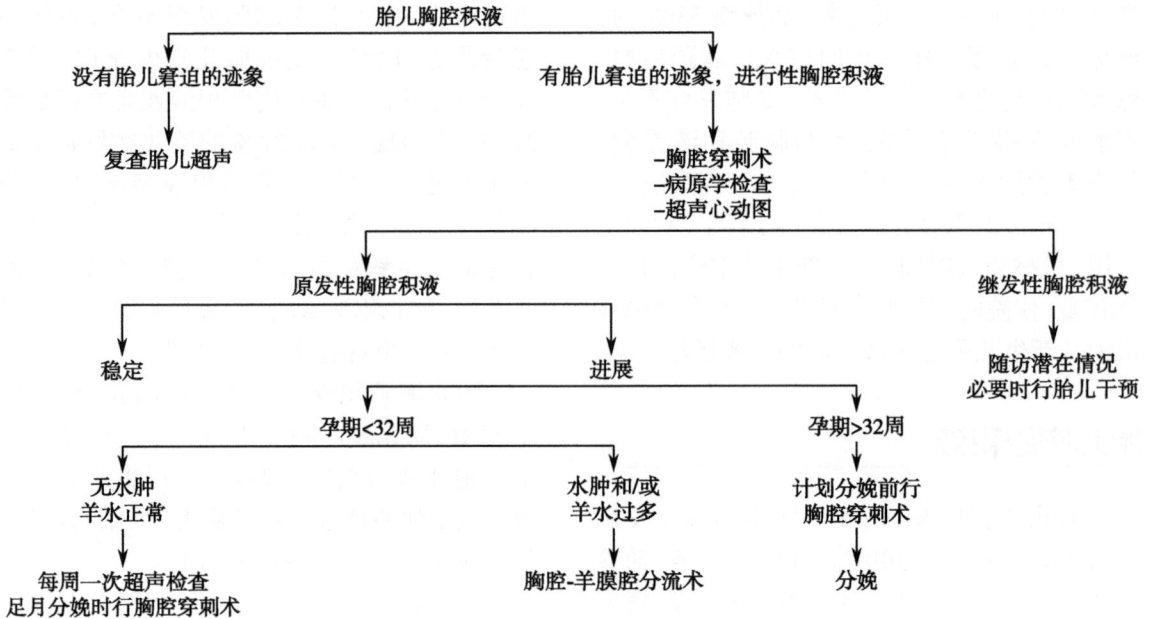

图 41.4 胎儿胸腔积液的处理原则

如果出现水肿，预后更差。与任何胎儿治疗一样，胎儿胸腔积液治疗存在诱发早产、早产性胎膜早破、宫内感染、出血以及母亲或婴儿器官损伤的风险。任何分流术都存在分流管移位和堵塞的风险[40]。

其他胸腔积液

血胸

虽然血胸不常见，胸腔穿刺术或肋间引流术中肋间动脉损伤可导致胸腔内出血。有文献报道，很多先天性畸形可能引起血胸（例如肺隔离症、动脉导管未闭、肺动静脉畸形）以及锁骨下静脉置管等[41]。偶尔也见于胸腔内肿瘤、血液学疾病和易出血体质患者。如果新生儿中自发出现，可能和气胸有关。其表现为呼吸阻塞，和张力性气胸相似，但叩诊浊音，胸部 X 线片显示不透光。更重要的是，婴儿可能出现低血容量性休克症状。常需要输血和紧急开胸术治疗。为避免循环衰竭，应先输血再进行胸腔引流术。新生儿中比较少见。如果患者持续出血，应行紧急开胸术。

脓胸

由于早期抗生素治疗肺部感染，现在婴儿脓胸（脓性积液）比较少见。脓胸最常见于金黄色葡萄球菌、肺炎葡萄球菌和化脓性葡萄球菌引起的肺炎。然而，脓胸也可能是由胸腔穿刺或开胸术中皮肤细菌感染引起。脓胸也可能伴随厌氧菌感染，症状包括呼吸窘迫、腹胀、嗜睡，甚至出现败血症。胸部 X 线检查可初步诊断，胸部 X 线片出现胸腔积液和肺炎表现。超声检查可用于诊断性胸腔穿刺术时定位。在应用抗生素之前，抽取胸腔积液送检，革兰氏染色，并进行需氧和厌氧细菌培养。尽管大多数患者通过胸腔穿刺引流、纤维蛋白溶解以及长期全身抗生素治疗可以治愈，但厌氧菌感染常有多个脓腔，可能需行清创术，少数患者需行脓腔剥离术。

（钟晓辉 译 舒强 审校）

参考文献

1. Chernick V, Reed MH. Pneumothorax and chylothorax in the neonatal period. *J Pediatr* 1970; 76: 624–32.
2. Longaker MT, Laberge JM, Dansereau J, Langer JC, Crombleholme TM, Callen PW et al. Primary fetal hydrothorax: Natural history and management. *J Pediatr Surg* 1989; 24: 573–6.
3. Rocha G, Fernandes P, Rocha P, Quintas C, Martins T, Proenca E. Pleural effusions in the neonate. *Acta Paediatr* 2006; 95: 791–8.
4. Utine GE, Ozcelik U, Kiper N, Dogru D, Yalcn E, Cobanoglu N et al. Pediatric pleural effusions: Etiological evaluation in 492 patients over 29 years. *Turk J Pediatr* 2009; 51: 214–9.
5. Efrati O, Barak A. Pleural effusions in the pediatric population. *Pediatr Rev/Am Acad Pediatr* 2002; 23: 417–26.
6. Givan DC, Eigen H. Common pleural effusions in children. *Clin Chest Med* 1998; 19: 363–71.
7. Miserocchi G, Agostoni E. Contents of the pleural space. *J Appl Physiol* 1971; 30: 208–13.
8. Neergaard, KN. Zur Frage des Drukes in Pleuraspalt. *Beitr Klin Erforsch Tuberk Lungenkr* 1927; 65: 476–85.
9. Wiener-Kronish JP, Berthiaume Y, Albertine KH. Pleural effusions and pulmonary edema. *Clin Chest Med* 1985; 6: 509–19.
10. Miserocchi G. Physiology and pathophysiology of pleural fluid turnover. *Eur Respir J* 1997; 10: 219–25.
11. Zocchi L. Physiology and pathophysiology of pleural fluid turnover. *Eur Respir J* 2002; 20: 1545–58.
12. Strausser JL, Flye MW. Management of nontraumatic chylothorax. *Ann Thorac Surg* 1981; 31: 520–6.
13. Curci MR, Dibbins AW. Bilateral chylothorax in a newborn. *J Pediatr Surg* 1980; 15: 663–5.
14. Sabin FR. The method of growth of the lymphatic system. *Science* 1916; 44: 145–58.
15. Barbosa MR, G. Flor-de-Lima, F. Guimaraes, H. Neonatal pleural effusions in a level III neonatal intensive care unit. *J Pediatr Neonat Indiv Med* 2015; 4: e040123, 1–12.
16. Morphis LG, Arcinue EL, Krause JR. Generalized lymphangioma in infancy with chylothorax. *Pediatrics* 1970; 46: 566–75.
17. Arena Ansotegui J, Rey Otero A, Albisu Andrade J. [Spontaneous neonatal chylothorax. Apropos of 5 cases]. *Anal Esp Pediatr* 1984; 20: 49–54.
18. Verunelli F, Giorgini V, Luisi VS, Eufrate S, Cornali M, Reginato E. Chylothorax following cardiac surgery in children. *J Cardiovasc Surg* 1983; 24: 227–30.
19. Beghetti M, La Scala G, Belli D, Bugmann P, Kalangos A, Le Coultre C. Etiology and management of pediatric chylothorax. *J Pediatr* 2000; 136: 653–8.
20. Chan EH, Russell JL, Williams WG, Van Arsdell GS, Coles JG, McCrindle BW. Postoperative chylothorax after cardiothoracic surgery in children. *Ann Thorac Surg* 2005; 80: 1864–70.
21. Densupsoontorn NS, Jirapinyo P, Wongarn R, Thamonsiri N, Nana A, Laohaprasitiporn D et al. Management of chylothorax and chylopericardium in pediatric patients: Experiences at Siriraj Hospital, Bangkok. *Asia Pacific J Clin Nutr* 2005; 14: 182–7.
22. Kavvadia V, Greenough A, Davenport M, Karani J, Nicolaides KH. Chylothorax after repair of congenital diaphragmatic hernia—Risk factors and morbidity. *J Pediatr Surg* 1998; 33: 500–2.
23. Naik S, Greenough A, Zhang YX, Davenport M. Prediction of morbidity during infancy after repair of congenital diaphragmatic hernia. *J Pediatr Surg* 1996; 31: 1651–4.
24. Ichikawa Y, Sato A, Sato K, Nakamura K, Kitagawa N, Tanoue K et al. Chylothorax associated with child abuse. *Pediatr Int* 2015; 57: 1202–4.
25. Anderst JD. Chylothorax and child abuse. *Pediatric Crit Care Med* 2007; 8: 394–6.
26. Brodman RF. Congenital chylothorax. Recommendations for treatment. *NY State J Med* 1975; 75: 553–7.
27. Buttiker V, Fanconi S, Burger R. Chylothorax in children: Guidelines for diagnosis and management. *Chest* 1999; 116: 682–7.
28. Shih YS, PH. Chen, JY. Lee, IC. Hu, JM. Chang, HP. Common etiologies of neonatal pleural effusion. *Pediatr Neonatol* 2010; 52: 251–5.
29. Soto-Martinez M, Massie J. Chylothorax: Diagnosis and management in children. *Paediatr Respir Rev* 2009; 10: 199–207.
30. Allen EM, van Heeckeren DW, Spector ML, Blumer JL. Management of nutritional and infectious complications of postoperative chylothorax in children. *J Pediatr Surg* 1991; 26: 1169–74.
31. Roehr CC, Jung A, Proquitte H, Blankenstein O, Hammer H, Lakhoo K et al. Somatostatin or octreotide as treatment options for chylothorax in young children: A systematic review. *Intensive Care Med* 2006; 32: 650–7.
32. Kalomenidis I. Octreotide and chylothorax. *Curr Opin Pulmon Med* 2006; 12: 264–7.
33. Das A, Shah PS. Octreotide for the treatment of chylothorax in neonates. *Cochrane Database Syst Rev.* 2010: CD006388.
34. Graham DD, McGahren ED, Tribble CG, Daniel TM, Rodgers BM. Use of video-assisted thoracic surgery in the treatment of chylothorax. *Ann Thorac Surg* 1994; 57: 1507–11; discussion 1511–2.
35. Pego-Fernandes PM, Nascimbem MB, Ranzani OT, Shimoda MS, Monteiro R, Jatene FB. Video-assisted thoracoscopy as an option in the surgical treatment of chylothorax after cardiac surgery in children. *J Bras Pneumol* 2011; 37: 28–35.
36. Stenzl W, Rigler B, Tscheliessnigg KH, Beitzke A, Metzler H. Treatment of postsurgical chylothorax with fibrin glue. *Thorac Cardiovasc Surg* 1983; 31: 35–6.
37. Azizkhan RG, Canfield J, Alford BA, Rodgers BM. Pleuroperitoneal shunts in the management of neonatal chylothorax. *J Pediatr Surg* 1983; 18: 842–50.
38. Rustico MA, Lanna M, Coviello D, Smoleniec J,

Nicolini U. Fetal pleural effusion. *Prenat Diag* 2007; 27: 793–9.

39. Ruano R, Ramalho AS, Cardoso AK, Moise K, Jr., Zugaib M. Prenatal diagnosis and natural history of fetuses presenting with pleural effusion. *Prenat Diagn* 2011; 31: 496–9.

40. Aubard Y, Derouineau I, Aubard V, Chalifour V, Preux PM. Primary fetal hydrothorax: A literature review and proposed antenatal clinical strategy. *Fetal Diagn Ther* 1998; 13: 325–33.

41. Feliciano DV, Mattox KL, Graham JM, Beall AC, Jr., Jordan GL, Jr. Major complications of percutaneous subclavian vein catheters. *Am J Surg* 1979; 138: 869–74.

先天性肺畸形

Shannon M. Koehler   Keith T. Oldham

引言

先天性肺畸形少见，并且临床表现多样。然而，所有照顾婴儿和儿童的人都必须对这些异常的诊断和治疗有所了解，因为潜在的后果可能危及生命。为了了解这些畸形的病理生理学，必须对肺发育的胚胎学以及肺解剖和呼吸生理学有基本的了解，本章将展开叙述。典型的病变包括先天性肺叶性肺气肿（congenital lobar emphysema，CLE）、先天性肺气道畸形（congenital pulmonary airway malformation，CPAM）、肺隔离症、支气管囊肿，将会和一些更少见的肺畸形一并讨论。

胚胎学

在妊娠的第四周，人类胚胎在前肠腹侧形成一个憩室，形成呼吸系统的原基[1-2]，主要是内胚层来源。然而，软骨和肌肉成分将从环绕原始前肠的中胚层衍化而来[2]。随着喉气管憩室尾状生长，它通过气管食管外侧褶与前肠分离，气管食管外侧褶在第五胎周末融合形成气管食管隔食管背侧、更多的腹侧气管和肺芽[1-2]。喉由第四和第六鳃弓形成[1]，主要负责咽和气管之间的联系。

肺芽通过尾状生长进入体腔，在前肠两侧形成心包腹膜管[1-2]。扩张的肺芽最终几乎填满这些管，小的残余空间成为原始的胸膜腔[2]。右肺芽分为三个叶，而左侧在胚胎第五周结束时形成两肺叶[2]，支气管继续进行连续的二分法分裂，到妊娠第六个月结束时，已经形成 17 代的分支[2]。这一时期也是终末细支气管和肺泡形成的时期。终末气道的另外六个分支将发生在产后早期[2]，而肺的发育可能要到 8 岁左右才会停止[2]。到孕中期末，主要气道的发育基本完成，而终末气道和肺泡是气体交换的场所，它们需要在胎儿晚期和儿童早期继续发育。考虑到各种临床病变及其治疗方案，这一观点至关重要。

肺血管系统与肺实质平行发展。随着肺芽的形成，一个肺血管丛出现[3]。肺芽分支形成肺支气管树，而间充质组织通过血管化形成肺血管网[3]。在胎儿发育过程中，肺血管床通过血管生成而扩张[3]。直到 36 周胎龄，肺毛细血管网才重塑而使毛细血管和肺泡紧靠在一起，以允许最佳的气体交换[3]。

解剖学

简要讨论临床相关解剖学是恰当的，一些优秀的参考文献可用于更详细的回顾[4-5]。如在肺的早期妊娠发育中所见，成熟的右肺由三个肺叶组成，而左肺由两个肺叶组成[4-7]。在足月儿中隆嵴位于第四或第五胸椎体水平[6]。右肺主支气管走行较直，尾状径多，直径通常比左主支气管短粗[4,6]。这说明了吸入物倾向于进入右下叶或右上叶后段。同样，这种结构解释了气管内插管时更容易插入右主支气管的原因。

气管、支气管和肺实质的血管供应起源于体循环，与肺动脉循环分离[6]。气管由成对的甲状腺下动脉分支供应，与来自左侧主动脉和右侧第三肋间动脉的支气管血供吻合[6]。静脉回流是通过奇静脉和半奇静脉系统进行的[6]。这种体循环动脉供应及其伴随的静脉引流通常遵循肺和支气管的节段结构。

肺动脉循环专门用于气体交换。缺氧的血液通过肺动脉到达肺[7]。血液通过肺进入毛细血管网，在呼吸过程中释放二氧化碳并结合氧气[7]。含氧血液通过肺静脉离开肺部，将其送回左心，完成肺循环[7]。

先天性肺叶性肺气肿

CLE 的特征是一个或多个肺叶的空气潴留和过度扩张，这些肺叶在解剖学上是正常的。这种扩张导致邻近的正常肺实质受压，并可能导致纵隔移位和心肺功能损害（图 42.1）。

这种疾病在多达 50% 的病例中无法描述特殊的病因[8-10]，其余 50% 的潜在原因可分为外在和内在亚型[9]。外在原因包括血管异常或扩张引起的压迫、先天性心脏病、纵隔淋巴结病、支气管囊肿和肠囊肿以及肿瘤[6,8-9,11]；内在原因包括受影响的肺叶支气管结构缺陷或缺乏支持性软骨[6,8-9,11]，从而导致主要气道的呼气塌陷，对呼出气流产生阻抗[8]。黏液部分阻塞、广泛的黏膜增生、炎症、感染、支气管扭转造成部分阻塞，支气管闭锁或吸入异物是导致 CLE 的其他可能的内在原因[6,8-9,11]。

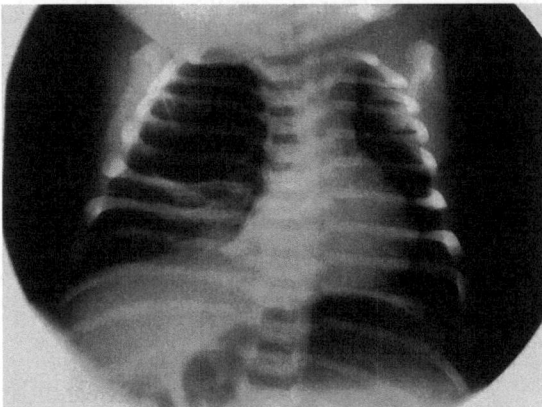

图 42.1 先天性肺叶性肺气肿。1 例 3 天大婴儿胸部 X 线片，患儿表现为呼吸窘迫，右肺上叶过度充气

CLE 是一种罕见的疾病，发病率为 1/90 000 到 1/20 000[12-13]。历史上，它被认为是高加索人群的一种疾病，以男性为主（2:1 到 3:1）[6]；然而，最近的一项研究表明非白人发病率较高[14]，另一项研究未能显示男性占优势[15]。它最常见于左上叶（40%~50%），其他部位受影响较少——右中叶（30%~40%）、右上叶（20%）和下叶（1%）[8,11]。在 14% 的婴儿中，CLE 与先天性心脏病有关[13,16]。最常见的心脏异常是大量左向右分流或肺动脉高压，但法洛四联症和动脉导管未闭也有报道[16]。常规超声心动图推荐用于这些患者的筛查评估。在肾、胃肠、肌肉骨骼或皮肤系统中，很少会出现其他异常[10]。

临床表现和诊断

产前超声很少诊断 CLE[10]。超声的主要发现是肺的回声增强，但这通常是微妙的，也可见于肺隔离症、CPAM 或上呼吸道梗阻[10]。同样，类似于肺隔离症和 CPAM，有报道称，在妊娠期间病变的大小会减小[10]。在更严重的情况下，产前超声会发现纵隔移位、羊水过多或胎儿水肿[10]。最近，有报道利用胎儿磁共振成像（MRI）诊断 CLE，在某些情况下这可能有助于在产前确定病因[17-18]。

如果有症状，CLE 患者通常在新生儿期表现为呼吸窘迫[9-10,15,17]。只有约 25% 的患者在出生时被诊断，约 50% 的患者在 1 个月内被诊断，几乎所有患者在 6 个月内被诊断[8,11]。罕见情况下，年龄较大的儿童或成人可能出现较轻的症状，如反复呼吸道感染或咳嗽，也可能无症状[19-20]。这取决于邻近肺压缩的严重程度，可能会出现发绀和呼吸衰竭，这在 12% 的 CLE 患者中可见[15]。

检查时，CLE 患者将显示与肺叶过度膨胀相一致的体征，包括胸部和呼吸不对称、呼吸音减弱和同侧胸部的叩击过清音。纵隔移位如气管偏曲和心尖搏动移位是较迟的临床表现。

胸部 X 线检查是最初的、通常也是唯一的诊断方法[9]（图 42.1），患侧的放射透射率增加，伴有邻近压迫性肺实质不张和同侧膈肌扁平。纵隔向对侧移位也很明显，胸部 X 线片应仔细检查，以区分 CLE 和张力性气胸，两者可能有相似的表现和外观，但处理方法大不相同。与 CLE 相反，张力性气胸没有外周肺纹理。在出生后的几小时内，受影响的肺叶可能仍然充满了胎肺液体，因此出现了液体密度的肿块[11]。一些作者主张通气 - 灌注放射性同位素扫描作为胸部 X 线检查的有用辅助手段[11]。其他人建议使用 CT 或 MRI。

治疗

快速而恰当的支气管镜检查也可以用来排除不需要肺叶切除就可以治疗的固有亚型。然而，外科医师必须能够进行紧急减压开胸手术，特别是在麻醉诱导或支气管镜检查等操作中采用正压通气的情况下[11]。如果无法找到并纠正支气管内梗阻的病因，则该病变通常是进行性的，除了呼吸衰竭的风险外，还要求婴儿接受肺叶切除术。这可以通过保留肌肉的开胸术或胸腔镜手术来完成。对于无症状的大龄儿童，这种治疗方法可以适当调整，支气管成形术或节段性支气管切除术等重建手术通常不合适，因为支气管缺损可能不是局灶性的或容易定位的。此外，婴儿的肺叶切除术耐受性很好[21-23]，新生儿的支气管重建存在技术限制。

多囊肺

多囊肺在临床表现上与 CLE 相似。这是一个描述性的组织学术语，指的是以特定肺叶中肺泡数量增加为特征的不寻常和异常的解剖发现[11]。这与 CLE 相反，CLE 的肺泡组织病理学正常，但过度膨胀。与 CLE 相似，多囊肺导致呼气潴留和肺叶过度膨胀，并伴有呼吸损害[11]。多囊肺的诊断和治疗与 CLE 无明显差异。同样，由于临床或放射学上无法区分 CLE 和多囊肺，这些常被归类为先天性肺叶过度膨胀。

先天性肺气道畸形

CPAM 是一组罕见的囊性肺叶错构瘤性病变，但在一些报告中占支气管肺前肠畸形的 50%~70%[24]。病变通常是由终末呼吸结构组成的大而坚固的多囊性肿块，通常起源于细支气管，缺乏正常的肺泡[9]。通常为单叶和单侧，对肺的某一侧没有偏好[9]，但最常见于下叶。

CPAM 的确切发病机制尚不清楚。关于 CPAM 的起源存在多种理论，包括终末细支气管成熟异常或发育停滞，而另一些人认为是由于局灶性肺发育不良[25]。类似于发病机制，在 5~22 周胎龄儿的病理和放射学证据中讨论了发育的时间。组织学显示囊肿内有纤毛的立方细胞或柱状细胞，缺乏组织结构，通常不存在软骨（图 42.2）。这些畸形通常与正常支气管树相连，并有正常的血管供应，但也有描述异常的系统血管，有时来自主动脉[26]。

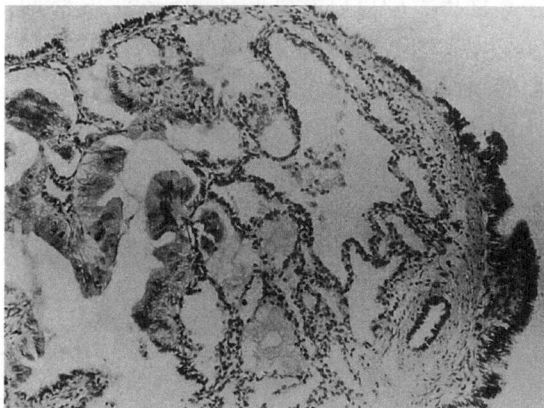

图 42.2 1 型 CPAM。肺组织学标本显示黏液原细胞、乳头状上皮和无组织、不规则的肺泡

一般来说，CPAM 的发病率为 1/35 000 到 1/10 000[9]。CPAM 的发病率在不同种族和性别中没有差异[9]。合并畸形在 CPAM 中并不常见[11]。

在过去的四十年中，CPAM 的分类经历了不断的修改。Adzick 等[27] 根据产前超声成像描述了大囊性和微囊性或实体性病变。Stocker 及其同事提出的当代分类方案将 CPAM 分为五种不同的病理类型[28-29]（表42.1）。该分类系统基于畸形发生的假定部位，具有描述性和预后意义[28,30]。0型CPAM，以前称为腺泡发育不全，仅占CPAM的1%~3%[29]。这些病变的产前超声表现为实性，由小于0.5cm的多个小囊肿组成[29]。与大多数其他形式的CPAM不同，这些患者可能有其他先天性异常[29]，这类患者预后不良，有参考文献甚至称这类患儿不可能存活[29]。

1型CPAM是最常见的亚型，约占65%[28-29]。该型通常有一个显性囊肿，位于一个肺叶，囊肿大小为0.5~10cm[28-29]。在出生时，囊肿会扩张和压迫邻近的健康肺，压扁膈肌，并可能导致纵隔移位[28]，患者通常在生后即刻出现呼吸窘迫[28]。1型CPAM患者通常在肺叶切除术后有良好的预后[28-29]。如果病变很小，患者可能直到晚年才出现复发性感染[28]。

2型CPAM占所有CPAM的10%~20%[28-29]，病灶有多个小囊肿，大小在0.5~2.0cm。在肺隔离症患者中可以看到同样的病变[30]；然而，50%以上的这些患者合并其他先天性异常（心血管、泌尿生殖系统和肌肉骨骼系统）[28-30]。这些患者的预后通常与这些合并畸形有关，这些异常可能很严重，如双侧肾不发育[28]。如果患者没有合并严重的畸形，他们可能会出现类似于1型CPAM的呼吸窘迫，这种情况下治疗将是外科手术切除病变[28]。

3型病变仅占CPAM的5%左右，通常在性质上比囊性病变更实质化[29]。在产前这些病变常发展到显著的大小，导致肺发育不良和纵隔移位。如果这种情况继续发展，将出现羊水过多和水肿，这可能导致胎儿死亡[30]。

4型CPAM也是大囊性的，由10cm大小的大囊肿组成[28-29]。该亚型占所有CPAM的10%~15%，与1型CPAM一样，这些患者预后一般较好[28]。与1型支气管病变不同的是，这些病变是外周支气管起源的，因此，患者可能在新生儿期出现呼吸窘迫，或在较大的儿童中出现气胸[28-29]。与其他形式的CPAM一样，治疗选择手术切除。术中仔细检查这些病变是很重要的，因为它们可能与胸膜肺母细胞瘤相混淆，而后者具有实质性的组成部分。

不论何种亚型，CPAM容积比（CPAM volume ratio，CVR）已被用作预后指标[31-32]。病变的体积是通过产前超声测量CPAM的三个维度来计算的，这个比例是通过校正胎龄后除以头围来确定的[32]。Crombleholme等[32]研究表明，CVR≤1.6为低风险，而>1.6为高风险，容易形成胎儿水肿[32]。

临床表现和诊断

自从常规超声在产科实践中应用以来，美

表42.1　CPAM病理特征

Stocker 类型	0	1	2	3	4
所占比例/%	1~3	>65	20~25	8	2~4
最大囊肿大小/cm	0.5	10.0	2.5	1.5	7.0
囊肿上皮	纤毛，假复层，高柱状	纤毛，假复层，高柱状	纤毛，立方状	纤毛，立方状	扁平，肺泡衬里细胞
囊肿基层厚度/mm	杯状细胞100~500	柱状100~300	柱状50~100	0~50	25~100
黏液细胞	都有	33%	无	无	无
软骨	都有	5%~10%	无	无	无
骨骼肌	无	无	5%	无	无

来源：Shimohira M et al. *J Thorac Imaging* 2007；22：149-53。

国许多机构的大多数囊性肺部病变现在都是在产前发现的。胃的位置有助于区分 CPAM 和先天性膈疝（congenital diaphragmatic hernia, CDH），虽然在困难的病例需要产前 MRI 来明确诊断[33]。连续的超声检查可以显示 15%~40% 的胎儿 CPAM 的缩小甚至自发消散[22,34-35]。

产后可观察到 CPAM 的生理结果，并可继发于纵隔移位和正常肺组织受压。大肿块，特别是 2 型或 3 型病变，可导致胎儿非免疫性水肿和胎儿死亡。羊水过多被认为是压迫食管引起，阻止胎儿吞咽羊水；胎儿水肿是由于肿块使纵隔移位，腔静脉阻塞引起心输出量减少[22]。妊娠期间的任何一个发现都与不良结果相关。

在新生儿期，一些婴儿会出现呼吸急促、呼吸困难、发绀或呼吸衰竭。虽然这些都是快速进展的，但大量的文献表明，只有 26%~45% 的患者以这种方式出现[36]。在其余的患者中，大多数将在出生后 2 年内以反复或持续呼吸道感染、呼吸窘迫、气胸或慢性咳嗽为主要症状[36]。

与所有支气管肺前肠畸形一样，胸部 X 线检查是新生儿的最佳初始诊断试验（图 42.3）。鼻胃管的位置通常有助于区分 CPAM 和 CDH，因为左侧 CDH 时胸腔内胃很常见。放射学的发现是多变的。新生儿早期的 X 线片显示病变内有液体，而后期的 X 线片显示充满空气的囊肿[37]。可能出现纵隔移位，同侧膈变平，相邻正常肺受压，这些视病情严重程度而定。建议对所有胸部囊性病变患者进行增强 CT 或 MRI 扫描[37]，以便在择期手术切除前确定诊断以及解剖关系（图 42.4）。即使在连续的产前超声检查中表现出明显的 CPAM 自发宫内消退，也应该在出生后用影像学评估，因为可能存在残留的肺实质异常[34-35,37]。

治疗

母亲应用倍他米松一直是主要为微囊性 CPAM 的胎儿治疗的研究对象。虽然确切的机制尚不清楚，但 Peranteau 等[38]最近的一项

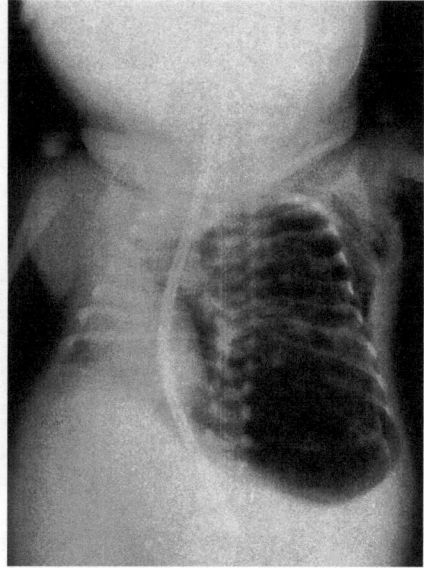

图 42.3　左肺先天性肺气道畸形，肺粗大扩张，纵隔明显向右移位，膈肌向下移位。注意左腋下和胸壁出现肺气肿，提示囊肿破裂

研究证明，产前倍他米松治疗是对先天性肺部病变益处最大的研究之一。大多数胎儿有微囊性 CPAM，但本研究也包括有大的微囊性或实性非 CPAM 先天性肺病变（支气管肺隔离症、CLE 和混合型病变）的胎儿。在这项为期 11 年的回顾性研究中，患儿 CVR>1.6 或水肿的胎儿是服用倍他米松的研究对象[38]。这些胎儿的母亲分别给予肌内注射倍他米松 12mg，间隔 24 小时。在某些情况下，这个过程会重复一到两个疗程[38]。在单病程队列中，大多数患者的病灶缩小（82%），水肿消退（88%）[38]。虽然多疗程组的降低不明显（分别为 47% 和 56%），但与未治疗的历史对照组相比仍然有显著性差异。此外，与历史对照组相比，单病程和多病程患者的生存率分别为 93% 和 86%，其中存在水肿的患者生存率为 0，CVR>1.6 的患者生存率为 56%[38]。

也有人提倡产前治疗大囊性 CPAM。Wilson 等[39]研究了大囊性 CPAM 合并水肿或有明显肺发育不良风险患者的胸腔-羊膜腔分流术。与已发表的报告相比，在这一人群中，分流术后生存率更高[39]。其他人推荐

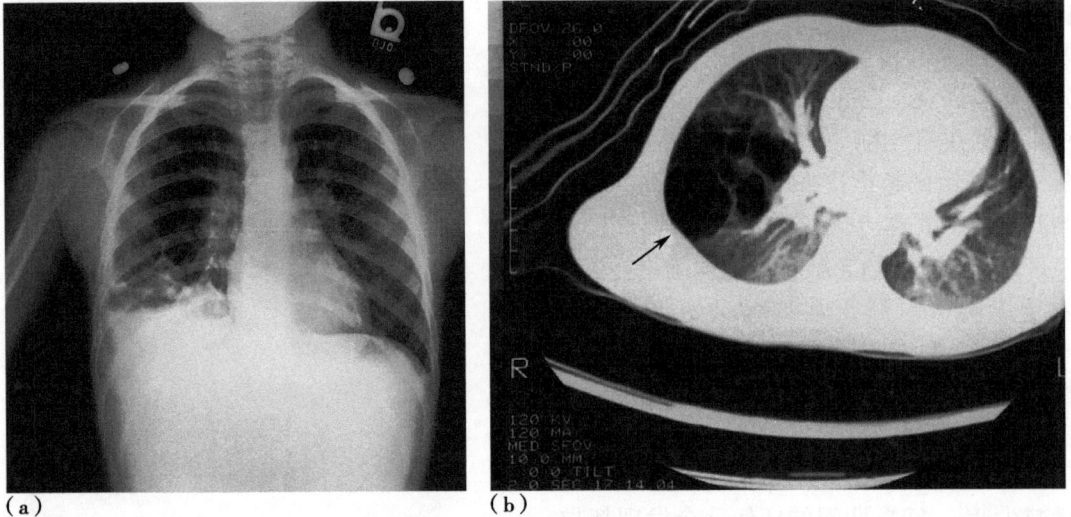

图42.4　（a）9岁儿童胸部X线片，患儿表现为发热、胸膜炎性胸痛和咳嗽。病变为右下叶感染的1型CPAM。（b）右下叶感染的CPAM经抗生素治疗后，在手术切除前的胸部CT表现

更加宽松的分流指征。Schrey等[40]提出，如果胎儿有水肿、腹水、羊水过多、大的病变或病变迅速增大，可进行胸腔-羊膜腔分流术。本研究共纳入11例胎儿，其中1例水肿胎儿未存活，其余均存活，平均孕周38.2周[40]。胸腔-羊膜腔分流术似乎是治疗大囊性CPAM的一种有前途的宫内治疗方法，但需要进一步的研究来确定这种胎儿干预的确切适应证。

产时子宫外手术治疗（EXIT）方案也被用来治疗高危CPAM。在维持母体胎儿循环的同时，通过开胸术切除CPAM，然后分娩婴儿[41]。Cass等[42]选择有胎儿水肿或CVR>1.6和临近分娩有纵隔压迫的患者进行产时手术（n = 9）或正常分娩（n = 7）。在这项研究中，那些进行产时手术的患者有良好的预后，并存活出院，而所有正常分娩组患儿出现呼吸窘迫，需要紧急切除术，病死率为28.6%[42]。需要多研究来证实这些结果和明确手术指征。然而，像胸腔-羊膜腔分流术一样，产时手术有望改善高危胎儿CPAM的预后。

出生后，有症状的CPAM患者的治疗基础是完全切除异常组织，这通常需要切除肺叶。可选择肌肉保留的开胸术或胸腔镜手术。如果可能的话，多小叶受累的患者可能受益于肺段性切除，有时需要全肺切除[43]。一旦产前诊断为CPAM，应立即转到三级护理中心，那里有危重护理支持和紧急儿科手术护理。与患有CLE的婴儿一样，如果CPAM患者的肺叶出现进行性扩张，那么出生后呼吸或正压通气可能会迅速引发危象。出现肺部感染的年龄较大的儿童可以使用抗生素进行紧急处理，然后行选择性肺叶切除术。

关于无症状的CPAM患者的治疗存在争议。有些人认为并不是所有的CPAM都需要切除。他们指出，随着产前影像学的改善，越来越多的CPAM被诊断出来，从而产生了一批新的无症状CPAM患者，他们的病变更小，以前从未被发现。一份报告提出了四个反对无症状婴儿手术的论点：①CPAM的自然史并不是很明确，直到最近才考虑全部切除；②手术有复发率；③恶性潜能被夸大；④随着年龄的增长，有进一步退化的可能[44]。类似的观点由Stanton[45]提出，他的小组先前报告称只有5%的先天性肺畸形患者（85% CPAM）在5岁时出现症状[45-46]。

Ng的团队提出了类似观点[46]，他们之前报道称，只有5%的先天性肺畸形患者（86% CPAM）若不手术，在5岁前出现症状。与Ng

等研究引用相比,Wong 等 [36] 发现出生时无症状 CPAM 患者,86% 患者随后出现症状,年龄中位数为 2 岁。无症状 CPAM 患者在 1~3 个月大时进行选择性手术切除,复发率最低;然而,在患者出现症状后再进行手术切除的并发症发生率为 47%[36]。同样,两项荟萃分析显示,在症状出现之前进行切除,手术并发症明显减少 [47-48]。另外,在无症状患者中进行的手术与潜在的保留肺实质的切除有关,如肺段切除,患者具有更好的长期肺功能 [49]。

也有人认为,无论是否有症状,一旦发现,这些病变应该被切除,因为支气管肺癌恶性转变估计发生在 1% 的 CPAM 患者 [28-29,50]。此外,有些支气管肺癌患者被发现曾在婴儿期行 CPAM 手术切除 [28],因此建议全叶切除术以降低支气管癌的风险。基于以上原因,肺叶切除术已被推荐给任何有 CPAM 的患者。目前,还没有前瞻性研究比较无症状患者选择性手术和保守治疗的效果 [45],而这对于彻底解决这个争论来说是必要的。

肺隔离症

在大多数报告中,肺隔离症占囊性支气管肺前肠畸形的 10%~30%[43,51]。它们是肺的一部分,与周围的实质分离,与正常的气管支气管树没有联系。此外,畸形的血液供应来自异常的体循环动脉血管 [52](表 42.2)。根据隔离位于正常肺的脏胸膜内(叶内型肺隔离症)或拥有自身的脏胸膜(叶外型肺隔离症)来分类。

叶内型肺隔离症占绝大多数(75%),最常累及左下叶的后底段 [53]。如前所述,这些肺内病变被正常的肺实质和胸膜所包围 [53]。动脉供应通常来自降主动脉的异常分支,偶尔会遇到由肋间动脉、头臂动脉或腹主动脉异常或多支异常血管供应 [53]。静脉通常通过相关的肺静脉引流 [53]。尽管从定义上说,隔离肺是无功能的,隔离于支气管树,但叶内型肺隔离症可能通过异常的空气空间与正常肺的邻近肺泡沟通,使叶内型病变有一定的通

表 42.2 肺隔离症的特点

特征	叶内型	叶外型
发病	少见	罕见
发病率	3%	1%
性别	男、女相同	男性占 80%
侧别	左侧 60%	左侧 90%
位置	通常在后底段	在隔膜上面,很少在隔膜下面
发病年龄和症状	青少年到年轻人,50% 患者 >20 岁,反复肺部感染	新生儿 60%,呼吸窘迫
相关畸形	少见	常见(>50%),如先天性膈疝(30%)
新生儿尸检诊断	无	常见
动脉供应	来自主动脉、大血管,通常是单一的血管	来自肺动脉或主动脉,通常是小血管
静脉引流	下肺静脉	奇静脉或半奇静脉,门静脉少见
解剖关系	不分离,在正常肺叶内	分离,有自身的脏胸膜
与前肠连接	罕见	多见
与支气管相通	有,很小	无

来源: Shamji FM et al. *Surg Clin North Am* 1988; 68: 581-620。

气性和空气滞留[53]。11%~13.7% 的叶内型肺隔离症患者伴发畸形，包括肌肉骨骼、肾脏和心脏异常，或 CDH[53-54]。

叶外型肺隔离症与正常肺完全分离，拥有独立的胸膜。最常见于左侧（65%~90%）和下胸部（63%~77.4%），绝大多数位于胸腔（77%~91.7%），也可发生于腹内（8.2%~15%）[52-54]。这些肺隔离症从胸主动脉或腹主动脉获得动脉血供，有高达 20% 的异常血管穿过膈肌。静脉引流至全身静脉，如奇静脉、半奇静脉或下腔静脉，这是叶外型肺隔离症的典型表现[54]。不存在异常的空气空间连接。叶外型肺隔离症更容易发生出血或动静脉分流，患者可能表现为高心输出量的充血性心力衰竭。相关先天性异常在叶外型肺隔离症中很常见，约 60% 的病例可见[53-54]。CDH 和 CPAM 是最常见的异常，但其他各种先天性缺陷也见报道[53,55]。与叶内型肺隔离症不同，在大多数叶外型肺隔离症的文章中，男性与女性的比例为（3~4）∶1[54]。

肺隔离症的胚胎起源尚不清楚且有争议。一般认为，叶外型肺隔离症是先天性的，是气管支气管树出芽异常或前肠出芽异常的结果，或两者兼有[54]。有人认为，叶内型肺隔离症有相似的病因，也有人认为这是一种由局部感染引起的获得性疾病[54]。

临床表现和诊断

虽然叶内型肺隔离症的诊断正在改善，但叶内型肺隔离症的患者通常表现为肺部感染，原因是异常的空气空间连接导致不适当的引流，或者是邻近肺实质的压迫性肺不张。这种病理生理学解释了为什么在婴儿期诊断不常见，而在儿童期或成年期出现反复或难治性肺炎、肺脓肿或咯血。

另一方面，在产前超声检查中，通过多普勒超声检查发现异常的动脉血供，常常可以诊断出叶外型肺隔离症。如果肿块较大，可发生纵隔结构移位、胎儿水肿和胎儿死亡。在 6%~10% 的病例中可见同侧胸腔积液[56]，大量胸腔积液的存在使胎儿有发生肺发育不良的高风险[57]。

叶外型肺隔离症的婴儿在出生时通常无症状。然而，因为常常合并畸形，即使产前漏诊，在评估这些其他问题时，也常常在婴儿期早期就诊断出肺隔离症。偶尔，肺隔离症在外科手术修复合并的膈疝时被明确诊断[54]。有 25% 的患者在出生后不久出现呼吸窘迫或喂养困难[54]。大多数叶外型肺隔离症患者将在出生后 6 个月之内出现呼吸道症状或充血性心力衰竭[54]。

叶内型肺隔离症患者的胸部 X 线片通常表现为边界清楚、不通气、无肺的三角形肿块，或有气液平面的囊肿（图 42.5a）。在胸部 X 线片上很难发现叶外型肺隔离症，但多表现为左后纵隔肿块或三角形的心后致密区。

在大多数有肺隔离症的婴儿和儿童中，建议在最初的 X 线检查之外进行额外的影像学检查。多普勒超声（图 42.5b）、增强 CT（图 42.5c）或 MRI 能提供良好的解剖细节，并显示与邻近结构的关系。重要的是，这些都描绘了异常动脉血管，从而有利于诊断和术前计划。术前上消化道造影有助于鉴别罕见的前肠异常，有时也被称为支气管肺前肠畸形[54]。一些有经验的儿科外科医师并不经常这样做，而是依靠术中发现。

治疗

肺隔离症很少需要胎儿干预，但那些复杂的大量胸腔积液可能需要早期干预。胸腔 - 羊膜腔分流术和激光消融阻断病变的异常血液供应均见报道[58]。激光消融已被证明能导致合并的胸腔积液消失和减少或解决肺隔离症本身[57]。最近回顾性研究对比胸腔 - 羊膜腔分流术和激光消融，发现激光消融更有效，并发症少，并且减少出生后外科手术的需要[59]。但本研究为回顾性研究，胸腔 - 羊膜腔分流术组仅有 7 例，激光消融组仅有 5 例。因此，需要进一步的研究来验证这些结果。

出生后治疗肺隔离症包括切除异常组

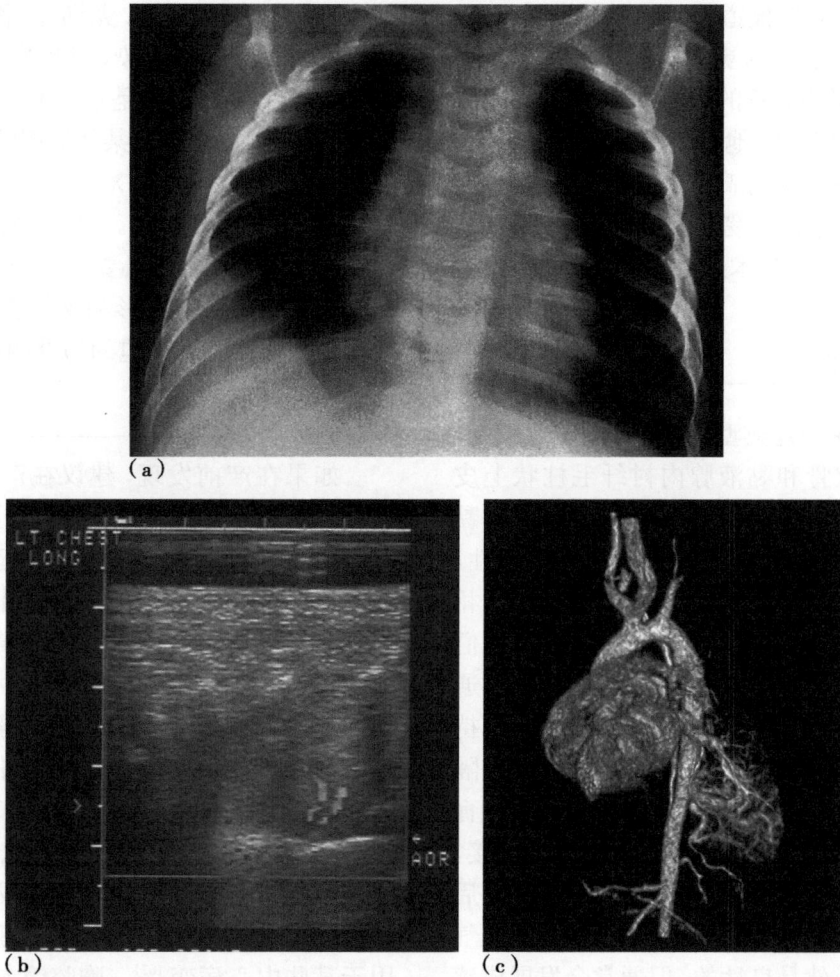

图 42.5 肺隔离症。(a)胸部 X 线片显示右肺底部有一个清晰的肿块。(b)产前多普勒超声显示两条到叶外隔离肺的异常动脉血管(箭头)。(c)CT 血管造影显示支气管动脉从胸主动脉远端延伸,供应叶内隔离肺

织。虽然叶外型肺隔离症可能无症状,但累积的出血、感染、动静脉分流和晚期恶性肿瘤的风险,通常被认为是手术切除的指征。这是近年来的一些争议点,因为一些无症状的患者选择观察。对于叶外型肺隔离症患者,手术切除是一种相对简单的方法,可行开胸术与胸腔镜手术,或开腹术与腹腔镜手术,具体取决于病变的位置[60]。尽管在某些病例中,肺段切除术可能是适当的,但多数通过开胸或胸腔镜手术行肺叶切除术来治疗叶内型肺隔离症。产前发现提供了在并发感染之前行手术切除的机会,肺段切除术可能更可行。

肺隔离症切除术的一个关键因素是识别和控制异常的体循环动脉血供。有报告强调分离未识别变异动脉,控制出血意外的发生[53]。对于起源于膈下的血管来说尤其如此,这些血管穿过下肺韧带,在被切断或撕脱时,容易收缩入腹部。目前的成像技术允许术前评估与这些病变相关的动脉和静脉解剖,并协助外科医师制订手术计划。

其他重要的技术要点包括特别注意膈神经的识别,膈神经可能与叶外隔离肺相邻或侧行。无论术前诊断与否,异常前肠交通畸形都必须仔细探查,并在术中适当控制。

最近，有文献报道使用血管内栓塞治疗婴幼儿肺隔离症。这更常用于那些出现心力衰竭需要关闭分流管的患者[61]。这些患者需要长期随访，以确定他们随后是否出现感染、复发性分流或肺动脉高压。最好进行相关随机对照试验。然而，考虑到治疗选择固有的选择偏倚，证明该技术还是比较困难的。

支气管囊肿

支气管囊肿是典型的厚壁、单房性病变，由平滑肌、软骨和黏液腺内衬纤毛柱状上皮构成[60]。它们通常是单发的，内含液体或黏液[9]。然而，如果与气管支气管树有连续性，则可观察到气液平面和感染。与肺隔离症相比，支气管囊肿有正常的支气管血供。它们起源于气管、支气管或其他传导气道，但通常与母体结构失去联系，尽管它们常常保持毗邻。因此，大多数支气管囊肿发生在纵隔（65%~86%）[9,37,62]。支气管囊肿可在气道发育的任何阶段出现，如果与母体结构失去连接，也可转移至胸膜下、心包、椎旁、颈或腹膜后部位。因此，临床上可以在许多地方发现支气管囊肿[9]。虽然是良性的，但通常会发展成感染性、压迫性或出血性并发症[63]。支气管囊肿很少发生恶变，其中包括横纹肌肉瘤[64]。

临床表现和诊断

支气管囊肿的产前诊断越来越多。超声表现为充满液体的单房囊肿，位于中纵隔或后纵隔[50]。

出生后，如果有症状，支气管囊肿的表现随最初症状年龄的不同而表现多样[60]。婴儿可能出现呼吸症状，如呼吸困难、发绀或喂养困难[60]。这些症状和邻近气道的压迫致部分梗阻或气管发育不良有关。年龄较大的儿童通常表现为肺部感染[60]。在罕见情况下，囊肿会扩大到纵隔移位、气道压迫、正常肺压迫和心肺衰竭的程度。

胸部X线片的典型表现为平滑、球形、气管旁或肺门实性肿块，无钙化（图 42.6）。如果存在气道交通或感染，可出现气液平面[9]。邻近气道结构的移位是常见的。虽然这些囊肿通常为单房性，但在某些类型的病变中可见蜂窝样结构。然而，在X线片上的发现通常不够特异，不能明确诊断。CT或MRI通常对明确诊断支气管囊肿是必要的，并有助于明确解剖关系[9,63]。食管造影和支气管镜检查是鉴别前肠交通或外在压迫的另外两种方式。

治疗

如果在产前发现，建议在产后切除。这通常可以在4~6个月的时候进行[63]。然而，由大的支气管囊肿或肺囊肿引起的急性呼吸失代偿，可能需要用针或胸腔引流管穿刺作为临时措施。术前应使用抗生素治疗已存在的肺炎。之后，患者可以接受手术切除、囊肿摘除或肺叶切除。对于稳定的囊肿患者，应进行简单的囊肿切除术，将任何异常的支气管通道缝合或钉住（图 42.7）。如果支气管囊肿不能被全部切除，可用电灼法破坏囊肿壁的残余部分。一般采用侧开胸或胸腔镜手术来处理这些病变，而正中胸骨切开术可能适用于某些中心病变[62]。胸腔镜方法近年来已被成功应用，这可能达到更短的胸腔引流时间和住院时间[50,63]。

肺发育不良及肺不发育

肺发育不良是指整个肺或两个肺发育异常，导致气体交换器官缩小或功能障碍。确切的发病机制尚不完全清楚，但正常的肺发育需要正常的胸腔，正常的胎儿呼吸运动，以及正常的羊水体积和压力[65]。肺组织在胸腔内需要生长和扩展的空间[65]。如果扩张被阻止，在妊娠6周后器官发生的发育停滞将导致肺泡的数量和大小减少[66]。不同程度的肺发育不良是可能发生的，而且也有可能是严重的[65]。虽然原发性肺发育不良很少发生，但它通常是肾脏或尿道异常的结果。妊娠期的

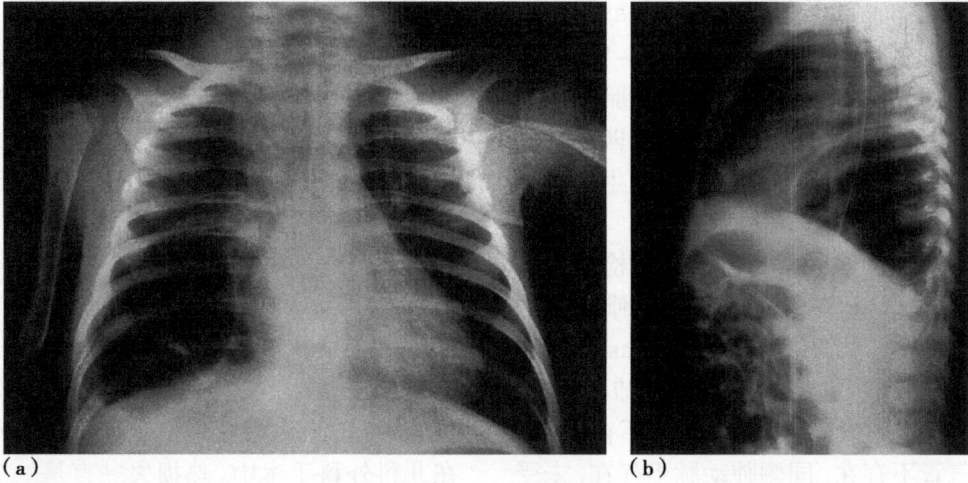

图42.6 （a）胸部X线正位片显示右侧胸腔下半部一巨大囊肿。（b）侧位片显示囊肿位于右肺下叶

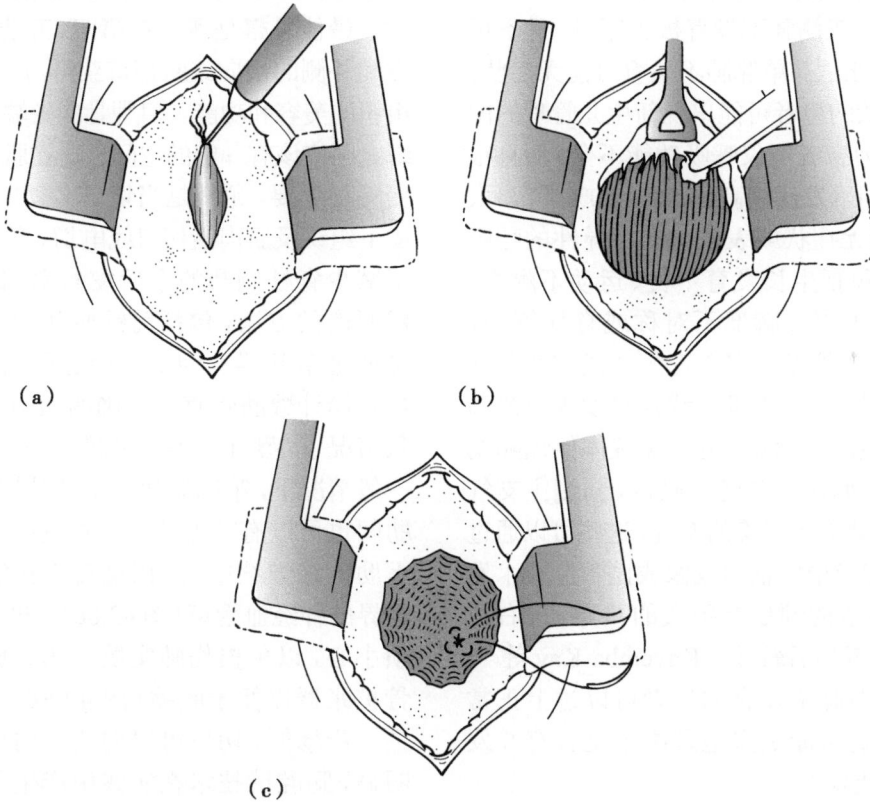

图42.7 肺囊肿切除术的手术技巧。（a）在囊肿正上方切开肺组织后，囊肿壁暴露出来。（b）在囊肿与肺组织之间的平面进行剥离。（c）向囊肿开放的小支气管，通过缝合关闭

外部压迫也很常见[65]。许多胸内肿块病变可引起肺的外在压迫。最常见的原因为CDH、CPAM和胸腔积液[65]。肺发育不良的生理后果可能是严重的，包括肺动脉高压、持续性胎儿循环和呼吸衰竭。经常需要特别的临床支持，包括高频振荡通气，使用吸入一氧化氮和体外膜氧合[51,65-67]。

肺不发育是指一个或两个肺完全缺失。

据估计，这种罕见的先天性异常在每 100 万新生儿中有 24~34 例，但在每 1 万 ~1.5 万例尸检中会出现一例[68-69]。这个疾病胎儿时期的确切病因不明确，然而，在妊娠第四周的早期，气管分裂成两个肺芽时，器官发生明显的衰竭[69]。

肺不发育的诊断常在产前超声检查中被提出。随着彩色多普勒证实同侧肺动脉的缺失，可以做出明确诊断[69]。Kuwashima 和 Kaji[70] 建议如果产前超声提示单侧肺不发育，则应进行胎儿 MRI 检查。如果肺不存在，同侧主支气管不存在，同侧肺动脉不存在，未受影响的肺均匀、强度正常，腹内容物在腹部，则可以做出单侧肺不发育的诊断[70]。

出生后，双侧肺不发育极为罕见，且不可避免地导致死亡。单侧肺不发育可能无症状；然而，有症状的患者可能出现新生儿管理的困难，这是因为患者不仅呼吸功能不全，而且很可能合并畸形（发病率高达 50%~70%）[69]。大龄儿童可能无症状或表现出非特异性的呼吸系统症状，包括生长发育不良、运动不耐受、反复呼吸道感染、胸部不对称或脊柱侧凸。在体格检查中可以证实心音的位置改变和同侧呼吸音的缺失。胸部 X 线片将发现对侧肺部的过度膨胀和同侧半胸充满液体伴纵隔明显移位[69]。如果诊断尚未确认，同侧主支气管或肺动脉缺失是明确的发现，这些可以通过内镜、超声心动图、轴向成像或血管造影术发现。文献报道的预后有很大的差异，但右肺不发育的患者预后较差。Kayemba-Kay 等[69] 研究表明，左肺不发育的患者可以过上正常的生活，但这可能更多地取决于是否有并发其他先天畸形。

新生儿肺手术

虽然对儿童胸外科手术的充分讨论超出了本章的范围，但对新生儿手术技术的简要描述是相关的。一些综合的文章是可以获得的[71-73]。新生儿肺手术与成人大体相似，除了体积小、相关病变和独特的病理实体需要特殊考虑外。当然，患儿越小，越要小心，以避免技术伤害。与所有的肺手术一样，技术问题可能导致严重和不可逆转的后果。与熟悉小儿胸外科手术独特情况的小儿麻醉医师合作是必要的。

肺叶切除术

患者采取侧卧位，上臂伸直置于头部上方（图 42.8a）。可以放置卷好的毛巾和其他定位装置，以最大限度地稳定和暴露手术部位。在儿科外科手术中，热损失一直是一个问题，绝缘覆盖物应该放置在暴露的区域而不影响手术部位。也应采用对流和辐射加热。

最佳暴露是通过在第四、五肋间，乳头下方和外侧的横向或斜切口获得，以免影响乳腺组织的美容和功能。肩胛骨的尖端和切口的后缘之间应该有一定的空间。这在肌肉层闭合时变得很重要，尤其是当切口必须向后延伸时。皮下组织及肌肉沿切口线电切（图 42.8b）。为了减少脊柱侧凸的术后发病率，最好采用保留肌肉的方法，包括前锯肌和背阔肌。肩胛骨通过牵开器从胸壁上抬起以获得暴露，通过触诊计数肋骨直到正确的肋间隙。在大多数情况下，婴儿可触及的最高肋骨是第二肋。一般情况下，第四肋间用于肺叶切除，而第五肋间也可以有效地使用。在选定的肋间隙的下肋上缘继续电切，以避免损伤沿每一肋下边界的神经血管束（图 42.8c）。进入胸膜时必须小心，以免损伤肺实质。然后放置一个肋骨扩张器以便于收缩（图 42.8d）。如果需要进一步暴露，切口可以向前或向后延长。很明显，胸腔镜技术在实践中产生与开放技术类似的良好效果。

下面的技术介绍以左肺上叶切除术为例。任何肺叶切除术的原则是相同的。小心拉开牵引暴露肺门。仔细切开脏胸膜，显露出肺门结构（图 42.9）。仔细解剖显示左主肺动脉在主动脉弓下走行（图 42.10），穿过左上叶支气管。需要注意的是左膈神经沿纵隔向前,喉返神经从主动脉弓下的迷走神经分支。对肺段解剖的回顾描述了供应左肺上叶的四条主要动脉分支;然而,这可能是可变的。它们分别被圈套、结扎和离断。这些通常是用

粗丝线完成,近端使用双重结扎。

如果大小合适,可用夹子或吻合器。与左肺上叶支气管一起伴行的支气管血管也同样被识别、控制和离断。然后注意左肺上叶

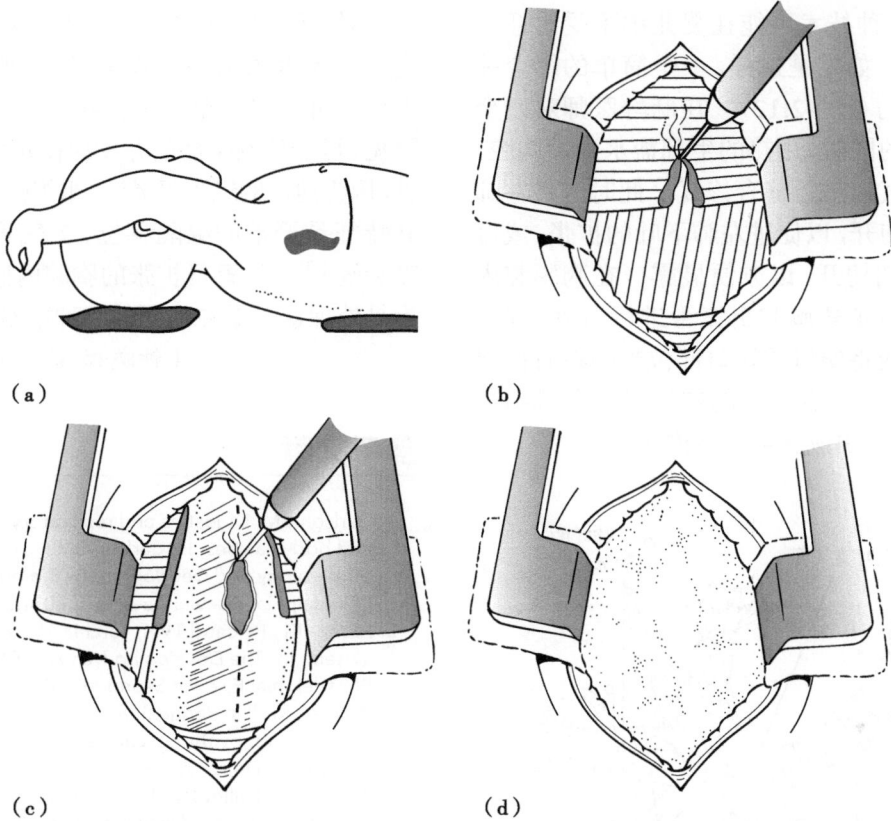

图 42.8 开胸术的手术技术。(a)横侧切口。(b)肋间外肌分离。(c)沿下肋上缘切开肋间肌。(d)撑开肋骨,暴露肺部

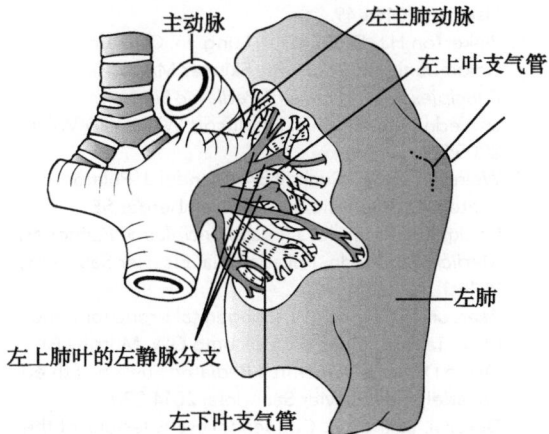

图 42.9 左肺门正常解剖。含有肺动脉,肺静脉和支气管

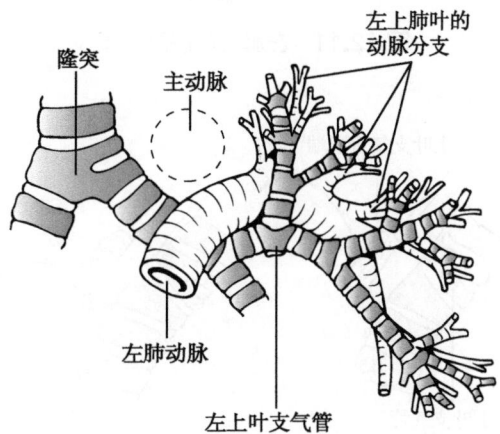

图 42.10 肺动脉主段分支至左上叶

静脉引流。同样，使用与动脉循环相同的方法对单个分支进行切割和结扎（图 42.11）。然后将支气管游离、夹紧并离断。对于年龄较大的儿童，使用商业医用外科吻合器闭合支气管残端是合适的，然而，由于大小和其他技术限制，这种技术可能在婴儿中不受欢迎或无法应用。如果是这样，一个简单的缝合关闭是最好的（图 42.12）。在麻醉医师对残余肺叶充气的同时，用热的生理盐水灌满胸腔，可发现漏气以进行缝合修复。此时应将左肺下叶韧带切开，以促进左肺下叶的扩张，或可在解剖早期切开，以方便显露。在胸膜腔内放置一根隧道式胸腔引流管进行引流，并用可吸收缝线将伤口或切口部位封闭在解剖层中。术后，当没有明显的空气泄漏和排出量极少时，胸腔引流管可以被拔除。

楔形切除术和肺叶切除术在儿童人群中有很好的耐受性，尽管切除年龄是一个因素。年龄较大的儿童比婴儿表现出较少的代偿性生长。即使如此，大多数儿童在这些手术后将很少或没有功能上的缺陷[21-22,74]。

对全肺切除术的需要仅限于婴儿和儿童。全肺切除术的结果一般是好的，但儿童比成人更有可能出现单侧肺切除术综合征。这种罕见、可能危及生命的并发症在儿童中更为常见，因为他们的纵隔更灵活，组织弹性更大[75]。其特征是严重的纵隔移位、支气管伸展和呼吸衰竭[75]。放置可扩张的胸腔内假体已被认为是处理这一潜在问题的一种策略[75-76]。

（钟晓辉 译　舒强 审校）

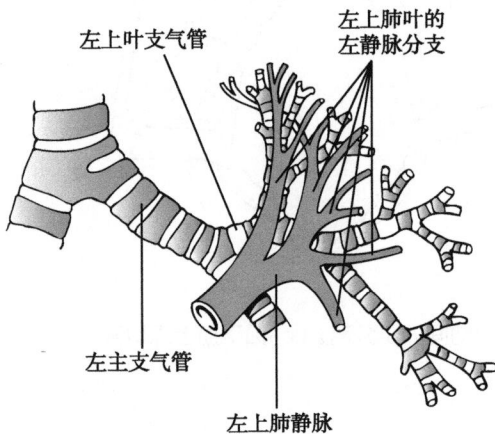

图 42.11　左肺上叶静脉分支

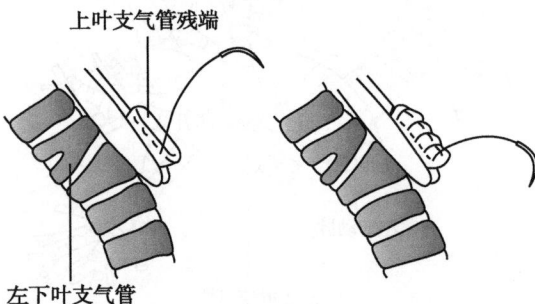

图 42.12　放置在左上支气管上的血管夹和过度闭合的支气管

参考文献

1. Carlson BM. Digestive and respiratory systems and body cavities. In: Carlson BM (ed). *Human Embryology and Developmental Biology*, 5th edn. Philadelphia: Elsevier Saunders, 2014:335.
2. Moore KL, Persaud TVN, Torchia ME. Respiratory system. In: *The Developing Human*, 10th edn. Philadelphia: Elsevier Saunders, 2016:195.
3. Woik N, Kroll J. Regulation of lung development and regeneration by the vascular system. *Cell Mol Life Sci* 2015; 72(14):2709–18.
4. Agur AMR, Dalley AF. Thorax. In: Agur AMR, Dalley AF (eds). *Grant's Atlas of Anatomy*, 13th edn. Philadelphia: Lippincott Williams & Walker, 2013:1.
5. Netter FH. Thorax. In: Brueckner JK, Carmichael SW, Gest TR, Granger NA, Hansen JT, Walji AH (eds). *Atlas of Human Anatomy*, 6th edn. Philadelphia: Elsevier, 2014:e49.
6. Pinkerton HJ, Oldham KT. Lung. In: Oldham KT, Colombani PM, Foglia RP, Skinner MA (eds). *Principles and Practice of Pediatric Surgery*, 2nd edn. Philadelphia: Lippincott Williams & Wilkins, 2005:951.
7. Weinberger SE, Cockrill BA, Mandel J. Pulmonary anatomy and physiology. In: Weinberger SE, Cockrill BA, Mandel J (eds). *Principles of Pulmonary Medicine*, 6th edn. Philadelphia: Elsevier Saunders, 2014:1.
8. Pearson EG, Flake AW. Congenital bronchopulmonary malformations. In: Holcomb GW, Murphy PJ, Ostlie DJ (eds). *Ashcraft's Pediatric Surgery*, 6th edn. Philadelphia: Elsevier Saunders, 2014:290.
9. Durell J, Lakhoo K. Congenital cystic lesions of the lung. *Early Hum Dev* 2014; 90(12):935–9.
10. Pariente G, Aviram M, Landau D, Hershkovitz R. Prenatal diagnosis of congenital lobar emphy-

sema: Case report and review of the literature. *J Ultrasound Med* 2009; 28(8):1081–4.

11. Adzick NS, Farmer DL. Cysts of the lungs and mediastinum. In: Coran AG (ed). *Pediatric Surgery*, 7th edn. Philadelphia: Elsevier Saunders, 2012:825.

12. Ward CF. Diseases of infants. In: Katz J, Benumof JL, Kadis LB (eds). *Anesthesia and Uncommon Diseases*. Philadelphia: WB Saunders Co, 1990:199.

13. Kravitz RM. Congenital malformations of the lung. *Pediatr Clin North Am* 1994; 41(3):453–72.

14. Thakral CL, Maji DC, Sajwani MJ. Congenital lobar emphysema: experience with 21 cases. *Pediatr Surg Int* 2001; 17(2–3):88–91.

15. Cataneo DC, Rodrigues OR, Hasimoto EN, Schmidt Jr AF, Cataneo AJ. Congenital lobar emphysema: 30-year case series in two university hospitals. *J Bras Pneumol* 2013; 39(4):418–26.

16. Moideen I, Nair SG, Cherian A, Rao SG. Congenital lobar emphysema associated with congenital heart disease. *J Cardiothorac Vasc Anesth* 2006; 20(2):239–41.

17. Olutoye OO, Coleman BG, Hubbard AM, Adzick NS. Prenatal diagnosis and management of congenital lobar emphysema. *J Pediatr Surg* 2000; 35(5):792–5.

18. Liu YP, Shih SL. Congenital lobar emphysema: Appearance on fetal MRI. *Pediatr Radiol* 2008; 38(11):1264-008-0985-8. Epub 2008 Aug 26.

19. Pike D, Mohan S, Ma W, Lewis JF, Parraga G. Pulmonary imaging abnormalities in an adult case of congenital lobar emphysema. *J Radiol Case Rep* 2015; 9(2):9–15.

20. Toyoshima M, Suda T, Chida K. Asymptomatic congenital lobar emphysema in a young adult. *Intern Med* 2012; 51(19):2839–40.

21. McBride JT, Wohl ME, Strieder DJ et al. Lung growth and airway function after lobectomy in infancy for congenital lobar emphysema. *J Clin Invest* 1980; 66(5):962–70.

22. Frenckner B, Freyschuss U. Pulmonary function after lobectomy for congenital lobar emphysema and congenital cystic adenomatoid malformation. A follow-up study. *Scand J Thorac Cardiovasc Surg* 1982; 16(3):293–8.

23. Choudhury SR, Chadha R, Mishra A, Kumar V, Singh V, Dubey NK. Lung resections in children for congenital and acquired lesions. *Pediatr Surg Int* 2007; 23(9):851–9.

24. Adzick NS, Harrison MR, Crombleholme TM, Flake AW, Howell LJ. Fetal lung lesions: Management and outcome. *Am J Obstet Gynecol* 1998; 179(4):884–9.

25. Andrade CF, Ferreira HP, Fischer GB. Congenital lung malformations. *J Bras Pneumol* 2011; 37(2):259–71.

26. Rashad F, Grisoni E, Gaglione S. Aberrant arterial supply in congenital cystic adenomatoid malformation of the lung. *J Pediatr Surg* 1988; 23(11):1007–8.

27. Adzick NS, Harrison MR, Glick PL et al. Fetal cystic adenomatoid malformation: Prenatal diagnosis and natural history. *J Pediatr Surg* 1985;

20(5):483–8.

28. Stocker JT. Cystic lung disease in infants and children. *Fetal Pediatr Pathol* 2009; 28(4):155–84.

29. MacSweeney F, Papagiannopoulos K, Goldstraw P, Sheppard MN, Corrin B, Nicholson AG. An assessment of the expanded classification of congenital cystic adenomatoid malformations and their relationship to malignant transformation. *Am J Surg Pathol* 2003; 27(8):1139–46.

30. Shimohira M, Hara M, Kitase M et al. Congenital pulmonary airway malformation: CT-pathologic correlation. *J Thorac Imaging* 2007; 22(2):149–53.

31. Yong PJ, Von Dadelszen P, Carpara D et al. Prediction of pediatric outcome after prenatal diagnosis and expectant antenatal management of congenital cystic adenomatoid malformation. *Fetal Diagn Ther* 2012; 31(2):94–102.

32. Crombleholme TM, Coleman B, Hedrick H et al. Cystic adenomatoid malformation volume ratio predicts outcome in prenatally diagnosed cystic adenomatoid malformation of the lung. *J Pediatr Surg* 2002; 37(3):331–8.

33. Hubbard AM, Adzick NS, Crombleholme TM et al. Congenital chest lesions: Diagnosis and characterization with prenatal MR imaging. *Radiology* 1999; 212(1):43–8.

34. van Leeuwen K, Teitelbaum DH, Hirschl RB et al. Prenatal diagnosis of congenital cystic adenomatoid malformation and its postnatal presentation, surgical indications, and natural history. *J Pediatr Surg* 1999; 34(5):794–8; discussion 798–9.

35. Khalek N, Johnson MP. Management of prenatally diagnosed lung lesions. *Semin Pediatr Surg* 2013; 22(1):24–9.

36. Wong A, Vieten D, Singh S, Harvey JG, Holland AJA. Long-term outcome of asymptomatic patients with congenital cystic adenomatoid malformation. *Pediatr Surg Int* 2009; 25:479–85.

37. Winters WD, Effmann EL. Congenital masses of the lung: Prenatal and postnatal imaging evaluation. *J Thorac Imaging* 2001; 16(4):196–206.

38. Peranteau WH, Boelig MM, Khalek N et al. Effect of single and multiple courses of maternal betamethasone on prenatal congenital lung lesion growth and fetal survival. *J Pediatr Surg* 2016; 51(1):28–32.

39. Wilson RD, Baxter JK, Johnson MP et al. Thoracoamniotic shunts: Fetal treatment of pleural effusions and congenital cystic adenomatoid malformations. *Fetal Diagn Ther* 2004; 19(5):413–20.

40. Schrey S, Kelly EN, Langer JC et al. Fetal thoracoamniotic shunting for large macrocystic congenital cystic adenomatoid malformations of the lung. *Ultrasound Obstet Gynecol* 2012; 39(5):515–20.

41. Hedrick HL, Flake AW, Crombleholme TM et al. The ex utero intrapartum therapy procedure for high-risk fetal lung lesions. *J Pediatr Surg* 2005; 40(6):1038–43; discussion 1044.

42. Cass DL, Olutoye OO, Cassady CI et al. EXIT-to-resection for fetuses with large lung masses and persistent mediastinal compression near birth. *J Pediatr Surg* 2013; 48(1):138–44.

43. Ryckman FC, Rosenkrantz JG. Thoracic surgical problems in infancy and childhood. *Surg Clin North Am* 1985; 65(6):1423–54.

44. Fitzgerald DA. Congenital cyst adenomatoid malformations: Resect some and observe all? *Paediatr Respir Rev* 2007; 8(1):67–76.

45. Stanton M. The argument for a non-operative approach to asymptomatic lung lesions. *Semin Pediatr Surg* 2015; 24(4):183–6.

46. Ng C, Stanwell J, Burge DM, Stanton MP. Conservative management of antenatally diagnosed cystic lung malformations. *Arch Dis Child* 2014; 99(5):432–7.

47. Stanton M, Njere I, Ade-Ajayi N, Patel S, Davenport M. Systematic review and meta-analysis of the postnatal management of congenital cystic lung lesions. *J Pediatr Surg* 2009; 44(5):1027–33.

48. Kapralik J, Wayne C, Chan E, Nasr A. Surgical versus conservative management of congenital pulmonary airway malformation in children: A systematic review and meta-analysis. *J Pediatr Surg* 2016; 51(3):508–12.

49. Komori K, Kamagata S, Hirobe S et al. Radionuclide imaging study of long-term pulmonary function after lobectomy in children with congenital cystic lung disease. *J Pediatr Surg* 2009; 44(11):2096–100.

50. Wall J, Coates A. Prenatal imaging and postnatal presentation, diagnosis and management of congenital lung malformations. *Curr Opin Pediatr* 2014; 26(3):315–9.

51. Schwartz MZ, Ramachandran P. Congenital malformations of the lung and mediastinum—A quarter century of experience from a single institution. *J Pediatr Surg* 1997; 32(1):44–7.

52. Shamji FM, Sachs HJ, Perkins DG. Cystic disease of the lungs. *Surg Clin North Am* 1988; 68(3):581–620.

53. Savic B, Birtel FJ, Knoche R, Tholen W, Schild H. Pulmonary sequestration. *Ergeb Inn Med Kinderheilkd* 1979; 43:57–92.

54. Corbett HJ, Humphrey GM. Pulmonary sequestration. *Paediatr Respir Rev* 2004; 5(1):59–68.

55. Conran RM, Stocker JT. Extralobar sequestration with frequently associated congenital cystic adenomatoid malformation, type 2: Report of 50 cases. *Pediatr Dev Pathol* 1999; 2(5):454–63.

56. Stocker JT. Sequestrations of the lung. *Semin Diagn Pathol* 1986; 3(2):106–21.

57. Cavoretto P, Molina F, Poggi S, Davenport M, Nicolaides KH. Prenatal diagnosis and outcome of echogenic fetal lung lesions. *Ultrasound Obstet Gynecol* 2008; 32(6):769–83.

58. Wilson RD. In utero therapy for fetal thoracic abnormalities. *Prenat Diagn* 2008; 28(7):619–25.

59. Mallmann MR, Geipel A, Bludau M et al. Bronchopulmonary sequestration with massive pleural effusion: Pleuroamniotic shunting vs intrafetal vascular laser ablation. *Ultrasound Obstet Gynecol* 2014; 44(4):441–6.

60. Wesley JR, Heidelberger KP, DiPietro MA, Cho KJ, Coran AG. Diagnosis and management of congenital cystic disease of the lung in children. *J Pediatr Surg* 1986; 21(3):202–7.

61. Brown SC, De Laat M, Proesmans M et al. Treatment strategies for pulmonary sequestration in childhood: Resection, embolization, observation? *Acta Cardiol* 2012; 67(6):629–34.

62. Di Lorenzo M, Collin PP, Vaillancourt R, Duranceau A. Bronchogenic cysts. *J Pediatr Surg* 1989; 24(10):988–91.

63. Tolg C, Abelin K, Laudenbach V et al. Open vs thoracoscopic surgical management of bronchogenic cysts. *Surg Endosc* 2005; 19(1):77–80.

64. Murphy JJ, Blair GK, Fraser GC et al. Rhabdomyosarcoma arising within congenital pulmonary cysts: Report of three cases. *J Pediatr Surg* 1992; 27(10):1364–7.

65. Porter HJ. Pulmonary hypoplasia. *Arch Dis Child Fetal Neonatal Ed* 1999; 81(2):F81–3.

66. Parikh DH, Rasiah SV. Congenital lung lesions: Postnatal management and outcome. *Semin Pediatr Surg* 2015; 24(4):160–7.

67. Waszak P, Claris O, Lapillonne A et al. Cystic adenomatoid malformation of the lung: Neonatal management of 21 cases. *Pediatr Surg Int* 1999; 15(5–6):326–31.

68. Dinamarco PV, Ponce CC. Pulmonary agenesis and respiratory failure in childhood. *Autops Case Rep* 2015; 5(1):29–32.

69. Kayemba-Kay's S, Couvrat-Carcauzon V, Goua V et al. Unilateral pulmonary agenesis: A report of four cases, two diagnosed antenatally and literature review. *Pediatr Pulmonol* 2014; 49(3):E96–102.

70. Kuwashima S, Kaji Y. Fetal MR imaging diagnosis of pulmonary agenesis. *Magn Reson Med Sci* 2010; 9(3):149–52.

71. Kunisaki SM, Geiger JD. Thoracic surgery: General principles of access. In: Spitz L, Coran AG (eds). *Operative Pediatric Surgery*, 7th edn. Boca Raton, FL: Taylor & Francis Group, 2013:115.

72. Islam S, Geiger JD. Lung surgery. In: Spitz L, Coran AG (eds). *Operative Pediatric Surgery*, 7th edn. Boca Raton, FL: Taylor & Francis Group, 2013:207.

73. Sugarbaker DJ, DaSilva MC. Pulmonary resection. In: Fischer JE (ed). *Mastery of Surgery*, 6th edn. Philadelphia, PA: Lippincott, Williams & Wilkins, 2012:685.

74. Szots I, Toth T. Long-term results of the surgical treatment for pulmonary malformations and disorders. *Prog Pediatr Surg* 1977; 10:277–88.

75. Choi L, LaQuaglia MP, Cordeiro PG. Prevention of postpneumonectomy syndrome in children with prophylactic tissue expander insertion. *J Pediatr Surg* 2012; 47(7):1354–7.

76. Podevin G, Larroquet M, Camby C, Audry G, Plattner V, Heloury Y. Postpneumonectomy syndrome in children: Advantages and long-term follow-up of expandable prosthesis. *J Pediatr Surg* 2001; 36(9):1425–7.

先天性膈疝

Prem Puri　Julia Zimmer

引言

　　先天性膈疝（congenital diaphragmatic hernia, CDH）是一种以膈肌后外侧缺损（胸腹裂孔）为主要特征的常见畸形，其主要特点是在胎儿期腹腔脏器通过该孔进入胸腔。人口基础研究认为 CDH 的患病率为 1/3 000 到 1/2 500[1-2]。欧洲最新一项研究报告中认为，每 1 万名新生儿中有 2.3 人患有 CDH，孤立病例中每 1 万名新生儿中有 1.6 人患有 CDH[3]。大约 80% 的 CDH 病例是左侧的，15% 是右侧的，少于 5% 是双侧的[4-5]。缺陷的大小从小的（2 或 3cm）到大的不等，大的缺损甚至是整个膈肌缺如。先天性膈疝国际委员会研究组（CDH 研究组）最近为 CDH 建立了一个标准的四级（A 至 D）报告系统[6]：A 型缺损完全被肌肉包围，B 型缺损面积小，C 型缺损面积大，胸壁无膈肌组织，D 型完全或近乎完全缺如的缺陷。膈肌缺损的大小和潜在心脏异常是影响预后的主要因素。尽管在新生儿复苏和重症监护方面取得了进展，新生儿 CDH 的病死率仍然很高。目前以人口为基础的研究报告该病的生存率约为 55%~80%[4-5,7]。虽然某些研究中心报告 CDH 的生存率高达 90%，但可能忽略了产前阶段的隐性死亡率[8]。CDH 的高病死率和高发病率主要是由于肺发育不良和持续性肺动脉高压[8-10]。

胚胎学

　　CDH 的病因尚不清楚，虽然一般认为是散发性的，但也有已知的染色体畸变和未知染色体来源的常染色体隐性遗传的报道[11]。CDH 的胚胎发生过程主要是在妊娠第 8 周，膈肌后外侧的胸腹膜管未能融合[12]。因此，包括肝脏和肠在内的腹腔脏器疝入胸腔，从而压迫生长中的肺，导致肺发育不良。CDH 相关的肺发育不良涉及肺的各个方面，可导致肺泡减少，肺泡壁增厚，间质组织增多，肺泡的容积和气体交换面积明显缩小[12]。同时，也会有肺血管系统异常，血管数目减少，外膜增厚，内侧增生，肌肉层向更小的动脉内延伸的表现[13]。因此 CDH 肺形态也表现为不成熟状态[12-13]，同侧肺受影响较对侧严重，但通常也波及对侧肺。

　　实验研究表明，CDH 胚胎发生的经典观点可能需要进行修改。CDH 的除草醚毒理学模型显示，在膈肌开始发育之前，对侧肺和同侧肺就已经出现异常[14]。Keijzer 等[15]提出双重打击假说来解释模型中的肺发育不良。这一假说认为，发生在膈肌缺损之前的早期肺发育迟缓是由除草醚引起的，而妊娠晚期肺发育不良的进展是由疝出脏器的机械压迫引起的。Kluth 等[16]在大鼠的模型研究中发现，胸腹膜孔的宽度不足以使大鼠的肠袢疝出。其他几组研究显示在实验模型及 CDH 患者中，生长因子和转录因子在基因/蛋白水平发生异常表达[17-20]。类视黄醇信号通路及其下游 COUP 转录因子 2（COUP-TFⅡ）已被证明可阻断 CDH 除草醚模型[21-23]。Beurskens 等[24]报道在 CDH 新生儿中视黄醇和视黄醇结合蛋白质水平偏低。而缺乏维生素 A 的大鼠表现为肺发育不良[25]。此外，CDH 实验模型中的肺对视黄酸（retinoic acid，RA）的反应与正常肺不同[23,26]。而产前 RA 治疗已被证实可以上调除草醚诱导的肺发育不良模型中与肺形态相关基因的表达水平[27]。尽管产前 RA 的使用一直存在争议，但这些实验数据表明，产前 RA 治疗可能具有逆转与 CDH 相关的肺发育不良的治疗潜力。

WT1[28]，*Shh*[29]，*Slit3*[30]，*Gli2/Gli3*[31]，*Gata4/Gata6*[32-33]，*Fog2*[34]，*Pdgfrα*[35]，COUP-TFⅡ[36]，以及视黄酸受体[37]基因敲除可建成膈疝模型。但到目前为止，在人类 CDH 患者中仅发现了 *Fog2* 和 *WT1* 的突变[35,38-39]。

病理生理学

膈疝症状的出现和严重程度取决于疝入胸腔内腹腔脏器的数量和肺发育不良的程度。重症的婴儿在出生时即出现呼吸窘迫（发绀、呼吸急促和胸骨凹陷）的表现。虽然其主要原因是肺发育不良，但由此引起的缺氧和高碳酸血症将导致肺血管收缩和肺动脉高压。这反过来又导致动脉导管和卵圆孔水平的右向左分流，从而进入一个自我延续的恶性循环。目前导致 CDH 严重的肺动脉高压的因素很多，包括肺血管床异常，与特发性新生儿持续性肺动脉高压相似的小动脉肌性化[13]，以及各级动脉中膜及外膜厚度的增加[40]。此外，内皮素 -1 等血管活性物质在 CDH 患儿中似乎有所增加。Kobayashi 和 Puri[41]发现，血液中内皮素的水平升高，以及肺血管内皮细胞中内皮素 -1 的表达升高。内皮素 -1 通过与内皮素 A 受体结合引起肺血管收缩。ETA 受体广泛存在于肺血管平滑肌细胞中[42]，内皮素 -1 水平升高可能引起肺血管收缩从而产生负面影响。

在实验动物和 CDH 患儿中，肺表面活性物质的不成熟可能会进一步加重缺氧和高碳酸血症[43]，而在其他疾病中则无此表现[44]。因此，推测表面活性物质的缺陷可能是继发于呼吸衰竭，而不是主要缺陷[45]。

最近，Fleck 等[46]报道了在出生的 CDH 患者血液中表达炎性和趋化细胞因子信号，从而认为这些分子信号引起血管变化，导致肺动脉高压。

诊断

在妊娠约 20 周时，超声就可以诊断胎儿 CDH，膈肌可以被清楚探测到，腹腔脏器在胸腔内的存在和胸腔器官的被压迫可间接推断它的缺失[47]。需要注意的是胸腔内是否有肝脏，必要时可使用多普勒超声探测脐静脉和肝血管来判断[47]。

需要与其他胸内病变进行鉴别诊断的疾病，包括先天性囊性腺瘤样畸形（congenital cystic adenomatoid malformation，CCAM）、支气管肺隔离症、膈膨升和支气管囊肿。排除包括神经管缺陷、心脏畸形和染色体畸变在内的其他畸形也至关重要。最近的一项研究表明[48]，50% 的 CDH 患者合并其他畸形，其中染色体异常占 5%~30%，最常见的异常为 21 号、18 号及 13 号染色体。此外，应评估肺发育不良的程度，如果在左侧 CDH 胎儿胸部出现肝脏提示严重的肺发育不良[49]。肺 - 头比（lung-to-head ratio，LHR，在四腔心切面的右肺大小除以头围）已被证明是评估肺发育不良程度较可靠的指标[50]。此外，胎儿磁共振成像（MRI）也可以评估肺容积和胸内器官[9]。

出生时或出生后几小时内有严重呼吸困难的新生儿应怀疑 CDH，体格检查显示舟状腹，胸廓前后径增大，纵隔移位，患侧肺呼吸音消失。相关的先天性异常也可以在进一步的检查中发现。确诊主要通过胸腹部 X 线检查，显示胸腔内肺显影面积减少，取而代之的是大量肠管影，纵隔向对侧移位及腹部气体的缺乏（图 43.1）。

治疗

根据 CDH 研究组的建议[51]，现在大多

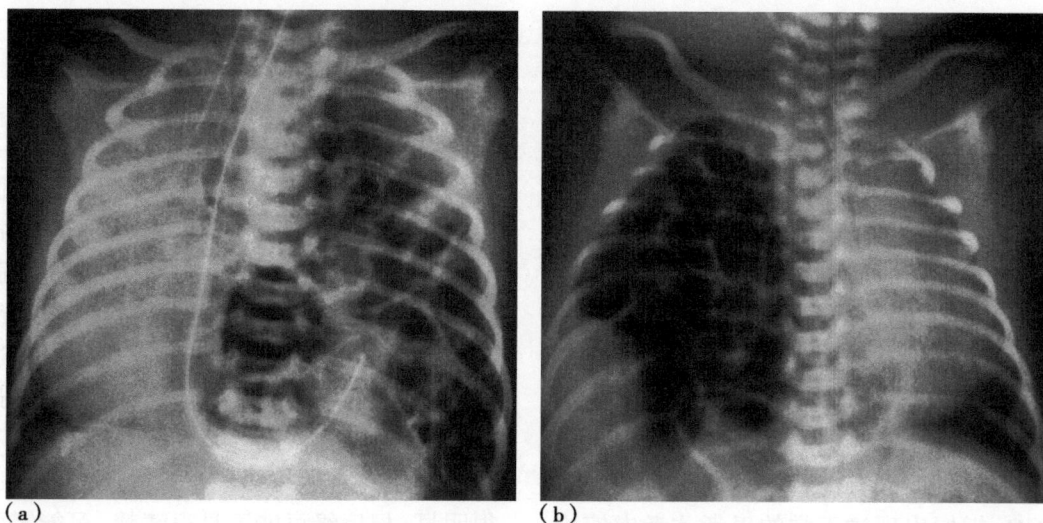

图 43.1 （a）左侧 CDH，左胸可见脏器，肺发育不良，纵隔明显右移。（b）右侧 CDH，右胸可见脏器，纵隔向左侧移位

数中心在出生后直接进行气管插管和机械通气，以保持心肺稳定，延缓进展为严重的低氧血症和高碳酸血症的过程。应避免面罩吸氧，因为它会扩大胃进而加重呼吸困难。CDH 婴儿可适当镇静，并放置鼻胃管以防止胃和肠管的扩张。作为温和通气策略应避免使用肌肉松弛药 [7,51]。

CDH 以前被认为是一种外科急症，应立即进行外科手术，使腹腔脏器复位，从而使肺复张。随着对 CDH 病理生理学的进一步了解，治疗理念也有所改变，维持术前内环境的稳定已被证明是有效的。虽然现在的共识是等到患者的心肺及血流动力学稳定后手术，但循证医学并没有提供明确的证据支持延迟（稳定时）或立即（出生后 24 小时内）手术的获益 [52]。

术前治疗

呼吸窘迫的婴儿需要气管插管及机械通气支持，术前积极的过度通气及高碳酸血症常造成气压伤 [53-54]。采用温和通气及适量高碳酸血症的新方法已被证明可以降低该病的死亡率 [55-57]，目前已有几个医疗中心采用温和通气及延迟手术相结合的方法，已证明与历史对照相比可改善生存率 [53,56]。

高频振荡通气（high frequency oscillation ventilation，HFOV）是一种治疗婴儿呼吸窘迫的有效的方法，因为它在减少气压伤的同时提供了有效的通气。然而，在 CDH 中 HFOV 并没有降低病死率或发病率 [57-59]。高气道压力可能导致肺过度充气，对静脉回流、肺血管阻力及心输出量产生不利影响，因此 HFOV 参数的调整必须仔细监测 [56]。

欧洲和美国的研究小组推荐以下初始通气设置，以实现动脉血氧饱和度（SaO_2）> 85% 及 PCO_2 在 45~60mmHg 的预期目标 [51,57]。

如果使用压力控制通气模式，设置为：吸气峰压（peak inspiratory pressure，PIP）20~25cmH_2O，呼气末正压（positive end-expiratory pressure，PEEP）2~5cmH_2O，呼吸频率 40~60 次 /min。如果使用 HFOV 模式，根据 X 线胸腔起伏程度设置平均气道压（mean airway pressure，MAP）13~17cmH_2O，频率 10Hz，Δ 压力（ΔP）30~50cmH_2O[51,57]。

一氧化氮（nitric oxide，NO）是一种直接的肺血管扩张剂，吸入 NO（5~20ppm）可以改善氧合，但在 CDH 患者中是否有效仍存在争议 [11,60-61]。虽然 NO 在一部分患者中可短期内改善氧合,有利于患者在转运或等待体外膜氧合(extracorporeal membrane oxygenation,ECMO)插管时的稳定,但是吸入 NO 并不能代替 ECMO[1,62-63]。

ECMO 作为 CDH 常规机械通气治疗失败后使用的生命支持系统,通过部分心肺旁路,为肺提供长时间的休息,并希望在此期间肺及肺血管发育成熟。一些中心提倡仅对有"蜜月期"表现(在呼吸状态恶化前的一段时间内有足够的气体交换)的患者使用 ECMO 技术。有些医疗机构则将导管前血气作为判断指标,只有那些导管前血气中 PO_2 和 PCO_2 指标出现过正常的患者才考虑使用 ECMO[56]。虽然 ECMO 在膈疝患儿中广泛使用,但循证医学对 ECMO 的有效性尚不明确[64],而且其他研究也未能提供 ECMO 改善患者生存率的证据[65-66]。

表面活性物质替代治疗曾被尝试作为常规机械通气或 ECMO 的辅助手段,但其应用仍有一定风险,且益处仍不清楚[56,67]。以提供有效的通气并保护肺免受气压伤为目标的多种通气策略应运而生。部分液体通气模式及气管内肺通气(intratracheal pulmonary ventilation,ITPV)模式在某些患儿中证实有一定效果[68]。然而,这些方法与 ECMO 治疗一样有共同的缺点,都不能改善 CDH 肺发育不良的核心问题。

适当的液体管理以及正性肌力药的应用是治疗 CDH 的关键,其他治疗包括适当的镇静和疼痛管理。如果患儿在呼吸参数要求较低时尚可稳定,尿量满意及胸部 X 线片提示肺部状态有所改善,可考虑手术治疗。不推荐产前或产后常规应用糖皮质激素[57]。

目前对于 NO 难治性肺动脉高压有许多替代治疗方法。磷酸二酯酶抑制剂(phosphodiesterase inhibitor,PDE)5 西地那非可增强 NO 介导的血管舒张,从而改善氧合并提高疾病预后[69-70];PDE3 米力农在新生儿中也显示有一定的疗效[1];前列腺素、内皮素 -1 受体拮抗剂及其他新药(例如 L- 瓜氨酸、Rho-kinase 通路抑制剂、增殖物激活受体 γ 激动剂)都得到广泛的研究[71]。

手术修复

采用开放手术(开腹或开胸术)还是微创手术(腹腔镜或胸腔镜手术)修复膈肌缺损目前仍有争议[72](图 43.2)。常用方法是经腹路径,该手术方式提供良好的手术视野,容易回纳腹腔脏器,并识别和纠正相关的胃肠道畸形[68]。先回纳小肠和结肠,再回纳肝脏,最后观察患侧肺情况。大多数膈肌缺损可用不可吸收缝线间断地直接缝合。膈肌的前缘通常很明显,但后缘可能不是很清楚,可能需要通过适当切开疝孔周围组织来显露。通常有一层腹膜从后腹膜向缺损的下缘延伸,切开这层组织即可暴露膈肌的后缘。

有时,膈肌后缘完全缺损时,可将膈肌的前缘缝合于下一肋骨的骨膜上或者肋骨上。在某些情况下,膈肌缺损太大而无法直接缝合时,可使用补片缝合(图 43.2f)。市面上有各种材料的补片(可吸收的和不可吸收的,天然的和合成的),但最理想的材料尚未确定[73]。

另一种选择是保留外腹肌层的完整,从腹横肌上取肌肉瓣作为补片材料。由于出血的风险,在 ECMO 患儿或有 ECMO 治疗指征的患儿中不推荐使用。另外,对于危重患者来说,肌肉瓣的手术时间相对较长并且过程复杂,还可能会导致胸部畸形。如果腹腔很小,可采用轻微拉伸腹壁的方法,这使大多数患者顺利关腹。目前仍有争议的问题是在关腹前是否需要放置胸腔引流管。反对者认为胸腔引流会增加了跨肺压力梯度从而造成肺气肿。

微创手术被认为可以减少手术的创伤和生理性的干扰,从而达到更好的美容效果。虽然微创手术在生存率及补片的使用概率上与开放手术相似,但目前发现胸腔镜下新生儿 CDH 修补可能会增加术后膈疝复发率,延长手术时间,导致严重的术中高碳酸血症及酸中毒[74-76]。

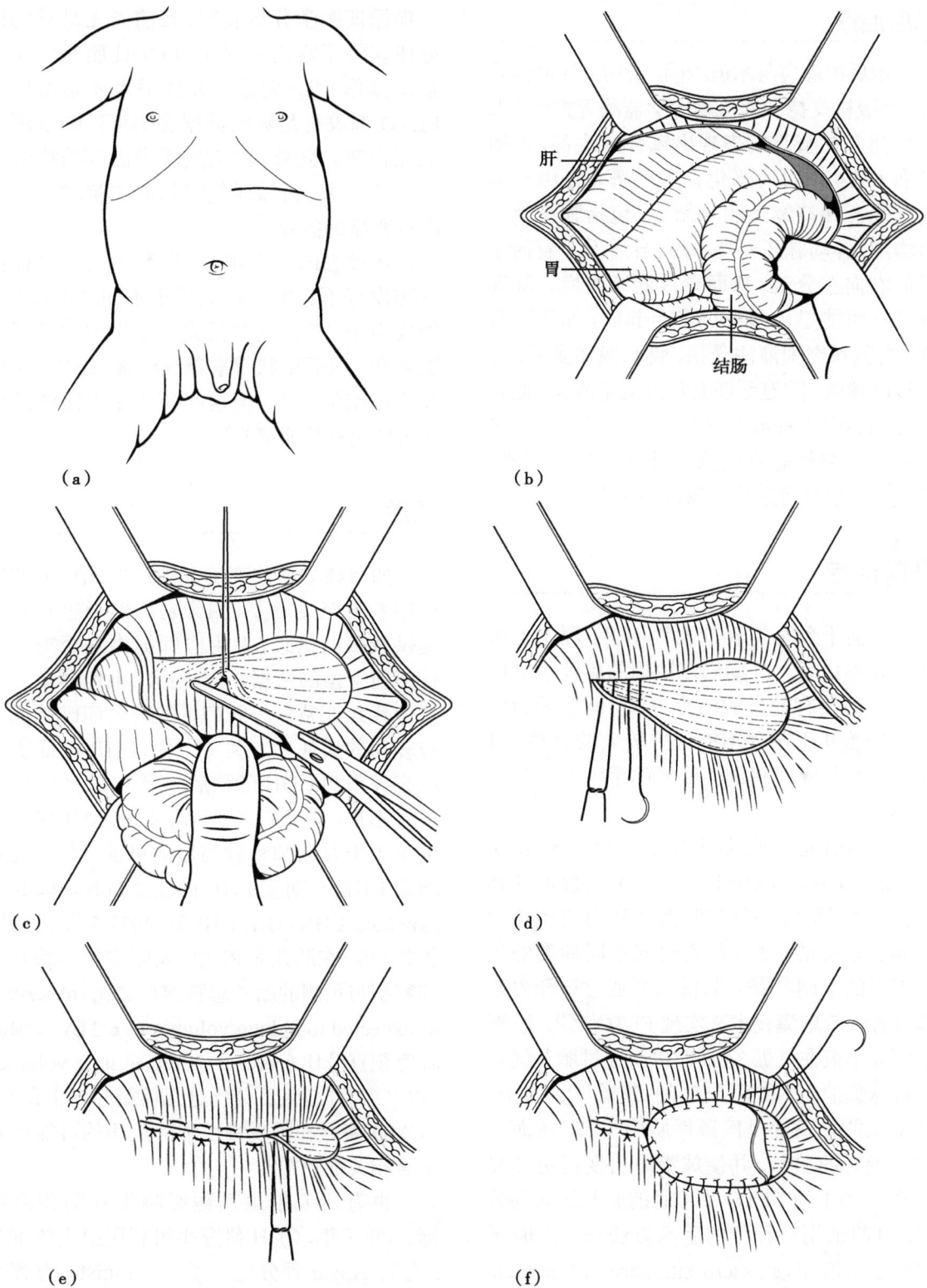

图43.2 CDH 的手术修复。(a)在疝的一侧做一个肋下横断肌切开术。(b)腹壁疝内容物轻度减少。(c)检查膈肌缺损后,切开上覆的腹膜,使膈肌后缘移动。(d,e)然后用不可吸收缝线间断缝合封闭缺损。(f)巨大的膈肌缺损用外科软组织移植闭合

术后治疗

术后护理应与术前相同，密切关注液体管理、呼吸机支持和血流动力学监测等方面[77]。一些婴儿在蜜月期表现出氧合的改善，但通常在6~24小时后恶化。这种恶化是由于肺动脉高压和持续性胎儿循环，包括肺动脉阻力增加，肺动脉压升高，动脉导管及导管前水平的右向左分流，从而导致低氧血症。肺动脉高压可能是由多种因素引起的，如腹压升高，内脏和周围灌注受损，膈肌偏移受限，肺泡过度膨胀，肺泡毛细血管血流量减少，血管活性细胞因子释放及肺顺应性下降。患者氧合状态的突然恶化应高度怀疑气胸的可能。肺炎和败血症等感染并发症也很常见。

产前治疗

产前干预可逆转肺发育不良，理论上可能会改善预后。早期修复缺损的胎儿手术似乎是一种很有前景的治疗方法，但是因为发现早期胎儿干预并不能带来较大的收益，目前基于胎儿膈肌解剖性修复的手术方法已被摒弃[78-79]。

实验研究表明，胎儿镜下气管阻塞（fetoscopic tracheal occlusion，FETO）可使胎儿肺生长，原因可能是气管阻塞和肺内液体滞留引起肺本身的拉伸，从而引起不同种类的生长因子的上调[80-82]。目前主要通过单孔内窥镜放置气管球囊技术来实现FETO[50,83]。欧洲某研究小组在妊娠34周时再次通过胎儿气管镜将球囊抽出，取得了较好的效果[50]。FETO最常见的并发症是医源性胎膜早破，从而影响分娩时的胎龄，并使球囊取出变得更加复杂[84]。为了使FETO手术后的胎儿能顺利分娩，目前采用一种新的手术方法——产时子宫外手术治疗（ex utero intrapartum treatment procedure，EXIT）。在子宫最大程度放松的情况下进行剖宫产术，并维持婴儿胎盘循环，对患儿上气道进行手术处理。然而，最近的

一项循证医学分析表明，目前尚无足够的证据建议将子宫内干预作为CDH胎儿的常规临床操作[85]。无论是开放手术还是微创的FETO都没有足够的证据表明可以降低围产期死亡率。此外，产前皮质类固醇治疗对围产期死亡率、机械通气时间或住院时间方面没有明显的益处[85]。

在过去的几十年里，研究人员将多种针对肺发育不良的治疗应用于不同的CDH动物模型中[9,86]。这些研究主要集中在类固醇激素和/或促甲状腺素释放激素、维生素，以及干细胞治疗上，但这些药物在人体内的应用价值仍有待研究[9,86]。

预后

如何建立评估产前和围产期死亡率的预测体系将至关重要，因为它们能为患儿家庭提供较多的信息，并为医师提供是否需要进行产前干预的依据。应先排除染色体畸变及其他致死性畸形。肝和胃的胸内疝已被证明与较高的病死率有关[9,87-88]。LHR已证实可以充分预测CDH的预后。当LHR<1，提示预后不良、高死亡风险、需要ECMO辅助及出生1个月内肺动脉高压的可能[9,89]。实际测定LHR与期望LHR的比值（observed-to-expected LHR，O/E LHR）<20%与死亡密切相关[87]。在胎儿MRI中，实际测定的胎儿总肺容积与预测的胎儿总肺容积之比（observed-to-expected total lung volume，O/E TLV）、预测肺容积百分比（percent predicted lung volume，PPLV）和肝疝入百分比这几项指标与生存率、ECMO需要和出现慢性肺部疾病的可能性有显著相关性[9,90-92]。

也有研究报道其他影响生存的预测指标。2001年，CDH研究小组利用出生体重及5分钟Apgar评分建立了一个logistic方程来区分高、中、低死亡风险[93]。随后，他们将出生体重过低、5分钟Apgar评分缺失或过低、染色体或重大心脏异常、肺动脉高压作为危

险指标,对胎儿的风险进行了分层[94]。

研究人员最初发现死亡患儿 30 天内 $PaCO_2$ 水平明显高于存活患儿[1,95]。然后研究人员又发现,存在持续性高碳酸血症的新生儿 CDH 预后要明显差于那些 $PaCO_2$ 正常或稳定的患儿[95]。随后其他研究机构将第 1 天氧合指数和简化的产后血气(PaO_2-$PaCO_2$)作为生物标志物[96]来预测患儿是否需要 ECMO 辅助及死亡风险[97]。Wynn 等[8]发现,低出生体重、补片修复和需要 ECMO 与出生后 1 个月内发生严重的肺动脉高压有相关性。

远期结局

目前对 CDH 患儿治疗的改进已大大提高了重症患儿的生存率。那些在前期被忽略的肺部和肺外疾病的问题通过对患者的长期随访已有了长足的认识。肺部疾病可能成为影响 CDH 患儿晚期存活的最常见问题,尤其在那些使用补片或接受 ECMO 治疗的患儿中更为明显[98]。据报道,存活到第 30 天的 CDH 患儿支气管肺发育不良患病率高达 41%[99],后者的严重程度可能影响患儿呼吸机支持或气管切开辅助通气时间[98,100]。此外 CDH 患儿术后存在婴儿期和儿童早期反复的呼吸道感染的风险[101]。

一些学者建议在秋季和冬季为 CDH 患儿接种帕利珠单抗(Synagis)疫苗[102-104]。然而,目前还没有大型临床研究证明它能减少这些患者呼吸道感染后的住院概率[101]。

神经系统发育异常在 CDH 幸存者中很常见,包括运动、认知和行为障碍以及语言和神经认知能力异常[101,105-107]。

感觉神经性耳聋(sensorineural hearing loss,SNHL)在 CDH 幸存者中也常被报道[101]。耳毒性药物的使用、长期高氧的机械通气可能导致 SNHL。研究发现在接受或不接受 ECMO 治疗的 CDH 幸存者中均出现 SNHL,因而认为 ECMO 的使用并不是 SNHL 的唯一诱发因素[108]。但是几项回顾性研究发现,

ECMO 和非 ECMO 的 CDH 存活者的 SNHL 发生率为 2.3%~7.5%[109-111],与新生儿重症监护室患者的 SNHL 发病率相当[101,112]。

CDH 存活者的其他常见并发症包括胃食管反流(gastroesophageal reflux,GER)在内的胃肠道症状、生长迟滞(定义为体重 < 第 25 百分位数或 < 第 5 百分位数)和晚期肠梗阻[113-114]。由于营养不良,三分之一的患者需要放置胃造瘘管[101,115-116]。胃食管反流病(gastroesophageal reflux disease,GERD)通常使用 H_2 受体拮抗剂治疗,但如果临床上出现肺部感染或长期呛咳症状,则应考虑行胃底折叠术[101]。近 40% 接受 CDH 手术的婴儿将出现 GER 症状,其中一半需要行抗反流手术[117],而且常见于需要补片修补膈肌的患儿中[98,116]。补片修补的另一个常见并发症是复发,且发生肌肉骨骼畸形(例如漏斗胸或脊柱侧凸)的风险更高[118]。

虽然大多数患儿在度过新生儿期这个关键环节以后都能过上正常的生活,但是应该对这部分患儿进行多学科的随访,并评估他们的肺、神经发育和营养情况,直至青春期。

先天性膈膨升

膈膨升主要表现为局限性或者完全性膈肌位置偏高或偏离,这可能是先天性的,也可能是膈神经麻痹的结果。先天性膈膨升(congenital diaphragmatic eventration,CDE)是由于先天性肌肉组织发育异常或者膈神经损伤导致膈肌发育不全或膈肌萎缩。CDE 的发病率为 1/1 400,男性发病率相对较高[119]。这里主要讨论 CDE,但它在临床症状及处理原则方面与后天性膈膨升是相似的。

临床特点

CDE 的临床表现多种多样,从无症状到严重呼吸窘迫、支气管炎、肺炎或支气管扩张。呕吐或上腹不适等胃肠道症状常见于稍大年龄的儿童。膈神经麻痹患者可能有难产

史,表现为呼吸急促、呼吸窘迫或发绀。查体时,受累一侧呼吸音可能减弱,吸气时纵隔移位,同时也可能存在舟状腹。CDE患者有时可合并其他畸形,如肺发育不良、先天性心脏病或隐睾[119]。

诊断

CDE通常通过胸部X线检查诊断,在胸部X线片上显示一个抬高的膈肌,在正位片和侧位片上膈肌的轮廓平滑、完整(图43.3)。透视检查有助于区分膈膨升和膈疝。严重的膈膨升可导致膈肌反常运动。超声是诊断膈膨升最有效的工具,还可了解膈肌下器官的情况。其他的研究方法如气腹造影、对比腹膜造影、放射性同位素扫描、CT或MRI扫描目前很少使用。

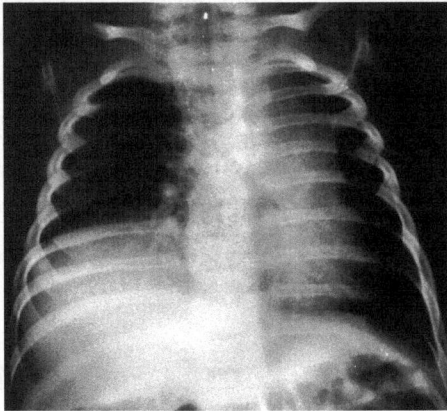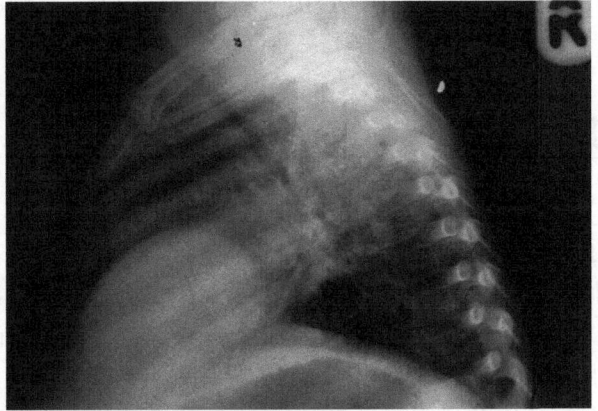

图43.3 (a)胸部X线正位片显示右侧CDE,右胸可见肝脏,纵隔向左移位。(b)胸部X线侧位片显示右侧CDE,右胸可见肝脏

治疗

无明显肺部异常的无症状患儿可以选择随访观察。同样,在膈神经不完全麻痹且无膈肌反常运动的患者,膈肌功能通常会逐渐恢复正常,因此也建议保守治疗。

相反,有明显临床症状的患儿,特别是有呼吸窘迫需要呼吸支持或机械通气的患儿可能需要手术治疗,以减少膈肌偏移。首先给予静脉补液,放置鼻胃管有助于胃减压,一旦患者的病情稳定,就可进行手术。

手术修复

膈肌折叠术是主要的手术方法,可以增加潮气量和最大呼吸容量(图43.4)。左侧膈膨升可采用经肋下切口的经腹入路。右侧膈膨升可采用后外侧第6肋间切口的经胸入路。

经腹入路有助于完整显示膈肌,并更容易复位腹部内容物。

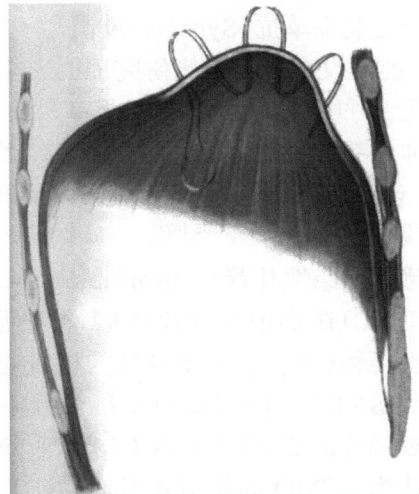

图43.4 膈膨升的膈肌修补术

结果

肺发育良好的膈膨升患者预后常常良好，术后死亡常与肺发育不良有关。最近的一项大型单中心研究表明，及时准确诊断和治疗有症状的膈膨升可有效地预防呼吸系统疾病的发生，并减少复发[119]、肾功能不全、肺炎和胸腔积液等并发症[119]。

（高跃 译 舒强 审校）

参考文献

1. McHoney M. Congenital diaphragmatic hernia, management in the newborn. *Pediatr Surg Int* 2015; 31: 1005–13.
2. Morini F, Lally PA, Lally KP, Bagolan P. The Congenital Diaphragmatic Hernia Study Group Registry. *Eur J Pediatr Surg* 2015; 25: 488–96.
3. McGivern MR, Best KE, Rankin J, Wellesley D, Greenlees R, Addor M et al. Epidemiology of congenital diaphragmatic hernia in Europe: A register-based study. *Arch Dis Child Fetal Neonatal Ed* 2015; 100: F137–44.
4. Gallot D, Boda C, Ughetto S, Perthus I, Robert-Gnansia E, Francannet C et al. Prenatal detection and outcome of congenital diaphragmatic hernia: A French registry-based study. *Ultrasound Obstet Gynecol* 2007; 29: 276–83.
5. Colvin J, Bower C, Dickinson JE, Sokol J. Outcomes of congenital diaphragmatic hernia: A population-based study in Western Australia. *Pediatrics* 2005; 116: e356–63.
6. Lally KP, Lasky RE, Lally PA, Bagolan P, Davis CF, Frenckner BP et al. Standardized reporting for congenital diaphragmatic hernia—An international consensus. *J Pediatr Surg* 2013; 48: 2408–15.
7. Boloker J, Bateman DA, Wung J, Stolar CJH. Congenital diaphragmatic hernia in 120 infants treated consecutively with permissive hypercapnea/spontaneous respiration/elective repair. *J Pediatr Surg* 2002; 37: 357–66.
8. Wynn J, Krishnan U, Aspelund G, Zhang Y, Duong J, Stolar CJH et al. Outcomes of congenital diaphragmatic hernia in the modern era of management. *J Pediatr* 2013; 163: 114–9.e1.
9. Jeanty C, Kunisaki SM, MacKenzie TC. Novel non-surgical prenatal approaches to treating congenital diaphragmatic hernia. *Semin Fetal Neonatal Med* 2014; 19: 349–56.
10. Coughlin MA, Werner NL, Gajarski R, Gadepalli S, Hirschl R, Barks J et al. Prenatally diagnosed severe CDH: Mortality and morbidity remain high. *J Pediatr Surg* 2015; 40(3): 160–73.
11. Wynn J, Yu L, Chung WK. Genetic causes of congenital diaphragmatic hernia. *Semin Fetal Neonatal Med* 2014; 19: 324–30.
12. Sadler TW. *Langman's Medical Embryology*, 11th edn. Baltimore: William & Wilkins, 2009.
13. Levin DL. Morphologic analysis of the pulmonary vascular bed in congenital left-sided diaphragmatic hernia. *J Pediatr* 1978; 92: 805–9.
14. Iritani I. Experimental study on embryogenesis of congenital diaphragmatic hernia. *Anat Embryol (Berl)* 1984; 169: 133–9.
15. Keijzer R, Liu J, Deimling J, Tibboel D, Post M. Dual-hit hypothesis explains pulmonary hypoplasia in the nitrofen model of congenital diaphragmatic hernia. *Am J Pathol* 2000; 156: 1299–306.
16. Kluth D, Keijzer R, Hertl M, Tibboel D. Embryology of congenital diaphragmatic hernia. *Semin Pediatr Surg* 1996; 5: 224–33.
17. Burgos CM, Uggla AR, Fagerstrom-Billai F, Eklof A, Frenckner B, Nord M. Gene expression analysis in hypoplastic lungs in the nitrofen model of congenital diaphragmatic hernia. *J Pediatr Surg* 2010; 45: 1445–54.
18. Goumy C, Gouas L, Marceau G, Coste K, Veronese L, Gallot D et al. Retinoid pathway and congenital diaphragmatic hernia: Hypothesis from the analysis of chromosomal abnormalities. *Fetal Diagn Ther* 2010; 28: 129–39.
19. Hofmann AD, Takahashi T, Duess J, Gosemann J, Puri P. Increased expression of activated pSTAT3 and PIM-1 in the pulmonary vasculature of experimental congenital diaphragmatic hernia. *J Pediatr Surg* 2015; 50: 908–11.
20. Takahashi T, Friedmacher F, Zimmer J, Puri P. Mesenchymal expression of the FRAS1/FREM2 gene unit is decreased in the developing fetal diaphragm of nitrofen-induced congenital diaphragmatic hernia. *Pediatr Surg Int* 2016; 32: 135–40.
21. Nakazawa N, Montedonico S, Takayasu H, Paradisi F, Puri P. Disturbance of retinol transportation causes nitrofen-induced hypoplastic lung. *J Pediatr Surg* 2007; 42: 345–9.
22. Noble BR, Babiuk RP, Clugston RD, Underhill TM, Sun H, Kawaguchi R et al. Mechanisms of action of the congenital diaphragmatic hernia-inducing teratogen nitrofen. *Am J Physiol Lung Cell Mol Physiol* 2007; 293: L1079–87.
23. Doi T, Sugimoto K, Puri P. Up-regulation of COUP-TFII gene expression in the nitrofen-induced hypoplastic lung. *J Pediatr Surg* 2009; 44: 321–4.
24. Beurskens, Leonardus W J E, Tibboel D, Lindemans J, Duvekot JJ, Cohen-Overbeek TE et al. Retinol status of newborn infants is associated with congenital diaphragmatic hernia. *Pediatrics* 2010; 126: 712–20.
25. Andersen DH. Incidence of congenital diaphragmatic hernia in the young of rats bred on a diet deficient in vitamin A. *Am J Dis Child* 1941; 62: 888–9
26. Sugimoto K, Takayasu H, Nakazawa N, Montedonico S, Puri P. Prenatal treatment with retinoic acid accelerates type 1 alveolar cell proliferation of the hypoplastic lung in the nitrofen model of congenital diaphragmatic hernia. *J Pediatr Surg* 2008; 43: 367–72.

27. Doi T, Sugimoto K, Ruttenstock E, Dingemann J, Puri P. Prenatal retinoic acid upregulates pulmonary gene expression of PI3K and AKT in nitrofen-induced pulmonary hypoplasia. *Pediatr Surg Int* 2010; 26: 1011–5.

28. Clugston RD, Klattig J, Englert C, Clagett-Dame M, Martinovic J, Benachi A et al. Teratogen-induced, dietary and genetic models of congenital diaphragmatic hernia share a common mechanism of pathogenesis. *Am J Pathol* 2006; 169: 1541–9.

29. Pepicelli CV, Lewis PM, McMahon AP. Sonic hedgehog regulates branching morphogenesis in the mammalian lung. *Curr Biol* 1998; 8: 1083–6.

30. Yuan W, Rao Y, Babiuk RP, Greer JJ, Wu JY, Ornitz DM. A genetic model for a central (septum transversum) congenital diaphragmatic hernia in mice lacking Slit3. *Proc Natl Acad Sci U S A* 2003; 100: 5217–22.

31. Motoyama J, Liu J, Mo R, Ding Q, Post M, Hui CC. Essential function of Gli2 and Gli3 in the formation of lung, trachea and oesophagus. *Nat Genet* 1998; 20: 54–7.

32. Jay PY, Bielinska M, Erlich JM, Mannisto S, Pu WT, Heikinheimo M et al. Impaired mesenchymal cell function in Gata4 mutant mice leads to diaphragmatic hernias and primary lung defects. *Dev Biol* 2007; 301: 602–14.

33. Molkentin JD. The zinc finger–containing transcription factors GATA-4, -5, and -6. Ubiquitously expressed regulators of tissue-specific gene expression. *J Biol Chem* 2000; 275: 38949–52.

34. Ackerman KG, Herron BJ, Vargas SO, Huang H, Tevosian SG, Kochilas L et al. Fog2 is required for normal diaphragm and lung development in mice and humans. *PLoS Genet* 2005; 1: 58–65.

35. Bleyl SB, Moshrefi A, Shaw GM, Saijoh Y, Schoenwolf GC, Pennacchio LA et al. Candidate genes for congenital diaphragmatic hernia from animal models: Sequencing of FOG2 and PDGFRalpha reveals rare variants in diaphragmatic hernia patients. *Eur J Hum Genet* 2007; 15: 950–8.

36. You L, Takamoto N, Yu C, Tanaka T, Kodama T, Demayo FJ et al. Mouse lacking COUP-TFII as an animal model of Bochdalek-type congenital diaphragmatic hernia. *Proc Natl Acad Sci U S A* 2005; 102: 16351–6.

37. Mendelsohn C, Lohnes D, Decimo D, Lufkin T, LeMeur M, Chambon P et al. Function of the retinoic acid receptors (RARs) during development (II). Multiple abnormalities at various stages of organogenesis in RAR double mutants. *Development* 1994; 120: 2749–71.

38. Devriendt K, Deloof E, Moerman P, Legius E, Vanhole C, Zegher F de et al. Diaphragmatic hernia in Denys–Drash syndrome. *Am J Med Genet* 1995; 57: 97–101.

39. Scott DA, Cooper ML, Stankiewicz P, Patel A, Potocki L, Cheung SW. Congenital diaphragmatic hernia in WAGR syndrome. *Am J Med Genet A* 2005; 134: 430–3.

40. Taira Y, Yamataka T, Miyazaki E, Puri P. Adventitial changes in pulmonary vasculature in congenital diaphragmatic hernia complicated by pulmonary hypertension. *J Pediatr Surg* 1998; 33: 382–7.

41. Kobayashi H, Puri P. Plasma endothelin levels in congenital diaphragmatic hernia. *J Pediatr Surg* 1994; 29: 1258–61.

42. Nobuhara KK, Wilson JM. Pathophysiology of congenital diaphragmatic hernia. *Semin Pediatr Surg* 1996; 5: 234–42.

43. Glick PL, Stannard VA, Leach CL, Rossman J, Hosada Y, Morin FC et al. Pathophysiology of congenital diaphragmatic hernia II: The fetal lamb CDH model is surfactant deficient. *J Pediatr Surg* 1992; 27: 382–7; discussion 387–8.

44. Sullivan KM, Hawgood S, Flake AW, Harrison MR, Adzick NS. Amniotic fluid phospholipid analysis in the fetus with congenital diaphragmatic hernia. *J Pediatr Surg* 1994; 29: 1020–3; discussion 1023–4.

45. IJsselstijn H, Zimmermann LJ, Bunt JE, Jongste JC de, Tibboel D. Prospective evaluation of surfactant composition in bronchoalveolar lavage fluid of infants with congenital diaphragmatic hernia and of age-matched controls. *Crit Care Med* 1998; 26: 573–80.

46. Fleck S, Bautista G, Keating SM, Lee T, Keller RL, Moon-Grady AJ et al. Fetal production of growth factors and inflammatory mediators predicts pulmonary hypertension in congenital diaphragmatic hernia. *Pediatr Res* 2013; 74: 290–8.

47. Deprest J, Jani J, Cannie M, Debeer A, Vandevelde M, Done E et al. Prenatal intervention for isolated congenital diaphragmatic hernia. *Curr Opin Obstet Gynecol* 2006; 18: 355–67.

48. Bojanic K, Pritisanac E, Luetic T, Vukovic J, Sprung J, Weingarten TN et al. Malformations associated with congenital diaphragmatic hernia: Impact on survival. *J Pediatr Surg* 2015; 50: 1817–22.

49. Metkus AP, Filly RA, Stringer MD, Harrison, Adzick NS. Sonographic predictors of survival in fetal diaphragmatic hernia. *J Pediatr Surg* 1996; 31: 148–51; discussion 151–2.

50. Deprest J, Jani J, van Schoubroeck D, Cannie M, Gallot D, Dymarkowski S et al. Current consequences of prenatal diagnosis of congenital diaphragmatic hernia. *J Pediatr Surg* 2006; 41: 423–30.

51. Reiss I, Schaible T, van den Hout L, Capolupo I, Allegaert K, van Heijst A et al. Standardized postnatal management of infants with congenital diaphragmatic hernia in Europe: The CDH EURO Consortium consensus. *Neonatology* 2010; 98: 354–64.

52. Moyer V, Moya F, Tibboel R, Losty P, Nagaya M, Lally KP. Late versus early surgical correction for congenital diaphragmatic hernia in newborn infants. *Cochrane Database Syst Rev* 2002: CD001695.

53. Masumoto K, Teshiba R, Esumi G, Nagata K, Takahata Y, Hikino S et al. Improvement in the outcome of patients with antenatally diagnosed congenital diaphragmatic hernia using gentle ventilation and circulatory stabilization. *Pediatr Surg Int* 2009; 25: 487–92.

54. Vitali SH, Arnold JH. Bench-to-bedside review: Ventilator strategies to reduce lung injury—Lessons from pediatric and neonatal intensive care. *Crit Care* 2005; 9: 177–83.

55. Conforti AF, Losty PD. Perinatal management of congenital diaphragmatic hernia. *Early Hum Dev* 2006; 82: 283–7.

56. Logan JW, Cotten CM, Goldberg RN, Clark RH. Mechanical ventilation strategies in the management of congenital diaphragmatic hernia. *Semin Pediatr Surg* 2007; 16: 115–25.

57. Puligandla PS, Grabowski J, Austin M, Hedrick H, Renaud E, Arnold M et al. Management of congenital diaphragmatic hernia: A systematic review from the APSA outcomes and evidence based practice committee. *J Pediatr Surg* 2015; 50: 1958–70.

58. Migliazza L, Bellan C, Alberti D, Auriemma A, Burgio G, Locatelli G et al. Retrospective study of 111 cases of congenital diaphragmatic hernia treated with early high-frequency oscillatory ventilation and presurgical stabilization. *J Pediatr Surg* 2007; 42: 1526–32.

59. Lago P, Meneghini L, Chiandetti L, Tormena F, Metrangolo S, Gamba P. Congenital diaphragmatic hernia: Intensive care unit or operating room? *Am J Perinatol* 2005; 22: 189–97.

60. Davis CF, Sabharwal AJ. Management of congenital diaphragmatic hernia. *Arch Dis Child Fetal Neonatal Ed* 1998; 79: F1–3.

61. Tiryaki S, Ozcan C, Erdener A. Initial oxygenation response to inhaled nitric oxide predicts improved outcome in congenital diaphragmatic hernia. *Drugs R D* 2014; 14: 215–19.

62. Oliveira CA, Troster EJ, Pereira CR. Inhaled nitric oxide in the management of persistent pulmonary hypertension of the newborn: A meta-analysis. *Rev Hosp Clin Fac Med Sao Paulo* 2000; 55: 145–54.

63. Inhaled nitric oxide and hypoxic respiratory failure in infants with congenital diaphragmatic hernia. The Neonatal Inhaled Nitric Oxide Study Group (NINOS). *Pediatrics* 1997; 99: 838–45.

64. Mugford M, Elbourne D, Field D. Extracorporeal membrane oxygenation for severe respiratory failure in newborn infants. *Cochrane Database Syst Rev* 2008: CD001340.

65. Davis PJ, Firmin RK, Manktelow B, Goldman AP, Davis CF, Smith JH et al. Long-term outcome following extracorporeal membrane oxygenation for congenital diaphragmatic hernia: The UK experience. *J Pediatr* 2004; 144: 309–15.

66. Morini F, Goldman A, Pierro A. Extracorporeal membrane oxygenation in infants with congenital diaphragmatic hernia: A systematic review of the evidence. *Eur J Pediatr Surg* 2006; 16: 385–91.

67. Lotze A, Knight GR, Anderson KD, Hull WM, Whitsett JA, O'Donnell RM et al. Surfactant (beractant) therapy for infants with congenital diaphragmatic hernia on ECMO: Evidence of persistent surfactant deficiency. *J Pediatr Surg* 1994; 29: 407–12.

68. Puri P. Congenital Diaphragmatic Hernia and Eventration. In: Puri P, Höllwarth ME (eds). *Pediatric Surgery*. Springer Surgery Atlas Series. Berlin: Springer, 2006: 115–24.

69. Rocha G, Baptista MJ, Correia-Pinto J, Guimaraes H. Congenital diaphragmatic hernia: Experience of 14 years. *Minerva Pediatr* 2013; 65: 271–8.

70. Bialkowski A, Moenkemeyer F, Patel N. Intravenous sildenafil in the management of pulmonary hypertension associated with congenital diaphragmatic hernia. *Eur J Pediatr Surg* 2015; 25: 171–6.

71. Lakshminrusimha S, Mathew B, Leach CL. Pharmacologic strategies in neonatal pulmonary hypertension other than nitric oxide. *Semin Perinatol* 2016.

72. Terui K, Nagata K, Ito M, Yamoto M, Shiraishi M, Taguchi T et al. Surgical approaches for neonatal congenital diaphragmatic hernia: A systematic review and meta-analysis. *Pediatr Surg Int* 2015; 31: 891–7.

73. Zani A, Zani-Ruttenstock E, Pierro A. Advances in the surgical approach to congenital diaphragmatic hernia. *Semin Fetal Neonatal Med* 2014; 19: 364–9.

74. Lansdale N, Alam S, Losty PD, Jesudason EC. Neonatal endosurgical congenital diaphragmatic hernia repair: A systematic review and meta-analysis. *Ann Surg* 2010; 252: 20–6.

75. Bishay M, Giacomello L, Retrosi G, Thyoka M, Garriboli M, Brierley J et al. Hypercapnia and acidosis during open and thoracoscopic repair of congenital diaphragmatic hernia and esophageal atresia: Results of a pilot randomized controlled trial. *Ann Surg* 2013; 258: 895–900.

76. Pierro A. Hypercapnia and acidosis during the thoracoscopic repair of oesophageal atresia and congenital diaphragmatic hernia. *J Pediatr Surg* 2015; 50: 247–9.

77. Puri P, Nakazawa N. Congenital diaphragmatic hernia. In: Puri P, Höllwarth ME (eds). *Pediatric Surgery: Diagnosis and Management*. Berlin: Springer, 2009: 307–13.

78. Harrison MR, Adzick NS, Flake AW, Jennings RW, Estes JM, MacGillivray TE et al. Correction of congenital diaphragmatic hernia in utero: VI. Hard-earned lessons. *J Pediatr Surg* 1993; 28: 1411–7; discussion 1417–8.

79. Harrison MR, Adzick NS, Bullard KM, Farrell JA, Howell LJ, Rosen MA et al. Correction of congenital diaphragmatic hernia in utero VII: A prospective trial. *J Pediatr Surg* 1997; 32: 1637–42.

80. Liao SL, Luks FI, Piasecki GJ, Wild YK, Papadakis K, Paepe ME de. Late-gestation tracheal occlusion in the fetal lamb causes rapid lung growth with type II cell preservation. *J Surg Res* 2000; 92: 64–70.

81. Nobuhara KK, DiFiore JW, Ibla JC, Siddiqui AM, Ferretti ML, Fauza DO et al. Insulin-like growth factor-I gene expression in three models of accelerated lung growth. *J Pediatr Surg* 1998; 33: 1057–60; discussion 1061.

82. Muratore CS, Nguyen HT, Ziegler MM, Wilson JM. Stretch-induced upregulation of VEGF gene expression in murine pulmonary culture: A role for angio-

genesis in lung development. *J Pediatr Surg* 2000; 35: 906–12; discussion 912–3.

83. Harrison MR, Keller RL, Hawgood SB, Kitterman JA, Sandberg PL, Farmer DL et al. A randomized trial of fetal endoscopic tracheal occlusion for severe fetal congenital diaphragmatic hernia. *N Engl J Med* 2003; 349: 1916–24.

84. Deprest J, Nicolaides K, Done' E, Lewi P, Barki G, Largen E et al. Technical aspects of fetal endoscopic tracheal occlusion for congenital diaphragmatic hernia. *J Pediatr Surg* 2011; 46: 22–32.

85. Grivell RM, Andersen C, Dodd JM. Prenatal interventions for congenital diaphragmatic hernia for improving outcomes. *Cochrane Database Syst Rev* 2015; 11: CD008925.

86. Eastwood MP, Russo FM, Toelen J, Deprest J. Medical interventions to reverse pulmonary hypoplasia in the animal model of congenital diaphragmatic hernia: A systematic review. *Pediatr Pulmonol* 2015; 50: 820–38.

87. Ruano R, Takashi E, da Silva MM, Campos, J A D B, Tannuri U, Zugaib M. Prediction and probability of neonatal outcome in isolated congenital diaphragmatic hernia using multiple ultrasound parameters. *Ultrasound Obstet Gynecol* 2012; 39: 42–9.

88. Mann PC, Morriss FH, Klein JM. Prediction of survival in infants with congenital diaphragmatic hernia based on stomach position, surgical timing, and oxygenation index. *Am J Perinatol* 2012; 29: 383–90.

89. Garcia AV, Fingeret AL, Thirumoorthi AS, Hahn E, Leskowitz MJ, Aspelund G et al. Lung to head ratio in infants with congenital diaphragmatic hernia does not predict long term pulmonary hypertension. *J Pediatr Surg* 2013; 48: 154–7.

90. Walleyo A, Debus A, Kehl S, Weiss C, Schönberg SO, Schaible T et al. Periodic MRI lung volume assessment in fetuses with congenital diaphragmatic hernia: Prediction of survival, need for ECMO, and development of chronic lung disease. *AJR Am J Roentgenol* 2013; 201: 419–26.

91. Ruano R, Lazar DA, Cass DL, Zamora IJ, Lee TC, Cassady CI et al. Fetal lung volume and quantification of liver herniation by magnetic resonance imaging in isolated congenital diaphragmatic hernia. *Ultrasound Obstet Gynecol* 2014; 43: 662–9.

92. Barnewolt CE, Kunisaki SM, Fauza DO, Nemes LP, Estroff JA, Jennings RW. Percent predicted lung volumes as measured on fetal magnetic resonance imaging: A useful biometric parameter for risk stratification in congenital diaphragmatic hernia. *J Pediatr Surg* 2007; 42: 193–7.

93. Estimating disease severity of congenital diaphragmatic hernia in the first 5 minutes of life. *J Pediatr Surg* 2001; 36: 141–5.

94. Brindle ME, Cook EF, Tibboel D, Lally PA, Lally KP. A clinical prediction rule for the severity of congenital diaphragmatic hernias in newborns. *Pediatrics* 2014; 134: e413–9.

95. Abbas PI, Cass DL, Olutoye OO, Zamora IJ, Akinkuotu AC, Sheikh F et al. Persistent hypercarbia after resuscitation is associated with increased mortality in congenital diaphragmatic hernia patients. *J Pediatr Surg* 2015; 50: 739–43.

96. Ruttenstock E, Wright N, Barrena S, Krickhahn A, Castellani C, Desai AP et al. Best oxygenation index on day 1: A reliable marker for outcome and survival in infants with congenital diaphragmatic hernia. *Eur J Pediatr Surg* 2015; 25: 3–8.

97. Park HW, Lee BS, Lim G, Choi Y, Kim EA, Kim K. A simplified formula using early blood gas analysis can predict survival outcomes and the requirements for extracorporeal membrane oxygenation in congenital diaphragmatic hernia. *J Korean Med Sci* 2013; 28: 924–8.

98. Jaillard SM, Pierrat V, Dubois A, Truffert P, Lequien P, Wurtz AJ et al. Outcome at 2 years of infants with congenital diaphragmatic hernia: A population-based study. *Ann Thorac Surg* 2003; 75: 250–6.

99. van den Hout L, Reiss I, Felix JF, Hop WCJ, Lally PA, Lally KP et al. Risk factors for chronic lung disease and mortality in newborns with congenital diaphragmatic hernia. *Neonatology* 2010; 98: 370–80.

100. Bagolan P, Casaccia G, Crescenzi F, Nahom A, Trucchi A, Giorlandino C. Impact of a current treatment protocol on outcome of high-risk congenital diaphragmatic hernia. *J Pediatr Surg* 2004; 39: 313–8; discussion 313–8.

101. Tracy S, Chen C. Multidisciplinary long-term follow-up of congenital diaphragmatic hernia: A growing trend. *Semin Fetal Neonatal Med* 2014; 19: 385–91.

102. Resch B. Respiratory syncytial virus infection in high-risk infants—An update on palivizumab prophylaxis. *Open Microbiol J* 2014; 8: 71–7.

103. Gaboli M, de la Cruz OA, de Aguero MI, Moreno-Galdo A, Perez GP, de Querol MS. Use of palivizumab in infants and young children with severe respiratory disease: A Delphi study. *Pediatr Pulmonol* 2014; 49: 490–502.

104. Masumoto K, Nagata K, Uesugi T, Yamada T, Kinjo T, Hikino S et al. Risk of respiratory syncytial virus in survivors with severe congenital diaphragmatic hernia. *Pediatr Int* 2008; 50: 459–63.

105. Friedman S, Chen C, Chapman JS, Jeruss S, Terrin N, Tighiouart H et al. Neurodevelopmental outcomes of congenital diaphragmatic hernia survivors followed in a multidisciplinary clinic at ages 1 and 3. *J Pediatr Surg* 2008; 43: 1035–43.

106. Danzer E, Hedrick HL. Neurodevelopmental and neurofunctional outcomes in children with congenital diaphragmatic hernia. *Early Hum Dev* 2011; 87: 625–32.

107. Danzer E, Gerdes M, Bernbaum J, D'Agostino J, Bebbington MW, Siegle J et al. Neurodevelopmental outcome of infants with congenital diaphragmatic hernia prospectively enrolled in an interdisciplinary follow-up program. *J Pediatr Surg* 2010; 45: 1759–66.

108. Robertson CMT, Tyebkhan JM, Hagler ME, Cheung P, Peliowski A, Etches PC. Late-onset, progressive sensorineural hearing loss after severe neonatal respira-

tory failure. *Otol Neurotol* 2002; 23: 353–6.

109. Partridge EA, Bridge C, Donaher JG, Herkert LM, Grill E, Danzer E et al. Incidence and factors associated with sensorineural and conductive hearing loss among survivors of congenital diaphragmatic hernia. *J Pediatr Surg* 2014; 49: 890–4; discussion 894.

110. Dennett KV, Fligor BJ, Tracy S, Wilson JM, Zurakowski D, Chen C. Sensorineural hearing loss in congenital diaphragmatic hernia survivors is associated with postnatal management and not defect size. *J Pediatr Surg* 2014; 49: 895–9.

111. Wilson MG, Riley P, Hurteau A, Baird R, Puligandla PS. Hearing loss in congenital diaphragmatic hernia (CDH) survivors: Is it as prevalent as we think? *J Pediatr Surg* 2013; 48: 942–5.

112. Hille ETM, van Straaten HI, Verkerk PH. Prevalence and independent risk factors for hearing loss in NICU infants. *Acta Paediatr* 2007; 96: 1155–8.

113. Sigalet DL, Nguyen LT, Adolph V, Laberge JM, Hong AR, Guttman FM. Gastroesophageal reflux associated with large diaphragmatic hernias. *J Pediatr Surg* 1994; 29: 1262–5.

114. Rais-Bahrami K, Robbins ST, Reed VL, Powell DM, Short BL. Congenital diaphragmatic hernia. Outcome of preoperative extracorporeal membrane oxygenation. *Clin Pediatr (Phila)* 1995; 34: 471–4.

115. Chiu PPL, Sauer C, Mihailovic A, Adatia I, Bohn D, Coates AL et al. The price of success in the management of congenital diaphragmatic hernia: Is improved survival accompanied by an increase in long-term morbidity? *J Pediatr Surg* 2006; 41: 888–92.

116. Muratore CS, Utter S, Jaksic T, Lund DP, Wilson JM. Nutritional morbidity in survivors of congenital diaphragmatic hernia. *J Pediatr Surg* 2001; 36: 1171–6.

117. Bagolan P, Morini F. Long-term follow up of infants with congenital diaphragmatic hernia. *Semin Pediatr Surg* 2007; 16: 134–44.

118. Jancelewicz T, Vu LT, Keller RL, Bratton B, Lee H, Farmer D et al. Long-term surgical outcomes in congenital diaphragmatic hernia: Observations from a single institution. *J Pediatr Surg* 2010; 45: 155–60; discussion 160.

119. Wu S, Zang N, Zhu J, Pan Z, Wu C. Congenital diaphragmatic eventration in children: 12 years' experience with 177 cases in a single institution. *J Pediatr Surg* 2015; 50: 1088–92.

体外生命支持治疗新生儿心肺衰竭

William Middlesworth　Jeffrey W. Gander　Charles J. H. Stolar

引言

　　体外膜氧合（extracorporeal membrane oxygenation，ECMO）是一种可暂时替代心肺功能的挽救生命技术。它是一种支持性的方式，而不是一种治疗工具，为患有急性可逆性呼吸或心脏疾病的新生儿提供气体交换和机械血流动力学支持。这种支持技术使婴儿免受高氧流量、高气道压力、创伤性机械通气和灌注损伤的有害影响。ECMO 于 1974 年首次用于新生儿，从那时起，体外生命支持组织（extracorporeal life support organization，ELSO）已经记录了大约 36 000 例经 ECMO 支持治疗的患有各种心肺疾病的新生儿。ECMO 治疗新生儿最常见的疾病是胎粪吸入综合征（meconium aspiration syndrome，MAS）、新生儿持续性肺动脉高压（persistent pulmonary hypertension of the newborn，PPHN）、先天性膈疝（congenital diaphragmatic hernia，CDH）、脓毒症和心脏支持。根据 ECMO 的适应证，结果各不相同，但总体而言，治疗呼吸衰竭的新生儿（自 ELSO 注册以来一直向其报告）的累积生存率超过 80%[1]。本章将讨论新生儿 ECMO 的选择标准和使用 ECMO 时的处理。然后讨论 ECMO 在困难的临床情况下的应用，如 CDH，最后回顾 ECMO 治疗新生儿的结果和随访。

新生儿 ECMO 的选择标准

　　新生儿 ECMO 的选择标准是基于多个机构的历史经验、患者的安全以及生物医学设备相关的机械限制。

孕龄

　　孕龄至少为 34 周。在早期 ECMO 的经验中，妊娠 34 周以下接受 ECMO 治疗的婴儿有显著的颅内出血（intracranial hemorrhage，ICH）的发病率和病死率[2]。尽管在接下来的几十年里 ECMO 技术得到了改进，早产儿仍然是 ICH 的高危人群。这可能是由于早产儿大脑发育过程中生发基质血管系统的固有脆弱性，使其容易发生 ICH[3]。Hardart 等[4]的报告显示，ICH 的发病率随着孕龄的增加而降低，妊娠 32 周时 ICH 的发病率为 22%，妊娠 36 周时为 12%。维持无血栓 ECMO 循环所需的全身抗凝也会增加出血的风险和严重程度。

出生体重

　　出生体重应该接近 2 000g，因为体重 2 000g 以下的婴儿存在插管困难。最小的单腔 ECMO 套管是 8Fr，体重非常小的婴儿的血管可能无法容纳最小号的套管。此外，管的半径对流量有很大的影响。根据泊肃叶定律，通过管道的流量与管道半径的四次方有关。如果静脉小，那么套管就小，这导致流量显著减少。从历史临床经验来看，如果婴儿的体重低于 2kg，那么套管置入困难，加上小号套管流量不足，使得 ECMO 的应用具有挑战性。

凝血功能障碍

　　活动性出血和严重凝血功能障碍是 ECMO

应用的相对禁忌证。不能纠正凝血功能障碍、持续不可控出血或脓毒症的患者在使用ECMO时发生出血的风险很高。持续的全身性肝素治疗增加了出血的风险[4]。因此，在开始ECMO前，出血应得到控制，凝血功能应尽可能得到纠正[5]。

陈旧性颅内出血

婴儿不应该有ICH。先前存在的ICH可能因使用肝素和ECMO时大脑血流改变而加重。有轻度脑室内出血（Ⅰ~Ⅱ级）的婴儿可根据个别情况考虑是否行ECMO，但应密切监测这些患者是否有进一步出血倾向。既往有颅内出血、脑梗死和其他危险因素（早产、凝血功能障碍、缺血性中枢神经系统损伤或脓毒症）的患者发生严重的神经系统并发症的风险尤其高[2,6]。在这种情况下，在置管前与父母讨论尤为重要。

可逆性疾病

ECMO最适合用于可逆性或短暂性心肺衰竭的婴儿。理想情况下，即将接受ECMO治疗的患者需要有创机械通气支持不超过10~14天。长时间暴露于高浓度吸氧和正压通气的婴儿会发展为支气管肺发育不良（bronchopulmonary dysplasia，BPD）[7]。如果能恢复，从这种不可逆的肺损伤中恢复可能需要几周到几个月的时间。ECMO可以在相对较短的时间（2~3周）内有利于可逆性肺部疾病的恢复。然而，即使是一个漫长的ECMO过程，也不太可能足以恢复肺在持续气压伤和/或氧中毒后发生的不可逆的纤维化。此外，随着ECMO运行时间的延长，感染、出血、血栓和机械故障的概率随之增加。

在一项回顾性病例对照研究中，回顾了66个月ECMO患者的记录，比较了1月龄时有氧依赖和BPD放射学证据的患者与无这些问题的患者[8]。8例BPD患者接受ECMO治疗的平均年龄大于非BPD患者（135h vs. 50h）。BPD组平均ECMO运行时间更长（203h vs.

122h）。作者认为，只要辅助通气4天，高水平通气支持的BPD就能发生。

ECMO越来越多地被成功用于在先天性心脏病恢复期出现心肌功能障碍和血流动力学不稳定的婴儿[9]。在心脏切开术后出现的暂时性心肌功能障碍是一个非常适合选择ECMO应用的可逆过程的例子。

合并畸形

ECMO的目的并不是延长不可避免的死亡过程，因此，患者应无致命的先天性或染色体异常，如13三体或18三体。其他可治疗的情况，如全肺静脉异位引流（total anomalous pulmonary venous return，TAPVR）和大血管转位（transposition of great vessel，TOGV），最初可能表现为心肺衰竭。如有可能，应迅速进行超声心动图检查，以明确选择ECMO或手术矫正治疗。

明确诊断

在建立ECMO之前，应尽一切努力明确诊断。然而，当迅速出现临床失代偿，且生存依赖于立即提供机械血流动力学支持时，建立ECMO是合理和适当的，一旦病情稳定后应尽早明确诊断。例如，肺静脉异常是一种肺泡毛细血管缺乏和支气管动脉束内静脉异常的一种致命性畸形，表现为持续性肺动脉高压的症状，对药物治疗无效[10]。ECMO经常应用于这些婴儿。尽管使用了ECMO支持，但肺动脉高压不能缓解，应该考虑肺泡毛细血管发育不良的诊断[11]。这个诊断是通过肺活检明确的。如果肺泡毛细血管发育不良被证实，那么与患者家属讨论撤ECMO是合适的。此外，如前所述，一些重要的心脏疾病，如间隔完整的TAPVR和TOGV，可能表现为呼吸衰竭，这些患者偶尔在明确诊断前使用ECMO。一旦确诊，就应该进行适当的治疗。

药物治疗的失败

在建立ECMO支持之前，应尝试所有治

疗心肺衰竭的医疗手段。"最佳药物治疗失败"的准确定义是主观的，其定义因机构而异。不同的机构有不同的专长。目前最理想的药物治疗通常包括使用血管扩张药或血管收缩药、正性肌力药物、镇静药和镇痛药的药物支持，以及纠正可治疗的情况，如气胸。通气支持通常从非侵入性和常规侵入性方法开始，但可能逐步包括外源性表面活性物质、吸入一氧化氮或高频振荡通气。这些治疗方法的优缺点超出了本章讨论的范围。虽然这一概念可能很难量化，但当进一步的药物不可能扭转临床恶化时，相关的临床医师通常可以达成共识。

在之前一些需要 ECMO 支持的患者，医学治疗的创新使其不再需要 ECMO 支持，这些创新包括高频振荡通气、自主通气下允许性高碳酸血症和一氧化氮。1985 年，Wung 等[12] 采用非传统方法处理持续性肺动脉高压患者。不强调过度通气和高氧，不使用肌肉松弛药，采用允许性高碳酸血症联合自主通气，在报道的 15 例患者中，50~80mmHg 的 $PaCO_2$ 和 40mmHg 的 PaO_2 被耐受，并使用最小吸气压来提供足够的胸壁活动。这些患者在其他方面符合建立 ECMO 的标准，但仅通过这种治疗方法存活下来。

另外，更客观的标准已经建立，可以量化呼吸衰竭和帮助确定哪些婴儿应给予 ECMO 支持。高流量呼吸机设置（PIP > 40cmH2O，PEEP > 7cmH2O，FiO2 为 1.0）与死亡率相关。此外，其他研究已经确定 PaO_2（< 40mmHg）、肺泡动脉血氧梯度（> 625mmHg，持续 4h）和氧合指数（> 40）是死亡的预测因子[13-16]。一些研究者认为肺泡动脉血氧梯度和氧合指数不应作为实施 ECMO 支持的重要指标，因为它们可以通过改变呼吸机的设置进行操作。

新生儿 ECMO 的临床治疗

静脉 - 静脉模式和静脉 - 动脉模式

静脉 - 动脉 ECMO（venoarterial ECMO,

VA ECMO）包括婴儿静脉血的引流（通常从右心房，通过放置在右颈内静脉的套管）和含氧血回流到主动脉（通常通过放置在右颈总动脉的套管）。这种模式增强或替代了心脏和肺的功能。对于呼吸衰竭但血流动力学正常的婴儿，静脉 - 静脉 ECMO（venovenous ECMO, VV ECMO）支持可能是合适的。VV ECMO 最常通过双腔插管经右颈内静脉进入右心房。静脉血从心房排到回路，含氧血返回到心房，流向三尖瓣，以避免在回路中混合和再循环。虽然套管设计的目的是尽量减少再循环，但心输出量是最大的决定因素，心功能差会导致充氧血通过 ECMO 回路再循环，减少向患者输送充氧血。双腔套管广泛用于成人和年龄较大的儿童。这些套管穿过右心房进入下腔静脉，血液从上腔静脉和下腔静脉流出，返回心房，减少再循环。然而一些人认为，在婴儿中，与使用双腔插管相关的心房穿孔率是高得不能接受的[17]，因此双腔心房而非双腔插管是首选（图 44.1）。

与 VV ECMO 不同，VA ECMO 同时提供呼吸和机械血流动力学支持。当 ECMO 用于心脏停搏时，它是首选的支持模式。VA ECMO 还可用于心脏手术后进展性心功能不全和难以脱离体外循环的患者，以及先天性

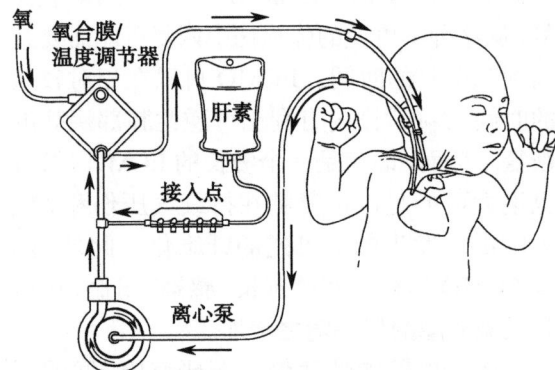

图 44.1 完整的 VA ECMO 电路原理图。右心房和升主动脉的胸外插管允许静脉引流泵和动脉直接返回心脏和大脑。膜式氧合器提供氧合和协同去除。在回到婴儿体内之前，血液的温度受到控制。所有非肠道给药的物质如肝素、液体、血液制品和药物都可以直接进入循环

心脏缺陷修复后出现失代偿的患者。综上所述，VV ECMO 提供呼吸支持，依赖于固有的心输出量以避免通过回路的再循环，且不涉及颈动脉结扎。含氧血直接进入肺循环，对原发性或继发性肺动脉高压有治疗作用。VA ECMO 提供心脏和呼吸支持，更可靠地将含氧血输送到全身循环。然而，VA ECMO 涉及右侧颈总动脉结扎，降低肺动脉血流，增加左心室后负荷。当建立 ECMO 支持时，考虑固有的心脏解剖和体外循环的潜在影响是至关重要的，因为某些先天性异常可能需排除某些类型的 ECMO 支持（例如严重的主动脉缩窄可能是 VA ECMO 的禁忌证）。

患者准备和置管

婴儿置管的首选部位是右颈部的血管，因为股血管太小。婴儿肩部垫高，同时头部在床的边缘，转向左侧。在皮肤消毒和无菌铺巾后，通过开放、经皮或联合技术实现置管。VV ECMO 通过右颈内静脉进入，套管进入右心房。便携式超声、超声心动图和 X 线检查都是指导和确认置管位置的有用工具。经皮穿刺技术在脱管后仍可以保持血管通畅，而开放置管技术则是需要最终将头侧静脉结扎。通过手术暴露颈动脉和颈静脉来建立 VA ECMO 支持。充分的麻醉支持是必要的。肝素是在血管确认之后，置管之前使用的。在开放过程中，肌肉松弛药用来防止误吸空气进入静脉。放置套管后，将套管去泡、冲洗并连接到回路上。ECMO 开始流动，导管被小心地缝合到血管和皮肤上（图 44.2）。

胸部 X 线片显示插管位置。静脉插管尖端应在右心房内，动脉插管尖端应在升主脉内。超声心动图用于确认氧合血流向三尖瓣（用于 VV 插管），动脉插管尖端朝向主动脉瓣，而不是撞击主动脉瓣（用于 VA 插管）。

ECMO 回路

ECMO 回路有几个基本组件，其中包括管道、泵、氧合器和热交换器（在血液流经回路时调节血液的温度）。此外，回路上还有几个监视器，以确认功能和提高安全性。这些设备包括压力和温度监测器、测量血流量的流量探头、氧饱和度监测器和气泡探测器。所有回路元件的技术改进都在进行中，这超出了本章的讨论范围，但这里大致描述一下这些元件。

启动回路

ECMO 回路的管道最初用晶体液冲洗并

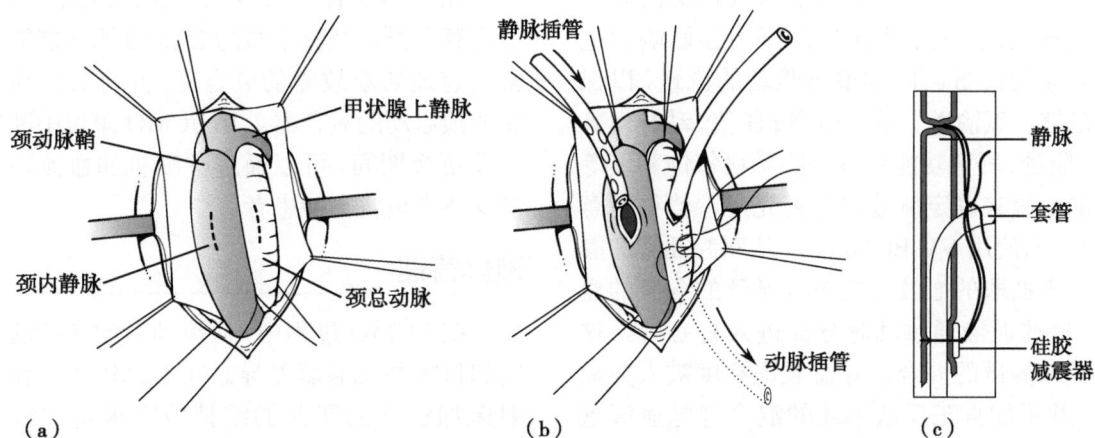

图 44.2 VA ECMO 置管过程细节。（a）打开颈动脉鞘，收缩胸锁乳突肌。暴露颈总动脉和颈内静脉。（b）在分离和控制血管后对婴儿进行抗凝。然后在头侧结扎血管。动脉插管通过颈动脉切开术进入主动脉。静脉插管通过静脉切开术进入右心房。（c）套管通过结扎在硅胶减震器上，固定在适当的位置，去泡并连接到 ECMO 回路。切口闭合后，套管也缝合在乳突上方的皮肤上

清除所有气泡。然后加入 25% 的白蛋白溶液覆盖在输液管上，用以减轻由患者的血液与输液管接触而引起的炎症反应。根据单个回路的启动体积，初始启动大约需要 2 个单位红细胞，它取代了回路中的晶体和胶体。钙的加入使电路中的钙离子浓度达到生理范围。在 ECMO 支持过程中，血清钙的波动可引起心律失常。碳酸氢钠和肝素也被添加到回路中，将回路的 pH 值、氧含量和二氧化碳含量维持在生理范围。热交换器使温度升高到正常体温。总而言之，启动 ECMO 前，启动回路应尽可能保持正常生理状态，从而达到最大限度地支持并减少代谢紊乱。

泵的管理

ECMO 的目标是通过增加含氧血的流动，为危重新生儿提供维持器官功能所需的氧输送，泵调节血液在回路中的流动。在使用中有两种基本的泵配置：滚柱泵和离心泵。通过滚柱泵的血流量与速度成正比，滚柱头的旋转速度以转每分（r/min）为单位，因为它推动血液沿着"滚道"（滚柱泵壳内的管道）流动。与滚柱泵不同，离心泵包含一个与电机磁耦合的叶轮。当叶轮旋转时，产生一个压差，使血液通过泵。两种泵的一个重要区别是，虽然通过滚柱泵的流量与滚柱头的旋转速度成正比，但泵进出口的压力会影响通过离心泵的流量。应调整泵驱动的流量，以保持足够的氧输送。通过监测 pH 值、动脉血乳酸、尿量、肝肾功能和混合静脉血氧饱和度等标准手段来确定氧输送是否充足。值得注意的是，当使用 VV ECMO 时，从双腔插管的静脉分支抽取的血液可能包含循环的含氧的血液，这些血液通过动脉分支进入右心房。这将导致测量的混合静脉血氧饱和度被人为提高，并不能真正反映婴儿的混合静脉血氧饱和度。

氧合器管理

最初的气泡氧合器的发展使心脏手术成为可能，但对红细胞造成了太多的损害，因此不能提供长时间的支持。膜式氧合器的发展延长了体外支持的时间。在膜式氧合器中，血液被半透膜从气体中分离出来，允许氧气和二氧化碳在气体和血液之间扩散，模仿了人类肺的功能。血液和气体（称为"扫气"）都流经氧合器而不直接接触。扫气的含氧量和流速可根据患者的需要进行调节。增加气体流量可以增强血液中二氧化碳的消除（在给定的血液流速下），而增加扫气中的氧含量可以增强氧合作用。新的技术先进的氧合器（例如目前使用的聚甲基戊烯中空纤维氧合器）需要较低的初始体积，膜上的血浆泄漏较少，对血液流动的阻力降低。然而，目前的氧合器仍然不完善，随着时间的推移，血栓可能在氧合器中形成。随着血栓的扩展，膜表面积减少，导致氧气和二氧化碳的转移减少。氧合器的功能是通过使用前后氧合器压力的测量来监测的。氧合器的压降或 ΔP 的增加，可能预示着氧合器失效。为了优化性能，氧合器的血流量应保持在制造商建议的参数范围内。氧合前和氧合后的血气分析也被追踪以监测氧合器的功能。扫气要定期清洗，以保持氧合器气相的畅通。在长时间 ECMO 运行期间延长使用可能导致血液和血浆渗出进入气相。当氧合器失效的证据出现时，可以更换氧合器。经验丰富的 ECMO 团队能够非常迅速地切断故障的氧合器，并将其替换为新的预启动的氧合器。在 ECMO 短暂中断氧合器更换期间，可以通过呼吸机和血流动力学支持来短暂支持患者。

液体管理

在 ECMO 过程中，血流动力学支持的原则和目标并无显著差异。在 ECMO 中，在辐射床加温下的婴儿的维持液需求量估计为 100mL/（kg·d）。通过氧合器的日常失水与扫气的流速有关，多位作者在实验模型中已经证明，每天的扫气失水量在 50~100mL/（L·min）。尿量、大便量、胸腔引流量、鼻胃管引流量、造口引流量、机械通气丢失量、辐射丢失量、血样采集丢失量等都应仔细记录。在 ECMO 过程的早期，可能发生毛细血管渗漏，这使得液体管理具有挑战性。在这一时期经常需要补液以维持血容量和循环功能。ECMO 使用期间应仔细记录净液平衡。一般情况下，在 1~3 天内体液增加，体重增加，患者水肿加重。通常在 ECMO 使用的第三天，多余的水分开始自发利尿，或可使用呋塞米。利尿期通常是康复的先兆。如果在 ECMO 上发生肾衰竭，可以在 ECMO 回路中加入血液滤过或血液透析，以清除多余的液体和纠正电解质。在回顾性比较 ECMO 支持的新生儿中，血液滤过的使用可缩短 ECMO 持续时间和机械通气时间[18]。

ECMO 的呼吸管理

一旦达到所需的供氧量，应立即切断呼吸机，以避免氧中毒和气压伤。这样的"休息设置"已经被研究和讨论过[19]。在作者所属机构，FiO_2 降至 0.21，PEEP 降至 $5cmH_2O$，PIP 降至 $20~25cmH_2O$，呼吸频率为 12 次 /min，吸气时间 0.5s，保证婴儿的动脉和静脉氧合充足。

如果婴儿在泵流量最大的情况下仍然缺氧，那么可能需要更高的呼吸机设置。另外，如果新生儿缺氧不能通过 VV ECMO 纠正，可能需要转换为 VA ECMO，以获得充分的心肺支持。有时，胸部 X 线表现在最初 24h 内会恶化，不依赖呼吸机设置改变，而在利尿后通常会改善。随着患儿情况的改善和 ECMO 泵流量的减少，呼吸机的设置会适当增加，以支持婴儿脱离 ECMO。在新生儿中，如果氧饱和度大于 93%，作者认为 FiO_2 为 0.4，PIP $<$ $28cmH_2O$，PEEP 为 $5cmH_2O$，呼吸频率 <30 次 /min 是 ECMO 撤机的适当设置。

在 ECMO 过程中，肺部清洁对呼吸改善至关重要，包括轻柔的胸部叩击和体位引流。应特别注意 ECMO 置管，并保持头部和身体对齐。根据肺分泌物的量，也建议每 4 小时进行一次气管内吸痰。

药物管理

ECMO 启动后，如果血压保持稳定，血管活性药物应停用。有了 VV 支持，改善的氧合往往会改善心脏功能；而有了 VA 支持，机械血压支持就取代了药物作用。在作者所属机构，神经科常规会诊和脑电图监测是需要的，因为只有三分之一的新生儿癫痫活动有明显临床表现[19]。一旦发现癫痫，就用标准的抗癫痫药物治疗。每天进行头颅超声和胸部 X 线检查。维持胃肠减压，应用 H_2 受体拮抗剂预防应激性溃疡。芬太尼和咪达唑仑常用于镇痛和镇静。但是，应避免使用肌肉麻痹药，婴儿的肌肉活动不仅对水肿液体的排出很重要，而且对神经活动的监测也很重要。

与所有使用中心血管导管的患者一样，感染是一个需持续关注的问题。因此，在处理 ECMO 回路时应严格遵守无菌操作。常规血、尿和气管分泌物培养用于监测感染。在作者所在中心，头孢唑林用于预防感染，许多接受 ECMO 治疗的新生儿在插管时已经接受了广谱抗生素的治疗。

ECMO 的热量摄入应使用标准高营养进行优化。对于新生儿，全肠外营养（total parenteral nutrition, TPN）初始热量应为 100kcal/（kg·d）。正常情况下，应提供 60% 的碳水化合物 [14.6g/（kg·d）] 和 40% 的脂肪 [4.3g/（kg·d）]。脂肪乳剂可作为脂肪来源，尽管它在严重肺部疾病的应用中存在一些争议。因此，高营养中的脂肪比例可能会降低。在肾功能损伤时应慎重考虑氨基酸用量。在肾功能正常的情况下，TPN 混合物应提供的蛋白质含量约为 2.5g/（kg·d）。

肠内营养的益处日益得到承认，共识和指南支持对病情已稳定的 ECMO 支持的新生儿使用肠内营养[20]。一开始考虑到 ECMO 支持的患儿可能发生肠道灌注不足，肠内喂养可能导致在早期喂养时出现坏死性小肠结肠炎[21]。然而，一项回顾性研究显示，67 名接受肠内喂养的 VA ECMO 支持的新生儿没有任何明显的不良反应[22]。肠内喂养的脓毒性并发症并不常见，但许多患者会出现肠梗阻。在前面提到的 67 名新生儿中，21% 的患儿由于胃潴留量多而暂时停止了肠内喂养。

密切监测电解质，并在必要时进行补充。钠和磷通常不补充，因为它们通常存在于血液制品和扩容液体中。

凝血功能的管理

关于抗凝治疗的管理指南存在机构差异，ECMO 患者护理的复杂性导致没有任何一种方案被广泛接受。作者所在的机构制定了一份针对 ECMO 患者的抗凝治疗指南，该指南适用于有"出血"和"不出血"两种情况的 ECMO 患者，以识别护理有活动性出血的 ECMO 患者时涉及的特殊情况。此外，在围手术期处理抗凝时必须特别小心，比如 ECMO 支持下的 CDH 患者进行手术修补。像氨基己酸这样的物质，可以结合纤溶酶并抑制纤维蛋白溶解，在这种情况下是有用的。

如前所述，在插管时给予 50~100U/kg 的肝素，当激活凝血时间（activated clotting time，ACT）低于 300s 时，开始以 28U/（kg·h）的剂量连续输注肝素，并使其达到目标肝素水平（抗 Xa 因子测定）0.3~0.7U/mL，这通常与活化部分凝血活酶时间（activated partial thromboplastin time，APTT）60~80s 相对应。其他有用的参数包括国际标准化比值（international normalized ratio，INR）、凝血酶原时间、纤维蛋白原和抗凝血酶（antithrombin，AT）。做法是通过输入新鲜冰冻血浆来保持 INR 低于 1.5。使用重组 AT 使 AT 水平保持在 50% 以上，注入冷沉淀（5mL/kg）使纤维蛋白原水平保持在 150mg/dL 以上。在使用 ECMO 支持时，婴儿的血红蛋白维持在 120g/L 以上，从而最大限度地提高血液的携氧能力。血小板消耗常见于 ECMO 使用期间，输注血小板可使血小板计数维持在 80×10^9/L 以上[23]。当实验室处理时间不能满足临床需要时，对抗凝治疗的床边监测有时是必要的，而 ACT 在这种情况下是有用的。必须强调的是，抗凝治疗是一个高度个性化的过程，受 ECMO 流速、血栓、个体出血风险和众多其他临床因素的影响。在拔除套管时停止抗凝。

ECMO 相关并发症

机械并发症

通过 ECMO 回路的血流中断或损伤可能是 ECMO 医师面临的最常见和最紧迫的问题之一。静脉负压升高可提示血容量减少，插管位置错误，插管或回路管扭结。此外，如果没有明确的机械原因导致静脉回流不良，则应考虑气胸、心脏压塞和腹腔间室综合征。必要时，血容量减少可通过注入晶体液或胶体液来治疗。在某些情况下，如脓毒症，可能发生毛细血管渗漏，此时给予大量的液体会不可避免地导致全身性水肿。氧合器失效的处理以前已经讨论过。套管意外滑脱和导管破裂是灾难性的，有时是致命的事件。

神经系统并发症

ICH 是 ECMO 最严重的并发症。在发生重大事件后，如设备故障、氧合状态突然恶化、肝素需求改变或不明原因的血细胞比容下降等，应每天进行头颅超声检查。如前所述，脑电图对新生儿的神经系统评估也有帮助。在 ECMO 患者中观察到的其他严重的（如果不是急性的）并发症包括长期的神经功能障碍（例如学习障碍、运动障碍、脑性瘫痪），可能是 ECMO 之前的缺氧和酸中毒引起的。在 ECMO 过程中，要进行频繁的神经系统检查，避免使用神经肌肉阻滞剂。体格检查包括评估警觉性和相互作用、饱满的囟门、反射、声调、自发运动、瞳孔反射、眼球运动以及癫痫活动。

肾的并发症

ECMO 患儿可能会出现急性肾损伤（acute

kidney injury，AKI），表现为少尿、尿素氮和肌酐水平升高。2013 年荷兰发表了一项单中心研究报告，三分之二需要 ECMO 的新生儿出现 AKI[24]。作者观察到 RIFLE 评分为"F"（肾衰竭）的婴儿生存率明显较低，并得出结论：由于儿童 AKI 可能在成年后易患慢性肾脏疾病，因而所有在 ECMO 期间发生 AKI 的婴儿应接受长期肾功能监测。AKI 的机制可能是多因素的，包括与 ECMO 相关的器官灌注不足和回路的影响。荷兰研究的作者观察到 AKI 的严重程度在 ECMO 支持的最初两天最明显。血液滤过和血液透析与 ECMO 联合使用，可能有助于控制体液状态和纠正电解质异常。

ECMO 的撤离

当患者恢复自然心肺功能时，ECMO 逐渐撤回。在 VA 的支持下（基本上包括从右心房到主动脉的氧合和血液分流），泵流量逐渐减少。这导致肺血流量增加，并将气体交换和血流循环的功能交还给机体。动脉和混合静脉血的血气分析，以及标准的血流动力学监测，是用来评估患者准备脱管。在维持充分灌注的情况下，从 150mL/（kg·min）开始，血流减少到 30~50mL/（kg·min）。在血流缓慢期间，应将 ACT 维持在较高水平，以防血栓形成。对于心脏病患者，肌力支持常因机械支持的退出而重新使用。呼吸机也是 ECMO 支持期间需要的备用设备。在 ECMO 完全退出前，将套管钳住并用肝素生理盐水冲洗，通过回路中的分流器将血液循环几小时，这样做是为了在套管取出前确认患者准备就绪。另一种适用于 VV ECMO 支持的新生儿的策略是通过降低扫描气体的氧含量和流量来撤机，而钳夹试验的相对等效做法是在保持流经回路的流量的同时关闭扫描气体。

如果可以接受再循环，则进行体外循环。与插入一样，拔管应作为无菌手术过程进行。应将患者置于头低足高位，并给予肌肉松弛药以防止空气吸入静脉。在去管之前，必须保证其他血管通路的安全，并通过血管活性药物和高营养来进行治疗。一旦套管被移除，则结扎静脉且不修复。这通常也适用于 VA ECMO 的动脉。经皮放置的双腔 VV 套管可以抽出，外力加压足够的时间，以实现止血。

ECMO 在先天性膈疝患儿中的应用

在允许性高碳酸血症、自主呼吸、延迟手术和避免呼吸机引起的肺损伤的情况下，CDH 患儿的总体生存率显著提高，现在许多中心的生存率超过 80%[25-32]。然而，在受影响最严重的婴儿中，对最佳治疗方法的调查仍在继续。严重程度的产前标记引导患者接受胎儿干预，如暂时性气管闭塞，这会引起膈肌缺损同侧肺的扩张和生长。确定最佳的产后治疗以进一步提高生存率的尝试是积极和持续的，因为仍有许多问题存在——对于受影响最严重的 CDH 患者，什么是最佳的手术时机？什么时候 ECMO 是合适的，什么时候是无效的？在 ECMO 上修复最好，还是在修复之前应该停止 ECMO？ECMO 支持 CDH 患者的首选模式是 VA 还是 VV？虽然有文献支持许多治疗方案，但缺乏为这些问题提供结论性答案所需的数据。

尽管人们普遍认为需要 ECMO 的 CDH 患者的生存率远低于不需要 ECMO 的患者（分别为 51% 和 95%）[1,25]，但这反映了这两组患者疾病严重程度的差异，很可能不是受 ECMO 的影响。CDH 研究组的一项研究得出结论，ECMO 支持在预测病死率最高的一组患者中确实具有生存优势[33]。关于这一主题的文献几乎都是回顾性的，因此很难将任何单独的治疗或治疗计划与提高生存率之间建立因果关系。似乎明确的是，ECMO 可以有效地将 CDH 患者从肺血管痉挛、肺动脉高压、血液从右向左分流、不断恶化的低氧血症、高碳酸血症和酸中毒的循环中拯救出来。VV ECMO 支持提供了将含氧血输送到肺血管床（从而逆转肺动脉高压）和保存颈动脉的好处。在许多医疗领域中被证明的体积 - 结果关系似乎也适用于 ECMO 和 CDH，大样本中心可能有更好的结果。

新生儿 ECMO 治疗的效果及随访

病死率

1987 年，共有 653 例新生儿呼吸相关 ECMO 病例报告到 ELSO 处登记，生存率为 85%。2015 年，报道了 627 例，生存率只有 63%。这些数字反映了自登记以来报告的呼吸相关 ECMO 生存率稳步下降[1]。在同一时间段内，平均 ECMO 运行时长几乎增加了一倍（121h 到 203h）。同时最长运行时长翻了两番（411h 到 1 662h）。年病例数量在 1992 年达到顶峰，为 1 516 例，2015 年全年报告病例数最少，为 627 例。持续时间更长、病例更少、死亡人数增加，这些趋势可能都是危重症新生儿医疗管理改善的结果，因此 ECMO 患者群体也会增加。由肺动脉高压引起的慢性呼吸衰竭一直是导致住院再入院和晚期死亡的主要原因，但在 ECMO 之前的主要诊断仍存在死亡率特异性[1]。这是可以理解的，因为 ECMO 更多的是一种支持性、暂时性的器官替代治疗，而不是针对任何特定疾病的治疗。应用 ECMO 的 CDH 患者的病死率约为 50%，而 MAS 患者的病死率仅为 5%[1,30]。自 1986 年以来，向 ELSO 登记的呼吸性 ECMO 患者的总生存率为 74%[1]。

新生儿心脏 ECMO 的数据有所不同，在过去的 25 年里，每年的病例数量普遍增加，而生存率保持在 40%~45%，在这段时间内没有明显的趋势。在死亡的 ECMO 支持婴儿中，大约一半死于严重的出血并发症。死亡的另一个危险因素是出生体重小于 2kg。一项回顾性研究回顾了 300 例 ECMO 支持的新生儿，体重 2~2.5kg 的患儿，与出生体重超过 2.5kg 的患儿相比，其相对死亡风险为 3.45%[34]。

喂养和生长后遗症

在 ECMO 成功脱管后，决定从新生儿重症监护室（NICU）准备出院的一个重要因素是成功的肠内喂养。据报道，多达三分之一接受 ECMO 治疗的婴儿出现喂养问题，其表现各异[32-34]。喂养困难很少是 ECMO 的并发症，更多是与婴儿的潜在疾病有关。

在 ECMO 疗程结束后不久出现的喂养的问题，包括呼吸急促，全身中枢神经抑制、饥饿感差、与气管插管有关的疼痛、从未经口喂养的婴儿的口腔运动协调不良、操作所致的迷走神经失用症或插管过程压迫迷走神经[37-38]。最后一种影响，特别是喉返神经损伤，是主动脉弓手术和动脉导管未闭结扎的常见并发症，但在接受 ECMO 插管的婴儿中未观察到明显程度的损伤。ECMO 支持本身一般不会造成重大的长期喂养问题。在 ECMO 疗程后观察到的喂养问题与 ECMO 前诊断更相关。例如，与 MAS 和呼吸窘迫综合征患儿相比，CDH 患儿喂养困难的发生率更高[35-37]。CDH 患者存在相关的前肠运动障碍，导致明显的反流，胃排空延迟和进食困难。呼吸系统的损害和严重的慢性肺病也会影响吮吸和吞咽。这些婴儿可能需要长时间的鼻胃管喂养，甚至需要胃造口术、胃底折叠术、幽门成形术来维持足够的生长。

虽然正常的身体生长是最常见的报告，ECMO 支持的儿童比正常对照组更可能存在生长发育问题。头围低于第 5 百分位数的发生率在 ECMO 后儿童中较高（10%）。此外，头部发育不良是一种主要的障碍，5 岁时风险大于 75%[38]。生长问题通常与 ECMO 患者存在 CDH 或残留的慢性肺部疾病有关[39]。

呼吸后遗症

据报道，ECMO 幸存者在 2 岁内存在严重的呼吸问题，因肺部疾病再住院的概率很高[40-41]。大约有 15% 的婴儿在出生 28 天后需要吸氧。到 5 岁时，ECMO 患者报告的肺炎病例是对照组儿童的两倍（25% vs. 13%）。大约有一半的 ECMO 患儿因肺炎住院，而对照组中没有一例住院。ECMO 患儿肺炎半数发生在 1 岁以前，而对照组未发生肺炎。此外，超过一半的 ECMO 患儿肺炎再住院发生在 6 月龄内。

在 ECMO 治疗的新生儿中，CDH 的主要诊断被发现与慢性肺部疾病相关，需要使用支气管扩张剂、利尿剂或补充氧气来处理肺部症状。具体来说，22%~80% 的 CDH 患者出院时需使用补充氧气[39,42-44]。采用高气道压力和氧浓度的呼吸机管理，以及在 ECMO 开始前已存在的肺损伤，导致这些儿童 BPD 的发展。持续的氧气需求可能是由于肺动脉高压。

ECMO 发生时的年龄通常与 ECMO 发生前的机械通气时间相关，这是另一个与 28 天以后的补充氧需求相关的因素[8]。如果在 96h 后开始 ECMO 支持，严重呼吸衰竭的新生儿发生 BPD 的风险增加了 11.5 倍。此外，ECMO 治疗的出生体重在 2~2.5kg 的婴儿患慢性肺部疾病的风险比体重较大的婴儿更高[34]。

神经发育后遗症

ECMO 后最严重的疾病可能是感觉神经性障碍。缺乏关于新生儿接受 ECMO 治疗的长期神经学结果的可靠数据。多家机构发表了 1 岁后神经发育结果的报告。来自 12 所机构的 540 名 ECMO 幸存者中，感觉神经性障碍（脑性瘫痪、失明、听力障碍）的总发生率平均为 6%，从 2% 到 18% 不等[38,45-57]。在 ECMO 幸存者中，显著的生长发育迟滞发生率平均为 9%，从 0 到 21% 不等。这与其他危重新生儿相当。例如，出生体重极低（小于 750g）的新生儿有 15% 出现严重感觉神经性障碍，有 21% 测试属于精神发育迟缓范围[58]。此外，在来自 8 所机构的 162 名幸存者中，患有 PPHN 但未接受 ECMO 支持的新生儿的平均感觉神经性障碍发生率为 23%（从 0~37% 不等）[59-66]。

在 5 岁时，新生儿期接受过 ECMO 支持的儿童有 50% 拥有正常的神经发育，不存在生长发育迟滞、癫痫、脑性瘫痪[67]。其余儿童有不同程度的残疾，大部分程度较轻。这些作者还发现，低胎龄和低出生体重与不良的神经发育结局显著相关。这进一步支持了先前存在的因素和 ECMO 支持本身导致不良的神经发育结局的观点。

需要 ECMO 支持的潜在疾病与随后认知障碍的风险相关。在平均 31 个月的随访中，ECMO 支持的 CDH 患儿比非 CDH 的 ECMO 存活者更有可能出现异常认知状态。男性和有限的母亲教育也是认知发展异常的危险因素[55]。

超过 25% 的 ECMO 支持的新生儿在出院时出现听觉缺陷[68]。通过脑干听觉诱发反应测试，这些症状中大部分是轻度到中度的，随着时间的推移，有些症状可能会消失。这些听力缺陷也可能是由呋塞米或庆大霉素耳毒性引起的。因此，建议在 NICU 出院时进行听力筛查。对来自 5 个中心的 313 名 ECMO 儿童的调查数据显示，总体发生率为 9%（范围为 4%~21%）[38,50,52,54]。这一发生率并不高于未接受 ECMO 治疗的 PPHN 患儿（23%，范围为 0~37%）[59-62]。

在 ECMO 治疗的新生儿中观察到的视觉缺陷通常是由于早产儿的视网膜不成熟。视力缺陷在体重超过 2kg 的新生儿中很少见。人们担心在 ECMO 高氧条件下发生早产儿视网膜病变，这已被证明是没有根据的。Haney 等[69]报道了 85 例新生儿 ECMO 患者中的 16 例眼部表现。这些发现包括血管不成熟，玻璃体和视网膜出血，以及视神经萎缩[69]。在这项研究中并不是所有的婴儿都接受了检查，然而，可能还有其他的并发症。长期随访结果未有报道，非 ECMO 对照组并未检测。在一项对洛杉矶儿童医院 86 名接受 ECMO 治疗的新生儿的研究中，Gonzalez 等[70]发现 73 名（85%）新生儿的检查是正常的，他们得出结论，ECMO 术后可能不需要进行常规眼科检查。

无论是临床发作还是脑电图发作的癫痫，在 ECMO 治疗的新生儿中广泛报道，发生率从 20% 到 70% 不等[71-74]。然而，癫痫发作的时间和类型各不相同。在一组 5 岁的 ECMO 幸存者中，只有 2% 的人被诊断为癫痫。新生儿癫痫与神经疾病和较差的长期结果相关，包括脑性瘫痪和癫痫[75]。根据一项研究，新生儿癫痫发作后的残障率为 8%[76]。脑电图异常与发育状态之间的预测关系已被发现：脑电图正常的婴儿有 18% 出现生长发育迟滞，而脑电图一次异常的婴儿有 35% 出现生长发育迟滞，脑电图异常两次或两次以上的婴儿 58% 出现生长发育迟滞[72]。

在 ECMO 幸存者中，观察到的神经运动障碍从轻度肌张力低下、大肌肉运动迟缓、不对称到孤立的痉挛性四肢瘫痪。虽然中度肌张力低下在出院时并不少见，但一般会在接下来的 4~6 个月改善。值得注意的是，这些神经运动的发现也见于正常对照组的儿童[41]。严重非行走性脑性瘫痪的发生率低于 5%[38,45,50]。这些病例通常伴有认知功能障碍，显示出大脑的全面损害。轻度脑性瘫痪在新生儿期使用 ECMO 的儿童中占 20%。

总体来说，新生儿期接受 ECMO 的患者功能维持在正常范围[38,45,47,50-57,77]。在所有研究中，主要障碍的比例似乎是稳定的，平均为 11%（2%~18%）。

出院时，在 1 月龄左右，ECMO 治疗的婴儿仍然表现出一般的中枢神经系统抑制症状，包括嗜睡、肌张力低下、原始反射能力弱，这些都是中度缺氧缺血性损伤的指标。在 4 个月大时，ECMO 治疗的婴儿通常在 Bayley 精神和运动量表定义的正常范围内。约 25% 的 ECMO 患者存在残留的肌张力低下或轻度不对称。轻度运动迟缓通常伴随肌张力低下。大约 10%~15% 的 ECMO 幸存者存在明显的神经系统异常和运动功能障碍（比正常值低两个以上的标准差）。3 岁时，残障发生率稳定，但在这个年龄会出现更细微的异常，如学习障碍，尤其是语言和感知功能[78-80]。

到 5 岁时，精神发育迟缓（智商低于 70，社会适应功能落后）的诊断变得更加明确。在一组 5 年的研究中，11% 的人被诊断为精神发育迟缓，大多数人的智商在 50~70。

对于行颈动脉插管和结扎的 ECMO 患儿，颈动脉重建仍存在争议。Baumgart 等报道 84 例 ECMO 患儿行颈动脉结扎，41 例行右侧颈总动脉重建[81-82]。再吻合失败的定义为超过 50% 闭塞或无血流，发生于 25% 的操作。3 级和 4 级出血的发生率无明显差异，但颈动脉修复组脑电图中度至重度异常较多（再吻合组 60%，未重建组 35%）。尽管如此，显著的神经发育迟缓的比例没有差异。另一项 ECMO 支持的 CDH 新生儿报告显示，MRI 检查发现，右侧颈总动脉修复后 2 岁时闭塞或高度狭窄的发生率为 72%[83]。最近的一项研究报告称，在拔管后中位时间为 63 天的超声测量中，通畅率更高，达到 84%[84]。两项研究均未显示与颈动脉修复和结扎相关的神经影像学结果或神经学结果有显著差异。

总结

自从 1974 年 ECMO 首次在新生儿中使用以来，人们对心脏和呼吸系统疾病的治疗有了很多了解。新药物和机械通气支持有了进一步发展，这可能帮助众多婴儿生存和避免 ECMO 置管，事实上医学界 ECMO 用于呼吸衰竭的病例一直在下降，从 1992 年的 1 516 例，到 2015 年的 627 例新生儿（而新生儿心脏 ECMO 治疗在增多）[1]。Qureshi 等[85]注意到其他有趣的趋势，特别是 CDH 已经取代 MAS 成为新生儿呼吸 ECMO 最常见的指征[85]。这种转变伴随着呼吸 ECMO 生存率的下降。2015 年，生存率降至 63% 的历史低点。胎粪吸入治疗的改进使生存率最高的那组患者的置管比例下降，从而降低了总生存率。需要 ECMO 支持的 CDH 患儿的生存率为 51%[1]。

ECMO 回路元件的技术进步和改进仍在继续，ECMO 支持适应证也在不断扩大和完善。虽然历史上许多中心不提供 ECMO 给正在进行心肺复苏的婴儿，但现在情况不同了。事实上，在心脏停搏难治性心脏复苏术（称为 ECPR）设置插管正在越来越频繁地进行。2015 年，ELSO 登记处共报告 1 254 例 ECPR，生存率为 64%，出院率为 41%。值得注意的是，这些结果与 ECMO 心脏适应证的生存数据（不包括心脏停搏）没有本质区别。除了胎粪吸入和 CDH 外，ECMO 还在各种新生儿呼吸疾病的治疗中发挥作用。这些疾病包括 PPHN、脓毒症和肺炎。

在改善 CDH 和脓毒症等疾病的生存方面仍然存在挑战，尽管使用 ECMO 作为康复的桥梁，但这些疾病的生存仍然很差。在细化纳入和排除标准方面也存在挑战，这些标准最大限度地提高了生存率，但避免了患有不可逆性疾病、ECMO 相关发病率高风险或生存可能性极低的婴儿的 ECMO。排除标准包括妊娠早期、低出生体重、凝血功能障碍、脑出血、致命的先天性异常、严重的脑损伤和不可逆的肺部疾病。

综上所述，ECMO 支持指征在过去十年中发生了变化，在 CPR 难以控制的心脏停搏时增加了 ECMO 的使用，减少了呼吸相关指征，增加了心脏支持相关指征。ECMO 已得到更广泛的使用，在过去 10 年中 ECMO 中心稳步增长。它仍然是一个重要的治疗和维持生命的工具，用于治疗任何缺氧或低血压的婴儿，这些患儿有可逆的肺或心脏疾病，他们的身体大到足以进行插管，而且最大限度的药物治疗无效。通过国际 ELSO 登记系统对每一位 ECMO 患者进行细致的关注和详细的记录，这项重要技术的安全性、有效性和适宜性将继续提高。

（黄婷 译　舒强 审校）

参考文献

1. Extracorporeal Life Support Organization. ECLS Registry Report: International Summary. 2016: January.
2. Cilley RE, Zwischenberger JB, Andrews AF et al. Intracranial hemorrhage during extracorporeal membrane oxygenation in neonates. *Pediatrics* 1986; 78:699–704.
3. Ballabh P. Intraventricular hemorrhage in premature infants: Mechanism of disease. *Pediatr Res* 2010; 67(1):1–8.
4. Hardart GE, Hardart KM, Arnold JM. Intracranial hemorrhage in premature neonates treated with extracorporeal membrane oxygenation correlates with conceptional age. *J Pediatr* 2004; 145:184–9.
5. Sell LL, Cullen ML, Whittlesey GC et al. Hemorrhage complications during extracorporeal membrane oxygenation: Prevention and treatment. *J Pediatr Surg* 1986; 21:1087–91.
6. Allmen D, Babcock D, Matsumoto J et al. The predictive value of head ultrasound in the ECMO candidate. *J Pediatr Surg* 1992; 27:36–9.
7. Northway WH, Rosan RC, Porter DY. Pulmonary disease following respiratory therapy of hyaline-membrane disease. *N Engl J Med* 1967; 276:357–8.
8. Kornhauser MS, Cullen JA, Baumgart S et al. Risk factors for bronchopulmonary dysplasia after extracorporeal membrane oxygenation. *Arch Pediatr Adolesc Med* 1994; 148:820–5.
9. Miana LA, Canêo LF, Tanamati C et al. Post-cardiotomy ECMO in pediatric and congenital heart surgery: Impact of team training and equipment in the results. *Revista Brasileira de Cirurgia Cardiovascular: órgão oficial da Sociedade Brasileira de Cirurgia Cardiovascular* 2015; 30(4):409–16.
10. Gamillscheg A, Zobel G, Spuller E et al. Aortic coarctation associated with alveolar capillary dysplasia and misalignment of the pulmonary veins. *Pediatr Cardiol* 2008; 29:191–4.
11. Kane TD, Greenberg JM, Bove KE, Warner BW. Alveolar capillary dysplasia with misalignment of the pulmonary veins: A rare but fatal cause of neonatal respiratory failure. *Pediatr Surg Int* 1998; 14:89–91.
12. Wung JT, James LS, Kilchevsky E, James E. Management of infants with severe respiratory failure and persistence of the fetal circulation, without hyperventilation. *Pediatrics* 1985; 76:488–94.
13. Krummel TM, Greenfield LJ, Kirkpatrick BV et al. Alveolar-arterial oxygen gradients versus the neonatal pulmonary insufficiency index for prediction of mortality in ECMO candidates. *J Pediatr Surg* 1984; 19:380–4.
14. Beck R, Anderson KD, Pearson GD et al. Criteria for extracorporeal membrane oxygenation in a population of infants with persistent pulmonary hypertension of the newborn. *J Pediatr Surg* 1986; 21:297–302.
15. Marsh TD, Wilkerson SA, Cook LN. Extracorporeal membrane oxygenation selection criteria: Partial pressure of arterial oxygen versus alveolar-arterial oxygen gradient. *Pediatrics* 1988; 82:162–6.
16. Ortiz RM, Cilley RE, Bartlett RH. Extracorporeal membrane oxygenation in pediatric respiratory failure. *Pediatr Clin North Am* 1987; 34:39–46.
17. Speggiorin S, Robinson SG, Harvey C, Westrope C,

Faulkner GM, Kirkland P, Peek GJ. Experience with the Avalon bicaval double lumen veno-venous cannula for neonatal respiratory ECMO. *Perfusion* 2015; 30:250–4.

18. Blijdrop K, Cransberg K, Wildschut ED et al. Haemofiltration in newborns treated with extracorporeal membrane oxygenation: A case-comparison study. *Crit Care* 2009; 13:R48.

19. Murray D, Boylan G, Ali I, Ryan C, Murphy B, Connoly S. Defining the gap between electrographic seizure burden, clinical expression and staff recognition of neonatal seizures. *Arch Dis Child* 2008; 93:187–91.

20. Jaksic T, Hull MA, Modi BP et al. and the American Society for Parenteral and Enteral Nutrition (A.S.P.E.N.) Board of Directors. A.S.P.E.N. clinical guidelines: Nutrition support of neonates supported with extracorporeal membrane oxygenation. *J Parenter Enteral Nutr* 2010; 34:247–53.

21. Bartlett RH, Andrews AF, Toomasian JM et al. Extracorporeal membrane oxygenation for newborn respiratory failure: 45 cases. *Surgery* 1982; 92:425–33.

22. Hanekamp MN, Spoel M, Sharman-Koendjbiharie I. Routine enteral nutrition in neonates on extracorporeal membrane oxygenation. *Pediatr Crit Care Med* 2005; 6:275–9.

23. Raithel SC, Pennington DG, Boegner E et al. Extracorporeal membrane oxygenation in children after cardiac surgery. *Circulation* 1992; 86:II305–10.

24. Zwiers AJM, de Wildt SN, Hop WCJ et al. Acute kidney injury is a frequent complication in critically ill neonates receiving extracorporeal membrane oxygenation: A 14-year cohort study. *Crit Care* 2013; 17:R151.

25. Bucher BT, Guth RM, Saito JM, Najaf T, Warner BW. Impact of hospital volume on in-hospital mortality of infants undergoing repair of congenital diaphragmatic hernia. *Ann Surg* 2010; 252(4):635–41.

26. Sakai H, Tamura M, Hosokawa Y et al. Effect of surgical repair on respiratory mechanics in congenital diaphragmatic hernia. *J Pediatr* 1987; 111:432–8.

27. Cartlidge PHT, Mann NP, Kapila L. Preoperative stabilization in congenital diaphragmatic hernia. *Arch Dis Child* 1986; 61:1226–8.

28. Breaux CW Jr, Rouse TM, Cain WS, Georgenson KE. Improvement in survival of patients with congenital diaphragmatic hernia utilizing a strategy of delayed repair after medical and/or extracorporeal membrane oxygenation stabilization. *J Pediatr Surg* 1991; 26:333–8.

29. West KW, Bengston K, Rescorla FJ et al. Delayed surgical repair and ECMO improves survival in congenital diaphragmatic hernia. *Ann Surg* 1992; 216:454–62.

30. Nakayama DK, Motoyama EK, Tagge EM. Effect of preoperative stabilization on respiratory system compliance and outcome in newborn infants with congenital diaphragmatic hernia. *J Pediatr* 1991; 118:793–9.

31. Wung JT, Sahni R, Moffitt ST et al. Congenital diaphragmatic hernia: Survival treated with very delayed surgery, spontaneous respiration, and no chest tube. *J Pediatr Surg* 1995; 30:406–9.

32. Lally KP, Paranka MS, Roden J et al. Congenital diaphragmatic hernia: Stabilization and repair on ECMO. *Ann Surg* 1992; 216:569–73.

33. Does extracorporeal membrane oxygenation improve survival in neonates with congenital diaphragmatic hernia? The Congenital Diaphragmatic Hernia Study Group. *J Pediatr Surg* 1999; 34:720–34:724.

34. Revenis M, Glass P, Short BL. Mortality and morbidity rates among lower birth weight infants (2000–2500 grams) treated with extracorporeal membrane oxygenation. *J Pediatr* 1992; 121:452–8.

35. Grimm P. Feeding difficulties in infants treated with ECMO. 1993, CNMC ECMO Symposium 25.

36. Nield T, Hallaway M, Fodera C et al. Outcome in problem feeders post ECMO. 1990, CNMC ECMO Symposium 79.

37. Tarby T, Waggoner J. Are the common neurologic problems following ECMO related to jugular bulb thrombosis? 1994, CNMC ECMO Symposium 100.

38. Glass P, Wagner A, Papero P et al. Neurodevelopmental status at age five years of neonates treated with extracorporeal membrane oxygenation. *J Pediatr* 1995; 127:447–57.

39. Rajasingham S, Reed V, Glass P et al. Congenital diaphragmatic hernia—Outcome post-ECMO at 5 years. 1994, CNMC ECMO Symposium 35.

40. Gershan L, Gershan W, Day S. Airway anomalies after ECMO: Bronchoscopic findings. 1992, CNMC ECMO Symposium 65.

41. Wagner A, Glass P, Papero P et al. Neuropsychological outcome of neonatal ECMO survivors at age 5. 1994, CNMC ECMO Symposium 31.

42. D'Agostino J, Bernbaum J, Gerdes M et al. Outcome for infants with congenital diaphragmatic hernia requiring extracorporeal membrane oxygenation: The first year. *J Pediatr Surg* 1995; 30:10–5.

43. Van Meurs K, Robbins S, Reed V et al. Congenital diaphragmatic hernia: Long-term outcome in neonates treated with extracorporeal membrane oxygenation. *J Pediatr* 1993; 122:893–9.

44. Atkinson J, Poon M. ECMO and the management of congenital diaphragmatic hernia with large diaphragmatic defects requiring a prosthetic patch. *J Pediatr Surg* 1992; 27:754–6.

45. Adolph V, Ekelund C, Smith C et al. Developmental outcome of neonates treated with ECMO. *J Pediatr Surg* 1990; 25:43–6.

46. Andrews A, Nixon C, Cilley R et al. One-to-three year outcome for 14 neonatal survivors of extracorporeal membrane oxygenation. *Pediatrics* 1986; 78:692–8.

47. Flusser H, Dodge N, Engle W et al. Neurodevelopmental outcome and respiratory morbidity for ECMO survivors at 1 year of age. *J Perinatol* 1993; 13:266–71.

48. Glass P, Miller M, Short BL. Morbidity for survivors of extracorporeal membrane oxygenation:

Neurodevelopmental outcome at 12 years of age. *Pediatrics* 1989; 83:72–8.

49. Griffin M, Minifee P, Landry S et al. Neuro-developmental outcome in neonates after ECMO: Cranial magnetic resonance imaging and ultrasonography correlation. *J Pediatr Surg* 1992; 27:33–5.

50. Hofkosh D, Thompson A, Nozza R et al. Ten years of ECMO: Neurodevelopmental outcome. *Pediatrics* 1991; 87:549–55.

51. Krummel T, Greenfield L, Kirkpatrick B et al. The early evaluation of survivors after ECMO for neonatal pulmonary failure. *J Pediatr Surg* 1984; 19:585–90.

52. Schumacher R, Palmer T, Roloff D et al. Follow-up of infants treated with ECMO for newborn respiratory failure. *Pediatrics* 1991; 87:451–7.

53. Towne B, Lott I, Hicks D, Healey T. Long-term follow-up of infants and children treated with ECMO: A preliminary report. *J Pediatr Surg* 1985; 20:410–14.

54. Wildin S, Landry S, Zwischenberger J. Prospective, controlled study of developmental outcome in survivors of ECMO: The first 24 months. *Pediatrics* 1994; 93:404–8.

55. Stolar CJ, Crisafi MA, Driscoll YT. Neurocognitive outcome for neonates treated with extracorporeal membrane oxygenation: Are infants with congenital diaphragmatic hernia different? *J Pediatr Surg* 1995; 30:366–72.

56. Davis D, Wilkerson S, Stewart D. Neurodevel-opmental follow-up of ECMO survivors at 7 years. 1995 CNMC ECMO Symposium 34.

57. Stanley C, Brodsky K, McKee L et al. Developmental profile of ECMO survivors at early school age and relationship to neonatal EEG status. 1995 CNMC ECMO Symposium 33.

58. Hack M, Taylor H, Klein N et al. School-age outcomes in children with birth weights under 750 g. *N Engl J Med* 1994; 331:753–9.

59. Walton J, Hendricks-Munoz K. Profile and stability of sensorineural hearing loss in persistent pulmonary hypertension of the newborn. *J Speech Lang Hear Res* 1991; 34:1362–70.

60. Naulty C, Weiss I, Herer G. Progressive sensorineural hearing loss in survivors of persistent fetal circulation. *Ear Hear* 1986; 7:74–7.

61. Leavitt A, Watchko J, Bennett F, Folson R. Neurodevelopmental outcome following persistent pulmonary hypertension of the neonate. *J Perinatol* 1987; 7:88–291.

62. Sell EJ, Gaines JA, Gluckman C, Williams E. Persistent fetal circulation: Neurodevelopmental outcome. *Am J Dis Child* 1985; 139:25–8.

63. Marron M, Crisafi M, Driscoll J et al. Hearing and neurodevelopmental outcome in survivors of persistent pulmonary hypertension of the newborn. *Pediatrics* 1992; 90:392–6.

64. Bifano E, Pfannenstiel A. Duration of hyperventilation and outcome in infants with persistent pulmonary hypertension. *Pediatrics* 1988; 81:657–61.

65. Ferrara B, Johnson D, Chang P, Thompson T. Efficacy and neurologic outcome of profound hypocapneic alkalosis for the treatment of persistent pulmonary hypertension in infancy. *Pediatrics* 1984; 105:457–61.

66. Bernbaum J, Russell P, Sheridan P et al. Long-term follow-up of newborns with persistent pulmonary hypertension. *Crit Care Med* 1984; 12:579–83.

67. Waitzer E, Riley SP, Perreault T, Shevell MI. Neurologic outcome at school entry for newborns treated with extracorporeal membrane oxygenation for noncardiac indications. *J Child Neurol* 2009; 24:801–6.

68. Desai S, Stanley C, Graziani L et al. Brainstem auditory evoked potential screening (BAEP) unreliable for detecting sensorineural hearing loss in ECMO survivors: A comparison of neonatal BAEP and follow-up behavioral audiometry. 1994, CNMC ECMO Symposium 62.

69. Haney B, Thibeault D, Sward-Comunelli S et al. Ocular findings in infants treated with ECMO. 1994, CNMC ECMO Symposium 63.

70. Gonzalez VH, Ober RR, Borchert MS, Bui KC, Raymos AD, Stout AU. Ocular findings in neonates after extracorporeal membrane oxygenation. *Retina* 1993; 13:202–7.

71. Hahn J, Baucher Y, Bejar R, Coen R. Electro-encephalographic and neuroimaging findings in neonates undergoing extracorporeal membrane oxygenation. *Neuropediatrics* 1993; 24:19–24.

72. Graziani L, Streletz L, Baumgart S et al. Predictive value of neonatal electroencephalograms before and during extracorporeal membrane oxygenation. *J Pediatr* 1994; 125:969–75.

73. Campbell L, Bunyapen C, Gangarosa M et al. The significance of seizures associated with ECMO. 1991, CNMC ECMO Symposium 26.

74. Kumar P, Bedard M, Delaney-Black V, Shankaran S. Post-ECMO electroencephalogram (EEG) as a predictor of neurological outcome. 1994, CNMC ECMO Symposium 65.

75. Scher M, Kosaburo A, Beggerly M, Hamid M, Steppe D, Painter M. Electrographic seizures in preterm and full-term neonates: Clinical correlates, associated brain lesions, and risk for neurologic sequelae. *Pediatrics* 1993; 91:128–34.

76. Ittman P, Schumacher R, Vanderkerhove J. Outcome in newborns following pre-ECMO CPR. 1993, CNMC ECMO Symposium 30.

77. Khambekar K, Nichani S, Luyt DK et al. Developmental outcome in newborn infants treated for acute respiratory failure with extracorporeal membrane oxygenation: Present experience. *Arch Dis Child Fetal Neonatal Ed* 2006; 91:F21–5.

78. Stewart D, Davis D, Reese A, Wilkerson S. Neurodevelopmental outcome of extracorporeal life support (ECLS) patients using the Stanford Binet IV. 1993, CNMC ECMO Symposium 24.

79. Mendoza J, Wilkerson S, Reese A, Vogel R. Outcome of neonates treated with ECMO: Longitudinal follow-up from 1 to 3 years of age. 1991, CNMC ECMO Symposium 29.

80. Wilkerson S, Stewart D, Cook L. Developmental outcome of ECMO patients over a four year span. 1990, CNMC ECMO Symposium 23.

81. Baumgart S, Graziani L, Streletz L et al. Right common carotid artery reconstruction following ECMO: Structural and vascular imaging electroencephalography and neurodevelopmental correlates to recovery. 1993, CNMC ECMO Symposium 27.

82. Stanley C, Merton D, Desai S et al. Four year follow-up Doppler ultrasound studies in children who received right common carotid artery (RCCA) reconstruction following neonatal ECMO. 1995, CNMC ECMO Symposium 104.

83. Beusing KA, Killian AK, Schaible T, Loff S, Sumargo S, Neff KW. Extracorporeal membrane oxygenation in infants with congenital diaphragmatic hernia: Follow-up MRI evaluating carotid artery reocclusion and neurologic outcome. *Am J Roentgenol* 2007; 188:1636–42.

84. Duggan EM, Maitre N, Zhai A et al. Neonatal carotid repair at ECMO decannulation: Patency rates and early neurologic outcomes. *J Pediatr Surg* 2015; 50(1):64–8.

85. Qureshi, FG. Jackson HT, Brown J et al. The changing population of the United States and use of extracorporeal membrane oxygenation. *J Surg Res* 2013; 184(1):572–6.

新生儿支气管镜检查

Mira Sadadcharam　Rohit Umesh Verma　John D. Russel

引言

　　婴儿喉部与成人相比有不同之处,位置较高,在颈部,环状软骨大约位于第四颈椎。随着儿童的生长,环状软骨逐渐下降到第七颈椎的水平,这是成年时期的位置。新生儿喉的大小大约是成人的 1/3。喉部的结构也较成人大,如杓状软骨的声带突、楔状软骨、杓状软骨和构成声门上喉的软组织。会厌更靠后,更窄,呈管状或 Ω 形(图 45.1)。

　　支气管镜检查是新生儿支气管疾病诊断和治疗的重要工具[1]。小儿气道的管径小,喉部的解剖与成人不同,以及儿科特有疾病,都是行儿童内镜检查时需要注意的。儿童支气管镜检查最常见的两种适应证:诊断先天性喉气管畸形和处理长时间插管引起的气道并发

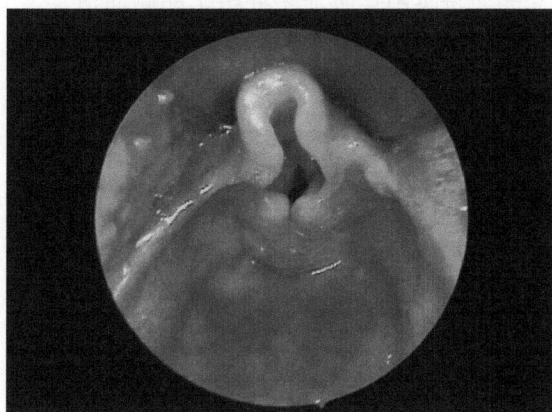

图 45.1　儿童管状或 Ω 形会厌。婴儿正常声门狭小,前后径约 7mm,后横径约 4mm。由泊肃叶定律可知,气流阻力与半径的四次方成反比,半径减半会使阻力增加 16 倍

症[2]。1895 年 Killian 首次行儿童支气管镜检查[3],由于当时直径小的支气管镜可视性差、光源不足,且在检查过程中难以保持通气,该手术并发症发生率高。现代霍普金斯透镜系统,有强而“冷”的光源,加上现代麻醉技术的发展,使得新生儿气道检查更安全[4-5]。在 20 世纪 70 年代中期,可供儿童使用的纤维支气管镜出现,更新和更小的内镜以及可吸引的通道的增加使医师能够更好地检查气道,不影响气道的解剖结构或正常生理机能。目前,纤维支气管镜已经在很大程度上取代了硬质支气管镜,用于下呼吸道的检查[6-7]。虽然不能看到气管或支气管,但儿童光纤鼻内窥镜的发展极大地改变了新生儿气道内镜检查方法。患有喘鸣的婴儿,如果身体状况良好,可以在床边或门诊检查喉和上气道。如果诊断为喉软化,并且在临床病史中没有发现可疑的特征,不需要在全身麻醉下进行喉镜检查和支气管镜检查。然而,硬质支气管镜的气道控制和治疗作用还没有被取代,它仍然是一个重要的检查手段,发挥着挽救患者生命的重要作用。

儿童支气管镜检查的麻醉

　　麻醉一直是气道诊断/治疗的一个难题,成功的关键在于整个过程中内镜医师和麻醉师之间仔细地沟通。术前评估包括详细的临床病史和体格检查。一般来说,儿童建议禁食 6 小时,如果是母乳喂养,则禁食 4 小时,摄入透明液体后禁食 2 小时。根据患儿的身

体状况（患儿是否存在气道的化学/物理损伤，是否存在/不存在下呼吸道感染）选择合适的麻醉方法，这些可能增加支气管痉挛、分泌物、水肿、缺氧和酸中毒的风险。此外，进行诊断/治疗时需要内镜医师的参与，如支气管肺泡灌洗（bronchoalveolar lavage，BAL）和异物取出，确保儿童的安全，并将并发症的风险降到最低。在许多情况下，围手术期使用支气管扩张剂和/或抗胆碱药可改善氧饱和度和肺泡通气，同时减轻气道操作过程中刺激迷走神经引起的心动过缓以及气管狭窄。

除了瑞芬太尼在新生儿中代谢比较快，一般来说，患儿越小，新陈代谢越慢，特别是药物。新生儿和幼儿细胞钙储量少、心肌细胞数量少，易受麻醉药的心脏抑制作用。而且，新生儿（尤其是早产儿）容易出现麻醉术后呼吸暂停。

硬质支气管镜检查

硬质支气管镜的适应证

硬质支气管镜可用于诊断和治疗（表 45.1）。新生儿喘鸣和气道阻塞最常见的原因是喉软化、声门下狭窄（先天性和获得性）和声带麻痹[8-9]，喉裂、血管瘤和乳头状瘤比较少见。硬质支气管镜可用于诊断气道阻塞，大多数患有喘鸣的新生儿有喉软化，在门诊就可以通过纤维喉镜检查确诊。新生儿有喘鸣需要行硬质支气管镜检查的情况有三种：①新生儿喘鸣严重，气道阻塞明显，需紧急行支气管镜检查并给予气道支持；②出生时正常，喘鸣音逐渐加重；③新生儿有轻度或中度喘鸣，体重增加或喂养困难，呼吸暂停，或出现发绀。也可以作为其他检查的辅助，如钡剂检查发现血管环。然而，仍然需要内镜检查明确诊断。出现反复误吸的新生儿，需行硬质支气管镜检查以排除喉气管瘘。即使在喉部发现病变，仍应完成系统的评估，因为约 70% 的新生儿在接受硬质支气管检查中发现了多处气道病变[4]。

表 45.1　硬质支气管镜的适应证

持续不明原因的咳嗽或喘息
不明原因的呼吸困难或喘鸣
可疑的先天性气道异常，如声门下狭窄
异物
咯血
反复下呼吸道感染
胸部 X 线表现持续异常
诊断性支气管肺泡灌洗
肺脓肿
胸部外伤
切除良性肿瘤（复发性呼吸道乳头状瘤病）
内镜下处理狭窄、蹼、肉芽组织
气道开放手术

支气管镜

喉镜检查、气管镜检查和支气管镜检查可以对新生儿气道进行系统评估，喉镜、支气管镜、望远镜和钳子有不同的型号供选择。现在 Karl Storz 望远镜和 Benjamin-Lindholm 喉镜更受青睐。在治疗时，将喉镜悬吊在 Mayo 支架上，能解放外科医师的一只手（图 45.1）。现代支气管镜的组成如下（图 45.2）：①封闭的气体系统，与电路连接；②一个硬性的霍普金斯杆望远镜，能够远端照明和提供视野；③能通过吸引导管或柔性钳子的侧通道。

支气管镜的尺寸从 2.5（外径 4.0mm）到 6.0（外径 8.2mm）不等。2.5~3.0 的尺寸最适合新生儿（表 45.2）。

硬质喉支气管镜检查技术

硬质喉支气管镜需要全身麻醉，直到检查结束[8-9]。新生儿和儿童可能需要各种型号的喉镜、支气管镜和望远镜。现在的单芯片和 3 芯片相机能将图像放大，能将气道图像展现在屏幕上，有良好的分辨率。

麻醉可以选择自体吸入式麻醉，不需要跨过声门，这对麻醉师来说有一定的难度，因为患者须自然呼吸，同时又要保持足够的镇

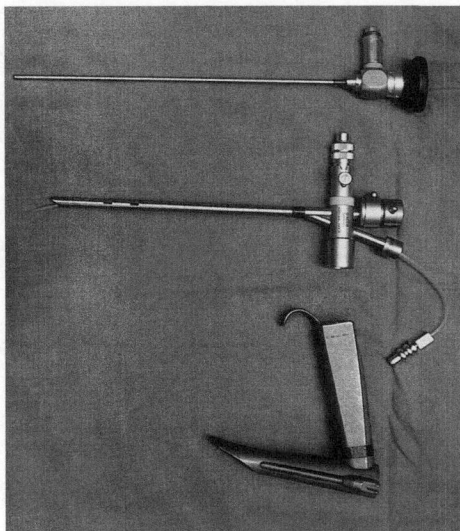

图 45.2 硬质喉支气管镜检查设备：0°望远镜（上），2.5mm 通风支气管镜（中），Benjamin-Lindholm 喉镜（下）

表 45.2 硬质支气管镜尺寸（按年龄划分）

患者年龄	尺寸	外径 /mm
早产新生儿	2.5	3.7
新生儿（出生 ~3 个月）	3	4.8
6 个月（3~18 个月）	3.5	5.7
18 个月（1~3 岁）	3.7	6.3
3 岁（1.5~5 岁）	4	6.7
5 岁（3~10 岁）	5	7.8
10 岁（10 岁 ~ 青春期）	6	8.2

静以避免在使用器械时出现喉痉挛或支气管痉挛。大多数麻醉师认为，七氟醚是最佳麻醉剂，它能提供足够的麻醉深度而不引起呼吸停止。需要按下面操作进行[10]。

新生儿用七氟醚和氧气通过面罩混合麻醉，暴露胸部，便于评估呼吸情况。外科医师在床头，麻醉机放在床边，这样外科医师和麻醉师都能随时观察患者的生命体征，包括氧饱和度。摄像系统的显示器放置在床的另一侧，然后使用喉镜检查喉部，外用 4% 利多卡因（0.5~2mg/kg）（以防止喉头痉挛）。插入

合适的鼻咽气管导管，进行麻醉。阿托品可用于预防心源性心动过速和抑制分泌物。然后，将儿童用 Lindholm 喉镜的尖端插入喉腔，暴露整个喉部。将检查镜悬挂在 Mayo 支架上或用非惯用手拿着，以避免婴儿胸部被包裹。现在的喉镜主要是采用 4mm 的 0°霍普金斯杆喉望远镜。喉部的病理状态包括喉蹼、喉囊肿、声门下狭窄和血管瘤。然后使用钝性喉头探头评估杓状软骨的活动性，也可以对小的喉裂进行触诊。对喉部进行彻底的检查后，镜头进入声门下和气管，此为无创检查，容易进到气管下端。为了详细检查支气管，需要摘除喉镜，选择适当大小的支气管镜（图 45.3）。将婴儿的头转向左侧，则可以进入右主支气管；将婴儿的头转向右侧，则可以进入左主支气管。无论左侧还是右侧，支气管镜进入上叶支气管比较困难，可以通过操作辅助，包括将婴儿的下巴抵到肩膀上、对胸部施加外力。婴儿从麻醉中逐渐清醒后，再次检查气管和声带，此时可以观察到气管支气管软化和声带麻痹。

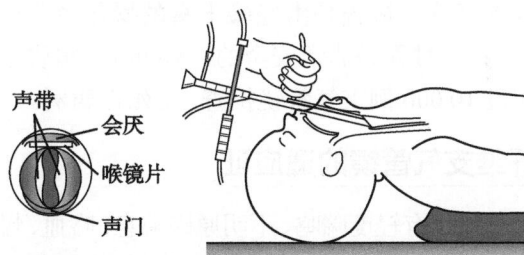

图 45.3 在喉部直视下，将支气管镜插入气管

硬质支气管镜的优点

硬质支气管镜的主要优点是能更好地控制通气，尤其对于软的或易折叠的新生儿气道尤为重要。硬质支气管镜插入器械，在内镜直视下进行治疗。硬质支气管镜检查位置较低的气道比较安全，同时能够控制通气。纤维支气管镜检查不能控制通气，容易导致新生儿气道阻塞。硬质支气管镜获得的图像质量也优于纤维支气管镜。

硬质支气管镜检查的并发症

尽管硬质支气管镜检查相对安全,其并发症发生率仍为 2%~4%。麻醉技术(包括术中监护)、内镜检查期间的治疗、设备的可用性、工作人员的专业知识和患者的情况都会影响安全性[5]。文献报告的并发症包括喉痉挛、声带损伤、声门下水肿、气胸、肺炎、声音嘶哑、出血、心律失常和死亡。1993 年,Hoeve 等认为,法洛四联症、取标本活检、引流、异物取出、气管狭窄是并发症的主要危险因素。有趣的是,小于 3 个月的年龄组中并发症发生率低[11]。

纤维支气管镜检查

纤维支气管镜在 20 世纪 70 年代首次出现,从那以后,更新、更小的纤维支气管镜使检查早产儿和新生儿气道成为可能[12]。纤维支气管镜的优点是对远端肺叶支气管的检查比硬质支气管镜容易,可每日进行检查,除了术前 4~6 小时禁食外,无其他要求。如果纤维支气管镜检查是由经验丰富的操作者实施的,这个过程是非常安全的。Vauthy[6] 报告了超过 10 000 例支气管镜检查,无死亡病例。

纤维支气管镜的适应证

对于有轻度喘鸣、不明原因喘息、咯血、慢性咳嗽、持续性肺不张和持续性肺浸润的新生儿,可采用纤维支气管镜明确诊断(表 45.3)。在新生儿重症监护室也越来越多地使用纤维支气管镜[13-15],纤维支气管镜可以通过气管插管或气管切开造口(从而维持气道)进行,不需要将患者送到手术室。支气管镜可以用来检查气管导管的位置。ICU 内呼吸系统的突然恶化可能是由于严重的黏液堵塞、肺不张、肉芽肿形成、气管炎或气管支气管软化。在这些患者中,纤维支气管镜可以诊断和治疗,能够引导吸引管清除肺内分泌物。足月儿可耐受 3.4mm 口径的纤维支气管镜,纤维支气

管镜有一个吸引管道,能够经此管道输送氧气、吸引、支气管冲洗或 BAL。BAL 对诊断感染、胃食管反流(检测发现充满脂质的肺泡巨噬细胞)以及清除黏液有一定的帮助[16-17]。

表 45.3　纤维支气管镜的适应证

诊断	治疗
不明原因的喘鸣	气管插管
不明原因的哮喘	治疗性支气管肺泡灌洗
咯血	刷检
不明原因的咳嗽	清除气道分泌物
持续肺不张	肺移植后的诊断和监测
复发或持续的肺浸润	经支气管镜活检术

纤维支气管镜检查技术

儿童纤维支气管镜可以直接经鼻或口,通过面罩或喉罩,也可以通过气管插管导管进行[15]。本文作者认为,绝大多数患者纤维支气管镜检查时需行全身麻醉。将新生儿放在桌子上,助手通过面罩提供氧气,平均操作时间约 30 秒,进行录像,以便反复观看。如果检查后患者当天出院,术后应观察 1.5 小时,在患儿进食无异常后再出院。

纤维支气管镜常见误区

合并畸形

患儿可能有多种气道畸形,因快速的纤维支气管镜检查而漏诊。

鼻腔异常

鼻中隔偏曲或鼻甲骨肥大可导致纤维支气管镜通过困难,可局部应用血管收缩剂。Wood 等在 1990 年只遇到了 3 例不能通过纤维支气管镜的鼻腔异常患者[20]。

咽部肌张力减退

行气管切开患者或因神经系统疾病而肌张力降低的患者常出现咽部肌张力减退,导

致喉切开发生率增加,观察影像差。

纤维支气管镜的并发症

纤维支气管镜的并发症发生率低,约为2%~8%[18-21]。并发症包括喉痉挛、气胸、鼻出血、心动过缓和出血。一般来说,高危患者更推荐硬质支气管镜检查,因为气道的大部分阻塞会导致低氧血症,纤维支气管镜清除分泌物也比较困难。纤维支气管镜的相对禁忌证包括低氧血症、呼吸窘迫、凝血功能障碍、心律失常和异物。这些都可能增加纤维支气管镜检查发生并发症的风险。

儿童支气管肺泡灌洗

自从20世纪80年代纤维支气管镜出现以来,支气管镜已经越来越多地被用于儿科疾病诊断[22-23]。BAL有助于部分呼吸道疾病的诊断,包括持续性/复发性下呼吸道感染、间质性肺部浸润、ICU内严重的下呼吸道感染以及免疫缺陷儿童肺部浸润[24-29]。BAL安全、操作时间短,对取痰液困难的儿童特别有帮助。灌洗液的微生物学检查有助于明确病原体。即使BAL样品很少,也可以通过分子生物学技术进行扩增和诊断[30]。此外,BAL有助于肺泡蛋白沉着症、含铁血黄素沉着症和反复吸入性肺炎(基于含脂巨噬细胞的存在)的诊断,避免了开胸或支气管活检。而且,BAL可用于治疗,如治疗肺泡蛋白沉着症、清除分泌物以及气管异物[31-32]。

结论

现在,得益于麻醉学、药理学、仪器和摄像技术的发展,经验丰富的操作者对新生儿行硬质/纤维支气管镜检查是安全的,并发症发生率低。硬质支气管镜和纤维支气管镜检查是互补的,各有优、缺点,这两种操作需在有气管手术能力的医疗机构进行。检查时采用不同型号的内镜,使收益风险比最高。

(史波 译 谭征 审校)

参考文献

1. Lockhart CH, Elliot JL. Potential hazards of paediatric rigid bronchoscopy. *J Pediatr Surg* 1984 June; 19(3): 239–42.
2. Lindahl H, Rintala R, Malinen L, Leijala M, Sairanen H. Bronchoscopy during the first month of life. *J Pediatr Surg* 1992 May; 27(5): 548–50.
3. Clerf LH. Historical aspects of foreign bodies in the air and food passages. *Ann Otol Rhinol Laryngol* 1952 March; 61(1): 5–17.
4. Ungkanont K, Friedman EM, Sulek M. A retrospective analysis of airway endoscopy in patients less than 1-month old. *Laryngoscope* 1998 November; 108(11 Pt 1): 1724–8.
5. Holinger LD. Diagnostic endoscopy of the paediatric airway. *Laryngoscope* 1989 March; 99(3): 346–8.
6. Vauthy PA. Evaluation of the paediatric airway by flexible endoscopy. In: Cotton RT (ed). *Practical Paediatric Otolaryngology*. Philadelphia: Lipincott-Raven, 1999: 477–90.
7. Wood RE. The emerging role of flexible bronchoscopy in pediatrics. *Clin Chest Med* 2001; 22: 311–7.
8. Holinger LD. Etiology of stridor in the neonate, infant and child. *Ann Otol Rhinol Laryngol* 1980 September–October; 89(5 Pt 1): 397–400.
9. Boudewyns A, Claes J, Van de Heyning P. Clinical practice: An approach to stridor in infants and children. *Eur J Pediatr* 2010; 169: 135–41.
10. Benjamin B. Technique of laryngoscopy. *Int J Pediatr Otorhinolaryngol* 1987 October; 13(3): 299–313.
11. Farrell PT. Rigid bronchoscopy for foreign body removal: Anaesthesia and ventilation. *Paediatr Anaesth* 2004 January; 14(1): 84–9.
12. Hoeve LJ, Rombout J, Meursing AE. Complications of rigid laryngo-bronchoscopy in children. *Int J Pediatr Otorhinolaryngol* 1993 February; 26(1): 47–56.
13. Wood RE, Fink RJ. Applications of flexible fibreoptic bronchoscopes in infants and children. *Chest* 1978 May; 73(5 Suppl): 737–40.
14. Wood RE. Evaluation of the upper airway in children. *Curr Opin Pediatr* 2008; 20: 266–71.
15. Cakir E, Ersu RH, Uyan ZS, Oktem, S, Karadag B, Yapar O. Flexible bronchoscopy as a valuable tool in the evaluation of persistent wheezing in children. *Int J Pediatric Otorhinol* 2009; 73: 1666–8.
16. Myer CM 3rd, Thompson RF. Flexible fibreoptic bronchoscopy in the neonatal intensive care unit. *Int J Pediatr Otorhinolaryngol* 1988 May; 15(2): 143–7.
17. Furuya ME, Moreno-Cordova V, Ramirez-Figueroa JL, Vargas MH, Ramon-Garcia G, Ramirez-San Juan DH. Cutoff value of lipid-laden alveolar macrophages for diagnosing aspiration in infants and children. *Pediatr Pulmonol* 2007 May; 42(5): 452–7.
18. Midulla F, de Blic J, Barbato A et al. Flexible endoscopy of paediatric airways. *Eur Respir J* 2003 October; 22(4): 698–708.

19. Niggemann B, Haack M, Machotta A. How to enter the paediatric airway for bronchoscopy. *Pediatr Int* 2004 April; 46(2): 117–21.

20. Wood RE. Pitfalls in the use of the flexible broncho-scope in paediatric patients. *Chest* 1990 January; 97(1): 199–203.

21. De Blic J, Marchac V, Scheinmnann P. Complications of flexible bronchoscopy in children: Prospective study of 1.328 procedures. *Eur Respir J* 2002; 20: 1271–6.

22. Weinberger M, Abu-Hasan M. Pseudo-asthma: When cough, wheezing, and dyspnea are not asthma. *Pediatrics* 2007; 120: 855–64.

23. Cakir E, Uyan Z, Oktem S, Karakoc F, Ersu R, Karadag B. Flexible bronchoscopy for diagnosis and follow up of childhood endobronchial tuberculosis. *Pediatr Infect Dis* 2008; 27: 783–7.

24. Fiadjoe J, Stricker P. Pediatric difficult airway management: Current devices and techniques. *Anesthesiol Clin* 2009; 27: 185–95.

25. Godfrey S. Pulmonary hemorrhage/hemoptysis in children. *Pediatr Pulmonol* 2004; 37: 476–84.

26. Woods RK, Sharp RJ, Holcomb GW, Synder CL, Lofland GK, Ashcraft KW. Vascular anomalies and tracheoesophageal compression: A single institutions 25-year experience. *Ann Thorac Surg* 2001; 72: 434–8.

27. Efrati O, Sadeh-Gornik U, Modan-Moses D, Barak A, Szeinberg A, Vardi A. Flexible bronchos-copy and bronchoalveolar lavage in pediatric patients with lung disease. *Pediatr Crit Care Med* 2009; 10: 80–4.

28. Priftis KS, Anthracopoulos MB, Mermiri D, Papadopulou A, Xepapadaki P, Tsakanika C Bronchial hyperresponsiveness, atopy and bronchoalveolar lavage eosinophils in persistent middle lobe syndrome. *Pediatr Pulmonol* 2006; 41: 805–11.

29. Saito J, Harris WT, Gelfonf J, Noah TL, Leigh MW, Johnson R. Physiologic, bronchoscopic and bron-choalveolar lavage fluid findings in young children with recurrent wheeze and cough. *Pediatr Pulmonol* 2006; 41: 709–19.

30. Tessier V, Chadelat K, Baculard A, Housset B, Clement A. A controlled study of differential cytol-ogy and cytokine expression profiles by alveolar cells in pediatric sarcoidosis. *Chest* 1996; 109: 1430–8.

31. Yang LF, Xu YC, Wang YS, Wang CF, Zhu GH, Bao XE. Airway foreign body removal by flexible bron-choscopy: Experience with 1027 children during 2000–2008. *World J Pediatr* 2009; 5: 191–5.

32. Rignini CA, Morel N, Karkas A, Reyt E, Ferreti K, Pin I. What is the diagnostic value of flexible bron-choscopy in the initial investigation of children with suspected foreign body aspiration? *Int J Pediatr Otorhinolaryngol* 2007; 71: 1383–90.

第四部分

食 管

46

食管闭锁和气管食管瘘

Paul D. Losty

> 对婴儿食管末端吻合，外科医师必须像熟练的钟表匠一样精细和精确。没有其他的手术操作有像这样纯技术的艺术性[1]。

> ——Willis Potts

引言

食管闭锁（esophageal atresia，EA）手术被认为是新生儿手术中最重要的里程碑之一。通过现代管理方式，EA 手术治疗食管闭锁患儿的存活率超过 95%，现在更多关注发病率，健康状况以及患者远期生活质量。经典的保留肌肉开胸手术，腋窝皮肤折痕切口，微创手术，为外科医师提供了更多治疗选择。关于没有瘘管的单纯（长间隙）EA 的专业管理、胃食管反流病的内科和外科治疗、吻合口狭窄的治疗和气管软化的治疗方面，仍存在很大争议。通过对与人类表型相似的动物模型的胚胎学和分子遗传学研究，能够阐释 EA 和气管食管瘘（tracheoesophageal fistula，TEF）的病因[2-3]。

发展史

文献描述了 EA-TEF 的历史[2-3]。直到 1939 年 Leven 和 Ladd 成功地进行了食管分期手术，才有第一例 EA-TEF 幸存者的记录。Cameron Haight（一位在密歇根工作的美国外科医师）被认为是第一个成功一期修复 EA-TEF 的医师，患儿是 12 天的女性新生儿。1947 年，英国的 Franklin 在哈默史密斯医院成功实施此类手术，1948 年，伦敦的 Denis Browne 在伦敦大奥蒙德街儿童医院成功实施此类手术。1949 年，Peter Paul Rickham 在利物浦 Alder Hey 儿童医院成功实施此类手术。到 20 世纪 80 年代，发达国家的儿科外科学单位的存活率接近 85%~90%，死亡率下降到 10% 以下，这标志着现代护理时代的到来[2]。

分类

1929 年，Vogt[4] 首次提出了基于放射学和尸检发现的 EA 和 TEF 的解剖学分类。此后，随着手术治疗越来越成功，人们提出了各种外科分类，最常用的分类系统是 Gross 提出的[5]。然而，最详细的分类是 Kluth[6] 提出的，并结合了所有描述的 EA 和 TEF 的解剖学变异。从实际的观点来看，根据每种变异的发生率进行分类对新生儿外科医师最有价值（图 46.1）。

预后

Waterston 等[7] 发表一篇里程碑式的论文，描述了肺部疾病、出生体重和相关的先天性疾病对新生儿 EA-TEF 预后的影响。随着新生儿重症监护的进步，Waterston 分类已经过时。Spitz 等[8] 提出了一种新的基于出生体重和是否存在先天性心脏病的风险分级系统，该系统现在被广泛应用（表 46.1）。Montreal 分类系统更强调术前呼吸机依赖，将主要畸形作为生存的决定因素 [9]。许多研究记录了呼吸窘迫综合征和肺炎以及误吸对手术修复后的发病率和晚期死亡的影响 [10-11]。解剖异常也被认为是决定预后良好的危险因素。长间隙或单纯 EA 无瘘管患儿手术后食管吻合口漏、狭窄、裂开、手术失败再手术和食管置换的发生率高 [10-12]。

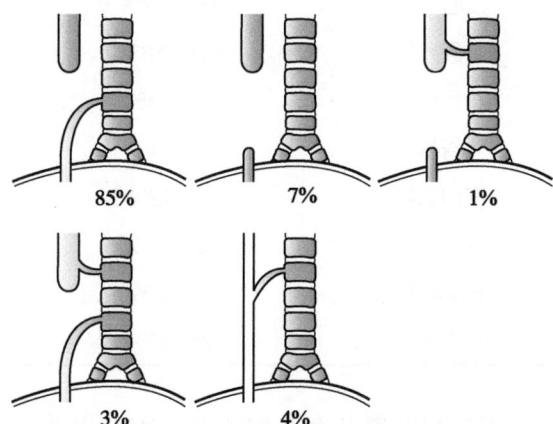

图 46.1 EA 和 TEF 的分类和发病率。EA 和下段 TEF 占 85%，单纯 EA 占 7%，H 型 TEF 占 4%，上段和下段瘘管 EA 占 3%，EA 和上段瘘管占 1%

表 46.1 出生体重与先天性心脏病（CHD）相关的 Spitz 预后分级评分系统

	分组	存活率
Ⅰ	出生体重≥1 500g，无严重 CHD	97%
Ⅱ	出生体重＜1 500g，或严重 CHD	59%
Ⅲ	出生体重＜1 500g，合并严重 CHD	22%

流行病学

在利物浦和默西地区，EA 和 TEF 的发病率为 1/3 300[13]。文献报道，世界各地发病率差异很大，芬兰的发病率 1/2 440[14]，澳大利亚和美国发病率 1/4 500[15-16]。男、女无明显的差异，也有学者认为男性发病率高 [17]。EA 和 TEF 在双胎妊娠中更为常见。在妊娠期间接触致畸药物，如沙利度胺，黄体酮和雌激素，可能导致 EA 和 TEF[18]。

遗传学

少量文献报道 EA-TEF 出现家族病例，提示 EA-TEF 为多基因遗传病，父母一个孩子发生 EA-TEF 的风险是 0.5%~2.0%，如果另一个兄弟姐妹出生时患有 EA，发病风险可上升至 20%，垂直传播风险为 3%~4%[19]。非特异性染色体异常（易位、缺失和重复）的发生率为 10%。爱德华综合征（18 三体）和唐氏综合征（21 三体）与 EA 和 TEF 表型相关。如果出现相关综合征，提示 EA 和 TEF 存在重大的染色体异常，在进行手术治疗之前，应立即请临床遗传学家介入。EA-TEF 还与 Feingold 综合征（常染色体显性遗传）、遗传性心血管上肢畸形综合征、DiGeorge 序列征、多脾功能不全以及婴儿皮埃尔·罗班序列征有关 [19]。

动物模型

EA 和 TEA 动物模型在研究胚胎学和前肠发育的遗传控制方面有重大贡献。Diez-Pardo 等 [20] 等在马德里建立了阿霉素鼠模型。在妊娠第 8 天和第 9 天使用阿霉素（多柔比星）可产生 EA-TEF 变异表型的后代 [20]。幼犬也可能出现 VACTERL 畸形——脊椎、肛门直肠、心脏、气管、食管、桡骨 / 肾脏和四肢缺陷。在针对与轴向器官穿通相关的音猬因子（Shh）基因的转录因子 gli2 和 gli3 靶向缺失的小鼠中，也产生了 VACTERL 综合征的小鼠模型。$gli2^{-/-}$ $gli3^{-/-}$ 双基因突变显示 VACTERL 综合征的全表型谱，从而证实了 Shh 在前肠遗传控制中的重要作用 [21-22]。

胚胎学

目前没有统一的胚胎学理论能解释所有的解剖异常的 EA 和 TEF。完整的病理已在 5

周大的人类胚胎中得到证实,因此,致病因素必须在此之前起作用。在胚胎发育过程中,原始前肠的腹侧部分发育成为气管支气管树。在 23 天大的胚胎的前肠腹侧形成了喉气管正中沟。随着食管的生长,凹槽逐渐延长,因此认为外侧上皮脊状突起融合导致前肠分隔。虽然这解释了气管食管裂口和 H 型气管食管瘘的可能起源,但食管隔膜将腹侧气管从食管背侧分离这一点显然不能充分解释所有的 EA-TEF 畸形。

在 EA-TEF 的阿霉素啮齿动物模型中,气管环数量的增加和气管长度的延长都提示了前肠管腹侧呼吸系统的局部异常增殖和伸长。气管内组织的优先结合也可能导致食管连续性中断。13 对肋骨与长间隔 TEF 之间的关系强化了这样一个论点,即异常的力量过度躯体化,导致组织的相对缺乏,并且优先吸收到气管发育中,而牺牲了食管 [23]。

阿霉素模型的进一步研究还表明,脊索发出的信号影响周围细胞的数量。Shh 蛋白在脊索组织中表达,被认为是这一动态过程的关键 [24]。通过内源性 *HOX* 基因表达抑制细胞增殖和凋亡。Shh 与细胞表面"补丁蛋白"(Ptc)结合,Ptc 被 Shh 上调,从而限制了 Shh 的诱导能力。腹侧脊索突变也可能导致 Shh 的异常增高和原始前肠中促增值和凋亡的局部失衡。

相关畸形

超过 50% 的 EA 和 TEF 的新生儿患者合并畸形 [2,25-26]。尽管其中一些相对不显著,但有很大一部分是致命的,直接影响患者发病率和死亡率。对患有 EA-TEF 的新生儿的评估应优先考虑,以解决与合并畸形相关的社会、伦理和外科治疗策略,这种畸形在"单纯"EA 无瘘和唇腭裂婴幼儿中发生率最高 [27]。EA-TEF 患者的早产发生率高于正常健康人群。先天性心脏病(27%)是最常见的合并症,对生存影响最大。主动脉弓异常伴有"长间隙"EA-TEF 畸

形。其他畸形包括泌尿生殖系统畸形(18%)、骨骼畸形(12%)、肛门直肠畸形(12%)和胃肠道畸形(9%),最显著的是十二指肠闭锁。40 多年来,在 Alder Hey 儿童医院接受治疗的 581 例 EA 患者中相关畸形频谱如表 46.2 所示。

表 46.2　食管闭锁和气管食管瘘的相关畸形(利物浦系列 1953—1997)

类型	1953—1997(581 例)
心脏	154(27%)
泌尿系统	105(18%)
骨骼	71(12%)
脊椎	64(11%)
肛门直肠	67(12%)
胃肠道	53(9%)
上颚 / 喉气管	44(8%)
VACTERL	25(19%)

EA-TEF 婴儿有几种类型。VATER 联合征 [27-28] 现在称为 VACTERL 序列征,是存在三种或三种以上的畸形。在利物浦 Alder Hey 儿童医院的一项研究中 [26],19% 的患者合并 VACTERL 序列征。CHARGE 联合征包括缺损、心脏病、闭锁、发育迟缓、生殖发育不全、耳聋等。EA-TEF 中存在 SCHISIS 序列征,包含脐疝、神经管缺损、唇腭裂和生殖器发育不全 [29-31]。

有趣的是,EA 和 TEF 患儿肥厚性幽门狭窄的发生率高于预期 [32]。如果胃出口梗阻不是由幽门狭窄引起的,几乎所有的胃食管反流(gastroesophageal reflux, GER)与 EA 有关。EA 患者存在不同程度的气管软化,但相关的气管、支气管和肺畸形需进一步检查。在接受支气管镜检查的婴儿中,47% 可见到明显的气管支气管畸形 [33]。肺发育不全、前肠重复囊肿、先天性囊性腺瘤样畸形和隔离肺均与 EA 和 TEF 有关。其他罕见的前肠病变如喉气管食管裂口、先天性食管狭窄可能与 EA 及 TEF 并存。

产前诊断

EA 和 TEF 可通过产前诊断发现[34]，有利于产妇选择出生医院，便于胎儿出生后进行手术治疗。多学科团队（产科医师、儿科外科医师、新生儿科专家）的咨询必不可少，需筛选相关的染色体或心脏异常。染色体异常可能对终止妊娠有潜在的意义。产前诊断 EA 理论上可以减少新生儿误食和吸入性肺炎的可能性。尽管产前诊断有潜在的优势，但值得注意的是，胎儿期超声发现 EA 的一组婴儿，预后明显较差[35,37]。据报道，英国纽卡斯尔的一项研究显示，围产期死亡率（不包括终止妊娠）为 21%[35]。EA 胎儿超声特征是没有胃泡和羊水过多[36]。产前检出率在胎儿医学中心差异很大（9%~24%），也有很高的假阳性率，大约 50% 的超声检查可疑患者，出生后证实没有 EA[35]。

临床表现和诊断

患有 EA 的新生儿很难清除唾液。在分娩后不久可观察到咳嗽、窒息和短暂的发绀，这些可能会被忽视，早期喂养婴儿会立即出现呼吸困难。诊断比较容易，患儿鼻胃管插入失败，在食管上端有明显的阻力，食管导管不能进入胃内。拍摄普通 X 线片，应该包括胸部和腹部，显示鼻胃管盘绕在上端盲袋中。TEF 患者 X 线表现为膈下肠管充满气体（图 46.2）。在孤立的或单纯的 EA 中，X 线片无气腹等特征性表现（图 46.3）。腹部平片上出现双气泡，提示十二指肠闭锁（图 46.4）。患儿需进行相关畸形检查，特别是检查肛门闭锁。需进行心血管系统检查排除主要的先天性心脏缺陷，其治疗优先于 EA 畸形的矫正。确诊后，开始静脉输液，并将一根吸痰管插入食管上袋，以便将唾液分泌物吸出[38]。另外，应频繁地间歇吸引清除食管上袋和口咽部的分泌物。婴儿采取仰卧位或侧卧位喂养。尽早将新生儿转到新生儿外科专科病房。手术时机选择在婴儿出生后 24 小时内进行，肺炎是一直存在的风险，唾液和胃内容物通过气管食管瘘进入肺内。

在进入新生儿外科病房后，应对婴儿进行全面复查。在 X 线检查辅助下，可采用温

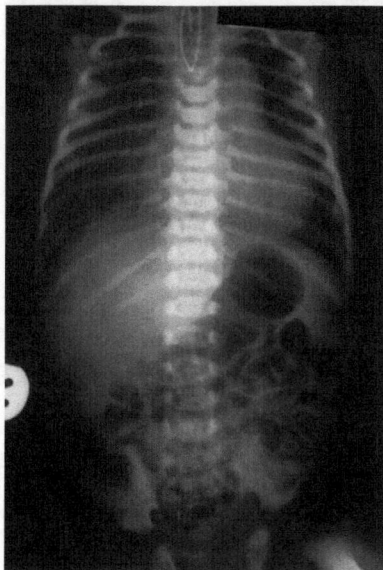

图 46.2 新生儿 EA 和 TEF 的胸部 X 线片。注意鼻胃管盘绕在上段食管盲端。膈肌下方显示肠影，证实了远端 TEF 的存在

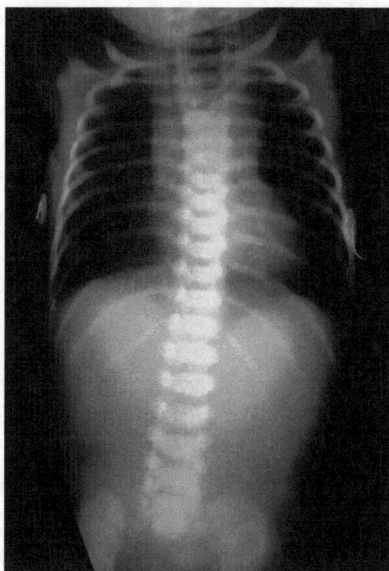

图 46.3 无瘘管的"单纯"EA 患者。鼻胃管盘绕在上段食管袋中。腹腔无充气表明无远端食管瘘

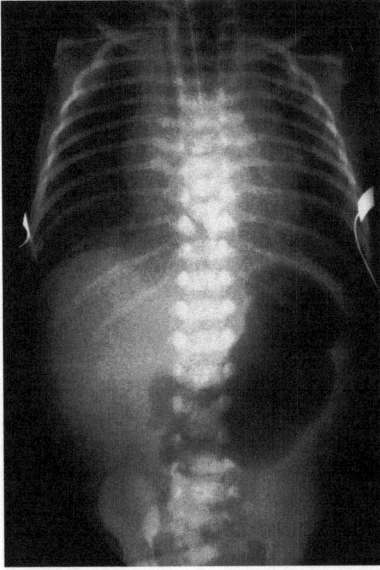

图 46.4 EA、TEF 合并十二指肠闭锁，鼻胃管盘绕于食管上端盲袋。"双泡征"证实十二指肠闭锁

和的向下的压力重复插管。在罕见的情况下，精细的鼻胃管可能通过正常的未闭合的食管，成功地将再植管插入胃内，可防止误切和不必要的外科手术。当新生儿诊断 EA 时，对食管上盲袋长度的评估，有利于外科医师预测初级吻合的难易程度。手术前需行超声心动图检查，这有利于评估潜在的心脏缺陷（可能对预后产生不利影响），并可能通过识别主动脉弓侧面选择手术入路。术前完善血液交叉配血、血生化等相关血液学检查，给予广谱抗生素和静脉补液。其他的检查，如全脊柱 X 线和肾、颅超声检查，可以术后进行。术前支气管镜检查可能发现罕见的食管上段瘘管。

手术治疗

EA 手术现在通常作为一种选择性的方案来实施[39]。紧急手术很少对婴儿有益，除非外科医师面对的是一个"高风险"的、有严重呼吸窘迫和胃大量充气膨胀即将穿孔的新生儿，紧急经胸膜瘘结扎是挽救生命的方法（见下文）。对于大多数外科医师来说，在计划

行 EA 和 TEF 修复时，通常提倡在全身麻醉诱导后进行支气管镜检查。目前使用 2.2mm 口径（Olympus）的微型支气管镜检查，可以通过气管导管进行操作。支气管镜检查可以明确诊断，而且在大多数情况下，可以证实食管下段气管瘘的发生。瘘管在隆嵴水平或由主支气管发出比较少见。应仔细和彻底地检查，以排除食管上段瘘管。也应该检查喉部，以排除喉气管食管裂口。

在支气管镜辅助下，确定婴儿手术部位。经典手术为右侧开胸，婴儿位于侧位，将右臂举过头顶，以便于操作肩胛骨（图 46.5）。外科医师戴工作头灯和光学放大镜，这可大大方便手术。在肩胛角下 1cm 处作皮肤折痕切口，行保留肌肉的脊柱切开术。Bianchi 等[40]采用腋窝皮肤折痕切口手术，美观性好，现在 Alder Hey 儿童医院越来越多地采用此手术方式（图 46.6）。用牵开器提起胸壁的肩胛骨，肋骨从第二间隙向下数，在第四间隙通过电凝刀将肋间肌肉分离直到壁胸膜，然后将胸膜轻轻从肋骨上剥离，开始胸膜外剥离并定位 TEF。这一过程通常应用湿润的棉球进行剥离，在形成平面后，可通过将湿润的纱布拭子插入胸膜外间隙，将胸膜从胸壁向上或向下清扫而继续。通过 Finochettio 牵开器撑开肋骨暴露视野，由于在切口的前部特别容易造成胸膜撕裂，在剥离时需要非常小心。如果在剥离过程中出现了明显的胸膜撕裂，最好采用经胸膜入路。与经胸膜入路相比，胸膜外入路的优点包括避免胸腔引流的可能性，以及在发生吻合口漏时，在胸膜外腔内可能存在的任何泄漏/污物。胸膜外暴露是通过延展性牵开器将纵隔后胸膜向前牵开，直至清楚看到奇静脉在切口深处进入上腔静脉。

采用血管夹对奇静脉进行夹闭。有学者主张在结扎前暂时阻塞静脉，因为静脉回流心脏可能很少严重依赖奇静脉系统。只要这种操作不影响心输出量，奇静脉在进入上腔静脉时可以安全地结扎和分离。另外，一些外科医师选择保留奇静脉[41]。离断奇静脉

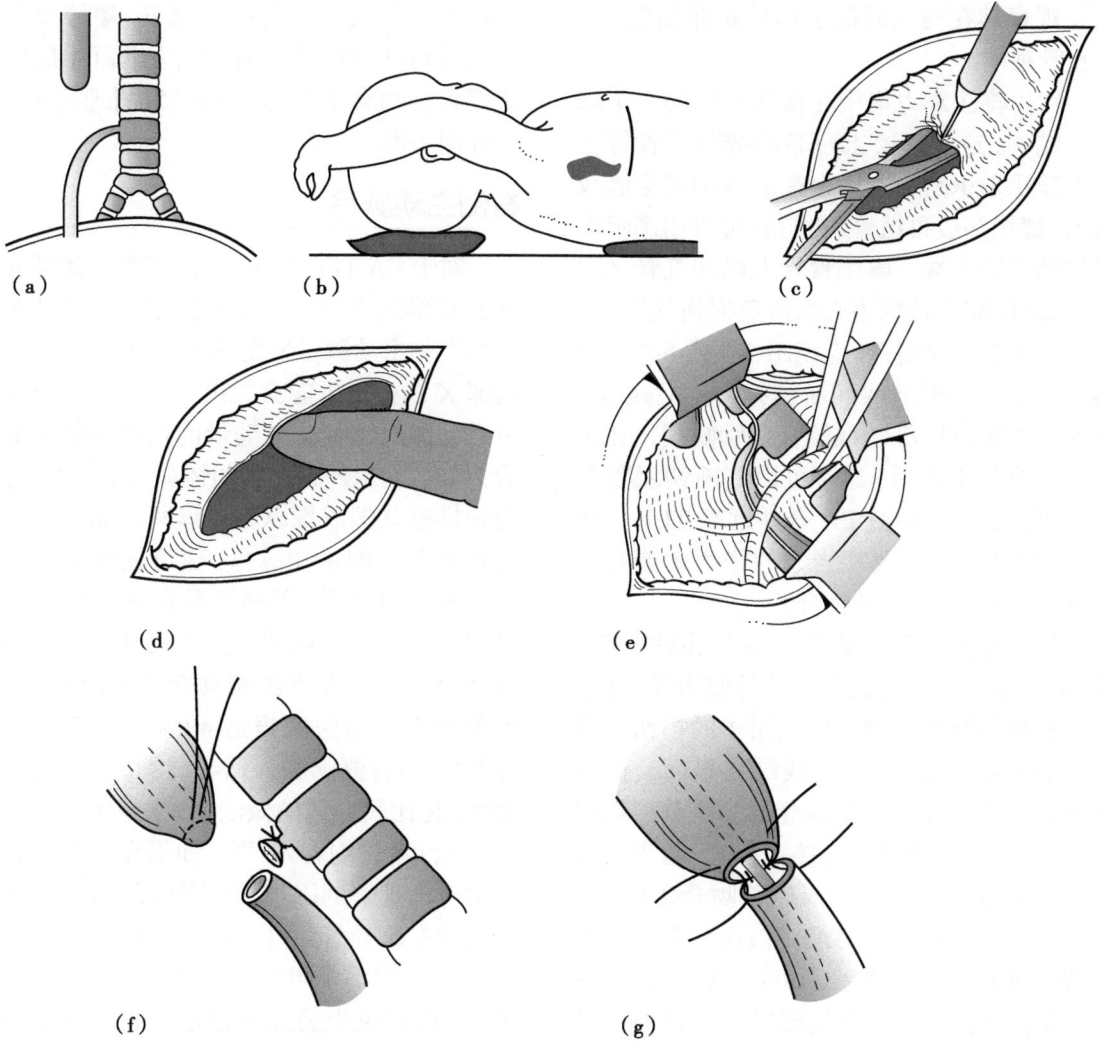

图 46.5 （a）最常见的气管食管畸形。（b）婴儿术前侧卧位。显露皮肤切口的位置。（c）肋间隙暴露伴肌肉剥离。（d）从胸壁轻轻剥离壁胸膜，形成胸膜外间隙。（e）胸膜和肺向内侧回缩时的手术野。奇静脉易显露。暴露其他结构，即食管近端盲袋和食管远端瘘，其表面可见迷走神经纤维。（f）瘘管结扎、离断并冲洗。（g）外侧和后方缝合，鼻胃管穿过吻合口

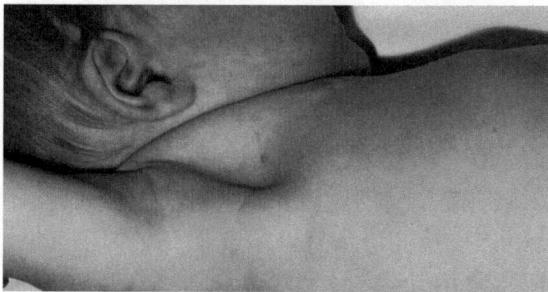

图 46.6 EA-TEF 修复术后腋窝处切口

后，气管和食管远端之间的 TEF 连接部位暴露明显，血管夹夹闭瘘管。虽然瘘管结扎缝合是可行的，但作者更倾向于将瘘管分阶段缝合，对瘘管的气管部分采用间断的 5-0 或 6-0 单丝丙烯缝合，远端食管用固定缝线固定。将生理盐水注入胸腔，并要求麻醉师采用正压通气，以确保缝线上没有气泡泄漏，从而评估 TEF 修复的完整性。定位远端食管可能有一定难度，很有可能将远端食管误以为降主动脉。外科医师应根据迷走神经走行，

以及观察其在通气时的节律性扩张情况,辨别食管远端。

然后将注意力集中在食管上端的一个球状的结构,这通过要求一名麻醉师在食管上用力按压来识别。食管上端应该用贯穿缝线固定,缝线穿过再植管,再植管可以用来牵引和移动食管上端。解剖食管上段和气管之间的平面时,需要特别小心以避免损伤气管,可以识别食管上段瘘管,应该用 5-0 或 6-0 系列的非吸收性丙烯缝线间断结扎。然后用 5-0 或 6-0 可吸收 PDS 缝线缝合食管缺损。在充分牵拉食管上端后,通常可以判断初级吻合是否可行。在大多数 EA 合并远端 TEF 的病例中,虽然有时需要相当大的张力才能完成修复,但仍可完成一期吻合。

切开食管上段远端,吻合后壁由两根 5-0 或 6-0 PDS 缝线穿过食管远端外侧边缘,注意避免过多的组织处理和精细钳子的损伤。缝合食管上端远端全层,使线结在里面。插入额外的后壁缝线。所有的缝线都是单独系在一起的,将食管的两端连接在一起,首先从横向放置的缝线开始。完成后壁吻合术后,一根 6~8Fr 细孔鼻胃管(TAT 管)由一名麻醉师经婴儿的鼻孔通过缝线,由手术外科医师握住,沿下段食管仔细定位至胃。吻合外层是通过将缝线与外面的绳结缝合来完成的。当食管两端缺损较宽时,如 Gough 所述,可通过在食管上袋上创建 Livaditis(1969)肌切开术或食管瓣来促进初级吻合。张力下的吻合需要胸腔引流。对于直接胸膜外初级 EA-TEF 修复,可不进行胸腔引流 [42]。肋骨用可吸收的外周缝线大致缝合,然后关闭胸壁 / 皮肤。胸腔引流管(如果有的话)连接到引流瓶。婴儿被转到综合护理病房进行通气支持和术后监测。患儿合并其他畸形,如十二指肠闭锁或肛门闭锁,需同时手术治疗。

长间隙 EA 与远端 TEF

外科医师将会遇到这样的情况:食管上端和远端食管之间的间隙明显太大,在充分牵拉近端和远端食管的情况下,瘘管分离后不能进行初级吻合。在这种情况下,最好行颈部食管吻合术作为"口瘘"和胃造口术,再行分期手术。

右侧主动脉弓

对于 EA-TEF 合并右侧主动脉弓患者的最佳手术策略,儿科外科医师意见不一。与 EA 相关的右侧主动脉弓发生率为 1.8%~2.5%[43-44]。胸部 X 线检查可能会提供一些线索。术前超声心动图对这种合并畸形的识别准确率最多为 20%。如果外科医师的怀疑程度仍然很高,应安排磁共振成像以明确诊断。如果从术前检查发现右侧主动脉弓,建议进行左胸切开术。更常见的是,外科医师在 EA-TEF 手术过程中会意外地遇到右侧主动脉弓。右侧主动脉弓的存在并不影响吻合手术,但伦敦大奥蒙德街儿童医院报道 42% 的患者出现渗漏 [45]。经右侧胸腔入路尝试剥离(包括修复瘘管)是比较合适的做法,如果技术上可行的话,施行食管吻合术 [46]。如果在准备食管吻合术时出现解剖困难,根据情况需要,可将瘘管通过左胸导管切开,然后进行左胸切开术。第二次开胸手术可以立即进行,也可以延迟进行,这取决于婴儿的稳定性和外科医师的经验。

患有呼吸窘迫综合征(respiratory distress syndrome,RDS)的早产儿

对于有肺不成熟的极低体重早产儿,当 TEF、腹胀和膈肌影响足够的通气时,需要进行急诊手术。这里的手术重点是紧急结扎瘘管,采用经胸膜开胸术定位 TEF,如果婴儿的情况在 TEF 修复后足够稳定,可行食管的初级吻合术。否则,进行延迟修复。在极低体重儿中,可能出现胃壁穿孔。在这种情况下,应紧急结扎瘘管,通过剖腹手术缓解张力性气腹,修复肠穿孔,然后进行胃造口术[47-48]。

术后护理

婴儿应在 ICU 接受 EA-TEF 术后护理。吻合满意的患儿，不需要延长断奶时间。当吻合口处于较高的张力时，可选择性麻痹和通气 3~5 天[49]。然而，没有证据表明这种技术对吻合口愈合有益[50]。有一些实验数据表明，吻合口的张力水平与 GER 的严重程度相关[51]。目前作者的做法是对所有患者使用 H_2 受体拮抗剂（例如雷尼替丁）以预防 GER 导致的吻合口狭窄。在 5~7 天后，由外科医师决定是否进行食管造影来评估吻合情况，尽管吻合口漏一般发生在此之前。轻微的"对比剂"泄漏常在术后对比研究中发现。这些都没有临床意义，患儿仍可进行喂养[52]。在大多数情况下，TAT 管喂养可以在 48 小时后开始，在婴儿耐受范围内缓慢增加。

孤立 EA 的外科治疗

孤立的没有瘘管的 EA 的诊断是患者插入鼻胃管困难，拍摄 X 线平片可以确诊，其特征是"无气腹"（图 46.3）。然而，膈下肠管无气体并不一定说明无瘘管的存在，因为一小部分婴儿可能在食管下段和气管之间相通，空气不易进入肠管内[48]。

这些新生儿的外科治疗比较困难，且有争议。许多儿科外科医师认为应延期行一期吻合术。这一策略需要精心护理，定期吸引食管上端分泌物，胸部理疗，并行胃造口喂养，注意患儿营养。患儿需要长期（6~12 周）住院治疗。延期一期吻合术，需仔细护理可能出现的食管狭窄和 GER[53-54]。必要时需要考虑行食管替代治疗。行胃造口术，放置 G 管[55]，对患儿进行喂养。行此手术时，不建议对"间隔长度"进行评估，在婴儿情况更稳定时再行评估。

经过大约 3 周时间喂养，通过放射学检查评估两端食管的缺损程度（图 46.7）。将一根不透射线管插入食管上端，通过胃造口注入对比剂或通过胃造口向远端食管残端插入医用探子。这个过程可以每隔 2~3 周重复一次，以评估食管距离是否满足一期吻合术[56]。软式内镜检查（全麻下）可在几周后进行，当 G 管径部足够时，通过操纵"婴儿镜"定位食管下段盲端。将一个不透射线管插入食管上端，平卧位拍摄 X 线，这可以精确评估缺损长度。理想的情况下缺损不超过两个椎体。然而，实际上，很少把手术推迟到 12 周以后。

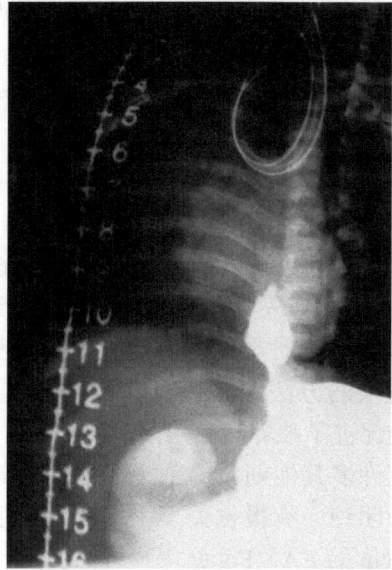

图 46.7 单纯 EA 两盲端间距评估。刻度条表示间隙长度（cm）

延迟行一期吻合术也需要外科医师的精细操作。吻合时张力可能比较大。食管上端应充分牵拉至胸部入口。远端食管通常是一个原始的残端，如果不使用特殊的辅助工具，术中很难鉴别。外科医师可以通过 G 管放置软式内镜来定位食管远端残端。术中可看到一个明亮的残端，用一根缝线（5-0 或 6-0 普理灵线）固定，这有助于食管远端移动和切开。一些外科医师倾向于通过金属探子来识别远端食管。可将远端食管分离至膈肌食管裂孔处，这有利于降低吻合张力[57-61]。作者更偏向于在气管插管气囊上部行肌切开术。Scharli 报道[62]，采用开腹手术松解食管也有助于降低张力，也可进行 Collis 胃成形术 [57-63]。如果使用这些技术仍不能进行初级吻合术，可选择行颈段食管吻合术，并在婴儿 18 个月或更大时安排食管替代手术。只要外科医师和手术团队有足够的技术，也可立即行食管替代手术。然而，手术时间过早，尤其在患儿行走和站立之前进行，吸入性肺炎的发生风险增加。食管替代物包括胃转位、胃管反位、结肠置换术和空肠置换术 [2,64]。胃转位和结肠置换术是目前最主流的手术。

延迟恢复食管连续性有很大的缺点。首先，吸入性肺炎的风险一直存在，其次，无法通过正常的口腔途径喂养婴儿。虽然通过胃造口喂养可以满足儿童的营养需求，但无法建立经口喂养，可能会导致长期的喂养和语言发育问题。Spitz 建议在开始胃造口时，定期评估缺损长度。缺损长度大于 6 椎体（6cm）的患儿，放弃食管吻合，进行颈部食管吻合术 [64]。这种早期颈部食管吻合术和延迟食管置换的方法能模仿经口喂养方式，这在理论上促进了喂养和后期语言发育。

有许多其他创新的手术方法治疗缺损长的食管闭锁。有报告关于手术治疗长度缺损超过 5cm 的 EA。Foker 等 [65] 认为，一个优良的食管吻合术可以承受相当大的张力。食管重建的延长（VATER）手术包括松解胃底和进行局部胃底折叠术。在开胸手术中，近端胃被拉入胸腔，并进行一期食管吻合 [66]。有文献报道新生儿结肠代食管分期手术，在行胃造口时，利用左半结肠的上行血管支，游离一小段横结肠，将该段结肠通过食管裂孔留置在后纵隔，几天后再次通过开胸手术，利用该段结肠恢复食管的连续性。

当患儿食管长度不够时，可采取手术治疗恢复胃肠道的连续性 [64]。结肠代食管术最初是由 Waterston 提出。结肠代食管肠段可以是同向蠕动的（基于左结肠血管的左半结肠）或是逆向蠕动的（基于回结肠血管的右半结肠）。结肠最好经后纵隔（经食管裂孔）或经右或左胸腔至颈部。颈段食管结肠吻合术易出现吻合口漏。结肠也有扩张的潜能，可能因弯曲而产生扭折 [67]。呼吸道疾病是往往是反复误吸造成的，因为结肠形成的新食物管道是"不回流的"。

胃可以用来部分代替食管下段。胃管状成形代食管选择胃大弯处，以左侧胃网膜（逆向蠕动）或右侧胃网膜（同向蠕动）为基础，优先使用后纵隔作为颈部吻合的通道 [68]。胃管状成形吻合口过长或者胃大弯的结构容易出现出血和漏。患者可能出现反流，容易造成吻合口狭窄。然而，移植肠管不会出现扩张和扭曲。GER 可通过部分胃底折叠术治疗。

Spitz 改良了胃转位术，它具有简单易行的优点 [64,69]。血管供应以右胃和右胃网膜血管为基础，充分翻转胃大弯和胃小弯。幽门成形术后，胃经膈肌食管裂孔进入胸膜腔，在颈部完成食管胃吻合术。据报道，大约 12% 的病例出现吻合口漏，大约 12% 的病例因食管狭窄需要定期扩张 [69]。

近十年前，Klaus Bax 和他的同事 [70] 在荷兰报道了很多令人鼓舞的空肠代食管术病例，移植的空肠没有过度扩张，保留了良好的蠕动性，此类手术患者 GFR 发生率低 [70-71]。空肠代食管术应用比较少，胃转位和结肠代食管术仍是目前主流术式。

H 型 TEF

H 型 TEF 占所有 EA-TEF 畸形的 4% [2]。更准确地说，这是一种 N 型气管食管瘘，因为气管与食管之间的瘘管是斜行的。婴儿 H 型 TEF 通常在出生后的第一个月内被发现，患儿有喂养窒息及发绀的特征性病史。患儿偶发全腹胀表现，像肠梗阻一样，当腹部因瘘管通畅而"积聚气体"时，可能出现这种情况。年龄稍大的儿童可能因长期误吸反复发生胸部感染并复发右肺上叶肺炎。

H 型 TEF 通过俯卧位动态食管造影很容易诊断（图 46.8）。在这项研究中，对比剂通过鼻胃管注射，缓慢地从食管流出。然而，大约 50% 的 H 型瘘管可能漏诊。如仍怀疑 H 型 TEF，应行支气管镜检查。在支气管镜检查中，放置一个 4Fr 输尿管导管，通过瘘管进入食管，以方便颈部解剖。放置鼻胃管进入胃，应用广谱抗生素。在右锁骨上方一指宽处的皮肤折痕位置作一横向切口标记，然后在肩膀下放置一个沙袋，将颈部伸展开。胸锁乳突肌向外侧回缩，必要时将其胸骨头分开。在离断甲状腺中静脉后游离颈动脉鞘。注意保护同侧喉返神经。

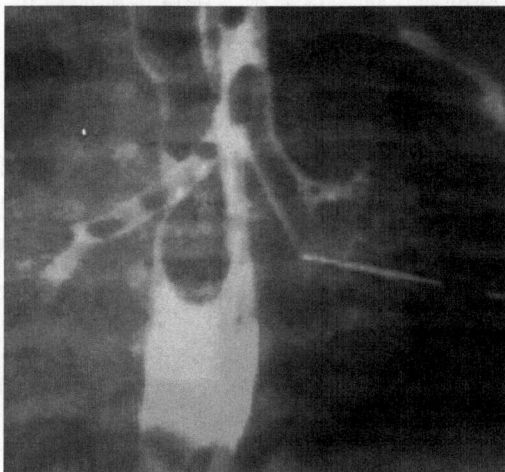

图 46.8　H 型 TEF 的食管造影

术中通过 2.2mm 鞘（Olympus）放置支气管镜，通过照亮瘘管的位置来帮助进行精确识别[72]（图 46.9）。在这个位置上切开食管，并在瘘口的上面和下面用血管线悬吊。在解剖时要小心，避免损伤对侧的喉返神经。牵拉食管，将瘘管用缝线固定。在取出输尿管导管（如果打开 2.2mm 支气管镜）后，将瘘管离断，用 5-0 或 6-0 间断非吸收性丙烯缝线缝合气管部分。食管用 5-0 或 6-0 PDS 线缝合。一些学者建议在食管和气管缝线之间插入组织以防止瘘管复发。

患儿术后早期应保持气管插管，进行辅助通气，因为气管水肿可导致喘鸣加重[73]。考虑到复发性神经麻痹的显著风险，拔管时应检查声带。48 小时后开始鼻胃管喂养，之后逐渐进行经口喂养。

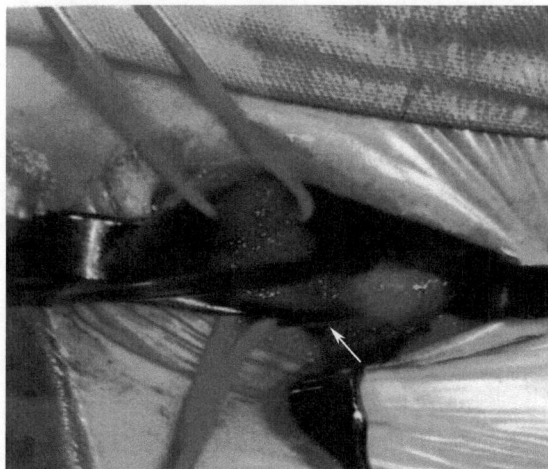

图 46.9　术中 2.2mm 纤维支气管镜发现 H 型瘘管（箭头）。导丝固定活动的食管，暴露气管和食管之间的平面及 H 型瘘管

Nd:YAG 激光也被成功地用于治疗先天性 H 型 TEF。重复的短时间激光脉冲可凝固瘘管[74]。尽管这种方法取得了一些成功，但还没有被广泛接受，开胸治疗仍然是主要手段。

EA-TEF 术后并发症和特殊护理

吻合口漏

吻合口漏的发生率为 11%~21%[48,75]。它通常表现为气胸和唾液进入胸腔内。吻合完全中断比较罕见。只要吻合管在位，通常可以用适当大小的胸腔引流管来控制漏液情况。通过充分引流、应用广谱抗生素和全肠外营养，吻合口漏通常能自愈，胸腔引流时间可能比较长。一些外科医师尝试使用东莨菪碱使漏出唾液"干燥"。部分外科医师主张尽早探查（<48 小时），直接修复食管，在吻合口漏处充分引流[13,75-76]。当保守治疗失败，出现脓毒症时，需行颈段食管造口，通过胃造口喂养。择期行食管替换术。吻合口漏易导致食管狭窄[77]，而部分医师不认同它们有相关性[75]。

胃食管反流

40%~50% 的 EA-TEF 手术患儿发生 GER。

GER 可导致食管炎和食管狭窄[2]。GER 最初需积极的药物治疗,注意喂养体位和喂养方式,并辅以热量补充。如果呕吐明显,可通过添加增稠剂(例如胡萝卜素)、抗酸制剂(例如 Gaviscon)、H₂ 受体拮抗剂(例如雷尼替丁)、质子泵抑制剂(例如奥美拉唑)和促动力剂(例如多潘立酮)等治疗。

GER 可导致反复吸入性肺炎,并伴有呼吸窘迫症状,包括呼吸急促、呼吸暂停和发绀,胸部 X 线片显示肺斑片样改变。还可能出现吞咽不协调和明显的气管软化造成的呼吸困难。在婴儿中,所有特征都在不同程度上起作用,这种情况并不少见。不要忽视反复发作的 TEF,这可能是呼吸窘迫的一个原因,尽管在喂养期间窒息和发绀多发生在反复发作的气管食管瘘的婴儿中。选择性地使用食管 pH 监测、造影检查、支气管镜检查和吞咽检查评估有助于治疗 GER 和其他与呼吸系统疾病相关的疾病。若经过药物治疗仍不能控制 GER,患者可能需要行胃底折叠术。

EA 患者行胃底折叠术的发生率差异很大(6%~45%),这反映了对 GER 和食管运动障碍患者行抗反流手术的标准不同[2,78]。在考虑 EA 患者行胃底折叠术时,有几个原因值得注意。吞咽困难可能因前肠运动障碍而加重。EA 患者行胃底折叠术的失败率(15%~38%)较单纯 GER 患者高[79]。一些外科医师推荐部分胃底折叠术,因为它能降低吞咽困难的发生率[78]。尽管存在这些问题,许多儿科外科医师更倾向于采用较短的(1.5~2.0cm)胃底360°折叠,对减少 GER 同样有效[79]。由于胃底折叠术的高失败率以及与手术治疗相关的严重并发症,患者需要密切随访。

吻合口狭窄

关于 EA 术后食管狭窄的报道各不相同。需要扩张的有临床症状的食管狭窄的发生率为 37%~55%[52,77]。影像学检查可以发现吻合口狭窄,但在术后早期不一定有临床表现。患儿出现喂养时间延长、喂养不完全或相关呼吸困难的症状,需寻求临床医师帮助。可能需要对照研究。出现这些症状需行内镜检查来评估吻合口的狭窄情况。球囊扩张是治疗有症状食管狭窄的首选方法。球囊扩张过程中所产生的径向扩张力小于传统膨胀过程中所产生的纵向剪切力[80-81]。在透视下球囊扩张通过导丝穿过狭窄处,在狭窄处放置适当大小的球囊扩张器。通过向球囊中部分填充对比剂来确定其位置,从而使"由于狭窄而产生的腰部"位于中心位置(图 46.10)。然后用稀释的对比剂使球囊最大限度地膨胀以扩大狭窄部位。在取出球囊后再次行食管造影,确保没有损伤性穿孔。一些外科医师使用类固醇注射或丝裂霉素处理吻合口狭窄。因此,可以为患者制订内镜检查/扩张计划。如果狭窄需反复扩张,应结合上消化道造影、pH 检查和内镜检查对 GER 进行全面检查。对于顽固性食管吻合口狭窄可行切开和胃底折叠术。

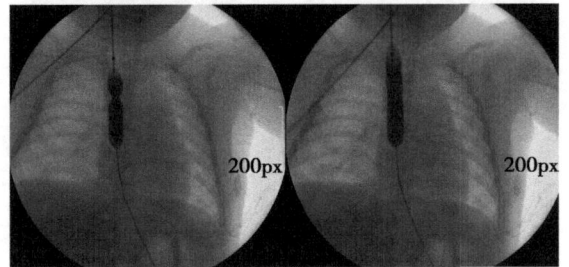

图 46.10　食管吻合口狭窄行球囊扩张术,"消瘦"区域显示狭窄

气管软化

所有的 EA 患者都存在不同程度的气管软化,这被认为是产生响亮的"吠叫"和咳嗽的原因[2]。有气管软化的婴儿表现出呼气性喘鸣,可能出现氧饱和度降低、呼吸暂停、发绀和心动过缓(通常与喂养有关),以及危及生命的所谓"濒死发作"。严重的气管软化可能在术后早期出现,导致婴儿脱离呼吸机困难。

气管软化严重程度的指标包括依赖呼吸机、呼吸窘迫(以喘鸣和慢性二氧化碳潴留为特征)和"濒死发作"。评估气管软化的同时,需对严重的 GER 和复发性 TEF 进行全面检查,因为继发于 GER 吸气障碍和复发性瘘也可能出现类似症状。在自然呼吸条件下,通过支气管镜检查评估气管软化的程度。气管腔后方明显受压,由于气管软骨缺乏,呼气时呈鞘样外观。食管上端的膨胀并压迫气管,也对气管软化起作用。气管支气管软化可从隆嵴延伸至主支气管。

由于气管软化可能是自限性的,仅对有危及生命症状的患者采取手术治疗[2]。治疗方法包括持续气道正压通气(continuous positive airway pressure,CPAP),主动脉固定术,气管造口术,以及最近的气管支架植入术[82-83]。CPAP 是有效的治疗策略,但可能需要几周的时间。主动脉固定术传统上采用经第三间隙的左前路脊柱切开术。切除胸腺左叶,以进入主动脉根部,注意避免损伤膈神经。经主动脉根部的外膜和升主动脉之间置入缝线。缝线穿过胸骨柄骨膜,将主动脉向前牵拉,从而减轻气管的压力。虽然这种手术不能解决远端气管支气管软化,但它常常能立即缓解症状。主动脉固定术失败可能需行气管切开术,也有些外科医师建议使用气管支架[2,82-83]。

TEF 复发

TEF 复发率为 5%~15%[84]。TEF 复发可能由吻合口漏引起,还需考虑食管上端瘘管被遗漏诊断的可能性。症状包括反复的胸部感染和进食时窒息。出现该情况时需高度怀疑该病。胸部 X 线片可显示食管中气体情况。最初的检查倾向于食管造影。如果未发现瘘管,但仍怀疑有食管上段瘘管,应联合食管镜和支气管镜检查。首先进行硬质支气管镜检查,并仔细检查原始瘘管的位置。用输尿管导管轻轻探查瘘口,并小心地将亚甲蓝注入瘘口。同步行软性食管镜检查,观察蓝色染料是否进入食管。如果不能证明瘘管存在,可行"空气/水测试"。食管充满水,通过支气管镜进行正压通气,观察从食管的瘘口是否出现气泡。

关于复发性 TEF 的治疗,传统的方法是通过右侧开胸进行再次修复。在支气管镜检查时,应尝试将细输尿管导管穿过瘘管进入远端食管。微型纤维支气管镜(2.2mm,Olympus)有一定帮助,插入导管,并清楚地照到瘘管。瘘管的修复与 H 型 TEF 类似。组织缝合时可留有一定间隙,以减少进一步形成瘘管的可能。据报道,再瘘的风险为 10%~22%[84]。其他治疗复发性 TEF 的方法包括电凝封闭瘘管[85],用 Nd:YAG 激光切断瘘管。硬化剂、组织丙烯酸和纤维蛋白经皮下注射封堵瘘管。最近的一篇内镜治疗复发性 TEF 的综述,需要几个疗程才能达到治愈的效果,总成功率 55%。然而,牛津大学的一项研究认为,除高危患者外,再次手术探查仍是首选的治疗方法[86]。

EA-TEF 治疗进展

微创手术已经应用到 EA 和 TEF 新生儿。2002 年,Rothenberg[87] 报道了对 8 例 EA-TEF 新生儿进行内镜修复的技术可行性,这些新生儿的体重从 2.1kg 到 3.4kg 不等,这项研究是在 1998 年首次对 2 个月大的婴儿进行 EA 手术后进行的。2005 年,国际小儿内镜外科学会(IPEG)成员合作研究,研究包括来自美国,欧洲,中国香港胸腔镜治疗中心[88] 的 104 例 EA-TEF 患儿(排除 H 型 TEF 和长间隙无瘘管 TEF 患者)。在这些病例中,有 5 例(4.8%)转为开胸手术,1 例婴儿因长间隙 EA-TEF 行分期手术。12 名患儿(11.5%)早期出现食管瘘和食管狭窄,32% 患者需行食管扩张。总体存活率为 97%,3 例死亡,其中 1 例在 EA-TEF 术后 20 天死亡。合并其他畸形同期行手术治疗,包括十二指肠闭锁修补,肛门闭锁手术,主动脉固定术和心脏手术。25 名婴儿(24%)因 GER 行腹腔镜下胃底折叠术。2009 年,MacKinlay[89](爱丁堡)报道了一项对 26 名患儿的研究,结果良好,其中 88% 的婴儿存活,27% 的患儿出现食管瘘,均不需要手术治疗,35% 的患儿需行食管扩张。微创手术的长期益处包括显著降低肌肉骨骼疾病发病率,特别是肩胛骨和皮肤瘢痕。对于目前不进行 MIS 修复的小儿外科中心,Bianchi 提出扩大的腋窝皮肤折痕切口手术,与传统开放手术相比,具有良好的美学效果,减少了骨骼疾病的发生率[40]。对于选择 MIS EA-TEF 术还是开胸手术,仍需要进一步研究。

生活质量和长期结果

得益于现代 EA-TEF 婴儿的高存活率,可以对患儿进行详细分析,观察远期结果[2,90]。有研究检查 EA 患儿的呼吸功能[91-94],哮喘和支气管炎比较常见,特别是在幼儿,并可能持续到青春期。随着呼吸道疾病进展,几乎一半的儿童需要住院治疗。在墨尔本,对334 例 EA 患者持续研究发现,5 岁以下儿童中 31% 发生了肺炎,而 15 岁以上的儿童只有5%[91]。这两个年龄组每年支气管炎的患病率分别为 74% 和 41%,40% 的患者出现哮喘症状[91]。肺活量研究表明,一半以上的患者同时存在阻塞性和限制性疾病,一半以上患者肺活量在正常值以下[92]。三分之一的患者在出生后有气管支气管炎症和气道狭窄,另有三分之一的患者组织学证实有炎症[93]。在EA-TEF 中常见支气管畸形,它可能导致呼吸系统疾病。临床上呼吸内科医师采用吸入器治疗气道反应性疾病,对于胸部感染,可采用抗生素或物理治疗。重视误吸对呼吸道症状的影响,无论是由于食管蠕动障碍还是 GER。Alder Hey 儿童医院研究发现,长期的呼吸疾病与 EA 有关,因此在 20 多年前,专门建立了EA-TEF 专科门诊,配备了儿科外科医师、呼吸内科医师、物理治疗师、营养师。多学科团队可以检测患儿的所有方面,有利于患者平稳过渡到成人医疗 / 外科服务[94-95]。

食管蠕动障碍也是患者长期发病的重要因素[96]。当内镜检查没有发现明显的吻合口狭窄时,可发现大块食物堵塞在食管内。据报道,在长期的随访中,多达 20% 的青少年[96]和 48% 的成人出现了轻度吞咽困难症状。食管测压和食管造影能显示几乎所有患者存在不同程度的运动障碍[92]。与 EA 相关的运动障碍可能提示食管神经支配障碍[97],反复的"无声"误吸可能进一步加重呼吸道疾病。

GER 可能会持续到成年。在长期的随访研究中,患者烧心和反酸的发生率在 18% 到50% 不等[92-93]。临床症状可能低估了 GER 的真实发生率,后者可通过食管 pH 监测得知。据报道,巴雷特食管的发病率为 8%[98-99]。患者发生食管癌的风险不确定。尽管文献中记录了 5 例此类患者[100-101]。这些说明对成人患者随访的重要性[95,102]。

生活质量评分系统已被用于评估接受EA 和 TEF 治疗的成人。通过对患者 Spitzer指数和胃肠生活质量指数研究发现,在新生儿时期进行初级吻合的成人生活质量未受影响。食管一期吻合患者较结肠代食管术患者生活质量高[90]。心理学研究发现,EA 成人与健康的普通人群相比有更多的学习、情感和行为障碍。在高危患者(其特征是有相关的先天性畸形,或新生儿期需延长机械通气时间),认知能力也明显下降[93,103]。

TOFS 是 1982 年成立于英国的慈善机构,宗旨是为了儿童和家长的利益。这个拥有1 000 多名成员的组织为家庭提供了一个有益的网络团队,同时还提供了一本有价值的手册——The TOF Child[104]。它还为研究筹集了宝贵的资金[2]。其他欧洲国家也有类似的支持网络,例如德国的 KEKS。

（高跃 译　谭征 审校）

参考文献

1. Potts WJ—Quoted by Cloud DT. Anastomotic technique in esophageal atresia. *J Pediatr Surg* 1968; 3:561–4.
2. Goyal A, Jones MO, Couriel JM, Losty PD. Oesophageal atresia and tracheo-oesphageal fistula. *Arch Dis Child Fetal Neonatal E* 2006; 91:F381–4.
3. Myers NA. The history of oesophageal atresia and tracheo-oesophageal fistula: 1670–1984. In: Rickham PP (ed). *Progress in Pediatric Surgery*, 20th edn.

Heidelberg: Springer-Verlag, 1986:106–57.

4. Vogt EC. Congenital esophageal atresia. *Am J Roent* 1929; 22:463–5.

5. Gross RE. Atresia of the oesophagus. In: Gross RE (ed). *Surgery of Infancy and Childhood*, 1st edn. Philadelphia: W.B. Saunders, 1953.

6. Kluth D. Atlas of esophageal atresia. *J Pediatr Surg* 1976; 11:901–19.

7. Waterston DJ, Carter RE, Aberdeen E. Oesophageal atresia: Tracheo-oesophageal fistula. *Lancet* 1962; 1:819–22.

8. Spitz L, Kiely EM, Morecroft JA, Drake DP. Oesophageal atresia: At risk groups for the 1990's. *J Pediatr Surg* 1994; 29:723–5.

9. Teich S, Barton DP, Ginn-Pease ME, King DR. Prognostic classification for esophageal atresia and tracheo-esophageal fistula: Waterston versus Montreal. *J Pediatr Surg* 1997; 32:1075–80.

10. Yagyu M, Gitter H, Richter B, Booss D. Esophageal atresia in Bremen, Germany–evaluation of preoperative risk classification in esophageal atresia. *J Pediatr Surg* 2000; 35:584–7.

11. Choudhury SR, Ashcraft KW, Sharp RJ et al. Survival of patients with esophageal atresia: Influence of birth weight, cardiac anomaly, and late respiratory complications. *J Pediatr Surg* 1999; 34:70–4.

12. Holland AJ, Ron O, Pierro A, Drake D, Curry JI, Kiely EM, Spitz L. Surgical outcomes of esophageal atresia without fistula for 24 years at a single institution. *J Pediatr Surg* 2009; 10:1928–32.

13. Cudmore RE. Oesophageal atresia and tracheo-oesophageal fistula. In: Lister J, Irving IM (eds). *Neonatal Surgery*, 3rd edn. London: Butterworths, 1990:231–58.

14. Kyyronen P, Hemminki K. Gastro-intestinal atresia in Finland in 1970–79, indicating time-place clustering. *J Epidemiol Community Health* 1988; 42:257–65.

15. Myers NA. Oesophageal atresia: Epitome of modern surgery. *Ann R Coll Surg Eng* 1974; 54:227–87.

16. Haight C. Some observations on esophageal atresias and tracheoesophageal fistulas of congenital origin. *J Thorac Surg* 1957; 34:141–72.

17. Harris J, Kallen B, Robert E. Descriptive epidemiology of alimentary tract atresia. *Teratology* 1995; 52:15–29.

18. Harmon CM, Coran AG. Congenital anomalies of the esophagus. In: O'Neill JA Jr et al. (eds). *Pediatric Surgery*, 5th edn. St Louis: Mosby, 1998:941–67.

19. Pletcher BA, Friedes JS, Breg WR, Touloukian RJ. Familial occurrence of esophageal atresia with and without tracheoesophageal fistula: Report of two unusual kindreds. *Am J Med Genet* 1991; 39:380–4.

20. Diez-Pardo JA, Baoquan Q, Navarro C, Tovar JA. A new rodent experimental model of esophageal atresia and tracheoesophageal fistula: Preliminary report. *J Pediatr Surg* 1996; 31:498–502.

21. Kim PCW, Mo R, Hui C. Murine models of VACTERL syndrome: Role of sonic hedgehog signaling pathway. *J Pediatr Surg* 2001; 36:381–4.

22. Motoyama J, Lui J, Mo R et al. Essential function of Gli2 and Gli3 in the formation of lung, trachea and oesophagus. *Nat Genet* 1998; 20:54–7.

23. Xia H, Otten C, Migliazza L et al. Tracheobronchial malformations in experimental oesophageal atresia. *J Pediatr Surg* 1999; 34:536–9.

24. Litingtung Y, Lei L, Westphal H, Chiang C. Sonic hedgehog is essential to foregut development. *Nat Genet* 1998; 20:58–61.

25. Canty TG Jr, Boyle EM Jr, Linden B et al. Aortic arch anomalies associated with long gap esophageal atresia and tracheoesophageal fistula. *J Pediatr Surg* 1997; 32:1587–91.

26. Driver CP, Shankar KR, Jones MO et al. Phenotypic presentation and outcome of oesophageal atresia in the era of the Spitz classification. *J Pediatr Surg* 2001; 36:1419–21.

27. Quan L, Smith DW. The Vater association. *Birth Def* 1972; 8:75–8.

28. Nora AH, Nora JJ. A syndrome of multiple congenital anomalies associated with teratogenic exposure: The VACTERL syndrome. *Arch Environ Health* 1975; 30:17–21.

29. Lillquist K, Warburg M, Andersen SR. Colobomata of the iris, ciliary body and choroid in an infant with oesophagotracheal fistula and congenital heart defects. An unknown malformation complex. *Acta Paediat Scand* 1980; 69:427–30.

30. Kutiyanawala M, Wyse RKH, Brereton RJ et al. CHARGE and esophageal atresia. *J Pediatr Surg* 1992; 27:558–60.

31. Chittmittrapap S, Spitz L, Kiely EM, Brereton RJ. Oesophageal atresia and associated anomalies. *Arch Dis Child* 1989; 64:364–8.

32. Franken EA Jr, Saldino RM. Hypertrophic pyloric stenosis complicating esophageal atresia with tracheoesophageal fistula. *Am J Surg* 1969; 117:647–9.

33. Usui N, Kamata S, Ishikawa S et al. Anomalies of the tracheobronchial tree in patients with esophageal atresia. *J Pediatr Surg* 1996; 31:258–62.

34. Farrant P. The antenatal diagnosis of oesophageal atresia by ultrasound. *Br J Radiol* 1980; 53:1202–3.

35. Sparey C, Jawaheer G, Barrett AM, Robson SC. Esophageal atresia in the Northern Region Congenital Anomaly Survey, 1985–1997: Prenatal diagnosis and outcome. *Am J Obstet Gynecol* 2000; 182:427–31.

36. Stringer MD, McKenna KM, Goldstein RB et al. Prenatal diagnosis of esophageal atresia. *J Pediatr Surg* 1995; 30:1258–63.

37. Mullassery D, Llewellyn RS, Almond SL, Jesudason EC, Losty PD. Oesophageal atresia with cleft lip and palate: A marker for associated lethal anomalies. *Pediatr Surg Int* 2008; 24:815–7.

38. Replogle RL. Esophageal atresia: Plastic sump catheter for drainage of the proximal pouch. *Surgery* 1963; 54:296–7.

39. Sayari AJ, Tashiro J, Wang B, Perez EA, Lasko DS, Sola JE. Weekday vs weekend repair of esophageal atresia and tracheoesophageal fistula. *J Pediatr Surg*

Feb 11, 2016 [epub ahead of print].

40. Bianchi A, Sowande O, Alizai NK, Rampersad B. Aesthetics and lateral thoracotomy in the neonate. *J Pediatr Surg* 1998; 33:1798–800.

41. Sharma S, Sinha SK, Rawat JD, Wakhlu A, Kureel SN, Tandon R. Azygos vein preservation in primary repair of esophageal atresia with tracheoesophageal fistula. *Pediatr Surg Int* 2007; 23:1215–8.

42. Kay S, Shaw K. Revisiting the role of routine retropleural drainage after repair of esophageal atresia with distal tracheoesophageal fistula. *J Pediatr Surg* 1999; 34:1082–5.

43. Parolini F, Armellini A, Boroni G, Bagolan P, Alberti D. The management of newborns with esophageal atresia and right aortic arch—A systematic review or still unsolved problem. *J Pediatr Surg* 2016; 51:304–9.

44. Bowkett B, Beasley SW, Myers NA. The frequency, significance, and management of a right aortic arch in association with esophageal atresia. *Pediatr Surg Int* 1999; 15:28–31.

45. Babu R, Pierro A, Spitz L et al. The management of oesophageal atresia in neonates with right-sided aortic arch. *J Pediatr Surg* 2000; 35:56–8.

46. Bicakci U, Tander B, Ariturk E, Rizalar R, Ayyildiz SH, Bernay F. The right-sided aortic arch in children with esophageal atresia and tracheo-esophageal fistula: A repair through the right thoracotomy. *Pediatr Surg Int* 2009; 25:423–5.

47. Maoate K, Myers NA, Beasley SW. Gastric perforation in infants with oesophageal atresia and distal tracheo-oesophageal fistula. *Pediatr Surg Int* 1999; 15:24–7.

48. Spitz L. Esophageal atresia: Lessons I have learned in a 40-year experience. *J Pediatr Surg* 2006; 41:1635–40.

49. Mackinlay GA, Burtles R. Oesophageal atresia: Paralysis and ventilation in management of the wide gap. *Pediatr Surg Int* 1987; 2:10–2.

50. Beasley SW. Does postoperative ventilation have an effect on the integrity of the anastomosis in repaired oesophageal atresia? *J Paediatr Child Health* 1999; 35:120–2.

51. Guo W, Fonkalsrud EW, Swaniker F, Kodner A. Relationship of esophageal anastomotic tension to the development of gastroesophageal reflux. *J Pediatr Surg* 1997; 32:1337–40.

52. Nambirajan L, Rintala RJ, Losty PD et al. The value of early postoperative oesophagography following repair of oesophageal atresia. *Pediatr Surg Int* 1998; 13:76–8.

53. Davison P, Poenaru D, Kamal I. Esophageal atresia: Primary repair of a long gap variant involving distal pouch mobilization. *J Pediatr Surg* 1999; 34:1881–3.

54. Lindahl H, Rintala R. Long-term complications of isolated esophageal atresia treated with esophageal anastomosis. *J Pediatr Surg* 1995; 30:1222–3.

55. Kimble RM, Harding JE, Kolbe A. The vulnerable stomach in babies born with pure oesophageal atresia. *Pediatr Surg Int* 1999; 15:467–9.

56. Rossi C, Domini M, Aquino A et al. A simple and safe method to visualize the inferior pouch in esophageal atresia without fistula. *Pediatr Surg Int* 1998; 13:535–6.

57. Livaditis A. End-end anastomosis in esophageal atresia. A clinical and experimental study. *Scand J Thorac Cardiovasc Surg* 1969; 2:7.

58. Gough M. Esophageal atresia—Use of an anterior flap in the difficult anastomosis. *J Pediatr Surg* 1980; 15:310–1.

59. Lessin MS, Wesselhoeft CW, Luks FI, DeLuca FG. Primary repair of long-gap esophageal atresia by mobilization of the distal esophagus. *Eur J Pediatr Surg* 1999; 9:369–72.

60. Davenport M, Bianchi A. Early experience with oesophageal flap oesophagoplasty for repair of oesophageal atresia. *Pediatr Surg Int* 1990; 5:332–5.

61. Sri Paran T, Decaluwe D, Corbally M, Puri P. Long-term results of delayed primary anastomosis for pure oesophageal atresia: A 27 year follow up. *Pediatr Surg Int* 2007; 23:647–51.

62. Scharli AF. Esophageal reconstruction in very long atresias by elongation of the lesser curvature. *Pediatr Surg Int* 1992; 7:101–5.

63. Evans M. Application of Collis gastroplasty to the management of esophageal atresia. *J Pediatr Surg* 1995; 30:1232–5.

64. Spitz L, Ruangtrakool R. Esophageal substitution. *Semin Pediatr Surg* 1998; 7:130–3.

65. Foker JE, Linden BC, Boyle EM Jr, Marquardt C. Development of a true primary repair for the full spectrum of esophageal atresia. *Ann Surg* 1997; 226:533–43.

66. Varjavandi V, Shi E. Early primary repair of long gap esophageal atresia: The VATER operation. *J Pediatr Surg* 2000; 35:1830–2.

67. Lipshutz GS, Albanese CT, Jennings RW et al. A strategy for primary reconstruction of long gap esophageal atresia using neonatal colon esophagoplasty: A case report. *J Pediatr Surg* 1999; 34:75–8.

68. Anderson KD, Randolph JG. The gastric tube for esophageal replacement in infants and children. *J Thorac Cardiovasc Surg* 1973; 66:333–42.

69. Spitz L. Esophageal atresia: Past, present, and future. *J Pediatr Surg* 1996; 31:19–25.

70. Bax NM, van de Zee DC. Jejunal pedicle grafts for reconstruction of the esophagus in children. *J Pediatr Surg* 2007; 42:363–9.

71. Bax NM. Jejunum for bridging long-gap esophageal atresia. *Semin Pediatr Surg* 2009; 18:34–9.

72. Goyal A, Potter F, Losty PD. Transillumination of H-type tracheoesophageal fistula using flexible miniature bronchoscopy: An innovative technique for operative localisation. *J Pediatr Surg* 2005; 40:e1–3.

73. Crabbe DC, Kiely EM, Drake DP, Spitz L. Management of isolated congenital tracheoesophageal fistula. *Eur J Pediatr Surg* 1996; 6:67–9.

74. Schmittenbecher PP, Mantel K, Hofmann U, Berlein

HP. Treatment of congenital tracheoesophageal fistula by endoscopic laser coagulation: Preliminary report of three cases. *J Pediatr Surg* 1992; 27:26–8.

75. Auldist AW, Beasley SW. Esophageal complications. In: Beasley et al. (eds). *Oesophageal Atresia*, 1st edn. London: Chapman & Hall, 1991:305–22.

76. Chavin K, Field G, Chandler J et al. Save the child's esophagus: Management of major disruption after repair of esophageal atresia. *J Pediatr Surg* 1996; 31:48–52.

77. Chittmittrapap S, Spitz L, Kiely EM et al. Anastomotic stricture following repair of esophageal atresia. *J Pediatr Surg* 1990; 25:508–11.

78. Snyder CL, Ramachandran V, Kennedy AP et al. Efficacy of partial wrap fundoplication for gastroesophageal reflux after repair of esophageal atresia. *J Pediatr Surg* 1997; 32:1089–92.

79. Bergmeijer JHLJ, Tibboel D, Hazebroek FWJ. Nissen fundoplication in the management of gastroesophageal reflux after repair of esophageal atresia. *J Pediatr Surg* 2000; 35:573–6.

80. Sandgren K, Malmfors G. Balloon dilatation of oesophageal strictures in children. *Eur J Pediatr Surg* 1998; 8:9–11.

81. Ratio A, Cresner R, Smith R, Jones MO, Losty PD. Fluoroscopic balloon dilatation for anastomotic strictures in patients with esophageal atresia—A fifteen year single center UK experience. *J Pediatr Surg* 2016; 51(9):1426–8.

82. Filler RM, Forte V, Fraga JC, Matute J. The use of expandable metallic airway stents for tracheobronchial obstruction in children. *J Pediatr Surg* 1995; 30:1050–6.

83. Corbett HJ, Mann KS, Mitra I, Jesudason EC, Losty PD, Clarke RW. Tracheostomy—A 10 year experience from a UK pediatric surgical center. *J Pediatr Surg* 2007; 42:1251–4.

84. Bruch SW, Hirschl RB, Coran AG. The diagnosis and management of recurrent tracheoesophageal fistulas. *J Pediatr Surg* 2010; 45:337–40.

85. Willetts IE, Dudley NE, Tam PKH. Endoscopic treatment of recurrent tracheo-oesophageal fistulae: Long-term results. *Pediatr Surg Int* 1998; 13:256–8.

86. Rangecroft L, Bush GH, Irving IM. Endoscopic diathermy of recurrent tracheo-esophageal fistula. *J Pediatr Surg* 1984; 19:41–3.

87. Rothenberg SS. Thoracoscopic repair of tracheoesophageal fistula in newborns. *J Pediatr Surg* 2002; 37:869–72.

88. Holcomb GW 3rd, Rotheberg SS, Bax KM et al. Thoracoscopic repair of esophageal atresia and tracheoesophageal fistula: A multi-institutional analysis. *Ann Surg* 2005; 242:422–30.

89. MacKinlay GA. Esophageal atresia surgery in the 21st century. *Semin Pediatr Surg* 2009; 18:20–2.

90. Ure BM, Slaney E, Eypasch EP et al. Quality of life more than 20 years after repair of esophageal atresia. *J Pediatr Surg* 1998; 33:511–15.

91. Chetcuti P, Phelan PD. Respiratory morbidity after repair of oesophageal atresia and tracheo-oesophageal fistula. *Arch Dis Child* 1993; 68:167–70.

92. Montgomery M, Frenckner B, Freyschuss U, Mortensson W. Esophageal atresia: Long-term-follow-up of respiratory function, maximal working capacity, and esophageal function. *Pediatr Surg Int* 1995; 10:519–52.

93. Somppi E, Tammela O, Ruuska T et al. Outcome of patients operated on for oesophageal atresia: 30 years experience. *J Pediatr Surg* 1998; 33:1341–6.

94. de Jong EM, de Haan MA, Gischler SJ et al. A prospective comparative evaluation of persistent respiratory morbidity in esophageal atresia and congenital diaphragmatic hernia survivors. *J Pediatr Surg* 2009; 44:1683–90.

95. Sampat K, Losty PD. Transitional care and paediatric surgery. *Br J Surg* 2016; 103:163–4.

96. Romeo C, Bonanno N, Baldari S et al. Gastric motility disorders in patients operated on for esophageal atresia and tracheoesophageal fistula: Long-term evaluation. *J Pediatr Surg* 2000; 35:740–4.

97. Nakazato Y, Landing BH, Wells TR. Abnormal Auerbach plexus in the esophagus and stomach of patients with esophageal atresia and tracheoesophageal fistula. *J Pediatr Surg* 1986; 11:831–7.

98. Lindahl H, Rintala R, Sariola H. Chronic esophagitis and gastric metaplasia are frequent late complications of esophageal atresia. *J Pediatr Surg* 1993; 28:1178–80.

99. Schneider A, Gottrand F, Bellaiche M et al. Prevalence of Barrett esophagus in adolescents and young adults with esophageal atresia. *Ann Surg* 2016; 264(6):1004–8 [epub ahead of print].

100. Adzick NS, Fisher JH, Winter HS, Sandler RH, Hendren WH. Esophageal adenocarcinoma 20 years after esophageal atresia repair. *J Pediatr Surg* 1989; 24:741–4.

101. Sistonen SJ, Koivusalo A, Lindahl H, Pukkala E, Rintala RJ, Pakarinen MP. Cancer after repair of esophageal atresia: Population-based long-term follow up. *J Pediatr Surg* 2008; 43:602–5.

102. Koivusalo AI, Parkarinen MP, Lindahl HG, Rintala RJ. Endoscopic surveillance after repair of oesophageal atresia—Longitudinal study in 209 patients. *J Pediatr Gastroenterol Nutr* 2016; 62(4):562–6 [epub ahead of print].

103. Bouman NH, Koot HM, Hazebroek FWJ. Long-term physical, psychological, and social functioning of children with esophageal atresia. *J Pediatr Surg* 1999; 34:399–404.

104. Martin V. *The TOF Child.* TOFS, Nottingham, Blueprint Group (UK) Limited, 1999.

先天性食管狭窄

Masaki Nio　Motoshi Wada　Hideyuki Sasaki

引言

先天性食管狭窄（congenital esophageal stenosis，CES）是一种罕见的疾病。1953 年，Gross[1] 回顾分析了波士顿儿童医院的 38 例 CES 病例，并报告通过反复食管扩张大部分患儿可治愈；然而，他后来表示，对于 6 次扩张尝试后无反应的 CES 病例，应该考虑手术切除或狭窄修复。从那时起，出现了许多治疗方式，但对于哪一种治疗方案是最好的没有共识。尽管保守治疗的效果因病例而异，但手术治疗能够迅速缓解症状，但也有一定的术后并发症风险，包括渗漏、狭窄和胃食管反流（gastroesophageal reflux，GER）。外科医师应掌握鉴别诊断，了解 CES 的病理生理，以便采用最合适的治疗策略。

病理学

CES 被定义为食管固有狭窄，由食管壁先天畸形引起。CES 有三种病理类型，分别是食管壁有气管支气管残留[2-16]、食管壁纤维肌增厚[1,17-21]、黏膜隔或隔膜[8,11,22-30]。

气管支气管残留狭窄是 CES 最常见的表现形式，局限于食管远端[12]。食管中下段可见纤维肌增厚[11,21]，食管中上段可见隔膜[11,26-30]。气管支气管残余的狭窄区通常比较局限，纤维肌狭窄区长数厘米不等，食管壁增厚。儿童隔膜患者可观察到单层隔膜[26,28,30]，在年轻患者中，可观察到多层隔膜，被称为多气管样环[31-33]。

在有气管支气管残余（成熟或不成熟软骨）的 CES 中，显微镜检查狭窄的食管壁，可观察到浆液黏液性气管支气管腺体和纤毛上皮[5,11,34]（图 47.1）。另一方面，在纤维肌性狭窄中，可观察到中度纤维化的平滑肌纤维向周围增生[11,21,34]（图 47.2）。Singaram 等[35] 报道了两个诊断为 CES 纤维肌病变的年轻患者，肌层中肌动蛋白能神经元和纤维显著减少。在显微镜下观察到隔膜缺乏黏膜下层[27]，血管结缔组织疏松，弥漫性淋巴细胞浸润[26]。

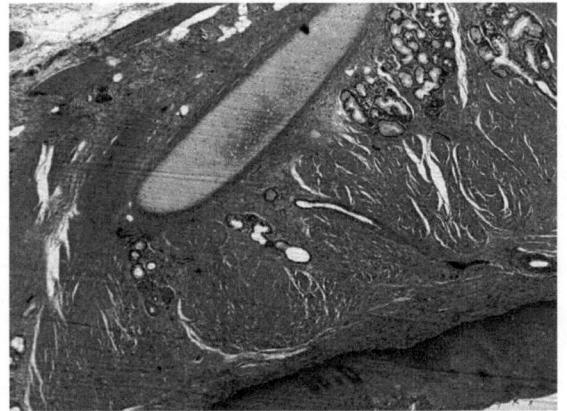

图 47.1　气管支气管残留的 CES。伴气管支气管残留的 CES 多见成熟或未成熟的软骨、浆液黏液性气管支气管腺体和纤毛上皮

流行病学和病因学

CES 在 2.5 万 ~5 万例活产中发生 1 例。虽然原因不明，但日本的 CES 发病率比其他地方要高[36]。与性别无关。

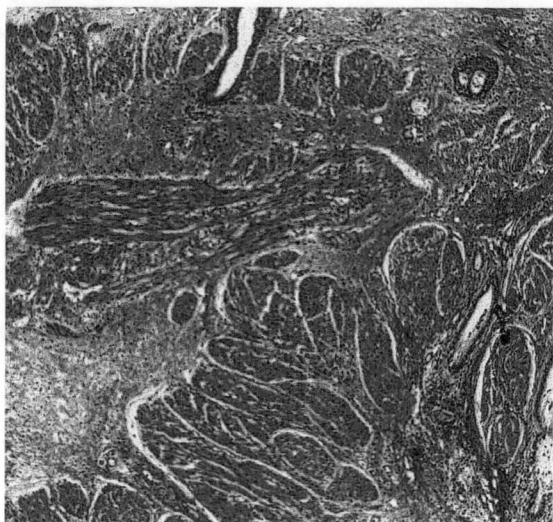

图47.2 食管壁纤维肌层增厚

气管支气管残余和纤维组织增厚引起的 CES 在胎儿第一个月的发育障碍时发生，第一个月末，原始前肠形成和分离，形成气管和食管。人们认为，在妊娠第 6 和第 8 周之间，食管再通时，食管腔的不完全发育导致了黏膜隔或隔膜的形成。

与 CES 相关的畸形发生率为 17%~33%[11,37]，其中食管闭锁性气管食管瘘（EA/TEF）最常见[9-11,18-19,24,37-43]，3.6%~14% 的 EA/TEF 患者可能出现 CES[41,44-47]。此外，心脏异常[11,14]，肠闭锁[11,23]，肛门直肠畸形[10,37]，染色体异常[7,11,21,23] 也可能与 CES 相关。

症状

CES 的症状包括呕吐或反流、吞咽困难、反复呼吸道感染和生长迟缓。虽然 CES 通常是先天性的，但新生儿很少出现症状[25]。典型的临床表现是 6 个月大的气管支气管残余患者，在开始摄入半固体和固体食物时，同时开始出现反流[34]。在部分患者，发现食管内异物可能是第一个症状[36]。当食管蠕动正常时，CES 可能到成人期才被发现[48]。

与 EA/TEF 相关的 CES 可能在 EA/TEF 术中或术后的治疗过程中被发现。

诊断

CES 的鉴别诊断比较困难，也很难将 CES 与贲门失弛缓症、继发性食管狭窄，特别是食管反流性狭窄区分开[36]，这导致了 CES 治疗过程中的很多问题。首先应排除贲门失弛缓症、炎性食管炎和由肿瘤或食管的外在压迫引起的狭窄。正如前面所提到的，狭窄的位置因病理类型的不同而不同。

出现呕吐、吞咽困难等症状的患者应进行钡餐检查，以进行食管造影。狭窄性食管造影显示食管逐渐变细或突然变窄，并伴有不同程度的管腔上段扩张（图 47.3）。大部分由气管支气管残余引起的狭窄在食管造影上可见到食管突然变窄，而纤维肌性狭窄通常表现为食管逐渐变窄[41,43]。在 EA/TEF 术后，食管造影要仔细观察，因为很容易忽略食管中远端狭窄。为了评估狭窄的确切位置和程度，可以使用球囊导管进行食管造影。球囊导管经食管置入，通过充气球囊的位置和形状可清晰见到食管狭窄（图 47.4）。

区分 CES 与贲门失弛缓症和由 GER 引起的继发性食管狭窄时，可通过食管内镜（即食管镜）检查，食管压力检测和 pH 值监测鉴别。食管镜检查可以直接评价食管狭窄区和胃食管交界处的位置，以及食管炎的发生范围和严重程度。CES 患者远端黏膜正常。此外，食管镜下超声内镜最近已被用于了解 CES 的精细结构，这有利于确定治疗策略，选择食管扩张或手术治疗[42,49-50]。根据 Terui 等[51] 回顾分析，除气管支气管残留患者外，内镜扩张术被推荐为 CES 的主要治疗方法。

在 CES 患者中，术前食管压力检测显示食管下括约肌压力正常，在静息状态下小部分区域压力升高，与食管的狭窄部位相对应。食管运动功能受损在 CES 患者中较为常见[52-53]。此外，GER 患者 pH 监测可以发现一个显著的阳离子回流，CES 患者没有。

与 EA/TEF 相关的 CES 在食管手术治疗初期常常被忽视，直到后来才被诊断出来。

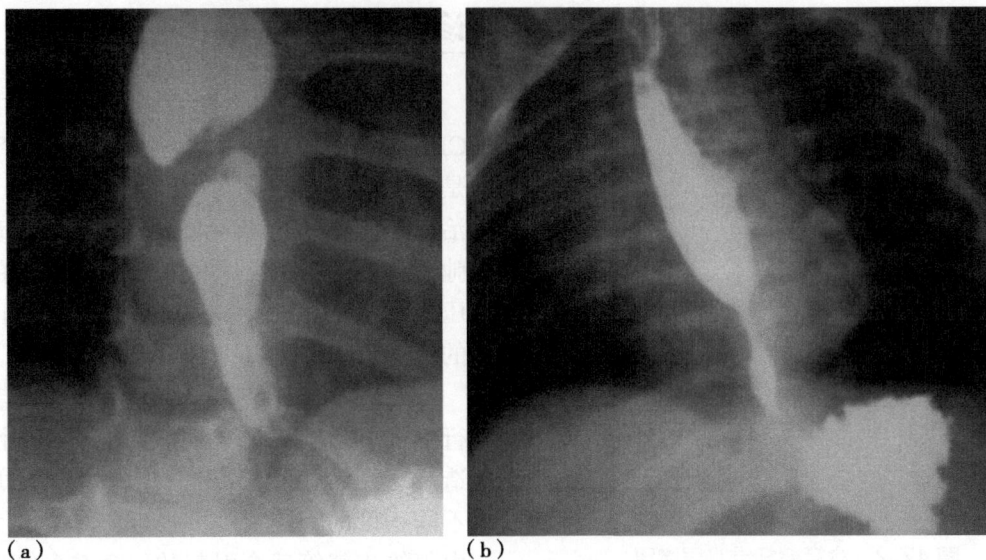

图 47.3 食管造影。（a）食管突然变细。（b）食管逐渐变细

Ibrahim 等 [54] 报道了在 EA/TEF 的初次手术过程中，从食管下段顶端常规取病理标本进行组织病理学研究。

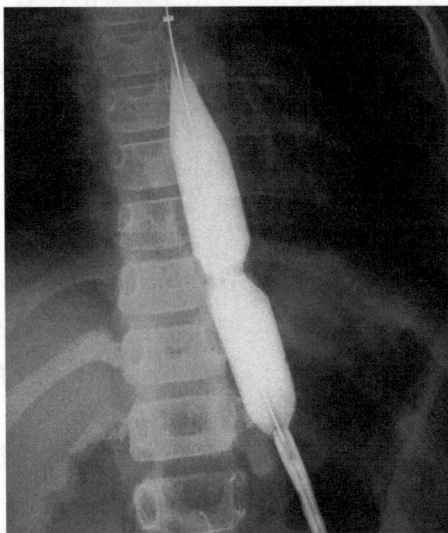

图 47.4 使用气囊导管透视图。在狭窄处放置低顺应性球囊导管（RigiflexTM Ⅱ, Boston Scientific Ltd, UK）并逐渐充气，可清楚看到狭窄的位置和长度

治疗

治疗的主要目的包括减轻症状和维持胃

食管交界处的反流机制。有保守治疗（通过非手术方法）或手术干预。非手术方法包括球囊扩张术和内镜治疗。

非手术治疗

球囊扩张是治疗 CES 的首选方法。当球囊导管安全地通过狭窄区时，这种方法应该被应用于食管逐渐变窄和食管突然变窄的患者。低顺应性球囊导管常被使用 [43]。球囊扩张的效果因病理类型的不同而不同，食管隔膜和部分纤维肌狭窄的患者可通过适当的扩张来治疗 [11,26,28-29]。

球囊扩张术治疗气管支气管残留的 CES 有一定局限性 [51]。然而，在不同类型的 CES 患者中，很难准确评估球囊扩张的疗效，因为那些因扩张获益的患者的狭窄病变的病理仍未得到证实。在有气管支气管残留的 CES 患者中，扩张的治疗效果目前尚不明确。最近报道了一例成功治疗 CES 患者，治疗使用内镜仪器（电磁法、高频波诱捕器 / 切割器）[55-56]。

手术

当患者对反复（四到六次）扩张治疗无效时，应考虑手术治疗。手术切除狭窄后，再行端端食管吻合是一种常规的外科治疗方法，多用于气管支气管残余[6,8,10-16,37,40-43]及部分纤维肌性残余的患者[21,34]。

大多数 CES 患者可以采用胸椎入路进行手术。然而，当狭窄位于腹部的食管时，则采用开腹手术。有报道，少部分 CES 患者使用胸腔镜[57-58]或腹腔镜[59]手术完全切除狭窄段。

胸部手术时，食管中段狭窄采用右侧切口，食管下段狭窄采用左侧切口。暴露食管后，从口部插入球囊导管定位狭窄段，然后将导管充气并向上拉以确认狭窄的下缘。将狭窄的远端切开后，无菌球囊导管从食管口残端通过狭窄区域。狭窄的上缘是通过向下推球囊导管来确定的[43]（图 47.5）。

将狭窄区域完全切除，端端吻合采用单层或双层可吸收线间断缝合。避免术中膈神经和迷走神经损伤。

其他手术治疗包括切除残余软骨、纵向肌切开术、环形肌切除术和食管置换。在这些手术中，有关于软骨切除和分期食管壁修复的报道[5,11,43]。然而，这些方法很少被使用，因为在大多数有气管支气管残留的 CES 患者临床症状不能缓解。

纵向肌切开术更多应用于贲门失弛缓症，也用于纤维肌狭窄的治疗。然而，患者术后常常需行扩张，其疗效尚未得到证实，可能出现食管穿孔[42]。

有报道采用环形肌切开治疗有气管支气管残余的 CES[60-61]，它也可用于治疗纤维肌狭窄。在此手术过程中，当口中的球囊导管拔出时，狭窄节段的下缘可以显示出来，和手术切除狭窄过程类似。通过向下推球囊导管或向下拉经食管小切口置入食管腔的球囊导管来确定上缘。肌肉层在黏膜下层的上下边缘被切开。然后，用外科手术剪或烧灼术对异常的肌层进行环切。环形肌切除术可避免术后出现漏液和食管吻合术后再狭窄[60-61]。

在 CES 的各种手术治疗方法中，节段切除及食管端端吻合是目前的标准方法，环形

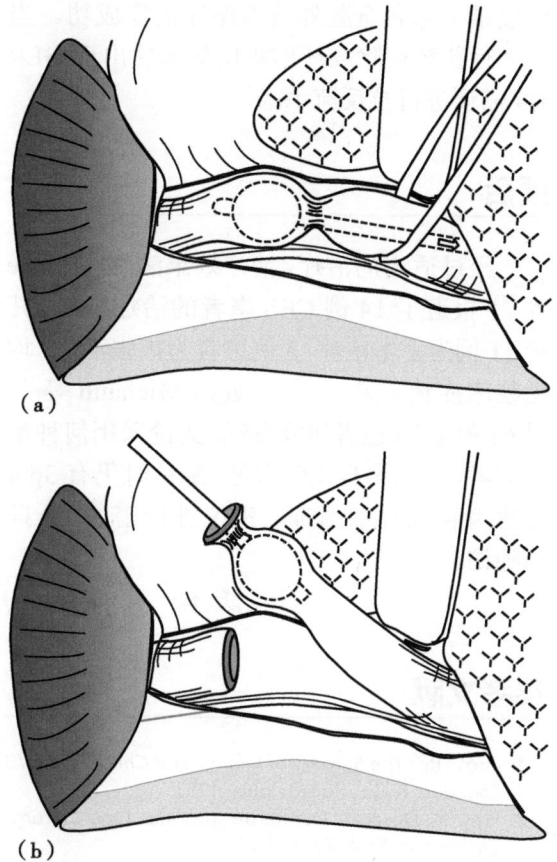

（a）

（b）

图 47.5　术中使用 Foley 导管确定狭窄的远端（a）和近端部位（b）

肌切开术有一定的价值。这两种手术都有出现 GER 的风险，特别是当吻合在有张力的情况下进行时。当狭窄位于胃食管交界处，手术通过开腹进行时，可采用抗反流术来防止术后反流。如果迷走神经不小心被切断，就要行幽门成形术。广泛的 CES 患者需要切除食管 3cm 以上，可能需要用结肠、空肠或胃管进行食管置换。

并发症的治疗

并发症包括食管扩张导致的医源性食管穿孔[10,42,57]和节段切除后食管重建出现漏液[11]。有文献报道，食管扩张穿孔的发生率为 9.1%~44%[41,43,46,51,62]，食管穿孔和大裂口可能需要手术引流和/或修补，但小裂口可以

通过维持患者全肠外营养保守治疗成功。当患者行狭窄切除或环形肌切除术后出现 GER 时，需要进行抗反流手术。

预后

经过适当的治疗，治疗效果满意。Amae 等[43] 报道了 14 例 CES 患者的治疗结果，其中 11 例为手术治疗，3 例患者为扩张治疗，均无临床症状。另一方面，近期 Michaud 等[63] 对 61 例 CES 患者研究发现，无论采用何种治疗方案，吞咽困难比较常见，随访时仍有 36% 的患者存在吞咽困难。建议进行密切、长期的随访。

（高跃 译 谭征 审校）

参考文献

1. Gross RE. *The Surgery of Infancy and Childhood.* WB Saunders & Co., Philadelphia, 1953.
2. Frey EK, Duschl L. Der Kardiospasmus. *Erge Chirurg Orthopaed* 1936; 29: 637–716.
3. Bergmann M, Charnas RM. Tracheobronchial rests in the esophagus. *J Thorac Surg* 1958; 35: 97–104.
4. Kumar R. A case of congenital oesophageal stricture due to a cartilaginous ring. *Br J Surg* 1962; 69: 533–4.
5. Pauline E, Roselli A, Aprigliano F. Congenital esophageal stricture due to tracheobronchial remnants. *Surgery* 1963; 53: 547–50.
6. Ishida M, Tsuchida Y, Saito S et al. Congenital esophageal stenosis due to tracheobronchial remnants. *J Pediatr Surg* 1969; 4: 339–45.
7. Rose JS, Kassner EG, Jurgens KH et al. Congenital esophageal strictures due to cartilaginous rings. *Br J Radiol* 1975; 48: 16–8.
8. Ohkawa H, Takahashi H, Hoshino Y et al. Lower esophageal stenosis in association with tracheobronchial remnants. *J Pediatr Surg* 1975; 10: 453–7.
9. Ibrahim NBN, Sandry RJ. Congenital esophageal stenosis caused by tracheobronchial structures in the esophageal wall. *Thorax* 1981; 36: 465–8.
10. Deiraniya AK. Congenital oesophageal stenosis due to tracheobronchial remnants. *Thorax* 1974; 29: 720–5.
11. Fekete CN, Backer AD, Jacob SL. Congenital esophageal stenosis. A review of 20 cases. *Pediatr Surg Int* 1987; 2: 86–92.
12. Sneed WF, LaGarde MS, Kogutt MS et al. Esophageal stenosis due to cartilaginous tracheobronchial remnants. *J Pediatr Surg* 1979; 14: 786–8.
13. Spitz L. Congenital esophageal stenosis distal to associated esophageal atresia. *J Pediatr Surg* 1973; 8: 973–4.
14. Briceno LI, Grases PJ, Gallego S. Tracheobronchial and pancreatic remnants causing esophageal stenosis. *J Pediatr Surg* 1981; 16: 731–2.
15. Tubino P, Marouelli LF, Alves E et al. Choristoma: Esophageal stenosis, due to tracheobronchial remnants. *Z Kinderchir* 1982; 35: 14–7.
16. Shoshany G, Bar-Maor JA. Congenital stenosis of the esophagus due to tracheobronchial remnants: A missed diagnosis. *J Pediatr Gastroenterol Nutr* 1986; 5: 977–9.
17. Bonilla KB, Bower WF. Congenital esophageal stenosis; pathologic studies following resection. *Am J Surg* 1959; 97: 772–6.
18. Mahour GH, Jounston PW, Gwinn JL et al. Congenital esophageal stenosis distal to esophageal atresia. *Surgery* 1971; 69: 936–9.
19. Tuqan NA. Annular stricture of the esophagus distal to congenital tracheoesophageal fistula. *Surgery* 1962; 52: 394–5.
20. Vidne B, Levy MJ. Use of pericardium for esophagoplasty in congenital stenosis. *Surgery* 1970; 68: 389–92.
21. Todani T, Watanabe Y, Mizuguchi T et al. Congenital oesophageal stenosis due to fibromuscular thickening. *Z Kinderchir* 1984; 39: 11–4.
22. Beatty CC. Congenital stenosis of the esophagus. *Br J Child Dis* 1928; 25: 237–70.
23. Huchzermeyer H, Burdeiski M, Hruby M. Endoscopic therapy of a congenital oesophageal stricture. *Endoscopy* 1979; 11: 259–62.
24. Overton RC, Creech O. Unusual esophageal atresia with distant membranous obstruction of the esophagus. *J Thorac Surg* 1953; 35: 674–7.
25. Schwaetz SI. Congenital membranous obstruction of esophagus. *Arch Surg* 1962; 85: 480–2.
26. Grabowski ST, Andrews DA. Upper esophageal stenosis: Two case reports. *J Pediatr Surg* 1996; 31: 1438–9.
27. Takayanagi K, Ii K, Komi N. Congenital esophageal stenosis with lack of the submucosa. *J Pediatr Surg* 1975; 10: 425–6.
28. Sarihan H, Abes M. Congenital esophageal stenosis. *J Cardiovasc Surg* 1997; 38: 421–3.
29. Komuro H, Makino S, Tsuchiya I et al. Cervical esophageal web in a 13-year-old with growth failure. *Pediatr Int* 1999; 41: 568–70.
30. Roy GT, Cohen RC, Willeams SJ. Endoscopic laser division of an esophageal web in a child. *J Pediatr Surg* 1996; 31: 439–40.
31. Younes Z, Johnson DA. Congenital esophageal stenosis: Clinical and endoscopic features in adults. *Dig Dis* 1999; 17: 172–7.
32. Katzka DA, Levine MS, Ginsberg GG et al. Congenital esophageal stenosis in adults. *Am J Gastroenterol* 2000; 95: 32–6.
33. Pokieser P, Schima W, Schober E et al. Congenital esophageal stenosis in a 21-year-old man: Clinical and radiographic findings. *Am J Gastroenterol* 1998; 170: 147–8.

34. Murphy SG, Yazbeck S, Russo P. Isolated congenital esophageal stenosis. *J Pediatr Surg* 1995; 30: 1238–41.
35. Singaram C, Sweet MA, Gaumnitz EA. Peptidergic and nitrinergic denervation in congenital esophageal stenosis. *Gastroenterology* 1995; 109: 275–81.
36. Bluestone CD, Kerry R, Sieber WK. Congenital esophageal stenosis. *Laryngoscope* 1969; 79: 1095–103.
37. Nishina T, Tsuchida Y, Saito S. Congenital esophageal stenosis due to tracheobronchial remnants and its associated anomalies. *J Pediatr Surg* 1981; 16: 190–3.
38. Sheridan J, Hyde I. Oesophageal stenosis distal to oesophageal atresia. *Clin Radiol* 1990; 42: 274–6.
39. Yeung CK, Spitz L, Brereton RJ et al. Congenital esophageal stenosis due to tracheobronchial remnants: A rare but important association with esophageal atresia. *J Pediatr Surg* 1992; 27: 852–5.
40. Neilson IR, Croitoru DP, Guttman FK et al. Distal congenital esophageal stenosis associated with esophageal atresia. *J Pediatr Surg* 1991; 26: 478–81.
41. Kawahara H, Imura K, Yagi M et al. Clinical characteristics of congenital esophageal stenosis distal to associated esophageal atresia. *Surgery* 2001; 129: 29–38.
42. Takamizawa S, Tsugawa C, Mouri N et al. Congenital esophageal stenosis: Therapeutic strategy based on etiology. *J Pediatr Surg* 2002; 37: 197–201.
43. Amae S, Nio M, Kamiyama T et al. Clinical characteristics and management of congenital esophageal stenosis: A report on 14 cases. *J Pediatr Surg* 2003; 38: 565–70.
44. Yoo HJ, Kim WS, Cheon JE et al. Congenital esophageal stenosis associated with esophageal atresia/tracheoesophageal fistula: Clinical and radiologic features. *Pediatr Radiol* 2010; 40: 1353–9.
45. McCann F, Michaud L, Aspirot A et al. Congenital esophageal stenosis associated with esophageal atresia. *Dis Esophagus* 2015; 28: 211–5.
46. Newman B, Bender TM. Esophageal atresia/tracheoesophageal fistula and associated congenital esophageal stenosis. *Pediatr Radiol* 1997; 27: 530–4.
47. Vasudevan SA, Kerendi F, Lee H et al. Management of congenital esophageal stenosis. *J Pediatr Surg* 2002; 37: 1024–6.
48. McNally PR, Collier EH 3rd, Lopiano MC et al. Congenital esophageal stenosis. A rare cause of food impaction in the adult. *Dig Dis Sci* 1990; 35: 263–6.
49. Kouchi K, Yoshida H, Matsunaga T et al. Endosonographic evaluation in two children with esophageal stenosis. *J Pediatr Surg* 2002; 37: 934–6.
50. Usui N, Kamata S, Kawahara H et al. Usefulness of endoscopic ultrasonography in the diagnosis of congenital esophageal stenosis. *J Pediatr Surg* 2002; 37: 1744–6.
51. Terui K, Saito T, Mitsunaga T et al. Endoscopic management for congenital esophageal stenosis: A systematic review. *World J Gastrointest Endosc* 2015; 7: 183–91.
52. Liu Q, Yao LP, Xie HH et al. High-resolution manometry and endoscopic ultrasonography are important for diagnosing congenital esophageal stenosis. *J Dig Dis* 2015; 16: 479–82.
53. Kawahara H, Oue T, Okuyama H et al. Esophageal motor function in congenital esophageal stenosis. *J Pediatr Surg* 2003; 38: 1716–9.
54. Ibrahim AH, Al Malki TA, Hamza AF, Congenital esophageal stenosis associated with esophageal atresia: New concepts. *Pediatr Surg Int* 2007; 23: 533–7.
55. Nose S, Kubota A, Kawahara H et al. Endoscopic membranectomy with a high-frequency-wave snare/cutter for membranous stenosis in the upper gastrointestinal tract. *J Pediatr Surg* 2005; 40: 1486–8.
56. Chao HC, Chen SY, Kong MS. Successful treatment of congenital esophageal web by endoscopic electrocauterization and balloon dilatation. *J Pediatr Surg* 2008; 43: e13–5.
57. Martinez-Ferro M, Rubio M, Piaggio L et al. Thoracoscopic approach for congenital esophageal stenosis. *J Pediatr Surg* 2006; 41: E5–7.
58. van Poll D, van der Zee DC. Thoracoscopic treatment of congenital esophageal stenosis in combination with H-type tracheoesophageal fistula. *J Pediatr Surg* 2012; 47: 1611–3.
59. Deshpande AV, Shun A. Laparoscopic treatment of esophageal stenosis due to tracheobronchial remnant in a child. *J Laparoendosc Adv Surg Tech A* 2009; 19: 107–9.
60. Maeda K, Hisamatsu C, Hasegawa T et al. Circular myectomy for the treatment of congenital esophageal stenosis owing to tracheobronchial remnant. *J Pediatr Surg* 2004; 39: 1765–8.
61. Saito T, Ise K, Kawahara Y et al. Congenital esophageal stenosis because of tracheobronchial remnant and treated by circular myectomy: A case report. *J Pediatr Surg* 2008; 43: 583–5.
62. Romeo E, Foschia F, de Angelis P et al. Endoscopic management of congenital esophageal stenosis. *J Pediatr Surg* 2011; 46: 838–41.
63. Michaud L, Coutenier F, Podevin G et al. Characteristics and management of congenital esophageal stenosis: Findings from a multicenter study. *Orphanet J Rare Dis* 2013; 8: 186.

食管重复囊肿

Dakshesh H. Parikh   Michael Singh

引言

食管重复畸形和支气管囊肿是前肠畸形导致，都起源于原始的前肠[1]。儿童前肠重复囊肿占纵隔囊肿的三分之一，是诊断隐匿性纵隔肿瘤的主要鉴别诊断之一。有文献报道，大约21%的胃肠道重复畸形起源于食管[2-3]。

食管重复囊肿靠近正常食管。在胃肠道的其他地方也可能出现重复畸形。有些食管重复畸形可发生在正常胸腹部[4-5]。相比之下，支气管囊肿更为常见，并且与气管支气管树或肺实质密切相关。与支气管囊肿不同，食管重复囊肿常与脊柱畸形相关。出现脊柱畸形的时候，很少能发现与椎管内的交通。这种畸形被称为神经源性肠囊肿[6]。

病因学

食管重复畸形被认为是妊娠第4周至第8周时前肠背侧发育异常引起。一种胚胎学理论认为，管腔位置异常或在形成管道过程中空泡连续性中断导致胃肠道管腔发育障碍。另一种理论认为，憩室发生在胃肠道的发育过程中，可能导致肠管的重复伴或不伴连续性中断。这两种理论都不能解释在胃肠道中发生的各种类型的重复畸形。相反，脊索分裂理论可以解释脊柱畸形与纵隔重复畸形的关系。脊索是由中胚层细胞和内胚层分化而来。当内胚层黏附时，它被吸引到椎管内，导致椎管不能从腹侧关闭。关闭可能发生在椎管的任何一端。头端封闭可能代表纤维束缚，与囊肿的另一端相连，再逐渐消失[1]。

病理学

食管重复畸形本质上是囊性的、管状的或神经肠的。超过60%的食管重复囊肿主要发生在食管下部，其余在食管上1/3和中1/3处。它们通常有一层薄的肌层，与正常的食管相邻或在食管壁内。很少一部分食管重复畸形是上皮细胞囊肿。囊肿内含有透明的黏液，褐色或带血的浆液。大多数不与脊柱相通或有相关的全脊柱异常。重复食管囊肿可有多种黏膜结构：鳞状、胃、假复层、立方、柱状、纤毛状的黏膜或胰腺细胞[4-5]。因此，有症状的食管重复囊肿可能出现囊肿内出血，或对周围的结构（例如气管、血管）造成压迫症状，或导致瘘管形成。

表现

大多食管重复囊肿出现在儿童早期，其中一些是产检发现的（图48.1）。根据经验，产前诊断胸部囊肿的患者中，约5%的患者出生后诊断为前肠重复畸形。大多数产前诊断的患者在出生时无症状。患者可在婴儿期出现急性呼吸窘迫、喘鸣、吞咽困难、突然出现的颈部肿块（图48.2）。有文献报道，部分未经治疗而猝死的患者很可能是由于囊肿破裂进入气管支气管树[8-9]。

食管重复畸形偶尔在胸部X线检查中被发现（图48.3）。年龄较大的儿童的症状主要

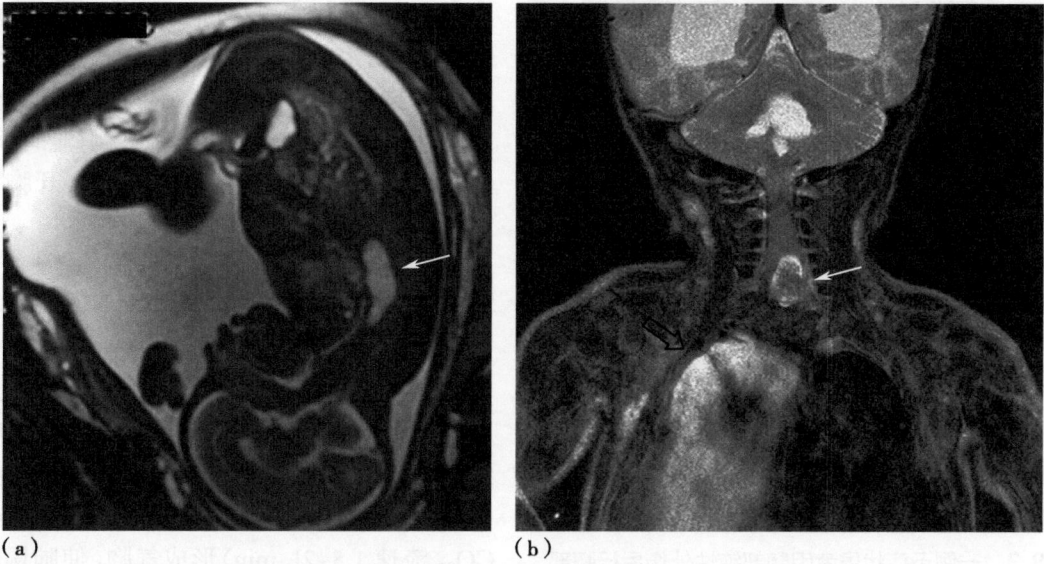

图48.1　（a）胎儿MRI证实前肠重复囊肿的产前超声检查结果，并向椎管内延伸。（b）患儿出生后MRI显示巨大的管状食管重复囊肿（空心箭头）和颈椎管内肿物（白色箭头）

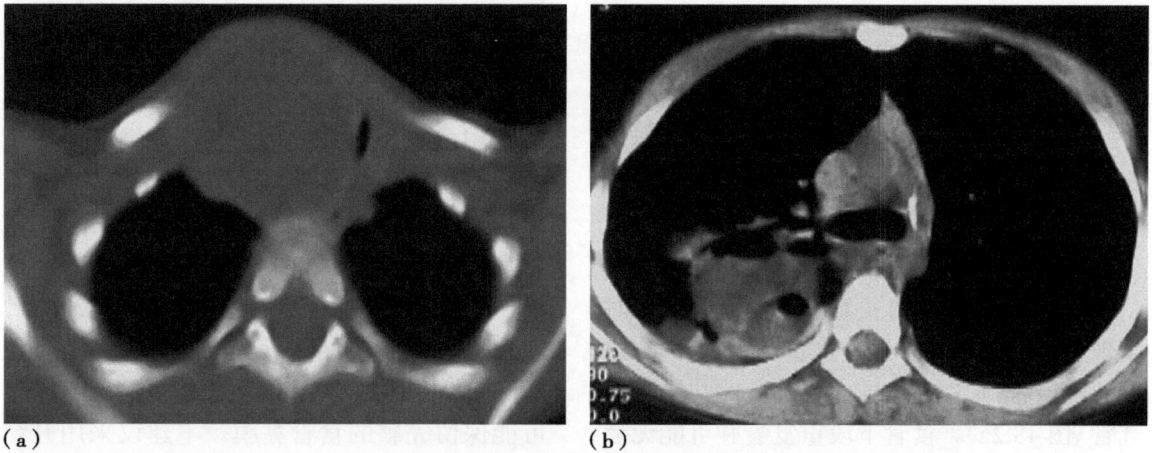

图48.2　（a）CT扫描显示，急性喘鸣和突然出现颈部肿块的患者颈部重复食管，气管受压和移位。（b）CT扫描显示重复囊肿感染，并有瘘管进入右上叶支气管。该患者有反复性肺炎，在胸部X线检查中发现右上叶肺脓肿

是重复畸形对周围结构压迫造成的。食管受迫引起吞咽困难（图48.4b）。气管受压出现呼吸困难（图48.2a）。这些囊肿可能溃烂、出血，破裂进入食管或气管支气管树，引起反复发作的肺炎、疼痛、咯血和肺脓肿[3,7-8]（图48.2b）。成年患者可能出现鳞状细胞癌和食管重复囊肿腺癌[10-11]。

一项大型回顾性研究报告食管重复畸形的术前病死率高达10%[8]，死亡的原因主要是食管内出血、呼吸衰竭或脓毒症[8]。

诊断

所有经产前诊断发现胸部囊性病变患者必须在出生后行增强CT扫描。CT扫描显示前肠重复畸形位于后纵隔，与食管或气管相

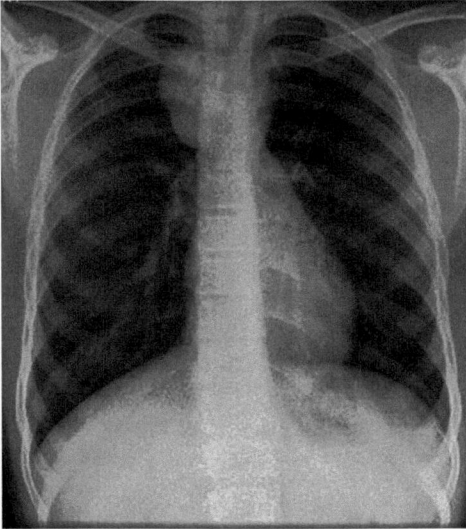

图 48.3　一例无症状患者因胸部钝性外伤后行胸部 X 线检查偶然发现重复囊肿，随后的检查证实这是食管重复囊肿

邻，典型表现为低信号，均匀的囊性肿块，边界光滑[12]（图 48.4 和图 48.5）。

普通 X 线片可显示脊柱旁平滑的圆形阴影。在有症状的患者中，可能出现气管移位或受压（图 48.2a 和图 48.4c）。胸部平片也有利于发现相关的脊柱畸形（图 48.5a）。

出现吞咽困难的儿童，行对比剂检查时发现一个平滑的阴影压迫食管（图 48.4b）。急性喘鸣患者，CT 扫描显示巨大囊性肿块压迫气管（图 48.2a）。食管下段重复囊肿可能无症状，成人患者可能在胸部 X 线检查中偶然发现，也可能出现胸痛、吞咽困难或呕血等症状而被发现（图 48.5b）。如果存在脊柱畸形，应考虑进行 MRI 扫描，以诊断椎管内病变（图 48.1b 和图 48.5c）。上消化道内镜和食管超声检查对囊性囊肿的诊断意义不大。

治疗

食管重复畸形需完整切除，残留畸形可能导致复发[8]。对产前发现的患者应选择切除，首选胸腔镜手术。除了瘘管形成合并感染的患者外，大多数有症状的患者适合胸腔镜手术（图 48.2b）。胸腔镜下食管重复畸形手术应用越来越广泛[13-15]。胸腔镜手术的优点是阿片类镇痛药物使用少、胸管引流时间短、住院时间短。复发的患者可能需要开胸手术进行完全切除。

胸腔镜手术

大多数患者可采用中间气管内插管，对于年龄较大的儿童，可行单肺插管麻醉。患者取侧卧位，患侧朝上。胸腔镜光源孔取腋中线肩胛下角的前方。胸腔镜下打 2~3 个孔，形成三角定位，利于操作。充入 CO_2（5~7mmHg CO_2，流速 1.5~2L/min）形成气胸，使肺塌陷和收缩，暴露后纵隔囊肿。

囊肿底部的胸膜可用剪刀或电凝钩切开。两种不同的囊肿切除技术略有不同。常见的囊肿有独立的肌层，并通过结缔组织与食管相连。用电凝钩、剪刀、超声刀进行离断，也可行结扎（Valley Lab，Covidien）。要谨慎使用电刀设备，避免电传导或热传播造成组织损伤。在切除胸段入口重复畸形时，有损伤迷走神经、膈神经和胸导管的风险。重复食管也可能和正常食管有共同的肌层，这种相对比较少见，胸腔镜手术治疗比较困难。在切除过程中放置鼻胃管或内镜有助于避免切除食管壁和黏膜。需将囊肿完全切除，尽可能保留完整的食管黏膜。不建议采用开窗减压术，因为残留的囊壁容易导致复发[8]。切除囊肿，用可吸收缝线缝合食管肌肉组织和黏膜。取出标本送检。

如果患者出现胸腹食管重复囊肿，可在腹腔镜辅助下将囊肿完全切除。单独的腹腔内囊肿可以一起切除，也可以分期腹腔镜下切除。

大部分食管重复囊肿切除后不需要行胸腔引流。只有在发生食管黏膜破损时才建议进行胸腔引流[16]。术后疼痛采用口服或静脉注射对乙酰氨基酚，或口服布洛芬。大多数胸腔镜切除的患者可以在第二天出院。

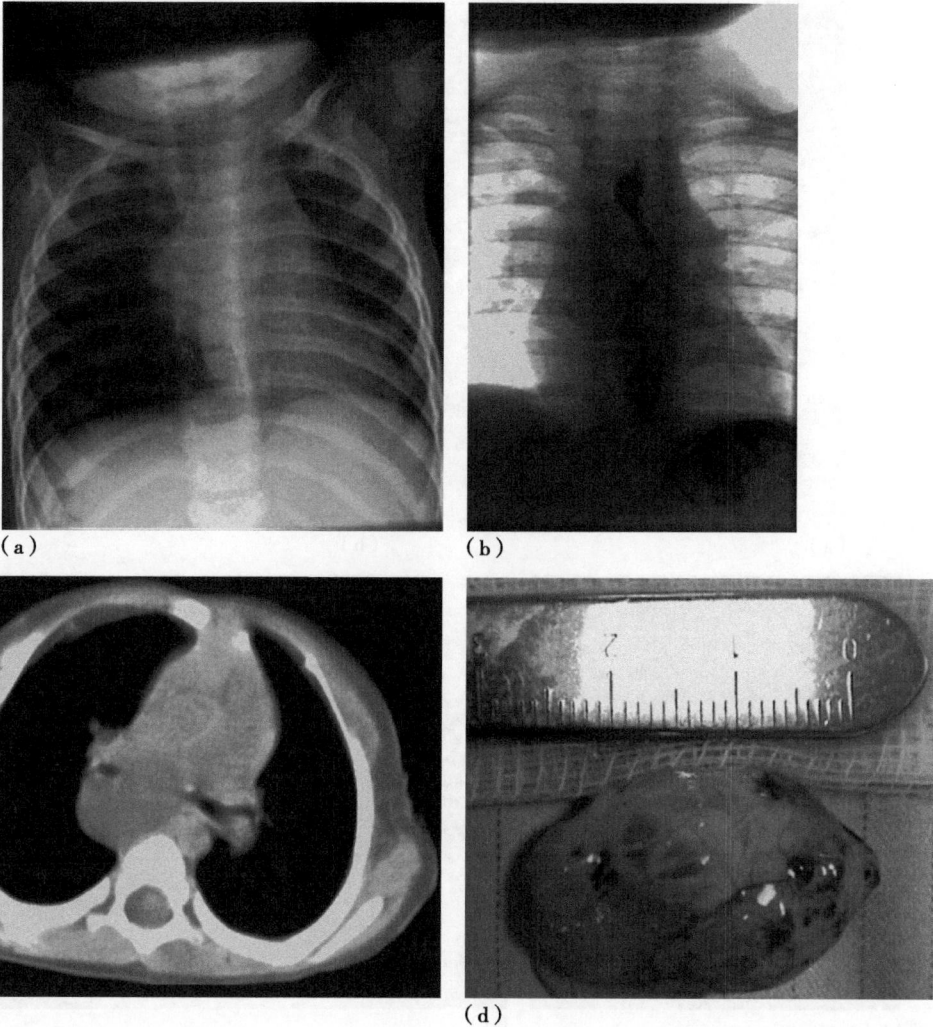

图48.4　（a）患者反复胸部感染。胸部X线检查显示右肺轻度肺气肿，纵隔肿块呈圆形。（b）食管造影显示平滑阴影压迫食管。（c）CT扫描显示典型的低密度，均匀的囊性肿块，边界光滑，压迫右主支气管。（d）重复囊肿病理标本

开胸手术

建议选择第五肋骨患侧入路。手术原则方法与胸腔镜手术相同。开放性手术可能引起粘连，可能是炎症引起，也可能是术前出现。为避免术后并发症，术中注意对肺实质或瘘管引起的出血或漏气的处理，这能有效避免并发症的发生。囊肿周围的出血或组织粘连，可能导致迷走神经和胸导管损伤。

颈部和胸骨上囊肿

患者取平卧位，并在肩部垫一个圆形物体。分离出囊肿壁，沿着囊肿壁进行切除。谨慎使用电学设备，以防电传导或热扩散引起的意外损害。特别容易损伤喉返神经，因为喉返神经能够在囊肿上移动。

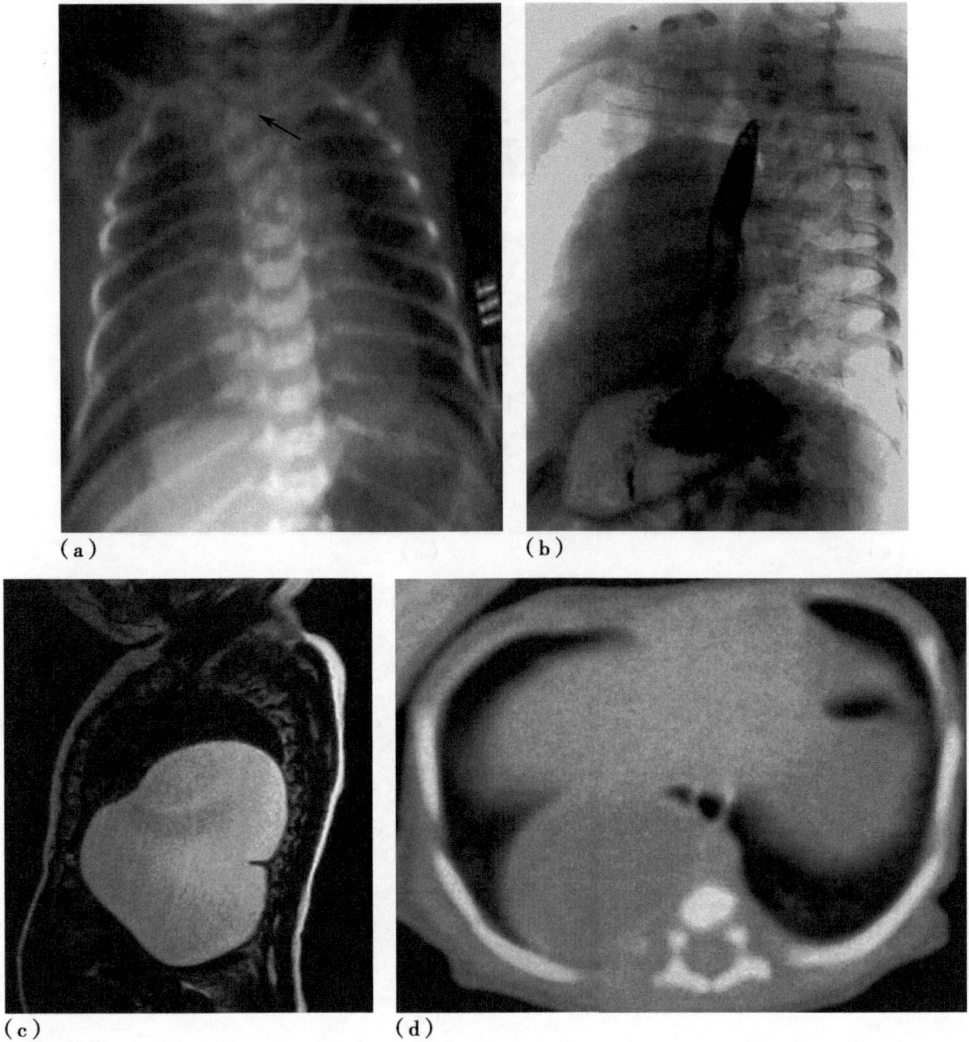

图48.5 （a）胸部X线片显示产前发现的前肠重复囊肿中存在椎体异常（箭头）。（b）造影显示巨大后纵隔重复囊肿。（c）MRI扫描是为了排除与神经成分相关的脊柱畸形。（d）CT扫描证实平滑、低密度的后纵隔重复囊肿

手术并发症

手术并发症与手术部位和手术方式有关。囊肿不完全切除可能导致复发，需再次手术治疗。开放性手术和胸腔镜手术都可能出现食管瘘。小的食管瘘可以通过肠外营养、抗生素和胸腔引流保守治疗。然而，大的食管瘘可能需要开胸、食管修补、清除脓胸和胸腔引流[7,13]。远期有食管狭窄的风险，可能需要扩张。远期也可能出现食管假憩室[15]。持续的漏气需要开胸行支气管或气管修复[13]。一项回顾性研究表明，两例患者因脓毒症死亡，一例是食管瘘引起，一例是囊肿相关脓毒症[8]。

小心紧贴囊壁分离，避免损伤颈及上纵隔的迷走神经、喉返神经及膈神经。在靠近神经的位置尽量避免使用电学设备。对于有感染的囊肿，由于粘连和出血，神经或胸导管损伤风险更高。

远期结局

　　所有食管重复囊肿均需手术切除，因为存在威胁生命的并发症，如消化性溃疡、出血或穿孔、急性气道阻塞、复发性感染、纵隔炎、脑膜炎和癌症。无症状患者行胸腔镜手术的并发症发生率低。未完全切除的患者应定期复查。脊柱畸形患者注意脊柱侧凸情况。术后发生食管运动障碍比较少见，可能损伤了咽神经丛。颈部囊肿切除后，远期可能出现咽部假性囊肿。

（高跃 译　谭征 审校）

参考文献

1. Ponski TA, Rothenberg SS. Foregut duplication cysts. In: Parikh DH, Crabb D, Aldist A, Rothenberg SS (eds). *Paediatric Thoracic Surgery*. London: Springer Verlag, 2009: 383–90.
2. Stringer MD, Spitz L, Abel R et al. Management of alimentary tract duplication in children. *Br J Surg* 1995; 82: 74–8.
3. Holcomb GW 3rd, Gheissari A, O'Neill JA Jr et al. Surgical management of alimentary tract duplications. *Ann Surg* 1989; 209: 167–74.
4. Beardmore HE, Wiglesworth FW. Vertebral anomalies and alimentary duplications; clinical and embryological aspects. *Pediatr Clin North Am* 1958; May: 457–74.
5. Cocker DM, Parikh D, Brown R. Multiple antenatally diagnosed foregut duplication cysts excised and the value of thoracoscopy in diagnosing small concurrent cysts. *Ann R Coll Surg Engl* 2006; 88: W8–10(1).
6. Bently JF, Smith JR. Developmental posterior enteric remnants and spinal malformations: The split notochord syndrome. *Arch Dis Child* 1960; 35: 76–86.
7. Carachi R, Azmy A. Foregut duplications. *Pediatr Surg Int* 2002; 18: 371–4.
8. Nobuhara KK, Gorski YC, La Quaglia MP, Shamberger RC. Bronchogenic cysts and esophageal duplications: Common origins and treatment. *J Pediatr Surg* 1997; 32: 1408–13.
9. Ravitch MM. Mediastinal cysts and tumors. In: Welch KJ, Randolph JG, Ravitch MM, O'Neill JA, Rowe MI (eds). *Pediatric Surgery*, 4rth edn. Chicago: Year Book Medical Publishers, Inc. 1986; 602–18.
10. Tapia RH, White VA. Squamous cell carcinoma arising in a duplication cyst of the esophagus. *Am J Gastroenterol* 1985; 80: 325–9.
11. Lee MY, Jensen E, Kwak S, Larson RA. Metastatic adenocarcinoma arising in a congenital foregut cyst of the esophagus: A case report with review of the literature. *Am J Clin Oncol* 1998; 21: 64–6.
12. Weiss LM, Fagelman D, Warhit JM. CT demonstration of an esophageal duplication cyst. *J Comput Assist Tomogr* 1983; 7: 716–8.
13. Michel JL, Revillon Y, Montupet P. Thoracoscopic treatment of mediastinal cysts in children. *J Pediatr Surg* 1998; 33: 1745–8.
14. Merry C, Spurbeck W, Lobe TE. Resection of foregut-derived duplications by minimal-access surgery. *Pediatr Surg Int* 1999; 15: 224–6.
15. Bratu I, Laberge JM, Flageole H, Bouchard S. Foregut duplications: Is there an advantage to thoracoscopic resection? *J Pediatr Surg* 2005; 40: 138–41.
16. Partrick D, Rothenberg SS. Thoracoscopic resection of mediastinal masses in infants and children: An evaluation of technique and results. *J Pediatr Surg* 2001; 36: 1165–7.

新生儿食管穿孔

David S. Foley

引言

新生儿食管穿孔比较少见，Eklof 及其同事在文献中首次报道[1]。过去的二十年，超早产儿的食管穿孔已逐渐被认识和报道。自发性食管穿孔（新生儿布尔哈夫综合征）极为罕见，Fryfogle[2] 首次成功修复此病。尽管对新生儿食管穿孔采取非手术治疗效果良好，但如果不及早诊断和治疗，可能对患儿生命产生威胁，而积极的手术治疗有时也有争论[3-7]。外科医师需采用个体化的治疗方案。

分类与病因

新生儿食管穿孔可分为医源性和非医源性。非医源性穿孔极为罕见，通常发生在足月婴儿身上。穿孔最常见的部位是食管的下三分之一。自发性穿孔的病因学假说包括分娩时腹内压升高、围产期低氧血症和反流相关的消化性食管炎[8]。

食管的医源性穿孔常见于早产儿、小于胎龄儿[9]，通常发生于颈段食管或下咽部。病因有硬导管咽部吸引、喉镜创伤、食管插管、臀位分娩时新生儿头部的操作[10-13]。

在操作时，颈部被过度牵拉，食管穿孔可能发生在环咽肌，食管后壁的第六或第七颈椎压迫。喉镜或气管插管导致黏膜下损伤、环咽肌痉挛[14]。气管插管可能会进一步损害食管入口，尤其是在早产儿、小于胎龄新生儿。口咽部吸引或鼻胃管进一步加重黏膜下损伤，导致全层穿孔。

食管中段穿孔常由扩张食管狭窄导致，或食管闭锁修补术后发生吻合口瘘[15-16]。胸管放置不当可能导致食管吻合口破裂或近端肌切开术部位穿孔[17]，有一例关于早产儿出现胸腔引流管压迫导致食管坏死的报道[18]。随着经食管超声心动图在先天性心脏病中应用越来越广泛，食管近中段穿孔的报道也越来越多[19-20]。

食管远端穿孔可能与食管狭窄扩张导致食管炎、抗反流手术治疗失误或放置错误的胃造口球囊有关[21]。

诊断与临床表现

医源性食管损伤的新生儿可能因吞咽困难而出现过度流涎和黏液分泌，许多新生儿还会出现明显的呼吸窘迫。仪器引起患者出现刺激症状、黏膜肿胀，导致鼻胃管插入困难。

在新生儿中，放置鼻胃管后行胸部 X 线检查发现位置异常，常提示食管穿孔。气管插管后出现带血的口腔分泌物，需要胸部 X 线检查，如果未检查，可能出现漏诊。有些儿童可能出现食管梗阻后才发现食管穿孔，可能被误认为是食管闭锁[9,11,13]。食管穿孔应与无症状食管闭锁相鉴别，注意患儿有无反复插管或强力吸痰的病史，产前羊水过多史以及胸部 X 线检查时鼻胃管的位置。部分食管穿孔患者出现气胸，引起呼吸窘迫症状。在这些患者中，右胸膜腔最常受累[3,5,11,13]。胸腔穿刺术或胸膜腔造口术可见黏液或喂养的食物。乳糜气胸也与新生儿食管穿孔有关[22]。

对于疑似有穿孔的患者，应进行胸部和颈部的前后侧位片检查，异常与受伤部位有关。下咽和颈部穿孔常表现为频繁颈部腔外气体，最初无纵隔积气。食管中段穿孔可表现为纵隔气肿、气胸或胸腔积液。鼻胃管位置异常[右侧胸膜腔、心包腔（图 49.1）或纵隔右侧]可确诊本病，纵隔炎导致纵隔增宽和纵隔边缘模糊，但出现较晚，不明显。需进一步行食管造影。Mollit 等[23] 描述了早产儿中常见的三种损伤类型：①由局部颈漏造成的咽憩室；②黏膜穿孔向后平行于食管；③胸膜内穿孔，空气及食管内容物明显渗漏至胸膜腔。如果胸部 X 线片显示鼻胃管位于胸膜腔或心包，则可确诊为食管穿孔（图 49.2）。在这种情况下，无须精确定位穿孔部位，除非在拔除鼻胃管和胸腔引流管后，患者的情况恶化。如果临床症状提示食管梗阻，则应在食管造影时向食管近端注入少量泛影葡胺（Hypaque）、泛影酸钠（Renografin）或甲泛葡胺。胃影葡胺和钡剂可能加重纵隔炎，使吸入性肺炎的风险增高，不建议使用。在咽食管穿孔的患者中，可能出现严重的环咽肌痉挛，对比剂很难进入食管。下列情况有助于鉴别食管闭锁与黏膜下穿孔或假憩室形成[24]，包括：

- 先天性食管闭锁患者侧位 X 线片上气管与不透明管之间的距离大于食管与不透明管之间的距离，食管闭锁患者食管与气管关系密切。
- 与食管闭锁患者相比，穿孔患者的不透明管径更长、更窄、更不规则。
- 食管闭锁时，侧位 X 线片显示食管上端轻微压迫气管，但在食管穿孔时没有。

不推荐行食管镜检查，可能加重食管穿孔。

新生儿自发性食管穿孔通常表现为呼吸窘迫，在穿孔发生后立即或延迟数小时出现。患有布尔哈夫综合征的新生儿，更容易出现右侧气胸，左侧气胸常见于成人[8,18]，这可能是因为新生儿的主动脉常与左侧食管紧密黏附，在左侧提供了一个额外的纵隔屏障。如果穿孔被漏诊，呼吸窘迫在进食后逐渐加重。

所有怀疑穿孔的患者均需行食管造影，以评估损伤的程度并进行定位。

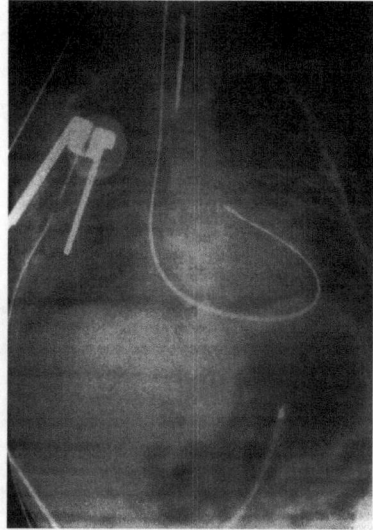

图 49.1 胸部 X 线片显示鼻胃管向心包内移位

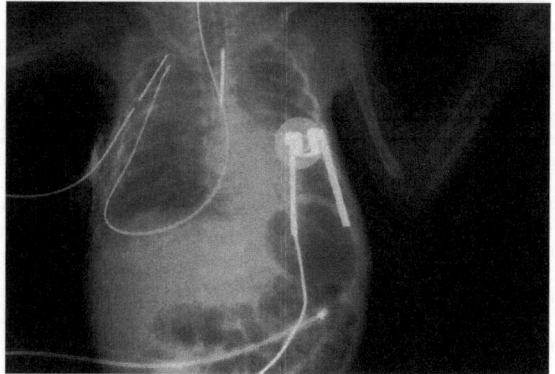

图 49.2 胸部 X 线片显示右侧胸膜腔内盘绕的鼻胃管和用于治疗张力性气胸的胸腔引流管

治疗

近年来，新生儿食管穿孔的治疗包括非手术治疗和手术治疗[25]。食管穿孔是一种可迅速致命的疾病，需要立即识别和积极治疗才能获得满意的结果。然而，食管穿孔的治疗必须根据损伤的部位和大小、新生儿的全身反应以及损伤到开始治疗之间的时间间隔进行个体化治疗。下咽部和食管黏膜下小穿孔，局限于纵隔，无全身性症状，可采用非手术治疗（图 49.3）。在这些婴儿中，穿孔的准确位置不是很重要。如果鼻胃管在纵隔或心包腔内，可拔出鼻胃管，在造影辅助下放置新的鼻胃管。广谱抗生素必须使用 7~14 天，应静脉输液和高营养，因为患儿必须停止经口喂养。食管造影应在损伤后 7~10 天进行。如果穿孔完全愈合，可以经口喂养。如果穿孔未完全愈合，继续保守治疗一周后，一般可以行经口喂养。

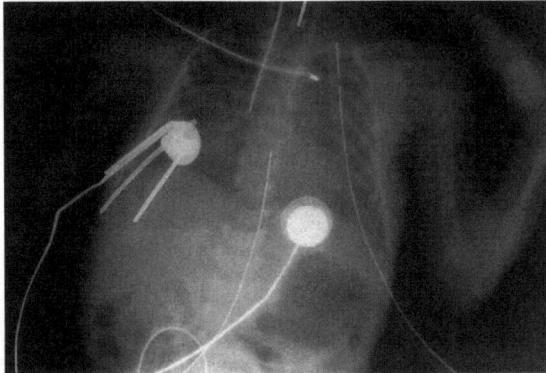

（a）

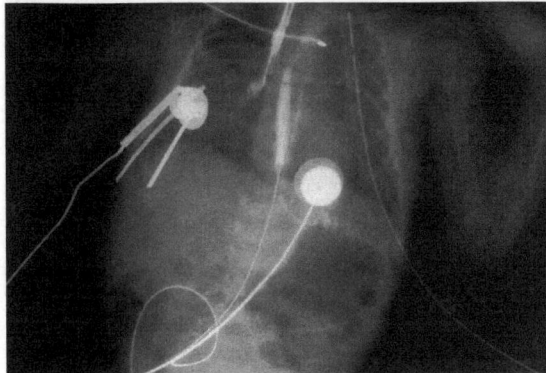

（b）

图 49.3 （a）鼻咽管在纵隔内的脱落位置。（b）造影确认食管近端穿孔

一般来说，常规的外科治疗并不能提高新生儿的存活率。当胸部 X 线片诊断为液气胸、气胸或胸腔积液时，应行胸腔引流术（图 49.4）。所有食管穿孔的新生儿在治疗期间密切监测白细胞计数或 C 反应蛋白水平、血小板计数、血气分析和定期胸部 X 线检查评估。如果出现病情恶化或呼吸衰竭，而胸腔闭式引流不能很好引流，建议直接行手术治疗。

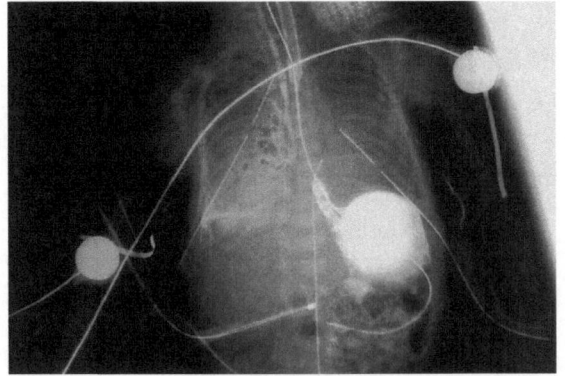

图 49.4 对比剂泄漏至右胸膜腔，表明有穿孔，需手术

由于瘢痕、炎症和组织薄而不能直接修补穿孔时，建议对穿孔区域进行颈部食管吻合术，同时进行胃吻合术，应尽量避免食管置换术。食管下端的长、线性穿孔需要立即行开胸手术，清除周围坏死组织，胸膜覆盖穿孔部位。建议行胃造口术，减少胃食管反流，促进愈合。

如果自发性食管穿孔的诊断延迟超过 24 小时，一期手术容易失败。在充分清创后，行局部食管切开术，离断食管近端和远端，行近端食管造口术和胃造口术。危重症新生儿应采用胸腔引流、颈段食管吻合术（结扎或不结扎贲门食管连接处），并行胃造口术[26]，应用广谱抗生素、静脉输液和高营养，直到脓毒症的临床症状改善。术后 48 小时尝试胃造口喂养，如果需要行清创或病损切除，建议在 6 个月后（纵隔炎症消退后）进行。

食管吻合口狭窄扩张后出现穿孔，只要瘘口被控制住或能通过胸腔引流管充分引流，通常不需手术治疗。如果狭窄部位发生阻塞，穿孔愈合则需要一段时间。在过去的十年中，有报道采用内镜下支架植入术抑制渗漏和促进愈合，但由于支架的尺寸限制，它在新生儿中的应用比较有限[27]。

结论

医源性食管穿孔的文献报道比较多，如果没有早期诊断，它可能是致命的。咽部食管穿孔的发生率较低[23]。为了避免损伤，在插管过程中使用软性喉镜检查来清晰观察声带，插管时避免导丝突出，小心地插入咽部，以及避免暴力放置鼻胃管。

一般认为，大多数医源性食管穿孔发生在新生儿的颈部，是插管者经验不足造成的。通过早期诊断，大多数的穿孔可以保守治疗[28]，但要密切观察患儿情况。如果出现全身性疾病，需要适当的手术干预。如果食管穿孔能够早期诊断，治疗包括非手术治疗，胸腔闭式引流，一期修复。新生儿食管穿孔的死亡率（4%）明显低于年龄较大的儿童和成人（25%~50%）[6-7,29]。延迟诊断可能导致患者出现永久性损伤，显著增加死亡率，最终导致患者需要行食管置换术。所有食管穿孔的患者都应请外科会诊，以便及时和有选择性地治疗，降低死亡率和长期发病率。

（高跃 译 谭征 审校）

参考文献

1. Eklof O, Lohr G, Okmian L. Submucosal perforation of the esophagus in the neonate. *Acta Radiol* 1969; 8: 1987.
2. Fryfogle JD. Discussion of Anderson RL. Rupture of the esophagus. *J Thorac Cardiovasc Surg* 1952: 24: 369–88.
3. Michael L, Grillo HC, Malt RA. Operative and non-operative management of esophageal perforations. *Ann Surg* 1981; 194: 57.
4. Van der Zee DC, Slooff MJH, Kingma LM. Management of esophageal perforations: A tailored approach. *Neth J Surg* 1966; 38: 31.
5. Gander JW, Berdon WE, Cowles RA. Iatrogenic esophageal perforation in children. *Pediatr Surg Int* 2009; 25(5): 395–401.
6. Hesketh AJ, Behr C, Soffer S et al. Neonatal esophageal perforation: Nonoperative management. *J Surg Res* 2015; 198(1): 1–6.
7. Garey CL, Laituri CA, Kaye AJ et al. Esophageal perforation in children: A review of one institution's experience. *J Surg Res* 2010; 164(1): 13–17.
8. Aaronson IA, Cywess S, Louwh JH. Spontaneous esophageal rupture in the newborn. *J Pediatr Surg* 1975; 10: 459.
9. Ducharme JC, Bertrano R, Debie J. Perforation of the pharynx in the newborn: A condition mimicking esophageal atresia. *Med Assoc J* 1971; 104: 785.
10. Astley R, Robrts KD. Intubation perforation of the esophagus in the newborn baby. *Br J Radiol* 1970; 43: 219.
11. Su BH, Lin HY, Chiu HY et al. Esophageal perforation: A complication of nasogastric tube placement in premature neonates. *J Pediatr* 2009; 154(3): 460.
12. Lee Sb, Kuhn JP. Esophageal perforation in the neonate. *Am J Dis Child* 1976; 130: 325.
13. Wychulis AR, Fontana RS, Payne WS. Instrumental perforation of the esophagus. *Chest* 1969; 55(3): 184–9.
14. Girdany BR, Sieber W, Osman MZ. Pseudo-diverticulum of the pharynx in newborn infants. *New Engl J Med* 1969; 280: 237.
15. Sloan EI, Haight C. Congenital atresia of the esophagus in brothers. *J Thorac Surg* 1956; 32: 200.
16. Eraklis AJ, Gross RE. Esophageal atresia: Management following an anastomotic leak. *Surgery* 1966; 60: 919.
17. Johnson JF, Wright DR. Chest tube perforation of esophagus following repair of esophageal atresia. *J Pediatr Surg* 1990; 25: 1227.
18. Cairns PA, McClure BG, Halliday HL et al. Unusual site for oesophageal perforation in an extremely low birth weight infant. *Eur J Pediatr* 1999; 158: 152–3.
19. Miller JW, Hart CK, Statile CJ. Oesophageal perforation in a neonate during transesophageal echocardiography for cardiac surgery. *Cardiol Young* 2015; 25(5): 1015–8.
20. Mukerideen-Russell IA, Miller-Hance WC, Silverman NH. Unrecognized esophageal perforation in a neonate during transesophageal echocardiography. *J Am Soc Echocardiogr* 2001; 14(7): 747–9.
21. Kenigsberg, K, Levenbrown J. Esophageal perforation secondary to gastrostomy. *J Pediatr Surg* 1986; 21: 946.
22. Kairamkonda VR. A rare cause of chylopneumothorax in a preterm neonate. *Indian J Med Sci* 2007; 61(8): 476–7.
23. Mollit DC, Schullinger JW, Santulli T. Selective management of iatrogenic esophageal perforation in the newborn. *J Pediatr Surg* 1981; 16: 989.
24. Blair GK, Filler RM, Theodorescu D. Neonatal pharyngoesophageal perforation mimicking esophageal atresia: Clues to diagnosis. *J Pediatr Surg* 1987; 22: 270.
25. Johnson DE, Foker J, Munson DP et al. Management of esophageal and pharyngeal perforation in the newborn. *Pediatrics* 1982; 70: 592–9.
26. Urschel HC Jr, Razzuk MA, Wood RE et al. Improved management of esophageal perforations: Exclusion and diversion in continuity. *Ann Surg* 1974; 179: 587.
27. Rico FR, Panzer AM, Kooros K et al. Use of Polyflex Airway stent in the treatment of perforated esophageal stricture in an infant: A case report. *J Pediatr Surg* 2007; 42(7); E5–8.
28. Krasna IH, Rosenfield D, Benjamin BG et al. Esophageal perforation in the neonate: An emergency problem in the newborn nursery. *J Pediatr Surg* 1987; 227: 784.
29. Engum SA, Grosfeld JL, West KW et al. Improved survival of children with esophageal perforation. *Arch Surg* 1996; 131: 604–11.

新生儿和小婴儿胃食管反流

Michael E. Höllwarth

引言

胃食管反流（gastroesophageal reflux，GER）是指胃内容物回流到食管，有时甚至到达口腔。正常人在一天内可能出现几次，特别是在摄入汤、茶、咖啡或牛奶后。因此，以牛奶为主要营养的新生儿和婴儿中，反流更常见。患儿典型的反流症状是反流、吐奶，饭后和睡觉时嘴角溢出牛奶。有些是病理性反流，新生儿出现一些症状，如发育不良、睡眠障碍，以及明显的疼痛。本章的目的是讨论新生儿正常的食管及其功能、反流的典型临床表现、诊断以及治疗（保守治疗和手术治疗）。

解剖学

食管是一个肌肉发达的管状器官，负责把食物从嘴巴运送到胃。上半部分由横纹肌组成，下半部分由平滑肌组成。管腔被未分化的鳞状上皮覆盖。在食管胃交界处，上皮层变为单层柱状上皮，即所谓的贲门上皮。

膈肌食管裂孔由膈食管膜固定，食管裂孔疝（hiatal hernia，HH）患者膈食管膜功能丧失。食管内壁直接进入胃小弯，而侧壁形成一种切迹，即所谓的 His 角。食管在 His 角处发生黏膜折叠（颤振阀），当胃内充满食物时，食管下括约肌（lower esophageal sphincter，LES）收缩，防止反流[1]（图 50.1）。His 角越平，LES 越不发达，越容易发生回流。

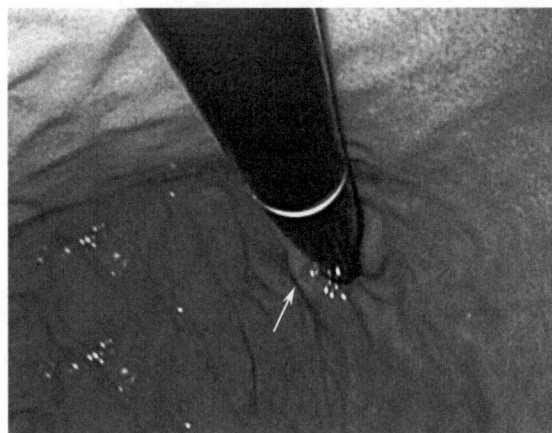

图 50.1 胃的 His 角处典型的黏膜扑动瓣膜

神经支配

食管通过迷走神经由一个副交感神经支配，迷走神经沿着食管走行。交感神经支配起源于交感神经链的节后神经元，肠肌层神经丛和黏膜下神经丛包括非肾上腺素能神经元和非胆碱能神经元，并通过许多神经递质控制食管的复杂活动。最重要的是脑干中持续活跃信号控制食管括约肌蠕动和松弛。

食管括约肌

食管的上端和下端有两个括约肌系统。成人中，食管上括约肌（upper esophageal sphincter，UES）压力（40~80mmHg）显著高于 LES（15~25mmHg）。进食时，UES 松弛，但是当食物反流时，UES 也会松弛。随后反流的物质通过下咽部到达口腔。

胃内容物反流到食管是由 LES 控制的。成人的 LES 压力范围在 15mmHg 至 25mmHg。通过测压,可以明确括约肌的位置。LES 的压力转换发生在膈肌内。括约肌上半部分可定位于胸腔,下半部分压力区定位于腹腔(图 50.2)。

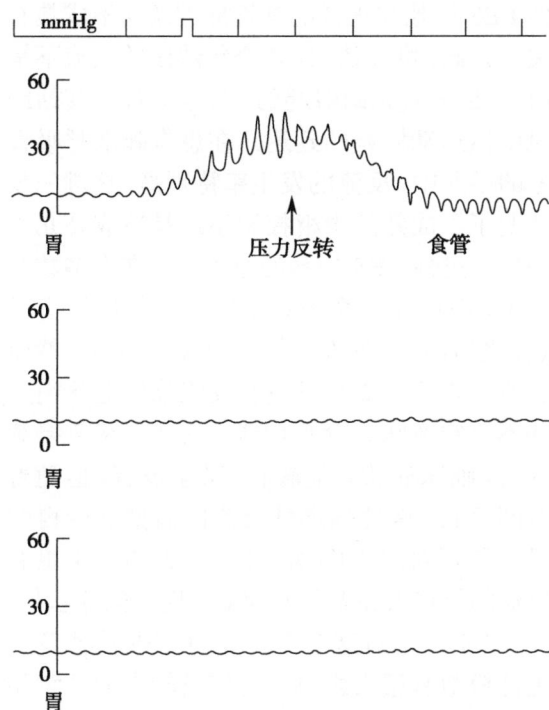

图 50.2　新生儿通过 LES 的缓慢牵拉测定压力。PI 表示从典型胃示踪剂到典型食管示踪剂的压力倒置。因此,PI 位于膈肌食管裂孔内,LES 的一部分位于腹腔,另一部分位于胸腔

蠕动

一旦食物进入食管,就会通过一个脉冲式的蠕动波进入胃(初级蠕动)。食管的任何部位扩张,如反流,会在局部形成推进的蠕动波,并将食管的内容物运输回胃(次级蠕动)。孤立和无序的食管收缩被定义为三级蠕动或病理性收缩。

反流的原因

LES 特征之一是当食物进入食管后呈松弛状态,通过蠕动波推进,然后间歇 10 秒(生理性一过性 LES 松弛),正常的成人也会这样。因此,在胃和食管有一个共同通道,通过测压法将食管压力变化转变为腹部压力曲线,即共腔现象(common cavity phenomenon, CCP)(图 50.3)。一般情况下,这些松弛状态很难被发现,因为大多数患者反流只到达食管下段,通过继发性蠕动,食物很快回到胃里。pH 下降,会在随后的吞咽(酸清除)过程中被唾液逐步中和。在病理性反流或反流性疾病的患者中,生理性一过性 LES 松弛发生的频率和时间明显更长。

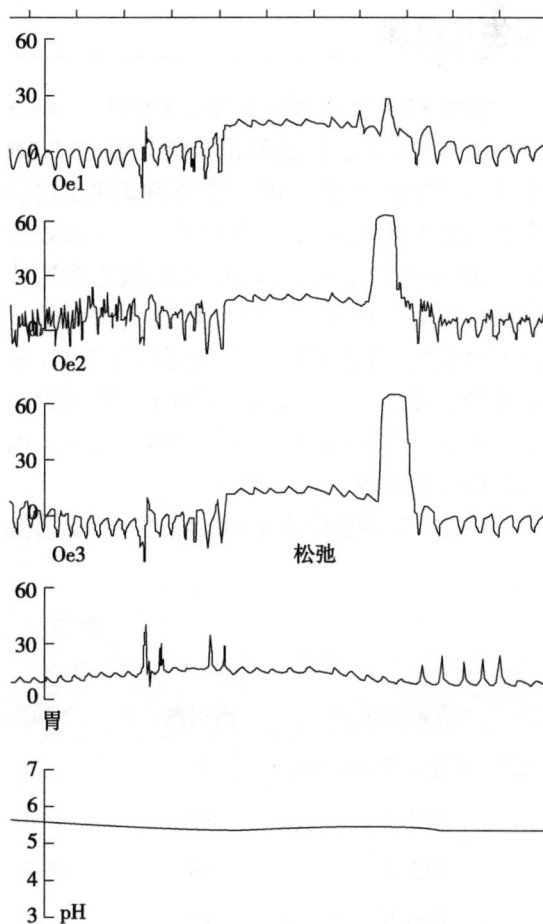

图 50.3　图上显示自食管到腹部的自发性压力反转,表明 LES 由于短暂的松弛而开放。这是反流的动力学标志 - 共腔现象(CCP),并由二次推进性蠕动终止

新生儿和小婴儿食管的发育

在这个年龄段中，研究食管功能的最好方法是测压法和 pH 检测相结合。对早产儿和新生儿的研究表明，LES 长度为 10.7mm。这些婴儿组的 LES 压力为 18.0~23.0mmHg，因此，早产儿和新生儿 LES 的压力与老年人和成人的相同[2]（表 50.1）。

压力监测显示，食管蠕动时有一个物理上的延时推进。在最年轻的一组患者中，只有 59% 的患者同时伴有推进性蠕动，41% 的患者同时伴有食管收缩。然而，在 4 周大的时候，几乎所有被调查的婴儿都有正常的蠕动反应。

新生儿反流

在所有新生儿和幼儿中，大约有一半发生轻度咳痰、无症状的漏出或像明显的 GER 症状一样呕吐牛奶。进一步研究表明，这些症状在婴儿出生后 4~6 个月减少，大多数情况下 12 个月后消失。以前，人们认为在这些早期患儿中频繁的反流是由 LES 生理上缺乏张力引起的，现在采用压力监测研究表明，新生儿和婴儿 GER 的发生不是 LES 的压力不足导致的，也不是食管蠕动功能障碍引起，而是其他因素导致（表 50.1）。

在这个年龄段什么是不成熟的？什么可能导致更高的反流发生率？必须考虑三个因素：

①自发的 LES 松弛。有证据表明新生儿和婴儿的 GER 是由生理性一过性 LES 松弛引起的。病理性反流患儿的生理性一过性 LES 松弛发生频率和时间明显增加，但 LES 压力正常[2-3]（表 50.2）。Omari 等[4] 也证实了这一理论。进一步的研究表明，病理性一过性 LES 松弛与正常的食管推进蠕动不成熟有关。因此，可以认为，这个年龄段的反流不是由 LES 压力失调引起的，而是食管及其括约肌中枢运动协调的延迟。在患有睡眠呼吸暂停的婴儿中，反流的发生率特别高，这进一步证明了不成熟的中枢控制系统是造成婴儿生理性一过性 LES 松弛的原因[5]。在大多数情况下，中枢控制系统在出生第一年后发育成熟，之后，反流的发生情况与成人相同。然而有研究表明，12 个月左右反流临床症状消失并不一定意味着食管功能正常[6]。尽管持续反流，临床症状可能较轻，甚至没有，但随着时间延长，慢性病理性反流的后遗症变得明显。最近对成人的调查显示，大约一半患有反流的年轻人在童年时期就有明显的症状[7]。

②His 角对这个年龄段的 LES 功能及生理性松弛有很大影响。与年龄较大的儿童相比，新生儿和婴儿的 His 角不明显，呈扁平状，内镜检查未见黏膜瓣膜（图 50.4）。餐后引起胃内压增加，由于黏膜瓣膜的缺失，压力直接作用于括约肌。

表 50.1　食管测压结果

研究对象	病例数	年龄 /d	食管下括约肌张力 /mmHg	食管下括约肌长度 /mm	PS
早产儿（胎龄 30~36 周）	7	7~28	23.0±3.6	1.0±1.1	—
新生儿	24	1~10	20.4±8.0	10.7±0.8	5.2*
新生儿	19	11~28	21.8±10.0	11.0±0.5	7.3
婴幼儿	20	>28	18.0±7.0	11.3±1.1	7.9

注：新生儿和婴儿的食管下括约肌压力值已经接近正常人。PS 是 10 次诱导吞咽后食管内推进蠕动波的反应。结果显示，在出生后的头 10 天内，这种反应明显较低，但此后正常，在 10 次诱导反应中，有近 8 次推进反应。

*P<0.05。

表50.2 与正常对照组相比，GER患儿中CCP的发生率明显升高（但各组间的LES张力无差异）

	合并反流组	对照组
CCP（<7s）	12.4±92.6[a]	3.3±90.5
CCP（7~15s）	9.6±91.1[a]	3.4±90.4
CCP（>15s）	3.0±90.8[a]	0.7±90.2
总CCP时间/%	2.0±90.3[a]	0.5±90.05
LES张力/mmHg	25.3±92.6	30.2±91.4

注：CCP，共腔现象；GER，胃食管反流；LES，食管下括约肌。

[a] $P < 0.05$。

③任何摄入的液体都可能引起反流。婴儿期大量的液体营养（牛奶）是另一个经常引起胃反流的因素。在1岁时，更多地摄入固体食物后，反流的发生率明显减少。

新生儿和婴儿病理性反流的表现

这个年龄段的病理性反流可能有不同的临床症状。最典型的症状是反流，进食、进食后和睡觉时容易吐出。潮湿的枕头常提示反流。病理性反流还可能出现睡眠不安，突然惊醒和哭闹。如果反复出现呕吐，可能发展成营养不良和发育不良[8-10]。个别患者可能反复呕吐，导致维生素D缺乏，出现佝偻病。出现发育障碍，反复呼吸道感染也需要考虑本病。喂养时出现反流常会严重干扰母婴之间的互动。然而，这些临床症状并不是胃食管反流病（gastroesophageal reflux disease，GERD）的可靠指标，而且患者24小时pH监测或组织学检查不相符[11]。

GERD最重要的并发症是食管炎，这是LES过度和过长时间松弛以及食管长时间处于胃酸中所致。黏膜炎症可引起微出血，引起慢性贫血。如果炎症扩散到食管壁的深层，可能形成瘢痕导致食管狭窄。然而，在新生儿和婴儿中，只要婴儿主要采用牛奶喂养，喂养后的前2小时可中和胃酸（图50.5）。因此，这个年龄段很少发生食管炎。

反流的诊断

病理性反流有几种诊断方法。在大多数情况下，新生儿诊断比较容易，这取决于患者出现的问题。这一节将描述主要的诊断测试，以确诊病理性GER。

食管的放射学检查

食管钡剂检查的主要目的是研究食管的形态和蠕动功能。可以观察食管胃交界处，评估His角，平滑的咽食管吞咽活动，食管蠕动，以及食管上皮上出现的病变，这些可以提示重要信息。可进一步行吸入对比剂检查。

相反，由于辐射暴露时间短，反流可能被高估或低估，因此对反流诊断价值比较小。病理性反流往往有空气反流和虹吸测试阳性（喝一大口水后的刺激性反流），必须记录反流的高度[12]。需要制订评估方案，但只有在与24小时pH监测相一致的情况下才有价值。

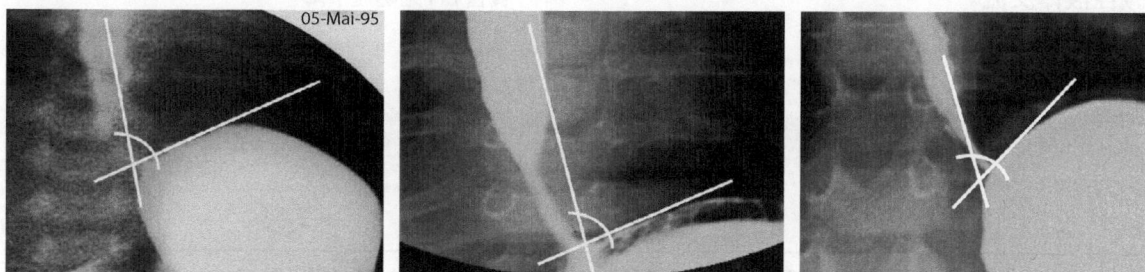

05-Mai-95

图50.4 His角的发展：膈肌随着年龄的增长向上移动，His角在儿童中变成了明显的锐角

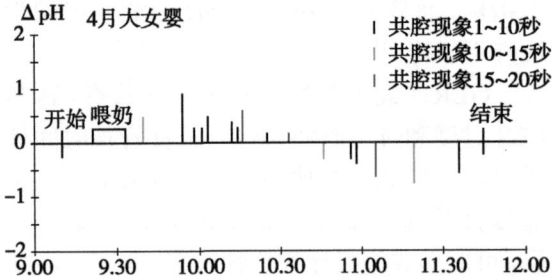

图 50.5 4 月大婴儿牛奶喂养后联合进行测压研究和 pH 监测。这些线表示反流发作与持续时间的关系。结果表明,喂养 1 小时内,反流会伴随 pH 轻微下降

24 小时 pH 监测

本研究是评估胃酸反流到食管的频率和持续时间的金标准。通过鼻腔向食管内放置一个薄的玻璃样电极片,pH 存储在记录器上。理想情况下,使用多通道探针,同时记录胃、食管下段和食管上段的 pH。因此,食管的 pH 下降可以与胃的 pH 相关,同时也可以确定反流到食管上部的胃酸的量。

评估内容包括 pH < 4 并持续 15 秒以上(反流次数),pH 正常和 / 或 pH 上升到 4(反流间歇)所需时间,反流消失时间超过 5 分钟的次数,以及最长反流时间。记录摄入食物的量以及平躺或直立的时间。不同的机构使用不同的阈值,这在一定程度上受到成年参数的影响。使用的阈值如表 50.3 所示。3% 的低阈值主要用于母乳喂养的婴儿,这是考虑到 pH 小于 4 的胃酸反流次数更少(图 50.5)。

该方法的缺点在于,它不能证明中性 pH 时是否发生反流或 pH 升高时是否发生轻度碱性液体反流。

联合多重腔内阻抗 /pH 监测

通过 24 小时以上的多重腔内阻抗(multiple intraluminal impedance,MII)技术和 pH 监测,可以确定反流和食糜的运动方向。因此,可以记录中性和碱性反流(图 50.6)。与简单的 pH 监测相比,这为真实的反流提供了更有价值的信息[13-15]。这项技术在研究餐后胃反流不呈酸性或仅呈弱酸性方面有重要价值,比如牛奶喂养的新生儿和小婴儿[16]。此外,对于研究抗酸治疗也很有帮助。MII 可检测非胃酸反流的微吸,在反复呼吸道感染中有重要作用。与单独的 pH 监测相比,pH 监测联

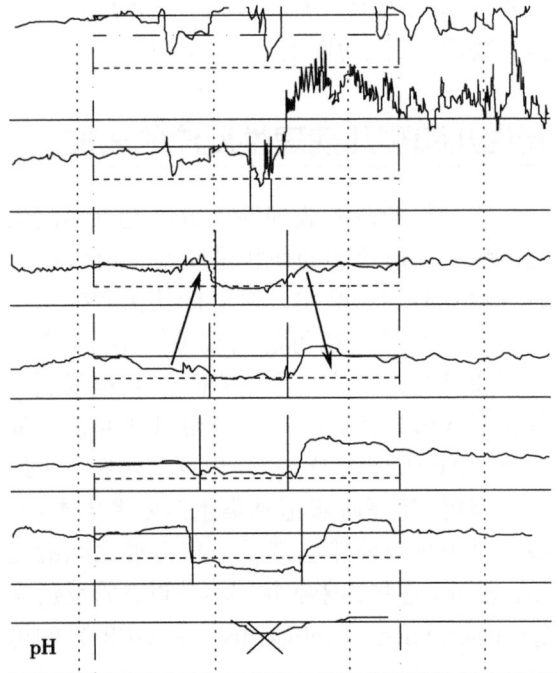

图 50.6 阻抗和 pH 联合监测显示短时间反流发作,食管 pH 无明显下降

表 50.3 胃肠实验室数据

年龄 / 岁	pH < 4	没有反流	反流 > 5min	反流数	反流消失
< 1	< 3%	< 30	< 5	< 50	< 1
> 1	< 5%	< 35	< 5	< 50	< 1

注:特定年龄以下儿童的 pH 较低是由于主要以奶制品喂养的婴儿胃酸中和的结果(另见图 50.5)。"反流数"="反流次数"+("反流时间超过 5 分钟的次数"×3)。

合 MII 使患者症状与反流的相关性增加了一倍[17-18]。因此，MII/pH 联合监测已经取代了简单的 pH 监测，可以视为研究反流疾病的新"金标准"。

测压法

早在 20 世纪 60 年代末，食管压力检测就被作为一种诊断手段，主要用于测量 LES 的压力。当时认为，低压是引起反流的原因。对新生儿和婴儿的初步压力检测也证实了这一点[19]。然而，随着低灌注低顺应性泵的发展，获取确切压力值成为可能[2]。

如前所述，20 世纪 70 年代的研究发现，即使在这个年龄，LES 压力也是正常的[2]，结果表明，胃内容物反流发生在 LES 的生理性松弛过程中。CCP 是这些松弛的压力信号，其特征是食管压力随腹部压力增加，并与呼吸时的腹部压力波动相反（图 50.3）。继发性蠕动导致反流的物体被传送回胃内。通过吞咽唾液，pH 会逐渐下降。与同时监测 pH 相结合，CCP 还有助于研究者分析非酸性、中性或碱性反流，从而得出类似阻抗测量的结论。测压法的缺点是对患者的活动有要求，需要保持安静。因此，它不适合作为一种常规检测方法，但对于科学研究是必不可少的。

内镜和组织学

软性内镜和活检是侵入性检查，但也是食管炎唯一的诊断方法。因此，在年龄大的 GERD 患者中，这属于标准的诊疗流程，但新生儿一般不需要。

简单来说，内镜在直视下进入食管，可至十二指肠，常规行十二指肠和胃窦活检。内镜的尖端被倒置在胃中，以便从下方检查胃食管交界处。正常情况下，食管将器械紧紧包裹，在侧周可见振动的瓣膜。在裂孔位置，贲门微开，能看到突出的胃，而 LES 则围绕着内镜的上部。

将内镜撤回，可检查胃食管交界处和 Z 线。正常的食管上皮光滑，呈乳白色 - 红色

（0 级）。食管炎患者的食管上皮红肿（1 和 2 级），条纹样侵蚀（3 级），深溃疡（4 级），或狭窄（5 级）。远端食管黏膜轻微发红是正常的。0~2 级的评分在很大程度上倾向于主观评价，常常与病理结果不符。因此，有必要采取多个部位标本活检，从靠近 Z 线 1~2cm 开始，向上至食管上部。活检标本的质量对于准确诊断至关重要。因此，应使用最大径的内镜，用最大的活检钳获得最好的材料。活检标本应放置在一块软木上，取标本后立即正确定位，然后浸入甲醛溶液。最佳的活检标本应包括整个上皮和基底细胞层。基底细胞层的增厚和乳头的相对伸长（由于较薄的上皮区）是细胞周期增加和病理反流的表现。即使没有相应的症状，上皮内出现嗜酸性粒细胞也有利于证实食管炎的存在。糜烂和溃疡本质上是严重的慢性食管炎的表现。然而，在儿童中，并不一定有临床表现。另一方面，每高倍镜下大于 20 个嗜酸性粒细胞是无反流相关的过敏性 / 特应性疾病的标志，也被称为嗜酸性食管炎。

核医学检查

核素检查能观察食物在食管内的移动，与反流相关的吸入性核医学示踪剂在肺部聚集，测量餐后排空胃的时间。这包括固体和液体排空时间，例如，一个鸡蛋和水。采用 ^{99m}Tc 标记的硫胶体作为示踪剂，可动态观察食管的蠕动。设定感兴趣的区域（region of interest, ROI），一方面可以证明反流，另一方面检测胃排空平均时间，制作时间 - 活动曲线。核医学研究的缺点与钡造影相似：两者都是短期检查，对反流患者可能过度诊断或漏诊。24 小时后再次扫描，观察示踪剂在肺中的聚集情况。

反流性疾病的保守治疗

当婴儿有明显的反流和弛缓性呕吐史、反复呼吸道感染和 / 或疼痛、夜间烦躁不安

或有其他典型症状时,可认为存在病理性反流[20](表50.4)。由于这个年龄段发生食管炎的风险很低,如果没有其他先天性畸形,不需要内镜检查。除了24小时pH检测或阻抗监测,还可以行食管钡剂检查和贲门超声检查以排除病理性反流,如HH,慢性胃轴向肠扭转,胃狭窄,幽门肥厚或其他解剖问题,这些也会影响反流的自愈。

表50.4 与胃食管反流相关的症状

反复反流伴或不伴呕吐
体重下降或体重不足
婴儿易激惹
沉默
喘鸣
不明原因反复咳嗽

来源: Vandenplas Y et al., Pediatric gastroesophageal reflux clinical practice guidelines: Joint recommendations of the North American Society for Pediatric Gastroenterology, Hepatology, and Nutrition(NASPGHAN)and the European Society for Pediatric Gastroenterology, Hepatology, and Nutrition(ESPGHAN), JPGN 2009; 49: 498-547.

由于90%的婴儿食管功能障碍和病理性反流可以自愈,因此可行保守治疗。以前的研究证实,俯卧位抬高躯干能有效防止反流,因为膈肌食管裂孔在最高的位置[21]。但是在这种睡姿下,婴儿猝死的风险明显增加,因为在睡眠中呕吐可能导致口鼻阻塞,并导致长时间的呼吸暂停和婴儿猝死综合征(sudden infant death syndrome, SIDS)。因此,如果婴儿处于醒着的状态,可行俯卧位,尤其是1岁以上儿童,其发生SIDS的风险是可控的[20]。现在,建议采用躯干抬高仰卧位或左侧卧位[22]。

建议少食多餐,多喝浓粥,减少反流。文献中没有明确的证据表明,特制的配方奶粉在降低反流指数方面更有效,但它们确实也能减少呕吐次数[20,23-25]。在大多数情况下,症状会在几个月内减轻。儿童不再建议促进肠胃蠕动治疗。

如前所述,症状消失并不一定意味着不再有反流,可能刚好未反流到口腔。因此,在1岁以后,应进行控制24小时阻抗/pH监测,以永久排除反流[26-27]。

约10%的儿童仍有病理性反流,需要进一步治疗和控制。在这些患者中,通常还需要进行抑酸治疗,如质子泵抑制剂(proton pump inhibitor, PPI)。10例不稳定/疼痛的胃食管反流患儿的PPI治疗经验表明,胃酸反流明显减少,但总反流次数不变[28]。PPI仅能降低反流液的酸度[29]。因此,尽管有PPI治疗,仍可能发生睡眠中呕吐、误吸和慢性呼吸道感染。需要更多的研究来确定哪些婴幼儿应该接受PPI治疗[20,30]。当使用抗酸药治疗胃酸反流时,应注意胃酸产生大大减少,目前还没有发现这对婴幼儿肠道菌群的影响[20]。

根据经验,在1岁,甚至是3~4岁以前,食管功能仍可能恢复正常,如果症状轻微,不愿手术,可以继续保守治疗。3~4岁以后,食管功能不会恢复,需要手术治疗。有研究表明,这些患者的病理性反流情况可一直持续到成年[7]。也有研究表明,早产与食管炎有密切关系。但小于胎龄儿即使到了青春期,也可能出现食管炎[31]。

手术治疗

如前所述,出生至1岁以内,食管功能仍可能恢复正常,因此,大多数新生儿和婴儿不需行抗反流手术。也有一小部分患者,即使纠正了食管闭锁、膈疝、先天性HH,甚至倒立胃、胃轴向肠扭转和其他一些先天性畸形,保守治疗仍然无效,这些患者有手术指征,以避免长期行PPI治疗中和胃酸。

抗反流手术的治疗原则包括创造食管的腹部部分和食管周围胃底的全部(Nissen)或部分(背侧Toupet,腹侧Thal)折叠[32]。现在的标准方法是腹腔镜治疗,在长期随访中复发率低(3%)[33]。对于有神经损伤、食管闭锁或先天性膈疝的患儿,其复发率可达12%[34]。因此,Hassall[35]建议使用PPI作为手术替代治疗。

抗反流手术有三种手术方式[36-38]（表50.2）。与呼吸时膈肌的活动以及吞咽时食管明显缩短有关[39]。复发的另一个危险因素是严重的反食和反流，在一些智力障碍患儿中出现[40]。Nissen术后的并发症比较少见，可能发生胃底折叠过紧、不能呕吐，气胀综合征，或倾倒。

Collis胃成形术少见，主要适用于胃比较小的患者，患者His角与食管平行，然后采用Nissen术、Toupet术或Thal折叠术延长胃底。

胃食管离断术用于严重智力障碍伴有大量反流和复发GERD的患者[41]，比较罕见。这样，经口的食物直接进入空肠，避免反复的反流[42]。

过去几年，出现了许多治疗成人反流的新技术，例如通过腔内缝合器形成黏膜皱褶，射频损伤贲门（Stretta术），或内镜下黏膜下药物注射（Enteryx）。这些儿童的治疗经验比较少，远期效果缺乏[43-46]。

新生儿和婴儿的特殊反流问题

喉咽反流

白天和/或夜间慢性微量吸入酸性反流物可引起喉部症状，如声音嘶哑、易咳嗽、吞咽困难。患者需行喉部内镜检查，声带发红、溃疡或假息肉是喉部反流的典型症状，对于牛奶喂养的婴儿比较少见。治疗上建议使用PPI，以防止胃酸与喉部皱襞接触。

与反流相关的呼吸道感染

胃酸或非胃酸反流所致的误吸是反复呼吸道感染和肺炎的常见原因。其他原因也可能引起呼吸道感染，如肺囊性纤维化、吸入异物、H型气管食管瘘或其他呼吸道畸形。在大脑有缺陷的患儿中，容易发生咽食管运输过程中的中断，这是反复误吸的另一个原因。

诊断比较困难，除非在造影检查时发现有反流。无论是支气管肺泡灌洗还是核医学检查都不能确诊。当大量反流到食管上部时，24小时食管多点MII/pH联合监测有一定的价值[47]。如果反流引起反复肺炎和慢性原因不明的咳嗽，则需要手术治疗。

反流和呼吸暂停综合征

在2~6个月大的婴儿中，呼吸暂停和SIDS是最常见的死亡原因。有研究表明，反流与呼吸暂停密切相关[48]。也有一些研究认为GER和呼吸暂停之间没有直接关系[49-50]。虽然早产儿喂养后GER发生率增加，但呼吸暂停风险没有增加。通过食管压力检测和pH检测，对患有病理性睡眠呼吸暂停的婴儿进行检查，没有发现酸性反流直接导致呼吸暂停，但发现患有睡眠呼吸暂停或明显危及生命事件的婴儿食管运动功能障碍[5]。进一步的研究发现，病理性睡眠呼吸暂停的婴儿也会出现病理性反流，而有病理性反流病史的婴儿没有发生显著的呼吸暂停[51]。这些研究说明，有睡眠呼吸暂停综合征或明显危及生命事件的婴儿脑细胞发育不成熟，食管运动功能的发育由更高级别中枢控制，因此不一定与呼吸障碍有关[2]。

食管裂孔疝

食管裂孔疝（HH）是指胃的任何部分向上滑动进入或超过膈肌食管裂孔。滑动的HH在新生儿和婴儿中比较少见，不能自愈。以前在婴儿中使用的术语"最小的HH"不再被认为是一种病理现象，而被认为是这一年龄段胃食管交界处特殊解剖结构的正常现象。

食管旁疝相对多见。胃的一部分通过裂孔滑入胸腔，位于胃食管交界处的外侧。如果一个小的术后食管旁疝合并反流或其他任何症状，须行手术治疗。新生儿先天性食管旁疝出现胃倒立现象，即胃或多或少完全移位进入胸腔，而胃食管交界处保持正常位置。

食管闭锁和膈疝

食管闭锁的患者食管下段推进蠕动功能障碍[52]。由于食管没有蠕动，反流物在食管内停留的时间较长，尤其在睡眠期间，反流物和胃酸清除的时间明显延长。胃酸清除时间延长可能导致慢性食管炎，不能自愈，常行手术治疗。先天性膈疝常出现病理性反流，是胃食管膈肌解剖畸形引起[53-54]，需行胃底折叠术。

神经功能受损儿童的反流

严重的神经功能受损患者也可能出现反流。GERD 是一种常见疾病，可导致食管炎、食管狭窄、贫血和 / 或 Barrett 食管，多数在后期出现。对婴儿来说，呕吐，反复的呼吸道感染，以及发育不良，都可能是反流导致的[55]。通过食管压力检测发现，这些儿童并不是括约肌功能不全，而是存在过多的括约肌松弛。这些发现也验证了病理性反流与大脑调节中心功能障碍密切相关的假说。需根据患儿的生活质量和情况决定采用保守治疗（包括 PPI）、胃底折叠（行或不行胃造口术），或胃食管离断术。

结论

GER 常见于新生儿和小婴儿，在大多数情况下，它不是 LES 功能障碍引起的，而是食管功能发育障碍引起，以 LES 过度松弛为主。超过 90% 的婴儿，食管功能发育可持续到一岁，因此 1 岁患儿以前采用非特异性检测就够了。相反，反复发生反流和并发症的婴儿，比如反复呼吸道感染和 / 或先天性畸形，常需手术治疗，行部分或完全胃底折叠术。

（蔡凌浩 译 谭征 审校）

参考文献

1. Edwards DAW. The anti-reflux mechanism, its disorders and their consequences. *Clin Gastroenterol* 1982; 11: 479–96.
2. Höllwarth ME. Development of oesophageal motility in newborns—A manometric investigation. *Z Kinderchirurgie* 1979; 27 (3): 201–15.
3. Höllwarth ME, Uray E, Pesendorfer P. Esophageal manometry. *Ped Surg Int* 1986, 1: 177–83.
4. Omari TI, Barnett CP, Benninga MA et al. Mechanisms of gastroesophageal reflux in preterm and term infants with reflux disease. *Gut* 2002; 51: 475–9.
5. Landler U, Höllwarth ME, Uray E et al. Esophageal function in infants with sudden infant death risk. *Klin Pädiatr* 1990; 202: 37–42.
6. Pesendorfer P, Höllwarth ME, Uray, E. Long-term follow-up of infants with gastroesophageal reflux. *Klin Pädiatr* 1993; 205: 363–6.
7. El-Serag HB, Gilger M, Carter J et al. Childhood GERD is a risk factor for GERD in adolescents and young adults. *Am Gastroenterol* 2004; 99: 806–12.
8. Rudolph CD, Mazur LJ, Liptak GS et al. Guidelines for evaluation and treatment of gastroesophageal reflux in infants and children: Recommendations of the North American Society for Pediatric Gastroenterology and Nutrition. *JPGN* 2001; 32 Suppl. 2: S1–31.
9. Birch JL, Newell SJ. Gastrooesophageal reflux disease in preterm infants: Current management and diagnostic dilemmas. *Arch Dis Child Fetal Neonatal Ed* 2009; 94: F379–83.
10. Vandenplas Y, Salvatore S, Hauser, B. The diagnosis and management of gastro-oesophageal reflux in infants. *Early Hum Dev* 2005; 81: 1011–24.
11. Salvatore S, Hauser B, Vandemaele K et al. Gastroesophageal reflux disease in infants: How much is predictable with questionnaires, pH-metry, endoscopy and histology? *J Pediatr Gastroenterol Nutr* 2005; 40: 210–5.
12. Fotter R, Höllwarth ME, Uray E. Correlation between manometric and roentgenologic findings of diseases of the esophagus in infants and children. *Prog Ped Surg* 1985; 18: 14–21.
13. Vandenplas Y, Salvator S, Devreker T et al. Gastro-oesophageal reflux disease: Oesophageal impedance versus pH monitoring. *Acta Paediatr* 2007; 96: 956–62.
14. Sifrim D, Castell D, Dent J et al. Gastro-oesophageal reflux monitoring: Review and consensus report on detection and definitions of acid, non-acid, and gas reflux. *Gut* 2004; 53: 1024–31.
15. López-Alonso M, Moya MJ, Cabo JA. Twenty-four-hour esophageal impedance-pH monitoring in healthy preterm neonates: Rate and characteristics of acid, weakly acidic, and weakly alkaline gastro-esophageal reflux. *Pediatrics* 2006; 118: e299–308.
16. Vandenplas Y. Challenges in the diagnosis of gastroesophageal reflux disease in infants and children. *Expert Opin Med Diagn* 2013; 7: 2–11.
17. Salvatore S, Arrigo S, Luini C et al. Esophageal impedance in children: Symptom-based results. *J Pediatr* 2010; 157: 949–54.
18. Wenzl TG, Benninga MA, Loots CM et al. Indications, methodology, and interpretation of combined esophageal impedance-pH monitoring in children: ESPGHAN EURO-PIG Standard Protocol. *JPGN* 2012; 55: 230–4.
19. Boix-Ochoa J, Canals J. Maturation of the lower

esophagus. *J Pediatr Surg* 1976; 11(5): 749–56.

20. Vandenplas Y, Rudolph CD, Di Lorenzo C et al. Pediatric gastroesophageal reflux clinical practice guidelines: Joint recommendations of the North American Society for Pediatric Gastroenterology, Hepatology, and Nutrition (NASPGHAN) and the European Society for Pediatric Gastroenterology, Hepatology, and Nutrition (ESPGHAN). *JPGN* 2009; 49: 498–547.

21. Herbst JJ. Gastroesophageal reflux and pulmonary diseases. *Pediatrics* 1981; 68(1): 132–4.

22. Corvaglia L, Rotatori R, Ferlini M et al. The effect of body positioning on gastroesophageal reflux in premature infants: Evaluation by combined impedance and pH monitoring. *J Pediatr* 2007; 151: 591–6.

23. Horvath A, Dziechciarz P, Szajewska H. The effect of thickened-feed interventions on gastroesophageal reflux in infants: Systematic review and meta-analysis of randomized, controlled trials. *Pediatrics* 2008; 112 (6): e1268–77.

24. Carroll AE, Garrison MM, Christakis DA. A systematic review of nonpharmacological and nonsurgical therapies for gastroesophageal reflux in infants. *Arch Pediatr Adolesc Med* 2002; 156: 109–13.

25. Huang RC, Forges DA, Davies MW. Feed thickener for newborn infants with gastro-oesophageal reflux. *Cochrane Database Syst Rev* 2002; 3: CD003211.

26. Orenstein SR, Shalaby TM, Kelsey SF et al. Natural history of infant reflux esophagitis: Symptoms and morphometric histology during one year without pharmacotherapy. *Am J Gastroenterol* 2006; 101 (3): 628–40.

27. Gold BD. Is gastroesophageal reflux diseases really a life-long disease: Do babies who regurgitate grow up to be adults with GERD complications? *Am J Gastroenterol* 2006; 101: 641–4.

28. Catellani C, Huber-Zeiringer A, Bachmaier G et al. Proton pump inhibitors for reflux therapy in infants: Effectiveness determined by impedance pH monitoring. *Pediatr Surg Int* 2014; 30: 381–5.

29. Turk H, Hauser B, Brecelj J et al. Effect of proton pump inhibition on acid, weakly acid and weakly alkaline gastro-esophageal reflux in children. *World J Pediatr* 2013; 9: 36–41.

30. Rudolph CD. Are proton pump inhibitors indicated for the treatment of gastroesophageal reflux in infants and children? *JPGN* 2003; 37 (Suppl.): S60–4.

31. Forsell L,Cnattingius S, Bottai M et al. Risk of esophagitis among individuals born preterm and small for gestational age. *Clin Gastroenterol Hepatol* 2012; 10: 1369–75.

32. Pacilli M, Chowdhury MM, Pierro A. The surgical treatment of gastro-esophageal reflux in neonates and infants. *Semin Pediatr Surg* 2005; 14: 34–41.

33. Leung L, Wong CWY, Chung PHY et al. Laparoscopic Nissen fundoplication for gastro-esophageal reflux disease in infants. *Pediatr Surg Int* 2015; 31: 83–8.

34. Lopes-Fernandez S, Hernandez F, Hernandez-Martin S et al. Failed Nissen fundoplication in children: Causes and management. *Eur J Pediatr Surg* 2014; 24: 79–82.

35. Hassall, E. Outcomes of fundoplication: Causes for concern, newer options. *Arch Dis Child* 2005; 90: 1047–52.

36. Fonkalsrud EW, Ashcraft KW, Coran AG et al. Surgical treatment of gastroesophageal reflux in children: A combined hospital study of 7467 patients. *Pediatrics* 1998; 101 (3 Pt 1): 419–22.

37. Dall Vecchia LK, Grosfeld JL, West KW et al. Reoperation after Nissen fundoplication in children with gastroesophageal reflux: Experience with 130 patients. *Ann Surg* 1997; 226(3): 315–21.

38. Lundell L, Miettinen P, Myrvold HE et al. Comparison of outcomes twelve years after antireflux surgery or omeprazole maintenance therapy for reflux esophagitis. *Clin Gastroenterol Hepatol* 2009; 7: 1292–8.

39. Dodds WJ, Dent J, Hogan WJ et al. Mechanisms of gastroesophageal reflux in patients with reflux esophagitis. *N Engl J Med* 1982; 307: 1547–52.

40. Gössler A, Huber-Zeyringer A, Höllwarth ME. Recurrent gastroesophageal reflux in neurologically impaired patients after fundoplication. *Acta Paediatr* 2007; 96: 87–93.

41. Bianchi A. Total esophagogastric dissociation: An alternative approach. *J Pediatr Surg* 1997; 32(9): 1291–4.

42. Morabito A, Lall A, Lo Piccolo R et al. Total esophagogastric dissociation: 10 years' review. *J Pediatr Surg* 2006; 41(5): 919–22.

43. Katz PO. Gastroesophageal reflux disease: New treatments. *Rev Gastroenterol Disord* 2002; 2(2): 66–74.

44. Liu DC, Somme S, Mavrelis PG et al. Stretta as the initial antireflux procedure in children. *J Pediatr Surg* 2005; 40(1): 148–51.

45. Johnson DA. Endoscopic therapy for GERD—Baking, sewing, or stuffing: An evidence-based perspective. *Rev Gastroenterol Disord* 2003; 3(3): 142–9.

46. Johnson DA. Enteryx for gastroesophageal reflux disease. *Expert Rev Med Dev* 2005; 2(1): 19–26.

47. Blondeau K, Mertens V, Dupont L et al. The relationship between gastroesophageal reflux and cough in children with chronic unexplained cough using combined Impedance-pH–manometry recordings. *Pediatr Pulmonol* 2011; 46: 286–94.

48. Slocum C, Hibbs AM, Martin RJ et al. Infant apnea and gastroesophageal reflux: A critical review and framework for further investigation. *Curr Gastroenterol Rep* 2007; 9: 219–24.

49. Peter CS, Sprodowksi N, Bohnhorst B et al. Gastroesophageal reflux and apnea of prematurity: No temporal relationship. *Pediatrics* 2002; 109: 8–11.

50. Di Fiore JM, Arko M, Whitehouse M et al. Apnea is not prolonged by acid gastroesophageal reflux in preterm infants. *Pediatrics* 2005; 116: 1059–63.

51. Kurz R, Höllwarth ME, Fasching M et al. Combined disturbance of respiratory regulation and esophageal function in early infancy. *Prog Ped Surg* 1985; 18: 52–61.

52. Höllwarth ME. Gastroesophageal reflux disease. In: Coran AG, Adzick NS, Krummel TM,

Laberge J-M, Shamberger RC, Caldamone AA (eds). *Pediatric Surgery*. Philadelphia: Elsevier/Saunders. 2012: 947–58.

53. Fasching G, Huber A, Uray E et al. Gastroesophageal reflux and diaphragmatic motility after repair of congenital diaphragmatic hernia. *Eur J Pediatr Surg* 2000; 10(6): 360–4.

54. Caruso AM, Di Pace MR, Catalano P et al. Gastroesophageal reflux in patients treated for congenital diaphragmatic hernia: Short- and long-term evaluation with multichannel intraluminal impedance. *Pediatr Surg Int* 2013; 29: 553–9.

55. Gössler A, Schalamon J, Huber-Zeyringer A et al. Gastroesophageal reflux and behavior in neurologically impaired children. *J Ped Surg* 2007; 42: 1486–90.

第五部分

胃 肠 道

幽门闭锁和幽门前隔膜

Alessio Pini Prato   Vincenzo Jasonni   Girolamo Mattioli

幽门闭锁

引言

新生儿胃出口梗阻可能是由于幽门闭锁（pyloric atresia, PA）、幽门前隔膜或肥厚性幽门狭窄，其中肥厚性幽门狭窄是最常见的原因。

PA 是一种罕见的先天性畸形，在所有胃肠道闭锁和隔膜中占比不到 1%[1-3]。PA 患儿中接近 50% 有伴发畸形，其中以大疱性表皮松解症（epidermolysis bullosa, EB）最常见[1,4-6]。PA 具有家族聚集性[5-7]，Puri 等[7] 首先报道了一个家庭中连续三个兄弟姐妹患有 PA 的系列病例。

病因学

幽门闭锁的确切病因仍不清楚，但黏膜剥离导致胃出口梗阻可能起了一定作用，特别是对于合并 EB 的患者[8]。交界型大疱性表皮松解症（junctional epidermolysis bullosa, JEB）合并幽门闭锁（EB-PA）是一种罕见的先天性疾病，也称为 Carmi 综合征，作者于 1982 年描述了皮肤发育不全和 PA 的关系[9]，后来又在 1998 年提出一组常染色体隐性遗传病，包括 EB、PA 和先天性皮肤发育不全[10]。皮肤黏膜脆性与先天性胃出口梗阻有关，即使手术解除了肠梗阻，在生后几周或几个月内这种关联也是致命的。目前已在许多 EB-PA 患者中发现了整合素 α6β4（*ITGA6* 基因和 *ITGB4* 基因）和网蛋白（*PLEC* 基因）的基因突变[8,11-13]，无论这种基因突变是否与表皮松解相关，一些作者都认为有强有力的证据支持 PA 的常染色体隐性遗传模型[14-15]。

病理学

幽门梗阻主要有三种类型：①A 型，隔膜型；②B 型，纵向节段性闭锁（例如幽门被纤维组织代替）；③C 型，幽门部连续性中断，胃和十二指肠断开（图 51.1）。表 51.1 列出了不同类型幽门梗阻的发生率[2-3]。

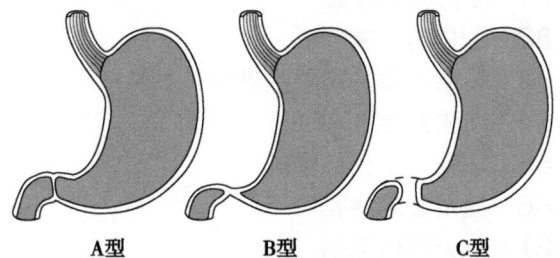

图 51.1   先天性幽门梗阻的解剖学类型：A 型，隔膜型幽门梗阻；B 型，纵向节段性闭锁；C 型，幽门发育不全

表 51.1   不同类型幽门闭锁的发生率（*n* = 140）

闭锁类型	病例数	发生率/%
隔膜型（A 型）	77	57
闭锁型（B 型）	46	34
发育不全型（C 型）	12	9
没有数据	5	3.5

来源：Muller M et al., Pyloric atresia: Report of four cases and review of the literature, *Pediatr Surg Int* 1990; 5: 276-9.

病史和体格检查

当胎儿出现羊水过多伴胃扩张时，需考虑是否存在 PA，要在有此综合征发生风险的高危妊娠中进行针对性的产前诊断。一些超声检查的结果表明胎儿可能存在明显的皮肤脱屑和水疱形成，尤其是羊膜乙酰胆碱酯酶阳性并伴有甲胎蛋白升高时[16]。2009 年以来，产前 MRI 已被用于胎儿诊断，但其效用尚不清楚[17-18]。

临床表现

完全性幽门梗阻的患儿出生后不久就会出现持续性非胆汁性呕吐和上腹胀[19]，其发生率没有明显的性别差异，但低出生体重儿所占比例较高[5,20-21]。最近 Al-Salem 等[5]报道的 20 例 PA 患者中，早产发生率超过 65%。完全性幽门梗阻常伴发呼吸系统疾病，呼吸困难、呼吸急促、发绀和 / 或唾液过多可能提示食管闭锁[22]，目前已有报道描述了 PA 与食管闭锁之间的相关性[23-24]。

PA 延误诊断可导致胃穿孔，尽管这个并发症在生后 12 小时即可发生[25]。PA 的临床特征见表 51.2[2-3]。

表 51.2　幽门闭锁的临床特征（n = 140）

症状和体征	发生率 /%
非胆汁性呕吐	100
单胃泡（X 线表现）	98
上腹胀	68
羊水过多	63
出生体重 < 2 500g	53
早产	45
黄疸	21
上腹部胃蠕动波	18
出血性呕吐	12

来源：Muller M et al., Pyloric atresia: Report of four cases and review of the literature, *Pediatr Surg Int* 1990; 5: 276-9。

诊断

腹部 X 线平片对临床诊断有重要意义，表现为胃泡异常扩张，胃泡下方无气体影[26]（图 51.2）。上消化道造影可以证实幽门部的完全性梗阻，但并不是必需的。幽门闭锁的影像学诊断基于三种典型征象：单泡征、幽门酒窝征和无鸟嘴征（肥厚性幽门狭窄的典型征象）[27]。单泡征并非诊断 PA 的特异性征象，但可提示胃出口梗阻。超声检查对诊断也有所帮助，其特征性表现为正常幽门肌层和管腔的缺如[27]。

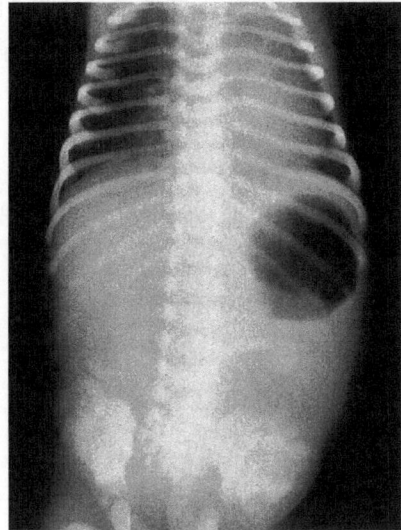

图 51.2　腹部 X 线片示胃外没有气体影

治疗

根据幽门梗阻的类型，采用不同的手术方式。根据 Heineke-Mikulicz 或 Finney 的方法，隔膜型闭锁的最佳手术方式为隔膜切除加幽门成形术[1-4]。也有胃镜下切除幽门隔膜而不行幽门成形术的报道[28]。节段性闭锁的手术方式取决于幽门闭锁的长度：短段型可采用 Finney 幽门成形术，而长段型则可在切除后行胃十二指肠端端吻合术[4]。由于胃空肠吻合术的病死率高[4]，术后存在吻合口溃疡和盲袢综合征的风险，故不推荐。

术前准备

通常,幽门闭锁的新生儿会在生后 48 小时内转运至医院治疗,患儿通常身体状况较好,除非伴有 EB。术前准备包括胃减压、静脉输液以纠正脱水电解质紊乱和代谢性碱中毒,伴有 EB 的患儿可予中心静脉置管,进行肠外营养和长期输液治疗。

手术技巧

开腹手术

在右上腹脐上 2cm 做一横切口,从腹正中线左侧沿皮纹向右延伸约 5cm(图 51.3a)。打开腹腔后,注意探查肠闭锁等其他消化道合并畸形[15]。

确认梗阻部位

术中可能难以明确梗阻位置,必要时可选择行胃切开[19]。另一种方法是插入 12~14 号鼻胃管,推至梗阻区域[29]。

幽门成形术

该方法适用于隔膜型幽门梗阻(A 型)和短段型闭锁(B 型)[4,7,14]。确定幽门病变后,用手术刀或电刀从幽门的胃端到十二指肠端纵行切开(图 51.3b)。可使用钝性的幽门撑开钳,注意避免损伤胃十二指肠后壁。切口应在胃大小弯中点至十二指肠上下界中点的沿线,总长度约为 1.5~2cm,胃侧约 1cm,十二指肠侧约 1~1.5cm。由于胃壁较厚,需要在胃侧适当增加长度,以便在横向两侧对齐切口。环形切除隔膜,并用 5-0 可吸收缝线缝合后壁黏膜(图 51.3c)。将胃管插入十二指肠腔以排除远端肠管闭锁可能,仔细止血后,横行缝合幽门切口(图 51.3d)。

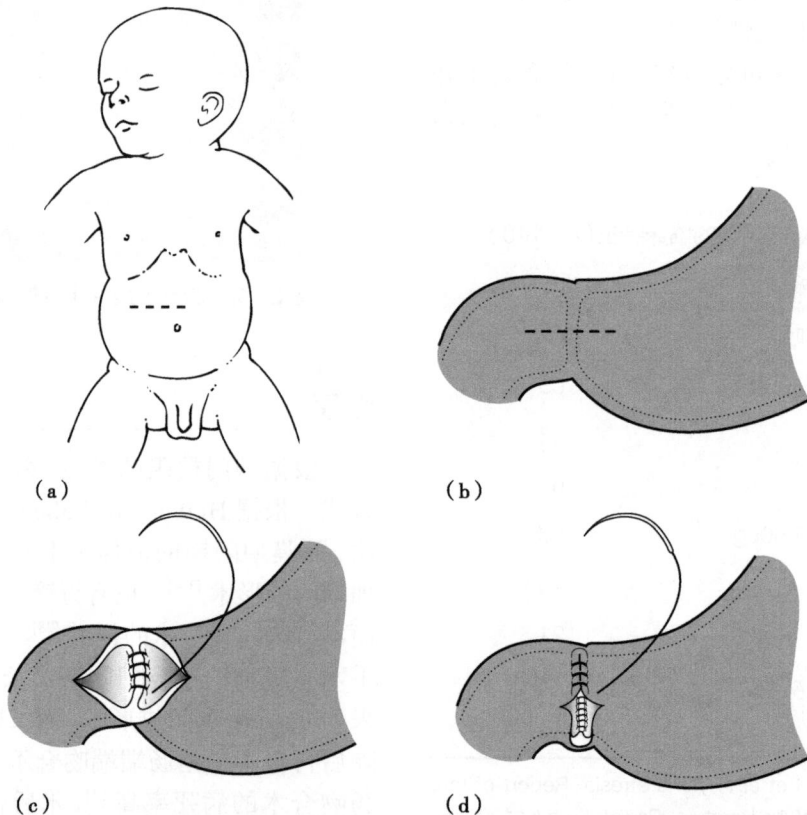

(a)　　　　　　　(b)

(c)　　　　　　　(d)

图 51.3 幽门成形术的手术技巧。(a)皮肤切口。(b)幽门纵切。(c)切开隔膜。(d)纵切横缝

关闭腹腔

必要时可考虑行胃造口术，特别是对于 EB-PA 患儿，胃造口术可以避免长时间留置鼻胃管。

腹腔镜方法

迄今为止，只有 Son 和 Hoan[30] 报道了一例成功的 EB-PA 新生儿完全腹腔镜治疗，并建议腹腔镜手术作为常规开腹手术的替代选择。尽管新生儿有很高的气道敏感性，但只要将 CO_2 气腹压力保持在 8mmHg 以下就能很好地耐受[31]。腹腔镜手术的优势是不仅能减少腹壁创伤，也能降低继发 JEB 相关的皮肤黏膜病变的概率。

术后管理

当患儿能较好地耐受经口喂养时，应停止肠外营养。术后留置鼻胃管 2~3 天以保持胃肠减压，如果出现胃排空延迟的迹象，则应延长留置时间。术中静脉注射广谱抗生素，根据患者具体情况继续使用 3~5 天。

并发症

PA 患儿术后并发症发生率较低，但吻合口狭窄、吻合口瘘、肠粘连、感染和出血等均有可能发生，EB-PA 患儿术后容易发生切口裂开、感染。

预后

早诊断、早手术以及完备的新生儿围手术期支持可显著提高 PA 患儿的生存率。病死率与延迟诊断有关[12-13]，主要是由伴发畸形所致。单纯 PA 的生存率较高，远期预后良好，总体病死率在 20%~60%，大多数死亡病例合并了 EB 或其他多发性肠闭锁[5-6,24,32]。基于这些原因，Rosenbloom 和 Ranter[33] 建议对 PA 采用非手术治疗，除非皮肤疾病对治疗有反应。另一方面，Hayashi 等[34] 报道了 5 例 EB-PA 患者，其中 4 例长期存活。Dank 等[35] 在 1999 年对全球范围内报道的 70 例 EB-PA 病例进行统计，其中 51 例接受了手术治疗，长期生存率约 31%，长期存活的主要是合并轻度 EB 患儿。

幽门前隔膜

引言和病因

幽门前隔膜是一种罕见的消化道畸形。胃壁组织在胃窦远端形成一隔膜，表面有胃黏膜覆盖。目前总共报道约 150 例（包括儿童和成人）[36]。根据流行病学和组织学特点，分为先天性和后天性两种。

病理

根据发病年龄，幽门前隔膜患者可分为三类：新生儿期（完全或部分梗阻）、儿童期以及成年期[38]。约 30% 的患者有明显的伴发畸形，包括唐氏综合征、胃肠道疾病和心血管畸形等[37,39]。

临床表现和诊断

新生儿期患儿以非胆汁性呕吐为主要症状，其他症状有呼吸暂停、发绀、体重不增等[38]。儿童期患儿可有腹痛、呕吐、餐后饱胀感和腹胀等症状，食物潴留过久也提示此病可能[40]。在老年人群中，临床病史包括间歇性胃痉挛、餐后上腹痛或饱胀感，以及间歇性呕吐，曾有报道 1 例 80 岁才被诊断为幽门前隔膜的病例[41]。

带中央孔的幽门前隔膜患儿 90% 可通过钡餐诊断[37]，婴儿期的典型表现为一个与幽门纵轴垂直、突向胃窦部的薄膜，距幽门近端 1~2cm（图 51.4a）。近年来，胃镜也逐渐可用于婴儿和儿童的诊断[42]。幽门前隔膜的胃镜下特征包括：①隔膜表面有胃黏膜覆盖，平滑，无皱襞，中央有一固定的小孔；②胃蠕动时隔膜的开口无明显变化；③隔膜两端的胃壁能正常收缩[43]。

治疗

　　幽门前隔膜术前术后管理与幽门闭锁相同。不全性幽门前隔膜的手术为隔膜切除，在隔膜非常靠近幽门时可联合行幽门成形术（与 PA 类似）。此外，术中需将 Foley 导尿管插入胃远端，球囊充气后牵拉导管[29]。风袋型隔膜往往突入十二指肠腔（图 51.4b），容易漏诊，术中应仔细探查[44]。最值得关注的是，有报道在内镜下用乳头切开刀切开隔膜[45]，并强力扩张隔膜，从而避免了行幽门成形术[46]。最近，Bing 等报道了在腹腔镜辅助下成功治疗 3 例曾行胃造口术或胃部分切除术的幽门前隔膜病例[47]。

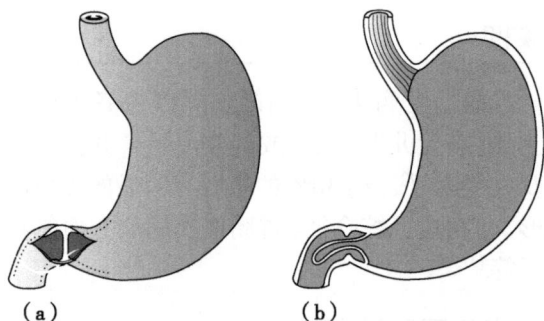

图 51.4　（a）幽门前隔膜。（b）风袋样隔膜伸入十二指肠

　　据报道，曾有梗阻不明显的幽门前隔膜患儿通过药物成功治疗[48]。虽然保守治疗的理念得到了一些外科医师的支持，但大多数文献倾向于手术治疗，它可以有效降低病死率[4,36]。

并发症和预后

　　幽门前隔膜的并发症与单纯的 PA 类似。

（陈锐 译　吕成杰 审校）

参考文献

1. Dessanti A, Iannuccelli M, Dore A et al. Pyloric atresia: An attempt at anatomic pyloric sphincter reconstruction. *J Pediatr Surg* 2000; 35: 1372–4.
2. Muller M, Morger R, Engert J. Pyloric atresia: Report of four cases and review of the literature. *Pediatr Surg Int* 1990; 5: 276–9.
3. Dillon WP, Cilley RE. *Congenital Gastric outlet Obstruction in Ashcraft's Pediatric Surgery*, 3rd edn. Philadelphia, PA: WB Saunders Company, 2000: 394–5.
4. Hall WH, Read RC. Gastric acid secretory differences in patients with Heineke–Mikulicz and Finney pyloroplasties. *Am J Dig Dis* 1975; 20: 947–50.
5. Al-Salem AH, Abdulla MR, Kothari MR, Naga MI. Congenital pyloric atresia, presentation, management, and outcome: A report of 20 cases. *J Pediatr Surg* 2014 July; 49(7): 1078–82.
6. Al-Salem AH. Congenital pyloric atresia and associated anomalies. *Pediatr Surg Int* 2007 June; 23(6): 559–63.
7. Puri P, Guiney EJ, Carroll R. Multiple gastro-intestinal atresias in three consecutive siblings: Observations on pathogenesis. *J Pediatr Surg* 1985; 20: 22–4.
8. Mellerio JE, Pulkkimen L, McMillan JR et al. Pyloric atresia—Junctional epidermolysis bullosa syndrome: Mutations in the integrin bega4 gene (ITGB4) in two unrelated patients with mild diseases. *Br J Dermatol* 1998; 139: 862–71.
9. Carmi R, Sofer S, Karplus M, Ben-Yakar Y, Mahler D, Zirkin H, Bar-Ziv J. Aplasia cutis congenita in two sibs discordant for pyloric atresia. *Am J Med Genet* 1982; 11(3): 319–28.
10. Maman E, Maor E, Kachko L, Carmi R. Epidermolysis bullosa, pyloric atresia, aplasia cutis congenita: Histopathological delineation of an autosomal recessive disease. *Am J Med Genet* 1998; 78(2): 127–33.
11. Mencía A, García M, García E et al. Identification of two rare and novel large deletions in ITGB4 gene causing epidermolysis bullosa with pyloric atresia. *Exp Dermatol* 2016; 25(4): 269–74.
12. Dellambra E, Prislei S, Salvati AL et al. Gene correction of integrin beta 4–dependent pyloric atresia epidermolysis bullosa keratinocytes establishes a role for beta 4 tyrosines 1422 and 1440 in hemidesmosome assembly. *J Biol Chem* 2001; 44: 41336–42.
13. Nakano A, Pulkkinen L, Murrell D et al. Epidermolysis bullosas with congenital pyloric atresia: Novel mutations in the beta 4 integrin gene (ITGB4) and genotype/phenotype correlations. *Pediatr Res* 2001; 49: 618–26.
14. Bar-Maor JA, Nissan S, Nevo S. Pyloric atresia. *J Pediatr Surg* 1972; 20: 22–4.
15. El Shafie M, Stidham GL, Klippel CH et al. Pyloric atresia and epidermolysis bullosa letalis: A lethal combination in two premature newborn siblings. *J Pediatr Surg* 1979; 14: 446–9.
16. Lapinard C, Descampo P, Menegurri G et al. Prenatal diagnosis of pyloric atresia—Junctional epidermolysis bullosa syndrome in a fetus not known to be at risk. *Prenat Diagn* 2000; 20: 60–75.
17. Yu DC, Voss SD, Javid PJ, Jennings RW, Weldon CB. In utero diagnosis of congenital pyloric atresia in a single twin using MRI and ultrasound. *J Pediatr Surg* 2009 November; 44(11): e21–4.
18. Merrow AC, Frischer JS, Lucky AW. Pyloric atresia with epidermolysis bullosa: Fetal MRI diagnosis with postnatal correlation. *Pediatr Radiol* 2013; 43(12): 1656–61.

19. Ducharme JC, Benoussan AL. Pyloric atresia. *J Pediatr Surg* 1975; 10: 149–50.
20. Kume K, Ikeda K, Hayashida Y et al. Congenital pyloric atresia: A report of three cases and review of literature. *Jpn J Pediatr Surg* 1980; 16: 259–68.
21. Lloyd JR, Clatworthy HW. Hydramnios as an aid for the early diagnosis of congenital obstruction of the alimentary tract: A study of the maternal and fetal factors. *Pediatrics* 1958; 21: 903–9.
22. Campbell JE. Other conditions of the stomach. In: Welch KJ, Randolp JG, Ravitch MM et al. (eds). *Pediatric Surgery*, 4th edn. Chicago: Year Book, 1986: 821–2.
23. Friedman AP, Velcek FT, Ergin MA et al. Oesophageal atresia with pyloric atresia. *Br J Radiol* 1980; 53: 1009–11.
24. Gupta R, Soni V, Mathur P, Goyal RB. Congenital pyloric atresia and associated anomalies: A case series. *J Neonatal Surg* 2013; 2(4): 40.
25. Burnett HA, Halpert B. Perforation of the stomach of a newborn infant with pyloric atresia. *Arch Pathol* 1947; 44: 318–20.
26. Hermanowicz A, Debek W. Images in clinical medicine. Single bubble—Pyloric atresia. *N Engl J Med* 2015 August 27; 373(9): 863.
27. Grunebaum M, Kornreich L, Ziv N et al. The imaging diagnosis of pyloric atresia. *Z Kinderchir* 1985; 40: 308–11.
28. Narasimhan KL, Road KLN, Mitra SK. Membranous pyloric atresia—Local excision by a new technique. *Pediatr Surg Int* 1991; 6: 159–60.
29. Raffensperger JG. Pyloric and duodenal obstruction. In: *Swenson's Pediatric Surgery*, 5th edn. Norwalk, CT: Appleton & Lange, 1990: 509–16.
30. Son TN, Hoan VX. Laparoscopic management of pyloric atresia in a neonate with epidermolysis bullosa. *J Laparoendosc Adv Surg Tech A* 2013; 23(7): 649–50.
31. Kalfa N, Allal H, Raux O et al. Tolerance of laparoscopy and thoracoscopy in neonates. *Pediatrics* 2005 December; 116(6): e785–91.
32. Chittmittrapap S. Pyloric atresia associated with ileal and rectal atresia. *Pediatr Surg Int* 1988; 3: 426–30.
33. Rosenbloom MS, Ranter M. Congenital pyloric atresia and epidermolysis bullosa letalis in premature siblings. *J Pediatr Surg* 1987; 22: 374–6.
34. Hayashi AH, Galliana CA, Gillis DA. Congenital pyloric atresia and junctional epidermolysis bullosa: A report of long-term survival and a review of the literature. *J Pediatr Surg* 1991; 26: 1341–5.
35. Dank JP, Kim S, Parisi MA, Brown T, Smith LT, Waldhausen J, Sybert VP. Outcome after surgical repair of junctional epidermolysis bullosa-pyloric atresia syndrome: A report of 3 cases and review of the literature. *Arch Dermatol* 1999 October; 135(10): 1243–7.
36. Blazek FD, Boeckman CR. Prepyloric antral diaphragm: Delays in treatment. *J Pediatr Surg* 1987; 22: 948–9.
37. Bell MJ, Gternberg JL, Keating JP et al. Prepyloric gastric antral web: A puzzling epidemic. *J Pediatr Surg* 1978; 13: 307–13.
38. Patnaik DN, Sun S, Groff DB. Newborn gastric outlet obstruction caused by an antral web. *J Med Soc N Jers* 1976; 73: 736–7.
39. Benjamin B, Jayakumar P, Reddy LA, Abbag F. Gastric outlet obstruction caused by prepyloric web in a case of Down's syndrome. *J Pediatr Surg* 1996; 31(9): 1290–1.
40. Mandell GA, Rosenberg HK, Schnaufer L. Prolonged retention of foreign bodies in the stomach. *Pediatrics* 1977; 60(4): 460–2.
41. Rona A, Sylvestre J. Prepyloric mucosal diaphragm. *J Can Assoc Radiol* 1975; 26: 291–4.
42. Schwatx SE, Rowden DR, Dudgeon DL. Antral mucosal diaphragm. *Gastrointest Endosc* 1977; 24: 33–4.
43. Banks PA, Waye JD. The gastroscopic appearance of the antral web. *Gastrointest Endosc* 1969; 15: 228–9.
44. Haller JA Jr, Cahill JL. Combined congenital gastric and duodenal obstruction: Pitfalls in diagnosis and treatment. *Surgery* 1968; 63: 503–6.
45. Berr F, Rienmueller R, Sauerbruch T. Successful endoscopic transection of a partially obstructing antral diaphragm. *Gastroenterology* 1985; 89: 1147–51.
46. Lugo-Vincent HL. Congenital antral membrane: Prenatal diagnosis and treatment. *J Pediatr Surg* 1994; 29: 1589–90.
47. Bing L, Wei-Bing C, Shou-Qing W, Ye-Bo W. Laparoscope-assisted diagnosis and treatment of prepyloric web in children—Report of three cases. *J Pediatr Surg* 2013; 48(7): 1633–6.
48. Tunell WP, Smith EI. Antral web in infancy. *J Pediatr Surg* 1980; 15: 152–5.

婴儿肥厚性幽门狭窄

Prem Puri　Balazs Kutasy　Ganapathy Lakshmanadass

引言

婴儿肥厚性幽门狭窄（infantile hypertrophic pyloric stenosis，IHPS）是最常见的一种需要在出生后的几个月内手术的疾病，它的特征是幽门环形肌肥厚引起的幽门变窄和伸长。IHPS 的发病率随地理位置、季节和人种的不同而有很大差异[1]。据报道，总体发病率约为每 1 000 例活产 0.5~1 例[2-4]。在 20 世纪 90 年代和 21 世纪初，西方国家 IHPS 的发病率显著下降。环境变化相比于基因变化能够更好地解释这一现象（例如母乳喂养率提高）[3,5]。男孩患病率是女孩的五倍，而且这一比例在过去的几十年中一直未变[2]。

病因学

尽管早期诊断、液体和电解质疗法以及儿科麻醉的发展已将病死率降低到几乎为零，但幽门狭窄的病因尚不明确[5]。本病通常被归类为先天性疾病，很少出现死产，伴发异常也很少见，患儿通常在出生后第二周出现呕吐。在过去的二十年中，发病率的变化表明环境因素也很重要[3,5]。Rollins 等[6]通过超声检查测量了 1 400 例存活新生儿的幽门括约肌的尺寸，这些婴儿中有 9 名后期发展为幽门狭窄并接受了手术，但他们出生时的幽门肌测量值均在正常范围内。这项研究清楚地表明，后来发展为幽门狭窄的婴儿不存在先天性幽门肌肥厚。

IHPS 的发生与多种因素有关，例如遗传、环境和机械因素。幽门括约肌是一个压力间歇性增加的区域，能够紧张性和阶段性收缩并对胃排空产生影响。幽门括约肌的功能和运动受复杂的控制系统调控，该系统涉及肠神经系统、胃肠道激素和卡哈尔间质细胞（interstitial cells of Cajal，ICC），这些途径已经在 IHPS 中进行了研究。激素控制、细胞外基质（extracellular matrix，ECM）、平滑肌纤维、生长因子和 ICC 的异常与该疾病的发病机制有关。

外在因素

各种环境和机械因素被认为是 IHPS 的潜在病因。有研究发现在家庭居住区使用较高水平的农药（杀虫剂和除草剂）与 IHPS 的发展之间存在显著相关性[7]；孕产妇吸烟会导致 IHPS 的风险增加一倍；产妇年龄小于 20 岁会使 IHPS 的发生风险显著增加，而大于 30 岁则会使 IHPS 的发生风险显著降低[9]。头胎发生 IHPS 的风险增加 1.8 倍[1,8,10]，早产会导致 IHPS 风险增加 2 倍以上，有趣的是，患有 IHPS 的早产儿主要为女婴[2,11-12]。剖宫产与 IHPS 风险增加显著相关[2]，剖宫产诱发 IHPS 的机制尚不明确，可能是因为剖宫产婴儿的肠道菌群存在差异[2]。剖宫产与 IHPS 之间的另一个潜在联系可能是与剖宫产相关的母乳喂养延迟[13]。

最近有研究表明，用奶瓶喂养的婴儿与未用奶瓶喂养的婴儿相比，患 IHPS 的风险增加了 4.6 倍[3,14]。在母乳可以预防 IHPS 的假设下，有一种假说是母乳中高水平的激素（例如血管活性肠肽）有利于幽门松弛[14-15]。母乳的渗透压也较低，能促进胃排空[14,16]。然而在 14 天内用奶瓶母乳喂养和奶瓶奶粉喂养的婴儿患 IHPS 风险都会增加[14]，这表明奶瓶喂养也会导致更高的 IHPS 风险[14]。已有研究表明，配方奶粉比母乳含有更高水平的酪蛋白，婴儿可能更难消化，从而导致胃排空变慢[14,16]。此外，用奶瓶喂养的婴儿血清胃泌素水平较高，可能与幽门螺杆菌感染有关。

Lund 等[17]在一项队列研究中发现，大环内酯类（红霉素或阿奇霉素）在婴儿中的应用与 IHPS 风险显著增加有关，在出生后两周内使用会导致 IHPS 的风险增加 30 倍，在第 14~120 天使用会增加 3 倍。母亲在患儿出生后两周内使用大环内酯类药物，会使 IHPS 的风险增加 3 倍以上，但此后使用大环内酯类药物并不会增加风险。他们没有发现在妊娠第 0~27 周期间 IHPS 与母亲使用大环内酯类药物之间存在关联的证据，但 IHPS 与妊娠 28 周时使用大环内酯类药物之间可能存在一定关联。研究表明，红霉素和阿奇霉素都是胃泌素胃动素受体激动剂[18]，有人推测大环内酯类药物激活这些受体会导致幽门收缩增强，这可能是引起 IHPS 的原因。

越来越多的研究提示了 IHPS 的发生存在季节性[19]，大多数研究都观察到夏季的发病高峰[20-22]，有其他研究也发现春秋双高峰[23]或冬季高峰[24]，或没有表现出季节性[25-26]。这种季节性规律引起了人们对 IHPS 是否为传染病的怀疑[19]。成人患者根除幽门螺杆菌后幽门狭窄得以解决[27]，然而，没有直接的证据表明 IHPS 与幽门螺杆菌之间存在联系[19]，也没有发现 IHPS 与常见的新生儿呼吸道和胃肠道病毒之间有关联的证据[19]。

在少数情况下，IHPS 会继发于机械因素导致的原发性胃出口梗阻，经鼻营养管、胃窦息肉和幽门囊肿等可能与 IHPS 有关[28]。

遗传学

IHPS 有家族发病倾向。在非洲、印度和中国的婴儿中，IHPS 相对较少[29-30]，男孩的发病率是女孩的五倍[2,6]。在一项针对近 200 万儿童的队列研究中[31]，同卵双胞胎的患病风险增加了 200 倍，兄弟姐妹之间的患病风险增加了 20 倍，甚至在较远的亲戚中也显示出 IHPS 的家族聚集性。无论队列成员的性别和亲属的性别，家庭的父、母双方都有聚集现象，遗传率估计为 87%。在长达 45 年的后续研究中，Carter 和 Evans[32]发现，患者的 5%~20% 的儿子和 2.5%~7% 的女儿患有 IHPS，女性患者子女的 IHPS 发病率是男性患者子女的 3~4 倍[33]。家族聚集性似乎能用共有基因来解释[31]，但是这种情况并没有遵循孟德尔经典遗传模式[31]。目前已模拟了一个多因素阈值模型，表明 IHPS 是由性别和环境因素修饰基因的多基因遗传引起的。

IHPS 与许多遗传综合征（例如史 - 莱 - 奥综合征和阿姆斯特丹型侏儒征）以及染色体异常有关，包括 9 号染色体的部分三体，13 号染色体的部分三体以及 8 号和 17 号染色体的部分单体[34]。尽管尚未发现导致 IHPS 的特定基因，但已鉴定出几个易感基因群，例如涉及 NOS1、APOA1、NKX2-5 和 MBNL1 基因的 3p25、16p12-q13、16q14、11q14-q22、11q23 和 Xq23[35-39]。考虑到神经元型一氧化氮合酶（neuronal nitric oxide synthase, nNOS）在 IHPS 发病中的意义，研究者通过连锁分析和评估 nNOS mRNA 表达研究了 NOS1 基因（nNOS 在 12q 染色体上的编码基因）[40]，并建议作为易感片段。APOA1 基因编码载脂蛋白 A1，是血浆中高密度脂蛋白的主要蛋白成分，与循环中的胆固醇水平有关[37]。与正常婴儿的配对对照组相比，IHPS 患儿出生时胆固醇水平较低[37]。先前许多发现都支持低血脂是 IHPS 的重要危险因素的这一理论：女性风险更低的部分原因是胆固醇水平较高，因为新生女婴的低密度脂蛋白胆固醇和高密度脂蛋白胆固醇平均水平要高于新生男婴；与奶瓶喂养相关的 IHPS 风险中，部分可能是脂质水平不足引起的，因为奶瓶喂养与婴儿期总胆固和低密度脂蛋白胆固醇水平降低有关[37]。

NKX2-5 基因编码转录因子 NKX2-5，该因子已被证明在幽门括约肌发育中起关键作用[39,41-42]。有报道称 Sox9 对胚胎幽门平滑肌的发育至关重要[41-42]，NKX2-5 和 Gata3 是幽门括约肌形态发生所必需的，并且直接或间接调节 Sox9[42-43]。有人认为某些 IHPS 是位于幽门的 NKX2-5 超表达导致的[42]。

MBNL1 是一种双链 RNA 结合蛋白。该蛋白是 muscleblind 蛋白家族的一员，同时是选择性剪接的重要调控因子[38-39]。出生后，从胎儿到成人蛋白质亚型的剪接过渡是肌肉组织广泛重塑的必要条件，这是正常发育的一部分[44]。在小鼠心脏和骨骼肌发育的研究中，MBNL1 被证实可以控制出生后前三周内发生的时间相关的剪接过渡[45-46]。一个有趣的观察结果是，IHPS 几乎仅在出生后 2 至 8 周内发生，这表明 MBNL1 控制的剪接过渡的错误调节在 IHPS 发病中可能发挥了作用[38]。

激素控制异常

人的幽门是一个高压区，该区域随着胃窦的蠕动而松弛，对十二指肠内的刺激产生收缩，并防止十二指肠内容物反流入胃中[47]。与控制其他胃肠道的激素类似，控制幽门的激素包括胃泌素、生长抑素、胆囊收缩素和促胰液素等[48]，Dodge 通过五肽胃泌素刺激产妇围产期延长而成功地诱发了幽门狭窄[49]并发现 IHPS 婴儿血清胃泌素水平升高[50]。越来越多的证据表明胃泌素激动剂大环内酯类药物的使用与 IHPS 发生率的增高之间有着密切的关系[17]，这引起了人们对 IHPS 的发病机制的广泛关注。有人提出，胃泌素使十二指肠反复受到高酸刺激，会导致幽门括约肌反复收缩，并伴有幽门括约肌肥厚[51]。然而，Janik 等[52]产前使用五肽胃泌素并未引起幽门狭窄。一些研究者发现患病婴儿的血浆胃泌素水平显著高于健康对照组[50,53]，而另一些研究者未能证实这一发现[54-55]。由于幽门环肌切开术后患儿血清胃泌素水平恢复正常，因此他们认为 IHPS 患儿血清胃泌素水平高是继发于幽门的淤滞[54]。

前列腺素的产生也是胃酸分泌引起的，并且在胃肠动力以及细胞保护和营养作用中起作用。有研究发现，与对照组相比，IHPS 患儿胃液中的 PGE2 和 PGE2a 升高，它们会影响幽门的收缩，可能导致幽门痉挛和幽门肥厚[56]。尽管 IHPS 中 PGE2 升高已经被证实，但前列腺素引起环形平滑肌松弛的理论挑战了前列腺素引起幽门肥厚的学说[57]。然而，用前列腺素治疗发绀型先天性心脏病已被证明会引起类似 IHPS 的胃窦增生和胃出口梗阻[58]，当前列腺素治疗停止后，这种胃出口梗阻在短期内自行恢复[59]。

幽门神经支配异常

尽管平滑肌括约肌张力是肌源性的，但是收缩和松弛通过神经控制，分别以兴奋和抑制通路的激活来实现。人们认为交感神经刺激对幽门括约肌有兴奋作用，而副交感神经刺激则具有通过胆碱能神经元的兴奋作用或通过非肾上腺素能非胆碱能神经元的抑制作用[60]。

在胃肠道的平滑肌尤其是括约肌上，调节肌肉运动的神经特别密集[61]，括约肌的松弛是通过抑制运动神经元的激活来实现的[62]。幽门无法松弛被认为是幽门括约肌肥厚和胃出口梗阻的结果，许多研究者已经在 IHPS 标本中找到了神经异常的证据，这或许解释了幽门肌不能松弛的原因[5]。早期的研究集中在肌间神经丛[63-70]，最新的实验室技术和研究集中在肌间神经丛和幽门黏膜下神经丛的神经胶质细胞、突触功能和神经递质状态[40,70-81]。

神经节细胞

许多研究者已经报告了有关 IHPS 肌层神经丛中神经节细胞的形态学异常。早期许多学者发现神经节细胞数量减少，并归因于迷走神经过度刺激[63-64,67]或不成熟所致的退行性改变[65-66]。另一方面，Rintoul 和 Kirkman[68]提出了 IHPS 缺乏 Dogiel I 型神经元（主要是运动神经元）。Belding 和 Kernohan[64]以及 Spitz 和 Kaufmann[69]发现肥厚性幽门中的大多数肌间神经节细胞均显示退行性改变。但是，Tam[70]使用免疫组织化学染色法检测神经元特异性烯醇化酶，结果表明神经元既没有不成熟也不严重退化。Langer 等[82]用电子显微镜证实，IHPS 的肌间神经丛中的神经元细胞较少，神经节的总数少于对照组。

胆碱能和肾上腺素能神经支配

目前已经使用乙酰胆碱酯酶（acetylcholinesterase，AChE）组织化学染色研究了胆碱能神经分布，在对照组的肌间神经丛和肌层中均可以观察到强 AChE 染色，而在 IHPS 标本中，肌层中 AChE 染色显著降低，但在肌间神经丛中则增强[74]。

实验室研究报告显示，与对照组相比，IHPS 的肌层不存在肾上腺素能免疫反应性，在肌间神经丛也显著降低。

氮能神经支配

一氧化氮（nitric oxide，NO）是一种气态自由基，在 nNOS 催化的反应中由 L- 精氨酸合成。NO 作为一种主要非肾上腺素能、非胆碱能抑制性神经递质，在介导肠神经系统幽门松弛中具有很好的作用[83]。Vanderwinden 等[79]和 Kobayashi 等[73]报道了与 NO 合成酶等同的 NADPH 黄递酶，在肥厚性幽门肌中缺失或显著减少[84]，但在 IHPS 的肌间神经丛中却存在。此外，在 NOS 基因的基因敲除小鼠模型中，唯一的异常是幽门肥厚引起的持续胃出口梗阻[85]。Barbosa 等[86]对怀孕的大鼠及其新生幼崽使用 N- 硝基 -L- 精氨酸甲酯盐酸盐（N-nitro-L-arginine methyl ester hydrochloride，L-NAME），这是一种已知的 NOS 抑制剂，L-NAME 大鼠表现为胃扩张和

幽门肥厚。Kusafuka 和 Puri[40]证实了 IHPS 患者幽门肌中 nNOS mRNA 的水平低于正常对照组。由于低水平的 nNOS mRNA 可能导致 NO 局部产生减少，因此 IHPS 中收缩的过度肥厚的环形肌是 mRNA 水平上 nNOS 基因表达减少的结果[40]。

最近的研究表明，括约肌张力取决于 nNOS 依赖的松弛效应和 Rho 相关蛋白激酶 2（ROCK2）依赖的收缩效应之间的平衡[87]。nNOS 的 NO 生成潜能取决于酶二聚体的偶联状态[87]，当解偶联时，nNOS 激发产生活性氧（reactive oxygen species，ROS）[88]，现已证明 ROS 的产生促进了 ROCK-2 的活化[89-90]。Welsh 等[87]以高苯丙氨酸血症 -1（hph-1）作为幽门狭窄小鼠模型，研究其 nNOS 和 ROCK-2 的表达。这些小鼠表现出短暂的幽门平滑肌肥厚、胃扩张和体重增加受限，并在发育过程中自行痊愈[91]。hph-1 小鼠的 GTPCH-1 编码基因是一种先天性突变，GTPCH-1 是 nNOS 辅助因子四氢生物蝶呤（BH4）合成的限速酶[91]。BH4 缺乏将导致 nNOS 解偶联，从而使组织 ROS 含量增加和组织 NO 缺乏[92]。Welsh 等[87]证明了 hph-1 幽门组织 nNOS 下调是继发性现象，与胃潴留无关。hph-1 新生小鼠中，nNOS 诱导的 NO 减少和 ROS 诱导的 ROCK-2 上调均可导致幽门括约肌肌张力增加。目前尚不明确 hph-1 小鼠年龄依赖性幽门变化的机制，但可能与 nNOS 解偶联程度和组织 BH4 含量有关。尚不明确 BH4 缺乏是否在 IHPS 发病机理中起作用。但是，与婴儿配方食品相比，母乳中的 BH4 含量较高，而纯母乳喂养的婴儿很少发生 IHPS[87,93]。

突触的形成

突触通过调节神经肌肉末端的神经传递来提供对胃肠道的末端神经元控制，已证明肥厚性幽门肌层中突触囊泡和突触前末梢较少[71,77]。此外，一项研究报告显示，与幽门正常者相比，IHPS 患者的环形肌和纵肌神经纤维上的神经细胞黏附分子（neural cell adhesion molecule，NCAM）表达明显减少[73]。NCAM在神经和肌细胞之间的初始接触形成中起重要作用，并影响胚胎形成过程中的组织形成[94-95]。这些报告表明，IHPS中神经和肌肉之间的神经传递受到损害。

神经支持细胞

神经支持细胞（nerve-supporting cell，NSC）可以使神经元的细胞体有序排列并保持适当的空间结构，对于维持神经元的基本生理功能至关重要[96]。内在肠神经系统的NSC通常是指肠神经胶质细胞[5]，肠神经胶质细胞表达星形胶质细胞和施万细胞的多种标记，例如胶质纤维酸性蛋白（glial fibrillary acidic protein，GFAP）（中枢神经系统中星形胶质细胞的特定标记），S-100（星形胶质细胞和施万细胞的标志物）[97]。一项实验室研究表明，在IHPS病例中，肥厚的环形肌和纵肌的S-100和GFAP免疫反应性纤维缺失或明显减少[72]。IHPS中NSC的缺失或明显减少对应于肽能、氮能、胆碱能和肾上腺素能神经纤维的缺失或明显减少，这是IHPS中存在肌内神经支配缺陷的证据。

肠道起搏系统异常

卡哈尔间质细胞（ICC）是小的梭形或星状细胞，具有突出的核和不规则突起，在胃肠道组织中形成网络。它们表达一种跨膜蛋白激酶受体C-KIT，这对它们的发育和维持至关重要。形态学研究揭示ICC的三大功能：它们是胃肠道平滑肌中的起搏细胞[97]，促进电信号的主动传播，介导神经传递[98-99]。许多研究者报道，使用C-KIT抗体和电子显微镜检查发现IHPS患者的肥厚性幽门肌缺乏ICC[100-101]，IHPS中ICC的缺乏提示这种网络的破坏以及慢波生成的中断可能会导致幽门括约肌的运动障碍[100]。

一氧化碳（carbon monoxide，CO）在胃肠道中充当神经递质，并可引起平滑肌松弛。

内源性CO的主要来源是血红素降解，由血红素加氧酶（heme oxygenase，HO）催化。HO-2是HO的同工酶，存在于肠神经元和肌内ICC中，表明CO可能充当肠神经元、ICC和平滑肌细胞（smooth muscle cell，SMC）之间的细胞间信使[102]。有学者研究了IHPS中HO-2和ICC的免疫共定位，并且报告，尽管肌内ICC在对照组中HO-2阳性，但在IHPS中未检测到HO-2和ICC。这提示ICC和SMC的细胞间通信障碍可能是导致IHPS婴儿运动功能障碍的原因[103]。

细胞外基质蛋白异常

先前的研究报道了IHPS中结缔组织的增加，特别是在环形肌束的间隔中[63-64]。ECM蛋白，尤其是胶原蛋白，是胚胎早期神经元作用途径的重要微环境因素[5]。Cass和Zhang[104]报道了IHPS幽门肌标本中ECM蛋白的增加，如硫酸软骨素、纤连蛋白和层粘连蛋白，另一项研究报道了IHPS幽门肌中弹性蛋白纤维和弹性蛋白的含量异常[105]。使用M-57抗体可以将新合成的I型胶原蛋白与成熟胶原蛋白区分开，据报道I型胶原蛋白不仅在IHPS患者环形肌束之间的结缔组织隔膜中明显增加，而且在环形肌纤维中也增加，这表明IHPS中肥厚的环形肌正在积极合成胶原蛋白[105-106]。这些研究表明，ECM蛋白的增加可能是导致类似于幽门肿瘤的特征性"坚硬"表象的原因。

结蛋白是中间丝的主要蛋白质，对维持肌纤维的组织和功能很重要。与对照组中结蛋白缺乏或表达较弱相比，在IHPS婴儿的幽门肌活检中可观察到结蛋白的强烈表达，胎儿幽门中也显示出类似的结蛋白强表达模式，这表明IHPS中的中间丝组织处于发育状态[107]。

平滑肌细胞的异常

平滑肌括约肌中持续的收缩张力是由肌

源性机制产生的。Langer 等[82] 发现 IHPS 中的 SMC 在形态上是正常的，包含收缩丝、中间丝、致密体和小孔。但同时也发现，与对照组相比，IHPS 中的 SMC 经常处于增生阶段，SMC 中有大量扩张的粗面内质网，含有很低比例的收缩丝，并且在 SMC 之间几乎没有缝隙连接。相比之下，他们证明了 IHPS 中抑制性肠神经系统明显的超微结构异常。对 IHPS 中幽门肌的增殖活性进行定量评估，结果表明 IHPS 中的 SMC 增殖活性显著增加[108]。

Gentile 等[109] 使用免疫组织化学染色和共聚焦激光显微镜研究了 IHPS 中幽门 SMC 的细胞骨架成分。对照组中存在踝蛋白（一种负责 SMC 和 ECM 相互作用的蛋白）和肌养蛋白（一种具有黏附特性的蛋白），但在 IHPS 患者中缺失，这表明膜 - 细胞骨架相互作用和细胞 - 基质信号传导发生了改变。

Romeo 等[110] 研究了肌养蛋白聚糖和肌聚糖，这两种蛋白质与肌养蛋白一起形成肌养蛋白 - 糖蛋白复合物，这对于维持肌纤维结构和功能的完整性很重要。研究报道，虽然肌养蛋白聚糖在 IHPS 和对照组中表达相似，但肌聚糖仅存在于对照组中，在 IHPS 中不存在。这样的结果提示缺乏肌聚糖会改变 SMC 的生理状态，并易患 IHPS。

生长因子异常

生长因子是通过结合特定的高亲和力细胞膜受体来控制细胞增殖并调节细胞功能的肽。尽管导致平滑肌肥大的机制尚不清楚，但是随着分子生物学的发展，越来越多的证据表明 SMC 的生长受多种生长因子的调节[111-113]。体外研究发现胰岛素样生长因子 -1 和血小板源性生长因子 BB 是强力的 SMC 促细胞分裂剂，具有协同作用以刺激 SMC 增殖，IGF-1 能够介导 PDGF 在间充质细胞中的促生长作用[114]。已证明 IGF-1 和 PDGF 是由 SMC 产生的，其作用则通过受体介导[115-116]。转化生长因子 -α（transforming growth factor α, TGF-α）是一种广泛存在于胚胎和成人组织中的生长调节肽，目前已证实 TGF-α 对血管和内脏 SMC 具有促进生长的作用[117]。表皮生长因子（epidermal growth factor, EGF）是一种有效的生长刺激剂，它似乎在平滑肌生长早期起关键作用，具有最大的促进作用[117]。研究发现在 IHPS 的肥厚性幽门肌中 IGF-1、PDGF-BB、TGF 和 EGF 的表达增加，提示 SMC 中多肽生长因子的局部合成增加可能在 IHPS 的幽门肌肥厚的发展中起关键作用[5,118-120]。

病理学

在 IHPS 中幽门的外观是肥厚的肌肉，通常长 2~2.5cm，直径 1~1.5cm。组织学检查[108] 主要表现为环形肌和黏膜下层肌肉的明显肥厚和发育不全[121]。通过免疫组化研究发现，在增生的肌层中，成纤维细胞、纤连蛋白、蛋白多糖硫酸软骨素、结蛋白、弹力蛋白和胶原蛋白均增加[104-105]。共聚焦显微镜检查显示幽门肥厚的肌层内呈现异常扭曲和增厚的神经纤维[122]，这些变化会引起幽门管的部分或完全梗阻。

临床表现

通常在 3~6 周龄出现症状[123]，Demian 等[124] 对 278 例 IHPS 患儿进行了调查，在出生后的头 14 天中发病的仅 16 例（5.8%）。在 12 周以后出现症状的 IHPS 很少见，文献报道也很少[125-126]。呕吐是最常见的症状。最初只有奶液反流，但很快就表现为喷射性，且不含有胆汁。17%~18% 的患儿呕吐物中可能含有新鲜血液或陈旧性血液，这通常是由于刺激性胃炎或食管炎[127]。这些患者的持续呕吐将导致胃内氢离子流失，继而引起低氯血症、低钾血症和代谢性碱中毒[128]。

由于水分和热量摄入不足，患儿很快会出现明显的脱水和体重减轻，就诊较晚的患者皮下脂肪和皮肤皱纹消失，排便次数减少，粪便干燥、坚硬且量少。但也有些婴儿可有腹泻症状（饥饿性腹泻）。

大约 2% 的病例会出现黄疸，并已证实黄疸与葡萄糖醛酸转移酶的减少有关，这通常是饥饿导致的[129]。

幽门痉挛和胃食管反流也有相似的临床表现，如果不进一步评估，可能很难将其与IHPS 区分开。其他非胆汁性呕吐的外科手术原因包括胃扭转、幽门前隔膜、十二指肠狭窄、幽门部重复畸形、幽门肌内异位胰腺，这些都远不如 IHPS 常见。非胆汁性呕吐的常见原因是胃肠炎、颅内压升高和代谢性疾病[34]（表 52.1）。

在 6%~20% 的患者中发现了伴发畸形[130-131]，包括食管闭锁、肠旋转不良、先天性巨结肠、肛门直肠畸形、唇腭裂和泌尿系统异常。

表 52.1 IHPS 的鉴别诊断

手术治疗	保守治疗
胃扭转	幽门痉挛
幽门前隔膜	胃食管反流
十二指肠狭窄	胃肠炎
幽门部重复畸形	颅内压升高
幽门肌内异位胰腺	代谢性疾病

诊断

80%~90% 的婴儿仅凭临床特征就可以诊断 IHPS[132-134]。幽门狭窄的重要诊断特征是胃蠕动波和幽门肿块。最好对婴儿进行仔细地查体，在患儿腹部松弛状态下更容易触及橄榄样幽门包块。将腹部完全暴露后观察胃蠕动波，在这种情况下通常可见左上腹隆起，并缓慢地向右移动，穿过上腹。在腹部触诊时，大多数情况下可在肝脏边缘下方腹直肌外侧边缘的脐部上方触及橄榄形幽门包块。然而 Bakal 等[135]的研究表明，随着时间的推移，经查体可触及腹部橄榄形肿块的频率逐

渐下降。早期诊断可以使患儿得到及时的支持治疗和手术干预，不至于出现晚期典型的临床表现和实验室检测结果。目前超声检查设备和技术有了显著进展，这使 IHPS 的诊断比以前更早[135-136]。

超声检查的诊断依赖于幽门直径、幽门长度和肌肉厚度的测量。肥厚的幽门通常看起来很明显，表现为"面包夹热狗"外观[137]。三个参数中，肌肉厚度在超声检查中被认为是最精确的一项指标。Blumhagen 和 Coombs[138]率先指出，低回声环的幽门肌厚度是诊断幽门狭窄的最重要的超声检查参数（图 52.1），他们认为厚度为 4mm 及以上是病理性的。其他研究者认为 5mm 或以上的肌肉厚度对于诊断最为可靠[139]，假阳性结果更少见，但报道当中的假阴性率从 0 到 19% 不等，这在很大程度上取决于超声检查医师的经验[131,139]。

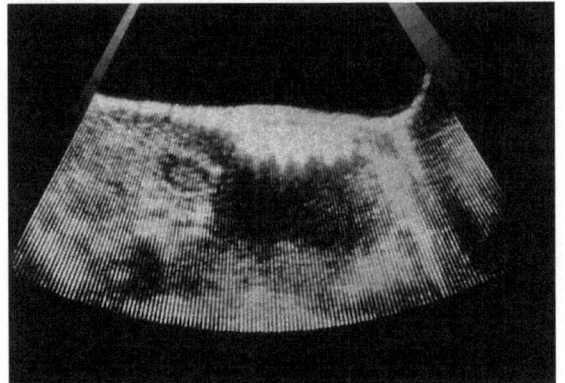

图 52.1 幽门的纵向超声图，典型的幽门回声显示为中心低回声环

近年来，外科医师已普遍使用超声诊断幽门狭窄。仅有部分难以确定的病例需要放射学检查。通过超声可以从急诊室立即诊断出 IHPS，从而减少了住院时间[13]。

钡餐检查仍然是诊断 IHPS 的高敏感度检查，在无法触及幽门肿块且超声检查不确定的患者中通常可以帮助确诊，并且还可以检测出胃食管反流或胃扭转。在进行钡餐造影之前，应使用鼻胃管将胃排空，并在 X 线监测下注入 30~60mL 钡剂。幽门狭窄的影像学

特征是幽门管腔狭窄，即幽门管黏膜的压迫性折叠褶皱造成幽门管狭窄（图 52.2）。钡餐造影提供的是幽门管腔的非直接信息，在幽门松弛异常的疾病（即幽门痉挛）中也会显示与 IHPS 相同的结果。这时，钡剂排至远端肠管的速度对于区分这两种情况非常重要[140]。

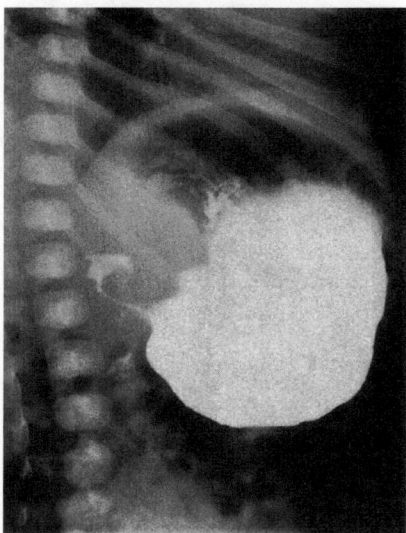

图 52.2 幽门狭窄。3 周大的婴儿表现为喷射性呕吐，幽门区严重狭窄，出现"细绳征"

治疗

术前管理

应评估血电解质、尿素氮、血细胞比容和血气，以确定是否存在脱水和酸碱异常。必须谨记，严重的代谢性碱中毒可能对中枢控制的通气和呼吸驱动有潜在影响[141]。然而，一些研究表明，低氯血症、低钾血症、代谢性碱中毒等典型电解质紊乱发生率不到一半[142-143]。过去三十年来的研究表明，IHPS 中电解质紊乱的发生率有所降低[143-144]。Tutay 等[128] 的最新研究表明，大多数 IHPS 患者没有发现碱中毒和电解质紊乱。他们认为，这是因为患儿得到了较早的诊断并及时纠正了脱水和电解质紊乱。当血清氯化物 >100mmol/L 且

血清碳酸氢根 <30mmol/L 时可以安全地进行麻醉[141]。

如果患有 IHPS 的婴儿入院时未显示任何脱水迹象，则其血清电解质水平通常正常，他们只需要基本的液体维持治疗，并在可行的情况下尽快手术。如果婴儿轻度脱水合并低氯性碱中毒，可以给予 0.45% 盐水和 5% 葡萄糖维持，以及适量的等渗盐水以纠正持续的胃管引流损失。如果婴儿严重脱水（> 5%），必须用等渗盐水使肾脏排出碳酸氢根，从而纠正酸碱紊乱状态[30,131]。IHPS 不需要行急诊手术，切勿在血电解质水平恢复正常之前进行手术。

通过鼻胃管用生理盐水洗胃可以帮助去除黏液和奶块。如果在手术前进行钡餐造影，则应尽可能通过胃管抽吸去除残留的钡剂。

手术

Ramstedt 的幽门环肌切开术是公认的幽门狭窄手术。

切口

右上腹横切 3cm 切口可达到很好的暴露效果，同时以最小的切口直接暴露幽门（图 52.3）。常用的另一种切口是脐环切口，可让腹部不出现明显瘢痕，达到出色的美容效果[145-148]。

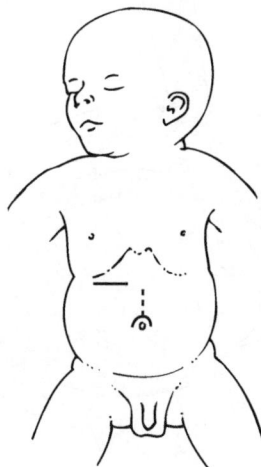

图 52.3 幽门环肌切开术的皮肤切口

步骤

在腹直肌外缘作横向切口，切开肌肉和腹膜各层。幽门肥厚包块可通过提拉胃部轻轻牵引而暴露出来（图52.4）。

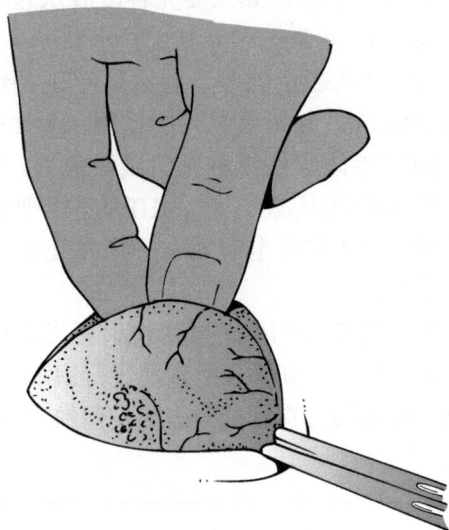

图52.4 暴露幽门肥厚包块

将食指置于十二指肠幽门末端并稳定幽门包块，然后在幽门上段切开一个切口，从幽门前静脉近端约2mm处的幽门十二指肠交界处开始，一直延伸到肌层较薄的胃窦（图52.5）。

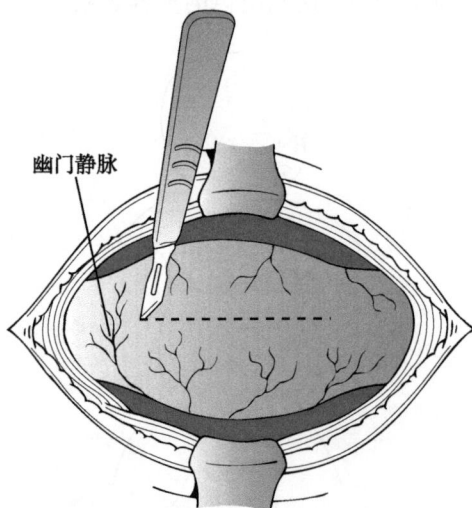

幽门静脉

图52.5 穿过幽门包块浆膜的切口

然后，使用蚊式钳将幽门肌撑开（图52.6）。

一些术者更喜欢 Denis Browne 幽门扩张器。将幽门肌层充分分开后，可见黏膜膨出（图52.7）。

黏膜

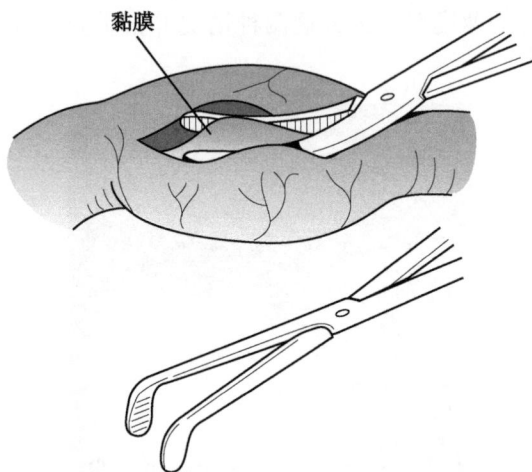

图52.6 幽门肌层分开

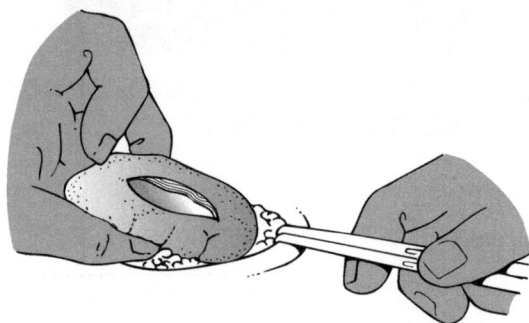

图52.7 幽门肌层分开后可见黏膜膨出

如果怀疑损伤到黏膜，可通过鼻胃管充气使胃膨胀，并查看从幽门到十二指肠有无气泡漏出，然后将幽门放回腹腔。腹膜用 4-0 缝线关闭，肌肉用 3-0 缝线关闭，5-0 缝线用于皮下缝合。Tan 和 Bianchi 描述了经脐上环形切口的幽门环肌切开术方法。沿脐环的三分之二周长切开脐环，在脐环上方切开皮肤，暴露白线，白线从脐环的中线向头侧切开，以便暴露幽门。大型幽门包块的暴露可能相对困难且耗时，并且可能撕裂和损伤胃或十二指肠的浆膜[145]。

腹腔镜

自 1991 年 [149] 首次报道腹腔镜幽门环肌切开术以来，已有许多文献支持此方法 [140,150]，最近也有单切口腹腔镜手术的报道 [151]。在手术台末端，患儿处于仰卧位，在直视下将 5mm 戳口放置在脐环处，向腹内注入 CO_2，最大压力为 6~8mmHg。通过镜头观察，在肋缘下方左锁骨中线和右锁骨中线处分别做两个戳口，用无损伤钳抓住十二指肠靠近橄榄样幽门的远端并使其稳定，通过另一切口放置幽门刀或电刀，在无血管区将幽门从幽门前静脉切至胃窦（图 52.8）。

然后用扩张器分离肌层（图 52.9）。

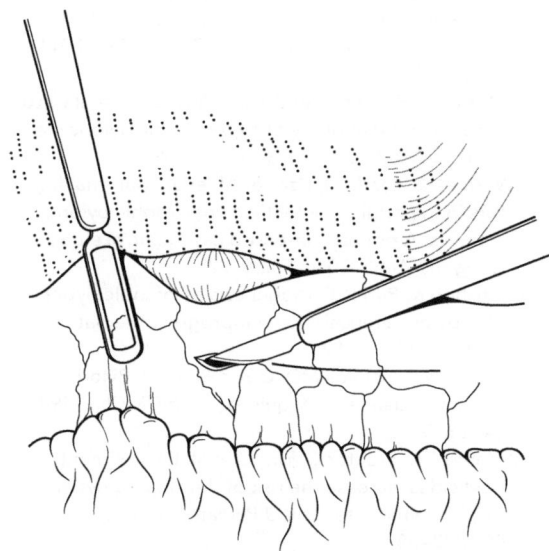

图 52.8 腹腔镜切口

完整的膨胀黏膜说明幽门环肌切开术结果较为满意。经鼻胃管注入空气以检查是否有黏膜穿孔，若无穿孔，则将器械及戳卡取下。脐部切口腹膜用 4-0 可吸收缝线缝合，所有伤口的皮肤用 5-0 皮下可吸收缝线缝合 [34]。

在前瞻性随机对照试验中，与开放性幽门环肌切开术相比，腹腔镜幽门环肌切开术的术后恢复时间明显缩短，止痛要求减少且美容效果更好 [152-155]。然而，与脐部入路相比，腹腔镜手术在美容方面没有太大优势。而且，

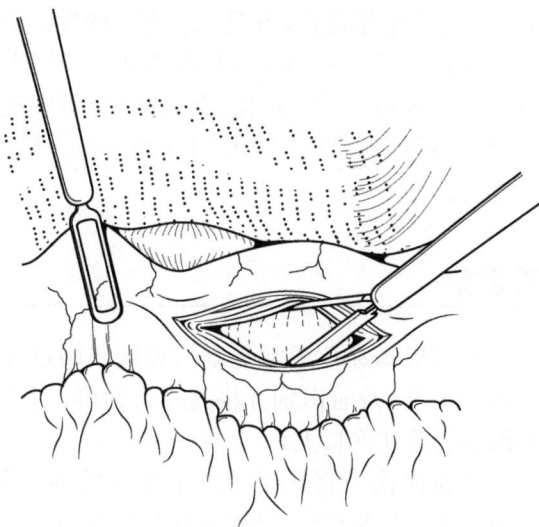

图 52.9 用内镜扩张器将肌层分开

正如 Hall 等 [156] 在随机对照试验中所发现的，腹腔镜手术中幽门肌切开不完全的发生率明显较高（1.16% vs. 0.29%），腹腔镜手术的穿孔率也呈上升趋势（0.83% vs. 0.29%）[157]。最近的系统评价 [158] 得出结论，如果术者有能力执行这两种手术，则应由术者或医疗中心自行在这两种方式之间进行选择。

术后护理

术后继续静脉输液，直到喂养效果满意为止。重新开始肠内喂养的时机仍然是有争议的 [159-162]。几项研究对 IHPS 患者的术后喂养方案进行了喂养时间和加奶速度方面的研究，以期发现最安全、最具成本效益的方法。一些学者认为婴儿从麻醉中醒来后即可以开始肠内喂养 [163]，另一些学者建议术后禁食几个小时 [164]，而其他人则建议术后 18 小时开始喂养 [165]。争议的关键点在于使用由外科医师选择标准化的逐渐增量的喂养方案，还是使用以婴儿自身需求为导向的喂养方案 [166]。放射影像学和压力测试研究表明 [166]，胃蠕动在术后的 4~6 小时内完全停止，并在术后 12~18 小时被严重抑制 [167]。根据目前的文献，自由进食方案可能优于各种有计划的逐渐增量喂养方案 [166]。多数研究发现，自由进食方案能

更快地达到全量进食，并且术后呕吐的发生率并未增加，从而可有效减少住院时间[161,168-169]。因此，Graham 等[166] 在他们的荟萃分析中建议，应延迟到术后至少 4 小时开始进食，然后随意进食。

并发症

十二指肠穿孔通常是幽门远端肌肉过度分离的结果，及时识别并将其缝合即可，可将大网膜覆盖在伤口上。

黏膜损伤一直是主要的术中并发症，发生率在 5% 左右[170]。目前处理黏膜损伤的几种方法有全层缝合、旋转幽门、不同象限的幽门环肌切开术，以及简单的黏膜原位修复[170]。Waldron 等[170] 在最近的研究中证明，大多数术中均可发现黏膜损伤（93%）。无论采用何种修复方法，术中发现并解决的黏膜损伤几乎不会引起并发症。就并发症和预后而言，原位黏膜修复与全层缝合效果相同。

据报道，在幽门环肌切开术后因反复呕吐而需要再次手术的发生率高达 1.6%。其他并发症包括出血、切口感染、切口裂开和气体栓塞。随着技术的改进，幽门环肌切开术后并发症的发生率已降至非常低的水平。

保守疗法

1935 年，Svensgaard 首次报道了在 IHPS 中使用抗毒蕈碱药，但直到 20 世纪 60 年代后期，人们才经常使用口服硫酸阿托品来治疗 IHPS[171-172]。在过去的 20 年中，日本越来越多地使用硫酸阿托品作为主要疗法[172]。由于硫酸阿托品是一种有心脏活性的药物，因此在给药期间需要进行心电图和血氧饱和度监测[173]。在西方国家，IHPS 的治疗方案选择仍然是有争议的。阿托品的治疗成功率（75%~88%）比外科手术（98%）低，并且开始时需要静脉内给药，出院后需要继续口服阿托品，因此需要更长的住院时间，或要求患儿

家长有良好的依从性。此外，由于成功率较低，阿托品无法缓解症状的患者可能会在健康状况恶化时行全麻手术，导致黏膜穿孔、切口感染和粘连等各种风险增加[174]。Mercer 和 Philips[174] 在他们的荟萃分析中提出，仅将硫酸阿托品作为幽门环肌切开术的替代方法，这种手段适用于不适合手术或手术风险高的患者，以及进行小儿手术风险较高的地区。

（陈锐 译　吕成杰 审校）

参考文献

1. Leck I. Descriptive epidemiology of common malformations (excluding central nervous system defects). *Br Med Bull* 1976; 32:45–52.
2. Svenningsson A, Svensson T, Akre O et al. Maternal and pregnancy characteristics and risk of infantile hypertrophic pyloric stenosis. *J Pediatr Surg* 2014; 49:1226–31.
3. McAteer JP, Ledbetter DJ, Goldin AB. Role of bottle feeding in the etiology of hypertrophic pyloric stenosis. *JAMA Pediatr* 2013; 167:1143–9.
4. Vermes G, Laszlo D, Czeizel AE et al. Maternal factors in the origin of infantile hypertrophic pyloric stenosis: A population-based case-control study. *Congenit Anom* 2016; 56:65–72.
5. Ohshiro K, Puri P. Pathogenesis of infantile hypertrophic pyloric stenosis: Recent progress. *Pediatr Surg Int* 1998; 13:243–52.
6. Rollins MD, Shields MD, Quinn RJ et al. Pyloric stenosis: Congenital or acquired? *Arch Dis Child* 1989; 64:138–9.
7. Markel TA, Proctor C, Ying J et al. Environmental pesticides increase the risk of developing hypertrophic pyloric stenosis. *J Pediatr Surg* 2015; 50:1283–88.
8. Sorensen HT, Norgard B, Pedersen L et al. Maternal smoking and risk of hypertrophic infantile pyloric stenosis: 10 year population based cohort study. *BMJ* 2002; 325:1011–2.
9. Pedersen RN, Garne E, Loane M et al. Infantile hypertrophic pyloric stenosis: A comparative study of incidence and other epidemiological characteristics in seven European regions. *J Matern Fetal Neonatal Med* 2008; 21:599–604.
10. Barnhart DC. Beyond the firstborn son: Epidemiology to enlighten the pathogenesis of hypertrophic pyloric stenosis. *JAMA Pediatr* 2013; 167:1100–1, 2013.
11. Cascio S, Steven M, Livingstone H et al. Hypertrophic pyloric stenosis in premature infants: Evaluation of sonographic criteria and short-term outcomes. *Pediatr Surg Int* 2013; 29:697–702.
12. Stark CM, Rogers PL, Eberly MD et al. Association of prematurity with the development of infantile

hypertrophic pyloric stenosis. *Pediatr Res* 2015; 78:218–22.

13. Boneti C, McVay MR, Kokoska ER et al. Ultrasound as a diagnostic tool used by surgeons in pyloric stenosis. *J Pediatr Surg* 2008; 43:87–91; discussion 91, 2008.

14. Krogh C, Biggar RJ, Fischer TK et al. Bottle-feeding and the risk of pyloric stenosis. *Pediatrics* 2012; 130:e943–9.

15. Pisacane A, de Luca U, Criscuolo L et al. Breast feeding and hypertrophic pyloric stenosis: Population based case-control study. *BMJ* 1996; 312:745–6.

16. Cavell B. Gastric emptying in infants fed human milk or infant formula. *Acta Paediatr Scand* 1981; 70:639–41.

17. Lund M, Pasternak B, Davidsen RB et al. Use of macrolides in mother and child and risk of infantile hypertrophic pyloric stenosis: Nationwide cohort study. *BMJ* 2014; 348:g1908.

18. Smith C, Egunsola O, Choonara I et al. Use and safety of azithromycin in neonates: A systematic review. *BMJ Open* 2015; 5:e008194.

19. Modarressi T. Question of an infectious etiology or contribution to the pathogenesis of infantile hypertrophic pyloric stenosis. *J Pediatr Gastroenterol Nutr* 2014; 58:546–8.

20. Schechter R, Torfs CP, Bateson TF. The epidemiology of infantile hypertrophic pyloric stenosis. *Paediatr Perinat Epidemiol* 1997; 11:407–27.

21. Mackay AJ, Mackellar A. Infantile hypertrophic pyloric stenosis: A review of 222 cases. *Aust N Z J Surg* 1986; 56:131–3.

22. Zamakhshary MF, Dutta S, To T et al. Seasonal variation of hypertrophic pyloric stenosis: A population-based study. *Pediatr Surg Int* 2011; 27:689–93.

23. Kwok RH, Avery G. Seasonal variation of congenital hypertrophic pyloric stenosis. *J Pediatr* 1967; 70:963–5.

24. Dodge JA. Infantile hypertrophic pyloric stenosis in Belfast, 1957–1969. *Arch Dis Child* 1975; 50:171–8.

25. Habbick BF, To T. Incidence of infantile hypertrophic pyloric stenosis in Saskatchewan, 1970-85. *CMAJ* 1989; 140:395–8.

26. Leong MM, Chen SC, Hsieh CS et al. Epidemiological features of infantile hypertrophic pyloric stenosis in Taiwanese children: A Nation-Wide Analysis of Cases during 1997–2007. *PloS One* 2011; 6:e19404.

27. de Boer WA, Driessen WM. Resolution of gastric outlet obstruction after eradication of *Helicobacter pylori*. *J Clin Gastroenterol* 1995; 21:329–30.

28. Panteli C. New insights into the pathogenesis of infantile pyloric stenosis. *Pediatr Surg Int* 2009; 25:1043–52.

29. Joseph TP NN. Congenital hypertrophic pyloric stenosis. *Ind J Surg* 1974; 36:221–3.

30. Spicer RD. Infantile hypertrophic pyloric stenosis: A review. *Br J Surg* 1982; 69:128–35.

31. Krogh C, Fischer TK, Skotte L et al. Familial aggregation and heritability of pyloric stenosis. *JAMA* 2010; 303:2393–99.

32. Carter CO, Evans KA. Inheritance of congenital pyloric stenosis. *J Med Genet* 1969; 6:233–54.

33. Finsen VR. Infantile hypertrophic pyloric stenosis—Unusual familial incidence. *Arch Dis Child* 1979; 54:720–1.

34. Fujimoto T. Infantile hypertrophic pyloric stenosis. In: Puri P, Holwarth M (eds). *Pediatric Surgery: Diagnosis and Management*. Berlin-Heidelberg: Springer-Verlag, 2009:363–8.

35. Everett KV, Capon F, Georgoula C et al. Linkage of monogenic infantile hypertrophic pyloric stenosis to chromosome 16q24. *Eur J Hum Genet* 2008; 16:1151–4.

36. Everett KV, Chioza BA, Georgoula C et al. Genome-wide high-density SNP-based linkage analysis of infantile hypertrophic pyloric stenosis identifies loci on chromosomes 11q14-q22 and Xq23. *Am J Hum Genet* 2008; 82:756–2.

37. Feenstra B, Geller F, Carstensen L et al. Plasma lipids, genetic variants near APOA1, and the risk of infantile hypertrophic pyloric stenosis. *JAMA* 2013; 310:714–21.

38. Feenstra B, Geller F, Krogh C et al. Common variants near MBNL1 and NKX2-5 are associated with infantile hypertrophic pyloric stenosis. *Nat Genet* 2012; 44:334–7.

39. Feng Z, Liang P, Li Q et al. Association between NKX2-5 rs29784 and infantile hypertrophic pyloric stenosis in Chinese Han population. *Int J Clin Exp Med* 2015; 8:2905–10.

40. Kusafuka T, Puri P. Altered mRNA expression of the neuronal nitric oxide synthase gene in Hirschsprung's disease. *J Pediatr Surg* 1997; 32:1054–8.

41. Prakash A, Udager AM, Saenz DA et al. Roles for Nkx2-5 and Gata3 in the ontogeny of the murine smooth muscle gastric ligaments. *Am J Physiol Gastrointest Liver Physiol* 2014; 307:G430–6.

42. Udager AM, Prakash A, Saenz DA et al. Proper development of the outer longitudinal smooth muscle of the mouse pylorus requires Nkx2-5 and Gata3. *Gastroenterology* 2014; 146:157–65 e110.

43. Li Y, Pan J, Wei C et al. LIM homeodomain transcription factor Isl1 directs normal pyloric development by targeting Gata3. *BMC Biol* 2014; 12:25.

44. Bland CS, Wang ET, Vu A et al. Global regulation of alternative splicing during myogenic differentiation. *Nucleic Acids Res* 2010; 38:7651–64.

45. Lin X, Miller JW, Mankodi A et al. Failure of MBNL1-dependent post-natal splicing transitions in myotonic dystrophy. *Hum Mol Genet* 2006; 15:2087–97.

46. Kalsotra A, Xiao X, Ward AJ et al. A postnatal switch of CELF and MBNL proteins reprograms alternative splicing in the developing heart. *Proc. Natl Acad Sci USA* 2008; 105:20333–8.

47. Fisher RCS. The physiologic characteristics of the human pyloric sphincter. *Gastroenterology* 1972; 64:67.

48. Knox EG, Armstrong E, Haynes R. Changing incidence of infantile hypertrophic pyloric stenosis. *Arch Dis Child* 1983; 58:582–5.

49. Dodge JA. Production of duodenal ulcers and hypertrophic pyloric stenosis by administration of pentagastrin to pregnant and newborn dogs. *Nature* 1970; 225:284–5.

50. Spitz L, Zail SS. Serum gastrin levels in congenital hypertrophic pyloric stenosis. *J Pediatr Surg* 1976; 11:33–35.

51. Fisher RS, Lipshutz W, Cohen S. The hormonal regulation of pyloric sphincter function. *J Clin Invest* 1973; 52:1289–96.

52. Janik JS, Akbar AM, Burrington JD et al. The role of gastrin in congenital hypertrophic pyloric stenosis. *J Pediatr Surg* 1978; 13:151–4.

53. Wesley JR, Fiddian-Green R, Roi LD et al. The effect of pyloromyotomy on serum and luminal gastrin in infants with hypertrophic pyloric stenosis. *J Surg Res* 1980; 28:533–8.

54. Grochowski J, Szafran H, Sztefko K et al. Blood serum immunoreactive gastrin level in infants with hypertrophic pyloric stenosis. *J Pediatr Surg* 1980; 15:279–82.

55. Hambourg MA, Mignon M, Ricour C et al. Serum gastrin levels in hypertrophic pyloric stenosis of infancy. Response to a gastrin secretion test. *Arch Dis Child* 1979; 54:208–12.

56. LaFerla G, Watson J, Fyfe AH et al. The role of prostaglandins E2 and F2 alpha in infantile hypertrophic pyloric stenosis. *J Pediatr Surg* 1986; 21:410–2.

57. Shinohara K, Shimizu T, Igarashi J et al. Correlation of prostaglandin E2 production and gastric acid secretion in infants with hypertrophic pyloric stenosis. *J Pediatr Surg* 1998; 33:1483–85.

58. Kosiak W, Swieton D, Fryze I et al. Gastric outlet obstruction due to an iatrogenic cause in a neonatal period - report of two cases. *Ultraschall Med* 30:401–3.

59. Soyer T, Yalcin S, Bozkaya D et al. Transient hypertrophic pyloric stenosis due to prostaglandin infusion. *J Perinatol* 2014; 34:800–1.

60. Saps M DLC. Gastric motility. In: Kleinman R, Goulet OG, Mieli-Vergani G, Sanderson I (eds). *Walker's Pediatric Gastrointestinal Disease*, vol 1 New York: McGraw-Hill, 2008:187–93.

61. Alumets J, Schaffalitzky de Muckadell O, Fahrenkrug J et al. A rich VIP nerve supply is characteristic of sphincters. *Nature* 1979; 280:155–6.

62. Gabella. Structure of muscle and nerves in the gastrointestinal tract. In: Johnson LR (ed). *Physiology of the Gastrointestinal Tract*. New York: Raven Press, 1994:751–93.

63. Alarotu H. The histopathologic changes in the myenteric plexus of the pylorus in hypertrophic pyloric stenosis of infants (pylorospasm). *Acta Paediatr Suppl* 1956; 45:1–131.

64. Belding HH 3rd, Kernohan JW. A morphologic study of the myenteric plexus and musculature of the pylorus with special reference to the changes in hypertrophic pyloric stenosis. *Surg Gynecol Obstet* 1953; 97:322–34.

65. Friesen SR, Boley JO, Miller DR. The myenteric plexus of the pylorus: Its early normal development and its changes in hypertrophic pyloric stenosis. *Surgery* 1956; 39:21–9.

66. Friesen SR, Pearse AG. Pathogenesis of congenital pyloric stenosis: Histochemical analyses of pyloric ganglion cells. *Surgery* 1963; 53:604–8.

67. Nielsen OS. Histological changes of the pyloric myenteric plexus in infantile pyloric stenosis; studies on surgical biopsy specimens. *Acta Paediatr* 1956; 45:636–47.

68. Rintoul JR, Kirkman NF. The myenteric plexus in infantile hypertrophic pyloric stenosis. *Arch Dis Child* 1961; 36:474–80.

69. Spitz L, Kaufmann JC. The neuropathological changes in congenital hypertrophic pyloric stenosis. *S Afr J Surg* 1975; 13:239–42.

70. Tam PK. An immunochemical study with neuron-specific-enolase and substance P of human enteric innervation—The normal developmental pattern and abnormal deviations in Hirschsprung's disease and pyloric stenosis. *J Pediatr Surg* 1986; 21:227–32.

71. Kobayashi H, Miyano T, Yamataka A et al. Use of synaptophysin polyclonal antibody for the rapid intraoperative immunohistochemical evaluation of functional bowel disorders. *J Pediatr Surg* 1997; 32:38–40.

72. Kobayashi H, O'Briain DS, Puri P. Selective reduction in intramuscular nerve supporting cells in infantile hypertrophic pyloric stenosis. *J Pediatr Surg* 1994; 29:651–4.

73. Kobayashi H, O'Briain DS, Puri P. Immunochemical characterization of neural cell adhesion molecule (NCAM), nitric oxide synthase, and neurofilament protein expression in pyloric muscle of patients with pyloric stenosis. *J Pediatr Gastroenterol Nutr* 1995; 20:319–25.

74. Kobayashi H OBD, Puri P. Defective cholinergic pyloric stenosis. *Pediatr Surg Int* 1994; 9:338–41.

75. Kobayashi H PP. Abnormal adrenergic innervation in infantile pyloric stenosis. Presented at the VII International Symposium on Pediatric Surgical Research, Heidelberg, Germany, 1994.

76. Malmfors G, Sundler F. Peptidergic innervation in infantile hypertrophic pyloric stenosis. *J Pediatr Surg* 1986; 21:303–6.

77. Okazaki T, Yamataka A, Fujiwara T et al. Abnormal distribution of synaptic vesicle proteins in infantile hypertrophic pyloric stenosis. *J Pediatr Gastroenterol Nutr* 1994; 18:254–5.

78. Shen Z SY, Wang W, Wang L. Immunohistochemical study of peptidergic nerves in infantile hypertrophic pyloric stenosis. *Pediatr Surg Int* 1990; 5:110–3.

79. Vanderwinden JM, Mailleux P, Schiffmann SN et al. Nitric oxide synthase activity in infantile hypertrophic pyloric stenosis. *N Engl J Med* 1992; 327:511–5.

80. Wattchow DA, Cass DT, Furness JB et al. Abnormalities of peptide-containing nerve fibers in infantile hypertrophic pyloric stenosis. *Gastroenterology* 1987; 92:443–8.

81. Wattchow DA, Furness JB, Costa M. Distribution and coexistence of peptides in nerve fibers of the external muscle of the human gastrointestinal tract. *Gastroenterology* 1988; 95:32–41.

82. Langer JC, Berezin I, Daniel EE. Hypertrophic pyloric stenosis: Ultrastructural abnormalities of enteric nerves and the interstitial cells of Cajal. *J Pediatr Surg* 1995; 30:1535–43.

83. Bult H, Boeckxstaens GE, Pelckmans PA et al. Nitric oxide as an inhibitory non-adrenergic

non-cholinergic neurotransmitter. *Nature* 1990;
345:346–7.

84. Fatemifar G, Hoggart CJ, Paternoster L et al.
Genome-wide association study of primary tooth
eruption identifies pleiotropic loci associated with
height and craniofacial distances. *Hum Mol Genet*
2013; 22:3807–17.

85. Huang PL, Dawson TM, Bredt DS et al. Targeted dis-
ruption of the neuronal nitric oxide synthase gene.
Cell 1993; 75:1273–86.

86. Barbosa IM, Ferrante SM, Mandarim-De-Lacerda
CA. [Role of nitric oxide synthase in the etiopatho-
genesis of hypertrophic pyloric stenosis in infants].
J Pediatr (Rio J) 2001; 77:307–12.

87. Welsh C, Shifrin Y, Pan J et al. Infantile hypertrophic
pyloric stenosis (IHPS): A study of its pathophysiol-
ogy utilizing the newborn hph-1 mouse model of the
disease. *Am J Physiol Gastrointest Liver Physiol* 2014;
307:G1198–206.

88. Rivera LR, Poole DP, Thacker M et al. The involve-
ment of nitric oxide synthase neurons in enteric neu-
ropathies. *Neurogastroenterol Motil* 2100; 23:980–8.

89. Knock GA, Snetkov VA, Shaifta Y et al. Superoxide
constricts rat pulmonary arteries via Rho-kinase-
mediated Ca(2+) sensitization. *Free Rad Biol Med*
2009; 46:633–42.

90. Rattan S, Phillips BR, Maxwell PJt. RhoA/Rho-kinase:
Pathophysiologic and therapeutic implications in
gastrointestinal smooth muscle tone and relaxation.
Gastroenterology 2010; 138:13–8 e11–3.

91. Hyland K, Gunasekara RS, Munk-Martin TL et al.
The hph-1 mouse: A model for dominantly inherited
GTP-cyclohydrolase deficiency. *Ann Neurol* 2003; 54
Suppl 6:S46–8.

92. Welsh C, Enomoto M, Pan J et al. Tetrahydrobio-
pterin deficiency induces gastroparesis in newborn
mice. *Am J Physiol Gastrointest Liver Physiol* 2013;
305:G47–57.

93. Weinmann A, Post M, Pan J et al. Tetrahydrobiopterin
is present in high quantity in human milk and has a
vasorelaxing effect on newborn rat mesenteric arter-
ies. *Pediatr Res* 2011; 69:325–9.

94. Figarella-Branger D, Pellissier JF, Bianco N et al.
Expression of various NCAM isoforms in human
embryonic muscles: Correlation with myosin heavy
chain phenotypes. *J Neuropathol Exp Neurol* 1992;
51:12–23.

95. Tosney KW, Watanabe M, Landmesser L et al. The
distribution of NCAM in the chick hindlimb during
axon outgrowth and synaptogenesis. *Dev Biol* 1986;
114:437–52.

96. Sugimura K, Haimoto H, Nagura H et al.
Immunohistochemical differential distribution of
S-100 alpha and S-100 beta in the peripheral nervous
system of the rat. *Muscle Nerve* 1989; 12:929–35.

97. Rollins MD, Russell K, Schall K et al. Complete
VACTERL evaluation is needed in newborns with
rectoperineal fistula. *J Pediatr Surg* 2014; 49:95–8;
discussion 98.

98. Daniel EE, Posey-Daniel V. Neuromuscular structures

in opossum esophagus: Role of interstitial cells of
Cajal. *Am J Physiol* 1984; 246:G305–15.

99. Daniel EE BI. Intestinal cells of Cajal; are they major
players in control of gastrointestinal motility?
J Gastointest Motil 1992; 4:1–24.

100. Vanderwinden JM, Liu H, De Laet MH et al. Study of
the interstitial cells of Cajal in infantile hypertrophic
pyloric stenosis. *Gastroenterology* 1996; 111:279–88.

101. Yamataka A, Fujiwara T, Kato Y et al. Lack of intes-
tinal pacemaker (C-KIT-positive) cells in infantile
hypertrophic pyloric stenosis. *J Pediatr Surg* 1996;
31:96–8; discussion 98–9.

102. Farrugia G, Szurszewski JH. Heme oxygenase, car-
bon monoxide, and interstitial cells of Cajal. *Microsc
Res Tech* 1999; 47:321–24.

103. Piotrowska AP, Solari V, Puri P. Distribution of heme
oxygenase-2 in nerves and interstitial cells of Cajal
in the normal pylorus and in infantile hypertrophic
pyloric stenosis. *Arch Pathol Lab Med* 2003;
127:1182–6.

104. Cass DT ZA. Extracellular matrix changes in congeni-
tal hypertrophic pyloric stenosis. *Pediatr Surg Int*
1991; 6:190–4.

105. Oue T, Puri P. Abnormalities of elastin and elastic
fibers in infantile hypertrophic pyloric stenosis.
Pediatr Surg Int 1999; 15:540–2.

106. Miyazaki E, Yamataka T, Ohshiro K et al. Active
collagen synthesis in infantile hypertrophic pyloric
stenosis. *Pediatr Surg Int* 1998; 13:237–9.

107. Guarino N, Shima H, Puri P. Structural immaturity of
the pylorus muscle in infantile hypertrophic pyloric
stenosis. *Pediatr Surg Int* 2000; 16:282–4.

108. Oue T, Puri P. Smooth muscle cell hypertrophy
versus hyperplasia in infantile hypertrophic pyloric
stenosis. *Pediatr Res* 1999; 45:853–7.

109. Gentile C, Romeo C, Impellizzeri P et al. A possible
role of the plasmalemmal cytoskeleton, nitric oxide
synthase, and innervation in infantile hypertrophic
pyloric stenosis. A confocal laser scanning micro-
scopic study. *Pediatr Surg Int* 1998; 14:45–50.

110. Romeo C, Santoro G, Impellizzeri P et al. Sarcoglycan
immunoreactivity is lacking in infantile hypertrophic
pyloric stenosis. A confocal laser scanning micro-
scopic study. *Pediatr Med Chir* 2007; 29:32–7.

111. Chen Y, Bornfeldt KE, Arner A et al. Increase in
insulin-like growth factor I in hypertrophying smooth
muscle. *Am J Physiol* 1994; 266:E224–9.

112. Pfeifer TL, Chegini N. Immunohistochemical localiza-
tion of insulin-like growth factor (IGF-I), IGF-I recep-
tor, and IGF binding proteins 1-4 in human fallopian
tube at various reproductive stages. *Biol Reprod*
1994; 50:281–9.

113. Yamamoto M, Yamamoto K. Growth regulation in
primary culture of rabbit arterial smooth muscle cells
by platelet-derived growth factor, insulin-like growth
factor-I, and epidermal growth factor. *Exp Cell Res*
1994; 212:62–8.

114. Clemmons DR, Van Wyk JJ. Evidence for a functional
role of endogenously produced somatomedinlike
peptides in the regulation of DNA synthesis in cul-

tured human fibroblasts and porcine smooth muscle cells. *J Clin Invest* 1985; 75:1914–8.

115. Libby P, Warner SJ, Salomon RN et al. Production of platelet-derived growth factor-like mitogen by smooth-muscle cells from human atheroma. *N Engl J Med* 1988; 318:1493–8.

116. Ullrich A, Gray A, Tam AW et al. Insulin-like growth factor I receptor primary structure: Comparison with insulin receptor suggests structural determinants that define functional specificity. *EMBO J* 1986; 5:2503–12.

117. Kuemmerle JF. Autocrine regulation of growth in cultured human intestinal muscle by growth factors. *Gastroenterology* 1997; 113:817–24.

118. Ohshiro K, Puri P. Increased insulin-like growth factor and platelet-derived growth factor system in the pyloric muscle in infantile hypertrophic pyloric stenosis. *J Pediatr Surg* 1998; 33:378–81.

119. Shima H, Ohshiro K, Puri P. Increased local synthesis of epidermal growth factors in infantile hypertrophic pyloric stenosis. *Pediatr Res* 2000; 47:201–7.

120. Shima H, Puri P. Increased expression of transforming growth factor-alpha in infantile hypertrophic pyloric stenosis. *Pediatr Surg Int* 1999; 15:198–200.

121. Hernanz-Schulman M, Lowe LH, Johnson J et al. In vivo visualization of pyloric mucosal hypertrophy in infants with hypertrophic pyloric stenosis: Is there an etiologic role? *AJR Am J Roentgenol* 2001; 177:843–8.

122. Kobayashi H, Miyahara K, Yamataka A et al. Pyloric stenosis: New histopathologic perspective using confocal laser scanning. *J Pediatr Surg* 2001; 36:1277–9.

123. Tack ED, Perlman JM, Bower RJ et al. Pyloric stenosis in the sick premature infant. Clinical and radiological findings. *Am J Dis Child* 1988; 142:68–70.

124. Demian M, Nguyen S, Emil S. Early pyloric stenosis: A case control study. *Pediatr Surg Int* 2009; 25(12):1053–7.

125. Evans AL. Hypertrophic pyloric stenosis presenting in childhood. *Postgrad Med J* 1987; 63:919.

126. Konvolinka CW, Wermuth CR. Hypertrophic pyloric stenosis in older infants. *Am J Dis Child* 1971; 122:76–7 passim.

127. Cook RCM. Hypertrophic pyloric stenosis. In: Lister J, Irving IM (eds). *Neonatal Surgery*. London: Butterwoths, 1990; 406–420.

128. Tutay GJ, Capraro G, Spirko B et al. Electrolyte profile of pediatric patients with hypertrophic pyloric stenosis. *Pediatr Emerg Care* 2013; 29:465–8.

129. Woolley MM, Felsher BF, Asch J et al. Jaundice, hypertrophic pyloric stenosis, and hepatic glucuronyl transferase. *J Pediatr Surg* 1974; 9:359–63.

130. Benson CD, Lloyd JR. Infantile pyloric stenosis. A review of 1,120 cases. *Am J Surg* 1964; 107:429–33.

131. Stringer MD, Brereton RJ. Current management of infantile hypertrophic pyloric stenosis. *Br J Hosp Med* 1990; 43:266–72.

132. Forman HP, Leonidas JC, Kronfeld GD. A rational approach to the diagnosis of hypertrophic pyloric stenosis: Do the results match the claims? *J Pediatr Surg* 1990; 25:262–6.

133. Scharli A, Sieber WK, Kiesewetter WB. Hypertrophic pyloric stenosis at the Children's Hospital of Pittsburgh from 1912 to 1967. A critical review of current problems and complications. *J Pediatr Surg* 1969; 4:108–14.

134. Zeidan B, Wyatt J, Mackersie A et al. Recent results of treatment of infantile hypertrophic pyloric stenosis. *Arch Dis Child* 1988; 63:1060–4.

135. Bakal U, Sarac M, Aydin M et al. Recent changes in the features of hypertrophic pyloric stenosis. *Pediatrics Int* 2016; 58(5):369–71.

136. Acker SN, Garcia AJ, Ross JT et al. Current trends in the diagnosis and treatment of pyloric stenosis. *Pediatr Surg Int* 2015; 31:363–6.

137. Said M, Shaul DB, Fujimoto M et al. Ultrasound measurements in hypertrophic pyloric stenosis: Don't let the numbers fool you. *Perm J* 2012; 16:25–7.

138. Blumhagen JD, Coombs JB. Ultrasound in the diagnosis of hypertrophic pyloric stenosis. *J Clin Ultrasound* 1981; 9:289–92.

139. Gribner R, Pistor G, Abou-Touk B et al. Significance of ultrasound for the diagnosis of hypertrophic pyloric stenosis. *Pediatr Surg Int* 1986; 1:130–4.

140. Fujimoto T, Lane GJ, Segawa O et al. Laparoscopic extramucosal pyloromyotomy versus open pyloromyotomy for infantile hypertrophic pyloric stenosis: Which is better? *J Pediatr Surg* 1999; 34:370–2.

141. Kamata M, Cartabuke RS, Tobias JD. Perioperative care of infants with pyloric stenosis. *Paediatr Anaesth* 2015; 25:1193–206.

142. Smith GA, Mihalov L, Shields BJ. Diagnostic aids in the differentiation of pyloric stenosis from severe gastroesophageal reflux during early infancy: The utility of serum bicarbonate and serum chloride. *Am J Emerg Med* 1999; 17:28–31.

143. Papadakis K, Chen EA, Luks FI et al. The changing presentation of pyloric stenosis. *Am J Emerg Med* 1999; 17:67–9.

144. Hulka F, Campbell TJ, Campbell JR et al. Evolution in the recognition of infantile hypertrophic pyloric stenosis. *Pediatrics* 1997; 100:E9.

145. De Caluwe D, Reding R, de Ville de Goyet J et al. Intraabdominal pyloromyotomy through the umbilical route: A technical improvement. *J Pediatr Surg* 1998; 33:1806–7.

146. Fitzgerald PG, Lau GY, Langer JC et al. Umbilical fold incision for pyloromyotomy. *J Pediatr Surg* 1990; 25:1117–8.

147. Shankar KR, Losty PD, Jones MO et al. Umbilical pyloromyotomy—An alternative to laparoscopy? *Eur J Pediatr Surg* 2001; 11:8–11.

148. Tan KC, Bianchi A. Circumumbilical incision for pyloromyotomy. *Br J Surg* 1986; 73:399.

149. Alain JL, Moulies D, Longis B et al. [Pyloric stenosis in infants. New surgical approaches]. *Ann Pediatr (Paris)* 1991; 38:630–2.

150. Downey EC Jr. Laparoscopic pyloromyotomy. *Semin*

Pediatr Surg 1998; 7:220–4.

151. Muensterer OJ, Adibe OO, Harmon CM et al. Single-incision laparoscopic pyloromyotomy: Initial experience. *Surg Endosc* 2010; 24:1589–93.

152. Leclair MD, Plattner V, Mirallie E et al. Laparoscopic pyloromyotomy for hypertrophic pyloric stenosis: A prospective, randomized controlled trial. *J Pediatr Surg* 2007; 42:692–8.

153. St Peter SD, Holcomb GW, 3rd, Calkins CM et al. Open versus laparoscopic pyloromyotomy for pyloric stenosis: A prospective, randomized trial. *Ann Surg* 2006; 244:363–70.

154. Hall NJ, Pacilli M, Eaton S et al. Recovery after open versus laparoscopic pyloromyotomy for pyloric stenosis: A double-blind multicentre randomised controlled trial. *Lancet* 2009; 373:390–8.

155. Siddiqui S, Heidel RE, Angel CA et al. Pyloromyotomy: Randomized control trial of laparoscopic vs open technique. *J Pediatr Surg* 2012; 47:93–8.

156. Hall NJ, Eaton S, Seims A et al. Risk of incomplete pyloromyotomy and mucosal perforation in open and laparoscopic pyloromyotomy. *J Pediatr Surg* 2014; 49:1083–6.

157. Lawrence J. Regarding risk of incomplete pyloromyotomy and mucosal perforation in open and laparoscopic pyloromyotomy. *J Pediatr Surg* 2015; 50:497.

158. Oomen MW, Hoekstra LT, Bakx R et al. Open versus laparoscopic pyloromyotomy for hypertrophic pyloric stenosis: A systematic review and meta-analysis focusing on major complications. *Surg Endosc* 2012; 26:2104–10.

159. Foster ME, Lewis WG. Early postoperative feeding—A continuing controversy in pyloric stenosis. *J R Soc Med* 1989; 82:532–3.

160. Leahy A, Fitzgerald RJ. The influence of delayed feeding on postoperative vomiting in hypertrophic pyloric stenosis. *Br J Surg* 1982; 69:658–9.

161. Leinwand MJ, Shaul DB, Anderson KD. A standardized feeding regimen for hypertrophic pyloric stenosis decreases length of hospitalization and hospital costs. *J Pediatr Surg* 2000; 35:1063–5.

162. Wheeler RA, Najmaldin AS, Stoodley N et al.

Feeding regimens after pyloromyotomy. *Br J Surg* 1990; 77:1018–9.

163. Adibe OO, Nichol PF, Lim FY et al. Ad libitum feeds after laparoscopic pyloromyotomy: A retrospective comparison with a standardized feeding regimen in 227 infants. *J Laparoendosc Adv Surg Tech Part A* 2007; 17:235–7.

164. van der Bilt JD, Kramer WL, van der Zee DC et al. Early feeding after laparoscopic pyloromyotomy: The pros and cons. *Surg Endosc* 2004; 18:746–8.

165. Turnock RR, Rangecroft L. Comparison of postpyloromyotomy feeding regimens in infantile hypertrophic pyloric stenosis. *J R Coll Surg Edinb* 1991; 36:164–5.

166. Graham KA, Laituri CA, Markel TA et al. A review of postoperative feeding regimens in infantile hypertrophic pyloric stenosis. *J Pediatr Surg* 2013; 48:2175–9.

167. Scharli AF, Leditschke JF. Gastric motility after pyloromyotomy in infants. A reappraisal of postoperative feeding. *Surgery* 1968; 64:1133–7.

168. Garza JJ, Morash D, Dzakovic A et al. Ad libitum feeding decreases hospital stay for neonates after pyloromyotomy. *J Pediatr Surg* 202; 37:493–5.

169. Adibe OO, Iqbal CW, Sharp SW et al. Protocol versus ad libitum feeds after laparoscopic pyloromyotomy: A prospective randomized trial. *J Pediatr Surg* 2014; 49:129–32; discussion 132.

170. Waldron LS, St Peter SD, Muensterer OJ. Management and outcome of mucosal injury during pyloromyotomy-an analytical survey study. *J Laparoendosc Adv Surg Tech Part A* 25:1044–6.

171. Svensgaard E. The medical treatment of congenital pyloric stenosis. *Arch Dis Child* 1935; 10:443–57.

172. Koike Y, Uchida K, Nakazawa M et al. Predictive factors of negative outcome in initial atropine therapy for infantile hypertrophic pyloric stenosis. *Pediatr Int* 2013; 55:619–23.

173. Owen RP, Almond SL, Humphrey GM. Atropine sulphate: Rescue therapy for pyloric stenosis. *BMJ Case Rep* 2012; bcr2012006489.

174. Mercer AE, Phillips R. Question 2: Can a conservative approach to the treatment of hypertrophic pyloric stenosis with atropine be considered a real alternative to surgical pyloromyotomy? *Arch Dis Child* 2013; 98:474–7.

胃 扭 转

Alan E. Mortell   Brendan R. O'Connor

引言

胃扭转是一种罕见的、可能威胁生命的疾病，最早于 1866 年由 Berti 提出[1]。1980 年对世界范围内的文献进行回顾，12 岁以下的儿童中仅确定了 51 例胃扭转[2]，其中 26 例（52%）是婴儿，且近一半不满 1 个月。在最近的一系列研究中，新生儿仅占胃扭转病例的 21%[3-4]。在年龄较大的儿童当中，胃扭转可能与神经发育迟缓和脾脏异常有关，但对于新生儿，它与膈肌缺陷密切相关。在过去的三十年间，有大量的小儿急慢性胃扭转的描述发布，报告的病例总数超过 640 例[3-8]。

病因学

胃扭转可定义为胃的一部分绕另一部分异常旋转[9]，扭曲程度从 180° 到 360° 不等，并可能导致闭瓣性梗阻甚至坏死。较小程度的胃扭转较为常见，多无明显症状，故难以明确诊断。此类情况可能与婴儿的短暂呕吐有关，通常能够自愈[7,10]。胃可围绕膈肌食管裂孔和幽门十二指肠交界处的连线呈器官轴型扭转，或者绕着胃大弯和胃小弯的中点连线呈系膜轴型扭转（图 53.1）。如果胃同时绕两个轴旋转则是混合型扭转。大多数患者表现为器官轴型胃扭转（54%），系膜轴型胃扭转约占 41%，混合型胃扭转只有约 2%[3]。旋转方向通常是向前的，也就是说，在器官轴型扭转中，胃大弯在胃小弯的上方向上和向前移动，从而使胃后壁朝向前方，胃食管连接处和幽门都可能受到压迫。在系膜轴型向前的旋转中，胃窦位于胃底的前上方，梗阻通常发生在幽门处。

急性完全性胃扭转最常见于婴儿期，慢性局部性胃扭转更常见于较大的儿童和成人。有研究表明，在胃固定韧带异常或有异常粘连的新生儿和婴儿，以及胃造口术后[11-12]或胃底折叠术后（开放性手术[13-15]或腹腔镜手术[16]）的较大儿童中，胃扭转可表现为更复杂的模式（见下文）。

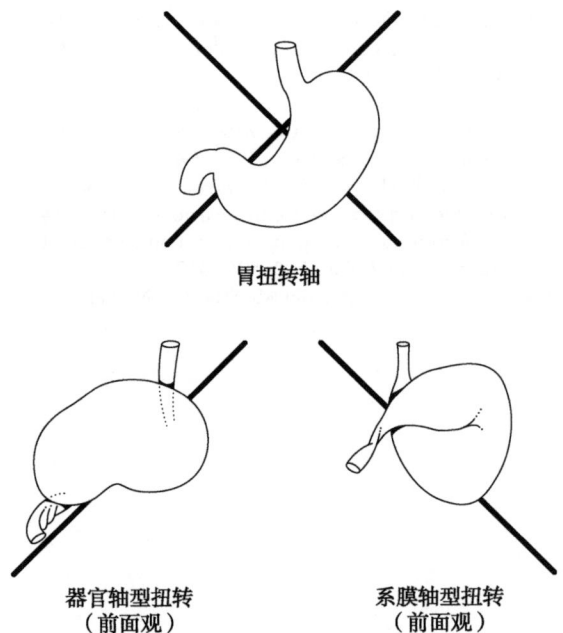

图 53.1　胃扭转的主要类型示意图

临床病例

以下三个病例说明了婴儿胃扭转表现和治疗的不同情况。

病例 1

一名足月男婴在出生后不久就出现喂养困难，最初疑为气管食管瘘，胸部 X 线片（图 53.2a）显示胃影位于心脏前方，钡餐造影（图 53.2b）显示胸腔内有器官轴型胃扭转。治疗方案为左胸廓切开术，使胃旋转复位并回纳到腹腔内，并修复膈肌食管裂孔。随后进展平稳，未行胃固定术。

病例 2

一名足月男婴，出生 4 天后出现间歇性呕吐，保守治疗后呕吐不缓解，钡餐造影显示对比剂从食道进入胃的时间有延迟。当通过鼻胃管注射钡剂时，发现胃水平横置且排空非常缓慢。剖腹探查发现幽门肥厚、胃扩张，胃大弯胃结肠网膜有广泛缺陷，使得胃非常容易出现器官轴型扭转。行幽门肌切开术和胃固定术后，患儿症状解除。

病例 3

2 个月大的女婴，曾有肠鸣音亢进，进食后无法打嗝，偶发呕吐。查体在胸部听到肠鸣音，钡餐造影显示胸腔内器官轴型胃扭转。先经腹修补巨大的食管旁疝，随后进行了膈肌修复和胃底折叠术。现已随访 4 年，患儿症状已消失。

发病机制

胃相对固定在膈肌食管裂孔和幽门十二指肠交界处，并通过四个韧带（肝胃韧带、胃脾韧带、胃结肠韧带和胃膈韧带）保持稳定（图 53.3），但正常胃的形状和位置仍可能发生很大变化。行腹腔镜辅助的经皮内镜胃造口术时，给胃充气可发生胃旋转，便足以证实这一点 [17]。正常解剖固定的缺失或减弱会导致胃的活动异常，同时存在膈肌缺损可能导致活动异常加剧。大多数新生儿胃扭转病例继发于膈肌缺损，伴或不伴韧带附着不良 [2,18-24]。通过对尸体解剖的观察，可以发现胃结肠韧带和胃脾韧带对胃有固定的作用，它们的分离可导致正常的胃出现 180° 旋转 [2,5,25]。

在所有胃扭转的儿童中，三分之二存在膈膨升或膈疝 [3]，而在婴儿中这一比例高达 80%[2,19]。膈疝通常发生在食管旁或后外侧 [3,26]，在这种情况下，胃扭转的机制可能为横结肠向上移位，将胃大弯拉伸扩大到左上象限。因此，急性胃扭转可能是膈肌缺损的早期并发症。

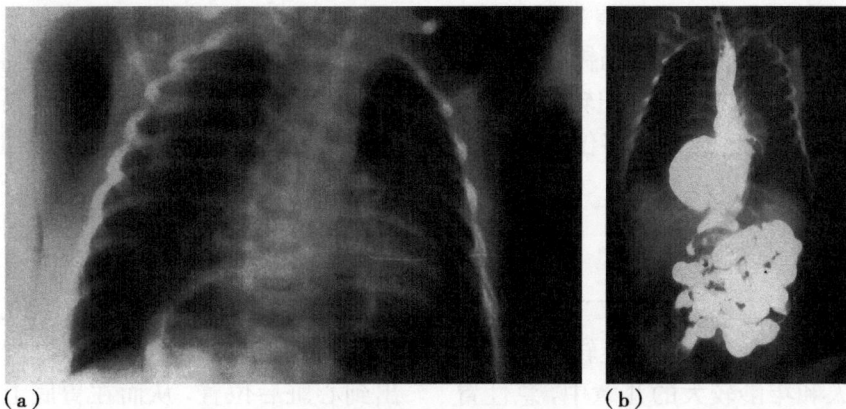

(a)　　　　　　　　　　　　　　(b)

图 53.2　（a）胸部 X 线片显示胸部有充气的肠管（病例 1）。（b）钡餐造影显示胃位于膈肌上方，胃大弯在最上方（病例 1）

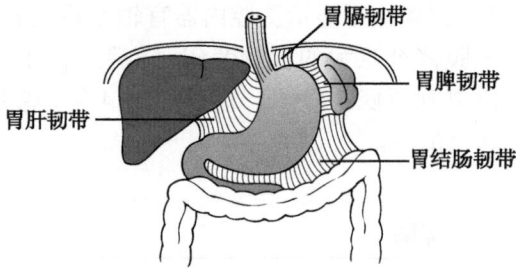

图 53.3 稳定的胃韧带示意图

胃扩张可能会促进胃扭转的形成[25]。上文病例 2 所述的以婴儿肥厚性幽门狭窄为诱发因素的情形非常少见，据报道有两个类似病例，但这些患儿也有膈肌缺损[27-28]。

发生在新生儿及婴儿期的胃扭转还有其他几种罕见原因：异常索带或粘连产生胃旋转轴[6,19,29]，肛门直肠闭锁导致横结肠过度扩张[30]，先天性肝左叶缺乏或被切除可能诱发胃活动异常[31-32]，先天性大网膜缺陷[5,33]，以及脾缺如综合征（无脾脏，先天性心脏病，有或无肠旋转不良和胃韧带缺乏）[34-35]。在 Nakada 等[36]的报告中，25 例无脾的患者中有 3 例并发胃扭转，其中最年幼者为 1 月龄，每例均出现胃固定韧带缺失。在这种情况下急性胃扭转有潜在的致命后果，Okoye 等[37]建议行预防性胃固定术。固定韧带发育不良和松弛也可导致胃扭转和脾脏游离[38-40]。肠旋转不良也与胃扭转相关，可无腹痛症状[6,29,36,41]。

儿童胃扭转很少作为术后并发症出现，但有报告称胃底折叠术后出现胃扭转，这可能是由于术中胃脾韧带和胃结肠韧带的广泛游离[13,15-16,42]。有记录的一例胃扭转在膈疝修补后发生[19]，另一例为婴儿胃移位的医源性并发症[43]。

临床表现

胃扭转的临床表现取决于旋转和梗阻的程度。在成人和年龄较大的儿童中，急性胃扭转可通过 Borchardt 三联症诊断：无喷射性的干呕，急性局限性上腹胀气，鼻胃管不能顺利插入[44]。在婴儿中这些特征很难评估，或者部分症状不存在。持续性反流和呕吐（有时无力干呕）为新生儿患者常见的症状，但不具特异性。呕吐物含或不含胆汁取决于幽门梗阻的程度。呕血和贫血是最常见的表现，有时可出现喷射性呕吐，还可以出现生长发育不良、反复肺部感染以及一些呼吸系统症状（例如喘息）[41]。年龄较大的婴儿和儿童可能会出现上腹部疼痛和腹胀，当胃疝入胸腔时，则以呼吸窘迫和呼吸急促为主要症状，腹部症状可表现轻微[2,20,22,45-46]。新生儿胃管不能顺利插入可有多种原因，不能由此即诊断急性胃扭转[16,19]，需要与食管闭锁鉴别，但是鼻胃管在食管远端的阻滞和常规胸片上的影像学异常需要引起重视，并应通过上消化道造影迅速进行验证[47]。年龄较大的患儿症状可为间歇性、慢性，也可出现非特异性症状[16]。

诊断

腹部和胸部 X 线检查是必需的。胃处于异常位置且扩大明显，则可能提示有胃扭转。在系膜型扭转中，患者在仰卧位 X 线片上的胃呈球形，在立位 X 线片上可见两个液平面，一个在胃底（下部），另一个在胃窦（上部）（图 53.4a）。若已行鼻胃管减压，则可能没有这些表现。急性胃扭转时，远端肠管气体减少提示幽门梗阻明显[48]。上消化道造影可显示解剖结构（图 53.4b）和梗阻部位（通常位于幽门），形成了"鸟嘴征"[18]。在 X 线片上很难对器官轴型扭转做出诊断（特别是当没有膈肌缺损出现时），甚至在造影检查中也可能遗漏诊断。在 X 线片中，扩张的胃处于水平位，只显示一个胃泡影。在上消化道造影检查中，食管与胃的交界处较正常位置低，胃大弯与胃小弯反转，胃窦和十二指肠变形（图 53.5）。当存在膈肌缺损（例如食管旁疝）时，胃窦可能会突出到心脏后位置，从而在胃底上方的胸部产生液平面[49]，产生两个液平面在器官轴型胃扭转很少见。X 线片不能诊断胃扭转的情况

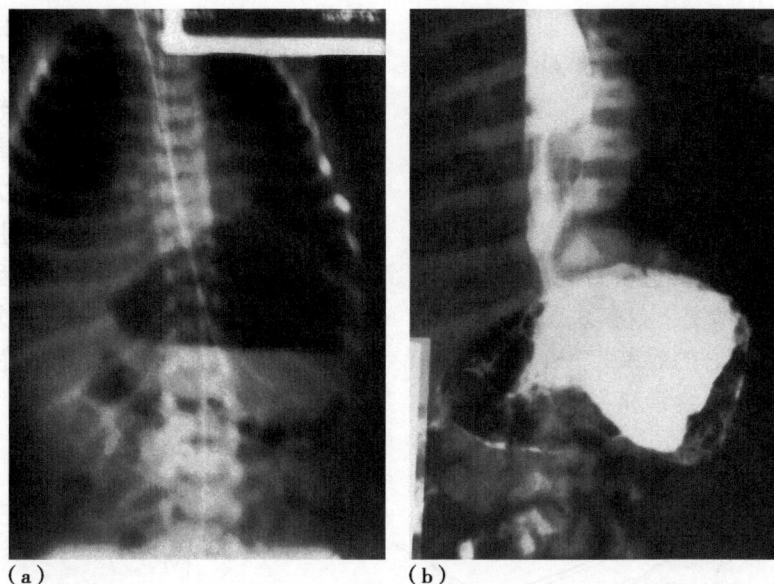

图 53.4 （a）腹部 X 线片显示胃扩张，但在系膜轴型胃扭转的新生儿中只有一个液平面。（b）钡餐造影证实了系膜轴型胃扭转

下可选择 CT，但若已进行上消化道造影，CT 检查则不必要，反而可能延误治疗[48]。CT 检查可以提供有关结构异常（例如脾脏位置或缺失）的更多信息。

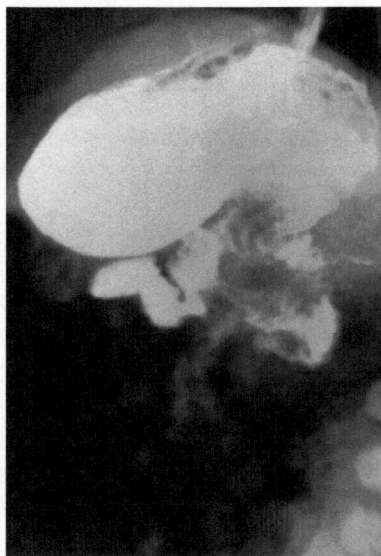

图 53.5 钡餐的斜侧位图，显示了间歇性呕吐的新生儿（病例 2）的器官轴型胃扭转

治疗

急性胃扭转需要急诊手术来准确复位，从而避免胃缺血性坏死和胃穿孔。术前尽可能通过鼻胃管抽气胃减压，但由于存在胃穿孔的危险，插管过程中必须避免过度用力[19]。即便胃疝入胸腔也建议采用腹部入路，因为这样可以识别任何其他相关的胃肠道异常，并在需要时进行准确的膈肌修复。对极度扩张且张力较大的胃部进行手术之前，可以先进行胃穿刺抽吸减压[50]。手术应修复相关的膈肌缺损，并将胃固定在腹前壁上（表 53.1）。

表 53.1 新生儿／婴儿胃扭转的手术选择

膈肌缺损的修复，先天性索带切除以及胃造口术
膈脚修复术（必要时）和胃前壁固定术
膈脚修复术，胃底折叠术（严重胃食管反流患儿）

胃造口术可以作为新生儿的胃固定方法，这种方法可以提供足够的固定、术后减压以及术后喂养的途径。用 Stamm 胃造口法，使用 10 号或 12 号的导管，用可吸收线双荷包缝

合固定(图 53.6a)。对于未伴发膈肌缺损的婴儿,应加用胃前壁胃固定术(图 53.6b),用一组不可吸收的缝合线将胃大弯缝合到腹前壁的壁腹膜和膈肌表面[51,52]。有 3 例采用此方法后复发的病例记录。有报道采用内镜辅助胃造口术治疗年长儿慢性系膜轴型胃扭转[53]。如果有明显的胃食管反流,需要进行胃底折叠术,但是一些学者在这种情况下仅仅进行了膈脚修复手术,也取得了良好的效果[41-42]。膈脚的修复必须精准,因为这是食管和主动脉的共同通

道。Tanner[9] 认为在该年龄组没有理由进行胃切除术、胃肠吻合术或结肠移位手术。

在患有孤立性胃扭转的较大龄儿童中,先鼻胃减压、后行腹腔镜下胃前壁固定术也是一个选择[54],该技术也可以在新生儿中使用[55]。腹腔镜治疗食管旁疝引起的新生儿胸腔内胃扭转也已有报道,包括回纳疝入胸腔的胃肠道、疝囊切除,膈脚修复,胃底折叠术和胃造口术[56]。对于脾脏游离引起的胃扭转,单行脾固定术即可[57]。

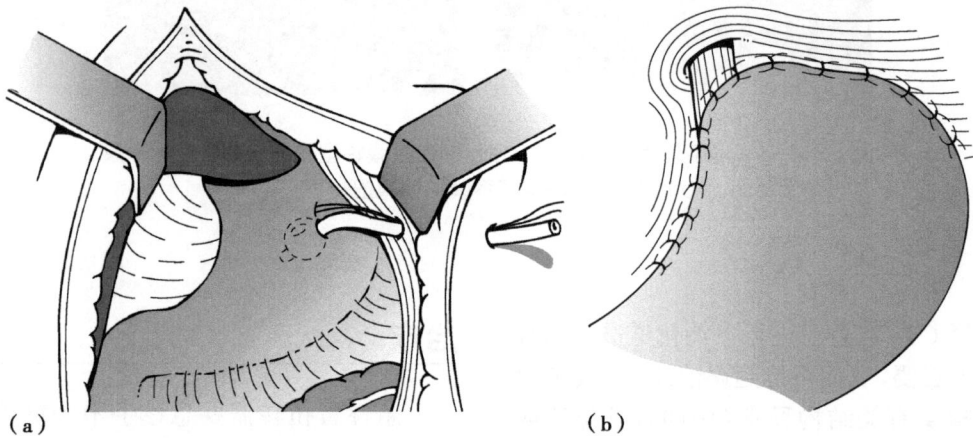

图 53.6 新生儿胃扭转的手术技术。(a)使用 Malecot 导管进行前 Stamm 胃造口术。(b)胃前壁固定术

并发症

胃扭转可引起许多并发症,包括延迟性胃动力异常、幽门缺血、胃出口梗阻、胃坏死和穿孔[6]。

胃扭转的病死率难以评估,最近的系列报道中急性胃扭转的病死率为 7.1%,而慢性病例为 2.7%[6]。未经治疗的胃扭转病死率高达 80%,应当强调及时识别和治疗的重要性。据报道,死亡原因常为漏诊或诊断延迟导致的继发性胃坏死、穿孔或胃固定不足[4,8,19,21,24]。

最新系列报道表明本病无术后并发症。一项针对 9 名婴儿的长期随访研究表明未出现复发或晚期并发症[4]。

(陈锐 译 吕成杰 审校)

参考文献

1. Berti A. Singalore attortigliamento dell'esofago col duodeno sequito da rapida morte. *Gazz Med Ital Prov Veneti* 1866; 9: 139.
2. Idowu J, Aitken DR, Georgeson KE. Gastric volvulus in the newborn. *Arch Surg* 1980; 115: 1046–9.
3. Cribbs RK, Gow KW, Wulkan ML. Gastric volvulus in infants and children. *Pediatrics* 2008; 122: e752–62.
4. McIntyre RC, Bensard DD, Karrer FM, Hall RJ, Lilly JR. The pediatric diaphragm in acute gastric volvulus. *J Am Coll Surg* 1994; 178: 234–8.
5. Camerton AEP, Howard ER. Gastric volvulus in childhood. *J Pediatr Surg* 1987; 22: 944–7.
6. Gerstle JT, Chiu P, Emil S. Gastric volvulus in children: Lessons learned from delayed diagnoses. *Semin Pediatr Surg* 2009; 18: 98-103.
7. Honna T, Kamii Y, Tsuchida Y. Idiopathic gastric volvulus in infancy and childhood. *J Pediatr Surg* 1990; 25: 707–10.
8. Miller DL, Pasquale MD, Seneca RP, Hodin E. Gastric

volvulus in the pediatric population. *Arch Surg* 1991; 126: 1146–9.

9. Tanner NC. Chronic and recurrent volvulus of the stomach. *Am J Surg* 1968; 115: 505–15.

10. Eek S, Hagelsteen H. Torsion of the stomach as a cause of vomiting in infancy. *Lancet* 1958; i: 26–8.

11. Alawadhi A, Chou S, Soucy P. Gastric volvulus: A late complication of gastrostomy. *Can J Surg* 1991; 34: 485–6.

12. Sookpotarom P, Vejchapipat P, Chongsrisawat V et al. Gastric volvulus caused by percutaneous endoscopic gastrostomy: A case report. *J Pediatr Surg* 2005; 40: e21–3.

13. Fung KP, Rubin S, Scott RB. Gastric volvulus complicating Nissen fundoplication. *J Pediatr Surg* 1990; 25: 1242–3.

14. Trinh TD, Benson JE. Fluoroscopic diagnosis of complications after Nissen fundoplication in children. *AJR* 1997; 169: 1023–8.

15. Cameron BH, Vajarvandi V, Blair GK et al. The intermittent and variable features of gastric volvulus in childhood. *Pediatr Surg Int* 1995; 10: 26–9.

16. Kuenzler KA, Wolfson PJ, Murphy SG. Gastric volvulus after laparoscopic Nissen fundoplication with gastrostomy. *J Pediatr Surg* 2003; 38: 1241–3.

17. Croaker GD, Najmaldin AS. Laparoscopically assisted percutaneous endoscopic gastrostomy. *Pediatr Surg Int* 1997; 12: 130–1.

18. McDevitt JB. Intrathoracic volvulus of the stomach in a newborn infant. *Ir J Med Sci* 1970; 3: 131–2.

19. Cole BC, Dickinson SJ. Acute volvulus of the stomach in infants and children. *Surgery* 1971; 70:707–17.

20. Campbell JB. Neonatal gastric volvulus. *Am J Roentgenol* 1979; 132: 723–5.

21. Talukdar BC. Gastric volvulus with perforation of stomach in congenital diaphragmatic hernia in an infant. *J Indian Med Assoc* 1979; 73: 219–21.

22. Starshak RJ, Sty JR. Diaphragmatic defects with gastric volvulus in the neonate. *Wisc Med J* 1983; 82: 28–31.

23. Komuro H, Matoba K, Kaneko M. Laparoscopic gastropexy for chronic gastric volvulus complicated by pathologic aerophagia in a boy. Pediatr Int 2005; 47(6): 701–3.

24. El-Gohary MA, Etiaby A. Gastric volvulus in infants and children. *Pediatr Surg Int* 1994; 9: 486–8.

25. Dalgaard JR. Volvulus of the stomach. *Acta Chir Scand* 1952; 103: 131–53.

26. Estevao-Costa J, Soares-Oliveira M, Correia-Pinto J et al. Acute gastric volvulus secondary to a Morgagni hernia. *Pediatr Surg Int* 2000; 16: 107–8.

27. Moreno Torres E. Estenosis per hipertrofia de piloro con volvulo gastrico. *Bol Soc Valenciana Paediatr* 1968; 10: 231–2.

28. Anagnostara A, Koumanidou C, Vakaki M et al. Chronic gastric volvulus and hypertrophic pyloric stenosis in an infant. *J Clin Ultrasound* 2003; 31: 383–6.

29. Iko BO. Volvulus of the stomach: An African series and a review. *J Natl Med Assoc* 1987; 79: 171–6.

30. Mizrahi S, Vinograd I, Schiller M. Neonatal gastric volvulus secondary to rectal atresia. *Clin Pediatr* 1988; 27: 302–4.

31. Chuang JH, Hsieh CS, Hueng SC, Wan Y-L. Gastric volvulus complicating left hepatic lobectomy. *Pediatr Surg Int* 1993; 8: 255–6.

32. Koh H, Lee JS, Park YJ et al. Gastric volvulus associated with agenesis of the left lobe of the liver in a child: A case treated by laparoscopic gastropexy. *J Pediatr Surg* 2008; 43: 231–3.

33. Odaka A, Shimomura K, Fujioka M et al. Laparoscopic gastropexy for acute gastric volvulus: A case report. *J Pediatr Surg* 1999; 34: 477–8.

34. Aoyama K, Teteishi K. Gastric volvulus in three children with asplenic syndrome. *J Pediatr Surg* 1986; 21: 307–10.

35. Koga H, Yamataka A, Kobayashi H et al. Laparoscopy-assisted gastropexy for gastric volvulus in a child with situs inversus, asplenia, and major cardiac anomaly. *J Laparoendosc Adv Surg Tech A* 2007; 17: 513–6.

36. Nakada K, Kawaguchi F, Wakisaka M et al. Digestive tract disorders associated with asplenia/polysplenia syndrome. *J Pediatr Surg* 1997; 32: 91–4.

37. Okoye BO, Bailey DMC, Cusick EL, Spicer RD. Prophylactic gastropexy in the asplenia syndrome. *Pediatr Surg Int* 1997; 12: 28–9.

38. Garcia JA, Garcia-Fernandez M, Romance A, Sanchez JC. Wandering spleen and gastric volvulus. *Pediatr Radiol* 1994; 24: 535–6.

39. Liu HT, Lau KK. Wandering spleen: An unusual association with gastric volvulus. *AJR Am J Roentgenol* 2007; 188: W328–30

40. Spector JM, Chappell J. Gastric volvulus associated with wandering spleen in a child. *J Pediatr Surg* 2000; 35:641–2.

41. Samuel M, Burge DM, Griffiths DM. Gastric volvulus and associated gastro-oesophageal reflux. *Arch Dis Child* 1995; 73: 462–4.

42. Stiefel D, Willi UV, Sacher P, Schwobel MG, Stauffer UG. Pitfalls in therapy of upside-down stomach. *Eur J Pediatr Surg* 2000; 10: 162–6.

43. Chan KL, Saing H. Iatrogenic gastric volvulus during transposition for esophageal atresia: Diagnosis and treatment. *J Pediatr Surg* 1996; 31: 229–32.

44. Borchardt M. Zur Pathologie und Therapie des Magen volvulus. *Arch Klin Chir* 1904; 74: 243–60.

45. Beckmann KR, Nozicka CA. Congenital diaphragmatic hernia with gastric volvulus presenting as an acute tension gastrothorax. *Am J Emerg Med* 1999; 17: 35–7.

46. Mutabagani KH, Teich S, Long FR. Primary intrathoracic gastric volvulus in a newborn. *J Pediatr Surg* 1999; 34: 1869–71.

47. Yadav K, Myers NA. Paraesophageal hernia in the neonatal period—Another differential diagnosis of oesophageal atresia. *Pediatr Surg Int* 1997; 12: 420–1.

48. Oh SK, Han BK, Levin TL et al. Gastric volvulus in children: The twists and turns of an unusual entity. *Pediatr Radiol* 2008; 38: 297–304.

49. Scott RL, Felker R, Winer-Muram H et al. The differen-

tial retrocardiac air–fluid level: A sign of intrathoracic gastric volvulus. *J Can Assoc Radiol* 1986; 37: 119–21.

50. Asch MJ, Sherman NJ. Gastric volvulus in children: Report of two cases. *J Pediatr Surg* 1977; 12: 1059–62.

51. Stephenson RH, Hopkins WA. Volvulus of the stomach complicating eventration of the diaphragm. *Am J Gastroenterol* 1964; 41: 225–7.

52. Colijn AW, Kneepkens CM, van Amerongen AT, Ekkelkamp S. Gastric volvulus after anterior gastropexy. *J Pediatr Gastroenterol Nutr* 1993; 17: 105–7.

53. Kawai M, Hiramatsu M, Lee S-W et al. Endoscopy Assisted percutaneous anterior gastropexy for gastric volvulus: A minimally invasive technique using a special instrument. *Endoscopy* 2013; 45: E151–2.

54. Nataraja R, Mahomed A. Video demonstration of the technique of laparoscopic gastrophrenopexy for the treatment of symptomatic primary organoaxial gastric volvulus. *J Laparoendosc Adv Surg Tech A* 2010; 20(5): 507.

55. Shah A, Shah AV. Laparoscopic gastropexy in a neonate for acute gastric volvulus. *Pediatr Surg Int* 2003; 19: 217–9.

56. Bradley T, Stephenson J, Drugas G et al. Laparoscopic management of neonatal paraesophageal hernia with intrathoracic gastric volvulus. *J Pediatr Surg* 2010; 45: E21–3.

57. Zivkovic SM. Sutureless 'button and hole' splenopexy. *Pediatr Surg Int* 1998; 13: 220–2.

胃穿孔

Adam C. Alder   Robert K. Minkes

引言

在新生儿期，胃穿孔虽然不是常见病，但仍有一定的发病率和病死率。据统计，每2 900例活产婴儿中就有1例发生自发性新生儿胃穿孔[1]，约占新生儿和儿童胃肠道穿孔的10%~15%。胃肠道穿孔多发生于男婴，而胃穿孔似乎没有性别差异[2]。最近的一系列研究试图证明男性患病率更高，但这一说法尚无定论[3]。在一些人群当中，胃肠道穿孔的总发生率正在增加，但胃穿孔的相对发生率正在下降[4]。用于描述新生儿胃穿孔的专业术语不统一，其病因仍有争议，在大多数报道中，自发性或特发性胃穿孔是指没有明显主要病因所导致的胃穿孔[1,5]，但许多小儿外科医师认为，大多数新生儿胃穿孔的病例都可以找到原因[6]。

1926年，Siebold首次对没有明显病因的胃肠道穿孔进行了描述，即所谓的自发性穿孔[7]。1929年，Stern等[8]尝试对胃肠道穿孔进行手术修复。1943年，Agerty等[9]首次成功修复新生儿肠（回肠）穿孔，而Leger等[10]在1950年首次成功修复新生儿胃穿孔。在1960年之前，新生儿胃穿孔的存活率很低，尽管在那之后病死率稍有下降，但仍然处于较高水平。如今在大多数报道中，胃穿孔的病死率在25%~50%[1]，甚至更高。

病因学

新生儿的胃穿孔可分为自发性（特发性），缺血性或外伤性。但是在许多情况下，穿孔是由多因素引起的，大多数缺血、坏死和穿孔并没有明显的诱发因素[11]。表54.1列出了几种与胃穿孔有关的可能原因。自发性胃穿孔最常发生在胃大弯侧[1]。新生儿胃穿孔可发生在足月儿，早产儿和小于胎龄儿中。一部分患儿在穿孔形成之前一般情况稳定且无特殊症状，另一部分则需要接受医疗支持，或有先天性异常。目前已有在宫内就发生胃穿孔的报道，但主要原因尚不清楚[12]。非特异性的过度扩张或缺血性损伤导致的胃穿孔被认为是自发性的。缺血性穿孔发生在生理压力的环境中，如早产、窒息、脓毒症和坏死性小肠结肠炎，胃穿孔通常与溃疡和局部组织缺血有关。外伤性穿孔是面罩通气和正压通气引起的胃胀气，或胃插管过程中的医源性损伤导致的。新生儿胃穿孔的几种具体原因包括肠道闭锁、宫内窘迫、创伤、异物或胃结石，以及接触皮质类固醇和非甾体抗炎药（表54.1）。目前已有一些关于自发性（特发性）胃穿孔的病因学学说，但是均未被普遍接受。这些学说包括先天性胃肌层缺损[13]，阴道分娩时压力过大[14]，以及胃胀气[15]。对狗和人类新生儿尸体的研究显示，胃破裂是由胃过度扩张引起的，并且符合破裂的拉普拉斯定律[16]。胃扩张时，最大的张力施加在胃底，即通常的穿孔部位。此外，胃过度扩张会导致缺血性改变，这一现象在许多穿孔病例中都被证实[17]。

最近的研究表明，缺乏酪氨酸激酶受体C-KIT$^+$肥大细胞和卡哈尔间质细胞，可能会导致特发性胃穿孔[18]。缺乏 C-KIT+ 肥大细胞的小鼠，可自发形成胃溃疡或穿孔。6 例自发性胃穿孔患者的未坏死部分的胃组织病理标本显示卡哈尔间质细胞数量减少[41]。此外，对特发性胃穿孔死亡的新生儿进行尸检发现，与对照组相比，卡哈尔间质细胞和肥大细胞的 C-KIT+ 均存在缺陷。作者认为，这些异常可能导致免疫力受损和运动异常，从而容易引起胃穿孔[42]。

表 54.1　新生儿胃穿孔的原因

特发性
围产期应激
缺氧
窒息
早产 [19-20]
解剖缺陷
远端梗阻
● 幽门闭锁 [21]
● 十二指肠闭锁 [19]
● 中肠扭转 [22]
气管食管瘘 [23-26]
先天性胃肌层缺乏
医源性
鼻胃管 [27-28]
有或无气管食管瘘的辅助通气 [29-31]
心肺复苏 [32-35]
正压通气
手术中无意穿孔（脑腹膜分流）[36-37]
阴道分娩 [10,14]
药物
吲哚美辛 [38-39]
皮质类固醇 [40]

临床表现

胃穿孔有多种临床表现。大多数病例在出生后前 7 天内即出现症状，但是也有迟发性病例的报道。新生儿通常伴有早产，或有窒息、缺氧病史[19]。患儿可出现喂养不耐受、食欲差或呕吐，呕吐物可能含有血液。许多患儿因气腹或腹腔积液突然出现进行性腹胀[43]。这些患儿的病情会进展为呼吸窘迫、血流动力学不稳定和休克迹象，例如体温过低、发绀、周围灌注不良和少尿。可迅速出现腹肌紧张，出现腹膜刺激征。在实行腹部减压之前，患儿通气可能受到影响，需要密切关注可能出现的腹壁皮下气肿和阴囊气肿[44]。婴儿的病情可能更加隐蔽，从而难以诊断。

继发于基础疾病（例如气管食管瘘、十二指肠闭锁或梗阻、肠旋转不良或食管裂孔疝）的穿孔婴儿通常有易感的证据[19,45]。有时可发现同时存在的继发原因，例如在发生医源性穿孔的情况下，患儿可能会有创伤性经鼻或经口胃管插管的病史、早期手术病史、皮质类固醇或非类固醇的给药史以及正压通气或心肺复苏史[27]。

诊断

胃穿孔的诊断需要综合临床病史、体格检查和影像学检查。对于有大量气腹的婴儿，腹部 X 线片会显示膈肌下方的游离气体影[46]，约 90% 的病例无法在 X 线平片中看到胃泡影。其他的 X 线检查结果包括皮下气肿、阴囊气肿、腹水或胃界以外的胃管[47]。肠壁积气和门静脉积气是预示坏死性小肠结肠炎的迹象，可能会与胃穿孔并存。肠钙化和肠袢扩张是远端穿孔的常见表现，新生儿肠扭转时可无气腹症状，需剖腹探查明确诊断。水溶性造影剂造影检查可以显示液体从胃溢出到腹腔的情况（图 54.1）。超声可显示出腹水或积液。在已经患有肺病的早产儿中，气腹可能是由纵隔中的空气迁移引起的。胸片提示纵隔气肿，胃内液平，腹腔穿刺阴性以及腹腔引流随呼吸机起泡等均是排除指征。

鉴别诊断

鉴别诊断非常广泛，几乎包含所有能导致新生儿出现快速进展的呕吐、腹胀的疾病。

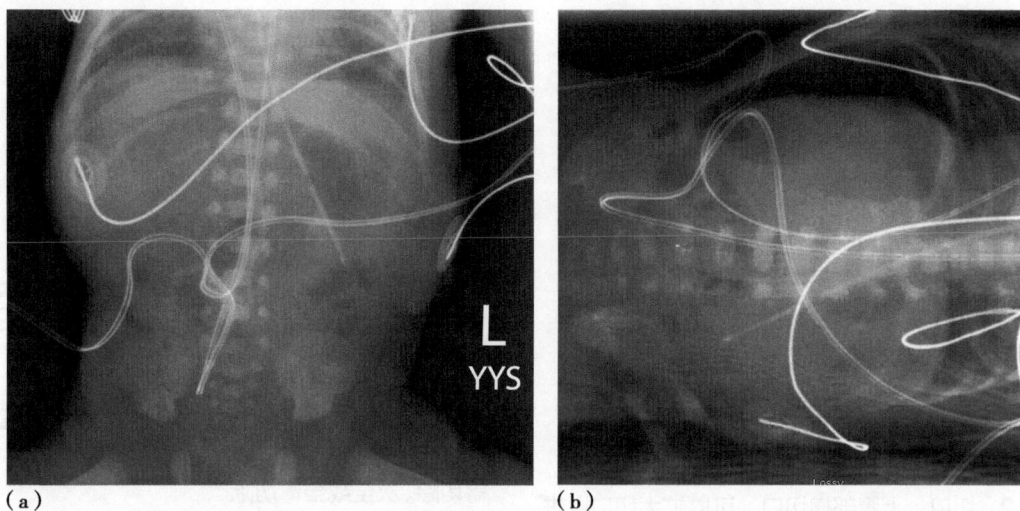

图 54.1 诊断。腹胀伴气腹。(a)注意肝脏的透明带。(b)侧位片上的气腹变得更加清晰。没有肺部疾病的证据,也没有提示小肠结肠炎的发现

引起心血管系统衰竭的疾病包括脓毒症,气胸,心功能异常,脑室内出血,电解质异常,血糖过低,坏死性小肠结肠炎,内脏穿孔以及中肠扭转。呕吐和腹胀相关的疾病包括先天性巨结肠,肠闭锁,胎粪性肠梗阻,胎粪栓综合征,肛门闭锁,脏器穿孔,坏死性小肠结肠炎和中肠扭转。

围手术期护理

患有胃穿孔的婴儿容易出现脓毒症,因此需要进行相应的复苏。新生儿的自主呼吸会受到影响,发生呼吸窘迫的婴儿需要插管和呼吸机支持。完善相关的检查,包括血培养、血常规、电解质和血气分析。应早期使用广谱抗生素,给予大剂量液体和输血以维持血流动力学稳定和足够的尿量。应小心地留置经口胃管或鼻胃管,并用低压间歇抽吸。一旦确定腹腔内有游离空气,待患者稳定下来后应进行剖腹手术。当腹部过度扩张而阻碍通气时,可穿刺腹腔抽吸空气来进行急救[20]。已有报道称,在某些情况下腹腔穿刺引流可缓解腹膜炎并促进穿孔愈合[43]。

手术

开腹探查和胃穿孔修复一直是标准术式。一些报告表明,胃肠道穿孔可被相邻的大网膜自然密封[48],或者某些气腹(可能是胃穿孔导致)可行保守治疗,无需手术[49-50]。这些病例报告通常没有确定的气腹原因,应该认为这是一种可能的替代选择但不是标准的治疗方法。最近,有成功进行腹腔镜下修复新生儿胃穿孔的报道[51],具体手术方法应根据外科医师的能力和当地资源而定。

进行开放式修复,应先在左上腹部作一横向皮肤切口(图 54.2),并通过腹直肌进行解剖,进入腹膜,将脐静脉分开,可以根据需要扩大切口。将腹腔积液和异物抽吸干净,并探查腹部的穿孔部位。如果未发现胃穿孔,请仔细探查胃食管连接处以及十二指肠、小肠和结肠,打开小网膜囊并检查胃后壁的完整性以及是否污染,从而排除其他区域的坏死穿孔。

自发穿孔的最常见部位是胃大弯附近,穿孔可大可小,在胃上可延伸到高位。对于孤立的穿孔,可修剪穿孔的边缘坏死组织(图 54.3)。缺损处缝合一到两层,并且可以用网膜覆盖

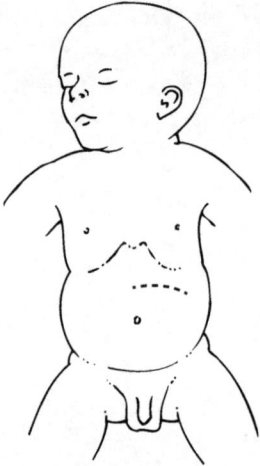

图 54.2　切口。上腹部横切口。可以扩大切口以进入整个腹部

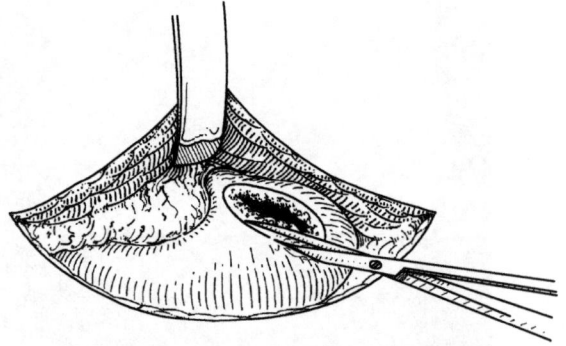

图 54.3　暴露和切除。要充分暴露穿孔部位，胃的一部分区域出现失活或者坏死。穿孔的边缘要修剪到广泛出血的活组织。在极少数情况下，需要广泛的胃切除、次全或全胃切除

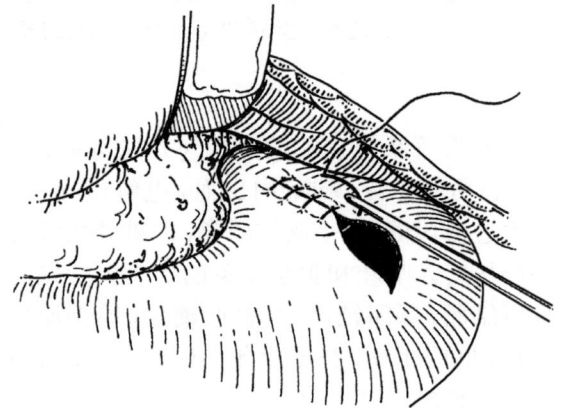

图 54.4　缝合。健康组织边缘缝合一层（如图所示）或两层。可以使用网膜覆盖。应当仔细检查胃后壁和整个大小肠，以排除其他坏死区域

进行加固（图 54.4）。对穿孔处进行钉合闭合并行胃造口术也同样有效。有多项技术可被用来处理需要进行部分或全胃切除的广泛穿孔或坏死。对于体征稳定的婴儿，可行胃次全切除术并行食管胃吻合术[52]。行全胃切除时，可采用横结肠置入、Roux-en-Y 食管空肠吻合术、Hunt-Lawrence 袋重建术等。而对于体征不稳定的新生儿，全胃切除术后的重建可能需要延迟并分阶段进行。一期手术应封闭食管，并将肠内营养管穿过远端残胃或单独行远端空肠造口术，患儿进行肠外营养支持，直到可以通过营养管开始喂食。在临床状况和营养状况得到改善后，可以考虑在几周后进行重建。

修复穿孔后，用温生理盐水冲洗腹腔。大多数一期修复不需要腹膜引流，该措施也未被证明可有效减少术后并发症，但多数医师仍在采用。术后应继续进行支持治疗。患儿需持续接受广谱抗生素、抑制胃酸治疗、全肠外营养（total parenteral nutrition，TPN）以及胃肠减压，直到患儿体征稳定。许多外科医师在开始肠内喂养之前都进行造影检查。

胃穿孔的预后不良与多种临床因素有关。Yang 等[45]发现入院时白细胞增多和 48 小时血小板减少与不良预后相关。提示预后不良的其他因素包括脓毒症、代谢性酸中毒和低钠血症[45,53]。迅速识别穿孔并为新生儿提供适当的支持治疗，对于取得最佳临床疗效至关重要。

结论

新生儿胃穿孔是罕见病，但通过早期识别、适宜护理和合理手术原则，可以将病死率降至最低。胃穿孔的原因有多种，包括特发性和自发性穿孔。识别与胃穿孔有关的症状将有助于进行鉴别，认真进行术前准备可有效提升修复成功率。手术原则包括减少胃

内容物溢出、彻底清除失活组织和闭合缺损。术后治疗包括营养支持、抗生素应用和抑制胃酸。TPN 在整个治疗过程当中都起着关键作用。在开始肠内喂养之前，可以考虑常规的胃造影检查。

未来方向

新生儿胃穿孔仍然是一种较为少见的自发性穿孔，目前对该病的认识还不充分。仍然缺乏发病的特征性危险因素，未来的研究将有助于识别发病的高危人群，这些人群将通过抑制胃酸和营养因子的使用来减少胃穿孔的发生。胃穿孔也许和坏死性小肠结肠炎或特发性肠穿孔有类似的发病机理，相关的研究将有助于对胃穿孔发病机理的理解。

先前的研究表明 C-KIT⁺ 肥大细胞和卡哈尔间质细胞与胃穿孔存在联系。这些潜在的细胞和分子缺陷，或许可以代表未来的治疗靶标或可能的预防策略。

在技术方面，关注微创技术开发。将来的治疗仪器会更加精密，并且微创化可能会允许在新生儿中使用的技术在程序上更加复杂化。由于内镜的尺寸和应用极限，许多目前在新生儿中难以进行的项目将在今后不断突破。在人类和动物模型中，已经使用内镜夹 [54] 和缝合技术 [55] 成功处理了胃穿孔。

（陈锐 译　吕成杰 审校）

参考文献

1. Rosser SB, Clark CH, Elechi EN. Spontaneous neonatal gastric perforation. *J Pediatr Surg* 1982; 17(4): 390–4.
2. Bell MJ. Perforation of the gastrointestinal tract and peritonitis in the neonate. *Surg Gynecol Obstet* 1985; 160(1): 20–6.
3. Duran R, Inan M, Vatansever U, Aladag N, Acunas B. Etiology of neonatal gastric perforations: Review of 10 years' experience. *Pediatr Int* 2007; 49(5): 626–30.
4. Terui K, Iwai J, Yamada S, Takenouchi A, Nakata M, Komatsu S, Yoshida H. Etiology of neonatal gastric perforation: A review of 20 years' experience. *Pediatr Surg Int* 2012; 28(1): 9–14.
5. Kara CS, Ilce Z, Celayir S, Sarimurat N, Erdogan E, Yeker D. Neonatal gastric perforation: Review of 23 years' experience. *Surg Today* 2004; 34(3): 243–5.
6. Leone RJ Jr, Krasna IH. 'Spontaneous' neonatal gastric perforation: Is it really spontaneous? *J Pediatr Surg* 2000; 35(7): 1066–9.
7. Siebold AE. Brand in der kleinen kurvatier des magens eines atrophischen kindes. *J Geburtsch Frauenzimmer Kinderk* 1826; 5: 3–4.
8. Stern MA, Perkins E, Nessa N. Perforated gastric ulcer in a 2-day-old infant. *Lancet* 1929; 49: 492–4.
9. Agerty HA, Ziserman A, Schollenberger CL. A case of perforation of the ileum in a newborn infant with operation and recovery. *J Pediatr* 1943; 22: 233–8.
10. Leger JL, Ricard PM, Leonard C, Piette J. [Perforated gastric ulcer in a newborn with survival]. *Union Med Can* 1950; 79(11): 1277–80.
11. Pelizzo G, Dubois R, Lapillonne A, Laine X, Claris O, Bouvier R, Chappuis JP. Gastric necrosis in newborns: A report of 11 cases. *Pediatr Surg Int* 1998; 13(5–6): 346–9.
12. Woo J, Eusterbrock T, Kim S. Intrauterine gastric perforation. *Pediatr Surg Int* 2006; 22(10): 829–31.
13. Braunstein H. Congenital defect of the gastric musculature with spontaneous perforation; report of five cases. *J Pediatr* 1954; 44(1): 55–63.
14. Silbergleit A, Berkas EM. Neonatal gastric rupture. *Minn Med* 1966; 49(1): 65–8.
15. Othersen HB Jr, Gregorie HB Jr. Pneumatic rupture of the stomach in a newborn infant with esophageal atresia and tracheoesophageal fistula. *Surgery* 1963; 53: 362–7.
16. Shaw A, Blanc WA, Santulli TV, Kaiser G. Spontaneous rupture of the stomach in the newborn: A clinical and experimental study. *Surgery* 1965; 58: 561–71.
17. Touloukian RJ. Gastric ischemia: The primary factor in neonatal perforation. *Clin Pediatr (Phila)* 1973; 12(4): 219–25.
18. Ohshiro K, Yamataka A, Kobayashi H, Hirai S, Miyahara K, Sueyoshi N, Suda K, Miyano T. Idiopathic gastric perforation in neonates and abnormal distribution of intestinal pacemaker cells. *J Pediatr Surg* 2000; 35(5): 673–6.
19. Holgersen LO. The etiology of spontaneous gastric perforation of the newborn: A reevaluation. *J Pediatr Surg* 1981; 16(4 Suppl 1): 608–13.
20. Tan CE, Kiely EM, Agrawal M, Brereton RJ, Spitz L. Neonatal gastrointestinal perforation. *J Pediatr Surg* 1989; 24(9): 888–92.
21. Burnett HA, Halpert B. Perforation of the stomach of a newborn infant with pyloric atresia. *Arch Pathol (Chic)* 1947; 44(3): 318–20.
22. Miller FA. Neonatal gastrointestinal tract perforations. *J Lancet* 1957; 77(11): 439–42.
23. Reyes HM, Meller JL, Loeff D. Management of esophageal atresia and tracheoesophageal fistula. *Clin Perinatol* 1989; 16(1): 79–84.
24. Bloom BT, Delmore P, Park YI, Nelson RA. Respiratory distress syndrome and tracheoesophageal fistula: Management with high-frequency venti-

lation. *Crit Care Med* 1990; 18(4): 447–8.

25. Holcomb GW 3rd. Survival after gastrointestinal perforation from esophageal atresia and tracheoesophageal fistula. *J Pediatr Surg* 1993; 28(12): 1532–5.

26. Maoate K, Myers NA, Beasley SW. Gastric perforation in infants with oesophageal atresia and distal tracheo-oesophageal fistula. *Pediatr Surg Int* 1999; 15(1): 24–7.

27. Graivier L, Rundell K, McWilliams N, Carruth D. Neonatal gastric perforation and necrosis: Ninety-five percent gastrectomy and colonic interposition, with survival. *Ann Surg* 1973; 177(4): 428–31.

28. Jawad AJ, Al-Rabie A, Hadi A, Al-Sowailem A, Al-Rawaf A, Abu-Touk B, Al-Karfi T, Al-Sammarai A. Spontaneous neonatal gastric perforation. *Pediatr Surg Int* 2002; 18(5–6): 396–9.

29. Waltsad PM, Conklin W. Rupture of the normal stomach after oxygen administration. *New Engl J Med* 1961; 264: 1201–02.

30. Zamir O, Hadary A, Goldberg M, Nissan S. Spontaneous perforation of the stomach in the neonate. *Z Kinderchir* 1987; 42(1): 43–5.

31. Grosfeld JL, Molinari F, Chaet M, Engum SA, West KW, Rescorla FJ, Scherer LR 3rd. Gastrointestinal perforation and peritonitis in infants and children: Experience with 179 cases over ten years. *Surgery* 1996; 120(4): 650–5; discussion 655–6.

32. Custer JR, Polley TZ Jr, Moler F. Gastric perforation following cardiopulmonary resuscitation in a child: Report of a case and review of the literature. *Pediatr Emerg Care* 1987; 3(1): 24–7.

33. St-Vil D, LeBouthillier G, Luks FI, Bensoussan AL, Blanchard H, Youssef S. Neonatal gastrointestinal perforations. *J Pediatr Surg* 1992; 27(10): 1340–2.

34. Bush CM, Jones JS, Cohle SD, Johnson H. Pediatric injuries from cardiopulmonary resuscitation. *Ann Emerg Med* 1996; 28(1): 40–4.

35. Im SA, Lim GY, Hahn ST. Spontaneous gastric perforation in a neonate presenting with massive hydroperitoneum. *Pediatr Radiol* 2005; 35(12): 1212–4.

36. Alonso-Vanegas M, Alvarez JL, Delgado L, Mendizabal R, Jimenez JL, Sanchez-Cabrera JM. Gastric perforation due to ventriculo-peritoneal shunt. *Pediatr Neurosurg* 1994; 21(3): 192–4.

37. Christoph CL, Poole CA, Kochan PS. Operative gastric perforation: A rare complication of ventriculo-peritoneal shunt. *Pediatr Radiol* 1995; 25 Suppl 1: S173–4.

38. Gray PH, Pemberton PJ. Gastric perforation associated with indomethacin therapy in a pre-term infant. *Aust Paediatr J* 1980; 16(1): 65–6.

39. Rajadurai VS, Yu VY. Intravenous indomethacin therapy in preterm neonates with patent ductus arteriosus. *J Paediatr Child Health* 1991; 27(6): 370–5.

40. O'Neil EA, Chwals WJ, O'Shea MD, Turner CS. Dexamethasone treatment during ventilator dependency: Possible life threatening gastrointestinal complications. *Arch Dis Child* 1992; 67(1 Spec No): 10–11.

41. Jactel SN, Abramowsky CR, Schniederjan M, Durham MM, Ricketts RR, Clifton MS, Langberg KM, Elawabdeh N, Pandya S, Talebagha S, Shehata BM. Noniatrogenic neonatal gastric perforation: The role of interstitial cells of Cajal. *Fetal Pediatr Pathol* 2013; 32(6): 422–8. Epub 2013 Jun 6.

42. Yamataka A, Yamataka T, Kobayashi H, Sueyoshi N, Miyano T. Lack of C-KIT⁺ mast cells and the development of idiopathic gastric perforation in neonates. *J Pediatr Surg* 1999; 34(1): 34–7; discussion 37–8.

43. Aydin M, Zenciroglu A, Hakan N, Erdogan D, Okumus N, Ipek MS. Gastric perforation in an extremely low birth weight infant recovered with percutaneous peritoneal drainage. *Turk J Pediatr* 2011; 53(4): 467–70.

44. Aslan Y, Sarihan H, Dinc H, Gedik Y, Aksoy A, Dereci S. Gastric perforation presenting as bilateral scrotal pneumatoceles. *Turk J Pediatr* 1999; 41(2): 267–271.

45. Yang CY, Lien R, Fu RH, Chu SM, Hsu JF, Lai JY, Minoo P, Chiang MC. Prognostic factors and concomitant anomalies in neonatal gastric perforation. *J Pediatr Surg* 2015; 50(8): 1278–82.

46. Houck WS Jr, Griffin JA 3rd. Spontaneous linear tears of the stomach in the newborn infant. *Ann Surg* 1981; 193(6): 763–8.

47. Pochaczevsky R, Bryk D. New roentgenographic signs of neonatal gastric perforation. *Radiology* 1972; 102(1): 145–7.

48. Diesen DL, Skinner MA. Spontaneous sealing of a neonatal intestinal perforation by the omentum. *J Pediatr Surg* 2008; 43(12): 2308–10.

49. Aydin M, Deveci U, Taskin E, Bakal U, Kilic M. Percutaneous peritoneal drainage in isolated neonatal gastric perforation. *World J Gastroenterol* 2015; 21(45): 12987–8.

50. He TZ, Xu C, Ji Y, Sun XY, Liu M. Idiopathic neonatal pneumoperitoneum with favorable outcome: A case report and review. *World J Gastroenterol* 2015; 21(20): 6417–21.

51. Gluer S, Schmidt AI, Jesch NK, Ure BM. Laparoscopic repair of neonatal gastric perforation. *J Pediatr Surg* 2006; 41(1): e57–58.

52. Bilik R, Freud N, Sheinfeld T, Ben-Ari Y, Rachmel A, Ziv N, Zer M. Subtotal gastrectomy in infancy for perforating necrotizing gastritis. *J Pediatr Surg* 1990; 25(12): 1244–5.

53. Chung MT, Kuo CY, Wang JW, Hsieh WS, Huang CB, Lin JN. Gastric perforation in the neonate: Clinical analysis of 12 cases. *Zhonghua Min Guo Xiao Er Ke Yi Xue Hui Za Zhi* 1994; 35(5): 460–5.

54. Maekawa S, Nomura R, Murase T, Ann Y, Harada M. Complete closure of artificial gastric ulcer after endoscopic submucosal dissection by combined use of a single over-the-scope clip and through-the-scope clips (with videos). *Surg Endosc* 2015; 29(2): 500–4.

55. Halvax P, Diana M, Legner A, Lindner V, Liu YY, Nagao Y, Cho S, Marescaux J, Swanstrom LL. Endoluminal full-thickness suture repair of gastrotomy: A survival study. *Surg Endosc* 2015; 29(11): 3404–8.

十二指肠梗阻

Yechiel Sweed　Alon Yulevich

引言

先天性十二指肠梗阻（duodenal obstruction，DO）是新生儿期最常见的肠梗阻，每5 000~10 000 例活产中发生 1 例[1-2]。DO 可以分为内在病变、外在病变或两者混合的结果，这些病变可导致完全或不完全梗阻。内在病变是由十二指肠闭锁、狭窄、隔膜、穿孔隔膜或"风袋样"隔膜引起的。"风袋"是十二指肠隔膜由于上方蠕动而向远端突出的表现。外源性病因可能是环状胰腺、肠旋转不良或十二指肠前门静脉。尽管环状胰腺在十二指肠的第二部分形成了一个收缩环（图 55.1），但并不认为这是导致 DO 的主要原因[3]，环状胰腺通常伴有的闭锁或狭窄才被认为是导致梗阻的主要原因。同样，十二指肠前门静脉

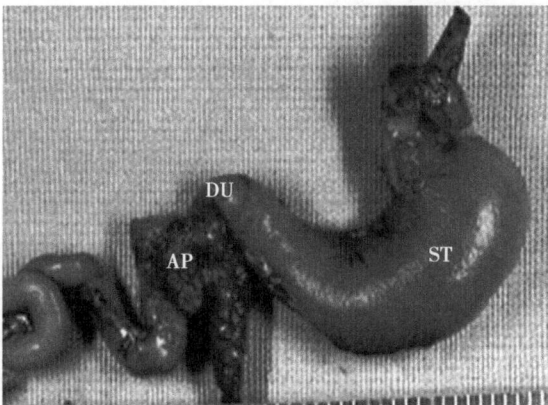

图 55.1 诊断为唐氏综合征的 14 周龄胎儿的尸检中发现，由环状胰腺引起的十二指肠梗阻伴十二指肠狭窄。AP，环状胰腺。DU，十二指肠。ST，胃（Courtesy of Prof. Bronshtein Moshe）

也很少被报道为 DO 的病因，肠梗阻的发病通常与其他伴随畸形有关，例如肠旋转不良，或十二指肠闭锁[4]。

Gray 和 Skandalakis[5] 将十二指肠闭锁传统地分为三种类型（图 55.2）。Ⅰ型缺陷最常见（图 55.2a），其特征是具有完整肌壁的黏膜和黏膜下隔膜，Vater 壶腹的胆管开口几乎总是位于十二指肠隔膜的近端。Ⅱ型缺损具有一根短的纤维索带，该索带连接十二指肠的两个闭孔盲端（图 55.2b）。在Ⅲ型缺损中，闭锁盲端完全分离，且伴有肠系膜缺损（图 55.2c）。据报告，Ⅰ型发生率约为 92%，Ⅱ型为 1%，Ⅲ型为 7%。十二指肠狭窄的发生率约为闭锁的一半[6]。

图 55.3 显示了各种类型 DO 的发生情况。十二指肠的近端和远端被一个缺损分开（图 55.3a），该缺损也可以是原位的闭锁（图 55.3b）或通过纤维索连接（图 55.3c）。其他类型包括十二指肠狭窄型（图 55.3d）、完整隔膜型（图 55.3e）、带孔隔膜型（图 55.3f）、风袋隔膜型（图 55.3g）和环状胰腺（图 55.3h）。

病因学

尽管十二指肠闭锁发生的病理生理学机制已较为完备，但其根本原因仍是未知的。十二指肠闭锁或狭窄与其他新生儿畸形的频繁关联表明，这两种异常都是由妊娠早期的发育异常所引起的。十二指肠闭锁不同于其他大小肠的闭锁，后者是胚胎发育后期肠系膜血管发育异常所引起，这种血管紊乱的理

论是由 Lauw 和 Barnard 提出的 [7]。

尚未发现有孕产期的危险诱发因素。尽管多达三分之一的十二指肠闭锁患者患有唐氏综合征（21 三体综合征），但这并不是发生十二指肠闭锁的独立危险因素。在美国加利福尼亚州的大型研究当中，从 250 万婴儿的登记数据可以发现，唐氏综合征婴儿的十二指肠闭锁风险比没有唐氏综合征的婴儿高 265 倍，发生率分别为是 4.6% 和 0.012%[8]。

尽管 DO 通常不被认为是家族性疾病，但已有几例家族性的报告 [9]，以及一种极为少见且致命的遗传性多发性肠闭锁 [10]。

病理生理学

十二指肠闭锁，隔膜和狭窄通常发生在十二指肠的第二段，紧贴胆管和胰腺结构发育区域。这些病变被认为是由胚胎早期发育异常引起的 [11]。

十二指肠发育不良继发于胚胎 5 周的内

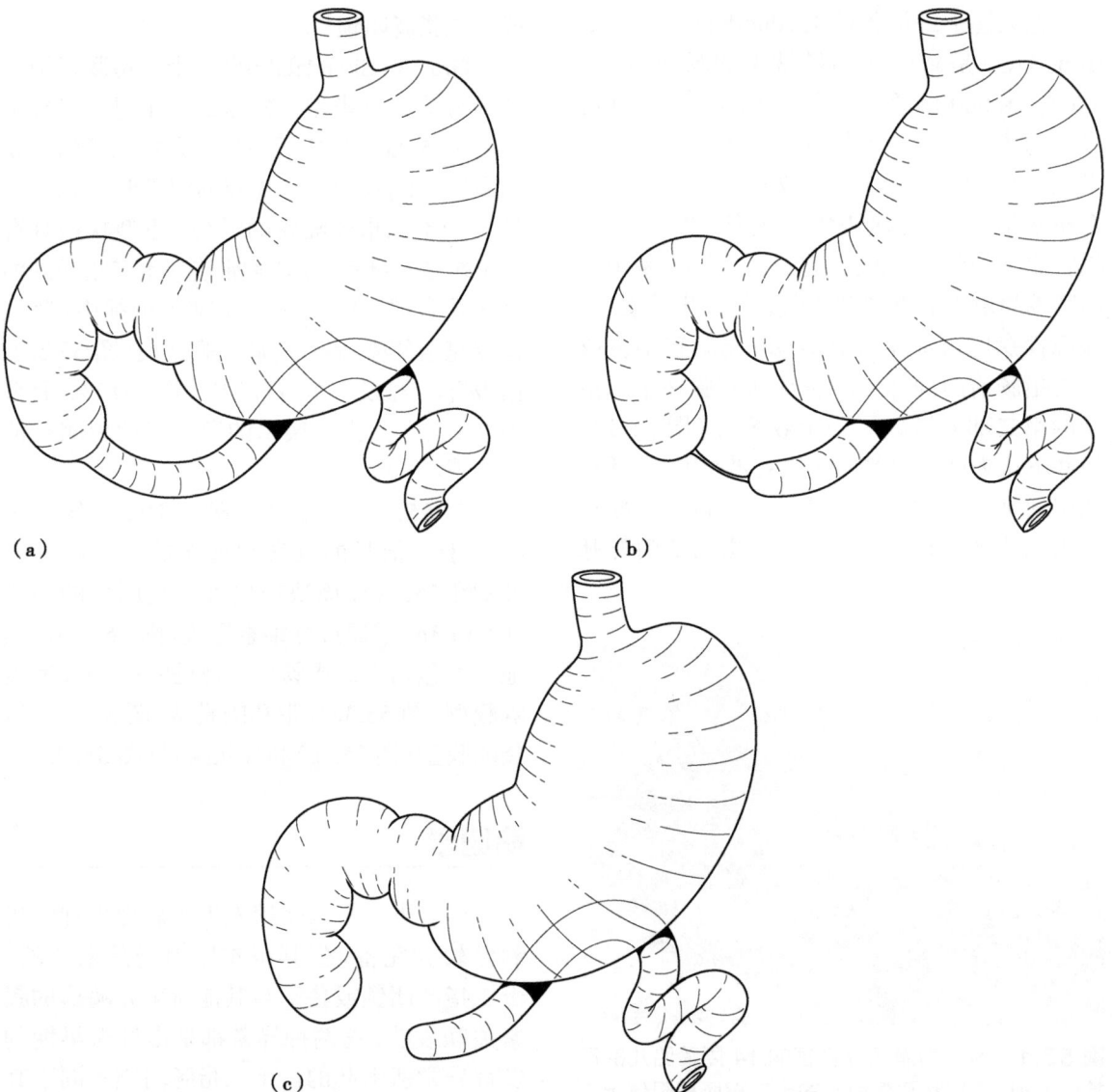

图 55.2 十二指肠闭锁的类型（by Gray and Skandalakis）。（a）Ⅰ型，具有完整肌壁的黏膜。（b）Ⅱ型，十二指肠闭锁两个盲端有纤维索带连接。（c）Ⅲ型，带有肠系膜缺损的闭锁，盲端完全分离

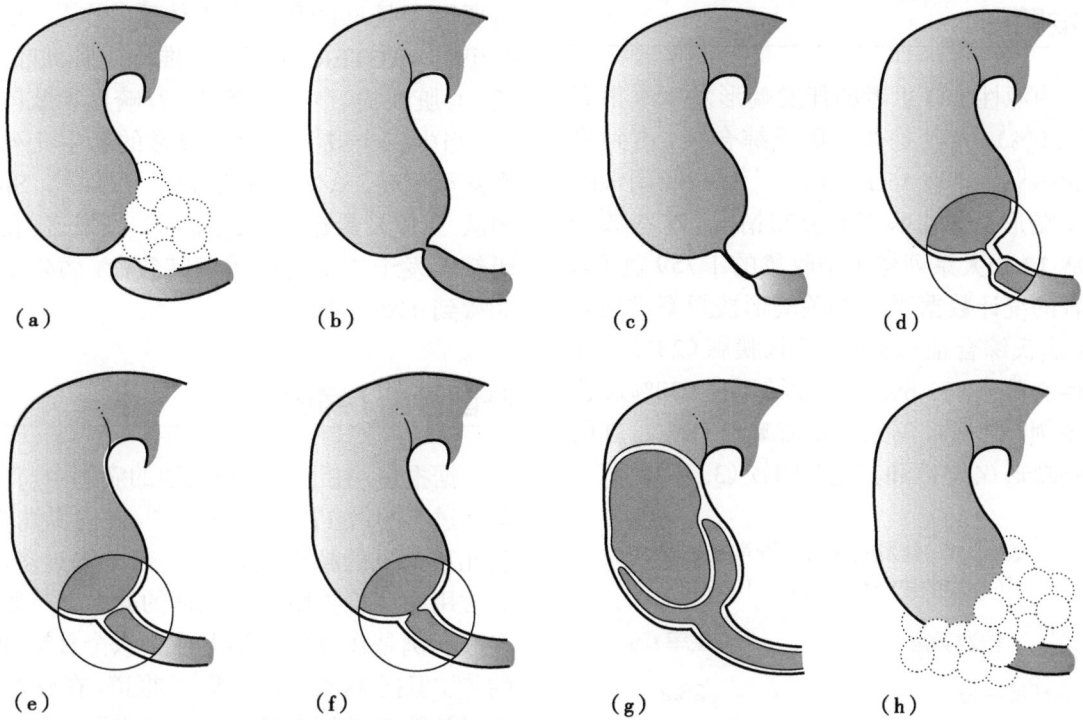

图55.3　各种类型的十二指肠梗阻。(a)盲端之间有缝隙。(b)闭锁两端连接。(c)盲端由纤维索带连接。(d)十二指肠狭窄。(e)完整的十二指肠隔膜。(f)带孔的隔膜。(g)"风袋"隔膜。(h)环状胰腺

胚层增殖不足（肠延伸超过增殖）或11周的上皮实性肠段再通失败（空泡化失败）。许多研究人员证明，在妊娠30~60天时，十二指肠上皮会增殖，致使十二指肠腔完全堵塞。随后的过程被称为空泡化，即十二指肠再通。空泡化被认为是通过细胞凋亡或程序性细胞死亡的方式发生，这一过程为十二指肠腔的正常发育过程。有时十二指肠闭锁也与环状胰腺有关，这可能是由于十二指肠发育失败，而非胰腺芽的发育异常[12]。

在细胞水平上，胃肠道由胚肠形成，胚肠由内胚层衍生的上皮组成，周围环绕着来自中胚层的细胞。这两层胚胎之间的细胞信号通路在协调十二指肠的发育中起着关键作用。Sonic hedgehog基因编码细胞信号hedgehog家族的成员，两者均在肠内胚层中表达，而靶基因在中胚层中表达。改变小鼠Sonic hedgehog的基因将导致小鼠十二指肠狭窄，提示Sonic hedgehog基因家族的遗传缺陷可能导致十二指肠的异常发育[13]。

有研究发现成纤维细胞生长因子10在十二指肠的发育后期较为活跃，并在正常的十二指肠发育中起调节作用。成纤维细胞生长因子10（-/-）突变小鼠表现出十二指肠闭锁，其可变表型与人类临床相似，该表型以常染色体隐性模式出现，不完全外显率38%[14]。

Markljung等[9]最近报道了一例家族性环状胰腺病例，并通过基于阵列的比较基因组杂交（comparative genomic hybridization，CGH）方法发现了6q24染色体上的一个微重复基因，为患胰腺癌的母亲和其儿子共有。这种微重复基因可能是导致十二指肠闭锁发生以及环状胰腺形成的原因，或是危险因素。

十二指肠梗阻通常发生在Vater壶腹的远端。壶腹前梗阻相对少见，约占20%。有时胆总管也可能会出现双歧末端，其中一个分支会进入闭锁上方的十二指肠，另一支进入闭锁下方[15]。

伴发畸形

内源性 DO 患者的伴发畸形发生率很高（约 50%），尤其是并发唐氏综合征，占到将近 30%[16-17]。表 55.1 列出了十二指肠闭锁的伴发畸形总体患病率和分布情况，这些数据是从 12 个大系列样本中收集的 1 759 例 DO 患者的统计数据[16]。相关畸形按频率排列如下：唐氏综合征（28%）、环状胰腺（23%）、先天性心脏病（22.6%）、肠旋转不良（20%）、食管闭锁（8.5%）、泌尿生殖道畸形（8%）、肛门直肠畸形（4.4%）和其他肠闭锁（3.5%）。

表 55.1　伴发的先天性异常发生率（收集的统计数据）（n = 1 759）

伴发异常	发生率 /%
唐氏综合征	28.2
环状胰腺	23.1
先天性心脏病	22.6
旋转不良	19.7
食管闭锁和气管食管瘘	8.5
泌尿生殖道畸形	8.0
肛门直肠畸形	4.4
其他肠闭锁	3.5
其他	10.9

这些患者当中也有脊椎异常的报道[18]。有报告表明十二指肠闭锁相关的大疱性表皮松解症的发生率很低[19]。其他罕见畸形包括德朗热综合征[18]、染色体畸形[16]、多发性肠道畸形[19]、胆总管囊肿[20]、免疫缺陷[21] 和内脏反位[22]。

复杂的心脏畸形是十二指肠闭锁患者的主要死因之一[2-3,6,23]。Dalla Vecchia 等[6] 在一项长达 25 年的调查中，对 138 名 DO 患者进行了研究，将手术死亡率（4%）归因于十二指肠闭锁相关的复杂先天性心脏畸形，与这些患者较高的发病率和病死率相关的另外两个重要因素是早产和低出生体重[3,23-24]。出生时患有 VACTERL 联合征（椎体缺损、肛门闭锁、心脏缺损、气管食管瘘、肾畸形和肢体畸形）当中三个或三个以上异常的新生儿死亡率甚至更高，总生存率为 40%~77%[25]。Spitz 团队[26] 以及最近的 Fragoso 等[27] 报道，食管闭锁伴发十二指肠闭锁尤其致命，病死率在 50% 到 94% 不等。

产前诊断 / 病史

据报道，在十二指肠闭锁的病例中，产妇羊水过多的占 17%~75%[24,28-29]，是内源性 DO 胎儿最常见的超声表现[24]。当羊水过多时，通常用超声检查胎儿或母体的异常。尽管大多数病例是在妊娠的第七或第八个月被确诊的[30]，但据 Tsukerman 等[31] 报道，在妊娠 12 周时就能通过超声检测出十二指肠闭锁。过去十年当中，十二指肠闭锁的产前超声诊断率显著提升，从 1972—1991 年的 14%[32] 到 1991—1995 年的 57%[29]。

产前超声检查的诊断依赖于"双泡征"，即胃和十二指肠第一部分同时扩张（图 55.4）。在许多情况下，这种超声表现在妊娠后半段可被观察到，可能是由于扩张十二指肠所需的静水压力以及 DO 的变化程度。

产前超声检查中显示的充满液体的"双泡"（图 55.4）与内源性病变、外源性病变或两者共存的 DO 相关。众所周知，超声检查的假阳性率较低。Zimmer 和 Brohnstein[33] 曾报道，在少数情况下，"双泡"可能在健康胎儿中短暂出现，胎儿的肠道蠕动可能显示暂时性扩张，而提示有"梗阻"[30]。此外，超声检查还可证明胃与十二指肠气泡之间的连续性（图 55.4），以排除其他疾病，例如胆总管囊肿[34] 或十二指肠重复畸形[35]。

通常情况下，其他畸形也可以通过超声诊断。Pameijer 等[36] 报道了一例超声产前诊断，该胎儿合并有 VACTERL 异常的十二指肠闭锁和食管闭锁。产前超声诊断环状胰腺时，也有报道显示双泡征与十二指肠周围的高回声带重合（与环状胰腺组织相对应）[37]。

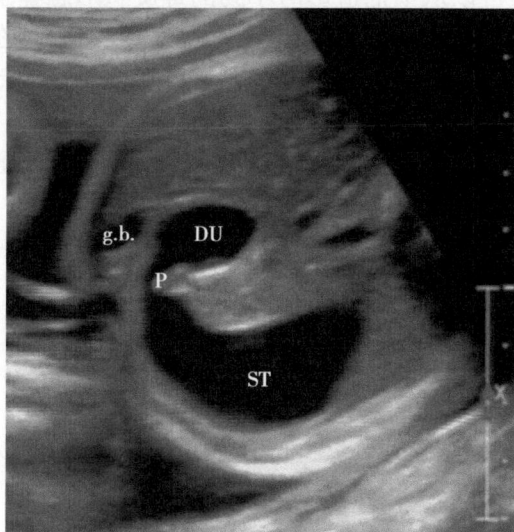

图 55.4 24 周胎龄胎儿的超声检查（横断面图）显示"双泡征"。DU，十二指肠。g.b.，胆囊。P，幽门。ST，胃

Hancock 和 Wiseman[24] 研究了 34 例先天性 DO 的婴儿中产前诊断的作用，其中 15 例是通过产前超声诊断的。他们得出结论，提供产前诊断除了能使手术进行得更早，还能够让父母对畸形（尤其是十二指肠）的处理有更积极的态度，可以令他们有时间为婴儿出生后所需的医疗和手术干预做准备。作者还强调，在羊水过多的情况下，超声结果正常并不能排除 DO 的诊断，应反复进行检查。Cohen-Overbeek 等[28] 也报道了 91 例确诊为孤立或非孤立 DO 的病例。他们发现，产前和产后诊断 DO 治疗结果并没有本质上的差异，尽管在前者当中所观察到的早产更多、出生体重较轻。

随着包括磁共振成像（MRI）在内的影像学技术的飞速发展，在孕早期和中期也可以进行影像学诊断，作为流产的指征[31]。此外，DO 的早期产前诊断应包含染色体核型分析，以便筛查 21 三体以及其他相关异常[32,38]。产前诊断使母亲有机会去咨询，并且在能够治疗新生儿胃肠道畸形的医疗中心分娩[39]。

临床表现和诊断

DO 的症状和体征与高位肠梗阻类似，患者中约有一半是早产和低体重的婴儿[3,6,23]。呕吐是最常见的症状，通常在生后的第一天出现。由于 80% 的梗阻位于十二指肠的壶腹后区域，因此大多数情况下的呕吐物含有胆汁，若梗阻位于在壶腹之上的部位，则其呕吐物是无胆汁的。胃肠减压也会引流出大量胆汁样的胃液。由于梗阻位置较高，发生腹胀的概率很小或没有。患儿可能会在出生后的最初 24h 内排出一些胎粪，此后则表现为便秘。如果诊断较迟且没有及时补充液体和电解质，那么很快就会出现脱水、体重减轻和电解质紊乱（低钾 / 低氯性代谢性碱中毒）[40]。

不完全性 DO 通常会导致症状发作延迟。患有十二指肠狭窄和部分肠梗阻的婴儿可能在出生后短时间内并无异常，能够顺利进入童年期，极少部分到成年期才被诊断。

DO 可通过 X 线检查确诊。腹部 X 线片显示胃和十二指肠扩张，表现出典型"双泡征"（胃和十二指肠近端充满空气），十二指肠远端无气体（图 55.5）。在部分不完全性梗阻患儿中，腹部平片会显示出双泡，通常在远端肠管中会有一些空气（图 55.6）。偶尔在十二指肠闭锁的情况下，在梗阻部位的远端可以看到由胆管分叉产生的气体[41]。环状胰腺患者的影像学表现通常与十二指肠闭锁或狭窄难以区分。

在某些不全性梗阻的情况下，X 线表现可能是正常的，这些患者需要进一步行上消化道造影检查，以确定不完全 DO 的原因。十二指肠狭窄段近端扩张，或扩张段急剧终止，提示存在带孔的隔膜（图 55.7）。

不完全 DO 通常会导致症状发作延迟，有时十二指肠带孔隔膜的诊断会延迟数月甚至数年[42]。据 Mikaelsson 等[43] 报道，在 16 例十二指肠隔膜性狭窄患者中有 8 例延迟诊断和治疗，患儿在 1 个月至 4 岁时确诊并手术。有时，十二指肠隔膜可能会向远端拉伸并膨

出，从而在造影中呈现出"风袋征"(图 55.8)。

DO 最重要的鉴别诊断是肠旋转不良。肠旋转不良的梗阻是 Ladd 韧带压迫十二指肠所致，或者是中肠扭转导致，尽管这种情况很少见。扭转可能会在数小时内导致整个中肠的坏疽。尽管肠旋转不良可能会导致不完全梗阻或者间歇性发作的梗阻，但仍迫切需要进行检查以明确诊断。部分外源性梗阻在平片上表现为远端肠管充气的双泡征，大多数可以从钡剂造影时小肠的螺旋状形态鉴别出来。然而，Samuel 等[44] 观察到，有些存在十二指肠闭锁或狭窄的伴有肠旋转不良的新生儿并未出现肠扭转。

十二指肠前门静脉是一种罕见畸形，通

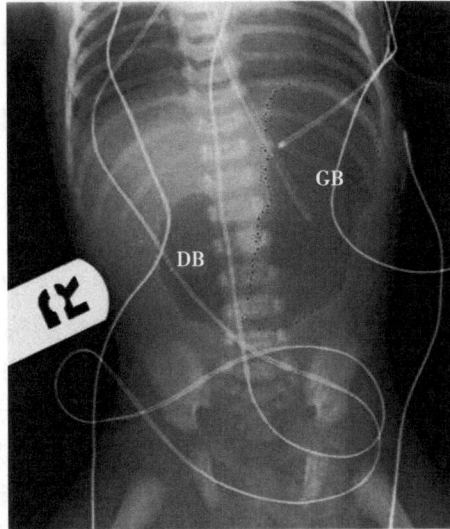

(a)

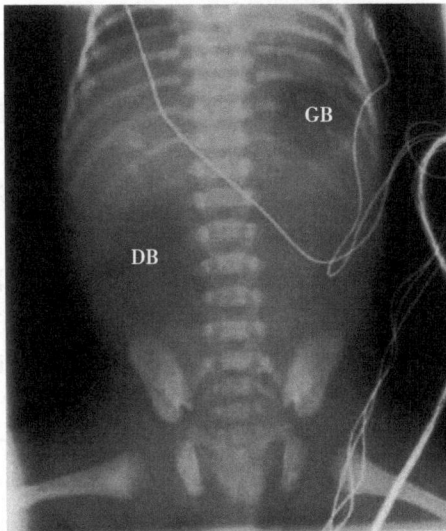

(b)

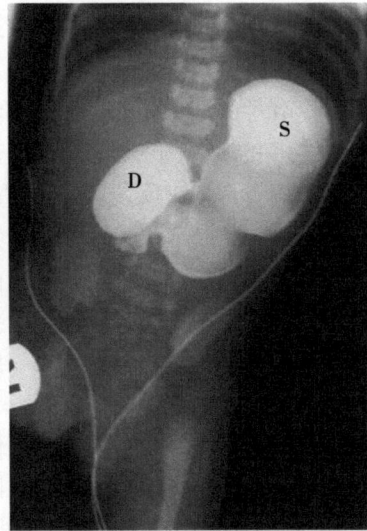

(c)

图 55.5 （a）腹部 X 线片显示胃和十二指肠明显扩张，带有"双泡征"，十二指肠外无空气。DB，十二指肠泡。GB，胃泡。（b）腹部 X 线片显示双泡征。在这种情况下，十二指肠球部比胃更突出。在手术中，发现并切除了十二指肠隔膜。DB，十二指肠泡。GB，胃泡。（c）十二指肠闭锁在上消化道造影检查中很明显。D，十二指肠。S，胃

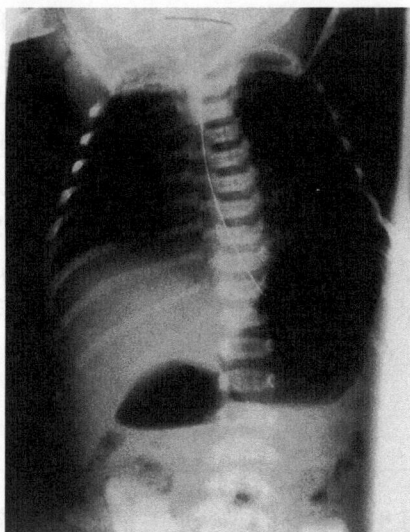

图 55.6   十二指肠狭窄的立位腹部 X 线片显示十二指肠远端有空气的"双泡"征象

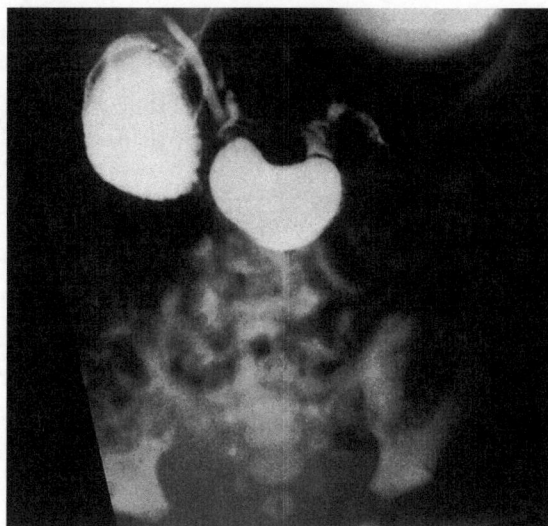

图 55.8   风袋样隔膜。十二指肠扩张,十二指肠隔膜向远端膨出,具有典型的"风袋"外观。可见对比剂反流到胰管和胆总管

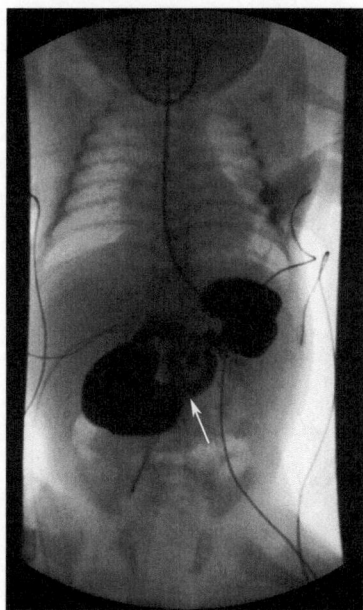

图 55.7   上消化道造影检查显示,十二指肠明显扩张并突然终止,远端肠管细小。术中发现有带孔隔膜

行正侧位的胸部和腹部 X 线检查,以确保整个脊柱的完整可视。

X 线检查后,所有这些婴儿均应常规进行心脏和肾脏超声检查。对于泌尿系出现超声异常或存在肛门直肠畸形的婴儿,应行膀胱尿道造影检查。便秘、十二指肠闭锁合并唐氏综合征的患儿应进行直肠活检,以排除先天性巨结肠等疾病[45]。

术前处理

尽管十二指肠闭锁是一种相对紧急的情况,但在患者的血流动力学、水电解质情况稳定之前,不应急于行手术治疗。如患儿临床病史和体格检查的结果没有任何异常,影像学检查与十二指肠闭锁的常规表现一致,并且第二个气泡远端没有空气(排除旋转不良),则应选择进行手术。

术前经口胃管行胃减压,静脉液体复苏,监测水电解质紊乱并予以纠正,长期呕吐可导致低钾低氯代谢性碱中毒。经口胃管可排除食管闭锁,并应仔细检查肛门有无发育异常。

这些新生儿中许多为早产儿且出生体重

常无症状,它是 DO 的一个罕见原因,并且经常与其他畸形并存,导致肠梗阻[4]。大多数这类患儿的十二指肠前门静脉无法在手术前得到诊断[23,38]。

其他各种先天畸形,特别是心脏畸形(通常很严重),必须要在术前诊断明确,还应进

低,因此要注意维持体温并避免出现低血糖[29]。出生体重非常低或患有呼吸窘迫综合征、伴有严重畸形如先天性心脏病的婴儿,有时可能需要特殊准备,例如心肺复苏和机械通气。

手术

十二指肠吻合术是十二指肠闭锁、狭窄和环状胰腺的首选方法[6,46]。十二指肠吻合术可采用 Kimura[47] 所述的"菱形"吻合术(图 55.9)[47]或侧侧吻合(图 55.10)。据报道,十二指肠菱形吻合术可令患儿更早进食、更早出院,并且远期疗效良好[48]。Bax 等[49]和 Rothenberg[50] 分别报道了第一例和第一系列腹腔镜下十二指肠梗阻治疗的病例。他们指出,腹腔镜手术已被证明是安全有效的,是开放性手术的替代方法。他们还强调,只有在外科医师具有合适的器械、缝合技能和腹腔镜技术的情况下,才应使用这种微创手术技术[49-51](图 55.11)。

切口

将患儿取仰卧位,使用气管内麻醉。用预热的聚维酮碘清洗腹部皮肤,在脐上方 2cm 处做一个横切口,从中线开始,向右延长切口约 5cm。用电刀逐层切开腹壁各层进腹。

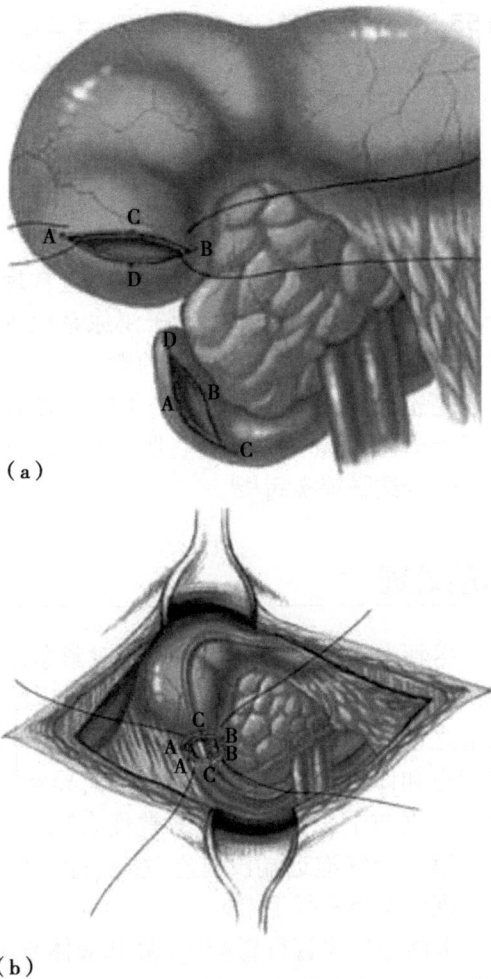

(a)

(b)

图 55.9 十二指肠菱形吻合术。(a)在近端扩张十二指肠做一个横向切口,远端做一个纵向切口。(b)使用 5-0 缝线进行单层吻合,后壁在肠腔内打结,前壁在肠腔外打结

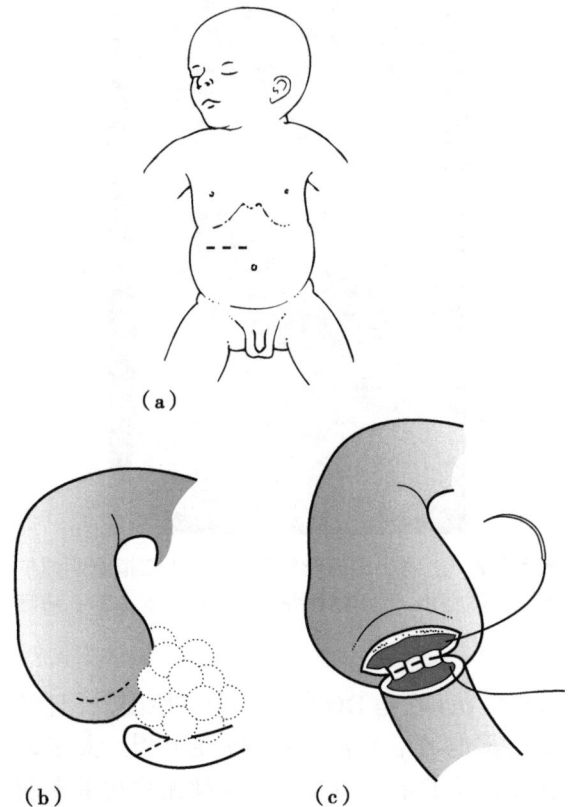

(a)

(b)　　　　(c)

图 55.10 十二指肠侧侧吻合术。(a)上腹部横切口。(b)在十二指肠近端和远端切开约 1cm 的平行切口。(c)用 5-0 缝线单层间断吻合

术中探查和明确病理

打开腹腔后，应检查所有肠管是否存在其他异常。患儿可能伴有环状胰腺、肠旋转不良（约三分之一的患者），或在极少数情况下可合并有十二指肠前门静脉。如果结肠处于正常位置，则多无旋转不良。

胃和十二指肠的第一部分通常会扩张肥厚，应小心地将肝向上托起，升结肠和结肠肝曲向内和向下推移以暴露扩张的十二指肠[52]。

随后，通过 Kocher 操作，充分游离十二

指肠腹膜后附着。注意不要在十二指肠中间部分进行解剖或操作，以免损伤 Vater 壶腹或胆总管。然后，将胃管向远端伸入扩张的十二指肠，帮助定位梗阻点并确定是否存在风袋征（图 55.3g）。

应关注闭锁类型和胰腺异常（例如环状胰腺）。在环状胰腺的患者中，要绕开胰腺组织进行操作，切勿将环状胰腺切开。梗阻远端的十二指肠通常干瘪细小，是否暴露远端应根据闭锁的位置和两个节段之间的间隙而异（图 55.2）。必要时，应将十二指肠悬韧带

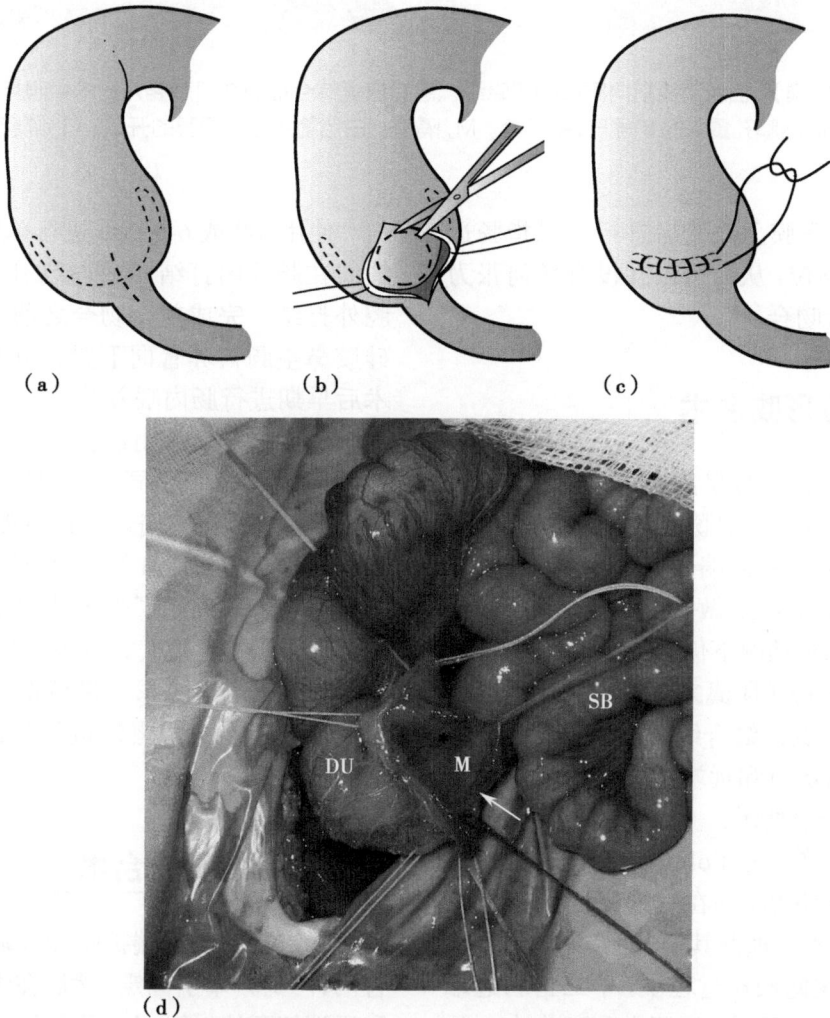

（a）　　　　　（b）　　　　　（c）

（d）

图 55.11 十二指肠隔膜的手术技术。（a）在十二指肠"移行区"上方纵向切开。（b）切除隔膜，并保留隔膜内侧的三分之一。（c）十二指肠横向闭合。（d）2 周大新生儿十二指肠带孔隔膜的术中照片。十二指肠乳头位于十二指肠膜的近端和中间（*）。DU，打开的十二指肠。M，隔膜。SB，小肠。*，十二指肠乳头

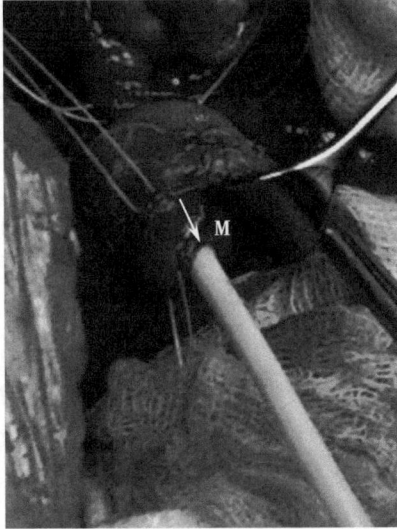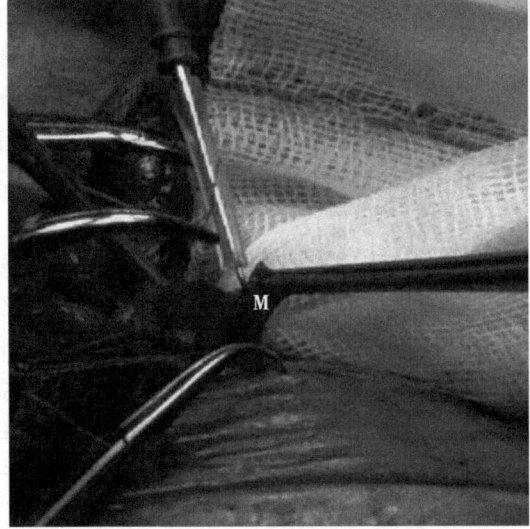

（e）　　　　　　　　　　　　　　　　　（f）

图 55.11（续）　白色箭头指向隔膜的切除线。患有唐氏综合征的 2 日龄婴儿的术中照片。（e）通过十二指肠隔膜孔置入的 8 号 Foley 导管。M，隔膜。白色箭头指向隔膜的开口。（f）隔膜切除

游离，并在肠系膜上血管后进行十二指肠远端的暴露和移位，从而可以在没有任何张力的情况下进行吻合。

十二指肠菱形吻合术

十二指肠已充分暴露游离后，利用两根牵引缝合线，将十二指肠近端的肠壁向下拉，在近端十二指肠的盲端做一个横向切口，在闭塞的十二指肠远端做一纵向切口，这样可以在没有张力的情况下仍保持开口。

术中轻轻挤压胆囊来观察胆汁流动以定位十二指肠乳头。缝合线在菱形吻合中的方向、近端横向切口和远端纵向切口之间的重叠关系如图 55.9 所示。

此外，应将 8 号 Foley 导管近端插入胃中，远端插入空肠，并在气囊膨胀的情况下回拉，以确保不会遗漏其他畸形，如风袋或者带孔隔膜。在此操作过程中，十二指肠远端可扩张到更大的尺寸，从而有利于吻合。从十二指肠远端拉回导管之前，应通过导管注入 30~40mL 温盐水，以排除远端小肠闭锁，随后再取出导管。

使用 5-0 或 6-0 缝线进行单层吻合，后壁缝线在肠腔内打结，而前壁的间断缝线在肠腔外打结。完成前壁吻合之前，可以将 5 号硅胶鼻空肠营养管向下置入近端空肠，以便术后早期进行肠内喂养[53-54]。插入鼻空肠营养管的方法与食管闭锁和气管食管瘘手术治疗时留置营养管相同[54]。但也有一些人不使用鼻空肠管，他们认为这可能会延迟口喂养的开始时间。Hall 等[53] 最近报告，经吻合口营养管显著缩短了先天性 DO 婴儿完全肠内喂养的时间，并大大减少了对中心静脉通路和肠外营养的需求。最后将右结肠放回原位。旋转不良的患者需进行 Ladd 术和阑尾切除术[32]。

十二指肠侧侧吻合术

十二指肠的近端扩张和远端塌陷部分缝合两针（5-0）牵引固定，然后在十二指肠近端和远端切开约 1cm 长的平行切口（图 55.10）。两部分均应插入 8 号 Foley 导管，以排除风袋和远端闭锁，也可以插入经吻合口的 5 号硅胶鼻空肠管，以尽早实现肠内喂养。

在早产儿中，一些人偏好行胃造口术，并通过胃造口术插入经吻合口的硅胶导管，管的尖端位于空肠，以减少其移位。

十二指肠隔膜手术技术

在十二指肠扩张段和缩窄段之间的"移行区"上方做纵向切口（图 55.11a），打开十二指肠。完整或带孔的隔膜通常位于十二指肠的第二部分，偶尔位于第三部分。从解剖学上看，Vater 壶腹可直接通向隔膜中间部分或隔膜后侧。因此，在切开十二指肠之前，一定要明确隔膜与十二指肠乳头的关系。隔膜的切除应从十二指肠外侧壁开始，保留壁内侧的三分之一完好，以免损坏 Oddi 括约肌或 Vater 壶腹，并继续留下 1~2mm 的环状组织边缘（图 55.11b 和图 55.11d）。用 5-0 线连续缝合线覆盖切除线，并将十二指肠横向单层缝合（图 55.11c）。由于隔膜可能会向远端膨出（即风袋征），并且为避免遗漏其他异常，在缝合十二指肠之前，必须在十二指肠远端插入 8 号 Foley 导管来确保其通畅性（图 55.11e 和图 55.11f）。

十二指肠纤维镜检查的经验表明该技术对于十二指肠隔膜的诊断和非手术治疗都是有用的[55]。Bittencourt 等[55]报告了 3 例 9~12 个月患有十二指肠隔膜的女婴，均经两次内镜治疗痊愈。内镜治疗的第一期和第二期分别为扩张和膜切除，均无并发症。

但是，大多数外科医师认为，十二指肠切开术对潜在的胰腺或胆管损伤风险控制比内镜更好。

腹腔镜治疗

在过去的 15 年中，微创外科技术在纠正先天性异常中的应用显著增加。精细解剖和体内吻合能力的提升拓宽了微创外科使用的范围，包括新生儿 DO。由于肠管扩张和腹腔空间有限，大多数新生儿肠梗阻对腹腔镜检查来说是一个难题，但对于 DO 来说却并非如此，DO 的整个大、小肠均充气不多，近端十二指肠暴露良好[51,56]。

腹腔镜治疗一般选用新生儿腹腔镜器械（3mm）和套管。患儿在手术台的末端采取仰卧位，而外科医师站在患儿足侧。在 30°腹腔镜下，通过一个 5mm 孔向腹部注入空气，气腹压 6~8mmHg（流量 1.5L/min），然后插入另外两个套管（图 55.12a）。在左上腹可以不用套管置入一个 3mm 抓钳来提起肝脏。通过牵引抬高镰状韧带，可以更好地观察扩张的十二指肠。缝线从右上腹的腹壁穿入，提起韧带，然后由腹壁返回并打结。

手术第一步是游离结肠和十二指肠。通过腹壁穿入缝线，牵引近端扩张十二指肠盲端，从而方便远端十二指肠的分离，也方便进行吻合。在扩张的十二指肠盲端壁上做一横向切口（图 55.12b），然后在细小的十二指肠远端做一纵向切口，完成菱形吻合（图 55.12c）。

菱形吻合可通过前后壁分开的连续缝合或者间断缝合完成，应使用腔内打结的手法。所有病例都需要进行远端肠管的检查，以确保没有明显的其他闭锁。吻合完成后，将套管撤出，并用可吸收缝合线进行缝合。

当怀疑十二指肠隔膜时，从扩张的十二指肠至远端塌陷的十二指肠方向，在十二指肠前壁上做一个纵向切口（图 55.12d），将导管通过腹壁直接插入十二指肠远端，球囊充气，然后将其逐渐拉回。有孔的薄膜会在气囊顶部伸展，小心地侧向切除隔膜，并缝合纵向切口。

腹腔镜治疗十二指肠闭锁的主要好处是梗阻的充分可视化以及吻合的简便性。此方法的缺点是难以完成对其他肠段尤其是远端肠管的评估，可能会漏诊肠旋转不良[56]。可以通过目测观察是否有远端梗阻，但内部隔膜可能更难以看到。

Hill 等[56]最近报告了他们的结果，比较了 22 例接受腹腔镜手术的 DO 患者和 36 例接受传统剖腹手术的患者，时间跨度为 9 年

（a）

（b）

（c）

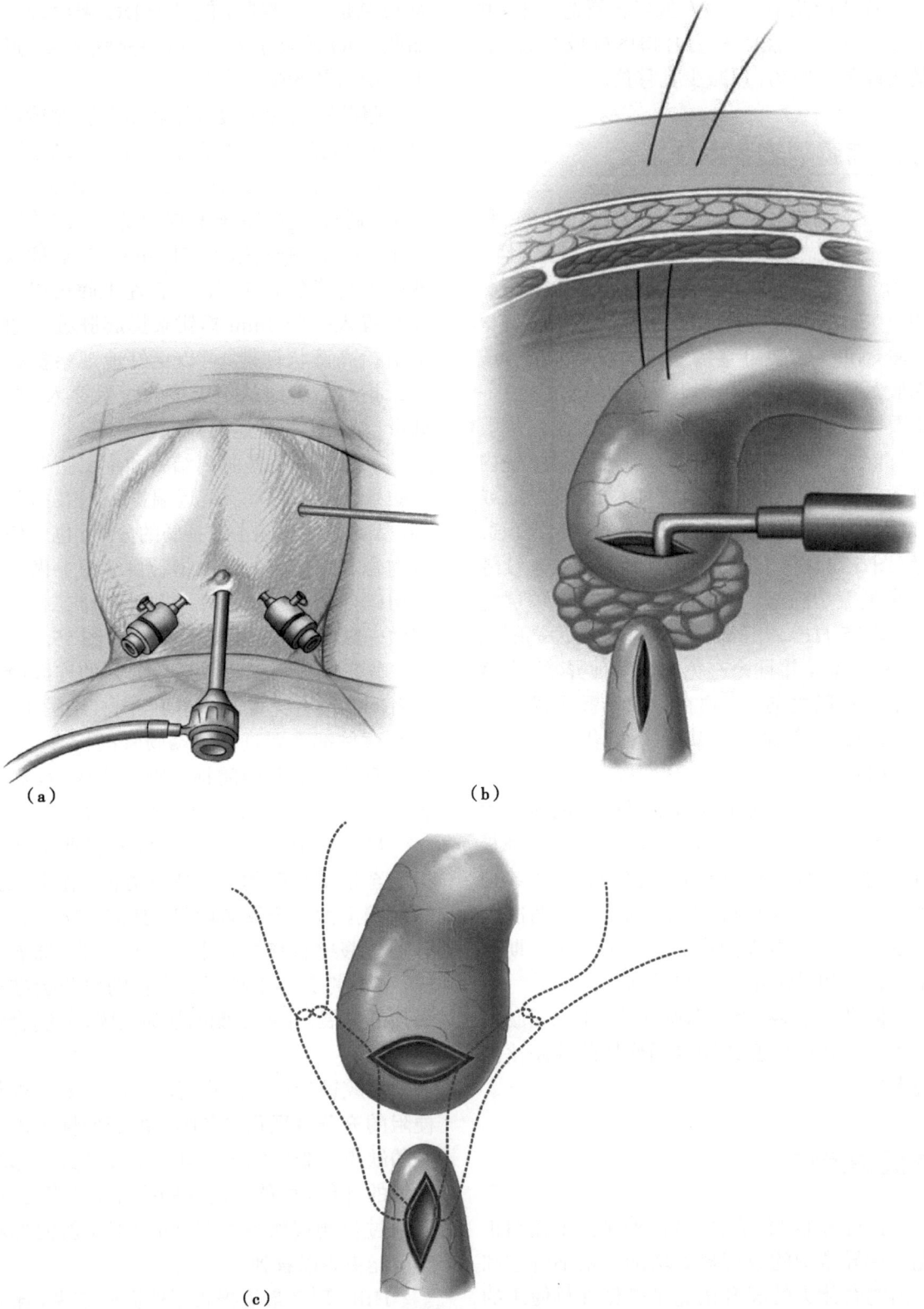

图 55.12 （a）腹腔镜手术治疗十二指肠闭锁的套管放置和器械。（b）穿过腹壁的牵引线。（c）在扩张的十二指肠做一个横向切口，然后在远端塌陷的十二指肠做一个纵向切口

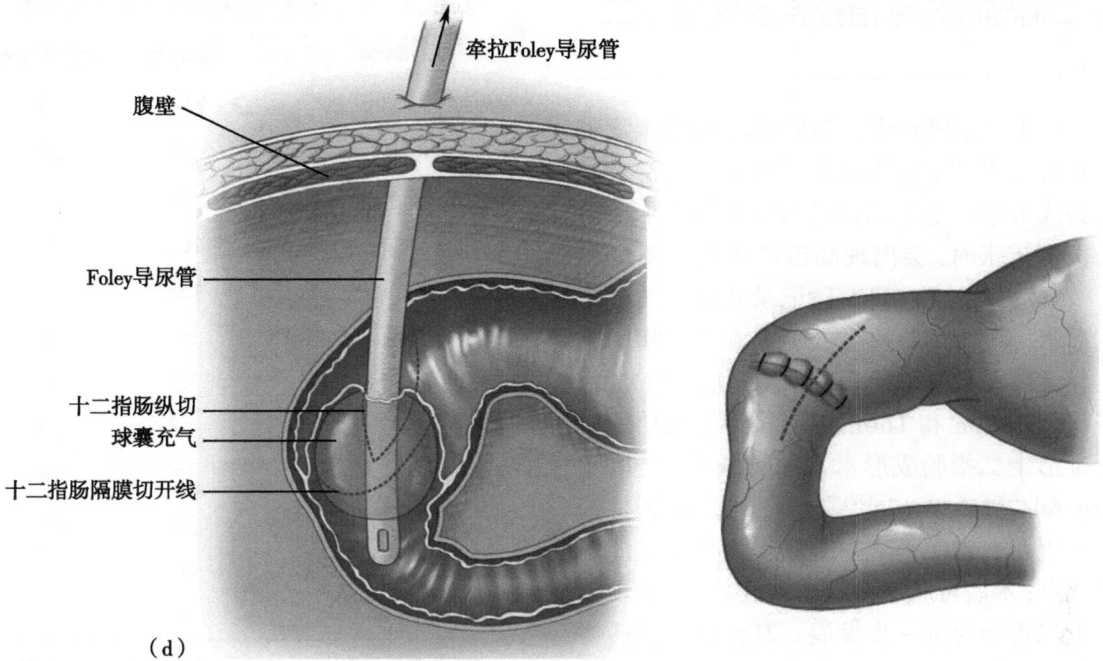

牵拉Foley导尿管

腹壁

Foley导尿管

十二指肠纵切

球囊充气

十二指肠隔膜切开线

(d)

图55.12(续)　(d)腹腔镜手术治疗十二指肠膜

(2001—2010年)。他们发现两组在喂养时间、术后住院时间和并发症发生率上没有差异。腹腔镜手术组的手术时间略长(中位时间分别为116min和103min),但似乎可以缩短术后呼吸机的使用时间。由于解剖结构不清楚,腹腔镜组的6例患者(占26%)中途转为开腹探查。

腹腔镜十二指肠吻合术[57-58]的经验表明,它可以在新生儿中安全、平稳进行,并具有出色的短期疗效。具有腹腔镜技术经验的高年资外科医师可以积极学习腹腔镜十二指肠吻合术,有望取得良好的效果。

术后护理

应根据婴儿体型和成熟度,将其放入不同温度的暖箱(或辐射式婴儿床)中。术后继续静脉滴注葡萄糖/盐水,进一步的液体和电解质管理取决于临床疾病进展、胃肠减压管流失量和电解质情况。术后,患儿可能需通过鼻胃管长时间引流胆汁,这主要是由于明显扩张的十二指肠无法产生有效的蠕动。通常在术后24~48h内开始通过经吻合口营养管进行肠内营养。口服喂养的开始取决于胃肠减压量的减少,有时会延迟几天,偶尔会延迟1~2周或更长时间。一旦胃肠减压的量减少,则可拔除鼻胃管,开始口服喂养。

Spigland和Yazbeck[59]在对33例新生儿的随访中发现,平均肠功能恢复时间为13.1天,部分隔膜切除后为7.5天,十二指肠吻合术后为12.4天,十二指肠空肠吻合(很少见)后为15天。Spilde等[57]报告,开放性手术的DO患者的初始喂养时间为11.3天,而采用腹腔镜方法治疗的患者为5.4天。他们还发现开放组的完全口服摄入时间为16.9天,而腹腔镜组为9天。

Parmentier等[60]最近报告称,具有腹腔镜技术的儿科医师,即便在刚开始学习时,腹腔镜手术的方法也是安全且可靠的,其效果与开放式类似。在他们的小组研究中,腹腔镜手术似乎并未缩短完全口服的时间或住院时间。

十二指肠成形术治疗持续性巨十二指肠

巨十二指肠是十二指肠畸形和功能障碍的常见原因[61]，这些患者有时需要进行十二指肠成形术。当十二指肠闭锁近端的十二指肠极度扩张时，会出现肠道严重功能不全和有效蠕动的缺乏。目前已记录几种十二指肠成形术，综合来看，最重要的是在十二指肠成形和变细之前，观察并识别出肠腔内的 Vater 壶腹。Hutton 和 Thomas[61] 报道了成功的广泛锥形十二指肠成形术。Adzick 等[62] 以及 Grosfeld 和 Rescorla[32] 强调了十二指肠扩张的新生儿在初次手术中锥形十二指肠成形术的优点：术后胃肠道功能即刻改善，并能预防巨十二指肠的进一步发展。其他技术包括切除、钉合[62] 和椭圆形浆肌层切除术[63]。

然而，再次吻合术或旁路术通常会失败[64]。在两名患儿中证实了另一种十二指肠次全切术，即以空肠近端重建十二指肠。该技术完全切除了除 Vater 壶腹区域以外病变的十二指肠壁，并通过空肠重建了十二指肠[65]。

结局和远期预后

自从 Ladd 在 1932 年手术矫正内在性十二指肠梗阻[66] 报告以来，过去 40 年间患有 DO 的婴儿生存率逐渐提高[2,6,18,24,28,32,40,46,51,56,58-59]（表55.2）。目前一直认为，导致这一组患者病死率高的三个主要因素是相关畸形（尤其是严重的心脏畸形）、早产、低出生体重[2-3,32]。在最近一项涵盖了 45 年间（1951—1995 年）DO 治疗效果的综述中，Murshed 等[29] 发现在最初的 15 年生存率仅为 51%，在接下来的 15 年这一比例为 80%，而在最近的 15 年中，这一比例达到了 95%。

在最近的研究中，几乎所有的死亡都是由于严重的伴发畸形。

Dalla Vechia 等[6] 报告了 138 例婴儿的术后并发症发生率相对较低。早期并发症及

表 55.2　十二指肠闭锁和狭窄患者的生存率

参考	病例数	生存率/%
Wesley 和 Mahour[46]	72	74
Hancock 和 Wiseman[24]	34	94
Bailey 等[18]	138	93
Grosfeld 和 Rescorla[32]	103	95
Dalla Vecchia 等[6]	138	86
Cohen-Overbeek 等[28]	91	91
Choudhry 等[2]	65	96
Kilbride 等[40]	51	98
Kay 等 a[51]	17	100
Hill 等 b[56]	58	100
Li 等 c[58]	40	100
Parmentier 等 d[60]	29	97

注：此表显示了过去 40 年报告的生存率逐渐提高。大多数死亡与相关的复杂心脏畸形有关。

ᵃ 腹腔镜十二指肠吻合术（2004—2008 年），n = 17。

ᵇ 腹腔镜与开放性手术治疗十二指肠梗阻（2001—2010年）。腔镜组：n = 22。开放组：n = 36。腔镜组中有 1 名患有唐氏综合征，十二指肠和空肠闭锁的患者在初次手术后 5 个月死于脓毒症。

ᶜ 腹腔镜十二指肠吻合术（2009—2012 年），n = 40。对 20 例先天性肠旋转不良患者进行了腹腔镜 Ladd 术。

ᵈ 腹腔镜与开放性手术治疗十二指肠梗阻（2007—2010年）。开放组：n = 19（2013—2014 年）。腔镜组：n = 10。

其发生率：吻合口梗阻 3%，充血性心力衰竭 9%，长期的动力性肠梗阻 4%，肺炎 5%，切口感染 3%。晚期并发症及其发生率：粘连性肠梗阻 9%，巨十二指肠和十二指肠动力异常 4%，需要手术的胃食管反流 5%。

Weber 等[67] 报告了 41 例十二指肠闭锁新生儿使用的三种手术方法的并发症发生率。三种技术分别是十二指肠侧侧吻合术，十二指肠空肠吻合术（如今很少使用）和十二指肠菱形吻合术。并发症发生率没有差异，但是菱形吻合术在效果方面更胜一筹，患儿可以更早地进食和出院。Kimura 等[48] 报告了他们对 44 例患儿采用菱形吻合术的经验，他们没有使用胃造口术或经吻合口置营养管，并发症的发生率很低并且长期效果良好。

Kokkonen 等[68] 对 41 位 15~35 岁的先天性 DO 患者进行了长期研究，发现患者包括体重在内的生长发育情况良好。绝大多数患者并无症状，但在钡餐检查中除 2 例以外均发现异常，其中包括 9 例巨十二指肠。他们的结论是，即使在无症状患者中，一些胃肠道功能异常也是常见的，密切随访非常重要。Salonen 和 Makinen[69] 报道了他们对 9 名 3~21 岁患者的随访经验，结果相反，除了 1 例外，所有的钡餐检查均正常。他们的结果与 Kimura 等关于菱形吻合的文献[48] 类似。

Ein 等[64] 遇到 5 例在十二指肠闭锁修复后 6 个月 ~24 岁突然出现晚期并发症的患者，这些患者的十二指肠近端因扩张失去动力而发生功能性梗阻，经近端扩张十二指肠折叠术治愈。

Kay 等[51] 报告了他们在 4 年间（2004—2008 年）为 17 例新生儿通过腹腔镜行十二指肠吻合术的经验，没有出现转为开放性手术、术中并发症以及吻合口瘘的病例。该组中完全口服喂养的时间平均为 12 天。他们得出结论，腹腔镜下新生儿十二指肠吻合术可以安全可靠地进行，并具有出色的短期疗效。但同时他们强调，只有具有足够腹腔镜技术的外科医师才能进行腹腔镜下十二指肠吻合术。

Spilde 等[57] 比较了 2003—2007 年 29 例先天性 DO 行开腹手术与腹腔镜手术的结果。其中，14 名患者接受了开腹手术，15 例接受了腹腔镜手术。两组患儿的先天畸形相似，且均采用十二指肠菱形吻合术。各组的手术时间无明显差异（腹腔镜手术组 127min，开腹手术 96min）。接受腹腔镜修复的患者的术后住院时间、首次进食时间和完全口服的时间均较短，具有统计学意义。每组中均有一名患者出现吻合口狭窄。开腹组中的一名患儿接受了十二指肠吻合术的开放修复，而腹腔镜组中的一名患者通过胃十二指肠镜进行了球囊扩张术。需要强调的是，腹腔镜手术治疗 DO 的最新报道仅提示短期疗效。目前还没有长期疗效的研究结果。

在过去的几十年中，新生儿重症监护、肠外营养、相关畸形的管理以及包括视频设备、微创器械和更好的术后护理在内的手术技术的改进，大大改善了十二指肠闭锁和狭窄患者的预后。时至今日，病死率已降为 5%~10%，且死亡病例主要与心脏畸形相关。

（黄文昶 译　钭金法 审校）

参考文献

1. Best KE, Tennant PW, Addor MC, Bianchi F, Boyd P, Calzolari E, Dias CM, Doray B et al. Epidemiology of small intestinal atresia in Europe: A register-based study. *Arch Dis Child Fetal Neonatal Ed* 2012; 97: F353–8.
2. Choudhry MS, Rahman N, Boyd P, Lakhoo K. Duodenal atresia: Associated anomalies, prenatal diagnosis and outcome. *Pediatr Surg Int* 2009; 25: 727–30.
3. Escobar MA, Ladd AP, Grosfeld JL, West KW, Rescorla FJ, Scherer LR 3rd, Engum SA, Rouse TM et al. Duodenal atresia and stenosis: Long-term follow-up over 30 years. *J Pediatr Surg* 2004; 39(6): 867–71.
4. Singal AK, Ramu C, Paul S, Matthai J. Preduodenal portal vein in association with midgut malrotation and duodenal web-triple anomaly. *J Pediatr Surg* 2009; 44(2): 5–7.
5. Gray SW, Skandalakis JE. Embryology for surgeons. In: Gray SW, Skandalakis JE (eds). *Embryology for Surgeons: The Embryology Basis for the Treatment of Congenital Defects*. Philadelphia: WB Saunders, 1972.
6. Dalla Vecchia LK, Grosfeld JL, West KW, Rescorla FJ, Scherer LR, Engum SA. Intestinal atresia and stenosis: A 25-year experience with 277 cases. *Arch Surg* 1998; 133: 490–6.
7. Lauw JH, Barnard CN. Congenital intestinal atresia: Observations on its origin. *Lancet* 1955; 2: 1065–7.
8. Torfs CP, Christianson RE. Anomalies in Down syndrome individuals in a large population-based registry. *Am J Med Genet* 1998; 77: 431–8.
9. Markljung E, Adamovic T, Ortqvist L, Wester T, Nordenskjöld A. A rare microduplication in a familial case of annular pancreas and duodenal stenosis. *J Pediatr Surg* 2012; 47: 2039–43.
10. Lambrecht W, Kluth D. Hereditary multiple atresias of the gastrointestinal tract: Report of a case and review of the literature. *J Pediatr Surg* 1998; 33: 794–7.
11. Boyden EA, Cope JG, Bill AH Jr. Anatomy and embryology of congenital intrinsic obstruction of the duodenum. *Am J Surg* 1967; 114: 190–202.
12. Sadler T. *Langman's Medical Embryology*. Lippincott Williams and Wilkins, 2003.

13. Ramalho-Santos M, Melton DA, McMahon AP. Hedgehog signals regulate multiple aspects of gastrointestinal development. *Development* 2000; 127(12): 2763–72.

14. Kanard RC, Fairbanks TJ, De Langhe SP, Sala FG, Del Moral PM, Lopez CA, Warburton D, Anderson KD et al. Fibroblast growth factor-10 serves a regulatory role in duodenal development. *J Pediatr Surg* 2005; 40: 313–6.

15. Komuro H, Ono K, Hoshino N, Urita Y, Gotoh C, Fujishiro J, Shinkai T, Ikebukuro K et al. Bile duct duplication as a cause of distal bowel gas in neonatal DO. *J Pediatr Surg* 2011; 46(12): 2301–4.

16. Sweed Y. Duodenal obstruction. In: Puri P (ed). *Newborn Surgery*, 3rd edn. Hodder & Arnold, 2011.

17. Puri P. Outlook after surgery for congenital intrinsic DO in Down syndrome. *Lancet* 1981; 2(8250): 802.

18. Bailey PV, Tracy TF Jr, Connors RH, Mooney DP, Lewis JE, Weber TR. Congenital DO; a 32 year review. *J Pediatr Surg* 1993; 28: 92–5.

19. Pulkkinen L, Kimonis VE, Xu Y, Spanou EN, McLean WH, Uitto J. Homozygous alpha6 integrin mutation in junctional epidermolysis bullosa with congenital duodenal atresia. *Hum Mol Genet* 1997; 6: 669–74.

20. Iwai A, Hamada Y, Takada K, Inagaki N, Nakatake R, Yanai H, Miki H, Araki Y et al. Choledochal cyst associated with duodenal atresia: Case report and review of the literature. *Pediatr Surg Int* 2009; 25: 995–8.

21. Moore SW, de Jongh G, Bouic P, Brown RA, Kirsten G. Immune deficiency in familial duodenal atresia. *J Pediatr Surg* 1996; 31: 1733–5.

22. Nawaz A, Matta H, Hamchou M, Jacobez A, Trad O, Al Salem AH. Situs inversus abdominus in association with congenital DO: A report of two cases and review of the literature. *Pediatr Surg Int* 2005; 21: 589–92.

23. Piper HG, Alesbury J, Waterford SD, Zurakowski D, Jaksic T. Intestinal atresia: Factors affecting clinical outcomes. *J Pediatr Surg* 2008; 43(7): 1244–8.

24. Hancock BJ, Wiseman NE. Congenital DO: Impact of an antenatal diagnosis. *J Pediatr Surg* 1989; 24: 1027–31.

25. Muraji T, Mahour GH. Surgical problems in patients with VATER-associated anomalies. *J Pediatr Surg* 1984; 19: 550–4.

26. Spitz L, Ali M, Brereton RJ. Combined esophageal and duodenal atresia: Experience of 18 patients. *J Pediatr Surg* 1981; 16: 4–7.

27. Fragoso AC, Ortiz R, Hernandez F, Olivares P, Martinez L, Tovar JA. Defective upper gastrointestinal function after repair of combined esophageal and duodenal atresia. *J Pediatr Surg* 2015; 50: 531–4.

28. Cohen-Overbeek TE, Grijseels EW, Niemeijer ND, Hop WC, Wladimiroff JW, Tibboel D. Isolated or non-isolated DO: Perinatal outcome following prenatal or postnatal diagnosis. *Ultrasound Obstet Gynecol* 2008; 32(6): 784–92.

29. Murshed R, Nicholls G, Spitz L. Intrinsic DO: Trends in management over 45 years (1951–1995) with relevance to prenatal counselling. *Br J Obstet Gynaecol* 1999; 106: 1197–9.

30. Bronshtein M, Blazer S, Zimmer EZ. The gastrointestinal tract and abdominal wall. In: Callen PW (ed). *Ultrasonography in Obstetrics and Gynecology*, 5th edn. WB Saunders, 2008.

31. Tsukerman GL, Krapiva GA, Krillova IA. First-trimester diagnosis of duodenal stenosis associated with oesophageal atresia. *Prenat Diagn* 1993; 13: 371–6.

32. Grosfeld JL, Rescorla FJ. Duodenal atresia and stenosis: Reassessment of treatment and outcome based on antenatal diagnosis, pathologic variants and long term follow up. *World J Surg* 1993; 17: 301–9.

33. Zimmer EZ, Bronshtein M. Early diagnosis of duodenal atresia and possible sonographic pitfalls. *Prenat Diagn* 1996; 16: 564–6.

34. Casaccia G, Bilancioni E, Nahom A, Trucchi A, Aite L, Marcellini M, Bagolan P. Cystic anomalies of biliary tree in the fetus: It is possible to make a more specific prenatal diagnosis? *J Pediatr Surg* 2002; 37: 1191–4.

35. Malone FD, Crombleholme TM, Nores JA, Athanassiou A, D'Alton ME. Pitfalls of the 'double bubble' sign: A case of congenital duodenal duplication. *Fetal Diagn Ther* 1997; 12: 298–300.

36. Pameijer CR, Hubbard AM, Coleman B, Flake AW. Combined pure esophageal atresia, duodenal atresia, biliary atresia and pancreatic ductal atresia: Prenatal diagnostic features and review of the literature. *J Pediatr Surg* 2000; 35: 745–7.

37. Dankovcik R, Jirasek JE, Kucera E, Feyereisl J, Radonak J, Dudas M. Prenatal diagnosis of annular pancreas: Reliability of the double bubble sign with periduodenal hyperechogenic band. *Fetal Diagn Ther* 2008; 24: 483–90.

38. Keckler SJ, St Peter SD, Spilde TL, Ostlie DJ, Snyder CL. The influence of trisomy 21 on the incidence and severity of congenital heart defects in patients with duodenal atresia. *Pediatr Surg Int* 2008; 24(8): 921–3.

39. Haeusler MC, Berghold A, Stoll C, Barisic I, Clementi M; EUROSCAN Study Group. Prenatal ultrasonographic detection of gastrointestinal obstruction: Results from 18 European congenital anomaly registries. *Prenat Diagn* 2002; 22(7): 616–23.

40. Kilbride H, Castor C, Andrews W. Congenital DO: Timing of diagnosis during the newborn period. *J Perinatol* 2010; 30(3): 197–200.

41. Knechtle SJ, Filston HC. Anomalous biliary ducts associated with duodenal atresia. *J Pediatr Surg* 1990; 25(12): 266–9.

42. Vaos G, Misiakos EP. Congenital anomalies of the gastrointestinal tract diagnosed in adulthood—Diagnosis and management. *J Gastrointest Surg* 2010; 14(5): 916–25.

43. Mikaelsson C, Arnbjörnsson E, Kullendorff CM. Membranous duodenal stenosis. *Acta Paediatr* 1997; 86(9): 953–5.

44. Samuel M, Wheeler RA, Mami AG. Does duodenal atresia and stenosis prevent midgut volvulus in mal-

rotation? *Eur J Pediatr Surg* 1997; 7(1): 11–2.
45. Kimble RM, Harding J, Kolbe A. Additional congenital anomalies in babies with gut atresia of stenosis: When to investigate, and which investigation. *Pediatr Surg Int* 1997; 12: 565–70.
46. Wesley JR, Mahour GH. Congenital intrinsic DO: A twenty-five year review. *Surgery* 1977; 82(5): 716–20.
47. Kimura K, Tsugawa C, Ogawa K, Matsumoto Y, Yamamoto T, Asada S. Diamond-shaped anastomosis for congenital DO. *Arch Surg* 1977; 112(10): 262–3.
48. Kimura K, Mukohara N, Nishijima E, Muraji T, Tsugawa C, Matsumoto Y. Diamond-shaped anastomosis for duodenal atresia: An experience with 44 patients over 15 years. *J Pediatr Surg* 1990; 25(9): 977–9.
49. Bax NM, Ure BM, van der Zee DC, van Tuijl I. Laparoscopic duodenoduodenostomy for duodenal atresia. *Surg Endosc* 2001; 15(2): 217.
50. Rothenberg SS. Laparoscopic duodenoduodenostomy for DO in infants and children. *J Pediatr Surg* 2002; 37(7): 1088–9.
51. Kay S, Yoder S, Rothenberg S. Laparoscopic duodenoduodenostomy in the neonate. *J Pediatr Surg* 2009; 44(5): 906–8.
52. Sweed Y, DO. In: Puri P, Höllwarth M (eds). *Pediatric Surgery Atlas Series*. Springer, 2006.
53. Hall NJ, Drewett M, Wheeler RA, Griffiths DM, Kitteringham LJ, Burge DM. Trans-anastomotic tubes reduce the need for central venous access and parenteral nutrition in infants with congenital DO. *Pediatr Surg Int* 2011; 27(8): 851–5.
54. Sweed Y, Bar-Maor JA, Shoshany G. Insertion of a soft silastic nasogastric tube at operation for esophageal atresia: A new technical method. *J Pediatr Surg* 1992; 27(5): 650–1.
55. Bittencourt PF, Malheiros RS, Ferreira AR, Carvalho SD, Filho PP, Tatsuo ES, Mattos FF, Melo SO et al. Endoscopic treatment of congenital duodenal membrane. *Gastrointest Endosc* 2012; 76(6): 1273–5.
56. Hill S, Koontz CS, Langness SM, Wulkan ML. Laparoscopic versus open repair of congenital DO in infants. *J Laparoendosc Adv Surg Tech* 2011; 21(10):

961–3.
57. Spilde TL, St Peter SD, Keckler SJ, Holcomb GW 3rd, Snyder CL, Ostlie DJ. Open vs laparoscopic repair of congenital DOs: A concurrent series. *J Pediatr Surg* 2008; 43(6): 1002–5.
58. Li B, Chen WB, Zhou WY. Laparoscopic methods in the treatment of congenital duodenal obstruction for neonates. *J Laparoendosc Adv Surg Tech A* 2013; 23(10): 881–4.
59. Spigland N, Yazbeck S. Complications associated with surgical treatment of congenital intrinsic DO. *J Pediatr Surg* 1990; 25(11): 1127–30.
60. Parmentier B, Peycelon M, Muller CO, El Ghoneimi A, Bonnard A. Laparoscopic management of congenital duodenal atresia or stenosis: A single-center early experience. *J Pediatr Surg* 2015; 50(11): 1833–6.
61. Hutton KA, Thomas DF. Tapering duodenoplasty. *Pediatr Surg Int* 1988; 3: 132–4.
62. Adzick NS. Hurrison MR, deLorimier AA. Tapering duodenoplasty for megaduodenum associated with duodenal atresia. *J Pediatr Surg* 1986; 21: 311–2.
63. Kimura K, Perdzynski W, Soper RT. Elliptical seromuscular resection for tapering the proximal dilated bowel in duodenal or jejunal atresia. *J Pediatr Surg* 1996; 31: 1405–6.
64. Ein SH. Kim PC, Miller HA. The late nonfunctioning duodenal atresia repair—A second look. *J Pediatr Surg* 2000; 35: 690–1.
65. Endo M, Ukiyama E, Yokoyama J, Kitajima M. Subtotal duodenectomy with jejunal patch for megaduodenum secondary to congenital duodenal malformation. *J Pediatr Surg* 1998; 33: 1636–40.
66. Ladd WE. Congenital obstruction of the duodenum in children. *N Engl J Med* 1932; 206: 277–83.
67. Weber TR, Lewis JE, Mooney D, Connors R. Duodenal atresia: A comparison of techniques of repair. *J Pediatr Surg* 1986; 21(12): 1133–6.
68. Kokkonen ML, Kalima T, Jääskeläinen J, Louhimo I. Duodenal atresia: Late follow-up. *J Pediatr Surg* 1998; 23: 216–20.
69. Salonen IS, Makinen E. Intestinal blind pouch—And blind loop—Syndrome in children operated previously for congenital DO. *Ann Chir Gynaecol* 1976; 65: 38–45.

肠旋转不良

Augusto Zani   Agostino Pierro

定义

肠旋转不良定义为先天性中肠定位异常，即十二指肠空肠曲位于中线右侧，靠近回盲瓣，肠系膜根部狭窄，导致中肠易于扭转。肠旋转不良通常伴有膜性韧带，即 Ladd 韧带。Ladd 韧带从结肠和盲肠发出固定到十二指肠和肝脏，少数情况下可引起十二指肠梗阻。

流行病学

据尸检研究估计，肠旋转不良在人群中患病率为 0.5%~1%，但 6 000 例活产中只有 1 例会出现临床症状，男性的发病率略高于女性。其症状可以在任何年龄发生，但绝大多数肠旋转不良的患者在生后的第一个月就出现典型症状，而且 90% 的患者会在 1 岁之前出现症状。但是，一项针对 2 744 例 17 岁以下儿童肠旋转不良的研究表明，只有 30% 的婴儿会在 1 个月内出现症状，到 1 岁之前出现症状的也只有 58%，到 5 岁之前有 75%。在前腹壁缺损（腹裂和脐膨出）、先天性膈疝、内脏异位综合征、胆道闭锁、肠套叠（Waugh 综合征）、肠动力异常综合征和小肠闭锁的患者中，发生肠旋转不良的可能性更高，这些通常被认为是产前肠扭转的诱发因素。

发病机制

肠旋转不良是胚胎期肠管的正常旋转停止所致。中肠的发育在妊娠前期分为三个阶段：第一阶段（第 5~10 周），快速生长的肠管超过腹腔的生长速度并向外突出腹部；第二阶段（第 10~11 周），肠管重新回到腹腔，并围绕肠系膜上动脉逆时针旋转 270°；第三阶段（第 12 周），十二指肠在结肠的腹膜后固定融合，其远端跨过中线至左上腹，在十二指肠空肠曲处由 Treitz 韧带固定到后腹壁，盲肠向右下方向下移动，并固定在后腹壁上。

临床表现

肠旋转不良的患者可长期保持无症状（最多占所有病例的 10%）。然而，部分无症状的婴儿可能会由于发生中肠扭转而出现急性肠梗阻的症状体征，不同年龄表现出的症状存在差异。

在新生儿时期，婴儿表现为腹胀和胆汁性呕吐。中肠扭转导致肠绞窄时可表现为血便和休克，随着肠绞窄进展可发展为肠管坏疽、穿孔和腹膜炎，腹壁可出现水肿和变色。

年龄较大的婴儿和儿童表现出慢性发作的梗阻症状，如发育停滞、吸收不良、腹泻和/或非特异性腹部绞痛。

诊断

腹部平片通常不具有特异性，可表现正常，也可表现为胃和十二指肠近端扩张，远端气体减少。当体格检查或腹部 X 线检查高度怀疑肠扭转时，应做急诊手术干预。另外，在患者病情稳定时，建议进行进一步影像学检查。

上消化道造影是诊断伴有高位肠梗阻体征患者的"金标准"。肠旋转不良的临床表现如下：从正位片上看，十二指肠空肠曲在脊柱的右侧，并低于幽门平面；从侧位片上看，十二指肠第四部分位于第二部分前面，偶尔显示螺旋征。

结肠造影已有较长的使用历史，尤其被用于检查盲肠的位置。但是，在 15%~30% 的肠旋转不良病例，盲肠位于正常的位置；而在许多正常的患者中，盲肠的位置也会出现异常。因此，结肠造影并不具有较高的特异性。

腹部超声检查发现肠系膜血管方向异常也可提示肠旋转不良。在正常情况下，肠系膜上静脉位于肠系膜上动脉的右侧，这些血管的反向排列则提示肠旋转不良。彩色多普勒超声检查可能会发现"旋涡征"，由肠系膜上静脉和肠系膜上动脉围绕中肠肠系膜扭转而形成。若查看十二指肠的第三部分，则可能会发现以下结果：近端部分的扩张提示存在梗阻，而肠系膜上动脉同腹膜后腹主动脉之间位置异常则提示存在旋转不良。

腹部 CT 通常在成人中使用，也可提供有关肠道血流灌注的信息。但是，由于辐射风险，该技术不应用于婴幼儿。

治疗

本病的手术时机以及是否应对无症状患者进行治疗仍存在争议，下文将予以讨论。

有明显症状并有阳性检查结果的患者应在短暂的液体输注后进行急诊剖腹探查。可通过鼻胃管来吸引胃内容物，并避免误吸。术前检查血常规、血电解质和交叉配血。

手术

自 1936 年 Ladd 最初记录以来，肠旋转不良手术的原理几乎保持不变。

患者取仰卧位，在右上腹做横切口，将脐静脉分开并结扎。检查腹腔积液，通常情况下液体清亮。血性液体表示肠缺血和肠扭转；粪性腹水表明肠穿孔，应进行细菌培养。将中肠从切口中取出，并检查基底。注意肠管旋转时应逆时针旋转复位。检查肠管活力，缺血性肠管均应包裹在温湿盐水巾中，并在 5~10 分钟后重新检查，切除无存活能力的肠管并进行原位肠吻合。如果存在 Ladd 韧带，则应将 Ladd 韧带分开。随后识别肠系膜上动脉，并通过粘连分离使肠系膜基底部尽可能拓宽，必须注意不要损伤肠系膜上血管。由于手术结束时阑尾位置异常（左上象限），应进行阑尾切除术。但是，是否应在新生儿中行阑尾切除术仍是一个存在争议的问题，也有一些人会选择不处理阑尾，以预防潜在的并发症。

手术结束时，将小肠置于右侧腹腔，将结肠置于左侧腹腔。无须使用任何固定缝线，因为通过 Ladd 手术形成的肠系膜粘连和广泛基底通常较为稳定。最后常规关闭腹部。

肠旋转不良引起的中肠扭转可能导致小肠缺失。肠系膜血栓会导致持续的肠缺血，作者报告了一种处理肠系膜血栓的技术，该技术包括以下内容：①扭转复位后对肠系膜上血管进行反复手指按压，以恢复肠道灌注；②术后全身性注入组织型纤溶酶原激活物。如果有广泛的缺血，肠管活性存疑，则应在 24 小时后进行第二次剖腹手术，以期将所需的肠切除范围降至最低。

腹腔镜下 Ladd 术

腹腔镜检查可以用于诊断可疑旋转不良病例，也可用于矫正畸形，该过程的原理与开放术相同。必须注意正确识别标志物，例如十二指肠和升结肠。为了更好地暴露十二指肠，可使用头高位并抬高右侧，使升结肠向腹部左侧倾斜。暴露十二指肠，分离 Ladd 韧带后，检查全部肠管有无梗阻，并进行解除。分离系膜根部腹膜襞，必须注意不要损伤肠系膜上血管。切除阑尾时，可使用套扎环行腹腔内结扎，或者通过套管将阑尾在患儿的腹外切除。

术后，保留鼻胃管减压，继续静脉输液，并补充丢失的胃液。术后待肠梗阻解决后，重新开始肠内营养。

并发症

中肠扭转罕有复发，但仍有报道。这可能是由于分离 Ladd 韧带时，肠扭转复位不全或者肠系膜根部拓展不充分。据报道约有 5% 的病例出现粘连性肠梗阻，45%~65% 的肠旋转不良患儿有中肠扭转发生，病死率仍然为 7%~15%；中肠 75% 以上的坏死将导致肠衰竭。

争议

无症状患者的管理仍存在争议，是否寻找和 / 或纠正以下情况当中的肠旋转异常仍是一个争论的问题。

- 腹壁缺损或先天性脐膨出的患者。这些患者总是会出现肠不旋转或旋转不良的情况，但并发肠扭转者很少见。
- 无症状的旋转不良患者，在评估非特异性主诉时偶然诊断。这些情形包含胃底折叠术之前，以及非特异性综合征。

- 同卵双胞胎中有已证实的旋转不良。

（黄文昶 译　钭金法 审校）

进一步阅读

Aboagye J, Goldstein SD, Salazar JH, Papandria D, Okoye MT, Al-Omar K, Stewart D, Lukish J, Abdullah F. Age at presentation of common pediatric surgical conditions: Reexamining dogma. *J Pediatr Surg* 2014 June; 49(6): 995–9.

Bass KD, Rothenberg SS, Chang JH. Laparoscopic Ladd's procedure in infants with malrotation. *J Pediatr Surg* 1998 February; 33(2): 279–81.

Kiely EM, Pierro A, Pierce C, Cross K, De Coppi P. Clot dissolution: A novel treatment of midgut volvulus. *Pediatrics* 2012 June; 129(6): e1601–4.

Kluth D, Fiegel H. The embryology of the foregut. *Semin Pediatr Surg* 2003 February; 12(1): 3–9.

Ladd WE. Surgical disease of the alimentary tract in infants. *N Eng J Med* 1936;215:705-8.

Lampl B, Levin TL, Berdon WE, Cowles RA. Malrotation and midgut volvulus: A historical review and current controversies in diagnosis and management. *Pediatr Radiol* 2009 April; 39(4): 359–66.

Millar AJ, Rode H, Cywes S. Malrotation and volvulus in infancy and childhood. *Semin Pediatr Surg* 2003 November; 12(4): 229–36.

Stanfill AB, Pearl RH, Kalvakuri K, Wallace LJ, Vegunta RK. Laparoscopic Ladd's procedure: Treatment of choice for midgut malrotation in infants and children. *J Laparoendosc Adv Surg Tech A* 2010 May; 20(4): 369–72.

Yousefzadeh DK. The position of the duodenojejunal junction: The wrong horse to bet on in diagnosing or excluding malrotation. *Pediatr Radiol* 2009 April; 39 Suppl 2: S172–7.

先天性高胰岛素血症

Paul R. V. Johnson

引言

先天性高胰岛素血症（congenital hyperinsulinism，CHI），以前被称为婴儿持续性高胰岛素血症性低血糖症，是一种以异常高胰岛素分泌为特征的低血糖症 [1-2]。虽然总的来说较为罕见，但 CHI 是新生儿低血糖性脑损伤的一个重要原因 [1]，并可导致智力低下及随后的精神发育迟缓 [3]，因此，所有涉及新生儿内科及外科治疗的人员都需要熟悉这种情况，以便能够及时作出诊断并实施早期治疗。本章节就 CHI 的病因、临床表现、诊断及治疗进行概述。

病因学

在过去的十年里，我们对 CHI 的病因学认识有了极大的提高 [4-5]，这不仅令我们对这种疾病的某些亚型能够更有针对性地治疗，还意味着已经可以为一些家庭提供遗传咨询服务。CHI 可以是偶发的，发病率在 1/（40 000~50 000），也可以是家族性的，发病率高达 1/2 500。从遗传学上讲，CHI 是一种异质性疾病，目前已经报道了 11 种与胰岛素分泌相关的基因突变 [5]。突变可以是散发的，可以是常染色体隐性遗传或常染色体显性遗传。CHI 最常见的潜在性异常是胰腺 β 细胞内 ATP 敏感性钾通道的功能障碍（通道病变）[6]，该离子通道由两个亚基组成，每个亚基由不同的基因编码，即磺酰脲类受体基因 SUR1 和内向整流钾通道基因 KIR6.2。SUR1 基因突变占 CHI 的 50%~60%，而 KIR6.2 基因突变较少，仅占

10%~15% [7]。钾离子通道异常导致 β 细胞处于恒定的去极化状态，因此，即使在低血糖的细胞环境中，它也会持续分泌胰岛素（图 57.1）。导致 CHI 的一个不太常见的潜在原因是由酶缺乏引起的"代谢病"（例如缺乏谷氨酸脱氢酶、葡糖激酶或短链 L-3- 羟基酰基辅酶 A 脱氢酶）或者胰岛素受体功能障碍。此外，CHI 可以与某些特定的综合征相关，如贝 - 维综合征、Periman 综合征和 Sotos 综合征，每一种都是染色体异常相关的综合征。

病理学

CHI 最初的名称是胰岛细胞增生症，该术语由 Laidlaw[8] 于 1938 年提出，描述了有严重低血糖症状婴儿的胰腺内，胰岛细胞通过从胰腺导管组织出芽增殖的组织学发现。然而，这个术语后来还是被放弃了，因为人们意识到 CHI 不仅代表了一系列不同的疾病，且更为特殊的是，许多正常的新生儿胰腺也表现出胰岛细胞增生的现象 [9]。

近年来，对 CHI 的认识中最重要的进展是发现其有两种截然不同的组织病理学形态，即局灶性 CHI 和弥漫性 CHI。局灶性 CHI 的特征是胰腺细胞的局灶性增生，与大龄儿童或成人的较为分散的腺瘤或胰岛素瘤不同。局灶性异常之外可见正常胰岛（图 57.2）。在弥漫性 CHI 中，整个胰腺的胰岛异常，可见大的、多形性的、深染的细胞核（图 57.3）。区分局灶性和弥漫性 CHI 对于确保进行正确的外科治疗很重要。

（a）

（b）

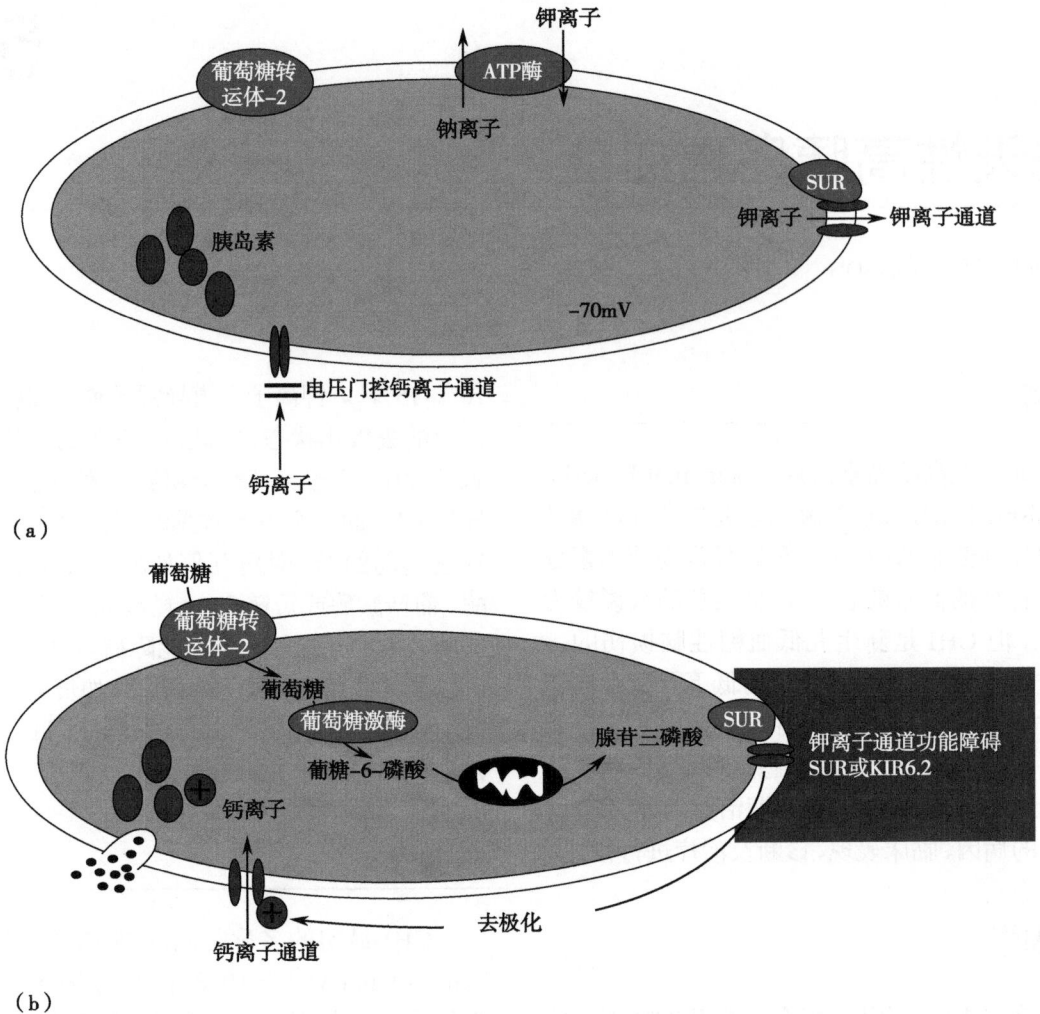

图 57.1 （a）正常静息状态的 β 细胞。静止时，正常的 K_{ATP} 通道呈开放状态，以保持膜电位为 −70mV，这使钙通道保持关闭，防止任何钙流入及随后的胰岛素释放。（b）先天性高胰岛素血症（CHI）β 细胞。未激活的 CHI-β 细胞中的异常 K_{ATP} 通道导致通道在静止状态下保持关闭。这导致膜的去极化和钙通道的开放。随之而来的钙内流导致胰岛素脱颗粒和释放

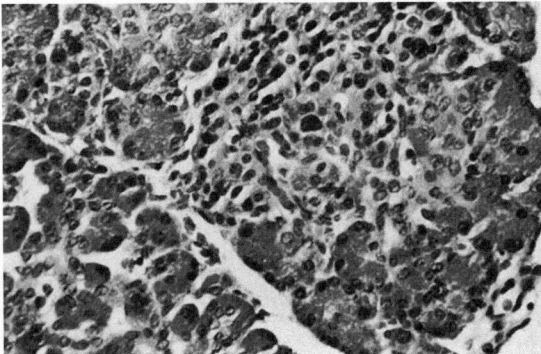

图 57.2 弥漫性先天性高胰岛素血症：具有大的、多形性的、着色深的细胞核的胰岛细胞遍布整个胰腺

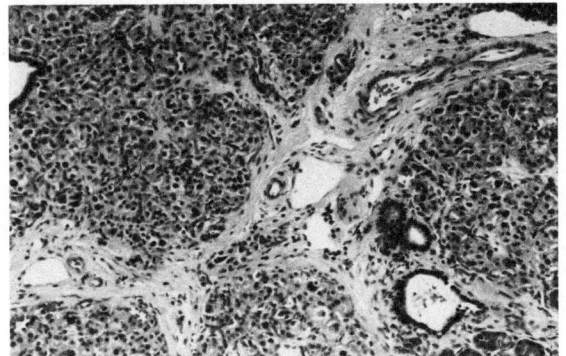

图 57.3 局灶性先天性高胰岛素血症：结节状腺瘤样胰岛细胞增生，病灶外胰岛正常

临床表现

CHI 通常在早产儿和足月儿出生后的最初几小时或几天内出现，但偶尔也会在婴儿期或儿童期出现[7]。婴儿可能出现低血糖的非特异性症状，如喂养不良、易怒、嗜睡，或更严重的症状，如抽搐或昏迷，呼吸暂停也可能发生。这表明了所有新生儿出生后进行血糖检测的重要性。产前高胰岛素血症对胎儿的发育有深远的影响：部分 CHI 婴儿由于糖原储存增加而变得体型巨大，有些则患有器官肿大，部分患儿还表现为轻微的面部异常，如高额头、小鼻尖和短鼻柱[10]。CHI 是一种最常见的孤立病症，但可以与前面所述的某些特定的综合征相关联。CHI 有时是暂时性的，但是我们最关注的还是持续性 CHI。

诊断

CHI 的特点是高胰岛素血症、低酮血症、低游离脂肪酸血症、低血糖。其诊断标准包括：①实验室血糖 <3.5mmol/L（63mg/dL）[11]（诊断水平为 2.5~3mmol）；②糖速 >8mg/（kg·min）[正常范围为 4~6mg/（kg·min）]才能维持正常血糖；③胰岛素浓度 >1mU/L；④皮下或肌内注射胰高血糖素后出现阳性反应（皮下注射 0.5mg 胰高血糖素后，血浆葡萄糖浓度增加 2~3mmol/L）；⑤血浆和尿液中的酮体呈阴性。

以前，用于鉴别弥漫性和局灶性疾病的检测手段是胰岛素的连续静脉取样。然而，这种操作是侵入性的，耗时很久，病灶定位仍不准确。在过去的十年中，研究的金标准已经变成了 PET-CT 血管造影与三维重建的结合[12-13]。这种检查是无创的，既敏感又具有特异性，并且能很好地定位病灶。然而，18 氟 - 左旋多巴同位素目前只在有限的几个医疗中心被应用于临床。

治疗

治疗的主要目的是防止低血糖性脑损伤，使精神发育正常。对于轻微病例，可能仅通过饮食控制就可以维持可接受的血糖水平。然而，在大多数情况下，需要静脉注射高浓度葡萄糖才能使血糖维持在 2.6mmol/L 以上。葡萄糖输注速度超过 20mg/（kg·min），即可能需要 15%~20% 的葡萄糖的情况下，必须置入中心静脉导管，为高浓度葡萄糖的输注提供中心路径，且可以频繁监测血糖水平。

药物治疗

一线治疗药物二氮嗪是一种 K_{ATP} 通道激动剂，起始剂量 5~20mg/（kg·d），分三次给药。它可以非常有效地治疗暂时性和综合性的 CHI，但在更为严重的新生儿 CHI 中，由于存在 K_{ATP} 通道的突变，β 细胞可能会没有反应[7-14]。二氮嗪通常与氯噻嗪联用，剂量为 7~10mg/（kg·d），分两次使用。这两种药物在 K_{ATP} 通道上起协同作用。奥曲肽是一种长效的胰腺生长抑素的类似物，可作为一种短期治疗措施来稳定患儿病情，以等待最终的根治疗法。有时，也会结合高频喂养的方式，用作弥漫性 CHI 的长期治疗。皮下或静脉注射胰高血糖素常与奥曲肽联合使用，用于应对急性低血糖。钙通道阻滞剂硝苯地平已成功地用于少数患者[15]，使用这种药物的目的是减少 CHI 中 β 细胞持续去极化造成的钙离子内流。钙离子阻滞剂的全身性作用可能是受限的。西罗莫司是一种白细胞介素 -2（interleukin-2，IL-2）和其他细胞因子的抑制剂[16]。最近，一些研究小组已经成功地使用免疫抑制剂西罗莫司（雷帕霉素）治疗了一部分 CHI 患儿。

手术治疗

手术治疗的指征为婴儿在接受最大限度的药物治疗后仍然依赖静脉注射葡萄糖。然而直到最近，对其他治疗不敏感的所有类型的 CHI 患儿皆选择行 95% 胰腺切除术[17]。随着对 CHI 组织病理学理解的加深，更有限和更有针对性的切除手术被用于局灶性的疾病[18-19]。胰腺切除术既可以选择传统的开放性手术，也可以选择腹腔镜手术[20-21]。这两种技术的手术原理是一样的。

切口

在开放性手术中，剖腹手术的切口为脐上方横切口，切口延伸至两侧腹直肌（图57.4）。在腹腔镜手术中，采用了以脐为中心的三角形三孔法。在腹腔内，对异位胰腺组织进行了彻底的探查。

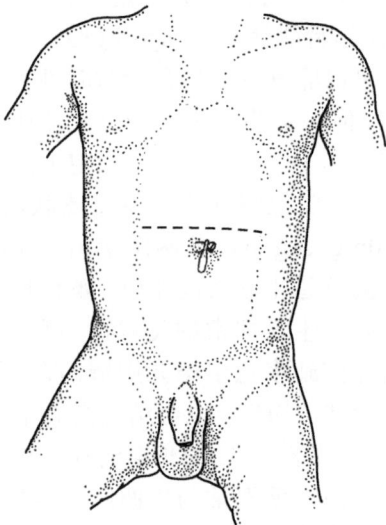

图57.4 上腹部横切口，切口延伸至两侧腹直肌

暴露术野

经大网膜进入小网膜囊腔后可暴露出胰腺的前表面，沿着胃大弯结扎分离大网膜的血管（图57.5）。胰尾位于脾门。将肝曲向内上翻起，轻压十二指肠暴露出胰头。需仔细检查整个胰腺。

95%胰腺切除术

对于弥漫性CHI，沿着胰尾向位于肠系膜上血管右侧的胰颈内侧逐步分离组织。尽可能保留脾脏，这对患儿将来的免疫功能是至关重要的，需要仔细暴露经过脾脏通向胰腺的胰短血管，这些血管非常脆弱，尤其是静脉，但可以单独结扎。可使用金属夹夹闭或

电凝离断，通过细致的解剖，可在不损伤主血管的情况下分离血管（图57.6）。如果脾静脉损伤导致出血，应尝试直接修补。在止血失败的情况下，由于存在胃短血管的侧支血管，可以预先结扎脾静脉来保留脾功能。当分离到右侧肠系膜上血管时，要注意胰头，尤其是钩突的变化（图57.7）。

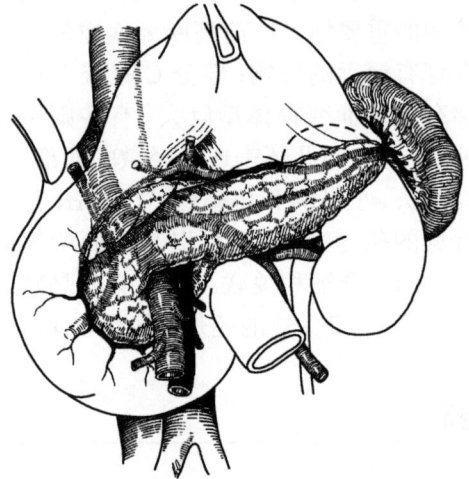

图57.5 打开小网膜囊暴露出胰腺头、体、尾部，将大网膜中的血管沿胃大弯分开

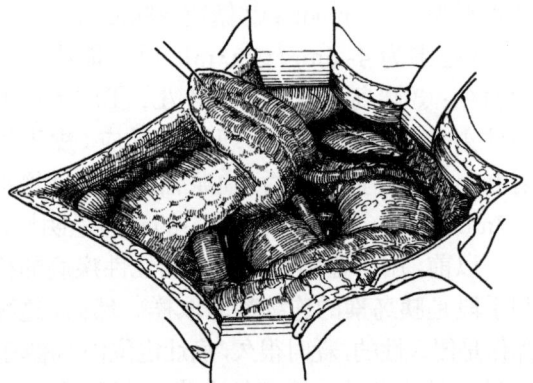

图57.6 分开发源于脾血管的胰短血管，沿着胰体和胰尾逐渐向胰头解剖

从肠系膜上血管后面仔细解剖钩突，明确胆总管的情况后，切除位于胆总管左侧和十二指肠环凹部的胰头，在十二指肠表面和胆总管的左侧壁上留下一条胰腺组织。找到胰管并用不可吸收线进行结扎，止血时要小心谨慎。剩余的胰腺组织包括十二指肠与胆

总管之间的部分腺体，以及十二指肠第二部分内壁的胰腺组织（图 57.8），这部分胰腺组织大约占胰腺总体积的 5%，但在不同的患者之间大小可能有很大的差异。在胰床上留一个单独的开口用来引流。

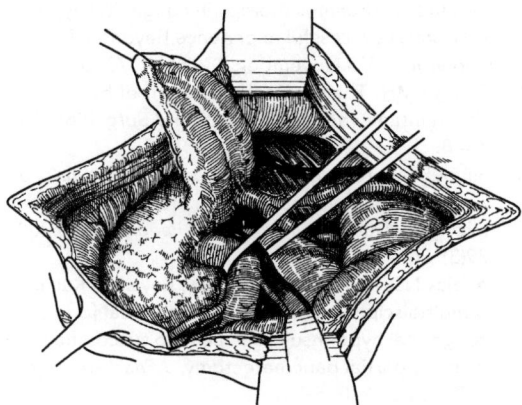

图 57.7 显露出肠系膜上血管并向左牵引，暴露出胰腺钩突

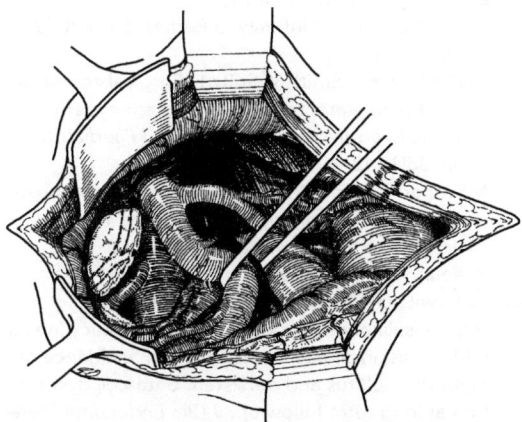

图 57.8 95% 胰腺切除术后的最终外观。剩下的胰腺组织位于胆总管左侧和十二指肠 C 形框内。注意保留脾血管和完整切除钩突

腹腔镜下的切除方式与此类似，但最简单的方式是用电钩一点点地烧灼，从胰尾向胰头分离时，在胰腺的不同间隔保留缝线。对于胰腺本身的切开，使用超声刀对胰管及被切开的软组织有良好的止血、封堵作用。

病灶切除

与前述完全相同的原则，也适用于病灶切除术。在术前 PET-CT 扫描的基础上，切除病灶，保留正常的胰腺[19]。如果病灶在胰头内，有时需要行 Whipple 术。

术后护理

术后通过持续监测血糖来指导葡萄糖输注和 CHI 的用药。婴儿需留置鼻胃管直至术后肠功能恢复。

并发症

CHI 的每一种治疗都有其副作用。长期使用二氮嗪会导致多毛症，这可能会限制它的长期使用。奥曲肽会导致多种副作用，包括肠胃不适（腹痛、恶心、腹胀和腹泻），以及对生长激素（growth hormone，GH）、促甲状腺激素（thyroid-stimulating hormone，TSH）、促肾上腺皮质激素（adrenocorticotropic hormone，ACTH）的抑制。复发性低血糖可能在术后 72 小时内最明显，在弥漫性 CHI 中可能是由于手术切除不充分，在局灶性 CHI 中则可能是因为对病灶的定位失败，持续性低血糖可能需要进一步的手术切除来治疗。其他手术并发症包括术后感染、出血和胆管的损伤[22]。如果诊断存在胆管损伤，则应行一期修补和引流术。迟发的胆管损伤可以采取手术治疗或保守治疗，根据损伤的程度和出现的时间而定。

远期疗效

患者的神经功能预后取决于发病年龄[3]。对药物治疗反应迟钝的 CHI 新生儿有更高的脑损伤风险，那些诊断和治疗延迟的患儿也是如此。CHI 的分型似乎并不影响结果。在接受 95% 胰腺切除术的患儿中，大多数将在 10~20 岁时发展为胰岛素依赖型糖尿病[23-24]，这些患者需要密切监测葡萄糖浓度，并每年进行糖耐量检测。对于那些确诊糖尿病的患儿来说，新型微创治疗方法，如胰岛移植，已

经在逆转成人胰岛素依赖型糖尿病方面取得了很好的效果 [25]。最近对局灶性 CHI 行局限性胰腺切除术，减少了 CHI 患儿外分泌和内分泌功能不全的发生。据报道，这类患儿的预后良好 [26]。

（黄文昶 译　钭金法 审校）

参考文献

1. Arnoux J-B, de Lonlay P, Ribeiro M-J et al. Congenital hyperinsulinism. *Early Hum Dev* 2010; 86(5): 287–94.
2. Hussain K. Congenital hyperinsulinism. *Semin Fetal Neonat Med* 2005; 10: 369–76.
3. Menni F, de Lonlay P, Sevin C et al. Neurologic outcomes of 90 neonates and infants with persistent hyperinsulinaemic hypoglycaemia. *Paediatrics* 2001; 107: 476–9.
4. James C, Kapoor RR, Ismail D, Hussain K. The genetic basis of congenital hyperinsulinism. *J Med Genet* 2009; 46: 289–99.
5. Stanley CA. Perspective on the genetics and diagnosis of congenital hyperinsulinism disorders. *J Clin Endocrinol Metab* 2016 March; 101(3): 815–26.
6. Kane C, Shepherd RM, Squires PE et al. Loss of functional K_{ATP} channels in pancreatic beta-cells causes persistent hyperinsulinemic hypoglycemia of infancy. *Nat Med* 1996; (12): 1344–7.
7. Hussain K. Diagnosis and management of hyperinsulinaemic hypoglycaemia of infancy. *Hormone Res* 2008; 69: 2–13.
8. Laidlaw GF. Nesidioblastoma, the islet tumor of the pancreas. *Am J Pathol* 1938; 14: 125–34.
9. Rahler J, Guiot Y, Sempoux C. Persistent hyperinsulinaemic hypoglycaemia of infancy: A heterogeneous syndrome unrelated to nesidioblastosis. *Arch Dis Child Fetal Neonat Ed* 2002; 82(2): 108–12.
10. de Lonlay P, Cormier-Daire V, Amiel J et al. Facial appearance in persistent hyperinsulinemic hypoglycemia. *Am J Med Genet* 2002; 111: 130–3.
11. Roženková K, Güemes M, Shah P, Hussain K. The diagnosis and management of hyperinsulinaemic hypoglycaemia. *J Clin Res Pediatr Endocrinol* 2015 June; 7(2): 86–97.
12. Otonoski T, Nanto-Salonen K, Seppanen M et al. Noninvasive diagnosis of focal hyperinsulinism of infancy with [^{18}F]-DOPA positron emission tomography. *Diabetes* 2006; 55(1): 13–8.
13. Mohnike K, Blankenstein O, Christesen HT et al. Proposal for a standardized protocol for 18F-DOPA-PET (PET/CT) in congenital hyperinsulinism. *Hormone Res* 2006; 66(1): 40–2.
14. Kane C, Lindley KJ, Johnson PR et al. Therapy for persistent hyperinsulinemic hypoglycemia of infancy.

15. Lindley KJ, Dunne MJ, Kane C et al. Ionic control of beta cell function in nesidioblastosis. A possible therapeutic role for calcium channel blockade. *Arch Dis Child* 1996; 74(5): 373–8.
16. Minute M, Patti G, Tornese G, Faleschini E, Zuiani C, Ventura A. Sirolimus therapy in congenital hyperinsulinism: A successful experience beyond infancy. *Pediatrics* 2015 November; 136(5): e1373–6.
17. Gough MH. The surgical treatment of hyperinsulinism in infancy and childhood. *Br J Surg* 1984; 71(1): 75–8.
18. Nihoul-Fekete C, de Lonlay P, Jaubert F et al. The surgical management of congenital hyperinsulinaemic hypoglycaemia in infancy. *J Paediatr Surg* 2004; 39(3): 267–9.
19. Adzick NS, Thornton PS, Stanley, Kaye RD, Ruchelli E. A multidisciplinary approach to the focal form of congenital hyperinsulinism leads to successful treatment by partial pancreatectomy. *J Paediatr Surg* 2004; 39(3): 270–5.
20. Bax KN, van der Zee DC. The laparoscopic approach toward hyperinsulinism in children. *Semin Pediatr Surg* 2007; 16: 245–51.
21. Al-Shanafey S. Laparoscopic vs open pancreatectomy for persistent hyperinsulinaemic hypoglycaemia of infancy. *J Pediatr Surg* 2009; 44(5): 957–61.
22. McAndrew HF, Smith V, Spitz L. Surgical complications of pancreatectomy for persistent hyperinsulinaemic hypoglycaemia of infancy. *J Paediatr Surg* 2003; 38(1): 13–6.
23. Meissner T, Brune W, Mayatepek E. Persistent hyperinsulinaemic hypoglycaemia of infancy: Therapy, clinical outcome and mutational analysis. *Eur J Paediatr* 1997; 156: 754–7.
24. Leibowitz G, Glaser B, Higazi AA et al. Hyperinsulinaemic hypoglycaemis of infancy (nesidioblastosis) in clinical remission: High incidence of diabetes mellitus and persistent beta-cell dysfunction at long term follow up. *J Clin Endocrinol Metab* 1995; 80: 386–92.
25. Hering BJ, Clarke WR, Bridges ND, Eggerman TL, Alejandro R, Bellin MD, Chaloner K, Czarniecki CW, Goldstein JS, Hunsicker LG, Kaufman DB, Korsgren O, Larsen CP, Luo X, Markmann JF, Naji A, Oberholzer J, Posselt AM, Rickels MR, Ricordi C, Robien MA, Senior PA, Shapiro AM, Stock PG, Turgeon NA. Phase 3 trial of transplantation of human islets in type 1 diabetes complicated by severe hypoglycemia. clinical islet transplantation consortium. *Diabetes Care* 2016; 39(7): 1230–40.
26. Beltrand J, Caquard M, Arnoux JB et al. Glucose metabolism in 105 children and adolescents after pancreatectomy for congenital hyperinsulinism. *Diabetes Care* 2012; 35: 198–203.

14. Understanding the responsiveness of beta cells to diazoxide and somatostatin. *J Clin Invest* 1997; 100(7): 1888–93.

小肠闭锁和狭窄

Alastair J. W. Millar   Alp Numanoglu   Sharon Cox

引言

小肠闭锁是新生儿肠梗阻的常见原因，其定义为先天性小肠连续性缺陷[1-3]。小肠闭锁在活产儿中的发生率为 1/(1 500~3 000)[4]，比十二指肠或结肠闭锁更为常见[1,5]。在大型的儿童医学中心里，随着新生儿围手术期护理、麻醉安全性、手术技术以及短肠综合征管理技术水平的提高，患儿的生存率有望超过 90%。开普敦红十字战争纪念儿童医院在 1959—2015 年的 56 年间，共收治小肠闭锁患儿 363 例，其中空肠闭锁 275 例（76%），回肠闭锁 88 例（24%）（表 58.1）。该病的病死率起初很高，直到 20 世纪 50 年代中期，随着对发病机制和病理学认识的提高，诞生了创新性的外科手术，从而大大改善了小肠闭锁患儿的预后[4-6]。

病因学

1889 年，Bland Sutton 假设肠闭锁发生在"胚胎发育闭塞"部位，他引用了卵黄管萎缩的例子[7]。1900 年，Tandler[8] 在胚胎学研究的支持下提出，肠闭锁与肠管实变期再通不足有关，但其他人对这一理论提出了质疑[9-11]。1952 年，Louw[4] 发表了对伦敦大奥蒙德街区 79 例患儿的研究结果，他认为小肠闭锁可能是血管意外事件而非再通不足所致。在他的支持下，Barnard 完善了狗的肠闭锁模型，完成了在胎犬内对肠系膜血管造成损伤的实验，比如肠扭转、肠套叠和对肠管血液供应的干扰[12]。这些实验不仅证实了这一假说，而且改变了治疗空肠及回肠闭锁和狭窄的手术方法，治疗效果得到显著改善[13-15]。随后，这些实验结果在几种不同的动物模型和临床实践中得

表 58.1　小肠闭锁及狭窄（红十字战争纪念儿童医院，1959 年至 2015 年 12 月）

类型	空肠	回肠	总数	类型占总数的比例/%	与类型有关的病死率/%
肠狭窄	22	14	36	10	0
Ⅰ型闭锁	68	18	86	24	5
Ⅱ型闭锁	22	14	36	10	11
Ⅲa 型闭锁	28	27	55	15	15
Ⅲb 型闭锁	68	1	69	19	17
Ⅳ型闭锁	67	14	81	22	12
总数	275	88	363	100	10

注：最近 25 年（1990—2015）生存率为 92%（147/160）。

到了证实[16-20]。在收集的 449 例小肠闭锁病例中，42% 有肠梗死的证据，这进一步支持了血管假说[21]。

　　家族史有助于确定可能造成肠闭锁的遗传形式和条件，即囊性纤维化和肠旋转不良。尽管已报道有同卵双胞胎和兄弟姐妹同时受影响[22]，但这种异常通常不是由基因决定的。在Ⅲb 型和Ⅳ型肠闭锁中已建立了一种遗传学模型[22-27]，患儿通常表现为早产、低出生体重，并伴有肠旋转不良和其他先天性异常。散发性的肠闭锁与家族性是不同的，后者是常染色体隐性遗传，并伴有严重免疫缺陷综合征[28]。与十二指肠闭锁患儿相比较，小肠闭锁患儿较少伴发唐氏综合征。

　　在家族性肠闭锁中发现，大多数病例是由于肠系膜上动脉及其分支的正常胚胎发育途径被破坏[29]。

流行病学

　　一项对 20 名 EUROCAT 注册者的为期 16 年随访研究发现，染色体核型正常的病例中，活产儿小肠闭锁的发生率为 0.7/10 000[30]，这比以前不同地区的研究报告的发生率要低得多[4]。小肠闭锁的患病率在不同地区有所差异，但似乎没有任何明显的流行趋势。相比于 20~29 岁的孕产妇，20 岁以下孕妇胎儿的患病风险增加不明显[30]。

病理学

　　Bland Sutton 在 1889 年将小肠闭锁分为三种类型。在临床上，Ⅲ型又常被分为两类（Ⅲa 和Ⅲb），并且现在又增加了Ⅳ型（图 58.1），Ⅰ型和Ⅱ型目前已被广为认同[7,31-32]，这种细致的分型能够提供更好的长期预后。肠狭窄时，近端扩张的肠管和远端狭窄的肠管通过完整的肠系膜保持连续性，在二者相连接的地方，存在一段狭窄且有点僵硬的肠管。管腔内明显缩窄，但是小肠长度是正常的（图 58.2）。

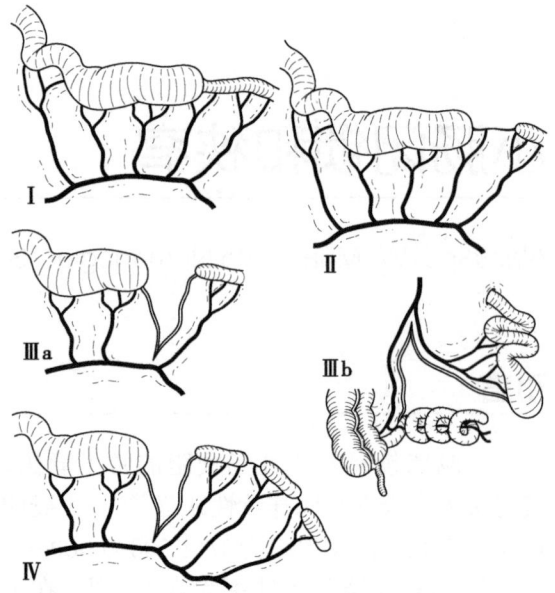

图 58.1　Grosfeld 改进的分类法，将小肠闭锁分为不同类型［From Grosfeld JL et al., Operative management of intestinal atresia and stenosis based on pathologic findings, *J Pediatr Surg* 1979; 14(3): 368-75］

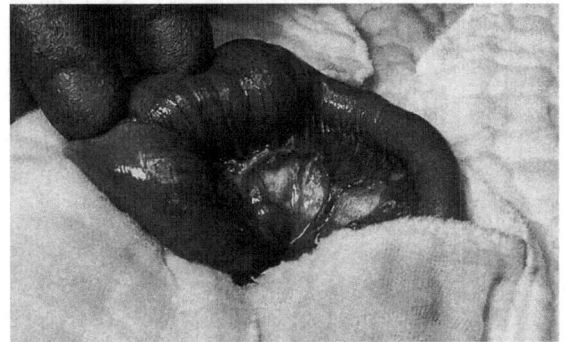

图 58.2　肠狭窄的外观

　　在Ⅰ型肠闭锁（膜状）（图 58.3），近端扩张肠管和远端塌陷肠管保持连续性，肠系膜完整。近端肠腔内的压力使隔膜向远端肠腔内突起，从扩张肠管到塌陷肠管的过渡呈锥形，即"风袋"效应。远端肠管完全塌陷，但小肠长度正常。

　　在Ⅱ型肠闭锁（由纤维带连接的盲端）（图 58.4），近端肠末端呈球状，该盲端明显扩张、肥厚，直径达数厘米，且蠕动很差。近端肠

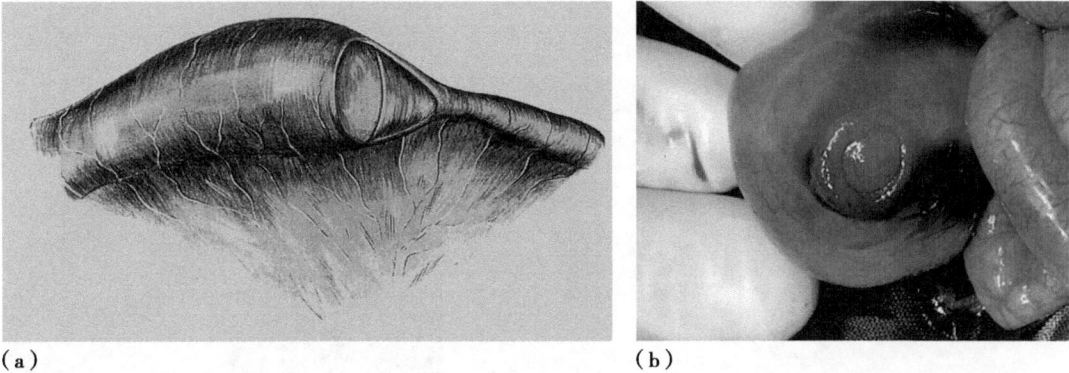

（a）　　　　　　　　　　　　　　（b）

图 58.3 （a）Ⅰ型肠闭锁。由肠管内的膜状结构引起的梗阻。近端肠管扩张，远端肠管塌陷，肠系膜完整。（b）从Ⅰ型闭锁的近侧拍摄的术中照片：打开肠管，暴露出中央闭锁部位的隔膜

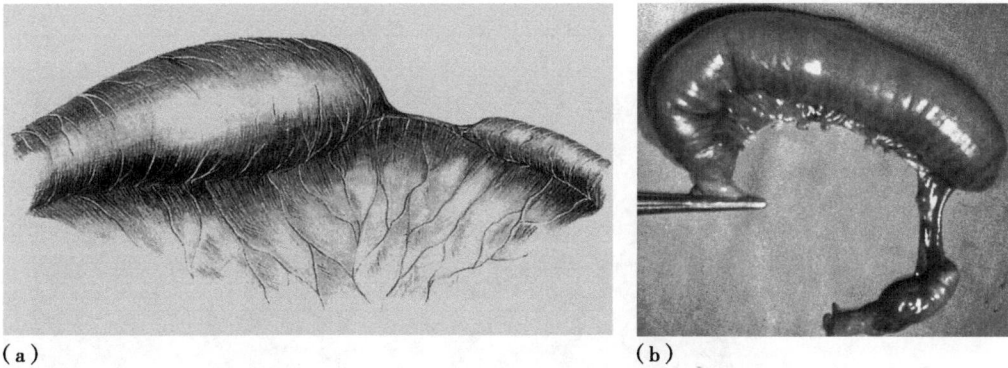

（a）　　　　　　　　　　　　　　（b）

图 58.4 （a）Ⅱ型肠闭锁示意图。肠盲端由完整的肠系膜与正常长度的肠管相连接。（b）手术切下的标本照片：包括了近端扩张的肠管，纤维带和 3cm 的远端塌陷肠管

管通常是扩张和肥厚的，甚至可达 5~10cm。再近一些的肠管肿胀不明显，外观正常。远端塌陷的肠管开始处为盲端，有时由于胎儿肠套叠残留而呈球根状。两个盲端之间由一薄纤维带连接，相应的肠系膜正常，但有时可能缺如，留下一个 V 形缺口。小肠的长度通常是正常的。

　　Ⅲa 型肠闭锁（断开的盲端）（图 58.5），外观与Ⅱ型相似，但两个盲端是完全分开的。肠系膜常存在 V 形间隙，肠管总长度会缩短。

　　Ⅲb 型肠闭锁（"苹果皮"[17]、"圣诞树"[33] 畸形），与Ⅲa 型一样，两盲端断开，肠系膜严重缺如（图 58.6）。这种类型是由继发于肠系膜上动脉阻塞的中肠广泛梗死所致，这导致

了近端空肠闭锁，并伴不同程度的空肠缺如。远端部分绕右半结肠走行的回肠仍可存活，从右半结肠的动脉获得不稳定的血液供应。沿着肠管的螺旋轴向远端检查时，偶然会发现伴发的Ⅰ型或Ⅱ型肠闭锁。肠管的总长度显著缩短。这部分患儿通常是早产儿和低出生体重儿。此外，这些患儿可能合并有相关的肠畸形，比如肠旋转不良，并可能发展为短肠综合征，其发病率和病死率均有所升高[21]。有学者报道了家族性发病的病例[22,34]。

　　在Ⅳ型肠闭锁中存在合并其他多种类型的闭锁，可能是Ⅰ~Ⅲ型的组合，外观似一串香肠（图 58.7）。肠管的总长度常缩短，最近闭锁的位置决定它是空肠闭锁还是回肠闭锁。

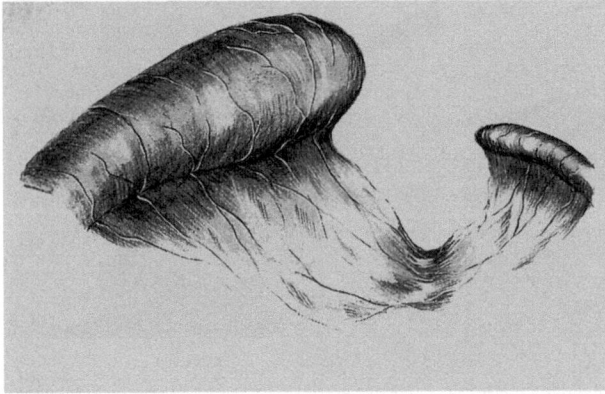
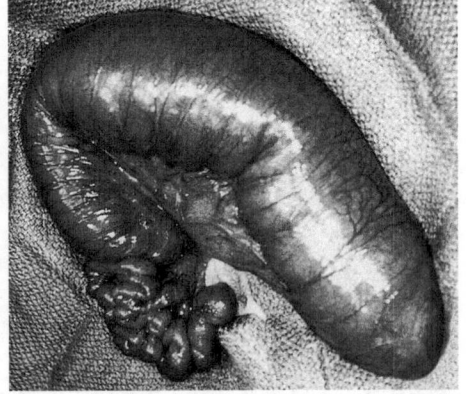

（a）　　　　　　　　　　　　　　　（b）

图 58.5　Ⅲa 型肠闭锁。两盲端由肠系膜中的 V 形缺损而断开。肠管总长度缩短。严重扩张的梗阻近端肠管逐渐变细，延续为正常直径的肠管

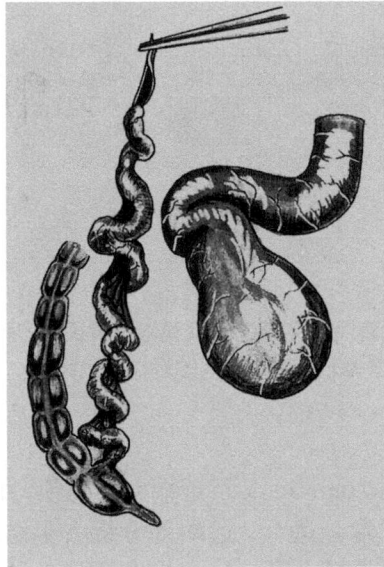
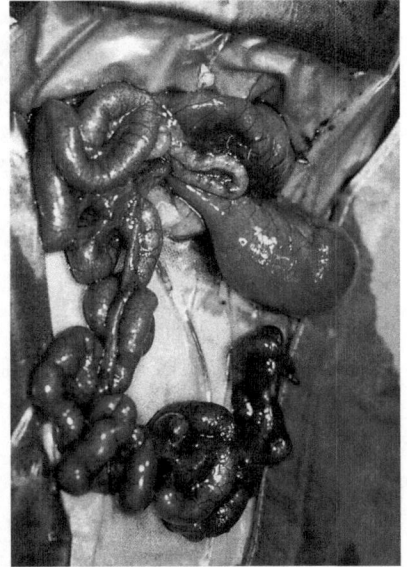

（a）　　　　　　　　　　　　　　　（b）

图 58.6　（a 和 b）Ⅲb 型肠闭锁，肠系膜明显缺损，回肠末端卷曲，侧支供血不稳定，呈典型的"苹果皮"样外观。注意远端末端肠管和近端肥厚扩张肠管不稳定的血液供应。肠管的总长度明显缩短。（c）进腹部时Ⅲb 型空肠闭锁伴肠坏死外观。最终残留的肠管长度可能无法实现完全的肠内营养。但只要有一小段活的回肠末端和一个完整的回盲瓣，患儿就可以实现长期生存

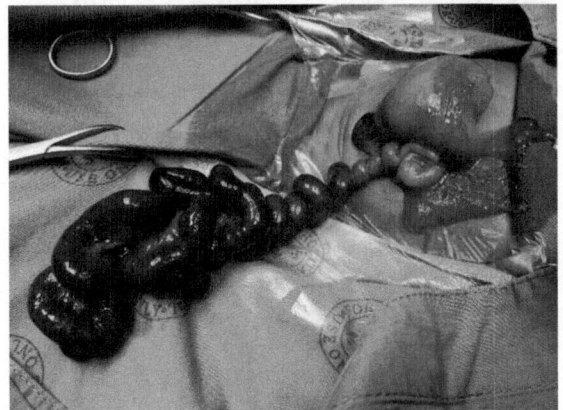

（c）

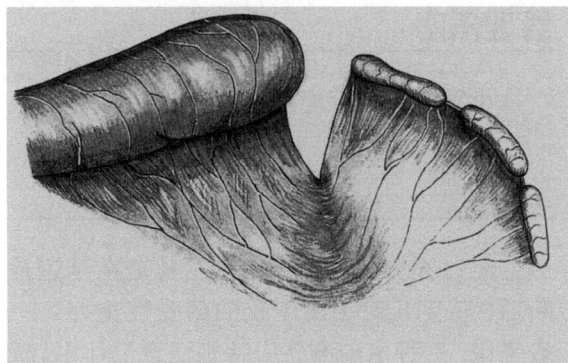 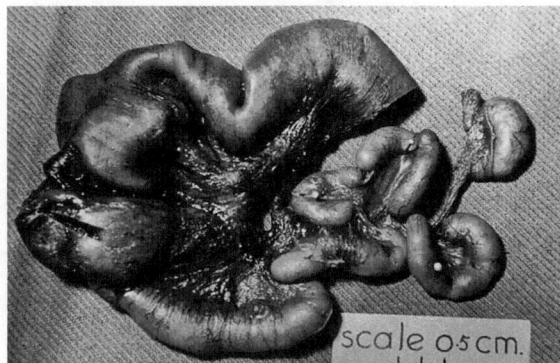

（a） （b）

图 58.7 （a）Ⅳ型肠闭锁。（b）术中照片显示肠管多处闭锁，外观为典型的"香肠串"。肠管的总长度通常是缩短的

在所有类型中，梗阻的近端肠管变得扩张而肥大。扩张的肠管常呈蓝紫色外观，这可能是由于持续的腔内压力增高或继发性肠扭转而出现坏死。穿孔可能发生在产前，从而导致胎粪性腹膜炎，也可能发生在产后，尤其当诊断延迟时。近段肠管蠕动不良或不蠕动，可在距闭锁段 20cm 处肠管见到组织学和免疫组化异常[35-36]。最近的组织学和免疫组化研究揭示了闭锁近端和远端肠管内肠神经系统和卡哈尔间质细胞的形态和密度的变化[37]。此外，闭锁近端 15cm 肠管和远端 3cm 肠管内，可出现肠神经节细胞、神经生长因子、卡哈尔间质细胞的病理变化，这些变化可能导致手术后肠蠕动功能异常[38]。大体外观上，远端肠管呈现出失活、细小的外观，但是在长度和功能上可能还是正常的。

产前诊断

产前检查中常有羊水过多的病史。多达 38% 的近端空肠闭锁患儿表现出羊水过多，但在远端空肠闭锁病例中发生率较低。许多患有肠闭锁的婴儿是通过产前超声检查来诊断的，超声结果显示肠管扩张、回声增强、肠管增厚、肠壁周围隆起，以及远端肠管塌陷[39]。然而，超声产前诊断的预测价值相对较低，尤其是在妊娠早期，而检出的阳性率浮动范围

也很大，从 10% 到 100%。在最近的荟萃分析中，阳性率总体预测为 51%，空肠闭锁比回肠闭锁更容易被发现[40]。胎儿 MRI 在肠闭锁产前诊断中的应用越来越广泛，其在产前诊断中的价值也越来越大[41]。

临床表现

小肠闭锁，或严重的小肠狭窄，在临床上表现为新生儿肠梗阻，并在出生后第 1~2 天出现持续的胆汁性呕吐。一般情况下，肠梗阻的部位越高，呕吐越早、越强烈，低位梗阻的呕吐则会延迟。空肠近端闭锁的腹胀局限于上腹部，并可通过鼻胃管减压来缓解，回肠远端的闭锁更容易出现全腹胀。在诊断延迟或穿孔已发生的情况下，腹胀可能会很严重，并导致呼吸窘迫。并不一定会发生便秘，粪便的颜色可为正常，也可出现常见的灰色黏液便等。少数情况下，存在肠管缺血时，例如Ⅲb 型闭锁，可出现血便。

可导致类似小肠闭锁临床表现的疾病包括中肠扭转、胎粪性肠梗阻、重复畸形囊肿、内疝、由脓毒症引起的肠梗阻、产伤、早产儿肠动力异常等。

立位和仰卧位的腹部 X 线片可显示扩张的小肠袢和气液平（图 58.8a）。梗阻位置越低，肠袢扩张越明显，可观察到的气液平就越

多。单个大而孤立的肠袢和气液平可区分肠闭锁和其他原因引起的新生儿肠梗阻。侧卧位 X 线片有助于区分低位小肠梗阻和结肠梗阻。在某些情况下，由于腹腔内充满液体，第一次腹部 X 线片可能显示完全不透明的腹部影像。通过鼻胃管排空胃并注入空气可以显示肠梗阻的程度。肠狭窄时，梗阻近端肠管直径大于远端肠管直径，但常由于梗阻不完全而延误诊断。当腹部 X 线片提示完全肠梗阻时，可行结肠造影以排除结肠闭锁，从而区分小肠和结肠的扩张，以及判断结肠是否具有典型的小结肠外观。定位盲肠的位置可提示肠旋转不良的可能。

小肠闭锁远端结肠的典型外观为胎儿型结肠或小结肠（图 58.8b）。当诊断为不完全性小肠梗阻时，需要进行上消化道造影以显示梗阻的部位和性质。10%~30% 的小肠闭锁患儿也可观察到肠旋转不良。平片偶尔可见胎粪性腹膜炎以及腹膜内钙化斑，提示宫内肠穿孔。如果闭锁是在宫内晚期形成的，那么闭锁远端肠管可能具有与结肠相同的口径。

管理指南

小肠闭锁的管理指南见表 58.2。

治疗

经过充分的术前准备，尤其是在延迟诊断后，新生儿对手术干预的耐受性更好。一般来说，这种术前准备应特别注意低体温、低氧、低血容量、低血糖和低凝血酶原的情况。手术不应推迟，因为有发生进一步肠梗阻以及液体和电解质紊乱的风险，感染的可能性也会增加。被忽视的脱水患儿往往需要更多的能量补充。

皮肤消毒和覆盖

建议使用适合新生儿的加热垫或空气加热器。用 70% 的酒精清洗脐带，并在腹壁水平处结扎和切断。使用预热的聚维酮碘进行术区消毒，然后用毛巾或一次性贴布覆盖婴儿，无菌透明胶布覆盖术野，确保术中保持干

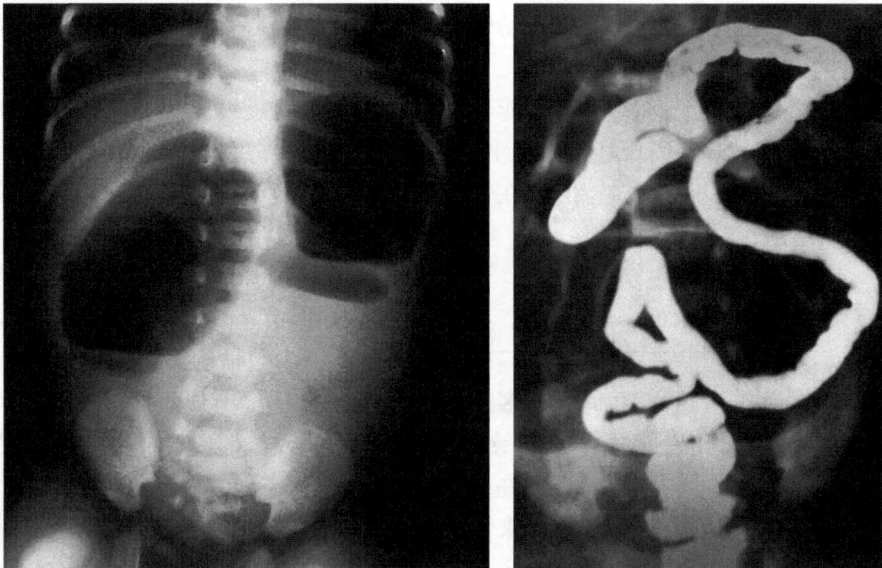

（a）　　　　　　　　　　　（b）

图 58.8 （a）新生儿立位腹部 X 线片，显示高位梗阻的小肠袢及气液平。在远端肠管内看不到气体。（b）造影显示小肠闭锁远端胎儿型肠管或小结肠。另外，存在肠旋转不良的表现

表 58.2　小肠闭锁的管理指南 [42]

产前管理	羊水过多，有家族史：超声，MRI
术前管理	胃肠减压
	液体管理：维持和替代
	纠正电解质紊乱
	放射学检查：腹部 X 线检查，造影检查
	纠正血液和生化异常
	预防性使用抗生素
术中管理	确定闭锁类型
	扩张部分：如果肠管残余长度短，可切除、裁剪或折叠肠管
	如果是空肠高位闭锁，可纠正旋转并行裁剪
	保留尽可能多的远端肠管并测量剩余肠管长度
	用生理盐水确定远端肠管的通畅性
	端端单层间断吻合
术后管理	胃肠减压
	使用抗生素
	肠外营养支持
	早期逐步增加的肠内营养：母乳、特殊奶源或配方奶
	监测胃肠道功能
特殊问题	吻合口功能障碍
	短肠综合征

燥，防止热量损失。另一种保持新生儿干燥的方法是在皮肤准备之前，在手术区域周围放置贴好的塑料单。

手术切口

在脐上 2~3cm 做横行切口，切开腹直肌暴露出术野，切断肝圆韧带并结扎。也可以选择一个脐周切口 [43-44]。脐周切口结合了开放入路和隐蔽腹部瘢痕的优点，愈合后较为美观 [45]。

腹腔镜可用于探查和明确诊断，术中还可将闭锁端肠管通过脐部切口拖出进行吻合 [46-47]。

探查

如果腹膜开口处有游离气体逸出，或者腹膜腔受到污染，则应用拭子取脓液进行细菌培养，寻找穿孔部位并将其封闭，然后再进一步探查。当腹腔受到污染时，用温盐水冲洗腹腔，将所有肠管移出以确定梗阻的部位和类型，并排除其他闭锁或狭窄区域以及相关的病变，如肠旋转不良或胎粪性肠梗阻。闭锁段的外观取决于梗阻的类型，但在所有病例中，梗阻点为近端肠管扩张最明显的位置，该节段蠕动功能差，肠管功能可能存疑（图 58.9），而梗阻远端肠管塌陷、细小且呈蜷曲状（图 58.5 和图 58.6）。

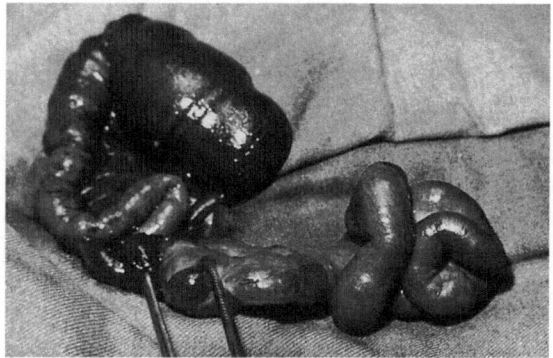

图 58.9　近端闭锁肠管明显扩张，蠕动差，肠管功能可能存在问题

10%~20% 的病例中会存在多处闭锁，所以在明确了病变的位置和类型后，应仔细检查远端肠管，确定是否有其他闭锁，将生理盐水注入远端肠腔以确认肠管通畅。如有肠旋转不良，予以纠正。应及时测量小肠的总长度，因为这有预后意义，并有助于确定肠管重建的方法。足月儿小肠的正常长度约为 250cm。

在确认远端小肠和结肠完全通畅后，下一步的任务是缝合不成比例的近远端盲端。在离远端盲端约 6~8cm 处使用肠钳，并通过注射生理盐水使这段肠管膨胀，注意不要使浆膜层裂开（图 58.10a）。

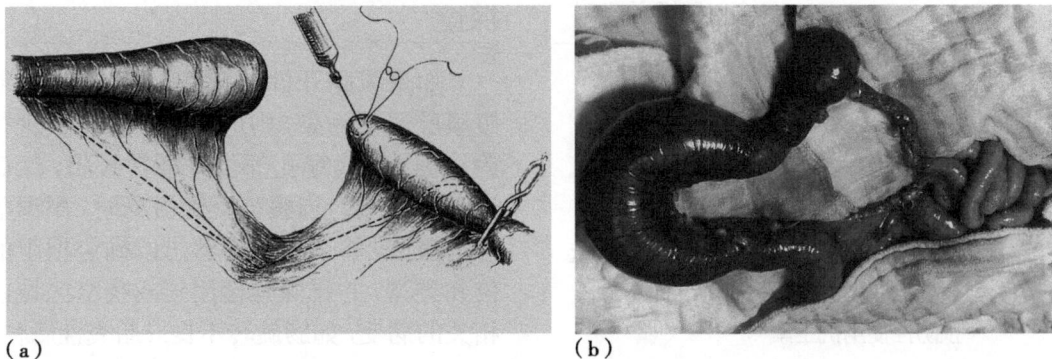

图 58.10　（a）向肠钳远端肠管注射生理盐水使肠管扩张。肠管切除范围用虚线表示。（b）描述了在临床状态下切除的范围。需要注意的是所有扩张的肠管都需要切除

切除

通过湿盐水巾将闭锁段及邻近的扩张及塌陷段肠管与腹腔内其他脏器隔开。为确保肠管术后功能良好，应充分切除近端扩张和肥厚的肠管，即使这段肠管的形态看似正常。如果肠管长度足够（加上回盲瓣超过 75cm），可切除闭锁近端膨大肥厚的肠管至正常粗细的位置，这通常需要切除 10~15cm 肠管。将肠内容物挤入近端膨大肠管内，并在其近端几厘米处使用肠钳。用双极电凝或结扎的方式处理被切除肠管与相邻区域内的肠系膜（图 58.10）。将近端肠管垂直切开，留下一个宽约 1.5cm 的开口。切除闭锁远端 2~3cm 的肠管，并可以斜行切开肠管，并沿着肠系膜缘对侧继续切开，形成一个类似"鱼嘴"样的切面，使远端肠管的开口与近端肠管的开口基本相等（图 58.11）。还有另一种方法：如果计划行肠管端端吻合，可以将肠管垂直切开。对于近端明显扩张且近端肠管较短的患儿，可将十二指肠悬韧带松解后，切除十二指肠第二段以远的肠管，并在裁剪十二指肠后，再行端端吻合。然而，对于近端肠管极度扩张，并且累及肠管较长的患儿，切除整个扩张段肠管可能会导致剩余肠管长度不够，影响肠内营养的吸收（即短肠综合征）。因此，针对这些患儿近端扩张肠管通常采用折叠成形、裁剪成形术。在少数先天性短肠的患

儿中，曾尝试系列肠横向裁剪成形术（serial transverse enteroplasty procedure，STEP）[48]。

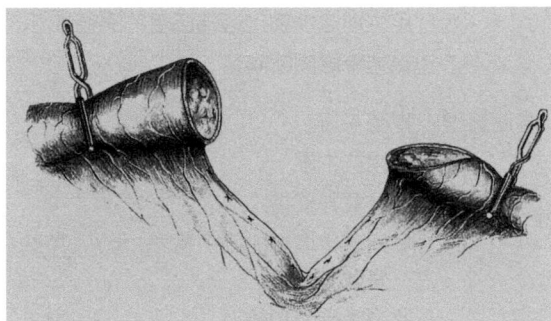

图 58.11　垂直切开近端肠管，斜行切开远端肠管，沿肠系膜缘对侧继续切开，形成"鱼嘴"样外观

吻合

由 5-0 或 6-0 缝线将肠管两端系膜缘缝合连接起来，在肠系膜缘对侧临时固定缝线，以促进两断端准确对合。用 5-0 或 6-0 缝线间断全层缝合两断端肠管后壁，在黏膜面打结（图 58.12a）。用同样的方式间断缝合两断端肠管前壁，在浆膜面打结（图 58.12b）。吻合并不限制于严格的端端吻合，可以是一种改良 Denis Browne 的端背吻合术。其他缝合技术包括黏膜外翻吻合、使用 5-0 或 6-0 单股可吸收缝线吻合。当近端和远端肠腔口径之间的差异小于 4:1 时，建议行端端黏膜外层吻合术，因为这能更早地恢复肠管蠕动。之后，

应检查吻合口有无渗漏，并根据需要进行加强补充缝合。间断缝合两断端的肠系膜（必要时可将其重叠吻合）（图 58.12），然后回纳肠管。在此过程中，肠系膜保持在扇形打开的状态（图 58.13），注意避免肠管弯曲或扭转。

在肠狭窄和隔膜型肠闭锁也采用类似的技术。不推荐采用肠成形术、隔膜切除术和旁路改道手术等方法，因为这些方法无法切除异常扩张病变的肠段。应避免侧侧吻合，因为有造成盲袢的风险。

胃造口术 / 肠管减压及早期肠内营养

当肠外营养技术不成熟时，高位空肠闭锁的患儿通常在十二指肠悬韧带后放置一根通过吻合口的营养管，进行早期肠内喂养。在缝合肠管前壁前，将该管送入吻合口远端小肠，通过单一的黏膜缝合将其固定在吻合口处，以防止其向胃内退缩。营养管可经鼻胃管或经 Stamm 胃造口的胃前壁留置。最近，这种跨越吻合口营养管喂养的意义受到质疑，

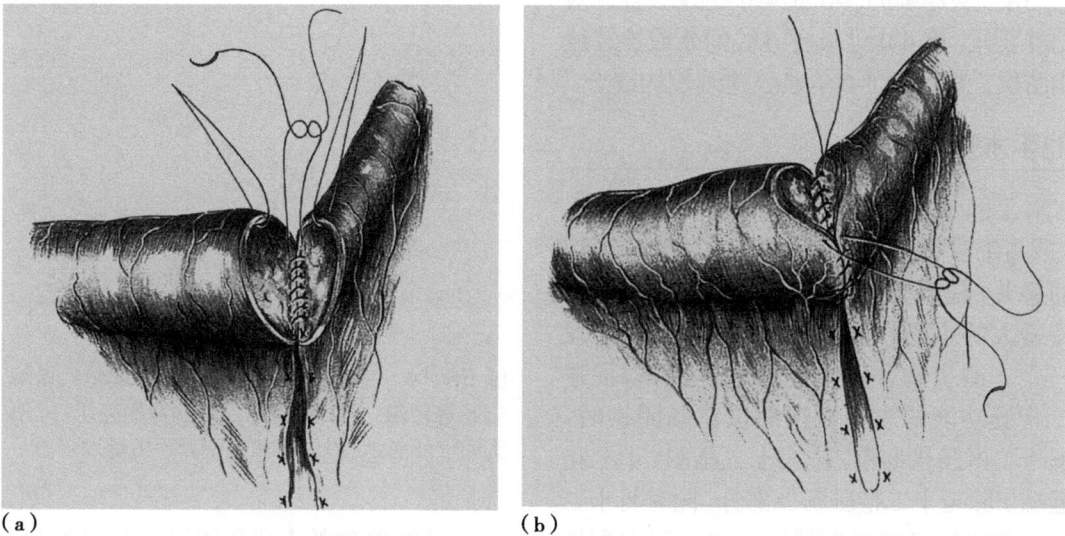

（a）   （b）

图 58.12 （a）间断吻合肠管后壁。（b）肠管前壁吻合

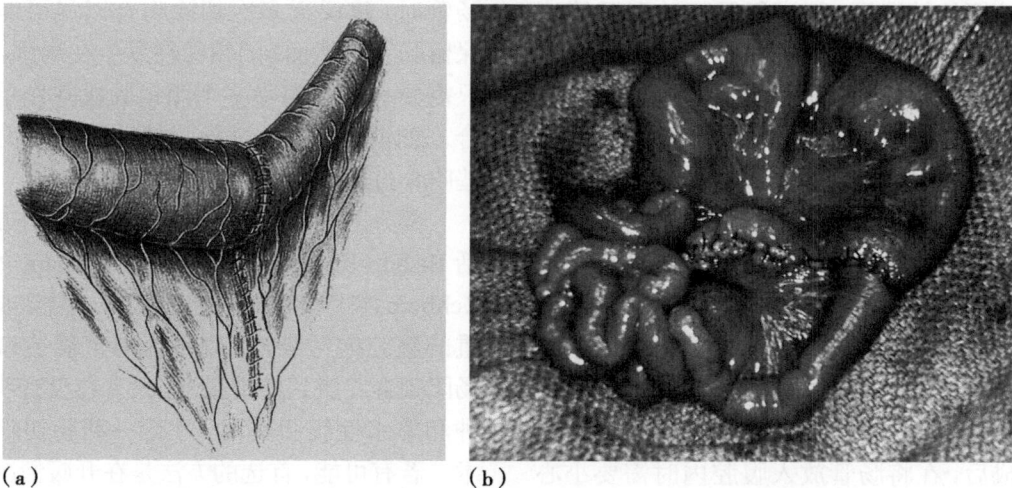

（a）   （b）

图 58.13 （a）肠系膜缺损修复吻合完成。（b）完全吻合后的外观

研究者们已经放弃了在高位空肠闭锁和十二指肠闭锁患儿中常规使用这些营养管[49]。然而，对于多发性闭锁，放置经腔内硅胶管是一种行之有效的方法，可以在吻合时调整闭锁节段，并在术后提供腔内支撑[50]。导管可以通过盲肠或结肠由肛门排出。直到完全肠内喂养之前，营养均是由肠外途径提供的。

关腹

当腹膜腔因穿孔污染时，再次用盐水冲洗腹腔，清除所有残渣。除皮肤外的所有腹壁各层，用一层连续的 3-0 或 4-0 缝线缝合。对于肥胖婴儿，用 4-0 可吸收缝线间断或连续缝合脂肪层。皮肤用 5-0 单股线连续皮内缝合。

其他手术操作

对于部分小肠长度明显缩短的肠闭锁患儿，或者需要对多个闭锁节段进行大范围切除的患儿，建议采用一些特殊的外科技术来保持最大的小肠长度，减少短肠综合征的发生[51-52]。减少吻合口大小的差异，可以促进十二指肠功能的改善。在高位空肠闭锁时，松解十二指肠悬韧带，拉直十二指肠，十二指肠近端切除至十二指肠第二部分，同时行十二指肠缩窄成形术或者近端巨十二指肠内翻折叠术[53-54]（图 58.14 和图 58.15）。扩张的肠管被修剪成管腔为 22Fr 导管的大小。在肠管长度较短的情况下，不进行肠切除和肠管缩窄成形，行肠管壁内翻折叠术可以保留更多黏膜以利于营养物质的吸收。但是内翻折叠术在几个月内有折叠松开的趋势，之后会伴有肠管蠕动功能障碍。裁剪肠管后，用如前所述的方法进行肠管吻合，然后将肠管以非旋转的方式回纳入腹腔。在Ⅲb 型肠闭锁中，沿着远端狭窄肠系膜的游离缘松解所有的索带，以免肠管扭曲干扰血供。保留被切除肠管上的肠系膜，这可能有助于关闭肠系膜裂孔，并可以防止吻合口的扭曲变形。此外，吻合完成后，在将肠管放入腹腔内时需要小心地将单根的缘动脉或静脉潜在的扭曲展平。

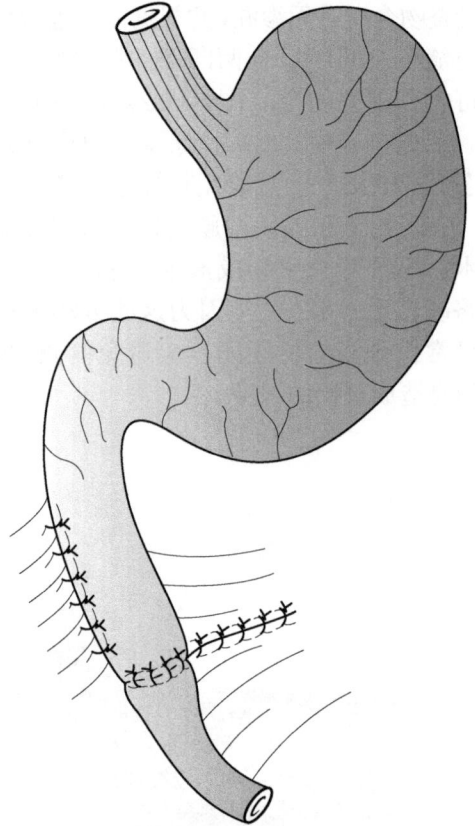

图 58.14 空肠高位闭锁的手术方式包括松解十二指肠悬韧带，十二指肠第二段的背侧面切开，十二指肠缩窄成形术，或纵行浆肌层剥脱折叠术

虽然单独的Ⅰ型肠闭锁最好是通过一期切除吻合术来处理，但对于多个隔膜，也可沿着肠管使用探条刺破并扩张。处理多处闭锁肠管时，建议行多次切除吻合以尽可能多地保留肠管。然而，闭锁往往发生在局部，这样只需要一次性切除多个闭锁肠段并作单一吻合。如前所述，通过肠腔的硅胶管有助于这些吻合过程[55]。

部分医师倾向于进行肠造口，造口方式包括 Bishop-Koop 术[56]，Santulli 和 Blanc 术[17]，Rehbein 术[57]或双管造口术[58]。但除非有严重的腹腔内污染，否则不提倡常规造口。小肠闭锁合并腹裂的情况下，只有在没有明显水肿和羊水性腹膜炎时，才行一期肠切除吻合术。若有可能，首选的方法是在开腹情况下原封不动回纳暴露在腹腔外的闭锁肠管，并关

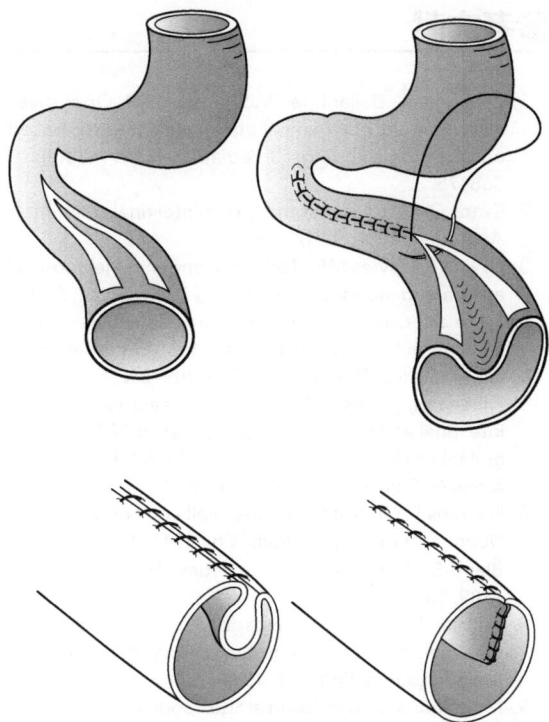

图 58.15 肠管浆肌层剥脱折叠术，这种术式保留了黏膜的吸收面积并避免了单纯折叠的松开

闭腹壁缺损。在水肿消退后（10~14 天），进行第二次开腹手术，切除闭锁段肠管并吻合，从而避免可能的液体和电解质丢失、切口感染以及其他造口相关并发症。在一期手术时行肠管延长的空间很小。在新生儿肠管长到最大潜在长度以及肠适应到最大程度之前不建议肠管延长手术。

术后护理

术后护理按照现行标准和指南进行，通常需要胃肠减压直到近端肠管蠕动功能恢复。高位空肠闭锁可能需要长时间的减压，延迟喂养，直到胃肠减压液不再含胆汁，腹胀消失，胎粪排出。置入跨吻合口营养管的婴儿在术后 24 小时可以开始持续喂养。在可以耐受的情况下，逐渐提高喂养量。肠管功能恢复后开始经口喂养或管饲喂养。

如果在术后 24 小时后发现以下情况，要怀疑有吻合口瘘或者穿孔：临床症状恶化、腹胀、呕吐，腹部平片显示腹腔内有游离空气。应立即开腹探查。需要警惕的其他术后并发症包括缺血导致的肠坏死、迟发性肠狭窄、粘连性梗阻和营养管导致的肠穿孔。感染人类免疫缺陷病毒（human immunodeficiency virus，HIV）的婴儿会发生愈合不良，吻合口破裂、伤口感染伴裂开的发生率增加[59]。

对于剩余小肠长度不足 75cm 的婴儿，特别是当回盲瓣缺失时，要重点关注稀便、大便次数多和水分大量丢失的问题。这些患儿以及术后 5 天内无法建立正常肠内营养的患儿，均建议使用肠外营养。在 3 天内逐步添加含有碳水化合物、氨基酸和脂肪的营养液。短期全肠外营养（total parenteral nutrition，TPN）可经外周静脉给予，但对于长期 TPN（超过 10 天），首选中心静脉。一旦肠道功能恢复，应开始逐渐从肠外营养过渡到肠内营养。由于每个患儿可能有不同的耐受阈值，因此需要仔细地个体化调整喂养方案。

肠道功能障碍程度的预测基于剩余小肠的长度。如果超过 70% 的肠管丢失或术后留下的小肠长度小于 70cm，则要考虑发生短肠综合征的可能。根据肠道功能，这些婴儿可分为四个主要功能组：①肠管吸收功能不全不能纠正者；②在肠适应和 / 或延长术及裁剪术后肠功能尚能维持存活者；③对生长发育有足够营养功能者；④消化功能正常，有一定程度的肠功能储备者。

当预计出现严重肠功能不全时，患儿被视为合并短肠综合征[60-62]。患儿经口摄入的食物在量和热卡逐渐增加时，小肠逐渐耐受，直到达到最大耐受摄入量，这个过程可能需要几个月到几年的时间[63]。盐酸洛哌丁胺可使肠道蠕动活性的控制更加有效。回肠末端缺失的患儿应注意补充维生素 B_{12} 和叶酸，以预防巨幼红细胞贫血。对大多数患儿来说，远期的结果较好。TPN 相关的并发症越来越少，大多数情况下可以避免与肠外营养相关的肝脏疾病，而不必行肝肠联合移植[64]。

结局

1911 年,外科医师实施了首例小肠闭锁修复术[6]。在 1952 年以前,开普敦和世界上大多数中心的小肠闭锁的病死率为 90%。1952—1955 年,治疗成功率提高到 28%,该时期大部分采用不切除肠管的一期吻合术。1955—1958 年,随着盲端切除及一期肠端端吻合术的开展,患儿的生存率提高到了 78%[65-66]。

随着围手术期护理和短肠综合征处理水平的提高(包括内科和外科),目前几乎所有病例都能得以存活,但出生时肠管非常短而不能自主肠内营养的病例除外(图 58.6c)。大多数小肠闭锁患儿预后良好,远期生存率高。患有Ⅲ型和Ⅳ型肠闭锁并导致短肠综合征的患儿会有较多的喂养问题和较高的并发症发生率。生存率增加的同时,存活儿童并发症的发生率随之增加[67-69]。

相关的伴发畸形或其他发育异常会对小肠闭锁治疗结果产生不利影响。在预测最终治疗结果时,必须考虑以下因素:回肠的适应能力比空肠大,新生儿小肠仍有一段成熟和生长的时期,小肠所必需的剩余长度难以准确预测,特别是早产儿。梗阻近端扩张的肠管的潜能可能被高估,而远端未使用的塌陷肠管的潜能可能被低估。完整的回盲瓣至关重要,它可以加速短肠综合征患儿的肠道适应过程。回盲瓣的缺失也会导致肠内容物运输时间的增加、吸收不良、腹泻,并增加小肠内的细菌过度生长。

1990—2015 年的 25 年间,160 例小肠闭锁和狭窄的患儿在红十字战争纪念儿童医院接受了手术治疗,有 13 人死亡(92% 存活)。造成死亡的因素如下:Ⅲ型肠闭锁(32%),近端肠梗死合并腹膜炎,吻合口瘘合并远端肠闭锁遗漏,肠闭锁合并腹裂,超短肠综合征合并肠外营养相关性肝脏疾病,脓毒症,以及最新发现的 HIV 感染。详见表 58.1。

(马东 译 秦琪 审校)

参考文献

1. Grosfeld JL, Ballantine TV, Shoemaker R. Operative management of intestinal atresia and stenosis based on pathologic findings. J Pediatr Surg 1979; 14(3): 368–75.
2. Evans CH. Atresias of the gastrointestinal tract. Int Abstr Surg 1951; 92(1): 1–8.
3. Cywes S, Davies MR, Rode H. Congenital jejuno-ileal atresia and stenosis. S Afr Med J 1980; 57(16): 630–9.
4. Louw JH. Congenital intestinal atresia and severe stenosis in the newborn; a report on 79 consecutive cases. S Afr J Clin Sci 1952; 3(3): 109–29.
5. Nixon HH, Tawes R. Etiology and treatment of small intestinal atresia: Analysis of a series of 127 jejunoileal atresias and comparison with 62 duodenal atresias. Surgery 1971; 69(1): 41–51.
6. Fockens P. Operativ geheilter Fall von kongenitaler Dünndarmatresie. Zentralbl Chir 1911; 38: 532.
7. Bland-Sutton J. Imperforate ileum. Am J Med Sci 1889; 18: 457.
8. Tandler J. Zur Entwicklungsgeschicte des menschlichen duodenum in fruhen Embryonalstadien. Morphol Jahrb 1900; 29: 187.
9. Moutsouris C. The "solid stage" and congenital intestinal atresia. J Pediatr Surg 1966; 1(5): 446–50.
10. Lynn HB, Espinas EE. Intestinal atresia: An attempt to relate location to embryologic processes. Arch Surg 1959; 79: 357–61.
11. Davis DL. Congenital occlusions of the intestine. SGO 1922; 34: 35.
12. Louw JH, Barnard CN. Congenital intestinal atresia; observations on its origin. Lancet 1955; 269(6899): 1065–7.
13. Louw JH. Congenital atresia and stenosis of the small intestine. The case for resection and primary end-to-end anastomosis. S Afr J Surg 1966; 4(2): 57–64.
14. Lloyd DA. J.H. Louw Memorial Lecture. From puppy dogs to molecules: Small-bowel atresia and short-gut syndrome. S Afr J Surg 1999; 37(3): 64–8.
15. Louw JH et al. Congenital jejuno-ileal atresia: Observations on its pathogenesis and treatment. Z Kinderchir 1981; 33(1): 3–17.
16. Tibboel D, Molenaar JC, Van Nie CJ. New perspectives in fetal surgery: The chicken embryo. J Pediatr Surg 1979; 14(4): 438–40.
17. Santulli TV, Blanc WA. Congenital atresia of the intestine: Pathogenesis and treatment. Ann Surg 1961; 154: 939–48.
18. Nguyen DT et al. In-utero intussusception producing ileal atresia and meconium peritonitis with and without free-air—Report of 2 cases and review of the literature. Pediatr Surg Int 1995; 10(5–6): 406–8.
19. Koga Y et al. Intestinal atresia in fetal dogs produced by localized ligation of mesenteric vessels. J Pediatr Surg 1975; 10(6): 949–53.
20. Abrams JS. Experimental intestinal atresia. Surgery

1968; 64(1): 185–91.

21. DeLorimier AA, Fonkalsrud EW, Hays DM. Congenital atresia and stenosis of the jejunum and ileum. *Surgery* 1969; 65(5): 819–27.

22. Mishalany HG, Najjar FB. Familial jejunal atresia: Three cases in one family. *J Pediatr* 1968; 73(5): 753–5.

23. Puri P, Fujimoto T. New observations on the pathogenesis of multiple intestinal atresias. *J Pediatr Surg* 1988; 23(3): 221–5.

24. Notarangelo LD. Multiple intestinal atresia with combined immune deficiency. *Curr Opin Pediatr* 2014; 26(6): 690–6.

25. Lambrecht W, Kluth D. Hereditary multiple atresias of the gastrointestinal tract: Report of a case and review of the literature. *J Pediatr Surg* 1998; 33(5): 794–7.

26. Kimble RM, Harding JE, Kolbe A. Jejunoileal atresia—An inherited condition. *Pediatr Surg Int* 1995; 10(5–6): 400–3.

27. Guttman FM et al. Multiple atresias and a new syndrome of hereditary multiple atresias involving gastrointestinal tract from stomach to rectum. *J Pediatr Surg* 1973; 8(5): 633–40.

28. Cole C et al. Hereditary multiple intestinal atresias: 2 new cases and review of the literature. *J Pediatr Surg* 2010; 45(4): E21–4.

29. Shorter NA et al. A proposed classification system for familial intestinal atresia and its relevance to the understanding of the etiology of jejunoileal atresia. *J Pediatr Surg* 2006; 41(11): 1822–5.

30. Best KE et al. Epidemiology of small intestinal atresia in Europe: A register-based study. *Arch Dis Child Fetal Neonatal Ed* 2012; 97(5): F353–8.

31. Touloukian RJ. Intestinal atresia. *Clin Perinatol* 1978; 5(1): 3–18.

32. Martin LW, Zerella JT. Jejunoileal atresia—Proposed classification. *J Pediatr Surg* 1976; 11(3): 399–403.

33. Weitzman JJ, Vanderhoof RS. Jejunal atresia with agenesis of the dorsal mesentery. With "Christmas tree" deformity of the small intestine. *Am J Surg* 1966; 111(3): 443–9.

34. Blyth H, Dickson JA. Apple peel syndrome (congenital intestinal atresia): A family study of seven index patients. *J Med Genet* 1969; 6(3): 275–7.

35. Masumoto K et al. Abnormalities of enteric neurons, intestinal pacemaker cells, and smooth muscle in human intestinal atresia. *J Pediatr Surg* 1999; 34(10): 1463–8.

36. Doolin EJ, Ormsbee HS, Hill JL. Motility abnormality in intestinal atresia. *J Pediatr Surg* 1987; 22(4): 320–4.

37. Gfroerer S et al. Differential changes in intrinsic innervation and interstitial cells of Cajal in small bowel atresia in newborns. *World J Gastroenterol* 2010; 16(45): 5716–21.

38. Wang X et al. The clinical significance of pathological studies of congenital intestinal atresia. *J Pediatr Surg* 2013; 48(10): 2084–91.

39. Tam PK, Nicholls G. Implications of antenatal diagnosis of small-intestinal atresia in the 1990s. *Pediatr Surg Int* 1999; 15(7): 486–7.

40. Virgone C et al. Accuracy of prenatal ultrasound in detecting jejunal and ileal atresia: Systematic review and meta-analysis. *Ultrasound Obstet Gynecol*, 2015; 45(5): 523–9.

41. Veyrac C et al. MRI of fetal GI tract abnormalities. *Abdom Imaging* 2004; 29(4): 411–20.

42. Haller JA Jr et al. Intestinal atresia. Current concepts of pathogenesis, pathophysiology, and operative management. *Am Surg* 1983; 49(7): 385–91.

43. Tajiri T et al. Transumbilical approach for neonatal surgical diseases: Woundless operation. *Pediatr Surg Int* 2008; 24(10): 1123–6.

44. Banieghbal B, Beale PG. Minimal access approach to jejunal atresia. *J Pediatr Surg* 2007; 42(8): 1362–4.

45. Murphy FJ et al. Versatility of the circumumbilical incision in neonatal surgery. *Pediatr Surg Int* 2009; 25(2): 145–7.

46. Lima M et al. Evolution of the surgical management of bowel atresia in newborn: Laparoscopically assisted treatment. *Pediatr Med Chir* 2009; 31(5): 215–9.

47. Li B et al. [Application of laparoscopy in the diagnosis and treatment of neonates and infants with congenital intestinal atresia and stenosis]. *Zhonghua Wei Chang Wai Ke Za Zhi* 2014; 17(8): 816–9.

48. Wales PW, Dutta S. Serial transverse enteroplasty as primary therapy for neonates with proximal jejunal atresia. *J Pediatr Surg* 2005; 40(3): E31–4.

49. Squire R, Kiely E. Postoperative feeding in neonatal duodenal obstruction. In: *British Association of Paediatric Surgeons 38th Annual International Congress*. Budapest, Hungary, 1991.

50. Romao RL et al. Preserving bowel length with a transluminal stent in neonates with multiple intestinal anastomoses: A case series and review of the literature. *J Pediatr Surg* 2011; 46(7): 1368–72.

51. Thomas CG Jr. Jejunoplasty for the correction of jejunal atresia. *Surg Gynecol Obstet* 1969; 129(3): 545–6.

52. Millar AJW, Rode H, Cywes S. Intestinal atresia and stenosis. In: Ashcraft KW (ed). *Pediatric Surgery*, 3rd edition, WB Saunders, London 2000: 406–24.

53. Kling K et al. A novel technique for correction of intestinal atresia at the ligament of Treitz. *J Pediatr Surg* 2000; 35(2): 353–5; discussion 356.

54. Honzumi M, Okuda A, Suzuki H. Duodenal motility after tapering duodenoplasty for high jejunal and multiple intestinal atresia. *Pediatr Surg Int* 1993; 8(2): 116–8.

55. Chaet MS, Warner BW, Sheldon CA. Management of multiple jejunoileal atresias with an intraluminal SILASTIC stent. *J Pediatr Surg* 1994; 29(12): 1604–6.

56. Bishop HC, Koop CE. Management of meconium ileus; resection, Roux-en-Y anastomosis and ileostomy irrigation with pancreatic enzymes. *Ann Surg* 1957; 145(3): 410–4.

57. Rehbein F, Halsband H. The double tube technique for the treatment of meconium ileus and small bowel atresia. *J Pediatr Surg* 1968; 3: 723.

58. Rosenman JE, Kosloske AM. A reappraisal of the Mikulicz enterostomy in infants and children. *Surgery* 1982; 91(1): 34–7.

59. Karpelowsky JS et al. Outcomes of human immu-nodeficiency virus-infected and -exposed children undergoing surgery—A prospective study. *J Pediatr Surg* 2009; 44(4): 681–7.

60. Warner BW, Ziegler MM. Management of the short bowel syndrome in the pediatric population. *Pediatr Clin North Am* 1993; 40(6): 1335–50.

61. McMellen ME et al. Growth factors: Possible roles for clinical management of the short bowel syn-drome. *Semin Pediatr Surg* 2010; 19(1): 35–43.

62. Collins JB et al. Short bowel syndrome. *Semin Pediatr Surg* 1995; 4(1): 60–72; discussion 72–3.

63. Goulet OJ et al., Neonatal short bowel syndrome. *J Pediatr* 1991; 119(1 Pt 1): 18–23.

64. Gupte GL et al. Current issues in the management of intestinal failure. *Arch Dis Child* 2006; 91(3): 259–64.

65. Smith GH, Glasson M. Intestinal atresia: Factors affecting survival. *Aust N Z J Surg* 1989; 59(2): 151–6.

66. Louw JH. Resection and end-to-end anastomosis in the management of atresia and stenosis of the small bowel. *Surgery* 1967; 62(5): 940–50.

67. Stollman TH et al. Decreased mortality but increased morbidity in neonates with jejunoileal atresia; a study of 114 cases over a 34-year period. *J Pediatr Surg* 2009; 44(1): 217–21.

68. Nusinovich Y, Revenis M, Torres C. Long-term outcomes for infants with intestinal atresia studied at Children's National Medical Center. *J Pediatr Gastroenterol Nutr* 2013; 57(3): 324–9.

69. Burjonrappa SC, Crete E, Bouchard S. Prognostic factors in jejuno-ileal atresia. *Pediatr Surg Int* 2009; 25(9): 795–8.

结肠和直肠闭锁

Tomas Wester

结肠闭锁

引言

Binninger 在 1673 年首先描述了结肠闭锁[1]。在 1922 年由 Gaub[2] 实施结肠造口术的乙状结肠闭锁的患儿成为第一例被报道的结肠闭锁的幸存者。而后 Potts[3] 在 1947 年成功地完成了 1 例一期新生儿横结肠闭锁吻合。

结肠闭锁是新生儿肠梗阻的罕见病因。结肠闭锁在活产儿中的发生率一直很难确定，但根据主要大型的小儿外科中心的诊治经验，其发生率大约为 1/20 000[4]。在英国西北部，据报道，每 6.6 万名活产婴儿中就有一人患有孤立性结肠闭锁[5]。其他有研究报道结肠闭锁占所有肠闭锁的 1.8%~10.5%[6-7]，从而估测其发病率为 1/（1 500~20 000）[1,8]。除了极为罕见的结肠狭窄，结肠闭锁分为三种不同类型[9-10]：①Ⅰ型闭锁，即膜状闭锁（图 59.1a）；②Ⅱ型闭锁，肠系膜有或无缺损，肠盲端由一根索带连接在一起（图 59.1b）；③Ⅲ型闭锁，肠盲端分离，肠系膜缺损（图 59.1c）。

此外，与多种胃肠道闭锁有关的一种遗传因素也已被发现，为非血管起源性[11-12]。Ⅲ型闭锁是最常见的脾曲近端闭锁，而Ⅰ型和Ⅱ型闭锁多见于脾曲远端[13-14]。据一篇文献综述报道，在所有病例中，Ⅲ型占 60.4%[15]。多数结肠闭锁病例报道显示闭锁在脾曲近端及远端的发生率大致相当[6-7,16-17]。

病因

结肠闭锁的发生可能与宫内血管供血不足有关。在闭锁远端肠管内发现胆汁、鳞状上皮及毛发支持胎儿在发育晚期的血管意外假说[9]。几种病理情况可能导致肠血供受损，如肠套叠、肠扭转、内疝、腹裂、血栓或栓塞。无菌性坏死肠管的局部吸收多发生在缺血坏死后。在动物实验中，小肠或结肠等不同部位肠管的血液供应被阻断后会导致各种类型的肠闭锁。这些实验证实了宫内血管闭塞对肠闭锁发生的病理作用[9,18-19]。

同卵双胞胎同时发生结肠闭锁在国际上早有报道[20]。Benawra 等[21] 报道了发生在一个家庭的近亲中 3 个结肠闭锁的案例。Fairbanks 等[22] 的研究表明，在小鼠模型中，尽管肠系膜血管发育正常，但缺乏成纤维细胞生长因子 10 或其受体成纤维细胞生长因子受体 2b 可导致结肠闭锁。这些结果提示遗传因素可能在结肠闭锁的发病机制中起作用。

临床表现

新生儿结肠闭锁的典型表现是低位肠梗阻。腹胀通常在出生时即出现，少部分在出生 24~48 小时后出现并不断进展。呕吐物中含胆汁，但这并不是闭锁的早期症状。结肠闭锁患儿一般无胎粪自行排出，在出生后 24 小时内未排出胎粪的新生儿应考虑行进一步的检查。结肠闭锁患儿可见腹部膨隆，常有轻微压痛，有时可见扩张的肠袢。

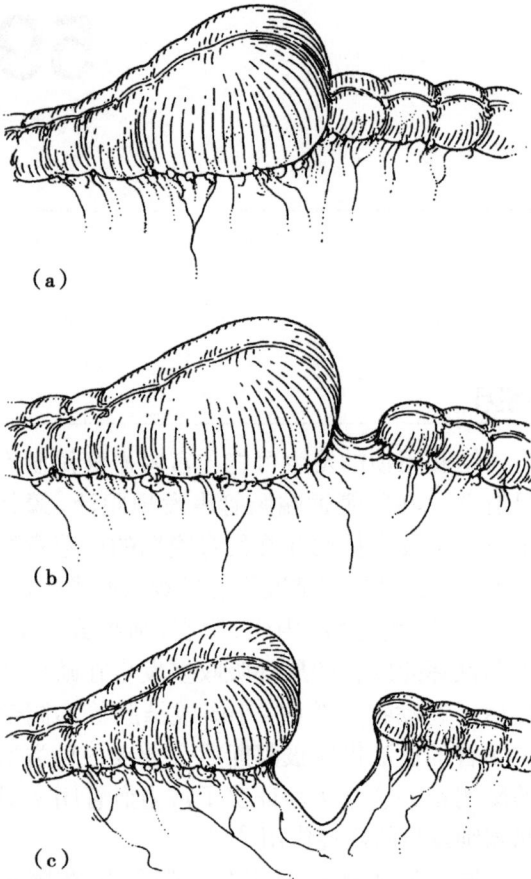

图 59.1 （a）Ⅰ型，肠壁外层连续，肠腔被覆盖着两层黏膜的隔膜所阻塞。（b）Ⅱ型，肠盲端由一条索带连接，肠系膜完整。（c）Ⅲ型，肠管盲端分离伴肠系膜缺损[Reprinted from Wester T. Colonic and rectal atresias. In Puri P(ed). *Newborn Surgery*, 3rd edn. London：Hodder Arnold, 2011：505-11, Figure 53.1. With permission]

　　结肠闭锁可合并腹壁缺陷，如腹裂、泄殖腔外翻，以及很罕见的脐膨出，这使得对患儿的处理更加复杂[4,14]。Boles 等[14] 发现他们的 11 名结肠闭锁患儿中有 4 人患有腹裂。在 Philippart[4] 报道的 36 例结肠闭锁患儿中，22例无相关异常，6 例有泄殖腔外翻，3 例有其他腹壁缺陷；36 例患儿中有 5 例空肠闭锁合并结肠闭锁。结肠闭锁很少与肛门闭锁同时发生[7]。肠旋转不良也是一种常见的相关畸形[15]。还有一种重要的相关畸形是希尔施普龙病（先天性巨结肠），在一些病例中也有报

道。虽然结肠闭锁在这些患儿出生时就会被诊断出来，但在诊断神经节细胞缺乏症时却有相当长的延迟。因此，建议对切除的闭锁肠管常规进行先天性巨结肠检查[23]。对于术后肠功能未能恢复正常的患儿，建议行直肠吸引活检[24]。一些学者建议对所有结肠闭锁患儿常规行直肠吸引活检[15,25]。结肠闭锁有时可合并骨骼异常，如并指、多指、桡骨缺如和内翻足[4]。此外，结肠闭锁也可合并眼球的异常，如眼球突出和视神经发育不全[13]。在 Davenport 等[5] 的病例报道中有 1 例伴有18 三体合并食管闭锁的患儿。染色体异常在结肠闭锁患儿中时有发生，这提示我们需要进行染色体分析，至少在那些有其他相关异常的患儿中是这样。

诊断

　　对结肠闭锁的产前诊断在全球范围内早有报道。然而，产前检测到的结肠扩张也可能是先天性巨结肠或肛门直肠畸形[26]。

　　X 线下典型表现为远端肠管梗阻伴有多个扩张的肠管，伴有气液平。在结肠闭锁患儿中，与近端结肠扩张相对应的右侧扩张结肠袢被认为是其特征性表现[5]（图 59.2a）。通过钡灌肠证实梗阻程度，可见远端结肠细小及结肠不完全充盈（图 59.2b）。气腹多提示有结肠穿孔，结肠闭锁合并穿孔在临床上并不少见，在大约 10% 的病例中有报道[4]。

治疗

术前管理

　　一旦怀疑肠梗阻，就应立即开始纠正液体和电解质失衡，同时通过鼻胃管进行胃肠减压，预防性使用抗生素。新生儿在全身麻醉和手术前应处于相对稳定状态。

术中操作

　　一般有两种治疗方案可供选择，一种是一期切除吻合术，另一种是结肠造口分期吻

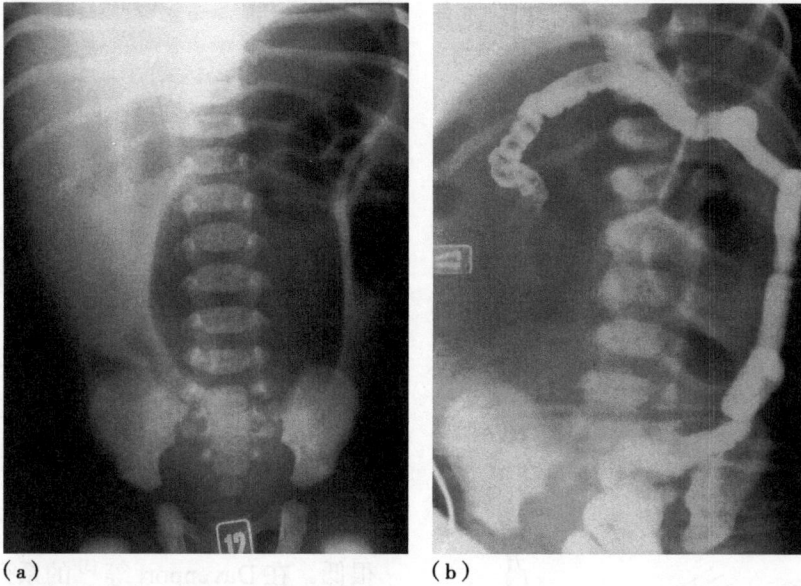

图 59.2 （a）平片显示闭锁近端明显扩张肠管。（b）钡灌肠可诊断结肠闭锁，造影显示细小结肠和结肠不完全充盈

合术。通常许多学者将闭锁部位在脾曲远端或近端作为结肠闭锁处理的标准。脾曲近端结肠闭锁一般采取一期切除吻合术，而远端闭锁则一般采取结肠造口术，较晚重建连续性肠道[4,7,13,17,27]。最近有文献提出，对于复杂的病例，如肠管活力下降、结肠穿孔和腹膜炎，以及合并腹壁缺损的患儿，应进行分期手术治疗。另一方面，在不复杂的病例中，病变肠管切除和一期吻合术被认为是各种类型结肠闭锁的首选方法[28]。目前没有证据表明后者会增加死亡率或并发症的发生率[5,29]，但由于闭锁近端和远端肠管直径的巨大差异，吻合术在操作上可能存在困难[30]。England 等[31] 根据观察得出，暂时性的造口并不会减少近端肠管的直径，因此还是建议对近端结肠闭锁的患儿行右半结肠部分切除和一期吻合术。

腹部切口选择右侧腹脐部上方一横指横切口，切口可根据需要扩大。用电刀切开腹壁的肌肉层，结扎并离断脐静脉。进腹后需对肠闭锁的部位和类型进行评估（图 59.3）。探查并排除其他部位的肠闭锁是非常重要的，必须检测远端结肠的通畅性，可以通过注

射盐水等方法来确定。对于患有Ⅰ型肠闭锁的患儿，可切除与闭锁部位相邻的肠管并进行一期吻合。对于Ⅱ型和Ⅲ型肠闭锁患儿，如果肠管长度足够，也应当切除过度扩张的近端肠管（图 59.4a），以及远端狭窄部分的肠管。在靠近肠管壁侧分离肠系膜血管，以保护邻近肠管的血供。沿着肠系膜对侧缘切开远端肠管可以获得直径相似的管腔（图 59.4b）。肠管

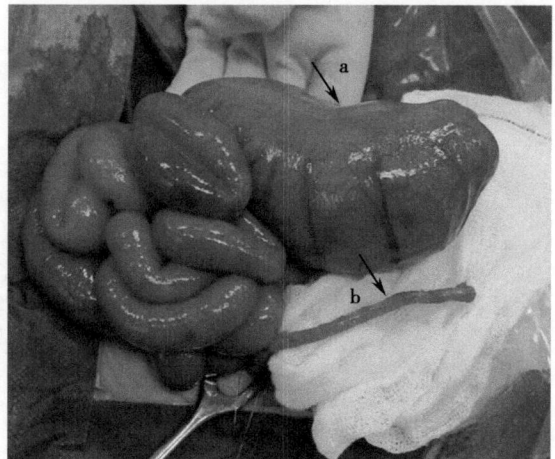

图 59.3　近端结肠显著扩张（箭 a），远端结肠非常细小（箭 b）

断端采用 5-0 可吸收缝线进行间断单层吻合（图 59.5）。最后用可吸收缝线逐层缝合切口。

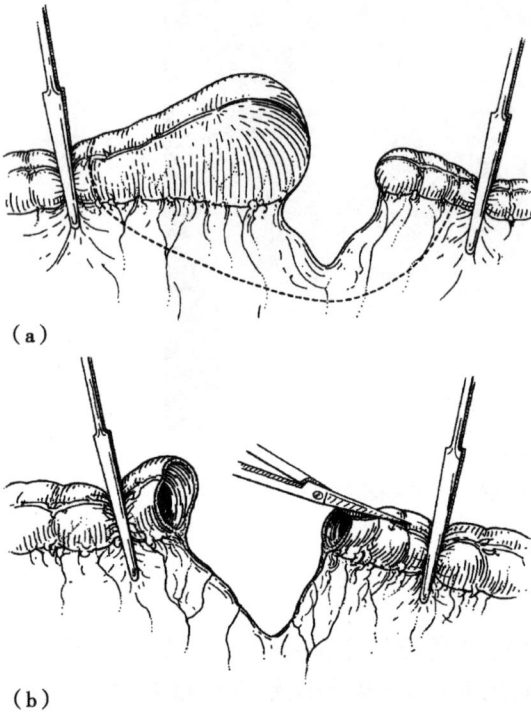

图 59.4　（a）切除闭锁近端扩张的结肠和闭锁远端血供较差的肠管。（b）远端结肠沿着肠系膜缘对侧切开，以匹配两段肠管的管腔直径[Reprinted from Wester T. Colonic and rectal atresias. In Puri P(ed). *Newborn Surgery*, 3rd edn. London：Hodder Arnold, 2011：505-11, Figure 53.3. With permission]

术后管理

术后第 1 天给予肠外营养。当患儿逐渐恢复，胃肠减压量减少时，可以开始逐渐肠内喂养。对于肠管一期吻合的患儿，术后通常需要几天时间患儿才开始排便。如果做了结肠造口，术后应指导患儿父母进行造口护理。通常在患儿 2~3 个月时行结肠造口回纳。

并发症和远期结果

许多因素都可使结肠闭锁患儿的结局改善，包括产后早期诊断，新生儿重症监护和麻醉技术水平的提高，以及更快速便捷的转运。目前结肠闭锁及其治疗过程中的病死率很低。在 Davenport 等 [5] 的系列报道中，接受手术的患儿中无一死亡，只有一名未接受手术的患儿死于相关的畸形。病死率在早期的案例中大约为 9% 到 33%，在许多情况下是由结肠闭锁相关的异常、诊断延误、营养不良、感染和治疗上的失误等因素造成的 [6-7,13-14,17]。最近 Etensel 等 [15] 通过回顾性文献分析，报道结肠闭锁患儿死亡率大约为 27%。Powell 和 Raffensperger[13] 报道了 19 例患儿的 15 例术后并发症。在接受结肠造口术并二期吻合的 11 例患儿中，有 3 例出现了结肠造口相关的问题，6 例术后出现了吻合口狭窄。Boles 等 [14]

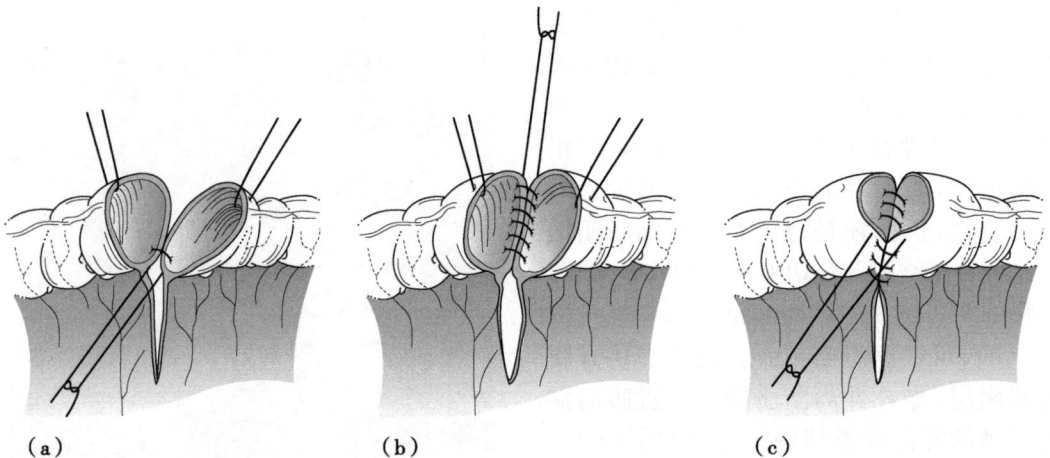

图 59.5　单层间断缝合肠管[Reprinted from Wester T. Colonic and rectal atresias. In Puri P(ed). *Newborn Surgery*, 3rd ed. London：Hodder Arnold, 2011：505-11, Figure 53.4. With permission]

的报道中提及 11 例患儿中的 4 例术后出现了明显的并发症。然而，遵循现代的新生儿手术原则可以显著降低术后并发症的发生率，在 Davenport 等[5] 的报道中，患儿术后无并发症。

直肠闭锁

引言

直肠闭锁是一种非常少见的疾病，据报道直肠闭锁仅占所有肛门直肠畸形的 0.3%~1.2%[32-34]。但有趣的是，印度南部的泰米尔纳德邦报告的发病率要高得多，高达 14%[35]。人们对这种高发病率的原因了解甚少。然而，近年来，泰米尔纳德邦的发病率有所下降，现在与世界其他地区的发病率相似。虽然有人提出直肠闭锁应归类为结肠闭锁[6]，但它通常被认为是肛门直肠畸形的一部分。直肠闭锁在 Ladd 和 Gross 肛门直肠畸形的分类中被归类为 Ⅳ 型异常[36]。在国际分类和 Wingspread 分类中，它也被划分为一个单独的异常类型[37-38]。Peña 的分类[39] 将直肠闭锁归为一个单独类型，而最近的 Krickenbeck 分类则将直肠闭锁 / 狭窄划分在罕见的或局部变异的肛门直肠畸形中[40]。直肠闭锁一般分为五种类型：1 型具有完整肠壁的直肠隔膜；2 型最常见，两段肠管盲端距离不超过 2cm；3 型两盲端距离较远；4 型为直肠狭窄；5 型即伴有尿瘘的直肠闭锁[41]（图 59.6）。

病因

Magnus[42] 描述了一名新生儿的尸检结果，该新生儿患有小肠和大肠的多处闭锁，其中就包括直肠闭锁。尸检发现患儿肛门内括约肌完整，肛管上皮正常发育，外括约肌正常。直肠闭锁盲端与肛管之间有一条纤维肌带。根据尸检结果，Magnus 认为直肠闭锁是血管功能不全所造成的，而非发育缺陷。据推测，这可能与宫内感染有关。据估计，病变发生在胚胎发育至 65~112mm 大小的阶段。

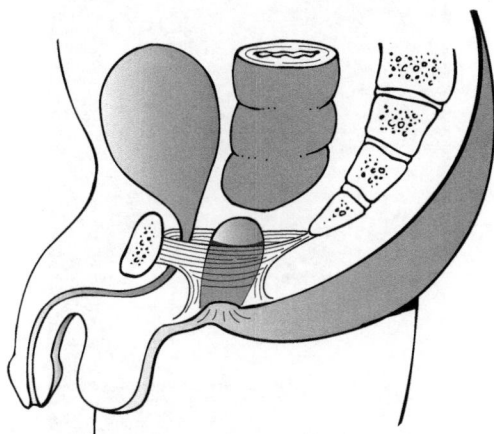

图 59.6　直肠闭锁[Reprinted from Wester T. Colonic and rectal atresias. In Puri P（ ed）. *Newborn Surgery*, 3rd ed. London：Hodder Arnold，2011：505-11, Figure 53.5. With permission]

而 Dorairajan[35] 提出病变累及的是直肠中动脉，而非其他研究者认为的直肠上动脉。

临床表现

新生儿直肠闭锁的典型表现为远端肠梗阻，包括腹胀和无法排出胎粪。患儿的会阴和肛管一般是正常的，因此诊断很容易延误。闭锁部位通常位于齿状线上方 1~3cm 处。与直肠闭锁相关的异常发生率极低[43]。在 Dorairajan[35] 的系列报道中，147 例病例中有 2% 发现了相关异常，而尿路均未发现明显异常。直肠闭锁患儿通常会阴和骶骨均正常。直肠闭锁多发生在肠道多处闭锁的患儿中[42]。Dorairajan[35] 的研究当中，两名直肠闭锁患儿合并有回肠闭锁，一名合并多发性小肠闭锁。直肠闭锁，尤其是直肠狭窄的患儿可伴有骶前肿块，建议他们像其他肛门直肠畸形患儿一样行 MRI 检查。

诊断

当进行肛门测温或结肠减压时，就会明确直肠闭锁诊断。结肠造口后，通过造口向直肠盲端和向肛管内打对比剂进行造影，可以清楚地显示异常的解剖结构（图 59.7）。

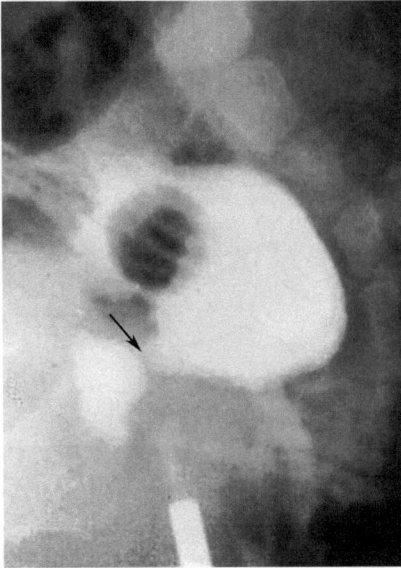

图 59.7　同时将对比剂注入直肠盲端（通过乙状结肠造口）和肛管内，可以清晰地显示出两个腔之间的距离。箭指示闭锁

治疗

过去，有几种不同的手术术式，如 Stephens 和 Smith[44] 以及 de Vries[45] 等提出用于治疗直肠闭锁的腹会阴和骶会阴拖出术。最近，其他的一些手术术式也相继发表。Gauderer 和 Izant[46] 使用结肠镜将一根细绳穿过闭锁膜并逐渐扩张了一名患儿闭锁的直肠肛管。Zia-ul-Miraj Ahmed 等 [47] 对 7 例直肠闭锁和直肠狭窄患儿做了 Duhamel 手术。Dorairajan[35] 为新生儿做了横结肠造口术，并在患儿大约 1 岁时做了经骶会阴结肠拖出术。如果直肠盲端位于耻尾线以上，则首选骶腹会阴入路或腹会阴入路。三期手术关闭结肠造口。Upadhyaya[41] 推荐经肛门直肠端端吻合，这种手术的优点是恢复了管腔的连续性而不损伤该区域的功能解剖。对于新生儿，一般建议先行乙状结肠造口术，在患儿大约 3 个月时再施行如上手术。用 Hegar 扩张器从结肠造口向远端推进，直到将直肠盲袋推入肛管。打开肛管的末端，边缘组织用缝线牵引开，然后打开直肠盲袋，将肛管边缘与直肠盲

袋管径修剪至相近后行端端吻合 [48]。最近报道了一种类似的手术术式，即经肛门黏膜切除术，它是用内镜代替 Hegar 扩张器 [49]。与用于先天性巨结肠类似的手术操作，最近也被建议用于直肠闭锁的治疗 [50-51]。Nguyen 和 Pham[52] 采用了腹腔镜和经肛门联合术。

Pena 和 DeVries[53] 认为，后矢状入路直肠肛门成形术是修复直肠闭锁和狭窄的有效方法。建议新生儿先行结肠造口术，后期行直肠肛门成形术 [39]。一般采取皮肤后正中切口，在中线处完全分离肛提肌及肌群以暴露出肠管。直肠盲端通常与肛管分开，并有几毫米的纤维组织。游离直肠，最后在没有张力的情况下进行肛肠端端吻合。近来报道了一种保留前齿状线的手术 [54]，通过重建肌肉结构，闭合切口，术后 2 周开始每日扩肛。如果吻合口的直径合适，则在术后 3 个月左右关闭结肠造口 [53]。此外，还报道了一例同时患有骶尾部畸胎瘤的直肠闭锁胎儿进行了宫内直肠闭锁修复术 [55]。

并发症和远期结果

在直肠闭锁的患儿中，肛管、骶骨和括约肌的功能几乎是正常的。因此，就功能而言，预后是良好的。虽然报告的病例数量非常有限，但通过后矢状入路治疗直肠闭锁或狭窄患儿的效果非常好。Peña[39] 报道的系列病例中的 5 例患儿可以完全自主控制排便并且无污粪。然而，这 5 名患儿中有 2 人有便秘。最近的研究发现同组内的 17 例患儿中，3 岁以上的全部 12 例患儿均可自主排便，且两次排便之间没有污粪；17 例患儿中有 5 例（29%）有便秘，需要促排便。据该报道，有三名患儿术后出现了并发症：一例直肠阴道瘘和两例骶前脓肿 [54]。用其他方法治疗直肠闭锁或狭窄，术后也经常发生便秘 [47]。Upadhyaya[48] 报告了两例用他的方法治疗的患儿，术后恢复了健康，大便也正常。Dorairajan[35] 对 60 名接受了骶会阴拖出术并行结肠造口回纳术的 37 名患儿进行了随访，20% 的患者预后良

好，而 65% 的患者偶尔在晚上污粪，15% 的患者在白天也出现污粪。这个报道最终得出的并发症发生率大约是 35%。

结论和未来方向

结肠和直肠闭锁都非常少见。从有限的结肠和直肠闭锁患儿的成年结局数据来看，远期结果似乎比较好。对于结肠闭锁，手术方法主要是一期吻合或结肠造口延期吻合。而对于直肠闭锁，目前已经提出了几种术式，但几乎没有证据表明哪一种术式更好。在多中心研究中，也很难获得足够大的样本量来比较这些方法。

（马东 译 秦琪 审校）

参考文献

1. Evans CW. Atresias of the gastrointestinal tract. *Int Abstr Surg* 1951; 92: 1–8.
2. Gaub OC. Congenital stenosis and atresia of the intestinal tract above the rectum, with a report of an operated case of atresia of the sigmoid in an infant. *Trans Am Surg Assoc* 1922; 40: 582–670.
3. Potts WJ. Congenital atresia of intestine and colon. *Surg Gynecol Obstet* 1947; 85: 14–9.
4. Philippart AI. Atresia, stenosis, and other obstructions of the colon. In: Welch KJ, Randolph JG, Ravitch MM, O'Neill JA, Rowe MI (eds). *Pediatric Surgery*, 4th edn. Chicago: Year Book Medical Publishers, 1986: 984–8.
5. Davenport M, Bianchi A, Doig CM, Gough DCS. Colonic atresia: Current results of treatment. *J R Coll Surg Edinb* 1990; 35: 25–8.
6. Freeman NV. Congenital atresia and stenosis of the colon. *Br J Surg* 1966; 53: 595–9.
7. Benson CD, Lotfi MW, Brough AJ. Congenital atresia and stenosis of the colon. *J Pediatr Surg* 1968; 3: 253–7.
8. Webb CH, Wangensteen OH. Congenital intestinal atresia. *Am J Dis Child* 1931; 41: 262–84.
9. Louw JH. Investigations into the etiology of congenital atresia of the colon. *Dis Colon Rectum* 1964; 7: 471–8.
10. Bland Sutton JD. Imperforate ileum. *Am J Med Sci* 1889; 98: 457.
11. Guttman FM, Braun P, Garance PH. Multiple atresias and a new syndrome of hereditary multiple atresias involving the gastrointestinal tract from the stomach to rectum. *J Pediatr Surg* 1973; 8: 633–4.
12. Puri P, Fujimoto T. New observations on the pathogenesis of multiple intestinal atresias. *J Pediatr Surg* 1988; 23: 221–5.
13. Powell RW, Raffensperger JG. Congenital colonic atresia. *J Pediatr Surg* 1982; 17: 166–70.
14. Boles ET, Vassy LE, Ralston M. Atresia of the colon. *J Pediatr Surg* 1976; 11: 69–75.
15. Etensel B, Temir G, Karkiner A et al. Atresia of the colon. *J Pediatr Surg* 2005; 40: 1258–68.
16. Peck DA, Lynn HB, Harris LE. Congenital atresia and stenosis of the colon. *Arch Surg* 1963; 87: 86–97.
17. Coran AG, Eraklis AJ. Atresia of the colon. *Surgery* 1969; 65: 828–31.
18. Barnard CN, Louw JH. The genesis of intestinal atresia. *Minn Med* 1956; 39: 745–8.
19. Louw JH, Barnard CN. Congenital intestinal atresia: Observations in its origin. *Lancet* 1955; 2: 1065–7.
20. Kim S, Yedlin S, Idowu O. Colonic atresia in monozygotic twins. *Am J Med Genet* 2000; 91: 204–6.
21. Benawra R, Puppala BL, Mangurten HH et al. Familial occurrence of congenital colonic atresia. *J Pediatr* 1981; 99: 435–6.
22. Fairbanks TJ, Kanard RC, Del Moral PM et al. Colonic atresia without mesenteric vascular occlusion. The role of the fibroblast growth factor 10 signalling pathway. *J Pediatr Surg* 2005; 40: 390–6.
23. Akgur FM, Olguner M, Hakguder G et al. Colonic atresia associated with Hirschsprung's disease: It is not a diagnostic challenge. *Eur J Pediatr Surg* 1998; 8: 378–9.
24. Kim PCW, Superina RA, Ein S. Colonic atresia combined with Hirschsprung's disease: A diagnostic and therapeutic challenge. *J Pediatr Surg* 1995; 30: 1216–7.
25. Lauwers P, Moens E, Wustenberghs K et al. Association of colonic atresia and Hirschsprung's disease in the newborn: Report of a new case and review of the literature. *Pediatr Surg Int* 2006; 22: 277–81.
26. Anderson N, Malpas T, Robertson R. Prenatal diagnosis of colon atresia. *Pediatr Radiol* 1993; 23: 63–4.
27. Defore WW, Garcia-Rinaldi R, Mattox KL, Harberg FJ. Surgical management of colon atresia. *Surg Gynecol Obstet* 1976; 143: 767–9.
28. Arca MJ, Oldham KT. Atresia, stenosis, and other obstructions of the colon. In: Coran AG, Adzick NS, Krummel TM, Laberge J-M, Shamberger RC, Caldamone AA (eds). *Pediatric Surgery*. Philadelphia: Elsevier Saunders, 2012: 1247–53.
29. Dassinger M, Jackson R, Smith S. Management of colonic atresia with primary resection and anastomosis. *Pediatr Surg Int* 2009; 25: 579–82.
30. Watts AC, Sabharwal AJ, MacKinlay GA et al. Congenital colonic atresia: Should primary anastomosis always be the goal? *Pediatr Surg Int* 2000; 19: 14–7.
31. England RJ, Scammel S, Murthi GV. Proximal colonic atresia: Is right hemicolectomy inevitable? *Pediatr Surg* 2011; 27: 1059–62.
32. Santulli TV, Schullinger JN, Kiesewetter WB, Bill AH. Imperforate anus: A survey from the members of the surgical section of the American Academy of Pediatrics. *J Pediatr Surg* 1971; 6: 484–7.
33. Endo M, Hayashi A, Ishihara M et al. Analysis of

1992 patients with anorectal malformations over the past two decades in Japan. *J Pediatr Surg* 1999; 34: 435–41.

34. Peña A. Posterior sagittal anorectoplasty: Results in the management of 332 cases of anorectal malformations. *Pediatr Surg Int* 1988; 3: 94–104.

35. Dorairajan T. Anorectal atresia. In: Stephens FD, Smith ED, Paul NW (eds). *Anorectal Malformations in Children*. New York: Liss, 1988: 105–10.

36. Gross RE. *The Surgery of Infancy and Childhood*. Philadelphia: W B Saunders Company, 1953: 348–68.

37. Stephens FD, Smith ED. *Anorectal Malformations in Children*. Chicago: Year Book Medical Publishers, 1971.

38. Stephens FD, Smith ED. Classification, identification, and assessment of surgical treatment of anorectal anomalies. *Pediatr Surg Int* 1986; 1: 200–5.

39. Peña A. Anorectal malformations. *Semin Pediatr Surg* 1995; 4: 35–47.

40. Holschneider A, Hutson J, Pena A et al. Preliminary report on the International conference for the development of standards for the treatment of anorectal malformations. *J Pediatr Surg* 2005; 40: 1521–6.

41. Upadhyaya P. Rectal atresia. In: Puri P (ed). *Newborn Surgery*. Oxford: Butterworth-Heinemann, 1996: 395–8.

42. Magnus RV. Rectal atresia as distinguished from rectal agenesis. *J Pediatr Surg* 1968; 3: 593–8.

43. Peña A. Anorectal anomalies. In: Puri P (ed). *Newborn Surgery*. Oxford: Butterworth-Heinemann, 1996: 379–94.

44. Stephens FD, Smith ED. Individual deformities in the male. In: *Anorectal Malformations in Children*. Chicago: Year Book Medical Publishers, 1971: 33–80.

45. de Vries PA, Dorairajan T, Guttman FM et al. Operative management of high and intermediate anomalies in males. In: Stephens FD, Smith ED, Paul NW (eds). *Anorectal Malformations in Children*:

Update. New York: Liss, 1988: 317–401.

46. Gauderer MWL, Izant RJ. String placement and progressive dilatations in the management of high membranous rectal atresia. *J Pediatr Surg* 1984; 19: 600–2.

47. Zia-ul-Miraj Ahmed M, Brereton RJ, Huskinsson L. Rectal atresia and stenosis. *J Pediatr Surg* 1995; 30: 1546–50.

48. Upadhyaya P. Rectal atresia: Transanal, end-to-end, rectorectal anastomosis: A simplified, rational approach to management. *J Pediatr Surg* 1990; 25: 535–7.

49. Stenström P, Cementson Kockum C, Arnbjörnsson E. Rectal atresia-operative management with endoscopy and transanal approach: A case report. *Minim Invasive Surg* 2011; 2011: 792402. doi:10.1155/2011/792402. EPub 2011 Apr 21.

50. Luo C-C, Ming Y-C, Chu S-M et al. Individualized management of upper rectal atresia. *J Pediatr Surg* 2009; 44: 2406–9.

51. Hamzaoui M, Ghribi A, Makni W et al. Rectal and sigmoid atresia: Transanal approach. *J Pediatr Surg* 2012; 47: E41–4.

52. Nguyen TL, Pham DH. Laparoscopic and transanal approach for rectal atresia: A novel alternative. *J Pediatr Surg* 2007; 42: E25–7.

53. Peña A, DeVries PA. Posterior sagittal anorectoplasty: Important technical considerations and new applications. *J Pediatr Surg* 1982; 17: 796–811.

54. Hamrick M, Eradi B, Bischoff A et al. Rectal atresia and stenosis: Unique anorectal malformations. *J Pediatr Surg* 2012; 47: 1280–4.

55. Chiba T, Albanese CT, Jennings RW et al. In utero repair of rectal atresia after complete resection of a sacrococcygeal teratoma. *Fetal Diagn Ther* 2000; 15: 187–90.

胎粪性肠梗阻

Guido Ciprandi　Massimo Rivosecchi

定义

胎粪性肠梗阻是一种早期表现为囊性纤维化(cystic fibrosis,CF)的疾病,其病因是肠源性黏液异常黏稠。患儿排泄受阻的胎粪积聚在回肠中部引起管腔阻塞,导致肠管进行性扩张,最终导致不同程度的并发症,包括肠扭转,肠闭锁,肠坏疽和坏死,肠穿孔,胎粪性腹膜炎,并可进一步发展为中肠假性囊肿。按照这种观点,婴儿期的胎粪性疾病不能简单地分为胎粪栓塞综合征、胎粪性肠梗阻和胎粪性腹膜炎三类,也不能单独对每种情况进行治疗。

历史资料

1905 年,Landsteiner[1] 首次报道了与胎粪性梗阻和严重胰腺病理变化相关的肠梗阻,该报道随后被 Kornblith 和 Otani[2] 以及 Fanconi 等[3] 证实,他们成功地把慢性肺病和胰腺功能不全联系起来。1936 年,Fanconi 等将这种复杂而致命的新生儿疾病描述为"胰腺囊性纤维化"。在 20 世纪中叶,Bodian[4] 凭经验认为肠黏液异常黏稠,与水含量低有关,这为现代术中盐水冲洗治疗奠定了基础,从而避免了不适当的小肠切除。近些年来,Mikulicz,Gross,Bishop 和 Koop,Santulli 等提出了不同的手术方法,包括远端或近端肠造口术[5]。最近,Noblett[6] 和 Shaw[7] 报道了通过各种溶液以及生理盐水,1% 的 N- 乙酰半胱氨酸,高渗性泛影葡胺灌肠液,表面活性剂和 DNA 酶进行灌肠来缓解肠梗阻的研究。经过采用多种手术和医疗技术,患儿的 1 年生存率从 10% 提高到 90%,接受手术的新生儿手术死亡率大幅降低到 15%~23%[8]。

发病率

胎粪性肠梗阻占新生儿肠梗阻的 9%~33%(意大利每年新增 300 例),是继小肠闭锁和肠旋转不良后新生儿小肠梗阻的第三大常见原因[9]。

该病在以白人为主的国家中更为常见,这些国家中 CF 的发生率较高,发生率为 1/(1 200~2 700)。相反,该病在一些亚洲和非洲人中发病很少。尽管在其他正常患儿中很少发生胎粪性肠梗阻,但大多数受此病影响的儿童均患有 CF。CF 中胎粪性肠梗阻的平均发生率至少为 18%,性别之间没有差异。当这种关联并存时,这些儿童中有 12% 出现胎粪性肠梗阻的症状[10]。与此相反,胎粪栓塞综合征在早产儿中比较常见,其特征是结肠阻塞,并且很少与 CF 相关[11]。大约一半的胎粪性肠梗阻新生儿伴有其他原因导致的复杂肠梗阻,通常需要手术治疗。相比之下,只有 6%~10% 的简单类型的胎粪性肠梗阻患儿在使用水溶性灌肠剂的非手术治疗中失败后需要临时转为手术治疗[12-13]。

发病机制

胎粪性肠梗阻本质上是 CF 的一种表现。

CF 是白种人人群中最常见的致死性常染色体隐性遗传病，其特征是氯离子在上皮表面的运输异常。患儿双亲不受影响，但都为携带异常基因的杂合子。由于异常的外分泌腺活动，肠、胰腺、肺、汗腺、肝脏和唾液腺都受到影响。这些器官会在不同的生命阶段受到不同的影响，首先是胰腺，因为分泌物的进行性滞留和腺泡细胞的萎缩开始于胎儿时期；与此相反，肺在出生时是正常的，而远端气道黏液堵塞将导致青春期进行性肺功能不全。CF 在早产儿胎粪性肠梗阻中较为罕见，这提示了胎粪性肠梗阻可能发生在胎儿期的最后阶段。

虽然反复发作的肺部感染和肺功能不全是发病和死亡的主要原因，但胃肠道体征和症状通常先于肺部出现，可作为婴幼儿的诊断依据。CF 的胃肠道表现主要是由于空腔脏器和实性脏器导管内异常黏稠的分泌物。因此，患儿在出生时可能出现胎粪栓塞综合征或胎粪性肠梗阻。对这种异常胎粪进行生化研究显示，胎粪中碳水化合物含量较低，蛋白质含量较多，其中主要是黏蛋白和白蛋白含量较多，这些指标在多年前已被用作筛查试验。最近发现，胎粪性肠梗阻是因肠分泌异常而出现的，而与汗液电解质缺陷（钠和氯的含量高）没有那么密切的关系。事实上，CF 上皮对氯离子的不通透性与肠梗阻的严重程度无关，而胰腺病变起了次要作用。以前汗液测试是用于诊断的主要实验室测试，但在 20 世纪 90 年代以后，则主要用遗传分析来诊断和估测预后。

从遗传学的角度来看，囊性纤维化跨膜转导调节因子（cystic fibrosis transmembrane conductance regulator，CFTR）是 CF 中的缺陷基因位点，它于 1989 年首次被证实。

CFTR 基因通常位于从胃到结肠的上皮细胞的顶膜中：7 号染色体上 CFTR 的突变是 CF 的致病位点。最常见的突变是 ΔF-508，在患病的新生儿中可以检测到，并且也可以在其家族成员（特定基因的可能携带者）中进行鉴定。

CFTR 基因编码一个 1 480 个氨基酸的蛋白质，该蛋白质起氯离子通道的作用，由环腺苷酸（cyclic adenylic acid，cAMP）调节。CF 的临床表现在很大程度上取决于在小肠壁上液体和氯离子分泌减少的程度，相邻肠上皮细胞间的细胞间隙通透性的增加，以及肠上皮细胞上黏液的覆盖。同时，刷状缘酶活性是正常的，并且对葡萄糖和丙氨酸的转运活性有所增强。因此，胎粪性肠梗阻患儿肠道内主要内容物与正常情况不同，高位小肠内酸性较低，黏液和蛋白增多，导致了回肠及结肠梗阻。在生长过程中，小肠黏膜不能发挥最大功能。对 CF 胃肠道表型的更好理解可能有助于改善这些首次就诊的新生儿患者的整体健康状况。近年来，被称为 ATB（0）的 Na⁺ 依赖的氨基酸转运蛋白，经研究被发现定位于 19q13.3 区域，但未发现与囊性纤维化性胎粪性肠梗阻有关；在人类和动物模型（例如小鼠）中，其他遗传因子和染色体的精准定位对确定 CF 的肠道表型可能有帮助。但这项工作非常困难，目前在 CFTR 基因中已经发现了 1 000 多种突变，而这些突变的基因型对表型的最终影响仍然未知。此外，在 CF 患儿的兄弟姐妹中观察到了不一致表型，这表明除了 CFTR 以外，还有其他基因可能也参与调节 CF 表型 [14-16]。

组织病理学

在胎粪性肠梗阻中，若将回肠分为近端、中端和远端，则三段肠管内会有不同的表现。在近端肠管中，外观接近正常，在中部逐渐扩张。在近端回肠，内容物呈半液体状，但尚未黏稠。而在回肠的中段可见显著的肠管扩张：小肠内含有浓厚、深绿色和油灰状的胎粪，牢固地黏附在肠壁上。肠梗阻引起的肠壁增生是肠壁充血和肥大的原因。回肠远端充满了称为"兔丸"的粪石，典型的"兔丸"呈灰色串珠状。小肠的这种病变导致远端狭窄空瘪的结肠从未被使用过，这种结肠被称为细小结肠 [17]。

当胎粪性肠梗阻较复杂时，可出现更严重的情况，如肠壁穿孔及继发性胎粪性腹膜炎伴钙化。回肠穿孔的自发愈合可导致受累部分肠管的吸收，最后可能导致肠道闭锁。当肠蠕动剧烈时，充满致密胎粪的回肠发生扭曲，可能导致大量肠管的肠扭转，并有很高的穿孔风险。而当肠穿孔范围很大时，对漏出胎粪的强烈反应可能会产生巨大的胎粪假性囊肿。由此可见，细菌性腹膜炎是胎粪性肠梗阻出生后穿孔的严重并发症之一。

临床症状

羊水过多是产前胎粪性肠梗阻最常见的特征。超声显示胎儿高回声性肠管的存在，伴有肠扩张和／或腹水，提示肠梗阻可能。近25% 的患者有明显的 CF 家族史。胎粪性肠梗阻在早产儿中并不常见（5%~12%），相关的先天性异常也很少见 [18]。

胎粪性肠梗阻主要的症状为腹胀（96%）、胆汁性呕吐（50%）、胎粪排出延迟（36%）。从临床角度来看，需要识别出两种不同的情况：一种是简单的、无需手术的类型，另一种是复杂的、严重的类型，后者病死率至少占所有病例的 25%。在第一种类型（58%）中，出生后48 小时内可看到回肠远端梗阻的体征和症状，包括广泛性腹胀，明显的肠道扩张及肠型，胆汁性呕吐，无大便排出，狭窄的肛门及直肠，并且可见黏稠橡胶状灰色胎粪粘在肛门壁上。在第二种类型（42%）中，新生儿可表现为外科急腹症，必须在出生后 24 小时内进行处理，此时尚未形成严重的低血容量性休克或脓毒症。复杂性胎粪性肠梗阻的胎儿在出生后出现肠梗阻和穿孔的风险明显增加 [19]。

在这种严重类型中，进行性腹胀可能最终导致呼吸窘迫。如果发生了穿孔、气腹和脓毒症，则大多预后不良。阴道或阴囊中出现胎粪表明有胎儿肠穿孔，但这种表现较少出现。有时起病直接与胎粪性腹膜炎有关，可能形成巨大的胎粪性假性囊肿。当形成胎粪性假性囊肿时，腹部皮肤水肿明显，透亮度增加，并可伴有明显的右下腹肿块。

目前，无论临床表现如何，总生存率至少为 95%[20]。

产前超声和放射学检查

胎粪通常在妊娠第 20 周充满小肠，所以在此之前发现的胎粪性肠梗阻病例很少。产前超声检查使人们对肠梗阻的产前诊断有了信心，可以借此进行产前咨询和计划妊娠。超声上胎儿肠管有高回声性，伴有肠扩张和／或腹水，提示肠梗阻可能。肠袢的回声增强是肠内物质（高密度和干性胎粪）密度增加所致。然而，很难确定这种特征是由腔内还是腔外因素引起的，其他不同的情况可能会出现相似的超声表现，比如产前感染、肿瘤或三体综合征。此外，这些结果也可能代表短暂的正常变异。根据子宫内最终的超声表现，可以分为三种类型：Ⅰ型（大量的胎粪性腹水），Ⅱ型（巨大假性囊肿）和Ⅲ型（钙化和／或小的假性囊肿）。该分类对于复杂性胎粪性肠梗阻的围产期管理可能有用 [21]。

胎粪性腹膜炎的囊性或假性囊性类型可能具有潜在的快速致死可能，而胎儿贫血和羊水过多提示预后不良。严重的积液和胎儿窘迫可能随时发生，这提示囊肿持续渗漏或破裂，并有新的胎粪溢出到腹部。

产后影像学检查并不能提供比产前影像学更多的信息，并且不能因没有腹腔游离气体而影响手术治疗的判断。对于肠穿孔的患儿，生后第一天应紧急手术腹腔引流和肠造口，这可防止细菌进一步定植并改善预后 [18,22]。

当胎粪性肠梗阻演变为肠扭转时，超声可表现为增大的高回声肠袢，无明显的肠蠕动。羊水过多是胎粪性肠梗阻最常见的产前诊断特征。当然，如果发现父母是 CF 突变的携带者，超声的表现与胎粪性肠梗阻之间的相关性就可以确定了。

腹部平片显示肠袢扩张充气。有时可见

气液平（约占三分之一），类似于回肠闭锁。肠梗阻的确切位置就是图像明显变化的位置。图像上可发现在中腹部或右髂窝位置的细小颗粒状肥皂泡（Singleton 征）或毛玻璃状外观（Neuhauser 征），这是由于浓密的胎粪与空气混合，是回肠末端典型的影像学表现。不过在胎粪栓塞综合征、先天性巨结肠或小肠闭锁的新生儿中也会观察到这种影像学表现。高密度的胎粪可能会产生各种表现，这取决于肠梗阻的长度或位置，但也与肠袢的充盈程度（完全或部分充盈）有关。当出现复杂性胎粪性肠梗阻时，胎儿的肠穿孔导致胎粪性腹膜炎，腹部 X 线片可能会显示出钙化。当肠扭转导致严重缺血性损伤后，肠管完成重塑时可继发肠闭锁（单发或双发），影像上可以看到双泡征或气液平。如果肠穿孔发生在胎儿早期，X 线片上所见的圆形钙化灶可提示胎粪性假性囊肿的存在。结肠一般都是细小结肠（胎儿型结肠），因为胎粪在胎儿期从未充满过结肠。因此，肠管长度是正常的，但是肠管直径很小，仅有少量的粪便（浓稠和干燥的胎粪）会通过。

水溶性灌肠剂可用于诊断和治疗。等渗剂有助于排空胎粪，并且不会损失大量的液体和电解质。

诊断标准及鉴别诊断

排汗试验可对采集到的汗液样本（通常来自前臂）中钠和氯进行定量测定。应用胆碱能药物后，施加 3~6 分钟温和的电刺激可促进汗液产生（毛果芸香根离子导入技术）。如果收集到的至少 100mg 汗液中这两个离子的浓度高于 60mmol/L 即可诊断异常。然而在新生儿早期，获取足量的汗液进行准确分析是非常困难的，必须采集 2~3 次才能获得足够的量。在临界情况下，测量结果对于诊断 CF 而言意义不大，需要进一步检测。另一个问题是新生儿正常情况下钠和氯的含量比成人高。在这些情况下，必须等待至少 1 个月的时间才

能获得其他的检查结果。最近，针对 ΔF-508 突变和其他常见等位基因的 DNA 探针分析测试可进行精确诊断，仅极少数 CF 的患者漏诊。此方法可检测患病的儿童以及杂合子携带者。

新生儿远端肠梗阻的其他疾病可能表现为相似的临床症状，包括小肠闭锁、先天性巨结肠、胎粪栓塞综合征和新生儿小左结肠综合征。特别是当肠内容物为液体并且在扩张的肠管中可观察到气液平时，首先应怀疑是先天性巨结肠。

其他情况也可能类似于外科梗阻，例如与早产相关的肠蠕动功能延迟（所谓的功能性不成熟）和脓毒症导致的麻痹性肠梗阻。如果发现有肠扭转但没有肠旋转不良或新生儿内疝，患儿可进行排汗试验以排除 CF。胎粪性肠梗阻可以作为一个独立的疾病存在，但其与 CF 无关的情况很少见。这些患儿占总数的 6%~12%，病程通常为良性且无并发症[23]。

治疗与外科手术

治疗的第一步包括胃肠减压，预防性使用头孢菌素和氨基糖苷类抗生素，纠正水电解质紊乱和体温过低。

对于单纯的胎粪性肠梗阻，可选择水溶性高渗或等渗液灌肠造影，这不会造成任何黏膜损伤。最近在小鼠模型上试验的各种灌肠溶液的研究表明，与全氟溴烷，Tween-80，GoLytely，DNase，N- 乙酰半胱氨酸和 Viokase 相比，表面活性剂和泛影葡胺对便秘的缓解最为有效，不会导致肠黏膜损伤，并且在体外黏度显著降低[24]。

灌肠应当在透视下进行，并应逐渐增加管腔内压力，避免结肠意外破裂。防止对比剂泄漏的正确操作方法是夹紧患儿的臀部，并使导管不要移位。如果对比剂不能进入扩张的小肠袢中，则可以确定存在继发性肠闭锁，此时有很高的穿孔风险，必须停止灌肠操作。在接下来的 48 小时，接受此灌肠操作

的新生儿中有 50% 无需其他任何治疗，必要时可以第二次灌肠，完全排空回肠内的胎粪。口服乙酰半胱氨酸也是有用的，有助于缓解肠梗阻。在 3 小时、6 小时、12 小时、24 小时和 48 小时各拍一次 X 线片，以评估疾病进展和可能的并发症。在这些措施之后，如果梗阻缓解，可以逐渐开始尝试喂食。要注意低血容量性休克和早期穿孔的发生，但适当和细致的操作可以避免这些并发症。

当药物治疗失败时，尽管没有复杂的胎粪性肠梗阻，也必须进行手术。可以选择开腹进行肠管减压，肠切除或回肠造口。在非复杂性胎粪性肠梗阻中，应尽可能缩小手术的创伤，手术的目的是得到一个没有污染物（例如团块，黏稠的胎粪，有时是小钙化灶）的腹腔。在这种情况下，最佳的手术方案是切开较少的肠管，并通过光滑导管反复进行温盐水冲洗。在手术中，可以切开扩张肥厚的回肠，手动将胎粪从切口挤出，用导尿管小心地双向清理小肠和大肠。在灌洗肠管的同时，外科医师需要检查肠管的扩张程度、肠系膜血供、被覆盖的穿孔、坏疽肠管和单一或多发的肠闭锁的存在。结肠也需要同时检查，寻找可能的穿孔或微穿孔。T 形管回肠造口术是一种十分有效且安全的治疗方法，90%的患儿术后不需要接受其他额外的手术。T形管应在术后 8 周内取出 [25-26]。

最后，仍有争议的点为是否肠切除肠吻合。一些作者强调了发生吻合口瘘的风险。必须强调，只有在没有任何感染或脓毒症的情况下才可以进行肠切除并吻合。通常，进行肠切除的目的是迅速恢复正常的肠蠕动。肠切除术一般仅限于巨大扩张段或存在局部感染风险的肠管。事实上，一期肠切除肠吻合已被证明与肠造口一样有效和安全，并可缩短住院时间 [20]。而在复杂性胎粪性肠梗阻中，一期切除吻合术仍具有某些优势，例如住院时间短，不必进行造口回纳术 [27-28]。

回肠造口术有不同的手术方式。最简单的一种是双管回肠造口术（Mikulicz），两个回肠造口是并排的。这种方法快捷，且避免了腹腔内的吻合。然而，新生儿可能会通过回肠造口丢失大量的液体和电解质。目前，已有越来越多的手术方法。端侧肠吻合及远端拖出造口术（Bishop-Koop 术）被称为"远端烟囱样肠造口术"。近端烟囱样肠造口术为 Santulli 术，为端侧肠吻合及近端拖出造口术。无论采用何种治疗方法，复杂性胎粪性肠梗阻或有造口的手术均显著增加住院时间和再次开腹手术率 [29]。为了方便静脉营养和用药，可用中心静脉导管替代外周静脉置管。

术后 7~12 天通过端端吻合术关闭肠造口。

在少数情况下，预计肠道功能的恢复会延迟，需要同时进行胃造口术。

一般来说，干预时间越短，切除肠管范围越小，蠕动恢复越早，术后并发症就越少，术后护理越简单，越安全。

术后并发症包括肺部感染，其发生率至少为 8%~10%。吻合口瘘的发生有多种原因：技术上的失误、局部血液供应不足，以及远端存在未发现的梗阻。肠蠕动的延迟恢复是另一个常见的并发症，是胎儿时期肠壁的异常拉伸所致。在这种情况下必须使用中心静脉导管及全肠外营养支持。

预后

胎粪性肠梗阻是 CF 较严重表型的早期表现，这是因为与年龄和性别相匹配、没有胎粪性肠梗阻的儿童相比，有胎粪性肠梗阻病史的儿童的肺功能明显降低 [30]。复杂性胎粪性肠梗阻更容易导致远期并发症，尤其是小肠梗阻和盲袢综合征。非复杂性胎粪性肠梗阻通过非手术治疗的新生儿，基本没有远期并发症；在新生儿期只接受简单小手术治疗（例如肠管切开术和冲洗）的患儿，可能出现轻微而短暂的并发症。

在过去的二十年中，由于新生儿重症监护、手术操作和药物治疗水平的提高，胎粪性肠梗阻新生儿的生存率有所提高，但事实表明，延迟就诊和治疗会导致明显的并发症发生率[31]。一般而言，使用现代的治疗方案可实现 90% 的总体新生儿生存率，而且几乎所有的死亡都发生在青少年期。有少数儿童因肝脏和 / 或脓毒性并发症而死亡。死亡的主要原因是葡萄球菌或铜绿假单胞菌脓毒症，原发性或继发性间质性肺气肿或吸入性肺炎。在 Fuchs[8] 报道和分析的大量病例中，只有一名患儿死于胎粪性肠梗阻。最近不同的研究表明，与早期发现并有症状的 CF 患儿相比，对胎粪性肠梗阻患儿进行足够的早期营养治疗和管理，可进一步实现较好的营养状况和肺部康复[32]。总之，尽管胎粪性肠梗阻通常与较长的住院和外科手术时间以及高危感染和脓毒症相关联，但早期诊断出 CF 并不会影响这些患儿肺部的远期预后[33]。

（马东 译　秦琪 审校）

参考文献

1. Landsteiner K. Darmverschluss durch eingedictes Meconium Pankreatitis. *Zentralbl Allg Pathol* 1905; 16: 903–9.
2. Kornblith BA, Otani S. Meconium ileus with congenital stenosis of the main pancreatic duct. *Am J Pathol* 1929; 5: 249–55.
3. Fanconi G, Uehlinger E, Knauer C. Das coeliakiesyndrom bei angeborener zystischer pancreasfibromatose und bronchiektasien. *Wien Med Wochenschr* 1936; 28: 753–66.
4. Bodian M. *Fibrocystic Disease of the Pancreas*. New York: Grune & Stratton, 1953.
5. Santulli TV. Meconium ileus. In: Holder TM, Ashcraft KW (eds). *Pediatric Surgery*. WB Saunders Co, Philadelphia; London; Toronto, 1980: 211–9.
6. Noblett HR. Treated of uncomplicated meconium ileus by gastrografin enema: A preliminary report. *J Pediatr Surg* 1969; 4: 190–7.
7. Shaw A. Safety of N-acetylcysteine in treatment of meconium obstruction of the newborn. *J Pediatr Surg* 1969; 4: 119–27.
8. Fuchs JR, Langer JC. Long-term outcome after neonatal meconium obstruction. *Pediatrics* 1998; 101: 4–7.
9. Kalayoglu M, Sieber WK, Rodman JB. Meconium ileus: A critical review of treatment and eventual prognosis. *J Pediatr Surg* 1971; 6: 290–300.
10. Rosenstein BJ, Langbaum TS. Incidence of meconium abnormalities in newborn infants with cystic fibrosis. *Am J Dis Child* 1980; 134: 72–83.
11. Olsen MM, Luck SR, Lloyd-Still J, Raffensperger JG. The spectrum of meconium disease in infancy. *J Pediatr Surg* 1982; 17: 479–81.
12. Caniano DA, Beaver BL. Meconium ileus: A fifteen-year experience with forty-two neonates. *Surgery* 1987; 102: 699–703.
13. Rescorla FJ, Grosfeld JL. Contemporary management of meconium ileus. *World J Surg* 1993; 17: 318–25.
14. Eggermont E. Gastrointestinal manifestations in cystic fibrosis. *Eur J Gastroenterol Hepatol* 1996; 8: 731–8.
15. Larriba S, Sumoy L, Ramos MD, Gimenez J, Estivill X, Casals T, Nunes V. ATB(0)/SLC1A5 gene. Fine localisation and exclusion of association with the intestinal phenotype of cystic fibrosis. *Eur J Hum Genet* 2001; 9: 860–6.
16. Salvatore F, Scudiero O, Castaldo G. Genotype–phenotype correlation in cystic fibrosis: The role of modifier genes. *Am J Med Genet* 2002; 111: 88–95.
17. Murshed R, Spitz L, Kiely E, Drake D. Meconium ileus: A ten-year review of thirty-six patients. *Eur J Pediatr Surg* 1997; 7: 275–7.
18. Irish MS, Ragi JM, Karamanoukian HL, Borowitz DS, Schmidt D, Glick PL. Prenatal diagnosis of the fetus with cystic fibrosis and meconium ileus. *Pediatr Surg Int* 1997; 12: 434–6.
19. Dirkes K, Crombleholme TM, Craigo SD, Latchaw LA, Jacir NN, Harris BH, D'Alton ME. The natural history of meconium peritonitis diagnosed in utero. *J Pediatr Surg* 1995; 30: 979–82.
20. Musqhtaq I, Wright VM, Drake DP, Mearns MB, Wood CB. Meconium ileus secondary to cystic fibrosis. The East London experience. *Pediatr Surg Int* 1998; 13: 365–9.
21. Kamata S, Nose K, Ishikawa S, Usui N, Sawai T, Kitayama Y, Okada A. Meconium peritonitis in utero. *Pediatr Surg Int* 2000; 16(5–6): 377–9.
22. Pelizzo G, Dell'oste C, Maso G, D'Ottavio G. Prenatal detection of the cystic form of meconium peritonitis: No issues for delayed postnatal surgery. *Pediatr Surg Int* September 2008; 24(9): 1061.
23. Kerem E, Corey M, Kerem B, Durie P, Tsui L, Levison H. Clinical and genetic comparisons of patients with cystic fibrosis, with or without meconium ileus. *J Pediatr* 1989; 114: 767–73.
24. Burke MS, Ragi JM, Karamanoukian HL, Kotter M, Brisseau GF, Borowitz DS, Ryan ME, Irish MS, Glick PL. New strategies in nonoperative management of meconium ileus. *J Pediatr Surg* 2002; 37: 760–4.
25. Steiner Z, Mogilner J, Siplovich L, Eldar S. T-tubes in the management of meconium ileus. *Pediatr Surg Int* 1997; 12: 140–1.
26. Mak GZ, Harberg FJ, Hiatt P, Deaton A, Calhoon R, Brandt ML. T-tube ileostomy for meconium ileus: Four decades of experience. *J Pediatr Surg* 2000; 35: 349–52.
27. Jawaheer J, Khalil B, Plummer T, Bianchi A, Morecroft J, Rakoczy G, Bruce J, Bowen J, Morabito A. Primary resection and anastomosis for

complicated meconium ileus: A safe procedure? *Pediatr Surg Int* 2007; 23: 1091–3.

28. Jawaheer J, Khalil B, Plummer T, Bianchi A, Rakoczy G, Bowen J, Morabito A. Primary resection and anastomosis for complicated meconium ileus: A safe procedure? *Pediatr Surg Int* 2000; 16(5–6): 377–9.

29. Farrelly PJ, Charlesworth C, Lee S, Southern KW, Baillie CT. Gastrointestinal surgery in cystic fibrosis: A 20-year review. *J Pediatr Surg* February 2014; 49(2): 280–3.

30. Evans AK, Fitzgerald DA, McKay KO. The impact of meconium ileus on the clinical course of children with cystic fibrosis. *Eur Respir J* 2001; 18: 784–9.

31. Munck A, Alberti C, Colombo C, Kashirska ya N, Ellemunter H, Fotoulaki M, Houwen R, Robberecht E, Boizeau P, Wilschanski M; CF/Pancreas ESPGHAN Working Group and DIOS Study Group. International prospective study of distal intestinal obstruction syndrome in cystic fibrosis: Associated factors and outcome. *J Cyst Fibros* 2016 February; 1569–963.

32. Munck A, Gèrardin M, Alberti C, Ajzenman C, Leburgeois M, Aigrain Y, Navarro J. Clinical outcome of cystic fibrosis presenting with or without meconium ileus: A matched cohort study. *J Pediatr Surg* 2006; 41: 1556–60.

33. Kappler M, Feilcke M, Schroter C, Kraxner A, Griese M. Long-term pulmonary outcome after meconium ileus in cystic fibrosis. *Pediatr Pulmonol* 2009; 44(12): 1201–6.

胎粪性腹膜炎

Jose L. Peiró   Jose Boix-Ochoa

引言

胎粪性腹膜炎（meconium peritonitis，MP）是胎儿在宫内期间，胎粪通过一个或多个肠穿孔溢入腹腔内引起的无菌性腹膜炎。无菌性的胎粪外渗至胎儿腹腔内引起强烈的化学和异物反应，并伴有特征性钙化。通常，肠穿孔在胎儿出生之前就会愈合。出生后发生的胃肠道穿孔，即使肠道内仍含有胎粪，也不应列入"胎粪性腹膜炎"综合征中，它们是完全不同的两类临床问题[1]。

1761年，Morgagni 在 De Sedibus et Causis Morborum 中首次报道了MP。Simpson[2]在1838年报道了25例病例。1943年 Agerty[3] 报道了首例成功的手术。目前MP的发病率约为1/30 000[4]。截至2015年的世界文献综述显示，共报告了1 934例MP，其中1 167例存活（表61.1）。文献对大宗病例的收集方便当前的分析[5-6]。

表61.1   世界文献报道的1 934例MP中的病死率

年份	总数	生存例数	病死率/%
1952年前	100	8	92.0
1952—1962	102	19	81.4
1963—1968	145	51	64.8
1969—1988	752	375	50.1
1989—1995	210	150	28.6
1996—2004	374	343	8.3
2004—2015	253	221	12.6
总计	1 936	1 167	39.7

在过去的20年中，产前诊断和产后重症监护水平的持续发展已使该病的病死率降低到10%以下[7-8]，近来其病死率已降至6.6%。

目前笔者的经验是基于67例接受手术治疗的单纯MP病例。所有这些患儿在剖腹手术中均表现出经典的MP表现，并且具有以下组织学证据：①胎粪包绕（图61.1）或对异物的反应；②可见穿孔或肠愈合的显微证据。

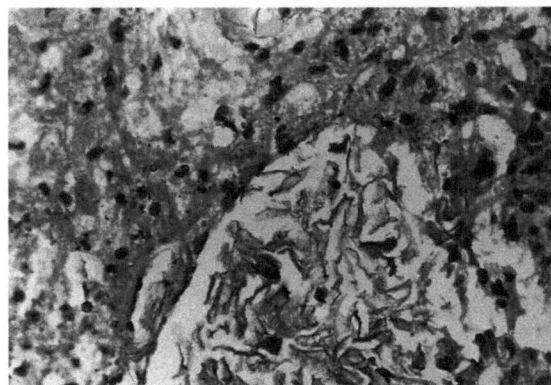

图61.1   肉芽肿组织中有与胎粪小体相关的异物巨细胞

病因

宫内肠穿孔可由多种原因引起。MP患儿可分为伴或不伴肠梗阻两类。在MP不伴有梗阻的情况下，无法明确解释肠穿孔的原因。学者们提出了各种假说，如肌层节段性缺失、黏膜肌层缺失[9]、血管闭塞[10]、胎儿在围产期的缺氧[11]，但这些假设都没有得到证实。在目前对大鼠的研究中，已经清楚地证明所有这些理论都是MP的结果，而不是主要的病因[12]。根据我们的经验，肠闭锁、肠扭转和胎粪性肠梗阻占 94% 的病因（表 61.2）。其他原因包括先天性巨结肠、胎粪栓塞综合征、先天性索带、内疝、梅克尔憩室、直肠穿孔。以前有报道称 MP 患儿囊性纤维化的发生率在 8%~40%[13]。

表 61.2 相关的先天性畸形和手术结果

先天性畸形	总数	生存例数	病死率/%
肠闭锁	38	34	10.5
肠扭转	12	7	41.6
胎粪性肠梗阻	11	7	36.3
其他	8	8	0

然而，在某些情况下，尽管有病理变化，却不能找到其病因。系列医学报告和围产期报告显示，这些患儿中有 80% 伴有新生儿缺氧和呼吸窘迫。

实验室研究证实了缺氧对动物内脏血液分布的影响[14]。如果这些发现与学者们的研究相一致，类似于超早产儿中发生的孤立的局灶性肠穿孔那样，可以假定缺氧时婴儿的肠内血流量减少。同时对缺血非常敏感的黏膜产生的黏蛋白会减少，并发生退行性改变。蛋白水解酶在这时可以攻击通常由黏蛋白保护的肠壁。最后的结果是黏膜完整性被破坏，随后发生穿孔。在回盲部和脾曲血管分布较少，因此更容易发生肠管局部缺血和穿孔，笔者发现的 60% 的特发性病变都发生在此处。

病理

在一些学者对大鼠的实验研究[12]中证明，胎粪会引起腹膜反应，病灶被迅速包裹。随后可见异物肉芽肿和钙化。这种反应可能是局部的，也可能是全身的。壁腹膜失去了光泽，肠袢与纤维组织紧密粘连，解剖困难。钙化或胎粪包绕，穿孔难以识别。当肠穿孔没有愈合，取而代之的是纤维化反应时，其结果是形成囊肿，其壁由纤维蛋白、胎粪和肠袢

紧密结合而成。这样的囊肿可能占据腹部的三分之二（图 61.2）。已证实胎粪可以通过血液或淋巴途径（通过大脑或肺）扩散[15]。

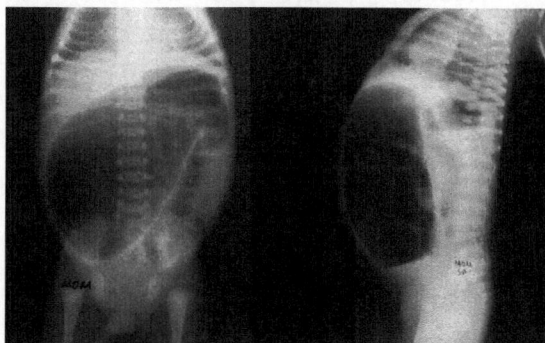

图 61.2 巨大的胎粪性囊肿的典型 X 线片。继发于回肠闭锁的产前回肠穿孔

Lorimer 和 Ellis[16] 描述了 MP 的三种主要类型，包括纤维粘连型、弥漫性腹膜炎型和囊肿型。另外两种被描述的类型是愈合型 MP 和微穿孔型 MP。

纤维粘连型是由胎粪中消化酶引起严重化学性腹膜炎，而产生强烈成纤维细胞反应的结果。这种类型会因粘连而发生肠梗阻，穿孔部位通常是封闭的。当穿孔部位未有效封闭时，则会形成假性囊肿，由固定的肠袢构成[17]。这种情况会阻碍穿孔与其他脏器的连通。钙化灶一般排列在囊壁上。假性囊肿的形成代表了机体为限制穿孔而尝试腹腔内愈合的过程。

弥漫性腹膜炎型通常发生在围产期[18-19]。钙化的胎粪散布在整个腹腔内，肠袢通过纤维索带粘连。根据笔者的经验，这是最常见的类型（占所有病例的 74%）。

以腹股沟或阴囊肿块为表现的 MP 的愈合形式，在临床和病理上具有特殊的意义。这些患儿通常没有相关的近期临床病史，大多数患儿在出生时可表现为单侧鞘膜积液。阴囊和腹部的影像学检查通常能显示阴囊和腹膜钙化[20-22]。这是 MP 的特征性表现[20,23]。在某些情况下，腹膜钙化是唯一的症状，在临床上可以确诊的病例中，一般不需要手术干预，并

且在大多数情况下钙化结节会自发消退[23-24]。病理标本在镜下可见浆膜纤维化、肌层解离、钙化灶以及肉芽肿性病变及异物巨细胞。

Tibboel 等[25]描述了另一种类型——微穿孔型 MP，该类型没有临床或治疗意义。在大多数病例中是在其他疾病行开腹手术时偶然发现的（图 61.3）。患有微穿孔型 MP 的患儿大多表现为肠闭锁，笔者认为这种闭锁应视为穿孔部位的瘢痕，这种穿孔发生在胎儿发育的相对早期。对脏腹膜和壁腹膜进行仔细的显微镜检查会发现胆色素和 / 或鳞状细胞残留，这些胎粪成分的存在证明已发生了穿孔。胎粪颗粒周围胶原蛋白、钙沉积和巨细胞的存在，提示胎粪已经在腹膜腔内存在相当长时间。其病因应该是胎儿发育早期的肠穿孔，导致血管病变而引起肠闭锁。有时，穿孔可以完全恢复，不会导致任何明显的组织不良变化。这种病理变化的唯一残留是作为偶然发现的微穿孔型 MP，没有临床意义。

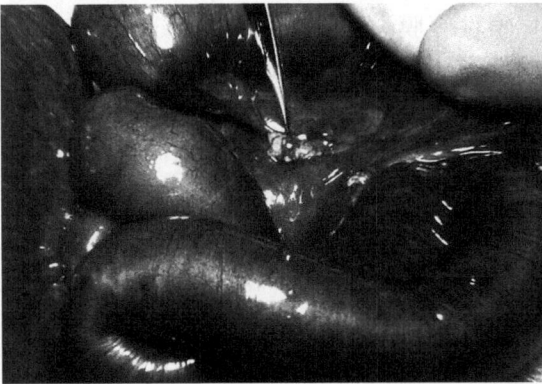

图 61.3 肠闭锁术中发现钙化灶，并没有相应的 MP 临床表现，术中证实为 MP

白介素 -6 和白介素 -8 在与 MP 相关的炎症反应综合征中起重要作用，而囊液引流不能完全抑制炎症反应。白介素的浓度在患儿血浆、囊肿或腹水中均有升高[26]。

症状和诊断

MP 的出生后诊断基于肠梗阻的临床表现和放射及超声检查结果，通常表现为以下一项或多项：钙化灶、气腹、囊肿形成或腹水。临床症状可表现为任何类型的肠梗阻。典型的 MP 婴儿出生时会腹胀，或在出生后不久就发展为腹胀，并伴有胆汁性呕吐和胎粪无法排出。偶尔，严重腹胀可导致难产或呼吸窘迫。有时会出现隐睾，其原因是胎儿腹部病理变化阻止了睾丸的生理下降。典型的病理表现是阴囊水肿或鞘膜积液，伴有睾丸滞留和阴囊内钙化。X 线和超声检查[27]显示肠梗阻征象，可见到腹水，以及胎粪引起的腹部毛玻璃样外观，很少会出现气腹，因为粘连可防止肠内气体逸出。

腹腔内钙化是特征性的[28-29]，在腹部平片上容易见到（图 61.4）。这些钙化的起源可能是脂肪类化合物对钙盐沉淀的催化作用。证明这一点的证据是，在低血清钙水平的实验室动物研究中无法重现钙化灶。Faripo[30]在用光学显微镜观察分析了 7 例病例后，认为钙化的发病机制是角蛋白碎片反应。然而角蛋白不是唯一的来源，因为有缺乏角蛋白的肉芽肿存在。在这些肉芽肿中存在一些类似于痛风石的物质，这可能是胎粪中存在尿酸而引起的炎症。因此，早期钙化现象的出现使得在超声检查中很容易发现[31-37]胎儿孤

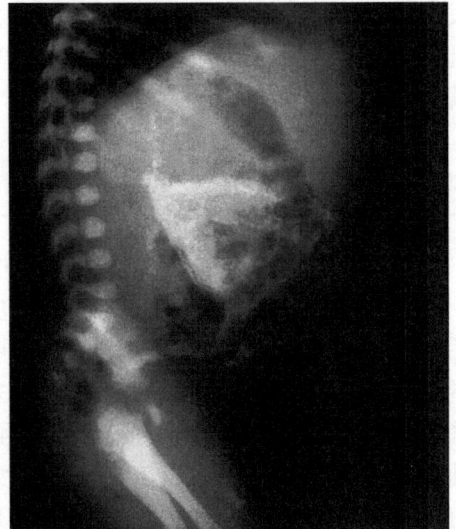

图 61.4 MP 病例的病理性特征性腹腔内钙化

立的腹腔内钙化[34]、胎儿腹水[35]或胎粪性假性囊肿[36]。由于相关的病理在术后即刻会产生影响，因此其诊断至关重要[38]。Finkel 和 Slovis 指出，尽管囊性纤维化比其他类型的 MP 更少见，但腹腔内钙化的存在并不能排除囊性纤维化的诊断，反而有利于诊断[39]。通过筛查最常见的基因突变和汗液氯化物检测，以及先天性感染筛查，包括单纯疱疹病毒、巨细胞病毒、细小病毒 B19 和弓形体，均可以检测出囊性纤维化[40]。

新生儿出现阴囊肿胀伴或不伴由鞘突特征性钙化引起的阴囊变色的病例，已被越来越多地报道[21,23]。MP 可能导致多种生殖器表现，包括腹股沟和阴囊或阴唇积液，含有胎粪或钙化、硬瘤样的阴囊肿块[41]。

早期诊断是这些新生儿预后的决定性因素，因为胎粪细菌在出生后就开始定植。笔者对 134 名正常新生儿进行的一项研究显示，胎粪细菌培养在出生 12 小时的阳性率为 24%，在出生 72 小时的阳性率为 86%[12]。另一方面，笔者进行的实验室研究已经证明了"胎粪传播因子"的存在，它会使脓毒症加快、加剧。因此，早期诊断至关重要。在报道的 67 例病例中，出生后 36 小时内手术的患儿死亡率是 24 小时内手术的患儿的 3 倍（表 61.3）。据 Tibboel 和 Molenaar[6] 报道，生后 48 小时内手术的患儿死亡率为 91%。

表 61.3　与预后相关的手术时间

时间 /h	总数	生存例数	死亡率 /%
<24（出生后）	25	23	8
24~36	31	26	16.1
36~48	6	4	33.3
>48	5	1	80
总计	67	54	19.4

胎儿期诊断的 MP 自然病史与新生儿期明显不同，因为有些病例在妊娠随访期间会逐渐自然恢复。超声多表现为羊水过多、胎儿腹水、腹腔内钙化和肠祥扩张[42]。

近年来，有报道[7]称磁共振成像对 MP 的产前诊断准确性高于超声（57.1% vs. 42%），然而超声检查仍是最为广泛使用的检查。

Zangheri 等[8] 根据相关的超声检查结果的数量，提出了一种产前分类方法，按照严重程度将其分为四个等级：0 级，孤立的腹腔内钙化；1 级，腹腔内钙化、腹水、假性囊肿或肠扩张；2 级，有两个相关表现；3 级，拥有所有超声特征。得分大于 1 的患者极有可能需要进行紧急的新生儿手术，因此在出生前就应被转移至可以进行新生儿手术的三级医疗中心。

最初的产前超声检查发现的 0 级病例可在妊娠期间消失，并可以在妊娠 40 周时分娩而没有任何并发症。

对于有可疑宫内 MP 和病理超声表现的胎儿，建议在胎龄中位数为 35 周时选择剖宫产[43]，以阻止疾病的发展，并尽早给患儿做手术。近年来，随着产前诊断水平的提高，早期筛查发现 MP 与新生儿预后不良无关，选择性终止妊娠也是不必要的[44]。对一些伴有其他严重相关疾病的 MP 病例，家长可以决定终止妊娠。

在 Dirkes 等[13] 报道中，产前诊断为 MP 的胎儿中只有 22% 出现了需要手术治疗的并发症，总体病死率为 11%。

胎粪性睾丸鞘膜炎是一种罕见的疾病，由胎儿 MP 引起，随后胎粪溢入阴囊。这种情况可以在胎儿时期通过超声诊断，但通常是在出生后第一年因为偶然发现的阴囊肿块而诊断[45]。手术切除阴囊肿块通常可以证实胎粪性睾丸鞘膜炎的组织学诊断。也可以选择保守治疗[46]。

治疗

在产前诊断或怀疑 MP 后，目前尚无确定的产前治疗方法。有单独的报道称，向胎儿腹腔内注射尿胰蛋白酶抑制剂可减少胎粪诱发的化学性腹膜炎并避免产后手术[47]。

在产前诊断 MP 后，胎儿穿刺术可有助于降低腹内压，改善肠系膜血管供应，并清除炎症性物质[48-49]。产前诊断可以帮助预测分娩时需要的措施，并为最终可能立即需要进行的穿刺术和心肺复苏做好准备[50]。在产前超声检查中，大多数伴有腹内钙化的胎儿都不需要手术。若相关的超声检查结果提示肠管扩张或怀疑肠扭转[51]，则建议胎儿在三级新生儿手术中心分娩[52]。

新生儿 MP 的手术指征为明显的肠梗阻或穿孔。无肠梗阻或气腹的 MP 诊断不构成手术指征。钙化、胎粪性腹水伴鞘膜积液、疝囊内发现钙化胎粪的患儿不需要手术，但应观察并禁食 48 小时。在没有临床症状的情况下，可以谨慎地开始肠内喂养。使用广谱抗生素是必要的。

术前准备

应遵守为新生儿准备手术的所有条件，例如监测生命体征和控制温度以及维持较高的手术室温度。使用静脉置管进行静脉补液。提前进行血交叉配型，并预防性使用抗生素。

术中操作

根据过去二十年对生存率为 92.8% 的 67 例患儿的治疗经验，目前采取以下方案：

①如果可见肠穿孔，请勿尝试修补。应行肠管切除和肠端端吻合。

②如果是局限性或广泛性腹膜炎，应尝试松解粘连以发现穿孔或缓解明显的梗阻。由于纤维性腹膜炎在 8~14 天后可自行消失，因此仅在必要时才应尝试剥离粘连。这在我们已经进行二期手术的患儿以及动物实验研究中得到证实。

③根据 Louw 的观点[53]，一旦确定了病因（肠闭锁，肠狭窄或胎粪性肠梗阻），当患儿的一般状况以及肠管口径的差异允许，必须尝试肠端端吻合。除不稳定的超低出生体重儿外，几乎所有的 MP 患儿都可以进行一期

吻合术[54]。Rehbein[9] 的分期手术（先行造瘘，二期开腹并吻合肠管）仅在患儿病情严重、腹膜炎危及吻合口或是两段肠管口径差异悬殊的情况下使用。如果新生儿的一般情况允许行二期手术，则在两周后进行吻合。在两次手术的间隔内，肠内营养和全肠外营养对于维持新生儿的最佳状态以及用近端肠管内容物刺激远端肠管是必不可少的。两期手术具有一系列的优点：

- 快速解决手术问题
- 使外科医师可以应对腹膜炎，因为腹膜炎会在一期手术中危及吻合口
- 通过肠外营养和抗生素治疗，可以增加能量储备来恢复患儿的一般状态
- 向远端灌注肠内营养，可以不断产生刺激，为肠粘连的消失、肠管口径正常化以及恢复肠黏膜的吸收功能提供了时间
- 使神经内分泌系统成熟

目前的研究显示，与一期手术相比，二期手术的死亡率更低（22% vs. 7.2%）。

④考虑到公开发表的成功病例很少[16,54]，当面对胎粪性囊肿时，目前的医师们总是选择非常谨慎地剥除囊肿，并行分期手术[55]。

另一种选择是超声引导下穿刺抽吸囊肿，然后行开腹手术。引流手术的同时给予胃肠减压，使用广谱抗生素和肠外营养的支持治疗。Tanaka 等[56] 报道了两例局部麻醉下超声引导经皮穿刺引流的囊性 MP 病例。他们发现这种方法对胃肠道减压和预防细菌感染是安全有效的。他们建议在出生后立即行囊肿引流术，然后根据患儿的一般情况进行择期手术。在第二次手术中，患儿的一般情况更稳定，肠管粘连更少，肠袢的识别也更容易，出血量减少。

总而言之，只要对一期吻合术成功率存在怀疑，就可以通过二期手术来实现低并发症率。

随着产前诊断，早期诊断，手术技术以及术后治疗水平的提高，MP 患儿目前的生存率接近 100%[57]。

并发症

术后并发症以粘连性肠梗阻最为常见。在笔者治疗的 79 例患儿中，有 8 例发展为粘连性肠梗阻，有 5 例发生吻合口瘘，2 例为回肠造口残端坏死，1 例为肠皮肤瘘。其中 14 例死亡，7 例可直接归因于囊性纤维化患者的肺部并发症，其余 7 例均死于脓毒症。此外，也有报道称那些死于术中肝出血的新生儿，大多是超低出生体重的婴儿[58]。在这种情况下，需要极为精细的手术操作以降低死亡率和并发症发生率。

（马东 译　秦琪 审校）

参考文献

1. Cerise EJ, Whitehead W. Meconium peritonitis. *Am Surg* 1969; 35: 389.
2. Simpson JY. Peritonitis in the fetus in utero. *Edinb Med Surg J* 1838; 15: 390.
3. Agerty HA. A case of perforation of the ileum in newborn infant with operation and recovery. *J Pediatr* 1943; 22: 233.
4. Nam SH, Kim SC, Kim DY et al. Experience with meconium peritonitis. *J Pediatr Surg* 2007; 42: 1822–5.
5. Boix-Ochoa J. Meconium peritonitis. *J Pediatr Surg* 1968; 3: 715–22.
6. Tibboel D, Molenaar JC. Meconium peritonitis. A retrospective, prognostic analysis of 69 patients. *Z Kinderchir* 1984; 39: 25–8.
7. Chan KL, Tang MH, Tse HY, Tang RY, Tam PK. Meconium peritonitis: Prenatal diagnosis, postnatal management and outcome. *Prenat Diagn* 2005; 25: 676–82.
8. Zangheri G, Andreani M, Ciriello E, Urban G, Incerti M, Vergani P. Fetal intra-abdominal calcifications from meconium peritonitis: Sonographic predictors of postnatal surgery. *Prenat Diagn* 2007; 27: 960–3.
9. Rickham PP. Peritonitis of the neonatal period. *Arch Dis Child* 1955; 30: 23.
10. Vilhena-Moraes R, Cappellano G, Mattosinho Franca LC et al. Peritonite meconial. *Rev Paul Med* 1964; 65: 231.
11. Lloyd JR. The etiology of gastrointestinal perforations in the newborn. *J Pediatr Surg* 1969; 3: 77.
12. Boix-Ochoa J. Patologia quirurgica del meconio. *Med Esp* 1982; 81: 30–51.
13. Dirkes K, Crombleholme TM, Craigo SD et al. The natural history of meconium peritonitis diagnosed in utero. *J Pediatr Surg* 1995; 30: 979–82.
14. Johanssen K. Regional distribution of circulating blood during submersion asphyxia in the duck. *Acta Physiol Scand* 1964; 62: 1–3.
15. Patton WL, Lutz AM, Willmann JK et al. Systemic spread of meconium peritonitis. *Pediatr Radiol* 1998; 28: 714–6.
16. Lorimer WS, Ellis DG. Meconium peritonitis. *Surgery* 1966; 60: 470–5.
17. Kolawole TM, Bankole MA, Olurin EO, Familusi JB. Meconium peritonitis presenting as giant cysts in neonates. *Br J Radiol* 1973; 46: 964–7.
18. Fonkalstrud EW, Ellis DG, Clatworthy HW Jr. Neonatal peritonitis. *J Pediatr Surg* 1966; 1: 227–39.
19. Gugliantini P, Caione P, Rivosecchi M, Fariello G. Intestinal perforation in newborn following intrauterine meconium peritonitis. *Pediatr Radiol* 1979; 8: 113–5.
20. Cook PL. Calcified meconium in the newborn. *Clin Radiol* 1978; 29: 541–6.
21. Gunn LC, Ghionzoli OG, Gardner HG. Healed meconium peritonitis presenting as a reducible scrotal mass. *J Pediatr* 1978; 92: 847.
22. Heydenrych JJ, Marcus PB. Meconium granulomas of the tunica vaginalis. *J Urol* 1976; 115: 596–8.
23. Berdon WE, Baker DH, Becker J, De Sanctis P. Scrotal masses in healed meconium peritonitis. *N Engl J Med* 1967; 277: 585–7.
24. Heetderks DR Jr, Verbrugge GP. Healed meconium peritonitis presenting as a scrotal mass in an infant. *J Pediatr Surg* 1969; 4: 363–5.
25. Tibboel D, Gaillard JL, Molenaar JC. The 'microscopic' type of meconium peritonitis. *Z Kinderchir* 1981; 34: 9–16.
26. Kanamori Y, Terawaki K, Takayasu H et al. Interleukin 6 and interleukin 8 play important roles in systemic inflammatory response syndrome of meconium peritonitis. *Surg Today* 2012 May; 42(5): 431–4.
27. Graziani M, Bergami GL, Fasanelli S. Fibroadhesive meconium peritonitis: Ultrasonographic features. *J Pediatr Gastroenterol Nutr* 1994; 18: 241–3.
28. Smith B, Clatworthy HW. Meconium peritonitis: Prognostic significance. *Pediatrics* 1961; 27: 967.
29. Miller JP, Smith SD, Newman B, Sukarochana K. Neonatal abdominal calcification: Is it always meconium peritonitis? *J Pediatr Surg* 1988; 23: 555–6.
30. Faripor F. Origin of calcification in healed meconium peritonitis. *Med Hypoth* 1984; 14: 51–6.
31. Brugman SM, Bjelland JJ, Thomasson JE, Anderson SF, Giles HR. Sonographic findings with radiologic correlation in meconium peritonitis. *J Clin Ultrasound* 1979; 7: 305–6.
32. Bowen A, Mazer J, Zarabi M, Fujioka M. Cystic meconium peritonitis: Ultrasonographic features. *Pediatr Radiol* 1984; 14: 18–22.
33. Blumental DH, Rushovich AM, Williams RK, Rochester D. Prenatal sonographic findings of meconium peritonitis with pathologic correlation. *J Clin Ultrasound* 1982; 10: 350–2.
34. Dunne M, Haney P, Sun CCJ. Sonographic features of bowel perforation and calcific meconium peritonitis in utero. *Pediatr Radiol* 1983; 13: 231–3.
35. Garb M, Riseborough J. Meconium peritonitis

presenting as fetal ascites on ultrasound. *Br J Radiol* 1980; 53: 602–4.

36. Lauer JD, Cradock TV. Meconium pseudocyst: Prenatal sonographic and antenatal radiologic correlation. *J Ultrasound Med* 1982; 1: 333–5.

37. Nancarrow PA, Mattrey FR, Edwards DK, Skram C. Fibroadhesive meconium peritonitis in utero: Sonographic diagnosis. *J Ultrasound Med* 1985; 4: 213–5.

38. Kuffer F. Die meconiumperitonitis. *Schweiz Med Wochschr* 1968; 98: 1109.

39. Finkel LI, Slovis TL. Meconium peritonitis, intraperitoneal calcifications and cystic fibrosis. *Pediatr Radiol* 1982; 12: 92–3.

40. Cassacia G, Trucchi A, Nahom A et al. The impact of cystic fibrosis on neonatal intestinal obstruction: The need for prenatal/neonatal screening. *Pediatr Surg Int* 2003; 19: 75–8.

41. Redman JF, Cottone JL Jr. Unusual sequela of meconium peritonitis in an infant: Massive contralateral extension of a hernial sac. *J Urol* 2001 January; 165(1): 228.

42. Estroff JA, Bromley B, Benacerraf BR. Fetal meconium peritonitis without sequelae. *Pediatr Radiol* 1992; 22: 277–8.

43. Saleh N, Geipel A, Gembruch U et al. Prenatal diagnosis and postnatal management of meconium peritonitis. *J Perinat Med* 2009; 37(5): 535–8.

44. Wang CN, Chang SD, Chao AS, Wang TH, Tseng LH, Chang YL. Meconium peritonitis in utero—The value of prenatal diagnosis in determining neonatal outcome. *Taiwan J Obstet Gynecol* 2008 December; 47(4): 391–6.

45. Regev RH, Markovich O, Arnon S, Bauer S, Dolfin T, Litmanovitz I. Meconium periorchitis: Intrauterine diagnosis and neonatal outcome: Case reports and review of the literature. *J Perinatol* 2009 August; 29(8): 585–7.

46. Alanbuki AH, Bandi A, Blackford N. Meconium periorchitis: A case report and literature review. *Can Urol Assoc J* 2013 July–August; 7(7–8): E495–8.

47. Izumi Y, Sato Y, Kakui K, Tatsumi K, Fujiwara H, Konishi I. Prenatal treatment of meconium peritonitis with urinary trypsin inhibitor. *Ultrasound Obstet Gynecol* 2011 March; 37(3): 366–8.

48. Shyu MK, Shih JC, Lee CN et al. Correlation of prenatal ultrasound and postnatal outcome in meconium peritonitis. *Fetal Diagn Ther* 2003; 18: 255–61.

49. Okawa T, Soeda S, Watanabe T, Sato K, Sato A. Repeated paracentesis in a fetus with meconium peritonitis with massive ascites: A case report. *Fetal Diagn Ther* 2008; 24(2): 99–102.

50. Taba R, Yamakawa M, Harada S, Yamada Y. A case of massive meconium peritonitis in utero successfully managed by planned cardiopulmonary resuscitation of the newborn. *Adv Neonat Care* 2010 December; 10(6): 307–10.

51. Sciarrone A, Teruzzi E, Pertusio A et al. Fetal midgut volvulus: Report of eight cases. *J Matern Fetal Neonat Med* 2016 April; 29(8): 1322–7.

52. Zerhouni S, Mayer C, Skarsgard ED. Can we select fetuses with intra-abdominal calcification for delivery in neonatal surgical centers? *J Pediatr Surg* 2013 May; 48(5): 946–50.

53. Louw MB. Resection and end to end anastomosis in the management of atresia and stenosis of small bowel. *Surgery* 1967; 62: 940.

54. Miyake H, Urushihara N, Fukumoto K et al. Primary anastomosis for meconium peritonitis: First choice of treatment. *J Pediatr Surg* 2011 December; 46(12): 2327–31.

55. Rao YS, Murthy TV. Giant cystic meconium peritonitis. *Indian Pediatr* 1983; 20: 773–5.

56. Tanaka K, Hashizume K, Kawarasaki H, Iwanaka T, Tsuchida Y. Elective surgery for cystic meconium peritonitis: Report of two cases. *J Pediatr Surg* 1993; 28: 960–1.

57. Al-Hindi S, Asgar M. Meconium peritonitis in neonates: Management dilemma. *Bahrain Med Bull* 2008; 30: 2.

58. Reynolds E, Douglass B, Bleacher J. Meconium peritonitis. *J Perinatol* 2000; 3: 193–5.

消化道重复畸形

Prem Puri   Alan E. Mortell   Farhan Tareen

引言

消化道重复畸形是罕见的球形或管状结构，可发生于从口咽到肛门的任何部位 [1-3]。1733 年 Calder 报道了第 1 例肠重复畸形，1937 年 Ladd[4] 使用了"消化道重复畸形"这一术语，希望借此明确以往包括描述性命名在内的术语，如肠囊肿或肠源性囊肿，巨大憩室，双重回肠、空肠或结肠，以及非典型性梅克尔憩室。Ladd 提出将消化道重复畸形作为统一术语应用于以下定义的先天性畸形中：发生于消化道系膜侧，内有平滑肌层，与原生肠管有共同的血液供应，内衬有胃肠道腺体型上皮 [4]。大多数的重复畸形确实可以简单地称为肠源性囊肿，因为只有在极少数的情况下，才有真正的双重消化道管腔，所以这些才真正称得上重复畸形。

胚胎学

科学家们已经提出大量的理论来解释胃肠道重复畸形的多样性。在对胃肠道重复畸形研究的全面回顾研究中，Stern 和 Warner[1] 概述了胃肠道重复畸形最被广泛认可的理论。在胚胎发育时，重复畸形肠管按照位置被分为前肠、中肠和后肠重复 [1]。前肠重复包括咽腔、呼吸道、食管、胃和十二指肠的第一段及第二段的近端。中肠重复包括十二指肠第二段的远端、空肠、回肠、盲肠、阑尾、升结肠和横结肠近三分之二段。后肠重复包括横结肠远三分之一段、降结肠、乙状结肠、直肠、肛门和泌尿系统。研究表明，39% 的消化道重复畸形发生在前肠，剩下的 61% 发生在中肠和后肠。

部分孪生

某些特殊的重复畸形表现为部分孪生，尤其是发生在末端回肠和结肠的管状重复畸形 [6-10]。从躯干下部和四肢的完全孪生到仅仅后肠肠管重复都存在广泛异常的可能，这些病变通常合并下尿路重复畸形 [11-13]。发生流产的罕见双头孪生亦有报道 [14]。全结肠重复时，其中一个肠管或者两个肠管常合并有会阴瘘或者泌尿生殖系统瘘并伴有肛门闭锁。双肛门、双阴道和双膀胱畸形也曾被详细报道，并且通常伴有其他严重畸形，例如双脊柱和双头畸形。

脊索裂

关于胃肠道重复畸形起源的一些理论中，最完善的是与肠神经管的发育相关的理论。在 1943 年，Saunders[15] 报道称胸部的重复畸形通常伴发颈椎和胸椎椎体异常。这些重复可能与椎体或者椎管相关。这些发现让 Bentley 和 Smith 建立了脊索裂理论 [16-18]。胚胎早期分为两层：内胚层和外胚层。虽然中胚层位于这两层之间，但是在短时间内，这两层是保持相连的。而后一个短暂的开放性通道（脊索板）出现，连接神经外胚层和肠内胚层。正常情况下，脊索板向背侧移动，通过两侧中胚层细胞的生长向内侧挤压成"O"形。如果脊索板与内胚层粘连而不能移动，那么椎管不能向腹侧关闭，就会形成憩室状管道。如果这个管道保持开放，就会在肠管和椎管之间形成瘘道。如果管道关闭，就仅形成纤维束。但是，在大多数情况下，通道会消失，只能看到胃肠道重复。这个理论解释了胸部和尾部重复的形成可能与椎体异常有关。但由于在许多消化道重复畸形中没有脊椎畸形，这一理论作为胃肠道重复畸形起源的统一模型就显得不那么可靠了。

胚胎憩室和再通缺陷

Lewis 和 Thyng[19] 在一项人类（4~23mm）和动物胚胎的研究中，发现了微小的肠上皮条带突入肠上皮下结缔组织。由于在胚胎期肠管中发现了大量的憩室，因此有人提出将憩室归入重复畸形当中。胚胎期回肠发生憩室的常见部位与人类胃肠道重复畸形中回肠发生的位置一致。虽然这一理论可以解释不伴有脊柱畸形的消化道重复畸形，但是它不能解释黏膜层的变异性，尤其是发病率较高的胃黏膜异位。此外，在这些病理中发现的憩室位于整个肠管周围，而不是肠重复的常见部位肠系膜侧。

这个理论也不能用来解释管状肠重复的发生（图 62.1）。Bremer[20] 认为，妊娠第 6~7 周原肠发育的实心阶段之后，肠腔的异常再通导致了肠重复。但是，这样的肠重复不只发生在肠系膜侧。与该理论相反的观点认为人类肠道实心期的发育通常不超过十二指肠[21]。

1961 年，Mellish 和 Koop[22] 提出了环境论，认为创伤或者缺氧都会导致低级的重复和孪生。基于 Louw[23] 的研究，他们总结出血供不足会导致消化道重复畸形。另外，宫内血管意外是已知的其他先天性异常的诱发因素，比如胃肠道闭锁。

病理学

重复畸形是发生在相应胃肠道系膜侧的中空结构[24]。虽然有单独的黏膜层，但是它

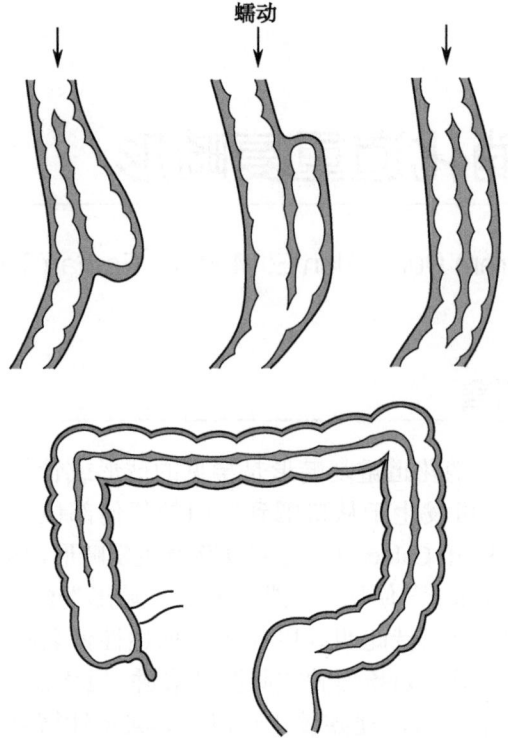

图 62.1　管状肠重复畸形的分类

们与正常肠管有共同的肌壁和血供[25]。胃肠道重复畸形常单发，囊肿型多于管状型，大小多变。病变的肠管有两层肌层，其内衬上皮通常与相应部分消化道上皮相似[7]。但是，重复肠管内有时也会内衬异位上皮，比如在舌底发现结肠黏膜组织，在肛周发现存在于胃窦的胃黏膜[26]。含有胃黏膜的重复畸形肠管易发生消化性溃疡、穿孔及出血[27]。沿着胃肠道分布的异位胃黏膜斑块可能是重复异常中最轻微的表现。据报道，异位胰腺组织可以发生在重复的胃、回肠和结肠[28-29]。重复畸形的组织会因一些因素而变化，如内衬的上皮类型，与消化道近端部分是否相通，重复肠壁是否缺失或坏死。如果开口一直存在，那么重复畸形的组织就与邻近肠管的结构相似。而病变的部分与正常组织之间相通是罕见的，且囊肿型肠重复畸形内常含淋巴液或黏液。同一个患者可发生多处肠重复畸形[26,30]，肠重复畸形患者其他相关异常的发生率也明显增高，比如椎体异常[31]、脊髓

脊膜膨出[32]、肛门闭锁[33]、肠旋转不良[34]、生殖畸形[30]、多脾综合征[35]和十二指肠闭锁[36]。目前研究表明重复畸形没有基因遗传倾向。

癌性恶变是肠重复畸形的罕见并发症。已有研究证明在成人中腺癌有可能起源于小肠和大肠的囊肿型肠重复畸形[37-40]。

发病率

临床上消化道重复畸形较罕见。表62.1总结了一系列已发表的肠重复畸形。在报告的所有病例中，实际上只有一小部分发生在新生儿期[28,40-44]。

食管重复畸形

食管是前肠重复畸形中相对好发的部位（19%），大部分位于食管右侧壁内，为非交通性囊性结构。因为临床症状轻微，患者通常在儿童晚期发病。但是，发生于颈部的食管重复畸形会引起严重的呼吸窘迫，需要行急诊外科手术。有些病变与食管没有共同的管壁，可以通过开放手术或者微创技术轻松切除[45]。虽然X线片上可以看到食管旁有一含气或含液结构，但是这些通常不足以明确诊断。造影检查可以明确食管是否受压以及管腔是否相通。超声和CT对确诊和排除多发性病变很有帮助，在10%~20%的病例中可以发现多发性病变。^{99m}Tc扫描在胃肠道出血的病例中可显示胃黏膜异位征象。

治疗

手术方式在很大程度上取决于囊肿的位置。颈部食管重复畸形可通过锁骨上切口切除，但需要特别注意迷走神经、膈神经和胸导管，避免不必要的损伤。胸部的重复畸形可以通过标准的后外侧开胸或胸腔镜方法切除[46]，术后可能需要留置胸腔引流管。

胸腹部重复畸形

胸腹部重复畸形在临床上较罕见，仅为胃肠重复畸形的4%。它们常常独立于食管之外，右侧多于左侧，也有可能与其他重要结构相连，比如主动脉、奇静脉和气管。它们好发于后纵隔，并穿过膈面，与胃、十二指肠或者小肠相通。影像学表现与食管重复畸形相似，当怀疑椎管内占位时，需要特别注意脊柱/脊髓的影像表现。CT和/或MRI对该疾

表62.1　消化道重复畸形的发病率和发生部位

作者	总人数	新生儿人数	颈部	纵隔	胸腹部	胃	十二指肠	空肠回肠	结肠	直肠
Gross[41]	68	20	1	13	3	2	4	32	9	4
Sieber[29]	25[a]	—	—	5	—	4	2	16	5	—
Grosfeld 等[42]	20	—	—	4	—	1	—	9	4	—
Favara 等[30]	37[b]	—	3	4	2	3	4	20	4	—
Wrenn[26]	22[c]	—	—	3	2	1	—	12	3	3
Lister[33]	32	24	—	3	—	1	—	20	5	3
Holcomb 等[28]	96[d]	36	1	20	3	8	2	47	20	—

[a] 其中1名患者有2处重复畸形，1名患者有3处重复畸形，1名患者有5处重复畸形。

[b] 其中1名患者有3处重复畸形。

[c] 其中2名患者分别有2处重复畸形。

[d] 96名患者共有106处肠闭锁。

病的诊断特别有意义,尤其是当有脊髓压迫的神经系统症状或者脊椎骨有异常表现时。

治疗

一些复杂的重复畸形需要通过两次不同的开放性手术切除胸腹部病变组织,也可以通过联合胸腔镜手术来处理[47]。

虽然腹部病变通常无症状,但是胸部病变对肺和气道的压迫可引起症状。胸部重复囊肿内的异位胃黏膜可引起消化性溃疡,并可能侵及肺实质引起咯血。这种并发症可能需要进行肺叶切除术。一旦胸部的病变切除,就需要转到腹部一并切除腹腔内的病变部分。

胃重复畸形

胃是消化道重复畸形少见的部位,只占9%。超过60%的胃重复畸形的患儿是在出生后的第一年被诊断,其中有一部分(40%)病例是在新生儿期通过发现上腹部可触及的囊性肿块并伴有呕吐和体重减轻而诊断的[48-49]。患者很少会有消化性溃疡症状,如果囊肿与胃相通,可能会有呕血和/或黑便症状[27]。囊肿型胃重复畸形发生癌变十分少见[50]。胃出口梗阻是胃重复畸形常见的症状[51],临床表现类似于肥厚性幽门狭窄。女性胃重复畸形的发生率是男性的两倍[24]。在胃重复畸形中,出现三个胃的情况尽管罕见,但在文献当中也有报道[52]。

术前诊断胃重复畸形比较困难。X线检查结果通常是阴性的,因此帮助不大。造影检查可能会显示胃,通常是胃大弯处有受压改变,但是造影检查只能在极少数胃和重复部分之间相通的情况下有所发现。这种情况下,大多数对比剂已经通过胃肠道,但重复畸形内的对比剂可能仍停留很长时间。

超声对诊断胃重复畸形很有帮助。大多数胃重复畸形好发于胃大弯(表62.2)。胃重复畸形偶尔带蒂[32,53],但是大部分是闭合的球形囊肿或管样结构。

胃重复畸形中有3%会伴有其他相关畸形[54],最常见的是多发囊肿,通常位于食管[55]。也有报道胃和胰腺的双重重复畸形[56-57],这些被认为是腹侧胰原基的旋转不良导致的。

表62.2 87个已报道病例的胃重复畸形发生部位

部位	病例数
胃大弯	55
胃小弯	7
前壁	9
后壁	9
其他	7

治疗

由于梗阻、出血或腹膜炎等并发症发生率高,胃重复畸形的首选处理方式是外科手术。大部分胃重复畸形好发于胃大弯侧,一般采取囊肿连同楔形胃一起切除,然后采用单层水平褥式外翻缝合关闭切口(图62.2)。除非必要,在儿童应尽可能避免胃部分切除术,儿童胃组织只能切除25%~30%,以避免大部分切除相关的长期并发症。当邻近胃的广泛切除不可行,比如胃大弯的长管状重复畸形,可在重复畸形的大部分被切除后(图62.3a),剥离剩余

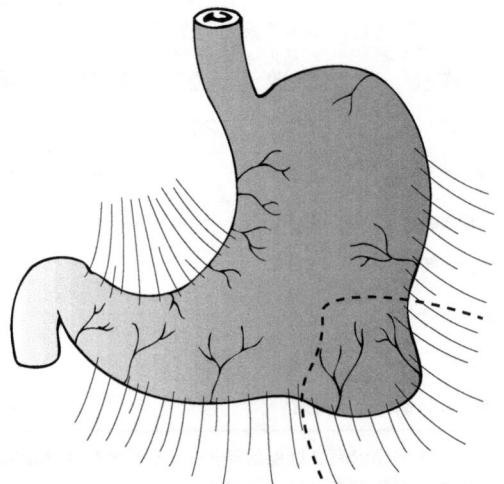

图62.2 胃大弯处胃重复畸形囊肿连同胃楔形切除,然后采用单层水平褥式外翻缝合关闭切口

的胃黏膜（图 62.3b）。向胃内充气并检查胃和重复畸形之间的共同管壁无穿孔之后，将残留的浆肌层缝合在裸露的部位（图 62.3c）。有文献报道过可以使用直线切割吻合器沿胃大弯来分离共同壁[58]。

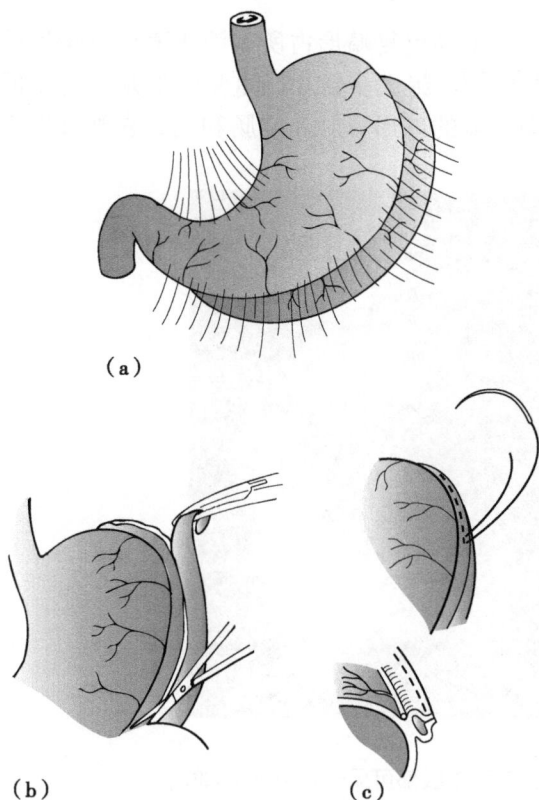

（a）

（b）　　　　　　　（c）

图 62.3 （a）胃大弯处的管状重复畸形。（b）胃黏膜沿着整个胃重复畸形的长度剥脱。（c）将浆肌层缝合在裸露的部位

幽门重复畸形

真正的幽门重复畸形极为罕见，文献也鲜有报道，大多数患儿在生后第 1 周出现症状[48,59-62]。它们与肥厚性幽门狭窄的症状和体征十分相似[63]。呕吐、体重减轻和明显的腹部肿块是主要的临床表现。某些体征与重复畸形一样，比如肿块一般很大，表面光滑，可以与肥厚性幽门狭窄中小且活动度大的"橄榄状"肿块形成对比[63]。

由于体格检查无特异性，因此影像学检查是诊断的必要手段。X 线片表现为胃出口或十二指肠梗阻征象，同时有远端肠管不含气[64]，或囊肿壁内罕见钙化[65]。

超声检查可显示内部有回声的黏膜层和外部低回声的肌层，可用以鉴别肠重复畸形和肠系膜囊肿。造影检查可鉴别肠重复畸形和幽门狭窄。如果临床诊断不确定，那么术前内镜逆行胰胆管造影（endoscopic retrograde cholangiopancreatography，ERCP）、经皮穿刺肝胆道成像（percutaneous transhepatic cholangiography，PTC）、磁共振胰胆管成像（magnetic resonance cholangiopancreatography，MRCP）可用来评估胆管 / 胰管的发育情况。

治疗

已报道的幽门重复畸形病例中，大多数手术采用纵向打开幽门管，切除病灶后幽门管进行横向关闭，术后并发症罕见[45,58,61]。但是，如果有损伤胰管或胆管的风险，则建议行 Roux 肠袢吻合，将囊肿引流至十二指肠或空肠上部。

十二指肠重复畸形

十二指肠重复畸形在所有肠重复畸形中只占 4%。它们通常位于十二指肠后壁，且不与肠管相通[66]。大部分临床病例表现为继发于部分或完全性十二指肠梗阻的呕吐和上腹部肿块[67]。10%~15% 的病例中存在异位胃黏膜，可引起呕血或穿孔[68]。

另外，特殊位置的十二指肠重复畸形可能会出现胆道梗阻或胰腺炎。如果重复畸形足够大，在 X 线片上可表现为右侧腹部一大而不透光的阴影，遮盖了正常肠管（图 62.4a）。造影检查可显示十二指肠向上移位，以及由于重复畸形压迫十二指肠，十二指肠呈"喙状"突出[69]（图 62.4b）。如果对比剂进入囊肿内则证明囊肿与肠管相通。超声检查可发现肝脏下的囊性病变及典型的黏膜层和肌层的双层征象（图 62.5a）。

治疗

鉴于十二指肠重复囊肿偶尔含有异位胃黏膜,如有可能,病灶应与十二指肠分离后切除,然后十二指肠缺损处行双层缝合关闭。术中胆道造影有助于确定囊肿与胆管和胰管的关系[70]。

如果病变范围广泛(图62.5b),或者切除囊肿可能破坏胆道系统,则应进行囊肿十二指肠吻合术[71]。这种情况下囊肿被部分切除,在剥离掉所有的黏膜层后,保留与十二指肠或胰腺粘连的囊肿部分[70]。

小肠重复畸形

小肠重复畸形占所有消化道重复畸形的45%[72]。绝大多数小肠重复畸形是发生于回肠末端的球形囊肿。空肠和回肠囊肿好发于

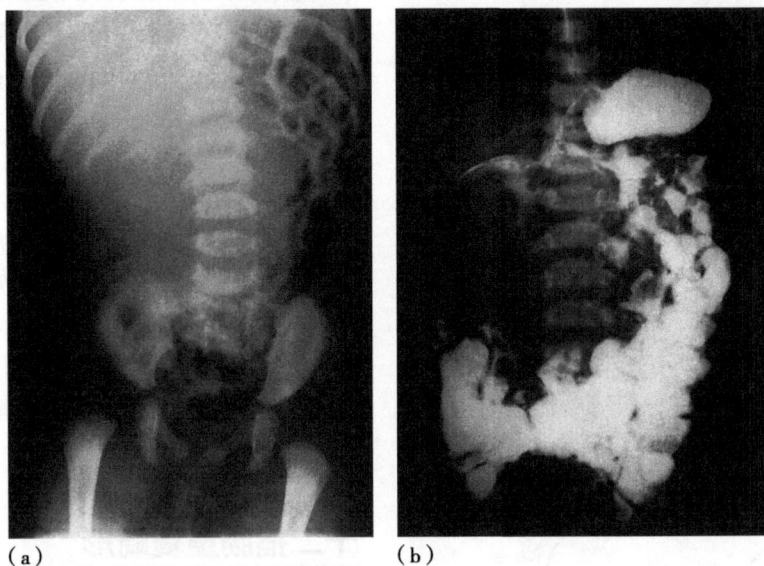

图62.4 (a)仰卧位,1日龄婴儿右上腹部和中腹部可见一软组织影,肠管受压推移至左腹部。(b)钡餐检查显示十二指肠近端向上外侧呈喙状突出,具有十二指肠重复囊肿的特点

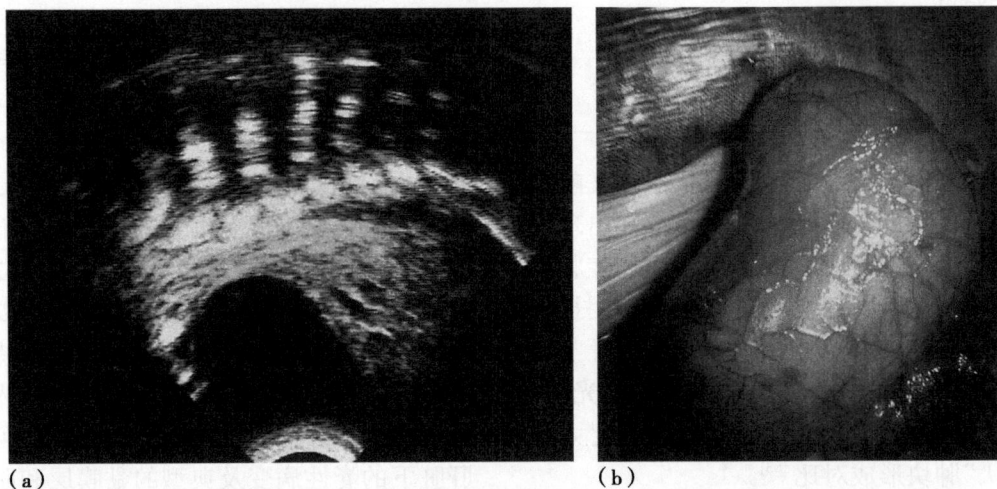

图62.5 十二指肠重复畸形。(a)超声示肝脏下囊性病变。(b)巨大的十二指肠重复囊肿

肠系膜侧，与邻近肠管有共同的肌层。临床症状取决于重复畸形发生的位置、病灶的肿块效应以及是否存在异位胃黏膜。小肠重复畸形可能会压迫肠管引起肠梗阻[73]，成为引发肠套叠的一个诱因[74-75]，或偶尔引起肠扭转或严重的溃疡性出血[76]。管状重复畸形与囊肿型有相同的特征，它们与正常的肠管相通，更可能含有胃黏膜[77]，也有报道称其含有胰腺黏膜。管状重复畸形的长度从几毫米到整个小肠的长度不等[78-79]。如果重复肠管在近端与正常肠管相通（开口发生在头端），那就会使重复肠管因含有内容物而严重扩张；如果重复肠管在远端与正常肠管相通，重复肠管内的内容物排空后肠管扩张则不明显。肠重复畸形还有可能与肠管多部位相通。

小肠管状重复畸形常常会伴随肠出血和肠穿孔[80-81]。腹部 X 线片显示肠管内气体被非特异性囊肿推移，或者出现肠梗阻或肠穿孔征象。超声可鉴别肠重复囊肿和肠系膜囊肿，造影检查可发现肠管移位（图 62.6）。

治疗

囊肿型重复畸形相对容易处理。切除囊肿及邻近肠管（图 62.7a），肠管的两端采用单层水平褥式外翻缝合，同时关闭肠系膜缺损部位（图 62.7b）。

如果管状重复畸形的范围很小，处理方式同囊肿型重复畸形，可直接切除；如果管状重复畸形累及相当长的肠管，则需要个体化治疗方案。

Wrenn[82] 建议在长管状重复畸形的管壁浆肌层行多个切口，分段剥离管状重复畸形的黏膜层。

Norris 等[83] 采用了由 Bianchi[84] 首次描述的肠管延长术，即分离出最靠近小肠肠壁的两侧的血管（图 62.8）。采用这种方法，可以切除整个黏膜层和几乎整个肌壁，然后剩下的肌层锁边缝合，可保留正常肠管的血供。

Bishop 和 Koop[85] 描述了一种手术方式，即将肠重复畸形的远端与邻近正常肠管相吻合，使肠内容物可以自由通过。但是，这种手术有晚期并发黏膜恶变的风险[86]。

无论采用何种手术，切除肠重复畸形和交界处的正常肠管都是必要的，因为在管状肠重复畸形中常常出现异位的胃黏膜。

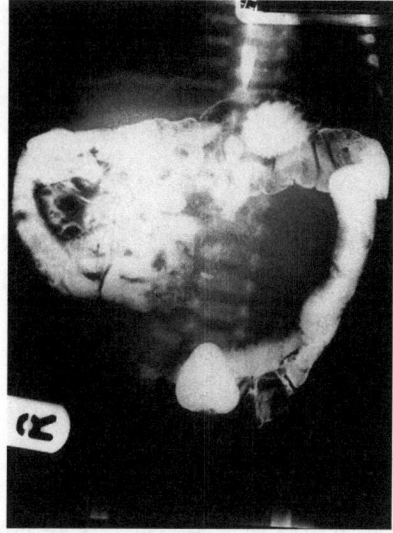

图 62.6　钡餐检查发现一占位性病变推移肠管。术中发现巨大的空肠重复囊肿

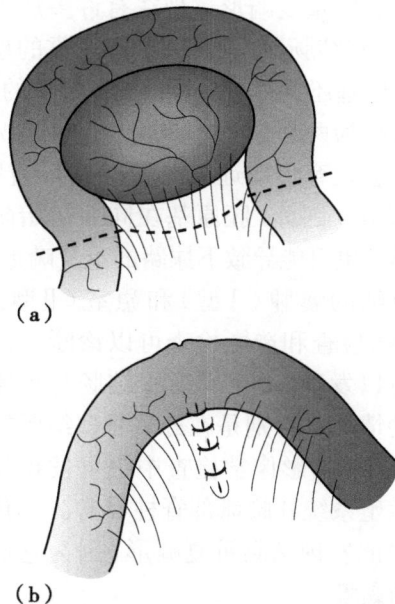

（a）

（b）

图 62.7　囊肿型回肠重复畸形。（a）切除囊肿及邻近的肠管。（b）缝合肠管的两断端

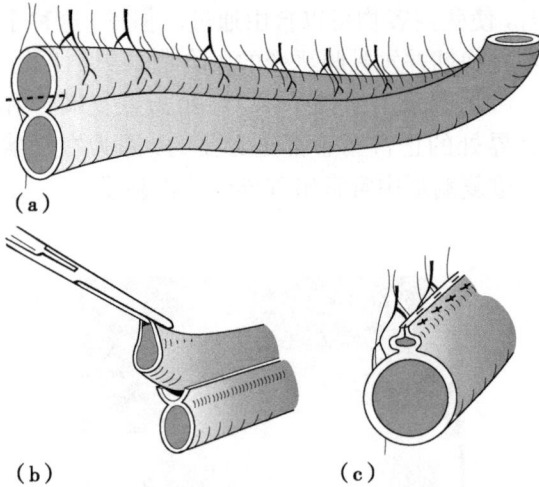

图 62.8　管状小肠重复畸形。（a）切除管状重复的主要部分。（b）沿着整个重复肠管的长度剥离黏膜层。（c）将浆肌层毯边缝合在裸露区域

结肠重复畸形

结肠重复畸形最为罕见。本病通常在婴儿期即可被诊断，有报道称该病好发于女性。McPherson[87] 提出了结肠重复畸形的简单分型：Ⅰ型为肠囊肿，Ⅱ型为肠憩室，Ⅲ型为较常见的管状肠重复畸形。现在有许多病因学研究提到"双结肠"理论。其中最可靠的理论是在胚胎原基还具有向多器官发育潜能的阶段，后肠被分为两部分[87-88]。通常正常情况下后肠原基会发育形成远端回肠、结肠、直肠、膀胱和尿道。因此，胚原基在同一初始阶段的分裂异常也可能导致下尿路的重复畸形[87]。

单纯的囊肿（Ⅰ型）和憩室（Ⅱ型）较少见，X 线检查和造影检查可以诊断。钡灌肠检查可以发现Ⅱ型和Ⅲ型中结肠与重复畸形相通的情况。特别是在处理Ⅲ型结肠重复畸形时，相应的影像学检查中也可发现相关的泌尿生殖系统和腰骶部脊柱异常。同位素扫描很少能发现结肠重复畸形，因为它们只含有结肠黏膜。

在新生儿期全结肠重复畸形常常无症状，除了偶尔出现两个肛门，或在会阴处出现异常的瘘口。结肠远端的一个或两个瘘口还应考虑直肠阴道瘘或者直肠尿道瘘的可能[88]。

治疗

结肠重复畸形很少在新生儿期手术，除非伴有并发症，比如肠梗阻或者相关的肛门闭锁。所有的囊肿型和大部分管状结肠重复畸形都可以采用简单的局部肠切除并采用单层外翻缝合处理。累及全结肠段的重复畸形十分少见，治疗原则是将两根结肠共同开口于肛门。如果部分结肠已经到达会阴，那么剩余的结肠需要分离并与相伴结肠缝合。这一操作可以通过吻合器完成。如果两根结肠都没有达到会阴，则需要行经骶肛门成形术。

在上述任何一种情况下，对新生儿的处理以引流重复的两个结肠为目的。

直肠重复畸形

文献中有报道过直肠重复畸形，但是仅占所有消化道重复畸形的 5%。其中超过 50% 的病例是后肠孪生异常造成的[89]。

直肠重复囊肿的胚胎形成是由于在 20~30mm 的胚胎中憩室被挤压成"O"形[90]，与之形成对比的是在 10mm 胚胎中出现的"尾端孪生"，它与复杂的后肠畸形有关[91-92]。

直肠重复畸形好发于新生儿期，并伴有瘘或者会阴部黏膜肿胀，可扩展至肛周区域。囊肿型直肠重复畸形的临床症状取决于以下方面：囊肿大小及对周围的压迫，瘘[93]，感染，异位胃黏膜溃疡，以及恶变[94]。直肠重复囊肿通常位于直肠后间隙，含有可被感染的无色黏液，发生率为 20%~45%[89-90]。临床上未在直肠和尿路之间发现瘘。据报道，直肠重复畸形多在 40 岁以上患者中发生恶变[95-96]。

治疗

直肠重复囊肿的治疗方式是外科切除或者共同管壁的开窗术。根据解剖上的不同，可采用经肛门或经尾骨（Kraske）入路。对于

较长或较复杂的囊肿，后矢状切口能提供更好的暴露。与其他重复畸形一样，最重要的是切除重复畸形中所有的黏膜层，肌层可以保留在原位。

　　相关的异常如骶前肿瘤（16%）和肛门直肠畸形（21%）在文献中经常被报道[97]。这些病变的处理可能比较困难，往往需要术前评估胃肠道和泌尿生殖系统。必须保持两个系统的可控制性。因此，应根据每个患者的检查结果实施个性化治疗。

　　消化道重复畸形表现为一组多样且复杂的疾病。病变范围较局限的重复畸形（例如小肠），可以连同邻近肠管一起切除。若发生在切除可能危及邻近结构的其他部位，只要囊肿内没有胃黏膜，可以将囊肿与正常肠管进行简单吻合。如果存在持续性出血，考虑含有胃黏膜。如存在手术禁忌证，则需要从囊肿上剥离黏膜层，将部分肌层留在体内。

（高佳芳　译　黄寿奖　审校）

参考文献

1. Stern LE, Warner BW. Gastrointestinal duplications. *Semin Pediatr Surg* 2000; 9: 135–40.
2. Chen JJ, Lee HC, Yeung CY, Chan WT, Jiang CB, Sheu JC. Meta-analysis: The clinical features of the duodenal duplication cyst. *J Pediatr Surg* 2010; 45(8): 1598–606.
3. Bhat NA, Agarwala S, Mitra DK, Bhatnagar V. Duplications of the alimentary tract in children. *Trop Gastroenterol* 2001; 22: 33–5.
4. Ladd WE. Duplications of the alimentary tract. *South Med J* 1937; 30: 363–71.
5. Ildstad ST, Tollerud DJ, Weiss RG et al. Duplications of the alimentary tract. Clinical characteristics, preferred treatment, and associated malformations. *Ann Surg* 1988; 208: 184–9.
6. Grey SW, Skandalakis JE. *Embryology for Surgeons.* Philadelphia: WB Saunders, 1972: 174.
7. Lund DP. Almentary tract duplications. In: Coran AG (ed) *Pediatric Surgery.* 7th ed. USA: Elsevier, 2012: 1155.
8. Brunschwig A, Dargeon HW, Russell WA. Duplications of the intra colon and lower ileum with termination of one colon into a vaginal anus. *Surgery* 1948; 24: 1010–2.
9. Ravitch MM. Hindgut duplications; doubling of the colon and genital urinary tracts. *Ann Surg* 1953; 137: 294–8.
10. Rowe MI, Ravitch MM, Ranniger K. Operative correc-tion of caudal duplication (dipygus). *Surgery* 1968; 63: 840–8.
11. Smith ED. Duplication of the anus and genital tract. *Surgery* 1969; 66: 909–21.
12. Ravitch MM, Scott WW. Duplication of the entire colon bladder and urethra. *Surgery* 1953; 34: 843–58.
13. McPherson AE, Trapnell JE, Airth GR. Duplication of the colon. *Br J Surg* 1969; 56: 138–9.
14. Dykes EH, Kelleher J, Fogarty EE et al. Surgical treat-ment of a variant of dipygus. *Pediatr Surg Int* 1988; 3: 200–2.
15. Saunders RL. Combined anterior and posterior spina bifida in a living neonatal human female. *Anat Rec* 1943; 87: 255–75.
16. Bentley JFR, Smith JR. Developmental posterior enteric remnants and spinal malformations: The split notochord syndrome. *Arch Dis Child* 1960; 35: 76–86.
17. Mirza B, Sheikh A. Split notochord syndrome with neuroenteric fistula. *J Pediatr Neurosci* 2011 January; 6(1): 87–8.
18. Fallon M, Gordon ARC, Lendrim AC. Mediastinal cysts of foregut origin associated with vertebral anomalies. *Br J Surg* 1954; 41: 520–3.
19. Lewis FT, Thyng FW. The regular occurrence of intes-tinal diverticula in embryos of the pig, rabbit and man. *Am J Anat* 1970; 7: 505–19.
20. Bremer JL. Diverticula and duplications of the intes-tinal tract. *Arch Pathol* 1944; 38: 132–40.
21. Sandler J. Zur Entwicklung des Menschilichen duo-denums in Fruhen Embryonalstadium. *Morph Jahrb* 1902; 29: 187.
22. Mellish RWP, Koop CE. Clinical manifestations of duplication of the bowel. *Pediatrics* 1961; 27: 397–407.
23. Louw JH. Congenital atresia and stenosis in the new-born. *Ann Roy Coll Surg Engl* 1959; 25: 209.
24. Ladd WE, Gross RE. Surgical treatment of duplica-tions of the alimentary tract. *Surg Gynecol Obstet* 1940; 70: 295–307.
25. Smith JR. Accessory enteric formations: Classification and nomenclature. *Arch Dis Child* 1960; 35: 87–9.
26. Wrenn E. Alimentary tract duplications. In: Holder T, Ashcraft K (eds). *Pediatric Surgery.* Philadelphia: WB Saunders, 1992: 455–6.
27. Srikanth KP, Thapa BR, Lal SB, Menon P, Sodhi K, Vaiphei K, Rao KL. Noncommunicating gastric antral duplication cyst presenting with hematemesis due to large antral ulcer. *Trop Gastroenterol* 2015 April–June; 36(2): 134–6.
28. Holcomb GW, Gheisser A, O'Neill J et al. Surgical management of alimentary tract duplications. *Ann Surg* 1989; 209: 167–74.
29. Kobara H, Mori H, Masaki T. A gastric duplication cyst with heterotopic pancreas and ectopic submu-cosal gland on submucosal endoscopy. *Dig Endosc* 2015 December 22; 28(2): 223.
30. Favara BE, Franciosi RA, Akers DR. Enteric duplica-tions: 37 cases—A vascular theory of pathogenesis. *Am J Dis Child* 1971; 122: 501–6.
31. Kremer RM, Lepoff RB, Izamt RJ. Duplication of the

stomach. *J Pediatr Surg* 1970; 5: 360–4.

32. Carachi R. The split notochord syndrome: A case report on a mixed spinal enterogenous cyst in a child with spina bifida cystica. *Z Kinderchir* 1982; 35: 32–4.
33. Lister J, Zachary RB. Cystic duplication of tongue. *J Pediatr Surg* 1968; 3: 491–3.
34. Sherman NJ, Marrow D, Asch M. A triple duplication of the alimentary tract. *J Pediatr Surg* 1978; 13: 187–8.
35. Paddock RJ, Arensman RM. Polysplenic syndrome: Spectrum of gastro-intestinal anomalies. *J Pediatr Surg* 1982; 17: 563–6.
36. Soon OC, Woo HP. Duodenal duplication cyst associated with duodenal atresia. *Pediatr Surg Int* 1995; 10: 167–8.
37. Hsu H, Gueng MK, Tseng YH et al. Adenocarcinoma arising from colonic duplication cyst with metastasis to omentum: A case report. *J Clin Ultrasound* 2011; 39: 41–3.
38. Kim TH, Kim JK, Jang EH et al. Papillary adenocarcinoma arising in a tubular duplication of the jejunum. *Br J Radiol* 2010; 83: e61–4.
39. de Tullio D, Rinaldi R, Pellegrini D et al. Adenocarcinoma arising in an elderly patient's large ileal duplication. *Int J Surg Pathol* 2011; 19(5): 681–4.
40. Beltrán MA, Barría C, Contreras MA, Wilson CS, Cruces KS. Adenocarcinoma and intestinal duplication of the ileum. Report of one case. *Rev Med Chil* 2009; 137: 1341–5.
41. Gross RE. *The Surgery of Infancy and Childhood*. Philadelphia: WB Saunders, 1953: 221–45.
42. Grosfeld JL, O'Neill A, Clatworthy HW. Enteric duplications in infancy and childhood. *Ann Surg* 1970; 132: 83–6.
43. Stringer MD, Spitz L, Abel R et al. Management of alimentary tract duplications in children. *Br J Surg* 1995; 82: 74–8.
44. Iyer CP, Mahour GH. Duplications of the alimentary tract in infants and children. *Pediatr Surg* 1995; 30: 1267–70.
45. Perger L, Azzie G, Watch L, Weinsheimer R. Two cases of thoracoscopic resection of esophageal duplication in children. *J Laparoendosc Adv Surg Tech A* 2006; 16: 418–21.
46. Bratu I, Laberge JM, Flageole H, Bouchard S. Foregut duplications: Is there an advantage to thoracoscopic resection? *J Pediatr Surg* 2005; 40: 138–41.
47. Martinez-Ferro M, Laje P, Piaggio L. Combined thoraco-laparoscopy for trans-diaphragmatic thoraco-abdominal enteric duplications. *J Pediatr Surg* 2005; 40: e37–40.
48. Abrami G, Dennison WM. Duplication of the stomach. *Surgery* 1961; 49: 794–801.
49. Susan J, Pradeep JN, Tarun JJ et al. Enteric duplication in children: Experience from a tertiary center in South India. *J Indian Assoc Pediatr Surg* 2015 October–December; 20(4): 174–8.
50. Pruksapong C, Donovan RJ, Pinit A et al. Gastric duplication. *J Pediatr Surg* 1979; 14: 83–5.
51. Alschibaja T, Putram TC, Yabhin BA. Duplication of the stomach simulating hypertrophic pyloric stenosis. *Am J Dis Child* 1974; 127: 120–2.
52. Queizán A, Hernandez F, Rivas S, Herrero F. Prenatal diagnosis of gastric triplication. *Eur J Pediatr Surg* 2006; 16: 52–4.
53. Shepphard MD, Gilmour JR. Torsion of a pedunculated gastric cyst. *Br Med J* 1945; 1: 874–5.
54. Torma MJ. Of double stomachs. *Arch Surg* 1974; 109: 555–6.
55. Soundararajan S, Subramaniam TK. Gastropancreatic duplications. *Pediatr Surg Int* 1988; 4: 288–9.
56. Cloutier R. Pseudocyst of pancreas secondary to gastric duplication. *J Pediatr Surg* 1973; 8: 67.
57. Siddiqui AM, Shamberger RC, Filler RM et al. Enteric duplications of the pancreatic head: Definitive management by local resection. *J Pediatr Surg* 1998; 33: 1117–20.
58. Sammarai AI, Crankson SJ, Sadiq A. The use of mechanical sutures in the treatment of gastric duplications. *Z Kinderchir* 1989; 44: 186–7.
59. Langer JC, Superina RF, Payton D. Pyloric duplication presenting with gastric outlet obstruction in the newborn period. *Pediatr Surg Int* 1988; 4: 63–5.
60. Bamimen M, Singh MP. Pyloric duplications in a preterm neonate. *J Pediatr Surg* 1984; 19: 158–9.
61. Grosfeld JC, Boles ET, Reiner C. Duplication of the pylorus in the newborn: A rare cause of gastric outlet obstruction. *J Pediatr Surg* 1970; 5: 365–9.
62. Trainavicius K, Gurskas P, Povilavicius J. Duplication cyst of the pylorus: A case report. *J Med Case Rep* 2013; 7: 175.
63. Ramsey GS. Enterogenous cyst of the stomach simulating pyloric stenosis. *Br J Surg* 1957; 44: 632–3.
64. Tihansky DP, Sukarochana K, Hanrahan JB. Pyloroduodenal duplication cyst. *Am J Gastroenterol* 1986; 81: 189–91.
65. Sieunarine K, Manmohansingh E. Gastric duplication cyst presenting as an acute abdomen in a child. *J Pediatr Surg* 1989; 24: 1152.
66. Alfred BA, Armstrong P, Franken FA et al. Calcification associated with duodenal duplications in children. *Radiology* 1980; 134: 647–8.
67. Merrot T, Anastasescu R, Pankevych T et al. Duodenal duplications. Clinical characteristics, embryological hypotheses, histological findings, treatment. *Eur J Pediatr Surg* 2006; 16: 18–23.
68. Bower RJ, Sieber WK, Kiesewetter WB. Alimentary tract duplication in children. *Ann Surg* 1978; 188: 669–71.
69. Blake NS. Beak sign in duodenal duplication cyst. *Pediatr Radiol* 1984; 14: 232–3.
70. Byun J, Oh HM, Kim SH et al. Laparoscopic partial cystectomy with mucosal stripping of extraluminal duodenal duplication cysts. *World J Gastroenterol* 2014; 20(4): 1123–6.
71. Gardner CK, Hart J. Enterogenous cysts of the duodenum. *J Am Med Assoc* 1935; 104: 1809–12.
72. Stringer MD. Duplications of the alimentary tract. In: Spitz L, Coran AG (eds). *Operative Surgery*, 5th ed.

London: Chapman & Hall, 1995: 383–95.

73. Ravitch MM. Duplications of the alimentary canal. In: Mustar WY, Ravitch MM, Snyder WH et al. (eds). *Pediatric Surgery*. Chicago: Year Book Medical Publishers, 1979: 831–40.

74. Daniss RK, Graviss ER. Jejunal intraluminal diverticular duplication with recurrent intussusception. *J Pediatr Surg* 1982; 17: 84–5.

75. Howanietz C, Lachmann D, Remes I. Volvulus as a rare complication of enterogenous cyst in newborns. *Z Kinderchir* 1969; 6: 48.

76. Wardell S, Vidican DE. Ileal duplication causing massive bleeding in a child. *J Clin Gastroenterol* 1991; 12: 681–4.

77. Lange P. Abdominal cysts and duplications. In: Mattei P. (ed). *Fundamentals of Pediatric Surgery*. Chapter 7. New York: Springer, 2011: 365–71.

78. Schwartz BC, Becker JM, Schneider KM et al. Tubular duplication with autonomous blood supply: Resection with preservation of adjacent bowel. *J Pediatr Surg* 1980; 15: 341–2.

79. Balen EM, Hernandez-Lizvain JL, Pardo F, Longo JM. Giant jejunoileal duplication: Prenatal diagnosis and complete excision without intestinal resection. *J Pediatr Surg* 1993; 28: 1586–8.

80. Doyle SG, Doig CM. Perforation of the jejunum secondary to a duplication cyst lined with ectopic gastric mucosa. *J Pediatr Surg* 1988; 23: 1025–6.

81. Dias AR, Lopes RI, do Couto RC et al. Ileal duplication causing recurrent intussusception. *J Surg Educ* 2007; 64: 51–3.

82. Wrenn E. Tubular duplication of the small intestine. *Surgery* 1962; 52: 494–8.

83. Norris R, Bereton R, Wright V et al. A new surgical approach to duplications of the intestine. *J Pediatr Surg* 1986; 21: 167–9.

84. Bianchi A. Intestinal loop lengthening—A technique for increasing small bowel length. *J Pediatr Surg* 1982; 15: 145–51.

85. Bishop HE, Koop CE. Surgical management of duplication of the alimentary tract. *Am J Surg* 1964; 107: 434–42.

86. Orr MM, Edwards AJ. Neoplastic change in duplications of the alimentary tract. *Br J Surg* 1975; 62: 269–74.

87. McPherson AG, Trapnell JE, Airth GR. Duplications of the colon. *Br J Surg* 1969; 56: 138–46.

88. Kettre JJ, Davido WT. Duplication of the large bowel. *AJR Am J Roentgenol* 1971; 113: 310–5.

89. La Quaglia MP, Fains W, Eraklis A et al. Rectal duplications. *J Pediatr Surg* 1990; 25: 980–4.

90. Ravitch MM. Hindgut duplication—Doubling of the colon and genitourinary tracts. *Ann Surg* 1953; 137: 588–601.

91. Edwards H. Congenital duplication of the intestine. *Br J Surg* 1929; 17: 7–21.

92. Van Zwalenburg RR. Double colon differentiation of cases into two groups. *AJR Am J Roentgenol* 1956; 75: 349–53.

93. Pampal A, Ozbayoglu A, Kaya et al. Rectal duplications accompanying rectovestibular fistula: Report of two cases. *Pediatr Int* 2013 August; 55(4): e86–9.

94. Kroft RO. Rectal duplications accompanying rectovestibular fistula: Report of two cases. Duplication anomalies of the rectum. *Ann Surg* 1961; 155: 230–2.

95. Ballantyne EW. Sacrococcygeal tumours. Adenocarcinoma of a cystic congenital embryonal remnant. *Arch Pathol* 1932; 14: 1–9.

96. Crowley LW, Page HG. Adenocarcinoma arising in presacral enterogenous cyst. *Arch Pathol* 1960; 69: 65–6.

97. Jasquier C, Dobremez E, Piolat C et al. Anal canal duplication in infants and children—A series of 6 cases. *Eur J Pediatr Surg* 2001; 11: 186–91.

63

肠系膜囊肿和网膜囊肿

Benno Ure   Christoph Zoeller

引言

    自意大利解剖学家于 1507 年首次发表了有关肠系膜囊肿的报告[1]以来,关于肠系膜囊肿和网膜囊肿的起源和分类一直存在争议。Moynihan[2]于 1897 年尝试根据囊肿内液体对腹腔囊肿进行分类。浆液性囊肿的特征是具有低比重的半透明的稻草色液体,其化学成分类似于血浆。相反,乳糜囊肿含有不透明的高比重液体,其中含有脂质和脂肪小球。随后,Beahrs 在 1950 年首次提出了腹腔内囊肿的病因学疑点,并据此对囊肿进行了更合适的分类[3]。但是,许多腹腔内囊肿的病因尚不确定,使得这种分类对临床的指导作用有限。1987 年 Ros 等[4]根据组织学特点提出了一种更合适的分类方法,这种分类适用于所有手术病例,并可以为更统一地评估这些囊肿的临床和病理特征提供基础(表 63.1)。

    直到今天,这些术语仍然是对解剖学位置的描述,而没有关于肠系膜、间皮细胞或网膜囊肿等特定组织学或病理学的信息。一些作者建议将囊性淋巴管瘤与肠系膜囊肿和网膜囊肿区分开[5-6]。淋巴管瘤壁可见内皮细胞、小淋巴管腔、淋巴样组织和平滑肌细胞。肠系膜囊肿没有淋巴管腔和平滑肌,其壁上的细胞是立方形或柱状的[5](表 63.2)。所有这些囊性病变通常都是孤立的,很少有相关发育异常。

    肠系膜囊肿和网膜囊肿的发病很罕见,具体发病率尚未统计。男性发病率相对较高[7]。

表 63.1　腹部囊肿的分类 [1,6,12]

胚胎源性 / 发育性	肠源性
	泌尿生殖源性
	皮样囊肿
	淋巴管的发育异常(腹膜后、肠系膜和网膜囊肿)
损伤 / 继发性	出血性(出血)
	乳糜管破裂
	乳糜外渗性
肿瘤性	良性(淋巴管瘤)
	恶性(淋巴管内皮瘤)
感染	霉菌
	寄生虫
	结核
	棘球蚴
	囊性变

表 63.2　肠系膜 / 网膜囊肿的组织学分类 [13]

肠囊肿	肠黏膜
	无肌层
肠重复畸形	肠黏膜
	双肌层伴有神经元
淋巴管瘤	内皮层
肠系膜囊肿	肠系膜内层
假性囊肿(非胰腺)	无上皮层
	纤维壁

范围和形态

　　淋巴管瘤约占新生儿肠系膜和网膜囊肿的 90%。其特征是多个薄壁囊腔，有明显的内皮层，与皮下组织类似。这些病变被认为是先天性的，病因为继发于淋巴组织增生而没有足够的引流。淋巴管瘤最常见于小肠系膜，也可见于结肠系膜和网膜，甚至扩张到腹膜后[7-8]。可见大而孤立、多房、含有液体的囊肿，可能会很巨大（图 63.1）。其中的液体可以是浆液或乳糜，如果囊肿位于小肠位置，由于小肠淋巴液脂肪含量高的特性，囊液多为乳糜。血性液体亦较为常见。

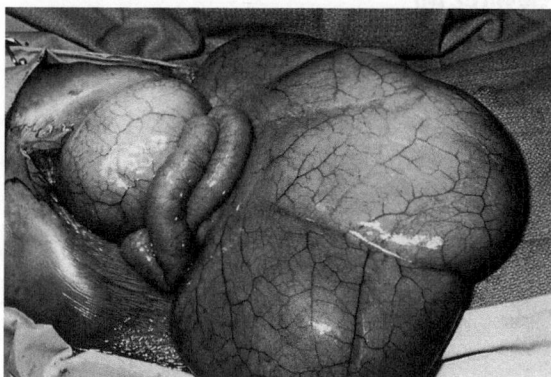

图63.2　乳糜性肠系膜囊肿

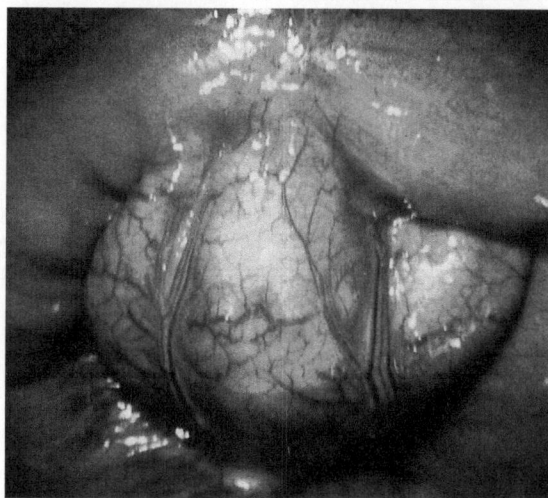

图63.1　乳糜性肠系膜淋巴管瘤

　　间皮囊肿较少见，大多数发生在网膜的非淋巴管异常囊肿中（图 63.2），也可能发生在肠系膜内。间皮囊肿通常是单房，含有浆液，并由间皮细胞包裹。它们被认为是由大网膜或肠系膜的间叶融合不完全而产生的。

　　肠系膜囊肿不包括肠重复畸形囊肿，但二者都在新生儿中较为常见，在肠系膜的位置和外观也较为相似。因此，它们应被纳入新生儿腹腔内囊性病变的鉴别诊断中。这些囊肿可能以囊状或管状单房性病变的形式出现在胃肠道的任何地方，通常发生在与正常肠管相邻的肠系膜内（图 63.3）。组织学上，它们与正常肠管结构组成一样，并与相邻的肠管共享血供。重复畸形囊肿可能含有产生黏液的细胞。

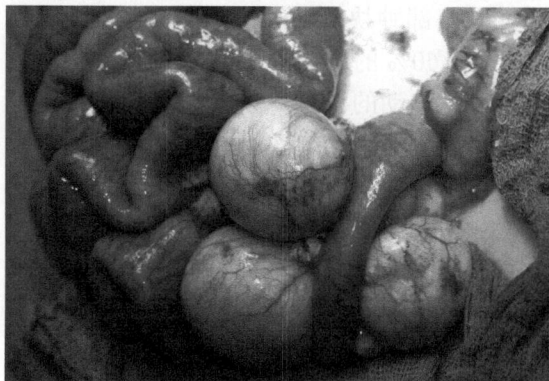

图63.3　肠重复畸形囊肿类似肠系膜囊肿的外观。囊肿以与邻近肠道有共同肠壁和血供为特征

临床特征

　　产前超声检查可以在子宫内诊断出囊肿[9]。但是，多数报道中的平均发现年龄为 3~5 岁[10-12]，且诊断年龄逐渐下降。网膜囊肿和肠系膜囊肿可能是偶然发现的，但半数以上的儿童表现为急性起病。

　　肠系膜囊肿或网膜囊肿的症状与囊肿的位置和大小有关。大多数患儿出现腹痛、呕吐、腹胀等腹部不适（表 63.3）。部分学者认为，儿童相对于成人症状更为明显，可能与儿童高发的淋巴管瘤有关[7-8]。体格检查中常可触及腹部肿块，但由于囊肿的柔软和移动性，只有 60% 的患儿可及，肿块通常是光滑、柔软和可移动的。50% 以上患儿会出现并发症。肠梗阻（部分或完全性）较常见，通常是肿块压迫相邻肠管所致。肠扭转可在囊肿周围发生，多导致肠梗死并伴有穿孔、腹膜炎和休克[13]。继发于扩张或感染的囊肿内出血可导致肿块迅速增大，并导致腹胀、疼痛以及贫血[14-15]。据报道，囊肿本身可发生扭转、破裂，并导致尿路梗阻[14,16]。

表 63.3　临床表现[1-4,5,6,7,10-13,18]（281 例患儿）

疼痛	41%
肿块	35%
梗阻	32%
腹胀	25%
其他[a]	23%

[a] 体重不增、恶心、消化道出血、腹泻等。

诊断

在大多数情况下，术前难以确诊。实验室检查仅有助于判断与囊肿相关的并发症。超声检查是最有用的诊断方法，也是首选的影像检查。病变表现为界限清晰，低回声至无回声的囊壁平滑肿块，回声特性与囊肿内容物有关。在淋巴管瘤中，可见较多薄壁间隔（图 63.4）。

CT 或 MRI 可用于这些病变的鉴别诊断。它们经常表现为充满液体的肿块，但是很菲薄的隔膜（可诊断淋巴管瘤）可能并不明显。Ros 等[4]提出淋巴管瘤通常是多发性囊肿，但在 CT 上无明显显示，并可能表现为类似脂肪特征的影像学表现。常规的腹部 X 线检查无特征性表现，可能显示肿块、腹水或肠梗阻的证据。造影能够显示肠系膜囊肿对肠管的压迫程度，但较少使用。

鉴别诊断

其他难以与肠系膜囊肿或网膜囊肿鉴别的腹腔内病变主要包括卵巢囊肿、胆总管囊肿、胰腺囊肿、脾囊肿、肾囊肿、肾积水、囊性畸胎瘤、皮样囊肿、棘球蚴囊和肠重复畸形。术前通过超声检查和 / 或 CT 检查能鉴别大部分腹腔内囊肿。肠重复畸形壁厚，与邻近肠腔有共同的肌肉壁，超声检查可能见到黏膜线。

较大囊肿的临床表现可类似于新生儿腹水。后者除非是包裹性积液，否则会随着体位改变而发生移位，肠管会向中间靠拢，而不是表现为与肠系膜或网膜囊肿相关的侧方移位。

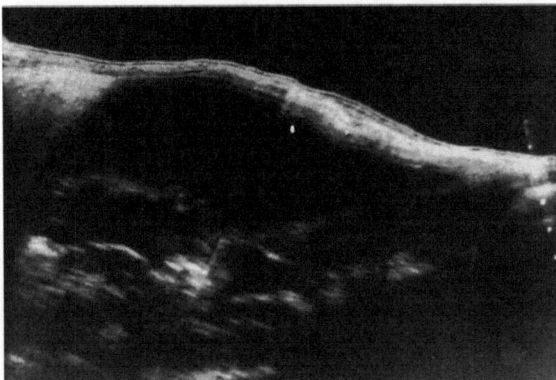
（a）

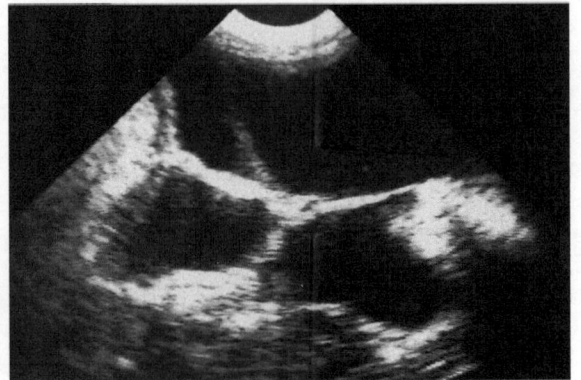
（b）

图 63.4　患有大网膜淋巴管瘤的儿童的腹部纵向（a）和横断面（b）超声检查，显示在前腹壁下有一个低回声、分隔的肿块

除了上述疾病外，非胰腺来源的假性囊肿也与肠系膜囊肿和 / 或网膜囊肿表现类似，但前者没有明显细胞内衬，在新生儿中很少见，往往继发于炎症或外伤，故囊肿内液体可能是血性或脓性的。非胰腺假性囊肿通常为单房或多房性囊肿，超声上可见大量细小内容物回声，CT 上可见囊壁增强。肠重复畸形是单房囊肿，但也有囊壁增强。

治疗

术前诊断不能明确，必须告知家长术中需要进行肠切除的可能。不需要常规的肠道准备和术中导尿。广谱抗生素仅在有细菌污染（即肠切除）的情况下使用。

近年来，微创技术已被用来治疗腹部囊肿和消化道重复畸形[17-18]。腹腔镜检查的最初目的是定位囊肿并确定其性质。患者取仰卧位，术者、助手和监视器排成一排。在通过第一个经脐戳孔探查腹腔之后，确定切口的最佳位置。也可以通过腹腔镜切除肠系膜囊肿和网膜囊肿，但是囊肿的位置和囊壁的脆性可能会影响腹腔镜手术的可行性。除非存在胆源或胰腺起源的问题，否则不建议术中抽吸囊肿并在切除前进行分析。可以通过穿刺抽吸来缩小囊肿以改善暴露，但这可能会使解剖更加困难。治疗方法包括摘除或切除。如果囊肿与相邻肠壁之间存在明显的界限，则应行摘除术。如果需要行肠切除术，囊肿及相邻肠管应经脐部切口取出，并在腹腔外进行切除和吻合，或者通过腹腔镜确定最佳位置之后，采用小的横切口手术。

一般采用脐上横向切口，进入腹腔后即可发现网膜囊肿。囊肿表现为覆盖在肠上的大而半透明、充满液体的囊腔。将网膜和伴生的囊肿从腹部取出，并放置在腹壁上。然后可在与正常网膜或横结肠的交界处切除囊肿（图 63.5）。应注意结扎大量网膜血管。较大的肠系膜囊肿在打开腹腔时也很明显，如果较小，则需要进行探查。一旦定位，同时切

除累及病变，并用盐水巾隔开剩余的肠管，以便暴露和进行切除（图 63.6）。

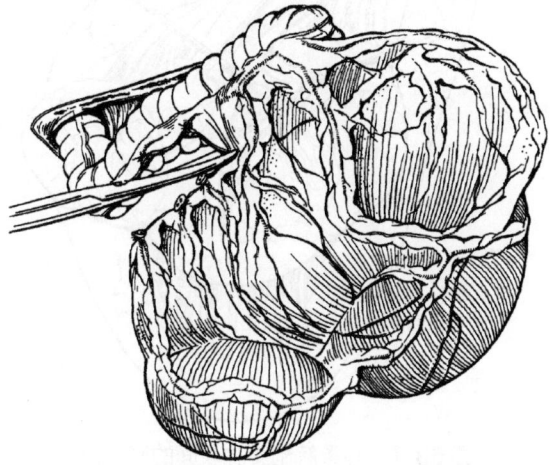

图 63.5　横结肠大网膜切开术切除网膜囊肿

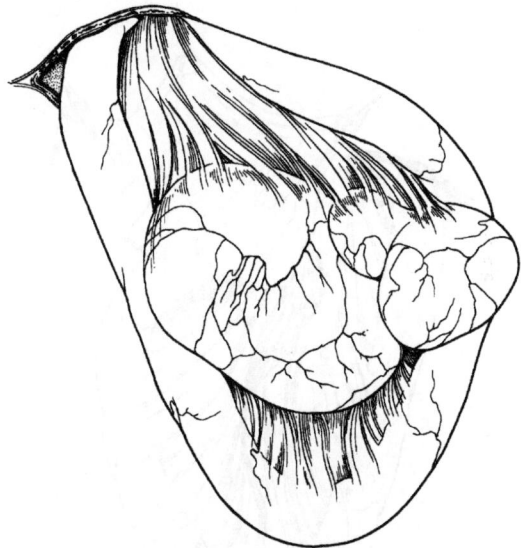

图 63.6　无需肠切除的肠系膜囊肿切除

如果在囊肿和邻近的肠壁之间存在明显的界限，应行囊肿摘除术。在较大的囊肿中，摘除可能需要在肠系膜的两侧切开。疏松的网状组织通常较容易分离。在囊肿壁上轻轻向下牵引可以实现分离（图 63.7）。沿囊壁继续解剖，直至囊肿完全摘除（图 63.8）。摘除囊肿后，再关闭系膜裂孔（图 63.9）。

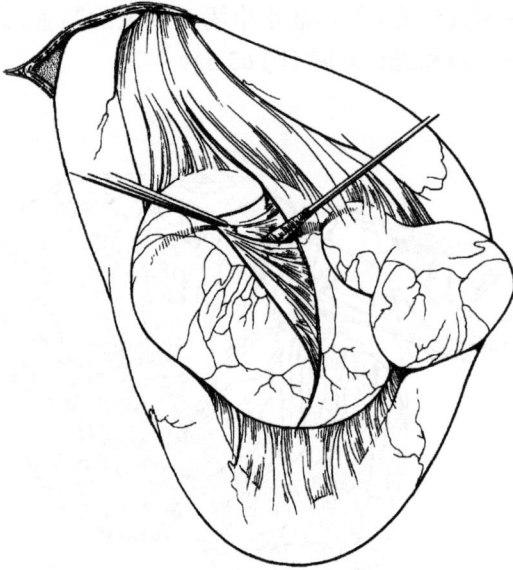

图63.7 轻柔解剖囊肿表面的肠系膜

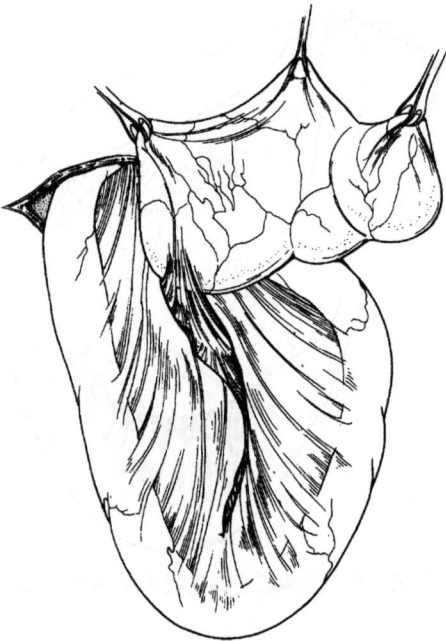

图63.9 用可吸收线间断缝合剥离肠系膜

如果无法确定囊肿与相邻肠之间的界限，则需要切除与囊肿相连的肠管。计划好切除范围，应尽可能减少肠切除（图 63.10 和图 63.11）。对不能完全摘除或切除的患者，可采用部分切除加硬化治疗。OK-432 之类药物的应用仍然存在争议[19-22]。

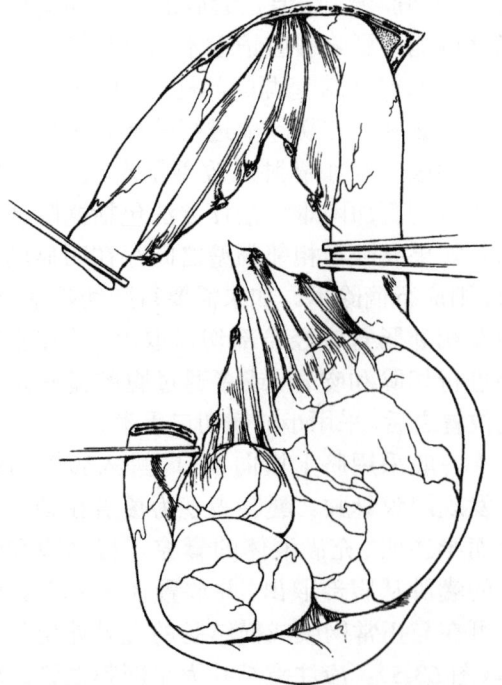

图63.8 将肠系膜囊肿从肠系膜间移除

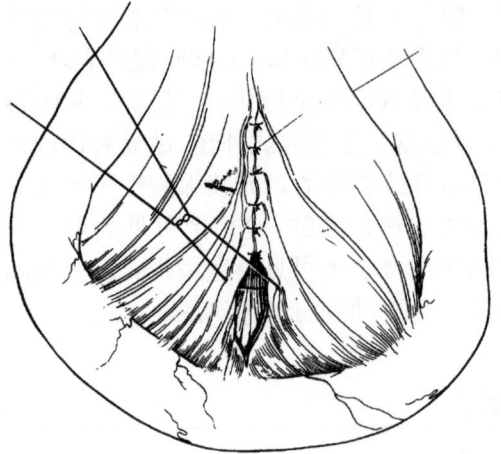

图63.10 同时切除肠系膜囊肿与邻近肠管

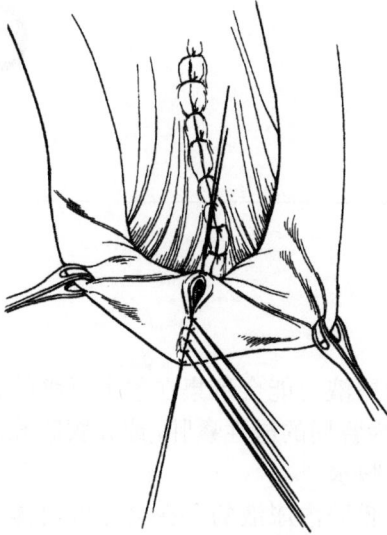

图63.11 用可吸收线间断缝合肠管

预后

　　肠系膜囊肿和网膜囊肿切除或摘除术后预后良好。然而据报道,多达14%的患者术后出现复发,大多数为腹膜后囊肿,需要再次手术切除。

(赵晓霞 译　秦琪 审校)

参考文献

1. Benevieni A. *De abditis nonullis ac mirandis morborum e sanationum causis.* Translated by Singer CJ. Springfield, IL: Charles C. Thomas, 1954.
2. Moynihan BGA. Mesenteric cysts. *Ann Surg* 1897; 26: 1–29.
3. Beahrs OH, Judd ES, Dockerty MB. Chylous cyst of the abdomen. *Surg Clin North Am* 1950; 30: 1081–96.
4. Ros PR, Olmsted WW, Moser RP et al. Mesenteric and omental cysts—Histologic classification with imaging correlation. *Radiology* 1987; 164: 327–32.
5. Takiff H, Calabria R, Yin L et al. Mesenteric cysts and intra-abdominal cystic lymphangiomas. *Arch Surg* 1985; 120: 1266–9.
6. Losanoff JE, Richman BW, El-Sherif A et al. Mesenteric cyst lymphangioma. *J Am Coll Surg* 2003; 196: 598–611.
7. Galifer RB, Pous JG, Juskiewenski S et al. Intra-abdominal cystic lymphangiomas in childhood. *Prog Pediatr Surg* 1978; 11: 173–238.
8. Kosir MA, Sonnino RE, Gauderer MWL. Pediatric abdominal lymphangiomas: A plea for early recognition. *J Pediatr Surg* 1991; 26: 1309–13.
9. Egozi EI, Ricketts RR. Mesenteric and omental cysts in children. *Am Surg* 1997; 63: 287–90.
10. Bliss DP, Coffin CM, Bower RJ et al. Mesenteric cysts in children. *Surgery* 1994; 115: 571–7.
11. Hebra A, Brown MF, McGeehin KM et al. Mesenteric, omental, and retroperitoneal cysts in children: A clinical study of 22 cases. *South Medl J* 1993; 86: 173–6.
12. Okur H, Kuchukaydin M, Ozokutan BH. Mesenteric, omental, and retroperitoneal cysts in children. *Eur J Surg* 1997; 163: 673–7.
13. Colodny AH. Mesenteric and omental cysts. In: Welch KJ, Randolph JG, Ravitch MM et al. (eds). *Surgery.* Chicago: Yearbook Medical Publishers 1986; 921–5.
14. Gross RE. *Omental Cysts and Mesenteric Cysts. The Surgery of Infancy and Childhood.* Philadelphia: W.B. Saunders, 1953: 377–83.
15. Nam SH, Kim DY, Kim SC et al. The surgical experience for retroperitoneal, mesenteric and omental cyst in children. *J Korean Surg Soc* 2012; 83: 102–6.
16. Parrish RA, Potts JM. Torsion of omental cyst—A rare complication of ventriculoperitoneal shunt. *J Pediatr Surg* 1973; 8: 969–70.
17. Kenney B, Smith B, Bensoussan AL. Laparoscopic excision of a cystic lymphangioma. *J Laparoendosc Surg* 1996; (Suppl 1): S99–101.
18. Steyaert H, Vall J-S. Laparoscopic treatment of enteric duplications and other abdominal cystic masses. In Bax K, Georgeson KE, Rothenberg SS, Valla, J-S, Yeung CK (eds). *Endoscopic Surgery in Infants and Children.* Berlin: Springer, 2008: 321–6.
19. Luzzatto C, Lo Piccolo R, Fascetti Leon F et al. Further experience with OK-432 for lymphangiomas. *Pediatr Surg Int* 2005; 21: 969–72.
20. Luzzatto CM. OK-432 is not suitable for abdominal lymphatic malformations. *Eur J Pediatr Surg* 2011; 21: 211.
21. Ogita S, Tsuto T, Nakamura K et al. OK-432 therapy for lymphangioma in children: Why and how does it work? *J Pediatr Surg* 1996; 31: 477–80.
22. Oliveira C, Sacher P, Meuli M. Management of prenatally diagnosed abdominal lymphatic malformations. *Eur J Pediatr Surg* 2010; 20: 302–6.

新生儿腹水

Prem Puri   Elke Ruttenstock

引言

腹水是指腹腔内液体的异常积聚，包括漏出液（蛋白含量低）或渗出液（蛋白含量高）。新生儿腹水相对罕见，可能是由各种病因造成的。最有可能导致新生儿腹水的外科疾病是尿路梗阻、乳糜性腹水和肝外胆道的自发穿孔。

尿性腹水

尿性腹水几乎只发生在男孩中，是一种罕见的、危及生命的疾病，占所有新生儿腹水病例的30%[1]。腹胀引起呼吸窘迫和肾功能不全是最常见的症状。据报道，后尿道瓣膜是引起尿性腹水最常见的病因，占尿性腹水病因的70%[1-2]。其他病因包括肾盂输尿管连接部梗阻、输尿管囊肿、输尿管下段闭锁、膀胱颈梗阻和神经源性膀胱[3]。膀胱破裂引起的腹水也很常见，常继发于脐动脉导管插管导致膀胱穹顶或脐尿管瘘的破裂。除了后尿道瓣膜外，诱发因素还包括神经源性膀胱、先天性膀胱憩室、逼尿肌反射障碍。也有由严重的缺氧或吗啡应用导致的自发性膀胱破裂的报道。尿性腹水很少会在没有尿路梗阻的情况下发生[4]。

腹水的发生通常是梗阻上方的尿道穿孔，导致尿液渗入腹膜腔。穿孔可能发生在膀胱，但最常见于上尿道[3]。在梗阻性外渗的原因中，最主要的是长时间的肾脏高压导致萎缩和不典型增生，从而易导致集合系统破裂。

外渗的尿液可能会聚集在包裹肾脏的肾筋膜内，成为肾周的尿性囊肿，或在腹膜腔内聚集为尿性腹水[5]。

腹膜腔内尿液的存在会导致自体透析作用，即溶质和水遵循其浓度梯度。这种效应解释了为什么腹水中的钠和钾的水平与血浆中低钠血症和高钾血症的结果相似。此外，在所有病例中，腹水中的尿素和肌酐都会高于血液中的水平，而碳酸氢盐水平较血液中的低。在肾功能不全的情况下，这种独特的生化特征是尿性腹水诊断所特有的[6-7]。

尿性腹水的诊断是通过临床评估，结合超声检查和腹部X线检查得出的[1,8]。新生儿尿性腹水的典型病例是出生时表现为严重腹胀的早产男婴，伴有呼吸窘迫和腹水。腹部平片显示弥漫性浑浊影（图64.1a）。如果腹水量较大，则将显示胸腔受压下端肋骨外翻和肠管居中浮动。排尿期膀胱尿道造影（micturating cystourethrogram，MCUG）对于诊断后尿道瓣膜是必要的，同侧膀胱输尿管反流可进一步明确诊断（图64.1b）。建议使用CT扫描显示潜在的病理[9]。静脉肾盂造影可能显示对比剂外渗至肾周区域而产生的特征性"晕征"。也可行腹腔穿刺术，通过肌酐水平升高和腹水中尿液确诊[6,10]。

必须及时治疗尿性腹水，其基本目标是实现尿路减压。可以通过腹部穿刺、导管引流或手术探查和修复膀胱壁来实现。腹腔穿刺的适应证之一是呼吸窘迫[11-12]。后尿道瓣膜经尿道引流（行或不行膀胱造口），大多数患者可在10~14天内愈合。若膀胱破裂较大，

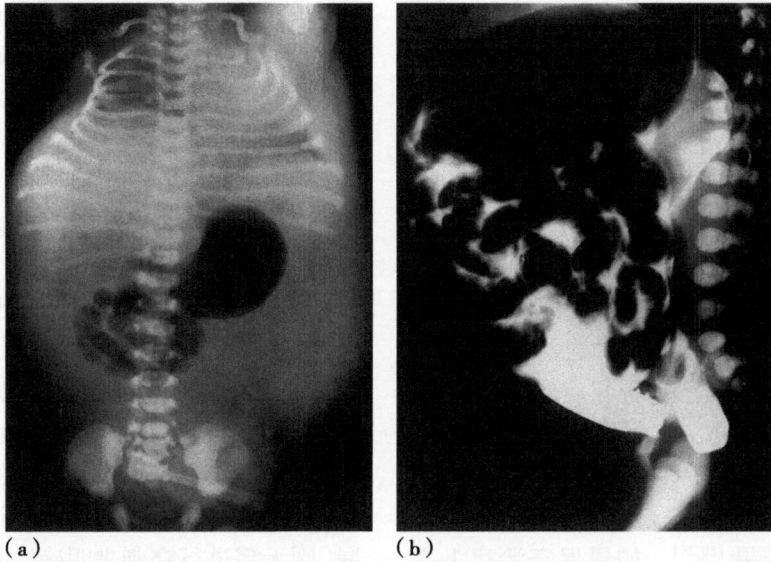

（a）　　　　　　　　　　　　（b）

图 64.1　尿性腹水。这名婴儿出生时因严重腹胀伴有严重的呼吸窘迫需要腹部穿刺术。（a）除去 650mL 液体后，立即拍摄的仰卧片显示胃和小肠袢在腹腔液中心漂浮。注意肋骨的张开。（b）排尿期膀胱尿道造影显示对比剂渗入腹腔。术中发现膀胱自发性穿孔。未发现明显的尿路解剖性梗阻

导管引流失败，则需要手术修复[4]。据报道，在严重阻塞性尿路病变继发的新生儿尿性腹水中，膀胱和肾功能的长期预后非常好[3]。集合系统在宫内通过尿液外渗（"弹出"机制）释放压力，保护肾功能，这种尿路减压可防止严重的继发性膀胱功能改变[13-14]。

乳糜性腹水

乳糜性腹水是一种在新生儿期和婴儿期罕见的疾病，其治疗仍是一项具有挑战性的任务[15-16]。本病表现为腹胀，伴或不伴呼吸窘迫，偶有腹膜刺激和吸收不良[17]。约 10% 患有乳糜性腹水的患儿同时有四肢淋巴水肿[18]。乳糜性腹水的最常见原因（占病例的 45%~60%）是先天性淋巴管畸形，例如大淋巴管闭锁或狭窄，肠系膜囊肿和全身性淋巴管瘤病[16,19]。其他原因包括外部压迫造成的淋巴管阻塞，如肠旋转不良、嵌顿疝、肠套叠以及淋巴结炎性肿大。此外，据报道，腹部钝性损伤、儿童虐待和手术损伤也是乳糜性腹水的原因[20]。

患有乳糜性腹水的婴儿在出生时或出生后几天内出现腹胀。腹部超声检查是确认腹水存在的第一步。腹腔穿刺术不仅是乳糜性腹水最有效的诊断方法，还是一种治疗方法[21]。乳糜通常是无色的，但是它的外观和组分不是恒定的，这取决于多种因素，例如脂肪颗粒的大小、细胞含量和饮食[22]。开始进食后，因脂肪含量高，乳糜液呈乳白色。通过确定腹水中高蛋白和甘油三酯含量（以淋巴细胞为主）来明确诊断。最初的诊断性检查包括腹部超声和 CT 或 MRI，以排除需要立即进行手术治疗的情况。当所有检查结果均为阴性时，需怀疑淋巴管畸形。如果决定手术，则必须进行进一步的诊断性检查，例如淋巴造影和淋巴成像，以便术前确定乳糜漏的部位[20]。

乳糜性腹水通常行保守治疗。对于大多数患者，腹腔穿刺以及进食富含中链甘油三酯（medium-chain triglyceride，MCT）和高蛋白的食物都是有效的。饮食管理是乳糜性腹水的重要治疗方式。以 MCT 为基础的饮食被认为是减少腹水中乳糜产生的第一种措施[23]。MCT 在肠道细胞内不会重新酯化，而会绕过肠淋巴管直接进入门静脉系统。据

报道，减少饮食中长链脂肪 [长链甘油三酯（long-chain triglyceride，LCT）] 可减少淋巴系统内的淋巴流量和压力，减少淋巴渗出量。对于严重或复杂的乳糜性腹水，或饮食改变 10 周后仍存在的乳糜性腹水，可采用全肠外营养（total parenteral nutrition，TPN），通过让胃肠道休息来治疗 [24]。已证明生长抑素类似物可以有效地减少淋巴渗出，可以在考虑手术之前采用。生长抑素减少淋巴渗出的确切机制尚不完全清楚。已有研究表明其可以减少脂肪在肠道的吸收，从而降低胸导管中甘油三酯的浓度，并减少主要淋巴管中淋巴液的流量 [25]。生长抑素联合 TPN 治疗可以达到令人满意的结果 [20,26]。如果保守治疗 1~2 个月失败，则建议行手术治疗 [27]。目前已有通过切除局部异常淋巴管或结扎淋巴漏而成功治疗先天性乳糜性腹水的报道 [28]。Leveen 型或 Denver 型的腹膜 - 静脉分流术，在反复尝试药物或手术失败的儿童中，至少可以暂时有效 [16,29]。

胆汁性腹水

　　婴儿期的胆汁性腹水是一种罕见的疾病，通常由胆道自发性穿孔（spontaneous perforation of bile duct，SPBD）引起 [30-32]。SPBD 最常见于 2~20 周的婴儿，但也有报道在 3 天内的新生儿中出现 [31,33]。穿孔的部位多位于胆囊管与胆总管的连接处。SPBD 的确切原因尚不清楚。目前已经提出了许多病因，例如胆总管的先天性管壁薄弱、缺血、结石、感染、远端胆管狭窄、胆汁淤积和胰胆管汇流异常（anomalous pancreaticobiliary ductal union，APBDU）[31-32,34]。但在大多数情况下，没有明显的穿孔原因。部分作者认为，自发性胆管穿孔可能与 APBDU 和胆总管囊肿有关。胆道穿孔和先天性胆总管囊肿可能相互关联，有共同的发病机制 [35]，有时穿孔可继发于胆道梗阻 [36]。

　　受影响的患儿通常是健康的婴儿，其出生和围产史无殊。体征和症状通常呈慢性或亚急性，但也可出现急性腹膜炎、感染性休克，甚至呼吸衰竭 [33,37]。80% 的患儿中有轻度波动性黄疸，大便从正常至陶土色，同时伴有缓慢进行的腹水和腹胀 [38]。相关症状可能包括脓毒症、嗜睡、易怒、厌食、体重不增、持续呕吐、发热和尿色深 [39]。

　　本病在手术前可能无法明确诊断，但当患儿出现腹胀、间歇性黄疸和腹水时需怀疑。腹部 X 线片会显示出腹水，钡餐可能显示出肝和胃之间积液（图 64.2）。如果进行腹腔穿刺术，则可发现腹水中胆红素的浓度高于血清胆红素浓度。但是，如果肝胆扫描证实存在胆漏，则无需进行穿刺来明确诊断。超声是儿童首选的影像学检查方式，尤其是对于黄疸评估。肝内外管道正常，伴有腹腔内游离或局限性积液将证实 SPBD 的存在 [40]。肝脏核素扫描对 SPBD 具有高度敏感性和特异性，当怀疑是 SPBD 时，它是首选的术前检查 [39,41-42]。肝脏核素扫描可以提供有关肝功能，胆道通畅性，穿孔部位（基于局部放射性示踪剂局部积累）以及胆汁渗入腹腔的有价值信息。磁共振胰胆管成像（magnetic resonance cholangiopancreatography，MRCP）在包括婴儿在内的儿童中也有用 [43-44]。局部积液或假性囊肿的形成在 MRCP 上比超声更容易观察到。

　　一旦确诊为 SPBD，就必须行手术治疗 [45]。术中应行胆道造影检查，以确定穿孔的位置并排除远端梗阻。如果穿孔在胆囊或胆囊管，则简单的胆囊切除术即可治愈 [31]。目前有几种常见手术方法，包括单纯的外引流或引流同时行胆囊切除术、穿孔修补或同时外引流。如果出现胰胆管畸形或远端梗阻，则需行肝管空肠吻合术 [41,46-47]。大多数作者建议采用保守的方法引流腹部以减压胆道，除非远端胆道梗阻需要胆肠吻合 [48]。一旦行胆道减压，即使有远端梗阻，也会出现自发性闭合 [37]。不应过早拔除引流管，因为这会导致胆汁在腹膜腔内重新积聚。在没有术前诊断的情况下，若术中发现胆道穿孔，最安全的

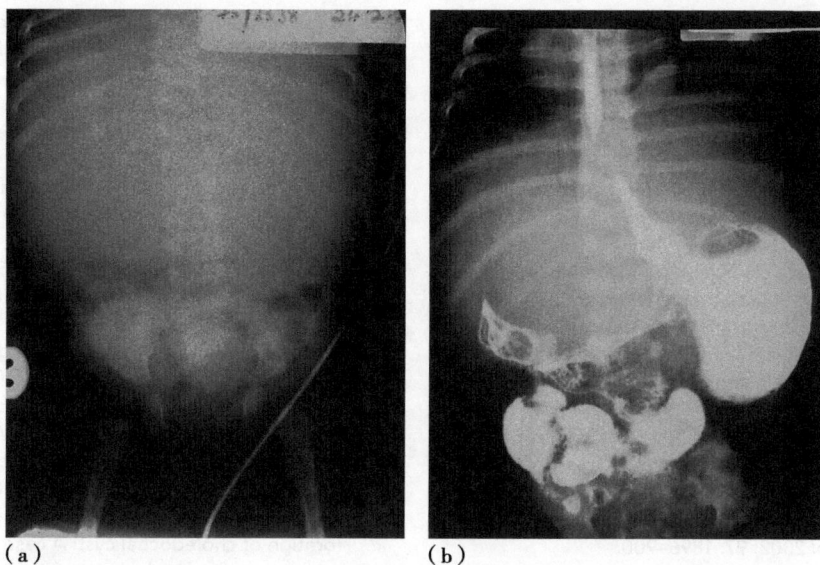

图 64.2 胆汁性腹水。(a)明显腹胀，上腹部和中腹部混浊，肠袢向下移位。(b)钡剂检查显示胃和十二指肠受压并向下移位。术中发现肝总管穿孔

策略是引流局部胆汁，并在穿孔处放置 T 管。由于存在胆管狭窄的可能性，单纯胆道缝合修复或胆道重建术仍存在争议[49]。报道的并发症包括门静脉血栓形成、胆漏和胆管炎[50]。在少数情况下，需再次手术，包括胆道重建和门静脉分流[50]。总体而言，早期识别并积极行手术治疗预后良好。

（赵晓霞 译　秦琪 审校）

参考文献

1. Hirselj DA, Zmaj PM, Firlit CF. Occult ureteropelvic junction obstruction presenting as anuria and urinary ascites in an infant with antenatal, unilateral hydronephrosis. *J Pediatr Urol* 2009; 5:405–7.
2. Hoffer FA, Winters WD, Retik AB et al. Urinoma drainage for neonatal respiratory insufficiency. *Pediatr Radiol* 1990; 20: 270–1.
3. De Vries SH, Klijn AJ, Lilien MR et al. Development of renal function after neonatal urinary ascites due to obstructive uropathy. *J Urol* 2002; 168: 675–8.
4. Solarin A, Gajjar P, Nourse P. Neonatal urinary ascites: A report of three cases. *Case Rep Nephrol* 2015; 2015: 942501.
5. Hi Sie A, Patel N, Spenceley N. Neonatal urinary ascites in renal candidal infection. *J Pediatr Child Health* 2006; 42: 387–8.
6. Oei J, Garvey PA, Rosenberg AR. The diagnosis and management of neonatal urinary ascites. *J Paediatr Child Health* 2001; 37: 513–5.
7. Clarke HS, Mills ME, Parres JA et al. The hyponatraemia of neonatal urinary ascites: Clinical observations, experimental confirmation and proposed mechanisms. *J Urol* 1993; 150: 778–81.
8. Ahmed S, Borghol M, Hugosson C. Urinoma and urinary ascites secondary to calyceal perforation in neonatal posterior urethral valves. *Br J Urol* 1997; 79: 991-2.
9. Gueroeze MK, Yildirmaz S, Dogan Y et al. A rare cause of ascites in a newborn: Posterior urethral valve. *Pediatr Int* 2010; 52: 154–5.
10. Sakai K, Konda R, Ota S et al. Neonatal urinary ascites caused by urinary tract obstruction: Two case reports. *Int J Urol* 1998; 5: 379–82.
11. Murphy D, Simmons M, Guiney EJ. Neonatal urinary ascites in the absence of urinary tract obstruction. *J Pediatr Surg* 1978; 13: 529–31.
12. Greenfield SP, Hensle TW, Berdon WE et al. Urinary extravasation in the newborn male with posterior urethral valves. *J Pediatr Surg* 1982; 17: 751–6.
13. Silveri M, Adorisio O, Pane A et al. Fetal monolateral urinoma and neonatal renal function outcome in posterior urethral valves obstruction: The pop-off mechanism. *Pediatr Med Chir* 2002; 24: 394–6.
14. Chun KE, Ferguson RS. Neonatal urinary ascites due to unilateral vesicoureteric junction obstruction. *Pediatr Surg Int* 1997; 12: 455–7.
15. Cochran WJ, Klish WJ, Curtis T et al. Chylous ascites in infants and children: A case report and literature review. *J Pediatr Gastroenterol Nutr* 1985; 4: 668–73.
16. Karagol BS, Zenciroglu A, Gokce S et al. Therapeutic management of neonatal chylous ascites: Report of a

case and review of the literature. *Acta Paediatr* 2010; 19: 1–4.

17. Kuroiwa M, Toki F, Suzuki M et al. Successful laparoscopic ligation of the lymphatic trunk for refractory chylous ascites. *J Pediatr Surg* 2007; 42: 15–8.

18. Guttman FM, Montupet P, Bloss RS. Experience with peritovenous shunting for congenital chylous ascites in infants and children. *J Pediatr Surg* 1983; 17: 368–72.

19. Levine C. Primary disorder of the lymphatic vessels: A new concept. *J Pediatr Surg* 1989; 24: 233–40.

20. Purkait R, Saha A, Tripathy I et al. Congenital chylous ascites treated successfully with MCT-based formula and octreotide. *J Indian Assoc Pediatr Surg* 2014; 19(3): 175–7.

21. Campisi C, Bellini C, Eretta C et al. Diagnosis and management of primary chylous ascites. *J Vasc Surg* 2006; 43: 1244–8.

22. Cardenas A, Chopra S. Chylous ascites. *Am J Gastroenterol* 2002; 97: 1896–900.

23. Liao HB, Hwang RC, Chu DM et al. Neonatal chylous ascites: Report of two cases. *Acta Pediatr Sin* 1990; 31: 47–52.

24. Chye JK, Lim JT, van der Heuvel M. Neonatal chylous ascites: Report of three cases and review of the literature. *Pediatr Surg Int* 1997; 12: 296–8.

25. Collard JM, Laterre PF, Boemer F et al. Conservative treatment of postsurgical lymphatic leaks with somatostatin-14. *Chest* 2000; 117: 902–5.

26. Huang Y, Xu H. Successful treatment of neonatal idiopathic chylous ascites with total parenteral nutrition and somatostatin. *HK J Pediatr* 2008; 13: 130–4.

27. te Pas AB, vd Ven K, Stokkel MP, Walther FJ. Intractable congenital chylous ascites. *Acta Pediatr* 2004; 93: 1403–5.

28. Laterre PF, Dugernier T, Reynaert MS. Chylous ascites: Diagnosis, causes and treatment. *Acta Gastroenterol Belg* 2000; 63: 260–3.

29. Man WK, Spitz L. The management of chylous ascites in children. *J Pediatr Surg* 1985; 20: 72–5.

30. Davenport M, Betalli P, D'Antiga L et al. The spectrum of surgical jaundice in infancy. *J Pediatr Surg* 2003; 38: 1471–9.

31. Xanthakos SA, Yazigi NA, Ryckman FC et al. Spontaneous perforation of the bile duct in infancy: A rare but important cause of irritability and abdominal distension. *J Pediatr Gastroenterol Nutr* 2003; 36: 287–91.

32. Lee M-J, Kim M-J, Yonn C-S. MR cholangiopancreatography findings in children with spontaneous bile duct perforation. *Pediatr Radiol* 2010; 40: 687–92.

33. Topuzlu T, Yigit U, Bulut M. Is birth trauma responsible for idiopathic perforation of the biliary tract in infancy? *Turk J Pediatr* 1994; 36: 263–6.

34. Ando H, Ito T, Watanabe Y et al. Spontaneous perforation of choledochal cyst. *J Am Coll Surg* 1995; 181: 125–8.

35. Sai Prasad TR, Chui CH, Low Y et al. Bile duct perforation in children: Is it truly spontaneous? *Ann Acad Med Singapore* 2006; 35: 905–8.

36. Donahoe PK, Hendren WH. Bile duct perforation in a neonate with stenosis of the ampulla of Vater. *J Pediatr Surg* 1976; 1: 823–5.

37. Kanojia RP, Sinha SK, Rawat J et al. Spontaneous biliary perforation in infancy and childhood: Clues to diagnosis. *Indian J Pediatr* 2007; 74: 509–10.

38. Carubelli C, Abramo T. Abdominal distension and shock in an infant. *Am J Emerg Med* 1999; 17: 342–4.

39. Murphy JT, Koral K, Soeken T, Megison S. Complex spontaneous bile duct perforation: An alternative approach to standard porta hepatis drainage therapy. *J Pediatr Surg* 2013 April; 48(4): 893–8.

40. Tani C, Nosaka S, Masaki H et al. Spontaneous perforation of choledochal cyst: A case with unusual distribution of fluid in the retroperitoneal space. *Pediatr Radiol* 2009; 39: 629–31.

41. Saltzman DA, Snyder CL, Leonard A. Spontaneous perforation of the extrahepatic biliary tree in infancy. A case report. *Clin Pediatr* 1990; 29: 322–4.

42. Goldberg D, Rosenfeld D, Underberg-Davis S. Spontaneous biliary perforation: Biloma resembling a small bowel duplication cyst. *J Pediatr Gastroenterol Nutr* 2000; 31: 201–3.

43. Krause D, Cercueil JP, Dranssart M et al. MRI for evaluating congenital bile duct abnormalities. *J Comput Assist Tomogr* 2002; 26: 541–52.

44. Takaya J, Nakano S, Imai Y et al. Usefulness of magnetic resonance cholangiopancreatography in biliary structures in infants: A four-case report. *Eur J Pediatr* 2007; 166: 211–4.

45. Howard ER. *Spontaneous Biliary Perforation*. London: Arnold, 2002.

46. Bingol-Kologlu M, Karnak I, Ocal T et al. Idiopathic perforation of the bile duct in an infant. *J Pediatr Gastroenterol Nutr* 2000; 31: 83–5.

47. Pereira E Cotta MV, Yan J, Asaid M, Ferguson P, Clarnette T. Conservative management of spontaneous bile duct perforation in infancy: Case report and literature review. *J Pediatr Surg* 2012 September; 47(9): 1757–9.

48. Kasat LS, Borwankar SS, Jain M et al. Spontaneous perforation of the extrahepatic bile duct in an infant. *Pediatr Surg Int* 2001; 17: 463–4.

49. Suresh-Babu MV, Thomas AG, Miller V et al. Spontaneous perforation of the cystic duct. *J Pediatr Gastroenterol Nutr* 1998; 26: 461–3.

50. Chardot C, Iskandarani F, De Dreuzy O et al. Spontaneous perforation of the biliary tract in infancy: A series of 11 cases. *Eur J Pediatr Surg* 1996; 6: 341–6.

坏死性小肠结肠炎

Stephanie C. Papillon Scott S. Short Henri R. Ford

引言

坏死性小肠结肠炎的全球流行病学

坏死性小肠结肠炎(necrotizing enterocolitis,NEC)是早产儿的多发疾病之一,常见于胎龄小于 32 周的早产儿。来自世界各地基于人口的研究数据估计,活产儿中 NEC 的发生率在 0.072%~0.18%[1]。在体重不足 1 000g 的超低出生体重儿中发病率最高,可能与早产的程度相关[2-7]。NEC 的发生率随着出生体重的增加成比例下降,并且在胎龄 35 周后急剧下降[2,4,8]。

由于高危妊娠发生率的稳步上升和超低出生体重儿救治技术的进展,NEC 的发病率在全球范围内不断增加[9-10]。因此,充分认识及了解这个疾病至关重要。

发病机制

危险因素

最早 Santulli 等提出,胃肠道缺血、肠道喂养和病原菌是早产儿发生 NEC 的重要原因[11-12]。早产儿胃肠道发育不成熟,再加上这些外界刺激,导致了 NEC 发生发展。发育尚未成熟的肠道微循环调节不良、上皮屏障完整性受损以及各种免疫缺陷,包括黏蛋白、防御素和分泌型 IgA 的产生减少等,导致机体抵御病原菌和毒素的入侵能力减弱。此外,早产儿肠道运动及消化功能存在障碍,使毒素和有

毒物质在肠道中蓄积,进一步加剧了肠道黏膜损伤[1-2]。尽管正常的肠道菌群可以减轻这种黏膜损伤,但早产儿肠道中会存在异常菌群的定植。因此,失去肠道黏膜与菌群之间的相互作用,会加剧上皮屏障的破坏,导致共生细菌和致病细菌不协调的过度炎症反应。炎症反应释放的介质进一步导致上皮损伤,放大系统性炎症反应,进而导致 NEC 的不良后果。为了预防或治疗早产儿 NEC,必须进一步明确未成熟肠道损伤的机制[4]。

肠黏膜损伤的机制

有关 NEC 黏膜损伤的机制目前已有多种研究[13-14]。这些研究已经明确了一些重要介质在 NEC 发病机制中的作用,比如在炎症情况下由诱生型一氧化氮合酶(inducible nitric oxide synthase,iNOS)大量合成的一氧化氮和 Toll 样受体 4(Toll-like receptor 4,TLR4)。这些介质不仅在 NEC 的新生儿中升高,而且能定植于黏膜损伤区域,抑制受损肠上皮细胞的损伤逆转及修复[14-16]。在 NEC 实验模型中,抑制这些介质的激活不仅可以逆转肠道上皮中的炎症变化,而且可以通过肠上皮细胞的迁移和增殖来恢复肠上皮损伤修复途径[14]。这些促炎因子与血小板活化因子(platelet-activating factor,PAF)之间的相互作用已经被证实是 NEC 发生发展的关键环节[17]。尽管有这些发现,但导致 NEC 发生发展的病理生理过程尚不明确。尽管如此,靶向抑制这些介质可能是预防或缓解 NEC 的新疗法。

组织病理学表现

NEC 可以发生在胃肠道的任何地方，但最常见的是影响小肠 [18]。切除的病变小肠病理学研究和解剖标本的形态学分析，对理解 NEC 组织损伤的发病机制起了很大作用。NEC 的大体病理显示肠管扩张，并可见灰黑色局灶或弥漫性病变。局灶性病变与多节段性疾病一样常见 [1,19]。对黏膜的检查可见出血和脆性表面。主要的组织学发现从急性和慢性炎症改变到显著的坏死或穿孔。这些表现包括肠壁水肿、黏膜下积气以及中性粒细胞和淋巴细胞浸润，这可能反映了疾病的急性或慢性程度（图 65.1 和图 65.2）。浆膜下或黏膜下也可能出现气体（一种细菌发酵的产物，也称为肠壁积气），这也支持 NEC 是种感染性疾病。在没有炎症的情况下，急性进展的肠损伤表现为坏死，也称为凝固性坏死。在进展缓慢时则表现为慢性炎症性改变 [20-21]。凝固性坏死通常由缺血引起，但并非绝对。坏死可仅限于黏膜。但是，疾病后期可能累及全层并引发穿孔。坏死可能伴有出血和壁内血栓。活动性损伤期还同时观察到修复性变化和肉芽组织形成。这些发现提示 NEC 先出现急性损伤的病理特征，然后才出现需行病变肠段切除的临床特征 [21]。透壁炎症反应部分如果没有切除，可随后进展为黏膜下纤维化，在临床上表现为肠狭窄。

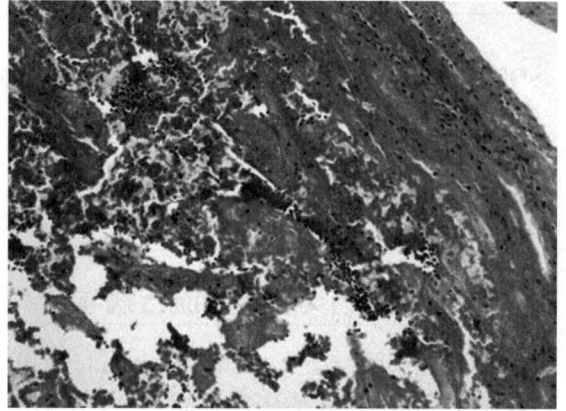

图65.2　NEC 肠壁中有密集的淋巴细胞浸润

足月儿 NEC 的危险因素

足月儿患 NEC 所占的比例不到 10%。黏膜损伤的模式可以反映早产儿的情况，但足月儿在临床上的表现与早产儿有所不同。在这部分患儿中，NEC 可能是由不同的围生期因素引发的 [22]。大多数研究表明，先天性心脏病（congenital heart disease，CHD）是足月儿 NEC 的最重要诱因 [22]。CHD 婴儿由于进入肠道的血流量减少而发展为肠缺血，这可能导致黏膜损伤和细菌入侵，继而诱发导致 NEC 的炎症级联反应。

临床特征

表现

在症状初期，NEC 的患儿通常表现出非特异性的全身体征，超过 70% 的患者存在胃肠道的症状，包括喂养不耐受，表现为胃潴留或呕吐、腹胀。血便或粪潜血阳性，血便在 60% 的患者中可见 [2]。这些症状可能在足月儿心脏修复术后早期出现。随着 NEC 的

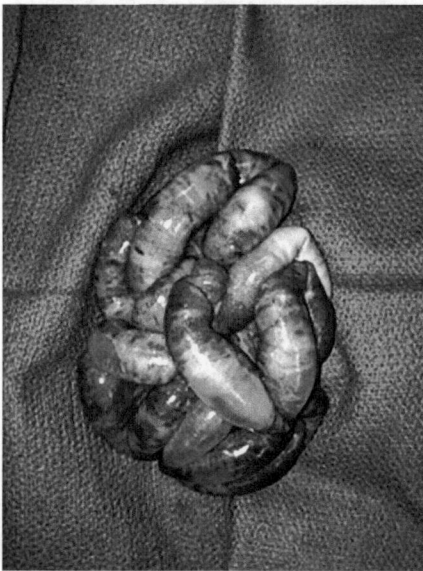

图65.1　NEC 患者肠管的弥漫性斑片状坏死，可见浆膜下积气

进展，患者可能会出现腹胀、腹壁变色或红斑（图 65.3）。在数小时内，病情会迅速恶化并发展成腹膜炎，并伴有心血管衰竭的迹象。诊断通常是通过放射影像学来确定。标准图像为腹部平片。最初的发现可能是非特异性的，例如肠扩张和肠梗阻。肠壁积气是在 NEC 患者中最常见的发现（图 65.4）。门静脉积气是另一个可能的发现，与肠管广泛受累

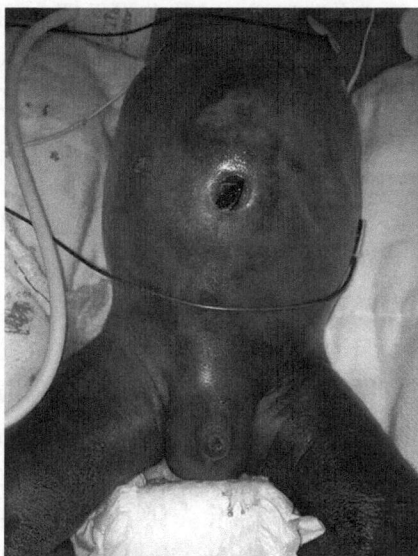

图 65.3 NEC 患者的腹胀和广泛的腹壁红斑

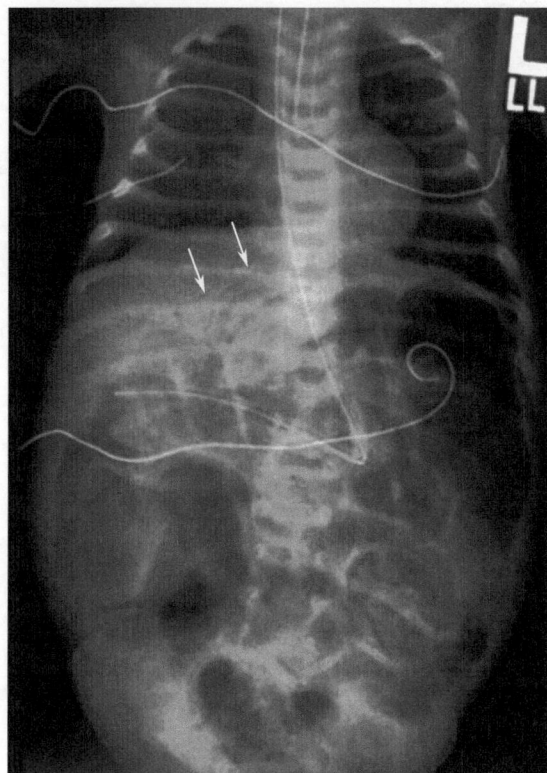

图 65.4 NEC 患者的肠壁积气表现

和不良预后相关（图 65.5）。最初由 Bell 等开发的 NEC 分期系统将临床症状与影像学表现相结合，已被用来对疾病的严重程度进行分类并指导治疗。

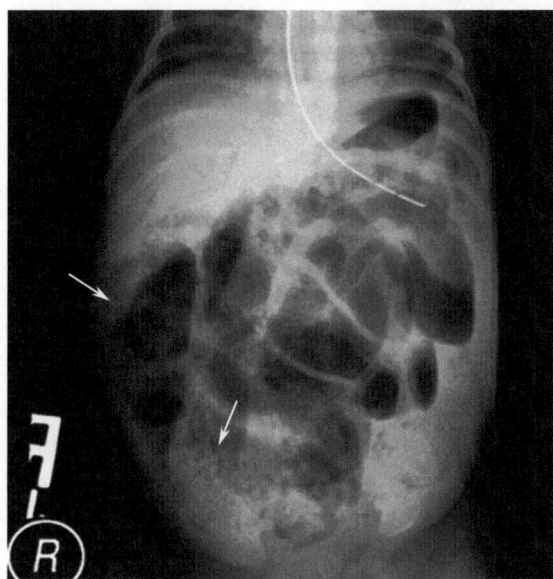

图 65.5 NEC 患者的门静脉积气

实验室检查

实验室检查虽然被普遍使用，但尚未被证明是 NEC 诊断的特异性或可靠指标[1-2]。代谢性酸中毒、白细胞减少和血小板减少与预后不良相关[1-2]。研究探讨了预测 NEC 的潜在指标，这些指标也可以作为预后指标。但是，还没有炎症标记物表现出高度敏感性和特异性。

相关合并症

几项回顾性研究报告指出，因腹裂而行腹壁关闭术的患者 NEC 发病率很高[23-26]。此类患儿通常保守治疗，但也经常会出现 NEC

再发的情况[23]。在严重胃肠道功能障碍（以早产儿胃肠道为特征）的患者当中，NEC较常发生。

治疗

非手术治疗

NEC患者最初为支持治疗。临床上怀疑NEC时，应禁食并胃肠道减压，同时开始液体复苏。进行各种实验室检查，包括血生化，全血计数及分类，血气和C反应蛋白。在对血液和尿液进行培养的同时，就应开始静脉注射广谱抗生素。密切的临床观察包括反复的腹部检查以及连续的腹部X线检查，以监测疾病的进展。一般预期在72小时内会出现临床改善[18]。对于病情稳定并显示出改善的患者，抗生素治疗将持续1~2周。

手术指征和技巧

多达20%~40%的NEC患者需要手术干预[1-2]。在过去的几十年中，由于专科医师试图在穿孔之前识别患者并手术，因此手术指征有所演进。然而，气腹仍然是手术干预唯一公认和明确的指征。手术的相对适应证包括对药物治疗无效、临床状况恶化、腹壁红肿或腹部X线片上显示固定肠袢。手术的目的是切除坏死肠段，同时将短肠综合征的风险降至最低。手术方式很大程度上取决于术中发现的疾病严重程度。首先检查胃肠道的整个长度，并切除坏死的肠管。在肠管活性判断困难时，可能需要进行第二次剖腹。NEC患者的标准手术方法是切除坏死或穿孔肠管并在近端肠管造口。因为在脓毒症的婴儿中行一期吻合愈合可能性很小，所以造口被认为是最安全的方法[27]。对于特定的病变局限的稳定患者，一期肠切除吻合可以避免二次手术以及与造口相关的并发症[2,27]。在过去，多灶性病变患者提倡行多处造口。但是，这种方法会牺牲部分有活力的肠管从而导致短

肠综合征，因此已被废弃。

对于有广泛性多灶性疾病的患者，一直提倡"钳夹与放回"技术，该技术包括切除所有完全坏死的肠管，而将活力存疑的肠管旷置于腹腔内，先不造口也不吻合。然后在48~72小时后的第二次手术中将可用的肠管重新吻合。在延迟的二次探查术中提出了更具争议性的技术，即"修补，灌洗和等待"。这种方法包括灌洗腹腔，肠穿孔的初步修补，进行Stamm胃造口术，以及在膈下置入两个引流管。这些引流管沿腹膜腔的侧面置入并从下腹部引出，持续进行腹腔引流[28]，患者应长期接受肠外营养。将引流管留在原处，直到引流停止并且患者可以耐受肠内喂养。笔者主张在术后2周行第二次手术，如果患者肠功能未恢复，则可能要在2个月后再次手术。

在20世纪70年代，腹腔引流被建议作为治疗体重不到1 500g的极低出生体重的重症NEC患儿肠穿孔的临时措施。该过程通常在床边的局部麻醉下进行。主要步骤包括大量冲洗腹腔，以及在单侧或双侧下腹部放置引流管，从而减压和清除粪便污染。腹腔引流术被广泛认为是初始治疗，其作为最终治疗方法的应用仍存在争议。有两项随机对照试验研究了在穿孔NEC的极低出生体重儿中使用腹腔引流与剖腹探查术，以确定其生存优势。在一个多中心试验中，将117例极低出生体重儿随机分为两组，其中55例行引流术和62例行开腹手术[29]。两组90天死亡率无任何显著差异。在次要结果指标中也没有发现显著差异，这些指标包括全肠外营养时间和术后90天的住院情况。在另一个国际多中心随机对照试验中[30]，将35例患者随机分配至引流术组，将34例患者随机分配至开腹手术组。两者的死亡率无差异，次要结果包括住院时间以及术后1个月和6个月的胃肠道和呼吸道情况，次要结果也无差异。接受引流的患者中有74%随后在临床状况恶化时需要进行开腹手术。作者得出的结论是，腹腔引流术"不是开腹手术的安全替代方法，也不

是一种有效的临时措施"。虽然其他随机试验在主要或次要结果发现了差异，但每个研究均包括了局灶性肠穿孔和 NEC 的人群，并且该研究未达到科学统计所需的参加人数，这限制该研究的科学性。

预后

总体结果

NEC 具有高发病率和高病死率。总体结果受早产程度和疾病程度的影响。在过去的几十年中，NEC 的生存率显示出稳定的增长，并在极低出生体重儿的治疗中最为明显，可能与支持治疗的进展有关。NEC 的复发率较低。多达三分之一的 NEC 患者会出现肠道狭窄，其中接受保守治疗的患者更容易发生狭窄[2]。对于怀疑有狭窄的患者应进行造影检查，并在确定后手术切除。

术后预后

接受 NEC 手术治疗的新生儿中，多达40% 发生术后并发症。这些症状包括吻合口瘘、造口并发症（例如脱垂或坏死）和肝功能损伤[31]。其他并发症包括肠狭窄、脓毒症和短肠综合征[32-33]。尽管病死率随着胎龄的降低而逐步增加，Horwitz 等[32] 发现，所有年龄段的并发症总数相对稳定。

远期预后

胃肠道

NEC 最严重的并发症是由残留的小肠不足（短肠）引起的肠衰竭。NEC 接受外科手术切除的患者中将近四分之一会出现短肠综合征，NEC 是新生儿肠道衰竭的主要原因。对于小肠长度不足的患者来说，回盲瓣的缺失并不总是能预测肠衰竭的可能性[34]。小肠切除时患者的胎龄是肠衰竭风险的重要预后指标，因为小肠长度的增加通常发生在妊娠晚期[35]。

神经发育预后

目前已发现 NEC 是导致神经发育不良的独立危险因素。一项对 7 岁儿童的随机对照研究分析调查了广谱抗生素在胎膜早破中的使用情况，发现患有 NEC 儿童的所有功能障碍的风险均增加[36]。一项多中心回顾性研究发现，需要 NEC 手术的超低出生体重儿，其神经运动或神经感觉缺陷（包括脑性瘫痪、失明和耳聋）的发生率显著增加[37]。

结论和未来方向

对于新生儿科医师和小儿外科医师而言，NEC 仍然是一个棘手的问题。这种疾病最大的影响是它对患者及其家人的直接影响。NEC 的医疗费用较为昂贵，并且经济负担在初期住院之后仍持续存在。一项回顾性队列研究发现，与其他疾病相比，无论内科还是外科，NEC 患者的医疗费用都明显更高。对于 NEC 外科手术患者来说，这种差异一直持续到出生后 3 年[38]。因此，对于照顾这些患者及其家人的医务人员来说，迫切需要优化当前的管理并制定预防策略。

尽管许多研究已经确定了 NEC 可能的危险因素，但预防方法是有限的。动物模型已证明生长因子具有保护作用，如表皮生长因子（epidermal growth factor，EGF）和肝素结合型表皮生长因子样生长因子，可促进肠道恢复，并对促炎性介质的抑制剂具有保护作用。对人类的研究表明，益生菌和益生元有利于降低 NEC 的发生率，以及产生类似于母乳喂养婴儿相似的粪便微生物组成。但是，目前没有足够的证据推荐这些干预措施。限制性喂养策略未显示任何优势。也有研究皮质类固醇药物作为 NEC 的辅助治疗药，因为它具有诱导未成熟器官成熟的能力。皮质类固醇对肠道发育的影响最早是在 20 世纪 60 年代进行探索的，随后被证明可以促进黏膜屏障的成熟[39]。随机试验表明，类固醇可以减少罹患 NEC 的患者数量以及严重程度 [40-41]。然而，类固醇对胃肠道的直接影响及其对发育中肠道的长期影响尚不清楚。尽管产前类固醇使用有一定益处，但仍需谨慎使用产后类固醇，因为长期结果尚待进一步研究 [42]。母乳是美国儿科学会推荐的早产儿唯一干预措施，预防或减少 NEC 的发生。临床证明母乳能够降低早产儿 NEC 的发生率及其相关的并发症发生率和死亡率，包括改善神经发育。随着有关 NEC 研究的继续，识别有风险的儿童，提倡使用母乳，并提供积极的护理将是解决这一难题的关键。

（申雷霆 译　钭金法 审校）

参考文献

1. Dominguez KM, Moss RL. Necrotizing enterocolitis. In: Holcomb III GW, Murphy J, Ostlie DJ (eds). *Ashcraft's Pediatric Surgery*, 6th edn. Philadelphia, PA: Saunders, 2014: 454–73.
2. Sylvester KG, Liu GY, Albanese CT. Necrotizing enterocolitis. In: Coran AG, Adzick NS, Krummel TM, Laberge JM, Shamberger RC, Caldamone AA (eds). *Pediatric Surgery*, 7th edn. Philadelphia, PA: Mosby, 2012: 1187–207.
3. Holman RC, Stoll BJ, Curns AT, Yorita KL, Steiner CA, Schonberger LB. Necrotising enterocolitis hospitalisations among neonates in the United States. *Paediatr Perinat Epidemiol* 2006; 20(6): 498–506.
4. Llanos AR, Moss ME, Pinzon MC, Dye T, Sinkin RA, Kendig JW. Epidemiology of neonatal necrotising enterocolitis: A population-bases study. *Paediatr Perinat Epidemiol* 2002; 16(4): 342–9.
5. Sankaran K, Puckett B, Lee DS, Seshia M, Boulton J, Qiu Z et al. Variations in incidence of necrotizing enterocolitis in Canadian neonatal intensive care units. *J Pediatr Gastroenterol Nutr* 2004; 39(4): 366–72.
6. Guthrie SO, Gordon PV, Thomas V, Thorp JA, Peabody J, Clark RH. Necrotizing enterocolitis among neonates in the United States. *J Perinatol* 2003; 23(4): 278–85.
7. Christensen RD, Gordon PV, Besner. Can we cut the incidence of necrotizing enterocolitis in half-today? *Fetal Pediatr Pathol* 2010; 29(4): 185–98.
8. Hunter CJ, Podd B, Ford HR, Camerini V. Evidence vs. experience in neonatal practices in necrotizing enterocolitis. *J Perinatol* 2008; Suppl 1: S9–13.
9. Ahle M, Drott P, Anderson RE. Epidemiology and Trends of necrotizing enterocolitis in Sweden: 1987–2009. *Pediatrics* 2013; 132(2): e443–51.
10. Schlager A, Arnold M, Moore SW, Nadler EP. Necrotizing enterocolitis. In: Ameh EA, Bickler SW, Lakhoo K, Nwomeh BC, Poenaru D (eds). *Pediatric Surgery: A Comprehensive Text for Africa*. Seattle, WA: GLOBAL HELP Organization, 2012: 416–23.
11. Mizrahi A, Barlow O, Berdon W, Blanc WA, Silvermon WA. Necrotizing enterocolitis in premature infants. *J Pediatr* 1965; 66(4): 697–706.
12. Santulli TV, Schullinger JN, Heird WC, Gongaware RD, Wigger J, Barlow B et al. Acute necrotizing enterocolitis in infancy: A review of 64 cases. *Pediatrics* 1975; 55(3): 376–87.
13. Nadler EP, Dickinson E, Knisely A, Zhang XR, Boyle P, Beer-Stolz D et al. Expression of inducible nitric oxide synthase and interleukin-12 in experimental necrotizing enterocolitis. *J Surg Res* 2000; (92): 71–7.
14. Sodhi CP, Shi XH, Richardson WM, Grant ZS, Shapiro RA, Prindle T Jr et al. Toll-like receptor-4 inhibits enterocyte proliferation via impaired beta-catenin signaling in necrotizing enterocolitis. *Gastroenterology* 2010; 138(1): 185–96.
15. Ford HR. Mechanism of nitric oxide-mediated intestinal barrier failure: Insight into the pathogenesis of necrotizing enterocolitis. *J Pediatr Surg* 2006; 41(2): 294–9.
16. Afrazi A, Sodhi CP, Richardson W, Neal M, Good M, Siggers R et al. New insights into the pathogenesis and treatment of necrotizing enterocolitis: Toll-like receptors and beyond. *Pediatr Res* 2011; 63(9): 183–8.
17. Soliman A, Michelson KS, Karahashi H, Lu J, Meng FJ, Qu X et al. Platelet-activating factor induces TLR4 expression in intestinal epithelial cells: Implication for the pathogenesis of necrotizing enterocolitis. *PLoS One* 2010; 5(10): e15044.
18. Hackam DJ, Grikscheit T, Wang K, Upperman JS, Ford HR. Pediatric surgery. In: Brunicardi FC, Anderson DK, Billiar TR, Dunn DL, Hunter JG, Matthews JB et al. (eds). *Schwartz's Principles of Surgery*, 10th edn. New York: McGraw Hill: 2015.
19. Nadler EP, Upperman JS, Ford HR. Controversies in the management of necrotizing enterocolitis. *Surg Infect* 2001; 2(2): 113–9.
20. Gould SJ. The pathology of necrotizing enterocolitis. *Semin Fetal Neonat Med* 1997; 2(4): 239–44.
21. Ballance WA, Dahms BB, Shenker N, Kleigman RM. Pathology of neonatal necrotizing enterocolitis: A ten-year experience. *J Pediatr* 1990; 117(1 Pt 2): S6–13.
22. Ostlie DJ, Spilde TL, St Peter SD, Sexton N, Miller KA, Sharp RJ et al. Necrotizing enterocolitis in full-term infants. *J Pediatr Surg* 2003; 38(7): 1039–42.
23. Oldham KT, Coran AG, Drongowski RA, Baker PJ, Wesley JR, Polley TZ Jr. The development of necrotizing enterocolitis following repair of gastroschisis: A surprisingly high incidence. *J Pediatr Surg* 1988; 23(10): 945–9.
24. Amoury RA. Necrotizing enterocolitis following repair of gastroschisis. *J Pediatr Surg* 1989; 24(5): 513–4.
25. Mollitt DL, Golladay ES. Postoperative neonatal necrotizing enterocolitis. *J Pediatr Surg* 1982; 17(6): 757–63.
26. Jayanthi S, Seymour P, Puntis JW, Stringer MD. Necrotizing enterocolitis after gastroschisis repair: A preventable complication? *J Pediatr Surg* 1998;

33(5): 705–7.

27. Pierro A. The surgical management of necrotizing enterocolitis. *Early Hum Dev* 2005; 81(1): 79–85.

28. Moore TC. Successful use of the "patch, drain and wait" laparotomy approach to perforated necrotizing enterocolitis: Is hypoxia-triggered "good angiogenesis" involved? *Pediatr Surg Int* 2000; 16(5–6): 356–63.

29. Moss RL, Dimmitt RA, Barnhart DC, Sylvester KG, Brown RL, Powell DM et al. Laparotomy versus peritoneal drainage for necrotizing enterocolitis and perforation. *N Engl J Med* 2006; 354(21): 2225–34.

30. Rees CM, Eaton S, Kiely EM, Wade AM, McHugh K, Pierro A. Peritoneal drainage or laparotomy for neonatal bowel perforation? A randomized controlled trial. *Ann Surg* 2008; 248(1): 44–51.

31. Sato TT, Oldham KT. Pediatric abdomen. In: Mulholland MW, Lillemoe KD, Doherty GM, Maier RV, Simeone DM, Upchurch GR (eds). *Greenfield's Surgery Scientific Principles and Practice*, 5th edn. Philadelphia, PA: Lippincott Williams & Wilkins, 2011.

32. Horwitz JR, Lally KP, Cheu HW, Vazquez WD, Grosfeld JL, Ziegler MM. Complications after surgical interventions for necrotizing enterocolitis: A multicenter review. *J Pediatr Surg* 1995; 30(7): 994–8.

33. Blakely ML, Lally KP, McDonald S, Brown RL, Barnhart DC, Ricketts RR et al. Postoperative outcomes of extremely low birth-weight infants with necrotizing enterocolitis or isolated intestinal perforation: A prospective cohort study by the NICHD Neonatal Research Network. *Ann Surg* 2005; 241(6): 984–9.

34. Duro D, Kalish LA, Johnston P, Jaksic T, McCarthy M, Martin C et al. Risk factors of intestinal failure in infants with necrotizing enterocolitis: A Glaser Pediatric Research Network study. *J Pediatr* 2010;

157(2): 203–8.

35. Goulet O, Ruemmele F. Causes and management of intestinal failure in children. *Gastroenterology* 2006; 130(2): S16–28.

36. Pike K, Brocklehurst P, Jones D, Kenyon S, Salt A, Taylor D et al. Outcomes at 7 years for babies who developed neonatal necrotising enterocolitis: The ORACLE Children Study. Archives of disease in childhood. *Fetal Neonat Ed* 2012; 97(5): F318–22.

37. Hintz SR, Kendrick DE, Stoll BJ, Vohr BR, Fanaroff AA, Donovan EF et al. Neurodevelopmental and growth outcomes of extremely low birth weight infants after necrotizing enterocolitis. *Pediatrics* 2005; 115(3): 696–703.

38. Ganapathy V, Hay JW, Kim JH, Lee ML, Rechtman DJ. Long term healthcare costs of infants who survived neonatal necrotizing enterocolitis: A retrospective longitudinal study among infants enrolled in Texas Medicaid. *BMC Pediatr* 2013; 13 (127): 1–11.

39. Israel EJ, Schiffirn EJ, Carter EA, Freiberg E, Walker WA. Prevention of necrotizing enterocolitis in the rat with prenatal cortisone. *Gastroenterology* 1990; 99(5): 1333–8.

40. Bauer CM, Morrsion JC, Poole WK, Korones SB, Boehm JJ, Rigatto H et al. A decreased incidence of necrotizing enterocolitis after prenatal glucocorticoid therapy. *Pediatrics* 1984; 73(5): 682–8.

41. Halac E, Halac J, Begue EF, Casanas JM, Indiveri DR, Petit JF et al. Prenatal and postnatal corticosteroid therapy to prevent necrotizing enterocolitis: A controlled trial. *J Pediatr* 1990; 117(1 pt 1): 132–8.

42. Leflore JL, Salhab WA, Broyles RS, Engle WD. Association of antenatal and postnatal dexamethasone exposure with outcomes in extremely low birth weight neonates. *Pediatrics* 2002; 110(2 Pt 1): 275–9.

自发性肠穿孔

Mark D. Stringer

引言

　　新生儿自发性肠穿孔（spontaneous intestinal perforation，SIP），也称为局灶性，特发性或孤立性肠穿孔，通常会影响超低出生体重（出生体重＜1 000g）或极低出生体重（出生体重＜1 500g）的早产儿。穿孔通常位于回肠末端[1]。尽管 SIP 有单独的临床和病理学改变，但 SIP 仍很难与坏死性小肠结肠炎（necrotizing enterocolitis，NEC）鉴别。如果通过腹腔引流而不是开腹手术成功治疗了肠穿孔，那么就应该假定是 SIP 的诊断，而不是确诊，这导致对很多文献的解释产生怀疑。令人欣慰的是，一项来自美国的大型多中心前瞻性研究发现，95% 的假定 NEC 或 SIP 婴儿，通过开腹手术可以被正确分类[2]。

流行病学

　　SIP 的发生率在极低出生体重儿中约为1%~2%[3-4]，在超低出生体重儿中约为 2%~5%[1,5-6]。男婴是女婴的近两倍。新生儿发病胎龄大小约 25~26 周，平均出生体重约 720~820g[4,7]。早产是 SIP 的最重要的单一危险因素。此外还有几个相关的诱发因素。

产前

- 绒毛膜羊膜炎——严重的胎盘感染 / 炎症及其相关治疗[7-9]。这可能会引起胎儿的血管反应，进而使婴儿易患 SIP

- 子痫前期。在一项回顾性研究中被确定为独立的危险因素[10]
- 孕妇用药
  - ✓ 糖皮质激素。尽管通常被认为是危险因素，但多项研究表明与产前糖皮质激素没有关联[11-12]，其中一项大型回顾性研究包括 280 名 SIP 婴儿[13]
  - ✓ 在一项小型的 SIP 对照研究中，非甾体抗炎药已被提议作为危险因素[3]，但这种联系仍未得到证实
  - ✓ 硫酸镁（用于胎儿 / 新生儿神经保护）[14]

产后

- 新生儿用药
  - ✓ 糖皮质激素。出生后第一周内给予地塞米松以预防极低出生体重儿支气管肺发育不良会增加发生 SIP 的风险[4,12,15]，但之后再使用糖皮质激素则不会带来这种风险[16]
  - ✓ 吲哚美辛。与 SIP 间似乎存在联系，但数据相互矛盾[4,12-13,17]，超低出生体重儿可能同时存在肠内营养和糖皮质激素的干扰。给予吲哚美辛预防脑室内出血似乎并未增加 SIP 的风险[18]。但吲哚美辛治疗动脉导管未闭可增加SIP 风险[13]
- 低血压。出生后第一周需要正性肌力药物来维持血压[12]
- 延迟肠内喂养（超过前三天）[17]

病理学与发病机制

在 SIP 中，典型的表现是在回肠末端肠系膜对侧缘的单个穿孔，尽管偶尔也有空肠或结肠的穿孔 [1,6,19-21]。很少出现第二次穿孔 [6,22]。其余肠管表现正常，腹膜炎通常并不严重。组织病理学检查显示局部溃疡和出血性坏死，与 NEC 中所见的缺血性和凝固性坏死不同 [19]。

SIP 的病因尚不清楚，但涉及多种致病机制。

- 在穿孔部位观察到固有肌层变薄 [22-23]，并归因于先天性肌层缺乏，腔内压力局部升高或子宫内短暂性局灶性缺血 [22,24]。
- 在对一氧化氮合酶（nitric oxide synthase, NOS）敲除后小鼠使用吲哚美辛或地塞米松产生回肠穿孔的动物模型中，NOS 活性降低 [25]。NOS 的缺失与固有肌层的肠蠕动紊乱和转化生长因子的减少有关 [26]。
- 婴儿 SIP 的肠道活组织检查报告了涉及血管生成、细胞黏附与趋化、细胞外基质重塑、炎症和肌肉收缩的基因的上调 [27-28]。血清白介素 -6、白介素 -8、可溶性Ⅱ型白介素 -1 受体、血管生成素 -2、可溶性尿激酶型纤溶酶原激活物受体和 TNF-α 的浓度也有升高 [29]。与 SIP 患儿相比，NEC 患儿基因上调更加明显，多种细胞因子和血清细胞因子浓度显著升高，这进一步证明二者在病理学和临床上都是不同的。

有一些报道称 SIP 与凝固酶阴性葡萄球菌或念珠菌伴发感染之间存在关联 [1,8,30]，但这并不是一个公认的发现，在早产患儿中发生这些细菌感染并不罕见。

临床特征和诊断

SIP 主要发生在胎龄为 25~27 周的极低出生体重或超低出生体重的早产儿。关键的鉴别诊断是 NEC 合并胃肠穿孔。区分这两种情况很重要，因为二者管理不同且预后有差异（见下文）。

表 66.1 总结了 SIP 和 NEC 的不同之处。SIP 婴儿在穿孔前较少有全身和腹部体征 [28,31]。穿孔的年龄中位数通常小于 NEC，通常在出生后 1 周内，但范围为 0 至 15 天。在 SIP 中，若突然出现明显的腹胀，腹壁可能会变蓝。在 NEC 中，腹壁趋于红斑和硬结（图 66.1）。许多作者都强调了变蓝这一点 [1,16,19,30]，但是这仅是提示 SIP 的一个指征，并不能可靠地同 NEC 鉴别 [2,20,32]。与 SIP 不同，NEC 婴儿大便

表 66.1　SIP 和 NEC 鉴别诊断

特点	SIP	NEC
发病年龄中位数	7d（0~15d）	25d（8~60d）
前期症状	穿孔前有较少全身和腹部体征	通常穿孔前有腹部体征，全身症状严重
临床特征	腹胀 腹壁变蓝色	腹胀 腹壁趋于红斑和硬结
影像学特征	气腹 腹部充气少	门静脉积气 固定扩张小肠袢 气腹
实验室检查	白细胞增多±血小板减少	

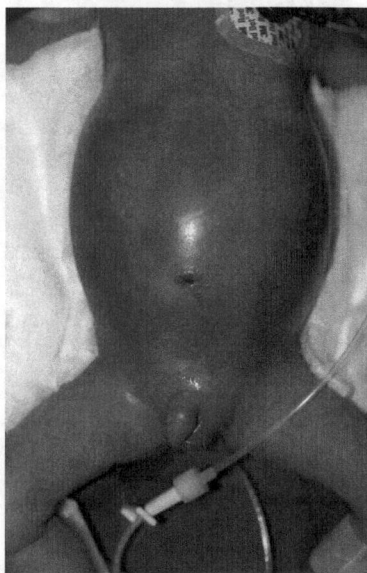

图 66.1　NEC 患者腹壁变色。与 SIP 的腹部相比，腹壁趋于红斑和硬结，腹胀

中可能有血[20]。两组婴儿都可能发生低血压和代谢性酸中毒[4,20]。

SIP 实验室特征可能包括白细胞增多和血小板减少,对 NEC 的鉴别诊断没有帮助[20]。

SIP 腹部平片显示气腹,但无肠壁积气或门静脉积气的迹象(图 66.2a)。气腹通常在仰卧位腹部 X 线片上很明显,如典型的足球征或 Rigler 征。如果只有少量的气体,那么仰卧的腹部侧位片可能会有所帮助。传统上与 NEC 相关的放射征象,即肠壁积气和门静脉积气,具有高度特异性,但相对不敏感(图 66.2b)。SIP 中很少出现气肿[20]。因此,肠壁积气和门静脉积气的存在有助于区分 NEC 和 SIP,但它们的缺失则不能排除诊断[33]。在少数 SIP 婴儿中,腹部 X 线片最初可能是无充气的[2,19](图 66.3)。在这种情况下,腹部超声扫描出现无回声液体有助于 SIP 的诊断[32]。

综上所述,目前尚无可靠的临床、实验室或影像学特征来区分 SIP 与 NEC,但在腹部平片上,较早出现肠穿孔和无肠壁积气是有助于 SIP 诊断的特征[2]。

其他罕见的 SIP 鉴别诊断:①继发于肺气漏的气腹,可发生于机械通气或持续气道正压通气(continuous positive airway pressure, CPAP)且患有气胸或纵隔积气的婴儿中[34];②胃穿孔,可影响出生后第一周的早产儿,但在超低出生体重儿中很少见[35-36](见第 54章);③婴儿特发性气腹,临床稳定且无腹膜炎迹象[37]。

治疗

一旦怀疑患有 SIP,应停止肠内喂养,并通过鼻 / 口胃管排空胃。对比用标准的鼻 / 口胃管自由引流和间歇抽吸,双腔胃管持续低负压抽吸更能有效地降低肠道压力,尤其是在婴儿接受 CPAP 的情况下。其他措施包括静脉输液和应用广谱抗生素以及镇痛,用正性肌力药治疗复苏后持续低血压和胃肠外营养。建议预防性使用抗真菌药物,例如氟康唑。

SIP 通常通过剖腹和肠切除术[4,19,38]或腹腔引流进行治疗。在罕见情况下,SIP 的诊断确立,但婴儿情况稳定,腹胀很轻且没有呼吸障碍,笔者尝试在不进行任何腹部干预的情

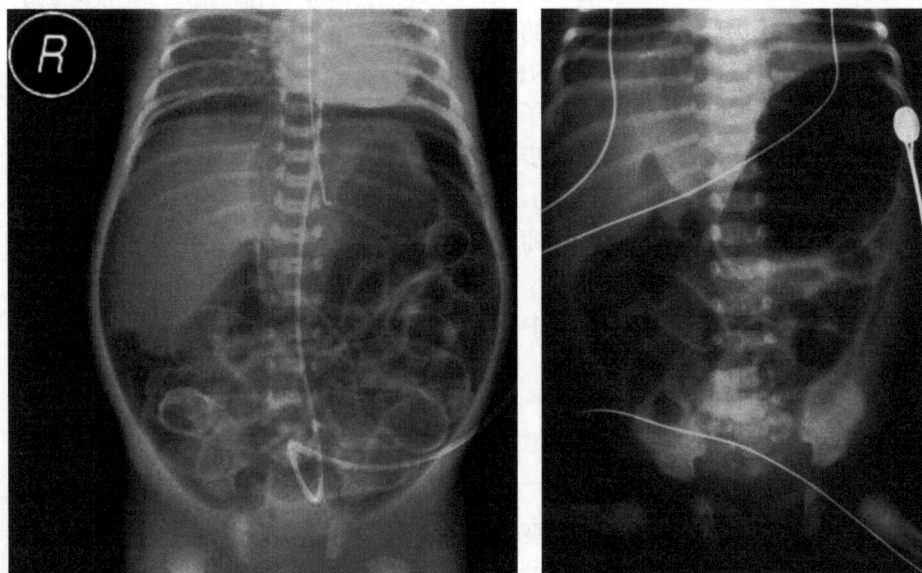

图 66.2 （a）一个胎龄 24 周的 7 日龄 SIP 女婴的仰卧位腹部 X 线片。气腹呈"足球"征（注意镰状韧带）和 Rigler 征（肠壁两侧空气）。缺乏 NEC 的放射学特征。（b）新生儿肠穿孔的腹部平片。注意游离气体、Rigler 征和肠积气,大部分在婴儿左侧

样可以避免将婴儿转移到手术室以及避免全身麻醉和开腹手术的风险。在许多有现代新生儿重症监护室的中心，约有 70%~80% 的接受 PPD 治疗的 SIP 婴儿可以康复，无需进一步的手术干预[6,31,39-42]（表 66.2）。不幸的是，尚无在 SIP 中比较 PPD 和开腹手术的随机对照临床试验。这样的研究将很难进行，因为在仅 PPD 治疗的婴儿中，SIP 的诊断被认为是不确定的。因为不能确定，所以一些 SIP 患者实际上可能患有 NEC。

据报道，SIP 中 PPD 的结局突显了试图将 SIP 与继发于 NEC 的肠穿孔相区别的重要性，因为 PPD 在 NEC 中的应用存在争议（在大多数情况下支持开腹手术的证据）。有学者将 SIP 或 NEC 患者纳入研究范围，试图比较 PPD 与开腹手术在低出生体重早产儿肠穿孔患者中的疗效。尽管有此限制，但两项已发表的 PPD 与开腹手术治疗肠穿孔早产儿的随机对照试验在死亡率方面均未显示出两种治疗方案的差异[43-44]。然而，在美国的一项规

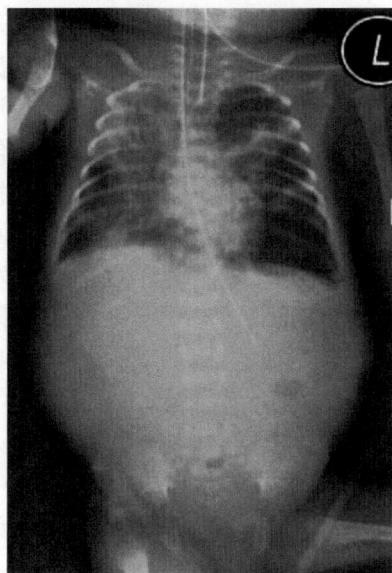

图 66.3　一个支气管肺发育不良伴 SIP 的超低出生体重早产儿，腹部显示几乎完全无肠管充气

况下成功进行治疗。单纯腹腔引流（primary peritoneal drainage，PPD）的优势在于在局部麻醉下，于新生儿重症监护室即可实施。这

表 66.2　最近关于 PPD 治疗婴儿 SIP（假定）的报告

作者	研究时间和人群[c]	SIP 病例数	单纯 PPD 治疗	后续开腹手术	生存例数（生存率）
Cass et al.[39], USA	1996—1999 超低出生体重儿	10	8（80%）	2（20%）	9（90%）
Gollin et al.[40], USA	1999—2002 超低出生体重儿	25	20（80%）	5（20%）	17（68%）
Emil et al.[6], USA	2002—2005 超低出生体重儿	16	5（31%）	11（69%）	13（81%）
Stokes et al.[41], USA	2007—2012 极低出生体重	15	13（87%）	2（13%）	8（53%）
Jakaitis and Bhatia[42], USA	2003—2012 超低出生体重儿	89	67（75%）	22[a]（25%）	71[b]（85%）
Mishra et al.[31], New Zealand	1995—2012 <1 800g	29	22（76%）	7（24%）	21（72%）

来源：Emil S et al., *Eur J Pediatr Surg* 2008; 18: 80-5; Mishra P et al., *J Paediatr Child Health* 2016; 52: 272-7; Cass DL et al., *J Pediatr Surg* 2000; 35: 1531-6; Gollin G et al., *J Pediatr Surg* 2003; 38: 1814-7; Stokes SM et al., *Am Surg* 2014; 80: 851-4; Jakaitis BM, Bhatia AM., *J Perinatol* 2015; 35: 607-11.

[a] 其中 4 例患者被发现有 NEC。

[b] 6 例失去随访。

[c] 所有回顾性研究。超低出生体重 <1 000g，极低出生体重 <1 500g。

模较大的研究中[43]，PPD 治疗的极低出生体重早产儿中有 62% 避免进行开腹手术（相比国际研究中只有 26% 的超低出生体重儿[44]）。基于这两项研究，Cochrane 评估得出的结论是，与开腹手术相比，PPD 对肠穿孔的极低出生体重早产儿没有明显利弊[45]。应该强调的是，这些研究并未将 SIP 患者与 NEC 患者区分开。最近的回顾性报告表明，PPD 在 SIP 中的成功率可能要高于 NEC 穿孔[31,41]。

单纯腹膜引流

在腹部进行消毒，并在麦氏点（从脐到右髂前上棘直线外侧三分之二处）周围注射局部麻醉药。在皮肤上切开一个口，并用止血钳轻轻地撑开腹壁各层，注意避免内脏损伤。进入腹膜腔后，会释放出气体和少量胆汁 / 胎粪污染的液体。取拭子培养，用止血钳将引流管轻轻穿入腹腔，并用皮肤缝合线固定。引流管应穿过前腹壁下方至腹部左侧（图 66.4）。一些报告描述了从左侧髂窝将引流管穿出，以利于用温盐水冲洗腹膜腔[6,41]，但这种操作可能有损伤膀胱的风险[6]，因此是不必要的。

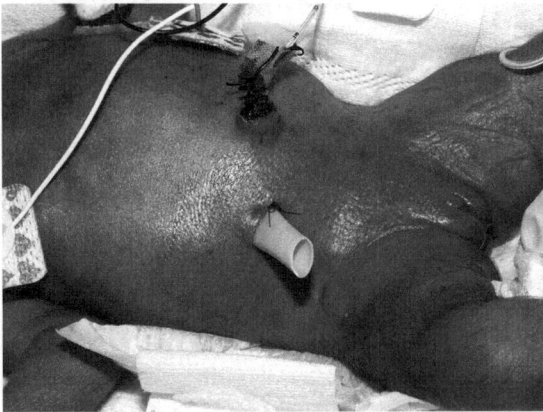

图 66.4 SIP 早产儿右侧髂窝引流

开腹手术

如果婴儿在 PPD 后，病情仍无法改善，或者持续出现气漏、肠道内容物泄漏或腹部

脓毒症不受控制的现象，则应立即行开腹手术[39,42]。剖腹探查中通常可发现一个孤立的肠穿孔，以回肠最常见，对其他肠道并无影响。切除穿孔肠管，然后进行一期吻合术或建立近远端造口术。在一项针对 23 例接受一期开腹手术的 SIP 婴儿的小型非对照回顾性研究中，一期吻合术后的死亡率和并发症发生率显著高于造口术后[38]。然而，应谨慎解释这些结果，因为在 14 例接受行一期吻合术的婴儿中有 6 例发生了术后 NEC，其中 4 例死亡。

如果 PPD 成功，则 5~7 天后伤口引流减少，然后每天将引流管拉出约 1cm 的距离逐渐退出引流。给予抗生素 7~10 天。一旦引流管拔出并且肠道功能恢复正常（腹部平软，没有压痛，排便正常，胃肠减压量少，清亮），可以重新开始肠内喂养。作者在再喂养前并没有进行常规的胃肠道造影检查，但是对于那些在肠内喂养方面没有取得预期进展的婴儿，则有必要进行造影。

如果新生儿最初对 PPD 的反应良好，则出于以下几个原因可能还需要进行开腹手术：①肠液从引流部位持续引流，表明存在肠皮肤瘘；②拔除引流管后气腹复发（由于 SIP 或 NEC 复发）；③肠梗阻，这可能是由于引流管拔除的数天或数周后，腹腔内粘连或肠穿孔部位狭窄[42]；④引流管部位本身发生切口疝[39,41-42]。

PPD 或一期开腹手术后 SIP 的后期并发症也包括 NEC。应该尽一切努力通过母乳而不是配方奶来降低这种并发症的风险[46-47]。

结果

近年来 SIP 的预后逐渐改善，无论是通过 PPD 还是通过一期开腹手术进行治疗，70% 甚至更多的患病新生儿能存活[2,4]。然而，神经发育结局要比那些胎龄和体重相似的未患病婴儿差[7,48-49]。与体重较重的婴儿相比，超低出生体重儿的总体预后往往更差[4,7]。据报道，SIP 的病死率低于手术治疗后 NEC[2,4,12]，但因严重早产，两组的并发症发生率都很高。

（申雷霆 译 钭金法 审校）

参考文献

1. Meyer CL, Payne NR, Roback SA. Spontaneous, isolated intestinal perforations in neonates with birth weight less than 1,000 g not associated with necrotizing enterocolitis. *J Pediatr Surg* 1991; 26: 714–7.

2. Blakely ML, Lally KP, McDonald S et al. Postoperative outcomes of extremely low birth-weight infants with necrotizing enterocolitis or isolated intestinal perforation: A prospective cohort study by the NICHD Neonatal Research Network. *Ann Surg* 2005; 241: 984–94.

3. Kawase Y, Ishii T, Arai H, Uga N. Gastrointestinal perforation in very low-birthweight infants. *Pediatr Int* 2006; 48: 599–603.

4. Fisher JG, Jones BA, Gutierrez IM et al. Mortality associated with laparotomy-confirmed neonatal spontaneous intestinal perforation: A prospective 5-year multicenter analysis. *J Pediatr Surg* 2014; 49: 1215–9.

5. Blakely ML, Tyson JE, Lally KP et al. Laparotomy versus peritoneal drainage for necrotizing enterocolitis or isolated intestinal perforation in extremely low birth weight infants: Outcomes through 18 months adjusted age. *Pediatrics* 2006; 117: e680–7.

6. Emil S, Davis K, Ahmad I, Straus A. Factors associated with definitive peritoneal drainage for spontaneous intestinal perforation in extremely low birth weight neonates. *Eur J Pediatr Surg* 2008; 18: 80–5.

7. Wadhawan R, Oh W, Hintz SR et al. Neurodevelopmental outcomes of extremely low birth weight infants with spontaneous intestinal perforation or surgical necrotizing enterocolitis. *J Perinatol* 2014; 34: 64–70.

8. Ragouilliaux CJ, Keeney SE, Hawkins HK, Rowen JL. Maternal factors in extremely low birth weight infants who develop spontaneous intestinal perforation. *Pediatrics* 2007; 120: e1458–64.

9. Ducey J, Owen A, Coombs R, Cohen M. Vasculitis as part of the fetal response to acute chorioamnionitis likely plays a role in the development of necrotizing enterocolitis and spontaneous intestinal perforation in premature neonates. *Eur J Pediatr Surg* 2015; 25: 284–91.

10. Yılmaz Y, Kutman HG, Ulu HÖ et al. Preeclampsia is an independent risk factor for spontaneous intestinal perforation in very preterm infants. *J Matern Fetal Neonatal Med* 2014; 27: 1248–51.

11. Attridge JT, Clark R, Gordon PV. New insights into spontaneous intestinal perforation using a national data set (3): Antenatal steroids have no adverse association with spontaneous intestinal perforation. *J Perinatol* 2006; 26: 667–70.

12. Shah J, Singhal N, da Silva O et al. Intestinal perforation in very preterm neonates: Risk factors and outcomes. *J Perinatol* 2015; 35: 595–600.

13. Wadhawan R, Oh W, Vohr BR et al. Spontaneous intestinal perforation in extremely low birth weight infants: Association with indomethacin therapy and effects on neurodevelopmental outcomes at 18–22 months corrected age. *Arch Dis Child Fetal Neonatal Ed* 2013; 98: F127–32.

14. Rattray BN, Kraus DM, Drinker LR et al. Antenatal magnesium sulfate and spontaneous intestinal perforation in infants less than 25 weeks gestation. *J Perinatol* 2014; 34: 819–22.

15. Doyle LW, Ehrenkranz RA, Halliday HL. Early (<8 days) postnatal corticosteroids for preventing chronic lung disease in preterm infants. *Cochrane Database Syst Rev* 2014; 5: CD001146.

16. Doyle LW, Ehrenkranz RA, Halliday HL. Late (>7 days) postnatal corticosteroids for chronic lung disease in preterm infants. *Cochrane Database Syst Rev* 2014; 5: CD001145.

17. Kelleher J, Salas AA, Bhat R et al. Prophylactic indomethacin and intestinal perforation in extremely low birth weight infants. *Pediatrics* 2014; 134: e1369–77.

18. Fowlie PW, Davis PG, McGuire W. Prophylactic intravenous indomethacin for preventing mortality and morbidity in preterm infants. *Cochrane Database Syst Rev* 2010: CD000174.

19. Pumberger W, Mayr M, Kohlhauser C, Weninger M. Spontaneous localized intestinal perforation in very-low-birth-weight infants: A distinct clinical entity different from necrotizing enterocolitis. *J Am Coll Surg* 2002; 195: 796–803.

20. Hwang H, Murphy JJ, Gow KK et al. Are localized intestinal perforations distinct from necrotizing enterocolitis? *J Pediatr Surg* 2003; 38: 763–7.

21. Drewett MS, Burge DM. Recurrent neonatal gastrointestinal problems after spontaneous intestinal perforation. *Pediatr Surg Int* 2007; 23: 1081–4.

22. Kubota A, Yamanaka H, Okuyama H et al. Focal intestinal perforation in extremely-low-birth-weight neonates: Etiological consideration from histological findings. *Pediatr Surg Int* 2007; 23: 997–1000.

23. Lai S, Yu W, Wallace L et al. Intestinal muscularis propria increases in thickness with corrected gestational age and is focally attenuated in patients with isolated intestinal perforations. *J Pediatr Surg* 2014; 49: 114–9.

24. Tatekawa Y, Muraji T, Imai Y et al. The mechanism of focal intestinal perforations in neonates with low birth weight. *Pediatr Surg Int* 1999; 15: 549–52.

25. Gordon PV, Herman AC, Marcinkiewicz M et al. A neonatal mouse model of intestinal perforation: Investigating the harmful synergism between glucocorticoids and indomethacin. *J Pediatr Gastroenterol Nutr* 2007; 45: 509–19.

26. Gordon PV. Understanding intestinal vulnerability to perforation in the extremely low birth weight infant. *Pediatr Res* 2009; 65: 138–44.

27. Chan KY, Leung FW, Lam HS et al. Immunoregulatory protein profiles of necrotizing enterocolitis *versus* spontaneous intestinal perforation in preterm infants. *PLoS One* 2012; 7: e36977.

28. Chan KY, Leung KT, Tam YH et al. Genome-wide expression profiles of necrotizing enterocolitis versus spontaneous intestinal perforation in human intestinal tissues: Dysregulation of functional pathways. *Ann Surg* 2014; 260: 1128–37.

29. Bhatia AM, Stoll BJ, Cismowski MJ, Hamrick SE. Cytokine levels in the preterm infant with neonatal intestinal injury. *Am J Perinatol* 2014; 31: 489–96.

30. Adderson EE, Pappin A, Pavia AT. Spontaneous intestinal perforation in premature infants: A distinct clinical entity associated with systemic candidiasis. *J Pediatr Surg* 1998; 33: 1463–7.

31. Mishra P, Foley D, Purdie G, Pringle KC. Intestinal perforation in premature neonates: The need for subsequent laparotomy after placement of peritoneal drains. *J Paediatr Child Health* 2016; 52: 272–7.

32. Fischer A, Vachon L, Durand M, Cayabyab RG. Ultrasound to diagnose spontaneous intestinal perforation in infants weighing ⩽ 1000 g at birth. *J Perinatol* 2015; 35: 104–9.

33. Tam AL, Camberos A, Applebaum H. Surgical decision making in necrotizing enterocolitis and focal intestinal perforation: Predictive value of radiologic findings. *J Pediatr Surg* 2002; 37: 1688–91.

34. Knight PJ, Abdenour G. Pneumoperitoneum in the ventilated neonate: Respiratory or gastrointestinal origin? *J Pediatr* 1981; 98: 972–4.

35. Lin CM, Lee HC, Kao HA et al. Neonatal gastric perforation: Report of 15 cases and review of the literature. *Pediatr Neonatol* 2008; 49: 65–70.

36. Lee do K, Shim SY, Cho SJ et al. Comparison of gastric and other bowel perforations in preterm infants: A review of 20 years' experience in a single institution. *Korean J Pediatr* 2015; 58: 288–93.

37. Gupta R, Bihari Sharma S, Golash P et al. Pneumoperitoneum in the newborn: Is surgical intervention always indicated? *J Neonatal Surg* 2014; 3: 32.

38. De Haro Jorge I, Prat Ortells J, Albert Cazalla A et al. Long term outcome of preterm infants with isolated intestinal perforation: A comparison between primary anastomosis and ileostomy. *J Pediatr Surg* 2016; 51: 1251–4.

39. Cass DL, Brandt ML, Patel DL et al. Peritoneal drainage as definitive treatment for neonates with isolated intestinal perforation. *J Pediatr Surg* 2000; 35: 1531–6.

40. Gollin G, Abarbanell A, Baerg JE. Peritoneal drainage as definitive management of intestinal perforation in extremely low-birth-weight infants. *J Pediatr Surg* 2003; 38: 1814–17.

41. Stokes SM, Iocono JA, Draus JM Jr. Peritoneal drainage as the initial management of intestinal perforation in premature infants. *Am Surg* 2014; 80: 851–4.

42. Jakaitis BM, Bhatia AM. Definitive peritoneal drainage in the extremely low birth weight infant with spontaneous intestinal perforation: Predictors and hospital outcomes. *J Perinatol* 2015; 35: 607–11.

43. Moss RL, Dimmitt RA, Barnhart DC et al. Laparotomy versus peritoneal drainage for necrotizing enterocolitis and perforation. *N Engl J Med* 2006; 354: 2225–34.

44. Rees CM, Eaton S, Kiely EM et al. Peritoneal drainage or laparotomy for neonatal bowel perforation: A randomized controlled trial. *Ann Surg* 2008; 248: 44–51.

45. Rao SC, Basani L, Simmer K et al. Peritoneal drainage versus laparotomy as initial surgical treatment for perforated necrotizing enterocolitis or spontaneous intestinal perforation in preterm low birth weight infants. *Cochrane Database Syst Rev* 2011; CD006182.

46. Kantorowska A, Wei JC, Cohen RS et al. Impact of donor milk availability on breast milk use and necrotizing enterocolitis rates. *Pediatrics* 2016; 137: 1–8.

47. Colaizy TT, Bartick MC, Jegier BJ et al. Impact of optimized breastfeeding on the costs of necrotizing enterocolitis in extremely low birthweight infants. *J Pediatr* 2016; 175: 100–5.e2.

48. Roze E, Ta BD, van der Ree MH et al. Functional impairments at school age of children with necrotizing enterocolitis or spontaneous intestinal perforation. *Pediatr Res* 2011; 70: 619–25.

49. Shah TA, Meinzen-Derr J, Gratton T et al. Hospital and neurodevelopmental outcomes of extremely low-birth-weight infants with necrotizing enterocolitis and spontaneous intestinal perforation. *J Perinatol* 2012; 32: 552–8.

67

先天性巨结肠

Prem Puri　Christian Tomuschat

引言

先天性巨结肠（Hirschsprung disease，HD）是新生儿肠梗阻的常见原因。其特征是远端肠管无神经节细胞，从肛门内括约肌开始，向近端延伸至不同的距离。超过 80% 的患者中，病变段局限于直肠和乙状结肠。在其余患者中，病变段延伸至直肠乙状结肠以外，累及降结肠、横结肠，甚至全部结肠以及部分末端回肠。从十二指肠到直肠均不存在神经节细胞的全肠型无神经节细胞症是最罕见的，且有高并发症发生率和高病死率[1-4]。

HD 的发病率估计为 1/5 000[5-8]（表 67.1）。Spouge 和 Baird[8] 研究了不列颠哥伦比亚 689 118 例活产婴儿的 HD 发生率，并报告该疾病在 4 417 例活产婴儿中发生 1 例。据报道，HD 发病率存在显著的种族差异：西班牙裔受试者每 10 000 例婴儿中有 1 例，白种人受试者平均每 6 667 例中有 1 例，黑种人受试者平均每 4 761 例中有 1 例患者，亚裔受试者平均每 3 571 例中有 1 例[9]。该病更好发于男性，男女比例约为 4：1[5,10]。而在长段型 HD 中，男女比例约为 2：1 至 1.5：1[5-8]。

表 67.1　HD 发病率

作者	发病率	地区
Passarge[6]	1/5 000	Cincinnati
Orr and Scobie[5]	1/4 500	Scotland
Goldberg[107]	1/5 682	Baltimore
Spouge and Baird[8]	1/4 417	British Columbia

病因学

神经嵴细胞迁移

肠神经系统（enteric nervous system，ENS）是周围神经系统中最大、最复杂的部分，其独立于中枢神经系统（central nervous system，CNS），以独特的神经网络调控胃肠道活动。ENS 比脊髓包含更多的神经元，负责调控正常的肠蠕动和分泌活动。大多数神经元位于肌间神经丛或黏膜下神经丛，少数散在黏膜内。一般认为肠神经节细胞主要来自迷走神经嵴细胞[11-14]。在正常发育过程中，肠神经细胞从迷走神经嵴沿肠壁从食管向肛门方向迁移。胚胎神经嵴出现在神经管中，起源于 CNS，但神经嵴细胞通过减少细胞与细胞、细胞与基质的黏附而从该组织脱离。上皮间充质转化使嵴细胞能够沿着路径迁移。路径的选择很可能通过促进和减少黏附的分子平衡组合来实现。

在人类胎儿中，神经母细胞来源的神经嵴细胞在妊娠第 5 周时首先出现在发育中的食管中，然后在妊娠第 5~12 周时沿头尾方向迁移至肛管。神经嵴细胞首先在环形肌层外部形成肌间神经丛。在妊娠第 12 周时，由间质细胞衍生的纵行肌层形成，将肌间神经丛夹在中间。另外，在头尾迁移结束后，神经嵴细胞从肌间神经丛跨过环形肌层迁移至黏膜下层形成黏膜下神经丛[15-16]。HD 中神经节细胞的缺失是由于神经嵴细胞迁移失败，迁移障碍发生越早，无神经节肠段越长。

一些研究者提出，肠道神经元从肠道的两端向中间沿双向迁徙，迷走神经嵴细胞是肠内神经元的主要来源，骶神经嵴细胞主要支配后肠[13,15-16]。骶神经嵴与人类ENS是否有关目前尚不清楚。迷走神经来源的神经嵴细胞未能在后肠定植，导致该区域的ENS发育失败，提示骶神经嵴细胞和迷走神经嵴细胞之间的相互作用可能是ENS发育的必要因素[16]。

遗传因素

遗传因素是HD的病因之一。众所周知，HD发病呈家族性。在不同的类型中，家族性病例的发生率从3.6%到7.8%不等。据报道，全结肠型无神经节细胞症（total colonic aganglionosis，TCA）的家族发病率为15%~21%，罕见的全肠型无神经节细胞症的家族发病率为50%[17-19]。

兄弟姐妹的患病风险取决于患者的性别和病变的程度。Badner等[20-21]计算了HD患者亲属发病的风险，发现病变段肠管越长，其亲属的患病风险也越大（表67.2）。常见型HD患者的兄弟患病风险（4%）要高于其姐妹（1%）。而长段型HD患儿风险更高。女性HD患者的兄弟和儿子分别有24%和29%的患病风险。本病与唐氏综合征的关系也倾向于提示HD的病因可能包含遗传因素。唐氏综合征是HD患者最常见的染色体异常，在所有HD病例中占4.5%~16%[22]。其他相关的染色体异常包括远端13q间质缺失，2p部分缺失或易位，以及18-嵌合三体。一些HD综合征类型涉及神经嵴衍生的其他细胞类型，例如形成颅内色素的黑素细胞前体，或在听觉通路中发挥感觉功能的细胞，包括Sha-Waardenburg综合征、也门聋哑盲症、色素沉着症、斑驳病、Goldberg-Sprintzen综合征、Smith-Lemli-Opitz综合征、II型多发性内分泌肿瘤和先天性中枢性肺泡低通气[23-27]。

在过去的15年中，已经确定了几个控制ENS的形态变化和分化的基因。当这些基因发生突变或缺失，就会干扰ENS的发育。目前已知有22个基因涉及（表67.3）。其中一个是RET基因，编码酪氨酸激酶受体，是引起HD的主要基因[19,28-29]。RET基因编码区的突变导致了50%的家族性HD病例和15%的散发性HD病例[19]。所有已知的与HD发生有关的基因仅占所有HD病例的20%[19,27,30]。这意味着还有其他基因也参与了HD的发生。

表67.2　兄弟姐妹复发风险

关系	复发风险/%
直肠乙状结肠HD患者的兄弟	?4
直肠乙状结肠HD患者的姐妹	?1
长段HD女性患者的兄弟	24
长段HD女性患者的儿子	29

病理生理学

HD的病理生理学尚不完全清楚。长期以来，大家认为HD的梗阻症状是继发于远端狭窄肠段的异常运动，但对肠痉挛或张力收缩段的发生仍然没有明确的解释[31]。正常的肠蠕动需要ENS、平滑肌细胞（smooth muscle cell，SMC）和间质细胞的协调相互作用。已有几种异常现象可以解释HD痉挛肠段蠕动功能障碍的原因。

胆碱能神经支配亢进

组织染色检查发现，HD狭窄段肠管肌间和黏膜下层的节前胆碱能神经纤维明显增生、增粗[32-36]。这些副交感神经的轴突不断释放乙酰胆碱，会导致肠壁黏膜固有层、黏膜肌层和环形肌中的乙酰胆碱酯酶（acetylcholinesterase，AChE）过量积累[37]。这种现象在远端直肠中最明显，近端靠近正常肠管则逐渐减少[38]。胆碱能活性增加的程度不一定与HD病变的程度相对应。药理研究证实，不管在静息时或刺激后，HD痉挛段结肠中的乙酰胆碱释放量都比近端正常肠管中更高[39-40]。同时发现，HD患者的血清和红细胞中AChE

表 67.3　ENS 形态发生与分化相关基因

基因	表型	遗传	对肠道神经支配的影响
RET	HSCR/HSCR-MEN2/FMTC	显性，不完全外显	小肠和大肠神经丛缺失、TIA、肾缺如
GDNF	HSCR	显性，低外显	小肠和大肠神经丛缺失、TIA、肾缺如
EDNRB	WS4/HSCR	隐性/显性	远端结肠无神经节细胞症，斑点征
SOX10	WS4/HSCR	显性	无神经节细胞症，斑点征
PHOX28	CCHS/神经母细胞瘤+HSCR	显性	TIA，无自主神经系统，通气异常
NRTN	HSCR	显性，低外显	肠神经细胞中度缺失
PSPN	HSCR	显性，低外显	—
GFRA1	HSCR	显性，低外显	TIA，肾缺如
EDN3	WS4/HSCR	隐性/显性	无神经节细胞症，斑点征
ECE1	HSCR 伴心脏缺陷，颅面畸形和自主神经功能障碍	显性	无神经节细胞症，斑点征，颅面缺损
NTF3	HSCR	显性，低外显	肠神经细胞减少
NTRK3	HSCR	显性，低外显	肠神经细胞减少
PROKR1	HSCR	显性，低外显	—
PROKR2	HSCR	显性，低外显	嗅球和生殖系统发育不良
PROK1	HSCR	显性，低外显	—
SEMA3A	HSCR	显性，低外显	心脏交感神经支配缺陷与星状神经节畸形
SEMA3D	HSCR	显性，低外显	—
NRG1	HSCR	显性，低外显	心脏缺损致死
NRG3	HSCR	显性，低外显	—
ZFHX1B	MWS	显性，低外显	原肠胚致死
KIAA1279	GSS	隐性	—
L1CAM	HSAS/MASA 谱 + HSCR	X 连锁	脑积水

浓度也较高[41]。由于乙酰胆碱是主要的兴奋性神经递质，胆碱能神经增生已被认为是无神经节细胞病变肠管痉挛的主要原因。

肾上腺素能神经支配异常

免疫荧光组织化学研究表明，在 HD 的无神经节细胞肠段中，肾上腺素能神经纤维数量增加，但分布混乱，在环形肌及纵行肌层、黏膜层均有分布，而在正常肠管内几乎没有[42-44]。然而无神经节细胞肠管对肾上腺素的敏感性却并没有增加[45-46]。无神经节细胞肠管中去甲肾上腺素浓度是正常结肠的 2~3 倍[43]，同时酪氨酸羟化酶（去甲肾上腺素的合成酶）也是相应升高的。由于肾上腺素能神经通常起到松弛肠管的作用，肾上腺素能神经亢进并不能引起肠管痉挛[47]。

氧化氮能神经支配异常

一氧化氮（nitric oxide，NO）被认为是与肠道平滑肌松弛有关的最重要的神经递质之一[48-49]。L- 精氨酸和氧分子经一氧化氮合酶（nitric oxide synthase，NOS）催化形成 L- 瓜氨酸和 NO。哺乳动物共有三种典型的 NOS 亚型：①nNOS，即神经元 NOS；②iNOS，即诱生型 NOS，是在多种活化组织中表达的诱导型 NOS 亚型；③eNOS，即内分泌型 NOS[50]。NOS 与胞质鸟苷酸环化酶结合并增加 3'5'- 环磷酸鸟苷（cyclic guanosine monophosphate，cGMP）的产生，随后使平滑肌松弛[51]。NOS 已被证明与还原型 NADPH 心肌黄递酶共定位，后者已被证明具有相同的功能[52-53]。一些研究者使用 NOS 免疫组织化学或 NADPH 心肌黄递酶组织化学方法研究了 HD 患者病变肠管和正常肠管中 NOS 的分布[54-59]。HD 患者的正常结肠段，黏膜下神经丛和肌间神经丛有很强的 NADPH 黄递酶染色，而在没有神经节的病变肠段，黏膜下神经丛和肌间神经丛中 NADPH 心肌黄递酶阳性神经纤维没有或明显减少，典型的肥大性神经纤维干染色较弱[51]。Kusafuka 和 Puri[60] 检查了 7 例 HD 患者的病变肠管中 NOS mRNA 的表达，与正常肠管相比，病变肠段 NOS mRNA 的表达至少降低至正常水平的 1/100 到 1/50。这些发现表明 HD 患者的病变肠管中 NO 合成受损，并且该缺陷可能阻止平滑肌松弛，从而导致 HD 患者结肠缺乏蠕动。Bealer 等[61] 做了一个有趣的实验，他们检测 NO 的外源 S- 亚硝基 -N- 乙酰青霉胺（S-nitroso-N-acetylpenicillamine，SNAP）对来自 HD 患者病变肠管的平滑肌的等长张力的影响，证明其减少了 70% 的静息张力。这些结果表明，含有 NOS 的神经分布缺陷可能与 HD 的发病机制有关。

卡哈尔间质细胞

卡哈尔间质细胞（interstitial cell of Cajal，ICC）的异常在包括 HD 在内的几种人类肠道运动异常疾病中已被描述。Vanderwinden 等[62] 使用 c-kit 免疫组化方法首先描述了 HD 患者病变肠段中 ICC 缺乏且其网络似乎被破坏，而 ICC 在 HD 患者的正常肠段中分布与对照组相似。Yamataka 等[63-64] 在 HD 的肌层中发现了少量 c-kit 阳性细胞，在有神经

节肠段的肌层之间的增厚神经束周围发现了中等量的 c-kit 阳性细胞。Barshack 等[65] 描述 HD 患者的正常和病变肠段中 ICC 的分布异常。而 Horisawa 等[66] 报告，与 HD 患者的正常肠段相比，c-kit 免疫阳性细胞在病变肠段中的数量没有差异。Rolle 等[51] 使用经 c-kit 免疫组织化学制剂染色的全覆式切片和冰冻切片，显示了 HD 患者所有肠段中 ICC 的分布均发生了变化，而不仅是在病变节段中。此外，连接 ICCs 的缝隙连接由抗连接蛋白 43 抗体免疫定位，并发现在 HD 患者病变肠段中完全缺失，在移行段开始明显减少[67]。ICC 的减少、分布异常、功能异常被认为是导致 HD 患者手术后仍存在持续排便功能障碍的原因之一。

血小板源性生长因子受体 α+ 细胞

血小板源性生长因子受体 α+（platelet-derived growth factor receptor α+，PDGFRα+）细胞最近在人类结肠中被首次报道[68]。这些细胞以前被称为成纤维细胞样细胞，无论在分布方式还是形态上都与 ICC 类似。PDGFRα+ 细胞、ICC、神经元和 SMC 分布较近，似乎在神经传递和平滑肌收缩的调节中起作用[69]。笔者最近发现在无神经节细胞症患者的结肠中，PDGFRα+ 的表达减少，这提示这些细胞在这种疾病的病理生理中可能发挥了作用，请参见 O'Donnell 等的文章。

肠内分泌细胞

Soeda 等[70] 使用肠内分泌细胞免疫组织化学标记物嗜铬粒蛋白 A 和突触小泡蛋白，证明 HD 患者的无神经节的肠段中肠内分泌细胞的数量比正常肠段显著增加。无神经节细胞症患儿病变的结肠段黏膜中肠内分泌细胞的增加可能主要是通过 5- 羟色胺的释放来影响肠壁的持续收缩。

平滑肌

平滑肌细胞是肠道的效应细胞，作为 ENS、

ICC 和 PDGFRα+ 细胞的综合作用的效应器，支配肠管蠕动。SMC 的骨架由蛋白质组成，其主要功能是充当结构框架，围绕并支撑 SMC 内肌动蛋白和肌球蛋白丝。Nemet 等[71]通过免疫组织化学研究了 HD 肠平滑肌中细胞骨架的分布，发现在无神经节细胞症患者病变肠管的平滑肌中抗肌萎缩蛋白、黏着斑蛋白和结蛋白的免疫反应性不存在或较弱，然而在这些患者的正常肠管中免疫反应是较强的。神经细胞黏附分子（neural cell adhesion molecule，NCAM）是一种在发育过程中参与细胞间黏附的细胞表面糖蛋白，被认为在神经肌肉系统的发育和维持中起着重要作用[72-74]。NCAM 存在于正常婴儿的肠管中，并且在肠管平滑肌中密度较小。关于无神经节细胞症患者肠管平滑肌中 NCAM 表达的结果已经有文章发表，但不同研究机构却得出了相反的研究结果。Kobayashi 等[56]描述了与有神经节细胞的节段相比，无神经节细胞的肠管的固有肌层中 NCAM 的表达减少，而 Romanska 等[75]发现肌肉中，尤其是在黏膜肌层，NCAM 的表达增加。不过，两位作者都发现在无神经节细胞症的病变肠管中的肥大性神经干中存在 NCAM 的高表达。

细胞外基质

尽管已报道了细胞外基质（extracellular matrix，EM）异常主要与 HD 的发病机理有关，它们也可能会影响其病理生理。致死斑点小鼠是一种在其远端肠管形成无神经节细胞的动物模型，其平滑肌层中显示出包括层粘连蛋白、IV 型胶原蛋白、糖胺聚糖和蛋白聚糖在内的 EM 成分的异常分布[76-77]。Parikh 等[78]已经证明无神经节细胞症患者病变肠管中层粘连蛋白的浓度是非病变肠管中的两倍，是同年龄正常对照组的三倍。此外，通过免疫组织化学，他们发现在无神经节细胞症患者的固有肌层中层粘连蛋白和 IV 型胶原蛋白分布不均匀，环形肌中的表达比在纵行肌中更高[79]。同一作者描述了 EM 成分生腱蛋白和纤连

蛋白在 HD 的病变肠管中更强烈地表达[79]。Soret 等证明具有过量 VI 型胶原蛋白表达的动物因肠神经嵴衍生的细胞（enteric neural crest-derived cell，ENCDC）迁移减少而发展成类似于 HD 的疾病。VI 型胶原蛋白对 ENCDC 迁移的抑制作用可能部分解释了为什么唐氏综合征患儿罹患 HD 的风险增加——VI 型胶原蛋白基因位于 21 号染色体上[80]。

病理学

HD 的典型病理特征是近端肠管扩张肥大，远端肠管狭窄细小（图 67.1）。通常在新生儿中就会出现从扩张段到狭窄段的漏斗状移行区，而随着年龄的增长，近端肠管的扩张程度也会逐渐加重。HD 的组织学特征是在狭窄段肠壁肌间层和黏膜下层中神经节细胞缺如，取而代之的是肥大的无髓鞘神经干（图 67.2）。无神经节细胞肠段近端可出现不同长度的神经节细胞减少的肠段，该区域的特征是肌间层和黏膜下层中神经节细胞、神经纤维数量均减少，以及 ICC 分布混乱、数量减少。

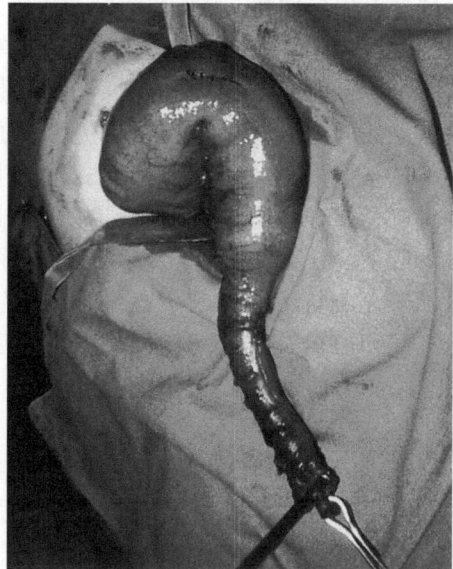

图 67.1 HD 典型大体病理，移行区位于直肠乙状结肠水平

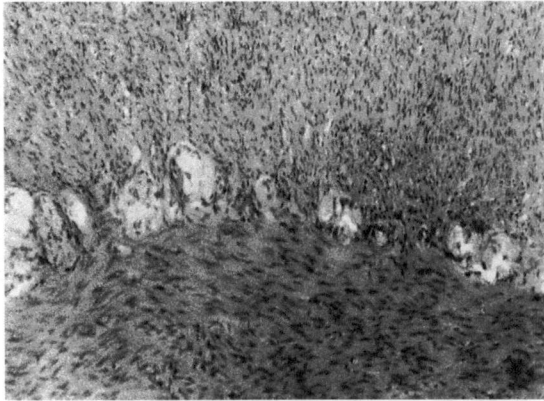

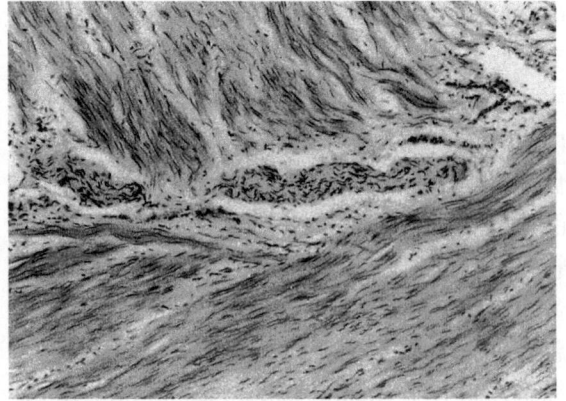

图 67.2 （a）肌间神经丛，内含神经节细胞。（b）HD 患者直肠活检发现神经丛增生

诊断

HD 的诊断通常基于临床病史、放射学检查、肛门直肠测压，尤为重要的是直肠壁活检标本的组织学检查。

临床表现

80%~90% 的 HD 病例在新生儿期会产生临床症状，并被诊断。胎粪延迟排出是新生儿 HD 的主要症状。超过 90% 的患者在出生后 24 小时内未排出胎粪。新生儿期 HD 的常见表现是出生后便秘，腹胀和呕吐（图 67.3）。约三分之一 HD 婴儿会出现腹泻。腹泻是 HD 患儿小肠结肠炎的主要症状，小肠结肠炎是最常见的死亡原因。小肠结肠炎可以通过适当的治疗来缓解，也可以发展成危及生命的中毒性巨结肠，其特征性表现为突然出现明显的腹胀，胆汁性呕吐，发热，脱水，脓毒症以及休克。直肠指检或留置肛管会产生爆破性排气和恶臭粪便。而年长儿的主要症状是持续性便秘和慢性腹胀。

放射学诊断

新生儿 HD 腹部平片往往显示肠袢扩张伴液平，盆腔无气体。直肠内有时可见少量气体而上方结肠扩张，也应考虑 HD 可能（图 67.4a）。全结肠型无神经节细胞症（TCA）患者的腹部平片可能出现回肠梗阻的特征性征象，包括气液平或单一的小肠充气扩张。

合并小肠结肠炎的 HD 患者，腹部平片可能显示肠壁增厚，黏膜不规则或结肠袢明显扩张，提示中毒性巨结肠。伴有穿孔的患者平片可见气腹。据报道，3% 的 HD 患者会发生肠道自发性穿孔[81]。

专业、细致的钡灌肠检查对新生儿 HD 的诊断具有较高的可信度。重要的是，新生儿钡灌肠前不应进行洗肠或直肠指检，因为这种干扰或刺激可能会改变移行段的外观，从而造成

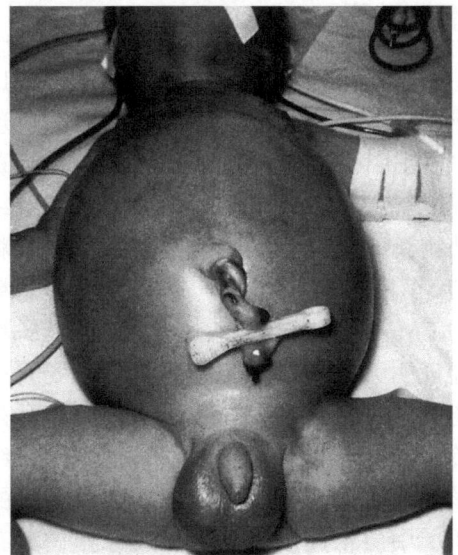

图 67.3 一例 2 天大的婴儿，有明显的腹胀和胎粪排出障碍。直肠黏膜吸引活检确认为 HD

假阴性的诊断。采用柔软的橡胶导管插入直肠下部，并固定在臀部。不应使用球囊导尿管，因为存在穿孔的风险以及干扰移行段外观的可能。患儿保持侧卧位，在透视下缓慢少量注入钡剂。典型的 HD 显影为钡剂从狭窄的直肠流经圆锥形移行段进入扩张的结肠（图 67.4b），

某些病例可能缺少中间的移行段。

有时，钡灌肠的结果并不明确，通过 24 小时延迟拍片可以观察钡剂残留和移行段肠管形态，从而协助诊断（图 67.5）。合并小肠结肠炎的 HD 患儿，钡灌肠可显示肠管痉挛，黏膜水肿和溃疡（图 67.6）。

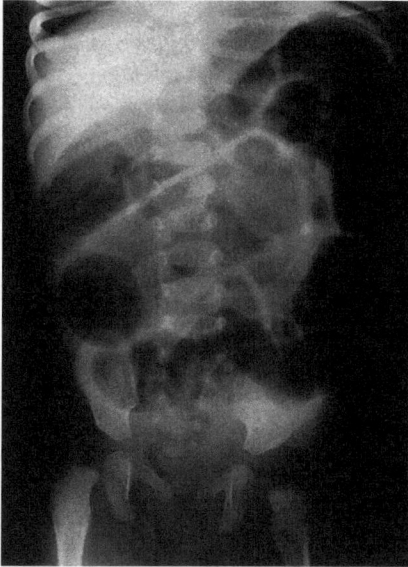

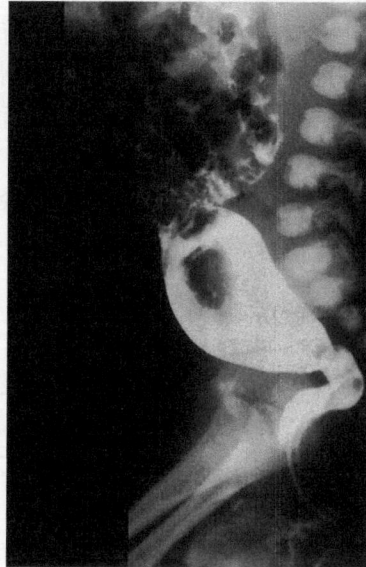

（a）　　　　　　　　　　　（b）

图 67.4　HD。（a）一 4 日龄新生儿的腹部 X 线片，显示大肠及小肠明显扩张。注意未扩张的直肠内有气体。（b）该患者钡剂灌肠显示乙状结肠移行区

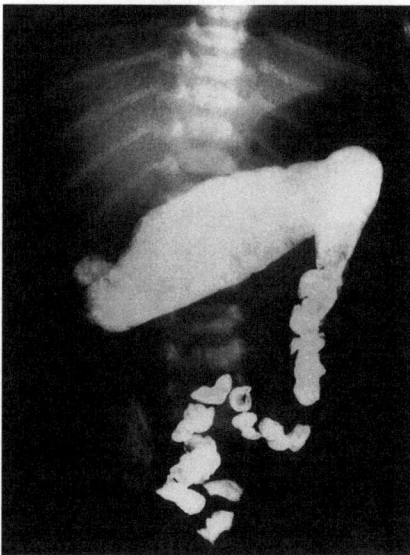

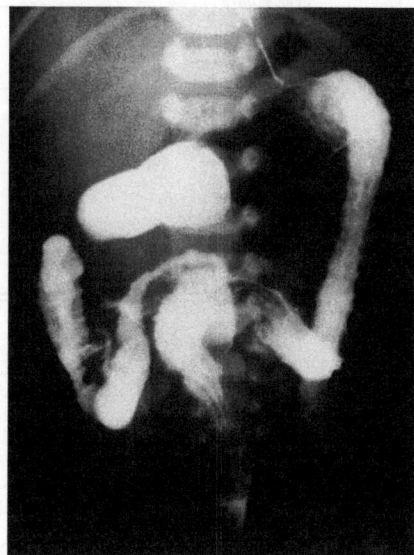

图 67.5　延迟 24 小时拍摄，一 10 日龄的新生儿在结肠脾曲处钡剂滞留，并伴有明显的移行段

图 67.6　HD 合并小肠结肠炎。钡灌肠显示直肠乙状结肠痉挛，伴有细小的黏膜溃疡和黏膜水肿，呈鹅卵石状

在 TCA 中，造影检查并没有特异性，可能无法提供明确诊断，约 25%~77% 的 TCA 患儿结肠管径是正常的[82]。

肛门直肠测压

在正常情况下，直肠扩张会引起直肠内括约肌松弛反射。在正常人中，当直肠内球囊充气扩张后，直肠内压力一过性升高，并持续 15~20s；同时，内括约肌的节律活动被抑制或消失，其压力下降 15~20cmH$_2$O，松弛的持续时间与直肠波一致（图 67.7）。

在 HD 的患者中，直肠在静息期通常会显示自发的幅度和频率多变的波形。内括约肌的节律性活动更为明显。直肠扩张时，随着空气的增加，完全没有内括约肌的松弛反应。正常的足月儿和早产儿均能表现出良好的直肠肛门抑制反射（recto-anal inhibitory reflex，RAIR）和肛门直肠压力[83]。如果 1 岁以下儿童存在 RAIR，那么其 HD 的可能性就很小。但是，肛门直肠测压对 HD 诊断的特异性和敏感性均不如直肠黏膜活检。对于组织样本不足和 / 或功能性便秘的患者，ARM 可能更有诊断价值。一般认为，新生儿（特别是早产儿）未能检测到内括约肌松弛反射并

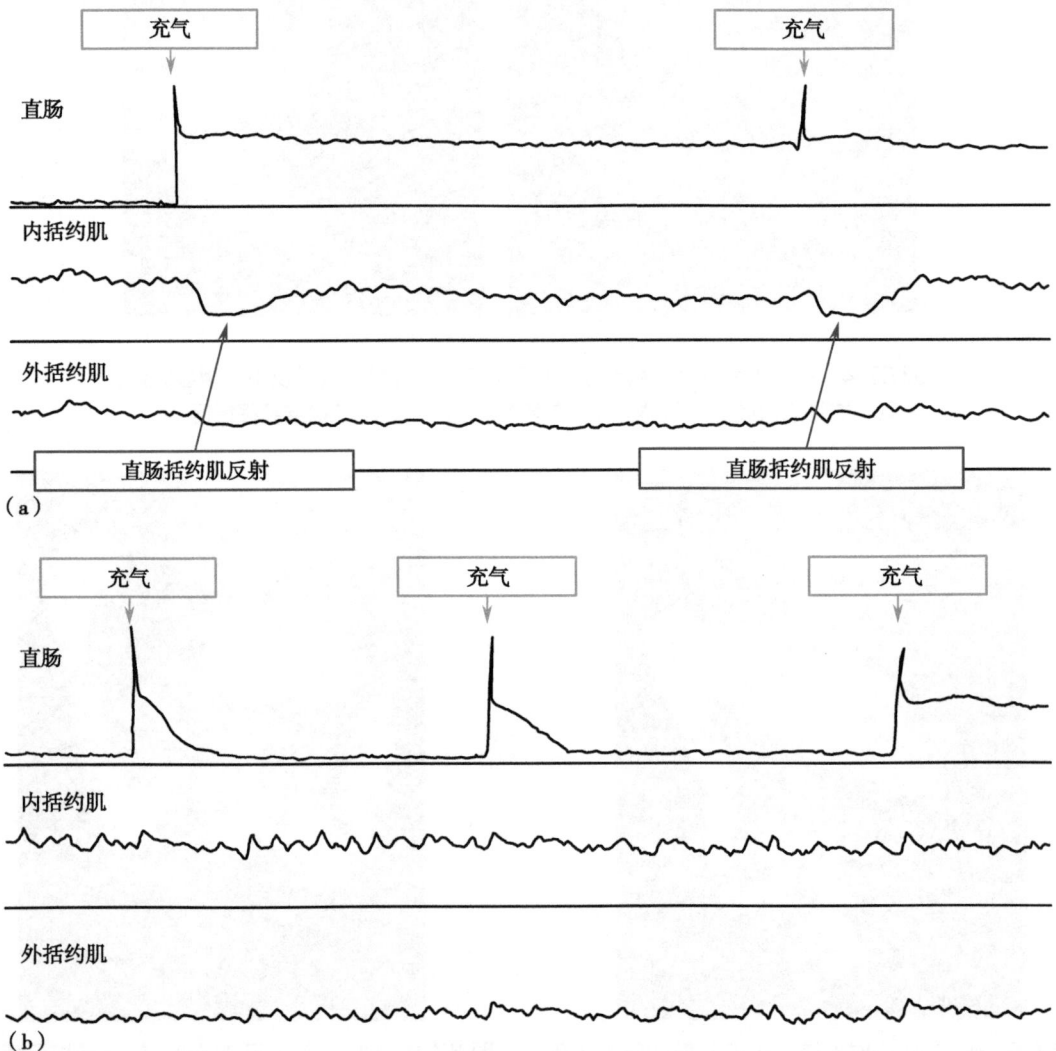

图 67.7　肛门直肠测压。（a）直肠气囊充气时括约肌反射正常。（b）HD 患者无直肠括约肌反射，有明显的内括约肌节律活动

不一定代表神经节细胞的不成熟，还有可能是技术困难造成的。轻度镇静可以帮助克服这个年龄段的技术难题。

直肠活检

直肠活检是诊断 HD 的金标准。正确直肠活检应在齿状线上方 2cm 的直肠后壁切取一块直肠壁组织。活检位置过低（靠近齿状线）会在生理性神经节细胞稀疏区，造成假阳性；而太高位的活检（即超过 4cm）可能会错过短段型 HD，造成假阴性[84]。

同时，近期灌肠引起黏膜水肿可能会影响标本质量，而活检装置放置不正确或压力不足可能导致活检标本不足。

直肠黏膜吸引活检（suction rectal biopsy，SRB）中进行组织化学染色（histochemical stain-ing，IHC），检测 AChE 活性，是一种诊断 HD 的简单可靠的方法[85-87]。除 TCA 外，很少采用直肠全层活检。在正常肠管的固有层和黏膜肌层中几乎检测不到 AChE 活性，而黏膜下神经节细胞对 AChE 染色强烈。在 HD 患者，固有层和黏膜肌层的 AChE 活性显著增加，表现为粗大、分散的胆碱能神经纤维染成棕色甚至黑色（图 67.8）。

最近，钙视网膜蛋白染色已被引入 HD 的诊断中[65]。钙视网膜蛋白是一种钙结合蛋白，可能起钙传感器 / 调节剂的作用。它由一部分黏膜下层和肌层的神经节细胞表达，其中一些通过神经末梢进入黏膜。无神经节肠段完全缺乏钙视网膜蛋白的免疫反应（图 67.9）。

Kapur 等的研究表明，钙视网膜蛋白 IHC 的敏感性和特异性与快速 AChE 相当，甚至更高，如果组织量太少不足以进行苏木精 - 伊红染色诊断，钙视网膜蛋白 IHC 可能更准确。实际上，在它们的对比研究中，仅通过钙视网膜蛋白 IHC 明确诊断或排除 HD 比单独快速 AChE 更准确，没有出现过重大偏差[88]。此外，钙视网膜蛋白染色降低了不确定性结果的比率，并增加了确诊的可能性。另一方面，文献中描述的一些潜在的假阳性结果引发了对单独使用钙视网膜蛋白 IHC 可能导致的潜在过度治疗的担忧[89]。但是，总体而言，大多数结果与以前的研究一致，并主张将钙视网膜蛋白染色添加到用于诊断 HSCR 的常规染色中[90]。

在 TCA，SRB 中 AChE 活性呈现出不同于传统 HD 的模式，即阳性 AChE 纤维在固有层和黏膜肌层中均有发现。但是，胆碱能纤维的密度较经典 HD 中明显要低。

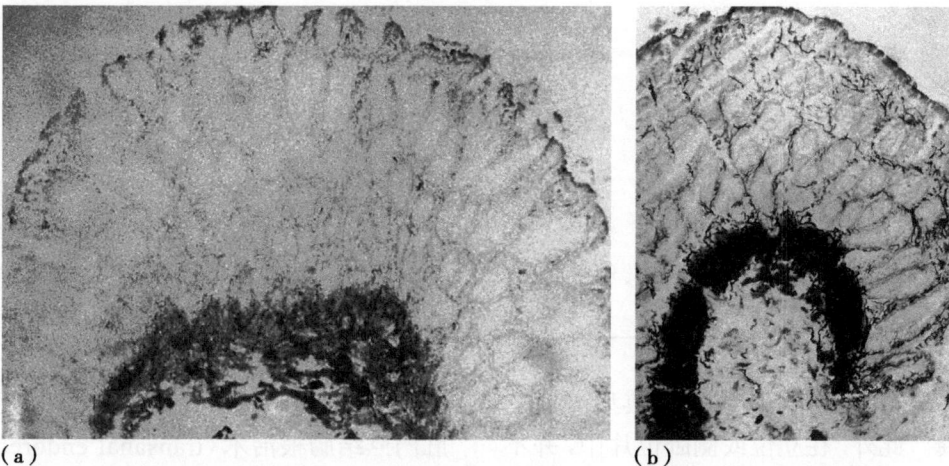

(a) (b)

图 67.8 SRB 的 AChE 染色。（a）正常直肠黏膜、固有层和黏膜肌层 AChE 染色最少（×4）。（b）HD 中固有层和黏膜肌层胆碱酯酶阳性神经染色明显（×40）

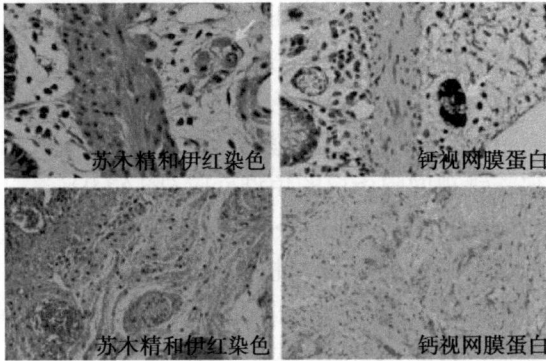

图 67.9 SRB 的钙视网膜蛋白染色

鉴别诊断

HD 的鉴别诊断包括新生儿下消化道肠梗阻的其他原因，包括肠闭锁、胎粪性肠梗阻、胎粪性腹膜炎、胎粪栓塞、左半小结肠综合征和肛门闭锁等。表 67.4 列出了常见的鉴别诊断。结肠闭锁的平片表现与 HD 相似，但钡剂灌肠容易排除，表现为完全的机械性梗阻。远端小肠闭锁显示梗阻近端的肠袢明显扩张，其液平面最宽。

表 67.4　HD 的鉴别诊断

新生儿肠梗阻
结肠闭锁
胎粪性肠梗阻
胎粪栓塞综合征
左半小结肠综合征
旋转不良
低位肛门直肠畸形
肠动力障碍 / 假性梗阻
坏死性小肠结肠炎
医疗原因：脓毒症、电解质异常、药物、甲状腺功能减退等

在胎粪性肠梗阻，可以看到典型斑驳的黏稠胎粪。此外，在立位或侧卧位片中，并不能看到明显的气液平。但是，HD 有时可以在平片上出现类似胎粪性肠梗阻的表现，并且结肠造影可能会出现模棱两可的结果。

胎粪栓塞导致结肠梗阻，症状可类似于 HD，往往有明确的病史和平片表现。左半小结肠综合征与母体糖尿病有关，表现为左侧结肠细小、扭曲，近端结肠扩张，类似长段型 HD。这两种情况都可通过泛影葡胺灌肠造影鉴别，一般直肠的直径均大于乙状结肠。需注意的是，少数病例可能合并 HD。而 HD 患者的直肠直径小于乙状结肠，并且 24 小时延迟片提示钡剂排出延迟。

治疗

一旦婴儿经直肠活检组织学检查确诊为 HD，就应做好手术准备。如果新生儿 HD 伴发小肠结肠炎，则需要通过输液纠正脱水和电解质紊乱，并使用抗生素。尽早肠道减压至关重要，可以用粗的灌肠管置入直肠上段或降结肠，用生理盐水进行冲洗。一些婴儿可能需要行结肠造口术。结肠造口术位置由术中肠壁快速冷冻切片来确定。必须确保结肠造口处存在正常的神经节细胞。

近年来，绝大多数 HD 病例在新生儿期即被诊断。现在，许多中心在新生儿期即进行一期根治手术，并发症发生率低，效果令人满意。新生儿期进行根治手术的优势在于：结肠扩张可以通过灌肠得到快速改善，术中拖出的肠管直径基本接近正常，允许精确吻合，可最大限度减少吻合口瘘和切口感染的发生。HD 的众多根治手术方式中，最常见的四种手术方式是 Swenson 手术、Duhamel 手术、Soave 手术以及 Rehbein 手术[91]。所有这些手术方式的基本原则都是将正常神经节细胞肠管下拖到肛门。如果操作合理，这些手术方式的长期效果都令人满意。近年来，在新生儿期采用腹腔镜进行一期根治手术已有不少报道，同时，对于短段型、常见型 HD 采用一期经肛门巨结肠根治术（transanal endorectal pull-through，TERPT）可避免开腹手术，也取得了很好的效果。

一期经肛门巨结肠根治术

80% 的 HD 患者的病变段局限在直肠、乙状结肠，这部分患者可以采用经肛门直肠内入路而无需开腹，完成一期根治手术。该术式具有良好的临床效果，术后早期进食，早期出院，腹部无手术瘢痕以及术后小肠结肠炎的发生率低[92-95]。笔者比较推荐该术式。

术前准备

术前准确的钡灌肠检查对于手术至关重要。典型图像可以清楚地显示狭窄段、移行段、扩张段肠管（图 67.4b）。一旦病理诊断 HD 明确，就应开始为手术做准备。手术前 2~3 天，每天应进行两次结肠灌洗，手术当天早晨开始静脉注射抗生素。

手术技术

患者取截石位，腿部固定，留置导尿管。采用 Denis-Browne 牵开器或肛门牵开器牵引肛周皮肤。用针式电刀在齿状线上方约 5mm 处环形切开直肠黏膜，至黏膜下层。近端用多条缝线牵引（图 67.10），然后沿黏膜下层向近端进行直肠内剥离。

当黏膜向上剥离约 3cm 时，环形切开直肠肌层，此时，直肠、乙状结肠全层可从肛门中拖出，同时需要直视下电凝或结扎处理直肠、乙状结肠系膜血管。

当切除移行段肠管后，肠壁全层多点活检，冰冻切片确认是否有神经节细胞。纵向切开直肠肌鞘的前、后壁。然后在有神经节细胞的活检点近端数厘米处离断结肠，并下拖至

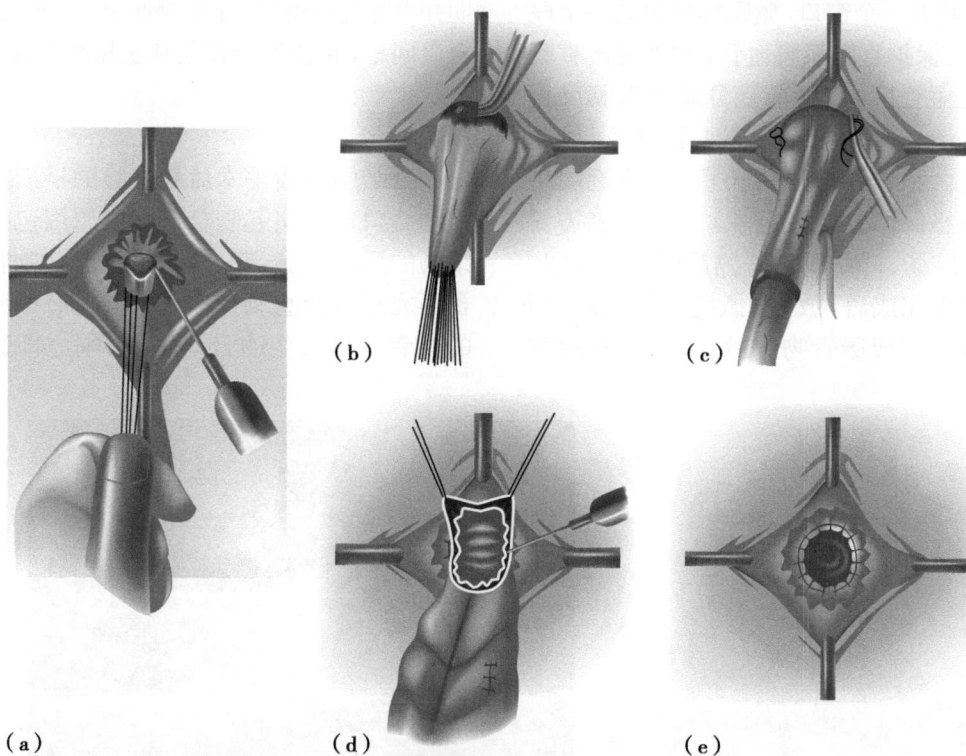

图 67.10 TERPT。(a)用针式电刀在齿状线上方约 5mm 处对直肠黏膜环形切开，并确定黏膜下层分离面。(b)当黏膜下向近端剥离约 3cm 时，肌肉沿环形分开，直肠和乙状结肠的全层通过肛门被拉出来。(c)到达移行区后，取直肠全层活检冰冻切片确认神经节细胞。(d)结肠在活检部位近端数厘米处切开。(e)行标准 Soave-Boley 吻合术

肛门口行标准的 Soave-Boley 吻合（图 67.8）。无须放置腹腔引流管。患者在术后 24 小时开始经口喂养，术后第 3 天出院，术后 2 周进行直肠指检。除非有明显的吻合口狭窄，一般不需常规扩肛。

腹腔镜巨结肠根治术

尽管经肛门巨结肠根治手术有许多优点，腹腔镜手术仍有其显著的优势[96]。比如，在进行直肠内剥离之前，腹腔镜可通过浆肌层活检明确近端结肠是否存在神经节细胞，当发现是全结肠型巨结肠时，可以考虑采用其他方式的根治术或肠造口术。此外，腹腔镜下游离直肠的腹腔内段后，可增加直肠的活动性，使直肠内剥离更加明确[97]。

首先，放置三个戳孔（图 67.11），探查结肠移行段，并进行活检以明确病理。然后在乙状结肠系膜开一个窗口，紧贴肠壁游离狭窄段肠管，小心保护直肠系膜血管，钝性分离直肠后壁的无血管区，直肠前壁分离至腹膜反折下方 1~2cm。切勿广泛分离直肠侧壁，以免损伤神经。根据狭窄段的长短，游离近端结肠时需小心保留二级血管弓。一些患者需要分离乙状结肠、降结肠的外侧筋膜直至脾曲。腔镜下处理完成后，放气、撤镜，最后在肛门吻合肠管。完成肠管吻合后，需再次在腹腔镜下检查是否有肠管扭转或腹内疝[98]。

腹腔镜巨结肠根治术（laparoscopically assisted endorectal pull-through, LAPT）术后最常见的早期并发症包括小肠结肠炎和慢性腹泻，发病率与术后管理相关。其他少见的并发症包括吻合口瘘和出血，这与手术操作相关。

最近有报道对比了 159 例 LAPT 和 248 例 TERPT 患者，术后小肠结肠炎、尿失禁、便秘的发生率并无明显差异，仍需进一步的长期、多中心的比较研究数据来支持腹腔镜手术比单纯经肛门手术更具优势[99]。

并发症

早期术后并发症在任何根治手术方式中均有发生，包括切口感染、吻合口瘘、吻合口狭窄、直肠回缩或坏死、肠粘连和肠梗阻。远期并发症包括便秘、小肠结肠炎、大便失禁、吻合口问题、粘连性肠梗阻和泌尿系统并发症。

吻合口瘘

巨结肠根治手术后最危险的早期并发症是吻合口瘘。引起吻合口瘘的原因包括下拖结肠的局部缺血，吻合口张力过大，吻合口缝合不完整以及直肠操作损伤。没有结肠造口的患者一旦发生吻合口瘘，必须立即进行结

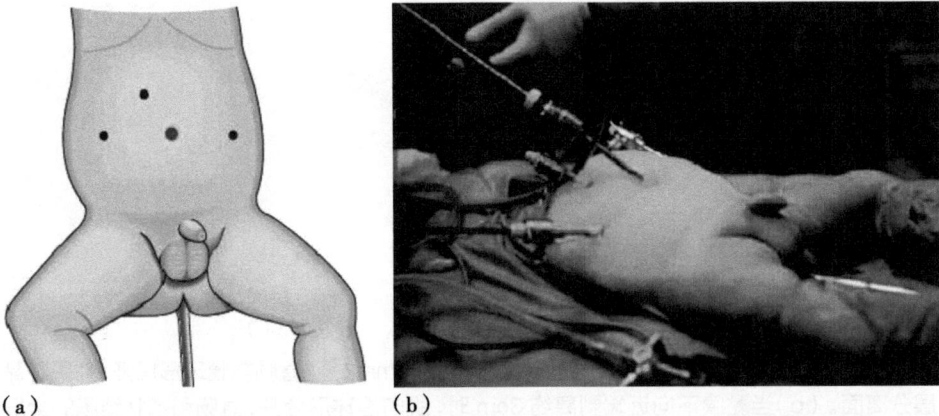

（a）　　　　　　（b）

图 67.11 腹腔镜手术时戳孔位置。（a）戳孔位置。（b）在婴儿身上放置戳孔（With kind permission from Springer Science + Business Media: "Endoscopic Surgery in Children and Infants," 2008, Klaas and Georgeson）

肠造口术,静脉输注抗生素,并每天数次使用抗生素溶液冲洗直肠,否则可能会导致广泛的盆腔脓肿,须行开腹手术、脓肿引流。

回缩

吻合口处部分或全部结肠回缩一般发生在术后 3 周内,需要在全身麻醉下进行评估、修复,少数患者可经肛门再次吻合。那些吻合口肠管回缩不足 50%,并且结肠血供良好的患儿,一般需要维持 3 个月的肠造口。对于肠管回缩严重的患者,建议早期开腹手术。

肛周皮肤糜烂

巨结肠根治术后近一半的患者会发生肛周皮肤糜烂,但一般在 3 个月内通过局部护理和治疗腹泻即可好转。术后应立即在肛周皮肤上开始使用隔离霜,并持续数周。

小肠结肠炎

巨结肠相关小肠结肠炎(Hirschsprung's associated enterocolitis,HAEC)是巨结肠术前、术后最常见的并发症[81,100]。HAEC 可在新生儿期至成年的任何时间发生,与是否接受药物治疗或外科手术无关。小肠结肠炎的发病率在 20% 到 58% 不等[81,100]。幸运的是,在过去 30 年中,其病死率从 30% 下降到了1%。病死率的降低与 HD 和小肠结肠炎的早期诊断、直肠减压、恰当的生命支持以及抗生素治疗等有关。据报道,术后常规的直肠灌洗可明显降低 HD 根治术后小肠结肠炎的发生率和严重程度。56% 的患者可能反复发作小肠结肠炎,建议扩肛治疗,同时需排除机械性梗阻的可能。直肠活检正常的患者可能需要行括约肌切开术。

便秘

HD 术后便秘是比较常见的并发症,可能是由于无神经节肠管残留和肛门压力过高。在全身麻醉下向肛门括约肌内反复多次注射肉毒毒素可能会缓解症状。一些患者可能需

要行内括约肌部分切除术。对于吻合口瘢痕、狭窄或近端肠管发育异常的患者,需对症治疗。

污粪

巨结肠术后污粪的发生率很高,其确切的发生率主要取决于术后的长期随访统计。据报道,污粪的发生率为 10%~30%[95]。术后排便功能很大程度上取决于排便训练、社会背景和患者自身的智力水平。智力障碍(包括唐氏综合征)的患者容易长期失禁[101]。术前有小肠结肠炎的患者长期失禁的风险相对较高。长期污粪难以解决容易造成社会心理问题,这部分患者可能需要进行 Malone 手术以保持清洁。

远期结果

基本上所有的巨结肠根治手术方式的远期效果都比较理想[82,101-103]。

未来的前景

随着对 ENS 发育异常导致 HD 的机制的理解日益加深,以及对正常肠道发育和运动的了解,探索 HSCR 新的治疗方法的研究领域正不断扩大[104]。

有学者发现,利用实验室培养的神经干细胞(neural stem cell,NSC)种植到无神经节肠管内有助于恢复肠道运动能力,提示干细胞移植有可能成为 HSCR 的治疗方法[15]。有研究表明,一些能产生肠内神经元的潜在细胞来源可作为 ENS 的补充,包括 CNS 来源的神经干细胞、胚胎肠神经嵴细胞、出生后的 ENS 祖细胞和羊水来源的干细胞等[105]。最近,Fattahi 等证明了人类多能干细胞能有效地衍生和分离出 ENS 祖细胞,并进一步分化为功能性肠神经元。体外衍生的 ENS 前体能够在发育中的雏鸡胚胎中进行靶向迁移,并能够在成年小鼠结肠中广泛定植。

在 HSCR 小鼠(EDNRB$^{s-l/s-l}$)中,人源性的

ENS 前体细胞的体内移植和迁移可降低与疾病相关的死亡率。利用 EDNRB 无效突变可以对 HSCR 相关的神经元迁移缺陷进行建模[106]。

这些学者的工作为人类 ENS 的研究提供了新的思路，以探索 ENS 在人类健康和疾病中的应用，为 HSCR 开发基于细胞和药物的新型疗法创造了基础[107]。

总之，移植 ENS 可将有功能的神经元重新填充到无神经节细胞症的病变肠段内，恢复外周神经通路，直接改善肠管运动。同时，也可以通过释放营养因子或神经递质改善肠道收缩功能，并最终为 HD 治疗开辟新领域。

（胡书奇 译　吕成杰 审校）

参考文献

1. Mc Laughlin D, Friedmacher F, Puri P. Total colonic aganglionosis: A systematic review and meta-analysis of long-term clinical outcome. *Pediatr Surg Int* 2012; 28:773–9.
2. Nemeth L, Yoneda A, Kader M, Devaney D, Puri P. Three-dimensional morphology of gut innervation in total intestinal aganglionosis using whole-mount preparation. *J Pediatr Surg* 2001; 36:291–5.
3. Senyüz OF, Büyükünal C, Danişmend N, Erdoğan E, Ozbay G, Söylet Y. Extensive intestinal aganglionosis. *J Pediatr Surg* 1989; 24:453–6.
4. Ziegler MM, Ross AJ, Bishop HC. Total intestinal aganglionosis: A new technique for prolonged survival. *J Pediatr Surg* 1987; 22:82–3.
5. Orr JD, Scobie WG. Presentation and incidence of Hirschsprung's disease. *Br Med J (Clin Research Ed)* 1983; 287:1671.
6. Passarge E. The genetics of Hirschsprung's disease: Evidence for heterogeneous etiology and a study of sixty-three families. *New Engl J Med* 1967; 276:138–43.
7. Passarge E. Dissecting Hirschsprung disease. *Nat Genet* 2002; 31:11–2.
8. Spouge D, Baird PA. Hirschsprung disease in a large birth cohort. *Teratology* 1985; 32:171–7.
9. Kenny SE, Tam PKH, Garcia-Barcelo M. Hirschsprung's disease. *Semin Pediatr Surg* 201; 19:194–200.
10. Sherman JO, Snyder ME, Weitzman JJ et al. A 40-year multinational retrospective study of 880 Swenson procedures. *J Pediatr Surg* 1989; 24:833–8.
11. Gershon MD. Functional anatomy of the enteric nervous system. In: *Hirschsprung's Disease and Allied Disorders*. New York: Springer, 2008:21–49.
12. Gershon MD, Chalazonitis A, Rothman TP. From neural crest to bowel: Development of the enteric nervous system. *J Neurobiol* 1993; 24:199–214.
13. Heanue TA, Pachnis V. Enteric nervous system development and Hirschsprung's disease: Advances in genetic and stem cell studies. *Nat Rev Neurosci* 2007; 8:466–79.
14. Powley TL. Vagal input to the enteric nervous system. *Gut* 2000; 47:iv30–2.
15. Wilkinson DJ, Edgar DH, Kenny SE. Future therapies for Hirschsprung's disease. *Semin Pediatr Surg* 2012; 21:364–70.
16. Burns AJ, Roberts RR, Bornstein JC, Young HM. Development of the enteric nervous system and its role in intestinal motility during fetal and early postnatal stages. *Semin Pediatr Surg* 2009; 18:196–205.
17. Angrist M, Bolk S, Thiel B et al. Mutation analysis of the RET receptor tyrosine kinase in Hirschsprung disease. *Hum Mol Genet* 1995; 4:821–30.
18. Attié T, Pelet A, Edery P et al. Diversity of RET proto-oncogene mutations in familial and sporadic Hirschsprung disease. *Hum Mol Genet* 1995; 4:1381–6.
19. Tomuschat C, Puri P. RET gene is a major risk factor for Hirschsprung's disease: A meta-analysis. *Pediatr Surg Int* 2015; 31:701–10.
20. Badner JA, Sieber WK, Garver KL, Chakravarti A. A genetic study of Hirschsprung disease. *Am J Hum Genet* 1990; 46:568–80.
21. Bergeron KF, Silversides DW, Pilon N. The developmental genetics of Hirschsprung's disease. *Clin Genet* 2013; 83:15–22.
22. Friedmacher F, Puri P. Hirschsprung's disease associated with Down syndrome: A meta-analysis of incidence, functional outcomes and mortality. *Pediatr Surg Int* 2013; 29:937–46.
23. Croaker GD, Shi E, Simpson E, Cartmill T, Cass DT. Congenital central hypoventilation syndrome and Hirschsprung's disease. *Arch Dis Child* 1998; 78:316–22.
24. Burkardt DD, Graham JM, Short SS, Frykman PK. Advances in Hirschsprung disease genetics and treatment strategies: An update for the primary care pediatrician. *Clin Pediatr (Phila)* 2014; 53:71–81.
25. Coyle D, Friedmacher F, Puri P. The association between Hirschsprung's disease and multiple endocrine neoplasia type 2a: A systematic review. *Pediatr Surg Int* 2014; 30:751–6.
26. Coyle D, Puri P. Hirschsprung's disease in children with Mowat-Wilson syndrome. *Pediatr Surg Int* 2015; 31:711–7.
27. Tam PK. Hirschsprung's disease: A bridge for science and surgery. *J Pediatr Surg* 2016; 51:18–22.
28. Edery P, Lyonnet S, Mulligan LM et al. Mutations of the RET proto-oncogene in Hirschsprung's disease. *Nature* 1994; 367:378–80.
29. Romeo G, Ronchetto P, Luo Y et al. Point mutations affecting the tyrosine kinase domain of the RET proto-oncogene in Hirschsprung's disease. *Nature*

1994; 367:377–8.

30. Moore SW. Total colonic aganglionosis and Hirschsprung's disease: A review. *Pediatr Surg Int* 2015; 31:1–9.

31. Puri P, Gosemann JH. Variants of Hirschsprung disease. *Semin Pediatr Surg* 2012; 21:310–8.

32. Kakita Y, Oshiro K, O'Briain DS, Puri P. Selective demonstration of mural nerves in ganglionic and aganglionic colon by immunohistochemistry for glucose transporter-1: Prominent extrinsic nerve pattern staining in Hirschsprung disease. *Arch Pathol Lab Med* 2000; 124:1314–9.

33. Kobayashi H, O'Briain DS, Puri P. Nerve growth factor receptor immunostaining suggests an extrinsic origin for hypertrophic nerves in Hirschsprung's disease. *Gut* 1994; 35:1605–7.

34. Payette RF, Tennyson VM, Pham TD et al. Origin and morphology of nerve fibers the aganglionic colon of the lethal spotted (ls/ls) mutant mouse. *J Comp Neurol* 1987; 257:237–52.

35. Tam PKH, Boyd GP. Origin, course, and endings of abnormal enteric nerve fibres in Hirschsprung's disease defined by whole-mount immunohistochemistry. *J Pediatr Surg* 1990; 25:457–61.

36. Watanabe Y, Ito T, Harada T, Kobayashi S, Ozaki T, Nimura Y. Spatial distribution and pattern of extrinsic nerve strands in the aganglionic segment of congenital aganglionosis: Stereoscopic analysis in spotting lethal rats. *J Pediatr Surg* 1995; 30:1471–6.

37. Tang CS-M, Tang W-K, So M-T et al. Fine mapping of the NRG1 Hirschsprung's disease locus. *PloS One* 2011; 6:e16181.

38. Weinberg AG. Hirschsprung's disease-a pathologist's view. *Perspect Pediatr Pathol* 1974; 2:207–39.

39. Frigo GM, Del Tacca M, Lecchini S, Crema A. Some observations on the intrinsic nervous mechanism in Hirschsprung's disease. *Gut* 1973; 14:35–40.

40. Vizi ES, Zseli J, Kontor E, Feher E, Verebelyi T. Characteristics of cholinergic neuroeffector transmission of ganglionic and aganglionic colon in Hirschsprung's disease. *Gut* 1990; 31:1046–50.

41. Boston VE, Cywes S, Davies MRQ. Serum and erythrocyte acetylcholinesterase activity in Hirschsprung's disease. *J Pediatr Surg* 1978; 13:407–10.

42. Garrett JR, Howard ER, Nixon HH. Autonomic nerves in rectum and colon in Hirschsprung's disease. A cholinesterase and catecholamine histochemical study. *Arch Dis Child* 1969; 44:406.

43. Nirasawa Y, Yokoyama J, Ikawa H, Morikawa Y, Katsumata K. Hirschsprung's disease: Catecholamine content, alpha-adrenoceptors, and the effect of electrical stimulation in aganglionic colon. *J Pediatr Surg* 1986; 21:136–42.

44. Touloukian RJ, Aghajanian G, Roth RH. Adrenergic hyperactivity of the aganglionic colon. *J Pediatr Surg* 1973; 8:191–5.

45. Hiramoto Y, Kiesewetter WB. The response of colonic muscle to drugs: An in vitro study of Hirschsprung's disease. *J Pediatr Surg* 1974; 9:13–20.

46. Wright PG, Shepherd JJ. Some observations on the response of normal human sigmoid colon to drugs in vitro. *Gut* 1966; 7:41–51.

47. Oldham KT, Colombani PM, Foglia RP. *Surgery of Infants and Children: Scientific Principles and Practice*. Philadelphia: Lippincott Raven Publishers, 1997.

48. Bult H, Boeckxstaens GE, Pelckmans PA, Jordaens FH, Van Maercke YM, Herman AG. Nitric oxide as an inhibitory non-adrenergic non-cholinergic neurotransmitter. *Nature* 1990; 345:346–7.

49. Rivera LR, Poole DP, Thacker M, Furness JB. The involvement of nitric oxide synthase neurons in enteric neuropathies. *Neurogastroenterol Motil* 2011; 23:980–8.

50. Michel T, Vanhoutte PM. Cellular signaling and NO production. *Pflügers Archiv-European Journal of Physiology* 2010; 459:807–16.

51. Rolle U, Nemeth L, Puri P. Nitrergic innervation of the normal gut and in motility disorders of childhood. *J Pediatr Surg* 2002; 37:551–67.

52. Dawson TM, Bredt DS, Fotuhi M, Hwang PM, Snyder SH. Nitric oxide synthase and neuronal NADPH diaphorase are identical in brain and peripheral tissues. *Proc Natl Acad Sci* 1991; 88:7797–801.

53. Hope BT, Michael GJ, Knigge KM, Vincent SR. Neuronal NADPH diaphorase is a nitric oxide synthase. *Proc Natl Acad Sci* 1991; 88:2811–4.

54. Bealer JF, Natuzzi ES, Buscher C, Flake AW. Nitric oxide synthase is deficient in the aganglionic colon of patients with Hirschsprung's disease. *Pediatrics* 1994; 93(4):647–51.

55. Guo R, Nada O, Suita S, Taguchi T, Masumoto K. The distribution and co-localization of nitric oxide synthase and vasoactive intestinal polypeptide in nerves of the colons with Hirschsprung's disease. *Virchows Arch* 1997; 430:53–61.

56. Kobayashi H, O'Briain DS, Puri P. Lack of expression of NADPH-diaphorase and neural cell adhesion molecule (NCAM) in colonic muscle of patients with Hirschsprung's disease. *J Pediatr Surg* 1994; 29:301–4.

57. Larsson LT, Shen Z, Ekblad E, Sundler F, Alm P, Andersson KE. Lack of neuronal nitric oxide synthase in nerve fibers of aganglionic intestine: A clue to Hirschsprung's disease. *J Pediatr Gastroenterol Nutr* 1995; 20:49–53.

58. Watanabe H, Ikawa H, Masuyama H, Endo M, Yokoyama J, Nakaki T. [Non-adrenergic-non-cholinergic relaxation and nitric oxide in the intestines of Hirschsprung disease]. *J Smooth Muscle Res* 1995; 31:467–70.

59. Bruder E, Meier-Ruge WA. [Twenty years diagnostic competence center for Hirschsprung's disease in Basel]. *Chirurg* 2010; 81:572–6.

60. Kusafuka T, Puri P. Altered mRNA expression of the neuronal nitric oxide synthase gene in Hirschsprung's disease. *J Pediatr Surg* 1997; 32:1054–8.

61. Bealer JF, Natuzzi ES, Flake AW, Adzick NS, Harrison MR. Effect of nitric oxide on the colonic smooth

muscle of patients with Hirschsprung's disease. *J Pediatr Surg* 1994; 29:1025–9.

62. Vanderwinden JM, Rumessen JJ, Liu H, Descamps D, De Laet MH, Vanderhaeghen JJ. Interstitial cells of Cajal in human colon and in Hirschsprung's disease. *Gastroenterology* 1996; 111:901–10.

63. Yamataka A, Kato Y, Tibboel D et al. A lack of intestinal pacemaker (c-kit) in aganglionic bowel of patients with Hirschsprung's disease. *J Pediatr Surg* 1995; 30:441–4.

64. Yamataka A, Ohshiro K, Kobayashi H, Fujiwara T, Sunagawa M, Miyano T. Intestinal pacemaker C-KIT+ cells and synapses in allied Hirschsprung's disorders. *J Pediatr Surg* 1997; 32:1069–74.

65. Barshack I, Fridman E, Goldberg I, Chowers Y, Kopolovic J. The loss of calretinin expression indicates aganglionosis in Hirschsprung's disease. *J Clin Pathol* 2004; 57:712–6.

66. Horisawa M, Watanabe Y, Torihashi S. Distribution of c-Kit immunopositive cells in normal human colon and in Hirschsprung's disease. *J Pediatr Surg* 1998; 33:1209–14.

67. Nemeth L, Maddur S, Puri P. Immunolocalization of the gap junction protein Connexin43 in the interstitial cells of Cajal in the normal and Hirschsprung's disease bowel. *J Pediatr Surg* 2000; 35:823–8.

68. Kurahashi M, Nakano Y, Hennig GW, Ward SM, Sanders KM. Platelet-derived growth factor receptor α-positive cells in the tunica muscularis of human colon. *J Cell Mol Med* 2012; 16:1397–404.

69. Kurahashi M, Mutafova-Yambolieva V, Koh SD, Sanders KM. Platelet-derived growth factor receptor-α-positive cells and not smooth muscle cells mediate purinergic hyperpolarization in murine colonic muscles. *Am J Physiol Cell Physiol* 2014; 307:C561–70.

70. Soeda J, O'Briain DS, Puri P. Mucosal neuroendocrine cell abnormalities in the colon of patients with Hirschsprung's disease. *J Pediatr Surg* 1992; 27:823–7.

71. Nemeth L, Rolle U, Puri P. Altered cytoskeleton in smooth muscle of aganglionic bowel. *Arch Pathol Lab Med* 2002; 126:692–6.

72. Covault J, Sanes JR. Distribution of N-CAM in synaptic and extrasynaptic portions of developing and adult skeletal muscle. *J Cell Biol* 1986; 102:716–30.

73. Moore SE, Walsh FS. Specific regulation of N-CAM/D2-CAM cell adhesion molecule during skeletal muscle development. *EMBO J* 1985; 4:623.

74. Thiery J-P, Duband J-L, Rutishauser U, Edelman GM. Cell adhesion molecules in early chicken embryogenesis. *Proc Natl Acad Sci* 1982; 79:6737–41.

75. Romanska HM, Bishop AE, Brereton RJ, Spitz L, Polak JM. Increased expression of muscular neural cell adhesion molecule in congenital aganglionosis. *Gastroenterology* 1993; 105:1104–9.

76. Payette RF, Tennyson VM, Pomeranz HD, Pham TD, Rothman TP, Gershon MD. Accumulation of compo-

nents of basal laminae: Association with the failure of neural crest cells to colonize the presumptive aganglionic bowel of lsls mutant mice. *Dev Biol* 1988; 125:341–60.

77. Tennyson VM, Payette RF, Rothman TP, Gershon MD. Distribution of hyaluronic acid and chondroitin sulfate proteoglycans in the presumptive aganglionic terminal bowel of ls/ls fetal mice: An ultrastructural analysis. *J Comp Neurol* 1990; 291:345–62.

78. Parikh DH, Tam PKH, Lloyd DA, Van Velzen D, Edgar DH. Quantitative and qualitative analysis of the extracellular matrix protein, laminin, in Hirschsprung's disease. *J Pediatr Surg* 1992; 27:991–6.

79. Parikh DH, Tam PKH, Van Velzen D, Edgar D. The extracellular matrix components, tenascin and fibronectin, in Hirschsprung's disease: An immunohistochemical study. *J Pediatr Surg* 1994; 29:1302–6.

80. Soret R, Mennetrey M, Bergeron KF et al. A collagen VI–dependent pathogenic mechanism for Hirschsprung's disease. *J Clin Investig* 2015; 125: 4483–96.

81. Murphy F, Menezes M, Puri P. Enterocolitis complicating Hirschsprung's disease. In: *Hirschsprung's Disease and Allied Disorders*. Berlin, Heidelberg: Springer, 2008:133–43.

82. Menezes M, Prato AP, Jasonni V, Puri P. Long-term clinical outcome in patients with total colonic aganglionosis: A 31-year review. *J Pediatr Surg* 2008; 43:1696–9.

83. de Lorijn F, Omari TI, Kok JH, Taminiau JAJM, Benninga MA. Maturation of the rectoanal inhibitory reflex in very premature infants. *J Pediatr* 2003; 143:630–3.

84. Muise ED, Hardee S, Morotti RA, Cowles RA. A comparison of suction and full-thickness rectal biopsy in children. *J Surg Res* 2016; 201:149–55.

85. de Arruda Lourenção PLT, Takegawa BK, Ortolan EVP, Terra SA, Rodrigues MAM. A useful panel for the diagnosis of Hirschsprung disease in rectal biopsies: Calretinin immunostaining and acetylcholinesterase histochemistry. *Ann Diagn Pathol* 2013; 17:352–6.

86. Lake BD, Puri P, Nixon HH, Claireaux AE. Hirschsprung's disease: An appraisal of histochemically demonstrated acetylcholinesterase activity in suction rectal biopsy specimens as an aid to diagnosis. *Arch Pathology Lab Med* 1978; 102:244–7.

87. Meier-Ruge W, Lutterbeck PM, Herzog B, Morger R, Moser R, Schärli A. Acetylcholinesterase activity in suction biopsies of the rectum in the diagnosis of Hirschsprung's disease. *J Pediatr Surg* 1972; 7:11–7.

88. Kapur RP, Reed RC, Finn LS, Patterson K, Johanson J, Rutledge JC. Calretinin immunohistochemistry versus acetylcholinesterase histochemistry in the evaluation of suction rectal biopsies for Hirschsprung disease. *Pediatr Dev Pathol* 2008;

12:6–15.

89. Takawira C, D'Agostini S, Shenouda S, Persad R, Sergi C. Laboratory procedures update on Hirschsprung disease. *J Pediatr Gastroenterol Nutr* 2015; 60:598–605.

90. Baker SS, Kozielski R. Calretinin and pathologic diagnosis of Hirschsprung disease: Has the time come to abandon the acetylcholinesterase stain. *J Pediatr Gastroenterol Nutr* 2014; 58:544–5.

91. Puri P. Hirschsprung's disease and variants. In: *Pediatric Surgery*. Berlin, Heidelberg: Springer, 2009:453–62.

92. De la Torre-Mondragon L, Ortega-Salgado JA. Transanal endorectal pull-through for Hirschsprung's disease. *J Pediatri Surg* 1998; 33:1283–6.

93. Kim AC, Langer JC, Pastor AC et al. Endorectal pull-through for Hirschsprung's disease—A multicenter, long-term comparison of results: Transanal vs transabdominal approach. *J Pediatr Surg* 2010; 45:1213–20.

94. Langer JC, Minkes RK, Mazziotti MV, Skinner MA, Winthrop AL. Transanal one-stage Soave procedure for infants with Hirschsprung's disease. *J Pediatr Surg* 1999; 34:148–52.

95. Ruttenstock E, Puri P. Systematic review and meta-analysis of enterocolitis after one-stage transanal pull-through procedure for Hirschsprung's disease. *Pediatr Surg Int* 2010; 26:1101–5.

96. Georgeson KE, Robertson DJ. Laparoscopic-assisted approaches for the definitive surgery for Hirschsprung's disease. *Semin Pediatr Surg* 2004; 13:256–62.

97. Georgeson KE, Fuenfer MM, Hardin WD. Primary laparoscopic pull-through for Hirschsprung's disease in infants and children. *J Pediatr Surg* 1995; 30:1017–22.

98. Georgeson KE. Laparoscopic pull-through for Hirschsprung's disease. In: *Hirschsprung's Disease and Allied Disorders*. Amsterdam: Harwood Academic Publishers, 2000; 301–10.

99. Thomson D, Allin B, Long A-M, Bradnock T, Walker G, Knight M. Laparoscopic assistance for primary transanal pull-through in Hirschsprung's disease: A systematic review and meta-analysis. *BMJ Open* 2015; 5:e006063.

100. Gosain A. Established and emerging concepts in Hirschsprung's-associated enterocolitis. *Pediatr Surg Int* 2016; 1–8.

101. Menezes M, Puri P. Long-term clinical outcome in patients with Hirschsprung's disease and associated Down's syndrome. *J Pediatr Surg* 2005; 40:810–2.

102. Granström AL, Danielson J, Husberg B, Nordenskjöld A, Wester T. Adult outcomes after surgery for Hirschsprung's disease: Evaluation of bowel function and quality of life. *J Pediatr Surg* 2015; 50:1865–9.

103. Jarvi K, Laitakari EM, Koivusalo A, Rintala RJ, Pakarinen MP. Bowel function and gastrointestinal quality of life among adults operated for Hirschsprung disease during childhood: A population-based study. *Ann Surg* 2010; 252:977–81.

104. Menezes M, Corbally M, Puri P. Long-term results of bowel function after treatment for Hirschsprung's disease: A 29-year review. *Pediatr Surg Int* 2006; 22:987–90.

105. Zhou Y, Besner G. Transplantation of amniotic fluid-derived neural stem cells as a potential novel therapy for Hirschsprung's disease. *J Pediatr Surg* 2016; 51:87–91.

106. Fattahi F, Steinbeck JA, Kriks S et al. Deriving human ENS lineages for cell therapy and drug discovery in Hirschsprung disease. *Nature* 2016; 531:105–9.

107. Goldberg EL. An epidemiological study of Hirschsprung's disease. *Int J Epidemiol* 1984; 13:479–85.

肛门直肠畸形

Andrea Bischoff   Alberto Peña

肛门直肠畸形

肛门直肠畸形为一系列的缺陷。一方面，轻微畸形的患者只需要很少的治疗就能得到很好的结果；另一极端是，面对复杂缺陷的病例，尽管进行了精确的重建，但肠道、泌尿和生殖功能仍然欠佳。患有肛门直肠畸形的新生儿可能因存在肠梗阻和/或严重的泌尿系统、胃肠道、心脏畸形而发展为外科急症，可能需要积极有效的治疗。而另一部分患者并不一定需要紧急处理，因为瘘管的存在，可以进行肠道减压，且不合并严重的相关畸形。在这些情况下，畸形修复可以是选择性的，如婴儿一般情况良好，也完全可以在新生儿期进行处理。

发病率

新生儿中肛门直肠畸形的发生率约为1/4 000 或 1/5 000[1-3]。

分类

表 68.1 显示了基于解剖学的分类，对预后和治疗具有意义[4-5]。

临床特征和诊断

男性畸形

会阴瘘

有此类畸形的患者的直肠和会阴之间存在异常交通（图 68.1），通常带有"桶柄"畸形（图 68.2）。常见的解剖特征是直肠开口位于括约肌中心前方，可由手术过程中电刺激的反应证实（图 68.3）。由于瘘口处没有被括约肌包围，它并不是真正意义的肛门，应避免使用"肛门前移"这一术语，"会阴瘘"一词则更准确。瘘管可出现在正中线上的任何位置。这类畸形可以直接进行一期治疗，无需结肠造口术。多数情况下，少量的胎粪可通过会阴的瘘管排出，有时需要等待数小时婴儿才开始排出胎粪。在正中线上有一尾状皮桥畸形（桶柄畸形）是此类畸形的特征性表现（图 68.2）。多数患者可见中缝上呈黑带（胎粪）或白带（黏液）的皮下瘘管，也是该畸形的诊断依据（图 68.1）。此外，若患者的会阴部存在明显的

表 68.1　肛门直肠畸形的分类

男性
低位畸形：会阴瘘
直肠尿道球部瘘
直肠尿道前列腺部瘘
直肠膀胱（膀胱颈）瘘
肛门闭锁（无瘘）
直肠闭锁和狭窄

女性
低位畸形：会阴瘘
前庭瘘
肛门闭锁（无瘘）
直肠闭锁和狭窄
泄殖腔畸形

复杂和罕见的畸形

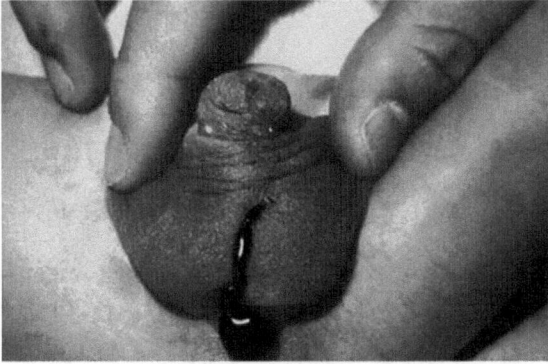

图 68.1 皮肤(皮下)瘘管

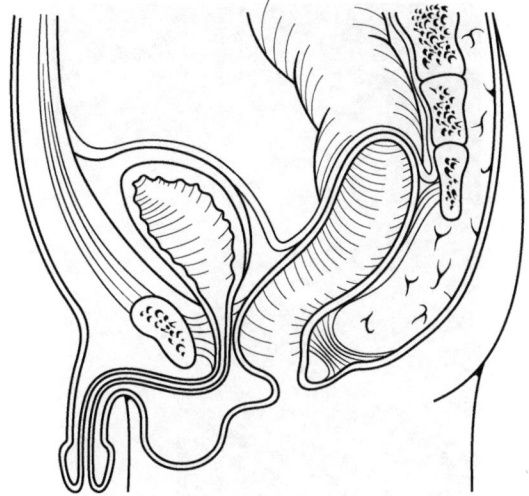

图 68.2 "桶柄"畸形

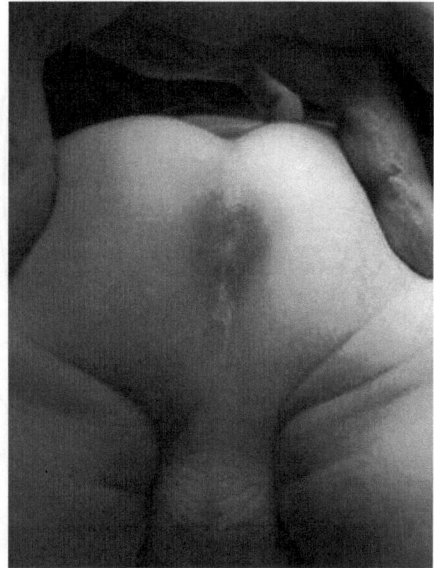

图 68.3 会阴瘘的矢状面

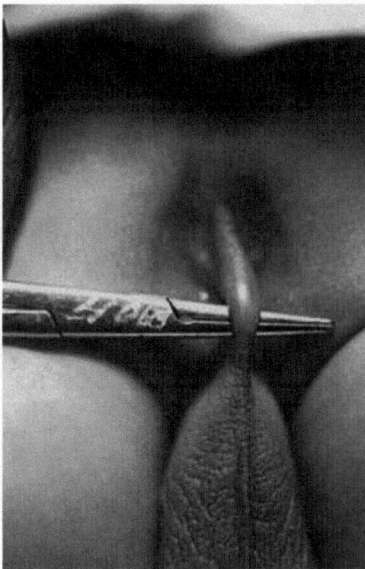

图 68.4 "外观好看"的会阴

中线沟和肛凹,则提示预后良好。此类畸形可通过临床查体诊断,通常不需要进行放射学检查。合并泌尿生殖系统畸形的可能性非常低。患者脊髓还是需要进行常规的筛查,以排除合并脊髓栓系。

直肠尿道球部瘘和直肠尿道前列腺部瘘

从外观上看这两类缺陷相似,但总体而言,有直肠尿道球部瘘的患者有明显的中线沟和肛凹,可能拥有更"好看"的会阴部(图 68.4)。

在前列腺部瘘病例,骶骨短而会阴扁平的概率更高(图 68.5)。直肠开口在尿道球部(图 68.6)或尿道前列腺部(图 68.7)。直肠和尿道在瘘管部位上方有一个共同壁,在球部瘘者共同壁较长,前列腺部瘘者共同壁较短。注意婴儿从尿道排出胎粪。患者需要拍倒立侧位 X 线片[6]。图 68.8 显示的直肠与会阴皮肤非常靠近,图 68.9 显示的直肠位置较高。直肠尿道瘘伴随泌尿系异常的发生率非常高,在尿道球部瘘有 25%,尿道前列腺部瘘有 66%。这些新生儿需要结肠造口分流。

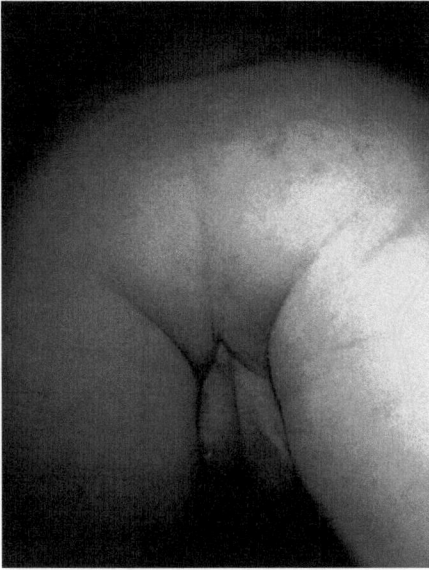

图 68.5　臀部平坦

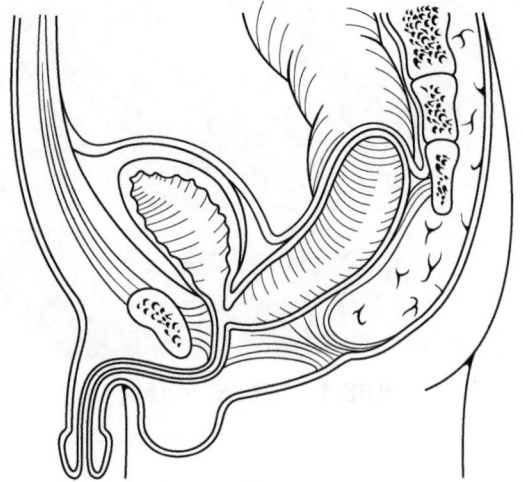

图 68.7　直肠尿道前列腺部瘘的矢状面

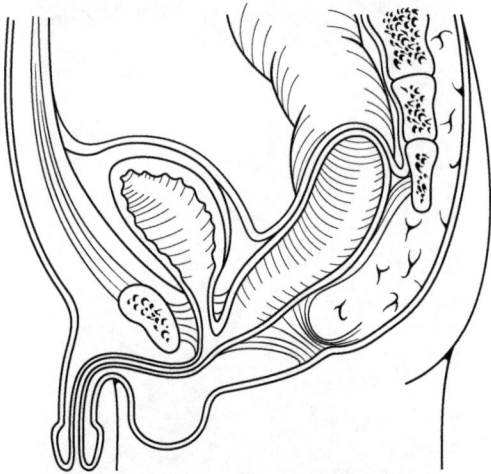

图 68.6　直肠尿道球部瘘的矢状面

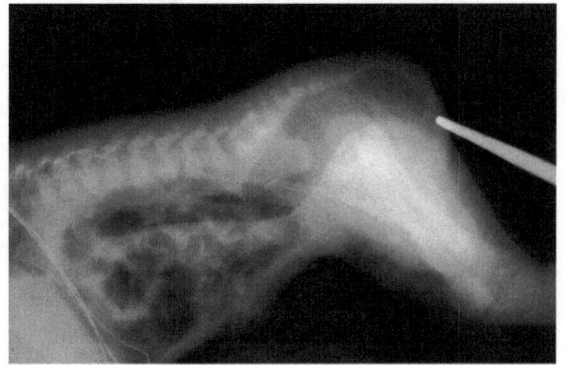

图 68.8　会阴瘘的倒立侧位片，直肠距离会阴皮肤 1~2cm

直肠膀胱颈瘘

直肠膀胱颈瘘约占男性所有肛门直肠畸形的 10%，直肠开口在膀胱颈，形成 T 形（图 68.10）。这些婴儿通常整个骨盆发育不良，括约肌发育不良也较为常见。尽管有些存在这些缺陷的患者的会阴部外观良好，可见中线沟和明显的肛凹（图 68.4），但大多数患者的会阴部看上去非常平坦（图 68.5）。直肠膀胱瘘伴发泌尿系畸形的发病率非常高（达 90%）[7]，

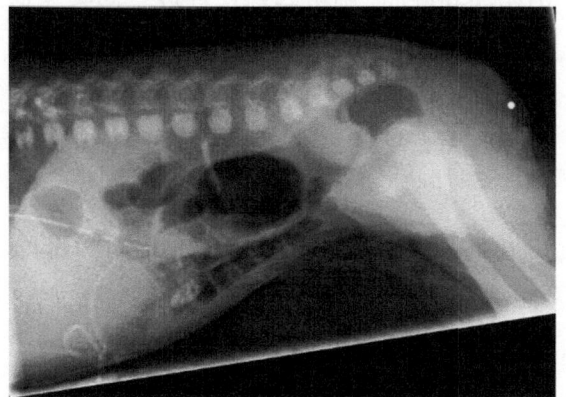

图 68.9　直肠距会阴皮肤大于 2cm 的倒立侧位片提示直肠尿道瘘或膀胱颈瘘可能

因此必须进行泌尿外科检查。倒立侧位 X 线片（患者俯卧位，骨盆抬高）显示气体固定且远高于耻尾线（图 68.9）。可以观察到婴儿排出含胎粪的尿。患者在生后 12~24 小时内将出现明显的肠梗阻表现，并可能因尿路梗阻而继发持续性酸中毒和脓毒症症状，这些患者需要进行结肠造口术。除后矢状入路外，在最终修复过程中还需要腹部入路（腹腔镜或开腹手术）。

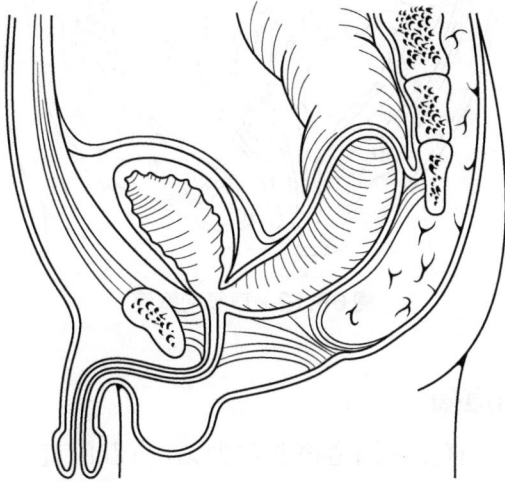

图 68.10 直肠膀胱（膀胱颈）瘘的矢状面

肛门闭锁（无瘘）

在这种类型的畸形中，直肠实际上是盲端，通常位于尿道球部水平。即使直肠和尿道之间没有连通，两者的共同壁也很长，并且没有手术分离的良好平面。患者括约肌结构良好，因此会阴部外观常常是良好的。这种畸形很少见，发生率大约是男性畸形的 5%[8]，但文献报道的这种畸形发生率更高，我们认为这是放射学检查不足导致的诊断错误。如果远端结肠造影操作不当，则会得出"无瘘"的错误判断。成功的结肠造影需要通过远端肠管注入对比剂，保持足够的静水压可显示对比剂通过瘘管进入尿道[9]。在所有类型的畸形中，直肠都被随意肌所包绕（图 68.3、图 68.6、图 68.7 和图 68.10），因此直肠内的静水压必须足够高，以克服这些肌肉张力带来的压迫。

值得注意的是，我们所有无瘘的肛门闭锁病例中大约有一半患有唐氏综合征。此外，在我们所有有肛门闭锁的唐氏综合征患者中，95% 没有瘘管，这显然表明两者之间存在遗传学联系[10-11]。这些患者也需要在新生儿期进行结肠造口分流术。除唐氏综合征外，这些患者伴发其他畸形的概率较低。

直肠闭锁和狭窄

这是一种罕见的缺陷，往往是护士在新生儿初次体格检查时，通过使用肛门温度计而诊断出的一种缺陷。原因是这些婴儿具有正常的肛管，闭锁处位于肛门上方约 1~2cm，其上方直肠呈袋状扩张。有些患者实际上是狭窄而并非闭锁，盲袋和肛管之间由一层非常薄的膜隔开，但更常见的是厚度 3~7mm 的纤维隔，这些患者往往需要结肠造口术。会阴部看起来正常，骶骨通常是正常的，伴发相关缺陷的概率极低。所有患者必须拍摄骶骨前后位片，骶骨缺陷往往与骶前肿块相关。骶前肿块在这种畸形中更为常见，需要通过 MRI 检查来确定。该肿块通常是畸胎瘤，皮样囊肿，脂肪瘤，骶前脊膜膨出或者以上这些的组合。另外，骶前肿块会伴发脊髓栓系。这些患者具备控制排便的必要解剖学要素，肌肉是完好的，肛管感觉正常。然而，骶前肿块的存在对功能预后有极大的负面影响。

女性畸形

皮肤（会阴）瘘

此类畸形在女性患儿中较轻，与前文中描述的男性畸形相同。瘘管开口于生殖器前庭与肛凹中心之间的任何位置（图 68.11）。整个瘘管被皮肤包围，因此也称为皮肤瘘。瘘口的大小不定，足够大时可完全承担排便的功能，瘘口过小时可在肛门成形术前通过扩肛治疗增强排便。部分此类肛门直肠畸形在年长时才得到确诊，常因严重便秘在检查过程中被发现。

我们的诊疗常规是生后 3 天内行根治术，患者仍在排出胎粪且尚未开始喂养之前的时机最为理想。患者在术后 5 天内完全禁食，接受静脉营养支持。

这些患者不需要进行保护性结肠造口术。畸形中最突出的解剖特征是直肠和阴道靠得很近，但各自分离且有完整的壁（图 68.11），这使得在术中分离直肠时不会有损伤阴道的风险。患者拥有正常的括约肌功能和骶骨，合并尿路或脊柱相关缺陷（除骶前肿块外）的发生率非常低。

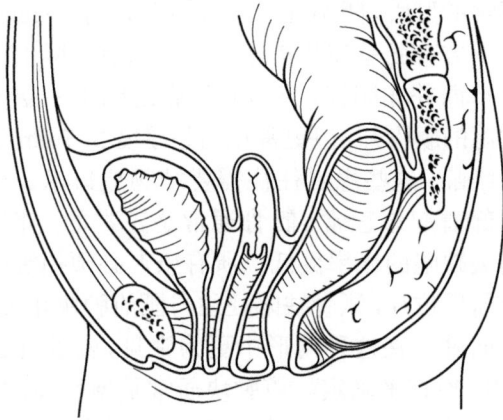

图 68.11　女性患者直肠会阴瘘

前庭瘘

这是女性中最常见的肛门直肠畸形。直肠远端开口在前庭，紧挨处女膜的外侧（图 68.12）。其最明显的解剖特征是在瘘管部位上方，直肠和阴道之间存在很长的共同壁（图 68.12）。阴道必须与直肠完全分离，以确保直肠良好的活动度且无张力缝合。两结构之间没有天然分离面，术中必须仔细分离。瘘管的开口通常短（5~15mm）而狭窄，无法通畅排便，如外科医师无新生儿期根治术计划，则需要扩张瘘管。有时瘘口的大小足以完成排便，虽然对这些女孩而言最安全的处理方式是结肠造口术，但如婴儿全身情况良好，经验丰富的外科医师可以不选择结肠造口，直接行一期根治术。此时我们会在新生儿期进行手术，并

在术后 7 天内保持禁食并接受静脉营养。合并泌尿生殖道畸形的发生率为 30%[7]。此类畸形中，骶骨通常是正常的，会阴部呈现凸出的中线沟和非常明显的肛凹。偶见会阴部"外观不好"的病例，骶骨短或明显异常。

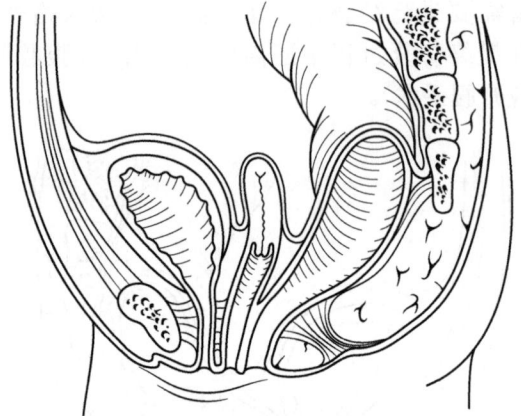

图 68.12　直肠前庭瘘

阴道瘘

真正的阴道瘘非常少见，占肛门直肠畸形的女婴中不到 1%。另一方面，在传统文献中阴道瘘被认为是相对常见的缺陷。笔者在接诊再次手术的女性患者中，发现有 80 名曾在其他机构诊断为直肠阴道瘘的女性患者，我们在术中得到了否定该诊断的客观证据。实际上，这些患者中三分之二患有一穴肛，首诊外科医师没有真正认识到，他们单纯做了直肠畸形矫治术，但留下了永久性的泌尿生殖窦。其余三分之一的患者实际上患有前庭瘘，前庭中存在的原始瘘管即可证明[12]。这种仔细观察的重要性不仅仅是定义上的；一穴肛患者被误诊为直肠阴道瘘，错过了在首次手术中获得根治的最佳机会，二次手术结果永远不会比一期好。此外，前庭瘘患者误行了不必要的腹会阴联合手术（旨在修复"高位"畸形），由于采用过时的术式切除了直肠乙状结肠，患者出现了大便失禁。因此，要意识到直肠阴道瘘几乎是不存在的，增加对一穴肛和前庭瘘等畸形的敏感度，这一点非常重要。

对直肠阴道瘘的确切诊断（图68.13），需要对生殖器进行细致的检查，由于新生儿的阴唇水肿，这在新生儿时期并不容易。直肠阴道瘘患者的胎粪会通过处女膜从阴道内部排出。这些婴儿合并泌尿系统缺陷的发生率显著增高（约70%）[7]。如果直肠与阴道交会的位置很高，且尿道和阴道正常，则可能是罕见的直肠阴道瘘，可以行腹腔镜探查手术。

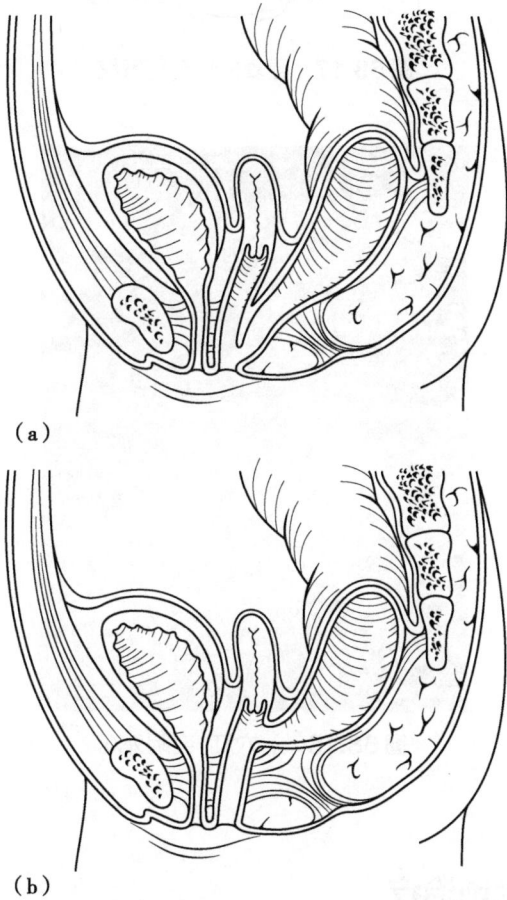

图68.13　阴道瘘。（a）低位。（b）高位

肛门闭锁（无瘘）

女性此类畸形与男性相同，唯一的区别在于与直肠有共同壁的是阴道，而不是尿道。

直肠闭锁和狭窄

女性此类畸形与男性描述的缺陷相同，

但女性中的发生率似乎更高。临床上必须牢记排除骶前肿块。

泄殖腔畸形（一穴肛）

此类畸形在女性患者中最复杂，约占肛门直肠畸形总数的10%。一穴肛的定义为直肠、阴道和尿道汇合成一个共同通道（图68.14），畸形程度差距较大。较轻的类型呈现共同通道短，功能预后好，无伴发其他畸形。另一种较重的复杂类型，共同通道长（3~8cm），阴道非常短，伴有严重的泌尿道梗阻，同时骶骨和括约肌发育很差（图68.15），在控制排便排尿方面的预后很差。一穴肛有许多不同类型，有些患者阴道显著扩张，腹部可触及明显的肿块，为阴道积液。扩张的阴道在膀胱三角上方压迫输尿管膀胱交界处而引起泌尿道梗阻（图68.16）。双阴道和双子宫也较常见，直肠可开口在阴道中隔的不同位置（图68.17）。大多数长共同通道的一穴肛的根治术需要经腹联合经后矢状位入路[13]。

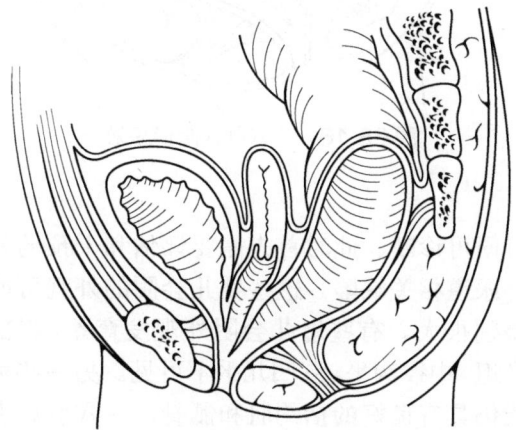

图68.14　一穴肛

最重要的一点是，此类畸形伴发泌尿道梗阻的发生率很高（70%~90%）[7]，是患者发生并发症甚至死亡的主要原因。

一穴肛的诊断需靠临床体格检查。若想早期诊断，全科、儿科、新生儿科和新生儿外科医师对肛门缺如、外阴小的女婴必须怀疑一穴肛（图68.18）。将小阴唇分开见单个开

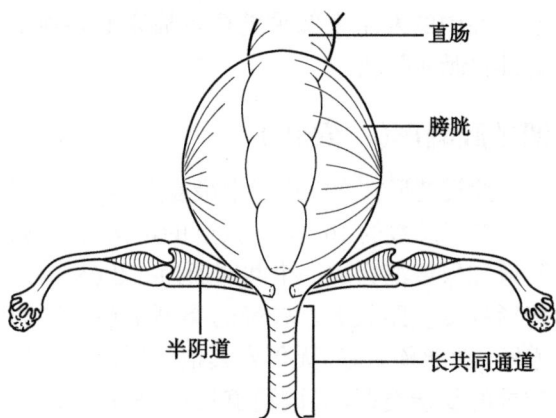

图 68.15 高位—穴肛,共同管为 5cm

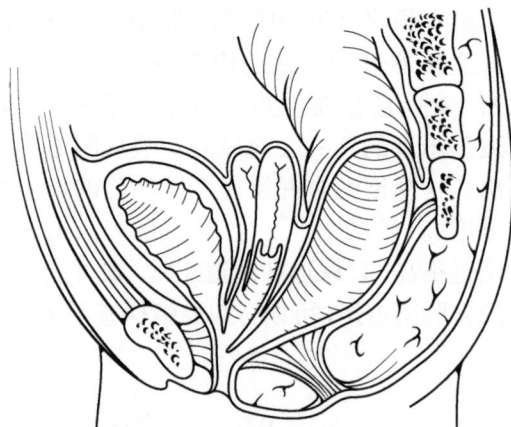

图 68.17 重复的米勒管系统

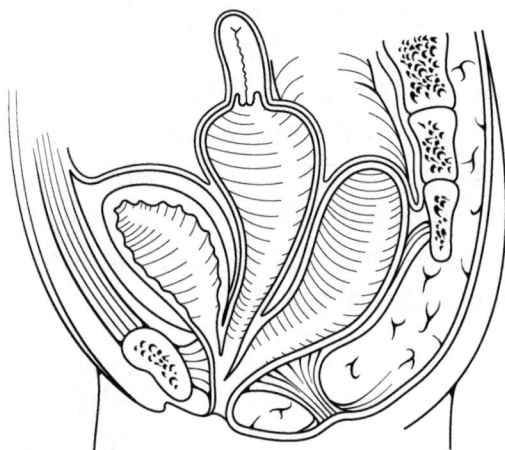

图 68.16 一穴肛伴阴道积液

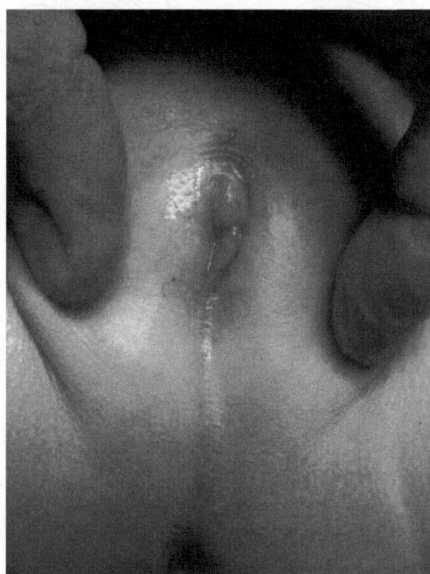

图 68.18 一穴肛,会阴外观

口便可诊断。此时首先需要评估和干预的是泌尿道相关缺陷。这些婴儿会阴的外观可能差别很大。有些患儿会阴外观发育差,臀部平坦,中线沟平,肛凹几乎不可见。另一些可能仍具有良好的括约肌和骶骨。一穴肛患者必须行完全改道的结肠造口术,存在阴道积液者还需要阴道造口术,另外,还可能需要膀胱造口术。除了泌尿外科必须评估,一穴肛患者还须排除其他相关的畸形,包括脊髓栓系,心脏病,食管闭锁和脊柱畸形。

　　在临床上,女性患者肛门直肠畸形的分型诊断是显而易见的。会阴的细致检查和良好的诊断思路便足以确定患者是会阴瘘、前庭瘘、阴道瘘,还是一穴肛。

术前治疗

　　图 68.19 和图 68.20 显示了肛门直肠畸形新生儿初始的诊疗流程。

　　90% 的男性患者可通过体格检查(会阴检查)得到足够的信息来确定患者是否需要进行结肠造口术。传统观念中,会阴部皮下的中线瘘管、桶柄畸形和所有肛门异位开口在会阴部的类型均被认为是"低位"畸形,可在新生儿期行简单的肛门成形术治疗,无需

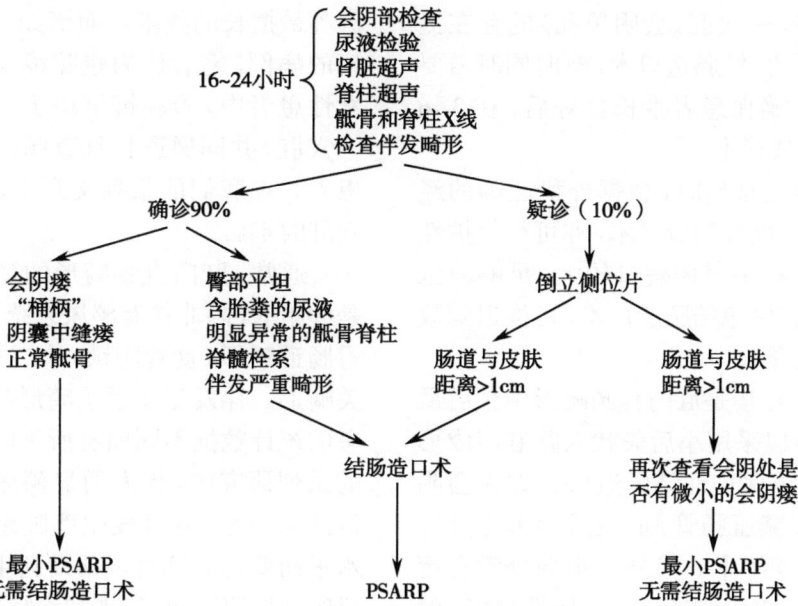

图 68.19 男性新生儿肛门直肠畸形的诊疗流程。PSARP, 后矢状入路肛门直肠成形术

保护性结肠造口术。如果全身情况严重，可行扩肛治疗以达到减压目的，以后再择期行肛门成形术。另外，如果患者臀部平坦，或尿液中混有胎粪，伴随显著的骶骨或脊柱畸形或其他相关严重畸形，均先行保护性结肠造口术。结肠造口 4~8 周后，如果患者生长发育良好，对远端结肠进行放射学评估（远端结肠高压造影）以明确分型，并决定手术方式；在大多数情况下可做后矢状位入路肛门直肠成形术。上述情况约占所有男性肛门直肠畸形的 90%，而其余的 10% 临床上存疑。建议为患者拍摄倒立侧位片[6]。位于尾骨上方的直肠内气泡影是结肠造口的指征（图 68.9）。如果患者没有直肠尿道瘘的征象，则很可能是无瘘的肛门闭锁，合并唐氏综合征[11]者可能性更大。另一种情况，如果直肠盲端位于尾骨下方（图 68.8），则意味着可以采用后矢状入路切口手术。外科医师应再次查体，可能在会阴发现微小开口，由于太过狭小以至于在生后几小时都没有胎粪通过。此类患者可行后矢状位入路肛门成形术，而无需结肠造口术。

图 68.20 显示肛门直肠畸形的女性患者的初始诊疗流程。由于绝大多数女性患者的会阴部、前庭或生殖器都有某种形式的瘘管，易于明确畸形类型，因此女性的决策过程比男性容易。

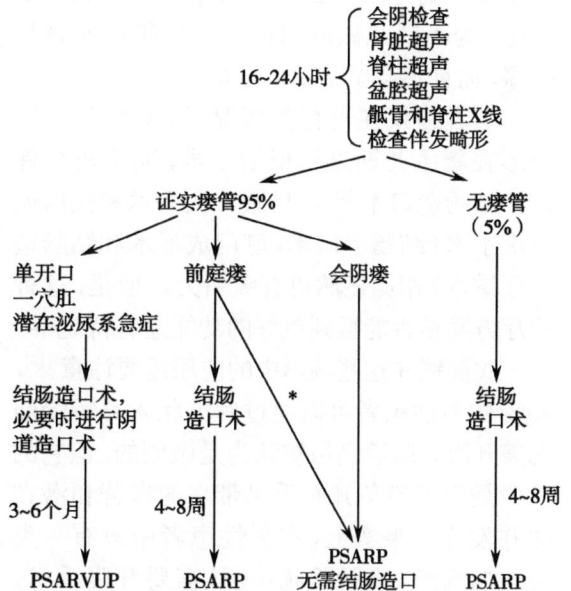

图 68.20 女性新生儿肛门直肠畸形的诊疗流程。PSARP, 后矢状入路肛门直肠成形术。PSARVUP, 后矢状肛门直肠阴道成形术

如前所述，一穴肛（会阴单孔）的存在提示需泌尿科评估，结肠造口术，有时同时需要阴道造口术。确保患者生长良好后，在 3~6 月龄时行肛门成形术。

胎粪由前庭排出时，根据外科医师的经验，可直接行一期肛门成形术，亦可行保护性结肠造口术。很多时候瘘口较大，足够减压肠管，无须进行紧急结肠造口术，可推迟到数月后行肛门成形术。

皮肤（会阴）瘘是肛门直肠畸形中预后最好的类型。可以采用小后矢状入路肛门成形术治疗，而无需保护性结肠造口。如果会阴瘘管大到足以减压肠管，肛门成形术也可以推迟，可以择期手术。另外一小部分没有瘘管的女性患者（5%）则需要行结肠造口术，然后在 4~8 周后进行 PSARP。

外科医师应在手术过程中学习和总结自己的经验。笔者倾向于在新生儿期完成会阴和前庭瘘的矫治，无论理论上还是实践上，在生命早期进行矫治都具有优势。从理论上，尽早将直肠复位可能会产生新的神经突触，在排便控制方面可能具有优势 [14]。在临床实践中，为小婴儿做肛门扩张要比年长儿容易得多，而且不会留下不良记忆。

笔者建议在可行的情况下，对肛门直肠畸形在新生儿期进行根治手术，而不进行保护性结肠造口术 [15]。只做一次手术和先后做三次手术（结肠造口术，肛门成形术和结肠造口还纳术）相比显然更有吸引力。但是，这种治疗方案是否能得到更好的功能还有待观察。

腹腔镜在这些畸形中的应用需要注意 [16]，90% 的男性患者可以通过后矢状入路矫治而无需开腹。腹腔镜虽被认为是微创的，但它的发明是为了避免开腹手术带来的痛苦和潜在的并发症。事实上，在男性患者中只有一类特殊的畸形（直肠膀胱颈瘘）需要开腹手术，该类型用腹腔镜手术比较理想，而它只占男性所有畸形的 10%。对于前列腺瘘，选择腹腔镜或后矢状入路肛门直肠成形术（posterior sagittal anorectoplasty，PSARP）时应考虑外科医师最擅长的技术。而诸如尿道球部瘘或无瘘的病例，笔者认为腹腔镜是不合适的。在女性患者中，腹腔镜可用于一种非常少见的一穴肛、共同通道长且直肠位于盆腔高位的患者。在我们的系列文章中，此畸形仅占一穴肛的 4%。

通常，肛门直肠畸形的婴儿看起来通常是健康的，除非伴有泌尿系统、心脏或严重的胃肠道畸形（食管闭锁、十二指肠闭锁）等相关畸形。伴发泌尿系统畸形的发生率根据参考的统计数据不同而有所不同 [17-22]。在笔者的系列研究中，伴发明显泌尿系统畸形的比例约为一半，并且发生率随患儿瘘管部位的水平而变化。这可以帮助新生儿科医师和儿科医师早期怀疑、发现和治疗这些畸形。

在产前检查中也会发现一系列相关的异常（孤立肾、骶骨缺失、食管闭锁等）[23]。在进行结肠造口术之前，患者必须至少做一次腹部超声以排除泌尿道梗阻。

由于胎粪排出时间不同，不应在生后最初 16~24 小时内作出决定，因为这段时间内胎粪通常不会出现在尿液或会阴中，而且这段时间内不会出现严重腹胀。因此需要等待 16~24 小时后再决定进行一期矫治还是结肠造口术。在这段时间之后，患有肛门直肠畸形的婴儿才会出现腹胀，直肠腔内压力增高后才能克服最远端周围括约肌的张力。这也是不在出生 24 小时内做影像学检查来明确直肠盲端在骨盆中的位置的原因。即使使用最先进的成像技术，也很难看到萎陷的直肠。

结肠造口术

婴儿出生后一旦诊断肛门直肠畸形，即可置鼻胃管并开始静脉输液，建议预防性应用抗生素。24 小时后，外科医师必须决定患者行结肠造口术或一期根治术来矫治肛门直肠畸形。我们建议采用降结肠造口术，造口要足够分开，以将造口袋放置在近端（功能性）造口上，远端造口（黏膜瘘）旷置在外，以免粪便从近端结肠流入远端结肠。

图 68.21a 显示了肛门直肠畸形处理中推荐的结肠造口术类型，它优于其他类型造口术的特点包括[24]：

- 留置的无功能肠管仅占远端肠管的一小部分，以更好地吸收水分。
- 完全改道。
- 留有足够的肠段用于拖出肛门成形。结肠造口术最常见的错误之一是远端肠管过短，最终影响直肠拖出肛门成形（图 68.21b）。
- 可引流从泌尿道流回直肠的尿液。
- 易于远端肠管的清洁。通过横结肠造口清洁远端肠管非常困难。
- 远端结肠造影更容易。如造口位置过于近端，通过横结肠造口注射对比剂瘘管会很难显影。
- 减少脱垂的发生。

袢式结肠造口会有很多问题，粪便会进入远端的造口，引起粪便嵌塞，直肠扩张和尿路感染，且在肛门成形术后存在手术区域污染和感染的风险。

结肠造口术的手术技术

于左下腹斜切口长约 6cm，近端功能性造口置于切口外侧上方，远端黏膜瘘（无功能）置于切口内侧下方，并做得较小些。术中用生理盐水冲洗远端肠管，以除去所有的胎粪。这样，远端肠管保持完全清洁和塌陷，在根治术前不再需要额外肠道准备。

结肠造口术必须仔细、精密。外科医师必须仔细辨认将要拖出的肠管，以避免发生错误。结肠造口术中最常见的错误包括[25]：

①结肠造口置于乙状结肠过于远端。

②右上乙状结肠造口术。外科医师是为了进行横结肠造口术，但实际上抓住的是乙状结肠，并在右上象限拖出造口。这会影响最终拖出肛门成形。

③结肠造口回缩。肠管的处理不当，可能会出现局部缺血和回缩。更常见的是肠管没有固定在腹壁上。为了避免这种情况，作者的建议是将肠管固定在腹膜和筋膜上。

④结肠造口脱垂。选择降结肠做近端功能性造口可避免脱垂，因为该部分肠管通常附着在后腹壁上。由于我们特别建议造口足

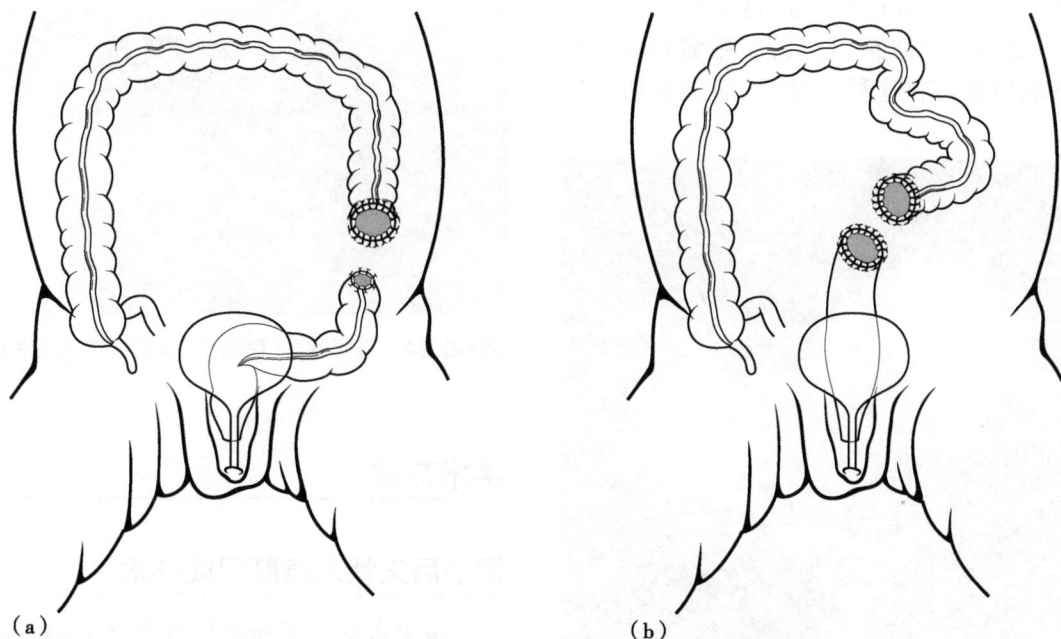

图68.21 （a）理想的结肠造口。（b）造口位置过于远端

够小，远端造口仅能用于冲洗和造影检查，因此不会脱垂。

　　婴儿在结肠造口术后，一旦喂养增加就可以回家。如果婴儿生长发育良好，4~8 周后即可进行根治术。在手术之前须行远端结肠造影检查，以明确解剖畸形的具体类型，这对预后和治疗具有重要意义。

远端结肠造影

　　这是目前肛门直肠畸形最重要的诊断方法，须在透视下进行。将导尿管置入远端造口，气囊膨胀，通过注射器打入水溶性对比剂（不用钡剂），施加足够的压力以克服直肠最下部周围的漏斗状肌肉张力。如压力不足，对比剂停留在耻尾线上方，瘘管无法显影，看似高位畸形[9]。图 68.22 至图 68.24 分别显示直肠尿道球部瘘、直肠前列腺部瘘和直肠膀胱（膀胱颈）瘘的结肠造影。外科医师根据造影结果制订手术方案。在处理直肠膀胱（膀胱颈）瘘时，外科医师将能够预测排便控制功能将不如其他类型那么好[5]。此外，为游离直肠，矫治术将包括开腹或腹腔镜手术，大约需要 3~4 小时。重要的是，外科医师应避免通过后矢状切口寻找直肠，这不仅不能找到直肠，还有损伤尿路、输精管、精囊和异位输尿管的风险。在这种情况下，后矢状切口仅用于腹腔镜或开腹手术后显示拖出肛门成形术的通道，并将直肠固定在肌肉复合体上。

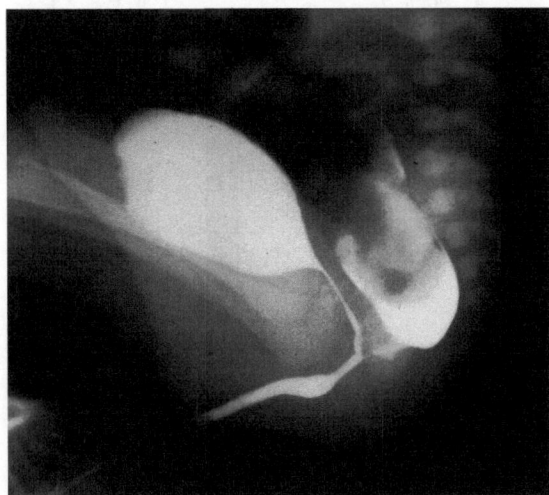

图 68.23　直肠尿道前列腺部瘘的远端结肠造影图

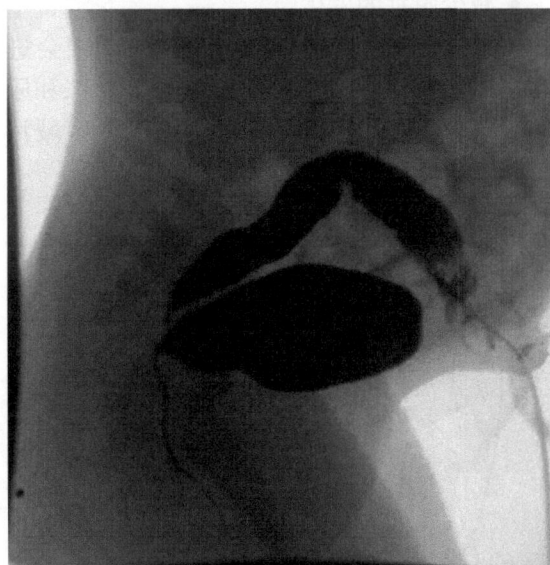

图 68.24　直肠膀胱（膀胱颈）瘘的远端结肠造影图

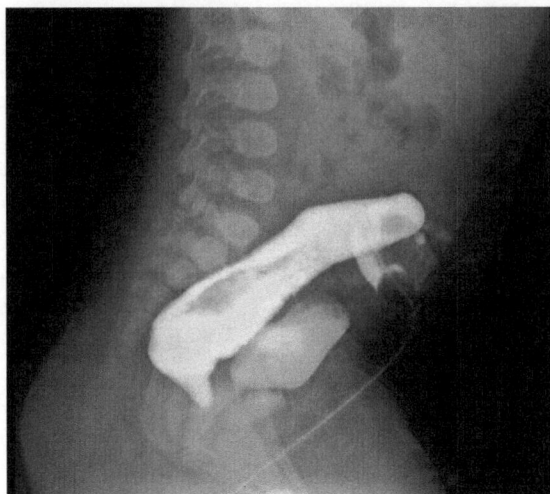

图 68.22　直肠尿道球部瘘的远端结肠造影图

手术方式

微小后矢状入路肛门成形术

　　该手术适用于所有传统意义上的低位畸形，包括男性和女性的会阴瘘。男性新生儿在术中导尿很重要，以避免此类手术中最常见的并发症——尿道损伤。直肠和尿道有一段共同壁，非常靠近。手术开始时在瘘口的黏膜皮肤连接处多根缝线牵引，目的是施加均匀的牵引力而有助于解剖。在中线的后部、环绕瘘管周围切开，形成"球拍型"切口（图68.25a）。切开括约肌后部，暴露直肠后壁，然后继续解剖分离出直肠侧壁。手术中最精密的部分是解剖直肠前壁，必须特别注意避免损伤尿道。充分游离瘘管以及一部分直肠，将其后移至无张力地置入肛门括约肌中（图68.25b）。将直肠固定在肌肉复合体上，完成16针肛门成形术，如图68.25c所示。

限制性后矢状入路肛门直肠成形术

该术式适用于女性新生儿直肠前庭瘘。切口与前述切口非常相似，但是为了游离出足够的肠管，切口需向头端扩展。此类畸形与上一畸形的最主要区别是直肠和阴道的共同壁很长。手术中最关键的部分是在二者之间创建一个分离面而不损伤直肠和阴道（图68.26），一路向上分离，直到两部分结构完全分离并具有全层正常的壁为止。直肠游离不足是术后切口裂开的主要原因。直肠与阴道的分离操作必须细致轻柔，用尖头电刀进行，在需要止血时由电切转换为电凝。直肠完全游离

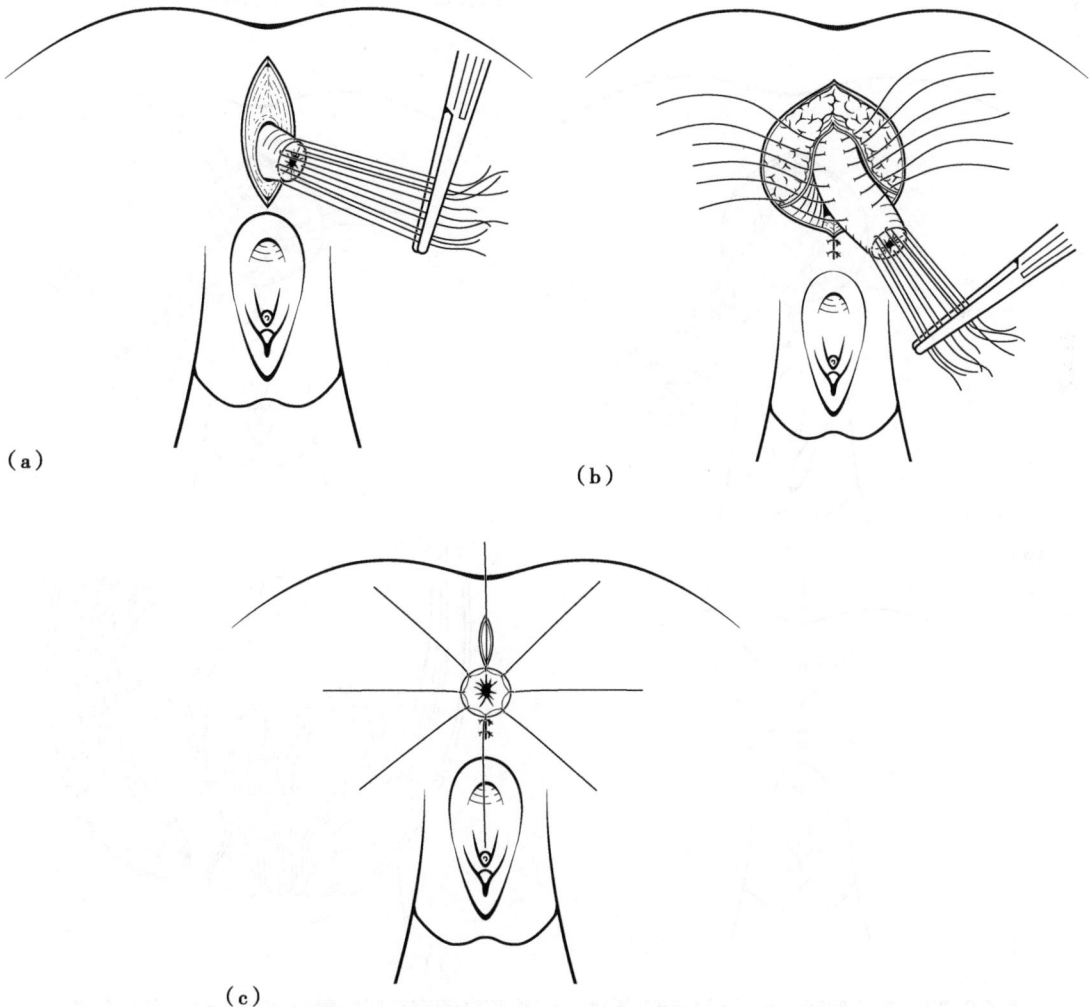

(a)

(b)

(c)

图68.25　会阴瘘矫治:(a)切口;(b)重建;(c)肛门成形

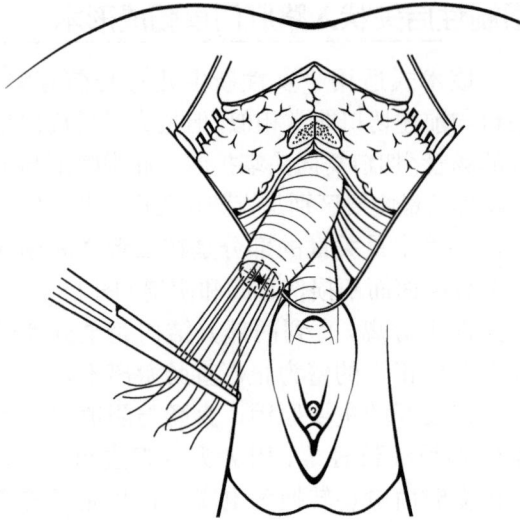

图68.26　前庭瘘矫治术，游离直肠

后，通过电刺激确定外括约肌的界限，以确定直肠固定的位置。用可吸收缝线重建会阴体（图68.27a）。将直肠固定在肌肉复合体的后缘（图68.27b），然后以与前述相同的方式进行16针肛门成形术（图68.27c和图68.27d）。如果有结肠造口，患者在手术当天可经口喂养，术后第二天即可回家。对于没有结肠造口的患者，常规保持禁食并接受静脉营养7~10天。手术伤口涂抹抗生素药膏，每天3次，涂抹5天。

后矢状入路肛门直肠成形术

该术式用于修复直肠尿道瘘和直肠阴道瘘。如前所述，患者俯卧位，骨盆抬高，留置导尿管。电刺激会阴部以识别肛凹，即括约

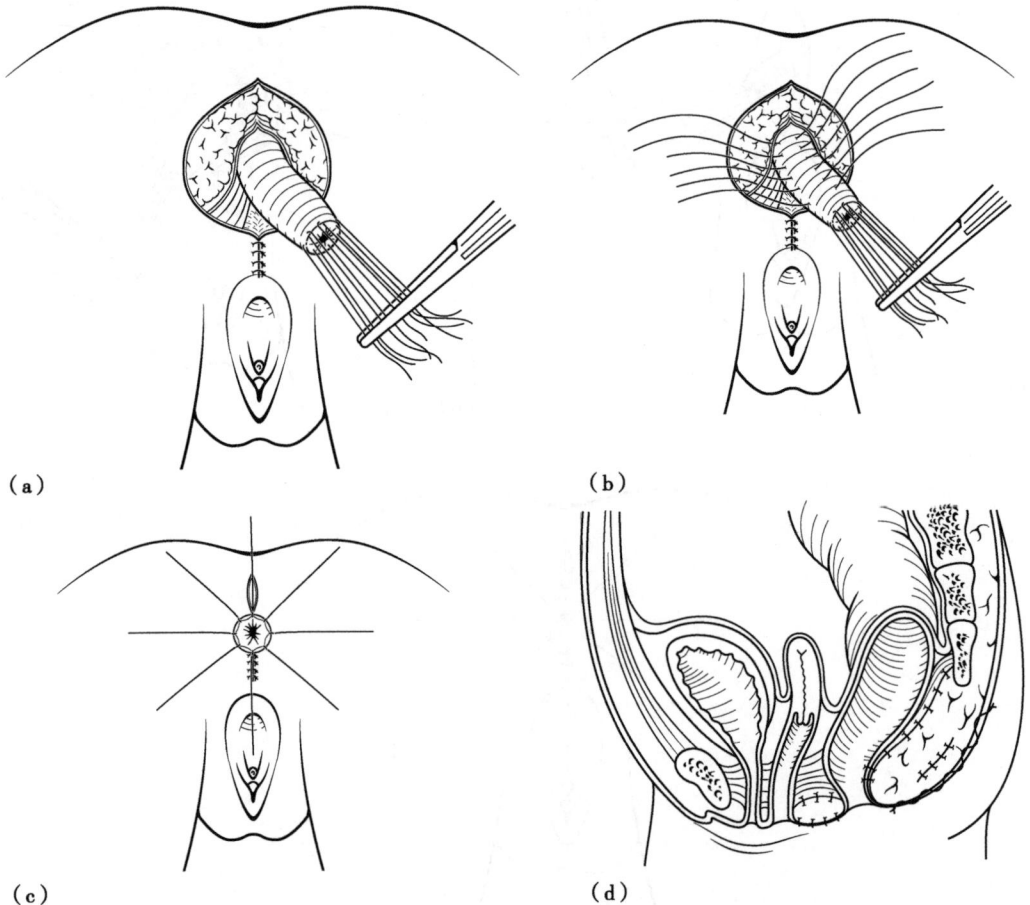

（a）

（b）

（c）

（d）

图68.27　前庭瘘矫治术：（a）会阴部重建；（b）将直肠固定在肌肉复合体上；（c）肛门成形术；（d）手术完成

肌的中心。自骶尾部沿中线向下切口，穿过肛凹，使两侧保留等量的括约肌。逐层切开皮肤后可见皮下组织、矢状肌，继续分离到脂肪区域（坐骨直肠间隙）之后可见肛提肌。肛提肌沿着肌肉复合体一直向下延伸到肛凹处皮肤，形成一个漏斗状的结构。分布在中线两侧的矢状肌纤维将在重建肛管时闭合。肌肉复合体纤维与矢状肌和内侧肌群垂直。肌肉复合体和矢状肌纤维垂直交叉，形成新肛门的前后边界（图68.28）。在正常情况下，肌肉复合体和肛提肌同步收缩，抬高并闭合肛门。沿后正中切开肛提肌，在两根牵引线之间打开直肠后壁，打开直肠即可见瘘管部位。必须牢记，紧挨瘘管上方为直肠和尿道的共同壁，因此须在瘘管部位上方进行黏膜下剥离（图68.29）。黏膜下剥离约1cm后，继续分离全层直肠壁。直肠与尿道完全分离后，用可吸收线间断缝合关闭瘘管。然后继续环形解剖游离直肠至足够长度，使其能够无张力地拖出至会阴部（图68.30）。

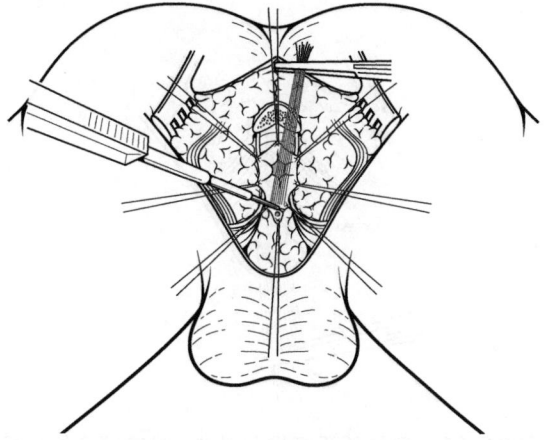

图68.29 分离直肠与尿道

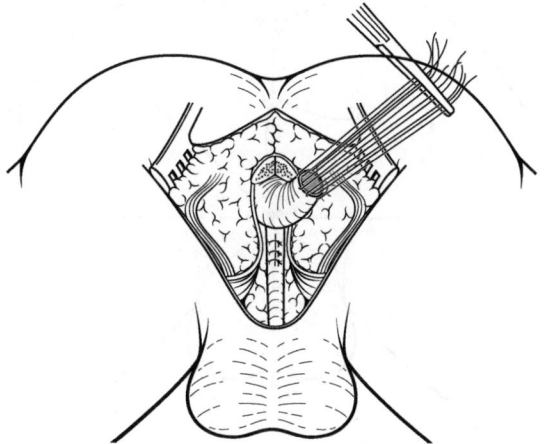

图68.30 游离后的直肠

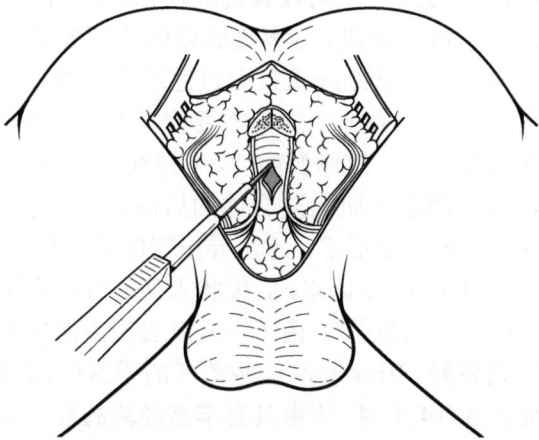

图68.28 直肠尿道瘘修补术。矢状肌、肌肉复合体和肛提肌在中线切开。直肠在后正中切开

直肠末端需要修剪缩窄（图68.31）的情况非常少见，但是如需此操作，必须在直肠的后方进行操作。缝合肠管须行双层间断缝合。将直肠放置于括约肌内、肛提肌前方，并固定于肌肉复合体的后缘以防脱垂（图68.32）。如前所述操作完成肛门成形术（图68.33和图68.34）。

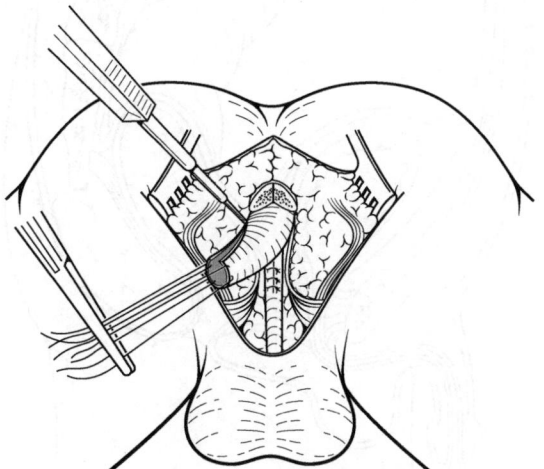

图68.31 修剪缩窄直肠（必要时）

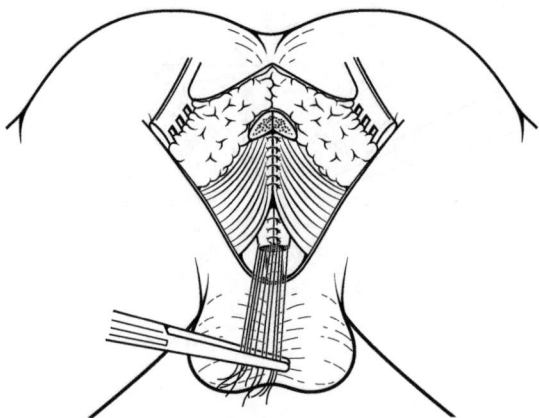

图 68.32 直肠置于肛提肌前方，肌肉复合体与直肠缝合固定

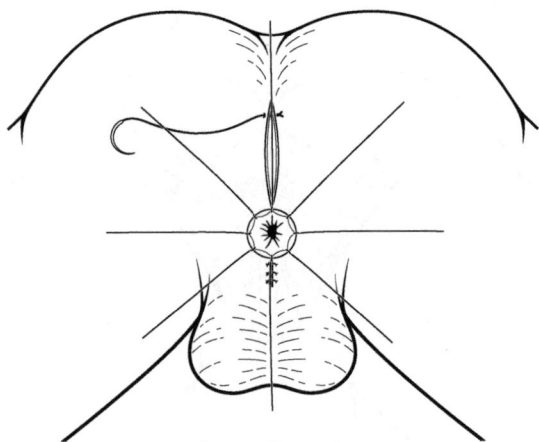

图 68.33 肛门成形术

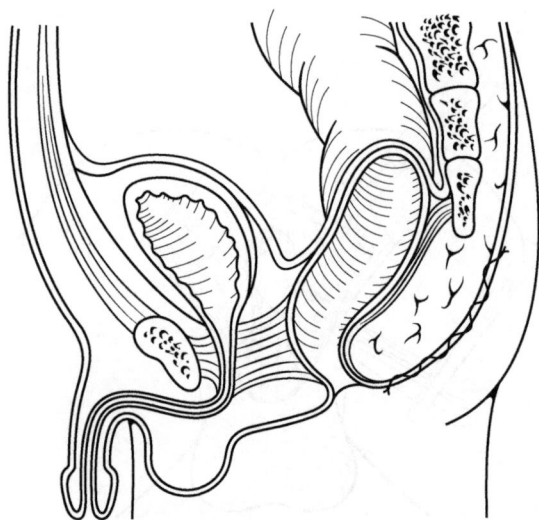

图 68.34 肛门成形术操作完成

术后必须留置导尿管 7 天，如果不慎脱出，不要试图再插回膀胱，以减少尿道修补缝合部位穿孔的风险。幸运的是在多数情况下患儿可顺畅地排尿，如果不能（很少见），那么建议行耻骨上膀胱造口术。

后矢状入路肛门直肠成形术联合腹腔镜或开腹手术（膀胱颈瘘）

该术式适用于高位畸形的病例，如男性直肠膀胱颈瘘。腹腔镜经验丰富的外科医师还可以通过腹腔镜修复直肠前列腺瘘。

患者仰卧位，乳头平面以下全身消毒，留置导尿管。腹腔镜进入腹部，打开腹膜返折线，解剖游离乙状结肠至瘘管部位，结扎并切断瘘管。直肠以"T"形汇入膀胱颈，由于无共同壁存在，直肠与膀胱的分离相对容易，但必须小心避免损伤紧挨附近的输精管。会阴切口与先前描述的后矢状入路肛门成形术相同，但可以在仰卧位进行，并将患者腿部抬高。沿中线切开括约肌，暴露骶前间隙。将高位直肠拉至会阴较具挑战性，由于直肠壁内有丰富的血供，分离直肠壁时必须非常细致谨慎。乙状结肠造口太过远端会影响直肠的游离。如果远端直肠需要修剪缩窄，则可能需要开腹。直肠游离后，下拉拖出至会阴，将直肠固定在肌肉复合体的后缘，并如前所述进行肛门成形术。术后导尿管保留 7 天。

自 1982 年以来，后矢状入路的方式也用于矫治一穴肛[13]。由于一穴肛表型由简单到复杂各异，因此矫治这些畸形的手术时间可能在 3~14 小时，应由具有丰富经验的外科医师进行[26]。这项称为整体尿生殖窦搬迁手术的技术，极大地促进了根治修复。使用整体尿生殖窦搬迁手术，将直肠与阴道分离，然后同时游离尿道和阴道，直到会阴。该操作还避免了尿道阴道瘘和阴道狭窄的形成。具有 3cm 或更长共同通道的较复杂病例则需要进行多种外科手术，包括阴道搬迁或代阴道术以完成矫治[13]。

术后两周

两周后开始进行肛门扩张，并培训父母扩肛操作，每天两次，每周增加尺寸，达到所需的大小后，即可关闭结肠造口。此后根据标准流程逐渐减少扩张。

一旦目标大小的扩张器可以轻松插入且无痛苦（一天两次），父母可以开始逐渐减少扩肛频率：

- 一天一次，持续一个月
- 隔天一次，持续一个月
- 三天一次，持续一个月
- 每周两次，持续一个月
- 每周一次，持续一个月
- 每月一次，持续三个月

Hegar 扩张器的理想尺寸如下：

- 12 号，1~4 月龄
- 13 号，4~8 月龄
- 14 号，8~12 月龄
- 15 号，1~3 岁
- 16 号，3~12 岁

结果

不同肛门畸形都有不同的预后。低位畸形的患者通常预后较好，除非出现技术失误或存在伴发的骶骨或脊柱问题。

表 68.2 显示了笔者的研究结果，显示骶骨比率（图 68.35）小于 0.3 和会阴平坦的患者术后会出现大便失禁，无论畸形的类型或修复的质量如何。骶骨比率正常（> 0.7）的患者通常具有良好的功能预后。

由于泄殖腔留存本身代表了另一种缺陷，因此它们排便和排尿功能会有所不同。共同通道的长度是术后排尿控制能力预后的最重要因素。排便控制似乎更多地取决于骶骨的发育。

大便失禁肠道管理

对于出现大便失禁后遗症的肛门直肠畸形患者（占 25%），我们在患者 3 岁以后实施肠道管理计划[27]，目标是在这些孩子入学时能

表 68.2　总体功能结果

| 病例 | 在进行排便训练后的评估结果（3~4岁） | | | | | | | |
| | 自愿排便 | | 污粪 | | 完全自制 a | | 便秘 | |
	比例	百分比	比例	百分比	比例	百分比	比例	百分比
会阴瘘	34/35	97%	4/33	12%	29/34	85%	19/37	51%
直肠闭锁或狭窄	8/8	100%	2/8	25%	6/8	75%	5/8	63%
前庭瘘	84/94	89%	34/94	36%	60/84	71%	53/93	57%
肛门闭锁（无瘘）	27/34	79%	15/33	45%	18/27	67%	18/35	51%
尿道球部瘘	69/85	81%	45/84	54%	36/69	52%	54/85	64%
前列腺部瘘	57/86	66%	69/89	78%	17/57	30%	41/89	46%
泄殖腔（较短的共同管）	49/76	64%	52/76	68%	23/49	47%	31/77	40%
泄殖腔（较长的共同管）	17/44	39%	37/40	93%	3/17	18%	14/43	33%
阴道瘘	3/4	75%	3/4	75%	1/3	33%	1/4	25%
膀胱颈瘘	8/39	21%	37/39	95%	2/8	25%	7/40	18%
总计	356/505	70%	298/500	60%	195/356	55%	243/511	48%

a 完全自制 = 自愿排便，无污粪。

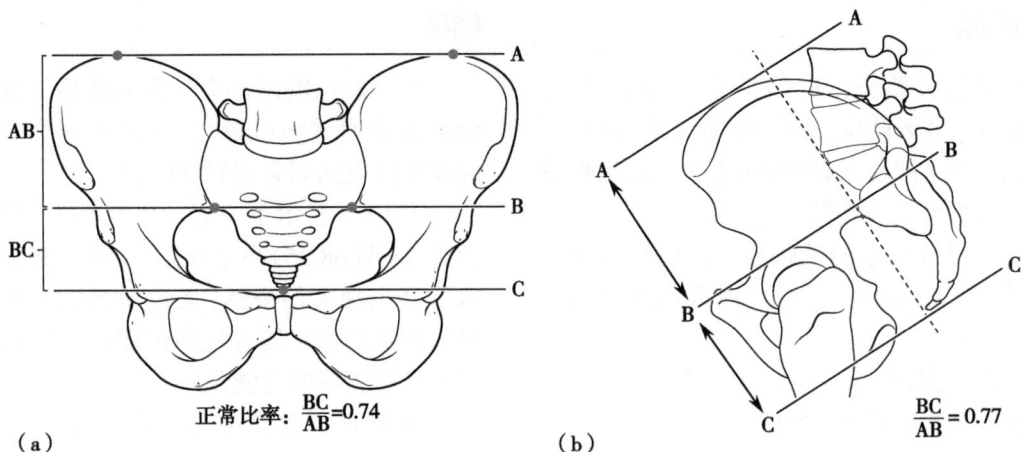

图68.35　骶骨比率。(a)骶骨前后位视图。(b)侧位视图

正常比率：$\dfrac{BC}{AB}=0.74$

（a）

$\dfrac{BC}{AB}=0.77$

（b）

穿着正常的内裤。该计划的实施需要 1 周时间的反复试验。它包括教会家庭每天使用定制的灌肠操作来清洁这些特殊儿童的结肠，并每天监测、检查，直到找到合适的灌肠方案，使患者的内裤保持 24 小时内完全清洁[28-29]。每年放假期间，患者都要接受轻泻药测试，评估患者停止灌肠后训练上厕所的能力。如果患者尚未准备好，他或她将继续灌肠。随着患者年龄增长，有时他们会对灌肠表示不满，他们想要更多的隐私，不希望父母给他们灌肠。为了进一步提高生活质量，这些家庭可选择一种阑尾造口的手术（Malone 手术）[30-31]（图 68.36）。

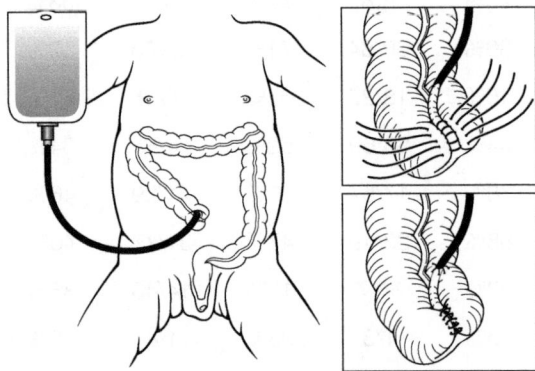

图68.36　Malone 阑尾造口术

（韩一江　译　吕成杰　审校）

参考文献

1. Brenner EC. Congenital defects of the anus and rectum. *Surg Gynecol Obstet* 1915; 20: 579–88.
2. Santulli TV. Treatment of imperforate anus and associated fistulas. *Surg Gynecol Obstet* 1952; 95: 601–14.
3. Trusler GA, Wilkinson RH. Imperforate anus: A review of 147 cases. *Can J Surg* 1962; 5: 169–77.
4. Holschneider A, Hutson J, Peña A et al. Preliminary report on the international conference for the development standards for the treatment of anorectal malformations. *J Pediatr Surg* 2005; 40: 1521–6.
5. Peña A, Bischoff A. In: *Surgical Treatment of Colorectal Problems in Children.* Springer International Publishing; Switzerland, 2015. DOI 10.1007/978-3-319-14989-9.
6. Shaul DB, Harrison EA. Classification of anorectal malformations—Initial approach, diagnostic tests, and colostomy. *Semin Pediatr Surg* 1997; 6: 187–95.
7. Rich MA, Brock WA, Peña A. Spectrum of genitourinary malformations in patients with imperforate anus. *Pediatr Surg Int* 1988; 3: 110–3.
8. Peña A. Posterior sagittal anorectoplasty: Results in the management of 332 cases of anorectal malformations. *Pediatr Surg Int* 1988; 3: 94–104.
9. Gross GW, Wolfson PJ, Peña A. Augmented-pressure colostogram in imperforate anus with fistula. *Pediatr Radiol* 1991; 21: 560–2.
10. Bischoff A, Frischer J, Dickie B, Peña A. Anorectal malformation without fistula: A defect with unique characteristics. *Pediatr Surg Int* 2014; 30: 763–6.
11. Torres P, Levitt MA, Tovilla JM et al. Anorectal malformations and Down's syndrome. *Pediatr Surg* 1998; 33: 1–5.
12. Rosen NG, Hong AR, Soffer SZ et al. Rectovaginal fistula: A common diagnostic error with significant consequences in girls with anorectal malformations. *J Pediatr Surg* 2002; 37(7): 961–5.

13. Bischoff A. The surgical treatment of cloaca. *Semin Pediatr Surg* 2016; 25: 102–7.
14. Freeman NV, Burge DM, Soar IS et al. Anal evoked potentials. *Z Kinderchir* 1980; 31: 22–30.
15. Moore TC. Advantages of performing the sagittal anoplasty operation for imperforate anus at birth. *J Pediatr Surg* 1990; 25: 276.
16. Georgeson KE, Inge TH, Albanese G. Laparoscopically assisted anorectal pull-through for high imperforate anus—A new technique. *J Pediatr Surg* 2000; 35: 927–31.
17. Belman BA, King LR. Urinary tract abnormalities associated with imperforate anus. *J Urol* 1972; 108: 823–4.
18. Hoekstra WJ, Scholtmeijer RJ, Molenar JC et al. Urogenital tract abnormalities associated with congenital anorectal anomalies. *J Urol* 1983; 130: 962–3.
19. Munn R, Schillinger JF. Urologic abnormalities found with imperforate anus. *Urology* 1983; 21: 260–4.
20. Parrott TS. Urologic implications of anorectal malformations. *Urol Clin N Am* 1985; 12: 13–21.
21. Wiener ES, Kiesewetter WB. Urologic abnormalities associated with imperforate anus. *J Pediatr Surg* 1973; 8: 151–7.
22. Williams DI, Grant J. Urological complications of imperforate anus. *Br J Urol* 1969; 41: 660–5.
23. Bianchi DW, Crombleholme TM, Dalton ME. Cloacal exstrophy. In: *Fetology: Diagnosis and Management of the Fetal Patient*, 2nd edn. New York: McGraw-Hill, 2010.
24. Wilkins S, Peña A. The role of colostomy in the management of anorectal malformations. *Pediatr Surg Int* 1988; 3: 105–9.
25. Peña A, Migotto-Krieger M, Levitt MA. Colostomy in anorectal malformations: A procedure with serious but preventable complications. *J Pediatr Surg* 2006; 41(4): 748–56.
26. Peña A. Total urogenital mobilization—An easier way to repair cloacas. *J Pediatr Surg* 1997; 32(2): 263–8.
27. Bischoff A, Levitt MA, Bauer C et al. Treatment of fecal incontinence with a comprehensive bowel management program. *J Pediatr Surg* 2009; 6: 44, 1278–84.
28. Bischoff A, Levitt MA, Pena A. Bowel management for the treatment of pediatric fecal incontinence. Review article. *Pediatr Surg Int* 2009; 25: 1027–42.
29. Bischoff A, Tovilla M. A practical approach to the management of pediatric fecal incontinence. *Semin Pediatr Surg* 2010; 19: 154–9.
30. Malone PS, Ransley PC, Kiely EM. Preliminary report: The anterograde continence enema. *Lancet* 1990; 336: 1217–8.
31. Levitt MA, Soffer SZ, Peña A. Continent appendicostomy in the bowel management of fecally incontinent children. *J Pediatr Surg* 1997; 32: 163.

先天性袋状结肠

Amulya K. Saxena　Praveen Mathur

引言

先天性袋状结肠（congenital pouch colon，CPC）是一种可累及全大肠或不同长度肠段的畸形，表现为结肠的球形扩张，并在远端与泌尿生殖系统以瘘管相通。CPC 由一类高位肛门直肠畸形联合不同程度扩张的结肠段形成。20 世纪 80 年代对这种畸形的报道很少，因此未能在 Wingspread 分型中列入肛门直肠畸形。然而，随着相关报道的增加和进一步详细研究，CPC 已经被认为是一种罕见的肛门直肠畸形，并被列入 Krickenbeck 分型[1]。

历史研究

CPC 是一种罕见的先天性畸形，几乎只见于印度部分区域，最初在 20 世纪在英国为人们所认识。Spriggs[2] 于 1912 年在伦敦医院博物馆仔细观察标本后对其进行了描述和首次报道，该标本缺少一半的大肠和直肠，并推测是胃肠道先天性闭塞造成了肠管扩张。在近半个世纪后的 1959 年，关于这种先天畸形的第二篇文章才在加拿大发表，Trusler 等[3]提供了更准确的报道，描述了更加典型的特征，如结肠短而呈袋状扩张，并且与高位肛门直肠畸形相关。1967 年，El-Shafie[4]详细描述这种畸形为先天性肠缩短，伴发肛门异位的结肠囊性扩张。

CPC 在印度的报道最早在 1972 年，当时 Singh 和 Pathak[5] 在 6 名患者中观察到这种畸形，将其命名为"短结肠"，并推测该畸形可能

与胚胎发生有关。后来，在 1977 年的连续报道中，发表了对这种畸形解剖结构的描述[6]。Chiba 等[7] 在 1976 年对 CPC 作出了重要贡献，他们不仅第一次尝试对这种畸形进行分类，而且报道了用"结肠成形术"对这种畸形进行矫治。1978 年，Gopal[8] 在一份报告中提出"结肠储存器"术语，储存器的远端通过直肠阴道瘘终止于女性生殖器。1981 年，Li 进一步将这种畸形描述为与肛门闭锁相关的"短结肠畸形"[9]。

Narasimha 等[10] 在 1984 年对这种畸形的不同表型进行观察，提出把这种畸形命名为"袋状结肠综合征"，根据袋状扩张前正常结肠的长度进行了分类。Cloutier 等[11] 在 1987 年将这种畸形描述为新生儿低位肛门直肠畸形的"直肠扩张症"，并报告了低位肛门直肠畸形新生儿发生末端肠扩张症的发生率为 5%。1991 年，Wu 等[12] 提出了详细的术语及缩写，如"肛门闭锁伴发短结肠"（association of imperforate anus with short colon，AIASC）或"肛门闭锁伴发内脏外翻"（association of imperforate anus with exstrophia splanchnica，AIAES）。在 1994 年，Chadha 等[13] 将此畸形命名为"先天性袋状结肠"，该命名较为恰当。

发病率

CPC 病例最大规模的报道主要来自印度。巴基斯坦和尼泊尔等印度邻国有少量报道，孟加拉国发病率较低[14]，中东、远东、欧洲和北美仅报道了零星的 CPC 病例[15-18]。CPC 发

病率最高的是印度西北部地区，估计占肛门直肠畸形的新生儿总数的 5%~18%。在印度三级医疗中心报告的大量 CPC 病例中，西部拉贾斯坦邦的乌代普尔发病率最高，占高位肛门直肠畸形的 37%（是德里报告的 5.2% 的两倍多）[19]。

CPC 更好发于男性，男女比例为 4∶1。印度以外的病例报告或小样本报道中 CPC 的性别比例分布均等，但因为样本量太小，无法得出准确的结论。

病因学

CPC 的胚胎发生机制和病因尚不明确。杀虫剂在农业基础社会中广泛使用和直接接触可能是触发 CPC 产生的因素。这些因素在胎儿后肠分化为尿路和结肠时的作用也尤为重要。

袋状结肠的形成有各种理论假说。慢性梗阻理论认为大肠扩张是由于远端结肠慢性梗阻[3]，但这一理论尚未被接受，因为即使在接受了结肠造口缓解梗阻后，扩张的袋状结肠也不能恢复到正常的比例。另一种假说是 Dickinson 提出的后肠生长与迁移干扰理论[20]，认为在胚胎早期肠系膜下动脉阻塞，后肠（尿囊膜远端）的纵向生长受到干扰，向骨盆的迁移失败，从而导致了短结肠的形成。后肠刺激改变理论假说是由 Chatterjee[21] 提出的，认为盲肠和右半结肠的正常发育由发育正常的后肠刺激引起，而由原发性疾病引起的后肠发育改变是盲肠或右半结肠发育发生改变的原因。Wu 等[12] 提出肠旋转固定缺陷的假说，提出大肠旋转和固定缺陷是纵向生长紊乱的原因。Chadha 等[13] 提出血管损伤理论，认为泄殖腔被泌尿生殖隔分开时，不同程度的血管损伤是导致畸形的原因，可以解释这些异常。这一理论得到 Mathur 等[19] 的支持，解释了 CPC 中双袋状结肠形成的原因。目前，血管损伤理论可以最贴切地解释 CPC 的形成，袋状结肠的异常血供便是支持证据。

此外，在 CPC 患者的手术中仅有极少病例能找到肠系膜下动脉，几乎都是由肠系膜上动脉为整个远端肠管提供血供，这一点也支持该观点。

病理学

CPC 是通过其典型病理特征来识别的，而这些病理特征只与这种先天性畸形有关（图 69.1）。

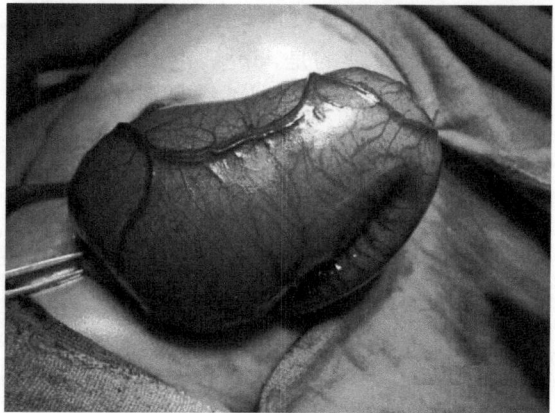

图 69.1 从左下腹切口处可见巨大扩张的先天性袋状结肠

大体病理学

- 存在肛门直肠畸形，区别于结肠节段性扩张。
- 无论何种类型的 CPC，大肠长度都会因袋状结肠的存在而变短。
- 袋状结肠形成的长度和直径可能不同，并且术中可见受到粪便或胎粪的影响。
- 袋状结肠壁厚而僵硬，与正常肠相连突兀且无移行区。
- 袋状结肠中无结肠带、结肠袋和肠脂垂。
- 在手术探查中，总是可以发现有异常的血管供应到袋状结肠。
- 男性新生儿可见到尿道瘘（结肠膀胱瘘），女性可见到泌尿生殖道瘘（结肠泄殖腔瘘、结肠阴道瘘或结肠前庭瘘）。
- 存在阑尾异常，从阑尾缺如到双阑尾不等。

组织病理学

在切除的袋状结肠研究中显示 CPC 的组织学有显著的变异。在大多数患者中，黏膜和黏膜下层的急性和慢性炎症伴有不同程度的出血，并伴有结肠壁肌层的紊乱（图 69.2）。可观察到肌层营养不良，在袋状结肠的外层肌层更为明显 [22]，肌层（环形和纵行）中可发现显著变异，包括纤维化、萎缩和肥大伴随肌肉断裂 [23]。研究还显示，一些患者存在正常的结肠壁和正常的神经节细胞，另一些患者的结肠壁肌肉发育不良，神经节细胞减少或缺失 [6,10,13,24]。有趣的是，一些异位组织如胃黏膜、具有特征性绒毛的小肠黏膜和胰腺组织也出现在 CPC 患者的袋状结肠标本中 [10,22]。

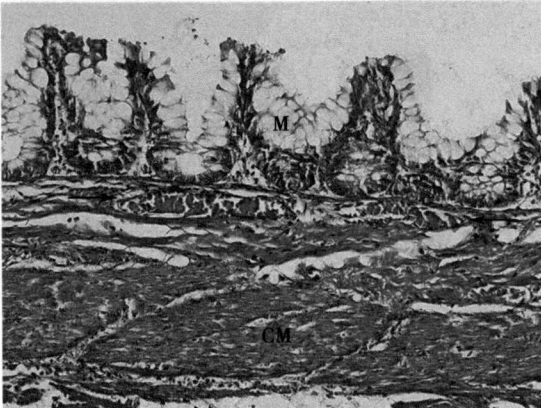

图 69.2　袋状结肠组织病理学的一般特征包括黏膜炎症（M）和结肠壁肌肉组织紊乱（CM）。黏膜下出血（箭头）在标本中很明显（染色：Massom 染色，×20）

分型

CPC 可以表现为多种类型，对 CPC 进行分类的目的是为手术治疗和疗效评估提供依据。

第一种方法为根据短结肠特征的分类，将袋状结肠分成五种类型 [7]。然而，这一分类中描述的许多特征与 CPC 病理并不相关。随后，又根据袋状结肠近端正常结肠长度分为四种类型 [10]。虽然这种分类确定了 CPC 的主要类型，但它也有明显的缺陷，仅仅使用"短

段"和"特别长"等术语来分类正常结肠段，且缺乏适当的参数或解剖学标志来确定其长度。进一步分类方法以结肠成形术为基础将 CPC 分为两类 [24]，进而再次修正为基于直肠拖出术，大致地将 CPC 分为两种类型 [25]。后两种分类考虑了结肠成形术或直肠拖出的手术方式，但都没有提供有关 CPC 患者的正常结肠长度的信息。

Saxena-Mathur 分类法基于解剖形态学，并将 CPC 分为五种类型 [26]（图 69.3）：①1 型 CPC，正常结肠消失，回肠直接开口于袋状结肠；②2 型 CPC，回肠开口于正常盲肠，后者开口于袋状结肠；③3 型 CPC，正常的升结肠和横结肠开口于袋状结肠；④4 型 CPC，正常的结肠连接于袋状扩张的直肠乙状结肠；⑤5 型 CPC，双袋状结肠，中间存在一段短的正常结肠。

这种分类法使用解剖学标志来确定正常结肠的长度，并明确袋状结肠与正常结肠的关系。它还包括罕见的 CPC 形式，如双袋状结肠，并为 CPC 的治疗提供了明确的诊疗指南。

病史和体格检查

体格检查的特点是肛门直肠畸形伴腹部明显膨隆。可见男性新生儿的胎粪（胎粪混杂尿液）或粪便经过结肠膀胱瘘通过尿道排出，这通常需要在新生儿期立即转诊接受治疗。但女性患者通过泄殖腔、子宫或阴道的胎粪排出可能会延迟诊断，可在新生儿稳定期进行转诊。此外，当存在结肠泄殖腔瘘（CPC 的女性患者常见）时，袋状结肠内容物可通过较大瘘口排出，CPC 的症状可在出生后几个月时才出现。在转诊时，这些患者经常便秘。

临床表现

由于存在肛门直肠畸形，大部分 CPC 患者在新生儿期出现临床表现。无肛和腹部过度膨隆是怀疑 CPC 的两个特征性体征。虽然

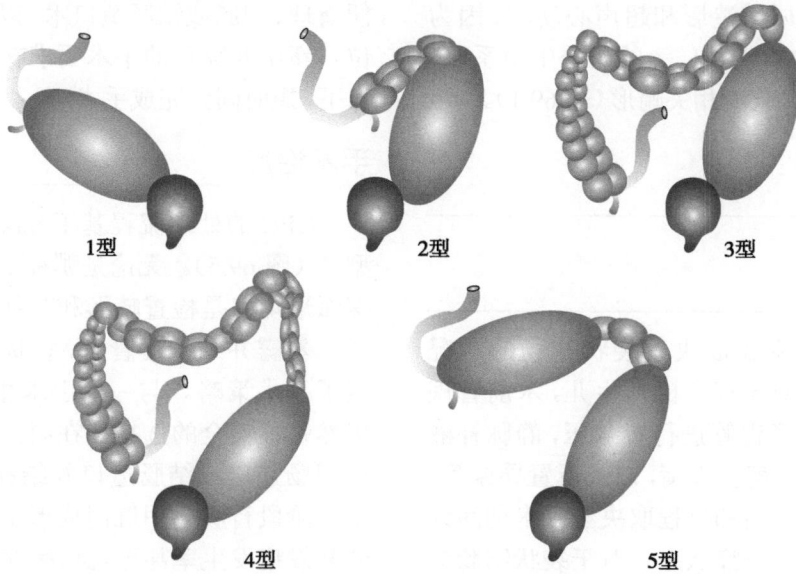

图 69.3　根据 Saxena-Mathur 分类法的五种类型先天性袋状结肠

CPC 有袋状结肠的末端进入泌尿生殖道的瘘管，但尿液粪染不一定存在。另一个常见症状是持续的胆汁性呕吐，是导致转诊的主要原因。结肠穿孔与延迟转诊或袋状结肠的扩张加剧有关，继发的败血症和腹膜炎会加剧腹胀引起的呼吸窘迫，为这些新生儿的治疗带来了重大挑战。即使在新生儿期，延误诊断和延迟转诊在很大程度上也是导致 CPC 高病死率的主要原因。在印度，对病情的认识和管理策略取得进展，特别是通过改善三级中心的新生儿重症监护，已将病死率从 40% 大幅降低到目前的 15%[27]。

诊断

CPC 的立位腹部平片可显示典型的孤立的、内可见气液平的明显扩张肠管，占腹腔的 75% 以上，并伴有小肠移位（图 69.4）。袋状结肠的位置和肠管的移位程度取决于 CPC 的类型[24]。虽然腹部平片可以推测 CPC 类型，但只有在手术探查后才能明确诊断和分型[28]。平片在以下情况可导致误诊：①乙状结肠显著扩张；②肛门直肠畸形迟发性穿孔后气腹；

③女婴直肠子宫瘘，胎粪和气体充盈导致子宫严重扩张，表现为典型的 CPC 影像[29]。

虽然具有 CPC 典型的立位腹部 X 线平片足以确诊，但仍须加做传统的用于诊断肛门直肠畸形的倒立位片。在手术之前，必须进行进一步的检查，如腹部超声、静脉肾盂造影

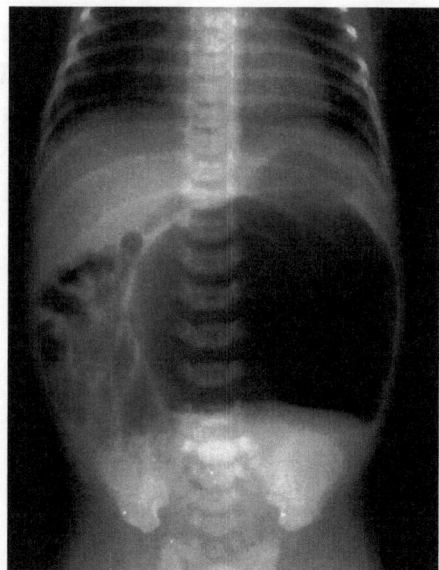

图 69.4　腹部平片显示典型的巨大扩张的袋状结肠段占据了左腹很大一块区域，从而使小肠向右腹移位

或排尿期膀胱尿道造影和超声心动图,因为在 CPC 患者中发现了广泛的泌尿生殖系统、胃肠道和其他形式的相关畸形(表 69.1)。

治疗

术前管理

术前管理主要取决于袋状结肠的状况(是否穿孔)。对于稳定的新生儿,术前管理包括使用大口径胃管进行胃减压,静脉补液以纠正脱水和电解质失衡,以及留置导尿管。抗生素治疗的开始和疗程取决于手术期间评估的袋状结肠的炎症状态。对于袋状结肠穿孔并伴有腹膜炎或败血症的新生儿,需要重症监护管理,迅速稳定生命体征以急诊行外科手术治疗,急诊手术仅限腹腔内胎粪或粪便清理、回肠或结肠造口术,以及修补穿孔部位。新生儿穿孔的手术要求在尽可能小的切口下,短时间内完成手术。

手术治疗

CPC 的处理流程基于 Saxena-Mathur 分型[30](图 69.5)。无论是哪种 CPC 类型,左下腹弧形切口是检查畸形和结扎瘘管的最佳途径。暴露并结扎瘘管后,袋状结肠的状况决定了手术策略。与一期手术相比,分期手术仍然是最安全的选择。在第一阶段采用保护性回肠造口或结肠造口并结扎瘘管,然后在第二阶段行腹会阴肛门成形术。而一期手术的并发症发生率甚至死亡率都更高。CPC 手术治疗的目的是评估受累大肠的长短,尽量保留更多的肠管,以恢复或部分恢复大肠的吸收、运输和控制等功能。

表 69.1　先天性袋状结肠患者报道的相关异常一览表

泌尿生殖系统畸形	胃肠道畸形	其他器官畸形
肾积水	阑尾缺如	骶骨发育不全
膀胱输尿管反流	重复阑尾	先天性心脏病
双角子宫	肠旋转不良	脊髓脊膜膨出
隐睾	重复结肠	梨状腹综合征
输尿管积水性肾病	梅克尔憩室	半椎体
尿道下裂	重复梅克尔憩室	先天性马蹄内翻足
肾发育不全 / 不发育	食管闭锁	会阴畸胎瘤
肾发育不良	小肠重复畸形	肋骨缺如
双子宫	直肠闭锁	唐氏综合征
双阴道		
阴道隔膜		
异位肾		
尿道重复畸形(男性)		
尿道憩室		
阴茎裂		
巨尿道		
尿道狭窄		
膀胱外翻		
重复膀胱外翻		

注:先天性袋状结肠患者的相关异常分布在泌尿生殖系统、胃肠道和其他器官。

步骤	1型	2型	3/4型	5型

一期：

1型：结扎瘘管 → 袋状结肠良好 → 袋状结肠在左侧 → 回肠造口术

2型：结扎瘘管 → 缺血/穿孔 → 切除袋状结肠 → 回肠造口术 / 不造口 → 拖出成形（一期）

3/4型：结扎瘘管 → 切除袋状结肠 结肠末端造口

5型：结扎瘘管 → 切除远端 袋状结肠 → 结肠造口（根据袋状结肠）回肠造口

二期：

1型：结肠成形 拖出成形

2型：回肠拖出肛门成形术

3/4型：拖出成形 结肠造口

5型：拖出成形

三期：

1型：关闭造口　2型：关闭造口　3/4型：关闭造口　5型：关闭造口

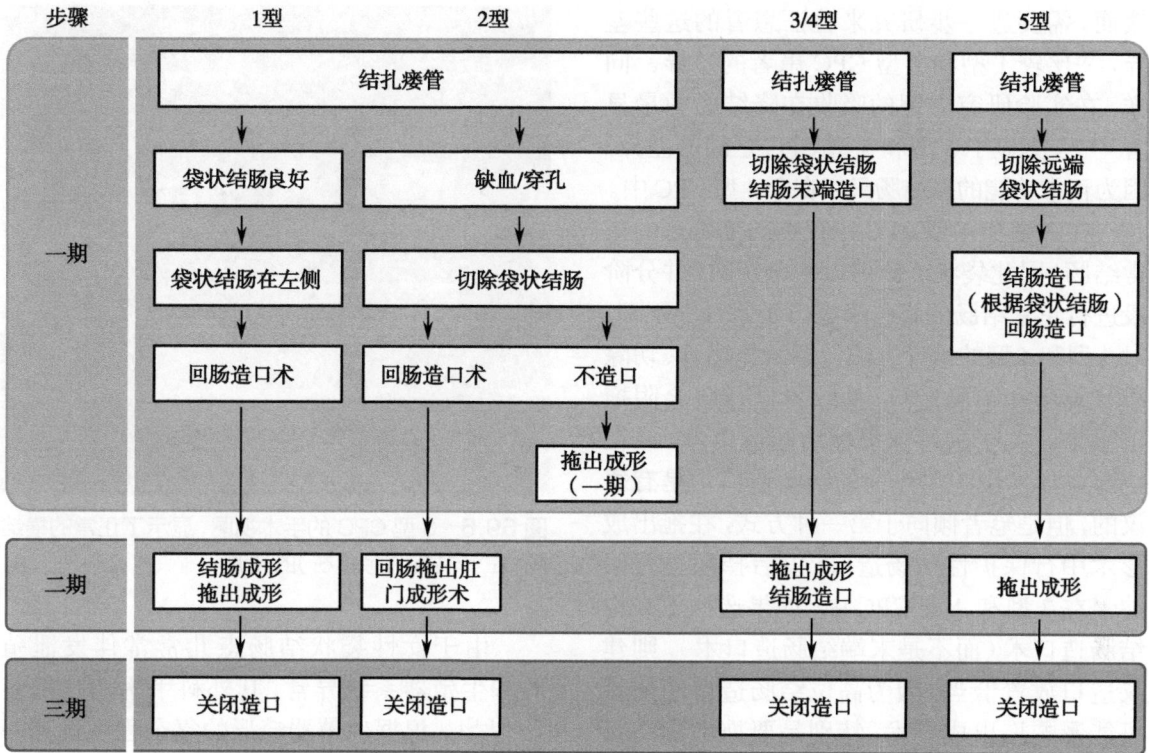

图 69.5 各种类型先天性袋状结肠的手术阶段治疗

在 1 型和 2 型 CPC 中，根据袋状结肠的状况（缺血或健康），可以进行一期手术（袋状结肠切除和肛门成形术）或三期手术（回肠造口术、袋状结肠成形术和关闭回肠造口术）。在严重缺血和穿孔的情况下，切除袋状结肠仍然是唯一的选择。如果袋状结肠被切除，可选择直接回肠拖出肛门成形术，或者行保护性回肠造口术并延迟回肠拖出肛门成形术，这些都是最好的手术选择。但如果袋状结肠是健康的，手术的重点是尽力保留袋状结肠，通过将其修剪缩小形成管状，行袋状结肠成形术。将袋状结肠游离，对系膜侧（保护血供）纵行裁剪至呈管状缝合。虽然管状袋状结肠成形术在 1 型和 2 型 CPC 中都可应用，但尿失禁和由管状结肠再扩张引起的并发症并不罕见，与并发症发生率的增加有关[31-32]。此外，多家中心也报道了不同的手术效果[12,31,33-34]。袋状结肠管状成形后的功能或吸收能力尚不清楚；但在 1 型 CPC 患者中，为了挽救吸收面

积，将健康的袋状结肠补片到正常的回肠上再拖出成形的尝试，已经有成功的报道[35]。

关于袋状结肠管状成形后的再扩张，需要提到有关"窗式"造口术的问题。这项技术在袋状结肠上扩张最严重的部分直接行造口术，目的是为病情极其严重、不稳定的新生儿提供初级减压。窗式结肠造口术更多是由不熟悉这种畸形的外科医师进行的，未结扎瘘管可能与泌尿系统并发症有关。此外，造口袋状结肠外翻脱垂、体重不增也与窗式结肠造口术有关[36]。接受窗式结肠造口术的死亡率也明显增加。一般情况稳定的婴儿不应考虑窗式结肠造口术。

Saxena-Mathur 分型在区分 1 型和 2 型 CPC 中的意义在于认识到 2 型 CPC 中存在正常盲肠，这在基于手术治疗的分类中被低估了。各种调查和实验研究表明盲肠和升结肠或部分升结肠对钠的吸收有重要意义，从而影响这些组织中氯化物和碳酸氢盐的交换[37-38]。

然而，需要进一步研究来验证患者的这些差异，并比较 1 型和 2 型 CPC 患者的差异。同样，在实验研究中钾的吸收在降结肠中最显著[39-40]，突显了 3 型和 4 型 CPC 之间的差异，因为正常功能的降结肠只存在于 4 型 CPC 中。

在 3 型和 4 型 CPC 中存在长度可观的正常结肠，因此袋状结肠可以完全切除，并分阶段进行正常结肠的腹会阴拖出手术（图 69.6）。对 3 型和 4 型的治疗方法包括结扎瘘管、切除袋状结肠和结肠造口，后续再进行腹会阴拖出手术。关于进行保护性结肠造口术，或在拖出成形术中关闭先前的结肠造口术是有争议的，但是笔者倾向于第一种方式，在拖出成形术中行保护性结肠造口，以后择期再行回纳。在 3 型和 4 型 CPC 中，如果选择了高位结肠造口术（而不是末端结肠造口术），则建议造口放置恰当，因为高位结肠造口的位置可能影响拖出成形术，特别是要拖出的结肠长度太短时。

治疗 5 型 CPC 需要处理两段被正常结肠分隔开的袋状结肠，最好通过三阶段手术来完成[19]（图 69.7）。第一阶段手术包括结扎瘘管，切除远端袋状结肠，近端袋状结肠的管状成形，以及放置保护性回肠造口。第二阶段为腹会阴拖出术，保留回肠造口。第三阶段回纳回肠造口。5 型 CPC 治疗的另一种选择是将近端和远端袋状结肠均行管状成形术。

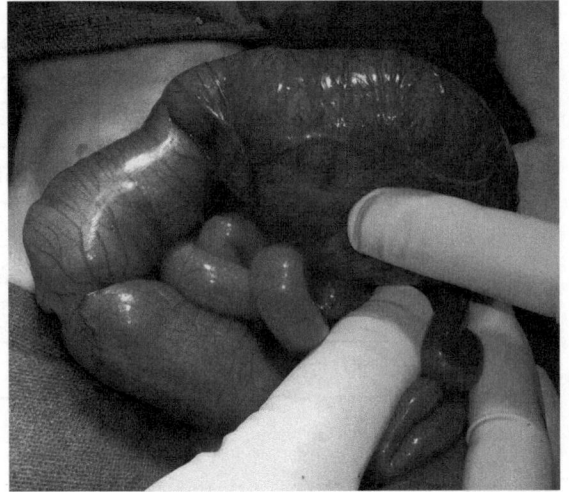

图 69.6 3 型 CPC 的手术视图，显示了正常的横结肠（左）向袋状扩张（右）的过渡

由于女性袋状结肠患儿常常伴发泄殖腔和生殖器系统异常，其外科手术治疗很复杂[41-42]。根据生殖器畸形的复杂程度选择一阶段或三阶段手术治疗，但是迄今为止尚未达成共识。将袋状结肠管状成形作为新的阴道，并使用纵向切口技术将保留的管道重建为肛门直肠[16]。

术后管理

术后处理取决于袋状结肠的情况。对于有袋状结肠穿孔的患者，需要重症监护支持以及肠外营养。抗生素的使用和疗程也取决

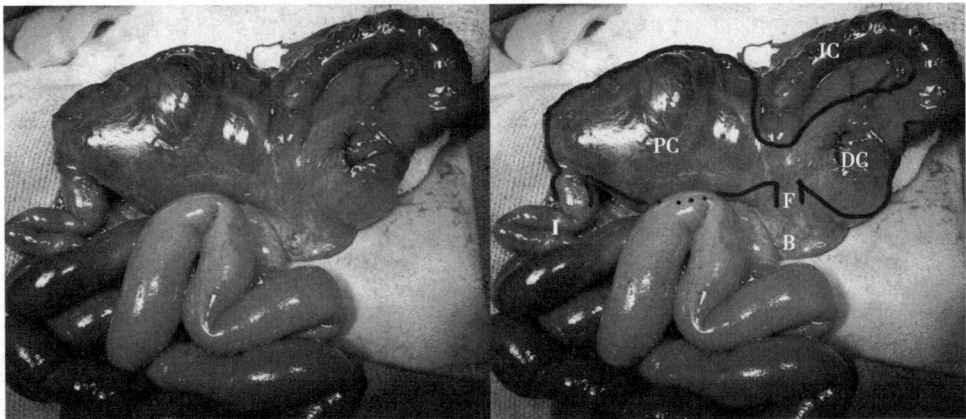

图 69.7 显示双袋状结肠的 5 型 CPC 手术图。B，膀胱。DC，远端袋状结肠。F，瘘管。I，肠。IC，中间结肠。PC，近端袋状结肠

于术中所见和患儿情况。进行保护性结肠造口术的患者开始喂养的时间要早些，而行袋状结肠管状成形术和拖出成形术的患者要晚一些。成功开奶前后，须监测肠蠕动[43]。术后定期随访，记录肠蠕动，袋状结肠切除后的表现可由腹泻发展为便秘，可能是由于管状成形的肠管再次扩张，需要进一步的手术。

并发症

CPC 的并发症可根据手术方式分为五大类，分别为窗式结肠造口术，保护性结肠造口术，袋状结肠管状成形术，袋状结肠全切除和肠管拖出成形术。窗式结肠造口术会导致各种并发症，如袋状结肠减压不全，脱垂，造口回缩、狭窄，囊袋缺血，小肠结肠炎和生长发育落后。而保护性结肠造口术或肠管拖出成形术的并发症主要与这些手术本身有关，并非仅针对 CPC。与袋状结肠管状成形术相关的并发症可能为过长吻合口的缝合处渗漏并随之破裂。此外，在长期随访后观察到利用袋状结肠做管状成形的患者发生了再度扩张[32,44]。与完全袋状结肠切除术相关的并发症为反复水样腹泻，肛周、会阴或生殖器表皮剥脱，体重增长不佳。袋状结肠穿孔的严重并发症不仅限于败血症和腹膜炎，术中和术后的麻醉操作对呼吸系统也产生很大的影响，甚至具有致命的后果[45]。

预后

CPC 是一种形式复杂的高位肛门直肠畸形，负责控制排便的肌肉复合体直接影响这些患者的远期预后。在有足够正常肠管的 CPC 类型中（3 型和 4 型 CPC），切除整个囊袋并将正常大肠拖出成形术的方法，在患者中取得了更好的结果。这是因为袋状结肠保留了乙酰胆碱和组胺引起的收缩力，但缺乏正常的自发收缩[46]。此外，纤维组织替代了袋状结肠的肌层，不利于肠运动[23,47]。在 1 型和

2 型 CPC 中，用长约 15cm 的袋状结肠组织进行结肠管状成形术，可得到良好的效果。一例结肠管状成形术病例报道的结果分析显示肠蠕动正常，造影剂灌肠下显示肠管大小正常[48]。此外，肛门直肠测压显示自发性直肠收缩和完全直肠肛门抑制反射，表明保留先天性袋状结肠并非禁忌；但是，这需要更多病例的进一步研究。据推测，在遇到并发症的病例中，袋状结肠神经肌肉组织的缺陷在术后动力障碍和囊袋再扩张中起关键作用。因此，目前关于功能预后的证据并不可靠，可能与保留结肠的运动性和组织学有关。

结论和未来方向

目前的手术管理着重于 CPC 的类型以及如何达到最佳手术效果。但是，根据目前的认知，预后变数较大，主要取决于结肠保留的长度和肛门直肠肌肉复合体的发育程度。今后的研究将针对 CPC 的病因和结肠组织学特征的细节，这些目前尚不清楚。一旦更好地了解到 CPC 的组织学特征，就需要进一步将组织学与临床结果相关联研究。结合这些研究和更多文献报道将有助于增加对 CPC 疾病谱的认知。

（韩一江　译　吕成杰　审校）

参考文献

1. Holschneider A, Hutson J, Pena J et al. Preliminary report on the International conference for the development of standards for the treatment of anorectal malformations. *J Pediatr Surg* 2005; 40: 1521–6.
2. Spriggs NJ. Congenital occlusion of the gastrointestinal tract. *Guys Hosp Rep* 1912; 766: 143.
3. Trusler GA, Mestel AL, Stephens CA. Colon malformation with imperforate anus. *Surgery* 1959; 45: 328–34.
4. El-Shafie M. Congenital short intestine and cystic dilatation of the colon associated with ectopic anus. *J Pediatr Surg* 1971; 6: 76.
5. Singh S, Pathak IC. Short colon associated with imperforate anus. *Surgery* 1972; 71: 781–6.
6. Singh A, Singh R, Singh A. Short colon with ano-

rectal malformation. *Acta Pediatr Scand* 1977; 66: 589–94.

7. Chiba T, Kasai M, Asakura Y. Two cases of coloplasty for congenital short colon. *Nippon Geva Hokan* 1976: 45: 40–4.

8. Gopal G. Congenital rectovaginal fistula with colonic reservoir. *Indian J Surg* 1978; 40: 446.

9. Li Z. Congenital atresia of the anus with short colon malformation. *Chin J Pediatr Surg* 1981; 2: 30–2.

10. Narasimha Rao KL, Yadav K, Mitra SK, Pathak IG. Congenital short colon with imperforate anus (pouch colon syndrome). *Ann Pediatr Surg* 1984; 1: 159–67.

11. Cloutier R, Archambault H, D'Amours C et al. Focal ectasia of the terminal bowel accompanying low anal deformities. *J Pediatr Surg* 1987; 22: 758–60.

12. Wu YJ, Du R, Zhang GE, Bi ZG. Association of imperforate anus with short colon: A report of eight cases. *J Pediatr Surg* 1990; 25: 282–4.

13. Chadha R, Bagga D, Malhotra CJ et al. The embryology and management of congenital pouch colon associated with anorectal agenesis. *J Pediatr Surg* 1994; 29: 439–46.

14. Gupta DK, Sharma S. Congenital pouch colon—Then and now. *J Indian Assoc Pediatr Surg* 2007; 12: 5–12.

15. Al-Salem AH. Unusual variants of congenital pouch colon with anorectal malformations. *J Pediatr Surg* 2008; 43: 2096–8.

16. Wester T, Läckgren G, Christofferson R, Rintala RJ. The congenital pouch colon can be used for vaginal reconstruction by longitudinal splitting. *J Pediatr Surg* 2006; 41: e25–8.

17. Herman TE, Coplen D, Skinner M. Congenital short colon with imperforate anus (pouch colon). Report of a case. *Pediatr Radiol* 2000; 30: 243–6.

18. Arestis NJ, Clarke C, Munro FD et al. Congenital pouch colon (CPC) associated with anorectal agenesis: A case report and review of literature. *Pediatr Dev Pathol* 2005; 8: 701–5.

19. Mathur P, Prabhu K, Jindal D. Unusual presentations of pouch colon. *J Pediatr Surg* 2002; 37: 1351–3.

20. Dickinson SJ. Agenesis of the descending colon with imperforate anus. Correlation with modern concepts of the origin of intestinal atresia. *Am J Surg* 1967; 113: 279–81.

21. Chatterjee SK. In: *Anorectal Malformations: A Surgeon's Experience*. Oxford, United Kingdom: Oxford University Press, 1991: 170–5.

22. Agarwal K, Chadha R, Ahluwalia C. The histopathology of the congenital pouch colon associated with anorectal agenesis. *Eur J Pediatr Surg* 2005; 15: 102–6.

23. Gangopadhyay AN, Patne SC, Pandey A et al. Congenital pouch colon associated with anorectal malformation—Histopathologic evaluation. *J Pediatr Surg* 2009; 44: 600–6.

24. Wakhlu AK, Wakhlu A, Pandey A et al. Congenital short colon. *World J Surg* 1996: 20107–14.

25. Gupta DK, Sharma S. Congenital pouch colon. In: Hutson J, Holschneider A (eds). *Anorectal Malformations*, 1st edn. Heidelberg: Springer, 2006: 211–22.

26. Saxena AK, Mathur P. Classification of congenital pouch colon based on anatomic morphology. *Int J Colorectal Dis* 2008; 23: 635–9.

27. Sharma S, Gupta DK, Bhatnagar V et al. Management of congenital pouch colon in association with ARM. *J Indian Assoc Pediatr Surg* 2005; 10: S22.

28. Mathur P, Saxena AK, Bajaj M et al. Role of plain abdominal radiographs in predicting type of congenital pouch colon. *Pediatr Radiol* 2010; 40: 1603–8.

29. Wakhlu AK, Tandon RK, Kalra R. Short colon with anorectal malformation. *Indian J Surg* 1982; 44: 621–9.

30. Mathur P, Saxena AK, Simlot A. Management of pouch colon based on the Saxena–Mathur classification. *J Pediatr Surg* 2009; 44: 962–6.

31. Wakhlu AK, Pandey A, Wakhlu A et al. Coloplasty for congenital short colon. *J Pediatr Surg* 1996; 31: 344–8.

32. Chadha R, Bagga D, Gupta S et al. Congenital pouch colon: Massive redilatation of the tubularized colonic pouch after pull-through surgery. *J Pediatr Surg* 2002; 37: 1376–9.

33. Wardhan H, Gangopadhyay AN, Singhal GD et al. Imperforate anus with congenital short colon (pouch colon syndrome). *Pediatr Surg Int* 1990; 5: 124–6.

34. Yadav K, Narasimharao KL. Primary pull-through as a definitive treatment of short colon associated with imperforate anus. *Aus NZJ Surg* 1983; 53: 229–30.

35. Ratan SK, Rattan KN. "Pouch colon patch graft"—An alternative treatment for congenital short colon. *Pediatr Surg Int* 2004; 20: 801–3.

36. Singhal AK, Bhatnagar V. Colostomy prolapsed and hernia following window colostomy in congenital pouch colon. *Pediatr Surg Int* 2006; 22: 459–61.

37. Hatch M, Freel RW. Electrolyte transport across the rabbit caecum in vitro. *Pflugers Arch* 1988; 411: 333–8.

38. Fromm M, Schulzke JD, Hegel U. Aldosterone low-dose, short-term action in adrenalectomized glucocorticoid-substituted rats: Na, K, Cl, HCO_3, osmolyte, and water transport in proximal and rectal colon. *Pflugers Arch* 1990; 416: 573–9.

39. Yau WM, Makhlouf GM. Comparison of transport mechanisms in isolated ascending and descending rat colon. *Am J Physiol* 1975; 228: 191–5.

40. Sweiry JH, Binder HJ. Active potassium absorption in rat distal colon. *J Physiol* 1990; 423: 155–70.

41. Chadha R, Gupta S, Mahanjan JK et al. Congenital pouch colon in females. *Pediatr Surg Int* 1999; 15: 336–42.

42. Sarin YK, Nagdeve NG, Sengar M. Congenital pouch colon in female subjects. *J Indian Assoc Pediatr Surg* 2007; 12: 17–21.

43. Gharpure V. Our experience in congenital pouch colon. *J Indian Assoc Pediatr Surg* 2007; 12: 22–4.

44. Budhiraja S, Pandit SK, Rattan KN. A report of 27 cases of congenital short colon with an imperforate

anus so called "pouch colon syndrome." *Trop Doct* 1997; 2: 17–20.

45. Ghritlaharey RK, Budhwani KS, Shrivastava DK et al. Experience with 40 cases of congenital pouch colon. *J Indian Assoc Pediatr Surg* 2007; 12: 13–6.

46. Tyagi P, Mandal MS, Mandal S et al. Pouch colon associated with anorectal malformations fails to show spontaneous contractions but responds to acetylcholine and histamine in vitro. *J Pediatr Surg* 2009; 44: 2156–62.

47. Chatterjee U, Banerjee S, Basu AK et al. Congenital pouch colon: An unusual histological finding. *Pediatr Surg Int* 2009; 25: 377–80.

48. Sangkhathat S, Patrapinyokul S, Chiengkriwate P. Functional and manometric outcomes after a congenital pouch colon reconstruction: Report of a case. *J Med Assoc Thai* 2012; 95: 270–4.

先天性节段性肠扩张

Yoshiaki Takahashi　Yoshinori Hamada　Tomoaki Taguchi

引言

先天性节段性肠扩张(segmental dilatation, SD)是一种罕见的病变,其特征为局限性肠管扩张,管径增大 3~4 倍,与正常肠管之间呈突然转变,扩张肠管近远端内部和外部无明显狭窄或压迫。临床表现为出生后出现肠梗阻或慢性便秘。1959 年,Swenson 和 Rathauser[1]首次描述其为"一种新的疾病",它与先天性巨结肠不同,病理学可找到正常的神经节细胞。2006 年,该疾病在全球的报道有 100 多例[2],且在此后病例报告的数量不断增加。尽管有大量报道,该病的病因仍不明确。虽然目前的研究试图评估卡哈尔间质细胞、肠神经系统和平滑肌在小肠 SD 中的作用,但其病因尚未阐明。

笔者于 2000—2009 年在日本进行了一项先天性巨结肠同源病(allied disorder of Hirschsprung's disease,ADHD)相关疾病的全国性回顾性队列研究[3]。SD 被归类为 ADHD。笔者试图收集这段时期在日本授权机构中诊断为 SD 的所有病例,最终共收集了 28 例。关于这些病例的首次也是最新的回顾性队列研究在 2015 年由 Sakaguchi 等进行了报道[4]。

病因学

节段性肠扩张的病因仍然未知。目前提出了一些假设[1,5]:血管异常,肠套叠导致血供异常,脊索从内胚层分裂时紊乱,胚胎期肠系膜过长引起肠扭转和打结,异位组织岛神经

纤维和神经丛的连续性中断,以及发育早期阶段生理性脐疝中的肠绞窄。

临床特征和诊断

笔者根据以前的报道设置了 SD 的诊断标准[3](表 70.1)。

常见的扩张段是回肠($n=14$,50%)和结肠($n=10$,35.7%)[4](表 70.2)。大多数病例在新生儿期就出现肠梗阻症状,但临床上很难与其他更为常见的梗阻相鉴别,例如肠闭锁、先天性巨结肠、胎粪性肠梗阻、肠重复畸形和中肠扭转(图 70.1)。因此,他们在新生儿或婴儿时期被诊断出患有这类疾病。儿童期患者的症状有所不同。婴儿期以后最常见的症状是由扩张段溃疡引起的胃肠道出血和贫血,且在合并异位胃黏膜时溃疡更多[2,6-9]。在一些罕见病例也可见到扩张肠段穿孔而导致腹膜炎[8,10]。我们的报告显示本病最常在新生儿期发病($n=18$,64.3%,包括 7 例经产前诊断的患者)(表 70.3)。常见症状为腹胀和呕吐。1 例在表亲中有 SD 家族史,1 例有兄弟严重便秘的家族史[4]。

由于缺乏特异性症状,SD 难以明确诊断,常常在手术期间偶然发现(图 70.2)。但也可根据影像学检查在术前怀疑或诊断出异常[11-12]。SD 在腹部平片上的经典特征是肠管呈明显的节段性扩张,有或没有气液平,而灌肠造影检查通常可以明确诊断[12]。结肠 SD 的灌肠造影影像学表现与先天性巨结肠非常相似,但可通过肛门直肠测压予以鉴别。此

外，直肠黏膜组织化学检查未见胆碱能神经纤维增生。

表70.1　先天性节段性肠扩张的诊断标准

a. 局限性肠扩张，大小增加三到四倍

b. 扩张肠和正常肠之间可见突然转变

c. 扩张肠管远端无内部和外部狭窄或压迫

d. 肠梗阻或不全梗阻的临床表现

e. 神经丛正常

f. 切除患病肠管后完全恢复

表70.2　扩张位置

回肠	14例（50.0%）
结肠	10例（35.7%）
空肠	3例（10.7%）
十二指肠	1例（3.6%）

表70.3　发病时期

新生儿期	18例（64.3%）
婴儿期	6例（21.4%）
儿童期	2例（7.1%）
6岁以上	2例（7.1%）

病理学

组织病理学发现是最重要的诊断标准。神经节细胞的数目和形态正常是鉴别诊断的标准之一。显微镜检查可以发现一些异常，主要是肥厚的肌层和异位黏膜，包括食管、胃或胰腺组织。在年龄较大的婴儿 / 儿童中，扩张段固有肌层的环形肌层和纵行肌层肥大明显，这可能是慢性粪便阻塞压力增加而导致的继发性功能适应性改变 [13-14]。

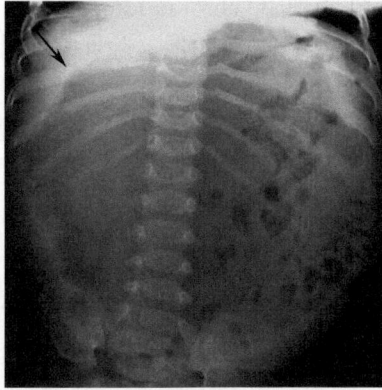
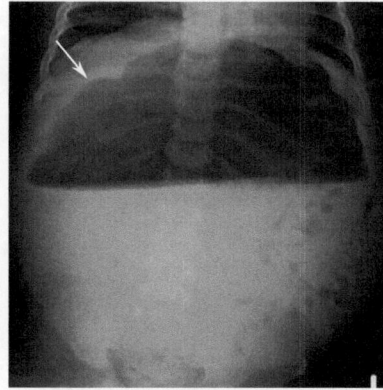

仰卧位　　　　　　　　　　　　　　　直立位

图70.1　腹部 X 线片显示腹部前部肠管扩张（箭头）。直立位时可见明显的气液平

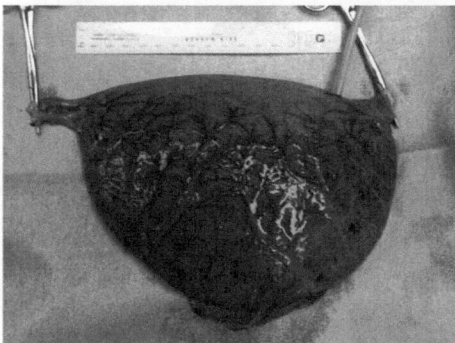
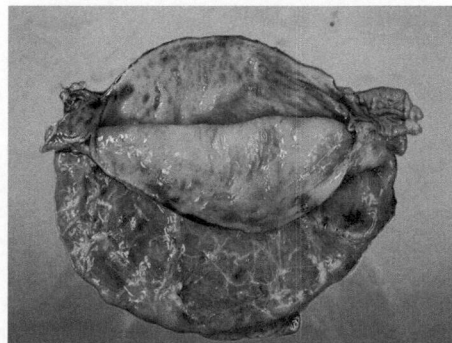

图70.2　切除的扩张肠管的大体观。两端大小正常

在笔者的报告中，有 3 例发现神经节细胞减少或未成熟神经节细胞，3 例发现肌层异常。异位胰腺或异位胃组织各 1 例。免疫组织化学研究显示三分之二的病例中扩张段的 c-kit 阳性细胞减少[4]。一些 SD 病例报告中检测到扩张段的 c-kit 阳性细胞减少[15-17]。在某些情况下，其他免疫组织化学研究如 S-100 或 MAP5 可以用于辅助 SD 的诊断[18]。此外，最近的一项研究报道了环形肌层中的肌间神经丛移位[19]（图 70.3）。笔者也有类似的发现。在未来的研究中，精确的组织学和免疫组织学研究可能会提供更详细的病因学信息。

治疗

SD 的治疗取决于患者的临床症状，体征，外科医师处理此类畸形的经验以及与其他畸形的关系。根治手术是切除病变肠段并行端端吻合，可选择加或不加近端结肠造口术[5,20-21]。对于危重患者（例如穿孔或染色体异常的患者），可以在不切除扩张肠管的情况下行回肠造口术[22]。对于合并肛门直肠畸形的病例，建议行造口术，以便二期行肛门直肠成形术。如存在多个结肠吻合或直肠闭锁，建议行回肠造口术[22]。

一些报道建议在 SD 的外科手术中使用腹腔镜[7]。腹腔镜被认为是一种可靠的诊断工具，并可通过微创安全的手术达到美观的效果[7]。

预后

大多数接受手术治疗的 SD 患者术后过程并不复杂。除非出现其他严重的并发症或畸形，否则生存率极高。

在日本，SD 患者对手术切除的反应良好。只有 1 名男性患者在 9 岁时因盲肠 SD 行回盲部切除术，术后的 3 年一直需要行肠外营养，而 12 岁时死于导管相关脓毒症和肝衰竭。因此，该病例可能并发了慢性特发性假性肠梗阻（chronic idiopathic intestinal pseudo-obstruction，CIIP）。除此病例外，SD 的生存率为 100%[4]。

根据笔者的经验，最初诊断为横结肠 SD

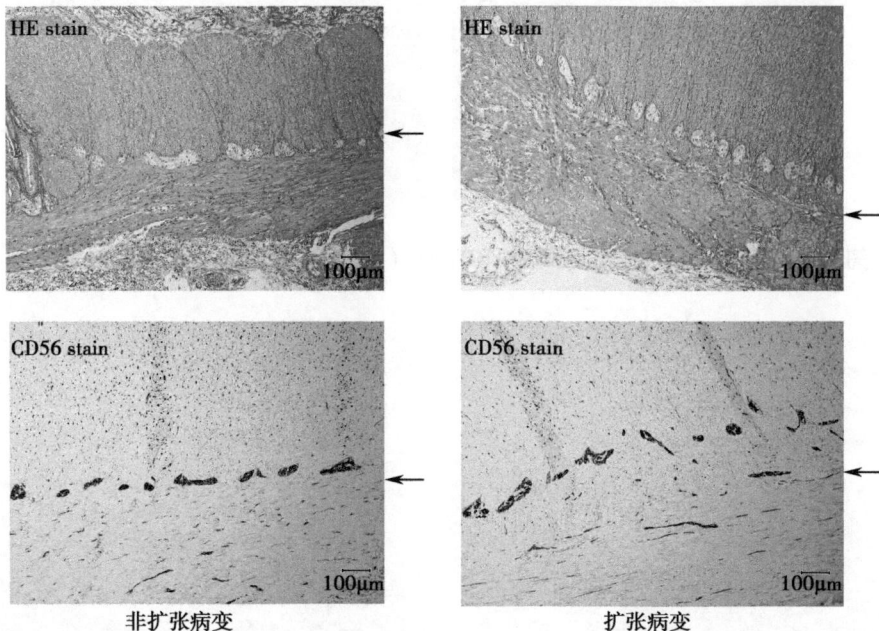

非扩张病变   扩张病变

图 70.3 在扩张肠段，肌间神经丛移位到了环形肌层，在正常肠段无移位发生。箭头显示肌间带

的患者如果在切除术后出现胃扩张和巨结肠，数年后异常扩张引起小肠穿孔，应最终诊断为 CIIP。因此，SD 病例需仔细随访，如果切除术后肠扩张复发，应考虑 CIIP。

（韩一江 译　吕成杰 审校）

参考文献

1. Swenson O, Rathauser F. Segmental dilatation of the colon. *Am J Surg* 1959; 97: 734–8.
2. Ben Brahim M, Belghith M, Mekki M et al. Segmental dilatation of the intestine. *J Pediatr Surg* 2006; 41: 1130–3.
3. Taguchi T, Ieiri S, Miyoshi K et al. The incidence and outcome of allied disorders of Hirschsprung's disease in Japan: Results from a nationwide survey. *Asian J Surg* 2015. Available online.
4. Sakaguchi T, Hamada Y, Masumoto K et al. Segmental dilatation of the intestine: Results of a nationwide survey in Japan. *Pediatr Surg Int* 2015; 31: 1073–6.
5. Balik E, Taneli C, Yazici M et al. Segmental dilatation of intestine: A case report and review of the literature. *Eur J Pediatr Surg* 1993; 3: 118–20.
6. Levent E, Dicle I, Feriha Oz et al. Segmental dilatation of the ileum accompanying hypoproteinemia. *J Pediatr Surg* 2008; 43: 15–8.
7. Porreca A, Capobianco A, Terracciano et al. Segmental dilatation of the ileum presenting with acute intestinal bleeding. *J Pediatr Surg* 2002; 37: 1506–8.
8. Kuint J, Avigad I, Husar M et al. Segmental dilatation of the ileum: An uncommon cause of neonatal intestinal obstruction. *J Pediatr Surg* 1993; 28(12): 1637–9.
9. Eradi B, Menon P, Rao KL et al. Segmental dilatation of ileum: An unusual cause of severe malnutrition. *Pediatr Surg Int* 2005; 21: 405–6.
10. Thambidorai CR, Arief H, Noor Afidah MS. Ileal perforation in segmental intestinal dilatation associated with omphalocoele. *Singapore Med J* 2009; 50: 412–4.
11. Basaran UN, Sayin C, Oner N et al. Segmental intestinal dilatation associated with omphalocele. *Pediatr Int* 2005; 47: 227–9.
12. Wasters KJ, Levine D, Lee EY et al. Segmental dilatation of the ileum. *J Ultrasound Med* 2007; 26: 1251–6.
13. Helikson MA, Schapiro MB, Garfinkel DT et al. Congenital segmental dilatation of the colon. *J Pediatr Surg* 1982; 17: 201–2.
14. Brawner J, Shafer AD. Segmental dilatation of the colon. *J Pediatr Surg* 1973; 8: 957–8.
15. Katsura S, Kudo T, Enoki T et al. Congenital segmental dilatation of the duodenum. *Surg Today* 2011; 41: 406–8.
16. Okada T, Sasaki F, Honda S et al. Disorders of interstitial cells of Cajal in a neonate with segmental dilatation of the intestine. *J Pediatr Surg* 2010; 45: 11–4.
17. Sakaguchi T, Hamada Y, Nakamura Y et al. Absence of the interstitial cells of Cajal in a neonate with segmental dilatation of ileum. *J Pediatr Surg Case Rep* 2016; 5: 19–22.
18. Cheng W, Lui VC, Chen QM et al. Enteric nervous system, interstitial cells of Cajal, and smooth muscle vacuolization in segmental dilatation of jejunum. *J Pediatr Surg* 2001; 36: 930–5.
19. Mahadevaiah SA, Panjwani P, Kini U et al. Segmental dilatation of sigmoid colon in a neonate: Atypical presentation and histology. *J Pediatr Surg* 2011; 46: 1–4.
20. Al-Salem AH, Grant C. Segmental dilatation of the colon: Report of a case and review of the literature. *Dis Colon Rectum* 1990; 33: 515–8.
21. Sarin YK, Singh VP. Congenital segmental dilatation of colon. *Indian Pediatr* 1995; 32: 116–8.
22. Mirza B, Bux N. Multiple congenital segmental dilatations of colon: A case report. *J Neonat Surg* 2012; 1: 40.

肠 套 叠

Spencer W. Beasley

胎儿肠套叠

胎儿肠套叠是肠闭锁的公认原因[1-2]，表现为出生时肠梗阻。术前评估通常不能得出明确的诊断[1]，通常是在开腹手术中做出诊断[2]。

胎儿肠套叠可伴有孤立或暂时性胎儿腹水[3-4]，胎粪性腹膜炎[5]，或胎粪假性囊肿[6]。某些病例是由梅克尔憩室引起的[7]。不管是什么原因导致的胎儿肠套叠，都会导致局部的血管损伤、坏死和肠套叠的再吸收，最终形成肠闭锁[4,6,8]。胎儿肠套叠的超声检查发现包括"靶样"病变（胎儿肠黏膜的圆形高回声区，周围是肠壁的低回声环），肠袢扩张和腹部钙化[9]。因此，有时在产前超声检查中就能发现胎儿肠套叠的征象，婴儿出生时很快出现腹胀和肠梗阻特征[10]。

新生儿肠套叠

虽然肠套叠在出生后的 1 年内很常见，但在新生儿和早产儿中很少见[3,11]，占不到 1% 的病例。更罕见的是，肠套叠可能为多发性[11-12]，且通常在肠套起始局部没有明显的病理性病变。

一般而言，当新生儿发生肠套叠时，在主要部位通常存在病理性病变，例如肠重复畸形囊肿，梅克尔憩室，空肠息肉[10]或回肠息肉[13]。甚至在新生儿期之后，发生肠套叠的 3 个月以内患儿中，局部有病理改变的可能性也要比第一年后期发生的肠套叠高得多[1,14]。

特发性肠套叠（没有明显的病理损害导致肠套叠）的典型年龄在 3~12 个月，发病高峰在 5~6 个月。

轮状病毒疫苗

早期的轮状病毒疫苗（Rotashield）因其与肠套叠有关而退出市场。人们认为较新的口服减毒轮状病毒活疫苗（Rota Teq 和 Rotarix）不会增加肠套叠的风险[15-16]，但美国疾病控制和预防中心[17]的最新数据表明，每 20 000~100 000 例接种轮状病毒疫苗的婴儿中就会有一例在接种疫苗后一周内出现肠套叠。Rotarix 通常用于 6~24 周龄的婴儿。疫苗的优点仍然远远超过其风险，但是应告知父母接种疫苗后出现肠套叠的可能性，如果在接种疫苗后不久出现与肠套叠相一致的症状，医师应首先怀疑肠套叠。

临床评估

肠套叠的主要特征是肠梗阻。当肠套叠发生在早产儿或新生儿期，其表现可能类似于新生儿坏死性小肠结肠炎：婴儿出现胆汁呕吐，鼻胃管引流物增多，粪便中含血液和肠管扩张。但没有证据表明存在肠壁气体，而这些是坏死性小肠结肠炎的病理表现[18]。由于往往容易误诊，极易导致延迟治疗[19]。类似地，在新生儿中，肠梗阻和便血的结合可能导致该病与旋转不良和肠扭转混淆；鉴于该年龄段患者的病情罕有，通常仅在手术时才能明确诊断。

在较大的婴儿中,呕吐、嗜睡、面色苍白和绞痛是最常见的症状[20]。在疾病后期,婴儿可能会出现休克和脓毒症表现,并伴有腹胀。当腹胀和压痛不明显时,可触及腹部包块,肛门指检时可发现血便。肠套叠经肛门突出很少见,但一旦发生,可能会与直肠脱垂混淆[21],并有较高的并发症发生率。

非手术治疗

灌肠适应证

当怀疑为肠套叠且没有肠坏死的临床证据(即腹膜炎或败血症)时,应尝试通过气体灌肠复位肠套叠[22]。也可在超声引导下用盐水灌肠复位[23]。在没有气体灌肠和超声下盐水灌肠的医院,也可以用钡剂灌肠整复。症状的持续时间,X线片提示小肠梗阻[24],以及肠套叠的部位[25]不是灌肠的禁忌证,但对判断复位成功率有一定的价值。

造影剂灌肠在新生儿肠套叠的诊断中很少应用,这主要是因为新生儿肠套叠常常不通过回盲瓣,即使是回盲瓣通畅的情况下造影剂也很难进入回肠。腹部超声检查是一种更可靠的诊断方法(图 71.1),在许多中心,当怀疑肠套叠时,常规进行腹部超声检查[23]。

常规腹部平片检查是不必要的[26],只有在考虑非肠套叠的情况下应用。超声是一种更灵敏、更特异的诊断工具。

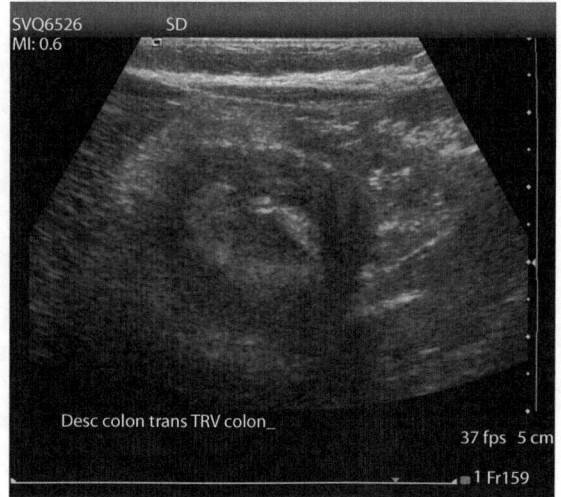

图71.1 肠套叠的超声表现,肠套叠内有同心环

气体灌肠的准备

有大量数据的证据表明,气体灌肠比钡灌肠更有效和更安全[27-29](图 71.2)。理想情况下,气体灌肠应在儿科外科机构由经验丰富的儿科放射医师和小儿外科医师共同进行[27]。在灌肠前,应先开放静脉通路并开始补液。在操作过程中,应注意保温,以防止热量丢失。

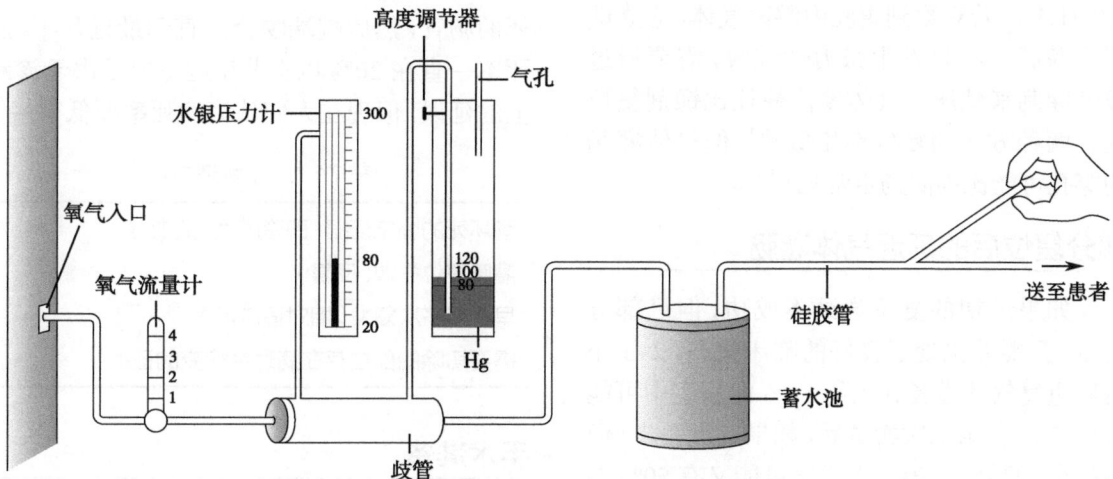

图71.2 利用气体(氧气)复原肠套叠的装置图示

灌肠复位技术

气体（通常是来自墙壁的氧气）通过压力控制装置，并通过 Foley 导管经肛门进入结肠，与传统的钡灌肠一样[27]。为了避免空气泄漏，患儿俯卧位，放射科医师用胶带把婴儿的臀部紧紧地绑在一起。通过压力计控制压力，整个过程在连续的透视控制下进行（图 71.3）。

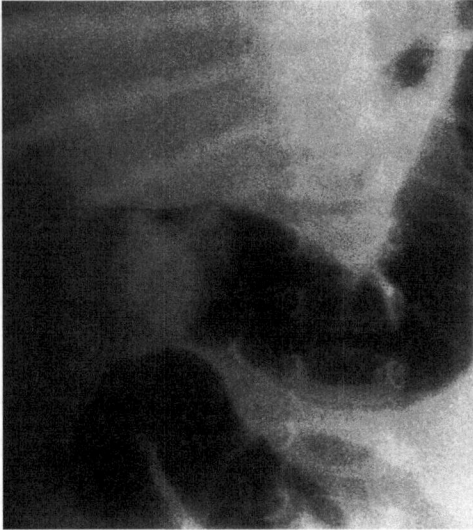

图 71.3 肠套叠气体复位。压力控制的氧气通过肛门并透视下显示肠套叠，该名患者在横结肠套叠

停止气体灌肠

小肠气体广泛充盈表示肠套叠完全整复（图 71.4）。若观察到腹腔内游离气体，应立即停止灌肠。一旦发生张力性气腹，需要通过腹腔穿刺来减压。气体复位往往比钡剂复位快。两种方法的复位率相似[30]，但气体灌肠的穿孔可能比钡灌肠更常见[31-32]。

部分复位后的延迟气体灌肠

如果最初的复位尝试不成功，但已部分复位，且婴儿仍处于良好的临床状态，2~3 小时后重复气体灌肠在大约 50% 的病例中可能成功[33]。在第二次尝试后，如果有进一步（但不完全）的复位，第三次尝试可能又有 50% 左右成功率。

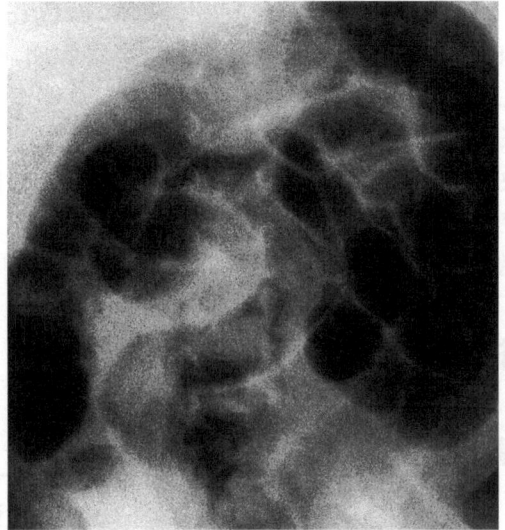

图 71.4 小肠充盈气体意味着肠套叠的完全恢复

手术适应证

腹膜炎或败血症的临床证据是手术的绝对适应证，因为它表明可能存在肠坏死并且需要切除（表 71.1）。其他手术指征包括反复气体灌肠失败或（对于新生儿而言）灌肠后早期复发，这些状况往往提示套叠部位可能存在病理性病变。偶尔在灌肠复位时可看到局部病理改变。一般情况下，当出现病理改变时，不能通过灌肠减少肠套叠。表现为肠梗阻的新生儿，在开腹手术或腹腔镜检查时发现肠套叠即可做出诊断。手术处理包括切除坏死的肠管，然后端端吻合。直到最近几年，病死率一直在 20% 以上[11]，这主要是由于诊断上的延误，但现在人们认为病死率要低得多。

表 71.1 手术适应证

肠坏死的临床证据，即腹膜炎、败血症
灌肠复位失败（反复）
早期或多次复发（相对适应证）
需要切除的部位存在病理性病变的证据

手术准备

在进行全身麻醉之前，先插入鼻胃管以

排空胃。诱导时静脉内给予预防性抗生素。婴儿可以用非插管麻醉。必须注意保暖，防止过多的热量散失，并通过直肠或食管中的探头监测温度，监测血氧饱和度。

手术技术

方法

经典方法是通过右上腹脐上方横切口，分开腹壁肌层（图 71.5）。打开腹膜。无论肠套叠的长度如何，这都可以提供良好的暴露。

也可以用腹腔镜手术，以 5mm 的脐部腔镜为视野，以及另两个 3mm 或 5mm 的戳孔为操作孔。新生儿的腹壁菲薄，小切口可允许将 3mm 腔镜器械直接插入而无需套管鞘。在肠道胀气明显的情况下，腹腔镜手术可能很困难，因此必要时转为开腹手术。

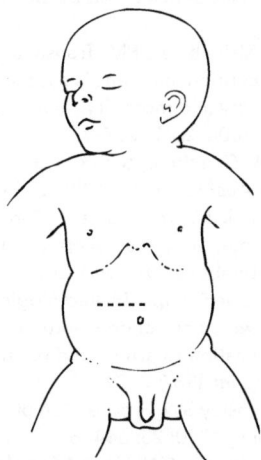

图 71.5　右侧脐上横切口

手法复位

用手法在肠套远端环形向近端方向挤压肠套叠内的肠管，这可以小心地复位肠套叠（图 71.6）。必须有足够的时间使肠壁水肿消失。肠套叠在回盲瓣区最难整复，要小心操作以避免浆膜层裂开。腹腔镜手术中也使用了类似的技术，但复位完全依靠器械操作。

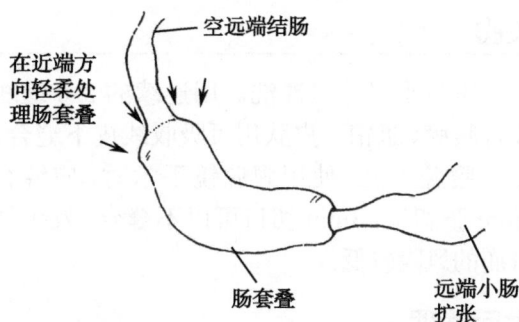

图 71.6　轻微压力挤压远端肠套叠。不建议在肠管套入部拉肠管，因为这样会造成更大的创伤，降低肠套叠整复的效果

检查病变部位

肠套叠完全复位后，肠套叠起始部位出现凹陷区是常见现象，但其本身并不代表病理性病变。注意寻找肠重复畸形、内翻的梅克尔憩室或其他病理改变的证据，如果存在就应该切除。

切除技术

肠切除指征见表 71.2。目的是尽可能减少存活肠管的切除（图 71.7）。结扎小肠肠系膜，切除坏死或者病变肠管。采用全层 4-0 可吸收缝线端端吻合。缝合肠系膜的缺口，以防止以后的内疝。

表 71.2　手术切除指征

无法手动复位肠套叠
肠的全层坏死或坏疽
部位的病理性病变

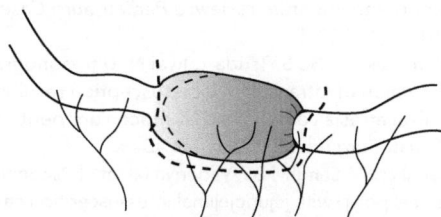

图 71.7　不可复位肠套叠的切除线

关腹

腹腔用温盐水冲洗。用连续的 3-0 缝线缝合腹膜、肌鞘。皮肤用可吸收线皮下缝合。无需腹腔引流，使用腹腔镜手术时，应缝合 5mm 脐切口，3mm 切口可以不缝合，发生切口疝的风险较低。

术后管理

除非有严重的梗阻或预计肠梗阻时间较长，否则通常不需要放置鼻胃管。待患儿肠功能恢复后，即可恢复流质饮食。

（申雷霆 译 秦琪 审校）

参考文献

1. Wang NI, Chang PY, Sheu JC et al. Prenatal and neonatal intussusception. *Pediatr Surg Int* 1998; 13(4): 232–6.
2. Huan WC, Wang CH, Yuh YS et al. A rare type of ileal atresia due to intrauterine intussusception. *Eur J Pediatr* 2007; 166(11): 1177–8.
3. Reguerre Y, de Dreuzy O, Boithias C et al. An unknown etiology of fetal ascites: Acute intestinal intussusception. *Arch Pediatr* 1997; 4(12): 1197–9.
4. Yang JI, Kim HS, Chang KH et al. Intrauterine intussusception presenting as fetal ascites at prenatal ultrasonography. *Am J Perinatol* 2004; 21(4): 241–6.
5. Lin CH, Wu SF, Lin WC et al. Meckel's diverticulum induced intrauterine intussusception associated with ileal atresia complicated by meconium peritonitis. *J Formos Med Assoc* 2007; 106(6): 495–8.
6. Gudi SN, Bhanuprakasah MR, Suneetha V, Prasanna N. Meconium pseudocysts and ileal atresia secondary to intrauterine intussusception. *J Obstet Gynaecol India* 2011; 61(5): 562–4.
7. Guandogdu HZ, Senacak ME. Intrauterine intussusception due to Meckel's diverticulum as a cause of ileal atresia: Analysis of 2 cases. *Eur J Pediatr Surg* 1996; 6(1): 52–4.
8. Chouikh T, Charieg A, Mrad C et al. Intestinal atresia caused by intrauterine intussusception: A case report and literature review. *J Pediatr Surg Case Rep* 2013; 2(4): 203–5.
9. Shimotake T, Go S, Tsuda T, Iwai N. Ultrasonographic detection of intrauterine intussusception resulting in ileal atresia complicated by meconium peritonitis. *Pediatr Surg Int* 2000; 16(1–2): 43–4.
10. Parelkar SV, Sanghvi BV, Vageriya NL et al. Neonatal jejunal polyp with jejunojejunal intussusception causing atresia: A novel case. *J Pediatr Surg* 2014; 2(2): 73–5.
11. Slam KD, Teitelbaum DH. Multiple sequential intus-

12. susceptions causing bowel obstruction in a preterm neonate. *J Pediatr Surg* July 2007; 42(7): 1279–81.
12. Bawa M, Kanojia RP, Ghai B et al. Idiopathic simultaneous intussusceptions in a neonate. *Pediatr Surg Int* May 2009; 25(5): 445–7.
13. Ong NT, Beasley SW. The lead point in intussusception. *J Pediatr Surg* 1990; 25: 640–3.
14. Blakelock RT, Beasley SW. The clinical implications of non-idiopathic intussusception. *Pediatr Surg Int* 1998; 14(3): 163–7.
15. Dennehy PH. Rotavirus vaccines: An overview. *Clin Microbiol Rev* January 2008; 21(1): 198–208.
16. Chen YE, Beasley S, Grimwood K et al. Intussusception and rotavirus associated hospitalisation in New Zealand. *Arch Dis Child* October 2005; 90(10): 1077–81.
17. Available at http://www.cdc.gov/vaccinesafety /vaccines/rotavirus-vaccine.html. Accessed December 5, 2015.
18. Mooney DP, Steinthorsson G, Shorter NA. Perinatal intussusception in premature infants. *J Pediatr Surg* 1996; 31(5): 695–7.
19. Ogundoyin OO, Ogunlana DI, Onasanya OM. Intestinal stenosis caused by perinatal intussusception in a full-term neonate. *Am J Perinatol* January 2007; 24(1): 23–5.
20. Beasley SW, Auldist AW, Stokes KB. The diagnostically difficult intussusception: Its characteristics and consequences. *Pediatr Surg Int* 1988; 3: 135–8.
21. Ameh EA, Mshelbwala PM. Transanal protrusion of intussusception in infants is associated with high morbidity and mortality. *Ann Trop Paediatr* December 2008; 28(4): 287–92.
22. Beasley SW. Can the outcome of intussusception be improved? *Aust Paediatr J* 1988; 24: 99–100.
23. Ko HS, Schenk JP, Troger J et al. Current radiological management of intussusception in children. *Eur Radiol* September 2007; 17(9): 2411–21.
24. Beasley SW, de Campo JF. Radiological evidence of small bowel obstruction in intussusception: Is it a contraindication to attempted barium reduction? *Pediatr Surg Int* 1987; 2: 291–3.
25. Ong NT, Beasley SW. Progression of intussusception. *J Pediatr Surg* 1990; 25: 644–6.
26. Robson N, Beasley SW. The role of plain abdominal radiography in the initial investigation of suspected intussusception. *J Pediatr Child Health* 2014; 50: 251–2.
27. Phelan E, de Campo JF, Maleckey G. Comparison of oxygen and barium reduction of ileocolic intussusception. *Am J Radiol* 1988; 150: 1349–52.
28. Beasley SW, Glover J. Intussusception: Prediction of outcome of gas enema. *J Pediatr Surg* 1992; 27: 474–5.
29. Guo JZ, Ma XY, Zhou QH. Results of air pressure enema reduction of intussusception: 6396 cases in 13 years. *J Pediatr Surg* 1986; 21: 1201–3.
30. Renwick AA, Beasley SW, Phelan E. Intussusception: Recurrence following gas (oxygen) enema reduction.

Pediatr Surg Int 1992; 7: 362–3.

31. Maoate K, Beasley SW. Perforation during gas reduction of intussusception. *Pediatr Surg Int* 1998; 14: 168–70.

32. Daneman A, Alton DJ, Ein S et al. Perforation during attempted intussusception reduction in children—

A comparison of perforation with barium and air. *Pediatr Radiol* 1995; 25: 81–8.

33. Saxton V, Katz M, Phelan E, Beasley SW. Intussusception: A repeat delayed gas enema increases the non-operative reduction rate. *J Pediatr Surg* 1994; 29: 1–3.

腹股沟疝

Thambipillai Sri Paran　Prem Puri

引言

腹股沟疝是婴儿期最常见的外科疾病之一，在出生后 3 个月内发病率最高。早产儿腹股沟疝的发生率要高得多，随着重症监护水平的提高，早产儿的存活率越来越高，其总体发病率也随之增加。在新生儿中，腹股沟疝的诊断并不困难。婴儿期早期有很高的腹股沟疝嵌顿风险。因此，即使有额外的手术和麻醉风险，这部分人群也提倡早期手术修复。

病因学

新生儿几乎所有的腹股沟疝都是通过未闭的鞘突形成的。在这个年龄段，腹股沟直疝非常少见 [1]。鞘突是腹膜通过腹股沟管的外延，首次出现在妊娠第三个月胎儿。在男婴中，鞘突伴随着睾丸从腹股沟管下降，并在妊娠第七个月到达阴囊。女性的鞘突沿着子宫圆韧带延伸。在睾丸下降完成后不久，鞘突开始关闭，并在出生后逐渐消失。大多数婴儿在出生几个月内鞘突仍未闭。据报道，新生儿鞘突 80%~94% 未闭，4~12 个月年龄组未闭率为 57%，成人未闭率为 20%[2]。这种开放并不等同于腹股沟疝，大多数情况下没有临床症状。

流行病学

足月新生儿先天性腹股沟斜疝的发生率在男性为 3.5%~6.2%，女性为 0.74%[3-4]。早产儿腹股沟疝的发生率相当高，从 9% 到 11%

不等 [5]。当出生体重下降到 500~750g 时 [2]，发病率接近 60%。腹股沟疝在男性中比女性更常见。大多数报道的男性占优势，从 5∶1 到 10∶1 不等 [6]。所有腹股沟疝中，60% 发生在右侧，25%~30% 发生在左侧，10%~15% 为双侧 [2,7]。双侧疝在早产儿中更为常见，据报道有 44%~55% 的患者存在双侧疝 [5,8-9]。报道的异时性对侧疝的风险为 7%~10%[10-13]。腹股沟斜疝有家族发生倾向，在双胞胎和患者的兄弟姐妹中，腹股沟疝的发生概率增加 [14]。文献中没有报道地理或种族差异。

高发因素

有以下情况的患者腹股沟疝的发生率增加：
- 早产
- 隐睾
- 脑室腹膜分流术后 [15-16]
- 腹膜透析后 [17-18]
- 囊性纤维化
- 继发于以下疾病导致的腹压增高：胎粪性肠梗阻 [19]，坏死性小肠结肠炎，乳糜腹，腹裂，脐膨出
- 膀胱外翻 [20-21]
- 结缔组织疾病，例如皮肤松弛症 [22]，埃勒斯 - 当洛综合征和马方综合征或 Hurler-Hunter 黏多糖贮积症 [23]

临床表现

腹股沟疝可通过超声检查在产前诊断 [24]。

在新生儿中，主要特征是腹股沟肿块凸起，随哭闹而增大，通常由父母发现。当患者安静和放松时，腹股沟肿块凸起可能会自行消失，但有时在数小时内仍可见和触及，可引起明显的不适，甚至呕吐。当腹股沟的肿块回缩时，通常可能会由于疝囊而感觉到精索结构的增厚。可靠的临床病史和明显的精索增厚即可提示腹股沟疝，并进行手术治疗。因为在常规就诊检查时，临床上很难摸到腹股沟包块的存在。

在女孩中，腹股沟包块凸起间歇出现，通常不太明显。偶有一个柔软的、不可缩小的卵圆形肿块，与卵巢相对应，并可以触诊到肿块在疝囊内滑动。这很容易被误认为腹股沟淋巴结肿大。

据报道，一些先前有过呼吸暂停发作的早产儿在腹股沟疝修补后出现呼吸停止。最可能的解释是这两种临床症状之间可能存在某种联系 [25]。另有报道在早产儿和足月新生儿中出现疝囊内急性阑尾炎症 [26-29]，这种情况非常少见。

腹股沟疝的处理

腹股沟疝的治疗是外科手术，即使对低出生体重（low birth weight，LBW）的婴儿也没有使用疝带或其他所谓的保守治疗方法 [30]。手术的理想时间是在诊断后尽快进行，这不仅是因为嵌顿的高风险 [31]，另有研究表明，在腹股沟疝修补后，早产儿的舒适度和体重增加会有所改善 [32]。现在，大多数腹股沟疝手术都是日间手术 [33]。虽然早产儿和有心脏、呼吸系统或其他疾病的儿童发生麻醉并发症的风险增加，需要 24 小时观察呼吸暂停的可能，但是也有一些作者认为对这些患者进行日间手术是相当安全的 [34-35]。

麻醉

小婴儿首选气管插管全身麻醉，但在早产儿术后发生呼吸暂停风险增加 [36]。在腹股沟疝修补术的 LBW 婴儿中使用脊椎麻醉可降低术后呼吸暂停的发生率 [37-38]。

腹股沟开放手术

经外环口疝囊结扎术是用于治疗先天性腹膜鞘突未闭的方法。手术中简单地结扎疝囊而不打开腹股沟管。

体位：将婴儿仰卧放置在加热毯上。

切口：在耻骨结节上外侧切开一个 1.5cm 的腹横纹切口（图 72.1a）。

外环暴露：止血钳分离皮下组织，直至外环口发现精索（图 72.1b 和图 72.1c）。

分离疝囊：用血管钳在精索周围钝性分离精索外筋膜与提睾肌（图 72.1d）。疝囊呈现为一个透亮的结构，与输精管和血管轻轻分离（图 72.1e）。如果疝囊不完整，可以在疝囊底用止血钳帮助分离。疝囊完整时，先打开囊，方便将输精管和血管安全分离。

疝囊高位结扎：将内容物推回腹腔后将疝囊颈部扭转后缝合，输精管和血管不能扭曲。疝囊在内环水平处用 4-0 可吸收缝扎，其标志是腹膜外脂肪垫（图 72.1b）。通常切除缝线以外的疝囊（图 72.1f），但是在中间离断后再切除疝囊的远端部分并没有明显的必要，手术应尽量简单 [39]。对于较大的早产儿斜疝，可能需要用一到两根可吸收线间断缝合，部分收紧精索结构周围的深环，以减少复发。在女孩中，因为没有输精管或血管，手术更加简单，在切除囊后可以关闭外环。但在固定缝合线之前，应打开囊以排除任何性腺损伤。

闭合：皮下组织可用 4-0 可吸收线间断缝合（图 72.1g），皮肤用 5-0 可吸收线皮下缝合（图 72.1h）。最近的替代方法是使用黏合剂使皮肤边缘接近。必要时在伤口上敷上一层小敷料。手术结束时，必须常规将睾丸拉回阴囊，以避免医源性隐睾 [40]。

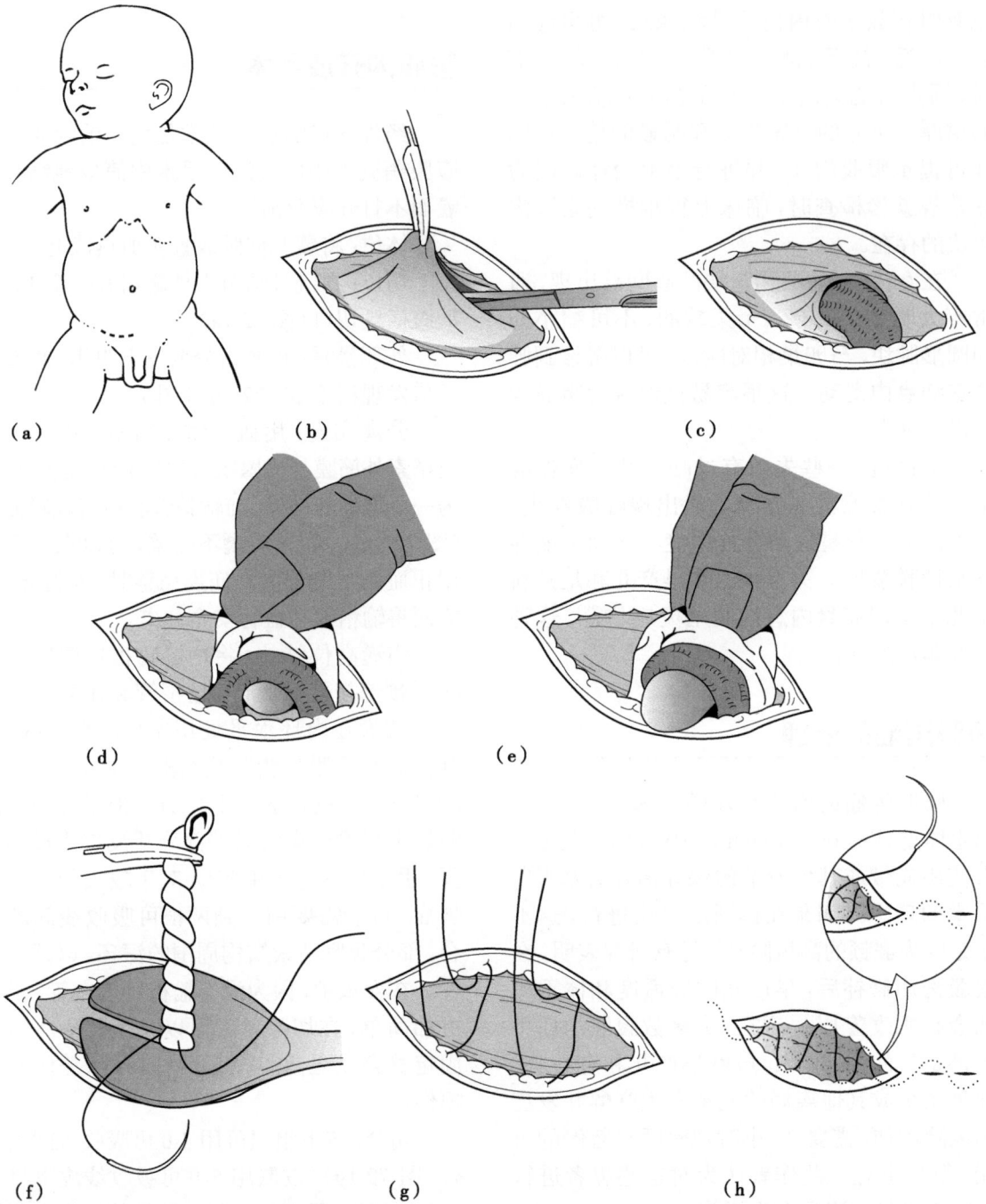

（a）

（b）

（c）

（d）

（e）

（f）

（g）

（h）

图 72.1 （a）皮肤切口。（b，c）腹股沟外环暴露。（d）精索的分离。（e）疝囊分离。（f）疝囊切除。（g）皮下组织缝合。（h）皮肤缝合

腹腔镜腹股沟疝修补术

在过去十年中，婴儿腹腔镜疝修补术得到了推广。近年来，一些作者报道腹腔镜疝修补术在婴儿是可行、安全和有效的[41-44]。腹腔镜经皮穿刺使用一个而不是三个戳孔，并且报道效果很好[45]。作者报告了使用腹腔镜手术进行对侧疝修补术的比例高达20%[39]，这是因为探查中发现对侧鞘突未闭的比例很高，但其实这在绝大多数儿童中不会引起疝。虽然有些外科医师更喜欢对非常小的婴儿使用腹腔镜，并且取得了很好的效果，但是对于早产儿和出生体重低的儿童来说，美观不应该被置于安全之上。

对侧探查

对于单侧疝的新生儿，一般不探查其对侧。只有大约10%的这些孩子随后会发展为临床明显的腹股沟疝[11-13]。根据不同的作者统计，在早产婴儿中双侧疝高发，双侧疝的发生率从44%到55%不等[5,8-9]，这可能是双侧探查的原因。

同侧睾丸固定术

新生儿腹股沟疝修补术时发现三分之二的睾丸似乎随时间自然下降[40]。如果睾丸在疝修补术后仍然高于阴囊，或者在特别困难的新生儿疝修补术中，引带已经被切断，我们认为睾丸应该被固定在阴囊内。否则，睾丸可以留在阴囊较高区域内观察一段时间。

术后管理

可以通过在手术前或手术结束时给予骶管阻滞或髂腹股沟神经及髂腹下神经阻滞来实现充分的术后镇痛。婴儿醒来后即恢复喂养，大多数患者可以在当天出院。术后呼吸暂停是早产儿腹股沟疝手术后的风险[46]。尽管这些婴儿术后呼吸暂停大多数发生在手术结束后的4小时内[47]，但为了应对这一并发症，需要住院观察24小时[48]。术后呼吸暂停与妊娠期和出生年龄呈负相关[49]，但手术时的绝对体重和既往呼吸功能障碍显然是与此类风险相关的因素[50]。

腹股沟疝修补术的并发症

择期疝修补术后的总体并发症发生率较低，约为2%[51]，而对于需要紧急手术的嵌顿疝，这些并发症的发生率增至8%~33%[5,51]。

腹股沟疝修补术的并发症如下：

- 血肿。一定要注意止血，可以避免。精索或阴囊血肿很少需要清创处理。
- 伤口感染。低风险，不应超过1%[3,47,52]。
- 性腺的并发症。是由精索血管被嵌顿的肠管压迫所导致。虽然很多嵌顿疝患者的睾丸看起来无法存活，但睾丸萎缩的实际发生率很低[53]，因此，除非睾丸确实坏死，否则不应切除睾丸。
- 肠切除术。大约3%~7%的嵌顿疝未得到及时处理导致肠坏死，需要进行肠切除，这可能会导致一些额外的并发症，这些并发症与肠切除本身和手术污染有关[5]。
- 医源性隐睾。这一并发症相对罕见，在婴儿时期行腹股沟疝手术的患者中，有略多于1%的患者随后需要进行睾丸固定术[54]。这种并发症可能是由于睾丸夹在瘢痕组织中，或未能在手术结束时将其拉回阴囊并保持在那里。
- 复发。腹股沟疝修补术的可接受复发率低于1%，但如果手术在新生儿期进行，这种并发症的发生率可高达8%[52,55]。容易复发的因素有脑室腹腔分流术、滑动疝、嵌顿和结缔组织疾病[56]。复发可以是斜疝，也可以是直疝。斜疝复发的原因可能是高位结扎疝囊失败、脆弱的疝囊破裂、疝囊颈处的结扎滑脱、疝遗漏或伤口感染。直疝复发可能是由于局部固有肌无力或腹股沟管后壁损伤。

- 死亡率。在目前的情况下,腹股沟疝手术的死亡率应为零。

嵌顿性腹股沟疝

当疝囊颈部收缩时,疝囊内突出的腹腔内容物无法回纳到腹腔中而发生嵌顿。长时间收缩导致疝囊的内容物出现血供受损时,就会发生绞窄。疝囊的内容物可能由小肠,阑尾,大网膜或卵巢和输卵管组成。如果治疗延误,嵌顿可迅速发展为绞窄,导致肠坏死甚至粪瘘[57]。

据报道,新生儿和幼儿的嵌顿发生率为24%~40%[3,53,58]。与足月婴儿相比,早产儿的嵌顿发生率要高得多。据报道,3 个月以下嵌顿性腹股沟疝的婴儿中多达 30% 发生睾丸梗死[59],紧急手术后嵌顿性睾丸萎缩的比例在10%~15%。然而,在一组婴儿期嵌顿疝被手法回纳,随后择期行疝修补术的患儿,他们的睾丸容积与年龄匹配的对照组相比没有显著差异,这表明这种风险被过分强调了[53]。女性疝嵌顿后也可能发生卵巢梗死[5],子宫嵌顿于疝囊后婴儿阴道出血也有报道[60]。当滑移的卵巢嵌顿时,有性腺损害的风险,所以大多数外科医师建议对这些儿童立即进行手术。

在确定最佳手术时间时,疝囊内小肠部分梗阻的风险和临床症状必须与新生儿的整体情况相权衡。在住院环境中,对有明显肺损害的极早产婴儿可以安全观察到足月或准备出院回家时手术,期间不时手法回纳疝内容物。

嵌顿性腹股沟疝的诊断

新生儿嵌顿性腹股沟疝通常表现为易激惹,呕吐,腹部膨隆和腹股沟可见包块(图 72.2)。有时,婴儿直肠可见出血。局部体检时发现腹股沟处有一不能回纳的包块,其上缘通常摸不清楚。由于血管受损,同侧睾丸可能正常或肿胀。通常没有必要进行直肠指检,但是检查时,可以在内环上触诊疝内容物。

嵌顿性腹股沟疝通常是根据临床表现来诊断。腹部 X 线片可能偶尔会在腹股沟的肿块内显示肠管充气而确认诊断(图 72.3)。如果存在肠梗阻,则腹部平片会显示肠管扩张,有液平。超声检查可能对某些疑难病例有所帮助,如以下鉴别诊断中所述[61]。

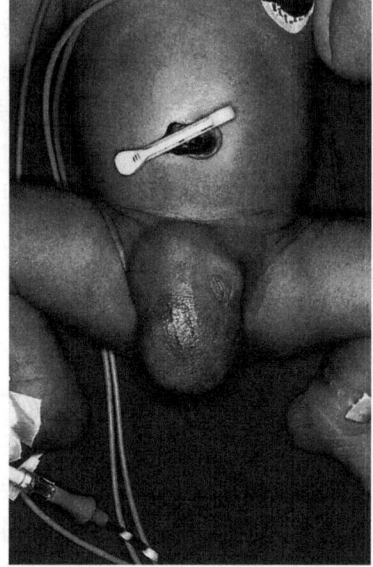

图 72.2   1 日龄婴儿右侧嵌顿性腹股沟疝。手法回纳 2 天后,行疝修补术

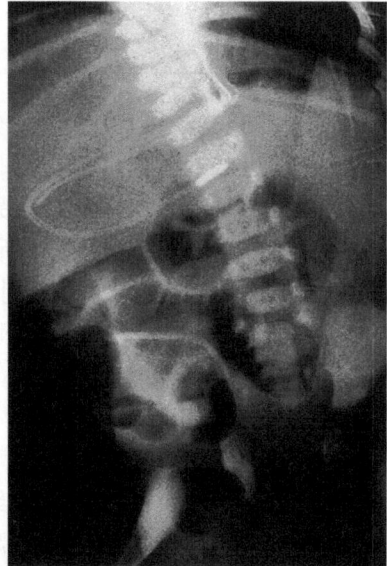

图 72.3   10 日龄婴儿的仰卧位 X 线片,其右侧腹股沟出现无法缩小的肿块,X 线片显示右侧腹股沟区可及肠管

嵌顿疝的鉴别诊断

精索的鞘膜积液

鞘膜积液和鞘膜囊肿很难与嵌顿疝区分。它可能是一个与腹腔不相通的囊肿。对于婴儿来说，因为肠管壁较薄，通常可以透光，所以透光试验并不是一个十分可靠的体征。然而，父母一般会提供局部肿块不可消退的病史，孩子也没有明显不适症状。超声检查可以明确诊断。

腹股沟淋巴结炎

通常在检查时局部肿胀，彻底检查淋巴结引流区域，在大多数情况下，可以找到感染源。精索和睾丸正常。

睾丸扭转

阴囊睾丸扭转时，有可能异常肿胀。睾丸触痛并略高于另一侧。当发现阴囊空虚，一侧腹股沟轻微肿胀时，必须怀疑未下降睾丸的扭转。无论怀疑是睾丸未下降扭转还是嵌顿，都需要紧急手术探查。

嵌顿疝的处理

对于稳定的患者，嵌顿疝的首选治疗是手法复位。这种非手术复位的指征是基于以下事实：在婴儿中复位后发生绞窄性肠梗阻极其少见，而对于无法复位的疝，紧急手术的并发症发生率更高[51]。

将婴儿置于仰卧位，这有助于减轻水肿，并允许轻柔推送疝内容物。给予婴儿足够的镇静以放松腹肌。如果这些措施不能在1小时内缓解嵌顿疝，可以尝试以温和的方法回纳疝，即对疝囊的基底部按腹股沟管方向施加恒定的压力。绝大多数嵌顿疝通过这些非手术技术得以回纳。疝手法回纳后，将在医院观察。择期手术一般在24~48小时后，当局部水肿消退时再进行。

不能复位的绞窄性和嵌顿性腹股沟疝是急诊手术指征。最近在美国一项调查中显示，当女性嵌顿疝的卵巢不可复位时，至少有一半的外科医师建议行急诊手术。

嵌顿、无法手法复位的腹股沟疝手术

婴儿手术前需要先稳定一般情况，胃肠减压和纠正液体及电解质失衡，并给予抗生素，但时间应尽可能短。

自行复位，无肠管缺血

如果在全身麻醉诱导后疝自行复位，则应打开疝囊并尽可能检查腹腔。肠管缺血或坏死通常会伴有血性腹水。如果没有怀疑肠缺血或仅轻度怀疑，如上所述行疝修补术。通常，由于周围的水肿和疝囊脆性的增加，手术过程更加困难。在解剖时必须牢记，输精管和血管容易受损。

自行复位，伴肠管缺血

如果怀疑肠坏死，则必须对肠管进行全面检查。有时可以通过疝囊开口来实现。如果不能安全地做到这一点，则必须进行开腹手术。这可以通过一个单独的右侧髂窝横切口来实现，也可以横向延长疝修补术切口，然后向上牵拉皮肤伤口，从而形成一个剖腹探查切口。

无论肠管有无缺血，均无自行复位

如果在麻醉后肠管未能自行复位，不要尝试复位疝，应打开疝囊并检查内容物。如果肠管有活性，则复位肠管。在难以复位内容物的情况下，扩张或向上切开内环。另一方面，如果肠管坏死存疑，则将其取出，并用温盐水热敷。5~10分钟后检查肠管。如果其颜色恢复正常，并有足够的灌注，可见蠕动和明显的肠系膜动脉搏动，则将肠管还纳腹腔并完成疝修补术。如果肠管不能存活，则如上所述通过相同的切口或通过单独的剖腹探查切开进行肠切除和吻合。无论睾丸是正常还是缺血，都放回阴囊内，只有坏死的性腺才被切除。如果是行了肠切除肠吻合的患儿，术后继续行胃肠减压和静脉输液，直到肠蠕动恢复，再建立肠内喂养。持续使用抗生素 5 天，并发症如上所述。

（胡书奇 译　黄寿奖 审校）

参考文献

1. Wright JE. Direct inguinal hernia in infancy and childhood. *Pediatr Surg Int* 1994; 9: 161–3.
2. Nakayama DK, Rowe MI. Inguinal hernia and the acute scrotum in infants and children. *Pediatr Rev* 1989; 11: 87–93.
3. Grosfeld JL. Current concepts in inguinal hernia in infants and children. *World J Surg* 1989; 13: 506–15.
4. Chang SJ, Chen JY, Hsu CK, Chuang FC, Yang SS. The incidence of inguinal hernia and associated risk factors of incarceration in pediatric inguinal hernia: A nation-wide longitudinal population-based study. *Hernia* 2016; 20(4): 559–63.
5. Rescorla FJ, Grosfeld JL. Inguinal hernia repair in the perinatal period and early infancy: Clinical considerations. *J Pediatr Surg* 1984; 19: 832–7.
6. Given JP, Rubin SZ. Occurrence of contralateral inguinal hernia following unilateral repair in a pediatric hospital. *J Pediatr Surg* 1989; 24: 963–5.
7. Czeizel A. Epidemiologic characteristics of congenital inguinal hernia. *Helv Paediatr Acta* 1980; 35: 57–67.
8. Harper RG, Garcia A, Sia C. Inguinal hernia: A common problem of premature infants weighing 1,000 grams or less at birth. *Pediatrics* 1975; 56: 112–5.
9. Boocock GR, Todd PJ. Inguinal hernias are common in preterm infants. *Arch Dis Child* 1985; 60: 669–670.
10. Miltenburg DM, Nuchtern JG, Jaksic T, Kozinetz CA, Brandt ML. Meta-analysis of the risk of metachronous hernia in infants and children. *Am J Surg* 1997; 174: 741–4.
11. Tuduri Limousin I, Moya Jimenez MJ, Morcillo Azcarate J, Granero Cendon R, Fernandez Pineda I, Millan Lopez A, De Agustin Asensio JC. [Incidence of metachronic contralateral inguinal hernia]. *Cir Pediatr* 2009; 22: 22–4.
12. Chertin B, De Caluwe D, Gajaharan M, Piaseczna-Piotrowska A, Puri P. Is contralateral exploration necessary in girls with unilateral inguinal hernia? *J Pediatr Surg* 2003; 38: 756–7.
13. Surana R, Puri P. Is contralateral exploration necessary in infants with unilateral inguinal hernia? *J Pediatr Surg* 1993; 28: 1026–7.
14. Czeizel A, Gardonyi J. A family study of congenital inguinal hernia. *Am J Med Genet* 1979; 4: 247–54.
15. Grosfeld JL, Cooney DR. Inguinal hernia after ventriculoperitoneal shunt for hydrocephalus. *J Pediatr Surg* 1974; 9: 311–5.
16. Moazam F, Glenn JD, Kaplan BJ, Talbert JL, Mickle JP. Inguinal hernias after ventriculoperitoneal shunt procedures in pediatric patients. *Surg Gynecol Obstet* 1984; 159: 570–2.
17. Modi KB, Grant AC, Garret A, Rodger RS. Indirect inguinal hernia in CAPD patients with polycystic kidney disease. *Adv Perit Dial* 1989; 5: 84–6.
18. Matthews DE, West KW, Rescorla FJ, Vane DW, Grosfeld JL, Wappner RS, Bergstein J, Andreoli S. Peritoneal dialysis in the first 60 days of life. *J Pediatr Surg* 1990; 25: 110–5; discussion 116.
19. Powell TG, Hallows JA, Cooke RW, Pharoah PO. Why do so many small infants develop an inguinal hernia? *Arch Dis Child* 1986; 61: 991–5.
20. Husmann DA, McLorie GA, Churchill BM, Ein SH. Inguinal pathology and its association with classical bladder exstrophy. *J Pediatr Surg* 1990; 25: 332–4.
21. Connolly JA, Peppas DS, Jeffs RD, Gearhart JP. Prevalence and repair of inguinal hernias in children with bladder exstrophy. *J Urol* 1995; 154: 1900–1.
22. Mehregan AH, Lee SC, Nabai H. Cutis laxa (generalized elastolysis). A report of four cases with autopsy findings. *J Cutan Pathol* 1978; 5: 116–26.
23. Coran AG, Eraklis AJ. Inguinal hernia in the Hurler-Hunter syndrome. *Surgery* 1967; 61: 302–4.
24. Shipp TD, Benacerraf BR. Scrotal inguinal hernia in a fetus: Sonographic diagnosis. *AJR Am J Roentgenol* 1995; 165: 1494–5.
25. Yeaton HL, Mellish RW. Resolution of prolonged neonatal apnea with hernia repair. *J Pediatr Surg* 1983; 18: 158–9.
26. Srouji MN, Buck BE. Neonatal appendicitis: Ischemic infarction in incarcerated inguinal hernia. *J Pediatr Surg* 1978; 13: 177–9.
27. Bar-Maor JA, Zeltzer M. Acute appendicitis located in a scrotal hernia of a premature infant. *J Pediatr Surg* 1978; 13: 181–2.
28. Dessanti A, Porcu, A., Scanu, A., Dettori, G. Neonatal acute appendicitis in an inguinal hernia. *Pediatr Surg Int* 1995; 10: 561–2.
29. Iuchtman M, Kirshon M, Feldman M. Neonatal pyoscrotum and perforated appendicitis. *J Perinatol* 1999; 19: 536–7.
30. Ruderman JW, Schick JB, Sherman M, Reagan Y, Hanks G, Weitzman JJ. Use of a truss to maintain inguinal hernia reduction in a very low birth weight infant. *J Perinatol* 1995; 15: 143–5.
31. Uemura S, Woodward AA, Amerena R, Drew J. Early repair of inguinal hernia in premature babies. *Pediatr Surg Int* 1999; 15: 36–9.
32. Desch LW, DeJonge MH. Weight gain: A possible factor in deciding timing for inguinal hernia repair in premature infants. *Clin Pediatr (Phila)* 1996; 35: 251–5.
33. Wiener ES, Touloukian RJ, Rodgers BM, Grosfeld JL, Smith EI, Ziegler MM, Coran AG. Hernia survey of the Section on Surgery of the American Academy of Pediatrics. *J Pediatr Surg* 1996; 31: 1166–9.
34. Lee SL, Gleason JM, Sydorak RM. A critical review of premature infants with inguinal hernias: Optimal timing of repair, incarceration risk, and postoperative apnea. *J Pediatr Surg* 2011; 46: 217–20.
35. Melone JH, Schwartz MZ, Tyson KR, Marr CC,

Greenholz SK, Taub JE, Hough VJ. Outpatient inguinal herniorrhaphy in premature infants: Is it safe? *J Pediatr Surg* 1992; 27: 203–7; discussion 207–8.

36. Emberton M, Patel L, Zideman DA, Karim F, Singh MP. Early repair of inguinal hernia in preterm infants with oxygen-dependent bronchopulmonary dysplasia. *Acta Paediatr* 1996; 85: 96–9.

37. Webster AC, McKishnie JD, Kenyon CF, Marshall DG. Spinal anaesthesia for inguinal hernia repair in high-risk neonates. *Can J Anaesth* 1991; 38: 281–6.

38. Somri M, Gaitini L, Vaida S, Collins G, Sabo E, Mogilner G. Postoperative outcome in high-risk infants undergoing herniorrhaphy: Comparison between spinal and general anaesthesia. *Anaesthesia* 1998; 53: 762–6.

39. Bertozzi M, Marchesini L, Tesoro S, Appignani A. Laparoscopic herniorrhaphy in children. *Pediatr Med Chir* 2015; 37: pmc 2015 2109.

40. Meij-deVries A, van der Voort LM, Sijstermans K, Meijer RW, van der Plas EM, Hack WW. Natural course of undescended testes after inguinoscrotal surgery. *J Pediatr Surg* 2013; 48: 2540–4.

41. Shalaby R, Ismail M, Dorgham A, Hefny K, Alsaied G, Gabr K, Abdelaziz M. Laparoscopic hernia repair in infancy and childhood: Evaluation of 2 different techniques. *J Pediatr Surg* 2010; 45: 2210–6.

42. Lin CD, Tsai YC, Chang SJ, Yang SS. Surgical outcomes of mini laparoscopic herniorrhaphy in infants. *J Urol* 2011; 185: 1071–6.

43. Turial S, Enders J, Krause K, Schier F. Laparoscopic inguinal herniorrhaphy in babies weighing 5 kg or less. *Surg Endosc* 2011; 25: 72–8.

44. Alzahem A. Laparoscopic versus open inguinal herniotomy in infants and children: A meta-analysis. *Pediatr Surg Int* 2011; 27: 605–12.

45. Timberlake MD, Herbst KW, Rasmussen S, Corbett ST. Laparoscopic percutaneous inguinal hernia repair in children: Review of technique and comparison with open surgery. *J Pediatr Urol* 2015; 11:262 e261–266.

46. Warner LO, Teitelbaum DH, Caniano DA, Vanik PE, Martino JD, Servick JD. Inguinal herniorrhaphy in young infants: Perianesthetic complications and associated preanesthetic risk factors. *J Clin Anesth* 1992; 4: 455–61.

47. Audry G, Johanet S, Achrafi H, Lupold M, Gruner M. The risk of wound infection after inguinal incision in pediatric outpatient surgery. *Eur J Pediatr Surg* 1994; 4: 87–9.

48. Bell C, Dubose R, Seashore J, Touloukian R, Rosen C, Oh TH, Hughes CW, Mooney S, O'Connor TZ. Infant apnea detection after herniorrhaphy. *J Clin Anesth* 1995; 7: 219–23.

49. Cote CJ, Zaslavsky A, Downes JJ, Kurth CD, Welborn LG, Warner LO, Malviya SV. Postoperative apnea in former preterm infants after inguinal herniorrhaphy. A combined analysis. *Anesthesiology* 1995; 82: 809–22.

50. Gollin G, Bell C, Dubose R, Touloukian RJ, Seashore JH, Hughes CW, Oh TH, Fleming J, O'Connor T. Predictors of postoperative respiratory complications in premature infants after inguinal herniorrhaphy. *J Pediatr Surg* 1993; 28: 244–7.

51. Rowe MI, Clatworthy HW. Incarcerated and strangulated hernias in children. A statistical study of high-risk factors. *Arch Surg* 1970; 101: 136–9.

52. Phelps S, Agrawal M. Morbidity after neonatal inguinal herniotomy. *J Pediatr Surg* 1997; 32: 445–7.

53. Puri P, Guiney EJ, O'Donnell B. Inguinal hernia in infants: The fate of the testis following incarceration. *J Pediatr Surg* 1984; 19: 44–6.

54. Surana R, Puri P. Iatrogenic ascent of the testis: An under-recognized complication of inguinal hernia operation in children. *Br J Urol* 1994; 73: 580–1.

55. Rowe MI, Marchildon MB. Inguinal hernia and hydrocele in infants and children. *Surg Clin North Am* 1981; 61: 1137–45.

56. Grosfeld JL, Minnick K, Shedd F, West KW, Rescorla FJ, Vane DW. Inguinal hernia in children: Factors affecting recurrence in 62 cases. *J Pediatr Surg* 1991; 26: 283–7.

57. Rattan KN, Garg P. Neonatal scrotal faecal fistula. *Pediatr Surg Int* 1998; 13: 440–1.

58. Misra D, Hewitt G, Potts SR, Brown S, Boston VE. Inguinal herniotomy in young infants, with emphasis on premature neonates. *J Pediatr Surg* 1994; 29: 1496–8.

59. Schmitt M, Peiffert B, de Miscault G, Barthelme H, Poussot D, Andre M. [Complications of inguinal hernia in children]. *Chir Pediatr* 1987; 28: 193–6.

60. Zitsman JL, Cirincione E, Margossian H. Vaginal bleeding in an infant secondary to sliding inguinal hernia. *Obstet Gynecol* 1997; 89: 840–2.

61. Munden M, McEniff N, Mulvihill D. Sonographic investigation of female infants with inguinal masses. *Clin Radiol* 1995; 50: 696–8.

短肠综合征和相关手术技术

Michael E. Höllwarth

引言

大多数作者将"短肠综合征"（short bowel syndrome，SBS）定义为严重消化不良和吸收不良的状态，需要长时间的肠外营养。1967年，Rickham[1]将SBS定义为新生儿残余小肠不足75cm，也就是残余小肠不足新生儿正常肠管长度均值的30%。根据Touloukian的说法，早产儿SBS应定义为根据相应胎龄计算的肠道长度的30%[2]。最近的一项测量体内肠道长度的文章显示，胎龄在27~29周时约为100cm，胎龄在39~40周时为157cm，胎龄在1~6个月时为239cm[3]。肠衰竭（intestinal failure，IF）一词通常指有各种疾病的患者，通过正常的肠内营养无法维持足够的能量平衡和生长发育[4]。

大约80%的SBS病例发生在新生儿期。病因可分为产前获得性疾病（腹裂、多发性肠闭锁、先天性巨结肠，占17%），出生后灾难性事件导致小肠的次全丢失，例如坏死性小肠结肠炎（36%）或肠扭转（19%），以及其他罕见原因或外伤（7%）。在过去的几十年中，由于重症监护医学的进步，SBS的患病率有所上升，更多的婴儿能够在大量小肠缺失的情况下存活下来。意大利最近的一项研究表明，在所有的新生儿中，新生儿发生率为0.1%，在重症监护室（ICU）的新生儿中为0.5%[5]。

过去，新生儿和婴儿大量小肠切除曾经是灾难性事件，几乎总是伴随着营养不良和死亡。回顾1965年的文献，Kuffer[6]发现了只有9名存活的SBS儿童。1972年，Wilmore[7]对50例2月龄以下的SBS婴儿进行了研究，发现有回盲瓣的15cm小肠或无回盲瓣的38cm小肠均可以存活。1985年，Dorney等[8]报道，长期的营养支持可以使具有回盲瓣的仅有11cm空肠的婴儿（占总数的5%）或没有回盲瓣的有25cm空肠的婴儿能够生存（占总数的10%）。

肠适应是肠切除后肠代偿反应的病理生理特征，80%以上的SBS患儿最终可以完全经口喂养实现正常生活[9]。适应性的特征是剩余肠管早期血流增加[10]，并通过长期刺激，极大地增加了吸收表面积[11]，包括绒毛高度，隐窝深度，肠长度，肠壁厚度和肠管直径的增加。近年来的实验研究表明，血管紧张素转换酶对小肠切除后肠上皮细胞的凋亡和增殖具有重要作用[12]。结肠对水和溶质的吸收增强，结肠细菌将未消化的碳水化合物和蛋白质发酵成短链脂肪酸，而短链脂肪酸是重要的能量提供物质，显然也是肠适应的促进因素[13-14]。

肠适应的确切机制尚不清楚，但是肠内营养和肠道内分泌刺激肠道的适应性生长[15-18]。最近，研究表明，鱼油中的ω-3脂肪酸对肝功能具有有益作用，并改善肠外营养相关肝脏疾病[19]。通常，消化和吸收所需的工作量越高，适应刺激的作用就越强。在营养物质和内分泌刺激下，大量的营养多肽和其他介质被分泌出来。近年来，一些促进SBS患者肠适应的潜在临床因素引起了人们的关注。首先，促胃液素被证明对小肠有营养作用[20]。SBS患者最初的胃液分泌、胃酸分泌以及血清促胃液素水平均升高。肠胰高血糖素是另一种在动物实验和人类实验中被证明可以刺激肠道的适应性反应的激素[21]。由于单克隆抗体不能阻断这种营养作用，近年来认为肠胰高血糖素前体可能与肠适应相关。胰高血糖素样肽-2是一种营养激素，在肠道适应中具有重要作用[22-23]。人类生长激素（growth hormone，GH）与表皮生长因子或胰岛素样生长因子-1（insulin-like growth factor-1，IGF-1）结合，也有促使小肠生长和肠适应的作用[24-27]。在胃肠道的所有部分均发现了 IGF-1 受体，IGF-1 刺激肠上皮细胞 DNA 和 RNA 的合成以及细胞氨基酸的摄取[28]。内源性 GH 和 IGF-1 系统是小肠生长和适应的重要调节因子[29]。文献中还广泛讨论了许多其他生长因子[9]。

在氨基酸中，谷氨酰胺为巨噬细胞、肠上皮细胞等细胞快速提供所需的能量，在维持肠道结构和功能方面发挥重要作用。补充谷氨酰胺对严重外伤或处于慢性分解代谢状态的患者有益[30]。此外，已证明肠内营养添加谷氨酰胺对动物的葡萄糖和钠吸收有影响[31]。Ziegler 等研究表明，GH 可增加肠切除后的谷氨酰胺摄取，支持谷氨酰胺在 SBS 患者的小肠和结肠中发挥营养作用[32]。然而，有关谷氨酰胺的研究尚有争议，还需要进一步研究[25,33]。在动物实验中，前列腺素 E$_2$ 和多胺也被证明通过增加血流和 DNA 合成来刺激细胞增殖[34-35]。实验证据表明，睾酮可增强猫小肠切除后的适应能力[36]。最近有研究表明，膳食补充维生素 D 可促进 SBS 大鼠模型中的细胞增殖，并减少细胞凋亡[37]。

超过 80% 的患者在 1 年之内可以肠道适应，脱离肠外营养支持。但是，此过程可能给孩子及其家庭带来严重的困境和心理压力，并导致败血症、胆囊炎和慢性肝纤维化等并发症。因此，可靠预测患者脱离肠外营养的可能性受到了极大的关注。瓜氨酸是血浆中的游离氨基酸，由谷氨酰胺和脯氨酸在小肠上皮细胞中的代谢产生。研究表明，血浆中瓜氨酸的含量与儿童和成人的肠管长度有很好的相关

性，可以作为判断是否可能脱离肠外营养的一个指标[38-39]。脱离肠外营养的分界点大约是 15μmol/L[40-41]。瓜氨酸也是肠移植和儿童移植物抗宿主病排斥反应的有效标志物[42]。

尽管肠移植在长期存活者身上的临床适应性仍然有限，但人们对提高营养吸收率的外科手术方法仍抱有浓厚的兴趣。本章回顾了 SBS 患者的手术技术，并强调了它们的临床适用性。

大范围小肠切除的手术策略

多发性肠闭锁或腹裂合并闭锁等畸形可导致新生儿先天性 SBS。获得性疾病如肠扭转或坏死性小肠结肠炎需要广泛的肠切除。对于有 SBS 风险的患者，手术必须尽可能保留小肠。

在肠闭锁中，应保留扩张的肠袢，而不是按常规方式切除。在肠扭转手术中，二次检查可以帮助外科医师确定必须切除的肠管。在广泛性坏死性小肠结肠炎中，应通过肠造口术将存活力可疑的肠管减压，而不是切除。回肠比空肠重要，因为它是维生素 B$_{12}$ 和胆汁酸吸收的部位。而且，回肠具有更强的肠适应能力。肠切除完成后，应沿肠系膜边界放一根线，从十二指肠悬韧带一直测量到回盲瓣，以测量剩余的空肠和回肠长度。在操作过程中，肠管会明显收缩，并且在体内很难测量实际的肠管长度。这可能是生存率似乎与剩余肠的长度不严格相关的原因之一。

SBS 患者的外科手术技术

SBS 患者的治疗重点包括稳定患者的病情，评估剩余肠管的适应能力以及明确患者的特殊需求。因此，主要的手术目的是尽快恢复肠管的连续性，使所有剩余的肠段参与肠适应过程。只有在以下情况下，其他手术策略才能发挥作用：①吸收面积太小，无法进行肠内喂养；②肠管严重扩张，肠管中的运动

障碍导致食糜停滞；③肠道运输太快，无法充分吸收营养（表73.1）。

表73.1 SBS患儿的手术策略

增加通过时间	增加吸收表面积	改善蠕动
逆蠕动肠段	浆膜补片	裁剪成形
结肠间置	黏膜移植	裁剪成形和
肠管瓣膜	小肠移植	延长
人工肠套		

当然，肠移植是立即增加肠吸收面积最有效的方法。其适应证是发生灾难性腹部事件后小肠很少或几乎没有剩余的SBS患者和进行性全肠外营养（total parenteral nutrition，TPN）相关肝功能障碍导致的不可逆肝衰竭患者。直到最近，肠移植的效果还很差，主要是由于高排斥率。除类固醇外，随着新免疫抑制药物如他克莫司和OKT3的引入，取得了重大进展，最近一系列研究中，1年移植生存率接近75%。但是，肠移植术后10年的结果显示，患者的生存率约为43%，移植物的存活率为23%，这表明良好的家庭肠外营养（home parenteral nutrition，HPN）通常可提供更好的长期结果，避免免疫抑制剂的副作用，包括与EB病毒（Epstein-Barr virus，EBV）感染相关的淋巴增生性疾病[43-46]。

因此，当前的外科手术通常仅支持上述因素中的一个或两个。必须仔细评估特定患者的主要问题，从而选择最有可能增强剩余肠管吸收能力的方法。普遍同意的是，大多数此类技术均未作为主要手术。SBS治疗的重点是稳定患者的病情，评估剩余肠管的适应能力，以及明确患者的特殊需求。

减少肠蠕动

缩窄

新生儿合并多发性小肠闭锁而致先天性SBS时，为保留尽可能多的肠管，近端扩张

肥厚的肠管未予切除。这些肠管收缩压力低导致无效地来回蠕动，放射学研究很容易证明这一点。无效肠蠕动会导致食糜停滞、梗阻症状以及由细菌过度生长引起的肠道感染综合征。扩张肠管的缩小成形可以通过肠系膜对侧缘的三角形切除来完成（图73.1）。这种缩窄成形的缺点是减小了可用的肠道表面积。因此，该技术仅适用于肠道长度和吸收面积足够，但蠕动不充分为主要问题的患者。

操作也可以简单地通过内翻折叠多余的组织来完成（图73.1）。这项技术避免减少肠表面积，并可以改善肠功能[47-48]。无论采用何种方法，有效促进肠蠕动至少需要3周才能恢复。

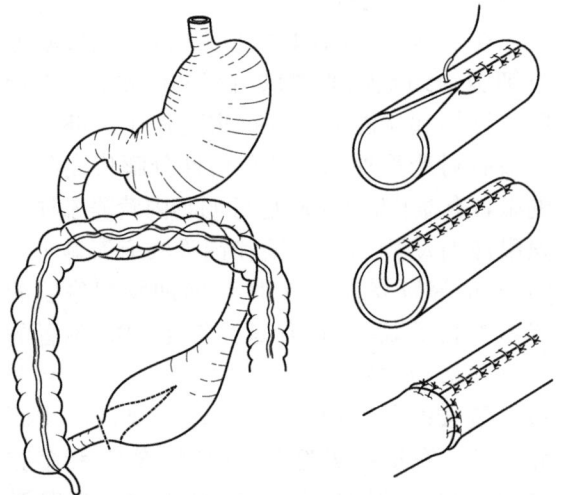

图73.1 缩窄成形可以通过三角形肠壁部分切除或扩张段多余的组织内翻缝合来实现。后一种方法保留了所有可用的吸收表面积

缩窄和延长

1980年，Bianchi[49]报告了一种实验方法，该方法在缩窄扩张肠管的同时，利用切除肠管再成形来延长肠管。从解剖学上讲，来自最后一级血管弓的肠系膜血管从中线两侧进入肠壁分为前分支和后分支。特别是在扩张段肠管中，可使用中线相对较宽的无血管平面来分离血管层。肠道的纵向切分可以通过这种方式完成，同时使肠管的任何一半均

保留足够的营养血管。每个肠段的纵向闭合和端端吻合术使该段的肠管长度加倍。

Bianchi[50] 在他的实验报告中以及 Boeckmann 和 Traylor[51] 在第一份临床报告中使用了胃肠吻合器来分割肠内部分。尽管使用胃肠吻合器的过程很快速，但它会产生两个刚性的肠段并牺牲部分吸收表面积。Aigrain 等[52] 建议剪开和手工缝合的吻合术进行切开缝合。浆肌层缝合技术保证了最大程度的黏膜保留（图 73.2a）。由于肠的两段都在同一肠系膜上，因此螺旋状吻合要比两部分相互滑动吻合更容易完成。螺旋状缝合技术避免了血管的牵拉，这是至关重要的，因为已经报道过节段性坏死[53]（图 73.2b）。但在狗模型上进行的实验研究表明，肠道的缩窄和延长可能会损害营养状况以及肠道的适应和吸收[54]。

Bianchi 的方法已用于 50 多名婴儿，只有一名婴儿出现一半节段坏死[55]。在其中一些婴儿中，肠段的最初长度达 40~80cm，这将使人们对某些手术的适应证产生疑问。根据 Bianchi 自己的经验[55]，该方法被证明是成功的。该方法应用于疾病的后期阶段，而不是在新生儿或短肠综合征的早期阶段。患者一般情况稳定，无肝衰竭等严重并发症。这一观点可以通过作者对两个 SBS 新生儿的教训得到证实，这两个新生儿分别有 15cm 和 20cm 的小肠残余，没有回盲瓣，结肠长度为正常长度的 40%。尽管 Bianchi 的手术进行得很顺利，肠管长度几乎翻了一番，但两个婴儿的蠕动都很差，1 岁时死于进行性肝衰竭。因此，有先天性肠道动力异常的患者可能不适合这种手术[56]。

Kimura 和 Soper 发表了另一种肠管缩窄延长术[57]。该手术包括将部分小肠寄生于其他器官（肝、腹壁），在形成侧支后进行肠的纵向分离并提供两个循环，一半来自寄生肠管周围组织，另一半来自肠系膜。该方法已成功用于两名婴儿[57-58]。

最近发表了一种连续横向肠成形术（serial transverse enteroplasty，STEP），可以用于肠

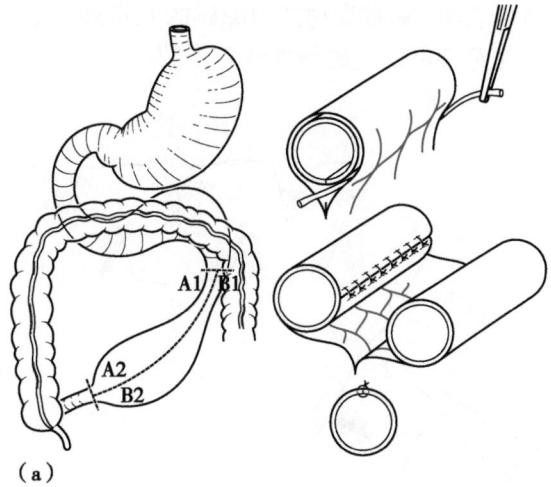
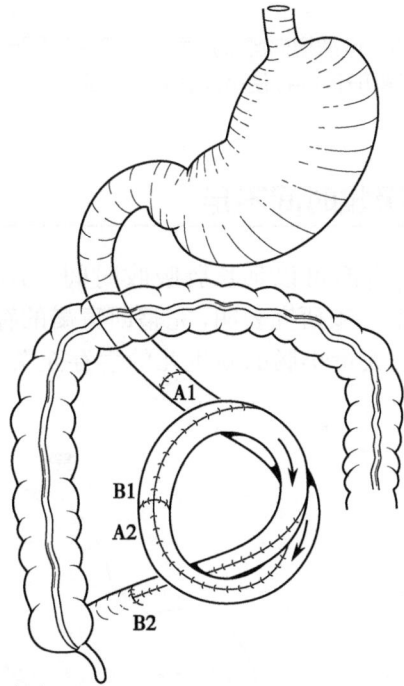

图 73.2 （a）Bianchi 的缩窄延长术对肠道吸收至关重要。浆肌层缝合技术尽可能地保留了黏膜表面积。（b）两个分离部分呈螺旋状排列，使得吻合时血管的张力最小

管扩张伴肠蠕动不足的病例，也可以作为一种延长手术[59-60]。扩张肠管的再成形是通过连续的三分之一或一半的肠内腔的交替和相反的横断面形成之字形（图 73.3）。该方法的优点是，它在技术上比 Bianchi 的方法容易得多，并且所实现的加长肠管明显更长。长期

结果表明，除有运动能力障碍的儿童外，大多数儿童都可以脱离肠外营养[61-63]。

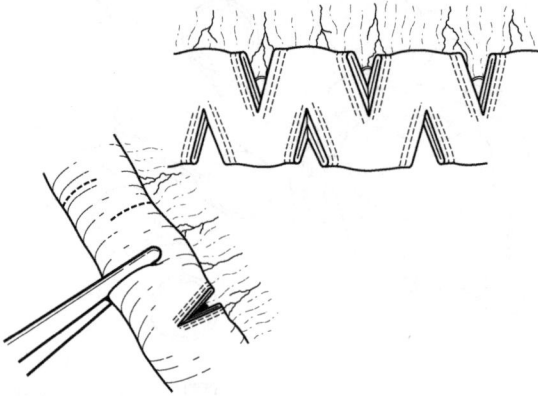

图73.3　连续横向肠成形术（STEP）用胃肠吻合器交替半圈切开吻合，使小肠呈锯齿状延长

肠道吸收时间不足

回盲瓣可以延长肠吸收时间。Dorney等[8]的一项研究表明，完整回盲瓣的存在对于损失大量小肠的新生儿的生存至关重要。

这些发现已被作者的经验所证实：所有患有SBS并保留回盲瓣的婴儿均存活，而所有死亡结局的患者均没有回盲瓣[64]。然而，Coran等[65]和Kaufmann等[66]表明有无回盲瓣的SBS患者的预后没有差异。此外，有实验证据表明，与保留回盲瓣的动物相比，没有回盲瓣的SBS大鼠的细菌移位率明显降低[67-68]。尽管尚无明确证据表明回盲瓣在SBS患者中的良好作用，但应尽可能保留瓣膜，它可能会发挥延长肠内容物转运时间的作用。

逆蠕动小肠段

多年来，人们一直在对远端小肠的逆向蠕动进行实验研究。自从Gibson等[69]报道在成人中使用小肠倒置术以来，这在过去一直是SBS患者最常用的方法（图73.4）。逆蠕动的小肠段通过引起逆蠕动而充当生理瓣膜。因此，它应始终位于小肠末端。反向蠕动肠管的理想长度在成人为10cm，在婴儿中为3cm。在作者科室的一个3个月大的患者，一个3cm长的逆蠕动段（总共11cm的小肠）

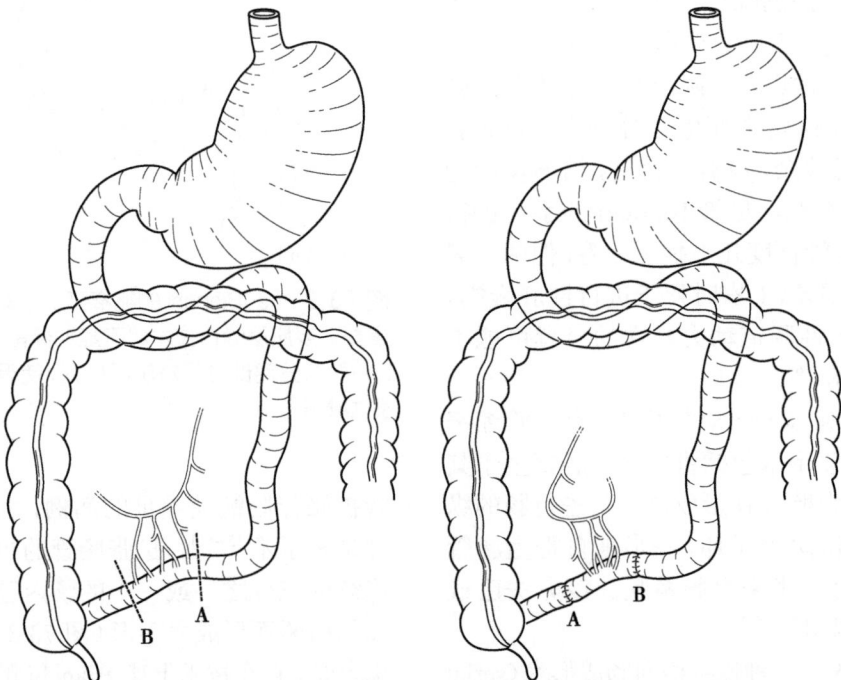

图73.4　逆蠕动肠段应靠近回盲瓣或小肠末端。新生儿的最佳长度约为3.0cm

有助于肠道的适应。在 4 岁时，当孩子完全经口营养时，造影时显示总的小肠长度已达到 1m，并且在可能为逆蠕动段的位置有食物反复摆动[70]。该患者现在 38 岁，并且只需要定期补充脂溶性维生素（维生素 A、D、E、K）。最近的一份报告显示，38 名长期依赖肠外营养的成年患者中，有近一半可以通过小肠倒置术显著改善肠道吸收功能[71]，从而脱离静脉营养。

结肠间置

Hutcher 等[72-73]研究了结肠的同向蠕动或逆向蠕动的优势是不需要干预剩余的小肠肠管。

如果空肠段短而回肠段长，同向蠕动的结肠间置应在空肠和回肠之间插入；如果回肠段短而空肠段长，则应在十二指肠和空肠之间插入近端（图 73.5）。同向蠕动结肠间置术是通过减缓蠕动性来减慢营养物质向远端肠道的输送速度[74]。尚未确定插入结肠

的最佳长度。Glick 等[75]在小婴儿中使用了 10~15cm 长的肠管，而 Garcia 等[76]在 14 个月大的婴儿中使用了 24cm 的肠段。

结肠间置除了有减慢肠蠕动的作用外，还可增加十二指肠与盲肠之间的肠管长度。此外，结肠能适应小肠的功能，并通过主动转运机制吸收水分、电解质和营养物质[77]。在大鼠中进行的实验研究表明，置入段肠管的隐窝深度、黏膜厚度和麦芽糖酶浓度显著增加[78]。

临床报告结果表明，在进行结肠间置手术的 7 例婴儿中，有 4 例存活[75-76]。其中 2 例未报告残余肠道的长度，另外两例分别是 39cm 和 63cm。一名中肠扭转后剩余空肠 5cm、回肠 7cm 的成年患者，在置入 18cm 长的同向蠕动结肠后完全脱离肠外营养。

肠瓣膜和囊袋

如前所述，虽然回盲瓣对 SBS 婴儿长期预后的作用仍有争议，但有大量证据表明，回盲瓣可以减慢腔内营养物进入结肠的速度，

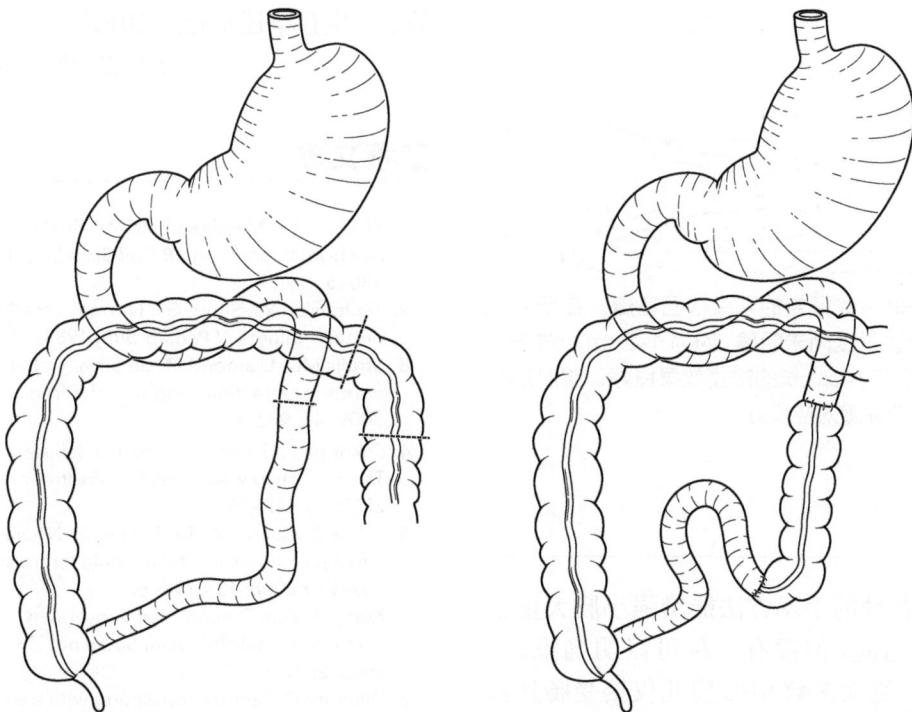

图 73.5 同向结肠间置应用在近端肠管（而逆向结肠间置应用于远端肠管）。建议同向间置的肠管长度为 10~20cm

对肠道转运时间具有很大的影响。因此，人们设计了各种外科手术，通过制造人工瓣膜来减慢肠道运输时间[79-80]，比如通过缝合和人造括约肌收缩肠管[75]，机械或化学去神经节段[81]，肠套叠技术[82-83]。肠套叠瓣膜的临床经验还非常有限。Waddell 等[84] 对 3 例成人进行了结肠空肠内间置的反向肠套叠瓣膜成形，其中一例随后发生了肠梗阻。Ricotta 等[82] 在一个 15 岁男孩中构造了一个 4cm 长的乳头状回盲瓣（图 73.6），这似乎很有帮助。

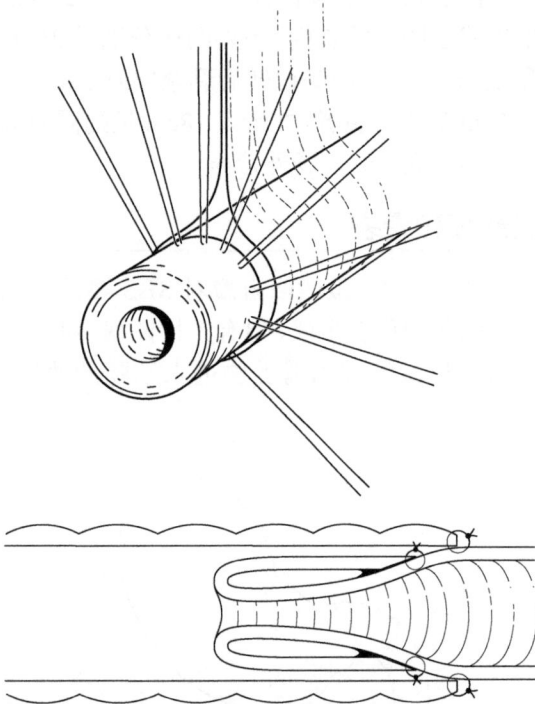

图 73.6　Ricotta 报告的乳头状回盲瓣。在新生儿中的最佳瓣膜长度尚未明确，约为 1~2cm。对于一名 15 岁的男孩，4cm 长的瓣膜效果良好。浆肌层的定位缝合能使黏膜对应良好

结果

尽管各种的手术方法能增强小肠大量丢失后的肠适应，但没有一种可以明确推荐。直到目前，绝大多数 SBS 婴儿仅接受肠外营养支持治疗，直到肠道完全适应。初始仅有 15cm 小肠并保留回盲瓣，或者 25cm 空肠不伴回盲瓣的婴儿，最终实现了全肠内营养[85]。新生儿的生存率达到 75%~83%，2 岁以上儿童的生存率为 100%[86-87]。在 Goulet 的科室中，1985 年以后出生的经手术治疗的 SBS 新生儿的生存率为 96%[88]。2002 年至 2005 年间，国家登记的极低出生体重（very low birth weight，VLBW）的 SBS 婴儿在出生 60 天后生存率为 98%，在出生 180 天后生存率为 79%[89]。进一步的研究表明，在 28 例肠管剩余 <20cm 的儿童中，有 27 例幸存下来，其中 48% 脱离了肠外营养。有完整的结肠和回盲瓣的患者更有可能成功康复[90]。

结论

总之，手术仅适用于特定的患者，以有效推进蠕动或延长肠道运输时间。但是，这类手术需要等到患者有明显适应证再进行。大约 10% 的患者将受益于外科手术，包括延长转运时间或重建部分肠管。小肠完全丧失或进行性肝衰竭的患者需要进行肠移植，目前的 5 年生存率还不超过 50%[43]。

（赵晓霞　译　秦琪　审校）

参考文献

1. Rickham PP. Massive small intestinal resection in newborn infants. *Ann R Coll Surg Engl* 1967; 41: 480–5.
2. Touloukian RJ, Smith GJ. Normal intestinal length in preterm infants. *J Pediatr Surg* 1983; 18: 720–3.
3. Struijs MC, Diamond IR, de Silva N et al. Establishing norms for intestinal length in children. *J Pediatr Surg* 2009; 44: 933–8.
4. D'Antiga L, Goulet O. Intestinal failure in children: The European view. *J Pediatr Gastroenterol Nutr* 2013; 56: 118–26.
5. Salvia G, Guarini A, Terrin G et al. Neonatal onset intestinal failure: An Italian multicentre study. *J Pediatr* 2008; 153: 674–6.
6. Kuffer F. Zum Problem der subtotalen Dünndarmresektion beim Säugling. *Z Kinderchir* 1965; 2: 39–55.
7. Wilmore D. Factors correlating with a successful outcome following extensive intestinal resection in newborn infants. *J Pediatr* 1973; 80: 88–95.

8. Dorney St FA, Ament ME, Berquist WE et al. Improved survival in very short small bowel of infancy with use of long term parenteral nutrition. *J Pediatr* 1985; 107: 521–5.

9. Höllwarth M. *Short Bowel Syndrome in Childhood.* E-book: http://www.morganclaypool.com. Morgan & Clydon Life Sciences, 2014.

10. Höllwarth ME, Urich-Baker MG, Kvietys PR et al. Blood flow in experimental short bowel syndrome. *Pediatr Surg Int* 1988; 4: 242–6.

11. Bristol JB, Williamson RCN. Mechanisms of intestinal adaptation. *Pediatr Surg Int* 1988; 4: 233–41.

12. Haxhija EQ, Yang H, Spencer AU et al. Modulation of mouse intestinal cell turnover in the absence of angiotensin converting enzyme. *Am J Physiol Gastrointest Liver Physiol* 2008; 295: G88–98.

13. Briet F, Flourie B, Achour L et al. Bacterial adaptation in patients with short bowel and colon in continuity. *Gastroenterology* 1995; 109: 1446–53.

14. Tappenden KA, Thomson ABR, Wild GE. Short-chain fatty acid–supplemented total parenteral nutrition enhances functional adaptation to intestinal resection in rats. *Gastroenterology* 1997; 112: 792–802.

15. Altmann GG. Influence of bile and pancreatic secretions on the size of the intestinal villi in the rat. *Am J Anat* 1971; 132: 167–78.

16. Bestermann HS, Adrian TE, Mallinson CN et al. Gut hormone release after intestinal resection. *Gut* 1982; 23: 855–61.

17. Dowling RH, Booth CC. Structural and functional changes following small bowel resection in rat. *Clin Sci (Lond)* 1967; 32: 139–149.

18. Drozdowski T, Thomson ABR. Intestinal mucosal adaptation. *World J Gastroenterol* 2006; 12: 4614–24.

19. Diamond IR, Sterescu A, Pnecharz PB, Wales PW. The rationale for the use of parenteral omega-3 lipids in children with short bowel syndrome and liver disease. *Pediatr Surg Int* 2008; 24: 773–8.

20. Johnson JR. The trophic action of gastrointestinal hormones. *Gastroenterology* 1976; 70: 278–88.

21. Bloom SR, Polak JM. The hormonal pattern of intestinal adaptation. A major role for enteroglucagon. *Scand J Gastroenterol* 1982; 74: 93–103.

22. Sigalet DL, Baeazir O, Martin GR et al. Glucagon-like Peptide-2 induces a specific pattern of adaptation in remnant jejunum. *Dig Dis Sci* 2006; 51: 1557–66.

23. Martin GR, Beck PL, Sigalet DL. Gut hormones and short bowel syndrome: The enigmatic role of glucagon-like peptide-2 in the regulation of intestinal adaptation. *World J Gastroenterology* 2006; 12: 4117–29.

24. Chow JYC, Carlstrom K, Barrett KE. Growth hormone reduces chloride secretion in human colonic epithelial cells via EGF-receptor 4 and extracellular regulated kinase. *Gastroenterology* 2003; 125: 1114–24.

25. Byrne TA, Morissey TB, Nattakorn TV et al. Growth hormone, glutamine, and a modified diet enhance nutrient absorption in patients with severe short bowel syndrome. *JPEN* 1995; 19: 296–302.

26. Ianolli P, Miller JH, Ryan CK et al. Epidermal growth factor and human growth hormone accelerate adaptation after massive enterectomy in an additive, nutrient dependent, and site-specific fashion. *Surgery* 1997; 122: 721–9.

27. Nakai K, Hamada Y, Kato Y et al. Evidence that epidermal growth factor enhances the intestinal adaptation following small bowel transplantation. *Life Sci* 2004; 75: 2091–102.

28. Clemmons DR, Underwood LE. Nutritional regulation of IGF-I and IGF binding protein. *Ann Rev Nutr* 1991; 11: 393–412.

29. Winesett DE, Ulshen DM. Hoyt EC et al. Regulation and localization of the insulin-like growth factor system in small bowel during altered nutrition status. *Am J Physiol* 1995; 268: G631–40.

30. Wilmore DW. Glutamine and the gut. Gastroenterology 1994; 107: 1885–901.

31. DiBaise JK, Young RJ, Vanderhoof JA. Intestinal rehabilitation and the short bowel syndrome: Part I. *Am J Gastroenterol* 2004; 99: 1386–95.

32. Ziegler TR, Mantell MP, Chow JC et al Gut adaptation and the insulin-like growth factor system: Regulation by glutamine and IGF-I administration. *Am J Physiol* 1996; 271: G866–75.

33. Cisler JJ, Buchmann AL. Intestinal adaptation in short bowel syndrome. *J Invest Med* 2005; 53: 402–13.

34. Vanderhoof JA, Park JH, Grandjean CJ Morphological and functional effects of 16,16 dimethyl-prostaglandin-E2 on mucosal adaptation after massive distal small bowel resection. *Am J Physiol* 1988; 254: G373–7.

35. Höllwarth ME, Granger DN, Ulrich-Baker MG et al. Pharmacologic enhancement of adaptive growth after extensive small bowel resection. *Pediatr Surg Int* 1988; 3: 55–61.

36. Pul M, Yilmaz N, Gürses N et al. Enhancement by testosterone of adaptive growth after small bowel resection. *Isr J Med Sci* 1991; 27: 339–42.

37. Hadjittofi CH, Coran AG, Mogilner JG et al. Dietary supplementation with vitamin D stimulates intestinal epithelial cell turnover after massive small bowel resection in rats. *Pediatr Surg Int* 2013; 29: 41–50.

38. Peterson J, Kerner JA. New advances in the management of children with intestinal failure. *JPEN* 2012; 36: S36–42.

39. Luo M, Fernández-Estívariz, C, Manatunga AK et al. Are plasma citrulline and glutamine biomarkers of intestinal absorptive function in patients with short bowel syndrome? *J Parenter Enteral Nutr* 2007; 31: 1, 1–7.

40. Crenn P, Messing B, Cynober L. Citrulline as a biomarker of intestinal failure due to enterocyte mass reduction. *Clin Nutr* 2008; 27: 328–39.

41. Fitzgibbons S, Ching YA, Valim C et al. Relationship between serum citrulline levels and progression to parenteral nutrition independence in children with

short bowel syndrome. *J Pediatr Surg* 2009; 44: 928–32.

42. Merlin E, Minet-Quinard R, Pereira B et al. Non-invasive biological quantification of acute gastro-intestinal graft-versus-host disease in children by plasma citrulline. *Pediatr Transplant* 2013; 17: 683–7.

43. Freeman RB, Steffick DE, Guidinger MK et al. Liver and intestinal transplantation in the United States, 1997–2006. *Am J Transplant* 2008; 8 (Part2): 958–76.

44. Jeejeebhoy KN. Editorial: Treatment of intestinal failure: Transplantation or home parenteral nutrition? *Gastroenterology* 2008; 135: 303–5.

45. Abu-Elmagd K, Costa G, Bond GJ et al. Five hundred intestinal and multivisceral transplantations at a single center. Major advances and new challenges. *Ann Surg* 2009; 250: 567–81.

46. Pironi L, Goulet O, Buchmann A et al. utcome on home parenteral nutrition for benign intestinal failure: A review of the literature and benchmarking with the European prospective survey of ESPEN. *Clin Nutr* 2012; 31: 831–45.

47. Weber TR, Vone DW, Grosfield JL. Tapering entero-plasty in infants with bowel atresia and short gut. *Arch Surg* 1982; 117: 684–8.

48. Ramanujan TM. Functional capability of blind small loops after intestinal remodelling techniques. *Aust NZJ Surg* 1986; 54: 145–50.

49. Bianchi A. Intestinal loop lengthening—A technique for increasing small intestinal length. *J Pediatr Surg* 1980; 15: 145–51.

50. Bianchi A. Intestinal lengthening: An experimental and clinical review. *J R Soc Med* 1984; 77: 35–41.

51. Boeckmann CR, Traylor R. Bowel lengthening for short gut syndrome. *J Pediatr Surg* 1981; 16: 996–7.

52. Aigrain Y, Cornet D, Cezard JP et al. Longitudinal division of small intestine: A surgical possibility for children with very short bowel syndrome. *Z Kinderchir* 1985; 40: 233–6.

53. Thompson JS, Pinch LW, Muorey N et al. Experience with intestinal lengthening for the short bowel syndrome. *J Pediatr Surg* 1991; 26: 721–4.

54. Thompson JS, Quigley EM, Adrian T. Effect of intestinal tapering and lengthening on intestinal structure and function. *Am J Surg* 1995; 169: 111–9.

55. Bianchi A. Experience with longitudinal intestinal lengthening and tailoring. *Eur J Paediatr Surg* 1999; 9: 256–9.

56. Vernon AH, Georgeson KE. Surgical options for short bowel syndrome. *Semin Pediatr Surg* 2001; 10: 91–8.

57. Kimura K, Soper RT. new bowel elongation technique for the short bowel syndrome using the isolated bowel segment Iowa models. *J Pediatr Surg* 1993; 26: 792–4.

58. Georgeson KE, Halpin D, Figueroa R et al. Sequential intestinal lengthening procedure for refractory short bowel syndrome. *J Pediatr Surg* 1994; 29: 316–21.

59. Kim HB, Fauza D, Oh J-T, Nurko S, Jaksic T. erial trans-verse enteroplasty (STEP): A novel bowel lengthening

procedure. *J Pediatr Surg* 2003; 38: 3, 425–429.

60. Kim HB, Lee PW, Garza J, Duggan C, Fauza D, Jaksic T. Serial transverse enteroplasty for short bowel syndrome: A case report. *J Pediatr Surg* 2003; 38: 6, 881–5.

61. Javid PJ, Sanchez HE, Horslen SP et al. Intestinal lengthening and nutritional outcomes in children with short bowel syndrome. *Am J Surg* 2013; 205: 576–80.

62. Jones BA, Hull MA, Potanos KM et al. Report of 111 consecutive patients enrolled in the international serial transverse enteroplasty (STEP) data registry: A retrospective observational study. *J Am Coll Surg* 2013; 216: 438–46.

63. Mercer DF, Hobson BD, Gerhardt BK et al. Serial transverse enteroplasty allows children with short bowel to wean from parenteral nutrition. *J Pediatr* 2014; 164: 93–8.

64. Mayr J, Schober PH, Weissensteiner U et al. Morbidity and mortality of the short bowel syndrome. *Eur J Paediatr Surg* 1999; 9: 231–5.

65. Coran AG, Spivak D, Teitelbaum DH. An analysis of the morbidity and mortality of short-bowel syndrome in the pediatric age group. *Eur J Paediatr Surg* 1999; 9: 228–30.

66. Kaufman SS, Loseke CA, Lupo JV et al. Influence of bacterial overgrowth and intestinal inflammation on duration of parenteral nutrition in children with short bowel syndrome. *J Pediatr* 1997; 131: 356–61.

67. Schimpl G, Feierl G, Linni K et al. Bacterial transloca-tion in short-bowel syndrome in rats. *Eur J Paediatr Surg* 1999; 9: 224–7.

68. Eizaguirre I, Aldazabal P, Barrena P et al. Bacterial translocation is favoured by the preservation of the ileocecal valve in experimental short bowel with total parenteral nutrition. *Eur J Paediatr Surg* 1999; 9: 220–3.

69. Gibson LD, Carter R, Hinshaw DB. Segmental rever-sal of small intestine after massive bowel resection. *J Am Med Assoc* 1962; 182: 952–4.

70. Kurz R, Sauer H. Treatment and metabolic findings in extreme short bowel syndrome with 11 cm jejunal remnant. *J Pediatr Surg* 1983; 18: 257–63.

71. Layec S, Beiyer L, Corcos O et al. Increased intesti-nal absorption by segmental reversal of the small bowel in adult patients with short bowel syndrome: A case control study. *Am J Clin Nutr* 2013; 97: 100–8.

72. Hutcher NE, Salzberg AM. re-ileal transposition of colon to prevent the development of the short bowel syndrome in puppies with 90 percent small intestine resection. *Surgery* 1971; 70: 189–97.

73. Hutcher NE, Mendez-Picon G, Salzberg AM. Prejejunal transposition of colon to prevent the development of the short bowel in puppies with 90 percent small intestine resection. *J Pediatr Surg* 1973; 8: 771–7.

74. Lloyd DA. Colonic interposition between the jejunum and ileum after massive small bowel resection in rats. *Progr Pediatr Surg* 1978; 12: 12–106.

75. Glick PL, de Lorimier AA, Adzick NS et al. olon

interposition: An adjuvant operation for short gut syndrome. *J Pediatr Surg* 1984; 19: 719–25.

76. Garcia VF, Templeton JM, Eichelberger MR et al. Colon interposition for short bowel syndrome. *J Pediatr Surg* 1981; 16: 994–5.

77. Kono K, Sekikawa T, Iizuka H et al. Interposed colon between remnants of the small intestine exhibits small bowel features in a patient with short bowel syndrome. *Dig Surg* 2001; 18: 237–41.

78. King DR, Anvari M, Jamieson GG, King JM. Does the colon adopt small bowel features in a small bowel environment? *Aust N Z J* 1996; 66: 543–6.

79. Zurita M, Raurich JM, Ramirez A et al. A new neo-valve type in short bowel syndrome surgery. *Rev Esp Enfem Dig* 2004; 96: 110–8.

80. Stacchini A, Dido LJ, Primo ML et al. Artificial sphincter as a surgical treatment for experimental massive resection of small intestine. *Am J Surg* 1982; 143: 721–6.

81. Sawchuk A, Goto S, Yount J et al. Chemically induced bowel denervation improves survival in short bowel syndrome. *J Pediatr Surg* 1987; 22: 492–6.

82. Ricotta J, Zuidema GD, Gadacz TR et al. Construction of an ileocecal valve and its role in massive resection of the small intestine. *Surg Gynecol Obstet* 1981; 152: 310–4.

83. Vinograd Il, Merguerian P, Udassin R et al. An experimental model of a submucosally tunnelled valve for the replacement of the ileo-cecal valve. *J Pediatr Surg* 1984; 19: 726–31.

84. Waddell WR, Kern F, Halgrimson ChG et al. A simple jejunocolic valve. *Arch Surg* 1979; 100: 438–44.

85. Galea MH, Holliday H, Carachi R et al. Short-bowel syndrome: A collective review. Enteral and parenteral nutrition in short-bowel syndrome in children. *J Pediatr Surg* 1992; 27: 592–6.

86. Georgeson KE, Breaux CW. Outcome and intestinal adaptation in neonatal short-bowel syndrome. *J Pediatr Surg* 1992; 27: 344–50.

87. Ricour C, Duhamel JF, Arnaud-Battandier F et al. Enteral and parenteral nutrition in the short bowel syndrome in children. *World J Surg* 1985; 9: 310–5.

88. Goulet O, Baglin-Gobet S, Talbotec C. Outcome and long-term growth after extensive small bowel resection in the neonatal period: A survey of 87 children. *Eur J Pediatr Surg* 2005; 15: 95–101.

89. Cole CR, Hansen NI, Higgins RD et al. Very low birth weight preterm infants with surgical short bowel syndrome: Incidence, morbidity and mortality, and growth outcomes at 18 and 22 month. *Pediatrics* 2008; 122: e573–82.

90. Infantino BJ, Mercer DF, Hobson BD et al. Successful rehabilitation in pediatric ultra-short small bowel syndrome. *J Pediatr* 2013; 163: 1361–6.

巨膀胱 - 小结肠 - 肠蠕动不良综合征

Prem Puri   Jan-Hendrik Gosemann

引言

巨膀胱 - 小结肠 - 肠蠕动不良综合征（megacystis microcolon intestinal hypoperistalsis syndrome，MMIHS）是新生儿中一种罕见的先天性功能性肠梗阻，通常是致命的。该综合征的主要特征是由巨大的非阻塞性膀胱扩张，小结肠以及肠蠕动减少或无蠕动引起的腹胀。MMIHS 通常有肠旋转不良和小肠缩短。

发病机制

MMIHS 最初是由 Berdon 等[1]在 1976 年描述的。迄今为止，已有 220 例文献报道[2]。尽管提出了一些假设来解释 MMIHS 的致病原因（神经源性、肌源性、激素），该综合征的病因仍尚不清楚。

在大多数 MMIHS 患者中，肠道的肌层和黏膜下神经丛的组织学研究显示神经节细胞正常。在某些患者中，存在神经节细胞数量减少或巨大神经节[3-4]。1983 年，Puri 等[5]研究发现 MMIHS 患者肠和膀胱中平滑肌细胞（smooth muscle cell，SMC）呈退行性改变，并且肌细胞之间的结缔组织显著增加。这提示SMC 的退行性改变可能是该综合征的原因。随后的几篇报道证实了 MMIHS 中肠道肌源性异常的证据[6-8]。

最近，Piotrowska 等[7,9]报告 MMIHS 患者的肠和膀胱中无卡哈尔间质细胞（interstitial cell of Cajal，ICC）。ICC 是起搏细胞，是电活动的发生和神经传递细胞。ICC 的缺失可能导致 MMIHS 中的肠管蠕动障碍和排尿障碍。

此外，也有报道提示 MMIHS 患者肠平滑肌层中 α 肌动蛋白和其他收缩蛋白以及细胞骨架蛋白缺乏或明显减少[7-8]。收缩蛋白和细胞骨架蛋白是 SMC 的重要结构和功能成分，在 SMC 中起着重要的作用。

Rolle 和 Puri[10]在 MMIHS 患者的膀胱SMC 内发现平滑肌胶原蛋白沉积明显增加，因此得出结论，膀胱逼尿肌的异常可能是MMIHS 这类患者排尿功能障碍的原因。

其他研究支持以下假设：神经元烟碱型乙酰胆碱受体（nicotinic acetylcholine receptor，ηAChR）的功能性 α3 亚基缺失可能是导致平滑肌肌病的主要肠道表现的原因，并导致MMIHS[11-13]。α3 亚基的缺失和环形肌层中肌动蛋白的减少与 15 号染色体（15q11.2）的近端长臂头端缺失有关[14]。

最近，有多项 MMIHS 遗传背景的相关研究发表，提出肠平滑肌肌动蛋白 γ2（ACTG2）是第一个与 MMIHS[15-17]假性肠梗阻明显相关的基因。一些作者建议将 MMIHS、梨状腹综合征、空腔脏器肌病和假性肠梗阻统称为ACTG2 相关疾病[15]。对可疑基因的鉴定以及相关遗传背景的研究将会对产前咨询产生一定的指导作用。

有 15 例在兄弟姐妹中发生的 MMIHS（表 74.1），另外还有 4 名被确诊患病的兄弟姐妹，以及这 4 名已确认兄弟姐妹的另外一位可能受影响的亲属中均表现出常染色体隐性遗传[20,26,36]。

表74.1 已报道的 MMIHS 兄妹发病案例

参考文献	性别
Berdon et al.[1]	F/F
Patel and Carty[18]	F/F
Oliveira et al.[19]	F/M
Winter and Knowles[20]	F/F
Farrell[21]	F/F
Penman and Lilford[22]	F/F
Young et al.[23]	M/M
Gakmak et al.[24]	-/-/-
Garber et al.[25]	M/M
Annerén et al.[26]	M/F
Stamm et al.[27]	F/F
Goldberg et al.[28]	F/-
Guzé et al.[29]	F/M
Bloom and Kolon[30]	F/-
Hsu et al.[31]	F/M
Köhler et al.[32]	F/M
Boissier et al.[33]	F/-
López-Muñoz et al.[34]	F/M
Lozoya Araque et al.[35]	F/-/F

来源: McLaughlin D, Puri P. *Pediatr Surg Int* 2013 September; 29(9): 947-51。

表74.2 产前超声检查发现

超声发现	比例 /%
增大的膀胱	88
肾积水	57
正常羊水量	59
羊水偏多	33
羊水偏少	7
胃扩张	5

来源: Puri P, Shinkai M. *Semin Pediatr Surg* 2005 February; 14(1): 58-63。

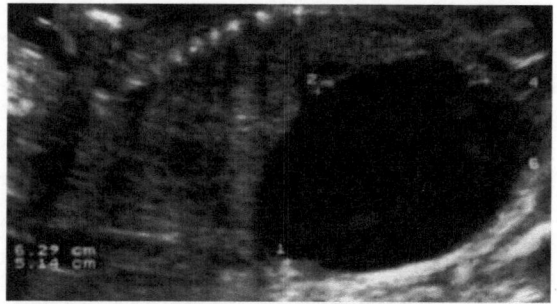

图74.1 胎儿膀胱巨大, 妊娠22周腹部超声图, 胎儿俯卧位

产前诊断

Puri 和 Shinkai[37] 回顾了文献中报道的 182 例 MMIHS[37]。与 MMIHS 相关的胎儿超声检查(*n* = 54)中最常见的发现是膀胱肿大(88%)伴肾积水(57%)。在 59% 的胎儿中, 羊水量正常, 33% 的羊水增加, 而 7% 的羊水减少。只有 5% 的人表现出胃扩张引起的腹胀。据报道, 在妊娠中期和晚期, 3 例羊水过少(5%)可能与功能性膀胱梗阻有关(表 74.2)。

从妊娠 16 周开始可发现膀胱肿大, 这是在产科超声检查中 MMIHS 最早的发现(图 74.1)。接下来的发现是肾积水, 由膀胱功能性梗阻引起。羊水过少通常发生较晚, 出现在妊娠晚期。

最近有报道描述了对超声检查后怀疑有泌尿生殖道和胃肠道异常的患者的产前磁共振成像(MRI)[38-40]。与超声检查相比, MRI 不仅表现出泌尿系统异常, 而且可以提示胃肠道的早期异常变化。因此, 作者主张当常规超声检查显示泌尿生殖道病变需要进一步明确时, 行 MRI 检查。

临床表现

对现有文献的统计显示, MMIHS 男女比为 1:2.4[2]。就妊娠时间而言, 足月儿比例为 59%, 妊娠 36~39 周为 26%, 在 32~35 周时为 12%, 在 31 周或以下时为 3%。有 8 例因腹胀而引起的难产, 其中 4 例需要剖宫产[37]。9 例通过超声检测 MMIHS 后终止妊娠[2]。

有 4 例由于膀胱严重扩张需要穿刺术, 从胎儿膀胱分别排出 250mL、500mL、650mL

和 500mL 尿液后才能通过阴道分娩。平均出生体重是正常的,为 3 000g[37]。

MMIHS 的临床症状与其他新生儿肠梗阻相似。持续腹胀是早期的表现。无论有没有上尿路的扩大,膀胱均有增大,大多数患者无法自行排尿。但是,通过导尿可以轻松缓解膀胱扩张。在 182 例婴儿中,有 61 例出现胆汁性呕吐,23 例胎粪黏滞。其他症状包括胆汁性呕吐和肠鸣音减少或消失。

放射学发现

放射学评估通常能辅助 MMIHS 的诊断。在 182 例 MMIHS 病例的回顾性研究中,绝大多数病例的腹部平片往往能显示出扩张的小肠,无气腹且有明显的胃泡[37]。所有接受了膀胱造影或超声检查的患者膀胱均增大(图 74.2)。8 例发现膀胱输尿管反流,84 例经过静脉尿路造影或超声检查发现有单侧或双侧肾积水[3,18,37,41-43]。

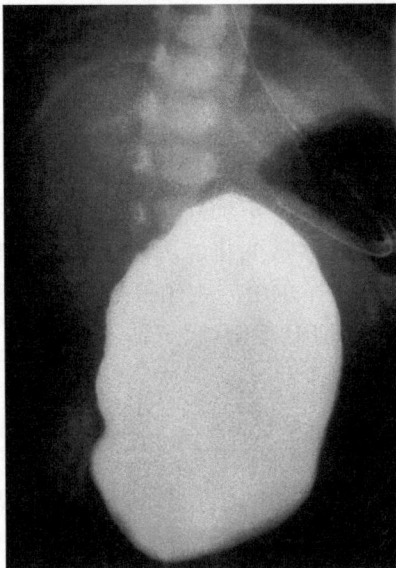

图 74.2 MMIHS 患者排尿期膀胱尿道造影显示膀胱巨大

钡剂灌肠造影提示所有 71 例患者中均显示了小结肠,其中 39 例伴有先天性肠旋转不良(图 74.3)。

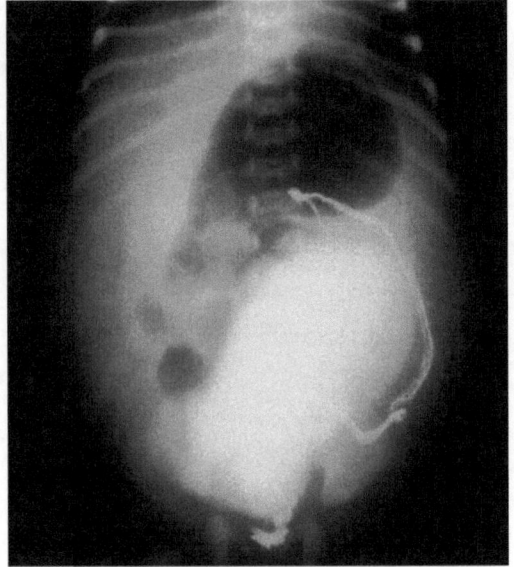

图 74.3 结肠造影显示 MMIHS 患者的小结肠

在进行了上消化道检查的患者中,开腹手术前后都经常发现胃、十二指肠和小肠的蠕动差。在 3 例病例中观察到了从小肠到胃的逆蠕动。在 2 例病例中,肠管蠕动差的同时还伴有胃食管反流。在 1 例病例中,食管是蠕动的[37]。

手术或尸检结果

目前各类报道关于 MMIHS 的治疗方法和治疗结果都不尽相同,确切的手术程序也不一致。

手术或尸检中最常报告的发现是巨膀胱和小结肠,存在于所有患者(图 74.4)。此外常伴有肠旋转不良,先天性短肠,功能性肠梗阻[2]。迄今为止,约有 70% 的患者接受了一种或多种外科手术[37]。外科医师常会实施胃造口术、小肠造口术、结肠造口术甚至膀胱造口术,主要是为了减轻肠管和膀胱的压力。然而大多数报告指出,外科手术不能改善肠内食物摄入,减轻假性肠梗阻症状或改善膀胱功能。

由于有关外科手术干预的各种研究都是零散的,不系统的,无法从这些数据得出结论或建议。因此，需要谨慎和个性化地决定外科手术的决策，并且仅限于肠造口术和膀胱造口术等对症性干预[2]。

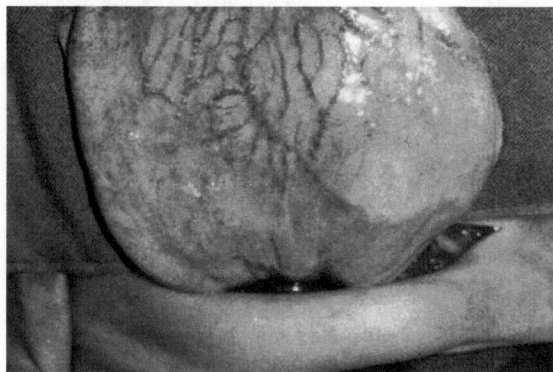

图 74.4 MMIHS 膀胱显著扩张的手术照片

组织学发现

在 182 例 MMIHS 病例中有 93 例开展了肌间神经丛和黏膜下神经丛的组织学研究[37]。其中 72 例病例的神经节细胞外观和数量正常，占 77%；在其余的 21 例（23%），可以观察到各种神经元异常，包括神经节细胞减少，神经节细胞增生和神经节细胞未成熟[4,37,44-50]。大多数报道未提及肠和膀胱壁肌层的组织学发现。但是，一些作者发现光镜下可以看到 SMC 中明显的异常，例如纵行肌变薄。

电镜观察显示肠（11 例）和膀胱（8 例）存在 SMC 空泡变性（图 74.5），此外，在肠（9 例）和膀胱（8 例）中发现结缔组织增生。3 例患者的膀胱显示有弹性。电子显微镜检查发现，有 2 例以上患者除肠和膀胱神经元异常外，还有肌层的 SMC 空泡变性[37]。

其他研究者报道了 MMIHS 肠平滑肌层中 α 肌动蛋白以及其他收缩蛋白和细胞骨架蛋白的缺乏或明显减少[7-8]。

结果

MMIHS 患者的治疗仍不乐观。已经尝试了许多促动力药和胃肠激素，但均未奏效。胃肠道的外科手术通常是不成功的，并不能改善生存率，目前生存率约为 20%。尽管近年来生存率有所提高，MMIHS 患者的长期生存仍然非常少。据报道，在出版时，在世的年龄最大的患者分别为 19 岁和 24 岁[2,51-52]。

MMIHS 患者中最常报告的死亡原因是脓毒症，其次是多器官衰竭、营养不良。此外，据报道在某些情况下尝试进行足量的肠内喂养会导致致命的肺炎[2,44,53-54]。

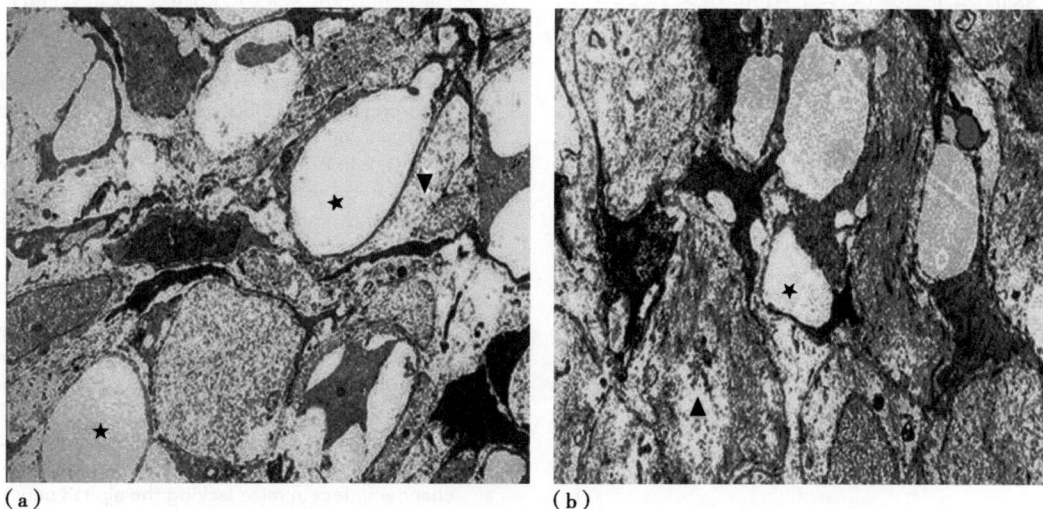

（a）

（b）

图 74.5 电子显微镜显示 MMIHS 患者的回肠（a）和膀胱（b）SMC 空泡变性（★）

多数 MMIHS 患者通过肠外营养维持，这易导致导管相关脓毒症和慢性肝衰竭等并发症[53,55-56]。肠外营养还与血脂异常以及相应的肠外营养相关性肝脏疾病（parenteral nutrition-associated liver disease，PNALD）有关。近年来观察到的生存率增加的一个原因可能是全肠外营养产品的改进。特别是引入鱼油基脂肪乳剂，可改善 PNALD 儿童的主要脂质谱，并解决儿童胆汁淤积症[56]。

此外，将患者尽早提高至三级护理可能是影响 MMIHS 患者生存的重要因素。已有建议将确诊 MMIHS 患者尽早转诊至专科治疗中心以及开展多学科诊治可预防 PNALD 的发展并增加肠衰竭患者的生存率[57-59]。

在最近的文献中，已经描述了 12 例多脏器移植手术的不同结果[2]。Loinaz 等[53]系列报道了 3 年生存率为 50%[53]，大多数接受了肝，胰腺，小肠和结肠移植。据报道，所有存活者均能耐受肠内喂养，并显示出足够的胃排空。相反，膀胱功能并未改善，移植后必须继续进行导尿[53]。

近年来，多脏器移植手术的结果可能已经有所改善[60-61]。然而，移植患者仍然面临感染 / 脓毒症、排斥反应、移植后淋巴增殖性疾病、血管并发症等主要并发症[62]。

手术干预的决定应谨慎，个体化，并且在大多数情况下，应仅限于对症和支持性干预（例如喂养肠造口术和减压造口术）。这是因为到目前为止大多数手术探索都没有特别大的帮助，可能是没有必要的。

未来肠外营养的治疗将基于产前诊断和对有关 MMIHS 发病机理的知识的不断积累。因此，至关重要的是，产前咨询医师应向未来的父母提供有关 MMIHS 最全面的知识和最新证据，以使他们能够对妊娠与生育做出充分的决定。

（胡书奇 译　黄寿奖 审校）

参考文献

1. Berdon WE, Baker DH, Blanc WA, Gay B, Santulli TV, Donovan C. Megacystis-microcolon-intestinal hypoperistalsis syndrome: A new cause of intestinal obstruction in the newborn. Report of radiologic findings in five newborn girls. *AJR Am J Roentgenol* 1976 May; 126(5): 957–64.
2. Gosemann J-H, Puri P. Megacystis microcolon intestinal hypoperistalsis syndrome: Systematic review of outcome. *Pediatr Surg Int. Springer-Verlag* 2011 October; 27(10): 1041–6.
3. Granata C, Puri P. Megacystis-microcolon-intestinal hypoperistalsis syndrome. *J Pediatr Gastroenterol Nutr* 1997 July; 25(1): 12–9.
4. Kobayashi H, O'Brian S, Puri P. *New Observation on the Pathogenesis of Megacystis Microcolon Intestinalis Hypoperistalsis Syndrome.* Presented at the American Pediatric Surgical Association Annual Meeting in Boca Raton, Florida. 1995.
5. Puri P, Lake BD, Gorman F, O'Donnell B, Nixon HH. Megacystis-microcolon-intestinal hypoperistalsis syndrome: A visceral myopathy. *J Pediatr Surg* 1983 February; 18(1): 64–9.
6. Ciftci AO, Cook RC, van Velzen D. Megacystis microcolon intestinal hypoperistalsis syndrome: Evidence of a primary myocellular defect of contractile fiber synthesis. *J Pediatr Surg* 1996 December; 31(12): 1706–11.
7. Piotrowska AP, Rolle U, Chertin B, De Caluwe D, Bianchi A, Puri P. Alterations in smooth muscle contractile and cytoskeleton proteins and interstitial cells of Cajal in megacystis microcolon intestinal hypoperistalsis syndrome. *J Pediatr Surg* 2003 May; 38(5): 749–55.
8. Rolle U, O'Briain S, Pearl RH, Puri P. Megacystis-microcolon-intestinal hypoperistalsis syndrome: Evidence of intestinal myopathy. *Pediatr Surg Int* Springer-Verlag; 2002 January; 18(1): 2–5.
9. Piaseczna Piotrowska A, Rolle U, Solari V, Puri P. Interstitial cells of Cajal in the human normal urinary bladder and in the bladder of patients with megacystis-microcolon intestinal hypoperistalsis syndrome. *BJU Int* Blackwell Science Ltd; 2004 July; 94(1): 143–6.
10. Rolle U, Puri P. Structural basis of voiding dysfunction in megacystis microcolon intestinal hypoperistalsis syndrome. *J Pediatr Urol* 2006 August; 2(4): 277–84.
11. Richardson CE, Morgan JM, Jasani B, Green JT, Rhodes J, Williams GT et al. Megacystis-microcolon-intestinal hypoperistalsis syndrome and the absence of the alpha3 nicotinic acetylcholine receptor subunit. *Gastroenterology* 2001 August; 121(2): 350–7.
12. Xu W, Gelber S, Orr-Urtreger A, Armstrong D, Lewis RA, Ou CN et al. Megacystis, mydriasis, and ion channel defect in mice lacking the alpha3 neuronal nicotinic acetylcholine receptor. *Proc Natl Acad*

Sci USA Karger Publishers; 1999 May 11; 96(10): 5746–51.

13. Narayanan M, Murphy MS, Ainsworth JR, Arul GS. Mydriasis in association with MMIHS in a female infant: Evidence for involvement of the neuronal nicotinic acetylcholine receptor. *J Pediatr Surg* Elsevier; 2007 July; 42(7): 1288–90.

14. Szigeti R, Chumpitazi BP, Finegold MJ, Ranganathan S, Craigen WJ, Carter BA et al. Absent smooth muscle actin immunoreactivity of the small bowel muscularis propria circular layer in association with chromosome 15q11 deletion in megacystis-microcolon-intestinal hypoperistalsis syndrome. *Pediatr Dev Pathol* 2010 July; 13(4): 322–5.

15. Wangler MF, Gonzaga-Jauregui C, Gambin T, Penney S, Moss T, Chopra A et al. Heterozygous de novo and inherited mutations in the smooth muscle actin (ACTG2) gene underlie megacystis-microcolon-intestinal hypoperistalsis syndrome. Barsh GS (ed). *PLoS Genet. Pub Lib Sci* 2014 March; 10(3): e1004258.

16. Halim D, Hofstra RMW, Signorile L, Verdijk RM, van der Werf CS, Sribudiani Y et al. ACTG2 variants impair actin polymerization in sporadic megacystis microcolon intestinal hypoperistalsis syndrome. *Hum Mol Genet* Oxford University Press; 2015 December 8; 25(3): 571–83.

17. Tuzovic L, Tang S, Miller RS, Rohena L, Shahmirzadi L, Gonzalez K et al. New insights into the genetics of fetal megacystis: ACTG2 mutations, encoding x03B3;-2 smooth muscle actin in megacystis microcolon intestinal hypoperistalsis syndrome (Berdon syndrome). *Fetal Diagn Ther* Karger Publishers; 2015; 38(4): 296–306.

18. Patel R, Carty H. Megacystis-microcolon-intestinal hypoperistalsis syndrome: A rare cause of intestinal obstruction in the newborn. *Br J Radiol* 1980 March; 53(627): 249–52.

19. Oliveira G, Boechat MI, Ferreira MA. Megacystis-microcolon-intestinal hypoperistalsis syndrome in a newborn girl whose brother had prune belly syndrome: Common pathogenesis? *Pediatr Radiol* 1983; 13(5): 294–6.

20. Winter RM, Knowles SA. Megacystis-microcolon-intestinal hypoperistalsis syndrome: Confirmation of autosomal recessive inheritance. *J Med Genet* 1986 August; 23(4): 360–2.

21. Farrell SA. Intrauterine death in megacystis-microcolon-intestinal hypoperistalsis syndrome. *J Med Genet* 1988 May; 25(5): 350–1.

22. Penman DG, Lilford RJ. The megacystis-microcolon-intestinal hypoperistalsis syndrome: A fatal autosomal recessive condition. *J Med Genet* 1989 January; 26(1): 66–7.

23. Young ID, McKeever PA, Brown LA, Lang GD. Prenatal diagnosis of the megacystis-microcolon-intestinal hypoperistalsis syndrome. *J Med Genet* 1989 June; 26(6): 403–6.

24. Gakmak O, Pektas O, Maden HA. Megacystis-microcolon-intestinal hypoperistalsis syndrome

in three siblings. Poster presentation at the Sixth International Congress of Paediatric Surgery, Istanbul, 1989.

25. Garber A, Shohat M, Sarti D. Megacystis-microcolon-intestinal hypoperistalsis syndrome in two male siblings. *Prenat Diagn* 1990 June; 10(6): 377–87.

26. Annerén G, Meurling S, Olsen L. Megacystis-microcolon-intestinal hypoperistalsis syndrome (MMIHS), an autosomal recessive disorder: Clinical reports and review of the literature. *Am J Med Genet* 1991 November 1; 41(2): 251–4.

27. Stamm E, King G, Thickman D. Megacystis-microcolon-intestinal hypoperistalsis syndrome: Prenatal identification in siblings and review of the literature. *J Ultrasound Med* 1991 October; 10(10): 599–602.

28. Goldberg M, Pruchniewski D, Beale PG, Da Fonseca JM, Davies MR. Megacystis-microcolon-intestinal hypoperistalsis syndrome. *Pediatr Surg Int* 1996 April; 11(4): 246–7.

29. Guzé CD, Hyman PE, Payne VJ. Family studies of infantile visceral myopathy: A congenital myopathic pseudo-obstruction syndrome. *Am J Med Genet* 1999 January 15; 82(2): 114–22.

30. Bloom TL, Kolon TF. Severe megacystis and bilateral hydronephrosis in a female fetus. *Urology* 2002 October; 60(4): 697.

31. Hsu CD, Craig C, Pavlik J, Ninios A. Prenatal diagnosis of megacystis-microcolon-intestinal hypoperistalsis syndrome in one fetus of a twin pregnancy. *Am J Perinatol* 2003 May; 20(4): 215–8.

32. Köhler M, Pease PW, Upadhyay V. Megacystis-microcolon-intestinal hypoperistalsis syndrome (MMIHS) in siblings: Case report and review of the literature. *Eur J Pediatr Surg* 2004 October; 14(5): 362–7.

33. Boissier K, Varlet M-N, Chauleur C, Cochin S, Clemenson A, Varlet F et al. [Early fetal megacystis at first trimester: A six-year retrospective study]. *Gynecol Obstet Fertil* 2009 February; 37(2): 115–24.

34. López-Muñoz E, Hernández-Zarco A, Polanco-Ortiz A, Villa-Morales J, Mateos-Sánchez L. Megacystis-microcolon-intestinal hypoperistalsis syndrome (MMIHS): Report of a case with prolonged survival and literature review. *J Pediatr Urol* Elsevier; 2013 February; 9(1): e12–8.

35. Lozoya Araque T, Vila-Vives JM, Perales-Puchalt A, Soler Ferrero I, Quiroga R, Llorens-Salvador R et al. Síndrome de Berdon: Diagnóstico intrauterino y evolución posnatal. *Diagn Prenat* (Internet) 2013: 23–8.

36. McLaughlin D, Puri P. Familial megacystis microcolon intestinal hypoperistalsis syndrome: A systematic review. *Pediatr Surg Int* 2013 September; 29(9): 947–51.

37. Puri P, Shinkai M. Megacystis microcolon intestinal hypoperistalsis syndrome. *Semin Pediatr Surg* 2005 February; 14(1): 58–63.

38. Garel C, Dreux S, Philippe-Chomette P, Vuillard E, Oury JF, Muller F. Contribution of fetal magnetic resonance imaging and amniotic fluid digestive

enzyme assays to the evaluation of gastrointestinal tract abnormalities. *Ultrasound Obstet Gynecol* John Wiley & Sons, Ltd; 2006 September; 28(3): 282–91.

39. Munch EM, Cisek LJJ, Roth DR. Magnetic resonance imaging for prenatal diagnosis of multisystem disease: Megacystis microcolon intestinal hypoperistalsis syndrome. *Urology* 2009 September; 74(3): 592–4.

40. Veyrac C, Couture A, Saguintaah M, Baud C. MRI of fetal GI tract abnormalities. *Abdom Imaging* 2004 July–August; 29(4): 411–20.

41. Ghavamian R, Wilcox DT, Duffy PG, Milla PJ. The urological manifestations of hollow visceral myopathy in children. *J Urol* 1997 September; 158(3 Pt 2): 1286–90.

42. Hoehn W, Thomas GG, Mearadji M. Urologic evaluation of megacystis-microcolon-intestinal hypoperistalsis syndrome. *Urology* 1981 May; 17(5): 465–6.

43. Redman JF, Jimenez JF, Golladay ES, Seibert JJ. Megacystis-microcolon-intestinal hypoperistalsis syndrome: Case report and review of the literature. *J Urol* 1984 May; 131(5): 981–3.

44. Young LW, Yunis EJ, Girdany BR, Sieber WK. Megacystis-microcolon-intestinal hypoperistalsis syndrome: Additional clinical, radiologic, surgical, and histopathologic aspects. *AJR Am J Roentgenol* 1981 October; 137(4): 749–55.

45. Vezina WC, Morin FR, Winsberg F. Megacystis-microcolon-intestinal hypoperistalsis syndrome: Antenatal ultrasound appearance. *AJR Am J Roentgenol* 1979 October; 133(4): 749–50.

46. Manco LG, Osterdahl P. The antenatal sonographic features of megacystis-microcolon-intestinal hypoperistalsis syndrome. *J Clin Ultrasound* 1984 November–December; 12(9): 595–8.

47. Kirtane J, Talwalker V, Dastur DK. Megacystis, microcolon, intestinal hypoperistalsis syndrome: Possible pathogenesis. *J Pediatr Surg* 1984 April; 19(2): 206–8.

48. Krook PM. Megacystis-microcolon-intestinal hypoperistalsis syndrome in a male infant. *Radiology* 1980 September; 136(3): 649–50.

49. Jona JZ, Werlin SL. The megacystis microcolon intestinal hypoperistalsis syndrome: Report of a case. *J Pediatr Surg* 1981 October; 16(5): 749–51.

50. Shalev J, Itzchak Y, Avigad I, Hertz M, Straus S, Serr DM. Antenatal ultrasound appearance of megacystis microcolon intestinal hypoperistalsis syndrome. *Isr J Med Sci* 1983 January; 19(1): 76–8.

51. Talisetti A, Longacre T, Pai RK, Kerner J. Diversion colitis in a 19-year-old female with megacystis-microcolon-intestinal hypoperistalsis syndrome. *Dig Dis Sci* 2009 November; 54(11): 2338–40.

52. Trebicka J, Biecker E, Gruenhage F, Stolte M, Meier-Ruge WA, Sauerbruch T et al. Diagnosis of megacystis-microcolon intestinal hypoperistalsis syndrome with aplastic desmosis in adulthood: A case report. *Eur J Gastroenterol Hepatol* 2008 April; 20(4): 353–5.

53. Loinaz C, Rodríguez MM, Kato T, Mittal N, Romaguera RL, Bruce JH et al. Intestinal and multivisceral transplantation in children with severe gastrointestinal dysmotility. *J Pediatr Surg* Elsevier; 2005 October; 40(10): 1598–604.

54. Nazer H, Rejjal A, Abu-Osba Y, Rabeeah A, Ahmed S. Megacystis-microcolon-intestinal hypoperistalsis syndrome. *Saudi J Gastroenterol* 1995 September; 1(3): 180–3.

55. Carter BA, Karpen SJ. Intestinal failure-associated liver disease: Management and treatment strategies past, present, and future. *Semin Liver Dis* 2007 August; 27(3): 251–8.

56. Le HD, de Meijer VE, Zurakowski D, Meisel JA, Gura KM, Puder M. Parenteral fish oil as monotherapy improves lipid profiles in children with parenteral nutrition-associated liver disease. *JPEN J Parenter Enteral Nutr* 2010 September–October; 34(5): 477–84.

57. Cowles RA, Ventura KA, Martinez M, Lobritto SJ, Harren PA, Brodlie S et al. Reversal of intestinal failure-associated liver disease in infants and children on parenteral nutrition: Experience with 93 patients at a referral center for intestinal rehabilitation. *J Pediatr Surg* 2010 January; 45(1): 84–7; discussion 87–8.

58. Rhoda KM, Parekh NR, Lennon E, Shay-Downer C, Quintini C, Steiger E et al. The multidisciplinary approach to the care of patients with intestinal failure at a tertiary care facility. *Nutr Clin Pract* 2010 April; 25(2): 183–91.

59. Nucci A, Burns RC, Armah T, Lowery K, Yaworski JA, Strohm S et al. Interdisciplinary management of pediatric intestinal failure: A 10-year review of rehabilitation and transplantation. *J Gastrointest Surg* 2008 March; 12(3): 429–35; discussion 435–6.

60. Farmer DG, Venick RS, Colangelo J, Esmailian Y, Yersiz H, Duffy JP et al. Pretransplant predictors of survival after intestinal transplantation: Analysis of a single-center experience of more than 100 transplants. *Transplantation* 2010 December 27; 90(12): 1574–80.

61. Nayyar NS, McGhee W, Martin D, Sindhi R, Soltys K, Bond G et al. Intestinal transplantation in children: A review of immunotherapy regimens. *Paediatr Drugs* 2011 June 1; 13(3): 149–59.

62. Phillips GS, Bhargava P, Stanescu L, Dick AA, Parnell SE. Pediatric intestinal transplantation: Normal radiographic appearance and complications. *Pediatr Radiol* 2011 May 24: 379–88.

第六部分

肝与胆道

胆道闭锁

Mark Davenport

引言

胆道闭锁（biliary atresia，BA）还有很多需要进一步研究的地方。发病的原因和机理都不明确，目前有很多假说，但证据都不足。BA 如不治疗，会发展为肝硬化，并可能在生后 12~18 个月内致命。目前的治疗策略能为患有该疾病的婴儿提供 90% 的长期存活机会，但是在这些存活者中仍然存在很多并发症的问题。

历史

John Thompson 于 1891 年报道了第一例有记录的 BA 病例 [1]。他是爱丁堡的一名医师，他报道的新生儿患者患有黄疸，从小就只排出白色粪便，最终在 6 个月时死于肝衰竭、腹水。患儿尸检显示胆囊正常但空虚，且无肝总管（common hepatic duct，CHD）。

随后又有类似的报道，但均没有明确的治疗手段，直到外科开始对部分患儿进行手术治疗。Ladd 在 1928 年报道了 10 例外科手术治疗黄疸的经验，其中一些是 BA[2]。之后人们意识到只有一小部分（"可治型"BA）适合外科手术，因为在手术探查时，可以发现明显的胆道树结构并可进行肝管空肠吻合术。其余的那些"不可矫治型"BA，肝内外胆道完全闭锁，不能吻合。

日本仙台市的 Morio Kasai（1922—2008 年）提倡对"不可矫治型"BA 进行另一种手术 [3]。他提出对肝门部进行更彻底的解剖，切除整个肝外胆道，即使看起来完全闭锁，还是会有连接到肝内胆道的微小胆管。如果暴露足够多的微小胆管，胆汁流是可以恢复的。该重建被称为肝门肠吻合术，以反映这种更高水平的吻合术。但事实再次证明，这不是一个完美的方法，其结果无法预测，而且很大一部分没有任何效果。

一直到 20 世纪 70 年代，Kasai 手术的价值才在北美和欧洲得到真正的承认。因此，大部分 Kasai 术后长到成人的案例都来自日本 [4]，只有极少见的例外 [5]。在 20 世纪 60 年代出现了另一种治疗终末期肝病的方法——肝移植。Tom Starzl 于 1963 年在科罗拉多州的丹佛，在一名 3 岁因 BA 而患有终末期肝病的女孩身上进行了一次人类肝移植尝试 [6]。当时免疫抑制技术尚处于初级阶段，由于随之而来的不可避免的排斥反应，移植也就停止了。有效的免疫抑制剂环孢素的发现和临床应用发生在 20 世纪 80 年代，并使移植项目再次蓬勃发展。从 20 世纪 90 年代至今，在大多数发达国家，BA 的治疗策略是尝试用 Kasai 肝门肠吻合术，如果治疗失败，则进行移植 [7]。

病因异质性

BA 不是一种单一疾病，当然也不归因于某一单一的原因（图 75.1）。它似乎是由许多不同病因引起的一种表型。我们可以定义为四个不同的临床组：孤立型 BA，胆道闭锁脾畸形（biliary atresia splenic malformation，

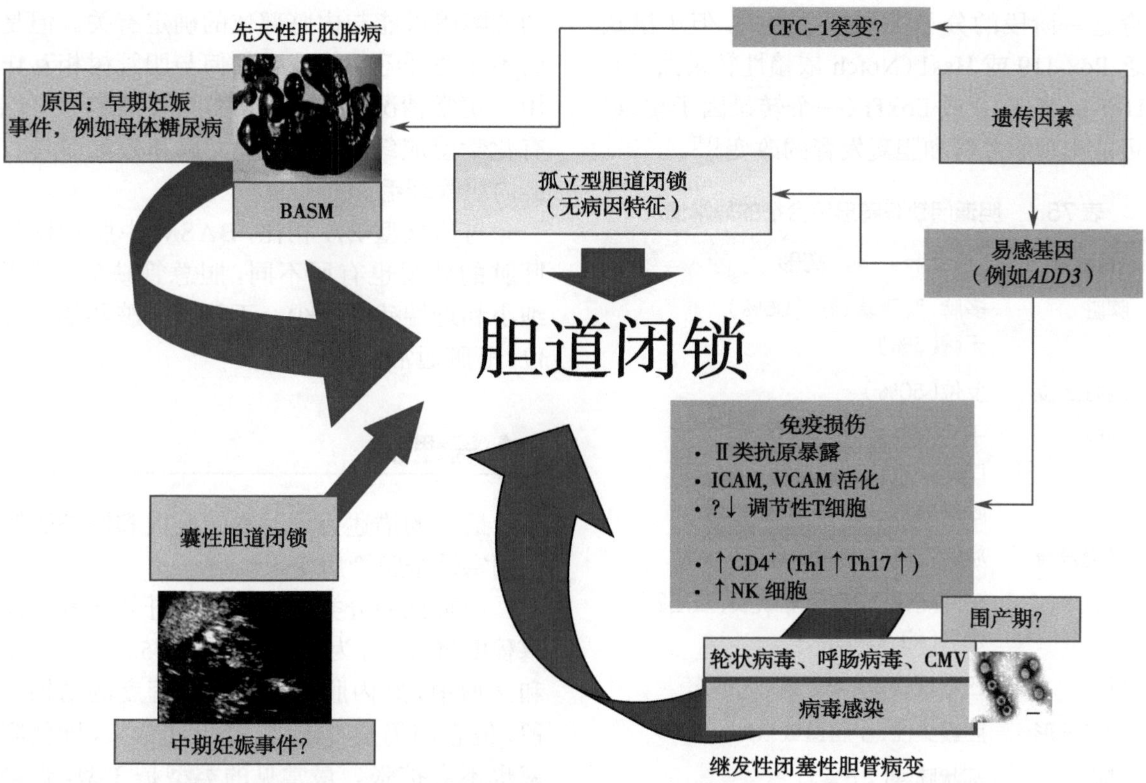

图 75.1 胆道闭锁的可能原因示意图: 病因异质性(Reproduced with permission from Davenport M, Biliary atresia: From Australia to the zebrafish, *J Pediatr Surg* 2016; 51: 200-5)

BASM)综合征[8-9],囊性 BA[10],巨细胞病毒(cytomegalovirus, CMV)相关 BA[11]。

还有其他的因素,但这些原因很少见。有些病例似乎与其他胃肠道异常有关,例如食管闭锁和空肠闭锁(约占 2%),并且作者已经报道了一个具有明确染色体异常的系列病例(例如猫眼综合征和 22 号染色体非整倍体)[12]。

目前,对那些有明确证据表明产前发生并且出生时已经明显梗阻的病例,作者已经开始使用发育性胆道闭锁[13] 一词,这包括 BASM 和囊性 BA。相比之下,CMV 相关 BA 的闭塞可能发生在围产期,通过病毒介导的损害破坏了胆管系统。孤立型 BA 仍然是最普遍的一组,但是要确定其实际病因更加困难,因为没有任何真正的线索。其中一些可能是先天性发育起源的,而更多的还是围产期因素。

BASM 综合征

作者在 1993 年首次报道了所谓的 BASM[8],认识到脾脏异常(不仅仅是多脾)与 BA 有某种关系,并且多伴有心脏缺陷、内脏反位、十二指肠前门静脉、下腔静脉缺如(表 75.1)。造成这种情况的原因仍然不清楚,但是有人认为共同因素是胚胎发育过程中的"畸形",在内脏发育的关键窗口期(可能在妊娠 30~35 天)出现。但是影响单个特定基因或发育基因或蛋白质的阵列尚不清楚。

此外,在此阶段,唯一的胆道结构是肝外胆管和新出现的胆囊。约在第 20 天出现,从远端前肠突起发展成带有管腔的漏斗状结构,在第 45 天可见管腔和胆囊。胆囊由前肠内胚层衍生的胆管细胞排列,表达胰腺和十二指肠常见的转录因子(例如 PDX-1,PROX-1,HNF-6)。关于人类中调节胆管发育这一阶段的分子机制知之甚少，但小鼠缺乏 Pdx-119 或 Hes1（Notch 依赖性转录因子），Hnf-6，Hnf-1β 或 Foxf1（一个转录因子靶点）可能出现胆总管和胆囊发育的改变[14]。

表 75.1　胆道闭锁脾畸形综合征的异常情况

器官系统	畸形
脾脏	多脾，脾重复畸形（95%） 无脾（5%）
内脏定位	反位（50%）
静脉	十二指肠前门静脉（40%） 门体分流（<2%） 腔静脉（缺如）（50%）
肠道发育	旋转不良（60%）
心脏	房间隔缺损、室间隔缺损、法洛四联症等（约40%）
肝脏	正常，"镜像"或位置对称反转
胆道外形	胆囊实性、小胆囊或缺如
胰腺	环状胰腺（<5%）
其他	卡塔格内综合征，骶骨发育不全

肝内胆管系统从妊娠的第七周左右开始发展。因此，我们推测 BASM 的主要原因是肝外胆管发育异常。

还有一些基因对胆管发育（例如 JAG1，HNF-6[15]）以及内脏和躯体对称性（例如 INV，CFC-1[16-17]）很重要，大多数此类研究都是在老鼠身上完成的，与人类突变的实际相关性不强。Davit-Spraul 等[18] 报告了一种可能的遗传联系，他们发现与对照组相比，BASM 患者的 CFC-1 基因（在 2 号染色体上）突变频率增加。

另一个有趣的发现是，母体糖尿病与 BASM 之间存在一定的联系，这种情况还可能导致大血管移位、右心室双出口和骶骨发育不全（尽管这些通常并不构成 BASM 的一部分）[8-9]。

最后，少数 BASM 婴儿患有纤毛不动综合征（卡塔格内综合征），这为机制的研究提供了有趣的推测。当然，在妊娠早期，纤毛功能障碍可能与内脏部位的确定有关。但是尚不清楚纤毛功能障碍如何与胆管树相互作用。正常情况下，尽管人类胆管细胞上可能有化学感应纤毛，但只有大鼠和松鼠猴具有肝内胆管纤毛。

与孤立型 BA 相比，BASM 中胆管树和肝脏的外观也有所不同，胆总管缺失，胆囊细小和近端残留物少。不管腹腔脏器如何转位，肝脏通常位于中央。

BA 病理学

最好的描述为同时影响肝内和肝外胆管的闭塞性全胆管病变。

最常见的分类是根据近端肝外胆管树闭塞程度将 BA 分为三种类型（图 75.2）。在 1 型和 2 型中，肝内胆管中有一定程度的结构保留，但它们仍是不规则、变形和分叉，即使阻塞也不会扩张。最常见的类型是 3 型，近端胆管仅在肝门部残留一个典型的实性致密纤维炎性块。远端胆管可能是萎缩、缺失的，或保存相对完好，典型可见黏液囊肿性胆囊。3 型胆道闭锁肝内胆管通常严重异常，无数小管在肝门聚合。有时，可以在影像学上表现为"云雾状"。

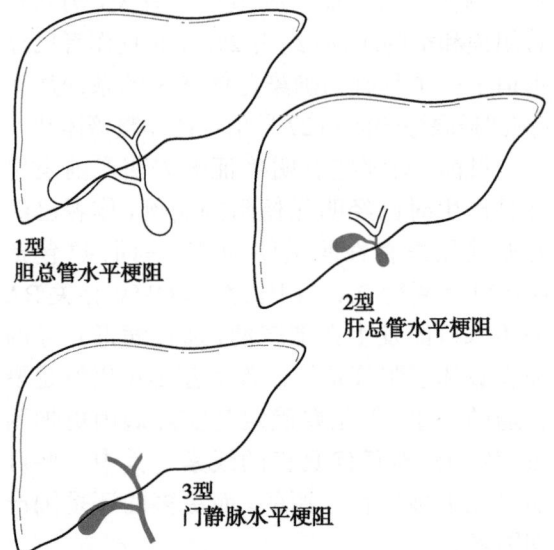

图 75.2　胆道闭锁的肝外形态分类

肝外囊肿的形成可能很明显，并且含有透明的黏液或胆汁（取决于保留肝内胆管的情况）。对于这种情况，作者更喜欢命名为囊性胆道闭锁，但重要的是将其与单纯的胆总管畸形梗阻区分开来[10]。区分这一点的关键是胆管造影，在前者中将显示畸变或变形的未扩张肝内胆管系统（如果有的话），在后者中显示"树状"扩张的肝内胆管系统。在组织学上，后者还应保留适当的内层上皮。

BA 细胞动力学与炎症

BA 不仅仅是胆道树的机械性阻塞，多数类型（可能 BASM 除外）都存在明显的炎症过程，表现为肝内胆管和血管上皮表面明显的单核细胞浸润和多种黏附分子表达[19]。这是原发性还是继发性现象（例如胆管外胆汁的存在）尚有争议，但有证据支持前者[19-20]。

炎症浸润主要是由 CD4$^+$T 淋巴细胞（特别是 Th1 和 Th17）[21-22] 和 CD56$^+$ 自然杀伤（natural killer, NK）细胞[19,23] 组成，它们具有增殖标记（CD71）和激活标记（尤其是 LFA-1 以及 CD25）。CD8$^+$ 细胞有一个独特的亚群，但许多研究表明这些细胞可能不太重要，因为它们缺少很多活性标记，如穿孔素，颗粒酶 B 和 Fas 配体等[24]。细胞黏附分子（参与细胞与细胞结合的蛋白质）表达异常，ICAM-1 和 VCAM-1（但不是 e- 选择素）在肝脏和胆管残余的上皮结构均可识别[19,25]。

作者还发现 Kasai 手术时循环中的可溶性黏附分子 ICAM-1 和 VCAM-1 水平异常升高，以及术后这些因子和炎性细胞因子（例如 IL-2, TNFα）升高[26-27]。在 Kasai 术后约 6~9 个月，这些趋势倾向于恢复为正常值（未发表的观察结果）。

定居巨噬细胞（库普弗细胞）或游离的巨噬细胞/单核细胞在已建立的 BA 中对纤维化的发展具有至关重要的作用。这是因为它们既是抗原物质的提呈者，又是后来慢性肝病发展中纤维化的起始力量。Tracy 等[28]于

1996 年首次发现定居巨噬细胞（CD68$^+$）的增加与脂多糖受体 CD14$^+$ 的表达有关。已显示 CD68$^+$ 细胞及其循环标志物（TNFα 和 IL-18）的水平升高均会损害 Kasai 手术的预后[27,29]。

病毒和 BA

有关婴儿 BA 基于血清学的研究最初表明其与围产期病毒感染有因果关系（最初是呼肠病毒 3 型[30]），但后来引起争议[31]。胆管内的实际病毒足迹[32-33]很难被证实，它们的因果关系仍然存在争议。德国的 Rauschenfels 等[34]观察了在进行 Kasai 术时从 74 名婴儿身上获得的肝活检组织，来检测 DNA 和 RNA 嗜肝病毒。大约三分之一的婴儿中检测到一种或实际上更多的病毒，并且检测率随着婴儿年龄的增长而增加。Rauschenfels 等认为这表明病毒感染是继发性感染，不可能是 BA 的特定原因。作者机构的 Zani 等[11]表明，在 CMV IgM 阳性婴儿（约占整个系列的 10%）和 CMV IgM 阴性婴儿之间存在临床区别。患有 CMV IgM 相关性胆道闭锁的婴儿往往会晚些手术，肝脏生化（即使年龄匹配）也更差。此外，在组织学上，与后者相比，前者的特征在于其肝脏明显的炎症浸润和纤维化。Kasai 术后的结局也不如 CMV IgM 阴性 BA 的婴儿好（图 75.3）。可能在其他 CMV 患病率较高的系列中，没有显示出如此明显的差异[35]。

有一种 BA 小鼠模型，可以用轮状病毒（或呼肠病毒，或 CMV）接种刚出生的小鼠，在肝组织学表现为类似于 BA 发生黄疸[36-37]。胆管破坏性途径的性质相对容易检查，并且可以证明。结果提示干扰素诱导剂 Irf7 和 Irf9 基因（促炎基因）在胆管阻塞时早期上调，同时 IFN-γ 表达也显著增高[38-40]。

如果不是真正的病毒介导的损害，则我们必须提出另一种胆管损伤的方式，即提示该病毒起了触发作用，并且在某种程度上存在免疫介导的损害过程[19]。推测肝门肠吻合术后这种损害仍会继续，并且从长远来看，原

来的肝脏不会排出胆汁。但是没有真正的观察证据表明肝损害是不可避免的。

基于以下观察，最近提出了一种新的免疫损伤机制：男性 BA 婴儿肝脏中的母源性细胞增加了 3 倍[41]。这些后来被证明是母源性嵌合 CD8[+]T 细胞和 CD45 NK 细胞，并且能够引发免疫性胆管损伤[42]。这被称为母源性微嵌合体，这可能是破坏过程受时间限制的原因。

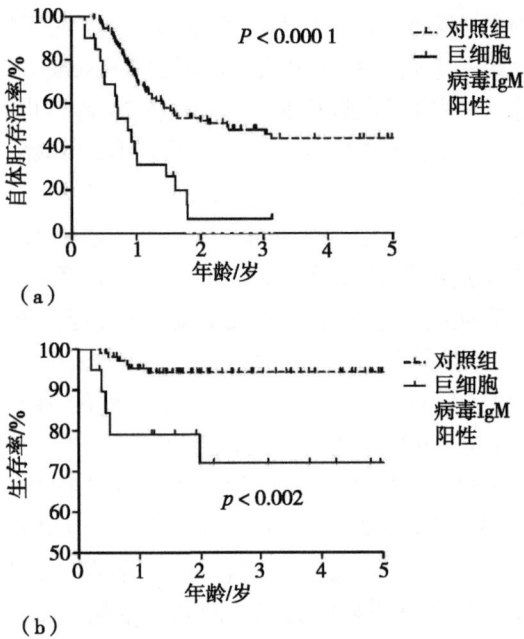

图 75.3　CMV IgM 状态对自体肝存活率（a）和真实生存率（b）的影响。CMV IgM 阳性（$n=20$）与 CMV IgM 阴性（$n=111$）（虚线）。曲线之间的差异很大（分别为 $P<0.0001$, $P<0.002$）（Reproduced with permission from Zani A et al., Cytomegalovirus-associated biliary atresia: An aetiological and prognostic sub-group. *J Pediatr Surg* 2015; 50: 1739-45）

环境问题

商业化养殖中暴发了 BA。澳大利亚新南威尔士州的柏林扎克报道了一个特别著名的例子，其中显示了在水坝周围土地上放牧的怀孕绵羊的特殊关系。在干旱期间，大坝的前海岸被一种名为红屑草的特殊杂草所覆盖。随后出生的近 200 只羔羊受到 BA 样病理的影响[43]。在后来的几年中，每当发生裸露的浅滩，红屑草增殖和放牧怀孕家畜的确切组合时，就会生出受影响的后代。

这个概念在实验室中使用斑马鱼模型进一步发展起来，因为幼鱼是透明的，并且在受精后 5 天内胆道系统完全发育，因此可以操纵和追踪基因组。潜在的肝毒性化合物来源于红屑草中发现的各种异黄酮类化合物，已鉴定出一种，现在称为胆甾酮（biliatresone），它引起了胆道发育异常[44]（图 75.4）。

因此，母体暴露于这种特定毒素下可能会产生 BA，尽管不太可能是杂草本身，但在更常见的植物性食品中可能会发现类似的化合物或无毒前体的代谢，如甜菜，甜菜根[45]。

流行病学

鉴于 BA 似乎是一种多样化的疾病，其流行病学也有所不同。具有进行性 BA 的婴儿在孤立型 BA 组中没有发现明显的女性优势[8-9,13]。历史上发现发病率可随季节性变化[46-47]，但尚未在大规模的国家调查研究中得到证实[13,48]。在冬季月份出生的 BA 婴儿似乎更多，这可能与该季节通常的病毒流行有关。

BA 的发生率与地理变化分布显著相关，亚洲报道的发病率很高，其中中国台湾省最高（每 5 000 例活产新生儿中 1 例）[49]。在英国和爱尔兰（以及欧洲大部分地区），发病率约为 1/（17 000~18 000）[13,48,50]。

临床表现

通常，BA 的婴儿出生时体重较小（包括发育性和孤立型胆道闭锁），并且由于脂肪吸收不良而无法正常快速成长[13]。在囊性 BA 中可以进行产前检测，并且由于其他原因，某些综合征可能会很早出现畸形（例如旋转不良，心脏异常）[51]。

患儿初始的典型特征是黄疸与浅色大便

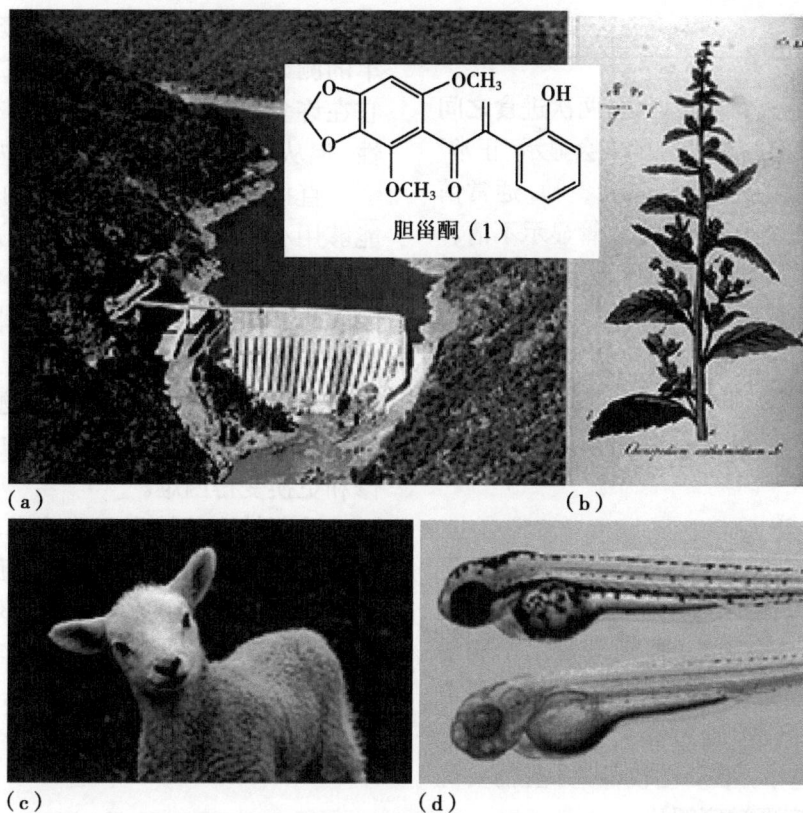

图 75.4　胆甾酮的故事：（a）澳大利亚的柏林扎克大坝；（b）干旱和水位下降使前滩附近的红屑草繁殖；（c）怀孕的母羊被放牧，第二年的羔羊则出现胆道闭锁样病变；（d）测试了分离出的化合物胆甾酮对斑马鱼幼虫胆管发育的影响（Reproduced with permission from Davenport M, Biliary atresia: From Australia to the zebrafish, *J Pediatr Surg* 2016；51：200-5）

（白陶土样大便）和尿色深（胆红素尿），除了这些表现外，患儿看似和健康婴儿一样生长发育。肝纤维化和肝硬化是较晚的发展（即使在出生时具有宫内 BA 的婴儿中也是如此）[51]，腹水和明显的肝脾肿大通常在 3 个月内少见。

一些婴儿表现为出血倾向，可能因 INR 升高或凝血酶原时间升高而被发现，往往是由脂溶性维生素 K 缺乏引起的。在最近发表的一项针对英国出生的亚洲裔婴儿的研究中，这一特征尤为明显[52]。即使在适当的补充下，这一表现在 Kasai 术后也往往持续存在。

实验室检查结果

肝脏生物化学显示直接胆红素黄疸升高（很少 >250μmol/L），适度升高的转氨酶（谷草转氨酶 >100IU/L）和显著升高的 γ- 谷氨酰转肽酶（>200IU/L）。这些都没有特异性。

结合胆红素升高性黄疸通常要与这些疾病相鉴别，包括 TORCH 感染（弓形虫、风疹病毒、CMV、肝炎病毒），遗传状况（例如 α1- 抗胰蛋白酶缺乏症，阿拉日耶综合征，进行性家族性肝内胆汁淤积），代谢状况（例如囊性纤维化，半乳糖血症）和肠外营养，以及无法归于上述疾病的所谓的新生儿肝炎。

外科鉴别诊断较少见，包括阻塞性胆总管畸形，胆汁浓缩综合征（通常与早产有关）和胆管自发性穿孔[53]。鉴别这些外科疾病的特征是阻塞时它们都能够扩张肝内胆管，因此通过超声检查就可区分。

超声检查

超声通常显示萎缩的胆囊，两次进食之间没有充盈的迹象。约有 20% 的人会显示"正常"胆囊，事实证明它是胆囊的黏液囊肿，通常情况下胆囊较小或充盈不佳，胆总管显示不清。

在美国，有些中心似乎能准确诊断出 BA[54-55]，这不是其他大型机构的普遍经验[56]。韩国最早描述了"三角纤维斑块"[54]，表现为门静脉分叉近端实质性改变，据报道准确率 >80%[55]。

其他诊断技术

在英国伦敦国王学院医院，BA 通常是通过经皮肝穿刺活检诊断的，病理显示出胆管阻塞的组织学特征，并提示 80% 以上病例需要穿刺活检。但是，通过穿刺肝脏病理诊断时，患儿年轻越小，准确性较低，并且需要经验丰富的肝脏病理学家阅片。

其他的检查也有过报道，但不是每一个病例中都有必要检查。放射性同位素（锝标记的亚氨基二乙酸衍生物）肝胆显像在一些中心内发挥作用，如果证明不存在放射性同位素的排出则需要进行开腹手术，但同时发现严重的胆汁淤积也表现出这种现象[57]。更简单的测试是在 24 小时内鼻十二指肠管引流，它在许多亚洲中心的使用均具有很好的准确性，但从未真正在英国或北美中心使用过。

直接胆管造影术是可行的，并且在那些能够用小型内镜为婴儿做内镜逆行胰胆管造影术（endoscopic retrograde cholangiopancrea-tography，ERCP）的较大中心越来越流行[58-59]。胆管无法插管是 BA 的特征之一，但这也可能是缺乏经验的结果[50]。但问题是，内镜制造商已经不再生产此类微型的内镜，从而使维修和更换变得困难。

诊断性腹腔镜和胆管造影（± 肝活检）是 ERCP 的更广泛的替代选择。胆囊直接穿刺很容易显示胆汁的存在与否，然后可以通过造影显示胆管树的轮廓。如果存在没有管腔的萎缩性胆囊，这本身就是 BA 的证据，需要进一步的开放手术。

Kasai 肝门肠吻合术

术前管理包括纠正凝血功能障碍，还可包括肠道准备。围手术期抗生素应有效对抗有氧菌和厌氧菌群。操作可以分为以下几个阶段（图 75.5 和图 75.6）。

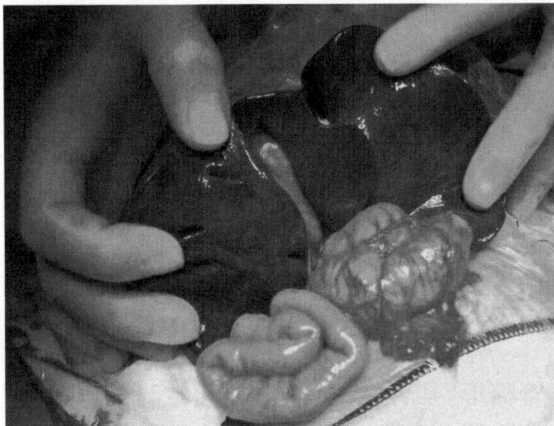

（a）

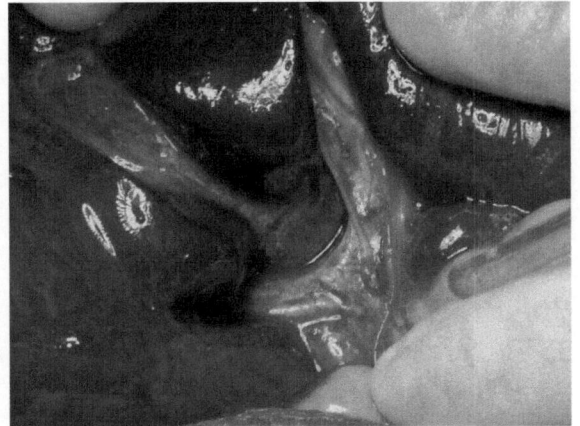

（b）

图 75.5　胆道闭锁的肝脏手术外观。（a）肝脏已经游离出腹腔。胆囊塌陷且无胆汁，为 3 型 BA。（b）残余胆囊和胆管已被清除，肝门部的近端横断部分与肝包膜齐平

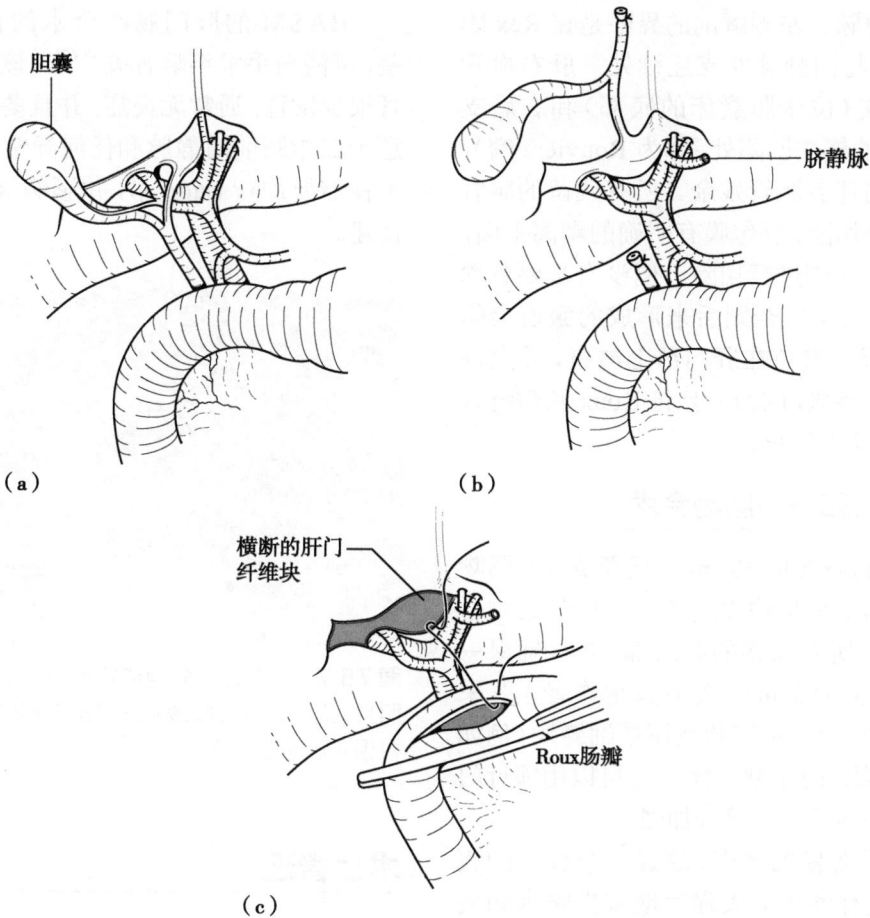

图 75.6 Kasai 肝门肠吻合术的示意图。(a)3 型胆道闭锁。(b)胆囊移除和远端胆总管离断。在肝门水平(门静脉汇合,左右肝动脉)将残存的肝外胆管与血管分离。(c)切除肝门纤维块,与长 40~50cm 的 Roux 肠瓣环行端侧吻合

胆管造影

在右上腹行小切口,进腹并探查胆囊。通过穿刺抽吸确认是否有胆汁。实际上,前者只可能是 1 型 BA 引起,但更有可能是先前列出的其他黄疸升高的原因之一。因此,应做一个胆管造影检查。如果胆囊没有内腔,就无法造影,但这本身就提示 BA。完整的"正常"胆管造影应显示肝内近端胆管,有时远端胆管非常通畅,导致近端肝内胆管显影困难,在胆总管上用小的血管夹阻断有助于造影剂回流到近端的胆管中。可以检测到新生儿硬化性胆管炎(一个有争议的诊断)和各种发育不良的胆道综合征(例如阿拉日耶综合征)。

肝脏的松解和外置

肝脏周围韧带松解,肝脏的游离可以促成手术标准的一致,达到最有效的肝门解剖。不需要松解所有韧带,可以仅限于镰状韧带和左三角韧带,已经可以将整个肝脏外翻到腹腔外。该动作会扭转下腔静脉并减少静脉回流,因此应注意提醒麻醉师。

门静脉解剖

游离胆囊,分离远端胆总管。进一步将近端残余胆道与肝门部血管(肝右动脉和分叉门静脉)分离。结扎或电凝门静脉周围小淋巴管,仔细结扎门静脉 U 形上方发出到肝

门部的小静脉。左侧解剖的界限是在 Rex 隐窝，脐静脉与门静脉左支连续处。肝右血管分为右前支（位于胆囊床的底部）和右后支（位于较小的横向凹陷处，称为 Rouviere 窝），每个分支均伴有胆管残余。所有残留的胆管组织都需要切除，肝包膜有明确的剥离平面，可以用剪刀仔细进行切除。但没有必要更深入地剪入肝实质，否则后来形成的瘢痕会闭塞微小胆管。避免在肝门部上电凝，并允许边缘的少量渗血，因为一旦将 Roux 肠瓣缝合到位，渗血就会停止。

Roux 吻合和肝门肠吻合术

Roux 肠瓣支长 40cm，空肠胆支 - 空肠吻合口距 Treitz 韧带约 10~15cm。肝门肠吻合术必须包括所有裸露的肝门部，并且确保一定的宽度（至少 2cm）。尽管其他作者主张采用端端吻合，笔者更喜欢使用精细缝线（例如 6/0 PDS 缝线）的端侧吻合[60]。可以用邻近门静脉的组织在后面再缝合加强。

关腹需要仔细严密，放置一个较小的腹腔引流，这有助于最大程度地减少腹水和促进伤口愈合。Kasai 手术几乎可以肯定不会发生大量胆漏，因为周围没有太多胆汁可以泄漏。

手术说明

尽管在 1 型或 2 型 BA 中可能可见含胆汁的胆管，并可以行胆管空肠吻合术，但最好将胆道近端组织切除到肝门部的水平。

在有明显肝硬化时，Kasai 术似乎没有必要。这种情况在 100 天以上的婴儿中可能性更大，但很少可以准确预测[61]。一次性肝移植可能是更好的选择，但这还是有争议的。

有人建议将切除的纤维斑块冰冻切片来确定小胆管是否足够大（图 75.7）。在实践中，将所有可见的胆管残留物切除，但不侵害肝实质，因此，无论病理学报告如何，都再无可切除组织。

BASM 的肝门肠吻合术的长期结局较差，可能与手术年龄有关[8,62]。该类型肝外胆管很少发育，通常无炎症，并且萎缩。需要注意十二指肠前门静脉和任何异常血管。旋转不良需要加行 Ladd 术，并影响 Roux 肠瓣的构建。

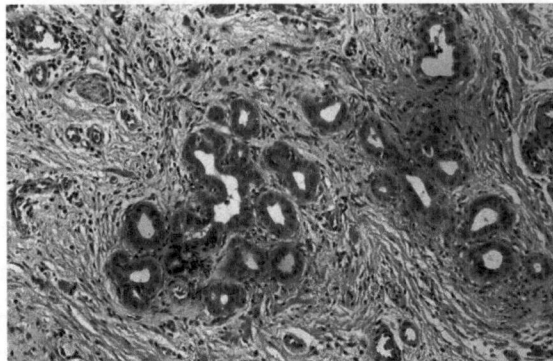

图 75.7　切除的肝外胆道残余的苏木精 - 伊红显微照片，炎性单核细胞浸润的纤维基质中，多个胆管内衬相对正常的上皮

术后管理

术后 2~4 天开始喂养前需要胃管引流和静脉输液。目前仍有许多中心术后持续预防性静脉使用抗生素超过 1 个月，但没有证据表明这种方法更有效。

所有婴儿，即使是那些无黄疸的婴儿，都需要补充脂溶性维生素（肠内和肠外），并应严格监测其水平[52]。术后需要用适当的配方奶（富含中链而不是长链甘油三酯）。如果体重增长困难，应积极处理，必要时用鼻胃管加强夜间喂养。对严重基础肝病的婴儿或儿童的管理非常重要并且复杂，大多数中心使用多学科团队方法来实施[63]。

使用熊脱氧胆酸可以改善胆汁的排出，但是只有在通过手术建立一定程度的胆汁流量后才可进行[63-64]。日本和中国的许多中心都使用中草药[65]，但是没有太多证据表明其他药物也有用。

考虑到炎症可能在 BA 的病因中起重要

作用,很多中心都在使用类固醇激素。实际的证据有些矛盾。笔者的口服泼尼松龙的安慰剂对照试验(第一个月口服 2mg·kg⁻¹·d⁻¹,然后 1mg·kg⁻¹·d⁻¹)显示了类固醇对黄疸早期清除有明显改善,但对最终结果缺乏真正的影响[64]。随后,笔者采用开放试验和更高剂量(从 5mg·kg⁻¹·d⁻¹ 开始)进行随访,在 Kasai 术后 70 天内,与对照组相比,黄疸清除率增加 15%,具有统计学意义[66]。相比之下,北美安慰剂对照试验得出了"无效果"的不同结论,比较发现该试验的数据结果类似,但由于入组的样本量过少,因此没有达到统计学显著性水平[67]。也有证据表明,这种早期效应可能会提高自体肝存活率[68]。

肝门肠吻合术的预后

21 世纪出生于英格兰和威尔士的胆道闭锁婴儿,5 年和 10 年总体生存率约为 90%[7,69](图 75.8)。仍然有死亡病例,大多数发生在等待移植时,有些是由于移植的术后并发症,有些是由于其他异常情况(例如心脏异常)的致命影响。

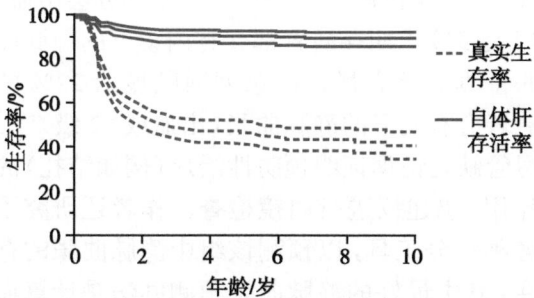

图 75.8 1999—2009 年英格兰和威尔士 BA(*n*=443)的真实生存率和自体肝存活率(中位数 ±95% 置信区间)(Reproduced with permission from Davenport M et al., Biliary atresia in England and Wales: Results of centralisation and a new benchmark. *J Pediatr Surg* 2011; 46: 1689-94)

笔者预计有 50%~60% 的孤立型 BA 能够恢复足够的胆汁流量,清除黄疸,达到正常的胆红素水平[7,69]。这些患儿大多数(>90%)可

以长期存活,有相对正常的儿童时期,但需要定期监测肝功能及生长发育情况。但是,他们的肝脏很少会完全正常。实际上,如果进行活检,很可能会显示组织学性肝硬化[70]。5 年和 10 年的自体肝存活率约为 45%~50%[7,69-70]。需要注意的是,如果这些数字来自没有移植条件的国家或地区,则他们的自体肝存活率等于真实生存率[71]。

手术年龄的影响

肝纤维化和肝硬化是随时间进展的,总体上,越早通过手术恢复胆汁流来减缓肝硬化过程,预后越好。但是如前所述,BA 是一种异质性疾病,尤其是在孤立型 BA 中,发病时间尚不清楚,因此很难确定年龄对大样本的真实影响[7,71-74](图 75.9)。这一假设得到了以下观察的支持:发育性 BA 与年龄存在明显的关系,而在被描述为孤立型 BA 中,这种关系(至少在 100 天之内)未见[55]。

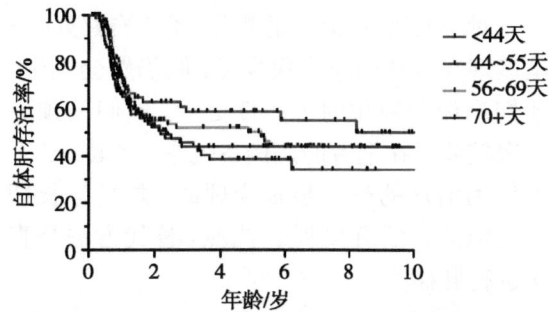

图 75.9 年龄对 Kasai 手术的影响。孤立型 BA 的婴儿(*n* = 318)按手术年龄进行划分。总体无差异($\chi = 3.3, P = 0.34$)或趋势无差异($\chi^2 = 0.87, P = 0.35$)。(Reproduced with permission from Davenport M et al., Biliary atresia in England and Wales: Results of centralisation and a new benchmark. *J Pediatr Surg* 2011; 46: 1689-94)

图 75.10 说明了此问题。该组尽可能同质,仅为孤立型 BA 的婴儿,并且是由同一中心的两名外科医师采用同质的手术操作,并以确定的终点(黄疸清除率)进行测量。从统计学上看,简图的黑色实线几乎是平坦的,这

意味着没有"临界值",在限制时间内没有年龄的影响。实际上,随着年龄有一个逐渐下降的趋势,这暗示随年龄增长结局会趋于恶化,因此,从统计学上将需要更多的数据来证明这一点。

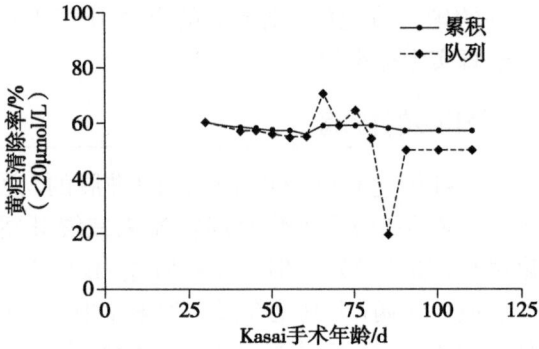

图 75.10 孤立型 BA 婴儿的手术年龄与黄疸清除率的关系($n = 177$)(Reprinted with permission from Davenport M et al., Surgical outcome in biliary atresia: Etiology affects the influence of age at surgery, *Ann Surg* 2008; 247: 694-8)

对于那些 >100 天的婴儿,手术有好处吗?虽然现在发达国家中很少见,但仍然会发生。他们确诊肝硬化的可能性更大,他们的预后肯定较差。在笔者的病例系列中,将 Kasai 手术作为治疗的第一步是合理的,并且与长期无黄疸的存活有关[61]。当然,替代方法是直接进行肝移植。

并发症

除了那些由无法恢复胆汁流导致的终末期肝病(腹水,营养不良和黄疸加深)只能通过移植以外,Kasai 术后有两个主要的并发症。

胆管炎

这可能与 Roux 肠瓣内的逆行微生物有关,因为胆管炎很少见于无胆汁流的 Kasai 术后患儿。

在大宗病例中最多报道了 50% 的发生率,但似乎都是术后第一年出现。它的特征是发热,大便变白,黄疸加深和脓毒症的其他征兆。从血液或肝活检中培养阳性的机会很小,建议早期使用广谱抗生素。

复发性胆管炎可能是由肝内胆道扩张或肝内的囊性改变引起,这在美国比较多见。除非囊性改变严重,并且潜在的肝功能良好,否则应长期通过静脉使用抗生素保守治疗。在符合这些标准的患者中,通常可以通过外科手术,将囊性扩张中的胆汁引流到 Roux 肠瓣中。在某些情况下,Roux 肠瓣内有胆汁引流的机械性梗阻,这可以通过放射性同位素扫描检测出来[75]。在年龄较大的儿童中,较新的肠镜现在可以直接检查 Roux 肠瓣回路,这可作为替代的诊断模式。在这种情况下,可能需要开腹手术行 Roux 肠瓣探查及重建。

门静脉高压

在进行肝门肠吻合术时,可通过闭塞的脐静脉测量门静脉压力[76-77]。大多数婴儿会有门静脉高压,但门静脉高压是否会持续可能取决于恢复的程度,如胆汁流量和其他动力因素[77]。食管胃底静脉曲张需要一定时间才能发展,但考虑到门静脉高压持续存在的时间,会有所进展。尽管只有一小部分会出血,但大多数长期存活者都会有内镜下的静脉曲张证据。笔者最近的系列回顾显示 22% 的患者会有明显的静脉曲张(出血或≥2 级)[78]。尽管缺乏证据证明预防性治疗(例如结扎)的作用,仍建议进行内镜检查。作者还研究了各种评分工具,以预测该组中静脉曲张的存在,其中最好的静脉曲张预测办法是计算血清白蛋白水平和血小板计数(图 75.11)。

静脉曲张预测规则(VPR):

$$VPR = \frac{白蛋白 \times 血小板计数}{1\ 000}$$

使用≤7.2的临界值,预测婴儿在 6 个月时明显静脉曲张的灵敏度和特异度分别为86%和71%。

图 75.11 静脉曲张预测规则

对于那些出血病例，最初需要内镜介入，行硬化剂注射或者血管套扎。前一种技术已经很完善，目前仅适用于无法施行血管套扎的婴幼儿。一小部分患者静脉曲张破裂出血严重，需要立即放置三腔二囊管才能挽救生命，但这种情况比较罕见[79]。在内镜控制静脉曲张之后，需要对肝功能储备进行评估。对于黄疸消除、肝功能储备良好的患儿，消除静脉曲张就够了；但在部分患儿（通常是＜2岁婴幼儿），静脉曲张出血是肝衰竭的一种表现，因此需要尽快行肝移植。

腹腔镜 Kasai 肝门肠吻合术的作用

20 世纪 90 年代开始的微创外科手术浪潮也席卷了小儿外科界，可以通过较小的多处切口来完成越来越多的复杂手术（包括 Kasai 手术）。小样本量的报道显示，腹腔镜 Kasai 手术并没有取得好的结果[80-81]。目前，此类手术受到限制较多，所以除了少数人，大多数医师选择传统的开放性手术方法[82]。由 Yamataka 领导的日本小组有意识地限制了肝门的切除水平，采用 Kasai 的原始手术方法，更容易通过腹腔镜手术实现[83]。

失败的原因是不言而喻的——棘手的解剖。这需要精准的定位，即使使用机器人，也无法与开放操作媲美。有人认为这可能是微创手术的设备所致。例如，Mogilner 等[84] 在实验模型中显示，较高的气腹腹腔内压力可能通过影响肝血流而增加损害。目前尚未得出确切的答案，但是在这种情况下，小儿外科医师应谨慎行事。这种手术的"失败"率足够高，在 BA 的治疗效果对比背景下，单纯追求更好的美容效果和缩短住院时间是不合理的。

肝移植

自 20 世纪 80 年代以来，Kasai 术后"失败"的儿童在北美和西欧就可以行肝移植。这仍然是一项重大任务，术后死亡率始终保持在 6% 到 15% 之间[85-87]。1 年后风险减少，然后达到平稳期，但绝大多数仍需要口服免疫抑制剂。少数确实会产生免疫耐受性（可能高达 20%），可以停止药物治疗[88]。移植后淋巴增殖性疾病（可以高达 10%）和慢性排斥反应仍然是导致移植后远期并发症和死亡的主要原因[89]。

在所有国家和社会中，都存在着尸体和活体供体移植的伦理问题。如何有效利用捐献器官以及减少移植等候死亡仍然是一个主要问题。在较大的中心，尽管已经施行了劈离式肝移植，还有很多的技术问题。

总之，BA 在许多方面仍然是一种神秘的疾病，其病因仍不确定[79]。笔者认为，患者的集中化是使治疗结果最优化的办法。荷兰，丹麦，以色列和芬兰遵循这种模式。可以肯定的是，一个外科医师每年只做一到两例 Kasai 手术的时代已经过去了。未来的需求将包括更好的药物，以便改善 Kasai 术后的胆汁流量，并改变或至少减缓肝纤维化（以及由此引起的门静脉高压）的趋势。

（韩一江 译 黄寿奖 审校）

参考文献

1. Thomson J. On congenital obliteration of the bile ducts. *Edinburgh Med J* 1891; 37: 523–31.
2. Ladd WE. Congenital atresia and stenosis of the bile ducts. *J Am Med Assoc* 1928; 91: 1082–5.
3. Kasai M, Suzuki S. A new operation for "non-correctable" biliary atresia—Portoenterostomy. *Shijitsu* 1959; 13: 733–9.
4. Shinkai M, Ohhama Y, Take H et al. Long-term outcome of children with biliary atresia who were not transplanted after the Kasai operation: >20-year experience at a children's hospital. *J Pediatr Gastrol Hepatol Nutr* 2009; 48: 443–50.
5. Howard ER, MacClean G, Nio G et al. Survival patterns in biliary atresia and comparison of quality of life of long-term survivors in Japan and England. *J Pediatr Surg* 1996; 31: 1546–51.
6. Starzl TM, Marchioro TL, Von Kaulia KN et al. Homotransplantation of the liver in humans. *Surg Gynecol Obstet* 1963; 117: 659–76.
7. Davenport M, Ville de Goyet J, Stringer MD et al. Seamless management of biliary atresia. England & Wales 1999–2002. *Lancet* 2004; 363: 1354–7.

8. Davenport M, Savage M, Mowat AP, Howard ER. The biliary atresia splenic malformation syndrome. *Surgery* 1993; 113: 662–8.

9. Davenport M, Tizzard SA, Underhill J et al. The biliary atresia splenic malformation syndrome: A 28-year single-center retrospective study. *J Pediatr* 2006; 149: 393–400.

10. Caponcelli E, Knisely AS, Davenport M. Cystic biliary atresia: An etiologic and prognostic subgroup. *J Pediatr Surg* 2008; 43: 1619–24.

11. Zani A, Quaglia A, Hadzić N, Zuckerman M, Davenport M. Cytomegalovirus-associated biliary atresia: An aetiological and prognostic sub-group. *J Pediatr Surg* 2015; 50: 1739–45.

12. Allotey J, Lacaille F, Lees MM et al. Congenital bile duct anomalies (biliary atresia) and chromosome 22 aneuploidy. *J Pediatr Surg.* 2008; 43: 1736–40.

13. Livesey E, Cortina Borja M et al. Epidemiology of biliary atresia in England and Wales (1999–2006). *Arch Dis Child Fetal Neonatal Ed* 2009; 94: F451–5.

14. Kalinichenko VV, Zhou Y, Bhattacharyya D et al. Haploinsufficiency of the mouse Forkhead Box f1 gene causes defects in gall bladder development. *J Biol Chem* 2002; 277: 12369–74.

15. Kohsaka T, Yuan ZR, Guo SX et al. The significance of human jagged 1 mutations detected in severe cases of extrahepatic biliary atresia. *Hepatology* 2002; 36; 904–12.

16. Bamford RN, Roessler E, Burdine RD et al. Loss-of-function mutations in the EGF-CFC gene CFC-1 are associated with human left-right laterality defects. *Nature Genet* 2000; 26: 365–9.

17. Shimadera S, Iwai N, Deguchi E et al. The inv mouse as an experimental model of biliary atresia. *J Pediatr Surg* 2007; 42: 1555–60.

18. Davit-Spraul A, Baussan C, Hermeziu B, Bernard O, Jacquemin E. CFC1 gene involvement in biliary atresia with polysplenia syndrome. *J Pediatr Gastroenterol Nutr.* 2008; 46: 111–2.

19. Davenport M, Gonde C, Redkar R et al. Immuno-histochemistry of the liver and biliary tree in extra-hepatic biliary atresia. *J Pediatr Surg* 2001; 36: 1017–25.

20. Mack CL, Falta MT, Sullivan AK et al. Oligoclonal expansions of CD4+ and CD8+ T-cells in the target organ of patients with biliary atresia. *Gastroenterology* 2007; 133: 278–87.

21. Mack CL, Tucker RM, Sokol RL et al. Biliary atresia is associated with CD4+ Th1 cell-mediated portal tract inflammation. *Pediatr Res* 2004; 56: 79–87.

22. Hill R, Quaglia A, Hussain M et al. Th-17 cells infiltrate the liver in human biliary atresia and are related to surgical outcome. *J Pediatr Surg* 2015; 50: 1297–303.

23. Shivakumar P, Sabla GE, Whitington P, Chougnet CA, Bezerra JA. Neonatal NK cells target the mouse duct epithelium via Nkg2d and drive tissue-specific injury in experimental biliary atresia. *J Clin Invest* 2009; 119: 2281–90.

24. Ahmed AF, Ohtani H, Nio M et al. CD8+ T cells infiltrating into bile ducts in biliary atresia do not appear to function as cytotoxic T cells: A clinicopathological analysis. *J Pathol* 2001; 193: 383–9.

25. Dillon PW, Belchis D, Minnick K, Tracy T. Differential expression of the major histocompatibility antigens and ICAM-1 on bile duct epithelial cells in biliary atresia. *Tohoku J Exp Med* 2007; 181: 33–40.

26. Davenport M, Gonde C, Narayanaswamy B, Mieli-Vergani G, Tredger JM. Soluble adhesion molecule profiling in preoperative infants with biliary atresia. *J Pediatr Surg* 2005; 40: 1464–9.

27. Narayanaswamy B, Gonde C, Tredger JM et al. Serial circulating markers of inflammation in biliary atresia—Evolution of the post-operative inflammatory process. *Hepatology* 2007; 46: 180–7.

28. Tracy TF, Dillon P, Fox ES et al. The inflammatory response in pediatric biliary disease: Macrophage phenotype and distribution. *J Pediatr Surg* 1996; 31: 121–5.

29. Kobayashi H, Puri P, O'Briain S et al. Hepatic over-expression of MHC Class II antigens and macrophage-associated antigens (CD68) in patients with biliary atresia of poor prognosis. *J Pediatr Surg* 1997; 32; 596–3.

30. Morecki R, Glaser JH, Cho S, Balistreri WF, Horwitz MS. Biliary atresia and reovirus type 3 infection. *N Engl J Med* 1982; 307: 481–4.

31. Brown WR, Sokol RJ, Levin MR et al. Lack of correlation between infection with Reovirus type 3 and extrahepatic biliary atresia. *J Pediatr* 1988; 113: 670–6.

32. Steele MI, Marshall CM, Lloyd RE, Randolph VE. Reovirus type 3 not detected by reverse transcriptase-mediated polymerase chain reaction analysis of preserved tissue from infants with cholestatic liver disease. *Hepatology* 1995; 21: 696–702.

33. Jevon GP, Dimmick JE. Biliary atresia and cytomegalovirus infection: A DNA study. *Pediatr Dev Pathol* 1999; 2: 11–4.

34. Rauschenfels S, Krassmann M, Al-Masri AN et al. Incidence of hepatotropic viruses in biliary atresia. *Eur J Pediatr* 2009; 168: 469–76.

35. Fischler B, Rodensjo P, Nemeth A et al. Cytomegalovirus DNA detection on Guthrie cards in patients with neonatal cholestasis. *Arch Dis Child* 1999; 80: F130–4.

36. Petersen C, Grasshoff S, Luciano L. Diverse morphology of biliary atresia in an animal model. *J Hepatol* 1998; 28: 603–7.

37. Riepenhoff-Talty M, Schaekel K, Clark HF et al. Group A rotaviruses produce extrahepatic biliary obstruction in orally inoculated newborn mice. *Pediatr Res* 1993; 33: 394–9.

38. Carvalho E, Liu C, Shivakumar P et al. Analysis of the biliary transcriptome in experimental biliary atresia. *Gastroenterology* 2005; 129: 713–7.

39. Bezerra JA, Tiao G, Ryckman FC et al. Genetic induction of proinflammatory immunity in children with biliary atresia. *Lancet* 2002; 360: 1653–9.

40. Zhang DY, Sabla G, Shivakumar P et al. Coordinate expression of regulatory genes differentiates embryonic and perinatal forms of biliary atresia.

Hepatology 2004; 39: 954–62.

41. Hayashida M, Nishimoto Y, Matsuura T et al. The evidence of maternal microchimerism in biliary atresia using fluorescent in situ hybridization. *J Pediatr Surg* 2007; 42: 2097–101.

42. Muraji T, Hosaka N, Irie N et al. Maternal microchimerism in underlying pathogenesis of biliary atresia: Quantification and phenotypes of maternal cells in the liver. *Pediatrics* 2008; 121: 517–21.

43. Harper P, Plant JW, Unger DB. Congenital biliary atresia and jaundice in lambs and calves. *Aust Vet J* 1990; 67: 18–22.

44. Lorent K, Gong W, Koo KA et al. Identification of a plant isoflavonoid that causes biliary atresia. *Sci Transl Med* 2015; 7(286): 286ra67. doi: 10.1126/sci translmed.aaa1652.

45. Davenport M. Biliary atresia: From Australia to the zebrafish. *J Pediatr Surg* 2016; 51: 200–5.

46. Yoon PW, Bresee JS, Olney RS et al. Epidemiology of biliary atresia: A population based study. *Pediatrics* 1998; 101: 729–30.

47. The NS, Honein MA, Caton AR et al. Risk factors for isolated biliary atresia, National Birth Defects Prevention Study, 1997–2002. *Am J Med Genet A* 2007; 143A: 2274–84.

48. Chardot C, Carton M, Spire-Bendelac N et al. Epidemiology of biliary atresia in France: A national study 1986–96. *J Hepatol* 1999; 31: 1006–13.

49. Hsiao CH, Chang MH, Chen HL et al. Universal screening for biliary atresia using an infant stool color card in Taiwan. *Hepatology* 2008; 47: 1233–40.

50. Serinet MO, Broué P, Jacquemin E et al. Management of patients with biliary atresia in France: Results of a decentralized policy 1986–2002. *Hepatology* 2006; 44: 75–84.

51. Makin E, Quaglia A, Kvist N et al. Congenital biliary atresia: Liver injury begins at birth. *J Pediatr Surg* 2009; 44: 630–3.

52. Ng J, Paul A, Wright N, Hadzic N, Davenport M. vitamin D levels in infants with biliary atresia: Pre and post Kasai portoenterostomy. *J Pediatr Gastroenterol Nutr.* 2016 May; 62(5): 746–50.

53. Davenport M, Betalli P, D'Antiga L et al. The spectrum of surgical jaundice in infancy. *J Pediatr Surg* 2003; 38: 1471–9.

54. Park WH, Choi SO, Lee HJ et al. A new diagnostic approach to biliary atresia with emphasis on the ultrasonographic triangular cord sign: Comparison of ultrasonography, hepatobiliary scintigraphy, and liver needle biopsy in the evaluation of infantile cholestasis. *J Pediatr Surg* 1997; 32: 1555–9.

55. Humphrey TM, Stringer MD. Biliary atresia: US diagnosis. *Radiology* 2007; 244: 845–51.

56. Jancelewicz T, Barmherzig R, Chung CT et al. A screening algorithm for the efficient exclusion of biliary atresia in infants with cholestatic jaundice. *J Pediatr Surg* 2015; 50(3): 363–70. doi: 10.1016/j .jpedsurg.2014.08.014.

57. Sevilla A, Howman-Giles R, Saleh H et al. Hepatobiliary scintigraphy with SPECT in infancy. *Clin Nucl Med* 2007; 32: 16–23.

58. Shanmugam NP, Harrison PM, Devlin J et al. Selective use of endoscopic retrograde cholangiopancreatography in the diagnosis of biliary atresia in infants younger than 100 days. *J Pediatr Gastroenterol Nutr* 2009; 49: 435–41.

59. Petersen C, Meier PN, Schneider A et al. Endoscopic retrograde cholangiopancreatography prior to explorative laparotomy avoids unnecessary surgery in patients suspected for biliary atresia. *J Hepatol* 2009; 51: 1055–60.

60. Kimura K. Biliary atresia. In: Puri P (ed). *Newborn Surgery*, 1st edn. Oxford: Butterworth-Heinemann, 1996: 423–32.

61. Davenport M, Puricelli V, Farrant P et al. The outcome of the older (>100 days) infant with biliary atresia. *J Pediatr Surg* 2004; 39: 575–81.

62. Davenport M, Caponcelli E, Livesey E, Hadzic N, Howard E. Surgical outcome in biliary atresia: Etiology affects the influence of age at surgery. *Ann Surg* 2008; 247: 694–8.

63. Thakur R, Davenport M. Improving treatment outcomes in patients with biliary atresia. *Exp Opin Orphan Drugs* 2015; 2: 12, 1267–77.

64. Davenport M, Stringer MD, Tizzard SA et al. Randomized, double-blind, placebo-controlled trial of corticosteroids after Kasai portoenterostomy for biliary atresia. *Hepatology* 2007; 46: 1821–7.

65. Iinuma Y, Kubota M, Yagi M et al. Effects of the herbal medicine Inchinko-to on liver function in postoperative patients with biliary atresia—A pilot study. *J Pediatr Surg* 2003; 38: 1607–11.

66. Davenport M, Tizzard SA, Parsons C, Hadzic N. Single surgeon, single centre: Experience with steroids in biliary atresia. *J Hepatol* 2013; 59: 1054–8.

67. Bezerra JA, Spino C, Magee JC et al. Use of corticosteroids after hepatoportoenterostomy for bile drainage in infants with biliary atresia: The START randomized clinical trial. *JAMA* 2014; 311: 1750–9.

68. Tyraskis A, Davenport M. Steroids after the Kasai procedure for biliary atresia—The effect of age at Kasai portoenterostomy. *Pediatr Surg Int* 2016; 32: 193–200.

69. Davenport M, Ong E, Sharif K et al. Biliary atresia in England and Wales: Results of centralisation and a new benchmark. *J Pediatr Surg* 2011; 46: 1689–94.

70. Hadzić N, Davenport M, Tizzard S et al. Long-term survival following Kasai portoenterostomy: Is chronic liver disease inevitable? *J Pediatr Gastroenterol Nutr* 2003; 37: 430–3.

71. Nio M, Ohi R, Miyano T et al. Five- and 10-year survival rates after surgery for biliary atresia: A report from the Japanese Biliary Atresia Registry. *J Pediatr Surg* 2003; 38: 997–1000.

72. Davenport M, Kerkar N, Mieli-Vergani G, Mowat AP, Howard ER. Biliary atresia: The King's College Hospital experience (1974–1995). *J Pediatr Surg* 1997; 32: 479–85.

73. Altman RP, Lilly JR, Greenfield et al. A multivari-

ate risk factor analysis of the portoenterostomy (Kasai) procedure for biliary atresia: 25 years of experience from two centres. *Ann Surg* 1997; 226: 348–53.

74. Superina R, Magee JC, Brandt ML et al. The anatomic pattern of biliary atresia identified at time of Kasai hepatoportoenterostomy and early postoperative clearance of jaundice are significant predictors of transplant-free survival. *Ann Surg* 2011; 254: 577–85.

75. Houben C, Phelan S, Davenport M. Late-presenting cholangitis and Roux loop obstruction after Kasai portoenterostomy for biliary atresia. *J Pediatr Surg* 2006; 41: 1159–64.

76. Duché M, Fabre M, Kretzschmar B et al. Prognostic value of portal pressure at the time of Kasai operation in patients with biliary atresia. *J Pediatr Gastroenterol Nutr* 2006; 43: 640–5.

77. Shalaby A, Davenport M. Portal venous pressure in biliary atresia. *J Pediatr Surg* 2012; 47: 363–6.

78. Isted A, Grammatikopoulos T, Davenport M. Prediction of esophageal varices in biliary atresia: Derivation of the "varices prediction rule," a novel noninvasive predictor. *J Pediatr Surg* 2015; 50: 1734–8.

79. Jayakumar S, Patel S, Davenport M, Ade-Ajayi N. Surviving Sengstaken. *J Pediatr Surgery* 2015; 50: 1142–6.

80. Esteves E, Clemente Neto E, Ottaiano Neto M, Devanir J Jr, Esteves Pereira R. Laparoscopic Kasai portoenterostomy for biliary atresia. *Pediatr Surg Int* 2002; 18: 737–40.

81. Dutta S, Woo R, Albanese CT. Minimal access portoenterostomy: Advantages and disadvantages of standard laparoscopic and robotic techniques. *J Laparoendosc Adv Surg Tech A* 2007; 17: 258–64.

82. Wong KK, Chung PH, Chan KL, Fan ST, Tam PK. Should open Kasai portoenterostomy be performed for biliary atresia in the era of laparoscopy? *Pediatr Surg Int* 2008; 24: 931–3.

83. Wada M, Nakamura H, Koga H et al. Experience of treating biliary atresia with three types of portoenterostomy at a single institution: Extended, modified Kasai, and laparoscopic modified Kasai. *Pediatr Surg Int* 2014; 30: 863–70.

84. Mogilner J, Sukhotnik I, Brod V et al. Effect of elevated intra-abdominal pressure on portal vein and superior mesenteric artery blood flow in a rat. *Laparoendosc Adv Surg Tech A* 2009; 19 Suppl 1: S59–62.

85. Barshes NR, Lee TC, Balkrishnan R et al. Orthotopic liver transplantation for biliary atresia: The U.S. experience. *Liver Transp* 2005; 11: 1193–200.

86. Fouquet V, Alves A, Branchereau S et al. Long-term outcome of pediatric liver transplantation for biliary atresia: A 10-year follow-up in a single center. *Liver Transpl* 2008; 11: 152–60.

87. Cowles RA, Lobritto SJ, Ventura KA et al. Timing of liver transplantation in biliary atresia—Results in 71 children managed by a multidisciplinary team. *J Pediatr Surg* 2008; 43: 1605–9.

88. Lerut J, Sanchez-Fueyo A. An appraisal of tolerance in liver transplantation. *Am J Transplant* 2006; 6: 1774–80.

89. Hartley JL, Davenport M, Kelly DA. Biliary atresia. *Lancet* 2009; 374 (9702): 1704–13

先天性胆管扩张症

Hiroyuki Koga　Atsuyuki Yamataka

引言

先天性胆管扩张症（congenital biliary dilatation，CBD），即胆总管囊肿，是一种胆总管囊状或梭形扩张性疾病，在白色人种中不常见。CBD 是一种遗传因素参与的先天性病变，这可能解释了亚洲人种发病率高的原因以及其在兄妹和双胞胎中的聚集性发病的现象[1-3]。通常，约有一半的婴儿出现症状，新生儿病例则不典型。然而，随着影像学诊断技术的发展，它的发病率逐渐升高，尤其是产前诊断 CBD 技术的发展，使得新生儿发病率升高[4-12]。在笔者的病例报道中，有 20% 的患儿是在新生儿期或胎儿期被诊断的。有趣的是，胆总管囊状扩张和梭形扩张的整体发生率之比约为 5∶3，而新生儿期诊断或产前检查发现的病例中这一比例则约为 20∶1[13]。

早期婴儿 CBD 的治疗有其特殊性，即必须综合手术本身的风险和患儿的大小以及生理 / 免疫系统的成熟性。由于 CBD 通常与涉及共同通道、胰管和肝内胆管异常导致的胰胆合流异常（pancreaticobiliary malunion，PBMU）相关，因此术前和术中的胆道造影非常重要。如果外科医师忽略了这些畸形，那就可能导致术中损伤和严重的术后并发症。一期囊肿切除和胆道重建来避免胆汁和胰液的双向反流是目前的标准术式。

病因学

关于 CBD 的病因有多种理论，但有两个因素是公认的——胆总管壁薄弱和胆总管远端梗阻。Spitz[14] 基于羊的动物实验强调了发育早期出现梗阻性因素的重要性。在该实验中，结扎胆总管远端导致胆总管囊状扩张的现象仅在新生小羊中出现，而不发生在任何其他发育阶段。作者的动物实验证实了这个假设[15-19]，而笔者基于 CBD 患者的放射学和组织学研究则明确阐述了胆总管囊状扩张与远端狭窄密切相关，并且狭窄的位置与异常的胰胆管合流密切相关[16,19-20]。Jona 等[21] 认为 CBD 相关的 PBMU 发病机制可能与原始腹侧胰腺始基的发育异常相关。Wong 和 Lister[22] 对人类胎儿进行了研究，发现在妊娠第 8 周之前，胰胆管合流位于十二指肠壁外，随后向十二指肠腔内移动，这表明这种移动的终止可能导致异常的交汇。而 Tanaka[23-24] 则认为腹侧胰腺左旋异位引起的终末胆总管和腹侧胰管退化是导致胰胆总管不连的病因。

近年来，胆道造影发现胰胆管系统畸形与 CBD 相关，这可能引起胰酶的反流和胆管壁的溶解。这就是已知的共同通道过长理论，由 Babbit[25] 在 1969 年首次提出。此后，大量基于内镜逆行胰胆管造影（ERCP）、经皮肝穿刺胆道造影和术中胆道造影结果的 CBD 相关胰胆管合流异常的研究不断被报道。从 CBD 患儿扩张的胆管中检测到高水平的淀粉酶进一步支持了这个理论。扩张的共同通道和异常的胰管也可能导致蛋白栓和胰腺结石的形成，并且通常与胰腺炎相关。我们注意到，较多有异常的共同通道和胆囊高水平淀粉酶的患儿，尽管没有胆道扩张，但是部分患儿仍会出现胆囊癌[26]。但是，有研究者通过对幼犬行胆总管造口术使胰液回流至胆总管，结果发现回流的胰液在胆总管中的反应极其轻微[27]。有趣的是，这个动物模型诱导出了梭形胆总管扩张而不是囊状胆总管扩张。

尽管 Babbit[25]强调胰液是最可能导致末段胆总管水肿、纤维化以及胆总管壁薄弱的因素，最早可在妊娠 15~20 周就能产前诊断 CBD[9-11,28]，但在这个时间段里胰腺腺泡才刚开始出现，酶原颗粒还不成熟，并且电子显微镜下也没有看到分泌的证据[29]。因此，胎儿期胰液在胆管中的化学反应还没有被明确揭示，甚至在新生儿期，胰腺都还未成熟到可以产生有功能的酶[30]，胰液在 CBD 中的作用可能被高估了。

尽管有这些发现，关于扩张胆总管远端狭窄的病因仍然存在很多争议。作者认为胰胆管汇合异常以及先天性狭窄是导致 CBD 的基本因素，至少在围产期和婴幼儿中是如此，而不是胰液反流导致的胆管壁薄弱。PBMU 和狭窄都与腹侧胰管以及胆管系统的异常发育相关。

分类

Alonso-Lej 等[31]，Todani 等[32] 和 Komi 等[33] 基于解剖和肝胆管系统或 PBMU 的胆道造影对 CBD 分级进行了描述。图 76.1 展示了基于 CBD 和 PBMU 关系的分级。

临床症状和体征

CBD 的临床表现因年龄而异。新生儿和婴幼儿根据梗阻程度不同，通常表现为腹部包块、梗阻性黄疸或陶土便。一些患儿表现为上腹部巨大包块，伴或不伴黄疸。除了 CBD 伴随特有的十二指肠和发育良好的肝内胆管分支相互联系外，一些患儿的临床表现甚至类似于胆道闭锁。年长儿可能表现出腹痛、腹部包块和黄疸三联症，也可能发生发热

和呕吐。腹痛的性质类似于复发性胰腺炎，可有较高的血清淀粉酶水平。然而，在笔者的研究病例中，新生儿没有胰腺炎的临床证据，淀粉酶水平也没有升高。当儿童有腹部症状和体征时，CBD 应始终作为一个鉴别诊断。处理的要点是一样的。此外，应牢记，一期囊肿切除和恶变之间存在相关性。一期囊肿切除中，与 CBD 相关的最年轻胆管癌病例是一名 3 岁患儿[34]。最近，笔者还遇到一位一期囊肿切除出现囊肿原位癌的 3 岁男孩。

诊断

目前，腹部超声是诊断 CBD 的最佳方法，但它不能够呈现整个胆管系统，对显示未扩张的共同通道和胰管也不够敏感。然而，产前超声在检测胎儿畸形方面的价值越来越高[4-11,28]，并且偶然发现的新生儿 CBD 患者显著增加（图 76.2）。产前超声最早在 15 周胎龄的时候就可常规检测到 CBD[9-10]。高分辨率超声上的典型表现为肝门部的囊肿。这些表现容易同十二指肠闭锁、胆道闭锁、卵巢囊肿、重复性囊肿以及肠系膜囊肿混淆。由熟练并且经验丰富的超声医师做产前超声是提高超声诊断 CBD 的敏感性和特异性的关键。胎儿 MRI 可进一步协助诊断。这两种成像技术可以以互补的方式提高诊断准确性。

为了能够全面评估 CBD，研究同时存在的 PBMU 以及胰管和肝内外胆管畸形非常重要。ERCP 可以精确地显示胰胆管系统轮廓，这种检查很难被其他检查所取代，尤其是术前需要详细了解胰胆管系统结构的情况。在过去，ERCP 在日本许多中心被常规用来诊断婴儿和新生儿胆管畸形，并且成功率相当高[35]。然而，ERCP 是一种侵入性操作，尤其对于儿童，因此不适合重复检查，并且急性胰腺炎是其禁忌证。

作者和其他研究人员[36-37]已经证实磁共振胰胆管成像（magnetic resonance cholangiopancreatography，MRCP）可以较好地显示

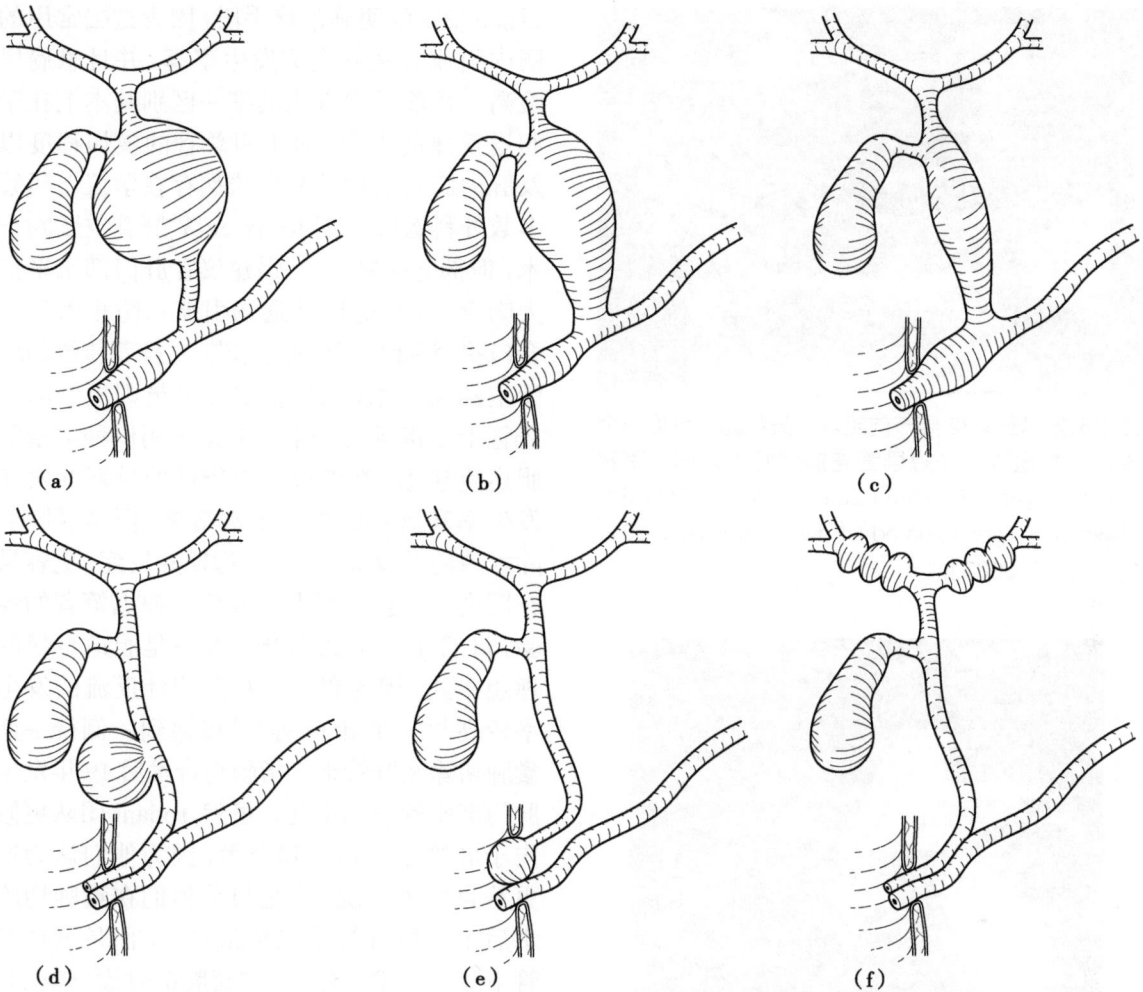

图 76.1　合并胰胆合流异常的先天性胆管扩张症的分类。(a)肝外胆道囊状扩张。(b)肝外胆道梭形扩张。(c)不完全型(有 PBMU 但胆管不扩张)。(d)胆总管囊性憩室。(e)胆总管远端共同管憩室囊肿。(f)孤立性肝内胆管扩张(卡罗利病)[With kind permission from Springer Science + Business Media: *Pediatric Surgery*, Puri P., Hollwarth M.(eds), Springer Surgery Atlas Series, 2006, p. 373, Miyano T., Urao M., Yamataka A., figure 34.1a-f]

CBD 患儿的胰胆管解剖,以中等至较高的准确性来检测胆管的狭窄、扩张和充盈缺损(图 76.3)。MRCP 是非侵入性检查,因此可以部分替代 ERCP 作为评估胰胆管异常解剖结构的诊断工具,但是 MRCP 受到了患儿大小、体重和年龄的限制。MRCP 相对于 ERCP 的另一个优点是可以看到胰管上游的梗阻或者狭窄区域。随着 MRCP 技术的成熟,现如今,ERCP 已经很少被提及了。

如果术前的影像可以清楚详细地显示整个胰胆管系统,包括肝内外胆管和胰管,那么就无须进行行术中胆道造影了。然而,如果没有获得足够的信息,那么术中胆道造影还是必要的。此外,如果囊肿太大,术中经胆囊或者直接经胆总管进行造影则难以实现。在这种情况下,术中行囊肿切除时应对肝内胆管和远端胆总管采用选择性造影的方式分别进行。

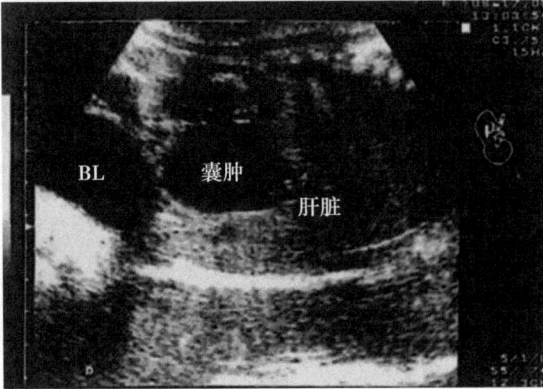

图 76.2 妊娠 32 周产前超声。矢状面。可见一个囊性结构通过一条短导管连接到肝脏。BL，膀胱 [From Miyano T., Yamataka A., in Puri P.（ ed ）, *Newborn Surgery*（ 2nd ed ）, Edward Arnold, p. 591, figure 62.2, 2003]

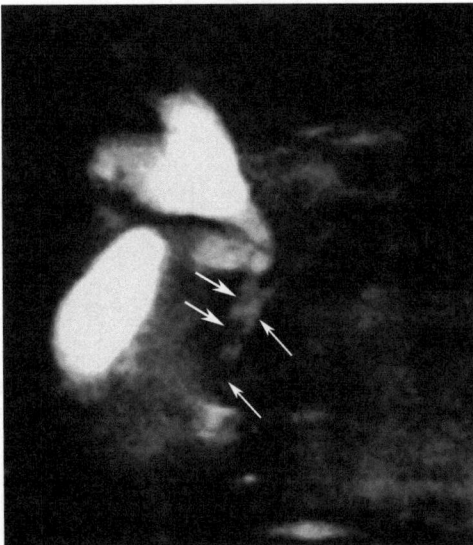

图 76.3 先天性胆管扩张症患者磁共振胰胆管成像（MRCP）显示肝外胆管梭形扩张，较长的共同管（箭头之间）、蛋白栓（粗箭头）和胰管 [With kind permission from Springer Science + Business Media : *Pediatric Surgery*, Puri P., Hollwarth M.（ eds ）, 2009, p. 548, Yamataka A., Kato Y., figure 56.2]

手术

手术方式选择

不论患者年龄和症状如何，囊肿切除是

目前 CBD 的明确治疗手段，因为过去常用的肠内引流方法并发症发生率高，并且患癌风险高。目前手术方式的唯一区别基本上在于胆道重建的类型，对于胆总管的横切程度以及肝内胆管的切除程度依然存在争议。尽管多数外科医师使用 Roux-en-Y 肝管空肠吻合术，但部分医师 [38-39] 仍建议在肝门部水平扩大吻合口，促进胆汁通畅引流来防止术后吻合口狭窄和结石形成。作者 [40] 推荐传统的肝管空肠吻合术，而其他研究人员则更倾向于肝管十二指肠吻合术。无论采用何种类型的胆道重建术，都希望获得较低的早期并发症发生率和满意的外科手术结果，但是囊肿切除术后的并发症，尤其是远期并发症，更容易在肝内胆管扩张患儿中发生。根据笔者的经验，肝管十二指肠吻合术并不是胆道重建的理想术式，因为胃十二指肠胆汁反流的发生率较高 [40]。Todani 等 [41] 曾遇到一例行一期囊肿切除及肝管十二指肠吻合术后 19 年发生肝门部胆管癌的患儿。虽然 Todani 团队更倾向于肝管十二指肠吻合术，因为他们认为这更符合生理情况，但是目前他们在囊肿切除术后不再行肝管十二指肠吻合，而是选择肝管空肠吻合术。然而，在腹腔镜时代，越来越多的报道认为腹腔镜下囊肿切除和肝管十二指肠吻合是安全可行的，并且不逊色于肝管空肠吻合术 [42]，而且，腹腔镜下囊肿切除行肝管空肠吻合和肝管十二指肠吻合都是安全的，并且在笔者的病例中和开放性手术具有相似的预后 [43]。但是，这些报道中的随访时间都比较短。肝门部肝管肠道吻合术仅适用于特殊的病例，比如伴有肝总管狭窄的肝内胆管扩张患儿，或者有严重肝总管炎症的青少年患者。

手术时机

一些小儿外科医师建议明确诊断后立即行一期囊肿切除，包括产前诊断病例 [6,8,10,44-46]；然而，根据作者的经验来看 [14,47]，如果患儿还未出现黄疸就不急于行囊肿切除术。相反，应该对患儿进行全面评估,并且由经验丰富、训练有素的小儿外科医师进行手术。为了避免出现穿孔后胆汁性腹膜炎、严重胆管炎,全身情况差或者新生儿巨大先天性胆管扩张,建议经皮经肝穿刺胆管引流或直接经皮囊肿外引流。随后,在引流术后 1~3 个月行囊肿切除。

CBD 新生儿术前和术后均应接受标准的医疗管理和营养支持,并且进行彻底的术前评估非常重要。尽管越来越多的报道指出产前或者新生儿期诊断无症状 CBD 的患儿增加,但是新生儿期的手术时机依然存在争议。Diao 等[46] 指出,产前诊断 CBD 的患儿是一个特殊的群体,他们在生后不久会出现肝纤维化的趋势,因此对这类患儿在新生儿期进行早期手术干预是必要的。然而,根据作者的经验,尽管有少数新生儿在诊断时就已经出现了肝纤维化,但实际上 CBD 患儿出现肝纤维化极为少见;因此,作者认为如果新生儿期没有症状,这些患儿都应该在生后 3 个月左右进行治疗而非在新生儿期进行,包括产前诊断病例,因为新生儿期进行治疗的患儿会出现极高的吻合口瘘发生率[48]。如果新生儿就已经出现黄疸或者肝纤维化,那就应该及时手术治疗。例如,Dewbury 等[4] 就报道了一例产前确诊 CBD 合并严重肝纤维化患儿在生后 10 天进行剖腹探查,早期手术排除了胆道闭锁,阻止了胆道和肝脏相关并发症,如迅速进展合并胆道梗阻的肝纤维化[4,10,45],逆转纤维化,降低胆管炎风险,防止胆汁淤积,减轻梗阻性黄疸,以及防止囊肿穿孔[6]。

完全切除

囊肿完全(全层)切除在新生儿和婴幼儿中要容易得多,因为扩张胆总管的壁通常很薄,而且与周围组织(例如门静脉)很少有粘连[49-50]。如果囊肿巨大,在切除前对其进行抽吸可以使得手术变得容易一些。囊肿应在靠近十二指肠的中段切开,因为这个位置通常有一个肝管的异常开口,即囊肿的另一个

独立开口或者通向远端的开口。然后将囊肿从肝动脉和门静脉周围仔细剥离。随后,将远端仔细解剖后切除,注意要将扩张部分在管径明显变化的水平上完全切除,以避免囊肿上皮发生恶变。如果囊肿没有明显的管径变化区域(例如梭形囊肿),那么应在胰胆管汇合处上方切除囊肿,并且残端应双道缝扎后横行切断(图 76.4)。如果共同通道中有蛋白栓,应在术中内镜下将其冲洗至十二指肠,避免术后胆石形成和胰腺炎。最后,肝总管应在管径明显变化的交界处横行切断,预留适当的长度进行肝管肠道吻合。

黏膜切除 / 胆道重建

如果囊肿远端部分因炎症和粘连难以切除,建议对囊肿远端部分进行黏膜切除[45,47],以避免损伤胰管、肝动脉和门静脉,并且也能够阻止囊肿远端残余上皮发生恶变(图 76.5)。然而,在新生儿、婴儿以及幼儿中,囊肿壁周围很少有炎症,因此很少需要切除黏膜。因为吻合口相对较小,所以在新生儿和婴儿中进行胆道重建在技术上是必要的,并且应当由经验丰富的小儿外科医师进行手术。一些外科医师通过部分切开吻合头端扩大吻合口来克服这个困难。在进行囊肿切除时,作者偶尔会遇到外观正常的肝总管出现管腔狭窄,这被认为是继发于纤维化,可能是既往出现严重穿孔相关的炎症导致的结果。

虽然刚开始时都采用端侧吻合,但是作者目前更倾向于在 Roux-en-Y 肝管空肠吻合中行端端吻合,因为通畅引流可降低胆汁淤积的可能性(图 76.6)。端侧吻合时,盲端可过度生长,一例患儿因此出现盲袋与空肠间的粘连性肠梗阻,一例患儿盲袋结石形成[47](图 76.7)。盲袋中胆汁淤积也可引起肝门处扩张,肝内胆管中胆石形成。如果端侧吻合不可避免,那么肝总管应尽可能靠近盲端吻合,那就能避免吻合口处出现盲袋。如果端侧吻合离盲端过远,那么随着患儿年龄的增长,盲端会逐渐延长。

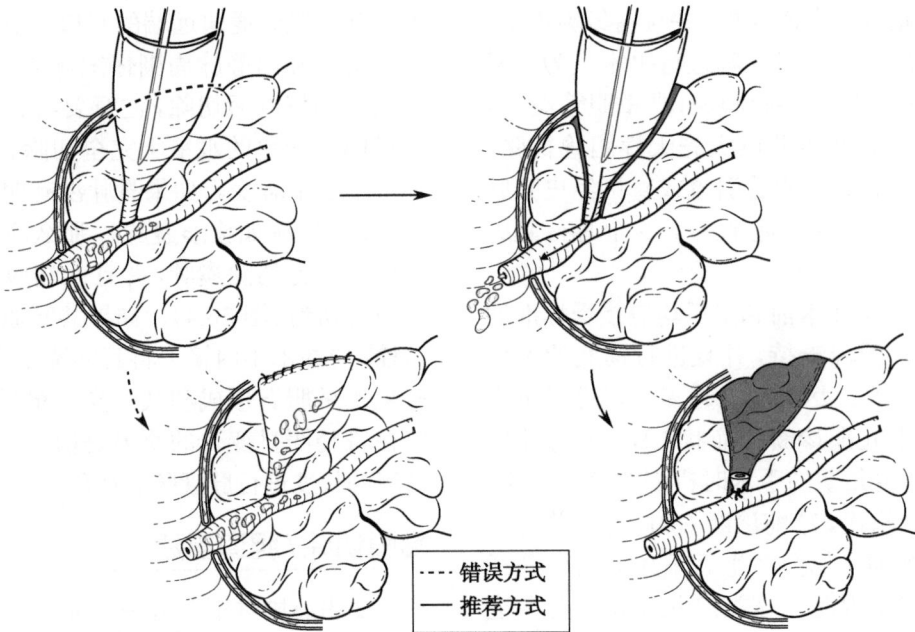

图 76.4　术中内镜检查可见胆管远端至囊肿之间的碎片和蛋白栓。如果沿着虚线切除远端胆总管，囊肿将会逐渐在胰腺内围绕末端胆管重新形成，在残余囊肿中引起复发性胰腺炎，结石形成，或者在残余囊肿中出现癌变。相反，如果沿着实线切除远端胆管，即胰胆管汇合部上方，则胰腺内不太可能因残余胆管而再发囊肿 [With kind permission from Springer Science＋Business Media：*Pediatric Surgery*，Puri P.，Hollwarth M.（eds），Springer Surgery Atlas Series，2006，p. 381，Miyano T.，Urao M.，Yamataka A.，figures 34.9-34.12]

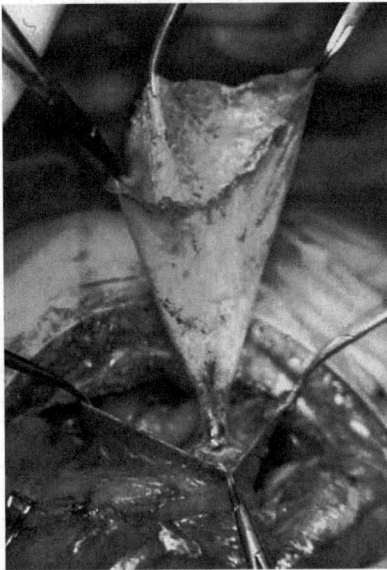

图 76.5　先天性胆管扩张远端黏膜切除 [With kind permission from Springer Science＋Business Media：*Pediatric Surgery*，Puri P.，Hollwarth M.（eds），Springer Surgery Atlas Series，2006，p. 377，Miyano T.，Urao M.，Yamataka A.，figure 34.5]

作者很少施行其他手术，例如肝门部肝管肠道吻合或者肝管十二指肠吻合并设置空肠瓣来阻止食物反流入肝内扩张胆管 [39]。尽管这些手术理论上可行，但是在并发症发生率上并没有区别。肝门部肝管肠道吻合较传统的肝管肠道吻合难度更高，尤其是在没有肝内胆管扩张的新生儿和婴儿中，并且在肝管十二指肠中置入回肠活瓣更是一个复杂的手术。

需要治疗的相关异常

肝内胆管扩张

近年来，肝内胆管扩张畸形受到了越来越多的关注，例如扩张合并下游狭窄，这与术后晚期并发症密切相关 [32,39,51-57]。在笔者的研究中 [13]，21 例新生儿患者中有 8 例（38.1%）患儿出现了肝内胆管扩张（一例患儿严重扩

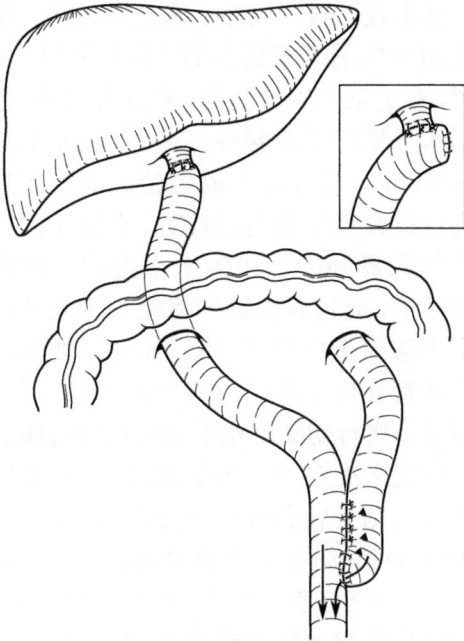

图 **76.6** 行囊肿切除时,恰当的肝管空肠 Roux-en-Y 吻合。粗箭头显示接近生理状态的空肠以及远端 RY 支。箭头提示小肠内容物通过顺利,且无反流[With kind permission from Springer Science + Business Media:*Pediatric Surgery*, Puri P., Hollwarth M.(eds), 2009, p. 548, Yamataka A., Kato Y., figure 56.12]

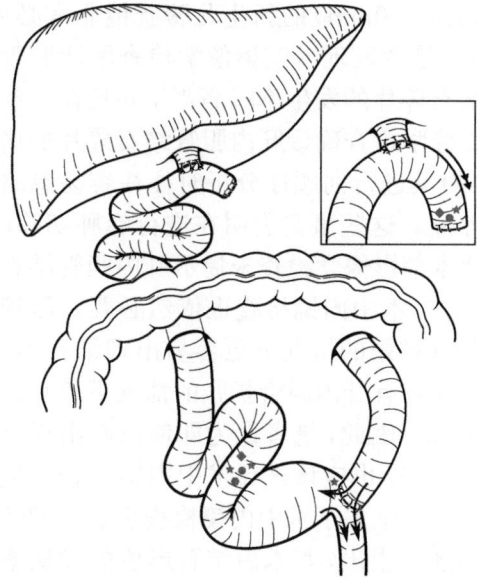

图 **76.7** 行囊肿切除时,不恰当的肝管空肠 Roux-en-Y 吻合。注意肝管空肠吻合距离盲端较远(箭头)。图中的双箭头表示盲端延长。带星号箭头表示空肠内容物通过一个 T 型 RY 空肠 - 空肠造口术进入 RY 支[With kind permission from Springer Science + Business Media:*Pediatric Surgery*, Puri P., Hollwarth M.(eds), 2009, p. 553, Yamataka A., Kato Y., figure 56.13]

张,并且术后随访 14 年依然存在),这明显低于年龄较大儿童的发生率(53.3%)[51]。在行囊肿切除时,可以通过肝段切除、肝内引流术或者球囊扩张治疗狭窄[32,54-55]。笔者曾在 3 例患儿中通过肝内胆管成形术和囊肿空肠吻合或者肝门部肝管空肠吻合术来治疗肝门部肝内胆管狭窄[51,56],沿着肝管侧壁切开形成一个较宽的开口并随之切除胆总管狭窄段(图 76.5)。通过术中内镜检查,可以在不损伤肝管开口或者遗留残余胆管的情况下安全地确定胆总管理想的切除程度。

胰管和共同通道异常

胰管和共同通道异常包括壶腹部乳头狭窄、胰管狭窄、蛋白栓甚至分隔的共同通道等病理异常[33,57-59]。共同通道和肝内胆管中的结石碎片也可以导致术后腹痛,胰腺炎,结石形成或者黄疸,这类结石碎片应该在根治

性手术中去除。作者发现术中将共同通道和肝内胆管的内镜检查作为先天性胆总管囊肿外科手术治疗的常规诊疗手段,具有其应用价值,因为它能够有效地进行检查和冲洗,并且能够移除末端胰管和共同通道中的结石碎片。如果发现扩张的共同通道伴有主乳头狭窄,应行经十二指肠乳头成形或者经内镜乳头成形术[57]。

术中内镜

自 1986 年以来,作者术中常规行胆总管、胰管和肝内胆管内镜探查,直接探查胆道系统中的结石碎片以及胆道狭窄,并可用生理盐水冲洗结石碎片[51](图 76.8)。作者在囊肿切除术中,使用带冲洗管道的儿童膀胱镜或者精细纤维镜直接探查胰管或胆道系统[56-57]。在其他情况下,带有冲洗管道并且具备灵活视

野（1.9~2.0mm）的新生儿膀胱镜非常必要。近来，笔者发现术前影像学检查漏诊肝管胆管结石碎片的发生率很高[60]，并且在一些术前影像学检查确诊肝内胆管结石碎片的病例中，对其进行回顾性分析时往往容易忽略结石碎片。这些事实表明在进行囊肿切除时，即使术前影像学检查未提示肝内胆管结石碎片存在，术中内镜检查也依然必要。尽管肝内胆管扩张的情况下更容易出现结石碎片，但是在没有肝内胆管扩张的情况下碎片也可以出现。因此，笔者认为即使没有出现肝内胆管扩张，也应该进行术中内镜检查。笔者在最近一个关于术中内镜检查患者长期随访的综述中指出，其术后结石形成的发病率要低于文献报道的发生率[61]，这是囊肿切除术中行内镜检查临床获益的直接证据。

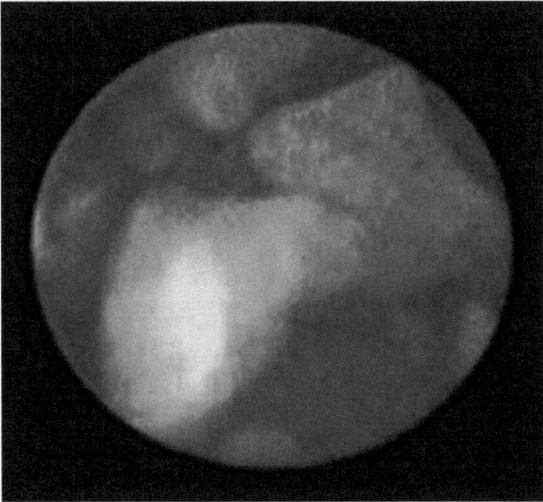

图 76.8 通过儿童膀胱镜发现胆总管内大量碎片

腹腔镜手术

近年来，腹腔镜技术的发展使得小儿外科 / 肝胆外科医师能够通过微创手术治疗 CBD[62]。1995 年报道了第一例腹腔镜囊肿切除术[63]。此后，大量学者报道了在儿童高级别肝胆手术中使用微创技术的安全性和可行性[64-67]。尽管在技术上面临更多的挑战，但是微创外

科的基本观念与开放性手术是一致的。学者们使用传统的套管针位置（右上象限，左侧脐旁，左上象限以及脐部）来游离囊肿，并在中部水平横行切开囊肿。另外，在左上腹部的 3.9mm 套管针可以放置精细的输尿管镜来进行腹腔镜下的内镜检查，类似于开放性手术切除囊肿中使用的术中内镜。在腹腔镜引导下，通过囊肿远端将镜头置入共同通道中来移除蛋白栓[68]（图 76.9）。如果可以确定胰管开口在共同通道中的位置，那么远端胆总管横行切断的水平也可以通过腹腔镜术中内镜来决定[69]。囊肿游离后，将囊肿远端尽可能贴近胰胆管汇合处分离，残端使用 ENDOLOOP 结扎。当胰腺内胆总管和共同通道过于狭窄（囊肿性 CBD 中比较常见）导致无法进行腹腔镜内镜检查时，可以在已解剖的远端囊肿放置内镜金属夹行腹腔镜胆道造影，可以看到在金属夹和汇合部之间的共同通道、胰腺内胆总管和胰管，以此来明确远端需要进一步剥离的程度。如果剥离不充分，可以在囊肿远端进一步剥离，并且可以在内镜下重复胆道造影直至囊肿完全剥离。切除近端囊肿，留下 5mm 肝总管。加用两个套管针来进行肝管空肠吻合术，位于右侧肋下以及右侧肋下和右上腹部之间。肝管空肠吻合术采用 5/0 或 6/0 可吸收线间断缝合，以右上象限套管作为右手持针口，5mm 套管放置镜头，3mm 肋下套管作为左手持针口。为了提高精确性，在吻合前壁时将左右边缘缝线从腹腔内穿出作为牵引线使用（图 76.10）。根据经验，如果在行肝管空肠吻合时没有额外的套管，那么吻合质量会下降，尤其是当肝管空肠吻合口直径小于 9mm 时。

有学者发表了中远期随访的结果[70-71]，他们发现经验丰富的腹腔镜外科医师完成的手术质量与开放性手术基本接近。一份比较儿童腹腔镜囊肿切除和开放性手术囊肿切除的报告中指出[72-75]，腹腔镜手术时间更长，整体费用更高，但是手术失血量明显减少，并且住院时间明显缩短。胆漏和切口感染的发生

率则没有显著差异。这表明经验丰富的腹腔镜外科医师行腹腔镜囊肿切除和 Roux-en-Y 重建是安全有效的[74-76]。近来，机器人辅助下腹腔镜 CBD 切除已有报道[77-78]。

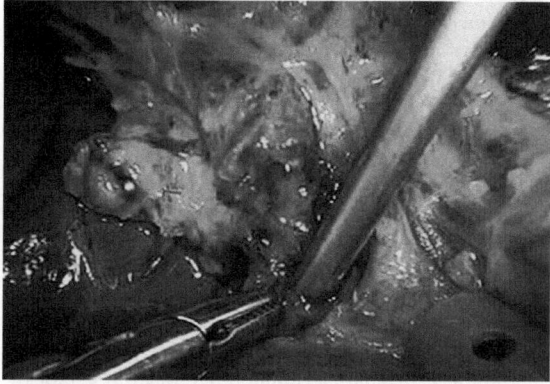

图 76.9 腹腔镜引导下，通过囊肿远端进入共同通道，去除蛋白栓

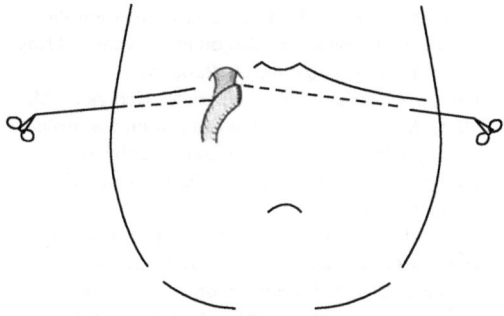

图 76.10 牵引缝合有助于精确的肝管空肠吻合

术后并发症及处理

相较于年长儿，婴幼儿患者的手术效果更好，早期并发症发生率更低。作者[79]回顾了接受囊肿切除和肝管空肠吻合术的 200 例儿童患者以及 40 例成人患者，发现有 18 例（9.0%）儿童患者出现术后并发症。在笔者的研究队列中，5 岁以前接受手术的 145 例患儿没有一例出现结石，囊肿切除及肝管空肠吻合术后 18 例患儿共出现 25 次并发症，包括胆管炎、肝内胆管结石形成、胰腺炎、胰腺内终末胆总管或胰管内结石形成以及肠梗阻。本

研究中，70 例术中内镜检查患儿均未出现并发症。55 例 5 岁以上患儿接受囊肿切除及肝管空肠吻合术后有 7 例（12.7%）患儿出现结石。对于并发症的处理，15 例患儿需要接受再次手术——其中 4 例患儿需要再次行肝管空肠吻合术，1 例患儿需行经皮经肝胆管镜下取石术，2 例患儿需要切除胰腺内终末胆总管，1 例患儿需在内镜下行 Vater 壶腹括约肌切开术，1 例患儿行胰管空肠吻合术，6 例患儿因肠梗阻行开腹探查。仔细的长期随访是必要的，尤其是有肝内胆管扩张以及残余终末胆管、胰管和共同通道扩张的患儿，因为此类患儿有慢性炎症和结石形成的风险以及晚期癌变的可能性。

（张书豪 译　陈青江 审校）

参考文献

1. Iwafuchi M, Ohsawa Y, Naito S, Naito M, Maruta Y, Saito H. Familial occurrence of congenital bile duct dilatation. *J Pediatr Surg* 1990; 25(3): 353–5.
2. Ando K, Miyano T, Fujimoto T, Ohya T, Lane G, Tawa T et al. Sibling occurrence of biliary atresia and biliary dilatation. *J Pediatr Surg* 1996; 31(9): 1302–4.
3. Lane GJ, Yamataka A, Kobayashi H, Segawa O, Miyano T. Different types of congenital biliary dilatation in dizygotic twins. *Pediatr Surg Int* 1999; 15(5–6): 403–4.
4. Dewbury KC, Aluwihare AP, Birch SJ, Freeman NV. Prenatal ultrasound demonstration of a choledochal cyst. *Br J Radiol* 1980; 53(633): 906–7.
5. Frank JL, Hill MC, Chirathivat S, Sfakianakis GN, Marchildon M. Antenatal observation of a choledochal cyst by sonography. *AJR Am J Roentgenol* 1981; 137(1): 166–8.
6. Howell CG, Templeton JM, Weiner S, Glassman M, Betts JM, Witzleben CL. Antenatal diagnosis and early surgery for choledochal cyst. *J Pediatr Surg* 1983; 18(4): 387–93.
7. Wiedman MA, Tan A, Martinez CJ. Fetal sonography and neonatal scintigraphy of a choledochal cyst. *J Nucl Med* 1985; 26(8): 893–6.
8. Elrad H, Mayden KL, Ahart S, Giglia R, Gleicher N. Prenatal ultrasound diagnosis of choledochal cyst. *J Ultrasound Med* 1985; 4(10): 553–5.
9. Schroeder D, Smith L, Prain HC. Antenatal diagnosis of choledochal cyst at 15 weeks' gestation: Etiologic implications and management. *J Pediatr Surg* 1989; 24(9): 936–8.
10. Bancroft JD, Bucuvalas JC, Ryckman FC, Dudgeon DL, Saunders RC, Schwarz KB. Antenatal diagnosis

of choledochal cyst. *J Pediatr Gastroenterol Nutr* 1994; 18(2): 142–5.

11. Gallivan EK, Crombleholme TM, D'Alton ME. Early prenatal diagnosis of choledochal cyst. *Prenat Diagn* 1996; 16(10): 934–7.

12. Matsumoto M, Urushihara N, Fukumoto K, Yamoto M, Miyake H, Nakajima H et al. Laparoscopic management for prenatally diagnosed choledochal cysts. *Surg Today* 2016; 46(12): 1410–14.

13. Lane G, Yamataka A, Kohno S, Fujiwara T, Fujimoto T, Sunagawa M et al. Choledochal cyst in the newborn. *Asian J Surg* 1999; 22: 310–2.

14. Spitz L. Experimental production of cystic dilatation of the common bile duct in neonatal lambs. *J Pediatr Surg* 1977; 12(1): 39–42.

15. Miyano T, Suruga K, Kimura K, Suda K. A histopathologic study of the region of the ampulla of Vater in congenital biliary atresia. *Jpn J Surg* 1980; 10(1): 34–8.

16. Suda K, Matsumoto Y, Miyano T. Narrow duct segment distal to choledochal cyst. *Am J Gastroenterol* 1991; 86(9): 1259–63.

17. Miyano T, Suruga K, Chen SC. A clinicopathologic study of choledochal cyst. *World J Surg* 1980; 4(2): 231–8.

18. Suda K, Miyano T, Konuma I, Matsumoto M. An abnormal pancreatico-choledocho-ductal junction in cases of biliary tract carcinoma. *Cancer* 1983; 52(11): 2086–8.

19. Miyano T, Takahashi A, Suruga K. Congenital stenosis associated with abnormal choledocho-pancreatico-ductal junction in concerning the pathogenesis of congenital dilatation of biliary tract. *Jpn J Pediatr Surg* 1978; 10: 539–54.

20. Miyano T, Suruga K, Suda K. Abnormal choledocho-pancreatico ductal junction related to the etiology of infantile obstructive jaundice diseases. *J Pediatr Surg* 1979; 14(1): 16–26.

21. Jona JZ, Babbitt DP, Starshak RJ, LaPorta AJ, Glicklich M, Cohen RD. Anatomic observations and etiologic and surgical considerations in choledochal cyst. *J Pediatr Surg* 1979; 14(3): 315–20.

22. Wong KC, Lister J. Human fetal development of the hepato-pancreatic duct junction—A possible explanation of congenital dilatation of the biliary tract. *J Pediatr Surg* 1981; 16(2): 139–45.

23. Tanaka T. Embryological development of the duodenal papilla, and related diseases: Primitive ampulla theory. *Am J Gastroenterol* 1993; 88(11): 1980–1.

24. Tanaka T. Pathogenesis of choledochal cyst. *Am J Gastroenterol* 1995; 90(4): 685.

25. Babbitt DP. [Congenital choledochal cysts: New etiological concept based on anomalous relationships of the common bile duct and pancreatic bulb]. *Ann Radiol* (Paris). 1969; 12(3): 231–40.

26. Tanaka K, Nishimura A, Yamada K, Ishibe R, Ishizaki N, Yoshimine M et al. Cancer of the gallbladder associated with anomalous junction of the pancreatobiliary duct system without bile duct dilatation. *Br J Surg* 1993; 80(5): 622–4.

27. Miyano T, Suruga K, Suda K. "The choledocho-

pancreatic long common channel disorders" in relation to the etiology of congenital biliary dilatation and other biliary tract disease. *Ann Acad Med Singapore* 1981; 10(4): 419–26.

28. Marchildon M. Antenatal diagnosis fo choledochal cyst: The first four cases. *Pediatr Surg Int* 1988; 3: 431–6.

29. Laitio M, Lev R, Orlic D. The developing human fetal pancreas: An ultrastructural and histochemical study with special reference to exocrine cells. *J Anat* 1974; 117(Pt 3): 619–34.

30. Lebenthal E, Lee PC. Development of functional responses in human exocrine pancreas. *Pediatrics* 1980; 66(4): 556–60.

31. Alonso-Lej F, Rever WB, Jr., Pessagno DJ. Congenital choledochal cyst, with a report of 2, and an analysis of 94, cases. *Int Abstr Surg* 1959; 108(1): 1–30.

32. Todani T, Narusue M, Watanabe Y, Tabuchi K, Okajima K. Management of congenital choledochal cyst with intrahepatic involvement. *Ann Surg* 1978; 187(3): 272–80.

33. Komi N, Takehara H, Kunitomo K, Miyoshi Y, Yagi T. Does the type of anomalous arrangement of pancreaticobiliary ducts influence the surgery and prognosis of choledochal cyst? *J Pediatr Surg* 1992; 27(6): 728–31.

34 Saikusa N, Naito S, Iinuma Y, Ohtani T, Yokoyama N, Nitta, K. Invasive cholangiocarcinoma identified in congenital biliary dilatation in a 3-year-old boy. *J Pediatr Surg* 2009; 44(11): 2202–5.

35. Iinuma Y, Narisawa R, Iwafuchi M, Uchiyama M, Naito M, Yagi M et al. The role of endoscopic retrograde cholangiopancreatography in infantswith cholestasis. *J Pediatr Surg* 2000; 35(4): 545–9.

36. Yamataka A, Kuwatsuru R, Shima H, Kobayashi H, Lane G, Segawa O et al. Initial experience with non-breath-hold magnetic resonance cholangiopancreatography: A new noninvasive technique for the diagnosis of choledochal cyst in children. *J Pediatr Surg* 1997; 32(11): 1560–2.

37. Shimizu T, Suzuki R, Yamashiro Y, Segawa O, Yamataka A, Miyano T. Progressive dilatation of the main pancreatic duct using magnetic resonance cholangiopancreatography in a boy with chronic pancreatitis. *J Pediatr Gastroenterol Nutr* 2000; 30(1): 102–4.

38. Todani T, Watanabe Y, Mizuguchi T, Fujii T, Toki A. Hepaticoduodenostomy at the hepatic hilum after excision of choledochal cyst. *Am J Surg* 1981; 142(5): 584–7.

39. Todani T, Watanabe Y, Toki A, Urushihara N, Sato Y. Reoperation for congenital choledochal cyst. *Ann Surg* 1988; 207(2): 142–7.

40. Shimotakahara A, Yamataka A, Yanai T, Kobayashi H, Okazaki T, Lane GJ et al. Roux-en-Y hepaticojejunostomy or hepaticoduodenostomy for biliary reconstruction during the surgical treatment of choledochal cyst: Which is better? *Pediatr Surg Int* 2005; 21(1): 5–7.

41. Todani T, Watanabe Y, Toki A, Hara H. Hilar duct carcinoma developed after cyst excision followed by hepatico duodenostomy In: Koyanagi Y, Aoki T (eds). *Pancreaticobiliary Maljunction.* Tokyo: Igaku tosho Shuppan, 2002: 17–21.
42. Yeung F, Chung PH, Wong KK, Tam PK. Biliary-enteric reconstruction with hepaticoduodenostomy following laparoscopic excision of choledochal cyst is associated with better postoperative outcomes: A single-centre experience. *Pediatr Surg Int* 2015; 31(2): 149–53.
43. Dalton BG, Gonzalez KW, Dehmer JJ, Andrews WS, Hendrickson RJ. Transition of techniques to treat choledochal cysts in children. *J Laparoendosc Adv Surg Tech A* 2016; 26(1): 62–5.
44. Burnweit CA, Birken GA, Heiss K. The management of choledochal cyst in the newborn. *Pediatr Surg Int* 1996; 11: 130–3.
45. Suita S, Shono K, Kinugasa Y, Kubota M, Matsuo S. Influence of age on the presentation and outcome of choledochal cyst. *J Pediatr Surg* 1999; 34(12): 1765–8.
46. Diao M, Li L, Cheng W. Timing of surgery for prenatally diagnosed asymptomatic choledochal cysts: A prospective randomized study. *J Pediatr Surg* 2012; 47(3): 506–12.
47. Miyano T, Yamataka A. Choledochal cyst. *Curr Opin Pediatr* 1997; 9: 283–8.
48. Redkar R, Davenport M, Howard ER. Antenatal diagnosis of congenital anomalies of the biliary tract. *J Pediatr Surg* 1998; 33(5): 700–4.
49. Filler RM, Stringel G. Treatment of choledochal cyst by excision. *J Pediatr Surg* 1980; 15(4): 437–42.
50. Somasundaram K, Wong TJ, Tan KC. Choledochal cyst—A review of 25 cases. *Aust N Z J Surg* 1985; 55(5): 443–6.
51. Miyano T, Yamataka A, Kato Y, Segawa O, Lane G, Takamizawa S et al. Hepaticoenterostomy after excision of choledochal cyst in children: A 30-year experience with 180 cases. *J Pediatr Surg* 1996; 31(10): 1417–21.
52. Ohi R, Yaoita S, Kamiyama T, Ibrahim M, Hayashi Y, Chiba T. Surgical treatment of congenital dilatation of the bile duct with special reference to late complications after total excisional operation. *J Pediatr Surg* 1990; 25(6): 613–7.
53. Ando H, Ito T, Kaneko K, Seo T, Ito F. Intrahepatic bile duct stenosis causing intrahepatic calculi formation following excision of a choledochal cyst. *J Am Coll Surg* 1996; 183(1): 56–60.
54. Engle J, Salmon PA. Multiple choledochal cysts. Report of a Case. *Arch Surg* 1964; 88: 345–9.
55. Tsuchida Y, Taniguchi F, Nakahara S, Uno K, Kawarasaki H, Inoue Y et al. Excision of a choledochal cyst and simultaneous hepatic lateral segmentomy. *Pediatr Surg Int* 1996; 11: 496–7.
56. Miyano T, Yamataka A, Kato Y, Kohno S, Fujiwara T. Choledochal cysts: Special emphasis on the usefulness of intraoperative endoscopy. *J Pediatr Surg* 1995; 30(3): 482–4.
57. Yamataka A, Segawa O, Kobayashi H, Kato Y, Miyano T. Intraoperative pancreatoscopy for pancreatic duct stone debris distal to the common channel in choledochal cyst. *J Pediatr Surg* 2000; 35(1): 1–4.
58. Miyano T, Suruga K, Shimomura H, Nittono H, Yamashiro Y, Matsumoto M. Choledochopancreatic elongated common channel disorders. *J Pediatr Surg* 1984; 19(2): 165–70.
59. Kaneko K, Ando H, Ito T, Watanabe Y, Seo T, Harada T et al. Protein plugs cause symptoms in patients with choledochal cysts. *Am J Gastroenterol* 1997; 92(6): 1018–21.
60. Shimotakahara A, Yamataka A, Kobayashi H, Yanai T, Lane GJ, Miyano T. Massive debris in the intrahepatic bile ducts in choledochal cyst: Possible cause of postoperative stone formation. *Pediatr Surg Int* 2004; 20(1): 67–9.
61. Takahashi T, Shimotakahara A, Okazaki T, Koga H, Miyano G, Lane GJ et al. Intraoperative endoscopy during choledochal cyst excision: Extended long-term follow-up compared with recent cases. *J Pediatr Surg* 2010; 45(2): 379–82.
62. Shimura H, Tanaka M, Shimizu S, Mizumoto K. Laparoscopic treatment of congenital choledochal cyst. *Surg Endosc* 1998; 12(10): 1268–71.
63. Farello GA, Cerofolini A, Rebonato M, Bergamaschi G, Ferrari C, Chiappetta A. Congenital choledochal cyst: Video-guided laparoscopic treatment. *Surg Laparosc Endosc* 1995; 5(5): 354–8.
64. Ure BM, Schier F, Schmidt AI, Nustede R, Petersen C, Jesch NK. Laparoscopic resection of congenital choledochal cyst, choledochojejunostomy, and extraabdominal Roux-en-Y anastomosis. *Surg Endosc* 2005; 19(8): 1055–7.
65. Li L, Feng W, Jing-Bo F, Qi-Zhi Y, Gang L, Liu-Ming H et al. Laparoscopic-assisted total cyst excision of choledochal cyst and Roux-en-Y hepatoenterostomy. *J Pediatr Surg* 2004; 39(11): 1663–6.
66. Lee H, Hirose S, Bratton B, Farmer D. Initial experience with complex laparoscopic biliary surgery in children: Biliary atresia and choledochal cyst. *J Pediatr Surg* 2004; 39(6): 804-7; discussion 7.
67. Yeung CK, Lee KH, Tam YH. Laparoscopic excision of choledochal cyst with hepaticojejunostomy. In: Bax KMA, Georgeson KE, Rothenberg SS, Valla J, Yeung CK (eds). *Endoscopic Surgery in Infants and Children.* Berlin: Springer; 2008: 431–46.
68. Yamataka A. Removing protein plugs in the common channel during the laparoscopic excision of minimally dilated choledochal cyst: Intralaparoscopic pancreatoscopy. International pediatric endosurgery group (IPEG) annual congress; 2010.6; Hawaii 2010.
69. Koga H, Okawada M, Doi T, Miyano G, Lane GJ, Yamataka A. Refining the intraoperative measurement of the distal intrapancreatic part of a choledochal cyst during laparoscopic repair allows near total excision. *Pediatr Surg Int* 2015; 31(10): 991–4.
70. Qiao G, Li L, Li S, Tang S, Wang B, Xi H et al. Laparoscopic cyst excision and Roux-Y hepaticojejunostomy for children with choledochal cysts in

China: A multicenter study. *Surg Endosc* 2015; 29(1): 140–4.

71. Hong L, Wu Y, Yan Z, Xu M, Chu J, Chen QM. Laparoscopic surgery for choledochal cyst in children: A case review of 31 patients. *Eur J Pediatr Surg* 2008; 18(2): 67–71

72. Lee KH, Tam YH, Yeung CK, Chan KW, Sihoe JD, Cheung ST et al. Laparoscopic excision of choledochal cysts in children: An intermediate-term report. *Pediatr Surg Int* 2009; 25(4): 355–60.

73. Liem NT, Dung le A, Son TN. Laparoscopic complete cyst excision and hepaticoduodenostomy for choledochal cyst: Early results in 74 cases. *J Laparoendosc Adv Surg Tech A* 2009; 19 Suppl 1: S87–90.

74. Shen HJ, Xu M, Zhu HY, Yang C, Li F, Li KW et al. Laparoscopic versus open surgery in children with choledochal cysts: A meta-analysis. *Pediatr Surg Int* 2015; 31(6): 529–34.

75. Zhen C, Xia Z, Long L, Lishuang M, Pu Y, Wenjuan Z et al. Laparoscopic excision versus open excision for the treatment of choledochal cysts: A systematic review and meta-analysis. *Int Surg* 2015 January; 100(1): 115–22.

76. Liem NT, Pham HD, Dung le A, Son TN, Vu HM. Early and intermediate outcomes of laparoscopic surgery for choledochal cysts with 400 patients. *J Laparoendosc Adv Surg Tech A* 2012; 22(6): 599–603.

77. Alizai NK, Dawrant MJ, Najmaldin AS. Robot-assisted resection of choledochal cysts and hepaticojejunostomy in children. *Pediatr Surg Int* 2014; 30(3): 291–4.

78. Woo R, Le D, Albanese CT, Kim SS. Robot-assisted laparoscopic resection of a type I choledochal cyst in a child. *J Laparoendosc Adv Surg Tech A* 2006; 16(2): 179–83.

79. Yamataka A, Ohshiro K, Okada Y, Hosoda Y, Fujiwara T, Kohno S et al. Complications after cyst excision with hepaticoenterostomy for choledochal cysts and their surgical management in children versus adults. *J Pediatr Surg* 1997; 32(7): 1097–102.

肝囊肿和肝脓肿

Jonathan P. Roach　David A. Partrick　Frederick M. Karrer

引言

　　新生儿肝囊肿和脓肿并不常见。婴儿肝囊肿多表现为单纯性、单房性囊肿,年长儿或成人则表现为多囊肝病。大部分婴儿肝脓肿为化脓性,年长儿或成人通常有寄生虫感染。横断面成像(超声、CT、MRI)使得诊断和定位相对更加直观。随着扫描技术的改进,肝囊肿产前诊断更为常见。然而,治疗仍需要基于经验和判断,以防止复发或者并发症。

单纯性肝囊肿

　　婴儿单纯性或孤立性肝囊肿可能是先天的,也可以是后天形成的。儿童寄生虫囊肿(来源于棘球蚴病)比较少见,婴儿中则从未有过报道。

　　先天性囊肿可能是肝内胆管发育过程中融合不全或梗阻所致,也可能来源于胆道周围腺体[1-2]。这些囊肿通常为单纯性或者单房性,但是也有报道囊肿内存在隔膜[3]。对于单纯性囊肿来说,一个或两个薄的隔膜可视为正常现象,但是当存在较多隔膜时就应该警惕其他病理现象。单纯性囊肿包膜完整,表面光滑。女性发病率更高,男女比例1:2[4]。多数囊肿位于右叶,毗邻或者悬垂于肝脏边缘[3]。通常肝脏不能完全覆盖囊肿,尤其是带蒂囊肿,因此显露部分呈现为浅蓝色。囊壁内衬单层立方或柱状上皮[4]。囊肿内多数含有清亮液体,但是由于囊内出血可能呈现为棕色。胆汁性囊液提示与胆管存在交通。

　　获得性或者创伤性囊肿可能由钝挫伤或产伤引起,导致肝内血肿。血肿吸收后残留囊腔。这些囊肿由肉芽组织和纤维覆盖,并且很少与胆管相通。

肝内复杂囊状结构的鉴别诊断

　　新生儿肝内囊状结构还包括肝纤毛性前肠囊肿(ciliated hepatic foregut cyst, CHFC)、胆总管囊肿、间叶性错构瘤(mesenchymal hamartoma, MH)和囊腺瘤[2,4-6]。单纯性、纤毛性和胆总管囊肿通常为单房性,而MH和囊腺瘤则是多房性的。新生儿肝纤毛性前肠囊肿是罕见的囊性结构,是发育过程中残留的前肠胚芽陷入肝脏所致。它们多见于肝脏左叶。CHFC的常见影像学特征是单个或双个囊腔,囊内有沉积物,囊壁有钙化。囊肿细针穿刺显示黏液内有纤毛化柱状上皮细胞[4]。MH是一种少见的肝脏肿瘤,多见于2岁内儿童。MH的特征性表现为大小不一的囊肿,囊内有大小不等的实性成分。因此,MH可表现为囊性、实性或者混合性。尽管MH在病理上是良性的,但有报道指出可恶变为血管肉瘤,并进展为具有侵袭性[6]。因为这些组织结构具有恶变的风险,复杂性囊肿应该完全切除[2]。

　　胆总管囊肿将在本书单独一个章节中进行描述。

临床表现

　　多数先天性囊肿在婴儿期没有临床症状,确诊年龄均较晚(四五十岁)。有些是在产前检查或者是在检查其他不相关问题时偶然发现[4]。当它们在婴儿期表现出症状时，通常是因为上腹部可见或者触及包块[5-8]。它们很少压迫其他组织结构产生症状，但是婴儿可因巨大囊肿而表现为腹胀、喂养困难、呼吸窘迫和十二指肠梗阻[2]。出血、继发感染、囊肿破裂或扭转可导致急腹症，但是这类并发症极为罕见[9]。

诊断

体格检查发现的巨大囊肿很容易通过超声检查与实体肿瘤进行鉴别。尽管这些囊肿体积巨大，但肝功能通常无殊。腹部 X 线平片可显示膈肌抬高或者软组织肿块导致的腹部气体影移位。CT 有助于明确囊肿的确切位置和数量。其他的术前影像学技术（胆管造影、血管造影、核素扫描）可能提供额外信息，但不常用。随着影像学技术的发展，许多肝囊肿在产前就已被发现。在一些研究队列中，无症状的单纯性小囊肿占产前肝脏肿块的绝大部分，并且这些囊肿可自行消退。只有七分之一的患儿因囊肿体积增大或者出现症状而需要手术治疗[2]。在产前超声检查中，肝囊肿相关的胎盘病变与 MH 密切相关[10]。如果产前就发现这个异常，那么就应该考虑早期切除肝囊肿。

治疗

偶然发现的无症状小囊肿（<5cm）可不予处理。巨大的或者有症状的囊肿应手术治疗。经皮囊肿抽吸术可去除胆道交通或脓肿，但由于其高复发率而不作为根治方法[11-12]。完全切除囊肿最为合适，其中带蒂囊肿易于切除[13]。许多患儿可通过微创外科技术治疗。如果无法单纯完全切除囊肿，通常也不建议进行标准的肝叶切除。由于这些囊肿是良性病变，因此治疗疾病的风险不能超过疾病本身的风险。在这种情况下，更推荐部分切除囊肿。通过去除 1/3 的囊肿壁，被引流的浆液性液体能够被腹膜腔重吸收[14]。囊肿的边缘

用可吸收线缝合或者电凝处理。如果囊肿含胆汁，且胆管造影明确囊肿与胆管相通，建议行 Roux-en-Y 囊肿空肠内引流术。感染的囊肿应先进行外引流（见下文）。

预后

婴儿单纯性肝囊肿预后良好。病死率和囊肿复发率接近零[10,15-17]。

多囊肝病

当大量肝囊肿弥漫分布整个肝脏时，这通常与遗传性多囊性疾病相关。多囊性疾病的两种主要变异类型是常染色体显性遗传（成人型）和常染色体隐性遗传（儿童型）[18]。两种类型都与肾脏多囊性疾病相关。常染色体显性遗传多囊肾病（autosomal dominant polycystic kidney disease，ADPKD）是最常见的一种类型（90%）。肾脏受累的症状（疼痛、高血压、肾衰竭、尿路感染）通常直到成年才出现。常染色体显性遗传多囊性疾病的肝囊肿在儿童期极为罕见，婴儿期则未见报道。

常染色体隐性遗传多囊肾病（autosomal recessive polycystic kidney disease，ARPKD）在儿童期发病。有四个亚型（围产期、新生儿期、婴儿期和青少年期），均有不同程度累及肾脏和肝脏[19]。最严重的病例表现为围产期羊水过少、双侧肾不发育综合征和肺发育不全，通常在生后不久死亡。肾脏受累程度较轻的患者在年长后表现出肾衰竭和高血压。有些儿童肾脏受累较轻，直到青春期才出现门静脉高压的症状，比如脏器出血[20]。

在所有类型的 ARPKD 中，肝脏大体通常无囊性表现。肝脏异常称为先天性肝纤维化（congenital hepatic fibrosis，CHF），镜下可见胆管增生伴随不规则纤维组织带，其内可见由末梢胆管紊乱形成的多个镜下囊肿，主要位于汇管区。ARPKD 中门静脉高压的发生率随着年龄的增加而升高，并且与肾脏疾病的严重性呈负相关。食管静脉曲张患儿发

展到出血倾向需要一段时间，因此婴儿期门静脉高压无需治疗。如果门静脉高压导致食管出血，可以采取内镜治疗或者门体分流术。肝脏的合成功能通常有一定的储备，门静脉高压在青春期随着其他侧支的形成可能会有改善。因此，通常不需要肝移植。合并如卡罗利病样肝内胆管囊状扩张的纤维化非常少见。这种罕见的类型在婴儿期无需治疗[21]。

ARPKD 的亚组命名有助于讨论但是没有显著的区别。事实上，在个体人群和家族发病之间存在相当多的重叠部分。在婴儿期，ARPKD 的治疗只需要处理肾脏以及由此引起的肺功能不全，肝脏病变则不需要治疗。

肝脓肿

发病率和病因学

从病史来看，儿童肝脓肿最常见的来源是穿孔性阑尾炎（图 77.1），但自从应用抗生素后，儿童肝脓肿发病率有所下降。现在更多见于有潜在免疫缺陷的儿童[22]。将近 50% 的肝脓肿患儿年龄小于 6 岁，但是新生儿肝脓肿很罕见。一项研究报告指出，11 403 例新生儿住院患者中仅有 3 例肝脓肿[23]。尽管很罕见，但是对于脆弱的新生儿来说无疑是致命的。在这篇综述中，自 1900 年起，仅有 18 例新生儿孤立性肝脓肿被报道[23]。在一篇更早的综述中，总计发现了 24 例肝脓肿患儿（包括多发性脓肿病例），本文作者在此基础上又额外增加了 13 例[24]。新生儿肝脓肿与年长儿肝脓肿有很大的不同。新生儿未闭的脐静脉为细菌进入肝脏提供了便捷的通道，并且脐血管插管是肝脓肿形成的重要诱发因素[25-26]。在住院婴儿中，脐静脉插管使得细菌能够定植脐带残端直接进入肝脏。坏死性小肠结肠炎与孤立性肠穿孔通过门静脉系统[27]、周围组织炎症的直接蔓延[25] 以及其他腹腔内感染是形成新生儿肝脓肿的其他少见途径。来源于脑膜炎或者其他感染灶的菌血症可以通过

肝动脉引起肝脓肿[28]。多发的化脓性肝脓肿可进一步加重新生儿脓毒症。有报道指出肝脓肿也可能是脑室 - 腹腔分流术的罕见并发症（文献中报道了 6 例，主要为年长患者）[29]。近年来，新生儿肝脓肿病例主要发生在免疫功能相对低下并且接受了脐血管插管的早产儿[21,30]（表 77.1）。研究报道指出，婴儿暴露于 HIV 阳性母亲、脐插管异位（右肝脓肿）或者通过脐导管使用高渗葡萄糖溶液与肝脓肿的发生相关[30]。

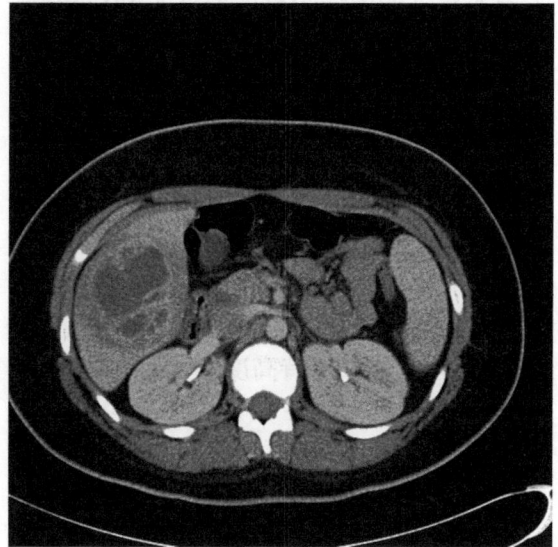

图 77.1　12 岁女孩阑尾炎术后肝右叶脓肿腹部 CT 影像

表 77.1　新生儿肝脓肿诱因

早产（免疫功能低下）

脐静脉置管（定植菌，高渗葡萄糖溶液，导管错位）

脐炎

腹腔内感染（新生儿坏死性小肠结肠炎，肠穿孔）

菌血症（脑膜炎）

新生儿肝脓肿致病菌以革兰氏阴性菌居多，其次为革兰氏阳性菌。Kays[31] 回顾了化脓性肝脓肿的感染原因，在 22 例新生儿（< 1 月龄）中革兰氏阳性需氧菌仅占 27%，而革兰氏阴性需氧菌则占 73%。5% 的感染病原体为真菌（1 例患者，后面又增加了 1 例）[21]，尚

未有新生儿肝脓肿中分离出厌氧微生物的相关文献报道。这与年长儿肝脓肿正好相反,将近 50% 的致病菌为革兰氏阳性菌,25% 为革兰氏阴性菌,10% 为厌氧菌,6% 为真菌,其余则尚未明确(隐源性)。研究发现将近 50% 的肝脓肿有多种微生物混合感染[32]。

临床表现和诊断

新生儿肝脓肿的临床诊断困难。发热、肝肿大和右上腹疼痛的典型症状在新生儿中不明显。可能出现脓毒症的症状和体征,但是许多婴儿仅表现为易激惹以及轻微的腹胀或压痛。肝脏迅速增大且有触痛是肝脓肿的特征性表现,但这在临床检查中也不常见。患者也可能出现发热、白细胞升高、血沉加快以及 C 反应蛋白升高。在大多数患者中,肝功能是正常的,但高直接和间接胆红素血症、碱性磷酸酶升高、血清转氨酶升高、贫血和低蛋白血症均有报道[20]。因此,对于新生儿肝脓肿的诊断,必须保持高度怀疑的态度,并结合必要的影像学检查。

影像学评估

腹部 X 线平片见右侧膈肌抬高以及右侧胸腔积液提示肝脓肿的诊断。有时,肝内可见与脓腔相对应的气体影。腹部超声和 CT 扫描的发展有助于更快更精确地诊断新生儿肝脓肿[33]。超声具有成本低、无放射性、相对方便以及易于反复检查(无需镇静、便携)的优势[34-35]。肝脓肿的典型超声表现为低回声或可变回声,并且小至 1cm 的囊性病变也可从肝实质中辨别出来。化脓性肝脓肿在超声下表现为边缘不规则,而阿米巴肝脓肿表现为圆形且界限清楚[36]。CT 扫描的敏感性比超声更高,对脓肿的定性也更加明确[20]。应用静脉对比剂后可有不同程度脓肿边缘强化。图 77.2 展示了一个 5 日龄足月患儿的巨大肝脓肿在 CT 上的表现。这名新生儿留置脐静脉导管,在体检时发现进行性肝肿大。肝囊性肿块的鉴别诊断包括肝母细胞瘤、婴儿型血管内皮瘤、MH 和其他罕见肝脏肿瘤。新生儿如有持续发热、上腹部压痛或者肝肿大,特别是存在危险因素时,均应进行影像学检查。如果超声显示正常但临床仍高度怀疑,应行 CT 检查。特异性诊断需要抽吸病变组织进行革兰氏染色和细菌培养,以便明确感染的微生物。

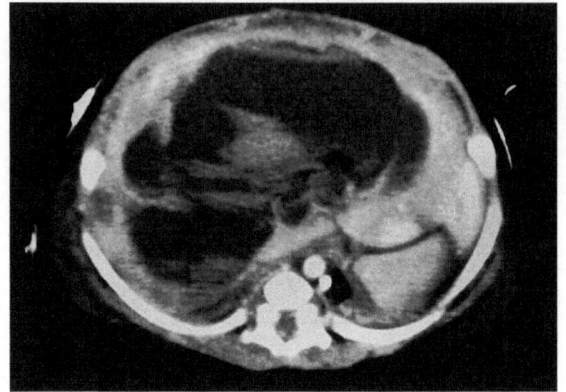

图 77.2 5 日龄新生儿巨大肝脓肿 CT 扫描

治疗

静脉全身抗生素应用仍是新生儿肝脓肿的主要治疗手段。初始治疗就应该选用大剂量广谱抗生素。在新生儿中,尽管已经有厌氧菌脓肿的报道,并且患者对初始治疗无效时应考虑使用特殊抗生素覆盖厌氧菌,但是经验性治疗时仍应特别针对革兰氏阴性杆菌和金黄色葡萄球菌。细菌培养明确感染的微生物后,可以根据敏感性针对性使用抗生素。较小的新生儿肝脓肿可以经皮穿刺明确诊断[37],但较大的脓肿需要对脓液进行治疗性引流以获得充分的治疗[38]。经皮穿刺引流技术在儿童肝脓肿的应用是安全有效的[39],近来的治疗经验提示其在新生儿中能够获得同样的疗效[21,40]。必要时可开腹探查,对腹腔内的感染灶进行诊断和治疗。腹腔镜对于此类患者有一定的作用。图 77.2 所示的新生儿接受了积极的开腹引流和静脉抗生素治疗(万古霉素覆盖了从脓腔中培养阳性的凝固酶阴性葡萄球菌)。CT 显示治疗 6 周内肝脓肿几乎完全消退（图 77.3）。研究者们普遍建议进行 2~3 周的引流及 3~6 周的总抗生素疗程。

　　患者开始接受引流和抗生素治疗后，应进行连续的超声检查随访。大部分病例能够完全治愈，但有报道治疗结束后出现脓肿部位的慢性、部分性钙化灶和门静脉血栓形成[40]。考虑到新生儿可能面对的诸多潜在危险因素，肝脓肿的发生可能无法预防。一份 Cochrane 综述显示[41]，没有证据表明脐静脉置管时预防性抗生素应用可以防止脓毒症或者肝脓肿发生。

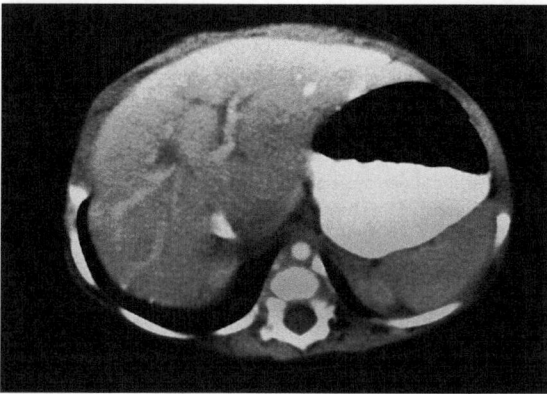

图 77.3　在手术切开引流及静脉抗生素治疗后 6 周复查 CT，显示肝脓肿的影像学完全消失

阿米巴肝脓肿

　　溶组织内阿米巴可能是年长儿肝脓肿的致病微生物[42-43]，但是很少有文献报道其在新生儿中致病[44]。溶组织内阿米巴导致的肝脓肿通常有 1~2 个月的阿米巴痢疾病程[36]。由于其非特异性的症状体征，诊断依然依赖临床疑诊。间接血凝试验或补体结合试验等血清学检测是一种有效的诊断工具。尽管研究人员尝试通过影像学表现来鉴别阿米巴肝脓肿和化脓性肝脓肿[36,45]，但通常仍需要对脓腔进行细针穿刺检查。穿刺物呈特征的"鱼酱样"改变提示阿米巴感染。粪便中存在滋养体以及阿米巴血清学检测阳性可明确诊断[36]。尽管有外科引流的报道[46]，但是使用

30 天疗程的甲硝唑和双碘喹啉通常可以治愈阿米巴肝脓肿[47-48]。

（罗文娟 译　陈青江 审校）

参考文献

1. Moschowitz E. Non-parasitic cysts (congenital) of the liver with a study of aberrant ducts. *Am J Med Sci* 1986; 131: 674.
2. Rogers TN, Woodley H, Ramsden W et al. Solitary liver cysts in children: Not always so simple. *J Pediat Surg* 2007; 42: 333–9.
3. Saboo RM, Belsare RK, Narang R et al. Giant congenital cyst of the liver. *J Pediatr Surg* 1974; 9: 561–2.
4. Guérin F, Hadhri R, Fabre M et al. Prenatal and postnatal ciliated hepatic foregut cysts in infants. *J Pediat Surg* 2010; 45: E9–14.
5. Stringer MD, Jones MO, Woodley H et al. Ciliated hepatic foregut cyst. *J Pediatr Surg* 2006; 41: 1180–3.
6. Karpelowsky JS, Pansini A, Lazarus C et al. Difficulties in the management of mesenchymal hamartomas. *Pediatr Surg Int* 2008; 24: 1171–5.
7. Donovan MJ, Kozakewich H, Perez-Atayde A. Solitary non-parasitic cysts of the liver. *Pediatr Pathol Lab Med* 1995; 15: 419–28.
8. Avni EF, Rypens F, Donner C et al. Hepatic cysts and hyperechogenicities: Perinatal assessment and unifying theory on their origins. *Pediatr Radiol* 1994; 24: 569–72.
9. Pul N, Pul M. Congenital solitary non-parasitic cyst of the liver in infancy and childhood. *J Pediatr Gastroenterol Nutr* 1995; 21: 461–2.
10. Charlesworth P, Ade-Ajayi N, Davenport M. Natural history and long-term follow-up of antenatally detected liver cysts. *J Pediat Surg* 2007; 42: 494–9.
11. Merine D, Nussbaum AR, Sanders RC. Solitary non-parasitic hepatic cyst causing abdominal distension and respiratory distress in a newborn. *J Pediatr Surg* 1990; 25: 349–50.
12. Saini S, Mueller PR, Ferrucci JT et al. Percutaneous aspiration of hepatic cysts does not provide definitive therapy. *Am J Roentgenol* 1983; 141: 559–60.
13. Nelson J, Davidson D, McKittrick JE. Simple surgical treatment of non-parasitic hepatic cysts. *Am Surg* 1992; 58: 755–7.
14. Byrne WJ, Fonkalsrud EW. Congenital solitary non-parasitic cyst of the liver: A rare cause of a rapidly enlarging abdominal mass in infancy. *J Pediatr Surg* 1982; 17: 316–7.
15. Johnston PW. Congenital cysts of the liver in infancy and childhood. *Am J Surg* 1968; 116: 184–91.
16. Benhamou JP, Menu Y. Non-parasitic cystic disease of the liver and intrahepatic biliary tree. In: Blumgart LH (ed). *Surgery of the Liver and Biliary Tract.* Edinburgh: Churchill Livingstone, 1994; 1197–210.
17. Athey PA, Landerman JA, King DE. Massive congenital solitary non-parasitic cyst of the liver in infancy.

J Ultrasound Med 1986; 5: 585–7.

18. Torres VE. Polycystic liver disease. *Contrib Nephrol* 1995; 115: 44–52.

19. Gang DL, Herrin JT. Infantile polycystic disease of the liver and kidneys. *Clin Nephrol* 1986; 25: 28–36.

20. Roy S, Dillon, MJ, Trompeter RS et al. Autosomal recessive polycystic kidney disease: Long-term outcome of neonatal survivors. *Pediatr Nephrol* 1997; 11: 302–6.

21. Davies CH, Stringer DA, Whyte H et al. Congenital hepatic fibrosis with saccular dilation of intrahepatic bile ducts and infantile polycystic kidneys. *Pediatr Radiol* 1986; 16: 302–9.

22. Pineiro-Carrero VM, Andres JM. Morbidity and mortality in children with pyogenic liver abscess. *Am J Dis Child* 1989; 143: 1424–7.

23. Doerr CA, Demmler GJ, Garcia-Prats JA et al. Solitary pyogenic liver abscess in neonates: Report of three cases and review of the literature. *Pediatr Infect Dis J* 1994; 13: 64–9.

24. Moss TJ, Pysher TJ. Hepatic abscess in neonates. *Am J Dis Child* 1981; 135: 726–8.

25. Simeunovic E, Arnold M, Sidler D et al. Liver abscess in neonates. *Pediatr Surg Int* 2009; 25: 153–6.

26. Brans YW, Ceballos R, Cassady G. Umbilical catheters and hepatic abscesses. *Pediatrics* 1974; 53: 264–6.

27. Lim CT, Koh MT. Neonatal liver abscess following abdominal surgery for necrotizing enterocolitis. *Pediatr Surg Int* 1994; 9: 30–1.

28. Murphy FM, Baker CJ. Solitary hepatic abscess: A delayed complication of neonatal bacteremia. *Pediatr Infect Dis J* 1988; 7: 414–6.

29. Mechaber AJ, Tuazon CU. Hepatic abscess: Rare complication of ventriculoperitoneal shunts. *Clin Infect Dis* 1997; 25: 1244–5.

30. Simeunovic E, Arnold M, Sidler D et al. Liver abscess in neonates. *Pediatr Surg Int*. 2009; 25: 153–6.

31. Kays DW. Pediatric liver cysts and abscesses. *Semin Pediatr Surg* 1992; 1: 107–14.

32. Brook I, Frazier EH. Microbiology of liver and spleen abscesses. *J Med Microbiol* 1998; 47: 1075–80.

33. Vade A, Sajous C, Anderson B et al. Neonatal hepatic abscess. *Comput Med Imaging Graph* 1998; 22: 357–9.

34. Laurin S, Kaude JV. Diagnosis of liver–spleen abscesses in children—With emphasis on ultrasound for the initial and follow-up examinations. *Pediatr Radiol* 1984; 14: 198–204.

35. Oleszczuk-Raske K, Cremin BJ, Fisher RM et al. Ultrasonic features of pyogenic and amoebic hepatic abscesses. *Pediatr Radiol* 1989; 19: 230–3.

36. Bari S, Sheikh KA, Malik AA et al. Percutaneous aspiration versus open drainage of liver abscess in children. *Pediatr Surg Int* 2007; 23: 69–74.

37. Giorgio A, Tarantino L, Mariniello N et al. Pyogenic liver abscesses: 13 years of experience in percutaneous needle aspiration with US guidance. *Radiology* 1995; 195: 122–4.

38. Wong KP. Percutaneous drainage of pyogenic liver abscesses. *World J Surg* 1990; 14: 492–7.

39. Srivastava A, Yachha SK, Arora V et al. Identification of high-risk group and therapeutic options in children with liver abscesses. *Eur J Pediatr* 2012; 171: 33–41.

40. Lee SH, Tomlinson C, Temple M et al. Image-Guided percutaneous needle aspiration or catheter drainage of neonatal liver abscesses: 14-year experience. *AJR* 2008; 190: 616–22.

41. Inglis GD, Davies MW. Prophylactic antibiotics to reduce morbidity and mortality in neonates with umbilical venous catheters. *Cochrane Database Syst Rev* 2005 October 19;(4).

42. Harrison HR, Crowe CP, Fulginiti VA. Amebic liver abscess in children: Clinical and epidemiologic features. *Pediatrics* 1979; 64: 923–8.

43. Haffar A, Boland J, Edwards MS. Amebic liver abscess in children. *Pediatr Infect Dis J* 1982; 1: 322–7.

44. Axton JH. Amoebic proctocolitis and liver abscess in a neonate. *S Afr Med J* 1972; 46: 258–9.

45. Barnes P, DeCock KM, Reynolds TN et al. A comparison of amebic and pyogenic abscess of the liver. *Medicine* 1987; 66: 472–83.

46. Short M, Desai AP. Laparoscopy and transdiaphragmatic thoracoscopy in management of ruptured amebic liver abscess. *J Laproendosc Adv Surg Tech* 2008; 18: 473–6.

47. Maltz G, Knauer CM. Amebic liver abscess: A 15-year experience. *Am J Gastroenterol* 1991; 86: 704–10.

48. Allan RJV, Katz MD, Johnson MB et al. Uncomplicated amebic liver abscess: Prospective evaluation of percutaneous therapeutic aspiration. *Radiology* 1992; 183: 827–30.

第七部分

前腹壁畸形

脐膨出和腹裂

Steven W. Bruch　Jacob C. Langer

引言

先天性脐膨出是腹壁中央缺损,腹腔内脏由此突出体外,表面覆盖囊膜,囊膜由三层膜组成,分别为腹膜、华通胶和羊膜(图 78.1)。Pare 在 1634 年首次对该病进行了描述。Hey 在 1803 年报道了一期手术治疗先天性脐膨出,而 Ahlfeld 在 1899 年描述了用酒精使囊膜结痂化的治疗。1814 年,Scarpa 报道该病常伴发其他先天性异常。

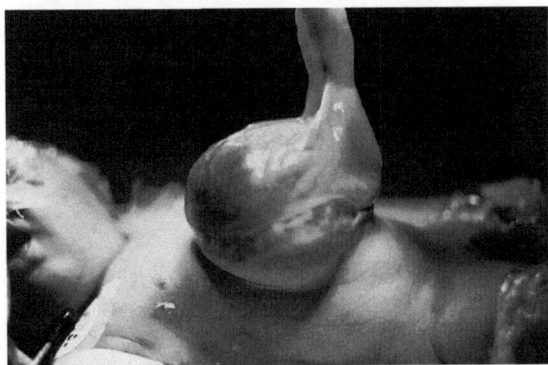

图 78.1 脐膨出,膨出内脏(该患儿中为肝脏和肠管)由囊膜覆盖。脐带在囊的顶部进入

腹裂是脐带右侧较小的腹壁缺损,导致胃肠道(图 78.2)以及肝、睾丸或卵巢脱出体外,没有囊膜覆盖,可伴发肠旋转不良或肠闭锁,伴发其他先天性畸形少见。1733 年 Calder 首先描述了腹裂,1878 年 Fear 报道了首例外科手术治疗腹裂。

近年来,随着诊断技术、新生儿重症监护和麻醉技术的发展,腹壁缺损的外科手术修复取得很大进步。Gross 在 1948 年推广了皮瓣闭合治疗巨大脐膨出 [1],Olshausen 在 1887 年首次描述了该技术 [2]。1966 年,Izant 介绍手动拉伸腹壁的方法,一期手术增加腹腔容积 [3],1967 年,Schuster[4] 制作了第一个 silo 袋,临时容纳突出的内脏,直到基本闭合。近年来,还开发了一种弹性 silo 袋,可以在不需要筋膜缝合的情况下,直接放置 [5]。

在过去的 30 年中,腹壁缺损婴儿的治疗取得两个巨大发展。Raffensperger 和 Jona[6] 首次在患儿放置 silo 袋后,在 NICU 继续使用术后麻醉和呼吸机支持来加快腹壁闭合。Filler 引入了全肠外营养(total parenteral nutrition,TPN),成为提高腹壁缺损婴儿生存率的重要因素 [7]。

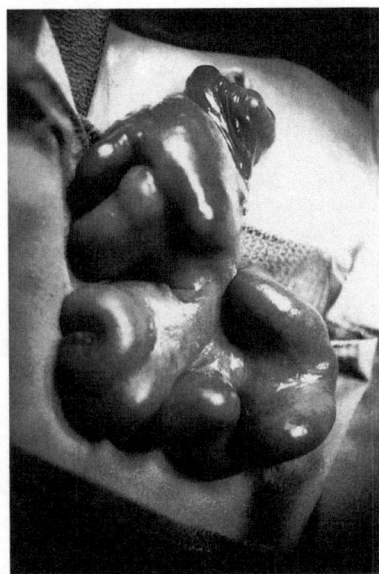

图 78.2 腹裂,腹壁缺损在脐带的右侧,肠管外露。没有囊膜覆盖,肠壁和系膜增厚,肠管缩短

胚胎学和病因学

在胚胎发育的第六周，肠道开始迅速生长，并从脐环迁移到脐带中[8]。到第十周，肠道返回腹腔，逆时针旋转 270°，并固定到正常位置。脐膨出患儿肠管不能回纳腹腔，这可能是由于两侧皱襞的闭合延迟导致巨大的脐环。缺损位于腹部中央，大小不一，并有一个囊膜覆盖，包括腹膜、华通胶和羊膜。因为肠旋转通常发生在内脏回纳腹腔后，所以脐膨出患儿通常会出现不旋转或旋转不良。除肠管外，囊膜中还可能存在部分或全部肝脏。肝脏的外观通常是圆形的和球形的，位置居中，并且与膈肌的固定异常。肝静脉在靠近缺损上方的皮肤边缘出现。囊膜中还可能有脾，卵巢或睾丸。头侧皱襞闭合异常导致上腹部的脐膨出和胸骨异常，还包括心脏缺陷，心包缺失和膈肌前部缺如，称为 Cantrell 五联症。尾侧皱襞闭合异常会导致下腹部脐膨出，常常合并膀胱外翻和泄殖腔畸形。

腹裂是正常脐带右侧腹壁的小缺损导致的肠管脱出。腹裂的发生原因有以下几种假说。1980 年，DeVries 推测右脐静脉发育异常引起腹裂[9]，一年后，Hoyme 认为是卵黄动脉的破坏导致腹裂[10]。这些血管因素的可能性均不大，因为脐静脉和卵黄动脉都不供应腹前壁。在 2007 年，Feldkamp 等[11]提出，一个或多个胚胎体壁闭合缺陷会导致腹裂。2009 年，Stevenson 等[12]提出，卵黄囊和相关卵黄结构不能整合到脐带中会导致腹壁缺损，从而引起肠管外露。2013 年，Rittler 提出脐环缺陷而不是腹壁有缺陷，脐带不正常地附着在环的左侧，导致右侧未被覆盖[13]。腹裂的确切机制仍不清楚。尽管如此，临床表现已经描述非常齐全。整个肠道在羊膜腔中自由漂浮而没有囊膜包裹，卵巢、睾丸和肝脏较少受累。肠道壁表面可能会形成厚厚的纤维素渗出，肠系膜及肠管增厚并缩短，这与肠蠕动异常和营养吸收不良有关。这些变化是由多种因素导致的，包括与羊水的接触以及

腹壁缺损处的收缩。

脐膨出和腹裂的原因尚不清楚。脐膨出更趋向于一种遗传性疾病，有非常高的结构畸形和染色体畸形发生率，部分患儿有 3 号染色体长臂部分三体综合征[14]，并且在多个基因敲除小鼠模型中有高发的脐膨出[15]。虽然一般认为腹裂与遗传关系较小，Torfs 描述了四种增加腹裂的发病风险的基因多态性[16]，并且 Kohl 发现，2.4% 的腹裂有家族聚集性[17]。

发病率

在过去的二十年中，腹裂的发病率在世界范围内一直在增加。在同一时期脐膨出的发病率保持相对恒定。在美国，脐膨出在 10 000 例活产新生儿中发生 1.92 例。EUROCAT 工作组报告[18]，腹裂发病率从 1980—1984 年的 0.60/10 000 增加到了 2000—2002 年的 2.33/10 000[19]，在 2011 年增加到 3.09/10 000[20]。从 1987 年到 2003 年，加利福尼亚州一项基于人群的研究表明，腹裂的总体发病率增加了 3.2 倍。腹裂病因尚未完全清楚[21]。研究者回顾了有关腹裂非遗传危险因素的现有文献，包括社会人口统计学因素，孕产妇治疗和非治疗性药物暴露，化学物质暴露及其他因素[22-23]。他们发现确定为腹裂危险因素的唯一因素是产妇低年龄。其他可能相关但需要进一步确认的因素包括种族，社会经济地位，营养不良[23]，吸烟[22]，毒品（包括可卡因，甲基苯丙胺和大麻）[23]，某些药物（包括阿司匹林，伪麻黄碱[22]和选择性 5- 羟色胺再摄取抑制药，如帕罗西汀[24]），夫妻关系的变化，同居时间较短[22]，包括衣原体感染在内的妇科感染[25]，以及雌激素暴露增加[26]。

伴发畸形

通常，腹裂很少有伴发畸形，但脐膨出则很常见。一项欧洲地研究表明，只有 14% 的脐膨出没有其他异常。这些婴儿中的大多数

（高达 88%）会出现多个相关的异常[27]。有趣的是，直径小于 4cm 的脐膨出伴发畸形可能性高（55%），而巨大脐膨出仅占 36%[28]。30%~40% 的患者发生染色体异常（最常见的是 13 号、18 号和 21 号染色体），14%~47% 发生心脏异常，3%~33% 发生中枢神经系统异常以及其他畸形，包括泄殖腔畸形、Cantrell 综合征、Donnai-Barrow 综合征和贝-维综合征，这些畸形的发生率高达 12%[27]。巨大脐膨出常伴有胸壁和肋骨异常，导致狭窄的细长胸腔，肋骨向下倾斜，并导致肺发育不全[29]。高达 37% 的巨大脐膨出伴发肺动脉高压，可能这些肺部问题在术后依然存在[30]。腹裂一般是单发的病变。Mastroiacovo 在对超过 3 000 例腹裂病例的回顾分析中发现，14.1% 的病例是非孤立性的[31]。大多数相关异常是肠闭锁，染色体异常很少见。最近的加拿大儿外科网络（CAPSNet）数据分析了与腹裂相关的异常情况：肠闭锁 9.1%，心脏畸形 2.8%，泌尿生殖系统畸形 2.4%，肌肉骨骼畸形 1.2% 和中枢神经系统畸形 0.6%[32-33]。与存活超过 24 小时的活产婴儿相比，腹裂和宫内死亡的胎儿的相关畸形增加了 10 倍[33]。

外露脏器的功能

由于脐膨出都存在囊膜，外露脏器通常可以正常工作。但腹裂患儿中，外露肠管暴露于羊水中，其肠系膜在腹壁缺损处受到不同程度的压迫。这会导致肠壁增厚，慢性炎症，并经常导致纤维素渗出，从而导致肠道动力异常和吸收障碍[34]。肠道损伤是暴露于胎儿尿液，尤其是羊水中的胎粪，以及腹裂缺口压迫导致缺血引起[35-36]，这两个因素可以引起独立性或伴发损伤[37]。这种损伤导致胃肠黏膜下胶原的沉积增加，平滑肌层肥大[38]。此外，有证据表明在腹裂的大鼠模型中可见平滑肌和卡哈尔间质细胞的分化延迟[39]。组织病理学改变以及肠道神经系统的改变导致肠运动和吸收功能受损[40]。最近，在大鼠的腹裂模型中，将间充质干细胞注入羊水可防止肠壁增厚[41]。这可能在将来为腹裂提供肠管保护。

产前诊断和管理

腹裂和脐膨出的独特解剖学特征便于产前超声进行识别和区分。在妊娠第 10 周之前，不能明确诊断脐膨出，因为在此之前仍有生理性脐疝。尽管可以通过超声检查区分脐膨出和腹裂，但是产前脐膨出破膜可能使鉴别比较困难。在常规筛查中母亲血甲胎蛋白升高，通常会怀疑腹壁缺损。90% 的脐膨出胎儿和 100% 的腹裂胎儿伴有母亲血甲胎蛋白升高[42]。血清学筛查和超声检查对产前诊断腹壁缺损的灵敏度和特异度应接近 100%[43]。

一旦发现腹壁缺损，应进行其他异常检查。如果是明确的腹裂，则可以将其限于仔细的超声检查。应当连续重复进行超声检查以评估肠道外观的变化。在罕见情况下，腹部缺损自行闭合，外露肠管消失，腹裂可自行恢复。婴儿出生时腹壁完整，伴有肠闭锁并且肠管明显缩短。从机理上讲，尚不知道腹部缺损闭合和肠管部分丢失哪个首先发生，但结果是相同的。对于有脐膨出的胎儿，应同时考虑结构畸形和染色体异常两方面问题。应完成羊膜腔穿刺术或绒毛活检的核型分析，以及胎儿超声心动图在内的超声检查。在大多数情况下，大约三分之二的脐膨出患儿可以在产前发现相关的异常[44]。

几个产前指标有助于预测腹壁缺损胎儿的预后。对于脐膨出患儿，使用磁共振成像（MRI）预测胎儿肺体积[45]和 B 超测量脐膨出物直径与腹围的比值[46]来预测以下结果——24 小时内一期回纳，使用呼吸机的时间，首次和完全肠内喂养的时间以及新生儿住院的时间。研究人员已经研究了腹裂胎儿的产前超声检查结果，寻找可以预示肠闭锁并预测预后较差的信息。最近的一项荟萃分析显示，腹腔内肠扩张（比值比为 5.48）和羊水过多（比值比为 3.76）是肠闭锁的危险因素，而腹腔外肠管扩张和胃扩张则不是 [47]。

目前，尚无针对腹壁缺损胎儿的宫内干预措施。过去有人对羊膜腔灌注感兴趣，认为用盐水代替羊水会降低羊水中的刺激因子浓度。然而，尚未证明羊膜腔灌注可有效减少羊水的炎症状态或改善产后结局 [48]。关于腹壁缺损婴儿的最佳分娩时间和分娩方式仍存在争议。脐膨出婴儿应在足月分娩。巨大脐膨出的婴儿应通过剖宫产来分娩，以防止产道对肝脏的伤害。小型脐膨出的婴儿可以经阴道分娩，除非有产科剖宫产指征 [49]。另一方面，腹裂婴儿可能会受益于早期分娩，以最大程度地减少肠暴露于羊水的损害，并避免晚期子宫内胎儿死亡 [50]。针对这一议题，许多研究者进行了研究，其中多数是单一机构的病例回顾研究。一项小样本量随机对照研究（每组只有 20 名母亲），对比剖宫产与自然分娩 [51]，剖宫产在 36 周的估测胎龄（estimated gestational age，EGA）时进行，显示两组生存率或其他新生儿结局均无差异。有趣的是，两组出生时的胎龄都相似，这表明腹裂的患儿倾向于自然早产。Barseghyan 指出，腹裂的自然早产率为 43%，而美国普通人群的这一比率为 12.8%，平均 EGA 为 35^{+4} 周 [52]。除了这项随机对照研究之外，还有一个庞大的全国性数据库显示，自 2005 年以来，CAPSNet 前瞻性地收集了所有诊断为腹裂的胎儿的数据。Al-Kaff 使用这些数据，根据 EGA 32 周时的计划分娩途径和分娩时机研究了新生儿结局的差异。他发现无论是人工分娩还是自发分娩，分娩时（36 周）的 EGA 中位数均无差异，包括住院时间，所需 TPN 时间和首次肠内喂养时间，新生儿预后均没有差异。由此他得出结论，计划的早期分娩并不会改善患儿预后 [53]。Youssef 使用相同的数据库，研究了与分娩时间有关的肠损伤，评估腹裂的预后评分，该评分对出生时腹裂肠道异常的严重程度以及出生时肠蠕动量进行了分层，发现提早分娩并不能防止肠道损伤 [48]。通过使用 CAPSNet 数据库并对比实际分娩时间，Nasr 发现，腹裂患儿在 EGA 36 周前出生时到达全肠内营养的时间更长，并发症更多，而 EGA 在 38 周后出生时患儿则有更多的肠蠕动。因此建议，在 EGA 的 36 至 38 周内分娩可以减少与腹裂相关的肠道并发症，同时避免早产有关的风险 [54]。常规剖宫产与阴道分娩相比无益处，因此分娩途径应依据产科适应证 [48]。

新生儿管理

新生儿腹壁缺损的初始治疗主要是复苏，包括评估气道和肺部状况。这对巨大脐膨出尤为重要，这种患儿很可能伴有肺发育不良。及时建立静脉通路方便大剂量的液体复苏。对于腹裂的婴儿，仔细检查肠管，注意肠系膜的扭曲情况及腹壁缺损处的收缩损害肠管的血液供应。如果腹裂患儿腹壁缺损过小引起血管受压，则应立即扩大腹裂缺损口。肠管用温盐水的纱布包裹，并用防水敷料覆盖（图 78.3）。储肠袋或保鲜膜可以很好地达到此目的。对于脐膨出的婴儿，在包扎敷料之前应检查囊膜是否有破裂。

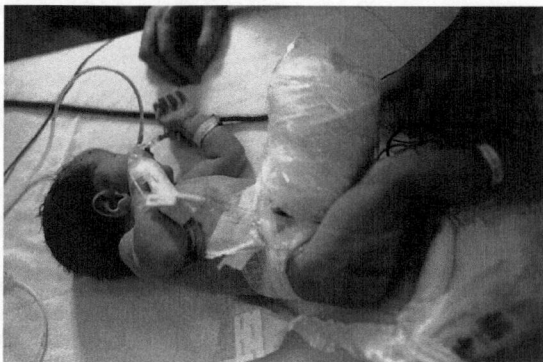

图 78.3 腹壁缺损患儿产房的敷料包扎。内脏用温盐水纱布覆盖，支撑在腹前壁上，并覆盖防水的薄膜

腹壁缺损的新生儿应放置在温度可控的环境中，暴露的肠道易散发大量热量。腹裂的患儿需要的水量是正常足月婴儿的 2~3 倍。脐膨出患儿尽管腹腔完好，比正常婴儿

也会有更大的体液和体温丢失，但未达到腹裂患儿的程度[28]。应当使用等渗溶液进行液体复苏，术前应充分补液。一旦完成液体复苏，应开始肠外营养，最好通过中心静脉导管进行。

对所有婴儿仔细进行临床和放射学检查，以准确评估肺、心和肾功能。尤其是脐膨出患儿，必须认真检查是否有伴发畸形。

腹裂患儿出生后 6 小时内，肠管的外观可预测临床结果。Cowan 制定了腹裂预后评分，分别根据肠外观和肠蠕动（无 0，轻度 1，重度 4），闭锁（无 0，怀疑 1，明确 2），穿孔（不存在 0，存在 2），坏死（无 0，有 4）。2 分或更高的分数会增加并发症并延长住院时间，而 4 分或更高的分数会增加病死率[55]。

外科管理

腹壁缺损的外科手术治疗的目标是回纳突出的内脏，并获得可接受的美容效果的筋膜和皮肤闭合。针对各种不同的问题，腹裂和脐膨出的治疗策略有所不同。腹裂的肠暴露需要立即干预。Watkins 在 1943 年首次成功采用一期回纳的方法[56]。Schuster[4] 在 1967 年提出了 silo 袋分期修复的方法，它使更多患有腹裂的婴儿得以存活。当时的策略是尝试进行一次闭合，如果不能实现，则应用 silo 袋分期复位，最后进行手术筋膜闭合（图 78.4）。Fischer[57] 在 1995 年描述了第一个 silo 袋，这些 silo 袋在 20 世纪 90 年代后期变得很流行（图 78.5）。这是一个易于放置的 silo 袋，可

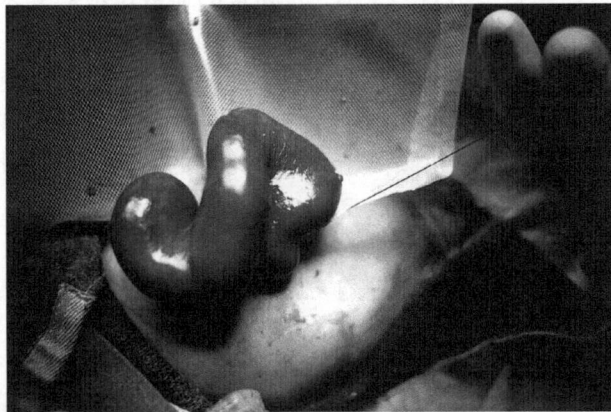

（a）

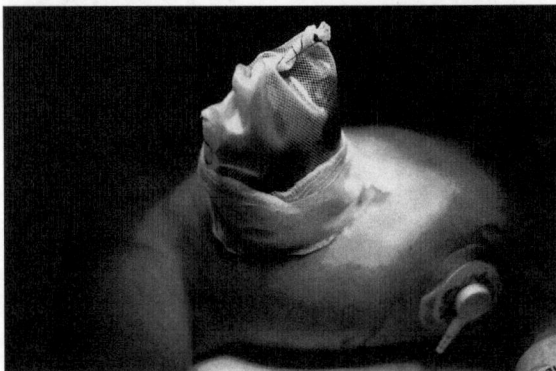

（b）

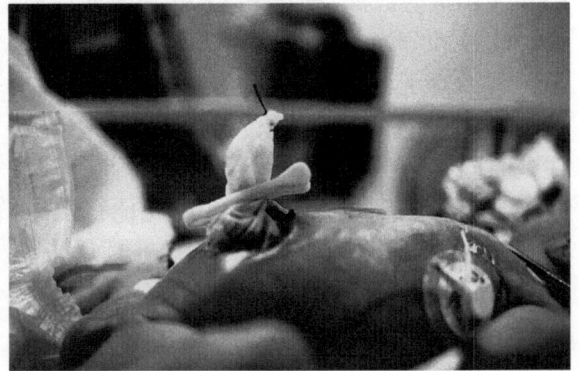

（c）

图 78.4　在腹裂患儿中使用 silo 袋。（a）silo 袋被缝在腹壁上，包围肠管。（b）每天缓慢回纳肠管一次或两次。（c）腹壁已准备好完全关闭

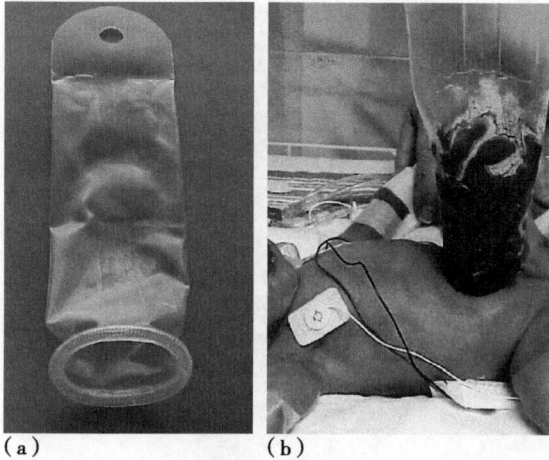

图 78.5 （a）带有弹簧圈的 silo 袋。（b）该装置可以在患儿出生时，直接在产房床边使用，无需麻醉，使肠管逐步回纳入腹腔

以在分娩室，NICU 或手术室中使用，通常无需插管或大量镇静。现在大多数腹裂患儿都采用 silo 袋这种治疗方式，以防止发生腹腔间室综合征，该综合征可能导致肠缺血或坏死，肾功能不全和呼吸窘迫[58]。Chesley 报告，他所在机构的做法是尝试进行一期回纳，必要时使用 silo 袋，他们的一期回纳率达到 60%。当弹簧 silo 袋可用时，其一期回纳率降至 15%[59]。Sandler 于 2004 年描述了无缝合关闭技术治疗的腹裂[60]。肠道回纳后，将脐带用作塞子一样，并通过黏合剂敷料固定在适当的位置。这可使脐环自然闭合，形成正常外观的脐带。即使未打开脐环[61]，该技术也适用于大的缺损。据报道，在 11%~44% 的 silo 袋放置后也需要使用这种方法[58,62]。使用这种方法，Chesley[59] 的小组再次达到了 60% 一期回纳率。根据 CAPSNet 数据，Stanger 报告初次闭合成功率为 81%[63]。大多数小儿外科医师尝试进行一期回纳，在无法完成一期回纳的情况下使用 silo 袋。但是，还有一些支持一开始就使用 silo 袋。一项随机试验[64] 和一些大型荟萃分析[65-67] 回顾了预先放置 silo 袋后分期修复与腹裂的一期回纳的比较，发现几乎所有的临床结果都相同。

CAPSNet 数据也区分了初次闭合成功与失败之间的差异，并发现一期回纳失败的患儿有更高的手术部位感染和菌血症发生率，并且肠外营养的持续时间、肠内营养的开始时间均更长，并且机械通气的天数增加[63]。

有 10% 的腹裂患儿伴有肠闭锁，根据肠管外观就可以判断。如果在关腹前发现闭锁并且肠管炎症非常轻，则首选肠切除肠吻合术。如果肠管炎症明显，不能进行一期吻合，则应切除盲端，并计划在 4~6 周内关闭腹腔时进行闭锁修复。一期回纳时如未发现肠闭锁，患儿肠功能无法恢复，通过近端和远端造影检查可以发现肠闭锁。偶尔也可以使用造口术，造口的最佳位置是在脐部的裂口处。

由于脐膨出有囊膜覆盖，除非囊膜有破裂，否则无需立即手术治疗。从历史上看，Hey 于 1805 年首次成功完成了脐膨出一期修补术。1948 年，Gross 描述了皮瓣技术[1]，用皮瓣而不是筋膜覆盖巨大脐膨出的肠管。目前，外科治疗策略基于缺损的大小和患儿的生理状态。如果缺损很小，则进行一期手术，切除囊膜，筋膜和皮肤缝合。对于巨大脐膨出，无法行一期修补，有以下几种选择。一种方法是切除囊肿，放置 silo 袋并缝合到筋膜上，将内容物逐渐回纳到腹腔中，然后取出 silo 袋并缝合筋膜和皮肤。有时，仅缝合皮肤，筋膜层不缝合，或者放一个补片暂时或永久替代筋膜。在巨大脐膨出的婴儿（定义为缺损直径大于 5cm，至少有 1/2 的肝脏在囊膜中），或者是生理状态较差且不能忍受腹腔内压力升高的婴儿，另一个选择是"等待"策略，使用抗菌敷料（通常是磺胺嘧啶银）外涂膨出的囊膜，并使囊膜变硬，颗粒化和上皮化（图 78.6）。在出生后的 48 小时内，对脐膨出囊进行负压治疗能促进囊膜较早的上皮化。使用磺胺嘧啶银促进创面愈合通常需要 6 个月，负压治疗可在 2 个月内完成[68]。患儿通常回家一段时间，待心、肺功能改善后，再次入院行筋膜缝合术。有时，囊膜上皮化后，腹腔仍无足够空间容纳膨出物，在这种情况下，可使用组织扩

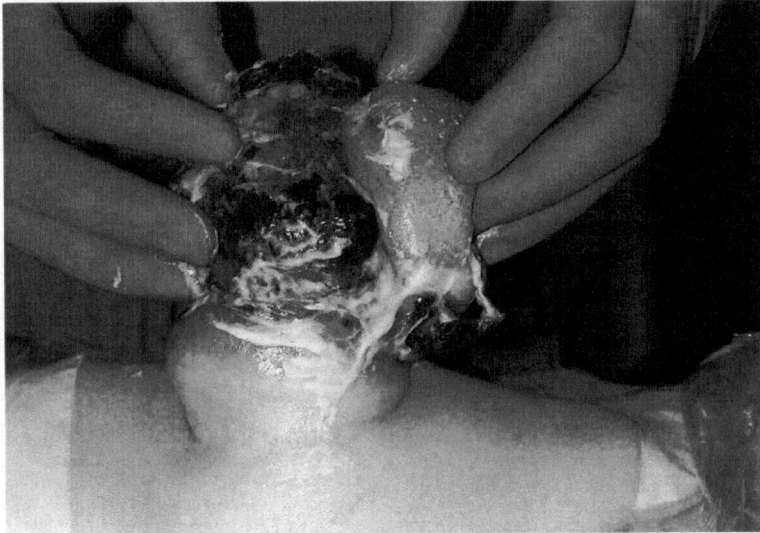

（a）

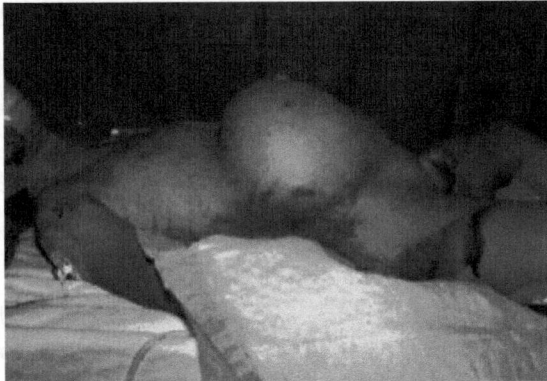

（b）

图 78.6 （a）囊膜表面覆盖有磺胺嘧啶银。这促进肉芽组织的形成，并最终导致上皮化。（b）当患儿的健康状况改善后，腹壁疝可以随时修复

张器增加腹腔的空间，从而回纳脏器并最终闭合[69]。最后需要筋膜层缝合，也可使用临时或永久补片[70]，或采用多层皮瓣技术[71]。

还有一些手术中需要注意的细节。在尝试进行一期回纳或最初放置 silo 袋时，囊膜通常会和肝脏粘连紧密，因此最好将一些囊膜留在肝脏上，以免将囊膜与肝脏分开而造成大量出血。随着解剖囊膜向头侧进行，应注意不要损伤肝静脉，由于肝脏和下腔静脉的异常位置，肝静脉位于筋膜正下方。尝试进行一期回纳时，肝脏位置的突然变化可能会扭曲这些肝静脉或下腔静脉，从而导致心血管异常。如果发生这种情况，应将肝脏从腹部取出并放在 slio 袋中。通常，随着 slio 袋的逐渐缩小，这个问题可以避免。

术后管理

术后，当胃肠功能恢复时开始喂养。与腹裂相比，脐膨出患儿恢复更快，恢复时间可能需要数周到数月。对 CAPSNet 数据的回顾显示，在腹裂患儿，从腹壁关闭到开始肠内喂养的时间平均为 17 天[72]。腹裂的患儿肠蠕动和营养吸收异常会随着时间推移逐渐改善，但持续时间可能长达 6~9 个月。在最初等待肠功能恢复的过程中，胃肠减压加上肠

外营养可维持患儿的生命。如果早期无法喂养，则可以通过口腔刺激，以促进和保持婴儿正常的口咽反射。在 CAPSNet 研究中认为，较早开始肠内喂养与早期脱离 TPN、减少住院时间和减少感染并发症均相关。研究还显示了等待至少 7 天才开始喂养的好处[72]。肠内喂养应谨慎并逐渐加量，以免引起坏死性小肠结肠炎，腹裂患儿发生坏死性小肠结肠炎的概率（高达 18.5%）比预计的高得多[28]。

脐膨出修补术后出现进食困难很少见，因为肠管受到囊膜的保护，肠功能正常，除非由筋膜缝合产生的较大腹腔压力使肠功能受损。然而，无论在新生儿期修补，还是在儿童后期的延期修补，由肺发育不全和肺动脉高压引起的肺部疾病可能导致修补术后机械通气时间延长。

长期预后

腹裂患儿的预后取决于肠道情况。单纯性腹裂的患儿总生存率大于 90%[73-76]。但是，在最初的 2 年，因肠管长度减少或肠管长度正常但无法耐受肠内喂养而需要家庭 TPN 的腹裂婴儿的病死率为 50%[76]。这些患者中有相当一部分需要额外的手术，通常是由于粘连性肠梗阻，一小部分患儿有短肠综合征或长期肠蠕动功能异常，最终需要进行小肠移植[77]。实际上，腹裂是小肠移植最常见的指征[78]。脐膨出患儿的预后更多地取决于相关畸形和严重程度。在没有染色体异常或严重的肺部或心脏异常的情况下，这些患儿中的大多数能够过正常的生活[73-74]。Henrich 等[79]考察了腹裂和脐膨出患儿的长期生活质量的几个方面。这些在表 78.1 中有描述。两组的结果相似，经过长期随访，这些儿童的整体生活质量令人满意。患有腹裂的学龄儿童和青少年的长期神经发育结果显示总体智力正常，但与正常儿童相比，工作记忆指数有小幅下降。在这一组中，没有患儿出现脑性瘫痪或明显的视力或听力缺陷[80]。

表 78.1　远期生活质量

		发生率（腹裂）	发生率（脐膨出）
胃肠道症状	经常有	7%	10%
	很少或偶尔	77%	75%
身体限制		9%	7%
腹壁美容效果	很好	82%	73%
	脐部重建	23%	35%
	因脐部缺乏而困扰	24%	11%
腹壁疝		14%	20%
坐或行走延迟		32%	27%
正常年龄上学		77%	93%
体格生长	体重 < 第 3 百分位数	9%	20%
	身高 < 第 3 百分位数	14%	13%

（王鹏　译　钭金法　审校）

参考文献

1. Gross RE. A new method for surgical treatment of large omphaloceles. *Surgery* 1948; 24: 277.
2. Olshausen RZ. Zur therapie der nadelschnurhernien. *Arch Bynak Berlin* 1887; 29: 443.
3. Izant RJ, Brown F, Rothmann BF. Current embryology and treatment of gastroschisis and omphalocele. *Arch Surg* 1966; 93: 49.
4. Schuster SR. A new method for the staged repair of large omphaloceles. *Surg Gynecol Obstet* 1967; 125: 837.
5. Minkes RK, Langer JC, Mazziotti MV et al. Routine insertion of a Silastic spring-loaded silo for infants with gastroschisis. *J Pediatr Surg* 2000; 35: 843–6.
6. Raffensperger JG, Jona JZ. Gastroschisis. *Surg Gynecol Obstet* 1974; 138: 230.
7. Filler RM, Eraklis AJ, Das JB et al. Total intravenous nutrition. An adjunct to the management of infants with ruptured omphalocele. *Am J Surg* 1971; 121: 454–9.
8. Langer JC. Normal fetal development. In: Oldham KT, Colombani PM, Foglia RP (eds). *Surgery of Infants and Children*. Philadelphia: Lippincott-Raven Publishers, 1997: 41–8.
9. deVries PA. The pathogenesis of gastroschisis and omphalocele. *J Pediatr Surg* 1980; 15: 245–51.
10. Hoyme HE, Higginbottom MC, Jones KL. The vascular pathogenesis of gastroschisis: Intrauterine interruption of the omphalomesenteric artery. *J Pediatr* 1981; 98: 228–31.

11. Feldkamp ML, Carey JC, Sadler TW. Development of gastroschisis: Review of hypothesis, a novel hypothesis, and implications for research. *Am J Med Genet A* 2007; 143: 639–52.

12. Stevenson RE, Rogers RC, Chandler JC et al. Escape of the yolk sac: A hypothesis to explain the embryogenesis of gastroschisis. *Clin Genet* 2009; 75: 326–33.

13. Rittler M, Vauthay L, Mazzitelli N. Gastroschisis is a defect of the umbilical ring: Evidence from morphological evaluation of stillborn fetuses. *Birth Defects Res* 2013; 97: 198–209.

14. Chen CP, Lin CJ, Chen YY et al. 3q26.31–q29 duplication and 9q34.3 microdeletion associated with omphalocele, ventricular septal defect, abnormal first-trimester maternal serum screening and increased nuchal translucency: Prenatal diagnosis and aCGH characterization. *Gene* 2013; 532: 80–6.

15. Rauch F, Prud'homme J, Arabian A et al. Heart, brain, and body wall defects in mice lacking calreticulin. *Exp Cell Res* 2000; 256: 105–11.

16. Torfs CP, Christianson RE, Iovannisci DM et al. Selected gene polymorphisms and their interaction with maternal smoking as risk factors for gastroschisis. *Birth Defects Res A* 2006; 76: 723–30.

17. Kohl M, Wiesel A, Schier F. Familial recurrence of gastroschisis literature review and data from the population-based birth registry "Mainz Model." *J Pediatr Surg* 2010; 45: 1907–12.

18. Marshall J, Salemi JL, Tanner JP et al. Prevalence, correlates, and outcomes of omphalocele in the United States, 1995–2005. *Obstetr Gynecol* 2015; 126: 284–93.

19. Loane M, Dolk H, Bradbury I et al. Increasing prevalence of gastroschisis in Europe 1980–2002: A phenomenon restricted to younger mothers. *Pediatr Perinat Epi* 2007; 21: 363–9.

20. Prefumo F, Izzi C. Fetal abdominal wall defects. *Best Pract Res Clin Obstetr Gynaecol* 2014; 28: 391–402.

21. Vu LT, Nobuhara KK, Laurent C et al. Increasing prevalence of gastroschisis: Population-based study in California. *J Pediatr* 2008; 152: 807–11.

22. Rasmussen SA, Frias JL. Non-genetic risk factors for gastroschisis. *Am J Med Genet* 2008; 148c: 199–212.

23. Frolov P, Alali J, Klein MD. Clinical risk factors for gastroschisis and omphalocele in humans: A review of the literature. *Pediatr Surg Int* 2010; 26: 1135–48.

24. Reefhuis J, Devine O, Friedman JM et al. Specific SSRIs and birth defects: Bayesian analysis to interpret new data in the context of previous reports. *BMJ* 2015; 350: h3190.

25. Feldkamp ML, Enioutina EY, Gotto LD et al. *Chlamydia trachomatis* IgG3 seropositivity is associated with gastroschisis. *J Perinatol* 2015; 35: 930–4.

26. Lubinsky M. Hypothesis: Estrogen related thrombosis explains the pathogenesis and epidemiology of gastroschisis. *Am J Med Genet Part A* 2012; 158A: 808–11.

27. Gamba P, Midrio P. Abdominal wall defects: Prenatal diagnosis, newborn management, and long-term outcomes. *Semin Pediatr Surg* 2014; 23: 283–90.

28. Christison-Lagay ER, Kelleher CM, Langer JC. Neonatal abdominal wall defects. *Semin Fetal Neonat Med* 2011; 16: 164–72.

29. Panitch HB. Pulmonary complications of abdominal wall defects. *Paediatr Respir Rev* 2015; 16: 11–7.

30. Partridge EA, Hanna BD, Panitch HB et al. Pulmonary hypertension in giant omphalocele infants. *J Pediatr Surg* 2014; 49: 1767–70.

31. Mastroiacovo P, Lisi A, Castilla EE et al. Gastroschisis and associated defects: An international study. *Am J Med Genet A* 2007; 143: 660–71.

32. Alshehri A, Emil S, Laberge JM et al. Outcomes of early versus late intestinal operations in patients with gastroschisis and intestinal atresia: Results from a prospective national database. *J Pediatr Surg* 2013; 48: 2022–6.

33. Akhtar J, Skarsgard ED, The Canadian Pediatric Surgery Network (CAPSNet). Associated malformations and the "hidden mortality" of gastroschisis. *J Pediatr Surg* 2012; 47: 911–6.

34. O'Neill JA, Grosfeld JL. Intestinal malfunction after antenatal exposure of viscera. *Am J Surg* 1974; 127: 129–32.

35. Langer JC, Longaker MT, Crombleholme TM et al. Etiology of bowel damage in gastroschisis. I: Effects of amniotic fluid exposure and bowel constriction in a fetal lamb model. *J Pediatr Surg* 1989; 24: 992–7.

36. Olguner M, Akgur FM, Api A et al. The effects of intraamniotic human neonatal urine and meconium on the intestines of the chick embryo with gastroschisis. *J Pediatr Surg* 2000; 35: 458–61.

37. Phillips JD, Raval MV, Redden C et al. Gastroschisis, atresia, dysmotility: Surgical treatment strategies for a distinct clinical entity. *J Pediatr Surg* 2008; 43: 2208–12.

38. Srinathan SK, Langer JC, Blennerhassett MG et al. Etiology of intestinal damage in gastroschisis. III: Morphometric analysis of the smooth muscle and submucosa. *J Pediatr Surg* 1995; 30: 379–83.

39. Midrio P, Faussone-Pellegrini MS, Vannucchi MG et al. Gastroschisis in the rat model is associated with a delayed maturation of intestinal pacemaker cells and smooth muscle cells. *J Pediatr Surg* 2004; 39: 1541–7.

40. Dicken BJ, Sergi C, Rescorla FJ et al. Medical management of motility disorders in patients with intestinal failure: A focus on necrotizing enterocolitis, gastroschisis, and intestinal atresia. *J Pediatr Surg* 2011; 46: 1618–30.

41. Feng C, Graham CD, Connors JP et al. Transamniotic stem cell therapy (TRASCET) mitigates bowel damage in a model of gastroschisis. *J Pediatr Surg* 2016; 51: 56–61.

42. Pslomaki GE, Hill LE, Knight GJ et al. Second-trimester maternal serum alpha-fetoprotein levels in pregnancies associated with gastroschisis and omphalocele. *Obstet Gynecol* 1988; 71: 906–9.

43. Lennon CA, Gray DL. Sensitivity and specificity of ultrasound for the detection of neural tube and ventral wall defects in a high-risk population. *Obstet Gynecol* 1999; 94: 562–6.

44. Holland AJ, Ford WD, Linke RJ et al. Influence of antenatal ultrasound on the management of fetal exomphalos. *Fetal Diagn Ther* 1999; 14: 223–8.

45. Danzer E, Victoria T, Bebbington MW et al. Fetal MRI-calculated total lung volumes in the prediction of short-term outcome in giant omphalocele: Preliminary findings. *Fetal Diagn Ther* 2012; 31: 248–53.

46. Fawley JA, Peterson EL, Christensen MA et al. Can omphalocele ratio predict postnatal outcomes? *J Pediatr Surg* 2016; 51: 62–6.

47. D'Antonio F, Virgone C, Rizzo G et al. Prenatal risk factors and outcomes in gastroschisis: A meta-analysis. *Pediatrics* 2015; 136: e159–69.

48. Youssef F, Laberge JM, Baird RJ et al. The correlation between the time spent in utero and the severity of bowel matting in newborns with gastroschisis. *J Pediatr Surg* 2015; 50: 755–9.

49. How HY, Harris BJ, Pietrantoni M et al. Is vaginal delivery preferable to elective cesarean delivery in fetuses with a known ventral wall defect? *Am J Obstet Gynecol* 2000; 182: 1527–34.

50. Baud D, Lausman A, Alfaraj M et al. Expectant management compared with elective delivery at 37 weeks for gastroschisis. *Obstetr Gynecol* 2013; 121: 990–8.

51. Logghe HL, Mason GC, Stringer MD et al. A randomized controlled trial of elective preterm delivery of fetuses with gastroschisis. *J Pediatr Surg* 2005; 40: 1726–31.

52. Barseghyan K, Aghajanian P, Miller DA. The prevalence of preterm births in pregnancies complicated with fetal gastroschisis. *Arch Gynecol Obstet* 2012; 286: 889–92.

53. Al-Kaff A, MacDonald SC, Kent N et al. Delivery planning for pregnancies with gastroschisis: Findings from a prospective national registry. *Am J Obstet Gynecol* 2015; 213: 557.e1–8.

54. Nasr A, Wayne C, Bass J et al. Effect of delivery approach on outcomes in fetuses with gastroschisis. *J Pediatr Surg* 2013; 48: 2251–5.

55. Cowan KN, Puligandla PS, Laberge JM et al. The gastroschisis prognostic score: Reliable outcome prediction in gastroschisis. *J Pediatr Surg* 2012; 47: 1111–7.

56. Watkins D. Gastroschisis. *Va Med Mon* 1943; 70: 42.

57. Fischer JD, Chun K, Moores DC et al. Gastroschisis: A simple technique for staged silo closure. *J Pediatr Surg* 1995; 30: 1169–71.

58. Lobo JD, Kim AC, Davis RP et al. No free ride? The hidden costs of delayed operative management using a spring-loaded silo for gastroschisis. *J Pediatr Surg* 2010; 45: 1426–32.

59. Chesley PM, Ledbetter DJ, Meehan JJ et al. Contemporary trends in the use of primary repair for gastroschisis in surgical infants. *Am J Surg* 2015; 209: 901–6.

60. Sandler A, Lawrence J, Meehan J et al. A "plastic" sutureless abdominal wall closure in gastroschisis. *J Pediatr Surg* 2004; 39: 738–41.

61. Orion KC, Krein M, Liao J et al. Outcomes of plastic closure in gastroschisis. *Surgery* 2011; 150: 177–85.

62. Charlesworth P, Akinnola I, Hammerton C et al. Preformed silos versus traditional abdominal wall closure in gastroschisis: 163 infants at a single institution. *Eur J Ped Surg* 2014; 24: 88–93.

63. Stanger J, Mohajerani N, Skarsgard ED et al. Practice variation in gastroschisis: Factors influencing closure technique. *J Pediatr Surg* 2014; 49: 720–3.

64. Pastor A, Phillips JD, Fenton SJ et al. Routine use of a Silastic spring-loaded silo for infants with gastroschisis: A multi-center randomized controlled trial. *J Pediatr Surg* 2008; 43: 1807–12.

65. Mortellaro VE, St Peter SD, Fike FB et al. Review of the evidence on the closure of abdominal wall defects. *Pediatr Surg Int* 2011; 27: 391–7.

66. Ross AR, Eaton S, Zani A et al. The role of preformed silos in the management of infants with gastroschisis: A systematic review and meta-analysis. *Pediatr Surg Int* 2015; 31: 473–83.

67. Allin BS, Tse WH, Marven S et al. Challenges of improving the evidence base in smaller surgical specialties, as highlighted by a systematic review of gastroschisis management. *PLoS ONE* 2015; 10: e0116908.

68. Aldridge B, Ladd AP, Kepple J et al. Negative pressure wound therapy for initial management of giant omphalocele. *Am J Surg* 2016; 211: 605–9.

69. Adetayo OA, Aka AA, Ray AO. The use of intra-abdominal tissue expansion for the management of giant omphaloceles. *Ann Plastic Surg* 2012; 69: 104–8.

70. Beres A, Christison-Lagay ER, Romao RL et al. Evaluation of Surgisis for patch repair of abdominal wall defects in children. *J Pediatr Surg* 2012; 47: 917–9.

71. Kruit AS, Al-Ani SA, Jester I et al. Multilayered flap technique: A method for delayed closure of giant omphalocele. *Ann Plast Surg* 2015; Epub ahead of print.

72. Aljahdali A, Nohajerani N, Skarsgard ED et al. Effect of timing of enteral feeding on outcome in gastroschisis. *J Pediatr Surg* 2013; 48: 971–6.

73. Berseth CL, Malachowski N, Cohn RB et al. Longitudinal growth and late morbidity of survivors of gastroschisis and omphalocele. *J Pediatr Gastroent Nutr* 1982; 1: 375–9.

74. Tunell WP, Puffinbarger NK, Tuggle DW et al. Abdominal wall defects in infants: Survival and implications for adult life. *Ann Surg* 1995; 221: 525–30.

75. Davies BW, Stringer MD. The survivors of gastroschisis. *Arch Dis Child* 1997; 77: 158–60.

76. David AL, Tan A, Curry J. Gastroschisis: Sonographic diagnosis, associations, management and outcome. *Prenat Diagn* 2008; 28: 633–44.

77. Reyes J, Bueno J, Kocoshis S et al. Current status of intestinal transplantation in children. *J Pediatr Surg* 1998; 33: 243–54.

78. Wada M, Kato T, Hayashi Y et al. Intestinal transplantation for short bowel syndrome secondary to gastroschisis. *J Pediatr Surg* 2006; 41: 1841–5.

79. Henrich K, Huemmer HP, Reingruber B et al. Gastroschisis and omphalocele: Treatments and long-term outcomes. *Pediatr Surg Int* 2008; 24: 167–73.

80. Harris EL. Hart SJ, Minutillo C et al. The long-term neurodevelopmental and psychological outcomes of gastroschisis: A cohort study. *J Pediatr Surg* 2015; http://dx.doi.org/10.1016/j.jpedsurg.2015.08.062.

卵黄管畸形

Kenneth K. Y. Wong   Paul K. H. Tam

引言

卵黄管是一条将卵黄囊连接到正在发育的人类胚胎消化管的细长的管道。在大多数情况下，该导管在第七周会完全闭合。然而，在极少数情况下卵黄管闭合不完全，会导致卵黄管残余，这在新生儿中可能很明显[1]。

病因学

妊娠第四周结束时，胚胎中肠的发育以肠道的生长和伸长为特征。在头端，肠管保持连接并通过卵黄管向卵黄囊开放[2]。在某些新生儿中，由于闭塞和吸收不完全（未知原因），该导管持续存在，因此引起了各种解剖异常。

病理学

根据潜在异常，可将卵黄管残余物分为多种类型（图 79.1）：永久性卵黄管残余，脐肠系带囊肿，梅克尔憩室，以及脐茸/脐囊肿。

病史、表现和诊断

永久性卵黄管残余

永久性卵黄管残余可能在出生后仍然保留，并表现为脐肠瘘。瘘管可能含有异位的胃、结肠或胰腺组织。患病的新生儿通常表现为脐部分泌物，该分泌物类似小肠的排泄物，并可能导致脐带周围的皮肤糜烂。也可能存在由肠黏膜组成的脐"息肉"。用导管穿过瘘管进入小肠并抽出小肠内容物，或通过瘘管进行造影检查，可以明确诊断。极少情况下，回肠会从脐肠瘘中脱出，从而导致所谓的"牛角样"异常（图 79.2），这可能导致肠梗阻。对于闭塞的卵黄管，纤维索带会在腹腔内将回肠连接到脐部。患有这种异常的婴儿通常是无症状的。但是，这样的索带可能会导致小肠扭转。

脐肠索带囊肿

闭合的卵黄管可能包含一个或多个囊肿，其临床表现类似于闭塞的肠管，有扭转的风险。有时，囊肿可能会继发感染，患儿可能会出现疼痛和发热。

梅克尔憩室

梅克尔憩室是最常见的卵黄管残余，这是小肠肠系膜对侧肠管的永久性残留（图 79.3）。这种异常现象发生在大约 2% 的人口中，其位置通常在距离回盲瓣 2ft（1ft=30.48cm）内小肠上，并且通常在 2 岁以下出现症状。憩室并发症包括出血，憩室炎和肠套叠。无症状者通常在其他情况时行开腹手术时偶然发现。最近的一项研究表明，意外发现的梅克尔憩室时给予切除，术后并发症发生率比保留它要高得多。因此，没有证据支持切除偶然发现的梅克尔憩室。

对于诊断，可使用 Tc-99 放射性同位素扫描，检测到异位胃黏膜并伴有促胃液素分泌（图 79.4），但阴性结果并不排除存在梅克尔憩

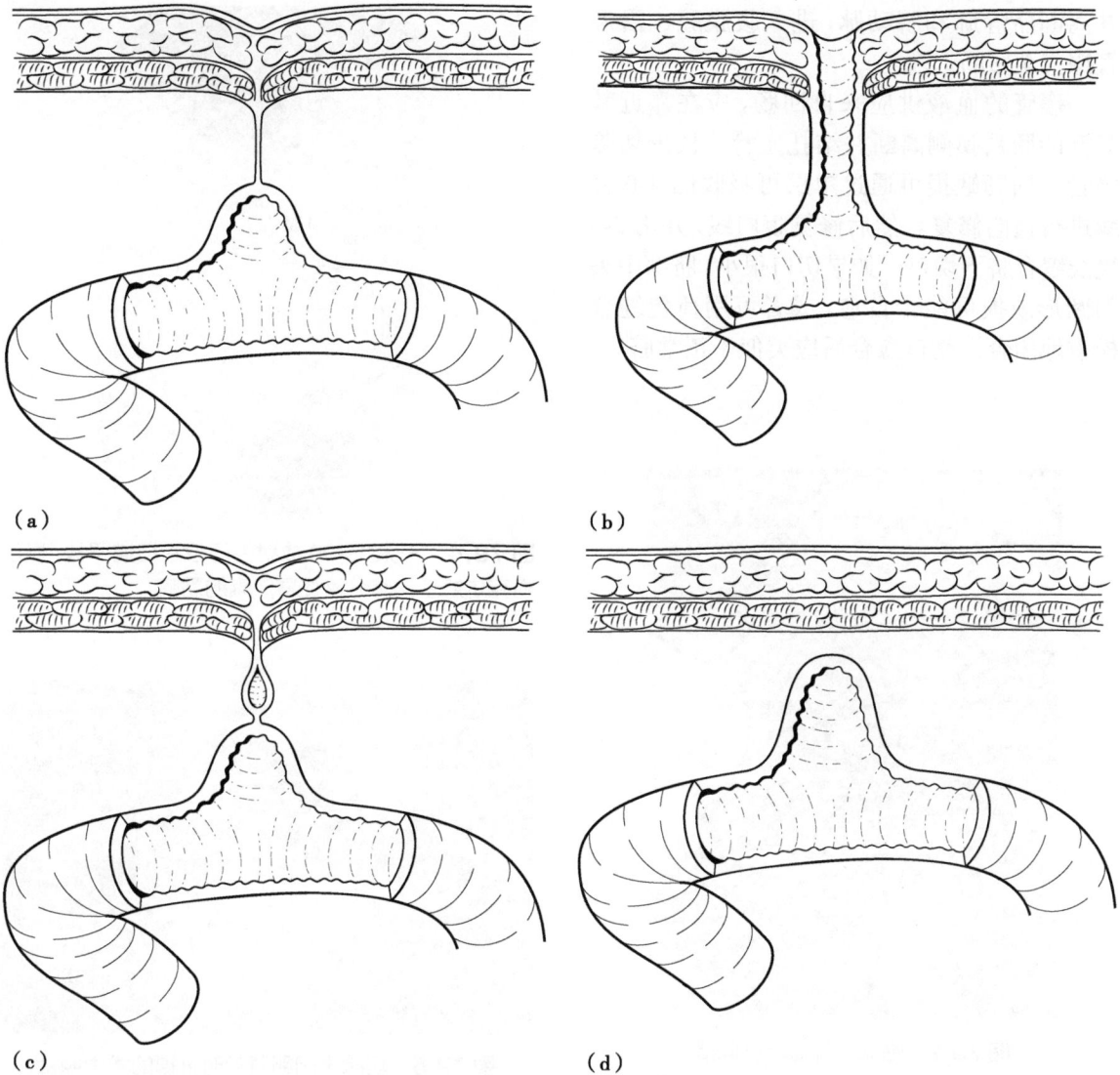

图 79.1 示意图显示卵黄管残留的各种解剖学变化。(a)脐肠索带。(b)脐肠瘘。(c)卵黄管囊肿。(d)梅克尔憩室

室（Tc-99 的灵敏度约为 80%~85%）[4]。幼儿出现无痛大量血便伴血红蛋白水平下降时，梅克尔憩室应是首要的诊断。

脐茸

脐茸是脐部肠黏膜的残留物。粉红色的息肉状组织会产生持续性分泌物，可能含少量血性。另一个鉴别诊断是脐带肉芽肿。脐茸的诊断可以通过活组织检查来确定是否存在肠黏膜或胃黏膜。

手术治疗

卵黄管残留最佳的治疗方式是进行手术治疗[5]，各种异常的处理方法如下。

卵黄管未闭合手术治疗

采用弧形切口，以保留周围的皮肤（图 79.5）。在脐带下方做一个弧形切口。包括脐部在内的皮瓣被抬高，瘘管通过脐下切口被提出。在瘘管的两侧横向切开腹壁筋膜。分别结扎

并离断脐静脉和脐动脉，进入腹膜腔。沿瘘管探查至回肠远端。

　　瘘管的血液供应来自回肠，应在靠近其起源的肠系膜侧离断并结扎血管。楔形切除瘘管。回肠缺损可通过单层可吸收的 4-0 缝线进行横向修复。然后修复腹白线，并用 5-0 缝线缝合脐下切口。如果切口很小，脐部中央的圆形缺损可能会自愈，或者可用荷包缝合松散地闭合。伤口愈合后应类似于正常脐。

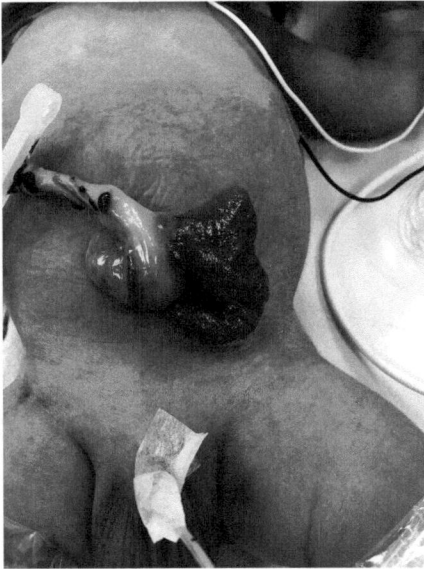

图 79.4　一张 Tc-99 放射性同位素扫描照片，显示梅克尔憩室内有分泌促胃液素的黏膜

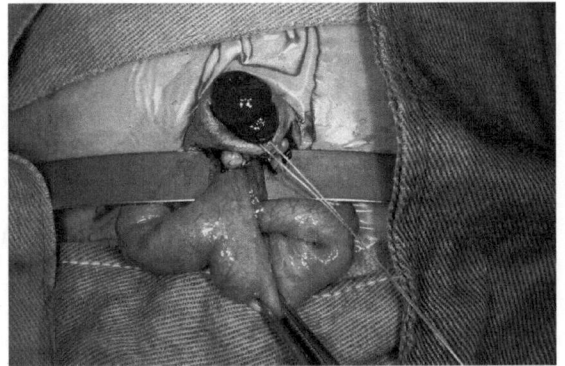

图 79.2　临床照片显示脐肠瘘

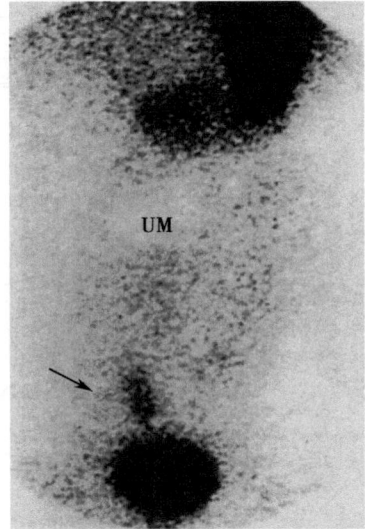

图 79.5　切除未闭卵黄管时拍摄的术中照片

梅克尔憩室切除术

　　有症状和确诊的梅克尔憩室应切除。对于无症状的患者，不必去除。可施行腹腔镜辅助手术（将切口延长至 2cm 后将梅克尔憩室从脐部切口拖出），或者完全进行腹腔镜手术。腹腔镜检查也有助于诊断同位素扫描阴性的有症状患者。腹腔镜切除术的原理与开放性手术相同，作者倾向于切除一小段回肠和憩室，以确保所有异常黏膜均被清除 [6-7]。对于开放性手术，在脐周 2cm 作切口，进入腹膜腔。这将确保一个良好的术后美容效果。

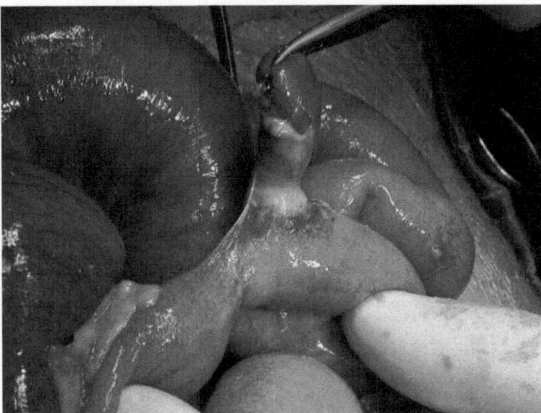

图 79.3　术中照片显示梅克尔憩室通过脐部切口排出

梅克尔憩室位于回肠远端的系膜对侧缘,可通过腹膜与邻近的小肠系膜相连。分开这些粘连,以便切除憩室。有时,憩室附着在脐上,必须将其与之分离。离断并结扎系膜侧的血管,切除包含憩室的回肠,4-0 可吸收线单层间断端端吻合。这样可以确保清除所有异位组织。再用 3-0 可吸收缝线闭合脐下切口,皮下 5-0 缝线缝合并用胶带加固。

脐茸切除

在脐茸周围做一个圆周切口,以尽可能多地保留正常的脐部。使用可吸收线荷包缝合修复皮肤缺损。因为可能存在残留的卵黄管与回肠的潜在连接,所以建议对腹腔进行探查。如前所述进行脐下切口。腹壁横向打开,进入腹膜腔,如果存在卵黄管残留,则将其切除。

并发症

对于涉及进入腹膜(开放性手术或腹腔镜操作)和肠切除的疾病,术后早期并发症包括吻合口瘘,粘连形成,术后肠梗阻和伤口感染。但是,它们的发生率很低(小于 5%)。粘连引起的肠梗阻为晚期并发症。

(王鹏 译 秦琪 审校)

参考文献

1. Mullassery D, Losty P. Omphalomesenteric remnants. In: Puri P and Höllwarth M (eds). *Pediatric Surgery: Diagnosis and Management*. Springer, New York 2009: 491–6.
2. Larsen WJ. Development of the gastrointestinal tract. In *Essentials of Human Embryology*. Churchill Livingstone, London 1998: 151–72.
3. Zani A, Eaton S, Rees CM, Pierro A. Incidentally detected Meckel diverticulum: To resect or not to resect? *Ann Surg* 2008; 247: 276–81.
4. Kiratli PO, Aksoy T, Bozkurt MF, Orhan D. Detection of ectopic gastric mucosa using 99mTc pertechnetate: Review of the literature. *Ann Nucl Med* 2009; 23: 97–105.
5. Snyder CL. Current management of umbilical abnormalities and related anomalies. *Semin Pediatr Surg* 2007; 16: 41–9.
6. Teitlebaum DH, Polley TZ, Obeid F. Laparoscopic diagnosis and excision of Meckel's diverticulum. *J Pediatr Surg* 1994; 29: 495–7.
7. Shier F. Laparoscopic treatment of Meckel's diverticulum. In: Bax KMA, Georgeson KE, Rothenberg SS, Valla JS, and Yeung CK (eds). *Endoscopic Surgery in Infants and Children*. Springer, New York 2008: 309–14.

新生儿膀胱外翻

Peter P. Stuhldreher　John P. Gearhart

引言

本章将根据作者的经验和来自作者机构认可的数据库中 1250 例以上的膀胱外翻、尿道上裂和泄殖腔外翻患者的数据，讨论对经典膀胱外翻（classic bladder exstrophy, CBE）的新生儿管理。

现代 CBE 外科手术治疗的主要目标如下：①安全的腹壁和骨盆闭合；②对男性外生殖器的功能和外观重建，对女性外生殖器重建；③排尿控制，同时保留正常肾功能和排尿功能。

目前，新生儿膀胱外翻的重建有多种技术。无论采用哪种技术，成功完成初次闭合并将膀胱和尿道都重建在骨盆深处是最终获得膀胱足够的容量和实现排尿控制最重要的步骤。根据作者的经验，首先要在新生儿期首次手术中闭合膀胱和后尿道，早期尿道上裂修复，最后在膀胱达到足够的容量时进行尿道出口手术和有助于控制性排尿时进行的膀胱颈重建。本章将仅限于对这些婴儿的早期治疗和最初的修补术的讨论。

发生率和遗传

膀胱外翻的发病率约为 1/50 000[1-3]。据报道，男女之比为 1∶1~6∶1[1-2,4]。通常引用的男女比例为 3∶1。在一个有膀胱外翻的家庭中，再发的风险约为 1/100[4]。Shapiro 等[5]研究显示，患有膀胱外翻和尿道上裂的人的后代中，发生膀胱外翻的风险为 1/70，发生率较普通人群高出 500 倍[5]。在膀胱外翻患者队列的回顾中，发现了三个有趣的趋势：年轻女性的婴儿倾向于发生膀胱外翻，其中白色人种以及较低或较高社会经济状况的女性的发病率更高[2]；较多的胎次会增加膀胱外翻和尿道上裂的风险[4]；试管婴儿的发生率增加[6]。

胚胎学

膀胱外翻，泄殖腔外翻和尿道上裂是外翻 - 尿道上裂复合畸形的不同程度表现。Muecke[7]认为这种复合体的病因是泄殖腔膜不能被中胚层的向内生长所加强。泄殖腔膜是位于胚胎尾端的双层膜，位于脐下腹壁。泄殖腔膜的外胚层和内胚层之间的间充质向内生长形成下腹部肌肉和骨盆骨。在间充质向内生长后，尿直肠隔的向下生长将泄殖腔向前和向后分别分为膀胱和直肠。配对的生殖器结节向内迁移，并在穿孔前在中线融合至背膜。此过程在妊娠的第三周开始，一直持续到妊娠的第六周。如果泄殖腔膜过早破裂，则其破裂发生的发展阶段将决定是否会导致尿道上裂，膀胱外翻或泄殖腔外翻[8]。根据破裂时间，确定缺损的严重程度[9-11]。

尽管已经提出了多种解释，但在鸡胚中进行的实验支持了 Muecke 假说，实验结果表明泄殖腔膜的破坏导致小鸡膀胱外翻[12]。经典外翻占 60%，30% 为各类尿道上裂[13]，而 10% 是泄殖腔变异或较小畸形，例如膀胱上裂，重复性外翻和假性外翻。

膀胱外翻的遗传学是未知的，但是最近

使用全基因组关联研究发现有可能与 CBE 相关的靶基因。*ISL1* 基因编码一个胰岛素基因增强蛋白——一种 LIM 锌结合 / 同源盒结构域转录因子[14]。该基因的小鼠模型已经显示出它在多个发育组织中的作用[14]。*ISL1* 的遗传模式既不是隐性的也不是纯粹的显性[14]，验证 *ISL1* 的功能作用正在进行中。

解剖学思考

　　膀胱外翻是一系列发育异常的一部分，涉及泌尿道、生殖道、肌肉骨骼系统，有时甚至是肠道。在 CBE 中，大多数异常与腹壁、膀胱、生殖器、骨盆、直肠和肛门的先天缺陷有关（图 80.1）。

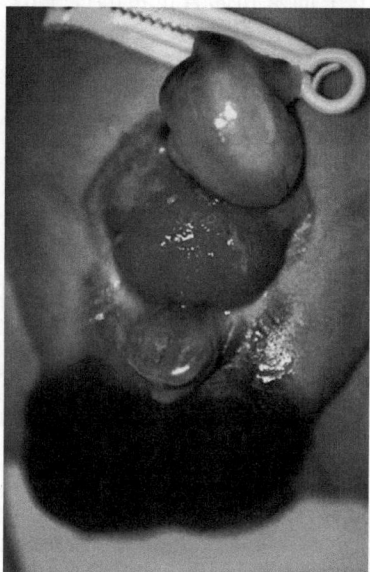

图 80.1　新生男婴伴经典膀胱外翻

肌肉骨骼缺陷

　　CBE 患者有典型的耻骨联合增宽，这是由无名骨的旋转不正所导致，还包括耻骨支的向外旋转或外翻。使用骨盆的计算机体层成像（CT）进行三维（3D）重建，进一步验证了与 CBE 和泄殖腔外翻相关的骨缺损[15]。Sponseller 等[15]发现 CBE 患者的骨盆后侧平均外旋度为每侧 12°，髋臼后倾，前骨盆平均

外旋 18°，耻骨缩短 30%。与对照组相比，患有 CBE 的儿童的骨盆看起来更像是一本打开的书或正方形。骨盆结构的这些旋转畸形导致膀胱外翻患儿短小而不稳定的阴茎。此外，这种旋转还导致这些儿童的胯部增宽，步态蹒跚以及下肢向外旋转，这本身不会造成残疾，并且通常会随时间一定程度上自行矫正。

　　最近 3D CT 的应用，更加深了对膀胱外翻的骨盆解剖结构的理解[16]。膀胱外翻的骶髂关节向外旋转，骨盆向下方旋转，导致骨盆容量大于正常对照。一项针对外翻畸形的胎儿骨盆进行的组织学和生长潜能研究结果表明，尽管大体结构上异常，但外翻骨骼在组织学上总与对照组完全相同，骨骼的发育以预期的速度进行，并有可持续正常生长的能力[17]。

　　除了使骨盆的结构横向旋转之外，构成骨盆底的大肌肉群也被展平并横向张开。膀胱外翻修复的基本原则是适当的盆底动员，并将膀胱尿道复合体放置在骨盆深处。2001 年，Stec 等[18]发表了使用 3D CT 显示了膀胱外翻新生儿未闭合前的盆底特征。这项研究主要有四个发现，即 CBE 骨盆底肌肉组织的特征：①在外翻复合畸形中，骨盆底的表面积增加了两倍；②每个肛提肌半角从中线向外旋转 38°；③肛提肌在外翻复合畸形中平缓 31°，因此形成的支撑悬吊比对照组少得多；④仅 32% 的耻骨直肠韧带位于直肠前方，以提供骨盆支持，而对照组则为 50%。对盆底肌肉组织的磁共振成像（MRI）研究创建了盆底肌肉异常特征的更高级的 3D 模型，这显示了另一个重要的现象：耻骨和骨转向的程度并不是盆底所有结构紊乱的原因[19]，此外，3D MRI 进一步加深了我们对膀胱外翻患者软组织异常的认识。与对照组相比，肛提肌群有明显改变。提肌位置更靠前、更平坦，为盆腔器官提供的支撑有限，并伴有肛门的位置前移[20]。3D MRI 的这些数据还包括对膀胱外翻修复的术后成像，显示外翻闭合后可以改善骨盆肌肉的整体结构，并更趋向于正常对照组[20]。

腹壁缺损

异常泄殖腔膜过早破裂引起的腹壁三角形缺损被膀胱和后尿道占据。缺损的筋膜在下方受索带限制,此类索带为发散的尿生殖膈。在解剖上,该束带将膀胱颈和后尿道连接至耻骨支。直肠壁的前鞘在尿道和膀胱颈后方呈扇形延伸,并插入共生索带内。三角筋膜缺损的上端是脐。在膀胱外翻中,脐带和肛门之间的距离常是缩短的。尽管常存在脐疝,但通常很小。腹壁闭合时脐疝可予以修复。Connolly 等在对 181 名患有膀胱外翻的儿童进行的回顾中报告,腹股沟疝在男孩中占 81.8%,女孩为 10.5%[21]。

肛门直肠异常

会阴部短而宽,肛门前移,直接位于尿生殖膈的后面,并对应于三角筋膜缺损的后缘。分散的肛提肌、耻骨直肠肌以及扭曲的外括约肌均导致不同程度的肛门失禁和直肠脱垂。排便控制能力在幼年时受影响,但通常会逐渐改善,膀胱闭合后直肠脱垂会好转。如果婴儿在膀胱闭合后仍有直肠脱垂,则必须排除膀胱出口梗阻。

男性生殖器缺陷

男性生殖器缺陷很严重,是外科手术重建中最麻烦的部分,与采用现代分期闭合,联合闭合或某种形式的尿流改道的治疗方案无关。以前人们认为,外翻患者的阴茎海绵体直径正常但外观缩短,是由于阴茎脚明显分离、背侧脊索突出和尿道沟缩短。但是,Silver 等[22] 更详细地描述了膀胱外翻的生殖器缺陷。对膀胱外翻的成年男性与年龄和种族相匹配的对照人群行 MRI 检查并进行比较,发现膀胱外翻的阴茎前体长度比正常对照组短近 50%,同时增宽 30%。通过松开背侧筋膜,延长尿道沟,并在中线移动阴茎脚,可以增加阴茎的功能和美观。几乎所有患者都保留了性功能。尚未对大量青春期后患者

进行睾丸功能的研究,但通常认为睾丸功能异常并不会损害生育能力。

女性生殖器缺陷

与男性相比,女性生殖器的重建没有那么复杂的问题(图 80.2)。女性患者阴道比正常人短,几乎不超过 6cm,但直径正常。阴道口经常狭窄且向前移位,阴蒂分裂。阴唇,阴阜和阴蒂向两侧分开。子宫在上方进入阴道,子宫颈位于阴道前壁。输卵管和卵巢是正常的。女性患者通常能够生育,但是鉴于其重建的复杂性,必须进行剖宫产以保护骨盆结构。即使进行了预防性剖宫产,成年女性也有很高的盆腔器官脱垂风险。大多数青少年和年轻人通常需要接受阴道成形术,以便使用卫生棉条和拥有正常的性生活。

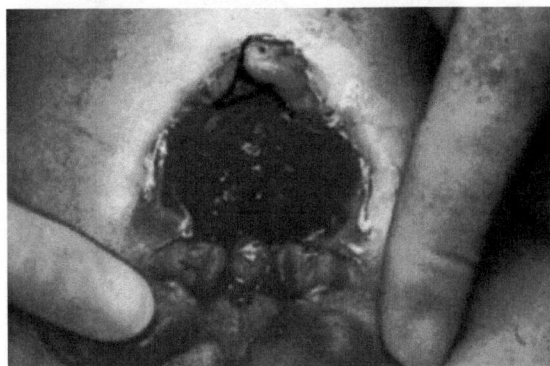

图 80.2 女婴患经典膀胱外翻

尿道缺陷

出生时,膀胱黏膜可能看起来是正常的。然而,很可能存在异位肠黏膜或孤立的肠瓣。更常见的是,膀胱表面可能存在错构性息肉。外翻膀胱的大小、可扩张性和神经肌肉功能,以及膀胱附着的三角筋膜缺损的大小,都会影响修复的方案。当膀胱小,纤维化,无弹性且被息肉覆盖时,可能无法对膀胱进行功能修复。膀胱壁可能经过首次成功闭合后获得令人满意的膀胱容量,这通常在初次检查时难以评估。强烈建议在麻醉下进行检查,以

充分检查真正缺陷的大小，因为看似很小的膀胱可能在筋膜缺损下方有较大容量的膀胱壁被隔离。

　　上尿路通常是正常的，但也会出现发育异常。在膀胱外翻患者中有马蹄肾，骨盆肾，肾发育不全，孤立肾和肾发育不良伴巨输尿管，输尿管终止于膀胱处的发育异常。膀胱和直肠之间的直肠子宫陷凹变大且异常深，迫使输尿管在横过骨盆时横向向下移动。输尿管的远端部分从孔的下方和侧面接近膀胱，并且几乎没有倾斜地进入膀胱。因此，输尿管开口错位同时黏膜下输尿管的走行异常，在一定程度上导致膀胱输尿管反流[23-24]，在强调排尿控制的时候会再讨论。

产前诊断和管理

　　可以通过超声检查在产前诊断 CBE[25-26]。重复检查中始终未见正常的膀胱充盈，并且下腹壁有团块回声组织[26]。在一项产前检查发现异常并最终诊断为 CBE 的 25 例患儿的回顾性分析中发现以下现象：①膀胱未充盈；②低位脐部；③耻骨支扩张；④生殖器缩小；⑤下腹壁较小的肿物，随着妊娠进行和腹部内脏的增大而增大[27]。令人惊讶的是，尽管超声检查发现非常一致，即使在大的临床中心，大多数病例都是在出生后诊断出来的[28]。产前诊断膀胱外翻可以促进患者得到最佳治疗，包括在具有儿科中心的医院分娩以及父母适当的产前咨询。

产房和护理

　　出生时，膀胱黏膜通常是光滑，粉红色和完整的，但也很敏感，黏膜容易剥离。在产房中，脐带应在靠近腹壁处用 2-0 丝线缝合，以避免脐带夹损伤膀胱黏膜并引起膀胱表面剥离。膀胱上可以覆盖一层不粘的保鲜膜（即Saran Wrap），以防止黏膜与衣服或尿布摩擦，导致黏膜发炎。此外，每次更换尿布时，应除去保鲜膜，用无菌生理盐水冲洗膀胱表面，并放置新的保鲜膜。

　　父母应由对膀胱外翻有经验的外科医师进行教育。应该有一个外翻的治疗小组，其中包括儿科骨科医师，儿科麻醉师及术后疼痛小组成员，社会工作者，对膀胱外翻有经验的护士以及在生殖异常方面有经验和专业的儿童心理医师。重要的是，不建议在 CBE 抚养中改变性别。

　　可以在出生后几个小时进行心肺和身体一般状况评估。可以在患者手术前超声评估肾脏的结构、功能和尿液引流的信息，但是，CBE 与严重的肾脏缺陷并没有很大关系。对上尿路梗阻的患儿进行放射性核素影像检查。

　　有时，可以看到一个小的纤维化膀胱板，伴有小的三角筋膜缺损，没有弹性或收缩性。遇到这种情况时，不应在新生儿期关闭这些小膀胱。图 80.3 显示的膀胱太小而无法闭合。需要在麻醉下检查患者，以充分评估膀胱容量，特别是比较出生时和检查时膀胱水肿、黏膜剥落和息肉形成的进展情况。膀胱闭合的时机需要由对膀胱外翻有丰富经验的外科医师决定。2001 年对膀胱外翻数据库的回顾性分析提示，膀胱板太小而不足以闭合的情况很少见[29]。过一段时间后，当膀胱充分长大后，完成闭合。长期随访发现这些患者在膀胱颈重建后 50% 仍干燥，而 50% 的患者需要进行其他辅助手术[29]。

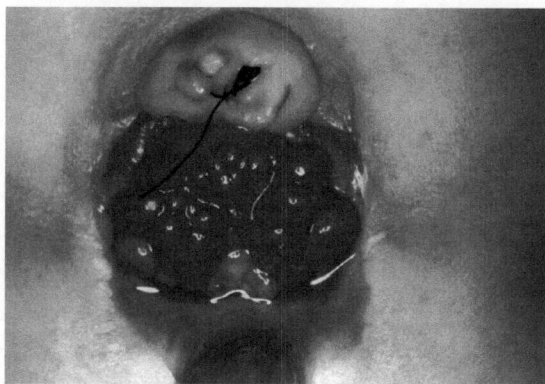

图 80.3 患者的小的纤维化片状膀胱面积太小，不适合新生儿缝合。注意膀胱黏膜的息肉性质

一期闭合

在过去的二十年中，对膀胱功能性闭合的改进提高了治疗成功率。膀胱外翻最明显的改变如下：①膀胱、后尿道和腹壁早期闭合；②骨盆截骨术的使用以及适当的骨盆固定术；③在6~10月龄时行尿道上裂修复；④重建膀胱，输尿管再植；⑤最重要的是，需要为这种手术制定严格的手术适应证标准。

功能性关闭的主要目的是将膀胱外翻的患者转变为男性的完全性尿道上裂或女性尿道上裂。对于男性，通常在术前用睾丸激素刺激后，在6~10个月大时进行尿道上裂修复。在4~5岁有足够的膀胱容量并准备排尿训练计划时，进行膀胱颈重建术。

另一种类型的分期手术是凯利（Kelly）修复，或彻底的软组织重塑。使用这种修复方法，出生后膀胱和腹壁闭合但没有截骨。几个月后，彻底解剖局部软组织和尿生殖膈及其骨膜附件，并将其用于闭合骨盆和骨盆底。使阴茎下移，然后进行阴茎修复。这种方法不做骨盆截骨术，排尿控制效果尚可，在大样本文献报道中，71%的患者实现了完全或部分排尿功能控制[30]。

本章将讨论小儿外科医师最常见的问题，即初次闭合。获得安全的初次闭合是实现膀胱外翻最终排尿控制的最重要的步骤[31]。

骨盆截骨术

闭合时进行骨盆截骨术具有以下几个优点：①无需筋膜翻转的情况下，减少腹壁闭合的张力，容易重新建立耻骨联合；②将尿道放置在盆腔深处，增强膀胱出口阻力；③使大的骨盆底肌肉靠近中线，可以支撑膀胱颈并有助于最终的排尿控制。

通过截骨术重建耻骨联合后，一些患者具有控制尿流的能力，在某些情况下甚至能完全排尿控制[32]。在一篇评论文章中提到[33]，有大量膀胱外翻治疗失败患者到作者所在机构就诊，在这些患者中，均没有在首次膀胱闭合术中进行骨盆截骨术，导致仍存在部分或全部的膀胱裂开或严重的膀胱脱垂。

建议是，在出生72小时后进行膀胱闭合时，应进行双侧横向耻骨和纵向髂骨的截骨术[34]。此外，如果麻醉下初次检查发现骨盆不易延展或耻骨相距>4cm，即使出生72小时内进行关闭也应进行截骨术。在外科医师和麻醉医师的良好配合下，进行骨盆截骨、膀胱闭合手术，并不会给患儿造成失血过多或麻醉时间过长的风险。但是，必须认识到骨盆截骨、后尿道和膀胱闭合以及腹壁闭合术至少需要5~7小时。

患者仰卧位，将下半身消毒准备并垂在肋缘以下，并将柔软的吸收性纱布放在裸露的膀胱上，进行联合截骨术。骨盆从髂骨翼向下至耻骨结节和向后至骶髂关节显露。小心地将骨膜和坐骨切迹抬高，并用锯子在髂前上棘和髂前下棘之间的中点向前进行横向截骨（图80.4）。与Salter截骨术相比，该截骨的水平更偏向头侧，以便将固定器铆钉放置在远端节段中。

除了横向截骨术外，还可以从前入路切开后髂骨后部，以更彻底地矫正畸形。这点非常重要，因为解剖学研究表明，在膀胱外翻的患者中，骨盆的后部也会向外旋转，并且随着患者年龄的增长，骶髂关节韧带会失去弹性。为了实现良好的闭合，在骶髂关节外侧行闭合楔形截骨术并形成垂直结构。后近端皮质保持完整并用作铰链。这种组合的截骨术很容易纠正骨盆前后的异常。

将固定钉置于截骨的下段和髂骨翼上。固定钉的数量取决于患儿的大小和整形外科医师的判断。理想情况下，在引脚中均放置两个固定钉。通过术中透视确认位置。闭合截骨部位周围的软组织，然后进行泌尿外科手术。手术结束时，在固定钉之间施加外部固定器，以将骨盆保持在正确的位置。较轻的纵向巴克皮肤牵引力可使双腿保持静止。患者在牵引过程中保持仰卧位约4周，以防止导管移位和骨盆不稳定。外固定器保持约

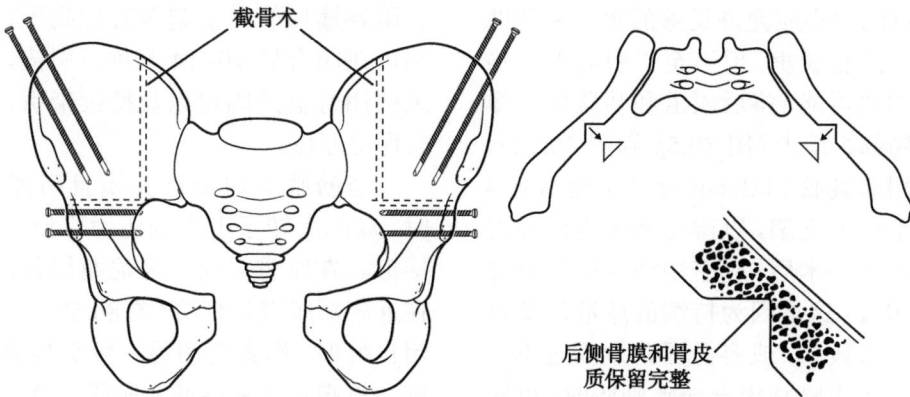

图80.4　横断耻骨前路与髂骨前路垂直截骨术联合置钉，保留后侧骨膜和骨皮质

6 周，直到在截骨处看到足够的骨痂。生后 48~72 小时内接受非截骨性闭合的新生儿，术后用改良的 Bryant 牵引法将婴儿固定在髋关节屈曲 90° 的位置。采用改良 Bryant 牵引法，疗程 4 周。此时，运动控制是至关重要的，建议使用隧道式硬膜外导管控制疼痛，使用麻醉止痛剂控制运动和术后镇静。

膀胱、后尿道和腹壁闭合

一期膀胱闭合的各个步骤如图 80.5 所示。用一条 2cm 宽的黏膜，在男性从远端三角区延伸到精阜下方，女性延伸到阴道口，进行男性前列腺和后尿道重建，或形成女性完整的尿道。男性尿道沟的长度通常是足够的，并且不需要对尿道板进行横切以延长尿道。图 80.5a 至图 80.5c 中标记了切口，从脐上方开始，向下围绕膀胱和外翻皮肤的交界处，直到尿道板的水平。在脐正上方一个比较适合的平面进入，该平面位于腹直肌筋膜和膀胱之间（图 80.5c 和图 80.5d）。脐血管被双重结扎和切开，使其进入骨盆。将腹膜从膀胱穹顶上分离下来，以便在闭合时将膀胱放入骨盆深处。不应彻底分离膀胱的腹膜反折，因为这里会有通向外翻膀胱的血管，可能会在无意中受损。该平面在膀胱和腹直肌筋膜之间向尾侧延伸，直到双侧遇到尿生殖膈纤维。此时会碰到耻骨，使用一个双叉形的皮肤拉钩进入骨头可以强化尿生殖膈纤维，

帮助外科医师放射状切开膀胱颈、后尿道和耻骨之间的这些纤维。通过阴茎龟头的轻柔牵引，显示海绵体插入耻骨外侧下半部，再用电刀将尿生殖膈纤维整个地移到骨盆底。如果这一操作不充分，后尿道和膀胱将不能深入骨盆，从而影响闭合。此外，当耻骨合并时，后方膀胱尿道位置发生变化，不利于以后的重建。

此时阴茎体尚未融合在一起，后期的 Cantwell-Ransley 尿道上裂修复需要将尿道板带到阴茎体下方。如果尿道板是连续的，它必须被移动到前列腺的水平，以便创造尽可能多的额外的尿道和阴茎的长度。进一步尿道延长术可以在大约 6 个月大时，尿道上裂修复时进行。

暴露双侧海绵体，使海绵体脱离其附着的耻骨下前部悬韧带，从而明显地增加了阴茎长度。值得注意的是，与正常对照组相比，膀胱外翻患者的阴茎体长度有 50% 的缩短，任何阴茎延长术都是更多地矫正阴茎下弯并改变阴茎的成角，而不是真正的阴茎延长[22]。

将尿生殖膈较宽的纤维束和肌组织从双侧耻骨下骨膜下分离（图 80.5e 和图 80.5f）。如果在愈合过程中耻骨发生任何分离，则不得不将膀胱颈和尿道壁从耻骨下支游离，使新膀胱开口移向头侧。然后将膀胱的黏膜和肌肉以及进入阴茎的后尿道壁在中线前方闭合。该孔应能轻易地容纳一根 12~14 号的导

尿管。开口的大小应允许足够的阻力来帮助膀胱适应并防止脱垂，但不至于引起上尿路的改变。如果可能，将后尿道和膀胱颈支撑在第二层局部组织上（图80.5g和图80.5h）。经耻骨上用非乳胶Malecot导管引流膀胱4周。尿道不置入支架，以避免新尿道内分泌物积聚而坏死。术后，应密切注意尿道上部中的尿液积聚，这是因为持续的尿液污染可能会影响手术效果，或容易因儿童固定不动继发感染。当小膀胱闭合导致肿胀时，可能

会阻塞输尿管并引起暂时性高压，输尿管支架可在闭合后10~14天进行引流。然而，如果使用骨盆外固定以及持续牵引，这些支架会保持原位。

当膀胱和尿道已关闭且引流管已放置时，双侧大转子上方的压力可使耻骨在中线接近。在耻骨上用2号尼龙线毯边缝合，并在远离新尿道处打结（图80.5h）。通常，在关闭良好时，作者会用另一针2号尼龙线在最尾端将腹直肌筋膜插入耻骨。这一操作将增

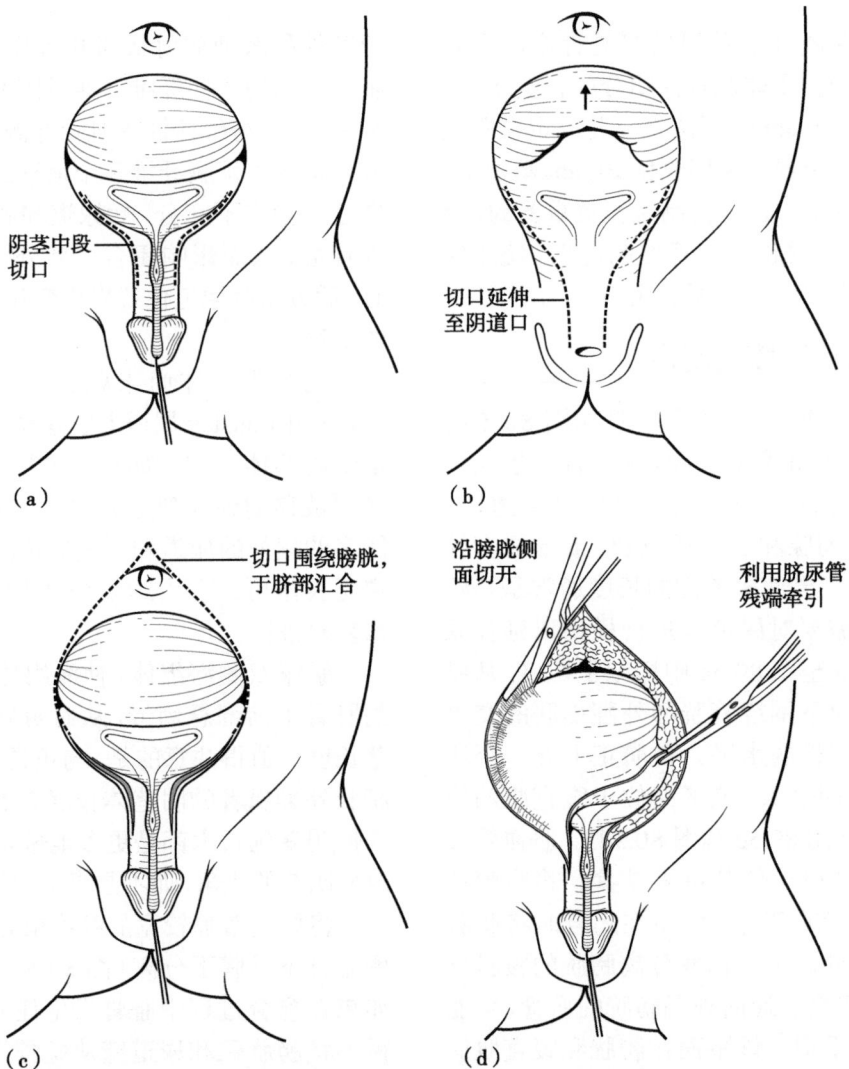

图80.5　（a）尿道板周围的三角区为男性膀胱外翻患者的初始切口标记。（b）女性膀胱外翻的类似切口标记线。（c）脐周和膀胱板周围分离的标记线。（d）游离耻骨后间隙，分离膀胱外侧粘连

（e）

（f）

（g）

（h）

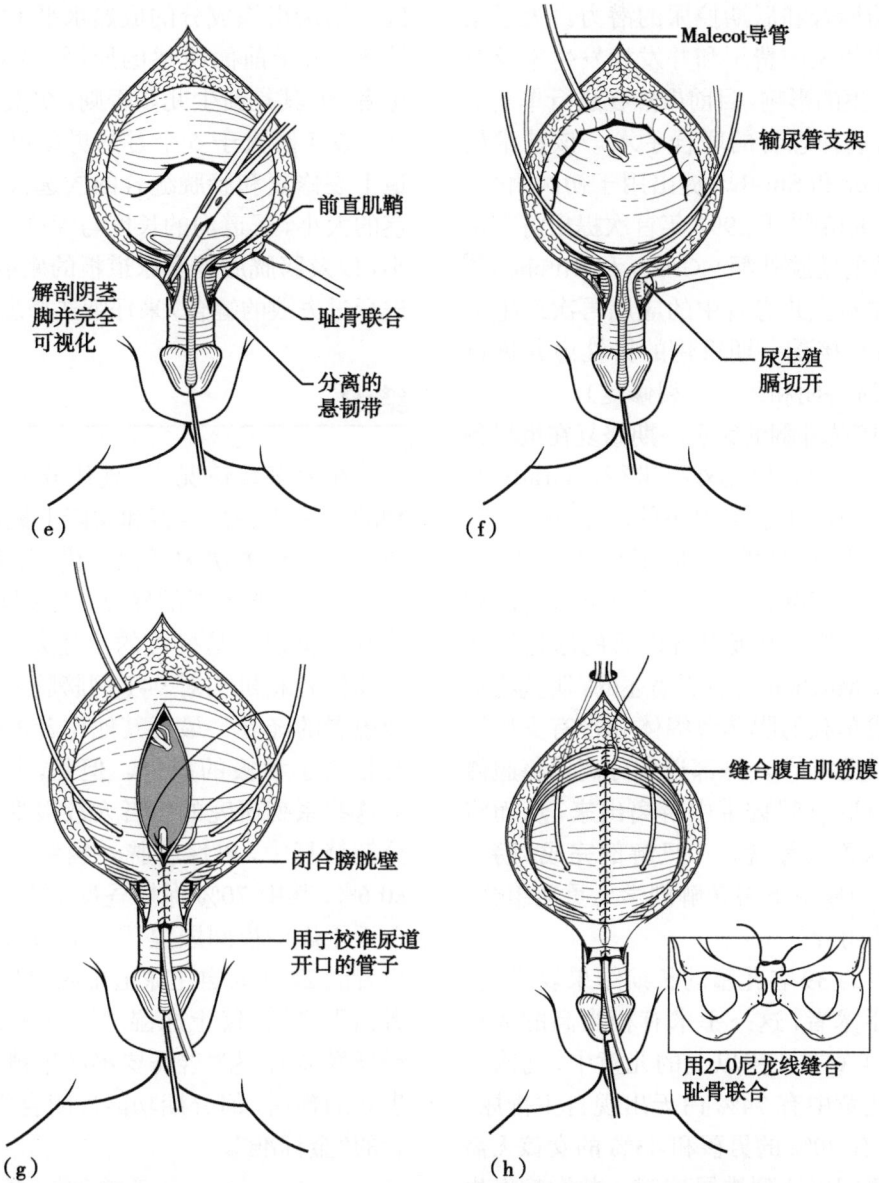

图 80.5（续）（e）在骨膜下平面从耻骨上游离尿生殖膈和前体。（f）最后深度切开残余的尿生殖膈纤维并置支撑管。（g）输尿管支架从膀胱侧壁和膀胱壁第一层闭合处退出。（h）用 2 号尼龙线水平褥式缝合拉近耻骨后进行筋膜缝合

加耻骨封闭的安全性。研究表明，骨盆缝合线的选择至关重要。与其他选择相比，尼龙线显示出优越的抗拉强度[35]。在与正常脐部位置相对应处，腹部皮肤的 V 形皮瓣钉在腹筋膜上，引流管从该孔口流出。作者最常用的操作方法是 Hanna[36] 所描述的方法，在操作之前和操作过程中，对污染手术伤口进

行操作，要使用广谱抗生素。使用聚乙醇酸（Dexon/Vicryl）和尼龙线的缝合线，可避免缝线反应或缝合脓肿。

膀胱闭合和尿道上裂联合修复

现代分期缝合膀胱外翻的方法可以达到持续的美容和功能效果，截骨术的应用提高

了首次成功缝合和后期控尿的潜力。为了减少多次手术相关的费用和并发症发生率及对排尿控制产生的影响，目前聚焦在进行单期重建，或适当选择患者的联合手术。该技术最初由 Lattimer 和 Smith[1] 提出用于初次闭合，Gearhart 和 Jeffs[37] 于 1991 年首次提出将其用于闭合失败的膀胱外翻。Grady 和 Mitchell[38] 对该方法在新生儿患者中的应用再次产生了兴趣，目前对接受一期重建的男性患儿进行了报道（膀胱关闭和尿道上裂修复）。

目前，膀胱外翻的完全一期修复在世界各地的几个中心的新生儿外科进行。Grady 和 Mitchell 已经概述了该程序的基本步骤[38]。最初的解剖从上方开始，向下分离膀胱板。然后开始阴茎腹侧解剖。阴茎解剖将向内侧进行，注意保留尿道板以备以后的尿道管状成形。正如 Mitchell 之前所描述的，阴茎将被完全分解成单独的阴茎海绵体和带有支撑海绵组织的尿道板[39]。深部近端分离以将腹侧尿道从耻骨联合间韧带中游离出来，从而将该段尿道深置入骨盆。一旦解剖完成，膀胱关闭，阴茎与尿道下裂在解剖学上重新组合，腹壁和皮肤闭合[38]。

已发表的 39 名儿童的长期结果表明，在有经验的手术者，这一手术有相当高的成功率[40]。在 4 岁或 4 岁以上的儿童中，初次完全修复的儿童中有 74% 白天出现自主排尿。重要的是，有 20% 的男孩和 43% 的女孩无需膀胱颈重建即可达到排尿控制。并发症发生率为 18%，其中有 5 例尿道皮肤瘘和 2 例切口裂开。然而，有发表的报告表明，完全的一期修复会带来严重的并发症。已有多份报道称，在完全一次修复和相关的闭合失败后阴茎组织大量损失[41-43]。在对完全一期修复失败后转诊至笔者机构的患者进行的回顾调查中，55 名男性患者中有 13 例发生了严重的阴茎软组织丢失[44]。

目前看来，这一技术应限于年龄较大（大于 6 个月）的男孩，因为最近的实验证据表明，新生儿外翻膀胱与较大婴儿的膀胱在肌肉和结缔组织成分的成熟水平上不同。作者认为，由于前面所述的原因，应该慎重选择患者，尤其是新生儿。否则，初次关闭失败后和 / 或年龄大于 6 个月的男孩可能是联合尿道上裂修复和膀胱缝合的候选人。应根据阴茎的大小、尿道沟的长度与深度、膀胱板的大小，以及膀胱周围和尿道板的瘢痕（如果先前进行过失败的缝合）来仔细选择患儿。

结论

在大多数情况下，现代分期治疗膀胱外翻的方法能够在美容和功能上提供令人满意的结果。该方法包括以下内容：最初的膀胱闭合术，尿道上裂的修复，以及膀胱颈重建。膀胱颈重建术是推荐的治疗方法，这是基于当前作者和机构对 941 例膀胱外翻 - 尿道上裂患者的经验。最近其他作者进行一期的修复报告了积极的成果。但是，随访有限，因为这些系列研究的患者人数很少。在目前的分期修复中，男性膀胱外翻患者的控尿率为 80.6%，其中 70% 保持昼夜干燥，10.6% 保持白天干燥但夜间尿湿[45]。在女性中，74% 的患者能 24 小时自主尿道排尿，另外 10% 的患者白天排尿，晚上尿湿[46]。虽然组织工程的最新发展有望改善需要泌尿生殖系统重建的患者的预后，但分期功能性闭合仍是 CBE 患者的"金标准"。

（王鹏 译　钭金法 审校）

参考文献

1. Lattimer JK, Smith MJ. Exstrophy closure: A followup on 70 cases. J Urol 1966; 95(3): 356–9.
2. Nelson CP, Dunn RL, Wei JT. Contemporary epidemiology of bladder exstrophy in the United States. J Urol 2005; 173(5): 1728–31.
3. Siffel C, Correa A, Amar E et al. Bladder exstrophy: An epidemiologic study from the International Clearinghouse for Birth Defects Surveillance and Research, and an overview of the literature. Am J Med Genet C Semin Med Genet 2011; 157C(4): 321–32.

4. Slaughenhoupt B. Epidemiology of bladder exstrophy and epispadias: A communication from the International Clearinghouse for Birth Defects Monitoring Systems. *Teratology* 1987; 36(2): 221–7.

5. Shapiro E, Lepor H, Jeffs RD. The inheritance of the exstrophy–epispadias complex. *J Urol* 1984; 132(2): 308–10.

6. Wood HM, Babineau D, Gearhart JP. In vitro fertilization and the cloacal/bladder exstrophy–epispadias complex: A continuing association. *J Pediatr Urol* 2007; 3(4): 305–10.

7. Muecke EC. The role of the cloacal membrane in exstrophy: The first successful experimental study. *J Urol* 1964; 92: 659–67.

8. Ambrose SS, O'Brien DP 3rd. Surgical embryology of the exstrophy–epispadias complex. *Surg Clin North Am* 1974; 54(6): 1379–90.

9. Sadler TW, Feldkamp ML. The embryology of body wall closure: Relevance to gastroschisis and other ventral body wall defects. *Am J Med Genet C Semin Med Genet* 2008; 148C(3): 180–5.

10. Ebert AK, Reutter H, Ludwig M, Rosch WH. The exstrophy–epispadias complex. *Orphanet J Rare Dis* 2009; 4: 23.

11. Yiee J, Wilcox D. Abnormalities of the fetal bladder. *Semin Fetal Neonatal Med* 2008; 13(3): 164–70.

12. Thomalla JV, Rudolph RA, Rink RC, Mitchell ME. Induction of cloacal exstrophy in the chick embryo using the CO_2 laser. *J Urol* 1985; 134(5): 991–5.

13. Marshall VF, Muecke EC. *Handbuch de Urologie.* New York: Springer-Verlag, 1968.

14. Draaken M, Knapp M, Pennimpede T et al. Genome-wide association study and meta-analysis identify ISL1 as genome-wide significant susceptibility gene for bladder exstrophy. *PLoS Genet* 2015; 11(3): e1005024.

15. Sponseller PD, Bisson LJ, Gearhart JP, Jeffs RD, Magid D, Fishman E. The anatomy of the pelvis in the exstrophy complex. *J Bone Joint Surg Am* 1995; 77(2): 177–89.

16. Stec AA, Pannu HK, Tadros YE et al. Evaluation of the bony pelvis in classic bladder exstrophy by using 3D-CT: Further insights. *Urology* 2001; 58(6): 1030–5.

17. Stec AA, Wakim A, Barbet P et al. Fetal bony pelvis in the bladder exstrophy complex: Normal potential for growth? *Urology* 2003; 62(2): 337–41.

18. Stec AA, Pannu HK, Tadros YE, Sponseller PD, Fishman EK, Gearhart JP. Pelvic floor anatomy in classic bladder exstrophy using 3-dimensional computerized tomography: Initial insights. *J Urol* 2001; 166(4): 1444–9.

19. Williams AM, Solaiyappan M, Pannu HK, Bluemke D, Shechter G, Gearhart JP. 3-dimensional magnetic resonance imaging modeling of the pelvic floor musculature in classic bladder exstrophy before pelvic osteotomy. *J Urol* 2004; 172(4 Pt 2): 1702–5.

20. Tekes A, Ertan G, Solaiyappan M et al. 2D and 3D MRI features of classic bladder exstrophy. *Clin Radiol* 2014; 69(5): e223–9.

21. Connolly JA, Peppas DS, Jeffs RD, Gearhart JP. Prevalence and repair of inguinal hernias in children with bladder exstrophy. *J Urol* 1995; 154(5): 1900–1.

22. Silver RI, Yang A, Ben-Chaim J, Jeffs RD, Gearhart JP. Penile length in adulthood after exstrophy reconstruction. *J Urol* 1997; 157(3): 999–1003.

23. Canning DA, Gearhart JP, Peppas DS, Jeffs RD. The cephalotrigonal reimplant in bladder neck reconstruction for patients with exstrophy or epispadias. *J Urol* 1993; 150(1): 156–8.

24. Mathews R, Hubbard JS, Gearhart JP. Ureteral reimplantation before bladder neck plasty in the reconstruction of bladder exstrophy: Indications and outcomes. *Urology* 2003; 61(4): 820–4.

25. Gearhart JP, Ben-Chaim J, Jeffs RD, Sanders RC. Criteria for the prenatal diagnosis of classic bladder exstrophy. *Obstet Gynecol* 1995; 85(6): 961–4.

26. Mirk M, Calisti A, Feleni A. Prenatal sonographic diagnosis of bladder exstrophy. *J Ultrasound Med* 1986; 5: 291.

27. Verco PW, Khor BH, Barbary J, Enthoven C. Ectopia vesicae in utero. *Australas Radiol* 1986; 30(2): 117–20.

28. Goyal A, Fishwick J, Hurrell R, Cervellione RM, Dickson AP. Antenatal diagnosis of bladder/cloacal exstrophy: Challenges and possible solutions. *J Pediatr Urol* 2012; 8(2): 140–4.

29. Dodson JL, Surer I, Baker LA, Jeffs RD, Gearhart JP. The newborn exstrophy bladder inadequate for primary closure: Evaluation, management and outcome. *J Urol* 2001; 165(5): 1656–9.

30. Jarzebowski AC, McMullin ND, Grover SR, Southwell BR, Hutson JM. The Kelly technique of bladder exstrophy repair: Continence, cosmesis and pelvic organ prolapse outcomes. *J Urol* 2009; 182(4 Suppl): 1802–6.

31. Chan DY, Jeffs RD, Gearhart JP. Determinants of continence in the bladder exstrophy population: Predictors of success? *Urology* 2001; 57(4): 774–7.

32. Gearhart JP, Peppas DS, Jeffs RD. The failed exstrophy closure: Strategy for management. *Br J Urol* 1993; 71(2): 217–20.

33. Sponseller PD, Gearhart JP, Jeffs RD. Anterior innominate osteotomies for failure or late closure of bladder exstrophy. *J Urol* 1991; 146(1): 137–40.

34. Gearhart JP, Forschner DC, Jeffs RD, Ben-Chaim J, Sponseller PD. A combined vertical and horizontal pelvic osteotomy approach for primary and secondary repair of bladder exstrophy. *J Urol* 1996; 155(2): 689–93.

35. Sussman JS, Sponseller PD, Gearhart JP, Valdevit AD, Kier-York J, Chao EY. A comparison of methods of repairing the symphysis pubis in bladder exstrophy by tensile testing. *Br J Urol* 1997; 79(6): 979–84.

36. Hanna MK. Reconstruction of umbilicus during functional closure of bladder exstrophy. *Urology* 1986; 27(4): 340–2.

37. Gearhart JP, Jeffs RD. Management of the failed exstrophy closure. *J Urol* 1991; 146(2 (Pt 2)): 610–2.

38. Grady RW, Mitchell ME. Complete primary repair of exstrophy. *J Urol* 1999; 162(4): 1415–20.

39. Mitchell ME, Bagli DJ. Complete penile disassembly

for epispadias repair: The Mitchell technique. *J Urol* 1996; 155(1): 300–4.

40. Shnorhavorian M, Grady RW, Andersen A, Joyner BD, Mitchell ME. Long-term followup of complete primary repair of exstrophy: The Seattle experience. *J Urol* 2008; 180(4 Suppl): 1615–9; discussion 1619–20.

41. Gearhart JP, Baird AD. The failed complete repair of bladder exstrophy: Insights and outcomes. *J Urol* 2005; 174(4 Pt 2): 1669–72; discussion 1672–3.

42. Husmann DA, Gearhart JP. Loss of the penile glans and/or corpora following primary repair of bladder exstrophy using the complete penile disassembly technique. *J Urol* 2004; 172(4 Pt 2): 1696–700; discussion 1700–1.

43. Purves JT, Gearhart JP. Complications of radical soft-tissue mobilization procedure as a primary closure of exstrophy. *J Pediatr Urol* 2008; 4(1): 65–9.

44. Schaeffer AJ, Stec AA, Purves JT, Cervellione RM, Nelson CP, Gearhart JP. Complete primary repair of bladder exstrophy: A single institution referral experience. *J Urol* 2011; 186(3): 1041–6.

45. Baird AD, Nelson CP, Gearhart JP. Modern staged repair of bladder exstrophy: A contemporary series. *J Pediatr Urol* 2007; 3(4): 311–5.

46. Purves JT, Baird AD, Gearhart JP. The modern staged repair of bladder exstrophy in the female: A contemporary series. *J Pediatr Urol* 2008; 4(2): 150–3.

泄殖腔外翻

Alonso Carrasco JR.　Duncan T. Wilcox　Vijaya M. Vemulakonda

引言

泄殖腔外翻是一种极为罕见的先天性疾病，Littre 于 1709 年首次描述[1]。它是膀胱外翻 - 尿道上裂复合畸形的最严重形式，其特征是发现了两个半侧外翻膀胱、后肠外翻、后肠发育不良、耻骨分离、回肠末端外翻脱垂，生殖器分裂畸形和脐膨出（图 81.1）。Rickman 在 1960 年首次描述了使用三阶段手术成功治疗泄殖腔外翻的方法[2]。此后，医学和外科治疗的进展使生存率提高到 80% 以上[3-4]。随着生存率的增加，治疗和护理的目标转向于促进早期诊断，保留受影响器官的功能以及改善生活质量。

胚胎学

泄殖腔外翻的确切胚胎学和病因学仍然知之甚少，但是已经提出了几种理论。最普遍支持的理论是中胚层组织迁移至两侧皱襞失败，导致泌尿生殖膈将泄殖腔分为前侧的尿生殖窦和后侧的直肠肛管之前，泄殖腔膜提前破裂[5-6]。中线的大范围缺损，导致膀胱和肠管的外翻暴露，生殖器完全分离。这种理论在动物模型中通过诱导泄殖腔膜过早破裂来诱发泄殖腔外翻而得到了支持[6-7]。然而，部分泄殖腔外翻病例中，泄殖腔膜完整或较晚破裂，使得该理论的解释面临质疑[8-11]。此外，在人类胚胎中进行的组织病理学研究支持了更早期的三层胚胎尾端发育异常的学说[12-13]。其他理论包括细胞沉积不足或脐带外胚层功能异常，从而导致体壁形成受损[14-15]。

流行病学、遗传学和环境危险因素

泄殖腔外翻发病率在活产儿中为 1/（200 000~300 000）[16-17]。男女比例为 2 : 1，但在最近的流行病学研究和大量研究中，男女比例更倾向于均匀分布[16,18-19]。该病经常是散发的，没有遗传缺陷或环境因素被确定为泄殖腔外翻的原因。在某些情况下，小家族重复发病或单卵双胞胎同时发病提示该病具有一定的遗传基础[18,20]。最近发现亚甲基四氢叶酸还原酶 C677T 多态性与泄殖腔外翻有很大的关系[21]。其他基因和染色体异常包括 HOX 基因家族、13 三体综合征、18 三体综合征、9q34.1-qter 缺失、del（3）(q12.2q13.2)、1p36 缺失和线粒体 12S rRNA 缺失等[22-27]。关于环境因素的研究很少，并且侧重于较小的区域或人群。曾经有研究提示该病与受孕前后使用氯米芬有关[28]，但后来的一项前瞻性研究推翻了这种关联[29]。小的系列病例研究还表明，体外受精和吸烟是潜在的危险因素[18,30]。

产前诊断

随着产前成像的出现，现在越来越多的患者通过超声或胎儿磁共振成像（MRI）进行产前诊断。已经提出了几种诊断标准。主要标准包括不可见膀胱、大的中线脐下前腹壁缺损或囊状前壁结构、脐膨出和/或腰骶椎畸形[31]。其他的次要标准包括下肢缺损、肾异常、腹水、耻骨弓分离增宽、胸廓窄、脑积水、单脐动脉等[31]。此外，产前超声检查显示回肠末端外翻脱垂的"象鼻状"影像表现也被认为是一种病理学发现[32]。尽管有这些标准，产前超声仍然不能很好地准确诊断，只有25%的膀胱/泄殖腔外翻是通过产前超声诊断的[33]。胎儿MRI是一种有效的影像诊断方式，最近已被用于辅助产前诊断。在此类疾病中已证明了其出色的诊断准确性，并能更好地发现相关畸形[34-36]。

泄殖腔外翻的早期诊断可以让家庭尽早

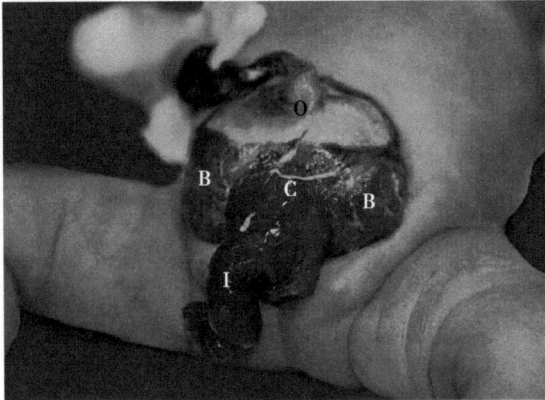

（a）

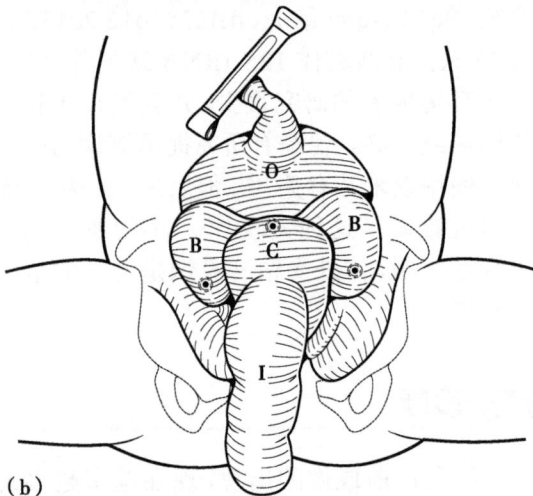

（b）

图 81.1 （a）泄殖腔外翻的患者。（b）泄殖腔外翻畸形示意图。脱垂的回肠末端（I）形成象鼻样结构，底部是盲肠板（C），两侧是半膀胱（B），上方是脐膨出（O）

就缺陷的程度、相关的其他畸形、所需的手术重建和长期预后等问题进行产前咨询。同样重要的是，产前诊断有助于将产妇安排在具有复杂状况的产后管理能力和经验的中心进行分娩。允许父母评估后选择终止妊娠，据报道，多达33%的病例选择终止妊娠[33,37]。

相关畸形

泄殖腔外翻通常表现为以下三种疾病的联合之一：脐膨出-膀胱外翻-肛门闭锁（omphalocele-exstrophy-imperforate anus，OEI），脐膨出-膀胱外翻-肛门闭锁-脊柱缺损（omphalocele-exstrophy-imperforate anus-spinal defect，OEIS）或膀胱外翻-肛门闭锁-脊柱缺损（exstrophy-imperforate anus-spinal defect，EIS）。因此，需要评估患者的神经、骨骼、泌尿生殖系统和胃肠道的畸形。在64%~100%的病例中，神经系统异常是由伴随的脊柱发育不良（包括脊髓栓系）引起的[37-41]。这会导致长期的严重的神经源性疾病，膀胱、胃肠道、下肢和勃起功能均可能受损。除了膀胱受到脊柱闭合不全脊髓栓系的影响之外，在重建时医源性损伤膀胱的神经血管，同样对膀胱功能产生影响[42]。大约31%的脊椎闭合不全的患者还患有颅内异常，例如脑积水和Chiari畸形[43]。另外，22%~60%的患者有其他骨骼发育异常，例如额外椎骨、半椎畸形、脊柱侧凸和后凸畸形等[42,44]；17%~26%的患者有肢体畸形[45]。

相关的泌尿生殖系统畸形很常见。有41%~66%的患儿伴有上尿路畸形[3,19,46-47]，三分之一患有肾脏异常，包括盆腔异位肾、肾积水、肾发育不全等[47]。在女性中，73%~97%的患儿伴有外部和内生殖器异常[48-50]。常见的有米勒管的不同程度重复畸形，以及阴道发育不全、阴道闭锁或阴道横隔。卵巢在组织学上通常是正常的[51]。阴唇和阴蒂被分开，并且通常伴有阴蒂半部缺如。在男性中，阴囊和阴茎结构也类似地分开，阴茎半部可能较小或缺失，阴茎结构偶尔在膀胱内被发现[52]。常伴发隐睾，但睾丸在组织学上是正常的[53]。

最常见的胃肠道畸形包括脐膨出，盲肠板外翻，后肠盲端闭锁和肛门闭锁。其他异常包括短肠综合征，结肠重复畸形，十二指肠蹼，梅克尔憩室，旋转不良和十二指肠闭锁[54]。胃肠道畸形与梗阻及营养不良风险增加相关，并且有很高的并发症发生率[38]。

产后即时管理

泄殖腔外翻应由多学科团队管理，该团队包括小儿泌尿科医师、小儿外科医师、小儿神经外科医师、小儿内分泌医师和小儿骨科医师，他们对这种复杂疾病的治疗有兴趣和经验。擅长性别分配问题的精神科医师／心理学家和社会工作者应在此过程中尽早介入，以帮助家庭护理[55]。新生儿分娩并稳定后，所有黏膜表面都需要保护，如裸露的膀胱、脐膨出、肠管、脊髓脊膜膨出。用生理盐水的敷料（Saran Wrap）来覆盖暴露的黏膜，或者可以用无菌袋包裹婴儿的下半身。这有助于最大程度地减少体液流失，黏膜损伤和感染。脐带用不可吸收的缝合线结扎，以防止用脐带夹擦伤膀胱板或后肠。应当进行常规的术前实验室检查（电解质、血液学和肝肾功能）以及染色体核型分析。术前应进行影像学检查，包括肾脏超声检查，胸部 X 线检查以及脊髓超声或 MRI 检查，以评估伴发畸形情况。在上肢建立静脉通路，以方便对新生儿的下半部分的手术。如果产前没有和家长谈话，则术前咨询应包括手术重建，对男性性别分配，对未来手术的需求以及可能导致的长期并发症或缺陷。

性别分配

46XX 的泄殖腔外翻患者应作为女性抚养。46XY 的泄殖腔外翻患者的性别分配仍然是一个复杂而有争议的问题。传统上，阴茎组织发育不良或者无阴茎患儿通过再次整形，作为女性抚养。这是通过进行早期睾丸切除术和随后的女性化重建来实现的。但是，这种做法最近受到质疑。在小儿泌尿科医师的一项调查中，基于对产前脑部睾酮印迹检测，三分之二的患者倾向于男性性别分配[53,56]。此外，研究表明，那些男性泄殖腔外翻被分配并塑造为女性的患者中，超过一半患者对其性别表示质疑，表现出男性行为，对女性有性兴趣，或宣称自己是男性[23,39,57-58]。目前的观点还是维持男性性别，但重要的是，这需要一个多学科团队和家庭共同决定。

产后外科处理

需要在新生儿早期（48~72 小时）进行初始手术管理。早期手术可以最大程度地减少暴露器官的细菌定植，并可以减少截骨术的可能[39,59-60]。一开始就要根据每一位患者的特点制订个性化的治疗方案。修复的顺序通常是先关闭脐膨出，然后将两个半裂膀胱与外翻后肠分离，尽量挽救包括阑尾在内的后肠，进行管状化，在肠管末端做肠造口。在中线附近尽量拉进两侧的半膀胱，如果可行的话，关闭膀胱和腹壁缺损。如果存在脊柱发育不良，脊髓异常，也可以在初次手术时加以解决。生殖器可以在初次手术时处理或在后续的治疗过程中逐步修复。表 81.1 概述了泄殖腔外翻的典型治疗方案。

当脐膨出不可能闭合时，需要一个 silo 袋过渡，以尽量减少腹腔间室综合征，减少伤口裂开的风险。应在每侧输尿管中插入 5 号输尿管导管并将其固定在膀胱黏膜上，以帮助在分离解剖时识别输尿管并防止术后梗阻。先结扎脐带，分离脐部管道，然后用电刀将两个半膀胱与后肠分开，注意避免输尿管损伤。膀胱的解剖必须仔细，避免膀胱或神经的医源性损伤，这些神经会沿骨盆的后下表面在中线行进，然后再向两侧延伸[42]。如果患者

表 81.1   泄殖腔外翻的典型治疗方案概述

管理阶段	患者年龄	治疗步骤
阶段 1	新生儿期	覆盖脑膜膨出（如有） 闭合 / 覆盖脐膨出 分离肠管和膀胱板 肠道重建 / 管状成形 两侧半膀胱靠近（±闭合） 性别决定（早期睾丸切除术） 生殖系统重建（完全 / 一期） 两侧耻骨靠近（±截骨术）
阶段 2	1~6 个月	营养支持 短肠综合征的管理
阶段 3	6 个月 ~2 岁	膀胱闭合术 耻骨靠近伴截骨术 生殖系统重建（完全 / 一期）
阶段 4	2~18 岁	生殖系统重建（二期或性别选择） 膀胱颈重建术或其他可控手术（悬吊、人工尿道括约肌植入等） 膀胱增大成形术 建立导管插入式通道

缺少一侧的半阴茎或者无阴茎，需要注意评估可能潜在的膀胱内阴茎结构可能[52]。包括阑尾在内的所有肠段都需要强调保留，因为存在短肠综合征的风险以及将来可能需要进行尿路重建[39,61]。管状成形的后肠可做肠造口术或留作黏液瘘管[55]。如有可能，应尽量避免小肠造口，因为这容易导致水、电解质紊乱以及营养相关问题[62-63]。同时应测量并记录肠道长度。尽量在中线附近拉近两侧的半膀胱，以便将患儿转变为经典膀胱外翻，并进行后续的分期修复。

通常根据患者的具体外翻状况，伴发其他先天性畸形以及是否存在无法一期修复的解剖异常，决定一期或者分期手术方案。研究表明，一期或者分期手术的结果相似[64-65]。如果膀胱板大小合适且可以进行一期修复，则将膀胱板分离下来，并在中线处用可吸收线缝合。膀胱颈和近端尿道用 8 号管作为支架，做管状成形，在女孩可以完全完成管状成形，而男孩可以部分管状成形（从而形成尿道

上裂）。输尿管支架导管可以通过新的尿道取出或者后期在膀胱闭合过程中取出。下一步是生殖器重建，这对于患有泄殖腔外翻的男性是极具挑战性的。外生殖器分开两半并广泛分开，不对称，缺如和 / 或基本没有发育。阴茎重建和尿道上裂修复通常在后续的时间完成。对于初次手术可以闭合的患儿，可以遵循经典膀胱外翻手术的原则进行重建。当前的做法是在中线处拉近两侧的半阴囊进行重建，并在必要时进行睾丸固定术。女性的生殖器重建通常在膀胱闭合时进行。两侧半斜肌的靠近中线内侧的黏膜予以剥除，连同两侧小阴唇一起在中线缝合。米勒结构通常是重复的，应在中线处连接并在初次修复时缝合到会阴。

类似于经典膀胱外翻，将膀胱和近端尿道放置在骨盆深处是成功的关键因素。为此，将耻骨联合在中线上，用高张力缝线间断缝合。可以采用骨盆截骨术，减少伤口的张力来提高闭合的成功率[19,66-67]。如果手术是

在新生儿期的早期进行的，行或不行截骨术对于患者伤口裂开似乎没有影响[60]。然后用可吸收的缝线将腹壁肌肉和皮肤分层缝合。

术后管理

术后早期在 NICU 监护中，要做好适当的镇痛、固定和营养支持治疗。患儿需要使用不同的牵引装置，保持固定 4~6 周[68-70]。避免腹胀以防止腹部伤口张力过大。由于存在短肠综合征的风险，建议开始就积极给予全肠外营养并持续较长时间[71]。同时，由于有多种导管和长期留置导尿，并且 50%~60% 伴有膀胱输尿管反流，建议针对皮肤和泌尿系统感染使用预防性抗生素[46]。对肾脏要进行连续超声检查以确保足够的尿液引流。通过实验室检查评估电解质紊乱，并调整肠外营养的补充。

泌尿科管理

输尿管导管和尿道导管的拔除时间取决于外科医师的判断和患者状况。为了确保足够的引流，有必要按顺序取出支撑导管，并用肾脏超声监测上尿路。一旦移除所有导管，应监测患者的自发排尿情况，并评估排尿后残留尿量，判断是否需要间歇性导尿。膀胱功能的预后不如经典膀胱外翻，获得完全的自主排尿仍然是一个艰巨的挑战。超过 40% 的患者在初次修复后仍存在持续性尿失禁[19,40,72-73]。这种高尿失禁率是由于膀胱板较小并且存在较高的相关神经性问题风险[40]。为了获得满意的排尿控制，已经报道了多种尿道重建手术，包括膀胱颈重建、悬吊、人工尿道括约肌植入和膀胱颈闭合[74-76]。患者往往接受多次手术，为了在 50% 以上的患者中实现排尿控制，导管插入式通道和膀胱扩大术是必不可少的[19,39,75,77]。泄殖腔外翻的患者应由小儿泌尿科医师密切随访，要警惕由脊髓发育异常导致的膀胱和上尿路病情恶化。

胃肠道功能

相当一部分患者伴有胃肠道相关的疾病。在初始修复过程中尽可能多地保留肠道是至关重要的，可以通过增加转运时间来优化肠道吸收。有报道称，结肠可能会随着时间生长。尽可能保留任何肠管对以后的尿路重建手术都有益[39,61,78]。泄殖腔外翻的患者由于脊髓发育异常、骨盆骶骨发育异常以及缺乏正常的括约肌，传统上都行造口转流术[78]。然而，多个研究表明，某些选择性患者采用一期拖出肛门成形术，取得了良好的效果，超过 76% 的患者采用合适的肠道管理治疗获得排便的控制，这些管理措施包括膨化食品、止泻药和灌肠（顺行或逆行）[39,78]。形成固态的粪便和保留足够结肠长度，是实现大便控制的关键因素，而不是括约肌是否存在[61,63]。

性功能和生活质量

关于男性泄殖腔外翻的性功能和生活质量方面的数据十分有限。八名男性泄殖腔外翻患者的研究报告显示，全部患者均有阴茎功能不全，一半有勃起功能障碍，只有一名能够进行阴道性交[60]。虽然没有泄殖腔外翻的男性患者成功生育的报告，但对于那些睾丸正常者来说，辅助生殖技术肯定是可以选择的[53]。阴茎重建和阴茎移植领域的最新进展和未来发展有望为男性泄殖腔外翻的患者提供更好的治疗[79-82]。使用基于桡动脉的前臂游离皮瓣的阴茎整体重建术，在阴茎的外观和大小方面取得非常满意的效果，同时借助阴茎假体获得性交的能力，患者也表现出很高的满意度[81]。

女性泄殖腔外翻患者的阴道重建也具有挑战性。如果可行，可以在初次手术时就进行阴道成形，但通常需要延迟手术或有必要后续再进行修复。超过 65% 的患者因米勒管融合失败而发生阴道、子宫或输卵管重复畸形[50,83]。阴道拖出成形术，皮瓣/移植物阴道成形术，肠管代阴道术和膀胱代阴道术的使用也均有报道[39,61,83]。关于子宫结局的报道很少，但是大约一半的患者因积水、脱垂或发育不全而需要全子宫或半子宫切除[50]。关于性功能的报道，数量有限且样本量很小，研究表明女性患者中有一半拥有性生活，并且大多数对性生活感到满意[84-85]。虽然妊娠比较复杂并有很高风险，但已有成功妊娠的报道[84,86-87]。关于此类患者远期生活质量的研究十分有限，但少量患者的队列研究表明，多数患者对其职业和社交生活感到满意[84]。

结论

随着围产期管理和手术重建的进步，泄殖腔外翻患者的病死率已大大降低，诊疗的重点已转移到提高早期诊断、手术效果和生活质量上。性别分配、排便控制和身体形象会影响这些患者的生活质量，需要在这些方面继续努力。由于这种先天性疾病的罕见性和大样本数据的缺乏，最优的管理策略仍然不明确。应在具有多学科管理经验的中心进行个性化治疗，以充分照顾这种罕见病患者。

（王鹏 译　钭金法 审校）

参考文献

1. Gordetsky J, Joseph DB. Cloacal exstrophy: A history of gender reassignment. *Urology* 2015 December; 86(6): 1087–9.
2. Rickham PP. Vesico-intestinal Fissure. *Arch Dis Child* 1960 February; 35(179): 97–102.
3. Hurwitz RS, Manzoni GA, Ransley PG, Stephens FD. Cloacal exstrophy: A report of 34 cases. *J Urol* 1987 October; 138(4 Pt 2): 1060–4.
4. Diamond DA, Jeffs RD. Cloacal exstrophy: A 22-year experience. *J Urol* 1985 May; 133(5): 779–82.
5. Marshall V ME. Variations in exstrophy of the bladder. *J Urol* 1962; 88: 766–96.
6. Muecke EC. The role of the cloacal membrane in exstrophy: The first successful experimental study. *J Urol* 1964 December; 92: 659–67.
7. Thomalla JV, Rudolph RA, Rink RC, Mitchell ME. Induction of cloacal exstrophy in the chick embryo using the CO_2 laser. *J Urol* 1985 November; 134(5): 991–5.
8. Langer JC, Brennan B, Lappalainen RE, Caco CC, Winthrop AL, Hollenberg RD et al. Cloacal exstrophy: Prenatal diagnosis before rupture of the cloacal membrane. *J Pediatr Surg* 1992 October; 27(10): 1352–5.
9. Bruch SW, Adzick NS, Goldstein RB, Harrison MR. Challenging the embryogenesis of cloacal exstrophy. *J Pediatr Surg* 1996 June; 31(6): 768–70.
10. Sahoo SP, Gangopadhyay AN, Sinha CK, Gupta DK, Gopal SC. Covered exstrophy: A rare variant of classical bladder exstrophy. *Scand J Urol Nephrol* 1997 February; 31(1): 103–6.
11. Borwankar SS, Kasat LS, Naregal A, Jain M, Bajaj R. Covered exstrophy: A rare variant. *Pediatr Surg Int* 1998 November; 14(1–2): 129–30.
12. van der Putte SC, Spliet WG, Nikkels PG. Common ("classical") and covered cloacal exstrophy: A histopathological study and a reconstruction of the pathogenesis. *Pediatr Dev Pathol* 2008 November–December; 11(6): 430–42.
13. Nievelstein RA, van der Werff JF, Verbeek FJ, Valk J, Vermeij-Keers C. Normal and abnormal embryonic development of the anorectum in human embryos. *Teratology* 1998 February; 57(2): 70–8.
14. Hartwig NG, Steffelaar JW, Van de Kaa C, Schueler JA, Vermeij-Keers C. Abdominal wall defect associated with persistent cloaca. The embryologic clues in autopsy. *Am J Clin Pathol* 1991 November; 96(5): 640–7.
15. Duhamel B. Embryology of exomphalos and allied malformations. *Arch Dis Child* 1963 April; 38(198): 142–7.
16. Feldkamp ML, Botto LD, Amar E, Bakker MK, Bermejo-Sanchez E, Bianca S et al. Cloacal exstrophy: An epidemiologic study from the International Clearinghouse for Birth Defects Surveillance and Research. *Am J Med Genet C Semin Med Genet* 2011 November 15; 157C(4): 333–43.
17. Cervellione RM, Mantovani A, Gearhart J, Bogaert G, Gobet R, Caione P et al. Prospective study on the incidence of bladder/cloacal exstrophy and epispadias in Europe. *J Pediatr Urol* 2015 December; 11(6): 337 e1–6.
18. Gambhir L, Holler T, Muller M, Schott G, Vogt H, Detlefsen B et al. Epidemiological survey of 214 families with bladder exstrophy–epispadias complex. *J Urol* 2008 April; 179(4): 1539–43.
19. Phillips TM, Salmasi AH, Stec A, Novak TE, Gearhart JP, Mathews RI. Urological outcomes in the omphalocele exstrophy imperforate anus spinal defects (OEIS) complex: Experience with 80 patients. *J Pediatr Urol* 2013 June; 9(3): 353–8.
20. Siebert JR, Rutledge JC, Kapur RP. Association of cloacal anomalies, caudal duplication, and twinning. *Pediatr Dev Pathol* 2005 May–June; 8(3): 339–54.
21. Raman VS, Bajpai M, Ali A. Bladder exstrophy–epispadias complex and the role of methylenetetrahydrofolate reductase C677T polymorphism: A case control study. *J Indian Assoc Pediatr Surg* 2016 January–March; 21(1): 28–32.

22. Carey JC, Greenbaum B, Hall BD. The OEIS complex (omphalocele, exstrophy, imperforate anus, spinal defects). *Birth Defects Orig Artic Ser* 1978; 14(6B): 253–63.

23. Evans JA, Chudley AE. Tibial agenesis, femoral duplication, and caudal midline anomalies. *Am J Med Genet* 1999 July 2; 85(1): 13–9.

24. Nye JS, Hayes EA, Amendola M, Vaughn D, Charrow J, McLone DG et al. Myelocystocele–cloacal exstrophy in a pedigree with a mitochondrial 12S rRNA mutation, aminoglycoside-induced deafness, pigmentary disturbances, and spinal anomalies. *Teratology* 2000 March; 61(3): 165–71.

25. Thauvin-Robinet C, Faivre L, Cusin V, Khau Van Kien P, Callier P, Parker KL et al. Cloacal exstrophy in an infant with 9q34.1-qter deletion resulting from a de novo unbalanced translocation between chromosome 9q and Yq. *Am J Med Genet A* 2004 April 30; 126A(3): 303–7.

26. Kosaki R, Fukuhara Y, Kosuga M, Okuyama T, Kawashima N, Honna T et al. OEIS complex with del(3)(q12.2q13.2). *Am J Med Genet A* 2005 June 1; 135(2): 224–6.

27. El-Hattab AW, Skorupski JC, Hsieh MH, Breman AM, Patel A, Cheung SW et al. OEIS complex associated with chromosome 1p36 deletion: A case report and review. *Am J Med Genet A* 2010 February; 152A(2): 504–11.

28. Reefhuis J, Honein MA, Schieve LA, Rasmussen SA. Use of clomiphene citrate and birth defects, National Birth Defects Prevention Study, 1997–2005. *Hum Reprod* 2011 February; 26(2): 451–7.

29. Banhidy F, Acs N, Czeizel AE. Ovarian cysts, clomiphene therapy, and the risk of neural tube defects. *Int J Gynaecol Obstet* 2008 January; 100(1): 86–8.

30. Wood HM, Trock BJ, Gearhart JP. In vitro fertilization and the cloacal–bladder exstrophy–epispadias complex: Is there an association? *J Urol* 2003 April; 169(4): 1512–5.

31. Austin PF, Homsy YL, Gearhart JP, Porter K, Guidi C, Madsen K et al. The prenatal diagnosis of cloacal exstrophy. *J Urol* 1998 September; 160(3 Pt 2): 1179–81.

32. Hamada H, Takano K, Shiina H, Sakai T, Sohda S, Kubo T. New ultrasonographic criterion for the prenatal diagnosis of cloacal exstrophy: Elephant trunk–like image. *J Urol* 1999 December; 162(6): 2123–4.

33. Goyal A, Fishwick J, Hurrell R, Cervellione RM, Dickson AP. Antenatal diagnosis of bladder/cloacal exstrophy: Challenges and possible solutions. *J Pediatr Urol* 2012 April; 8(2): 140–4.

34. Calvo-Garcia MA, Kline-Fath BM, Rubio EI, Merrow AC, Guimaraes CV, Lim FY. Fetal MRI of cloacal exstrophy. *Pediatr Radiol* 2013 March; 43(5): 593–604.

35. Yamano T, Ando K, Ishikura R, Hirota S. Serial fetal magnetic resonance imaging of cloacal exstrophy. *Jpn J Radiol* 2011 November; 29(9): 656–9.

36. Clements MB, Chalmers DJ, Meyers ML, Vemulakonda VM. Prenatal diagnosis of cloacal exstrophy: A case report and review of the literature. *Urology* 2014 May; 83(5): 1162–4.

37. Keppler-Noreuil KM. OEIS complex (omphalocele–exstrophy–imperforate anus–spinal defects): A review of 14 cases. *Am J Med Genet* 2001 April 1; 99(4): 271–9.

38. McHoney M, Ransley PG, Duffy P, Wilcox DT, Spitz L. Cloacal exstrophy: Morbidity associated with abnormalities of the gastrointestinal tract and spine. *J Pediatr Surg* 2004 August; 39(8): 1209–13.

39. Lund DP, Hendren WH. Cloacal exstrophy: A 25-year experience with 50 cases. *J Pediatr Surg* 2001 January; 36(1): 68–75.

40. Husmann DA, Vandersteen DR, McLorie GA, Churchill BM. Urinary continence after staged bladder reconstruction for cloacal exstrophy: The effect of coexisting neurological abnormalities on urinary continence. *J Urol* 1999 May; 161(5): 1598–602.

41. Dutta HK. Cloacal exstrophy: A single center experience. *J Pediatr Urol* 2014 April; 10(2): 329–35.

42. Schlegel PN, Gearhart JP. Neuroanatomy of the pelvis in an infant with cloacal exstrophy: A detailed microdissection with histology. *J Urol* 1989 March; 141(3): 583–5.

43. Suson KD, Colombani PM, Jallo GI, Gearhart JP. Intracranial anomalies and cloacal exstrophy—Is there a role for screening? *J Pediatr Surg* 2013 November; 48(11): 2256–60.

44. Greene WB, Dias LS, Lindseth RE, Torch MA. Musculoskeletal problems in association with cloacal exstrophy. *J Bone Joint Surg Am* 1991 April; 73(4): 551–60.

45. Jain M, Weaver DD. Severe lower limb defects in exstrophy of the cloaca. *Am J Med Genet A* 2004 July 30; 128A(3): 320–4.

46. Woo LL, Thomas JC, Brock JW. Cloacal exstrophy: A comprehensive review of an uncommon problem. *J Pediatr Urol* 2010 April; 6(2): 102–11.

47. Diamond DA. Management of cloacal exstrophy. *Dial Pediatr Urol* 1990; 13: 2.

48. Suson KD, Preece J, Di Carlo HN, Baradaran N, Gearhart JP. Complexities of Mullerian anatomy in 46XX cloacal exstrophy patients. *J Pediatr Adolesc Gynecol* 2016 October; 29(5): 424–8.

49. Visnesky PM, Texter JH, Galle PC, Walker GG, McRae MA. Genital outflow tract obstruction in an adolescent with cloacal exstrophy. *Obstet Gynecol* 1990 September; 76(3 Pt 2): 548–51.

50. Naiditch JA, Radhakrishnan J, Chin AC, Cheng E, Yerkes E, Reynolds M. Fate of the uterus in 46XX cloacal exstrophy patients. *J Pediatr Surg* 2013 October; 48(10): 2043–6.

51. Schober JM, Carmichael PA, Hines M, Ransley PG. The ultimate challenge of cloacal exstrophy. *J Urol* 2002 January; 167(1): 300–4.

52. Fox JA, Banihani O, Schneck FX. Is it really a hamartoma? Bringing awareness to the possibility of an intravesical phallus in the aphallic 46,xy cloacal exstrophy patient. *J Pediatr Urol* 2013 December; 9(6 Pt B): 1237–8.

53. Mathews RI, Perlman E, Marsh DW, Gearhart JP. Gonadal morphology in cloacal exstrophy: Implications in gender assignment. *BJU Int* 1999 July; 84(1): 99–100.

54. Davidoff AM, Hebra A, Balmer D, Templeton JM, Jr., Schnaufer L. Management of the gastrointestinal tract and nutrition in patients with cloacal exstrophy. *J Pediatr Surg* 1996 June; 31(6): 771–3.

55. Mathews R, Jeffs RD, Reiner WG, Docimo SG, Gearhart JP. Cloacal exstrophy—Improving the quality of life: The Johns Hopkins experience. *J Urol* 1998 December; 160(6 Pt 2): 2452–6.

56. Diamond DA, Burns JP, Mitchell C, Lamb K, Kartashov AI, Retik AB. Sex assignment for newborns with ambiguous genitalia and exposure to fetal testosterone: Attitudes and practices of pediatric urologists. *J Pediatr* 2006 April; 148(4): 445–9.

57. Reiner WG. Psychosexual development in genetic males assigned female: The cloacal exstrophy experience. *Child Adolesc Psychiatr Clin N Am* 2004 July; 13(3): 657–74, ix.

58. Zderic SA, Canning DA, Carr MC, Kodman-Jones C, Snyder HM. The CHOP experience with cloacal exstrophy and gender reassignment. *Adv Exp Med Biol* 2002; 511:135–44; discussion 44–7.

59. Howell C, Caldamone A, Snyder H, Ziegler M, Duckett J. Optimal management of cloacal exstrophy. *J Pediatr Surg* 1983 August; 18(4): 365–9.

60. Husmann DA, McLorie GA, Churchill BM. Closure of the exstrophic bladder: An evaluation of the factors leading to its success and its importance on urinary continence. *J Urol* 1989 August; 142(2 Pt 2): 522–4; discussion 42–3.

61. Soffer SZ, Rosen NG, Hong AR, Alexianu M, Pena A. Cloacal exstrophy: A unified management plan. *J Pediatr Surg* 2000 June; 35(6): 932–7.

62. Husmann DA, McLorie GA, Churchill BM, Ein SH. Management of the hindgut in cloacal exstrophy: Terminal ileostomy versus colostomy. *J Pediatr Surg* 1988 December; 23(12): 1107–13.

63. Sawaya D, Goldstein S, Seetharamaiah R, Suson K, Nabaweesi R, Colombani P et al. Gastrointestinal ramifications of the cloacal exstrophy complex: A 44-year experience. *J Pediatr Surg* 2010 January; 45(1): 171–5; discussion 5–6.

64. Thomas JC, DeMarco RT, Pope JCt, Adams MC, Brock JW 3rd. First stage approximation of the exstrophic bladder in patients with cloacal exstrophy—Should this be the initial surgical approach in all patients? *J Urol* 2007 October; 178(4 Pt 2): 1632–5; discussion 5–6.

65. Lee RS, Grady R, Joyner B, Casale P, Mitchell M. Can a complete primary repair approach be applied to cloacal exstrophy? *J Urol* 2006 December; 176(6 Pt 1): 2643–8.

66. Wild AT, Sponseller PD, Stec AA, Gearhart JP. The role of osteotomy in surgical repair of bladder exstrophy. *Semin Pediatr Surg* 2011 May; 20(2): 71–8.

67. Baka-Ostrowska M, Kowalczyk K, Felberg K, Wawer Z. Complications after primary bladder exstrophy closure—Role of pelvic osteotomy. *Cent Eur J Urol* 2013; 66(1): 104–8.

68. Wallis MC, Oottamasathien S, Wicher C, Hadley D, Snow BW, Cartwright PC. Padded self-adhesive strap immobilization following newborn bladder exstrophy closure: The Utah straps. *J Urol* 2013 December; 190(6): 2216–20.

69. Shnorhavorian M, Song K, Zamilpa I, Wiater B, Mitchell MM, Grady RW. Spica casting compared to Bryant's traction after complete primary repair of exstrophy: Safe and effective in a longitudinal cohort study. *J Urol* 2010 August; 184(2): 669–73.

70. Meldrum KK, Baird AD, Gearhart JP. Pelvic and extremity immobilization after bladder exstrophy closure: Complications and impact on success. *Urology* 2003 December; 62(6): 1109–13.

71. Hyun SJ. Cloacal exstrophy. *Neonatal Netw* 2006 March–April; 25(2): 101–15.

72. Mitchell ME, Brito CG, Rink RC. Cloacal exstrophy reconstruction for urinary continence. *J Urol* 1990 August; 144(2 Pt 2): 554–8; discussion 62–3.

73. Vliet R, Roelofs LA, Rassouli-Kirchmeier R, de Gier RP, Claahsen-van der Grinten HL, Verhaak C et al. Clinical outcome of cloacal exstrophy, current status, and a change in surgical management. *Eur J Pediatr Surg* 2015 February; 25(1): 87–93.

74. Dave S, Salle JL. Current status of bladder neck reconstruction. *Curr Opin Urol* 2008 July; 18(4): 419–24.

75. Mathews R. Achieving urinary continence in cloacal exstrophy. *Semin Pediatr Surg* 2011 May; 20(2): 126–9.

76. Hernandez-Martin S, Lopez-Pereira P, Lopez-Fernandez S, Ortiz R, Marcos M, Lobato R et al. Bladder neck closure in children: Long-term results and consequences. *Eur J Pediatr Surg* 2015 February; 25(1): 100–4.

77. Goldstein SD, Inouye BM, Reddy S, Lue K, Young EE, Abdelwahab M et al. Continence in the cloacal exstrophy patient: What does it cost? *J Pediatr Surg* 2015 December 11; 51(4): 622–5.

78. Levitt MA, Mak GZ, Falcone RA, Jr., Pena A. Cloacal exstrophy—Pull-through or permanent stoma? A review of 53 patients. *J Pediatr Surg* 2008 January; 43(1): 164–8; discussion 8–70.

79. Perovic S. Phalloplasty in children and adolescents using the extended pedicle island groin flap. *J Urol* 1995 August; 154(2 Pt 2): 848–53.

80. De Fontaine S, Lorea P, Wespes E, Schulman C, Goldschmidt D. Complete phalloplasty using the free radial forearm flap for correcting micropenis associated with vesical exstrophy. *J Urol* 2001 August; 166(2): 597–9.

81. Garaffa G, Spilotros M, Christopher NA, Ralph DJ. Total phallic reconstruction using radial artery based forearm free flap phalloplasty in patients with epispadias–exstrophy complex. *J Urol* 2014 September; 192(3): 814–20.

82. Tiftikcioglu YO, Erenoglu CM, Lineaweaver WC, Zhang F. Perioperative management of penile transplantation. *Microsurgery* 2016 February 18; 36(4): 271–5.

83. Hisamatsu E, Nakagawa Y, Sugita Y. Vaginal reconstruction in female cloacal exstrophy patients. *Urology* 2014 September; 84(3): 681–4.

84. Catti M, Paccalin C, Rudigoz RC, Mouriquand P. Quality of life for adult women born with bladder and cloacal exstrophy: A long-term follow up. *J Pediatr Urol* 2006 February; 2(1): 16–22.

85. Montagnino B, Czyzewski DI, Runyan RD, Berkman S, Roth DR, Gonzales ET, Jr. Long-term adjustment issues in patients with exstrophy. *J Urol* 1998 October; 160(4): 1471–4.

86. Dy GW, Willihnganz-Lawson KH, Shnorhavorian M, Delaney SS, Amies Oelschlager AM, Merguerian PA et al. Successful pregnancy in patients with exstrophy–epispadias complex: A University of Washington experience. *J Pediatr Urol* 2015 August; 11(4): 213 e1–6.

87. Mathews RI, Gan M, Gearhart JP. Urogynaecological and obstetric issues in women with the exstrophy–epispadias complex. *BJU Int* 2003 June; 91(9): 845–9.

梨状腹综合征

Salvatore Cascio　Hideshi Miyakita　Prem Puri

引言

梨状腹综合征是以腹壁肌层缺损、隐睾和尿路畸形三联征为特征的先天发育异常。1839 年，Frohlich 等 [1] 首先描述了腹壁肌层缺损的特征。Parker[2] 首先报道了与腹壁肌层缺损相关的泌尿生殖系统畸形。Osler[3] 在 1901 年提出了"梨状腹综合征"这一概念，1950 年，Eagle and Barrett[4] 进一步定义了腹壁肌层缺损、隐睾和尿路畸形的三联征。据估计，梨状腹综合征在每 27 000~40 000 活产婴儿中便有一例 [5-7]。这种综合征几乎只发生在男孩中，在女性中极为罕见，文献报道的病例不到 50 例 [7-8]。也被称为假性梨状腹综合征，其特征是腹部肌层缺如，泌尿道和生殖器畸形，最常见的是双角子宫和阴道闭锁 [8]。

病因学

梨状腹综合征的发病机理仍存在争议，目前有许多理论来解释这一疾病 [3-4]。一种理论认为，产前尿路梗阻或功能障碍导致尿路扩张、胎儿腹胀以及随后的腹壁发育不良和隐睾 [9-12]。胚胎学理论认为，原始中胚层分化异常会导致腹壁和泌尿道的肌层发育不良 [10-12]。尽管这两种理论都解释了该综合征的某些因素，但无法解释其他因素。Reinberg 等 [8] 最近建议，这两种理论应被视为互补的机制，两者都可以在特定的情况下予以解释。他们的

理论认为致畸剂会产生外侧板中胚层衍生物的异常发育和异常的上皮 - 间充质相互作用，从而导致器官发育异常，引起泌尿系统的机械性或功能性梗阻。Stephens 和 Gupta[3] 提出中胚层中部异常发育是梨状腹综合征发病的关键因素。该理论具有两个特征：第一个特征是中肾管的末端部分并入前列腺和膜性尿道中；第二个特征是在合并过程中，包括输尿管芽在内的管道过度扩张。妊娠 6~10 周发生的中肾管末梢异常扩张可能会导致尿道前列腺部扩张，前列腺发育不全和尿道膜部瓣膜样梗阻。扩张可以解释膀胱三角功能的减弱和输尿管口侧向移位且开口宽大。输尿管芽受累也可能产生不规则的巨输尿管。肾发育不良可能是由于原发性后肾发育不全或继发于输尿管异位。

梨状腹综合征的遗传基础仍然未知。已经提出单基因异常或染色体缺陷是该综合征的原因。在梨状腹综合征中，有特别高的 13 三体、18 三体、21 三体综合征发病率 [14-18]。已发表的 12 个家族性病例报告研究中，发现该病可能是常染色体或 X 连锁隐性遗传方式遗传 [19-20]。HNF1β 是调节正常中胚层和内胚层发育的基因表达的转录因子，已被作为该综合征的可能候选基因。最常见的 HNF1β 表型是肾囊肿和糖尿病综合征，也称为年轻型成熟发病型糖尿病 5 型 [21]。但是，最近的一项研究中，34 例梨状腹综合征患者仅有 1 例（3%）发现了 $V61G$ HNF1β 突变 [20]。

病理学

腹壁

梨状腹综合征有一系列不同严重程度的表现,患儿可在出生后几天内死亡,也可有相对稳定的肾功能,一直存活到儿童期。在患有该综合征的新生儿中,最明显的缺陷是由腹壁肌肉组织的缺乏导致腹壁皱缩的梨状腹(图 82.1)。受影响的肌肉的频率从高到低依次为腹横肌,脐下腹直肌,腹内斜肌,腹外斜肌和脐上腹直肌[22-24]。腹部肌肉组织活检显示有功能或可恢复的肌肉主要存在于腹部的外侧和上半部,但下腹部的肌肉很少或没有[25]。光镜下检查显示,肌肉组织很薄,伴有脂肪组织不规则浸润,与肌肉相交错。电镜检查显示肌纤维失去连贯性和方向性[26]。Z 带破碎且排列混乱,糖原颗粒在各个区域聚集。腹壁缺损可能导致慢性便秘和呼吸道感染。此外,这种缺陷也增加了全身麻醉的患者术后发生肺部并发症的风险。具有典型三联征的患者,不能在不借助手臂力量的条件下从仰卧位到坐位、翻滚和将自己上推。但是,腹壁缺损本身并不决定预后。

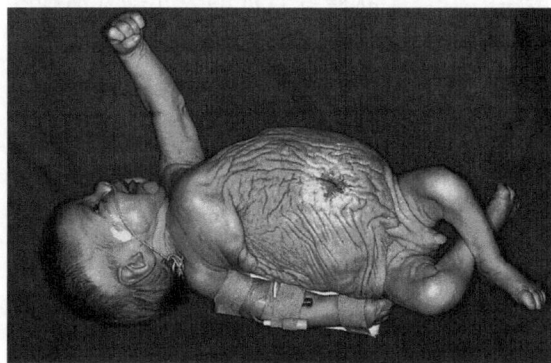

图 82.1 一个具有典型特征的梨状腹综合征新生儿。注意呈枯枝状的腹壁和脐尿管未闭

尿路

泌尿道异常是影响梨状腹综合征患者预后的主要因素。他们在婴儿期和儿童期患肾衰竭的风险很高。多达 39% 的患者(通常是初次评估时肾功能受损的患者)在儿童期或青春期发展为慢性肾衰竭,其中 17% 的患者接受了肾移植[27]。

肾脏

梨状腹综合征中的肾脏的病变有很多类型,从完全发育不全(罕见)或发育不良到无明显畸变。98% 的患者发生双侧输尿管肾盂积水,而 35%~50% 的患者伴有肾发育不良,另有 38% 的患者出现肾脏瘢痕形成[27,32]。肾发育不良或肾积水的程度与腹壁缺乏症程度无关。

输尿管

输尿管的特征是明显拉长,扩张和曲折。输尿管的下端比上端更严重,中段偶尔会出现囊状扩张。输尿管开口通常是通畅的,很少见到阻塞。在多达 78% 的患者中存在膀胱输尿管反流,且多数是双侧的[27](图 82.2)。在受累区域,输尿管平滑肌被纤维组织替代,组织学检查发现肌肉束缺乏[33]。Ehrlich 和 Brown[34] 通过电镜研究其结构,并报告该组织

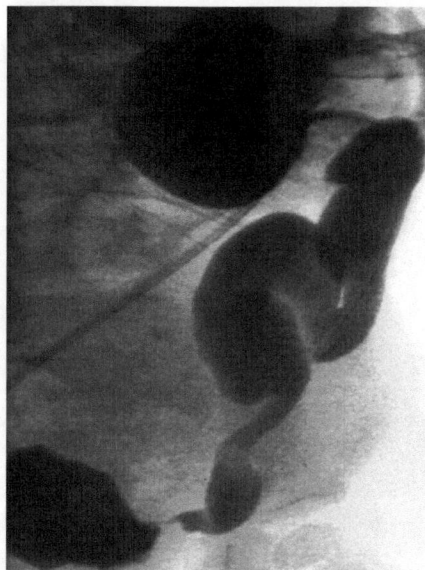

图 82.2 膀胱输尿管造影显示 V 级输尿管反流入左侧扩张迂曲输尿管

神经丛明显减少，无髓鞘的施万纤维排列不规则和变性。这些变化与输尿管蠕动差有关。

膀胱

膀胱异常在梨状腹综合征中很常见。典型变化是膀胱扩大，形状不规则，壁厚。尽管膀胱壁增厚，小梁却很少形成。组织学上和输尿管相似，稀疏的肌层之间有纤维组织的侵入[35]。通常伴有脐尿管瘘或脐尿管囊肿。三角区域增大，并有异常的输尿管开口，输尿管开口间距增宽，开口增大并容易反流。膀胱颈增宽且界限不清。目前发现盆腔神经支配和膀胱神经节细胞分布仍正常[28]。

尿道

70% 的梨状腹综合征患者中存在轻度扩张的前尿道[30]。棱状巨尿道也与梨状腹综合征相关，但很少见[36]。尿道前列腺部通常扩张、延长并连通到膀胱颈（图 82.3）。在大多数患者并未显示出真正的梗阻，但会在尿道膜部水平逐渐缩小形成一个狭窄的结构[30]。前列腺小囊增大形成后尿道憩室，肌肉组织减少和前列腺发育不良导致膀胱流出道"功能性梗阻"[3]。

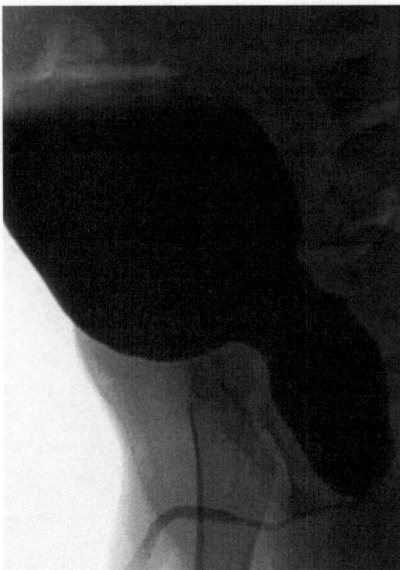

图 82.3　排尿期膀胱尿道造影显示膀胱颈不明确，尿道前列腺部扩大。该两周大的婴儿没有尿道梗阻

也有阴茎异常的报道，包括腹侧和背侧腱索，尿道下裂和海绵体发育不全或缺失[30]。射精功能存在，但通常因膀胱颈开放而逆行射精。

在女性中，双角子宫和阴道闭锁是最常见的生殖器异常。Reinberg 等[8] 报告的 7 例女性病例中有 6 例患有阴道闭锁或子宫重复，并且这些病变在同一患者中经常并存。其他泌尿生殖器异常包括尿生殖窦和外生殖器模糊。

睾丸

双侧隐睾是梨状腹综合征的基本特征。睾丸可能位于肾脏的下极至输尿管膀胱交界处的任意位置[31,35]。睾丸未降入阴囊与腹部肌肉的收缩力受损有关，也与膀胱扩大和上尿路扩张引起的睾丸下降通路阻塞有关[36]。睾丸引带在睾丸下降过程中起着重要作用[37]。近期对睾丸引带结构的研究表明，梨状腹综合征患儿的睾丸引带以Ⅲ型胶原蛋白为主，弹性纤维细小，而对照组中Ⅰ型胶原蛋白占优势。作者推测，机械性阻塞或腹腔内压力的改变会导致睾丸引带组织重塑[38]。

在患有梨状腹综合征的胎儿中，睾丸组织学检查显示精原细胞减少和间质细胞异常增生[39-40]。梨状腹综合征的婴儿睾丸活检样本显示非典型生殖细胞，具有大的核和突出的核仁，内质网有强的碱性磷酸酶染色。这些睾丸的组织学外观与睾丸小管内生殖细胞肿瘤相似，因此长期随访这些患者很重要，以防发展为侵袭性生殖细胞肿瘤。有数例梨状腹综合征患者的睾丸有恶性肿瘤的报道[41-43]。

相关异常

在过去的 40 年中，报道显示，梨状腹综合征除泌尿生殖系统发育异常外，其他相关的发育异常首先是骨骼和胃肠道发育异常，其次是心肺发育异常[44]。

报道显示，梨状腹综合征患者有 50%~65% 合并骨骼发育异常[44-45]。常见的畸形是脊柱侧凸、足畸形、漏斗胸 / 鸡胸、髋关节发育不良和骶骨发育不全。术前必须认识到这种联系，因为胸廓畸形可能会限制肺容量，髋关节发育不良会限制患者在手术台上的位置。

在 36%~63% 的患者中有胃肠道异常[44]。便秘是最常见的胃肠道症状，由于腹壁肌肉缺乏，因此非常难以治疗。在最近的一大样本研究中，有 58% 的患者被诊断为便秘[44]。由于胃肠道和膀胱之间的解剖和功能关系密切，因此对便秘的治疗至关重要。约有 10% 的患者发现有肠旋转不良及偶发的肠扭转和梗阻后遗症[44]。其他胃肠道异常包括肠梗阻、肝母细胞瘤、腹裂、脐膨出、肛门闭锁、巨结肠和十二指肠闭锁等[44,46-49]。

梨状腹综合征患者中有 24%~49% 伴发心肺异常[44]。四分之一的患者有气道反应性疾病和哮喘，其次是肺发育不良，动脉导管未闭，卵圆孔未闭，房室间隔缺损和气胸[44]。由于腹壁肌肉缺乏收缩、膈肌活动受限，合并心肺异常时，术后呼吸道感染的风险增加，这些患者需要术中使用抗生素。此外，在梨状腹综合征的患者中，发现有小颌畸形，这会导致插管困难[50]。

此外报道称，在 20%~43% 的患者中有神经系统异常，例如听力减退，癫痫发作，脑肿瘤，脊髓栓系和脊柱裂[44]。

产前诊断

妊娠中期通常可以诊断该病，最早在妊娠 13 周就诊断出了严重的泌尿道异常[51]。

梨状腹综合征的超声特征是双侧输尿管扩张积水和肾积水，扩张的厚壁膀胱和羊水过少。鉴别诊断包括后尿道瓣膜和巨膀胱小结肠肠蠕动不良综合征（MMIHS）。区分后尿道瓣膜和梨状腹综合征可能很困难，在后尿道瓣膜中，后尿道有孤立的扩张，并伴有厚壁膀胱，导致"锁孔征"。MMIHS 在女性中较为常见（4:1），与梨状腹综合征有多个共同点，例如肾积水，大膀胱和腹壁肌肉松弛[52]。另外，在 MMIHS 中还有腹胀，肠旋转不良，小结肠以及肠蠕动减弱或消失[52]。

胎儿期发现梨状腹综合征并未能改善预后[53-54]。胎儿膀胱羊膜腔分流术已被用于防止膀胱扩大和上尿路扩张的肾实质损害[55-57]。然而，研究未能证明胎儿干预对肾功能有改善作用。

产后评估和检查

腹壁的梨状腹外观以及双侧隐睾，可以很容易在新生儿诊断这种疾病。最初的产后病程是由合并症的严重程度决定的，在多达 75% 的患者中都存在合并症[28]。最常见的是早产，其中 43% 的患儿早产[36]。围产期死亡率为 10%~25%，与早产的程度和严重的心肺异常有关[36]。Woodard 和 Zucker[29] 基于产前和产后的发现，将患者分为三类（表 82.1）。第 1 组的患儿肾功能差，通常会在出生后因肺部并发症而死亡。这些患儿应避免采取积极的手术方法。第 2 组患儿有肾功能轻度受损，

表 82.1　梨状腹综合征的 Woodard 和 Zucker 分类

第一类（占20%）	第二类（占40%）	第三类（占40%）
羊水过少	典型的外部畸形特征	外部畸形特征轻微或不完全
肺发育不良或气胸	肾输尿管积水	肾功能基本正常
肾发育不良	轻度或单侧肾发育不良	轻度尿路病变
尿路梗阻或脐尿管未闭	尿毒症风险	
足部畸形	氮质血症风险	

来源：Hassett S. et al., Prune belly syndrome, *Pediatr Surg Int* 2012; 28: 219-228。

可能会发展为肾衰竭。第 3 组患儿包括大多数梨状腹综合征患儿，其肾功能正常但输尿管扩张。当发现产前羊水过少时，应预判存在肺部并发症，必须立即进行胸部 X 线检查以排除气胸和纵隔气肿。最初的肌酐测量值反映了孕妇的肾功能，因此需要重复检测。出生后五天的最低肌酐水平（肌酐最低值）已被证明是梨状腹综合征男性患儿肾衰竭的重要预测指标。Noh 等 [54] 报道的 35 名患者的肌酐最低值 <0.7mg/dL 且无尿路感染，所有患儿均未发展为肾衰竭。相反，肌酐最低值 >0.7mg/dL 的 13 名患儿中有 12 名（92%）发生了肾衰竭。应反复检查尿液是否存在感染，并预防性使用抗生素，以防止尿路感染的发生。泌尿系超声可以提供以下信息：肾皮质的回声，是否有肾囊肿，肾实质厚度，输尿管扩张，膀胱容量和排尿后残余尿量。排尿期膀胱尿道造影将检查膀胱输尿管反流、后尿道瓣膜或巨尿道。但是，在肾功能不佳和肾小球滤过率受损的情况下，应谨慎使用对比剂，以避免血浆渗透压迅速升高和脑室内出血。肾脏核素扫描［最常见的是巯乙甘肽（mercaptoacetyltriglycine，MAG_3）扫描］可用于评估肾功能，而二巯基丁二酸（dimercaptosuccinic acid，DMSA）扫描可通过光缺陷的存在来有效识别肾瘢痕或发育不良。但是，在判断肾功能不佳并伴有扩张的梗阻特征时，这两种方式都有局限性 [32]。梨状腹综合征患者的真正挑战在于鉴别扩张尿路是否存在梗阻。这将有利于外科手术的判断。对于 MAG_3 扫描对肾脏引流功能不确定患者，推荐使用磁共振尿路造影（magnetic resonance urography，MRU）作为评估肾引流的可靠方法 [58]。另外，MRU 可以检测肾发育不良和皮质髓样分化的改变 [59]。在 MRU 图像上，梨状腹综合征的患者也显示出各种各样的肾盂形态异常，从不存在或减少的肾盂到分支变钝或广泛扭曲 [32]。主要局限性是小儿使用 MRU 需要深度镇静 / 全身麻醉，其成本高，以及要使用钆对比剂。据报道，钆对比剂存在肾源性系统性纤维化的风险，仅限于肾功能正常的人使用 [60]。

影像尿动力学检查（VUD）通常作为术前检查或尿路感染复发后的检查。VUD 的结果通常显示膀胱容量较大［根据年龄估计的膀胱容量的（2.4±1.4）倍］，其顺应性正常，但排尿后残余尿量较大（平均为 63%）。

治疗

针对尿路的外科手术治疗需要个体化。最初推荐的策略是膀胱引流和预防尿路感染，前提是肾功能稳定并且肾脏输尿管解剖结构会自行改善 [31,61]。该方法需要密切随访，长期尿液监测和定期影像学检查。存在尿路梗阻、淤滞和扩张性膀胱输尿管反流合并尿路感染时，应考虑进行尿路重建，这些都是进行性肾损害的常见危险因素。采取保守治疗的方法是基于以下的一些研究结果：在输尿管早期重建（包括输尿管裁剪成形、输尿管再植和膀胱缩小成形术）后，术前和术后血清肌酐水平没有变化 [62]；膀胱缩小成形术后，远期膀胱容量没有减少，排尿动力也没有改善 [63]；梨状腹综合征患儿重建的和未重建的患者尿动力学特征没有差异 [64]。此外，上下尿路重建的并发症发生率高达 40%，并通常由于肌层缺乏需要进行再次手术 [62,65]。梨状腹综合征患儿通常需要进行多次外科手术，每年要进行 2 次以上的手术 [27]，其中包括以下手术。

包皮环切术

通常建议对尿路异常且尿路感染高风险的儿童进行包皮环切术，这包括后尿道瓣膜（>50%），膀胱输尿管梗阻（46%），严重的膀胱输尿管反流（30%）和梨状腹综合征的患儿 [66]。包皮环切术可以减少婴儿尿道周围的定植细菌 [67]，已经被证明具有生物学上的保护作用，这种作用在学龄前儿童和成人中持续存在，患尿路感染的风险降低了 90% [66]。

隐睾

双侧腹腔内睾丸是该综合征的特征之一。美国泌尿外科学会的现行指南建议，在 6 个月没有自发性下降的情况下，应在生后 18 个月内进行手术，以保持潜在的生育能力[68]。当第一年需要进行尿路或腹壁重建时，可以同时进行双侧睾丸下降手术。在大约三分之二的男孩中，睾丸血管具有足够的长度进入阴囊，而在其余的三分之一中，有必要分离单侧或双侧睾丸血管，进行 Fowler-Stephens 手术[46]，一次性和两阶段的手术成功率分别为 80% 和 85%[69]。在没有计划同时行其他腹部手术的情况下，腹腔镜手术是处理腹内睾丸的首选手术方法。梨状腹综合征患者的腹腔镜检查中注意腹壁松弛造成的漏气。建议将切口切开得更小，使用更高的 CO_2 流量和更长的器械[70]。据报道，梨状腹综合征的儿童睾丸萎缩的发生率较高，两阶段性睾丸下降术的萎缩率为 3%[71]，2 岁以上患儿进行尿路重建手术的同时进行一次性睾丸下降固定术的萎缩率为 30%[71]，Fowler-Stephens 睾丸下降手术为 14%[62]。

泌尿道重建

如果存在梗阻、膀胱排空不充分、复发性尿路感染相关的膀胱输尿管反流，或超声显示肾积水加重，或核素扫描显示肾功能不全，则应进行上尿路或下尿路重建。近期两个大型的梨状腹综合征患者系列报道称，41%~85% 的患者接受了单侧或双侧输尿管再植，9%~35% 行阑尾膀胱造口，9%~89% 进行了膀胱缩小成形术 / 膀胱顶部和脐尿管残余切除，11% 行膀胱造口，13% 行尿道手术（尿道扩张术或尿道切开术）。少数情况下，可能需要其他泌尿外科手术，如肾盂成形术、肾切除术、输尿管 - 输尿管吻合术、肾造口术和肿瘤切除术[27,46]。

腹壁成形术

多年来，已有几种腹壁重建技术用于治疗梨状腹综合征患者。1981 年，Randolph 等[25]描述了唯一一种利用 12 根肋骨顶端之间的 U 形切口，将上腹部各层向腹股沟和耻骨推进的技术。Ehrlich（1986 年）、Monfort（1991 年）、Furness 等（1998 年）和 Lesavoy（2012 年）所述技术的共同之处是使用腹膜内（Ehrlich、Monfort、Lesavoy）或腹膜外（Furness 等）入路，以双排扣方式将外侧肌筋膜层向中线内侧推进[36,72]。Denes 等[65]最近描述了一种创新技术，该技术包括椭圆形耻骨切口、切除过多的皮肤和皮下组织，并将脐作为附着于肌腱膜筋膜（musculoaponeurotic fascia，MAF）的岛进行保存。在筋膜最松弛的一侧做 MAF 的单个外侧椭圆切口，形成包含脐部的较宽的内侧皮瓣和较短的外侧皮瓣。较宽的内侧皮瓣与较短皮瓣的壁腹膜缝合，而较短的外侧皮瓣与内侧皮瓣缝合。因此形成了腹前壁的双排扣加强。脐部通过外皮瓣的扣眼切口暴露，并固定在皮瓣上[72]。该技术具有良好的美容和功能效果，仅需要对 MAF 进行一次切口，并能进入腹腔，暴露良好。腹壁重建的益处包括患者的自尊心增强[73]，控尿、感觉、尿流改善，减少残余尿量，以及减少排便时间[74]。这些改善与泌尿生殖系统重建无关，作者推测可能是由于帕斯卡定律（压强 = 力 / 面积）[74]，继发于瓦尔萨尔瓦动作增加的腹内压。腹壁成形术的时机在小儿泌尿科医师中仍有争议，一些作者建议尽早行腹壁成形术[46]，一些作者建议较晚行腹壁成形术[27]。笔者的做法是在上学前，即 3~4 岁时进行腹壁成形术。

长期结果

长期随访研究表明，在 48%~72% 的患者中有足够的膀胱排空。其余儿童的膀胱通过清洁的间歇性导尿进行管理，大约三分之一通过尿道，三分之二通过 Mitrofanoff 通道[27,46]。只有少数患者需要挤压法或瓦尔萨尔瓦动作来确保膀胱排空[46]。11%~39% 的长期存活者会因肾发育不良、复发性肾盂肾炎或梗阻性肾病而发展为慢性肾衰竭，其中约一半会接受肾移植[27,46]。移植前必须实现良好的膀胱排空，以避免在使用免疫抑制剂治疗的情况下发生严重感染。

（王鹏 译　钭金法 审校）

参考文献

1. Frohlich F. Der Mangel der Muskon, Insbesondere der Seitenbauchmuskeln. Dissertation. Wurzburg; C.A. Zurn, 1839.

2. Parker RW. Case of an infant in whom some of the abdominal muscles were absent. *Trans Clin Soc Lond Wurzburg* 1895; 28: 201.

3. Osler W. Congenital absence of the abdominal musculature, with distended and hypertrophied urinary bladder. *Bull Johns Hopkins Hosp* 1901; 12: 331.

4. Eagle JF, Barrett GS. Congenital deficiency of abdominal musculature with associated genitourinary abnormalities. A syndrome: Report of nine cases. *Pediatrics* 1950; 6: 726.

5. Routh JC, Huang L, Retik AB. Contemporary epidemiology and characterization of newborn males with Prune Belly syndrome. *Urology* 2010; 76: 44–8.

6. Druschel CM. A descriptive study of prune-belly in New York state, 1983 to 1989. *Arch Pediatr Adolesc Med* 1995; 149: 70–6.

7. Giuliani S, Vendryes C, Malhotra A et al. Prune belly syndrome associated with cloacal anomaly, patent urachal remnant, and omphalocele in a female infant. J Pediatr *Surg* 2010; 45: E39–42.

8. Reinberg Y, Shapiro E, Manivel C et al. Prune belly syndrome in females: A triad of abdominal musculature deficiency and anomalies of the urinary and genital system. *J Pediatr* 1991; 118: 395–8.

9 Wheatley JM, Stephens FD, Hutson JM. Prune-belly syndrome: Ongoing controversies regarding pathogenesis and management. *Semin Pediatr Surg* 1996; 5(2): 95–106.

10. Popek EJ, Tyson RW, Miller GJ et al. Prostate development in prune belly syndrome (PBS) and posterior urethral valves (PUV): Etiology of PBS—Lower urinary tract obstruction or primary mesenchymal defect? *Pediatr Pathol* 1991; 11: 1–29.

11. Pagon RA, Smith DW, Shepard TH. Urethral obstruction malformation complex: A cause of abdominal muscle deficiency and the "prune belly". *J Pediatr* 1979; 94: 900–6.

12. Straub E, Spranger J. Etiology and pathogenesis of prune belly syndrome. *Kidney Int* 1981; 20: 695–9.

13. Stephens FD, Gupta D. Pathogenesis of the prune-belly syndrome. *J Urol* 1994; 152: 2328–31.

14. Amacker EA, Grass FS, Hickey DE et al. An association of prune belly anomaly with trisomy 21. *Am J Med Genet* 1986; 23: 919–23.

15. Beckmann H, Rehder H, Rauskolb R. Prune belly sequence McKeown, associated with trisomy 13. *Am J Med Genet* 1984; 19: 603–4.

16. McKeown CM, Donnai D. Prune belly in trisomy 13. *Prenat Diagn* 1986; 6: 379–81.

17. Frydmann H, Magenis RE, Mohands TK et al. Chromosome abnormalities in infants with prune belly anomaly: Associated with trisomy 18. *Am J Med Genet* 1983; 15: 145–8.

18. Hoagland MH, Frank KA, Hutchins GM. Prune belly syndrome with prostatic hypoplasia, bladder wall rupture, and massive ascites in a foetus with trisomy 18. *Arch Pathol Lab Med* 1988; 112: 1126–8.

19. Ramasamy R, Haviland M, Woodard JR, Barone JG. Patterns of inheritance in familial prune belly syndrome. *Urology* 2005; 65(6): 1227.

20. Granberg CF, Harrison SM, Dajusta D et al. Genetic basis of prune belly syndrome: Screening for HNF1β gene. *J Urol* 2012; 187: 272–8.

21. Bingham C, Hattersley AT. Renal cysts and diabetes syndrome resulting from mutations in hepatocyte nuclear factor-1 beta. *Nephrol Dial Transplant* 2004; 19: 2703.

22. Housden LG. Congenital deficiency of the abdominal muscles. *Arch Dis Child* 1934; 9: 219.

23. Lattimer JK. Congenital deficiency of the abdominal musculature and associated genito-urinary anomalies. A report of 22 cases. *J Urol* 1958; 79: 343.

24. Silverman FN, Huang N. Congenital absence of the abdominal muscles, associated with malformation of the genitourinary and alimentary tracts. *Arch Dis Child* 1950; 80: 91.

25. Randolph J, Cavett C, Eng G. Abdominal wall reconstruction in the prune belly syndrome. *J Pediatr Surg* 1981; 16: 960.

26. Mininberg DT, Montoya F, Okada K. Subcellular muscle studies in prune belly syndrome. *J Urol* 1973; 109: 524.

27. Seidel NE, Arlen AM, Smith EA et al. Clinical manifestations and management of prune-belly syndrome in a large contemporary pediatric population. *Urology* 2015; 85: 211–5.

28. Caldamone AA, Woodard JR. Prune-belly syndrome. In: Gearhart JP, Rink RC, Mouriquand PDE (eds). *Pediatric*. Philadelphia: Saunders, Elsevier, 2010: 425–36.

29. Woodard JR, Zucker I. Current management of the dilated urinary tract in prune belly syndrome. *Urol Clin N Am* 1990; 17: 407–18.

30. Kroovand RL, Al-Ansary RM, Perlmutter AD. Urethral and genital malformations in1prune belly syndrome. *J Urol* 1982; 127: 94.

31. Woodhouse CRJ, Ransly PG, Williams DJ. Prune belly syndrome report of 47 cases. *Arch Dis Child* 1982; 57: 856.

32. Garcia-Roig ML, Grattan-Smith JD, Arlen AM et al. Detailed evaluation of the upper urinary tract in patients with prune belly syndrome using magnetic resonance urography. *J Pediatr Urol* 2015; 1.e1–e7.

33. Palmer JM, Tessluk H. Ureteral pathology in the prune belly syndrome. *J Urol* 1974; 111: 701.
34. Ehrlich RM, Brown WJ. Ultrastructural anatomic obstructions of the ureter in the prune belly syndrome. *Birth Defects* 1977; 13: 101.
35. Wigger JH, Blance WA. The prune belly syndrome. *Path Ann* 1977; (Part I)12: 17.
36. Hassett S, Smith GHH, Holland AJA. Prune belly syndrome. *Pediatr Surg Int* 2012; 28: 219–28.
37. Costa WS, Sampaio FJB, Favorito LA et al. Testicular migration: Remodeling of connective tissue and muscle cells in human gubernaculum testis. *J Urol* 2002; 167: 2171.
38. Costa SF, Costa WS, Sampaio FJB et al. Structural study of gubernaculum testis in fetuses with prune belly syndrome. *J Urol* 2015; 193: 1830–6.
39. Orvis BR, Bottles K, Kogan BA. Testicular histology in fetuses with the prune belly syndrome and posterior urethral valves. *J Urol* 1988; 139: 335.
40. Massad CA, Cohen MB, Kogan BA et al. Morphology and histochemistry of infant testes in the prune belly syndrome. *J Urol* 1991; 146: 1598–600.
41. Humphrey PA, Shuch B. Seminoma in cryptorchid testis in prune belly syndrome. *J Urol* 2015; 194: 799–800.
42. Sayze R, Stephen R, Chonko AM. Prune belly syndrome and retro-peritoneal germ cell tumour. *Am J Med* 1986; 81: 895.
43. Parra RO, Cummings JM, Palmar DC. Testicular seminoma in a long term survivor of the prune belly syndrome. *Eur Urol* 1991; 19: 79–80.
44. Grimsby GM, Harrison SM, Granberg CF et al. Impact and frequency of extra-genitourinary manifestations of prune belly syndrome. *J Pediatr Urol* 2015; 11: 280.e1–e6.
45. Brinker MR, Palutsis RS, Sarwark JF. The orthopedic manifestations of prune belly syndrome (Eagle–Barrett) syndrome. *J Bone Joint Surg* 1995; 77: 251–7.
46. Lopes RI, Tavares A, Srougi M et al. 27 years of experience with the comprehensive surgical treatment of prune belly syndrome. *J Pediatr Urol* 2015; 11: 276.e1–e7.
47. Walker J, Prokurat AI, Irving IM. Prune belly syndrome associated with exomphalos and anorectal agenesis. *J Pediatr* 1987; 22: 215–7.
48. Cawthern TH, Bottene CA, Grant D. Prune belly syndrome associated with Hirschsprung's disease. *Am J Dis Child* 1979; 133: 65.
49. Willert J, Cohen H, Yu YT. Association of prune belly syndrome with gastroschisis. *Am J Dis Child* 1978; 132: 526.
50. Baris S, Karakaya D, Ustun E et al. Complicated airway management in a child with prune-belly syndrome. *Pediatr Anaesth* 2001; 11: 501–4.
51. Papantoniou N, Papoutsis D, Daskalakis G et al. Prenatal diagnosis of prune belly syndrome at 13 weeks gestation: Case report and review of literature. *J Maternal Fetal Neonat Med* 2010; 23: 1263–7.
52. Granata C, Puri P. Megacystis–microcolon–intestinal hypoperistalsis syndrome. *J Pediatr Gastroenterol Nutr* 1997; 25: 12–9.
53. Reinberg Y, Manivel JC, Pettinato G et al. Development of renal failure in children with the prune belly syndrome. *J Urol* 1991; 145: 1017–9.
54. Noh PH, Cooper CS, Winkler AC et al. Prognostic factors for long-term renal function in boys with the prune-belly syndrome. *J Urol* 1999; 162(4): 1399–401.
55. Leeners B, Sauer I, Schefels J et al. Prune-belly syndrome: Therapeutic options including in utero placement of a vesicoamniotic shunt. *J Clin Ultrasound* 2000; 28(9): 500–7.
56. Perez-Brayfield MR, Gatti J, Berkman S et al. In utero intervention in a patient with prune-belly syndrome and severe urethral hypoplasia. *Urology* 2001; 1178.
57. Galati V, Bason JH, Confer SD et al. A favourable outcome following 32 vesicocentesis and amnioinfusion procedure in a fetus with sever prune belly syndrome. *J Pediatr Urol* 2008; 4: 170–2.
58. Grattan-Smith JD, Little SB, Jones RA. MR urography evaluation of obstructive uropathy. *Pediatr Radiol* 2008; 38 (Suppl.1): S49–69.
59. McMann LP, Kirsch AJ, Scherz HC et al. Magnetic resonance urography in the evaluation of prenatally diagnosed hydronephrosis and renal dysgenesis. *J Urol* 2006; 176: 1786–92.
60. Altun E, Martin DR, Wertman R et al. Nephrogenic systemic fibrosis: Change in incidence following a switch in gadolinium agents and adoption of a gadolinium policy-report from two U.S. universities. *Radiology* 2009; 253: 689–96.
61. Tank ES, McCoy G. Limited surgical intervention in the prune belly syndrome. *J.Pediatr Surg* 1983; 18: 688–91.
62. Fallat ME, Skoog SJ, Belman AB et al. The prune belly syndrome: A comprehensive approach to management. *J Urol* 1989; 142: 802–5.
63. Bukonsky TP, Perlmutter AD. Reduction cystoplasty in the prune belly syndrome: A long term follow up. *J Urol* 1994; 152: 2113–6.
64. Kinahan TJ, Churchill BM, McLorie GA et al. The efficiency of bladder emptying in the prune belly syndrome. *J Urol* 1992; 148: 600–3.
65. Denes FT, Arap MA, Giron AM et al. Comprehensive surgical treatment of prune belly syndrome: 17 years experience with 32 patients. *Urology* 2004; 64: 789–94.
66. Bader M, McCarthy L. What is the efficacy of circumcision in boys with complex urinary tract abnormalities? *Pediatr Nephrol* 2013; 28: 2267–72.
67. Wiswell TE, Miller GM, Gelston HM et al. Effect of circumcision status on periurethral bacterial flora during the first year of life. *J Pediatr* 1988; 113: 442–6.
68. Kolon TF, Herndon CDA, Baker L et al. Evaluation and treatment of cryptorchidism: AUA guideline. *J Urol* 2014; 192: 337–45.
69. Elyas R, Guerra LA, Pike J et al. Is staging beneficial

for Fowler Stephens orchidopexy? A systematic review. *J Urol* 2010; 183: 2012–8.

70. Philip J, Mullassery D, Craigie RJ et al. Laparoscopic orchidopexy in boys with prune syndrome outcome and technical considerations. *J Endourol* 2011; 25: 1115–7.

71. Patil KK, Duffy PG, Woodhouse CR et al. Long term outcome of Fowler Stephens orchidopexy in boys with prune belly syndrome. *J Urol* 2004; 171: 1666–9.

72. Dénes FT, Lopes RI, Oliveira LM et al. Modified abdominoplasty for patients with the prune belly syndrome. *Urology* 2014; 83: 451–4.

73. Arlen AM, Kirsch SS, Seidel NE et al. Health-related quality of life in children with prune belly syndrome and their caregivers. *Urology* 2016; 87: 224–7.

74. Smith CA, Smith EA, Parrott TS et al. Voiding function in patients with prune belly syndrome after Monfort abdominoplasty. *J Urol* 1998; 159: 1675–9.

联 体 儿

Juan A. Tovar   Leopoldo Martinez

引言

遗传上相同的个体在解剖学上一部分联体在一起,通常共用一个或多个器官,被称为联体儿。据估计,该病在 100 000 例活产儿中发生 1.47 例[1]。40% 是死胎,30% 出生后仅存活 1 天。只有 18% 的联体儿存活超过 1 天,联体儿手术极具挑战性[2-3]。

像双面 Jano 和多头 Hydra 这样的神话生物,很有可能是受联体儿启发创造的[4]。尽管在古代历史中联体儿的形象出现得相对频繁,但是它真正为世人所知是在 19 世纪最早的联体儿 Chang 和 Eng Bunker 被送往美国的马戏团展览之后[5];人们使用"Siamese twins"来指代联体儿[6]。由于联体儿分离的技术较复杂,第一次尝试分离在相对近代(17 世纪)[7]。

病因学

联体儿是由本应分化为同卵双胎的原始胚盘分裂不全导致的[1,8]。同卵双胎即单卵双胎、单绒毛膜、同性别、相同的基因组与指纹[9-10]。同卵双胎分裂不全的原因尚不明,但有意思的是,其中 2/3 是女性。目前有两种相反的理论来解释这些现象。一些学者支持融合理论,因为除了寄生胎之外,所有的联体儿都可以用两个独立胚胎融合来解释[1,11]。融合理论可以解释一些古老的两栖动物实验,一些现代分子遗传学研究观察提示,两个原本独立的胚胎融合可以解释一些罕见的性别不一致的案例[12-14]。

有些学者支持裂变理论,认为联体儿是胚胎轴不完全分裂的结果[8,15]。Spencer 在她的专著[16]中提出,双胎总是由解剖学上的中心部位相连,他们总是同源的,头或下肢从未出现在相反的两边。这似乎证实了联体儿的产生机制是原始胚盘沿纵轴分裂发生误差。

分类

由于联体儿联体的部位、范围和性质各不相同,每一组的解剖描述都较复杂。联体儿常为相同性别且联体部位一致,比如,胸部对胸部,腹部对腹部,骨盆对骨盆[17]。根据融合程度不同可分为腹侧和背侧的联体和再分割[16,18]。现根据联体儿对称或不对称的性质以及融合程度进行分类。

非对称双胎包括胎内寄生胎、无头无心寄生胎、外寄生胎。仅当寄生胎有器官样组织或含遗留脊椎时,这一类畸胎瘤才可归为联体儿[19]。无头无心寄生胎是一种没有头和心的寄生胎,其通过胎盘边缘血管与健康儿(器官正常儿)连接,健康儿承担两者共同的循环和营养[20]。外寄生胎是包含各种器官和四肢的类器官样寄生团块,可能存在外胚层,不能独立维持自身循环,常位于器官发育正常的胎儿的腹壁[21-22]。

对称联体儿主要通过头部(颅部联体)、胸骨(胸部联体)、腹部(脐部联体)、脊柱(脊柱联体)或尾部(坐骨联体与臀部联体)联体。偶尔会发生沿身体轴线向外侧融合的情况(侧方联体)[23-25]。

临床表现

目前,在发达国家绝大多数联体儿可通过超声产前诊断。除拥有共同心脏的胸部联体和非对称双胎,联体儿的心音与正常双胎相同。联体儿头部与四肢在同侧,而普通双胎常相反。胎儿超声异常则要行更详细的超声检查和/或磁共振成像(MRI),以明确融合解剖部位和分离时机[25-27]。近年来 MRI 逐渐广泛应用于明确联体儿诊断和联体性质。超速 T2 序列无需孕妇镇静,可行精确解剖评估[25]。精确的产前诊断至关重要,可优化双胎结局。建议父母前往胎儿中心,他们可以通过多学科小组进行讨论[2]。颅部联体和共用一个心脏或心脏联体的联体儿预后最差,50%~70%的父母选择终止妊娠[28]。

联体儿早产风险大,大部分情况下计划妊娠 35 周时进行分娩。尽管有经阴道分娩的报道,但常伴随产伤,如长骨骨折、脐膨出破裂等[29-31]。大部分双胎经剖宫产出生,出生后即行多学科小组护理。出生时在场医护人员分为两组,各负责一名婴儿,每个人明确自身位置和角色。联体儿的转运和复苏需要一个可全方位护理的特殊平台[2]。

联体方式不同,解剖学上也大有不同。共用心脏的胸部联体儿几乎均有心血管及动脉异常,早期即出现症状,存活时间短[32-33]。最常见的联体形式是胸部联体和脐部联体,脐膨出膜常作为联体桥的一部分(图 83.1 和图 83.2)。其中,肝脏往往形成"桥",即共同肝,肠道常联体或共用。膀胱可能共用,在连接桥的下面部分外翻开放(图 83.3)。在尾部联体中(图 83.4 和图 83.5),解剖学上胃肠道和泌尿生殖道开口形式多种多样。

由于联体儿的循环交叉,且共用一个内环境,当其中一个有严重畸形或创伤时会出现复杂的临床情况,较健康儿虽然可暂时代偿病重儿的问题,但之后仍会出现水电解质失衡、中毒、药物过量的情况[34]。

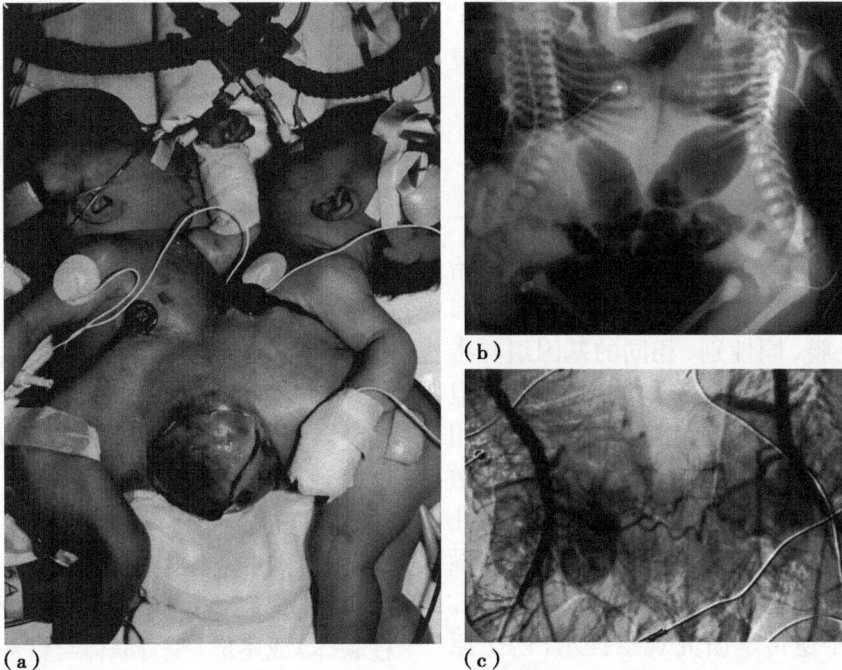

图 83.1 (a)一对脐部联体儿。经阴道分娩后右侧胎儿出现严重脑出血,行分离术后,仅左侧胎儿成活。(b)检查显示有分离的独立心脏。(c)双胎腹部动脉交通

(a)　　　　　　　　(b)　　　　　　　　(c)

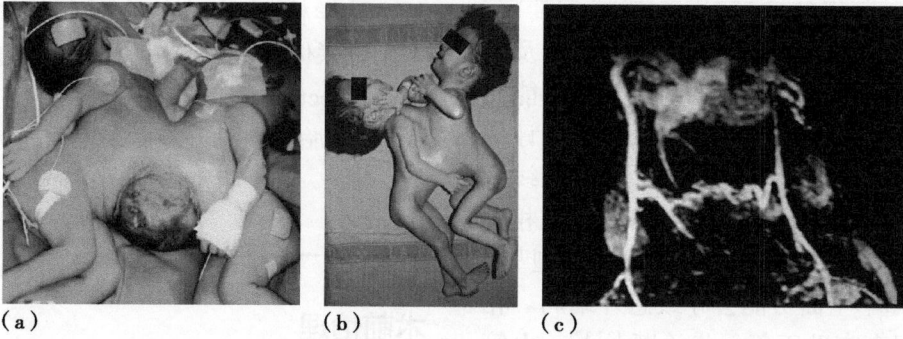

图 83.2　　两对共用心脏的胸部联体儿。(a)仅第一对联体儿进行分离手术,因为仅有一狭窄的心房桥使其联体。不幸均未存活。(b)第二对联体儿不可进行分离手术,他们完全共用一颗心脏,腹部大动脉交通。(c)右侧双胎主动脉发育不全

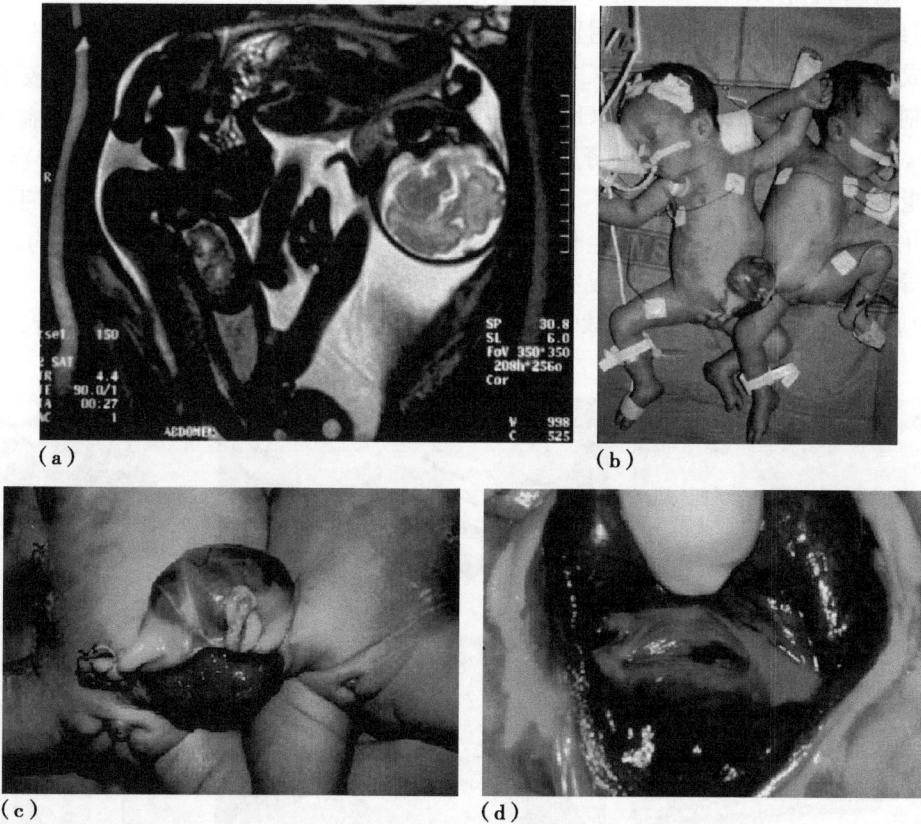

(a)　　　　　　　　　　　　　　　　　(b)

(c)　　　　　　　　　　　　　　　(d)

图 83.3　　(a)经产前诊断不完全泄殖腔外翻的脐膨出联体儿。(b,c)脐膨出下方为单个开放的膀胱。(d)膀胱板中部可见一结肠开口。双胎均有肛门直肠发育不全,一个泌尿生殖道,两个子宫和阴道。分离手术包括结肠切开分配,分别造口术和膀胱闭合术。随后行经后矢状入路肛门直肠成形和阴道拖出成形术

诊断

全面了解联体儿各器官的解剖结构及其功能状态是制订分离计划的前提。尽可能完善影像学检查,这有助于明确解剖结构,评估分离时机,为父母提供预后咨询[35]。X线平片、胃肠道或尿路造影可明确联体特点及相关器官的其他特征,但由于解剖结构不典型[36],对患儿认知不全面可能会导致意外结局。相比之下,超声有助于每一步诊断[27,37]。血管造影术曾广泛应用于评估共用器官的血液分布[38](图83.1),现被CT或磁共振血管造影取代,后两者现被认为是最佳血管分布评估方式[35](图85.2)。MRI显示颅部联体、脊柱联体、坐骨联体、臀部联体和寄生胎的融合神经、脑膜组织较佳[39]。CT和MRI对联体心脏的解剖成像均至关重要[40]。螺旋CT骨重建有助于制订骨骼分离手术方案[41](图83.4和图83.5)。核素成像有助于确定肝肾及其他器官的功能[42]。

联体儿循环交叉,其血常规与生化结果常具有误导性。当脉管直径大,形成完全性交通时,双胎的内环境完全一致;而脉管仅小部分交叉时,双胎的内环境仍存在差异。进行血液学检查时,应将该因素考虑在内。存在心脏联体时,其余辅助检查较难进行,如心电图(electrocardiogram,ECG)[43]。根据热量测定,双胎代谢率可能存在较大差异[44]。

治疗

术前伦理

在联体儿诊治过程中,医师难以完全遵守医疗原则,且易出现严重伦理困境[26,45-46]。

自主原则(尊重患者决定)常由患儿父母代理,决定不一致可能是父母与医师或法院发生冲突的根源[47]。

公正原则(两个患儿相同的机会)在涉及分离手术中的器官分割或共用时较难实施。

有利和无伤原则(患儿应受益而不应受损伤)是医疗决策中的道德支柱,当出现以下状况时,实施就会非常困难:分离手术仅能使双胎中的一个存活,器官分配不均,或分离术后致使丧失原本拥有的功能。

探讨联体儿分离手术方案时,患儿父母

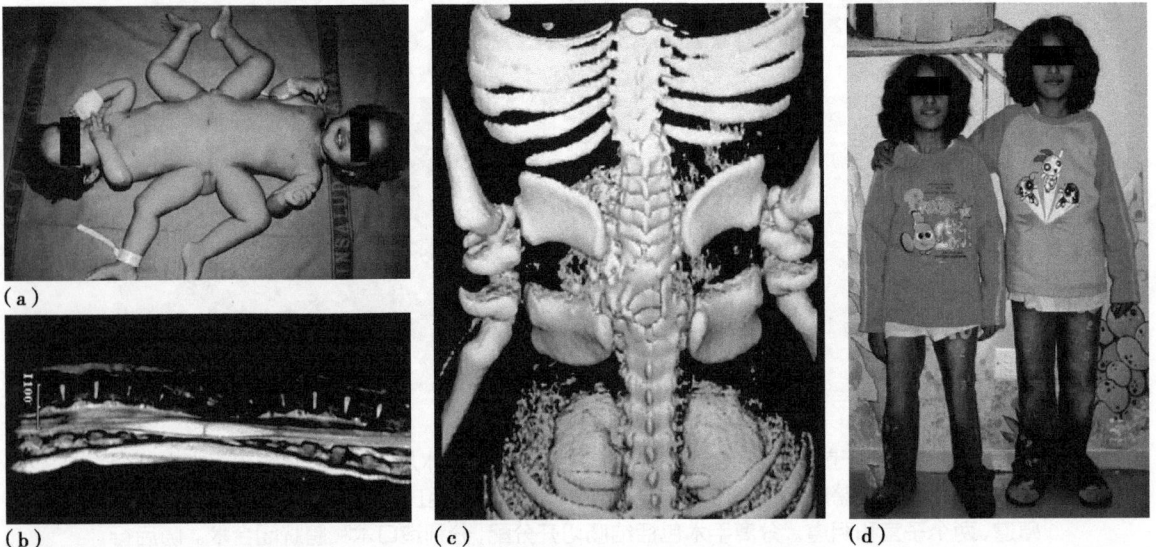

图83.4 (a)坐骨联体(四条腿)。(b,c)螺旋CT骨重建显示脊柱与脊髓在尾端连接。分离手术中,分开脊柱,重建脑脊膜,各行双侧髂骨截骨以连接双侧耻骨,重建泌尿生殖系统,做结肠造口。(d)12岁时他们可正常行走,除永久结肠造口及间歇膀胱置管排尿外,生活相对正常

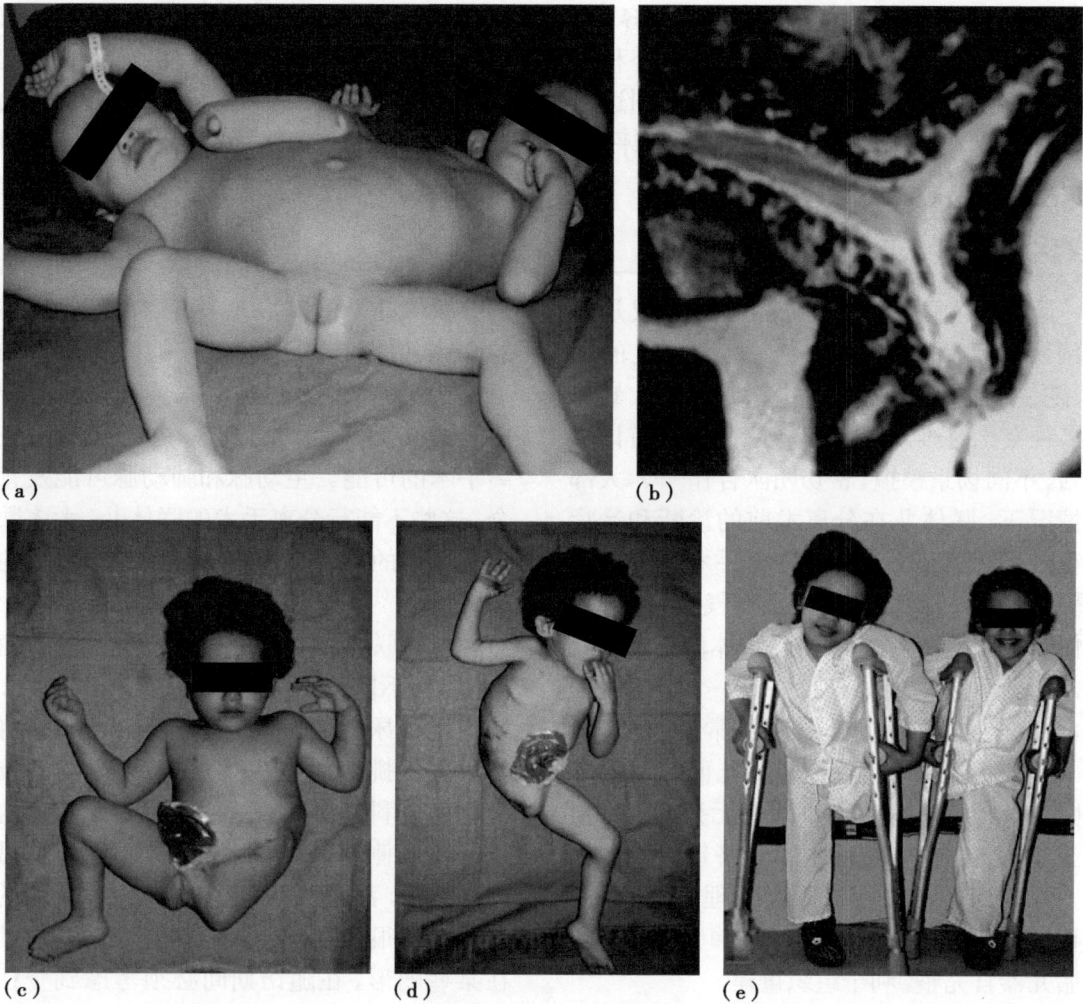

图 83.5 （a）三肢尾部联体，额外的胸部手臂由左侧胎儿腹主动脉供血。（b）单个骨盆、两个下肢、两条脊柱，椎管相通，脊髓相连。分离手术包括两步。第一步分离脊髓和脑脊膜，插入皮下扩张器。第二步分离骶骨、胃肠道和泌尿生殖道。修补侧方的缺损，双胎 A 用附肢皮肤肌肉作为血管化皮瓣。双胎 B 则使用网片。行结肠造口术。（c,d,e）双胎均可借助拐杖行走

常因年轻无法自主决定，易受医师提供的信息影响，而参与团队大，伦理意见不一致，常难以形成统一决策。因此建议在向父母提供分离手术的机会与后果前，公开讨论每个问题，形成统一的伦理和决策意见。决策中参与者之间出现严重分歧时，法院可能介入[48-49]。

此外，过多人员介入时很难避免媒体干扰，导致新问题。应保护联体儿及其父母免受媒体干扰，并尽可能对决策和手术的整个过程保密。

术前讨论

确定手术方案后，应安排一次或多次术前的多学科讨论，人员包括外科专科医师（小儿普外科、骨科、整形外科、泌尿外科、神经外科和心血管外科）、麻醉师、洗手护士、护士等[50]。在技术方面，讨论制订各阶段预案：双胎转移至手术台、备皮、分离，将分离手术后带有相应麻醉设备的双胎分别转移至其他手术台进行修复重建，手术预演。安排好术

中每个专家小组的预期参与顺序和内容,所有人明确自身职责。手术主要负责的外科医师就像管弦乐队的指挥者,其协调范围远不止分离手术本身。尽管事先进行广泛评估,术中仍会出现一些意外情况[51-52]。

分离手术

分离手术的麻醉极具挑战性,不仅是由解剖所导致插管、置管、侵入性监测上的困难,更主要的是,双胎共用一个内环境,暴露于多种变化时难以管控[53]。麻醉需要有详细计划、不同场景模拟、密切团队合作[54]。大部分情况下,联体儿在分离术前的诊断和治疗过程中即需麻醉,这可为分离手术麻醉积累经验[53]。麻醉师应特别注意在气道管理、维持血容量、控制体温、双胎异常体位方面的处理。给药后药物会从双胎中的一个传向另一个,导致生化与血气监测出现异常[55-57]。

一般情况下,非对称联体儿面临的手术风险与其他联体儿并无不同。无头无心寄生胎无法存活,在夹断宿主胎儿脐带后立即失活。胎内寄生胎可作为肿瘤处理,除去该非对称寄生胎时,应尽可能保留组织,以维持宿主胎儿器官完整,利于组织重建。

分离手术尽可能推迟数月,以便获得最佳的影像学资料,并制订详细的手术计划。新生儿或早期分离手术仅适用于危及生命的情况(例如双胎其中一个出现病重或肠梗阻)[52,58-59],该年龄进行手术的死亡率远高于在后期解剖和功能特征明确并制订完善的手术计划的情况下进行的手术。据统计约1/3的联体儿在出生时就需要紧急手术[50,60-61]。

颅部联体的分离手术涉及复杂的神经、动静脉连接,手术非常困难或几乎不可能进行。在这些情况下,现代影像学与精密神经生理监测非常有用。双胎共用的脑组织与脉管网络的总量与性质是分离手术的限制因素[8,62-65]。

脐部联体分离手术面临的困难取决于器官共用程度。这些双胎通常表现为肝脏、胃肠道的融合。无主要血管连接的小肝桥易分离,

但有大量动静脉、胆道连接的不典型肝脏较为棘手[51,66-67]。围手术期超声和用于肝切除的设备对此非常有帮助。胃肠道连接最常见的形式是上段空肠与回肠远端融合。大部分情况下分离手术是将肠管平均分给双胎,当然也会出现意外情况,如某一管腔闭锁[23-24,26,68-69]。

相比于共用心脏的限制,心脏未联体的胸壁联体儿是可以手术分离的。而共用心脏的联体儿中仅有一小部分,能够在体外循环下完成手术。此外,这些联体儿往往有着心血管的缺陷,可能导致严重并发症或丧失分离手术的可能。主动脉和肺动脉可能发育不全,这些不能行分离手术的联体儿,大多数会于出生后的第一个月或一年内死于复杂的心脏缺陷[32,70]。

脊柱联体、坐骨联体、臀部联体、寄生式联体,在不同程度上共用脊柱、神经系统、胃肠道和泌尿生殖道,这意味着分离手术将面临巨大的挑战。骨性部分的分离,需要技术高超的骨科医师。在一些病例中,骨盆的重建需要双侧髂骨截骨术和耻骨固定,在另一些病例中,甚至不可能重塑骨盆腔,后续的假体治疗也很困难[71-72]。脊柱分离术后也常存在某些畸形,在随访期间必须考虑到脊柱侧凸的问题[73-75]。

神经外科分离一般包括分离一个共同的脊髓,重建两侧的硬脊膜囊[72,76]。神经组织的融合通常在远端,对运动和感觉的影响往往有限。

分离双胎共用的下消化道,会导致其中一个或两个丧失控制能力。在正面联体儿中,通常在回盲瓣附近回肠融合,且只存在单个结肠。因此,盆腔器官功能重建的可行性极低。直肠功能很少或基本不可能在双胎中同时保留,分离术中必须同时行造口术。此时优良的早期肠道管理非常必要,可使这些患儿尽早适应正常或接近正常生活[71,77]。

双胎泌尿生殖道联体也是如此。在大多数正面联体儿中,为联体儿各保留一个膀胱和尿道几乎不可能。因此再次强调,重建泌

尿道、扩大膀胱、间歇清洁导尿和尿管分流等改善措施，有助于这些患儿更快适应正常生活[78-81]。生殖道可以重建，有时人工代阴道术也有必要。

联体儿分离手术的另一个主要技术难题是遗留大面积体表组织缺损。当只有一个婴儿存活时，另一个婴儿的部分组织可以用来填补缺损。或者在皮肤分离前用皮下球囊扩张器扩张[82-84]，也可以使用各种皮瓣、生物或合成材料来修补[85-87]。然而一些专家认为填补联体儿的巨大缺损并不是必需的[50-51]。

并发症

这些高风险的手术可能会出现多种并发症。围手术期出血和重要结构的损伤往往是由于解剖结构异常。骨骼、脑脊膜开放手术与胃肠道、泌尿生殖道开放手术同时进行，增加了严重感染的风险。切口闭合时，为避免筋膜室综合征而使用合成材料补片，也增加了污染的风险。因此切口裂开和感染并不少见。最后，也需要关注与许多大手术相似的术后并发症，如出血、脓肿、血栓形成、术后肠套叠。

早期和长期的结果

联体儿总体死亡率高。妊娠早期诊断联体儿时，在发达国家通常终止妊娠，尤其是对于预后差的情况[2,28,88-89]。胎儿死亡或死产也很常见。在产前检查未全面推行的不发达国家，当产前未做出诊断时，分娩死亡率或严重产伤的风险更高[90]。超过65%的联体儿有多个系统的结构异常，最常见的有心脏缺陷、肠闭锁、脐膨出、肛门直肠畸形、脊髓畸形等，可造成联体儿出生后几个小时或几天内死亡[8,25]。共用心脏的胸部联体儿很少存活，因为大多数伴有严重的畸形。在尝试分离手术时，只有一小部分能够存活[33,91-92]。没有共用心脏的胸部联体儿可被成功分离。

如果没有产伤或严重畸形，大多数脐部联体儿可被成功分离且存活。与其他类型的联体畸形比较，脐部联体儿有着较高的分离率与生存率，但也存在其他缺陷，需要后期的随访或额外的手术治疗。

长期来看，分离联体儿产生的新独立个体很少不留后遗症。一些非对称联体儿和腹部联体儿在分离手术后可能正常生活。大多数患儿有骨科或神经学后遗症、大小便失禁问题，随着时间的推移，这些问题将成为影响生活的主要问题。畸形和运动缺陷可能需要较长时间的康复训练和/或假肢替代[76,93]。永久性肠造口不少见，任何可改善尿失禁的手术或治疗措施都是必要的[23,75,80-81,94-95]。

遗憾的是，在能够提供终身救助和良好社会融入的发达社会中，人们往往选择终止妊娠。而在医疗条件较差的国家，联体儿在足月时才能确诊，虽然最终实施分离手术，却缺乏后期相应的医疗设施。长期随访显示，许多联体儿由于严重的残疾需要终身随访和护理[72,75,80]，但他们都表现出良好的社会和心理适应能力。

联体儿分离手术是检验小儿外科治疗水平的重要手段，只有配备极具经验的小儿外科的机构才能保证手术的成功率。在进行分离手术前，必须仔细研究以往的经验教训。

（高佳芳 译 钭金法 审校）

参考文献

1. Mutchinick OM, Luna-Munoz L, Amar E, Bakker MK, Clementi M, Cocchi G, da Graca Dutra M, Feldkamp ML, Landau D, Leoncini E, Li Z, Lowry B, Marengo LK, Martinez-Frias ML, Mastroiacovo P, Metneki J, Morgan M, Pierini A, Rissman A, Ritvanen A, Scarano G, Siffel C, Szabova E, Arteaga-Vazquez J. Conjoined twins: A worldwide collaborative epidemiological study of the International Clearinghouse for Birth Defects Surveillance and Research. *Am J Med Genet C Semin Med Genet* 2011; 157C: 274–87.

2. O'Brien P, Nugent M, Khalil A. Prenatal diagnosis and obstetric management. *Semin Pediatr Surg* 2015; 24: 203–6.

3. Tannuri AC, Batatinha JA, Velhote MC and Tannuri U. Conjoined twins: Twenty years' experience at a refer-

ence center in Brazil. *Clinics (Sao Paulo)* 2013; 68: 371–7.

4. Dasen V. [Siamese twins in classical Antiquity: From myth to fair phenomenon]. *Rev Prat* 2002; 52: 9–12.

5. Endres L, Wilkins I. Epidemiology and biology of multiple gestations. *Clin Perinatol* 2005; 32: 301–14, v.

6. Mitchell S. Exhibiting monstrosity: Chang and Eng, the 'original' Siamese twins. *Endeavour* 2003; 27: 150–4.

7. van der Weiden RM. The first successful separation of conjoined twins (1689). *Twin Res* 2004; 7: 125–7.

8. Kaufman MH. The embryology of conjoined twins. *Childs Nerv Syst* 2004; 20: 508–25.

9. Spencer R. Theoretical and analytical embryology of conjoined twins: Part I: Embryogenesis. *Clin Anat* 2000; 13: 36–53.

10. Spencer R. Theoretical and analytical embryology of conjoined twins: Part II: Adjustments to union. *Clin Anat* 2000; 13: 97–120.

11. Spencer R. Conjoined twins: Theoretical embryologic basis. *Teratology* 1992; 45: 591–602.

12. Logrono R, Garcia-Lithgow C, Harris C, Kent M, Meisner L. Heteropagus conjoined twins due to fusion of two embryos: Report and review. *Am J Med Genet* 1997; 73: 239–43.

13. Martinez-Urrutia MJ, Lopez-Pereira P, Alvarez J, Martinez L, Lobato R, Jaureguizar E, Tovar JA. Heterozygotic twinning in a case of female vesicourethral duplication. *J Urol* 2004; 172: 1989–90.

14. Martinez-Frias ML. Conjoined twins presenting with different sex: Description of a second case that truly represents the earliest historical evidence in humans. *Am J Med Genet A* 2009; 149A: 1595–6.

15. Weber MA, Sebire NJ. Genetics and developmental pathology of twinning. *Semin Fetal Neonatal Med* 2010; 15: 313–8.

16. Spencer R. Conjoined twins. *Developmental Malformations and Clinical Implications*. Baltimore and London: The Johns Hopkins University Press, 2003: 476 pp.

17. Spitz L. Conjoined twins. *Prenat Diagn* 2005; 25: 814–9.

18. Spencer R. Anatomic description of conjoined twins: A plea for standardized terminology. *J Pediatr Surg* 1996; 31: 941–4.

19. Spencer R. Parasitic conjoined twins: External, internal (fetuses in fetu and teratomas), and detached (acardiacs). *Clin Anat* 2001; 14: 428–44.

20. Sanjaghsaz H, Bayram MO, Qureshi F. Twin reversed arterial perfusion sequence in conjoined, acardiac, acephalic twins associated with a normal triplet. A case report. *J Reprod Med* 1998; 43: 1046–50.

21. Gupta DK, Lall A, Bajpai M. Epigastric heteropagus twins—A report of four cases. *Pediatr Surg Int* 2001; 17: 481–2.

22. Bhansali M, Sharma DB, Raina VK. Epigastric heteropagus twins: 3 case reports with review of literature. *J Pediatr Surg* 2005; 40: 1204–8.

23. Cywes S, Millar AJ, Rode H, Brown RA. Conjoined twins—The Cape Town experience. *Pediatr Surg Int* 1997; 12: 234–48.

24. Spitz L, Kiely EM. Conjoined twins. *Jama* 2003; 289: 1307–10.

25. Pierro A, Kiely EM, Spitz L. Classification and clinical evaluation. *Semin Pediatr Surg* 2015; 24: 207–11.

26. Rode H, Fieggen AG, Brown RA, Cywes S, Davies MR, Hewitson JP, Hoffman EB, Jee LD, Lawrenson J, Mann MD, Matthews LS, Millar AJ, Numanoglu A, Peter JC, Thomas J, Wainwright H. Four decades of conjoined twins at Red Cross Children's Hospital—Lessons learned. *S Afr Med J* 2006; 96: 931–40.

27. Andrews RE, McMahon CJ, Yates RW, Cullen S, de Leval MR, Kiely EM, Spitz L, Sullivan ID. Echocardiographic assessment of conjoined twins. *Heart* 2006; 92: 382–7.

28. Brizot ML, Liao AW, Lopes LM, Okumura M, Marques MS, Krebs V, Schultz R, Zugaib M. Conjoined twins pregnancies: Experience with 36 cases from a single center. *Prenat Diagn* 2011; 31: 1120–5.

29. Greening DG. Vaginal delivery of conjoined twins. *Med J Aust* 1981; 2: 356–60.

30. Mitchell T, Cheng E, Jolley J, Delaney S. Successful induction of labor of late-second-trimester conjoined twins: An alternative to hysterotomy. *Obstet Gynecol* 2014; 123: 469–72.

31. Sinha M, Gupta R, Gupta P, Tiwari A. Assisted breech vaginal delivery of dicephalus dipus dibrachius conjoined twins: A case report. *J Reprod Med* 2015; 60: 160–4.

32. Marin-Padilla M, Chin AJ, Marin-Padilla TM. Cardiovascular abnormalities in thoracopagus twins. *Teratology* 1981; 23: 101–13.

33. McMahon CJ, Spencer R. Congenital heart defects in conjoined twins: Outcome after surgical separation of thoracopagus. *Pediatr Cardiol* 2006; 27: 1–12.

34. Lai HS, Chu SH, Lee PH, Chen WJ. Unbalanced cross circulation in conjoined twins. *Surgery* 1997; 121: 591–2.

35. Watson SG, McHugh K. Conjoined twins: Radiological experience. *Semin Pediatr Surg* 2015; 24: 212–6.

36. Kingston CA, McHugh K, Kumaradevan J, Kiely EM, Spitz L. Imaging in the preoperative assessment of conjoined twins. *Radiographics* 2001; 21: 1187–208.

37. Bonilla-Musoles F, Machado LE, Osborne NG, Blanes J, Bonilla F, Jr., Raga F, Machado F. Two-dimensional and three-dimensional sonography of conjoined twins. *J Clin Ultrasound* 2002; 30: 68–75.

38. Marcinski A, Lopatec HU, Wermenski K, Wocjan J, Gajewski Z, Kaminski W, Dura W. Angiographic evaluation of conjoined twins. *Pediatr Radiol* 1978; 6: 230–2.

39. Jansen O, Mehrabi VA, Sartor K. Neuroradiological findings in adult cranially conjoined twins. Case report. *J Neurosurg* 1998; 89: 635–9.

40. McAdams RM, Milhoan KA, Hall BH, Richardson RG. Prenatal and postnatal imaging of thoracopagus conjoined twins with a shared six-chamber heart. *Pediatr Radiol* 2004; 34: 816–9.

41. Martinez L, Fernandez J, Pastor I, Garcia-Guereta L, Lassaletta L, Tovar JA. The contribution of modern imaging to planning separation strategies in conjoined twins. *Eur J Pediatr Surg* 2003; 13: 120–4.

42. Rubini G, Paradies G, Leggio A, D'Addabbo A. Scintigraphy in assessment of the feasibility of separation of a set of xipho-omphalopagous conjoined twins. *Clin Nucl Med* 1995; 20: 1074–8.

43. Izukawa T, Kidd BS, Moes CA, Tyrrell MJ, Ives EJ, Simpson JS, Shandling B. Assessment of the cardiovascular system in conjoined thoracopagus twins. *Am J Dis Child* 1978; 132: 19–24.

44. Powis M, Spitz L, Pierro A. Differential energy metabolism in conjoined twins. *J Pediatr Surg* 1999; 34: 1115–7.

45. Atkinson L. Ethics and conjoined twins. *Childs Nerv Syst* 2004; 20: 504–7.

46. Gillett G. When two are born as one: The ethics of separating conjoined twins. *J Law Med* 2009; 17: 184–9.

47. Savulescu J, Persson I. Conjoined twins: Philosophical problems and ethical challenges. *J Med Philos* 2016; 41: 41–55.

48. Davis C. The spectre of court-sanctioned sacrificial separation of teenage conjoined twins against their will. *J Law Med* 2014; 21: 973–83.

49. Spitz L. Ethics in the management of conjoined twins. *Semin Pediatr Surg* 2015; 24: 263–4.

50. Al Rabeeah A. Conjoined twins—Past, present, and future. *J Pediatr Surg* 2006; 41: 1000–4.

51. Kiely EM, Spitz L. The separation procedure. *Semin Pediatr Surg* 2015; 24: 231–6.

52. Kiely EM, Spitz L. Planning the operation. *Semin Pediatr Surg* 2015; 24: 221–3.

53. Stuart GM, Black AE, Howard RF. The anaesthetic management of conjoined twins. *Semin Pediatr Surg* 2015; 24: 224–8.

54. Simpao AF, Wong R, Ferrara TJ, Hedrick HL, Schwartz AJ, Snyder TL, Tharakan SJ, Bailey PD, Jr. From simulation to separation surgery: A tale of two twins. *Anesthesiology* 2014; 120: 110.

55. Wong TG, Ong BC, Ang C, Chee HL. Anesthetic management for a five-day separation of craniopagus twins. *Anesth Analg* 2003; 97: 999–1002, table of contents.

56. Thomas JM, Lopez JT. Conjoined twins—The anaesthetic management of 15 sets from 1991–2002. *Paediatr Anaesth* 2004; 14: 117–29.

57. Szmuk P, Rabb MF, Curry B, Smith KJ, Lantin-Hermoso MR, Ezri T. Anaesthetic management of thoracopagus twins with complex cyanotic heart disease for cardiac assessment: Special considerations related to ventilation and cross-circulation. *Br J Anaesth* 2006; 96: 341–5.

58. Spitz L, Kiely EM. Experience in the management of conjoined twins. *Br J Surg* 2002; 89: 1188–92.

59. Walton JM, Gillis DA, Giacomantonio JM, Hayashi AH, Lau HY. Emergency separation of conjoined twins. *J Pediatr Surg* 1991; 26: 1337–40.

60. Jaffray B, Russell SA, Bianchi A, Dickson AP.

61. Chen WJ, Chen KM, Chen MT, Liu TK, Chu SH, Tsai TC, Hwang FY. Emergency separation of omphaloischiopagus tetrapus conjoined twins in the newborn period. *J Pediatr Surg* 1989; 24: 1221–4.

62. Stone JL, Goodrich JT. The craniopagus malformation: Classification and implications for surgical separation. *Brain* 2006; 129: 1084–95.

63. Browd SR, Goodrich JT, Walker ML. Craniopagus twins. *J Neurosurg Pediatr* 2008; 1: 1–20.

64. Staffenberg DA, Goodrich JT. Separation of craniopagus conjoined twins with a staged approach. *J Craniofac Surg* 2012; 23: 2004–10.

65. Dunaway D, Jeelani NU. Staged separation of craniopagus twins. *Semin Pediatr Surg* 2015; 24: 241–8.

66. Meyers RL, Matlak ME. Biliary tract anomalies in thoraco-omphalopagus conjoined twins. *J Pediatr Surg* 2002; 37: 1716–9.

67. Al-Rabeeah A, Zamakhshary M, Al-Namshan M, Al-Jadaan S, Alshaalan H, Al-Qahtani A, Alassiri I, Kingdom of Humanity team for conjoined twins. Hepatobiliary anomalies in conjoined twins. *J Pediatr Surg* 2011; 46: 888–92.

68. el-Gohary MA. Siamese twins in the United Arab Emirates. *Pediatr Surg Int* 1998; 13: 154–7.

69. Spitz L. Surgery for conjoined twins. *Ann R Coll Surg Engl* 2003; 85: 230–5.

70. Tsang VT, Tran PK, de Leval M. Cardiothoracic surgery. *Semin Pediatr Surg* 2015; 24: 252–3.

71. Kim SS, Waldhausen JH, Weidner BC, Grady R, Mitchell M, Sawin R. Perineal reconstruction of female conjoined twins. *J Pediatr Surg* 2002; 37: 1740–3.

72. Fieggen AG, Dunn RN, Pitcher RD, Millar AJ, Rode H, Peter JC. Ischiopagus and pygopagus conjoined twins: Neurosurgical considerations. *Childs Nerv Syst* 2004; 20: 640–51.

73. Hoyle RM, Thomas CG, Jr. Twenty-three-year follow-up of separated ischiopagus tetrapus conjoined twins. *Ann Surg* 1989; 210: 673–9.

74. Spiegel DA, Ganley TJ, Akbarnia H, Drummond DS. Congenital vertebral anomalies in ischiopagus and pyopagus conjoined twins. *Clin Orthop Relat Res* 2000; 381: 137–44.

75. Votteler TP, Lipsky K. Long-term results of 10 conjoined twin separations. *J Pediatr Surg* 2005; 40: 618–29.

76. Awasthi R, Iyengar R, Rege S, Jain N. Surgical management of pygopagus conjoined twins with spinal bifida. *Eur Spine J* 2015; 24 Suppl 4: S560–3.

77. Janik JS, Hendrickson RJ, Janik JP, Bensard DD, Partrick DA, Karrer FM. Spectrum of anorectal anomalies in pygopagus twins. *J Pediatr Surg* 2003; 38: 608–12.

78. Holcomb GW 3rd, Keating MA, Hollowell JG, Murphy JP, Duckett JW. Continent urinary reconstruction in ischiopagus tripus conjoined twins. *J Urol* 1989; 141: 100–2.

79. McLorie GA, Khoury AE, Alphin T. Ischiopagus twins:

Necrotizing enterocolitis in omphalopagus conjoined twins. *J Pediatr Surg* 1999; 34: 1304–6.

An outcome analysis of urological aspects of repair in 3 sets of twins. *J Urol* 1997; 157: 650–3.

80. Lazarus J, Raad J, Rode H, Millar A. Long-term urological outcomes in six sets of conjoined twins. *J Pediatr Urol* 2011; 7: 520–5.

81. Cuckow P, Mishra P. Urological management. *Semin Pediatr Surg* 2015; 24: 237–40.

82. Shively RE, Bermant MA, Bucholz RD. Separation of craniopagus twins utilizing tissue expanders. *Plast Reconstr Surg* 1985; 76: 765–73.

83. Albert MC, Drummond DS, O'Neill J, Watts H. The orthopedic management of conjoined twins: A review of 13 cases and report of 4 cases. *J Pediatr Orthop* 1992; 12: 300–7.

84. Wirt SW, Algren CL, Wallace VR, Glass N. Separation of conjoined twins. *Aorn J* 1995; 62: 527–40, 43–5; quiz 46–50.

85. Higgins CR, Navsaria H, Stringer M, Spitz L, Leigh IM. Use of two stage keratinocyte–dermal grafting to treat the separation site in conjoined twins. *J R Soc Med* 1994; 87: 108–9.

86. Kelly DA, Rockwell WB, Siddiqi F. Pelvic and abdominal wall reconstruction using human acellular dermis in the separation of ischiopagus tripus conjoined twins. *Ann Plast Surg* 2009; 62: 417–20.

87. Dasgupta R, Wales PW, Zuker RM, Fisher DM, Langer JC. The use of Surgisis for abdominal wall reconstruction in the separation of omphalopagus conjoined twins. *Pediatr Surg Int* 2007; 23: 923–6.

88. Martinez-Frias ML, Bermejo E, Mendioroz J, Rodriguez-Pinilla E, Blanco M, Egues J, Felix V, Garcia A, Huertas H, Nieto C, Lopez JA, Lopez S, Paisan L, Rosa A, Vazquez MS. Epidemiological and clinical analysis of a consecutive series of conjoined twins in Spain. *J Pediatr Surg* 2009; 44: 811–20.

89. Pajkrt E, Jauniaux E. First-trimester diagnosis of conjoined twins. *Prenat Diagn* 2005; 25: 820–6.

90. Mackenzie TC, Crombleholme TM, Johnson MP, Schnaufer L, Flake AW, Hedrick HL, Howell LJ, Adzick NS. The natural history of prenatally diagnosed conjoined twins. *J Pediatr Surg* 2002; 37: 303–9.

91. Chiu CT, Hou SH, Lai HS, Lee PH, Lin FY, Chen WJ, Chen MT, Lin TW, Chu SH. Separation of thoracopagus conjoined twins. A case report. *J Cardiovasc Surg (Torino)* 1994; 35: 459–62.

92. Fishman SJ, Puder M, Geva T, Jenkins K, Ziegler MM, Shamberger RC. Cardiac relocation and chest wall reconstruction after separation of thoracopagus conjoined twins with a single heart. *J Pediatr Surg* 2002; 37: 515–7.

93. Jones D. Orthopedic aspects of separation. *Semin Pediatr Surg* 2015; 24: 249–51.

94. Shapiro E, Fair WR, Ternberg JL, Siegel MJ, Bell MJ, Manley CB. Ischiopagus tetrapus twins: Urological aspects of separation and 10-year followup. *J Urol* 1991; 145: 120–5.

95. Wilcox DT, Quinn FM, Spitz L, Kiely EM, Ransley PG. Urological problems in conjoined twins. *Br J Urol* 1998; 81: 905–10.

肿　瘤

新生儿肿瘤的流行病学和遗传学

Sam W. Moore

引言

约 50% 的儿童肿瘤发生于 5 岁以下 [1]，并且有证据表明，许多儿童肿瘤的发生与遗传因素相关。其中，新生儿肿瘤（neonatal tumor, NNT）值得关注，由于发生在出生时或新生儿时期，因此可排除环境因素对肿瘤致病的影响。NNT 包括出生时发现的肿瘤（先天性肿瘤）以及出生后 28 天内确诊的肿瘤。在这一时期发现的良性肿瘤和占位比较常见，而恶性肿瘤则极为罕见，仅占儿童恶性肿瘤的 2%[2]。

NNT 可以分为良性或恶性。良性肿瘤包括错构瘤、血管瘤、淋巴管瘤和黑色素细胞痣等。结构畸形等原因引起的包块（例如泌尿生殖道畸形等相关的腹部包块）应该排除在外。

良性肿瘤并不少见，由于存在不同的发生部位和潜在的并发症，它们仍有可能危及生命。在新生儿期，此类肿瘤可能有较大的个体差异，某些肿瘤（例如神经母细胞瘤、先天性纤维肉瘤）在新生儿时期具有恶性的组织病理学特点，却有相对温和甚至良性的生物学特征，而某些看起来良性的肿瘤（例如畸胎瘤）如果不进行正确治疗，也有恶性进展的可能。

NNT 大多数来源于中胚层组织，约有 50% 在出生时（或产前诊断时）发现，约 20%~30% 在出生后的第一周内发现，约 70%~80% 则在新生儿期的其他时段发现 [3]。

肿瘤（甚至成年癌症）可能与胎儿发育相关，甚至是在胎儿发育过程中直接引发，这一假说得到了愈来愈多动物实验研究的支持 [4-6]。

这使得 NNT 的相关研究变得特别有趣，一种可能的解释是，NNT 早期发生是因为肿瘤在胚胎发育过程中保持活跃状态。然而，胎盘形成屏障，阻止恶性细胞从母体进入胎儿，从而保护胎儿。尽管如此，在妊娠期，遗传或环境（例如营养状况、环境毒素 / 辐射暴露）影响因素（或两者兼而有之）仍扮演重要的肿瘤促进者的角色 [7]。

这一假说目前得到愈来愈多的证据支持，并建议将发育时期作为肿瘤预防和干预的重点。在这种情况下，发生在发育和围产期的肿瘤可以被视为癌症研究的"机会之窗"，并可能促进发掘新的潜在的治疗分子靶点 [8-9]。

其中许多肿瘤对治疗反应较好，总体预后良好。NNT 死亡预计在 100 万活产儿中发生 6.26 例 [10-11]。这些肿瘤的管理往往牵涉整个肿瘤学多学科小组，包括新生儿科医师、放射科医师、小儿外科医师、病理医师、血液病医师和肿瘤学专家等。

新生儿肿瘤的发病率

NNT 或围产期肿瘤仅占儿童恶性肿瘤的 2%。然而，从流行病学的角度来看，NNT 的实际发生率、起源部位和病理组成尚不清楚，不同的中心报道的数据有所差异（表 84.1），发病率从每百万活产新生儿中 17 例至 121 例不等 [12-18]（表 84.2）。总体而言，日本儿童发病率最高，美国黑人儿童发病率最低。据报道，英国和美国的发病率分别是每 12 500 名活产新生儿中发生 1 例和每 27 500 名活产新

表84.1　新生儿肿瘤文献报道情况（1978年起）

年份	作者	国家/组织	时间跨度	病例数	每年	数据来源
1978	Barson[14]	英国	不清	270	?	Pathology review
1979	Bader	美国	1969—1971	39	13	Third National Cancer Survey
1982	Gale 等[15]	美国（费城）	不清	22	?	Hospital series
1985	Isaacs[19]	美国（洛杉矶）	1958—1982	110	4.4	Pathology review
1986	Las Heras[16]	美国（洛杉矶）	1964—1978	42	3	Hospital registry
1987	Campbell 等[13]	加拿大（多伦多）	1922—1982	102	1.7	Hospital series
1987	Davis 等[17]	英国（格拉斯哥）	1955—1986	51	1.6	Hospital series
1988	Crom 等[12]	美国（孟菲斯）	1962—1988	34	2.1	Hospital series
1989	Plaschkes 和 Dubler[20]	瑞士（伯尔尼）	1973—1987	39	2.6	Hospital series
1989	Mur[21]	阿根廷	1967—1990	51	2.2	Hospital series
1990	Werb 等[22]	澳大利亚（墨尔本）	1939—1989	46	0.9	Autopsies
1992	Borch 等[18]	丹麦（哥本哈根）	1943—1985	76	1.8	National cancer registry
1992	Parkes 等[3]	英国（伯明翰）	1960—1989	149（+21白血病）	5	Population-based registry
1994	Tenturier 等[24]	法国（巴黎）	1975—1986	75	7.5	Hospital series
1994	Moore 等[25]	佛得角	1957—1991	60	1.8	Hospital series
1995	Xue[26]	美国	1956—1995	35（<1月）	0.9	Hospital series（35/225<1）
1995	Plaschkes[27]	SIOP	1987—1991	192	38.5	International Tumor registry
1996	Chakova 和 Stoyanova[28]	保加利亚	15年	30	2	Hospital series
1996	Zhou 和 Du[29]	中国	不清	15	?	Hospital autopsy series
1997	Gurney 等[30]	美国（SEER数据）	1973—1992	175（12%）	8.76	NCI Registry
1998	Halperin[31]	美国（达勒姆）	1930—1998	23	0.33	Hospital series
2000	Rao 等[32]	英国（格拉斯哥）	1955—1999	83	1.84	Hospital series
2001	Sbragia 等[33]	美国（旧金山）	1993—2000	64（产前）	9.1	Hospital series
2003	Hadley 等[34]	南非（KZN）	1982—2002	42恶性+39良性	4.05	Hospital series
2003	Pinter 和 Hock[35]	匈牙利	1975—1983	142（+<1年）	15.7	Hospital Series
2003	Buyukpamukcu 等[36]	土耳其（安卡拉）	1972—2000	123	2.9	Hospital series
2006	Berbel 等[37]	西班牙（巴塞罗那）	1990—1999	72	7.2	Hospital series
2009	Costa	马来西亚	2000—2006	28	4.6	Hospital series
2010	Bhatnagar	葡萄牙（Sao Jao）	1996—2006	32	3.2	Hospital series
2012		印度（孟买）	13年	59	4.5	Hospital series

注：SIOP 即 International Society of Paediatric Oncology（国际儿童肿瘤学会）。

表 84.2　新生儿肿瘤的发病率

国家	作者	发病率	数据来源
英国	Barson[10]	每百万活产儿 70 例	National Survey by Pathologists（GB）[a]
英国	Oxford Children's Cancer Group[38]	每百万活产儿 17 例	Cancer Registry
英国	Manchester Children's Tumor Registry[39]	每百万儿童 121.29 例	Tumor Registry, population based[b]
美国	Bader 和 Miller[40]	每百万儿童 36.4 例	Third National Cancer Survey（USA）
瑞士	Plaschkes 和 Dubler[20]	每百万活产儿 93 例	Hospital activity analysis
匈牙利	Pinter 和 Hock[35]	每百万活产儿 100.5 例	Hospital activity analysis[c]
丹麦	Borch 等 [18]	每百万活产儿 23 例	Danish Cancer Registry（ICD）

[a] 良性 - 恶性。
[b] <1 岁（包含新生儿）包含白血病和淋巴瘤。
[c] <3 个月。

生儿中发生 1 例 [2]。曼彻斯特儿童登记中心（Manchester Children's Registry）估计，1 岁以下的所有儿童（包括白血病和淋巴瘤）的发病率为每百万 121.29 人次 [14]。

评估 NNT 真实发病率的困难之一是，死产婴儿和新生儿期死亡婴儿的发病数据往往没有上报。

年龄和性别

大多数 NNT 是在婴儿 1 到 4 周的时候被诊断出来的。出生时诊断出的恶性肿瘤较少，尽管出生时经常出现良性或潜在的恶性肿瘤。

除了视网膜母细胞瘤（男性占优势）和畸胎瘤（女性占优势）之外，在多数情况下不同性别的发病率没有显著差别。

产前诊断

随着常规产前超声筛查的出现以及技术的进步，许多 NNT 能够在产前被发现，特别是对于肾肿块 / 肿瘤、骶尾部混合性生殖细胞瘤以及身体其他部位的肿瘤的患儿。

神经母细胞瘤筛查项目也帮助发现了许多其他的肿瘤，但似乎没有影响总体预后。原因在于，尽管组织病理学特征是神经母细胞瘤，但其生物学特性却相对温和（例如日本的筛查项目中发现）[41]，绝大多数自我消退，但并非全部，其中 10%~20% 具有恶性组织学特征，并且可能进展。

临床特征

许多 NNT 表现为良性肿块，其中一些可能是偶然发现或产前超声诊断的。然而，NNT 临床行为有差异，来自国际儿童肿瘤学会的 12 个不同中心报道的 192 例患者中，有 34% 与转移性疾病相关。

病理学

新生儿肿瘤的分类存在一个特殊的问题，因为恶性肿瘤的组织学特征并不总是与临床行为相关。因此，NNT 至少有四个不同的临床分型：

①肿瘤可以根据常规标准明确诊断为恶性，除非

a. 表现得更像发生在年长儿童身上的肿瘤

b. 表现比预期更好

c. 表现比预期更糟

d. 表现出不可预测或不确定的行为

②肿瘤表现出局部侵袭特性，但不存在远处转移的恶性潜能

③良性肿瘤

a. 由于肿瘤的大小和特殊位置而危及生命

b. 具有恶性演变的趋势

④极端罕见，例如类似于成人型肿瘤的恶性肿瘤

肿瘤类型

发生于成人的癌症病种在儿童时期极为罕见，仅见于 1%~2% 的患者 [42]，其中间叶组织肿瘤仍然是最常见的。

各种组织学类型肿瘤的分布与其他的数据报道似乎相当（表 84.3）。国际儿童肿瘤学会 12 个不同国家的 192 例病例的研究（1987—1991 年）中，有 33 种不同类型的肿瘤发生在新生儿期 [27]。畸胎瘤是笔者自身数据报道 [25] 和其他数据报道中最常见的类型 [23,27]，其次是神经母细胞瘤，白血病和软组织肿瘤。某些肿瘤（例如视网膜母细胞瘤和脑肿瘤）的发病率因医院转诊模式而异。肾和肝肿瘤在新生儿期的发生率较低 [14]，其他类型的肿瘤往往是罕见的。

病因与癌变

儿童癌症的病因是多因素的，包括遗传和环境因素。这些肿瘤似乎开始于胎儿发育早期，暴露于潜在的环境干扰的时间窗很短。因此，遗传因素在其病因和发病机制中占主导地位。这可能涉及遗传性肿瘤中简单的遗传缺陷，那些自发形成的肿瘤可能涉及更复杂的过程。

表84.3 国际儿童肿瘤学会（SIOP）肿瘤注册 1987—1991 年

诊断	病例数
神经母细胞瘤	85
畸胎瘤	24
横纹肌肉瘤	13
视网膜母细胞瘤	10
中胚叶肾瘤	8
肝母细胞瘤	6
未分化肉瘤	5
组织细胞增生症	4
纤维瘤病	3
血管外皮细胞瘤	3
肾肿瘤（未分类）	3
卵黄囊瘤	3
脑肿瘤	2
绒毛膜癌	2
纤维肉瘤	2
肝肿瘤	2
原始神经外胚层瘤	2
血管纤维瘤	2
动室畸形	1
胚胎瘤	1
室管膜母细胞瘤	1
Ⅲ级和Ⅳ级胶质瘤	1
婴儿肌纤维瘤病	1
幼年性黄色肉芽肿	1
平滑肌肉瘤	1
黑色素瘤	1
神经纤维瘤	1
少突胶质瘤	1
横纹肌样瘤	1
睾丸癌	1
肾母细胞瘤	1
总计	192

新生儿肿瘤的遗传因素

在慢性髓系白血病患者中发现费城染色体受累的首例报道 [43] 提示许多癌症的病因与遗传机制有关，从而为诊断和预后开辟了新

的领域。肿瘤被认为主要是在细胞水平的一种遗传性疾病，与儿童和成人的非遗传性和遗传性恶性肿瘤都有关联[44]。这尤其适用于NNT，因为新生儿恶性肿瘤细胞多是单克隆的，有很高的染色体改变和特定基因突变的发生率，且具有明显的遗传恶变倾向。

因此，NNT提供了一个研究家族和遗传关联的独特机会，因为遗传因素和出生后不久的环境因素之间的相互作用很小。与老年患者中遇到的大多数恶性肿瘤相比，现代基因检测技术提供了潜在的预防机会[45]。

在解释这一发现时，应注意生殖系和体细胞基因变化之间的区别。举例来说，有10%~15%的儿童癌症报告了体细胞基因突变，在新生儿中，包括13三体、18三体和21三体。在21三体的病例中，白血病和腹膜后畸胎瘤的发病率增加，但其他实体瘤如神经母细胞瘤极为罕见[46]。此外，X连锁综合征如克兰费尔特（47XXY）综合征与生殖细胞肿瘤的发病率增加有关，而神经母细胞瘤的发病率减少。

基因调控除了可以解释肿瘤如何在围产期出现外，也可以部分解释某些肿瘤在围产期内的变异行为。

NNT的流行病学主要涉及三组遗传异常：①增加恶性肿瘤（例如视网膜母细胞瘤）患病风险的基因；②遗传因素相关的综合征，使恶性肿瘤发生风险增加；③基因通过增加对环境因素的易感性使肿瘤患病风险增加。

每种情况发生的频率受其在高危人群/家庭中的发生率影响。

导致恶性肿瘤高风险的基因

在过去20年里，大量的研究见证了癌症遗传机制方面取得的许多重大进展（占所有癌症的5%~10%）。这在NNT领域特别有意义。

其中最好的例子是RB1基因，它使视网膜母细胞瘤发生风险增加。其他例子包括利-弗劳梅尼综合征，它与横纹肌肉瘤、软组织肿瘤、乳腺癌、肾上腺皮质癌、脑肿瘤和白血病相关。

许多与儿童恶性肿瘤相关的基因突变似乎是自发性的，其机制可能是"双重打击"[47]或多基因致病。

肿瘤发展的"双重打击"或"多步骤过程"模型

虽然普遍认为肿瘤是一种与基因相关的疾病，但肿瘤的发生在多数情况下是多步骤的过程，即每一步骤可能与一个或多个不同的基因变异相关。

目前对这一过程的认识始于Knudson[47]，他试图探究儿童视网膜母细胞瘤，提出该肿瘤是由受精卵前（生殖）突变和受精卵后（体细胞）事件共同引起的。他所谓的"双重打击"理论是基于推测的统计数据，后来得到了Comings[48]的证实，他认为这两个事件都适用于RB1基因的突变。

这种"双重打击"模型已经发展成为一种被广泛接受的多基因或多步骤过程模型。它特别适用于遗传性癌症模型（可能包括NNT），其中遗传易感性发生在确定的生殖系突变的基础上，该突变导致第二等位基因（通常是抑癌基因）进一步失活引起肿瘤发展，从而导致致癌途径的早期激活。

这一理论为理解新生儿期发生的许多肿瘤的发病机制提供了基础，并已被证实适用于许多其他类型的肿瘤（例如视网膜母细胞瘤、肾母细胞瘤、神经母细胞瘤和其他肿瘤）。

在散发性肿瘤（与遗传性肿瘤相区别）中，多步骤过程更有可能存在。癌基因的初始突变激活通常与抑癌基因的非静态失活相关。这可能是一个早期事件，随后其他基因中出现一些独立的突变，进而允许肿瘤生长。

这是否适用于某些特殊情况（例如在这些已知的例子之外发生新生儿期肿瘤）仍然不清楚。这些肿瘤具有许多宿主特异性的特征，其中包括在某些情况下自发消退的可能性，更强的细胞修复能力，以及与儿童期后期发生的组织学上相似的肿瘤相比具有相对良好的预后。因此，有理由认为，对儿童癌症特别是早期癌症的基因值得进一步研究和关注。

由发育中的生殖细胞引起的儿童肿瘤也可能不同于成人肿瘤。由于癌症是由多种基因对细胞周期的异常影响而引起的，儿童期癌症（以及一些成人癌症）可能与产前发育有关。这种新的思维模式产生了一个被称为"健康和疾病的发展基础"的概念。

基因引发恶性肿瘤的机制包括癌基因激活、抑癌基因失活和表观遗传因素。

换句话说，受体的激活会改变基因表达并触发信号级联，进而影响转录因子。这必须考虑到除了基因突变之外影响基因表达的因素。这个过程由进一步的调控基因、转录因子和信号蛋白控制，可能影响 NNT 的多种宿主特异性特征，包括自发消退和细胞修复能力增强。NNT 的良好预后可能反映了新生儿期关键信号通路仍然活跃的可能性。另一方面，某些肿瘤（例如骶尾部畸胎瘤）的恶性潜能随着时间的推移而增加。

遗传决定的高危综合征

由于目前的基因检测方法可能无法识别特定肿瘤的确切基因机制，因此鉴定特定肿瘤的基因关联可能会受到阻碍。某些肿瘤（例如肾母细胞瘤）的致病因素似乎比其他肿瘤（例如视网膜母细胞瘤）更复杂。

在同卵双胞胎中的发生率以及家族性发病率的增加，说明一种特定的恶性肿瘤与特定位点基因之间存在关联。这可能不是研究中的特定肿瘤所独有的，可能与其他类型肿瘤的发病机制有关，例如白血病、淋巴瘤、中枢神经系统肿瘤、软组织肿瘤等与 RB1 和 WT1 基因等之间的联系。因此，评估与特定肿瘤类型相关的临床关联和综合征具有相当重要的意义。

孟德尔单基因相关综合征

染色体断裂缺陷或性分化障碍引起的综合征可能导致恶性肿瘤。孟德尔单基因相关综合征的一些恶性肿瘤的例子见表 84.4。

表 84.4 遗传综合征和儿童恶性肿瘤

染色体断裂综合征
布卢姆综合征
范科尼贫血
毛细血管扩张性共济失调综合征
着色性干皮病

神经嵴病变

神经纤维瘤病
结节性硬化症
特科特综合征
多发性黏膜神经瘤综合征
基底细胞痣综合征

代谢紊乱
酪氨酸血症（遗传性）
α_1 抗胰蛋白酶缺乏症
糖原分解（1型）

免疫缺陷病
性连锁淋巴增殖综合征
威斯科特 - 奥尔德里奇综合征
重症联合免疫缺陷病
X 连锁无丙种球蛋白血症

这些可能是常染色体显性、隐性或 X 连锁遗传。此外，某些性别差异性疾病也可能与不同儿童年龄组的癌症有关。常染色体显性遗传综合征包括家族性结肠息肉病、神经纤维瘤病、痣样基底细胞癌综合征（戈林综合征）、蓝色橡皮疱痣综合征和 Sotos 综合征等。骨骼异常如多发性外生骨疣、多骨纤维性结构不良和马富奇综合征也与较高的肿瘤发生率相关。这些肿瘤在新生儿期不常出现，而是为了数据完整性而添加的，但从遗传学的角度来看（即追踪家族中受影响的个体）是非常有趣的。

与肿瘤相关的常染色体隐性遗传综合征包括着色性干皮病、范科尼贫血、布卢姆综合征和毛细血管扩张性共济失调综合征等。布卢姆综合征包括紫外线敏感、生长迟缓、免疫缺陷以及早期发生的恶性肿瘤[49]，例如白血病和胃肠道恶性肿瘤。范科尼贫血还与白血病和肝癌有关。与常染色体隐性家族遗传相关的肿瘤以及与免疫缺陷 X 连锁隐性综合征相关的肿瘤常发生在新生儿期之后，这可能是某种程度的初始环境影响引起肿瘤发生。

EB 病毒可能是 X 连锁淋巴增殖综合征的致病因子[50]。脆性染色体综合征中与染色体断裂和修复缺陷相关的脆弱部位通过家族传播，高比例的遗传性和结构性脆性位点已经被定位到与人类癌症相关的遗传位点上[51]。这些染色体重排在 16 个遗传性脆性染色体位点中，至少有 6 个与恶性肿瘤相关，并且在其他非遗传性脆性染色体中也被确认[51]。在这些情况下，由于染色体的脆性，可能发生缺失和染色体断裂。如果脆弱的部位断裂接近原癌基因的位置，癌基因的激活可能导致细胞恶性转化。在性分化的几种疾病中性腺肿瘤的发病率增加了。

家族性癌症

尽管特定染色体片段丢失（杂合性）可能与某些肿瘤的发病有关[52-53]，来自父母任何一方的特定染色体在特殊情况下都会丢失。散发性肾母细胞瘤[55]中 11 号染色体上的母源性基因和 RB（视网膜母细胞瘤易感基因）两个等位基因在视网膜母细胞瘤和某些肉瘤（例如骨肉瘤）发生发展过程中的功能相继丧失[54]。染色体异常以外的遗传因素也可能参与某些恶变倾向在家族中的遗传。

对父母患有癌症的后代进行的大规模队列研究并未显示肿瘤的总体风险增加[54]，也很少有证据表明癌症治疗会带来额外的风险。在另一项对 82 例 NNT 的 36 名存活者的研究中，尽管有 3 名患者发现了染色体异常[56]——一名患者有 21 号染色体异常，一名患者有 13 号染色体三体，另一名是一个患有神经母细胞瘤的女孩，她的 9 号染色体上发现了一个独特的家族易位模式[38]——但作者发现恶性肿瘤的发病没有家族性聚集性且发病率并未增加，这与先前的研究结果一致[12,39-40]。在这些研究中，儿童肿瘤幸存者并未发现儿童肿瘤或肿瘤治疗的遗传效应。

与癌症遗传风险增加相关的其他综合征

虽然神经嵴病变伴发神经嵴异常有家族史，但相关肿瘤出现在新生儿期以后。嗜铬细胞瘤、神经纤维瘤病、Sturge-Wreber 综合征、结节性硬化症、希佩尔 - 林道病以及多发性内分泌肿瘤Ⅱ型都是其中的例子。

其他导致恶性肿瘤风险增加的先天性综合征包括肾母细胞瘤中的 11p 缺失综合征和德尼 - 德拉什综合征，贝 - 维综合征，唐氏综合征，以及神经纤维瘤病（NF1 基因）。唐氏综合征患者患白血病和其他肿瘤的风险增加[57]。类白血病反应在新生儿期可能更难区分[58]。神经纤维瘤病患者中发现神经纤维瘤病基因 1（NF1）异常，在 17q 上发现了许多不同的抑癌基因突变；在 22q 染色体上又发现了一个 NF2 抑制基因，突变可能导致听神经鞘瘤等神经肿瘤的发生。

贝 - 维综合征、德尼 - 德拉什综合征、过度生长综合征和 Perlman 综合征等以及其他过度生长综合征的表型存在一定的重叠。肾母细胞瘤病可能是这些综合征的一个表现，需要长期调查，因为这些可能使患者面临胚胎性肿瘤的风险。

表现为肾母细胞瘤、无虹膜、泌尿生殖道畸形和精神发育迟缓的 11p 缺失综合征与德尼 - 德拉什综合征之间还有其他联系[59]。后者包括性分化障碍、肾病和肾母细胞瘤的特征。虽然该综合征最初仅用于描述男性假两性畸形[59-60]，但目前也用于描述患两性畸形、肾病、肾母细胞瘤的女童[61]。11p13 染色体的基因突变（WT1 基因）和德尼 - 德拉什综合征密切相关，这可能是该综合征的分子标记，在大多数病例中发现的点突变的确切位点位于 WT1 基因 9 号外显子，其影响氨基酸残基 394 精氨酸[61]。另外，也存在其他肿瘤之间的关联，如肝母细胞瘤、肾上腺皮质癌、肾母细胞瘤，这可能共存于 6%~10% 的患者中。

与肿瘤风险增加相关的遗传因素包括酪氨酸血症、MEN-Ⅱ和 MEN-Ⅲ综合征、先天性肾上腺皮质增生症、基底细胞痣综合征和利-弗劳梅尼综合征[62]。易患恶性疾病的遗传突变包括 *WT1* 基因突变，11p13 染色体缺陷通常是典型的形式。另一个例子是神经纤维瘤病基因 1(*NF1*)，它在一些肿瘤中很常见。在某些肿瘤中有基因扩增的报道，在神经母细胞瘤中发现了扩增的 N-myc 和 N-ras 癌基因。这种 N-myc 扩增已被证实提示肿瘤具有更强的恶性程度。

先天畸形

先天畸形与肿瘤的形成有关[<1 岁 vs. >1 岁(比值比为 16.8,95% 置信区间为 3.1~90)]。据报道发生在 15% 的 NNT 患儿伴发先天畸形。在最近的一项研究中，72 例 NNT 患者中有 15 例伴有先天性异常[63]。遗传因素在发育中的作用，先天性结构畸形与肿瘤(例如神经母细胞瘤[64])之间的关联也越来越清楚。

对环境毒素的敏感性可能增加

除了遗传因素的作用，环境暴露(虽然在新生儿时期作用有限)也是促进肿瘤发生的重要角色。

虽然新生儿刚出生时暴露于环境中的有毒物质是有限的，但影响母亲的环境因素也可能影响到未出生的婴儿，包括电离辐射、妊娠期间服用的药物、母亲感染和肿瘤，以及先天畸形。

因此，妊娠期发生的事件可能对 NNT 的发展具有重要意义，环境和遗传因素都可能影响后代 NNT 的发生和发展。环境暴露可能影响发育过程中的一些重要信号级联。举例来说，正常的发育机制受到多种遗传和环境因素影响，在这一时期发生的表观遗传特征受到影响[65]，进而干扰调控正常发育和肿瘤发生，相关机制正在进一步研究中[66-67]。NNT 环境暴露较少，这表明环境因素在 NNT 发病机制中并非起主要作用。然而，在一些成人肿瘤中暴露于环境毒素的患者已经证实了环境因素对表观遗传因素的影响[68]。

因此，有理由认为，对那些可能影响这一过程的遗传和环境因素的研究，有可能提供关于癌症病因和肿瘤发展史的相关信息，包括它们的发展和进展。

不断进步的分子生物学技术提高了儿童肿瘤研究的分子流行病学水平，人们可能通过生物标记物(例如脐带血 DNA 突变)来描述暴露与随后的新生儿健康影响之间的联系[69]。

辐射诱发肿瘤

环境影响的其中一个例子是电离辐射，它显然与许多儿童肿瘤的病因有关。这可能包括产前和产后接触。暴露于产前或新生儿辐射后，肿瘤的发生率或肿瘤发生在更小年龄的趋势与暴露的剂量有关[70]。这也适用于在产前或新生儿期施用的体内沉积的放射性核苷酸[71]。

实验证据表明，电离辐射会导致基因缺失、点突变、易位和其他遗传异常，因此可能发生基因组不稳定，进而导致恶性转化。利-弗劳梅尼综合征小鼠模型(p53 缺陷小鼠)对电离辐射的易感性增加，这表明在肿瘤的发展过程中存在一些环境影响[72]。

药物在妊娠期的作用

越来越清楚的是，胎儿暴露于内分泌干扰物和激素活性物质(例如己烯雌酚)会影响生殖异常和代谢紊乱的发生率，从而影响癌症[73]。药物可能作为致癌物或共致癌物(与其他药物结合，或者在某种特定的遗传背景下)。还有明确的证据表明，母亲服用某些特定药物可能导致孩子患上肿瘤。其中一个最好的例子是胎儿海因综合征[74]。有一些证据表明，妊娠期间服用雌激素可引起肿瘤，骶尾部畸胎瘤也与母亲摄入乙酰唑胺有关[75]。这可能是一个比最初想象更严重的问题。Satgé 等[76]研究表明 89 例 NNT 患者中 39 例(44%)有服药史，39 例肿瘤中恶性 9 例，主要类型为神经母细胞瘤和畸胎瘤。确定了三组药物：IARC组 1，己烯雌酚和口服避孕药；IARC组 2，可能对人类致癌；IARC 组 3，其中没有任何关联被证实。迄今为止，维生素 K 与癌症发生的关系仍不确定[77]。

环境暴露

在环境暴露方面，流行病学的研究结果并不一致，只确定与吸烟等危险因素存在微弱关联[78]。在流行病学上很难确定其他环境因素如电磁辐射暴露的关联。

新生儿肿瘤的临床联系

视网膜母细胞瘤

许多关于遗传学和儿童肿瘤之间已知的关系的认识，实际上基于 Knudson[47] 的开创性工作。1971 年，Knudson 根据对遗传性和非遗传性病例的年龄分析，提出了视网膜母细胞瘤发生的"双重打击理论"。他认为这些肿瘤是由两个不同的基因事件引起，基于这个假说进一步推测，这些事件可能是同一个RB1 基因的突变。研究表明，90% 的 RB1 基因突变的个体会发生视网膜肿瘤。少数患者（5%）有额外的相关遗传性疾病（例如 13q14 的缺失或易位）。

迄今为止，260 多个基因的失控表达与视网膜母细胞瘤相关。对这些基因功能的了解不仅为视网膜母细胞瘤的癌变提供了有价值的理解，而且还发现了目前正在研究中的潜在治疗靶点（例如 MCM7 和 WIF1）[79]。

视网膜母细胞瘤仍然是儿童最常见的眼肿瘤，诊断的平均年龄为双侧 11~12 个月，单侧 23 个月。如果有很明显的家族史且怀疑度高，可在围产期做出诊断。

视网膜母细胞瘤蛋白（retinoblastoma protein, pRB）是参与细胞周期控制的基因，通过调节其活性可以与许多转录因子相互作用。因此，在许多人类癌症中已经观察到 pRB（RB/RB1）途径的调控和 / 或突变，这表明它在肿瘤发生中起着重要作用。RB1 基因突变的患者有可能在成年早期发展成其他肿瘤，如骨肉瘤、纤维肉瘤、黑色素瘤，甚至乳腺癌。

神经母细胞瘤

神经母细胞瘤是儿童期最常见的恶性实体瘤之一，发现时常常已经是进展期，常广泛转移至骨髓、骨皮质、肝、淋巴结和肺。肿瘤起源于神经嵴，可起源于交感神经链分布的任何部位。超过 90% 的神经母细胞瘤有分泌生化物质的活性，儿茶酚胺代谢物可在尿液中被检测到，这有助于诊断。

遗传因素在发育过程中起着重要作用，也与肿瘤恶性病变有着重要联系。最近有一项报告显示，先天畸形与神经性脑损伤之间存在正相关（比值比为 2.2，95% 置信区间为 1.1~4.5）[64]，与年龄 <1 岁的肿瘤（比值比为 16.8，95% 置信区间为 3.1~90）尤其相关，而与年龄 >1 岁的肿瘤呈负相关。

神经母细胞瘤本身可能在围产期有独特的临床表现。虽然已知在新生儿期会发生自然消退，但似乎并不局限于胎儿期或 IVS 期神经母细胞瘤（微小原发性肿瘤，肝、皮肤和 / 或骨髓转移）。值得注意的是，侵袭性神经母细胞瘤的特征是细胞周期基因的表达增加，而更成熟的形式（例如神经节细胞瘤和节细胞神经母细胞瘤，主要表达与神经发育相关的基因）与相对良性的发展有关。

值得注意的是，一些围产期神经源性肿瘤有 N-myc 扩增。尽管其作用尚不确定，但另外一些癌基因会改变其他基因，如 β 联蛋白，从而导致细胞过度生长（例如 MYCN 的激活素 A）。

某些肿瘤虽然表面恶性，但可能会自发消退，而另外一些肿瘤则呈弥漫性且侵袭性变强。研究表明，在大多数大规模筛查的围产期患者中，神经母细胞瘤的预后是比较好的[19,80]，这表明有某种生物学特性或发育信号通路在围产期起作用。此外，IVS 期神经母细胞瘤尽管肿瘤广泛分布（包括弥漫性增大的肝脏和广泛的皮下蓝莓松饼病变），但临床预后仍然相对较好。

80% 的神经母细胞瘤细胞都具有分子遗传学特性，其中许多具有生物学和临床意义，可作为预后因素，对指导治疗具有重要价值。

其中最重要的是 MYCN 扩增、1p 染色体缺失、多倍体、17q 染色体的附加拷贝、神经营养因子基因 TRKA 的表达，以及多个区域的杂合性丢失（loss of heterozygosity, LOH）和拷贝数增加。在许多情况下，缺陷发生于 1 号、11 号和 17 号染色体上。最近在 95% 的研究病例中报告了 17q 的拷贝数增加[81]，伴随 1 号染色体短臂的缺失（1p36.1-1p36.3）。三分之一的病例出现 1p-LOH[82]，而抑癌基因 11q23.3 的失活被发现是更为常见的恶性预后因素，见于高达 68% 的患者[83]。11q 和 1p 染色体上的 LOH 大多伴有拷贝数丢失，这表明纯合子缺失，它也与染色体 3p-LOH 的发生高度相关。

在 4p、6q、9q、10q、12q、13q、14q、16q、22p 和 22q 发现了额外的染色体异常[84]。N-myc 癌基因的扩增（通常在 2 号染色体上发现）与更晚期的恶性肿瘤有关，是不良的预后征象[85]。围产期神经母细胞瘤 N-myc 扩增很少见，但 10%~20% 的患儿有不良的组织学特征。最近对无 MYCN 扩增的高危神经母细胞瘤的研究表明，其他癌基因可能通过改变 β 联蛋白信号（β 联蛋白的一个转录靶点）来解除 MYC 的调控，这表明 MYCN 基因与其他信号通路有一定程度的相互依赖性[86]。最新报道 MYCN 下调激活素 A，可能导致神经母细胞瘤细胞的生长抑制信号转导减少，从而导致细胞过度生长的现象[87]。此外，TrkA 的表达最近被证明能够抑制神经母细胞瘤的血管生成和肿瘤生长，这可能是一种新的治疗靶点[88]。还需要注意的是，p53 基因突变在神经母细胞瘤中是不存在的[89]，但它在儿童的其他肿瘤中存在。

围产期神经母细胞瘤很少具有 N-myc 扩增，并有机会自然消退。然而，这种发生在新生儿身上的自发消退并不局限于胎儿期或

IVS 期。细胞周期基因的表达增加预示着神经母细胞瘤具有更强的侵袭性。另一方面，较成熟的神经节细胞瘤和节细胞神经母细胞瘤亚型表达与神经发育相关的基因有关。

神经母细胞瘤的基因组学研究揭示了一些可能的生物学机制，解释了某些情况下的自发消退现象。其中包括神经营养因子缺乏、体液或细胞免疫、端粒酶活性丧失和表观遗传调控的改变[90]。

畸胎瘤

生殖细胞肿瘤约占全球儿童恶性肿瘤的 3%，发生于性腺（男性和女性）和性腺外部位。流行病学应将流产和死产统计在内，因为畸胎瘤相关死亡率很高。儿童畸胎瘤多发于骶尾部及性腺。骶尾部肿瘤大多在出生时没有恶性侵袭性表现，如果在婴儿 3 个月前进行完整的手术切除，大多数不会发生远处转移。在这之后，如果有残留肿瘤的存在，恶性进展的风险就会增加，年龄较大的儿童可能需要化学治疗（简称"化疗"）和延迟手术切除。

畸胎瘤被认为起源于原始生殖细胞。在一个特定的实验小鼠品系（品系 129）中发现了自发性性腺畸胎瘤的遗传倾向[91]。家族性复发与染色体显性遗传相关，并且肛门直肠相关的骶前肿块的发生也出现了孟德尔显性遗传倾向[92]。肛门闭锁和半骶骨患者骶前肿块的发生率很高，肿块往往是畸胎瘤，有时可能是恶性的，最近的证据表明与 7 号染色体长臂异常和库拉里诺综合征相关[93]。纵隔畸胎瘤往往在中期妊娠已显露[94]。对化疗的敏感性和可靠的肿瘤标志物是重要的预后因素。

软组织肿瘤

软组织肿瘤在儿童期并不少见，大多数是结缔组织良性病变，其中有一些极具侵袭性。可以说，在儿童期有三组不同的软组织

肿瘤（即先天性纤维肉瘤、横纹肌肉瘤和非横纹肌肉瘤）[95]。

Spicer[96] 对先天性纤维肉瘤进行了分类，以区别于更具侵袭性的纤维肉瘤，其组织病理学特征与成人相似，因为它们大多预后良好，很少转移。根据预后和转归对软组织肿瘤进行分类，中等预后的肿瘤包括横纹肌肉瘤、周围神经外胚层肿瘤（peripheral neuroectodermal tumor，PNET）、未分化肉瘤和恶性黑色素瘤，而预后较差的肿瘤包括卡波西肉瘤、恶性神经鞘瘤、神经肌肉错构瘤和幼年型玻璃样纤维瘤病，以及内脏纤维瘤病。

横纹肌肉瘤

横纹肌肉瘤占新生儿恶性肿瘤的 10%[97]，是最常见的恶性软组织肿瘤，甚至在围产期也是如此[21]。它有许多不同的遗传学关联，表现出不同的组织学亚型，并与许多遗传综合征相关（例如贝 - 维综合征、利 - 弗劳梅尼综合征、11p 缺失综合征和神经纤维瘤病 1 型）。这是横纹肌肉瘤在新生儿期早期出现的遗传基础。

相关的遗传变异包括胚胎性肿瘤中 11 号染色体短臂（11p15 位点 12）的杂合子缺失，从而导致胰岛素样生长因子 Ⅱ 基因的过度表达。同样，腺泡状横纹肌肉瘤的一个亚型在染色体 2 和 13 之间有一个独特的染色体易位，即 t(2;13)(q35;q14)[98-99]，这和控制神经肌肉发育的 PAX3 基因的连接点比较近[100]，另外，PAX/FKHR 融合基因在多达 60% 的腺泡状横纹肌肉瘤中被发现。另外 10% 的预后特别差的患者也可能携带尤因肉瘤（EWS/ETS 融合基因，偶尔与 PAX/FKHR 基因同时存在）。

另外还有许多遗传变异已经被报道，包括染色体 2、7、8、11、12、13q21 和 20 的扩增，以及 1p35-36.3、6、9q22、14q21-32 和 17[101] 的丢失。1p36[102] 的进一步丢失对应于成对的 PAX 7 家族的位点，这在腺泡状横纹肌肉瘤中具有特征性改变。较有趣的是 1p 区，因为

它也与神经母细胞瘤有关。p53 抑癌基因突变也与不良结局相关。

软组织肿瘤与贝 - 维综合征

贝 - 维综合征（巨结肠、巨舌、脐膨出和偏身肥大症）与遗传和 / 或表观遗传改变有关，其 11p15.5 染色体上的基因表达有所改变。尤其是在存在偏身肥大症的情况下，软组织肿瘤的风险增加（约 7.5%）。肿瘤发生与异常的肌源性转录因子（MyoD、Myogenin 和 Myf5）以及 PAX/FHKR 嵌合转录因子有关。其他融合基因如结缔组织增生性小圆细胞肿瘤中的 EWS/WT1，透明细胞肉瘤中的 EWS/ATF，滑膜肉瘤中的 SSX/SYT，以及脂肪肉瘤中的 TLS/CHOP 也都有报道[103-105]。横纹肌肉瘤中 MyoD 的过度表达被认为可以抑制肌细胞的发育，并能够提示这些肿瘤的特征。

贝 - 维综合征及相关的肾母细胞瘤、肝母细胞瘤和偏身肥大症的患者肿瘤风险增加，这可能是由于 11p15 区域的复杂遗传 / 表观遗传异常。特定的癌症风险与基因的特定区域有关[106]，在 H19 或 LIT1 发生异常甲基化区域是最常见的具有表观遗传性的结构异常，结果未翻译的 RNA 被记录在 11p15 的基因上。也有文献报道发现 H19 DNA 甲基化的变异显著增加［即 56%（9/16）vs. 17%（13/76）；P = 0.002］，但 LIT1 没有改变。

尤因家族肿瘤

尽管尤因肉瘤的起源细胞尚不清楚，但尤因肿瘤家族最常见的是一种特殊的易位，这种易位导致了促进恶性转化的 EWS/FLI1 融合蛋白的表达[107]。虽然已经确定了一些 EWS/FLI1 下游靶点，但确切的致癌机制仍不确定。目前认为，FLI、ERG、FEV、ETV1 和 ETV4 基因似乎与嵌合形成有关，嵌合形成均上调 EAT-2（先前描述的 EWS/FLI1 靶点）。EWS/FLI1 功能障碍似乎导致视网膜母细胞瘤（pRB）家族蛋白的功能激活，这些蛋白可能是导致癌转化的关键介质[108]。

肝母细胞瘤

肝母细胞瘤是最常见的儿童恶性肝肿瘤，尤其发生在年龄较小的儿童身上，而且还与新生儿的低出生体重有关[109]。

尽管多达三分之一的肝母细胞瘤与先天性异常有关，但大多数病例是散发性的，其分子发病机制尚不清楚，家族性发病极为罕见，但结肠家族性腺瘤性息肉病（familial adenomatous polyposis，FAP）除外[110]。因此，FAP-APC 基因突变导致转录激活的机制越来越清晰。

在肝母细胞瘤的发展过程中，也有相当多的证据支持与 2 三体、8 三体和 20 三体相关[111]。此外，染色体 1q2（2q24）、8q 和 20 的增加似乎与预后不良有关。与贝 - 维综合征和偏身肥大症的关联表明它们有一个共同的遗传途径（即 11p15 位点的 LOH，它包含胰岛素样生长因子 II 和 H19 基因）。

先天性肝母细胞瘤在不常见部位（即大脑[112]、虹膜及脉络膜[113]、胎盘[114]）发生多发性不稳定病变的患儿预后差，其发生机制可能是妊娠期肿瘤通过胎儿循环播散。

一种新的关联是 CTNNB1（β 联蛋白）基因与肝母细胞瘤的关联，特别是与胚胎亚型的关联。报道指出，该基因在肝母细胞瘤中的突变率差异很大（13%~70%）。然而，2011 年的 SIOPEL 研究发现，肝母细胞瘤标本中 β 联蛋白的异常表达率为 87%（85/98）。79% 的病例发现甲硫氨酸激活的 β 联蛋白[115]。

肾母细胞瘤

肾母细胞瘤是最常见的小儿肾肿瘤，发病高峰年龄为 3~4 岁。虽然在新生儿期很少见，但同时出现双侧肾母细胞瘤、家族性病例和异常的患者明显幼龄化。与无虹膜、先天性泌尿生殖道异常和偏身肥大症相关的易感因素可能与肾母细胞瘤形成有关，这可能导致早期肾母细胞瘤（表 84.5）。

表 84.5　与肾母细胞瘤相关的综合征

1	无虹膜（0.75%~1%）
2	偏身肥大症（3.3%）
3	贝 - 维综合征（3.7%）
4	肌肉骨骼异常（2.9%）
5	泌尿生殖系统异常（5.2%）
6	与肾母细胞瘤相关的其他综合征

德尼 - 德拉什综合征
　肾母细胞瘤
　男性假两性畸形
　肾小球肾炎
　肾病综合征
　肾衰竭
11p 缺失综合征
　肾母细胞瘤
　肛门直肠畸形
　泌尿生殖系统畸形
　精神发育迟缓
贝 - 维综合征
Klippel-Trelaunay 综合征
其他相关肿瘤
　肝母细胞瘤（肾母细胞瘤患者中有 6%~10%）
　肾上腺皮质癌

与其他肿瘤（例如视网膜母细胞瘤）相比，与肾母细胞瘤相关的遗传因素要复杂得多。许多与肾母细胞瘤发生有关的基因参与了肾单位祖细胞或微 RNA（microRNA，miRNA）处理途径的调控。目前的研究表明 miRNA 在肾母细胞瘤病因学中起着重要作用[116]。家族关联已被证明是常染色体显性性状的一部分，约占 1%，女性略占优势，尤其是在多生发中心性和双侧肿瘤中。

肾母细胞瘤与至少两种遗传变异（即 11p13，11p15）相关。肾母细胞瘤与 11p 缺失综合征和德尼 - 德拉什综合征之间存在关联[60-61]，研究发现 11p13（WT1 基因）的一个拷贝的短臂中有一个染色体结构缺失。

肾母细胞瘤的 Knudson 模型已通过 WT1 基因变异的分子鉴定得到验证[117-118]。WT1 基因编码一种转录因子，它既可以作为抑癌基因[119]，也可以作为肾胚胎发育的重要调节因子。该基因的缺失通过编码锌指转录因子导致肾母细胞瘤[120]的发生，锌指转录因子结合富含 GC 的序列，并充当许多生长因子（包括 IGF-2）的转录激活或抑制因子[121]，这可能是 *WT1* 基因在肾母细胞瘤发病机制中的一种可能解释。

WT1 基因变异仅存在于大约 20% 的肾母细胞瘤患者，这提示肾母细胞瘤与其他的遗传分子相关。尽管与 *WT1* 基因有一些重叠，但不同基因的组合可占肾母细胞瘤的三分之一[122]。

除了 11p13 的 *WT1* 基因外，还有证据表明 11p15 的 *WT2* 基因与贝 - 维综合征相关。

此外，在 1p35-p36（DIS247）的杂合性丢失（LOH）的高频率报告提示其与肾母细胞瘤的发病有关[123]。此外，基因（例如 *WT3* 和 *WT4*）似乎也与肾母细胞瘤的发生有关，如 1q 的增加和 22 号染色体的缺失与肾母细胞瘤的预后差有关。

最近，*WTX* 基因（Xq11.1）突变在肾母细胞瘤中被报道。有趣的是，11p15 变异和 *WTX* 基因在这些肿瘤中似乎具有相似的调节性。

此外，相关分子信号通路还有报道。WNT/β 联蛋白信号通路（*CTNNB1* 基因，编码 β 联蛋白）之间的联系也是已知的[124-125]。此外，MYCN 与无复发和总生存率的降低有关，与组织学发现无关[126]。此外，16q 的 LOH 在 20%~30% 的肾母细胞瘤中发现，p53 的改变似乎也需要进展到间变性亚型。此外，与 p53 类似物（p73 和 p63/KET）的关联表明，与 p53 家族的关联可能对细胞生长和分化很重要。PAX6 单倍剂量不足可能与无虹膜有关[127-128]。

然而，家族性肾母细胞瘤并非定位到 11 号染色体，因为已知基因 *FWT1* 位于 17q12-q21，*FWT2* 位于 19q13。其他易感基因仍有待鉴定。

其他肿瘤

其他与肿瘤相关的遗传异常，如 5q 染色体杂合性丢失、结肠家族性息肉病基因鉴定、结肠癌 17q（p53）和 18q（DCC）抑癌基因缺陷、8 号染色体长臂末端与 14 号染色体易位，C-myc 调节的改变或 Burkitt 淋巴瘤中 p53 的改变[129]，都与儿童肿瘤发生相关，但与新生儿期没有特别的联系。

产前诊断肿瘤

产前诊断肿瘤的临床探讨

强调 NNT 产前诊断的原因是多方面的，包括以下几点：①妊娠期常规超声检查提高了对 NNT 的检出率，使得尚不清楚的肿瘤自然史和最佳治疗方法逐渐彰显；②增加对肿瘤病理生理学和生物学行为的认识和理解，可以减少不必要的有害治疗形式；③这些肿瘤的分子遗传学识别了危险因素，并为理解其他肿瘤的致癌作用提供了模型；④环境因素和致畸因素可能被识别。

所有的证据都表明，NNT 的自然病史与年龄较大的儿童的肿瘤的自然病史不同（大多数前者更好）。这一行为的基础在很大程度上是未知的，而且缺乏这一群体的确凿流行病学和病原学数据。

重要的是继续鉴定这些肿瘤的遗传联系，并进一步研究鉴定与恶性肿瘤相关的癌基因。此外，研究具有恶性肿瘤遗传易感性的家族，以确定可能与特定肿瘤相关或不相关的特定基因位点，这一点也很重要。由于这些肿瘤的罕见性，国际合作研究是实现这一目标的必要条件。

治疗方案

关于 NNT 的最佳治疗和长期疗效[12]以及需要考虑的治疗措施的影响，目前尚缺乏客观资料[13,130-132]。

（丁浙玉 译 舒强 审校）

参考文献

1. Birch JM, Blair V. The epidemiology of infant cancers. *Br J Cancer* 1992; 66(Suppl XVIII): S52–4.
2. Bader JL, Miller RW. US Cancer incidence and mortality in the first year of life. *Am J Dis Child* 1979; 133: 157–9.
3. Fossati-Bellani F. Neonatal malignancies in Neonatology: A practical approach to neonatal diseases. In: Buonocore G et al. (eds). *A Practical Approach to Neonatal Diseases*. Milan: Springer-Verlag, 2012: 858–68.
4. Scotting PJ, Walker DA, Perilongo G. Childhood solid tumours: A developmental disorder. *Nat Rev Cancer* 2005; 5: 481–8.
5. Hanson MA, Gluckman PD. Developmental origins of health and disease: New insights. *Basic Clin Pharmacol Toxicol* 2008 February; 102(2): 90–3.
6. Soto AM, Maffini MV, Sonnenschein C. Neoplasia as development gone awry: The role of endocrine disruptors. *Int J Androl* 2008 April; 31(2): 288–93.
7. Grandjean P. Late insights into early origins of disease. *Basic Clin Pharmacol Toxicol* 2008 February; 102(2): 94–9.
8. Heindel JJ. Animal models for probing the developmental basis of disease and dysfunction paradigm. *Basic Clin Pharmacol Toxicol* 2008 February; 102(2): 76–81.
9. Moore SW, Satgé D, Sasco AJ, Zimmermann A, Plaschkes J. The epidemiology of neonatal tumours. Report of an international working group. *Pediatr Surg Int* 2003; 19: 509–19.
10. Anderson DH. Tumours of infancy and childhood. *Cancer* 1951; 4: 890–906.
11. Fraumeni JF Jr, Miller RW. Cancer deaths in the newborn. *Am J Dis Child* 1969 February; 117(2): 186–9.
12. Crom DB, Wilimas JA, Green AA, Pratt CB, Jenkins JJ, Behm FG. Malignancy in the neonate. *Med Pediatr Oncol* 1989; 17: 101–4.
13. Campbell AN, Chan HSL, O'Brien A, Smith CR, Becker C. Malignant tumours in the neonate. *Arch Dis Child* 1987; 62: 19–23.
14. Barson AJ. Congenital neoplasia: The society's experience. *Arch Dis Child* 1978; 53: 436.
15. Gale GB, D'Angio GJ, Uri A, ChattenJ, Koop CE. Cancer in the neonate: The experience of the childrens hospital in Philadelphia. *Pediatrics* 1982; 70: 409–13.
16. Las Heras J, Isaacs H. Congenital tumours. *Birth Defects* 1987; 23: 421–31.
17. Davis CF, Carachi R, Young DG. Neonatal tumours in Glasgow 1955–1986. *Arch Dis Child* 1988; 63: 1075–8.
18. Borch K, Jacobsen T, Olsen JH, Hirsch FR, Hertz H. Neonatal cancer in Denmark 1943–1985. *Ugeskr Laeger* 1994; 10: 156[2], 176–9.
19. Isaacs H. Perinatal (congenital and neonatal) tumours: A report of 110 cases. *Pediatr Pathol* 1985; 3: 165–216.
20. Plaschkes J, Dubler M. Neoplasmen beim neugeborenen. Medical Faculty, University of Bern, Switzerland, 1989.
21. Mur N. Neonatal malignant tumours: A retrospective experience. *Br J Cancer* 1992; 66(suppl XVIII). Paper presented at Cancer in the Very Young conference, St James University Hospital, Leeds September 1990.
22. Werb P, Scurry J, Oestoer A, Fortune-Attwood M. Survey of congenital tumours in perinatal necropsies. *Pathology* 1992; 24: 247–53.
23. Parkes SE, Muir KR, Southern L, Cameron AH, Darbyshire PJ, Stevens MCG. Neonatal tumours: A thirty year population based study. *Med Pediatr Oncol* 1994; 22: 309–17.
24. Tenturier C et al. Tumours solides malignes neonatales. Apropros de 75 cas. *Arch Fr Pediatr* 1992; 49: 187–92.
25. Moore SW, Kaschula ROC, Rode H, Millar AJW, Karabus C. The outcome of solid tumours occurring in the neonatal period. *Pediatr Surg Int* 1995; 10: 366–70.
26. Xue H, Horwitz JR, Smith MB, Lally KP, Black CT, Cangir A et al. Malignant solid tumours in Neonates: A 40 year review. *J Pediatr Surg* 1995; 30: 543–5.
27. Plaschkes J. Epidemiology of neonatal tumours. In: Puri P (ed). *Neonatal Tumours*. London: Springer-Verlag, 1996: 11–22.
28. Chakova L, Stoyanova A. Solid tumours in newborns and infants. *Folia Med (Bulgaria)* 1996; 38: 39–43.
29. Zhou X, Du X. A clinicopathological analysis of 15 cases with congenital tumours in fetus and newborn (English abstract). *Chung Hua Fu Chan Ko Tsa Chin* 1998; 33(5): 290–2.
30. Gurney JG, Ross JA, Wall DA, Bleyer WA, Severson RK, Robison LL. Infant cancer in the U.S.: Histology-specific incidence and trends, 1973 to 1992. *J Pediatr Hematol Oncol* 1997; 19(5): 428–32.
31. Halperin EC. Neonatal neoplasms. *Int J Radiat Oncol Biol Phys* 2000; 47(1): 171–8.
32. Rao S, Azmy A, Carachi R. Neonatal tumours: A single centre experience. *Pediatr Surg Int* 2002; 18: 306–9.
33. Sbragia L, Paek BW, Feldstein VA, Farrell JA, Harrison MR, Albanese CT et al. Outcome of prenatally diagnosed solid fetal tumors. *J Pediatr Surg* 2001; 36: 1244–7.
34. Hadley GP, Govender D, Landers G. Malignant solid tumours in neonates: An African perspective. *Pediatr Surg Int* 2002; 18(8): 653–7.
35. Pinter A, Hock A. Cancer in neonates and infants: National survey of 141 patients. In: Thomasson B, Holschneider AM (eds). *26th Congress of Scandinavian Association of Paediatric surgeons, Stockholm 22–24 May (Supplement)*. Stuttgart: Hippokrates Verlag, 1986: 180–4.
36. Buyukpamukcu M, Varan A, Tanyel C, Senocak ME, Gogus S, Akyuz C et al. Solid tumors in the neonatal period. *Clin Pediatr (Phila)* 2003; 42(1): 29–34.
37. Yeap BH, Zahari Z. Neonatal tumours in Malaysia: A call for heightened awareness. *Pediatr Surg Int* 2009; 26(2): 207–12.
38. Satge D, Moore SW, Stiller CA, Niggli FK, Pritchard-

Jones K, Bown N et al. Abnormal constitutional karyotypes in patients with neuroblastoma: A report of four new cases and review of 47 others in the literature. *Cancer Genet Cytogenet* 2003; 147(2): 89–98.

39. Li FP, Cassady JR, Jaffe N. Risk of second tumors in survivors of childhood cancer. *Cancer* 1975 April; 35(4): 1230–5.

40. Weinberg AG, Schiller G, Windmiller J. Neonatal leukaemoid reaction: An isolated manifestation of mosaic trisomy 21. *Am J Dis Child* 1982; 136: 310–1.

41. Hachitanda Y, Ishimoto K, Hata J, Shimada H. One hundred neuroblastomas detected through a mass screening programme in Japan. *Cancer* 1994; 74: 3223–6.

42. Satgé D, Philippe E, Ruppe M et al. Les carcinomes neonatalis. Revue de la literature a propos d'un cas. *Bull Cancer* 1988; 75: 373–84.

43. Nowell PC. The minute chromosome (Phl) in chronic granulocytic leukemia. *Blut* 1962 April; 8: 65–6.

44. Nowell PC, Croce CM. Chromosomal approaches to the molecular basis of neoplasia. *Symp Fundam Cancer Res* 1986; 39: 17–29.

45. Quinn E, McGee R, Nuccio R, Pappo AS, Nichols KE. Genetic Predisposition to neonatal tumors. *Curr Pediatr Rev* 2015; 11(3): 164–78.

46. Satge D, Sasco AJ, Carlsen NL, Stiller CA, Rubie H, Hero B et al. A lack of neuroblastoma in Down syndrome: A study from 11 European countries. *Cancer Res* 1998; 58(3): 448–52.

47. Knudson AG Jr. Mutation and cancer: Statistical study of retinoblastoma. *Proc Natl Acad Sci USA* 1971; 68: 820–3.

48. Comings DE. A general theory of carcinogenesis. *Proc Natl Acad Sci USA* 1973; 70: 3324–8.

49. German J, Passarge E. Bloom's syndrome. XII. Report from the Registry for 1987. *Clin Genet* 1989 January; 35(1): 57–69.

50. Purtilo DT, Sakamoto K, Barnabei V, Seeley J, Bechtold T, Rogers G et al. Epstein–Barr virus-induced diseases in boys with the X-linked lymphoproliferative syndrome (XLP). *Am J Med* 1982; 73: 49–56.

51. Yunis E, Sieber WK, Akers DR. Does zonal aganglionosis really exist? Report of a rare variety of Hirschsprung's disease and review of the literature. *Pediatr Pathol* 1983; 1(1): 33–49.

52. Toguchida J, Ishizaki K, Sasaki MS, Nakamura Y, Ikenaga M, Kato M et al. Preferential mutation of paternally derived RB gene as the initial event in sporadic osteosarcoma. *Nature* 1989 March 9; 338(6211): 156–8.

53. Schroeder WT, Chao LY, Dao DD, Strong L, Pathak S, Riccardi V et al. Nonrandom loss of maternal chromosome 11 alleles in Wilms tumors. *Am J Hum Genet* 1987 May; 40(5): 413–20.

54. Toguchida J, Ishizaki K, Sasaki MS, Nakamura Y, Ikenaga M, Kato M et al. Preferential mutation of paternally derived RB gene as the initial event in sporadic osteosarcoma. *Nature* 1989 March 9; 338(6211): 156–8.

55. Schroeder WT, Chao LY, Dao DD, Strong L, Pathak S, Riccardi V et al. Nonrandom loss of maternal chromosome 11 alleles in Wilms tumors. *Am J Hum Genet* 1987 May; 40(5): 413–20.

56. Hawkins MM. Pregnancy outcome and offspring after childhood cancer. *BMJ* 1994; 309(6961): 1034.

57. Moore SW. Genetic and clinical associations of neonatal tumours. In: Puri P (ed). *Neonatal Tumours*. London: Springer-Verlag, 1996: 11–22.

58. Holland WW, Doll R, Carter CO. The mortality of leukaemia and other cancers among patients with Down's syndrome (Mongols) and among their parents. *Br J Cancer* 1962; 16: 177–86.

59. Li Y, Bollag G, Clark R, Stevens J, Conroy L, Fults D et al. Somatic mutations in the neurofibromatosis 1 gene in human tumors. *Cell* 1992 April 17; 69(2): 275–81.

60. Denys P, Malvaux P, Van den Berghe H, Tanghe W, Proesmans W. Association d'un syndr"me anatomo-pathologique de pseudohemaphroditism masculin, d'une tumeur de Wilms d'une nephropathie parenchymateuse et d'un mosaicism XX/XY. *Arch Fr Pediatr* 1967; 24: 729–39.

61. Drash A, Sherman F, Hartmann W, Blizzard RM. A syndrome of pseudohemaphroditism, Wilms tumour, hypertension and degenerative renal disease. *J Pediatr* 1970; 76: 585–93.

62. Coppes MJ, Campbell CE, Williams BRG. The role of WT1 in Wilms tumorigenesis. *FASEB J* 1993; 7: 886–95.

63. al-Sheyyab M, Muir KR, Cameron AH, Raafat F, Pincott JR, Parkes SE et al. Malignant epithelial tumours in children: Incidence and etiology. *Med Pediatr Oncol* 1993; 21(6): 421–8.

64. Berbel TO, Ortega Garcia JA, Tortajada J, Garcia CJ, Colomer J, Soldin OP et al. [Neonatal tumours and congenital malformations]. *An Pediatr (Barc)* 2008 June; 68(6): 589–95.

65. Munzer C, Menegaux F, Lacour B, Valteau-Couanet D, Michon J, Coze C et al. Birth-related characteristics, congenital malformation, maternal reproductive history and neuroblastoma: The ESCALE study (SFCE). *Int J Cancer* 2008; 122(10): 2315–21.

66. Hanson MA, Gluckman PD. Developmental origins of health and disease: New insights. *Basic Clin Pharmacol Toxicol* 2008 February; 102(2): 90–3.

67. Moore SW. Developmental genes and cancer in children. *Pediatr Blood Cancer* 2009 July; 52(7): 755–60.

68. Areci R. Mechanisms of epigenetic programming regulating normal and neoplastic growth and development. *Pediatr Blood Cancer Abstr* 2009; S.021: 707.

69. Hanson MA, Gluckman PD. Developmental origins of health and disease: New insights. *Basic Clin Pharmacol Toxicol* 2008 February; 102(2): 90–3.

70. Godschalk RW, Kleinjans JC. Characterization of the exposure-disease continuum in neonates of mothers exposed to carcinogens during pregnancy. *Basic Clin Pharmacol Toxicol* 2008 February; 102(2): 109–17.

71. Doll R, Wakeford R. Risks of childhood cancer from fetal irradiation. *Br J Radiol* 1997; 70: 130–9.

72. Sikov MR. Tumour development following internal radionuclides during the perinatal period. *IARC Sci*

Publ 1989; 96: 403–19.

73. Kemp CJ, Wheldon T, Balmai A. p53-deficient mice are extremely susceptible to radiation-induced tumorigenesis. *Nat Genet* 1994 September; 8(1): 66–9.

74. Grandjean P, Bellinger D, Bergman A, Cordier S, vey-Smith G, Eskenazi B et al. The faroes statement: Human health effects of developmental exposure to chemicals in our environment. *Basic Clin Pharmacol Toxicol* 2008 February; 102(2): 73–5.

75. Sherman S, Roisen N. Fetal hydantoin syndrome and neuroblastoma. *Lancet* 1976; ii: 517.

76. Worsham F Jr, Beckman EN, Mitchell EH. Sacrococcygeal teratoma in a neonate. Association with maternal use of acetazolamide. *JAMA* 1978; 240(3): 251–2.

77. Satgé D, Sasco AJ, Little J. Antenatal therapeutic drug exposure and fetal/neonatal tumours: Review of 89 cases. *Pediatr Perinat Epidemiol* 1998; 12: 84–117.

78. Passmore SJ, Draper G, Brownbil P, Kroll M. Ecological studies of relation between hospital policies on neonatal vitamin K administration and subsequent occurrence of childhood cancer. *BMJ* 1998; 316(7126): 184–9.

79. Schuz J, Kaatch P, Kaletsch U, Meinert R, Michaelis J. Association of childhood cancer with factors related to pregnancy and birth. *Int J Epidemiol* 1999; 28(4): 631–9.

80. Yang J, Zhao JJ, Zhu Y, Xiong W, Lin JY, Ma X. Identification of candidate cancer genes involved in human retinoblastoma by data mining. *Childs Nerv Syst* 2008 March 19; 24(8): 893–900.

81. Tuchman M, Lemineieux B, Auray Blis C, Robison LL, Giguere R, McCann MT et al. Screening for neuroblastoma at 3 weeks of age: Methods and preliminary results from the Quebec neuroblastoma screening project. *Pediatrics* 1990; 86: 765–73.

82. Breit S, Ashman K, Wilting J, Rossler J, Hatzi E, Fotsis T et al. The N-myc oncogene in human neuroblastoma cells: Down-regulation of an angiogenesis inhibitor identified as activin A. *Cancer Res* 2000; 60(16): 4596–601.

83. Cowell JK, Rupniak HT. Chromosome analysis of human neuroblastoma cell line TR14 showing double minutes and an aberration involving chromosome 1. *Cancer Genet Cytogenet* 1983 July; 9(3): 273–80.

84. George RE, Attiyeh EF, Li S, Moreau LA, Neuberg D, Li C et al. Genome-wide analysis of neuroblastomas using high-density single nucleotide polymorphism arrays. *PLoS ONE* 2007; 2(2): e255.

85. Woods WG, Lemieux B, Tuchman M. Neuroblastoma represents distinct clinical-biologic entities: A review and perspective from the Quebec Neuroblastoma screening project. *Pediatrics* 1992; 89: 114–8.

86. Brodeur GM, Seeger RC, Schwab M, Varmus, HE, Bishop, JM Amplification of n-myc in untreated human neuroblastomas correlates with advanced disease state. *Science* 1984; 224: 1121–4.

87. Liu X, Mazanek P, Dam V, Wang Q, Zhao H, Guo R et al. Deregulated Wnt/beta-catenin program in high-risk neuroblastomas without MYCN amplification. *Oncogene* 2007; 27(10): 1478–88.

88. Eggert A, Grotzer MA, Ikegaki N, Liu XG, Evans AE, Brodeur GM. Expression of neurotrophin receptor TrkA inhibits angiogenesis in neuroblastoma. *Med Pediatr Oncol* 2000 December; 35(6): 569–72.

89. Vogan K, Bernstein M, Leclerc JM, Brisson L, Brossard J, Brodeur GM et al. Absence of p53 gene mutations in primary neuroblastomas. *Cancer Res* 1993; 53(21): 5269–73.

90. Brodeur GM, Bagatell R. Mechanisms of neuroblastoma regression. *Nat Rev Clin Oncol* 2014; 11(12): 704–13.

91. Illmensee K, Stevens LC. Teratomas and chimeras. *Sci Am* 1979 April; 240(4): 120–32.

92. Ashcraft KW, Holder TM. Hereditary presacral teratoma. *J Pediatr Surg* 1974 October; 9(5): 691–7.

93. Lynch SA, Bond PM, Copp AJ, Kirwan WO, Nour S, Balling R et al. A gene for autosomal dominant sacral agenesis maps to the holoprosencephaly region at 7q36. *Nat Genet* 1995; 11(1): 93–5.

94. Froberg MK, Brown RE, Maylock J, Poling E. In utero development of a mediastinal teratoma: A second-trimester event. *Prenat Diagn* 1994 September; 14(9): 884–7.

95. Dillon PW, Whalen TV, Azizkhan RG, Haase GM, Coran AG, King DR et al. Neonatal soft tissue sarcomas: The influence of pathology on treatment and survival. Children's Cancer Group Surgical Committee. *J Pediatr Surg* 1995 July; 30(7): 1038–41.

96. Spicer RD. Neonatal soft tissue tumours. *Br J Cancer Suppl* 1992 August; 18: S80–3.

97. Azizkhan RC. Neonatal tumours. In: Carachi R, Azmy A, Grosfeld JL (eds). *The Surgery of Childhood Tumours*, 1st edn. London: Arnold, 1999: 107–23.

98. Douglass EC, Valentine M, Etcubanas E, Parham D, Webber BL, Houghton PJ et al. A specific chromosomal abnormality in rhabdomyosarcoma. *Cytogenet Cell Genet* 1987; 45(3–4): 148–55.

99. Shapiro DN, Parham DM, Douglass EC, Ashmun R, Webber BL, Newton WA Jr et al. Relationship of tumor-cell ploidy to histologic subtype and treatment outcome in children and adolescents with unresectable rhabdomyosarcoma. *J Clin Oncol* 1991 January; 9(1): 159–66.

100 Barr FG. The role of chimeric paired box transcription factors in the pathogenesis of pediatric rhabdomyosarcoma. *Cancer Res* 1999; 59(7 Suppl): 1711s–5s.

101. Bridge JA, Liu J, Weibolt V, Baker KS, Perry D, Kruger R et al. Novel genomic imbalances in embryonal rhabdomyosarcoma revealed by comparative genomic hybridization and fluorescence in situ hybridization: An intergroup rhabdomyosarcoma study. *Genes Chromosomes Cancer* 2000 April; 27(4): 337–44.

102. Steenman MJ, Zijlstra N, Kruitbosch DL, Wiesmeijer C, Larizza L, Voute PA et al. Delineation and physical separation of novel translocation breakpoints on chromosome 1p in two genetically closely associated childhood tumors. *Cytogenet Cell Genet* 2000;

88(3–4): 289–95.

103. Helman LJ, Thiele CJ. New insights into the causes of cancer. *Pediatr Clin North Am* 1991 April; 38(2): 201–21.

104. Smith AC, Squire JA, Thorner P, Zielenska M, Shuman C, Grant R et al. Association of alveolar rhabdomyosarcoma with Beckwith–Wiedemann syndrome. *Pediatr Dev Pathol* 2001; 4: 550–8.

105. Weksberg R, Shuman C, Beckwith JB. Beckwith–Wiedemann syndrome. *Eur J Hum Genet* 2009; E-published June 24, 2009.

106. DeBaun MR, Niemitz EL, McNeil DE, Brandenburg SA, Lee MP, Feinberg AP. Epigenetic alterations of H19 and LIT1 distinguish patients with Beckwith–Wiedemann syndrome with cancer and birth defects. *Am J Hum Genet* 2002 March; 70(3): 604–11.

107. Jorgensen HF, Giadrossi S, Casanova M, Endoh M, Koseki H, Brockdorff N et al. Stem cells primed for action: Polycomb repressive complexes restrain the expression of lineage-specific regulators in embryonic stem cells. *Cell Cycle* 2006 July; 5(13): 1411–4.

108. Hu HM, Zielinska-Kwiatkowska A, Munro K, Wilcox J, Wu DY, Yang L et al. EWS/FLI1 suppresses reti-noblastoma protein function and senescence in Ewing's sarcoma cells. *J Orthop Res* 2008; 26(6): 886–93.

109. Feusner J, Plaschkes J. Hepatoblastoma and low birth weight: A trend or chance observation? *Med Pediatr Oncol* 2002 November; 39(5): 508–9.

110. Giardiello FM, Petersen GM, Brensinger JD, Luce MC, Cayouette MC, Bacon J et al. Hepatoblastoma and APC gene mutation in familial adenomatous polyposis. *Gut* 1996 December; 39(6): 867–9.

111. Li X, Zhao X. Epigenetic regulation of mammalian stem cells. *Stem Cells Dev* 2008; 17(6): 1043–52.

112. Ammann RA, Plaschkes J, Leibundgut K. Congenital hepatoblastoma: A distinct entity? *Med Pediatr Oncol* 1999; 32(6): 466–8.

113. Endo EG, Walton DS, Albert DM. Neonatal hepa-toblastoma metastatic to the choroid and iris. *Arch Ophthalmol* 1996 June; 114(6): 757–61.

114. Doss BJ, Vicari J, Jacques SM, Qureshi F. Placental involvement in congenital hepatoblastoma. *Pediatr Dev Pathol* 1998 November; 1(6): 538–42.

115. Purcell R, Childs M, Maibach R, Miles C, Turner C, Zimmermann A et al. HGF/c-Met related activa-tion of beta-catenin in hepatoblastoma. *J Exp Clin Cancer Res* 2011; 30: 96.

116. Hohenstein P, Pritchard-Jones K, Charlton J. The yin and yang of kidney development and Wilms' tumors. *Genes Dev* 2015 March 1; 29(5): 467–82.

117. Call K, Glaser T, Ito C, Buckler A, Pelletier A, Haber D et al. Isolation and characterization of a zinc finger polypeptide gene at the human chromosome 11 Wilms tumour locus. *Cell* 1990; 60: 509–20.

118. Knudson A, Strong L. Mutation and cancer: A model for Wilms tumour of the kidney. *J Natl Cancer Inst* 1972; 48: 313–24.

119. Mulvihill JJ. Clinical ecogenetics—Cancer in families. *N Eng J Med* 2005; 312: 1569–70.

120. Orkin SH, Goldman DS, Sallan SE. Development of homozygosity for chromosome 11p markers in Wilms' tumour. *Nature* 1984; 309 (5964): 172–4.

121. Ruteshouser EC, Robinson SM, Huff V. Wilms tumor genetics: Mutations in WT1, WTX, and CTNNB1 account for only about one-third of tumors. *Genes Chromosomes Cancer* 2008 June; 47(6): 461–70.

122. Steinberg R, Freud E, Zer M, Ziperman I, Goshen Y, Ash S et al. High frequency of loss of heterozygosity for 1p35-p36 (D1S247) in Wilms tumor. *Cancer Genet Cytogenet* 2000 March; 117(2): 136–9.

123. Madden SL, Cook, DM, Morris, JF, Gashler, A, Sukhatme, VP, Rauscher, FJ. III. Transcriptional repression mediated by the WT1 Wilms tumor gene product Science 1991; 253(5027): 1550–3.

124. Koesters R, Niggli F, von Knebel Doeberitz M, Stallmach T. Nuclear accumulation of beta-catenin protein in Wilms' tumours. *J Pathol* 2003 January; 199(1): 68–76.

125. Maiti S, Alam R, Amos CI, Huff V. Frequent associa-tion of beta-catenin and WT1 mutations in Wilms tumors. *Cancer Res* 2000; 60(22): 6288–92.

126. Williams RD, Chagtai T, caide-German M, Apps J, Wegert J, Popov S et al. Multiple mechanisms of MYCN dysregulation in Wilms tumour. *Oncotarget* 2015 March 30; 6(9): 7232–43.

127. Scharnhorst V, Dekker P, van der Eb AJ, Jochemsen AG. Physical interaction between Wilms tumor 1 and p73 proteins modulates their functions. *J Biol Chem* 2000; 275(14): 10202–11.

128. Chao LY, Huff V, Strong LC, Saunders GF. Mutation in the PAX6 gene in twenty patients with aniridia. *Hum Mutat* 2000; 15(4): 332–9.

129. O'Connor PM, Jackman J, Jondle D, Bhatia K, Magrath I, Kohn KW. Role of the p53 tumor sup-pressor gene in cell cycle arrest and radiosensitivity of Burkitt's lymphoma cell lines. *Cancer Res* 1993; 53(20): 4776–80.

130. Jaffe N. Late effects of treatment (skeletal, genetic, central nervous system and oncogenic). *Pediatr Clin N Am* 1976; 23: 225–44.

131. Littman P, D'Angio GJ. Radiation therapy in the neonate. *Am J Pediatr Hematol Oncol* 1981; 3: 279–85.

132. Siegel SE, Moran RG. Problems of chemotherapy of cancer of the neonate. *Am J Hematol Oncol* 1981; 3: 287–96.

血管瘤和脉管畸形

Belinda Hsi Dickie   Arin K. Greene   Steven J. Fishman

引言

脉管异常是血管及淋巴管内皮细胞的紊乱，通常出现在儿童时期。这些病变可影响脉管系统的所有组成部分，包括毛细血管、静脉、动脉或淋巴管。脉管异常几乎均为良性，但可累及任何部位，除了毁容，局部并发症还包括梗阻、出血、感染和疼痛。全身性后遗症包括血小板减少、肺栓塞、充血性心力衰竭、脓毒症，甚至死亡。

基于体格检查、病史和细胞学特征，脉管异常的生物学分类已经阐明了脉管异常之间的区别[1]，这一分类已被国际脉管异常研究学会（International Society for the Study of Vascular Anomalies, ISSVA）采用并推广[2]。脉管异常大致分为两组：肿瘤和畸形（表85.1）。血管瘤以内皮细胞增殖为特征（图85.1），脉管畸形则产生于发育异常（图85.2）。

表85.1 脉管异常的生物学分类

肿瘤	畸形	
	低流速型	高流速型
婴儿血管瘤（IH）	毛细血管畸形（CM）	动静脉畸形（AVM）
先天性血管瘤（CH）	静脉畸形（VM）	
卡波西型血管内皮瘤（KHE）	淋巴管畸形（LM）	
化脓性肉芽肿（PG）		

血管瘤

婴儿血管瘤

临床特点

婴儿血管瘤（infantile hemangioma, IH）是一种良性的内皮细胞肿瘤，大约影响4%~5%的白种人婴儿[1-4]，它在早产儿和女性中更为常见（3:1~5:1）[5]。IH通常是单发的（80%），累及头部和颈部（60%）、躯干（25%）或四肢（15%）[3]。发病年龄中位数为2周，30%~50%的病变出生时表现为毛细血管扩张染色或瘀斑[6]。IH在出生后9个月内（增殖期）的生长速度较快[7]。当IH累及浅表的真皮时呈红色，深部血管瘤没有皮肤受累可能不太明显，到3~4月龄，瘤体增大形成局部包块可以被发现。在9~12月龄时，IH进入稳定期。12个月后，肿瘤进入消退期，开始缩小，颜色逐步变淡，病灶变平。50%儿童的IH在5岁消退[6]。在IH退化后，一半的儿童会有异常：残余毛细血管扩张，瘢痕形成，纤维状残留物或多余的皮肤。

诊断

90%的IH是根据病史和体格检查确诊的。如果病史不清楚，可以用多普勒超声确诊。IH表现为软组织肿块，血流速度快，动脉阻力降低，静脉回流增加[8]。MRI影像中，IH在T_1上呈等信号，在T_2上呈高信号，在增殖期增强[9]。退化的IH的小叶和脂肪组织有所增加，血管的数量和血流减少[9]。少数情况下，如果怀疑有恶性肿瘤或在影像学检查后诊断不清，则需要活检。红细胞型葡萄糖转运体1（glucose transporter 1，GLUT1）的免疫组化在增殖期IH和免疫染色中特异表达，并能用于鉴别IH与其他病变[10]。

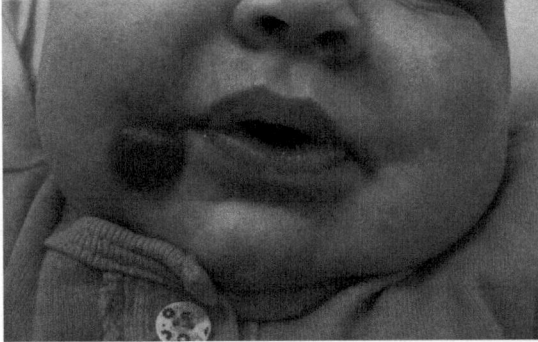

(a)

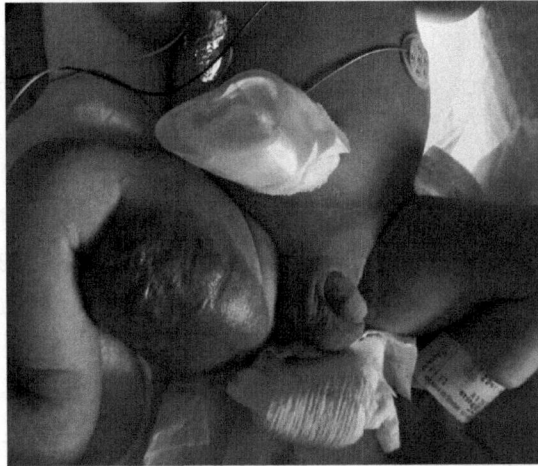

(b)

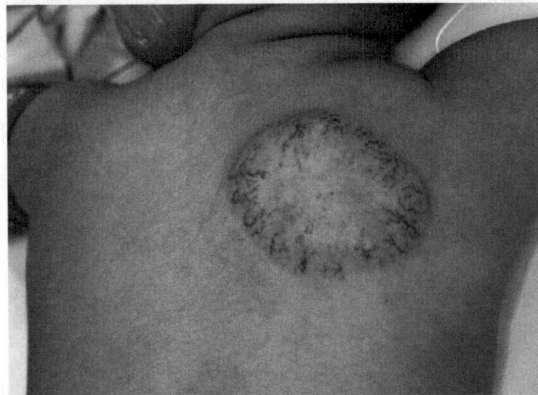

(c)

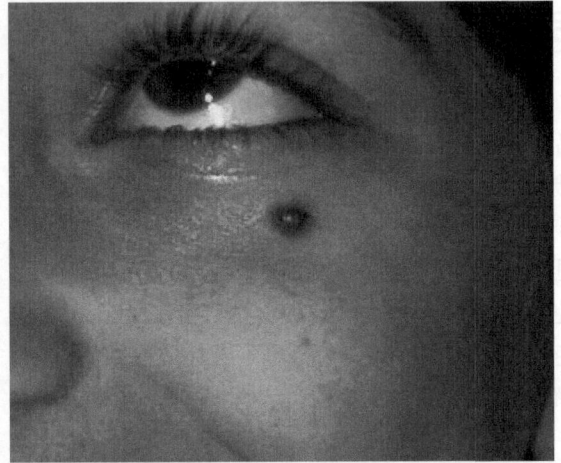

(d)

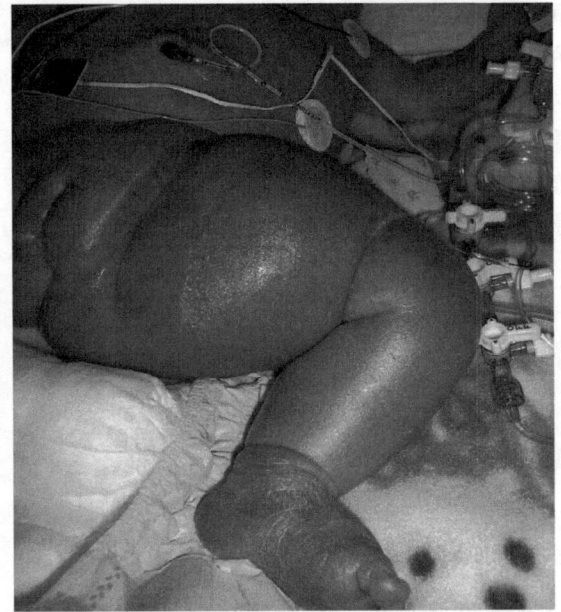

(e)

图 85.1　儿童血管瘤。（a）3个月大女婴的血管瘤。出生后2周发现病变，随后扩大。用皮质类固醇注射治疗。（b）3周大男婴的迅速消退型先天性血管瘤（RICH）。这种病变在出生时就已经完全生长，并且在出生后的第一年迅速退化。（c）2.5岁男性不消退型先天性血管瘤（NICH）。自出生以来，血管肿块没有改变。（d）8岁女性的化脓性肉芽肿，有3个月的出血性病变史。（e）用长春新碱治疗的5周新生儿卡波西型血管内皮瘤（KHE）

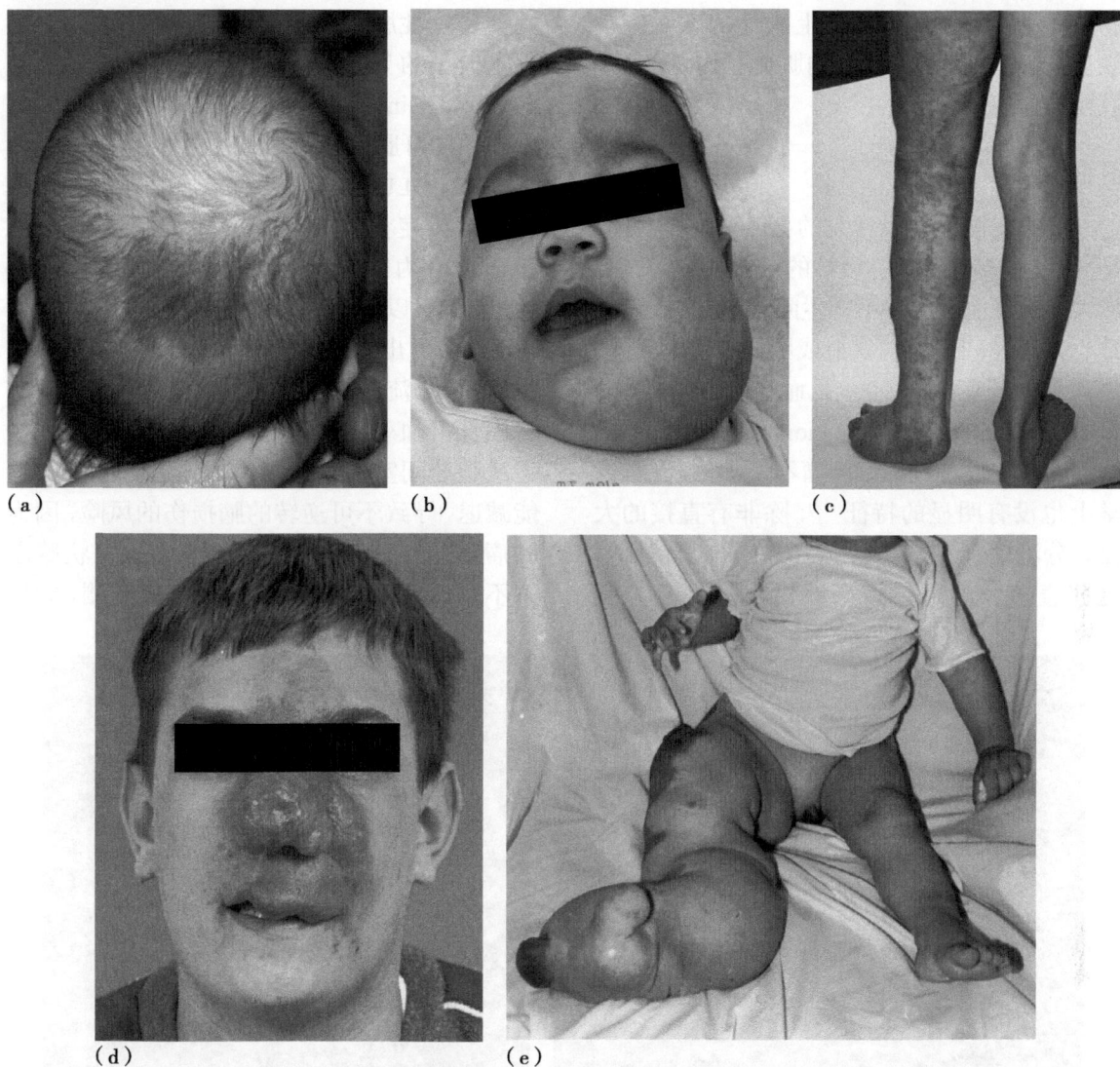

图 85.2 儿童血管畸形。(a)2 个月大女婴的头皮毛细血管畸形(CM)。(b)7 个月大的女性,左侧面部巨囊型淋巴管畸形(LM)接受硬化治疗。(c)7 岁女性,左下肢弥漫性静脉畸形(VM),用加压袜治疗。(d)16 岁男性动静脉畸形(AVM)。(e)1 岁女性,右下肢合并毛细血管 - 淋巴 - 静脉畸形(CLVM)伴生长过度(Klippel-Trenaunay 综合征)

临床分类

头颈部血管瘤

头部及颈部是 IH 的常见部位,10% 的增殖期 IH 会导致严重的眼睑、耳、鼻或唇的并发症,头皮或眉毛 IH 可导致脱发。

眶周血管瘤可阻断视轴或扭曲角膜造成弱视。声门下(可阻塞气道)、眶周区、耳鼻等

处的 IH 需要积极治疗,以防止由肿块效应或溃疡引起的并发症。

多发性血管瘤

20% 的婴儿会有一个以上的 IH 病灶,偶尔会有 5 个或更多的穹顶样小病变(直径 < 5mm),这被称为血管瘤病 [6]。这些患儿的内脏器官出现 IH 的风险增加,肝最常见,脑、

肠或肺很少受累。5 个以上病灶的患儿应常规进行超声检查,以排除内脏血管瘤,尤其是肝血管瘤。

肝血管瘤

肝是皮肤以外最常见的 IH 部位[11],可能是局灶性,多灶性或弥漫性的(图 85.3)[12]。虽然大多数肝血管瘤并不产生问题,但有些可导致心力衰竭、肝肿大、贫血或甲状腺功能减退。高流量型肝病变有 90% 是血管瘤;动静脉畸形(arteriovenous malformation,AVM)、肝母细胞瘤和转移性神经母细胞瘤不太常见,在影像学上也没有明显的特征[12],除非有直接的大血管分流(肝动脉 - 肝静脉,门静脉 - 肝静脉)。这些直接分流可导致高心输出量型心力衰

竭。局灶性肝血管瘤与皮肤病变无关,它们不是典型的 IH,而是迅速消退型先天性血管瘤(rapidly involuting congenital hemangioma,RICH)的肝脏表现[13]。多灶性肝血管瘤是典型的 IH,GLUT1 阳性,可能与皮肤病变有关。它通常无症状,也可能有相关的大血管分流而导致心力衰竭。在局灶性或多灶性变异中,分流可以随着肿瘤退化而消退,在多灶性类型中,可出现快速进展。虽然技术上要求很高,但分流的栓塞能迅速控制心力衰竭[14]。弥漫性肝血管瘤可引起肝肿大、呼吸系统损害或腹腔间室综合征。婴儿也可有甲状腺功能减退,导致不可逆转的脑损伤的风险,因为肿瘤表达一种脱碘酶,这种酶导致甲状腺激素不激活[15]。患者需要甲状腺素监测,如果

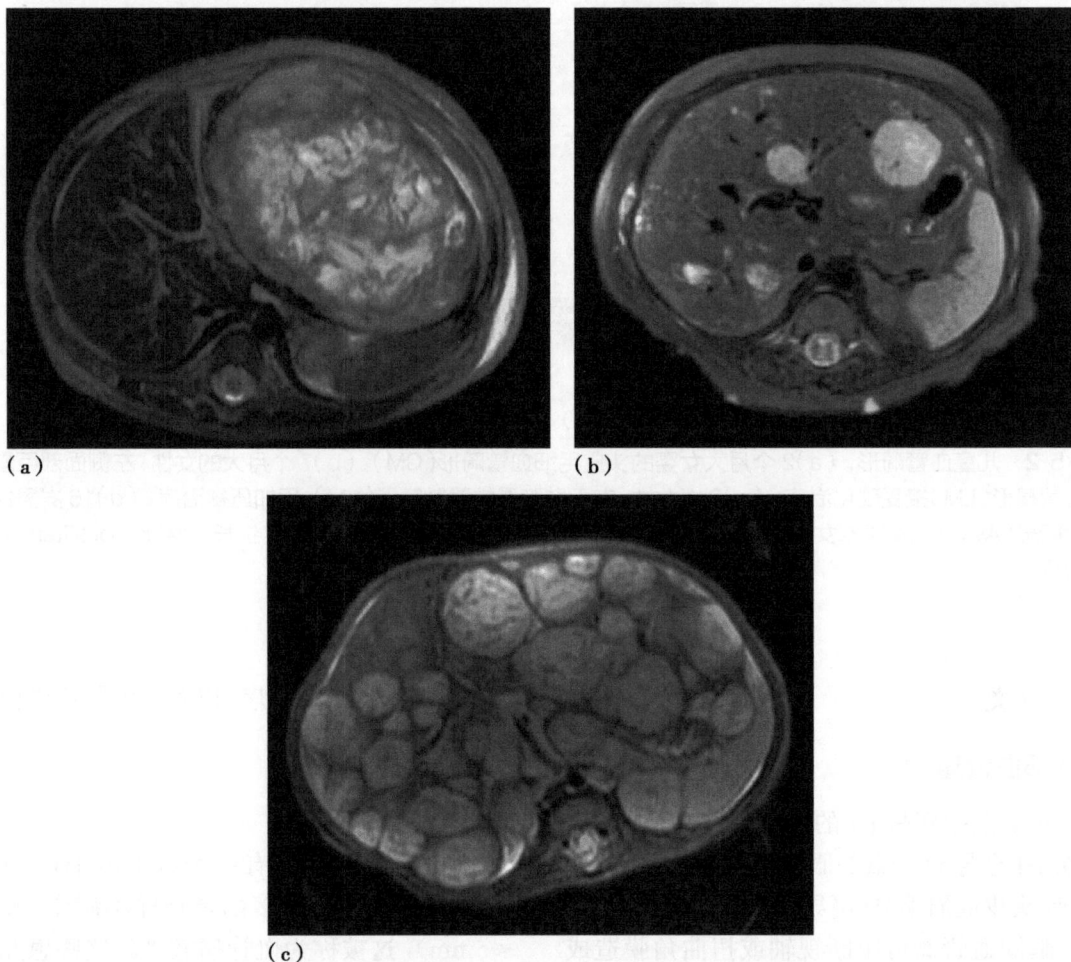

(a)

(b)

(c)

图 85.3 婴儿期肝血管瘤的类型。T₂ MRI 显示了局灶性(a)、多灶性(b)和弥漫性(c)肝血管瘤的 3 例患者

异常，则需要甲状腺素替代，通常是大剂量使用，直到血管瘤消退。

腰骶部血管瘤

当 IH 位于腰骶部中线时可能合并脊髓栓系、肛门直肠与生殖器畸形、肾异常、脊髓脊膜膨出等病变，病灶较大、位置表浅、呈斑块状或网状的血管瘤很少与潜在的脊柱、泌尿生殖道或肛门直肠畸形相关[16-17]。超声可以排除 4 月龄以下婴儿的相关脊柱异常，大龄儿可以做 MRI 检查。这些异常被称为骨盆或骶骨综合征[17-18]。

PHACES 联合征

2.3% 的 IH 患者有 PHACES 联合征，包括面部"节段性"或三叉神经皮肤分布区域中的斑块样 IH，至少可出现一种异常：颅后窝脑畸形、血管瘤、动脉脑血管畸形、主动脉缩窄和心脏缺陷，眼部 / 内分泌异常，胸骨裂或脐上缝[19]。90% 的患儿为女性，脑血管异常是最常见的表现（72%）[20]。8% 的 PHACES 联合征患儿在婴儿期有脑卒中表现，因此应进行 MRI 检查以排除脑血管病变[21]。婴儿应接受眼科、内分泌和心脏评估，以排除相关异常[21]。

非手术治疗

大多数 IH 的治疗是观察随访，因为 90% 的 IH 为局部的小病灶，不影响美容或功能上重要的区域。在增殖期，16% 的病变会溃烂，嘴唇、颈部和肛门生殖器区域是最常见的溃烂区域[22]，其他并发症包括出血和感染[22]。为了降低溃烂风险，IH 在增殖期可用含水石蜡油保持湿润，尽量减少干燥，并防止意外损伤。

β 受体阻滞剂

目前，治疗 IH 的主要药物是糖皮质激素。2008 年，Labreze 等[23] 报告了 11 例血管瘤患者经普萘洛尔治疗后的改善情况。自那时以来，关于 β 受体阻滞剂治疗 IH 的疗效已有多篇报道[24]。虽然 β 受体阻滞剂的确切作用机制尚不明确，但其作用机制可能与血管收缩、抑制血管生成和诱导细胞凋亡有关。β 肾上腺素受体在 IH 内皮细胞上表达，特别是在增殖期细胞中[25-28]。

全身用 β 受体阻滞剂

口服 β 受体阻滞剂通常从低剂量开始并逐步增加。最常用的 β 受体阻滞剂是普萘洛尔，治疗剂量为 2~3mg/（kg·d），每天给药 2~3 次。对于更复杂的病变，或弥漫性 / 多灶性肝病变，剂量增加到 3mg/（kg·d）。在笔者所在医院，使用普萘洛尔前检查基线心电图，必要时检查超声心动图。在剂量测定期间，小于 1 个月的婴儿住院进行监测，而较大的婴儿则在门诊测定。给药后 3~4 小时监测心率、血压和血糖水平。普萘洛尔起效后几天内可观察到对 IH 的疗效，治疗的持续时间通常由 IH 的反应决定。为了防止病情反弹，普萘洛尔需要持续使用到 IH 进入消退期。

β 受体阻滞剂的副作用很小，但有低血糖、腹泻和反流增加的报道。

局部用 β 受体阻滞剂

对于浅表性血管瘤，每天可局部应用 β 受体阻滞剂 2~3 次。虽然有部分被吸收至全身，但对深部血管瘤的疗效不如前者。局部使用 β 受体阻滞剂可减轻病变，并阻止 IH 的进一步生长[29]。

糖皮质激素

以前作为治疗 IH 的一线用药，现在由于副作用而较少使用。对于复杂的气道、眶周、弥漫性肝损伤，全身性糖皮质激素可与 β 受体阻滞剂联合应用。

全身用皮质类固醇

皮质类固醇已经被用于治疗 IH 超过 40 年，并且已经被证明是非常安全和有效的。总的来说[30-33]，84% 的患者用不同剂量的皮质类固醇治疗会出现生长稳定或加速消退。

然而，几乎所有的患者都会对 3mg/（kg·d）的剂量有反应[32]。

对全身用皮质类固醇治疗 IH 的并发症的研究未发现神经发育方面的不良影响[33]。短期并发症（以及发病率）包括头面丘疹（71%）、个性改变（29%）、胃刺激（21%）、口腔或会阴真菌感染（6%）、肌病（1%）、身高下降（35%）、以及体重增加减少（43%）[31]。这些会在治疗结束后得到解决。皮质类固醇治疗 IH 的患者中，未发现长期的皮质类固醇并发症，如股骨头无菌性坏死、糖尿病、骨质疏松、长期肾上腺功能不全、白内障和青光眼[31,34-35]。

局部外用皮质类固醇

外用皮质类固醇疗效甚微，尤其是对深部的 IH，对浅表的小病灶可能有效，但其疗效不如皮质类固醇全身应用。尽管局部 IH 可能会消退，但深部的肿块不会受到影响[36]。不良反应包括色素减退、皮肤萎缩和潜在的肾上腺抑制。

皮质类固醇病灶内给药

病灶较小、定位良好的 IH，出现在对视轴或鼻腔气道有阻碍，或可能影响外观的部位（即眼睑、唇、鼻），最好由皮质类固醇病灶内给药。曲安奈德（3mg/kg）能稳定至少 95%的患者病变的生长，75% 的肿瘤会缩小[37]。皮质类固醇持续 4~6 周，因此婴儿在增殖期可能需要额外注射。眼眶周围血管瘤注射后出现失明，可能是由于视网膜动脉栓塞[38-39]。

栓塞疗法

高心输出量型充血性心力衰竭可能是由肝局灶性或多灶性病变导致的高回心流量引起的，也可能非常罕见地发生于非肝血管瘤病变。栓塞治疗可作为心力衰竭的初步控制，而全身皮质类固醇的治疗效果尚不明显。心力衰竭可在初次改善后复发，并可在栓塞后继续药物治疗，直到儿童约 12 个月大（自然消退开始）。

激光治疗

增殖性 IH 是脉冲染料激光治疗的禁忌证。激光只穿透真皮 0.75~1.2mm，因此只影响 IH 的浅部。虽然颜色可能会变淡，但 IH 的增殖特性不会受到影响，也不会加速退化[40-41]。相反，患者皮肤萎缩和色素减退的风险增加[41]。激光对缺血真皮的热损伤增加了溃疡、疼痛、出血的风险，脉冲染料激光治疗残余毛细血管扩张症是在渐缩期进行的。破坏性激光治疗可在气道血管瘤等待药物治疗的有效反应期间避免行气管切开术。

手术治疗

增殖期（婴儿期）

一般不建议在婴儿期进行手术治疗。与肿瘤消退后切除残余组织相比，肿瘤在婴儿期血管丰富，患者将面临失血、医源性损伤和美观效果差的风险。手术治疗的指征：①皮质类固醇治疗失败或禁忌；②在解剖上安全的区域内定位良好；③不需要复杂的重建；④将来需要切除，同样会导致瘢痕。位于可见区域的圆形病变，特别是面部，最好采用环形切除和荷包线缝合[43]。该技术可将瘢痕的长度和周围结构的扭曲减至最小。圆形血管瘤的豆状切除术将导致一个瘢痕，其长度为病变直径的 3 倍，而两阶段的圆形切除术在6~12 个月后再进行豆状切除将留下一个瘢痕，与原始血管瘤的直径大致相同[43]。

退化期（幼儿期）

在增殖期，通常避免手术治疗 IH，而在退化期切除 IH 则更安全，因为损伤血管更少，体积更小，且切除和重建的范围缩小，美学效果更佳。约 50% 的 IH 在肿瘤消退后留下纤维组织或损伤皮肤，导致畸形[6]。儿童较少需要重建受损结构（即鼻、耳、唇）。以下情况应考虑分期或全切除，而不是等待完全退化：①患者明确需要切除，即溃疡后瘢痕、结构破坏、皮肤扩张、明显的纤维脂肪残留；②推迟到退化后期的手术瘢痕长度与现今切除的瘢痕相似；③瘢痕位于有利位置。与儿童后期相比，这一时期手术干预的一个优点是，能够在儿童有记忆前或对自己的身体异常有所意识之前完成结构重建手术。

退化期（儿童后期）

等到 IH 完全退化后再行切除，可确保切除的纤维脂肪残留物和多余皮肤数量最少，瘢痕可能最小。然而，必须与保留畸形直到儿童后期的社会心理发展相权衡。尚不清楚手术瘢痕是否会留下比残余血管瘤更严重的缺损时，提倡等待病变完全退化再手术。

先天性血管瘤

临床特点

先天性血管瘤（congenital hemangioma，CH）在出生时就已经生长完全，出生后不会进一步进展[44-46]。CH 的外观与 IH 不同，为红色紫罗兰色，有粗糙的毛细血管扩张，中央苍白，周围有淡晕。CH 在四肢中更常见，性别分布均匀，几乎总是孤立病灶，平均直径为 5cm[44-46]。存在两种类型的 CH：迅速消退型先天性血管瘤（RICH）和不消退型先天性血管瘤（non-involuting congenital hemangioma，NICH）。RICH 在出生后迅速退化，50% 的病变在 7 个月大时已完全消退[44,46]。RICH 往往累及头部/颈部（42%），四肢（52%），或躯干（6%）[44-46]。RICH 不会留下明显的脂肪成分，这与 IH 不同[46]。相反，NICH 则不会退化[42]，它涉及头部/颈部（43%）、四肢（38%）或躯干（19%）[45]。

治疗

RICH 在婴儿期不需要手术治疗，因为可能快速消退，并且可被观察到。少数 RICH 合并充血性心力衰竭，随着病变的消退，可使用 β 受体阻滞剂、皮质类固醇或栓塞治疗。由于

RICH 的自然消退速度快，β 受体阻滞剂或皮质类固醇是否会加速退化尚不清楚。在退行性变后，RICH 可能导致残余畸形，这通常是皮肤和皮下组织萎缩。RICH 的手术干预的原则是不能造成比病变本身更明显的畸形。可能需要自体移植（脂肪、真皮）或脱细胞真皮重建。NICH 在婴儿期很少出现问题，而且可以被观察到。由于 NICH 是良性的，无症状的肿瘤其实不需要切除。婴儿期的症状性病变可通过栓塞或手术切除治疗，只要手术瘢痕比病变本身不明显，手术切除可以改善受影响区域的外观。经过长期的随访，有些病灶会伴随疼痛，可在年龄稍大些时进行切除。脉冲染料激光治疗可通过消除毛细血管扩张改善 CH 的晚期症状。

卡波西型血管内皮瘤

临床特点

卡波西型血管内皮瘤（Kaposiform hemangioendothelioma，KHE）是一种罕见的血管性肿瘤，具有局部侵袭性但不转移[47-48]。一半的 KHE 病变在出生时出现，也可能在婴儿期（58%）、1~10 岁（32%）或 11 岁后（10%）发生[46]。KHE 具有相同的性别分布，是孤立的病灶，累及头部/颈部（40%）、躯干（30%）或四肢（30%）[49]。肿瘤直径通常大于 5cm，因此大于典型的 IH[48]。KHE 可引起明显畸形和疼痛。此外，50% 的患者有 Kassabach-Merrit 现象（Kassabach-Merrit phenomenon，KMP）（血小板减少，$< 25 \times 10^9/L$，瘀点，出血）[47-48]。KHE 在 2 岁后部分消退，但它通常引起长期持续性的慢性疼痛和僵硬。

诊断

KHE 是通过病史和体格检查确诊的。与 IH 不同的是，它通常在出生时表现为一个扁平、红紫色的水肿性病变，在出生后不会快速生长；它也与 KMP 有关。MRI 可作为确诊或判断肿瘤范围的依据，MRI 显示边界不清，小

血管和邻近组织侵犯[9]。KHE 表现为 T_2 高信号和钆后增强，也可能存在信号空洞[9]。组织学上，KHE 毛细血管内有内皮细胞浸润或结节[47]。充满含铁血黄素的狭缝状血管间隙内有红细胞碎片和扩张的淋巴管[44]。

治疗

大多数病变很大并涉及多个组织，可能无法完全切除。KMP 患者需要系统治疗以防止危及生命的并发症。大的、无症状的肿瘤也通过药物治疗来减少纤维化和随后长期的疼痛和僵硬。KHE 对长春新碱的反应最好（90%），这是一线治疗方法[50]。最近，哺乳动物雷帕霉素靶蛋白（mammalian target of rapamycin，mTOR）抑制剂西罗莫司在 KHE 病变的治疗中显示出有效性[51]。目前比较长春新碱和西罗莫司治疗效果的研究正在进行中。二线药物包括干扰素（50%）或皮质类固醇（10%）[48,50]。血小板输注不能明显改善血小板减少症，因为血小板被积聚在瘤体中。输血会加重肿胀，除非有活动性出血或计划手术，否则应避免输血。到 2 岁时，肿瘤常会部分消退，血小板计数正常。除非是有症状且病灶定位良好或化疗失败的患者，很少建议手术切除。因为 KHE 是良性的，所以对于没有引起功能问题的大病灶不需要切除。切除的风险和由此造成的畸形应该与肿瘤的外观相权衡。

化脓性肉芽肿

化脓性肉芽肿（pyogenic granuloma，PG）被称为小叶毛细血管瘤[52]。PG 是一种孤立的红色丘疹，生长缓慢，形成一个柄。一般较小，平均直径 6.5mm，平均发病年龄 6.7 岁，男女比例 2:1。PG 常合并出血（64.2%）和溃疡（36.3%），主要累及皮肤（88.2%），但也可累及黏膜（11.8%）。PG 分布于头颈部（62%）、躯干（19%）、上肢（13%）或下肢（5%）。在头颈部，受累部位包括面颊（28.8%）、口腔（13.5%）、头皮（10.8%）、前额（9.9%）、眼睑（9.0%）或唇（9.0%）。PG 诊断后应进行治疗[53]，以防止可

能的溃疡和出血。治疗 PG 的方法包括刮除，激光治疗或切除。由于病变可累及真皮网状层，因此可能无法用脉冲染料激光、烧灼或刮除等方法。这些方法的复发率为 43.5%[53]，最终治疗需要全层皮肤切除。

脉管畸形

毛细血管畸形

临床特点

毛细血管畸形（capillary malformation，CM）由真皮浅部扩张的毛细血管组成。CM 通常是单发的，可能很小或很广泛。它可能发生在任何部位，随着时间的推移，会变暗并发展成纤维血管过度生长。它可能与软组织和骨骼营养过剩有关。斯德奇 - 韦伯综合征包括三叉神经皮肤病伴同侧眼和软脑膜血管异常[54]。软脑膜异常可导致癫痫发作、对侧偏瘫、运动和认知延迟。患者有视网膜剥离和青光眼的风险，应该由眼科医师随访[6]。

治疗

脉冲染料激光（585nm）治疗可以通过使颜色变浅来改善，头颈部比四肢有更好的反应[55]。对于较小的病变和较年轻的患者，疗效也更好[56]。15% 的患者至少得到 90% 的缓解，65% 的患者改善 50%~90%，而 20% 的患者反应很差[57]。经常需要进行间隔 6 周的多疗程治疗，直到 CM 无法通过进一步的治疗得到改善。激光治疗后，CM 可能仍会随着时间颜色加深[58]。CM 常与软组织和骨骼有关，上颌骨或下颌骨的扩大可导致咬合不正和错位。躯干或四肢的 CM 可能与脂肪过度生长有关，导致不对称。因为过度生长可能是渐进性的，大多数患者在青春期或成年之前不需要矫正。咬合错位可以在青春期矫正。如果正畸不充分，当下颌完全发育时，可考虑正颌手术。严重的皮肤增厚和鹅卵石样改变可

以进行切除和重建线性关闭、皮肤移植或局部皮瓣修复。颧骨、上颌骨或下颌骨生长过度引起的面部不对称可通过矫正改善。

淋巴管畸形

临床特点

淋巴管畸形（lymphatic malformation，LM）是淋巴系统在胚胎发育过程出现异常造成的。LM 根据畸形通道大小的不同分为不同的类别：微囊型、巨囊型或混合型[1,3]。巨囊型病变可以通过硬化治疗[59]。由于淋巴和静脉系统具有共同的胚胎起源，淋巴-静脉畸形（lymphatic-venous malformation，LVM）也可能发生。LM 通常在出生时或出生后 2 年内出现，最常见的部位是头颈部，其他常见部位包括腋窝、胸部、会阴。病灶是柔软的，可压迫变形。表面的皮肤可能是正常的，也可能呈蓝色，或含有粉红色的小疱。

LM 通常会导致畸形和心理社会疾病，尤其是涉及头部和颈部时。与 LM 相关的两种最常见的并发症是出血和感染。病灶内出血发生率约为 35%，导致蓝色变、疼痛或肿胀[60]。感染使多达 71% 的 LM 病情复杂化，并可迅速发展为脓毒症[60]。皮肤小疱可出血，引起恶臭以及破溃。出血、局部感染或全身疾病引起的肿胀可能会阻塞重要结构。2/3 的广泛颈面部 LM 患者需要气管切开术，以维持气道通畅[60]。另一个并发症是继发性骨质增生，下颌骨是最常见的累及部位，患者可能会发展为咬合错位，可能需要下颌矫形或正颌手术[60]。口腔病变可导致巨舌出血、疼痛、口腔卫生不良和龋齿[61]。胸膜或腹膜 LM 可导致胸膜、心包或腹膜乳糜渗出。眶周 LM 导致视力永久性下降（40%），7% 的患者出现失明[62]。LM 可能为弥漫性或多灶性，患者可能有脾脏损伤或溶骨性骨损伤。

诊断

90% 的 LM 是通过病史和体格检查确诊

的[1,3]。小的浅表病变不需要进一步诊断检查。MRI 对大的或深部病变进行评估，以明确诊断，明确畸形范围，制订治疗计划。LM 表现为囊性病变（巨囊型、微囊型或混合型），有不同厚度的间隔[63]。在 T_2 加权序列上表现为高信号，不表现为弥漫性增强[63]。虽然超声不如 MRI 准确，但它可以提供诊断参考或发现局部出血，超声下巨囊型 LM 的特点包括无回声囊肿伴内间隔，常伴有碎片或液平[63]。微囊型 LM 有不明确的回声源性肿块，周围组织弥漫性受累。很少需要对 LM 进行组织学检查。LM 显示异常的血管壁间隙，富含蛋白质的嗜酸性液体和淋巴细胞聚集[64]。淋巴标记物 D2-40 和 LYVE-1 免疫染色阳性[64]。

治疗

LM 是一种良性疾病，不需要介入治疗。小的或无症状的病变可以观察。感染的 LM 通常不能用口服抗生素控制，需要静脉抗菌治疗。对 LM 的干预仅限于引起疼痛和严重畸形，或威胁生命的有症状的病变。

硬化疗法

硬化疗法是治疗巨大的或产生问题的巨囊型/混合型 LM 的一线治疗方法。它包括囊肿抽吸，然后注射一种炎症性物质，使囊肿壁相互贴合形成瘢痕。硬化治疗比切除有更好的疗效和更低的并发症发生率[65]。通常不需要切除巨囊型 LM，除非是以下情况：①有症状但硬化治疗不再可能，因为所有的大囊肿都已经治疗好；②由于病变小且定位好，切除可以治愈；③病变巨大或由微囊组成，硬化治疗后仍会残留较大的肿块。

可用于治疗 LM 的硬化剂包括多西环素、十四烷基硫酸钠（sodium tetradecyl sulfate，STS）、乙醇、博来霉素和 OK-432。笔者倾向于多西环素，因为它非常有效（体积缩小 83%）和安全（皮肤溃疡的风险小于 10%）[63,66]，STS 是二线药物。乙醇是一种有效的硬化剂，但并发症发生率最高。它可用于小病灶,但应避免大肿块,以减少局部和全身毒性的风险。乙醇可损伤神经,因此不应用于接近重要结构。OK-432 的使用受到限制,它并非在所有国家都能广泛使用 [65]。

LM 硬化治疗最常见的并发症是皮肤溃疡(10%)[63,66]。乙醇与全身性毒性相关,包括中枢神经抑制、肺动脉高压、溶血、血栓栓塞和心律失常 [63]。硬化剂外渗到肌肉中可引起萎缩和挛缩 [55]。LM 可能随着时间复发,9% 的患者经 OK-432 治疗后 3 年内复发,大多数会在随访过程中复发 [65,67]。因此,患者在一生中经常需要重复硬化治疗。如果 LM 复发且不再出现大囊肿,那么切除也是一个治疗选择。

手术切除

LM 切除术可导致严重的并发症,包括失血过多、医源性损伤和畸形 [60-61,68]。例如,切除颈面部 LM 可损伤面神经(76%)或舌下神经(24%)[60]。切除通常是次全切除,因此复发是很常见的(35%~64%)[67,69]。硬化疗法是治疗巨囊型 / 混合型病变的首选疗法,无症状的微囊型病变可以进一步观察。切除术的适应证:①有症状的微囊型 LM 导致出血,感染,阻塞 / 破坏重要结构,或严重畸形;②症状性残留病灶,由于所有巨囊均已得到治疗,无法进行进一步硬化治疗;③小的、局限性好的 LM(微囊或巨囊型),可完全切除治愈。在考虑切除时,术后瘢痕 / 畸形应与术前病变的外观相权衡。

对于弥漫性畸形,建议分期切除明确的解剖区域。对于有问题的部位,如出血的囊泡或长得过大的嘴唇,应进行次全切除,而不是试图完全切除良性病变,这将导致比畸形本身更严重的畸形。巨舌症可能需要缩小舌头,从而使舌头回到口腔,或纠正开放性咬合。骨骼过度生长需要通过骨矫形。咬合错位可能需要正颌矫正,通常选择在骨骼发育成熟时进行。

如果出血或渗漏的皮肤微囊是局部的,可予切除,伤口处可以直接缝合邻近组织。微囊经常越过瘢痕复发。大面积的腔内出血或渗液最好用硬化疗法或激光治疗,或者需要广泛的切除和植皮治疗。涉及口腔的微囊对射频消融术有良好的反应 [70]。需要交代患者和家属,LM 在治疗后都可能再次膨胀复发,因此未来可能需要进一步治疗。

静脉畸形

临床特点

静脉畸形(venous malformation,VM)是由血管形态发生错构引起的,血管扩张,壁薄且有平滑肌异常 [71],因此病变扩大,血流停滞,并发生凝血。病灶呈蓝色,柔软,可压缩;可触及质硬钙化的静脉石。VM 的范围从小的局部皮肤损伤,到涉及多个组织平面和重要结构的弥漫性畸形。在 90% 的患者中,VM 通常是散发性和孤立性的;50% 的患者有内皮受体 TIE2 的体细胞突变 [72-73]。散发性 VM 通常大于 5cm(56%),为单个(99%),位于头 / 颈(47%)、四肢(40%)或躯干(13%)[72]。几乎所有的病变都涉及皮肤、黏膜或皮下组织,50% 会影响深层结构(例如肌肉、骨骼、关节、内脏)[72]。

约 10% 的 VM 患者为多灶性、家族性病变,包括血管球畸形(glomuvenous malformation,GVM)和皮肤黏膜静脉畸形(cutaneomucosal venous malformation,CMVM)[72,74]。GVM 是常染色体显性遗传,沿扩张静脉可见平滑肌样血管球细胞异常,它是由肾小球蛋白基因的功能丧失突变引起的 [75]。病灶通常多发(70%),且较小(其中三分之二 <5cm),位于皮肤和皮下组织,深层结构不受影响 [72]。GVM 累及四肢(76%)、躯干(14%)或头 / 颈(10%),病变比典型的 VM 更严重。CMVM 是由 TIE2 受体功能获得突变引起的小的多灶皮肤黏膜损伤 [76]。这种情况是常染色体显性遗传,比 GVM 少见。病变小(76%<5cm),

多发（73%），位于头/颈（50%）、四肢（37%）或躯干（13%）[72]。蓝色橡皮疱痣综合征（blue rubber bleb nevus syndrome，BRBNS）是一种罕见、多发的小 VM（<2cm），累及皮肤、软组织和胃肠道[77]。病死率与需要长期输血的慢性消化道出血或复发性肠套叠有关。

VM 的并发症包括社会心理疾病、疼痛和肿胀。头颈部 VM 可出现黏膜出血或进行性扭曲，导致气道或眼眶损害。肢体 VM 可导致下肢不等长，失用性萎缩引起的发育不全，病理性骨折，关节血肿和骨关节炎[68]。肌肉 VM 可出现纤维化，导致疼痛和残疾。涉及深静脉系统的大型 VM 有血栓形成和肺栓塞的发生风险。胃肠道 VM 可引起出血和慢性贫血。巨大 VM 内血流停滞导致局部血管内凝血病（intravascular coagulopathy，LIC）和静脉血栓形成。

诊断

至少 90% 的 VM 是通过病史和体格检查确诊的[1,3]，异常的相关定位有助于确诊。VM 会因静脉回流减少而增大。小而浅的 VM 不需要进一步的诊断检查。然而，较大或较深的病变需要 MRI 检查来评估，从而确定诊断，确定畸形的范围和计划治疗。VM 在 T_2 加权序列上是高信号的[63]。与 LM 相比，VM 常表现为信号空洞的静脉代谢，更易累及肌肉。超声可用于一些局部病变，可发现可压缩的、消声-低回声通道，这些通道被更多的可变回声的固体区域隔开[8]。静脉血具有高回声和声学阴影[63]。CT 偶尔可用于评估骨 VM。VM 通常没有必要做组织学诊断，但需要排除恶性肿瘤或影像学不明确时应考虑。

治疗

对于四肢大面积病变的患者，可定制压缩服，以减少病变处的淤血，从而减少扩张、LIC、静脉血栓形成和疼痛的风险[78]。继发于静脉血栓形成的复发性疼痛患者，可通过每日预防性服用阿司匹林来缓解。大的病变有凝血、凝血酶刺激、纤维蛋白原转化为纤维蛋白的风险。纤维蛋白溶解可导致 LIC[78]。慢性消耗性凝血病可导致血栓形成（静脉血栓）或出血（血管炎、血肿、术中失血）[78]。低分子量肝素（low molecular weight heparin，LMWH）可用于严重 LIC 或有弥散性血管内凝血（disseminated intravascular coagulation，DIC）风险的患者[78]。在任何重要的外科手术或介入治疗之前，有严重凝血功能障碍的患者需要用 LMWH 进行预防性治疗。发生严重血栓事件的患者需要长期抗凝或使用腔静脉过滤器。

硬化疗法

对 VM 的干预仅限于引起疼痛和畸形或威胁生命的有症状的病变。一线治疗是硬化治疗，它比切除更安全有效[59,63,79]。弥漫性畸形需针对特定症状进行治疗，因为整个病变范围太大，不能一次性治疗。硬化治疗需持续到症状缓解或血管间隙不再存在。虽然硬化疗法有效地缩小了病变的范围，改善了症状，但并不能完全消除畸形。因此，患者在治疗后可能仍有肿块或畸形，可通过切除加以改善。此外，VM 通常在硬化治疗后重新扩张，因此患者常常需要进一步的硬化治疗。

首选的硬化剂是 STS 和乙醇，STS 是最常用的硬化剂[63]。尽管乙醇比 STS 更有效，但其并发症率更高。大多数患者，特别是儿童，可在全身麻醉下使用超声和/或透视成像辅助下进行治疗。VM 硬化治疗最常见的局部并发症是皮肤溃疡（10%~15%）[59,79]。VM 扩张进入肌肉可导致萎缩和挛缩[59]。治疗后的肿胀需要密切监测。硬化治疗引起的全身性不良事件包括溶血、血红蛋白尿和 DIC，在较大的病变中更为常见。低纤维蛋白原水平的患者在治疗前后 14 天给予 LMWH[78]。围手术期（干预前后 12 小时）抗凝 24 小时，以防止出血并发症[63,78]。

手术切除

VM 手术切除可能发生严重的并发症，包

括严重失血、医源性损伤和畸形。与硬化治疗相比，切除是不可取的，原因如下：①病灶很少能被完整切除；②切除可能导致比病灶更严重的畸形；③复发的风险很高，因为邻近可见病灶的通道没有得到治疗；④失血和医源性损伤的风险更大。以下情况可以考虑手术切除：①可以完全切除的小的、定位良好的病变；②硬化治疗完成后的持续性肿块或畸形（无法再注射的通道）；③通过广泛的硬化治疗，大的病变不太可能实现明显减少。在考虑切除时，应根据病变的术前表现来衡量切除 VM 后的瘢痕 / 畸形。对有问题的部位，如增生的嘴唇，应进行次全切除，而不是试图"完全"切除良性病变，这将导致更严重的畸形。建议告知患者和家属，VM 切除后，仍有可能复发，因此在未来可能需要进一步的手术干预。

许多 VM 患者在手术前应接受硬化治疗。经过适当的硬化治疗后，VM 被瘢痕代替，从而降低了失血、医源性损伤和复发的风险。此外，纤维化有助于切除和重建。不太可能对硬化治疗有反应的巨大病变只能在有经验的医疗中心切除，因为术中会出现大量的快速出血。由于 GVM 通常较小，不易接受硬化治疗，伴有疼痛的病变的一线治疗往往是切除。Nd:YAG 光凝可作为硬化治疗的辅助手段，用于治疗难治性气道病变[80]。伴有慢性出血、贫血和输血需求的胃肠道 VM 通常需要切除。内镜环扎或硬化治疗可用于孤立性病变[81]。多灶性病变需要尽可能将病灶完全切除。在胃肠道，应行肠多点切开术，而不是肠切除术，以保持肠的长度[77,81]。弥漫性、有不确定性的结直肠 VM 可能需要结肠切除术，直肠黏膜切除术和直肠内拖出术[82]。

动静脉畸形

临床特点

动静脉畸形（AVM）是胚胎发生过程中血管发育错构的结果。缺乏毛细血管床可导致血液通过动静脉瘘（动脉与静脉的直接连接）或病灶（连接供血动脉与引流静脉的异常通道）直接从动脉分流至静脉[71]。遗传异常可导致某些类型的家族性 AVM。遗传性出血性毛细血管扩张症是由内皮素和激活素受体样激酶 1（activin receptor-like kinase，ALK-1）的突变影响转化生长因子 β（transforming growth factor-β，TGF-β）信号传导所致[83]。毛细血管畸形 - 动静脉畸形（CM-AVM）是 RASA1 突变的结果[84]。磷酸酶及张力蛋白同源（phosphatase and tensin homologue，PTEN）基因突变患者也可发生动静脉异常[85]。

颅外 AVM 最常见的部位是头部和颈部，其次是四肢、躯干和内脏[6]。虽然在出生时就存在，但 AVM 可能直到儿童时期才变得明显。动静脉分流减少了毛细血管的氧气输送，导致缺血。患者有疼痛、溃疡、出血和充血性心力衰竭的风险。AVM 也可能导致畸形、组织破坏和重要结构阻塞。AVM 随时间恶化，可根据 Schobinger 分期系统进行分类[86]（表 85.2）。

表 85.2 动静脉畸形的 Schobinger 分期

分期	临床表现
Ⅰ（静止期）	温暖，红 - 蓝，多普勒超声显示分流
Ⅱ（扩张期）	肿大、搏动、震颤、杂音、静脉曲张
Ⅲ（破坏期）	营养不良的皮肤变化，溃疡，出血，疼痛
Ⅳ（失代偿期）	心力衰竭

诊断

大多数 AVM 是由病史和体格检查确诊的[1,3]。怀疑 AVM 的患者可用彩色多普勒检查证实诊断，可显示快速血流和分流。MRI 可用于确诊，确定病变范围，计划治疗。MRI 在 T_2 加权成像上显示供血动脉和引流静脉扩张、增强和血流空洞[87]。如果行超声和 MRI 后诊断仍不清楚，则进行血管造影。计划进行栓塞或切除以确定病变血流动力学的患者也可进行血管造影。AVM 在血管造影上表现为迂曲、扩张、有静脉分流的动脉和扩张的引流静脉[87]。一般情况下，AVM 不需要进行组织病理学诊断。

治疗

由于 AVM 通常是弥漫性的，涉及多个组织平面和重要结构，因此较少能治愈。治疗的目的通常是控制畸形。干预的重点是减轻症状（例如出血、疼痛、溃疡），保持重要功能（例如视力、咀嚼），改善可见畸形。治疗方法包括栓塞、切除或联合治疗。手术切除为长期控制提供了机会，但复发率很高，且可能导致更严重的畸形。对无症状病变进行栓塞或不完全切除可能会刺激它扩大并产生临床问题。干预方式取决于 AVM 的大小和位置，患者的年龄，以及 Schobinger 分期。虽然切除Ⅰ期 AVM 提供了长期可控或"治愈"的最佳机会，但干预必须根据切除和重建造成的畸形程度进行个体化处理[88]。例如，在解剖学上不重要位置（即躯干、近端肢体）的Ⅰ期 AVM可切除而无明显并发症，若进展到更高阶段，切除则会更加困难，复发率也更高[88]。类似地，在更困难的位置（例如面部、手部）的小的、定位良好的 AVM 可以在扩张或不能完全切除之前进行切除，以获得可能的"治愈"。

相比之下，在解剖敏感区发现一个巨大的无症状 AVM 最好先观察，特别是在一个心理上还没有准备好进行扩大切除和重建的幼儿。第一，切除和重建可能导致比畸形本身更明显的畸形或功能问题。第二，虽然Ⅰ期 AVM 切除后复发率较低，但在大面积切除和重建后，畸形也可以复发。第三，一些儿童（17.4%）到成年并没有显著的病症[88]。

Ⅱ期 AVM 的干预与Ⅰ期病变相似。然而，如果扩大的病变导致畸形恶化或预期功能出现问题，则治疗的要求较低。Ⅲ期和Ⅳ期 AVM 需要干预以控制疼痛、出血、溃疡或充血性心力衰竭。

栓塞

栓塞是指通过导管将一种物质输送到AVM，以阻断血流和/或填充血管空间。减少动静脉分流和缺血可改善症状，并可缩小病变范围。栓塞既可作为术前辅助，也可作为不可切除病灶的单一治疗。AVM 如果没有被切除，最终几乎都会扩大[71,86-89]。Ⅰ期 AVM 比高阶段的病变有更低的复发率。大多数复发发生在栓塞后的第一年内，在早期，98% 在 5 年内再次扩张[88]。尽管再次扩张的可能性很高，但栓塞可以通过缩小 AVM 的大小、减缓扩张、减轻疼痛和出血来有效缓解 AVM。术前栓塞术也能减少术中失血。近年来，静脉流出道栓塞术，有时与动脉侧病灶栓塞术相结合，可显著改善疗效。目前还没有长期的结果，但乐观推测，这种方法能实现更早和更有效的栓塞。

用于栓塞的物质可以是液体[氰基丙烯酸正丁酯（n-butyl cyanoacrylate，n-BCA）、乙醇、Onyx（乙烯 - 乙烯醇共聚物）]或固体[聚乙烯醇（polyvinyl alcohol，PVA）颗粒、弹簧圈]。栓塞的目的是阻断病灶和近端静脉，栓塞材料可到达病灶，而不是动脉供血血管。阻塞血流会导致 AVM 的侧支循环和扩张；进入病灶的通道也会被阻断，防止进一步的栓塞。术前栓塞使用能够被吞噬的临时封闭物质（明胶海绵粉、PVA、栓子球）。当栓塞是主要治疗方法时，使用能够渗透病灶的永久性液体制剂（乙醇、n-BCA、Onyx）。栓塞最常见的并发症是溃疡。

手术切除

AVM 切除术的复发率比栓塞术低，可用于局部病变或矫正局部畸形（例如出血或溃疡区、唇肥大）[88]。应谨慎进行大型弥漫性AVM 的广泛切除和重建，原因如下：①治愈率低，复发率高；②导致的畸形往往比原本的畸形更严重；③切除与严重失血、医源性损伤和发病率有关。当计划切除时，术前栓塞可减小 AVM 的大小，减少失血量，以及形成瘢痕组织，为手术做准备。切除前可能需要间隔 6 周的多次栓塞，栓塞后 24~72 小时切除，在病灶侧支循环形成再灌注前进行。

临床上应确定手术边缘[86]，评估手术创伤，大多数缺损可通过推进局部皮瓣重建。由于皮下组织缺血，皮肤移植的溃疡区失败率很高，可能需要切除局部皮瓣转移。游离皮瓣重建允许广泛切除并一期闭合复杂的缺损，但不能改善 AVM 的长期控制[68,86,88-90]。尽管计划次全切除和完全切除，大多数 AVM 在切除治疗后会复发[88]。大多数复发发生在干预后的第一年内，术后 5 年内再扩张率为 86.6%[88]。需要告知患者及家属，AVM 可能在术后再扩张，今后可能需要进一步治疗。

PTEN 相关血管异常

PTEN 基因编码一种抑癌脂质磷酸酶[91]。PTEN 基因突变的患者有 PTEN 错构瘤综合征（PTEN hamartoma-tumor syndrome，PHTS），为常染色体显性遗传，以前被称为考登综合征或班纳扬 - 赖利 - 鲁瓦卡巴综合征（Bannayan-Riley-Ruvalcaba syndrome，BRRS）[85,92]。男性和女性发病率相同，约一半（54%）患者有特征性的快速血管畸形和动静脉分流，称为 PTEN 相关血管异常（PTEN-associated vascular anomaly，PTEN-AVA）[85]。与典型的 AVM 不同，PTEN-AVA 可能是多灶性的，与异位脂肪组织相关，并具有不均匀的引流静脉节段性扩张[85,87]。PHTS 患者有大头畸形，男性有阴茎雀斑[85]。组织病理学显示骨骼肌有脂肪组织、纤维带和淋巴聚集物浸润。此外，还发现了动脉曲张，肌壁增生，异常静脉丛集，平滑肌不稳定[85]。基因检测证实了这一点，该突变与多种良性和恶性肿瘤有关，需要监测。

混合型血管畸形

毛细血管畸形 - 动静脉畸形

据估计，在白种人中 CM-AVM 的患病率为 1/100 000[84,93]。患者有不典型的 CM，这些

CM 较小，多灶，圆形，粉红色，周围有一个淡晕（50%）[84,93]。30% 的人也有 AVM:Parkes Weber 综合征（Parkes Weber syndrome，PWS）（12%）、颅外 AVM（11%）或颅内 AVM（7%）[93]。PWS 是一种过度扩张的弥漫性动静脉畸形[6]，累及下肢的发病率大约是上肢的两倍[93]。这是一种常染色体显性遗传的疾病，应在体检时评估可能的 AVM。由于 7% 的 CM-AVM 患者会有颅内快流病变，应考虑做脑 MRI[74]。由于颅外 AVM 未发现累及脏器，因此无须对其他解剖区域进行探索性影像学检查[93]。尽管 CM 很少有问题，但相关 AVM 可引起显著的病症。

Klippel-Trenaunay 综合征

Klippel-Trenaunay 综合征（Klippel-Trenaunay syndrome，KTS）是一个与软组织和 / 或骨骼过度生长相关的缓慢血流的毛细血管淋巴管静脉畸形（capillary-lymphatico-venous malformation，CLVM）[94]。95% 的患者影响下肢，5% 影响上肢，最不常见的是躯干[94]。发现下肢不等长后要做 X 线检查，再进行 MRI 来明确诊断和畸形程度。深静脉系统通常有畸形。Servelle 边缘静脉常位于小腿外侧和大腿，与深静脉系统相连[95]。并发症包括血栓性静脉炎（20%~45%）和肺栓塞（4%~24%）[96]。KTS 的下肢病变可累及骨盆，引起血尿、便血、便秘和膀胱出口梗阻。与其他一些偏身肥大综合征不同，KTS 患者不会增加肾母细胞瘤的风险，而且无须进行超声筛查[97]。严重的足部肿大需要进行足中段或足弓截肢。对 KTS 患者的 VM 病变应保守治疗，对功能不全的患者使用加压长袜，并使用阿司匹林以减少静脉血栓形成。如果存在功能正常的深静脉系统，症状性静脉曲张可以切除或硬化治疗。有时，硬化治疗和手术切除是必要的，可进行分期肢体矫形切除术。

丁香综合征

丁香综合征（CLOVE syndrome）是一种

与先天性脂肪瘤过度生长、血管畸形和表皮痣相关的过度生长状态，具有非常明显的表型。这组患者具有典型的特发性脂肪瘤过度生长和血管异常，包括毛细血管、淋巴管、静脉和动静脉。还可存在四肢畸形，包括宽脚和手，巨指／趾和宽足间隙。脊柱侧凸和肾脏问题也被发现，肾母细胞瘤发生的风险可能增加[98]。对这些患者的遗传分析显示 PI3 激酶途径存在体细胞突变基因[99]。

新的治疗方法

2011 年，Hammill 等发布了一系列应用 mTOR 抑制剂西罗莫司治疗复杂血管病变的病例[100]。治疗的病变包括 KHE、复合淋巴管或联合淋巴静脉畸形。在 PI3 激酶途径中发现 mTOR[51]，并且复杂的血管病变，特别是淋巴管病变，已显示有 PIK3CA 突变[100-101]。有多个淋巴管和复合血管畸形的其他系列病例正在用西罗莫司治疗，该药改善了症状和生活质量，缓解了大部分病变。在最近对 53 例复杂血管畸形患者的研究中，85% 的患者在生活质量和大部分疾病的部分反应（放射和临床）方面有所改善[102]。

其他用于治疗复杂血管病变的药物包括普萘洛尔和西地那非。与血管瘤治疗相似，普萘洛尔也被认为具有抑制血管生成和诱导细胞凋亡的作用。西地那非也被提议用于抑制血管内皮生长因子[103]。这些药物在治疗血管异常方面尚未得到广泛接受。

在 AVM 中，多西环素在稳定病变方面显示出一些希望，也有报告称症状得以改善，特别是疼痛。多西环素是一种非特异性基质金属蛋白酶（matrix metalloproteinase，MMP）抑制剂，在 AVM 组织中发现有高水平的 MMP[104]。

（丁浙玉 译　王金湖 审校）

参考文献

1. Mulliken JB, Glowacki J. Hemangiomas and vascular malformations in infants and children: A classification based on endothelial characteristics. *Plast Reconstr Surg* 1982; 69: 412.
2. Wassef M, Blei F, Adams D. Vascular anomalies classification: Recommendations from the International Society for the Study of Vascular Anomalies. *Pediatrics* 2015; 136(1): e203–14.
3. Finn MC, Glowacki J, Mulliken JB. Congenital vascular lesions: Clinical application of a new classification. *J Pediatr Surg* 1983; 18: 894–90.
4. Kilcline C, Frieden IJ. Infantile hemangiomas: How common are they? A systematic review of the medical literature. *Pediatr Dermatol* 2008; 25: 168–73.
5. Drolet BA, Swanson EA, Frieden IJ. Infantile hemangiomas: An emerging health issue linked to an increased rate of low birth weight infants. *J Pediatr* 2008; 153: 712–5.
6. Mulliken JB, Fishman SJ, Burrows PE. Vascular anomalies. *Curr Prob Surg* 2000; 37: 517–84.
7. Chang LC, Haggstrom AN, Drolet BA et al. Growth characteristics of infantile hemangiomas: Implications for management. *Pediatrics* 2008; 122: 360–7.
8. Paltiel H, Burrows PE, Kozakewich HPW et al. Soft-tissue vascular anomalies: Utility of US for diagnosis. *Radiology* 2000; 214: 747–54.
9. Burrows PE, Laor T, Paltiel H et al. Diagnostic imaging in the evaluation of vascular birthmarks. *Dermatol Clin* 1998; 16: 455–88.
10. North PE, Waner M, Mizeracki A et al. GLUT1: A newly discovered immunohistochemical marker for juvenile hemangiomas. *Hum Path* 2000; 31: 11–22.
11. Enjolras O, Gelbert F. Superficial hemangiomas: Associations and management. *Pediatr Dermatol* 1997; 14: 173–9.
12. Christison-Lagay ER, Burrows PE, Alomari A et al. Hepatic hemangiomas: Subtype classification and development of a clinical practice algorithm and registry. *J Pediatr Surg* 2007; 42: 62–7.
13. Kulungowski AM, Alomari AI, Chawla A et al. Lessons from a liver hemangioma registry: Subtype classification. *J Pediatr Surg* 2012; 47: 165–70.
14. Boon LM, Burrows PE, Paltiel HJ et al. Hepatic vascular anomalies in infancy: A twenty-seven-year experience. *J Pediatr* 1996; 129: 346–54.
15. Huang SA, Tu HM, Harney JW et al. Severe hypothyroidism caused by type 3 iodothyronine deiodinase in infantile hemangiomas. *N Engl J Med* 2000; 343: 185–9.
16. Goldberg NS, Hebert AA, Esterly NB. Sacral hemangiomas and multiple congenital anomalies. *Arch Dermatol* 1986; 122: 684–7.
17. Stockman A, Boralevi F, Taieb A et al. SACRAL syndrome: Spinal dysraphism, anogenital, cutaneous, renal and urological anomalies, associated with an angioma of lumbosacral localization. *Dermatology* 2007; 214: 40–5.
18. Girard C, Bigorre M, Guillot B et al. PELVIS syndrome. *Arch Dermatol* 2006; 142: 884–8.
19. Freiden IJ, Reese V, Cohen D. PHACE syndrome. The association of posterior fossa brain malformations, hemangiomas, arterial anomalies, coarctation of the

aorta and cardiac defects and eye abnormalities. *Arch Dermatol* 1996; 132: 307–11.

20. Metry DW, Haggstrom AN, Drolet BA et al. A prospective study of PHACE syndrome in infantile hemangiomas: Demographic features, clinical findings, and complications. *Am J Med Gen* 2006; 140A: 975–86.

21. Metry DW, Garzon MC, Drolet BA et al. PHACE syndrome: Current knowledge, future directions. *Ped Derm* 2009; 26: 381–98.

22. Chamlin SL, Haggstrom AN, Drolet BA et al. Multicenter prospective study of ulcerated hemangiomas. *J Pediatr* 2007; 151: 684–9.

23. Leaute-Labreze C, Dumas de la Roque E, Hubiche T et al. Propranolol for severe hemangiomas of infancy. *N Engl J Med* 2008; 358: 2649–51.

24. Sans V, Dumas de la Roque E, Berge J et al. Propranolol for severe infantile hemangiomas: Follow-up report. *Pediatrics* 2009; 124: 423–31.

25 Storch CH, Hoeger PH. Propranolol for infantile haemangiomas: Insights into the molecular mechanisms of action. *Br J Dermatol* 2010; 163: 269–74.

26 Chisholm KM, Chang KW, Truong MT et al. beta-Adrenergic receptor expression in vascular tumors. *Mod Pathol* 2012; 25: 1446–51.

27. Stiles J, Amaya C, Pham R et al. Propranolol treatment of infantile hemangioma endothelial cells: A molecular analysis. *Exp Ther Med* 2012; 4: 594–604.

28. Sommers Smith SK, Smith DM. Beta blockade induces apoptosis in cultured capillary endothelial cells. *In Vitro Cell Dev Biol Anim* 2000; 8: 298–304.

29. Moehrle M, Leaute-Labreze C, Schmidt V et al. Topical timolol for small hemangiomas in infancy. *Pediatr Dermatol* 2013; 30: 245–9.

30. Zarem HA, Edgerton MT. Induced resolution of cavernous hemangiomas following prednisolone therapy. *Plast Reconstr Surg* 1967; 39: 76–83.

31. Boon LM, MacDonald DM, Mulliken JB. Complications of systemic corticosteroid therapy for problematic hemangiomas. *Plast Reconstr Surg* 1999; 104: 1616–23.

32. Bennett ML, Fleischer AB, Chamlin SL et al. Oral corticosteroid use is effective for cutaneous hemangiomas. *Arch Dermatol* 2001; 137: 1208–13.

33. Greene AK. Corticosteroid treatment for problematic infantile hemangioma: Evidence does not support an increased risk for cerebral palsy. *Pediatrics* 2008; 126: 1251–2.

34. George ME, Sharma V, Jacobson J et al. Adverse effects of systemic glucocorticosteroid therapy in infants with hemangiomas. *Arch Dermatol* 2004; 140: 963–9.

35. Lomenick JP, Backeljauw PF, Lucky AW. Growth, bone mineral accretion, and adrenal function in glucocorticoid-treated infants with hemangiomas—A retrospective study. *Pediatr Dermatol* 2006; 23: 169–74.

36. Garzon MC, Lucky AW, Hawrot A et al. Ultrapotent topical corticosteroid treatment of hemangiomas of infancy. *J Am Acad Dermatol* 2005; 52: 281–6.

37. Sloan GM, Renisch JF, Nichter LS et al. Intralesional corticosteroid therapy for infantile hemangiomas. *Plast Reconstr Surg* 1989; 83: 459–67.

38. Ruttum MS, Abrams GW, Harris GJ et al. Bilateral retinal embolization associated with intralesional steroid injection for capillary hemangioma of infancy. *J Pediatr Ophthalmol Strabismus* 1993; 30: 4–7.

39. Egbert JE, Schwartz GS, Walsh AW. Diagnosis and treatment of an ophthalmic artery occlusion during an intralesional injection of corticosteroid into an eyelid capillary hemangioma. *Am J Ophthalmol* 1996; 121: 638–42.

40. Scheepers JH, Quaba AA. Does the pulsed tunable dye laser have a role in the management of infantile hemangiomas: Observations based on 3 years experience. *Plast Reconstr Surg* 1995; 95: 305–12.

41. Batta K, Goodyear HM, Moss C et al. Randomized controlled study of early pulsed dye laser treatment of uncomplicated childhood haemangiomas: Results of a 1-year analysis. *Lancet* 2002; 360: 521–7.

42. Witman PM, Wagner AM, Scherer K et al. Complications following pulsed dye laser treatment of superficial hemangiomas. *Lasers Surg Med* 2006; 38: 116–23.

43. Mulliken JB, Rogers GF, Marler JJ. Circular excision of hemangioma and purse-string closure: The smallest possible scar. *Plast Reconstr Surg* 2002; 109: 1544–54.

44. Boon LM, Enjolras O, Mulliken JB. Congenital hemangioma: Evidence of accelerated involution. *J Pediatr* 1996; 128: 329–35.

45. Enjolras O, Mulliken JB, Boon LM et al. Noninvoluting congenital hemangioma: A rare cutaneous vascular anomaly. *Plast Reconstr Surg* 2001; 107: 1647–54.

46. Berenguer B, Mulliken JB, Enjolras O et al. Rapidly involuting congenital hemangioma: Clinical and histopathologic features. *Pediatr Dev Pathol* 2003; 6: 495–510.

47. Zukerberg LR, Nikoloff BJ, Weiss SW. Kaposiform hemangioendothelioma of infancy and childhood: An aggressive neoplasm associated with Kasabach–Merritt syndrome and lymphangiomatosis. *Am J Surg Pathol* 1993; 17: 321–8.

48. Mulliken JB, Anupindi S, Ezekowitz RA et al. Case 13-2004: A newborn girl with a large cutaneous lesion, thrombocytopenia, and anemia. *N Engl J Med* 2004; 350: 1764–75.

49. Lyons LL, North PE, Mac-Moune Lai F et al. Kaposiform hemangioendothelioma: A study of 33 cases emphasizing its pathologic, immunophenotypic, and biologic uniqueness from juvenile hemangioma. *Am J Surg Pathol* 2004; 28: 559–68.

50. Haisley-Royster C, Enjolras O, Frieden IJ et al. Kasabach-Merritt phenomenon: A retrospective study of treatment with vincristine. *J Pediatr Hematol Oncol* 2002; 24: 459–62.

51. Hammill AM, Wentzel MS, Gupta A et al. Sirolimus for the treatment of complicated vascular anomalies in children. *Pediatr Blood Cancer* 2011; 57: 108–24.

52. Mills SE, Cooper PH, Fechner RE. Lobular capillary hemangioma: The underlying lesion of pyogenic granuloma. *Am J Surg Pathol* 1980; 4: 470–9.

53. Patrice SJ, Wiss K, Mulliken JB. Pyogenic granuloma (lobular capillary hemangioma): A clinicopathologic study of 178 cases. *Pediatr Dermatol* 1991; 8: 267–76.

54. Greene AK, Taber SF, Ball KL et al. Sturge–Weber syndrome: Frequency and morbidity of facial overgrowth. *J Craniofac Surg* 2009; 20: 617–21.

55. Jasim ZF, Handley JM. Treatment of pulsed dye laser-resistant port wine stain birthmarks. *J Am Acad Dermatol* 2007; 57: 677–82.

56. Chapas AM, Eickhorst K, Geronemus RG. Efficacy of early treatment of facial port wine stains in newborns: A review of 49 cases. *Lasers Surg Med* 2007; 39: 563–8.

57. Astner S, Anderson RR. Treating vascular lesions. *Dermatol Ther* 2005; 18: 267–81.

58. Huikeshoven M, Koster PH, de Borgie CA et al. Redarkening of port-wine stains 10 years after pulsed-dye-laser treatment. *N Engl J Med* 2007; 356: 1235–40.

59. Burrows PE, Mason KP. Percutaneous treatment of low flow vascular malformations. *J Vasc Interv Radiol* 2004; 15: 431–45.

60. Padwa BL, Hayward PG, Ferraro NF et al. Cervicofacial lymphatic malformation: Clinical course, surgical intervention, and pathogenesis of skeletal hypertrophy. *Plast Reconstr Surg* 1995; 95: 951–60.

61. Edwards PD, Rahbar R, Ferraro NF et al. Lymphatic malformation of the lingual base and oral floor. *Plast Reconstr Surg* 2005; 115: 1906–15.

62. Greene AK, Burrows PE, Smith L et al. Periorbital lymphatic malformation: Clinical course and management in 42 patients. *Plast Reconstr Surg* 2005; 115: 22–30.

63. Choi DJ, Alomari AI, Chaudry G et al. Neurointerventional management of low-flow vascular malformations of the head and neck. *Neuroimag Clin N Am* 2009; 19: 199–218.

64. Florez-Vargas A, Vargas SO, Debelenko LV et al. Comparative analysis of D2-40 and LYVE-1 immunostaining in lymphatic malformations. *Lymphology* 2008; 41: 103–10.

65. Smith MC, Zimmerman B, Burke DK et al. Efficacy and safety of OK-432 immunotherapy of lymphatic malformations. *Laryngoscope* 2009; 119: 107–15.

66. Burrows PE, Mitri RK, Alomari A et al. Percutaneous sclerotherapy of lymphatic malformations with doxycycline. *Lymphat Res Biol* 2008; 6: 209–16.

67. Alqahtani A, Nguyen LT, Flageole H et al. 25 years' experience with lymphangiomas in children. *J Pediatr Surg* 1999; 34: 1164–8.

68. Upton J, Coombs CJ, Mulliken JB et al. Vascular malformations of the upper limb: A review of 270 patients. *J Hand Surg (Am)* 1999; 24: 1019–35.

69. Fliegelman LJ, Friedland D, Brandwein M et al. Lymphatic malformation: Predictive factors for recurrence. *Otolaryngol Head Neck Surg* 2000; 123: 706–10.

70. Grimmer JF, Mulliken JB, Burrows PE et al. Radiofrequency ablation of microcystic lymphatic malformation in the oral cavity. *Arch Otolarngol Head Neck Surg* 2006; 132: 1251–6.

71. Young AE. Pathogenesis of vascular malformations. In: Mulliken JB (ed). *Vascular Birthmarks: Hemangiomas and Malformations*. Philadelphia: Saunders, 1988: 107–13.

72. Boon LM, Mulliken JB, Enjolras O et al. Glomuvenous malformation (glomangioma) and venous malformation: Distinct clinicopathologic and genetic entities. *Arch Dermatol* 2004; 140: 971–6.

73. Limaye N, Wouters V, Uebelhoer M et al. Somatic mutations in angiopoietin receptor gene TEK cause solitary and multiple sporadic venous malformations. *Nat Gen* 2009; 41: 118–24.

74. Limaye N, Boon LM, Vikkula M. From germline towards somatic mutations in the pathophysiology of vascular anomalies. *Hum Mol Genet* 2009; 18: 65–75.

75. Brouillard P, Boon LM, Mulliken JB et al. Mutations in a novel factor, glomulin, are responsible for glomuvenous malformations ("glomangiomas"). *Am J Hum Genet* 2002; 70: 866–74.

76. Vikkula M, Boon LM, Carraway KL et al. Vascular dysmorphogenesis caused by an activating mutation in the receptor tyrosine kinase TIE2. *Cell* 1996; 87: 1181–90.

77. Fishman SJ, Smithers CJ, Folkman J et al. Blue rubber bleb nevus syndrome: Surgical eradication of gastrointestinal bleeding. *Ann Surg* 2005; 241: 523–8.

78. Adams DM, Wentzel MS. The role of the hematologist/oncologist in the care of patients with vascular anomalies. *Pediatr Clin N Am* 2008; 55: 339–55.

79. Berenguer B, Burrows PE, Zurakowski D et al. Sclerotherapy of craniofacial venous malformations: Complications and results. *Plast Reconstr Surg* 1999; 104: 1–11.

80. Ohlms LA, Forsen J, Burrows PE. Venous malformations of the pediatric airway. *Int J Pediatr Otorhinolaryngol* 1996; 37: 99–114.

81. Fishman SJ, Burrows PE, Leichtner AM et al. Gastrointestinal manifestations of vascular anomalies in childhood: Varied etiologies require multiple therapeutic modalities. *J Pediatr Surg* 1998; 33: 1163–7.

82. Fishman SJ, Shamberger RC, Fox VL et al. Endorectal pull-through abates gastrointestinal hemorrhage from colorectal venous malformations. *J Pediatr Surg* 2000; 35: 982–4.

83. Thomas B, Eyries M, Montagne K et al. Altered endothelial gene expression associated with hereditary haemorrhagic telangiectasia. *Eur J Clin Invest* 2007; 37: 580–8.

84. Eerola I, Boon LM, Mulliken JB et al. Capillary malformation-arteriovenous malformation: A new clinical and genetic disorder cased by RASA1 mutations. *Am J Hum Genet* 2003; 73: 1240–9.

85. Tan WH, Baris HN, Burrows PE et al. The spectrum of vascular anomalies in patients with PTEN mutations: Implications for diagnosis and management. *J Med Genet* 2007; 44: 594–602.

86. Kohout MP, Hansen M, Pribaz JJ et al. Arteriovenous malformations of the head and neck: Natural history and management. *Plast Reconstr Surg* 1998; 102:

643–54.

87. Wu IC, Orbach DB. Neurointerventional management of high-flow vascular malformations of the head and neck. *Neuroimag Clin N Am* 2009; 19: 219–40.

88. Liu AS, Mulliken JB, Zurakowski D et al. Extracranial arteriovenous malformations: Natural progression and recurrence after treatment. *Plast Reconstr Surg* (in press).

89. Wu JK, Bisdorff A, Gelbert F et al. Auricular arteriovenous malformation: Evaluation, management, and outcome. *Plast Reconstr Surg* 2005; 115: 985–95.

90. Hartzell LD, Stack BC Jr, Yuen J et al. Free tissue reconstruction following excision of head and neck arteriovenous malformations. *Arch Facial Plast Surg* 2009; 11: 171–7.

91. Sansal I, Sellers WR. The biology and clinical relevance of the PTEN tumor suppressor pathway. *J Clin Oncol* 2004; 22: 2954–63.

92. Eng C. PTEN: One gene, many syndromes. *Hum Mutat* 2003; 22: 183–98.

93. Revencu N, Boon LM, Mulliken JB et al. Parkes Weber syndrome, vein of galen aneurismal malformation, and other fast-flow vascular anomalies are caused by RASA1 mutations. *Hum Mutat* 2008; 29: 959–65.

94. Cohen MM. Klippel–Trenaunay syndrome. *Am J Med Genet* 2000; 93: 171–5.

95. Servelle M. Klippel and Trenaunay's syndrome: 768 operated cases. *Ann Surg* 1985; 201: 365–73.

96. Jacob AG, Driscoll DJ, Shaughnessy WJ et al. Klippel–Trenaunay syndrome: Spectrum and management. *Mayo Clin Proc* 1998; 73: 28–36.

97. Greene AK, Kieran M, Burrows PE et al. Wilms tumor screening for Klippel–Trenaunay syndrome is unnecessary. *Pediatrics* 2004; 113: E326–9.

98. Alomari, AI. Characterization of a distinct syndrome that associates truncal overgrowth, vascular, and acral anomalies: A descriptive study of 18 cases of CLOVES syndrome. *Clin Dysmorphol* 2009; 18: 1–7.

99. Kurek KC, Luks VL, Ayturk UM et al. Somatic mosaic activating mutations in PIK3CA cause CLOVES syndrome. *Am J Hum Genet* 2012; 90: 1108–15.

100. Boscolo E, Coma S, Luks VL et al. AKT hyperphosphorylation associated with PI3K mutations in lymphatic endothelial cells from a patient with lymphatic malformation. *Angiogenesis* 2015; 18: 151–62.

101. Osborn AJ, Dickie P, Neilson DE et al. Activating PIK3CA alleles and lymphangiogeneic phenotype of lymphatic endothelial cells isolated from lymphatic malformations. *Hum Mol Genet* 2015; 24: 926–38.

102. Adams DM, Trenor CC, Hammill et al. Efficacy and safety of sirolimus in the treatment of complicated vascular anomalies. *Pediatrics* 2016; 137: 1–10.

103. Bagrodia N, Defnet AM, Kandel JJ. Management of lymphatic malformations in children. *Curr Opin Pediatr* 2015; 27: 356–63.

104. Burrows PE, Mulliken JB, Fishman S et al. Pharmacological treatment of a diffuse arteriovenous malformation of the upper extremity of a child. *J Craniofac Surg* 2009; 20 (Suppl 1): 597–602.

先天性痣

Lee W. T. Alkureishi   Bruce S. Bauer

引言

先天性痣是一组在出生时发生或在出生后几年内变得明显的皮肤病变,其特征是真皮异位。主要起源于黑色素细胞,也可能起源于皮脂腺、神经或表皮。病变特征根据所涉及的细胞类型、皮肤内的位置和细胞分化程度而变化。了解这些病变的鉴别诊断和自然病程有助于平衡管理计划,以解决恶性变性的潜在风险,同时解决切除和重建过程中遇到的功能和美学问题。本章概述先天性痣的表现和治疗,重点强调先天性黑色素细胞痣(congenital melanocytic nevus,CMN)。

先天性黑色素细胞痣

先天性黑色素细胞痣是最常见的先天性痣,由黑色素细胞来源的细胞组成,这些细胞携带不同数量的色素。通常在出生时出现,但因为色素合成缺乏,一小部分患儿最初并不明显。这些“迟发性”CMN通常在出生后的头两年内被发现。CMN的表现从非常小的、相对不明显的痣到覆盖身体大部分的巨大毁容性病变不等,除了严重影响外观外,在黑色素瘤、中枢神经系统受累和其他相关疾病的风险方面也有重要意义。CMN的自然史、黑色素瘤的风险和最佳治疗方案仍然是文献中有争议的话题。

流行病学

据估计,CMN的总发病率为活产婴儿的1%~6%,较大的病变更不常见。

小病灶(<1.5cm)在新生儿中的发病率为1/100,中等大小病灶(1.5~20cm)的发病率为1/1000,大病灶(>20cm)为1/20 000,巨大病灶(>50cm)为1/500 000[1-3]。日裔和非裔美国婴儿中CMN的发生率略高[2,4],女性与男性的比例为3:2[5],CMN最常见的部位是躯干(38%)、四肢(38%)、头颈部(14%)以及脚和手(10%)[6]。

病因学

在胚胎学上,黑色素细胞以黑色素母细胞的形式起源于神经嵴细胞,并在第5周至第24周间迁移到表皮的基底层。它们分化成树突状黑色素细胞并形成黑色素小体,产生色素转移到角质形成细胞。CMN的发生是由于迁移和分化过程中发生障碍,在其迁移过程中产生异位的未成熟细胞[7]。因此,痣细胞常深入皮下组织,并可累及筋膜、肌肉、骨膜或软脑膜,这种情况被称为神经皮肤黑变病(neurocutaneous melanosis,NCM)。

黑色素细胞迁移途径的紊乱可能与原癌基因c-met和/或c-kit的过度表达有关,它们分别产生结合肝细胞生长因子/分散因子(hepatocyte growth factor/scatter factor,HGF/SF)和干细胞因子(stem cell factor,SCF)的酪氨酸激酶受体[8]。c-met和c-kit(通过N-ras癌基因)也与大型CMN(large CMN,LCMN)和横纹肌肉瘤的发生发展有关[9-10]。

病理学

与正常黑色素细胞相比,痣细胞倾向于

聚集在一起，呈圆形而不是树突状。它们将色素保留在细胞质中，而不是转移到周围的角质形成细胞中[11]。

与获得性痣相比，CMN 有更高的恶化风险，因此尽量明确 CMN 特有的组织学特征。在小汗腺导管、叶状上皮或血管内发现的痣细胞存在先天性病变，然而，并非所有的 CMN 都显示出这一特征[12]。此外，只有先天性病变显示深层皮下组织、筋膜和 / 或肌肉内存在痣细胞。临床上，用皮肤镜或放大镜检查较小的 CMN 会在病变的周围发现小的色素颗粒，这是 CMN 的另一个特殊发现[13]。发现更多的 CMN 特异性标记物将有助于提高与这些病变相关的黑色素瘤的确诊率。

临床特征

CMN 的临床特征在大小和外观方面有很大的不同（图 86.1）。所有的 CMN 在出生时就存在，不过迟发性 CMN 可能在出生后 1~2 年内直到黑色素的增加才可见。CMN 的颜色从浅棕褐色到深蓝黑色不等，可以是均匀的，也可以是混杂色。与周围正常皮肤相比，皮损的纹理通常增厚，皮肤纹理增多，可能有结节或皱纹。它们往往有毛发，从细弱的绒毛到粗厚的毛囊不等。大的病变周围可能伴有较小的卫星病变，可能出现在刚出生的头两三年，呈不同的大小和数量。

一般来说，CMN 往往与儿童等比例增长。CMN 的疣状更加明显，表面更加不规则，色素沉着变深，然而在 30% 的大痣和巨痣患者中也能看到颜色变浅。

大多数 CMN 无症状，也可出现瘙痒、压痛、干燥和 / 或皮肤糜烂或破裂，这与 CMN 皮下脂肪和汗腺相对缺乏有关。皮肤糜烂在新生儿期并不少见，但也可能在以后发生，这并不一定意味着恶性改变，还值得进一步研究。

分类

CMN 的高度变异性对判断恶性肿瘤风险、NCM 的潜在发展和治疗方案的制订具有重要意义。有几位作者提出了 CMN 的分类方案，其中大多数采用痣的 PAS 作为主要分类[14]。PAS 可通过将婴儿期病变的最大直径乘以一个预定因子来确定，该因子随体表面积而变化[16]（表 86.1）。作为基本规则，婴儿头部或颈部 12cm 或身体 7cm 的病变将增长到符合大痣的分类标准（>20cm PAS）[15]。另

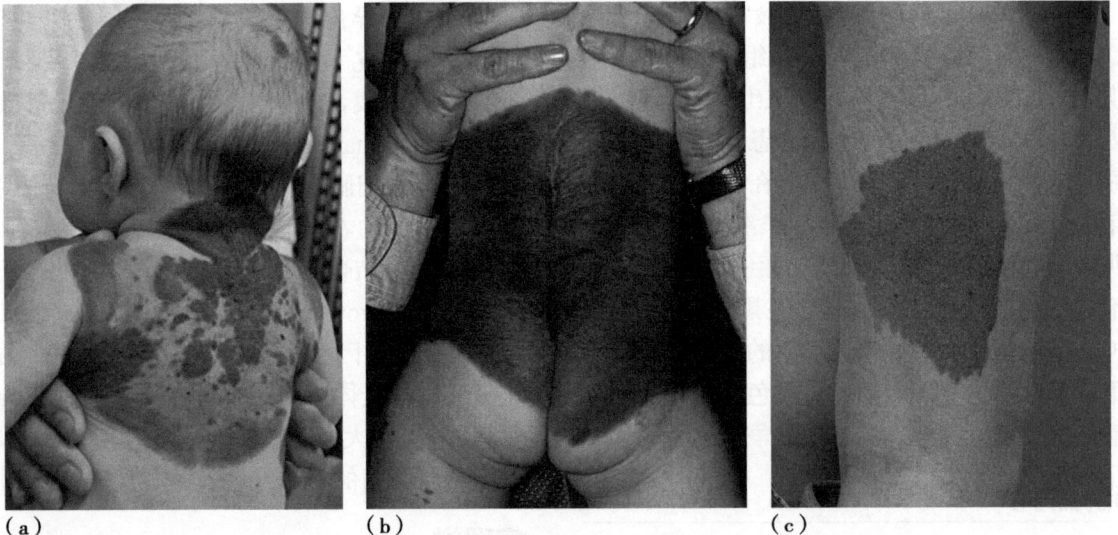

(a)　　　　　(b)　　　　　(c)

图 86.1　先天性黑色素细胞痣的外观和特征的变异性。（a）上背部大痣，色素沉着，隆起。（b）"浴干"痣，色素沉着，多毛。（c）中度先天性下肢痣，色素沉着较轻，均一

表 86.1 根据婴儿期 CMN 的直径估计成年期 CMN 的大小

CMN 病灶位置	出生时 CMN 直径 [a]/cm	影响因子 [b]
头部	11.8	1.7
手脚、躯干、前臂、臀部	7.2	2.8
大腿	5.9	3.4
小腿	6.1	3.3

来源: Marghoob et al. Large congenital melanocytic nevi and the risk for the development of malignant melanoma. *Arch Dermatol* 1996; 132: 170-175.

注: CMN, 先天性黑色素细胞痣。

[a] 成年患者痣直径至少可达 20cm。

[b] 应乘以 CMN 直径的系数以估计婴儿期大小。

外一种巨大先天性痣的定义是大于 2% 体表面积的病变[1]。

然而，到目前为止，研究结果的比较还受到命名和分类不一致的限制，这一发现随着 LCMN 登记系统的发展变得越来越重要，该系统汇集了来自多个机构的数据[5,17]。除了预测的大小，临床特征如颜色多样性、定位、粗糙度、多毛症和卫星病变的数量可能对 CMN 患者的不良结局同样重要[18-19]。为了解决这些问题，Krendel 和 Marghoob[14] 基于专家共识创建了一个更具包容性的分类系统。该分类见表 86.2。

恶变风险

黑色素瘤

这类患者面临的一个直接问题是潜在的恶性黑色素瘤风险。黑色素瘤可能发生在痣内或皮外，最常见于中枢神经系统。早期报道黑色素瘤发病率从 0 到 40% 不等[1-2,20-23]，但一般认为这些研究可能由于样本量小、选择偏倚和 / 或过度诊断而高估了这种风险[24]。然而，在 CMN 患者中，黑色素瘤的风险仍然较高，这必须在治疗计划中考虑。

目前，很难确定 CMN 患者黑色素瘤的真实发病率。患者群体的异质性、缺乏标准化的命名法和治疗方式的不统一都导致难以确定 CMN 真实的自然进展，不过最近的文献回顾和荟萃分析在一定程度上帮助阐明了这一点[24-25]。对于所有 LCMN 患者[26]，发生皮肤或皮肤外黑色素瘤的终生危险低于 5%，而对于较小的病变则低至 0.7%~2%[24-25]。然而，值得注意的是，这些研究中的许多患者都接受了痣的部分或完全切除，这可能低估了黑色素瘤的真正风险。与黑色素瘤风险增加相关的因素包括较大的痣、位置和卫星病变的存在[5,23]。

青春期前小型 CMN 出现黑色素瘤的风险被认为是极小的[27]。然而，对于 LCMN 和巨型 CMN（giant CMN，GCMN）来说，情况并非如此。据报道，50% 的 LCMN 在生命的前 3 年就开始恶变，其中 60% 在儿童期，70% 在青春期前[16]。在对 289 例 LCMN 患者的回顾中，DeDavid 等[15] 发现 67 例黑色素瘤，其中 34 例（51%）发生在痣内，21 例（31.3%）发生在中枢神经系统内，2 例（3%）在痣边缘外发生皮肤黑色素瘤，其余 10 例（15%）有转移性疾病，原发灶不明。值得注意的是，在 CMN 和神经纤维瘤病 I 型患者中，只有一例黑色素瘤在卫星病灶内发展[5]。

其他与 CMN 相关的肿瘤

除黑色素瘤外，CMN 患者还可能有其他良性和恶性肿瘤发生的危险，包括脂肪瘤、神经鞘瘤、肉瘤、恶性细胞性蓝痣和未分化梭形细胞肿瘤[28]。

患者评估

病史和体格检查

在最初的病史中，应警惕任何痣或卫星病变的外观变化，以及黑色素瘤家族史。应记录重要的进展事件和任何神经症状的存在。根据病变外观的特点和变异性，应每 3~6 个月对病变进行一次检查。

表 86.2　先天性黑色素细胞痣的最新分类

CMN 范围		术语	定义
成人 CMN 尺寸	小型 CMN		< 1.5cm
	中型 CMN		
	M1		1.5~10cm
	M2		> 10~20cm
	大型 CMN		
	L1		> 20~30cm
	L2		> 30~40cm
	巨型 CMN		
	G1		> 40~60cm
	G2		> 60cm
	多发中型 CMN		≥3 个中型 CMN, 不含单一优势 CMN
CMN 位置 [a]			
头部 CMN	面、头		
躯干 CMN	颈、肩膀、上背部、中背部、下背部、胸部、腹部、侧面、臀区、生殖器区		
四肢 CMN	上臂、前臂、手、大腿、小腿、脚		
卫星痣数量 [b]	S0		无卫星痣
	S1		< 20 个
	S2		20~50 个
	S3		> 50 个
其他形态学特征	C0, C1, C2		无, 中等, 标记颜色, 异质性
	R0, R1, R2		无, 中等, 表面粗糙
	N0, N1, N2		无, 散在, 广泛真皮或皮下结节
	H0, H1, H2		无, 显著, 明显的多毛症

来源: Krengel et al. New recommendations for the categorization of cutaneous features of congenital melanocytic nevi. *J Am Acad Dermatol* 2013; 68(3): 441-451。

注: CMN, 先天性黑色素细胞痣。

[a] 应该用一个或多个这样的定位来描述参与的优势领域。

[b] 是指出生第一年内的卫星痣数量。如果无法获得该数量, 则应提及实际数量。

LCMN 内可出现颜色较深或突起的结节, 可能代表神经痣, 这是一种皮内痣, 其黑色素细胞在组织学上与施万细胞相似, 并含有神经细胞器, 如迈斯纳小体和帕奇尼小体, 这些斑块也可能是非浸润性方式导致的局部扩散区域。可疑隆起、溃疡或非典型区域可以进行活检排除恶性肿瘤(图 86.2)。有丝分裂率低、缺乏坏死、细胞成熟和缺乏高级别核异型性的组织学表现提示良性。这些区域可以理解为潜在的黑色素细胞肿瘤, 最好早期处理。

在年龄较大的儿童和青少年中, LCMN 或 GCMN 的患者也可能存在心理问题。在一项对 29 名患者的研究中, 30% 的患者被发现有情绪、行为或社会问题。其原因可能是多方面的, 包括对畸形的关注, 痣或手术后瘢痕环的出现, 以及与治疗本身有关的焦虑[29]。

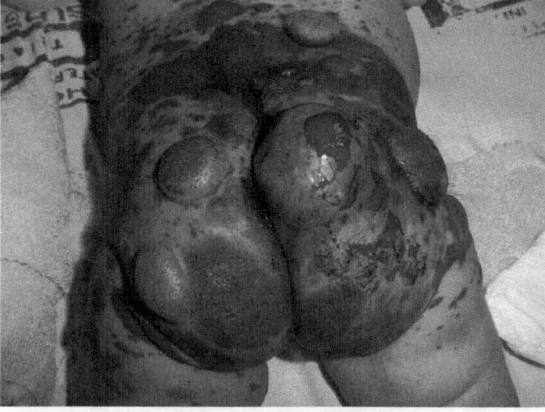

图 86.2　出生时在巨大的先天性黑色素细胞痣内发生的肉瘤

神经皮肤黑变病与磁共振成像

NCM 的临床表现可以是不对称性的，也可以是进行性的，严重的神经系统恶化伴生长发育迟滞、脑积水和癫痫发作，通常有致命的结局。症状可能是由良性痣细胞增殖阻塞脑脊液循环而发生脑积水和颅内压增高引起，或恶变引起。

如果 NCM 有症状，绝大多数病例在 3 岁之前就会出现。有症状的 NCM 预后差，3 年内病死率 >90%，死因是神经系统受累 [30]。由于无症状患者的筛查并不普遍，因此很难知道 NCM 与 LCMN 的真正发病率。然而，一项互联网注册的研究发现，大约 5% 的 LGCM/GCMN 患者可在 MRI 上发现 NCM，其中只有 5%~6% 出现症状 [31]。后中线的 LCMN 和与多发卫星痣（大于 20 个）相关的 LCMN 具有很高的 NCM 风险，应考虑进行 MRI 筛查（图 86.1a 和图 86.1b）[32]。

MRI 是检测涉及软脑膜的黑色素瘤的首选检查方法。为了提高敏感性，MRI 应在 4 月龄之前进行，因为在 4 月龄之后，中枢神经系统髓鞘化的增加可能会掩盖痣细胞 [33]。

很重要的一点是，在 MRI 上发现 NCM 并不一定意味着有神经症状的发展，但它确实提示了良性或恶性黑色素瘤的后期发展风险。Foster 等 [34] 报告，23% 的高危患者在 MRI 上有 NCM，在 5 年的随访期内，只有一名患者出现肌张力低下、生长发育迟滞和癫痫发作等神经症状。最近的研究报告称，LCMN 患者中 NCM 的发病率较低，约为 5% [31]。

在有症状的 NCM 病例中，考虑到相关的不良预后，外科医师对皮肤病变的积极治疗应慎重。然而，报道显示从无症状到有症状的 NCM 进展发生率低，这提示不要将同样的理念应用于这个患者群体。进一步的研究将有助于全面确定 MRI 扫描阳性患者疾病的真实预测过程，并有助于指导手术和随访计划。如果最初的 MRI 是阳性的，则将按计划进行诊治，并且不需要进一步扫描，除非出现神经症状。

鉴别诊断

蓝痣

蓝痣是一种光滑、蓝黑色的病变，在出生时可能出现，但更常见于儿童期和青春期（图 86.3）。它们在女性中更常见，通常出现在头部或四肢。存在两种变体：常见型和细胞型。常见的蓝痣是一个相对较小（<1cm），界限分明，呈穹隆状的良性病变。组织学上，它由皮内和皮下树突状黑色素细胞组成，上皮正常。细胞型蓝痣较大（1~3cm），边界不规则，常见于腰骶部，病变表面比基底部宽，由梭形黑色素细胞聚集在树突状黑色素细胞内组成。与常见型不同，细胞型的恶性转化在细胞变异中已被报道，因此建议切除。

骶部色素斑

骶部色素斑是蓝灰色的斑点，通常覆盖在健康婴儿的腰骶部（图 86.4）。更常见于亚洲和肤色较深的人。骶部色素斑最常出现在出生时，也可能出现在出生后的第一周，通常在 3~4 岁时自然消退。皮损由真皮下三分之二的广泛分散的树突状黑色素细胞组成。这些良性的病灶并不需要治疗，然而，激光照射对于持久的病灶是有效的 [35]。

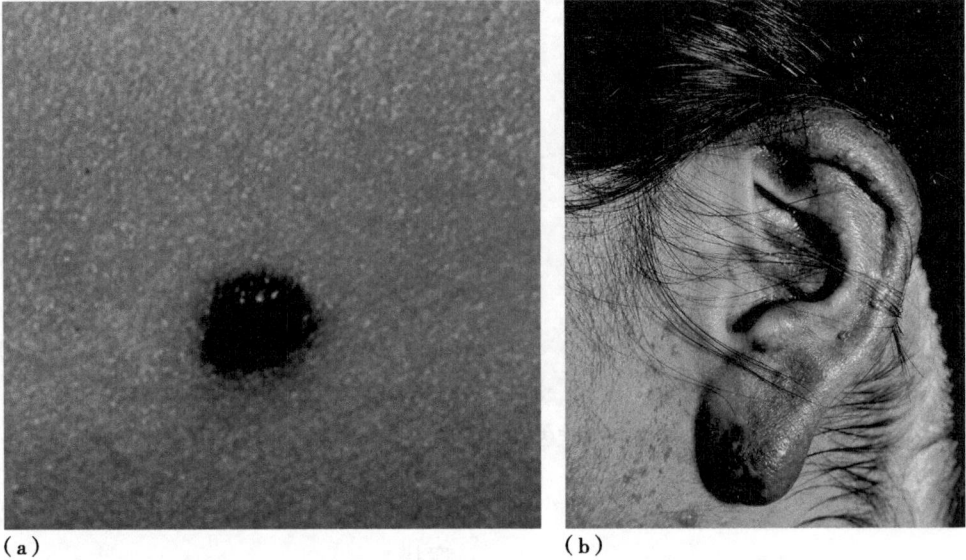

（a）　　　　　　　　　　　　　（b）

图 86.3　蓝痣。（a）典型外观。（b）累及外耳的广泛蓝痣

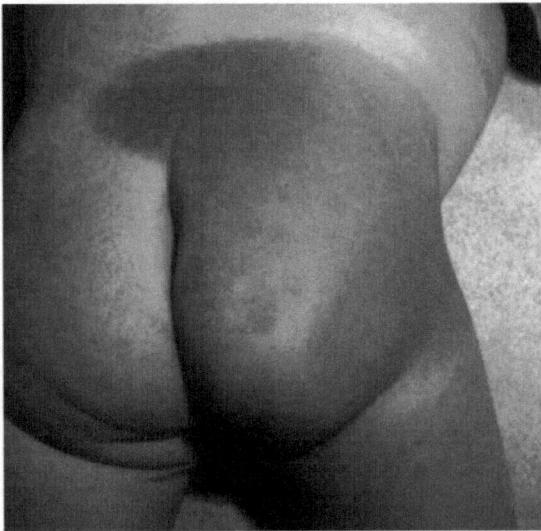

图 86.4　躯干后骶部色素斑

太田痣 / 伊藤痣

太田痣是一种蓝灰色的面部变色，其特征是在出生时或儿童时期出现的 V1/V2 分布的斑点或斑驳合并斑（图 86.5）。与骶部色素斑不同，这些病变不会消退，在青春期会变为色素沉着。病变可累及鼻、口腔黏膜及巩膜、结膜、视网膜，与眼部病变及青光眼有关。太

田痣以女性为主，最常见于亚洲和印度人群。在 10% 的病例中，痣是双侧的，并伴有广泛的骶部色素斑。

伊藤痣是一种蓝灰色的黄斑病变，类似于太田痣，影响肩部（肩胛骨，三角肌，锁骨上），有时与感觉改变有关。它比太田痣罕见，在亚洲人中更常见。

这两种皮损都是真皮黑色素细胞增生症的病灶，其组织学特征是散在胶原纤维束中的细长树突状黑色素细胞，主要分布在网状真皮的上三分之一，可能包含病变内的隆起区域，这些区域与蓝痣不易识别。

尽管它们被认为是良性的，但也有少数恶性改变的报告，特别是在与细胞性蓝痣相似的区域，这些可能需要活检以区别于黑色素瘤[35]。历史上，冷冻疗法和二氧化碳激光非选择性破坏的美容效果好坏参半。目前的激光技术可以让外科医师利用选择性光热分解，将激光能量引导到破坏黑色素细胞而不损害周围组织，美容效果极佳，包括 Q- 调节红宝石激光器、Q- 调节金绿宝石激光器或 Q-调节掺钕钇铝石榴石激光器的多重治疗[35]。对于太田痣，由于有眼病变的危险，应咨询眼科医师。

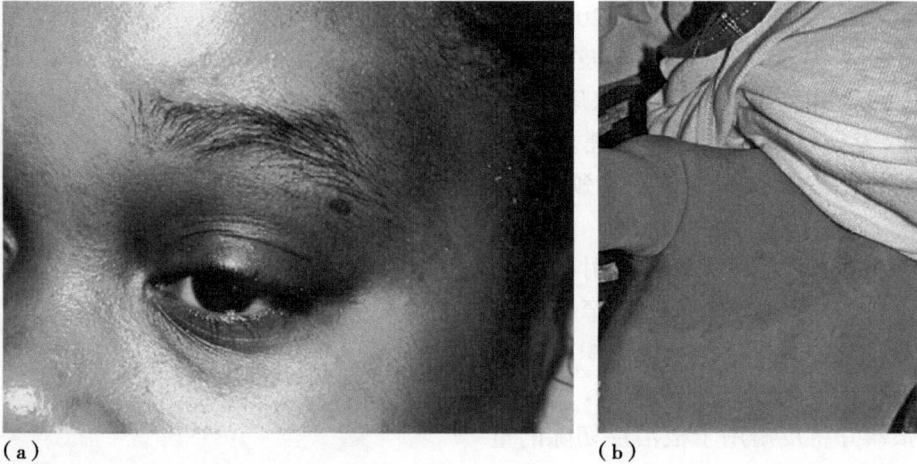

（a）　　　　　　　　　　　　　　　（b）

图86.5　太田痣/伊藤痣。（a）太田痣的典型V1/V2分布。（b）伊藤痣，典型分布于肩部、颈部和背部

牛奶咖啡斑

　　牛奶咖啡斑是良性、界限分明的浅棕色至棕色斑点，有规则的色素沉着。它们可以出现在正常人身上，在多发时可能与神经纤维瘤病等综合征有关。组织学上，皮损是由基底层角质形成细胞内的大黑色素小体色素增加引起的。激光消融术可以成功治疗美观问题，但易复发[20]。

斑痣

　　斑痣是指浅棕色到棕色的斑点，类似于牛奶咖啡斑，但其中有较深的斑点（图86.6）。在组织学上，基底层的角质形成细胞内既有色素增加的区域，也有黑色素细胞增加的区域。斑点区域代表了从雀斑到CMN再到蓝痣的混合表现。病灶内的可疑区域应切除活检，因为痣细胞区域确实具有一定的恶变潜能。如果整个病灶位于美容敏感区，可以通过手术切除。

皮脂腺痣

　　皮脂腺痣在出生时表现为蜡质、无毛、黄橙色的斑块，通常出现在头皮、头部或颈部（图86.7）。随着时间的推移，当孩子接近青春期时，它们会变为结节状、疣状，并且发痒。

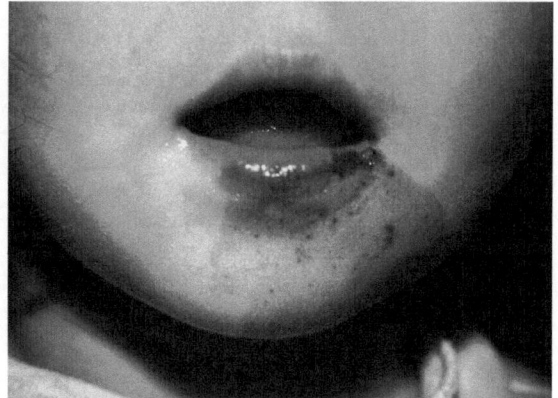

图86.6　下唇斑痣

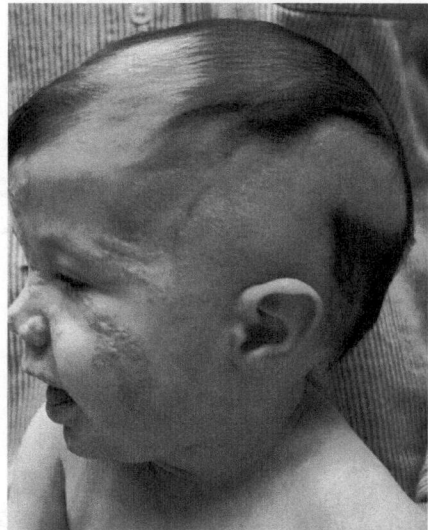

图86.7　面部和头皮广泛的皮脂腺痣

皮脂腺痣是皮脂腺错构瘤，有 15%~20% 的基底细胞癌恶化风险，建议进行切除。皮脂腺痣综合征包含头皮和面部的大型皮脂腺痣，与生长发育迟滞、癫痫发作、眼和骨骼异常相关。

广泛的线性皮脂腺痣多见于头颈部，对于整形外科医师具有一定的挑战。对于涉及头皮和面部的较大病变，可采用类似于 LCMN 的方式进行组织扩张。狭窄的线性病变可以分期切除，一期手术将组织扩张器放在其他部位的同时进行部分切除，二期手术移除扩张器并将皮瓣用于根治性切除的重建。耳部的病变可以通过分期切除或全层皮肤移植来解决。那些涉及螺旋状边缘的患者应该在耳完全发育后才进行移植，以避免软骨变形。线性皮脂腺痣累及下唇、下巴和邻近颈部并不少见。设计重建方案以减少修复时的张力，同时打破瘢痕线以避免瘢痕肥大和挛缩是非常重要的，相关手术方法已经在以前的出版物中详细描述过[36]。

斯皮茨痣

斯皮茨痣是另一种常见的儿童皮肤病变，通常不是先天性的。它们呈粉红色、隆起、坚硬的病灶，偶尔有色素沉着（图 86.8）。由于它们的外观以及在发病初时快速增长的特点，有时可能会混淆为化脓性肉芽肿。它最初被称为良性幼年黑素瘤，在显微镜下表现出一种奇怪的病理表现，如果病理学家没有提供病变的历史和患者的年龄，就可能与恶性肿瘤混淆。事实上，这些病变是良性的，但生长迅速，如果切除不完全，往往会复发。正因为如此，病变切除时应切去一个 3~4cm 的正常组织边界，以减少复发的机会。

CMN 的治疗

CMN 的最佳治疗由许多因素决定，包括病变的大小和位置、恶性潜能、可见性以及相关的医学和心理合并症。因此，治疗计划必须针对个人进行调整，治疗方式包括观察、非切除性矫形以及切除重建。

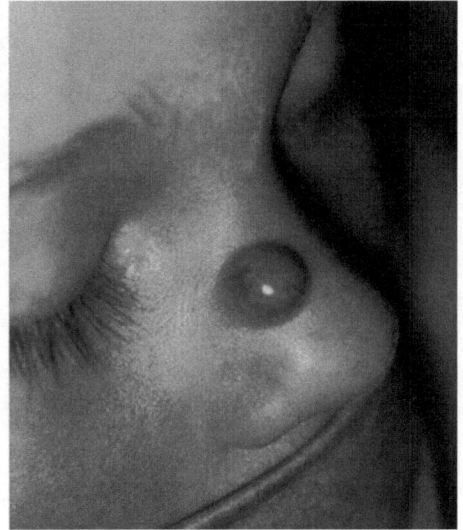
图 86.8　斯皮茨痣

小型 CMN

大多数 CMN 属于这一类别，通常可以行简单或分期切除。这一组青春期前黑色素瘤恶变风险低，因此治疗可以推迟到在局部麻醉下安全切除的年龄。然而，如果病变位于美容敏感区或位于需要全身麻醉的区域，无论年龄大小，都应考虑早期切除，以避免延迟治疗潜在心理后遗症。从实践的角度来看，这些手术最好在患者开始蹒跚学步前或刚入学前进行，以避免潜在的并发症、焦虑加剧以及缺乏患者的合作。

大型和巨型 CMN

LCMN 的治疗是一个更复杂的过程，需要在处理恶性肿瘤的风险、病变和随后重建的功能和美学问题之间取得平衡。

目前，CMN 无法在产前诊断。患有 LCMN 的婴儿应尽早转诊给专业的皮肤科医师和外科医师，使得父母能够在这些病变的性质、恶性肿瘤的风险和治疗选择方面得到适当的建议。在超过 30 年的经验中，制订了治疗这些病变的方案，其宗旨是美学和功能结果与去除痣本身同等重要。尽管未经治疗的 LCMN 中恶性黑色素瘤的实际发病率不太明确，但目前数据支持早期切除。

LCMN 和 GCMN 的治疗仍有争议,一些学者认为这些病变内恶变的风险很低,手术的创伤和术后瘢痕需要权衡;另一些学者则认为,在不适合手术切除的先天性黑色素细胞痣(例如 NCM)中,非皮样黑色素瘤在皮肤病变切除后仍有发生风险,否定了皮肤切除降低黑色素瘤风险的有效性[30,37-38]。然而,这些损伤引起的显著畸形和相关的心理影响常常使天平倾向于尝试干预。治疗计划应尽量在去除痣与功能和美学重建之间取得平衡,对于不能以这种方式有效治疗的病变,应考虑由经验丰富的皮肤科医师通过持续观察进行保守治疗。

磨皮、刮治术和激光治疗

已有报道非选择性治疗 CMN 的方法,即在不完全切除的情况下减少痣细胞,这是改善外观的有效方法。磨皮、刮治术的成功有赖于婴儿早期发现,那时皮肤痣细胞较浅地分布在上层网状真皮和表皮内。磨皮术可以磨掉这些表皮细胞,而刮治术可以在真皮浅层和深层之间的自然切割面上分离这些细胞。无论采用哪种方法,病灶内痣细胞的数量都会减少,但不会消除。最终,痣的颜色最初可能会变浅,但随着时间的推移会有 10% 的区域变暗[39](图 86.9)。此外,由于毛囊的位置深,这些治疗方式在相关的多毛症方面没有任何改善。由于深部痣细胞的持续存在,理论上,浅表治疗方式在减少恶性肿瘤方面不如切除技术有效,由此产生的瘢痕可能会使后续检查变得困难。尽管如此,两种方法都有一定的美容效果[40],通常在出生 15 天内进行效果较好。

激光是另外一种治疗手段,是一种减少色素沉着而不留下瘢痕的简单方法。激光疗法非常适合治疗以浅表皮肤色素沉着为主要特征的病变,如太田痣和伊藤痣、持续性骶部色素斑、牛奶咖啡斑和一些痣样小斑,因为它们的厚度最小,色素在真皮内,并且恶变的潜力较小。可用于治疗 CMN 的激光包括红宝石、Q 调节、Er:YAG 等[41]。有效的治疗依赖于合适的波长和脉宽选择,允许皮肤穿透和光选择性破坏黑色素,同时要避免剩余组织可能会出现瘢痕形成[35,42]。色素减退和色素沉着也有报道,这可能是暂时的也可能是永久的。围手术期暴露在阳光下会导致严重的灼伤、瘢痕和色素沉着。

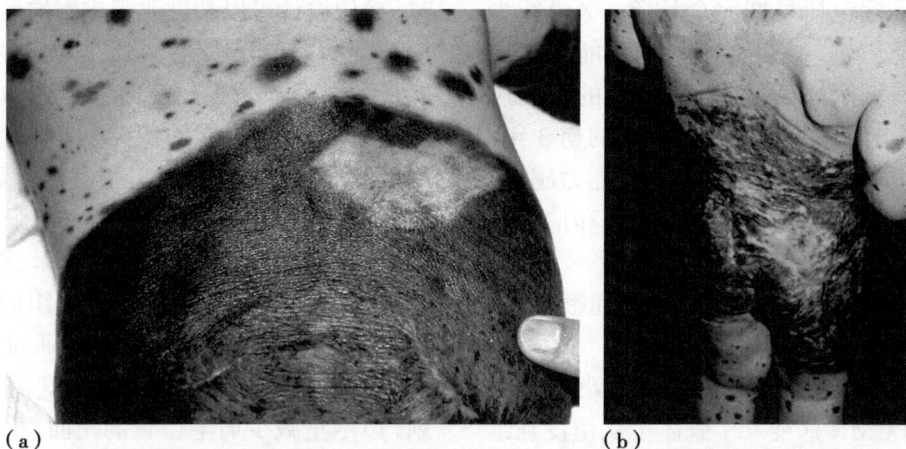

(a) (b)

图 86.9 刮治术后的亮光和后续的再次着色。(a)痣内的苍白区域在出生后立即被治愈。如图所示,余下的病灶被治愈。(b)作为幼儿,这一典型的结果显示色素沉着和瘢痕环复发,使得病灶的临床和组织学监测变得困难

不幸的是，由于 CMN 在皮肤的固有层和深层结构中都显示痣细胞，因此认为激光能有效地穿透所需的深度并消除所有产生色素的痣细胞而不造成明显的二次损伤和瘢痕是不现实的。此外，激光治疗使组织蒸发，因此失去了对病变的组织学评价，难以确定其性质。最后，痣细胞暴露在亚致死剂量激光能量下的疗效是未知的[43-44]。

尽管磨皮术、刮治术和激光术提供了相对简单的方法来改善 CMN 的外观，但也存在许多缺点。在 CMN 内残留的痣细胞会带来持续的恶性风险，瘢痕形成可能会使治疗后病变监测变得更加困难。此外，这些治疗留下的瘢痕可能会使未来的最终切除治疗方案复杂化。最后，延迟整形手术可能会对孩子产生心理影响。尽管这些疗法可能在某些整形领域中有应用，但在 LCMN 的治疗应用前需要仔细考虑。

外科切除与重建

手术切除 LCMN 的好处包括彻底清除皮肤和皮下组织中的痣细胞。尽管不少研究聚焦于皮肤移植、皮肤替代物或培养上皮的重建，但组织扩张的使用允许用全层正常组织进行替换，从而获得最具功能和美观的结果。痣切除通常在深筋膜水平进行。

治疗目标包括早期完全切除，尽量减少瘢痕和功能影响，减少再次手术可能。强调早期切除有四个原因：①恶性肿瘤的最大风险是在儿童时期，尤其是在出生后的前 3 年；②患者越年轻，皮肤的弹性和愈合能力越好；③在婴儿期接受手术的患者在生理和情感上都比年龄大一些的患儿更能忍受手术；④通过早期完成整形重建，可以减少心理影响，并减少后期手术干预。

1988 年，作者提出了一种方案处理了 78 例患者的 LCMN 病变[45]，概述了从植皮到组织扩张，评价各部位各种技术切除重建的效果。之后进一步对 300 多名患者的治疗经验使这一方法得以进一步发展和完善[46-50]。尽管对每种类型的 LCMN 治疗的细微差别的全面讨论超出了本章的范围，但以下是作者当前方法的总结。

头皮

头皮重建是复杂的，因为要保证头发的质量和方向的相对稳定。因此，组织扩张仍是 LCMN 切除后头皮重建的主要方法。头皮病变最好分期重建，在邻近正常头皮下的平面放置一个或多个组织扩张器。经过 10~12 周的扩张，移除扩张器，切除病灶，关闭缺损，同时使用转移皮瓣重建，并设法保留发际线和眉毛[46]。在痣切除前，往往需要连续扩张，皮瓣应该进行活力评估（图 86.10）。6 月龄婴儿头皮扩张是安全的，在扩张器放置和重建过程中要特别注意囟门。虽然快速颅骨成形很常见，但根据作者的经验，没有婴儿表现出永久性颅骨畸形。自发性轮廓矫正通常发生在扩张器取出后的 3~4 个月内。

面部

面部的 LCMN 具有更大的重建挑战。将面部进行美学单元划分，并在颈部和前额的相邻正常皮肤下放置扩张器，可以获得质量极佳的匹配皮肤，美学单元的交界处瘢痕不太明显（图 86.11）。当组织从颈部进入脸颊区域时，换位设计可以帮助改善皮瓣的运动。无论皮瓣是横向的（最常见）还是中位的，转位都能最大限度地减少皮瓣向下漂移和下眼睑外翻的风险[46]。可能的情况下，鼻的病变最好用带颞浅动脉蒂的前额扩张皮瓣修复，或者用扩张的锁骨上全层皮肤移植。眼眶周围区域也最好用扩张的全厚皮片来处理，这样可以在减少外翻发生率的同时保持组织的薄性[48]。高达 75% 的前额 LCMN 可以通过组织扩张进行治疗，通常是连续性的，这需要仔细计划，以尽量减少眉毛位置的扭曲，保持眉毛到发际线的正常距离。延伸到颞区的痣必须通过头皮和前额的扩张来治疗，皮瓣设计应注意颞区头皮发际线的正常位置和发向[50]。

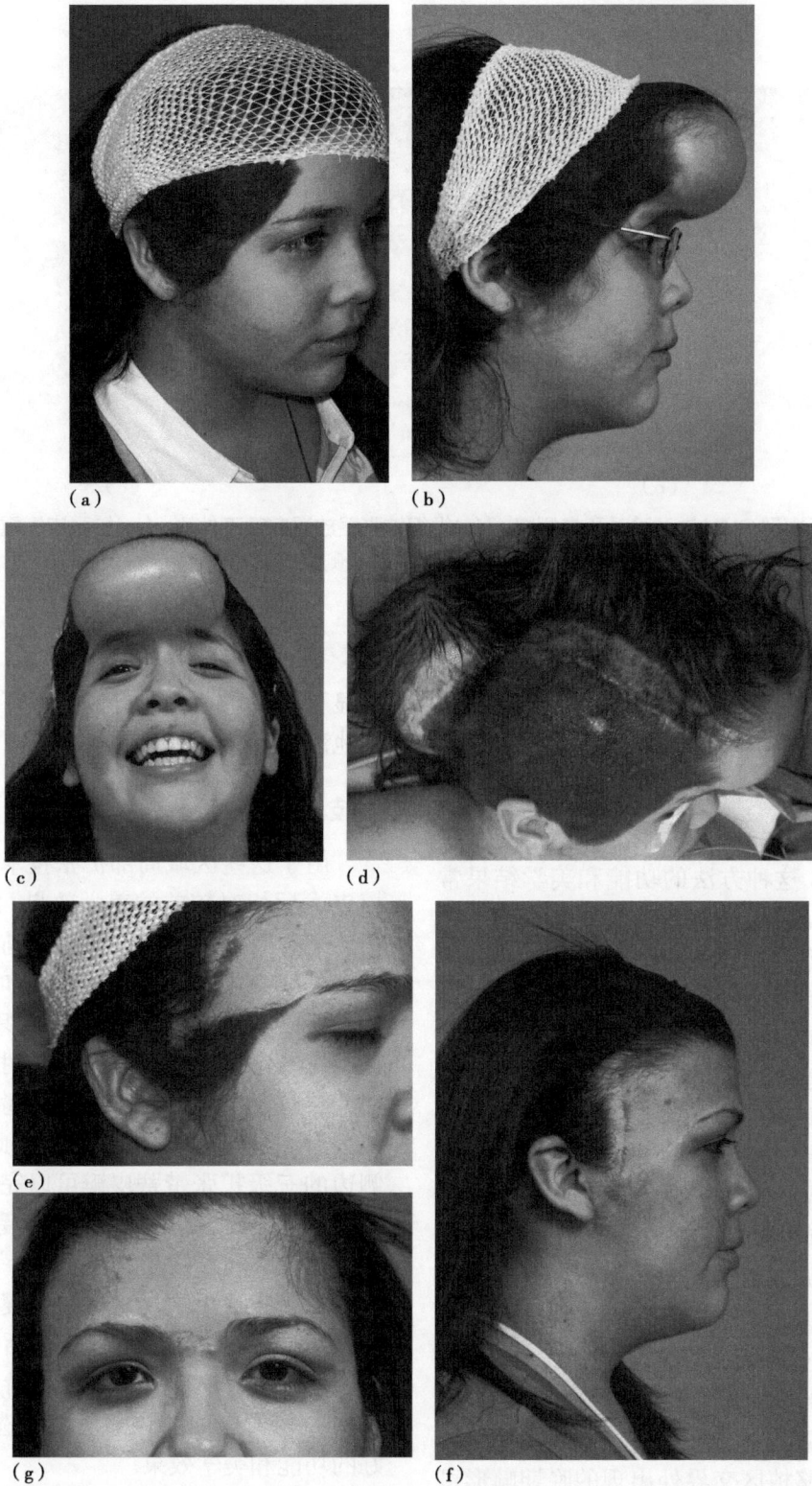

图 86.10 （a）头皮和前额的大型 CMN。（b，c）额头扩张完成后的侧面和正面视图。（d）扩张器放置 12 周后，在手术中看到额头和枕部头皮扩张器。（e）第一阶段后的结果。（f，g）美学单元的最终重建，瘢痕在发际线和眉线处隐藏良好

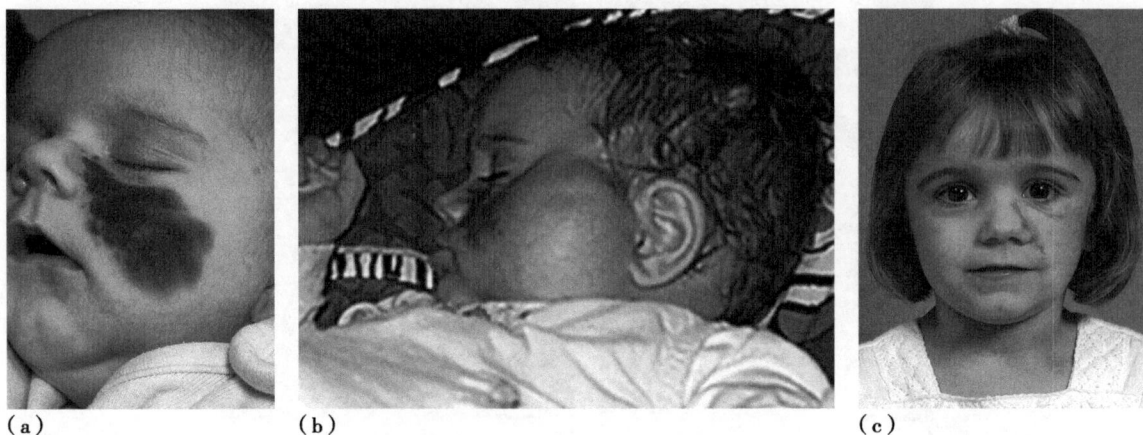

图 86.11 （a）中型 CMN 累及脸颊和鼻侧壁。（b）组织扩张器放置在颊下外侧。（c）扩张皮瓣重建的结果。在最初切除的边缘有一些后来变黑的色素沉着，最好是沿着鼻腔侧壁

躯干

躯干 GCMN 常受累广泛，且相对缺乏正常的供皮，这对整形外科医师提出了严峻挑战，导致许多人尝试以中厚皮片移植为基础的整形重建，这种方法的功能和美学结果常不尽如人意，使人质疑是否应进行切除，并支持保守观察。采用改进的扩张皮瓣串联设计，或采用带微血管转移的扩张远端皮瓣，可实现较好的整形重建。

后躯干是 GCMN 最常见的部位，通常在皮节分布中向前延伸。这些病变，包括"浴巾区"分布和巨大的胸部痣，最好通过连续组织扩张和随后的转移皮瓣闭合重建（图 86.12）。前躯干病变可采用腹部成形术治疗，根据病变大小可扩大或不扩大。当相邻的供区不能扩张时，可以通过游离扩张的腹直肌横突或深下腹壁穿支的微血管转移来完成肩部、上背部和后颈部痣的切除和重建（图 86.13）。随着在躯干部重建术中使用扩张皮瓣的增加，移植区和未移植区交界处出现的晚期畸形可

以显著减少。这些改良的技术可以带来远超其他治疗所能达到的美学效果。

四肢

由于这些区域局部扩张技术的局限性和植皮术后相对较差的美学效果，四肢 LCMN 仍然存在巨大的挑战。作者先前的方法是对大多数病变同时使用中厚皮片和扩张的全厚皮片移植，但是仍有长期的软组织外形缺陷和移植皮肤色素异常，因此考虑寻找其他方法。在上肢病变中，上背部和肩部的移位皮瓣有效地消除了近端上肢的轮廓缺陷。此外，腹部和侧边的三级扩张带蒂皮瓣可以完全覆盖从肘部到手腕的周围痣，在供皮和接受部位均取得良好的轮廓和可接受的瘢痕环[49]（图 86.14）。类似的带蒂皮瓣成功地覆盖了婴儿同侧大腿扩张后的小腿损伤，当下肢灵活性达到最佳时，其结果是较好的。扩张的游离皮瓣提供了另一种覆盖四肢较大病变的选择，具有良好的功能和美学效果。

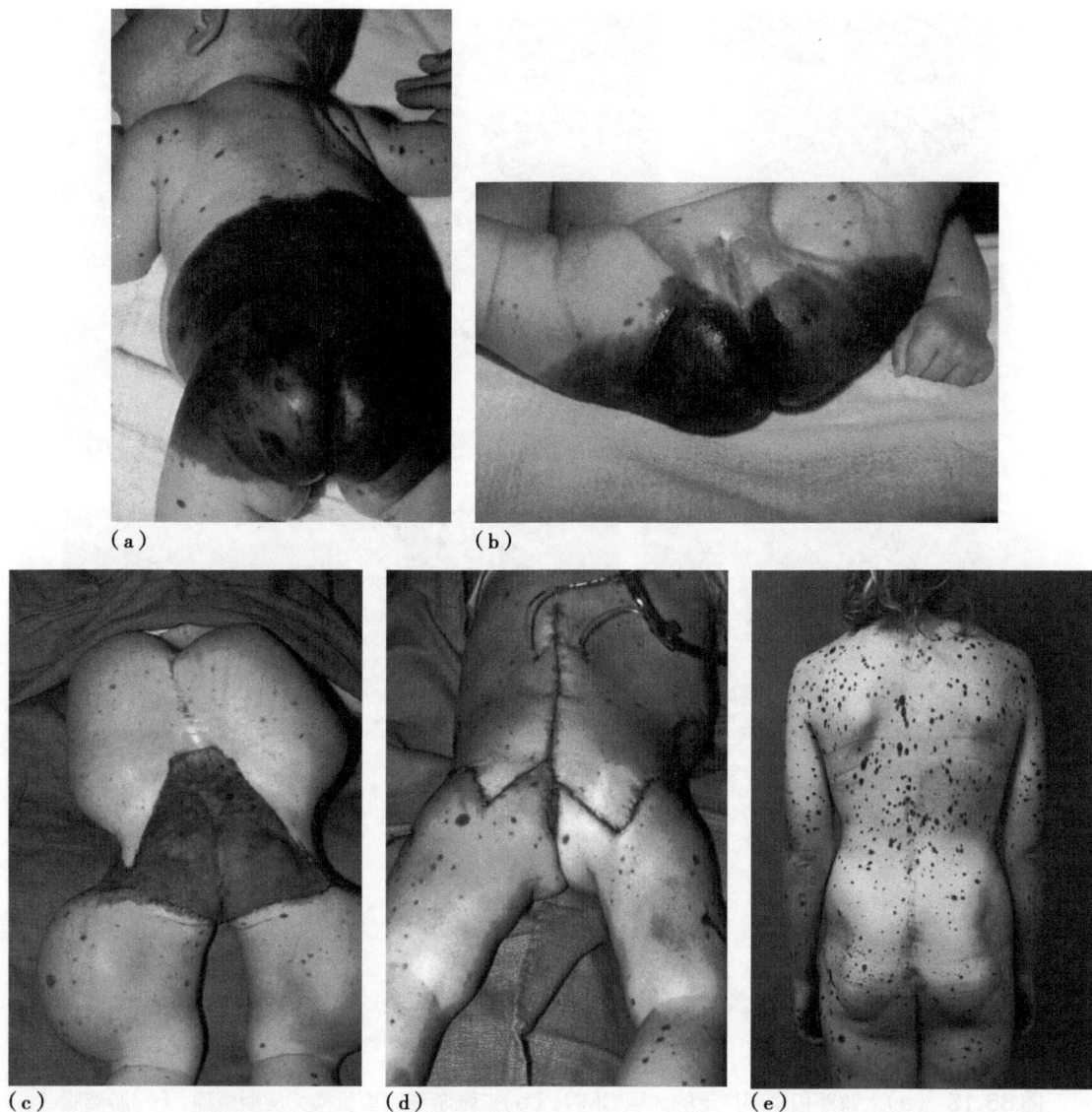

图 86.12 （a，b）会阴和臀部的巨大黑色素细胞痣和多卫星痣，两者都是潜在 NCM 的独立预测因子。（c）带换位设计皮瓣的连续扩张和切除技术。（d）病灶完全切除，无功能紊乱，外观正常。（e）长期随访

并发症

尽管 LCMN 手术具有复杂性，但扩张皮瓣重建术的并发症并不常见，包括扩张器感染 / 暴露、部分皮瓣坏死、伤口裂开和瘢痕。据报道，扩张器感染的发生率为 5%，这可能是由于在植入时或扩张器扩张过程中接种了

细菌，或是细菌从远处感染的血液中播散到扩张器[51]。这些感染通常可以用全身抗生素保守治疗，最终完成扩展和成功重建。

扩张过程通过延迟策略有效增加上覆皮瓣的血管密度[52]，使皮瓣缺血少见。细致的缝合和术后瘢痕处理有助于达到最佳效果。

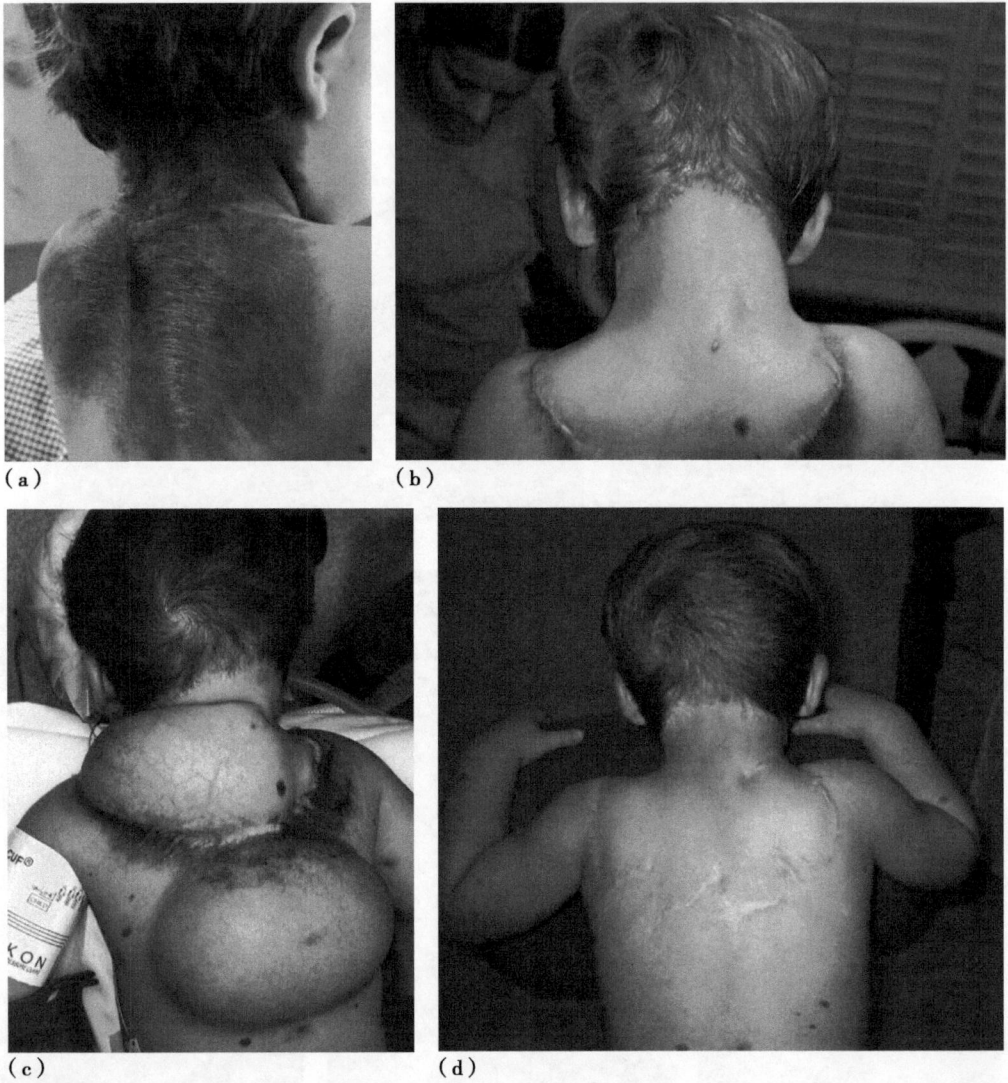

图 86.13　（a）上背部和颈部广泛的大型 CMN。（b）扩张游离腹直肌横突皮瓣重建。（c）游离腹直肌横突皮瓣的再膨胀。（d）最终结果是肩部和颈部轮廓和柔韧性良好

结论

　　大型和巨型先天性痣的治疗充满挑战。向父母、年龄较大的患儿、转诊医师和其他相关医护人员介绍当前对恶变风险的理解至关重要。治疗策略应考虑到恶变风险的发生概率，强调早期切除对降低风险的益处，最重要的是要提供一种处理这些破坏性病变的方法，以优化功能和美观效果，尽可能减少后期再次重大整形重建的可能。

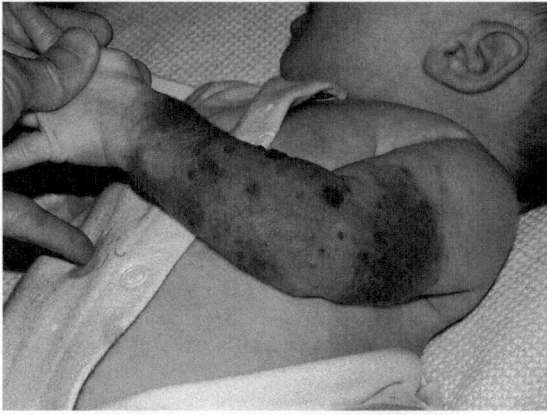

（a）

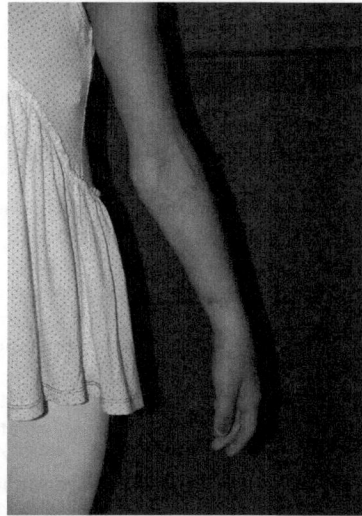

（d）

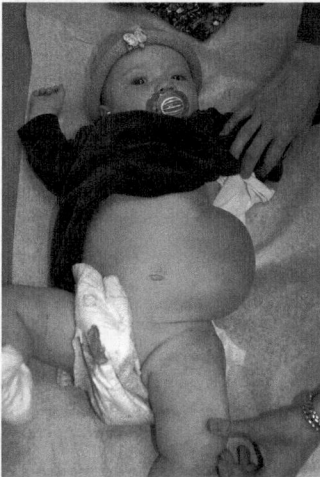

（b）

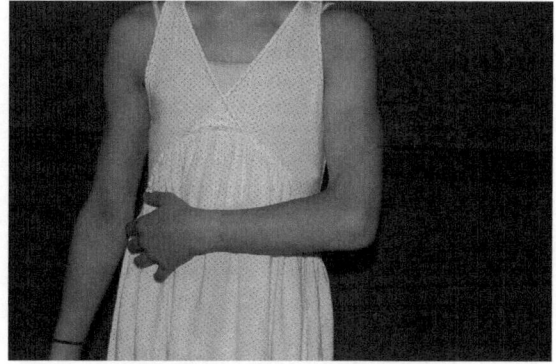

（e）

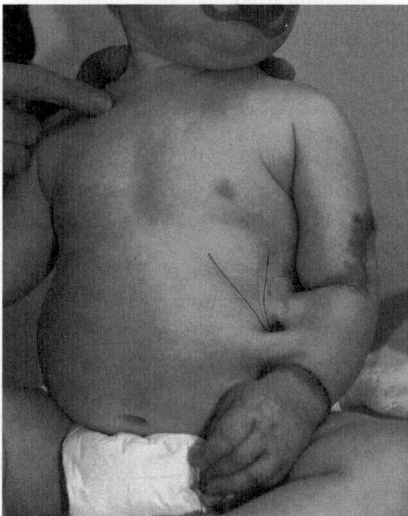

（c）

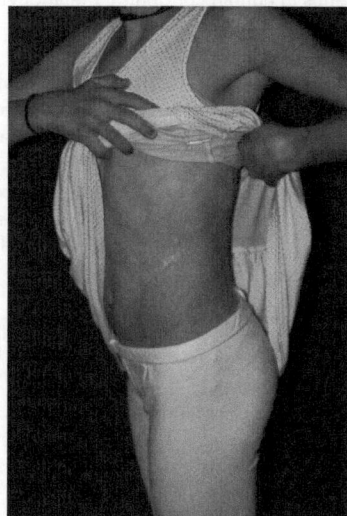

（f）

图 86.14 （a）上肢广泛痣。（b）扩大腹部供区。（c）附着腹壁皮瓣进行臂周重建。（d，e，f）最终结果是手臂轮廓良好，腹部瘢痕可接受

（丁浙玉 译　王金湖 审校）

参考文献

1. Quaba AA, Wallace AF. The incidence of malignant melanoma (0–15 years of age) arising in "large" congenital nevocellular nevi. *Plast Reconstr Surg* 1986; 78: 174–9.

2. Alper JC, Holmes LB. The incidence and significance of birthmarks in a cohort of 4.641 newborns. *Pediatr Dermatol* 1983; 1: 58–68.

3. Illig L, Weidner F, Hundeiker ME. Congenital nevi less than or equal to 10 cm as precursors to melanoma: 52 cases, a review and a new conception. *Arch Dermatol* 1985; 121: 1274–81.

4. Hidano A, Purwoko R, Jitsukawa K. Statistical survey of skin changes in Japanese neonates. *Pediatr Dermatol* 1986; 3: 140–4.

5. Bett BJ. Large or multiple congenital melanocytic nevi: Occurrence of cutaneous melanoma in 1008 persons. *J Am Acad Dermatol* 2005; 52: 793–7.

6. Alikhan A1, Ibrahimi OA, Eisen DB. Congenital melanocytic nevi: Where are we now? Part I. Clinical presentation, epidemiology, pathogenesis, histology, malignant transformation, and neurocutaneous melanosis. *J Am Acad Dermatol* 2012 October; 67(4): 495.e1–17.

7. Cramer SF. The melanocytic differentiation pathway in congenital melanocytic nevi: Theoretical considerations. *Pediat Pathol* 1988; 8: 253–265.

8. Otsuka T, Takayama H, Sharp R et al. c-Met autocrine activation induces development of malignant melanoma and acquisition of the metastatic phenotype. *Cancer Res* 1998; 58: 5157–67.

9. Papp T, Pemsel H, Zimmermann R et al. Mutational analysis of the Nras, p53, p16INK4a, CDK4, and MC1R genes in human congenital melanocytic naevi. *J Med Genet* 1999; 36: 610–4.

10. Takayama H, Nagashima Y, Hara M et al. Immunohistochemical detection of the c-met protooncogene product in the congenital melanocytic nevus of an infant with neurocutaneous melanosis. *J Am Acad Derm* 2001; 44: 538–540.

11. Elder D, Elenitsas R. Benign pigmented lesions and malignant melanoma. In: Elder D (ed). *Lever's Histopathology of the Skin*, 8th edn. Philadelphia: Lippincott-Raven Publishers, 1997: 625–84.

12. Rhodes AR, Silverman RA, Harrist TJ, Melski JW. A histologic comparison of congenital and acquired nevomelanocytic nevi. *Arch Dermatol* 1986; 121: 1266–73.

13. Alper JC, Holmes LB, Mihm MC. Birthmarks with serious medical significance: Nevocellular nevi, sebaceous nevi and multiple café au lait spots. *J Pediatr* 1979; 95: 696–700.

14. Krengel S, Scope A, Dusza SW et al. New recommendations for the categorization of cutaneous features of congenital melanocytic nevi. *J Am Acad Dermatol* 2013 March; 68(3): 441–51.

15. DeDavid M, Orlow SJ, Provost N et al. A study of large congenital melanocytic nevi and associated malignant melanomas: Review of cases in the New York University Registry and the world literature. *J Am Acad Dermatol* 1997 March; 36(3 Pt 1): 409–16.

16. Marghoob AA, Schoenbach SP, Kopf AW et al. Large congenital melanocytic nevi and the risk for the development of malignant melanoma. A prospective study. *Arch Dermatol* 1996; 132: 170–5.

17. Ka VS, Dusza SW, Halpern AC, Marghoob AA. The association between large congenital melanocytic naevi and cutaneous melanoma: Preliminary findings from an Internet-based registry of 379 patients. *Melanoma Res* 2005 February; 15(1): 61–7.

18. Slutsky JB, Barr JM, Femia AN, Marghoob AA. Large congenital melanocytic nevi: Associated risks and management considerations. *Semin Cutan Med Surg* 2010 June; 29(2): 79–84.

19. Price HN, Schaffer JV.Congenital melanocytic nevi—When to worry and how to treat: Facts and controversies. *Clin Dermatol* 2010 May–June; 28(3): 293–302.

20. Kopf AW, Bart RS, Hennessey P. Congenital nevocytic nevi and malignant melanomas. *J Am Acad Dermatol* 1979; 1: 123–30.

21. Marghoob AA, Kopf AW, Bittencourt FV. Moles present at birth: Their medical significance. *Skin Cancer Found J* 1999; 36: 95–8.

22. Sandsmark M, Eskeland G, Ogaard AR et al. Treatment of large congenital naevi. *Scand J Plast Reconstr Hand Surg* 1993; 27: 223–32.

23. Bittencourt FV, Marghoob AA, Kopf AW et al. Large congenital melanocytic nevi and the risk for development of malignant melanoma and neurocutaneous melanocytosis. *Pediatrics* 2000; 106: 736–41.

24. Krengel S, Hauschild A, Schaefer T. Melanoma risk in congenital melanocytic nevi: A systematic review. *Br J Dermatol* 2006; 155: 1–8.

25. Vourc'h-Jourdain M, Martin L, Barbarot S, aRED. Large congenital melanocytic nevi: Therapeutic management and melanoma risk: A systematic review. *J Am Acad Dermatol* 2013 March; 68(3): 493-8.e1–14. Epub 2012 November 19. Review.

26. Krengel S, Marghoob AA. Current management approaches for congenital melanocytic nevi. *Dermatol Clin* 2012 July; 30(3): 377–87. Epub 2012 June 6. Review.

27. Scalzo DA, Hilda CA, Toth G et al. Childhood melanoma: A clinicopathological study of 22 cases. *Melanoma Res* 1997; 7: 63–8.

28. Hendrickson MR, Ross JC. Neoplasms arising in congenital giant nevi: Morphologic study of seven cases and a review of the literature. *Am J Surg Pathol* 1981; 5: 109–35.

29. Koot HM, DeWaard-van der Spek F, Peer CD et al. Psychosocial sequelae in 29 children with giant congenital melanocytic naevi. *Clin Exp Derm* 2000; 25: 589–93.

30. Kadonaga JN, Frieden IJ. Neurocutaneous melanosis: Definition and review of the literature. *J Am Acad Dermatol* 1991; 24: 747–55.

31. Agero AL, Benvenuto CA, Dusza SW et al.

Asymptomatic neurocutaneous melanocytosis in patients with large congenital melanocytic nevi: A study of cases from an Internet-based registry. *J Am Acad Dermatol* 2005; 53: 959–65.

32. Marghoob AA, Dusza S, Oliviera S, Halpern AC. Number of satellite nevi as a correlate for neurocutaneous melanocytosis in patients with large congenital melanocytic nevi. *Arch Dermatol* 2004; 140: 171–5.

33. Barkovich AJ, Frieden IJ, Williams ML. MR of neurocutaneous melanosis. *Am J Neuroradiol* 1994; 15: 859–67.

34. Foster RD, Williams ML, Barkovich AJ et al. Giant congenital melanocytic nevi: The significance of neurocutaneous melanosis in neurologically asymptomatic children. *Plast Reconstr Surg* 2001; 107: 933–41.

35. Carpo BG, Grevelink JM, Grevelink SV. Laser treatment of pigmented lesions in children. *Semin Cutan Med Surg* 1999; 18: 233–43.

36. Margulis A, Bauer BS, Corcoran JF. Surgical management of the cutaneous manifestations of linear nevus sebaceous syndrome. *Plast Reconstr Surg* 2003; 111(3): 1043–50.

37. Kinsler VA, Birley J, Atherton DJ. Great Ormond Street Hospital for Children Registry for congenital melanocytic naevi: Prospective study 1988-2007. Part 1—Epidemiology, phenotype and outcomes. *Br J Dermatol* 2009 January; 160(1): 143–50. Epub 2008 October 22.

38. Arad E, Zuker RM. The shifting paradigm in the management of giant congenital melanocytic nevi: Review and clinical applications. *Plast Reconstr Surg* 2014 February; 133(2): 367–76. Review.

39. Magalon G, Casanova D, Bardot J, Andrac-Meyer L. Early curettage of giant congenital naevi in children. *Br J Dermatol* 1998; 138: 341–5.

40. Tromberg J, Bauer B, Benvenuto-Andrade C, Marghoob AA. Congenital melanocytic nevi needing treatment. *Dermatol Ther* 2005 March–April; 18(2): 136–50.

41. Polder KD, Landau JM, Vergilis-Kalner IJ et al. Laser eradication of pigmented lesions: A review. *Dermatol Surg* 2011 May; 37(5): 572–95.

42. Alster TS. Complete elimination of large café au lait birthmarks by the 510-nm pulsed dye laser. *Plast Reconstr Surg* 1995; 96: 1660–4.

43. Marghoob AA, Borrego JP, Halpern AC. Congenital melanocytic nevi: Treatment modalities and management options. *Semin Cutan Med Surg* 2007 December; 26(4): 231–40. Review.

44. Michel JL. Laser therapy of giant congenital melanocytic nevi. *Eur J Dermatol* 2003 January–February; 13(1): 57–64.

45. Bauer BS, Vicari FA. An approach to excision of congenital giant pigmented nevi in infancy and early childhood. *Plast Reconstr Surg* 1988; 82: 1012–21.

46. Bauer BS, Margulis A. The expanded transposition flap: Shifting paradigms based on experience gained from two decades of pediatric tissue expansion. *Plast Reconstr Surg* 2004; 114(1): 98–106.

47. Margulis A, Bauer BS, Fine NA. Large and giant congenital pigmented nevi of the upper extremity: An algorithm to surgical management. *Ann Plast Surg* 2004; 52(2): 158–67.

48. Margulis A, Adler N, Bauer BS. Congenital melanocytic nevi of the eyelids and periorbital region. *Plast Reconstr Surg* 2009 October; 124(4): 1273–83.

49. Kryger ZB, Bauer BS. Surgical management of large and giant congenital pigmented nevi of the lower extremity. *Plast Reconstr Surg* 2008; 121(5): 1674–84.

50. Unlü RE, Tekin F, Sensöz O, Bauer BS. The role of tissue expansion in the management of large congenital pigmented nevi of the forehead in the pediatric patient. *Plast Reconstr Surg* 2002; 110(4): 1191.

51. Adler N, Dorafshar AH, Bauer BS et al. Tissue expander infections in pediatric patients: Management and outcomes. *Plast Reconstr Surg* 2009; 124(2): 484–9.

52. Cherry GW, Austad E, Pasyk K et al. *Plast Reconstr Surg* 1983 November; 72(5): 680–7.

87

淋巴管畸形

Emily R. Christison-Lagay　Jacob C. Langer

引言

淋巴管畸形（lymphatic malformation，LM）是脉管畸形的一个子集，脉管畸形可能涉及脉管树的任何部分，包括动脉、静脉、毛细血管和淋巴管。所有的脉管畸形都可以被认为是胚胎发育异常的结果，可以根据所涉及的特定血管成分和生理血流特性进行分类。因此，存在慢流速畸形（包括淋巴、静脉和淋巴管畸形）、快速血流畸形（包括动脉成分）和复杂的混合性脉管畸形。

淋巴管畸形在历史文献中通常被称为"淋巴管囊肿"或"淋巴管瘤"。淋巴管瘤由一组淋巴系统发育异常组成，它们是慢流速畸形，临床表现从小肿块到大肿块不等，有时是毁容或侵袭性病变。从结构上看，它们可能是微囊性、巨囊性或混合型病变，这些特性对治疗有重要意义。

巨囊性畸形最常见的表现是正常皮肤下的气球状肿块，巨囊性肿块可能透光，导致上覆皮肤呈现蓝色。微囊性畸形可表现为渗透皮下组织和肌肉的水疱，皮肤淋巴侵犯可引起皱褶、凹陷、囊泡，甚至水肿[1]。约有40%~50%的LM发生在颈部和肩部，但也可能发生在纵隔、腹膜后腔、腹股沟和其他淋巴丰富的区域。组织学上，LM由血管间隙和单层扁平上皮细胞组成。这一章将提供这些病变的诊断和处理的概述，重点是涉及头部和颈部的病变。

胚胎学和病因学

大多数LM是散发的，但有些表现出典型的孟德尔遗传规律。尽管对淋巴管发育的理解（以及由此引申出的淋巴管发育障碍）没有像静脉发育那样全面深入，但最近在区分早期淋巴管内皮细胞（lymphatic endothelial cell，LEC）和血内皮细胞方面的研究进展为进一步深入观察LM打开了大门。

Sabin[2]在20世纪初的开创性研究描述了淋巴系统的发育，始于胚胎生活的第6~7周，大约在血管发育开始后的4周，形成了五个原始的"淋巴囊"，起源于颈静脉外侧的一对配对囊。肠系膜根部的一个网状囊，与坐骨静脉后的成对囊相连。经过近一个世纪的研究，才对这一过程有了更详细的了解。

一系列转录因子包括Sox19，COUP-TPII，Prox1[3-5]。在一系列转录因子的逐步表达下，内皮细胞的一个特殊亚群从前基底静脉迁移，Prox1被认为是淋巴管发育的"整体调节器"，不仅对淋巴管生成是必需的，对维持产后淋巴表型也是必需的。特异性淋巴受体血管内皮细胞生长因子受体3（vascular endothelial growth factor receptor 3，VEGFR3）的表达允许淋巴系统与静脉系统分离（或萌芽）[5-8]。一旦确定了LEC的命运，移行细胞能够对VEGF-C的外周梯度做出反应。LEC的移行是一个复杂的过程，它似乎依赖于神经肽2和淋巴管内皮透明质酸受体1（lymphatic vessel endothelial hyaluronan receptor 1，LYVE-1）的相对水平。高表达神经肽2和低表达LYVE-1的LEC从其前体静脉转移，形成浅表淋巴树。相反，那些表达低水平神经肽 2 和高水平 LYVE-1 的 LEC 在其前体静脉附近形成一个气球状结构，最终形成更大的淋巴通道[9-10]。静脉淋巴管结构的完全分离也依赖于血小板微血栓的形成和信号传导。如果不发生这种情况，淋巴管就会充满血液[11]。

随着淋巴管的萌动和瓣膜的发育，LEC 的不断重塑、增殖和成熟受到生长因子和信号分子异常精确编排的影响。重要的调节因子包括 VEGF 及 VEGFR 家族，配体，血管生成素，Tie-2 受体，转化生长因子 -β（transforming growth factor-β，TGF-β）及其受体，血小板衍生生长因子亚单位 B（platelet-derived growth factor subunit B，PDGF-B）及其受体，膜相关分子的凹痕和锯齿状家族以及细胞表面受体的整合素家族[12-14]。

转基因小鼠中 VEGF-C 和 VEGF-D 亚型的过度表达导致淋巴管增生[6]。人类 *VEGFR3* 基因中的激酶失活突变导致米尔罗伊病[15-17]。Sox18 中的突变与毛发减少 - 淋巴水肿 - 毛细血管扩张症相关[9]。Tie-2 缺陷小鼠胚胎显示正常的初始血管生成，但血管网络紊乱，缺乏适当的层次结构[18]。Tie-1 缺陷模型显示内皮细胞整合减少，导致胚胎水肿、出血和死亡，最近证明 Tie-1 受体是胚胎淋巴管生成所必需的[19-20]。血管生成素家族成员 Ang1-4 可能在血管稳定和淋巴管发育中起作用[21]。Fox 家族转录因子突变与先天性淋巴水肿有关[22-23]，整合素亚型的突变或缺失可导致淋巴管发育异常[24]。最近，整合素 α9 被发现是淋巴管瓣膜形态发生的必需因子，可能与候选瓣膜基因缺陷引起的原发性淋巴水肿有关[25-27]。

产前诊断

LM 通常在妊娠早期通过产前超声诊断[28]。胎儿囊性病变的鉴别诊断范围很广，但有经验者大多数情况下都能做出正确的诊断[29]。

尽管小儿外科医师接触的大多数 LM 预后良好，但产前超声检查显示，患有这种疾病的胎儿有很高的"隐性死亡率"[30]。许多患有 LM 的胎儿在死亡前会出现胎儿水肿或弥漫性淋巴管瘤病（图 87.1）。通常存在相关染色体异常（例如特纳综合征）或与其他结构异常（例如多发性翼状胬肉综合征、罗伯特综合征）相关的家族性综合征[31-32]。尽管大多数胎儿死于子宫，但偶尔也观察到自发消退[33-35]。产前发现的病变随胎龄的变化而变化，颈部增厚，并进一步受到水肿或异常核型存在的影响。在第一次三项检查中，没有任何核型异常的病例通常预后良好，大多数是自发消退的[36-39]。相反，有水肿和核型异常的患者预后较差[40-41]，妊娠中期发现的患者预后通常较差[42]。妊娠晚期诊断的 LM 属于不同的疾病谱，预后更好。这些病例是相当罕见的，可能代表了在妊娠后半期发生的病因机制。产前诊断后应在围产中心进行分娩和积极的手术治疗[43-44]。

有些胎儿可能有一个巨大的颈前 LM，导致气道阻塞。这是分娩时的一个挑战，最佳处理方法是在脐带分离前使用产时手术（EXIT）建立通畅气道（图 87.2）。严重的情况下可以进行气管切开术，或者作为 EXIT 手术的一部分，进行体外膜氧合；然而，大多数患者（即使是大的颈面部 LM）可以在产房经口气管插管。

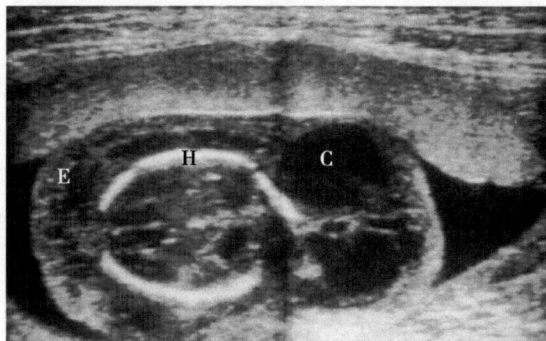

图 87.1 有特纳综合征和颈椎后水囊状淋巴管瘤的胎儿的产前超声。注意弥漫性皮下水肿（E），表明胎儿水肿。H 表示胎头，C 表示囊状水瘤

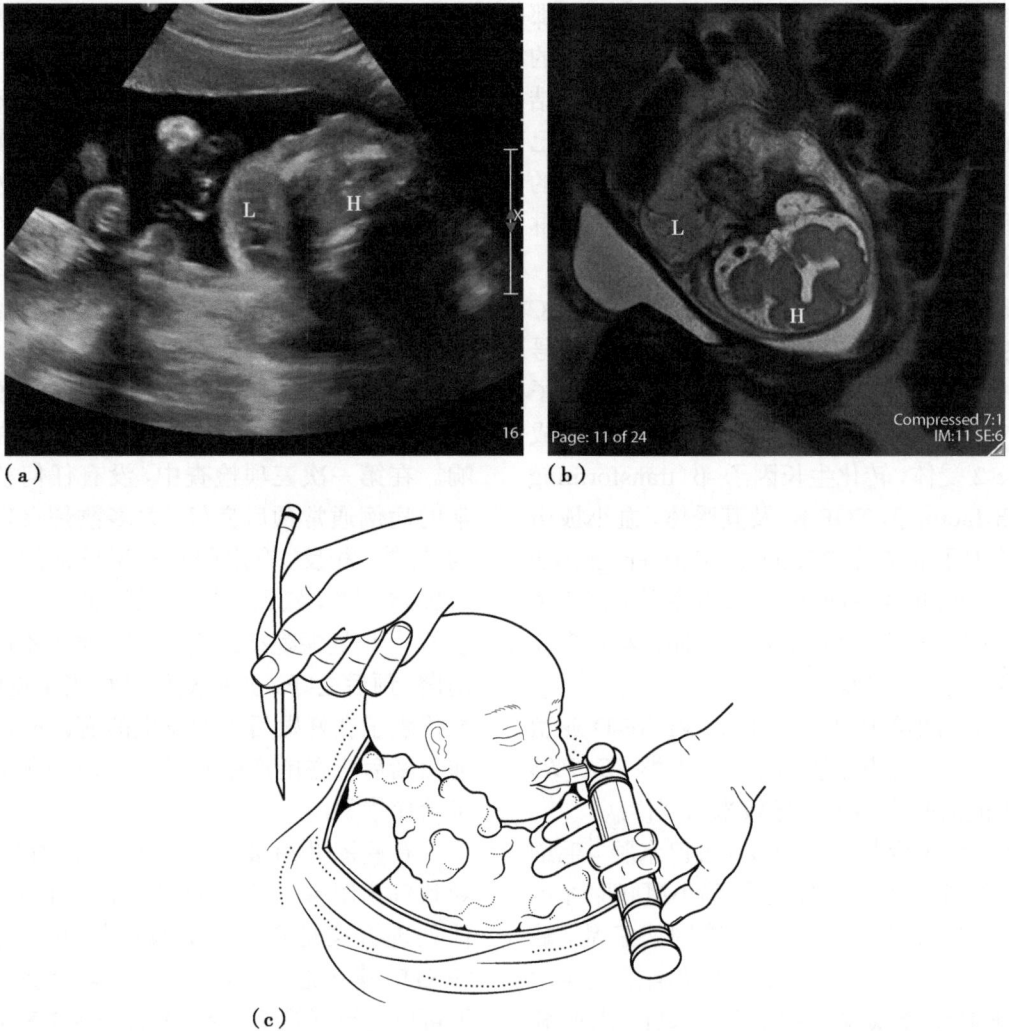

（a）   （b）

（c）

图 87.2 （a）产前声像图。（b）MRI 显示气管前淋巴管畸形。H 表示胎头，L 表示淋巴管畸形。（c）EXIT 手术，在分娩前，维持胎盘循环的情况下完成气管插管

那些未经产前诊断的 LM 通常在出生时或 2 岁之前就已明显。但有时，由于损伤内出血或感染，它们会突然出现在较大的儿童和成人身上。

临床表现与影像学

LM 大部分发生在头颈部、腋窝或腹膜后，发生在纵隔、腹股沟、四肢或面部的较少。大约 80% 在 5 岁之前被诊断，并且超过一半在新生儿时期出现。与婴儿型血管瘤不同，

LM 并不复杂，随着孩子的成长而等比例增长。颈部的 LM 通常包含一个巨大的囊性成分，表现为颈部外侧或前部的软性、团块性肿胀。这些病变通常无症状，与年龄相关的生长是可变的（图 87.3）。虽然 LM 常被称为"水囊状淋巴管瘤"，但在文献中这个词是不可取的，因为后缀 -oma 表示肿瘤（它并不是），且在产科文献中经常被用来描述伴有致死性染色体异常的颈椎后囊肿[48]。LM 的入路取决于解剖位置和重要结构的累及程度，本章将对此进行更详细的讨论。

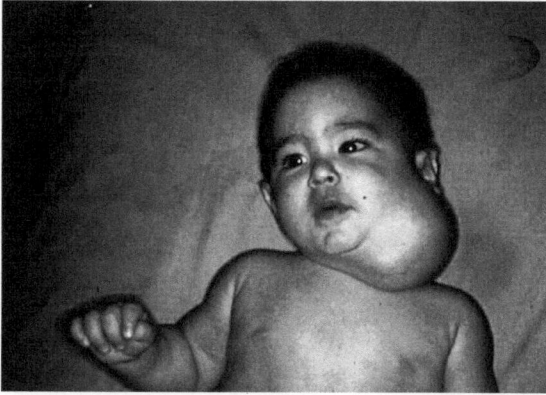

图 87.3　5 月龄患儿的中度淋巴管畸形，相对无症状

头颈部

de Serres 等 [49] 根据畸形的解剖位置提出了头颈部 LM 的分期（表 87.1）。分期越高，治疗方法就越复杂，并发症的发生率越高，且必要的治疗干预越多。从最初描述开始，根据口腔和咽部的受累程度，分期已经有了多种改进。累及舌的部分或浅表侵犯的病变，仅适合保留器官的完全切除。

表 87.1　颈面部淋巴管畸形的 de Serres 分期

分期	解剖位置
I	单侧舌骨下
II	单侧舌骨上
III	单侧舌骨下和舌骨上
IV	双侧舌骨下
V	双侧舌骨下和舌骨上

前额和眼眶的 LM 常合并巨囊性和微囊性病变，并可能弥漫性地浸润胞内和胞外空间，导致局部过度生长和突出，使手术切除困难（图 87.4）。颈面部畸形可能与下颌过度生长有关，导致咬合不全 [50]。口腔和舌头底部的 LM 由水泡、间歇性肿胀和出血引起。有时，巨大的畸形涉及口底或喉部可导致出生时气道阻塞。肿瘤体积迅速增大或突然疼痛

可能是由于肿瘤出血或感染。颈部畸形涉及声门上气道可能需要气管切开术。

躯干和四肢

弥漫性胸淋巴管畸形，或罕见的胸导管或乳糜池畸形可表现为复发性胸 / 心包乳糜积液或乳糜腹水。胃肠道淋巴管异常可引起乳糜性腹水或出现囊性腹部肿块（往往无症状）（图 87.5）。先天性乳糜腹水和乳糜胸都可能与慢性蛋白丢失性肠病引起的低蛋白血症有关。四肢的 LM 可能很小且局限，或者可能以浸润性和衰弱性的方式累及整个四肢，与软组织和骨骼过度生长有关。骨盆淋巴管畸形可伴有膀胱出口梗阻、便秘或反复感染。

LM 相关综合征

偶尔，LM 发生于一系列的伴随症状中。Gorham-Stout 综合征是一种由弥漫性软组织和骨骼 LM 引起的进行性骨溶解现象。其余名称包括"消失性骨疾病"或"幻影性骨疾病" [51]。Klippel-Trenaunay 综合征是一种与软组织和骨骼肥大相关的毛细血管 - 淋巴 - 静脉畸形。毛细血管畸形是多发性的，典型地排列在四肢、臀部和 / 或胸部的外侧。淋巴管发育不全存在于 50% 以上的伴发性淋巴水肿或孤立性淋巴微囊病患者中。Parkes-Weber 综合征与 Klippel-Trenaunay 综合征有许多相似之处，可通过一种额外的毛细血管 - 动静脉畸形来区分。淋巴水肿也应作为淋巴结的一种类型。I 型遗传性淋巴水肿（米尔罗伊病）是一种常染色体显性遗传病，早期表现为局部水肿，受累区域的特点是浅表淋巴管缺乏或发育不良。II 型遗传性淋巴水肿（Meige 病）是一种迟发性常染色体显性遗传病，其原因是 *FOXC2* 基因突变，外显率和表型不同，相关特征包括双行睫、上睑下垂、腭裂、黄指甲和先天性心脏病 [23]。这种疾病被认为是由淋巴引流障碍引起的，淋巴显像显示大量淋巴管扩张。

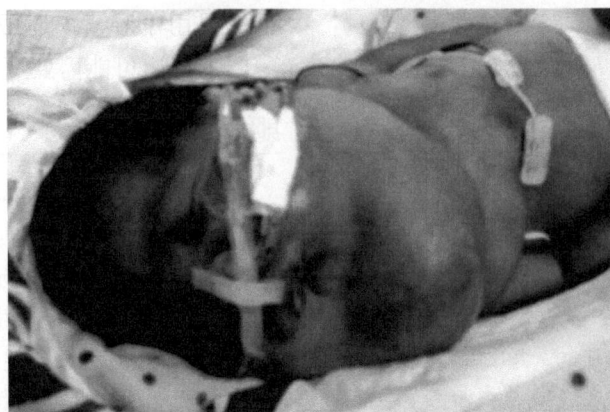

（a）

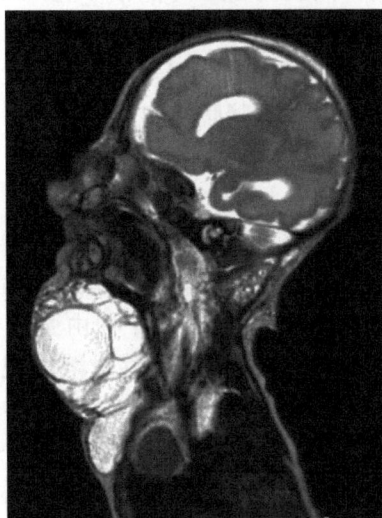

（b）

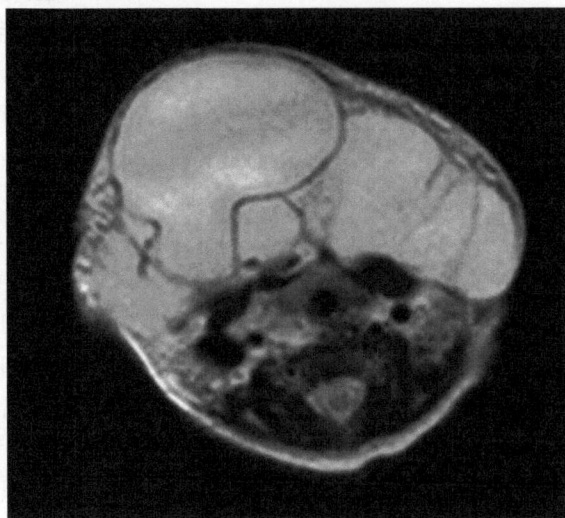

（c）

图 87.4　（a）大淋巴管畸形新生儿。（b）矢状位 T$_2$ 加权 MRI 显示微囊 - 巨囊性联合病变。（c）MRI 的轴向断面

影像学检查

　　MRI 是 LM 最有效的成像方式，有助于对巨囊性和微囊性病变进行分类，并确定解剖关系，包括重要的神经血管结构（例如臂丛和颈动脉）[52-55]。LM 表现为 T$_2$ 加权和短 T$_1$ 反转恢复图像中的高信号，以及对比剂应用后的边缘增强。微囊性病变在 T$_1$ 序列中有一个中等信号，在 T$_2$ 序列中有一个中等到高信号。巨囊性病变 T$_1$ 表现为低强度，T$_2$ 表现为高强度。新一代的超高速 MRI 扫描仪使这项技术在小婴儿甚至受累的胎儿中得到了更多的应用[56-57]。

　　超声检查可能有助于确认巨囊性 LM 的存在，多普勒检查可能有助于观察血流特性[58]。CT 对于评估与邻近结构的关系非常有用，特别是在纵隔和腹膜后[56,59-60]。

　　传统的淋巴管造影很少使用，但可能有助于确定弥漫性胸淋巴管畸形患者的淋巴管或乳糜漏的位置[61]。Boxen 等[62] 描述了使用淋巴管造影来确定大型淋巴管的淋巴供应。

　　通常，必须使用多种技术来完整地定义较大的或复杂的病变的解剖关系。

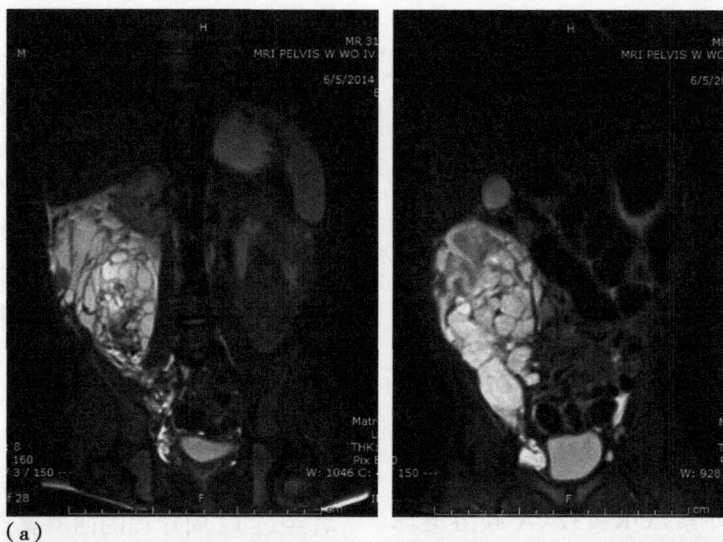

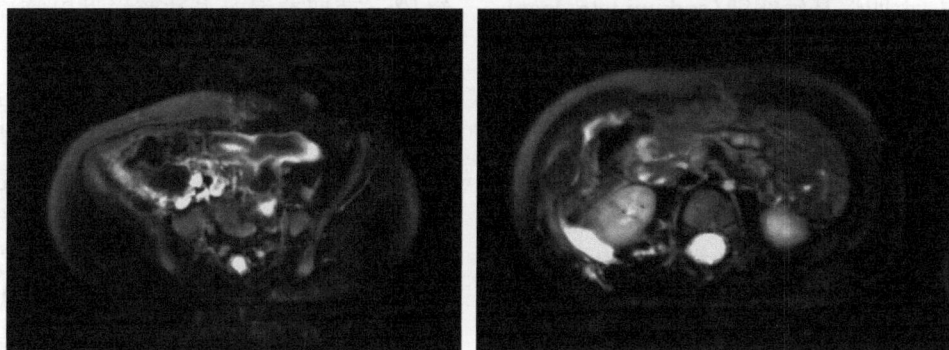

图 87.5 （a）3 岁男孩的 T_2 加权冠状位 MRI 图像，表现为无症状的腹部 LM。（b）术后 MRI 显示病变明显减轻

鉴别诊断

根据临床检查和影像学研究，LM 的诊断通常很简单，很容易与淋巴结病、畸胎瘤和其他实体瘤鉴别。脂肪瘤也可能与浅表 LM 混淆，但在超声检查中不会出现囊性外观。血管瘤可能出现在同一位置，但不透光，受压时容易塌陷。然而，也有一些患者在同一病灶内同时具有淋巴管和血管畸形的特征。

并发症

LM 的两个主要并发症是病灶内出血和感染。出血可能是自发性的，也可能是外伤造成的，可能引起病变迅速扩大、疼痛以及伴发瘀斑。镇痛和观察往往就足够了。大出血时建议使用预防性抗生素。出血和感染可将巨囊性病变转变为微囊性和瘢痕性病变。

LM 在病毒或细菌感染情况下的体积增大并不少见。这通常是自限性的，被认为与淋巴流量的变化有关。然而，畸形的细菌重叠感染可引起上升性蜂窝织炎和败血症，并可能致命。此外，颈部 LM 感染可导致上呼吸道阻塞和吞咽困难，建议长期静脉注射抗生素治疗，应选择针对头颈部、肠道、躯干或会阴部的病原体的广谱抗生素。

治疗

目前治疗淋巴管畸形的两种主要方法是硬化治疗和手术切除。放疗、切开引流、硬化或刺激性硬化都被认为是非手术治疗[63-64]。除硬化治疗外均没有成功。硬化疗法使用多种药物,通过化学破坏内皮细胞,导致硬化/纤维化,从而使淋巴管腔闭塞。内皮层、深层肌肉组织和结缔组织的损伤程度相似。一般来说,与微囊性病变相比,巨囊性 LM 更易接受硬化治疗,因为在使用硬化剂之前,可以排出整个囊肿腔并诱导内皮细胞贴合。硬化剂包括多西环素,OK-432(A 族溶链球菌),乙醇,十四烷基硫酸钠(sodium tetradecyl sulfate, STS),博来霉素[65-77]。最近对 5 个用多西环素(首选浓度为 10mg/mL)治疗的头颈部巨囊性或混合性病变的儿童进行了荟萃分析,发现 84.2% 的儿童治疗成功,其中 20% 的儿童只需要一次治疗[67]。多西环素副作用较小,通常能很好地耐受。最常见的不良反应是囊肿出血、蜂窝织炎、疼痛和短暂性水肿。很少有瘢痕形成、皮肤剥脱和霍纳综合征。这些副作用可能与多西环素的硬化作用有关,而不是药物本身的副作用,并且通常是自限性的[78]。OK-432 是一种由化脓链球菌产生的细菌产物,在 60%~100% 的患者中诱导显著的局部炎症反应,显示具有持久的有效率(良好或良好的结果)[71,74]。OK-432 的作用机制尚不完全清楚,但可能反映了免疫系统的多层激活,包括中性粒细胞、巨噬细胞、自然杀伤细胞,成功率很高且很少有并发症报告,OK-432 在北美并未推广使用,但在欧洲和日本通常是一线治疗。

最近,一些作者支持在微囊性 LM 中使用博来霉素硬化疗法(浓度为 1U/mL)。博来霉素比其他硬化剂对微囊病灶更有效的作用机制尚不完全清楚,但可能涉及紧密连接的破坏或内皮细胞的诱导。

大多数患者表现出完全缓解(complete response, CR)(约 30%~40%)或部分缓解(partial response, PR)(50%~60%)[75,77]。博来霉素引起的肺纤维化尚未得到证实。

直到最近才报道药物成功地被用于治疗不可切除的 LM,但没有任何药物显示出一致的疗效。然而,在过去的几年中,人们对西地那非和普萘洛尔等几种药物的新作用产生了相当大的兴趣。尤其是西罗莫司,这是一种 mTOR 抑制剂,它阻断了磷脂酰肌醇 3 激酶(phosphoinositide 3-kinase, PI3K)/急性转化逆转录病毒(acutely transforming retrovirus, AKT)激活 VEGF 的通路。最近发表的一项 II 期研究报告显示,不能切除的微囊性 LM 患者经过 12 周疗程的西罗莫司后均达到部分缓解[79]。西罗莫司对卡波西样淋巴管瘤病和淋巴管平滑肌瘤病也有一定疗效[79-80]。

虽然在大多数小的 LM 中可以行安全的手术切除,但是在过去的十年中,一些报告提倡对位于切除危险区域的病例、未完全切除的病例和复发性病例进行注射硬化治疗。许多研究表明,在这种情况下,硬化治疗和外科治疗有相近的效果,可根据治疗团队的实力和经验选择治疗方法[81-82]。目前没有关于硬化治疗与外科治疗的疗效比较的研究报告。大多数描述手术治疗的文章将手术作为主要治疗方式,但硬化治疗在大多数情况下(大约 70%)是首选治疗,但 25% 作为外科手术后的二线治疗[82]。复杂的 LM(通常是混合性或微囊性)手术通常是分期的。在每一次切除术中,外科医师都应该专注于一个明确的切除区域,尽量减少失血,尽可能彻底地进行解剖,并做好必要的手术准备。即使是如此密集的切除术,不完全切除后的"复发"率也高达 40%,肉眼完全切除后的"复发"率高达 17%[83]。在一些患者中,边缘的持续性疾病可以沿着缝合线复发,即所谓的局限性淋巴管瘤(图 87.6)。目前已有多种方法治疗局限性淋巴管瘤,包括手术切除、激光、硬化治疗、电凝治疗和外用西罗莫司。

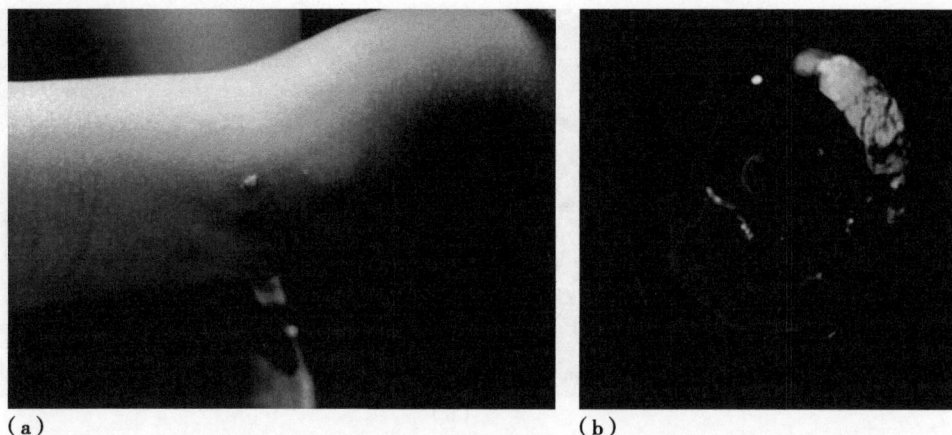

(a)　　　　　　　　　　　　　　　　　　(b)

图 87.6 （a）1 岁时切除淋巴管畸形的 4 岁男孩的局限性淋巴管瘤。（b）同一儿童在同一部位有深部复发

外科治疗

许多 LM 可以切除而不致复发。尽管病理学研究表明肿瘤常有镜下残留，但当所有的肿瘤被切除时较少复发[83]。以下是手术切除的原则：①必须充分暴露。②必须进行细致的解剖才能保留重要结构，包括神经、血管、气管和食管。笔者成功地使用了一种显微分离技术，当解剖接近重要的神经血管结构时，这项技术具有特别的优势。③因为这是一种良性疾病，所以不应为了完全切除病变而切开一个重要的结构。④尽可能结扎病灶的淋巴管，以防止术后淋巴积聚。在头颈部，淋巴管的供应通常是不可见的，但显微分离技术有可能"焊接"这些通道。

在气管内麻醉下，颈部 LM 通常可以通过颈横切口入路。围手术期应使用抗生素。颈阔肌切开后，仔细解剖周围结构的肿块（图 87.7）。巨大的囊性畸形通常被包裹，每一次都要尽量避免囊肿破裂。囊肿内的液体有助于外科医师确定囊肿壁，从而找到正确的解剖平面。必须特别注意避免损伤颈动脉及其分支或颈内静脉。如果可能的话，保留其他大静脉通道，这有助于促进区域引流。许多神经常与病变密切相关，包括面神经、副神经、迷走神经和臂丛神经。一旦畸形被切除，畸形的淋巴管应结扎，并留有封闭的引流管，以防止早期积液。术后饮食中限制长链甘油三酯可能有助于减少乳糜淋巴的产生。

少数颈部 LM 伸入腋窝或纵隔。对于腋窝延长手术，儿童应将受累一侧抬高 15°~20°，手臂自由垂下，同时应使用颈部和腋下皮褶切口。先颈部入路，将病变与臂丛神经分开，直到囊肿穿过锁骨下方，然后将腋下部分游离。手术最困难的方面是从锁骨后面的臂丛神经切除病变，那里通常粘连紧密，只有仔细解剖才能完全切除畸形而不损伤神经。

纵隔延长手术也是一个困难的技术挑战。最好的方法是通过 Grosfeld 所描述的"倒曲棍球棒"切口进行一期切除术，即将颈部横向切口向下延伸到胸骨正中切开[84]。Grosfeld 切口的改进，在水平颈部和胸骨中线切开术之间留下皮肤桥，或通过颈部切口进行部分上胸骨切开术，可以在不明显影响暴露的情况下达到更出色的美容效果。这些入路提供了足够的暴露，可以安全地从颈静脉、颈动脉、锁骨下静脉、主动脉弓、食管和心包剥离病变，保留膈神经、迷走神经和喉返神经。罕见的局限于纵隔的 LM 可以行侧胸切开术、胸骨中线切开术或胸腔镜手术。

最难进行手术治疗的病变是累及舌、口底和喉部的巨大病变。这些病变通常在出生

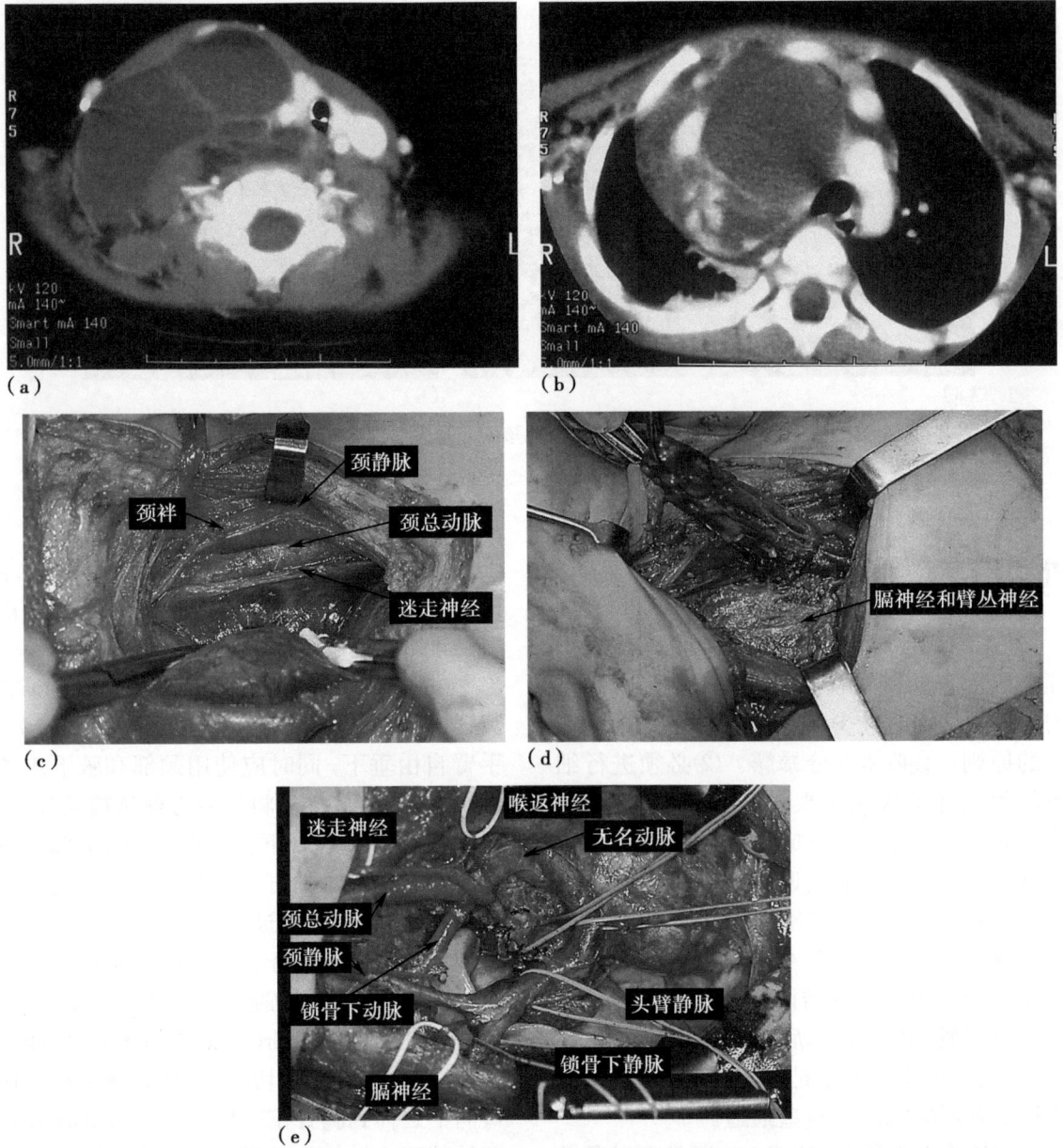

图 87.7　颈内侧淋巴管畸形的手术暴露。注意重要的神经血管结构的位置，在解剖过程中不能损坏。（a，b）显示病变的 CT 扫描。（c，d）内脏部分的解剖。（e）在延长切口和胸骨切开术后完成纵隔解剖（Courtesy of Dr. Vito Forte）

时出现，可能会因肿块压迫或肿瘤出血而发生早期气道阻塞。在许多情况下，气管切开术是必要的，然后是多个广泛的手术程序。此外，对于颈部较大、需要多次手术且口咽不协调的患者，应考虑放置胃造口管。对于此类病变，包括硬化治疗（对于巨囊性成分）、全身治疗（西罗莫司）和手术治疗在内的联合治

疗方式可能提供最佳效果。对于产前诊断的病例，在夹紧脐带（EXIT 手术）前剖宫产时可以进入气道，但在出生时进行紧急剖宫产一般是不必要的[45-47]。

涉及舌头的 LM 是一个非常困难的问题。一般原则是，尽可能避免直接手术治疗舌头。间歇性舌肿胀可通过全身类固醇有效控制。

涉及舌黏膜表面的毛细血管 LM（也称为单纯型）可导致起泡、出血和疼痛，最好采用激光表面修复技术或博来霉素硬化治疗[77,85-86]。此外，在这组患者中利用激光技术控制喉或气管受累引起的气道阻塞也非常成功。持续的、有症状的舌内肌麻痹症可能需要进行舌骨成形术。涉及口底和舌底的 LM 也可能导致下颌骨的骨畸形，这可能需要随后的手术矫正[87]。

很难界定美容在确定治疗范围方面的作用。严重的 LM 可能与严重的社会羞耻感有关，这是患者和家庭共同关心的问题[88]。LM 是一种良性疾病，如果需要切除重要结构，不能进行全切除。因此，治疗的目标应该是在保留重要解剖结构的同时恢复功能和适当美容[48]。

腹部 LM 通常起源于后腹膜或肠系膜。治疗方法的选择取决于病变的类型和范围，包括手术切除和 / 或硬化治疗[89]。当选择手术切除时，可以采用剖腹手术或腹腔镜手术。在这两种情况下，切除都应该使用精细的技术。虽然有时能达到完全切除，但通常会有残留病灶。原发性肠淋巴管扩张症是一种蛋白丢失性肠病，有病例研究报道，对最严重受累小肠进行节段性切除的治疗是成功的[90]。有时，淋巴管扩张症会出现阴囊肿胀，并可能被误诊为鞘膜积液并进行手术。一旦诊断明确，这些病变应尽可能进行完全切除。

四肢 LM 的范围从小的、容易切除的囊肿到大的、浸润性的病变。大畸形常伴有淋巴引流不良，易导致肢体水肿、感染和功能抑制。完全切除这些病变可能是不可能的，最终可能必须截肢。

手术并发症

在现代，与 LM 手术切除相关的死亡率接近于零。通过在感染性并发症或气道阻塞之前进行早期干预，严格遵守相关原则，可以达到安全切除，大多数病例死亡率很低。手术并发症包括浆膜瘤、感染和神经后遗症，如霍纳综合征、面神经麻痹或脊髓副神经损伤。

手术切除后会复发，尤其是第一次切除不完全时。这些复发可能代表已减压的液体再充盈囊肿，或可能是由于充盈远端囊肿，其引流已被手术中断。超声、CT 和 MRI 可能都有助于显示这些复发性病变。根据解剖位置和神经血管结构损伤的可能性，治疗方案包括进一步切除或注射硬化剂。

结论

LM 包括临床上多种多样的疾病谱，分布于全身任何解剖部位。病变可以简单到颈部的单个巨囊肿，也可以复杂到脑内和纵隔扩张的颈面部微囊病变。对于复杂的病变，没有单一的治疗共识，但必须根据多学科管理团队的经验和优势建立治疗策略。治疗的目标应通过患者家属和所有治疗提供者之间的充分讨论来确定。

（丁浙玉 译　王金湖 审校）

参考文献

1. Christison-Lagay ER, Fishman SJ. Vascular anomalies. *Surg Clin N Am* 2006; 86: 393–425, x.
2. Sabin F. The lymphatic system in human embryos with a consideration of the morphology of the system as a whole. *Am J Anat* 1909; 9.
3. Bautch VL, Caron KM. Blood and lymphatic vessel formation. *Cold Spring Harb Perspect Biol* 2015; 7: a008268.
4. Srinivasan RS, Dillard ME, Lagutin OV et al. Lineage tracing demonstrates the venous origin of the mammalian lymphatic vasculature. *Genes Dev* 2007; 21: 2422–32.
5. Yang Y, García-Verdugo JM, Soriano-Navarro M et al. Lymphatic endothelial progenitors bud from the cardinal vein and intersomitic vessels in mammalian embryos. *Blood* 2012; 120: 2340–8.
6. Jussila L, Alitalo K. Vascular growth factors and lymphangiogenesis. *Physiol Rev* 2002; 82: 673–700.
7. Karkkainen MJ, Petrova TV. Vascular endothelial growth factor receptors in the regulation of angiogenesis and lymphangiogenesis. *Oncogene* 2000; 19: 5598–605.
8. Srinivasan RS, Escobedo N, Yang Y et al. The Prox1–Vegfr3 feedback loop maintains the identity and the number of lymphatic endothelial cell progenitors. *Genes Dev* 2014; 28: 2175–87.

9. Francois M, Harvey NL, Hogan BM. The transcriptional control of lymphatic vascular development. *Physiology (Bethesda)* 2011; 26: 146–55.

10. François M, Short K, Secker GA et al. Segmental territories along the cardinal veins generate lymph sacs via a ballooning mechanism during embryonic lymphangiogenesis in mice. *Dev Biol* 2012; 364: 89–98.

11. Chen CY, Bertozzi C, Zou Z et al. Blood flow reprograms lymphatic vessels to blood vessels. *J Clin Invest* 2012; 122: 2006–17.

12. Chen H, Griffin C, Xia L, Srinivasan RS. Molecular and cellular mechanisms of lymphatic vascular maturation. *Microvasc Res* 2014; 96: 16–22.

13. Harvey NL, Oliver G. Choose your fate: Artery, vein or lymphatic vessel? *Curr Opin Genet Dev* 2004; 14: 499–505.

14. Oliver G. Lymphatic vasculature development. *Nat Rev Immunol* 2004; 4: 35–45.

15. Ferrell RE, Levinson KL, Esman JH et al. Hereditary lymphedema: Evidence for linkage and genetic heterogeneity. *Hum Mol Genet* 1998; 7: 2073–8.

16. Butler MG, Dagenais SL, Rockson SG, Glover TW. A novel VEGFR3 mutation causes Milroy disease. *Am J Med Genet A* 2007; 143A: 1212–7.

17. Mendola A, Schlögel MJ, Ghalamkarpour A et al. Mutations in the VEGFR3 signaling pathway explain 36% of familial lymphedema. *Mol Syndromol* 2013; 4: 257–66.

18. Sato TN, Tozawa Y, Deutsch U et al. Distinct roles of the receptor tyrosine kinases Tie-1 and Tie-2 in blood vessel formation. *Nature* 1995; 376: 70–4.

19. Puri MC, Rossant J, Alitalo K, Bernstein A, Partanen J. The receptor tyrosine kinase TIE is required for integrity and survival of vascular endothelial cells. *EMBO J* 1995; 14: 5884–91.

20. D'Amico G, Korhonen EA, Waltari M, Saharinen P, Laakkonen P, Alitalo K. Loss of endothelial Tie1 receptor impairs lymphatic vessel development-brief report. *Arterioscler Thromb Vasc Biol* 2010; 30: 207–9.

21. Maisonpierre PC, Suri C, Jones PF et al. Angiopoietin-2, a natural antagonist for Tie2 that disrupts in vivo angiogenesis. *Science* 1997; 277: 55–60.

22. Garabedian MJ, Wallerstein D, Medina N, Byrne J, Wallerstein RJ. Prenatal Diagnosis of Cystic Hygroma related to a Deletion of 16q24.1 with Haploinsufficiency of FOXF1 and FOXC2 Genes. *Case Rep Genet* 2012; 2012: 490408.

23. Dagenais SL, Hartsough RL, Erickson RP, Witte MH, Butler MG, Glover TW. Foxc2 is expressed in developing lymphatic vessels and other tissues associated with lymphedema–distichiasis syndrome. *Gene Expr Patterns* 2004; 4: 611–9.

24. Soldi R, Mitola S, Strasly M, Defilippi P, Tarone G, Bussolino F. Role of alphavbeta3 integrin in the activation of vascular endothelial growth factor receptor-2. *EMBO J* 1999; 18: 882–92.

25. Bazigou E, Xie S, Chen C et al. Integrin-alpha9 is required for fibronectin matrix assembly during lymphatic valve morphogenesis. *Dev Cell* 2009; 17: 175–86.

26. Bazigou E, Lyons OT, Smith A et al. Genes regulating lymphangiogenesis control venous valve formation and maintenance in mice. *J Clin Invest* 2011; 121: 2984–92.

27. Bazigou E, Wilson JT, Moore JE. Primary and secondary lymphatic valve development: Molecular, functional and mechanical insights. *Microvasc Res* 2014; 96: 38–45.

28. Gallagher PG, Mahoney MJ, Gosche JR. Cystic hygroma in the fetus and newborn. *Semin Perinatol* 1999; 23: 341–56.

29. Rempen A, Feige A. Differential diagnosis of sonographically detected tumours in the fetal cervical region. *Eur J Obstet Gynecol Reprod Biol* 1985; 20: 89–105.

30. Byrne J, Blanc WA, Warburton D, Wigger J. The significance of cystic hygroma in fetuses. *Hum Pathol* 1984; 15: 61–7.

31. Chervenak FA, Isaacson G, Blakemore KJ et al. Fetal cystic hygroma. Cause and natural history. *N Engl J Med* 1983; 309: 822–5.

32. Graham JM, Stephens TD, Shepard TH. Nuchal cystic hygroma in a fetus with presumed Roberts syndrome. *Am J Med Genet* 1983; 15: 163–7.

33. Langer JC, Fitzgerald PG, Desa D et al. Cervical cystic hygroma in the fetus: Clinical spectrum and outcome. *J Pediatr Surg* 1990; 25: 58–61; discussion -2.

34. Chodirker BN, Harman CR, Greenberg CR. Spontaneous resolution of a cystic hygroma in a fetus with Turner syndrome. *Prenat Diagn* 1988; 8: 291–6.

35. Chodirker BN, Harman CR, Greenberg CR. Survival of fetuses with abnormal karyotypes and cystic hygromas detected prenatally. *Prenat Diagn* 1990; 10: 136.

36. Nadel A, Bromley B, Benacerraf BR. Nuchal thickening or cystic hygromas in first- and early second-trimester fetuses: Prognosis and outcome. *Obstet Gynecol* 1993; 82: 43–8.

37. Johnson MP, Johnson A, Holzgreve W et al. First-trimester simple hygroma: Cause and outcome. *Am J Obstet Gynecol* 1993; 168: 156–61.

38. Shulman LP, Emerson DS, Grevengood C et al. Clinical course and outcome of fetuses with isolated cystic nuchal lesions and normal karyotypes detected in the first trimester. *Am J Obstet Gynecol* 1994; 171: 1278–81.

39. Van Vugt JM, Tinnemans BW, Van Zalen-Sprock RM. Outcome and early childhood follow-up of chromosomally normal fetuses with increased nuchal translucency at 10–14 weeks' gestation. *Ultrasound Obstet Gynecol* 1998; 11: 407–9.

40. van Vugt JM, van Zalen-Sprock RM, Kostense PJ. First-trimester nuchal translucency: A risk analysis on fetal chromosome abnormality. *Radiology* 1996; 200: 537–40.

41. Shulman LP, Emerson DS, Felker RE, Phillips OP, Simpson JL, Elias S. High frequency of cytogenetic abnormalities in fetuses with cystic hygroma diagnosed in the first trimester. *Obstet Gynecol* 1992; 80: 80–2.

42. Thomas RL. Prenatal diagnosis of giant cystic hygroma: Prognosis, counselling, and management; case presentation and review of the recent literature. *Prenat Diagn* 1992; 12: 919–23.

43. Benacerraf BR, Frigoletto FD. Prenatal sonographic diagnosis of isolated congenital cystic hygroma, unassociated with lymphedema or other morphologic abnormality. *J Ultrasound Med* 1987; 6: 63–6.

44. Goldstein I, Jakobi P, Shoshany G, Filmer S, Itskoviz I, Maor B. Late-onset isolated cystic hygroma: The obstetrical significance, management, and outcome. *Prenat Diagn* 1994; 14: 757–61.

45. Filipchuck D, Avdimiretz L. The ex utero intrapartum treatment (EXIT) procedure for fetal head and neck masses. *AORN J* 2009; 90: 661–72; quiz 73–6.

46. Lazar DA, Olutoye OO, Moise KJ et al. Ex-utero intrapartum treatment procedure for giant neck masses—Fetal and maternal outcomes. *J Pediatr Surg* 2011; 46: 817–22.

47. Liechty KW, Crombleholme TM, Flake AW et al. Intrapartum airway management for giant fetal neck masses: the EXIT (ex utero intrapartum treatment) procedure. *Am J Obstet Gynecol* 1997; 177: 870–4.

48. Elluru RG, Balakrishnan K, Padua HM. Lymphatic malformations: diagnosis and management. *Semin Pediatr Surg* 2014; 23: 178–85.

49. de Serres LM, Sie KC, Richardson MA. Lymphatic malformations of the head and neck. A proposal for staging. *Arch Otolaryngol Head Neck Surg* 1995; 121: 577–82.

50. Padwa BL, Hayward PG, Ferraro NF, Mulliken JB. Cervicofacial lymphatic malformation: Clinical course, surgical intervention, and pathogenesis of skeletal hypertrophy. *Plast Reconstr Surg* 1995; 95: 951–60.

51. Gorham LW, Stout AP. Massive osteolysis (acute spontaneous absorption of bone, phantom bone, disappearing bone); its relation to hemangiomatosis. *J Bone Joint Surg Am* 1955; 37-A: 985–1004.

52. Griauzde J, Srinivasan A. Imaging of vascular lesions of the head and neck. *Radiol Clin N Am* 2015; 53: 197–213.

53. Fung K, Poenaru D, Soboleski DA, Kamal IM. Impact of magnetic resonance imaging on the surgical management of cystic hygromas. *J Pediatr Surg* 1998; 33: 839–41.

54. Siegel MJ, Glazer HS, St Amour TE, Rosenthal DD. Lymphangiomas in children: MR imaging. *Radiology* 1989; 170: 467–70.

55. Wang H, Li S, Jiang Z. Magnetic resonance lymphangiography for the assessment of the lymphatic system in a lymphatic malformation patient undergoing sclerotherapy. *J Dermatol* 2016.

56. Cutillo DP, Swayne LC, Cucco J, Dougan H. CT and MR imaging in cystic abdominal lymphangiomatosis. *J Comput Assist Tomogr* 1989; 13: 534–6.

57. Puig S, Casati B, Staudenherz A, Paya K. Vascular low-flow malformations in children: Current concepts for classification, diagnosis and therapy. *Eur J Radiol* 2005; 53: 35–45.

58. Oates CP, Wilson AW, Ward-Booth RP, Williams ED. Combined use of Doppler and conventional ultrasound for the diagnosis of vascular and other lesions in the head and neck. *Int J Oral Maxillofac Surg* 1990; 19: 235–9.

59. Davidson AJ, Hartman DS. Lymphangioma of the retroperitoneum: CT and sonographic characteristic. *Radiology* 1990; 175: 507–10.

60. Mahboubi S, Potsic WP. Computed tomography of cervical cystic hygroma in the neck. *Int J Pediatr Otorhinolaryngol* 1989; 18: 47–51.

61. Fishman SJ, Burrows PE, Upton J, Hendren WH. Life-threatening anomalies of the thoracic duct: Anatomic delineation dictates management. *J Pediatr Surg* 2001; 36: 1269–72.

62. Boxen I, Zhang ZM, Filler RM. Lymphoscintigraphy for cystic hygroma. *J Nucl Med* 1990; 31: 516–8.

63. F. F. Radium in the treatment of multilocular lymph cysts in the neck of children. *Am J Rad* 1929; 21: 473–80.

64. G. H. Treatment of cystic hygroma of the neck by sodium morrhuate. *Br Med J* 1933; 2: 148–55.

65. Burrows PE, Mitri RK, Alomari A et al. Percutaneous sclerotherapy of lymphatic malformations with doxycycline. *Lymphat Res Biol* 2008; 6: 209–16.

66. Chaudry G, Burrows PE, Padua HM, Dillon BJ, Fishman SJ, Alomari AI. Sclerotherapy of abdominal lymphatic malformations with doxycycline. *J Vasc Interv Radiol* 2011; 22: 1431–5.

67. Cheng J. Doxycycline sclerotherapy in children with head and neck lymphatic malformations. *J Pediatr Surg* 2015; 50: 2143–6.

68. Farnoosh S, Don D, Koempel J, Panossian A, Anselmo D, Stanley P. Efficacy of doxycycline and sodium tetradecyl sulfate sclerotherapy in pediatric head and neck lymphatic malformations. *Int J Pediatr Otorhinolaryngol* 2015; 79: 883–7.

69. Chen WL, Huang ZQ, Chai Q et al. Percutaneous sclerotherapy of massive macrocystic lymphatic malformations of the face and neck using fibrin glue with OK-432 and bleomycin. *Int J Oral Maxillofac Surg* 2011; 40: 572–6.

70. Gilony D, Schwartz M, Shpitzer T, Feinmesser R, Kornreich L, Raveh E. Treatment of lymphatic malformations: A more conservative approach. *J Pediatr Surg* 2012; 47: 1837–42.

71. Ogita S, Tsuto T, Nakamura K, Deguchi E, Iwai N. OK-432 therapy in 64 patients with lymphangioma. *J Pediatr Surg* 1994; 29: 784–5.

72. Ogita S, Tsuto T, Nakamura K, Deguchi E, Tokiwa K, Iwai N. OK-432 therapy for lymphangioma in children: Why and how does it work? *J Pediatr Surg* 1996; 31: 477–80.

73. Poldervaart MT, Breugem CC, Speleman L, Pasmans S. Treatment of lymphatic malformations with OK-432 (Picibanil): Review of the literature. *J Craniofac Surg* 2009; 20: 1159–62.

74. Weitz-Tuoretmaa A, Rautio R, Valkila J, Keski-Säntti H, Keski-Nisula L, Laranne J. Efficacy of OK-432

sclerotherapy in treatment of lymphatic malfor-
mations: Long-term follow-up results. *Eur Arch
Otorhinolaryngol* 2014; 271: 385–90.

75. Chaudry G, Guevara CJ, Rialon KL et al. Safety and
efficacy of bleomycin sclerotherapy for microcystic
lymphatic malformation. *Cardiovasc Intervent Radiol*
2014; 37: 1476–81.

76. Okada A, Kubota A, Fukuzawa M, Imura K, Kamata S.
Injection of bleomycin as a primary therapy of cystic
lymphangioma. *J Pediatr Surg* 1992; 27: 440–3.

77. Yang Y, Sun M, Ma Q et al. Bleomycin A5 sclerother-
apy for cervicofacial lymphatic malformations. *J Vasc
Surg* 2011; 53: 150–5.

78. Wang KL, Chun RH, Kerschner JE, Sulman CG.
Sympathetic neuropathy and dysphagia fol-
lowing doxycycline sclerotherapy. *Int J Pediatr
Otorhinolaryngol* 2013; 77: 1613–6.

79. Adams D, Trenor C, Hammill A, Azizkhan R. Efficacy
and safety of sirolimus in the treatment of compli-
cated vascular anomalies. *Pediatrics* 2016; 137.

80. Wang Z, Li K, Yao W, Dong K, Xiao X, Zheng S.
Successful treatment of kaposiform lymphangioma-
tosis with sirolimus. *Pediatr Blood Cancer* 2015; 62:
1291–3.

81. Balakrishnan K, Menezes MD, Chen BS, Magit AE,
Perkins JA. Primary surgery vs primary sclerotherapy
for head and neck lymphatic malformations. *JAMA
Otolaryngol Head Neck Surg* 2014; 140: 41–5.

82. Adams MT, Saltzman B, Perkins JA. Head and neck
lymphatic malformation treatment: A systematic
review. *Otolaryngol Head Neck Surg* 2012; 147:
627–39.

83. Alqahtani A, Nguyen LT, Flageole H, Shaw K,
Laberge JM. 25 years' experience with
lymphangiomas in children. *J Pediatr Surg* 1999;
34: 1164–8.

84. Grosfeld JL, Weber TR, Vane DW. One-stage
resection for massive cervicomediastinal hygroma.
Surgery 1982; 92: 693–9.

85. Wang LC, Krunic AL, Medenica MM, Soltani K,
Busbey S. Treatment of hemorrhagic lymphatic
malformation of the tongue with a pulsed-dye laser.
J Am Acad Dermatol 2005; 52: 1088–90.

86. Wiegand S, Eivazi B, Zimmermann AP et al.
Microcystic lymphatic malformations of the
tongue: Diagnosis, classification, and treatment.
Arch Otolaryngol Head Neck Surg 2009; 135:
976–83.

87. Osborne TE, Levin LS, Tilghman DM, Haller
JA. Surgical correction of mandibulofacial
deformities secondary to large cervical cystic hygro-
mas. *J Oral Maxillofac Surg* 1987; 45: 1015–21.

88. Balakrishnan K, Edwards TC, Perkins JA. Functional
and symptom impacts of pediatric head and neck
lymphatic malformations: Developing a patient-
derived instrument. *Otolaryngol Head Neck Surg*
2012; 147: 925–31.

89. Dasgupta R, Fishman SJ. Management of visceral vas-
cular anomalies. *Semin Pediatr Surg* 2014; 23: 216–20.

90. Kim NR, Lee SK, Suh YL. Primary intestinal lymphan-
giectasia successfully treated by segmental resec-
tions of small bowel. *J Pediatr Surg* 2009; 44: e13–7.

88

颈部畸胎瘤

Michael W. L. Gauderer

引言

颈部畸胎瘤虽然少见，但却是新生儿和儿童颈部肿块的重要原因。这些病变通常较大，可能导致急性气道阻塞，需要及时识别和外科干预。产前诊断和多学科产时管理的新技术有助于改善新生儿在大气道受累情况下的生存率。

病理学

畸胎瘤是一种肿瘤性病变，包括三个胚层成分。目前认为，大多数颈部畸胎瘤起源于胚胎甲状腺原基，但很多时候不能确定与腺体的明确联系[1-4]。Roediger 等[5]在1974年对该病变的组织发生进行了全面的讨论。在颈部畸胎瘤中发现了三个胚层来源的组织，神经组织的发现率为68%，在许多情况下，神经组织在肿瘤的实体部分占主导地位[2-4,6]。30%的标本中有甲状腺组织。儿童组的大多数颈部畸胎瘤是良性的（图88.1），也有恶性肿瘤的报道[3,7-9]，但不一定发生远处转移。相反，成人颈部畸胎瘤的恶性肿瘤发病率高达70%[10]。虽然颈部畸胎瘤通常位于颈部主要

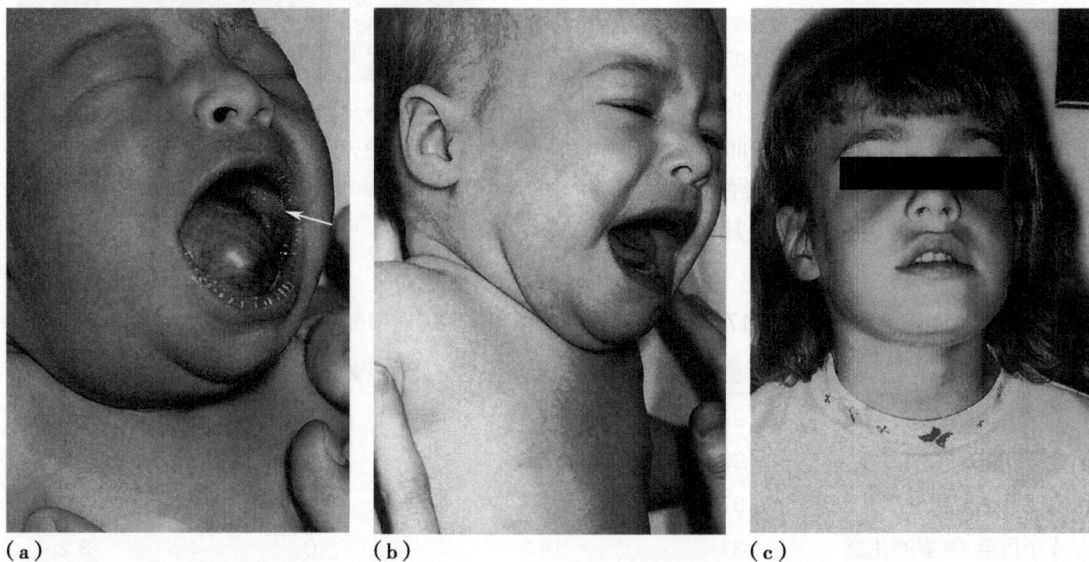

(a)   (b)   (c)

图88.1 （a）出生一天的足月女性新生儿，右颈畸胎瘤延伸至口腔底部，舌头向左移位（箭头）。病灶质地较硬，部分囊性，局限于右颈前三角区。她有轻微的呼吸窘迫，在仰卧位时恶化。出生后第2天，经颈横切口切除6.5cm×5.5cm×4.5cm肿块，并行口腔内切开。甲状腺没有受累。标本分析显示良性囊性畸胎瘤包含神经胶质细胞、脉络丛、平滑肌、呼吸和鳞状上皮以及胰腺。术后即刻出现短暂的进食困难。（b）同一儿童3个月大。注意自然皮肤皱褶和舌头正常位置后愈合良好的瘢痕。（c）同一儿童6岁。瘢痕已经看不见了。舌动和牙列正常

结构的前方（图 88.2），但常会压迫正常解剖结构 [3-4,9,11-12]（图 88.3）。畸胎瘤通常是单一病变，但也可能出现在头部和颈部的多个部位 [13]。有报道双胎妊娠的一个胎儿中出现畸胎瘤的情况 [14]，相关异常较罕见 [2-4]。

发病率和临床表现

在婴儿和儿童期的四大系列畸胎瘤中，颈部的发生率在 2%~9.3% [15-20]。据报道，颈部畸胎瘤发生在所有种族，并且有轻微的女性优势 [2-4]。早产、羊水过多和难产的发生率很高。羊水过多可能是由于胎儿无法吞咽羊水 [2]。死胎通常与巨大的颈部病变有关，重要结构受压和充血性心力衰竭是主要致死原因 [21]。除了肿块外，最常见的临床表现是呼吸困难 [1,4,12,22]。呼吸系统症状可能从轻度呼吸困难或进食咳嗽到呼吸完全停止不一，呼吸困难可能是体位性的。虽然在出生时可能没有注意到气道压迫，但它可能在几个小时内迅速发展危及生命。有些儿童在新生儿期后转诊 [23]，有些在成年期才表现出来 [3,10]。颈部畸胎瘤的分类需要评估年龄和临床表现（表 88.1），几乎一半的患者是呼吸窘迫的新生儿（Ⅱ组）。在这个亚组中，手术和非手术治疗伴随着 43% 的死亡率 [3]。然而，产前诊断，以及最近增加的产时治疗，已经显著地改善了治疗预后，提高了生存率，尤其是对一些高危患者 [12,24-32]。

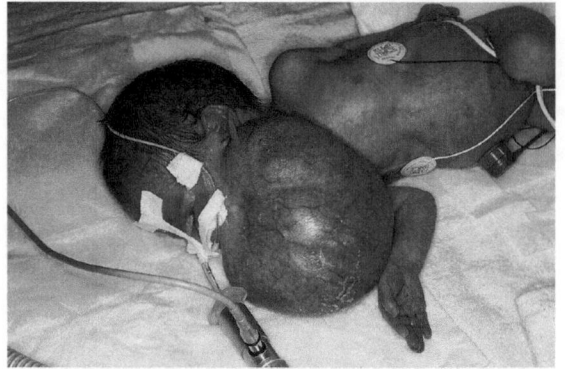

图 88.2 早产儿巨大颈部畸胎瘤

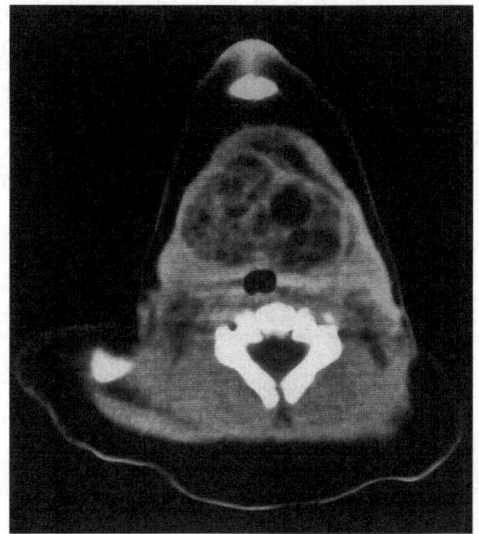

图 88.3 5 个月大女性患者颈部 CT。病变最初被认为是血管淋巴管瘤。虽然肿瘤位置很靠近气管，幸运的是，这个孩子没有气道压迫。切除的标本是一个良性畸胎瘤，含有神经胶质、脉络丛、呼吸上皮、胰腺、肌肉和软骨

表 88.1 根据 217 例的回顾，按年龄和临床表现对颈部畸胎瘤进行分类

	分组	病例数	占比 /%	恶性病例数（占比 /%）	死亡率 /%
Ⅰ	死产或濒临死亡	27	12.4	2（7.4）	100
Ⅱ	呼吸窘迫新生儿	99	45.6	2（2）	43.4[a]
Ⅲ	无呼吸窘迫新生儿	37	17.1	0	2.7
Ⅳ	1 个月至 18 岁的儿童	31	14.3	0	3.2
Ⅴ	成人	23	10.6	16（69.6）	43.5[b]

来源：Jordan RB and Gauderer MWL, Cervical Teratomas: An Analysis. Literature Review and Proposed Classification. *J Pediatr Surg* 1988；23：583-91。

[a] 包括手术和非手术治疗。

[b] 恶性肿瘤 6 例随访不完全。

诊断

　　颈部畸胎瘤通过超声检查可准确产前诊断[3-4,28]，超声检查也是最有用的产后即时影像学评估手段。平片显示 16% 的患儿病灶内有钙化[3,29]，气管受压偏斜是常见的。其他成像方式如放射性同位素扫描、计算机轴向体层成像（图 88.3）、磁共振成像（MRI）在复杂的案例中很有价值，但应该非常谨慎地使用，因为可能需要进行较长时间的镇静。MRI 有助于手术计划的制订，因为它显示了因肿瘤生长而移位的重要结构的切面和位置[7]。胎儿 MRI 有助于产前评估，为胎盘支持手术做准备[30-32]。

鉴别诊断

　　鉴别诊断应包括水囊状淋巴管瘤、鳃裂畸形、先天性甲状腺肿、甲状舌管囊肿、皮样囊肿和神经母细胞瘤等。

治疗

　　头颈部畸胎瘤治疗最困难的方面是建立和维持气道通畅[3,9,12,22]。由于气管偏斜和/或压迫，经口或鼻气管插管需要技巧和耐心，鼻内镜气管插管是一个有用的方案。气管切开术作为一种紧急手术，有明显的局限性，但在极端情况下可能是必要的[22,26]。只要可能，应该避免气管切开术，因为它增加了手术和术后的并发症发生率[3]。如果畸胎瘤是由一个或多个大囊肿组成的，可以抽吸囊液来缩小肿瘤和减轻气道压力。

　　在处理巨大病变并有呼吸道梗阻高风险的胎儿时，产时子宫外手术（EXIT）是一项令人兴奋的进展[12-32]。这项技术允许胎儿在胎盘循环支持下建立一个安全的气道，技术开展需要来自相关专业的多学科团队，包括产科、麻醉科、小儿外科和新生儿科等[24-27,30-32]。

　　头颈部畸胎瘤的切口应仔细规划，因为

肿瘤可能不仅存在于颈部，还可以进入上纵隔或口腔。与淋巴管瘤不同，畸胎瘤的解剖通常没有很大困难（图 88.4）。病变通常附着在甲状腺的一个叶上。

　　当解剖达到这个水平时，应尽一切努力保护甲状腺和甲状旁腺。气管和食管周围的解剖

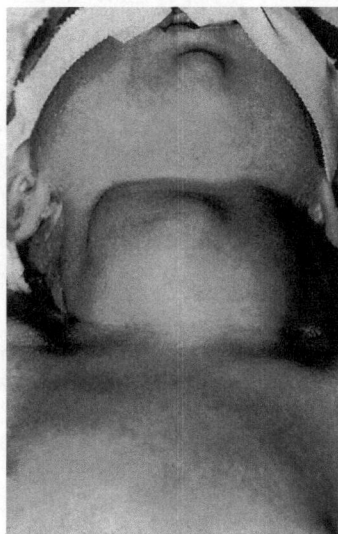

（a）

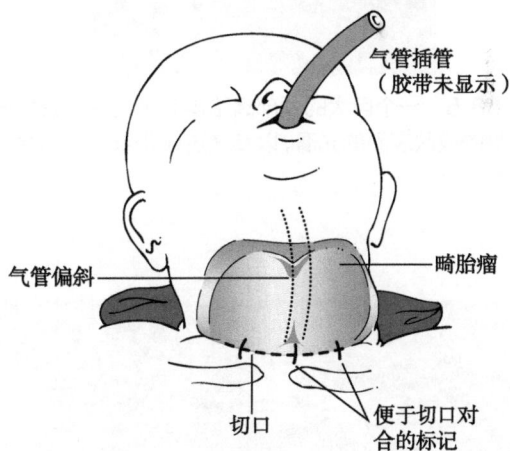

（b）

图 88.4　图 88.3 中病例的手术入路。插管的患儿的脖子被抬高（a）。宽大的敷贴与胶粘塑料片可保证较好的暴露，并有助于防止温度损失。如果可能的话，用记号笔在其中一个皮肤皱褶上画切口（b）。为了便于切除后多余皮肤的适当对合，用钢笔画出多个小的交叉口。在皮肤切口之后，标记被盖伊缝线替换，这有助于皮瓣上的牵引。在解剖过程中必须记住气管可能不在中心。其他重要结构也可能明显移位

必须非常小心，以免损伤喉返神经（图 88.5）。气管和食管的偏差应时刻牢记在心。在新生儿的颈部，深部解剖可导致膈神经损伤。肿瘤切除后，应放置一个柔软的硅胶引流管并连接封闭的负压引流系统。术后应评估并记录声带和膈肌功能，监测血钙和甲状腺功能。必须对整个样本进行详细的组织学检查（图 88.6）。如果甲胎蛋白水平升高，应后续复查。

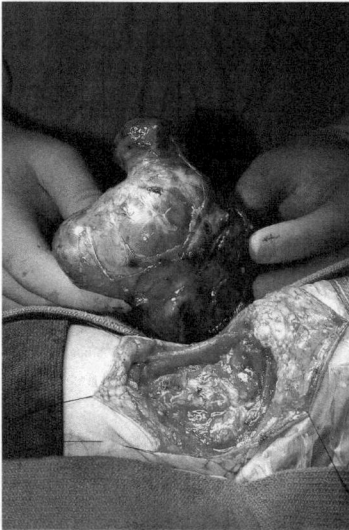

图 88.5　一个巨大的颈部畸胎瘤完全切除。注意被切除的皮肤表面的光滑，以及通过绷带缝合的多余皮瓣的收缩

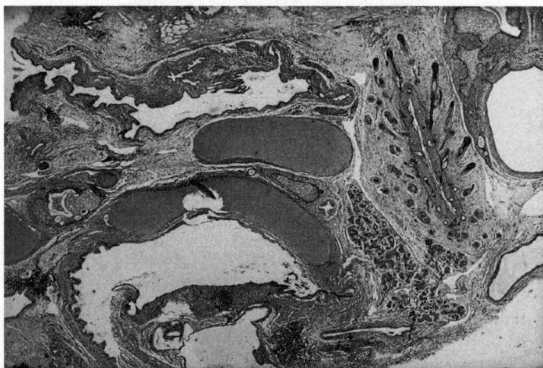

图 88.6　颈部畸胎瘤的组织学切片显示了一系列不同的组织

结论

　　颈部畸胎瘤的总体预后良好，尤其是在新生儿中，很少或没有呼吸系统疾病[3-4,9,17,23]（表 88.1）。如果病变是在子宫内诊断的，可以做适当的准备以确保在出生时或出生后立即建立通畅的气道。做好详细规划后肿瘤切除是可能的。这将增加新生儿的存活率，减少对呼吸系统造成的严重损害。

（管忠海 译　王金湖 审校）

参考文献

1. Saphir O. Teratoma of the neck. *Am J Pathol* 1929; 5: 313–22.
2. Silberman R, Mendelson IR. Teratoma of the neck. Report of two cases and review of the literature. *Arch Dis Child* 1960; 35: 159–70.
3. Jordan RB, Gauderer MWL. Cervical teratomas: An analysis. Literature review and proposed classification. *J Pediatr Surg* 1988; 23: 583–91.
4. Elmasalme F, Giacomantonio M, Clarke KD et al. Congenital cervical teratoma in neonates. Case report and review. *Eur J Pediatr Surg* 2000; 10: 252–7.
5. Roediger WE, Spitz L, Schmaman A. Histogenesis of benign cervical teratomas. *Teratology* 1974; 10: 111–18.
6. Gundry SR, Wesley JR, Klein MD et al. Cervical teratomas in the newborn. *J Pediatr Surg* 1983; 18: 382–6.
7. Touraj T, Applebaum H, Frost DB. Congenital metastatic teratoma: Diagnostic and management considerations. *J Pediatr Surg* 1989; 24: 21–3.
8. Baumann FR, Nerlich A. Metastasizing cervical teratoma of the fetus. *Pediatr Pathol* 1993; 13: 21–7.
9. Azizkhan RG, Haase GM, Applebaum H et al. Diagnosis, management, and outcome of cerviofacial teratomas in neonates: A Children's Cancer Study. *J Pediatr Surg* 1995; 30: 312–16.
10. Als C, Laeng H, Cerny T et al. Primary cervical malignant teratoma with a rib metastasis in an adult: Five-year survival after surgery and chemotherapy. A case report with a review of the literature. *Ann Oncol* 1998; 9: 1015–22.
11. Hester TO, Camnitz PS, Albernaz MS et al. Superficial carotid artery secondary to cervical teratoma. *Ear Nose Throat J* 1991; 70: 524–6.
12. Steigman SA, Nemes L, Barnewolt CE et al. Differential risk for neonatal surgical airway intervention in prenatally diagnosed neck masses. *J Pediatr Surg* 2009; 44: 76–9.
13. Dudgeon DL, Isaacs H Jr, Hays DM. Multiple teratomas of the head and neck. *J Pediatr* 1974; 85: 139–40.

14. Hitchcock A, Sears RT, O'Neill T. Immature cervical teratoma arising in one fetus of a twin pregnancy. Case report and review of the literature. *Acta Obstet Gynecol Scand* 1987; 66: 377–9.

15. Bale PM, Painter DM, Cohen D. Teratomas in childhood. *Pathology* 1975; 1: 209–18.

16. Berry CL, Keeling J, Hilton C. Teratomas in infancy and childhood: A review of 91 cases. *J Pathol* 1969; 98: 241–52.

17. Grosfeld JL, Ballantine TV, Lowe D et al. Benign and malignant teratomas in children: Analysis of 85 patients. *Surgery* 1976; 80: 297–305.

18. Tapper D, Lack EE. Teratomas in infancy and childhood. A 54 year experience at the Children's Hospital Medical Center. *Ann Surg* 1983; 198: 398–410.

19. Wakhlu A, Wakhlu AK. Head and neck teratomas in children. *Pediatr Surg Int* 2000; 16: 333–7.

20. Martino F, Avila LF, Encinas JL et al. Teratomas of the neck and mediastinum in children. *Pediatr Surg Int* 2006; 22: 627–34.

21. Grisoni ER, Gauderer MWL, Wolfson RN et al. Antenatal diagnosis of sacrococcygeal teratomas: Prognostic features. *Pediatr Surg Int* 1988; 3: 1973–5.

22. Zerella JT, Finberg FJ. Obstruction of the neonatal airway from teratomas. *Surg Gynecol Obstet* 1990; 170: 126–31.

23. Nmadu PT. Cervical teratoma in later infancy: Report of 13 cases. *Ann Trop Paediatr* 1993; 13: 95–8.

24. Mychalishka GB, Bealer JF, Graf JL et al. Operating on placental support: The ex utero intrapartum treatment (EXIT) procedure. *J Pediatr Surg* 1997; 32: 227–31.

25. Smith GM, Boyd GL, Vincent RD et al. The EXIT procedure facilitates delivery of an infant with pretracheal teratoma. *Anesthesiology* 1998; 89: 1573–75.

26. Murphy DJ, Kyle PM, Cairns P et al. Ex-utero intrapartum treatment for cervical teratoma. *Br J Obstet Gynecol* 2001; 108: 429–30.

27. Bouchard S, Johnson MP, Flake AW et al. The EXIT procedure: Experience and outcome in 31 cases. *J Pediatr Surg* 2002; 37: 418–26.

28. Patel RB, Gibson JY, D'Cruz CA et al. Sonographic diagnosis of cervical teratoma in utero. *Am J Roentgenol* 1982; 139: 1220–22.

29. Hasiotou M, Vakaki M, Pitsoulakis G et al. Congenital cervical teratomas. *Int J Pediatr Otorhinolaryngol* 2004; 68: 1133–9.

30. Hubbard AM, Crombleholme TM, Adzik NS. Prenatal MRI evaluation of giant neck masses in preparation for the fetal EXIT procedure. *Am J Perinatol* 1998; 15: 253–7.

31. Hirose S, Sydorak RM, Tsao K et al. Spectrum of intrapartum management for giant fetal cervical teratoma. *J Pediatr Surg* 2003; 38: 446–50.

32. Laje P, Johnson MP, Howell LJ et al. Ex utero intrapartum treatment in the management of giant cervical teratomas. *J Pediatr Surg* 2012; 47: 1208–16.

骶尾部畸胎瘤

Kevin C. Pringle

引言

骶尾部畸胎瘤（sacrococcygeal teratoma，SCT）是一种起源于脊柱尾端的肿瘤，通常从婴儿脊柱下端突出并使肛门向前移位。男女比例约为 3∶1[1-9]。发病率为活产新生儿的 1/40 000[10-11]，最近有一篇来自芬兰的文章[12]报道发病率为 1/14 900，统计包括了终止妊娠和死产的人群。普遍认为，SCT 是来自胚胎生命末期未能凋亡的亨森结的全能细胞持续增殖的结果[7,13-14]。这一概念得到了 Busch 等[15]的支持，他们在 SCT 中鉴定了来源于尾骨胚胎干细胞的组织化学标记，这提供了有说服力的证据，证明这些肿瘤是由从卵黄囊向性腺转移的生殖细胞引起。Economou 等[16]最近报道了一系列在小鼠身上进行的实验，探索将多能干细胞注入早期胚胎的结果。他们发现在体细胞发生开始后的原始条纹 / 尾芽中，Oct4 和 Nanog 的表达不会导致肿瘤形成。畸胎瘤是被抑制的双胞胎或寄生胎儿的概念被大多数权威专家否定。1976 年，Pantoja 和 Rodriguez-Ibanez[17]回顾了关于这些肿瘤起源的相互矛盾的理论，显然需要更多的研究来确定与 SCT 形成相关的遗传影响[18]。SCT 的家族分布偶尔也有报道[19-21]。

病理学

Willis[14] 将畸胎瘤定义为"畸胎瘤是一种真正的肿瘤或由多种组织组成的肿瘤"。SCT 在 Willis 所列举的畸胎瘤发病部位列表中排名第二，但很多资料显示骶尾部是最常见的部位[1-4,22]。根据定义，SCT 由几种组织组成，通常来自两到三个胚层。Robbins[23] 将畸胎瘤定义为"由一个以上胚层的细胞组成的肿瘤"。事实上，在任何由上皮成分和支持基质组成的肿瘤中，至少有两个胚层存在。因此，大多数骶尾部畸胎瘤符合 Robbins 对畸胎瘤的定义。

在任何一个肿瘤内，细胞可以从完全良性（甚至形成良好的牙齿、毛发或其他器官）到大量恶性成分不等（图 89.1）。然而，即使许多 SCT 含有看起来恶性的细胞（通常被称为"未成熟的"），但如果它们被完全切除，就不会复发。因此，只有在有远处转移的情况下才能确诊为恶性 SCT[22]。

恶性肿瘤的风险取决于三个因素：肿瘤的位置、范围和诊断年龄。患儿 2 月龄后诊断的肿瘤有很高的恶性风险。这种说法的一个例外是相对罕见的骶前"皮样囊肿"，在青春期或成年期常伴有便秘或尿路梗阻，但如果切除，则完全呈良性。Altman 等[22] 报告美国儿科学会（American Academy of Pediatrics，AAP）病理调查结果时，将 SCT 分为四组（图 89.2）：Ⅰ型肿瘤几乎完全是外部性的，伴有微小的盆腔病变。它们很少是恶性的（在 AAP 调查中为 0）。Ⅱ型肿瘤有较多的骨盆成分。在 AAP 调查中，6% 的Ⅱ型肿瘤是恶性的。Ⅲ型肿瘤的盆腔内和腹腔内部分大于腹腔外部分。在腹部检查时，通常可以触摸到腹内部分。在 AAP 调查中，20% 的Ⅲ型肿瘤是恶性的。Ⅳ型肿瘤完全是骶前肿瘤，在 AAP 调查中，恶性肿瘤的发病率为 8%。

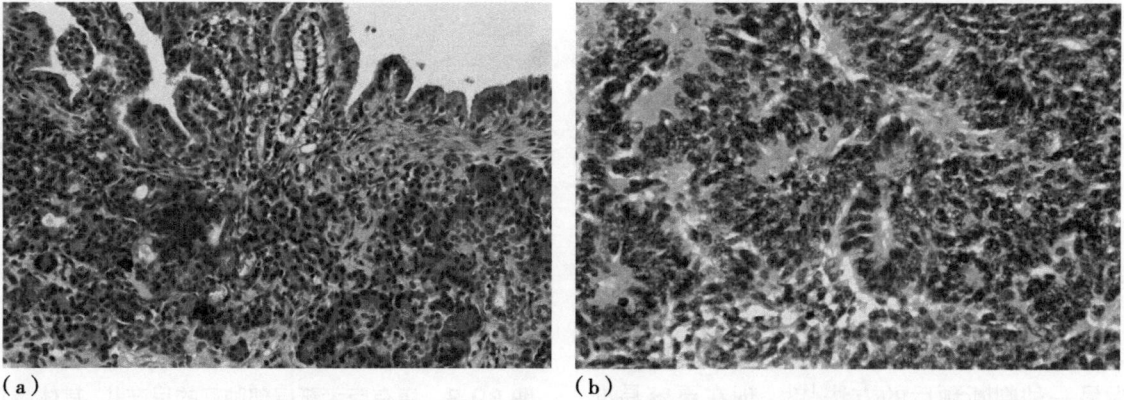

（a）   （b）

图 89.1 图 89.3 所示患者肿瘤两个区域的组织学。（a）明显形态良好的上皮细胞。（b）原始神经胶质组织的一个区域，如果不是在其被发现的背景下，可以被诊断为与侵袭性神经母细胞瘤一致

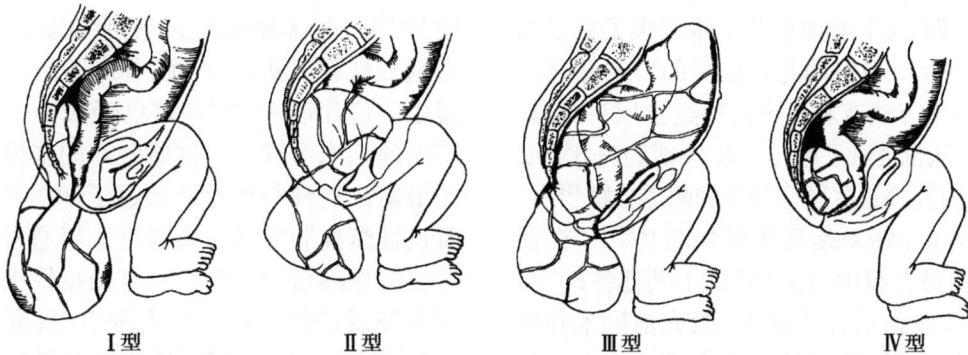

Ⅰ型   Ⅱ型   Ⅲ型   Ⅳ型

图 89.2 按 Altman 等分类的骶尾部肿瘤（From Altman RP et al., Sacrococcygeal teratoma: American Academy of Pediatrics Surgical Section Survey—1973, *J Pediatr Surg* 1974; 9: 389-98）

表现

在产前超声检查广泛应用之前，最常见的临床表现是发现巨大的骶尾部肿块，不少患儿在出生时就很明显[1-5,13,24-25]，恶性肿瘤往往在 5~6 个月大时表现为臀部肿胀。然而，随着产前超声的广泛应用，多数患儿可以产前诊断[24-32]。一系列文献报道了 SCT 的产前诊断，发现许多被诊断为 SCT 的胎儿可能在分娩前死亡[22,26,33-35]。产前检查肿瘤的体积大于或等于胎儿其他部分的胎儿，大多数在产前诊断后死亡，这些胎儿最可能是死于心力衰竭，因为胎儿心脏无法泵出足够的血液来同时滋养肿瘤和胎儿的其他部位。当然，在大多数报道的产前系列中，胎儿水肿（非免疫性水肿）非常常见，并且与胎儿死亡风险增加有关。1990 年，Ikeda 等[31]报道了 20 例产前诊断的 SCT 的特征，其中 6 例胎龄 25~32 周分娩的婴儿围产期死亡，14 例妊娠 32 周后分娩的婴儿存活。其他文章包括三篇来自 Chapel Hill 课题组的文献（所有报道都是同样的 9 例产前诊断的 SCT[37-39]），有报道指出发现胎儿水肿或在妊娠早期诊断时，具有较高的死亡率[31-36]。费城儿童医院的 Wilson 等最近强调肿瘤的生长速度和估计的胎儿心输出量是重要的预后指标，生长速度 >150mL/ 周和联合心输出量 >650mL/（kg·min）的胎儿预后差[40]。Benachi 等[41]和 Coleman 等[42]同样强调了肿瘤的快速生长和血供丰富与不良预后有重要关系。最近的研究强调了肿瘤与胎

儿体重比（tumor-to-fetal weight ratio，TFR）的重要性，妊娠 24 周前 TFR＞0.12 表明预后不良 [43-44]，胎儿超声心动图表现也能发现预后不良因素 [45]。

近年来，磁共振成像（MRI）技术的进步使得这种成像方式可以在胎儿中使用，而无需胎儿镇静或麻醉 [46-48]。最近，Coleman 课题组使用 MRI 来定义实体瘤体积，标准化为估计胎儿体重（实体瘤体积/估计胎儿体重），作为另一种判断预后的方法 [49]。现在更容易准确地定义肿瘤的解剖结构，有时可以准确地确定子宫内肿瘤的血供。

诊断水平的提高和胎儿水肿的高死亡率为产前诊断 SCT 考虑胎儿手术提供了更多的帮助。旧金山和费城儿童医院的研究课题组对这种手术方法有着最丰富的经验 [50-54]，而其他研究团队也尝试了胎儿手术 [55] 或经皮分流或引流术，以允许这些肿瘤胎儿的阴道分娩 [56-57]。到目前为止，结果是喜忧参半的 [50-57]。在预后较差的患者组中，已经尝试了其他各种"微创"治疗，包括射频消融术、激光消融术和血管栓塞术，但效果相对较差 [58-59]。这方面的详细讨论超出了本章的讨论范围，但可以客观地说，胎儿干预对于这一肿瘤的作用尚未明确。

另一个临床表现（不经常报告）是肿瘤在分娩过程中受到影响，如肿瘤阻碍分娩或在分娩过程中破裂而导致患儿死亡，婴儿在出生后不久失血致死 [32,60-62]。

临床特征

多数患儿就诊时可见一个巨大的覆盖有皮肤的肿块从尾骨区域突出，向前推动肛门和阴道（图 89.3）。表面可能见到大的静脉，这些静脉通常流入周围的结构。巨大肿瘤可能破裂（这种情况下会大量出血）或表面有溃疡。肿瘤接近身体其他部位的新生儿可能会早产，并且通常会有一些非免疫性水肿的表现 [25,27-33,35-36]。

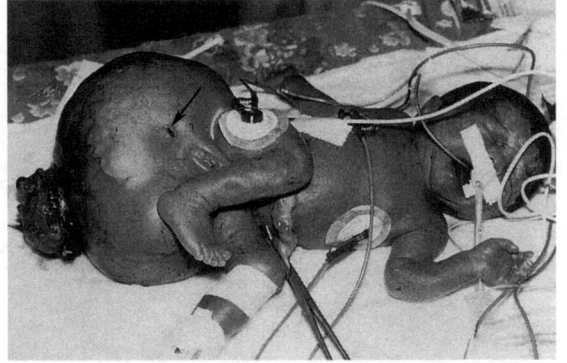

图 89.3　患有巨大骶尾部肿瘤的早产儿，其体重几乎与其他婴儿相当。注意肛门（箭）和外阴的移位

未成熟 SCT 通常伴有快速增长的臀部肿块 [63-64]。在这种情况下，通常在诊断时已经有远处转移。近年来，随着产前超声在许多国家的应用越来越多，这已经成为一种极为罕见的临床表现了。这些肿瘤的多模式治疗的最新进展使得生存率超过了 80%[65-66]。患有良性骶前肿瘤的儿童和青少年通常表现为便秘或尿潴留 [18,20,22,67-69]，直肠指检很容易发现直肠后肿块。在所有病例中，肿瘤都牢牢地附着在尾骨上，可以说是由尾骨的前表面产生的。它可能会使尾骨向后移位，但骶骨通常是正常的。作者曾看到一个婴儿在妊娠 30 周时分娩，其巨大的 SCT 与尾骨以及最后两个骶骨发育不全有关 [29]。肿瘤通常很少在椎管内向上延伸，但有报道一例 SCT 肿瘤在椎管内延伸高达 T_4[70]，在另一个病例中，它导致永久性截瘫。

在大多数情况下，肿瘤的大部分供血来源于骶正中动脉 [5,72]，切除过程中一旦血管得到控制，失血量通常很小。不过情况并不总是如此，正如一些作者最近所建议的，在非常大的肿瘤中开腹手术控制骶正中动脉，有时会产生非常令人失望的结果 [73-75]，只有很小的血管被分离出来 [76]。偶发的病例中，在试图切除肿瘤前，滋养血管已经被栓塞 [77]。此外，作者的个人系列研究的两个病例中，肿瘤的大部分静脉引流通过骶管裂孔返回奇静脉系统，通过一个非常脆弱的硬膜外静脉网络回流，当骶骨分开时，这导致了可怕的大量失血。在这两个病例中，最初的出血量通过按压控制，骶正中动脉迅速控制后，一次使用明胶海绵止血，另一次用骨蜡彻底控制骶管破裂出血。随着现代超声仪器分辨率的提高和多普勒超声彩色血流图的引入，确定静脉回流是否经骶管裂孔是可能的。然而，应该指出的是，在过去5年中使用术前彩色血流成像的患者中，无论是在超声上还是在手术中都没有发现骶骨血流。显然，需要更多的经验报道。

一些作者主张采用腹腔镜手术分离骶正中动脉[75]，但如果肿瘤有很大的腹腔内部分，这在技术上可能比较困难。最近的另一篇论文[78]强调了确保控制骶正中动脉的必要性。

产后诊断

应考虑的主要鉴别诊断是骶前脊膜膨出，这通常可以通过体格检查排除，包括直肠指检。在 SCT 中，直肠指检总表现为坚实的骶前成分。如果存在脊膜膨出，通常摸到的是囊性成分，并且骶骨处可触及缺损。Dillard 等[4]指出直肠指检时需要观察前囟门。如果出现骶前脊膜膨出，应考虑诊断 Currrarino 综合征[21,79]。腰骶部的平片可以通过显示脊髓脊膜膨出患者骶骨的特征性缺陷来明确诊断。MRI 检查可以明确诊断。

另一个最近被描述的补充鉴别诊断是骶尾部脊索瘤[80]。Lemire 等[81]列出了20个不同的病变列表，其中大多数是极为罕见的，多数通过仔细查体可以区别。腹部超声有助于确定任何盆腔或腹部部分的大小和一致性。必要时可以通过导尿管膀胱注水，使其用作声波窗口。

随着 MRI 技术的发展，现在可以在新生儿中使用最低限度镇静完成 MRI，不过在许多情况下，仍需要全身麻醉进行详细检查。现在可用软件包，通过 MRI 描绘血管解剖[81-84]。使用钆作为对比剂改善了血管解剖的描绘。

MRI 检查时直肠注入对比剂，同时收集 T_1 加权图像，可以增加显像清晰度[85-86]，但现代 MRI 技术的进步已经使这项技术显得过时。MRI 能清楚区分 SCT 和骶前脊膜膨出，并能发现肿瘤通过骶管裂孔延伸到椎管内的部分[70-71]。

术前治疗

如果病灶完整，婴儿情况稳定，则无须立即切除。然而，如果可以，建议24小时内切除，因为此时肠道菌群通常还未定植，胎便无菌，因此切除过程中即便术野被粪便污染也不容易引发感染。围手术期使用抗生素是可取的，应在手术开始前使用，并在术后24~48小时继续使用。如果婴儿已经开始喂养，或者几天大，那么可以在手术前做规范的肠道准备。

血液应该交叉匹配，充分的静脉通路是至关重要的，动脉通路在手术中也可能有用。术前测量甲胎蛋白（alpha-fetoprotein，AFP）水平作为基线，以便观察术后 AFP 的下降速率[29,87-89]。意大利最近的一篇论文提倡使用 AFP > 15 000ng/mL 作为化学治疗（简称"化疗"）的指征[90]。在作者看来，这会带来不必要的化疗风险。值得注意的是，在极少数情况下，AFP 水平可能不会升高[91]。

如果肿瘤破裂，应给予缝合或者压迫[92]，这可以暂时止血。有人担心，这可能会"挤压"肿瘤导致未成熟肿瘤细胞进入静脉，这些细胞很可能会滞留在肺部。然而，如果不能减缓这些婴儿的失血速度，是否转移对该婴儿来说没有意义。很明显，在这种情况下，急诊手术是必要的。

在过去，人们常常不愿尝试早期手术切除，即使肿瘤可能和婴儿一样大。这种情况现在不太常见了，不过在试图切除肿瘤（很可能是良性肿瘤）之前，先让婴儿稍微长大一些是可理解的。然而，这种观念应该被抵制，因为肿瘤恶性进展的风险随着年龄的增长而增加，许多肿瘤在大约2个月后出现转移[3,5,7-8,13,18]。

如果其他医院的外科医师遇到这些病变之一，如果可能，建议转小儿外科专科手术。

手术

患者在麻醉和插管后，整个手术过程中在膀胱内放置一根导尿管来测量尿量，然后臀部垫高。垫高的位置使婴儿的重心至髂前上棘。腹部必须保持自由悬挂，以确保呼吸不受婴儿体重的抑制，如图 89.4 所示。用凡士林纱布包住直肠通常是有用的，以便在术后暴露直肠时容易识别这种包裹，也降低了粪便污染术野的风险。许多专家指出，肛门应该在手术室外进行准备[13,93]，作者认为这种方法既不方便又不实用，因为在手术过程中经常需要进入肛门。电极垫通常可以放在肩膀上。术中应注意保持体温。

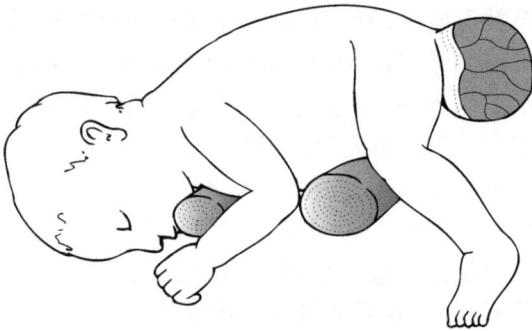

图 89.4　手术切除骶尾部畸胎瘤的婴儿。注意骨盆下方的大卷布垫和上胸部下方的小卷布垫

一般以尾骨为中心做"倒 V"形切口（图 89.5），切开皮肤，在这个阶段最好不要解剖超过深筋膜的层次。在中线两侧的皮下组织中通常有几条较大的回流静脉，建议电凝处理，或者结扎离断。应尽量保留正常皮肤，多余的皮肤必要时可以修剪。倒 V 形切口的顶点应该在中线骶骨下方，解剖应直接向下至骶尾部交界处，或者第四或第五骶椎。确定了骶骨的边缘，并在骶骨和尾骨的交界处贯穿，用镊子的尖端紧靠骨（或软骨）的腹面，以确保镊子穿过骶骨和骶正中血管之间，后

者为肿瘤供应大量的血液。然后，在骶尾骨交界处离断尾骨（通常完全或至少大部分是软骨），可以用手术刀分开，离断的尾骨稍微牵拉，露出骶正中血管（图 89.6）。可能有必要将一些附着物分离到骶骨和尾骨下端的边缘，以使骶骨和尾骨的远端彻底分离，然后将骶正中血管结扎离断。骶正中血管的早期分离基本上与 Smith 等[72]主张的程序相同。

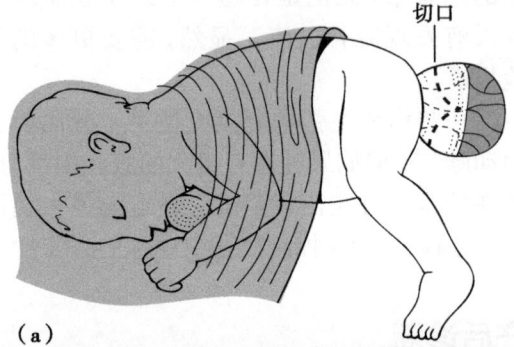

(a)

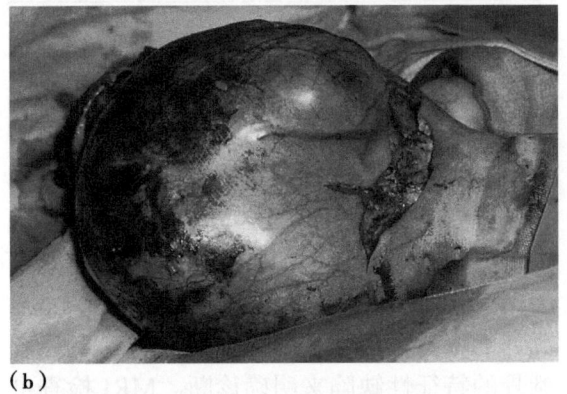

(b)

图 89.5　（a）肿瘤切口侧视图。所有可能被保存的正常皮肤都会被保留下来，有必要的话，以后会被修剪掉。（b）婴儿皮肤切口如图 89.3 所示。她的头面向右边

分离皮下组织打开肿瘤囊外的解剖平面，这个动作可能深入到了肛提肌和臀大肌的边界。肛提肌可能很薄，几乎看不见（图 89.7），但它们在刺激时会收缩，无论是肌肉刺激器还是电灼器。在这个平面上，解剖应该在中线两侧继续，直到肌肉在肿瘤筋膜中消失。此时，它们可以沿着与皮肤切口平行的线分开，使肿瘤进一步分离。

部分肿瘤向骨盆延伸。在骶正中血管前

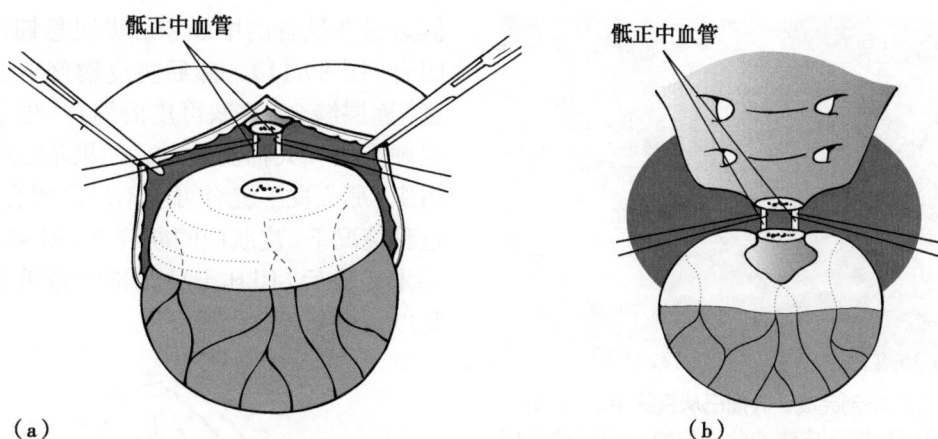

（a）　　　　　　　　　　　　　　（b）

图 89.6　（a）骶骨与悬挂在系带上的骶正中血管分开。（b）分离的第五骶骨椎体，显示肿瘤起源于尾骨腹面

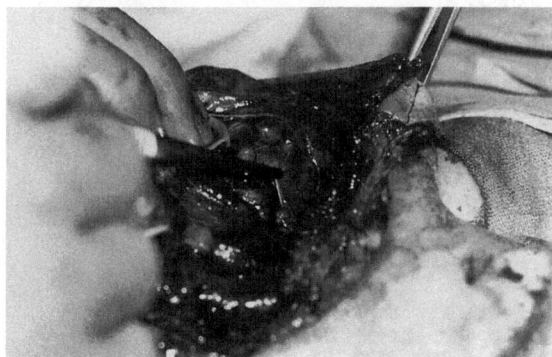

图 89.7　骶骨被分开，骶前降支显示提肛肌变薄（头部在右侧）

平面进行钝性解剖，通常可以将肿瘤的骨盆部分向前移位，直达肿瘤的上部。这通常是骶骨前面的一个基本上无血管的平面，不过有时从髂内血管进入肿瘤的一些血管可能会在侧面分布。这些通常可以通过烧灼或结扎来控制。在大多数情况下，肿瘤可以从骨盆中分离出来（图 89.8）。

　　分离暴露直肠的上端，这可以通过经肛门放置的凡士林纱布包、手指或宫颈扩张器来识别直肠。肿瘤可以通过钝锐分离结合从直肠上分离，逐步向下，直到切除平面离开直肠和肛管。在解剖过程中，无论肿瘤的包膜多扭曲多薄，最好尽量保持解剖平面，并保持所有正常结构。如果解剖到达肛门后面的皮下组织，

此时只要已经形成的下皮瓣足够长可以满足伤口闭合需求，解剖就可以终止（图 89.9）。然后，可以将下皮瓣从肿瘤中分离出来，并将肿瘤从外侧转移出来。对肿瘤床进行仔细检查，以确保达到细致的止血效果。如果在盆腔解剖过程中腹膜已经打开，那么尽可能关闭它。

　　然后注意盆底的重建和伤口的闭合。辨识肛提肌的残余部分，使用可吸收缝线（图 89.10）将中心部分缝合到骶骨前表面的软骨膜上。同样的缝合线用于所有的后续肌肉和筋膜重建，这些缝合，而不是皮肤闭合，决定了肛门的位置。因此，重建应谨慎进行，以确保功能和美容效果令人满意。

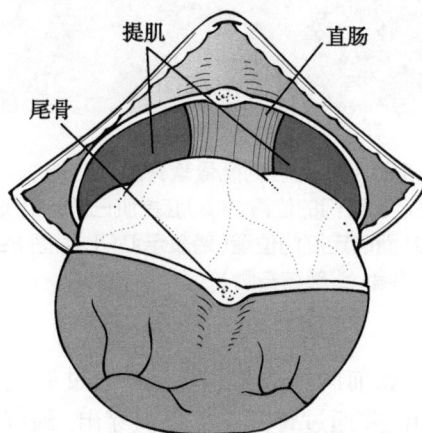

图 89.8　盆腔内肿瘤切除完成，肿瘤向下滚动，直肠外露

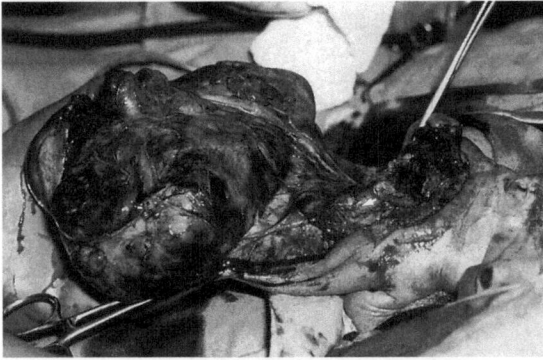

图 89.9 直肠解剖完成。肿瘤已从直肠中切除（箭），并已达到可以预期下皮瓣的分割阶段（与图 89.3 相同的患者，头部在右侧）

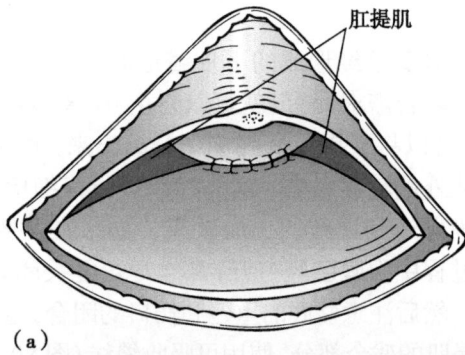

（a）

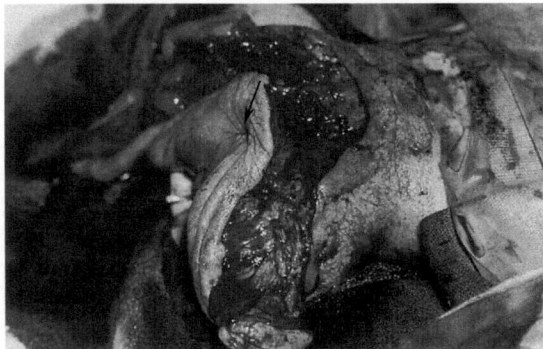

（b）

图 89.10 （a）缝合到骶骨软骨膜的肛提肌。这些缝线决定了肛门的位置。（b）肛提肌已缝合到骶骨软骨膜，从而确定肛门位置（箭表示肛门，为图 89.3 中的同一患者，头部在右侧）

在骶前间隙放置引流管，通过肛提肌间隙引出，并通过臀部皮下组织穿出，最好采用负压引流管。如果在中线外侧有可识别的肛提肌残余，也应进行缝合修复。臀大肌的内

侧边缘在骶骨的中线和肛提肌悬韧带的下端闭合（图 89.11）。然后将皮瓣修剪到一定长度，逐层缝合，皮肤可皮内缝合，然后涂上一层硬脂条和火棉胶敷料。如果不能闭合皮下组织，那么皮下缝合可能不足以闭合皮肤，在这种情况下，皮肤应间断缝合（图 89.12）。在手术完成后，用凡士林丝带纱布重新填塞直肠以减少死腔。

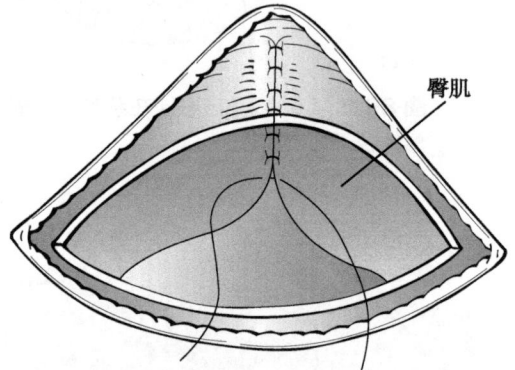

图 89.11 骶骨后臀肌闭合。骶骨下段继续闭合

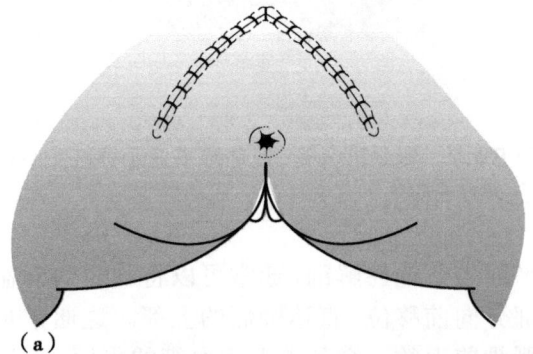

（a）

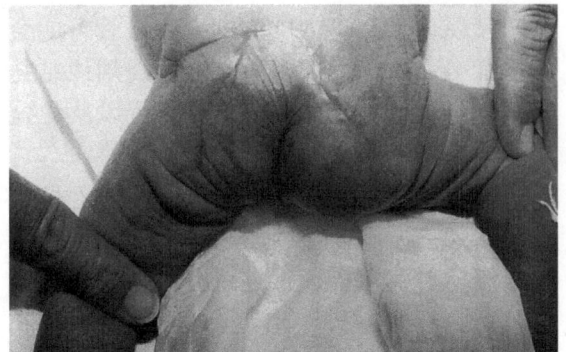

（b）

图 89.12 （a）完整皮肤闭合的示意图。（b）图 89.3 所示同一患者的最终结果

腹部初步探查有三种情况：①有大的腹腔部分[93-94]；②肿瘤已经破裂并且正在活动性出血[76]；③极少数情况下，在进行最终切除前，需要评估肿瘤的高动力状态和采用断流术来稳定患者[36]。

在有些病例中，腹部是通过脐下横切口打开的，切口位于任何腹腔内肿块的上限以下，如果没有腹腔部分，切口位于脐下。这两种情况下的手术目的都是找到并结扎骶正中血管，如果这无法做到，可以使用阻断钳或者动脉夹放置在肠系膜下动脉起始部下方[76]，腹部用无菌尼龙敷料暂时闭合，并用透明塑料黏合敷料包裹，患者重新摆放体位，然后肿瘤从后面切除。如前所述，该手术可在腹腔镜下完成[75,78]。

有些专家主张在所有病例中，通过腹部入路对肿瘤进行常规断流术，然后在患者仰卧位的情况下切除肿瘤（在相同的美学条件下）。也有专家最近描述了后中线入路[95]，例如墨尔本的一些外科医师（B. Bowkett，个人交流）也主张仰卧位切除肿瘤，初始切口在中线，从骶骨一直延伸到肿瘤。这些作者认为该入路的主要优点是从腹部入路切断肿瘤血管和心脏按压容易施行。目前作者对这种方法持明显的保留意见，实际上仅少数病例需要从上方控制肿瘤的血供，而且如果硬膜外静脉有明显的静脉引流，那么在患者仰卧位的情况下，这一来源失血将极难控制。

术后管理

婴儿在术后几天内俯卧位护理。婴儿病情稳定后，即可拔除导尿管。婴儿通常一拔管就可以喂食。填塞的凡士林通常是在术后第一天通过拉动 2-0 丝线从远端取出。任何引流管通常可以在手术后的前几天内拔除。最近的一篇文章报道了一个罕见的并发症，术后硬膜外血肿导致马尾综合征[96]。患者在晚期（11 个月大）SCT 切除 17 天后出现膀胱扩张、直肠张力丧失和下肢明显无力。经过紧急手术，患者最终完全康复。

术后和出院时应立即测定 AFP 水平，尽管 AFP 的半衰期只有 3 天，但通常需要几个月才能恢复正常。应每个月对婴儿进行随访，连续 3 个月，然后每隔 3 个月随访进行 1 年。每次就诊时，直肠检查帮助检测局部复发，AFP 水平将提示复发或者转移。AFP 水平通常非常高（约为 100 000IU 或以上[29,87]），即使是正常婴儿，也可能超过 100 000IU[87-89]，这些高水平通常需要一年多时间才能降至正常成人水平。所以，只要 AFP 水平继续稳步下降，则认为不太可能再复发。然而，也不能仅仅依赖 AFP 水平，作者曾遇到过一个患者，在 AFP 水平持续下降的情况下，发生了非常大的复发（相当大，导致尿路梗阻）。其他 AFP 水平升高的肿瘤患者（包括腹股沟淋巴结发生转移的患者），随访应至少持续 5 年，如果可能的话应延续至青春期。前几年每年都要做一次肾超声检查，如果有新的泌尿系统症状，必须立即复查。作者曾经有一位患者在接近她 4 月份两岁生日时接受了正常的肾超声检查，同年 9 月，她因过去 2 个月内曾有三次尿路感染而接受常规随访。在那次随访后不久完善的肾超声显示双侧肾积水严重，她的血清肌酐水平显著升高，几个月前才恢复正常，尿动力学研究显示，她有高压神经源性膀胱。虽然间歇清洁导尿法给患儿家庭带来了不可忽视的压力，但肾积水还是得到了很大的缓解。

预后

在没有远处转移的情况下，如果完整切除，那么期望寿命应该是正常的，臀部的外观通常会留下一些痕迹（图 89.12b）。

最近有一系列的文献关注长期的结果。一篇论文[65]报告了一系列 23 名患者的结果，随访长达 22 年。4 例恶性肿瘤间隔 9~14 年无复发。有两个夜间遗尿症患者，其中一个做过会阴麻醉，有一个患儿有肛门扩张症，还有一个患儿患有神经源性膀胱。他们强调需要长期随访，并且需要警惕尿失禁或大便失禁的延迟出现。

另一篇来自利物浦的论文报道了在一个中心接受治疗 25 年的 33 名患者的结果[97]。令人惊讶的是，只有一名患者被诊断为未成熟畸胎瘤，6 名患者被诊断为恶性肿瘤，其中两名死于转移性疾病。本报告中的其他一些患者根据组织学诊断为恶性肿瘤，然后根据诊断进行化疗。在作者的病例中，有一些局部复发仅通过重复切除治疗，没有任何辅助治疗。唯一接受化疗的患者是术后 2 个月出现腹股沟淋巴结转移的患者。经过一个疗程的强化化疗，她已经长期存活了 18 年。

最近的其他几篇论文强调需要密切随访，以发现相对高发的泌尿生殖道异常[98]和晚期泌尿系统并发症[99-102]。

其他文献[97,103-108]关注的是长期结果。总的来说，长期存活者的生活质量似乎很好[103-104]，而一些论文强调便秘或遗尿，在多达 30% 的患者中有尿失禁和 / 或大便失禁[106]，另一篇论文报道了 13 名女性在婴儿期接受 SCT 切除后成功分娩[107]。有趣的是，绝大多数女性成功地通过阴道分娩。一个有趣的病例报告详细描述了一名妇女，她在婴儿时期做了 SCT 切除术，20 多岁时发生生殖器脱垂[108]。

关于复发的风险和恶性肿瘤的发病率报道不一。有些论文似乎是依靠组织学表现或 AFP 水平来诊断恶性肿瘤[90,109-110]。作者重申，在 AFP 下降的情况下，复发和恶性肿瘤都可能出现。然而，日本的一篇论文[110]指出，婴儿期卵黄囊恶性肿瘤可在全切除后 30 个月内出现，这显然是由最初切除时完全良性的肿瘤引起的。另一份文献[111]建议在监控测试中加入 CA-125。在 32 例患者中，CA-125 在三分之一的成熟复发和三分之一的未成熟复发中升高。

以恶性 SCT 为表现的患者的预后仍需谨慎。现代化疗对患者生存率有相当大的改善[62,112]。化疗方案是相对毒性的，这些患者在治疗过程中需要密切监测。生存率高达 80%[62]。De Corti 课题组最近报告生存率为 89%[90]。然而，他们的一些新生儿患者似乎在 AFP > 15 000ng/mL 和 / 或组织学显示生殖细胞或卵黄囊肿瘤的基础上接受了化疗。这可能是预后改进的原因。有趣的是，尽管骶前肿瘤往往呈现恶性转化，但在 Currrarino 综合征患者中发现的肿瘤往往具有更好的预后。

（管忠海 译 王金湖 审校）

参考文献

1. Bale PM, Painter DM, Cohen D. Teratomas in childhood. *Pathology* 1975; 7: 209–18.
2. Berry CL, Keeling J, Hilton C. Teratomata in infancy and childhood: A review of 91 cases. *J Pathol* 1969; 98: 241–52.
3. Billmire DF, Grosfeld JL. Teratomas in childhood: Analysis of 142 cases. *J Pediatr Surg* 1986; 21: 548–51.
4. Dillard BM, Mayer JH, McAlister WH et al. Sacrococcygeal teratoma in children. *J Pediatr Surg* 1970; 5: 53–9.
5. Donnellan WA, Swenson O. Benign and malignant sacrococcygeal teratomas. *Surgery* 1968; 64: 834–6.
6. Mahour GH, Woolley MW, Trivedi SN et al. Teratomas in infancy and childhood: Experience with 81 cases. *Surgery* 1974; 76: 309–18.
7. Vaez-Zadeh K, Sleber WK, Sherman FE et al. Sacrococcygeal teratomas in children. *J Pediatr Surg* 1972; 7: 152–6.
8. Waldhausen JA, Kilman JW, Vellios F et al. Sacrococcygeal teratoma. *Surgery* 1963; 54: 933–49.
9. Whalen TV, Mahour GH, Landing BH et al. Sacrococcygeal teratomas in infants and children. *Am J Surg* 1985; 150: 373–5.
10. Calbet JR. *Contribution a l'etude des tumeurs congénitales d'origine parasitaire de la region sacrococcygiénne.* Paris: G. Steinheil, 1893.
11. McCune WS. Management of sacrococcygeal tumours. *Am Surg* 1964; 159: 911–18.
12. Pauniaho SL, Heikinheimo O, Vettenranta K et al. High prevalence of sacrococcygeal teratoma in Finland—A nationwide population-based study. *Acta Paediatr* 2013; 102: e251–6.
13. Gross RE, Clatworthy HW, Meeker IA. Sacrococcygeal teratomas in infants and children: A report of 40 cases. *Surg Gynecol Obstetr* 1951; 92: 341–54.
14. Willis RA. *The Borderland of Embryology and Pathology*, 2nd edn. London: Butterworths, 1962.
15. Busch C, Oppitz M, Wehrmann M et al. Immunohistochemical localization of nanog and Oct4 in stem cell compartments of human sacrococc-

cygeal teratomas. *Histopathology* 2008; 52: 717–30.

16. Economou C, Tsakiridis A, Wymeersch FJ et al. Intrinsic factors and the embryonic environment influence the formation of extragonadal teratomas during gestation. *BMC Dev Biol* 2015: 15; 35.

17. Pantoja E, Rodriguez-Ibanez L. Sacrococcygeal dermoids and teratomas: Historical review. *Am J Surg* 1976; 132: 377–83.

18. Ashcraft KW, Holder TM. Hereditary presacral teratoma. *J Pediatr Surg* 1974; 9: 691–7.

19. Sonnino RE, Chou S, Guttman FM. Hereditary sacrococcygeal teratomas. *J Pediatr Surg* 1989; 24: 1074–5.

20. Bryant P, Leditschke JF, Hewett P. Hereditary presacral teratoma. *Aust N Z J Surg* 1996; 66: 418–20.

21. Currarino G, Coln D, Votteler T. Triad of anorectal, sacral, and presacral anomalies. *AJR* 1981; 137: 395–8.

22. Altman RP, Randolph JG, Lilly JR. Sacrococcygeal teratoma: American Academy of Pediatrics Surgical Section Survey—1973. *J Pediatr Surg* 1974; 9: 389–98.

23. Robbins SL. *Pathology.* In: *Neoplasia*, 3rd edn. Philadelphia: Saunders, 1967: 92.

24. Chervenak FA, Isaacson G, Touloukian R et al. Diagnosis and management of fetal teratomas. *Obstetr Gynecol* 1985; 66: 666–71.

25. Flake AW, Harrison MR, Adzick NS et al. Fetal sacrococcygeal teratoma. *J Pediatr Surg* 1986; 21: 563–6.

26. Holzgreve W, Mahony BS, Glick PL et al. Sonographic demonstration of fetal sacrococcygeal teratoma. *Prenat Diagn* 1985; 5: 245–57.

27. Holzgreve W, Miny P, Anderson R et al. Experience with 8 cases of prenatally diagnosed sacrococcygeal teratomas. *Fetal Ther* 1987; 2: 88–94.

28. Kuhlmann RS, Warsof SL, Levy DL et al. Sacrococcygeal teratoma. *Fetal Ther* 1987; 2: 95–100.

29. Pringle KC, Weiner CP, Soper RT et al. Sacrococcygeal teratoma. *Fetal Ther* 1987; 2: 80–7.

30. Sheth S, Nussbaum AR, Sanders RC et al. Prenatal diagnosis of sacrococcygeal teratoma sonographic pathologic correlation. *Radiology* 1988; 169: 131–6.

31. Ikeda H, Okumuru H, Nagashima K et al. The management of prenatally diagnosed teratoma *Pediatr Surg Int* 1990; 5: 192–4.

32. Holterman AX, Filiatrault D, Lallier M et al. The natural history of sacrococcygeal teratomas diagnosed through routine obstetric sonogram. *J Pediatr Surg* 1998; 33: 899–903.

33. Goto M, Makino Y, Tamura R et al. Sacrococcygeal teratoma with hydrops fetalis and bilateral hydronephrosis. *J Perinat Med* 2000; 28: 414–8.

34. Brace V, Grant SR, Brackley KJ et al. Prenatal diagnosis and outcome in sacrococcygeal teratomas: A review of cases between 1992 and 1998. *Prenat Diagn* 2000; 20: 51–5.

35. Tongsong T, Wanapirak C, Piyamongkol W et al. Prenatal sonographic features of sacrococcygeal teratoma. *Int J Obstetr Gynecol* 1999; 67: 95–101.

36. Robertson FM, Crombleholme TM, Frantz ID et al. Devascularisation and staged resection of giant sacrococcygeal teratoma in the premature. *J Pediatr Surg* 1995; 30: 309–11.

37. Chisholm CA, Heider AL, Kuller JA et al. Prenatal diagnosis and perinatal management of fetal sacrococcygeal teratoma. *Am J Perinatol* 1998; 15:503–5.

38. Chisholm CA, Heider AL, Kuller JA et al. Prenatal diagnosis and perinatal management of fetal sacrococcygeal teratoma. *Am J Perinatol* 1999; 16: 47–50.

39. Chisholm CA, Heider AL, Kuller JA et al. Prenatal diagnosis and perinatal management of fetal sacrococcygeal teratoma. *Am J Perinatol* 1999; 16: 89–92.

40. Wilson RD, Hedrick H, Flake AW et al. Sacrococcygeal teratomas: Prenatal surveillance, growth and pregnancy outcome. *Fetal Diagn Ther* 2009; 25: 15–20.

41. Benachi A, Durin L, Maurer SV et al. Prenatally diagnosed sacrococcygeal teratoma: A prognostic classification. *J Pediatr Surg* 2006; 41: 1517–21.

42. Coleman A, Shaaban A, Keswani S et al. Sacrococcygeal teratoma growth rate predicts adverse outcomes. *J Pediatr Surg* 2014; 49: 985–9.

43. Shue E, Bolouri M, Jelin EB et al. Tumor metrics and morphology predict poor prognosis in prenatally diagnosed sacrococcygeal teratoma: A 25-year experience at a single institution. *J Pediatr Surg* 2013; 48: 1225–31.

44. Akinkuotu AC, Coleman A, Shue E et al. Predictors of poor prognosis in prenatally diagnosed sacrococcygeal teratoma: A multiinstitutional review. *J Pediatr Surg* 2015; 50: 771–4.

45. Byrne FA, Lee H, Kipps AK et al. Echocardiographic risk stratification of fetuses with sacrococcygeal teratoma and twin-reversed arterial perfusion. *Fetal Diagn Ther* 2011; 30: 280–8.

46. Kirkinen P, Partanen K, Merikanto J et al. Ultrasonic and magnetic resonance imaging of fetal sacrococcygeal teratoma. *Acta Obstetr Gynecol Scand* 1997; 76: 917–22.

47. Okamura M, Kurauchi O, Itakura A et al. Fetal sacrococcygeal teratoma visualized by ultra-fast T_2 weighted magnetic resonance imaging. *Int J Gynaecol Obstet* 1999; 65: 191–3.

48. Lwakatare F, Yamashita Y, Tang Y et al. Ultrafast fetal MR images of sacrococcygeal teratoma: A case report. *Comput Med Imaging Graph* 2000; 24: 49–52.

49. Coleman A, Kline-Fath B, Keswani S et al. Prenatal solid tumor volume index: Novel prenatal predictor of adverse outcome in sacrococcygeal teratoma. *J Surg Res* 2013; 184: 330–6.

50. Bullard KM, Harrison MR. Before the horse is out of the barn: Fetal surgery for hydrops. *Semin Perinatol* 1995; 19: 462–73.

51. Graf JL, Housely HT, Alabanese CT et al. A surprising histological evolution of preterm sacrococcygeal teratoma. *J Pediatr Surg* 1998; 33: 177–9.

52. Paek BW, Jennings RW, Harrison MR et al. Radiofrequency ablation of human fetal sacrococcygeal teratoma. *Am J Obstetr Gynecol* 2001; 184: 503–7.

53. Kitano Y, Flake AW, Crombleholme TM et al. Open fetal surgery for life-threatening fetal malformations. *Semin Perinatol* 1999; 23: 448–61.

54. Graf JL, Alabanese CT, Jennings RW et al. Successful fetal sacrococcygeal teratoma resection in a hydropic fetus. *J Pediatr Surg* 2000; 35: 1489–91.

55. Hecher K, Hackeloer BJ. Intrauterine endoscopic laser surgery for fetal sacrococcygeal teratoma. *Lancet* 1996; 347: 470.

56. Garcia AM, Morgan WMIII, Bruner JP. In utero decompression of a cystic grade IV sacrococcygeal teratoma. *Fetal Diagn Ther* 1998; 13: 305–8.

57. Kay S, Khalife S, Laberge JM et al. Prenatal percutaneous needle drainage of cystic sacrococcygeal teratomas. *J Pediatr Surg* 1999; 34: 1148–51.

58. Ding J, Chen Q, Stone P. Percutaneous laser photocoagulation of tumour vessels for the treatment of a rapidly growing sacrococcygeal teratoma in an extremely premature fetus. *J Maternal Fetal Neonat Med* 2010; 23: 1516–8.

59. Lee MY, Won HS, Hyun MK et al. Perinatal outcome of sacrococcygeal teratoma. *Prenat Diagn* 2011; 31: 1217–21.

60. Sarlo K. Total rupture of giant sacrococcygeal teratoma. *Kinderchirurgie* 1984; 39: 405–6.

61. Hoehn T, Krause MF, Wilhelm C et al. Fatal rupture of a sacrococcygeal teratoma during delivery. *J Perinatol* 1999; 19: 596–8.

62. Schmidt B, Haberlik A, Uray E et al. Sacrococcygeal teratoma: Clinical course and prognosis with a special view to long-term functional results. *Pediatr Surg Int* 1999; 15: 573–9.

63. Chretien PB, Milam JD, Foote FW et al. Embryonal adenocarcinomas (a type of malignant teratoma) of the sacrococcygeal region: Clinical and pathologic aspects of 21 cases. *Cancer* 1970; 26: 522–35.

64. Ein SH, Mancer K, Adeyemi SD. Malignant sacrococcygeal teratoma, endodermal sinus, yolk sac tumour—In infants and children: A 32-year review. *J Pediatr Surg* 1985; 20: 473–7.

65. Gobel U, Schneider DT, Calaminus G et al. Multimodal treatment of malignant sacrococcygeal germ cell tumors: A prospective analysis of 66 patients of the German cooperative protocols MAKEI 83/86 and 89. *J Clin Oncol* 2001; 19: 1943–50.

66. De Corti F, Sarnacki S, Patte C et al. Prognosis of malignant sacrococcygeal germ cell tumours according to their natural history and surgical management. *Surg Oncol* 2012; 21: e31–7.

67. Ghazali S. Presacral teratomas in children. *J Pediatr Surg* 1973; 8: 915–8.

68. Gwinn JL, Dockerty MB, Kennedy RLJ. Pre-sacral teratomas in infancy and childhood. *Pediatrics* 1955; 16: 239–49.

69. Swinton NW, Lehman G. Presacral tumors. *Surg Clin N Am* 1958; 38: 849–57.

70. Ribeiro PR, Guys JM, Lena G. Sacrococcygeal teratoma with an intradural and extramedullary extension in a neonate: Case report. *Neurosurgery* 1999;

44: 398–400.

71. Kunisaki SM, Maher CO, Powelson I et al. Benign sacrococcygeal teratoma with spinal canal invasion and paraplegia. *J Pediatr Surg* 2011; 46: e1–4.

72. Smith B, Passaro E, Clatworthy HW. The vascular anatomy of sacrococcygeal teratomas: Its significance in surgical management. *Pediatr Surg* 1961; 49: 534–9.

73. Angel CA, Murillo C, Mayhew J. Experience with vascular control before excision of giant, highly vascular sacrococcygeal teratomas in neonates. *J Pediatr Surg* 1998; 33: 1840–2.

74. Kamata S, Imura K, Kubota A et al. Operative management for sacrococcygeal teratoma (SCT) diagnosed in utero. *J Pediatr Surg* 2001; 36: 545–8.

75. Bax NM, van der Zee DC. Laparoscopic clipping of the median sacral artery in huge sacrococcygeal teratomas. *Surg Endosc* 1998; 12: 882–3.

76. Lindahl H. Giant sacrococcygeal teratoma: A method of simple intraoperative control of hemorrhage. *J Pediatr Surg* 1988; 23: 1068–9.

77. Lahdes-Vasama TT, Korhonen PH, Seppanen JM et al. Preoperative embolization of giant sacrococcygeal teratoma in a premature newborn. *J Pediatr Surg* 2011; 46: e5–8.

78. Solari V, Jawaid W, Jesudason EC. Enhancing safety of laparoscopic vascular control for neonatal sacrococcygeal teratoma. *J Pediatr Surg* 2011; 46: e5–7.

79. Dirix M, van Becelaere T, Berkenbosch L et al. Malignant transformation in sacrococcygeal teratoma and in presacral teratoma associated with Currarino syndrome: A comparative study. *J Pediatr Surg* 2015; 50: 462–4.

80. Cable DG, Moir C. Paediatric sacrococcygeal chordomas: A rare tumour to be differentiated from sacrococcygeal teratoma. *J Pediatr Surg* 1997; 32: 759–61.

81. Lemire RJ, Graham CB, Beckwith JB. Skin-covered sacrococcygeal masses in infants and children. *J Pediatr* 1971; 79: 948–54.

82. Davis WL, Warnock SH, Harnsberger HR et al. Intracranial MRA: Single volume vs multiple thin slab 3D time-of-flight acquisition. *J Comput Assist Tomogr* 1993; 17: 15–21.

83. Marchal G, Michiels J, Bosmans H et al. Contrast-enhanced MRA of the brain. *J Comput Assist Tomogr* 1992; 16: 25–29.

84. Ehricke H-H, Schad LR, Gadermann G et al. Use of MR angiography for stereotactic planning. *J Comput Assist Tomogr* 1992; 16: 35–40.

85. Pringle KC, Sato Y, Soper RT. Magnetic resonance imaging as an adjunct to planning an anorectal pull through. *J Pediatr Surg* 1987; 22: 571–4.

86. Sato Y, Pringle KC, Bergman RA et al. Congenital anorectal anomalies: MR imaging. *Radiology* 1988; 168: 157–62.

87. Johnston PW. The diagnostic value of alpha-fetoprotein in an infant with sacrococcygeal teratoma. *J Pediatr Surg* 1988; 23: 862–3.

88. Tsuchida Y, Endo Y, Saito S et al. Evaluation of alpha-

fetoprotein in early infancy. *J Pediatr Surg* 1978; 13: 155–62.

89. Tsuchida Y, Hasegawa H. The diagnostic value of alpha-fetoprotein in infants and children with teratomas: A questionnaire survey in Japan. *J Pediatr Surg* 1983; 18: 152–5.

90. De Corti F, Sarnacki S, Patte C et al. Prognosis of malignant sacrococcygeal germ cell tumours according to their natural history and surgical management. *Surg Oncol* 2012; 21: e31–7.

91. Hung TH, Hsieh CC, Hsieh TT. Sacrococcygeal teratoma associated with a normal alpha-fetoprotein concentration. *Int J Obstetr Gynecol* 1997; 58: 321–2.

92. Smithers CJ, Javid PJ, Turner CG et al. Damage control operation for massive sacrococcygeal teratoma. *J Pediatr Surg* 2011; 46: 566–9.

93. Coran AG, Behrendt DM, Weintraub WH et al. *Surgery of the Neonate*. Boston: Little Brown, 1978: 229–32.

94. Hendren WH, Henderson BM. The surgical management of sacrococcygeal teratomas with intrapelvic extension. *Ann Surg* 1970; 171: 77–84.

95. Jan IA, Khan EA, Yasmeen N et al. Posterior sagittal approach for resection of sacrococcygeal teratomas. *Pediatr Surg Int* 2011; 27: 545–8.

96. Sears BW, Gramstad GG, Ghanayem AJ. Cauda equina syndrome in an eleven-month-old infant following sacrococcygeal teratoma tumor resection and coccyx excision: Case report. *Spine* 2010; 35: E22–4.

97. Gabra HO, Jesudason EC, McDowell, HP et al. Sacrococcygeal teratoma—A 25-year experience in a UK regional center. *J Pediatr Surg* 2006; 41: 1513–6.

98. Shalaby MS, O'Toole S, Driver C et al. Urogenital anomalies in girls with sacrococcygeal teratoma: A commonly missed association. *J Pediatr Surg* 2012; 47: 371–4.

99. Berger M, Heinrich M, Lacher M et al. Postoperative bladder and rectal function in children with sacrococcygeal teratoma. *Pediatr Blood Cancer* 2011; 56: 397–402.

100. Le LD, Alam S, Lim FY et al. Prenatal and postnatal urologic complications of sacrococcygeal teratomas. *J Pediatr Surg* 2011; 46: 1186–90.

101. Cost NG, Geller JI, Le LD et al. Urologic co-morbidities associated with sacrococcygeal teratoma and a rational plan for urologic surveillance. *Pediatr Blood Cancer* 2013; 60: 1626–9.

102. Partridge EA, Canning D, Long C et al. Urologic and anorectal complications of sacrococcygeal teratomas: Prenatal and postnatal predictors. *J Pediatr Surg* 2014; 49: 139–42; discussion 142–3.

103. Shalaby MS, Dorris L, Carachi R. The long-term psychosocial outcomes following excision of sacrococcygeal teratoma: A national study. *Arch Dis Child Fetal Neonat Ed* 2014; 99: F149–52.

104. Kremer ME, Dirix M, Koeneman MM et al. Quality of life in adulthood after resection of a sacrococcygeal teratoma in childhood: A Dutch multicentre study. *Arch Dis Child Fetal Neonat Ed* 2015; 100: F229–32.

105. Shalaby MS, Walker G, O'Toole S et al. The long-term outcome of patients diagnosed with sacrococcygeal teratoma in childhood. A study of a national cohort. *Arch Dis Child* 2014; 99: 1009–13.

106. Tailor J, Roy PG, Hitchcock R et al. Long-term functional outcome of sacrococcygeal teratoma in a UK regional center (1993 to 2006). *J Pediatr Hematol Oncol* 2009; 31: 183–6.

107. Kremer ME, Koeneman MM, Derikx JP et al. Evaluation of pregnancy and delivery in 13 women who underwent resection of a sacrococcygeal teratoma during early childhood. *BMC Pregnancy Childbirth* 2014; 14: 407.

108. Park SY, Lee JE, Lee SR. Unusual late sequela of excision surgery for sacrococcygeal teratoma: Advanced pelvic organ prolapse in a woman in her early twenties. *Eur J Obstetr Gynecol Reprod Biol* 2013; 168: 238–9.

109. Buyukpamukcu M, Varan A, Kupeli S et al. Malignant sacrococcygeal germ cell tumors in children: A 30-year experience from a single institution. *Tumori* 2013; 99: 51–6.

110. Yoshida M, Matsuoka K, Nakazawa A et al. Sacrococcygeal yolk sac tumor developing after teratoma: A clinicopathological study of pediatric sacrococcygeal germ cell tumors and a proposal of the pathogenesis of sacrococcygeal yolk sac tumors. *J Pediatr Surg* 2013; 48: 776–81.

111. Pauniaho SL, Tatti O, Lahdenne P et al. Tumor markers AFP, CA 125, and CA 19-9 in the long-term follow-up of sacrococcygeal teratomas in infancy and childhood. *Tumour Biol* 2010; 31: 261–5.

112. Marina N, Fontanesi J, Kun L et al. Treatment of childhood germ cell tumours. Review of the St Jude Experience from 1979 to 1988. *Cancer* 1992; 70: 2568–75.

113. Dirix M, van Becelaere T, Berkenbosch L et al. Malignant transformation in sacrococcygeal teratoma and in presacral teratoma associated with Currarino syndrome: A comparative study. *J Pediatr Surg* 2015; 50: 462–4.

鼻腔肿瘤

Udo Rolle

引言

原发于鼻中线的先天性肿块非常少见，每 20 000~40 000 名新生儿中仅有 1 例发病。尽管先天性鼻中线肿块大多数为良性肿瘤，仍可能会导致患儿出现面部较大的畸形，甚至出现高血压、脑脊液漏、脑疝、视力改变、脑膜炎和脑脓肿等并发症[1-2]。

先天性鼻中线肿块有多种分型。根据胚胎来源对其分类，可分为鼻真皮窦、鼻胶质瘤和前脑膨出[1-5]（表 90.1）。

表 90.1 鉴别诊断

外胚层
- 皮样囊肿
- 皮样窦

神经源性
- 脑膜膨出
- 脑膨出
- 胶质瘤
- 神经纤维瘤

中胚层
- 血管瘤
- 血管畸形

混合起源
- 畸胎瘤

胚胎学

在发育早期的第三和第四周，前脑和硬脑膜通过盲孔突出到前鼻腔，其在前侧受到额骨和鼻骨的限制，在后侧则受到软骨囊的限制。在进一步的发育过程中，硬脑膜逐渐闭合，盲孔也逐渐封闭。在这整个发育过程中，任意一处的失误都将会遗留一段未闭合的管道，神经胶质组织得以在此延伸，从而导致脑膨出和胶质瘤的发生[6]。

脑膨出是脑组织疝入前鼻腔。胶质瘤不同于脑膨出，是从大脑实质中分离出来的一种病变，一些作者认为，胶质瘤就是隐匿的或游离的脑膨出[7]。

额骨和鼻骨成形于膜内骨化。在这一发育阶段，这些骨骼之间存在着间隙，鼻额孔内由一层膜填充，硬脑膜和皮肤之间由于没有骨组织而直接接触。部分外胚层在发育过程中无法与硬脑膜分离，因而残留在鼻腔深处，这些异位的外胚层组织是皮样囊肿的起源。如果这些异位的外胚层组织与皮肤之间存在连接，则最终形成皮样窦。

所有这些肿瘤或异变均位于中线（鼻额部）或不对称的单侧（鼻唇）位置。它们在出生时即出现，常导致眼距增宽、内眦过宽和鼻畸形。

先天性神经源性肿瘤

鼻胶质瘤

鼻胶质瘤很少见，通常是良性的异位病变，不应被视为肿瘤。文献共报道了 250 例鼻胶质瘤[8]。鼻胶质瘤的发病率为 1/250 000，男女比例为 3∶1[9-10]。鼻胶质瘤占所有先天性鼻腔肿物的 20%[11]，60% 的病例生长于鼻外，30%生长于鼻内，10% 为鼻内外同时发病[1,12-13]。尽管大多数胶质瘤位于鼻中线附近，但也有报告称胶质瘤可见于头皮、脸颊、软腭、扁桃体、舌、软脑膜、中耳、眼眶和角膜缘真皮。

鼻胶质瘤质地坚韧，颜色为灰粉色至紫色，呈圆形或凸起的息肉状，按压不变形，且触诊无脉冲感，是一种先天性胶质组织肿块。鼻胶质瘤多出现在鼻根及鼻根附近的鼻内 / 外部位（图 90.1）。患儿哭时触摸肿瘤没有搏动，其表面覆盖的皮肤可能呈血管瘤样改变。胶质瘤通常是单侧发病，也可位于中线，但通常位于鼻梁的一侧。患儿常伴有肿大的鼻根，亦可有眼距增宽的表现。肿瘤的直径在 1~3cm 不等，其生长速度通常与患儿生长发育速度相同。

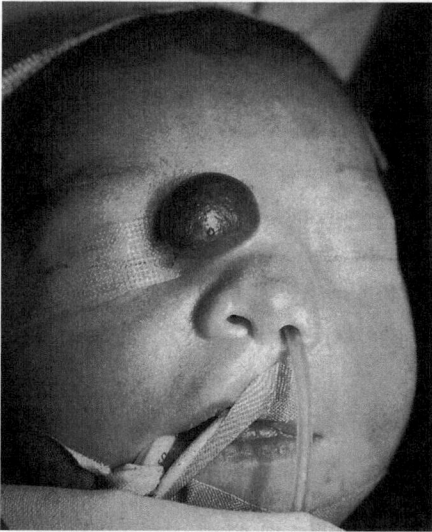

图 90.1 新生儿鼻胶质瘤

鼻内型鼻胶质瘤一般位于鼻窝的高处。患儿的鼻中隔可移位，鼻腔通道也可有阻塞的表现。泪道压迫也会导致泪液增多。这类肿瘤可导致早期新生儿的呼吸窘迫[14]。

在鼻内 - 鼻外均生型胶质瘤中，肿瘤的鼻内外两个组成部分之间通常是通过鼻骨或鼻骨外侧缘的缺损而连通的。

组织学

胶质瘤由胶质和纤维组织组成，表皮扁平[12]。标本由纤维状星形胶质细胞和纤维结缔组织组成，很少见到真正的神经元[15]。胶质瘤内不存在与脑室系统或蛛网膜下腔相通的充满脑脊液的空间。在两个异位病变中，其细胞性在某些方面与低级别恶性胶质瘤接近[16]。

诊断与影像学

术前影像可以确定肿瘤的确切位置和范围，这对设计正确的手术入路十分关键[12,17]。鼻肿瘤或肿块与前额的脑膨出的鉴别十分重要，正确的鉴别可以避免在手术切除肿块时不适当地暴露大脑组织。

CT 有助于显示骨缺损，但对于软组织的辨别不是十分可靠。MRI 对脑组织的成像更为优越，因此，MRI 应优先用于肿瘤肿块的定位以及显示其颅内生长的情况[5,17]。

治疗

虽然鼻肿瘤或肿物多为良性且生长相对缓慢，但这些异位病变可以通过侵犯鼻骨框架引起鼻骨的生长障碍和随后的鼻畸形。此外，鼻肿瘤多比较隐蔽，其中一些位于鼻根的肿瘤，如脑膨出和胶质瘤，可能会干扰视力。因此，早期手术切除是比较推荐的治疗手段。

完全切除鼻胶质瘤并修补其导致的眶骨增宽是首选治疗方式。在排除颅内连接后，应选择最保守的整容手术方法。

技术

在肿瘤底部做一个椭圆形的切口，完整切除肿瘤。为了避免复发，应完全切除或凝固肿瘤的蒂部，其蒂部多在鼻骨下向上继续生长一小段距离。通过鼻骨中线切口张开鼻骨、暴露鼻腔可找到完整的蒂部。如果是高位鼻内胶质瘤，可能需要颅外 - 鼻外入路以提供足够的鼻腔通路，侧鼻切开术是最常用的方法。Burckhardt 和 Tobon[18]描述了鼻内胶质瘤的内镜治疗方法。在存在颅内病变的情况下,开颅手术是必要的。

并发症

不完全切除

由于不完全切除而复发的病例很少(11%)。在 13% 的复发病例中,均可见一纤维组织蒂通过筛板与颅内神经系统相连。带有囊性成分的鼻胶质瘤似乎有更大的复发倾向,其原因尚不清楚[19]。Levine 等[15] 报告了一例复发病例,该病例中由于鼻胶质瘤伪装成毛细血管瘤,最终治疗不充分而导致复发。这表明在某些病例中仍需要进行术前组织学检查以确诊。

对术前影像的详细评估和细致的术中解剖,以暴露肿瘤的蒂部及其可能存在的与颅内相连的组织,可以避免肿瘤的复发。只有完全切除肿瘤才是防止复发的最佳手段[19-21]。

硬脑膜缺损

由于正常情况下鼻腔不与硬膜下隙相通,因此硬脑膜缺损仅停留在理论层面。如果发生这种情况,必须立即关闭硬脑膜以防止脑脊液漏。如果硬脑膜的缺损很大,甚至可能需要进行头皮移植以严密关闭。

血肿

可以通过术中小心的双极电凝止血来避免。

皮肤缺损

在某些情况下,皮肤缺损可以直接闭合。大的缺损可以通过游离植皮、眉间皮瓣或组织扩张来覆盖(图 90.2 至图 90.4)。

脑膜膨出和脑膨出

脑膨出是指位于硬脑膜囊内的大脑通过缺损的颅骨向外突出形成的肿物。肿瘤内有一个充满脑脊液的室管膜,与脑室系统相连。

脑膨出多位于鼻根、中线(鼻前额)或不对称的单侧(鼻窦),最常见于鼻内[1,22]。患儿多伴有鼻梁变宽,眶距增宽,并多有鼻部的畸形。由于其内容物的性质,脑膜膨出和脑膨出通常为质软、按压可变小的、伴有脉冲感的肿瘤,哭泣时肿瘤可增大(Fürstenberg 征)。

评估应包括完整的鼻腔检查及神经系统检查[23]。脑膨出的主要临床症状是间歇性鼻出血,可通过该分泌物中典型的高糖浓度与正常鼻分泌物进行区分。颅底的缺陷可通过放射学检查得到证实,颅内病变最好通过 MRI 和 / 或 CT 扫描来显示[24]。三维 CT 能为存在明显骨异常的病例提供额外的有用信息,而且只需要额外增加极少的费用和时间即可完成[25]。

治疗

选择的治疗方法是切除肿瘤以及疝出的脑实质,并闭合缺损的硬脑膜。通常情况下,闭合的伤口都不会有问题,覆盖其上的皮肤也可正常生长。根据 Macfarlane 等的研究,2 岁之前接受手术治疗的患者,其原发性或继发性眼距过宽大多数可自行消退[26]。Macfarlane 等在 15 年治疗了 114 名患者,其中,59% 的儿童可正常生长,18% 的儿童有轻度的精神异常或身体残疾,23% 的儿童出现了严重损伤。

术后主要并发症是大面积硬脑膜缺损引起的脑脊液漏[23,26],根据 Macfarlane 等[26] 研究显示,114 例病例中有 1 例发生了脑脊液漏。硬脑膜缺损必须紧密闭合以防止脑脊液漏,如果硬脑膜缺损太大而不能直接闭合,头皮或阔筋膜移植可能是一种有效的替代方法。

先天性皮样囊肿及皮样窦

先天性皮样囊肿是最常见的先天性鼻肿瘤,这是因为在早期胚胎发育过程中,硬脑膜的一部分直接与鼻部皮肤紧密相连。84%的先天性皮样囊肿位于头颈部,37% 位于眶

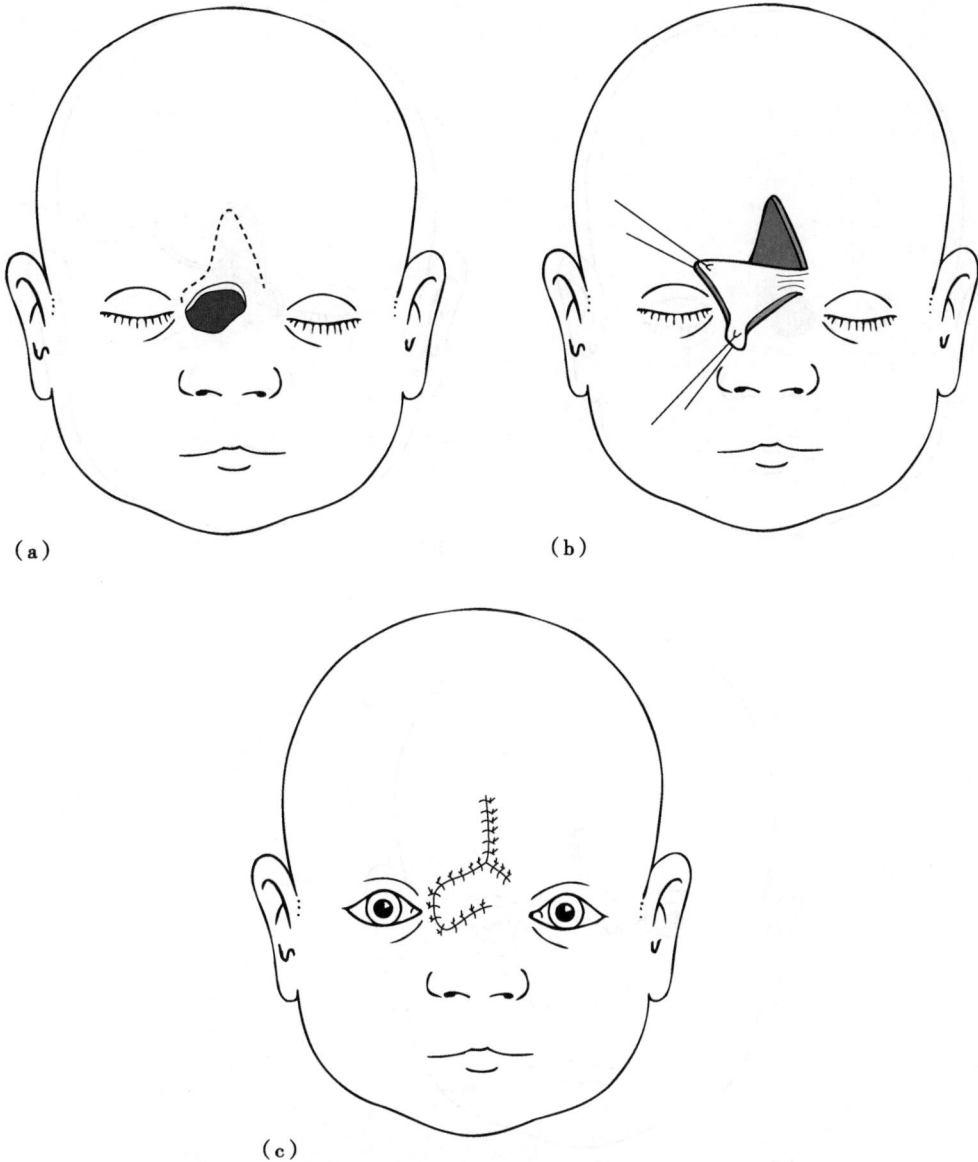

图90.2 经典的眉间皮瓣。(a)切口。(b)皮瓣转移。(c)结局

周,10% 位于鼻额区中线。皮样囊肿临床上表现为一个质硬、不透光的非脉冲性肿块,Fürstenberg 征为阴性[1]。皮样窦有时呈酒窝状,表面有突出的毛发覆盖,只有彻底检查才能确诊。酒窝通常通向鼻窦,沿鼻中隔、鼻骨下向颅前窝底部延伸,甚至可进入颅骨(哑铃囊肿)。影像学检查建议行 CT 和 MRI[27]。

鼻部的皮样病变可分为浅表皮样病变、骨内皮样病变、颅内硬膜外皮样病变和颅内硬膜内皮样病变。这种分类有助于制定精确的手术计划[28]。

皮样囊肿和皮样窦都是由鳞状上皮和各种真皮附属物如腺体和毛囊构成的。

反复感染可形成多个窦道,导致难以完全手术切除。有时囊肿的肿块会侵蚀鼻骨和相关的鼻窦。虽然液化很少见,但也可能会发生。

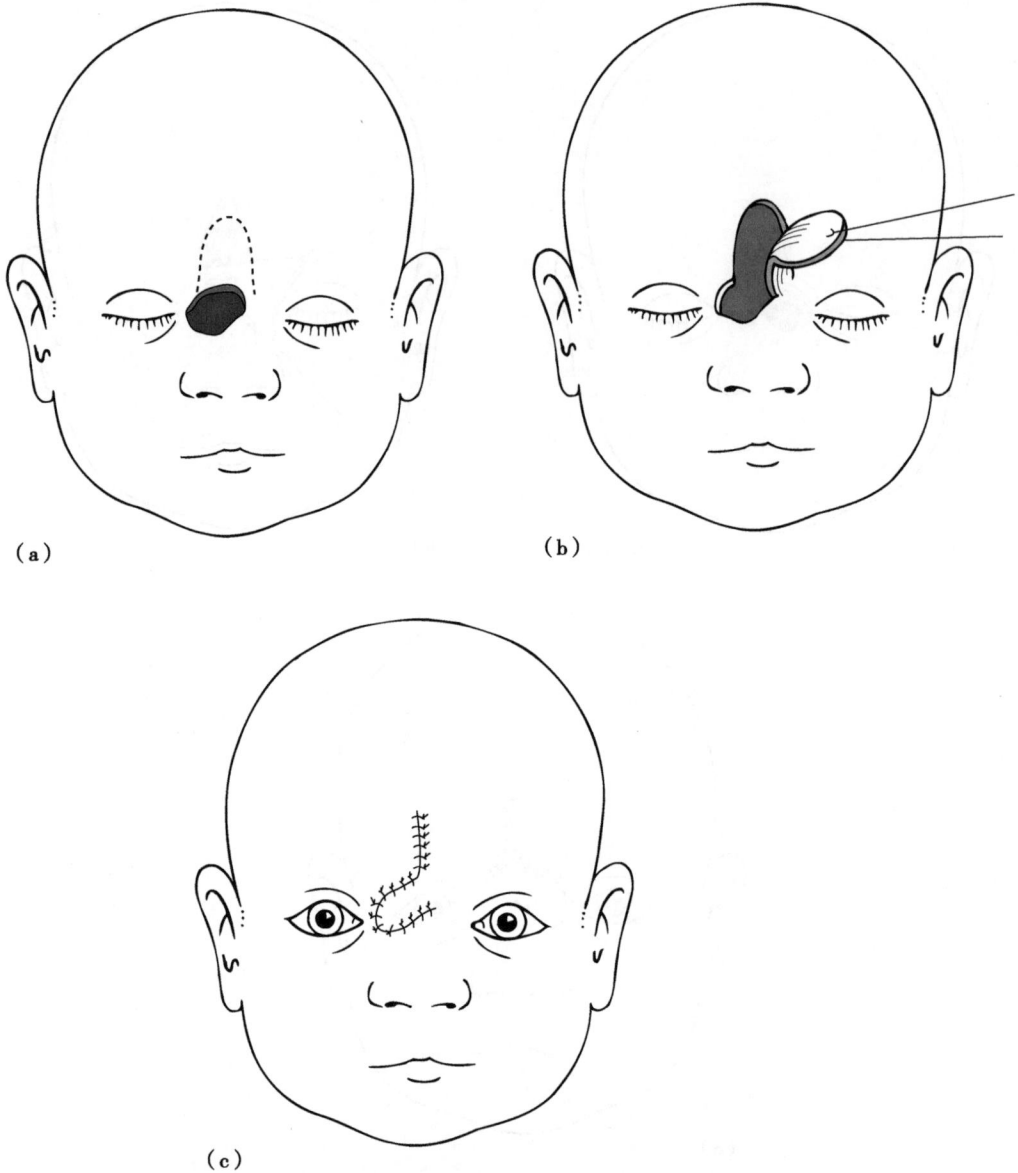

图90.3　手指皮瓣 - 中线转位皮瓣。(a)切口。(b)皮瓣转移。(c)结局

治疗

　　治疗的选择是手术切除，最好是在潜在的慢性感染发生之前即手术切除。

技术

　　经中线鼻切口行肿块切除是最好的方法。进入鼻中隔的通道必须在打开鼻骨后显露，

所有的真皮附件必须完全切除，肿块的蒂部需仔细解剖并完整切除。如果肿块向颅内生长，则必须开颅以便切除病变的颅内部分[29]。

鼻畸胎瘤

　　畸胎瘤在儿童中很少见。它们起源于三个胚层中的一层或多层，可分为成熟畸胎瘤、

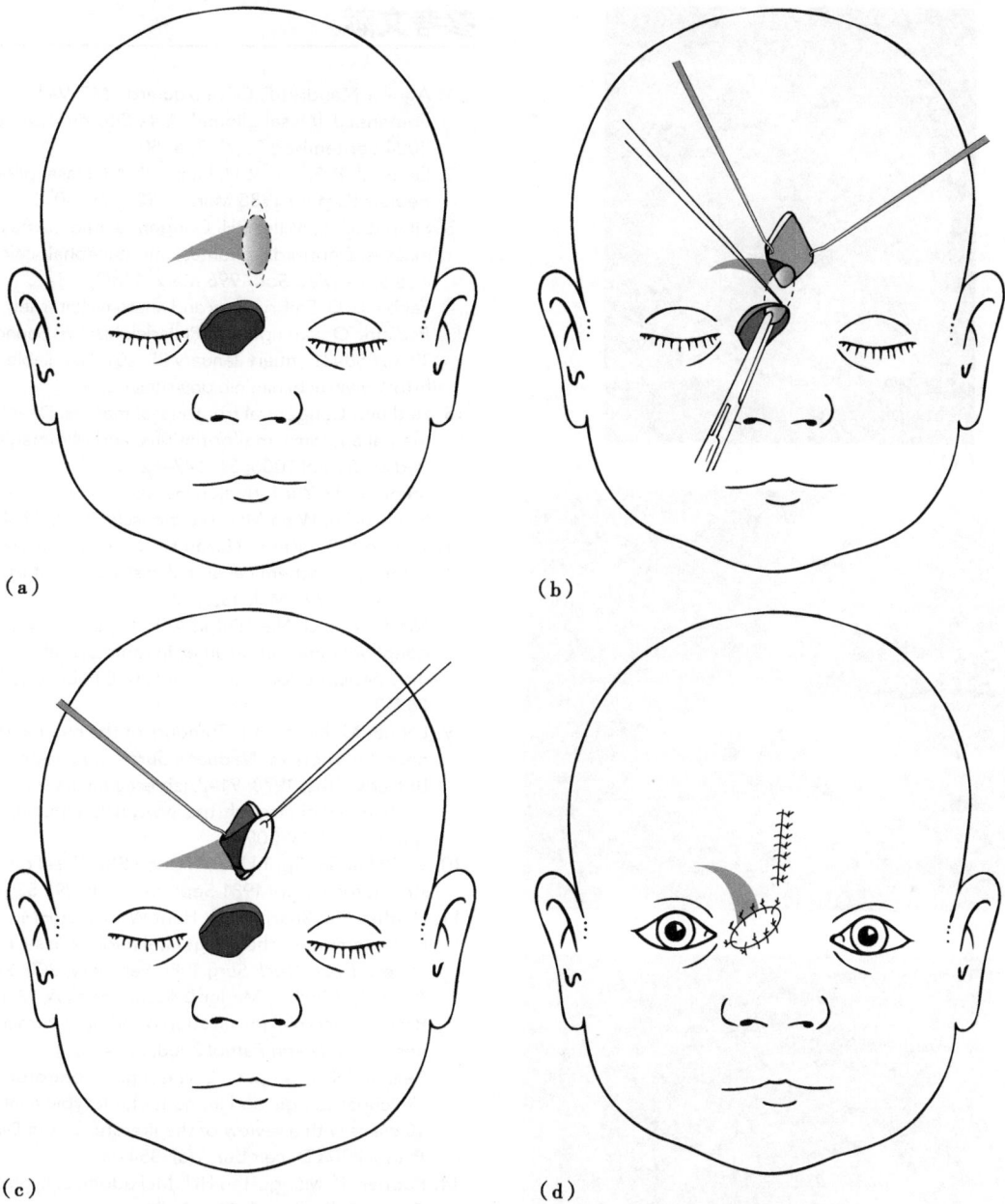

图90.4　星岛皮瓣。（a）切口。（b）带蒂皮瓣转位。（c）皮瓣转移。（d）结局

未成熟畸胎瘤及恶性畸胎瘤。头颈部畸胎瘤仅占所有畸胎瘤的 0.47%~6%，鼻畸胎瘤则更为罕见[30]。

大多数鼻畸胎瘤在出生后立即可见。

诊断可通过 CT/MRI 完成。

治疗

完整的手术切除是必要的治疗方法。如果鼻咽畸胎瘤阻塞气道，则需要进行产时子宫外手术（图90.5）。

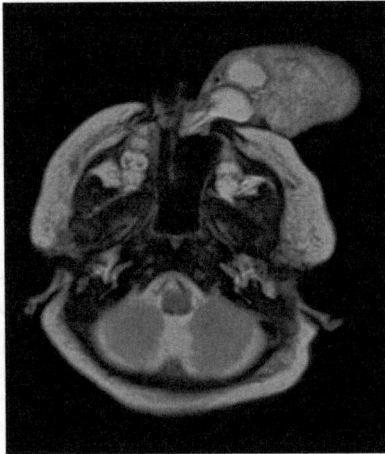

（a）

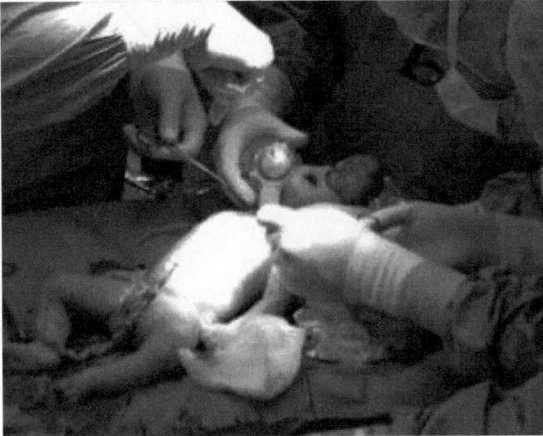

（b）

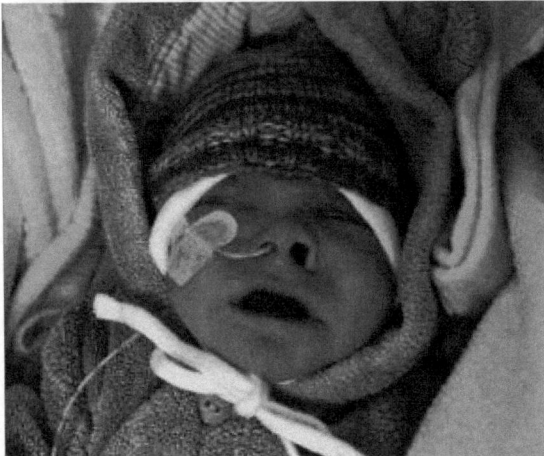

（c）

图 90.5　（a）鼻畸胎瘤的 MRI 表现。（b）产时子宫外手术过程。（c）术后图片

（管忠海 译　王金湖 审校）

参考文献

1. Aguilar Mandret F, Oliva Izquierdo MT, Vallés Fontanet J. [Nasal glioma]. *Acta Otorrinolaringol Esp* 2004 September; 55(7): 346–50.
2. Lamesch P, Froment N, Lamesch AJ. Nasal glioma. *Pediatr Surg Int* 1988 March; 3(2): 176–80.
3. Fitzpatrick E, Miller RH. Congenital midline nasal masses: Dermoids, gliomas, and encephaloceles. *J La State Med Soc* 1996 März; 148(3): 93–6.
4. Fairbanks D. Embryology and anatomy [Internet]. In: *Pediatric Otolaryngology*. Philadelphia: WB Saunders, 1990: 650–31. [zitiert January 25, 2010] Available from http://www.ncbi.nlm.nih.gov/sites/entrez.
5. Hedlund Congenital frontonasal masses: Developmental anatomy, malformations, and MR imaging. *Pediatr Radiol* 2006; 36: 647–62.
6. Stenberg H. Zur formalen Genese der vorderen Hirnbrücke. *Wien Med Wochenschr* 1929; 79: 463–6.
7. Tashiro Y, Sueishi K, Nakao K. Nasal glioma: An immunohistochemical and ultrastructural study. *Pathol Int* 1995 Mai; 45(5): 393–8.
8. Niedzielska G, Niedzielski A, Kotowski M. Nasal ganglioglioma—Difficulties in radiological imaging. *Int J Pediatr Otorhinolaryngol* 2008 February; 72(2): 285–7.
9. Lehner M, Rickham P. Tumours of the head and neck [Internet]. In: *Neonatal Surgery*. London: Butterworths, 1978: 91–2. [zitiert January 25, 2010] Available from http://www.ncbi.nlm.nih.gov/pubmed/19985009.
10. Whitaker SR, Sprinkle PM, Chou SM. Nasal glioma. *Arch Otolaryngol* 1981 September; 107(9): 550–4.
11. Hughes GB, Sharpino G, Hunt W, Tucker HM. Management of the congenital midline nasal mass: A review. *Head Neck Surg* 1980 February; 2(3): 222–33.
12. Arndt S, Wiech T, Mader I, Aschendorff A, Maier W. Rare extracranial localization of primary intracranial neoplasm. *Diagn Pathol* 2008; 3: 14.
13. Penner CR, Thompson L. Nasal glial heterotopia: A clinicopathologic and immunophenotypic analysis of 10 cases with a review of the literature. *Ann Diagn Pathol* 2003 December; 7(6): 354–9.
14. Puppala B, Mangurten HH, McFadden J, Lygizos N, Taxy J, Pellettiere E. Nasal glioma. Presenting as neonatal respiratory distress. Definition of the tumor mass by MRI. *Clin Pediatr (Phila)* 1990 January; 29(1): 49–52.
15. Levine MR, Kellis A, Lash R. Nasal glioma masquerading as a capillary hemangioma. *Ophthal Plast Reconstr Surg* 1993 June; 9(2): 132–4.
16. Yeoh GP, Bale PM, de Silva M. Nasal cerebral heterotopia: The so-called nasal glioma or sequestered encephalocele and its variants. *Pediatr Pathol* 1989; 9(5): 531–49.
17. Huisman TAGM, Schneider JFL, Kellenberger CJ, Martin-Fiori E, Willi UV, Holzmann D. Developmental nasal midline masses in children: Neuroradiological evaluation. *Eur Radiol* 2004

February; 14(2): 243–9.

18. Burckhardt W, Tobon D. Endoscopic approach to nasal glioma. *Otolaryngol Head Neck Surg* 1999 May; 120(5): 747–8.

19. Wilkins RB, Hofmann RJ, Byrd WA, Font RL. Heterotopic brain tissue in the orbit. *Arch Ophthalmology* 1987 March; 105(3): 390–2.

20. Newman NJ, Miller NR, Green WR. Ectopic brain in the orbit. *Ophthalmology* 1986 February; 93(2): 268–72.

21. Dasgupta NR, Bentz ML. Nasal gliomas: Identification and differentiation from hemangiomas. *J Craniofac Surg* 2003 September; 14(5): 736–8.

22. Turgut M, Ozcan OE, Benli K, Ozgen T, Gürçay O, Sağlam S, Bertan V, Erbengi A. Congenital nasal encephalocele: A review of 35 cases. *J Craniomaxillofac Surg* 1995 February; 23(1): 1–5.

23. Rahbar R, Resto VA, Robson CD, Perez-Atayde AR, Goumnerova LC, McGill TJ, Healy GB. Nasal glioma and encephalocele: Diagnosis and management. *Laryngoscope* 2003 December; 113(12): 2069–77.

24. Lusk RP, Lee PC. Magnetic resonance imaging of congenital midline nasal masses. *Otolaryngol Head Neck Surg* 1986 October; 95(3 Pt 1): 303–6.

25. Schlosser RJ, Faust RA, Phillips CD, Gross CW. Three-dimensional computed tomography of congenital nasal anomalies. *Int J Pediatr Otorhinolaryngol* 2002 September; 65(2): 125–31.

26. Macfarlane R, Rutka JT, Armstrong D, Phillips J, Posnick J, Forte V, Humphreys RP, Drake J, Hoffman HJ. Encephaloceles of the anterior cranial fossa. *Pediatr Neurosurg* 1995; 23(3): 148–58.

27. Bloom DC, Carvalho DS, Dory C, Brewster DF, Wickersham JK, Kearns DB. Imaging and surgical approach of nasal dermoids. *Int J Ped Otorhinolaryngol* 2002; 62: 111–22.

28. Hartley BEJ, Eze N, Trozzi M, Toma S, Hewitt R, Jephson C, Cochrane L, Wyatt M, Albert D. Nasal dermoids in children: A proposal for a new classification based on 103 cases at Great Ormond Street Hospital. *Int J Ped Otorhinolaryngol* 2015; 79: 18–22.

29. Hanikeri M, Waterhouse N, Kirkpatrick N, Peterson D, Macleod I. The management of midline transcranial nasal dermoid sinus cysts. *Br J Plast Surg* 2005; 58: 1043–50.

30. Alexander VRC, Manjaly JG, Pepper CM, Ifeacho SN, Hewitt RJ, Hartley BEJ. Head and neck teratomas in children—A series of 23 cases at Great Ormond Street Hospital. *Int J Ped Otorhinolaryngol* 2015; 79: 2008–14.

神经母细胞瘤

Andrew M. Davidoff

引言

发生于新生儿的恶性肿瘤相对较少见，仅占儿童所有恶性肿瘤的 2.5%[1]，绝大多数新生儿的肿瘤均为良性病变。总的来说，神经母细胞瘤是儿童第四常见的癌症，约占 15 岁以下儿童中所有恶性肿瘤的 8%。新生儿神经母细胞瘤的定义为产前或出生后 30 天内诊断的神经母细胞瘤，约占所有神经母细胞瘤病例的 5%[2]。神经母细胞瘤是新生儿中仅次于畸胎瘤的最常见的肿瘤，且是新生儿最常见的恶性肿瘤，占新生儿期所有癌症总数的 30%。随着围产期影像学检查的广泛应用，将会检出愈来愈多的新生儿神经母细胞瘤病例。

神经母细胞瘤是一种异质性疾病，肿瘤可以在不经治疗的情况下自发消退或成熟，也可以表现出极具侵袭性的恶性表型。尽管这些生物学行为差异的具体原因尚未完全阐明，但目前已明确部分临床和生物学因素在一定程度上可预测肿瘤的表型。其中，初次诊断时患者的年龄是最有利的因素之一，年龄小于 1.5 岁的患者可获得良好的预后[3]。因此，在新生儿期诊断的神经母细胞瘤一般预后较好。总的来说，神经母细胞瘤患儿的 5 年生存率为 79%[4]，而新生儿患者的 5 年生存率为 85%~90%[5-6]。因此，对于这些患者来说，保持较高的生存率，同时达到治疗毒性最小化是一个重大的挑战。

病因学

神经母细胞瘤是一种胚胎性肿瘤，起源于神经嵴细胞。在正常发育过程中，神经嵴细胞从发育中的神经管迁移到交感神经系统。因此，神经母细胞瘤可以发生于颈部、胸部、腹部或盆腔的任何部位，包括肾上腺髓质、椎旁交感神经节和交感副神经节。尽管神经母细胞瘤的确切病因目前尚不清楚，但与所有癌症一样，遗传（包括遗传性变异和体细胞性变异）、表观遗传和环境因素都在其中起作用。

遗传因素

神经母细胞瘤通常是散发的，但确实有约 2% 的病例为家族性神经母细胞瘤。然而有趣的是，在家族性病例中经常观察到大量生物学和临床异质性的表现。经确认，间变性淋巴瘤激酶（anaplastic lymphoma kinase，ALK）基因的酪氨酸激酶结构域的激活突变与遗传性神经母细胞瘤相关的种系突变密切相关[7]，该突变位于 2 号染色体短臂（2p23）。这些突变也可以通过体细胞突变获得，但在散发性神经母细胞瘤中 ALK 激活是否普遍存在还有待确定。

体细胞遗传因素

虽然不存在所有神经母细胞瘤共有的单一遗传异常或诱因，但已经发现了许多不同的遗传变异，并能提示强有力的预后信息，这对肿瘤的风险评估和治疗计划的制定十分关键。

DNA 含量。正常人细胞含有 23 条染色体的两个拷贝。因此，一个正常的二倍体细胞有 46 条染色体。原发性神经母细胞瘤以三倍体、近三倍体或超二倍体为主（55%），染色体数目在 58~80 条之间；其余的（45%）要么是近二倍体（35~57 条染色体），要么是近四倍体（81~103 条染色体）[8]。肿瘤的 DNA 指数是染色体数目与二倍体数目（即 46 条染色体）之比。因此，二倍体细胞的 DNA 指数为 1.0，而近三倍体细胞的 DNA 指数为 1.26~1.76。重要的是，与近二倍体或近四倍体肿瘤患者相比，近三倍体肿瘤患者通常具有良好的临床和生物学预后以及较高的生存率。这种关联对于晚期患儿十分重要[9]。对于 2 岁以上的患者，DNA 指数对预后的指导没有意义。

MYCN 扩增。对神经母细胞瘤细胞系的早期研究表明，神经母细胞瘤细胞内常有染色体外双微小染色质体和染色体整合的，具有基因扩增特征的均匀染色区[10]。这表明，该扩增区来自 2 号染色体的远端短臂（2p24），其内含有 MYCN 原癌基因。

总的来说，大约 25% 的原发性神经母细胞瘤具有 MYCN 扩增现象，在晚期患儿中约 40% 的病例存在 MYCN 扩增，但在低级别病变中这一数据只有 5%~10%[11]。MYCN 扩增的拷贝数可以从 5 倍到 500 倍不等，且 MYCN 的拷贝数据在原发灶、转移灶甚至肿瘤发展和治疗的不同时期都是一致的。这提示 MYCN 扩增发生在神经母细胞瘤发病的早期。MYCN 的扩增与疾病晚期状态、肿瘤的快速进展和患儿的不良预后相关，因此，它是肿瘤侵袭性生物学行为的一个强有力的预后指标[11-12]。

染色体改变。通过荧光原位杂交（fluorescence in situ hybridization，FISH）发现，约有 20%~35% 的原发性神经母细胞瘤具有 1p 缺失，其最小的共同片段为 1p36[13]。大约 70% 进展期神经母细胞瘤具有 1p 缺失。分子学研究表明 1p 缺失与 MYCN 扩增和其他高风险特征（例如患儿年龄大于 1 岁、疾病处于晚期状态）之间有很强的相关性[13]。一项研究表明 1p 缺失与神经母细胞瘤患者的较差预后独立相关[14]。11 号染色体长臂（11q）的缺失在神经母细胞瘤中也有共同点，约有 40% 的病例存在 11q 的不平衡缺失（11q 片段的不平衡增加或丢失）。11q 的不平衡缺失与 MYCN 扩增呈负相关[14-15]，但与其他高风险特征密切相关。其他研究表明，17 号染色体长臂（17q）上的遗传物质的增加可能是神经母细胞瘤中最常见的遗传异常表现，大约发生在 75% 的原发肿瘤中[16]。目前尚不清楚 17q 的额外拷贝是如何促进神经母细胞瘤恶性表型的发生的，但至少位于 17q 的基因是决定肿瘤表型的关键原因之一。不论如何，17q 染色体的获得与其他已知的预后因素密切相关，它可能是不良预后的一项有力预测因子[17]。

表观遗传因素

表观遗传改变是指遗传基因表达的变化，而不是 DNA 序列的直接变化。表观遗传调控的机制通常包括 DNA 甲基化、组蛋白修饰和微 RNA（miRNA，一类非编码 RNA）表达的改变。这些都可能参与神经母细胞瘤的发病机制[18]。例如，启动子甲基化导致凋亡相关蛋白 caspase 8 沉默，其可能参与促进 MYCN 扩增的神经母细胞瘤发病[19]。此外，对 miRNA 表达的分析表明，许多 miRNA 的功能在神经母细胞瘤中失调[20]，它们失去了基因沉默/肿瘤抑制的功能。

环境因素

除了遗传因素外，环境因素可通过引起宿主基因组 DNA 的永久性损伤而直接影响细胞表型和结局。目前极少有明确的可致使神经母细胞瘤发生的环境因素。一些病例对照研究调查了父母的职业和暴露，并分析了这些因素与其后代发生神经母细胞瘤的风险之间的关系[21]。其他一些研究也表明，母体在妊娠前和妊娠期间使用某些药物会导致子女发生神经母细胞瘤,特别是激素和促生育药物,以及治疗癫痫的药物苯海因[22]。同样,一些研究发现,父母吸烟、酗酒、滥用药物和使用染发剂都可能与神经母细胞瘤发生有关,但并不是决定性的[23]。

评估

临床表现

症状出现时,神经母细胞瘤患儿通常表现为原发部位和疾病范围的体征和症状。当原发性肿瘤位于肾上腺或腹膜后时,可以在体格检查中发现腹部肿块。呼吸窘迫可能提示胸部肿瘤。排便或排尿的改变可能是由于盆腔肿瘤的机械性压迫,或由于脊髓旁肿瘤的压迫。颈部或上胸部的肿瘤可导致霍纳综合征(上睑下垂、瞳孔缩小和无汗)、眼球内陷和虹膜变色。更多能反映儿茶酚胺或血管活性肠肽分泌过多的一般症状和体征包括体重不增、高血压和腹泻。

然而,发生于新生儿的局部肿块几乎都是无症状的,尤其是那些在常规围产期影像学检查中发现的病变。在新生儿神经母细胞瘤患者中,有不到20%的病例是以脊髓压迫(需要立即评估的临床紧急情况)为表现的椎骨旁肿瘤[24]。患儿伴有下肢无力、膀胱和肠道功能障碍,新生儿患者也可出现副肿瘤综合征,如眼痉挛-肌阵挛-共济失调可能继发于小脑内浦肯野细胞与抗神经母细胞瘤抗体的交叉反应,这些病例中有三分之二发生于纵隔原发肿瘤的婴儿[25]。尽管这些患者的肿瘤预后通常非常好,但其神经系统的后遗症可能会持续存在。

大约35%的婴儿神经母细胞瘤会出现转移性疾病。但超过三分之二的患者会出现一个"特殊"的转移阶段,即发生于1岁以内患儿的局部原发性肿瘤伴远处转移,转移部位仅限于皮肤、肝,或骨髓(<10%的有核细胞)。这些患者可能会出现"蓝莓松饼样"皮肤损

伤、继发于大面积肝肿大的呼吸窘迫或继发于骨髓疾病的贫血(请参阅"婴儿的特殊考虑:4S期神经母细胞瘤"一节)。

实验室检查

乳酸脱氢酶(lactate dehydrogenase, LDH)。尽管缺乏特异性,血清LDH对预后有重要意义。血清LDH水平高提示肿瘤的高增殖活性或肿瘤负荷大,LDH水平高于1 500IU/L提示预后不良[26]。因此,LDH可用于监测疾病的活动期或肿瘤对治疗的反应。

铁蛋白。高水平的血清铁蛋白(>150ng/mL)也可能反映肿瘤负荷大或肿瘤进展快。血清铁蛋白升高常见于晚期神经母细胞瘤,提示预后不良[27]。临床缓解期的肿瘤患儿,铁蛋白水平常恢复正常。

尿儿茶酚胺。尿中高香草酸(homovanillic acid, HVA)和/或香草扁桃酸(vanillylmandelic acid, VMA)的测定是术前评估的重要组成部分。尿VMA升高并且骨髓阳性,可用于诊断神经母细胞瘤,如果其在治疗时持续升高,则可作为疾病状态(例如进展或复发)的标志。

影像学检查

X线检查。胸部X线检查可以发现后纵隔肿块的存在,在婴儿中,发生于后纵隔的肿块通常是胸部神经母细胞瘤。儿童肿瘤组的一项研究表明,几乎一半的胸部神经母细胞瘤患者均是在偶然进行胸部X线检查时发现的纵隔肿块,这些患者的症状似乎与其肿瘤无关[28]。腹部X线较少能发现神经母细胞瘤,但多达一半的腹部神经母细胞瘤可在X线上表现为有细微钙化的肿块。

超声。绝大多数新生儿的腹部神经母细胞瘤是经产前检查(作为胎儿常规监测的一部分),或产后超声检查诊断发现的。尽管超声是用于初步评估可疑腹部肿块的最常用手段,但其敏感性和准确性均低于CT或MRI。

计算机体层成像(CT)。CT仍然是一种有效且常用的评估神经母细胞瘤的方法。几

乎 85% 的神经母细胞瘤可显示钙化，增强 CT 可确定肿瘤是否向椎管内延伸。总的来说，增强 CT 在确定神经母细胞瘤范围方面的准确率为 82%，若结合骨扫描，其准确率可提高到近 97%[29]。

磁共振成像（MRI）。MRI 已成为神经母细胞瘤诊断和分期最有效、最敏感的成像手段。MRI 对 IV 期病变的诊断比 CT 更为准确：MRI 诊断的灵敏度为 83%，CT 诊断的灵敏度为 43%；MRI 诊断的特异度为 97%，CT 诊断的特异度为 88%。由于肿瘤多向椎管内延伸生长，MRI 对肿瘤骨转移和骨髓转移的诊断会更好[30]。

间碘苄胍显像。间碘苄胍（metaiodoben-zylguanidine，MIBG）会以一种与肾上腺素不同的方式运输并存储于嗜铬细胞的远端储存颗粒。MIBG 显像已用于神经母细胞瘤。MIBG 显像可用于判断神经母细胞瘤对骨和骨髓的侵犯，其在很大程度上取代了锝 -99m- 亚甲基二磷酸盐（99mTc methylene diphosphonate，99mTc-MDP）骨扫描[31]。

病理学检查

神经母细胞瘤可以通过特异的神经纤维网和 Homer Wright 环（环绕在嗜酸性神经纤维网周围的神经母细胞）进行组织学鉴别。神经母细胞瘤内可见散在的神经节细胞或未成熟的嗜铬细胞，肿瘤细胞的形态从未分化细胞到完全成熟的神经节细胞不等。此外，神经母细胞瘤含有不同程度的施万细胞基质，这些是由肿瘤细胞招募而至的反应性非肿瘤组织。

1984 年，Shimada 和他的同事首次开发了一个基于肿瘤形态学的神经母细胞瘤年龄相关分类系统，其中神经母细胞瘤被分为两个预后亚组：组织学预后良好型和组织学预后不良型。国际神经母细胞瘤病理分类（International Neuroblastoma Pathology Classification，INPC）于 1999 年制定，并于 2003 年进行了修改[32]，它是对原岛田系统的改编（表 91.1）。INPC 是一种年龄相关的分类模式，它根据神经母细胞的分化程度、有丝分裂 - 核碎裂指数（mitosis-karyorrhexis index，MKI）和施万间质

表 91.1 根据国际神经母细胞瘤病理分类对神经母细胞瘤的预后评估

国际神经母细胞瘤病理分类		预后分组
神经母细胞瘤	施万间质细胞贫乏	
<1.5 岁	低分化或分化的，低或中 MKI 肿瘤	良好
1.5~5 岁	分化型低 MKI 肿瘤	
<1.5 岁	a. 未分化肿瘤 b. 高 MKI 肿瘤	不好
1.5~5 岁	a. 未分化或分化差的肿瘤 b. 中或高 MKI 肿瘤	
≥5 岁	所有肿瘤	
节细胞神经母细胞瘤，混合型	施旺间质细胞丰富	良好
节细胞神经母细胞瘤，结节型	混合施旺基质丰富 / 基质优势和基质贫乏	好或不好（由结节组织学决定）
节细胞神经瘤 　即将成熟型 　成熟型	主要为施旺间质细胞	良好

来源：Shimada H. et al., The International Neuroblastoma Pathology Classification (the Shimada system), *Cancer*, 1999; 86: 364-372。

注：MKI 是有丝分裂 - 核碎裂指数。

的存在与否，将神经母细胞瘤分为三种形态类型：神经母细胞瘤、节细胞神经母细胞瘤和节细胞神经瘤。

根据定义，神经母细胞瘤是施旺氏间质缺乏型（占肿瘤组织的 50% 以下），其可分为未分化型、低分化型（< 5% 的肿瘤细胞具有分化特征）或分化型（> 5% 的肿瘤细胞向神经节细胞分化）。其他有助于评估预后的因素包括 MKI，其定义为每 5 000 个神经母细胞中发生有丝分裂或核碎裂的细胞数目（低 MKI，< 100 个细胞；中 MKI，100~200 个细胞；高 MKI，> 200 个细胞），及患者年龄（< 1.5 岁，1.5~5 岁，> 5 岁）。有人假设，具有分化潜能的神经母细胞需要一个潜伏期来开展分化的进程，在婴儿和幼童的肿瘤中，可允许一定的神经母细胞发生有丝分裂和核碎裂活动[33]。因此，新生儿神经母细胞瘤很可能有良好的组织学特征。

通过观察已经证实了神经母细胞瘤存在一个可自发消退的亚群，原始神经母细胞的小结节通常可出现于发育中的肾上腺，甚至在产后早期也可存在。Beckwith 和 Perrin[34]在对死于非恶性肿瘤相关原因的婴儿进行尸检时首次发现并描述了一种微小结节，他们称之为"原位神经母细胞瘤"。这些结节的发生率是神经母细胞瘤临床发病率的 200 多倍，这提示许多神经母细胞瘤可能会自发消退或分化成熟而不出现临床症状。临床上确诊的神经母细胞瘤也可能发生退化或自然成熟。该退化过程最初被认为是由免疫系统介导的，但也可能是神经营养维持因子（例如神经生长因子）退出的结果。神经母细胞瘤的发生可能代表了这种退化过程的失败。

分期

国际神经母细胞瘤分期系统（International Neuroblastoma Staging System，INSS）。目前神经母细胞瘤的分期以 INSS 为基础[35]（表 91.2）。INSS 是一个手术 - 病理分期系统，其纳入了几个变量，包括原发肿瘤是否完整切除，同侧和对侧淋巴结是否受累，肿瘤位置与中线的关系。对转移性肿瘤的全面评估也需要进行准确的分期。新生儿在发病时的远处转移发生率低于儿童（35% vs. 60%），尤其是骨转移很少发生在新生儿身上。

表 91.2　国际神经母细胞瘤分期系统

1 期。局限性肿瘤，手术全切除，有或无显微镜下残留病变；同侧典型淋巴结镜下肿瘤阴性（与原发肿瘤相连或切除的淋巴结可为阳性）

2A 期。局限性肿瘤，不完全切除（> 50%）；具有代表性的同侧非粘连淋巴结在显微镜显示下肿瘤阴性

2B 期。局部肿瘤伴或不伴全切，同侧非粘连淋巴结肿瘤阳性。对侧淋巴结肿瘤阴性

3 期。不可切除的单侧肿瘤，浸润中线[a]，有或无区域淋巴结受累；局限性单侧肿瘤伴对侧区域淋巴结受累；或中线肿瘤向双侧浸润延伸（不可切除）或淋巴结受累

4 期。任何扩散到远处淋巴结、骨髓、骨、肝、皮肤和 / 或其他器官的原发性肿瘤（4S 期除外）

4S 期。局限性原发性肿瘤（定义为 1、2A 或 2B 期），转移部位仅限于皮肤、肝和 / 或骨髓转移[b]（仅限于小于 1 岁的婴儿）

---

[a] 中线被定义为脊柱。肿瘤起源于一侧并越过中线，必须浸润到或超过脊柱的另一侧。

[b] 4S 期的骨髓受累应最小，即在骨髓活检或骨髓抽吸术中被确定为恶性的有核细胞总数的 10% 以下。更广泛的骨髓受累将被认为是 4 期。骨髓 MIBG 扫描（如果进行）应为阴性。

不同年龄患儿的肿瘤分期的分布有着很大的不同。年龄大于 30 天的患者更常出现 IV 期疾病（45%），而 I 期疾病不到 20%。但在新生儿中，肿瘤分期的分布有明显的不同：超过 30% 的患儿为 I 期疾病，只有 10% 的患儿为 IV 期疾病（另有 25% 的人为 4S 期）。分析 4S 患者的年龄可发现，20% 以上的患者在诊断时年龄小于 30 天。

国际神经母细胞瘤危险度分组系统（International Neuroblastoma Risk Group Staging

System，INRGSS）。为了能在治疗前即对患者进行分期以避免不同的手术方式和手术损伤造成的影响，国际神经母细胞瘤危险度分组（International Neuroblastoma Risk Group，INRG）工作组开发了一个严格基于影像学特征和"图像定义的风险因素"（image-defined risk factor，IDRF）的分期系统。建立该分期系统的初衷是希望根据肿瘤影像学而不是手术切除的范围对患者进行分期，从而能够对世界范围内的临床试验进行比较。这些IDRF（表 91.3）最初由欧洲国际儿童肿瘤学会神经母细胞瘤组提出，可反映肿瘤对主要的

表 91.3　局限性神经母细胞瘤一期切除术的客观危险因素

颈部

a. 肿瘤包绕主要血管（例如颈动脉、椎动脉、颈内静脉）

b. 肿瘤延伸至颅底

c. 肿瘤压迫气管

d. 肿瘤包裹臂丛神经

胸部

a. 肿瘤包绕主要血管（例如锁骨下血管、主动脉、上腔静脉）

b. 肿瘤压迫气管或主支气管

c. 下纵隔肿瘤，浸润 T_9 和 T_{12} 之间的肋椎交界处（可能累及供应下脊髓的 Adamkiewicz 动脉）

腹部

a. 肿瘤浸润肝门和 / 或肝十二指肠韧带

b. 肿瘤包裹腹腔干和 / 或肠系膜上动脉

c. 肿瘤侵袭一个或两个肾蒂

d. 肿瘤包绕主动脉和 / 或腔静脉

e. 肿瘤包绕髂血管

f. 骨盆肿瘤横穿坐骨切迹

伴有脊髓压迫症状的哑铃状肿瘤：任何部位

邻近器官 / 结构的浸润：膈肌、肾、肝、十二指肠胰阻塞和肠系膜

来源：Cecchetto G. et al., Surgical risk factors in primary surgery for localized neuroblastoma: The LNESG1 study of the European International Society of Pediatric Oncology Neuroblastoma Group, *J Clin Oncol*, 2005; 23: 8483-8489。

血管或神经的包绕情况，或局部肿瘤对邻近器官 / 结构的浸润情况。局部肿瘤可分为 L1 期（无 IDRF）或 L2 期（有 1 个或多个 IDRF）。Cecchetto 等在 2005 年的报告显示，当试图对局限性神经母细胞瘤进行初次切除时，存在一个或多个图像定义的手术风险因素与较低的完全切除率和较高的手术相关并发症风险有关[36]。然而，将局限性肿瘤命名为 L2 并不意味着所有这些肿瘤都需要接受新辅助治疗。此外，Yoneda 等[37]最近报道，在新辅助化疗后，只有 27% 的肿瘤从一个或多个 IDRF（L2）转变为 IDRF 阴性（L1）。

复发危险度分组

如前所述，神经母细胞瘤的显著特征之一是肿瘤的异质性。越来越多的证据表明，神经母细胞瘤的生物学和分子特征对其临床行为表现具有高度的预测作用。目前的治疗是基于危险度分组展开的，将临床和生物学变量共同纳入预测疾病复发的考量。其中最重要的临床变量是年龄和分期。此时最有力的生物学因素是 *MYCN* 扩增状态[11-12]、DNA 倍性[38]（对于婴儿来说）和组织病理学分型[39]。不过，其他生物学和分子变量的预后作用仍在评估中，目前也在用染色体 1p36 和 11q23 的等位基因表达情况确定某些患者的治疗周期。上述这些变量定义了儿童肿瘤组（Children's Oncology Group，COG）的危险度分组（表 91.4），儿童被分为低、中、高风险三个危险度分组以预测复发情况。各组患者的长期无病生存率分别为 >95%，>90% 和 <30%。对复发风险高的患者应增加治疗强度。然而，值得注意的是，尽管在所有年龄患者中，低风险和中风险患者分别占 36% 和 21%，但在新生儿患者中，低风险和中风险患者分别占 58% 和 40%。在新生儿中很少有高风险患者。只有 3% 的 1 期或 2 期神经母细胞瘤患者有 *MYCN* 扩增，而这一数据在新生儿中更低。

表91.4   神经母细胞瘤儿童肿瘤组危险度分组

危险度分组	INSS 分期	年龄	生物学检测
低危组			
1组	1	任意	任意
	2A/2B（>50% 的肿瘤被切除）	任意	MYCN-NA, 任意遗传倍数
	4S	<1岁	MYCN-NA, FH, DI>1
中危组			
2组	2A/2B（<50% 被切除或仅活检）	0~12岁	MYCN-NA, 任意遗传倍数[a]
	3	<1岁	MYCN-NA, FH, DI>1[a]
	3	1~12岁	MYCN-NA, FH[a]
	4S（有症状）	<1岁	MYCN-NA, FH, DI>1[a]
3组	3	<1岁	MYCN-NA, UH 或 DI=1[a]
	4	<1岁	MYCN-NA, FH, DI>1[a]
	4S	<1岁	MYCN-NA, UH 或 DI=1[a]; 或不明确的生物学表型
4组	4	<1岁	MYCN-NA, DI=1 或 UH
	3	365~<547 天	MYCN-NA, UH, 任意遗传倍数
	4	365~<547 天	MYCN-NA, FH, DI>1
高危组	2A/2B, 3, 4, 4S	任意	MYCN 扩增, 任意遗传倍数
	3	>547 天	MYCN-NA, UH, 任意遗传倍数
	4	365~<547 天	MYCN-NA, UH 或 DI=1
	4	>547 天	任意

注: DI, DNA 指数; FH, 良好组织学类型; MYCN-NA, 无 MYCN 扩增; UH, 不良组织学类型。
[a] 如果肿瘤含有 1p 或 unb11q 染色体的杂合缺失, 或者数据缺失, 治疗升级到下一组。

治疗

基于危险度分组的疗法

低危组。对于低危患者的治疗通常是单纯手术切除。这对存在显微镜下残留（1 期）、严重残留（2A 期）或 MYCN 扩增阴性但伴有同侧淋巴结受累残留（2B 期）的肿瘤来说也是足够的。对于 4S 期的婴儿，如果没有出现实质性症状，只要肿瘤有良好的生物因素，就可以进行简单的活检和观察。对于婴儿期局限且符合某些影像学和生化标准的肾上腺肿块也可以先观察。

中危组。患者每 3 周接受一次环磷酰胺、阿霉素、卡铂和依托泊苷的化疗。治疗的持续时间（即周期数）将取决于患者处于三个中间危险组中的具体组别。对中危组患儿需要根据其临床和生物危险因素进行再次分组（表 91.4）。其中一个生物学因素将包括 1p 或 11q 染色体（不平衡）杂合丢失（两个正常配对的染色体区域中发生一个杂合子丢失）。这项生物学因素已被证明与中低风险疾病患者的无进展生存率的降低独立相关[14]。

中危患者的总体手术目标是尽可能将肿瘤完整切除，同时保留完整的器官和神经功能。这可能会导致术中在关键的解剖结构上残留肿瘤。对 4S 期婴儿可不切除原发肿瘤，这些婴儿临床情况不稳定时不需要初步活检。

高危组。这一组占新生儿神经母细胞瘤的不到 2%，其中包括了肿瘤细胞 *MYCN* 基因扩增的病例[40]。尽管新生儿高危神经母细胞瘤的发病率远低于 30 日龄以上的患者（发病率 > 45%），但接受治疗的高危组新生儿的 2 年总生存率仅为 30%[41]。

治疗高危神经母细胞瘤的一般方法包括强化诱导化疗、干细胞抢救性清髓巩固治疗、放射治疗和最小残留疾病的免疫治疗。手术对于控制局部区域疾病的作用是有争议的。有几份报告表明，INSS 3 期或 4 期疾病患者的原发性肿瘤和局部肿瘤全切术改善了局部的控制，提高了总生存率[42-44]；然而，其他报道尚未证实这些观察结果[45-46]。尽管手术的作用不明确，COG 高危方案目前仍建议完整切除高危神经母细胞瘤患者的原发肿瘤和局部区域疾病。

外科治疗

术前准备。所有的患者在手术前都应完善血常规，肝功能和凝血功能结果。作为初步检查的一部分，尿儿茶酚胺、血清铁蛋白和 LDH 含量也应检测。如果患儿具有高血压，则应通过药物使血压降为正常。神经母细胞瘤的手术往往是危险的，出血是常见的并发症，因此，在手术过程中或术后应立即输血。

手术入路（开放式）。在选择腹膜后神经母细胞瘤的入路时，应考虑肿瘤的大小、血管包绕的范围和肿瘤的确切位置。腹部切口的选择包括横切口、双侧肋下切口或中线切口（图 91.1）。经胸（肋间）、经膈肌切除术可增加胸腹联合肿瘤或广泛包绕主动脉或腹腔干的神经母细胞瘤的切除机会。术中仔细暴露肿瘤，以确定肿瘤与正常器官和血管的关系。如果发现主动脉、腔静脉或其分支等主要血管被肿瘤包裹，须对肿瘤进行分解，使血管完全游离。通过仔细分离包绕肠系膜和肾血管的肿瘤，可以避免对肝、肠、脾和肾的损伤（图 91.2），但这经常需要分割和切开肿瘤[46]。有关神经母细胞瘤广泛手术切除的更详细描述，请参阅 Kiely 的著作[46]。

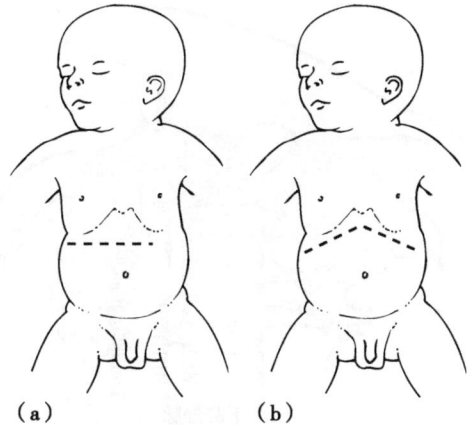

图 91.1 腹膜后神经母细胞瘤切除切口。（a）腹部横切口（右侧肿瘤）。（b）双侧肋下切口

手术入路（腹腔镜）。腹腔镜肾上腺切除术在儿童中是可行的，与开放性肾上腺切除术相比，腹腔镜肾上腺切除术有其优点（疼痛少，住院时间短，切口美观）。腹腔镜手术是神经母细胞瘤的一种合理治疗方法，尤其是在目前对肿瘤的阴性边缘、肿瘤的整块切除和术中肿瘤的无残留不做要求的情况下。此外，血管包埋是大龄高风险儿童的神经母细胞瘤的特征，但通常不发生于新生儿，这使得新生儿微创治疗成为可能。不过，腹腔镜手术仍然需要对双侧淋巴结取样以进行肿瘤分期。当然外科医师也应该考虑到，在围产期发现的肾上腺小肿块和 4S 期神经母细胞瘤可能并不需要切除。

腹腔镜肾上腺切除术一般是在手术侧朝上的情况下进行的，这样的体位便于在必要情况下迅速过渡到开放手术。工作台倾斜至头高脚低位，可以适当弯曲以增加肋缘和髂嵴之间的距离。手术通常具有四个切口（图 91.3）。对肿瘤解剖的方式与开放式手术基本相同，需要注意保护肾上腺静脉，避免肾血管损伤。从技术上来说双侧腹膜后淋巴结取样是必要的，不过很少这样做。

婴儿的特殊考虑

由于婴儿神经母细胞瘤的遗传学表现非常不同，最佳治疗方法将通过更多的临床试

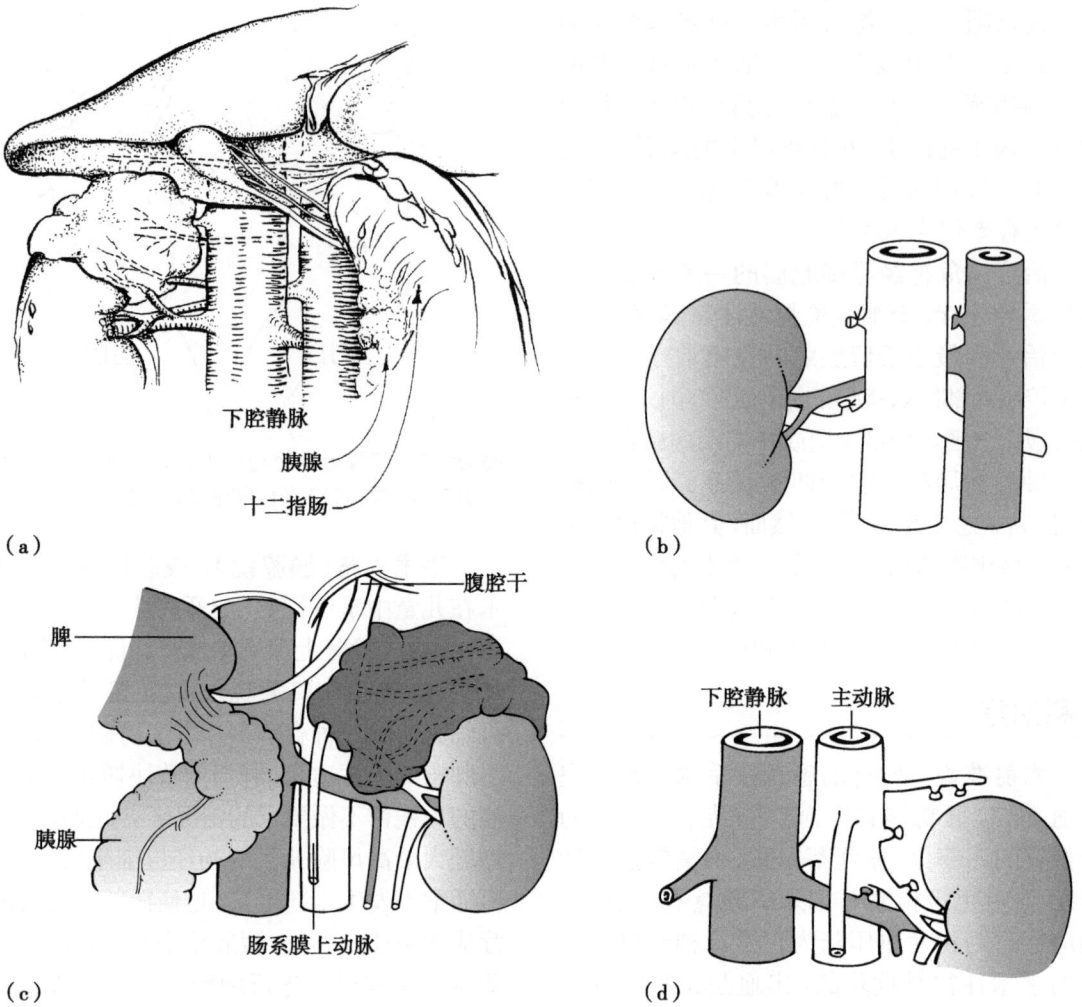

图 91.2   右肾上腺肿瘤。(a)十二指肠，胰头和小网膜中的重要结构被推向左侧腹部。切开肿瘤以分离肾血管。通常肿瘤内侧与下腔静脉(IVC)并列，因此需要对其进行锐性分离。手术通常需要安全地分离多条静脉。(b)肿瘤切除后。左肾上腺肿瘤。(c)分离脾肾韧带，向右移动脾和胰腺。可见肾血管，切开肿瘤以游离肾血管。接下来，将主动脉与肿瘤分离，切除所有肿瘤的供应血管。(d)肿瘤切除，肿瘤的血管供应已被完全结扎

验进行评估，而且大多数婴儿神经母细胞瘤无需任何治疗干预(包括手术切除)仍是良性结局，因此，对治疗方案的选择更需要考虑辅助化疗和放射治疗的潜在毒性和长期并发症，包括器官功能障碍和第二恶性肿瘤[47]。由于手术经常需要进行广泛的切除，术中和术后并发症也很常见[48-49]。80% 的患者在手术中会有明显的失血，高达 10% 的病例在术中会损伤重要血管(主动脉，腔静脉，或肾血管)，并有约 5% 的病例出现了其他脏器(肠，肝，脾，肾)的损伤。与所有的外科手术一样，

神经母细胞瘤的手术也存在麻醉并发症的风险，婴儿的麻醉风险更高。小儿的肾上腺肿瘤切除术总死亡率可达 2%[50]。术后可出现多种并发症：伤口并发症(1%~5%)，术后肠梗阻，高血压，乳糜性腹水，胸腔积液，感染及脓毒症，腹泻，肾功能衰竭和长期全肠外营养(total parenteral nutrition, TPN)需求。为了减少新生儿患者这些潜在的并发症，医生们正试图努力减少对患儿的治疗。

局限性神经母细胞瘤的观察期待疗法。 由 Nuchtern 和他的同事[51]领导的前瞻性 COG

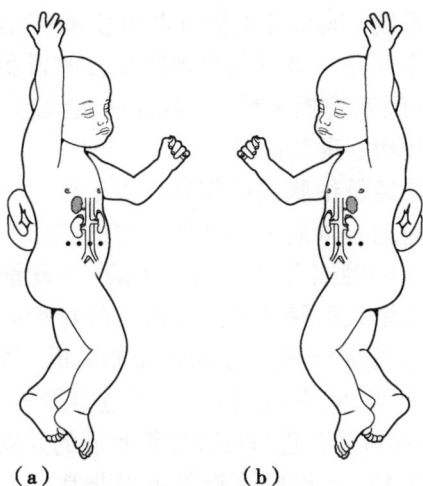

图 91.3 腹腔镜手术的 Trocar 摆放。（a）右侧腹膜后肿瘤。（b）左侧腹膜后肿瘤

研究（项目号 ANBL00P2）评估了对初诊年龄小于 6 个月的婴儿采取观察期待疗法的结果。在研究中他们纳入了体积小于 16mL 的实性肾上腺肿块，或体积小于 65mL 的没有越过中线的囊实性肿瘤（囊性成分大于 25%），纳入标准要求肿瘤局限于肾上腺（通过辅助影像学检查如 MIBG、CT 或 MRI 扫描和骨髓活检排除远处转移）。当然，部分患儿的父母仍然选择了手术切除。随访内容包括对患儿尿儿茶酚胺水平的测量和连续的腹部超声检查，以及偶尔的 CT 或 MRI 扫描。随访过程中肿瘤体积增加 50% 或儿茶酚胺水平增加的婴儿将转入手术组接受手术治疗。本研究共 87 例患者，观察组 83 例（95.4%），其中 56 例完成观察。共有 20 名（23.0%）患者接受了切除术：4 名患者为手术治疗组成员，其在入组后立即接受了手术，16 名患者原本为观察组成员，在随访过程中出现了进展而转入了手术组。肾上腺小肿块患者的 3 年无事件生存率为 97.7%，随访中位时间 3.2 年，其 3 年总生存率为 100%。观察组 83 例患者中，67 例（81%）免于手术治疗，并且都没有进行活检。然而值得注意的是，有 1 例接受观察期待疗法的患者，在 4 年后进展成了高风险的 4 期 *MYCN* 扩增的神经母细胞瘤 [52]。

Hero 等 [53] 分享了来自德国的 93 例非 *MYCN* 扩增的、局限性的、未行切除的 2 期或 3 期神经母细胞瘤婴儿的观察随访经验。其中 44 例（47.3%）肿瘤出现消退，35 例（37.6%）出现局部进展或发展至 4S 期，4 例（4.3%）肿瘤进展到 4 期并接受了高危组方案治疗。在这 35 例患者中，22 例因肿瘤进展或不消退而接受化疗。值得注意的是，93 例患者中有 21 例为 3 期肿瘤，这 21 例中有 11 例（52.4%）出现了肿瘤消退。整个队列的 3 年生存率高达 99%。这些数据为具有良好生物学特性的 INSS 2 期或 3 期疾病患者的观察疗法提供了支持。

2014 年 7 月，COG 开展了一项Ⅲ期临床试验，即 ANBL1232（NCT02176967）。该试验旨在通过评估两个队列患者对治疗的反应和生物学的表现，研究进一步减少治疗的可能性。这两个队列的纳入标准分别为：A 组，1 岁以内患儿，肿瘤直径 <5cm，INRG L1 阶段肿瘤；B 组，小于 18 个月患儿，非高危组患者，组织学和基因组学特征良好的 INRG L2 阶段肿瘤。这项研究将扩展 ANBL00P2 的研究结果，进一步加大了可避免手术的患儿年龄界限，并将肿瘤大小从 3.1cm 增加到 5cm，且允许观察非原发性肿瘤。纳入 A 组的患者可有经 MIBG 扫描或儿茶酚胺代谢物升高证实的非肾上腺来源肿瘤，其观察时限增加到 96 周，且无需活检。一旦 A 组患者出现疾病进展，则建议手术切除。纳入 B 组的患者要求无临床症状，并且必须进行活检以确认其良好的生物学特性。一旦 B 组患者的肿瘤体积增加超过 25%，则将接受两个周期的化疗或手术切除。在初步治疗后，若肿瘤对治疗有反应则继续观察。值得注意的是，这是一项正在进行的前瞻性研究，因此还未充分验证和确认治疗建议。

4S 期神经母细胞瘤。1971 年，D'Angio、Evans 和 Koop[54] 报告了一些转移性神经母细胞瘤的特殊变体，称为 IVS［现在称为 4S（INSS）或 4M（INRGSS）］。这些患者都是婴儿，通常原发性肿瘤较小，但有着广泛的肝转移。患儿肝严重肿大，全身皮肤可见结节，骨髓中也有少量转移病灶（<10% 的单核细胞）。如果患者有更广泛的骨髓受累或骨转移，则应被归为 4 期肿瘤。他们指出，这些有 4S 期神经母细胞瘤的患者十分引人注意，因为即使不进行治疗，大部分的 4S 期肿瘤也会自发消退，患儿最终可以自愈。

在 Gigliotti 等报告的 134 例新生儿神经母细胞瘤中有 45 例（33.6%）4S 期肿瘤。COG 的数据显示新生儿的 4S 期肿瘤发病率为 25%，这与 30 天以上患者低于 5% 的发病率形成鲜明对比[55]。由于 4S 期肿瘤自发性消退的发生率高，预后良好，因此对这一阶段的神经母细胞瘤仅推荐进行支持性治疗[56]。这些患者中的大多数肿瘤具有良好的生物学特性（单拷贝 MYCN，原岛田组织学良好，DNA 指数 >1），因此被归入低风险组，无须接受治疗。然而，尽管这些恶性肿瘤具有良好的预后，患儿仍可能会死于其引起的并发症。限制性化疗、局部放疗或小范围切除可用于治疗有危及生命的肝肿大症状的婴儿。对于那些因膈肌抬高或下腔静脉阻塞而呼吸困难的肝显著增大的患者，可选择手术放置硅橡胶囊作为腹壁临时支撑，直到肿瘤自我消退或因治疗而发生肝萎缩，这有助于避免危及生命的事件发生。对那些罕见的 4S 期肿瘤，无论是原岛田组织学类型不良型，还是 DNA 指数为 1（或其生物学特性尚不清楚）均应采用中危组治疗方式（3 组），对 MYCN 扩增的 4S 期患儿需要采用高危组治疗方式。

4S 期患者也正在进行 ANBL1232 方案的前瞻性研究，未满 18 个月的无症状且生物学良好的肿瘤均被纳入观察。若患者有临床症状，将以年龄为标准进行分组治疗：3 个月以下的患者立即接受化疗（需要在初诊 1 个月内对肿瘤进行充分分期），并在其病情稳定时进行肿瘤活检，3~18 个月大的患者则接受肿瘤活检并基于其对治疗的反应来确定治疗时间。ANBL1232 还将前瞻性地研究一种客观评分系统，该系统根据症状和实验室结果计算临床评分。该试验将评估患儿的胃肠道症状、呼吸系统损害情况、静脉回流状态、肾损害和肝功能紊乱情况。

神经母细胞瘤的筛查。由于预测神经母细胞瘤患者预后的两个最重要的临床变量是诊断时的肿瘤分期和患者年龄，因此推测通过大规模人群筛查早期发现神经母细胞瘤可能会显著降低神经母细胞瘤相关的死亡率。在 20 世纪 80 年代的日本，通过定量尿 VMA 和 HVA 对婴儿进行神经母细胞瘤的大规模筛查。最初，大规模筛查显示出非常令人鼓舞的结果[57]。然而，随后在德国和北美进行的基于人群的研究与同期对照组的研究发现，尽管筛查可使神经母细胞瘤的发病率增加，但发现的额外病例大多是早期、生物学良好、低风险的肿瘤[47]。因此神经母细胞瘤患者的总死亡率并没有受到影响。这意味着在这些研究中，大规模筛查最有可能筛查到的是那些因自发消退而未被临床检测到的肿瘤。因此，目前看来对婴儿神经母细胞瘤的筛查没有作用。Ioka 等[58] 最近的一项随访研究证实，日本停止对神经母细胞瘤的大规模筛查，似乎不会增加神经母细胞瘤或大龄儿童的晚期疾病发生而导致的死亡率。

（管忠海 译 王金湖 审校）

参考文献

1. Isaacs HJ. Congenital and neonatal malignant tumors. A 28-year experience at Children's Hospital of Los Angeles. *Am J Pediatr Hematol Oncol* 1987; 9: 121–9.

2. Interiano RB, Davidoff AM. Current management of neonatal neuroblastoma. *Curr Pediatr Rev* 2015; 11: 179–87.

3. London WB, Castleberry RP, Matthay KK, Look AT, Seeger RC, Shimada H et al. Evidence for an age cutoff greater than 365 days for neuroblastoma risk group stratification in the Children's Oncology Group. *J Clin Oncol* 2005; 23: 6459–65.

4. Horner M, Ries L, Krapcho M, Neyman N, Aminou R, Howlader N et al. (eds). *SEER Cancer Statistics Review, 1975–2006*. Bethesda, MD: National Cancer Institute, 2009.

5. Gigliotti AR, Di CA, Sorrentino S, Parodi S, Rizzo A, Buffa P et al. Neuroblastoma in the newborn. A study of the Italian Neuroblastoma Registry. *Eur J Cancer* 2009; 45: 3220–7.

6. Zhou Y, Li K, Zheng S, Chen L. Retrospective study of neuroblastoma in Chinese neonates from 1994 to 2011: An evaluation of diagnosis, treatments, and prognosis: A 10-year restrospective study of neonatal neuroblastoma. *J Cancer Res Clin Oncol* 2014; 140: 83–7.

7. Mosse YP, Laudenslager M, Longo L, Cole KA, Wood A, Attiyeh EF et al. Identification of ALK as a major familial neuroblastoma predisposition gene. *Nature* 2008; 455: 930–5.

8. Kaneko Y, Kanda N, Maseki N, Sakurai M, Tsuchida Y, Takeda T et al. Different karyotypic patterns in early and advanced stage neuroblastomas. *Cancer Res* 1987; 47: 311–8.

9. Bowman LC, Castleberry RP, Cantor A, Joshi V, Cohn SL, Smith EI et al. Genetic staging of unresectable or metastatic neuroblastoma in infants: A Pediatric Oncology Group study. *J Natl Cancer Inst* 1997; 89: 373–80.

10. Schwab M, Alitalo K, Klempnauer KH, Varmus HE, Bishop JM, Gilbert F et al. Amplified DNA with limited homology to myc cellular oncogene is shared by human neuroblastoma cell lines and a neuroblastoma tumour. *Nature* 1983; 305: 245–8.

11. Brodeur GM, Seeger RC, Schwab M, Varmus HE, Bishop JM. Amplification of N-myc in untreated human neuroblastomas correlates with advanced disease stage. *Science* 1984; 224: 1121–4.

12. Seeger RC, Brodeur GM, Sather H, Dalton A, Siegel SE, Wong KY et al. Association of multiple copies of the N-myc oncogene with rapid progression of neuroblastomas. *N Engl J Med* 1985; 313: 1111–6.

13. Fong CT, Dracopoli NC, White PS, Merrill PT, Griffith RC, Housman DE et al. Loss of heterozygosity for the short arm of chromosome 1 in human neuroblastomas: Correlation with N-myc amplification. *Proc Natl Acad Sci U S A* 1989; 86: 3753–7.

14. Attiyeh EF, London WB, Mosse YP, Wang Q, Winter C, Khazi D et al. Chromosome 1p and 11q deletions and outcome in neuroblastoma. *N Engl J Med* 2005; 353: 2243–53.

15. Takayama H, Suzuki T, Mugishima H, Fujisawa T, Ookuni M, Schwab M et al. Deletion mapping of chromosomes 14q and 1p in human neuroblastoma. *Oncogene* 1992; 7: 1185–9.

16. Vandesompele J, Van RN, Van GM, Laureys G, Ambros P, Heimann P et al. Genetic heterogeneity of neuroblastoma studied by comparative genomic hybridization. *Genes Chromosomes Cancer* 1998; 23: 141–52.

17. Bown N, Cotterill S, Lastowska M, O'Neill S, Pearson AD, Plantaz D et al. Gain of chromosome arm 17q and adverse outcome in patients with neuroblastoma. *N Engl J Med* 1999; 340: 1954–61.

18. Domingo-Fernandez R, Watters K, Piskareva O, Stallings RL, Bray I. The role of genetic and epigenetic alterations in neuroblastoma disease pathogenesis. *Pediatr Surg Int* 2013; 29: 101–19.

19. Teitz T, Wei T, Valentine MB, Vanin EF, Grenet J, Valentine VA et al. Caspase 8 is deleted or silenced preferentially in childhood neuroblastomas with amplification of *MYCN*. *Nat Med* 2000; 6: 529–35.

20. Wei JS, Johansson P, Chen QR, Song YK, Durinck S, Wen X et al. microRNA profiling identifies cancer-specific and prognostic signatures in pediatric malignancies. *Clin Cancer Res* 2009; 15: 5560–8.

21. Bunin GR, Ward E, Kramer S, Rhee CA, Meadows AT. Neuroblastoma and parental occupation. *Am J Epidemiol* 1990; 131: 776–80.

22. Kramer S, Ward E, Meadows AT, Malone KE. Medical and drug risk factors associated with neuroblastoma: A case–control study. *J Natl Cancer Inst* 1987; 78: 797–804.

23. Bluhm EC, Daniels J, Pollock BH, Olshan AF. Maternal use of recreational drugs and neuroblastoma in offspring: A report from the Children's Oncology Group (United States). *Cancer Causes Control* 2006; 17: 663–9.

24. Moppett J, Haddadin I, Foot A. Neonatal neuroblastoma. *Arch Dis Child Fetal Neonatal Ed* 1999; 81: F134–7.

25. Rudnick E, Khakoo Y, Antunes NL, Seeger RC, Brodeur GM, Shimada H et al. Opsoclonus–myoclonus–ataxia syndrome in neuroblastoma: Clinical outcome and antineuronal antibodies—A report from the Children's Cancer Group Study. *Med Pediatr Oncol* 2001; 36: 612–22.

26. Joshi VV, Cantor AB, Brodeur GM, Look AT, Shuster JJ, Altshuler G et al. Correlation between morphologic and other prognostic markers of neuroblastoma. A study of histologic grade, DNA index, N-myc gene copy number, and lactic dehydrogenase in patients in the Pediatric Oncology Group. *Cancer* 1993; 71: 3173–81.

27. Silber JH, Evans AE, Fridman M. Models to predict outcome from childhood neuroblastoma: The role of serum ferritin and tumor histology. *Cancer Res* 1991; 51: 1426–33.

28. Adams GA, Shochat SJ, Smith EI, Shuster JJ, Joshi VV, Altshuler G et al. Thoracic neuroblastoma: A Pediatric Oncology Group study. *J Pediatr Surg* 1993; 28: 372–7.

29. Stark DD, Moss AA, Brasch RC, deLorimier AA, Albin AR, London DA et al. Neuroblastoma: Diagnostic imaging and staging. *Radiology* 1983; 148: 101–5.

30. Siegel MJ, Ishwaran H, Fletcher BD, Meyer JS, Hoffer FA, Jaramillo D et al. Staging of neuroblastoma at imaging: Report of the radiology diagnostic oncology group. *Radiology* 2002; 223: 168–75.

31. Howman-Giles R, Shaw PJ, Uren RF, Chung DK. Neuroblastoma and other neuroendocrine tumors. *Semin Nucl Med* 2007; 37: 286–302.

32. Peuchmaur M, d'Amore ES, Joshi VV, Hata J, Roald B, Dehner LP et al. Revision of the International Neuroblastoma Pathology Classification: Confirmation of favorable and unfavorable prognostic subsets in ganglioneuroblastoma, nodular. Cancer 2003; 98: 2274–81.

33. Shimada H, Ambros IM, Dehner LP, Hata J, Joshi VV, Roald B et al. The International Neuroblastoma Pathology Classification (the Shimada system). Cancer 1999; 86: 364–72.

34. Beckwith JB, Perrin E. In situ neuroblastomas: A contribution to the natural history of neural crest. Am J Pathol 1963; 43: 1089–104.

35. Brodeur GM, Pritchard J, Berthold F, Carlsen NL, Castel V, Castelberry RP et al. Revisions of the international criteria for neuroblastoma diagnosis, staging, and response to treatment. J Clin Oncol 1993; 11: 1466–77.

36. Cecchetto G, Mosseri V, De Bernardi B, Helardot P, Monclair T, Costa E et al. Surgical risk factors in primary surgery for localized neuroblastoma: The LNESG1 study of the European International Society of Pediatric Oncology Neuroblastoma Group. J Clin Oncol 2005; 23: 8483–9.

37. Yoneda A, Nishikawa M, Uehara S, Oue T, Usui N, Inoue M et al. Can neoadjuvant chemotherapy reduce the surgical risks for localized neuroblastoma patients with image-defined risk factors at the time of diagnosis? Pediatr Surg Int 2016; 32: 209–14.

38. Look AT, Hayes FA, Nitschke R, McWilliams NB, Green AA. Cellular DNA content as a predictor of response to chemotherapy in infants with unresectable neuroblastoma. N Engl J Med 1984; 311: 231–5.

39. Shimada H, Umehara S, Monobe Y, Hachitanda Y, Nakagawa A, Goto S et al. International neuroblastoma pathology classification for prognostic evaluation of patients with peripheral neuroblastic tumors: A report from the Children's Cancer Group. Cancer 2001; 92: 2451–61.

40. Bagatell R, Beck-Popovic M, London WB, Zhang Y, Pearson AD, Matthay KK et al. Significance of MYCN amplification in international neuroblastoma staging system stage 1 and 2 neuroblastoma: A report from the International Neuroblastoma Risk Group database. J Clin Oncol 2009; 27: 365–70.

41. Canete A, Gerrard M, Rubie H, Castel V, Di CA, Munzer C et al. Poor survival for infants with MYCN-amplified metastatic neuroblastoma despite intensified treatment: The International Society of Paediatric Oncology European Neuroblastoma Experience. J Clin Oncol 2009; 27: 1014–9.

42. LaQuaglia MP, Kushner BH, Su W, Heller G, Kramer K, Abramson S et al. The impact of gross total resection on local control and survival in high-risk neuroblastoma. J Pediatr Surg 2004; 39(3): 412–7.

43. Haase GM, O'Leary MC, Ramsay NK, Romansky SG, Stram DO, Seeger RC et al. Aggressive surgery combined with intensive chemotherapy improves survival in poor-risk neuroblastoma. J Pediatr Surg 1991; 26: 1119–23.

44. Grosfeld JL, Baehner RL. Neuroblastoma: An analysis of 160 cases. World J Surg 1980; 4: 29–37.

45. Castel V, Tovar JA, Costa E, Cuadros J, Ruiz A, Rollan V et al. The role of surgery in stage IV neuroblastoma. J Pediatr Surg 2002; 37: 1574–8.

46. Kiely EM. The surgical challenge of neuroblastoma. J Pediatr Surg 1994; 29: 128–33.

47. Laverdiere C, Liu Q, Yasui Y, Nathan PC, Gurney JG, Stovall M et al. Long-term outcomes in survivors of neuroblastoma: A report from the Childhood Cancer Survivor Study. J Natl Cancer Inst 2009; 101: 1131–40.

48. Azizkhan RG, Shaw A, Chandler JG. Surgical complications of neuroblastoma resection. Surgery 1985; 97: 514–7.

49. Kiely EM. Radical surgery for abdominal neuroblastoma. Semin Surg Oncol 1993; 9: 489–92.

50. Ikeda H, Suzuki N, Takahashi A, Kuroiwa M, Nagashima K, Tsuchida Y et al. Surgical treatment of neuroblastomas in infants under 12 months of age. J Pediatr Surg 1998; 33: 1246–50.

51. Nuchtern JG, London WB, Barnewolt CE, Naranjo A, McGrady PW, Geiger JD et al. A prospective study of expectant observation as primary therapy for neuroblastoma in young infants: A Children's Oncology Group study. Ann Surg 2012; 256: 573–80.

52. Salloum R, Garrison A, von AD, Sheridan R, Towbin AJ, Adams D et al. Relapsed perinatal neuroblastoma after expectant observation. Pediatr Blood Cancer 2015; 62: 160–2.

53. Hero B, Simon T, Spitz R, Ernestus K, Gnekow AK, Scheel-Walter HG et al. Localized infant neuroblastomas often show spontaneous regression: Results of the prospective trials NB95-S and NB97. J Clin Oncol 2008; 26: 1504–10.

54. D'Angio GJ, Evans AE, Koop CE. Special pattern of widespread neuroblastoma with a favourable prognosis. Lancet 1971; 1: 1046–9.

55. Gigliotti AR, Di CA, Sorrentino S, Parodi S, Rizzo A, Buffa P et al. Neuroblastoma in the newborn. A study of the Italian Neuroblastoma Registry. Eur J Cancer 2009; 45: 3220–7.

56. Nickerson HJ, Matthay KK, Seeger RC, Brodeur GM, Shimada H, Perez C et al. Favorable biology and outcome of stage IV-S neuroblastoma with supportive care or minimal therapy: A Children's Cancer Group study. J Clin Oncol 2000; 18: 477–86.

57. Nishihira H, Toyoda Y, Tanaka Y, Ijiri R, Aida N, Takeuchi M et al. Natural course of neuroblastoma detected by mass screening: A 5-year prospective study at a single institution. J Clin Oncol 2000; 18: 3012–7.

58. Ioka A, Inoue M, Yoneda A, Nakamura T, Hara J, Hashii Y et al. Effects of the cessation of mass screening for neuroblastoma at 6 months of age: A population-based study in Osaka, Japan. J Epidemiol 2016; 26(4): 179–84.

软组织肉瘤

Martin T. Corbally

引言

软组织肉瘤是一种罕见的儿童肿瘤,新生儿期(出生 6 周内)更为罕见。大多数新生儿软组织肉瘤的生物学行为相对良性,恶性肿瘤比例不超过所有儿童肉瘤的 2%。由于新生儿软组织肉瘤罕见且通常都是相对温和的,因此更强调治疗方法的谨慎和平衡,强调手术、放疗和化疗的综合治疗。对于新生儿,应该权衡治疗方法的潜在终身并发症,并经过仔细讨论后再制定最适当的个体化治疗策略。

新生儿不成熟的代谢系统、肾功能和对药物毒性的不可预测反应使化疗在新生儿期变得复杂且难以管理。合理的新辅助或辅助治疗必须考虑到新生儿依赖于年龄的生理特性、未成熟的神经系统和性腺的发育等多方面因素。虽然部分肿瘤具有恶性肿瘤的病理学特征,但其临床表现却不具侵袭性。对于这些肿瘤,根治性或毁损性手术治疗和/或有毒的新辅助治疗是不适宜的。然而,即使是组织学或临床表现良好的良性肿瘤,亦可能因其特殊的生长位置而发生不良的临床结局,因此需要临床的更多关注,如颈部婴儿型纤维肉瘤可引起气道阻塞,会阴部婴儿型纤维肉瘤可导致尿路梗阻。

从生物学行为的角度来看,还应注意到某些新生儿"恶性肿瘤"(例如神经母细胞瘤)会受到机体自身免疫的影响,最终发生自发的肿瘤消退的情况。已有报道称发现了先天性婴儿型纤维肉瘤(congenital infantile fibrosarcoma,CIFS)的自然消退,因此,对于一些年龄非常小的患者,如果可以做到严密的随访,则可考虑继续观察以等待其自然消退。由于软组织肉瘤的临床表现与某些已知的肿瘤免疫调节机制不相关,因此其治疗方案的选择就更加复杂,需要仔细讨论。任何一个单中心在这样的背景下的治疗经验都是有限的,因此强调展开更多的多中心合作和前瞻性研究。

本章将讨论出生 6 周内的新生儿期软组织肉瘤。由于新生儿期软组织肉瘤极为罕见,多数文献报道在讨论时常选择将年龄放宽至 2~3 岁。

遗传学

恶性肿瘤的形成受多因素影响,大多数都含遗传相关因素。单基因突变和更复杂的染色体结构异常是新生儿肿瘤发生发展的重要原因。有些遗传因素的变化已经被证实可导致患儿最终形成相关肿瘤,但这些肿瘤并不一定于新生儿时期就发病,例如唐氏综合征患儿常伴发白血病,利-弗劳梅尼综合征患儿常伴有肝母细胞瘤或横纹肌肉瘤(rhabdomyosarcoma,RMS),德尼-德拉什综合征患儿常伴有肾母细胞瘤。最近,一些报道证实 ETV6-NTRK3 融合基因与 87% 以上的婴儿型纤维肉瘤相关。然而,这种 T 染色体易位并不完全特异发生于肉瘤,在一些白血病和中胚层细胞肾瘤中亦可见。

软组织肉瘤是一种来源于间充质细胞的异质性肿瘤,可分化成肌肉、纤维等其他结构。因此,它们可生长于全身各处并伴发各种症状。尽管新生儿软组织肉瘤很少见,但对于任何新生儿时期异常发生的肿块或不明梗阻,或从阴道、尿道及其他管腔脱垂的肿物,都应考虑可能为软组织肉瘤。

软组织肉瘤约占所有新生儿肿瘤的 10%,仅占儿童肉瘤的 2%。一般来说,它们可分为三组:①先天性婴儿型纤维肉瘤(CIFS);②横纹肌肉瘤(RMS);③非横纹肌肉瘤软组织肉瘤(non-RMS)。

治疗概述

一般需要尽可能对患儿制定个体化的治疗方法,以控制治疗的毒副作用,并避免开展致死性手术或毁损性手术(图 92.1)。除非在特殊和危及生命的情况下,否则毁损性手术应极力避免,这是治疗的主要原则。治疗决策的制定通常比较复杂,需要开展多学科讨论,由小儿肿瘤外科医师,肿瘤内科医师,放射科医师,病理科医师和护士共同决定。化疗敏感性和对放疗的反应因人而异,需要个体化调整化疗剂量以尽量减少免疫抑制和严重感染的发生。放疗通常仅作为最后的治疗手段,尽可能做手术切除。

所有患者都需要通过切取活检、切除活检或细针吸取细胞学检查(fine-needle aspiration cytology,FNAC)进行肿瘤的病理学诊断。无论何种活检方式都必须由小儿肿瘤外科医师进行,并对患者的外科治疗负责。错误的活检方式可能会影响后续手术入路的选择,甚至导致最终无法完全切除肿瘤或增

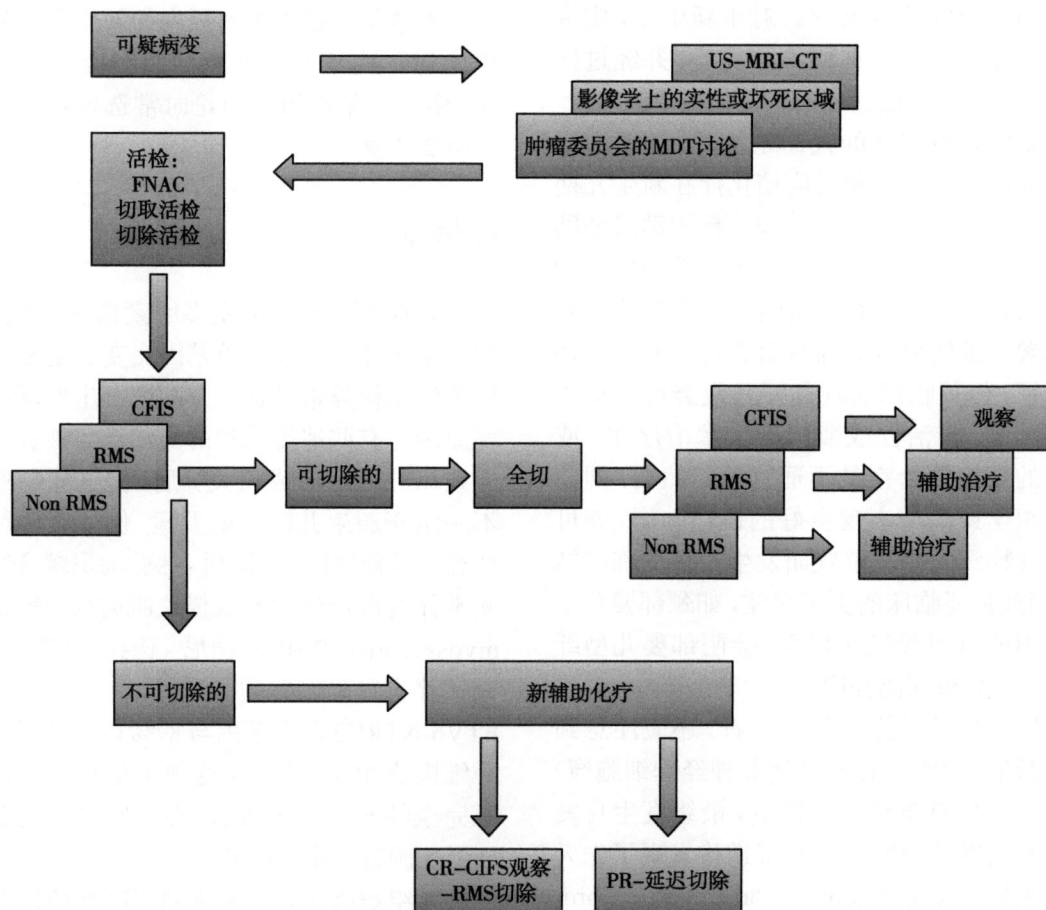

图 92.1 治疗方法

加全切手术的难度。原则上，FNAC 的针道或开放式活检的入路选择必须在根治手术的最终切口线上。活检应取得足量的标本以进行准确和完整的诊断，并需要将新鲜的活检组织送到实验室进行组织学检查以及适当的免疫组化和生物学研究。活检应尽可能减少肿瘤溢出。

最终的报告不仅要确定肿瘤的组织学成分，还要对肿瘤准确分期。需要借助各种影像学检查，如 B 超、CT 和 MRI，必要时可使用镇静或麻醉以减少干扰。PET-CT 可用于确定肿瘤的分期，并判断其对治疗的反应，亦有助于对手术部位进行术后评估。此外，还需要获取患儿的骨髓样本以明确是否存在骨髓转移。必要时可对患儿进行胸腔穿刺或放置胸腔引流管留取积液标本。

一般来说，局限性的软组织肉瘤最好采用扩大的局部切除术，既不影响患儿生长发育，也不影响局部功能，而且手术本身也不会致残。如全切手术不可行或存在致残可能，肿瘤的部分切除（减瘤手术）可能是唯一合适的选择。化疗（见下文）可将肿瘤缩小到一个更易控制的范围，之后进行肿瘤全切手术。

由于软组织肉瘤的组织学表现与生物学行为并不完全相同，因此当肿瘤全切可行且不存在致残可能时，还应该对有代表性的淋巴结进行活检，以实现完整的手术分期。原发灶切除的目标应该是获得临床和组织学切缘的双重阴性。如果 RMS 切缘阳性则需要行再次扩大切除或进行辅助治疗，但 CIFS 切缘阳性并不需要。在全切术中，可行的情况下应选择 2cm 的边缘，以确保包膜侵犯不会损害手术边缘的完整性。必要时术中冰冻切片可以帮助确认切缘情况，以判断是否需要扩大切除。

化疗

已有充分证据证明年幼患者对化疗的副作用高度敏感，因此在儿科肿瘤中心对患儿化疗的管理十分必要。一般来说，新辅助治疗用于以下情况：肿瘤不可切除，肿瘤全切可能影响患儿功能，或肿瘤全切可能致残。经验表明，很多初发时不能手术的肿瘤都可以经新辅助化疗达到最终的手术全切。此外，超过三分之一不能手术的 CIFS 患者对新辅助化疗极为敏感，最终肿瘤在临床和影像学检查中可达到完全消失，从而不再需要手术。

蒽环类和烷化剂会显著增加年轻患者的心脏并发症，且可导致性腺突变。长春新碱和放线菌素 D（VA 方案）联合治疗也有其潜在的并发症，但其疗效与 VAC（添加环磷酰胺）相当，有证据表明这是年轻 IFS 患者最安全、最有效的治疗方案。欧洲儿童软组织肉瘤研究组 3 年无事件生存率目前为 84%，平均随访 4.7 年，总生存率为 94%。

特殊肿瘤

婴儿型纤维肉瘤

纤维肉瘤分为两种主要类型：先天性和成人型（图 92.2）。这两种类型具有相似的组织学表现和不同的临床表现。

CIFS 是一种公认的低转移倾向肿瘤。CIFS 是 1 岁以下儿童最常见的软组织肉瘤，并被认为是中度恶性肿瘤。其主要的病史特征为迅速增大的局部肿块。CIFS 常见于四肢，男性多发，通常在产前检查时即可发现。转移性扩散并不常见，但在尝试根治性切除后局部复发率仍可能高达 45%。CIFS 对化疗敏感，但手术切除仍是主要的治疗手段。由于 CIFS 的局部复发相对频繁，且仍偶有出现转移进展的病例，因此，其治疗往往需要更彻底的手术或考虑增加新辅助化疗手段。手术后的微小病灶可首选观察和随访，并需要相对积极地进一步治疗。

成人型纤维肉瘤通常发生在年龄较大的儿童身上，组织学表现与 CIFS 无明显区别，但其临床表现有所不同。

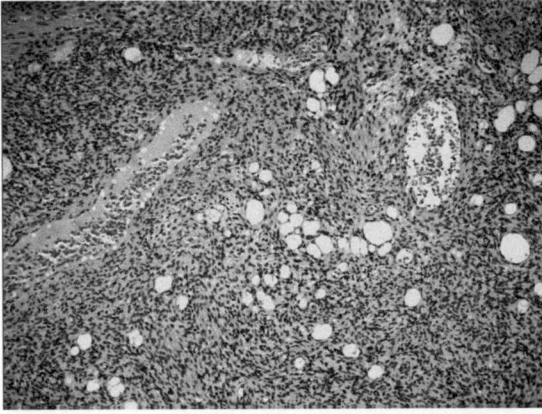

图 92.2 先天性纤维肉瘤。梭形细胞增殖浸润脂肪（脂肪细胞是白色的团块状细胞），表现出这种实体的"血湖"特征

横纹肌肉瘤

RMS 是新生儿期极为罕见的肿瘤，在横纹肌肉瘤研究组的研究报告中共计 3 217 例儿童患者，只有 14 例是新生儿。RMS 起源于间充质组织，可扩散到淋巴结、肺和肝。它的发生与利 - 弗劳梅尼综合征和神经纤维瘤病 I 型相关（图 92.3）。

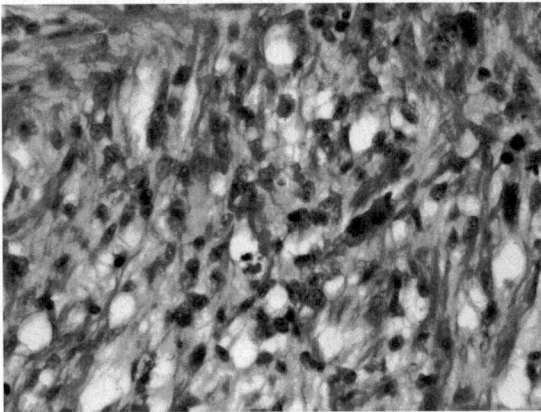

图 92.3 胚胎性横纹肌肉瘤。梭形细胞肉瘤，胞质突起呈条带状，细胞核深染，具有明显的多形性。强嗜酸性细胞质具有骨骼肌分化的特点

RMS 有两种主要的组织学亚型——胚胎型和腺泡型，分别来自不同的染色体易位，且具有不同的临床结局。胚胎性 RMS 与 11p15 区等位基因缺失有关，在免疫组化中可表达不同分化程度的结蛋白和肌肉特异性肌动蛋白。不过，其最特异的免疫组化标记是 MyoD、Myogenin 和 Vimentin。

RMS 可发生在任何部位，最常见于头颈部和泌尿生殖系统。约有 50% 的 RMS 发生在膀胱、阴道、睾丸（睾丸旁）和骶尾部，其中约有 50% 在发现时已经发生转移。RMS 的预后取决于组织学分型、肿瘤分期及发生部位，头颈部的 RMS 可有 90% 以上的生存率。新生儿 RMS 患者的生存率约为 50%，肿瘤中出现坏死和小圆细胞结构则提示预后不良。

治疗的目标是实现手术全切，治疗方案可包括新辅助化疗和辅助化疗。即使术中实现了肉眼全切，术后仍需辅助化疗。对于局部已经失去控制的病灶，则需要进行放射治疗。

如果存在未消除的远处转移，或者手术具有损伤性，则不建议进行积极的外科治疗。

非横纹肌肉瘤软组织肉瘤

这一类型包括一组极为罕见的新生儿肉瘤，如恶性间叶性肉瘤、原始肉瘤、血管肉瘤和横纹肌样肉瘤，好发于躯干、四肢和头颈部，因此可能与婴儿型纤维肉瘤和 RMS 混淆。临床表现为无痛性肿块，具有明显的临床、组织学和生物学异质性（图 92.4）。

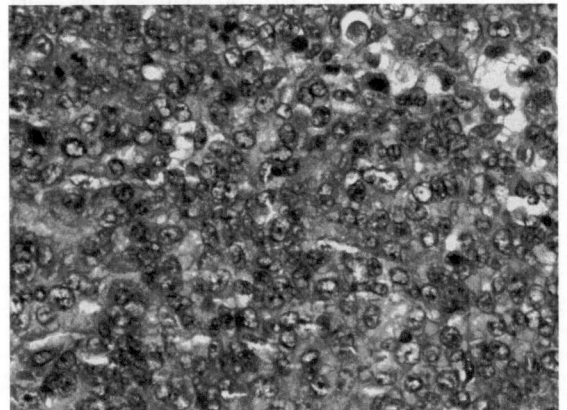

图 92.4 横纹肌样肉瘤。肿瘤细胞呈圆形，细胞质嗜酸性，细胞核大，泡状，微核明显。多个有丝分裂象在视野中很明显。细胞质典型地表现为中间丝的凝聚，如图所示，产生"横纹肌样"表型

它们的治疗方法与婴儿型纤维肉瘤和 RMS 相似,都需要精确的组织学诊断和规范化的治疗。发生转移的病例数低于总病例数的 10%,因此治疗上广泛的局部切除通常已经足够。该肿瘤对化疗的反应不明确,因此需要辅助放疗。

总结

软组织肉瘤是儿童和婴儿时期的一种罕见肿瘤,由于组织学和临床行为缺乏一致性,其治疗较为复杂,必须基于 MDT 讨论对患者施行个体化的综合治疗。RMS 与 CIFS 的鉴别诊断具有重要意义。一般来说,治疗的目标是根治性切除,如果难以手术或手术具有较大损伤(无论是功能上或是解剖上),建议先予以长春新碱和放线菌素 D(禁用环磷酰胺)进行新辅助化疗。残余肿瘤需要进行切除,但对于 CIFS,部分病例无需手术即可观察到临床和影像学上的完全缓解。若术后提示镜下残留,CIFS 患者可选择继续观察,但 RMS 患者必须进一步治疗。多达 35% 的婴儿型纤维肉瘤可能会自发消退,因此对于非常年幼的患者也可以密切随访。这类肿瘤的罕见性和治疗的复杂性表明需要多中心前瞻性数据库协作。

(管忠海 译 王金湖 审校)

进一步阅读

Blocker S, Koenig J, Ternberg, Congenital fibrosarcoma. *J Pediatric Surg* 1987; 22:665–70.

Corbally M. Soft tissue sarcoma. In: *Newborn Surgery*, 3rd edn. London: Hodder Arnold, 2013:Ch 85, 781–3.

Czernin J, Allen-Auerbach M, Schelbert HR. Improvements in cancer staging with PET/CT: Literature based evidence as of 2006. *J Nucl Med* Jan 2007; 48(1):78–88s.

Lobe TE, Wiener ES, Hays DM, Lawrence WH, Andrassy RJ, Johnston J et al. Neonatal rhabdomyosarcoma: The IRS experience. *J Pediatr Surg* 1994; 29:1167–70.

Madden NP, Spicer RD, Allibone EB, Lewis IJ. Spontaneous regression of neonatal fibrosarcoma. *Br J Cancer Suppl* 1992; 18:S72–5.

McCarville MB, Christie R, Daw NC, Spunt SL, Kaste SC. PET/CT in the evaluation of childhood sarcomas. *Am J Roentgenol* 2005; 184(4):1293–304.

Orbach D, Brennan B, De Paoli A, Gallego S, Mudry P, Francotte N et al. Conservative strategy in infantile fibrosarcoma is possible: The European paediatric soft tissue sarcoma study group experience. *Eur J Cancer* 2016; 57:1–9.

Reaman GH, Bleyer A. Infants and adolescents with cancer: Special consideration. In: Pizzo PA, Poplack DG (eds). *Principles and Practice of Paediatric Oncology*, 4th edn. Philadelphia, PA: Lippincott, 2002:409–28.

肝 肿 瘤

Benjamin A. Farber   William J. Hammond   Michael P. LA Quaglia

引言

婴儿的良性和恶性肝肿瘤占胎儿和新生儿所有肿瘤的 4%~5%，并且其通过超声在围产期被检测到的频率越来越高[1-2]。发生于新生儿和婴儿的病理类型与较大儿童不同（表 93.1）。随着过去几十年对这些肿瘤的生物学特点认识的进步，治疗方法也在不断发展。儿童多数肝肿瘤是转移性肿瘤而非原发性肿瘤，但本章重点在于描述新生儿最常见的原发性肝良性和恶性肿瘤的诊治现状和进展（图 93.1）。

良性肝肿瘤

婴儿血管瘤

肝血管瘤（hepatic hemangioma，HH）是最常见的儿童良性肿瘤，在白人婴儿中发病率为 4%~5%[3]。由于这些病变大部分是无症状的，其真实发病率可能更高。HH 通常是偶然发现的。血管瘤一词经常被不加区别地用于血管病变，一般来说，血管瘤有两种类型：婴儿血管瘤和先天性血管瘤。

婴儿血管瘤（infantile hemangioma，IH）是以正常或异常血管增生为特征的良性内皮细胞肿瘤。大多数婴儿血管瘤和先天性血管瘤都发生于皮肤，但肝病变也很常见[4]。发生

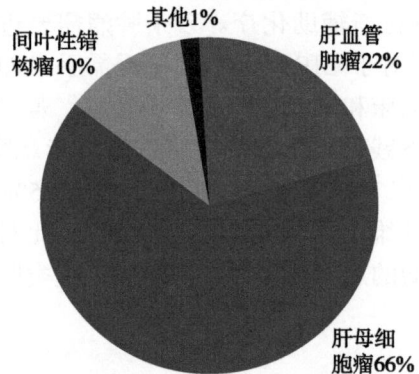

图 93.1 新生儿肝肿瘤的分布（With kind permission from Springer Science + Business Media：*Semin Neonatol*，Neonatal liver tumors，8，2003，403-10，von Schweinitz D.）

表 93.1　儿童原发性肝肿瘤

年龄分组	恶性肿瘤	良性肿瘤
婴幼儿	肝母细胞瘤（43%）	血管瘤（14%）
	横纹肌样瘤（<1%）	间叶性错构瘤（6%）
	恶性生殖细胞肿瘤（<1%）	畸胎瘤（<1%）
学龄期 / 青少年	肝细胞癌和移行细胞瘤（23%）	肝腺瘤（2%）
	肉瘤（7%）	局灶性结节增生（2%）

来源：*Semin Pediatr Surg*，15（1），von Schweinitz D. Management of liver tumors in childhood，17-24. Copyright 2006，with permission from Elsevier。

于肝和皮肤的血管瘤有着相似的生物学行为。尽管 Mulliken 和 Glowacki[5] 发表了一篇具有里程碑意义的论文，将血管病变分为血管瘤和血管畸形两大类，但临床医师和病理学家在描述肝血管病变时并不使用这一概念。临床医师和病理学家所说的 IH，实际上可能包含了血管瘤、动静脉畸形和血管内皮瘤。

肿瘤生物学

IH 的发病与白人、女性、早产、低出生体重和多胎妊娠有关。其确切发病机制尚不清楚，通常认为是由血管内皮细胞或祖细胞的缺陷引起的。根据血管瘤对软组织侵犯程度可对其进行分类：浅表型、深部病变型和混合型。一般情况下，浅表缺陷在出生后 1~4 周出现，深部病变往往在 2~3 月龄时出现。肝血管瘤（HH）的分型与之不同，可分为局灶型、多灶型或弥漫型。大多数 HH 临床症状不明显，自行退化后肝实质往往无病理性改变。

有报道称 HH 相当于迅速消退型先天性血管瘤（rapidly involuting congenital hemangioma，RICH），它们在出生时就已形成，而且退化速度比典型的 IH 更快。HH 可在产前影像学检查中发现，患儿可有短暂的贫血和血小板减少症，但这些都是自限性疾病。HH 的典型特征是在出生第一年（增殖期）毛细血管迅速增殖，随后肿瘤在 1~5 年（静止期）内逐步地自发消退，直到肿瘤被纤维组织（消退期）完全替换。组织学上，在增殖期，可观察到肿瘤内大量的内皮细胞增生及肥大细胞[6]。这一时期的肿瘤细胞会表达大量的增殖细胞核抗原、Ⅳ型胶原酶和血管内皮生长因子（vascular endothelial growth factor，VEGF）。金属蛋白酶组织抑制物（tissue inhibitor of metalloproteinase，TIMP）-1 作为一种新生血管抑制剂，其高表达仅见于退化期[7]。相反，血管畸形不表达任何这些生物标志物，也不表现出自发消退的迹象，而是随着患儿的成长继续生长。

在 IH 中发现了其对葡萄糖转运体 1（glucose transporter 1，GLUT1）的免疫反应，

这得以将其与其他类型的孤立性肝血管瘤区分，如迅速消退型先天性血管瘤（RICH）、部分消退型先天性血管瘤（partially involuting congenital hemangioma，PICH）和不消退型先天性血管瘤（non-involuting congenital hemangioma，NICH）。值得注意的是，血管畸形并不表达 GLUT1[8-9]。

分类

婴儿肝血管瘤也常被称为肝血管内皮瘤，一般可分为 1 型和 2 型两种类型。然而，这一术语是具有误导性的，因为婴儿肝血管瘤的生物学行为与表皮样血管内皮瘤（具有转移潜能）和卡波西样血管内皮瘤（Kaposiform hemangioendothelioma，KHE）[可发生 Kasabach-Merritt 现象[10]（Kasabach-Merritt phenomenon，KMP）]是不同的。以上两种肿瘤都是不会自发消退的真性肿瘤。

国际脉管性疾病研究学会（International Society for the Study of Vascular Anomalies，ISSVA）认为，皮肤脉管瘤应分为两类：血管瘤（GLUT1 阳性）和以血管畸形为代表的一组血管病变（GLUT1 阴性）[5,10]。因此，Mo 等[9] 建议将肝血管瘤分为两组：婴儿肝血管瘤（GLUT1 阳性，典型为多发病灶，但也有局灶发病的）和肝血管畸形伴毛细血管增生（GLUT1 阴性，孤立性肿块）。

Christison-Lagay 等[3] 和 Dickie 等[11] 提出了基于影像学特征的血管瘤分类，其描述了三种类型的病变：局灶性、多灶性和弥漫性（图 93.2）。局灶性病变为单发病灶，GLUT1 通常阴性。多灶性病变为散发的低密度病变，其间有正常肝实质。弥漫性 HH 表现为广泛的肝受累，肝实质几乎被肿瘤完全替代。多灶性和弥漫性病变均为 GLUT1 阳性。一些作者提出，GLUT1 结果不确定的或 GLUT1 阴性的孤立肝血管瘤可能表现出与 RICH 相似的行为和免疫组化特征[3,12-13]。表 93.2 给出了目前公认的血管异常的 ISSVA 分类。

表 93.2　2014 年血管异常的 ISSVA 分类

血管瘤	血管畸形
良性血管瘤	单纯性血管畸形
婴儿血管瘤	毛细血管畸形
先天性血管瘤（RICH、NICH 和 PICH）	淋巴管畸形
丛状血管瘤	静脉畸形
梭形细胞血管瘤	动静脉畸形
上皮样血管瘤	动静脉瘘（先天性）
化脓性肉芽肿（小叶毛细血管瘤）	
其他	合并血管畸形
局部侵袭性或交界性血管瘤	毛细血管 - 静脉畸形（CVM）
卡波西样血管内皮瘤	毛细血管 - 淋巴管畸形（CLM）
网状血管内皮瘤	毛细血管动静脉畸形（CAVM）
乳头状淋巴管内血管内皮瘤（PILA）	淋巴管 - 静脉畸形（LVM）
Dabska 肿瘤	毛细血管 - 淋巴管 - 静脉畸形（CLVM）
复合性血管内皮瘤	毛细血管 - 淋巴管 - 动静脉畸形（CLAVM）
卡波西肉瘤	毛细血管 - 静脉 - 动静脉畸形（CVAVM）
其他	毛细血管 - 淋巴管 - 静脉 - 动静脉畸形（CLVAVM）
恶性血管性肿瘤	
血管肉瘤	
上皮样血管内皮瘤	
其他	

来源：ISSVA Classification of Vascular Anomalies，Copyright 2014 International Society for the Study of Vascular Anomalies. ISSVA classification for Vascular Anomalies by International Society for the Study of Vascular Anomalies is licensed under a Creative Commons Attribution 4.0 International License.
注：AV，动静脉瘘；C，毛细血管；L，淋巴管；M，畸形；NICH，不消退型先天性血管瘤；PICH，部分消退型先天性血管瘤；RICH，迅速消退型先天性血管瘤；V，静脉。

临床表现

从组织病理学和自然病史来看，多灶性和弥漫性 HH 均为真性 IH。多灶性 HH 的病变数量处于正常肝实质和近全肝的弥漫性 HH 之间。多灶性 HH 往往是因为皮肤多灶性血管瘤就诊时对肝进行筛查发现的。多灶性 HH 引起的大面积肝肿大可导致腹腔间室综合征和呼吸衰竭。HH 均表达Ⅲ型碘化甲腺原氨酸脱碘酶，能使甲状腺激素失活，导致甲状腺功能减退，导致心力衰竭加重，认知功能延迟。

上述各种病变的临床表现往往是重叠的。婴儿肝血管瘤常合并皮肤血管瘤，肝病变发生率高于大面积或多发的皮肤病灶发生率[4]。大多数肝血管瘤由于无临床症状而不会接受检查。然而，有些没有症状的肝血管瘤可在常规的产前或产后影像学检查中发现，这些检查通常是出于无关的原因进行的。最常见的症状是腹部肿块、肝肿大和贫血。肿瘤巨大的患者可发生充血性心力衰竭、下腔静脉压迫、呼吸窘迫，甚至腹腔间室综合征和多器官衰竭等危急情况。甲状腺功能减退可能是由肝血管瘤引起的Ⅲ型碘化甲腺原氨酸脱碘酶增加引起的，这可能是导致充血性心力衰竭的原因之一。甲状腺功能减退更常见于弥漫性肝血管瘤，但部分多灶性和大型孤立性血管瘤也可引起。因此，建议在就诊时对患儿行甲状腺功能检查。极少情况下，伴或不伴弥散性血管内凝血的出血性休克可继发于血管瘤破裂。血管瘤破裂可由经皮穿刺活检导致。

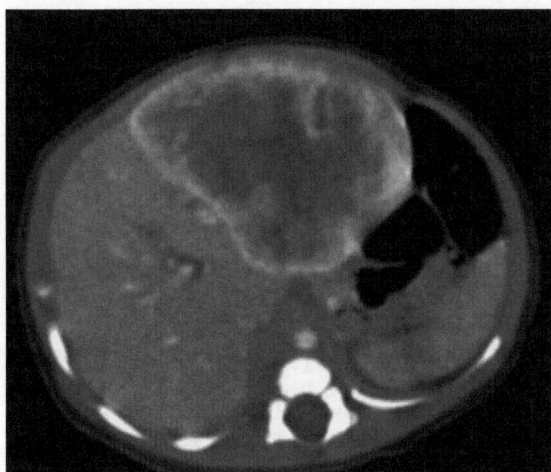

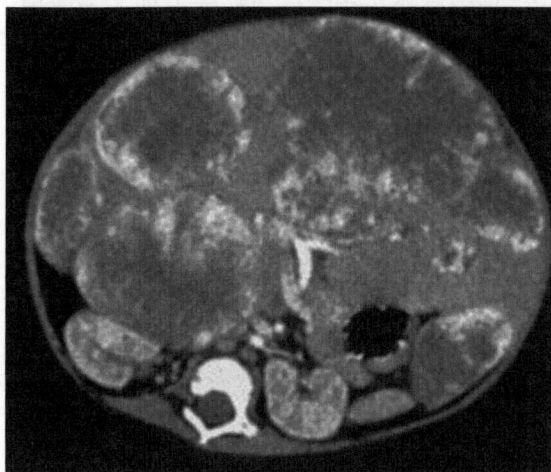

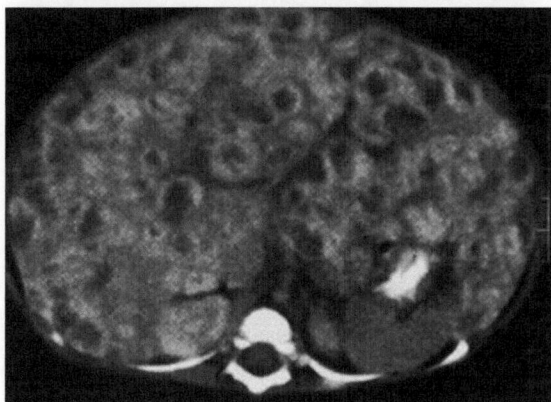

图93.2 （a）孤立的婴儿肝血管瘤。（b）多灶性婴儿肝血管瘤。（c）弥漫性婴儿肝血管瘤（Reprinted from *Surg Oncol*, 16, Meyers RL, Tumors of the liver in children, 195-203, Copyright 2007, with permission from Elsevier）

诊断技术

虽然有报道称 HH 患儿体内的甲胎蛋白（alpha-fetoprotein, AFP）升高，但目前没有血清标记物可用于其临床诊断[14-16]。HH 患儿体内的 AFP 水平通常是轻微升高的，因此没有太大必要在巨大 HH 与肝母细胞瘤（hepatoblastoma, HB）患儿中进行鉴别。

婴儿肝血管瘤通常采用增强 CT 和增强 MRI 诊断。这些病灶在 CT 中表现为低密度肿物，强化表现为向心型（外 - 内）增强。在 MRI 上，它们在 T_1 呈低信号，在 T_2 加权序列上呈高信号。诊断标准包括结节性周围强化伴向心性充盈，CT 改变为等密度，MRI 改变与血管强度相同，增强后晚期完全充盈。

造影增强超声检查（contrast-enhanced ultrasonography, CEUS）作为肝病变的一线影像学检查手段，已经越来越多地被应用[17-18]。CEUS 还可看到逐渐向中央填充的结节性周围强化。鉴于其不良反应发生率较低，可允许多次注射和评估，并可用于肾功能下降的患者，CEUS 可能比 CT 和 MRI 具有诊断优势[18-20]。

血管造影术作为肝血管异常的一种诊断手段已经逐渐减少应用。血管内形态现在被用来评估高输出型心力衰竭婴儿肿瘤的血管构成情况，这类患儿可行高流量血管的栓塞术。

婴儿肝血管瘤必须与上皮样血管内皮瘤区别开来，上皮样血管内皮瘤是一种具有转移潜能的中度恶性肿瘤。该肿瘤主要见于成人，很少见于儿童[21-23]，其在新生儿中未见报道。上皮样血管内皮瘤由多灶性和融合性团块组成，为周围强化的均质肝结节。治疗通常包括肝切除或肝移植。

治疗

无症状的局灶性病变不需要治疗，可以对其进行连续超声检查，直到肿瘤消退。每 1~2 个月随访超声检查，直到病变稳定后，改为每年 2~3 次复查，持续复查直到肿瘤退化。如果病灶出现无症状分流，则需要更密切地随访。多灶性病变与局灶性病变具有相似的自然特征，同样可以观察。普萘洛尔是治疗有心力衰竭、腹胀或甲状腺功能减退等症状的多灶性和弥漫性肝血管瘤的首选药物。普萘洛尔的作用机制是加速肿瘤消退，减轻心力衰竭和甲状腺功能减退。大的动静脉分流导致心力衰竭时，可能需要对病变进行栓塞治疗。应对患有 HH 的婴儿进行连续腹部成像检查，直到血管瘤消退。如果诊断不明确，则可能需要经皮穿刺活检以排除恶性肿瘤[24]。弥漫性肝病变是最难处理的亚型。对于在医疗干预下仍然进展的患者，应考虑尽早与肿瘤专业团队会诊。

糖皮质激素

几十年来，不同剂量的糖皮质激素一直是治疗皮肤血管瘤和 HH 的一线药物，其机制可能是类固醇对血管生成的抑制作用。对于有显著血流动力学改变或充血性心力衰竭症状的患者，可给予 2~5mg/kg 口服泼尼松龙或等效静脉注射。不同文献中血管瘤对激素的应答率是不同的，多发性和弥漫性病变对激素有着良好反应，比例从 30% 到 75% 不等[3,25]。类固醇也可用于治疗有症状的皮肤病变，比如可能威胁视力（例如眼睑）或危及生命（例如气管旁或咽后病变）的皮肤病变。据报道，病变在 2~4 个月内趋于稳定。治疗的持续时间根据影像学来决定，一般为 5~8 个月[3,11,25]。

化疗药物

干扰素 α 已被用于糖皮质激素治疗无效的病例，并取得了很好的效果。在 Ezekowitz 等的一份报告中，接受干扰素 α-2a（每体表面积 300 万单位）治疗的 20 名患者中有 8 名在没有长期不良反应的情况下，肝血管瘤消退了 50% 或更多，平均治疗时间为 7.8 个月。然而，由于 6.1% 的 1 岁以下儿童在使用干扰素后可出现痉挛性双瘫和运动发育障碍[26-27]，因此干扰素 α 的使用需要在监护下进行。

长春新碱是一种抑制有丝分裂的药物，其可阻断微管蛋白微纤维的形成，使有丝分裂停滞于中期。它已用于具有激素抵抗且威胁生命的血管瘤，剂量为 1~2mg/m²。血管瘤内皮细胞中微管蛋白含量高，对长春新碱特别敏感[28-29]。

血管内干预

血管造影和栓塞虽然不能治愈动静脉分流，但可以减轻血管瘤高流量分流的血流动力学效应。血管瘤的供血动脉可以来源于肝动脉、膈动脉、肋间动脉、肠系膜上动脉或肾上腺动脉等。血管内干预主要用于对药物治疗、类固醇或化疗不敏感的充血性心力衰竭。它也可用于缩小由占位效应引起腔静脉压迫或腹腔间室综合征的大血管瘤。根据病变数目、血流特征（高或低）、分流类型（动静脉、主动脉 - 门静脉或下腔静脉 - 门静脉）和肝血管的主要变异提出了血管造影分类。对栓塞治疗最敏感的病灶为血管造影中可宏观地看到血流分流的单发或多发病灶。来自广泛的门静脉病变的血管瘤治疗十分困难，一般需要进行多次栓塞治疗。肝血管栓塞可引发致死性肝坏死，复杂的栓塞手术通常只在高级别的医院里才能开展。

手术治疗

随着对血管瘤生物学行为的深入了解，药物治疗的改进，血管内技术的进步以及更好的儿科重症监护，肝切除术治疗血管瘤的比例已经下降。有报道称，在肿瘤药物治疗、充血性心力衰竭的药物治疗和血管内介入治疗均未能达到对症控制和肿瘤消退时，手术是最后的选择[31]。Kassarjian 等[30] 报道了 15 例经血管内介入治疗的患者，其中 1 例死于弥漫性肝血管瘤、严重充血性心力衰竭和甲状腺功能减退。Dickie 等[11] 报道了 16 例病例，所有患者均成功存活，只有 2 例需要手术治疗（左叶切除和原位肝移植）。相反，Moon 等已将肝切除作为孤立性、可切除性和症状性病变的主要治疗方法。他们用肝动脉栓塞作为辅助治疗手段，在 9 名接受手术的患者中，有 1 例死于术后出血。当无法鉴别 HB 和血管瘤时，也可以进行手术和开放活检。

肝移植

少数肝弥漫性病变患者可出现危及生命的并发症，包括充血性心力衰竭、消耗性凝血病、腹腔间室综合征和多器官衰竭。因为这些患者也许是最有可能从肝移植中获益的患者，所以当患者对初始药物治疗的反应不佳，应提倡移植团队的早期介入[3]。即使是弥漫性病变，也建议在移植前进行栓塞[31]。肝移植结果是多样的，部分作者报告了良好的结果[32-34]。

未来方向

婴儿肝血管瘤的分类和治疗工作需要继续，对患者的前瞻性研究将进一步充实对这些罕见肿瘤的了解。虽然 GLUT1 阳性的多灶性或弥漫性肝病变的分类有一致性，但某些孤立性肝血管瘤的生物学、临床和影像学特征方面仍不一致。波士顿儿童医院提出并建立了一个基于互联网的肝血管瘤患者纵向累积登记系统。

抗血管生成药物在肝血管瘤的治疗中显示出潜力。贝伐珠单抗，一种抗 VEGF 的重组单克隆抗体，被用于一个肠癌伴肝转移的患者的治疗，却意外发现患者肝病变的大小显著减少，最终对肝肿物进行活检发现其肝内病变是血管瘤[35]。在一名 41 岁的有肺上皮样血管内皮瘤的患者身上亦发现了类似的戏剧性反应[36]。

肝间叶性错构瘤

肝间叶性错构瘤（mesenchymal hamartoma of the liver，MHL）是仅次于肝血管瘤的第二常见的儿童良性肝肿瘤，通常表现为一个巨大的良性多囊性肝肿块[37]。文献报道 MHL 占儿童良性肝肿瘤的 6%~8%[38-41]。诊断年龄中位数为 10 个月，80% 的病例在 2 岁前被诊断，95% 在 5 岁前被诊断[40-41]，很少在成

人才被发现[42]，并且肿瘤发生有轻微的男性优势[37,40-41,43]。历史上，它被描述为多个名字，包括假囊性间充质瘤、巨细胞性淋巴管瘤、囊性错构瘤、胆汁细胞纤维腺瘤、错构瘤和海绵状淋巴管瘤样肿瘤[44]。自从 1956 年 Edmondson 明确描述该肿瘤以来，对该肿瘤生物学的理解有了很大的发展[45]。间叶性错构瘤必须区别于其他先天性及感染性囊性疾病、血管瘤和其他肝肿瘤。

病理学与发病机制

MHL 的肝右叶受累较肝左叶多（3:1），肿块有时可有蒂[46]，少数病例可累及两叶[1,37]。MHL 通常包含囊性和实性成分，其比例不同。大约 50% 的肿瘤是多囊性的，中间黏液样基质含有成纤维细胞、血管及淋巴管、胶原、胆管和肝细胞岛。肿瘤以实体瘤为主，囊肿有时很少，有时很小，有时没有[40,47]。囊腔充满透明黏液，可能有或没有上皮内衬，后者更常见于较大的囊肿。肿瘤可以很大，直径可达 30cm，重量可达 3kg。Kim 等[47] 报告的病例中，85% 以上的肿瘤在诊断时大于 10cm。MHL 通常边界清楚，周围有一圈受压的肝实质，但没有真正的包膜[37]。MHL 有多灶病例的报道，也有报道肿瘤边缘有小卫星病变，这可能是肿瘤切除后复发的原因[48]。

肿瘤的发病机制尚不清楚，三个主要理论如下：①胚胎间充质发育异常。胆道在发育过程中出现阻塞，导致囊变、退变，并在出生前后促进胆管的生长[40]，这种推测来自组织学上看不到肿瘤内存在间质 - 有丝分裂活动的考虑。②供应血管发育异常，伴有缺血性坏死和反应性囊性改变[49]。③胚胎性肝间质异常增生，成纤维细胞生长因子 -2（fibroblast growth factor-2，FGF-2）表达增高[50]，这与先天性心脏病、肠旋转不良、脐膨出、脊髓脊膜膨出、贝 - 维综合征和 19 号染色体断裂点异常（19q13.3 或 19q13.4 条带）有关[37,51-53]。

有人认为 MHL 可能是真正的肿瘤。肝未分化胚胎性肉瘤（undifferentiated embryonal

sarcoma，UES）与 MHL 的组织病理学和免疫组化特征相似。这两种肿瘤都多见于大龄儿童，肿瘤内都含有良性胆管成分和恶性间质成分，都倾向于生长于肝右叶，偶尔有蒂——可能是间充质腺瘤的先兆 [54-55]。有几篇报道描述了 UES 患者出现先兆 MHL 的情况，其中两例发生在不完全切除术后。在一项研究中，8 例 MHL 中有 2 例通过流式细胞仪检测到非整倍体 [55]。细胞遗传学异常涉及 19 号染色体上的相同断点（19q13.4 条带），目前已有 9 例报告，其中 3 例涉及起源于 MHL 内的 UES[51,56-58]，在一些 MHL 中这些核型和细胞遗传学异常可能表明存在克隆缺陷。

临床表现

间叶性错构瘤最常见表现为腹胀或上腹部肿块。大型肿瘤可导致呼吸窘迫或下腔静脉压迫，腹部浅静脉扩张或下肢水肿。腹痛在儿童中不常见，在成人中更常见，检查显示在上腹部有一个大的、平滑的、不明显的肿块。该肿瘤可在产前超声检查中发现，并可导致胎儿水肿、羊水过多和胎儿死亡 [59-60]。关于 MHL 的病例报告描述了新生儿梗阻性黄疸、血管盗血现象、高输出量型心力衰竭和围产期肿瘤破裂。

检查

肝功能检查通常是正常的。血清 AFP 浓度可能有不同程度的升高，混淆了与肝母细胞瘤的区别。由于肝再生，肿瘤切除后水平恢复正常可能需要长达一年的时间。因此，MHL 应与肝母细胞瘤鉴别，有时可能需要活检。

CT 或超声检查对大多数患者是有诊断价值的。间叶性错构瘤典型的边缘明显的多节段囊性肿瘤表现在其他儿童肿瘤中是少见的。囊性区在影像上表现为低密度和低血管强化。实性区（在混合性实性 - 囊性或主要实性肿瘤内）、间隔区和周围区经 CT 静脉造影后可显示不均匀强化 [47,61]。新生儿和婴儿全实性肿瘤的鉴别诊断应包括各种肝肿瘤，如肝母

细胞瘤、肝细胞癌（hepatocellular carcinoma，HCC）和血管瘤。

在 MRI 中，病灶在 T_1 序列上的信号通常较低，但在 T_2 序列上的信号则高低不同。如果对诊断有疑问，通常在肿瘤切除后或通过开放或经皮穿刺肿瘤活检确认病理（图 93.3）。

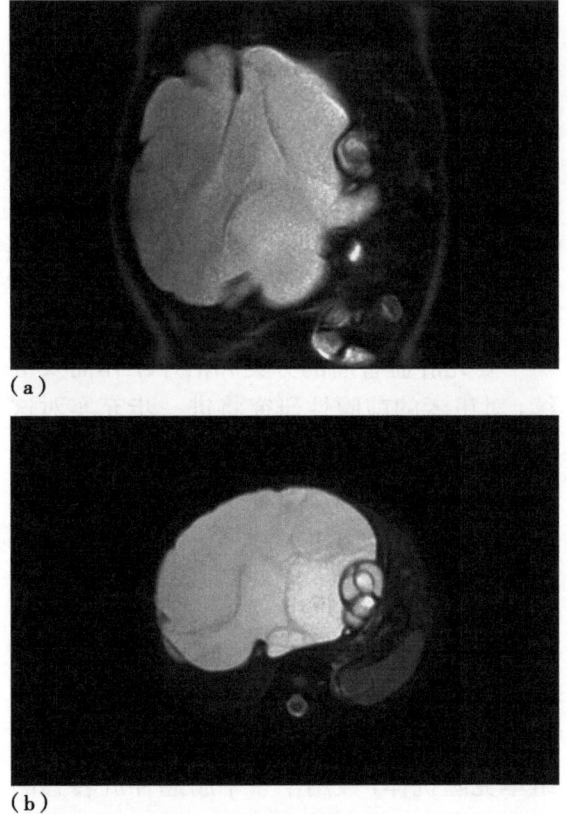

（a）

（b）

图 93.3　巨大间叶性错构瘤的 T_2 序列 MRI 表现为多隔囊性肿瘤，其轴向（a）和冠状面（b）。患者做了肿瘤切除术

治疗

MHL 的治疗仍然存在争议。虽然肿瘤存在自然消退现象，但由于缺乏长期随访结果，这种方法的安全性无法确定。过去曾推荐非根治性切除术，但这也有晚期复发的报道 [62-64]。流式细胞术研究显示，一些 MHL 是非整倍体，这是恶性肿瘤常见的表现。关于 MHL 和 UES 的组织发生起源，除了发现染色体易位、非整倍体和共存 MHL 和 UES 的报告外，还

存在许多争议，该疾病最好通过完整的肿瘤切除、非解剖性地与正常组织的边缘切除或解剖性的肝叶切除术治疗[37,62,65-66]。肿瘤本身血管不是很丰富，但周围受压的肝实质可以有很丰富的血管。

在罕见的情况下，肝移植可能是复发或不能切除的 MHL 的一种选择。器官共享联合网络（the United Network for Organ Sharing, UNOS）小组报道了两例儿童在 MHL 切除后发生肝衰竭，其中一例死于术后出血。第三个病例是一个新生女孩，在 MHL 切除术后 4 个月后残余肝发展为弥漫性血管瘤[23,67-68]。

卡波西样血管内皮瘤

KHE 是一种较少见的血管肿瘤，常与KMP 有关。KMP 的特征包括血管病变扩大、微血管病性溶血性贫血、血小板减少和导致危及生命的出血等[24]。KHE 可发生在四肢、颈面部、胸部或腹膜后等部位。腹膜后肿瘤可累及肝、肝门、胰腺和肠系膜。对于涉及腹膜后的肿瘤而言，死亡率可能高达 60%[69]。在命名方面，一般认为丛状血管瘤和 KHE 是同源肿瘤[24]。

病理与发病机制

在组织学上，肿瘤内片状或小叶的内皮细胞和扩张的淋巴管侵袭性浸润正常组织。血管腔内充满红细胞和含铁血黄素提示淤血。与 IH 的内皮细胞相比，KHE 的内皮细胞不表达 GLUT-1。

临床表现

KHE 典型表现为出生时或婴儿早期的孤立性病变，男女比例相同。大多数病例的KHE 有一个典型的表现，即一个孤立的边界不清的斑块，斑块张力高，水肿，紫色，触诊皮温偏高。病变通常较大（>5cm），有阵发性充血。当血小板被隔离在肿瘤内，导致血小板半衰期缩短为 1~24 小时，KMP 相关血小板减少症可非常严重（<50×10^9/L）。因此，患者可能有颅内、胸腔、肺、腹膜和胃肠道出血的风险[24]。

检查

该病的影像学检查方式可选择 MRI 平扫或增强。在 MRI 中，肿瘤会有增强的 T$_2$ 加权像。其他明确的特征包括边界不清的浸润性肿块，肿瘤侵犯多层组织。当 KHE 与骨接触时可能出现骨溶解。相对于肿瘤大小，肿瘤的供血和引流血管较小，因此会出现皮肤增厚和皮下脂肪水肿。

治疗

KHE 可能随时间而退化，但完全退化并不常见。确实发生退行性变的区域通常表现为纤维化和硬毛细血管畸形。对具有 KMP 的 KHE 的治疗主要是药物治疗，因为肿瘤通常太大或者有严重出血的风险，不适合手术切除。有报道称干扰素 α 成功治疗了腹膜后KHE，但对于难治性肿瘤，有报道使用长春新碱、环磷酰胺、放线菌素 D 和甲氨蝶呤等的治疗可取得成功[70]。

一般来说，除非有活动性出血或围手术期，否则不建议输注血小板，因为血小板的输注实际上可能通过瘤体内凝血和促血管生成蛋白的释放促进肿瘤生长。患儿并没有显示出由出血风险和极低血小板导致的体内肝素化的风险。如果患者出现低纤维蛋白原血症（<100mg/dL），可给予新鲜冰冻血浆或冷沉淀。

局灶性结节增生

从新生儿到老年人，所有年龄段都有局灶性结节增生（focal nodular hyperplasia, FNH）的诊断报告。在新生儿期这个诊断很罕见，且多与其他肝病变（良性和恶性都有）共同发现。FNH 是一种良性上皮性肿瘤，在文献中被称为良性肝癌、孤立性增生结节、局灶性肝硬化、胆管炎和混合性腺瘤[71]。与其他良性肿瘤相似，较小的病灶可能无症状，而较大的病变可能会产生占位效应,并出现腹痛等症状。最广泛接受的理论是,FNH 是后天或先天性血管畸形的结果[72]。FNH 是一种界限清楚的分叶状病变,由胆管和中央星状瘢痕组成,其中包含供应增生组织的血管。肿瘤没有真正的包膜,但常被纤维组织包围。镜下观察,增殖细胞与周围肝细胞基本相同。

FNH 是由超声发现的一个界限清楚、均匀的高回声肿块。对肿块行计算机体层或磁共振血管成像(magnetic resonance angiography,MRA)更为合适。肿瘤在肝同位素显像上通常有 ^{99m}Tc 硫胶体的正常积聚。虽然中心星状瘢痕是一个特征性的发现,但 FNH 的影像学表现可能是可变的。增强 MRI 已成为鉴别 FNH 与肝腺瘤的一种新方法[73]。FNH 的自发消退很罕见,已经活检证实的 FNH,无症状的患者不必手术切除。对于有症状的患者,如果活组织检查不能确诊,或者没有明确排除恶性肿瘤的诊断,则需要手术切除。

肝腺瘤

肝腺瘤在新生儿期非常少见,即使在多模式成像中,也很难与这个年龄段的其他较常见肿瘤区分开来。在 17 417 例围产期尸检中,仅发现一例肝腺瘤[74]。在 57 年治疗的 178 例原发性肝肿瘤中,发现 2 例肝腺瘤[75]。1 例报告显示在常规产前超声检查中发现胎儿有肝腺瘤[76]。大多数新生儿肝腺瘤以散发的方式发生,没有已知的易感因素。肝腺瘤典型的影像学表现为实性肿块,包括超声、CT、^{99m}Tc 硫胶体肝显像和 MRI 在内的多模式成像比单一成像更有帮助。肝腺瘤的表现可能是高度变异和非特异性的。肿块在超声上通常是低回声的,但可能是高回声的;肿块不是典型的囊性。在平扫 CT 上,腺瘤可能是低密度的。增强后,动脉期通常是均匀增强的,门静脉期是低密度的[76]。MRI 的表现是可变的,很难与 HCC、HB 和局灶性结节增生区分开来。在 T_1 序列中观察到的常见模式是偏低信号,T_2 序列则为高信号。

治疗

肝腺瘤出血的潜在风险是 20%。在技术可行的情况下,建议完全切除。血流动力学稳定时动脉栓塞术(transarterial embolization,TAE)是治疗肿瘤破裂和腹腔出血的首选方法[77]。TAE 还可有效减少未破裂肝腺瘤的肿瘤体积,80% 的病例显示稳定、消退或完全消退[78-79],其他的治疗包括连续肝显像和 AFP 监测的密切随访,因为 HB 很难排除。肝腺瘤恶性转化的风险仍然存在争议[75]。即使胎儿超声提示有囊性肝肿块,也建议在鉴别诊断中考虑肝腺瘤。现代治疗包括经皮射频消融术[80]。

恶性肝肿瘤

肝母细胞瘤

流行病学

根据国家癌症研究所的监测、流行病学及预后(Surveillance Epidemiology and End Result,SEER)计划公布的 2008—2012 年期间原发性肝恶性肿瘤的年龄调整发病率,1 岁以下组为 11.1/100 万,1~4 岁组为 6.7/100 万,5~9 岁儿童为 0.7/100 万。HB 占这些年龄组原发性肝恶性肿瘤的绝大多数(表 93.3)[81]。HB 的发病率在大多数国家儿童中的估计值似乎相对一致,各大洲之间没有明显差异[82]。在这个年龄组中,5% 的癌症和 95% 以上的肝癌

表 93.3　2008—2012 年经年龄调整和
特定年龄的 SEER 癌症发病率

分组	<1 岁	1~4 岁	5~9 岁
肝脏肿瘤	11.1/100 万	6.7/100 万	0.7/100 万
肝母细胞瘤	11.0/100 万	6.5/100 万	—

来源:Howlader N et al.,(eds). SEER Cancer Statistics Review, 1975-2012. National Cancer Institute Bethesda, MD. Based on November 2014 SEER data submission, posted to the SEER website in April 2015. Accessed March 25, 2016.

都是 HB。在儿科肿瘤组中，11% 的 HB 发生在出生后的前 6 个月。其中 50% 是先天性的，这从诊断时的患儿年龄可以看出，通常发生在 2~3 月龄儿。2008—2012 年，共发现 83 例 HB，这占美国诊断的所有肝和胆管肿瘤的 1%。HB 的发病率似乎以每年（1.2~1.5）/100 万的速度增加，这可能是由于早产低体重和极低出生体重婴儿的生存率增加，这一因素与 HB 有关[84-87]。

组织学

HB 是一种胚胎性肿瘤，被认为起源于肝细胞前体，通常表现为上皮细胞、间充质细胞、未分化细胞和其他组织学成分的组合。HB 大致分为上皮性或混合性。上皮性 HB 包括胎儿型（图 93.4a）、胚胎型、巨小梁型、小细胞未分化型（图 93.4b）和胆管母细胞型。混合性 HB 包括基质衍生型和类畸胎瘤样型（表 93.4）[88]。鉴于 HB 的组织学异质性，活检样本可能并不总是代表整个肿瘤。在所有病例中，85%~90% 同时含有胎儿和胚胎细胞，20% 可能含有基质成分[83,89]。

单纯胎儿型被认为是最良好的类型，各种研究表明其预后较好，生存率接近 100%[90-91]。小细胞未分化型尤其具有侵袭性，这种组织学在新生儿和婴儿中更为常见，其 AFP 升高的改变可能不像其他组织学类型的肿瘤[92]，由于对当前治疗的反应不佳，预后很差。

遗传学变化

大多数 HB 是散发性的，然而，有各种遗传异常和综合征与 HB 有关，包括低出生体重、极低出生体重、三体综合征、家族性腺瘤性息肉病（familial adenomatous polyposis，FAP）、加德纳综合征、贝 - 维综合征[93-96]，有家族史的儿童 HB 发病率升高约 1 000~2 000 倍，有 FAP 病史者发病率升高约 800 倍[97-101]。

HB 与过量 Wnt/β-catenin 信号密切相关。在肿瘤中发现 *CTNNB1* 的突变率很高（50%~90%），*CTNNB1* 编码 β-catenin，因此可

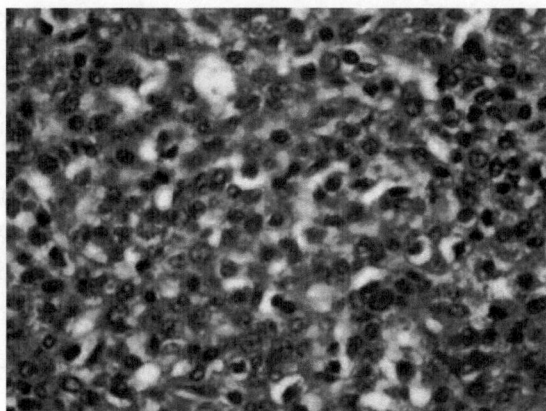

（a）

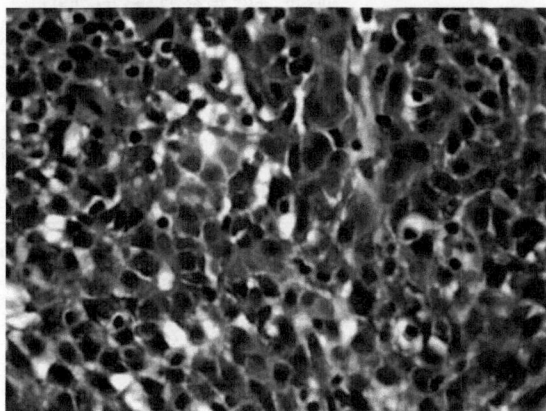

（b）

图 93.4 肝母细胞瘤的组织学亚型。（a）胎儿型。（b）小细胞未分化型

将 HB 列为最常见的具有 β-catenin/Tcf 信号结构性激活的人类肿瘤之一[102-104]。*APC* 基因（参与 β-catenin 的下调）突变在 FAP 家族中有规律的特征（HB 风险约 1%），但在散发性 HB 中并不常见。抑癌基因 *AXIN1* 和 *AXIN2*（其产物影响 β-catenin 降解）的功能性体细胞突变在一些 HB 中也有报道。

Cairo 等[106] 报道了 HB 两个主要的分子亚型，它们引起产前肝的早期和晚期发育。他们利用与肝发育阶段相关的 16 个基因标记，在肝分化阶段与临床行为（尤其是血管侵犯、转移扩散和患者生存率）之间建立了紧密的联系。在多变量分析中，与临床标准（肿瘤分期和主要组织学）相比，这显示出很强的预后相关性。此外，*Myc* 的过度表达已被证明可诱导小鼠体

表 93.4　肝母细胞瘤的分类

上皮性

胎儿型	"高分化"：均匀（直径 10~20μm）、圆形细胞核、有丝分裂活性最小的索（每 × 10/400 显微镜视野 < 2 个），EMHa "拥挤"或有丝分裂活跃（每 × 10/400 显微镜视野 > 2 个）；细胞核明显，糖原较少 "多形性，或低分化"：中度不等核，高 N/C，核仁 "间变性"：明显的核增大和多形性，高色素，异常有丝分裂
胚胎型	直径 10~15μm，高 N/C，成角核，原始小管，EMH
巨小梁型	上皮性 HB（胎儿或胚胎）生长于 > 5 个细胞厚的小梁中（窦间）
小细胞未分化型	直径 5~10μm，无结构图案，最小的淡双亲细胞质，圆形，卵圆细胞核染色质细，核仁不明显，+/– 有丝分裂；+/–INI1b
胆管母细胞型	胆管，通常在上皮岛的周围，可以占优势

混合性

基质衍生物	梭形细胞（"胚芽"），类骨质，骨骼肌，软骨
畸胎样	混合，加上原始内胚层；神经衍生物，黑色素，鳞状和腺状元素

来源：Reprinted by permission from Macmillan Publishers Ltd. *Modern Pathology*, Lopez-Terrada D et al. Towards an international pediatric liver tumor consensus classification：Proceedings of the Los Angeles COG liver tumors symposium，27：472-91，Copyright 2014。

a EMH，髓外造血。

b 单纯的小细胞未分化型 HB 需要与恶性横纹肌样瘤（不融合、偏心的不规则核、突出的核仁、丰富的胞质丝，包括细胞角蛋白和波形蛋白、阴性核 INI）相鉴别。

内的 HB 样肿瘤，并在来源于肝祖细胞的肝肿瘤的侵袭性表型中发挥关键作用[105-106]。

与 HB 生长相关的其他分子机制包括胰岛素样生长因子 1[107-108] 的过度表达和启动子甲基化对抑癌基因 *RASSF1A* 的下调[109-110]。MAPK 通路的上调在具有小细胞无分化成分的侵袭性 HB 中也被报道[111]。

HB 的细胞遗传学分析显示了反复出现的染色体异常模式。最常见的是三体，特别是 2 号、8 号染色体和 20 号染色体的三体[94]，其中涉及染色体 1q 的近端区域的染色体畸变和不平衡易位表现出 HB 特征[112]。1q12-21 条带是 HB 反复易位的一个位置，在 55 例 HB 患者中的 20 例中发现[113]。*NOTCH2* 基因编码一种对肝发育至关重要的跨膜受体，也在 1 号染色体上，在 92% 的 HB 患者中显示出异常的过表达[112,114]。

临床表现

大多数患有 HB 的婴儿是由亲属偶然发现或由儿科医师发现的。在一小部分患者特别是晚期患者中，可能发生一系列非特异性症状，如腹痛、发热、烦躁、体重减轻或肠功能紊乱。临床查体通常发现肝区孤立的肿块。血小板增多是 HB 的一个众所周知的特征，但并不常见。肿瘤产生的血小板生成素可能是血小板增多的原因[115-116]。人绒毛膜促性腺激素β（human chorionic gonadotrophin-β，β-hCG）、睾酮、促肾上腺皮质激素或甲状旁腺激素相关肽等激素的升高很少导致异常体征[117-118]。

90% 以上的 HB 患者 AFP 明显升高，AFP 可作为诊断工具和肿瘤标志物监测治疗反应，但 AFP 升高并非疾病的病理学特征。AFP 在出生后第一个月的半衰期为 5~6 天，6 月龄增加至约 42 天。

早产儿（妊娠期早于 37 周）的 AFP 水平显著升高，妊娠时长与 AFP 水平呈负相关[119]。已观察到 AFP 水平在没有任何已知相关因素的早产儿中，通常在 1 岁时低于 10ng/mL（表 93.5）。

表 93.5　婴儿平均正常血清甲胎蛋白水平

年龄	分析的病例数	均数 ± 标准差 /（ng·mL⁻¹）
早产儿	11	134 734±41 444
新生儿	55	48 406±34 718
新生儿至 2 周	16	33 113±32 503
2 周到 1 个月	43	9 452±12 610
1 个月	12	2 654±3 080
2 个月	40	323±278
3 个月	5	88±87
4 个月	31	74±56
5 个月	6	46.5±19
6 个月	9	12.5±9.8
7 个月	5	9.7±7.1
8 个月	3	8.5±5.5

来源：Wu JT et al., *Pediatr Res* 1981；15：50-2.
Copyright 1981 Wolters Kluwer Health. All rights reserved. Used with permission。

影像学检查

HB 患者的高质量影像学对正确的分期和危险分层至关重要，这可以使患者接受最佳治疗。根据当地的实际情况，可以在发现时完成腹部 CT（平扫、动静脉期）或 MRI 和磁共振血管成像（MRA）并进行对比。增强扫描的 MRI（优先由肝细胞摄取和排出）使用频率越来越高[120]。多普勒超声（如果没有进行 MRA）可明确门静脉、肝静脉和下腔静脉受累。但影像学检查很难区分肿瘤对静脉的侵犯是直接受累还是外部压迫作用造成的。

所有原发性肝肿瘤患者均应行胸部 CT（无需增强）及正侧位胸部 X 线检查。由于 HB 中骨转移的罕见性，不推荐常规使用 ^{99m}Tc-MDP 核素骨显像，仅在临床诊断不明确的情况下才进行[121]。正电子发射体层成像（positron emission tomography，PET）在 HB 中不是常规进行的。一个小的研究显示原发性肿瘤可摄取氟代脱氧葡萄糖，另外一个小的研究队列评估了 PET/CT 用于患者的复发检查；然而，对这些检查作用的评价仍需更多的研究来确认[122-123]。原发性肿瘤的切除对生存至关重要，肝成像必须确定肝的节段性受累和相关血管，两者都是可切除性的指标（图 93.5）。

分期

使用两种系统对小儿肝肿瘤进行分期，一种用于未经治疗的患者，另一种基于术后疾病情况。使用新辅助治疗时，术前分期对风险分层和结果评估至关重要，术后分期系统包含

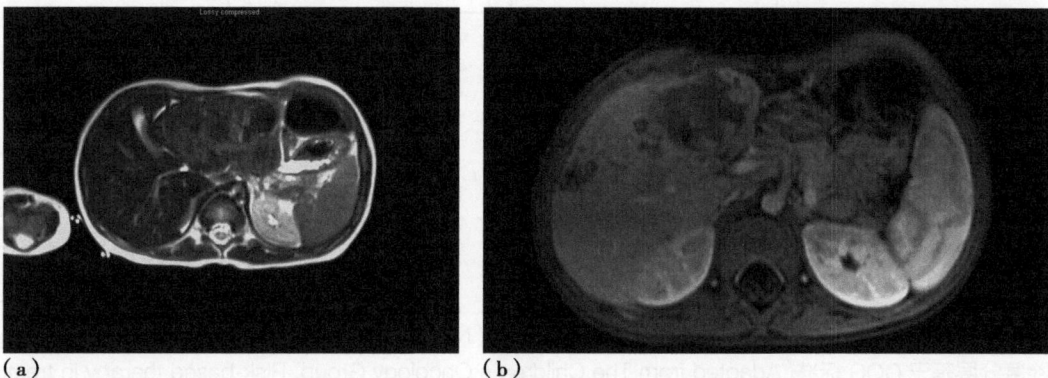

（a）　　　　　　　　　　　（b）

图 93.5　局灶性和多灶性肝母细胞瘤。（a）位于肝左叶的局灶性肝母细胞瘤。（b）多灶性肝母细胞瘤，最大病变累及左叶，在第四、五和八节段有多个卫星肿瘤。该患者接受了扩大的左肝切除术

了在诊断时可能无法获得的组织学信息。

北美儿童肿瘤组（Children's Oncology Group, COG）采用术后分期方案（表93.6）。现行 COG-HB 方案中的危险度分组是基于主要的肿瘤组织学、存在严重残留病灶、远处转移以及诊断时是否存在低 AFP（<100ng/mL）（图93.6）。

表93.6 小儿肝脏肿瘤的儿童肿瘤分组分期体系

一期	诊断时全切除，边缘清晰
二期	完全大体切除诊断与显微残留疾病在切除边缘
三期	仅在诊断时进行活检；或累及淋巴结的全切除；或术前肿瘤外溢／破裂；或不完全切除伴大体残余肿瘤
四期	诊断时发生远处转移性疾病

来源: Reprint from *Semin Pediatr Surgery*, 21, Honeyman JN, La Quaglia MP, Malignant liver tumors, 245-54, Copyright 2012, with permission from Elsevier。

国际肿瘤学协会／国际儿科肿瘤学肝肿瘤研究组（SIOPEL）介绍了肝肿瘤的术前分期系统 PRETEXT[124-125]，根据 Couinaud 的肝分割系统，将肝分为四个部分：左外（Couinaud 2 和 3），左内（Couinaud 4），右前（Couinaud 5 和 8），以及右后（Couinaud 6 和 7）（图 93.7）。PRETEXT 分期是基于肝相邻的无肿瘤区域的数目进行的，字母被指定为受累的尾状叶（C），侵犯腔静脉或所有三条主要肝静脉（V），门静脉（P），肝外连续性生长（E），肿瘤破裂或出血（H），远处转移（M）（表 93.7）。PRETEXT 分期被证明是 5 年总生存率的独立预测因素。

COG 将 PRETEXT 分期系统作为一个客观的工具来监测新辅助化疗的效果，并确定手术切除的时间和范围[126]。人们希望这个工具能为那些处于高危状态的对目前治疗方法反应不佳的患者制定新的治疗策略。儿童肝肿瘤国际合作组织（Children's Hepatic Tumors International Collaboration, CHIC）最近对 1605 例 HB 病例的联合数据库分析证实了先前的预后因素，并产生了新的 HB 预后因素。先前的合作组研究确定了一些变量，如 PRETEXT 分期、转移性疾病的存在和血清 AFP 非常低（<100ng/mL）是不良的预后因

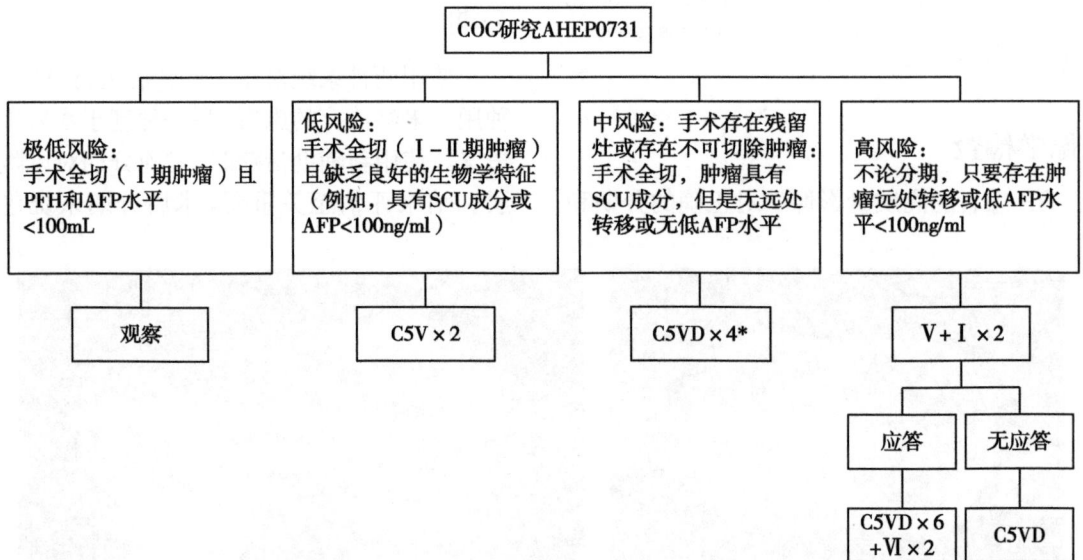

图93.6 展示了儿童肿瘤组（COG）HB 研究 AHEP0731（NCT#00980460）的患者分组和治疗方法。患者危险度分层基于 COG 标准（Adapted from The Children's Oncology Group. Risk-based therapy in treating younger patients with newly diagnosed liver cancer. US National Library of Medicine and the National Institutes of Health; ClinicalTrials.gov. ）

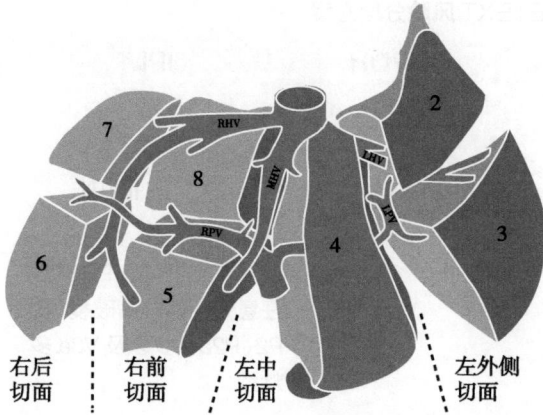

图 93.7 定义了儿童原发性恶性肝肿瘤 PRETEXT 分期系统的外科解剖学的肝分段和肝血管（With kind permission from Springer Science + Business Media：*Pediatr Radiol*，PRETEXT：a revised staging system for primary malignant liver tumours of childhood developed by the SIOPEL group，37，2007，123-32，Roebuck DJ et al.）

表 93.7 肝母细胞瘤的 SIOPEL 危险度分组

PRETEXT 分期	定义
I	涉及一个区段，三个相邻区段未受累
II	涉及一个或两个区段，但两个相邻区段未受累
III	涉及两个或三个区段，不存在两个相邻区段未受累
IV	所有四个区段都受累
高危组（HR-HB）	PRETEXT IV，附加 PRETEXT 标准（V+、E+、P+、H+、M+），或 AFP < 100ng/mL
标准危险组（SR-HB）	PRETEXT I ~ III，V-、E-、P-、M-、H-（所有其他患者）

来源：With kind permission from Springer Science + Business Media：*Pediatr Radiol*，PRETEXT：A revised staging system for primary malignant liver tumours of childhood developed by the SIOPEL group，37，2007，Roebuck DJ et al.。

注：E 为肝外病灶，H 为肿瘤破裂或出血，M 为远处转移，P 为门静脉侵犯，V 为下腔静脉受累和 / 或主要肝静脉受累。

素。CHIC 组还发现了其他多种因素，如肿瘤自发性破裂、多灶性肿瘤、肉眼可见的肿瘤侵犯血管、肝外肿瘤连续性生长、诊断时年龄偏大，AFP 非常高（> 100 万 ng/mL）或 AFP 较低（100~999ng/mL）也作为其他因素预示预后不良。

危险度分组

PRETEXT 系统建立了描述儿童肝肿瘤的通用语言，是 HB 患者危险度分组的基础[95,124]。危险度分组允许临床医师根据 PRETEXT 分期、组织学和 AFP 水平确定最佳治疗方式。各主要研究组在极低风险组、低风险 / 标准风险组、中风险组或高风险组之间的组定义存在细微差异，见表 93.8[120]。

治疗

HB 的治疗是儿科肿瘤学的一个成功案例。在过去的几十年中，总生存率从 30% 增加到 70%[127]。在治疗方案中加入以铂类为基础的化疗，配合外科技术的进步，显著改善了肿瘤的预后。2005 年至 2011 年内 5 年相对生存率为 86.4%（年龄 < 1 岁）和 80.7%（年龄 1~4 岁）[81,92]。不同的协作组均研究和开发了成功的 HB 治疗策略[COG，SIOPEL，德国儿科肿瘤和血液学学会（German Society for Pediatric Oncology and Hematology，GPOH）和日本儿童肝肿瘤研究小组（Japanese Study Group for Pediatric Liver Tumors，JPLT）等]。

抗 HB 的活性药物有顺铂、5- 氟尿嘧啶（5-fluorouracil，5-FU）、长春新碱、阿霉素、异环磷酰胺和伊立替康。SIOPEL-1 的标准化疗方案是术前顺铂和阿霉素，以及延迟手术。在 SIOPEL-3 试验中[128-129]，对顺铂单药治疗的标准危险组 HB 患者进行了评估，结论是阿霉素的作用在这些患者中可以安全地被排除[130]。对 151 例高危组患者的回顾性研究表明，交替使用顺铂和卡铂加阿霉素和延迟肿瘤切除治疗可以提高该风险组的生存率[129]。COG 使用 C5V（顺铂 + 5-FU + 长春新碱）作

表93.8 不同研究组的 PRETEXT 风险分层方案

风险分层	COG	SIOPEL	GPOH	JPLT
极低风险	PRETEXT Ⅰ或Ⅱ,单纯胎儿型,或初发切除			
低分险/标准风险	PRETEXT Ⅰ或Ⅱ,任何分型,或初发切除	PRETEXT Ⅰ,Ⅱ和Ⅲ	PRETEXT Ⅰ,Ⅱ和Ⅲ	PRETEXT Ⅰ,Ⅱ和Ⅲ
中风险	PRETEXT Ⅱ、Ⅲ或Ⅳ,初次诊断不可切除V+,P+,E+SCU			PRETEXT Ⅳ期,PRETEXT任意分期伴肿瘤破裂,N1、P2、P2a、V3 以及 V3a 多灶型
高风险	PRETEXT 任意分期M+,AFP<100ng/mL	PRETEXT 任意分期V+,P+,E+,M+SCU,AFP<100ng/mL,肿瘤破裂	PRETEXT 任意分期V+,P+,E+,M+多灶型	PRETEXT 任意分期M1、N2,AFP<100ng/mL

来源:Meyers RL et al., *Curr Opin Pediatrics* 2014;26:29-36。
注:AFP,甲胎蛋白;COG,儿童肿瘤组;GPOH,德国儿科肿瘤和血液学学会;JPLT,日本儿童肝肿瘤研究小组;PRETEXT,疾病预处理分期系统;SIOPEL,国际儿科肿瘤学肝肿瘤研究组。

为中低危肿瘤的标准化疗方案。在以顺铂为基础的治疗中添加阿霉素对低风险(COG 1或2期)肿瘤没有生存优势,并且与不良事件的发生率增加相关。但是,对比 C5V 治疗,接受顺铂-阿霉素治疗的Ⅲ期和Ⅳ期患者的无事件生存率有所改善[127,131]。目前的 COG研究(AHEP-0731)将中危 HB 随机分入顺铂、5-FU、长春新碱和阿霉素组,并将其与标准治疗相比。使用伊立替康的高危 HB 的疗法也被用于Ⅳ期 HB 的治疗,目前的治疗结果仍然不理想(图 93.6)。

COG 和 SIOPEL 治疗方案的关键区别在于手术时机和新辅助化疗的使用。COG 的方法是在可能的情况下首先切除肿瘤,然后对组织学上不包括 PFH 的肿瘤进行辅助化疗。对于不能切除肿瘤的婴儿,在开放或经皮穿刺活检后给予新辅助化疗。SIOPEL 的方法是根据影像学和影像学引导下经皮穿刺活检诊断为 HB 的所有患者均行新辅助化疗。他们一直主张减少手术切除的范围,并表示对于预处理过的肿瘤,手术是更容易和更安全的。肿瘤活检是这种方法的先决条件,该方法是技术安全的,其导致的肿瘤扩散的风险非常低[132]。

诱导治疗后的手术时机是另一个考虑因素。目前的 COG 和 SIOPEL 方案建议在两个化疗周期后再进行两个化疗周期(如果肿瘤不能切除)后进行切除评估。一项研究发现,在第二个周期的化疗后肿瘤体积没有统计学上的显著下降[133]。这些发现与我们的儿童实体肿瘤研究所的研究结果相似[134]。这些提示了对于没有良好药物反应的肿瘤患者减少使用毒性疗法,并进行肝移植的必要性。

对于多灶性 PRETEXT Ⅳ肿瘤,肝移植是一个可行的选择。原发 HB 肝移植术后 6年无瘤生存率为82%,而由于肿瘤复发或技术失败,抢救性肝移植术后 6 年无瘤生存率为30%。活体供肝和尸体肝移植的无病生存率分别为82%和71%。虽然肉眼可见的静脉侵犯是影响总生存率的一个重要因素,但只要能在不留下大面积肿瘤的情况下进行移植,就不是肝移植的禁忌证[135]。

目前正在评估肺转移的意义。肺转移性疾病的发病率高达40%。这组患者的预后明显较差[136-137]。对于原发肿瘤已经完整切除、肺是唯一的转移部位的患儿,行肺转移瘤切除后,儿童癌症组织已经报道有长期存活的病例[138-139]。Meyers 等[137]对 COG INT-0098

中的患者进行了回顾性研究，报告了在术后发现的肺转移瘤切除术后的良好结果（9 名患者中有 8 名为长期存活者），但在化疗后肺转移复发的患儿预后较差，其中 13 名患者中有 4 名为长期存活者[137]。

辅助治疗

经导管动脉化疗栓塞术（transcatheter arterial chemoembolization，TACE），即经皮在动脉内放置导管及药物治疗，已成为晚期不可切除 HB 的一种选择（表 93.9），它有可能使不可手术的 HB 变得可切除或可移植[140]。Malogolowkin 等[141] 在一项包括 6 例 HB 患者的研究中描述了 TACE 的疗效，发现 TACE 在以前被认为不可切除的肿瘤中具有良好的耐受性，并可使这类肿瘤转变为可手术切除的肿瘤[141]。在四项 HB 研究中共包括 36 例患者，年龄从 50 天到 5 岁不等，其报告可切除率为 88.8%[142-145]。

进一步治疗高危组 HB 的化疗策略（特别是小细胞未分化型 HB，其对当前化疗方案的反应很差）在继续研究中。COG 的一项 Ⅱ 期研究评估了伊立替康（拓扑异构酶 I 抑制剂）在难治性实体瘤患儿中的应用，并显示 8 名 HB 患者中有一名患者完全缓解[146]。伊立替康目前在 COG 研究（AHEP0731）和国家癌症研究所的临床试验（NCT00980460）被用于高危组的治疗，目前已有成功治疗的病例研究报告[147-149]。

目前正在研究的基因导向治疗策略中包括了 Bcl-2 沉默以及 Myc 和 β-catenin 基因的靶向治疗。在体外研究中已经描述了利用基因治疗激活 5- 氟胞嘧啶（一种非活性前药）到 5-FU 的方法[150]。神经激肽 -1 受体（neurokinin-1 receptor，NK1R）被 P 物质（substance P，SP）结合，已被证明在各种癌症中诱导肿瘤细胞增殖、血管生成和迁移，在化疗前和化疗后的 HB 细胞中均有表达[151]。最新的研究利用 HB 细胞系（Huh6，HepT1，HepG2）用小分子抑制物阻断 NK1R 的功能，通过抑制典型的 wnt 信号通路，显示了细胞的生长抑制和凋亡，这可能为抗化疗癌细胞的治疗提供另一种治疗方法[152]。最近的一项研究显示[153]，一种新的 rexinoid 化合物，

表 93.9 TACE 在不可切除肿瘤中的应用报道

引用	病例数	年龄范围	治疗数量	切除率	总生存率	TACE 并发症
Han et al.[142]	4	8~22 个月	2	4/4 接受了肝切除术	100%，随访 6~52 个月	无
Li et al.[143]	16	50 天~60 个月	1~3（顺铂 / 阿霉素）	13/16 接受全切（包括一例肝移植），3/16 接受部分切除	1 年 OS：87.5%；3 年 OS：68.7%；5 年 OS：50%	无
Xuewu et al.[144]	8	2~12 个月	1~3（顺铂 / 长春新碱 / 阿霉素）	6/8 接受全切，1/8 未手术或肿瘤完全退化，1/8 因术后肺炎死亡	随访 15~49 个月	1 例出现肺炎
Oue et al.[145]	8	4~26 个月	1（异源组，3 例患者接受了 TACE 术前新辅助或术后辅助化疗）	8/8 切除（1 例患儿有肺部转移）	6 例随访至 46 月均无瘤生存；2 例患儿死于转移性疾病	发热

注：OS，总生存期。

UAB30，能够降低体外细胞存活率并降低异种移植物模型中肿瘤的生长，进一步研究后可能在 HB 治疗中发挥作用。

恶性横纹肌样瘤

恶性横纹肌样瘤（malignant rhabdoid tumor，MRT）最初被描述为肾母细胞瘤的横纹肌肉瘤样变异体[154]，不过它们现在被认为是一种独特的病理学诊断。这些肿瘤通常表现为中枢神经系统肿瘤或肾肿瘤，也可发生于肝、肺和软组织中。肝 MRT 是一种罕见的恶性肿瘤，预后不良，患儿可有腹部肿块、肿胀或发热、乳酸脱氢酶升高、AFP 水平正常或接近正常的表现[155]。所有部位的 MRT 都倾向于在小年龄时出现，其中一个病例报道显示 19 名患者中有 4 名年龄在 3 个月或 3 个月以下[156]。肿瘤与小细胞未分化型 HB 具有相同的临床和组织学特征[157]，因此十分难以区分。肿瘤非常脆弱，可出现破裂、远处转移，活检后可能出现不可控出血。染色体 22q11.2 中的抑癌基因 SMARCB1（也称为 hSNF5、INI1 和 BAF47）的缺失和突变已在 MRT 中被证实，SMARCB1 免疫染色的缺失可能是儿童横纹肌样瘤的可靠标志物[158-159]。胚系 SMARCB1 突变已在 35% 的患者中被证实。这些患者的年龄较小（6 个月），预后可能更差[159]。

MRT 的治疗非常困难，对细胞毒性化疗反应不佳，中位生存期近 15 周[155-156]。曾有一名 13 个月大的女孩在右肝切除术联合多药化疗（异环磷酰胺、长春新碱、放线菌素 D）后获得长期生存[160]，以及一名 3 岁儿童接受了联合化疗（异环磷酰胺、卡铂、依托泊苷、长春新碱、阿霉素、环磷酰胺）和肝移植后获得长期生存[161]。

肝纤维板层样癌

肝纤维板层样癌（fibrolamellar hepatic carcinoma，FLHCC）是一种罕见的原发性肝肿瘤，通常出现在没有肝病或肝炎背景的儿童和青年患者中，在婴儿中也有散发病例报告[162]。

该肿瘤最初于 1956 年被描述为传统肝细胞癌的变体[45]，但现在被认为是一种独特的病理性肝癌实体。患者通常没有病毒性肝炎或肝硬化，血清 AFP 也没有升高。FLHCC 肿瘤生物学的最新进展显示，在肿瘤样本中，19 号染色体的一个拷贝中有 400kb 缺失，产生热激蛋白 DNAJB1 的第一个外显子与蛋白激酶 A 的催化亚单位 PRKACA 的第一个外显子之间的嵌合转录本[163]。这种嵌合是一种功能性激酶，几乎没有其他变化[164]。全外科切除是治疗 FLHCC 最重要的方法，据报道其预后比常规肝癌更为有利。淋巴结转移是常见的，肝外疾病的存在是整体和无复发生存率的一个一致的独立预测因子[165]。最近对 FLHCC 的转录组学评估显示，肿瘤相关的关键途径具有较高的转录水平，包括 EGF/ErbB 和 Wnt 信号途径，这可能会带来新的治疗途径。进行中的临床试验正在评估口服极光激酶 A 抑制剂的使用，在 FLHCC 肿瘤样本中发现该抑制剂的转录物水平升高（NCT02234986）[166]。

生殖细胞肿瘤

虽然生殖细胞肿瘤在儿童中相当常见，但在新生儿肝中却相当罕见。数十年的大量胎儿和新生儿肿瘤记录中，发生于肝的病例非常少。作为一个整体，他们占这个年龄组肿瘤的 2% 左右[1,167-168]。

绒毛膜癌

绒毛膜癌是一种生长迅速、出血性的滋养层组织肿瘤。可能起源于胎盘，随后在婴儿和 / 或母亲中发生血源性转移。肝是婴儿最常受累的部位。新生儿期绒毛膜癌是一种罕见（约 4 万例妊娠中发生 1 例）且危及生命的恶性肿瘤，但对新生儿的早期治疗是高度敏感的[169]。该疾病一般在新生儿后期被发现，出现症状的年龄中位数为 1 个月。至今，在有或无母体或胎盘疾病的情况下，已经成功治疗了一些病例[170-172]。Bolze 等[173]通过肿瘤基因分型证实了一例经胎盘传播的病例，加强了从母亲血源性传播到儿童的理论机制。胎盘疾病的消失可以解释为胎盘原发性疾病的微小病灶在组织学上被遗漏,绒毛膜癌的胎盘病灶也不总是在母体疾病中出现。

血清 β-hCG 升高的新生儿中可发现绒毛膜癌。新生儿通常表现为腹部肿块、肝肿大和贫血。这种"婴儿绒毛膜癌综合征"最早由 Witzleben 和 Bruninga[174] 于 1968 年在 5 周至 7 个月的婴儿身上描述。在活产婴儿的母亲身上出现绒毛膜癌是很少见的,新生儿在出生后的第一个月就应该进行肿瘤筛查。此外,对新生儿绒毛膜癌的怀疑应促使在母亲身上进行同样的研究。肿瘤可以迅速转移到肺、脑和皮肤,通常在数周内因不受控制的出血而死亡[175]。

早期发现的肿瘤对甲氨蝶呤和用于其他生殖细胞肿瘤的药物(例如依托泊苷、博来霉素和顺铂)高度敏感。紫杉醇可作为顺铂无反应性疾病的二线化疗药物。根据影像学(CT/MRI)和生化(血清 β-hCG)的反应监测,可以切除或观察肝、肺或脑的残留疾病。已经有越来越多成功治疗这种疾病的报告[171,176-181]。

畸胎瘤

少数发生于新生儿的肝畸胎瘤病例是成熟畸胎瘤,大多数畸胎瘤病例都是在婴儿期报告的[182-184]。有趣的是,儿童的两种肝畸胎瘤都可以发生在新生儿身上[185]。无论肿瘤是否为恶性,患儿 AFP 水平通常都会升高。治疗通常包括基于恶性病理类型的切除和化疗。生长性畸胎瘤综合征是指以成熟畸胎瘤为主,肿瘤标志物正常或下降的肿块。但大多数病例报告描述的是较年长患儿群体[186-187]。

原发性卵黄囊瘤

原发性卵黄囊瘤极为罕见,恶性程度极高,本文共描述了 8 例。肿瘤被认为是由胚胎迁移过程中停滞的生殖细胞前体发展而来,或是由胚胎发生过程中逃避分化过程的多能干胚胎细胞发展而来[188]。卵黄囊瘤可以单独发生,但更常见的是与其他生殖细胞肿瘤一起发生。Hart 于 1975 年报道了第一个卵黄囊瘤,它发生于一名 18 月龄男孩的肝。原发性卵黄囊瘤可以表现为一个单独的肿块或多个肿块,血清 AFP 明显升高,在诊断影像学上常发现中心坏死或瘤内出血。鉴于原发性卵黄囊瘤与 HB 的潜在治疗意义,鉴别原发性卵黄囊瘤与 HB 具有重要意义。

肝切除原则

肝大部切除的细节超出了本章的讨论范围,读者可以参考一篇关于肝胆外科的文章[189]。然而,新生儿和婴儿肝切除的一般原则与成人相似。潜在的危害主要是失血和胆漏。婴儿 85% 的肝可以安全切除,肝再生迅速,几乎在 3 个月内完成[190]。尽管在技术上具有挑战性,中心肝切除术在儿童 HB 中也被证明是可行的手术[191]。肝功能测试值通常在几周内恢复正常。

对于血容量不超过几百毫升的新生儿,无血肝切除术至关重要。手术入路是基于对肝解剖结构的透彻理解。如 Couinaud[192] 所述,熟练的麻醉管理和维持患者的低中心静脉压(central venous pressure,CVP)可最大限度地减少失血。小儿肝切除可经横切口或近脐切口进行,垂直延长常无必要。在离断镰状韧带和肝圆韧带后,可以对肝进行全面的检查并确认肿瘤的大小和位置。对左叶或右叶的进一步游离是通过横膈上相应的腹膜反折进行的。术中超声在这一阶段的应用有助于确定肝血管,特别是肝静脉的位置。

下一步,将注意力转向建立肝血流控制、识别和保存胆道系统的组成部分。通过肝外解剖或切断肝实质内的相关蒂,可以单独控制供肝切除部分的肝动脉和门静脉的分支。在左肝切除术中,门静脉左支和左肝动脉在脐裂内分开。肝外胆管结构的解剖是不必要的,而且有可能导致胆管意外损伤,特别是在存在变异解剖的情况下。胆管根部的分离可以在实质横切时通过蒂内横向分离来实现。

控制静脉流出是手术中最容易出现失血和空气栓塞的环节。这是在患者处于 15° 头低足高位的情况下进行的，麻醉医师将 CVP 维持在 5mmHg 以下。仔细解剖单条肝静脉，在血管夹内分开，并用 3-0 聚丙烯缝合线缝合，也可以使用血管内吻合器将它们分开。

肝实质的分离要求精细解剖。这可以通过一种简单的粉碎技术来实现。对于切口表面止血，我们应用间歇流入闭塞手法（Pringle 手法），即静脉阻断 7min 后开放窗口 1min。对血管周围纤维囊可用烧灼和 Kelly 钳破坏。用钛制止血夹和血管内吻合器联合切断肝实质。我们使用一种叫作 TissueLink 的盐水连接射频消融装置（TissueLink Medical Inc，Diver，NH，USA）和氩束凝固器来实现止血。我们不常规使用腹腔引流术 [193]。

结论

无论是良性还是恶性，对于新生儿和婴儿肝肿瘤的认识都发展迅速。患这些疾病的新生儿和婴儿所面临的问题，是其他年龄组没有的。由于这些疾病中的许多病种都非常少见，国际组织间的合作对于促进持续的进步和帮助开发新的治疗方法是至关重要的。

（管忠海 译　王金湖 审校）

参考文献

1. Isaacs H Jr. Fetal and neonatal hepatic tumors. J Pediatr Surg 2007; 42(11): 1797–803.
2. Thompson PA, Chintagumpala M. Renal and hepatic tumors in the neonatal period. Semin Fetal Neonatal Med 2012; 17(4): 216–21.
3. Christison-Lagay ER, Burrows PE, Alomari A, Dubois J, Kozakewich HP, Lane TS et al. Hepatic hemangiomas: Subtype classification and development of a clinical practice algorithm and registry. J Pediatr Surg 2007; 42(1): 62–7; discussion 7–8.
4. Hughes JA, Hill V, Patel K, Syed S, Harper J, De Bruyn R. Cutaneous haemangioma: Prevalence and sonographic characteristics of associated hepatic haemangioma. Clin Radiol 2004; 59(3): 273–80.
5. Mulliken JB, Glowacki J. Hemangiomas and vascular malformations in infants and children: A classification based on endothelial characteristics. Plast Reconstr Surg 1982; 69(3): 412–22.
6. Glowacki J, Mulliken JB. Mast cells in hemangiomas and vascular malformations. Pediatrics 1982; 70(1): 48–51.
7. Takahashi K, Mulliken JB, Kozakewich HP, Rogers RA, Folkman J, Ezekowitz RA. Cellular markers that distinguish the phases of hemangioma during infancy and childhood. J Clin Invest 1994; 93(6): 2357–64.
8. North PE, Waner M, Mizeracki A, Mihm MC, Jr. GLUT1: A newly discovered immunohistochemical marker for juvenile hemangiomas. Hum Pathol 2000; 31(1): 11–22.
9. Mo JQ, Dimashkieh HH, Bove KE. GLUT1 endothelial reactivity distinguishes hepatic infantile hemangioma from congenital hepatic vascular malformation with associated capillary proliferation. Hum Pathol 2004; 35(2): 200–9.
10. Enjolras O, Mulliken JB. Vascular tumors and vascular malformations (new issues). Adv Dermatol 1997; 13: 375–423.
11. Dickie B, Dasgupta R, Nair R, Alonso MH, Ryckman FC, Tiao GM et al. Spectrum of hepatic hemangiomas: Management and outcome. J Pediatr Surg 2009; 44(1): 125–33.
12. DeAos I jC, North PE, editor. Hepatic Hemangioma: Not a singular entity. 15th International Workshop of the International Society of Vascular Anomalies; February 22, 2004; Wellington, New Zealand.
13. Paltiel HJ, Burrows PE, Kozakewich HPW. Solitary infantile liver hemangioma: A distinct clinico-pathologic entity. 15th International Workshop of the International Society of Vascular Anomalies; February 22, 2004; Wellington, New Zealand.
14. Han SJ, Tsai CC, Tsai HM, Chen YJ. Infantile hemangioendothelioma with a highly elevated serum alpha-fetoprotein level. Hepatogastroenterology 1998; 45(20): 459–61.
15. Seo IS, Min KW, Mirkin LD. Hepatic hemangioendothelioma of infancy associated with elevated alpha fetoprotein and catecholamine by-products. Pediatr Pathol 1988; 8(6): 625–31.
16. Sari N, Yalcin B, Akyuz C, Haliloglu M, Buyukpamukcu M. Infantile hepatic hemangioendothelioma with elevated serum alpha-fetoprotein. Pediatr Hematol Oncol 2006; 23(8): 639–47.
17. Jang HJ, Yu H, Kim TK. Contrast-enhanced ultrasound in the detection and characterization of liver tumors. Cancer Imaging 2009; 9: 96–103.
18. Wilson SR, Burns PN. An algorithm for the diagnosis of focal liver masses using microbubble contrast-enhanced pulse-inversion sonography. AJR Am J Roentgenol 2006; 186(5): 1401–12.
19. Lee JY, Choi BI, Han JK, Kim AY, Shin SH, Moon SG. Improved sonographic imaging of hepatic hemangioma with contrast-enhanced coded harmonic angiography: Comparison with MR imaging. Ultrasound

Med Biol 2002; 28(3): 287–95.

20. Dietrich CF, Mertens JC, Braden B, Schuessler G, Ott M, Ignee A. Contrast-enhanced ultrasound of histologically proven liver hemangiomas. *Hepatology* 2007; 45(5): 1139–45.

21. Sharif K, English M, Ramani P, Alberti D, Otte JB, McKiernan P et al. Management of hepatic epithelioid haemangio-endothelioma in children: What option? *Br J Cancer* 2004; 90(8): 1498–501.

22. Makhlouf HR, Ishak KG, Goodman ZD. Epithelioid hemangioendothelioma of the liver: A clinicopathologic study of 137 cases. *Cancer* 1999; 85(3): 562–82.

23. Guiteau JJ, Cotton RT, Karpen SJ, O'Mahony CA, Goss JA. Pediatric liver transplantation for primary malignant liver tumors with a focus on hepatic epithelioid hemangioendothelioma: The UNOS experience. *Pediatr Transplant* 2010; 14(3): 326–31.

24. Foley LS, Kulungowski AM. Vascular anomalies in pediatrics. *Adv Pediatr* 2015; 62(1): 227–55.

25. Moon SB, Kwon HJ, Park KW, Yun WJ, Jung SE. Clinical experience with infantile hepatic hemangioendothelioma. *World J Surg* 2009; 33(3): 597–602.

26. Ezekowitz RA, Mulliken JB, Folkman J. Interferon alfa-2a therapy for life-threatening hemangiomas of infancy. *N Engl J Med* 1992; 326(22): 1456–63.

27. Michaud AP, Bauman NM, Burke DK, Manaligod JM, Smith RJ. Spastic diplegia and other motor disturbances in infants receiving interferon-alpha. *Laryngoscope* 2004; 114(7): 1231–6.

28. Perez Payarols J, Pardo Masferrer J, Gomez Bellvert C. Treatment of life-threatening infantile hemangiomas with vincristine. *N Engl J Med* 1995; 333(1): 69.

29. Perez J, Pardo J, Gomez C. Vincristine—An effective treatment of corticoid-resistant life-threatening infantile hemangiomas. *Acta Oncol* 2002; 41(2): 197–9.

30. Kassarjian A, Dubois J, Burrows PE. Angiographic classification of hepatic hemangiomas in infants. *Radiology* 2002; 222(3): 693–8.

31. Draper H, Diamond IR, Temple M, John P, Ng V, Fecteau A. Multimodal management of endangering hepatic hemangioma: Impact on transplant avoidance: A descriptive case series. *J Pediatr Surg* 2008; 43(1): 120–5; discussion 6.

32. Kalicinski P, Ismail H, Broniszczak D, Teisserye J, Bacewicz L, Markiewicz-Kijewska M et al. Non-resectable hepatic tumors in children—Role of liver transplantation. *Ann Transplant* 2008; 13(2): 37–41.

33. Zenzen W, Perez-Atayde AR, Elisofon SA, Kim HB, Alomari AI. Hepatic failure in a rapidly involuting congenital hemangioma of the liver: Failure of embolotherapy. *Pediatr Radiol* 2009; 39(10): 1118–23.

34. Grabhorn E, Richter A, Fischer L, Krebs-Schmitt D, Ganschow R. Neonates with severe infantile hepatic hemangioendothelioma: Limitations of liver transplantation. *Pediatr Transplant* 2009; 13(5): 560–4.

35. Mahajan D, Miller C, Hirose K, McCullough A, Yerian L. Incidental reduction in the size of liver hemangioma following use of VEGF inhibitor bevacizumab. *J Hepatol* 2008; 49(5): 867–70.

36. Belmont L, Zemoura L, Couderc LJ. Pulmonary epithelioid haemangioendothelioma and bevacizumab. *J Thorac Oncol* 2008; 3(5): 557–8.

37. Stringer MD, Alizai NK. Mesenchymal hamartoma of the liver: A systematic review. *J Pediatr Surg* 2005; 40(11): 1681–90.

38. Weinberg AG, Finegold MJ. Primary hepatic tumors of childhood. *Hum Pathol* 1983; 14(6): 512–37.

39. Stocker JT. Hepatic tumors in children. *Clin Liver Dis* 2001; 5(1): 259–81, viii–ix.

40. Stocker JT, Ishak KG. Mesenchymal hamartoma of the liver: Report of 30 cases and review of the literature. *Pediatr Pathol* 1983; 1(3): 245–67.

41. Ishak K, Stocker, JT. Benign mesenchymal tumors and pseudotumors. In: Rosai J (ed). *Atlas of Tumor Pathology*. Washington, DC: Armed Forces Institute of Pathology, 2001: 71–157.

42. Hernandez JC, Alfonso C, Gonzalez L, Samada M, Ramos L, Cepero-Valdez M et al. Solid mesenchymal hamartoma in an adult: A case report. *J Clin Pathol* 2006; 59(5): 542–5.

43. Horton KM, Bluemke DA, Hruban RH, Soyer P, Fishman EK. CT and MR imaging of benign hepatic and biliary tumors. *Radiographics* 1999; 19(2): 431–51.

44. Meyers RL. Tumors of the liver in children. *Surg Oncol* 2007; 16(3): 195–203.

45. Edmondson HA. Differential diagnosis of tumors and tumor-like lesions of liver in infancy and childhood. *AMA J Dis Child* 1956; 91(2): 168–86.

46. Chiorean L, Cui XW, Tannapfel A, Franke D, Stenzel M, Kosiak W et al. Benign liver tumors in pediatric patients—Review with emphasis on imaging features. *World J Gastroenterol* 2015; 21(28): 8541–61.

47. Kim SH, Kim WS, Cheon JE, Yoon HK, Kang GH, Kim IO et al. Radiological spectrum of hepatic mesenchymal hamartoma in children. *Korean J Radiol* 2007; 8(6): 498–505.

48. Fukahori S, Tsuru T, Tanikawa K, Akiyoshi K, Asagiri K, Tanaka Y et al. Mesenchymal hamartoma of the liver accompanied by a daughter nodule: Report of a case. *Surg Today* 2007; 37(9): 811–6.

49. Helal A, Nolan M, Bower R, Mair B, Debich-Spicer D. Pathological case of the month. Mesenchymal hamartoma of the liver. *Arch Pediatr Adolesc Med* 1995; 149(3): 315–6.

50. von Schweinitz D, Dammeier BG, Gluer S. Mesenchymal hamartoma of the liver—New insight into histogenesis. *J Pediatr Surg* 1999; 34(8): 1269–71.

51. Sharif K, Ramani P, Lochbuhler H, Grundy R, de Ville de Goyet J. Recurrent mesenchymal hamartoma associated with 19q translocation. A call for more radical surgical resection. *Eur J Pediatr Surg* 2006; 16(1): 64–7.

52. Talmon GA, Cohen SM. Mesenchymal hamartoma of the liver with an interstitial deletion involving chromosome band 19q13.4: A theory as to pathogenesis? *Arch Pathol Lab Med* 2006; 130(8): 1216–8.

53. Cajaiba MM, Sarita-Reyes C, Zambrano E, Reyes-Mugica M. Mesenchymal hamartoma of the liver associated with features of Beckwith–Wiedemann syndrome and high serum alpha-fetoprotein levels. *Pediatr Dev Pathol* 2007; 10(3): 233–8.

54. Dehner LP, Ewing SL, Sumner HW. Infantile mesenchymal hamartoma of the liver. Histologic and ultrastructural observations. *Arch Pathol* 1975; 99(7): 379–82.

55. Cozzutto C, De Bernardi B, Comelli A, Soave F. Malignant mesenchymoma of the liver in children: A clinicopathologic and ultrastructural study. *Hum Pathol* 1981; 12(5): 481–5.

56. Baboiu OE, Saal H, Collins M. Hepatic mesenchymal hamartoma: Cytogenetic analysis of a case and review of the literature. *Pediatr Dev Pathol* 2008; 11(4): 295–9.

57. Sugito K, Kawashima H, Uekusa S, Inoue M, Ikeda T, Kusafuka T. Mesenchymal hamartoma of the liver originating in the caudate lobe with t(11;19) (q13;q13.4): Report of a case. *Surg Today* 2010; 40(1): 83–7.

58. Rajaram V, Knezevich S, Bove KE, Perry A, Pfeifer JD. DNA sequence of the translocation breakpoints in undifferentiated embryonal sarcoma arising in mesenchymal hamartoma of the liver harboring the t(11;19)(q11;q13.4) translocation. *Genes Chromosomes Cancer* 2007; 46(5): 508–13.

59. Laberge JM, Patenaude Y, Desilets V, Cartier L, Khalife S, Jutras L et al. Large hepatic mesenchymal hamartoma leading to mid-trimester fetal demise. *Fetal Diagn Ther* 2005; 20(2): 141–5.

60. Bessho T, Kubota K, Komori S, Ohtsuka Y, Uneo Y, Uematsu K et al. Prenatally detected hepatic hamartoma: Another cause of non-immune hydrops. *Prenat Diagn* 1996; 16(4): 337–41.

61. Cetin M, Demirpolat G, Elmas N, Yuce G, Cetingul N, Balik E. Stromal predominant type mesenchymal hamartoma of liver: CT and MR features. *Comput Med Imaging Graph* 2002; 26(3): 167–9.

62. Meinders AJ, Simons MP, Heij HA, Aronson DC. Mesenchymal hamartoma of the liver: Failed management by marsupialization. *J Pediatr Gastroenterol Nutr* 1998; 26(3): 353–5.

63. Murray JD, Ricketts RR. Mesenchymal hamartoma of the liver. *Am Surg* 1998; 64(11): 1097–103.

64. Shuto T, Kinoshita H, Yamada C, Hirohashi K, Shiokawa C, Kubo S et al. Bilateral lobectomy excluding the caudate lobe for giant mesenchymal hamartoma of the liver. *Surgery* 1993; 113(2): 215–22.

65. Luks FI, Yazbeck S, Brandt ML, Bensoussan AL, Brochu P, Blanchard H. Benign liver tumors in children: A 25-year experience. *J Pediatr Surg* 1991; 26(11): 1326–30.

66. Virgone C, Cecchetto G, Dall'Igna P, Zanon GF, Cillo U, Alaggio R. Mesenchymal hamartoma of the liver in older children: An adult variant or a different entity? Report of a case with review of the literature. *Appl Immunohistochem Mol Morphol* 2015; 23(9): 667–73.

67. Bejarano PA, Serrano MF, Casillas J, Dehner LP, Kato T, Mitral N et al. Concurrent infantile hemangioendothelioma and mesenchymal hamartoma in a developmentally arrested liver of an infant requiring hepatic transplantation. *Pediatr Dev Pathol* 2003; 6(6): 552–7.

68. Tepetes K, Selby R, Webb M, Madariaga JR, Iwatsuki S, Starzl TE. Orthotopic liver transplantation for benign hepatic neoplasms. *Arch Surg* 1995; 130(2): 153–6.

69. Sarkar M, Mulliken JB, Kozakewich HP, Robertson RL, Burrows PE. Thrombocytopenic coagulopathy (Kasabach–Merritt phenomenon) is associated with Kaposiform hemangioendothelioma and not with common infantile hemangioma. *Plast Reconstr Surg* 1997; 100(6): 1377–86.

70. Harper L, Michel JL, Enjolras O, Raynaud-Mounet N, Riviere JP, Heigele T et al. Successful management of a retroperitoneal kaposiform hemangioendothelioma with Kasabach–Merritt phenomenon using alpha-interferon. *Eur J Pediatr Surg* 2006; 16(5): 369–72.

71. Stocker JT, Ishak KG. Focal nodular hyperplasia of the liver: A study of 21 pediatric cases. *Cancer* 1981; 48(2): 336–45.

72. Kumagai H, Masuda T, Oikawa H, Endo K, Endo M, Takano T. Focal nodular hyperplasia of the liver: Direct evidence of circulatory disturbances. *J Gastroenterol Hepatol* 2000; 15(11): 1344–7.

73. McInnes MD, Hibbert RM, Inacio JR, Schieda N. Focal nodular hyperplasia and hepatocellular adenoma: Accuracy of gadoxetic acid-enhanced MR imaging—A systematic review. *Radiology* 2015; 277(2): 413–23.

74. Werb P, Scurry J, Ostor A, Fortune D, Attwood H. Survey of congenital tumors in perinatal necropsies. *Pathology* 1992; 24(4): 247–53.

75. Lack EE, Ornvold K. Focal nodular hyperplasia and hepatic adenoma: A review of eight cases in the pediatric age group. *J Surg Oncol* 1986; 33(2): 129–35.

76. Applegate KE, Ghei M, Perez-Atayde AR. Prenatal detection of a solitary liver adenoma. *Pediatr Radiol* 1999; 29(2): 92–4.

77. Agrawal S, Agarwal S, Arnason T, Saini S, Belghiti J. Management of hepatocellular adenoma: Recent advances. *Clin Gastroenterol Hepatol* 2015; 13(7): 1221–30.

78. Erdogan D, van Delden OM, Busch OR, Gouma DJ, van Gulik TM. Selective transcatheter arterial embolization for treatment of bleeding complications or reduction of tumor mass of hepatocellular adenomas. *Cardiovasc Intervent Radiol* 2007; 30(6): 1252–8.

79. Leese T, Farges O, Bismuth H. Liver cell adenomas. A 12-year surgical experience from a specialist hepatobiliary unit. *Ann Surg* 1988; 208(5): 558–64.

80. Rocourt DV, Shiels WE, Hammond S, Besner GE. Contemporary management of benign hepatic adenoma using percutaneous radiofrequency ablation. *J Pediatr Surg* 2006; 41(6): 1149–52.

81. Howlader N NA, Krapcho M, Garshell J, Miller D, Altekruse SF, Kosary CL et al. (eds). *SEER Cancer Statistics Review, 1975–2012*. Bethesda, MD: National Cancer Institute. Available from http://seercancergov /csr/1975_2012/, based on November 2014 SEER data submission, posted to the SEER web site, April 2015.

82. Spector LG, Birch J. The epidemiology of hepatoblastoma. *Pediatr Blood Cancer* 2012; 59(5): 776–9.

83. Finegold MJ. Hepatic tumors in childhood. In: Russo P RE, Piccoli DA (eds). *Pathology of Pediatric Gastrointestinal and Liver Disease*. New York, Springer-Verlag, 2004: 300–46.

84. Spector LG, Puumala SE, Carozza SE, Chow EJ, Fox EE, Horel S et al. Cancer risk among children with very low birth weights. *Pediatrics* 2009; 124(1): 96–104.

85. Spector LG, Johnson KJ, Soler JT, Puumala SE. Perinatal risk factors for hepatoblastoma. *Br J Cancer* 2008; 98(9): 1570–3.

86. Ikeda H, Hachitanda Y, Tanimura M, Maruyama K, Koizumi T, Tsuchida Y. Development of unfavorable hepatoblastoma in children of very low birth weight: Results of a surgical and pathologic review. *Cancer* 1998; 82(9): 1789–96.

87. Czauderna P, Haeberle B, Hiyama E, Rangaswami A, Krailo M, Maibach R et al. The Children's Hepatic tumors International Collaboration (CHIC): Novel global rare tumor database yields new prognostic factors in hepatoblastoma and becomes a research model. *Eur J Cancer* 2016; 52: 92–101.

88. Lopez-Terrada D, Alaggio R, de Davila MT, Czauderna P, Hiyama E, Katzenstein H et al. Towards an international pediatric liver tumor consensus classification: Proceedings of the Los Angeles COG liver tumors symposium. *Mod Pathol* 2014; 27(3): 472–91.

89. Hadzic N, Finegold MJ. Liver neoplasia in children. *Clin Liver Dis* 2011; 15(2): 443–62, vii–x.

90. Malogolowkin MH, Katzenstein HM, Meyers RL, Krailo MD, Rowland JM, Haas J et al. Complete surgical resection is curative for children with hepatoblastoma with pure fetal histology: A report from the Children's Oncology Group. *J Clin Oncol* 2011; 29(24): 3301–6.

91. Haas JE, Muczynski KA, Krailo M, Ablin A, Land V, Vietti TJ et al. Histopathology and prognosis in childhood hepatoblastoma and hepatocarcinoma. *Cancer* 1989; 64(5): 1082–95.

92. De Ioris M, Brugieres L, Zimmermann A, Keeling J, Brock P, Maibach R et al. Hepatoblastoma with a low serum alpha-fetoprotein level at diagnosis: The SIOPEL group experience. *Eur J Cancer* 2008; 44(4): 545–50.

93. Krush AJ, Traboulsi EI, Offerhaus JA, Maumenee IH, Yardley JH, Levin LS. Hepatoblastoma, pigmented ocular fundus lesions and jaw lesions in Gardner syndrome. *Am J Med Genet* 1988; 29(2): 323–32.

94. Finegold MJ, Lopez-Terrada DH, Bowen J, Washington MK, Qualman SJ. Protocol for the examination of specimens from pediatric patients with hepatoblastoma. *Arch Pathol Lab Med* 2007; 131(4): 520–9.

95. Honeyman JN, La Quaglia MP. Malignant liver tumors. *Semin Pediatr Surg* 2012; 21(3): 245–54.

96. Hiyama E. Pediatric hepatoblastoma: Diagnosis and treatment. *Transl Pediatr* 2014; 3(4): 293–9.

97. Hughes LJ, Michels VV. Risk of hepatoblastoma in familial adenomatous polyposis. *Am J Med Genet* 1992; 43(6): 1023–5.

98. DeBaun MR, Tucker MA. Risk of cancer during the first four years of life in children from The Beckwith–Wiedemann Syndrome Registry. *J Pediatr* 1998; 132(3 Pt 1): 398–400.

99. Kingston JE, Draper GJ, Mann JR. Hepatoblastoma and polyposis coli. *Lancet* 1982; 1(8269): 457.

100. Giardiello FM, Offerhaus GJ, Krush AJ, Booker SV, Tersmette AC, Mulder JW et al. Risk of hepatoblastoma in familial adenomatous polyposis. *J Pediatr* 1991; 119(5): 766–8.

101. Hirschman BA, Pollock BH, Tomlinson GE. The spectrum of APC mutations in children with hepatoblastoma from familial adenomatous polyposis kindreds. *J Pediatr* 2005; 147(2): 263–6.

102. Koch A, Denkhaus D, Albrecht S, Leuschner I, von Schweinitz D, Pietsch T. Childhood hepatoblastomas frequently carry a mutated degradation targeting box of the beta-catenin gene. *Cancer Res* 1999; 59(2): 269–73.

103. Taniguchi K, Roberts LR, Aderca IN, Dong X, Qian C, Murphy LM et al. Mutational spectrum of beta-catenin, AXIN1, and AXIN2 in hepatocellular carcinomas and hepatoblastomas. *Oncogene* 2002; 21(31): 4863–71.

104. Jeng YM, Wu MZ, Mao TL, Chang MH, Hsu HC. Somatic mutations of beta-catenin play a crucial role in the tumorigenesis of sporadic hepatoblastoma. *Cancer Lett* 2000; 152(1): 45–51.

105. Han ZG. Mutational landscape of hepatoblastoma goes beyond the Wnt-beta-catenin pathway. *Hepatology* 2014; 60(5): 1476–8.

106. Cairo S, Armengol C, De Reynies A, Wei Y, Thomas E, Renard CA et al. Hepatic stem-like phenotype and interplay of Wnt/beta-catenin and Myc signaling in aggressive childhood liver cancer. *Cancer Cell* 2008; 14(6): 471–84.

107. Gray SG, Eriksson T, Ekstrom C, Holm S, von Schweinitz D, Kogner P et al. Altered expression of members of the IGF-axis in hepatoblastomas. *Br J Cancer* 2000; 82(9): 1561–7.

108. Li X, Kogner P, Sandstedt B, Haas OA, Ekstrom TJ. Promoter-specific methylation and expression alterations of igf2 and h19 are involved in human hepatoblastoma. *Int J Cancer* 1998; 75(2): 176–80.

109. Sugawara W, Haruta M, Sasaki F, Watanabe N, Tsunematsu Y, Kikuta A et al. Promoter hypermethylation of the RASSF1A gene predicts the poor outcome of patients with hepatoblastoma. *Pediatr Blood Cancer* 2007; 49(3): 240–9.

110. Honda S, Haruta M, Sugawara W, Sasaki F, Ohira M, Matsunaga T et al. The methylation status of RASSF1A promoter predicts responsiveness to

chemotherapy and eventual cure in hepatoblastoma patients. *Int J Cancer* 2008; 123(5): 1117–25.

111. Adesina AM, Lopez-Terrada D, Wong KK, Gunaratne P, Nguyen Y, Pulliam J et al. Gene expression profiling reveals signatures characterizing histologic subtypes of hepatoblastoma and global deregulation in cell growth and survival pathways. *Hum Pathol* 2009; 40(6): 843–53.

112. Litten JB, Chen TT, Schultz R, Herman K, Comstock J, Schiffman J et al. Activated NOTCH2 is overexpressed in hepatoblastomas: An immunohistochemical study. *Pediatr Dev Pathol* 2011; 14(5): 378–83.

113. Tomlinson GE, Douglass EC, Pollock BH, Finegold MJ, Schneider NR. Cytogenetic evaluation of a large series of hepatoblastomas: Numerical abnormalities with recurring aberrations involving 1q12-q21. *Genes Chromosomes Cancer* 2005; 44(2): 177–84.

114. Gil-Garcia B, Baladron V. The complex role of NOTCH receptors and their ligands in the development of hepatoblastoma, cholangiocarcinoma and hepatocellular carcinoma. *Biol Cell* 2016; 108(2): 29–40.

115. Hwang SJ, Luo JC, Li CP, Chu CW, Wu JC, Lai CR et al. Thrombocytosis: A paraneoplastic syndrome in patients with hepatocellular carcinoma. *World J Gastroenterol* 2004; 10(17): 2472–7.

116. Komura E, Matsumura T, Kato T, Tahara T, Tsunoda Y, Sawada T. Thrombopoietin in patients with hepatoblastoma. *Stem Cells* 1998; 16(5): 329–33.

117. Grunewald T, von Luettichau I, Welsch U, Dorr H, Hopner F, Kovacs K et al. First report of combined ectopic ACTH-syndrome and PTHrP-induced hypercalcemia due to a hepatoblastoma. *Eur J Endocrinol* 2010; 162(4): 813–8.

118. Watanabe I, Yamaguchi M, Kasai M. Histologic characteristics of gonadotropin-producing hepatoblastoma: A survey of seven cases from Japan. *J Pediatr Surg* 1987; 22(5): 406–11.

119. Blohm ME, Vesterling-Horner D, Calaminus G, Gobel U. Alpha 1-fetoprotein (AFP) reference values in infants up to 2 years of age. *Pediatr Hematol Oncol* 1998; 15(2): 135–42.

120. Meyers RL, Tiao G, de Ville de Goyet J, Superina R, Aronson DC. Hepatoblastoma state of the art: Pre-treatment extent of disease, surgical resection guidelines and the role of liver transplantation. *Curr Opin Pediatr* 2014; 26(1): 29–36.

121. McCarville MB, Kao SC. Imaging recommendations for malignant liver neoplasms in children. *Pediatr Blood Cancer* 2006; 46(1): 2–7.

122. Mody RJ, Pohlen JA, Malde S, Strouse PJ, Shulkin BL. FDG PET for the study of primary hepatic malignancies in children. *Pediatr Blood Cancer* 2006; 47(1): 51–5.

123. Cistaro A, Treglia G, Pagano M, Fania P, Bova V, Basso ME et al. A comparison between (1)(8)F-FDG PET/CT imaging and biological and radiological findings in restaging of hepatoblastoma patients. *Biomed Res Int* 2013; 2013: 709037.

124. Roebuck DJ, Aronson D, Clapuyt P, Czauderna P, de Ville de Goyet J, Gauthier F et al. 2005 PRETEXT: A revised staging system for primary malignant liver tumours of childhood developed by the SIOPEL

group. *Pediatr Radiol* 2007; 37(2): 123–32; quiz 249–50.

125. Brown J, Perilongo G, Shafford E, Keeling J, Pritchard J, Brock P et al. Pretreatment prognostic factors for children with hepatoblastoma—Results from the International Society of Paediatric Oncology (SIOP) study SIOPEL 1. *Eur J Cancer* 2000; 36(11): 1418–25.

126. Meyers RL, Rowland JR, Krailo M, Chen Z, Katzenstein HM, Malogolowkin MH. Predictive power of pretreatment prognostic factors in children with hepatoblastoma: A report from the Children's Oncology Group. *Pediatr Blood Cancer* 2009; 53(6): 1016–22.

127. Ortega JA, Douglass EC, Feusner JH, Reynolds M, Quinn JJ, Finegold MJ et al. Randomized comparison of cisplatin/vincristine/fluorouracil and cisplatin/continuous infusion doxorubicin for treatment of pediatric hepatoblastoma: A report from the Children's Cancer Group and the Pediatric Oncology Group. *J Clin Oncol* 2000; 18(14): 2665–75.

128. Pritchard J, Brown J, Shafford E, Perilongo G, Brock P, Dicks-Mireaux C et al. Cisplatin, doxorubicin, and delayed surgery for childhood hepatoblastoma: A successful approach—Results of the first prospective study of the International Society of Pediatric Oncology. *J Clin Oncol* 2000; 18(22): 3819–28.

129. Zsiros J, Maibach R, Shafford E, Brugieres L, Brock P, Czauderna P et al. Successful treatment of childhood high-risk hepatoblastoma with dose-intensive multiagent chemotherapy and surgery: Final results of the SIOPEL-3HR study. *J Clin Oncol* 2010; 28(15): 2584–90.

130. Perilongo G, Maibach R, Shafford E, Brugieres L, Brock P, Morland B et al. Cisplatin versus cisplatin plus doxorubicin for standard-risk hepatoblastoma. *N Engl J Med* 2009; 361(17): 1662–70.

131. Malogolowkin MH, Katzenstein HM, Krailo M, Chen Z, Quinn JJ, Reynolds M et al. Redefining the role of doxorubicin for the treatment of children with hepatoblastoma. *J Clin Oncol* 2008; 26(14): 2379–83.

132. Schnater JM, Aronson DC, Plaschkes J, Perilongo G, Brown J, Otte JB et al. Surgical view of the treatment of patients with hepatoblastoma: Results from the first prospective trial of the International Society of Pediatric Oncology Liver Tumor Study Group. *Cancer* 2002; 94(4): 1111–20.

133. Lovvorn HN 3rd, Ayers D, Zhao Z, Hilmes M, Prasad P, Shinall MC Jr et al. Defining hepatoblastoma responsiveness to induction therapy as measured by tumor volume and serum alpha-fetoprotein kinetics. *J Pediatr Surg* 2010; 45(1): 121–8; discussion 9.

134. Medary I, Aronson D, Cheung NK, Ghavimi F, Gerald W, La Quaglia MP. Kinetics of primary tumor regression with chemotherapy: Implications for the timing of surgery. *Ann Surg Oncol* 1996; 3(6): 521–5.

135. Otte JB. Progress in the surgical treatment of malignant liver tumors in children. *Cancer Treat Rev*

2010; 36(4): 360–71.

136. Uchiyama M, Iwafuchi M, Naito M, Yagi M, Iinuma Y, Kanada S et al. A study of therapy for pediatric hepatoblastoma: Prevention and treatment of pulmonary metastasis. *Eur J Pediatr Surg* 1999; 9(3): 142–5.

137. Meyers RL, Katzenstein HM, Krailo M, McGahren ED 3rd, Malogolowkin MH. Surgical resection of pulmonary metastatic lesions in children with hepatoblastoma. *J Pediatr Surg* 2007; 42(12): 2050–6.

138. Passmore SJ, Noblett HR, Wisheart JD, Mott MG. Prolonged survival following multiple thoracotomies for metastatic hepatoblastoma. *Med Pediatr Oncol* 1995; 24(1): 58–60.

139. Feusner JH, Krailo MD, Haas JE, Campbell JR, Lloyd DA, Ablin AR. Treatment of pulmonary metastases of initial stage I hepatoblastoma in childhood. Report from the Childrens Cancer Group. *Cancer* 1993; 71(3): 859–64.

140. Hirakawa M, Nishie A, Asayama Y, Fujita N, Ishigami K, Tajiri T et al. Efficacy of preoperative transcatheter arterial chemoembolization combined with systemic chemotherapy for treatment of unresectable hepatoblastoma in children. *Jpn J Radiol* 2014; 32(9): 529–36.

141. Malogolowkin MH, Stanley P, Steele DA, Ortega JA. Feasibility and toxicity of chemoembolization for children with liver tumors. *J Clin Oncol* 2000; 18(6): 1279–84.

142. Han YM, Park HH, Lee JM, Kim JC, Hwang PH, Lee DK et al. Effectiveness of preoperative transarterial chemoembolization in presumed inoperable hepatoblastoma. *J Vasc Interv Radiol* 1999; 10(9): 1275–80.

143. Li JP, Chu JP, Yang JY, Chen W, Wang Y, Huang YH. Preoperative transcatheter selective arterial chemoembolization in treatment of unresectable hepatoblastoma in infants and children. *Cardiovasc Intervent Radiol* 2008; 31(6): 1117–23.

144. Xuewu J, Jianhong L, Xianliang H, Zhongxian C. Combined treatment of hepatoblastoma with transcatheter arterial chemoembolization and surgery. *Pediatr Hematol Oncol* 2006; 23(1): 1–9.

145. Oue T, Fukuzawa M, Kusafuka T, Kohmoto Y, Okada A, Imura K. Transcatheter arterial chemoembolization in the treatment of hepatoblastoma. *J Pediatr Surg* 1998; 33(12): 1771–5.

146. Bomgaars LR, Bernstein M, Krailo M, Kadota R, Das S, Chen Z et al. Phase II trial of irinotecan in children with refractory solid tumors: A Children's Oncology Group Study. *J Clin Oncol* 2007; 25(29): 4622–7.

147. Qayed M, Powell C, Morgan ER, Haugen M, Katzenstein HM. Irinotecan as maintenance therapy in high-risk hepatoblastoma. *Pediatr Blood Cancer* 2010; 54(5): 761–3.

148. Ijichi O, Ishikawa S, Shinkoda Y, Tanabe T, Okamoto Y, Takamatsu H et al. Response of heavily treated and relapsed hepatoblastoma in the transplanted liver to single-agent therapy with irinotecan. *Pediatr Transplant* 2006; 10(5): 635–8.

149. Palmer RD, Williams DM. Dramatic response of multiply relapsed hepatoblastoma to irinotecan (CPT-11).

Med Pediatr Oncol 2003; 41(1): 78–80.

150. Warmann SW, Armeanu S, Heigoldt H, Ruck P, Vonthein R, Heitmann H et al. Adenovirus-mediated cytosine deaminase/5-fluorocytosine suicide gene therapy of human hepatoblastoma in vitro. *Pediatr Blood Cancer* 2009; 53(2): 145–51.

151. Berger M, Neth O, Ilmer M, Garnier A, Salinas-Martin MV, de Agustin Asencio JC et al. Hepatoblastoma cells express truncated neurokinin-1 receptor and can be growth inhibited by aprepitant in vitro and in vivo. *J Hepatol* 2014; 60(5): 985–94.

152. Ilmer M, Garnier A, Vykoukal J, Alt E, von Schweinitz D, Kappler R et al. Targeting the neurokinin-1 receptor compromises canonical Wnt signaling in hepatoblastoma. *Mol Cancer Ther* 2015; 14(12): 2712–21.

153. Waters AM, Stewart JE, Atigadda VR, Mroczek-Musulman E, Muccio DD, Grubbs CJ et al. Pre-clinical evaluation of UAB30 in pediatric renal and hepatic malignancies. *Mol Cancer Ther* 2016; 15(5): 911–921.

154. Beckwith JB, Palmer NF. Histopathology and prognosis of Wilms tumors: Results from the First National Wilms' Tumor Study. *Cancer* 1978; 41(5): 1937–48.

155. Trobaugh-Lotrario AD, Finegold MJ, Feusner JH. Rhabdoid tumors of the liver: Rare, aggressive, and poorly responsive to standard cytotoxic chemotherapy. *Pediatr Blood Cancer* 2011; 57(3): 423–8.

156. Yuri T, Danbara N, Shikata N, Fujimoto S, Nakano T, Sakaida N et al. Malignant rhabdoid tumor of the liver: Case report and literature review. *Pathol Int* 2004; 54(8): 623–9.

157. Wagner LM, Garrett JK, Ballard ET, Hill DA, Perry A, Biegel JA et al. Malignant rhabdoid tumor mimicking hepatoblastoma: A case report and literature review. *Pediatr Dev Pathol* 2007; 10(5): 409–15.

158. Versteege I, Sevenet N, Lange J, Rousseau-Merck MF, Ambros P, Handgretinger R et al. Truncating mutations of hSNF5/INI1 in aggressive paediatric cancer. *Nature* 1998; 394(6689): 203–6.

159. Hollmann TJ, Hornick JL. INI1-deficient tumors: Diagnostic features and molecular genetics. *Am J Surg Pathol* 2011; 35(10): e47–63.

160. Ravindra KV, Cullinane C, Lewis IJ, Squire BR, Stringer MD. Long-term survival after spontaneous rupture of a malignant rhabdoid tumor of the liver. *J Pediatr Surg* 2002; 37(10): 1488–90.

161. Jayaram A, Finegold MJ, Parham DM, Jasty R. Successful management of rhabdoid tumor of the liver. *J Pediatr Hematol Oncol* 2007; 29(6): 406–8.

162. Cruz O, Laguna A, Vancells M, Krauel L, Medina M, Mora J. Fibrolamellar hepatocellular carcinoma in an infant and literature review. *J Pediatr Hematol Oncol* 2008; 30(12): 968–71.

163. Honeyman JN, Simon EP, Robine N, Chiaroni-Clarke R, Darcy DG, Lim, II et al. Detection of a recurrent DNAJB1-PRKACA chimeric transcript in fibrolamellar hepatocellular carcinoma. *Science* 2014; 343(6174): 1010–4.

164. Darcy DG, Chiaroni-Clarke R, Murphy JM, Honeyman JN, Bhanot U, LaQuaglia MP et al. The genomic landscape of fibrolamellar hepatocellular carcinoma: Whole genome sequencing of ten patients. *Oncotarget* 2015; 6(2): 755–70.

165. Lim, II, Farber BA, LaQuaglia MP. Advances in fibrolamellar hepatocellular carcinoma: A review. *Eur J Pediatr Surg* 2014; 24(6): 461–6.

166. Simon EP, Freije CA, Farber BA, Lalazar G, Darcy DG, Honeyman JN et al. Transcriptomic characterization of fibrolamellar hepatocellular carcinoma. *Proc Natl Acad Sci U S A* 2015; 112(44): E5916–25.

167. Suita S, Shono K, Tajiri T, Takamatsu T, Mizote H, Nagasaki A et al. Malignant germ cell tumors: Clinical characteristics, treatment, and outcome. A report from the study group for Pediatric Solid Malignant Tumors in the Kyushu Area, Japan. *J Pediatr Surg* 2002; 37(12): 1703–6.

168. Isaacs H Jr. Perinatal (fetal and neonatal) germ cell tumors. *J Pediatr Surg* 2004; 39(7): 1003–13.

169. Yoon JM, Burns RC, Malogolowkin MH, Mascarenhas L. Treatment of infantile choriocarcinoma of the liver. *Pediatr Blood Cancer* 2007; 49(1): 99–102.

170. Moon WK, Kim WS, Kim IO, Hong JH, Yeon KM, Han MC et al. Hepatic choriocarcinoma in a neonate: MR appearance. *J Comput Assist Tomogr* 1993; 17(4): 653–5.

171. Belchis DA, Mowry J, Davis JH. Infantile choriocarcinoma. Re-examination of a potentially curable entity. *Cancer* 1993; 72(6): 2028–32.

172. Picton SV, Bose-Haider B, Lendon M, Hancock BW, Campbell RH. Simultaneous choriocarcinoma in mother and newborn infant. *Med Pediatr Oncol* 1995; 25(6): 475–8.

173. Bolze PA, Weber B, Fisher RA, Seckl MJ, Golfier F. First confirmation by genotyping of transplacental choriocarcinoma transmission. *Am J Obstet Gynecol* 2013; 209(4): e4–6.

174. Witzleben CL, Bruninga G. Infantile choriocarcinoma: A characteristic syndrome. *J Pediatr* 1968; 73(3): 374–8.

175. Johnson EJ, Crofton PM, O'Neill JM, Wilkinson AG, McKenzie KJ, Munro FD et al. Infantile choriocarcinoma treated with chemotherapy alone. *Med Pediatr Oncol* 2003; 41(6): 550–7.

176. Mailly N, Delord JP, Dubois A, Gandia P. [Metastatic placental choriocarcinoma to mother and newborn: A case report]. *J Radiol* 2008; 89(4): 517–20.

177. Fraser GC, Blair GK, Hemming A, Murphy JJ, Rogers P. The treatment of simultaneous choriocarcinoma in mother and baby. *J Pediatr Surg* 1992; 27(10): 1318–9.

178. Szavay PO, Wermes C, Fuchs J, Schrappe M, Flemming P, von Schweinitz D. Effective treatment of infantile choriocarcinoma in the liver with chemotherapy and surgical resection: A case report. *J Pediatr Surg* 2000; 35(7): 1134–5.

179. Heath JA, Tiedemann K. Successful management of neonatal choriocarcinoma. *Med Pediatr Oncol* 2001; 36(4): 497–9.

180. Blohm ME, Gobel U. Unexplained anaemia and failure to thrive as initial symptoms of infantile choriocarcinoma: A review. *Eur J Pediatr* 2004; 163(1): 1–6.

181. Blohm ME, Calaminus G, Gnekow AK, Heidemann PH, Bolkenius M, Weinel P et al. Disseminated choriocarcinoma in infancy is curable by chemotherapy and delayed tumour resection. *Eur J Cancer* 2001; 37(1): 72–8.

182. Todani T, Tabuchi K, Watanabe Y, Tsutsumi A. True hepatic teratoma with high alpha fetoprotein in serum. *J Pediatr Surg* 1977; 12(4): 591–2.

183. Kraudel K, Williams CH. Ultrasound case report of hepatic teratoma in newborn. *J Clin Ultrasound* 1984; 12(2): 98–101.

184. Witte DP, Kissane JM, Askin FB. Hepatic teratomas in children. *Pediatr Pathol* 1983; 1(1): 81–92.

185. Tapper D, Lack EE. Teratomas in infancy and childhood. A 54-year experience at the Children's Hospital Medical Center. *Ann Surg* 1983; 198(3): 398–410.

186. Spiess PE, Kassouf W, Brown GA, Kamat AM, Liu P, Gomez JA et al. Surgical management of growing teratoma syndrome: The M. D. Anderson cancer center experience. *J Urol* 2007; 177(4): 1330–4; discussion 4.

187. Jeffery GM, Theaker JM, Lee AH, Blaquiere RM, Smart CJ, Mead GM. The growing teratoma syndrome. *Br J Urol* 1991; 67(2): 195–202.

188. Littooij AS, McHugh K, McCarville MB, Sebire NJ, Bahrami A, Roebuck DJ. Yolk sac tumour: A rare cause of raised serum alpha-foetoprotein in a young child with a large liver mass. *Pediatr Radiol* 2014; 44(1): 18–22.

189. Blumgart LH. *Surgery of the Liver, Biliary Tract and Pancreas*, 4th edn. Philadelphia, PA, USA: Saunders Elsevier, 2007.

190. Wheatley JM, Rosenfield NS, Berger L, LaQuaglia MP. Liver regeneration in children after major hepatectomy for malignancy—Evaluation using a computer-aided technique of volume measurement. *J Surg Res* 1996; 61(1): 183–9.

191. Guerin F, Gauthier F, Martelli H, Fabre M, Baujard C, Franchi S et al. Outcome of central hepatectomy for hepatoblastomas. *J Pediatr Surg* 2010; 45(3): 555–63.

192. Couinaud C. [The anatomy of the liver]. *Ann Ital Chir* 1992; 63(6): 693–7.

193. Fong Y, Brennan MF, Brown K, Heffernan N, Blumgart LH. Drainage is unnecessary after elective liver resection. *Am J Surg* 1996; 171(1): 158–62.

先天性中胚层细胞肾瘤和肾母细胞瘤

Philip J. Hammond   Robert Carachi

引言

先天性中胚层细胞肾瘤(congenital meso-blastic nephroma,CMN)最早由 Kastner 于 1921 年描述[1],是新生儿中最常见的肾肿瘤,但在儿童晚期较为少见。CMN 又称胎儿肾错构瘤、婴儿间充质错构瘤或脂肪肌瘤性错构瘤。CMN 占儿童肾肿瘤的 2.8%,其平均发病年龄为 3.4 个月,而肾母细胞瘤的平均发病年龄为 3 岁[2]。据报道,1 岁或 1 岁以下儿童原发肿瘤的发病率为 22.8%[3]。3 个月以下的儿童肾肿瘤通常为 CMN。大多数 CMN 起源于胎儿,并在出生后一周内发现,其结构和生物学行为与肾母细胞瘤不同。与肾脏囊性病变相比,实性肾肿瘤在新生儿中很少见,仅占新生儿肿瘤的 8%。在儿童癌症小组(Children's Cancer Group,CCG)的一项新生儿研究中,共 25 例新生儿肾肿瘤,其中 17 例为 CMN,其余为肾母细胞瘤[4]。虽然产前超声可以检测到子宫内胎儿的肾肿瘤,但无法区分 CMN 和肾母细胞瘤。CMN 和肾母细胞瘤在新生儿中都表现为可触及的腹部肿块,其中,CMN 的男女发病率之比为 2∶1,而肾母细胞瘤的男女发病率之比为 1∶1。

病理学与细胞遗传学

Bolande 及其合作者[5]在 1967 年发现 CMN 是一种独特的病变。CMN 具有良性的临床行为,其病理组织学特征为瘤体内间充质干细胞占优势,并缺乏典型的肾母细胞瘤的恶性上皮成分,这些特征可以将它从临床和病理上与真正的先天性肾母细胞瘤区别开来。由于 CMN 具有更明显的浸润生长趋势,因此它与生长潜力有限的错构瘤也不一样。CMN 通常是实性的单侧肿瘤,有时体积可以很大。

CMN 是由成纤维细胞和肌成纤维细胞交织成束的梭形细胞肿瘤。肿瘤多在肾周脂肪内有着不规则的边缘,因此选择较大切缘的肿瘤完全切除是比较理想的术式。不完全切除会导致肿瘤复发,复发多数发生于术后一年内。手术彻底切除后无需辅助化疗或放疗[6]。

非典型和更具侵袭性的中胚层细胞肾瘤往往质地较软,肿瘤内多伴有大量的出血和坏死区域,细胞成分较多,通常没有可肉眼识别的正常肾小球或小管成分。

另一种变异是先天性囊性中胚层细胞肾瘤(细胞变异),可表现为单个的出血性囊肿。这可以在患儿出生前即被发现,并被误诊为肾出血。囊肿壁由典型的有丝分裂活跃的小圆形和梭形细胞组成,据此可诊断为 CMN[7]。对该肿瘤的治疗以外科手术为主。

Gaillard 和其同事[8]最近报道了 35 例 CMN 患儿的病理学特征和分子学特征。根据细胞学标准,其中 14 例为经典型 CMN,4 例为部分细胞型 CMN,17 例为细胞型 CMN。患儿的平均年龄分别为 24 天、11 天和 70 天。在所有病例中,共 13 例肿瘤局限于肾内(Ⅰ期),此外,共有 9 例经典型 CMN,3 例部分细胞型 CMN 和 5 例细胞型 CMN 延伸至肾周脂肪(Ⅱ期),其余 5 例细胞型肿瘤则发生了破裂

（Ⅲ期）。为评价细胞增殖活性，对 19 例 CMN 进行了核仁组成区（Ag-NOR）蛋白银染，发现无论处于何种阶段的经典型和部分细胞型 CMN 细胞内 Ag-NOR 数量均显著低于细胞型 CMN。而在所有细胞型 CMN 中，1 例复发并有致命结局的细胞型 CMN 患儿的 Ag-NOR 平均数量更高。一些指标例如 Ag-NOR 点数、DNA 含量、组织学亚型的分类、手术边缘是否有肿瘤等，可能会有助于判断肾切除术后患者进一步治疗的需要。

t（12;15）（p13;q25）是一个特征性的染色体易位，可导致位于 12p13 的 *ETV6*（TEL）基因与位于 15q25 的 NRTK3 神经营养素 -3 受体基因（TRKC）融合，该融合突变是婴儿型纤维肉瘤和 CMN 细胞变异的特征，表明这两种情况之间有着密切的关系[9]。

人表皮生长因子受体（human epidermal growth factor receptor，HER）在肾小管形态发育中起着重要作用。有研究评估了 HER2 在肾肿瘤中的表达，并探讨了其在肿瘤发生过程的作用机制：HER2 的扩增和过度表达可增加肿瘤的转移潜能并促进了肿瘤的化疗耐药性[10]。

据报道，肾素分泌异常和高血压是 CMN 的共同特征，有研究报道了肾素免疫反应染色的特殊模式，表明中胚层细胞肾瘤是肾素生成增加的一个来源，并由此导致了患儿的高血压[11-12]。肾素最强烈的染色出现在瘤体内的皮质区域，位于肾小球血管壁细胞。

临床特征

CMN 在新生儿患者中通常表现为一个巨大的，无张力的腹部肿块。常见于羊水过多的患儿和早产儿中，目前原因尚未明确。CMN 患儿的男女发病比例约在 1.8∶1~3∶1 之间[6,12]。高血压是 CMN 患儿的一个特征性表现，其术前高血压与术中心脏停搏的发生率有关，部分患儿可表现有血尿。在先天性囊性中胚层细胞肾瘤变异中，患者可能会出现瘤内出血。CMN 和肾母细胞瘤的临床特征、诊断、鉴别诊断和治疗的区别可用思维导图的模式加以展示（图 94.1）。

详细的产前超声扫描可发现患儿肾脏的实体肿瘤。腹部平片则显示为一个巨大的软组织腹部肿块，肿块内较少见到钙化。超声可显示肾脏来源的实性肿块，最常见为肾内混合回声肿块（图 94.2）。CMN 易与新生儿肾积水或多囊肾相鉴别[13]，肾积水或多囊肾在超声中呈透亮的表现。磁共振成像（MRI）则能对肾肿瘤及其周围结构进行成像和分辨。

治疗

对于 CMN，彻底切除后无需辅助放疗或化疗即可治愈，即使术中出现肿瘤破裂，手术切除仍可达到治愈，局部复发很少见。CMN 的远处转移虽有报道，但极为罕见[14]。对 38 例 CMN 的回顾性分析显示，共 7 例患儿出现复发，3 例患儿最终死亡。根据报道的分析，手术切缘阳性是肿瘤复发的唯一具有统计学意义的预测因子。冰冻切片可有助于术中取得无瘤边缘。最新展开的肿瘤分子生物学研究可进一步揭示肿瘤的行为，并为术后进一步治疗提供参考。

术前准备

术前采集患儿血样进行全血细胞计数、测定血型和交叉配血。CMN 已被证明可产生高水平的肾素、活性肾素和非活性肾素，因此术前应该进行这些肿瘤标志物的检测[12]。此外，红细胞生成素水平也应进行检测。为了防止围手术期危险的血压波动，需要对患儿的血压进行仔细的监测和控制。为此，可在患儿的颈静脉 / 锁骨下静脉穿刺插入中心静脉导管并静脉输液，以及动脉插管监测血压。

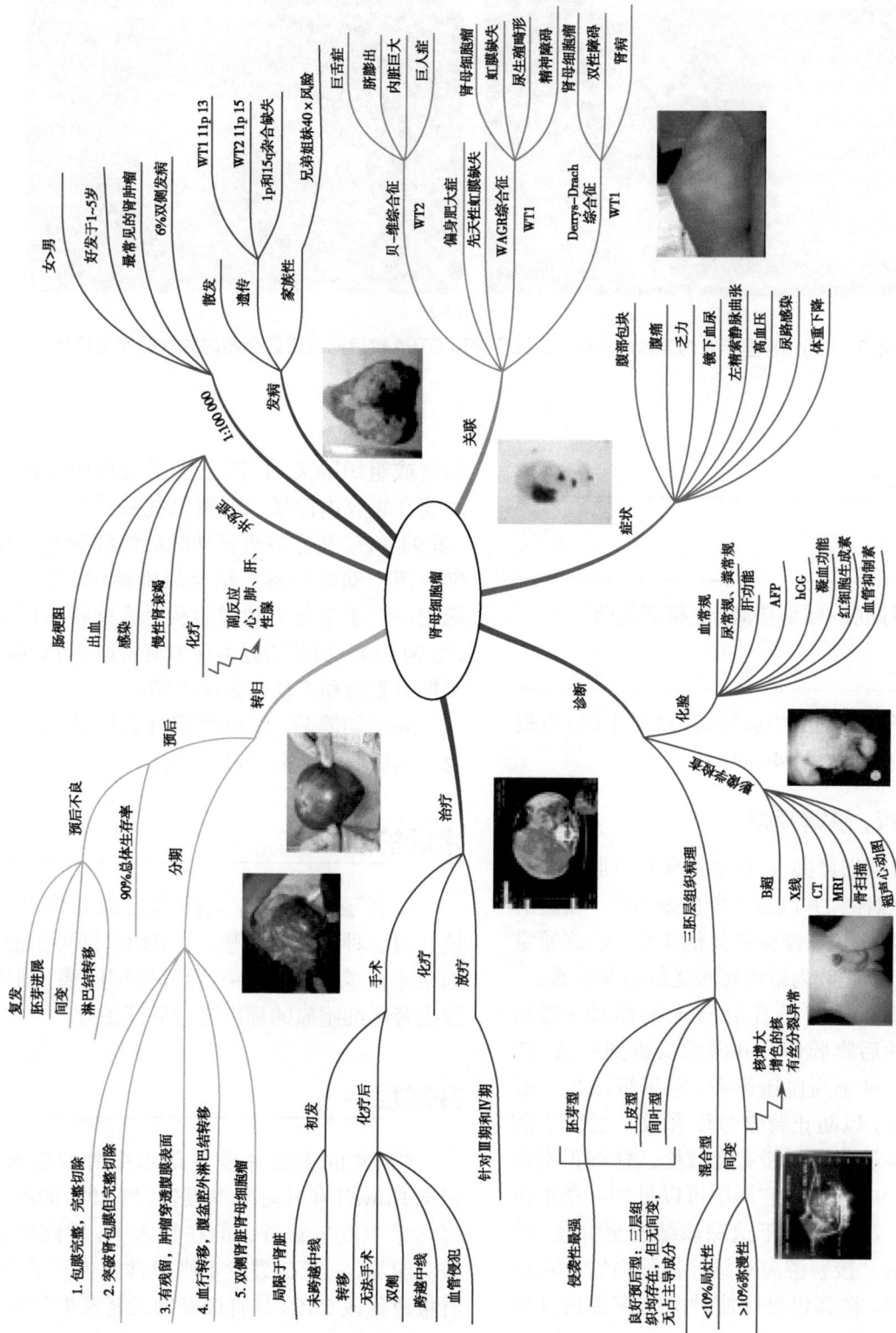

图 94.1 思维导图(From *Practical Problems in Pediatric Surgery—An Atlas and Mind Maps*, Eds. R. Keilani et al., Jaypee Brothers, ISBN 978 81 8448 7237)

肾母细胞瘤

发病
- 1:100 000
- 女>男
- 好发于1~5岁
- 最常见的肾肿瘤
- 6%双侧发病
- 散发
- 遗传
- 家族性
  - WT1 11p 13
  - WT2 11p 15
  - 1p和15q杂合缺失
  - 兄弟姐妹40×风险

关联
- 贝-维综合征
  - 巨舌症
  - 脐膨出
  - 内脏巨大
  - 巨人症
- 偏身肥大症
- 先天性虹膜缺失
- WAGR综合征
  - 肾母细胞瘤
  - 虹膜缺失
  - 尿生殖畸形
  - 精神障碍
- WT1
- Denys-Drach综合征
  - 肾母细胞瘤
  - 双性畸形
  - 肾病
- WT1

症状
- 腹部包块
- 腹痛
- 乏力
- 镜下血尿
- 左精索静脉曲张
- 高血压
- 尿路感染
- 体重下降

诊断
- 化验
  - 血常规
  - 尿常规、粪常规
  - 肝功能
  - AFP
  - hCG
  - 凝血功能
  - 红细胞生成素
  - 血管紧张素
- 影像学检查
  - B超
  - X线
  - CT
  - MRI
  - 骨扫描
  - 超声心动图
- 三胚层组织病理
  - 胚芽型
  - 上皮型
  - 间叶型
  - 混合型
  - 间变
    - 核增大
    - 深色的核
    - 有丝分裂异常

治疗
- 放疗
  - 针对Ⅲ期和Ⅳ期
- 化疗
- 手术
  - 初发
  - 化疗后
  - 局限于肾脏
  - 未跨过中线
  - 转移
  - 无法手术
  - 双侧
  - 跨过中线
  - 血管侵犯

预后
- 分期
  - 1. 包膜完整, 完整切除
  - 2. 突破肾包膜但完整切除
  - 3. 有残留, 肿瘤穿透浆膜表面
  - 4. 血行转移, 腹盆腔外淋巴结转移
  - 5. 双侧肾脏肾母细胞瘤
- 90%总体生存率
- 预后不良
  - 复发
  - 胚芽进展
  - 间变
  - 淋巴结转移

间变型
- 良好预后型: 三层组织均存在, 但无间变, 无巨大主导成分
- <10%局灶性
- >10%弥漫性
- 胚芽型侵袭性最强

转归
- 化疗
  - 副反应
    - 心、肺、肝、性腺
  - 肠梗阻
  - 出血
  - 感染
  - 慢性肾衰竭

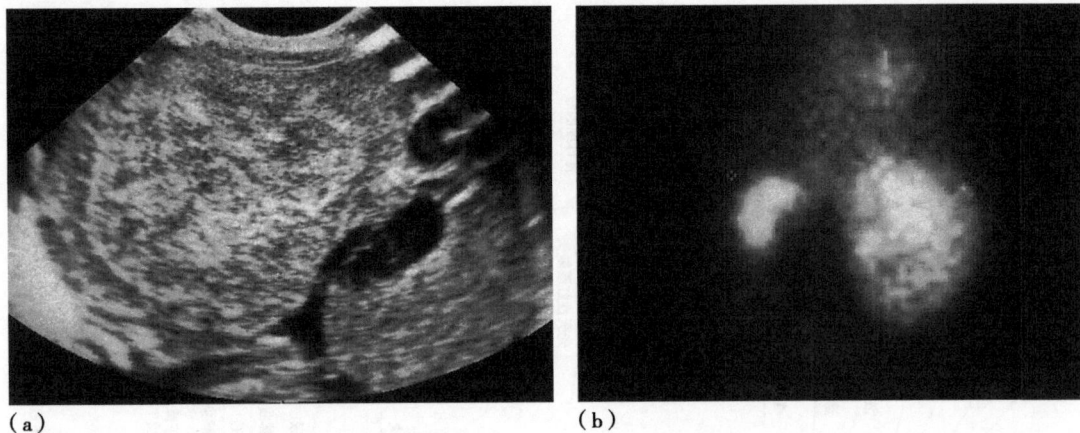

（a）   （b）

图 94.2 （a）超声显示肾内混合回声肿块。（b）^{99m}Tc-DTPA 肾造影成像显示肾内肿块的代谢特征

手术技巧

位置

患者仰卧，腰部垫高，使腹部前凸。

切口

选择单侧的上中腹横切口（过中线）以提供足够的术野（图 94.3a）。

剖腹探查，暴露肾蒂

由腹部切口进入，注意避免切开肿瘤。推动小肠至对侧，并以盐水巾覆盖小肠。检查肝脏和对侧肾脏是否存在其他疾病，但这通常很少见。取腹腔内游离腹水送细胞学检查。

以手抓取覆盖在肿瘤上的结肠，将结肠外侧的后腹膜切开并向前反折到中线（图 94.3b）。对于高血压患者，应尽量减少对肿瘤的挤压，以防止肾素过度释放。触诊下腔静脉和肾静脉以判断有无瘤栓。仔细识别输尿管（图 94.3c），在它周围可以见到一条束带样结构。尽可能向下追踪该结构至骨盆，结扎并离断。接着游离和结扎性腺血管。在游离肿瘤前，将其包裹住使肿瘤与腹腔内其他器官或组织隔离，以防止手术过程中溢出的肿瘤在腹腔内散播。双重结扎和分离肾静脉（图 94.3d），充分游离肾动脉后缝线缝扎。仔细分离主动脉旁淋巴结及周围组织，并详细标记。以手指分离肿瘤后从后腹壁将其切除（图 94.3e）。切除的标本应含有肾脏、肾筋膜、腰椎旁脂肪和主动脉旁淋巴结。

肿瘤切除后，以电凝或缝合结扎充分止血。术后通常不需要进行引流。

术后护理

中胚层细胞肾瘤切除术后患儿恢复较快。对这种良性肾肿瘤，手术切除即可治愈。如果术后病理显示肿瘤为肾母细胞瘤，则应根据肾母细胞瘤的标准进行后续治疗。

并发症

CMN 的主要并发症是术中肿瘤破裂。根据 Howell 和其同事[6] 报告，约 20% 的肿瘤可在术中发生破裂。但在临床中，肿瘤破裂极为罕见，一旦破裂发生则通常发生于术中。有报道称该 CMN 具有极好的无复发生存率。

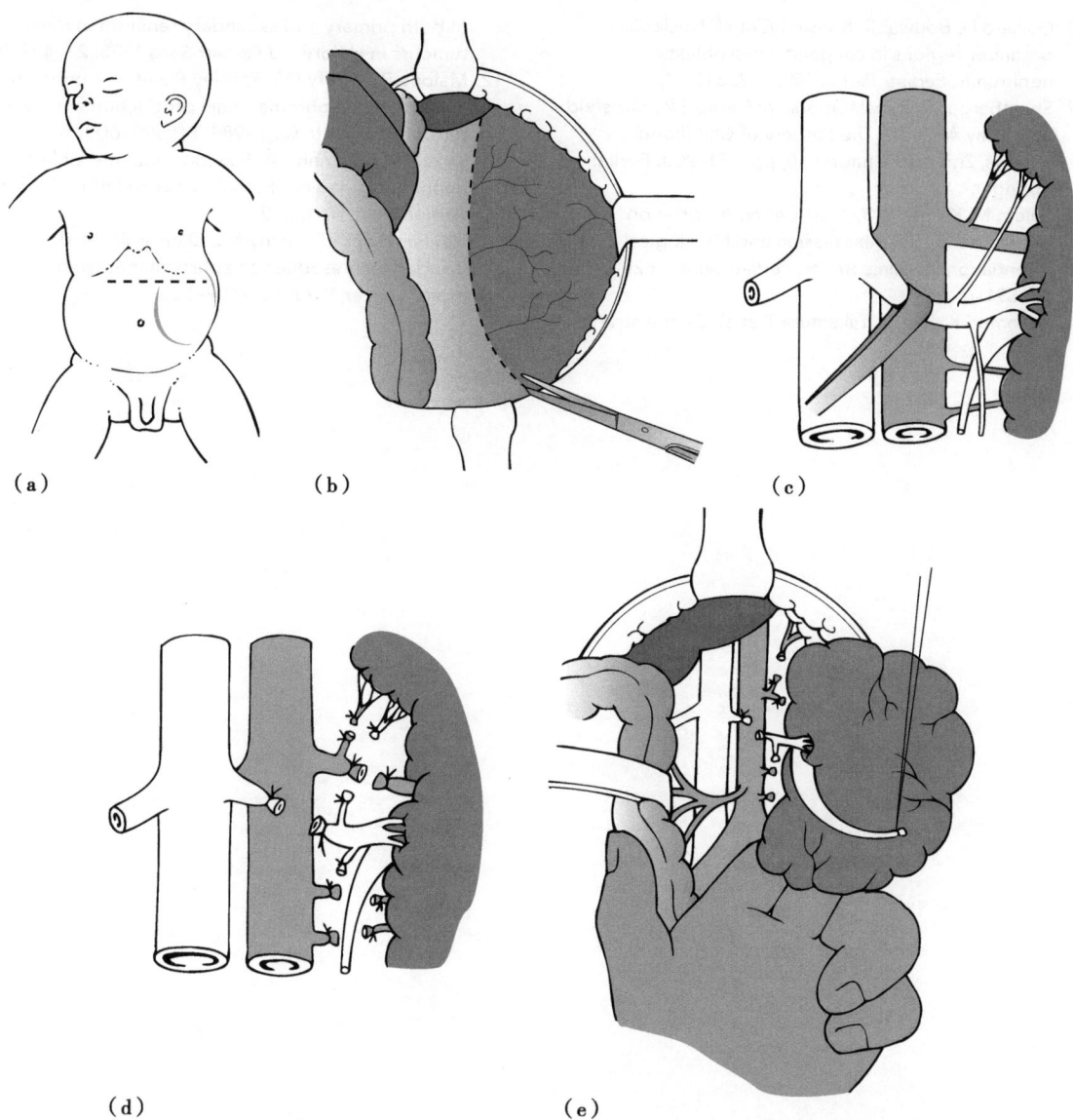

图 94.3 左中胚层细胞肾瘤切除术：(a)切口；(b)抓取结肠，切开后腹膜；(c)识别输尿管、性腺血管和肾血管；(d)结扎并分离输尿管和性腺血管，结扎并分离肾静脉和动脉；(e)用锐性和钝性剥离法从后腹壁切除肿瘤

（管忠海 译　王金湖 审校）

参考文献

1. Kastner. Nierensarckon ber einem siebenmonatlichen. *Fotus Ztschn Path* 1921; 25: 1.
2. Crom DB, Wilimas HA, Green AA et al. Malignancy in the neonate. *Med Pediatr Oncol* 1989; 17: 101–04.
3. Campbell AN, Chan HSL, O'Brien A et al. Malignant tumours in the neonate. *Arch Dis Child* 1987; 62: 19–23.
4. Ritchey ML, Azizkhan RG, Beckwith JB et al. Neonatal Wilms' tumour. *J Pediatr Surg* 1995; 30: 856–9.
5. Bolande RP, Brough AJ, Izant RJ. Congenital mesoblastic nephroma of infancy. A report of 8 cases and the relationship to Wilms' tumour. *Pediatrics* 1967; 40: 272–8.
6. Howell CG, Otherson HB, Kiviat NE et al. Therapy and outcome in 51 children with mesoblastic nephroma. A report of the National Wilms' Tumour Study. *J Pediatr Surg* 1982; 17: 826–31.
7. Murthi S, Carachi R, Howatson A. Congenital cystic mesoblastic nephroma (cellular variant), (unilocular, haemorrhagic). Personal communication.

8. Gaillard D, Bouvier R, Sonsino E et al. Nucleolar organizer regions in congenital mesoblastic nephroma. *Pediatr Pathol* 1992; 12: 811–21.

9. Shamberger R. Renal tumors. In: Carachi R., Grosfeld JL., Azmy AF (eds). *The Surgery of Childhood Tumors*, 2nd edn. Chapter 10, pp. 171–200. Berlin: Springer.

10. Salem M, Kinoshita Y, Tajiri T et al. Association between the HER2 expression and histological differentiation in Wilms tumor. *Pediatr Surg Int* 2006; 22: 891–6.

11. Yokomori K, Hori T, Takemura T et al. Demonstration of both primary and secondary reninism in renal tumours in children. *J Pediatr Surg* 1988; 23: 403–9.

12. Malone PS, Duffy PG, Ransley PG et al. Congenital mesoblastic nephroma, renin production and hypertension. *J Pediatr Surg* 1989; 24: 599–600.

13. Kirks DR, Kaufman RA. Function with mesoblastic nephroma: Imaging–Pathologic correlation. *Pediatr Radiol* 1989; 19: 136–9.

14. Heidelberger KP, Ritchy ML, Dauser RC et al. Congenital mesoblastic nephroma metastatic to brain. *Cancer* 1993; 72: 2499–505.

新生儿卵巢肿块

Rachael L. Polis　Mary E. Fallat　Chad Wiesenauer

引言

几十年来,产前和产后的超声检查帮助了临床医师辨别围产期卵巢囊肿和其他腹腔内肿块。真正的卵巢肿瘤极为罕见,常见的卵巢肿物多为单纯的卵巢囊肿,巨大或复杂的卵巢囊肿往往需要手术治疗。治疗方法有多种,包括抽吸(包括产前和产后)、手术切除及观察随访,可根据患儿的影像学检查结果和临床情况来选择恰当的治疗方式。

病因学

虽然病因还未完全了解,但人们普遍认为卵巢囊肿起源于卵泡。60% 的新生儿卵巢内已经可以找到成熟的卵子。胎儿卵泡刺激素(follicle-stimulating hormone,FSH)、胎儿黄体生成素(luteinizing hormone,LH)、雌激素(来自母体、胎盘和胎儿)和胎盘人绒毛膜促性腺激素(human chorionic gonadotropin,hCG)均可刺激胎儿的卵泡生长[1-3]。若母体患有糖尿病、Rh 同种免疫疾病或先兆子痫,其所生的婴儿则有更高的概率发生卵巢囊肿,这与胎盘绒毛膜促性腺激素释放增加有关[4]。Akin 等[5] 回顾了 20 例经产前诊断的卵巢囊肿患儿,其中 5 例患儿的母亲患有妊娠糖尿病,2 例患儿的母亲患有先兆子痫,1 例患儿与母亲的 Rh 血型不相容,而所有 20 例患儿的母亲均存在羊水过多。继发于非特异性垂体糖蛋白激素合成异常的先天性甲状腺功能减退症的患儿也会产生卵巢囊肿[4]。

出生时,由于新生儿体内的 hCG 和雌激素水平急剧下降,只剩下胎儿垂体促性腺激素 LH 和 FSH 来刺激或维持卵泡发育。由于 4~6 月龄的婴儿体内的 LH 和 FSH 分泌量减少,其下丘脑和垂体对激素的负反馈调节更为敏感。这时,大部分激素对卵泡的刺激作用都会停止,卵巢囊肿即开始退化。单纯性卵巢囊肿通常在 1~6 个月内可自然消退[1,6-8]。

Enriquez 等[9] 提出了另一种理论,认为胎儿卵巢囊肿形成的根本原因为原始性腺的异常发育,而不仅仅是激素的刺激。囊肿的形成是生殖腺发育不良时生发上皮分泌的结果。卵巢囊肿的发病机制可能与此不同。

发病率

正常的新生儿卵巢内有数个直径 4~5mm 的散在无回声囊肿。超过 80% 的新生儿卵巢囊肿直径小于 9mm,约 20%~34% 的卵巢囊肿 > 9mm。一般认为最大直径小于 2cm 的新生儿卵巢囊肿是正常的,不太可能引发问题。

扭转

当一个相对较大的、可移动的肿块伴有细长的蒂时,就有可能会发生扭转。多数作者认为直径大于 4cm 或 5cm 的卵巢囊肿有很高的并发症风险,最常见的即为卵巢扭转[1,6-8,10-12]。其他更保守的作者则以直径 2cm 来指导治疗[13]。复杂的异质性卵巢囊肿更可能发生扭转,而且可能发生卵巢自截[13-15]。

病理学

只有在手术切除的情况下才可能对肿物进行病理检查，病理结果通常显示为卵巢囊肿。绝大多数卵巢囊肿为滤泡性囊肿。扭转的卵巢会经历一个复杂的缺血过程，因此病理检查可能不会发现任何可识别的卵泡或卵巢实质。卵巢肿瘤在新生儿中很少见，但查阅文献仍可发现一些病例。Brandt 等[1] 对257 例经产前诊断的卵巢囊肿进行了广泛的英文文献回顾。在 170 例经手术切除的卵巢中，一共报告了 3 例囊腺瘤和 2 例畸胎瘤。三位其他作者亦报告了产前的卵巢肿瘤，包括 2例生殖细胞肿瘤，1 例畸胎瘤和 1 例浆液性囊腺瘤[13,16-17]。此外，在胎儿尸检中发现了两例卵巢癌的报告，分别为来自胎龄 30 周患儿的双侧卵巢癌和来自死胎的颗粒细胞癌[18-19]。青少年颗粒细胞瘤由于具有侵袭性而被认为是恶性肿瘤，共有三份报告描述了其在小于7 个月婴儿中的发病[20-22]。此外，还有文章报道了 1 岁以下儿童的卵巢内胚窦瘤和畸胎瘤各 1 例[23]。

病史和体格检查

大多数患有卵巢囊肿的新生儿在出生时都会进行常规的体格检查。由于卵巢是婴儿腹腔内的一个器官，大的囊肿可压迫肠管，表现为可触及的，但一般无张力的肿块。这些婴儿很少有肠梗阻或肾积水的症状[5]。

临床特征

大多数的新生儿卵巢囊肿是在妊娠晚期，约 28 周时由产前超声诊断出来的。

诊断

超声是患儿和母亲的首选影像学检查，与其他成像方式相比，超声具有快速、便宜和安全的优点。一些作者认为 MRI 更可靠[24]，但其他人并不赞同[25]，因为 MRI 费用高，且需要对患儿进行镇静。超声诊断的基本标准如下：下腹或侧腹部囊性结构，以及正常的泌尿道和胃肠道[25]。鉴别诊断包括脐尿管囊肿、肠重复畸形、子宫阴道积液、胆总管囊肿、肾囊肿、肾积水、膀胱扩张、胎粪囊肿、十二指肠闭锁、脊髓脊膜前膨出、肠系膜囊肿、淋巴管瘤、网膜囊肿，后三者最易与卵巢囊肿混淆[1,8,26-27]。

Nussbaum 等[28] 在 1988 年提出了单纯性和复杂性卵巢囊肿的诊断标准。单纯性卵巢囊肿完全无回声，囊壁薄甚至不可察觉（图 95.1），而复杂囊肿内往往显示有液体 / 碎片平面，囊肿内多有凝块，存在间隔，或含有固体成分（图 95.2）。复杂的异质性卵巢囊肿和囊肿内存在液体碎片平面可能是卵巢扭转

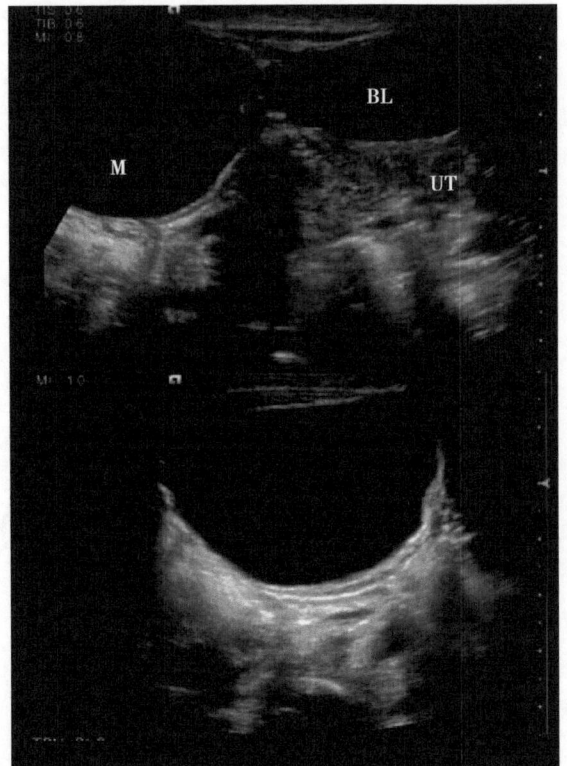

图 95.1 上图：生后第一天的腹部超声图像（M = 肿块，BL = 膀胱，UT = 子宫）。下图：同样的腹部超声图像，肿块考虑为一个 4.8cm×3.2cm×4.7cm 的单纯卵巢囊肿，内部无回声，未见囊肿壁

的一个标志。Monnery Noche 等[13] 报道的大部分"复杂"的囊肿都与扭转有关,剩下的则为囊内出血。产后超声检查显示不同于产前位置的囊性肿块或影像学上发现的囊内钙化可以诊断或怀疑卵巢囊肿发生自截[14]。

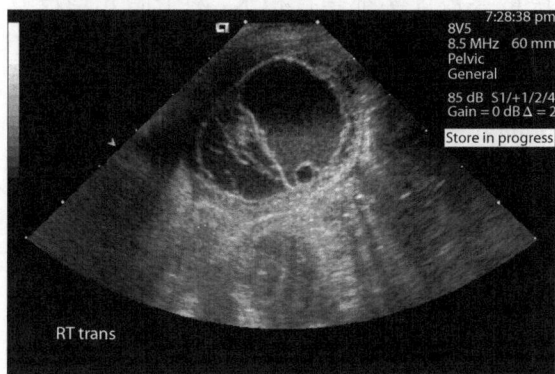

图 95.2 复杂卵巢肿块(2.5cm×3.5cm)的腹部超声图像。特征为相对较厚的囊壁,液体/碎片平面,以及囊肿内多发的分隔。这个卵巢已经发生了扭转并且失去了活性

演变

尽管每个人的预测各不相同,产前和产后超声检查仍有助于判断卵巢囊肿的生物学行为。44%~70% 经产前诊断的单纯囊肿在产后第一次超声检查时可能会因为发生扭转而转变为复杂囊肿[8,13,29-31]。1992—2008 年发表的 5 项研究纳入了所有不同大小的单纯囊肿。一些作者会将产前囊肿的大小与卵巢坏死的风险联系起来[1,6,11],但是最近的研究表明,囊肿大小与卵巢坏死的风险没有关系[13,29-30,32],该研究否定了囊肿直径在手术决策中的作用。

与上述预测有争议的是,在至少 82% 的病例中单纯囊肿(包括所有直径)可以产后自发消退[8,31]。Sakala 等[33] 提出产后 1 个月 50% 的单纯囊肿可自发消退,产后 2 个月 75% 的单纯囊肿自发消退,产后 3 个月时 90% 的单纯囊肿可自发消退。余下的单纯囊肿一般在观察一段时间后未能缩小则进行抽吸或手术。

关于复杂囊肿,三项研究对 45 例产后患儿的卵巢囊肿进行了超声检查[8,30-31]。22 例复杂囊肿在随后的超声随访中均显示了囊肿和卵巢的共同退化。手术切除了 15 例卵巢,其中 13 例是因为退化失败而手术,2 例是因为父母的原因而手术。只有 8 例患儿的囊肿发生了退化,并且检测到了有活性的卵巢组织[8,30-31]。Luzzatto 等[8] 和 Foley 等[30] 注意到这些变化都发生在 1 岁之前。在部分病例中,复杂囊肿退变后并没有遗留一个功能尚好的卵巢,因此可以推测,性腺在囊肿退变过程中发生了扭转和坏死,并最终被人体自发地吸收。卵巢囊肿演变的过程还需要更多的研究来明确。

治疗

关于新生儿卵巢囊肿的治疗仍有争议。对于单纯囊肿,大多数作者仍然基于最大直径为 4cm 或 5cm[1,8,10,12,34,36] 而选择性地进行手术或抽吸(包括宫内抽吸)。而部分作者认为对较大的简单囊肿的密切超声随访也有良好的效果[26,29,31]。

对于复杂囊肿,越来越多的作者支持超声随访观察,当它们被证明不能随着时间的推移持续消退时才应手术[8-9,26,29-31,37-38]。外科医师更支持通过切除复杂的卵巢囊肿来明确排除恶性肿瘤[1,3,12,35]。在 Papic 等[38] 的回顾性图表中共观察到 25 个无症状囊肿,其中复杂囊肿 15 例,其中 6 例成功消退。成功观察到的复杂囊肿平均大小为(41±16.1)mm。

判断囊肿消退失败的平均观察时间为 12 周。文献中观察到 38 个直径小于 58mm 的复杂囊肿[8]。这些复杂囊肿经超声检查后有明显的消退[8]。然而,有文献记载部分病例在随访中未发现存活的卵巢组织超声显像[8,30-31,37]。复杂囊肿通常较易发生卵巢扭转,手术将不可避免地导致卵巢切除,因此,可以选择对其继续随访观察,这可以避免新生儿期手术。在 Papic 等[38] 的一项研究中,观察可使大约

一半的新生儿免于手术，这与新生儿期麻醉可能对发育中的大脑产生不良影响的新数据报道有关[39-41]。早期手术干预与观察的风险和益处详见表95.1。

新生儿麻醉风险

在动物身上的实验研究表明，在发育期间，大脑暴露于各种麻醉剂会导致神经变性或神经元凋亡，并导致重大的功能缺陷[42-48]。Flick 等[49]得出一项结论，若2岁以内儿童暴露于多期麻醉，特别是行多次手术，学习障碍的风险将显著增加。2000年1月至2013年2月进行的一项系统回顾和荟萃分析表明，儿童早期暴露于麻醉，会略增加儿童神经系统发育不良的风险[40]。关于麻醉对发育中人类大脑影响的大规模前瞻性观察研究和试验的开展是十分有必要的[50]，进一步研究正在进行中。临床医师在治疗计划中需要权衡潜在的麻醉风险。图95.3概述了根据 Tajiri 等[36]的研究修改的新生儿卵巢囊肿的外科治疗策略。

宫内抽吸

为了避免上述44%~70%的单纯囊肿在子宫内扭转，一些研究者尝试在子宫内对胎儿的卵巢囊肿进行减压[51]。Perrotin 等[51]成功地抽吸了3个大小为37~47mm的子宫内胎儿单纯卵巢囊肿。Bagolan 等[35]发表了病例数量最多的一份报告，在14个病例中患儿的囊肿直径测量均≥5cm，且术后均没有直接的技术相关并发症。值得注意的是，Bagolan 等报告了两例产前被误诊的患儿，这两例肿块最终被证实都是肾积水，两个胎儿均没有受到抽吸的不良影响。也有人认为错误的产前诊断带来的抽吸手术实际上本身就是技术上的并发症[35]。尽管采取了抽吸手术，仍有两个患儿的卵巢发生了扭转，从而使卵巢保存率达到86%，这一数据比历史上的对照组要好，然而这项研究的病例总数依然很少[35]。到目前为止，还没有进一步的研究来调查宫内抽吸是否是可行的管理选择。

Dera-Szymanowska 等[52]最近报告了一例明显的复发性复杂卵巢囊肿，在胎儿期囊肿发生了破裂，在新生儿期出现了单纯囊肿的复发。该项报告建议手术治疗应考虑在产后进行，且仅限于有症状或复杂病例。

产后抽吸

产后抽吸的支持者指出，产后抽吸可最大程度地保留卵巢组织，并对囊肿充分减压，以防止扭转。此外，许多作者提到，大多数手术治疗的卵巢囊肿行的是卵巢切除术，而不是囊肿切除术或囊肿开窗术，从而降低了

表95.1　干预或观察的风险和益处

囊肿抽吸		手术处理		观察	
风险	益处	风险	益处	风险	益处
①如果囊肿复发，意味着可能需要反复抽吸，以及多次暴露于麻醉的可能	①卵巢能够保留	①麻醉暴露对神经发育的影响	①可基于标本获得准确的诊断	①卵巢扭转	①囊肿可能会自发消退
②长期的随访比较少，最终是否保留尚有活性的卵巢组织不太确切	②较短时间以及较少的侵入性操作	②卵巢切除导致的卵巢缺失	②对卵巢的情况有直观的判断	②以后仍可能需要手术	②避免不必要的手术和麻醉暴露
③抽吸后的诊断不确切，或者对其他器官系统造成损害		③能够对扭转卵巢早期干预挽救	③患者失访 ④患侧可能失去正常卵巢组织	③卵巢保留	

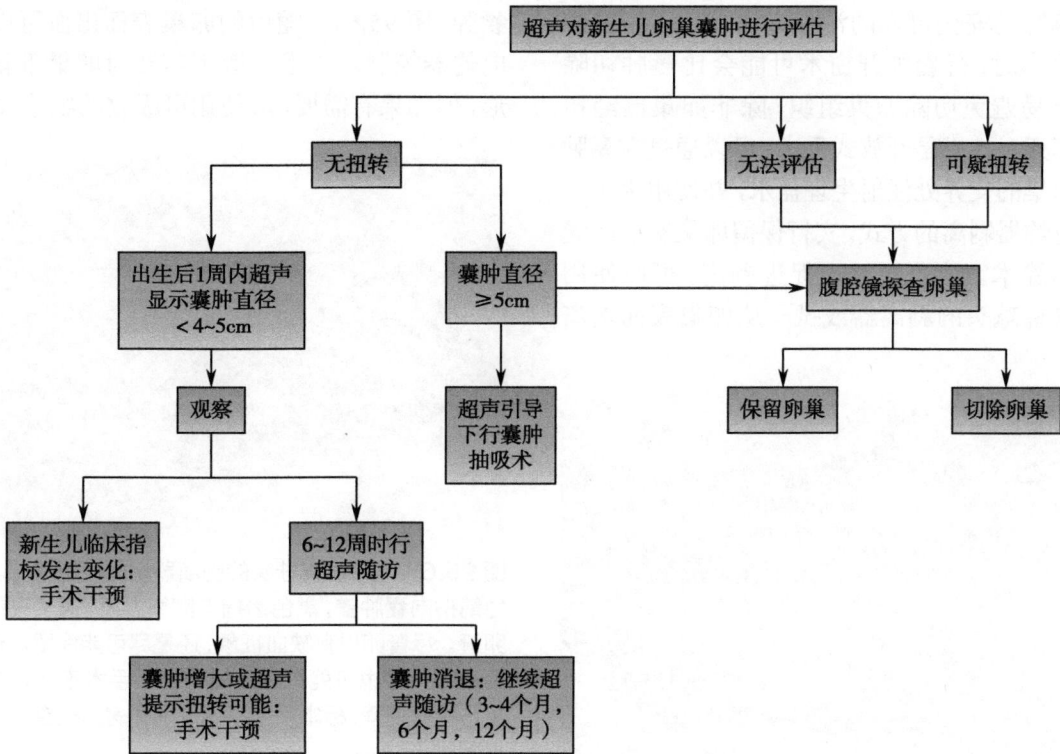

图95.3 新生儿卵巢囊肿的治疗策略

受累侧卵巢存活的机会。对此亦有反对者指出，不手术则缺乏明确的病理诊断，即存在肿瘤的风险。Kessler 等[10]报道了 17 例行产后抽吸治疗的卵巢囊肿，其中包括单纯和复杂的卵巢囊肿，卵巢保存率达 67%。尽管有三例囊肿复发，但对其再次抽吸后治疗仍有效，且无并发症报告。其他研究人员也有类似的成功经历[12]，然而 Puligandla 等报告了一例肠重复畸形患儿被误诊为卵巢囊肿而行抽吸治疗的病例，该患者后因中肠扭转而发生肠坏死，最终死亡[53]。最后，Tajiri 等[36]报告了 13 例超声引导下囊肿抽吸的病例，其中一位患儿共行 3 次抽吸治疗，还有一位患儿共接受了 2 次抽吸治疗，所有 13 例患者最终都没有残留的囊性病变[36]。至今没有报道描述过在超声引导下行囊肿抽吸术后随访的影像学检查中卵巢组织的存活情况，因此术后患侧卵巢的存活情况与抽吸手术本身的相关性尚未有报告。

手术切除

大部分巨大的单纯囊肿和复杂囊肿是通过剖腹或腹腔镜手术切除的。巨大囊肿被定义为最大直径大于 4cm 或 5cm 的囊肿，但部分外科医师仍手术切除了直径大于 2cm 的简单囊肿[13]。虽然治疗目标始终是保存卵巢组织，但术中往往由于无法辨别卵巢实质而最终切除了整个卵巢[33]。若术中发现囊肿壁不能安全地与卵巢组织分离，则可以选择囊肿壁开窗术。手术切除的支持者认为这是排除肿瘤的唯一方法，也是唯一一个不保留患侧卵巢组织的方法。他们还指出不切除卵巢囊肿可导致潜在的粘连性肠梗阻的风险，尽管这在之前的病例报告中并没有被描述过。

外科医师们对耻骨上剖腹手术（图 95.4）提出了许多创新性的替代方案，包括体外抽吸、经脐切除（图 95.5），并利用腹腔镜手术对此进行改进[54-59]。腹腔镜手术是新生儿期卵巢囊肿的安全可靠的治疗方法[60],采用腹腔镜手术时,行囊肿开窗术可能会比囊肿切除术更易避免切除卵巢组织,除非卵巢已经扭转坏死。如果是开放式手术,可以通过在囊肿和卵巢的交界处注射生理盐水,并使用手术刀或电灼器剥离的方式,实行保留卵巢实质的囊肿切除术。为了更好地促进剥离,可以使用带湿棉球头的剥离器或拭子从卵巢表面剥离

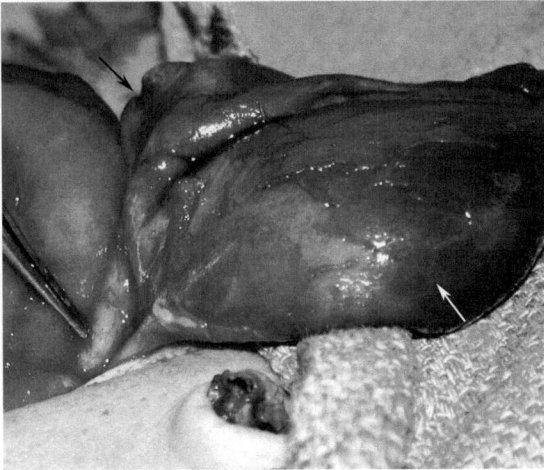

图 95.4 卵巢扭转伴巨大囊肿,经耻骨上横切口取出。白色箭指向囊肿,黑色箭指向扭转无活力的右卵巢,镊子指向健康的子宫。有活力的左侧卵巢和输卵管位于子宫的左侧

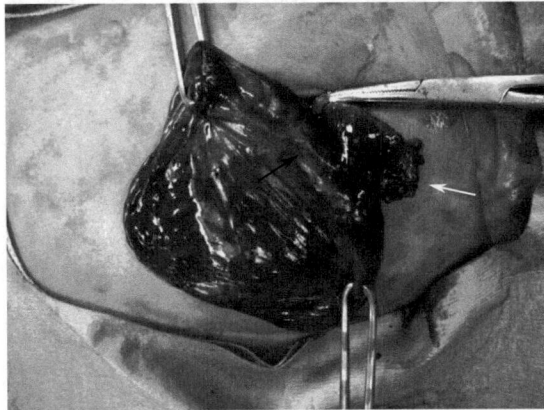

图 95.5 单纯性卵巢囊肿经脐切口引流并取出。白色箭指向输卵管,黑色箭指向卵巢血供附近的卵巢实质和卵泡。图中卵巢实质与囊肿是分离的。如果囊肿可以很容易地与卵巢分离,则可直接在囊肿壁上开窗或完整剔除囊肿

囊肿(图 95.6)。随后的卵巢表面出血可以用电灼器控制。手术一般不需要对卵巢重新塑形,但如果有需要,应使用可吸收的细缝线。

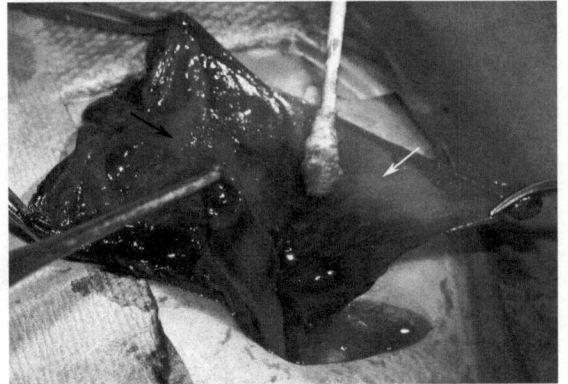

图 95.6 用带湿棉球头的剥离器切除卵巢囊肿。白色箭指向囊肿壁,黑色箭指向卵巢实质,镊子夹持输卵管。尽管卵巢有缺血征象,还是尽可能保留。有些萎缩的卵巢也可能有存活的机会。手术不一定要完全切除囊肿壁,标本用甲醛固定后送病理检查

并发症

囊肿观察期待疗法的并发症包括漏诊恶性肿瘤,尽管这是非常少见的。如上所述,一些作者认为扭转坏死的卵巢有可能引起粘连性肠梗阻。囊肿抽吸的并发症包括误诊和意外针刺伤其他器官。手术切除的并发症包括损失卵巢实质,以及任何经腹手术固有的粘连性肠梗阻风险。

长期结局

Cesca 等[37] 调查了 41 例保守治疗的新生儿先天性复杂卵巢囊肿,其平均直径为(4.16±1.11)cm[41]。对 41 例患者中的 10 例进行了平均 12 年的长期随访,未发现囊肿复发或囊肿溶解并发症。到目前为止,还没有任何一项针对采用不同治疗方案的患有卵巢囊肿或肿瘤的新生儿和婴儿的远期生育能力影响的长期研究。

(管忠海 译 王金湖 审校)

参考文献

1. Brandt, Mary L., Francois I. Luks, Denis Filiatrault, Laurent Garel, Jean G. Desjardins and Sami Youssef. "Surgical indications in antenatally diagnosed ovarian cysts," *J Pediat Surg* 26 (1991): 276–282.

2. Bryant, Ann E., and Marc R. Laufer. "Fetal ovarian cysts: Incidence, diagnosis and management," *J Reprod Med* 49 (2004): 329–337.

3. Dolgin, Stephen E. "Ovarian masses in the newborn," *Seminars in Pediatric Surgery* 9 (2000): 121–127.

4. Hagen-Ansert, Sandra L. "The neonatal and pediatric pelvis," in *Textbook of Diagnostic Sonography 7th edition*, edited by Sandra L. Hagen-Ansert, 723–735. Missouri: Mosby, 2012.

5. Akin, Mustafa Ali, Leyla Aikin, Sibel Özbek, Gülay Tireli, Sultan Kavuncuoğlu, Serdar Sander, Mustafa Akçakuş, Tamer, Güneş, M. Adnan Öztürk, and Selim Kurtoğlu. "Fetal-neonatal ovarian cysts-their monitoring and management: Retrospective evaluation of 20 cases and review of the literature," *J Clin Res Ped Endo* 2 (2010): 28–33.

6. Meizner, Israel, Arie Levy, Miriam Katz, Abraham J. Maresh, and Marek Glezerman. "Fetal ovarian cysts: Prenatal ultrasonographic detection and postnatal evaluation and treatment," *Am J Obstet Gynecol* 164 (1991): 874–878.

7. Bagolan, Pietro, Massimo Rivosecchi, Claudio Giorlandino, Elena Bilancioni, Antonella Nahom, Antonio Zaccara, Alessandro Trucchi and Fabio Ferro. "Prenatal diagnosis and clinical outcome of ovarian cysts," *J Pediatr Surg* 27 (1992): 879–881.

8. Luzzatto, C., P. Midrio, T. Toffolutti, and V. Suma. "Neonatal ovarian cysts: Management and follow-up," *Pediatr Surg Int* 16 (2000): 56–59.

9. Enriquez, Goya, Carmina Durán, Nuria Torán, Joaquim Piqueras, Eduardo Gratacós, Celestino Aso, Josep Lloret, Amparo Castellote, and Javier Lucaya. "Conservative versus surgical treatment for complex neonatal ovarian cysts: Outcomes study," *AJR Am J Roentgenol* 185 (2005): 501–508.

10. Kessler, Ada, Hagith Nagar, Moshe Graif, Liat Ben-Sira, Elka Miller, Drora Fisher, and Irith Hadas-Halperin. "Percutaneous drainage as the treatment of choice for neonatal ovarian cysts," *Pediatr Radiol* 36 (2006): 954–958.

11. Giorlandino, Claudio, Elena Bilancioni, Pietro Bagolan, Ludovico Muzii, Massimo Rivosecchi, and Antonella Nahom. "Antenatal ultrasonographic diagnosis and management of fetal ovarian cysts," *Int J Gynaecol Obstet* 44 (1994): 27–31.

12. Sapin Emmanuel, Frédéric Bargy, Fanny Lewin, J.M. Baron, Catherine Adamsbaum, Jacques P. Barbet, and Pierre Helardot. "Management of ovarian cyst detected by prenatal ultrasounds," *Eur J Pediatr Surg* 4 (1994): 137–140.

13. Monnery-Noché, Marie-Emmanuelle, Frédéric Auber, Jean-Marie Jouannic, Jean-Louis Bénifla, Bruno Carbonne, Marc Dommergues, Marion Lenoir, Hubert Ducou Lepointe, Michéle Larroquet, Christine Grapin, Georges Audry, and Pierre G. Hélardot. "Fetal and neonatal ovarian cysts: Is surgery indicated?" *Prenat Diagn* 28 (2008): 15–20.

14. Ozcan, H. Nursun, Serife Balci, Saniye Ekinci, Altan Gunes, Berna Oguz, Arbay O. Ciftci, and Mithat Haliloglu. "Imaging findings of fetal-neonatal ovarian cysts complicated with ovarian torsion and autoamputation," *AJR Am J Roentgenol* 205 (2015): 185–189.

15. Amodio, John, Amer Hanano, Ernest Rudman, Francis Banfro, and Eugene Garrow. "Complex left fetal ovarian cyst with subsequent autoamputation and migration into the right lower quadrant in a neonate," *J Ultrasound Med* 29 (2010): 497–500.

16. De Backer, Antoine, Gerard C. Madern, J. Wolter Oosterhuis, Friederike G.A. Hakvoort-Cammel, and Frans W.J. Hazebroek. "Ovarian germ cell tumors in children: A clinical study of 66 patients," *Pediatr Blood Cancer* 46 (2006): 459–464.

17. Heling, K.S., R. Chaoui, F. Kirchmair, S. Stadie, and R. Bollmann. "Fetal ovarian cysts: Prenatal diagnosis, management and postnatal outcome," *Ultrasound Obstet Gynecol* 20 (2002): 47–50.

18. Ziegler, E.E. "Bilateral ovarian carcinoma in a thirty-week fetus," *Arch Pathol* 40 (1945): 279–282.

19. Marshall, John R. "Ovarian enlargements in the first year of life: Review of 45 cases," *Ann Surg* 161 (1965): 372–377.

20. Croitoru, D.P., L.E. Aaron, J.M. Laberge, I.R. Neilson, and F.M. Guttman. "Management of complex ovarian cysts presenting in the first year of life," *J Pediatr Surg* 26 (1991): 1366–1368.

21. Merras-Salmio, Laura, Kim Vettenrana, Merja Möttönen, and Markku Heikinheimo. "Ovarian granulosa cell tumors in childhood," *Pediatr Hematol Oncol* 156 (2002):145–156.

22. Schultz, Kris Ann, Susan F. Sencer, Yoav Messinger, Joseph P. Neglia, and Marie E. Steiner. "Pediatric ovarian tumors: A review of 67 cases," *Pediatr Blood Cancer* 44 (2005): 167–173.

23. Akyüz, Canan, Ali Varan, Nebil Büyükpamukçu, Tezer Kutluk, and Münevver Büyükpamukçu. "Malignant ovarian tumors in children: 22 years of experience at a single institution," *J Pediatr Hematol Oncol* 22 (2000): 422–427.

24. Kuroiwa, Minoru, Norio Suzuki, Hideaki Murai, Fumiaki Toki, Yoshiaki Tsuchida and Shin-itsu Hatakeyama. "Neonatal ovarian cysts: Management with reference to magnetic resonance imaging," *Asian J Surg* 27 (2004): 43–48.

25. Zampieri, Nicola, Franco Borruto, Carla Zamboni, and Francesco S. Camoglio. "Foetal and neonatal ovarian cysts: A 5-year experience," *Arch Gynecol Obstet* 277 (2008): 303–306.

26. Calisti, A., C. Pintus, S. Celli, C. Manzoni, I.R. Perrelli, G. Maresca, E. Saracca, L. Masini, G. Noia, and S. Candia. "Fetal ovarian cysts postnatal evolution and indications for surgical treatment," *Pediat Surg Int* 4 (1989): 341–346.

27. Lee, Hee-Jung, Seung-Ku Woo, Jung-Sik Kim, and Su-Jhi Suh. "'Daughter Cyst' sign: A sonographic finding of ovarian cyst in neonates, infants, and young children," *AJR Am J Roentgenol* 174 (2000): 1013–1015.

28. Nussbaum, Anna R., Rogers C. Sanders, David S. Hartman, David L Dudgeon, and Tim H. Parmley. "Neonatal ovarian cysts: Sonographic-pathologic correlation," *Radiology* 168 (1988): 817–821.

29. Müller-Leisse, C., U. Bick, K. Paulussen, J. Tröger, Z. Zachariou, W. Holzgreve, R. Schuhmacher, and A. Horvitz. "Ovarian cysts in the fetus and neonate—Changes in sonographic pattern in the follow-up and their management," *Pediatr Radiol* 22 (1992): 395–400.

30. Foley, P.T., W.D.A. Ford, R. McEwing, M. Furness. "Is conservative management of prenatal and neonatal ovarian cysts justifiable?" *Fetal Diagn Ther* 20 (2005): 454–458.

31. Galinier, Philippe, Luana Carfagna, Michel Juricic, Frederique Lemasson, Jacques Moscovici, Jacques Guitard, Christiane Baunin, Marcella Mendez, Audrey Cartault, Catherine Pienkowski, Sylvie Kessler, Marie-Fance Sarramon, and Philippe Vaysse. "Fetal ovarian cysts management and ovarian prognosis: A report of 82 cases," *J Pediatr Surg* 43 (2008): 2004–9.

32. Shimada, Takako, Kiyonori Miura, Hideo Gotoh, Daisuke Nakayama, and Hideaki Masuzaki. "Management of prenatal ovarian cysts," *Early Hum Dev* 84 (2008): 417–420.

33. Sakala, Elmar P., Zonia A. Leon, and Glenn A. Rouse. "Management of antenatally diagnosed fetal ovarian cysts," *Obstet Gynecol Surv* 46 (1991): 407–414.

34. Crombleholme, Timothy M., Sabrina D. Craigo, Sara Garmel, and Mary E. D'Alton. "Fetal ovarian cyst decompression to prevent torsion," *J Pediatr Surg* 32 (1997): 1447–1449.

35. Bagolan, Pietro, Claudio Giorlandino, Antonella Nahom, Elena Bilancioni, Alessandro Trucchi, Claudia Gatti, Vincenzo Aleandri, and Vincenzo Spina. "The management of fetal ovarian cysts," *J Pediatr Surg* 37 (2002): 25–30.

36. Tajiri, Tatsuro, Ryota Souzaki, Yoshiaki Kinoshita, Ryota Yosue, Kenichi Kohashi, Yoshinao Oda and Tomoaki Taguchi. "Surgical intervention strategies for pediatric ovarian tumors: Experience with 60 cases at one institution," *Pediatr Surg Int* 28 (2012): 27–31.

37. Cesca E., Paola Midrio, Rafael Boscolo-Berto, Deborah Snijders, Laura Salvador, Donato D'Antona, Giovanni Franco Zanon, and Piergiorgio Gamba. "Conservative treatment for complex neonatal ovarian cysts: A long-term follow up analysis," *J Pediatr Surg* 48 (2013): 510–515.

38. Papic, Jonathan C., Deobrah F. Billmire, Frederick J. Rescorla, S. Maria E. Finnell, and Charles M. Leys. "Management of neonatal ovarian cysts and its effect on ovarian preservation," *J Pediatr Surg* 49 (2014): 990–994.

39. Randall P., Slavica K. Katusic, Robert C. Colligan, Robert T. Wilder, Robert G. Voigt, Michael D. Olson, Juraj Sprung, Amy L. Weaver, Darrell R. Schroeder, and David O. Warner. "Cognitive and behavioral outcomes after early exposure to anesthesia and surgery," *Pediatrics* 128 (2011):1053–1061.

40. Wang, Xin, Zheng Xu, and Chang-Hong Miao. "Current clinical evidence on the effect of general anesthesia on neurodevelopment in children: An updated systematic review with meta-regression," *PLoS One* 9 (2014): e85760. doi:10.1371/journal .pone.0085760.

41. Rappaport, Bob A., Santhanam Suresh, Sharon Hertz, Alex S. Evers, and Beverley A. Orser. "Anesthetic neurotoxicity—Clinical implications of animal models," *N Eng J Med* 372 (2015): 796–797.

42. Zhu, Changlian, Jianfeng Gao, Niklas Karlsson, Qian Li, Yu Zhang, Zhiheng Huang, Hongfu Li, H. Georg Kuhn and Klas Blomgren. "Isoflurane anesthesia induced persistent, progressive memory impairment, caused a loss of neural stem cells and reduced neurogenesis in young, but not adult, rodents," *J Cereb Blood Flow Metab* 30 (2010): 1017–1030.

43. Creeley, C., K. Dikranian, G. Dissen, L. Martin, J. Olney, and A. Brambrink. "Propofol-induced apoptosis of neurons and oligodendrocytes in fetal and neonatal rhesus macaque brain," *Br J Anaesth* 110 (2013): i29–i38.

44. Jevtovic-Todorovic, Vesna, Richard E. Hartman, Yukitoshi Izumi, Nicholas D. Benshoff, Krikor Dikranian, Charles F. Zorumski, John W. Olney, and David F. Wozniak. "Early exposure to common anesthetic agents causes widespread neurodegeneration in the developing rat brain and persistent learning deficits," *J Neurosci* 23 (2003): 876–882.

45. Stratmann, Greg, Joshua Lee, Jeffrey W. Sall, Bradley H. Lee, Rehan S. Alvi, Jennifer Shih, Allison M. Rowe, Tatiana M. Rampage, Flora L. Chang, Terri G. Alexander, David K. Lempert, Nan Lin, Kasey H. Siu, Sophie A. Elphick, Alice Wong, Caitlin I. Schnair, Alexander F. Vu, John T. Chan, Huizhen Zai, Michelle K. Wong, Amanda M. Anthony, Kyle C. Barbour, Dana Ben-Tzur, Natalie E. Kazarian, Joyce YY. Lee, Jay R. Shen, Eric Liu, Gurbir S. Behniwal, Cathy R. Lammers, Zoel Quinones, Anuj Aggarwal, Elizabeth Cedars, Andrew P. Yonelinas, and Simona Ghetti. "Effect of general anesthesia in infancy on long-term recognition memory in humans and rats," *Neuropsychopharmacology* 39 (2014): 2275–2287.

46. Brambrink, Ansgar M., Alex S. Evers, Michael S. Avidan, Nuri B. Farber, Derek J. Smith, Lauren D. Martin, Gregory A. Dissen, Catherine E. Creely, and John W. Olney. "Ketamine-induced neuroapoptosis in the fetal and neonatal rhesus macaque brain," *Anesthesiology* 116 (2012): 372–384.

47. Stratmann, Greg, Jeffrey W. Sall, Laura D.V. May, Joseph S. Bell, Kathy R. Magnusson, Vinuta Rau, Kavel H. Visrodia, Rehan S. Alvi, Ban Ku, Michael T. Lee, and Ran Dai. "Isoflurane differentially affects neurogenesis and long-term neurocognitive function

in 60-day-old and 7-day-old rats," *Anesthesiology* 110 (2009): 834–848.

48. Nikizad, H. J.H. Yon, L.B. Carter, V. Jevtovic-Todorovic. "Early exposure to general anesthesia causes significant neuronal deletion in the developing rat brain," *Ann N Y Acad Sci* 1122 (2007): 69–82.

49. Flick, Randall P., Slavica K. Katusic, Robert C. Colligan, Robert T. Wilder, Robert G. Voigt, Michael D. Olson, Juraj Sprung, Amy L. Weaver, Darrell R. Schroeder, and David O. Warner. "Cognitive and Behavioral Outcomes After Early Exposure to Anesthesia and Surgery. *Pediatrics* 128 (2011): 1053–1061.

50. Davidson, Andrew J., Karin Becke, Jurgen de Graaff, Gaia Giribaldi, Walid Habre, Tom Hansen, Rodney W. Hunt, Caleb Ing, Andreas Loepke, Mary Ellen McCann, Gillian D. Ormond, Alessio Pini Prato, Ida Salvo, Lena Sun, Laszlo Vutskits, Suellen Walker, and Nicola Disma. "Anesthesia and the developing brain: A way forward for clinical research," *Paediatr Anaesth* 25 (2015): 447–452.

51. Perrotin, F., J. Potin, G. Haddad, C. Sembely-Taveau, J. Lansac, and G. Body. "Fetal ovarian cysts: A report of three cases managed by intrauterine aspiration," *Ultrasound Obstet Gynecol* 16 (2000): 655–659.

52. Dera-Szymanowska, Anna, Adam Malinger, Mateusz Madejczyk, Krzysztof Szymanowski, Gregor H. Breborowicz, and Tomasz Opal. "Recurrent fetal complex ovarian cysts with rupture followed by simple cyst in the neonatal period with no adverse sequelae," *J Matern Fetal Neonatal Med* 29 (2016): 328–330.

53. Puligandla, Pramod S., and Jean-Martin Laberge.

"Lethal outcome after percutaneous aspiration of a presumed ovarian cyst in a neonate," *Semin Pediatr Surg* 18 (2009): 119–121.

54. Tseng, Daniel, Thomas J. Curran, and Mark L. Silen. "Minimally invasive management of the prenatally torsed ovarian cyst," *J Pediatr Surg* 37 (2002): 1467–1469.

55. Ferro F., B.D. Iacobelli, A. Zaccara, A. Spagnoli, A. Trucchi, and P. Bagolan. "Exteriorization-aspiration minilaparotomy for treatment of neonatal ovarian cysts," *J Pediatr and Adolesc Gynecol* 15 (2002): 205–207.

56. Lin, Jao-Lin, Zen-Fung Lee, and Yu-Tang Chang. "Transumbilical management for neonatal ovarian cysts," *J Pediatr Surg* 42 (2007): 2136–2139.

57. Schenkman, Lucy, Timothy M. Weiner, and J. Duncan Phillips. "Evolution of the surgical management of neonatal ovarian cysts: Laparoscopic-assisted transumbilical extracorporeal ovarian cystectomy," *J Laparoendosc Adv Surg Tech A* 18 (2008): 635–640.

58. Templeman, Claire L., Ann Marie J. Reynolds, S. Paige Hertweck, and Hirikati S. Nagaraj. "Laparoscopic management of neonatal ovarian cysts," *J Am Assoc Gynecol Laparosc* 7 (2000): 401–404.

59. Marinković, S. Radoica Jokić, Svetlana Bukarica, Aleksandra N. Mikić, Nada Vućković, and Jelena Antić. "Surgical treatment of neonatal ovarian cysts," *Med Pregl* 64 (2011): 408–412.

60. Pujar, Vijay C., Shirin S. Joshi, Yeshita V. Pujar, and Hema A. Dhumale. "Role of laparoscopy in the management of neonatal ovarian cysts," *N Neonatal Surg* 3 (3014): 16.

第九部分

脊柱裂与脑积水

96

脊柱裂和脑膨出

Jothy Kandasamy   Mark A. Hughes   Conor L. Mallucci

引言

神经管缺陷（neural tube defect，NTD）是指胚胎时期神经管在形态发生过程中出现异常，产生包括无脑畸形和隐性脊柱裂在内的神经系统先天性畸形。脊柱裂在神经外科临床工作中经常碰到，但近年来随着产前诊断的发展，出生率的下降，社会观念的改变，生活水平的提高，饮食习惯的改善，它的总体发病率呈现下降趋势[1-4]。尽管如此，脊柱裂仍然是一个严重的社会健康问题，如何正确地管理和治疗这些患者，在医学、伦理以及法律上仍存在较多争议。一个完整的多学科团队在诊疗过程中非常重要，包括神经外科医师，儿科医师，神经内科医师，泌尿外科医师，骨科医师，理疗师，社会工作者，心理医师和护士团队。患者及其家庭是治疗的中心，共同目标是使患儿更好地融入社会并拥有一个有意义的人生。

历史

17 世纪初，Caspar Baulinin 最早准确地描述了脊柱裂这一先天性畸形[5]，1641 年，Nicholas Talpius[6-7] 使用了"脊柱背裂"这个术语，1875 年 Virchow[8] 提出了"隐性脊柱裂"这一概念。1761 年，Morgagni[5] 认为脑积水与脊柱裂有密切的联系，并指出无脑畸形与脊柱裂其实是同一病理改变的不同表现而已，他将膀胱、直肠功能障碍和下肢功能异常都归因于脊髓先天缺陷引起的神经功能损伤。

对膨出囊进行抽吸有着非常悠久的历史，但带来了灾难性的后果。Forestus[9] 对膨出囊进行手术结扎和 Tulp[7] 对膨出囊进行手术切除，结果同样致命。Morton[10] 最早主张对膨出囊进行硬化剂注射治疗，当时还得到了伦敦临床学会的支持。在 20 世纪初，Bayer[11] 和 Frazier[12] 再次推广了对膨出囊切除的治疗方法，但病死率仍然居高不下。随着 20 世纪 50 年代抗生素的出现和脑脊液分流管的发明，手术效果的改善激励更多的神经外科医师采用更加全面、积极的治疗方法。1963 年，Sharrard，Zachary 和 Lorber[13] 建议急诊对膨出囊进行修补手术，以降低病死率并改善下肢功能，这在当时给脊柱裂患儿带来了新的希望，但事实证明病死率仍然很高，并且幸存者大都遗留着严重的残疾。Lorber[14] 对 524 例接受积极治疗的脊髓脊膜膨出患者进行了回顾分析，发现预后不良与以下四个因素相关：严重的脑积水，严重的截瘫，脊柱后凸及合并的其他严重先天性畸形或出生时的严重损伤。他建议当患儿存在以上一个或多个因素时，应选择保守治疗，因为手术治疗存活的患儿很少，即使存活，后期也存在严重的身心障碍。近年来，这四个因素的可靠性和预测价值受到了挑战，有人建议为了患者和家庭的最大利益，治疗的选择应个性化并做适当的调整[15-17]。

发病率和流行病学

脊柱裂和 NTD 的发病率在全球范围内

存在地理差异性。在芬兰，每 1 000 名活产婴儿中约发生 0.3 例囊性脊柱裂，在爱尔兰则接近 4.5 例 [18]。隐性脊柱裂报道的发病率差异更大，视年龄段而异，介于 1%~50% 之间 [19]。高加索人患脊柱裂的风险高于加勒比海地区非洲裔人 [20]，社会经济地位较低的人群似乎有更高的发病率 [21]。同一地区，公共卫生部门提倡补充叶酸的措施也降低了 NTD 的发生率 [22]。囊性脊柱裂患儿的出生率也受到医疗水平和社会文化的影响，如是否进行产前诊断、产前咨询，是否可以提前终止妊娠，以及特定国家的法律政策。

胚胎学

NTD 是神经胚发生过程中出现异常导致的。在胚胎形成 2 周左右，原条和原结开始形成，随之脊索开始从原结向后方延伸，诱导神经管的形成。在外胚层头侧脊索上部的细胞分裂增厚形成神经板，神经板两侧发生卷曲最后内翻卷曲形成神经管，随后从中间开始向两端开始逐步闭合，持续到胚胎发育的第 3 周出现体节为止。其余外胚层组织在此上方闭合并将神经管埋入其中，未闭合的头端和尾端神经褶称为前、后神经孔，它们分别在第 25 天和 30 天闭合。至此，神经管发生完成，形成一个密闭的结构。在此阶段，共形成了 21~29 个体节，其中头端的 4 个体节共同进入枕骨的发育，中间 20 个体节则发育形成颈椎和胸椎，尾部的其余部分则形成尾细胞团，在接下来的 4~5 周内，该细胞团内部发生管腔化，随后大部分细胞退化，最终残留下的形成终丝，脊索从背侧的神经管和腹侧的原肠分离，形成了脊索上和脊索下间隙。

发病机制

所有中枢神经系统发育上的缺陷都可称为 NTD，其中神经胚形成缺陷是其中一个亚组，这些缺陷主要涉及以下几个方面。

脑

无脑畸形是前神经孔未闭合，持续存在的结果，这使得发育中的大脑部分与羊膜腔相通。如果缺损累及枕骨大孔，则称为全颅畸形；如果枕骨大孔未累及，则为中颅畸形 [23]。

脑膨出是头部神经胚形成过程中存在缺陷的结果。

脊髓

脊膜膨出是神经胚形成后的缺陷。

脊髓脊膜膨出是尾端神经胚形成过程中存在缺陷的结果，可以发生在颈部到腰部的任何部位。目前有多种学说解释发生缺陷的机理，一般认为是在神经管闭合过程中局部闭合失败或者闭合之后重新开放所致。神经上皮自身的缺陷可能是导致闭合失败的原因 [24]，也有可能问题出在相应的中胚层组织，阻止了局部神经外胚层的闭合。重新闭合的神经管可能会因为管腔内压力的升高 [25] 或者局部神经上皮的缺陷而重新开放。

常合并 Arnold-Chiari 畸形，这可能是继发于脊髓栓系导致的脊髓上升异常或者脑积水导致的颅内压升高。

脑和脊髓

颅裂畸形是脑和脊髓水平的神经管均出现闭合不全。

其他缺陷

继发于神经管或中胚层的后期发育异常，或者某些全能干细胞的残存，如脊髓纵裂、完全性脊柱前后裂、蝴蝶椎、脂肪瘤、血管瘤、皮样囊肿和骶尾部畸胎瘤等。脊索在发育过程中部分重复或分离失败会导致其向内胚层卵黄囊疝出，称为脊索分裂综合征（split notochord syndrome，SNS）。当疝囊破裂时，会导致异位肠、窦道或者瘘管 [26]。

术语与分类

NTD 根据部位和畸形严重程度不同可分为多种类型，从严重的无脑畸形到隐性脊柱裂，详细分类见表 96.1，其中脊髓脊膜膨出是最常见的畸形之一。

表 96.1　神经管缺陷的分类

部位	病变	病理
脑和脊髓	颅裂畸形	累及脑和脊髓
脑	无脑畸形	脑和颅骨几乎没有发育，缺如
	露脑畸形	脑组织暴露，表面没有皮肤或颅骨覆盖
	脑膨出	脑组织通过先天性缺损的颅骨部位疝出，表面有脑膜和皮肤覆盖
脊髓	囊性脊柱裂	从颈部到骶尾部任何部位的脊柱缺损开放
	a. 脊髓脊膜膨出	脊膜形成的包膜覆盖在膨出囊表面，类似皮肤样，同时脊柱后弓缺如
	b. 脊膜膨出	
	隐性脊柱裂	脊柱棘突和椎板不同程度的缺损，可以合并脂肪瘤型脊髓脊膜膨出、脊髓栓系、潜毛窦、脊髓纵裂、血管瘤等

隐性脊柱裂

隐性脊柱裂是指脊柱发育不良，不伴有椎管内容物的膨出。当没有外部皮肤表现时，隐性脊柱裂很难在新生儿期就明确诊断。只有合并脊髓栓系才会表现出一些神经功能损害。部分患者有典型的皮肤表现，如皮肤小凹、窦道、小簇的毛发（图 96.1），或者错构瘤病变，如血管瘤、脂肪瘤或痣等。神经功能损害可表现为泌尿系统问题，如反复的尿路感染或遗尿；运动方面如足底畸形、骨盆倾斜和肌无力等原因引起的运动障碍；感觉受损后可引起的营养相关性溃疡等。所有这些患者都需要进行仔细的检查，脊柱 X 线可以提示脊柱裂或者其他脊柱的发育异常，超声对于新生儿期诊断脊髓纵裂有很好的作用[27]。其他常见的类型如脂肪瘤型脊髓脊膜膨出、脊髓栓系、潜毛窦、脊髓纵裂等，都需要进行颅脑脊髓的 MRI 检查，并转诊给专业的神经外科医师来明确诊断。近 10~20 年，隐性脊柱裂的发生率和治疗率有很大的上升，可能与 MRI 检查的广泛普及有关。

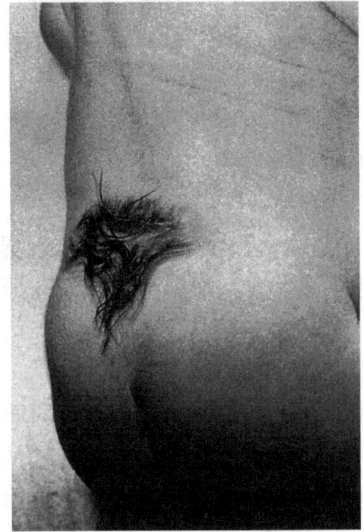

图 96.1　隐性脊柱裂。一例隐性脊柱裂合并脊髓栓系的婴儿，腰骶部可见一大簇异常的毛发

囊性脊柱裂：脊膜膨出

脊膜膨出是一个由单层上皮细胞排列构成的囊，里面充满了脑脊液，与脊髓蛛网膜下腔相通。大约占所有囊性脊柱裂的 5%，通常没有神经系统症状，也不合并脑积水，最常见发生在腰背部区域。

囊性脊柱裂：脊髓脊膜膨出

脊髓脊膜膨出是 NTD 中最常见的类型（图 96.2）。病变的中央是神经基板，周围被变薄的脊膜和皮肤包绕并形成一个囊性的结构（图 96.3）。虽然仅表现为局部病变，但其可能累及整个中枢神经系统和其他系统，尤其是泌尿生殖系统和骨骼系统。

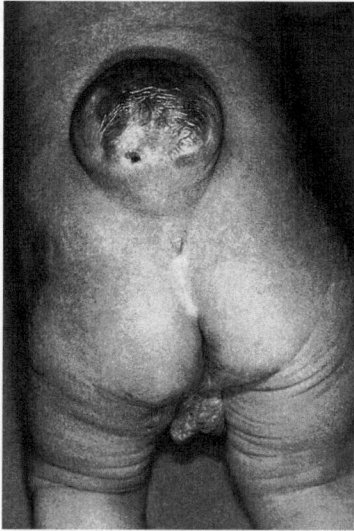

图 96.2　腰背部脊髓脊膜膨出。该例患儿双下肢运动正常

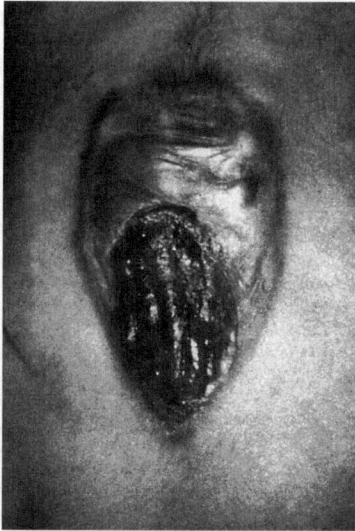

图 96.3　脊髓脊膜膨出。病变中央为神经基板，被薄膜覆盖

病因学

　　NTD 的确切病因目前尚不清楚，但主要涉及遗传和环境两大方面因素。

遗传学

　　确切的遗传方式目前尚不清楚，但种族和性别的差异性（女性更多见）、在亲本血缘上发病率上升和家族倾向性，表明遗传机制是多因素的。如果一个家庭中存在一个患有脊柱裂的孩子，那其他孩子患脊柱裂的风险会增加至 4%~5%[28-29]；如果存在两个患有脊柱裂的孩子，那风险则提高到 10%~12.5%[29]。如果父母中有一位患有脊柱裂，那他们的孩子患脊柱裂的风险（0.5%）要比已经有兄弟姐妹中患有脊柱裂的孩子低[28]。

饮食因素

　　大量数据表明，改善孕产妇的营养可以降低脊髓脊膜膨出和其他 NTD 的发生率。研究发现，脊柱裂患儿母亲的叶酸代谢异常发生率较高[30]，并且服用叶酸和其他一些维生素对其有益[31-34]。医学研究理事会在 7 个国家 33 个中心开展了双盲随机多因素研究，以观察是否预防性补充叶酸或者其他 7 种维生素（维生素 A，维生素 D，维生素 B_1，维生素 B_2，维生素 B_6，维生素 C 和烟酰胺）可以预防 NTD 的发生[35]。这项研究发现在围孕期服用叶酸的高危产妇出生孩子患有脊柱裂的比例有显著性的下降。因此，不论是否存在危险因素，建议所有的孕龄妇女预防性服用叶酸。考虑到大剂量服用叶酸可能会延误恶性贫血的诊断，目前的剂量限定在平均每天 0.1mg，但也有学者认为应该每天补充 0.4mg 的剂量[36]。来自加拿大、美国、澳大利亚和中国的研究同样支持这一观点，通过补充叶酸和强化饮食，可以明显降低 NTD 的发生率，特别是在高危人群中[3,22,37-38]。

致畸剂

　　胎儿在宫内接触一些抗癫痫药物会增加 NTD 的风险，例如丙戊酸钠使风险增加 6%~16%[39-40]，卡马西平增加 2%~6%[41-42]，该影响通常发生在神经管发育的重要阶段，并与脑积水的发生密切相关[43]。某些病毒[44]和体温过高也会导致 NTD 的发生，在孕早期，热水浴、桑拿或发热等使胚胎暴露在高温环境下的因素同样会增加 NTD 的风险[45-47]。

产前诊断

脊髓脊膜膨出的产前诊断可以改善产科护理或对受影响的胎儿终止妊娠[48]。

产妇血清甲胎蛋白

若胎儿存在开放性 NTD，产妇血清甲胎蛋白（alpha-fetoprotein，AFP）可以明显升高。妊娠 16 周后 AFP 指标升高要怀疑胎儿可能存在 NTD，并于 1 周后再次检测以确认是否有 NTD。这项检测对无脑畸形的灵敏度达 97%，对脊柱裂畸形为 72%[49]。当第二次 AFP 检测仍有异常时，在充分的会诊评估后，需要进一步行产前超声和羊膜腔穿刺术来确诊。

产前超声

产前超声是目前产前诊断的主要筛查技术。这是一项非常高效、安全的产前筛查方法[50]（特异度高达 98%，灵敏度达 94%）[51]，在欧洲，许多国家有法定的条例要求对先天性结构畸形进行产前超声筛查[52]。然而检出率受到了胎龄和 NTD 类型的影响，脊柱裂在孕中期的检出率（92%~95%）比孕早期（44%）要高出许多，三维超声在预测病变水平上比传统的二维超声更有优势。推广产前超声筛查有助于调查 NTD 的发病率[53]。

产前 MRI

超声是进行产前筛查的首选方法，而胎儿 MRI 则是更有价值的二线检查方法[54]。它可更清晰地显示超声检查中无法看清的病变，并清楚显示病变的范围，从而对预后做出判断。

羊膜腔穿刺术

在当前高分辨率超声成像技术的时代背景下，羊膜腔穿刺技术的应用受到了较多质疑，但在某些病例中，羊水的理化分析仍具有重要的作用[55]。一般在妊娠 16 周左右，在超声的引导下进行羊膜腔穿刺，检测羊水 AFP 和乙酰胆碱酯酶（acetylcholinesterase，ACE）水平。当 AFP 水平高于正常值 3 个标准差以上时，开放性 NTD 的风险约 60%；当 AFP 水平高于 5 个标准差以上时，风险上升到 86%。联合检测羊水中 AFP 和 ACE 水平可以提高诊断的准确率[56]。

临床管理

本节主要涉及脊髓脊膜膨出的治疗，因为这是小儿神经外科临床中最常见的 NTD 类型。

产前评估和产前咨询

当产前诊断提示存在脊髓脊膜膨出时，需进一步行胎儿 MRI 来明确膨出的程度和范围。这样，神经外科医师才能预测可能出现的神经功能损害程度，从而开展产前咨询。产前咨询需要定点进行，参与者包括胎儿医学专家、产科医师、神经外科医师和放射科医师等。父母需要获得切实的信息，包括智力发育、运动功能、生存率，以及脑积水、神经源性膀胱、直肠功能等方面的预后。

对产前诊断明确的脊髓脊膜膨出胎儿，是否应行剖宫产仍存在争议。Luthy 等[57]报告对于宫内无明显合并症的脊髓脊膜膨出胎儿，在产程发动前行剖宫产比经阴道分娩或在产程发动后行剖宫产具有更好的运动功能。其他作者则持不同观点[58]。虽然没有足够的证据支持，但是剖宫产有助于安排胎儿的出生时间，从而有计划、合理地安排后续的脊髓脊膜膨出修补手术[59]。

宫内手术

胎儿宫内手术对于某些 NTD 是一种潜在可选的技术。已经有报告宫腔镜、经皮胎儿内镜和常规的子宫切开等在胎儿手术中的应用。脊髓脊膜膨出的治疗研究（Management of Myelomeningocele Study，MOMS）是一项多中心随机前瞻性临床研究，它主要对比产前（妊娠 18~25 周）进行宫内手术和产后常规手术治疗脊髓脊膜膨出患儿的效果。评估的指标包括了病死率、1 年内行脑室分流的概率和 30 个月时患儿的神经功能发育情况。该项研究发现行宫内手术组患儿 1 年内需要行分流手术的比率降低（40% vs. 82%），并有较好的智力发育综合评分和运动功能，但是妊娠期并发症也更为常见，早产和分娩时子宫破裂的风险相对较高[60]。

出生后评估

局部检查

脊髓脊膜膨出可以发生在脊柱的任何部位，包括颈、胸、腰、骶尾部。80% 的患儿发生在腰段，因为在神经管闭合过程中，这个部位是最后闭合的。有时也可以出现多个部位受累情况，合并脊柱后凸和脊柱侧凸。大多数脊髓脊膜膨出在腹侧有一扩张的蛛网膜下腔，背侧紧靠着脊髓神经板。

运动功能

运动功能的评估需要在婴儿平静的时候进行。在膨出水平以上进行痛觉刺激，仔细观察膨出水平以下的自发性运动情况，经常可以发现不同程度的肌力下降，但在高位膨出如颈段或上胸段时则不常见，因为其脊髓功能尚完好。这种瘫痪通常是弛缓性瘫痪，说明是下运动神经元的损伤。必须注意的是，下肢有些异常的反射活动，与自主运动功能无关。

感觉缺失

感觉评估是通过针刺试验从远端到近端进行测试，观察患儿的上肢或者面部表情来确定是否有疼痛感。感觉开始出现麻痹的平面对应了脊髓受累的水平，这通常可以预测神经功能后遗症的程度[61]。感觉缺失部位的护理非常重要，需要避免出现营养性肌萎缩情况。

膀胱直肠功能受累

超过 90% 的脊髓脊膜膨出患儿合并不同程度的神经源性膀胱。绝大部分的患儿表现出逼尿肌和膀胱括约肌功能的失调，从而使膀胱壁小梁增生，膀胱增大以及尿潴留。肛门外括约肌和耻骨直肠肌也常受累，导致肛门扩张或肛门直肠脱垂。临床上评估新生儿的膀胱功能是否受损存在一定的困难，因此需要采取相应的措施来确保其膀胱排空。这些患儿出生时可能还存在上尿路异常的情况[62]。因此，这些患儿需要进行仔细的尿路和直肠相关的功能随访。

脑积水

85%~95% 的脊髓脊膜膨出患儿合并不同程度的脑积水。评估患儿的前囟张力和头围非常重要，这有助于确定进行各种脑脊液分流手术的时机。对于临床上诊断明确的脑积水患儿，宜尽早施行脑脊液分流手术。与脊髓脊膜膨出修补手术同期进行分流手术相比，二期行分流手术的感染率并没有明显的降低[63-64]。有将近一半在出生时行分流手术的患儿在第一年内需要接受分流管调整术，最主要的原因是分流管的机械障碍[65]。神经内镜下第三脑室造瘘术（endoscopic third ventriculostomy，ETV）在某些患儿中可以采用，它被当作首选方案时成功率并不是很高[66-67]，但在那些已经行分流手术的患儿，出现分流管障碍时，采用 ETV 治疗会有不错的效果，因此它常作为备用的治疗手段[66]。

Chiari Ⅱ型畸形

Chiari Ⅱ型畸形通常与脊柱裂相关。MRI 表现为颅后窝内容物的移位，脑干变狭长，第四脑室变小，导水管狭窄以及顶盖"喙"样改变。25%~35% 的患儿会表现出临床症状，在儿童，主要表现为脑干功能的障碍，如睡眠呼吸暂停，后组颅神经麻痹等。Stevenson 等[68]报道婴幼儿合并呼吸暂停、喘鸣（声带麻痹）

和吞咽困难的死亡率在 15% 左右。由于婴幼儿手术相关的并发症发生率和死亡率较高（可达 15%~20%）[69-70]，早期行减压手术目前尚有争议。但从临床实践中观察得出，只要正确地处理了脑积水的问题，有症状的 Chiari Ⅱ型畸形则很少见。但随着儿童的生长，可以在成人期出现迟发性恶化。

骨骼异常

马蹄内翻足是脊柱裂中最常见的骨骼异常。其他畸形包括髋关节脱位，膝反屈和脊柱后凸侧弯。需要骨科医师充分的评估和专业的治疗来纠正这些问题，并最大程度地减少畸形。

检查

需要行全血细胞学检测，脊柱 X 线检查观察骨骼的异常和可能存在的脊柱畸形。超声检查评估头颅、肾和泌尿系的情况。全脑全脊髓的 MRI 检查可明确存在的先天性畸形。

家庭讨论

NTD 患儿的治疗需要考虑到伦理和道德因素的影响，需要充分了解其家庭背景信息，并且需要父母在决策过程中的全程参与[15,71]。每一个患儿的治疗都应该是个体化的，并且进行定期评估。即使早期行修补手术并采取其他可行的所有治疗，仍然有着很高的致残率和病死率[72-74]，Lorber[14] 提出了预后不良的因素（包括大范围的截瘫、严重的脑积水、严重的脊柱后凸、胸腰部病变及合并其他先天性畸形；图 96.4），合并这些情况时可能会倾向于采取保守的治疗策略。这些标准提出依据是这些患儿通常在婴儿早期就会死亡。这些受到严重影响的患儿常只进行保守治疗，包括按需喂养和适当镇静。在产前诊断和产前咨询发展的时代，提前终止妊娠避免了许多类似的严重畸形患儿的出生。现在，通过产前咨询，父母也更加了解孩子预期的智力发育、运动和生存相关预后。

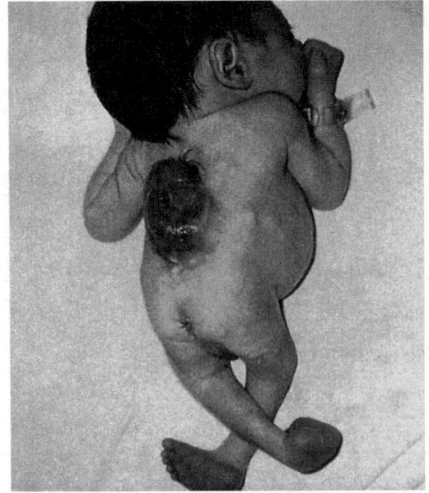

图 96.4　巨大的腰背部脊髓脊膜膨出。该患儿有双下肢瘫痪、脑积水和双侧肾发育不良。选择保守治疗

手术治疗和技术

所有需积极治疗的脊柱裂患儿应该在出生 24~48 小时内行手术修补。早期的观点认为尽早修补可以改善神经功能预后[12]，但最近的研究并不支持该观点[75-76]。早期的修补可以减少感染的风险和避免对裸露的神经组织造成进一步的损伤，治疗的核心目标是保护好目前的神经功能。手术的原则是重建缺损部位的五个层次，包括软脊膜、蛛网膜、硬脊膜、皮下组织和皮肤。手术过程中需充分保护神经板的血供，并尽力避免不必要的神经损伤。患儿手术时采取俯卧位，髋部和肩部用软垫保护，头向右侧旋转 90°（图 96.5a）。病变表面用棉棒擦拭进行细菌培养鉴定，肛门上方放置抗菌敷料，病变部位用温暖的消毒纱布覆盖，周围的皮肤进行仔细的消毒然后铺巾。在正常皮肤和蛛网膜的交界处行梭形切口（图 96.5b），仔细去除神经板与皮肤之间的异常薄膜，避免累及膨出囊（图 96.5c），分离两侧的硬脊膜，然后向头尾两端游离，直到正常的硬脊膜为止（图 96.5d），将膨出的神经板回纳后，在中线部位用可吸收缝线连续缝合硬脊膜（图 96.5e），在硬脊膜外可以考虑放置一引流管。将腰背部的筋膜在两侧切

开，并将其从髂嵴充分游离，向内侧折叠，覆盖背侧硬脊膜层并缝合，可吸收线间断缝合皮下组织，尼龙针间断缝合皮肤（图 96.5f）。术后患儿仍保持俯卧位。当胃肠功能恢复后即可进行喂养，伤口定期换药查看愈合情况，引流管一般在术后 24~48 小时之内拔除。

术后管理和并发症

术后感染是常见的并发症[77]，治疗上主要是应用合适的抗菌药物，必要时局部进行伤口引流。切口裂开主要是因为切口缝合张力过高或者局部皮肤出现缺血坏死。如果腰背部筋膜深部发生感染，常引起脑膜炎和脑室炎，需要积极地局部伤口换药、全身性应用抗生素，如果合并脑积水或脑脊液漏，还需要进行脑室外引流。脑脊液漏在硬脊膜严密缝合的情况下不易发生，但一旦出现脑脊液漏，应立即进行手术修补。仅 15% 左右的脊髓脊

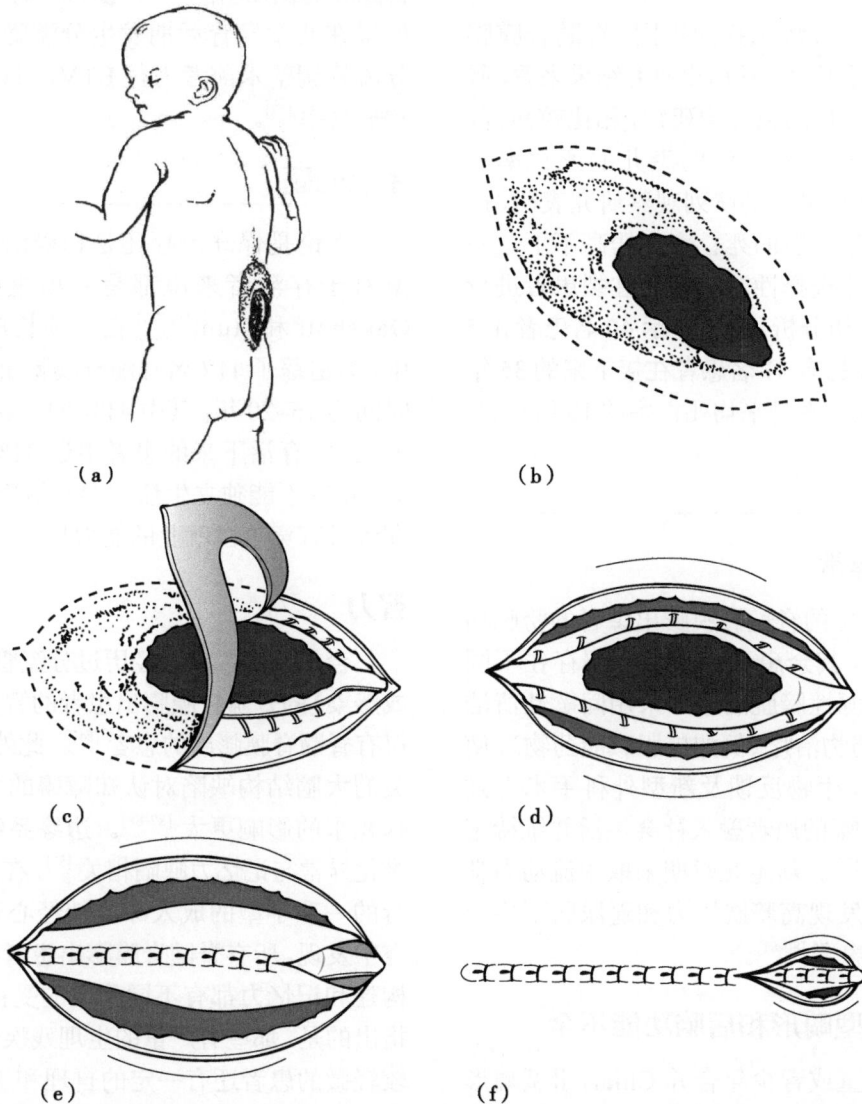

图 96.5 脊髓脊膜膨出修补术。（a）患儿手术时的体位。（b）在皮肤和蛛网膜交界处作一梭形切口。（c）切除异常的薄膜组织，使神经基板充分游离。（d）硬脊膜从两侧肌肉的下方游离出来。（e）硬脊膜用 5-0 单股可吸收线连续缝合。（f）皮肤用 5-0 尼龙线间断缝合

膜膨出患儿在出生时就合并脑积水,但最终有近85%的患儿会出现脑积水,具体原因目前尚不明确,可能是手术修补后脑干移位,中脑导水管继发性狭窄或继发Chiari畸形等,影响了脑脊液的动态平衡。当神经外科行膨出修补,以及部分患儿行分流手术后,应在一个专门的多学科小组中进行后续的随访,以保证治疗的连续性。

临床预后和长期随访管理

由于治疗方法选择的不同,脊髓脊膜膨出的结果差异很大。从历史研究结果来看,所有采取保守治疗的患儿均死亡,相比较而言,那些积极进行手术治疗的患儿的死亡率为14.3%[78]。同期进行的队列观察研究表明,这些患儿在成年以后的死亡率仍居高不下。一项对117例非选择性治疗的脊柱裂患者进行了40年的随访分析,结果显示40名患者在5岁以前死亡,另有31名患者在接下来的35年内死亡,其死亡率是平均死亡率的10倍[72]。

医学问题

泌尿系统异常

仅有10%的脊髓脊膜膨出患者的膀胱功能是正常的,其余患者或多或少都存在不同程度的神经源性膀胱问题。采用间歇性清洁导尿、口服药物治疗(例如抗胆碱能药物)、使用外部设备、生物反馈及新型外科手术方式等可以使75%的患者融入社会生活并维持正常的肾功能[79]。新生儿时期采取尿流动力学分析有助于发现高膀胱压力和逼尿肌不稳定的高危儿童患者[80-81]。

Chiari Ⅱ型畸形和后脑功能不全

大龄儿童或青少年合并Chiari Ⅱ型畸形时,常有枕骨大孔压迫的症状,表现为头痛、颈部疼痛、上肢感觉障碍等。部分会出现脑干功能障碍和后组颅神经麻痹症状。当患

者行脑脊液分流手术或者ETV后,仍然有症状,可以考虑行手术治疗[82]。在我们治疗的21名成年后仍然存活的患者中,有8位因症状的加重而行颅后窝枕骨大孔减压术,并获得了症状的改善和稳定[83]。

脑积水

放置分流管对患儿和父母未来的生活均有重大影响。在脊髓脊膜膨出患者中,分流管障碍和分流相关并发症(例如感染、出血)会损害患儿的认知功能[84]和影响长期生存[73,85-86]。如果在儿童发育后期发生分流管障碍,应在分流管调整术前考虑行ETV,可以有近89%的成功率[82]。

生活问题

无论是保守治疗还是积极治疗,生活质量对于存活者来说都是一项重要的因素。Oakshott和Hunt[72-73]在一项长期随访研究中,共追踪了117名脊髓脊膜膨出患者,随访时间为16~20年,其中41%的患者在16岁之前死亡,存活下来的患者中近31%有智力障碍,48%不能独立生活,仅仅约四分之一的幸存者具有竞争性就业的能力[72-73]。

智力

合并脑积水或者经历过分流管障碍(梗阻或感染)的脊髓脊膜膨出患者的智力水平低于仅有脊髓脊膜膨出的患者[84]。此外,与上述相关的大脑结构缺陷对认知障碍的影响比反复脑积水的影响更大[87-88]。边缘系统的白质纤维化异常与记忆力缺陷相关[87],在我们中心进行的一项小型的成人深度神经心理学调查研究中发现,所有脊髓脊膜膨出患者的视觉空间构建和记忆力都有不同程度的受损[83]。需要指出的是,那些有严重的生理残疾但认知障碍较轻微的患者还有一定的自理和工作能力。

运动

运动能力与智力发育、骨骼畸形、病变水

平、肥胖和动机相关。病变位于 L_5 以下水平的大多数患者都能独立行走,影响到 L_4 水平的患者在一定的支具辅助下可以行走,当病变位于 L_3 以上水平时,则需要坐轮椅[89-90]。由于体重增加,脊柱和足部畸形加重,以及呼吸困难,患者进入成年后能独立行走的比例逐渐下降。长期随访研究表明,只有约 30% 的患者在 30 岁时还能独立行走[91]。相较而言,坐轮椅可能是一种更能接受的行动方式[92]。

社会心理问题

进行主流的教育,开展特殊的心理辅导,认识患者的潜在能力以及提高公众对脊柱裂的认知度,都在一定程度上降低了患者和父母的心理压力。

脑膨出

脑膨出约占所有 NTD 的 10%~20%,发病率约为 1/(2000~5000)[1,93],脑膨出在亚洲国家的发病率要高于西方国家。

病理学

脑膨出是指颅骨发育过程中大小不等的椭圆形或者圆形的缺损,颅内容物从缺损部位疝出,包括表面有皮肤覆盖的脑膜膨出到严重的露脑畸形等多种类型。根据颅骨缺损的部位可以分为枕部、顶部、额部、鼻咽部、鼻部、额筛部和基底部等类型。在西方国家,枕部缺损最为多见,而在亚洲地区,额部缺损占绝大多数[59]。脑膨出的内容物根据其颅骨缺损的大小和位置有所不同,伴脑组织膨出的约有 25%~80%,通常位于枕部。除了疝出的脑组织外,颅腔内其余脑组织也会发生变形移位(尤其是视觉通路),并且可合并小脑回畸形、前脑无裂畸形、脑灰质异位、脑发育不全、脑积水、小脑发育不全、锥体束发育不全(可导致强直状态)和脊髓相关畸形。脑膨出还常合并其他先天性畸形,如脊柱裂、短颈畸形、面裂以及肾脏、心脏和肺部畸形等。

临床特征

大部分脑膨出在出生时就很明显,有些在产前即被诊断出来。膨出的部位、大小和内容物呈现多样性(图 96.6),有时局部还可以发现错构瘤样病变。膨出肿块具有搏动性,随着患儿哭闹而增大是其典型的体征。前部的膨出可能会引起气道梗阻,有时发生较隐匿,不易被诊断出来,只有当患儿发生脑脊液漏或出现反复的脑膜炎时才被诊断出来。全面的神经系统检查可以发现痉挛、局部运动功能减退或视力损害等情况。全身的体格检查还可以发现其他合并的畸形。

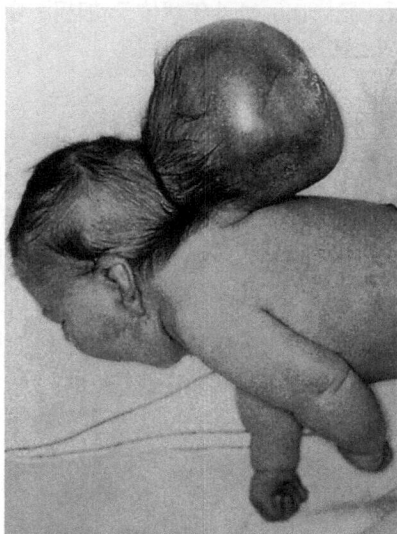

图 96.6 枕部脑膨出

鉴别诊断

前部的膨出较难诊断,需要与鼻息肉、神经胶质瘤、皮样囊肿、畸胎瘤、神经纤维瘤、脑膜瘤和错构瘤相鉴别。

检查

所有脑膨出的患儿需要行头颅和全脊髓的 MRI 检查,以确定畸形的严重程度和累及范围,同时筛查可能合并的先天性畸形(图 96.7)。视觉诱发电位检查可以评估膨出囊内枕叶皮质的受累情况,在制订手术方案时有一定的帮助。

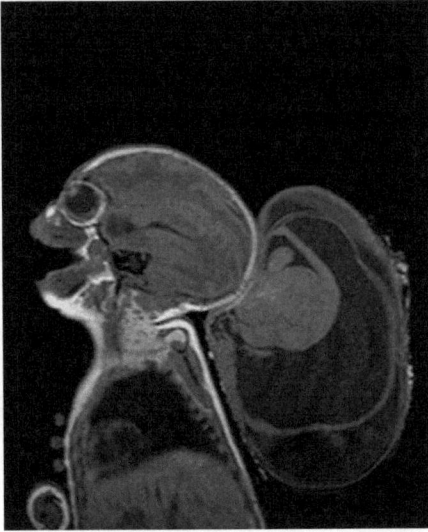

图 96.7   脑膨出。MRI 矢状位 T_1 加权图像显示巨大的肿块从枕骨缺损处膨出

治疗

合并小头畸形或大部分脑组织膨出在囊内的患儿，死亡一般不可避免，采取保守治疗是一种合理的选择。对于其他患儿，则应选择积极的外科手术修补。手术的目的是切除膨出颅外无功能的脑组织，在颅骨缺损处关闭缝合硬脑膜，重建颅腔形态和皮肤。这样有助于防止感染和保存神经功能。

手术治疗和技术

在全身麻醉下，采取使膨出部位在上方的体位。在保护好膨出部位之后进行消毒铺巾。对于巨大的膨出囊，可以先抽吸囊液减少体积，这有利于后面的分离操作。留取脑脊液标本行常规和细菌培养检查。通常在病变近根部作一横行的椭圆形切口，在设计时需保留足够的皮肤，使缝合时切口无张力（图 96.8）。向深部分离直至看到硬膜，沿着硬膜可以追溯到颅骨缺损的部位。然后在无脑组织粘连的部位打开膨出囊。如果囊内脑组织过多，或者已有坏死，或者术前视觉诱发电位未提示有功能，则可以切除该部分组织。术中应尽最大努力保护脑组织并回纳，但也需要避免急剧的颅内压增高。必要时可以扩大局部

的颅骨缺损来减压。当分离脑膜和脑组织粘连时需谨慎小心，避免损伤不规则的静脉窦和引流静脉。当脑组织回纳后，切除远端多余的囊壁，用单股可吸收缝线连续严密缝合硬脑膜，当硬脑膜缺损较大时，需移植修补，此时颅骨骨膜是较理想的材料。创面需要仔细止血，并逐层缝合。有时可以放置一低负压引流。皮下组织用细的可吸收线间断缝合，皮肤用尼龙线间断缝合或可吸收线进行皮内缝合（图 96.8）。手术结束后外面用绷带包扎。

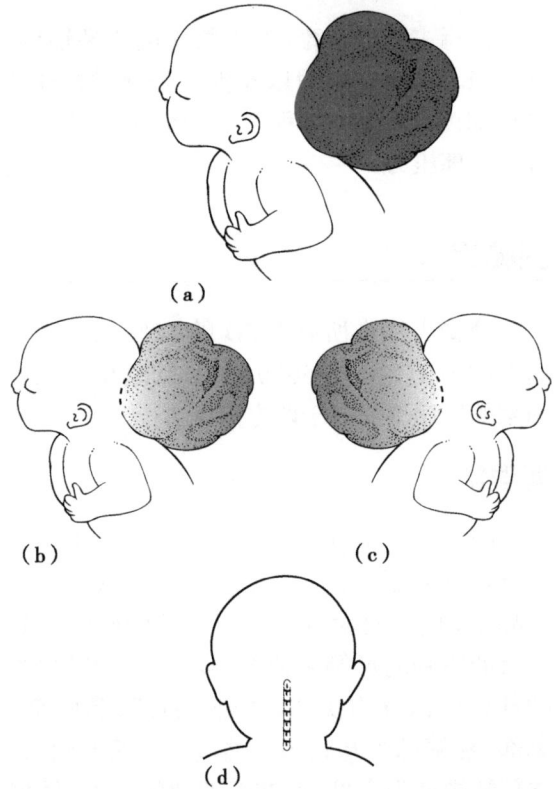

图 96.8   脑膨出修补术。（a）图示为枕部脑膨出。（b，c）在膨出的根部作弧形切口。（d）皮肤缝合

术后护理和并发症

患儿需保持创面在上方的体位，以减少对伤口的压迫，需要严密观察颅内压升高或者脑积水的征象。脑膜炎在前部脑膨出修补术后比较常见，因为其靠近鼻腔、口腔和鼻窦，术中容易引起细菌污染。经颅内修补的方式可以降低脑膜炎的发生率。尽管对硬膜

进行了修补和严密的缝合，脑脊液漏依然很常见。当发生脑脊液漏时，先通过 CT 检查排除脑积水，再考虑行皮肤加缝或腰穿引流脑脊液。如果脑脊液漏持续存在，则需要二次手术修补。绝大多数脑膨出修补术后合并脑积水的患者需要行脑脊液分流手术。

结果

脑膨出有较高的病死率（高达 50%）[36]，其死亡原因可能与脑发育畸形，合并的其他先天性畸形，急性颅内压增高或脑积水治疗相关并发症有关。

预后

单纯的不伴有其他畸形的脑膨出预后较好。大型的合并小头畸形、脑积水或者其他综合征［例如 18 三体综合征、梅克尔综合征（Meckel syndrome）］的脑膨出预后较差 [94-95]。前部的脑膨出比后部的脑膨出预后差。

（翁建彬 译　沈志鹏 审校）

参考文献

1. Prevalence of neural tube defects in 20 regions of Europe and the impact of prenatal diagnosis, 1980–1986. EUROCAT Working Group. *J Epidemiol Community Health* 1991; 45(1): 52–8.
2. Yen IH, Khoury MJ, Erickson JD, James LM, Waters GD, Berry RJ. The changing epidemiology of neural tube defects. United States, 1968–1989. *Am J Dis Child* 1992; 146(7): 857–61.
3. Stevenson RE, Allen WP, Pai GS, Best R, Seaver LH, Dean J et al. Decline in prevalence of neural tube defects in a high-risk region of the United States. *Pediatrics* 2000; 106(4): 677–83.
4. Kondo A, Kamihira O, Ozawa H. Neural tube defects: Prevalence, etiology and prevention. *Int J Urol* 2009; 16(1): 49–57.
5. Morgagni JB. *Je sedibus et causis morborum per indagatis.* Naples: Typographia Simoniana, 1762.
6. Doran PA, Guthkelch AN. Studies in spina bifida cystica I. General surgery and reassessment of the problem. *J Neurol Neurosurg Psychiatr* 1961; 24: 331–45.
7. Tulp N. *Observationes medicae.* Amsterdam: Elsevier, 1672.
8. Virchow R. Ein Fall von hypertrichosis circumscripta mediana kornbiniert mit spina bifida. *Ztschaz Ethnol* 1875; 7: 279.
9. Report of a committee of the society nominated to investigate spina bifida, 1882.
10. Morton J. Case of spina bifida cured by injection. *Br Med J* 1872; 1: 364.
11. Bayer C. Zur technik der operation der spina bifida and encephalocoele. *Prag Med Wochenschr* 1892; 17: 317.
12. Frazier CH. *Surgery of the Spine and Spinal Cord.* New York: Appleton & Co., 1918.
13. Sharrard WJ, Zachary RB, Lorber J. Survival and paralysis in open myelomeningocele with special reference to the time of repair of the spinal lesion. *Dev Med Child Neurol* 1967; Suppl 13: 35–50.
14. Lorber J. Results of treatment of myelomeningocele. An analysis of 524 unselected cases, with special reference to possible selection for treatment. *Dev Med Child Neurol* 1971; 13(3): 279–303.
15. Surana RH, Quinn FM, Guiney EJ, Fitzgerald RJ. Are the selection criteria for the conservative management in spina bifida still applicable? *Eur J Pediatr Surg* 1991; 1 Suppl 1: 35–7.
16. McCarthy GT. Treating children with spina bifida. *BMJ* 1991; 302(6768): 65–6.
17. Woodhouse CR. Myelomeningocele: Neglected aspects. *Pediatr Nephrol* 2008; 23(8): 1223–31.
18. Leck I. The geographical distribution of neural tube defects and oral clefts. *Br Med Bull* 1984; 40(4): 390–5.
19. Boone D, Parsons D, Lachmann SM, Sherwood T. Spina bifida occulta: Lesion or anomaly? *Clin Radiol* 1985; 36(2): 159–61.
20. Wiswell TE, Tuttle DJ, Northam RS, Simonds GR. Major congenital neurologic malformations. A 17-year survey. *Am J Dis Child* 1990; 144(1): 61–7.
21. Leck I. The etiology of human malformations: Insights from epidemiology. *Teratology* 1972; 5(3): 303–14.
22. Gong R, Wang ZP, Wang M, Gao LJ, Zhao ZT. Effects of folic acid supplementation during different pregnancy periods and relationship with the other primary prevention measures to neural tube defects. *J Matern Fetal Neonatal Med* 2016 (epub ahead of print).
23. Lemire RJ, Beckwith JB, Warkny J. *Anencephaly.* New York: Raven Press, 1978.
24. Patten BM. Overgrowth of the neural tube in young human embryos. *Anat Rec* 1952; 113(4): 381–93.
25. Gardner WJ. Rupture of the neural tube. *Arch Neurol* 1961; 4: 1–7.
26. Bentley JF, Smith JR. Developmental posterior enteric remnants and spinal malformations: The split notochord syndrome. *Arch Dis Child* 1960; 35: 76–86.
27. McConnell JR, Holder JC, Menick JR, Alexander JE. The radiology of neural tube defects. In: Keats TF, Bragg NA, Evans RG, Singleton EB, Tegtmeier CH (eds). *Diagnostic Radiology*, vol. XV, 1986: 246–76.
28. Angerpointner TA, Pockrandt L, Schroer K. Course of pregnancy, family history and genetics in children with spina bifida. *Z Kinderchir* 1990; 45(2): 72–7.
29. Carter CO. Clues to the aetiology of neural tube malformations. *Dev Med Child Neurol* 1974; 16(6 Suppl 32): 3–15.

30. Smithells RW, Chinn ER. Spina Bifida In Liverpool. *Dev Med Child Neurol* 1965; 7: 258–68.

31. Olney RS, Mulinare J. Trends in neural tube defect prevalence, folic acid fortification, and vitamin supplement use. *Semin Perinatol* 2002; 26(4): 277–85.

32. Laurence KM, James N, Miller MH, Tennant GB, Campbell H. Double-blind randomised controlled trial of folate treatment before conception to prevent recurrence of neural-tube defects. *Br Med J (Clin Res Ed)* 1981; 282(6275): 1509–11.

33. Willett WC. Folic acid and neural tube defect: Can't we come to closure? *Am J Public Health* 1992; 82(5): 666–8.

34. Folate supplements prevent recurrence of neural tube defects. *Nutr Rev* 1992; 50(1): 22–4.

35. Group MVSR. Prevention of neural tube defects: Results of the medical research council vitamin study. MRC vitamin study research group. *Lancet* 1991; 338(8760): 131–7.

36. Wald NJ, Bower C. Folic acid, pernicious anaemia, and prevention of neural tube defects. *Lancet* 1994; 343(8893): 307.

37. Bower C, D'Antoine H, Stanley FJ. Neural tube defects in Australia: Trends in encephaloceles and other neural tube defects before and after promotion of folic acid supplementation and voluntary food fortification. *Birth Defects Res A Clin Mol Teratol* 2009; 85(4): 269–73.

38. De Wals P, Tairou F, Van Allen MI, Uh SH, Lowry RB, Sibbald B et al. Reduction in neural-tube defects after folic acid fortification in Canada. *N Engl J Med* 2007; 357(2):135–42.

39. Valproate: A new cause of birth defects—Report from Italy and follow-up from France. *MMWR Morb Mortal Wkly Rep* 1983; 32(33): 438–9.

40. Valproate, spina bifida, and birth defect registries. *Lancet* 1988; 2(8625): 1404–5.

41. Rosa FW. Spina bifida in infants of women treated with carbamazepine during pregnancy. *N Engl J Med* 1991; 324(10): 674–7.

42. Pennell PB. Using current evidence in selecting antiepileptic drugs for use during pregnancy. *Epilepsy Curr* 2005; 5(2): 45–51.

43. Lindhout D, Omtzigt JG, Cornel MC. Spectrum of neural-tube defects in 34 infants prenatally exposed to antiepileptic drugs. *Neurology* 1992; 42(4 Suppl 5): 111–8.

44. Janerich DT. Influenza and neural-tube defects. *Lancet* 1971; 2(7723): 551–2.

45. Layde PM, Edmonds LD, Erickson JD. Maternal fever and neural tube defects. *Teratology* 1980; 21(1): 105–8.

46. Sandford MK, Kissling GE, Joubert PE. Neural tube defect etiology: New evidence concerning maternal hyperthermia, health and diet. *Dev Med Child Neurol* 1992; 34(8): 661–75.

47. Milunsky A, Ulcickas M, Rothman KJ, Willett W, Jick SS, Jick H. Maternal heat exposure and neural tube defects. *Jama* 1992; 268(7): 882–5.

48. White-Van Mourik MC, Connor JM, Ferguson-Smith MA. Patient care before and after termination of pregnancy for neural tube defects. *Prenat Diagn* 1990; 10(8): 497–505.

49. Wald NJ, Cuckle H, Brock JH, Peto R, Polani PE, Woodford FP. Maternal serum-alpha-fetoprotein measurement in antenatal screening for anencephaly and spina bifida in early pregnancy. Report of U.K. collaborative study on alpha-fetoprotein in relation to neural-tube defects. *Lancet* 1977; 1(8026): 1323–32.

50. Takeuchi H. [Prenatal ultrasound diagnosis of central nervous system anomalies]. *No To Hattatsu* 1991; 23(2): 183–8.

51. Romero R, Mathisen JM, Ghidini A, Sirtori M, Hobbins JC. Accuracy of ultrasound in the prenatal diagnosis of spinal anomalies. *Am J Perinatol* 1989; 6(3): 320–3.

52. Boyd PA, Devigan C, Khoshnood B, Loane M, Garne E, Dolk H. Survey of prenatal screening policies in Europe for structural malformations and chromosome anomalies, and their impact on detection and termination rates for neural tube defects and Down's syndrome. *Bjog* 2008; 115(6): 689–96.

53. Cameron M, Moran P. Prenatal screening and diagnosis of neural tube defects. *Prenat Diagn* 2009; 29(4): 402–11.

54. Herman-Sucharska I, Bekiesińska-Figatowska M, Urbanik A. Fetal central nervous system malformations on MR images. *Brain Dev* 2009; 31(3): 185–99.

55. Kooper AJ, de Bruijn D, van Ravenwaaij-Arts CM, Faas BH, Creemers JW, Thomas CM et al. Fetal anomaly scan potentially will replace routine AFAFP assays for the detection of neural tube defects. *Prenat Diagn* 2007; 27(1): 29–33.

56. Aitken DA, Morrison NM, Ferguson-Smith MA. Predictive value of amniotic acetylcholinesterase analysis in the diagnosis of fetal abnormality in 3700 pregnancies. *Prenat Diagn* 1984; 4(5): 329–40.

57. Luthy DA, Wardinsky T, Shurtleff DB, Hollenbach KA, Hickok DE, Nyberg DA et al. Cesarean section before the onset of labor and subsequent motor function in infants with meningomyelocele diagnosed antenatally. *N Engl J Med* 1991; 324(10): 662–6.

58. Sakala EP, Andree I. Optimal route of delivery for meningomyelocele. *Obstet Gynecol Surv* 1990; 45(4): 209–12.

59. Thompson DN. Postnatal management and outcome for neural tube defects including spina bifida and encephalocoeles. *Prenat Diagn* 2009; 29(4): 412–9.

60. Adzick NS, Thom EA, Spong CY, Brock JW 3rd,Burrows PK, Johnson MP, Howell LJ, Farrell JA, Dabrowiak ME, Sutton LN, Gupta N, Tulipan NB, A'Alton ME, Farmer DL; MOMS Investigators. A Randomized Trial of Prenatal versus Postnatal Repair of Myelomeningocele. *N Engl J Med* 2011; 364(11): 993–1004.

61. Sutton LN. Fetal surgery for neural tube defects. *Best Pract Res Clin Obstet Gynaecol* 2008; 22(1): 175–88.

62. Greig JD, Young DG, Azmy AF. Follow-up of spina bifida children with and without upper renal tract changes at birth. *Eur J Pediatr Surg* 1991; 1(1): 5–9.

63. Chadduck WM, Reding DL. Experience with simultaneous ventriculo-peritoneal shunt placement and myelomeningocele repair. *J Pediatr Surg* 1988;

23(10): 913–6.

64. Parent AD, McMillan T. Contemporaneous shunting with repair of myelomeningocele. *Pediatr Neurosurg* 1995; 22(3): 132–5; discussion 36.

65. Caldarelli M, Di Rocco C, La Marca F. Shunt complications in the first postoperative year in children with myelomeningocoele. *Childs Nerv Syst* 1996; 12(12): 748–54.

66. O'Brien DF, Javadpour M, Collins DR, Spennato P, Mallucci CL. Endoscopic third ventriculostomy: An outcome analysis of primary cases and procedures performed after ventriculoperitoneal shunt malfunction. *J Neurosurg* 2005; 103(5 Suppl): 393–400.

67. Fritsch MJ, Kienke S, Ankermann T, Padoin M, Mehdorn HM. Endoscopic third ventriculostomy in infants. *J Neurosurg* 2005; 56(6): 1271–8.

68. Stevenson KL. Chiari Type II malformation: Past, present, and future. *Neurosurg Focus* 2004; 16(2): E5.

69. Pollack IF, Pang D, Albright AL, Krieger D. Outcome following hindbrain decompression of symptomatic Chiari malformations in children previously treated with myelomeningocele closure and shunts. *J Neurosurg* 1992; 77(6): 881–8.

70. Vandertop WP, Asai A, Hoffman HJ, Drake JM, Humphreys RP, Rutka JT et al. Surgical decompression for symptomatic Chiari II malformation in neonates with myelomeningocele. *J Neurosurg* 1992; 77(4): 541–4.

71. Charney EB. Parental attitudes toward management of newborns with myelomeningocele. *Dev Med Child Neurol* 1990; 32(1): 14–9.

72. Oakeshott P, Hunt GM, Poulton A, Reid F. Expectation of life and unexpected death in open spina bifida: A 40-year complete, non-selective, longitudinal cohort study. *Dev Med Child Neurol* 2010; 52(8): 749–53.

73. Hunt GM, Oakeshott P. Outcome in people with open spina bifida at age 35: Prospective community based cohort study. *BMJ* 2003; 326 (7403): 1365–6.

74. Fitzgerald RJ, Healy B. The spina bifida problem. A longer term review with special reference to the quality of survival. *Ir Med J* 1974; 67(21): 565–7.

75. Charney EB, Weller SC, Sutton LN, Bruce DA, Schut LB. Management of the newborn with myelomeningocele: Time for a decision-making process. *Pediatrics* 1985; 75(1): 58–64.

76. Robards MF, Thomas GG, Rosenbloom L. Survival of infants with unoperated myeloceles. *Br Med J* 1975; 4(5987): 12–3.

77. Rickwood AMK. Infective problems encountered in neonatal closure of the neural tube defects. *Dev Med Child Neurol* 1976; 18: 164–5.

78. Lorber J, Salfield SA. Results of selective treatment of spina bifida cystica. *Arch Dis Child* 1981; 56(11): 822–30.

79. Rudy DC, Woodside JR. The incontinent myelodysplastic patient. *Urol Clin North Am* 1991; 18(2): 295–308.

80. Kasabian NG, Bauer SB, Dyro FM, Colodny AH, Mandell J, Retik AB. The prophylactic value of clean intermittent catheterization and anticholinergic medication in newborns and infants with myelodysplasia at risk of developing urinary tract deterioration. *Am J Dis Child* 1992; 146(7): 840–3.

81. Stoneking BJ, Brock JW, Pope JC, Adams MC. Early evolution of bladder emptying after myelomeningocele closure. *Urology* 2001; 58(5): 767–71.

82. Jenkinson MD, Hayhurst C, Al-Jumaily M, Kandasamy J, Clark S, Mallucci CL. The role of endoscopic third ventriculostomy in adult patients with hydrocephalus. *J Neurosurg* 2009; 110(5): 861–6.

83. Jenkinson MD, Hayhurst C, Clark S, Campbell S, Murphy P, Mallucci CL. Long-term functional and neuropsychological outcome in Chiari II malformation. *Childs Nerv Syst* 2008; 24(10): 1270.

84. Barf HA, Verhoef M, Post MW, Jennekens-Schinkel A, Gooskens RH, Mullaart RA et al. Educational career and predictors of type of education in young adults with spina bifida. *Int J Rehabil Res* 2004; 27(1): 45–52.

85. Davis BE, Daley CM, Shurtleff DB, Duguay S, Seidel K, Loeser JD et al. Long-term survival of individuals with myelomeningocele. *Pediatr Neurosurg* 2005; 41(4): 186–91.

86. Tuli S, Drake J, Lamberti-Pasculli M. Long-term outcome of hydrocephalus management in myelomeningoceles. *Childs Nerv Syst* 2003; 19(5–6): 286–91.

87. Vachha B, Adams RC, Rollins NK. Limbic tract anomalies in pediatric myelomeningocele and Chiari II malformation: Anatomic correlations with memory and learning—Initial investigation. *Radiology* 2006; 240(1): 194–202.

88. Vinck A, Maassen B, Mullaart R, Rotteveel J. Arnold–Chiari-II malformation and cognitive functioning in spina bifida. *J Neurol Neurosurg Psychiatr* 2006; 77(9): 1083–6.

89. Seitzberg A, Lind M, Biering-Sorensen F. Ambulation in adults with myelomeningocele. Is it possible to predict the level of ambulation in early life? *Childs Nerv Syst* 2008; 24(2): 231–7.

90. Asher M, Olson J. Factors affecting the ambulatory status of patients with spina bifida cystica. *J Bone Joint Surg Am* 1983; 65(3): 350–6.

91. Oakeshott P, Hunt GM. Long-term outcome in open spina bifida. *Br J Gen Pract* 2003; 53(493): 632–6.

92. Bruinings AL, van den Berg-Emons HJ, Buffart LM, van der Heijden-Maessen HC, Roebroeck ME, Stam HJ. Energy cost and physical strain of daily activities in adolescents and young adults with myelomeningocele. *Dev Med Child Neurol* 2007; 49(9): 672–7.

93. Gorlin RJ, Cohen MM, Hennekam RCM. *Syndromes of the Head and Neck*. New York: Oxford University Press, 2001.

94. Date I, Yagyu Y, Asari S, Ohmoto T. Long-term outcome in surgically treated encephalocele. *Surg Neurol* 1993; 40(2): 125–30.

95. Brown MS, Sheridan-Pereira M. Outlook for the child with a cephalocele. *Pediatrics* 1992; 90(6): 914–9.

脑　积　水

Jothy Kandasamy　Maggie K. Lee　Mark A. Hughes　Conor L. Mallucci

引言

脑积水是指脑脊液在脑内大量积聚，导致颅内压增高，伴或不伴脑室扩张。各种病理过程或损伤都可引起脑脊液产生与吸收之间出现失衡，进而发生脑积水。目前有多种分类方法，其中较为普遍接受和使用的是分为两大类：梗阻性脑积水（脑室内脑脊液流动有明确的梗阻原因）和交通性脑积水（蛛网膜下腔脑脊液存在吸收异常）。

在活产婴儿中，先天性脑积水和婴儿期脑积水的发生率约为 0.05%~0.08%[1-3]。在分流管出现以前（约 60 年前），脑积水几乎是致命的。时至今日，分流手术仍然是脑积水最主要的治疗方式。但在一些特定条件下，神经内镜手术，主要指神经内镜下第三脑室造瘘术（endoscopic third ventriculostomy，ETV），也越来越多地被采用。随着神经影像、神经导航技术的进步，分流管装置的不断改进，以及对脑脊液动力学的深入理解，在处理脑积水时，要对每个患儿进行针对性、个性化的治疗。脑积水可引起脑组织在形态学、微观结构、脑血流、生化代谢以及分化成熟等多方面的病理改变，治疗并不总能逆转损伤，但治疗的及时性对脑损伤的可逆性和患儿的预后至关重要。

脑脊液循环

影响脑脊液动力学的三个因素是脑脊液的产生、循环和吸收。脑脊液是脑血管内皮细胞通过腺苷三磷酸（adenosine triphosphate，ATP）依赖的主动分泌方式产生，在正常条件下，脑脊液的平均生成速率约为 0.3mL/min[4-5]。当前主流的观点认为，脑脊液在脑室内的流动具有一定的方向性[6]：脑脊液主要由侧脑室和第三脑室的脉络丛产生，通过中脑导水管流向第四脑室，然后经正中孔（Magendie 孔）和外侧孔（Luschka 孔）流到脑和脊髓的蛛网膜下腔，大部分脑脊液沿着大脑凸面向上到达上矢状窦，一部分则向下到脊髓蛛网膜下腔。脑脊液的吸收主要在上矢状窦蛛网膜颗粒处，在压力差的作用下回流到静脉系统，这是压力依赖的单向回流通路[4,6]。

虽然对脑脊液动力学的认识还不完全，但明确脑积水是交通性还是梗阻性非常重要，因为这关系到治疗方式的选择。先天性或者获得性中脑导水管梗阻，或者颅后窝肿瘤的患者，因第三脑室和第四脑室之间脑脊液流动受阻，发生侧脑室和第三脑室中脑脊液的蓄积，在这种情况下，神经内镜下行第三脑室造瘘（为脑脊液进入蛛网膜下腔创造新的途径）可能是有效的。而脑膜炎或蛛网膜下腔出血，不仅阻碍了脑脊液的流动，同时还影响了蛛网膜颗粒对脑脊液的吸收，此时，第三脑室造瘘的成功率低，行分流手术可能是更好的选择。

脑积水的病因

发生脑积水的病因非常多，本节仅概述与婴幼儿密切相关的原因，大体可分成以下几个方面：梗阻性脑积水（影像学检查可见引起梗阻的原因），交通性脑积水（影像学检查未见梗阻病因），外部性脑积水和脑脊液产生过多。

梗阻性脑积水

中脑导水管狭窄

中脑导水管狭窄占儿童脑积水病因的6%~66%。在大多数病例中，中脑导水管狭窄是获得性的，但也有报道它与罕见的 X 染色体连锁综合征相关[7]。引起导水管狭窄的原因有继发于感染或出血的胶质增生，局部肿瘤压迫（例如顶盖肿瘤），血管发育异常（例如大脑大静脉动脉瘤），或先天性中枢神经系统畸形（例如 Dandy-Walker 综合征、Chiari 畸形、脊柱裂等）。很多病因在 CT 上不能够清楚地显示，MRI 对于评估中脑导水管的通畅性非常重要。

脊柱裂和 Chiari 畸形

约 95% 的脊髓脊膜膨出患者合并不同程度的脑积水，并且几乎都伴有 Chiari Ⅱ型畸形[8]。Chiari Ⅱ型畸形的主要特征为第四脑室向下移位到达颈部椎管，延髓上部和脑桥下部延长变薄，延髓下部和小脑向下移位进入枕骨大孔，以及上颈椎和枕骨的各种骨骼畸形改变[9]。请参考第 96 章"脊柱裂和脑膨出"。

Dandy-Walker 综合征和颅后窝囊肿

Dandy-Walker 综合征是一种比较罕见的畸形，主要特点是颅后窝脑脊液的异常积聚，并与第四脑室相通。Dandy-Walker 畸形是其中一种，典型的表现为第四脑室囊状扩张，伴有小脑蚓部部分性或完全性发育不全，在多达 90% 的病例中合并脑积水[10]，还常伴有其他神经系统或全身的畸形。而单纯的颅后窝囊肿则不与第四脑室相通。神经内镜下第三脑室造瘘术或者分流术都是有效的治疗方法，总的致残率与脑积水早期有效的治疗呈相关性[11-12]。

肿瘤性疾病

婴幼儿脑肿瘤罕见，最常见的是神经外胚层来源的肿瘤，多位于幕上。肿瘤生长堵塞了脑脊液循环通路而引起梗阻性脑积水。

交通性（非梗阻性）脑积水

出血后脑积水

新生儿脑出血是脑积水的一个常见病因[13-14]。胎龄小于 32 周的早产儿特别容易受累，出血通常来源于高度血管化的生发基质。大部分的研究认为，出生体重低于 1.5kg 的早产儿发病率最高，将近 50% 的出血发生在出生后 8 小时内[13-14]。在足月儿中，最常见的出血部位是脉络丛，但这只占新生儿脑出血中很少一部分。出血后脑积水（posthemorrhagic hydrocephalus，PHH）可以被定义为脑室系统的渐进性扩张，是新生儿脑室内出血（intraventricular hemorrhage，IVH）的常见并发症。目前认为 IVH 会引发一系列炎症反应，从而导致基底池蛛网膜的增厚，蛛网膜绒毛暂时或永久性闭塞[15]。不同阶段的 PHH 可能同时包含了交通性脑积水和梗阻性脑积水的要素。早产儿 IVH 后出现 PHH 的发病率约 25%~74%，并且与脑室内的出血量呈正相关[14]。随着围产期医学的不断发展，早产儿的存活率逐渐增加，因此这些存活的婴儿发展成 IVH 和 PHH 的风险也越来越高。Fernall 等报道早产儿比足月儿发生脑积水的风险高出 60 倍[16]。超声对于 IVH 的诊断具有很高的灵敏度和特异度，所以一些学者主张对于孕周 34 周以内的早产儿和 / 或出生体重低于 1.5kg 的新生儿进行常规超声检查[17-19]。大部分 IVH 是比较轻微的，可以自然吸收。越严重的出血发生 PHH 的风险越大，死亡率越高，越容易出现神经发育障碍。

改善脑血流波动的措施，例如使用表面

活性剂来降低肺动脉高压和产前应用类固醇激素等，可以有效降低早产儿发生 IVH 的风险[16,20]。甚至一些学者提出了早产儿在出生后 72 小时内应该维持麻醉和镇静状态，以降低发生 IVH 的风险[20]。一旦诊断为 PHH，就可以采取临时干预措施，包括脑室引流装置（ventricular access device，VAD）植入，脑室外引流（external ventricular drain，EVD），脑室帽状腱膜下（ventriculosubgalea，VSG）分流，或腰椎穿刺（lumbar puncture，LP）。与 VAD 相比，VSG 分流可以减少每日进行脑脊液抽吸的次数。而常规的连续 LP 并不能减少远期行分流的概率，目前已不再推荐[21]。部分患儿不能耐受手术，也有部分患儿的脑积水在 IVH 吸收后可自行缓解。大部分 PHH 病例发生在 IVH 后 3~4 周。重要的是，大多数 PHH 病例在临床上是无症状的，需要高度警惕，并进行一系列的影像学检查来早期发现。对于那些进展性 PHH，超过 50% 的患儿需要行分流手术，同时存在较大比例的神经发育障碍。药物和手术治疗的方式将在本文后续章节中讨论。

感染后脑积水

孕期巨细胞包涵体病、流行性腮腺炎、弓形虫病以及梅毒等导致的宫内感染均可以导致先天性脑积水，出生后脑膜炎和 / 或脑室炎也会引起脑积水，这主要是由于蛛网膜颗粒的阻塞和 / 或基底池脑脊液流动的梗阻。新生儿脑膜炎可能是由于长时间的破膜引发羊膜感染，在刚出生的 2 周内，常见的病原菌是大肠杆菌或其他革兰氏阴性肠杆菌。在之后的 2 周内，革兰氏阳性球菌、李斯特菌和假单胞菌会更常见[22-24]。感染后脑积水（postinfective hydrocephalus，PIH）通常在细菌性脑膜炎后的 2~3 周内发生。相关的并发症包括脑脓肿，脑室炎，随后脑脊液形成小腔和脑室内分隔[24-25]。PIH 的治疗是十分困难的，常常需要多次分流和调整，预后不良，致残率和病死率均较高。

外部性脑积水

这个叫法有一定的争议，与之类似有假性脑积水，良性硬膜下积液，良性蛛网膜下腔增宽和良性脑周积液等叫法。其病因及病理生理机制尚不明确，但它们共同描述了脑脊液在大脑凸面蛛网膜下腔或硬膜下腔异常积聚的现象。这种情况常发生在颅缝未闭的时候，大部分病例不需要干预，并有很好的转归。极少数情况下，患者表现出占位效应或颅内压增高时，需要行硬膜下腔 - 腹腔分流术。

脑脊液产生过多

脉络丛乳头状瘤是脑室内的肿瘤，它可以产生大量的脑脊液并引起脑室的扩张。最常见于侧脑室，在 MRI 上表现为信号均一的增强明显的占位病变。如果肿瘤病理是良性的，行肿瘤全切除术即可治愈脑积水。

婴幼儿脑积水的临床特征

尽管引起脑积水的病因多种多样，但脑积水的临床表现还是非常一致的，相关的症状和体征都与颅内压增高有关。

头围增大是婴幼儿脑积水的主要特点，随着年龄增长，与正常头围的百分位值偏差越来越大。因此，绘制头围生长曲线非常重要，如采用 Gairdner 和 Pearson 百分图表，其中年龄需要根据孕周来进行矫正。需要注意的是，除了脑积水外，还有其他头围增大的原因需要鉴别，如家族遗传性大头，骨纤维瘤病，大头畸形或颅内囊肿等。此外，脑积水患儿头颅的形状也可以是异常的。

前囟膨隆、后囟不闭合、颅缝分离、头皮浅静脉曲张（由于静脉窦的回流）等是脑积水颅内压增高的典型体征。严重的脑积水患儿可见"落日征"，表现为双眼向上凝视麻痹，眼球向下方旋转，上眼睑回缩，眉毛上抬。第Ⅵ组颅神经（展神经）在颅内段走行距离较长，对压力变化敏感，常出现麻痹情况，从而表现出眼球外展受限。视盘水肿,意识水平下降,常伴有其他局灶性神经功能损害。角弓反张、心动过缓和呼吸暂停是严重颅内压增高的表现,提示脑干受压,需要急诊手术干预及治疗。

婴幼儿脑积水还有一些重要但非特异性的表现,如易激惹、昏睡、喂养困难、呕吐、发育不良、运动发育迟缓等。

婴幼儿脑积水的影像学和实验室检查

头颅 X 线检查在婴幼儿脑积水的诊断中已基本上被淘汰。从既往经验来看,如果骨缝宽度超过 3mm,伴有颅骨虫蚀样改变,则提示有脑积水的可能。超声检查作为一种非侵入性技术检查,在临床中应用广泛[17-19](图 97.1)。产前超声检查在孕期即可发现宫内胎儿脑积水。在婴幼儿中,前囟作为超声检查窗口,可以测量出脑室的大小和皮层厚度,是 18 月龄以下患儿筛查脑积水的首要手段。连续的超声监测不仅提高了脑积水的检出能力,同时也使脑积水的治疗更加及时。实践证明,超声对早产儿 IVH 和脑积水的检出非常有帮助,还可以很方便地在床边开展检查[17-19],它被认为是婴幼儿脑积水的首选检查方法(图 97.1)。然而对病因的检查还是需要进一步进行 CT 或者 MRI 检查。

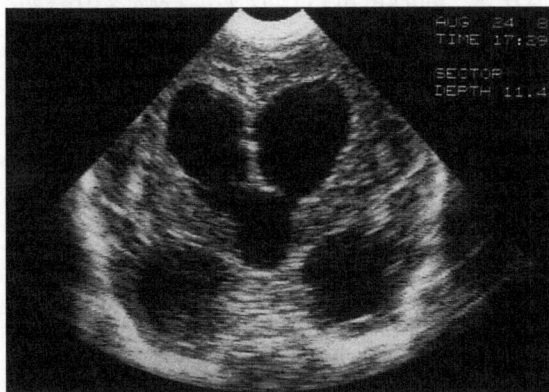

图 97.1 导水管狭窄。超声冠状切面提示扩大的侧脑室和第三脑室,以及沟通两者的室间孔

高分辨率 CT 在 2 分钟之内即可完成检查(图 97.2)。MRI 则是诊断脑积水病因的金标准,它可以详细地显示出脑室和脑脊液的解剖结构。一些病因如中脑导水管狭窄,Chiari 畸形和肿瘤病变在 MRI 上可以很容易地识别。在制定手术计划(例如考虑 ETV、颅后窝手术或分流等)时,MRI 也可以提供更多的细节信息。MRI 脑脊液动态显像序列还可以清楚地显示出脑室、脑室周围白质和脑脊液流动的动态图像。这在评估第三脑室和中脑导水管的细微解剖时具有非常重要的作用[27]。三维重建数据(包括 CT 和 MRI)可以在分流或 ETV 手术中进行神经导航以提高精准度。MRI 现在越来越多地用于产前检查,在筛查先天性畸形和检测颅内出血等方面具有重要作用[28]。

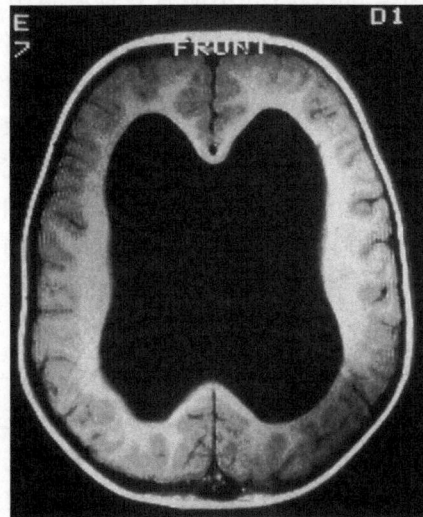

图 97.2 CT 检查提示扩大的侧脑室

分流或 ETV 术后可以通过 CT 或者 MRI 检查评估脑室大小的变化。在 ETV 术后,还需要进行 MRI 的脑脊液动态相位显像,以判断造瘘口上是否有脑脊液的流动信号[27,29]。目前已很少采用侵入性检查(例如前囟穿刺术)来测定压力,因为与现代影像学技术相比,其测定的结果不是很可靠。

如果怀疑有宫内感染,需进行血液抗体检查,如果有颅内出血,则需要进行脑脊液分析。脑脊液蛋白水平升高或脑脊液内含血红细胞不是分流手术的禁忌证，但它在一定程度上提示分流的手术时机。适当推迟手术，待脑脊液蛋白水平及红细胞计数正常后行分流手术，这是可行的。如果颅内存在活动性感染，则需要先放置临时的脑脊液引流装置，待感染完全控制并确认脑脊液内无细菌后，再放置永久性的分流管。

婴幼儿脑积水的治疗

非手术/药物治疗

低体重儿或者病情不稳定的新生儿出现手术相关并发症的风险大，需要考虑选择非手术治疗。但是药物治疗（例如乙酰唑胺、呋塞米和类固醇等）并不能有效地降低分流的概率，临床上并不推荐使用[30-31]。以前常用的连续 LP 释放脑脊液的方法，在荟萃分析后发现并没有从中获益，反而增加了感染的风险，也不再推荐[21,32]。同样，反复的经皮脑室穿刺也被大多数医院的神经外科所弃用，因为其发生相关并发症（例如感染、脑穿通畸形和脑软化等）的风险高[33-34]。

手术治疗

外科手术仍然是婴幼儿脑积水最主要的治疗手段。1893 年，Mikulicz 第一次进行了脑脊液永久性的分流改道，他将脑脊液从脑室引流到蛛网膜下腔和帽状腱膜下[35]。从那之后，所有体内潜在的解剖腔隙都被用来试验评估是否可以用于脑脊液的引流或吸收。本节概述了婴幼儿脑积水手术中最常见的手术技术。

脑室外引流

脑室外引流（EVD）被广泛用于脑积水的临时治疗。侧脑室额角和枕角是常用的穿刺点，通过颅骨钻孔穿刺置入引流管，脑脊液持续引流至一密闭无菌的装置内。EVD 主要在颅内活动性感染（永久性的分流管会被细菌定植）或者考虑一过性颅内高压（需要一段时间来降低到正常）时使用，同时还可以进行脑室内注射抗生素来治疗颅内感染。此外，EVD 在脑室内出血（IVH）或出血后脑积水（PHH）的患儿中可以作为一个临时的治疗措施，通过持续引流脑脊液来廓清脑脊液，加快恢复过程。在紧急情况下，如脑肿瘤压迫引起的急性梗阻性脑积水，EVD 可以在完善其他检查，计划行肿瘤切除术之前用来引流脑脊液，降低颅内压，以争取时间。尽管开发了抗生素涂层的引流管，但 EVD 仍然有着较高的感染发生率，同时引流管发生意外脱落的概率也较高。近期有研究评估了通过 EVD 进行脑室内纤溶治疗和脑室冲洗，并取得了较好的效果。随着神经内镜设备和技术的改进，使用这些技术在改善 IVH 相关性脑积水患儿的长期预后方面有着积极的作用，应持续改进和提倡[21,34,36-37]。

皮下脑室引流装置

在这里，脑室引流管通过导管连接到一个埋在头皮下方的装置。这个方法主要适用于那些低体重新生儿和/或可能自行缓解的脑积水患儿上，来避免立即植入永久性的分流管。对于 PHH 患儿来说，这是个不错的选择。这个装置可以根据需要，轻松地进行穿刺来引流脑脊液，相比 EVD 具有更低的感染发生率，同时也可以用它来进行脑室内给药。并发症和局限性包括皮肤溃烂、脑脊液漏以及仅可实现间断的压力控制。

脑室腹腔分流术

脑室腹腔分流术（ventriculoperitoneal shunt，VPS）是绝大多数需要接受分流手术的脑积水患儿的主要选择。自 1908 年首次报道以来，VPS 的原理一直未发生改变。最开始的时候，脑室心房分流术或脑室胸腔分流术被认为是更优的选择，但随着脑室心房分流术后出现越来越多的并发症，如肺栓塞猝死、心内膜炎和肾炎等,腹腔逐渐成为进行脑脊液分流的部位。脑室心房分流术的另外一个问题是随着婴幼儿的生长发育,分流管远端会离开原来心房的位置,因此需要再次手术来延长分流管。而 VPS 则可以在腹腔内放置足够长的分流管来避免此问题发生。分流管的部件包括了脑室端导管,脑脊液储液囊,分流管阀门和腹腔端分流管。近年来,抗生素浸渍和涂层的分流管被越来越多地使用,对于其是否真的能降低分流术后感染发生率,一个大型的多中心随机对照试验(randomized controlled trial,RCT)正在进行中(British Antibiotic and Silver Impregnated Catheters for VPS,英国抗菌药物浸渍和银离子浸渍分流管研究)[38]。

分流管阀门如何选择,是神经外科医师经常讨论的话题之一。目前生产的阀门有恒定压力、流量调节、抗重力和可调压力等多种类型。所有的阀门都是单向的,仅允许脑脊液朝一个方向流动,通常包含抗虹吸装置,以防止脑脊液的过度引流。至今没有一项研究能表明哪一种类型的阀门装置是最佳的[39-41]。在临床实际中,诸多因素会影响阀门的最终选择,如阀门的大小、外形,脑部皮层厚度,价格以及医师个人的经验等等。一些作者建议在婴幼儿中采用流量控制的阀门,以避免远期可能出现的裂隙脑室综合征(slit ventricle syndrome,SVS)。SVS 是脑脊液长期慢性的过度引流导致的,最常见于那些在 2 岁以内就行分流的患儿[42]。在那些脑室很大,皮层很薄的患儿中,过度引流后引起的硬脑膜下血肿非常常见,选择压力更高的阀门可以有效地避免其发生[43]。

有一部分人主张在行 VPS 时,同时植入独立的 VAD。这样一来,需要进一步评估时,可以轻松地进行脑脊液取样并测压;分流管发生梗阻时,可以穿刺当外引流使用,减少了不必要的分流管探查手术。额外的手术操作并未增加患者的致残率[44]。

应用无框架或基于框架的神经导航系统,可以优化脑室引流管放置的位置。近期的研究表明,借助导航的确可以提高脑室导管放入位置的准确性,但是否能降低远期分流管修正的概率仍不明确[45]。借助无框架神经导航系统,不需要通过螺钉等将患儿头部做严格的固定,这在婴幼儿分流手术中具有很大的优势。关于脑室镜辅助和无脑室镜辅助下放置脑室端的对照研究表明,这两种方式在远期分流管翻修率上并无区别[46]。

VPS 常见的术后并发症有感染、脑室端移位、机械故障导致的梗阻、过度引流、分流管脱开等。较少见的并发症有肠穿孔、疝、鞘膜积液、阑尾炎和腹膜炎等。这些并发症在新生儿中有更高的发生率。研究表明患儿出生体重越低,其分流管感染率和翻修率就越高[47]。如果分流手术时颅内是没有感染的,那么术后感染最常见的可能是皮肤的定植菌,如表皮葡萄球菌。术后颅内感染一经证实,则需要取出整套分流管装置,同时植入外引流装置临时引流脑脊液。这些患儿通常需要进行鞘内注射抗生素来治疗颅内感染。Bayston 等[48]对分流管相关感染的治疗有详细的回顾。

尽管在神经导航和分流管硬件上有了巨大的进步,分流失败仍然是脑积水患儿致残的重要原因。在术后 1 年内,多达 40% 的患儿出现分流失败情况[49],若放眼于患儿的一生中,这几乎是不可避免的,将近 80% 的患儿在术后 12 年内需要接受分流管翻修手术[50]。

神经内镜和 ETV

光纤照相技术的进步与高分辨率 MRI 的发展,激发了人们利用神经内镜来治疗脑积水。ETV 最早是 1922 年由 Dandy 在开颅手术中所施行的,随后在 1923 年,Mixter 在内镜下进行了此项操作[34]。

ETV 是一项微创技术。中线旁开小切口,颅骨钻孔后穿刺即可到达侧脑室,进入侧脑室用 10F 或 12F 的导管鞘,然后使用硬镜或者软镜在鞘内操作。内镜缓慢向前推进,通过扩大的室间孔进入第三脑室,在第三脑室底中线部位进行造瘘开窗和扩张操作,此时需要小心,避免损伤重要的结构,如乳头体和基底动脉。内镜继续向前,打通 Lilliquist 膜,进入蛛网膜下腔间隙,确保第三脑室与脚间池、桥前池实现有效的沟通。结束时,缓慢退出内镜和导管鞘,在脑内不留任何植入物。

ETV 可以避免永久性植入分流管,是非常有吸引力的手术选择。但是,目前的研究表明患者的选择对手术成功至关重要[51]。对脑脊液吸收功能正常的梗阻性脑积水(例如先天性中脑导水管狭窄),ETV 的成功率最高。虽然在大龄儿童中 ETV 的手术指征相对明确,但对于刚出生几个月的婴儿来说,仍存在较大的争议[52-54]。多个研究报道了不同的成功率,各家观点不一,尚未达成共识[55]。

国际婴幼儿脑积水研究(International Infant Hydrocephalus Study,IIHS)是一项国际的多中心前瞻性研究,它专门研究 2 岁以内单纯因中脑导水管狭窄而发生脑积水的患儿,对比 ETV 和分流手术治疗的效果[56-57]。在初次或多次分流失败后,ETV 作为备选方案越来越受到重视[58]。与婴幼儿相关的是,那些 PHH 或 PIH 患儿首次接受分流手术可以从中获益(那时首选 ETV 通常是无效的),当他们将来出现分流失败时,ETV 是一个可选的治疗方案。

在经济欠发达地区,ETV 在脑积水治疗中具有重要的地位[59]。因为在那种环境下,患者很难做到定期的随访,这样使得医师尽量避免放置永久性的分流管,从而积极地采用 ETV 方式进行治疗。在一些发展中国家,将近 60% 的脑积水患儿是 PIH[59],而且 1 岁以下脑积水患儿的 ETV 成功率比大龄儿童低(在经济较发达地区也有同样的结论)。即便如此,在发展中国家由 PIH 导致的继发性导水管狭窄的患儿中,ETV 仍然使近 60% 的患者避免了分流管的植入[59]。ETV 联合脉络丛烧灼术(choroid plexus cauterization,CPC)可以在脑脊液吸收能力改善前短暂地减少脑脊液产生,也是一种可行的方案。有报道指出,

在一个发展中国家针对 1 岁以内的 PIH 患儿的治疗,在没有导水管狭窄的情况下,采用 ETV＋CPC 的方式,治疗有效率超过 70%[60]。

神经内镜的其他应用包括中脑导水管支架植入术(针对孤立性第四脑室的),透明隔切开术(针对多发的脑积水),囊肿造瘘术,以及作为分流手术的辅助手段,可以在内镜直视下帮助脑室端导管的放置。

虽然在经验丰富的手术者中,ETV 是一项安全的操作,但神经内镜手术的并发症一旦发生,可能是毁灭性的。报道的并发症包括严重出血、心脏停搏、脑梗死、尿崩症和穹窿损伤(可导致记忆力减退)[61]。另外严重且罕见的是因造瘘口突然闭合而潜在猝死的风险[61]。总之,神经内镜和神经导航技术的发展,使其在脑积水治疗中的地位日益重要。

胎儿外科治疗

产前诊断使得在宫内即可检出脑积水,这也提出了在产前进行治疗的问题。尽管开展了广泛的实验工作,甚至在一些法律上禁止人工流产的国家中进行了实验性治疗,但总体效果很不理想[62]。大多数接受过胎儿手术的患者在出生后都无法避免要植入分流管。

然而,胎儿手术在脊髓脊膜膨出的应用中被证实可以有效地降低后续脑积水的发病率,MOMS 研究是个多中心的随机对照前瞻性研究,对比了在妊娠 18~25 周进行胎儿手术和出生后进行修补手术的脊髓脊膜膨出患儿,该研究结果表明胎儿时期进行手术可以降低出生后的分流比例(40% vs. 82%),并且患儿的认知功能和运动能力有所改善,但是相应孕产期的相关并发症也较高,如早产和子宫破裂等[63]。

分流手术技术

脑室腹腔分流术

患儿采取气管插管全身麻醉,在麻醉诱导时开始预防性使用抗生素,麻醉完成后摆

放体位，头偏向一侧并轻微后仰，使颈部伸展，保持与头部、腹部切口在一直线上，并标记好手术切口（图97.3）。枕角穿刺点通常选择在沿人字缝距中线3~4cm的位置，额角穿刺点在沿冠状缝距中线2~3cm的位置。具体的定位要根据患儿的脑室形态来做调整，这样才能保证脑室置管在最佳的位置。对于颅缝被撑开的患儿，可以通过分离的颅缝达到穿刺置管的目的。目前没有足够的证据表明额角穿刺和枕角穿刺哪个更优，主要取决于手术者的经验和习惯。总的来说，枕角穿刺在美观方面更容易让人接受（图97.4a）。当完成钻孔后，切开硬脑膜并电凝软脑膜。硬脑膜切口应尽量小，这样可以减少脑脊液外漏和积聚在分流管周围的情况，否则会增加脑脊液漏和颅内感染的风险（图97.4b）。

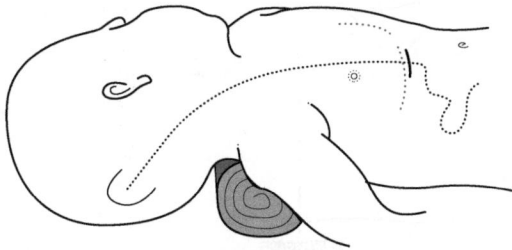

图97.3 虚线代表分流管走向，患儿肩部用一软布垫起使颈部充分伸展，以便术中导管通过。皮肤切口进行消毒标记，于顶结节后方作一弧形切口，上腹部作一横切口

腹部切口通常选择在上腹部中线或同侧脐旁部位，最重要的是要确保腹膜打开，分流管放置在腹腔内（图97.4c）。采用开放手术[64]或用腹腔镜辅助置管[65]均有报道。然后从头部切口到腹部切口作一皮下隧道，放置腹腔端导管，如果选择额角穿刺，则需要在枕部作一辅助切口。

脑室端导管套在穿刺针上，穿刺方向通过颅骨表面标记点或按导航指引来确定。枕角穿刺朝向前额发际线的中点，可以较准确地进入侧脑室枕角。额角穿刺方向则朝向同侧瞳孔中线平面和外耳道连线的相交平面。术中超声或使用立体定向可以更准确地定位置

管位置[41]。穿刺成功后，可以进行脑室测压，并收集一定的脑脊液标本进行实验室检查和培养。脑室端导管连接储液囊和阀门装置，它们再与腹腔端导管相连。连接完整后检查腹腔端导管，确认有脑脊液流出后再置入腹腔内。腹膜、腱膜需要逐层缝合（图97.4d）。

脑室心房分流术

手术操作与VPS类似，除了下方的切口位于右侧颈部。目标是使分流管末端位于上腔静脉或右心房中。可以通过暴露面静脉来到达颈内静脉。近端结扎，在静脉切口部位保留缝线，然后将远端导管送入上腔静脉。在整个过程中，麻醉医师要监测心电图（electrocardiogram，ECG）来观察是否有心率或心律改变。在导管周围进行荷包缝合来防止出血，打结不能太紧，避免导管梗阻。在超声的辅助下，也可以使用经皮穿刺（Seldinger）方法进入颈静脉或锁骨下静脉[66-68]。手术并发症包括肺源性心脏病、导管栓塞和分流性肾炎。

脑室胸腔分流术

脑室端操作与VPS相同，胸部切口可以选择在腋前线第五肋间隙进入。肋间肌应在肋骨的上缘分离，以避免损伤神经血管束。看到壁胸膜后，打开胸腔，轻柔地放入远端导管。关闭时肌层需要严密缝合以避免空气进入胸腔。采用胸腔镜可辅助导管的置入[65]。该术式的禁忌证包括既往有胸外科手术史，急性或慢性肺部疾病以及肺功能不佳。脑脊液在胸腔内进行性的积聚可能导致呼吸窘迫，因此，需要对该并发症保持高度警惕。新生儿或婴幼儿胸膜腔的吸收能力不足，故很少采用该术式。这通常是作为其他方式已经不适合的年长儿的备选方案。

远端导管可放置的部位还包括脑静脉系统、胆囊、输尿管和膀胱等。这些部位操作复杂，并发症多，致残率和死亡率上升，很少在婴幼儿中使用。

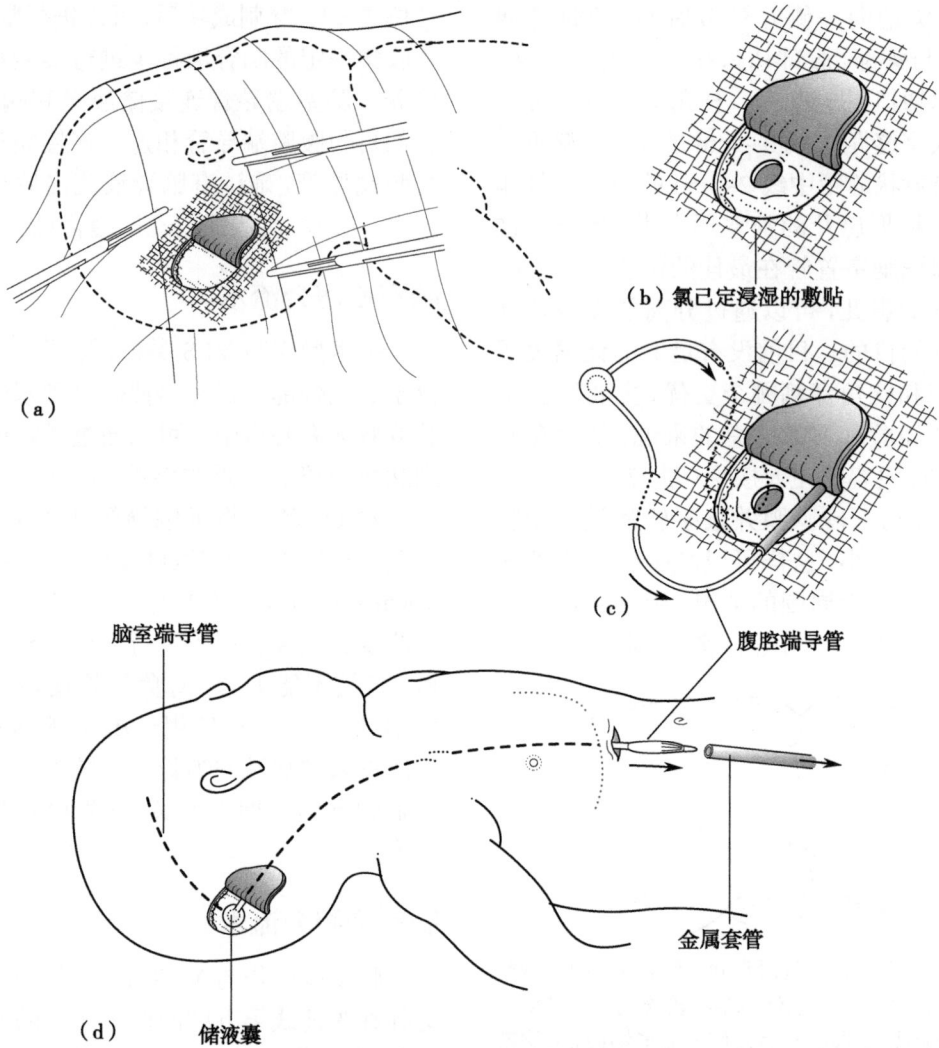

图97.4 （a）沿切口周围铺巾，头部切口已暴露至颅骨骨膜。（b）骨膜切开向周边剥离骨膜，形成一骨孔。（c）打开腹部切口后，将一根长的套管针和套管从皮下穿过，从腹部切口穿出。除去套管针，使腹腔端导管沿着金属套管内通过。在一些分流套装中，有的腹腔端导管连接在套管针上，在穿出后可从腹部切口拔出。（d）轻微电凝硬脑膜，然后在硬脑膜上切开一小孔，脑室端导管穿刺成功后，连接到储液囊和阀门。在腹腔端确认脑脊液流出后，将导管置入腹腔内，将腹膜紧密缝合

术后护理

　　术后需要常规进行影像学检查来评估分流管放置的位置，并作为今后可能再次手术的参考，此外，需要进行持续的头围监测来评估分流效果。

结果

　　脑积水的预后与其病因、治疗方案的选择（及相应的并发症）、患儿的社会经济状况和其他本节未涉及的因素密切相关。需要强调的是，脑积水不是一个单一的疾病，它的治

疗需要结合患儿的病因、年龄等进行个体化选择。避免发生并发症这一点至关重要，可以显著提高长期的预后。

（翁建彬 译　沈志鹏 审校）

参考文献

1. Blackburn BL, Fineman RM. Epidemiology of congenital hydrocephalus in Utah, 1940–1979: Report of an iatrogenically related "epidemic." *Am J Med Genet* 1994; 52: 123–9.

2. Fernell E, Hagberg G, Hagberg B. Infantile hydrocephalus epidemiology: An indicator of enhanced survival. *Arch Dis Child Fetal Neonatal Ed* 1994; 70: F123–8.

3. Stein S, Feldman H, Kohl S et al. The epidemiology of congenital hydrocephalus: A study in Brooklyn NY 1968–1976. *Child's Brain* 1981; 8: 253–62.

4. Kimelberg HK. Water homeostasis in the brain: Basic concepts. *Neuroscience* 2004; 129(4): 851–60.

5. Redzic ZB, Segal MB. The structure of the choroid plexus and the physiology of the choroid plexus epithelium. *Adv Drug Deliv Rev* 2004; 56(12): 1695–716.

6. Abbott NJ. Evidence for bulk flow of brain interstitial fluid: Significance for physiology and pathology. *Neurochem Int* 2004; 45(4): 545–52.

7. Halliday J, Chow CW, Wallace D, Danks DM. X-linked hydrocephalus: A survey of a 20 year period in Victoria, Australia. *J Med Genet* 1986; 23: 23–31.

8. Noetzel MJ. Myelomeningocele: Current concepts of management. *Clin Perinatol* 1989; 16: 311–29.

9. Naidich TP, McLone DG, Fulling KH. The Chiari II malformation: Part IV. The hindbrain deformity. *Neuroradiology* 1983; 25(4): 179–97.

10. Laroche JC. Malformations of the nervous system. In: Adams JH, Corsellis JAN, Duchen LW (eds). *Greenfields Neuropathology*, 4th edn. New York: Wiley, 1984: 385–450.

11. Kumar R, Jain MK, Chhabra DK. Dandy–Walker syndrome: Different modalities of treatment and outcome in 42 cases. *Child's Nerv Syst* 2001; 17: 348–52.

12. Mohanty A, Biswas A, Satish S, Praharaj SS, Sastry KV. Treatment options for Dandy–Walker malformation. *J Neurosurg* 2006 November; 105(5 Suppl): 348–56.

13. Ahmann PA, Lazzara A, Dykes FD et al. Intraventricular haemorrhage in the high risk preterm infant: Incidence and outcome. *Ann Neurol* 1980; 7: 118–24.

14. van de Bor M, Verloove-Vanhorick SP, Brand R, Keirse MJ, Ruys JH. Incidence and prediction of periventricular–intraventricular hemorrhage in very preterm infants. *J Perinat Med* 1987; 15(4): 333–9.

15. Weller RO, Shulman K. Infantile hydrocephalus: Clinical, histological, and ultrastructural study of brain damage. *J Neurosurg* 1972 March; 36(3): 255–65.

16. Fernall E, Hagberg G, Hagberg B. Infantile hydrocephalus—The impact of enhanced preterm survival. *Acta Paediatr Scand* 1990; 79: 1080–6.

17. International Society of Ultrasound in Obstetrics and Gynecology. Sonographic examination of fetal central nervous system: Guidelines for performing the "basic examination" and the "fetal neurosonogram." *Ultrasound Obstet Gynecol* 2007; 29: 109–16.

18. Quinn MW. The Doppler characteristics of hydrocephalus. MD thesis, Trinity College, Dublin University, 1991.

19. Goh D, Minns RA, Pye SD. Transcranial Doppler ultrasound as a non-invasive means of monitoring cerebrohaemodynamic change in hydrocephalus. *Eur J Paediatr Surg* 1991; 1(Suppl. I): 14–17.

20. Perlman JM, McMenamin JB, Volpe JJ. Fluctuating cerebral blood-flow velocity in respiratory-distress syndrome. Relation to the development of intraventricular hemorrhage. *N Engl J Med* 1983 July 28; 309(4): 204–9.

21. Mazzola CA, Choudhri AF, Auguste KI, Limbrick DD Jr, Rogido M, Mitchell L, Flannery AM. Pediatric hydrocephalus: Systematic literature review and evidence-based guidelines. Part 2: Management of posthemorrhagic hydrocephalus in premature infants. *J Neurosurg Pediatr* 2014; 1:8-23.

22. Sáez-Llorens X, McCracken GH Jr. Bacterial meningitis in children. *Lancet* 2003 June 21; 361(9375): 2139–48. Review.

23. Chang Chien HY, Chiu NC, Li WC et al: Characteristics of neonatal bacterial meningitis in a teaching hospital in Taiwan from 1984–1997. *J Microbiol Immunol Infect* 2000 June; 33(2): 100–4.

24. Klinger G, Chin CN, Beyene J, Perlman M. Predicting the outcome of neonatal bacterial meningitis. *Pediatrics* 2000 September; 106(3): 477–82.

25. Prats JM, López-Heredia J, Gener B, Freijo MM, Garaizar C Multilocular hydrocephalus: Ultrasound studies of origin and development. *Pediatr Neurol* 2001 February; 24(2): 149–51.

26. Zahl SM, Wester K. Routine measurement of head circumference as a tool for detecting intracranial expansion in infants: What is the gain? A nationwide survey. *Pediatrics* 2008 March; 121(3): e416–20.

27. Mallucci Cl, Sgourous S. *Cerebrospinal Fluid Disorders*. Chapter 3. Informa Healthcare, 2010: 71–5.

28. Papadias A, Miller C, Martin WL, Kilby MD, Sgouros S. Comparison of prenatal and postnatal MRI findings in the evaluation of intrauterine CNS anomalies requiring postnatal neurosurgical treatment. *Childs Nerv Syst* 2008 February; 24(2): 185–92. Epub August 21, 2007.

29. O'Brien DF, Seghedoni A, Collins DR, Hayhurst C, Mallucci CL Is there an indication for ETV in young infants in aetiologies other than isolated aqueduct stenosis? *Childs Nerv Syst* 2006 December; 22(12): 1565–72. Epub September 19, 2006. Review.

30. Kennedy CR, Ayers S, Campbell MJ, Elbourne D, Hope P, Johnson A. Randomized, controlled trial of acetazolamide and furosemide in posthemorrhagic ventricular dilation in infancy: Follow-up at 1 year. *Pediatrics* 2001 September; 108(3): 597–607.

31. Diuretic therapy for newborn infants with posthemorrhagic ventricular dilatation. Whitelaw A, Kennedy CR, Brion LP. *Cochrane Database Syst Rev* 2001; (2): CD002270. Review.

32. Whitelaw A. Repeated lumbar or ventricular punctures in newborns with intraventricular hemorrhage. *Cochrane Database Syst Rev* 2001; (1): CD000216. Review. DOI:10.1002/14651858.CD000216.

33. Hudgins RJ. Posthemorrhagic hydrocephalus of infancy. *Neurosurg Clin N Am* 2001 October; 12(4): 743–51, ix. Review.

34. Shooman D, Portess H, Sparrow O. A review of the current treatments of posthaemorrhagic hydrocephalus of infants. *Cerebrospinal Fluid Res* 2009 January 30; 6: 1.

35. Lifshutz JI, Johnson WD. History of hydrocephalus and its treatments. *Neurosurg Focus* 2001 August 15; 11(2): E1.

36. Cherian S, Whitelaw A, Thoresen M, Love S. The pathogenesis of neonatal post-hemorrhagic hydrocephalus. *Brain Pathol* 2004 July; 14(3): 305–11. Review.

37. Whitelaw A, Jary S, Kmita G, Wroblewska J, Musialik-Swietlinska E, Mandera M, Hunt L, Carter M, Pople I. Randomized trial of drainage, irrigation and fibrinolytic therapy for premature infants with posthemorrhagic ventricular dilatation: Developmental outcome at 2 years. Pediatrics. 2010, 125(4):e852-8.

38. Hayhurst C, Cooke R, Williams D, Kandasamy J, O'Brien DF, Mallucci CL. The impact of antibiotic-impregnated catheters on shunt infection in children and neonates. *Childs Nerv Syst* 2008 May; 24(5): 557–62. Epub October 26, 2007.

39. Drake JM, Kestle JR, Milner R et al. Randomized trial of cerebrospinal fluid shunt valve design in pediatric hydrocephalus. *Neurosurgery* 1998 August; 43(2): 294–303; discussion 303–5.

40. Korinth MC, Gilsbach JM. What is the ideal initial valve pressure setting in neonates with ventriculoperitoneal shunts? *Pediatr Neurosurg* 2002 April; 36(4): 169–74.

41. Baird LC, Mazzola CA, Auguste KI, Klimo P, Flannery AM.Pediatric hydrocephalus: Systematic literature review and evidence-based guidelines. Part 5: Effect of valve type on cerebrospinal fluid shunt efficacy. *Journal of Neurosurgery: Pediatrics* 2014; 14 Suppl 1, 35–43.

42. Jain H, Sgouros S, Walsh AR, Hockley AD. The treatment of infantile hydrocephalus: "Differential-pressure" or "flow-control" valves. A pilot study. *Childs Nerv Syst* 2000 April; 16(4): 242–6.

43. Rekate HL. The slit ventricle syndrome: Advances based on technology and understanding. *Pediatr Neurosurg* 2004 November–December; 40(6): 259–63.

44. Lo TY, Myles LM, Minns RA. Long-term risks and benefits of a separate CSF access device with ventriculoperitoneal shunting in childhood hydrocephalus. *Dev Med Child Neurol* 2003; 45(1): 28–33.

45. Clark S, Sangra M, Hayhurst C, Kandasamy J, Jenkinson M, Lee M, Mallucci C. The use of non-invasive electromagnetic neuronavigation for slit ventricle syndrome and complex hydrocephalus in a pediatric population. *J Neurosurg Pediatr* 2008 December; 2(6): 430–4.

46. Kestle JR, Drake JM, Cochrane DD et al. Lack of benefit of endoscopic ventriculoperitoneal shunt insertion: A multicenter randomized trial. *J Neurosurg* 2003 February; 98(2): 284–90.

47. Adams-Chapman I, Hansen NI, Stoll BJ, Higgins R. Neurodevelopmental outcome of extremely low birth weight infants with posthemorrhagic hydrocephalus requiring shunt insertion. NICHD Research Network. *Pediatrics* 2008 May; 121(5): e1167–77. Epub April 7, 2008.

48. Bayston R. Epidemiology, diagnosis, treatment, and prevention of cerebrospinal fluid shunt infections. *Neurosurg Clin N Am* 2001 October; 12(4): 703–8, viii.

49. Drake JM, Sainte-Rose C. *The Shunt Book.* New York: Blackwell Scientific, 1995.

50. Sainte-Rose C, Piatt JH, Renier D et al. Mechanical complications in shunts. *Pediatr Neurosurg* 1991; 17: 2–9.

51. Limbrick DD Jr, Baird LC, Klimo P Jr, Riva-Cambrin J, Flannery AM; Pediatric hydrocephalus: Systematic literature review and evidence-based guidelines. Part 4: Cerebrospinal fluid shunt or endoscopic third ventriculostomy for the treatment of hydrocephalus in children. *J Neurosurg Pediatr* 2014; 14 Suppl 1: 30–4.

52. Wagner W, Koch D. Mechanisms of failure after endoscopic third ventriculostomy in young infants. *J Neurosurg* 2005 July; 103(1 Suppl): 43–9.

53. Javadpour M, Mallucci C, Brodbelt A, Golash A, May P. The impact of endoscopic third ventriculostomy on the management of newly diagnosed hydrocephalus in infants. *Pediatr Neurosurg* 2001 September; 35(3): 131–5.

54. Buxton N, Macarthur D, Mallucci C, Punt J, Vloeberghs M. Neuroendoscopy in the premature population. *Childs Nerv Syst* 1998 November; 14(11): 649–52.

55. Zandian A, Haffner M, Johnson J, Rozzelle CJ, Tubbs RS, Loukas M. Endoscopic third ventriculostomy with/without choroid plexus cauterization for hydrocephalus due to hemorrhage, infection, Dandy–Walker malformation, and neural tube defect: A meta-analysis. *Childs Nerv Syst* 2014; 30(4): 571–8.

56. Kulkarni AV, Drake JM, Mallucci CL et al. Endoscopic third ventriculostomy in the treatment of childhood hydrocephalus. *J Pediatr* 2009 August; 155(2): 254–9. e1. Epub May 15, 2009.

57. Sgouros S, Kulkharni AV, Constantini S. The International Infant Hydrocephalus Study: Concept and rational. *Childs Nerv Syst* 2006 April; 22(4): 338–45. Epub October 15, 2005.

58. O'Brien DF, Javadpour M, Collins DR, Spennato P, Mallucci CL. Endoscopic third ventriculostomy: An outcome analysis of primary cases and procedures performed after ventriculoperitoneal shunt malfunction. *J Neurosurg* 2005 November; 103(5 Suppl): 393–400.

59. Warf BC. Hydrocephalus in Uganda: The predominance of infectious origin and primary management with endoscopic third ventriculostomy. *J Neurosurg* 2005 January; 102(1 Suppl): 1–15.

60. Warf BC. Comparison of endoscopic third ventriculostomy alone and combined with choroid plexus cauterization in infants younger than 1 year of age: A prospective study in 550 African children. *J Neurosurg* 2005 December; 103(6 Suppl): 475–81.

61. Javadpour M, May P, Mallucci C. Sudden death secondary to delayed closure of endoscopic third ventriculostomy. *Br J Neurosurg* 2003 June; 17(3): 266–9.

62. von Koch CS, Gupta N, Sutton LN, Sun PP. In utero surgery for hydrocephalus. *Childs Nerv Syst* 2003 August; 19(7–8): 574–86. Epub July 25, 2003. Review.

63. Adzick NS, Thom EA, Spong CY, Brock JW 3rd, Burrows PK, Johnson MP, Howell LJ, Farrell JA, Dabrowiak ME, Sutton LN, Gupta N, Tulipan NB, A'Alton ME, Farmer DL; MOMS Investigators. A Randomized Trial of Prenatal versus Postnatal Repair of Myelomeningocele. *N Engl J Med* 2011;364(11): 993–1004.

64. Goitein D, Papasavas P, Gagné D, Ferraro D, Wilder B, Caushaj P. Single trocar laparoscopically assisted placement of central nervous system-peritoneal shunts. *J Laparoendosc Adv Surg Tech A* 2006 February; 16(1): 1–4.

65. Kurschel S, Eder HG, Schleef J. CSF shunts in children: Endoscopically-assisted placement of the distal catheter. *Childs Nerv Syst* 2005 January; 21(1): 52–5. Epub September 8, 2004.

66. Decq P, Blanquet A, Yepes C. Percutaneous jugular placement of ventriculo-atrial shunts using a split sheath. Technical note. *Acta Neurochir (Wien)* 1995; 136(1–2): 92–4.

67. Sheth SA, McGirt M, Woodworth G, Wang P, Rigamonti D. Ultrasound guidance for distal insertion of ventriculo-atrial shunt catheters: Technical note. *Neurol Res* 2009 April; 31(3): 280–2. Epub November 26, 2008.

68. Ellegaard L, Mogensen S, Juhler M. Ultrasound-guided percutaneous placement of ventriculoatrial shunts. *Childs Nerv Syst* 2007 August; 23(8): 857–62. Epub March 21, 2007.

泌尿生殖器

泌尿系统感染

Martin Koyle

引言

尿路感染（urinary tract infection，UTI）是儿童期最常见的细菌感染之一，是诊断新生儿发热时的重要鉴别诊断。儿童 UTI 的发病率明显升高，不仅由于病程本身，还因为初次感染后的诊断性评估。由于免疫系统尚未成熟，婴儿特别是新生儿，有可能发生播散性菌血症，这将比较大儿童或成人的感染更危重。这种情况下，一定要给予全面评估与及时治疗。另外，儿科医师需要认识到，UTI 可能是更严重的、潜在的先天性或功能性泌尿系统异常的表现，这种情况往往需要外科手术治疗。

尽管重症的发病率可能没有预估的高，但 UTI 潜在的后遗症包括肾瘢痕形成和肾功能受损。随着胎儿超声的普及以及产前先天性畸形筛查，目前研究表明肾瘢痕多源自肾发育不良，这在先天性膀胱输尿管反流的新生儿中最为明显。即使是发热性 UTI 发生和影像学上膀胱输尿管反流没有出现，易感患儿也可以发生获得性肾瘢痕。目前的研究试图确定哪些特定的危险因素会导致肾损伤。但是，肾功能重度受损非常少见，特别是经过及时治疗之后。UTI 的诊断有各种不同的推荐性检查，最新的指南也试图确定最优方案。尽管该病是良性的，总体治疗有效，但仍存在潜在风险，特别是耐药菌的产生。总而言之，UTI 会给患儿家庭带来情感上和经济上的双重负担。

发病率

儿童 UTI 占美国儿科门诊量的 0.7%，占儿科急诊量的 5%~14%[6,10]，占所有住院患者总量的 1.8%，其花费超过 52 亿美元[35]。另外，UTI 一直是新生儿最常见的严重细菌感染，其发病率在 1.8% 到 7.5% 之间。在一些试图评估新生儿期发热低风险标准的研究中，它一直是最容易被忽视的严重细菌感染[11]。这无疑增加了每年内科医师门诊量，延长了新生儿的住院时间，明显增加了已经高昂的医疗费用。估算的费用不包括后续评估的费用，包括门诊就诊，随访研究，以及父母的误工损失。

新生儿是 UTI 患者的一类特殊的亚群，其中男性发病率高 2.5~6 倍，这和 6 月龄以上的女性发病率高正好相反[12]。总体而言，文献报道健康新生儿中 UTI 发病率为 0.1%~1%，而早产儿中发病率更高。另外，在低体重儿中，发病率估计约为 10%[10]。

文献报道早产儿的 UTI 发病率为 4%~25%[3]。一项对小于 3 月龄发热儿童 UTI 发病率的荟萃分析发现发热女婴的 UTI 发病率相对升高（在出生 3 个月内为 5%）。小于 3 月龄未行包皮环切的男婴发病率最高，达 20.1%，而包皮环切过的男婴发病率最低（2.4%）[15]。

病因学

一些因素可能使儿童泌尿道更容易受感染。UTI 最常见的病原细菌来源于肠道。目前,大肠杆菌是导致 UTI 最主要的细菌,因为这种细菌的血清型有黏附尿道上皮的特殊能力。区分大肠杆菌菌株的一种方法是基于它们合成的外围多糖荚膜的抗原差异。这些抗原被称为 K 抗原,而研究证实含有 K 抗原的大肠杆菌比其他株群有更高的 UTI 致病性。

预测细菌是否容易导致 UTI 的最重要因素可能是细菌对尿路上皮细胞的黏附能力。纤毛或菌毛是由蛋白质组成的长条形的丝状附件,它可以保护细菌表面,并使细菌易于黏附。在大肠杆菌中,I 型纤毛与引起 UTI 密切相关。大肠杆菌 I 型纤毛可以结合尿路斑块蛋白,该蛋白是一种由伞状细胞或尿路上皮细胞合成的帽状蛋白。另一种纤毛称为 P 型纤毛,因其可以和 P 抗原结合而得名,它与导致肾盂肾炎的大肠杆菌高度相关。细菌的黏附与繁殖,以及后续的 UTI 是一个复杂的过程,包括细菌的毒力与宿主对入侵细菌感染和繁殖的免疫反应之间的平衡。某些特定的肠道细菌比其他肠道定植菌更容易引起UTI。另外,还有部分患儿,由于宿主和细菌因素之间复杂的作用使细菌黏附,从而更易发生 UTI。其他一些不常见的微生物也可以导致新生儿 UTI,包括克雷伯菌、变形杆菌、假单胞菌和肠杆菌(表 98.1)。

表 98.1　常见泌尿道病原体

细菌种类	发病率 /%
大肠杆菌	77~93
克雷伯菌	0~11
肠球菌	2~9
沙雷菌	约 1
金黄色葡萄球菌	约 1
铜绿假单胞菌	约 1
阴沟肠杆菌	约 1
链球菌	约 1
变形杆菌	约 1

含有 P 型纤毛的大肠杆菌附着在尿道上皮细胞上导致输尿管蠕动减少。细菌分泌内毒素穿过输尿管黏膜,导致输尿管平滑肌麻痹,同时增加细菌上行和反流的风险。结果是输尿管内尿流变缓,无法冲走附着细菌。保护泌尿道免受感染的自然免疫屏障受损,特别是免疫系统尚未成熟,会使患儿更易患 UTI。除此以外,一些患儿会受到粪便中致病菌的感染[17],特别是一些排便时间长和严重便秘的患儿,在排便训练的大龄儿童中尤为常见。

临床表现

在新生儿中,最常见的临床表现各异,与大龄儿童和成人相比,缺乏典型性。发热、易激惹、喂养困难、呼吸窘迫、黄疸等症状都很常见。早产儿的症状更无特征或缺乏泌尿系统典型的特征,包括喂养困难、呼吸困难、心率下降、嗜睡及腹胀[7]。UTI 的新生儿很少有泌尿道相关症状,如血尿,尿臭。由于诊断困难,很多 UTI 未被确诊或延迟确诊,另一些则被遗漏或作为其他疾病治疗。首诊医师必须高度警惕新生儿 UTI,才能做出正确的诊断,当然正确收集尿液标本也必不可少[21]。

然而另一个令儿科医师担忧的是,婴幼儿和新生儿不仅患严重细菌感染的风险更高,而且用于检测重症感染的临床检查通常并不可靠。临床疾病的指标如一般情况的变化,对刺激的反应都不是判断重症的可靠指征。新生儿高达 65% 的发热疾病都有严重的细菌感染,但在初诊时无异常表现[18]。

尽管在新生儿中消化道症状更常见,但新生儿 UTI 的临床表现与新生儿脓毒症类似。最常见的临床症状是体温升高、喂养困难,特别是社区获得性感染的患儿。3 月龄以内的 UTI 患儿更容易出现菌尿、脓毒症和先天性泌尿生殖道畸形[6]。与 UTI 相关的菌血症通常发生在 6 月龄以内婴儿,特别是小于 2 月龄婴儿,他们的菌血症发生率为 4%~22%[1](表 98.2)。

表98.2 新生儿非梗阻性尿路感染的显著症状

临床症状	发生率 /%
生长受限 / 体重减轻	51
发热	41
黄疸	12
发绀	30
呕吐	35
腹泻	20

来源：Modified from Phol HG, Rushton HG, Urinary Tract Infection in Children, in *The Kelalis-King-Bellman Textbook of Clinical Pediatric Urology*, Docimo SG et al., eds, Informa, UK, 2007, 103-166。

包皮环切的作用

在讨论包皮环切的手术指征时，已明确的是，未包皮环切的男婴 UTI 发病率更高。在出生 6 个月内，未包皮环切的患儿 UTI 的发病率是环切包皮患儿的 12 倍[14]。环切包皮预防 UTI 的优势可以延续到出生后 6 个月，甚至可能延长至一年。而在 1 岁后，没有明显证据证实包皮环切对 UTI 有影响。

和包皮环切组相比，小于 6 月龄的未包皮环切男孩的尿道中大肠杆菌和革兰氏阴性菌的数量激增。尿道动力学显示新生儿排尿压力更高，并伴随膀胱炎和细菌繁殖风险增加，所以这类患儿患病的风险大大增加。据报道，治疗 UTI 的总费用上，未行包皮环切的患儿是已行包皮环切患儿的 10 倍以上，这反映了未行包皮环切的儿童 UTI 的数量非常高，占住院患者的很高比例[9]。这些发现证实了在出生后第一年，新生儿包皮环切可以有效地预防 UTI，而且发生在这个时间的感染往往非常严重，需要住院治疗[9]。尽管如此，手术还是有发病率的。据估计，111 名男孩需要接受包皮环切以预防 1 例 UTI[34]。

母乳喂养

母乳喂养可能对早产儿 UTI 有一定的预防作用，值得推广[7]。母乳喂养与 UTI 低风险有显著的联系。文献报道，在出生后第一年，母乳喂养对诸多感染有预防作用，如胃肠炎、急性中耳炎、肺炎、菌血症和脑膜炎。母乳喂养的保护作用是它作用于肠道菌群，包括高浓度的免疫球蛋白 A，可以抑制细菌的黏附。除此之外，乳铁蛋白可以抑制肠道大肠杆菌的生长。母乳喂养的婴儿的大便 pH 值偏低，促进非致病病原菌的生长与定植，如双歧杆菌和乳酸杆菌[7]。

诊断

不同于大龄儿童，新生儿缺乏日间的体温变化，连正常的体温变化也少有。在急性感染期，新生儿常常没有发热症状[8]。不能通过一般症状和体格检查来排除发热新生儿的严重细菌感染。多中心前瞻性研究对年龄小于 60 天的发热患儿进行研究，在急诊室评估发热情况，包皮环切与否以及体温升高程度都与 UTI 存在的可能性相关[11]。高胆红素血症伴有黄疸时间延长（大于 14 天）可能是 UTI 唯一的临床表现[2]。无发热患儿出现黄疸可能是 UTI 的早期表现，更常见于存在院内感染的患儿，约 56% 的病例中尿常规检查为阳性[3]。

目前最常见的诊疗规范建议，即便是一般情况良好的发热患儿，也需要全套脓毒症评估，包括血常规，血培养，尿常规，尿培养，脑脊液检查以及根据细菌培养结果应用抗生素（氨苄西林、头孢噻肟、庆大霉素）[20]。初步评估包括详尽的病史和细致的体格检查。当评估新生儿腹部包块时需要谨慎小心。背部体格检查需要注意有无凹陷或其他提示脊柱裂的异常体征。如果患儿未行包皮环切，则包茎的程度也需要记录。还应注意女婴是否有阴唇粘连。临床处理的指证包括粘连和反复的 UTI。对新生儿，一般采用手术分离粘连，避免使用雌激素或倍他米松药膏，这些药物常推荐用于 6 月龄以上的患儿。

确诊 UTI 需要阳性的尿培养结果，可以通过耻骨上穿刺或导尿管导尿送检。通过尿袋获取的标本可能导致假阳性结果，造成不恰当的治疗，误诊或者不必要的检查。尿常规检查便捷，推荐使用，但并不能确诊。尽管白细胞酯酶有高灵敏度，但缺乏特异度，而硝酸盐实验恰恰与之相反。结合显微镜检查，三者均阳性，则灵敏度为100%；三者均阴性，则特异度为100%[16]。通过尿液图片，革兰氏染色法发现任何细菌的灵敏度为93%，而特异度为95%，优于白细胞酯酶和硝酸盐的检测[21]。

有四种方法可以获取尿液样本。第一种是在会阴处贴上尿袋，患儿排尿后即可获取。这种方法对婴儿很有效，但是样本有较大风险被污染。第二种是取中段尿，但对儿童不太可靠，特别是小女孩和没有包皮环切的男孩，样本污染的可能性大。如果是阴性结果则可用，如果是阳性结果，很难确定样本是否被污染。第三种是导尿管取尿，这种侵入性的方法可能会对儿童带来伤害。对于不配合的儿童，也极易造成样本污染。但是，对于没有受过如厕训练的儿童，这种方法是最可靠有效的。最后一种是耻骨上膀胱穿刺，这种方法最不易被污染。但是这种有创的方法极少用于目前争议较多的医疗环境[21]。

对于小于3月龄的发热患儿，尿管导尿或耻骨上穿刺获取的尿常规是标准诊疗的一部分。尽管耻骨上穿刺不是必需的，但被认为是获取尿液样本的标准方法。首先使用消毒液消毒耻骨上区域，然后在耻骨联合上缘一指宽的区域使用21~25G针垂直进针抽取尿液。尽管耻骨上穿刺在某些地区很流行，但它是有创的，而且在膀胱不充盈时获取尿液的成功率不稳定。在患儿不配合时，通过体格检查判断膀胱是否充盈的方法作用有限。有可能的话，在穿刺前可以通过B超确定膀胱是否充盈。对于包茎或包皮口狭窄的男孩，或者严重阴唇粘连的女孩，耻骨上穿刺可能是获得清洁尿液的唯一方法[24]。尽管耻骨上穿刺获得的标本培养阳性说明有99%可能性存在感染，但这种方法技术上有难度，而

且成功率较低（23%~99%）[4]。

明显菌尿的标准是耻骨上穿刺培养获得的任何病原体，或者尿管中获得尿液培养至少50 000CFU/mL，或者清洁中段尿培养至少100 000CFU/mL[6]。再次强调精确诊断以及合理获得样本的重要性。检查结果会影响患儿的治疗，可能使患儿接受有创性的治疗，给家长也带来极大的压力。美国儿科学会发布发热患儿初次UTI的诊断、治疗和评估指南，但没有推荐适用于2月龄以内婴儿的指南[3]。有学者曾研究尿液气味在诊断UTI中的作用。Struthers等的研究证实尿液的气味与UTI没有相关性[5]。

C反应蛋白（C-reactive protein，CRP）>20mg/L，红细胞沉降率（erythrocyte sedimentation rate，ESR）>30mm/h，白细胞计数>15×10^9/L是发热患儿各项检查中的关键指标。这些对于预测发热患儿严重细菌感染有诊断价值，但这些也是矛盾的。Lin等[19]证实发热患儿CRP>20mg/L以及ESR>30mm/h是UTI的危险因素，但白细胞计数>15×10^9/L与其无明显相关。尽管ESR和CRP的特异度很高，但是灵敏度相对较低，CRP和ESR升高并不是确诊发热患儿UTI的良好指标。

最近美国儿科学会发布了发热患儿诊断与治疗指南，临床诊疗流程参见图98.1。

治疗

在治疗新生儿UTI过程中必须考虑到发育因素。出生时肾小球滤过率低，随着年龄增长逐渐发育。当计算药物用量和液体量时，必须考虑到这点[10]。诊断为膀胱炎或肾盂肾炎，简单疾病或复杂疾病，其相应治疗不同。简单的膀胱炎需要根据细菌药敏结果选择口服药进行短期治疗（3天治疗）。根据最初症状，复杂的UTI需要更长的疗程，甚至抗生素注射治疗。根据病情，肾盂肾炎需要10~14天的静脉抗感染治疗以及后期的口服抗感染治疗。口服和静脉注射抗生素在幼儿

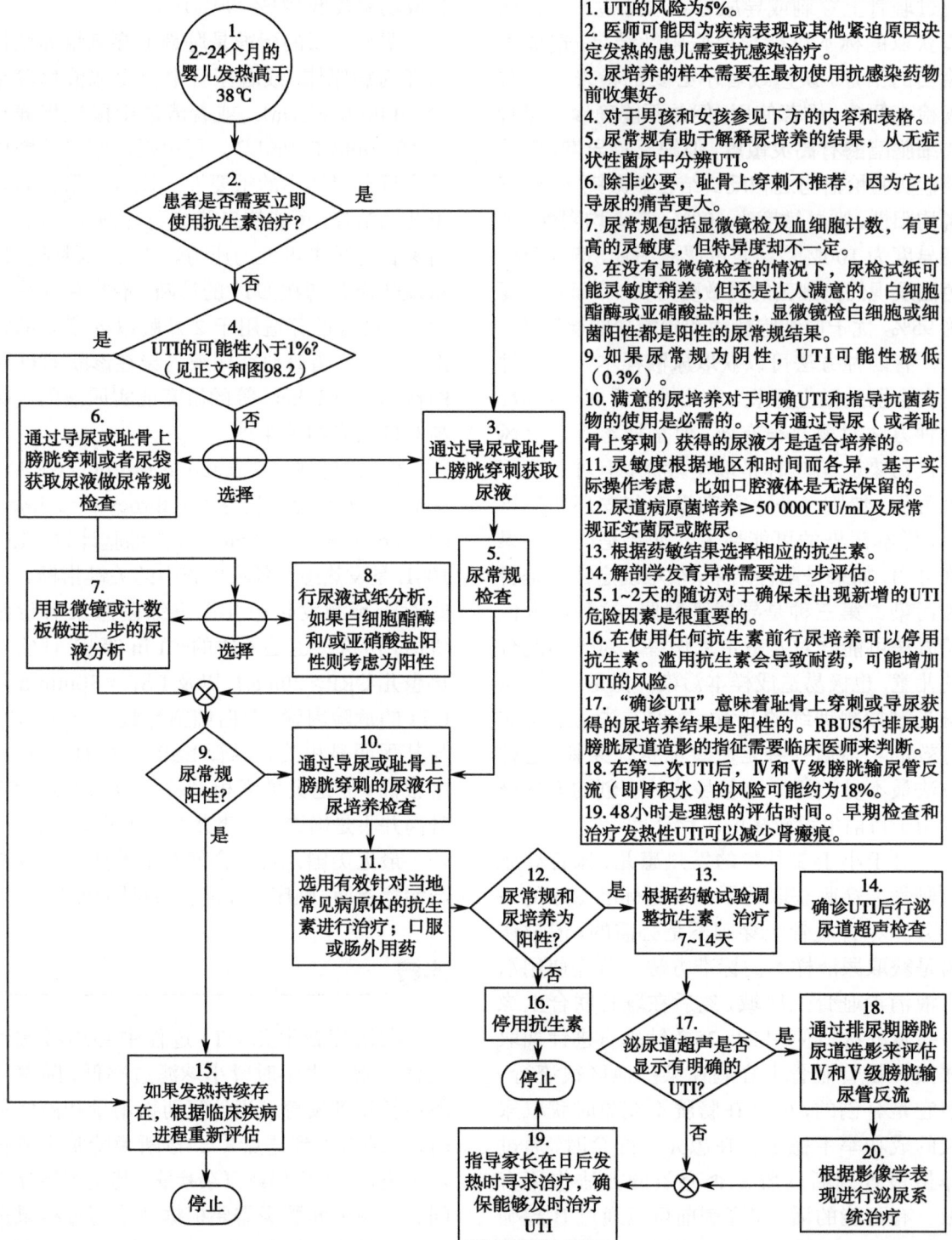

图98.1　治疗婴儿不明原因发热的流程图[From American Academy of Pediatrics, Committee on Quality Improvement, Urinary Tract Infection: Clinical Practice Guideline for the Diagnosis and Management of the Initial UTI in Febrile Infants and Children 2 to 24 months, *Pediatrics* 2011; 128(3): 595-610]

急性肾盂肾炎治疗中的效果相当。对于急性者，24 小时内退热转为无菌尿的治疗是个体化的。10 天口服药疗程的费用明显下降，且没有临床并发症，例如再次感染或肾瘢痕[28]。有研究评估了口服药和静脉输液治疗幼儿发热性 UTI，结果显示使用三代头孢的两种给药方式后，疗效相似[23]。

和大龄儿童相比，新生儿可以使用的抗生素种类有限。新生儿可以使用氨基糖苷类、青霉素类和头孢菌素类抗生素，但它们并非没有风险，其潜在并发症包括腹泻、不耐受、全身过敏反应以及没有监测药物剂量导致的肾毒性。呋喃妥因与新生儿期溶血性贫血相关，不能用在葡萄糖 -6- 磷酸脱氢酶缺乏症的患儿身上，会有溶血风险。使用呋喃妥因时组织渗透能力较低，所以它不是治疗肾盂肾炎的最佳选择。巨幼细胞贫血、叶酸缺乏或钠消耗性疾病（例如后尿道瓣膜、肾功能不全）的患儿应该避免使用甲氧苄啶，因为潜在的高钾血症会阻断肾皮质集合系统细胞中的钠离子通道，并阻断近端肾小管分泌肌酐，导致血肌酐水平上升。新生儿不应使用复方磺胺甲噁唑，因为其可能引起高胆红素血症和核黄疸。复方磺胺甲噁唑作用于近端肾小管导致二氧化碳丢失过多，因此使用复方磺胺甲噁唑的患儿可能出现代谢性酸中毒[22]。

膀胱输尿管反流

胎儿期肾积水发病率占所有胎儿的 1%~5%。新生儿膀胱输尿管反流的发病率为 11%~12.5%。结合产前和产后肾盂前后径（anteroposterior diameter，APD）的测量数值，APD 小于 10mm 不需要行排尿期膀胱尿路造影（voiding cystourethrography，VCUG）。这样增加了 VCUG 的灵敏度和临床诊断明显的膀胱输尿管反流的优势比[33]。出生后肾畸形的显著情况与 APD 扩张的严重程度呈正相关。分析了 17 项研究的一篇荟萃分析报告了三类胎儿肾积水的肾畸形风险。肾盂输尿管连接部梗阻的

可能性增加，但没有研究显示膀胱输尿管反流与 APD 值相关[32,37]（表 98.3 和表 98.4）。

表98.3　胎儿肾积水分级和产后肾畸形的风险

肾积水分级	产后风险
轻度	11%
中期妊娠 <7mm	
晚期妊娠 <9mm	
中度	45%
中期妊娠 7~10mm	
晚期妊娠 9~15mm	
重度	88.3%
中期妊娠 > 10mm	
晚期妊娠 > 15mm	

表98.4　胎儿肾积水和产后膀胱输尿管反流风险

肾积水分级	产后风险
妊娠 20 周 >12mm	15%
妊娠 34 周 >14mm	15%
中期妊娠或晚期妊娠 6~8mm	5%

来源：Hothi DK, Wade AS, Gilbert R, Winyard PGT. Mild Fetal Renal Pelvis Dilatation-Much Ado About Nothing? *Clin J Am Soc Nephrol* 4: 168-177, 2009.

以 UTI 为症状的膀胱输尿管反流患儿占总体的 30%~50%。但新生儿发病率较低。对于热性 UTI 或反复发作的无发热 UTI 的患儿，标准治疗方法为抗生素预防治疗，直到可以排除膀胱输尿管反流。传统的检查方法推荐泌尿系 B 超、VCUG 或者核素肾图，后两项均为侵入性检查。VCUG 的假阴性率约为 20%。核素肾图仅有 VCUG 的 1% 的放射性暴露。尽管核素肾图的灵敏度非常好，但最大的缺点是无法显示解剖细节，很难确定膀胱憩室、膀胱小梁或扩张的后尿道。

二巯基丁二酸（dimercaptosuccinic acid，DMSA）扫描是一种随时间成像的全身扫描方法。一些作者认为在急性期 50% 的患儿会有阳性结果。这些患儿中，30%~40% 患儿被证实存在反流。相反，90% 膀胱输尿管反流患儿的 DMSA 扫描结果为阳性。若患儿有发

热性 UTI、急性期 DMSA 扫描阳性、表现为肾积水或者输尿管扩张，延迟行 VCUG 检查，可能将漏诊 10% 膀胱输尿管反流的患儿。这些患儿大部分反流级别低，表现为低风险的 UTI 以及迟发性肾瘢痕[27]。在一个观察新生儿早期 DMSA 扫描的小型研究中，研究对象大部分是女婴和未行包皮环切的男婴，研究认为 DMSA 有助于排除晚期进行性永久性肾损伤，但并不能预测扩张的膀胱输尿管反流的消失。所以，如果要排除扩张性膀胱输尿管反流，在 DSMA 检查正常的情况下仍需要行 VCUG 检查[29]。新生儿反流，尽管分级高，但与继发于 UTI 的膀胱输尿管反流的大龄儿童相比，更容易缓解。关于产前肾积水伴有Ⅲ、Ⅳ或Ⅴ级反流患儿的随访前瞻性研究表明，4 年后的治愈率分别为 53%，28% 和 40%。

放射性检查的目的是确定泌尿生殖道畸形与缺陷，这样可以预防新生儿出现反复 UTI。2%~10% 的 UTI 患儿的病因是解剖学上的梗阻（后尿道瓣膜、肾盂输尿管连接部梗阻、输尿管膀胱梗阻和输尿管囊肿）[13]。男婴高级别双侧膀胱输尿管反流是继发于胎儿发育期膀胱颈结构重建形成的尿道梗阻[22]。评估 1 月龄患儿在首次发热性 UTI 后行肾 B 超的意义后，Hoberman 等[30]发现，那些需要进行其他的影像学检查的患儿占比不到 1%。结论中，对于妊娠 30~32 周以后产前超声检查无特殊的患儿，作者并不推荐他们在首次

美国儿科学会影像学指南

- 发热性 UTI 婴儿应该行肾和膀胱超声检查
- VCUG 并不是首次发热性 UTI 后的常规检查。泌尿道 B 超提示肾积水，肾瘢痕，其他检查提示可能有高级别反流，梗阻性肾病或者其他不典型及复杂的临床表现，则为行 VCUG 的指征
- 如果有反复发作的发热性 UTI，则需要进一步检查

来源：American Academy of Pediatrics, Committee on Quality Improvement, Urinary Tract Infection: Clinical Practice Guideline for The Diagnosis and Management of the Initial UTI in Febrile Infants and Children 2 to 24 Months, *Pediatrics* 2011; 128(3): 595-610.

发热性 UTI 后行超声检查。在发热性 UTI 患儿早期进行 DMSA 的研究中，Siomou 等[31]发现，DMSA 对于扩张性膀胱输尿管反流的预测效果比较差，因为大部分Ⅲ级以上反流患儿的 DMSA 结果都是正常的。而且他们注意到这些患儿的肾超声结果也是正常的。

预防性用药

预防性使用抗生素存在争议，争议包括是否用于膀胱输尿管反流的患儿。四个大型临床研究表明，和对照组相比，预防性使用抗生素并无明显优势。但是，该研究入组患者极少包括高级别反流患儿。澳大利亚预防正常和反流的儿童反复发作 UTI 的研究指出，预防性用药可以降低 UTI 的复发率，对 15 名患儿治疗 12 个月来预防 UTI。然而，包皮环切没有在这个研究中讨论到[25-26]。对膀胱输尿管反流患儿随机干预的临床试验结果表明，预防性抗生素可以减少 UTI 的复发率（预防性抗感染组为 12.9%，安慰剂组为 23.6%），但预防性抗感染组耐药率增加了 63%，而安慰剂组增加了 19%。由于缺乏合适而全面的评估，安慰剂组和预防抗感染组在新形成的肾瘢痕方面没有明显的区别[36]。

医师和患者需要考虑风险与优点后，共同决定是否使用预防性抗感染药物。必须记住的是，对于未治疗患儿同样也需要随访监测。需要教育家长熟悉 UTI 的症状和表现，以及进一步评估和治疗的重要性（表 98.5）。

手术

手术治疗很少用于 UTI 反复发作的新生儿。反复发作的 UTI 或核素检查中肾功能持续恶化的手术指征见表 98.6。肾盂输尿管连接部梗阻导致相关肾积水，其引起的感染需要通过手术治疗。对于异位输尿管开口以及远端输尿管梗阻伴反复 UTI，使用或未使用预防性抗生素治疗，都可以考虑手术治疗。

表98.5 预防尿路感染的抗生素剂量

抗生素	每日使用量
甲氧苄啶	2mg/kg
复方磺胺甲噁唑（SMZ-TMP）	2mg/kg TMP 10mg/kg SMZ
呋喃妥因	1~2mg/kg
阿莫西林	20mg/kg
头孢克肟	4mg/kg

表98.6 发热性尿路感染的手术指征

解剖性因素	功能性因素
膀胱输尿管反流	神经源性膀胱
输尿管囊肿	脊髓脊膜膨出
肾盂输尿管连接部梗阻	排尿功能异常
后尿道瓣膜	欣曼综合征
梗阻性巨输尿管/巨大结石症	
输尿管/肾结石	

在手术重建过程中需要考虑新生儿的膀胱容量。在新生儿较小的膀胱内行输尿管再植是非常有挑战性的。一些作者主张行泌尿道近端或远端的造瘘以争取时间让膀胱能够生长，从而获得更大的膀胱容量。也可考虑分期手术，特别是再植手术中可能需要裁剪远端输尿管。输尿管囊肿或感染需要及时行囊肿切除，然后给予预防性抗生素治疗，因为这种情况下的膀胱输尿管反流概率非常高。输尿管囊肿穿刺或切除后往往需要重建膀胱。

注射聚糖酐/透明质酸共聚物已通过美国联邦药物管理中心审查，成为治疗膀胱输尿管反流的革命性的治疗手段。它在新生儿中的应用还没有明确文献报道。但是，由于注射治疗的并发症发生率低，它成为治疗反复发作UTI和低级别反流的可行方案。值得注意的是，在新生儿膀胱内注射是极富挑战的，目前仍缺乏对小年龄患儿注射后的长期随访结果。

骨髓增生异常的新生儿出现UTI需要及早进行尿动力学评估，实施抗胆碱能治疗，间歇性清洁导尿，以及预防性抗生素治疗。反复感染时，可能需要行膀胱造瘘，极少数情况

下，需要更近端造瘘，如输尿管造瘘或肾盂造瘘。后尿道瓣膜切除后，反复感染和持续性肾积水也需要行输尿管造瘘或肾盂造瘘以预防感染复发。后尿道瓣膜患儿造瘘之前，应进行影像学检查（例如VCUG）以确定瓣膜是否彻底切除。推荐进行全面的尿道动力学评估。

结论

新生儿尤其易患UTI，这可能与健康新生儿局部防御机制不成熟（尿道上皮细胞杀菌功能低下，局部免疫球蛋白A水平较低，尿液酸化减少）和尿道周围严重的细菌繁殖有关，而这种情况在6个月后逐渐缓解[12]。包皮环切术在预防新生儿早期UTI中的作用是不容置疑的。在一般人群中，UTI的复发率非常高。在第一次感染后的一年内，大约30%的男孩和40%的女孩将出现再次感染。之后每次感染复发的发生率将翻倍[13]。不幸的是，在新生儿期复发并不罕见。随着预防性抗生素的广泛使用，可能出现多重耐药菌的复发感染。新生儿UTI发作后，影像学检查的必要性和使用范围仍需要研究。有创、昂贵检查的有效性仍然受到质疑。

儿童UTI是一个沉重的医疗负担。虽然实际费用不详，但估计在美国住院费用约为1.8亿美元。这尚不包括患儿治疗和感染后的随访及父母误工给社会带来的生产力成本[21]。儿童UTI的易感性与多种复杂的宿主和细菌毒力因素有关。重要的是临床医师要熟悉UTI的疾病谱，以及有UTI风险的儿童，这样才能正确识别和治疗那些需要评估尿道解剖或功能异常的儿童。

（史波 译 唐达星 审校）

参考文献

1. Dore-Bergeron M, Gauthier M, Chevalier I et al. Urinary tract infections in 1- to 3-month-old infants: Ambulatory treatment with intravenous antibiotics. *Pediatrics* 2009; 124: 16–21.

2. Pashapour N, Nikibahksh AA, Golmohammadlou S. Urinary tract infection in term neonates with prolonged jaundice. *Urol J* 2007; 4: 91–4.

3. Lopez Sastre JB, Aparicio AR, Coto Cotallo GD et al. Urinary tract infection in the newborn: Clinical and radio imaging studies. *Pediatr Nephrol* 2007; 22: 1735–41.

4. Chang SL, Shortliffe LD. Pediatric urinary tract infections. *Pediatr Clin N Am* 2006; 53: 379–400.

5. Struthers S, Scanlon J, Parker K et al. Parental reporting of smelly urine and urinary tract infection. *Arch Dis Child* 2003; 88: 250–2.

6. Shaikh N, Morone NE, Lopez J et al. Does This child have a urinary tract infection? *JAMA* 2007; 298(24): 2895–904.

7. Levy I, Comarsca J, Davidovits M et al. Urinary tract infection in preterm infants: the protective role of breastfeeding. *Pediatr Nephrol* 2009; 24: 527–31.

8. Phol HG, Rushton HG. Urinary tract infection in children. In: Docimo SG, Canning DA, Khoury AE (eds). *The Kelalis–King–Bellman Textbook of Clinical Pediatric Urology*. UK: Informa, 2007: 103–66.

9. Schoen EJ, Colby CJ, Ray GT. Newborn circumcision decreases incidence and costs of urinary tract infections during the first year of life. *Pediatrics* 2000; 105: 789–93.

10. Tracy MA. Pediatric genitourinary emergencies in the emergency department. *J Emerg Nurs* 2009; 35: 479–80.

11. Zorc JJ, Levine DA, Plat SL et al. Clinical and demographic factors associated with urinary tract infection in young febrile infants. *Pediatrics* 2005; 116: 644–8.

12. Cleper R, Krause I, Eisenstein B et al. Prevalence of vesicoureteral reflux in neonatal urinary tract infection. *Clin Pediatr* 2004; 43: 619–25.

13. Mingin GC, Hinds A, Nguyen HT et al. Children with a febrile urinary tract infection and a negative radiologic workup: Factors predictive of recurrence. *Urology* 2004; 63(3): 562–5.

14. Foxman B. Epidemiology of urinary tract infections: Incidence, morbidity, and economic costs. *Am J Med* 2002; 113: 5s–13s.

15. Shaikh N, Morone NE, Bost JE. Prevalence of urinary tract infection in childhood a meta-analysis. *Pediatr Infect Dis J* 2008; 27: 302–8.

16. Mesrobian HO. Urologic problems of the neonate: An update. *Clin Perinatol* 2007; 34: 667–79.

17. Rosenberg HK, Haslan H, Finkelstein MS. Work-up of urinary tract infection in infants and children. *Ultrasound Q* 2001; 17(2); 87–102.

18. Baker MD, Avner JR. The febrile infant: What's new? *Clin Ped Emerg Med* 2008; 9: 213–20.

19. Lin D, Hunag S, Lin C et al. Urinary tract infection in febrile infants younger than eight weeks of age. *Pediatrics* 2000; 105: 1–4.

20. Claudius I, Baraff LJ. Pediatric emergencies associated with fever. *Emerg Med Clin N Am* 2010; 28: 67–84.

21. Bauer R, Kogan BA. New developments in the diagnosis and management of pediatric UTIs. *Urol Clin N Am* 2008; 35: 47–58.

22. Shah G, Upandhyay J. Controversies in the diagnosis and management of urinary tract infections in children. *Pediatr Drugs* 2005; 7(6): 339–46.

23. Hoberman A, Wald ER. Urinary tract infections in young febrile children. *Pediatr Infect Dis J* 1997; 16: 11–7.

24. Santen SA, Altiery MF. Pediatric urinary tract infection. *Emerg Med Cli N Am* 2001; 19(3): 675–90.

25. Craig JC, Simpson JM, Williams GJ et al. Antibiotic prophylaxis and recurrent urinary tract infection in children. *N Engl J Med* 2009; 361: 1748–59.

26. Garin EH, Olavarria, F, Garcia V. Clinical significance of primary vesicoureteral reflux and urinary antibiotic prophylaxis after acute pyelonephritis: A multicenter, randomized, controlled study. *Pediatrics* 2006; 117: 626–32.

27. Caldamone AA, Koyle MA. Pediatric urinary tract infections and vesicoureteral reflux: What have we learned? *Afr J Urol* 2007; 13: 188–92.

28. Koyle MA. Antibiotic treatment of pyelonephritis in children: Multicentre randomised controlled non-inferiority trial. Practice Point Commentary Urology.

29. Siomou E, Griapros V, Fotopoulos A et al. Implications of 99mTC-DMSA scintigraphy performed during urinary tract infection in neonates. *Pediatrics* 2009; 124: 1–7.

30. Hoberman A, Charron M, Hickey RW et al. Imaging studies after a first febrile urinary tract infection in young children. *N Engl J Med* 2003; 348: 195–202.

31. Siomou E, Girapros V, Fotopoulous A et al. Implications of 99m Tc-DMSA scintigraphy performed during urinary tract infection in neonates. *Pediatrics* 2009; 124(3): 1–7.

32. Becker AM. Postnatal evaluation of infants with an abnormal antenatal renal sonogram. *Curr Opin Pediatr* 2009; 21: 207–13.

33. Dias CS, Bouzada MC, Pereira AK et al. Predictive factors for vesicoureteral reflux and prenatally diagnosed renal pelvic dilatation. *J Urol* 2009; 182: 2440–5.

34. Mukherjee S, Joshi A, Carroll D et al. What is the effect of circumcision on risk of urinary tract infection in boys with posterior urethral valves? *J Ped Surg* 2009; 44: 417–21.

35. Spencer JD, Schwaderer A, McHugh K et al. Pediatric urinary tract infections: An analysis of hospitalizations, charges and costs in the USA. *Pediatr Nephrol* 2010; 25: 2469–75.

36. Mattoo TK, Chesney RW, Greenfield SP et al. Renal scarring in the randomized intervention for children with vesicoureteral reflux (RIVUR) trial. *Clin J Am Soc Nephrol* 2016; 11: 54–61.

37. Hothi DK, Wade AS, Gilbert R, Winyard PGT. Mild Fetal Renal Pelvis Dilatation—Much Ado About Nothing? *Clin J Am Soc Nephrol* 4: 168–177, 2009.

新生儿泌尿系统造影

Melanie Hiorns   Lorenzo Biassoni

引言

在过去的 25~30 年里，产前超声的广泛应用有助于一些先天性肾脏畸形的早期诊断。现在，这些异常在出生后就可以通过成像技术进行评估。此外，先天性肾脏畸形可能在出生后被发现，例如，尿路感染、尿流异常、败血症、肾衰竭引起的代谢紊乱或单纯的呕吐。新生儿偶尔可能由于肾静脉血栓出现血尿，特别是在产程延长伴有缺氧发生的病例中，而健康的新生儿可能在常规检查中发现腹部肿块，或出现无关的先天性异常，如食管闭锁。

临床医疗团队通常会关注以下问题：①肾脏的数量，它们在腹部的什么位置？②肾集合系统是否扩张，肾实质是否正常？③膀胱及尿道是否正常，是否有膀胱壁增厚和／或尿道梗阻？④肾脏的功能，包括肾脏绝对功能和分肾功能。

放射科医师四个关键的影像学检查可以给绝大多数病例提供答案：腹部超声，排尿期膀胱尿道造影（voiding cystourethrography，VCUG），放射性同位素检查和磁共振成像（MRI）。目前明确的是，新生儿期绝对没有静脉尿路造影（intravenous urography，IVU）的指征（大一点的孩子几乎没有）。在新生儿期，当超声不能提供令人满意的信息或 MRI 不可用时，计算机体层成像（computerized tomography，CT）仅限于评估肾脏占位。在少数情况下当地或专科医院无 MRI 可用时，CT 应该被作为最后的检查手段。在超声无法提供足够的信息的情况下，MRI 在肾肿瘤的检查和尿路形态的评估中具有重要的作用。在这种情况下，大多数新生婴儿可以进行"喂养—包裹"技术，不一定需要镇静或全身麻醉。但对于较大的婴儿或新生儿需要屏气序列的情况下仍需要镇静或麻醉。

常见的影像学检查

腹部超声

泌尿系统影像检查应首选腹部超声。有了现代化的超声设备和训练有素的人员，就有可能获得整个泌尿系统的解剖学细节。超声设备是可移动的，即使是患儿在温箱中或者 ICU 里，也可以进行全面的超声检查。超声检查结果建立了解剖学框架，使肾病泌尿团队可以进行一系列简短的鉴别诊断或者初步诊断。在大多数病例中，超声检查可以确定肾脏数量、大小，有无重复肾，肾实质是否正常，以及是否存在集合系统的扩张。在超声检查开始时应检查膀胱，因为可能随时发生排尿，膀胱充盈时可以在膀胱后面寻找扩张的输尿管（图 99.1）。膀胱壁增厚易识别和测量。后尿道瓣膜的男童可能出现尿道近端后尿路扩张，如果仔细检查可在排尿时发现。超声检查时患者不需要作任何准备。检查应同时使用标准曲线探头和高频线阵探头。理想情况下，检查时婴儿应处于仰卧位和俯卧位，但如果新生儿处于机械通气状态，则不可能获得俯卧位图像。

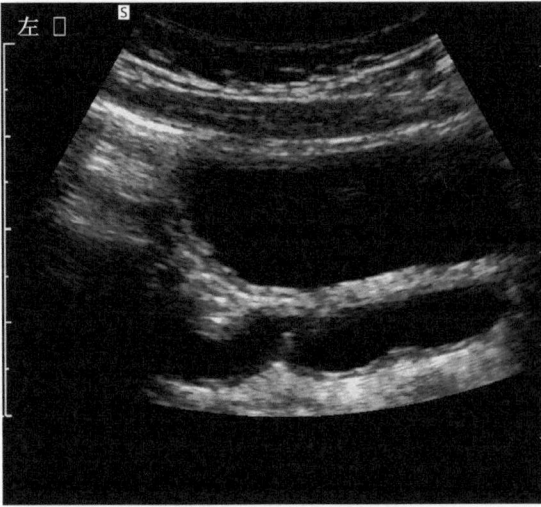

图 99.1 超声显示膀胱后方扩张的左输尿管。该患者继发于输尿管膀胱交界处梗阻

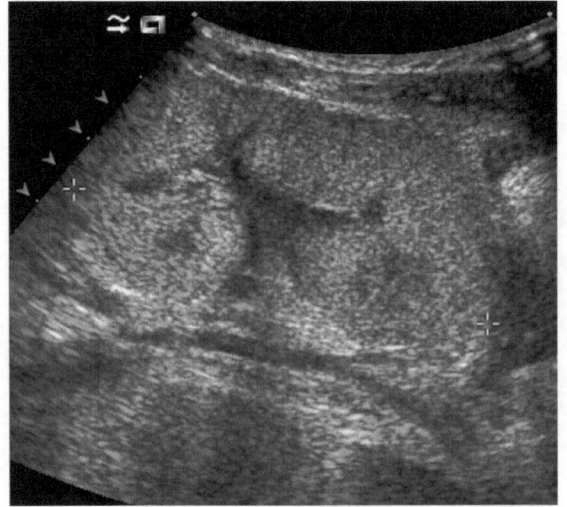

图 99.3 一例 4 周大的男婴先天性肾病综合征超声表现。肾脏明亮且体积增大，但仍能辨认出一些正常的结构

新生儿正常肾脏超声表现是，与均质的肝脏或脾脏相比，肾脏皮质有轻微的高回声，而髓质有轻微的低回声。皮质和髓质之间的区分称为皮质髓质分界。如果肾脏失去了皮质髓质分界，则提示肾实质异常（图 99.2 和图 99.3）。这可能是由于肾脏急性损伤，如急性肾衰竭或肾静脉血栓形成，或代表潜在的

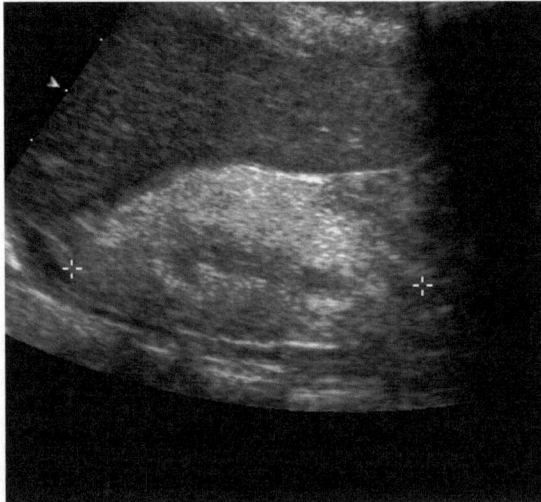

图 99.2 新生儿男婴原发性高草酸尿症的超声表现。与肝脏相比，肾脏的回声亮度增加，并失去了皮质髓质分界，在这种情况下，高亮度区域代表全肾钙盐沉着

肾脏畸形，如肾发育不良，这可能与肾脏中不同程度的囊肿（或没有）相关。集合系统的扩张必然会增加梗阻的可能性，但未必能推断梗阻原因。如果是双侧扩张，则必须排除膀胱流出道病变。然而，膀胱输尿管反流的表现也极为类似。

在新生儿中，肾脏内的某些超声特征可能提示肾钙盐沉着症（图 99.2），这是儿童使用呋塞米治疗后，肾脏局部回声变亮的最常见原因。Tamm-Horsfall 蛋白可能有相似的表现，但出现得非常短暂。

必须强调在超声中的两个重要的漏诊问题。第一种是当新生儿出现无尿或少尿时，超声检查可能没有发现任何扩张，但仍可能存在梗阻性病变。在这种临床情况下，一旦婴儿开始产生尿液，就必须复查超声。第二个可能的漏诊是产前诊断单侧肾积水，在出生后 48h 内由于生理性脱水，超声无法显示明显的肾盂扩张，应在出生后第三天或更晚些进行超声检查。

排尿期膀胱尿道造影

排尿期膀胱尿道造影（VCUG）可以提供关于男性膀胱及流出道的宝贵解剖学信息。如果

发现了膀胱输尿管反流，那么输尿管、肾盂和肾盏的细节也可以被很好地展现出来（图 99.4）。对比剂显示肾盏细节可能提示肾发育不良。超声和 VCUG 联合使用可在出生后不久对肾脏和集合系统进行充分评估，并可立即对所有病例进行适当的处理，特别是当存在尿路阻塞性病变，如后尿道瓣膜（图 99.5）。VCUG 的检查时间取决于婴儿的临床表现和病情。

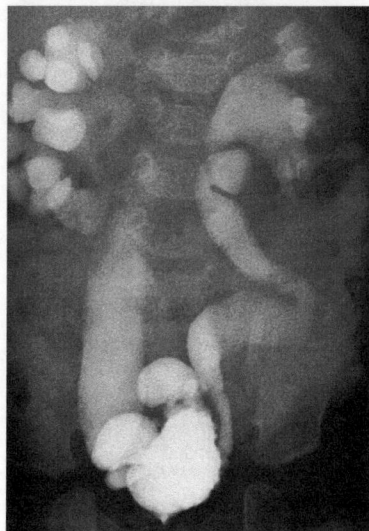

图 99.4　重度膀胱输尿管反流患者排尿期膀胱尿路造影，显示了肾盂输尿管积水和集合系统的外形结构。本例患者无流出道梗阻（无后尿道瓣膜）

多数患儿可以使用 6F 胃管进行导尿。在本研究中，没有使用带气囊尿管的必要，因为不需要给气囊充气。事实上，充气气囊可能会导致膀胱出口梗阻，因此不能给气囊充气。男孩尿道的排尿期造影应该在插入导管后以及取出导管时成像，以确保不会因为导管的压力而没有发现微小的瓣叶。在操作前后都应使用抗生素（按照当地 / 国家的指导方针），整个操作过程应在无菌环境下进行。

刚出生的婴儿很少行 VCUG 检查，但略微大些的婴儿适应证又可能会放宽。在新生儿期，最常见的表现是超声发现双肾积水。这就增加了在尿道（男婴的后尿道瓣膜）、膀胱基底部（输尿管囊肿）、双侧膀胱输尿管交界处或双侧肾盂输尿管连接部梗阻引起的泌

尿道梗阻的可能性。双侧膀胱输尿管反流可能有相同的影像学表现（图 99.4）。在这种情况下，只要婴儿身体状况良好，就应该立即进行 VCUG 检查。

如果对可能存在后尿道瓣膜的患儿进行了 VCUG 检查并得到确认，则不应拔除导尿管。确诊后，拔管不会带来更多的益处，而且再次插尿管持续膀胱引流可能有插管困难的风险。

产前诊断为肾积水，并且出生后超声确认为输尿管扩张、双侧肾积水或膀胱异常的新生儿需要进行 VCUG 检查。单侧肾积水，对侧肾脏和膀胱正常的新生儿不需要行 VCUG 检查。

如果临床上只发现存在膀胱输尿管反流，而且前期 VCUG 已评估过男婴尿道的结构，放射性同位素半胱氨酸膀胱造影（直接同位素膀胱造影术）可以辅助诊断，而且对于婴儿，它的辐射量很小（低于胸部 X 线检查）。这项测试需要儿童面对伽马相机头并且插入导尿管。少量的 ^{99m}Tc- 高锝酸盐（20MBq 足以）通过导管注入膀胱。生理盐水通过导尿管流入膀胱，直到孩子感到强烈的尿意。从将对比剂注入膀胱开始，并持续至膀胱排空结束（或已证实膀胱输尿管反流），如果在膀胱排空阶段有反流，这将被高度灵敏地检测到（图 99.6）。

功能性造影

放射性同位素检查提供了人体的整体和局部肾皮质功能的评估，并对每个肾脏对整体肾功能的贡献作出了精确的估计。此外，动态放射性核素显示每个肾脏如何引流，并分辨潜在的滞留。

常用示踪剂

现有的常见示踪剂有 ^{99m}Tc- 二巯基丁二酸（DMSA）、^{99m}Tc- 巯乙甘肽（MAG$_3$）和 ^{99m}Tc- 二乙烯三胺五乙酸（diethylene triamine pentaacetic acid，DTPA）。一些研究中心使用

（a）　　　　　　　　　　　　　　　　　（b）

（c）

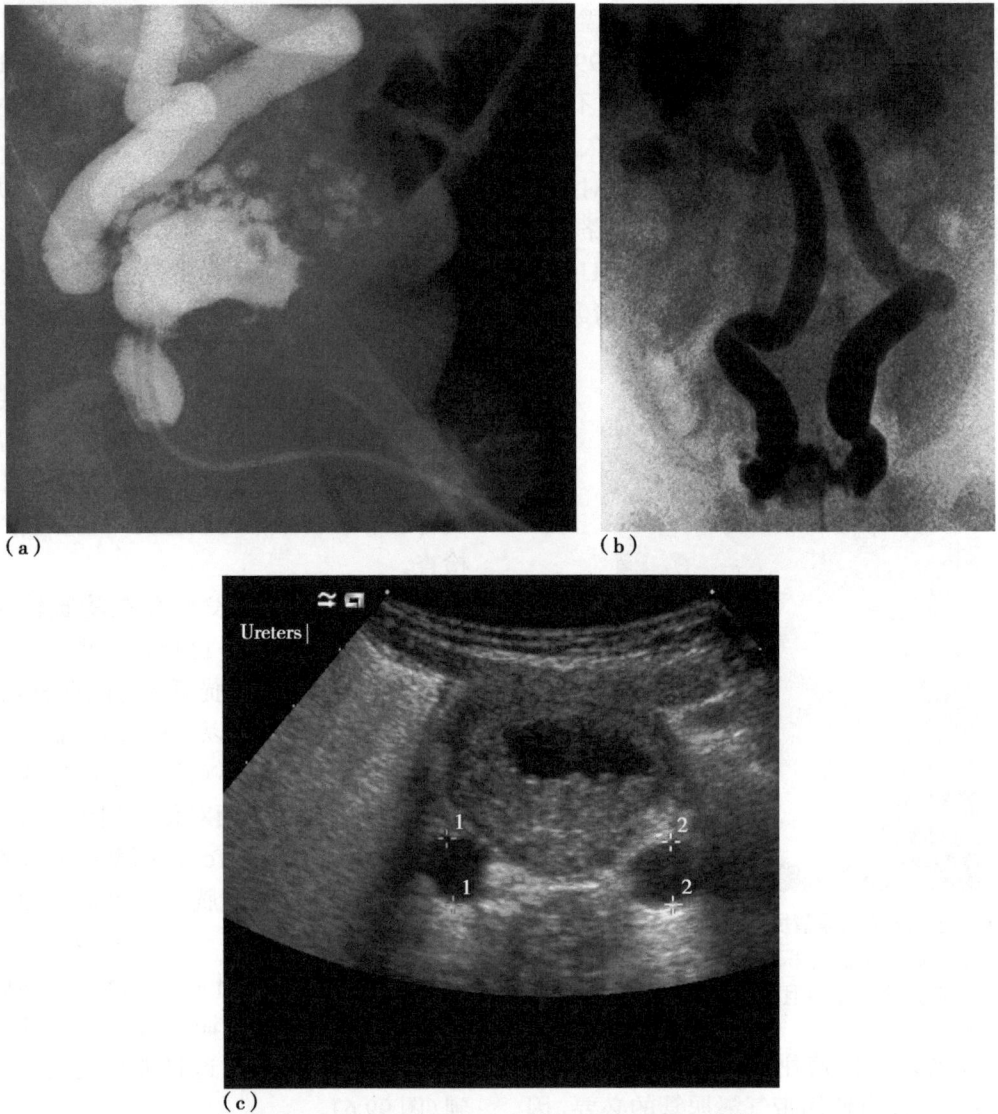

图 99.5 （a）新生男婴排尿期膀胱尿道造影显示致密的后尿道瓣膜、膀胱小梁增生和膀胱壁增厚。（b）同一患者后期的影像，显示双侧输尿管严重反流至集合系统水平。膀胱内对比剂反流到上尿路，因为这比克服致密的后尿道瓣膜造成的梗阻压力更小。（c）同一患者的超声显示膀胱壁非常厚，膀胱后双侧输尿管扩张

碘 -123- 邻碘马尿酸盐（orthoiodohippuran，OIH），但是使用碘 -123 标记（由回旋加速器产生）使这种示踪剂价格昂贵且不易获得。DMSA 被近端肾小管吸收，一旦进入肾实质，约 60% 的 DMSA 会黏附在肾小管内，而大约 30%~40% 的示踪剂随尿液由肾脏排出。目前，DMSA 是评估分肾功能和肾皮质完整性的"金标准"。MAG$_3$ 和 OIH 由近端小管分泌进入管腔，通过肾脏集合系统排出肾脏。DTPA 通过肾小球过滤，经过集合系统排出肾脏。^{99m}Tc-MAG$_3$ 的摄取率高于 ^{99m}Tc-DTPA，是一种较好的示踪剂，尤其是在应用于新生儿中时。用于动态肾图的示踪剂几乎可以像 DMSA 一样准确地评价分肾功能。它们还可以评估肾皮质的完整性（尽管小瘢痕可以被遗漏）和肾脏排泄功能。

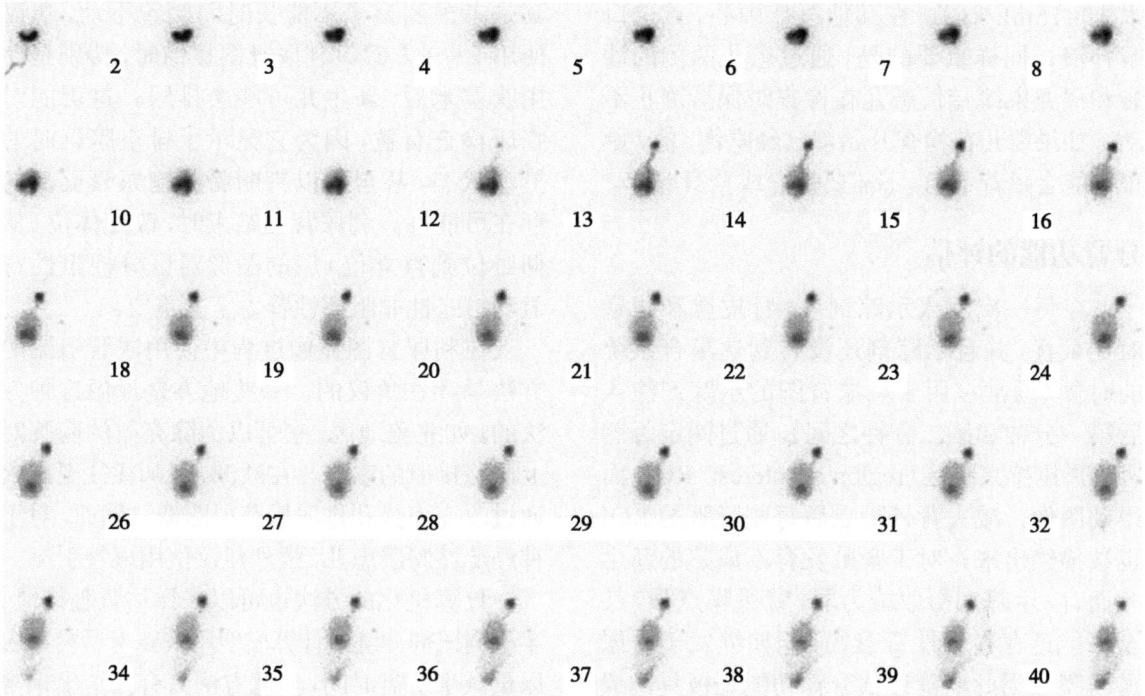

图 99.6 直接同位素膀胱造影。在插入膀胱导管和用生理盐水冲洗膀胱后，婴儿感到排尿的紧迫性。发现右侧膀胱输尿管反流

放射性核素肾扫描

临床上，DMSA 扫描需要呈现高质量的静态图像。在扫描过程中，患儿必须保持静止不动，但镇静或全身麻醉不是必需的。所以良好的放射学技术和分散患儿注意力是非常重要的。为了获得足够曝光，每张图像平均持续 5~10min。在绝大多数情况下，图像需要一个好的后前位视图，以及一个左后斜位和一个右后斜位视图。与单光子发射计算机体层成像（single-photon emission computed tomography，SPECT）的应用是相反的。根据经验，SPECT 几乎不是必需的，因为获得的高质量 DMSA 静态视图已经提供了很多信息。重要的是要了解一些正常的变异：梨形肾、左肾外侧缘脾压迹、胎儿分叶状肾脏，上极或下极显影淡，而实际上是肾实质很薄。将 DMSA 扫描获得的肾功能信息与肾解剖学细节结合起来是非常重要的，通常是通过超声获得这些解剖学细节。DMSA 影像上的局部缺损是非特异性的，可由多种情况引起，包括囊肿、瘢痕、结石、肿瘤、发育不良病灶、先天性异常、动脉或静脉血栓形成，或先天性血管畸形引起的梗死。

在尿路感染的情况下，感染后 2~3 周内进行早期 DMSA 扫描，将提示肾实质炎症或感染，这可能导致或不导致永久性的肾瘢痕。最近一次感染后 4~6 个月再次行 DMSA 扫描可以显示肾瘢痕的存在。如果临床问题与肾瘢痕的存在有关，则 DMSA 应在感染后 4~6 个月进行。

利尿肾图

患者的准备

患儿应适当补水，这使肾皮质和肾盂肾盏中正常形成尿液。如果患儿体内缺水，示踪剂通过肾皮质和集合系统速度减缓，从而造成假性梗阻。在一些医疗中心，在示踪剂注射前 30min 开始给患儿静脉输液（生理盐

水 10~15mL/kg）。在其他医疗中心，首选口服补液。同样重要的是，通过患儿两侧的沙袋和尼龙束缚带使患儿在检查时保持静止不动。如果婴儿在检查开始前已经吃饱，他/她很可能会睡着不动，不需要镇静或全身麻醉。

分肾功能的评估

在每一次注入示踪剂后，肾皮质和背景对比最优，并且示踪剂还没有到达集合系统的时候（通常在用于利尿肾图的示踪剂注入后第一分钟和第二分钟之间），通过圈定每侧肾脏周围感兴趣区（region of interest，ROI）而得到图像。减去背景噪点后每侧肾脏的 ROI 也被描绘出来。对于肾脏发育不成熟的新生儿而言，示踪剂摄取能力弱，背景噪点强，甚至可能还存在慢性肾衰竭（例如继发于后尿道瓣膜），因此精确评估分肾功能是极具挑战的。另一个具有挑战性的临床症状是一侧肾体积较对侧明显偏大，例如，产前诊断为重度肾积水的新生儿。

对于产前诊断为肾积水的新生儿，肾功能显像通常要推迟到 2 月龄或 3 月龄，即使那时肾脏还没有完全发育成熟，也会有更好的显像。可能偶尔需要对小婴儿进行功能性研究。临床面临的问题是利尿肾图中肾脏是否能显示出明显的功能，这关系到切除肾脏或者保守治疗的选择。

排泄的评估

肾脏排泄可能受到几个不同因素的影响，尤其是在新生儿中，如肾功能、水合状态、肾盂大小、膀胱状态和重力的影响（仰卧位和直立位）。因此，对排泄系统的准确评价必须考虑上述所有因素。静滴呋塞米（新生儿和 6 个月以下的婴儿使用 5mg）有助于区分梗阻性肾盂和扩张性非梗阻性肾盂。呋塞米可在放射性示踪剂后立即（F+0）使用，或者在注射示踪剂前 15min（F-15）或注射示踪剂后 20min（F+20）使用。每种方案形成不同的利尿肾图。为了避免过度延长肾图的时间，尤

其是考虑到孩子不能长时间躺着不动，建议使用 F+0 方案。利尿肾图显像时，特别是使用呋塞米后，新生儿可能会排尿。这可能对临床检查有益，因为它显示了排空膀胱时的排泄状态，甚至可以判断膀胱输尿管反流的存在可能性。利尿肾图结束时，改变体位（从仰卧位到直立位）后的图像对区分梗阻性肾盂和扩张性非阻塞性肾盂至关重要。

在利尿肾图显像过程中使用尿管引流的方法是存在争议的。一些地方是提倡这种方法的，如北美地区，它可以消除充盈的膀胱对上尿路排泄的影响。在欧洲，医师往往更喜欢通过改变姿势和排尿后获得图像。然而，对于神经源性膀胱患儿，强烈建议使用尿管引流。

计算机化的方法也可以来评估肾脏排泄。半程利尿剂冲洗法计算出使用呋塞米后肾盂内尿量减半所需时间，但此方法只有在给出正常值（半程时间 <10min）时才是可靠的。如果半程时间延长，由于没有考虑肾盂的大小、膀胱的状态、重力作用和水合状态，不能区分扩张的肾盂和梗阻的肾盂，因此不适用于产前诊断肾积水的患儿。这些评估方法包括肾盂流出效率（pelvic outflow efficiency，PEE）——离开的示踪剂占总共进入肾脏的示踪剂的比例，或标准化的剩余活性（normalized residual activity，NORA）——留在肾脏的示踪剂占离开肾脏的示踪剂的比例。

排泄和梗阻的定义

需要记住的是，对于产前诊断为肾积水的无症状的婴儿，利尿肾图中扩张的集合系统排泄缓慢意味着有泌尿道梗阻的情况。扩张肾盂和/或输尿管可能是由一系列的原因造成的：肾盂输尿管连接部或输尿管膀胱交界处异常梗阻，肾盂输尿管连接部扩张无梗阻，膀胱输尿管反流，巨输尿管伴或不伴输尿管膀胱交界处功能异常，或复杂的重复肾伴有上肾集合系统扩张。所有这些情况都与利尿肾图的排泄缓慢有关。扩张肾盂/输尿管内的积水不一定导致肾实质的疼痛。即使肾

盂输尿管连接部狭窄，也可能不会达到引起肾实质疼痛的尿液流出阻力而发生肾功能下降。因此，目前唯一被认定的梗阻的定义是"不治疗会引起肾功能障碍的尿路梗阻"。不幸的是，这个定义是回顾性的。因此，在无症状患者的利尿肾图检查中显示肾盂输尿管连接部或输尿管膀胱交界处排泄延迟和积水都不能完全诊断梗阻性病变，因为我们不知道这种情况是否会引起肾功能下降。

MRI和CT横断面成像

当超声发现一个无回声的病变时，不需要进行横断面成像检查，因为超声可以追踪囊性病变。实性病变通常在超声检查后还需要进一步影像学检查。新生儿肾肿瘤的主要鉴别诊断是中胚层细胞肾瘤（图99.7），而肾母细胞瘤（图99.8）在新生儿期很少见，但仍能被识别。肾上腺神经母细胞瘤有时可与肾脏占位性病变混淆，也应予以考虑。MRI是评估占位性病变的最佳技术，因为它没有放射性。即使占位性病变在CT上具有相似的密度水平（类似的"灰度"），但与CT相比，MRI具有更高的固有组织对比度分辨率，因此可以区分组织类型。CT具有良好的空间分辨率，成像速度

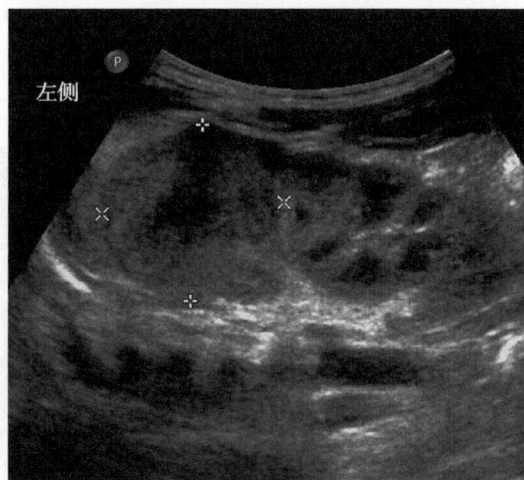

(a)

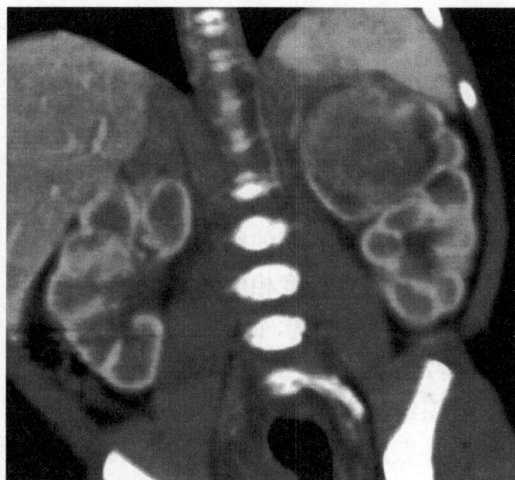

(b)

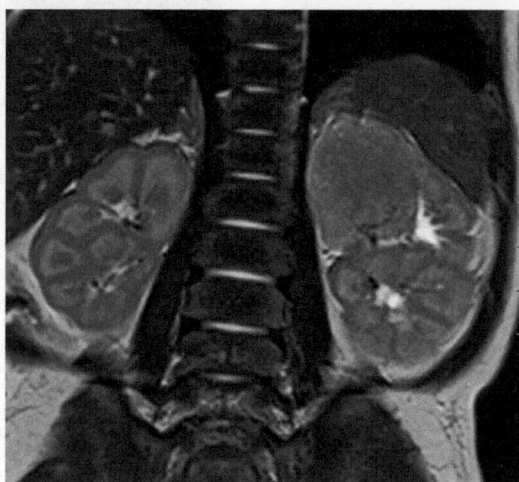

(c)

图99.7　一例6日龄男婴中胚层细胞肾瘤。（a）超声显示左肾上极有肿块。（b）同一患者的CT扫描显示左侧上极肿块，但无法分辨肾实质和集合系统。（c）T$_2$加权磁共振图像显示肿块周围集合系统的移位，左肾其余部分和右肾皮质髓质分化正常

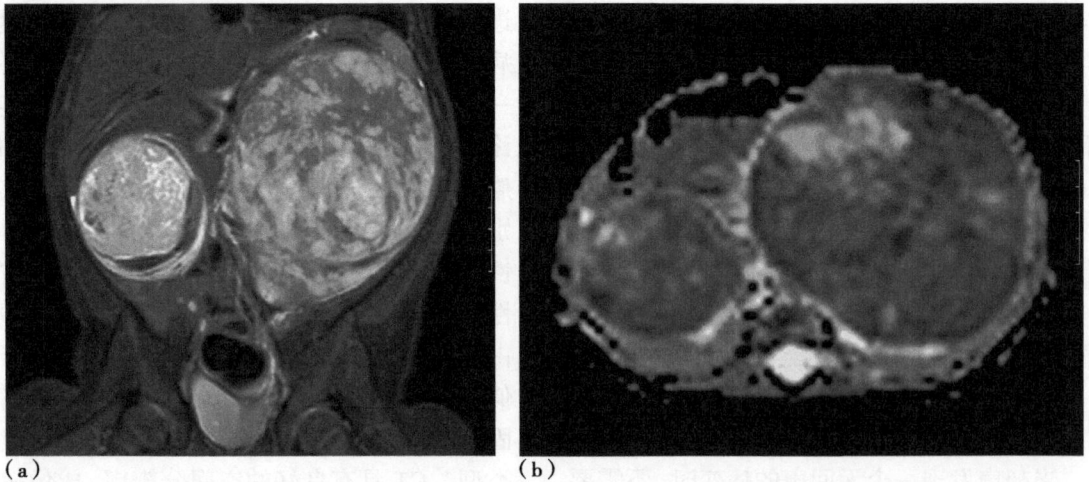

图99.8　3月龄双侧肾母细胞瘤患儿MRI表现。(a)短时间翻转恢复序列中冠状位上可见巨大的瘤体使正常的解剖结构严重变形。(b)弥散加权成像序列显示肿瘤中广泛的低信号区域(灰色)代表着紧密排列的肿瘤细胞。高信号区域(白色)代表肿瘤坏死区域

快,但辐射较大。此外,新生儿体内几乎没有脂肪,无法对两种组织结构进行对比,尽管它们可能具有非常不同的组织类型或病理特征,CT也无法区分密度相似的组织。MRI可以提供精细的尿路结构,特别是尿路扩张的情况,因为特定的MRI序列显示水成像,所以含尿液的组织结构显示得非常详细。这种检查也称为磁共振尿路造影(magnetic resonance urography,MRU)(图99.9)。因此,它可以补充超声所获得的关于泌尿道扩张、解剖和在某些情况下的功能的信息。

过去新生儿行MRI并获得各种成像序列的时间长度(每个最长10min)是非常有限的,而且患儿的运动降低了图像的清晰度。但现在成像序列更快了,可以使用技术手段去掉呼吸心跳运动造成的干扰。如果喂奶和包裹的方法失效,可以在全身麻醉的情况下做MRI。

新生儿期的特殊情况

肾积水

产检时超声常规筛查中发现肾盂扩张后,常常出现新生儿期肾积水。重要的是明确

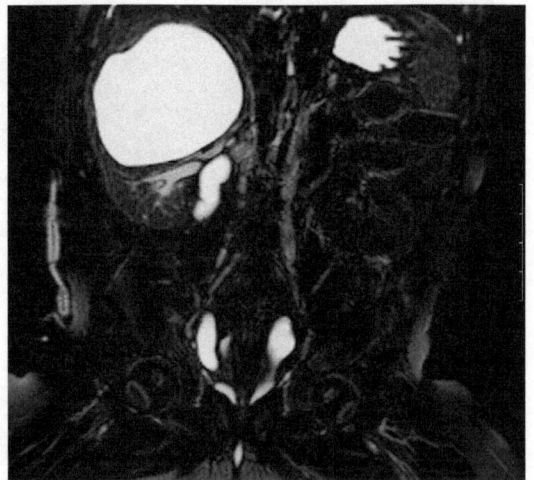

图99.9　6月龄女性患者的MRI表现,超声未能判断右侧肾盂输尿管连接部梗阻和重复肾部分扩张。T_2加权加强序列显示右肾实际上是重复肾,上肾部分非常扩张,下肾部分很小且被压缩。偶然发现盆腔内有双子宫

双侧肾盂是否扩张和扩张的程度。一般通过超声来检查。双侧肾盂扩张(>7mm)需要仔细检查膀胱(膀胱壁增厚和输尿管囊肿),在男孩中,VCUG可以辅助排除后尿道瓣膜的可能。产前单侧肾积水需要进行肾功能评估,通常用MAG_3肾图来评估患肾的分肾功

能及排泄情况。重要的是要认识到排泄缓慢并不一定意味着梗阻。肾积水的后续检查一般通过超声。超声显示肾盂扩张明显加重提示需要重新检查肾功能。单侧肾盂重度扩张可能提示严重的肾盂输尿管连接部狭窄。肾功能研究（经常采用 MAG_3，但也可以使用 DMSA，特别是在肾脏明显增大以及肾实质

明显拉伸的情况下）将显示患肾是否还存在功能。有时，肾盂输尿管连接部异常可能伴有输尿管膀胱交界处异常，MAG_3 肾图可能很难识别这两种情况（图 99.10），并且与同期超声相对照来解释同位素检查的结果是很重要的。如果及时采取干预措施，体积增大的肾脏仍然可以恢复其功能。利用利尿肾图对

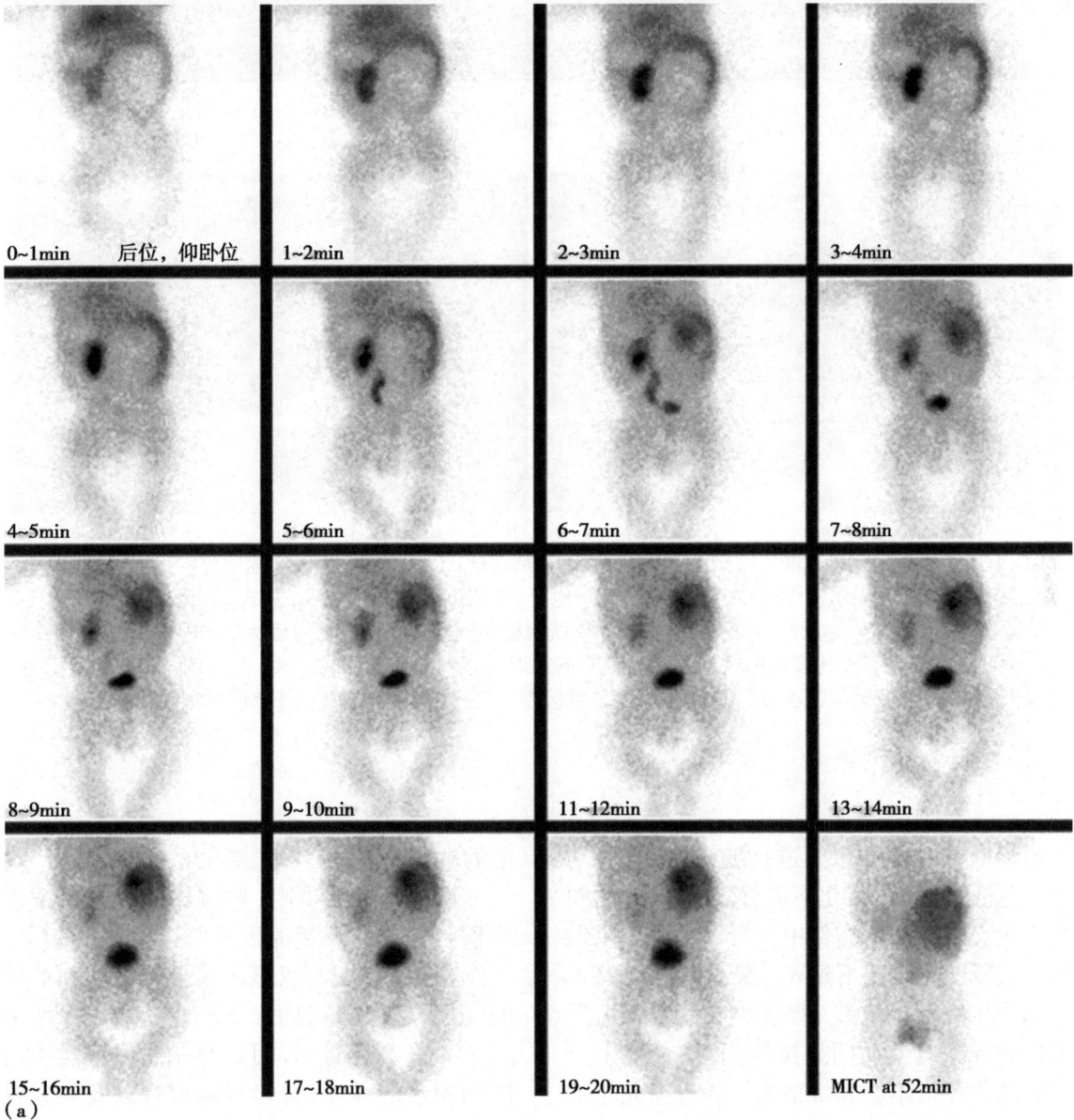

图 99.10 （a）6 周大的男婴，产前诊断为严重的右侧肾积水。同位素检查显示，右肾明显增大，实质严重牵拉，包绕着一个巨大扩张的集合系统。超声检查显示右肾盂最大直径为 6cm。右侧肾盂输尿管连接部处可见积水，右侧输尿管处未见明显的积水

（b）

（c）

（d）

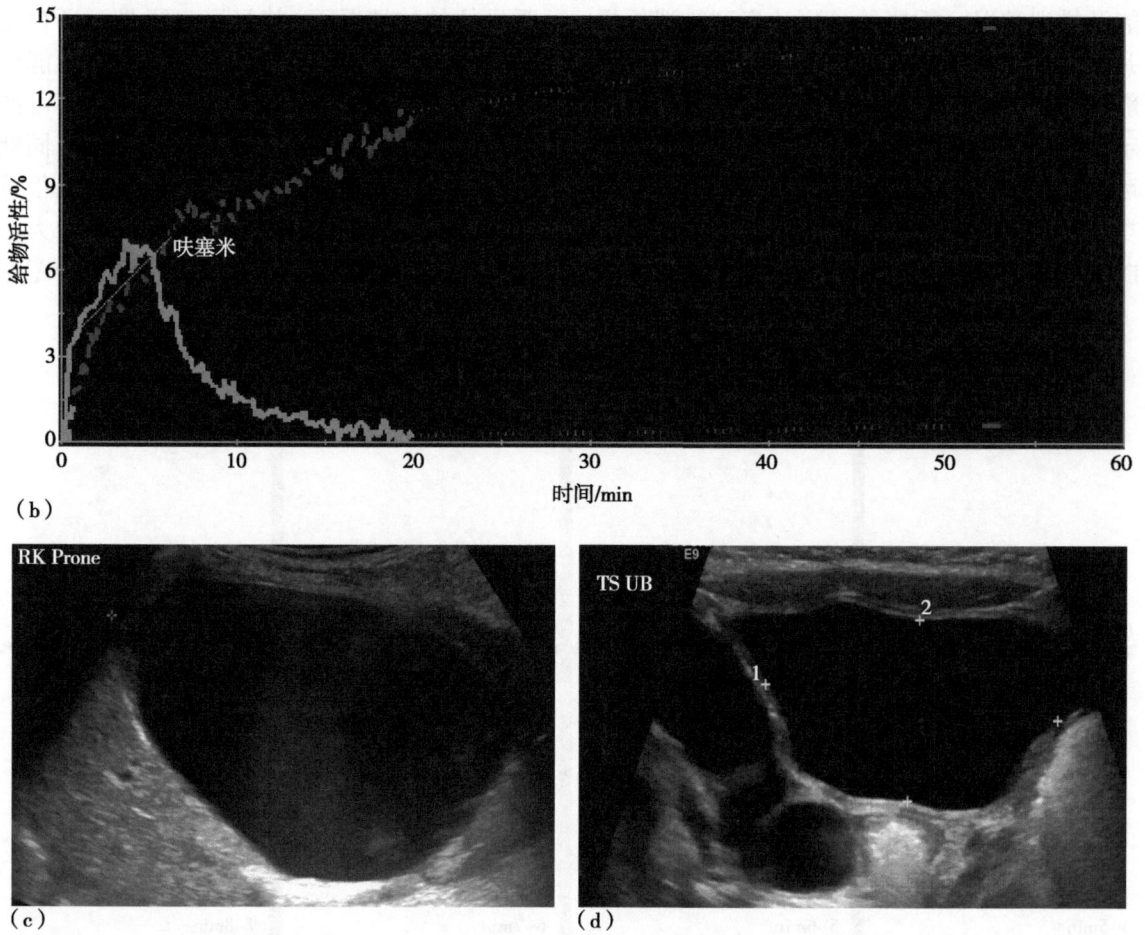

图 99.10（续） （b）如排泄曲线所示，右侧肾盂排泄非常缓慢。（c）超声也显示肾盂明显扩张，这些表现与右侧肾盂输尿管连接部异常密切相关。（d）然而，超声也显示右侧输尿管明显扩张，末端直径为 14mm。因此，可能存在一个并发的右侧输尿管膀胱交界处异常。膀胱镜检查证实了狭窄的输尿管膀胱交界处，并进行了球囊扩张，同时逆行造影检查也显示右侧肾盂输尿管连接部狭窄，后行右侧肾盂成形术。此病例强调在利尿肾图中可能遗漏了一个右侧输尿管膀胱交界处异常，同位素检查与超声检查同步进行对于诊断是很重要的

产前诊断肾积水的患儿进行随访中，分肾功能变化低于 5% 的变化不显著，5%~10% 之间的变化必须在实际病例中进行评估。如果做第一次肾图时婴儿不到 6 月龄（肾脏不成熟，肾图中示踪剂摄取差，背景噪点强），肾盂严重扩张导致肾实质明显拉伸，这些情况下分肾功能的评估不会非常精确。随着患儿年龄增长和肾脏发育更为成熟，后续的肾图中示踪剂摄取更好，背景噪点减弱，与最初的肾图相比，分肾功能可能有 5%~10% 的变化，但肾脏的真正功能没有明显变化。

输尿管远端梗阻、膀胱输尿管反流或者非梗阻性或非反流原因均与巨输尿管相关。首选超声检查，可以显示输尿管近端和远端的直径，以及肾盂的大小。肾功能成像常采用 MAG_3 利尿肾图，可以显示患侧肾实质功能和积水的程度（肾盂或输尿管以及输尿管中的位置）（图 99.11）。重要的是，利尿肾图可能无法显示明显的输尿管积水，因此结果可能呈假阴性（图 99.10）。

"明亮"肾脏

对于不健康的新生儿，可能需要超声检查了解基本情况，并排除任何与婴儿病情相关的肾脏因素。在这种情况下，有时可以观察到"明亮"的肾脏。"明亮"意味着肾实质（包括皮质和髓质）的回声明显比相邻的肝脏及脾脏要强。根据其潜在的原因，肾脏体积可能偏小、正常或偏大（图 99.2 和图 99.3）。（正常新生儿肾脏较相邻肝脾回声略增强，但并无特别增强。）

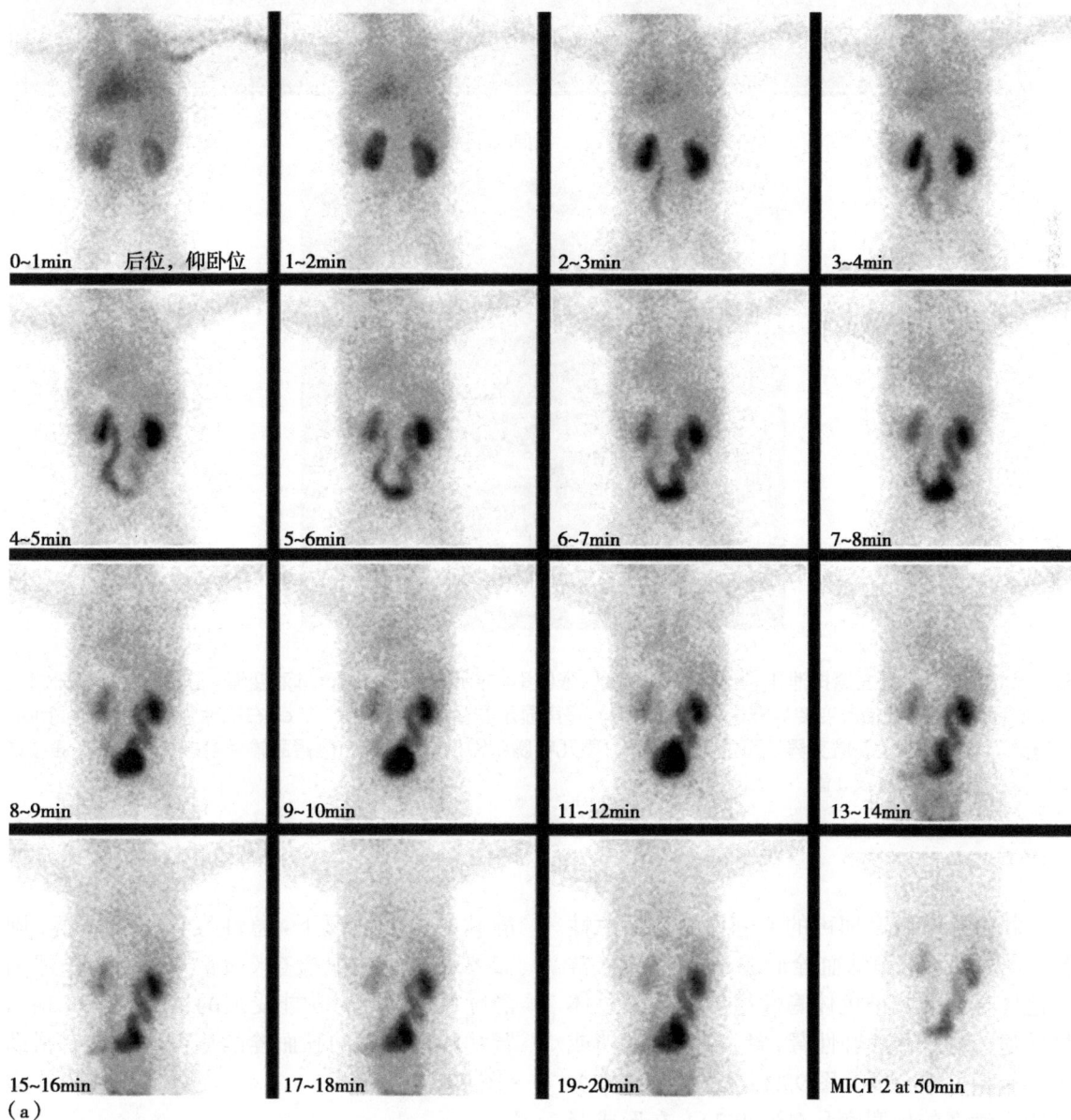

（a）

图 99.11 （a）4 月龄女婴双侧肾盂输尿管积水伴尿路感染的 MAG₃ 肾图。双侧肾功能正常

（b）

（c）

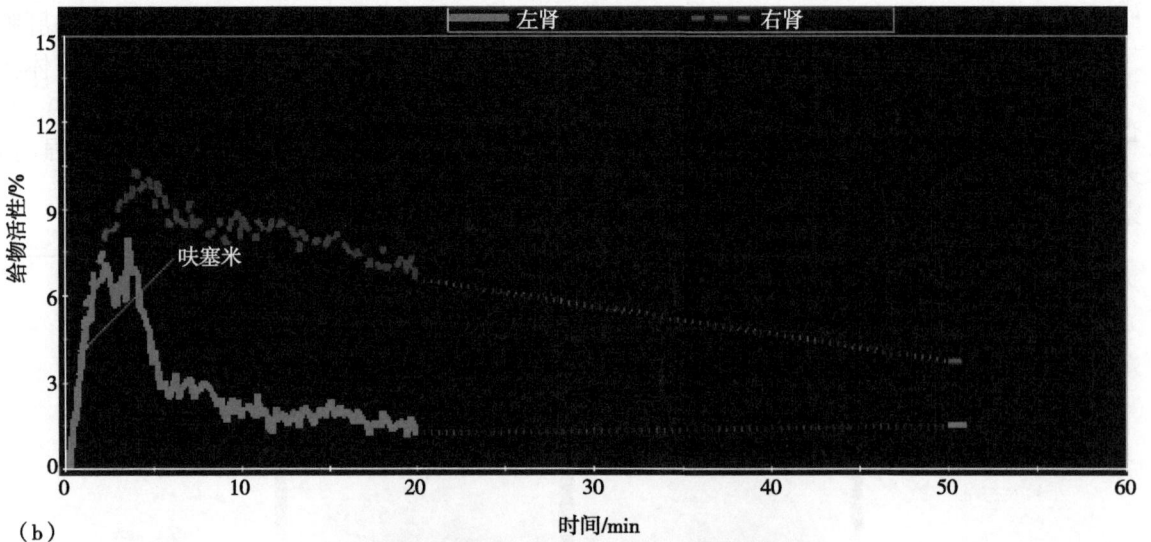

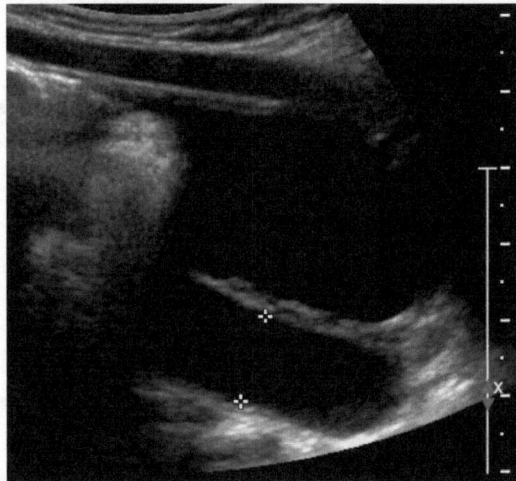

图 99.11（续）（b）左肾排泄正常伴轻度输尿管扩张（超声显示 5mm）。右肾排泄变慢，右输尿管下三分之一处明显尿路不畅，即使改变姿势或排尿也无改善。超声显示右肾盂扩张 8mm。（c）右输尿管远端扩张 12mm。图像显示右侧输尿管膀胱交界处可能异常升高。患儿行膀胱镜检查，发现右侧肾盂输尿管连接部狭窄，通过球囊扩张狭窄处并放置双 J 管

新生儿肾脏高回声的鉴别诊断包括急性肾小管坏死、肾静脉血栓形成、多囊肾病（常染色体显性或常染色体隐性遗传）、常染色体显性遗传肾小球囊肿性肾、肾发育不良（伴或不伴有相关综合征）（图 99.12 和图 99.13），少见的有潜在的代谢紊乱（图 99.2）。在形成肾静脉血栓的情况下，急性发作一旦缓解，则需要通过肾功能检查（通常是 DMSA）评估静脉血栓引起肾功能受损的情况（图 99.14）。肾功能检查对动脉血栓的病例也同样有帮助（图 99.15）。

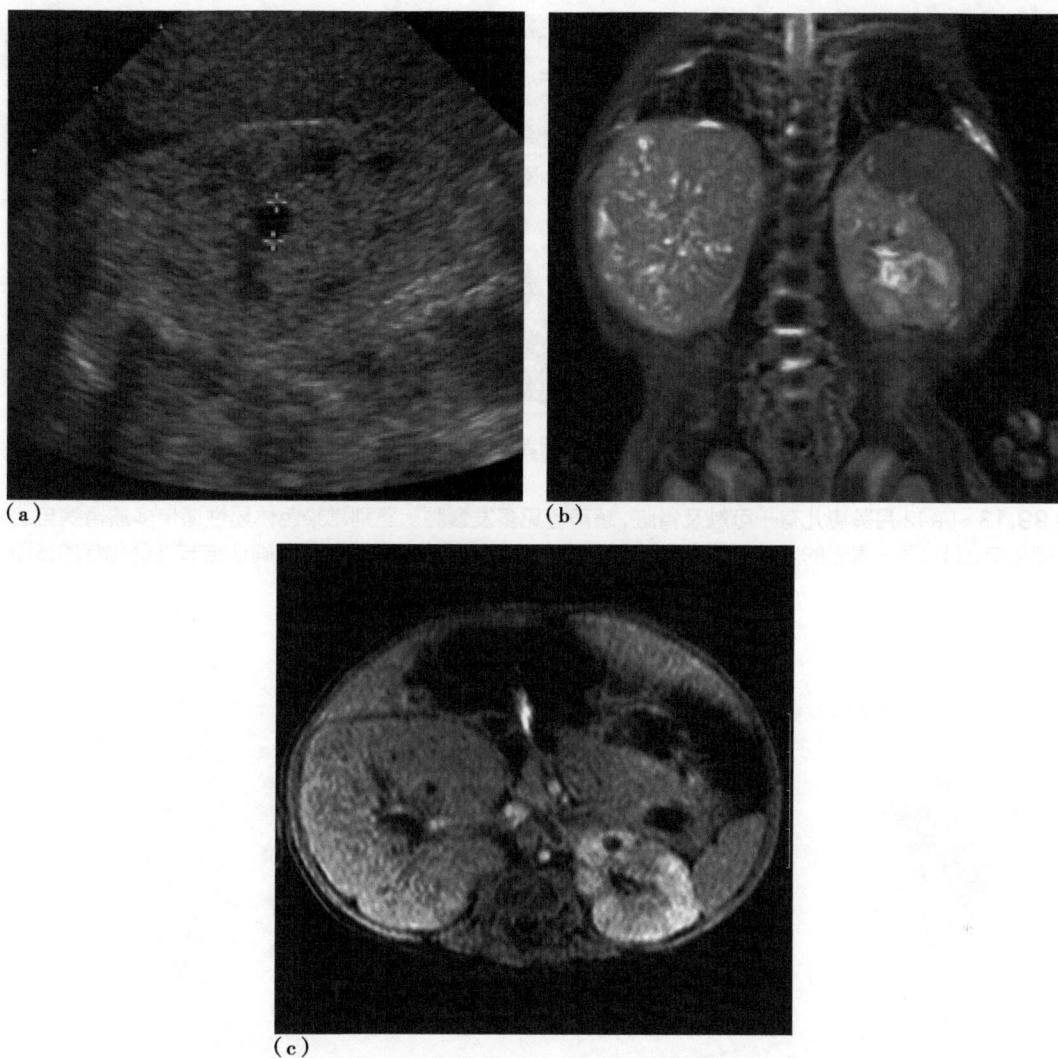

图 99.12 （a）1月龄患儿的发育不良肾的超声检查。注意小囊肿，肾实质无其他特点。（b）同一患者同一时间的 MRI。冠状序列显示肾脏增大，肾脏结构异常，呈典型的条纹状。（c）磁共振增强轴向 T_1 加权序列，可见超声提示的小囊肿，无明显增强

肾囊性病变

新生儿发现肾囊肿通常是因为婴儿肾衰竭，或侧腹部可及双侧肿物，或是患者由于其他原因行超声检查发现。肾囊性病变的主要类型在前文"明亮"的肾脏中已经列出。多囊性肾发育不良（multicystic dysplastic kidney，MCDK）可能经产前诊断，但更可能是在新生儿期或更晚期被发现（图 99.16）。结节性硬化症也可能引起肾脏多个囊肿，但在新生儿期并不常见（图 99.13 和图 99.17）。超声检查通常是首选，在新生儿期没有必要做其他的影像学检查。肾功能检查可以之后进行。在 MCDK 病例中，肾脏功能成像可以确认肾脏无功能，还需要观察对侧肾脏可能因肾盂输尿管连接部异常而发生排泄缓慢。必须注意不要将巨大肾积水误解为 MCDK，反之亦然。鉴别诊断可以通过证明"囊肿"与肾盂相通证实是扩大的肾盏。

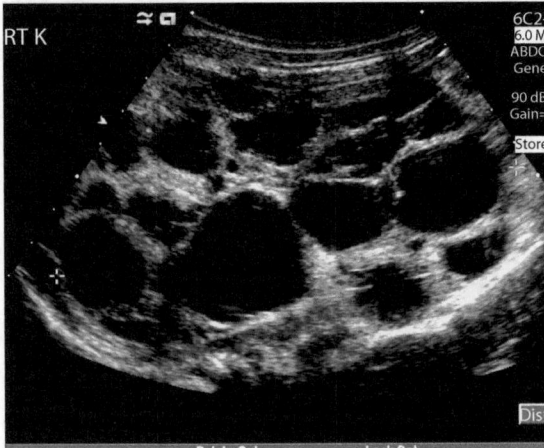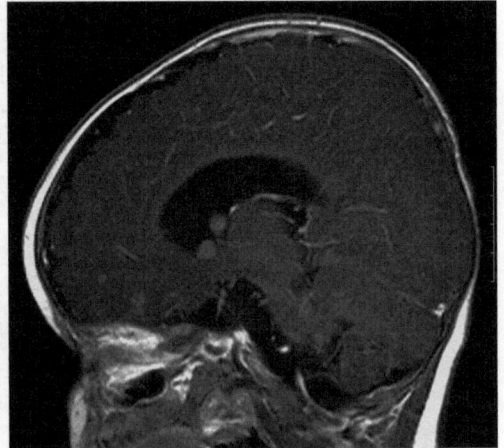

图 99.13 （a）2 月龄患儿有一可触及肾脏，超声可见多发囊肿。鉴别常染色体显性遗传多囊肾病与结节性硬化症。（b）同一患者的脑 MRI 证实结节的存在（显示在侧脑室附近），从而确认结节性硬化症的诊断

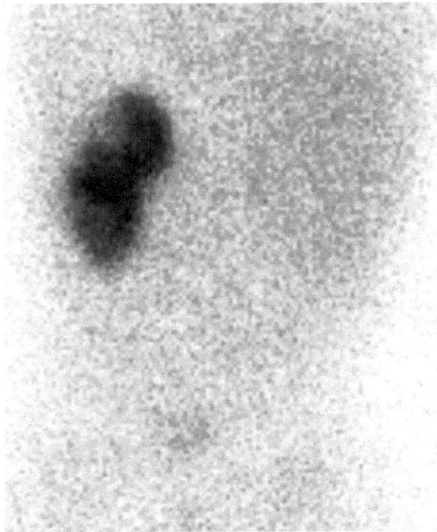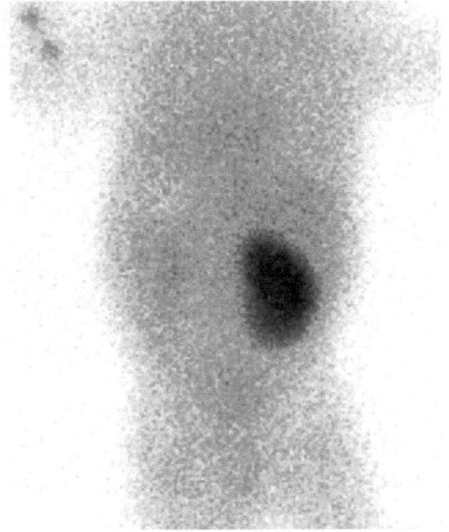

图 99.14　DMSA 扫描一个 5 月龄的极早产男婴，最近有右肾静脉血栓病史。右肾无功能。左肾损害，中上极外侧和下极局灶性异常。超声显示右侧动脉血流受抑制，没有探及静脉回流

图 99.15　DMSA 扫描一个 20 天大的男婴伴有广泛的脑梗死，在多普勒超声检查中发现左肾血流明显减少，提示严重的左肾动脉狭窄。左肾无功能，右肾正常

肿瘤

　　新生儿期肾肿瘤很少见，最有可能的类型是中胚层细胞肾瘤。超声提示，这种肿块病变主要以实体为主。通常不需要进一步的影像学检查。而且这种肿瘤在新生儿期可以通过手术治愈。偶尔，外科医师可能希望在手术前进行进一步的横断面成像，在这种情况下，首选 MRI。患肾没有必要行肾功能显像，但术前可通过功能成像评估对侧肾的功能。

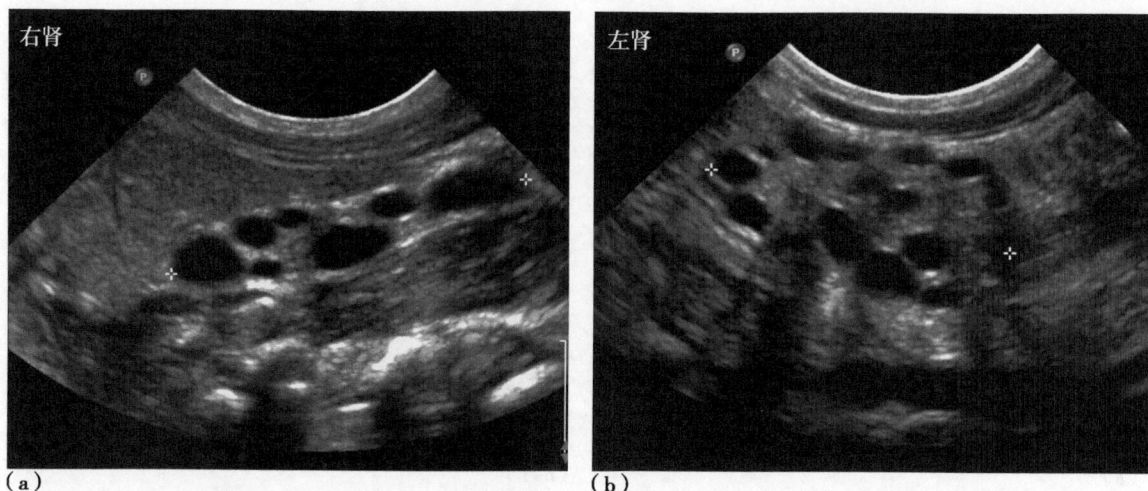

图 99.16　超声显示新生儿右侧多囊性肾发育不良。右肾实质内可见多个不相通的囊肿（a，b）。囊肿大小不一，但见于整个肾脏，间质回声明亮。真正的多囊性肾发育不良在 DMSA 的图像上没有功能

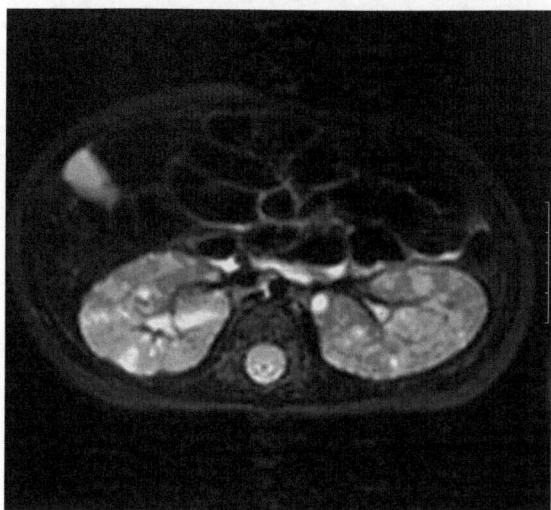

图 99.17　5 月龄患儿结节性硬化症的 MRI 表现。轴向 STIR 序列显示双肾多发囊肿。这些结果很容易被超声证实，但 MRI 可以排除肝脏或胰腺的受累

肾畸形

通常情况下，重复肾（图 99.18a）、交叉融合异位肾（图 99.18b）、马蹄肾和其他瘤样病变首先在超声检查中被发现。超声还用于监测和明确其他相关畸形，例如 VATER 综合征（椎体畸形，肛门闭锁，气管食管瘘和 / 或食管闭锁，肾和桡骨畸形）中的脊柱畸形（图 99.18c）。肾功能成像是必不可少的，因为它明确重复肾的上下极肾的功能和排泄情况（图 99.19）。有时，它也可以提示膀胱输尿管反流的存在（图 99.20）。在大多数复杂的病例中，MRI 可以显示任何平面的尿路结构，并提供关于肾功能和排泄的信息，因此它非常有价值。除非有特殊的并发症需要进一步干预，否则可能会等到患者年龄更大时再进行所有的二次成像。

感染

新生儿期的感染可能是分娩时获得，或者继发于潜在的尿路异常，也可能是使用仪器或使用导尿管造成的。如果需要影像学检查，那么首选超声。如果尿路在解剖学上正常，超声可能不会显示任何异常的发现，但在整个尿路中可能会看到点状回声。如果上尿路受累（肾盂肾炎），可能出现局灶性低回声，或者肾脏可能只是单纯性增大。患者有系统性疾病（例如需要静脉抗生素治疗的住院患者）、培养出的微生物比较罕见（克雷伯菌、假

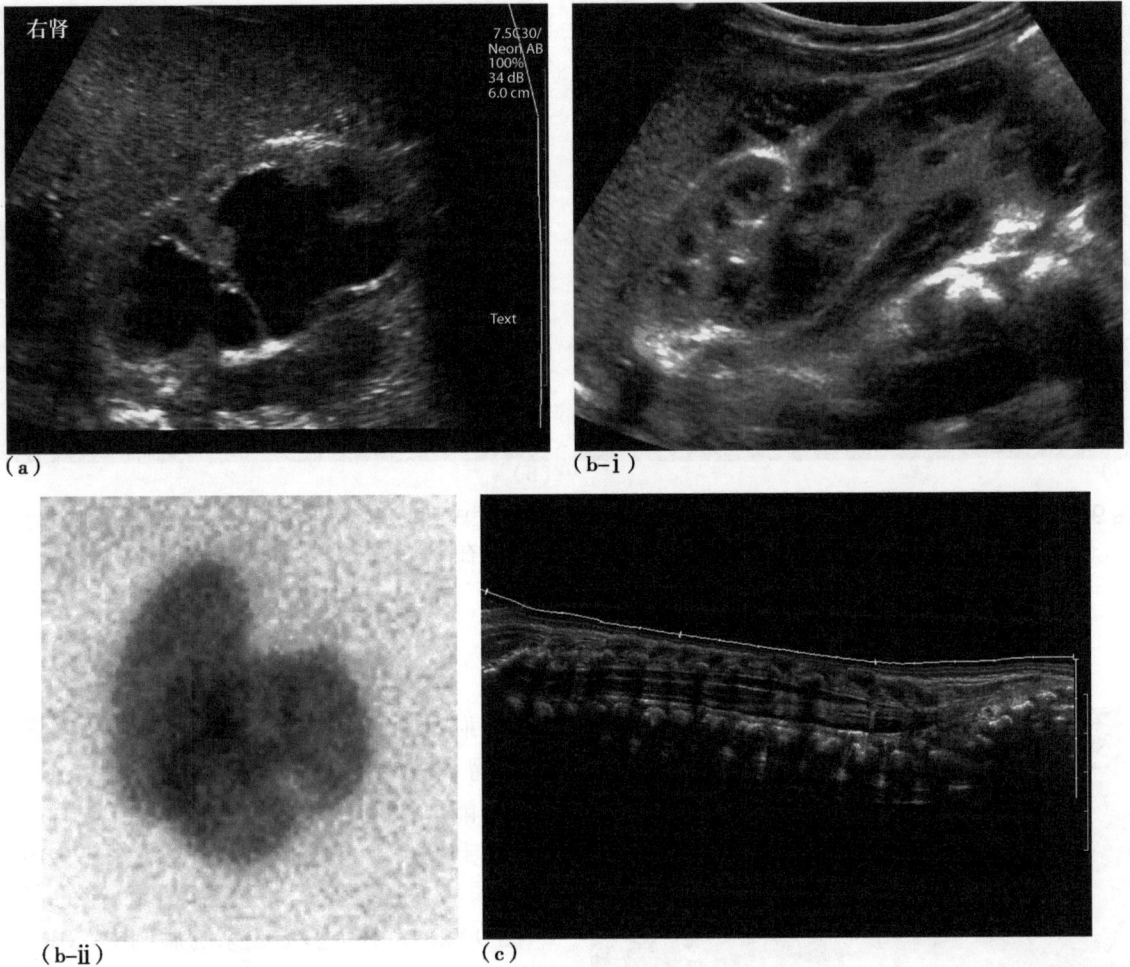

图 99.18　（a）新生男婴肾脏超声显示重复肾上下极肾均扩张。（b）2 月龄男婴交叉融合异位肾超声（ⅰ）和相应的 DMSA 成像（ⅱ）。两个肾脏位于右侧腹部，斜向融合。（c）同一患者也进行了脊柱超声检查（由于 VATER 综合征的其他畸形），外观正常。出生前几周，在脊柱骨化之前都需要进行脊柱超声检查

单胞菌、肠球菌）或儿童反复感染都是肾功能显像的指征。在感染期间行 DMSA 扫描可以明确儿童是否患有急性肾盂肾炎和肾实质炎症，以及有多少肾实质受到了感染。如果为了确定婴儿是否因为感染而出现肾瘢痕，那么 DMSA 扫描必须在感染后 4~6 个月进行。

肾结石和肾钙盐沉着症

　　结石在新生儿期很少见，但肾钙盐沉着症可能出现在有先天性代谢异常的患者中，如原发性高草酸尿症（图 99.20）。最常见的是无症状的。超声可明确分辨肾钙盐沉着症，它分为髓质性、皮质性或实质性。最初，锥体的回声环有轻微的增强，最终可能进展到回声影充满髓质。

　　类似于新生儿期肾钙盐沉积症的局灶性回声增强的其他原因包括使用呋塞米（在肾髓质顶端可见钙化，有时与结石形成有关）以及 Tamm-Horsfall 蛋白肾髓质沉积（这是一种与出生时体液调节有关的短时表现）。

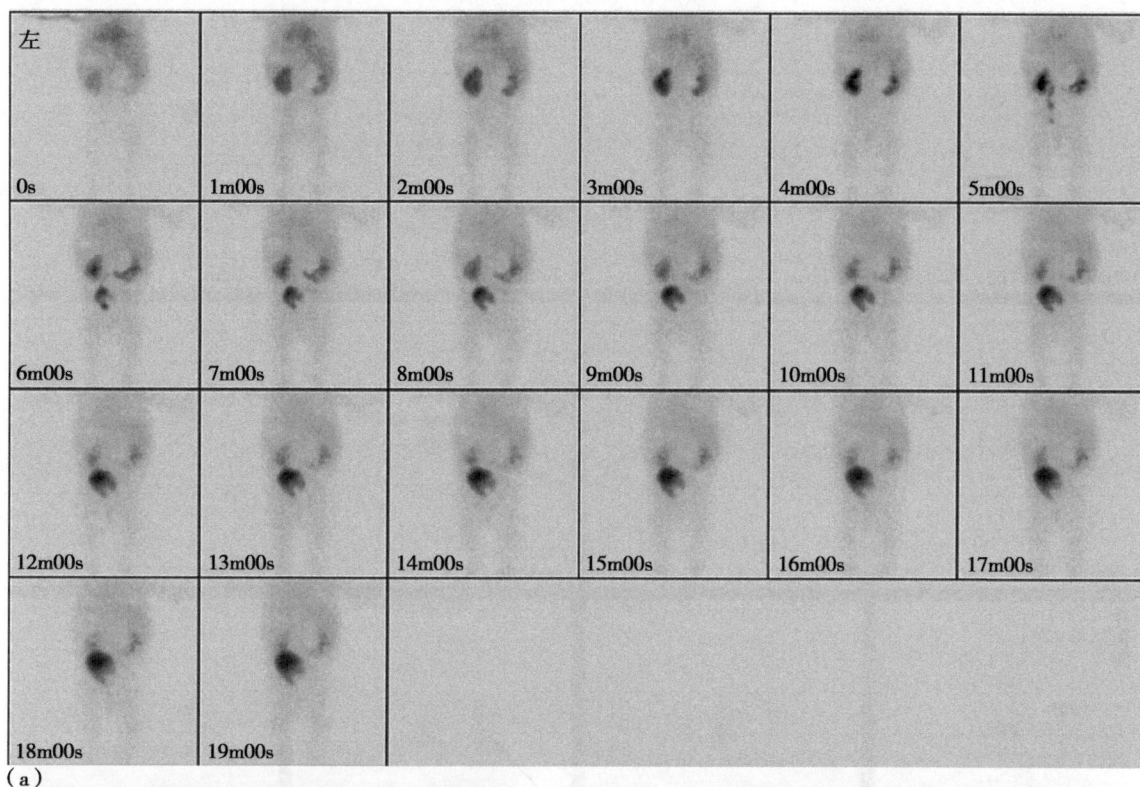

（a）

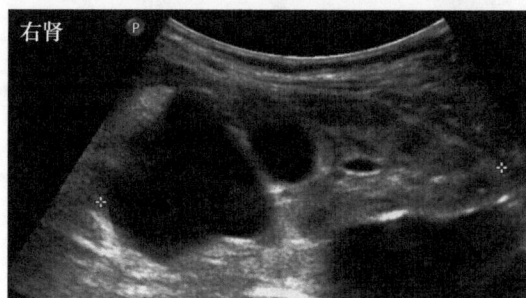

（b-i）

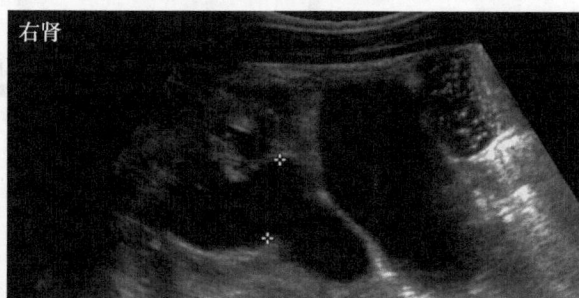

（b-ii）

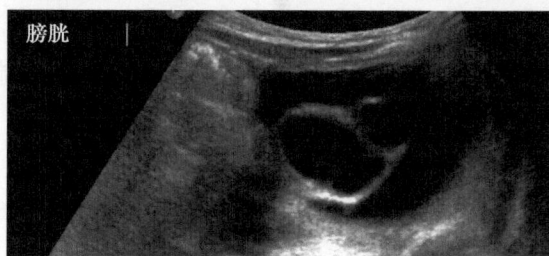

（b-iii）

图 99.19 （a）6 周龄的女婴，产前诊断为右重复肾。MAG₃肾图证实了右重复肾，上极肾无功能，下极肾功能减弱。右肾占总肾功能的 23%（左肾占 77%）。（b）超声表现为上极肾扩张（ⅰ）和输尿管扭曲扩张（ⅱ）。膀胱右侧有一个低回声缺损（a），与超声所见大的输尿管囊肿一致（ⅲ）

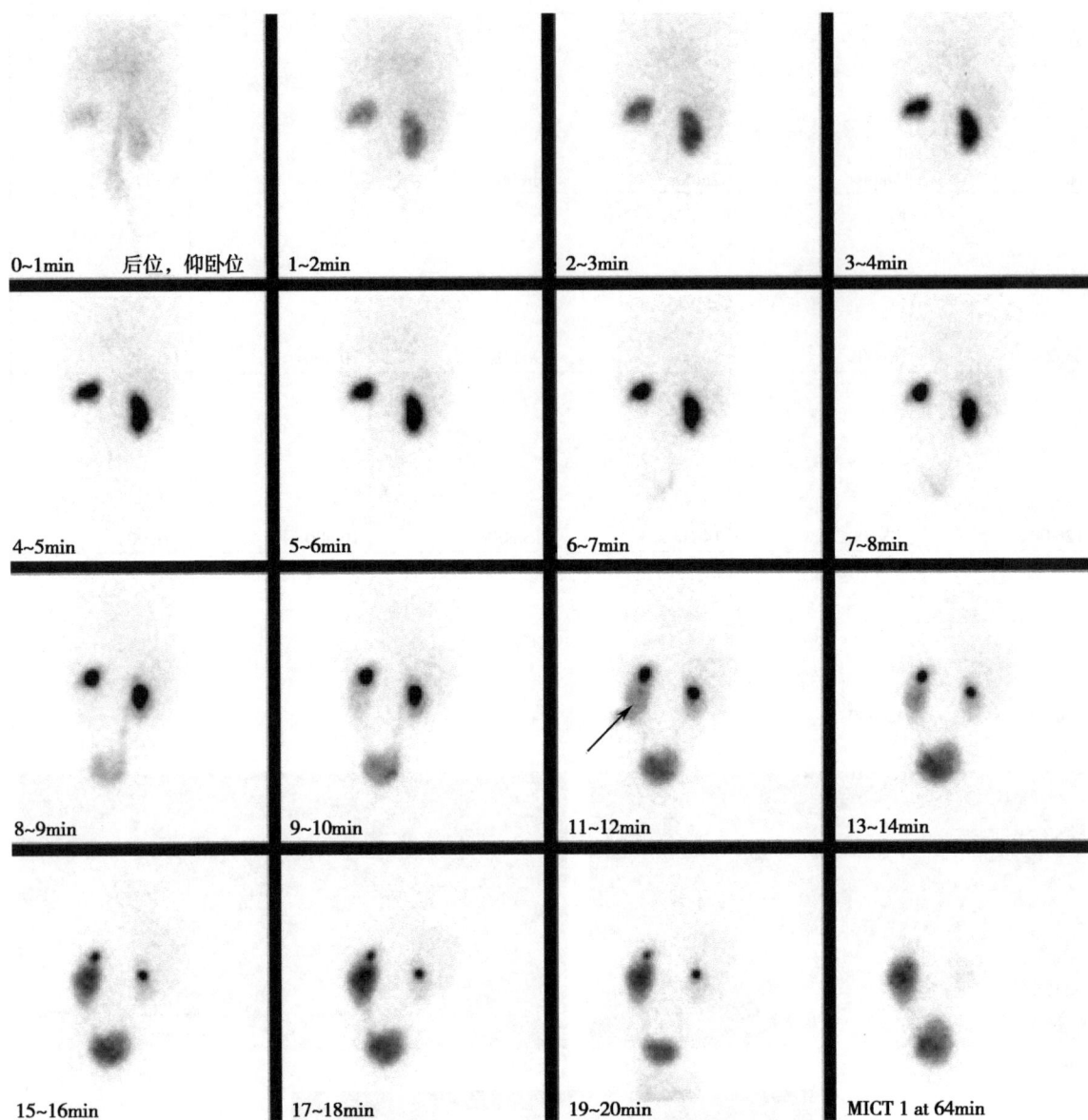

图 99.20　8 月龄婴儿左重复肾。左下极肾无功能。左上极肾功能良好。在利尿肾图检查时，左下极肾在排尿期有明显的膀胱输尿管反流。右肾正常

结论

　　超声检查始终应是新生儿影像学检查的首选。功能性检查（DMSA 或 MAG$_3$）或进一步的解剖学检查（包括 VCUG 和 MRI 或 CT）都需要根据超声的结果确定是否作为补充检查。

（韦佳 译　唐达星 审校）

进一步阅读

Fotter R, *Paediatric Uroradiology*, 2nd edn. Berlin: Springer-Verlag, 2008. ISBN 978-3-540-33004-2.

Thomas D, Duffy P, Rickwood A (eds). *Essentials of Paediatric Urology*, 2nd edn. London: Informa Healthcare, 2008. ISBN-10: 1841846333, ISBN-13: 978-1841846330.

An excellent review on the use of functional imaging in antenatal hydronephrosis is the following:

Piepsz A. Antenatally detected hydronephrosis. *Sem Nucl Med* 2007; 37: 249–69.

Piepsz A, Ham HR. Pediatric applications of renal nuclear medicine. *Sem Nucl Med* 2006; 36: 16–35.

A comprehensive review on nuclear medicine in pediatric nephrourology is the following:

Avni FE, Garel C, Cassart M, D'Haene N, Hall M, Riccabona M. Imaging and classification of congenital cystic renal diseases. *AJR Am J Roentgenol* 2012 May; 198(5): 1004–13.

Darge K, Grattan-Smith JD, Riccabona M. Pediatric uroradiology: State of the art. *Pediatr Radiol* 2011 January; 41(1): 82–91.

Darge K, Higgins M, Hwang TJ, Delgado J, Shukla A, Bellah R. Magnetic resonance and computed tomography in pediatric urology: An imaging overview for current and future daily practice. *Radiol Clin N Am* 2013 July; 51(4): 583–98.

Dickerson EC, Dillman JR, Smith EA, DiPietro MA, Lebowitz RL, Darge K. Pediatric MR urography: Indications, techniques, and approach to review. *Radiographics* 2015 July–August; 35(4): 1208–30.

Grattan-Smith JD, Jones RA. MR urography: Technique and results for the evaluation of urinary obstruction in the pediatric population. *Magn Reson Imaging Clin N Am* 2008 November; 16(4): 643–60, viii–ix.

Jones RA, Grattan-Smith JD, Little S. Pediatric magnetic resonance urography. *J Magn Reson Imaging* 2011 March; 33(3): 510–26.

Nguyen HT, Benson CB, Bromley B, Campbell JB, Chow J, Coleman B, Cooper C, Crino J, Darge K, Herndon CD, Odibo AO, Somers MJ, Stein DR. Multidisciplinary consensus on the classification of prenatal and post-natal urinary tract dilation (UTD classification system). *J Pediatr Urol* 2014 December; 10(6): 982–98.

Renjen P, Bellah R, Hellinger JC, Darge K. Advances in uroradiologic imaging in children. *Radiol Clin N Am* 2012 March; 50(2): 207–18.

Riccabona M. Imaging of the neonatal genito-urinary tract. *Eur J Radiol* 2006 November; 60(2): 187–98.

Riccabona M. (Paediatric) magnetic resonance urography: Just fancy images or a new important diagnostic tool? *Curr Opin Urol* 2007 January; 17(1): 48–55.

Riccabona M. Basics, principles, techniques and modern methods in paediatric ultrasonography. *Eur J Radiol* 2014 September; 83(9): 1487–94.

Riccabona M. Diagnostic ultrasonography in neonates, infants and children—Why, when and how. *Eur J Radiol* 2014 September; 83(9): 1485–6.

Riccabona M. Urinary tract imaging in infancy. *Pediatr Radiol* 2009 June; 39 Suppl 3: 436–45.

产前肾积水的处理

Jack S. Elder

引言

根据超声检查的标准，每 50~100 个孕妇中就有 1 个发现胎儿存在泌尿生殖系统异常。这些先天性异常可能对肾功能产生不利影响，引起尿路感染，或导致脓毒症，因此需要进行诊断与治疗。许多尿路结构异常以肾积水为临床表现，而肾积水常被认为由梗阻性畸形引起。然而，产前肾积水（antenatal hydronephrosis，ANH）通常是由非阻塞性原因引起的，包括膀胱输尿管反流（vesicoureteral reflux，VUR）、多囊性肾发育不良，以及肾盂输尿管连接部和输尿管膀胱交界处的某些异常。

肾的发育和肾功能

肾脏来源于输尿管芽和肾原基。在妊娠的第 5 周，来自中肾管（沃尔夫管）的输尿管芽穿透后肾（偏肾囊膜）。输尿管芽经历大约 15 代的一系列分化，在妊娠第 20 周形成整个集合系统，即输尿管、肾盂、肾盏、肾小盏和集合管。在输尿管芽的诱导作用下，肾单位在妊娠第 7 周开始分化。在妊娠第 20 周集合系统完全发育成熟时，大约有三分之一的肾单位已经发育。肾发育继续以接近指数的速度进行，并在妊娠第 36 周时完成。在整个胚胎发育过程中，胎盘起着血液透析的作用，而胎儿肾脏在维持其水电解质平衡方面起次要作用。尿的形成始于妊娠第 5~9 周。

在整个妊娠期，尿液产生的速度逐渐增加。文献报道在足月时尿量为 51mL/h[1]。妊娠 28 周时肾小球滤过率（glomerular filtration rate，GFR）为 6mL/（min·1.73m²），足月时增至 25mL/（min·1.73m²），3 个月时增至 3 倍[2]。出生后 GFR 增加的主要因素包括毛细血管可过滤的表面积增加，肾内血管阻力变化，流向皮质肾单位的肾血流重新分布，皮质肾单位比髓质肾单位更多的数量。先天性泌尿道梗阻性病变可能对肾功能有损害。早期严重的梗阻性泌尿系统疾病破坏肾发育，导致肾发育不良。

产前肾积水

当胎儿被诊断出可疑泌尿系统畸形时，处理的原则包括鉴别诊断、评估相关畸形的情况，以及确定胎儿产后异常风险。肾积水表现为肾盂和肾盏扩张，输尿管和膀胱也可扩张。尿路异常的可能性与肾积水的严重程度成正比[3-4]。如果肾盂直径大于 2cm，94% 的胎儿有明显的泌尿系统异常，需要手术或长期的泌尿外科随访。胎儿肾盂直径在 1.0~1.5cm 时，50% 的胎儿存在泌尿系统异常。肾盂扩张不足 1cm 时，仅有 3% 的胎儿为异常[5]。妊娠 27 周前扩张的肾盂直径大于或等于 4mm 以及妊娠 27 周后大于或等于 7mm 即可被认定为显著扩张[6]。超声检查得越晚，发现异常的可能性越大，因为在整个妊娠过程中，梗阻的肾盂逐渐增大。此外，宫内胎儿通常是头朝下，因此尿液会往上排。例如，Fugelseth 等[7] 报告称，只有三分之一的泌尿系统畸形胎儿在妊娠 15~21 周超声检查中出现异常。

ANH 的鉴别诊断见表 100.1。几乎所有这些情况都会导致双肾积水。扩张的膀胱和双肾积水提示膀胱出口梗阻，比如后尿道瓣膜（posterior urethral valve，PUV）或一个大的异位输尿管口囊肿阻塞了膀胱颈。但出现非梗阻性的情况时，如高级别 VUR 或梨状腹综合征，也可能表现为双肾积水和膀胱扩张。在泌尿系统异常的胎儿中，常见有伴发的其他畸形。例如，在一组患有双肾积水和羊水过少的胎儿中，31 人中 16 人（55%）有相关的组织结构或染色体异常 [8]。先天性心脏病或神经系统畸形易被发现，肠闭锁等小肠畸形通常也可以筛查发现，而结肠畸形、肛门闭锁则难以通过产前超声检测。

ANH 的诊治主要考虑以下几个因素：胎儿的总体健康状况，胎龄，肾积水是单侧还是双侧，以及羊水的量。目前为止，还没有明确的指南确定胎儿影像学检查的频率以及特殊干预的必要性。单侧肾积水通常不需要在胎儿期行特殊处理。如果肾积水继发于肾盂输尿管连接部梗阻，即使肾功能较差，在新生儿期行肾盂成形术后，肾脏仍有显著的功能改善能力。即使是双侧肾盂输尿管连接部梗阻（以双肾积水和膀胱正常为特征），羊水量和肺的发育也通常是正常的。所以，特殊的干预，如胎儿肾脏的穿刺引流或早产后立即行泌尿道手术都是毫无根据的。这些原则同样适用于原发性梗阻性巨输尿管 [9]。

危及生命的先天性泌尿系统畸形主要包括 PUV、尿道闭锁和梨状腹综合征，通常以男性胎儿双肾积水和膀胱扩张无法排空为特征。约三分之一伴有 PUV 的婴儿最终会出现肾功能不全或终末期肾病 [10]。尽管认为梨状腹综合征是非梗阻性的，但新生儿患此病常常会出现肾功能不全，这在很大程度上是由于先天性肾功能不全以及反复发作的肾盂肾炎引起肾功能恶化。绝大多数尿道闭锁是致命的，因为患儿通常伴有肾发育不良。羊水过少导致患儿预后差，因为它阻碍了正常的肺发育。在患有严重的梗阻性肾病和肾发育不良的胎儿中，

新生儿死亡通常是因为肺发育不全而不是慢性肾衰竭。理论上，似乎可以通过将尿路梗阻的患儿尿液导入羊膜腔，使肾脏正常发育，恢复羊水动力学，促进肺的发育。事实上，研究人员已经进行了相应的实验，包括经皮放置膀胱羊膜腔分流，行胎儿膀胱造口术或肾盂造口术，甚至通过迷你内镜经皮切除尿道瓣膜 [11]。不幸的是，这些方法的并发症发生率很高，如分流移位、尿性腹水、刺激早产和绒毛膜羊膜炎 [2,12]。此外，在大多数情况下，尽管在技术上手术可能是成功的，但不可逆的肾发育不良已经发生，故婴儿通常仍然死产，死于肺发育不全，或存活下来但患有终末期肾病 [13-14]。然而，如果没有不可逆的肾发育不良，一些胎儿可能受益于积极的干预。导致不良预后的因素：①长期羊水过少；②肾皮质囊肿；③尿 $Na^+ > 100mmol/L$，$Cl^- > 90mmol/L$，渗透压 $> 210mOsm/L$；④β2 微球蛋白 $> 6mg/L$；⑤肺面积和胸围或腹围减少 [2,9]。

尿电解质异常可能是胎儿尿路中的尿液长期潴留的结果。因此，产科通常获得 2~3 份连续的尿液样本，而后采样的样本则更能反映胎儿的肾功能 [14]。

产前肾积水指南

2010 年，胎儿泌尿学学会（Society for Fetal Urology，SFU）发表了一份关于 ANH 的评估和管理的重要指南 [15]。该文件尝试为 ANH 的产前和产后管理提供综合性的指导，并确定有争议的领域和优先的研究工作。SFU 没有提供关于何时应该进行排尿期膀胱尿道造影（voiding cystourethrography，VCUG）的指导。对于预防性使用抗生素，作者建议尿路感染风险高的新生儿（女孩、未环切包皮的男孩、中度到重度肾积水患儿，家族性 VUR 患儿）应该接受预防性抗感染治疗，直到完成初步评估并与亲属一起制订诊治计划。2012 年，美国泌尿外科学会（American Urological Association，AUA）被要求建立 ANH 的正式指

表100.1　产前超声发现的泌尿生殖道畸形

畸形	性别(比例)	发病率	肾脏	输尿管	膀胱	羊水	预后
肾盂输尿管连接部梗阻(单侧)	男/女[(3~4):1]	1/2 000	肾积水	不可见	正常	正常	手术治疗后预后好
多囊肾(单侧)	男/女(1:1)	1/3 000	大,有不同大小的囊肿	不可见	正常	正常	正常
原发性梗阻性巨输尿管	男/女(3:1)	1/10 000	肾积水	扩张	正常	正常	手术治疗后预后好
异位输尿管口囊肿或重复输尿管	男/女(1:6)	1/10 000	大囊肿;可能有重复肾	扩张	正常或增大	正常	手术治疗后预后好
后尿道瓣膜	男	1/8 000	双侧肾积水或可能有皮质囊肿	扩张	增大	各异,重度梗阻情况下可能会减小或消失	手术治疗后预后好。如果出现羊水过少预后差
梨状腹综合征	基本为男孩	1/40 000	双侧肾积水或可能有皮质囊肿	扩张	增大	各异,重度梗阻情况下可能会减小或消失	一般或较好,如果需要手术引流。如果出现羊水过少预后差
膀胱输尿管反流	男/女(1:5)	1/100	高级别反流出现肾积水	各异	正常,高级别反流会扩张	正常	好,可能需要手术治疗
胎儿型多囊肾病	男/女	1/(6 000~14 000)	大,回声增强	不可见	减小或不可见	往往严重减小或消失	差
肾缺如	男/女[(2.0~2.5):1]	1/4 000(双侧) 1/1 500(单侧)	不可见 不可见	不可见 不可见	不可见 正常	严重减小或消失 正常	死胎 正常
阴道积液	女		可能有肾积水	不可见	正常	正常	手术治疗后预后好
卵巢囊肿	女		正常(囊肿可能与肾脏或膀胱混淆)	不可见	正常	正常	手术治疗后预后好

南，但他们认为 SFU 的指南很全面，不需要更新。欧洲儿科泌尿学会已经发表了各种先天性泌尿道畸形的治疗建议，但是还没有专门针对 ANH 的建议。

2013 年，印度儿科肾病学会发布了关于 ANH 的最新指南[16]。一级建议适用于大多数患者的共识。二级建议适用于信息不足或者不确定的建议。报告的主要内容如下。

①根据胎儿肾盂的前后径（anteroposterior diameter, APD）诊断 ANH 及其严重程度分级（1B）。如果 APD 在妊娠中期≥4mm，妊娠晚期≥7mm，则存在 ANH。

②除非存在肾脏以外危及生命的异常情况，不建议因为胎儿单侧或双侧肾积水而终止妊娠（1D）。

③建议所有存在 ANH 病史的新生儿在出生后一周内进行超声检查（1B）。对于怀疑有 PUV、羊水过少或严重双肾积水的新生儿，应在出生后 24~48 小时内进行超声检查（1C）。在其他病例中，超声检查最好在出生后 3~7 天内或出院前进行（1C）。

④建议根据 SFU 分级或 APD 来评估产后肾积水的严重程度（1B）。

⑤建议出生后第 1 周超声检查正常的新生儿在出生后 4~6 周时复查（1C）。对于轻度单侧或双侧肾积水（APD < 10mm 或 SFU 1~2 级）的婴儿，应单独进行连续的超声检查，以判断其症状的改善或进展（1C）。

⑥建议对伴有 APD > 10mm、SFU 3~4 级或输尿管扩张的单侧或双肾积水的患者行 VCUG 检查（1B）。疑似下尿路梗阻的患者应在 24~72 小时内尽早行 VCUG 检查（1D）。在其他情况下，检查应该在出生后 4~6 周时进行。患有泌尿道感染且产前诊断为肾积水的婴儿推荐行 VCUG 检查（1C）。

⑦建议无 VUR 表现的中重度单侧或双侧肾积水（SFU 3~4 级、APD > 10mm）患儿进行利尿肾图造影（1C）。患有肾积水和输尿管扩张且无 VUR 证据的婴儿应行利尿肾图造影（2C）。首选的放射性药物有锝 -99m- 巯乙甘肽（^{99m}Tc-MAG$_3$），锝 -99m- 双乙半胱氨酸（^{99m}Tc-EC），或锝 -99m- 二乙烯三胺五乙酸（^{99m}Tc-DTPA）（2D）。利尿肾图可以评估分肾功能，肾图曲线反映了尿液排泄的情况。利尿肾图应在出生后 6~8 周后进行（2D）。3~6 个月后，如果超声检查发现肾盂肾盏扩张加重，可重复此检查（2D）。

⑧有梗阻性肾积水或者复查后分肾功能下降或恶化的患者建议手术治疗（2C）。双肾积水或孤立肾出现肾盂扩张加重，肾功能受损者建议手术治疗（2D）。

⑨建议所有出生前后患肾积水的婴儿的家长考虑到尿路感染的风险和及时处理的必要性（1B）。建议出生后确诊为中度或重度肾积水的患儿（SFU 3~4 级；肾盂 APD > 10mm）或输尿管扩张的患儿在等待评估时接受抗生素预防性治疗（1C）。所有 VUR 的患儿在出生后一年内均应接受抗生素预防治疗（1B）。

最近，召开了一次涉及八个学科的多学科共识会议，与会者包括儿童泌尿科医师、儿童肾病科医师、儿童放射科医师和母婴医学专家[17]。目的是尝试规范 ANH 的评估和早期处理。例如，对于显著和非显著的肾盂扩张，已经发表了几种不同的分类方案。此外，虽然大多数儿童泌尿科医师使用 SFU 4 级分级，但大多数儿童放射科医师将肾积水分为轻度、中度和重度。超声参数包括肾盂前后径（anterior-posterior renal pelvic diameter, APRPD），肾盏扩张，是否累及肾大盏、肾小盏，肾实质厚度及外观，输尿管正常或异常，膀胱正常或异常[17]。泌尿道扩张的 APRPD 正常值为产前 16~27 周小于 4mm，产前≥28 周小于 7mm，产后（> 48 小时）小于 10mm。

如果肾盏没有扩张，肾脏外观正常，输尿管和膀胱是正常的，一般认为肾脏正常。指南将 ANH 分为产前风险组和产后风险组。对于产前，根据风险分为低风险和高风险两组；出生后，分为低风险、中风险和高风险三组。该小组建议在一份书面检查报告中描述所有 7 个泌尿系统参数。

对于产前检查，如果在妊娠 16~27 周时 APRPD 为 4~7mm，或在妊娠 28 周及以后为 7~10mm，且仅肾盂扩张，无肾盏扩张，胎儿属于尿路扩张（urinary tract dilation，UTD）A1，低风险。在随访中，对于 UTD A1，指南建议在妊娠 32 周时增加一次产前超声检查，在出生后 48 小时至 1 个月时增加一个泌尿系统超声，6 个月后再次复查超声。除非有相关的先天畸形，否则不需要进行基因筛查。

如果在妊娠 16~27 周时 APRPD > 7mm，或在妊娠 28 周及以后伴有任何肾盏扩张或任何其他上尿路异常，则被归为 UTD A2~3 或高风险。风险的评估是基于其临床特征。对于 UTD A2~3，指南建议在接下来的 4~6 周进行超声随访，如伴有疑似 PUV 或严重双肾积水，则需要密切随访直至出生。出生 48 小时以后至 1 个月内建议复查泌尿道 B 超，如果疑似 PUV 或有明显双肾积水，则再次进行评估。此外，建议咨询儿科泌尿学或肾脏学专家。

在产后 48 小时，APRPD < 10mm 正常。如果 APRPD 为 10~15mm，并存在肾盂扩张，而其他所有参数均正常，则为 UTD P1，低风险。SFU 1 级和 2 级肾积水对应 UTD P1。指南推荐在出生 1~6 个月内进行肾脏超声随访。由临床医师决定行 VCUG 和 / 或抗生素预防。不推荐行功能性肾扫描。

如果产后 APRPD > 15mm，存在肾盏扩张和 / 或输尿管异常，则为 UTD P2，中风险。SFU 肾积水 3 级对应 UTD P2。指南建议在出生 1~3 个月内进行肾脏超声随访。由临床医师决定进行 VCUG、抗生素预防和 / 或功能性肾扫描。

若 APRPD > 15mm，伴有肾盏扩张、肾实质厚度异常、肾实质外观异常、输尿管异常和 / 或膀胱异常，则为 UTD P3，高风险。SFU 肾积水 4 级对应 UTD P3。指南建议在出生 1 个月内进行肾脏超声随访。建议行 VCUG 检查和抗生素预防。功能性肾扫描可选，由临床医师决定（但实际上总是推荐）。

该分类方案在 NIH 共识会议上得到了参与者的肯定。此外，一个 490 例患者的回顾性研究对这个分类方案进行了评估[18]，作者发现 UTD 分类恰当地识别了可能需要手术干预的婴儿，而 SFU 的肾积水分级系统最有可能预测肾积水消退的可能性。

产前肾积水的新生儿管理

新生儿期管理

出生时，检查患儿腹部可能发现肿块，通常是继发于多囊性肾发育不良或肾盂输尿管连接部梗阻。患有 PUV 的男婴下腹部通常有个胡桃状的肿块，是扩张的膀胱，耻骨联合上方可触及。新生儿也应评估其他器官的异常，如尿路畸形患儿常伴有先天性心脏病、肺畸形和肛门直肠畸形。应通过监测血肌酐水平评估肾功能，特别是双肾积水的婴儿。在出生时，新生儿的血肌酐水平与母亲相同，但在 1 周龄时，肌酐应下降到 0.4mg/dL。早产儿例外，他们的肌酐直到矫正胎龄 34~35 周才会降低，因为在这个年龄之前他们的肾脏还没有发育成熟。

抗生素预防用药

对于有尿路感染风险的肾积水新生儿，应给予阿莫西林 50mg/d 或头孢氨苄 50mg/d 的抗生素预防。超过 2 月龄时，预防药物通常改为复方磺胺甲噁唑混悬液或呋喃妥因。此外，男性新生儿应考虑行包皮环切术，以尽量减少尿路感染的风险。然而，关于哪些婴儿属于高风险并需要预防措施是有争议的。UTD P3 高风险组患儿需要使用预防用量的抗生素。然而，泌尿科医师和肾内科医师在抗生素的预防性使用上有显著的不同[19]。例如，30% 的加拿大儿童肾内科医师会推荐产前双侧低级别肾积水患儿使用抗生素预防，而仅 11% 的儿童泌尿科医师会如此推荐。在产前高级别肾积水患者中，73% 的肾内科医师和 38% 的泌尿外科医师会推荐使用预防性抗生素。他们对 VCUG 的推荐程度也各异。

早期研究表明，伴有 VUR、异位输尿管或输尿管口囊肿以及 PUV 的患儿，用预防性抗生素治疗有益[21]，而那些继发于肾盂输尿管连接部或输尿管膀胱交界处畸形的肾积水患儿并无增高风险[20]。高级别肾积水患儿（OR 2.40）、女性（OR 3.16）和未割包皮的男性（OR 3.63）的尿路感染风险最高，而多变量分析表明预防性抗感染是无益的。然而，该机构随后的一项前瞻性研究表明，"缺乏持续的抗生素预防"，肾积水输尿管积水和 VUR 是发热性尿路感染的重要危险因素[22]。

Herz 等[23]的一项类似的回顾性研究也表明，接受预防治疗的儿童发生发热性尿路感染的风险为 7.9%，而未接受预防治疗的儿童为 18.7%。在这项研究中，输尿管扩张 > 11mm，输尿管膀胱梗阻和高级别 VUR 是发热性尿路感染的最大风险。大多数人认为低级别肾积水儿童没有必要进行预防性抗感染[24-25]。不必要地使用预防性抗生素所产生的抗生素耐药是另一个值得关注的问题[26]。

初步影像学评估

影像学评估可以显示产前超声检查出的异常。肾脏超声、VCUG 和利尿肾图常常可以提供必要的诊断信息以指导治疗。在许多儿童中，这些检查往往需要全部应用。

肾脏超声

首先应做肾和膀胱超声检查。由于新生儿期有一过性少尿，因此在出生后 24~48 小时内，扩张或梗阻的集合系统可能正常（图 100.1）。理想情况下，如果在产前出现单侧肾积水，应在 72 小时后进行肾脏超声检查，以最大限度地提高其灵敏度，除非产前超声显示严重的单侧或双侧肾积水，否则等到 1~2 周龄最适宜。

新生儿肾脏大小、肾盂扩张程度和肾实质厚度，以及有无输尿管扩张都需要进行评估。根据 SFU 分级，肾积水的严重程度可以从 1 级到 4 级[27]（图 100.2）。没有经验的放射科医师可能会将正常新生儿肾髓质低回声误判为肾盏扩张。大多数需要手术或长期随访的泌尿系统异常与 3~4 级肾积水有关[28]。使用肾动脉阻力指数以及尿液分析这些更复杂的检查来评估尿路梗阻，得出的结论也不尽相同。肾盂肾盏扩张的程度与泌尿系临床症状是否明显密切相关。Lee 等[29]对 ANH 的文献进行了荟萃分析，统计发现产后肾积水的风险：轻度 ANH 为 11.9%，中度为 45.1%，重度为 88.3%。他们用确诊时的胎龄来定义轻度、中度和重度肾积水。Sidhu 等[30]进行的类似的荟萃分析发现，当肾积水为 SFU 1 级或 2 级时，98% 的肾盂扩张是稳定或可以被治愈的，而当肾积水为 SFU 3 级或 4 级时，只有 51% 的肾盂扩张是稳定或可以被治愈

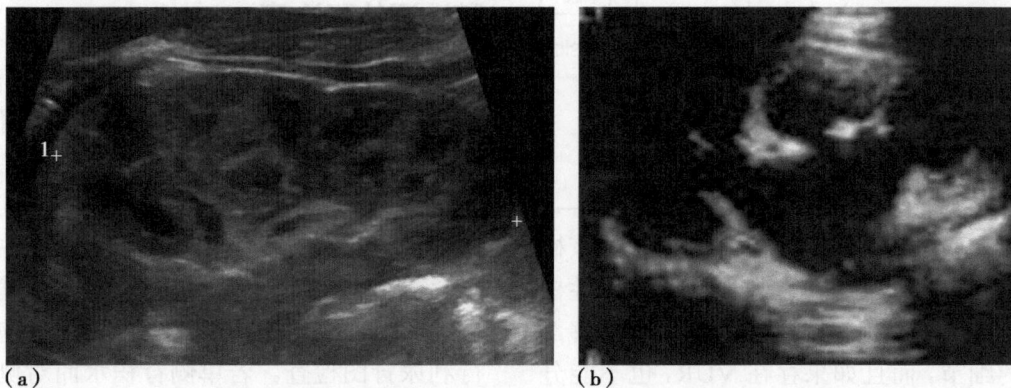

图 100.1 产前诊断为左侧肾积水的新生儿。（a）出生后不久对左肾进行超声检查。肾皮质回声区呈锥体状（正常）。（b）相同的患者，出生后 6 周左肾超声显示 4 级肾积水

的。Madden-Fuentes 等[31] 报道 416 例低级别肾积水患儿的研究，其中 398 例 1 级肾积水患者中，96.7% 被治愈或稳定，3.3% 恶化，仅有 1 例接受输尿管膀胱吻合术。在 225 例 2 级肾积水患者中，98.7% 的患者得到了治愈、改善或保持稳定，而 1.3% 的患者病情恶化，其中一人接受了肾盂成形术。仅有 0.7% 的患儿有发热性尿路感染。

膀胱的影像学检查可以发现扩张的后尿道（尿道瓣膜），膀胱壁增厚，输尿管扩张，膀胱排空不足或输尿管口囊肿。会阴超声可以明确扩张的尿道前列腺部，这个表现与 PUV 一致。

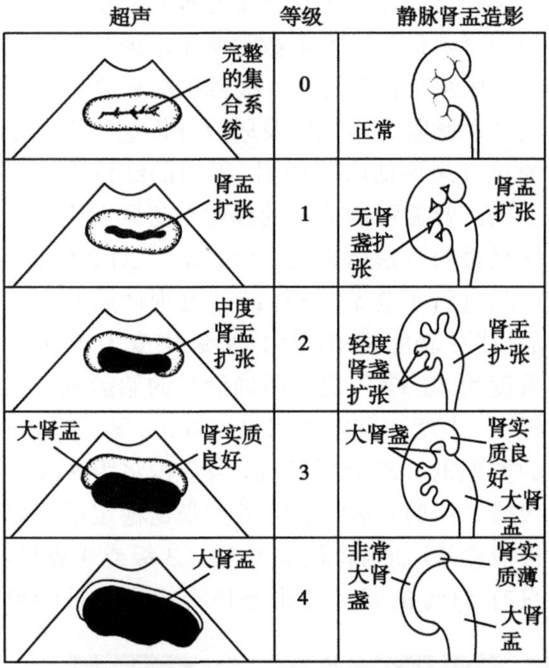

图 100.2 肾积水分级（Reproduced with permission from the Society for Fetal Urology）

排尿期膀胱尿道造影

在某些病例里，应行 VCUG 检查，该检查可证实 VUR、PUV 或膀胱憩室。放射性核素膀胱造影不能提供足够的膀胱和尿道解剖结构的细节，而且如果存在 VUR，也不能分级，所以 VCUG 检查更有益。AUA 膀胱输尿管反流指南委员会最近的一项分析发现，

VUR 的总体检出率为 16.2%[32]。无肾盂扩张伴 VUR 的平均发生率为 4.1%。超声检查 ANH 产后积水消失的病例中，VUR 的发生率为 17%。在 ANH 的患儿中，女孩的 VUR 患病率明显高于男孩。当 SFU 分级为 3 级或 4 级，或发现伴有输尿管扩张时，其危险性最高。如果只有 SFU 1 级或 2 级，在 VCUG 上发现 VUR 的机会更小[33]。

如果最初的超声图是正常的呢？

一个常见的难题是，如果最初的肾脏超声是正常的，是否有必要进行全面评估。Blane 等[34] 报道，12% 的 V 级 VUR，31% 的 Ⅳ 级反流和 80% 的 Ⅲ 级反流患儿的肾脏超声是正常的。然而，AUA 的膀胱输尿管反流指南显示，未扩张的肾脏中 VUR 的平均发生率为 4.1%[32]。因为 VUR 可能引起间歇性的肾盂扩张，所以理论上 ANH 和产后超声正常的婴儿可能有 VUR，而 VUR 的早期诊断和治疗有可能降低反流性肾病的发生率[35]。另一方面，也有学者主张只有出生后的超声显示异常时才进行 VCUG 检查。然而这些报道中，对出生后肾脏超声正常的新生儿并没有进行系统的评估，无法正确估计这类新生儿的 VUR 真实发病率。目前，除非出生后的肾脏超声显示 3 级或 4 级肾积水和 / 或输尿管扩张，大多数专家不推荐行 VCUG 检查。

随访评估和治疗

如果出现双肾积水或孤立肾单侧肾积水，需要密切监测血清肌酐和电解质。若肾积水是由 PUV 引起的，则应在出院前进行 PUV 切除术。如果是 VUR 导致的肾积水，患儿需要进行预防性抗生素治疗，这在后续章节中会描述。若肾积水为 3~4 级，怀疑双侧肾盂输尿管连接部梗阻或输尿管膀胱交界处梗阻，应立即行利尿肾图检查。若单侧肾积水而对侧肾脏正常，血清肌酐或电解质异常比较罕见。这些血清检查提示肾功能应该正常。随访中放射

性造影检查通常要推迟到 4~6 周龄，此时肾功能更成熟，对肾功能和梗阻的检查可能更准确。如果超声和 VCUG 正常，则 6~8 周内只需要进行一次随访。一般来说，如果在产后首次超声检查中发现肾积水，建议儿童泌尿科或肾内科会诊指导随后的影像学检查和治疗。

利尿肾图

利尿肾图用于辅助诊断上尿路梗阻[36]。它用来评估分肾功能和排泄效率。肾积水 3 级和 4 级，偶尔 2 级的患儿都应该进行这项检查。检查通常使用巯乙甘肽（MAG_3），它可由肾小管分泌。它提供了极好的图像质量和最小的背景活动。利尿肾图造影时，静脉注射小剂量的放射性核素，在最初 2~3 分钟，对肾实质摄像进行分析和比较，以计算分肾功能。随后，对肾脏排泄功能进行评估。20~30 分钟后，静脉注射呋塞米，分析肾脏向膀胱排泄的速度和过程。如果没有上尿路梗阻，10~15 分钟内一半的放射性核素将从肾盂清除，称为半衰期。半衰期大于 20 分钟是上尿路梗阻的表现，但不能完全诊断梗阻。因为除了梗阻性病变，有些因素可以延长半衰期（见下文）。15~20 分钟的半衰期是无法判断的。肾图通常能准确地显示梗阻位置。

许多变量影响利尿肾图的结果。例如，新生儿肾功能不成熟，在某些情况下，即使是正常的肾脏，使用利尿剂后也可能无法显示排泄正常。脱水可以延长肾实质摄取的时间，并减弱利尿的效果。呋塞米剂量不足可能导致排泄缓慢或不充分。此外，膀胱充盈可能妨碍膀胱引流。此外，如果存在 VUR，必须持续使用尿管引流，以防止放射性核素从膀胱反流到扩张的上尿路导致排泄期延长。因此，应插入导尿管以及测量膀胱引流情况。

磁共振尿路造影

磁共振尿路造影（magnetic resonance urography，MRU）是最新用于评估疑似上尿路病变的检查（图 100.3）。患儿水化后，静脉

注射呋塞米。接下来，静脉注射钆喷替酸葡甲胺，对肾脏、输尿管和膀胱的图像进行常规 T_1 加权和 T_2 加权成像。这项检查提供了极好的组织病变图像，同时正在研发新的方法学以评估分肾功能和排泄[37]。虽然没有辐射暴露，但婴幼儿需要镇静或全身麻醉。它是呈现复杂的泌尿生殖系统病变的首选方法（例如交叉融合伴异位肾积水和 / 或节段性多囊肾、泄殖腔异常）。

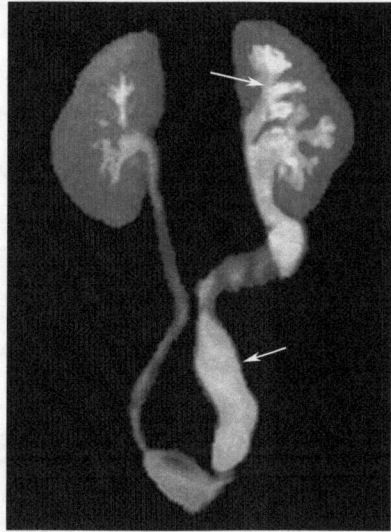

图 100.3　1 例 1 岁患儿左侧梗阻性巨输尿管的磁共振尿路造影。右肾正常

辅助检查

在大多数情况下，肾脏超声、VCUG 和利尿肾图为确诊和制定治疗计划提供了足够的信息。然而，在异常复杂的病例中，膀胱镜检查与逆行肾盂造影、计算机体层成像（CT）、顺行肾盂造影或 Whitaker 顺行灌注试验是同样必要的。

导致产前肾积水的先天性畸形

肾盂输尿管连接部梗阻或肾盂输尿管连接部异常

无输尿管或膀胱扩张的严重新生儿肾积

水最常见的原因是肾盂输尿管连接部梗阻，这是由于输尿管和肾盂交界处固有的纤维性狭窄（图 100.4）。有时，肾脏下极的迷走血管也会引起外源性梗阻，但这种情况在新生儿肾积水中很少见；它更有可能发生在大龄儿童和成年人中。当肾盂输尿管连接部梗阻时，肾脏内

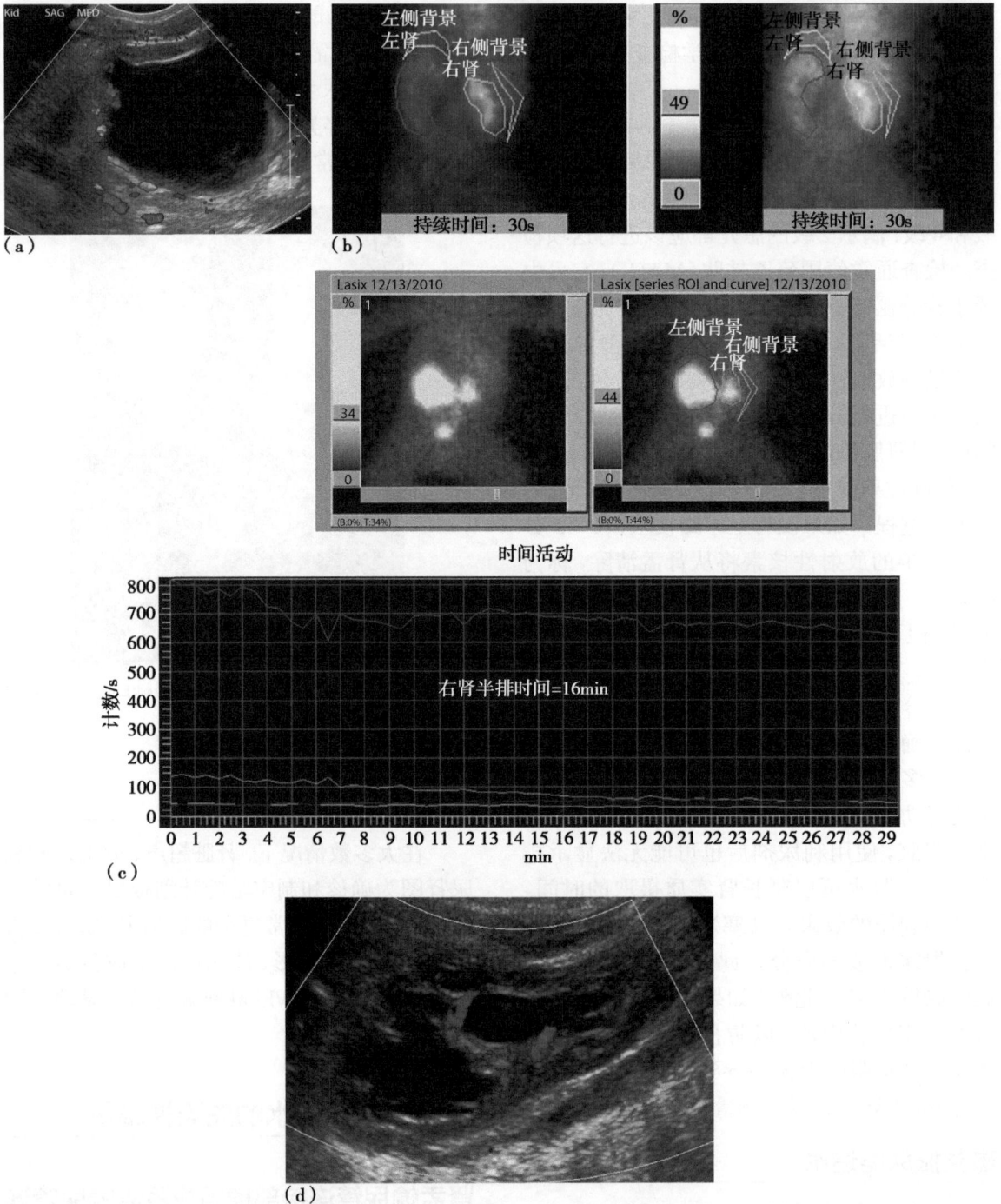

图 100.4　产前诊断为左肾积水的新生儿。（a）左肾超声表现为 4 级肾积水，无输尿管扩张。排尿期膀胱尿道造影正常。（b，c）MAG₃ 利尿肾图（图像左侧为左侧肾脏）显示左侧排泄减少。左和右分肾功能之比为 46%：54%。患者在 2 月龄时接受了左侧肾盂成形术。（d）5 月龄左肾的超声随访显示肾积水减少

巨大压力可能导致压迫性萎缩，肾功能受损。

通过实施肾盂成形术，切除狭窄节段，重新连接正常的输尿管和肾盂，矫正畸形，成功率为91%~98%。轻度肾盂输尿管连接部狭窄可能导致轻度的肾积水，这通常是非梗阻性的，肾脏功能也正常。轻度肾积水的另一个原因是胎儿上段输尿管的扭曲（图100.5），这也是非梗阻性的。非梗阻性肾盂输尿管连接部畸形统称为"肾盂输尿管连接部异常"。

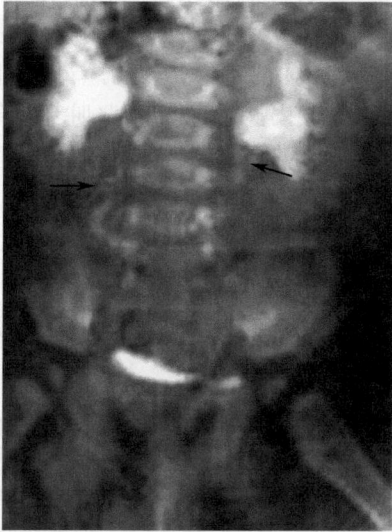

图100.5 双侧2级肾积水患儿的排泄性尿路造影显示双侧输尿管上端胎儿性皱襞（箭）。注意肾盏穹隆锐利（正常）

许多新生儿肾积水在生后几个月到几年的时间里逐渐减少或消退。早期评估的目的是确定是否存在真正的解剖性梗阻需要处理，非手术处理的随访是否安全。定义梗阻性和非梗阻性肾积水是儿童泌尿学中经常争论的问题。Cartwright等[38]研究了80例疑似肾盂输尿管连接部梗阻的新生儿。在其中39例单侧性肾积水和分肾功能大于或等于35%的未手术患者中，只有6例（15%）后来接受了肾盂成形术，主要原因是分肾功能降低。在接受肾盂成形术后，这些患者的分肾功能又恢复到初始水平。有人可能会质疑早期接受肾盂成形术是否会使分肾功能提高到50%（正常）。研究中其余非手术治疗的患者分肾

功能均维持在40%以上。Koff和Campbell[39]报告了104个单侧肾积水新生儿的非手术治疗，随访长达5年。在随访中，只有7人（7%）因为分肾功能降低超过10%或肾积水的进行性加重而接受了肾盂成形术。术后肾脏功能恢复到术前水平。在16例初次利尿肾图扫描时肾功能明显下降和4级肾积水患者中，15例在随访过程中行利尿肾图发现病情迅速改善，其中6例患者利尿肾图排泄期曲线显示为非梗阻性。另外，6例肾积水消失，6例好转，3例稳定，1例恶化。这些患儿的肾积水恢复或减少以及分肾功能改善的生理学机制尚不清楚。该研究机构的最近一份报告中提到，在19例双侧3级或4级肾积水的新生儿中，共13侧肾脏进行了肾盂成形术[40]。保守治疗组中，21例为0~2级，2例为3级。最大程度的积水缓解的平均随访时间是10个月。

这些研究表明，对怀疑有新生儿肾盂输尿管连接部梗阻进行保守治疗是安全的或适宜的，婴儿的肾脏在改善分肾功能方面的能力比大龄儿童强得多。此外，所有这些研究以检查的初始2~3分钟的肾脏摄取能力的"分肾功能"为基础，而且计算这一百分比的方法有很大的差异[41]。最后，这些研究还没有报道利尿肾图的排泄模式。在作者先前的工作机构，肾盂成形术中获得的肾脏病理标本中，63%显示很少或没有梗阻性组织学改变；然而，其中那些分肾功能大于40%的患者中，21%的患者表现出显著的组织病理学改变，包括肾小球数目减少、肾小球玻璃样变、间质性炎和肾小球发育不良[42]。分肾功能低于40%的病例中，33%的病理标本中表现出轻微或无组织学改变。总的来说，25%的患者肾活检结果与计算出的分肾功能无关，这说明需要更多提示梗阻的标志物。大多数小儿泌尿科医师对怀疑有肾盂输尿管连接部梗阻的新生儿的处理方法如下：利用SFU分级标准和VCUG对肾积水进行分级，从1级到4级。几乎所有需要接受肾盂成形术的婴儿都有3级或4级肾积水，而那些只有

1级或2级肾积水的患儿似乎没有明显的远期风险。如果新生儿因为肾积水、双侧严重肾积水或孤立肾而出现腹部肿块，可立即行MAG_3利尿肾图检查。如果梗阻症状明显，应立即行肾盂成形术。若无上述情况，新生儿应接受阿莫西林50mg/d预防性抗感染治疗，并在6周龄时进行利尿肾图检查。这项检查并不需要立即进行，因为新生儿的肾脏功能还不成熟。如果利尿肾图显示分肾功能大于或等于40%，且利尿剂肾图上有排泄，无论排泄方式如何，患儿都可以行保守治疗[43]（图100.4）。两个月后，预防性抗生素改为1.25mL/d的复方磺胺甲噁唑混悬液。术后3个月复查肾脏超声。如果肾积水程度与原来持平，复查MAG_3利尿肾图。如果分肾功能恶化或利尿排泄曲线呈明显梗阻，建议行肾盂成形术。但是，如果这些参数保持稳定或得到改善，并且患儿没有出现尿路感染，则3~6个月后再次复查肾脏超声或MAG_3利尿肾图进行随访，并进行个体化处理。诊疗这些患儿的临床医师需要对利尿肾图的异常变化有良好的理解，并密切监测疑似肾盂输尿管连接部梗阻的患儿。

肾盂成形术的微创技术已经取得了重大进展。尽管在许多医疗中心，婴儿肾盂成形术是通过一个小切口（腰大肌切开术或侧腹肌分离术）进行的[44]，但越来越多的小儿泌尿科医师正在使用传统的腹腔镜技术或达芬奇机器人来进行这项手术[45]。手术成功率正在与一系列开放式手术进行比较，微创方法减少住院时间和麻醉剂的使用。一般采用经腹入路，移开结肠。然而，在左侧，肾盂成形术可以通过经肠系膜入路进行。

多囊性肾发育不良

多囊性肾发育不良（multicystic dysplastic kidney，MCDK）由多个大小不等的相互不连通的囊肿组成，其间质成分发育不良。这种肾脏是没有功能的。虽然多房性肾囊性变是新生儿腹部肿块最常见的原因，但绝大多数多房性肾囊性变是通过产前超声检查发现

的。一些临床医师错误地认为多房性肾囊性变（multicystic kidney）和多囊肾（polycystic kidney）是同义词。多囊肾病是一种遗传性疾病，有"成人型"（常染色体显性遗传）和"婴儿型"（常染色体隐性遗传），影响双侧肾脏。相比之下，多囊性肾发育不良几乎都是单侧，没有遗传倾向。超声诊断可以确诊多囊性肾发育不良，表现为多个大小不一的无回声囊肿，无可分辨的肾皮层（图100.6）。有时，囊肿可能类似严重的肾盂输尿管连接部梗阻，但其肾实质很少，称为"肾积水样变"。5%~10%的病例存在对侧肾脏异常。肾功能显像（MAG_3或DMSA扫描）显示肾脏无功能。但就目前的超声技术来说，通常不需要再次确认。有时可见节段性多囊性肾发育不良，其上尿路完全重复畸形，上极呈多囊[46]。许多学者也建议行VCUG检查，因为多达15%的患儿存在对侧VUR[47]，但目前似乎没有必要，除非存在对侧肾积水[48]。

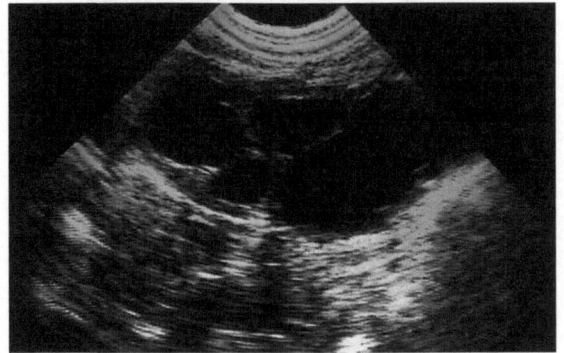

图100.6 左侧多囊性肾发育不良

多囊性肾发育不良治疗的争议正在减少。存在腹部包块的症状则是早期肾切除术手术指征。然而，如果不及时治疗，大多数多囊性肾发育不良会变小，潜在的并发症包括恶性肿瘤和高血压。在对26个临床研究的回顾中发现，1 041名儿童中没有一例肾母细胞瘤的报告，最高风险是每1 000名患病儿童中有3.5例有肿瘤风险[49]。肿瘤来自间质，而不是多囊性肾发育不良的囊性成分。因此，即使囊肿完全消退，肾脏发生肿瘤的可能性

也不会改变。关于高血压,在包含 29 项研究的一篇综述中,1 115 名符合要求的儿童中报告了 6 例患有高血压,平均概率为 5.4/1 000(95% 可信区间 1.9/1 000~11.7/1 000)[50]。

一般情况下,建议在 6 月龄时进行超声随访检查。如果囊肿增大,间质体积增大,或出现高血压,建议采用腹腔镜或开腹式行肾切除术。不必要做进一步的超声随访,除非担心对侧肾脏病变,因为偶然发现肾母细胞瘤是极其少见的。由于高血压的隐蔽性,建议每年测量一次血压,如出现高血压,应考虑行肾切除术。

原发性梗阻性巨输尿管(非反流性)

巨输尿管指输尿管扩张,可能为原发性或继发性,梗阻性输尿管或非梗阻性输尿管,反流性输尿管或非反流性输尿管。非反流性巨输尿管由远端输尿管节段不蠕动而无法正常推进尿液造成(图 100.3)。在这种情况下,超声显示输尿管和肾盂扩张以及不同程度的肾实质萎缩。在大多数情况下,VCUG 无法发现 VUR。在没有产前超声检查的时代,患儿多以腹痛、腹部包块、肾盂肾炎、血尿、结石为主要临床表现。手术常常切除无法蠕动的输尿管段,裁剪输尿管,重新植入膀胱。虽然可能会出现严重的肾积水,但往往在数年的时间内,肾积水有逐渐减少的趋势(图 100.7)。Braga 等 [51] 报道,尽管输尿管平均直径 >17mm 的患者需要手术干预,大多数患者在平均 17 个月的时间内表现出肾积水消退。这个团队发现持续的抗生素预防和包皮环切术可以降低尿路感

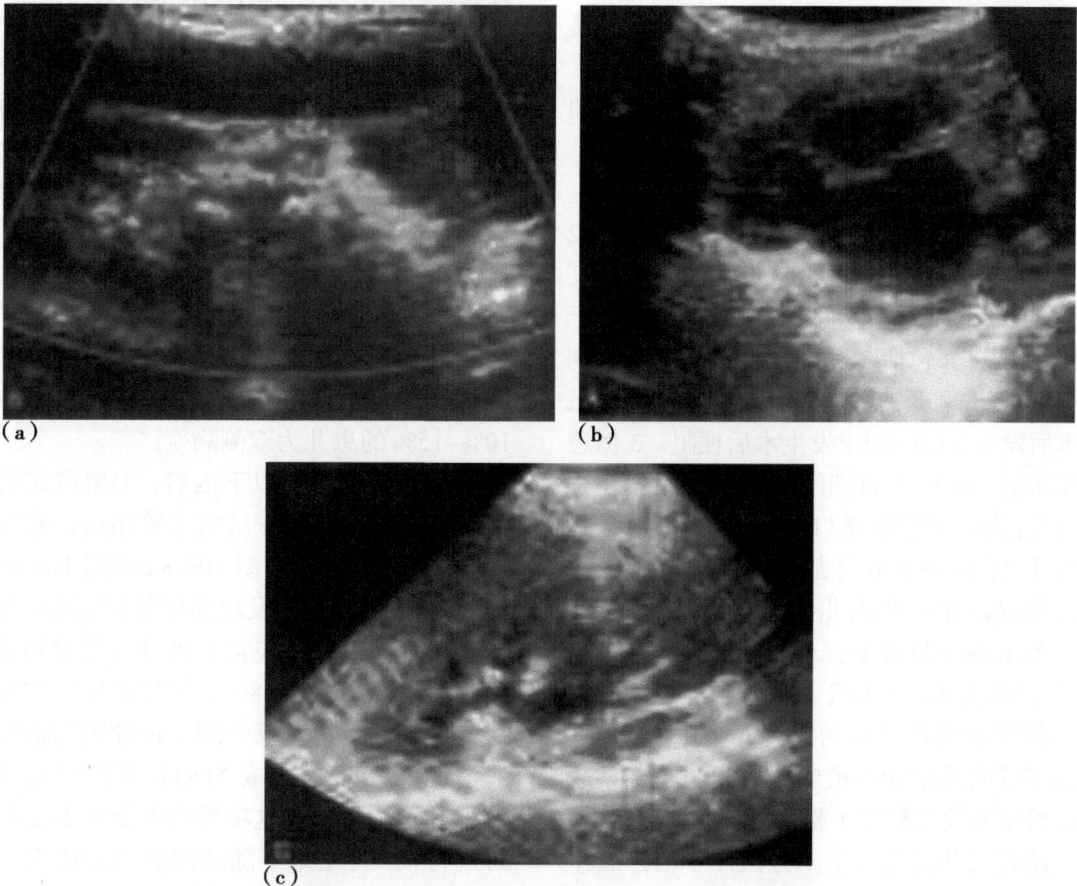

(a)

(b)

(c)

图 100.7 新生女婴,产前超声发现左侧非反流性巨输尿管。(a,b)新生儿超声显示肾积水 4 级及输尿管扩张。8 周龄,利尿肾图显示左肾分肾功能为 50%。使用利尿剂后发现有梗阻样改变。患者采用保守治疗。(c)6 个月后超声显示肾积水 1 级。利尿肾图显示肾脏排泄正常

染的风险。DiRenzo 等[52] 发现，所有轻度的产后尿路扩张和 60% 的中度或重度上尿路扩张形成的肾积水都能缓解或改善。英国儿童泌尿科医师协会建议对原发性梗阻性巨输尿管进行初步保守治疗[53]。随访中，对于尿路感染、疼痛、肾积水加重、分肾功能小于 40% 或肾功能明显下降的患者，建议进行手术治疗。因此，大多数患者需要进行保守的抗感染预防以及连续监测肾功能及肾脏排泄。

对产前诊断为肾盂输尿管积水的新生儿，应进行肾脏超声和 VCUG 检查。早期处理与怀疑新生儿肾盂输尿管连接部梗阻的处理相同。如果有腹部肿块、孤立肾或双侧肾积水，应及时做 MAG₃ 利尿肾图。若没有上述情况，该检查将推迟到 6~8 周龄后进行。如果分肾功能不低于 40%，即使患儿肾积水 4 级，一般也采取非手术治疗，并每 3~6 个月复查一次肾脏超声或利尿肾图。在上段输尿管和肾脏有积水的情况下，这些婴儿应接受预防性抗生素治疗。

小婴儿手术修复巨输尿管的并发症发生率高于大龄儿童。例如，Peters 等[54] 报道了 42 例平均年龄为 1.8 个月的婴儿巨输尿管修复术。在这个队列中，早期并发症只发生在小于 6 周龄的患儿，包括 3 例短暂性呼吸暂停，1 例尿路感染，1 例低钠血症，1 例脑膜炎。6 例患儿术后发生 VUR，均未发生术后梗阻。3 例患儿在术后 18~36 个月期间 VUR 自行消退，其余患儿行输尿管膀胱造口术。Greenfield 等[55] 报告了 11 例小于 6 月龄婴儿巨输尿管修复术的情况。在这些患儿中，两例在取出支架后立即出现一过性输尿管梗阻，两例患儿的 VUR 持续为 Ⅰ 级和 Ⅱ 级。在一组经过输尿管裁剪的输尿管再植术的大龄儿童中，梗阻性巨输尿管的输尿管再植成功率为 90%[56]。膀胱内再植的效果略好于膀胱外再植。

还有三种其他的手术方法用于治疗新生儿或小婴儿。第一种是做一个临时的皮肤输尿管造口术，让输尿管减压 12~18 个月，随后关闭造口再行输尿管再植手术（裁剪或不裁剪输尿管）。在一组使用这种方法的患儿中，23 条输尿管中只有 5 条输尿管需要裁剪[57]。另一种选择是暂时性反流性输尿管再植术，即输尿管与膀胱端侧吻合，待患儿长大后再行传统的输尿管再植术[58]。还有一种选择是通过输尿管膀胱交界处置入双 J 管，位于膀胱和肾脏之间。Farrugia 等[59] 报道了 19 例平均年龄为 6 个月的置入双 J 管患儿，其中 1/3 为内镜置入。近 1/3 出现支架相关并发症，但 50% 的患儿在拔出双 J 管后上尿路引流有改善。

综上所述，如果分肾功能正常且患儿无症状，这些患儿进行肾脏超声和利尿肾图监测肾积水、肾功能和排泄是安全的。如果肾功能恶化、上尿路排泄减慢或发生尿路感染，建议输尿管再植手术。

输尿管口囊肿和异位输尿管

输尿管口囊肿是指输尿管末端的囊性扩张，通常是梗阻性的。在儿童中，它们通常延伸过膀胱颈，称为"异位"，但也可能全部在膀胱内，称为"膀胱内"或"原位"。女孩患异位输尿管口囊肿和异位输尿管的情况比男孩更常见，通常与重复肾的上极肾相连。然而，在患有输尿管口囊肿的男孩中，40% 的患儿只有一个集合系统。产前超声的典型表现为肾积水或输尿管扩张的肾盂上极积水。10%~15% 的患儿为双侧病变。

早期评估包括以下内容：①超声显示肾积水的上极肾与扩张的输尿管相连。输尿管口囊肿多见于膀胱（图 100.8a 和图 100.8b）。②VCUG 常常可以发现输尿管口囊肿，并确定是否存在 VUR，包括下极肾以及对侧集合系统的情况（图 100.8c）。异位输尿管突出至膀胱颈也通常出现反流到上极梗阻的输尿管的情况。③DMSA 或 MAG₃ 肾图扫描显示是否有异位排泄。这项检查可能在 1~2 周龄时进行，因为结果不随功能成熟而改变。或者，CT 或 MRU 可以充分显示解剖结构，但它可能无法提供有关梗阻的上极肾的功能信息（图 100.8c）。

新生儿输尿管口囊肿的处理高度个体化[60]。侵入性最小的初始治疗形式是经尿道输尿管口囊肿切开术（transurethral incision，TUI），可以用 3F Bugbee 电极或钬激光（图 100.8d 和图 100.8e），在输尿管口囊肿与膀胱黏膜交界处进行多次钻孔。如果是异位输尿管口囊肿，则必须同时在膀胱和输尿管进行钻孔。TUI 在 90% 以上的病例中获得了满意的上尿路减压。然而，术后通过输尿管口囊肿进入上极肾的 VUR 风险很大，这可能需要后续更确切的治疗。如果是原位输尿管口囊肿，大约 30% 的患者在 TUI 后会出现 VUR，如果是异位输尿管口囊肿，75% 的患者在 TUI 后会出现 VUR[61-62]。通常仅行 TUI 即可治疗输尿管口囊肿[63]。通过 TUI 治疗输尿管口囊肿，引流没有功能的重复肾不会导致其肾功能任何显著程度的改善。近年来，许多医疗中心已开始进行微创（腹腔镜）上半肾切除术。这些手术要么采用后腹膜入路[64]，要么采用经腹腔入路[65]。最近文献报道一组采用腹腔镜后腹膜入路手术的病例，其中转为开放性手术的比例为 21%，作者声明在最新的 20 个病例中只有 1 例中转开腹[66]。常见的并发症是肾周尿性囊肿，某些情况下还包括下极肾血

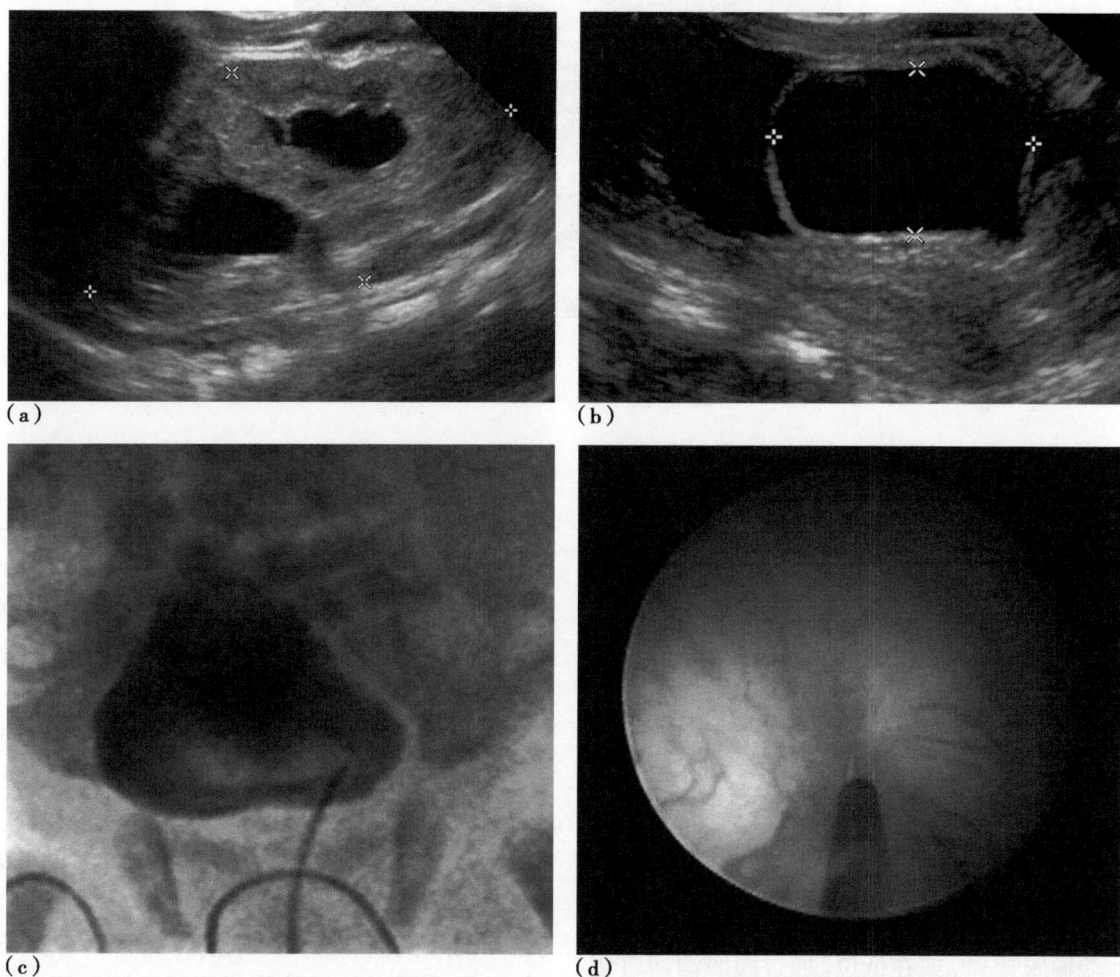

图 100.8 患儿右侧输尿管口囊肿伴右重复肾。（a）右肾超声图显示右重复肾回声及上下极肾肾积水。（b）膀胱内输尿管口囊肿。（c）排尿期膀胱尿道造影显示膀胱输尿管口囊肿，无膀胱输尿管反流。（d）患者经尿道切开输尿管口囊肿的膀胱镜检查

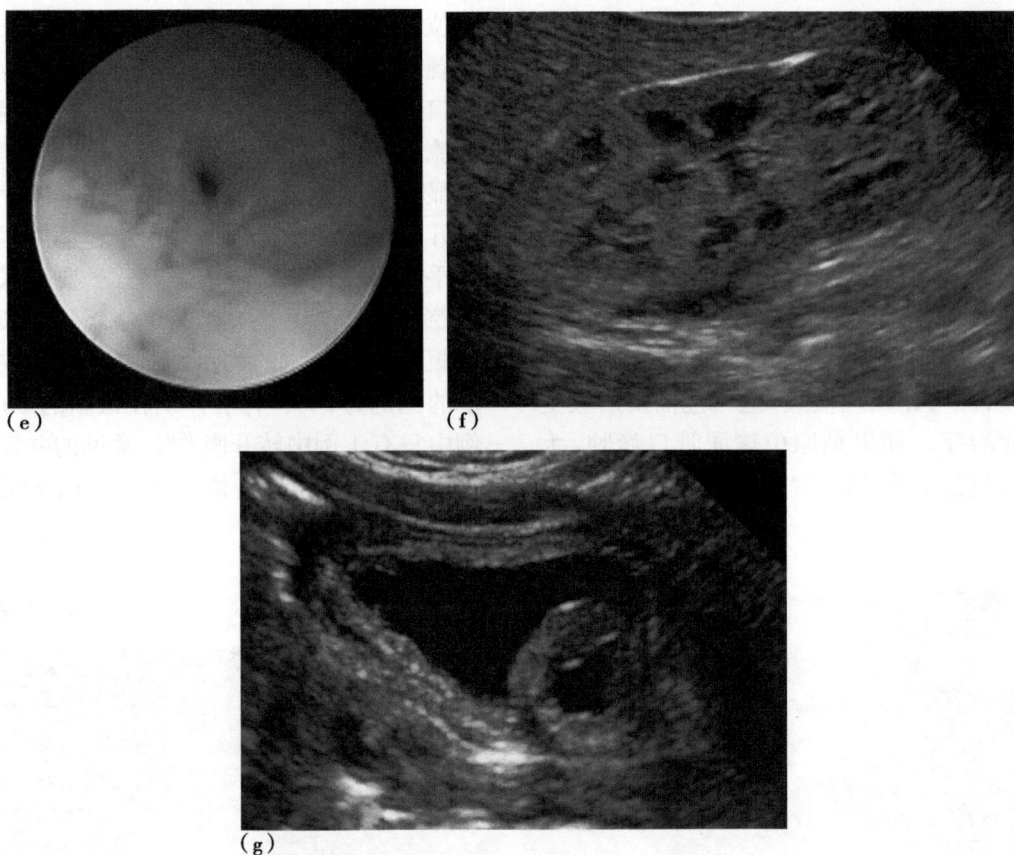

图 100.8(续)　患儿右侧输尿管口囊肿伴右重复肾。(e)经尿道切开后的外观。(f)随访超声显示右肾正常。(g)膀胱内见输尿管口囊肿

管损伤。这种并发症在婴儿中最常见。另一种选择是在机器人辅助下进行经腹腹腔镜肾部分切除术[67]。因此，如果肾上极积水且没有功能，作者认为婴儿需要接受抗生素预防，如果在 6 月龄时上极肾仍存在肾积水，需要行机器人辅助下或传统腹腔镜下上半肾切除术(如果整个肾脏都没有功能，则需要行肾切除术)。如果核素肾图显示上极肾有功能，则推荐肾盂输尿管吻合术或输尿管输尿管吻合术，即上极输尿管与下极肾肾盂或输尿管吻合。该手术可在肾脏平面进行，切除迂曲的远端输尿管[68]，或在低位，通过腹股沟切口切除远端输尿管[69]。新生儿和婴儿膀胱小，并发症发生率高，故不建议行全尿路重建。

后尿道瓣膜

导致儿童严重梗阻性尿路病变的最常见原因是 PUV，即瓣膜样组织结构从前列腺尿道向外扩展至尿道外括约肌(图 100.9)。通常情况下，这些瓣膜被一个狭缝样的开口分开。约三分之一的病例最终发展为慢性肾衰竭或严重肾功能不全。如果妊娠 24 周前胎儿超声检查正常，预后明显较好。在一项研究中，17 例 PUV 患者中，有 9 例在妊娠 24 周之前发现肾积水，最终发生肾衰竭，而妊娠 24 周后仅有 1/14 的病例被确诊为终末期肾病[70]。预后良好的影响因素包括膀胱减压后血清肌酐水平低于 0.8~1.0mg/dL，单侧肾脏无功能伴 VUR("VURD"综合征)，腹水，肾脏超声明确皮质

髓质交界。除非出现羊水过少，否则不建议产前诊断为疑似 PUV 的胎儿过早分娩。如果存在严重的双侧肾发育不良，通常也存在肺发育不全，并可能导致呼吸异常。治疗开始时，应将一根小胃管插入膀胱内引流，直到电解质异常得到纠正。不建议使用导尿管，因为导尿管的球囊可能引起明显的膀胱痉挛，阻碍上尿路的引流。插入导尿管时应注意，因为尿道前列腺部扩张，膀胱颈肥大，导尿管可能盘在尿道前列腺部而不能引流膀胱。在这种情况下，导尿管冲洗通常导致液体从导管旁边流出。应行 VCUG 检查以明确诊断，并进行核素肾扫描以评估分肾功能。对于新生儿，替代的治疗方法包括在膀胱镜下切除

PUV、经皮膀胱造口术和高位引流术（经皮肾盂造口术）。理想的首选治疗方法是使用小型 Bugbee 电刀切开瓣膜，如使用 TUI 或钬激光一样。对于小的新生儿，8F 或 9F 的膀胱镜可能太大而不能用于尿道，需要行临时膀胱造口。对于在膀胱减压后血清肌酐水平仍然明显升高的患儿，也应考虑膀胱造口术。经皮肾盂造口术与经皮膀胱造口术相比，并不能更好地引流尿液，而且尿液从膀胱排出可以保护膀胱的正常生长 [71]。然而，在某些情况下，Sober-en-T 经皮输尿管造口术是有用的。这个手术将输尿管近端提至腹壁横断，其远端与肾盂吻合。这个方法可以让尿液同时通过输尿管造口和膀胱排出 [72]。

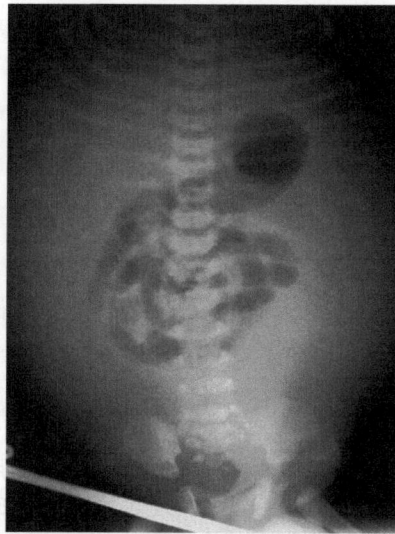

（a）

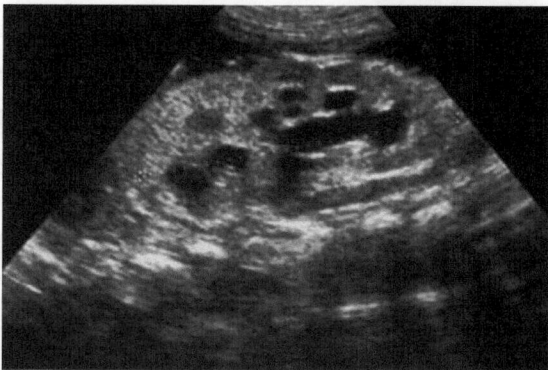

（b）

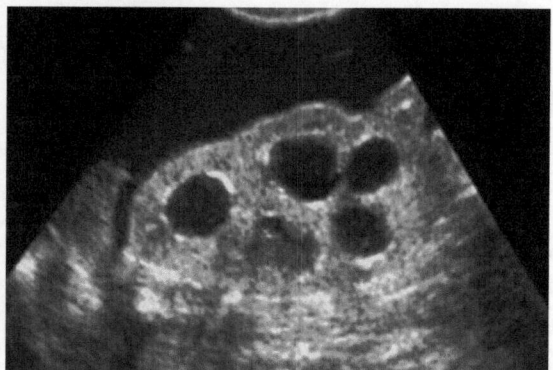

（c）

图 100.9　新生儿后尿道瓣膜以及继发于尿性腹水的腹胀。（a）腹部平片显示腹水。（b，c）肾脏超声显示双侧肾积水和尿性腹水

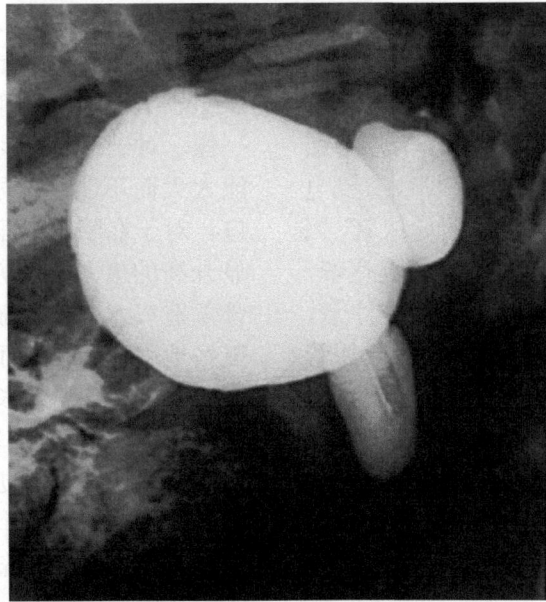

(d)

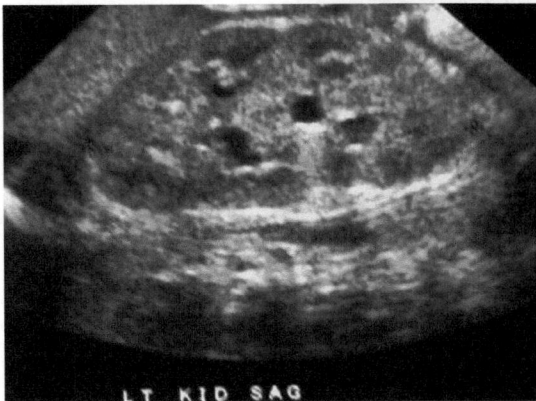

(e)

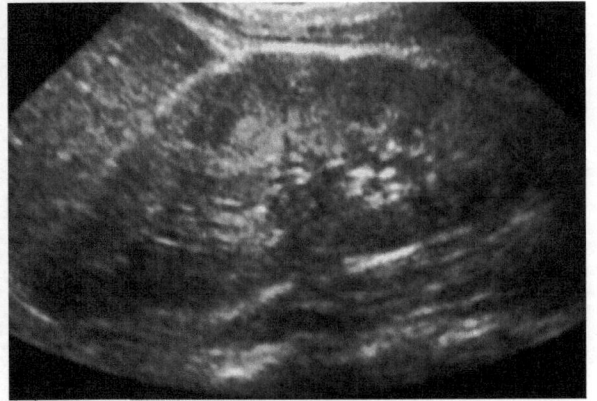

(f)

图 100.9(续)　新生儿后尿道瓣膜及继发于尿性腹水的腹胀。(d)排尿期膀胱尿道造影。瓣膜近端的尿道前列腺部扩张,左侧膀胱憩室。患者行上尿道引流,经尿道切开瓣膜。(e,f)6 月龄时的肾超声图显示左肾和右肾轻度肾积水。17 岁时,患者的超声检查中肾脏表现接近正常

膀胱输尿管反流

部分新生儿中高级别膀胱输尿管反流(VUR)在确诊 ANH 后即被检出。这类患者中大约 80% 是男孩。在最严重的 VUR 的情况下,膀胱也因为排尿异常而过度扩张。在 AUA 反流指南分析中,47.9% 的Ⅳ和Ⅴ级 VUR 患儿存在与反流相关的肾瘢痕,而Ⅰ级和Ⅱ级 VUR 的患儿中仅有 6.2% 存在[32]。因此,新生儿Ⅲ级至Ⅴ级 VUR 建议行 DMSA 扫描,以确定是否存在反流相关肾瘢痕。最初,产前诊断为 VUR 的新生儿都可以通过药物治疗。多数患儿接受阿莫西林预防性治疗 2 个月,后续改为呋喃妥因或复方磺胺甲噁唑预防性治疗。指南推荐对新生男孩行包皮环切术以降低患尿路感染的风险。与较大儿童相比,新生儿 VUR 更有可能自行缓解。事实上,20%~35% 的Ⅳ级或Ⅴ级 VUR 在 2 年内可以得到缓解。然而,有相当比例的患者出现了突发性的尿路感染,建议对这些患儿进行抗反流手术。婴

幼儿 VUR 开放手术的成功率可与较大儿童一样高 [55]。另一种方法是在输尿管膀胱交界处的输尿管黏膜下注射右旋异构体微球 / 透明质酸，单次注射成功率为 69%[73]。

总结

大约 1%~2% 的新生儿在产前出现肾积水或明显的肾盂扩张。肾积水常由非梗阻性疾病引起。胎儿肾盂大小直接关系到泌尿系统病变的可能性，90% 的 APD＞2cm 患者需要手术干预或长期随访。分娩后，患儿应接受预防性抗生素治疗，并行肾脏超声和 VCUG 检查。如果有 3 级或 4 级肾积水，通常也建议做利尿肾图。小儿泌尿外科或小儿肾内科会诊有助于评估和治疗。产前识别肾积水有助于产后诊断和治疗，预防肾盂肾炎和尿路梗阻引起的并发症。在过去的十年，微创治疗也取得了巨大的发展。

（韦佳 译 唐达星 审校）

参考文献

1. Rabinowitz R, Peters MT, Vyas S et al. Measurement of fetal urine production in normal pregnancy by real-time ultrasonography. *Am J Obstet Gynecol* 1989; 161: 1264–6.
2. Cendron M, Elder JS. Perinatal urology. In: Gillenwater JY, Grayhack JT, Howards SS, Mitchell M (eds). *Adult and Pediatric Urology*, 4th edn. London: Lippincott Williams & Wilkins, 2002: 2041–127.
3. Stocks A, Richards D, Frentzen B et al. Correlation of prenatal renal pelvic anteroposterior diameter with outcome in infancy. *J Urol* 1996; 155: 1050–2.
4. Barker AP, Cave MM, Thomas DFM et al. Fetal pelvi-ureteric junction obstruction: Predictors of outcome. *Br J Urol* 1995; 76: 649–52.
5. Thomas DFM, Madden NP, Irving HC et al. Mild dilatation of the fetal kidney: A follow-up study. *Br J Urol* 1994; 74: 236–9.
6. Corteville JE, Gray DL, Crane JP. Congenital hydronephrosis: Correlation of fetal ultrasonographic findings with infant outcome. *Am J Obstet Gynecol* 1991; 165: 384–8.
7. Fugelseth D, Lindemann R, Sande HA et al. Prenatal diagnosis of urinary tract anomalies: The value of two ultrasound examinations. *Acta Obst Gynecol Scand* 1994; 73: 290–3.
8. Reuss A, Wladimiroff JW, Steward PA et al. Noninvasive management of fetal obstructive uropathy. *Lancet* 1988; 2: 949.
9. Craparo FJ, Rustico M, Tassis B et al. Fetal serum beta 2-microglobulin before and after bladder shunting: A 2-step approach to evaluate fetuses with lower urinary tract obstruction. *J Urol* 2007; 178: 2576–9.
10. Elder JS, Shapiro E. Posterior urethral valves. In: Holcomb GW III, Murphy JP, Ostlie DJ (eds). *Pediatric Surgery*, 6th edn. Philadelphia, PA: Elsevier, 2014: 762–72.
11. Quintero RA, Shukla AR, Homsy YL, Bukkapatnam R. Successful in utero endoscopic ablation of posterior urethral valves: A new dimension in fetal urology. *Urology* 2000; 55: 774.
12. Elder JS, Duckett Jr JW, Snyder HW. Intervention for fetal obstructive uropathy: Has it been effective. *Lancet* 1987; 2: 1007–10.
13. Biard JM, Johnson MP, Carr MC et al. Long-term outcomes in children treated by prenatal vesicoamniotic shunting for lower urinary tract obstruction. *Obstet Gynecol* 2005; 106: 503–8.
14. Johnson MP, Corsi P, Bradfield W et al. Sequential urinalysis improves evaluation of fetal renal function in obstructive uropathy. *Am J Obstet Gynecol* 1995; 173: 59–65.
15. Nguyen HT, Herndon CD, Cooper C et al. The Society for Fetal Urology consensus statement on the evaluation and management of antenatal hydronephrosis. *J Pediatr Urol* 2010; 6: 212–31.
16. Sinha A, Bagga A, Krishna A et al. Revised guidelines on management of antenatal hydronephrosis. *Indian J Nephrol* 2013; 23: 83–97.
17. Nguyen HT, Benson CB, Bromley B et al. Multidisciplinary consensus on the classification of prenatal and postnatal urinary tract dilation (UTD classification system). *J Pediatr Urol* 2014; 10: 982–98.
18. Hodhod A, Capolicchio JP, Jednak R et al. Evaluation of urinary tract dilation classification system for grading postnatal hydronephrosis. *J Urol* 2016; 195: 725–30.
19. Braga LH, Ruzhynky V, Pemberton J et al. Evaluating practice patterns in postnatal management of antenatal hydronephrosis: A national survey of Canadian pediatric urologists and nephrologists. *Urology* 2014; 83: 909–14.
20. Roth CC, Hubanks JM, Bright BC et al. Occurrence of urinary tract infection in children with significant upper urinary tract obstruction. *Urology* 2009; 73: 74–8.
21. Zaraba P, Lorenzo AJ, Braga LH. Risk factors for febrile urinary tract infection in infants with prenatal hydronephrosis: Comprehensive single center analysis. *J Urol* 2014; 191: 1614–8.
22. Braga LH, Farrokhyar F, D'Cruz J et al. Risk factors for febrile urinary tract infection in children with prenatal hydronephrosis: A prospective study. *J Urol* 2015; 193: 1766–71.
23. Herz D, Merguerian P, McQuiston L. Continuous antibiotic prophylaxis reduces the risk of febrile UTI in children with asymptomatic antenatal hydro-

nephrosis with either ureteral dilation, high-grade vesicoureteral reflux, or ureterovesical junction obstruction. *J Pediatr Urol* 2014; 10: 650–4.

24. Castagnetti M, Cimador M, Esposito C, Rigamonti W. Antibiotic prophylaxis in antenatal nonrefluxing hydronephrosis, megaureter and ureterocele. *Nat Rev Urol* 2012; 9: 321–9.

25. Braga LH, Mijovic H, Farrokhyar F et al. Antibiotic prophylaxis for urinary tract infections in antenatal hydronephrosis. *Pediatrics* 2013; 131: e251–61.

26. Edlin RS, Copp HL. Antibiotic resistance in pediatric urology. *Ther Adv Urol* 2014; 6: 54–61.

27. Maizels M, Reisman M, Flom LS et al. Grading nephro-ureteral dilatation detected in the first year of life: Correlation with obstruction. *J Urol* 1992; 148: 609–14.

28. Chertin B, Pollack A, Koulikov D et al. Conservative treatment of ureteropelvic junction obstruction in children with antenatal diagnosis of hydronephrosis: Lessons learned after 16 years of follow-up. *Eur Urol* 2006; 49: 734–48.

29. Lee RS, Cendron M, Kinnamon DD, Nguyen HT. Antenatal hydronephrosis as a predictor of postnatal outcome: A meta-analysis. *Pediatrics* 2006; 118: 586–93.

30. Sidhu G, Beyene J, Rosenblum ND. Outcome of isolated antenatal hydronephrosis: A systematic review and metaanalysis. *Pediatr Nephrol* 2006; 21: 218–24.

31. Madden-Fuentes RJ, McNamara ER, Nseyo U et al. Resolution rate of isolated low-grade hydronephrosis diagnosed within the first year of life. *J Pediatr Urol* 2014; 10: 639–44.

32. Peters CA, Skoog SJ, Arant BS Jr et al. Pediatric Vesicoureteral Reflux Guidelines Panel Summary Report. Clinical practice guidelines for the screening of siblings of children with vesicoureteral reflux (VUR) and of neonates/infants with prenatal hydronephrosis (PNH). *J Urol* 2010; 184: 1145–51.

33. Estrada CR, Peters CA, Retik AB et al. Vesicoureteral reflux and urinary tract infection in children with a history of prenatal hydronephrosis—Should voiding cystourethrography be performed in cases of postnatally persistent grade II hydronephrosis. *J Urol* 2009; 181: 801–6.

34. Blane CE, DiPietro MA, Zerin JM et al. Renal sonography is not a reliable screening examination for vesicoureteral reflux. *J Urol* 1993; 150: 752–5.

35. Elder JS. Importance of antenatal diagnosis of vesicoureteral reflux. *J Urol* 1992; 148: 1750–4.

36. Society for Fetal Urology and Pediatric Nuclear Medicine Council. The 'well tempered' diuretic renogram: A standard method to examine the asymptomatic neonate with hydronephrosis or hydroureteronephrosis. *J Nucl Med* 1992; 33: 2047–51.

37. Cerwinka WH, Damien Gratten-Smith J, Kirsch AJ. Magnetic resonance urography in pediatric urology. *J Pediatr Urol* 2009; 4: 74–82.

38. Cartwright PC, Duckett JW, Keating MA et al. Managing apparent ureteropelvic junction obstruction in the newborn. *J Urol* 1992; 148: 1224–8.

39. Koff SA, Campbell KD. The nonoperative management of unilateral neonatal hydronephrosis: Natural history of poorly functioning kidneys. *J Urol* 1994; 152: 593–5.

40. Onen A, Jayanthi VR, Koff SA. Long-term follow-up of prenatally detected severe bilateral newborn hydronephrosis initially managed nonoperatively. *J Urol* 2002; 168: 1118–20.

41. Snow BW, Gatti JM, Renschler TD et al. Variation in diethylenetriamine pentaacetic acid and mercapto-acetyltriglycine renal scans: Clinical implications of interobserver and intraobserver differences. *J Urol* 2008; 179: 1132–6.

42. Elder JS, Stansbrey R, Dahms BB et al. Renal histologic changes secondary to ureteropelvic junction obstruction. *J Urol* 1995; 154: 719–22.

43. Tekgul S, Dogan HS, Erdem E et al. Guidelines on Paediatric Urology (EAU/ESPU) 2015. Available at http://uroweb.org/wp-content/uploads/23-Paediatric -Urology_LR_full.pdf

44. Chacko JK, Koyle AM, Mingin GC et al. The minimally invasive open pyeloplasty. *J Pediatr Urol* 2006; 2: 368–72.

45. Sukumar S, Roghmann F, Elder JS et al. Correction of ureteropelvic junction obstruction in children: National trends and comparative effectiveness in operative outcomes. *J Endourol* 2014; 28: 592–8.

46. Corrales JG, Elder JS. Segmental multicystic kidney and ipsilateral duplication anomalies. *J Urol* 1996; 155: 1398–401.

47. Selzman AA, Elder JS. Contralateral vesicoureteral reflux in children with a multicystic kidney. *J Urol* 1995; 153: 1252–4.

48. Calaway AC, Whittam B, Szymanski KM et al. Multicystic dysplastic kidney: Is an initial voiding cystourethrogram necessary? *Can J Urol* 2014; 21: 7510–4.

49. Narchi H. Risk of Wilms' tumour with multicystic kidney disease: A systematic review. *Arch Dis Child* 2005; 90: 147–9.

50. Narchi H. Risk of hypertension with multicystic kidney disease: A systematic review. *Arch Dis Child* 2005; 90: 921–4.

51. Braga LH, D'Cruz J, Rickard M et al. The fate of primary nonrefluxing megaureter: A prospective outcome analysis of the rate of urinary tract infections, surgical indications and time to resolution. *J Urol* 2016; 195: 1300–5.

52. DiRenzo D, Persico A, DiNocola M et al. Conservative management of primary non-refluxing megaureter during the first year of life: A longitudinal observational study. *J Pediatr Urol* 2015; 11: 226.e1–6.

53. Farrugia MK, Hitchcock R, Radford A et al. British Association of Paediatric Urologists consensus statement on the management of the primary obstructed megaureter. *J Pediatr Urol* 2014; 10: 26–33.

54. Peters CA, Mandell J, Lebowitz RL et al. Congenital obstructed megaureters in early infancy: Diagnosis and treatment. *J Urol* 1989; 142: 641–5.

55. Greenfield SP, Griswold JJ, Wan J. Ureteral reimplantation in infants. *J Urol* 1994; 150: 1460–2.

56. DeFoor W, Minevich E, Reddy P et al. Results of tapered ureteral reimplantation for primary megaureter: Extravesical versus intravesical approach. *J Urol* 2004; 172: 1640–3.

57. Kitchens DM, DeFoor W Minevich E et al. End cutaneous ureterostomy for the management of severe hydronephrosis. *J Urol* 2007; 177: 1501–4.

58. Kaefer M, Misseri R, Frank E et al. Refluxing ureteral reimplantation: A logical method for managing neonatal UVJ obstruction. *J Pediatr Urol* 2014; 10: 824–30.

59. Farrugia MK, Steinbrecher HA, Malone PS. The utilization of stents in the management of primary obstructive megaureters requiring intervention before 1 year of age. *J Pediatr Urol* 2011; 7: 198–202.

60. Wang MH, Greenfield SP, Williot P et al. Ectopic ureteroceles in duplex systems: Long-term follow up and 'treatment-free' status. *J Pediatr Urol* 2008; 4: 183–7.

61. Coplen DE, Duckett JW. The modern approach to ureteroceles. *J Urol* 1995; 153: 166–71.

62. Smith C, Gosalbez R, Parrott TS et al. Transurethral puncture of ectopic ureteroceles in neonates and infants. *J Urol* 1994; 152: 2110–2.

63. Chertin B, de Caluwe D, Puri P. Is primary endoscopic puncture of ureterocele a long-term effective procedure? *J Pediatr Surg* 2003; 38: 116–9.

64. Mushtaq I, Haleblian G. Laparoscopic heminephrectomy in infants and children: First 54 cases. *J Pediatr Urol* 2007; 3: 100–3.

65. You D, Bang JK, Shim M et al. Analysis of the late outcome of laparoscopic heminephrectomy in children with duplex kidneys. *BJU Int* 2010; 106: 250–4.

66. Leclair MD, Vidal I, Suply E et al. Retroperitoneal laparoscopic heminephrectomy in duplex kidney in infants and children: A 15-year experience. *Eur Urol* 2009; 56: 385–9.

67. Lee RS, Sethi AS, Passerotti CC et al. Robot assisted laparoscopic partial nephrectomy: A viable and safe option in children. *J Urol* 2009; 181: 823–8.

68. Chacko JK, Koyle MA, Mingin GC et al. Ipsilateral ureteroureterostomy in the surgical management of the severely dilated ureter in ureteral duplication. *J Urol* 2007; 178: 1689–92.

69. Prieto J, Ziada A, Baker L et al. Ureteroureterostomy via inguinal incision for ectopic ureters and ureteroceles without ipsilateral lower pole reflux. *J Urol* 2009; 181: 1844–8.

70. Hutton KAR, Thomas DFM, Arthur RJ et al. Prenatally detected posterior urethral valves: Is gestational age at detection a predictor of outcome. *J Urol* 1994; 152: 698–701.

71. Podesto M, Ruarte AC, Gargiulo C et al. Bladder function associated with posterior urethral valves after primary valve ablation or proximal urinary diversion in children and adolescents. *J Urol* 2002; 168: 1830–5.

72. Ghanem MA, Nijman RJ. Long-term follow up of bilateral high (Sober) urinary diversion in patients with posterior urethral valves and its effect on bladder function. *J Urol* 2005; 173: 1721–4.

73. Puri P, Mohanan M, Menezes M et al. Endoscopic treatment of moderate and high grade vesicoureteral reflux in infants using dextranomer/hyaluronic acid. *J Urol* 2007; 178: 1714–6.

多囊性肾发育不良

David F. M. Thomas　　Azad S. Najmaldin

引言

　　自产前发现多囊性肾发育不良（multicystic dysplastic kidney，MCDK）病例以来，已经过去三十多年。在此之前，MCDK 被认为是一种罕见病，一般在新生儿期表现为腹部肿块。肾切除术是其标准治疗方式。然而，在过去的三十年，MCDK 成为一个相对常见的肾异常，患病率为 1/（2 500~4 000）[1-2]。大多数MCDK 体积都很小，临床很难检测到，并且如果没有产前超声检测，可能在个人的一生也难以察觉。现有的证据支持在大多数病例中采用保守治疗，肾切除术仅适用于特定的适应证。

病因学

　　MCDK 几乎都与输尿管近端出现闭锁段有关。然而，它也偶尔会与输尿管扩张和梗阻性输尿管口囊肿同时发生。这两种情况的潜在机制是在妊娠早期严重的梗阻导致后肾间质发育的严重损害。MCDK 是最常见的儿童囊性肾病，且双侧 MCDK 是致命的，如果在产前发现，通常会终止妊娠。单侧 MCDK 通常是一种散发性异常，但现已发现有家族性，具有常染色体显性遗传、表达多样和外显率降低的常染色体显性遗传模式[3]。MCDK 在男孩中稍多见，左肾比右肾多见。MCDK 大体上是由不同大小的非交通性囊肿组成的不规则集合物。组织学表现为柱状上皮或扁平管状上皮覆盖的囊性结构。肾实质表现为囊肿间发育不良组织，呈小岛状结构或扁平板状结构。

　　块状肾实质成分的存在即可有效排除 MCDK 的诊断。有些不同临床表现会造成诊断混乱。一些病例报道错误地将高血压和恶性肿瘤的病例直接归因于 MCDK，实际上它们本身就在这些变异中[4]。

　　MCDK 常伴多种泌尿系统异常，包括膀胱输尿管反流（vesicoureteric reflux，VUR）（通常为低级别）占 20%，对侧肾盂输尿管连接部梗阻占 5%。同侧生殖器异常，如 Gartner 管囊肿也可能同时存在。

临床表现

　　临床表现包括下列特点：①产前超声检测诊断（占多数）；②大的多囊性肾发育不良通常表现为一个质硬的"结节状"的腹部肿块，在出生时或新生儿期早期可被发现；③在诊断一些不相关的疾病时偶然发现；④症状性并发症（罕见）。

辅助检查

超声检查

　　MCDK 的超声特征现已被广泛接受，在影像学中有明确的定义[5-7]（图 101.1）。这些标准的理解错误或应用不当会将一些高血压和恶性肿瘤病例错误地归因于 MCDK[4]。

　　超声诊断标准：①多个椭圆形或圆形囊

肿，并且互不相通；②囊肿之间存在交界面；③大囊肿的位置偏外（位于内侧的大的充满液体的部分更可能是严重肾积水造成的肾盂扩张）；④缺乏中央窦回声；⑤缺乏实质组织。

如果正确应用诊断标准，超声对 MCDK 诊断的灵敏度极高。如果存在不确定性，通常与严重的肾积水或含有囊性成分的实性发育不良肾相鉴别。

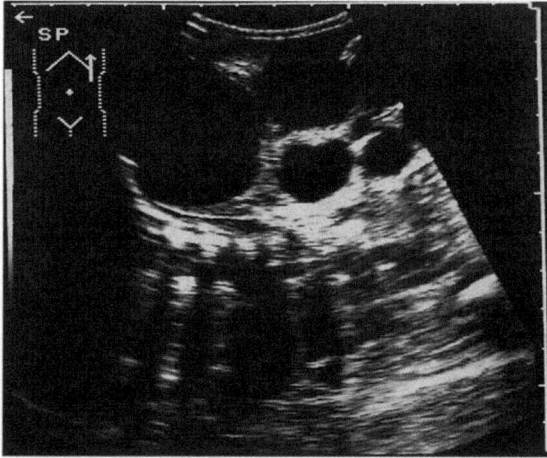

图 101.1　新生儿多囊性肾发育不良的典型超声表现，即互不相通的大小不一的囊腔，囊腔间明显的分隔以及无明显的边界或皮质组织

同位素肾图（核医学扫描）

有人认为，现在超声的预测价值如此之高，不再需要进行同位素肾图来明确诊断 [7-8]。然而在大多数医学中心，同位素肾图作为 MCDK 的常规检查，仍是标准诊疗方法。这是为了区分完全无功能（分肾功能为 0）的真正 MCDK 与严重肾积水或其他形式的肾发育不良，后者通常具有一些可显示出的肾功能（尽管 99mTc-DMSA 显示只有几个百分点）。在模棱两可的情况下，行肾切除术是合理的，它可以做出组织学诊断以及排除可能的并发症风险，特别是高血压。

99mTc-DMSA 是证实分肾功能水平低最可靠的方式（图 101.2）。然而，如果怀疑对侧肾盂输尿管连接部梗阻，那么锝 -99m- 巯乙甘肽（99mTc-MAG₃）扫描或许更好。在理想情况下，利尿肾图造影应该推迟至出生四周后。

排尿期膀胱尿道造影

如果超声检查正常，对泌尿道进行常规侵入性检查存在争论。几项研究证实，在这些情况下，可以省略排尿期膀胱尿道造影（voiding

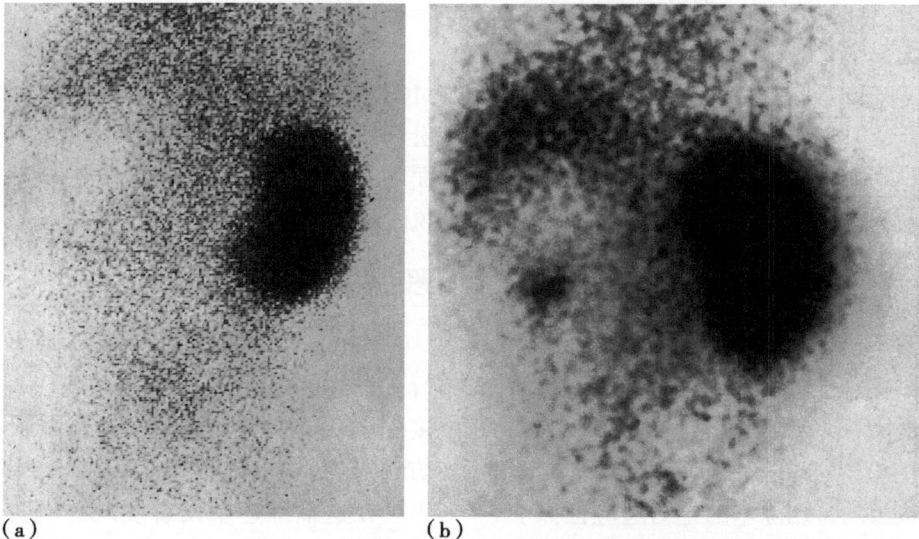

图 101.2　（a）99mTc-DMSA 扫描，左侧显示正常肾的同位素摄取和肾形态，右侧（多囊性）肾未见同位素摄取。（b）在右肾重度积水时，肾对 99mTc-DMSA 同位素摄取差，但仍可辨识。超声无法明确区分严重肾积水和多囊性肾发育不良

cystourethrography，VCUG）检查[9-10]。当 VUR 存在时，它通常是低级的和自限性的。没有进行常规 VCUG 检查的 MCDK 患儿似乎不存在任何较高的尿路感染（urinary tract infection，UTI）或肾损害风险。然而，如果没有进行常规的 VCUG 检查，重要的是家长和全科医师要意识到，如果发生确诊或可疑的 UTI 或不明原因的发热疾病应该进一步检查以明确可能存在的 VUR。

然而，产后超声提示有同侧输尿管扩张或对侧上尿路扩张时，往往需要行 VCUG 检查。

产前检出的 MCDK 的自然病程

该病以自发萎缩（退化）为特点。在最初的评估中小于 5~6cm 的 MCDK 很有可能在出生后 10 年内完全消失。那些在初始评估中体积超过这个数字的也有相当明显的缩小，但不太可能在这个时间内完全消失[11-12]。无论初始体积大小，并发高血压的风险都极低。没有证据表明并发症的风险和初始体积之间有相关性。同样，未完全消失的 MCDK 并不比消失的 MCDK 构成更大的风险。无论是基于 MCDK 的初始体积大小，还是基于随访超声上 MCDK 的持续存在，都没有证据支持行肾切除术。

虽然 MCDK 是一种相对常见的产前检测到的畸形，但在子宫内单侧肾缺如却很少被诊断。这可能是因为在成人中检测到的明显的单侧肾缺如的病例中有相当比例起源于 MCDK，然后完全消失。无论 MCDK 的结局如何，对侧肾几乎无一例外地出现一定程度的代偿性增生。

手术适应证

广泛认可的肾切除术的绝对适应证如下。
①明显的，容易触及的腹部肿块。在这种情况下，父母通常相当焦虑。此外，可能会有明显的不适或其他由肿块引起的症状。

②诊断的不确定性。尽管结合了超声和同位素肾图，但有时可能无法明确区分 MCDK 和肾功能较差的肾积水，以及罕见的肾发育不良的囊性变异体。那些表现有分肾功能，但其他方面均表现为 MCDK 的病例应该谨慎怀疑，同时也作为肾切除术手术指征之一。同位素功能等同于灌注，有理由认为有灌注的组织增加了肾性高血压的风险。同样，如果囊性病变内包含实质成分，或不符合前面列出的其他诊断标准，则不属于 MCDK，因此最好予以切除。

关于产前检测到无症状的 MCDK"预防性"肾切除术的争议

虽然绝大多数产前检测到的 MCDK 无症状，临床上无法发现，但因为有相关并发症的文献报道，特别是高血压和恶变，故一些外科医师仍继续实施"预防性"肾切除术，并认为这种做法是合理的。随着产前诊断的引入，对 MCDK 相关风险的评估最初是基于过去的病例报告。然而，通过对历史文献的批判性分析，对 MCDK 诊断的准确性提出了质疑。著名的儿科病理学家 Beckwith 观察到，"文献中关于 MCDK 并发肾肿瘤是没有准确记录或是不可确信的病例"[13]。

目前已有众多文献专门研究产前检测的 MCDK，因此不需要再求助于历史文献。一份详细的综述已然超出了本章的范围，但下面的总结是为了给读者提供一个基于循证的风险评估。

恶变（肾母细胞瘤）

Narchi[14-15] 对已发表的 26 篇系列文章进行了详细的综述，总计 1 041 名 MCDK 儿童接受了保守治疗。其中 18 篇文献提供了随访时间，平均随访时间在 1.25~6.5 年，最长 23 年。在这篇综述中没有发现一例肾母细胞瘤的病例。

Cambio 等 [16] 查阅了 105 篇关于产前检测 MCDK 的文献，他们在这些文献中加入了来自美国的未发表的数据：登记在 MCDK 注册表中大约 900 例 MCDK 的数据[17]。通过对这些文献的综合分析，作者确定了 3 例产前检测到 MCDK 的患儿出现了肾母细胞瘤，均发生在 4 岁前。无一例出现在 MCDK 消退的病例中。特伦特和安格利亚 MCDK 研究组系统地收集了 323 名产前检测到 MCDK 患儿的前瞻性数据，平均随访时间为 10.1 年（0.3~15.4 年）。所有患者均未发现肾母细胞瘤。在大奥蒙德街医院保守治疗的 325 名产前检测出 MCDK 的患儿中同样也没有发生肾母细胞瘤，其中，对 180 名患有 MCDK 的儿童前瞻性随访时间在 10 年以上（未发表的数据，Dhillon H. K., personal communication, 2009）。

并不是所有的病例都有文献报道，因此发表的数据可能低估了恶性肿瘤的真实发生率。然而可以从不同的角度考虑恶性肿瘤的风险，如 MCDK 在发表的肾母细胞瘤的文献中出现的频率。这个问题是通过对 7 500 个肾母细胞瘤病例的研究数据来回答。这些数据是 18 年来医疗机构报告给国家肾母细胞瘤研究病理中心的数据。在这 7 500 例肾母细胞瘤中，5 例出现了 MCDK[13]。

根据这些数据和已发表的 MCDK 患病率，计算得出 MCDK 患者罹患肾母细胞瘤的风险约为 1/2 000，而儿童人口 MCDK 的总体患病率略高于这一计算所依据的数字，故这个计算夸大了风险。总之，现有的最佳数据表明，在产前检测到的 MCDK 中，肾母细胞瘤发生风险约为 1/5 000。

高血压的风险也被认为是预防性肾切除术的理由。现在有越来越多的证据可以用来量化这种风险的规模。特伦特和安格利亚 MCDK 研究组对 23 例产前检测出 MCDK 的儿童进行前瞻性研究，平均随访 10.1 年，随访中未发现高血压病例[12]，在 MCDK 注册表处登记的 441 名产前检测出 MCDK 的儿童中无一例高血压[17]。

但 Narchi[14] 的文献综述确实揭示了 0.5% 的高血压发病率。重要的是认识到，在这个年龄组可能无法明确诊断高血压，因为对于难以控制的婴儿和儿童难以获得准确的血压读数，从而造成测量不够精确。

与恶性肿瘤一样，高血压也可以从不同的角度来看待。现在已知 MCDK 是相对常见的异常，发生率在 1/（2 500~4 000）[1-2]。如果 MCDK 在任何合理的范围内导致高血压，可以预计，它们将在儿童高血压的病因中占相当大的比例。但事实并非如此。例如，在 1968—2003 年期间，在大奥蒙德街医院由于肾性高血压而接受肾切除术治疗的 21 名儿童中，只有一例 MCDK[18]。

切除 MCDK 或许并不能完全消除风险，因为有明确记录的病例证实高血压来自对侧肾[19]。此外，也有一些证据表明，孤立肾的患者一生中患高血压的风险较高。总之，目前最有效的证据表明，产前检测到 MCDK 相关的高血压风险低于 1%（可能显著低于 1%）。

腹腔镜下切除 MCDK 相对容易和安全，有时被作为支持预防性肾切除术的论据。但是，一项手术在技术上的简易度本身永远不能被视为一个合理的指征。绝大多数通过产前检测到 MCDK 的儿童是完全健康和无症状的。越来越多的证据表明，产前检测到的 MCDK 的风险等级非常低。在这种情况下，对一个健康的、无症状的孩子进行全身麻醉和手术之前，外科医师和家长必须仔细谨慎地考虑相关依据。

手术时机

在出生后的最初几周内，MCDK 相关的体积较大的肿块应该被选择性摘除。对于较小的病变，可以安全地保留到 6~12 个月或更晚的年龄再行手术。重要的是在术前行一次超声检查，以确认 MCDK 仍然可见，在决定手术后的这段时间内没有发生退化消失。

手术的选择

目前，大多数西方儿科手术中心均采用

腹腔镜手术（常规腹腔镜或机器人辅助）进行MCDK肾切除术。然而，如果外科医师缺乏微创手术方面必要的专业知识，或者没有合适的儿科设备，可选择开放式手术。

开放性肾切除术

腰部背侧或后方切口具有手术简单、美容效果好、术后疼痛少、住院时间短等优点[20-21]，但这个切口所提供的进入肾入路有限，而如果外科医师遇到无法预见的问题，很难将其延展。对于小的MCDK，最理想的是背侧切开，即使是较大的病变，只要在切除前将多囊性肾发育不良的大部分囊肿抽吸减少，肾切除也不会造成问题。对于不熟悉腰背部手术切口的外科医师，更熟悉的腰部入路如下所述。

手术细节

患者体位

采用侧卧位（图101.3）。这个年龄段是通过在对侧腰下填充沙袋来形成腰桥。一旦达到了满意的位置，就用胶带来维持。绑带首先固定在手术台的一侧，在髂嵴水平穿过腹部，然后在手术台的另一侧牢牢固定。

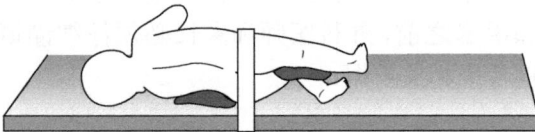

图101.3　患儿侧卧位

肾的切口和入路

通过触诊确定第十二肋的位置。术前X线片有助于确定第十二肋的长度。注意切口位于第十二肋上（图101.4a），因为第十一肋以上的切口可能导致胸腔被打开。在皮肤和皮下脂肪切开后，电切至第十二肋尖端。与第十二肋上缘相连的肌肉（背阔肌、肋间肌）沿其切口处切开。用手指将腹膜从腹壁肌肉

上推开。切口沿着肋缘向前延伸，电刀将腹外斜肌、腹内斜肌和腹横肌分开（图101.4b）。要注意避免损伤神经血管束。这可能导致明显（但通常有自限性）的术后相关节段的腹部肌肉组织薄弱。在切口完成后，可以插入一个自动的撑开器。

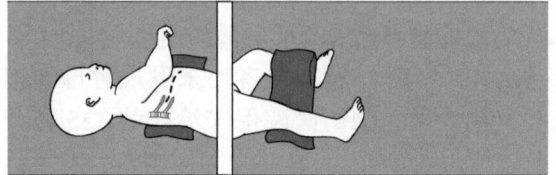

(a)

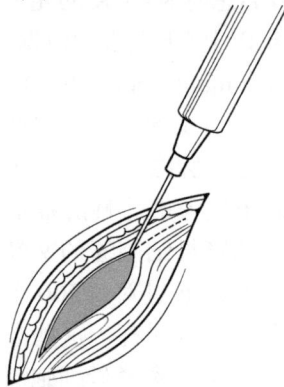

(b)

图101.4　（a）"第十二肋上缘"切口，从第十二肋的顶端向内侧延伸。（b）切开皮肤以及腹壁肌肉，加深切口。用手指向前推开以暴露后腹膜腔

游离

体积小的MCDK最初在腹膜后可能很难被发现。如果遇到困难，则通过腹膜后脂肪和肾周脂肪继续游离，紧贴后腹壁，以减少损害其他内脏风险。通常在肾窝中确认MCDK没有任何困难。采用钝性和锐性分离的方法在囊肿和邻近组织之间形成一个腔隙（图101.5）。腹膜通常与MCDK大面积粘连，应注意避免进入腹腔。如果腹膜被切开，用可吸收缝线连续缝合缺损。一旦用这种方式将一部分肾暴露出来，可以用注射器针头吸出囊肿中的囊液（图101.6）。然后用组织钳抓住已减压的囊壁，轻柔牵拉，将肾拖出切口。对完整的囊肿周围进行进一步的分离，然后对囊肿进

行抽吸和分离，有可能通过一个小得多的切口来切除 MCDK，这比保留完整的囊肿所需的切口要小得多。

脉和肾静脉是一个很好的方法（以预防动静脉瘘形成的风险），但这通常是不可能的，因为血管小又不明显。多重结扎肾血管，然后离断肾血管。

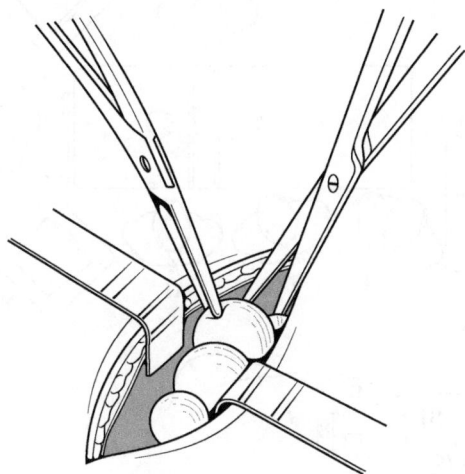

图 101.5 游离肾

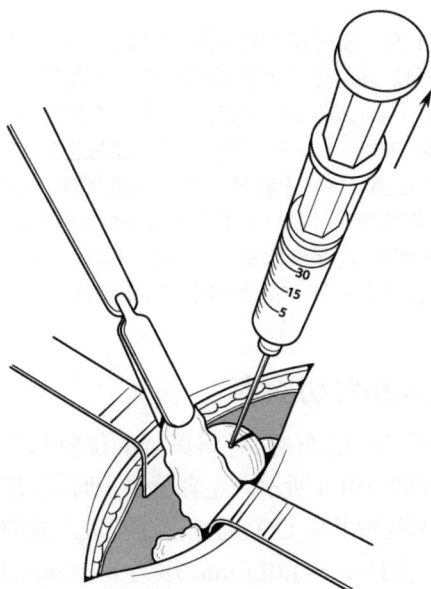

图 101.6 抽吸囊肿

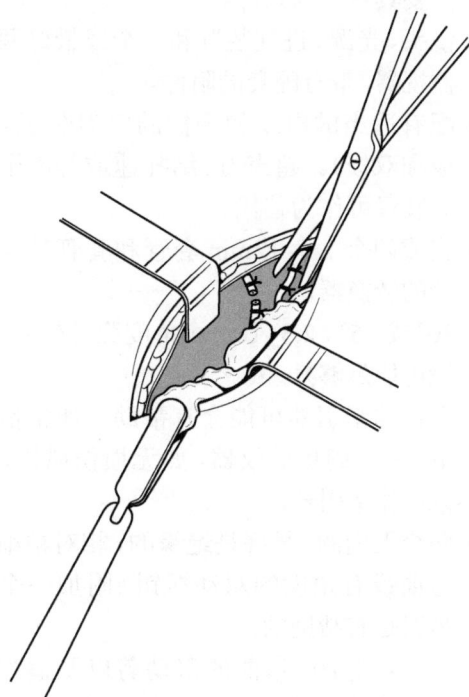

图 101.7 离断肾门

肾切除及缝合

一旦能完全游离减压的 MCDK，就可以通过分离残留的附着组织来移除它。检查肾窝并按要求进行止血。同样，应检查腹膜，用连续的 4-0 可吸收缝线缝合任何缺损。肾窝的引流不是必需的。这个切口可以用可吸收缝合线连续缝合两层，也可以间断缝合包绕肋骨。然后用 5-0 薇乔的皮下缝合关闭皮肤。

术后护理

术后恢复通常很快。24 小时内可以喂养，患儿一般在术后 1~2 天内可以出院。

腹腔镜肾切除术

通过传统腹腔镜或机器人辅助下腹腔镜肾切除术，正常位置的 MCDK 可采用经腹 [22-24]

肾门的解剖

随着深入分离，插入一个可塑型的拉钩以推开腹膜，暴露输尿管和肾门血管。在输尿管周围放置血管吊带，轻柔牵拉，帮助最后分离肾门（图 101.7）。然后用 4-0 可吸收缝线结扎输尿管并将其离断。虽然分开结扎肾动或经腹膜外[25]途径进行。当异位 MCDK 位于盆腔时,需要采用经腹腔入路[26]。

设备和仪器

需要具备下列条件。

- 镜头、光源、进气装置和一个或最好两个监视器,带有配套的附件。
- 配有适当的电缆和手柄的电刀装置(单极和双极)。超声刀、结扎速或等离子凝血装置可作为替代。
- 三或四个 2.5~12mm 套管和套管针及配套的转换器。
- 30° 或 45°,2.5~10mm 角度腹腔镜(0 度镜可能足够)。
- 合适的牵引器可能会有帮助。通常情况下,一个简单的仪器,如无损伤抓钳,可以用作牵引器。
- 两个无创的,最好是绝缘的,相对精细的弯曲或有角度的双动抓钳(附加一个有齿钳是有帮助的)。
- 一个绝缘的,弯曲的双动剪以及适当的电刀装置。
- 吸引器。
- 一种单重或多重的自动钳夹器和夹子(也可使用缝合结扎、超声波剪切、结扎速或等离子凝血装置)。
- 一根长针,必要时可抽吸囊肿。
- 腹膜外入路可能需要球囊分离器。

器械的大小和长度取决于患者的体型大小、外科医师的偏好和可用的设备。在紧急情况下可能需要转换为开放性手术,除了腹腔镜设备外,还应准备一套开放性肾切除术所需的器械。

患者的准备和体位

患者全身麻醉,需要气管插管和肌肉松弛药。放置胃管,当可触及膀胱且不能人为排尿时,应通过导尿管引流膀胱。婴儿呈半卧位放置并固定,用柔软的毛巾垫在对侧的腰部及下胸部下面,以允许侧屈,让肠管在重力作用下向内侧下垂(图 101.8)。

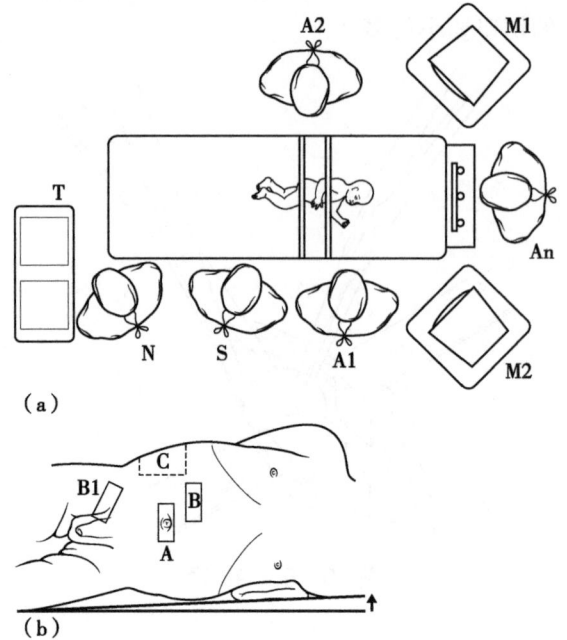

(a)

(b)

图 101.8 腹腔镜下经腹右肾切除术治疗 MCDK。(a)布局。注意患者如何被完全支撑并固定在半侧卧位。A1/A2 = 助手,An = 麻醉器具,M1/M2 = 监视仪,N = 清洁护士,S = 外科医师,T = 器械推车。(b)套管针的位置。A = 主套管针在脐周或侧腹壁的位置;B = 工作套管针 1;B1 = 下腹部皮纹处的工作套管 2,必要时可将其延长切口以取回标本;C = 辅助套管针,必要时器械和 / 或牵开器的辅助套管

经腹入路肾切除术

手术室的布置、外科医师的位置和套管的位置如图 101.8 所示。主套管位于脐周,应用开放技术放置[27]。CO_2 通过主套管进入腹腔形成气腹,流速 0.2~1.0L/min,压力 8~10mmHg[28]。随后,通过主套管放置腹腔镜,在直视下,工作套管朝向肾的方向放置。其余套管的放置位置和大小取决于患者的大小,所用器械的大小以及外科医师的偏好[29]。除主套管外,使用两个 2.5~5mm 的套管可以提供足够的通道移除 MCDK。必要时可放置额外的套管进行辅助。在结肠上缘外侧的腹膜上行一个几厘米长的切口,位于肾下极位置,以便充分暴露肾[22]。对于儿童来说,通常不必游离结肠。

随后通过钝性和锐性分离来游离 MCDK，必要时对囊肿进行牵拉以便暴露（图 101.9）。肾血管通常是萎缩的，它们暴露于肾区域，结扎后离断。其他保护血管的技术包括使用单极电凝或双极电凝、超声刀、结扎速或等离子体电凝。结扎输尿管远端，并在合适的水平进行离断。如有必要，取出标本之前，可通过针吸缩小 MCDK 的体积，再通过最大套管或其他套管延伸 1~2cm（或不延伸）取出标本。套管取物袋不适合婴儿使用，通常也不需要。将腹腔镜和 / 或器械从一根套管换到另一根套管，这样有助于在手术过程中观察和解剖[29]。术后不需要引流。对于婴儿，套管直径大于 2.5mm 需要用可吸收缝线逐层缝合关闭。在手术结束后患儿返回到仰卧位，在腹膜切口被结肠覆盖。这种操作可以防止可能存在的很小的创面。暴露创面可能会促进粘连的形成。

在机器人辅助腹腔镜下肾切除术中，患者的位置和套管的放置以及技术与传统腹腔镜相似。然而，整个过程可以用两种器械完成：一种是无创针，另一种是等离子抓钳[23]。

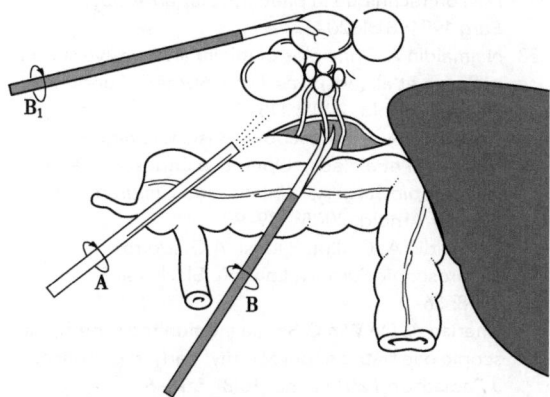

图 101.9 腹腔镜下经腹腔肾切除术。A=2.5~10mm 有角度的或 0 度镜，B 和 B₁ = 两种工作器械。注意，直接在多囊性肾发育不良上方行一个几厘米长的结肠旁腹膜切口，不用游离结肠，就可以充分游离组织标本和止血

术后护理

在手术完成后移除鼻胃管和导尿管（如果使用）。用适当的麻醉药对插管部位进行局部麻醉，一般能充分缓解疼痛。通常不需要阿片类镇痛药，但可以根据需要在术后早期使用对乙酰氨基酚。儿童通常可于 8~24 小时内出院。

腹膜外入路腹腔镜肾切除术

虽然这种方法在幼儿中具有挑战性，但其应用正变得越来越普遍。这项技术需要破坏后腹膜平面疏松结缔组织，从而在 MCDK 周围创造一个空间。这可以通过腹腔镜前端以及直接用 CO_2 充气或使用气囊分离器来实现[25,30]。这项技术避免了可能与经腹腔有关的并发症，但其缺点是对肾的暴露比较有限。此外，它有撕裂腹膜的风险，导致扩张性气腹，从而难以维持腹膜外操作。采用单切口腹膜后入路的技术已有报道[31]。然而，任何益处都可能是微不足道的，且被这项技术的局限性所抵消。总的来说，从临床结果来看，腹膜外入路并不比经腹腔入路更有优势[32]。

随访

随访时间由 MCDK 并发其他畸形的特点决定。在其他方面正常的儿童接受了 MCDK 的肾切除手术，随访可以限制在 6~12 个月一次超声检查。之后，应偶尔对对侧肾谨慎地行预防性超声检查，直到患儿到了可以描述自己症状的年龄，并且对侧肾没有出现有症状的病变（例如肾盂输尿管连接部梗阻）。建议所有仅一个肾的患儿终身每年测量血压。

（韦佳 译 唐达星 审校）

参考文献

1. Liebeschuetz S, Thomas R. Unilateral multicystic dysplastic kidney. *Arch Dis Child* 1997 October; 77(4): 369.

2. Gordon AC, Thomas DF, Arthur RJ, Irving HC. Is Multicystic dysplastic kidney: Is nephrectomy still appropriate? *J. Urol* 1988 November; 140(5 Pt 2): 1231–4.

3. Belk RA, Thomas DF, Mueller RF, Godbole P, Markham AF, Weston MJ. A family study and the

natural history of prenatally detected unilateral multicystic dysplastic kidney. *J Urol* 2002; 167: 666–9.

4. Abdulhannan P, Stahlschmidt J, Subramaniam R. Multicystic dysplastic kidney disease and hypertension: Clinical and pathological correlation. *J Pediatr Urol* 2011 October; 7(5): 566–8.

5. Stuck KJ, Koff SA, Silver TM. Ultrasonic features of multicystic dysplastic kidney: Expanded diagnostic criteria. *Radiology* 1982; 143: 217–21.

6. Sanders RC, Hartman DS. The sonographic distinction between neonatal multicystic kidney and hydronephrosis. *Radiology* 1984; 151: 621–5.

7. Whittam BM, Calaway A, Szymanski KM, Carroll AE, Misseri R, Kaefer M et al. Ultrasound diagnosis of multicystic dysplastic kidney: Is a confirmatory nuclear medicine scan necessary? *J Pediatr Urol* 2014 December; 10(6): 1059–62.

8. Hollowell JG, Kogan BA. How much imaging is necessary in patients with multicystic dysplastic kidneys? *J Urol* 2011; 186: 785–6.

9. Calaway AC, Whittam B, Szymanski KM, Misseri R, Kaefer M, Rink RC et al. Multicystic dysplastic kidney: Is an initial voiding cystourethrogram necessary? *Can J Urol* 2014 October; 21(5): 7510–4.

10. Ismaili K, Avni FE, Alexander M, Schulman C, Collier F, Hall M. Routine voiding cystourethrography is of no value in neonates with unilateral multicystic dysplastic kidney. *J Pediatr* 2005; 146: 759–63.

11. Tiryaki S, Alkac AY, Serdaroglu E, Bak M, Avanoglu A, Ulman I. Involution of multicystic dysplastic kidney: Is it predictable? *J Pediatr Urol* 2013 June; 9(3): 344–7.

12. Hayes WN, Watson AR; Trent & Anglia MCDK Study Group. Unilateral multicystic dysplastic kidney: Does initial size matter? *Pediatr Nephrol* 2012; 27: 1335–40.

13. Beckwith JB. "Wilms tumor and multicystic dysplastic kidney disease." Editorial comment, *J Urol* 1997; 158: 2259–60.

14. Narchi H. Risk of hypertension with multicystic kidney disease: A systematic review. *Arch Dis Child* 2005; 90: 921–4.

15. Narchi H. Risk of Wilms' tumour with multicystic kidney disease: A systematic review. *Arch Dis Child* 2005; 90: 147–9.

16. Cambio AJ, Evans CP, Kurzrock EA. "Non surgical management of multicystic dysplastic kidney." *BJU Int* 2008; 101: 804–8.

17. Wacksman J, Phipps L. Report of the Multicystic Kidney Registry: Preliminary findings. *J Urol* 1993; 150: 1870–2.

18. Johal NS, Kraklau D, Cuckow PM. The role of the unilateral nephrectomy in the treatment of nephronogenic hypertension in children. *BJU Int* 2005 January; 95(1): 140–2.

19. Kuwertz-Broeking E, Brinkmann OA, Von Lengerke H-J, Sciuk J, Fruend S, Bulla M et al. Unilateral multicystic kidney: Experience in children. *BJU Int* 2004; 93: 388–92.

20. Orland SN, Synder HM, Duckett JW. The dorsal lumbotomy incision in pediatric urological surgery. *J Urol* 1987; 138: 963–6.

21. Wise WR, Snow BW. The versatility of the posterior lumbotomy approach in infants. *J Urol* 1989; 141: 1148–50.

22. Najmaldin A. Transperitoneal laparoscopic nephrectomy. In: Bax NMA, Georgeson KE, Najmaldin A, Valla JS (eds). *Endoscopic Surgery in Children*. Berlin: Springer-Verlag, 1999: 371–8.

23. Najmaldin A. Paediatric telerobotic surgery: Where do we stand. *Int J Med Robotics Comput Assist Surg* 2007; 3: 183–6.

24. Ionouchene S, Mikhaylov N, Novozhilov V, Olgira O. Laparoscopic Nephrectomy: Advantages of Technique in Infants and Newborns. *J Laparo Adv Surg Tech* 2009; 19: 703–6.

25. Valla JS. Video surgery of the retroperitoneal space in children. In: Bax NMA, Georgeson KE, Najmaldin A, Valla JS (eds). *Endoscopic Surgery in Children*. Berlin: Springer-Verlag, 1999: 379–92.

26. Nishio H, Kojima Y, Mizuno K, Kamisawa H, Kohri K, Hayashi Y. Laparoscopic nephrectomy for pelvic multicystic dysplastic kidney. *Urology* 2011 August; 78(2): 434–6.

27. Humphrey GME, Najmaldin A. Modification of the Hasson technique in paediatric laparoscopy. *Br J Surg* 1994; 81:1320–3.

28. Najmaldin A. Principles of minimally invasive surgery. In Burge et al. (eds). *Paediatric Surgery*. London: Hodder Arnold, 2005; 115–9.

29. Najmaldin A. Laparoscopy—Basic technique. In: Najmaldin et al. (eds). *Operative Endoscopy and Endoscopic Surgery in Infants and Children*. London: Hodder Arnold, 2005; 179–90.

30. Najmaldin A, Guillou P (eds). *A Guide to Laparoscopic Surgery*. London: Blackwell Sciences, 1998: 56–9.

31. Cherian A, De Win G Single incision retro-peritoneoscopic paediatric nephrectomy: Early experience. *J Pediatr Urol* 2014 June; 10(3): 564–6.

32. Kim C, Mckay K, Docimo SG. Laparoscopic nephrectomy in children: Systematic review of transperitoneal and retroperitoneal approaches. *Urology* 2009; 73: 280–4.

上尿路梗阻

Prem Puri   Boris Chertin

引言

随着孕期超声的广泛应用，产前肾积水的发生率显著增加，明显改变了泌尿外科的诊疗方式。最近对美国产前超声检查和后续泌尿外科诊断的转归进行了回顾性总结，结果显示，超声检查的总体使用率在过去 20 年中显著增加。此外，根据诊断标准，妊娠期平均超声检查次数也从 1998 年的 2.7 次显著增加到 2005 年的 4.2 次[1]，产前检出肾积水的发病率在 0.6%~5.4%，17%~54% 为双侧病变，偶尔伴有其他异常。产前诊断肾积水的预后取决于其潜在的病因。虽然有 41%~88% 产前诊断出肾积水的患儿在出生时或婴儿期就能缓解，但仍有 4.1%~15.4% 存在泌尿系统异常的患儿需要治疗，其中膀胱输尿管反流（vesicoureteric reflux，VUR）和尿路感染（urinary tract infection，UTI）的发生率比其他异常要高出数倍。肾盂输尿管连接部（pelviureteric junction，PUJ）梗阻是产前诊断最常见的肾积水原因[2-3]。其次是输尿管膀胱交界处梗阻引起的肾积水。对这些婴儿进行手术干预变得越来越有争议，因为产前和出生时很多上尿路扩张可以自发消退[2,4-6]。但识别并治疗严重梗阻以缓解肾脏的不可逆损害这一点至关重要。区分梗阻造成的明显的泌尿道扩张并需要外科手术干预的病例，与仅仅是解剖学变异造成的泌尿道扩张，而对肾功能没有影响的病例还是比较困难的，尤其是对于新生儿。已有研究表明，受累肾脏功能的改变应作为确定梗阻程度的衡量标准和手术介入的指征[4-5,7-10]。

肾盂输尿管连接部梗阻

总的 PUJ 梗阻发生率约为 1/1 500。新生儿期的男女比例为 2:1，左侧病变占 60%。在新生儿期，最常见的是单侧病变，但在一些报道中，10%~49% 的新生儿出现双侧 PUJ 梗阻。梗阻分为内源性、外源性和继发性。

内源性梗阻是由于在 PUJ 上蠕动波传输失败，尿液不能从肾盂推进到输尿管，导致多次无效的蠕动波，最终尿液无法完全排空而导致肾积水[8-11]。Tainio 等[12]证实了神经肽 Y 和血管活性肠多肽组成的致密神经支配的肽能传导异常，并提出这些可能在内源性梗阻中起作用。组织学上已证实该组织区域平滑肌缺失或减少，取而代之的是胶原纤维[13-14]。一些研究者认为卡哈尔间质细胞的下调是引起 PUJ 蠕动抑制的原因。外源的机械因素包括异常的肾血管、结缔组织、外膜组织和导致成角、扭曲或压迫的粘连[15]。外源性梗阻可单独发生，但通常与内源性 PUJ 病理改变同时存在。继发性 PUJ 梗阻可发展成为严重的 VUR，其中扭曲的输尿管近端扭成结。以前的文献已经报道了 9%~15% 的小儿 PUJ 梗阻伴有 VUR，但继发于反流的部分难以确定[9,16]。

产前诊断

妊娠 14 周时产前检查可见膀胱。充盈膀胱的存在提供了肾功能的证据。没有远端梗阻或反流时，通常看不到输尿管。同时胎儿肾脏是可见的。如果不可见，超声往往在妊娠 16 周的时候可见肾脏。到妊娠 20~24 周，当胎儿肾脏被脂肪包围时，肾脏内部结构会清晰可见[16]。这时可以很容易地评估肾脏的生长情况[17]。妊娠20周以后，胎儿尿液是羊水的主要来源。因此，尿路异常可能导致羊水过少。

由于尿路各组织界面清晰，早在妊娠16周就能发现肾积水。可通过肾盏和肾盂扩张证实梗阻性异常。根据多种测量方法以及不同的胎龄进行诊断的标准已被推荐用于评估胎儿梗阻性尿路疾病[18-22]。胎儿肾盂前后径（anteroposterior diameter，APD）是诊断肾脏扩张和可能梗阻的有用指标。APD阈值范围为2.3~10mm。对于2~3mm和10mm的APD，新生儿病理性扩张的阳性预测值分别为2.3%和>40%。一项包括46 000例以上筛查患儿的研究公布了有关肾盂测量的标准，研究表明只有妊娠晚期APD>10mm的胎儿才值得进行产后评估。为了规范胎儿肾积水的产后评估，1993年胎儿泌尿学学会（Society for Fetal Urology，SFU）实施了产后肾积水分级制度。在SFU分级系统中，肾盏的状态是最重要的，而肾盂的大小是次要的。在SFU肾积水分级中，0级无肾积水；1级时，仅可见肾盂扩张；2级除了肾盂外，还有少量（但不是全部）肾盏扩张；3级肾积水，几乎所有肾盏扩张；4级肾积水，肾盂肾盏扩张伴肾皮质变薄。这种分类也常适用于产前肾积水。我们最近发表了有关产前发现的数据，特别强调了产后肾积水的自然史[7]。虽然对于产前单侧肾积水的SFU分级并不是手术的一个重要的预测因素，但大部分SFU 3~4级的产前双侧肾积水需要在产后接受手术治疗。

对于重度产前双肾积水、重度肾输尿管积水或严重的孤立肾损伤，胎儿膀胱抽吸取得的尿蛋白和电解质可能可以用来预测梗阻性尿路异常继发的肾损伤。肾功能良好的预后特征包括胎儿尿钠水平低于100mmol/L，氯离子水平低于90mmol/L，渗透压低于210mOsm/kg。

临床表现

自从有产前超声筛查以来，PUJ梗阻的临床表现有了明显的改变[3-7]。在常规产前超声筛查前，最常见的临床表现为腹部包块。50%的新生儿腹部肿块源于肾脏，40%继发于PUJ梗阻。有些患者可能并发UTI。其他临床症状包括易怒、呕吐和发育不良。约10%~35%的PUJ梗阻为双侧，约30%的患者伴有泌尿道畸形[23]。PUJ畸形常与其他先天性异常有关，包括肛门闭锁、对侧肾发育不良、先天性心脏病、VATER综合征和食管闭锁。对于已确诊的患儿，应进行肾脏超声检查[24]。虽然大多数病例是散发的，但也有家族性病例的报告。研究发现，遗传性肾盂输尿管连接部梗阻是一种外显率可变的常染色体显性遗传，Izquierdo等[25]提出6号染色体短臂的一个位点的变异是导致尿路梗阻发生的原因。此外，血管紧张素及其2型受体（AT2）在先天性尿路畸形发展中的重要性已经开始得到重视[24-26]。Nishimura等[27]报道了多囊性肾发育不良和/或PUJ梗阻的患者的 AT2 基因内含子1的多态性（A-1332G突变，干扰了AT2 mRNA的剪接）。

诊断

虽然产前诊断肾积水的病例增加，但其病理基础及其意义仍然不确定。严重的梗阻性尿路畸形对肾功能有害。然而，另一方面，没有输尿管或下尿路异常的肾积水也是常见的。产后检查最重要的是确定哪些患者需要早期干预，哪些患者需要密切随访。

超声

产前诊断为肾积水的患者需要在出生后进行后续的超声检查。如果男婴产前诊断出双侧肾积水，可能主要是因为存在后尿道瓣膜，应在24小时内进行产后评估。如果在24~48小时内，任何单侧或双侧肾积水患者的超声扫描为阴性，则应在5~10天后进行再次复查，我们需要认识到新生儿生理性脱水可能会掩盖中度梗阻性病变。

如果在产后检查确诊为肾积水，必须进

一步仔细检查男婴的肾脏、输尿管、膀胱和后尿道。肾盏扩张的超声表现为多个大小相当且相互连通的囊性空间，而肾盂扩张表现为在肾门处形成较大的囊性结构（图102.1a）。肾盏扩张时，肾实质通常会变薄伴回声正常或增强。

为规范产前肾积水的产后评估，一般采用上述 SFU 分级系统。

通常，输尿管无扩张或超声不可见[22]。如果输尿管扩张，需要超声评估输尿管的直径，并根据输尿管内径 <7mm，7~10mm 和 >10mm 分别分为 1~3 级。

放射性核素扫描

使用 ^{99m}Tc-DTPA 的利尿肾图造影对尿路梗阻的诊断有一定的价值[28-29]。DTPA 完全被肾脏过滤，5 分钟内达到 5% 的最高浓度，15 分钟下降到 2%。然而，在过去的十年中，据报道，肾小管分泌示踪剂的使用，如 ^{123}碘 - 马尿酸钠和 ^{99m}Tc-MAG$_3$（图102.1b）可以提高诊断的准确性[30-32]。婴幼儿的肾脏发育不成熟；通过体表面积校正后，血浆清除率在 2 岁前会逐渐增加。因此，该示踪剂在婴儿肾脏的摄取特别低，且背景噪点强。因此，^{123}碘 - 马尿酸钠和 ^{99m}Tc-MAG$_3$ 等这些具有高摄取率的示踪剂能够提供合适的图像，在出生几周内可反映不同的肾脏功能。它也有助于评估肾脏大小、形状、位置和肾脏功能。利尿肾图造影是一种有挑战性的检查，目的是通过大量尿液对上尿路造成压力来确定或排除梗阻性肾积水。梗阻通常定义为使用利尿剂后示踪剂无法正常排泄。如果结论明确，就不需要进行进一步的检查。在疑难的情况下，F + 15，即注射放射性核素示踪剂 15 分钟后使用利尿剂，可以更好地评估上尿路的排泄情况。扫描前水化可使非梗阻性病变的预测精准度提高到 94%。由于新生婴儿的肾小球滤过和肾小球血流量仍然很低，因此肾脏对同位素的处理是不可预测的，可能会引起误诊。因此，Koff 等[32]认为，在这一年龄组中，

误诊的风险远远大于肾脏在明确诊断前与手术推迟几周中的潜在损害。因此，放射性核素的检查时机至关重要。

对于使用 DTPA 的病例，应将放射性核素检查推迟到出生后 6~8 周，使肾脏中有功能的肾小球的数量增加一倍。当使用 ^{99m}Tc-MAG$_3$ 诊断梗阻性病变时，放射性核素检查可早在 2 周龄时进行。

静脉尿路造影也可做出 PUJ 梗阻的诊断。虽然该检查显示肾盂扩张伴杵状肾盏扩张，但由于对比剂浓度不可靠，目前无应用价值（图102.1c）。

近年来，磁共振尿路造影（magnetic resonance urography，MRU）在上尿路梗阻诊断中的价值开始得到重视[33-34]。这一进展有益于尿路功能和形态的评估，提高了诊断的准确性。这种相对较新的成像方式的优点不仅在于无辐射，而且与传统技术相比，MRU 在任何平面上都能获得更高对比度和空间分辨率的图像。某些病理情况，如肿瘤、感染、皮质缺血、出血以及梗阻和畸形均可得到准确鉴别。新的快速高分辨磁共振成像技术使得皮质髓质灌注与肾脏排泄功能的定量成为可能[34]（图102.1d）。

压力 - 流率检查

在疑难病例以及肾脏功能受损的情况下，需要进行压力 - 流率检查（肾盂压测定）和顺行肾盂造影，用于确认或排除梗阻[35]。肾盂压测定是基于以下假设：如果扩张的上尿路输送尿液速度在 10mL/min，而没有不正常的压力升高，则生理状态下的静水压不应造成肾功能损害，即使存在梗阻也不显著。然而，这是一种侵入性测试，很少实际应用。在超声引导下，顺行肾盂造影可用于诊断困难的患儿[36]。逆行肾盂造影很少用于确定输尿管病变。其缺点包括新生儿输尿管插管困难，创伤和水肿可使部分梗阻变为完全梗阻。对于诊断不明确的患者，可能需要进行一系列检查。

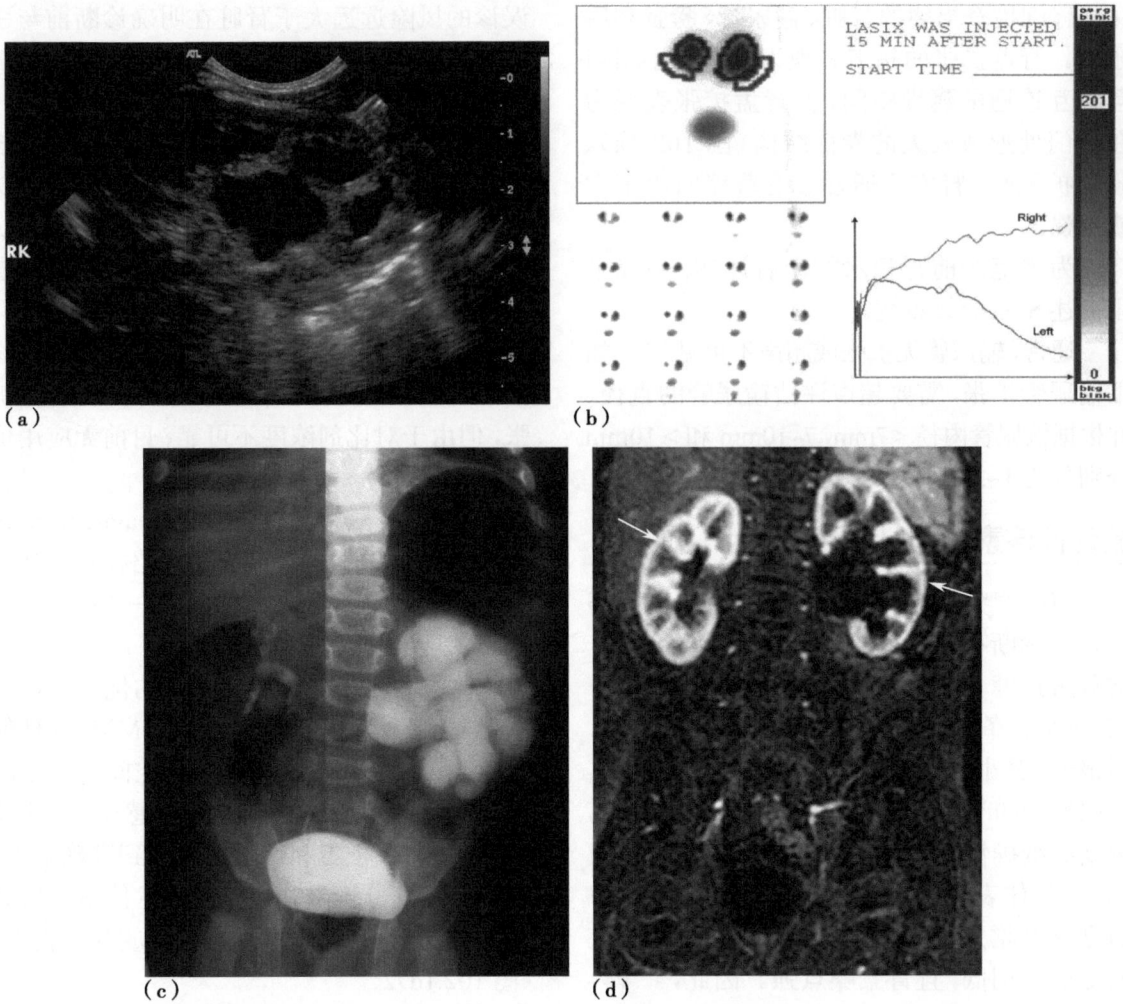

图 102.1　（a）冠状面扫描梗阻性左肾确认为 PUJ 水平的梗阻。（b）该患者进行 99mTc-MAG₃ 扫描。左肾清除率曲线证实存在严重梗阻。（c）来自 IVU 的 20 分钟全长胶片，显示同一患者左侧高级别 PUJ 梗阻。（d）MRU 显示同一患者的 PUJ 梗阻（左箭头表示左侧 PUJ 梗阻。右箭头表示正常肾盂）

治疗

　　新生儿尿路梗阻的处理存在相当大的争议。一些作者主张早期手术干预以防止正在成熟的肾单位受到损害 [37]，而另一些作者认为早期手术没有特别的益处 [4-7]。在妊娠晚期和出生后早期，肾小球滤过率逐步提高 [5]。此外，这种转变与尿量突然下降有关，从子宫排尿量看起来相当高，到新生儿早期的尿量相当低。这些生理上的现象解释了通常在产前检测到肾积水，在产后随访时尿路恢复到通畅的状态 [1,5,10]。1990 年，Ransley 等 [4] 在一篇开创性的文章中报道了非反流性肾积水伴分肾功能 >40% 的新生儿的非手术治疗结果。该组儿童最常见的手术指征是肾功能恶化。随后，Koff 和 Cambell [5] 报告，在 104 例产前诊断为单侧肾积水的新生儿中，只有 7% 的患儿在长期随访中需要行肾盂成形术。此外，该研究小组对因 PUJ 梗阻而严重单侧肾积水的患儿进行了部分保守治疗 [39]。这些儿童中只有 22% 需要行肾盂成形术。所有需要手术的儿童年龄都在 18 个月以下，并且患有进行性肾积水和 / 或肾功能下降。因此，对于大多数有 PUJ 梗阻的新生儿来说，产后不必立即进行手术干预。这些婴儿应进行一系列检查以观察结构和功能的改善。对于肾功能进行性恶化的婴儿，进行手术 [3-5,7,38-40]。我们报告了超过 16 年的经验（1988—2003 年），产前诊断为肾积水并且产后诊断为 PUJ 梗阻的患儿（260 例男性和 83 例女性）共 343 例，他们接受了保守治疗并随访。343 例患儿中，110 例为右侧肾积水，233 例为左侧肾积水。按 SFU 分级，无 SFU 0 级，1 级 20 例，2 级 118 例，3 级 147 例，其余 58 例为 4 级肾积水。放射性核素报告中相对肾功能（relative renal function，RRE）扫描显示，235 例患儿 RRE 大于 40%，68 例 RRF 介于 30% 到 40% 之间，40 例 RRE 小于 30%。肾功能恶化超过 5% 是手术的主要指征。我们发现 179 例（52.2%）患儿在保守治疗过程中需要手术治疗。平均手术年龄为 10.6 个月（1 个月至 7 岁）。其中 50% 的患者在出生后的 2 岁内进行了手术，其余的大部分患者在第 2 年至第 4 年期间进行了手术；仅两名患者在 4 年后需要手术。单因素分析显示，儿童性别、肾积水的左右侧、产前肾积水 SFU 分级并不是手术的重要预测因素。然而，SFU 3~4 级的产后肾积水和小于 40% 的 RRF 是导致手术的重要的独立危险因素。

肾盂成形术

由于 PUJ 梗阻的病理变化，为了重建独立的、密封性良好的肾盂输尿管连接部，外科医师必须熟悉肾盂成形术的各种手术方式 [41-47]。开放性肾盂成形术有不同的手术方法。传统方法是经侧腹切口腹膜外入路。婴儿仰卧位，垫高患侧（图 102.2a），切断或钝性分离肌肉（图 102.2b 至图 102.2d），打开肾筋膜（图 102.2e）。在过去，为了检查远端是否梗阻，建议从打开的 PUJ 向下插入一个合适大小的硅胶管。然而，我们已经放弃了这种方法，因为导管会对脆弱的输尿管膀胱交界处（ureterovesical junction，UVJ）造成损伤，可能导致随后的 UVJ 梗阻。目前的诊断模式几乎

可以肯定排除了任何双重梗阻的存在。对于那些怀疑高位输尿管的病例，建议在手术中对输尿管进行顺行或逆行检查。

在某些情况下，可以使用后侧腰部入路 [41-42]。将肌肉钝性分离而不是切断，这几乎是一种微创手术。切口的位置刚好在第十二肋的下方并与之平行，以达到美观的效果。如果有手术指征，在麻醉下不改变位置是可以进行双侧手术的。大龄儿童或明显肥胖的儿童不应该使用这种方法。

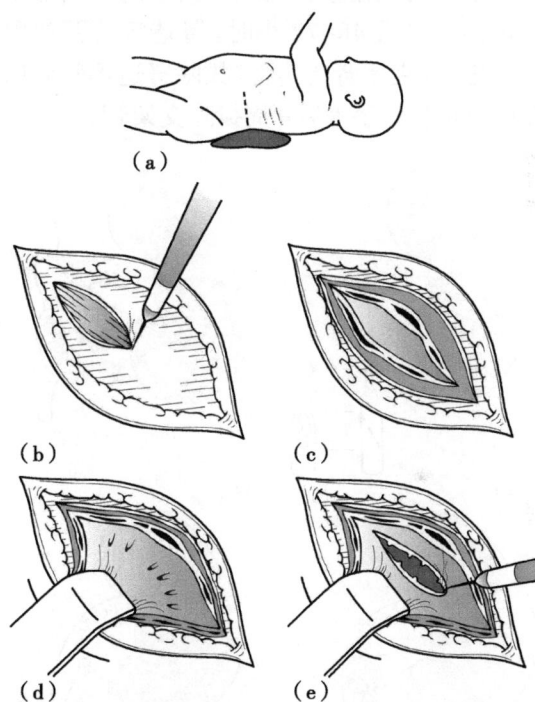

图 102.2 （a）婴儿在术中的体位及皮肤切口。（b）切开皮肤和皮下组织。（c）切开腹内斜肌和腹外斜肌。（d）暴露肾筋膜。（e）肾筋膜已打开

离断式肾盂成形术

Anderson-Hynes 肾盂成形术

游离肾盂、PUJ 和输尿管近端肾周脂肪。三个牵引缝线分别置于肾盂的上极，肾盂下外侧，以及距 PUJ 下方约 5mm 处的输尿管上。在输尿管缝线以上斜行离断输尿管，修剪扩张的肾盂（图 102.3a）。上三分之二的肾

盂采用 6/0 Maxon 连续缝合（图 102.3b）。将输尿管与肾盂下段从后至前，使用 6/0 Maxon 连续缝合形成卵圆形吻合口，并置入支撑管（图 102.3c 和图 102.3d）。吻合完成后，放置引流管。用 3/0 线间断缝合肾周筋膜。逐层关闭肌肉。使用 5/0 Dexon 线皮下缝合。我们在离断式肾盂成形术中使用了 Pippi-Salle 肾造瘘支架管（Cook，USA）。为了避免 Pippi-Salle 肾造瘘支架管的远端通过小患儿的 UVJ，我们将管的远端剪短，使支架管的末端通过吻合口下方到达输尿管远端。支架的近端位于肾盂内。术后 48~72 小时，肾造瘘管开放引流。之后，夹闭肾造瘘管，拔除肾造瘘管后患儿即可出院。手术后 4 周拔除支架管。

切口的尾部位于输尿管的侧面，且在梗阻下方。将肾盂瓣拉向下，用 6/0 Maxon 将肾盂瓣和输尿管切口前后缘吻合。

螺旋皮瓣（Culp）

螺旋皮瓣适用于长而不稳定的肾盂输尿管梗阻。输尿管上的切口必须足以覆盖狭窄区域。皮瓣的长度是基于其基底的宽度（图 102.4a）。使用 6/0 Maxon 缝合输尿管后侧和皮瓣（图 102.4b）。前层横过覆盖在支架管上，用 6/0 maxon 吻合（图 102.4c）。

内镜技术在外科治疗 PUJ 梗阻中得到了一定的应用。

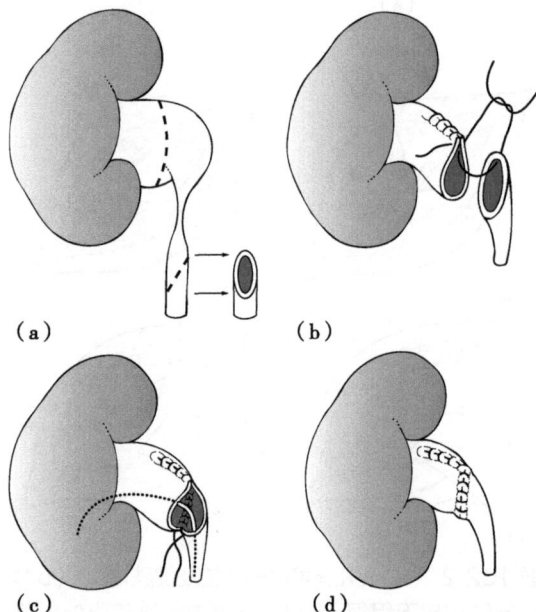

图 102.3 Anderson-Hynes 肾盂成形术。（a）切开肾盂、PUJ，斜行离断输尿管。（b）缝合肾盂上段，吻合输尿管与肾盂下端。（c）后侧方吻合完成，放置支架管后缝合吻合口前侧。（d）完成输尿管与肾盂的卵圆形吻合

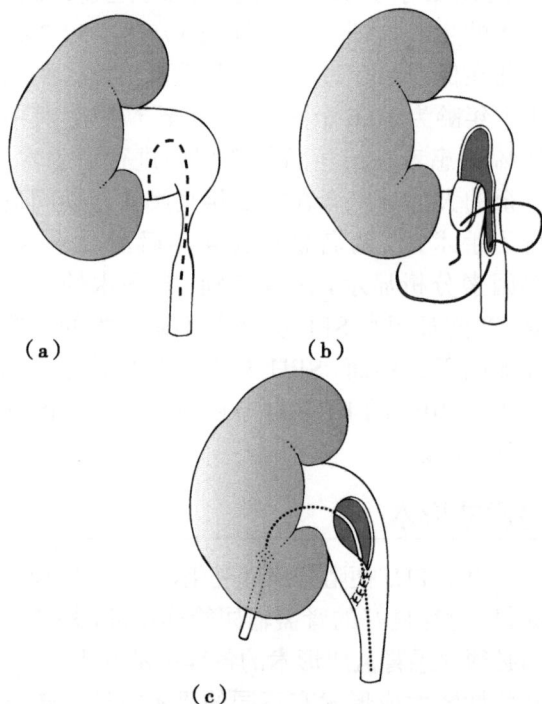

图 102.4 螺旋瓣肾盂成形术。（a）螺旋形的皮瓣。（b）皮瓣向下，缝合第一针将皮瓣的圆形尖端定位至输尿管远端。（c）放置支架，缝合前壁

非离断性肾盂成形术

Y 成形术（Foley）

这是基于 Y-V 皮瓣的原理。本术式适用于高位输尿管，在肾盂前后表面开 V 形切口。

内镜肾盂切开术

内镜肾盂切开术采用经皮顺行入路或内镜逆行入路。即使是经验丰富的外科医师也不建议新生儿、婴儿或幼儿做这种手术[44]。经皮肾盂切开术是使用较小的内窥镜和 3F 或

5F 电探针在后外侧做切口，然后用球囊分离切口边缘。放置输尿管支架引流 6 周，放置肾造瘘管 3 天至 6 周。Kavoussi 等[45] 的研究表明，该手术治疗继发性 PUJ 梗阻安全有效。

Figenshau 和 Clayman 对大龄儿童使用逆行内镜肾盂切开术，而对年幼的孩子使用顺行合并逆行技术。PUJ 段的切开是在透视下用 Acucise 球囊进行的。他们的结论是，这项技术有 86% 的成功率，可以用于患有 PUJ 梗阻的儿童。在婴幼儿中也有关于 PUJ 球囊扩张的报道。这包括使用扩张球囊导管（12~24F）在确定位置以及透视下扩张 PUJ 梗阻段 3 分钟。通过随访 23 个月，这种操作的成功率为 63%。

腹腔镜肾盂成形术

腹腔镜 Anderson-Hynes 离断式肾盂成形术是近年来在小儿外科广泛应用的一种手术方式[47-49]。10 年前，Yeung 等[48] 报道了 13 例婴幼儿腹膜后离断式肾盂成形术的初步经验。作者认为，腹腔镜下 Anderson-Hynes 离断式肾盂成形术在婴儿中是可行和安全的，但长期的结果是否有效有待证明。从那时起，腹腔镜方法的可行性在许多出版物中得到了支持[49]。手术可以通过腹膜后入路或经腹入路进行。腹膜后入路虽然安全，但在技术上要求更高，因为手术空间更小，所以更难进行缝合。另外，腹膜后入路很难教会住院医师进行腹腔镜手术。为方便进行腹腔镜肾盂成形术，外科医师改进了一些技术。利用经腹腔入路可增加手术空间，尤其是对于幼儿。腹腔镜左侧肾盂成形术可通过经肠系膜入路进行。在缝合肾盂和输尿管的吻合口之前，肾盂上缝牵引线，可以稳定缝合部位，精确地缝合，消除了再梗阻的风险。除了缝合的复杂性，在吻合口放置输尿管支架（以前是通过内镜放置的）会增加缝合的难度，并增加耗时。逆行性膀胱镜和顺行性腹腔镜入路是目前腹腔镜肾盂成形术内支架置入的两种选择。我们最近发表了一项新的技术——在腹腔镜手术中放置支架。在用输尿管近端识别和解剖 PUJ 后，输尿管在肾盂水平的 PUJ 近端被截断，并允许利用多余的肾盂组织进一步作输尿管成形。然后腹部放气，将输尿管提到皮肤水平。将输尿管修剪成斜形铲状，输尿管支架顺行方式插入膀胱。吻合的第一针是缝合斜形输尿管的最低点，重建气腹，输尿管返回到腹部。腹腔镜下的吻合术以常规方式完成[50]。

儿童腹腔镜重建术的后期已发展到应用机器人辅助手术。机器人技术正在改变手术方式。它是在原来手术的基础上增加微创手术的放大性和灵活性。目前，儿科机器人在泌尿外科的发展和应用正显现高速增长的趋势[51]。目前达芬·奇机器人系统（DaVinci Intuitive Surgical，Sunnyvale，CA）是一个机器人辅助手术系统，可以辅助外科医师更好地控制机器。机器人辅助手术给人的印象是缝合更容易，而且比腹腔镜肾盂成形术所需的手术时间更短。此外，在使用机器人辅助缝合技术时，没有腹腔镜手术经验的外科医师进行腹腔镜肾盂成形术要容易得多[52]。与腹腔镜下肾盂成形术一样，机器人辅助肾盂成形术也可以经腹膜或腹膜后入路进行。缝线是用 6/0 单股可吸收缝线，但根据患者的大小可以使用 5/0 或 6/0 的缝线。目前，似乎没有推荐在婴幼儿中使用超过 6/0 的缝线。机器人辅助儿童肾盂成形术可行并已取得满意的效果。虽然到目前为止只有关于远期结果的系列文章发表，但近期数据表明，远期手术效果与儿童开放性肾盂成形术相似，而且似乎更有前途。

最近上市的达芬·奇 XI 机器人，让系统更容易对接，在儿童身上操作更方便，大大减少了手术时间。然而，机器人设备的高昂初始成本和工作系统的昂贵维护费用仍然不容忽视。

肾切除术

由于在新生儿中肾脏的恢复潜力大，因此应最大程度地合理保留肾脏。考虑肾功能的可恢复性，可行挽救性肾盂成形术[53]。在手术中，肾盂排空后应对肾皮质进行评估。严重的囊性肾发育不良是肾切除的适应证。否则，应尽一切努力保留肾脏。

双侧肾盂输尿管梗阻

应首先手术矫正有症状一侧或功能较好的一侧。如果一侧考虑肾切除，则应在此之前进行对侧肾盂成形术。

术后并发症

术后并发症包括感染、粘连性梗阻（经腹腔入路）、吻合口暂时性梗阻导致的大量尿外渗、吻合口术后狭窄导致的手术失败等。在早期的系列报道中，总的再手术率为 8.2%[44]。然而，当使用临时双 J 管或肾造瘘管时，再手术率几乎可以忽略不计。

随访和结果

术后 3~6 个月行超声检查随访时，可以看到最大限度的改善。放射性核素扫描有助于监测肾盂成形术后的肾脏功能[7]。指征合适的情况下，在新生儿期进行肾盂成形术，会有很好的效果。我们评估了肾盂成形术治疗产前 PUJ 梗阻后肾功能的改善情况[54]。在600 多例接受了成功的肾盂成形术并且术后肾功能改善的患者中；有 49 名患者在青春期后检测的肾功能结果提示，术后肾功能在青春期期间和之后都保持稳定不变。

巨输尿管

巨输尿管是一种扩张输尿管与尿路其余部分比例失衡的输尿管病变。Cussen[55] 和后来的 Hellstrom 等[56] 的研究建立了婴儿和儿童从妊娠 30 周到 12 岁输尿管直径的正常测量方法。儿童正常的输尿管直径很少大于 5mm，大于 7mm 的输尿管可视为巨输尿管。

分类

1976 年儿科泌尿学学会[57] 采用了一种标准的名称来分类巨输尿管。共分为三种类型：①反流性输尿管，可能是原发性或继发性远端梗阻或病变。②梗阻性输尿管，可以是原发性的，包括内在的梗阻，也可以是由远端梗阻或外在原因引起的继发性的梗阻。③无反流、无阻塞的输尿管，可能是原发性/特发性，或继发于尿崩症或感染。

1980 年，King[58] 随后对这一分类进行了修改，增加了由反流、梗阻引起的巨输尿管的第四组。

输尿管膀胱交界处梗阻

原发性梗阻性巨输尿管最常见的原因是输尿管远端缺乏动力。输尿管末端的狭窄部分不能传递蠕动波，或缺乏足够直径允许尿液通过。这种病变导致大量的尿液潴留并导致输尿管蠕动波变小。这种病变可能与感染一起损害肾实质。可能的病因如下所述。

①肌肉走行方向的改变。Tanagho[59-60] 在胎羊中发现，输尿管远端肌层发育较晚，发育迟缓导致缺乏纵向的肌层来传导蠕动波。这导致输尿管远端环状纤维增生，引起梗阻。

②肌肉发育不全伴纤维化。McLaughlin 等[61] 发现，69% 的狭窄的末端输尿管中存在肌肉发育不良，并被纤维组织分隔，影响了蠕动的传递。这个纤维环抑制输尿管扩张和尿液引流。

③另一个假说是过多的胶原沉积导致肌肉协调性下降[62]。Lee 等[63] 使用计算机辅助彩色图像分析了梗阻部位的输尿管平滑肌和胶原的组织学结构。他们发现，与对照组相比，患者的组织基质胶原比例（胶原：平滑肌）显著升高。

④细胞水平上神经传导紊乱和神经节受损可能早于病理性神经支配异常[64]。Dixon 等[65] 报道，在伴有异位输尿管的输尿管梗阻病例中，末端输尿管周围的平滑肌层被致密的非肾上腺素能神经支配。最近有报道称，位于膀胱肌层的输尿管的纵行肌层中肌细胞

凋亡及卡哈尔间质细胞的减少导致输尿管无蠕动段的发生发展,进而导致 UVJ 梗阻[66-67]。

产前诊断

胎儿期检查通常看不到输尿管。在没有膀胱异常的情况下,膀胱输尿管水平及扩张的输尿管可能提示梗阻或反流。然而,这可能是一种短暂的现象。胎儿出生前的尿流量是出生后的四到六倍,这是因为肾脏血管阻力、肾小球滤过和浓缩能力存在差异。这种尿液高流量导致输尿管扩张。另一个促进恢复的因素是胎儿输尿管顺应性的增强[68]。

临床特征

产前超声的广泛使用改变了先天性尿路疾病的发现时间,包括巨输尿管。目前,大约一半的病例是无症状的,都是产前超声检查发现的。最常见的临床表现是 UTI[69-70]。显微镜下血尿也是常见的,在没有感染的情况下也可能发生。这可能是扩张输尿管使输尿管黏膜血管破裂所致。原发性输尿管梗阻在男性中更常见,左侧输尿管比右侧输尿管更易受累。17%~34% 的患者有双侧巨输尿管。对侧肾发育不全者占 10%[71-76]。

诊断

产前诊断的输尿管扩张需要进一步评估以确认或排除梗阻、反流或两者皆有。临床医师在评估新生儿输尿管扩张时面临两个基本问题[6,71-72,75-77]。首先,区别梗阻性输尿管扩张和非梗阻性输尿管扩张。其次,目前尚无研究能准确判断肾脏在解除梗阻后的恢复潜能。

超声

在产前检查的病例中,出生后 3~5 天应进行超声检查。新生儿少尿可能掩盖输尿管扩张,因此如果未见输尿管扩张,应在数周后复查超声。如果复查超声中发现扩张持续存在,进一步的检查可以推迟几周,除非怀疑存

在双侧病变或严重的畸形,如孤立肾或尿道瓣膜。这种方法考虑了新生儿时期肾脏功能的预期变化,否则可能导致许多诊断的不准确性。尿路造影的典型表现为输尿管积水和可变的肾积水,下段输尿管的蠕动增强,在膀胱上方出现一小段狭窄的无蠕动区[77](图 102.5a)。然而,并不是总能发现狭窄段,所以排尿期膀胱尿道造影是排除 VUR 的必要手段。

放射性核素扫描

放射性核素扫描需要评估肾脏排泄和积水,并确定其分肾功能和肾小球滤过率。为评估新生儿肾积水和输尿管积水,MAG_3 是最常用的(图 102.5b)。

静脉尿路造影

静脉尿路造影可用于疑难病例的明确诊断。它可以显示一个扩张的、梗阻的输尿管(图 102.5c)。然而,为了使对比剂浓度更可靠,最好等待几个星期至肾脏发育成熟。有时可能需要肾盂压测定和顺行肾盂造影来确定诊断。

Fung 等[78]探讨输尿管开放压力作为评价小儿肾积水的新参数。评估肾盂压力,同时记录对比剂从远端输尿管进入膀胱的情况。

与 PUJ 梗阻的诊断一样,MRU 在 UVJ 梗阻的诊断中得到了广泛的应用(图 102.5d)。

治疗

越来越多的医师认识到,许多产前和新生儿的输尿管扩张会随着时间出现改善[5,61,70,72]。手术指征为患儿进行性输尿管扩张和肾功能恶化。我们发表了对产前诊断为肾积水,产后诊断为巨输尿管的 79 名儿童(64 名男孩和 15 名女孩)18 年的经验总结,并试图确定需要手术治疗的风险因素。根据 SFU 对肾积水的分级,1 级 8 例,2 级 57 例,3 级 29 例,4 级 11 例。输尿管平均直径 1.2cm。RRF 在 82 例中超过 40%,在 18 例中在 30% 到 40% 之间。在 5 例中少于 30%。只有合并肾积水的

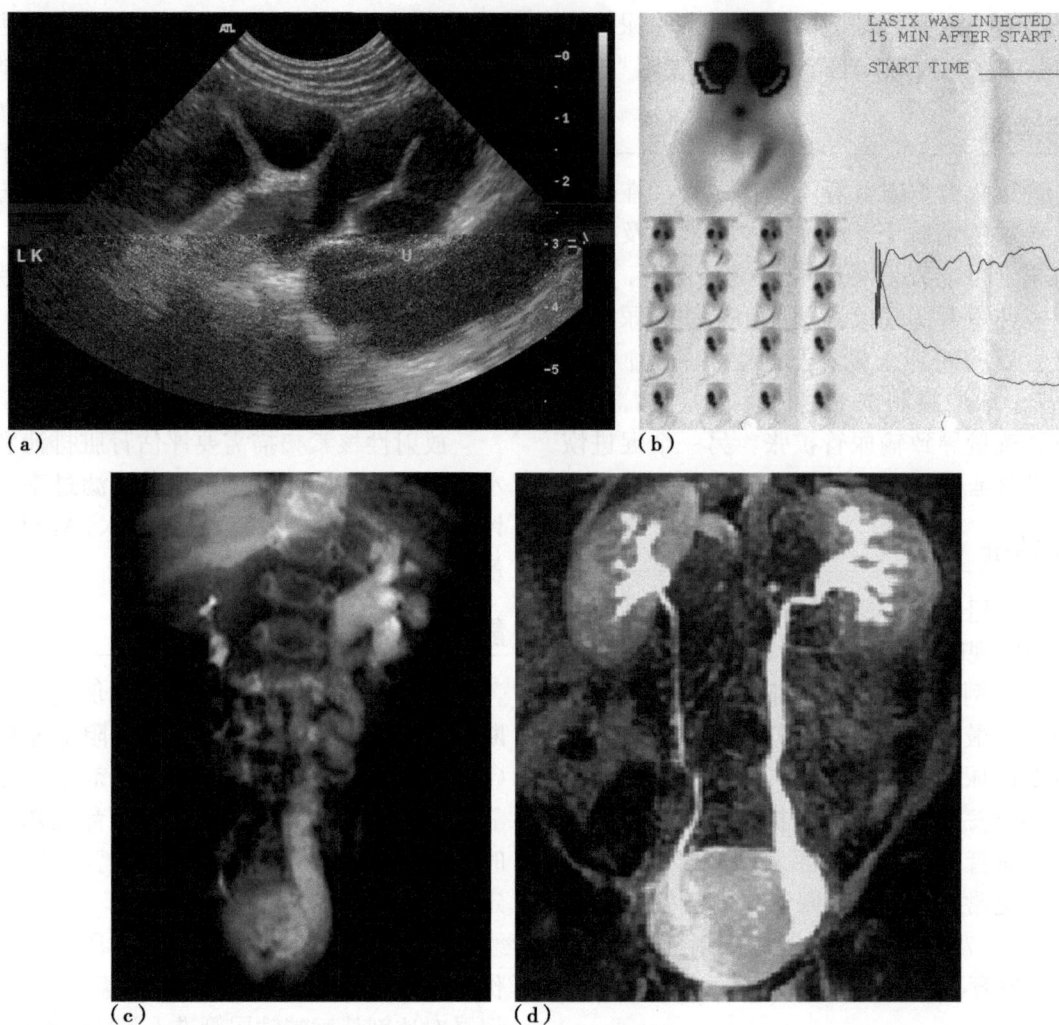

图 102.5 （a）从左侧至中线经膀胱纵行扫描显示左侧输尿管下端扩张至输尿管膀胱交界处水平。（b）MAG$_3$肾脏扫描。左肾清除曲线显示梗阻模式。（c）静脉尿路造影 30 分钟全片显示同一患者的巨输尿管梗阻。（d）MRU 图像显示左侧梗阻性巨输尿管

肾功能恶化超过 5% 和肾积水程度加重（考虑为 SFU 的升级）是手术的主要指征。25 例（31%）儿童需要手术治疗。平均手术年龄为 14.3 个月（范围为 3~60 个月）。单因素分析显示，出生后肾积水 3~4 级、RRF 小于 30%、输尿管直径大于 1.33cm 是导致输尿管再植手术的重要危险因素。

手术

在切除一段无蠕动能力并且狭窄的输尿管后，有各种各样的抗反流性输尿管再植术。

输尿管的手术入路可以是膀胱内入路、膀胱外入路或合并入路[79]。膀胱内入路最常用的技术是 Cohen 术式和 Politano-Leadbetter 术式。

膀胱内入路

体位

麻醉后患儿取平卧位（图 102.6a）。

切口

做一个低位耻骨上皮纹横切口（图 102.6a）。

暴露

通过电切分离皮肤与肌肉（图 102.6b）。切断腹直肌鞘，在中线分开两条腹直肌。向上推开腹膜。膀胱在两根牵引线之间被垂直切开。在膀胱内垫以湿纱布，放置 Denis-Brown 牵开器以改善暴露。检查输尿管开口。3F 或 5F 的婴儿胃管从输尿管开口插入输尿管，并在胃管周围缝合牵引，这有助于在解剖过程中保护输尿管。沿输尿管开口作环形切口，将远端输尿管从黏膜和膀胱肌层上剥离。游离输尿管时应远离动脉和系膜组织，以避免对血液供应的损害（图 102.6c）。膀胱切口使用可吸收线间断缝合。

Cohen 术式

这种方法操作简易，特别适用于膀胱容积小的婴儿。在对侧输尿管开口的外上方行一小切口，插入闭合的手术剪撑开黏膜下层，建立黏膜下隧道。牵引带线的输尿管穿过黏膜下隧道（图 102.6d）。为防止反流，建立的隧道应足够宽，长度为输尿管直径的 2~3 倍。输尿管末端狭窄的部分切除后送病理学检查。

如果输尿管严重扩张，则必须进行裁剪，可以通过以下方法。

1. 非切除性缩窄技术的优势是避免缝合引起的潜在的尿瘘风险。然而，对于非常扩张的输尿管，这是不合适的，它只能减少直径的 50%，而且在新生儿，可能由于体积太大而无法埋于隧道内。

A. 折叠（Kalikinski）是将 10~12F 导管置入输尿管，并从近端到远端连续褥式缝合。多余输尿管向后折叠，用另一根缝线连续缝合将边缘固定在内侧壁上。

B. 输尿管壁的折叠（Starr）是通过系膜对侧缘的输尿管壁折叠后行多个褥式缝合来实现的。

2. 修剪部分输尿管壁的术式。裁剪后保留的输尿管以 8F 双 J 管或胃管支撑，采用可吸收缝线连续缝合卷管。输尿管的远端用吸收缝线间断缝合，从而允许必要时缩短。裁剪成形后的输尿管近端应在膀胱再植完成后留在膀胱外，以避免裁剪的输尿管的扩张引起梗阻。

然后原位缝合输尿管。首先通过 4/0 Dexon 线从输尿管外侧穿过输尿管全层和膀胱肌肉全层缝合以防止输尿管回缩。然后使用 5/0 Dexon 间断缝合膀胱和输尿管黏膜层。将支架置入输尿管（图 102.6e）。在双侧再植入术中，第二条输尿管的隧道位于对侧输尿管开口下方，与第一条输尿管末端开口平行（图 102.6f）。

3. Politano-Leadbetter 术：输尿管进一步游离到膀胱顶。输尿管的新开口位于膀胱的后外侧。新的黏膜下隧道从新开口延伸到旧的输尿管口。然后通过牵引线牵引输尿管轻轻地穿过新的隧道。切除输尿管末端较窄的部分，必要时采用上述方法使输尿管缩窄，5/0 Dexon 将重建的输尿管开口固定于旧开口。放支架管。

膀胱内留置耻骨上导尿管，分两层关闭，4/0 可吸收线关闭膀胱黏膜层，4/0 Dexon 关闭膀胱肌层。耻骨后引流管通过一个单独的切口引出，3/0 Dexon 关闭肌肉。腹直肌鞘用 3/0 Dexon 缝合，5/0 Dexon 皮下缝合皮肤。

内镜下输尿管修补术

最近在内镜工具（例如微型内窥镜、气囊和导丝）方面的进展促使内镜在输尿管修补术中应用广泛[80-81]。有些人认为，在梗阻性输尿管中插入双 J 管 6 个月就可以解决这个问题[82]。其他人主张用 3.5F 膨胀球囊扩张梗阻段，使其膨胀至 12~14atm（1atm = 101.325kPa），或直至狭窄性梗阻区消失[83]。这项技术在短期与长期随访中均显示出 90% 的成功率。Barat 等[85] 最近报道了先天性巨输尿管内切术的初步结果。这项技术包括通过输尿管镜切开输尿管梗阻段，整个梗阻段输尿管所有层次沿长轴上切开，直到显露输尿管周围的网状组织。术后置入双 J 管 3 周。这种手术的主要风险是继发性反流，但尚未得到系统性评估。

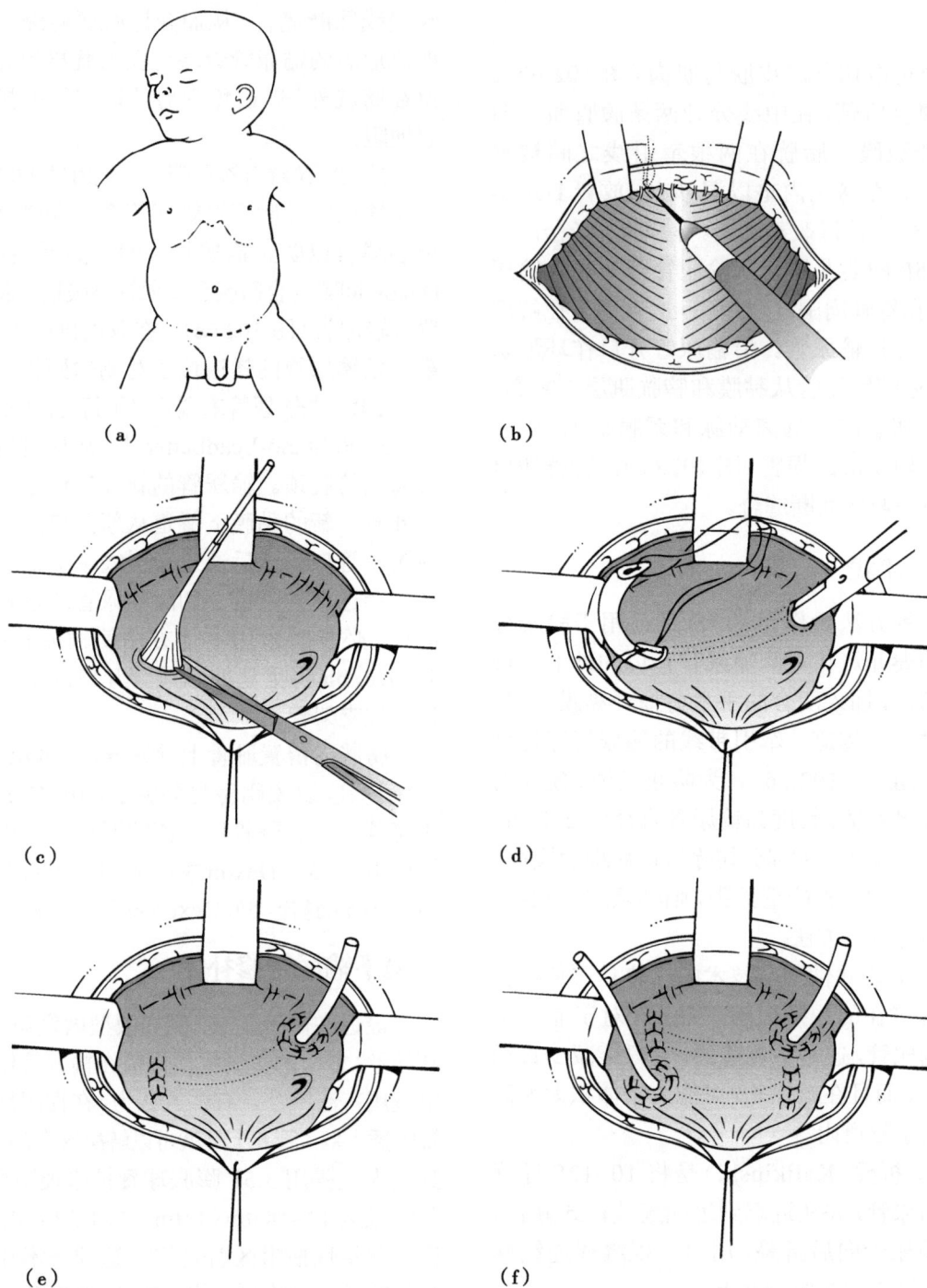

（a）

（b）

（c）

（d）

（e）

（f）

图 102.6　输尿管再植。（a）患者在手术台上的体位及切口。（b）掀起皮瓣。（c）用 Denis-Browne 牵开器牵开膀胱，游离切开带支架输尿管。（d）隧道开始于对侧输尿管口的上方和外侧，并继续延伸至原口。牵引带线输尿管穿过隧道。（e）输尿管袖式缝合到位。关闭原来输尿管开口。（f）在双侧再植入术中，第二个单独的隧道与第一个平行，并终止于对侧的开口

内镜输尿管切开术在治疗儿童巨输尿管中的作用尚未被广泛证实。最近，一些作者主张在球囊扩张后，再在梗阻段用激光切口[84]。虽然在小范围的患者中，这种治疗的初步结果是很有希望的，但需要长期随访到青春期。

在一些患有严重梗阻性巨输尿管的儿童中，反流性输尿管再植被认为是一种延迟梗阻的新方法[86]。治疗方法是将梗阻近端的输尿管与膀胱顶以高度反流的方式吻合。这项技术使儿童有时间发育成熟，同时逐渐建立肾功能，为明确的手术方案做准备。我们以及其他医师在小婴儿中行经皮输尿管造口术的手术治疗严重巨输尿管，这是一种解除梗阻和促进肾积水消退及恢复的理想办法，至少可以在等待明确输尿管再植术前保留肾脏功能[87]。

腹腔镜输尿管再植术

近年来，腹腔镜输尿管再植术在一些医疗中心越来越流行[88-91]。机器人辅助腹腔镜技术在小儿泌尿外科的应用使腹腔镜输尿管再植入术得到更广泛的应用。膀胱外再植，Gil-Vernet 术式和 Cohen 手术均已实现腹腔镜化。腹腔镜输尿管再植术存在操作时间长、学习曲线陡峭以及在不损伤完整膀胱黏膜的情况下建立黏膜下隧道和缝合的技术挑战。机器人辅助技术有望克服这些困难。最近发表的一篇来自美国的输尿管手术数据库的文献综述显示，机器人辅助输尿管再植术似乎仍处于改善阶段，集中在少数几家医院[91]。新型达·芬奇 XI 机器人带有 8mm 套管，可能会进一步优化手术，甚至可能有助于小婴儿手术中的剥离和缝合。

术后管理

如果发生肠梗阻，患者禁食 24 小时。使用膀胱外入路行输尿管再植无须放置支架管[92-93]。为避免尿潴留，留置导尿管 3~5 天。如果使用双 J 管，可以在术后 7~10 天内取出。

并发症

并发症包括伤口感染，因隧道短而没有有效的瓣阀机制带来的膀胱输尿管反流，或由于纤维化远端继发的缺血形成的梗阻。

随访和结果

放射学检查包括超声、静脉尿路造影或放射性核素扫描，主要用于评估手术的短期及长期结果，监测肾脏生长。通过正常的排尿，无反流和控制尿路感染来衡量手术成功与否。

（韦佳 译　唐达星 审校）

参考文献

1. Hsieh MH, Lai J, Saigal CS. Urological Diseases in America Project. Trends in prenatal sonography use and subsequent urologic diagnosis and abortions in the United States. J Pediatr Urol 2009; 5: 490–4.
2. Nguyen HT, Herndon CD, Cooper C et al. The Society for Fetal Urology consensus statement on the evaluation and management of antenatal hydronephrosis. J Pediatr Urol 2010; 6: 212–31.
3. Passerotti CC, Kalish LA, Chow J et al. The predictive value of the first postnatal ultrasound in children with antenatal hydronephrosis. J Pediatr Urol 2011; 7: 128–36.
4. Ransley PG, Dhillon HK, Gordon I et al. The postnatal management of hydronephrosis diagnosed by prenatal ultrasound. J Urol 1990; 144: 584–7.
5. Koff SA, Campbell K. Non-operative management of unilateral neonatal hydronephrosis. J Urol 1992; 148: 525–31.
6. Shukla AR, Cooper J, Patel PR et al. Prenatally detected primary megaureter: A role for extended follow up. J Urol 2005; 173(4): 1353–6.
7. Chertin B, Pollack A, Koulikov D et al. Conservative treatment of uretero-pelvic junction obstruction in children with antenatal diagnosis of hydronephrosis: Lessons learned after 16 years of follow up. Eur Urol 2006; 49(4): 734–9.
8. Peters CA. Congenital urine flow impairments of the upper urine tract: Pathophysiology and experimental studies. In: Gearhart JP, Rink RC, Mouriguand PDE (eds). Pediatric Urology, 2nd edn. Philadelphia: W.B. Saunders, 2009: 237–326.
9. El-Dahr SS, Lewy JE. Urinary tract obstruction and infection in the neonate. Clin Perinatol 1992; 19: 213–22.
10. Koff SA. Pathophysiology of ureteropelvic junction obstruction. Clinical and experimental observations.

Urol Clin N Am 1990; 17: 263–72.

11. Weiss RM. Obstructive uropathy: Pathophysiology and diagnosis. In: Kelalis PP, King LR, Barry Belman A (eds). Clinical Pediatric Urology, 3rd ed. Philadelphia: W.B. Saunders Co., 1992: 664–82.

12. Tainio H, Kylmala T, Heikkinen A. Peptidergic innervation of the normal and obstructed human pyeloureteral junctions. Urol Int 1992; 48: 31–4.

13. Krueger RP, Ash JM, Silver MM et al. Primary hydronephrosis assessment of diureteric renography pelvis perfusion pressure, operative findings and renal and ureteral histology. Urol Clin N Am 1980; 7: 231–42.

14. Starr NT, Maizels M, Chou P et al. Microanatomy and morphometry of the hydronephrotic "obstructed" renal pelvis in asymptomatic infants. J Urol 1992; 148: 519–24.

15. Solari V, Piotrowska AP, Puri P. Altered expression of interstitial cells of Cajal in congenital ureteropelvic junction obstruction. J Urol 2003; 170(6Pt1): 2420–2.

16. Kim YS, Do SH, Hong CH et al. Does every patient with ureteropelvic junction obstruction need voiding cystourethrography. J Urol 2001; 165: 2305–7.

17. Sherer DM. Is fetal hydronephrosis overdiagnosed? Ultrasound Obstet Gynecol 2000; 16: 601–6.

18. Harrison MR, Filly RA. The fetus with obstructive uropathy. In: Harrison MR, Gollous MS, Filly RA (eds). Pathophysiology, Natural History, Selection and Treatment in the Unborn Patient: Prenatal diagnosis and treatment. Philadelphia: W.B. Saunders Co., 1990: 238–402.

19. Fasolato V, Poloniato A, Bianchi C et al. Fetoneonatal ultrasonography to detect renal abnormalities: Evaluation of 1-year screening program. Am J Perinatol 1998; 15: 161–4.

20. Roth JA, Diamond DA. Prenatal hydronephrosis. Curr Opin Pediatr 2001; 13: 138–41.

21. Shokeir A, Nijman R. Antenatal hydronephrosis: Changing concepts in diagnosis and subsequent management. BJU Int 2000; 85: 987–94.

22. Avni FE, Cos T, Cassart M et al. Evolution of fetal ultrasonography. Eur Radiol 2007; 17(2): 419–31.

23. Fernloach SK, Maizels M, Conway JJ. Ultrasound grading of hydronephrosis: Introduction to the system used by the society for fetal urology. Pediatric Radiol 1993; 23: 278–80.

24. Woolf AA. A molecular and genetic view of human renal and urinary tract malformations. Kidney Int 2000; 58: 500–12.

25. Izquierdo L, Porteous M, Paramo PG, Connor JM. Evidence for genetic heterogeneity in hereditary hydronephrosis caused by pelvi-ureteric junction obstruction, with one locus assigned to chromosome 6p. Hum Genet 1992; 89: 557–60.

26. Pope JC, Brock JW III, Adams MC et al. Congenital anomalies of the kidney and urinary tract-role of the loss of function mutation in the pluripotent angiotensin type 2 receptor gene. J Urol 2001; 165: 196–202.

27. Nishimura H, Yerkes E, Hohenfellner K et al. Role of the angiotensin type 2 receptor gene in congenital anomalies of the kidney and urinary tract, CAKUT, of mice and men. Mol Cell 1999; 3: 1–10.

28. O'Reilly PH. Diuresis renography. Recent advances and recommended protocols. Br J Urol 1992; 69: 113–20.

29. Piepsz A, Blaufox MD, Gordon I et al. Consensus on renal cortical scintigraphy in children with urinary tract infection. Scientific Committee of Radionuclides in Nephrourology. Semin Nucl Med 1999; 2: 160–74.

30. Upsdell SM, Testa HJ, Lawson RS. The F-15, diuresis renogram in suspected obstruction of the upper urinary tract. Br J Urol 1992; 69: 126–31.

31. Nauta J, Pot DJ, Kooij PPM et al. Forced hydration prior to renography in children with hydronephrosis. An evaluation. B J Urol 1991; 68: 93–7.

32. Koff SA, McDowell GC, Byard M. Diureteric radionuclide assessment of obstruction in the infant. Guidelines for successful interpretation. J Urol 1988; 140: 1167–8.

33. Riccabona M, Avni FE, Blickman JG et al. Imaging recommendations in paediatric uroradiology. Minutes of the ESPR uroradiology task force session on childhood obstructive uropathy, high-grade fetal hydronephrosis, childhood haematuria, and urolithiasis in childhood. ESPR Annual Congress, Edinburgh, UK. Pediatr Radiol 2009; 39(8): 891–8.

34. Khrichenko D, Darge K. Functional analysis in MR urography—Made simple. Pediatr Radiol 2010; 40(2): 182–99.

35. Whitaker RH. Methods of assessing obstruction in dilated ureters. Br J Urol 1973; 45: 15–22.

36. Rohatagi M, Bajpai M, Gupta DK, Gupta AK. Role of ultrasound guided percutaneous antegrade pyelography (USPCAP) in the diagnosis of obstructive uropathy. Indian Pediatr 1992; 29: 425–31.

37. King LR, Coughlin PW, Bloch EC et al. The case for immediate pyeloplasty in the neonate with ureteropelvic junction obstruction. J Urol 1984; 132: 725–7.

38. Chevalier RL, Gomez RA, Jones CE. Developmental determinants of recovery after relief of partial ureteral obstruction. Kidney Int 1988; 33: 775–81.

39. Ulman I, Jayanthi VR, Koff SA. The long-term follow-up of newborns with severe unilateral hydronephrosis initially treated nonoperatively. J Urol 2000; 164(3 Pt2): 1101–5.

40. Thorup J, Mortensen T, Diemer H et al. The prognosis of surgically treated congenital hydronephrosis after diagnosis in utero. J Urol 1985; 134: 914–7.

41. Sheldon CA, Duckett JW, Snyder HM. Evolution in the management of infant pyeloplasty. J Pediatr Surg 1992; 27: 501–5.

42. Carr MC, El-Ghoneimi A. Anomalies and surgery of the ureteropelvic junction obstruction in children. In: Wein AJ, Kavoussi LR, Novick AC, Partin AW, Peters CA (eds). Campbell–Walsh Urology, 9th edn. Philadelphia: Saunders, Elsevier, 2007: 3359–82.

43. Palmer LS, Proano JM, Palmer JS. Renal pelvis cuff pyeloplasty for ureteropelvic junction obstruction for high inserting ureter: An initial experience. J Urol

2005; 174(3): 1088–90.

44. Motola JA, Badlani GH, Smith AD. Results of 212 consecutive endopyelotomies: An 8-year follow-up. *J Urol* 1993; 149: 453–6.

45. Kavoussi LR, Meretyk S, Dierks SM et al. Endopyelotomy for secondary uretero-pelvic junction obstruction in children. *J Urol* 1991; 145: 345–9.

46. Figenshau RS, Clayman RV. Endourologic options for management ureteropelvic junction obstruction in the pediatric patient. *Urol Clin N Am* 1998; 25: 199–209.

47. Tan HL. Laparoscopic Anderson–Hynes dismembered pyeloplasty in children using needlescopic instrumentation. *Urol Clin N Am* 2001; 28(1): 43–51.

48. Yeung CK, Tam YH, Sihoe JD et al. Retroperitoneoscopic dismembered pyeloplasty for pelvi-ureteric junction obstruction in infants and children. *BJU Int* 2001; 87(6): 509–13.

49. Seixas-Mikelus SA, Jenkins LC, Williot P, Greenfield SP. Pediatric pyeloplasty: Comparison of literature meta-analysis of laparoscopic and open techniques with open surgery at a single institution. *J Urol* 2009; 182(5): 2428–32.

50. Kocherov S, Lev G, Chertin L, Chertin B. Extracorporeal ureteric stenting for pediatric laparoscopic pyeloplasty. *Eur J Pediatr Surg* 2016; 1: 1–137.

51. Casale P. Robotic pyeloplasty in the pediatric population. *Curr Opin Urol* 2009; 19(1): 97–101.

52. O'Brien ST, Shukla AR. Transition from open to robotic-assisted pediatric pyeloplasty: A feasibility and outcome study. *J Pediatr Urol* 2014; 8(3): 276–81.

53. Bassiouny IE. Salvage pyeloplasty in non-visualising hydronephrotic kidney secondary to ureteropelvic junction obstruction. *J Urol* 1992; 148: 685–7.

54. Chertin B, Pollack A, Koulikov D et al. Does renal function remain stable after puberty in children with prenatal hydronephrosis and improved renal function after pyeloplasty? *J Urol* 2009; 182(4 Suppl): 1845–8.

55. Cussen LJ. The morphology of congenital dilatation of ureter: Intrinsic ureteral lesions. *Aust NZJ Surg* 1971; 41: 185–94.

56. Hellstrom M, Hajlmas K, Jacobsson B et al. Normal ureteral diameter in infancy and childhood. *Acta Radiol* 1985; 26: 433–5.

57. Smith ED, Cussen LJ, Glenn J et al. Report of working party to establish an international nomenclature for the large ureter. *Birth Defects* 1977; 13: 3–5.

58. King LR. Megaloureter: Definition, diagnosis and management. (Ed.) *J Urol* 1980; 123: 222–3.

59. Tanagho EA. Intrauterine fetal ureteral obstruction. *J Urol* 1973; 109: 196–203.

60. Tanagho EA, Smith DR, Guthrie TM. Pathophysiology of functional ureteral obstruction. *J Urol* 1970; 104: 73–8.

61. McLaughlin AP III, Pfister RC, Leadbetter WF et al. The pathophysiology of primary megaloureter. *J Urol* 1973; 109: 805–11.

62. Hanna MK, Jeffs RD, Sturgess JM, Barkin M. Ureteral structure and ultrastructure. Part II. Congenital uretero-pelvic junction obstruction and primary obstructive megaureter. *J Urol* 1976; 116: 725–30.

63. Lee BR, Partin AW, Epstein JI et al. A quantitative histological analysis of the dilated ureter of childhood. *J Urol* 1992; 148: 1482–6.

64. Fridrich U, Schreiber D, Gottschalk E, Dietz W. Ultrastructure of the distal ureter in congenital malformations in childhood. *Z Fur Kinderchirurgie* 1987; 42: 94–102.

65. Dixon JS, Jen PYP, Yeung CK et al. The vesicoureteric junction in three cases of primary obstructive megaureter associated with ectopic ureteric insertion. *BJU Int* 1998; 81: 580–4.

66. Payabvash S, Kajbafzadeh AM, Tavangar SM et al. Myocyte apoptosis in primary obstructive megaureters: The role of decreased vascular and neural supply. *J Urol* 2007; 179(1): 259–64.

67. Arena E, Nicotina PA, Arena S et al. Interstitial cells of Cajal network in primary obstructive megaureter. *Pediatr Med Chir* 2007; 29(1): 28–31.

68. Seeds JW, Mittlestaedt CA, Mandell J. Prenatal and postnatal ultrasonographic diagnosis of congenital obstructive uropathies. *Urol Clin N Am* 1988; 13: 131–54.

69. Helin I, Persson P. Prenatal diagnosis of urinary tract abnormalities by ultrasound. *Pediatr* 1986; 78: 879–83.

70. Shokeir AA, Nijman RJM. Primary megaureter: Current trends in diagnosis and treatment. *BJU Int* 2000; 86: 861–8.

71. Mclellan DL, Retic AB, Bauer SB et al. Rate and predictors of spontaneous resolution of prenatally diagnosed primary nonrefluxing megaureter. *J Urol* 2002; 168: 2177–80.

72. Hanna MK, Jeffs RD. Primary obstructive megaureter in children. *Urol* 1975; 6: 419–27.

73. Retik AB, McEvoy JP, Bauer SB. Megaureters in children. *Urol* 1978; 11: 231–6.

74. Williams DI, Hulme-Moir I. Primary obstructive megaureter. *Br J Urol* 1970; 42: 140–9.

75. Keating MA, Retik AB. Management of the dilated obstructed ureter. *Urol Clin N Am* 1990; 17: 291–306.

76. Chertin B, Pollack A, Koulikov D et al. Long-term follow up of antenatal diagnosed megaureters. *J Ped Urol* 2008; 4: 188–91.

77. Wood BP, Ben-Ami T, Teele RL, Rabinowitz R. Uretero-vesical obstruction and megaloureter: Diagnosis by real time US. *Radiol* 1985; 156: 79–81.

78. Fung LCT, Churchill BM, McLorie GA et al. Ureteral opening pressure: A novel parameter for the evaluation of pediatric hydronephrosis. *J Urol* 1998; 159: 1326–30.

79. Koo HP, Bloom DA. Lower ureteral reconstruction. *Urol Clin N Am* 1999; 26(1): 167–73.

80. Desgrandchamps F. Endoscopic and surgical repair of the ureter. *Curr Opin Urol* 2001; 11: 271–4.

81. Kajbafzadeh AM, Payabvash S, Salmasi AH et al. Endoureterotomy for treatment of primary obstructive megaureter in children. *J Endourol* 2007; 21(7): 743–9.

82. Castagnetti M, Cimador M, Sergio M et al. Double J stent insertion across vesicoureteral junction is it a

valuable initial approach in neonates and infants with severe primary nonrefluxing megaureter. *Urology* 2006; 68(4): 870–5.

83. Bujons A, Saldaña L, Caffaratti J et al. Can endoscopic balloon dilation for primary obstructive megaureter be effective in a long-term follow-up? *J Pediatr Urol* 2015; 11(1): 37,e1–6.

84. Christman MS, Kasturi S, Lambert SM et al. Endoscopic management and the role of double stenting for primary obstructive megaureters. *J Urol* 2012; 187(3): 1018–22.

85. Barat S, Barat M, Kirpekar D. Endoureterotomy for congenital primary obstructive megaureter: Preliminary report. *J Endourol* 2000; 14: 263–7.

86. Lee SD, Akbal C, Kaefer M. Refluxing ureteral reimplant as temporary treatment of obstructive megaureter in neonate and infant. *J Urol* 2005; 173(4): 1357–60.

87. Kitchens DM, DeFoor W, Minevich E et al. End cutaneous ureterostomy for the management of severe hydronephrosis. *J Urol* 2007; 177(4): 1501–4.

88. Canon SJ, Jayanthi VR, Patel AS. Vesicoscopic cross-trigonal ureteral reimplantation: A minimally invasive option for repair of vesicoureteral reflux. *J Urol* 2007; 178(1): 269–73.

89. Smaldone MC, Polsky E, Ricchiuti DJ et al. Advances in pediatric urologic laparoscopy. *Sci World J* 2007; 22(7): 727–41.

90. Lee RS, Sethi AS, Passerotti CC et al. Robot-assisted laparoscopic nephrectomy and contralateral ureteric reimplantation in children. *J Endourol* 2010; 24(1): 123–8.

91. Bowen DK, Faasse MA, Liu DB et al. Use of pediatric open, laparoscopic and robot-assisted laparoscopic ureteral reimplantation in the United States: 2000 to 2012. *J Urol* 2016; 196(1): 207–12.

92. Wacksman J, Gilbert A, Sheldon CA. Results of the renewed extravesical reimplant for surgical correction of vesicoureteral reflux. *J Urol* 1992; 148: 359–61.

93. Burbige KA, Miller M, Connor JP. Extravesical ureteral reimplantation: Results in 128 patients. *J Urol* 1996; 155: 1721–2.

泌尿道重复畸形

Prem Puri　　Hideshi Miyakita

引言

输尿管和肾盂重复畸形是最常见的上尿路畸形，据报道其在人群中的发病率为 0.8%[1]，肾盂造影发现的比例为 1.8%~4.2%[2-5]。这些畸形绝大多数发展为重复肾，并出现非功能性问题。然而，多样的临床表现挑战着精确诊断。完全泌尿道重复畸形可伴有膀胱输尿管反流（vesicoureteral reflux，VUR）或异位，或伴有异位输尿管口囊肿。不完全泌尿道重复畸形常与输尿管反流或下极肾的肾盂输尿管连接部梗阻有关[6-7]。

胚胎学

输尿管芽在妊娠第 5 周时出现，从中肾管中央起源，向内侧弯曲至泄殖腔处，伸入后肾间叶，最终形成输尿管和肾盂。输尿管芽的过早分裂导致不完全重复畸形。如果两个输尿管芽都从中肾管发出，并且合并汇入泌尿生殖窦，那么就发生了完全重复畸形。上极输尿管与中肾管的关系更密切，而下极输尿管芽最接近泌尿生殖窦，最先汇入泌尿生殖窦。上极输尿管与中肾管一同向中、尾部延伸。因此，根据 Weigert-Mayer 定律，上极输尿管的开口比下极输尿管更靠近中间、更低位[8-10]。有时上极输尿管与中肾管异常延长或紧贴，而中肾管移行至泌尿生殖窦段，最后成为尿道。

有时在男性患儿中，单一的输尿管芽未能成功汇入泌尿生殖窦，则继续与中肾管连接伸长，最后开口于男性生殖管道，如精囊、输精管，甚至附睾内。

Stephens[11] 提出，在女性中，经泌尿生殖窦后融合的米勒管经历显著的上皮化，并融合中肾管残端。因此，输尿管芽连同中肾管可能作为尾端米勒管迁移，而这又将导致输尿管开口进入前庭、阴道、子宫颈和子宫。

分类

目前有一套分类标准描述重复输尿管，由美国儿科学会术语、命名和分类委员会泌尿学组提出[12]。以下是几种不同类型的肾盂输尿管重复畸形，认识这些重复畸形对理解其病理生理、临床表现和治疗很重要：

①不完全性重复输尿管，两条输尿管合并，通过一个共同的开口进入膀胱。

②完全性重复输尿管。若在膀胱内，两个输尿管分别进入膀胱。上极输尿管开口于下极输尿管的尾部和内侧，膀胱黏膜下潜行较长，因此反流的风险较低。若在膀胱外，输尿管进入尿道或生殖道。

③反向 Y 型重复输尿管。两个远端输尿管融合引流单个肾脏。其中一个输尿管可能为异位、盲端或闭锁的。

④盲端重复输尿管。一个输尿管分支为盲端，通常认为是由于该输尿管芽没有汇入后肾间质。

⑤输尿管三倍甚至四倍重复，这是由于形成和 / 或分裂成三个或四个输尿管芽[13-15]。

临床表现

重复输尿管通常没有任何症状。婴儿可能因上极肾梗阻或感染等并发症而就诊。VUR常见，多发生于下极肾，70% 的重复肾儿童存在尿路感染[1,16]。

60% 的重复肾存在重复输尿管，其中 40% 表现为完全性重复输尿管。重复畸形对两侧肾脏影响相等，而 15% 的患者有两肾重复畸形。这在女性中更常见，她们也更容易出现并发症。据报道，女性重复畸形的患病率为8%~11%[17-18]，而女孩的发病率是男孩的 2 倍多[6]。

重复肾存在家族遗传倾向，患儿兄弟姐妹有高达八分之一的重复畸形风险，并提示常染色体显性遗传与不全性外显[4,19]。最近的一项研究报道了家族性 VUR 中重复肾的患病率[20]。在 513 例 VUR 患儿的兄弟姐妹中，39 例（7.6%）存在重复畸形。与兄弟姐妹混杂发病的家族性 VUR 相比，单独男性发病的家族性 VUR，其泌尿道重复畸形的发生率明显更高（15%）。

输尿管口囊肿是在肌层内段输尿管末端的囊性扩张，可分为单纯性输尿管口囊肿与异位输尿管口囊肿[12]。在婴儿中，异位输尿管口囊肿比单纯性输尿管口囊肿更常见，而且常伴有上极重复肾梗阻。膨出的输尿管口囊肿向膀胱内突出，并异位地终止于膀胱颈或尿道。无论是正常集合系统或重复畸形，输尿管口囊肿在女孩中更为常见。

重复输尿管的临床表现多种多样，包括以下。

- 尿路感染，可能是由反流或梗阻导致。临床表现可重至脓毒症，也可轻至无症状细菌感染。
- 睾丸附睾炎，由异位输尿管开口于男性生殖道导致。
- 尿失禁，由异位输尿管开口于括约肌外导致，更常见于女性，或是感染引起的急迫性尿失禁。

- 尿潴留。膀胱颈处的输尿管口囊肿可引起尿潴留和充溢性尿失禁。偶尔可经尿道脱出（图 103.1）。
- 腹部肿块。梗阻造成的肾积水，可出现腹部肿块。
- 由慢性持续性尿路感染导致的生长发育迟缓。

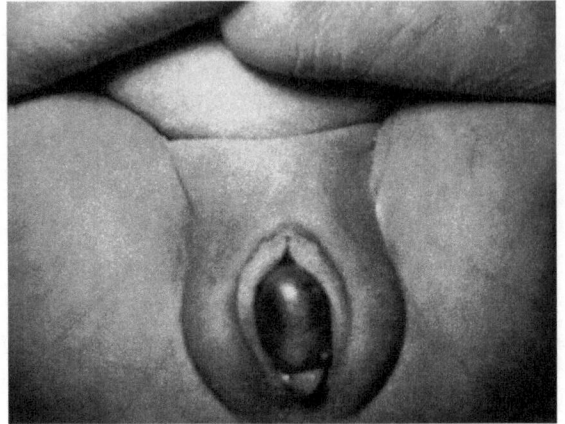

图 103.1　新生儿输尿管口囊肿从尿道脱垂

产前诊断

妊娠第 12 周时，肾脏可以通过腹部超声而成像。随着母体超声检查应用的增加，对尿路疾病的宫内诊断率显著增加。母亲羊水过少或无羊水通常是由于羊水减少。妊娠 18 周后羊水的主要来源为尿液，所以羊水减少提示双侧肾脏发育不全或流出道梗阻。为了确定肾脏发育是否正常，有必要行妊娠 20 周或 20 周以上的超声检查。梗阻性异常表现为肾盂、肾盏或输尿管扩张。然而，产前不可能检测到单纯的重复肾[21]。产前检测重复肾有几个潜在的好处。对于受影响的胎儿，有机会计划产后诊疗，通过早期应用抗生素、完善检查和治疗，将长期肾脏损害的风险降到最低。

产后诊断

由于不能观察到尿液排泄的路径，超声检查可能无法区分肾脏有无泌尿道重复畸形，但它能够识别肾中间皮质横截面的厚度（1cm），基于纵向和横向之间的直径比来判断，重复肾的比值大于正常的肾脏[22]。超声检查可见梗阻或反流及输尿管口囊肿（图103.2）。

排尿期膀胱尿道造影可以显示反流和输尿管口囊肿。尽管静脉尿路造影在常规评估尿路感染患儿中的作用较前降低，但仍是一种有效简易的检查方法[23]。它能准确显示解剖结构，而在无功能的区域，剩余的肾盏将显示"低垂的百合花"征象（图103.3）。放射性

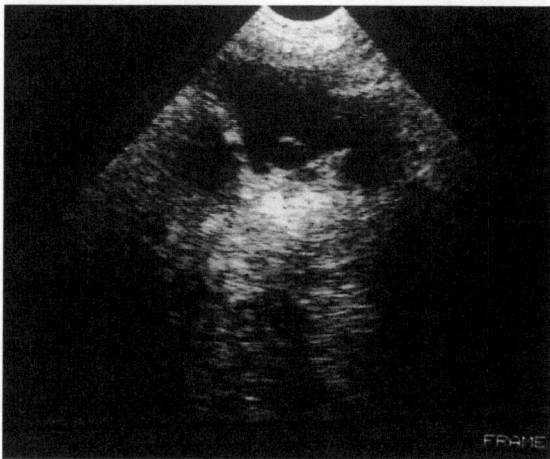

图103.2 超声显示膀胱内输尿管口囊肿

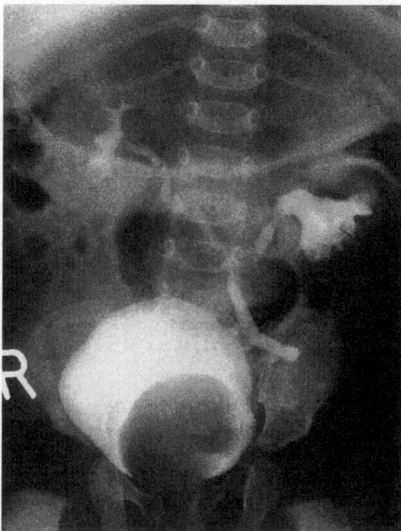

图103.3 20分钟尿路造影片，左侧显示"低垂的百合花"征，这是一侧较大的输尿管口囊肿导致上极肾梗阻且无功能的结果

核素扫描可用于确定分肾功能[24]。CT和MRI能够准确显示肾脏的解剖结构，而在常规成像无法发现的隐匿性发育不良的部分肾脏、异位输尿管和输尿管口囊肿的情况下，MRI尤其有用。通常通过膀胱镜和内镜检查来确诊，并确定输尿管开口。它也有助于评估输尿管口囊肿的范围。

治疗

无症状的单纯重复输尿管不需要积极的临床治疗。

膀胱输尿管反流

VUR是与重复输尿管有关的最常见的临床症状，下极肾比上极肾更常见。近期文献表明，在重复畸形中，单侧输尿管与下极输尿管轻度反流的自发消退率没有差异[24-27]，并且应继续随访监测这些患者，以防止肾瘢痕形成。重复畸形中高级别的VUR不太可能消退，一般认为是外科治疗的适应证[16,25]。比较重复肾伴VUR与单侧输尿管伴VUR的患者，平均随访33个月，结果发现重复肾伴VUR的病例中，只有7%的Ⅲ级反流可以出现缓解，没有Ⅳ级和Ⅴ级VUR的病例可以得到缓解。在重复肾中，Ⅰ级和Ⅱ级反流的自发缓解率从22%到85%不等[25-27]。

对于新生儿，我们选择保守的抗菌治疗和一系列的泌尿学检查。Ⅰ级至Ⅲ级反流的婴儿应继续进行预防性抗感染。抗反流手术[28-29]或内镜治疗[30]的适应证包括与重复输尿管相关的高级别反流、预防用药后仍突破性感染、进展性肾瘢痕和肾功能受损。

上极或下极输尿管反流伴肾功能受损的患者行部分肾输尿管切除术，若整个重复肾均受累则需行肾输尿管切除术。近年来，腹腔镜下半肾切除术在儿科患者中的应用开始受到重视[31-34]。经腹和后腹膜腔镜技术已被用于婴幼儿半肾切除。在技术上，经腹入路进行半肾切除较为简单，并在完整切除输尿

管上存在优势。虽然后腹膜入路在技术上更具挑战性，但可直接暴露肾脏，对肾脏和周围组织的游离程度极小，从而减少腹膜内器官损伤和术后粘连的风险。

下极肾反流只出现在完全性重复输尿管，Ahmed, Boucout[29], Bivens 和 Palken[35] 表示在对侧肾脏无异常、有膀胱手术病史、膀胱壁异常增厚的情况下，建议行同侧输尿管输尿管吻合术，此操作并发症更少，住院时间更短，术后不需要尿管引流膀胱。由于不存在输尿管口反流和黏膜下隧道等干扰，因此不存在反流的风险。手术通过耻骨上切口或腹膜外髂窝切口进行。对于与 VUR 相关的完全性重复输尿管、梗阻性输尿管口囊肿和异位输尿管，可以使用输尿管输尿管吻合术，也可以使用腹腔镜手术 [36-37]。输尿管大小的明显差异并不影响该术式。另一种手术方法是输尿管再植。只有反流输尿管在被妥善分离的情况下才可以进行。对于两根输尿管均反流以及反流输尿管不能妥善分开的患者，需进行输尿管共鞘再植。Ellsworth 等 [38] 报道了 54 例输尿管反流患儿的共鞘再植的 10 年的经验，其中共鞘再植术的成功率为 98%，死亡率极低。近年来，采用 Lich-Gregoir 术式的经腹入路腹腔镜膀胱外输尿管再植术治疗重复肾伴反流得到了发展 [39]。此外，机器人辅助腹腔镜手术在输尿管再植术和半肾切除术中的应用逐渐增加 [40-41]。所有腹腔镜手术均顺利完成，所有患儿反流均得到治愈。

在不完全性重复输尿管病例中，若输尿管在近端融合，则选择输尿管远端共鞘再植术，若两根输尿管连接处靠近膀胱，则切除共有部分，后两根输尿管分别行再植术或行输尿管输尿管吻合术。然而，当肾功能差时，就需要行肾输尿管切除术，以避免憩室样的缺损。

微创内镜治疗 VUR 已成为一种替代长期抗生素预防和手术治疗的方法。内镜下注射 Deflux® 技术可以有效治疗完全性或不完全性重复输尿管伴高级别反流 [28,42-43]。内镜下注射 Deflux® 技术简单直接。对于不完全性重

复输尿管，其技术与无重复的尿路系统相同。所有适用于婴幼儿的膀胱镜均可用于此手术。可使用一次性 Puri 柔性导管（STORZ）或金属钢针注射。在导管上附着一个含有 1mL 的 Deflux® 的注射器。在膀胱镜直视下，在病变输尿管开口 6 点钟位置，将针头置于开口下方膀胱黏膜 2~3mm 处。对于输尿管口较宽的Ⅳ级和Ⅴ级反流患儿，不应将针直接插入受累输尿管开口下方。针在黏膜下推进约 4~5mm，开始缓慢注射。当注射 Deflux® 时，输尿管底部黏膜下出现隆起。于正确的位置注射会在顶部形成一个乳头，为裂隙状或倒月牙形的开口（图 103.4 和图 103.5）。

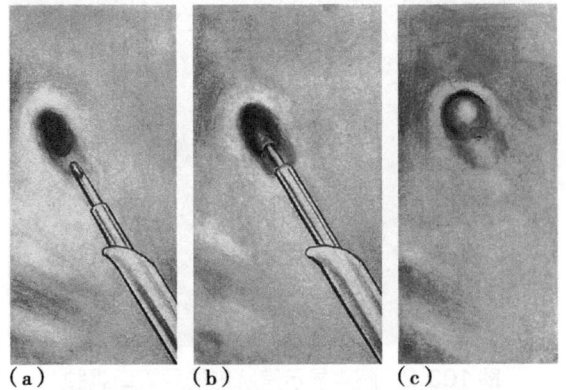

图 103.4　不完全性重复肾重复输尿管中输尿管黏膜下注射技术。（a）进针点。（b）正在注射。（c）注射结束后形成的裂隙状开口

对于完全性重复输尿管的病例，则在输尿管下口以下 2~3mm 处，6 点钟方向进针，整个针的长度（8mm）在两个输尿管的远端。术中慢慢抽针，直到看到一个"火山口"样的隆起，两个输尿管口呈狭缝状（图 103.6）。患者按日间手术流程，出院后 6~12 周行排尿期膀胱尿道造影和超声检查。

肾盂输尿管连接部梗阻

重复肾的梗阻通常位于下极肾 [34-38]。上极肾出现肾盂输尿管连接部梗阻较为罕见（图 103.7）。对于低位分叉的重复输尿管和长段输尿管的患者，标准的肾盂成形术是安全

的。如果下极输尿管段短，可能需要行下极肾盂与上极输尿管端端吻合，以消除下极的短输尿管。另一种方法是保留较短的下极输尿管，并形成较宽的吻合口。在不完全性重复输尿管患者中，可在输尿管前壁作纵切横缝来增宽上下极输尿管的连接处。如果梗阻段已无功能，则需行半肾切除及输尿管切除至分叉水平，以避免输尿管残端出现反流[44]。

输尿管口囊肿的处理很复杂[45-47]。由于不同的类型，手术重建方法不同，因此需要将输尿管口囊肿分为膀胱内和膀胱外。如肾功能良好，可尝试内镜下切开输尿管口囊肿。该术式的优势在于处理直接，特别是对于有脓毒症的婴儿。可以通过简单的输尿管口囊肿穿刺而不是内镜下切开来解决梗阻。内镜穿刺后，输尿管口囊肿的反流率可以忽略不计。我们在所有的患儿中用一根 3F 输尿管导管来进行内镜穿刺。为了避免再次梗阻和形成足够的穿刺后皮瓣来组成瓣膜抗反流机

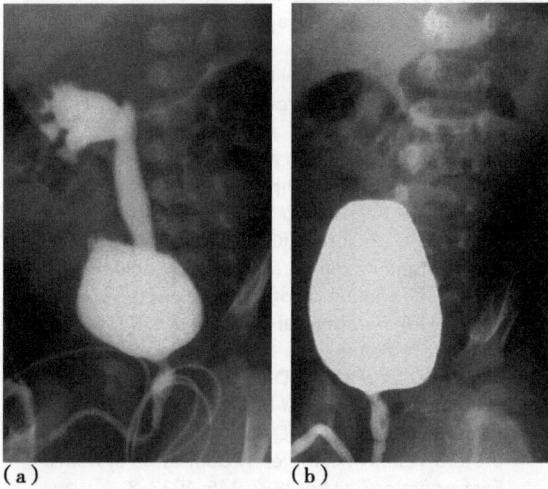

（a） （b）

图 103.5 （a）一个 8 周大的男孩的排尿期膀胱尿道造影显示Ⅳ级膀胱输尿管反流，并进入重复肾的下极肾。（b）同一患儿在内镜下纠正反流后的排尿期膀胱尿道造影

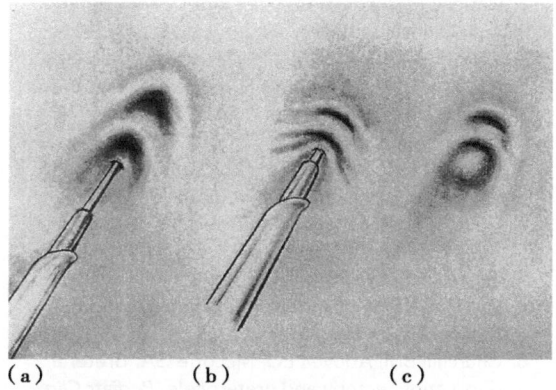

（a） （b） （c）

图 103.6 完全性重复肾重复输尿管中输尿管黏膜下注射技术。（a）进针点。（b）正在注射。（c）完成注射后的裂隙状开口

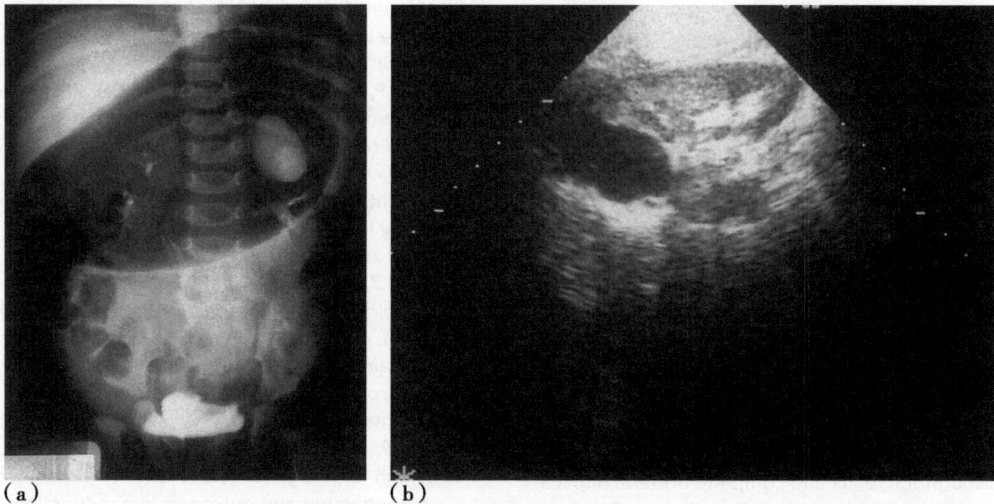

（a） （b）

图 103.7 （a）双侧重复肾重复输尿管。尿路造影显示由肾盂输尿管连接部梗阻导致左侧上极肾梗阻。（b）对同一患者的左侧肾脏冠状面进行纵向超声图像扫描，显示上极肾肾盂输尿管连接部梗阻和正常的下极肾

制，穿刺孔应足够高且在输尿管口囊肿侧方。如果内镜穿刺后出现反流，常是低度，并不需要治疗。如果孩子出现突破性感染或严重的反流，使用内镜很容易纠正。

（韦佳 译 唐达星 审校）

参考文献

1. Privett JTJ, Jeans WD, Roylance J. The incidence and importance of renal duplication. *Clin Radiol* 1976; 27: 521–30.

2. Nordmarck B. Double formations of the pelvis of the kidney and ureters: Embryology, occurrence and clinical significance. *Ann Rad* 1948; 30: 276.

3. Nation FF. Duplication of the kidney and ureter: A statistical study of two hundred thirty new cases. *J Urol* 1944; 51: 456–65.

4. Atwell JD, Cook PL, Howell CJ. Familial incidence of bifid and double ureters. *Arch Dis Child* 1974; 49: 390–3.

5. Hartman GW, Hodson CJ. The duplex kidney and related abnormalities. *Clin Radiol* 1969; 20: 387.

6. Decter RN. Renal duplication and fusion anomalies. *Pediatr Clin N Am* 1997; 44: 1323.

7. Fernbach SK, Feinstein KA, Spencer K, Lindstrom CA. Ureteral duplication and its complications. *Radiographics* 1997; 17: 109.

8. Churchill BM, Abovea EO, McLorie GA. Ureteral duplication, ectopy and ureterocele. *Pediatr Clin N Am* 1987; 34: 1273–89.

9. Mayer R. Development of the ureter in the human embryo: A mechanistic consideration. *Anat Rec* 1946; 96: 355.

10. Weigert C. Uebeteinige bildunsfetster der Ureteren. *Virch Arch* 1877; 70: 490.

11. Stephens FO. *Congenital Malformations of the Urinary Tract*. New York: Prager, 1983: 186–363.

12. Glassberg KI, Braren V, Duckett JW. Suggested terminology for duplex systems, ectopic ureters and ureteroceles. Report of the Committee on Terminology, Nomenclature and Classification. American Academy of Pediatrics. *J Urol* 1986; 132: 1153–5.

13. Gosalbes R Jr, Gosalbes R, Piro C et al. Ureteral triplication and ureterocoele. Report of three cases and review of the literature. *J Urol* 1991; 145: 105–8.

14. Luque Mialdea R, DeThomas E, Aprojo F et al. Ureteral triplication: Double extravesical ureteral ectopic. *J Urol* 1991; 145: 109–11.

15. Soderahl DW, Shivaki LW, Sabamber DT. Bilateral ureteral quadruplication. *J Urol* 1976; 116: 255.

16. Afshar K, Papanikolaou F, Malek R et al. Vesicoureteral reflux and complete ureteral duplication, conservative or surgical management? *J Urol* 2005; 173: 1725–7.

17. Bisset GS 3rd, Strife JL. The duplex collecting system in girls with urinary tract infection: Prevalence and significance. *AJR Am J Roentgenol* 1987; 148: 497.

18. Siomou E, Papadpoulou F, Kollios KD et al. Duplex collecting system diagnosed during the first 6 tears of life after a first urinary tract infection: A study of 63 children *J Urol* 2006; 175: 678–82.

19. Whitaker J, Banks DM. A study of the inheritance of duplication of the kidneys and ureters. *J Urol* 1966; 95: 176.

20. Hunziker M, Mohanan N, Menezes M et al. Prevalence of duplex collecting systems in familial vesicoureteral reflux. *Pediatr Surg Int* 2010; 26: 115–7.

21. Bronshtein M, Yoffe N, Brandes JM et al. First and early second trimester diagnosis of fetal urinary tract anomalies using transvaginal sonography. *Prenat Diag* 1990; 10: 653–66.

22. Dalla Palma L, Bazzocchi M, Cressa C et al. Radiological anatomy of the kidney revisited. *Br J Radiol* 1990; 63: 680–90.

23. Fernbach SK, Feinstein KA, Spencer K et al. Ureteral duplication and its complications. *Radiographics* 1997; 17(1): 109–27.

24. Pattaras JG, Rushton HG, Majd M. The role of 99mtechnetium dimercapto-succinic acid renal scan in the evaluation of the occult ectopic ureters in girls with paradoxical incontinence. *J Urol* 1999; 162(3 Pt 1): 821–5.

25. Lee PH, Diamond DA, Duffy P et al. Duplex reflux: A study of 105 children. *J Urol* 1991; 146: 657–9.

26. Hausmann DA, Allen TD. Resolution of vesicoureteral reflux in completely duplicated systems: Fact or fiction? *J Urol* 1991; 145: 1022–3.

27. Ben-Ami T, Gayer G, Hertz M et al. The natural history of reflux in the lower pole of duplicating collecting systems: A controlled study. *Pediatr Radiol* 1989; 19: 308–10.

28. Amar AD, Chabra K. Reflux in duplicated ureters. *J Pediatr Surg* 1970; 5: 419–30.

29. Ahmed S, Boucout HA. Vesicoureteral reflux in complete ureteral duplication: Surgical options. *J Urol* 1988; 140: 1092–4.

30. Puri P, Mohanan NU, Menezes M et al. Endoscopic treatment of moderate and high grade vesicoureteral reflux in infants using dextranomer/hyaluronic acid. *J Urol* 2007; 178: 1714–6.

31. Mushtaq I, Haleblian G. Laparoscopic heminephrectomy in infants and children: First 54 cases. *J Pediatr Urol* 2007; 3(2): 100–3.

32. Gao Z, Wu J, Lin C et al. Transperitoneal laparoscopic heminephrectomy in duplex kidney: Our initial experience. *Urology* 2011; 77(1): 231–6.

33. Leclair MD, Vidal I, Suply E et al. Retroperitoneal laparoscopic heminephrectomy in duplex kidney in infants and children: A 15-year experience. *Eur Urol* 2009; 56(2): 385–9.

34. Singh RR, Wagener S, Chandran H. Laparoscopic management and outcomes in non-functioning moieties of duplex kidneys in children. *J Pediatr Urol* 2010; 6(1): 66–9.

35. Bivens A, Palken M. Ureteroureterostomy for reflux

in duplex systems. *J Urol* 1971; 106: 290.

36. Lashley DB, McAleer IM, Kaplan GW. Ipsilateral ureteroureterostomy for the treatment of vesicoureteral reflux or obstruction associated with complete ureteral duplication. *J Urol* 2001; 165: 552–4.

37. Corbett ST, Burris MB, Hemdon CD. Pediatric robot-assisted laparoscopic ipsilateral ureteroureterostomy in a duplicated collecting system. *J Pedatr Urol* 2013; 1239.e1–2.

38. Ellsworth PI, Lim DJ, Walker RD et al. Common sheath reimplantation yields excellent results in the treatment of vesicoureteral reflux in duplicated collecting system. *J Urol* 1996; 155(4): 1407–9.

39. Lopez M, Melo C, Francois M et al. Laparoscopic extravesical transperitoneal approach following the lich-gregoir procedure in refluxing duplicated collecting systems: Initial experience. *J Laparoendosc Adv Surg Tech A* 2011, 21: 165–9.

40. Hayashi Y, Mizuno K, Kurokawa S et al. Extravesical robot-assisted laparoscopic ureteral re-implantation for vesicoureteral reflux: Initial experience in Japan with the ureteral advancement technique. *Int J Urol* 2014; 10: 1016–21.

41. Tostivint V, Doumerc N, Roumiguie M et al. Laparoscopic robot-assisted partial nephrectomy with total uretectomy in symptomatic complete duplicated system: Advantages of transperitoneal approach. *Prog Urol* 2014; 12: 738–43.

42. Bayne AP, Roth DR. Dextranomer/Hyaluronic injection for the management of vesicoureteric reflux in complete ureteral duplication: Should age and gender be factors in decision making? *J Endourol* 2010; 24(6): 1013–6.

43. Hensle TW, Reiley EA, Ritch C et al. The clinical utility and safety of the endoscopic treatment of vesicoureteral reflux in patients with duplex ureters. *J Pediatr Urol* 2010; 6(1): 15–22.

44. Fernbach SK, Zawin JK, Lebowitz RL. Complete duplication of the ureter with uteropelvic junction obstruction of the lower pole of the kidney: Imaging findings. *Am J Roentgenol* 1995; 164: 701–4.

45. Monofort G, Guys JM, Roth CK et al. Surgical management of duplex ureters. *J Pediatr Surg* 1992; 27: 634–8.

46. Chertin B, Fridmans A, Hadas-Halpren I et al. Endoscopic puncture of ureterocele as a minimally invasive and effective long-term procedure in children. *Eur Urol* 2001; 39: 332–6.

47. Coplen DE, Barthold JS. Controversies in the management of ectopic ureteroceles. *Urology* 2000; 56: 665–8.

膀胱输尿管反流

Prem Puri　Manuela Hunziker

引言

原发性膀胱输尿管反流（vesicoureteral reflux, VUR），即尿液从膀胱逆行流入上尿路，是儿童最常见的泌尿系统异常。VUR 在儿童中的发病率为 1%~2%，在尿路感染（urinary tract infection, UTI）的儿童中占 30%~50%[1-2]。VUR，UTI 和肾损伤的关系已经众所周知。Marra 等 [3] 对意大利儿童慢性肾衰竭数据库中的 Italkid 项目进行研究，分析高级别 VUR 慢性肾衰竭儿童的数据，发现 VUR 占所有慢性肾衰竭儿童的 26%。VUR 的肾实质损伤发生较早，多数患者在 3 岁前发生，其中年幼婴儿的肾脏更容易受到损伤。多数 VUR 在初步评估 UTI 时便发现已经存在肾瘢痕。治疗 VUR 患儿的主要目标之一是预防发热性 UTI 的复发，并尽可能减少肾脏损伤和长期肾脏损害。

VUR 具有遗传性和家族性特点，一些研究表明 VUR 患儿的兄弟姐妹比一般儿童人群有更高的反流发生率。据报道，VUR 患儿的兄弟姐妹中患病率为 27%~51%，而先前诊断为 VUR 的父母，其子女患病率为 66%[4-8]。然而，由于 VUR 可随年龄增长而自行消退，因此很难确定家庭成员中的确切患病率。显而易见的是，VUR 的家族聚集性必然有遗传基础，但目前还没有发现 VUR 的单一主基因位点或基因，并且大多数研究者认为 VUR 具有遗传异质性[9]。

病因学

胚胎的尿路发育始于输尿管芽的形成，而输尿管芽来源于中肾管。输尿管芽和后肾间质的相互作用刺激输尿管芽的生长，导致输尿管形成与分支以变为集合系统。输尿管芽和后肾间质的信号传导刺激后肾间质形成肾脏。新生输尿管与泌尿生殖窦之间的中肾管部分发生凋亡。发育中的输尿管的游离端植入膀胱壁，形成膀胱输尿管瓣膜[9]。

输尿管膀胱交界处（ureterovesical junction, UVJ）有瓣膜的作用，在排尿或膀胱收缩时关闭。UVJ 的结构和功能使尿液间歇性通过，并防止其回流到输尿管。VUR 患者的主要缺陷与 UVJ 的畸形有关，部分原因是先天性输尿管开口的外侧异位，导致黏膜下输尿管段缩短，从而导致尿液逆行流入输尿管或肾脏。由于 VUR 主要包含输尿管及输尿管口的异常，故有学者认为输尿管芽从中肾管分叉出来的时间及位置可能与 VUR 有关。许多基因参与了输尿管芽萌出和随后的尿路和肾脏发育。原发性 VUR 可能是由于控制这些过程的一个或多个发育基因突变。

肾瘢痕形成的机制

VUR 和肾瘢痕之间的关联现在已被广泛认可。瘢痕形成与反流的严重程度直接相关。Belman 和 Skoog[10] 评估了 804 例反流肾脏中的肾瘢痕，发现的肾瘢痕患儿中 Ⅰ 级反流有 5%，Ⅱ 级反流占 6%，Ⅲ 级反流占 17%，而 Ⅳ 级反流和 Ⅴ 级反流各占 25% 和 50%。

反流产生肾瘢痕的机制尚不清楚。肾实质损害可能是先天性的或后天性的。先天性反流性肾病的原因是胚胎发育异常并继发肾发育不良，多见于高级别 VUR 的男婴。先天性肾发育不良患儿并发 UTI 可导致肾实质损伤进展。实验和临床研究均表明，与 VUR 相关的获得性肾瘢痕是由细菌感染肾实质引起的急性炎症反应的结果[11]。众所周知，肾盂肾炎发作后，高级别 VUR 患儿出现肾瘢痕的风险增加，这一风险将影响到高达 89% 的 IV 级和 V 级 VUR 患儿[12]。反流性肾病是引起高血压和终末期肾病的重要原因[13]。

二巯基丁二酸（dimercaptosuccinic acid, DMSA）扫描能连续评估瘢痕的演变，即从急性炎症期的血流减少区域到瘢痕完全形成的肾实质缺陷。然而，只有一半的急性肾盂肾炎患者会有这样的瘢痕。一部分病例中急性炎症过程转化为瘢痕，而在另一部分病例中则没有，其中的机制尚不清楚。形成瘢痕的因素包括将微生物带入肾组织压力的大小，微生物本身固有的毒性，以及宿主的防御机制。此外，一些与 VUR 相关的严重的肾损伤在出生时便会出现。因为当时的肾脏损伤不可能由感染导致，所以这种损伤被认为是发育性的，但其病理生理机制尚不完全清楚。

肾瘢痕形成有三种可能的机制：①菌尿反流造成肾间质炎症和损伤；②无菌性的重度反流，通过机械或免疫机制损伤肾脏；③胚胎发育不良并继发肾发育不良。后一组患者在出生后也可能出现 UTI，从而导致肾实质广泛性损害。众所周知，在前两组肾脏实质损害中，有必要在损害发生之前尽早发现反流。在第三组中，先天性损伤目前无法预防。然而，在这些患者中，应早期发现反流，防止发生 UTI，并避免可能进展的肾脏实质损害。

诊断

产前诊断反流

产前超声检查的普及导致无症状性泌尿系统疾病的婴儿发现率急剧增加，使医师能在 UTI 的破坏性后果发生前进行治疗。产前超声检查发现胎儿异常的概率约为 1%，20%~30% 涉及泌尿系统[14]。目前为止最常见的异常是肾积水，占所发现泌尿系统异常的 90% 以上。基本的诊断包括肾盂输尿管连接部梗阻、膀胱输尿管交界处梗阻、后尿道瓣膜和 VUR。虽然产前肾积水通常被认为是一种梗阻性病变，但 VUR 并不是罕见原因。在被诊断为产前肾积水的儿童中，VUR 占其中的 10%~20%[15]。Skoog 等[16] 发表了 VUR 患儿兄弟姐妹和新生儿/婴儿产前肾积水的筛查指南。他们报道表明在产前肾积水的筛查人群中 VUR 患病率为 16.2%。基于对文献的回顾和专家小组的一致意见，建议对超声检查中高级别肾积水、输尿管积水、超声异常的膀胱或观察期发现 UTI 的婴儿行排尿期膀胱尿道造影（voiding cystourethrography, VCUG）。

产前诊断膀胱输尿管反流的自然病史

产前诊断为肾积水的婴儿绝大多数为男性。据报道，在不同的系列研究中，男性的占比优势从 2:1 到 5:1 不等[17-18]。这与一直报道的在儿童后期的女性占比优势形成了鲜明的对比。认识到性别间的计算比例取决于计算的方法这一点同样重要。UTI 在女性中更为常见，因此，在筛查有 UTI 症状的儿童时发现 VUR 并不奇怪，诊断为 VUR 的女孩比男孩多。然而，产前超声检查发现产前肾积水的病例中 80% 为男孩，这些患者往往伴有高级别 VUR 相关性肾损害[19]，且大约三分之二的病例是双侧反流。产前诊断的 VUR 往往是高级别的[17-18]。

据报道，男孩更易受到 UTI 的影响，尤其是在出生后的 6 个月，在这一阶段，不同的因素起着重要的作用[20]。宿主因素（例如包皮内的非角化上皮）为尿路病原体创造了一个潮湿的空间，并促成了宿主和细菌之间的第一次接触。一旦包皮被细菌定植，细菌就会上行到尿道，引起膀胱炎或肾盂肾炎。Rushton 和 Majd[20] 表明，在 6 个月以下患发热性 UTI 的婴儿中，男性占明显优势，其中未割包皮的男婴比例高。Cascio 等 [21] 的研究显示，尽管使用了预防性的抗生素，但 48% 未行包皮环切术的 VUR 婴儿中的尿路病原体仍在单纯生长。

Skoog 等 [16] 的一项荟萃分析研究对产前检测到肾积水的婴儿筛查确诊 VUR，结果显示 VUR 与肾损害明显相关。肾脏异常的发生率在 I 级至 III 级反流为 6.2%，IV 级至 V 级反流中为 47.9%。

Yeung 等 [19] 研究了 155 例产前肾积水和产后诊断为 VUR 的婴儿。他们观察了 135 例（101 例男性和 34 例女性）没有 UTI 病史的婴儿，其中 42% 的患儿发生肾脏实质损害。此外，Nguyen 等 [22] 报告了无菌高级别反流患儿出现肾实质畸形，其中男性占 65%。到 2 岁时，产前诊断的高级别 VUR（IV 级或 V 级）的缓解率约为 20%[14]。然而，大约 25% 的男孩尽管有使用抗感染药物预防，未经手术治疗，仍然在 2 岁时就出现了 UTI。

早期发现发热性 UTI 对不能通过语言表达下尿路症状的婴儿至关重要。在发热性 UTI 出现之前，推荐通过筛查高风险婴儿来检测 VUR，但其结果仍不清楚。

临床表现

尽早诊断 VUR 很重要，最好是在婴儿期确诊。许多临床表现可以怀疑 VUR 的可能。随着产前超声检查的普及，出生前被怀疑的婴儿，应该在出生后的第一个月内进行检查。尿流差的婴儿，如后尿道瓣膜或脊柱裂的婴儿，会有较高的 VUR 发生率，而高级别 VUR 患者的一级亲属也需要进行筛查。

大多数患儿的 VUR 是在临床检查出 UTI 后被发现。发热性 UTI 患儿 VUR 的发生率为 30%~50%，男性患儿 VUR 的发生率更高。Cascio 等 [23] 发现因 UTI 首次住院的 57 例新生儿中，33% 发现 VUR。双侧 VUR 16 例，单侧 VUR 3 例，高级别 VUR 占 91%。

影像学检查

超声

任何怀疑 VUR 的婴儿都需要进行超声检查。膀胱和下段输尿管可通过实时检查每侧输尿管膀胱交界处的扩张、形态、蠕动和与膀胱基底部的连续性来评估。VUR 可表现为肾盂扩张，输尿管上段或下段扩张，肾脏大小不等，皮质减少或回声增强（图 104.1）。超声诊断 VUR 的灵敏度或特异度不足 [8,24-25]。VUR 的间歇性和动态特性可能导致常规肾脏超声在检测更严重的反流中的灵敏度降低。

Phan 等 [15] 报告了在产前诊断为肾积水的婴儿中 VUR 的患病率为 15%，其中许多人的产后超声检查正常或产后轻度肾盂扩张。他们得出结论，VCUG 是检测产后 VUR 的唯一可靠方法。

排尿期膀胱尿道造影

VUR 是一个动态过程。膀胱充盈期和排尿期都必须检查，因此必须导尿。VCUG 仍然是检测 VUR 的金标准（图 104.2）。尽管检查过程令患儿不适，但它的假阴性率很低，并能提供精确的解剖细节，提供 VUR 分级依据（图 104.3）。它通常和超声一样为一线检查。

一些研究者使用核素膀胱尿道造影术诊断 VUR。这可以直接或间接使用锝标记的二乙烯三胺五乙酸（DTPA）。直接核素膀胱尿道造影术是将 DTPA 通过导尿管或耻骨上穿刺注射注入膀胱，在膀胱充盈和排尿过程中通过显示器观察输尿管和肾脏。间接核素膀胱尿道造影中，DTPA 通过静脉注入患儿体内。膀胱充盈后，患者被指示去排空膀胱，通过输尿管和肾脏排空的时间来评估 VUR 的存在。间接核素膀胱造影术需要患者的配合，因此对婴儿没有价值。核素膀胱尿道造影术的主要缺点是不能提供解剖学细节，VUR 不能按照国际标准分级。

根据国际分类，VUR 分为五个等级。

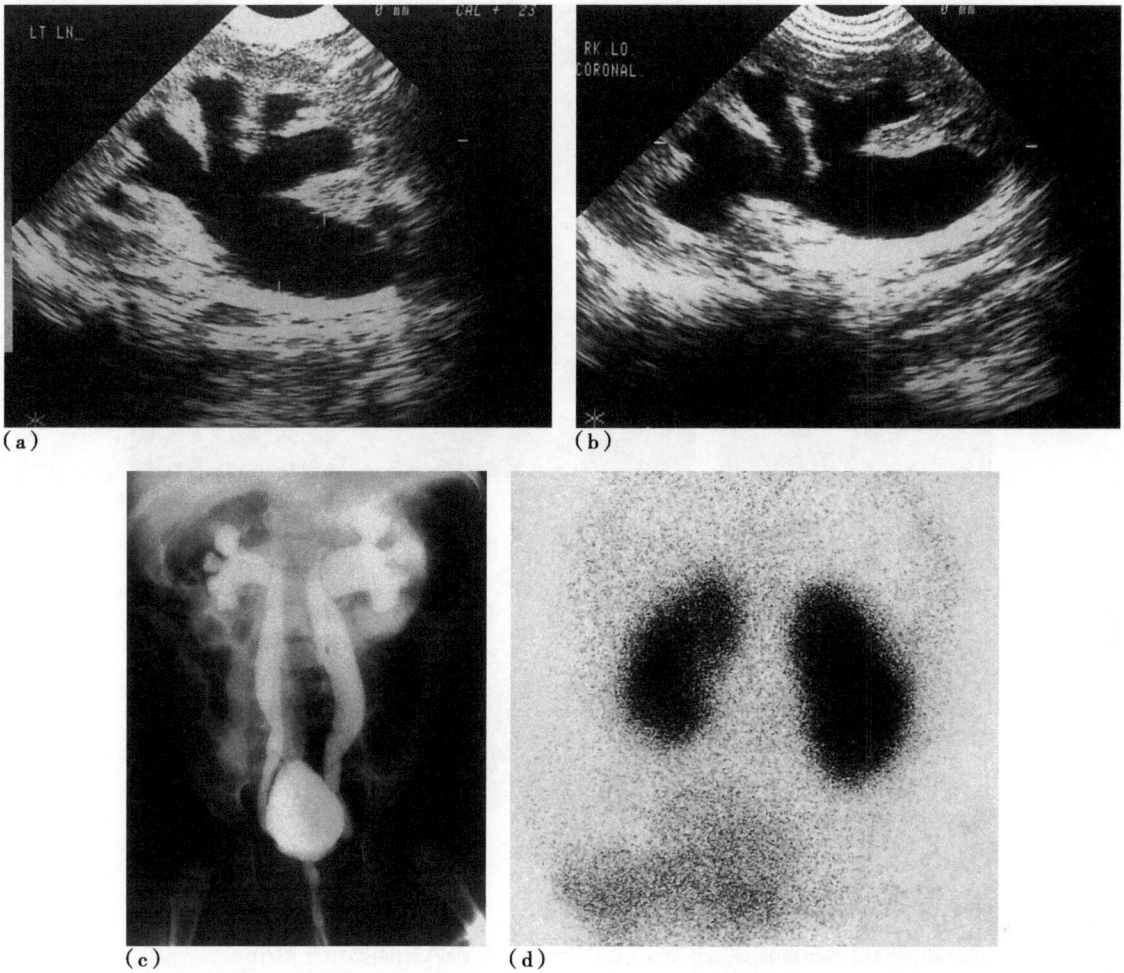

图 104.1 （a,b）超声显示 1 例 6 周龄婴儿双侧肾积水。（c）同一婴儿排尿期膀胱尿道造影显示双侧高级别膀胱输尿管反流。注意左侧肾内反流。（d）DMSA 扫描显示左肾瘢痕显著,特别是在肾上下极

- Ⅰ级,仅反流至输尿管。
- Ⅱ级,反流至输尿管,肾盂和肾盏,肾盂肾盏无扩张,肾盏穹隆形状正常。
- Ⅲ级,输尿管轻度扩张和 / 或扭曲,肾盂轻度扩张,肾盏穹隆轻度变钝。
- Ⅳ级,输尿管中度扩张和 / 或扭曲,肾盂和肾盏中度扩张,肾盏穹隆的锐角完全消失,但保留大部分穹隆的乳头印。
- Ⅴ级,肾盂及肾盏明显扩张(图 104.4)。

DMSA 扫描

DMSA 是检测肾瘢痕最敏感的技术。当急性泌尿道感染时,DMSA 扫描诊断急性肾

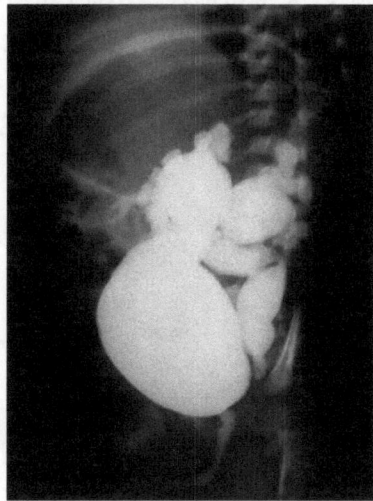

图 104.2 4 周龄男婴双侧Ⅴ级膀胱输尿管反流。注意正常尿道和膀胱壁

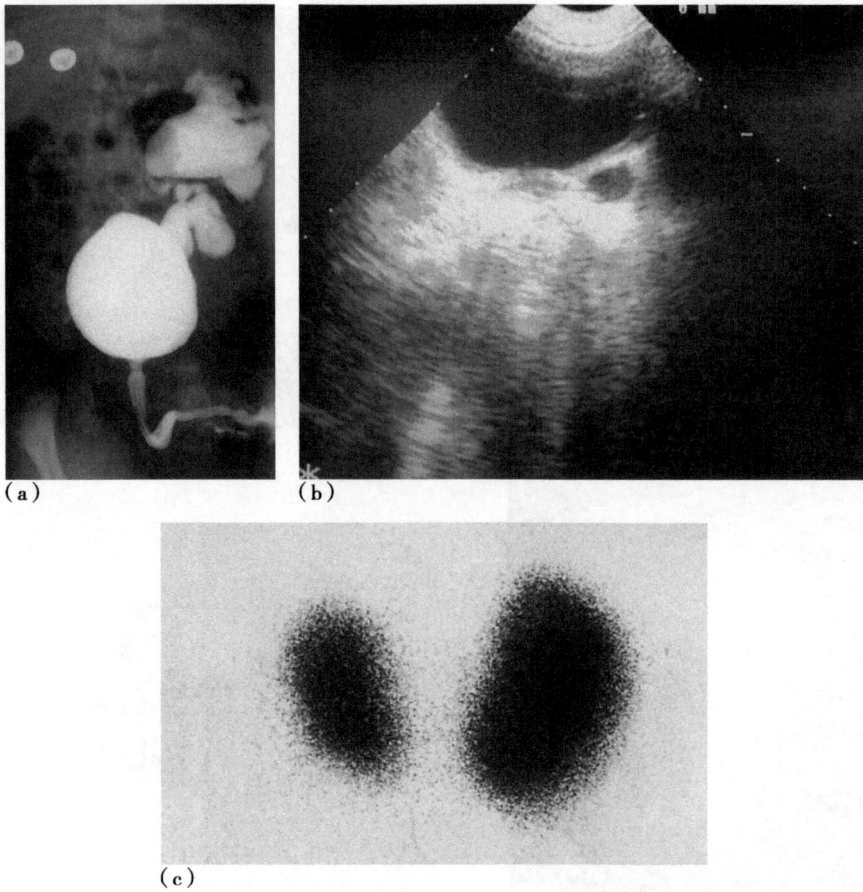

图 104.3 （a）男婴左膀胱输尿管反流为 V 级。（b）同一患者的超声检查。全膀胱横断面扫描显示左侧输尿管扩张。（c）同一患者 DMSA 扫描显示左肾小

盂肾炎最为可靠。DMSA 扫描正常 [26-27] 排除了高级别 VUR 的可能性。然而，也有报告提到，DMSA 闪烁成像在婴儿首次发热性 UTI 后显示 VUR 的能力有限 [25,28]。当 DMSA 扫描结果与肾脏超声检查结果相结合时也是这样。

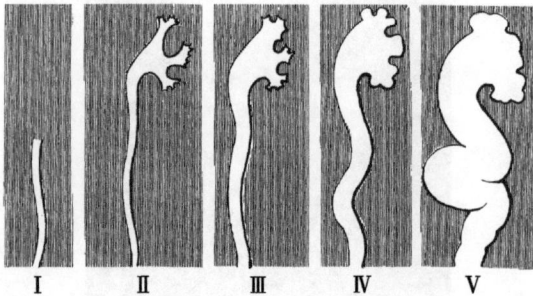

图 104.4 膀胱输尿管反流的国际分类标准（Ⅰ级至 V 级）

检查的时机

在过去的几年里，VUR 的诊治已经从仅仅预防肾瘢痕变成了改善生活质量，减少感染和不必要的诊断试验 [29]。新的国际指南反映了对 VUR 认识的变化，并尝试建立临床诊治的流程 [29]，但目前尚未达成统一的意见。排泄性膀胱尿道造影（micturating cystoure-throgram，MCUG）曾作为一项评估 UTI 患儿的方法而被纳入所有指南 [31]。到目前为止，它仍然是诊断 VUR 的金标准，但大多数指南并不推荐 MCUG 作为常规检查手段，仅限于情况适合的病例。美国儿科学会的指南不提倡在第一次 UTI 后进行常规的 MCUG 检查，而肾脏和膀胱超声显示肾积水、瘢痕或其他病理表现才是进行 MCUG 的指征 [32]。所

有 2~24 月龄的反复发热性 UTI 患者均应行 MCUG 检查。美国国家卫生与临床优化研究所的指南不推荐 MCUG 常规应用于复发性 UTI 的儿童；MCUG 只用于特殊情况。欧洲泌尿外科学会的指南推荐了一种更积极主动的早期检测 VUR 的方法，2 岁前曾经出现发热性 UTI 的患儿需要行 MCUG[33]。然而，大多数指南推荐常规使用 DMSA 扫描来评估反复发作的 UTI[30]。

治疗

治疗 VUR 患儿的目标是防止复发性发热性 UTI，防止肾脏损伤，尽量降低治疗和随访中的发病率。

VUR 的诊治一直存在争议。目前可供选择的治疗 VUR 的方法：①长期的抗生素预防；②开放性手术治疗；③观察或间歇性治疗膀胱功能障碍，并在发生 UTI 时治疗；④微创内镜治疗。

医疗管理策略

这一策略基于三个重要的假设：①无菌 VUR 在大多数情况下对肾脏无害，对肾功能无相关影响。②VUR 患儿的症状可以消退，至少是在低级别反流的患儿中。③当 VUR 存在时，使用持续低剂量的预防性抗生素可以预防感染多年。

患者需要每天服用低剂量的抗生素，每年进行超声和 VCUG 检查，以评估反流是否得到解决。

持续的预防性抗生素治疗依赖于患者的依从性，存在细菌耐药性的风险且伴有突发的 UTI 的潜在风险。文献报道，抗生素治疗依从性较差。有学者对 11 000 例诊断为 VUR 的 11 岁以下儿童进行了回顾性研究，其中 76% 的 VUR 患者开始接受抗生素预防治疗。其中只有 17% 的 VUR 患者对治疗有依从性。在接受预防性治疗的患者中，58% 的患者在治疗一年内被诊断为 UTI[34]。此外，一些大型的前瞻性随机对照试验表明，在减少发热性 UTI 或肾瘢痕发生率方面，药物治疗几乎没有任何益处[35]。

VUR 自发性缓解与反流的初始级别成反比[36]。Ⅰ级和Ⅱ级 VUR 的缓解率分别为 80% 和 68%，但Ⅲ级反流的缓解率仅为 45%，而Ⅳ级/Ⅴ级反流的缓解率仅为 17%[37]。国际反流研究组在 10 年的随访中发现，患有Ⅲ级和Ⅳ级反流的儿童被随机分配到药物治疗组，58% 的患儿 5 年后仍有反流，27.5% 的患儿 10 年后仍存在反流[38]。

膀胱输尿管反流患儿随机干预临床试验是迄今为止最大的随机、安慰剂对照、双盲、多中心研究，该试验显示在预防性使用抗生素的 VUR 患儿中 UTI 复发的风险降低了 50%，然而，抗菌药物预防并没有减少肾瘢痕的风险[39-40]。

手术

开放性抗反流手术

开放性抗反流手术治疗一直是治疗 VUR 的"金标准"。然而，手术并非没有风险，对婴儿来说，它在技术上更具挑战性。大多数治疗反流的开放性手术均需打开膀胱以及对输尿管进行各种操作，如经膀胱再植（Politano-Leadbetter 手术）和跨膀胱三角区输尿管再植（Cohen 手术）。这些手术虽然有效，但涉及开腹手术和延长住院时间，即使在最好的情况下，也存在并发症。尽管开放性手术在Ⅱ级至Ⅳ级 VUR 中成功率为 92%~98%，但美国泌尿外科学会关于 VUR 的报告显示，在对Ⅴ级反流行输尿管再植后，19.3% 的病例仍持续存在 VUR[41]。该学会报道的 33 项研究中输尿管再植术后需要再次手术解除梗阻的发生率为 0.3%~9.1%。

腹腔镜下输尿管再植术

近年来，一些作者报道了腹腔镜下经膀胱外腹膜入路和经气膀胱入路输尿管再植的经验[42-44]。与开腹手术相比,该术式住院时间短,术后不适较少。此外,机器人辅助腹腔镜下膀胱外输尿管再植术已显示出与开放式输尿管再植术相似的成功率,且死亡率极低[45-47]。

内镜治疗膀胱输尿管反流

Puri 和 O'donnell[48] 在 1984 年成功地对仔猪进行了实验研究后,将内镜治疗的概念引入到 VUR 的微创治疗中。微创内镜技术治疗 VUR 已经成为长期抗生素预防和开放性手术治疗的一个有效的替代方案。

美国泌尿外科学会指南最近更新了儿童原发性 VUR 的治疗方案。他们将 131 篇文献中提取出 17 972 例患者的数据纳入分析。结果显示,开放性手术的成功率为 98.1%,内镜治疗一次注射的成功率为 83.0%。由于内镜治疗的高成功率,美国泌尿外科学会指南将内镜治疗纳入 VUR 的治疗方案。

与其他两种治疗方法相比,内镜治疗有以下优点。与长期的抗生素预防相比,它提供了针对反流的即时治疗,成功率高,且成功率不依赖于患者或父母的依从性,且该方案几乎没有副作用。长期使用抗生素意味着细菌耐药的风险提高和突破性 UTI 的发生,而抗生素通常需要使用数年。在 2001 年,Deflux 作为一种可接受的注射治疗 VUR 的增效物质,通过了美国食品药品管理局认证。从那时起,内镜治疗 VUR 在世界范围内变得越来越流行,而 Deflux 是使用最广泛的注射剂。

最近,瑞典的儿童反流临床试验招募了 1~2 岁的Ⅲ级至Ⅳ级 VUR 儿童进行前瞻性、开放、随机对照多中心研究。患儿分为 3 组,包括低剂量抗生素预防,内镜治疗和仅在发热性 UTI 时给予抗生素治疗的监测组。两年后,与预防组和监测组相比,内镜治疗组在自发缓解率或 VUR 级别下降方面效果最佳[49]。

内镜下注射 Deflux 技术简单而直接[50-51]。患者处于截石位。通过膀胱镜,检查膀胱壁、三角区、膀胱颈和两个输尿管口。所有适用于婴幼儿的膀胱镜均可用于此手术。注射前应排空膀胱,因为这有助于保持输尿管口平坦,而不是偏向外侧。一次性 Puri 柔性导管或刚性金属管均可用于注射。在注射导管上有一个 1mL 充满了 Deflux 的注射器。在膀胱镜直视下,于 6 点钟方向将针头插入病变的输尿管口下方 2~3mm 处的膀胱黏膜下(图 104.5)。对于有Ⅳ级和Ⅴ级反流且输尿管口较宽的儿童,不应直接将针头插入病变的输尿管口下方,应该将针在黏膜下推进约 4~5mm,再开始缓慢注射。当注射 Deflux 时,输尿管黏膜下端会出现一个隆起。大多数反流性输尿管需要 0.4~1.0mL Deflux 纠正反流。正确的注射会在乳头的顶部形成一个裂隙状或倒月牙形的开口。患者按日间流程,出院后 6~12 周行 VCUG 和超声检查。

2001 年至 2010 年,作者对 1 551 例中高

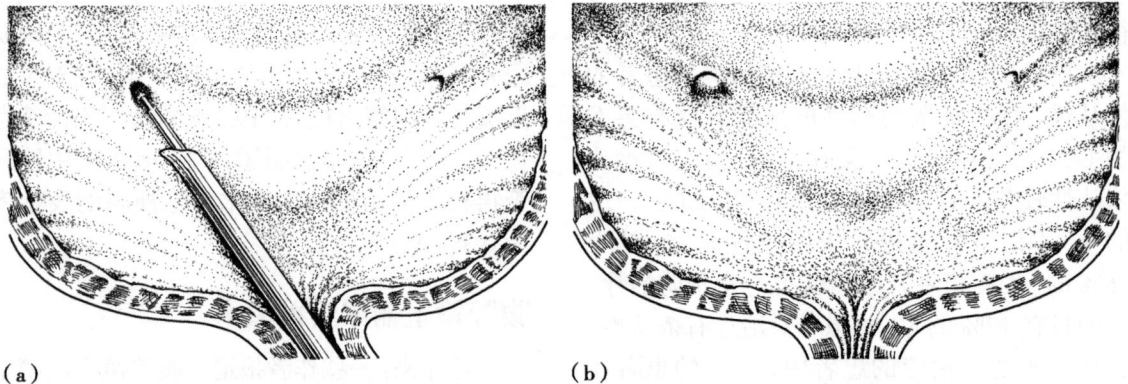

(a)   (b)

图 104.5 内镜下输尿管黏膜下注射技术。(a)置针部位。(b)注射完毕后输尿管口外观

级别 VUR 患儿行内镜下注射 Deflux 治疗。单侧 765 例，双侧 786 例。在接受 DMSA 扫描的 1 384 例患者中，369 例（26.7%）检测到肾瘢痕。将 2 341 侧反流分级为Ⅱ级 98 侧（4.2%）、Ⅲ级 1 340 侧（57.3%）、Ⅳ级 818 侧（34.9%）、Ⅴ级 85 侧（3.6%）。VUR 在第一次，第二次和第三次内镜下注射右旋糖酐 / 透明质酸（Dx/HA）后，VUR 消失的输尿管分别为 2 039 侧（87.1%），264 侧（11.3%）以及 38 侧（1.6%）。随访的 1 512 名患者中，69 人（4.6%）在平均随访 5.6 年期间出现发热性 UTI。本研究中所有患者均不需要进行输尿管再植术，也未出现明显并发症，这证实了这种耗时 15 分钟的门诊手术有效且安全地用于治疗中高级别的 VUR[52]。

内镜输尿管下注射 Deflux 术是治疗 VUR 效果极佳的一线治疗方法，一次注射治疗高级别反流的成功率为 87%。这种耗时 15 分钟的门诊手术有效且安全，并且可以在首次未成功的病例中重复操作。

（韦佳 译　唐达星 审校）

参考文献

1. Smellie JM, Barratt TM, Chantler C, Gordon I, Prescod NP, Ransley PG, Woolf AS. Medical versus surgical treatment in children with severe bilateral vesicoureteric reflux and bilateral nephropathy: A randomised trial. *Lancet* 2001; 357(9265): 1329–33.
2. Hoberman A, Charron M, Hickey RW, Baskin M, Kearney DH, Wald ER. Imaging studies after a first febrile urinary tract infection in young children. *N Engl J Med* 2003; 348(3): 195–202.
3. Marra G, Oppezzo C, Ardissino G, Dacco V, Testa S, Avolio L, Taioli E, Sereni F. Severe vesicoureteral reflux and chronic renal failure: A condition peculiar to male gender? Data from the ItalKid Project. *J Pediatr* 2004; 144(5): 677–81.
4. Noe HN. The long-term results of prospective sibling reflux screening. *J Urol* 1992; 148(5 Pt 2): 1739–42.
5. Wan J, Greenfield SP, Ng M, Zerin M, Ritchey ML, Bloom D. Sibling reflux: A dual center retrospective study. *J Urol* 1996; 156(2 Pt 2): 677–9.
6. Connolly LP, Treves ST, Connolly SA, Zurakowski D, Share JC, Bar-Sever Z, Mitchell KD, Bauer SB. Vesicoureteral reflux in children: Incidence and severity in siblings. *J Urol* 1997; 157(6): 2287–90.
7. Parekh DJ, Pope JCt, Adams MC, Brock JW 3rd. Outcome of sibling vesicoureteral reflux. *J Urol* 2002; 167(1): 283–4.
8. Noe HN, Wyatt RJ, Peeden JN, Jr., Rivas ML. The transmission of vesicoureteral reflux from parent to child. *J Urol* 1992; 148(6): 1869–71.
9. Puri P, Gosemann JH, Darlow J, Barton DE. Genetics of vesicoureteral reflux. *Nat Rev Urol* 2011; 8(10): 539–52.
10. Belman AB, Skoog SJ. Nonsurgical approach to the management of vesicoureteral reflux in children. *Pediatr Infect Dis J* 1989; 8(8): 556–9.
11. Peters C, Rushton HG. Vesicoureteral reflux associated renal damage: Congenital reflux nephropathy and acquired renal scarring. *J Urol* 2010; 184(1): 265–73.
12. Swerkersson S, Jodal U, Sixt R, Stokland E, Hansson S. Relationship among vesicoureteral reflux, urinary tract infection and renal damage in children. *J Urol* 2007; 178(2): 647–51; discussion 650–1.
13. Mattoo TK. Vesicoureteral reflux and reflux nephropathy. *Adv Chronic Kidney Dis* 2011; 18(5): 348–54.
14. Elder JS. Guidelines for consideration for surgical repair of vesicoureteral reflux. *Curr Opin Urol* 2000; 10(6): 579–85.
15. Phan V, Traubici J, Hershenfield B, Stephens D, Rosenblum ND, Geary DF. Vesicoureteral reflux in infants with isolated antenatal hydronephrosis. *Pediatr Nephrol* 2003; 18(12): 1224–8.
16. Skoog SJ, Peters CA, Arant BS, Jr., Copp HL, Elder JS, Hudson RG, Khoury AE, Lorenzo AJ, Pohl HG, Shapiro E, Snodgrass WT, Diaz M. Pediatric vesicoureteral reflux guidelines panel summary report: Clinical practice guidelines for screening siblings of children with vesicoureteral reflux and neonates/infants with prenatal hydronephrosis. *J Urol* 2010; 184(3): 1145–51.
17. Steele BT, Robitaille P, DeMaria J, Grignon A. Follow-up evaluation of prenatally recognized vesicoureteric reflux. *J Pediatr* 1989; 115(1): 95–6.
18. Blane CE, DiPietro MA, Zerin JM, Sedman AB, Bloom DA. Renal sonography is not a reliable screening examination for vesicoureteral reflux. *J Urol* 1993; 150(2 Pt 2): 752–5.
19. Yeung CK, Godley ML, Dhillon HK, Gordon I, Duffy PG, Ransley PG. The characteristics of primary vesico-ureteric reflux in male and female infants with pre-natal hydronephrosis. *Br J Urol* 1997; 80(2): 319–27.
20. Rushton HG, Majd M. Pyelonephritis in male infants: How important is the foreskin? *J Urol* 1992; 148(2 Pt 2): 733–6; discussion 737–8.
21. Cascio S, Colhoun E, Puri P. Bacterial colonization of the prepuce in boys with vesicoureteral reflux who receive antibiotic prophylaxis. *J Pediatr* 2001; 139(1): 160–2.
22. Nguyen HT, Bauer SB, Peters CA, Connolly LP, Gobet R, Borer JG, Barnewolt CE, Ephraim PL, Treves ST, Retik AB. 99m Technetium dimercaptosuccinic acid renal scintigraphy abnormalities in infants with sterile high grade vesicoureteral reflux.

J Urol 2000; 164(5): 1674-8; discussion 1678-9.

23. Cascio S, Chertin B, Yoneda A, Rolle U, Kelleher J, Puri P. Acute renal damage in infants after first urinary tract infection. *Pediatr Nephrol* 2002; 17(7): 503-5.

24. Venhola M, Huttunen NP, Renko M, Pokka T, Uhari M. Practice guidelines for imaging studies in children after the first urinary tract infection. *J Urol* 2010; 184(1): 325-8.

25. Fouzas S, Krikelli E, Vassilakos P, Gkentzi D, Papanastasiou DA, Salakos C. DMSA scan for revealing vesicoureteral reflux in young children with urinary tract infection. *Pediatrics* 2010; 126(3): e513-519.

26. Tseng MH, Lin WJ, Lo WT, Wang SR, Chu ML, Wang CC. Does a normal DMSA obviate the performance of voiding cystourethrography in evaluation of young children after their first urinary tract infection? *J Pediatr* 2007; 150(1): 96-9.

27. Preda I, Jodal U, Sixt R, Stokland E, Hansson S. Normal dimercaptosuccinic acid scintigraphy makes voiding cystourethrography unnecessary after urinary tract infection. *J Pediatr* 2007; 151(6): 581-4, 584 e581.

28. Siomou E, Giapros V, Fotopoulos A, Aasioti M, Papadopoulou F, Serbis A, Siamopoulou A, Andronikou S. Implications of 99mTc-DMSA scintigraphy performed during urinary tract infection in neonates. *Pediatrics* 2009; 124(3): 881-7.

29. Springer A, Subramaniam R. Relevance of current guidelines in the management of VUR. *Eur J Pediatr* 2014; 173(7): 835-43.

30. Awais M, Rehman A, Zaman MU, Nadeem N. Recurrent urinary tract infections in young children: Role of DMSA scintigraphy in detecting vesicoureteric reflux. *Pediatr Radiol* 2015; 45(1): 62-8.

31. Tullus K. Vesicoureteric reflux in children. *Lancet* 2015; 385(9965): 371-9.

32. Subcommittee on Urinary Tract Infection SCoQI, Management, Roberts KB. Urinary tract infection: Clinical practice guideline for the diagnosis and management of the initial UTI in febrile infants and children 2 to 24 months. *Pediatrics* 2011; 128(3): 595-610.

33. Stein R, Dogan HS, Hoebeke P, Kocvara R, Nijman RJ, Radmayr C, Tekgul S, European Association of U, European Society for Pediatric U. Urinary tract infections in children: EAU/ESPU guidelines. *Eur Urol* 2015; 67(3): 546-58.

34. Hensle TW, Grogg AL, Eaddy M. Pediatric vesicoureteral reflux: Treatment patterns and outcomes. *Nat Clin Pract Urol* 2007; 4(9): 462-3.

35. Peters CA, Skoog SJ, Arant BS, Jr., Copp HL, Elder JS, Hudson RG, Khoury AE, Lorenzo AJ, Pohl HG, Shapiro E, Snodgrass WT, Diaz M. Summary of the AUA guideline on management of primary vesicoureteral reflux in children. *J Urol* 2010; 184(3): 1134-44.

36. Sung J, Skoog S. Surgical management of vesicoureteral reflux in children. *Pediatr Nephrol* 2011; doi:10.1007/s00467-011-1933-7

37. Knudson MJ, Austin JC, McMillan ZM, Hawtrey CE, Cooper CS. Predictive factors of early spontaneous resolution in children with primary vesicoureteral reflux. *J Urol* 2007; 178(4 Pt 2): 1684-8.

38. Jodal U, Smellie JM, Lax H, Hoyer PF. Ten-year results of randomized treatment of children with severe vesicoureteral reflux. Final report of the International Reflux Study in Children. *Pediatr Nephrol* 2006; 21(6): 785-92.

39. Mathews R, Mattoo TK. The role of antimicrobial prophylaxis in the management of children with vesicoureteral reflux—The RIVUR study outcomes. *Adv Chronic Kidney Dis* 2015; 22(4): 325-30. doi:10.1053/j.ackd.2015.04.002

40. Mattoo TK, Chesney RW, Greenfield SP, Hoberman A, Keren R, Mathews R, Gravens-Mueller L, Ivanova A, Carpenter MA, Moxey-Mims M, Majd M, Ziessman HA, Investigators RT. Renal scarring in the Randomized Intervention for Children with Vesicoureteral Reflux (RIVUR) Trial. *Clin J Am Soc Nephrol* 2016; 11(1): 54-61.

41. Elder JS, Peters CA, Arant BS, Jr., Ewalt DH, Hawtrey CE, Hurwitz RS, Parrott TS, Snyder HM 3rd, Weiss RA, Woolf SH, Hasselblad V. Pediatric Vesicoureteral Reflux Guidelines Panel summary report on the management of primary vesicoureteral reflux in children. *J Urol* 1997; 157(5): 1846-51.

42. Chung PH, Tang DY, Wong KK, Yip PK, Tam PK. Comparing open and pneumovesical approach for ureteric reimplantation in pediatric patients—A preliminary review. *J Pediatr Surg* 2008; 43(12): 2246-9.

43. Lopez M, Varlet F. Laparoscopic extravesical transperitoneal approach following the Lich—Gregoir technique in the treatment of vesicoureteral reflux in children. *J Pediatr Surg* 2010; 45(4): 806-10.

44. Kawauchi A, Naitoh Y, Soh J, Hirahara N, Okihara K, Miki T. Transvesical laparoscopic cross-trigonal ureteral reimplantation for correction of vesicoureteral reflux: Initial experience and comparisons between adult and pediatric cases. *J Endourol* 2009; 23(11): 1875-8.

45. Kasturi S, Sehgal SS, Christman MS, Lambert SM, Casale P. Prospective long-term analysis of nerve-sparing extravesical robotic-assisted laparoscopic ureteral reimplantation. *Urology* 2011; 79(3): 680-3.

46. Chalmers D, Herbst K, Kim C. Robotic-assisted laparoscopic extravesical ureteral reimplantation: An initial experience. *J Pediatr Urol* 2011; 8(3): 268-71.

47. Bayne AP, Shoss JM, Starke NR, Cisek LJ. Single-center experience with pediatric laparoscopic extravesical reimplantation: Safe and effective in simple and complex anatomy. *J Laparoendosc Adv Surg Tech A* 2012; 22(1): 102-6.

48. Puri P, O'Donnell B. Correction of experimentally produced vesicoureteric reflux in the piglet by intravesical injection of Teflon. *Br Med J (Clin Res Ed)* 1984; 289(6436): 5-7.

49. Holmdahl G, Brandstrom P, Lackgren G, Sillen U, Stokland E, Jodal U, Hansson S. The Swedish reflux trial in children: II. Vesicoureteral reflux outcome. *J Urol* 2010; 184(1): 280-5.

50. Dawrant MJ, Mohanan N, Puri P. Endoscopic treat-ment for high grade vesicoureteral reflux in infants. *J Urol* 2006; 176(4 Pt 2): 1847–50.

51. Puri P, Mohanan N, Menezes M, Colhoun E. Endoscopic treatment of moderate and high grade vesicoureteral reflux in infants using dextranomer/hyaluronic acid. *J Urol* 2007; 178(4 Pt 2): 1714–6; discussion 1717.

52. Puri P, Kutasy B, Colhoun E, Hunziker M. Single center experience with endoscopic subureteral dextranomer/hyaluronic acid injection as first line treatment in 1,551 children with intermediate and high grade vesicoureteral reflux. *J Urol* 2012; 188(4 Suppl): 1485–9.

输尿管口囊肿

Jonathan F. Kalisvaart　Andrew J. Kirsch

引言

　　输尿管口囊肿是先天性膀胱内输尿管末端的囊性扩张。输尿管口狭窄使其开口难以显现，常表现为部分或完全性的梗阻，导致囊肿大小不一。输尿管开口可位于膀胱内，或异位于更远端。产前超声的普及改进了输尿管口囊肿的诊断，但它们往往仍然难以诊断，常需要完整的产后评估。

发病机制

　　输尿管口囊肿的发病机制尚不明确，其发生存在几种观点。Chwalla[1] 和 Ericsson 等 [2] 将输尿管口囊肿的形成归因于 Chwalla 膜的持续存在，它分离了输尿管的中肾管与尿生殖窦。Chwalla 膜是正常的胚胎结构，一般在妊娠 2 个月的时候自发溶解。如果它持续存在，膜膨起，从而变成输尿管口囊肿。另一方面，Stephens 等 [3] 认为膀胱扩张的刺激同时作用于膀胱内的输尿管即末端输尿管，导致输尿管口囊肿的形成。Tanagho 等 [4] 猜测输尿管口囊肿的形成是由于输尿管芽的局部扩张，其次是输尿管导管的移位。Tokunaka 等 [5] 发现因为没有合适的肌层支撑，受累的膀胱内输尿管肌层发育异常，远端输尿管出现球样扩张。但这些输尿管口囊肿发病机制的理论仍然只是推测。

病理学及病理学解剖

　　输尿管口囊肿可发生在重复集合系统的

上极肾输尿管，也可发生于单个集合系统的输尿管。重复输尿管口囊肿占所有确诊病例的 85%，表现为不同的开口及大小。在 80% 以上的病例，其上极肾多无功能或发育不良 [6-7]。有时输尿管口囊肿较小且与膀胱壁界限清楚，但通常表现为膀胱三角区巨大的肿块。输尿管口囊肿也可向对侧输尿管口或膀胱颈处延伸，造成对侧输尿管口或膀胱出口的梗阻。下极肾输尿管开口往往因上极输尿管扩张而向上推移，黏膜下隧道距离缩短，可导致膀胱输尿管反流和继发性的肾积水，这可能是由于正常三角区解剖结构的破坏。单纯的输尿管口囊肿引起的膀胱输尿管反流很少。

　　输尿管口囊肿的病例中，约 15% 累及单个集合系统，且通常发生在男性中 [6-7]。囊肿往往不对称，输尿管口开口较正常略有偏移。单集合系统的输尿管口囊肿大小一般比异位输尿管口囊肿小，且输尿管口囊肿大小常与输尿管口梗阻的程度有关 [8]。

　　单集合系统的输尿管口囊肿很少脱出膀胱口而引起膀胱颈梗阻，且很少伴有膀胱输尿管反流。虽然输尿管和肾脏的结构表现为不同程度的肾积水，但通常保留了肾单位的功能。

分类

　　1954 年，Ericsson 等 [2] 按位置将输尿管口囊肿分为单纯性输尿管口囊肿（囊肿位于膀胱腔内的正常位置）与异位输尿管口囊肿（输尿管开口异位）。然而，令人困惑的是，单纯性输尿管口囊肿可以指单个集合系统的输尿管口囊肿，异位输尿管口囊肿也可以用来描述重复集合系统中的输尿管口囊肿。Stephens 等 [3] 根据输尿管口的解剖位置和外观将输尿管口囊肿分为狭窄型（膀胱内狭窄开口），括约肌型（开口于膀胱颈远端），括约肌狭窄型（膀胱颈远端的狭窄开口），盲端型（开口于膀胱内，囊肿延伸入尿道黏膜下）。这些根据输尿管口的位置或解剖的描述而进行的传统的分类可能会相当混乱。现代的分类系统是美国儿科学会泌尿外科分会 [9] 根据术语、命名和分类进行。它根据以下项目细分输尿管口囊肿：①同侧肾引流至输尿管口囊肿的输尿管的数目；②输尿管口囊肿的位置和范围；③由外翻、脱垂或另一输尿管口或膀胱颈的继发性不全阻塞而造成的任何额外的输尿管口囊肿的解剖变形。

因此，重复集合系统的输尿管口囊肿是指输尿管口囊肿为一个完全重复的集合系统的上极输尿管，单个集合系统的输尿管口囊肿是指输尿管口囊肿为单一的输尿管。如果输尿管口囊肿及其开口完全位于膀胱，则称为"膀胱内"；如果输尿管口囊肿及其开口从膀胱三角区延伸至膀胱颈或膀胱外，则称为"异位"。单系统输尿管口囊肿通常位于膀胱内，异位输尿管口囊肿常与重复集合系统的上极输尿管相关 [10]（图 105.1）。

发病率

儿科住院患者中输尿管口囊肿的发病率在 1/（1 500~12 000）[11-12]。有文献报道，尸检中发现每 4 000 例小儿中就有 1 例输尿管口囊肿 [13]。输尿管口囊肿多见于女性，男女比例为 1:4，且多见于白种人 [14]。在重复肾的输尿管口囊肿中，女性比例更高，男女比例达到 1:7 [15]，而在单集合系统的输尿管口囊肿中，则男性比例略高 [10]。

输尿管口囊肿左右侧发病率基本相同 [16]，双侧输尿管口囊肿占 10% [8]。

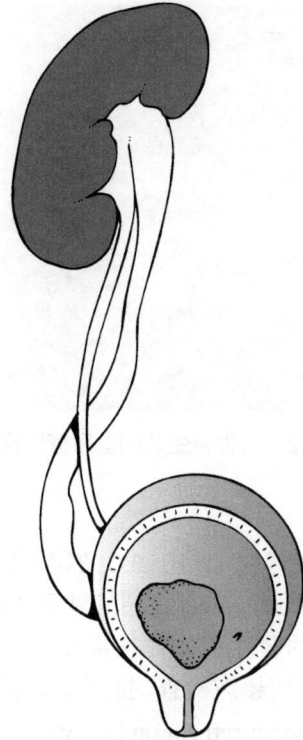

图 105.1 异位输尿管口囊肿与重复集合系统的上极相关

临床表现

39%~73% 的婴幼儿输尿管口囊肿的主要表现为伴发热的尿路感染 [7,17-19]，可伴有脓毒症，血尿，尿失禁，伴或不伴有腹痛。当出现生长迟缓，易怒、尿潴留或反复性呕吐等非特异性症状时，应进一步完善泌尿系统检查。当严重梗阻导致出现巨输尿管或肾积水时，在腹部或盆腔可能会触及一包块。可出现严重的电解质紊乱如高钾血症，且在罕见的低钠血症伴高钾血症病例中，应警惕假性醛固酮减少症的可能 [20]。

在女婴中，输尿管口囊肿可经尿道脱出，表现为可见的阴道或外阴包块（图 105.2）。

诊断

作为超声筛查的一部分，输尿管口囊肿可在产前诊断。妊娠 30 周后，可在胎儿膀胱内发

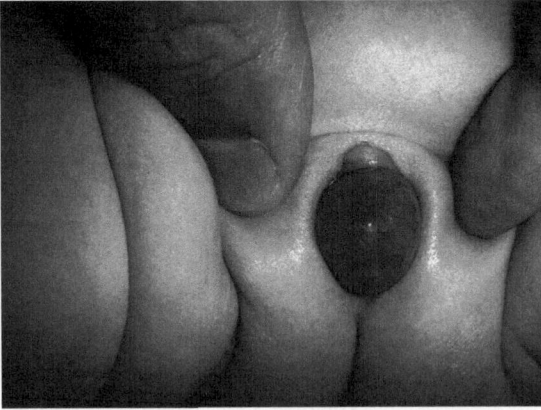

图 105.2 女性新生儿的输尿管口囊肿脱出

现输尿管口囊肿（图 105.3）。然而，更常见的是在妊娠 16 周时，产前 B 超只显示肾盂积水，这种病理性的肾盂积水往往需要在产后进行进一步检查，如超声检查，排尿期膀胱尿道造影（voiding cystourethrography，VCUG），膀胱镜检查。此外，应使用二巯基丁二酸（DMSA）、二乙烯三胺五乙酸（DTPA）、巯乙甘肽（MAG₃）肾显像或磁共振尿路造影（magnetic resonance urography，MRU）来检测肾皮质缺损，并评估肾功能和输尿管梗阻的程度（图 105.4）。尽管存在很多方面的不足，但静脉尿路造影（intravenous urography，IVU）仍可用于其他影像学方法不适用的患者中。

超声检查可发现膀胱内的囊性肿块，常伴有相关输尿管和肾盂肾盏结构的扩张（图 105.5）。VCUG 显示膀胱内不同位置和大小的充盈缺损。异位输尿管口囊肿是一种沿膀胱壁向膀胱颈或后尿道延伸的充盈性缺损，膀胱内输尿管口囊肿通常被对比剂所包围，其大部分边界可见。如果膀胱充盈，输尿管口囊肿可能外翻，类似于膀胱憩室（图 105.6）。

VCUG 也可以评估所有肾单位的反流。研究估计有 50% 的患者的反流进入同侧下极

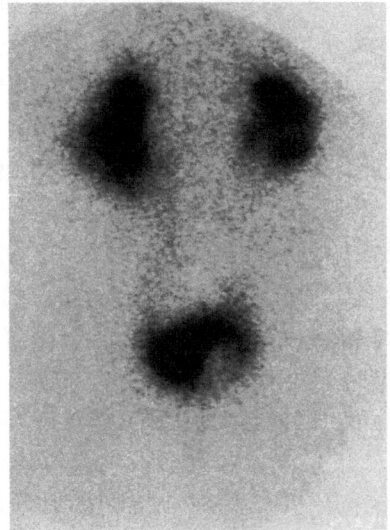

图 105.4 同位素扫描（DMSA）显示输尿管口囊肿（膀胱内摄取缺损）和无功能的上极肾

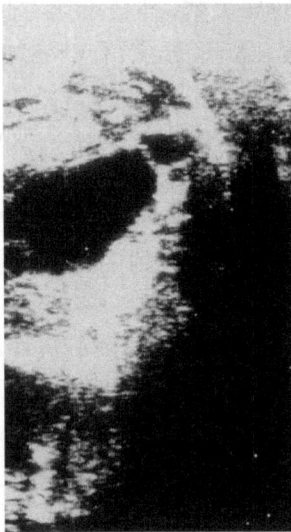

图 105.3 产前超声检查。妊娠 30 周时可见胎儿膀胱内输尿管口囊肿

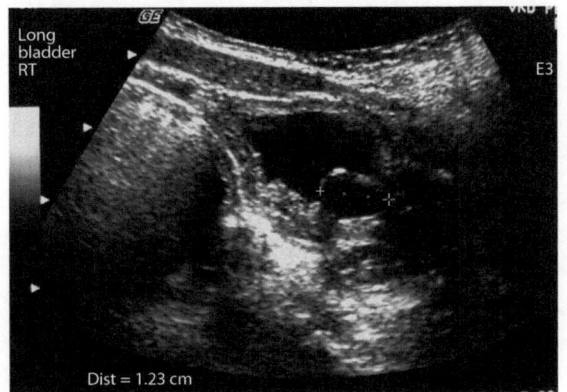

图 105.5 产后超声检查。膀胱内输尿管口囊肿

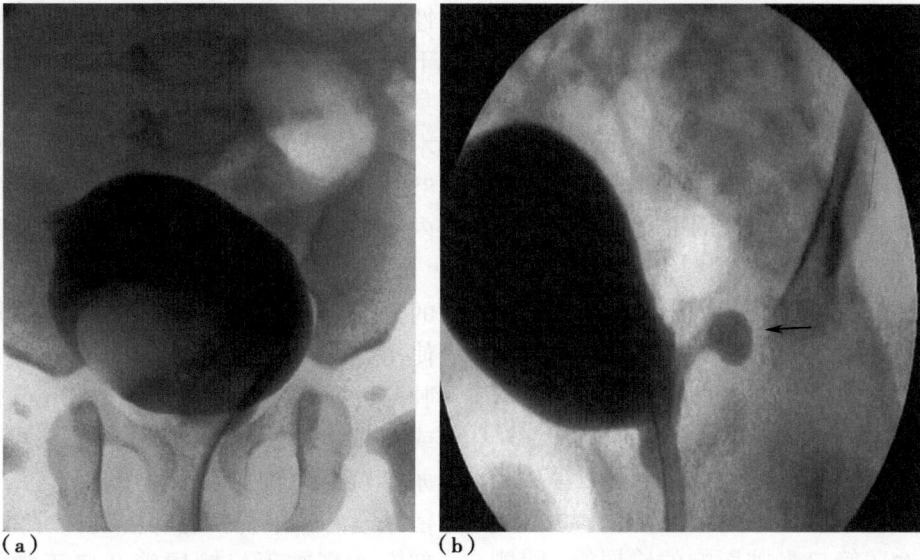

图 105.6 排尿期膀胱尿路造影（VCUG）。（a）膀胱内输尿管口囊肿。（b）膀胱充盈时输尿管口囊肿外翻（箭头）

输尿管，25% 进入对侧输尿管，10% 进入有输尿管口囊肿的输尿管[21]。

磁共振尿路造影（MRU）也被用于胎儿及婴幼儿时期输尿管口囊肿的诊断，其灵敏度为 89%~100%。MRU 的优势在于准确显示包括上尿路及下尿路的解剖图像序列[22-25]。

该信息有助于诊疗方案及手术方案的确定（图 105.7）。

一旦影像学检查怀疑该疾病，可行膀胱镜检查明确诊断，这也有助于下一步手术方案的制订。

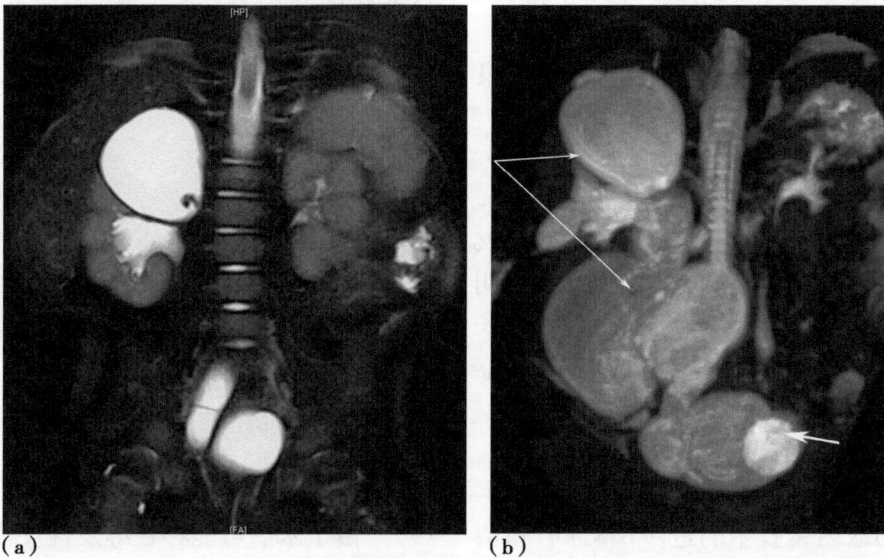

图 105.7 T_2 加权相磁共振尿路造影（MRU）。（a）扩张的上极集合系统与异位输尿管口囊肿相关。（b）输尿管口囊肿的特征性表现（粗白色箭头）与扩张的上极肾及输尿管（细白色箭头）

治疗

输尿管口囊肿往往异常复杂，治疗需要个体化。虽然最佳治疗方法仍存在争议，但手术治疗输尿管口囊肿的最终目的是解除梗阻，预防尿路感染，预防或纠正膀胱输尿管反流，保护肾功能。后续的治疗需要深思熟虑，因为输尿管口囊肿的上极肾一般是基本无功能的发育不良肾。

为了达到这些治疗目的，在制订正确的外科治疗方案时必须考虑四个方面[25]：

①肾发育不良的等级及其导致的肾功能丧失。

②受输尿管口囊肿影响的输尿管，同侧输尿管和/或对侧输尿管中反流的存在。

③膀胱三角区解剖结构的改变和支撑输尿管口囊肿的逼尿肌肌肉薄弱。

④输尿管口囊肿脱出或膨大引起梗阻的程度。

基本不存在标准化治疗，而应根据每一位患者的情况给予合理的个性化治疗[26]。

保守治疗

符合特定标准的患者仅需要使用预防性抗生素治疗即可，这些标准如下：

①与输尿管口囊肿相关的部分肾功能良好或完全无功能。

②功能性肾显像无明显梗阻征象。

③无其他病理征象（例如膀胱出口梗阻）。

这些特定患者经过保守治疗后，60%~70%患者的肾积水及反流得到改善[27-28]，这说明这些群体中，手术是可以避免的。然而，在长期随访中，部分存在潜在的后遗症，如尿石症和感染，因此需要进一步评估。

内镜穿刺或切开

随着泌尿内镜技术的进步，输尿管口囊肿更保守的手术治疗变得可行。一些学者已经证明了内镜下切开或穿刺输尿管口囊肿在保留肾组织方面的优势[29-32]，对于脓毒症或急

性疾病的儿童伴有输尿管口囊肿的病例，内镜下穿刺应被视为一线治疗。该手术可以在全身麻醉或局部麻醉下进行，也可以行日间手术或在门诊进行[33]。在内镜切开减压术后，85%~100%的患者尿路减压效果满意[33-35]，经内镜穿刺或切开治疗后肾脏功能恢复满意[33-34]。

有数种内镜下穿刺或切开输尿管口囊肿的方法，但最常见的方法是在小儿膀胱镜下使用 Bugbee 电极[36]或电刀，在输尿管口囊肿与膀胱远端交界处上方 2~3mm 做小切口或穿刺[29]（图 105.8）。这种方法可以避免输尿管口囊肿瓣膜阻塞膀胱出口，并有效地保留塌陷的输尿管口囊肿瓣膜。所有这些技术都存在影响下极输尿管开口正常结构的风险，应尝试将下极开口可视化，以防止此类损伤。切开后应进行影像学检查，以检测所有肾节段的反流，并确定是否需要进一步手术。如术后仍有较大的输尿管口囊肿，且超声检查发现输尿管积水程度未改变或加重，应考虑再次穿刺。将来可能会有更微创的穿刺方法，如脉冲聚焦超声[37]。

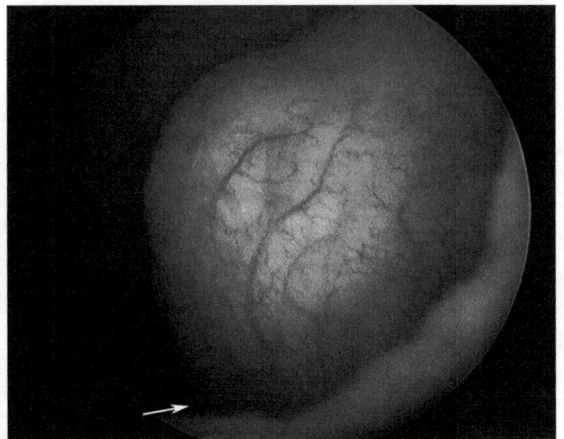

图 105.8　膀胱镜视野下的输尿管口囊肿。箭表示内镜下穿刺的位置（Image courtesy of Dr.Edwin Smith）

由于术后可能存在继发性反流和二次手术的风险，因此关于内镜下穿刺或切开输尿管口囊肿是否可以作为一线治疗仍存在争议[21,38-41]。外科医师建议把内镜下穿刺或切

开作为新生儿输尿管口囊肿的一线治疗，这主要有以下原因：

①接近三分之一的患者可得到治愈。

②早期肾和输尿管减压可改善或稳定肾功能，减少肾盂肾炎的风险。

③可延长最后外科手术的时机，且随着膀胱的增长和受影响输尿管扩张程度的减小，手术的技术难度比在新生儿期更简单[21,29-30,38-39,41-43]。

最近的一个荟萃分析显示，在一些输尿管口囊肿的患者中，通过内镜穿刺治疗，再次手术的危险因素包括异位输尿管口囊肿（对比膀胱内输尿管口囊肿的相对危险度为2.78），输尿管口囊肿来源于重复的集合系统（对比单一的集合系统的相对危险度为3.93），术前有反流（对比无反流的相对危险度为1.56）[44-45]。因此，对于任何尝试内镜穿刺治疗为初始治疗的患者，应先了解每个患者的解剖学特征。

重复集合系统的输尿管口囊肿

对于重复集合系统中输尿管口囊肿的治疗，有四个可选择的外科手术方案：

①肾部分切除术伴部分或全段输尿管切除，使输尿管口囊肿萎陷（上尿路入路）。

②输尿管口囊肿切除或开窗减压术，膀胱重建，及输尿管的再植（下尿路入路）。

③联合肾部分切除术和输尿管口囊肿切除、开窗减压术（上下尿路联合入路）。

④输尿管输尿管端侧吻合术，绕过阻塞的下段输尿管，使上极肾输尿管充分地引流。

输尿管口囊肿切除或开窗减压术

传统的开放式手术方法是将输尿管口囊肿完全切除，重建膀胱及膀胱颈，形成有功能的膀胱颈机制。这种方法的潜在问题包括对邻近结构的损伤，主要是膀胱颈的损伤，括约肌损伤，或膀胱阴道瘘的形成。另一种方法是输尿管口囊肿开窗减压术，使输尿管口囊肿的底部完整地附着在膀胱黏膜上。因为减少了切开周围组织的需要，可以防止潜在伤

害。有研究发现这两种方法的效果差异无统计学意义[46]。

步骤

使用改良的横切口，横向打开皮肤和前直肌鞘。腹直肌于中线处分开，暴露膀胱。在膀胱顶上方，小心剥离腹膜，避免进入腹膜腔。

纵向切开已充盈的膀胱，小心避免损伤膀胱颈。切口的下端可以用固定针固定，以防止撕裂进入膀胱颈或尿道括约肌，且在关闭时易于识别。切开的膀胱边缘被悬吊起来，用固定缝线固定在 Denis-Browne 环牵开器上。在膀胱顶处放入几块海绵保护膀胱黏膜（具体的数量取决于膀胱的大小），上方的牵开器定位在膀胱圆顶内的海绵上方，拉动它向上和向前。暴露三角区。可见输尿管口囊肿、下极肾输尿管口和对侧输尿管（图 105.9）。每个输尿管都用婴儿胃管或输尿管导管置管。固定牵引线于输尿管口囊肿的圆顶上，并以椭圆形切口切开膀胱上皮（图 105.10a 和图 105.10b）。

如果需要完全切除输尿管口囊肿，可在输尿管口囊肿壁与膀胱上皮及逼尿肌之间找到解剖平面，分离输尿管口囊肿与膀胱上皮（图 105.10c）。一旦输尿管口囊肿被完全剥离，则剩下的壁内输尿管可行标准膀胱内输尿管再植术（图 105.10d）。如果输尿管口囊肿延伸至膀胱颈或后尿道，这一过程可能极

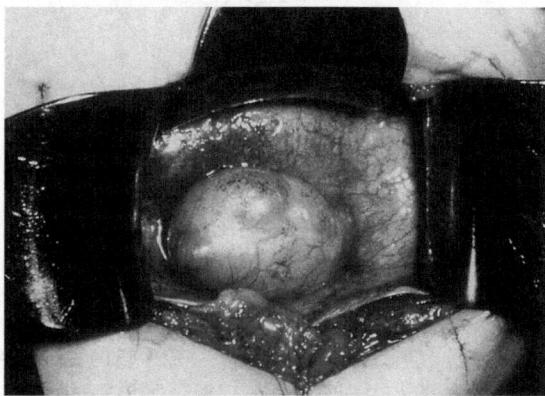

图 105.9 手术治疗。术中可见重复集合系统的异位输尿管口囊肿

为困难,须注意不要损伤尿道括约肌或其供应神经。一旦切除输尿管口囊肿,为了减少憩室的形成,必须用可吸收材料仔细重建其

背侧逼尿肌[47](图 105.10e)。整个过程须注意避免损伤女孩的阴道下部和男孩的同侧输精管。

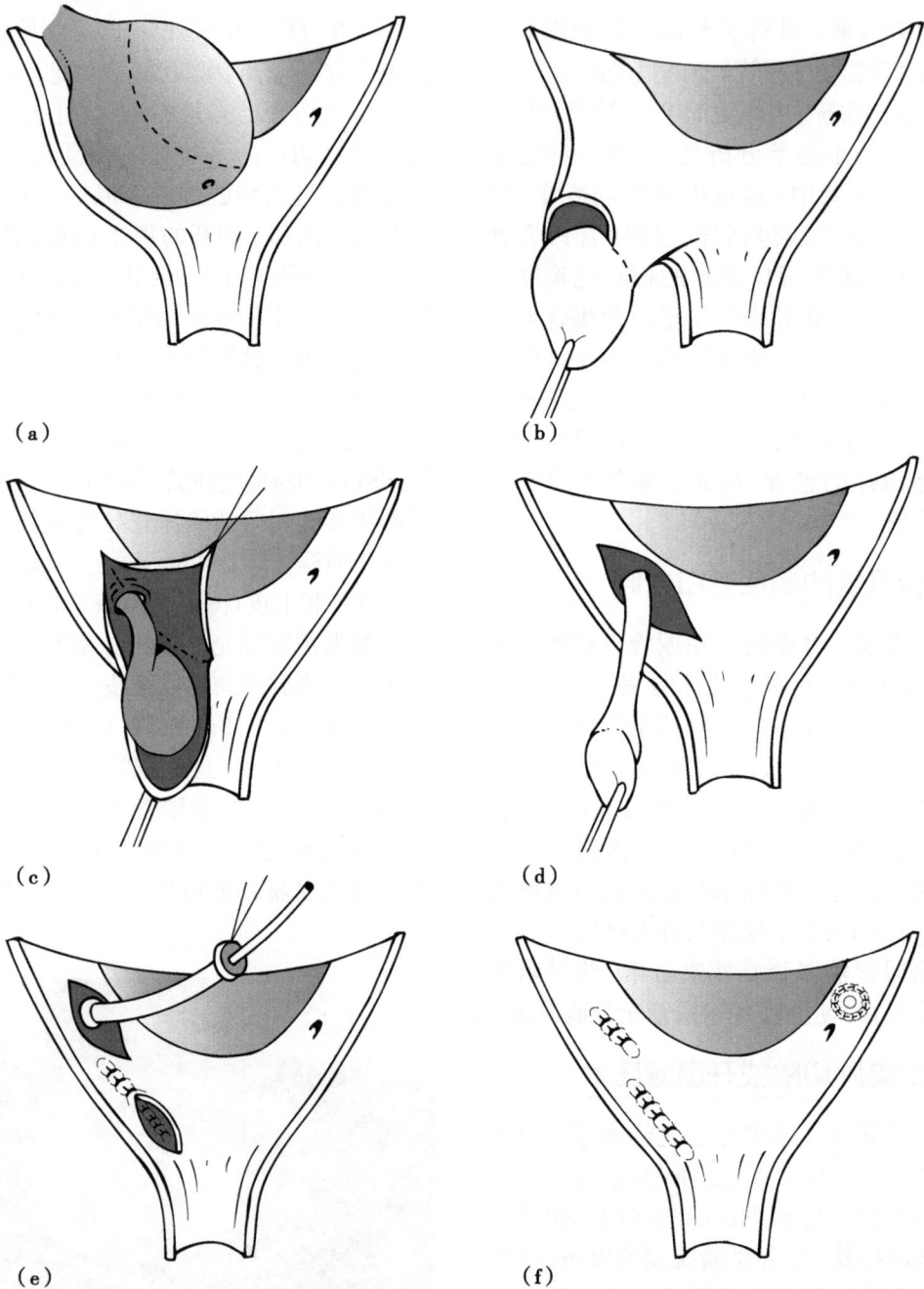

(a)

(b)

(c)

(d)

(e)

(f)

图 105.10 手术治疗——输尿管口囊肿摘除术。(a)计划于输尿管口囊肿顶上作椭圆形切口。(b)牵引并提起输尿管口囊肿作椭圆形切口。(c)分离输尿管口囊肿壁与膀胱上皮或逼尿肌之间的平面。(d)游离上半部的壁内输尿管,注意不要损伤下半部输尿管。(e)重建支持输尿管口囊肿的逼尿肌以及膀胱缺损。(f)使用 Cohen 术再植下段输尿管,建立一条横向的黏膜下隧道

另外，输尿管口囊肿的开窗减压可以通过切除输尿管口囊肿前壁和侧壁来实现，从而使得后壁与后面的逼尿肌紧密相连。然后用可吸收缝线将输尿管口囊肿的边缘与周围的黏膜重新缝合。

在此阶段，使用 Cohen 术再植输尿管[48]，形成一个交叉向对侧的黏膜下层隧道（图105.10f）。根据外科医师的习惯选择是否于再植的输尿管置入支架。一般不放置输尿管支架，但孤立肾、异常小输尿管等特殊情况除外。

随后使用可吸收缝线以标准的双层缝合关闭膀胱，留置导尿管。根据医师的习惯，导尿管一般在术后 1~7 天内拔除。围手术期使用预防性抗生素，并持续使用直至术后影像学显示反流消失。

肾输尿管部分切除术

该手术可以通过传统的开腹手术、腹腔镜手术或在机器人辅助下完成。虽然据报道腹腔镜部分（或一极）肾切除术可获得较好的效果，但普遍认为它是最困难的腹腔镜手术之一[49]。机器人辅助技术解决了腹腔镜方法的许多技术障碍。这里将讲述开放性手术和机器人辅助手术方法。

步骤

上极肾切除开放性手术的切口取紧靠第十二肋顶端的侧面。切口长度为 3~4cm。

肌肉层切开至腹膜后。进入腹膜后，轻轻向前推开腹膜，用牵开器撑开伤口。暴露肾筋膜并向后打开。

在机器人辅助技术中，在脐上放置一个 8.5mm 或 12mm 的机器人摄像口，另外两个 5mm 或 8mm 的端口，一个放置在脐中间线的上方，另一个在脐中间线或脐下的侧方。沿着 Toldt 线内侧反推结肠以暴露输尿管[50]。

在这两种方法中，上极输尿管因扩张明显通常很容易被识别。游离上极输尿管的周围组织。注意识别下极输尿管并将其游离，仔细保留足够的输尿管周围组织以避免阻断

血供。撑开输尿管并向肾门方向延伸。输尿管位于肾血管下方，注意不要损伤。肾上段常有一条单独的肾动脉，需要注意识别、分离并结扎。完成这一步骤后，输尿管即可跟随上极部分从其余的肾实质部分游离出来。肾上、下极节段之间一般有肾沟，可协助解剖。发育不良的上极肾的不同颜色和一致性对这两个节段的解剖学定义有额外帮助（图105.11a）。或者，上极肾的系统可以进入下极肾的系统，并可以从内部的集合系统中分离出来。需要特别注意保护下极肾的血管。

切除上极肾的整个肾盏结构，并仔细检查保留开口位置低的肾盏，这一点尤为重要，后者需要用可吸收缝线仔细缝合。

止血后即用可吸收缝线缝合肾包膜（图105.11b）。止血药如 Floseal，Tisseel，或 Surgicel 可以帮助止血。

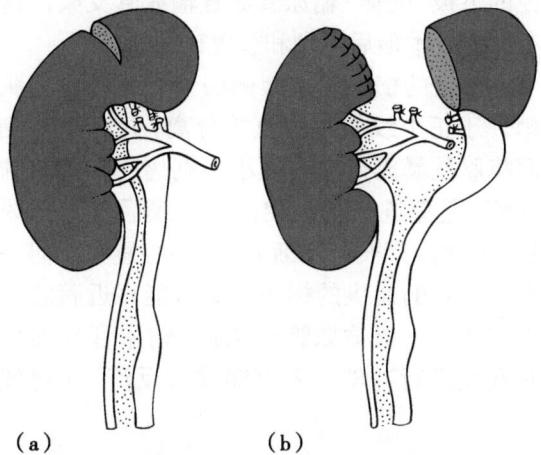

图105.11 手术治疗——肾部分切除术。（a）横断切除重复集合系统中受影响的上极肾。（b）止血后缝合肾实质和肾包膜，通常使用止血材料加固

现上半部肾切除术已可以在不阻断下极肾血供的情况下完成。

在这个过程中，尽可能地向远端分上极输尿管。解剖线尽量靠近病变输尿管，以免影响下极输尿管的血供。如果存在输尿管反流，则对其进行结扎和离断；如果有输尿管梗阻，则予以离断而不结扎，以防止感染。

完成肾输尿管部分切除术后，可以根据

外科医师的习惯选择是否放置引流管,肌肉层可使用3-0或4-0可吸收缝线连续缝合。

输尿管输尿管端侧吻合术

输尿管输尿管吻合术(ureteroureterostomy,UU)现已越来越多地用于治疗上极肾功能良好、输尿管口径相对扩张不明显的重复集合系统,不过目前已证实其对各种程度的肾功能和输尿管大小的重复集合系统的治疗都有效[51]。UU的优点是避开了肾血管和肾脏的下极,避免了对这些结构的潜在损伤。最主要的缺点是有可能对手术中涉及的正常下极输尿管造成损害。UU可以使用腹腔镜技术,但这里我们只描述开放性手术和机器人辅助技术。

开放性手术步骤

麻醉后,通常行膀胱镜检查,并于正常口径的下极"受体"输尿管放置输尿管支架。这有助于手术最后识别和放置输尿管支架。

改良的横切口于腹侧切开皮肤和腹直肌鞘。于正中线将膀胱直接分离,并在患侧侧面将膀胱暴露出来。须小心剥离膀胱顶侧的腹膜,避免进入腹膜腔。在腹膜后找到输尿管并分离,且彼此逐渐分离,小心避免任何一个输尿管的血供的损害。尽可能靠近膀胱的地方离断上极输尿管("供体"输尿管),然后对残端进行冲洗。若有输尿管反流,应将残端结扎。受体输尿管在输尿管前方切开,用可吸收线完成吻合。支架可以留在受体输尿管内,也可以穿过吻合口,从远端受体输尿管进入近端供体输尿管。放置引流管及导尿管,一般过夜。支架放置4~6周。

机器人辅助腹腔镜手术步骤

在机器人辅助技术中,膀胱镜检查和支架置入与开放性手术相同。共三个端口,肚脐处放置一个8.5mm或12mm的机器人摄像口。另外两个5mm或8mm的端口通常位于脐下1~2cm处的锁骨中线两侧。

于腹腔内髂血管区域内识别输尿管。在约2~3cm方位内都可能发现输尿管。识别受体输尿管(支架可以辅助)并远离供体输尿管,注意不要影响任何一个输尿管的血供。在尽可能远的位置识别并分离供体输尿管,如果有反流,则缝合或结扎残端输尿管(图105.12a)。输尿管的吻合与开放性手术的方式相同(图105.12b),同样输尿管支架可放置于受体输尿管内或穿过吻合口[50,52]。

经皮穿刺引流

对于有输尿管口囊肿的集合系统,经皮穿刺引流一般只适用于病情严重的患者,因尿道狭小不适合内镜穿刺,或无法进行麻醉的患者。

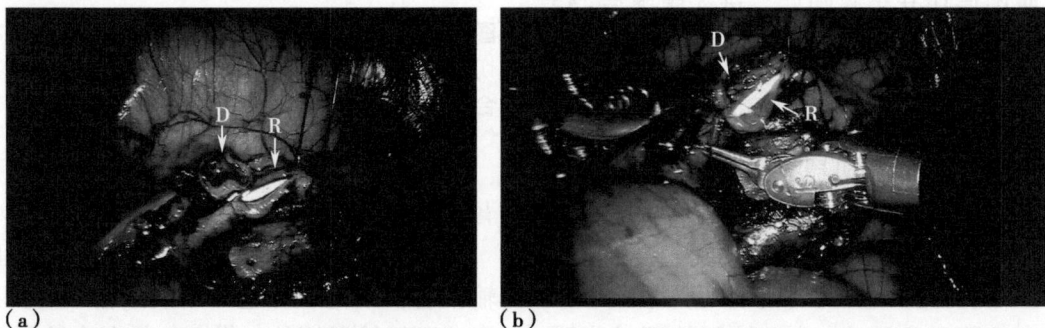

(a)　　　　(b)

图105.12 手术治疗——输尿管输尿管吻合术(UU)。(a)吻合前供体(D)输尿管和受体(R)输尿管视图。输尿管支架在受体(下极)输尿管中(Image courtesy of Dr. Thomas Lendvay)。(b)供体(D)和受体(R)输尿管在后壁吻合的视图。输尿管支架在受体(下极)输尿管中(Image courtesy of Dr. Thomas Lendvay)

总结

　　输尿管口囊肿是常见的泌尿系统疾病。输尿管口囊肿的治疗可能相当复杂，需要根据患者的情况以及影像学和功能的结果进行个体化治疗。

（赵冬艳 译　唐达星 审校）

参考文献

1. Chwalla R. The process of formation of cystic dilatations of vesical end of ureter and of diverticula at ureteral ostium. *Urol Cutan Rev* 1927; 31: 499.
2. Ericsson NO. Ectopic ureterocele in infants and children: A clinical study. *Acta Chir Scand* 1954; 197 (Suppl.): 1.
3. Stephens FD. Caecoureterocele and concepts on embryology and aetiology of ureteroceles. *Aust N Z J Surg* 1971; 40: 239–48.
4. Tanagho EA. Anatomy and management of ureteroceles. *J Urol* 1972; 107: 729–36.
5. Tokunaka S, Gotoh T, Koyanagi T, Tsuji I. Morphological study of the ureterocele: A possible clue to its embryogenesis as evidence by a locally arrested myogenesis. *J Urol* 1981; 126: 726–9.
6. Caldamone AA. Duplication anomalies of the upper tract in infants and children. *Urol Clin N Am* 1985; 12: 75–91.
7. Frey P, Cohen SJ. Ureteroceles in infancy childhood: In search of the correct surgical approach. Experience in 61 cases. *Pediatr Surg Int* 1989; 4: 175.
8. Innes Williams D. Ureteric duplications and ectopia. In: Innes Williams D, Johnston JH (eds). *Paediatric Urology*, 2nd edn. London: Butterworths, 1982: 167–87.
9. Glassberg KI, Braren V, Duckett JW, Jacobs EC, King LR, Lebowitz RL, Perlmutter AD, Stephens FD. Suggested terminology for duplex systems, ectopic ureters and ureteroceles. Report of the Committee on Terminology, Nomenclature and Classification, American Academy of Pediatrics. *J Urol* 1984; 132: 1153–4.
10. Zerin JM, Baker DR, Casale JA. Single-system ureteroceles in infants and children: Imaging features. *Pediatr Radiol* 2000; 30: 139–46.
11. Malek RS, Utz DC. Crossed, fused, renal ectopia with an ectopic ureterocele. *J Urol* 1970; 104: 665–7.
12. Genton N, Markwalder F. Ureterozele. In: Bettex M, Genton N, Stockmann M (eds). *Kinderchirurgie*, 2nd edn. Stuttgart: Thieme, 1982: 8.98–8.104.
13. Campbell M. Ureterocele: A study of 94 instances in 80 infants and children. *Surg Gynecol Obstetr* 1951; 93: 705.
14. Scherz H, Kaplan G, Packer M, Brock W. Ectopic ureteroceles: Surgical management with preservation of continence—Review of 60 cases. *J Urol* 1989; 142: 538.
15. Eklöf O, Löhr G, Ringertz H, Thomasson B. Ectopic ureterocele in the male infant. *Acta Radiol (Diagn.)* (Stockh.) 1978; 19: 145–53.
16. Brock WA, Kaplan WG. Ectopic ureteroceles in children. *J Urol* 1978; 119: 800–3.
17. Shekarriz B, Upadhyay J, Fleming P, Gonzalez R, Barthold JS. Long-term outcome based in the initial surgical approach to ureterocele. *J Urol* 1999; 162: 1072–6.
18. De Jong TP, Dik P, Klijn AJ, Uiterwaal CS, van Gool JD. Ectopic ureterocele: Results of open surgical therapy in 40 patients. *J Urol* 2000; 164: 2040–3.
19. Besson R, Tran Ngoc B, Laboure S, Debeugny P. Incidence of urinary tract infection in neonates with antenatally diagnosed ureteroceles. *Eur J Pediatr Surg* 2000; 10: 111–3.
20. Perez M, Gatti J, Smith EA, Kirsch AJ. Pseudohypoaldosteronism associated with ureterocele and upper pole moiety obstruction. *Urology* 2001; 57: 1178.
21. Cooper CS, Passerini-Glazel G, Hutcheson JC, Iafrate M, Camuffo C, Milani C, Snyder HM 3rd. Long-term follow-up of endoscopic incision of ureteroceles: Intravesical versus extravesical. *J Urol* 2000; 164: 1097–9.
22. Payabvash S, Kajbafzadeh AM, Saeedi P, Sadeghi Z, Elmi A, Mehdizadeh M. Application of magnetic resonance urography in diagnosis of congenital urogenital anomalies in children. *Pediatr Surg Int* 2008; 24: 979.
23. Adeb M, Darge K, Dillman JR, Carr M, Epelman M. Magnetic resonance urography in evaluation of duplicated renal collecting systems. *Magn Reson Imaging Clin N Am* 2013; 21: 717–30.
24. Kirsch AJ and Grattan-Smith JD. Magnetic resonance imaging of the pediatric urinary tract. In: Gearhart JP, Rink RC, Mouriquand PDE (eds). *Pediatric Urology*, 2nd edn. Amsterdam: WB Saunders, 2010: 162–71.
25. Kelalis PP. Renal pelvic and ureter. In: Kelalis PP, King LR, Belman AB (eds). *Clinical Pediatric Urology*, 2nd edn. Philadelphia: WB Saunders, 1985: 672–725.
26. Cohen SA, Juwono T, Palazzi KL, Kaplan GW, Chiang G. Examining trends in the treatment of ureterocele yields no definitive solution. *J Pediatr Urol* 2014; 11: 29.e1–e6.
27. Han M, Gibbins M, Belman A, Pohl H, Majd M, Rushton H. Indications for nonoperative management of ureteroceles. *J Urol* 2005; 174: 1652.
28. Direnna T, Leonard M. Watchful waiting for prenatally detected ureteroceles. *J Urol* 2006; 175: 1493.
29. Monfort G, Morrisson-Lacombe G, Coquet M. Endoscopic treatment of ureteroceles revisited. *J Urol* 1985; 133: 1031–3.
30. Gotoh T, Koyanagi T, Matsuno T. Surgical management of ureteroceles in children: Strategy based on

the classification of ureteral hiatus and the eversion of ureteroceles. *J Pediatr Surg* 1988; 23: 159–65.

31. Di Benedetto V, Meyrat BJ, Sorrentino G, Monfort G. Management of ureteroceles detected by prenatal ultrasound. *Pediatr Surg Int* 1995; 10: 485.

32. Patil U, Mathews R. Minimal surgery with renal preservation in anomalous complete duplicated systems. *J Urol* 1995; 154: 727–8.

33. Di Benedetto V, Morrison-Lacombe G, Begnara V, Monfort G. Transurethral puncture of ureterocele associated with single collecting system in neonates. *J Pediatr Surg* 1997; 32: 1325–7.

34. Pfister C, Ravasse P, Barret E, Petit T, Mitrofanoff P. The value of endoscopic treatment for ureteroceles during the neonatal period. *J Urol* 1998; 159: 1006–9.

35. Jelloul L, Berger D, Frey P. Endoscopic management of ureteroceles in children *Eur Urol* 1997; 32: 321–6.

36. Rich MA, Keating MA, Snyder HM 3rd, Duckett JW. Low transurethral incision of single system intravesical ureteroceles in children. *J Urol* 1990; 144: 120–1.

37. Maxwell AD, His RS, Bailey MR, Casale P, Lendvay TS. Noninvasive ureterocele puncture using pulsed focused ultrasound: An in vitro study. *J Endourol* 2014; 28: 342–6.

38. Blyth B, Passerini-Glazel G, Camuffo C, Snyder HM 3rd, Duckett JW. Endoscopic incision of ureteroceles: Intravesical versus ectopic. *J Urol* 1993; 149: 556–9.

39. Smith C, Gosalbez R, Parrott TS, Woodard JR, Broecker B, Massad C. Transurethral puncture of ectopic ureteroceles in neonates and infants. *J Urol* 1994; 152: 2110–2.

40. Spencer Barthold J. Editorial: Individualized approach to the prenatally diagnosed ureterocele. *J Urol* 1998; 159: 1011–2.

41. Sander JC, Bilgutay AN, Stanasel I, Koh CJ, Janzen N, Gonzales ET, Roth DR, Seth A. Outcomes of endoscopic incision for the treatment of ureterocele in children at a single institution. *J Urol* 2015; 193: 662–7.

42. Jayanthi VR, Koff SA. Long-term outcome of transurethral puncture of ectopic ureteroceles. Initial success and late problems. *J Urol* 1999; 162: 1077–80.

43. Di Benedetto V, Monfort G. How prenatal ultrasound can change the treatment of ectopic ureterocele in neonates? *Eur J Pediatr Surg* 1997; 7: 338–40.

44. Byun E, Merguerian P. A meta-analysis of surgical practice patterns in the endoscopic management of ureteroceles. *J Urol* 2006; 176: 1871.

45. Castagnetti M, Cimador M, Sergio M, de Grazia E. Transurethral incision of duplex system ureteroceles in neonates: Does it increase the need for secondary surgery in intravesical and ectopic cases? *BJU Int* 2004; 93: 1313–7.

46. Lewis J, Cheng E, Campbell J, Kropp B, Liu D, Kropp K, Kaplan W. Complete excision or marsupialisation of ureteroceles: Does choice of surgical approach affect outcome? *J Urol* 2008; 180: 1819.

47. Gomez F, Stephens GD. Cecoureterocele: Morphology and clinical correlations. *J Urol* 1983; 129: 1017–9.

48. Cohen SJ. The Cohen technique of ureteroneocystostomy. In: Eckstein HB, Hohenfellner R, Williams DI (eds). *Surgical Pediatric Urology*. Stuttgart: Thieme, 1977: 269–74.

49. Denes F, Danilovic A, Srougi M. Outcomes of laparoscopic upper-pole nephrectomy in children with duplex systems. *J Endourol* 2007; 21: 162.

50. Timberlake MD, Corbett ST. Minimally invasive techniques for management of the ureterocele and ectopic ureter—Upper tract versus lower tract approach. *Urol Clin N Am* 2015; 42: 61–76.

51. McLeod DJ, Alpert SA, Ural Z, Jayanthi VR. Ureteroureterostomy irrespective of ureteral size of upper pole function: A single center experience. *J Pediatr Urol* 2014; 10: 616–9.

52. Leavitt DA, Rambachan A, Haberman K, DeMarco R, Shukla AR. Robot-assisted laparoscopic ipsilateral ureteroureterostomy for ectopic ureters in children: Description of technique. *J Endourol* 2012; 10: 1279–83.

106

后尿道瓣膜

Paolo Caione　Michele Innocenzi

引言

后尿道瓣膜（posterior urethral valve，PUV）是新生儿和婴儿尿道梗阻的主要原因，也是儿科患者发病和死亡的重要原因[1-2]。在男性中，出生时患有膀胱梗阻性尿路疾病和肾发育不良的儿童，是 5 岁以下接受肾脏透析治疗和肾脏移植的最大群体。这些患儿中有很高的终末期肾病发病率，从 30% 到 42% 不等[2]。2003 年 ItalKID 项目前瞻性地收集了 10 年中 1 197 例慢性肾衰竭（chronic renal failure，CRF）患儿的临床资料，研究显示肾发育不良和先天性尿道疾病是 CRF 的最常见原因（43.6%），其中 PUV 是仅次于膀胱输尿管反流（vesicoureteral reflux，VUR）的第二大病因，占比 23.8%[3]。

历史

先天性后尿道梗阻的认识已有近 200 年历史，婴儿先天性后尿道梗阻最早由意大利的解剖学家 Giovanni Battista Morgagni 在 1717 年描述[4]，Langenbeck[5] 于 1802 年在其结石疾病的专著中描述了膀胱下尿路梗阻的情况，直到 1832 年 Velpeau[6] 第一次使用了"valves"这个名词。随后就出现了很多关于后尿道梗阻的文献，其中最重要的贡献是 Hugh Hampton Young 在 1919 年[7] 和 1929 年[8] 定义了瓣膜的解剖理论，他第一个清楚地描述了 PUV 的特点，并且基于 12 例患者的特点及文献回顾，第一次将 PUV 分为三型[9]（图 106.1）。近些年，一些学者重新分析了 Young 的原始工作记录，得出了一些不同的结论[10-13]。Hendren 和 P. A. Dewan 等[14-15] 确定了男性后尿道梗阻的形态学证据，为 PUV 和尿路隔膜的更好的解剖学定义作出了重大贡献。尽管 Young 的分类标准并非完美，但仍被广泛使用至今。

流行病学数据

PUV 的流行病学数据尚不确定，绝大部分学者认为只有在排尿期膀胱尿道造影（voiding cystourethrography，VCUG）上展现典型的形态才能被确诊。有报道称 PUV 在男婴中的发病率为 1/（5 000~8 000）[14-16]，亦有报道表示每 25 000 个存活儿童中就有 1 例患病[16]，但这些数值似乎被低估了[17]。先天性后尿道梗阻的真实发病率难以确定。

随着近几十年围产期超声检查的普及和 VCUG 的使用，一大部分男性后尿道的先天性瓣膜、隔膜或梗阻被发现，虽有一部分并非典型，但 PUV 可能比我们想象的更加常见。

此外，在进行内镜检查或 VCUG 操作时，由于膀胱镜检查的广泛应用，轻度的黏膜皱襞或黏膜折叠（导致局部泌尿系流出道狭小）现象在目前男性儿童和婴儿中非常常见。因此目前认为先天性后尿道梗阻的发病率可能是先前认为的两倍[18]。

胚胎学

先天性男性后尿道梗阻是一种先天性畸

形,目前认为无遗传基础及遗传模式。关于其真正的胚胎学起源尚无共识。有人认为,PUV的形成可能与泌尿生殖窦发育异常有关[19]。Livne 等[20]认为瓣膜的胚胎学起源可能与妊娠 11 周时出现的尿道阴道褶的发育不良有关,该尿道阴道褶起源于精阜(中肾管)远端的皱襞。Field 和 Stephens[21]认为瓣膜可能是中肾管向后外侧移动,汇聚于尿道后壁,形成尿道下嵴这个过程的退化残留。如 Dewan[15]所描述的,这些皱褶在前方的融合可以解释膜性闭锁与后壁缺损的形成。最近,Krishman 等[22]对文献进行了详细的回顾,更好地阐明了关于 PUV 的解剖学、分型和胚胎学起源。然而,男性胎儿和婴儿先天性后尿道梗阻的胚胎学发育仍不明确。随着超声、VCUG、胎儿/婴儿磁共振成像(MRI)等更精确成像技术的出现,男性后尿道梗阻性隔膜的定义更加明确。目前认为先天性尿道梗阻瓣膜的严重程度在某些病例中与 PUV 的临床表现相一致,在某些情况下,隔膜只是部分阻塞,而在其他情况下,可能是完全阻塞,比如有严重肾脏后遗症的婴儿。当使用胃管或导尿管插入新生儿尿道时,该膜可能在腹侧破裂,使外观变成 Young 的经典瓣膜[22]。

分类

Young 和同事在 1919 年根据尸检结果将 PUV 分为 I 型、II 型和III型[7]。Young 将 I 型瓣膜描述为帆状或皱褶状,其从精阜向两侧连接到尿道的前外侧壁;II 型瓣膜是一种皱褶,起源于精阜,向近端延伸至膀胱颈并于此分成鳍状膜;III型瓣膜是伴有中央穿孔的隔膜,它位于精阜的远端或近端,但没有附着在上面(图 106.1)。

大多数学者并不认同 Young 的分类,尤其质疑II型瓣膜的存在,他们认为这些皱褶应该被视为正常的黏膜皱褶[15-17]。

I 型瓣膜是最常见的,切开尸检标本的尿道前壁,可以看到两个独立的小叶。然而,在内镜下观察时,它看似是一个起源于精阜下缘的单一结构,两侧折叠向前融合形成一个裂隙状的孔。Dewan 和他的同事在内镜研究中发现,PUV 是一个位于精阜远端、后端缺损的膜状结构,通过黏膜皱褶与精阜相连。Dewan 提出"先天性梗阻性后尿道膜"(congenital obstructive posterior urethral membrane,COPUM)一词来定义这种疾病[14-15,23]。

目前认为III型瓣膜非常少见,它们代表

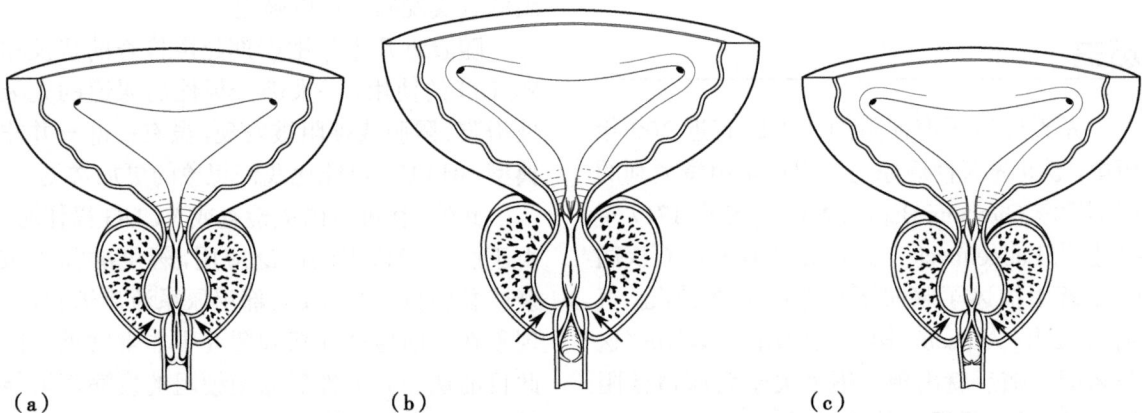

图 106.1　Young 于 1919 年发表的原始图稿,描述并图解了后尿道瓣膜的三种类型[From Macpherson RI et al., Posterior urethral valves: An update and review, *Radiographics* 1986; 6(5): 753-791. Young HH and McKay RW, Congenital valvular obstruction of the posterior urethra, *Surg Gynecol Obstet* 1929; 48: 509. Waterhouse K and Hamm FC, The importance of urethral valves as a cause of vesical neck obstruction in children, *J Urol* 1962; 87: 404]

一种严重的尿道阻塞。Dewan 在一篇对男孩尿道梗阻的膀胱内镜检查的综述中，描述了一种不附着于精阜的、在精阜下方尿道球部、伴有中央缺损的纤维膜[14-15]。这些病变被称为 Cobb 圈[24]、Moormann 环[25]、先天性球部尿道狭窄，但应与 COPUM 鉴别，这类畸形也被误称为Ⅲ型瓣膜[23]。

综上所述，现在我们认为 PUV 是一种解剖学和病理学的异常病变，表现为不同程度的尿流出道梗阻，可能只有两个结构特征：①位于后尿道精阜远端水平的一层膜状结构，与皱褶和后部缺损相连（COPUM）；②尿道球部、伴有中央缺损的纤维膜（Cobb 圈）。

后尿道瓣膜病理

先天性后尿道梗阻会影响所有上、下尿路，造成明显的解剖学和功能改变。在小儿泌尿外科学中，PUV 是一种严重的先天性泌尿系统疾病，可影响终生。

PUV 是男性尿道内病变之一，归类于更为广泛的术语 COPUM[15]。其大体外观在前面章节已有介绍。梗阻的严重程度不同，可以是无梗阻的小皱褶，也可以是一层厚实、坚韧、伴有小缺损的膜状结构，后者可导致尿路出口的严重梗阻[26]。瓣膜在尿道内引起机械性和功能性梗阻，导致继发性的病理改变。上尿路继发性病变的严重程度取决于原发性梗阻的程度和出现的时间。

在梗阻性瓣膜的近端，产前高压使解剖学外观上显著变化。尿道前列腺部增长、增大，精阜更加明显，膀胱颈因肌肉肥大而明显增生，这些改变导致尿道梗阻解除后，膀胱仍有排空障碍。

尿道和膀胱结构异常以及上尿路的继发性病理改变的严重程度，取决于原发性尿道梗阻的程度和出现时间。一般于胚胎早期（妊娠 16~18 周）出现，且病变形态多样，程度不一[22]。

继发性改变

膀胱和上尿路的继发性病理改变

先天性尿道梗阻的继发性改变不仅包括后尿道扩张及伸长，同时膀胱、输尿管以及肾脏也会出现明显的结构和功能改变。

膀胱继发性变化

先天性尿道梗阻导致膀胱储尿功能显著改变，从而影响上尿路和肾实质，尽管原发性尿道梗阻可以完全解除，但这些改变可能会持续存在。由于瓣膜在胚胎早期出现，因此尿道内高压和尿路结构过度膨胀的状态所产生的病理改变，会导致整个尿路和肾实质的病理发展与功能障碍[24]。对胎羊的实验研究证实可引发肾实质发育不良以及膀胱组织和功能的显著改变[27]。膀胱功能障碍可能呈现多种不同的形式，在青春期之前和之后的不同时期有所变化[28]。

从大体病理上看，肌肉肥大和膀胱内高压的影响使膀胱壁出现小梁。膀胱壁的组织学研究显示，肌肉细胞中的胶原蛋白和结缔组织增加，膀胱壁肌肉成分减少，胶原/肌肉比例增加。尿道梗阻解除后，膀胱整体结构和功能的改变仍持续存在，称之为瓣膜膀胱综合征[29]。

输尿管的病理改变

单侧或双侧输尿管扩张常见于新生儿或婴儿期出现的 PUV。输尿管扩张可能是因为 VUR、输尿管膀胱交界处梗阻或膀胱高压所致的输尿管引流不畅。这些改变可能会在瓣膜移除后持续[30]，输尿管可能会继续增大和弯曲，管壁会增厚和变硬（图 106.2）。

膀胱输尿管反流

PUV 常伴有反流，据报道，19%~78% 的 PUV 患儿合并有反流[31-32]，这被认为是产前膀胱高压所致（图 106.3）。一旦尿道阻塞得

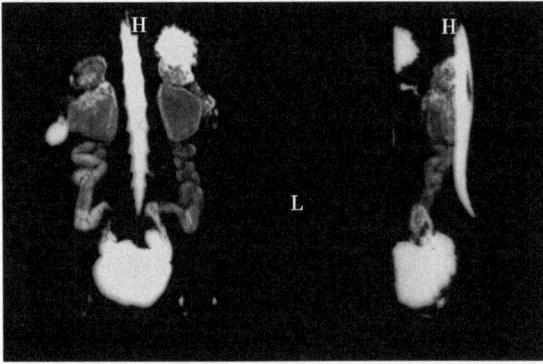

图 106.2 5 岁男孩的 MRU，出生后即行瓣膜切开，双侧肾盏扩张，输尿管迂曲扩张

到解决，相当一部分患者的反流问题有望改善[33]。因此，对于伴有后尿道瓣膜或隔膜的 VUR 儿童，强烈建议在婴儿期和幼儿期使用保守方法。双侧和单侧反流发生率几乎相等；然而，双侧反流和后尿道梗阻是一种更严重的疾病，肾实质受累程度更高，发生 CRF 的风险更大[33]。

"VURD" 综合征

John Duckett 和他的合作者关注于 PUV 的保护因素，指出伴有单侧膀胱输尿管反流（VUR）的 PUV 病情程度更轻，虽然单侧 VUR 通常是高级别，同侧肾实质损害常较严重，且形态异常[34]。但事实上，在这种情况下，这一压力自缓冲机制使膀胱内压力降低[34-35]，从而对侧肾脏受到了保护。反流一侧的肾脏通常由于发育不良而无功能（图 106.4）。后尿道梗阻的 VUR 和肾发育不良可能是由于输尿管芽位置异常。更有可能的是，"膀胱输尿管反流伴发育异常"（vesicoureteral reflux and dysplasia, VURD）综合征中，单侧肾发育不良即单侧 VURD 的发病机制，由于上尿路高压于胎儿期即发生，因此损害肾实质的发育[35]。

肾发育不良和肾积水

PUV 患者肾脏损害非常常见，其原因有多种：①原发性肾发育不良；②早期宫内膀胱出口梗阻引起的肾发育不良、VUR 或输尿管膀胱梗阻；③产后尿路感染；④持续膀胱功能障碍。

肾发育不良与肾积水之间的关系可视为后尿道瓣膜或隔膜严重梗阻的结果。肾发育不良通常与组织学异常相关，且不可逆。继发于梗阻性尿路病变的肾积水及淤积，其在肾脏组织学上往往是正常的，并且经过治疗是可逆的。

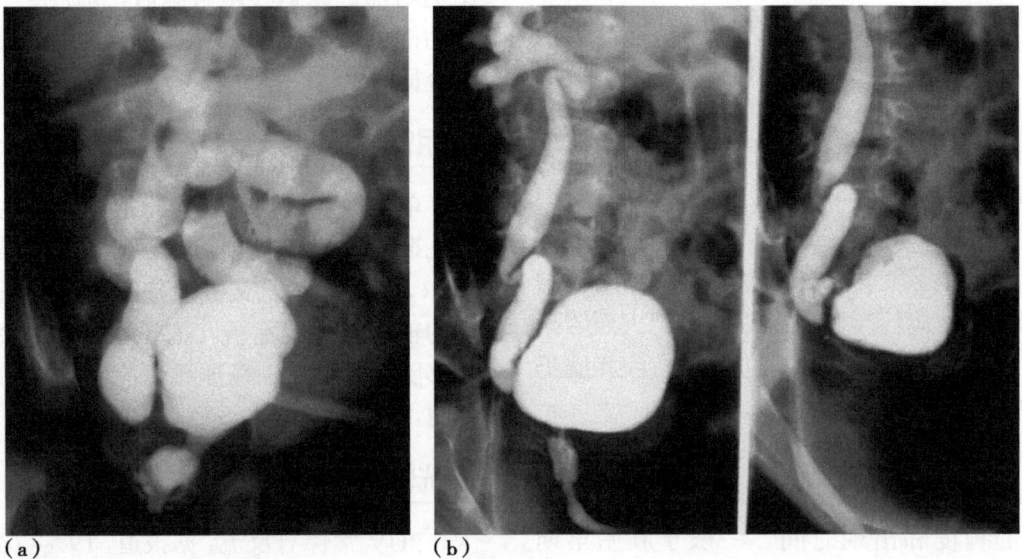

图 106.3 （a）新生儿瓣膜切开前 VCUG 显示双侧 VUR 伴膀胱增大、小梁增生。（b）同一患者 4 岁的 VCUG 显示膀胱及尿道正常，右侧 VUR 持续存在

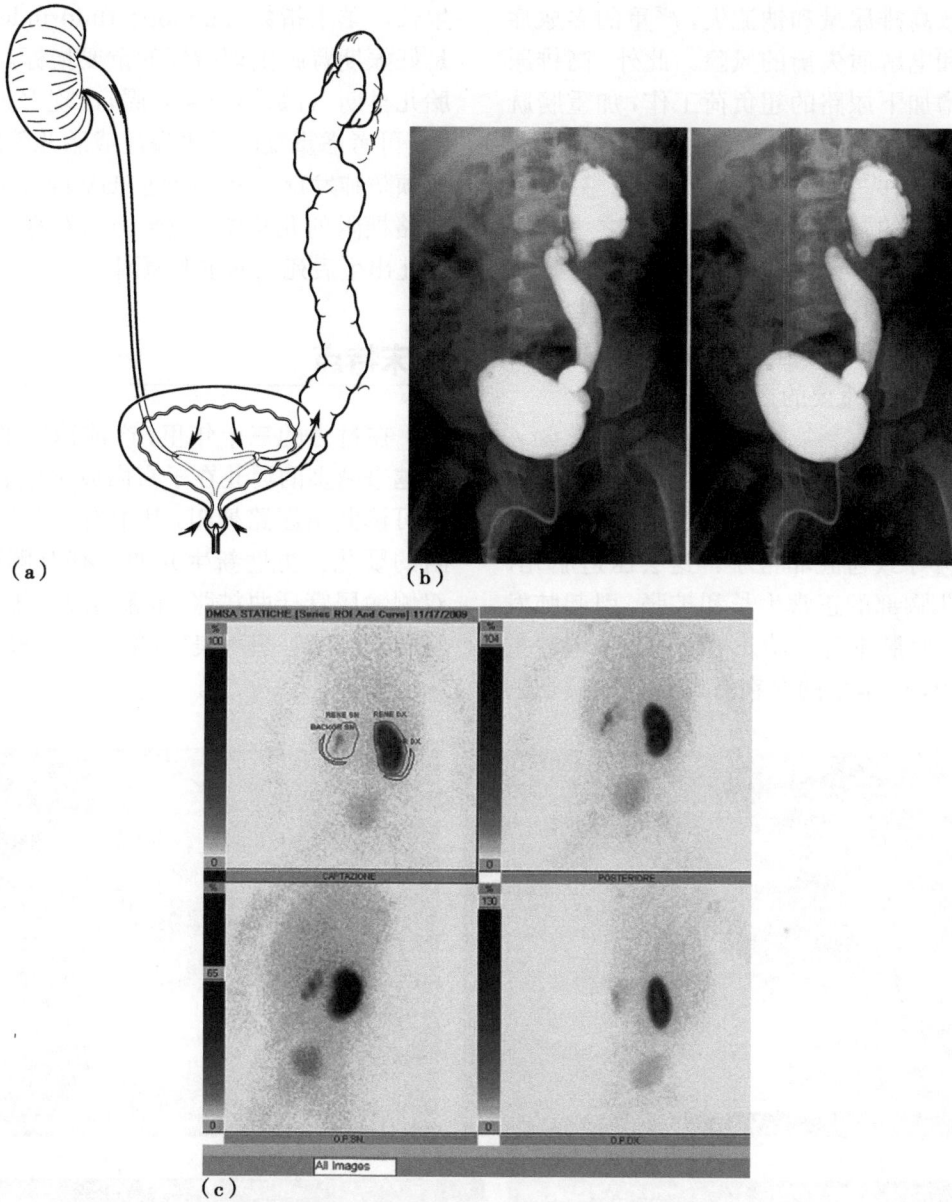

图 **106.4** （a）VUDR 综合征（瓣膜、单侧 VUR、单侧肾发育不良）保护了对侧肾脏和膀胱功能。（b）6 个月婴儿，瓣膜切开术后，左侧重度 VUR，右侧肾脏正常。（c）DMSA 显示左肾功能低下（[a] From Glick PL et al., Management of the fetus with congenital hydronephrosis II: Prognostic criteria and selection for treatment, *J Pediatr Surg* 1985; 20: 376-387）

另一方面，Hoover 和 Duckett[35] 描述了后尿道梗阻、反流和肾发育不良的关系，认为这是一种共同的胚胎发育异常。Henneberry 和 Stephens[36] 提出，伴有后尿道梗阻的肾发育不良不是继发于反流或高压，而是原始尿道芽位置异常导致的初级胚胎畸形。

PUV 中早期膀胱出口梗阻，可导致肾小管功能受损。伦敦大奥蒙德街儿童医院（Great Ormond Street Children's Hospital）的儿科肾脏学家和泌尿科医师发现，在尿道梗阻的男童中，多达 60% 的患儿出现尿液浓缩功能缺陷，其中 15% 更为严重[37]。尿液浓缩功能缺陷会导致高排尿量和钠流失,严重的多尿症有脱水和电解质失衡的风险。此外,高排尿量可能增加下尿路的超负荷工作,加重膀胱功能障碍,导致尿失禁,在经过排尿训练的儿童和青少年中[30],为了不尿湿裤子而憋尿,会导致进一步的肾脏损害,临床上称之为瓣膜膀胱综合征[38]。

PUV 儿童中,肾脏和下尿路的这些继发性病理生理学改变,在瓣膜解除后评估病情变化中,是非常重要的指标[38]。

肺发育不全

在妊娠期间,继发于胎儿排尿减少的羊水过少会导致宫腔非常小。这会压迫胎儿,干扰胎儿胸部的正常生长和扩张,引起肺发育不全。肾脏本身在胎儿早期发育中起着重要的作用,而羊水的存在有助于妊娠后期的生长。羊水指数(amniotic fluid index,AFI)是妊娠期肾脏生理指标的重要指标。如果在胎儿早期(妊娠第 19~26 周)出现严重羊水过少,可考虑重复的羊水灌注或胎儿膀胱分流,以预防肺发育不全。重度 PUV 或其他先天性尿路梗阻的儿童中,初始的肺发育不全是新生儿出生后死亡的主要原因[39-40]。

临床特点

在过去的三十年里,产前诊断的进步使得越来越多的婴儿在子宫内或出生后几天内即可诊断出尿路梗阻,其中有一些后尿道梗阻的婴儿。男性新生儿如果有双侧肾积水、双侧输尿管迂曲扩张、膀胱增大、排空不良、膀胱壁增厚等超声表现,需高度怀疑 PUV 或尿道隔膜(图 106.5)。

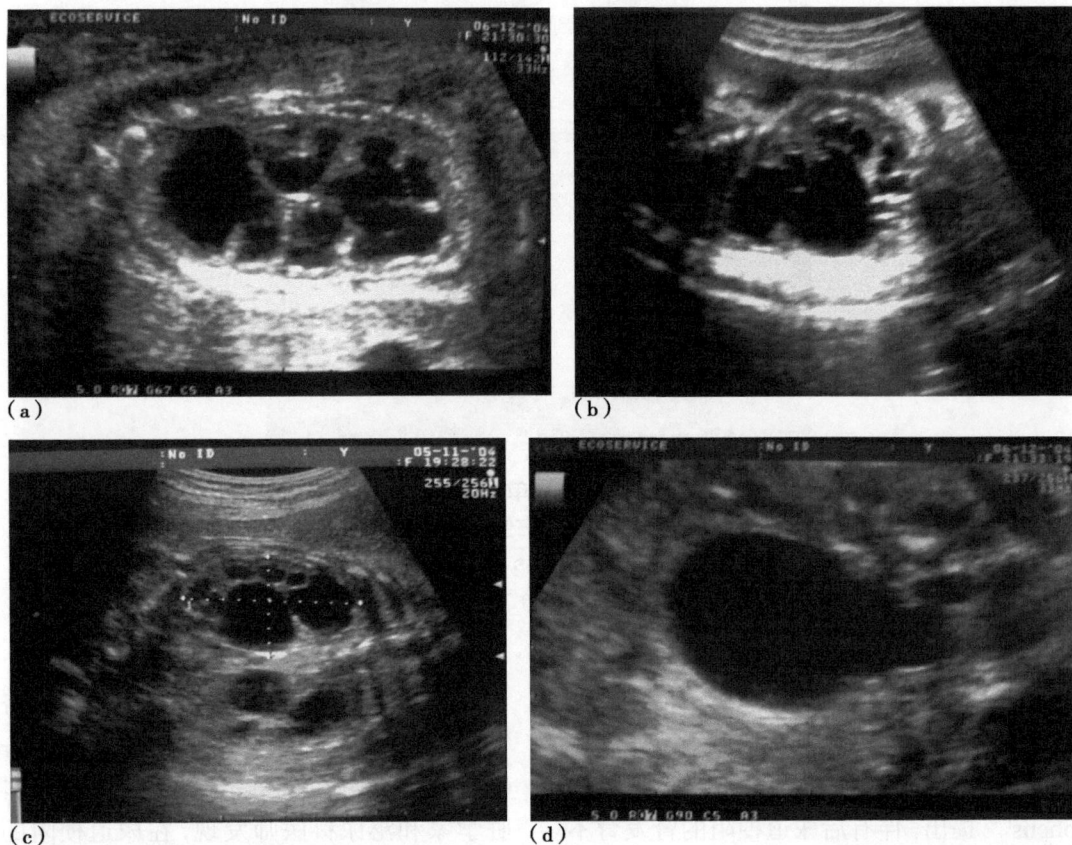

图 106.5 胎儿尿道梗阻的产前超声图像。(a,b,c)男性新生儿双侧肾积水伴输尿管扩张。(d)膀胱增大,排空不佳,膀胱壁增厚,膀胱颈增宽

在新生儿期，婴儿可能出现尿路感染、败血症、尿毒症和代谢性酸中毒。尿路症状可能包括尿线疲软，这是一个不可靠的迹象，因为一些严重梗阻的婴儿已发展出逼尿肌肥大，这使他们有一个良好的尿流。膀胱出口梗阻的婴儿可触及扩张的膀胱或肾脏[17,31]。

PUV 患儿更常见的表现为慢性尿潴留、上尿路改变、呕吐、发育落后和体重减轻。他们很少出现由尿性腹水或肾周尿性囊肿引起的腹胀。尿性腹水通常是肾脏穿孔的结果，在多数情况下，渗漏部位在影像学检查上并不明显。由于尿路扩张和/或尿性腹水（图 106.6），新生儿可能出现严重的腹胀。由于肺发育不良、代谢性酸中毒和腹胀的影响，经常可以观察到患儿呼吸减弱和呼吸频快。

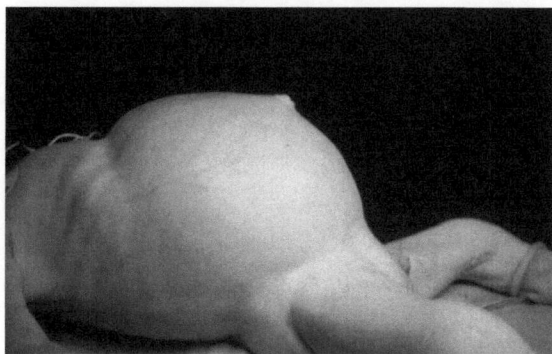

图 106.6　先天性后尿道瓣膜梗阻，导致尿性腹水，致使重度腹膨隆

检查

超声筛查是妊娠期间产前超声研究的第一步。超声检查应尽早进行。检查肾积水的严重程度，并发现有无会阴部尿路扩张。扩张的输尿管可向下延伸至膀胱。在未置管引流的患者中，会阴矢状面扫描可显示扩张的后尿道。膀胱壁厚，边缘不规则，有假憩室存在（图 106.7）。

出生后，一旦感染得到控制，可以通过VCUG 检查确诊，这是诊断后尿道梗阻的金标准。行 VCUG 检查时必须记录侧斜位排尿

期图像，一般有以下特点（图 106.8）：小梁状膀胱壁，排空不良，后尿道扩张伸长，膀胱颈突起，特别是后唇突起。许多婴儿可能同时存在 VUR（图 106.3 和图 106.4）。

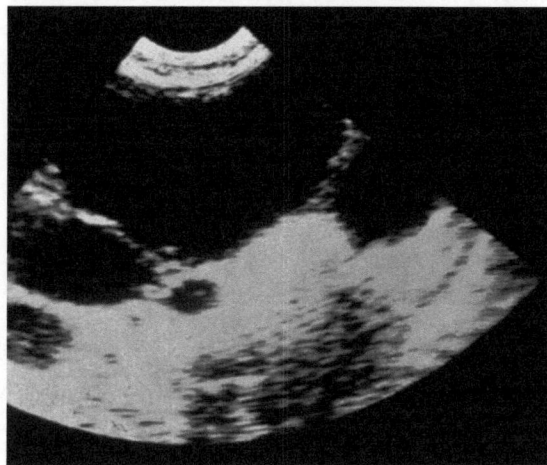

图 106.7　PUV 新生儿的超声特点是双侧肾积水，输尿管扩张，膀胱充盈

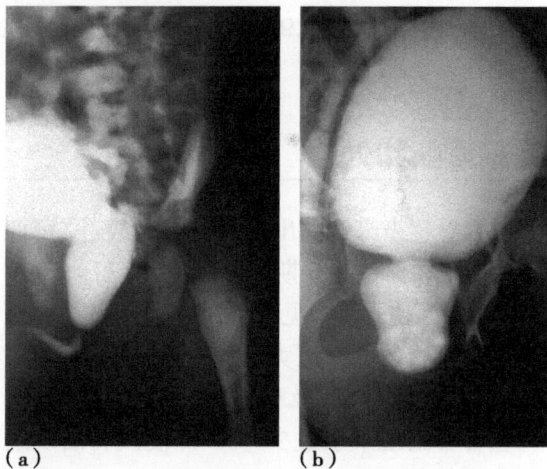

(a)　　　　　　　(b)

图 106.8　PUV 的 VCUG 图像。（a）膀胱壁小梁，后尿道扩张延长，梗阻远端尿道变细。（b）延迟显像。膀胱颈抬高，尿道前列腺部突显，右侧可见 VUR

目前静脉肾盂造影已不再用于婴幼儿，其已被超声和放射性核素检查所取代。如果需要行上尿路手术或者膀胱扩大术，可通过磁共振成像（MRI）检查获得足够的解剖信息（图 106.2）。

放射性核素检测不应用于新生儿，但其

对于评估远期双侧肾脏的功能非常有用，同时能够对泌尿科医师决定行上尿路修复还是肾切除术（VURD 综合征）起指导作用。对于术后超声检查无改善的婴儿，巯乙甘肽（MAG$_3$）扫描可帮助区分是持续性梗阻还是囊性发育不良。如果是发育不良，则摄取很少；还应做肾图评估分肾的肾小球滤过率，评估是否存在输尿管膀胱交界处或肾盂输尿管连接部梗阻。

通常在新生儿时期或做瓣膜切除术之前行尿流动力学检查并非必要，但它对评估后续膀胱功能的变化至关重要[41]。在探讨瓣膜膀胱综合征的功能表现及其与尿失禁、排尿功能障碍和上尿路持续扩张的关系时，尿流动力学检查很有必要。膀胱活动从婴儿期和幼儿期最初的高收缩性，逐渐改变为低收缩性，特别是在青春期之后[41]（图 106.9）。青春期膀胱过度膨胀可能导致功能失代偿和残余尿及最大膀胱容量的增加。上尿路持续扩张可能是一个严重的后果，需要药物介入和 / 或间歇导尿[36]。

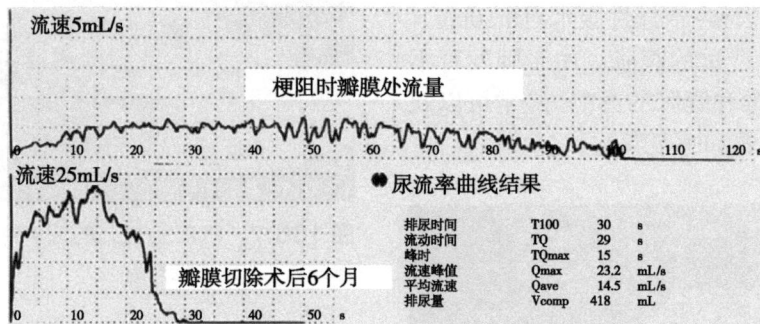

图 106.9　4 岁 PUV 儿童尿流率曲线，术前尿流率降低，术后 6 个月恢复正常

产前诊断和处理

随着超声筛查的出现及其技术改进，疑似尿道梗阻在男性胎儿期即可被发现，目前 PUV 的宫内诊断也更为常见[42]。PUV 典型的超声表现为男性胎儿合并巨大膀胱、膀胱壁增厚、后尿道扩张、"锁孔征"及双侧肾积水（图 106.10），严重者可出现羊水过少[39]。即使没有出现这些典型体征，当有羊水过少和尿路压力自行缓冲的证据（腹水、肾周尿性囊肿）时，也要怀疑尿道梗阻的可能性（图 106.11）。

子宫内尿道梗阻除了明显的阻塞性尿路病变外，还会产生多种显著的临床影响。胎儿尿液在妊娠第 13 周产生，其产生减少会导致子宫腔异常小，从而压迫胎儿，干扰胎儿胸部的正常生长和扩张，导致肺发育不全。膀胱膨胀和尿性腹水使胎儿腹部扩张，损害腹壁肌肉的发育，导致腹部呈梨状腹外观。综上所述，产前超声可准确检测胎儿下尿路梗阻，灵敏度为 95%，特异度为 80%[43]。

MRI 越来越多地用于诊断和评估胎儿下尿路梗阻，使超声检查结果得到强化。

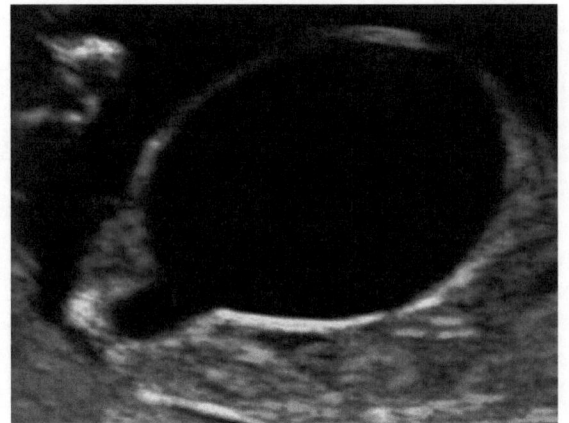

图 106.10　产前胎儿超声提示"锁孔征"：排空差的巨大膀胱，膀胱壁增厚，后尿道扩张

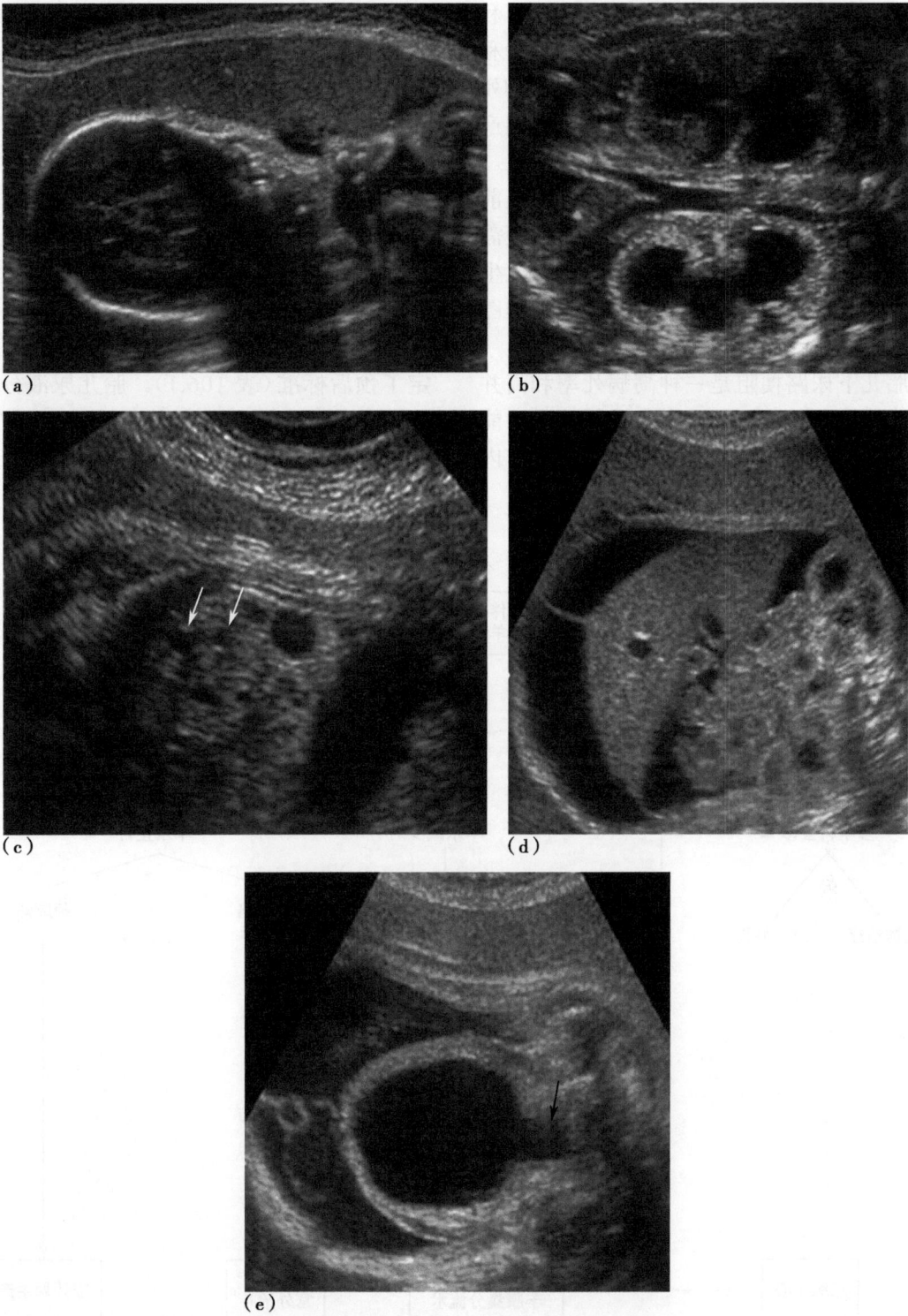

图 106.11　产前超声图像。(a)重度羊水减少。(b)双侧肾积水。(c)肾发育不良。(d,e)尿性腹水伴扩大增厚的膀胱,箭头指示的是引起尿液流出道梗阻的瓣膜的位置

胎儿宫内尿道梗阻严重程度不同，肺和肾的结局也不同。程度重的伴有羊水过少和肺发育不良，易导致出生后呼吸功能不全和死亡。在不太严重的病例中，足够的尿液排出产生足够的羊水，从而使肺部得到足够的生长。

产前诊断具有相当大的优势。可以提前计划产妇和胎儿的管理，一旦诊断，产妇便需要转到三级中心，在那里新生儿可以在出生后立即得到最佳治疗。PUV 产前管理流程图见图 106.12。

胎儿下尿路梗阻是一种高病死率和高并发症发生率的疾病，同时伴有进行性肾功能不全、羊水过少和继发性肺发育不全。宫内

介入由 Harrison 及其同事[37-38]在开创性研究中发展起来。最困难的问题是可能受益于子宫内治疗的阻塞性尿路病变胎儿的选择。未经治疗的先天性肾积水的自然进展研究已经表明，轻度双侧肾积水和正常羊水量的胎儿不需要在子宫内干预。此外，胎儿出现严重羊水过少和严重的肾发育不良不可能受益于产前干预。介于这两者之间的，临床上可以观察到尿路梗阻的病例，产前干预或许可以避免其潜在的肾和肺的损害。Glick 等[44]制定了预后标准（表 106.1）。胎儿尿液分析可改进产前肾脏预后的判断。总之，目前仍然缺乏产前管理的标准。在胎儿阻塞性尿路病

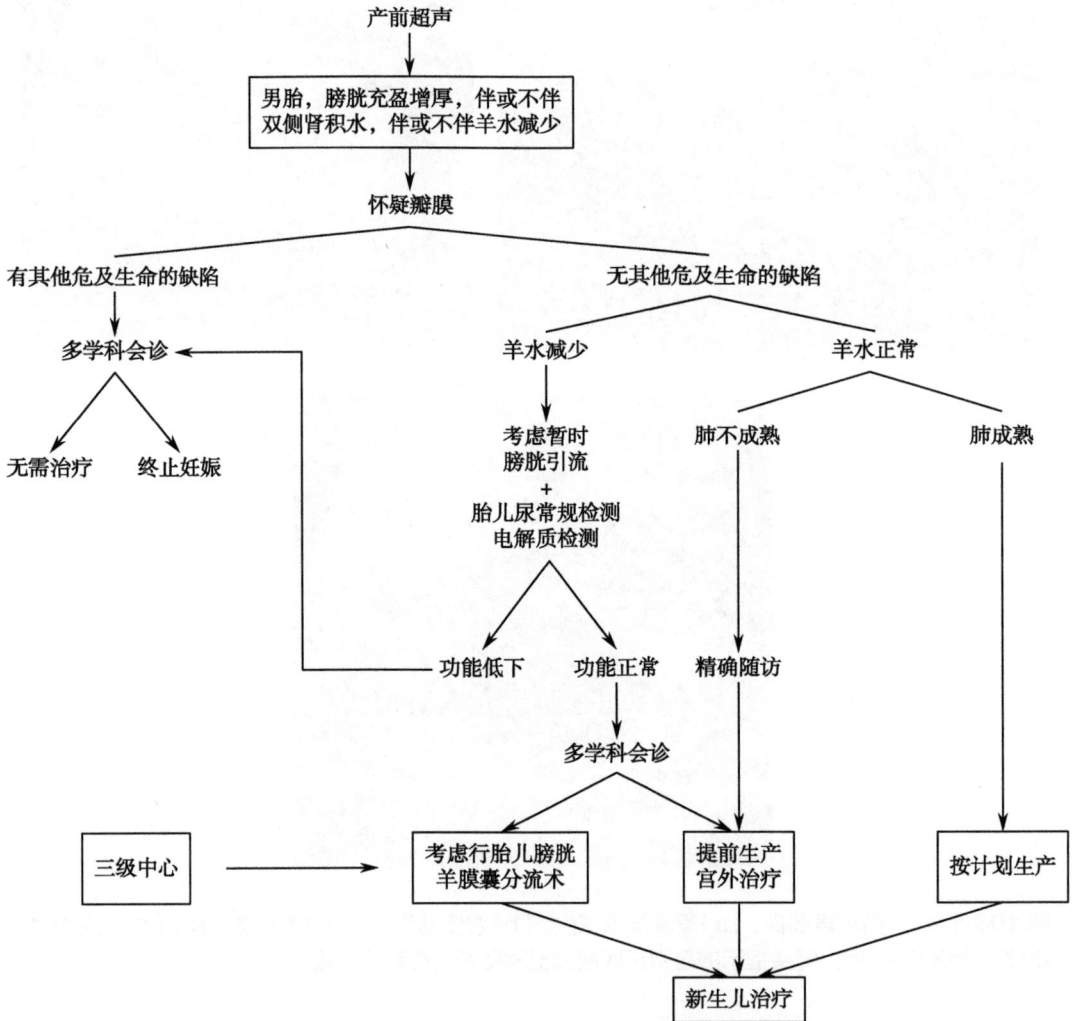

图 106.12　后尿道瓣膜产前诊断及处理原则

变中，我们进一步检测了肾发育不良的预测因子，如膀胱压力和 β2 微球蛋白评估，以实现胎儿肾功能的产前评估[45]。

表 106.1　产前发现后尿道瓣膜的有利预后因素

尿电解质	Na$^+$ < 100mmol/L Cl$^-$ < 90mmol/L
胎儿尿渗透压	< 200mOsm/L
β2 微球蛋白	< 5mg/L
肾实质超声特点	正常外观，或轻度回声增强，无皮质囊肿
羊水指数	正常或轻度降低
多尿	> 2mL/h

经皮膀胱羊膜囊分流术或膀胱镜技术可用来解除子宫内的尿路梗阻。Quintero 和同事[46] 指出了膀胱羊膜囊分流插入的技术和结果，该分流可以在超声下或经胎儿镜进行，使膀胱尿液减压进入羊膜腔。由于导管梗阻、移位、绒毛膜羊膜炎的可能，这种分流减压术的远期效果仍然不尽如人意[47]。

选择合适的胎儿，把握好适应证，产前干预有可能提高围产期胎儿存活率，但多数长期的肾脏损害仍难以得到解决。有必要开展随机多中心研究[48]。目前，由于宫内干预对新生儿的远期改善效果欠佳，初始的研究热度已下降。开放减压术治疗胎儿梗阻性尿路病仍处于试验阶段，有待进一步的对照试验以确定其疗效[47-48]。

新生儿期后尿道瓣膜的产后处理

后尿道梗阻的婴儿，因其在胎儿期梗阻的严重程度和持续时间不同，常伴有不同程度的上尿路扩张和肾脏损害。大多数初诊 PUV 的新生儿都患有严重的电解质异常、代谢性酸中毒、肾功能不全和败血症（图 106.6），可能伴有呼吸窘迫，其严重程度取决于肺发育不全的程度。在过去的二十年里，治疗的改进使后尿道阻塞的疗效和预后比以往更好。

新生儿 PUV 的治疗策略可分为三个阶段：①明确诊断后立即处理；②梗阻瓣膜的外科切除；③长期的随访，相关病变及并发症的治疗。

快速处理

必须对患病的新生儿行初始的复苏、超声和 VCUG 检查以协助诊断。几乎所有后尿道梗阻的新生儿都需要静脉补液和电解质的补充。同时，完善血样的检测。

- 全血计数，包括血小板计数，这在败血症婴儿中可能低或高
- 尿素、肌酐和电解质，应作为基线值估算
- 在使用抗生素治疗前，血和尿应送培养及进行药物敏感试验
- 动脉血气明确酸中毒程度，以计算碳酸氢钠治疗用量

经尿道插入胃管（5F 或 6F）可实现临时膀胱引流。球囊导尿管不适用于后尿道梗阻的膀胱引流。近年来，经尿道置入双 J 管应用广泛[49]。如果膀胱不排空，耻骨上导尿管可以在未处理尿道梗阻及未进行影像学检查的情况下对尿路进行减压。通过导尿获得的尿液样本应送去显微镜检查和培养。

一旦采集尿液和血液样本并送检进行培养和药物敏感试验，婴儿应立即接受抗生素治疗。可首选氨基糖苷类或头孢菌素治疗，一旦尿液和血液培养结果出来，就可以进行调整。评估呼吸功能，如有呼吸功能不全应予以积极治疗，必要时应通过胸部 X 线检查和血气评估。新生儿重症监护室常常需要一个多学科协作小组。

明确诊断需要行 VCUG，一般应在患儿病情改善、感染得到控制后再进行（图 106.8），可先行矢状位会阴部超声扫描，但往往不易观察到"锁孔征"[50]。

先天性后尿道瓣膜的外科治疗

男性新生儿合并 PUV 时，应尽早考虑解除先天性梗阻。经尿道留置导尿只是暂时

的,因为存在严重的尿路感染的风险和膀胱收缩不全的问题。尚无最佳治疗后尿道梗阻的共识,其处理在小儿泌尿外科领域中仍具有挑战性。从单纯的一期瓣膜切除到上尿路引流,再到延迟切除,意见不一。理想的治疗方案应该是个体化的,根据婴儿的情况、上尿路的状态和婴儿生殖器的大小而定。

一期经尿道逆行切除瓣膜

它可以在内镜下进行,也可以盲切,这取决于外科医师的偏好和可用的仪器。

逆行内镜下瓣膜切除

现有的合适的新生儿膀胱镜和切除镜是应用最广泛的治疗方法,可以降低新生儿继发性尿道损伤和尿道狭窄的风险。一旦婴儿的全身状况和肾功能稳定下来,就可以进行电切。小型内镜设备的发展,以及改进的光纤,使得经尿道内镜冷刀切开或电切成为可能,除了大部分的早产儿。在大多数情况下,一期瓣膜切除对膀胱和上尿路的减压非常有效。

Bugbee 电极可与 8F 膀胱镜配合使用,可用于 PUV 的电切。另一种方法是使用带金属钩针的 3F 输尿管导管,它可以通过 8F 膀胱镜的侧通道。新生儿尿道瓣膜切除镜常用于足月新生儿,其管径为 8F(图 106.13)。该仪器可以钩住瓣膜,可以比 Bugbee 电极更精确地进行切割。瓣膜切割一般在 5 点、7 点、12 点位置(图 106.14),该方法可以充分解除膀

胱出口梗阻,并且避免术后主要的严重并发症——尿道狭窄。据报道,经内镜下瓣膜切除术后尿道狭窄的发生率为 3.6%~25%,而这种新方法未发现术后尿道狭窄,这可能与其切割更加精准有关[51]。

经尿道盲切

在非常小的新生儿或早产儿中,尿道损伤的风险大,无法进行尿道内镜检查,故可以采用不同的仪器和技术对瓣膜和尿道隔膜进行盲切。

Fogarty 气囊导尿管。患儿麻醉后,经尿道置入 6F 导尿管。向膀胱注入对比剂,直到后尿道被填满,瓣膜显示明显。然后取出导管,在透视下,将 4F Fogarty 气囊导尿管放入膀胱,气囊内注入约 0.75mL 生理盐水。缓慢温和地撤退,直至到达瓣膜层面,快速拔出导管,使瓣膜或隔膜破裂。该方法不伤及括约肌[52]。术后建议留置导尿管 48~72 小时。

Mohan 瓣膜刀。这个简单的仪器也可以解决小婴儿瓣膜切除的问题。这项技术的优点是它适合小的新生儿,而且它可以在其他缺乏小儿内镜设备的地区进行。然而,术后的膀胱尿道造影显示相当多的患儿术后出现尿道出血和尿外渗[53]。

Whitaker-Sherwood 热钩。Innes Williams 成功地使用了一种电热钩来切除后尿道梗阻。Whitaker 和 Sherwood 把电钩进行改造,除了钩内部裸露的金属用于透热,其余部分

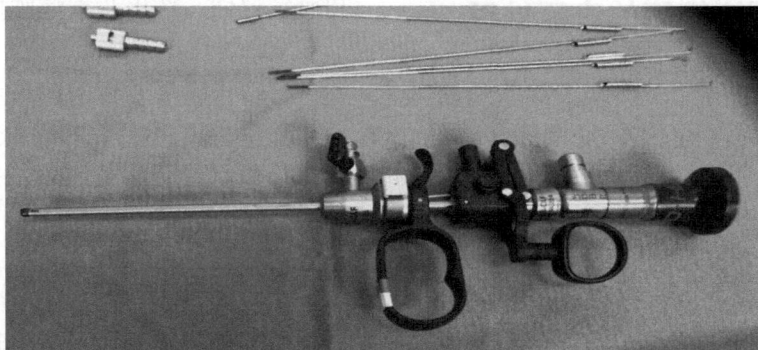

图 106.13 新生儿切割器,适用于有先天性梗阻隔膜或后尿道瓣膜的新生儿

完全绝缘[54]。其优点是口径小（6F 至 7F），不需要全身麻醉。然而，术后易出现狭窄，易损伤尿道括约肌。

其方法是在膀胱内注入对比剂后，无菌热钩润滑后经尿道置入，指向 12 点位置。通过将其旋转到任何一侧，瓣膜即可钩住，然后释放热能使其破裂。在 3 点和 9 点位置用最小的有效热能破坏瓣膜，以免瓣膜重新融合。

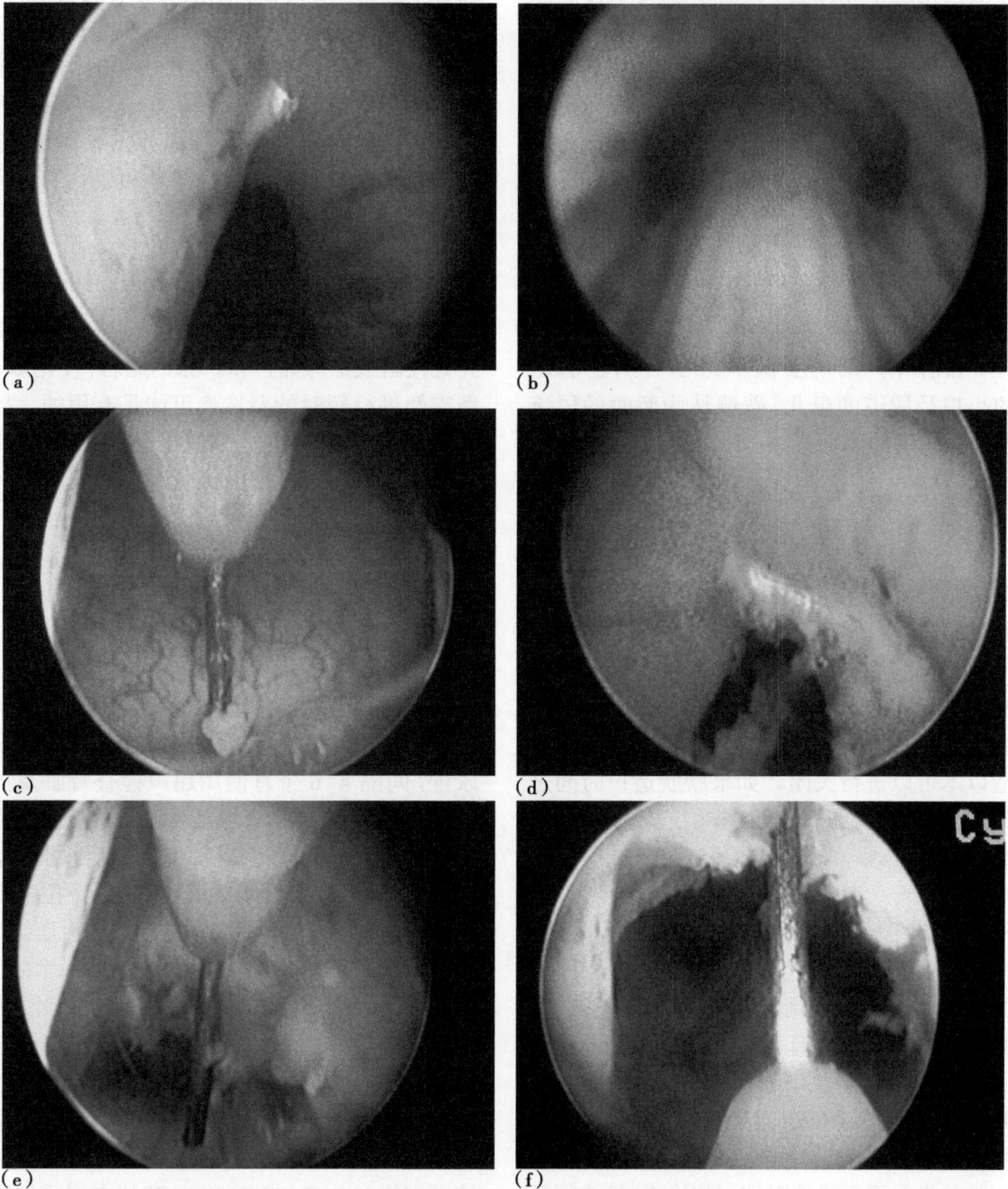

图 106.14 后尿道瓣膜切开术的膀胱镜影像。（a）梗阻的隔膜。（b）扩张的后尿道。（c）电钩。（d,e）瓣膜的侧壁在 12、5、7 点位置被钩住。（f）瓣膜切开术后观

近年来,随着小型膀胱镜的发展,这些相对盲切的技术使用越来越少。

一期顺行瓣膜切除

Zaontz[55] 将顺行性尿道梗阻切除技术与经皮内镜技术相结合,提出了经皮顺行性尿道瓣膜切除术。由于避免了尿道的限制,该技术甚至适用于早产儿。

一些学者提出顺行激光消融治疗新生儿 PUV[56-57], Nd:YAG 激光可通过顺行或逆行通道使用,主要的优点是组织局部的炎症反应小,并且降低了出血和继发性狭窄的风险。

一期行尿流改道、二期行经尿道瓣膜切除术

目前对于早产儿、低体重儿、伴明显 VUR 的小口径尿道的患儿,普遍认为暂时的尿流改道是适用的。

膀胱造口术

在 1974 年, Duckett[58] 介绍了经皮膀胱造口术治疗新生儿先天性后尿道梗阻的经验。通过膀胱造口术,避免了使用经尿道的器械,从而使持续性高级别反流的膀胱内高压得以控制,并减轻了因输尿管膀胱引流不良引起的输尿管肾盂积水。待 PUV 切除之后,膀胱造口术可以进行关闭。如果膀胱造口时间过长,可能导致扩张膀胱缩小,引起输尿管膀胱交界处梗阻。

上尿路尿流改道

当存在某些因素时,可以实施上尿路尿流改道。在大多数情况下,暂时的膀胱造口术足以解决输尿管肾盂积水。尽管已经进行了尿道梗阻切除及下尿路引流,但对于上尿路扩张仍然持续存在的严重或晚期的病例,可以实行非置管式上尿路引流。然而,我们知道扩张并不意味着阻塞,使用双 J 管进行暂时的肾造瘘术可以明显改善肾积水。Krueger 和他的研究小组 [59] 的一系列研究显示,接受高平面经皮输尿管造口术治疗的婴儿在肾功能和生长发育方面的最终结果都优于经尿道瓣膜切除术治疗组。Reinberg 等 [2] 的研究表明,在最初接受高平面上尿路造口术治疗的患者中, 79% 出现轻度至重度肾功能衰竭,而接受一期 PUV 切除术治疗的患儿中有 47% 出现。虽然还没有对照研究,但单侧低平面经皮输尿管造口术对于伴有输尿管反流、无功能肾脏的 VURD 综合征患儿是有用的,它可以在不影响小婴儿膀胱循环和成熟的情况下进行尿路减压。

双 J 管支架置入在暂时性肾造瘘中的应用

如果在切除 PUV 后,存在输尿管膀胱交界处梗阻或上尿路严重扩张的患者,使用双 J 型支架进行暂时的肾造瘘可能是有用的。插入双 J 型支架可以防止膀胱干燥,保持膀胱循环,这是膀胱正常发育所必需的。

早期术后管理

瓣膜切除术 48~72 小时后留置导尿管,以利于水肿消退、监测尿量。通过静脉补液、输注电解质溶液以维持准确的水电解平衡。患者出院后预防性使用抗生素,并监测血清肌酐、电解质和尿常规。定期超声检测残余尿量,间隔 4~6 个月使用超声检查肾脏及上尿路情况。如果残余尿量明显(大于预期膀胱容量的 10%),在获得知情同意后,可开始使用 α_1 肾上腺素受体拮抗药治疗[特拉唑嗪 0.04~0.4mg/(kg·d)]。必须定期监测血压。

首次复查 VCUG 通常在瓣膜切除术后 3 个月进行,如果怀疑有残留的瓣膜或瓣叶,为确保尿道完全通畅,需要进行"二次"膀胱镜检查。VCUG 可以定量评估瓣膜切除术后尿道比率,是评价术后效果的一种简单的测量方法 [60],一般正常值为 2.5~3.0。肾脏放射性核素扫描(MAG_3 或 DMSA)建议在瓣膜切除术后 6~12 个月检查以评估肾实质功能。

长期后遗症和并发症的随访和治疗

尿道狭窄

由于器械对后尿道壁的损伤，这是经尿道途径治疗 PUV 后的一个重要并发症。当尿道壁病变较深，易损伤尿道海绵体，可致尿道狭窄。但利用小口径的内镜精细操作后，这是可以避免的，PUV 术后尿道狭窄的发生率从 25% 降低到接近 0[51,61]。

排尿功能障碍和尿失禁

瓣膜膀胱综合征

早期的瓣膜切除术可使膀胱的正常循环充盈和排空，在出生后不久即可开始。膀胱循环的恢复对于正常的膀胱功能和尿流动力学至关重要[62]。Mitchell 建议用"瓣膜膀胱综合征"一词来形容 PUV 术后男孩膀胱的不顺应性和上尿路的扩张[30]。

至少有 30% 的 PUV 患儿经治疗后患有不同程度的膀胱功能障碍。经排尿训练的儿童常表现为日间和夜间尿失禁，这起初被认为是继发于外括约肌功能不全，主要考虑尿道括约肌本身的发育不良，而不是内镜操作过程中的医源性损伤。进一步的尿流动力学研究表明尿道梗阻解除后仍然存在膀胱功能障碍[41]。

一期瓣膜切除术后可能出现多种不同形式的排尿功能障碍，在所有接受治疗的 PUV 患者中，排尿功能障碍发生率为 13%~38%，其中尿失禁最为常见。

引起尿失禁的主要膀胱异常是逼尿肌过度活动、顺应性降低和肌源性衰竭。逼尿肌过度活动和顺应性降低可以通过抗胆碱能药物治疗，但一些特定病例需要行膀胱扩大术。而治疗肌源性衰竭最有效的方法是间歇清洁导尿和夜间排空膀胱[38]。

这种严重膀胱功能障碍的逐年进展会导致上尿路扩张和肾功能恶化[29-30,38]。尿流动力学检查、压力分析和残留尿量评估很有必要。

随着时间的推移，膀胱活动会从过度活跃、低顺应性和容量减小变为低收缩、大容量和排空不良的行为（失代偿膀胱伴肌源性衰竭）[41,63]。

早期行瓣膜切除术，即使是膀胱功能改变严重的患者，也能获得较好的效果，VUR 和肾积水可得到较好的缓解。对于 α_1 肾上腺素受体拮抗药治疗无效的患儿，推荐在瓣膜切开的同时或在婴儿期或儿童期进行膀胱颈切开，这可以增加低压膀胱流出道[64]。

膀胱输尿管反流和肾积水

PUV 的男孩中，VUR 的发病率很高，37% 为双侧，27% 为单侧。与单侧或无 VUR 相比，双侧高级别 VUR 的患儿远期 CRF 风险更大。单侧 VUR 可能因压力自缓冲机制而对对侧肾脏产生保护作用[35]。

瓣膜切开术后的随访显示，即使存在膀胱憩室，反流也有较高的缓解比例。VUR 的缓解比例与膀胱功能障碍的正常化相关。Heikkila 和其同事[65] 在最近的一系列研究中发现，有 62% 的 PUV 患儿出现 VUR 自行痊愈，21% 需要接受抗反流手术，17% 需要接受肾切除术。输尿管再植术的手术指征目前尚无定论，但近年来对于采用手术治疗没有以往激进。

瓣膜切开术后，肾盂输尿管持续扩张，其原因可能是膀胱输尿管梗阻或输尿管收缩无力。利尿肾图可能有助于鉴别这两种情况，尽管暂时的上尿路引流能协助明确诊断。目前推荐的治疗方案是在治疗膀胱功能障碍的同时先行保守治疗。

肾发育不良

如果肾功能不全的单侧肾发育不良出现高血压或尿路感染的危险，应行患侧肾及输尿管切除术。双侧肾发育不良将发展为终末期肾病，需要透析和肾移植。

后尿道瓣膜的预后因素

先天性下尿路梗阻是儿童时期病死率和

并发症发生率较高的疾病。随着产前超声的广泛应用，大多数患有 PUV 的儿童在产前得到诊断，并在出生时得以明确。以下的一些预后因素可以帮助我们更好地确定婴儿出生与 PUV 的长期结果。

- 在"产前诊断和处理"一节中提出并讨论了产前预后因素对产后预后的影响。羊水减少、肾皮质囊肿的存在以及胎儿的其他先天性或结构性异常与不良预后有关[45]。
- 新生儿期超声下发现肾实质变薄、肾回声增强以及肾囊性改变通常与严重的肾损伤和发育不良有关，后续会演变成 CRF[43]。
- 产前发现的伴或不伴腹水的尿外渗、新生儿时期的巨大膀胱憩室和 VURD 综合征使得尿路内压降低，这些提示后期肾功能预后更好[34-35]。
- 延迟出现（2 年后）的 PUV 患者在长期随访中发生 CRF 的风险更高[66]。尽管早期接受了膀胱造口术或其他尿路分流，仍不能获得更好的结果[67]。
- 早期行一期瓣膜切开术可减轻膀胱功能障碍，远期效果似乎比尿流改道更好[62]。
- 伴有同侧肾功能不全的单侧 VUR，能对对侧肾脏起保护作用（压力自缓冲机制）[35]。
- 双侧高级别 VUR 患肾功能不全的风险更大，但并不总是得到证实[65]。
- 严重的膀胱功能障碍（瓣膜膀胱综合征）经长期随访发现可能危及上尿路和肾功能[38,41]。
- 蛋白尿、高血压（收缩压）和发热性尿路感染与最终的功能预后无显著相关性。据报道，在出生后一年内肌酐大于或等于 0.8mg/dL 与远期肾功能低下有关[69]。
- 肾移植同样适用于既往有 PUV 病史或先天性后尿道梗阻的儿童，既往已接受下尿路手术的患儿，其效果与其他儿童患者相同[70]。

结论

男性先天性后尿道梗阻是一系列的疾病的统称，其中以 PUV 最为常见。它常表现为新生儿时期和婴儿期严重的尿路梗阻。它仍然是 2 岁前终末期肾衰竭最重要的原因之一[3,68]。在过去的 20 年里，先天 PUV 患儿的预后有了明显的改善，但目前仍有大量的患者进入 CRF 阶段，并在青春期发展到终末期肾功能衰竭，需要进行透析及肾移植手术治疗[69]。多学科联合诊治有望进一步改善这些儿童的预后，并在长期的随访中提供一种基于病因学的、更加有效的治疗，直到成年。

（诸林峰 译　唐达星 审校）

参考文献

1. Parkhouse HF, Barratt TM, Dillon MJ et al. Long-term outcome of boys with posterior urethral valves. *Br J Urol* 1988; 62: 59.
2. Reinberg Y, de Castano I, Gonzalez R. Influence of initial therapy on progression of renal failure and body growth in children with posterior urethral valves. *J Urol* 1992; 148: 532.
3. Ardissino G, Daccò V, Testa S et al. Epidemiology of chronic renal failure in children: Data from the ItalKid Project. *Pediatrics* 2003; 111: 382–7.
4. Morgagni GB. *Seats and Causes of Diseases Investigated by Anatomy; in Five Books, Containing a Great Variety of Dissections with Remarks to which Are Added Very Accurate and Copious Indexes of the Principal Things and Names Therein Contained*, 3rd edn. Millar A, Cadell T (eds). London: Johnson and Payne, 1769; 3: 540–56.
5. Langenbeck JM. Eine einfache und sichere methode des steinschnittes. 1802. In: Tolmatschen N (ed). *Ein Fall von Semilunaren Klappen der Harnrohre, und von Vergrosserter Vescicula Prostatice. Archiv Path Anat* 1870; 11; 348.
6. Velpeau AALM. Urètre et Prostate. *Traite Complet d'Anatomie Chirurgicale* 1832; 2: 247.
7. Young HH, Frontz WA, Baldwin JC. Congenital obstruction of the posterior urethra. *J Urol* 1919; 3: 289.
8. Young HH, McKay RW. Congenital valvular obstruction of the posterior urethra. *Surg Gynecol Obstet* 1929; 48: 509.
9. Macpherson RI, Leithiser RE, Gordon L et al. Posterior urethral valves: An update and review. *Radiographics* 1986; 6(5): 753–791.
10. Waterhouse K, Hamm FC. The importance of urethral valves as a cause of vesical neck obstruction in children. *J Urol* 1962; 87: 404.

11. Williams DI, Eckstein HB. Obstructive valves in the posterior urethra. *J Urol* 1965; 93: 236.
12. Gonzales ET. Posterior urethral valves and bladder neck obstruction. *Urol Clin N Am* 1978; 5: 57.
13. Glassberg KI. Current issues regarding posterior urethral valves. *Urol Clin N Am* 1985; 12: 175.
14. Dewan PA, Zappala SM, Ransley PG, Duffy PG. Endoscopic reappraisal of the morphology of congenital obstruction of the posterior urethra. *Br J Urol* 1992; 70: 439.
15. Dewan PA. Congenital obstructing posterior urethral membrane (COPUM): Further evidence for a common morphological diagnosis. *Pediatr Surg Int* 1993; 8: 45.
16. Thomas J. Etiopathogenesis and management of bladder dysfunction in patients with posterior urethral valves. *Indian J Urol* 2010 October; 26(4): 480–9. doi: 10.4103/0970-1591.74434.
17. Hendren WH. Posterior urethral valves in boys. A broad clinical spectrum. *J Urol* 1971; 106: 298.
18. Pieretti RV. The mild end of the clinical spectrum of posterior urethral valves. *J Pediatr Surg* 1993; 28: 701.
19. Colodny A. Urethral lesions in infants and children. In: Gillenwater JY, Grayhack J, Howards SS, Duckett JW (eds). *Adult and Pediatric Urology,* Chapter 53. Chicago: Year Book Medical Publishers Inc, 1987: 1782–808.
20. Livne PM, De Laune J, Gonzales ET Jr. Genetic etiology of posterior urethral valves. *J Urol* 1983; 130: 781.
21. Field PL, Stephens FD. Congenital urethral membranes causing urethral obstruction. *J Urol* 1974; 111: 250.
22. Krishnan A, De Souza A, Konijeti R, Baskin LS. The anatomy and embryology of posterior urethral valves. *J Urol* 2006; 175: 1214–20.
23. Dewan PA, Keenan RJ, Lequesne GW, Morris LL. Cobb's collar or prolapsed congenital obstructive posterior urethral membrane (COPUM). *Br J Urol* 1994; 73: 91.
24. Cobb BG, Wolf JA, Ansell JS. Congenital stricture of the proximal urethral bulb. *J Urol* 1968; 99: 629.
25. Moormann JG. Congenital bulbar urethral stenosis as a cause of disease of the urogenital junction. *Urologe* 1972; 11: 157.
26. Imaji R, Moon D, Dewan PA. Congenital posterior urethral obstruction: Variable morphological expression. *J Urol* 2001; 165: 1240.
27. Gonzales R, Reimberg Y, Burke B, Wells T, Vernier RL. Early bladder outlet obstruction in fetal lambs induces renal dysplasia and the prune-belly syndrome. *J Pediatr Surg* 1990; 25: 342.
28. Holmdahl G, Sillen U, Hansson E, Hermansson G, Hjalmas K. Bladder dysfunction in boys with posterior urethral valves before and after puberty. *J Urol* 1996; 155: 694–8.
29. Glassberg KI. The valve bladder syndrome: 20 years later. *J Urol* 2001; 166: 1406–14.
30. Mitchell ME. Persistent ureteral dilatation following valve resection. *Dial Pediatr Urol* 1982; 5: 8–11.
31. Warshaw BL, Hymes LC, Trulock TS, Woodard JR. Prognostic features in infants with obstructive uropathy due to posterior urethral valves. *J Urol* 1985; 133: 240.
32. Belloli G, Battaglino F, Mercurella A, Musi L, D'Agostino S. Evolution of upper urinary tract and renal function in patients with posterior urethral valves. *Pediatr Surg Int* 1996; 11: 339.
33. Close CE, Carr MC, Burns MW, Mitchell ME. Lower urinary tract changes after early valve ablation in neonates and infants: Is early diversion warranted? *J Urol* 1997; 157: 984.
34. Rittenberg MH, Hulbert WC, Snyder HM, Duckett JW. Protective factors in posterior urethral valves. *J Urol* 1988; 140: 993.
35. Hoover DL, Duckett JW. Posterior urethral valves, unilateral reflux and renal dysplasia: A syndrome. *J Urol* 1982; 128: 994.
36. Henneberry MO, Stephens FD. Renal hypoplasia and dysplasia in infants with posterior urethral valves. *J Urol* 1980; 123: 912.
37. Dinneen MD, Duffy PG, Barratt TM, Ransley PG. Persistent polyuria after posterior urethral valves. *Br J Urol* 1995; 75: 236.
38. Koff SA, Mutabagani KH, Jaynthi VR. The valve bladder syndrome: Pathophysiology and treatment with nocturnal bladder emptying. *J Urol* 2002; 167: 291–7.
39. Huang J, Li HJ, Wang J et al. Prenatal emotion management improves obstetric outcomes: A randomized control study. *Int J Clin Exp Med* 2015 June 15; 8(6): 9667–75.
40. Clayton DB, Brock JW 3rd. Lower urinary tract obstruction in the fetus and neonate. *Clin Perinatol* 2014 September; 41(3): 643–59.
41. De Gennaro M, Capitanucci ML, Mosiello G, Caione P, Silveri M. The changing urodynamic pattern from infancy to adolescence in boys with posterior urethral valves. *BJU Int* 2000; 85: 1104–8.
42. Harvie S, McLeod L, Acott P et al. Abnormal antenal sonogram: An indicator of disease severity in children with posterior urethral valves. *Can Ass Radiol J* 2009; 60: 185–9.
43. Robyr R, Benachi A, Ikha-Dahmane F et al. Correlation between ultrasound and anatomical findings in fetuses with lower urinary tract obstruction in the first half of pregnancy. *Ultrasound Obstet Gynecol* 2005; 25: 478–82.
44. Glick PL, Harrison MR, Golbus MS et al. Management of the fetus with congenital hydronephrosis II: Prognostic criteria and selection for treatment. *J Pediatr Surg* 1985; 20: 376–87.
45. Ciardelli V, Rizzo N, Farina A et al. Prenatal evaluation of fetal renal function based on serum beta(2)-microglobulin assessment. *Prenat Diagn* 2001; 21(7): 586–8.
46. Quintero RA, Morales WJ, Allen MH, Bornick PW, Johnson P. Fetal hydrolaparoscopy and endoscopic cystostomy in complicated cases of lower urinary tract obstruction. *Am J Obstet Gynecol* 2000; 183: 324–30.
47. Elder JS, Duckett JW, Snyder HM. Intervention for fetal obstructive uropathy: Has it been effective? *Lancet* 1987; 2(8566): 1007.
48. Kilby MD, on behalf of the Pluto collaborative Study Group. Pluto trial protocol: Percutaneous shunting

for lower urinary tract obstruction randomised controlled trial. *Br J Obst Gynaecol* 2007; 1471: 904–10.

49. Penna FJ, Bowlin P, Alyami F et al. Novel strategy for temporary decompression of the lower urinary tract in neonates using a ureteral stent. *J Urol* 2015 October; 194(4): 1086–90.

50. Bernades LS, Aksnes G, Saada J et al. Keyhole sign: How specific is it for the diagnosis of posterior urethral valves? *Ultrasound Obstet Gynecol* 2009; 34: 419–23.

51. Lal R, Bhatnager V, Mitra DK. Urethral strictures after fulguration of posterior urethral valves. *J Pediatr Surg* 1998; 33: 518–9.

52. Kyi A, Maung M, Saing H. Ablation of posterior urethral valves in the newborn using Fogarty balloon catheter: A simple method for developing countries. *J Pediatr Surg* 2001; 36: 1713–6.

53. Abraham MK. Mohan's valvotome: A new instrument. *J Urol* 1990; 144: 1196–8.

54. Whitaker RH, Sherwood T. An improved hook for destroying posterior urethral valves. *J Urol* 1986; 135: 531–3.

55. Zaontz MR, Firlit CF. Percutaneous antegrade ablation of posterior urethral valves in infants with small caliber urethras: An alternative to urinary diversion. *J Urol* 1986; 136: 247.

56. Biewald W, Schier F. Laser treatment of posterior urethral valves in neonates. *Br J Urol* 1992; 69: 425.

57. Pagano MJ, van Batavia JP, Casale P. Laser ablation in the management of obstructive uropathy in neonates. *J Endourol* 2015 May; 29(5): 611–4.

58. Duckett Jw Jr. Cutaneous vesicostomy in childhood. The Blocksom technique. *Urol Clin N Am* 1974; 1: 485–96.

59. Krueger RP, Hardy BE, Churchill BM. Growth in boys with posterior urethral valves. Primary valve resection vs upper tract diversion. *Urol Clin N Am* 1980; 7: 265.

60. Gupta RK, Shah HS, Jadah V et al. Urethral ratio on voiding cystourethrogram: A comparative method to assess success of posterior urethral valve ablation. *J Pediatr Urol* 2010; 6(1): 32–6.

61. Bruce J, Stannard V, Small PG, Mayell MJ, Kapila L. The operative management of posterior urethral valves. *J Pediatr Surg* 1987; 22: 1081.

62. Mitchell ME, Close CE. Early primary valve ablation for posterior urethral valves. *Semin Pediatr Surg* 1996; 5: 66.

63. De Gennaro M, Capitanucci ML, Silveri M, Morini FA, Mosiello G. Detrusor hypocontractility evolution in boys with posterior urethral valves detected by pressure flow analysis. *J Urol* 2009; 165: 2248–52.

64. Kajbafzadeh AM, Payabvash S, Karimian G. The effects of bladder neck incision on urodynamic abnormalities of children with posterior urethral valves. *J Urol* 2007; 178: 2147–9.

65. Heikkila J, Rintala R, Taskinen S. Vesicoureteral reflux in conjunction with posterior urethral valves. *J Urol* 2009; 182: 1555–60.

66. Ansari MS, Singh P, Mandhani A et al. Delayed presentation in posterior urethral valve: Long-term implications and outcome. *Urology* 2008; 71(2): 230–4.

67. Godbole P, Wade A, Mushtag I, Wilcox DT. Vesicostomy vs primary ablation for posterior urethral valves: Always a difference in outcome? *J Pediatr Urol* 2007; 3: 273–5.

68. Lopez Pereira P, Espinosa L, Martinez Urrutia MT et al. Posterior urethral valves: Prognostic factors. *BJU Int* 2003; 91: 687–90.

69. Coulthard MG. Outcome of reaching end-stage renal failure in children under 2 years of age. *Arch Dis Child* 2002; 87(6): 511–7.

70. Capozza N, Collura G, Matarazzo E, Caione P. Renal transplantation and congenital anomaly of the kidney and urinary tract. *Pediatr Child Health* 2009; 19(51): 551–2.

新生儿神经源性膀胱

Salvatore Cascio　Malcolm A. Lewis

引言

新生儿神经源性膀胱可分为原发性、继发性和特发性三组。原发性神经源性膀胱是不同部位的中枢神经系统、大脑皮层、脊髓或周围神经系统损伤的结果。最常见的原因是先天性神经管缺陷(先天性脊柱裂)。其他形式的神经损伤(例如脑瘫)也可能与神经源性膀胱的发生有关。在脊髓外,原发神经源性膀胱可由骶尾部畸胎瘤等病变引起。继发性神经源性膀胱,也称为神经性膀胱,不是由神经系统缺陷引起,但膀胱的行为表现与神经源性膀胱相同。新生儿继发性神经源性膀胱的病因包括肛门闭锁、梨状腹综合征、膀胱外翻、泄殖腔外翻和后尿道瓣膜等。特发性神经源性膀胱非常少见,主要包括奥乔亚综合征。特发性神经源性膀胱没有特殊临床表现,排除原发性及继发性病因后可诊断为特发性神经源性膀胱。

神经管缺陷在欧洲各地区的发病率不一,一些地区的发病率明显高于其他地区。在整个欧洲,神经管缺陷的发病率约为每 1 000 例活产婴儿中有 0.49 例 [1]。在美国,神经管缺陷的发病率大约为每 1 000 例活产婴儿中有 0.3 例 [2]。

新生儿期神经源性膀胱功能障碍的最佳治疗方案一直存在争议,小儿泌尿外科医师和肾内科医师就何时开始间歇性清洁导尿(clean intermittent self-catheterization,CIC)及抗胆碱类药物的使用未能达成共识,在何时开始评估肾脏功能(排尿期膀胱造影、DMSA)、尿流动力学检查及随访时间方面也未能达成共识。但是有一点是明确的,即在这些患者的泌尿外科治疗中,关键在于早期识别出导致膀胱功能恶化的上尿路或下尿路危险因素,从而给予及时的内科或外科治疗,防止肾脏或膀胱功能的损害以及提高远期预后。

产前诊断及建议

产前仅靠泌尿系统超声来诊断神经源性膀胱比较困难。对于绝大多数的患者,在发现开放性或闭合性的脊柱闭合不全后,都应考虑存在神经性膀胱的可能。在神经管缺陷患者中,神经源性膀胱在没有其他肾脏畸形的情况下几乎不表现为产前肾积水或巨大膀胱。神经源性膀胱表现出产前肾积水的唯一的情况就是奥乔亚综合征。

对于因神经管缺陷而怀疑存在原发性神经源性膀胱的新生儿,建议泌尿外科医师及肾内科医师尽早介入产前咨询。患儿家属有必要知道的是,神经源性膀胱在神经管缺陷患者中的发病率超过 90%,这意味着存在对孩子的尿控、膀胱顺应性和肾功能产生损害的风险。即使进行了积极的治疗,肾功能也会发生损害,同时需要指出,高位脊柱裂伴有肾发育不良的患者今后有更大可能性发生肾功能损害 [3]。来自英国曼彻斯特的 300 名隐性脊柱裂患者的研究表明,神经源性膀胱的发病率从存在孤立性病变(长脊髓,单纯的脑脊膜膨出)的 28%,到存在脂肪性脊髓脊膜膨出的 66%,以及存在骶骨发育不全的大于 90%。

产前咨询需要为家庭提供一个对疾病的清晰认知，让家属知道孩子在出生后将要面临的问题，可选的治疗方案及治疗过程。根据患儿的整体预后，考虑神经系统病变导致的结果、潜在可用的干预措施和家庭所在地的法律。目前有四种选择方案。第一种选择是终止妊娠，在英国等国家中比较常见，但在其他一些国家却很少见。这不仅受到当地法律的影响，而且受到患者家庭宗教和伦理信仰以及其所在社区的宗教和伦理信仰的影响。第二种选择是在开放性神经管缺陷患者中行产前修复手术，这只有在少数几个医疗中心可以实行。作为一种干预手段，产前修复的好处尚未得到充分证实。脊柱发育不良仍然存在，产前手术有效地将开放性病变变为闭合性病变，这会减少脑积水和放置脑室-腹腔分流管的概率[4]。然而，目前还不清楚产前修复手术是否会显著改善远期膀胱功能[5]。第三种选择是在分娩后进行积极干预治疗。第四种选择是姑息性治疗，主要针对那些合并其他严重畸形，会带来严重的不良预后，但是不干预又将会导致近期死亡的患者。

患者的最终治疗方案由家庭决定，并在很大程度上受到当地法律和现有资源的影响。没有真正"正确"的选择，而家庭成员必须根据自己的实际情况决定哪种选择是最佳的。

对于继发于其他先天性肾脏异常或相关异常的神经源性膀胱，家庭接收的信息将受到生活条件的强烈影响，治疗方案也将由此决定。产前的选择实际上与上述相同，尽管通常不选择产前手术，产前巨大膀胱的外引流仍然未被证实是否有益。

解剖和排尿生理

自主神经系统和非自主神经系统均参与膀胱逼尿肌和括约肌的神经反射。自主神经的副交感神经部分从脊髓的骶神经节段发出，形成节前纤维，汇入骨盆神经，然后与胃下神经连接形成膀胱丛。神经节后纤维从膀胱和尿道附近的神经突触发出，支配并产生持续膀胱收缩的整体效果。乙酰胆碱是神经节前和节后神经纤维的神经递质。膀胱内副交感神经的胆碱受体主要是毒蕈碱受体（M_2）。其他神经递质包括血管活性肠肽，神经肽Y，P物质，生长抑素，降钙素基因相关肽，胆囊收缩素，多巴胺，血清素，组胺和酪氨酸羟化酶。尚不明确这些神经递质的确切作用及其与自主神经的相互作用。

交感神经从脊髓段 T_{11}~L_2 发出，其神经节前纤维与胃下和肠系膜下神经节相连，与去甲肾上腺素能神经节后纤维相连，后者通过胃下神经与膀胱和尿道相连。交感神经是通过刺激 α 和 β 肾上腺素受体传入信息。α肾上腺素受体在膀胱基底部更密集，兴奋后产生收缩作用，而 β 肾上腺素受体在膀胱体部更常见，兴奋后产生松弛作用。α肾上腺素受体兴奋能增加排尿阻力，而 β 肾上腺素受体兴奋促进尿储存，对抗胆碱能作用。

非自主神经起源于 S_2~S_4 节段，经阴部神经至外括约肌。虽然膀胱外括约肌是骨骼肌，但在婴幼儿，膀胱外括约肌张力是通过脊髓反射介导的。只有当儿童发育成熟时，大脑皮层的抑制作用发育成熟后膀胱外括约肌可以随意地放松和收缩，这有助于自主排尿。

正常的膀胱感觉通过盆腔和胃下神经传递，副交感内脏传入纤维传递来自疼痛、温度和牵拉感受器的信息。

在新生儿和婴幼儿中，排尿是继发于膀胱扩张的脊髓反射，刺激反射弧的传出神经，导致自发性逼尿肌收缩。最初，当膀胱充盈时，尿道周围的尿道外括约肌收缩以防止尿液溢出。排尿时，外括约肌随之松弛，导致膀胱在低压下排空。在出生后的第一年，每天排尿次数基本保持在 20 次，且在睡眠和清醒时都会发生；随着年龄的增长，排尿次数逐渐降低，这与膀胱容量的相对增加和热量摄入比例的降低有关。

分类

有多种神经源性膀胱功能障碍的分类,其中大多数是依据神经病变的部位来分类,这与成人的病理相适应,但并不适用于先天性脊髓病变。事实上,在儿童患者中,脊髓病变水平与临床表现的相关性较差。因此,在儿童中根据临床表现和尿流动力学来分类更实用。决定临床表现的两个因素是膀胱逼尿肌和括约肌的状态:膀胱逼尿肌可以收缩(63%),不能收缩但协调性良好(20%)或协调性差(17%)。

在这些状态中,括约肌可以完全去神经支配(36%),部分去神经支配(24%),或伴有完整的骶反射弧(40%)[6](图107.1)。括约肌的状态是控制排尿和影响上尿路损害的主要决定因素。括约肌松弛与尿失禁有关,但能保护上尿路功能,括约肌过紧与尿潴留有关。括约肌过紧和无收缩膀胱,使用 CIC 很容易控制尿失禁。而当括约肌较紧而膀胱顺应性差时,膀胱压力高,则导致梗阻性尿路病变。过度活跃的膀胱可能会导致尿漏,并使上尿路处于危险之中,这取决于括约肌的紧张程

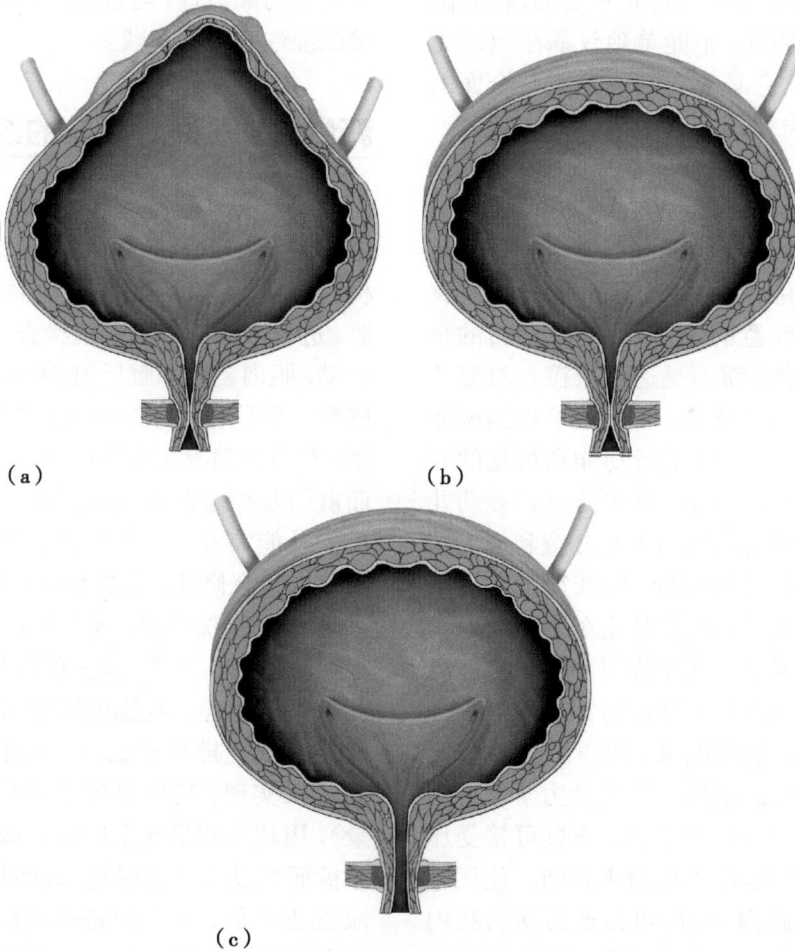

(a)　　　　　　　　　(b)

(c)

图 107.1　脊髓发育不良新生儿的影像尿流动力学表现。(a)协同失调(37%)。(b)存在协同作用(26%)。(c)完全去神经支配(36%)(From Bauer SB, Initial Management of Meningocele Children, in *Textbook of Neurogenic bladder*, 3rd ed, pp. 633-644, Jacques Corcos, David Ginsberg, Gilles Karsenty, eds, CRC Press, Taylor & Francis Group, 2015)

度和尿漏时的膀胱压力，这就体现出功能协调的重要性。就像显性脊柱裂的患儿一样，如果存在逼尿肌 - 括约肌协同失调（detrusor sphincter dyssynergia, DSD），即使括约肌静息状态的张力较低，尿漏也容易发生，上尿路也存在功能损害的风险，因为在逼尿肌收缩的同时括约肌刚好痉挛，导致膀胱压力增高，从而引起梗阻性尿道病变。确定膀胱的功能主要是通过尿流动力学实现的。然而，需要注意的是，尿流动力学只是提供某一时刻的膀胱功能状态。在尿流动力学检测期间观察到的活动模式可能不会在一整天中持续存在。此外，神经源性膀胱不是静止不变的，而是随时间变化的。因此，不能单独仅靠尿流动力学来评估患者，它必须与其他检查和全面的临床评估相结合使用。

影像尿流动力学

神经源性膀胱患者的临床决策主要依赖于超声对上尿路的评估和尿流动力学对膀胱的评估。值得注意的是，婴儿的治疗目的是保护上尿路功能，而不是达到尿控。对婴儿行影像尿流动力学检查，而不是单独的尿流动力学检测，能对膀胱进行功能和视觉的双重评估，为临床决策提供更多信息。婴幼儿尿流动力学检测的原则与大龄儿童和成人尿流动力学评价的原则相同，但获得可靠的结果较为困难。此外，正常婴儿在尿流动力学检测中经常表现出不完全排尿和排尿功能障碍[7]。对尿流动力学下结论时需要对报告仔细解读，并结合临床图像、超声图像和尿流动力学视频图像的结果。尿流动力学主要测量充盈周期时逼尿肌的压力，通过可接受压力下膀胱容量和漏尿点压力来判断。使用直肠探头来测量腹内压力，可以通过从膀胱内压力中减去腹内压力来测量真正的逼尿肌压力。不幸的是，获得准确的直肠压力比较困难。自发的直肠收缩或与逼尿肌收缩同时发生比较常见，并且会给人一种这就是逼尿肌压力的错误印象——而这一点通常被低估

了。因此，在测试过程中仔细观察膀胱内压力的变化轨迹，并以此作为主要参考点。同样地，肌电图在测试中应提供关于括约肌活动的背景以及是否存在 DSD 的信息。然而，任何其他运动都使这一痕迹难以解读，发展为梗阻性尿路病变的风险是发生尿漏时的压力超过 $30cmH_2O$。透视影像的信息非常宝贵，可以让我们看到膀胱的大致轮廓，以及是否存在膀胱小梁或憩室，也可以看到膀胱颈的状态，最重要的是可以确定是否存在膀胱输尿管反流。如果存在膀胱输尿管反流，可以通过透视检查或超声检查来评估膀胱的真实容量与顺应性，与未行透视的患者相比，其膀胱灌注容量明显减少。

新生儿神经源性膀胱的诊断与评估

新生儿神经源性膀胱患儿在生后的几天就应该开始进行评估，需要进行详细的体格检查，检查是否存在明显可触及的膀胱或肾脏，进行全面的神经系统检查，仔细检查自发运动，肌肉萎缩和腱反射，测试下肢和肛门的感觉。肛门括约肌的张力可以提示病变的类型：肛门松弛提示完整的下运动神经元病变，而肛门收缩至肛周皮肤则意味着脊髓功能和反射功能完好。神经管缺损通常应在 24~48 小时内闭合修补，并在术中留置导尿管，以保证足够的膀胱引流，减少对伤口的污染。尿管一般留置 5~7 天，直至伤口愈合，也有利于背部伤口护理。拔除留置导尿管时需要确定婴儿是否能排空膀胱，可以通过一个尿片警报器来实现，其可以评估尿量（称尿布的重量），用超声测量残余尿量。尿液持续流进纸尿裤而且没有残余尿量，表明括约肌松弛，漏尿点压力低，对上尿路的风险小。相反，高残余尿量（新生儿 > 5mL）意味着一定程度的括约肌痉挛或协同功能障碍，高漏尿点压力和增加上尿路功能恶化的风险。3% 的新生儿会在髓鞘闭合手术后发生脊髓休克，可持续 2~6 周的时间；因此，最初的膀胱评估可能

需要在第一次随访时进行[8]。肾脏和膀胱超声是初始评估的关键因素。如前所述，神经源性膀胱不会引起产前肾积水和梗阻性尿路病变。出生时，绝大多数患有神经管缺陷的新生儿肾脏正常。在都柏林大学儿童医院的248例神经管缺陷新生儿的数据库中，我们发现了18例（7%）泌尿系统异常：6例重复肾，6例肾积水，4例马蹄肾，1例盆腔异位肾，1例孤立肾。泌尿系统畸形多见于胸腰、腰骶段病变的神经管缺陷，神经管缺陷感觉平面与泌尿系统畸形之间无相关性。因此，当发现畸形时，它们是伴随的泌尿系畸形或发育不良的结果[3]。在3个月大时可进行DMSA肾图，而在3~6个月大时，我们用影像尿流动力学代替了排尿期膀胱尿路造影（图107.2）。

闭合性病变的患者有可能不需要早期的外科干预，因此也就不需要早期留置导尿管，接下来开始最初的临床评估，评估膀胱功能要从观察婴儿的排尿模式和排尿后残余尿量开始，并与肾脏超声、DMSA肾图以及影像尿流动力学检查相结合。

神经源性膀胱的治疗

新生儿神经源性膀胱的治疗以保护肾脏功能为中心。有两种不同的治疗选择：可预期的和前瞻性的。

可预期的方法主要针对闭合性脊椎管缺陷患儿，在这些患者中发生神经性膀胱功能障碍的风险较低，只要初步评估能够定期排尿，那么要进行每3个月的密切随访，并行超声检查，尿液检测和残余尿测定，根据情况决定是否行影像尿流动力学。我们推荐所有患者早期行CIC，然而这既不是改善尿控，也不是为了改善膀胱排空情况。因为这些患者一生要行CIC治疗，所以这个年龄接受CIC只是为了确保他们能够耐受CIC治疗。这样，如果在监测过程中出现明显的问题，或者患者在未来几年无法达到尿控，CIC的频率可以增加，而患儿不必经历进行干预时的创伤，也不必因为孩子的问题而引起家庭焦虑。

我们对开放性脊椎管缺陷患者的首选方案是前瞻性的，因为几乎所有患者都有神经源性膀胱功能障碍。所有新生儿在持续一段时间的留置导尿后，开始接受CIC和抗胆碱能药物治疗，以尝试预防梗阻性尿路病变和保护肾脏功能。我们也会经常使用预防性抗生素治疗，尽管没有确凿的证据证明此方法有效。CIC和抗胆碱能药物治疗的基本原理是基于过去20年里已发表的研究，研究显示前瞻性治疗比预期性治疗能大大降低行膀胱扩大术的概率[9-10]。Edelstein等[11]在一个非随机前瞻性研究中发现，在接受预防性CIC治疗的儿童中，有15%患者发生肾功能恶化，而在密切随访的患儿中，有80%的儿童发生肾功能恶化。一个荷兰小组发现65名最初"低风险"的患者中有29名在平均随访3.1年

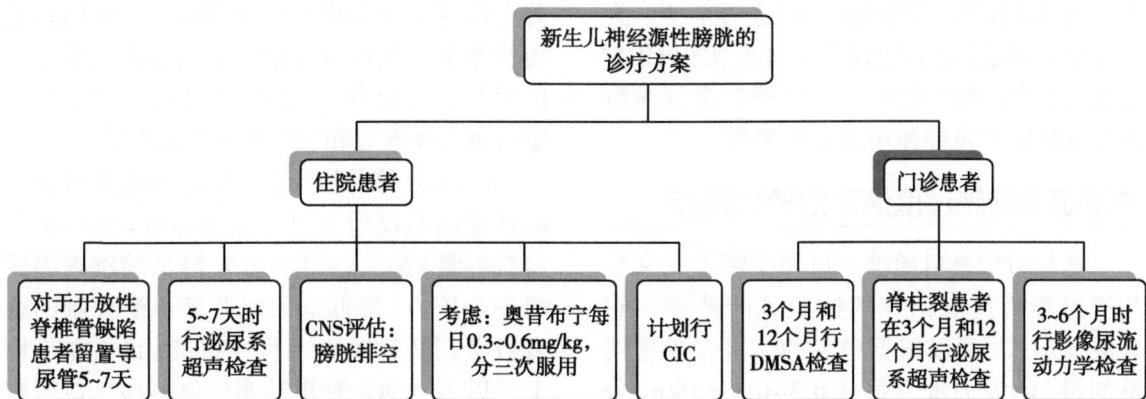

图107.2　新生儿神经源性膀胱诊疗流程图

后变为"高风险",因此他们建议采用积极的治疗方法。他们认为早期行 CIC 治疗对预防肾功能恶化至关重要 [12]。另外,在多变量分析中,CIC 开始较晚(1 岁以后)以及存在膀胱输尿管反流和尿路感染被认为是肾皮质丢失的唯一独立危险因素 [13]。

间歇性清洁导尿

在神经源性膀胱的治疗中,间歇性清洁导尿(CIC)是最重要的一种排空膀胱以及保护上尿路的方法。自 1971 年 CIC 首次被 Lapides 描述以来得到了普及,因为它能够有效排空膀胱,不留残余尿,从而降低尿路感染的风险,防止了对肾功能有害的高压排尿的发生。即使在下运动神经元损害、膀胱顺应性好、漏尿点压力低的新生儿(在这些患儿中 CIC 往往会被推迟),在开始排尿训练的年龄也应留置导尿以达到控尿的目的。我们对神经性膀胱患者的经验表明,早期开始实行 CIC,使其成为家庭日常生活的一部分,对家庭及孩子均有更好的接受性,帮助父母更好地应对孩子的疾病。CIC 的频率(每天 2~6 次)根据影像尿流动力学(膀胱容量,括约肌和逼尿肌的活动情况以及残余尿量)、液体摄入量和孩子的年龄来决定,CIC 的总体并发症发生率为 0~40% [14]。在 16 年的时间里,大约四分之一的男孩在重复导尿后发生了严重的并发症,包括假道形成、尿道狭窄、附睾炎等 [15]。在脊髓脊膜膨出的年轻女性患者,CIC 的主要并发症为导尿困难、肉眼血尿、尿道息肉 [16]。为了预防并发症,笔者建议尽早开始实行 CIC,使用润滑剂(现在的单次导尿管都是预润滑的),导尿时尽可能使用大号导尿管。

神经源性膀胱过度活动的药物治疗

奥昔布宁是目前唯一可用于新生儿和婴儿神经源性膀胱治疗的抗胆碱能药物。它有液体形式,可以根据患者的体重轻松地调整剂量;建议剂量为每日 0.3~0.6mg/kg,分三次服用。奥昔布宁是一种平滑肌弛缓剂,

通过阻断逼尿肌上的毒蕈碱受体(该受体被副交感神经中释放的乙酰胆碱兴奋)发挥作用。人体内分布有 5 个亚型的毒蕈碱受体,即 $M_1 \sim M_5$ 受体。在人类逼尿肌中发现 M_2 和 M_3 两种亚型的受体,其中 M_2 受体占总数的 2/3,M_3 受体主要负责正常排尿时的逼尿肌收缩 [17]。奥昔布宁的作用机制是与毒蕈碱受体结合产生拮抗作用,直接作用于膀胱逼尿肌产生抗痉挛作用,以及局部麻痹作用,后者似乎只在膀胱内给药时产生作用 [18]。一项关于体外培养的大鼠膀胱平滑肌细胞的实验研究也表明,奥昔布宁通过剂量依赖的方式减少平滑肌增殖,有助于预防永久性膀胱病变 [19]。

在大脑、心脏、唾液腺和身体各部位的平滑肌中广泛分布着毒蕈碱受体,这解释了使用奥昔布宁时会产生的一些常见副作用,包括口干、心动过速、便秘、视力模糊、头晕、头痛、幻觉、躁动、神志不清,以及残余尿量增多,但残余尿量增多对实行 CIC 的患者来说并不是问题 [17]。新的抗毒蕈碱药主要针对 M_3 受体,因此副作用的发生率较低。虽然它们在婴儿期无法使用,但正在儿童中进行试验。

由于高亲脂性、中性和相对较小的分子结构,奥昔布宁很容易穿过血脑屏障。这一特点使人们开始关注长期使用抗毒蕈碱药与产生认知功能障碍之间的关系。然而,最近的一项对一小群患者的研究表明,从出生开始,脊柱闭合不全儿童与年龄中位数为 10.6 岁的对照组儿童之间,在儿童行为检查表得分上没有显著差异 [20]。此外,一项使用长效奥昔布宁或托特罗定治疗急迫性尿失禁儿童的双盲试验也发现,长效奥昔布宁和托特罗定对短期注意力和记忆没有负面影响 [21]。

Franco 等 [22] 已证实抗毒蕈碱药对神经源性逼尿肌反射亢进儿童有益处,能够扩大膀胱容量(最大膀胱容量),降低膀胱内逼尿肌平均压力,降低逼尿肌收缩不受控制的患者数量。药物改进一直在持续,目前在市场上可以买到的三种奥昔布宁制剂包括口服制剂、糖浆制剂和缓释制剂。

肉毒毒素注射剂

膀胱内注射肉毒毒素可以抑制副交感神经释放乙酰胆碱，有效缓解神经源性膀胱患者过度收缩的膀胱，提高膀胱功能。肉毒毒素的使用主要是在行膀胱镜检查时行逼尿肌内或黏膜下注射。肉毒毒素的总剂量被分成若干份，并在膀胱三角区以外区域进行扇形注射。

肉毒毒素有两种制剂，分别是 Botax, Allergan（onabotilinum）和 Dysport, Ipsen（abobotulinum）。对于 Allergan，膀胱内给药剂量为 5~10U/kg，最大给药剂量为 300U。Dysport 的剂量为 15~30U/kg，最大给药剂量为 900U。肉毒毒素注射非常有效，可以消除抗毒蕈碱药治疗失败的膀胱过度活跃。目前还没有研究显示肉毒毒素对治疗新生儿神经性膀胱有疗效。对最近 10 篇发表的研究中的 200 名由脊髓发育不良所致神经源性膀胱的患者（平均年龄 9.9 岁）进行分析，显示肉毒毒素能增加所有患者的膀胱容量，降低逼尿肌最大压力，提高尿控分数，提高膀胱顺应性[23]。如果使用得当，不会产生系统性的副作用，但是效果将会在 6~9 个月后消失。由于儿童行膀胱下肉毒毒素注射治疗必须全身麻醉，因此尝试了其他替代方式，如膀胱内灌注或电动持续给药（electromotive drug administration, EMDA），但是两种方式的疗效需要进一步研究证实，并需要寻找合适的给药导管[24]。

肉毒毒素的另一种用途是松弛括约肌。当括约肌紧绷或严重收缩，导致阻塞性尿路疾病时，向括约肌注射肉毒毒素可暂时降低漏尿压力点，避免尿流改道。

尿流改道——膀胱造口术

部分神经性膀胱患者保守治疗失败后应考虑行膀胱造口术。这是一种简单，耐受性好，具有可逆性并能有效逆转上尿路扩张的手术。自从 1974 年 Duckett 首次对其进行描述以来，已有大量研究报告显示，86%~100%

的患者上尿路扩张得到改善。手术指征包括肾积水加重、肾功能损害进展、高级别膀胱输尿管反流，或尽管使用了最大剂量的药物治疗仍有反复尿路感染发生。大约有 17%~43% 的患者术后出现并发症，包括造口周围皮炎、膀胱脱垂、造口狭窄、膀胱结石和反复尿路感染[25]。

膀胱扩大术及其他增加膀胱出口阻力术式

其他的外科手术方式有膀胱扩大术，膀胱出口手术（尿道周围注射大量的溶剂，自体筋膜吊带，人工括约肌植入），以及成形 CIC 的导尿通道（Mitrofanoff 或 Monti 通道），这些术式在新生儿时期很少被用到，所以不在本章节内讨论。

肠道管理

脊髓病变影响结肠直肠运动、传输时间和肠内排空，最终导致便秘、大便失禁或两者兼有[26]。神经源性肠和神经源性膀胱之间密切相关，膀胱症状与肠道症状直接相关。直肠及乙状结肠内残留的粪便压迫膀胱，损害膀胱充盈，引起膀胱不稳定，尿频尿急和尿失禁。此外，粪便干结会增加会阴部细菌定殖、膀胱污染和泌尿道感染的风险。新生儿中的肠道问题主要表现为肛门完全失去张力的扩张导致的持续性稀便或便秘。由于开始进食固体食物，便秘通常在 4~6 月龄左右出现。持续的稀便使儿童有臀部皮肤剥脱和肛门周围皮肤出血的风险，可使用皮肤隔离霜或使肛周皮肤暴露在空气中。便秘应该从早期开始治疗，以促进局部清洁，改善膀胱动力，并防止尿路感染。在幼年时期给予高纤维饮食和口服导泻药（乳果糖）以达到软化大便的效果。在充足的直肠压力下，可用甘油和比沙可啶帮助儿童排便。由控便机制缺陷导致的真正的大便失禁及结肠直肠运动时间延长的儿童，可以使用连接着注射器的导管或锥状的滴灌装置进行少量冲洗。建议每天或隔天使用 20mL/kg 的自来水冲洗，以保证排空肠道。

对于 3 岁以上的儿童，市场上有不同的经肛门灌洗系统（Peristeen Coloplast LTD，Nene Hall，Peterborough Business Pk，Peterborough，United Kingdom；Irrimatic Pump，B. Braun Medical LTD，Thorncliffe Park，Sheffield，United Kingdom；Irrisedo Mini System，MBH-International A/S，Gydevang，28-30，Denmark）被证明对 41%~100% 的神经源性大便失禁患者有益 [27]。对于接受药物治疗失败的年长患者，通过顺行阑尾盲肠灌肠（Malone Antegrade Continence Enema，MACE）方法能达到有规律的肠道排空，并提高患者的社交自信、局部卫生和独立性。据报道通过 MACE 方法达到部分或完全的排便控制的成功率从 47% 到 100% 不等 [28]，推荐高达 80% 的脊柱裂患者使用 MACE 方法 [29]。

结论

新生儿神经源性膀胱的治疗需要泌尿科、肾内科及神经外科的多学科合作来完成，患者的护理应该以泌尿外科护理专家为中心。CIC 是治疗中最重要的部分，应该在出生后及早实行，并行脊柱缺陷修复。治疗的首要目的并不是达到控尿，而是保护上尿路功能，第二个重要的目标尽可能确保成长中的孩子有一个良好的膀胱容量和良好的膀胱顺应性。每个患者都是一个独立的个体，治疗需要根据每个儿童的实际情况和家庭情况决定。

（杨帆 译 唐达星 审校）

参考文献

1. McDonnell R, Delany V, O'Mahony MT, Mullaney C, Lee B, Turner MJ. Neural tube defects in the Republic of Ireland in 2009–11. *J Publ Health* 2014; 18: 1–7.
2. Lloyd JC, Wiener JS, Gargollo PC et al. Contemporary epidemiological trends in complex congenital genitourinary anomalies. *J Urol Suppl* 2013; 190: 1590.
3. Whitaker RH, Hunt GM. Incidence and distribution of renal anomalies in patients with neural tube defects. 1. *Eur Urol* 1987; 13(5): 322–3.
4. Sturm RM, Cheng EY. The management of the pediatric neurogenic bladder. *Curr Bladder Dysfunct Rep* 2016; 11: 225–33.
5. Brock JW 3rd, Carr MC, Adzick NS et al. Bladder function after fetal surgery for myelomeningocele. *Pediatrics* 2015 October; 136(4): e906–13.
6. Bauer SB. Initial management of meningocele children. In: Corcos J, Ginsberg D, Karsenty G (eds). *Textbook of Neurogenic Bladder*, 3rd edn. Boca Raton, FL: CRC Press, Taylor & Francis Group, 2015: 633–44.
7. Sillén U. Bladder function in infants. *Scand J Urol Nephrol Suppl* 2004; (215): 69–74.
8. Stoneking BJ, Borck JW, Pope JC et al. Early evolution of bladder emptying after myelomeningocele closure. *Urology* 2001; 58: 767–71.
9. Wu HY, Baskin LS, Kogan B A. Neurogenic bladder dysfunction due to myelomeningocele: Neonatal versus childhood treatment. *J Urol* 1997, 157: 2295.
10. Kaefer M, Pabby A, Kelly M et al. Improved bladder function after prophylactic treatment of the high risk neurogenic bladder in newborns with myelomeningocele. *J Urol* 1999; 162: 1068.
11. Edelstein RA, Bauer SB, Kelly MD et al. The long-term urological response of neonates with myelodysplasia treated proactively with intermittent catheterization and anticholinergic therapy. *J Urol* 1995; 154: 1500.
12. Dik P, Klijn AJ, van Gool JD et al. Early start to therapy preserves kidney function in spina bifida patients. *Eur Urol* 2006; 49: 908–13.
13. DeLair SM, Eandi J, White MJ et al. Renal cortical deterioration in children with spinal dysraphism: Analysis of risk factors. *J Spinal Cord Med* 2007; 30 Suppl 1: S30.
14. Campbell JB, Moore KN, Voaklander DC et al. Complications associated with clean intermittent catheterization in children with spina bifida. *J Urol* 2004; 171(6 Pt 1): 2420–2.
15. Lindehall B, Abrahamsson K, Hjalmas K et al. Complications of clean intermittent catheterization in boys and young males with neurogenic bladder dysfunction. *J Urol* 2004; 172(4 Pt 2): 1686–8.
16. Lindehall B, Abrahamsson K, Jodal U et al. Complications of clean intermittent catheterization in young females with myelomeningocele: 10–19 years follow up. *J Urol* 2007; 178(3 Pt 1): 1053–5.
17. Andersson KE. Antimuscarinics for treatment of overactive bladder. *Lancet Neurol* 2004 January; 3(1): 46–53.
18. Andersson KE, Chapple C, Wein A. The basis for drug treatment of the overactive bladder. *World J Urol* 2001 November; 19(5): 294–8.
19. Park JM, Bauer SB, Freeman MR et al. Oxybutynin chloride inhibits proliferation and suppresses gene expression in bladder smooth muscle cells. *J Urol* 1999 September; 162(3 Pt 2): 1110–4.

20. Veenboer PW, Huisman J, Chrzan RJ et al. Behavioral effects of long-term antimuscarinic use in patients with spinal dysraphism: A case control study. *J Urol* 2013 December; 190(6): 2228–32.

21. Giramonti KM, Kogan BA, Halpern LF. The effects of anticholinergic drugs on attention span and short-term memory skills in children. *Neurourol Urodyn* 2008; 27(4): 315–8.

22. Franco I, Horowitz M, Grady R et al. Efficacy and safety of oxybutynin in children with detrusor hyper-reflexia secondary to neurogenic bladder dysfunction. *J Urol* 2005; 173: 221–5.

23. Lee B, Featherstone N, Nagappan P et al. British Association of Paediatric Urologists consensus statement on the management of the neuropathic bladder. *J Pediatr Urol* 2016; 12: 76–87.

24. Scheepe JR, Blok BF, 't Hoen LA. Applicability of botu-linum toxin type A in paediatric neurogenic bladder management. *Curr Opin Urol* 2017 January; 27(1): 14–9.

25. Morrisroe SN, O'Connor RC, Nanigian DK et al. Vesicostomy revisited: The best treatment for the hostile bladder in the myelodysplastic children. *Br J Urol* 2005; 96: 397–400.

26. Krogh K, Mosdal C, Laurberg S. Gastrointestinal and segmental colonic transit times in patients with acute and chronic spinal cord lesions. *Spinal Cord* 2000; 38: 615–21.

27. Pereira PL, Salvador OP, Arcas JA. Transanal irriga-tion for the treatment of neuropathic bowel dysfunc-tion. *J Pediatr Urol* 2010; 6: 134–8.

28. Gor RA, Katorski JR, Elliott SP. Medical and surgical management of neurogenic bowel. *Curr Opin Urol* 2016 July; 26(4): 369–75.

29. Imai K, Shiroyanagi Y, Kim WJ et al. Satisfaction after the Malone antegrade continence enema procedure in patients with spina bifida. *Spinal Cord* 2014; 52(1): 54e7.

进一步阅读

De Jong TPV, Chrzan R, Klijn AJ et al. Treatment of the neurogenic bladder in spina bifida. *Ped Nephrol* 2008; 23: 889–96.

Do Ngoc C, Audry G, Forin V. Botulium toxin type A for neurogenic detrusor over activity due to spinal cord lesions in children: A retrospective study of seven cases. *J Pediatr Urol* 2009; 5: 430–6.

Karaman MI, Kaya C, Caskurlu T et al. Urodynamics find-ings in children with cerebral palsy. *Int J Urol* 2005; 12: 717–20.

Kiddo DA, Canning DA, Snyder HM 3rd et al. Urethral dila-tion as treatment for neurogenic bladder. *J Urol* 2006; 176(4 Pt 2): 1831–3.

Koff SA, Gigax MR, Jayanthi VR. Nocturnal bladder emp-tying: A simple technique for reversing urinary tract deterioration in children with neurogenic bladder. *J Urol* 2005; 174(4 Pt 2): 1629–31.

Lapides J, Diokno AC, Silber SJ et al. Clean, intermittent self-catheterization in the treatment of urinary tract disease. *Trans Am Assoc Genitourin Surg* 1971; 69: 142–54.

Mitrofanoff P. Cystostomie continente transappendiculaire dans le traitement des vessies neurologiques. *Chir Pediatr* 1980; 21: 297.

Nguyen MT, Pavlock CL, Zderic SA et al. Overnight catheter drainage in children with poorly compliant bladders improves post-obstructive diuresis and uri-nary incontinence. *J Urol* 2005; 174(4 Pt 2): 1633–6.

Wilmhurst JM, Kelly R, Borzyskowski M. Presentation and outcome of sacral agenesis: 20 years' experience. *Dev Med Child Neurol* 1999; 41: 806–12.

108

子宫阴道积液

Devendra K. Gupta   Shilpa Sharma

引言

　　子宫阴道积液是指在阴道远端梗阻的情况下，子宫阴道由血液以外的液体滞留并显著扩张的情况。随着 B 超和胎儿 MRI 应用的改进，越来越多的子宫阴道积液在产前确诊。

　　子宫阴道积液主要发生在两个年龄阶段，起初在新生儿期，母源性的激素水平比较高；之后是在青春期早期，此时患儿体内的雌激素水平升高。阴道远端梗阻主要见于处女膜闭锁（三分之二的病例），其次是阴道横隔，而伴或不伴有尿生殖窦或泄殖腔畸形的阴道闭锁比较少见。

　　严重的病例常伴发畸形，主要包括肛门直肠畸形和单侧或者双侧的肾脏、输尿管及膀胱三角区的发育不全。如果合并泄殖腔畸形，常伴有双子宫畸形。子宫阴道积液可引起泌尿道压力的改变。泄殖腔畸形的患儿常伴有双阴道，且合并有肠管末端开口于阴道隔膜或者膀胱。B 超、排尿期膀胱尿道造影、通过阴道瘘口注射造影剂和磁共振尿路造影检查有利于评估合并有泌尿道生殖畸形的复杂子宫阴道积液。

　　子宫阴道积液主要通过手术治疗。术前要有良好的营养状态。根据病情的严重程度、分型及发病的年龄来决定手术方式，选择手术时机。新生儿期的手术指征是显著的子宫阴道积液伴有处女膜膨出，常常伴有下腹部包块、便秘、脓毒症和脱水。如果患儿表现为阴道高位梗阻，并且伴有腹腔的解剖异常或并发症需要治疗，建议行剖腹探查术。

　　在急性期可应用抗生素和补液以保持患儿内环境的稳定，在新生儿期可以采取经腹腔置管或阴道造瘘术等临时性手术，将阴道内感染性的液体引流出来。严重的双侧输尿管梗阻引起尿毒症、脓毒症，需要行经皮肾造瘘术。

　　子宫阴道积液根据梗阻的水平分为五型（图 108.1）：Ⅰ型，低位处女膜闭锁；Ⅱ型，中位横隔或隔膜，分为与外界不通（a）和有一小孔与外界相通（b）；Ⅲ型，高位梗阻合并阴道远端闭锁，分为无会阴部膨出（a）和有会阴部膨出（b）；Ⅳ型，阴道闭锁合并永久的尿生殖窦畸形；Ⅴ型，阴道闭锁合并泄殖腔畸形。

　　子宫阴道积液的治疗流程如图所示（图 108.2）。合并有并发症的新生儿应收治

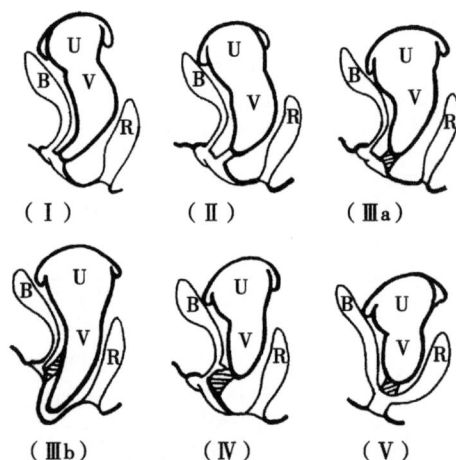

图 108.1　子宫阴道积液分型。处女膜闭锁（Ⅰ），低位的阴道闭锁（Ⅱ），高位阴道闭锁（Ⅲa），高位阴道闭锁合并会阴部膨出（Ⅲb），尿生殖窦畸形（Ⅳ），和泄殖腔畸形（Ⅴ）

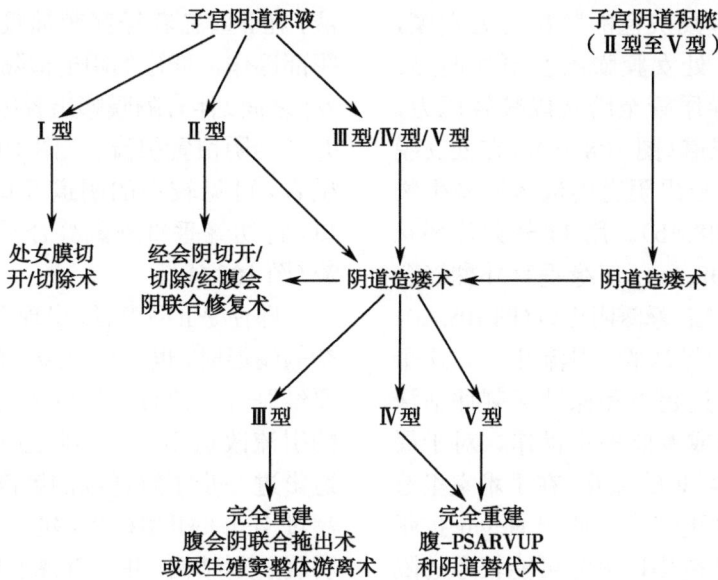

图108.2 子宫阴道积液的治疗流程如图所示。PSARVUP，后矢状位肛门直肠阴道尿道成形术

监护室，予以应用抗生素，静脉补液，通过鼻管胃肠减压和吸氧，纠正体液和电解质，保持平衡，留置导尿管。如果子宫阴道积液巨大，24~48小时内在B超定位下先行阴道穿刺引流术，以后再行进一步手术。如果是Ⅱ型阴道横隔，经验丰富者可以在B超引导下或直视下行横隔切开术。

根据梗阻分型选择不同的治疗方式。低位的Ⅰ型和Ⅱ型治疗相对简单，但是Ⅲ型，Ⅳ型，Ⅴ型通常合并梗阻感染。由于阴道和尿道存在活瓣的开口，Ⅳ型患儿排尿时尿液会流入阴道，在这种情况下，可通过耻骨上留置引流管或阴道造瘘术引流出积聚在阴道内感染的液体，使扩张的阴道缩小，以后二期行阴道拖出术。由于死亡率比较高，不推荐于新生儿期行阴道重建术，而应在该阶段行阴道引流术。

引流术

新生儿期的早期引流可以排出感染的液体以减少脓毒症，避免尿液流入阴道，使感染的子宫阴道缩小至正常大小，恢复到接近正

常的解剖位置，有利于进一步的手术。合并泄殖腔畸形者，行耻骨上膀胱造瘘术减轻泌尿系统的感染。在青春期前，引流可以使月经正常地排出，重建阴道有利于性生活和生育。会阴部引流术是对于Ⅰ型和Ⅱ型最好的选择。

新生儿处女膜闭锁或阴道隔膜可以直接切开，不需要麻醉。然而，对于比较厚的处女膜或者青春期患者建议切除术。处女膜切开术可以解决子宫阴道积液引起的肾衰竭。初次引流并反复扩张引流口，保持引流口的通畅是很有必要的（图108.3）。

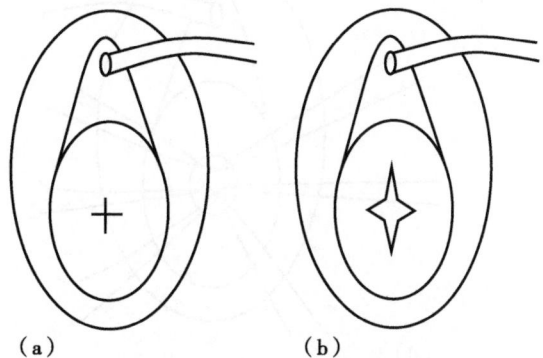

（a）　　　　　　（b）

图108.3 处女膜切开术

截石位可见呈浅灰色的膨出的处女膜，如果腹腔被压迫，处女膜膨出会更加明显。术中插入 Foley 导尿管至膀胱以减轻压力，同时可用来明确尿道（图 108.4a）。在处女膜的中间缝合固定，吸出阴道内液体送微生物和培养检查（图 108.4b）。用 11 号刀片环状切除处女膜（图 108.4c）；切缘垂直外翻缝合（图 108.4d）；缝线打结，暴露阴道口（图 108.4e），然后插入软的硅胶导尿管，引流几天。这个手术比较简单，通过超声和探针穿刺评估深度后，可以在床边或者监护室操作。对于局部探查不清，存在疑难的患儿，在手术室里造影后经腹腔手术会更安全。使用 Hegar 扩张器或手指插入阴道造瘘口去除可能较厚的隔膜，切缘垂直外翻缝合并留置引流管。术后应用抗生素 5~7 天。

阴道造口术适用于暂时引流感染的积液，在Ⅱ型患者经穿刺抽吸确定诊断后经会阴部操作。低位的阴道横隔（介于下 1/3 与上 2/3 之间）伴有隔膜膨出者中，建议切除横隔，并经会阴留置引流管（图 108.5a）。对于有些患者，可见较小的阴道开口，可以扩大阴道口，行切缘垂直外翻缝合并留置导尿管做引流（图 108.5b）。

即使是Ⅱ型患者，出现继发感染或合并复杂的畸形时，也要延迟经会阴的手术，此时需要经耻骨上留置导尿管或阴道造瘘术。近端的引流改道不仅减轻阴道的压力，还能通过造影进一步了解详细的解剖结构。对于厚度超过 1cm 的Ⅱ型横隔，建议行经腹手术，可以明确解剖结构，并在直视下切除隔膜，最后放置阴道引流。此手术可避免经会阴手术剥离引起的尿道和直肠的损伤。

对于Ⅱ型的子宫阴道积液经腹会阴联合

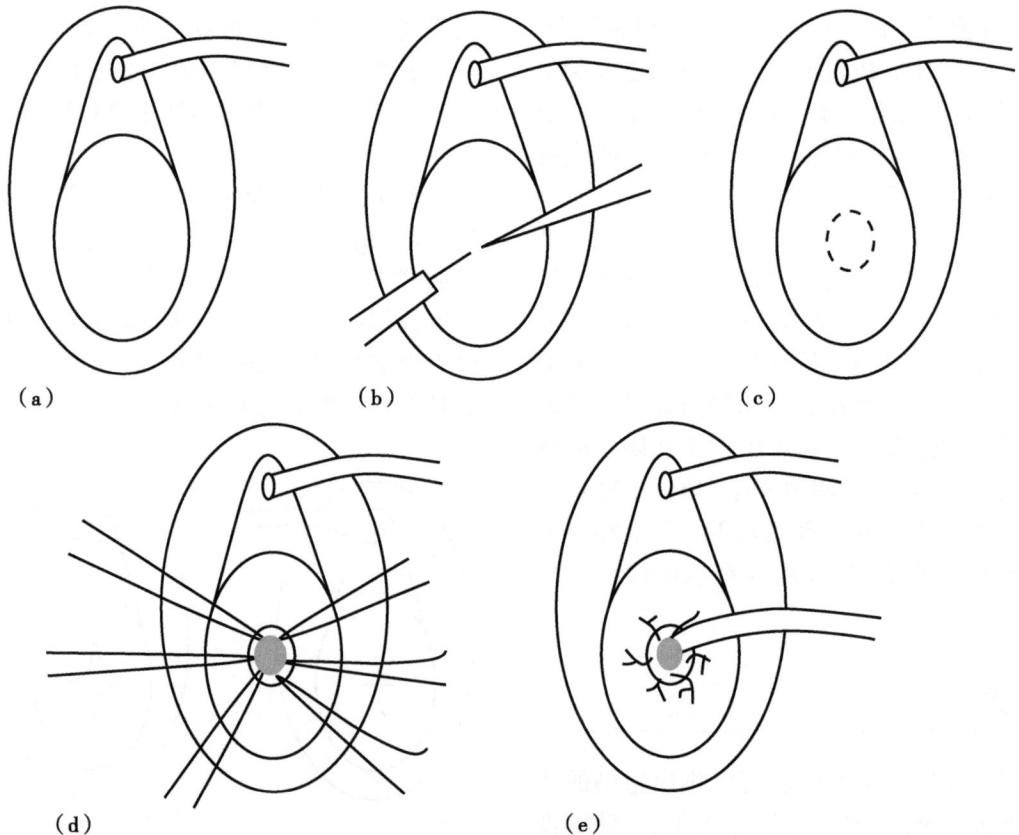

图108.4　处女膜切除术

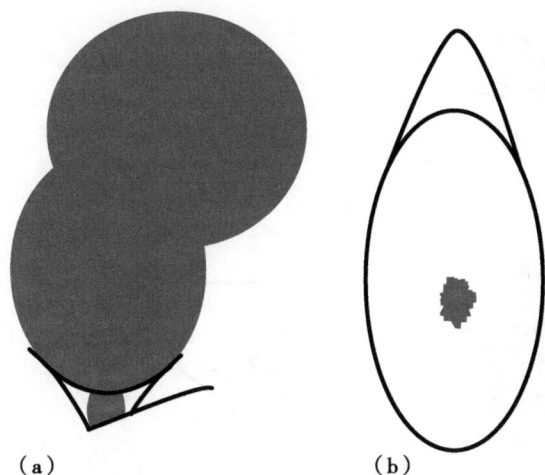

图108.5 经会阴阴道造瘘术

修复术的步骤如下：做一低位的腹部横切口（图108.6a）；子宫阴道积液通过腹部的切口释放出来，接着在阴道壁上做一个荷包缝合，充分引流液体（图108.6b）；Kelly钳通过阴道造瘘口伸向会阴部扩张的阴道（图108.6c）；切除阴道横隔，使用鼻窥器扩张阴道开口，接着用Kelly钳把横隔向下压；最后切除横隔，Kelly钳向下压往外推；下方留置硅胶导尿管引流（图108.6d）；同时在上方也留置导尿管5~7天做引流（图108.6e）。

对于Ⅲ型至Ⅴ型子宫阴道积液下2/3闭锁者或者合并泄殖腔畸形者，优先选择经腹阴道造瘘术。如果下段阴道梗阻的部分缩至盆腔，经腹切口打开阴道可以避免损伤尿道、膀胱和直肠。

经腹阴道造瘘术有两种方式：内置导尿管做引流术和阴道卷管造瘘术。做一个Pfannenstiel切口，明确扩张的阴道，缝合固定，其步骤如图108.6a-c。

①内置导尿管的阴道造瘘术（图108.7a-e）

尽管操作简单，仍有缺点，例如感染，导尿管堵塞，需要不断调整导尿管以保持原位，对于护理来说不方便。

②阴道卷管造瘘术（图108.7f-h）

应用U型的阴道皮瓣卷管引流，而不是导尿管，直至进一步的手术。图108.7f可见U形的切口；U型的阴道壁卷管（图108.7g）；管壁的末端与腹壁和皮肤缝合固定（图108.7h）。阴道卷管造瘘术可以避免长时间放置内置的导尿管，并且引流液更有效，同时在最终的手术之前方便造影，更好地了解解剖结构。

对于Ⅴ型子宫阴道积液合并泄殖腔畸形，且共同通道超过3cm的患者，需要行阴道造瘘术和结肠造瘘术。为了更好地保护乙状结肠，以便将来可能同时需要乙状结肠代阴道和肠管的拖出成形，选择横结肠造瘘（图108.8）。

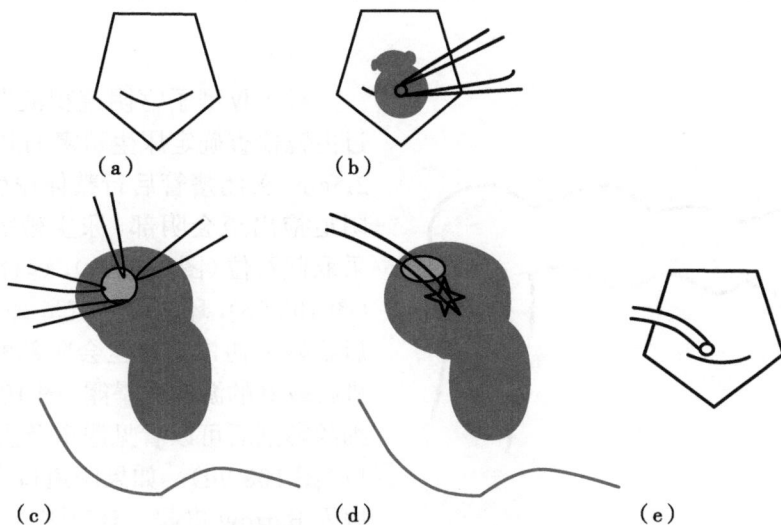

图108.6 腹会阴联合术

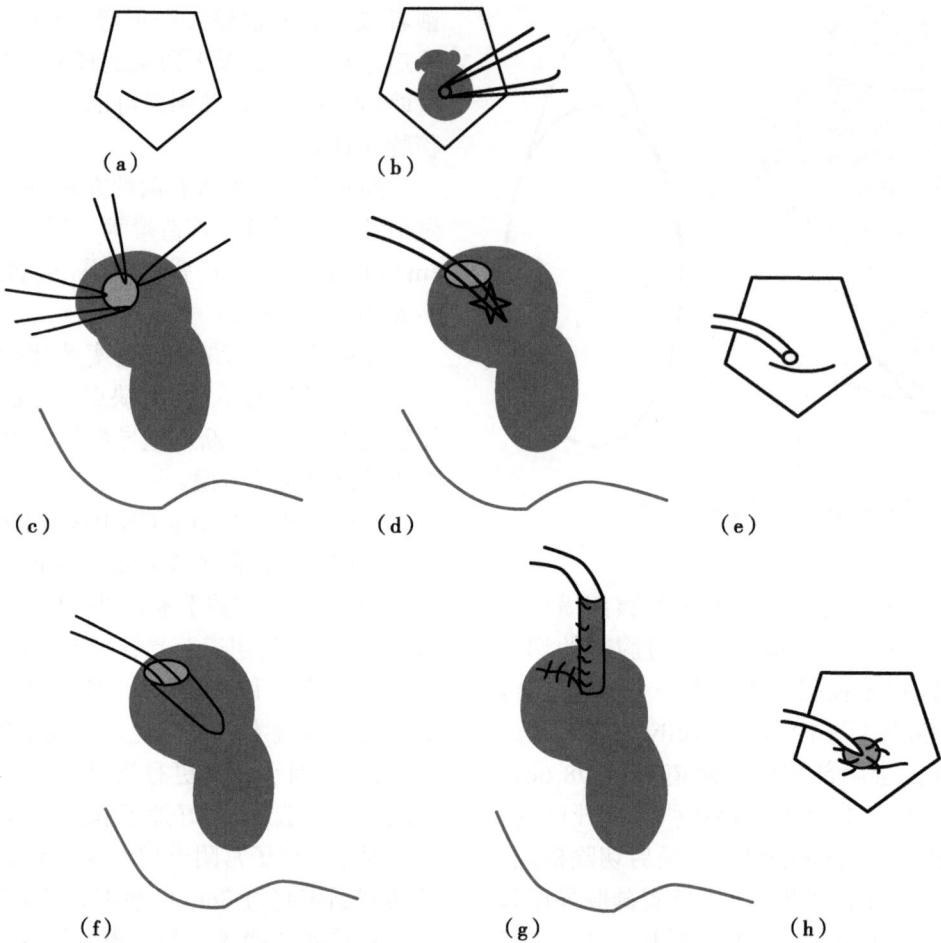

图 108.7 （a-e）经腹阴道造瘘术的手术步骤。（a）Pfannenstiel 切口。（b）缝合固定扩张的阴道。（c）拖出的阴道口与腹壁周围组织缝合两层。（d）Malecot 导尿管置入扩张的阴道。（e）多层缝合腹部的切口。（f-h）阴道卷管造瘘术的手术步骤。（f）阴道壁做一 U 形切口。（g）U 型阴道壁卷管。（h）卷管的阴道拖出腹壁。留置导尿管数天

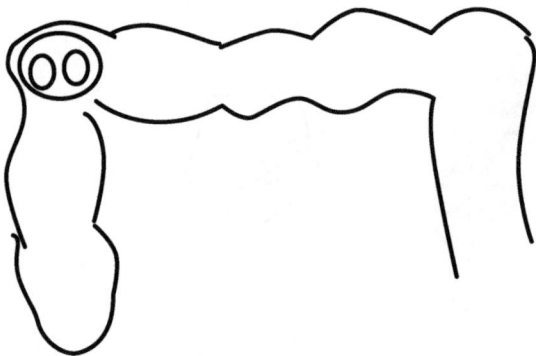

图 108.8　泄殖腔畸形的横结肠造瘘术

对于Ⅳ型子宫阴道积液者，如果术中通过内镜检查确定尿生殖窦的共同通道不超过 2.5cm，关闭瘘管后行整体尿生殖窦游离术，阴道拖出至会阴部，尿生殖窦用来做尿道。采取截石位（图 108.9a），缝合固定尿生殖窦（图 108.9b），环绕尿生殖窦做一切口，同时中后线做一切口延伸至会阴部的后侧面，以便进行较好的游离和暴露（图 108.9c）。经过精细的解剖后可以看见尿道及阴道的独立的开口（图 108.9d）。如果阴道口太窄，在其后壁嵌入 Barrow 皮瓣。有时阴道开口于膀胱，与膀胱相通。

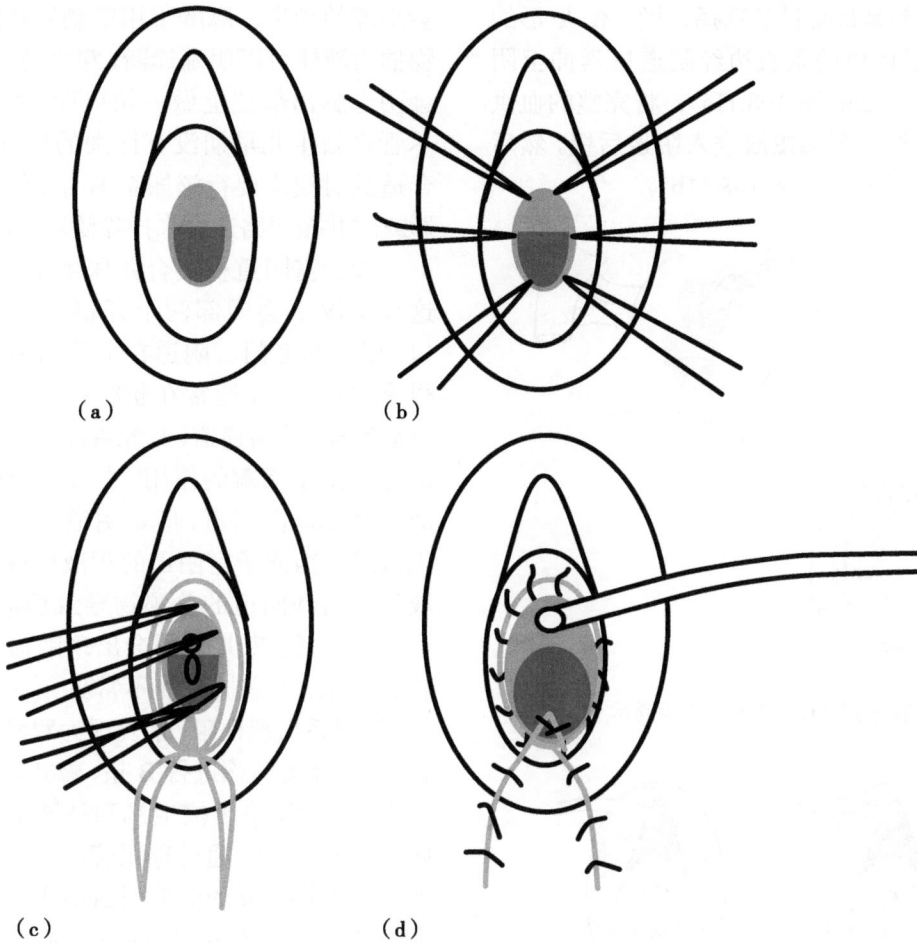

图108.9 整体尿生殖窦游离术（TUM）。（a）尿生殖窦的外观。（b）缝合固定尿生殖窦，然后沿着周围做切口。（c）环绕尿生殖窦做一切口，同时中后线做一切口延伸至会阴部的后侧面，或者是倒V切口（Barrow皮瓣）。（d）经过充分的游离，可以看见尿道及阴道的独立的开口。Barrow皮瓣可以用来扩大阴道口

　　如果尿生殖窦的长度超过2.5cm，需要代阴道术。瘘口位于尿道和阴道之间，通过会阴不能到达的位置。把直肠分成两部分并缝合，前部分替代阴道，经后矢状位路径把阴道拖到会阴部。

　　如果这项复杂的手术想要取得最好的结果，需要由经验丰富的三级医疗中心的外科医师来完成。

　　对于共同通道超过3cm的Ⅴ型子宫阴道积液，需要做代阴道术。而对于Ⅲ型、Ⅳ型、Ⅴ型者，有时候由于严重的炎症和粘连，很难分离周围的组织。在这种情况下，建议行肠代阴道成形术，可选乙状结肠和回肠，采用经腹会阴联合手术。取Pfannenstiel腹部切口向左侧延伸，外观像曲棍球棒（图108.10a）。经会阴和腹腔在尿道和直肠间重建阴道空间。需要评估用来做阴道的肠管的长度，选择足够长的具有良好血供的肠段来做拖出术（图108.10b）。经腹腔肠管近端的末端吻合用于阴道的近端，远端肠管与会阴部皮肤吻合，在预定的位置成形阴道口，术中避免肠管的扭转和血供的牵拉（图108.10c）。

　　如果术后远端阴道狭窄或阴道回缩，会阴部皮瓣嵌入远端阴道可以改善上述情况，

Barrow 皮瓣是最常见的选择。做一倒 Y 形的切口，Y 形切口的垂直边经阴道口延伸至阴道后壁大约 1cm（图 108.11a）。将完整的血供良好的 V 形会阴部皮肤嵌入阴道后壁，然后将边缘与切缘缝合（图 108.11b）。

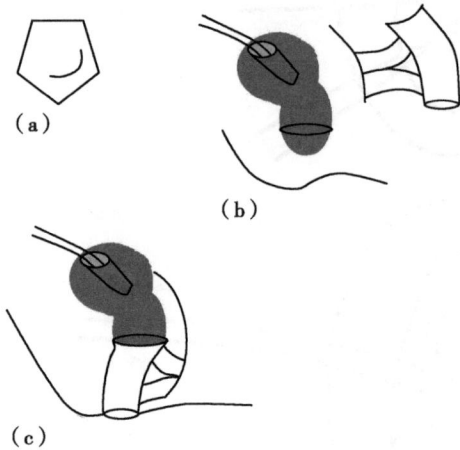

图 108.10 肠管替代阴道术

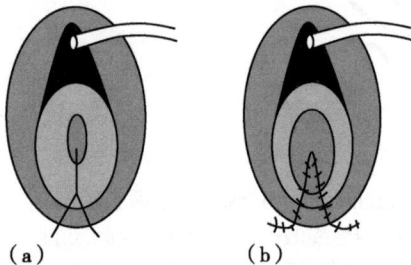

图 108.11 Barrow 皮瓣阴道成形术

很多外科医师喜欢用皮肤做阴道或者带网孔的口腔黏膜成形阴道，预后也各异，阴道回缩和移植物收缩并不少见，这个手术需要由丰富经验的专家来操作。这种阴道成形术最好在青春期或者结婚前进行，因为阴道有缩窄可能，需要反复地阴道扩张。

总结

子宫阴道积液是一种少见的疾病。从临床角度可以分成三组：

①低位异常，一般发生在新生儿期，表现为处女膜的闭锁（很少有远端阴道的闭锁）和

会阴部的膨出。麻醉下用穿刺针从膨出的肿物抽出液体可以明确诊断，穿刺液通常清亮。会阴部膨出部位上做一切口即可解决问题。尽管在新生儿早期没有详细的检查，但是在合适的时候需要行泌尿系 B 超、静脉肾盂造影或磁共振尿路造影来排除泌尿系畸形。

②子宫阴道积液合并尿生殖窦畸形，在这种情况下会阴部两个开口取代了三个开口：尿道和肛门。阴道在上部与膀胱有一个很小的孔相通，通常在膀胱颈部位。这个孔呈活瓣样，单向通道，只允许尿液从膀胱流向阴道。由于活瓣的作用，在排尿时少量的尿液从膀胱流向阴道，但是阴道的尿液不能流入尿道。因此子宫阴道的积液形成缓慢。尿液的滞留和阴道的分泌物导致积液感染，子宫阴道积脓，患儿进而会出现败血症。通常阴道扩张，子宫扩张并不常见。由于积液压迫，泌尿系出现梗阻，常表现为双侧肾脏输尿管积水，需要急诊进行 B 超、磁共振尿路造影和生化检查，给予抗生素和补液来保持患儿内环境的稳定。通过导尿管或者经耻骨上阴道造瘘术将感染的液体引流出来。最终的手术一般在 1 周岁或以后进行，通过膀胱关闭瘘口，同时行阴道拖出术。由于阴道壁炎症，增厚，与盆腔周围的结构粘连明显，因此不可能把阴道拖出至会阴部，实际上较难操作，而结肠或回肠代阴道手术更安全。

③子宫阴道积液合并泄殖腔畸形，这是一种其中最严重的畸形。患儿在会阴部仅有单一开口，在其内部可见尿道、阴道和肠管，它们汇合的部位高达膀胱颈。由于完全或部分隔膜，可能存在双阴道。阴道扩张后尿液可以通过瘘口。肠管的管状开口要么位于阴道隔膜，要么位于膀胱颈。有时候，还伴有球形结肠。新生儿期的高位肛门直肠畸形、泌尿系梗阻和腹部包块需要急诊行横结肠造瘘术，关闭肠管和膀胱的瘘口，耻骨上管状阴道造瘘术引流出阴道内的液体，膀胱内留置导尿管。大约 1 年后，最终的手术需要经腹腔 - 会阴 - 骶尾部路径关闭阴道和膀胱的瘘口，肠

代阴道术，肠管拖出术，全过程称为后矢状位肛门直肠阴道尿道成形术（posterior sagittal anarectal vaginourethroplasty，PSARVUP）。增厚的阴道壁从膀胱壁上分离出来的手术比较复杂，与膀胱的基底黏附的部分阴道壁可以保留在原位，关闭瘘口，避免对膀胱的损害。这种手术需要对解剖结构比较熟悉并且有高超技术的外科医师，只能在有丰富经验的三级医疗中心开展。

（王恒友 译　唐达星 审校）

进一步阅读

Capito C, Belarbi N, Paye Jaouen A, Leger J, Carel JC, Oury JF, Sebag G, El-Ghoneimi A. Prenatal pelvic MRI: Additional clues for assessment of urogenital obstructive anomalies. *J Pediatr Urol* 2014; 10: 162–6.

Gupta DK, Sharma S. Hydrometrocolpos. In: Puri P, Höllwarth M, (eds). *Pediatric Surgery: Diagnosis and Management*. Berlin: Springer-Verlag, 2009: 957–66.

Gupta DK, Sharma S. Hydrometrocolpos. In: Puri P (ed). *Newborn Surgery*, 3rd edn, Chapter 101. USA: CRC Press, 2011: 940–51.

Gupta DK, Lal A. Hydrometrocolpos in the newborn. In: Gupta DK (ed).*Textbook of Neonatal Surgery*. Delhi: Modern Publishers, 2000: 518–20.

Levitt MA, Bischoff A, Peña A. Pitfalls and challenges of cloaca repair: how to reduce the need for reoperations. *J Pediatr Surg* 2011 June; 46(6) :1250–5.

Nakajima E, Ishigouoka T, Yoshida T, Sato T, Miyamoto T, Shirai M, Sengoku K. Prenatal diagnosis of congenital imperforate hymen with hydrocolpos. *J Obstet Gynaecol* 2015; 35: 311–3.

Okoro PE, Obiorah C, Enyindah CE. Experience with neonatal hydrometrocolpos in the Niger Delta area of Nigeria: Upsurge or increased recognition? *Afr J Paediatr Surg* 2016; 13: 161–5.

Speck KE, Arnold MA, Ivancic V, Teitelbaum DH. Cloaca and hydrocolpos: Laparoscopic-, cystoscopic- and colposcopic-assisted vaginostomy tube placement. *J Pediatr Surg* 2014; 49: 1867–9.

性别发育异常

Maria Marcela Bailez

引言

外生殖器模糊通常在患儿新生儿期出现，需要包含小儿外科／泌尿外科医师在内的多学科团队在全面基因、解剖、功能和社会经济评估后，尽早确定抚养的性别。

外生殖器模糊是基于细致的外生殖器查体和性腺触诊来诊断的。

女性表型表现为阴蒂外观正常，以及性腺不能触及。

男性表型表现为阴茎外观正常，以及阴囊内可触及两个睾丸。

除此之外还有其他表型，如女性伴有腹股沟斜疝，或者男性伴有轻度尿道下裂或隐睾；如果性腺触诊异常以及外生殖器外观异常同时存在，需要考虑为性模糊。单纯重度缺陷如会阴型尿道下裂，或双侧不可触及性腺伴正常阴茎外观也应该考虑为性模糊（图 109.1和图 109.2）。

两性畸形治疗共识提出性别发育异常（disorder of sex development，DSD）这一概念，来定义先天性的染色体、性腺或性解剖的不典型发育。偶有 DSD 患儿在新生儿期未被发现会在婴儿或青春期呈现出来。以往对外生殖器模糊婴儿的性别分配依赖于外生殖器表型。抚养性别主要取决于怎样更有利于最具功能的外生殖器，以及使患儿最接近正常。

有假说认为性别分配能够决定患儿未来的性别认同。但是，这种简单的方式并不总是有效。最近研究使我们更好地理解了什么是决定性别认同的重要因素，但即使是现在，仍缺乏有力的证据支持。

目前认为制定 DSD 治疗决策涉及多方面因素，包括病因、生育力和最可能的性别结果。现有研究数据呈现出相互矛盾的结果。新的科学成果揭示性别认同趋于复杂性，包括神经生物学和性心理发育方面。

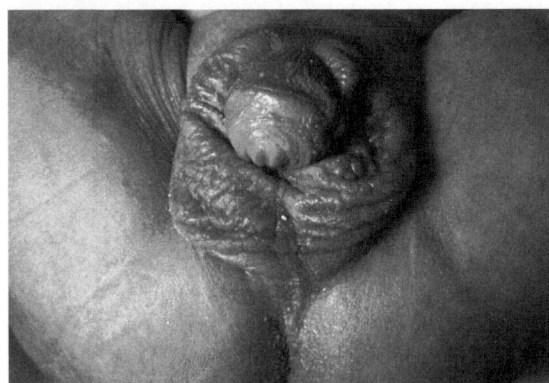

(a)

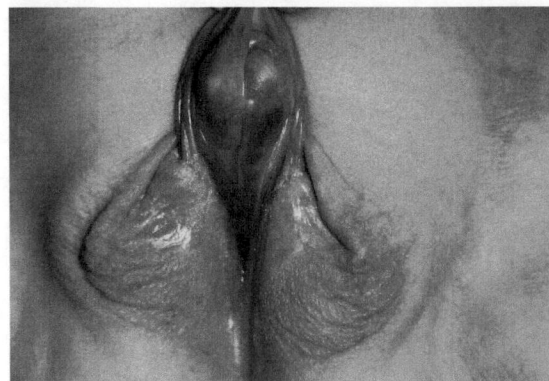

(b)

图 109.1 （a）新生儿的双侧性腺不可触及，但阴茎外观正常。（b）先天性肾上腺皮质增生症患者在治疗前有典型的色素沉着，伴有会阴型尿道下裂及双侧性腺不可触及等严重缺陷

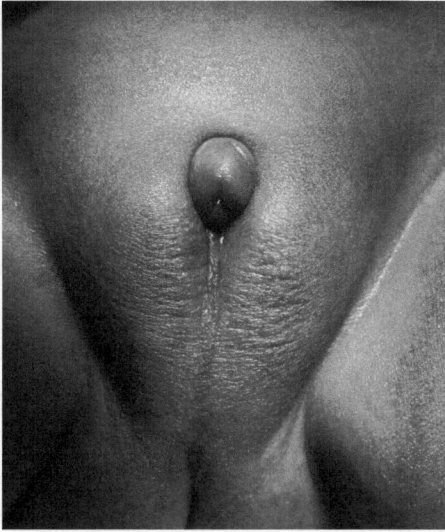

图 109.2 合并性腺触诊异常和外生殖器外观异常的性模糊

病因学

性分化指内外生殖器在有雄激素或无雄激素作用下，发育成男性或者女性生殖器的过程。

女性生殖器发育在产前是不需要雌激素的。相反，男性性分化必须依赖雄激素，且雄激素受体（androgen receptor, AR）活性正常。

性腺发育

Koopman 等 15 年前的经典实验显示，染色体核型为 XX 的小鼠转入 Sry 基因后出现睾丸发育和雄性表型，证实 Sry 基因是主要的"睾丸决定基因"。研究小鼠正常性腺发育以及敲除性腺发育中的关键基因，可显示不同结构改变及基因表达。WT1, SF1, SOX9, DHH, DMRT, SIDDT 及 ARX 是正常性腺发育及性腺发育不良的基因决定因子。

雄激素

胎儿睾丸间质细胞分泌雄激素不依赖于促性腺激素。在孕前期，胎盘分泌的人绒毛膜促性腺激素（human chorionic gonadotropin,

hCG）促进雄激素的产生，促使中肾管发育及外生殖器原基的分化。中肾管的维持依赖于同侧性腺分泌的高浓度睾酮。这可以解释一些 DSD 的中肾管发育不对称。

雄激素受体（AR）介导胎儿期男性性分化，以及维持男性性特征。AR 基因位于 X 染色体。AR 基因突变可以导致雄激素不敏感综合征（androgen insensitivity syndrome, AIS），AIS 患者性腺为睾丸，表型差异比较大，可以是正常女性表型，即完全 AIS（complete AIS, CAIS），可以是外生殖器模糊，即部分 AIS（partial AIS, PAIS），也可以是生育缺陷的男性，即轻微 AIS（minimal AIS, MAIS）。目前已经报道在 AIS 患者有 500 多个突变位点。

总之，循环睾酮导致个体男性化，并且依赖 5α- 还原酶 2 型将其转化为双氢睾酮，以及正常功能的 AR。

抗米勒管激素

支持细胞可以分泌一种糖蛋白激素，即抗米勒管激素（anti-Müllerian hormone, AMH），引起米勒管的退化，刺激间质细胞产生睾酮。它在睾丸下降的第一阶段中起作用。

在 46,XY DSD 患者中米勒管结构永存可能是由于睾丸产生的 AMH 异常（50%）或其受体缺陷。

类固醇

类固醇早期合成异常可导致肾上腺类固醇合成异常，可能导致 46,XX 患儿出现先天性肾上腺皮质增生症（congenital adrenal hyperplasia, CAH），其外生殖器男性化，或者 46,XY 患儿出现男性化不足。

21- 羟化酶由 6 号染色体上的一个基因编码。其缺陷以常染色体隐性遗传的方式遗传。

在过去的 15 年中，对类固醇合成相关基因突变方面的研究取得了巨大的进展（例如 STAR、CYPI1A、HSD3B2、CYP17）。

我们需要更多的研究来将这一新知识转化到临床，并对其长期结果进行随访。

病史

"阴阳人"一词使用至 2005 年,其包括男性假两性畸形、女性假两性畸形以及真两性畸形。这些术语使用了"性别"命名法,通常被认为是有争议或贬义的。

因此,人们建议修订命名法,在去除"性别"的同时,引入遗传病因学和描述性术语。

劳森·威尔金斯儿科内分泌学会(Lawson Wilkins Pediatric Endocrine Society,LWPES)和欧洲儿科内分泌学会(European Society for Paediatric Endocrinology,ESPE)认为,要从广泛的角度来对待两性畸形的管理,随访其长期结局,并为未来的研究提出建议。

随着在伦理问题和患者权益上认识的提高,以及对分子遗传学原因研究的进展,非常有必要重新对该疾病进行命名。诸如两性、假两性畸形、阴阳人、性别逆转和基于性别的诊断标签等术语非常具有争议,这些术语对患者有潜在的贬义,可能会让医师和家长感到困惑。理想的命名应足够灵活地包含最新信息且与疾病框架保持一致。

命名应是描述性的,并反映遗传病因,可适用于表型变异。临床医师和科学家们必须重视其使用,且让患者及其家属能够理解。

两性畸形共识提出了性别发育异常(DSD)这一术语,用来定义染色体、性腺或解剖性发育不典型的先天性状况。

体格检查

外生殖器检查包括性腺触诊和会阴检查,两者都是诊断病因的关键。

检查阴茎背侧与腹侧,寻找尿道口,确定它的位置很重要。另一个诊断关键是腹股沟和会阴触诊寻找性腺。

需要个性化考虑每个患者。

临床表现

通常根据性腺将 DSD 患者分为三组:

①存在两个明确的卵巢,外生殖器模糊或者男性外生殖器(女性假两性畸形,现称过度雄性化 XX 女性)。这些患者的核型为46,XX,内生殖器为女性,胎儿期雄激素水平过高导致外生殖器的男性化。CAH 占外生殖器模糊病例数的 50%~80%,是本组最常见的疾病,具体取决于分析的人群。最常见的酶缺陷是 21- 羟化酶缺陷。新生儿 21- 羟化酶缺乏症的发生率为 1/(15 000~40 000)。其他酶缺陷包括 11- 羟化酶(高血压)缺乏和 3β-醇脱氢酶或芳香化酶缺乏。

②存在两个明确的睾丸,外生殖器模糊或女性外生殖器(男性假两性畸形,现称雄性化不全 XY 男性)。这些患者的核型为46,XY,胎儿期雄激素合成或作用缺陷导致外生殖器模糊。这一组包括睾酮合成的缺陷、5α 还原酶 2(将睾酮转化为双氢睾酮的酶)缺陷和 PAIS(雄激素受体的部分缺陷)。在一些文献中,46,XY 染色体核型和睾丸发育不良有时被包括在这一组。

③存在不完全分化的性腺或卵睾组织,外生殖器模糊或者女性外生殖器。这个异质群体有一个共同的特点:性腺分化异常伴或不伴染色体异常。包括 XY 部分性腺发育不全(mixed gonadal dysgenesis,MGD)、睾丸发育不良和真两性畸形(true hermaphroditism,TH,现称为卵睾 DSD)。

为进一步研究,如今它们分为以下几类:染色体异常(性染色体 DSD),性腺发育异常(性腺 DSD,性决定),以及性类固醇合成与作用异常(表型 / 解剖学 DSD,性分化)。

诊断

根据《两性畸形治疗共识声明》,对 DSD 患者的最佳临床管理应包括以下内容:①在对新生儿进行专家评估之前,必须避免性别分配;②评估和长期管理必须在一个经验丰富的多学科团队中心进行;③所有人都应得到性别分配;④与患者及家属进行公开交流,鼓励其参与决策;⑤应尊重患者及其家属的担忧,并严格保密。

DSD患儿父母的第一印象会持续下去,因此与他们初次接触很重要。需要强调的是,患有DSD并不可耻,DSD患儿有潜力成为一个适应良好、有功能的社会成员。需要尊重他们的隐私。应该向家长解释,一开始或许并不能明确最好的治疗方案,但医疗团队将与家庭一起做出最佳的决定。医疗团队应与家长讨论,应在早期与家人提供相关信息,父母需要了解性发育是如何发生的。

详细的家族史可以提供重要的信息。在伴性遗传(X连锁)疾病中,母亲有50%的概率将这种缺陷遗传给男性孩子(完全或部分雄激素不敏感综合征)。许多疾病是常染色体隐性遗传,如CAH,睾酮合成缺乏症,5α还原酶2缺乏症,黄体生成素(lutein hormone, LH)受体缺乏症。

男性新生儿在生后早期死亡可能是由于未被确诊的先天性肾上腺生殖综合征。

尽管如此,作为简化这些复杂疾病的诊治指南仍然是有用的。

根据性腺触诊,图109.3列出了新生儿疑似DSD的检查顺序。

染色体核型检查是必需的,但这通常需要几天的时间。

当性腺未触及时,第一次验血(血电解质)排除那些可能危及生命的疾病,常见于失盐型CAH。必须进行性类固醇测定,如果17-羟孕酮的水平升高,就能鉴别出CAH。

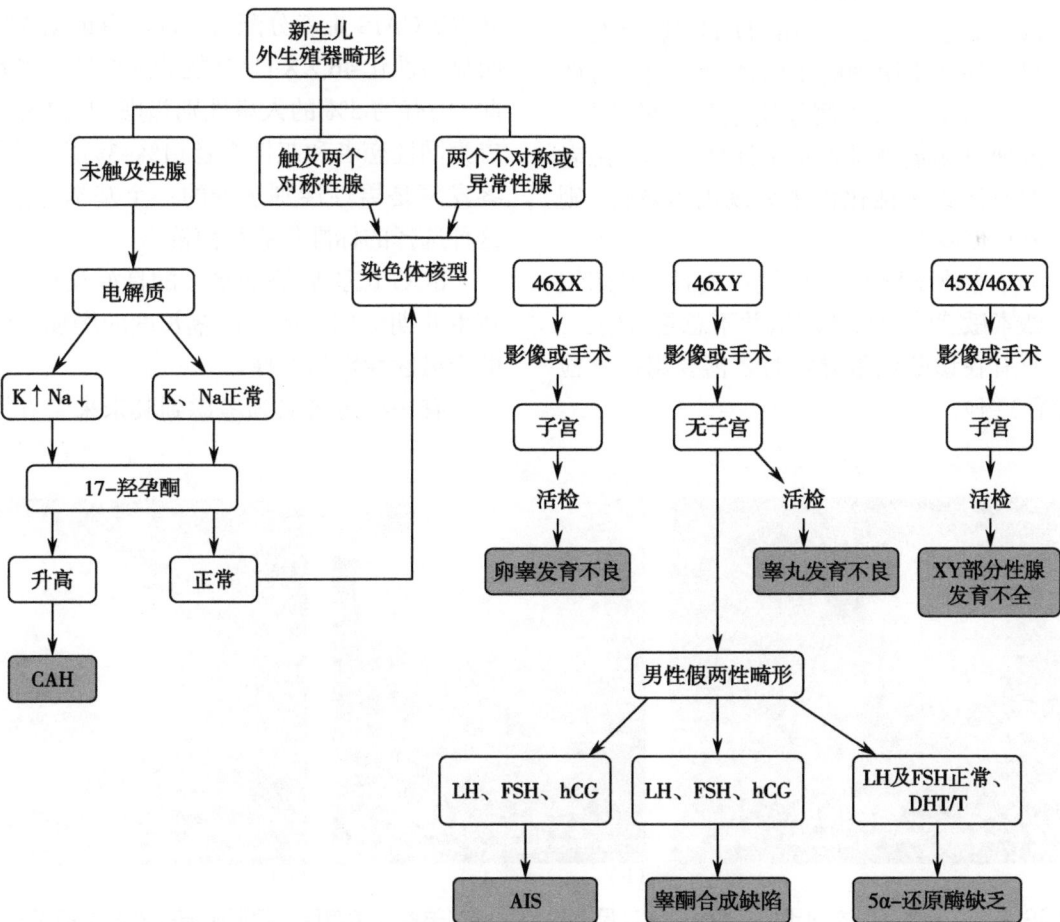

图109.3 疑似性别发育异常的新生儿的诊断流程

通过其他类固醇的比值，如睾酮，双氢睾酮，雄烯二酮，脱氢表雄酮（dihydrotestoster-one，DHEA），17- 孕烯醇酮，以及促肾上腺皮质激素（adrenocorticotrophine，ACTH），皮质醇和肾素，我们能准确知道性腺和肾上腺类固醇生成情况。例如，睾酮 / 双氢睾酮（testos-terone/dihydrotestosterone，T/DHT）比值大于 10 时，就要考虑 5α 还原酶 2 缺陷。

评估类固醇产生最有价值的刺激试验如下。

- hCG 试验评估睾丸功能。
- ACTH 试验评估肾上腺类固醇的产生。
- 睾酮水平低合并其他睾丸激素水平低说明睾丸发育不良，睾酮水平低合并前体水平高说明类固醇发育途径的酶存在缺陷。
- 正常或升高的 T 和 DHT 水平可能提示受体对雄激素的抵抗。
- hCG 试验、睾酮或局部 DHT 刺激试验，可以评估不明确的生殖器男性化的可能性。这可以通过测量阴茎尺寸的增加，或通过测定雄激素水平评估。如果患者对雄激素雄性化作用表现出敏感性，则其价值降低。

分子生物学技术更加灵敏，而且评估组织对雄激素敏感性的具体测试并不总是可用。

只有在诊断性腺异常时才需要组织学检查（第 3 组）。

影像检查

这些检查的主要目的是研究内生殖器解剖。盆腔超声是明确米勒管结构的重要诊断依据。

生殖器造影对于研究阴道形态、大小以及与尿道的关系非常有用（图 109.4）。为了规划泌尿生殖重建术，我们需要寻找阴道在泌尿生殖窦（urogenital sinus，UGS）的起始点并关注尿道近端长度（见下面的手术治疗）。

抚养性别

影响性别分配的因素包括诊断、生殖器外观、外科选择、终生激素替代治疗的需要、生育潜力、家庭观念，有时还包括与文化习俗有关的情况。

90% 以上的 46,XX CAH 患者及所有 46,XY CAIS 患者分配为女性。有证据支持将明显男性化 46,XX CAH 抚养为女性。尽管如此，仍有约 5% 的人患性别焦虑，且更有可能成为同性恋者和双性恋者（1%~3%）。现今阴茎发育是男性性别选择的一个基本因素，但这种选择的标准仍有待商榷。

hCG 试验后睾酮水平的良好反应，以及新生儿期应用睾酮后阴茎长度的增加都将有助于男性性别的选择。

有一些患者必须考虑到其未来青春期男

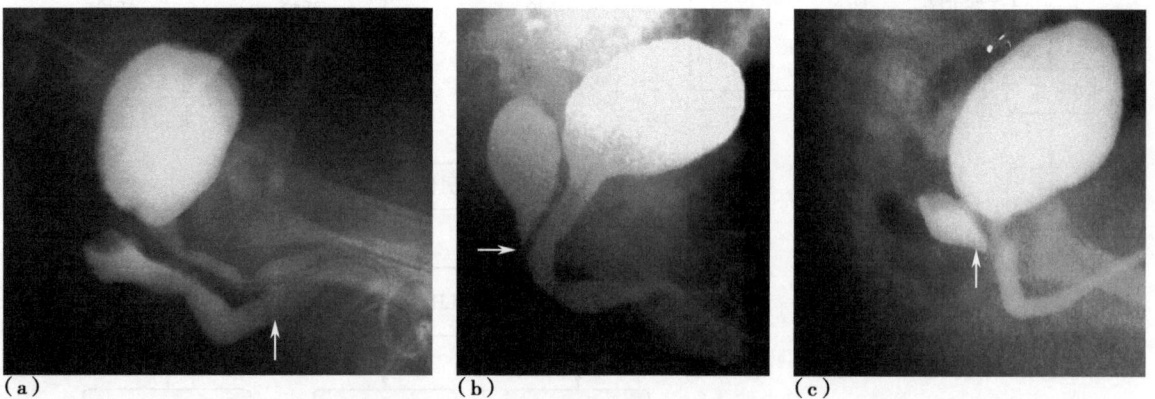

(a)　　　　　　　(b)　　　　　　　(c)

图 109.4　生殖器造影术对于研究阴道形态、尺寸及与尿道的关系非常有用。根据阴道在泌尿生殖窦的汇入情况，阴道可分为低（a）、中（b）、高（c）。白色箭表示阴道在泌尿生殖窦的汇合

性化可能性（5α- 还原酶缺陷和睾酮合成缺陷）。现在，分子遗传学使诊断更容易。

大约 60% 的 5α 还原酶 2 缺乏症患者在婴儿期被分配为女性，青春期出现男性化后又全部改为男性生活。如果 5α- 还原酶缺乏症和 17- 羟类固醇脱氢酶缺陷症在婴儿期诊断，其主要为男性性别认同，且具有生育潜能（5α- 还原酶缺乏症有报道，而 17- 羟类固醇脱氢酶缺陷症无报道），则可以为性别分配提供依据。

在 PAIS、雄激素合成缺陷、部分性腺发育不良的患者中，无论抚养为男性还是女性，仍有 25% 的人对抚养的性别不满意。

现有的数据支持所有小阴茎患者以男性抚养，这是基于为避免手术而被抚养为男性或女性对分配性别的满意度，以及抚养为男性的生育潜力。

对卵睾 DSD 性别分配时，应该在性腺分化和生殖器官发育的基础上考虑生育潜能，并且生殖器与所选择的性别一致。

至于 MGD，需要考虑的因素包括产前雄激素暴露、青春期前后睾丸功能、阴茎发育和性腺位置。

治疗

新生儿期除性腺活检或切除外不进行其他手术。虽然进行大部分重建手术的时间很早，但仍不建议在出生后一个月内进行。

过去几年的实践倾向于推迟手术。性别分配并不意味着不可避免的手术干预。每一个患者都需要个性化考虑。组织的保存，尤其在性腺组织的保存与身体完整性的维护两个护理方面上，受到更高的重视。

外科医师在治疗这些复杂患者的跨学科小组 MDT 中起重要作用。他 / 她不仅需要掌握最佳的手术技术以获得更好的功能结果，还需要将 MDT 的结果恰当地提供给患者和家属。使用不当的词语和信息可能会导致不可挽回的后果。我们认为，在与家属取得联系之前，外科医师必须知情并积极参与术前的检查。

术前：患者（尤其是 CAH 患者）稳定的内分泌状态，对良好的手术耐受和更好的术后效果非常重要。建议对家庭进行心理社会分析。我们再一次强调与主管医师之间的讨论。当重建 UGS 时，术前需要灌肠。术前根据每个机构的预案协议使用抗生素。

手术：性腺治疗，女性化生殖器成形术，雄性化不全患儿的尿道 / 阴茎重建。

性腺处理

对性腺发育异常的患者，如 MGD 和卵睾 DSD，需要进行性腺组织学诊断。虽然在进行活检之前可以进行性别分配，但需要组织学检查才能做出最终诊断。

由于卵巢和睾丸组织可能位于性腺的两端，因此性腺活检必须沿着性腺的纵轴进行（图 109.5）。卵睾患者可能有卵巢（ovary，O）和睾丸（testicle，T）；双边卵睾（ovotestes，OT）；或者 O 和 OT。

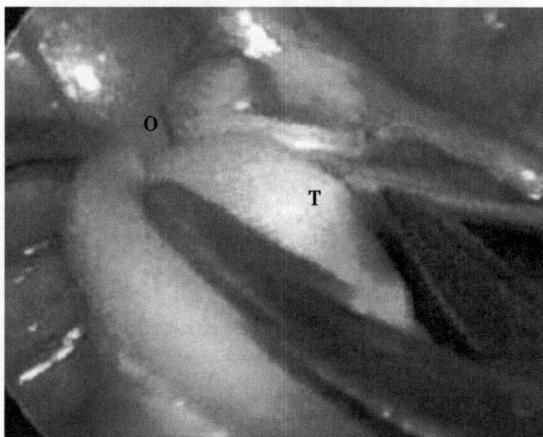

图 109.5 腹腔镜检查卵巢。沿着性腺纵轴进行性腺活检。O，卵巢。T，睾丸

DSD 的手术治疗还应该考虑到生育能力。可以用变焦镜头分离出卵细胞的卵泡成分，切除睾丸组织，但必须记住，需要密切随访这些患者的性腺。

如果像大多数 MGD 一样有条索状性腺，

则无需活检将其与周围的腹膜和同侧输卵管一起切除（图 109.6）。这个性腺不需活检，必须切除，因为它有 25%~50% 的机会发展成性腺母细胞瘤或无性细胞瘤。原位肿瘤通常与腹内或腹股沟发育不良的睾丸有关，在患者性别分配为女性时需要一并切除。尽管对侧性腺（发育不良睾丸）存在相同的恶性肿瘤风险，但由于该性腺具有功能，可在男性性别分配患者的阴囊中进行活检和保存。

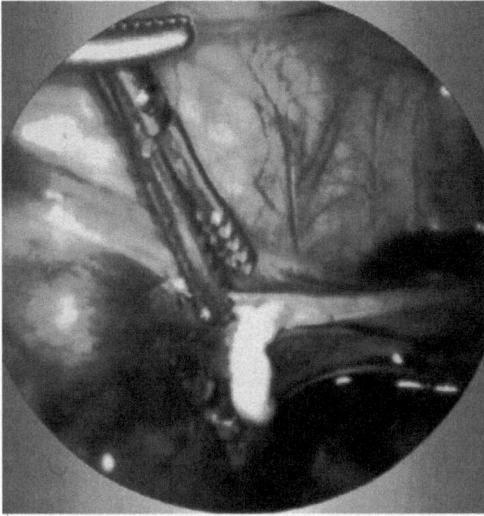

图 109.6 腹腔镜下的条索状性腺。性腺蒂的双极电凝术。这些性腺与周围的腹膜被整块切除

Y 编码睾丸特异蛋白（testis-specific protein Y-encoded，TSPY）阳性性腺发育不良、有腹腔内性腺的 PAIS 是肿瘤发生的最高危险因素。卵睾和 CAIS 的恶变率最低（5%）。

为了分析 DSD 患者的性腺并评估生殖细胞肿瘤（germinal cell tumor，GCT）的发生率，我们对性腺 DSD 患者进行了前瞻性观察研究。分析年龄、分配性别、外生殖器雄性化（external masculinization，EMS）评分、核型、分子分析、手术方式以及性腺病理。将患者分为 3 组：染色体发育不良（G1）、46,XX 性腺发育不良（G2）、46,XY 性腺发育不良（G3）。超过一半的性腺位于腹腔内，用 3 或 5mm 器械进行腹腔镜治疗。所有条索状性腺都无需活检被切除。除了条索状性腺，我们都等活

组织检查结果出来后才会切除性腺。可触及性腺采用腹股沟入路。腹腔镜手术不仅能更好地显示米勒管结构，而且还能在切除性腺时治疗未闭的疝囊，从而获得更好的美容效果，因此我们仍然在大多数患者中采用。共分析 94 例患者，平均年龄 56.42 个月（2~216个月）。48 例患者（19 例特纳综合征患者）纳入 G1，平均年龄 105 个月（2~216 个月），核型为 45,X0/46,XY 占 87.5%。男性性别分配 19 例，平均 EMS 为 7.26（1~10）。完成了 89个性腺的组织学分析，鉴定出 52 个条索状性腺、32 个发育不良睾丸和 5 个卵睾。在 4 例患者中发现 6 个生殖细胞肿瘤（GCT）。15 例患者纳入 G2，平均年龄 27.6 个月（2~180个月）。男性性别分配为 6 人，平均 EMS 为 6.82（4~8.5）。分析了 29 个性腺：10 个卵睾，15个发育不良睾丸，4 个卵巢。双侧性腺母细胞瘤发生于一例 6 个月大患儿的双侧卵睾。31 例G3 患者的平均年龄为 69.71 个月（5~192 个月）。其中 5 例为 *SF1 NR5A* 突变，6 例为 *WT1*突变，6 例为 CAIS，3 例为 PAIS。在两个姐妹中发现了 *SRY*（p.MET64VAL）基因的一个新发突变。男性性别分配 10 例，平均 EMS 为4.52（1~10）。分析了 59 个性腺，41 个发育不良睾丸，10 个条索状性腺，8 个睾丸，在 5 例患者中发现了 8 个 GCT（16%，7 个条索状性腺，1 个发育不良睾丸）。

我们的结论是，DSD 患者的性腺发育不良具有广泛的变异性。GCT 的发病率在46,XY，甚至 46,XX 核型的患者中是不可忽视的。GCT 在 G1、G2 和 G3 组发病率分别为8.3%、6.6% 和 16%。必须对这些患者进行早期组织学分析和监测。据我们所知，这是首例在这么早的年龄发生卵巢双侧性腺母细胞瘤的报道。

虽然我们过去经常同时进行性腺和生殖器的手术，并取得了良好的效果，但实际上，我们更倾向于有明确的组织病理结果前，避免切除任何性腺（除了典型的条索状性腺），可以推迟生殖器手术。

对于 45,XO/46,XY 性腺发育不良的患者，可在腹腔镜检查前确定性别。这是基于功能和心理社会评估，并结合核型分析、hCG测试和父母意愿。

我们从未在这些患者中发现功能性卵巢组织。

明确的组织学对卵睾 DSD 患者的性别分配是必不可少的。虽然最常见的核型是46,XX，最常见的性腺组合是卵巢/卵睾，但每个病例都是独特的，应根据个人情况进行治疗。有时性腺和生殖管肉眼以及活检冷冻切片的结果与患儿已分配性别不符，强烈支持性腺切除术。腹腔镜在需要二次盆腔探查的患者中存在优势，尤其是他们中的许多人有生育潜能。

腹腔镜手术的另一个作用是能对男性抚养患者进行米勒管结构和前列腺囊切除，以及行睾丸固定术。对于有症状的前列腺囊最好通过腹腔镜手术切除，以增加保留输精管连续性的机会。

可触及性腺的患者可采用腹股沟入路（图 109.7）。我们仍然倾向于腹腔镜检查，因为它不仅能更好地观察潜在的米勒管结构，还能在切除性腺时治疗未闭的疝囊，从而获得更好的美容效果。此外，这些患者大多有不对称的性腺，其中一个位于腹腔内。我们对双侧对称可触及性腺的 XY 患者采用腹股

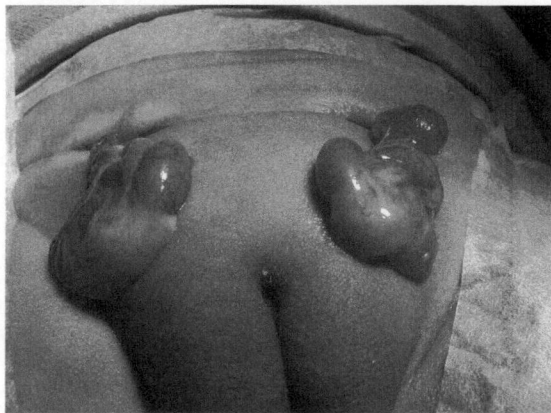

图 109.7 可触及性腺 CAIS 患者性腺切除术的腹股沟入路

沟入路，通过疝囊置入腹腔镜以排除米勒管结构的存在。

女性化外阴成形术

幸运的是，许多外科医师的贡献使模棱两可的生殖器重建技术取得了较大进展。在美容方面，现在可以达到接近正常的外观，但新技术的长期功能效果仍然未知。

这种手术的时机存在争议。现在我们认为大多数患者在生命的最初几个月就可以进行一期的完全重建。

如今，有一种观点强烈主张推迟生殖器的任何手术，直到患者能够作出决定并同意，甚至有些国家已有法律规定。

无论选择的手术时间或步骤如何，手术必须做到细致和明确的解剖，只有在经验丰富的中心才能进行，且要将所有疑问详细解释给父母。

手术包括以下几个方面：阴蒂肥大的处理，重建 UGS，以及阴唇成形术。

阴蒂肥大的处理

这仍然有争议，因为肥大的阴蒂对身心形象和性别的影响非常大。最初的技术包括完全阴蒂切除术，其依据是防止性别焦虑。然而，一个完整的阴蒂在女性性行为中起着至关重要的作用，这一新的认识促进一种更为保守的手术方法，但是切除阴蒂，保留白膜，可能会导致性兴奋时勃起痛。基于 Kogan 的阴蒂缩减成形术是最常用的技术，包括切除勃起海绵体组织，保留龟头的神经血管束（图 109.8）。通过对龟头沟表面切除来完成龟头缩减术，以避免固定在耻骨结节上的龟头瘢痕。

有证据表明龟头的神经支配来自周围的表皮，并在性唤起中起着重要的作用，所以在过去的几年里，我们一直非常小心地保存着龟头的大部分神经，试图避免不必要的解剖。我们不仅保留了背侧的神经血管蒂，也保留腹侧的皮肤和黏膜表面，不切除龟头，而是将它隐藏起来。

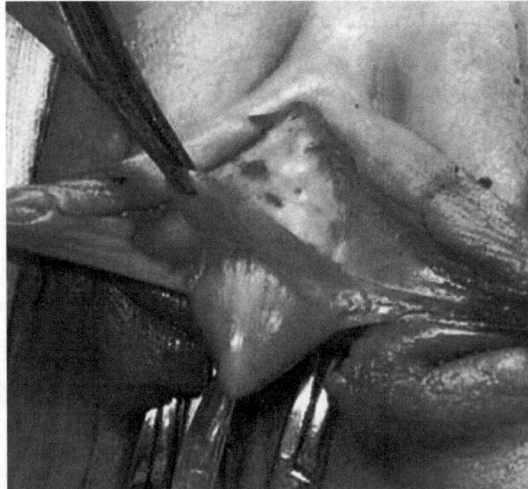

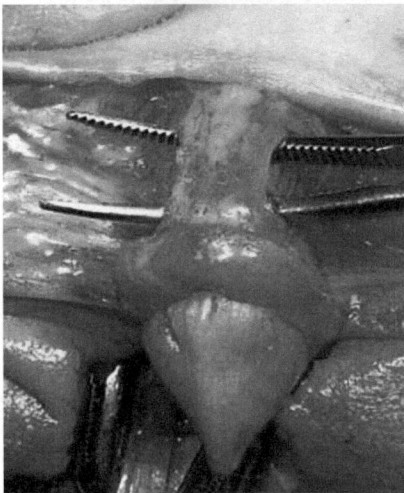

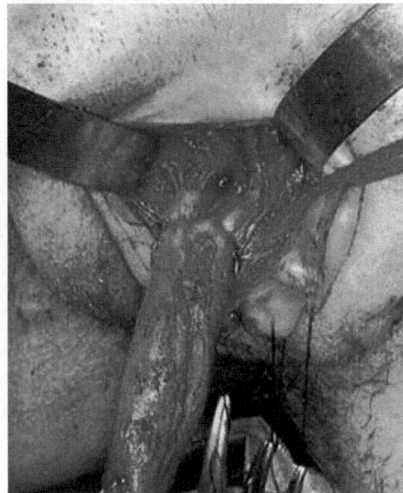

图 109.8　阴蒂缩减成形术。(a)皮肤背切。(b)分离神经血管束。(c)准备切除海绵体勃起组织

最近出现了一种非剥离性的、可逆的技术，该技术将阴茎海绵体隐藏在大阴唇，并认为完整的阴蒂在女性性行为的发展中起着至关重要的作用，但是没有长期的后续研究。

泌尿生殖窦的重建

UGS 畸形表现为阴唇融合到无阴道一系列范围的异常，取决于阴道在 UGS 融合的位置。Powell 描述了四种类型：Ⅰ，阴唇融合；Ⅱ，远端汇合；Ⅲ，近端汇合；Ⅳ，阴道缺失。1969 年，Hendren 描述了阴道汇合处与外括约肌的位置不同（距离括约肌远时汇合处低，距离括约肌近时汇合处高），需要不同的重建手术方式。虽然这有助于理解重建手术，但阴道汇合并不总是高或低汇入，括约肌也不是很清楚。我们发现从正常位置到膀胱入口，阴道汇入位置是多变的。

传统的阴道低汇合用皮瓣阴道成形术修复，中高汇合用拉出式阴道成形术修复。

即使是低汇合型，我们也提倡积极地解剖阴道后壁，分离其和直肠壁，然后将阴道正中纵切至正常的口径，这时将一块宽皮瓣嵌插并精细缝合。直肠指检对阴道暴露非常有用（图 109.9）。这种将阴道拉出而不是将皮肤拉入的方法可以防止 Fortunoff 皮瓣并发症（毛发生长和狭窄）。

重度男性化的女性高阴道的外化术是一项外科挑战。阴道必须从 UGS 分离，然后连接到会阴。阴道拖出的原理是将 Fogarty 气囊导尿管在阴道膀胱镜下置入阴道，随后在会阴深部触诊定位（图 109.10）。UGS 像

尿道球部一样靠近。严重病例的会阴解剖与正常男性相似。阴道在球囊上方切开，并从 UGS 的入口分离出来，仔细地从尿路分开前壁。阴道壁到达会阴可由倒置 U 型皮瓣（Fortunoff）、包皮皮瓣（Gonzalez）和 UGS 的多余组织（Passerini 皮瓣）重建。

前矢状位经直肠入路（anterior sagittal transrectal approach，ASTRA）是另一种通过会阴入路暴露的方法。

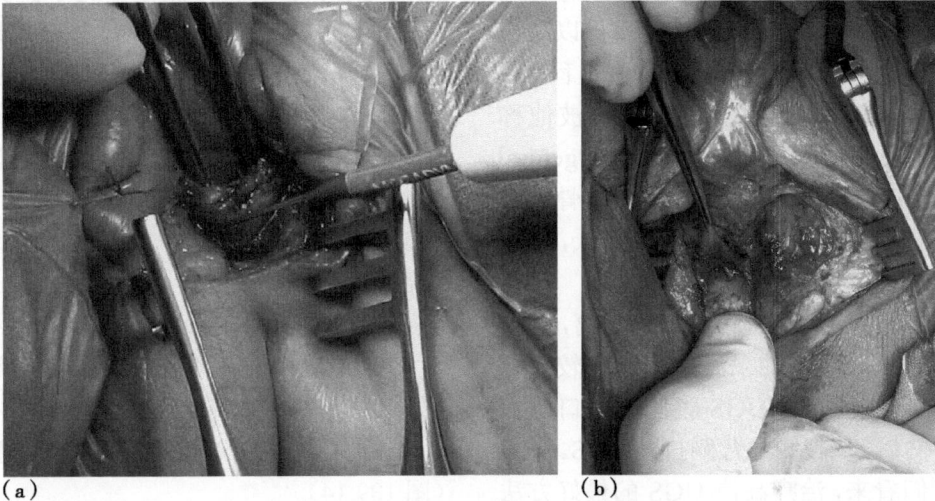

图 109.9 （a）切开阴道后壁，在切开泌尿生殖窦前将其与直肠壁分离。（b）直肠指检有助于阴道暴露

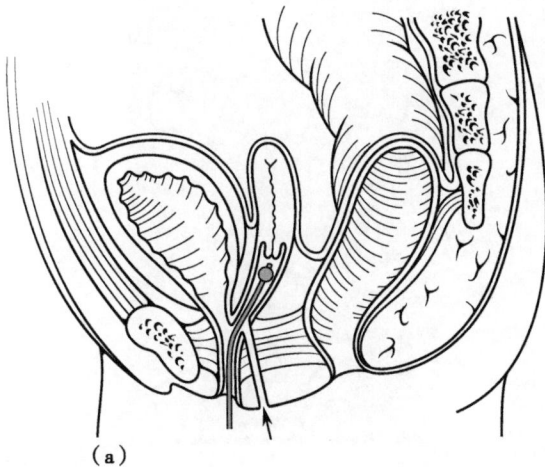

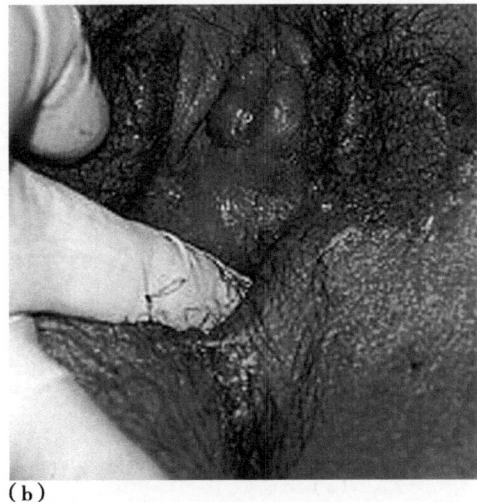

图 109.10 （a）显示了拖出技术。原理是将一个 Fogarty 气囊导尿管在阴道膀胱镜引导下置入阴道，之后在会阴深处触诊定位。（b）拖出技术后的美容外观

在这两极中间，我们发现了所谓的中间UGS。虽然阴道口距离 UGS 口很远，需要进行过度的解剖才能到达阴道，但在膀胱颈和阴道入口之间有足够的前尿道。在 Alberto Peña（1997）描述完全泌尿生殖窦游离（total urogenital mobilization，TUM）用于治疗泄殖腔畸形之后，我们开始使用这种手法来治疗中间UGS 异常。UGS 整体牵拉至会阴（图 109.11）。我们在截石位使用这一方法，以防止出血，并且没有过早做开口，中间不切断生殖窦组织，直到最后用它来扩大阴道开口。每个患者都需个体化治疗，如有必要，这项技术可以与拖出技术结合，但是它已经简化了这一过程。

Richard Rink 最近描述了一种被他称为"部分泌尿生殖窦游离"（partial urogenital mobilization，PUM）的方法，游离在耻骨韧带的水平停止。目前，不管汇合水平高低，他应用 PUM 的方法进行所有修复。

我们总是在 UGS 的后壁开始分离，并与直肠前壁过度分离。如果到达阴道的较宽部分，解剖就停止了，在 UGS 腹侧做开口扩大到入口。然后，从腹侧或背侧打开 UGS。

在我们看来，治疗高位 UGS 的最好方法是将这些技术结合起来。我们首先用膀胱镜在阴道内放置气囊导管（多数情况下是气囊导管，以导尿管导管为导向）。我们在截石位游离 UGS 并不打开（图 109.12a）。然后让患者俯卧位，会阴在中线处切开到达肛门前。直肠回缩，只有少数患者需要打开前壁（图 109.12b）。然后在球囊上方切开阴道，将导尿管重新放置于尿道近端，关闭尿道阴道瘘，注意不要切断膀胱颈（图 109.12c 和图 109.12d）。需要移出短阴道（这些患者通常是这样）。用阴道和直肠之间的会阴皮肤来重建后壁，并用先前解剖的 UGS 来重建腹侧壁。为了达到这个目的，对其进行了常规的横切，并将其翻转至阴道。这样，其近端保留为尿道（图 109.13）。

正如您所看到的，我们结合多项手术原则（拖出术、TUM 和 ASTRA），而不是使用单一的技术。因此，根据我们的经验，用于纠正UGS 的技术在 CAH 中需要根据患者的具体解剖情况进行调整。

无阴道者（Ⅳ型）应行阴道替代术。他们大多数是雄性化不全的男性，肠管代替阴道（如果可能的话选择结肠）是首选。

我们从 1999 年开始完全采用腹腔镜手术（图 109.14）。

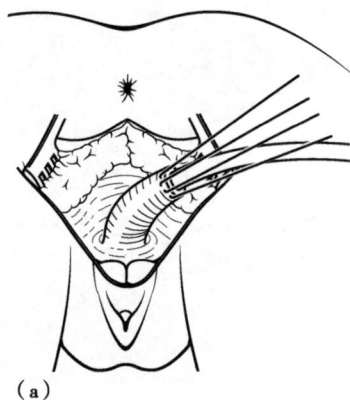
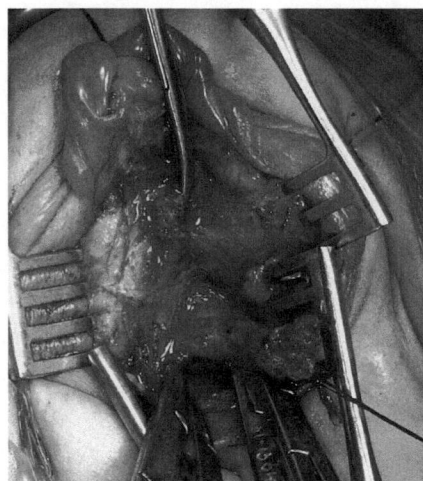

(a)　　　　　　　　(b)

图 109.11 完全泌尿生殖窦游离（TUM）。在 UGS 腹侧壁切开前，整体被游离到会阴。(a)TUM 的例子。(b)TUM 手术技术

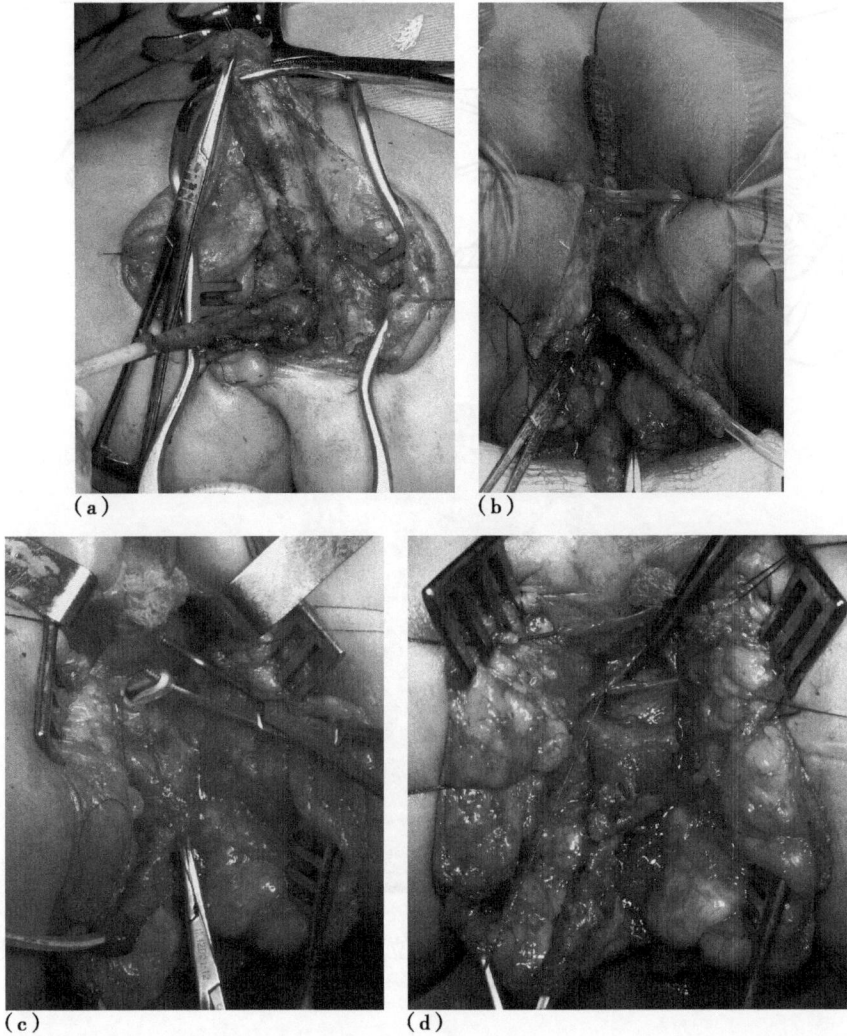

图 109.12 （a）截石位不打开泌尿生殖器窦的游离。（b）前矢状位经直肠入路。正中矢状切口穿过肛肠前壁，提供了完整的尿道和阴道的良好视野，无需复杂的准备以获得暴露。本例患者泌尿生殖窦很高，在截石位时，先将球囊导管置入阴道，再进行泌尿生殖窦的整体游离，然后转为俯卧位。（c）阴道在球囊上方打开，导尿管重新放置在尿道近端。（d）阴道完全打开

阴唇成形术

阴唇成形术是通过在中线（Byars）分离阴蒂帽皮肤，沿着阴蒂缝合皮瓣以及沿着中央黏膜带向下至阴道侧壁（图 109.15）。

尿道 / 阴茎重建

这将在第 110 章中讨论。

术后：第一周需要保持会阴干燥清洁，防止会阴裂开。留置导尿管取决于使用的技术。我们在低或中 UGS 术后第一天使用，而在高 UGS 至少使用 3 天。大多数患者仅需要止痛、解热和抗炎（AINES）药物来治疗疼痛。

并发症

阴道成形术的技术可能会在阴道入口处留下瘢痕，因此在性生活之前需要反复行修正阴道成形术。

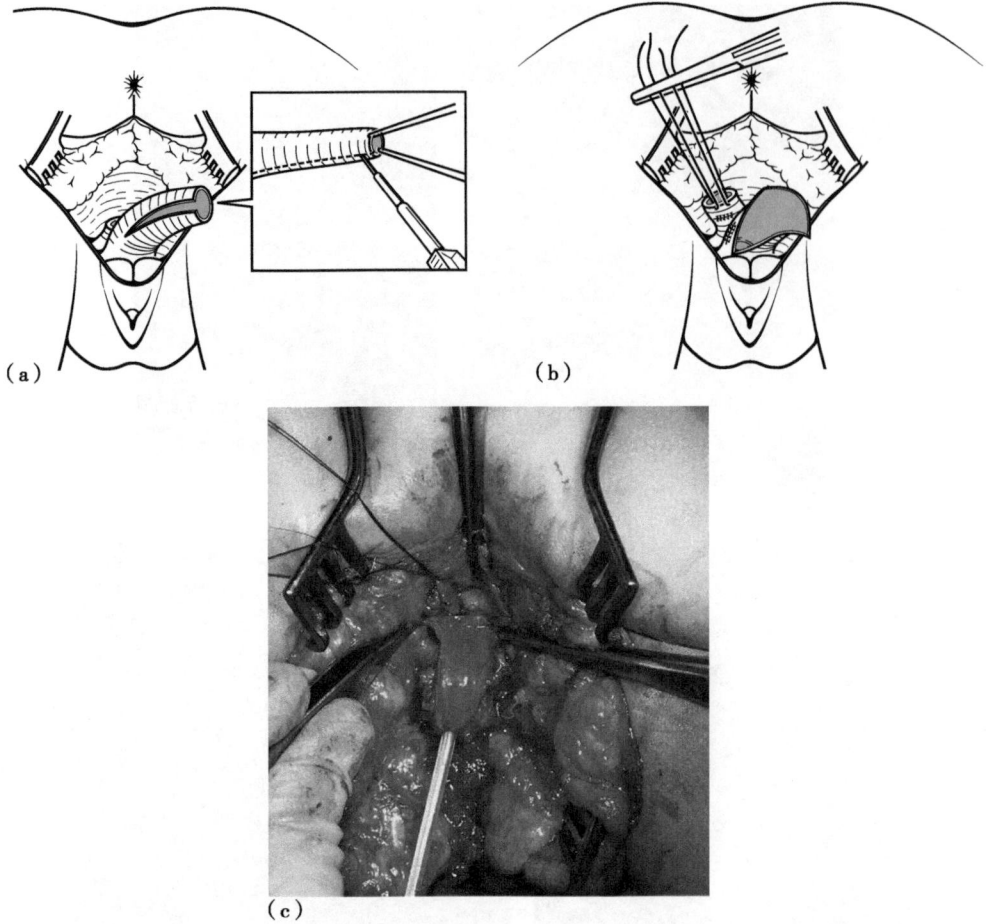

图 109.13 泌尿生殖窦背侧横切（患者俯卧位），外翻至阴道前壁。其近端就成了尿道

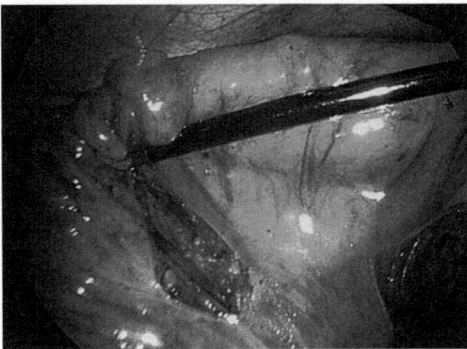

图 109.14 腹腔镜下乙状结肠用于阴道替代术

尿道和阴道的高汇合和低汇合的阴道成形术的风险不同。根据阴道汇入的位置来选择手术方法，这可以降低尿失禁的风险，以及避免不必要的尿道阴道隔的移动或分离。

长期结果

DSD 的手术方式应随着手术时机和使用的技术而改变。有必要以整体的方式评估早期和晚期手术的效果，并认识到临床实践不断发展所带来的困难。

一些研究表明早期手术的结果令人满意。然而，也确定了一些阴蒂成形术的结果与性敏感度降低、阴蒂肌组织丢失和美容问题相关的问题。

长期结果的分析由于手术技术的混合而变得复杂。

我们评估了 55 例中、高 UGS 的 CAH 患者术后尿失禁的情况。我们所做的手术并没有导致其他人所观察到的尿失禁。

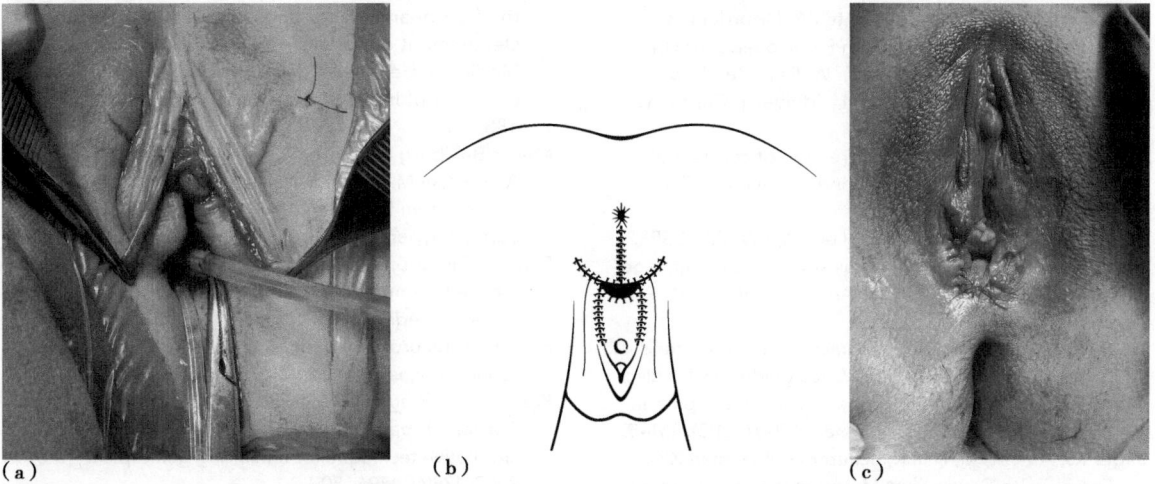

图 109.15 （a）应用 Byars 皮瓣的阴唇成形术。（b）外观示意图。（c）女性生殖器成形术术后两周的会阴外观

有阴茎的雄性化不全男性结果取决于尿道下裂的程度和勃起组织的数量（图 109.16）。与男性生殖器成形术相比，女性生殖器成形术需要更少的手术来达到可接受的结果，从而减少泌尿系统问题。在被分配的女性和男性中，关于性功能和生活质量的长期数据显示出很大的变异性。尚未对早期（12 个月）和晚期（青春期和成年期）手术的疗效或不同技术的疗效进行对照临床试验。

性别角色改变在不同社会中发生的比例不同，说明社会因素也可能是性别角色改变的重要影响因素。

（田红娟 译　唐达星 审校）

进一步阅读

Bailez M, Dibenedetto V, Elmo G, Korman L. Laparoscopic sigmoid vaginal replacement. What we learned? *Pediatr Endosurg Innov Tech* 2004; 8(4): 295–301.

Bailez M, Fraire C. Total mobilization of the urogenital sinus for the treatment of adrenal hyperplasia. *BJU* 1998; 81: 76.

Bailez MM, Cuenca ES, Dibenedetto V. Urinary continence following repair of intermediate and high urogenital sinus (UGS) in CAH. Experience with 55 cases. *Front Pediatr* 2014 2 July. http://dx.doi.org/10.3389/fped.2014.00067

Blecher SR, Erickson RP. Genetics of sexual development: A new paradigm. *Am J Med Genet A*; 2007: 143A(24):3054–68.

Denes FT, Mendonc B, Costa E et al. Diagnostic and therapeutic laparoscopy in intersex patients. *BJU Int* 1997; 80: 176.

Dessens AB, Slijper FM, Drop SL. Gender dysphoria and gender change in chromosomal females with congenital adrenal hyperplasia. *Arch Sexual Behav* 2005; 34: 389–97.

Docimo SG, Peters C. Endourology and laparoscopy in children. In: Walsh PC, Retik AB, Vaughan CD, Wein AJ, Saunders WB (eds). *Campbells Urology*, 8th edn. Philadelphia: WB Saunders, 2002.

Gonzalez R, Fernandez E. Single-stage feminization genitoplasty. *J Urol* 1990; 143: 776–8.

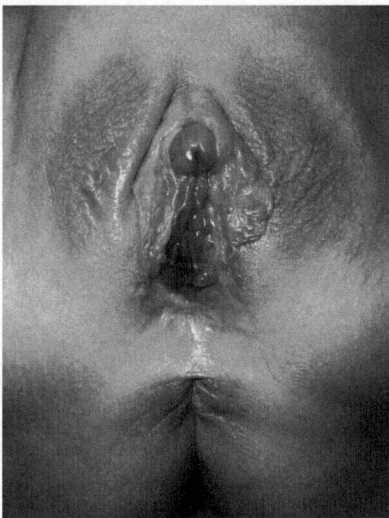

图 109.16　长期随访会阴外观

Grumbach MM, Hughes IA, Conte FA. Disorders of sex differentiation. In: Larsen PR, Kronenberg HM, Melmed S, Polonsky KS (eds). *Williams Textbook of Endocrinology*, 10th edn. Heidelberg, Germany: Saunders, 2003: 842–1002.

Hendren WH, Donahoe PK. Correction of congenital abnormalities of the vagina and perineum. *J Pediatr Surg* 1980; 15: 751–63.

Hughes IA, Houk C, Ahmed SF, Lee PA, LWPES1/ESPE2 Consensus Group. Consensus statement on management of intersex disorders. *Arch Dis Child* 2006; 91(7): 554–563.

Hughes IA, Nihoul-Fékété C, Thomas B, Cohen-Kettenis PT. Consequences of the ESPE/LWPES guidelines for diagnosis and treatment of disorders of sex development. *Best Pract Res Clin Endocr Metabol* 2007; 21(3): 351–5.

Jager RJ, Anvret, M, Hall K, Scherer G. A Human XY Female with Frame Shift Mutation in the Candidate Testis-Determining Gene SRY. *Nature* 1990; 452–4.

Lee PA, Houk CP, Ahmed SF, Hughes IA; in collaboration with the participants in the International Consensus Conference on Intersex organized by the Lawson Wilkins Pediatric Endocrine Society and the European Society for Pediatric Endocrinology Department of Pediatrics, Penn State College of Medicine, Hershey. Consensus statement on management of intersex disorders. *Pediatrics* 2006;118: 488–500.

Meyer-Bahlburg HF, Gruen RS, New MI, Bell JJ, Morishima A, Shimshi M, Bueno Y, Vargas I, Baker SW. Gender change from female to male in classical congenital adrenal hyperplasia. *Horm Behav* 1996; 30(4): 319–32.

Peña A, Filmer B, Bonilla E et al. Transanorectal approach for the treatment of urogenital sinus. Preliminary report. *J Pediatr Surg* 1992; 127: 681–5.

Peña A. Total urogenital mobilization—An easier way to repair cloacas. *J Pediatr Surg* 1997; 32: 263–8.

Pippi Salle J, Braga L, Macedo N, Rosito N, Bagli D. Corporeal sparing dismembered clitoroplasty: An alternative technique for feminizing genitoplasty. *J Urol* 2007; 178(4): 1796–800.

Rossi F, De Castro R, Ceccarelli P, Domini R. Anterior sagittal transanorectal approach to the posterior urethra in the pediatric age group. *J Urol* 1998; 160(3): 1173–7.

Zucker K, Bradley SJ, Oliver G, Blake J, Fleming S, Hood J. *Horm Behav* 1996; 30: 300–18.

男性生殖器异常

John M. Hutson

在男性外生殖器复杂的发育过程中易导致各种先天性异常。为了理解这些先天性异常，需要详细了解胚胎学，尤其是了解雄激素的主要作用（调控解剖结构的男性化）和鞘突的形成（促进胎儿睾丸自腹腔下降到阴囊）。

胚胎学

妊娠 8~12 周时，正常人胚胎开始外生殖器的男性化。内胚层尿道板管化，生殖器内皱褶融合形成男性前尿道和海绵体，生殖器外皱褶融合形成阴囊。生殖结节增大形成阴茎。这些过程均由胚胎睾丸激素介导。体内的 5α- 还原酶将少量的睾酮转化为双氢睾酮，双氢睾酮与雄激素受体的结合力是睾酮的 5~10 倍，可作用于外部生殖器的雄激素受体。生殖器在妊娠 12 周后表现为"男性"，但阴茎仍小，整个孕期会在睾丸激素的作用下继续增长，直至达到新生儿大小（伸展长度 3~4cm）。

正常的睾丸下降是一个多阶段的过程。第一阶段涉及睾丸引带的发育和悬韧带的退化。在腹腔发育期间，增大的引带远端将胚胎睾丸锚定在腹股沟附近。这是由睾丸间质细胞释放的类胰岛素样激素 3（Leydig insulin-like hormone 3，Insl3）调节 [1-2]。

睾丸下降的第二阶段是引带从外环口迁移到阴囊，促使腹膜憩室（鞘突）的形成。在雄激素的刺激下，引带向阴囊的迁移（伴鞘突延长）很可能受到生殖股神经释放降钙素基因相关肽的控制 [3]。在迁移完成前，引带的远端还没有固定在阴囊上，这可能是导致围产期（鞘膜外）扭转的原因。迁移完成后，引带与鞘突附着于阴囊内，以防出现进一步的鞘外扭转的风险。

睾丸下降后，近端鞘突关闭，睾丸留在鞘膜内。鞘突闭合失败会导致腹股沟斜疝和鞘膜积液。随年龄增长，若睾丸周围的纤维组织不能完全消失，容易导致获得性睾丸下降不全（"上升"睾丸）。

阴茎

大部分父母关注的焦点是新生儿阴茎。早产儿的包皮看起来相对不足，但它可包于龟头外。包皮内板附着在龟头上，包皮口狭窄有时使导管插入困难。新生儿期包茎或龟头炎很少见，且新生儿包茎可继发于尿道瓣膜患儿的膀胱镜检查。

包皮环切术

新生儿包皮环切术是美国和以色列最常见的手术之一，但在其他西方国家手术率较低（Dave 等，2003 年）[4-6]。这种方法起源于古代的中东地区，在干旱多沙的地区，包皮环切术可预防龟头炎和包茎。

在现代，在常规行包皮环切术的获益与风险的平衡上是存在争议的（AAP 2012）[7-8]。1971 年，美国儿科学会（American Academy of Pediatrics，AAP）首次发布了关于新生儿包皮环切术的指南。2002 年，AAP 指南指出新生儿包皮环切术没有绝对的医学指征。

2007 年，AAP 对新生儿包皮环切术的风险与获益的平衡进行了指南上的修订，有证据表明包皮环切术对预防人类免疫缺陷病毒（human immunodeficiency virus，HIV）在内的性传播疾病和新生儿尿路感染有潜在的好处[9]。目前 AAP 的指南可为父母提供准确且公正的包皮环切术相关信息的知情选择。若要求行包皮环切术，AAP 建议采取手术镇痛措施（AAP 2012）。

包皮环切术可预防包茎，包皮嵌顿和龟头炎，但尚未有良好的队列研究可以证明。Learman[10] 认为支持包皮环切术的证据不足，不推荐常规手术。包皮环切术虽然可将新生男性尿路感染从 7/1 000 减少到 1.9/1 000[11]，但是尚不明确改善阴茎卫生是否会产生同样的效果。在西方国家性病诊所就诊的男性中，行包皮环切的男性的性病发生率比未行手术的男性低 10%[12]。在撒哈拉以南的非洲，包皮环切术在降低 HIV 风险方面的益处可能更大[13]，但尚无荟萃分析证实[14-15]。包皮环切术可以使阴茎癌发病率降至原来的 1/3，但这并不能证明常规的新生儿手术是合理的。Learman[10] 估计，要预防一例次阴茎癌，需要进行 300 000 例包皮环切术。在丹麦，虽然包皮环切术并无增多，但阴茎癌的发病率却有所下降，这表明卫生等其他因素也很重要[16]。

包皮环切术的并发症可能会很严重，包括阴茎截断或坏死[17]，但大多数并发症较轻（例如少量的出血或感染），并且发生率不高（<1%）[18]（图 110.1）。塑料套环和 Gomco 钳在新生儿包皮环切术中的并发症发生率较低（0.2%），这两种术式安全性没有显著差别[10]。

新生儿包皮环切术应进行适当的镇痛，如环阴茎阻滞，局部麻醉或阴茎背神经阻滞。如果是塑料套环，应注意选择合适的尺寸，以避免包皮环滑下至龟头嵌顿[19]。新生儿包皮环切术的关键是使用泪腺探针将包皮与龟头粘连完全分离，然后检查龟头和尿道口以排除尿道下裂或其他异常。术前应于冠状沟水

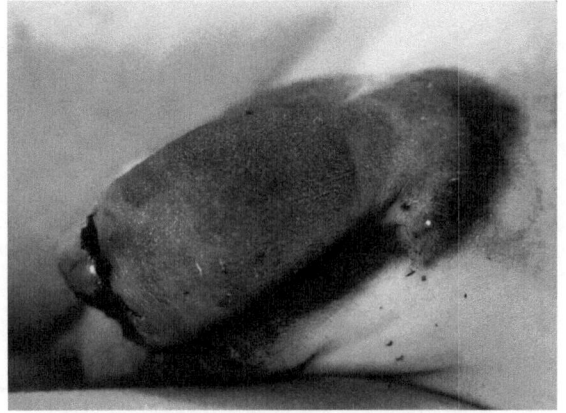

图 110.1 包皮环切术后出血

平的包皮处做好标记，以确保阴茎体的皮肤不被向上牵拉出环扎圈。

尿道下裂

尿道板管化失败和生殖器内皱褶融合失败将导致尿道下裂。其他异常包括背侧包皮过长（导致"帽状堆积"），与腹侧结构（例如海绵体）相比的尿道周围组织生长相对不足。后者会引起"弦状"阴茎或阴茎弯曲，尤其是在勃起时[20]。

根据诊断标准，尿道下裂的发生率为 1/（100~300）[21]。大约 10% 的患者兄弟或父亲也患相同疾病，提示尿道下裂可能存在基因遗传。从腹侧龟头上的轻微的龟头尿道口外翻，到严重的会阴部尿道开口，尿道下裂的严重程度存在很大差异。

尿道下裂容易与更严重的生殖器异常相混淆，首先要排除的是严重的性别发育异常（disorder of sex development，DSD）（图 110.2）。如果尿道下裂是尿道前部发育的孤立解剖异常，则其余的外生殖器和内生殖器应正常。相比之下，DSD 患者由于雄激素依赖性发育各方面的异常而具有广泛的生殖器畸形。如果阴囊完全融合且双侧睾丸均已下降，可排除严重的 DSD。外阴模棱两可的新生儿需要立即转诊，而仅有尿道下裂的患者可在新生儿期后进行处理。

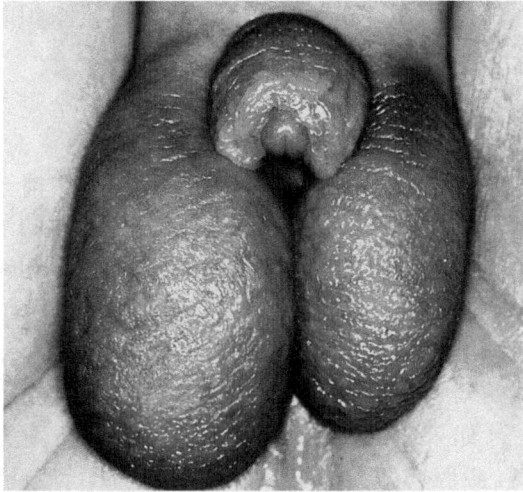

图 110.2 严重生殖器异常患儿的尿道下裂与阴囊对裂, 应进行 DSD 检查

可在 6 月龄后对尿道下裂进行手术治疗, 通常是日间手术或留观一夜。需要导尿者可予住院, 具体取决于尿道下裂的严重程度和医师的偏好。可采取各样的术式[22-25], 然而这不是主要的讨论内容。读者可查阅参考资料以了解具体细节。

尿道上裂与尿道下裂无明显相关, 与膀胱外翻有关, 是一种更严重的畸形, 在第 80 章中有介绍。

小阴茎 / 隐匿性阴茎

小阴茎是妊娠后期激素刺激不足(下丘脑或垂体不足)所导致的, 部分病例可存在解剖学上的缺陷。隐匿性阴茎表现为勃起组织充足, 但阴茎体包皮不足。

产后的激素治疗对小阴茎有效, 但是否对小阴茎行雄激素治疗仍有争议[26]。隐匿性阴茎的手术方法有数种[27-28]。

蹼状阴茎是一种隐匿性阴茎, 表现为阴茎腹侧皮肤不足, 可在婴儿期后行 Z 形皮瓣修复。

罕见的阴茎异常

新生儿可患有罕见的阴茎异常, 包括重复尿道(图 110.3)和巨尿道, 其中有些与梨状腹综合征相关。

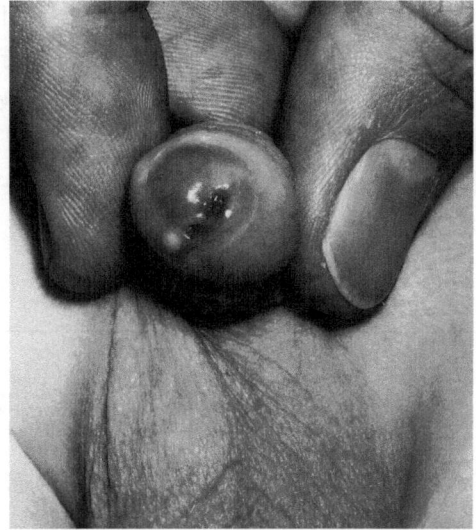

图 110.3 婴儿重复尿道

尾胚的部分复制可能会导致阴茎重复畸形。阴茎的"发育不全"通常是后部外翻的一种结果, 勃起组织和尿道埋在会阴体中, 而尿道则埋在肛管的前方[29-31], 这种解剖类似于正常有袋动物的解剖结果, 阴囊在腹股沟处, 阴茎在会阴处。而在 DSD 患者中, 阴茎阴囊转位是常见的轻度改变[32]。

睾丸下降不全

涉及睾丸下降的解剖结构或激素调节的任何异常都可能导致先天性畸形。胚睾在腹腔下降不全会导致真正的"隐睾"或腹腔内睾丸隐藏。腹部或腹股沟内不可及的睾丸相对少见(根据不同的文献报道为不到 5%~10% 的患者[33])。

腹腔内睾丸与同侧阴囊发育不全有关, 常伴随着腹股沟外环口未及。后者是一种有用的临床特征, 可用于确认睾丸未从腹股沟向阴囊移行。当睾丸位于腹股沟管内时, 外环口可能会打开, 这与性腺在腹股沟间歇性出现的临床表现一致。

睾丸下降不全的常见部位在外环外的"浅表袋"内, 这是鞘突位于腹股沟内时的名称, 它位于腹壁浅表筋膜(Scarpa)的深层, 腹壁的浅层[34]。

睾丸下降不全可能是由多种原因引起的，最常见的是各种机械原因导致的引带迁移失败[35]。下丘脑或垂体异常有关的雄激素短暂缺乏，胎盘功能缺陷也是重要的因素[36]。另有一些较少见和罕见的隐睾病因整理在图表内（表110.1和图110.4）。

表110.1　罕见病例隐睾症的病因

生殖股神经的位置异常（会阴睾丸）

米勒管永存综合征（睾丸横过异位伴有子宫和冗长的引带）

梨状腹综合征（巨大膀胱阻止睾丸进入腹股沟管）

后尿道瓣膜（节段性间质缺损）

前腹壁缺损（引带断裂）

结缔组织疾病（引带迁移缺陷）

神经管缺陷（生殖股神经异常）

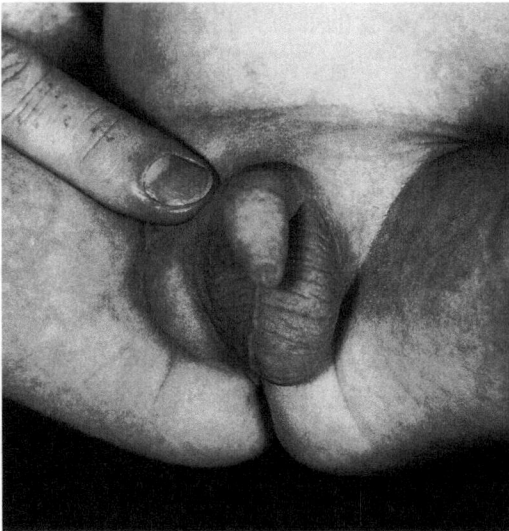

图110.4　异位睾丸，继发于生殖股神经位置异常的引带迁移异常

早产儿以及许多足月婴儿中的隐睾症可能是暂时的，在出生后的前12周内会进一步下降到阴囊中（John Radcliffe Cryptorchidism Study Group 1992）[37]。他们在儿童后期患获得性睾丸"上升"的风险较高。对于获得性睾丸"上升"的病因存在争议，目前认为是鞘突在产后未完全消失，其残留的纤维状组织阻止了精索的正常生长[3]。

诊断

体格检查的目的是在患儿放松的情况下，找到睾丸并确定其最低位置。睾丸的最低位置与鞘突在腹股沟管内的最低位置相对应[38]。在新生儿中查体时，腿部的剧烈运动，组织结构小（其中睾丸只有1~2mL容量），睾丸的鞘膜腔内活动度可能会有所干扰。

如果睾丸从未到达阴囊，阴囊可发育不良，腹腔内睾丸患儿的腹股沟管可闭合。若在耻骨结节处触及三角形缺损，即可确认外环开放，提示睾丸在腹股沟管内。反之，若对侧睾丸肥大（2~3mL）则提示患侧睾丸萎缩（"消失的睾丸"）。

治疗

睾丸下降不全手术治疗的目的是在继发性功能障碍和高温致变性之前将性腺拉入阴囊中。这个理论基于目前尚未在人类中得到证实的前提，即将睾丸放置在阴囊内，可使生殖细胞正常成熟。现在，对睾丸活检组织的仔细研究表明，生殖细胞在出生后6~12个月内会从性腺细胞转化为A型精原细胞[3]，而隐睾的成熟则会受到影响或阻滞。另外，现已认为成人深色精原细胞是精子发生的干细胞。

多年来，推荐行睾丸下降固定术的年龄在发生变化，这说明对婴儿睾丸功能的认识在不断加深。目前的共识是，只要有足够的麻醉支持，就应该在大约6~9个月内进行睾丸下降固定术。4%~5%的男性出生时睾丸未降，但其中约一半在12周后睾丸下降，因此再次查体很重要，并且应确认是否仍存在隐睾后，再决定是否转诊接受手术。最好由受过训练、熟悉精细操作的小儿外科医师进行这个年龄段的手术。最近的一项前瞻性试验证实，与将手术推迟至3岁时相比，9月龄时手术更有利于睾丸的后期生长（经超声检查证实）[39]。

睾丸异常

睾丸肿瘤在出生时很少见，但曾有过畸胎瘤报道（图 110.5）。在对 68 例睾丸肿瘤患者的 30 余年回顾中，我们发现了一名具有生殖器异常和性腺母细胞瘤的新生儿[40]。新生儿睾丸畸胎瘤需要与鞘膜积液或睾丸扭转区分开来。超声检查适用于鞘膜积液太紧张而无法触及正常的睾丸。大多数畸胎瘤可以从睾丸中完整剜除，从而避免睾丸切除术。

睾丸萎缩曾被报道，可能是继发于胎儿脚后跟压迫至婴儿阴囊皮肤坏死，由阴囊内容物脱出所致[41]。这种压迫性萎缩也可使近端尿道产生类似的缺陷致先天性尿道瘘[42]（图 110.6）。

性腺原基重复可引起多睾症，表现为阴囊质软肿块，触诊似正常睾丸[43]。鉴别诊断包括腹股沟斜疝，鞘膜积液和睾丸横过异位（两个睾丸都在同一侧）。在后一种情况下，对侧半阴囊是空的。多睾症无须治疗，如果输精管发育差可切除一个性腺。

横过异位睾丸是一种罕见的先天畸形，睾丸脱出到对侧鞘膜腔内，有时与同侧引带的产前断裂有关。在大多数情况下，异位睾丸没有引带附着，超声可确诊[44]。在罕见的 DSD 中，也可以看到睾丸横过异位，称米勒管永存综合征[45]。经阴囊中隔行睾丸固定术可以治疗横过异位（即睾丸经同一腹股沟管进入阴囊，将异位睾丸放于对侧空虚阴囊内）。

Ⅱ型先天性子宫阴道缺如综合征或患有囊性纤维化的婴儿可能存在输精管缺如。在 Rokitansky 畸形中，中肾管远端生长被阻止，导致没有同侧输精管，精囊和输尿管芽（伴同侧肾发育不全）[46]。输精管缺如的病因学在中肾管孕中期经历内卷/闭锁的囊性纤维化中各不相同。出生时，只有附睾头部可及，而不存在双侧附睾的尾部和输精管——这一发现可能有助于诊断患有胎粪性肠梗阻新生儿的囊性纤维化[47]。

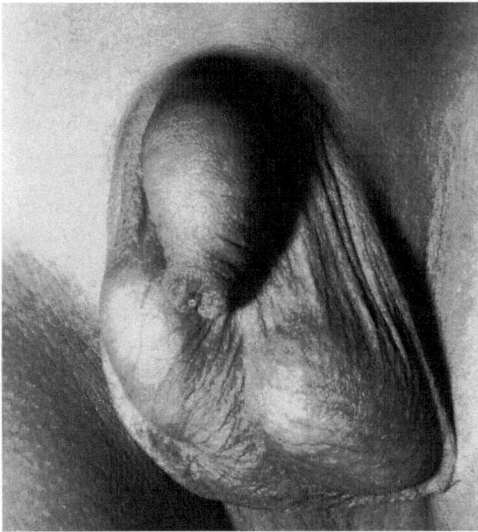

图 110.5 新生儿左睾丸畸胎瘤

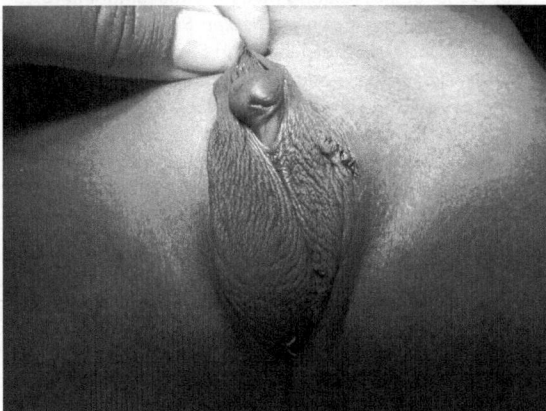

（a）

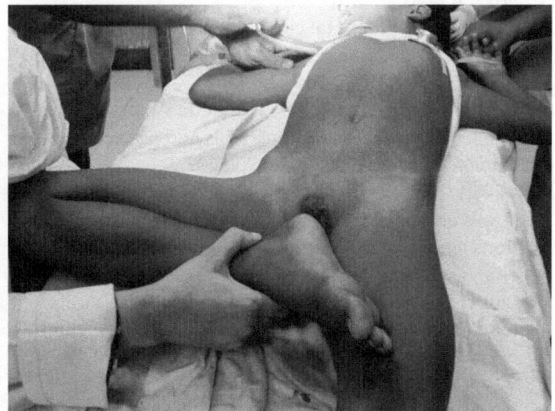

（b）

图 110.6 胎儿发育过程中由脚后跟压力引起的先天性尿道瘘的男孩。（a）会阴部特写（左侧阴囊切除后），在龟头上有正常的末端尿道，以及中段尿道缺损。（b）屈曲腿部证实右脚后跟与尿道前部的压力区域匹配

除了 DSD 畸形合并的阴囊对裂外，阴囊异常很少见。曾有病例报道过单侧阴囊异位和重复阴囊，这是由尾胚部分重复或胎儿足部对会阴的局部压迫所致 [20,48-49]。

（王展　译　唐达星　审校）

参考文献

1. Nef S, Parada LF. Cryptorchidism in mice mutant for Insl3. *Nat Genet* 1999; 22: 295–9.

2. Zimmerman S, Stedig G, Emmen JMA, Brinkman AO, Nayernia K, Holstein AF, Engel W, Adham IM. Targeted disruption of the Insl3 gene causes bilateral cryptorchidism. *Mol Endocrinol* 1999; 13: 681–91.

3. Hutson JM, Southwell BR, Li R et al. The regulation of testicular descent and the effects of cryptorchidism. *Endocr Rev* 2013; 134: 725–52.

4. Dave S, Johnson A, Fenton K, Mercer C, Erens B, Wellings K. Male circumcision in Britain: Findings from a national probability sample survey. *Sex Transm Infect* 2003; 79(6): 499–500.

5. Merrill C, Nagamine M, Steiner C. *Circumcisions Performed in U.S. Community Hospitals 2005*. Rockville: Healthcare Cost and Utilization Project, 2008.

6. Szabo R, Short RV. How does male circumcision protect against HIV infection? *BMJ* 2000; 320: 1592–4.

7. American Academy of Pediatrics Task Force on Circumcision. Male circumcision. *Pediatrics* 2012; 130: e756–85. Technical Report.

8. Na AF, Tanny SP, Hutson JM. Circumcision: Is it worth it for 21st-century Australian boys? *J Paediatr Child Health* 2014; 51: 580–3.

9. Bailey RC, Moses S, Parker CB et al. Male circumcision for HIV prevention in young men in Kisumu, Kenya: A randomised controlled trial. *Lancet* 2007; 369: 643–56.

10. Learman LA. Neonatal circumcision: A dispassionate analysis. *Clin Obstet Gynecol* 1999; 12: 849–59.

11. Singh-Grewal D, Macdessi J, Craig J. Circumcision for the prevention of urinary tract infection in boys: A systematic review of randomised trials and observational studies. *Arch Dis Child* 2005; 90(8): 853–8.

12. Millett GA, Flores SA, Marks G et al. Circumcision status and risk of HIV and sexually transmitted infections among men who have sex with men: A meta-analysis. *JAMA* 2008; 300: 1674–84.

13. Quinn TC, Wawer MJ, Sewankambo N et al. Viral load and heterosexual transmission of human immunodeficiency virus type 1. *N Engl J Med* 2000; 342: 921–9.

14. Van Howe RS. Sexually transmitted infections and male circumcision: A systematic review and meta-analysis. *ISRN Urol* 2013; 1–42. doi: 10.1155/2013/109846.

15. Fergusson DM, Boden JM, Horwood LJ. Circumcision status and risk of sexually transmitted infection in young adult males: An analysis of a longitudinal birth cohort. *Pediatrics* 2006; 118(5): 1971–7.

16. Frisch M, Früs S, Kjear SK, Mellye M. Falling incidence of penis cancer in an uncircumcised population (Denmark 1943–90). *BMJ* 1995; 311: 1471.

17. Coskunfirat OK, Sayilkan S, Velidedeoglu H. Glans and penile skin amputation as a complication of circumcision. *Ann Plast Surg* 1999; 43: 457.

18. American Academy of Pediatrics (AAP). Circumcision policy statement. *Pediatrics* 1999; 103: 686–93.

19. Cilento BG, Holmes NM, Canning DA. Plastibell® complications revisited. *Clin Pediatr* 1999; 38: 239–42.

20. Stephens FD, Smith ED, Hutson JM. *Congenital Anomalies of the Urinary and Genital Tracts*, 2nd edn. London: Martin Dunitz, 2002.

21. Duckett JW, Baskin LS. Hypospadias. In: O'Neill JA, Grosfeld JL, Fonkalsrud EW, Coran AG, Rowe MI (eds). *Pediatric Surgery*, 5th ed. St. Louis: Mosby, 1998: 1761–81.

22. Borer JG, Retik AB. Current trends in hypospadias repair. *Urol Clin N Am* 1999; 26: 15–37.

23. Snodgrass WT. Tubularized incised plate hypospadias repair: Indications, technique and complications. *Urology* 1999; 54: 6–11.

24. Asopa HS. Newer concepts in the management of hypospadias and its complications. *Ann R Coll Surg Engl* 1998; 80: 161–8.

25. Sarhan O, Saad M, Helmy T, Hafez A. Effect of suturing technique and urethral plate characteristics on complication rate following hypospadias repair: A prospective randomized study. *J Urol* 2009; 182(2): 682–6.

26. Koff SA, Jayanthi VR. Preoperative treatment with human chorionic gonadotrophin in infancy decreases the severity of proximal hypospadias and chordee. *J Urol* 1999; 162: 1435–9.

27. Babaei A, Safarinejad MR, Farrokhi F, Iran-Pour E. Penile reconstruction: Evaluation of the most accepted techniques. *J Urol* 2010; 7(2): 71–8.

28. Donahoe PK, Keating MA. Preputial unfurling to correct the buried penis. *J Pediatr Surg* 1986; 21: 1055–7.

29. Bangroo AK, Khetri R, Tiwari S. Penile agenesis. *J Indian Assoc Pediatr Surg* 2005; 10(4): 256–7.

30. Beasley SW, Hutson JM, Howat AJ, Kelly JH. Posterior ectopia of penis mimics marsupial anatomy: Case reported in association with a primitive cloacal anomaly. *Pediatr Surg Int* 1987; 2: 127–30.

31. Gilbert J, Clark RD, Koyle MA. Penile agenesis: A fatal variation of an uncommon lesion. *J Urol* 1990; 143: 338–9.

32. Garcia RD, Banuelos A, Marin C, De Tomas E. Penoscrotal transposition. *Eur J Pediatr Surg* 1995; 5: 222–5.

33. Hutson JM, Thorup J, Beasley SW. *Descent of the testis*, 2nd edn. Springer, 2016.

34. Browne D. The diagnosis of undescended testicle. *BMJ* 1938; ii: 92–7.

35. Hutson JM, Thorup J. Evaluation and management

of the infant with cryptorchidism. *Curr Opin Pediatr* 2015; 27(4): 520–4.

36. Hadziselimovic F. Letter to the editor. *J Pediatr Surg* 2013; 48: 269.

37. John Radcliffe Hospital Cryptorchidism Study Group. Cryptorchidism: A prospective study of 7500 consecutive male births, 1984-8. *Arch Dis Child* 1992; 67: 892–9.

38. Beltran-Brown F, Villegas-Alvarez F. Clinical classification for undescended testes: Experience in 1,010 orchidopexies. *J Pediatr Surg* 1988; 23: 444–7.

39. Kollin C, Hesser U, Ritzen EM, Karpe B. Testicular growth from birth to two years of age, and the effect of orchidopexy at age nine months: A randomized, controlled study. *Acta. Paediatr* 2006; 95(3): 318–24.

40. Sugita Y, Clarnette TD, Cooke-Yarborough C, Waters K, Hutson JM. Testicular and paratesticular tumours in children: 30 years' experience. *Aust NZ J Surg* 1999; 69: 505–8.

41. Heyns CF. Exstrophy of the testis. *J Urol* 1990; 144: 724–5.

42. Sharma AK, Kotharti SK, Goel D, Chaturvedi V. Congenital urethral fistula. *Pediatr Surg Int* 2000; 16: 142–3.

43. Chintamani J, Nyapathy V, Chauhan A, Krishnamurthy U. Supernumerary testis. *J Radiol Case Rep* 2009; 3(11): 29–32.

44. Chen K-C, Chu C-C, Chou T-Y. Transverse testicular ectopia: Preoperative diagnosis by ultrasonography. *Pediatr Surg Int* 2000; 16: 77–9.

45. Hutson JM, Li R, Southwell BR et al. Germ cell development in the postnatal testis: The key to prevent malignancy in cryptorchidism? *Front Endocrinol (Lausanne)* 2012; 3: 176.

46. Morcel K, Camborieux L, Guerrier D. Mayer–Rokitansky–Kuster–Hauser (MRKH) syndrome. *Orphanet J Rare Dis* 2007; 2: 13.

47. Sung V, Hutson JM. A novel way to diagnose cystic fibrosis in the neonate. *J Paediatr Child Health* 2003; 39(9): 720.

48. Hutson JM, Warne GL, Grover SR. *Disorders of Sex Development: An integrated approach to Management.* Berlin: Springer, 2012.

49. Cook WA, Stephens FD. Pathoembryology of the urinary tract. In: King LR (ed). *Urological Surgery in Neonates and Young Infants*, London: Saunders, 1988: 1–22.

新生儿睾丸扭转

David M. Burge   Jonathan Durell

引言

作为一种公认的疾病，新生儿睾丸扭转在小儿外科中心住院的睾丸扭转患者中约占10%[1]。英国的一项研究估计，新生儿睾丸扭转的发生率为 6.1/100 000[2]。新生儿睾丸扭转通常是鞘外扭转，即扭转发生在睾丸鞘膜囊近端的精索（图 111.1），但也有鞘内扭转的报道[3-4]。新生儿睾丸扭转可累及双侧，可同时发生，也可间隔发生[5-6]。其中间隔发生占33%[7]。很少发生不伴扭转的原发性新生儿睾丸梗死[8]，但有假设指出栓塞先于睾丸扭转发生，因为有证据表明栓塞是一个血管事件，而睾丸扭转是继发事件[3]。由于睾丸在阴囊内的高活动性，新生儿睾丸扭转易发生于鞘外[9]。

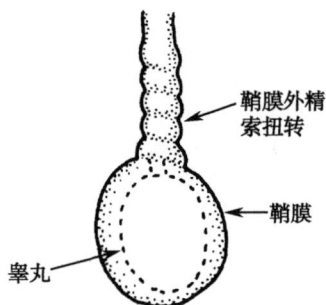

图 111.1 鞘外睾丸扭转的解剖

临床表现

新生儿睾丸扭转一般发生于大龄足月儿，很少发生于早产儿[3]。过去怀疑臀位分娩是

诱因，但最近的报道仍未能证实这一点[3]。新生儿通常无不适症状。典型的体征是患侧阴囊质硬、水肿，伴有明显的蓝色或黑色改变。

睾丸似乎与阴囊壁紧密粘连，无明显压痛。患侧阴囊可能增大，但往往不明显。这些体征在出生时就存在，提示新生儿睾丸扭转是产前事件。当然并非在出生时就注意到这些临床体征，而是在出生后第二天或第三天才发现。有时，出生后几天或几周发生睾丸扭转，突然出现阴囊红肿、疼痛等体征，并且可能是鞘内睾丸扭转。睾丸下降不全的睾丸扭转就以这种方式发生[3]。

可以根据上述体征对睾丸扭转进行诊断。鉴别诊断包括鞘膜积液、睾丸肿瘤、外伤、肾上腺出血及胎粪性腹膜炎伴鞘状突未闭。新生儿睾丸扭转可通过透光试验与鞘膜积液鉴别。当存在阴囊变蓝及水肿时可排除睾丸肿瘤。手术探查才能鉴别自发睾丸梗死。臀位分娩后可能出现阴囊挫伤[10]，但睾丸触诊往往正常。产伤引起的腹腔内损伤可导致血肿形成，但触诊时血肿的波动感可与睾丸扭转鉴别。肾上腺出血的体征往往与睾丸扭转难以鉴别，可行肾上腺超声检查以明确诊断[11]。可行阴囊的多普勒超声检查睾丸血流信号，及阴囊的放射性核素扫描，虽非必需，但也可能有助于诊断。

新生儿睾丸扭转的诊断是阴囊探查的充分指征。这往往是强制性的急诊手术，但成功挽救睾丸的报道十分少见[4,12-14]。典型的临床症状似乎是由于睾丸梗死。因此，可以认为手术的唯一原因是行对侧睾丸固定术。由于对侧睾丸可以发生延迟扭转，可能是鞘外扭转或鞘内扭转，因此建议早期手术评估患睾，必要时行患睾切除，对侧睾丸固定。无特殊的术前准备。

手术技术

在全身麻醉下，中线切开阴囊，并游离至患侧（图 111.2）。这个切口易使双侧睾丸暴露（图 111.3）。大多数情况下，梗死会导致睾丸水肿，并固定于皮下组织。在鞘膜外通常可以找到裂开面，即为扭转的部位。有时候，睾丸已经坏死，但发病原因无法确认。一般而言，如果睾丸无法挽救，那么应该在扭转近端缝扎并切除患睾。保留坏死睾丸是不可取的，因为会导致脓毒症，并可能因此危及对侧睾丸。虽然理论上保留梗死睾丸仍可能存留某些激素分泌的功能[9]，但大多数情况下，保留的患睾仍会萎缩退化[3]。切除患睾后，通过同一切口暴露对侧睾丸，打开鞘膜，探查解剖学形态并行有效固定。正如隐睾下降固定术一样，将对侧睾丸缝合固定于肉膜外间隙。用不可吸收线将睾丸白膜缝合四针固定于鞘膜来预防鞘内扭转，而可吸收线的使用可能增加再次扭转的风险（文献报道在 88% 的再次扭转病例中使用了可吸收线）[15]。应该将鞘膜于阴囊中隔缝合两针以防止鞘外扭转（图 111.4）。需注意的是这两针应缝合于较深的部位，否则睾丸位置太浅，切口难以关闭。然后用可吸收线连续缝合阴囊切口。术后无需特殊护理。

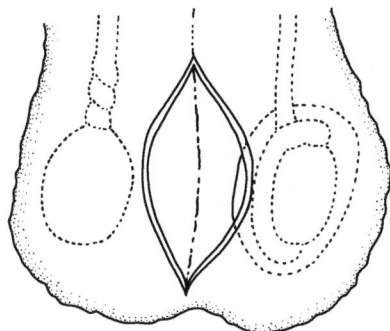
图 111.2　阴囊中缝切口

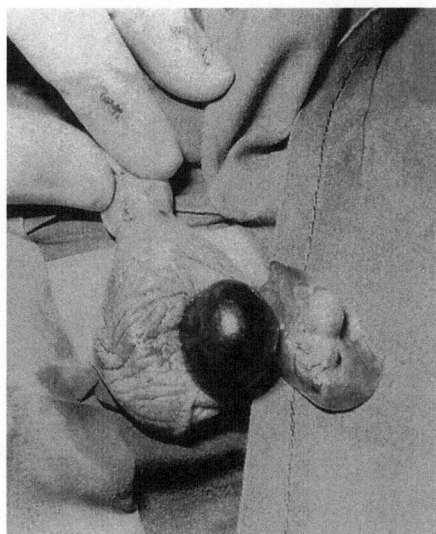
图 111.3　阴囊中缝切口探查显示鞘外扭转的右侧睾丸及尚未固定的左侧的正常睾丸

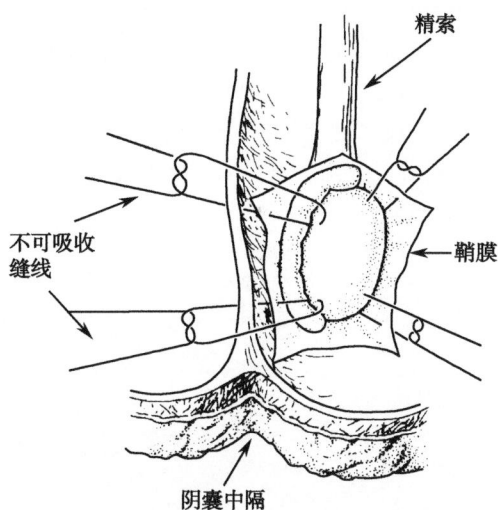
图 111.4　睾丸固定术

（茹伟 译　唐达星 审校）

参考文献

1. Brereton RJ, Manley S. Acute scrotal pathology in boys. *Z Kinderchir* 1980; 29: 343–57.
2. John CM, Kooner G, Matthew DE, Ahmed S, Kenny SE. Neonatal testicular torsion—A lost cause? *Acta Paediatr* 2008; 97(4): 502.
3. Burge DM. Neonatal testicular torsion and infarction. *Br J Urol* 1987; 59: 70–3.

4. Guiney EJ, McGlinchey J. Torsion of the testis and spermatic cord in the newborn. *Surg Gynecol Obstet* 1981; 152: 273–4.

5. Gerstmann DR, Marble RD. Bilaterally enlarged testicles: An atypical presentation of intrauterine spermatic cord torsion. *Am J Dis Child* 1980; 134: 992–4.

6. Tripp BM, Homsy YL. Prenatal diagnosis of bilateral neonatal torsion: A case report. *J Urol* 1995; 153: 1990–1.

7. Baglaj M, Carachi R. Neonatal bilateral testicular torsion: A plea for emergency exploration. *J Urol* 2006; 177: 2296–9.

8. Johnston JH. The testicles and scrotum. In: Williams DI (ed). *Paediatric Urology*. London: Butterworths, 1989: 450–74.

9. Jerkins GR, Noe HN, Hollabaugh RS et al. Spermatic cord torsion in the neonate. *J Urol* 1983; 129: 121–2.

10. Dunn PM. Testicular birth trauma. *Arch Dis Child* 1975; 50: 745.

11. Liu KW, Ku KW, Cheung KL, Chan YL. Acute scrotal swelling: A sign of neonatal adrenal haemorrhage. *J Paediatr Child Health* 1994; 30: 368–9.

12. LaQuaglia MP. Bilateral neonatal torsion. *J Urol* 1987; 138: 1051–4.

13. Yerkes EB, Robertson FM, Gitlin J, Kaefer M, Cain MP, Rink RC. Management of perinatal torsion: Today, tomorrow or never? *J Urol* 2005; 174(4 Pt 2): 1579.

14. Stone KT, Kass EJ, Cacciarelli AA, Gibson DP. Management of suspected antenatal torsion: What is the best strategy. *J Urol* 1995; 153: 782–4.

15. Sells H, Moretti KL, Burfield GD. Recurrent torsion after previous testicular fixation. *ANZ J Surg* 2002; 72(1): 46–8.

新生儿手术的远期结局

新生儿手术的远期结局

Christian Tomuschat　Keith T. Oldham　Casey M. Calkins

引言

　　新生儿外科的不断发展使越来越多的先天性畸形患儿得以存活。几十年来，外科医师一直坚持用治疗结果进行定期反馈和总结，以选择最佳的治疗方案。一般来说，结果分析通常使用一些与手术或治疗相关的客观变量，如死亡率、手术时间、并发症发生率（例如食管闭锁术后食管狭窄发生率）和住院时间等。近年来，对结果的研究引入了一些更加复杂的因素，如"功能状态"和"生活质量"等的远期结果，对于评价先天畸形状态及其手术矫正的结果同样重要。因此，将主观评估作为评价指标对于新生儿外科医师来说非常重要。这些数据可作为产前咨询的重要辅助手段，提供家庭对未来健康期望的信息，协助外科医师确定围术期管理方面的持续改进，尤其是在目前，卫生决策机构需要利用这些数据。因此，远期结果对于新生儿本身，对于回应家庭的关切，对于不断改善医师的治疗手段都具有特殊意义。本章将首先关注目前远期结果研究的特定语言和方法，作为小儿外科医师对于治疗后新生儿远期结果评估的开始。

什么是"结果"？

　　1934年，整形外科医师 Ernest A. Codman 拥护"最终结果构想"。在他的《肩膀》一书中 Codman 博士介绍了这种理念，即每家医院都应对每位接受治疗的患者进行长期随访，以确定治疗是否成功，并询问：如果不成功，为什么？[1]。"最终结果构想"是进行结果研究的基础，该研究探讨了随着时间推移，在医学和外科疾病治疗中的干预措施如何影响患者[2]。它是卫生服务领域中的众多研究之一，旨在改善卫生服务的状况[3]。在过去的二十年，成果研究中使用的变量和评估指标发生了很大变化。以"并发症发生率"和"死亡率"等的形式对手术结果进行定期评估，始终是确保我们外科治疗的努力方向。它是自我评估的一种必不可少的形式，使我们能够从错误中学习。对个人和医疗系统的评估仅代表我们改善儿科手术实践的一部分。个人医疗水平的提高取决于手术技术的锻炼，在各种会议上的学习，阅读相关的文献以及将成功的策略和技术应用于指导临床实践。

　　对患者预后（不良和良好）的评估有助于我们了解哪些医疗手段有效，哪些无效。从这个意义上讲，结果可以是影响患者健康、感知、生理功能、财务状况或经验的任何变量。现代医疗结果观察指标已经发展出三个趋势。首先，检测患者经验和关注度，作为传统的临床结果观察的补充。尤其是慢性病，治疗的目的通常不是治愈而是减轻疼痛。其次，在做出有关医疗的决策时，要结合患者本人的意愿、生活质量（quality of life，QoL）信息和最终的功能影响。最后，医疗保险政策制定者还要兼顾社会资源的有效分配。在资源有限的前提下，做到对所有大众最有利的方式进行配置。现在，对健康相关的结果测量的一个共同特征是从患者本人（或者父母，"代理人"）的主观角度的满意度进行测量。对现代医学治疗结果研究的三个至关重要的方面是健康相关生活质量（health-related quality of life，HRQoL），功能恢复和实际效用（成本效益）。

健康相关生活质量

健康和生活质量有明显相关性，于是HRQoL 评估的概念由此诞生。与通过实验室，射线照射或纯粹功能评估获得的客观数据相反，HRQoL 的测量提供了有关疾病主观影响的附加信息，即提供了该疾病的手术治疗的主观结果。从定性到定量数据的转换，需要识别与个体生存有关的可衡量要素，并通过一定的手段进行定量评估[4]。一般包括五个概念：减值、功能状态、健康感知、社会机会、寿命[5]。不同的领域将这五个概念转化为可量化的数据以便运行。尽管对于通用域和包容性域尚无共识，但多数研究人员都同意，"生活质量"因人而异。受访者对各个领域的权重的认识可能有所不同，在解释一组受访结果时，必须决定如何评估这些差异。在大多数 HRQoL 调查中，健康的七个领域包括身体功能，社会功能，情绪，认知，疼痛/不适，活力和整体幸福感。

量表标准

HRQoL 量表是根据心理测试原理开发的，一旦构建，便要根据"医学成果信托基金科学咨询委员会"的既定标准进行审查[6]。评估标准包括适当性，有效性，可靠性，响应性，准确性，可解释性，可接受性和可行性。适当性是评估的第一个也是最基本的标准，并询问该量表是否测量了评估所需要的最重要的结果。具体而言，就是该量表测量是否与结果相关，评估和管理方法是否合适。有效性指该量表是否可以达到预期测量效果。构造验证是指与其他量表检测结果进行的比较，将得分与社会人口统计学变量相关联，并比较该量表内部不同领域得分。可靠性评估是

指长期测量稳定性和重复一致性。响应性是指该工具测量健康状况变化的能力，可以通过查看已知健康状况已发生变化人群的测量值进行评估。准确性可以由测量值以及有效范围（最大值和最小值）来衡量。如果一种量表能够衡量患者或人群的 QoL 重要方面，则该检测是可以接受的。最佳检测量表是可以解释的，并且可以将定量分数转换为具有熟悉含义的外部变量。当从一般人群和/或患者的代表性样本中获得规范性数据时，可以很容易地评估该测量量表。最后，可行性是指完成测量所需的时间和精力，以及此类问题是否会阻碍测量的完成。美国疾病控制中心建立了一个相关的网站，当面临可能需要使用量表评估或面临使用问题的情况时，可为临床医师提供帮助。

新生儿保健服务研究中的独特问题

成人恢复的目标往往是具备生活自理能力，并能从事社会经济活动，因此以成人的功能恢复和生活质量标准来衡量儿童是不科学的[7]。此外，在儿童通常将健康和疾病视为独立的两种状态，而在成人，则认为两者是连续而不可完全分割的[8]。对儿童 HRQoL 的本质缺乏理论框架的共识，这就意味着在儿童 HRQoL 的评估量表同样无法达成共识。即使在某一个领域内，不同研究的侧重点也常常会有不同。例如，在功能恢复判断中，不同评价体系可能会侧重躯体症状，自理能力，社会活动或因功能受限引起的抑郁状态。由此，不同的评估量表可能会产生不同的结果，这取决于孩子的年龄、医疗状况、该领域关注的问题等。

尽管成人 HRQoL 评估方法也存在一些有效性问题，但是大多数成人评估量表的共同特征是从个体的主观角度来衡量健康状况。对于儿童，这些信息很难从受试者那里获得。当然，如果儿童已经有一定辨识能力，并且有合适的评估工具，许多孩子能够提供 HRQoL 的自我报告。另外，就某一项评估，

不同年龄儿童也会面临不同的适用性挑战。如 5 岁的孩子能够准确描述疼痛情况，而行为或自尊等主观概念可能要到 10 岁时才能得到准确评估[9]。在儿科人群普遍存在自我评估偏倚，提问顺序偏倚（倾向于选择第一个答案），默认同意偏倚（更倾向于同意意见），无法准确地感知时间周期，对回答书面问题容易厌烦，对否定措辞难以理解，这些因素都导致儿童评估的困难增加。鉴于儿童自我评估受到这种偏倚的影响，而且许多孩子确实无法填写自我评估，因此由其他人（"代理人"）代表孩子提供数据。通常与患儿有长期关系的父母或照料者完成此类代理评估。不过，代理人可能会进一步增加评估工作的偏倚。例如，相比母亲，父亲通常认为孩子的行为和心理问题要少[10]。在一项研究中，患有慢性病的 8~11 岁儿童自我评估的 HRQoL 显著低于其父母作为代理人的评估报告[11]。在调查中发现，将近 90% 的儿童 HRQoL 评估是由代理人完成的[12]。但是，多数现代儿童专用评估工具可以以自我评估的方式使用，其代理人评估仅适用于较小的孩子。如果可能，应始终坚持自我评估优先。

由于小儿的生长发育并不是线性的，那么如何将临床结果与小儿的生长发育关联或者区分开呢？目前用于儿科 HRQoL 的评估工具，仍然有多个相关问题没有解决。临床结果判断与健康状况有关，和生长发育也密切相关[13]。在选择一种评估工具时，临床医师应结合评估方法本身的特点，以及小儿的性别、年龄和文化差异。此外，如果需要检测患儿队列纵向 HRQoL，为了使不同年龄的孩子评估同质化，可选择与年龄无关的评估工具。

为了使评估工具更加被儿童所接受，使之更具可行性，一些评估工具采用了独特的方法来诱使儿童完成调查。例如，KINDLR 评估工具采用计算机程序通过触摸屏监视器或鼠标来测量儿童 HRQoL。这是一种儿童喜欢的游戏形式（一种有趣的形式，又不依赖于阅读和写作技能），具有经济、合理、有效、可靠的特点，且以两种语言（德语和英语）提供。其他吸引和促进儿童参与的方法包括第三方访谈和不同年龄段的故事书形式。

健康相关生活质量的多维度测量

通常生活质量衡量标准旨在评估健康的生理，心理和社会行为，而无须关注特定的疾病或残疾。这些评估工具通过关注所有人群的健康共同要素，强调了广度而非特异性。在实践中，这些评估工具也可能会增加主观和客观的临床数据，而这些数据则侧重于特定疾病的症状、体征和由此带来的影响[14]。表 112.1 中所列举的评估工具，虽然都是不全面的，但都是可以用来评估婴儿和儿童 HRQoL 的最常用工具。

儿童生活质量量表

儿童生活质量量表（Pediatric Quality of Life, PedsQL™）是一种模块化方法，用来测量健康以及患有急性和慢性疾病儿童和青少年的 HRQoL。该评估模型具有将通用核心量表和特定疾病模块集成到一个测量系统中的附加功能。PedsQL™ 的通用核心量表具有简单（23 项），实用（4min 内完成）和适用性广（社区、学校和临床均适用）的特点。在针对不同年龄排列方式上具有合理性（不同年龄模块：儿童自我报告年龄 5~7 岁，8~12 岁，13~18 岁；父母代理人报告年龄 2~4 岁，5~7 岁，8~12 岁，13~18 岁）。这是目前使用最广泛并最具可解释性的评估工具。此外，它还被翻译成多种语言，包括西班牙语[15]。PedsQL™ 通用核心量表的 23 个项目旨在衡量世界卫生组织所描述的健康的主要方面以及角色（例如学校）的运作情况。PedsQL™ 条件特定的模块补充了通用核心量表，并用于特定的临床人群。这些设计旨在为特定的人群提供更高的测量灵敏度（当前可用的模块有哮喘，风湿病，糖尿病，癌症和心脏疾病，并在继续开发其他模块）。对于小儿外科医师而言，PedsQL™ 是一种很好的评估工具选

表 112.1 HRQoL 量表

量表	适用年龄 / 岁	完成时间 /min
PedsQL™	5~18（自我） 2~18（代理人）	<5（自我或代理人）
CHIP	"CE"6~11（代理人） "AE"6~18（自我）	20（自我或代理人）
CHQ	10~18（自我） 5~15（代理人）	15~30（自我） 7~30（代理人）
KINDLR	4~16（自我） 4~16（代理人）	10~15（自我） 10（父母）
KIDSCREEN	8~18（自我） 8~18（代理人）	20（52 项） 15（27 项） 5（10 项）
DISABKIDS	4~7（自我或代理人） 8~16（自我或代理人）	20（37 项）

注：PedsQL，儿童生活质量量表。CHIP，儿童健康和疾病状况。CHQ，儿童健康问卷。

择，因为它简单、实用、多维、可靠、有效且响应性好。许多同行评审的出版物中都引用了它。该工具可以适用于各年龄段，并且可以通过患者和代理人形式提供测量评估信息。

儿童健康和疾病状况量表

儿童健康和疾病状况量表（Child Health and Illness Profile，CHIP）由约翰霍普金斯大学公共卫生学院的 Starfield 等[16]开发。儿童版和青少年版的开发历时 12 年，涉及来自不同种族和社会经济背景的家庭的 5 000 多名儿童和青少年。CHIP-CE 量表（CE 即 child evaluation，儿童评估）可对 6~11 岁的儿童（或通过其父母）进行全面的健康状况评估，它可以评估受到卫生系统、学校卫生系统和健康促进工作影响的儿童健康信息。CHIP-AE 量表（AE 即 adolescent evaluation，青少年评估）旨在记录青少年年龄段的健康状况，识别亚健康人群状况，并评估医疗和外科手术对健康的影响。

儿童健康问卷™

SF-36® 可能是当代卫生服务研究中最常用的结果评估工具[17]。儿童健康问卷（Child Health Questionnaire，CHQ）是 SF-36® 的副产品，适用于儿童和青少年。SF-36® 是兰德的医疗结果研究（Medical Outcomes Study，MOS）的一个产品，它是一份包含 36 个项目的一般健康状况评估问卷。它有 9 个独立的量表，构成这 9 个量表的有 2 个确定的维度：身体和心理健康。SF-36® 在许多成人中都有大量的信度和效度数据[18]，然而，28 项和 50 项 CHQ 简短形式（涵盖与全长相同的 12 个概念 CHQ）比 SF-36® 更有效，并且适用于 5~18 岁的儿童[19]。在美国，有父母报告的 CHQ 的标准值和基准。对于某些特定的健康状况，青少年自我汇报版本共 87 项，专为 10 岁及以上的个人使用。还提供授权的翻译和网络管理的版本[20]。

KINDLR

KINDLR 最初在德国开发，由 24 个项目组成，方法合适，是在心理测量上较为健全和灵活的量表。问卷可以由儿童和青少年（4~16 岁）或通过父母代理填写。该问卷适用于不同年龄段的人群。计算机辅助版本

（CAT-SCREEN）尤其适合学步儿童使用。具有针对特定疾病的模块，其中包括肥胖、哮喘、过敏性皮炎、癌症和糖尿病。已经证实，KINDLR 在评估心理健康、社会关系、身体功能和日常生活活动方面特别有效[21]。

KIDSCREEN 问卷

KIDSCREEN 问卷是对 8~18 岁的儿童和青少年进行 HRQoL 调查而开发和标准化的一系列量表。问卷是在 13 个欧洲国家同时开发的，特别关注儿童的健康和福祉概念。KIDSCREEN 问卷的三种版本分别针对儿童，青少年和父母。它们以多种语言提供，并且可以应用于多个研究目标。KIDSCREEN-52（长版）涵盖了 10 个 HRQoL 维度，KIDSCREEN-27（短版）涵盖了 5 个 HRQoL 维度，而 KIDSCREEN-10 指数涵盖了全球 HRQoL 度量，从孩子的身体、心理和社交福祉的角度衡量生活质量[22-23]。

其他儿科通用量表

婴幼儿生活质量问卷™（Infant Toddler Quality of Life Questionnaire，ITQOL）专为 2 个月至 5 岁的婴幼儿设计。ITQOL 采纳了世界卫生组织对健康的定义，即身体，心理和社会状况完全良好的状态，而不仅仅是没有疾病。这项调查是在对婴儿健康文献进行了全面回顾，并分析了儿科医师使用的发育指南之后进行开发的。

Dartmouth COOP 儿童报告图表是作为一项评估结果和检测重要健康问题的工具而开发的。它由六张图表组成，涉及身体健康，情感，学业，社会支持，家庭沟通和健康习惯[24]。该量表是根据文献综述，聚焦青少年和内科医师而开发的。该量表需要自我评估完成，由于仅包含六个项目，它是比较合理可行的。Exeter QoL（Exqol）是另一种针对 6~12 岁儿童的通用自我报告 HRQoL 测量方法。像 KINDLCAT-SCREEN 一样，它是计算机管理的，由 12 张针对性别的图片组成，每张图片

的评分都是两次，第一次是"像我"，第二次是"我想成为什么样的人"。

此外，在照顾先天性异常儿童的父母与一般人群之间，HRQoL 存在显著差异。进一步加深了对非正式照料的 HRQoL 影响的理解，将"看护效果"与"家庭效果"区分开来，并将亲子关系与其他照料关系区分开来。Poley 等[25]强调了评估照顾者时，要同时对其进行经济评估。它表明，患者使用的一般 HRQoL 效应，可能能够探知看护人员的 HRQoL 效果，这有助于将看护人员的 HRQoL 效果纳入常见的经济评估中。分析人员和政策制定者应意识到，如果提高 HRQoL 是一个重要目标，则应关注的 HRQoL 不仅是患者，还有他们的看护人员，他们也会发生变化。

健康相关生活质量的病情特定测量

特殊病情检测措施旨在评估经过特定干预或针对具有特定诊断的个体的生活质量。如果开发了针对特定病情的量表来评估特定异常后的生活质量，与一般评估措施相比，这种量表可以评估治疗效果微小的变化。在此，针对特定条件的评估措施旨在针对所关注的最感兴趣的领域。已经研究了多种针对新生儿外科疾病患者的通用 HRQoL 量表。此外，已开发出多种特定疾病的预后量表，以评估儿科手术治疗后的生活质量。例如，在欧洲，人们发现 EuroQOL 的替代版本在肛门闭锁的儿童人群中是可行和有效的[26]。类似的生活质量评估研究还用于先天性巨结肠（Hirschsprung disease，HD）[27-28]、肛门直肠畸形（anorectal malformation，ARM）[29]、先天性膈疝[30]和需要胃造瘘术或手术治疗胃食管反流的神经功能障碍[31]的儿童。在许多情况下，小儿外科医师开始用未经验证的问卷来评估 HRQoL[32-33]。

针对特殊病情的 HRQoL 量表已经用于评估 ARM、HD[34]，以及膀胱功能障碍、癌症和炎性肠病的儿童[35-37]（表 112.2）。最近，五项 HRQoL 研究中，食管闭锁（esophageal atresia，

表 112.2　用于儿童的疾病特异性 HRQoL 量表

仪器	疾病	适用年龄/岁	内容
PinQ	膀胱功能障碍	6~17	与同伴的社会关系，自尊，家庭，身体形象，独立性，心理健康，治疗
POQOLS	癌症	3~18	生理功能和角色限制，情绪困扰，对当前治疗的反应
IMPACT	炎性肠病	9~18	肠道，身体形象，功能/社会损害，测试/治疗，全身损害
DDL	阻塞性排便障碍	7~15	便秘相关，情绪功能，社会功能，治疗/干预

注：DDL，排便障碍表。PinQ，膀胱功能障碍儿童的生活质量测量。POQOLS，儿科肿瘤生活质量量表。

EA）患儿及其父母的观点被纳入到针对 EA 患者的第一份状况特异性 HRQoL 问卷的开发中[38]。但是，此调查表需要进一步研究进行验证。总而言之，迄今为止，仍然很少有 HRQoL 量表被专门验证或开发用于新生儿外科手术人群。

功能预后

　　功能预后可以多种形式进行衡量。这是卫生服务研究中一个很难明确定义的领域。从某种意义上说，在特定疾病和旨在治疗该疾病的手术的背景下衡量这些预后。但是，对于新生儿手术，功能预后的影响可能与成人情况有本质上的区别。以一个职业足球守门员为例，该守门员可以始终将球踢出禁区。如他在职业生涯中遭受膝盖伤害，必须接受膝盖重建手术。修复后进行的"疾病特异性"功能预后评估可能很简单，只需要评估他在手术和身体康复后踢同样距离的球的能力即可。从球员的角度来看，如果他能够在治疗后没有任何痛苦的情况下踢同样的距离，那么他就是拥有 100% 机能的。但是，如果他不能始终踢出同样的距离，另外，如果他可以踢相同的距离，但这样做却遭受了难以置信的痛苦，这是生活质量的问题，还是功能的问题，抑或两者兼而有之？因此，对"功能预后"的评估是复杂的。但是，由于英超联赛守门员一直在足球场的几乎整个范围内踢足球的样本相对较小，因此大多数通用功能预后工具着重

于评估患有慢性健康问题的人及其在日常生活中"发挥"功能的能力。这些问题同样困扰着新生儿外科医师，试图在相对罕见的先天畸形人群中研究功能预后相关问题。此外，为了使此类措施对个人和社会产生有意义的影响，必须在成人的生活中对其进行衡量，因为人们期望个体独立运作。功能的能力不同于功能的质量或生活。由于它与卫生服务研究相关，因此功能预后并不一定要针对病情而定，而是与较早引入的一项调查中的功能卫生的一般领域有关：身体，社会，情感或认知功能。以下工具是用来衡量儿童一般功能预后的三种最常用的工具（表 112.3）。

表 112.3　功能预后的工具

量表	适用年龄/岁	完成时间/min
FIM^{SM}/WeeFIM Ⅱ^{SM}	0~18（代理人）	15~20（18 项）
FSIIR	0~16（代理人）	15（短）30（长）
PEFI^{TM}	0~7（代理人）	45~60（237 项）

注：FIM^{SM}/WeeFIM Ⅱ^{SM}，功能独立性测量。FSIIR，功能状态 Ⅱ。PEDI^{TM}，儿童残疾评定量表。

功能状态 Ⅱ

　　功能状态 Ⅱ（Functional Status Ⅱ，FSⅡR）可以判断儿童是否患有慢性健康问题，具有可接受的内部一致性和可靠性，并且与另外一些疾病相关指标有关，如使用和与疾病相关的缺勤[39]。FSⅡR 是由 14 个项目组成的量

表，通过父母来完成，以衡量孩子与年龄相称的角色和任务的能力，包括沟通、运动、情绪、精力、睡眠和饮食等各个方面。父母使用三点分类量表来记录所观察到的特定行为的频率。当发现孩子相关功能异常减弱时，要求父母报告每个特定的功能异常是否是由孩子的疾病引起的。总分是各分数的总和，可以表明孩子的功能状态，而无须考虑分值减弱是否是孩子的疾病造成的。疾病分数是仅扣除与孩子疾病有关的损伤的分数后的各分数之和，因此通常得出的分数要高于总分数。得分越高，功能状态越好[40]。

儿童残疾评定量表

儿童残疾评定量表（Pediatric Evaluation of Disability Inventory，PEDI）的开发是为了对 6 个月至 7 岁儿童的基本功能和表现进行全面的临床评估。PEDI 主要用于评估幼儿的功能。但是，如果较大的儿童的功能低于预期的 7 岁儿童，也可使用该方法。该评估旨在对儿童当前的功能表现进行描述性测评，并追踪随时间变化。PEDI 在以下三个领域中衡量功能活动的能力和性能：自我保健，活动性，社会功能。它最早主要用于神经性损伤（即颅脑损伤或脑卒中）后的功能评估[41-43]。

功能独立性测量

功能独立测量（Functional Independence Measure，FIM^SM）及儿童功能独立测量（Wee-FIMII^SM）是标准化的量表，最初设计用于临床医师记录获得性或先天性残疾儿童和青少年的功能表现[44]。这些措施已获得国际医疗卫生机构认证联合委员会（Joint Commission on Accreditation of Healthcare Organizations，JCAHO）的批准，以便为 ORYX 计划（一项标准化计划，允许 JCAHO 衡量整个绩效标准）提供信息[45]。

功能预后的其他评估

上述计分系统提供了对儿童日常生活功能的一般评估。但是，小儿外科医师通常最感兴趣的是，在新生儿期进行了特定的干预后，患者如何将其与年龄相关的同龄人进行比较。在这方面，针对疾病的功能预后评价指标已用于多种不同的儿科手术。然而，"功能"可以通过与所讨论的状况相关的各种量表和 / 或客观评估来衡量。有关先天性膈疝（congenital diaphragmatic hernia，CDH）远期功能预后的文献说明了这一点。

英国体外膜氧合（extracorporeal membrane oxygenation，ECMO）试验的结论是，ECMO 支持可降低死亡风险，而不会导致严重残疾的增加，根据 Griffiths 心理发展量表[46]，严重残疾的定义为总体发育指标 <50。另一项针对严重 CDH（需要 ECMO 支持的婴儿）的研究表明，通过 Bayley 心理发育指数和心理运动发育指数平均得分来衡量[46]，存活者在 24 个月大时表现出轻度的神经运动和认知发育迟缓。这些研究利用认知功能评分来报告 CDH 婴儿的功能预后。

其他功能结果的评估与客观的生理测量有关。在一项对 23 名 CDH 成年患者的研究中，进行了肺功能测试、弥散能力测试和心肺运动测试（cardiopulmonary exercise test，CPET）。CDH 存活者中第 1 秒用力呼气容积（forced expiratory volume in one second，FEV_1）和最大呼气中期流量 25%~75% 较低。尽管有这些异常，在 CPET 期间，预测工作量的百分比和预测最大摄氧量的百分比在大多数患者中是正常的[47]。在另一项关于功能性呼吸衰竭的研究中，围产期治疗的 CDH 患者，26 名青少年患者和年龄与性别匹配的对照组接受了肺功能测试。在几乎所有的肺活量测量中都发现了显著的差异[48]。因此，在 CDH 人群中，肺功能与肺动力学相关，根据所采用的测量方法，功能预后可被解释为有利或不利。

通常，功能预后是指在日常生活中对患者有意义的事情。但是，对于小儿外科医师而言，功能可能与手术将功能恢复到"正常"

水平最相关。在这方面，疾病特异性的功能预后也值得评估新生儿手术的"成功"程度。例如，了解有多少 C 型 EA 患者在成年后可以进食任何食物而不会出现吞咽困难，这对小儿外科医师会很有帮助。同样，肛肠功能（大便失禁）对于 ARM 和先天性巨结肠（HD）患者来说是重要的预后指标。这些疾病特异性的评估措施对患者及其家人很有帮助，因为这些考虑了与我们负责治疗的先天性畸形有关的长期功能性问题。归根结底，疾病特异性的功能预后和通用功能预后均应用于长期评估新生儿手术的患者。

成本效益和效用措施

1993 年，美国卫生与公众服务部召集了一个专家小组，建议进行标准化预后分析，以评估医疗保健的成本效益[49]。一种比较治疗效果的直接方法是检查干预措施对获得的效用的影响。成本 - 效用分析满足了这一要求[50]。在这类分析中，治疗效果通常是根据质量调整生命年（quality-adjusted life year，QALY）来衡量的。该评估量表允许人们以这种方式比较特定条件下的干预措施和治疗方案。这种分析已成为检查疾病以及医疗和外科干预措施最后经济后果的流行方法，这些医疗及外科干预措施均旨在治疗疾病。QALY 同时考虑了医疗干预的数量和生活质量。它是期望寿命和剩余有质量生命年的一个度量的算术乘积。QALY 在不同健康状态下按权重分配，这样，一年的完美健康值 1 分，而死亡得到 0 分。被认为比死亡差的健康状态低于零分。QALY 分析的优势在于，它为评估改善生活质量的干预措施所带来的效益程度提供了一种通用的方法。成本 - 效用比可以从 QALY 评估和治疗费用中计算出来。例如，一种疾病降低了一半的生活质量，在一年内将减少 0.5 个生活质量。如果它影响两个人，它将在一年内拿走 1.0 QALY（等于 2 × 0.5）。如果有 5 位患者在 1 年的时间里，每个人的生活质量提高 20%，那么就会得到 1 个 QALY 的分数。使用这个系统，可以通过显示它们产生的 QALY 与干预的总经济成本的比值来表示各种干预的好处[51]。

效用和成本最终是医疗保健政策制定的重要组成部分。使用 QALY 的通用指标还可以将 QoL 引入直接成本与计划的比较中。这种方法提供了一个框架，可以在竞争性替代方案之间进行选择的决策。重要的是，这些类型的分析可能会影响确定特定儿科干预措施的资金规模[13]。健康效用指数（health utility index，HUI），健康生存质量表（quality of well-being scale，QWB）和 EQ-5D 是针对儿童人群开发并在儿童人群中验证的基于效用的措施的三个示例（表 112.4）。

表 112.4　实用工具

量表	适用年龄 / 岁	完成时间 /min
QWB	5~18（自我或代理人）	10
HUI 2	6~18（自我或代理人）	3~10
EQ-5D	5~18（自我或代理人）	1~2

注：EQ-5D，欧洲生活质量。HUI，健康效用指数。QWB，健康生存质量表。

健康生存质量表

QWB 由加利福尼亚大学圣迭戈分校的研究人员开发，它评估患者在三个方面的客观功能水平：活动能力，身体活动和社交活动[52]。明确了"功能能力"和"功能表现"之间有重要区别——要求患者报告已执行的活动而不是可以执行的活动。该量表的评分使用了人口衍生的偏好权值。目前的研究正在探讨 QWB-SA 翻译成西班牙语、德语、意大利语、瑞典语、法语 - 加拿大语和荷兰语的有效性。

健康效用指数

HUI（HUI2，第 2 版；HUI3，第 3 版）是适用于临床和人群研究的一系列健康状况和基于偏好的 HRQoL 措施[53]。HUI2 和 HUI3 都注重能力而不是行为。每个都包括一个健康状况分类系统，一个基于首选项的多属性效用函数，数据收集调查表以及用于从调查表响应中得出 HUI 变量的算法。HUI 中包含的健康状况属性是根据其对人的重要性来选择的。HUI 实用程序分数基于社会的偏好。HUI2 由七个属性组成：感觉（视觉、听觉、言语），活动性，情感，认知，自我保健，疼痛和生育力[54]。同样，HUI3 由八个属性组成：视觉，听力，言语，移动，敏捷，情感，认知和痛苦。

EQ-5D

EuroQOL 小组成立于 1987 年，最初由来自芬兰、荷兰、挪威、瑞典和英国七个中心的国际、多语言和多学科研究人员网络组成。目前，该小组已扩展到来自加拿大、丹麦、德国、希腊、日本、新西兰、斯洛文尼亚、西班牙、美国和津巴布韦的研究人员。EQ-5D 是一种健康状况的通用衡量指标，可提供简单的描述性概况和单个指标值，可用于临床和经济评估医疗保健和人口健康调查。EQ-5D 系统包括五个方面：活动性，自我护理，日常活动，疼痛 / 不适和焦虑 / 抑郁。每个维度都有三个级别，简单地指定为没有问题，某些问题或严重问题，并且要求受试者说明最能描述其当前功能或经验水平的级别。这五个维度产生了包括分类系统在内的 243 种可能的不同"健康状态"。已为分类方案分配了标准化分数，这些标准化分数来自基于人群的大样本 243 种状态的子集的受访者。一组评估权重已从美国样本中得出[55]。

尽管已经开发了几种量表来测量儿童的效用，但测量方法似乎充满了不一致和偏倚[56]。事实上，对 1976 年至 1997 年医学文献中的成本 - 效用分析的研究表明，需要更多的一致性和清晰度[57]。针对此类批评，构思了"儿科经济数据库评估项目"，以促进对儿科卫生经济方法的研究。近年来，进行经济评估的标准方法可以改善儿科人群独有的分配决策。从

1980 年 1 月 1 日到 2014 年 12 月 31 日，该数据库包含 2776 多次引用，并且将继续更新。与分配决策中的使用一致，仅接受完整的经济评估[58]。

特定新生儿外科疾病的远期预后

预后评估是新生儿手术实践的重要组成部分。在过去十年中，用于量化生活质量，功能和成本效用的方法发生了巨大变化。但是，涉及新生儿外科疾病的健康研究领域仍处于起步阶段。很少有研究关注这些儿科手术的远期预后问题。这也提供了进一步研究的机会，但也代表了许多困难。远期预后的信息很难获得，因为研究需要多年的精心收集数据，并且由于缺乏长期随访（尤其是那些预后很好的儿童），流动患者群体数据的收集需要付出超乎寻常的意愿、资源和努力。此外，在小儿外科，几乎没有足够效能的远期的随机对照干预或治疗研究，这可能会破坏对长期结果的分析。在许多情况下，每种先天性畸形的具体短期和长期并发症发生率及其相应的手术治疗已在本文的特定章节中进行了介绍。但是，我们将介绍最常见的新生儿胸腔和腹部手术情况的一些重要的远期标准和现代预后指标，并提出未来的机会，以进一步了解这些畸形的后果及其治疗方法。

新生儿期手术远期预后

一般注意事项——早产和低出生体重

新生儿期定义为出生后 28 天内的时期。在过去的 30 年中，没有任何其他医学领域的患者能够像早产儿那样在生存率方面取得如此显著的提高。如今，极低出生体重（very low birth weight，VLBW）婴儿（出生体重小于 1 500g）的生存率已提高到 80% 以上。此外，体重不足 1kg（超低出生体重）的患者实现了高达 70% 的生存率。这些提高与围产期护理以及相关专业知识提高和方法的改进有

关。随着脓毒症和 B 组链球菌感染和绒毛膜羊膜炎导致后遗症死亡人数的下降，在美国和英国，由先天性异常导致的死亡比例反而增加了。美国疾病控制中心在 2014 年发布的最新国家人口动态统计报告指出，婴儿死亡率为 5.96/1 000，创历史新低，比 2003 年降低 13%。同期，新生儿死亡率（28 天以下婴儿的死亡率）下降 13%，降至 4.04/1 000；新生儿后死亡率（28 天至 11 个月婴儿的死亡率）下降 13%，降至 1.93/1 000。新生儿死亡的主要原因是先天性畸形。先天性畸形的年患病率从 1998 年的 4.0% 上升到 2007 年的 5.6%，先天性畸形仍然是 VLBW 婴儿中新生儿发病率和死亡率的重要原因[59]。

在英格兰和威尔士，2007 年婴儿死亡率为 1.39/1 000，先天性畸形是导致婴儿死亡的第二大原因，并且它们是新生儿期以后（> 28 天）婴儿死亡的主要原因，死亡率为 0.52/1 000[60]。出生体重在 1 500~2 500g 的新生儿，死亡率仍然低于 10%，低于此重量，死亡率则逐渐增加，低于 500g 的早产儿很难存活。目前，孕 25 周的早产儿已经有 50% 生存率[61]。关于早产儿和低出生体重儿最值得关注的是远期的各种损伤、残疾和残障的发生率。根据世界卫生组织，"长期损伤"包括心理，生理和解剖结构或功能的任何丧失或异常。"残疾"定义为对人类正常范围内进行活动的能力的任何限制。残疾反映了功能和活动受损的预后。最后，"残障"是指由障碍或残疾导致的个人的缺陷，该缺陷或残疾限制了基于年龄，性别，社会和文化因素的角色的履行[62]。早产的最主要的重大残疾是脑性瘫痪（cerebral palsy，CP）。CP 定义为大脑发育过程中受损所致的自主运动或姿势的永久性损害。它可能涉及一个肢体（偏瘫），两个下肢（截瘫）或全部四个（四肢瘫痪）。在一项针对 1 000 名儿童的区域性研究中，出生体重不足 2 000g 的患者在 2 岁时 CP 的发生率为 8%[63]。极低出生体重和超低出生体重的患儿罹患长期视力障碍的风险增加，这类婴儿中约有 5% 是"失明"。早产儿视网膜病变是视力受损的最常见原因。然而，由脑积水导致的脑室周围白质软化或视神经萎缩，可导致枕叶皮质受损，从而导致皮质失明。早产儿视网膜病变的冷冻疗法是一种有效的治疗方法，可将严重视力丧失的概率降低 50%，并且这种治疗方法已经使早产相关的长期视力障碍得到很大改善[64]。感觉神经性耳聋（sensorineural hearing loss，SNHL）也是早产儿的一个问题。这在患有持续性肺动脉高压的新生儿中最常见，据报道在体外生命支持（extracorporeal life support，ECLS）的患儿中发生率高。Robertson 等[65]在一项对 1 279 名极早产儿（年龄≤28 周；出生体重 <1 250g）的纵向研究中发现永久性听力损失为 3.1%，严重至重度听力损失为 1.9%。在受影响的儿童中，有 10% 的儿童听力损失延迟发作，而有 28% 的儿童听力损失有所进展。长期补充氧气是预测听力下降的最重要标志[65]。在现代重症监护病房中，对所有婴儿进行听力障碍筛查。早期诊断可提供适当的支持，并在以后的生活中改善语言发展。尽管 CP 是最严重的早产儿长期后果之一，但认知损害是较常见的不良结局[66]。与正常出生体重儿相比，VLBW 患儿远期的智商（intelligence quotient，IQ）降低了一个标准差，其中相当数量的患儿有注意力不足或多动症。但是，即使智商在正常范围内，VLBW 患儿也更有可能需要特殊教育。另外，小于胎龄儿更容易导致学习困难，在 1985 年的一项调查发现，该组儿童在 10 岁时，有 25% 难以适应学校学习，与此对比，适于胎龄儿的学习困难的比例为 14%[67]。因此在成年后，小于胎龄儿往往很难有良好职业甚至难以找到工作，尽管如此，他们对生活的自我评价多能达到"足够"满意度[68]。运动协调能力差、手部敏捷度差、平衡性差、注意力集中时间短和视力障碍并存，这些改变严重损害了孩子在学校的正常学习能力。那些接受了重症护理（即 ECLS）治疗的患者中，神经发育不良结果的比例最高[69-71]。

一般注意事项——新生儿手术的心理影响

除了早产和低出生体重的因素外，在出生后 28 天内进行手术的心理后果也不容忽视。关于住院对年幼儿童影响的研究表明，在 6 个月至 4 岁之间，儿童最有可能在入院期间表现出短期的情绪和行为问题，而远期的心理障碍与再次入院以及长期住院（例如超过 1 周）有关。基于这些观察，大奥蒙德儿童医院的 Loraine Ludman 博士及其同事开始了一项前瞻性纵向研究，以研究大型新生儿手术对婴儿及其家庭的心理影响。研究的婴儿在足月出生，并且在出生后 28 天内需要进行大手术。将这些婴儿与不需要新生儿手术的精心配对的健康新生儿进行比较。有趣的是，在 12 个月大时，早期的住院和分离，在病例 - 对照组中没有差异。到 3 岁时，与对照组相比，在出生后 28 天内接受手术的患者中，行为障碍的发生率约为 2.5 倍（30% vs. 11.5%）。在此阶段，无论是语言还是非语言智商，孩子接受手术的次数都是预测结局的最强指标。母子相处困难相关的两个主要因素是首次住院时间较长（超过 25 天）和 / 或再次住院。在 11~13 岁的长期随访中，与父母和老师的报告为基础的对照组相比，手术组的情感和行为问题更为常见。这些数据表明，外科手术和儿童早期反复入院对情绪调节具有长期影响。尽管这些患儿中三分之一在学龄前、青春期早期有这些慢性表现，但是集中数据只有很小一部分被认为具有"慢性病"。此外，年轻人都称自己为"适应良好"，并且两组之间在自尊和抑郁自我报告量表上没有差异。这些数据提示，对于在新生儿期需要手术的重大先天性异常，儿童及其家庭都需要远期关注的心理支持[72-74]。

胸外科手术的一般注意事项

在出生后 28 天内确诊的一些疾病需要通过开胸或胸腔镜手术。新生儿开胸手术通常在短期内耐受良好。新生儿开胸术后恢复正常的生理功能，但成人观察到的情况相反，在老年时，这些患者往往有长期疼痛和残疾。新生儿的快速"恢复"的开胸手术可能导致远期胸壁生长异常。目前已知数种新生儿开胸术后相关的骨科畸形，包括脊柱侧弯，肋骨畸形和滑膜变形以及肩部畸形。Jaureguizar 等 [75] 报告了 89 例进行标准右后外侧开胸手术的 EA 患者，随访 3~16 年，有 32% 的患者有明显的肌肉骨骼畸形，包括"翼状肩胛"，明显的前锯肌、肋骨融合和严重的脊柱侧弯引起的胸廓不对称 [75]。Chetcuti 等 [76] 报道了一项类似的研究，对 232 例未存在先天性椎体异常的食管先天性畸形患者进行了新生儿开胸术，33% 的患者后来发展为胸壁畸形，8% 发生脊柱侧弯 [76]。微创胸腔镜肺切除和 EA 手术的潜在好处之一是限制这种胸壁畸形的发病率。由于上述考虑，许多小儿外科医师通过听诊三角入路保留胸阔肌和前锯肌。与标准的开胸肌肉切开术相比，这种方法的远期益处也没有得到可靠的证实。这两种较新的胸廓手术入路为小儿外科医师评估现代外科技术对新生儿胸廓手术的远期效果的潜在益处提供了机会。

气管支气管畸形

声门下狭窄直到 20 世纪 60 年代中期延长气管插管和新生儿通气普遍应用后才成为一个问题。随着低出生体重儿生存率的增加，获得性喉气管狭窄明显增加。现在，随着新生儿气管插管、插管稳定技术的进步，以及对延长声门内固定等的有害影响的认识加深，喉气管狭窄的发生率降低到小于 10%。喉气管狭窄患者的手术选择主要取决于狭窄的程度。喉气管重建手术的功能结果对远期预后至关重要。评估运动耐受性、言语、吞咽和声音的研究是有限的，因为外科矫正这些疾病的进展相对较晚。早期对喉气管重建手术后语音功能的研究完全是主观评价，然而，最近在儿童中进行的研究将主观观察与客观测量相结合 [77]。

肺切除

新生儿期肺切除可用于先天性囊性腺瘤样畸形（又称"先天性肺气道畸形"）、肺隔离症或先天性肺叶性肺气肿。新生儿肺切除术患者最重要的远期预后是呼吸功能。Ayed 和 Owayed[78] 报告了先天性肺气管畸形新生儿期肺切除的安全性，并在平均 4 年的随访中发现，所有患者均无身体限制。此外，Caussade 等 [79] 报道了 27 例接受新生儿肺叶切除术的患者肺活量的正常值。由于肺的代偿性生长，行肺叶切除的新生儿肺活量正常，多数研究表明，在新生儿期行肺切除很少有儿童肺功能受损。此外，在 5 岁前接受肺切除术的患者中，通气容量只有最低限度减少，这种肺代偿性增生表明，"肺生长"发生在新生儿期后[80]。此外，年龄与未来肺功能无相关性[81]。因为传导气道没有再生，所以出生后肺实质在气体交换（肺泡）水平上的生长（7~8 岁）是构成这一额外储备的主要原因。虽然在新生儿期进行肺切除的患者中功能预后的研究有限，但在该患者队列中明显缺乏 HRQoL 的报告。到目前为止，还没有文献对新生儿肺切除的 HRQoL 进行分类。

食管畸形

小儿外科医师在新生儿期最常做的手术之一是 EA 和 / 或气管食管瘘的修复，病死率总体上低于 5%。目前，可以通过出生体重和伴发紫绀型先天性心脏病对 EA 进行风险分层[82]。早期的外科手术并发症是吻合口瘘，破裂或狭窄。如果得到适当治疗，短期预后通常较好。从长远来看，吞咽和进食困难是 EA 儿童术后面临的最常见的问题。尽管 EA 似乎已经"适当修复"了，但几乎所有患者的食管活动性在一定程度上存在异常[83]。虽然进食呛咳、吞咽困难和食物嵌塞的症状在 EA 修复后的儿童时期比较常见，但这些问题往往随着年龄的增长而减少。持续吞咽困难的患者更有可能出现食管狭窄或明显的胃食管反流。在透视下的食管径向球囊扩张，药物和 / 或手术控制反流是预防这些远期后遗症的有效辅助手段。大多数 EA 修复的成年患者均具有轻微的持续性胃肠道症状，不到 10% 的患者有每天至少一次的吞咽困难，而大多数没有胃食管反流的症状[84]。虽然认为 EA 术后患者的持续性胃食管反流是吞咽困难的原因之一，但这方面的客观证据很少。多数新生儿胃食管反流病是一过性的问题，可以通过药物治疗，并在童年期有所减轻。也有少数研究报告，EA 术后儿童持续出现胃食管反流[85-88]，如果不及时治疗，会导致食管上皮的化生改变（胃化生或肠化生），并易导致食管腺癌。根据一项研究，在 42% 的 EA 患者中发现了化生的柱状黏膜，即所谓的巴雷特食管。巴雷特食管是食管腺癌的重要危险因素。EA 患者中有较高的巴雷特食管发生率，并且发病年龄较轻。

EA 患者中的上消化道癌已有 10 例报道，其中 8 例是食管癌，2 例为与食管本身无关的鳞状细胞癌（与肺及皮下瘘管重建有关）[89-95]。

鉴于巴雷特食管的高患病率，EA 患者早期食管癌并没有症状，因此似乎有必要进行长期监测。目前前瞻性的长期随访队列研究（包括成人 EA 患者的内镜检查数据）有限，并且缺乏随访指南。

尽管 EA 修复的成人患食管恶性肿瘤的风险可能会增加，但要肯定 EA 病史是否会影响远期的食管癌发生率还为时过早。不过需要关注的是，即使在没有症状的情况下，食管运动障碍、食管廓清能力差和食管下段括约肌压力降低也可能导致巴雷特食管的发展。

作为对 15 至 25 岁所有 EA 患者的临床筛查方法，已经提出了几种筛查策略，如果存在胃食管反流症状，则应进行内镜检查[96]。另一项研究建议在 15 岁、30 岁、40 岁、50 岁、60 岁时进行内镜检查。出现以下情况，则需要加强方案，进行病理学观察：如果是巴雷特食管，则每年一次；如果出现食管炎，胃化生，严重食管狭窄，复发性气管食管瘘，严重胃食管反流症状，或胃食管反流病需要持续药物治疗[86]，以上情况 5 年一次。另有内镜检查方案建议：对有重大原发性手术并发症的患者，从 30 岁开始对所有患者进行筛查；从 20 岁起，不论是否有症状都进行筛查（5 年一次到 30 岁，3 年一次到 40 岁，从 40 岁后 2 年一次）；在成年前进行一次筛查，并以成年后间隔 5 至 10 年筛查（如果是巴雷特食管，则为 3 年一次；如果发现异型增生，则为每年两次）[87-88,93,97]。

越来越多的 EA 患者进入成年和老年人的生活，这是小儿外科和成人外科医师需要关注的事情。对 EA 患者的随访应持续并终生进行，从而更好地监测这些患者的恶变风险。

迄今为止，有五项研究调查了 EA 修复后儿童和青少年的 HRQoL[33,98-101]。这些研究显示了 EA 儿童的 HRQoL 特点，并揭示了 EA 病情相关的 HRQoL 参数，涉及玩耍、运动、营养摄入、社交和情感问题以及身体形象问题。几种 EA 相关的 HRQoL 特点显示与其他慢性疾病的孩子相似，例如孤僻，药物治疗的影响。先前报道过，EA 的儿童特别是在幼儿时期就患有喂养困难和生长迟缓的问题。该研究还表明，在 17 岁以下的 EA 儿童中，进食挑战和发育迟缓会引起社交和情感压力，例如被同龄人嘲笑。此外，EA 还可能会影响孩子与他人的关系和互动[98-99]，但这种状况在 8~13 岁的年龄段会逐渐改善[100]。EA 患者由于手术瘢痕，脊柱侧弯或翼状肩胛感到不适，因与众不同的感觉或外观引起自我不满和担忧。有一半 EA 成年患者抱怨手术瘢痕，11% 的患者被肩胛骨损毁或翼状肩胛所困扰。在食管置换术后（患者平均年龄为 34.5 岁），尤其是在青春期，美容效果是主要问题。从小儿外科医师的角度来看，了解对 EA 有意义的 HRQoL 问题，可以改善手术技术的决策过程和术后随访中的医患沟通。它可以识别减少的 HRQoL，提供有针对性的患者和家长信息，提供相关的家庭支持服务——最重要的是，优化术后医疗管理。根据患者的需要和关注制定的随访计划可能改善远期健康和 HRQoL 预后。

对于小儿外科医师而言，EA 的治疗主要还是长间隙 EA（long-gap EA，LGEA）技术挑战问题。在短期内，外科医师必须采取适当策略来重建食管。小儿外科医师们普遍认为，应尽一切努力保存天然食管，因为天然食管的保留与术后预后有关，没有其他导管可以完全替代其功能。在过去的 70 年中，引入了许多创新的技术（有时甚至是有争议的技术）来减小上下食管段之间的距离，以实现食管直接吻合[102]。1981 年，Puri 等[103]报告，在没有任何形式的机械拉伸的情况下，LGEA 食管的自然生长速度超过躯体增长速度。吞咽反射和胃内容物回流到食管下囊刺激了这种自然生长[104]。Puri 等[105]进一步指出，食管的最大自然生长发生在前 8~12 周，因此，他们建议延迟一期吻合术（delayed primary anastomosis，DPA）的理想时间是婴儿大约 16 周龄。最近一项关于 DPA 长期结果的荟萃分析显示，大多数患者在 DPA 后能够正常进食并具有正常的生长和发育曲线[102]。然而，巴雷特食管化生的潜在风险表明需要长期随访，并定期内镜监测。

尽管最理想的食管是天然食管这一点已被广泛接受，但在某些情况下这是无法实现的，外科医师可使用结肠，胃或空肠移植代食管。Foker 等[106]和 Kimur 等[107]所推广的食管连续延长技术，似乎提供了良好的短期手术结果。事实证明，这些结果难以复制，无论是食管置换还是食管延长术的远期不良后遗症仍然显著。美国大奥蒙德街医院的最近一项研究表明，接受 LGEA 修复的绝大多数患者长期存在胃食管反流问题[108]。洛杉矶儿童医院的一份报告指出，与结肠代食管的患者相比，胃代食管的患者整体并发症发生率较低；然而，远期后遗症的发生率是显著的。在由 Arul 和 Parikh[109]发表的有关儿童食管置换的研究的综述中[109]，不同类型的代食管术在早期和晚期并发症方面没有显著差异。

但作者指出，大手术的并发症发生率反而比小手术低，这可能反映了大型手术中心及其外科医师的经验和结局之间的关联。

EA 和气管食管瘘的短期和远期预后均是理想的。然而，在这一类患者中，关于 HRQoL 的数据很少。此外，需要对 EA 患者长期随访，并且要进一步认识巴雷特食管的影响以及随后腺癌的发展。

先天性膈疝

对 CDH 已经有广泛研究。与其他常见的新生儿外科疾病相比，CDH 的病死率和不良后遗症发生率仍然很高。由于对 CDH 的长期随访是分散的、不系统的，这很可能导致 CDH 术后存活患儿的并发症发生率及严重程度被低估。长期随访研究明确了 CDH 涉及多器官可能存在的潜在疾病，包括肺，心脏，神经系统，胃肠道，泌尿生殖系统和肌肉骨骼系统。现在主张通过 MDT 团队来管理这类患儿 [110-111]。大型儿科中心开展这些类型的工作诊所，可随访并协调解决 CDH 患儿持续的生理问题 [112]。在过去十年中，在治疗和护理 CDH 患者方面最显著的成就是改善了出院生存率 [113-114]。虽然一些作者报告生存率接近 90%[115]，但在美国，统计 50 个三级中心的 2 676 个活产 CDH 婴儿，目前的生存率是 70%[116]。

先天性膈疝研究组（Congenital Diaphragmatic Hernia Study Group，CDHSG）是一个国际联盟中心，前瞻性地收集并自愿提供各自所管理的 CDH 活产婴儿患者的数据。截至 2014 年 6 月，数据库中共有 8 279 例患者，绝大多数是新生儿（7 998 例，96.6%），其中 281 例患者为晚期报告者。总病死率从 1995 年的大于 35% 下降到 2013 年的小于 30%。

研究组报告了 2014 年超过 5 000 名婴儿（包括 1 127 名早产儿）的数据，这些数据收集了 15 年。队列中婴儿的总生存率为 68.7%，足月婴儿的生存率明显高于早产儿，两者分别为 73.1% 和 53.5%。病死率与出生时的胎龄成反比。超早产儿（≤28 周）的总生存率仅

为 31.6%。早产儿出现染色体异常或心脏缺陷的可能性是足月儿的两倍。86% 的足月儿接受了手术修复，而早产儿手术比率是 69%。随着早产儿胎龄的降低，接受手术修复的比率下降 [117]。

对于存活的 CDH 患者，其远期并发症发生率取决于缺陷的严重程度和伴发畸形，以及体外膜氧合（ECLS）的需要 [71,118-119]。

在 CDH 存活患儿中，肺部疾病可能是儿童早期最严重的问题 [120-124]。在 CDH 死亡患儿及肺部疾病患儿中，肺通气损伤，支气管肺发育不良（bronchopulmonary dysplasia，BPD）和慢性肺病所占的比重要比以前认为的更大 [113,125]。据报道，存活至 30 天的 CDH 新生儿中 BPD 的患病率为 41%。此外，慢性肺病的 CDH 存活者可能需要延长呼吸机支持和气管切开术。在婴儿期和儿童早期也可能会反复呼吸道感染 [111,120,126]。近 60% 的存活者需要对反应性气道疾病进行某种形式的药物治疗，在 5 年的随访中，约 25% 的患者被证实患有长期阻塞性气道疾病 [127-128]。长期通气血流比例失调的后遗症也可能导致青少年运动耐力显著受限 [47]。

此外，多达 50% 的 CDH 幸存者在接受 ECLS 治疗后出现肺动脉高压和随后的右心室肥大 [129]。在 CDH 存活的患者中，营养不良和生长迟缓也很常见。在对 121 例 CDH 患儿的回顾性分析中，超过一半的患者在出生后第一年的身高和体重低于正常值 25%[130]。约三分之一的患者有严重营养问题，需要进行胃造口术以提供足够的热量摄入。在两项类似的研究中，由于营养不良，存活组中均有三分之一的患者需要放置胃管 [70,111]。

需要 ECLS 和出院时仍需要吸氧是出生后第一年生长迟缓的危险因素。其他人也报告了生长迟缓和营养不良发病率的类似趋势 [131-132]。吞咽困难、前肠运动障碍和持续性胃食管反流病都是导致 CDH 患者营养障碍的原因 [123,133]。接受 CDH 手术的婴儿中将近 40% 患有症状性胃食管反流，其中一半需要

进行抗反流手术。最近报道膈肌补片修补是需要行抗反流手术的预测因素。而用人工补片的患者更容易复发[71,120]。

CDH患者的远期功能预后中神经认知缺陷起重要作用。Bouman及其同事报告，在多学科诊疗中，有三分之一以上的CDH患者出现轻度至中度发育迟缓[134]。尽管CDH存活患者的神经系统缺陷是疾病自然过程及其相应的治疗作用的结果，但ECLS对神经系统的影响是令人关注的。在所有ECLS新生儿中，神经系统异常的发生率在10%~15%，包括脑性瘫痪，听力下降，癫痫发作，认知迟缓和视力障碍。然而，在CDH患者中使用ECLS会增加长期神经认知损伤的风险，导致高达70%的存活者表现出某种类型的神经认知缺陷[123,135-137]。SNHL也经常在CDH患者中报道。潜在的诱发因素包括使用耳毒性药物和长时间的机械通气，以及高氧压，这些都会导致SNHL，这在接受或不接受ECMO治疗的CDH患者中均有发现，这表明使用ECMO不是SNHL的唯一诱因[65,138]。一些回顾性研究发现，ECMO和非ECMO的CDH存活者SNHL发生率在2.3%~7.5%[139-141]，与所有新生儿重症监护室患者的SNHL发生率大致相当[111,142]。

与CDH相关的畸形也很重要，因为CDH容易出现脊柱侧弯和胸壁畸形。Nobuhra报告，在长期随访中，胸壁畸形的发生率为21%，轻度至中度脊柱侧弯的发生率为10%。在最初出现严重通气障碍和需要补片修补的膈肌缺损患者中更为常见[110,112]。由于较新的支持疗法使婴儿能够获得更好的治疗，使严重的类型得以生存，这些复杂畸形的远期问题要更为多见。

在CDH患者的HRQoL方面，Peetsold等[101]描述了与参考对照人群相比，CDH患者的总体健康状况显著降低。在最近的一项使用FSIIR工具的研究中，CDH患者的功能状态也较差[143]。这些发现已被Michel等[144]证实，他们也报道了CDH修复后儿童的生活质量下降。他们还报道了胃食管反流是这些患者生活质量影响的主要标志。

此外，在波士顿儿童医院的一项研究中发现，对患有伴发疾病和仍存在临床问题的CDH患者中，对家庭的影响是深远和长期的，术后时间中位数为8年[145]。

腹部疾病

一般注意事项

除了腹股沟疝的修补，新生儿的腹部手术是儿科医师的主要工作。其远期结果取决于进腹的方法。开腹手术的两个最重要的潜在不良后果包括粘连性肠梗阻和切口疝。在大奥蒙德街医院的一项研究中，作者仅描述了507例小儿开腹手术中4例发生切口疝[146]。剖腹手术或腹腔镜检查可能会导致粘连性肠梗阻，在新生儿的腹内疾病中更为显著。在对649例接受剖腹手术10年以上新生儿的研究中，有8.3%的患者发生了需要手术干预的粘连性肠梗阻[147]。在荷兰对304例接受剖腹手术的新生儿进行的类似研究中，有3.3%的病例发生了粘连性肠梗阻[148]。剖腹手术显然在术后粘连性肠梗阻的发生中起重要作用。在接受Ladd手术的患者中，有8%~15%的患者经历了一次术后粘连性肠梗阻[147]。预防肠粘连的技术强调最大程度地减少腹膜损伤并分离潜在的粘连部位。微创手术或腹腔镜手术的好处之一是可以减少粘连性肠梗阻的发生，这种观点尚缺乏有说服力的远期数据的支持。同时腹部微创手术确实会有很好的美观效果，这也是许多患者成年后的首选[149]。明显的瘢痕可能会对儿童产生生理、审美和心理影响[150]。待新生儿长大到十几岁，腹壁瘢痕的美容问题可能更为重要。将这些担忧最小化，是新生儿手术最小化的一个好处。微创的腹腔镜手术的其他优势是减少炎症反应，减少术后疼痛，减少术后镇痛的需要以及缩短出院时间[151-153]。

腹裂

从腹裂的总体预后看，75% 以上患者的预后是良好的[154-155]。神经发育的结果基本与胎龄匹配的对照组相同[155-157]，可有生育能力，并可进一步改善总体 QoL[155,158]。尽管这些婴儿中有少数受到影响，但对 QoL 的主要影响是短肠综合征的发生。受短肠综合征影响的婴儿可能全部或部分依赖于全肠外营养（total parenteral nutrition，TPN）。三分之二的患者可以脱离 TPN，但仍需要长期关注吸收不良和营养缺乏的风险并予以纠正。他们中的一些人将仍然依赖 TPN，并且这种疾病成为肠移植候选对象的最大队列。

另一方面，导致小肠梗阻的肠粘连发生率估计为 15%~27%，肠梗阻的病死率为 15%，慢性腹痛也较健康的同龄人更常见[155,158-159]。

在育龄妇女中，人们会担心肠粘连带来的影响。超过 30% 的经历阴道分娩的妇女因粘连需要再次入院[160]，但腹裂患者成功怀孕，这意味着对这些妇女来说，生殖系统是正常的，腹部空间都是足够的。男性腹裂患儿的睾丸在出生时可能就疝出体外，在第一次手术时回纳入腹腔，在 50% 的患儿中可能会自动降入阴囊[155,161-162]。此外，腹裂患者参加体育运动的能力与健康的同龄人相当[155,163]。最后一个问题是美容。事实上，有 60% 的没有脐带的患者会承受一些心理压力[155,158,164]，因此，不同的脐重建技术是必要的，主要是由后期的整形外科医师完成或小儿外科医师在最初完成[155,165-166]。

脐膨出

大型脐膨出患者会发生一些远期的医学问题。超过 60% 的巨大脐膨出患儿会出现以下问题，包括胃食管反流，肺功能不全，反复出现肺部感染或哮喘以及进食困难和生长迟缓。三分之一的脐膨出患者报告间歇性腹痛并持续到青年期。与巨大脐膨出相关的呼吸功能不全可能继发于胸廓发育异常（胸廓狭窄）和肺表面积小导致的肺发育不全。然而，一项针对大腹壁缺损的远期心肺影响预后的研究表明，尽管运动耐力有所降低，但长期随访显示肺容量和氧耗量正常[155,163]。在长期的随访中，脐膨出患者最普遍的担忧是美容，近一半的患者对没有肚脐和巨大的腹壁瘢痕表示不满意。应患者的要求，整形外科医师已经提出了不同的脐部重建的技术[155,163,165-166]。然而，这一问题并没有影响 QoL，其与健康的年轻人相当。一旦胎儿诊断为脐膨出，或者新生儿脐膨出，父母均需要详细知情，他们的孩子可能需要长期和反复的外科干预。如果没有相关的伴发畸形，结果也可能会良好[155,167]。患者有粘连性肠梗阻的风险，少数未接受旋转不良治疗的患者可能发展为中肠扭转、肠坏死，继发短肠综合征。荷兰最近的一项研究表明，在对早期生活进行了高水平的医疗干预后，小脐膨出和巨大脐膨出患者报告了类似的远期预后，两组患者的 QoL 与健康的年轻人相当[155,159]。对于生存下来的贝 - 维综合征患者（贝 - 维综合征包括脐膨出、巨舌和巨人症），必须定期随访，以便早期诊断出与该综合征相关的肾母细胞瘤或肝母细胞瘤[155,168]。

中肠畸形

涉及中肠畸形的新生儿外科疾病最严重的后遗症涉及大量小肠切除或吸收不良以及肠动力改变。值得庆幸的是，在过去的 30 年中，由短肠综合征导致的肠衰竭的预后发生了巨大变化。TPN 的发展为短肠综合征儿童的治疗开创了一个新纪元[169]。虽然短肠患者的功能损害通常是由于解剖上的损失或肠表面积的缺乏，它也可能发生在肠黏膜面积正常的患儿，其肠道的吸收、蠕动异常，或两者均有。小肠的长度显然是短肠综合征发生的重要预测指标。但是，新生儿人群中"存活"小肠的绝对长度可能不足以预示短肠综合征和肠衰竭。目前定义为短肠综合征的共识是"由手术切除、先天性缺陷或疾病导致的肠衰竭，其特征是不能通过正常饮食维持蛋

白质 - 能量、液体和电解质或微量营养素的平衡"[170]。导致短肠综合征损失的肠管长度是可变的，取决于切除肠段和回盲瓣是否保留，当损失大于 80% 的小肠时，肠外营养支持需求增加，总体生存率下降，进一步外科干预或小肠移植的需要增加。导致短肠综合征风险的新生儿手术人群包括坏死性小肠结肠炎、小肠闭锁、肠旋转不良、中肠扭转和腹裂的患者。短肠综合征的并发症复杂程度取决于多种因素。短肠综合征的生存率与病情严重程度、潜在疾病和合并症有关。并发症包括腹泻、电解质紊乱、骨量减少、草酸钙尿路结石和 TPN 相关性肝病等。对于短肠综合征的患者来说，实现正常的生长发育也是一个挑战。新生儿大量小肠切除术后最常见的死亡原因包括肝衰竭和脓毒症，这些患者需要 TPN 作为主要的营养支持。同时，对短肠综合征患者的护理需要大量的费用。在 1992 年，每个需要 TPN 的患者家庭每年的直接费用平均约为 10 万美元[171]。一项家庭肠外营养患者队列研究纳入了 2011 年 8 月至 2014 年 2 月之间的 1 251 例患者，在 1 251 名患者中，有 15%（n=188）是婴儿和儿童，平均年龄为（4.9±4.9）岁，短肠综合征是最常见的 TPN 指征[172]。此外，短肠综合征的复杂医疗需求和潜在并发症对 HRQoL 有着明显的影响。尽管家庭肠外营养计划的发展为这些患者减少了更大的医院依赖性，但责任已转移到看护者身上，这对家庭产生了深远的影响[173]。不幸的是，这种慢性疾病对患者及其家庭产生了明显的社会心理影响。通过 SF-36 评估需要家庭 TPN 的短肠综合征成人患者，需要进行家庭肠外营养且 QoL 较差的患者的社交和情感功能以及 QoL 均低于其他短肠综合征患者（不需要 TPN）[174]。虽然由新生儿手术引起短肠综合征的患者及其父母的 QoL 可能很低，但真正的问题是后续的手术干预措施是否可以改善患者的 QoL。新生儿期以后的外科治疗（例如 Bianchi 手术，纵向肠延长和剪裁以及 STEP 手术）可能为改善这些患者的 QoL 带来希望[175]。此外，开发非手术性肠支持策略也为短肠综合征提供了一些希望。

对于那些接受小肠移植的患者，相关的预后指标包括移植物和患者生存率。匹兹堡大学的一项研究显示，小肠移植后 5 年的总生存率为 56%[176-177]。在迈阿密大学，1997—2000 年小肠移植后的 2 年生存率为 46%，而由于手术技术和免疫抑制治疗的改进，目前 1 年生存率约为 85%[178]。此外，尽管单独的小肠移植是生存率最高的，但肝肠联合移植的 5 年生存率仍有 40%[179]。随着时间的推移，移植物和患者的生存率可能会继续提高。同样令人鼓舞的是，肠移植术后短肠综合征患者的 HRQoL 有所改善。Sudan 等[180] 从 29 名儿科移植成功的患者中获得了 QoL 数据，发现这些患者的 CHQ 评估中身体功能、社会限制、总体健康、身体疼痛、角色限制、自尊、健康和行为方面均有改善。O'Keefe 等[176] 报道了在 46 例小肠移植后队列研究的 26 个特定域中，有 13 个 QoL 的总体评估得到了显著改善。所有患者撤离 TPN 的时间中位数为 18 天（范围为 1~117 天），在第 69 天（范围为 22~272 天）撤离管饲。他们的结果令人鼓舞，随着技术不断进步，它有可能成为永久性肠衰竭的家庭肠外营养（HPN）治疗的替代方案[176]。

然而，在总体健康感知和角色模仿方面，对父母的评估低于儿童。从公共卫生的角度来看，护理人员的财务和情感成本必须影响有关医疗资源分配的决策。包括肠移植在内的肠衰竭手术治疗的远期预后必须包括对 HRQoL、功能预后和效用的评估，以便家庭在面对短肠综合征的可能性时可以在新生儿期做出适当的决定。

后肠畸形

肛门直肠畸形

与肛门直肠畸形（ARM）及手术有关的 QoL 和功能预后必须仔细检查。在过去的几十年中，对儿科手术技术实践最显著的贡献之一是 Alberto Pena 推广的后矢状入路肛门成形的方法[181]。然而，外科技术的进步使我们能够以更多的短期"成功"重建会阴部的解剖关系，因此功能预后仍不太清楚，而且似乎更多地取决于畸形类型，而不是手术方法[182-183]。常用的"功能"预后指标是控便能力。我们最关注的是一个孩子的排便能力是否与他或她的年龄相称。当然，便秘和失禁都对 HRQoL 有显著影响。

在 ARM 患者中，伴有相关泌尿生殖道畸形、骶骨畸形（骶骨比值<0.4）或脊髓栓系，不仅会影响手术的复杂性，还会影响功能预后和 QoL。新生儿期后继续评估必须关注 ARM 的功能性后遗症。简而言之，排便控制的两个参数对于患有 ARM 的儿童尤为重要。第一个是自主排便能力（voluntary bowel movement，VBM）。第二个是非自主排便的污粪或失禁。在 ARM 术后，能够表达排便愿望并使用便器排便的有 VBM 的患者比那些从未有 VBM 的患者具有明显的优势。后者在生理上失禁，即感觉或括约肌异常（或两者兼有），并且有特定的分类。在污粪方面，Levitt 和 Peña[184] 将其分为两个"等级"。1级患者每周污粪一次或两次，在内衣上有大便斑点或污迹。每天均有污粪的患者被视为2级。在临床上，这是对长期随访患者进行分类的直接而实用的方法。对于远期功能预后研究，用疾病特异性量表对这些患者的排便控制功能进行评分可能对学术研究目的很有用。Brandt 等[185] 开发并验证了一种用于 ARM 儿童的排便控制量表，称为贝勒排便控制量表。通过使用心理测量反应类似量表记录对23个问题的回答，可以针对疾病的功能预后评估，评分越高，对排便控制能力的影响越显著。与遗尿症组和正常对照组相比，ARM 患者群体的得分更高。这种类型的评分系统可以使小儿外科医生和内科医师能够量化定性数据，准确评估 ARM 术后功能。总体而言，最重要的排便控制预测因素与 ARM 类型有关，如直肠膀胱瘘，直肠前列腺瘘和直肠尿道

球部瘘，每种类型的预后均不同[183,186]。事实上，患有直肠会阴瘘的儿童很可能排便控制很好，但便秘的可能性更高。患直肠会阴瘘或直肠前庭瘘的女性患儿，经前矢状入路肛门成形术后，三分之二的患者远期能达到与正常患者相当的排便控制，而且绝大多数患者社会适应良好[187]。此外，大多数直肠尿道瘘患者实现了社会性排便控制，尽管对于某些人来说，这需要进行顺行性灌肠（antegrade continence enema，ACE）肠道管理。据报告，约三分之一患者有 VBM 和完全排便控制[188]。另一方面，有直肠膀胱瘘的男性患者更容易出现大便失禁[182-183]。

泄殖腔畸形的女性患者中约有50%能获得良好的排便和排尿控制。另一半患儿中，通过各种辅助手段（例如顺行或逆行灌肠的肠道管理，可控性尿流改道术或间歇性导管），也可以保持内裤清洁或干燥。与生殖器官有关的问题（例如月经受阻、闭经和阴道狭窄）较常见，通常需要进行二次手术。令人鼓舞的是，尽管经历复杂的阴道首次和再次重建，大多数青少年和成人患者仍能够进行满意的性生活。此外，泄殖腔畸形并不是不能怀孕，但相对罕见。患有泄殖腔的孕妇需要特别护理，并进行随访，以保证控制分娩的并发症，保护直肠肛门和排尿的功能，推荐剖宫产。泄殖腔畸形患者的自我报告的 QoL 似乎与非复杂性 ARM 的女性患者相当[189-190]。

在许多研究中对 ARM 患者的综合 HRQoL 进行了评估。欧洲生活质量评分已在 ARM 儿童中得到验证[26]。此外，还编制了疾病特异性生活质量调查问卷[34,191-192]。在2007年的 Brandt 研究中，与遗尿患者和正常对照组相比，ARM 患者的 HRQoL 评分（CHQ）普遍较低。Grano 等[193] 通过疾病特异性生活质量问卷发现，与对照组相比，ARM 术后的成人的情感功能、身体形象及身体症状方面的分数明显更低。在 Hartman 等[192] 的研究中，HRQoL 与 ARM 的性质和严重程度直接相关。随着时间的推移，患有 ARM 的儿童和青

少年的 QoL 有所改善。这可能是与应对机制的改进有关，包括肠道管理计划的应用，关注并解决这些患者的心理和生理需求。有大约 13% 的男性 ARM 报告勃起功能障碍，而 50% 的女性 ARM 报告性功能障碍，并与畸形的类型无关。两组患者都觉得有必要在医疗过程中更好地解决他们的性问题[194]。虽然心理功能是 HRQoL 的一个典型特征，但 ARM 的特殊心理效应与其手术在临床上具有相关性。根据精神病学诊断性访谈，在曾接受过 ARM 手术治疗的儿童中，有相当比例的患儿存在严重的情绪问题。尽管智力正常，但超过一半的患者接受过特殊教育或辅导。这些发现对远期护理很重要[195]。大约 29% 的儿童被发现患有精神疾病，19% 的儿童患有足以影响他们日常生活的严重疾病[196-197]。这明显高于英国的一般儿童人口，在英国，严重精神障碍的比例是 10%。其他研究也描述了类似的发现[198-199]。

先天性巨结肠

在过去的几十年里，一期经肛门直肠拖出术（transanal endorectal pull-through, TEPT）已经成为先天性巨结肠（HD）患儿最常见的手术之一。可以完全经肛门进行，或通过开腹手术、腹腔镜联合进行[200-203]。对小肠结肠炎的认识和及时的治疗降低了该病的短期并发症发生率和病死率。该病的早期诊断，新生儿和麻醉护理的改善以及手术技术的进步使新生儿期的手术治疗得以成功和迅速进行。然而，已经表明，肠管的解剖可能会干扰肛门括约肌的完整性和直肠感觉[200-210]。在远期预后方面，肠道功能和排便控制成为最突出的问题。所有用于 HD 治疗的手术都有便秘的风险。在大多数病例中，术后便秘的严重程度随时间而降低或缓解。但是，重要的是在术后识别并治疗便秘，以防止剩余结肠的远期功能受损。HD 术后污粪的发生也会严重影响生活质量。事实上，由于 HD 拖出手术切除了高振幅蠕动收缩部分的肠管，

手术不可避免地会导致直肠储粪功能的完全或部分丧失。无论采用何种手术方法治疗 HD，真实大便失禁的发生率都很低。然而，如果在儿童时期对术后污粪进行严格评估，则出现一定程度的大便失禁或污粪的患者比例约为 50%[27,211-214]。Menezes 和 Puri 报道的 194 名患者中有 68%（n = 132）患者的肠功能正常。此外，所实施的手术类型对肠功能没有明显影响。他们得出的结论是，大多数 HD 患者的肠道功能紊乱持续了很多年，但大多数患者在治疗后能获得正常的肠道功能[215]。Mills 等[211]的另一项研究评估了 51 位接受过 HD 手术治疗的患者的功能预后和 HRQoL。经该量表评定的平均排便控制分数为 3.34 分，属于"一般"；然而，随着年龄的增长，排便控制评分有显著的改善，这证实了先前关于这一症状能随时间的改善的推测。在青少年时期，只有 7% 的患者出现大便失禁。据报道，80% 的青少年患者排便控制功能良好。利用 PedsQL 评分进行 HRQoL 评估，作者发现 HD 患者与健康儿童之间在总体或年龄组上均无统计学差异。有趣的是，与男性相比，女性的 QoL 明显更高，这也证实了长期以来一直存在的观点，即患有 HD 的女性比男性生活得更好。他们指出，排便控制性是接受 HD 治疗的儿童总体 QoL 的重要评价指标。虽然随着年龄的增长，控制能力会提高，但一些大一点的孩子仍然有持续的失禁问题，他们是 QoL 受损的高危人群[211]。Neuvonen 等[202]报道了一组 79 例患者，与同龄患者相比，TEPT 术后 HD 患者在儿童时期存在明显的排便控制障碍，但症状随着年龄的增长而减轻。虽然成年后整体 QoL 与对照组相当，但可能存在情感和性生活障碍[202]。另一组 47 名患者与对照组相比，成人生活质量结果相似。但是，他们中的一些肠道功能和生活质量受损[216]。

全结肠无神经节细胞症（total colonic aganglionosis, TCA）的长期结局显然不如经典 HD 手术后的结局[217-220]。与 TCA 相关的特定并发症是复发性小肠结肠炎，这是这些患者长

期面对的问题。小肠结肠炎的报道发生率在 2%~55%[217,220-222]。儿童时期及以后的污粪和大便失禁在 TCA 患者中很常见[217-220,223-225]。至少有三分之一的 TCA 患者在童年后期或青春期仍存在明显的大便失禁。尽管排便频率随时间而降低，但其中许多患者在白天和晚上持续失禁，仍有显著的社会心理影响[217-220,223-225]。由于顽固性排便失禁或复发性小肠结肠炎，一些患者选择了永久或长期肠造瘘。TCA 患者中行永久性回肠造口术的比例在 5% 至 18% 之间[217,220,224]。

据报道，患有 HD 的儿童除尿动力学异常外，白天或夜间遗尿症的发生率也很高。在 Swenson 或 Duhamel 手术患者中，排尿功能障碍的发生率高于直肠内脱出术患者[220,226]。

TCA 术后，代谢性并发症很常见。儿童期发育迟缓很常见；它会延续到青春期，主要影响体重。然而，在最近的报道中，严重的长期发育落后是不常见的。据报道，5%~15% 的患者体重和身高低于第 3 百分位数[218,220,223-224]。

在 HD 患者中，11% 的男性和 53% 的女性在完成治疗后报告了性心理健康方面的问题，这表明与 ARM 患者一样，需要在医疗过程中更好地关注性问题[194]。

总的来说，就排便和排尿控制而言，HD 手术的远期功能预后目前是比较乐观的。虽然许多患者仍有一定程度的肠功能障碍和排便失禁，但大多数患者在成年后仍能保持良好的社交能力。然而，对于某些患者，这可能需要特殊的肠道管理治疗。

结论

如今，对远期预后研究感兴趣的小儿外科医师必须认识到可用于预后评估的工具，并选择最适合所讨论患者人群的量表。选择合适的评估量表与衡量预后的行为一样重要。而且，在强调推广和适当使用预后量表评估重要性的同时，必须考虑改善患者生活质量或身体、认知、社会功能的方法。旨在提高生活质量的干预措施可能对婴儿和儿童的健康起到重要的辅助作用，因为婴儿和儿童正逐渐过渡到成年生活（即指导孩子们更好地应对，团队支持或心理治疗）。通用 HRQoL 和功能预后领域中已经存在出色的评估量表。选择合适的量表取决于对该评估量表能够测量的内容的了解。致力于婴儿和儿童手术治疗的国家和国际组织最好推荐特殊的通用或针对特定疾病的专用量表，以便临床医师在比较先天性或后天性疾病手术矫正后的 HRQoL 或功能预后时可以大规模利用。我们要归功于利用这些评估工具的儿科手术患者，在儿科手术人群中对其进行验证，并采用策略来改善结果。

（蔡凌浩 译 钭金法 审校）

参考文献

1. Codman EA. *The Shoulder: Rupture of the Supraspinatus Tendon and Other Lesions in or about the Subacromial Bursa*. Malabar, FL: RE Kreiger, 1934.
2. Field MJ, Tranquada RE, Feasley JC. *Health Services Research: Work Force and Educational Issues*. National Academies of Science, Institute of Medicine, Washington D.C.: National Academies Press, 1995.
3. Lieu TA, Newman TB. Issues in studying the effectiveness of health services for children. *Health Serv Res* 1998; 33: 1041–58.
4. Ware JE Jr. The status of health assessment 1994. *Ann Rev Publ Health* 1995; 16: 327–54.
5. Patrick DL, Deyo RA. Generic and disease-specific measures in assessing health status and quality of life. *Med Care* 1989; S217–32.
6. Hays RD, Anderson R, Revicki D. Psychometric considerations in evaluating health-related quality of life measures. *Qual Life Res* 1993; 2: 441–9.
7. Kozinetz CA, Warren RW, Berseth CL, Aday LA, Sachdeva R, Kirkland RT. Health status of children with special health care needs: Measurement issues and instruments. *Clin Pediatr* 1999; 38: 525–33.
8. Colver A, Jessen C. Measurement of health status and quality of life in neonatal follow-up studies. *Semin Neonatol* 2000; 5: 149–57.
9. Landgraf JM, Maunsell E, Speechley KN et al. Canadian-French, German and UK versions of the Child Health Questionnaire: Methodology and preliminary item scaling results. *Qual Life Res* 1998; 7: 433–45.

10. Drotar D. *Measuring Health-Related Quality of Life in Children and Adolescents: Implications for Research and Practice*. New York: Psychology Press, 2014.

11. Theunissen NCM, Vogels TGC, Koopman HM et al. The proxy problem: Child report versus parent report in health-related quality of life research. *Qual Life Res* 1998; 7: 387–97.

12. Bullinger M. German translation and psychometric testing of the SF-36 health survey: Preliminary results from the IQOLA project. *Soc Sci Med* 1995; 41: 1359–66.

13. Griebsch I, Coast J, Brown J. Quality-adjusted life-years lack quality in pediatric care: A critical review of published cost-utility studies in child health. *Pediatrics* 2005; 115: e600–14.

14. Higginson IJ, Carr AJ. Using quality of life measures in the clinical setting. *BMJ* 2001; 322: 1297–300.

15. Varni JW, Limbers CA, Burwinkle TM. Impaired health-related quality of life in children and adolescents with chronic conditions: A comparative analysis of 10 disease clusters and 33 disease categories/severities utilizing the PedsQL™ 4.0 Generic Core Scales. *Health Qual Life Outcomes* 2007; 5: 1.

16. Starfield B, Ensminger M, Riley A et al. Adolescent health status measurement: Development of the Child Health and Illness Profile. *Pediatrics* 1993; 91: 430–5.

17. Ware JE, Sherbourne CD. The MOS 36-item short-form health survey (SF-36). I. Conceptual framework and item selection. *Med Care* 1992; 30: 473–83.

18. McHorney CA, Ware JE, Raczek AE. The MOS 36-Item Short-Form Health Survey (SF-36): II. Psychometric and clinical tests of validity in measuring physical and mental health constructs. *Med Care* 1993; 31: 247–63.

19. Raat H, Bonsel GJ, Essink-Bot M-L, Landgraf JM, Gemke RJBJ. Reliability and validity of comprehensive health status measures in children: The Child Health Questionnaire in relation to the Health Utilities Index. *J Clin Epidemiol* 2002; 55: 67–76.

20. Raat H, Mangunkusumo RT, Landgraf JM, Kloek G, Brug J. Feasibility, reliability, and validity of adolescent health status measurement by the Child Health Questionnaire Child Form (CHQ-CF): Internet administration compared with the standard paper version. *Qual Life Res* 2007; 16: 675–85.

21. Ravens-Sieberer U, Bullinger M. Assessing health-related quality of life in chronically ill children with the German KINDL: First psychometric and content analytical results. *Qua Life Res* 1998; 7: 399–407.

22. Rankin J, Glinianaia SV, Jardine J, McConachie H, Borrill H, Embleton ND. Measuring self-reported quality of life in 8- to 11-year-old children born with gastroschisis: Is the KIDSCREEN questionnaire acceptable. *Birth Defects Res A Clin Mol Teratol* 2016; 106(4): 250–6.

23. Smits M, van Lennep M, Vrijlandt R et al. Pediatric achalasia in the Netherlands: Incidence, clinical course, and quality of life. *J Pediatr* 2016; 169: 110–5.e3.

24. Wasson JW, Kairys SW, Nelson EC, Kalishman N, Baribeau P. A short survey for assessing health and social problems of adolescents. *J Fam Pract* 1994; 38: 489–95.

25. Poley MJ, Brouwer WB, van Exel NJ, Tibboel D. Assessing health-related quality-of-life changes in informal caregivers: An evaluation in parents of children with major congenital anomalies. *Qual Life Res* 2012; 21: 849–61.

26. Stolk EA, Busschbach JJ, Vogels T. Performance of the EuroQol in children with imperforate anus. *Qual Life Res* 2000; 9: 29–38.

27. Bai Y, Chen H, Hao J, Huang Y, Wang W. Long-term outcome and quality of life after the Swenson procedure for Hirschsprung's disease. *J Pediatr Surg* 2002; 37: 639–42.

28. Fernández Ibieta M, Sánchez Morote JM, Martínez Castaño I et al. [Quality of life and long term results in Hirschsprung's disease]. *Cir Pediatr* 2014; 27: 117–24.

29. Witvliet MJ, Slaar A, Heij HA, van der Steeg AF. Qualitative analysis of studies concerning quality of life in children and adults with anorectal malformations. *J Pediatr Surg* 2013; 48: 372–9.

30. Poley MJ, Stolk EA, Tibboel D, Molenaar JC, Busschbach JJ. Short term and long term health related quality of life after congenital anorectal malformations and congenital diaphragmatic hernia. *Arch Dis Child* 2004; 89: 836–41.

31. Gatti C, di Abriola GF, Villa M et al. Esophagogastric dissociation versus fundoplication: Which is best for severely neurologically impaired children. *J Pediatr Surg* 2001; 36: 677–80.

32. Dickson A, Clarke M, Tawfik R, Thomas AG. Caregivers' perceptions following gastrostomy in severely disabled children with feeding problems. *Dev Med Child Neurol* 1997; 39: 746–51.

33. Ludman L, Spitz L. Quality of life after gastric transposition for oesophageal atresia. *J Pediatr Surg* 2003; 38: 53–7; discussion 53.

34. Hanneman MJ, Sprangers MA, De Mik EL et al. Quality of life in patients with anorectal malformation or Hirschsprung's disease: Development of a disease-specific questionnaire. *Dis Colon Rectum* 2001; 44: 1650–60.

35. Bower WF, Wong EM, Yeung CK. Development of a validated quality of life tool specific to children with bladder dysfunction. *Neurourol Urodyn* 2006; 25: 221–7.

36. Goodwin DAJ, Boggs SR, Graham-Pole J. Development and validation of the pediatric oncology quality of life scale. *Psychol Assess* 1994; 6: 321.

37. Rabbett H, Elbadri A, Thwaites R et al. Quality of life in children with Crohn's disease. *J Pediatr Gastroenterol Nutr* 1996; 23: 528–33.

38. Dellenmark-Blom M, Chaplin JE, Gatzinsky V et al. Health-related quality of life experiences among children and adolescents born with esophageal atresia: Development of a condition-specific questionnaire for pediatric patients. *J Pediatr Surg* 2015; 51(4): 563–9.

39. Lewis CC, Pantell RH, Kieckhefer GM. Assessment of children's health status. Field test of new approaches. *Med Care* 1989; 27: S54–65.

40. Stein RE, Jessop DJ. Functional status II(R). A measure of child health status. *Med Care* 1990; 28, 1041–55.

41. Andres PL, Black-Schaffer RM, Ni P, Haley SM. Computer adaptive testing: A strategy for monitoring stroke rehabilitation across settings. *Top Stroke Rehabil* 2004; 11: 33–9.

42. Haley SM, Raczek AE, Coster WJ, Dumas HM, Fragala-Pinkham MA. Assessing mobility in children using a computer adaptive testing version of the pediatric evaluation of disability inventory. *Arch Phys Med Rehabil* 2005; 86: 932–9.

43. Kothari DH, Haley SM, Gill-Body KM, Dumas HM. Measuring functional change in children with acquired brain injury (ABI): Comparison of generic and ABI-specific scales using the Pediatric Evaluation of Disability Inventory (PEDI). *Phys Ther* 2003; 83: 776–85.

44. Msall ME, DiGaudio K, Rogers BT et al. The Functional Independence Measure for Children (WeeFIM). Conceptual basis and pilot use in children with developmental disabilities. *Clin Pediatr (Phila)* 1994; 33: 421–30.

45. Slomine BS, Brintzenhofeszoc K, Salorio CF et al. A method for performance evaluation using WeeFIM data collected for the Joint Commission on Accreditation of Healthcare Organizations' ORYX initiative: The 0.5 band control chart analysis. *Arch Phys Med Rehabil* 2004; 85: 512–6.

46. The collaborative UK ECMO (Extracorporeal Membrane Oxygenation) trial: Follow-up to 1 year of age. *Pediatrics* 1998; 101: E1.

47. Peetsold MG, Vonk-Noordegraaf A, Heij HH, Gemke RJ. Pulmonary function and exercise testing in adult survivors of congenital diaphragmatic hernia. *Pediatr Pulmonol* 2007; 42: 325–31.

48. Trachsel D, Selvadurai H, Bohn D, Langer JC, Coates AL. Long-term pulmonary morbidity in survivors of congenital diaphragmatic hernia. *Pediatr Pulmonol* 2005; 39: 433–9.

49. Gold M. Panel on cost-effectiveness in health and medicine. *Med Care* 1996; 34: DS197-9.

50. Torrance GW, Feeny D. Utilities and quality-adjusted life years. *Int J Technol Assess Health Care* 1989; 5: 559–75.

51. Spilker B. *Quality of Life Assessments in Clinical Trials.* New York: Raven Press, 1990.

52. Anderson JP, Kaplan RM, Berry CC, Bush JW, Rumbaut RG. Interday reliability of function assessment for a health status measure: The Quality of Well-Being scale. *Med Care* 1989; 27: 1076–87.

53. Torrance GW, Feeny DH, Furlong WJ, Barr RD, Zhang Y, Wang Q. Multiattribute utility function for a comprehensive health status classification system: Health Utilities Index Mark 2. *Med Care* 1996; 34(7): 702–22.

54. Feeny D, Furlong W, Barr RD, Torrance GW, Rosenbaum P, Weitzman S. A comprehensive multiattribute system for classifying the health status of survivors of childhood cancer. *J Clin Oncol* 1992; 10: 923–8.

55. Johnson JA, Coons SJ, Ergo A, Szava-Kovats G. Valuation of EuroQOL (EQ-5D) health states in an adult US sample. *Pharmacoeconomics* 1998; 13: 421–33.

56. Akobundu E, Ju J, Blatt L, Mullins CD. Cost-of-illness studies: A review of current methods. *Pharmacoeconomics* 2006; 24: 869–90.

57. Neumann PJ, Stone PW, Chapman RH, Sandberg EA, Bell CM. The quality of reporting in published cost-utility analyses, 1976–1997. *Ann Intern Med* 2000; 132: 964–72.

58. Ungar WJ. Paediatric health economic evaluations: A world view. *Healthc Q* 2007; 10: 134–40, 142.

59. Adams-Chapman I, Hansen NI, Shankaran S et al. Ten-year review of major birth defects in VLBW infants. *Pediatrics* 2013; 132: 49–61.

60. Statistics OFN. Mortality Statistics, Childhood, Infant and Perinatal. Review of the National Statistician on deaths in England and Wales, 2007. Series DH3 number 40 London: Office for National Statistics 2009.

61. JM R. Perinatal mortality and morbidity: Outcome of neonatal intensive care. In: Stringer MD, Oldham KT, Mouriquand PD (eds). *Pediatric Surgery and Urology: Long Term Outcomes.* Cambridge, UK: Cambridge University Press, 2006: 39–53.

62. Bornman J. The World Health Organisation's terminology and classification: Application to severe disability. *Disabil Rehabil* 2004; 26: 182–8.

63. Pinto-Martin JA, Riolo S, Cnaan A, Holzman C, Susser MW, Paneth N. Cranial ultrasound prediction of disabling and nondisabling cerebral palsy at age two in a low birth weight population. *Pediatrics* 1995; 95: 249–54.

64. DiBiasie A. Evidence-based review of retinopathy of prematurity prevention in VLBW and ELBW infants. *Neonatal Netw* 2006; 25: 393–403.

65. Robertson CM, Howarth TM, Bork DL, Dinu IA. Permanent bilateral sensory and neural hearing loss of children after neonatal intensive care because of extreme prematurity: A thirty-year study. *Pediatrics* 2009; 123: e797–807.

66. Bhutta AT, Cleves MA, Casey PH, Cradock MM, Anand KJ. Cognitive and behavioral outcomes of school-aged children who were born preterm: A meta-analysis. *JAMA* 2002; 288: 728–37.

67. Hollo O, Rautava P, Korhonen T, Helenius H, Kero P, Sillanpää M. Academic achievement of small-for-gestational-age children at age 10 years. *Arch Pediatr Adolesc Med* 2002; 156: 179–87.

68. Strauss RS. Adult functional outcome of those born small for gestational age: Twenty-six-year follow-up of the 1970 British Birth Cohort. *JAMA* 2000; 283: 625–32.

69. Buesing KA, Kilian AK, Schaible T, Loff S, Sumargo S, Neff KW. Extracorporeal membrane oxygenation in infants with congenital diaphragmatic hernia: Follow-up MRI evaluating carotid artery reocclusion and neurologic outcome. *AJR Am J Roentgenol* 2007; 188: 1636–42.

70. Chiu PP, Sauer C, Mihailovic A et al. The price of success in the management of congenital diaphragmatic hernia: Is improved survival accompanied by an increase in long-term morbidity. *J Pediatr Surg* 2006; 41: 888–92.

71. Jaillard SM, Pierrat V, Dubois A et al. Outcome at 2 years of infants with congenital diaphragmatic hernia: A population-based study. *Ann Thorac Surg* 2003; 75: 250–6.

72. Ludman L, Lansdown R, Spitz L. Factors associated with developmental progress of full term neonates who required intensive care. *Arch Dis Child* 1989; 64: 333–7.

73. Ludman L, Spitz L, Lansdown R. Intellectual development at 3 years of age of children who underwent major neonatal surgery. *J Pediatr Surg* 1993; 28: 130–4.

74. Ludman L. Gut feelings: A psychologist's 20-year journey with paediatric surgeons. *J R Soc Med* 2003; 96: 87–91.

75. Jaureguizar E, Vazquez J, Murcia J, Diez Pardo JA. Morbid musculoskeletal sequelae of thoracotomy for tracheoesophageal fistula. *J Pediatr Surg* 1985; 20: 511–4.

76. Chetcuti P, Myers NA, Phelan PD, Beasley SW, Dickens DR. Chest wall deformity in patients with repaired esophageal atresia. *J Pediatr Surg* 1989; 24: 244–7.

77. Smith ME, Marsh JH, Cotton RT, Myer CM. Voice problems after pediatric laryngotracheal reconstruction: Videolaryngostroboscopic, acoustic, and perceptual assessment. *Int J Pediatr Otorhinolaryngol* 1993; 25: 173–81.

78. Ayed AK, Owayed A. Pulmonary resection in infants for congenital pulmonary malformation. *Chest* 2003; 124: 98–101.

79. Caussade S, Zúñiga S, García C et al. [Pediatric lung resection. A case series and evaluation of postoperative lung function]. *Arch Bronconeumol* 2001; 37: 482–8.

80. Laros CD, Westermann CJ. Dilatation, compensatory growth, or both after pneumonectomy during childhood and adolescence. A thirty-year follow-up study. *J Thorac Cardiovasc Surg* 1987; 93: 570–6.

81. Naito Y, Beres A, Lapidus-Krol E, Ratjen F, Langer JC. Does earlier lobectomy result in better long-term pulmonary function in children with congenital lung anomalies? A prospective study. *J Pediatr Surg* 2012; 47: 852–6.

82. Spitz L, Kiely EM, Morecroft JA, Drake DP. Oesophageal atresia: At-risk groups for the 1990s. *J Pediatr Surg* 1994; 29: 723–5.

83. Romeo G, Zuccarello B, Proietto F, Romeo C. Disorders of the esophageal motor activity in atresia of the esophagus. *J Pediatr Surg* 1987; 22: 120–4.

84. SW B. Esophageal atresia: Surgical aspects. In: Stringer MD, Oldham KT, Mouriquand PD (eds). *Pediatric Surgery and Urology: Long Term Outcomes*. Camridge, UK: Cambridge University Press, 2006: 192–207.

85. Deurloo JA, Ekkelkamp S, Schoorl M, Heij HA, Aronson DC. Esophageal atresia: Historical evolution of management and results in 371 patients. *Ann Thorac Surg* 2002; 73: 267–72.

86. Rintala RJ, Pakarinen MP. Long-term outcome of esophageal anastomosis. *Eur J Pediatr Surg* 2013; 23: 219–25.

87. Schneider A, Michaud L, Gottrand F. Esophageal atresia: Metaplasia, Barrett. *Dis Esophagus* 2013; 26: 425–7.

88. Sistonen SJ, Koivusalo A, Nieminen U et al. Esophageal morbidity and function in adults with repaired esophageal atresia with tracheoesophageal fistula: A population-based long-term follow-up. *Ann Surg* 2010; 251: 1167–73.

89. Adzick NS, Fisher JH, Winter HS, Sandler RH, Hendren WH. Esophageal adenocarcinoma 20 years after esophageal atresia repair. *J Pediatr Surg* 1989; 24: 741–4.

90. Alfaro L, Bermas H, Fenoglio M, Parker R, Janik JS. Are patients who have had a tracheoesophageal fistula repair during infancy at risk for esophageal adenocarcinoma during adulthood. *J Pediatr Surg* 2005; 40: 719–20.

91. Deurloo JA, van Lanschot JJ, Drillenburg P, Aronson DC. Esophageal squamous cell carcinoma 38 years after primary repair of esophageal atresia. *J Pediatr Surg* 2001; 36: 629–30.

92. Esquibies AE, Zambrano E, Ziai J et al. Pulmonary squamous cell carcinoma associated with repaired congenital tracheoesophageal fistula and esophageal atresia. *Pediatr Pulmonol* 2010; 45: 202–4.

93. Jayasekera CS, Desmond PV, Holmes JA, Kitson M, Taylor AC. Cluster of 4 cases of esophageal squamous cell cancer developing in adults with surgically corrected esophageal atresia—Time for screening to start. *J Pediatr Surg* 2012; 47: 646–51.

94. LaQuaglia MP, Gray M, Schuster SR. Esophageal atresia and ante-thoracic skin tube esophageal conduits: Squamous cell carcinoma in the conduit 44 years following surgery. *J Pediatr Surg* 1987; 22: 44–7.

95. Pultrum BB, Bijleveld CM, de Langen ZJ, Plukker JT. Development of an adenocarcinoma of the esophagus 22 years after primary repair of a congenital atresia. *J Pediatr Surg* 2005; 40: e1–4.

96. Taylor AC, Breen KJ, Auldist A et al. Gastroesophageal reflux and related pathology in adults who were born with esophageal atresia: A long-term follow-up study. *Clin Gastroenterol Hepatol* 2007; 5: 702–6.

97. Vergouwe FW, IJsselstijn H, Wijnen RM, Bruno MJ, Spaander MC. Screening and surveillance in esophageal atresia patients: Current knowledge and future perspectives. *Eur J Pediatr Surg* 2015; 25: 345–52.

98. Dingemann C, Meyer A, Kircher G et al. Long-term health-related quality of life after complex and/or complicated esophageal atresia in adults and children registered in a German patient support group. *J Pediatr Surg* 2014; 49: 631–8.

99. Legrand C, Michaud L, Salleron J et al. Long-term outcome of children with oesophageal atresia type III. *Arch Dis Child* 2012; 97: 808–11.

100. Lepeytre C, De Lagausie P, Merrot T, Baumstarck K, Oudyi M, Dubus JC. [Medium-term outcome, follow-up, and quality of life in children treated for type III esophageal atresia]. *Arch Pediatr* 2013; 20: 1096–104.

101. Peetsold MG, Heij HA, Deurloo JA, Gemke RJ. Health-related quality of life and its determinants

in children and adolescents born with oesophageal atresia. *Acta Paediatr* 2010; 99: 411–7.

102. Friedmacher F, Puri P. Delayed primary anastomosis for management of long-gap esophageal atresia: A meta-analysis of complications and long-term outcome. *Pediatr Surg Int* 2012; 28: 899–906.

103. Puri P, Blake N, O'Donnell B, Guiney EJ. Delayed primary anastomosis following spontaneous growth of esophageal segments in esophageal atresia. *J Pediatr Surg* 1981; 16: 180–3.

104. Sri Paran T, Decaluwe D, Corbally M, Puri P. Long-term results of delayed primary anastomosis for pure oesophageal atresia: A 27-year follow up. *Pediatr Surg Int* 2007; 23: 647–51.

105. Puri P, Ninan GK, Blake NS, Fitzgerald RJ, Guiney EJ, O'Donnell B. Delayed primary anastomosis for esophageal atresia: 18 months' to 11 years' follow-up. *J Pediatr Surg* 1992; 27: 1127–30.

106. Foker JE, Kendall TC, Catton K, Khan KM. A flexible approach to achieve a true primary repair for all infants with esophageal atresia. *Semin Pediatr Surg* 2005; 14: 8–15.

107. Kimura K, Nishijima E, Tsugawa C et al. Multistaged extrathoracic esophageal elongation procedure for long gap esophageal atresia: Experience with 12 patients. *J Pediatr Surg* 2001; 36: 1725–7.

108. Holland AJ, Ron O, Pierro A et al. Surgical outcomes of esophageal atresia without fistula for 24 years at a single institution. *J Pediatr Surg* 2009; 44: 1928–32.

109. Arul GS, Parikh D. Oesophageal replacement in children. *Ann R Coll Surg Engl* 2008; 90: 7–12.

110. Jancelewicz T, Vu LT, Keller RL et al. Long-term surgical outcomes in congenital diaphragmatic hernia: Observations from a single institution. *J Pediatr Surg* 2010; 45: 155–60; discussion 160.

111. Tracy S, Chen C. Multidisciplinary long-term follow-up of congenital diaphragmatic hernia: A growing trend. *Semin Fetal Neonatal Med* 2014; 19: 385–91.

112. Nobuhara KK, Lund DP, Mitchell J, Kharasch V, Wilson JM. Long-term outlook for survivors of congenital diaphragmatic hernia. *Clin Perinatol* 1996; 23: 873–87.

113. Boloker J, Bateman DA, Wung JT, Stolar CJ. Congenital diaphragmatic hernia in 120 infants treated consecutively with permissive hypercapnea/spontaneous respiration/elective repair. *J Pediatr Surg* 2002; 37: 357–66.

114. Stege G, Fenton A, Jaffray B. Nihilism in the 1990s: the true mortality of congenital diaphragmatic hernia. *Pediatrics* 2003; 112: 532–5.

115. Downard CD, Jaksic T, Garza JJ et al. Analysis of an improved survival rate for congenital diaphragmatic hernia. *J Pediatr Surg* 2003; 38: 729–32.

116. Tsao K, Lally KP. The Congenital Diaphragmatic Hernia Study Group: A voluntary international registry. *Semin Pediatr Surg* 2008; 17: 90–7.

117. Morini F, Lally PA, Lally KP, Bagolan P. The Congenital Diaphragmatic Hernia Study Group Registry. *Eur J Pediatr Surg* 2015; 25: 488–96.

118. Fisher JC, Jefferson RA, Arkovitz MS, Stolar CJ. Redefining outcomes in right congenital diaphragmatic hernia. *J Pediatr Surg* 2008; 43: 373–9.

119. Muratore CS, Kharasch V, Lund DP et al. Pulmonary morbidity in 100 survivors of congenital diaphragmatic hernia monitored in a multidisciplinary clinic. *J Pediatr Surg* 2001; 36: 133–40.

120. Bagolan P, Morini F. Long-term follow up of infants with congenital diaphragmatic hernia. *Semin Pediatr Surg* 2007; 16: 134–44.

121. Crankson SJ, Al Jadaan SA, Namshan MA, Al-Rabeeah AA, Oda O. The immediate and long-term outcomes of newborns with congenital diaphragmatic hernia. *Pediatr Surg Int* 2006; 22: 335–40.

122. Gischler SJ, van der Cammen-van Zijp MH, Mazer P et al. A prospective comparative evaluation of persistent respiratory morbidity in esophageal atresia and congenital diaphragmatic hernia survivors. *J Pediatr Surg* 2009; 44: 1683–90.

123. Peetsold MG, Heij HA, Kneepkens CM, Nagelkerke AF, Huisman J, Gemke RJ. The long-term follow-up of patients with a congenital diaphragmatic hernia: A broad spectrum of morbidity. *Pediatr Surg Int* 2009; 25: 1–17.

124. Rocha GM, Bianchi RF, Severo M et al. Congenital diaphragmatic hernia. The post-neonatal period. Part II. *Eur J Pediatr Surg* 2008; 18: 307–12.

125. Koumbourlis AC, Wung JT, Stolar CJ. Lung function in infants after repair of congenital diaphragmatic hernia. *J Pediatr Surg* 2006; 41: 1716–21.

126. Bagolan P, Casaccia G, Crescenzi F, Nahom A, Trucchi A, Giorlandino C. Impact of a current treatment protocol on outcome of high-risk congenital diaphragmatic hernia. *J Pediatr Surg* 2004; 39: 313–8; discussion 313.

127. Falconer AR, Brown RA, Helms P, Gordon I, Baron JA. Pulmonary sequelae in survivors of congenital diaphragmatic hernia. *Thorax* 1990; 45: 126–9.

128. Wischermann A, Holschneider AM, Hübner U. Long-term follow-up of children with diaphragmatic hernia. *Eur J Pediatr Surg* 1995; 5: 13–18.

129. Van Meurs KP, Robbins ST, Reed VL et al. Congenital diaphragmatic hernia: Long-term outcome in neonates treated with extracorporeal membrane oxygenation. *J Pediatr* 1993; 122: 893–9.

130. Muratore CS, Utter S, Jaksic T, Lund DP, Wilson JM. Nutritional morbidity in survivors of congenital diaphragmatic hernia. *J Pediatr Surg* 2001; 36: 1171–6.

131. Chamond C, Morineau M, Gouizi G, Bargy F, Beaudoin S. Preventive antireflux surgery in patients with congenital diaphragmatic hernia. *World J Surg* 2008; 32: 2454–8.

132. Downard CD, Wilson JM. Current therapy of infants with congenital diaphragmatic hernia. *Semin Neonatol* 2003; 8: 215–21.

133. Koivusalo AI, Pakarinen MP, Lindahl HG, Rintala RJ. The cumulative incidence of significant gastroesophageal reflux in patients with congenital diaphragmatic hernia-a systematic clinical, pH-metric, and endoscopic follow-up study. *J Pediatr Surg* 2008; 43: 279–82.

134. Bouman NH, Koot HM, Tibboel D, Hazebroek FW. Children with congenital diaphragmatic hernia are at risk for lower levels of cognitive functioning and increased emotional and behavioral problems. *Eur J Pediatr Surg* 2000; 10: 3–7.

135. Cortes RA, Keller RL, Townsend T et al. Survival of severe congenital diaphragmatic hernia has morbid consequences. *J Pediatr Surg* 2005; 40: 36–45; discussion 45.

136. Masumoto K, Nagata K, Uesugi T, Yamada T, Taguchi T. Risk factors for sensorineural hearing loss in survivors with severe congenital diaphragmatic hernia. *Eur J Pediatr* 2007; 166: 607–12.

137. van den Hout L, Sluiter I, Gischler S et al. Can we improve outcome of congenital diaphragmatic hernia. *Pediatr Surg Int* 2009; 25: 733–43.

138. Robertson CM, Tyebkhan JM, Hagler ME, Cheung PY, Peliowski A, Etches PC. Late-onset, progressive sensorineural hearing loss after severe neonatal respiratory failure. *Otol Neurotol* 2002; 23: 353–6.

139. Dennett KV, Fligor BJ, Tracy S, Wilson JM, Zurakowski D, Chen C. Sensorineural hearing loss in congenital diaphragmatic hernia survivors is associated with postnatal management and not defect size. *J Pediatr Surg* 2014; 49: 895–9.

140. Partridge EA, Bridge C, Donaher JG et al. Incidence and factors associated with sensorineural and conductive hearing loss among survivors of congenital diaphragmatic hernia. *J Pediatr Surg* 2014; 49: 890–4; discussion 894.

141. Wilson MG, Riley P, Hurteau AM, Baird R, Puligandla PS. Hearing loss in congenital diaphragmatic hernia (CDH) survivors: Is it as prevalent as we think. *J Pediatr Surg* 2013; 48: 942–5.

142. Hille ET, van Straaten HI, Verkerk PH, Dutch NICUNHSWG. Prevalence and independent risk factors for hearing loss in NICU infants. *Acta Paediatr* 2007; 96: 1155–8.

143. Chen C, Jeruss S, Chapman JS et al. Long-term functional impact of congenital diaphragmatic hernia repair on children. *J Pediatr Surg* 2007; 42: 657–65.

144. Michel F, Baumstarck K, Gosselin A et al. Health-related quality of life and its determinants in children with a congenital diaphragmatic hernia. *Orphanet J Rare Dis* 2013; 8: 89.

145. Chen C, Jeruss S, Terrin N, Tighiouart H, Wilson JM, Parsons SK. Impact on family of survivors of congenital diaphragmatic hernia repair: A pilot study. *J Pediatr Surg* 2007; 42: 1845–52.

146. Kiely EM, Spitz L. Layered versus mass closure of abdominal wounds in infants and children. *Br J Surg* 1985; 72: 739–40.

147. Wilkins BM, Spitz L. Incidence of postoperative adhesion obstruction following neonatal laparotomy. *Br J Surg* 1986; 73: 762–4.

148. Festen C. Postoperative small bowel obstruction in infants and children. *Ann Surg* 1982; 196: 580–3.

149. Haricharan RN, Aprahamian CJ, Morgan TL, Harmon CM, Georgeson KE, Barnhart DC. Smaller scars— What is the big deal: A survey of the perceived value

150. Bayat A, McGrouther DA, Ferguson MW. Skin scarring. *BMJ* 2003; 326: 88–92.

151. Georgeson K. Minimally invasive surgery in neonates. *Semin Neonatol* 2003; 8: 243–8.

152. McHoney M, Eaton S, Pierro A. Metabolic response to surgery in infants and children. *Eur J Pediatr Surg* 2009; 19: 275–85.

153. St Peter SD, Holcomb GW, Calkins CM et al. Open versus laparoscopic pyloromyotomy for pyloric stenosis: A prospective, randomized trial. *Ann Surg* 2006; 244: 363–70.

154. Henrich K, Huemmer HP, Reingruber B, Weber PG. Gastroschisis and omphalocele: Treatments and long-term outcomes. *Pediatr Surg Int* 2008; 24: 167–73.

155. Gamba P, Midrio P. Abdominal wall defects: Prenatal diagnosis, newborn management, and long-term outcomes. *Semin Pediatr Surg* 2014; 23: 283–90.

156. Gorra AS, Needelman H, Azarow KS, Roberts HJ, Jackson BJ, Cusick RA. Long-term neurodevelopmental outcomes in children born with gastroschisis: The tiebreaker. *J Pediatr Surg* 2012; 47: 125–9.

157. Harris EL, Hart SJ, Minutillo C et al. The long-term neurodevelopmental and psychological outcomes of gastroschisis: a cohort study. *J Pediatr Surg* 2015; 51(4): 549–53.

158. Koivusalo A, Lindahl H, Rintala RJ. Morbidity and quality of life in adult patients with a congenital abdominal wall defect: A questionnaire survey. *J Pediatr Surg* 2002; 37: 1594–601.

159. van Eijck FC, Wijnen RMH, van Goor H. The incidence and morbidity of adhesions after treatment of neonates with gastroschisis and omphalocele: A 30-year review. *J Pediatr Surg* 2008; 43: 479–83.

160. Lower AM, Hawthorn RJS, O'Brien F, Buchan S, Crowe AM. The impact of adhesions on hospital readmissions over ten years after 8849 open gynaecological operations: An assessment from the Surgical and Clinical Adhesions Research Study. *Int J Obstetr Gynaecol* 2000; 107: 855–62.

161. Berger AP, Hager J. Management of neonates with large abdominal wall defects and undescended testis. *Urology* 2006; 68: 175–8.

162. Yardley IE, Bostock E, Jones MO, Turnock RR, Corbett HJ, Losty PD. Congenital abdominal wall defects and testicular maldescent—A 10-year single-center experience. *J Pediatr Surg* 2012; 47: 1118–22.

163. Zaccara A, Iacobelli BD, Calzolari A et al. Cardiopulmonary performances in young children and adolescents born with large abdominal wall defects. *J Pediatr Surg* 2003; 38: 478–81.

164. Davies BW, Stringer MD. The survivors of gastroschisis. *Arch Dis Child* 1997; 77: 158–60.

165. Dessy LA, Fallico N, Trignano E, Tarallo M, Mazzocchi M. The double opposing "Y" technique for umbilical reconstruction after omphalectomy. *Ann Ital Chir* 2011; 82: 505–10.

166. Lee Y, Lee SH, Woo KV. Umbilical reconstruction using a modified inverted CV flap with conjoint flaps.

of laparoscopic pyloromyotomy. *J Pediatr Surg* 2008; 43: 92–6; discussion 96.

J Plast Surg Hand Surg 2013; 47: 334–6.

167. van Eijck FC, Hoogeveen YL, Van Weel C, Rieu PNMA, Wijnen RMH. Minor and giant omphalocele: Long-term outcomes and quality of life. *J Pediatr Surg* 2009; 44: 1355–9.

168. Calzolari E, Volpato S, Bianchi F et al. Omphalocele and gastroschisis: A collaborative study of five Italian congenital malformation registries. *Teratology* 1993; 47: 47–55.

169. JS. Intestinal failure. In: Stringer MD, Oldham KT, Mouriquand PD (eds). *Pediatric Surgery and Urology: Long-Term Outcomes*. Cambridge, UK: Cambridge University Press, 2006: 362–73.

170. O'Keefe SJ, Buchman AL, Fishbein TM, Jeejeebhoy KN, Jeppesen PB, Shaffer J. Short bowel syndrome and intestinal failure: Consensus definitions and overview. *Clin Gastroenterol Hepatol* 2006; 4: 6–10.

171. Howard L, Malone M. Current status of home parenteral nutrition in the United States. *Transplant Proc* 1996; 28: 2691–5.

172. Winkler MF, DiMaria-Ghalili RA, Guenter P et al. Characteristics of a cohort of home parenteral nutrition patients at the time of enrollment in the sustain registry. *JPEN J Parenter Enteral Nutr* 2015; 40(8): 1140–9.

173. Candusso M, Faraguna D, Sperlì D, Dodaro N. Outcome and quality of life in paediatric home parenteral nutrition. *Curr Opin Clin Nutr Metab Care* 2002; 5: 309–14.

174. Jeppesen PB, Langholz E, Mortensen PB. Quality of life in patients receiving home parenteral nutrition. *Gut* 1999; 44: 844–52.

175. Reinshagen K, Kabs C, Wirth H et al. Long-term outcome in patients with short bowel syndrome after longitudinal intestinal lengthening and tailoring. *J Pediatr Gastroenterol Nutr* 2008; 47: 573–8.

176. O'Keefe SJ, Emerling M, Koritsky D et al. Nutrition and quality of life following small intestinal transplantation. *Am J Gastroenterol* 2007; 102: 1093–100.

177. Reyes J, Mazariegos GV, Bond GM et al. Pediatric intestinal transplantation: Historical notes, principles and controversies. *Pediatr Transplant* 2002; 6: 193–207.

178. Gaynor JJ, Kato T, Selvaggi G et al. The importance of analyzing graft and patient survival by cause of failure: An example using pediatric small intestine transplant data. *Transplantation* 2006; 81: 1133–40.

179. Kato T, Selvaggi G, Gaynor J et al. Expanded use of multivisceral transplantation for small children with concurrent liver and intestinal failure. *Transplant Proc* 2006; 38: 1705–8.

180. Sudan D, Horslen S, Botha J et al. Quality of life after pediatric intestinal transplantation: The perception of pediatric recipients and their parents. *Am J Transplant* 2004; 4: 407–13.

181. Peña A, Hong A. Advances in the management of anorectal malformations. *Am J Surg* 2000; 180: 370–6.

182. Peña A. Anorectal malformations. *Semin Pediatr Surg* 1995; 4: 35–47.

183. Bischoff A, Levitt MA, Peña A. Update on the man-agement of anorectal malformations. *Pediatr Surg Int* 2013; 29: 899–904.

184. Levitt M, Peña A. Update on pediatric faecal incontinence. *Eur J Pediatr Surg* 2009; 19: 1–9.

185. Brandt ML, Daigneau C, Graviss EA, Naik-Mathuria B, Fitch ME, Washburn KK. Validation of the Baylor Continence Scale in children with anorectal malformations. *J Pediatr Surg* 2007; 42: 1015–21; discussion 1021.

186. Holschneider A, Hutson J, Peña A et al. Preliminary report on the International Conference for the Development of Standards for the Treatment of Anorectal Malformations. *J Pediatr Surg* 2005; 40: 1521–6.

187. Kyrklund K, Pakarinen MP, Koivusalo A, Rintala RJ. Bowel functional outcomes in females with perineal or vestibular fistula treated with anterior sagittal anorectoplasty: Controlled results into adulthood. *Dis Colon Rectum* 2015; 58: 97–103.

188. Kyrklund K, Pakarinen MP, Koivusalo A, Rintala RJ. Long-term bowel functional outcomes in rectoure-thral fistula treated with PSARP: Controlled results after 4–29 years of follow-up: A single-institution, cross-sectional study. *J Pediatr Surg* 2014; 49: 1635–42.

189. Rintala RJ. Congenital cloaca: Long-term follow-up results with emphasis on outcomes beyond childhood. *Semin Pediatr Surg* 2016; 25: 112–6.

190. Versteegh HP, van den Hondel D, IJsselstijn H, Wijnen RM, Sloots CE, de Blaauw I. Cloacal malformation patients report similar quality of life as female patients with less complex anorectal malformations. *J Pediatr Surg* 2016; 51: 435–9.

191. Catto-Smith AG, Trajanovska M, Taylor R. *Long Term Outcome After Surgery for Anorectal Malformation*. New York: Raven Press, 2013.

192. Hartman EE, Oort FJ, Aronson DC et al. Explaining change in quality of life of children and adolescents with anorectal malformations or Hirschsprung disease. *Pediatrics* 2007; 119: e374–83.

193. Grano C, Aminoff D, Lucidi F, Violani C. Disease-specific quality of life in children and adults with anorectal malformations. *Pediatr Surg Int* 2010; 26: 151–5.

194. van den Hondel D, Sloots CE, Bolt JM, Wijnen RM, de Blaauw I, IJsselstijn H. Psychosexual well-being after childhood surgery for anorectal malformation or Hirschsprung's disease. *J Sex Med* 2015; 12: 1616–25.

195. van den Hondel D, Aarsen FK, Wijnen RM, Sloots CE, IJsselstijn H. Children with congenital colorectal malformations often require special education or remedial teaching, despite normal intelligence. *Acta Paediatr* 2016; 105: e77–84.

196. Ludman L, Spitz L, Kiely EM. Social and emotional impact of faecal incontinence after surgery for anorectal abnormalities. *Arch Dis Child* 1994; 71: 194–200.

197. Ludman L, Spitz L. Psychosocial adjustment of children treated for anorectal anomalies. *J Pediatr Surg*

1995; 30: 495–9.

198. Diseth TH, Emblem R, Solbraa IB, Vandvik IH. A psychosocial follow-up of ten adolescents with low anorectal malformation. *Acta Paediatr* 1994; 83: 216–21.

199. Diseth TH, Egeland T, Emblem R. Effects of anal invasive treatment and incontinence on mental health and psychosocial functioning of adolescents with Hirschsprung's disease and low anorectal anomalies. *J Pediatr Surg* 1998; 33: 468–75.

200. Chen Y, Nah SA, Laksmi NK et al. Transanal endorectal pull-through versus transabdominal approach for Hirschsprung's disease: A systematic review and meta-analysis. *J Pediatr Surg* 2013; 48: 642–51.

201. De La Torre L, Langer JC. Transanal endorectal pull-through for Hirschsprung disease: Technique, controversies, pearls, pitfalls, and an organized approach to the management of postoperative obstructive symptoms. *Semin Pediatr Surg* 2010; 19: 96–106.

202. Neuvonen MI, Kyrklund K, Rintala RJ, Pakarinen MP. Bowel function and quality of life after transanal endorectal pull-through for Hirschsprung disease: Controlled outcomes up to adulthood. *Ann Surg* 2016; 265(3): 622–9.

203. Stensrud KJ, Emblem R, Bjørnland K. Functional outcome after operation for Hirschsprung disease— Transanal vs transabdominal approach. *J Pediatr Surg* 2010; 45: 1640–4.

204. Kim AC, Langer JC, Pastor AC et al. Endorectal pull-through for Hirschsprung's disease—A multicenter, long-term comparison of results: Transanal vs transabdominal approach. *J Pediatr Surg* 2010; 45: 1213–20.

205. Langer JC, Durrant AC, de la Torre L et al. One-stage transanal Soave pullthrough for Hirschsprung disease: A multicenter experience with 141 children. *Ann Surg* 2003; 238: 569–76.

206. Liem NT, Hau BD, Quynh TA, Anh VTH. Early and late outcomes of primary laparoscopic endorectal colon pull-through leaving a short rectal seromuscular sleeve for Hirschsprung disease. *J Pediatr Surg* 2009; 44: 2153–5.

207. Shankar KR, Losty PD, Lamont GL et al. Transanal endorectal coloanal surgery for Hirschsprung's disease: Experience in two centers. *J Pediatr Surg* 2000; 35: 1209–13.

208. Thomson D, Allin B, Long AM, Bradnock T, Walker G, Knight M. Laparoscopic assistance for primary transanal pull-through in Hirschsprung's disease: A systematic review and meta-analysis. *BMJ open* 2015; 5(3).

209. V PMA, Thi n HHU, Hi p PMN. Transanal one-stage endorectal pull-through for Hirschsprung disease: Experiences with 51 newborn patients. *Pediatr Surg Int* 2010; 26: 589–92.

210. van de Ven TJ, Sloots CEJ, Wijnen MHWA et al. Transanal endorectal pull-through for classic segment Hirschsprung's disease: With or without lapa-roscopic mobilization of the rectosigmoid. *J Pediatr Surg* 2013; 48: 1914–8.

211. Mills JL, Konkin DE, Milner R, Penner JG, Langer M, Webber EM. Long-term bowel function and quality of life in children with Hirschsprung's disease. *J Pediatr Surg* 2008; 43: 899–905.

212. Minford JL, Ram A, Turnock RR et al. Comparison of functional outcomes of Duhamel and transanal endorectal coloanal anastomosis for Hirschsprung's disease. *J Pediatr Surg* 2004; 39: 161–5; discussion 161.

213. Reding R, de Ville de Goyet J, Gosseye S et al. Hirschsprung's disease: A 20-year experience. *J Pediatr Surg* 1997; 32: 1221–5.

214. Yanchar NL, Soucy P. Long-term outcome after Hirschsprung's disease: Patients' perspectives. *J Pediatr Surg* 1999; 34: 1152–60.

215. Menezes M, Corbally M, Puri P. Long-term results of bowel function after treatment for Hirschsprung's disease: A 29-year review. *Pediatr Surg Int* 2006; 22: 987–90.

216. Granström AL, Danielson J, Husberg B, Nordenskjöld A, Wester T. Adult outcomes after surgery for Hirschsprung's disease: Evaluation of bowel function and quality of life. *J Pediatr Surg* 2015; 50: 1865–9.

217. Menezes M, Pini Prato A, Jasonni V, Puri P. Long-term clinical outcome in patients with total colonic aganglionosis: A 31-year review. *J Pediatr Surg* 2008; 43: 1696–9.

218. Tsuji H, Spitz L, Kiely EM, Drake DP, Pierro A. Management and long-term follow-up of infants with total colonic aganglionosis. *J Pediatr Surg* 1999; 34, 158–61; discussion 162.

219. Wildhaber BE, Teitelbaum DH, Coran AG. Total colonic Hirschsprung's disease: A 28-year experience. *J Pediatr Surg* 2005; 40: 203–6; discussion 206.

220. Rintala RJ, Pakarinen MP. Long-term outcomes of Hirschsprung's disease. *Semin Pediatr Surg* 2012; 21: 336–43.

221. Marquez TT, Acton RD, Hess DJ, Duval S, Saltzman DA. Comprehensive review of procedures for total colonic aganglionosis. *J Pediatr Surg* 2009; 44: 257–65; discussion 265.

222. Teitelbaum DH, Coran AG. Enterocolitis. *Semin Pediatr Surg* 1998; 7: 162–9.

224. Hoehner JC, Ein SH, Shandling B, Kim PC. Long-term morbidity in total colonic aganglionosis. *J Pediatr Surg* 1998; 33: 961–5; discussion 965.

225. Ludman L, Spitz L, Tsuji H, Pierro A. Hirschsprung's disease: Functional and psychological follow up comparing total colonic and rectosigmoid aganglionosis. *Arch Dis Child* 2002; 86: 348–51.

226. Moore SW, Albertyn R, Cywes S. Clinical outcome and long-term quality of life after surgical correction of Hirschsprung's disease. *J Pediatr Surg* 1996; 31: 1496–502.

索 引